OPS 2021

Alphabetisches Verzeichnis

OPS 2021
Alphabetisches Verzeichnis

Operationen- und Prozedurenschlüssel
Internationale Klassifikation der Prozeduren in der Medizin

Version 2021 – Stand: 16. Oktober 2020

Erstellt auf der Grundlage des ABC 2020 und der vom BfArM veröffentlichten Textdatei

Herausgegeben vom Bundesinstitut für Arzneimittel und Medizinprodukte (BfArM) im Auftrag des Bundesministeriums für Gesundheit (BMG)

Bearbeitet von Prof. Dr. med. Thomas Auhuber

Deutscher Ärzteverlag

Die Bearbeitung unserer Klassifikationsbücher wurde 1995 von Dr. med. Bernd Graubner begründet und bis 2020 verantwortet.

Bearbeitet von:
Prof. Dr. med. Thomas Auhuber
Berlin
thomas.auhuber@ukb.de

ISBN 978-3-7691-3725-5

Weitere Informationen einschließlich eventueller Ergänzungen, Änderungen und Erratumlisten im Internet unter: aerzteverlag.de

Bestellungen bitte an
Ihre Buchhandlung oder
Deutscher Ärzteverlag:
Telefon: 02234 7011-314,
bestellung@aerzteverlag.de

Bibliografische Information der Deutschen Nationalbibliothek
Die Deutsche Nationalbibliothek verzeichnet diese Publikation in der Deutschen Nationalbibliografie; detaillierte bibliografische Daten sind im Internet unter http://dnb.dnb.de abrufbar.

Herausgeber der Textdatei: Bundesinstitut für Arzneimittel und Medizinprodukte (BfArM) im Auftrag des Bundesministeriums für Gesundheit (BMG).

Der Druck erfolgt unter Verwendung der maschinenlesbaren Fassung des Bundesinstituts für Arzneimittel und Medizinprodukte (BfArM).

Satz: Deutscher Ärzteverlag GmbH, 50859 Köln
Druck/Bindung: Druckerei C.H.Beck, 86720 Nördlingen

5 4 3 2 1 0 / 601

Geleitwort zu dieser Buchausgabe

Struktur und Organisation des Gesundheitswesens wie auch die medizinische Wissenschaft unterliegen einer ständigen Veränderung und Entwicklung. Medizinische Klassifikationen müssen dem Rechnung tragen und immer wieder den realen Verhältnissen angepasst werden. Das gilt vor allem für die gesetzlich vorgeschriebenen Klassifikationen für Diagnosen und andere Behandlungsanlässe (ICD-10-GM) sowie für Operationen und andere medizinische Prozeduren (OPS). Die zu dokumentierenden Schlüsselnummern werden für Abrechnungszwecke benötigt, dienen jedoch auch der Gesundheitsberichterstattung und damit der sachgerechten Analyse und Steuerung des Gesundheitswesens sowie der Information der Ärzte und Gesundheitseinrichtungen selbst.

Die Anforderungen an die medizinische Dokumentation und die ihr zugrundeliegenden Klassifikationen ändern sich von Jahr zu Jahr. Wesentliche Einflussfaktoren sind die Entwicklung der medizinischen Diagnostik und Therapie sowie die notwendige regelmäßige Anpassung der Dokumentations- und Abrechnungssysteme in der ambulanten und stationären Gesundheitsversorgung. Diese ist erforderlich wegen der Weiterentwicklung des EBM, des Leistungskatalogs für ambulante Operationen und stationsersetzende Eingriffe, der morbiditätsbedingten Gesamtvergütungen im Rahmen der vertragsärztlichen Vergütung und des morbiditätsbezogenen Risikostrukturausgleiches sowie insbesondere des G-DRG-Entgeltsystems (German Diagnosis Related Groups) und der Vergütung für psychiatrische und psychosomatische Leistungen. Gemäß einer Entscheidung des herausgebenden Bundesinstituts für Arzneimittel und Medizinprodukte (BfArM), in das 2020 die wesentlichen Funktionseinheiten des Deutschen Instituts für Medizinische Dokumentation und Information (DIMDI) überführt wurden, werden ICD-10-GM und OPS jeweils zum 1. Januar revidiert, um diesen Änderungen gerecht zu werden. Damit die Klassifikationen hinsichtlich neuer Erkrankungsformen, innovativer Verfahren etc. möglichst aktuell gehalten, andererseits aber auch von unnötigem Ballast befreit werden können, bitten wir insbesondere die medizinischen Fachgesellschaften und Berufsverbände um ihre regelmäßige Beteiligung am jährlichen Antragsverfahren des BfArM zur Revision der ICD-10-GM sowie des OPS.

Wegen der inzwischen bestehenden Relevanz der Klassifikationen für die ambulante und stationäre Leistungsabrechnung sowie der damit zusammenhängenden Fallprüfungen wird es unerlässlich, die mit den aktuellen Fortschreibungen festgelegten Änderungen unmittelbar ab deren Inkrafttreten in die Diagnosen- und Prozedurendokumentation zu übernehmen. Um hier die Übersicht zu erleichtern, legt der Deutsche Ärzteverlag die vom BfArM in Dateiform herausgegebenen systematischen und alphabetischen Klassifikationsinhalte in nutzerfreundlich bearbeiteten Ausgaben vor (u.a. mit besonderer Kennzeichnung der Änderungen im Vergleich zur jeweiligen Vorversion). Wir danken ihm und den Bearbeitern sowie noch einmal Herrn Dr. med. Bernd Graubner, der 25 Jahre lang diese Veröffentlichungen entwickelt und bearbeitet und nun in jüngere Hände, an Herrn Prof. Dr. med. Thomas Auhuber, übergeben hat.

Jeder Benutzer dieser Werke ist gebeten, Hinweise auf Unzulänglichkeiten, Fehler und Verbesserungsmöglichkeiten mitzuteilen, damit diese bei der Erarbeitung der nächsten Version berücksichtigt werden können.

Dr. med. (I)
Klaus Reinhardt
Präsident
der Bundesärztekammer

Dr. med.
Andreas Gassen
Vorstandsvorsitzender
der Kassenärztlichen
Bundesvereinigung

Dr. rer. pol.
Doris Pfeiffer
Vorstandsvorsitzende
des GKV-Spitzenverbandes

Prof. Josef Hecken
Vorsitzender
des Gemeinsamen
Bundesausschusses

Prof. Dr. med.
Rolf-Detlef Treede
Vorsitzender
des Kuratoriums für Fragen
der Klassifikation im
Gesundheitswesen

Frank Plate
Präsident
des Bundesamtes
für Soziale Sicherung

Danksagung

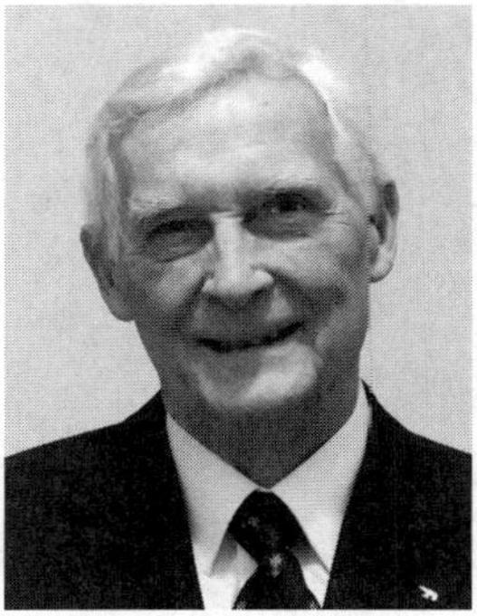

25 Jahre lang hat Dr. med. Bernd Graubner, der in diesem Jahr seinen 80. Geburtstag feierte, die ICD- und OPS-Buchausgaben des Deutschen Ärzteverlags nutzerfreundlich und akribisch gestaltet und bearbeitet. Sie wurden zu Standardausgaben auf ihrem Gebiet. Rund 80 dieser Buchausgaben mit insgesamt etwa 80.000 Seiten sind in dieser Zeit in einer Gesamtauflage von mehr als einer Millionen Exemplare veröffentlicht worden (dazu kommen noch Lizenzausgaben in mehreren anderen Verlagen). Der Verlag und seine an der Bearbeitung beteiligten Mitarbeiterinnen sowie sein Nachfolger Prof. Dr. med. Thomas Auhuber danken ihm dafür.

Bernd Graubner ist Facharzt für Kinderheilkunde und Jugendmedizin und Medizininformatiker mit dem Schwerpunkt medizinische Klassifikationen Seit 1967 beschäftigt er sich mit der ICD und seit den 1970er-Jahren mit den Prozedurenklassifikationen. 1996 wurde er Mitarbeiter des Zentralinstituts für die kassenärztliche Versorgung in der Bundesrepublik Deutschland und beschäftigte sich seitdem hauptberuflich mit der Anpassung der ICD-10 und des OPS an die ärztlichen Bedürfnisse und ihrer Anwendung in Arztpraxen und Krankenhäusern. Viele Jahre war er Mitglied des Kuratoriums für Fragen der Klassifikation im Gesundheitswesen des Bundesministeriums für Gesundheit und arbeitete auch danach noch in dessen beim DIMDI (heute: BfArM) angesiedelten Arbeitsgruppen ICD und OPS mit.

Der Deutsche Ärzteverlag wird gemeinsam mit Thomas Auhuber diese vier Bücher weiterhin in der gewohnten Qualität veröffentlichen und sie weiterentwickeln.

Jürgen Führer
Geschäftsführer
Deutscher Ärzteverlag

Prof. Dr. med.
Thomas Auhuber

Stefanie Kutzer
Leiterin Produktbereich
Management & Organisation
im Gesundheitswesen
Deutscher Ärzteverlag

Inhaltsverzeichnis

Geleitwort zu dieser Buchausgabe V

Danksagung VII

Inhaltsverzeichnis IX

Informationen und Benutzungshinweise für dieses Alphabetische Verzeichnis XI

Vorwort zum Alphabetischen Verzeichnis des OPS 2021 XVI

Einführung in das Alphabetische Verzeichnis zum OPS XVII

Abkürzungsverzeichnis XIX

Liste der Kapitel und Bereiche des OPS 2021 XXVII

Alphabetisches Verzeichnis 1

– A – 3

– B – 82

– C – 138

– D – 159

– E – 211

– F – 330

– G – 395

– H – 448

– I – 533

– J – 612

– K – 615

– L – 686

– M – ... **741**

– N – ... **801**

– O – ... **835**

– P – ... **872**

– Q – ... **937**

– R – ... **938**

– S – ... **1062**

– T – ... **1181**

– U – ... **1265**

– V – ... **1299**

– W – ... **1348**

– X – ... **1387**

– Y – ... **1388**

– Z – ... **1389**

Informationen und Benutzungshinweise für dieses Alphabetische Verzeichnis

25 Jahre lang hat Bernd Graubner die OPS-Ausgaben des Deutschen Ärzteverlages bearbeitet. Mit dem OPS 2019 begann seine Zusammenarbeit mit Thomas Auhuber. Ab der Version 2020 hat dieser die Bearbeitung als sein Nachfolger übernommen. Dabei werden die bewährten Prinzipien der anwenderfreundlichen Gestaltung unserer Buchausgaben auf der Grundlage der jahrzehntelangen Arbeiten von Bernd Graubner in seinem Sinne fortgeführt.

Für den OPS 2021 wurde erstmals vom BfArM kein Alphabetisches Verzeichnis mehr als ODT- und PDF-Datei, also in einer als Buch nutzbaren Spiegelstrichversion, veröffentlicht. Diese bildeten bisher die Grundlage der alphabetischen OPS-Bücher des Deutschen Ärzteverlages. Da diese OPS-ABC-Buchversionen bis jetzt vielfach verkauft werden konnten, also offensichtlich ein Bedarf besteht, hat sich der Deutsche Ärzteverlag entschlossen, auch für 2021 das Alphabetische Verzeichnis des OPS als Buch herauszugeben. Dazu war es erforderlich, die Informationen der vom BfArM am 11. November 2020 mit Stand vom 16. Oktober 2020 veröffentlichten Textdatei im TXT-(CSV-)Format in unsere Buchversion 2020 einzuarbeiten. Der Vergleich der Textdateien von 2020 und 2021 ergab mehr als 1.550 Änderungen, die Neueinträge und Streichungen sowie Text- und Kodeänderungen betreffen. Für die umfangreichen händischen Anpassungen der permutierten Einträge konnte nochmals auf die exzellente fachliche Expertise und die jahrelange Erfahrung mit den Klassifikationen von Bernd Graubner zurückgegriffen werden, um diese Buchausgabe des Alphabetischen Verzeichnisses zum OPS 2021 als Alleinstellungsmerkmal des Deutschen Ärzteverlages herausgeben zu können. Der Aufwand dafür erwies sich als erheblich, da die BfArM-Textdatei gegenüber 2020 um fast 1 300 Einträge vermehrt worden war. Inklusive der sogenannten Permutierung dieser Einträge wuchs unsere Buchausgabe daher um fast 2.900 Spiegelstricheinträge.

So wurde diese Ausgabe auf der Grundlage der aktuellen TXT(CSV)-Datei des BfArM und unter Berücksichtigung der BfArM-Dateien des systematischen OPS-Verzeichnisses mit Stand vom 16.10.2020 [veröffentlicht am 27.10.2020] sowie unter Beachtung der redaktionellen Bearbeitung unserer Buchausgabe des Systematischen Verzeichnisses erarbeitet. Der Deutsche Ärzteverlag setzt damit die Tradition seiner früheren Publikationen des OPS-301 von 1995, 1996, 2001 und 2004 (OPS-301-Versionen 1.0, 1.1, 2.1 und 2004) sowie der Ausgaben des OPS 2005 bis 2020 fort, deren Verbesserungen den Wünschen der kodierenden Ärzte entsprechen. Bei der vorliegenden Bearbeitung konnten wir auf die Erfahrungen bei der Gestaltung eigener alphabetischer Verzeichnisse für den OPS-301 (1995 für die Version 1.0, 1996 für die Version 1.1 und 2001 für die Version 2.1) sowie der Ausgaben für den OPS-301 2004 und den OPS 2005 bis 2020 zurückgreifen.

Eine ausführlichere historische und inhaltliche Darstellung der Entwicklungsetappen des OPS (und der ICD) war in unseren Buchausgaben des OPS und der ICD-10-GM der Jahre 2008 bis 2017 enthalten. Auf sie mussten wir jedoch ab dem Jahr 2018 zwecks Reduzierung der Buchumfänge verzichten. Diesen Aufsatz finden Sie nun auf der Homepage des Deutschen Ärzteverlages bei den genannten Buchausgaben.

Ebenso aus Gründen der Umfangsreduzierung verzichten wir seit der Version 2018 auf den Nachdruck der einleitenden Abschnitte „Was ist neu im OPS 2021?“ und „Hinweise für die Benutzung des Systematischen Verzeichnisses“ aus unserer Buchausgabe des Systematischen Verzeichnisses. Sie können leicht dort nachgeschlagen werden.

Die redaktionelle Bearbeitung betrifft vor allem folgende Punkte:

- **Textkorrekturen** und dadurch evtl. erforderliche Änderungen in der alphabetischen Einordnung wurden vorgenommen, soweit dies offensichtlich war. Dabei wurde nach Möglichkeit auch auf die **terminologische und orthographische Übereinstimmung mit dem Systematischen Verzeichnis** geachtet. **Abkürzungen** in den Haupteinträgen sind meistens erläutert, die Abkürzungsliste wurde ergänzt.
- **Stichwörter mit Zahlenangaben sind nach Möglichkeit stets gemäß dem Zahlenwert und Inhalt sortiert**, was eine aufwendige Bearbeitung an den Stellen erforderlich machte, an denen die früheren DIMDI-Referenzdateien zum Teil rein EDV-mäßig sortiert waren. Einige Beispiele dafür sind: I, II, III, IV, ..., IX, X usw. / II, II und partiell III, II und III u.ä. / 1-fach, 2-fach, 3-fach usw. bzw. einfach, zweifach, dreifach usw. / Einkammersystem, Zweikammersystem, Dreikammersystem usw. Die Einsortierung von (textlichen) Zahlenbegriffen erfolgt in der Regel direkt unter dem übergeordneten Stichwort; erst danach sind die sonstigen Stichwörter einsortiert (vergleiche z.B. unter „Anlegen, Bypass, aortokoronar“). Dieses Sortierprinzip haben wir auch in der aktuellen Buchversion beibehalten.
- Als **Kennzeichen für terminale Schlüsselnummern, für die eine Seitenlokalisation (R, L oder B) angegeben werden muss**, wird in allen OPS-Buchausgaben des Deutschen Ärzteverlages von Anfang an generell die Raute (♦) benutzt, die uns typographisch als besser geeignet erscheint als der in den DIMDI-PDF- und ODT-Dateien des Alphabetischen Verzeichnisses bis 2020 verwendete Doppelpfeil (⇆) und das jetzt auch vom BfArM weiterverwendete Nummernzeichen (#) in seiner Textdatei („EDV-Fassung“). (Bis zum OPS 2009 wurde der Doppelpfeil auch in der PDF- und RTF-Version des Systematischen Verzeichnisses benutzt, der seit 2010 durch den zweiseitige Pfeil ersetzt wurde, den es vorher nur in der HTML-Version gab.)
- Die vom DIMDI mit der Version 2006 eingeführte **neue Rechtschreibung** wird durchgängig benutzt. Zur Information über die dadurch verursachten Änderungen der Schreibweise wurden, ebenso wie in unseren ICD-10-GM-Ausgaben, bis zur Version 2018 Listen der betroffenen oder bisher unberücksichtigten Wörter beigefügt. Sie sollten bei der notwendigen Umstellung der bei einzelnen Softwarehäusern, Krankenhäusern, Arztpraxen und sonstigen Anwendern vorhandenen individuellen Prozedurenlisten helfen. Diese Listen halten wir jetzt für entbehrlich. Die Änderungen betreffen vor allem die Schreibung von ß versus ss, die Getrennt- oder Auseinanderschreibung von Wörtern, die Groß- oder Kleinschreibung sowie die gelegentliche Konsonantenverdreifachung (z.B. Abszessspaltung). Für einige Wörter hat das BfArM die bisherige und auch weiterhin zulässige Schreibweise beibehalten, z.B. -graphie, Potential und selbständig (im OPS außerdem auch „selbstständig“). Die Schreibung einiger Wörter haben wir generell an die DUDEN-Schreibweise angepasst, z.B. Brisement forcé (statt force) und Débridement (statt Debridement). Adjektive und Partizipien, die mit „nicht“ verbunden sind, eine dauernde Eigenschaft kennzeichnen und adjektivisch gebraucht werden, können nach den DUDEN-Regeln zusammen oder getrennt geschrieben werden. Das BfArM verfährt da uneinheitlich. Wir haben uns für die logisch zutreffende durchgängige Zusammenschreibung entschieden, die in den aktuellen DUDEN-Empfehlungen favorisiert wird, und dabei als Kompromiss teilweise auch die Bindestrichschreibung benutzt (z.B. nichtinfektiös, nichtoperativ, nicht-zementiert).
- **Aus dem Systematischen Verzeichnis** sind die **OPS-Bekanntmachung des BMG** (Seite XV) sowie das **Abkürzungsverzeichnis** (Seite XIX ff.) übernommen worden.
- Anders als in unserer Ausgabe des Systematischen Verzeichnisses kann im Alphabetischen Verzeichnis keine Markierung von Schlüsselnummer- und Textänderungen gegenüber der Version 2020 erfolgen. Die Nutzer werden gebeten, sich zu diesem Zweck in unserer Buchausgabe des Systematischen Verzeichnisses des OPS 2021 zu orientieren, die auch den vom BfArM veröffentlichten **Kommentar zum OPS 2021** („Was ist neu im OPS 2021?“) sowie die **Hinweise für die Benutzung des Systematischen Verzeichnisses** enthält.

- Die **Liste der Kapitel und Bereiche des OPS 2021** ermöglicht eine grobe Orientierung in der Systematik (Seite XXVII f.).
- Alle Seiten haben zur besseren Orientierung **„lebende" Kopfzeilen** mit Hauptstichwörtern der jeweiligen Seite.
- Die **Griffleiste** ermöglicht eine rasche Orientierung im Alphabet.
- Die **Spalten- und Seitenwechsel** wurden unter Berücksichtigung inhaltlicher Gesichtspunkte, hauptsächlich aber hinsichtlich eines minimalen Buchumfangs festgelegt. Damit leichter erkennbar ist, dass die **Spiegelstricheinträge (Untereinträge) zu einem fettgedruckten Haupteintrag in der nächsten Spalte bzw. auf der nächsten Seite fortgesetzt** werden, ist in derartigen Fällen dem letzten Eintrag einer Spalte bzw. Seite das **Kennzeichen ► hinzugefügt**. In der nächsten Spalte bzw. Seite sind alle Spiegelstricheinträge, die von der vorherigen Spalte bzw. Seite fortgesetzt werden, mit dem Zusatz „*(Forts.)*" gekennzeichnet, außerdem sind die vor dem jeweiligen Text befindlichen Spiegelstriche durch Tilden (~) ersetzt (vgl. dazu die Seiten 3 und 4).

Die Benutzer dieser Buchausgabe möchten wir darauf hinweisen, dass **vom BfArM ergänzende Kommentare und Anwendungshinweise für den OPS** auf dessen Homepage veröffentlicht werden (https://www.dimdi.de/dynamic/de/faq und https://www.dimdi.de/dynamic/de/klassifikationen/ops/kodierfragen/), die vor allem für spezielle Problemstellungen hilfreich sind (FAQ = Frequently asked questions).

Aufgrund zahlreicher Anfragen machen wir darauf aufmerksam, dass **nicht alle OPS-Kodes für den vertragsärztlichen Bereich gültig sind, sondern dort nur die im Anhang 2 des Einheitlichen Bewertungsmaßstabes (EBM) aufgeführten Kodes verwendet werden dürfen. Bestimmte Kodierungen dürfen zudem nur außerhalb des stationären Geltungsbereichs angewendet werden. Diese Kodes sind besonders gekennzeichnet mit dem Hinweis, dass diese Kodes im Geltungsbereich des G-DRG-Systems (§ 17b KHG) nicht zu verwenden sind.** Dies betrifft z.B. die Kodes für den Einsatz von Materialkombinationen bei Osteosynthesen, für die Entnahme von Spongiosa (5-783.1 und 5-783.3) oder für Operationen am Fuß bei Rezidiven (5-808.ae, 5-808.af, 5-808.b8). Die entsprechenden Hinweise finden sich jedoch nur im Systematischen Verzeichnis.

Außerdem enthalten einige Kodes des OPS im Systematischen Verzeichnis Hinweise, dass sie nur in bestimmten stationären Einrichtungen anzugeben sind. Das betrifft z.B. die Kodes 1-900.– bis 1-902.–, 8-985.–, 9-200.–, 9-40 und 9-41, die nur im Geltungsbereich des § 17b KHG anzuwenden sind (Krankenhäuser, für die die Bundespflegesatzverordnung gilt und die nach G-DRGs abrechnen), oder die Kodes 9-60 bis 9-64 und 9-65 bis 9-69, die nur im Geltungsbereich des § 17d KHG benutzt werden dürfen (psychiatrische und psychosomatische Einrichtungen, in denen das pauschalierende PEPP-Vergütungssystem eingeführt worden ist). Alle diese Anwendungsbeschränkungen müssen beachtet werden.

Häufige Nachfragen veranlassen uns, einige **Ratschläge zur Benutzung** dieses Alphabetischen Verzeichnisses zu geben, die die **Trefferquote beim Suchen erhöhen.** Findet man einen Begriff nicht sofort, so sollte man die Suchstrategie modifizieren:

- In der Schreibweise können C, K und Z teilweise unterschiedlich gebraucht werden. In der Regel sind deutsche Begriffe deutsch und lateinisch-griechische lateinisch geschrieben.
- Statt des deutschen Begriffes ist möglicherweise der lateinisch-griechische (gelegentlich auch der englische) Begriff verzeichnet.
- Statt der einfachen Begriffe ist möglicherweise ein zusammengesetzter Begriff verzeichnet (und umgekehrt!).
- Bei mehrteiligen Eponym-Bezeichnungen (Eigennamen) könnte der Begriff möglicherweise in einer anderen Eponym-Reihenfolge verzeichnet sein.

- Im Bedarfsfall suche man statt des gewünschten Begriffes sein Synonym oder einen ähnlichen Begriff.
- Weitere Informationen und Hinweise enthält der Abschnitt „Einführung in das Alphabetische Verzeichnis zum OPS“ (Seite XVII f.).

Bei allen Unklarheiten ziehe man das Systematische Verzeichnis des OPS 2021 zu Rate, in dem die Schlüsselnummern in ihrem fachlichen Zusammenhang aufgelistet sowie mit Inklusiva, Hinweisen und Exklusiva versehen sind. Das Systematische Verzeichnis sollte jeder, der verschlüsselt, unbedingt zur Verfügung haben, und zwar in seiner Buchausgabe, denn EDV-Programme können seinen komplexen Informationsgehalt praktisch nie vollständig wiedergeben.

Trotz großer Sorgfalt können Druck- und Bearbeitungsfehler nicht ausgeschlossen werden. Alle Benutzer werden deshalb gebeten, dem Verlag oder dem Unterzeichnenden **Hinweise auf Verbesserungsmöglichkeiten und Druckfehler sowie sonstige Anregungen** mitzuteilen. Sollten vom BfArM kodierrelevante Änderungen und Ergänzungen des OPS 2021 veröffentlicht werden, so werden diese im Internet auch auf der Homepage des Deutschen Ärzteverlages (https://kodierwerke.aerzteverlag.de) für diese Buchausgabe bereitgestellt. Falls sich in unserer Ausgabe kodierrelevante Irrtümer finden sollten, werden diese ebenfalls auf dieser Homepage in einer Erratumliste publiziert.

Für ihre Unterstützung bei der Erarbeitung dieser Buchausgabe danke ich herzlich Gabriele Graf (Deutscher Ärzteverlag) und Johannes Graubner (Jena).

Die Bearbeitung des Alphabetischen Verzeichnisses des OPS 2021 widme ich Dr. med. Bernd Graubner, dem „Vater“ der Kodierwerke des Deutschen Ärzteverlages. In diesem Band steckt sein geballtes Wissen und medizinisches Verständnis, mit dem er die Entwicklung der medizinischen Klassifikationen in Deutschland maßgeblich beeinflusst hat. Für seinen beispiellosen Kraftakt zur Erstellung dieses Buches sei ihm besonders gedankt.

Berlin, 7. Dezember 2020 Thomas Auhuber

OPS-Bekanntmachung des BMG

Bekanntmachung
des Bundesministeriums für Gesundheit
nach den §§ 295 und 301 des Fünften Buches Sozialgesetzbuch (SGB V)
zur Anwendung des Operationen- und Prozedurenschlüssels

Vom 20. November 2020

Am 1. Januar 2021 tritt der Operationen- und Prozedurenschlüssel (OPS) in den vom Bundesinstitut für Arzneimittel und Medizinprodukte im Auftrag des Bundesministeriums für Gesundheit herausgegebenen Fassungen als Schlüssel zur Angabe von Operationen und sonstigen Prozeduren nach den §§ 295 und 301 SGB V in der Version 2021 in Kraft. Verbindliche Referenzfassung ist das Systematische Verzeichnis des Operationen- und Prozedurenschlüssels Version 2021 als PDF. Die Bekanntmachung zur Anwendung des Operationen- und Prozedurenschlüssels vom 24. Oktober 2019 (BAnz AT 19.11.2019 B3) tritt mit Ablauf des 31. Dezember 2020 außer Kraft.

Für die Anwendung des OPS wird Folgendes bestimmt:
Für Prozeduren an paarigen Organen oder Körperteilen ist zur Angabe der Seitenlokalisation eines der nachgenannten Zusatzkennzeichen anzuwenden (obligatorische Anwendung):

R für rechts
L für links
B für beidseitig

Für die Anwendung des OPS in der vertragsärztlichen Versorgung nach § 295 SGB V wird zusätzlich bestimmt, dass ausschließlich die vom Bewertungsausschuss für die ärztlichen Leistungen gemäß § 87 SGB V im Anhang 2 des einheitlichen Bewertungsmaßstabs aufgeführten Kodes zu verwenden sind.

Bonn, den 20. November 2020

215-20542-02

Bundesministerium für Gesundheit

Im Auftrag

Dr. Optendrenk

Quelle: Bundesanzeiger, hrsg. vom Bundesministerium der Justiz und für Verbraucherschutz: BAnz AT 14.12.2020 B

Vorwort zum Alphabetischen Verzeichnis des OPS 2021

(BfArM [enthalten in der Liesmich-Datei], redaktionell bearbeitet und ergänzt gemäß der Version 2020)

Ärzte und klinisches Personal sind verpflichtet, alle im OPS aufgeführten Operationen und sonstigen Prozeduren anhand des amtlichen Operationen- und Prozedurenschlüssels zu kodieren. Insbesondere im Hinblick auf das G-DRG-System (Entgeltsystem im Krankenhaus) und das PEPP-Entgeltsystem (Pauschalierende Entgelte für die Psychiatrie und Psychosomatik) ist eine genaue Kodierung von großer Bedeutung. Aufgrund des großen Umfanges und der Komplexität der abzubildenden Verfahren fällt es dem Anwender aber oft nicht leicht, selten durchgeführte oder neuere Verfahren korrekt zu verschlüsseln.

Hier stellt das BfArM dem Anwender mit der Veröffentlichung der Textdatei des Alphabetischen Verzeichnisses des OPS ein umfangreiches Hilfsmittel zur Verfügung. Es soll dem Benutzer helfen, schnell und korrekt zu kodieren. Das Alphabetische Verzeichnis erleichtert es insbesondere, Verfahren, die im jeweiligen Bereich nicht zur täglichen Routine gehören, ohne langes Suchen in der Systematik korrekt zu kodieren.

Die aktuelle Version des Alphabetischen Verzeichnisses wurde an die Änderungen und Ergänzungen des Systematischen Verzeichnisses des OPS 2021 angepasst.

Bei der Erstellung des Alphabetischen Verzeichnisses wurde versucht, jede mit dem amtlichen OPS verschlüsselbare Operation und sonstige Prozedur zumindest einmal zu nennen. Dazu wurden die Prozeduren- und Operationenbezeichnungen der Systematik in normalsprachliche Texte umgewandelt. Das Alphabet enthält zusätzlich klinisch gebräuchliche Synonyme von Prozedurenbezeichnungen, diese Synonyme sind nicht in der Systematik enthalten. Insgesamt umfasst die aktuelle TXT(CSV)-Fassung jetzt über 45.000 Prozedurenbezeichnungen.

Nicht alle Kodes, die in der Systematik enthalten sind, sind auch im Alphabet enthalten:

- Nichtendständige Kodes haben grundsätzlich keinen Eintrag im Alphabet.
- Kodes, deren Klassentitel in der Systematik unspezifische Angaben enthalten wie „sonstige“, „n.n.bez.“ und „andere“ sind nur in Ausnahmefällen enthalten, z.B., wenn bei solchen Kodes spezifische Inklusiva genannt sind.
- Ebenfalls nicht enthalten sind Kodes, die sich aus medizinisch unmöglichen Kombinationen durch Subklassifikationslisten ergeben, z.B. unmögliche Kombinationen einer bestimmten Lokalisation mit einer bestimmten Operation oder Prozedur.

Es ist uns bewusst, dass die Texte der Systematik nicht immer dem klinischen Sprachgebrauch entsprechen. Bei der Vielfältigkeit der klinischen Begriffe ist es aber nicht möglich, alle gebräuchlichen medizinischen Ausdrücke, Formulierungen und Schreibweisen einzubeziehen.

Hinweise, Anregungen und Vorschläge von Benutzern zur Aufnahme von Texten aus dem klinischen Sprachgebrauch nehmen wir gern entgegen. Sie helfen uns, die nächste Version des Alphabetischen Verzeichnisses zum OPS besser an die klinischen Bedürfnisse anzupassen und können per E-Mail (klassi@bfarm.de) eingesandt werden.

Bundesinstitut für Arzneimittel und Medizinprodukte (BfArM), Dienstsitz Köln

Einführung in das Alphabetische Verzeichnis zum OPS

(DIMDI 2020, redaktionell bearbeitet und ergänzt für 2021)

Inhalt und Methodik

Zur Erstellung des Alphabetischen Verzeichnisses zum OPS wurden die Originaltexte des amtlichen OPS verwendet. Es wurde versucht, alle mit dem amtlichen OPS verschlüsselbaren Operationen und sonstigen Prozeduren zumindest einmal zu nennen. Dazu wurden alle Texte bearbeitet und in normalsprachliche Texte umgewandelt. Anschließend wurde überprüft, welche Kombinationen aus Verfahren und Lokalisation überhaupt durchführbar sind. Unmögliche Kombinationen wurden eliminiert (solche können sich durch Kombinationen von Lokalisationslisten mit Operationslisten ergeben). Zusätzlich sind diverse klinisch gebräuchliche Texte eingearbeitet worden.

Das Alphabetische Verzeichnis zum OPS enthält in der Textdatei („EDV-Fassung") der Version 2021 rund 45.000 ausformulierte Prozedurentexte (einschließlich Verweiseinträgen; Version 2020: 43.700).

Aus diesen Prozedurentexten wurden für die PDF-Fassungen bis 2020 mehr als dreimal so viele Bucheinträge erzeugt (2020: 136.550 [einschließlich Verweisen]. Unsere Buchfassung 2021 enthält über 146.200 Einträge) Dabei wurden alle Einträge auf relevante Suchbegriffe überprüft. Diagnosen wurden nur in Ausnahmefällen als Sucheinträge aufgenommen (z.B. Impressionsfraktur). Häufige Adjektive (jeweils mehr als 200 Einträge) wurden als Sucheinträge nicht zugelassen, sind aber durch einen Verweis gekennzeichnet.

Die aktuelle Version des OPS enthält für die Seitenangabe folgende Zusatzkennzeichen:

R rechts
L links
B beidseitig

Diese Zusatzkennzeichen sind für Prozeduren an paarigen Organen oder Körperteilen (Augen, Ohren, Nieren, Extremitäten etc.) verpflichtend. Alle Schlüsselnummern, die mit einem Zusatzkennzeichen versehen werden müssen, sind besonders gekennzeichnet (in den Referenzfassungen des DIMDI bis 2020 mit einem Doppelpfeil [⇆], in der BfArM-Textdatei mit dem Nummernzeichen [#]). *[Anmerkung des Bearbeiters: In den beiden Buchausgaben des Deutschen Ärzteverlages erfolgt die Kennzeichnung seit jeher mit einer Raute (♦).]*

Sind hinter einem Eintrag zwei oder mehr Kodes angegeben, so ist zur korrekten Verschlüsselung des Textes die Angabe beider bzw. aller angegebenen Kodes erforderlich.

Formale Regeln der Bearbeitung

- Substantive werden weitestgehend im Singular verwendet.
- Der Textanfang ist praktisch immer in Großbuchstaben gesetzt (Ausnahmen z.B. pH-Metrie und hdEEG).
- Alle Wörter werden durch Kommata getrennt, es sei denn, es handelt sich um lateinische Termini technici (z.B. Hernia inguinalis) oder um normalsprachliche Phrasen (z.B. „mit alloplastischem Material").

- Adjektive werden in ihrer Nominalform angegeben.
- Abkürzungen werden in der Regel durch einen Verweis erklärt.
- Arterien werden in der Regel mit A. bzw. Aa. abgekürzt (z.B. A. carotis, Aa. lumbales), Venen mit V. bzw. Vv. (z.B. V. thoracica, Vv. perforantes), Muskeln mit M. bzw. Mm. (z.B. M. constrictor, Mm. pectorales major et minor), Nerven mit N. (z.B. N. facialis) und Ramus mit R. (z.B. R. carpalis).
- In der Regel sind mit den ersten drei Wörtern eines Eintrages sowohl die Lokalisation als auch das Verfahren benannt. Dies ließ sich aus Gründen einer guten Lesbarkeit jedoch nicht immer einhalten.

Suchstrategien

Entsprechend dem Aufbau des Alphabetischen Verzeichnisses zum OPS gibt es für den Benutzer verschiedene Möglichkeiten, eine Prozedur zu finden. Zum einen wurde jede lokalisationsgebundene Prozedur mit der Lokalisation als Schlagwort aufgenommen. Zum anderen ist jede Prozedur unter dem Namen der Prozedur zu finden (z.B. ist die Prozedur „Naht der Gallenblase" unter den Einträgen „Naht, Gallenblase" und „Gallenblase, Naht" zu finden).

Weiterhin wurden typische Adjektive und Eigennamen von Operationen als Suchwörter eingetragen (z.B. ist „Operation nach Eisenhammer" zu finden unter „Eisenhammer, Operation" und unter „Operation, nach Eisenhammer"). Häufige Adjektive (wie distal, total etc.) sind nicht als Suchbegriff der ersten Ebene (Haupteintrag) zugelassen, um das OPS-Alphabet nicht unnötig aufzublähen.

Abkürzungsverzeichnis

(BfArM, redaktionell bearbeitet. Aufgenommen sind zusätzlich auch Abkürzungen, die nur im Alphabetischen Verzeichnis vorkommen.)

Nachdruck aus dem Systematischen Verzeichnis des OPS 2021, Buchausgabe des Deutschen Ärzteverlages

3D	Dreidimensional
4D	Vierdimensional
A., Aa.	Arteria, Arteriae
ADI	Autism Diagnostic Interview
ADOS	Autism Diagnostic Observation Schedule
AEP	Akustisch evozierte Potentiale
ALK	Anaplastic lymphoma kinase
ALL	Akute lymphatische Leukämie
AMDP	Arbeitsgemeinschaft für Methodik und Dokumentation in der Psychiatrie
AML	Akute myeloische Leukämie
AP	Anus praeter
APD	Ambulatory peritoneal dialysis
AV	Arteriovenös
AV	Atrioventrikular
AZGP1	Alpha-2-glycoprotein 1, zinc-binding
BASDAI	Bath Ankylosing Spondylitis Disease Activity Index
BASFI	Bath Ankylosing Spondylitis Functional Index
BAT25	Bethesda A-tandem repeat 25
BCL2	B-cell CLL/lymphoma 2
BCR-ABL	Breakpoint cluster region – Abelson-Tyrosinkinase
BERA	Brainstem electric response audiometry
BIRC5	Baculoviral IAP repeat containing 5
BIS	Bispektraler Index
BRAF	Rapidly accelerated fibrosarcoma B-type
BSS	Beeinträchtigungsschwere-Score
BWS	Brustwirbelsäule
CAD	Computer assisted design
CAM	Computer assisted manufacture
CAPD	Continuous ambulatory peritoneal dialysis
CAVH	Continuous arteriovenous hemofiltration
CAVHDF	Continuous arteriovenous hemodiafiltration
CCM	Cardiac contractility modulation
CD274	Programmed cell death 1 ligand 1
CERA	Cortical evoked response audiometry (Spät-akustisch evozierte Potentiale)
CIONM	Kontinuierliches intraoperatives Neuromonitoring
CLL	Chronische lymphatische Leukämie
CMV	Zytomegalievirus
CNP	Continuous negative pressure
CO	Kohlenmonoxid
CO_2	Kohlendioxid
CP-Stent	Cheatham-Platinum-Stent
CPAP	Continuous positive airway pressure
CpG	5'-C-phosphate-G-3'
CPM	Continuous passive motion (Motorschienenbehandlung)
CPPV	Continuous positive pressure ventilation

CRT	Cardiac Resynchronization Therapy [Kardiale Resynchronisationstherapie]
CT	Computertomographie
CTCs	Circulating tumor cells
CUP	Cancer of unknown primary
cVEMP	Zervikale vestibulär evozierte myogene Potentiale
CVVH	Continuous venovenous hemofiltration
CVVHD	Continuous venovenous hemodialysis
CVVHDF	Continuous venovenous hemodiafiltration
DACI	Direct Acoustic Cochlear Implant
DAS 28	Disease Activity Score 28
DDG	Deutsche Diabetes-Gesellschaft
delins	Deletion and insertion
DFPP	Doppelfiltrationsplasmapherese
DHCR7	7-dehydrocholesterol reductase
DIEP	Deep inferior epigastric perforator
DIPI	Direkte intraperitoneale Insemination
DISYPS	Diagnostiksystem für psychische Störungen im Kindes- und Jugendalter
DLS	Dorsale Lordosierungsspondylodese
DOTA	1,4,7,10-Tetraazacyclododecane-1,4,7,10-tetraacetic acid [1,4,7,10-Tetraazacyclododecane-1,4,7,10-tetraessigsäure]
DSA	Digitale Subtraktionsangiographie
EBT	Elektronenstrahltomographie
ECCE	Extracapsular cataract extraction (Extrakapsuläre Extraktion der Linse)
ECLS	Extracorporeal live support
ECMES	Embrochage centro-medullaire élastique Stable
ECMO	Extrakorporale Membranoxygenation
EDTA	Ethylendiamintetraessigsäure [Ethylene diamine tetraacetic acid]
EEG	Elektroenzephalographie
EFTR	Endoscopic full thickness resection [endoskopische transmurale Vollwandexzision]
EGFR	Epidermal growth factor receptor
EKG	Elektrokardiographie
EKT	Elektrokonvulsionstherapie
EMG	Elektromyographie
EMILOS	Endoscopic Mini- or Less-open Sublay
EML4	Echinoderm microtubule associated protein like 4
EOG	Elektrookulographie
ePTFE	Expandiertes Polytetrafluoroethylen
ERBB2	Erb-b2 receptor tyrosine kinase 2
ERC	Endoskopische retrograde Cholangiographie
ERCP	Endoskopisch-retrograde Cholangiopankreatikographie
ERG	Elektroretinographie
ERP	Endoskopische retrograde Pankreatikographie
ESD	Endoskopische submukosale Dissektion
ESIN	Elastisch stabile intramedulläre Nagelung
ESWL	Extrakorporale Stoßwellenlithotripsie
ET	Embryotransfer
eTEP	Enhanced-view total extraperitoneal
EVLT	Endovenöse Lasertherapie
EXIT	Ex utero intrapartum treatment
Exkl.	Exklusivum

FACS	Fluorescence-activated cell sorting
FAEP	Früh-akustisch evozierte Potentiale
FEIBA	Prothrombinkomplex mit Faktor-VIII-Inhibitor-Bypass-Aktivität [Factor eight inhibitory bypassing activity]
FFbH	Funktionsfragebogen Hannover
FFP	Fresh Frozen Plasma [gefrorenes Frischplasma]
FFRmyo	Fraktionelle myokardiale Flussreserve
FIRM	Focal impulse and rotor modulation
FISH	Fluoreszenz-in-situ-Hybridisierung [Fluorescent in situ hybridization]
FR1 – FR4	Framework 1 - Framework 4
FRC	Funktionelle Residualkapazität
FSSEP	Früh-somatosensorisch evozierte Potentiale
g	Gramm
GAF	Global assessment of functioning
G-DRG	German Diagnosis Related Group(s)
GBA	Geriatrisches Basisassessment
GBq	Gigabecquerel
GIFT	Intratubarer Gametentransfer [Gamete intrafallopian (tube) transfer]
GvHD	Graft-versus-Host-Krankheit [Graft versus Host Disease]
Gy	Gray
HAART	Hochaktive antiretrovirale Therapie
HBO	Hyperbare Oxygenation
hdEEG	Hochauflösende Elektroenzephalographie
HDR	High dose rate
HER2	Human epidermal growth factor receptor 2
HFJV	High frequency jet ventilation
HFNC	High flow nasal cannula
HFOV	High frequency oscillatory ventilation
HFV	High frequency ventilation
HIFU	Hochintensiver fokussierter Ultraschall
HIPEC	Hypertherme intraperitoneale Chemotherapie
HI-Virus	Humanes Immundefizienz-Virus [Human immunodeficiency virus]
Hinw.	Hinweis
HITOC	Hypertherme intrathorakale Chemotherapie
HLA	Humanes Leukozyten-Antigen
HNO-	Hals-Nasen-Ohren-
HSA	Human serum albumin
HSV-TK Mut2	Herpes-simplex-Virus-Typ-I-Thymidinkinase Mut2
HTS	High throughput sequencing (Hochdurchsatz-Sequenzierungsverfahren)
HWS	Halswirbelsäule
IABP	Intraaortale Ballonpumpe
IBZM	[^{123}I]-3-Jodo-6-methoxybenzamin
ICA	Immunhistochemische Analyse
ICD	Implantierbarer Kardioverter/Defibrillator
ICD-10-GM	Internationale statistische Klassifikation der Krankheiten und verwandter Gesundheitsprobleme, 10. Revision – German Modification
ICE	Intrakardiale Echokardiographie
IE	Internationale Einheit(en)
IGH	Immunoglobulin heavy locus
IGRT	Image-guided radiotherapy
IL6ST	Interleukin 6 signal transducer
IMA	Internal mammary artery (Arteria mammaria interna)

IMV	Intermittent mandatory ventilation
Inkl.	Inklusivum
IONM	Nicht-kontinuierliches intraoperatives Neuromonitoring
IPD	Intermittent peritoneal dialysis
IPOM	Intraperitoneales Onlay-Mesh
IPPV	Intermittent positive pressure ventilation
IUD	Intrauterine (contraceptive) device
i.th.	intrathekal
i.v.	intravenös
IVF	In-vitro-Fertilisation
IVUS	Intravaskuläre Ultraschalluntersuchung der Koronargefäße
K-SADS	Schedule for Affective Disorders and Schizophrenia for School-Age Children
KEP	Kognitiv evozierte Potentiale
KHG	Krankenhausfinanzierungsgesetz
KHK	Koronare Herzkrankheit
Ki67	Kiel 67 (Marker of proliferation)
kIE	Kallikrein-Inhibitor-Einheit
KRAS	Kirsten rat sarcoma
KTP-Laser	Kalium-Titanyl-Phosphat-Laser
L-DOPA	L-3,4-Dihydroxyphenylalanin
LBO-Laser	Lithium-Triborat-Laser
LDL	Low density lipoproteins
LEER	Laterale erweiterte endopelvine Resektion
Lig.	Ligament
LWS	Lendenwirbelsäule
M., Mm.	Musculus, Musculi
MAPCA	Multiple major aortopulmonary collateral artery
MBS	Mehrdimensionale Bereichsdiagnostik der Sozialpädiatrie
MDS	Myelodysplastisches Syndrom
MEG	Magnetenzephalographie
MEP	Motorisch evozierte Potentiale
MeV	Megaelektronenvolt
mg	Milligramm
MGP	Matrix Gla protein
MIBG	Metaiodobenzylguanidin
MILOS	Mini- or Less-open Sublay
MLC	Multi-leaf collimator
MLH1	MutL homolog 1
MNA	Minimal Nutritional Assessment
MPFL	Mediales patellofemorales Ligament
MR	Magnetresonanz
MRCP	Magnetresonanz-Cholangiopankreatikographie
MRD	Minimal residual disease (Resttumorlast)
MRgFUS	Magnetresonanz-gesteuerter fokussierter Ultraschall
MRT	Magnetresonanztomographie
MSLT	Multipler Schlaflatenztest
MTS	Medizinischer Thromboseprophylaxestrumpf
MTX	Metothrexat
MWT	Multipler Wachbleibetest
N.	Nervus
N-BCA	N-Butyl-2-Cyanoacrylat, Enbucrilat
NAVA	Neurally adjusted ventilatory assist
NGS	Next generation sequencing (Hochdurchsatz-Sequenzierungsverfahren)
NHL	Non-Hodgkin-Lymphom
NK-Zellen	Natural-Killer-Zellen
N.n.bez.	Nicht näher bezeichnet
NOTES	Natural orifice transluminal endoscopic surgery
NRS	Numeric rating scale
NRS	Nutritional Risk Screening

NSM	Nipple sparing mastectomy [mamillenerhaltende Mastektomie]
NTMS	Navigierte transkranielle Magnetstimulation
NUTRIC	Nutrition Risk in Critically Ill
OAE	Otoakustische Emissionen
OCT	Optische Kohärenztomographie
ÖGD	Ösophagogastroduodenoskopie
OP	Operation
OPD	Operationalisierte psychodynamische Diagnostik
OPD	Ostium protection device
oVEMP	Okuläre vestibulär evozierte myogene Potentiale
PBA	Palliativmedizinisches Basisassessment
PCA	Patientengesteuerte Analgesie
PCR	Polymerase chain reaction (Polymerase-Kettenreaktion)
PDL1	Programmed cell death 1 ligand 1
PDT	Photodynamische Therapie
PE	Probeexzision
PECLA	Pumpless extracorporeal lung assist
PEG	Perkutan-endoskopische Gastrostomie
PEG	Polyethylenglykol
PEJ	Perkutan-endoskopische Jejunostomie
PEP	Positive expiratory pressure
PEPP	Pauschalierende Entgelte für die Psychiatrie und Psychosomatik
PES	Pharyngeale elektrische Stimulation
pESS	Powered endoscopic sinonasal surgery
PET	Positronenemissionstomographie
PICC	Peripherally inserted central venous catheter (Peripher eingeführter zentralvenöser Katheter)
PIPAC	Pressurized intra peritoneal aerosol chemotherapy [Intraperitoneale Druck-Aerosolchemotherapie]
PMR	Percutaneous transluminal transmyocardial laser revascularization
p.o.	per os / peroral
POCS	Perorale Cholangioskopie
POPS	Perorale Pankreatikoskopie
PSAP	Posteriore sagittale Anoproktoplastik
PSARP	Posteriore sagittale Anorektoplastik
PSMA	Prostataspezifisches Membranantigen
Psy-BaDo	Basisdokumentation in der Psychotherapie
PTC	Perkutane transhepatische Cholangiographie
PTCA	Percutaneous transluminal coronary angioplasty (Perkutane transluminale Koronarangioplastie)
PTFE	Polytetrafluorethylen
PUVA	Photochemotherapie (Psoralen plus UV-A)
PVDF	Polyvinylidenfluorid
R.	Ramus [Ast]
rh-TSH	Rekombinantes Thyreotropin
rTMS	Repetitive transkranielle Magnetstimulation
RA-PA-ECMO	ECMO-Modul mit Kanülen im rechten Vorhof und in der Pulmonalarterie
RBBP8	Retinoblastom binding protein 8, endonuclease
RNA	Ribonukleinsäure
RSV	Respiratory syncytial virus
SAEP	Spät-akustisch evozierte Potentiale

SAPS	Simplified Acute Physiology Score
S-CPPV	Synchronized continuous positive pressure ventilation
SCN1A	Sodium channel neuronal typ 1 alpha
SeHCA-Test	Selen-Homotaurocholsäure-Test
SEP	Somatisch evozierte Potentiale
sFlt-1	Lösliche, FMS-ähnliche Tyrosinkinase 1 [soluble FMS-like tyrosine kinase-1]
S-IPPV	Synchronized intermittent positive pressure ventilation
SIEP	Superficial inferior epigastric perforator
SIRT	Selektive intravaskuläre Radionuklidtherapie
SIS	Small intestinal submucosa
SLNE	Sentinel-Lymphonodektomie
SMA	Shape memory alloy (Formgedächtnislegierungen)
SO_2	Sauerstoffsättigung
SPECT	Single-Photon-Emissionscomputertomographie
SSEP	Somatosensorisch evozierte Potentiale
SSM	Skin sparing mastectomy [hautsparende Mastektomie]
STC2	Stanniocalcin 2
STEP	Serielle transverse Enteroplastie
SUP	Selektive Ultraviolettphototherapie
SZT	Stammzelltherapie
TAPP	Transabdominal präperitoneal
TDI	Tissue Doppler imaging
TE	Therapieeinheit(en)
TE	Transfusionseinheit(en)
TEA	Thrombendarteriektomie
TEE	Transösophageale Echokardiographie
TEN	Titanic elastic nail
TENS	Transkutane elektrische Nervenstimulation
TEP	Endoskopisch total extraperitoneal
TES	Totally endoscopic sublay
TFCC	Triangular fibrocartilage complex
TFG	Transfusionsgesetz
TGA	Transposition der großen Arterien
TIA	Transitorische ischämische Attacke
TIPP	Transinguinal präperitoneal
TIPS	Transjugular intrahepatic portosystemic shunt
TISS	Therapeutic Intervention Scoring System
TMLR	Transmyokardiale Laserrevaskularisation
TMMR	Totale mesometriale Resektion des Uterus
TOT	Trans obturator tape (Transobturatorisches Band)
TRAM	Transversaler Rectus-abdominis-Muskellappen
TRUS	Transrektale Ultraschallbildgebung
TUNA	Transurethrale Nadelablation
TVT	Spannungsfreies vaginales Band [Tension free vaginal tape]
TVT-O	Tension free vaginal tape obturator (TVT-Obturator)
UBE2E	Ubiquitin conjugating enzyme E2 E2
V., Vv.	Vena, Venae
VAS	Visual Analogue Scale
VEMP	Vestibulär evozierte myogene Potentiale
VEP	Visuell evozierte Potentiale
VEPTR	Vertikale expandierbare prothetische Titanrippe
VHI	Voice Handicap Index

VLAP	Visuell kontrollierte laserunterstützte Resektion [Visually-guided Laser Ablation of the Prostate]
VNTR	Variable number of tandem repeats
VZV	Varicella-Zoster-Virus
WIT-	Wasserinduzierte Thermotherapie
WPW-	Wolff-Parkinson-White-
YAG-Laser	Yttrium-Aluminium-Granat-Laser
ZIFT	Intratubärer Zygotentransfer [Zygote intrafallopian (tube) transfer]
ZNS	Zentrales Nervensystem
ZVK	Zentraler Venenkatheter

Liste der Kapitel und Bereiche des OPS 2021

1 DIAGNOSTISCHE MASSNAHMEN

1-10...1-10	Klinische Untersuchungen
1-20...1-33	Untersuchungen einzelner Körpersysteme
1-40...1-49	Biopsien ohne Inzision
1-50...1-58	Biopsien durch Inzision
1-61...1-69	Diagnostische Endoskopien
1-70...1-79	Funktionstests
1-84...1-85	Explorative diagnostische Maßnahmen
1-90...1-99	Andere diagnostische Maßnahmen

3 BILDGEBENDE DIAGNOSTIK

3-03...3-05	Ultraschalluntersuchungen
3-10...3-13	Projektionsradiographie
3-20...3-26	Computertomographie (CT)
3-30...3-31	Optische Verfahren
3-60...3-69	Darstellung des Gefäßsystems
3-70...3-76	Nuklearmedizinische diagnostische Verfahren
3-80...3-84	Magnetresonanztomographie (MRT)
3-90...3-90	Andere bildgebende Verfahren
3-99...3-99	Zusatzinformationen zu bildgebenden Verfahren

5 OPERATIONEN

5-01...5-05	Operationen am Nervensystem
5-06...5-07	Operationen an den endokrinen Drüsen
5-08...5-16	Operationen an den Augen
5-18...5-20	Operationen an den Ohren
5-21...5-22	Operationen an Nase und Nasennebenhöhlen
5-23...5-28	Operationen an Mundhöhle und Gesicht
5-29...5-31	Operationen an Pharynx, Larynx und Trachea
5-32...5-34	Operationen an Lunge und Bronchus
5-35...5-37	Operationen am Herzen
5-38...5-39	Operationen an den Blutgefäßen
5-40...5-41	Operationen am hämatopoetischen und Lymphgefäßsystem
5-42...5-54	Operationen am Verdauungstrakt
5-55...5-59	Operationen an den Harnorganen
5-60...5-64	Operationen an den männlichen Geschlechtsorganen
5-65...5-71	Operationen an den weiblichen Geschlechtsorganen
5-72...5-75	Geburtshilfliche Operationen
5-76...5-77	Operationen an Kiefer- und Gesichtsschädelknochen
5-78...5-86	Operationen an den Bewegungsorganen
5-87...5-88	Operationen an der Mamma
5-89...5-92	Operationen an Haut und Unterhaut
5-93...5-99	Zusatzinformationen zu Operationen

6 MEDIKAMENTE

6-00...6-00 Applikation von Medikamenten

8 NICHTOPERATIVE THERAPEUTISCHE MASSNAHMEN

8-01...8-02 Applikation von Medikamenten und Nahrung und therapeutische Injektion
8-03...8-03 Immuntherapie
8-10...8-11 Entfernung von Fremdmaterial und Konkrementen
8-12...8-13 Manipulationen an Verdauungstrakt und Harntrakt
8-14...8-17 Therapeutische Katheterisierung, Aspiration, Punktion und Spülung
8-19...8-19 Verbände
8-20...8-22 Geschlossene Reposition und Korrektur von Deformitäten
8-31...8-39 Immobilisation und spezielle Lagerung
8-40...8-41 Knochenextension und andere Extensionsverfahren
8-50...8-51 Tamponade von Blutungen und Manipulation an Fetus oder Uterus
8-52...8-54 Strahlentherapie, nuklearmedizinische Therapie und Chemotherapie
8-55...8-60 Frührehabilitative und physikalische Therapie
8-63...8-66 Elektrostimulation, Elektrotherapie und Dauer der Behandlung durch fokussierten Ultraschall
8-70...8-72 Maßnahmen für das Atmungssystem
8-77...8-77 Maßnahmen im Rahmen der Reanimation
8-80...8-85 Maßnahmen für den Blutkreislauf
8-86...8-86 Therapie mit besonderen Zellen und Blutbestandteilen
8-90...8-91 Anästhesie und Schmerztherapie
8-92...8-93 Patientenmonitoring
8-97...8-98 Komplexbehandlung
8-99...8-99 Zusatzinformationen zu nichtoperativen therapeutischen Maßnahmen

9 ERGÄNZENDE MASSNAHMEN

9-20...9-20 Pflege und Versorgung von Patienten
9-26...9-28 Geburtsbegleitende Maßnahmen und Behandlung wegen Infertilität
9-31...9-32 Phoniatrische und pädaudiologische Therapie
9-40...9-41 Psychosoziale, psychosomatische, neuropsychologische und psychotherapeutische Therapie
9-50...9-51 Präventive und ergänzende kommunikative Maßnahmen
9-60...9-64 Behandlung bei psychischen und psychosomatischen Störungen und Verhaltensstörungen bei Erwachsenen
9-65...9-69 Behandlung bei psychischen und psychosomatischen Störungen und Verhaltensstörungen bei Kindern und Jugendlichen
9-70...9-70 Andere Behandlung bei psychischen und psychosomatischen Störungen und Verhaltensstörungen bei Erwachsenen
9-80...9-80 Andere Behandlung bei psychischen und psychosomatischen Störungen und Verhaltensstörungen bei Kindern und Jugendlichen
9-98...9-99 Andere ergänzende Maßnahmen und Informationen

Alphabetisches Verzeichnis

Zusammenfassende wichtige Benutzungshinweise

Alle aufgeführten Schlüsselnummern sind sogenannte **endständige oder terminale, d.h. zur Verschlüsselung zugelassene Kodes.** Über die hierarchisch übergeordneten Kodes informiere man sich im Systematischen Verzeichnis, das außerdem zahlreiche In- und Exklusiva und sonstige Hinweise zur korrekten Verschlüsselung enthält. Eine grobe Übersicht über die Einordnung einer Schlüsselnummer ermöglicht die vorstehende Liste der Kapitel und Bereiche.

Schlüsselnummern, bei denen die Seitenlokalisation (R, L oder B) angegeben werden muss, sind mit einer Raute (♦) gekennzeichnet (z.B.: A. axillaris, Aneurysmaresektion 5-382.11♦: konkrete Verschlüsselungen dafür sind: 5-382.11 R, 5-382.11 L oder 5-382.11 B).

Damit leichter erkennbar ist, dass die **Spiegelstricheinträge zu einem fettgedruckten Haupteintrag in der nächsten Spalte bzw. Seite fortgesetzt** werden, ist in derartigen Fällen dem jeweils letzten Eintrag einer Spalte bzw. Seite das **Kennzeichen ► hinzugefügt.** Die in der nächsten Spalte wiederholten Spiegelstricheinträge sind mit einer Tilde (~) und dem Zusatz „*(Forts.)*“ gekennzeichnet.

Für den korrekten Gebrauch des OPS beachte man bitte auch die anderen Informationen auf den vorangehenden Seiten.

– A –

A. axillaris
– Aneurysmaresektion 5-382.11♦
– Anlegen
–– Bypass 5-393.15♦
–– Shunt 5-393.15♦
– Ballonangioplastie, offen 5-380.11♦ 8-836.02♦
– Embolektomie 5-380.11♦
– Endarteriektomie 5-381.11♦
– Entnahme, Transplantat 5-386.11♦
– Exzision 5-386.11♦
– Fremdkörperentfernung 5-380.11♦
– Inzision 5-380.11♦
– Ligatur 5-389.11♦
– Naht 5-388.11♦
– Patchplastik 5-395.11♦
– Rekonstruktion, plastisch 5-397.11♦
– Resektion, und
–– Ersatz 5-383.11♦
–– Reanastomosierung 5-382.11♦
– Thrombektomie 5-380.11♦
– Thrombendarteriektomie 5-381.11♦
– Verschluss, operativ 5-389.11♦
A. brachialis
– Aneurysmaresektion 5-382.12♦
– Ballonangioplastie, offen 5-380.12♦ 8-836.02♦
– Embolektomie 5-380.12♦
– Endarteriektomie 5-381.12♦
– Entnahme, Transplantat 5-386.12♦
– Exzision 5-386.12♦
– Fremdkörperentfernung 5-380.12♦
– Inzision 5-380.12♦
– Ligatur 5-389.12♦
– Naht 5-388.12♦
– Patchplastik 5-395.12♦
– Rekonstruktion, plastisch 5-397.12♦
– Resektion, und
–– Ersatz 5-383.12♦
–– Reanastomosierung 5-382.12♦
– Thrombektomie 5-380.12♦
– Thrombendarteriektomie 5-381.12♦
– Verschluss, operativ 5-389.12♦
A. carotis
– Aneurysmaresektion 5-382.00♦
– Anlegen
–– Bypass 5-393.00♦
––– zur A. subclavia 5-393.02♦
––– zur A. vertebralis 5-393.03♦
–– Shunt 5-393.00♦
––– zur A. subclavia 5-393.02♦
––– zur A. vertebralis 5-393.03♦
– Ballon-Okklusionstest 1-79a
– Ballonangioplastie
–– offen 5-380.00♦ 8-836.0b♦
–– perkutan-transluminal 8-836.0h♦
– Embolektomie 5-380.00♦
– Endarteriektomie 5-381.00♦
– Entnahme, Transplantat 5-386.00♦ ►

A. carotis *(Forts.)*
– Exzision 5-386.00♦
– Fremdkörperentfernung 5-380.00♦
– Implantation
–– Flow-Diverter, perkutan-transluminal, zur Strömungslaminierung, bei Aneurysma
––– 1 8-84b.0h♦
––– 2 8-84b.2h♦
––– 3 8-84b.3h♦
––– 4 8-84b.4h♦
––– 5 8-84b.5h♦
––– 6 oder mehr 8-84b.6h♦
–– Mehrschicht-Flechtstent, perkutan-transluminal, zur Strömungslaminierung, bei Aneurysma
––– 1 8-84b.0h♦
––– 2 8-84b.2h♦
––– 3 8-84b.3h♦
––– 4 8-84b.4h♦
––– 5 8-84b.5h♦
––– 6 oder mehr 8-84b.6h♦
–– Multilayer-Stent, perkutan-transluminal, zur Strömungslaminierung, bei Aneurysma
––– 1 8-84b.0h♦
––– 2 8-84b.2h♦
––– 3 8-84b.3h♦
––– 4 8-84b.4h♦
––– 5 8-84b.5h♦
––– 6 oder mehr 8-84b.6h♦
–– perkutan-transluminal
––– Cheatham-Platinum-Stent
–––– gecovert
––––– 1 8-846.0h♦
––––– 2 oder mehr 8-846.1h♦
–––– ungecovert
––––– 1 8-845.0h♦
––––– 2 oder mehr 8-845.1h♦
––– Stent
–––– bioresorbierbar
––––– 1 8-843.0h♦
––––– 2 8-843.1h♦
––––– 3 8-843.2h♦
––––– 4 8-843.3h♦
––––– 5 8-843.4h♦
––––– 6 oder mehr 8-843.5h♦
–––– gecovert
––––– großlumig, andere
–––––– 1 8-84a.0h♦
–––––– 2 oder mehr 8-84a.1h♦
––––– medikamentefreisetzend
–––––– 1 8-848.0h♦
–––––– 2 8-848.1h♦
–––––– 3 8-848.2h♦
–––––– 4 8-848.3h♦
–––––– 5 8-848.4h♦
–––––– 6 oder mehr 8-848.5h♦
––––– nicht-medikamentefreisetzend
–––––– 1 8-842.0h♦
–––––– 2 8-842.1h♦
–––––– 3 8-842.2h♦
–––––– 4 8-842.3h♦ ►

A. carotis *(Forts.)*
~ Implantation *(Forts.)*
~~ perkutan-transluminal *(Forts.)*
~~~ Stent *(Forts.)*
~~~~ gecovert *(Forts.)*
~~~~~ nicht-medikamentefreisetzend *(Forts.)*
–––––– 5 8-842.4h♦
–––––– 6 oder mehr 8-842.5h♦
–––– medikamentefreisetzend
––––– 1 8-841.0h♦
––––– 2 8-841.1h♦
––––– 3 8-841.2h♦
––––– 4 8-841.3h♦
––––– 5 8-841.4h♦
––––– 6 oder mehr 8-841.5h♦
–––– nicht-medikamentefreisetzend
––––– 1 8-840.0h♦
––––– 2 8-840.1h♦
––––– 3 8-840.2h♦
––––– 4 8-840.3h♦
––––– 5 8-840.4h♦
––––– 6 oder mehr 8-840.5h♦
–––– ungecovert, großlumig, andere
––––– 1 8-849.0h♦
––––– 2 oder mehr 8-849.1h♦
–– Stent, perkutan-transluminal, zur Strömungslaminierung, bei Aneurysma
––– 1 8-84b.0h♦
––– 2 8-84b.2h♦
––– 3 8-84b.3h♦
––– 4 8-84b.4h♦
––– 5 8-84b.5h♦
––– 6 oder mehr 8-84b.6h♦
– Inzision 5-380.00♦
– Ligatur 5-389.00♦
– Naht 5-388.00♦
– Patchplastik 5-395.00♦
– Rekonstruktion, plastisch 5-397.00♦
– Resektion, und
–– Ersatz 5-383.00♦
–– Reanastomosierung 5-382.00♦
– Stent
–– Ballonangioplastie, offen 5-380.05♦ 8-836.0h♦
–– Embolektomie 5-380.05♦
–– Endarteriektomie 5-381.05♦
–– Exzision 5-386.05♦
–– Fremdkörperentfernung 5-380.05♦
–– Inzision 5-380.05♦
–– Ligatur 5-389.05♦
–– Naht 5-388.05♦
–– Rekonstruktion, plastisch 5-397.05♦
–– Thrombektomie 5-380.05♦
–– Thrombendarteriektomie 5-381.05♦
–– Verschluss, operativ 5-389.05♦
– Thrombektomie 5-380.00♦
– Thrombendarteriektomie 5-381.00♦
– Verschluss, operativ 5-389.00♦
A. carotis communis
– Ballonangioplastie
–– offen 5-380.01♦ 8-836.0j♦ ►

A. carotis communis *(Forts.)*
~ Ballonangioplastie *(Forts.)*
–– perkutan-transluminal 8-836.0j♦
– Embolektomie 5-380.01♦
– Fremdkörperentfernung 5-380.01♦
– Implantation
–– Flow-Diverter, perkutan-transluminal, zur Strömungslaminierung, bei Aneurysma
––– 1 8-84b.0j♦
––– 2 8-84b.2j♦
––– 3 8-84b.3j♦
––– 4 8-84b.4j♦
––– 5 8-84b.5j♦
––– 6 oder mehr 8-84b.6j♦
–– Mehrschicht-Flechtstent, perkutan-transluminal, zur Strömungslaminierung, bei Aneurysma
––– 1 8-84b.0j♦
––– 2 8-84b.2j♦
––– 3 8-84b.3j♦
––– 4 8-84b.4j♦
––– 5 8-84b.5j♦
––– 6 oder mehr 8-84b.6j♦
–– Multilayer-Stent, perkutan-transluminal, zur Strömungslaminierung, bei Aneurysma
––– 1 8-84b.0j♦
––– 2 8-84b.2j♦
––– 3 8-84b.3j♦
––– 4 8-84b.4j♦
––– 5 8-84b.5j♦
––– 6 oder mehr 8-84b.6j♦
–– perkutan-transluminal
––– Cheatham-Platinum-Stent
–––– gecovert
––––– 1 8-846.0j♦
––––– 2 oder mehr 8-846.1j♦
–––– ungecovert
––––– 1 8-845.0j♦
––––– 2 oder mehr 8-845.1j♦
––– Stent
–––– bioresorbierbar
––––– 1 8-843.0j♦
––––– 2 8-843.1j♦
––––– 3 8-843.2j♦
––––– 4 8-843.3j♦
––––– 5 8-843.4j♦
––––– 6 oder mehr 8-843.5j♦
–––– gecovert
––––– großlumig, andere
–––––– 1 8-84a.0j♦
–––––– 2 oder mehr 8-84a.1j♦
––––– medikamentefreisetzend
–––––– 1 8-848.0j♦
–––––– 2 8-848.1j♦
–––––– 3 8-848.2j♦
–––––– 4 8-848.3j♦
–––––– 5 8-848.4j♦
–––––– 6 oder mehr 8-848.5j♦
––––– nicht-medikamentefreisetzend
–––––– 1 8-842.0j♦
–––––– 2 8-842.1j♦ ►
~~~~~

A. carotis communis *(Forts.)*
~ Implantation *(Forts.)*
~~ perkutan-transluminal *(Forts.)*
~~~ Stent *(Forts.)*
~~~~ gecovert *(Forts.)*
~~~~~ nicht-medikamentefreisetzend *(Forts.)*
–––––– 3 8-842.2j♦
–––––– 4 8-842.3j♦
–––––– 5 8-842.4j♦
–––––– 6 oder mehr 8-842.5j♦
–––– medikamentefreisetzend
––––– 1 8-841.0j♦
––––– 2 8-841.1j♦
––––– 3 8-841.2j♦
––––– 4 8-841.3j♦
––––– 5 8-841.4j♦
––––– 6 oder mehr 8-841.5j♦
–––– nicht-medikamentefreisetzend
––––– 1 8-840.0j♦
––––– 2 8-840.1j♦
––––– 3 8-840.2j♦
––––– 4 8-840.3j♦
––––– 5 8-840.4j♦
––––– 6 oder mehr 8-840.5j♦
–––– ungecovert, großlumig, andere
––––– 1 8-849.0j♦
––––– 2 oder mehr 8-849.1j♦
–– Stent, perkutan-transluminal, zur Strömungslaminierung, bei Aneurysma
––– 1 8-84b.0j♦
––– 2 8-84b.2j♦
––– 3 8-84b.3j♦
––– 4 8-84b.4j♦
––– 5 8-84b.5j♦
––– 6 oder mehr 8-84b.6j♦
– Inzision 5-380.01♦
– mit A. carotis interna, extrakraniell, Implantation
–– Flow-Diverter, perkutan-transluminal, zur Strömungslaminierung, bei Aneurysma
––– 1 8-84b.0m♦
––– 2 8-84b.2m♦
––– 3 8-84b.3m♦
––– 4 8-84b.4m♦
––– 5 8-84b.5m♦
––– 6 oder mehr 8-84b.6m♦
–– Mehrschicht-Flechtstent, perkutan-transluminal, zur Strömungslaminierung, bei Aneurysma
––– 1 8-84b.0m♦
––– 2 8-84b.2m♦
––– 3 8-84b.3m♦
––– 4 8-84b.4m♦
––– 5 8-84b.5m♦
––– 6 oder mehr 8-84b.6m♦
–– Multilayer-Stent, perkutan-transluminal, zur Strömungslaminierung, bei Aneurysma
––– 1 8-84b.0m♦
––– 2 8-84b.2m♦
––– 3 8-84b.3m♦
––– 4 8-84b.4m♦ ►

A. carotis communis *(Forts.)*
~ mit A. carotis interna, extrakraniell, Implantation *(Forts.)*
~~ Multilayer-Stent, perkutan-transluminal, zur Strömungslaminierung, bei Aneurysma *(Forts.)*
––– 5 8-84b.5m♦
––– 6 oder mehr 8-84b.6m♦
–– Stent, perkutan-transluminal, zur Strömungslaminierung, bei Aneurysma
––– 1 8-84b.0m♦
––– 2 8-84b.2m♦
––– 3 8-84b.3m♦
––– 4 8-84b.4m♦
––– 5 8-84b.5m♦
––– 6 oder mehr 8-84b.6m♦
– Thrombektomie 5-380.01♦
– Transposition 5-396.00♦
– und
–– A. carotis interna, extrakraniell
––– Ballonangioplastie, perkutan-transluminal 8-836.0m♦
––– Implantation
–––– Cheatham-Platinum-Stent
––––– gecovert, perkutan-transluminal
–––––– 1 8-846.0m♦
–––––– 2 oder mehr 8-846.1m♦
––––– ungecovert, perkutan-transluminal
–––––– 1 8-845.0m♦
–––––– 2 oder mehr 8-845.1m♦
–––– Stent
––––– bioresorbierbar, perkutan-transluminal
–––––– 1 8-843.0m♦
–––––– 2 8-843.1m♦
–––––– 3 8-843.2m♦
–––––– 4 8-843.3m♦
–––––– 5 8-843.4m♦
–––––– 6 oder mehr 8-843.5m♦
––––– gecovert
–––––– andere, großlumig, perkutan-transluminal
––––––– 1 8-84a.0m♦
––––––– 2 oder mehr 8-84a.1m♦
–––––– medikamentefreisetzend, perkutan-transluminal
––––––– 1 8-848.0m♦
––––––– 2 8-848.1m♦
––––––– 3 8-848.2m♦
––––––– 4 8-848.3m♦
––––––– 5 8-848.4m♦
––––––– 6 oder mehr 8-848.5m♦
–––––– nicht-medikamentefreisetzend, perkutan-transluminal
––––––– 1 8-842.0m♦
––––––– 2 8-842.1m♦
––––––– 3 8-842.2m♦
––––––– 4 8-842.3m♦
––––––– 5 8-842.4m♦
––––––– 6 oder mehr 8-842.5m♦ ►
~~~~~

A. carotis communis *(Forts.)*
~ und *(Forts.)*
~~ A. carotis interna, extrakraniell *(Forts.)*
~~~ Implantation *(Forts.)*
~~~~ Stent *(Forts.)*
––––– medikamentefreisetzend, perkutan-transluminal
–––––– 1 8-841.0m♦
–––––– 2 8-841.1m♦
–––––– 3 8-841.2m♦
–––––– 4 8-841.3m♦
–––––– 5 8-841.4m♦
–––––– 6 oder mehr 8-841.5m♦
––––– nicht-medikamentefreisetzend, perkutan-transluminal
–––––– 1 8-840.0m♦
–––––– 2 8-840.1m♦
–––––– 3 8-840.2m♦
–––––– 4 8-840.3m♦
–––––– 5 8-840.4m♦
–––––– 6 oder mehr 8-840.5m♦
––––– ungecovert, andere, großlumig, perkutan-transluminal
–––––– 1 8-849.0m♦
–––––– 2 oder mehr 8-849.1m♦
–– Sinus caroticus
––– Aneurysmaresektion 5-382.01♦
––– Endarteriektomie 5-381.01♦
––– Entnahme, Transplantat 5-386.01♦
––– Exzision 5-386.01♦
––– Ligatur 5-389.01♦
––– Naht 5-388.01♦
––– Patchplastik 5-395.01♦
––– Rekonstruktion, plastisch 5-397.01♦
––– Resektion, und
–––– Ersatz 5-383.01♦
–––– Reanastomosierung 5-382.01♦
––– Thrombendarteriektomie 5-381.01♦
––– Transposition 5-396.01♦
––– Verschluss, operativ 5-389.01♦
A. carotis externa
– Aneurysmaresektion 5-382.03♦
– Ballonangioplastie
–– offen 5-380.03♦ 8-836.0n♦
–– perkutan-transluminal 8-836.0n♦
– Embolektomie 5-380.03♦
– Endarteriektomie 5-381.03♦
– Entnahme, Transplantat 5-386.03♦
– Exzision 5-386.03♦
– Fremdkörperentfernung 5-380.03♦
– Implantation
–– Flow-Diverter, perkutan-transluminal, zur Strömungslaminierung, bei Aneurysma
––– 1 8-84b.0n♦
––– 2 8-84b.2n♦
––– 3 8-84b.3n♦
––– 4 8-84b.4n♦
––– 5 8-84b.5n♦
––– 6 oder mehr 8-84b.6n♦ ►

A. carotis externa *(Forts.)*
~ Implantation *(Forts.)*
–– Mehrschicht-Flechtstent, perkutan-transluminal, zur Strömungslaminierung, bei Aneurysma
––– 1 8-84b.0n♦
––– 2 8-84b.2n♦
––– 3 8-84b.3n♦
––– 4 8-84b.4n♦
––– 5 8-84b.5n♦
––– 6 oder mehr 8-84b.6n♦
–– Multilayer-Stent, perkutan-transluminal, zur Strömungslaminierung, bei Aneurysma
––– 1 8-84b.0n♦
––– 2 8-84b.2n♦
––– 3 8-84b.3n♦
––– 4 8-84b.4n♦
––– 5 8-84b.5n♦
––– 6 oder mehr 8-84b.6n♦
–– perkutan-transluminal
––– Cheatham-Platinum-Stent
–––– gecovert
––––– 1 8-846.0n♦
––––– 2 oder mehr 8-846.1n♦
–––– ungecovert
––––– 1 8-845.0n♦
––––– 2 oder mehr 8-845.1n♦
––– Stent
–––– bioresorbierbar
––––– 1 8-843.0n♦
––––– 2 8-843.1n♦
––––– 3 8-843.2n♦
––––– 4 8-843.3n♦
––––– 5 8-843.4n♦
––––– 6 oder mehr 8-843.5n♦
–––– gecovert
––––– großlumig, andere
–––––– 1 8-84a.0n♦
–––––– 2 oder mehr 8-84a.1n♦
––––– medikamentefreisetzend
–––––– 1 8-848.0n♦
–––––– 2 8-848.1n♦
–––––– 3 8-848.2n♦
–––––– 4 8-848.3n♦
–––––– 5 8-848.4n♦
–––––– 6 oder mehr 8-848.5n♦
––––– nicht-medikamentefreisetzend
–––––– 1 8-842.0n♦
–––––– 2 8-842.1n♦
–––––– 3 8-842.2n♦
–––––– 4 8-842.3n♦
–––––– 5 8-842.4n♦
–––––– 6 oder mehr 8-842.5n♦
–––– medikamentefreisetzend
––––– 1 8-841.0n♦
––––– 2 8-841.1n♦
––––– 3 8-841.2n♦
––––– 4 8-841.3n♦
––––– 5 8-841.4n♦
––––– 6 oder mehr 8-841.5n♦ ►

A. carotis externa *(Forts.)*
~ Implantation *(Forts.)*
~~ perkutan-transluminal *(Forts.)*
~~~ Stent *(Forts.)*
---- nicht-medikamentefreisetzend
----- 1 8-840.0n♦
----- 2 8-840.1n♦
----- 3 8-840.2n♦
----- 4 8-840.3n♦
----- 5 8-840.4n♦
----- 6 oder mehr 8-840.5n♦
---- ungecovert, großlumig, andere
----- 1 8-849.0n♦
----- 2 oder mehr 8-849.1n♦
-- Stent, perkutan-transluminal, zur Strömungslaminierung, bei Aneurysma
--- 1 8-84b.0n♦
--- 2 8-84b.2n♦
--- 3 8-84b.3n♦
--- 4 8-84b.4n♦
--- 5 8-84b.5n♦
--- 6 oder mehr 8-84b.6n♦
- Inzision 5-380.03♦
- Ligatur 5-389.03♦
- Naht 5-388.03♦
- Patchplastik 5-395.03♦
- Rekonstruktion, plastisch 5-397.03♦
- Resektion, und
-- Ersatz 5-383.03♦
-- Reanastomosierung 5-382.03♦
- Thrombektomie 5-380.03♦
- Thrombendarteriektomie 5-381.03♦
- Transposition 5-396.03♦
- Verschluss, operativ 5-389.03♦
A. carotis interna
- extrakraniell
-- Aneurysmaresektion 5-382.02♦
-- Ballonangioplastie
--- offen 5-380.02♦ 8-836.0k♦
--- perkutan-transluminal 8-836.0k♦
---- mit A. carotis communis 8-836.0m♦
-- Embolektomie 5-380.02♦
-- Endarteriektomie 5-381.02♦
-- Entnahme, Transplantat 5-386.02♦
-- Ersatz, mit autologem Veneninterponat 5-383.02♦
-- Exzision 5-386.02♦
-- Fremdkörperentfernung 5-380.02♦
-- Implantation
--- Cheatham-Platinum-Stent
---- gecovert, perkutan-transluminal, mit A. carotis communis
----- 1 8-846.0m♦
----- 2 oder mehr 8-846.1m♦
---- ungecovert, perkutan-transluminal, mit A. carotis communis
----- 1 8-845.0m♦
----- 2 oder mehr 8-845.1m♦
--- Flow-Diverter, perkutan-transluminal, zur Strömungslaminierung, bei Aneurysma
---- 1 8-84b.0k♦ ▶

A. carotis interna *(Forts.)*
~ extrakraniell *(Forts.)*
~~ Implantation *(Forts.)*
~~~ Flow-Diverter, perkutan-transluminal, zur Strömungslaminierung, bei Aneurysma *(Forts.)*
---- 2 8-84b.2k♦
---- 3 8-84b.3k♦
---- 4 8-84b.4k♦
---- 5 8-84b.5k♦
---- 6 oder mehr 8-84b.6k♦
--- Mehrschicht-Flechtstent, perkutan-transluminal, zur Strömungslaminierung, bei Aneurysma
---- 1 8-84b.0k♦
---- 2 8-84b.2k♦
---- 3 8-84b.3k♦
---- 4 8-84b.4k♦
---- 5 8-84b.5k♦
---- 6 oder mehr 8-84b.6k♦
--- Multilayer-Stent, perkutan-transluminal, zur Strömungslaminierung, bei Aneurysma
---- 1 8-84b.0k♦
---- 2 8-84b.2k♦
---- 3 8-84b.3k♦
---- 4 8-84b.4k♦
---- 5 8-84b.5k♦
---- 6 oder mehr 8-84b.6k♦
--- perkutan-transluminal
---- Cheatham-Platinum-Stent
----- gecovert
------ 1 8-846.0k♦
------ 2 oder mehr 8-846.1k♦
----- ungecovert
------ 1 8-845.0k♦
------ 2 oder mehr 8-845.1k♦
---- Stent
----- bioresorbierbar
------ 1 8-843.0k♦
------ 2 8-843.1k♦
------ 3 8-843.2k♦
------ 4 8-843.3k♦
------ 5 8-843.4k♦
------ 6 oder mehr 8-843.5k♦
----- gecovert
------ großlumig, andere
------- 1 8-84a.0k♦
------- 2 oder mehr 8-84a.1k♦
------ medikamentefreisetzend
------- 1 8-848.0k♦
------- 2 8-848.1k♦
------- 3 8-848.2k♦
------- 4 8-848.3k♦
------- 5 8-848.4k♦
------- 6 oder mehr 8-848.5k♦
------ nicht-medikamentefreisetzend
------- 1 8-842.0k♦
------- 2 8-842.1k♦
------- 3 8-842.2k♦
------- 4 8-842.3k♦
------- 5 8-842.4k♦ ▶

A. carotis interna *(Forts.)*
~ extrakraniell *(Forts.)*
~~ Implantation *(Forts.)*
~~~ perkutan-transluminal *(Forts.)*
~~~~ Stent *(Forts.)*
~~~~~ gecovert *(Forts.)*
~~~~~~ nicht-medikamentefreisetzend *(Forts.)*
––––––– 6 oder mehr 8-842.5k♦
––––– medikamentefreisetzend
–––––– 1 8-841.0k♦
–––––– 2 8-841.1k♦
–––––– 3 8-841.2k♦
–––––– 4 8-841.3k♦
–––––– 5 8-841.4k♦
–––––– 6 oder mehr 8-841.5k♦
––––– nicht-medikamentefreisetzend
–––––– 1 8-840.0k♦
–––––– 2 8-840.1k♦
–––––– 3 8-840.2k♦
–––––– 4 8-840.3k♦
–––––– 5 8-840.4k♦
–––––– 6 oder mehr 8-840.5k♦
––––– ungecovert, großlumig, andere
–––––– 1 8-849.0k♦
–––––– 2 oder mehr 8-849.1k♦
––– Stent
–––– bioresorbierbar, perkutan-transluminal, mit A. carotis communis
––––– 1 8-843.0m♦
––––– 2 8-843.1m♦
––––– 3 8-843.2m♦
––––– 4 8-843.3m♦
––––– 5 8-843.4m♦
––––– 6 oder mehr 8-843.5m♦
–––– gecovert
––––– andere, großlumig, perkutan-transluminal, mit A. carotis communis
–––––– 1 8-84a.0m♦
–––––– 2 oder mehr 8-84a.1m♦
––––– medikamentefreisetzend, perkutan-transluminal, mit A. carotis communis
–––––– 1 8-848.0m♦
–––––– 2 8-848.1m♦
–––––– 3 8-848.2m♦
–––––– 4 8-848.3m♦
–––––– 5 8-848.4m♦
–––––– 6 oder mehr 8-848.5m♦
––––– nicht-medikamentefreisetzend, perkutan-transluminal, mit A. carotis communis
–––––– 1 8-842.0m♦
–––––– 2 8-842.1m♦
–––––– 3 8-842.2m♦
–––––– 4 8-842.3m♦
–––––– 5 8-842.4m♦
–––––– 6 oder mehr 8-842.5m♦
–––– medikamentefreisetzend, perkutan-transluminal, mit A. carotis communis
––––– 1 8-841.0m♦
––––– 2 8-841.1m♦
––––– 3 8-841.2m♦
––––– 4 8-841.3m♦ ►

A. carotis interna *(Forts.)*
~ extrakraniell *(Forts.)*
~~ Implantation *(Forts.)*
~~~ Stent *(Forts.)*
~~~~ medikamentefreisetzend, perkutan-transluminal, mit A. carotis communis *(Forts.)*
––––– 5 8-841.4m♦
––––– 6 oder mehr 8-841.5m♦
–––– nicht-medikamentefreisetzend, perkutan-transluminal, mit A. carotis communis
––––– 1 8-840.0m♦
––––– 2 8-840.1m♦
––––– 3 8-840.2m♦
––––– 4 8-840.3m♦
––––– 5 8-840.4m♦
––––– 6 oder mehr 8-840.5m♦
–––– perkutan-transluminal, zur Strömungslaminierung, bei Aneurysma
––––– 1 8-84b.0k♦
––––– 2 8-84b.2k♦
––––– 3 8-84b.3k♦
––––– 4 8-84b.4k♦
––––– 5 8-84b.5k♦
––––– 6 oder mehr 8-84b.6k♦
–––– ungecovert, andere, großlumig, perkutan-transluminal, mit A. carotis communis
––––– 1 8-849.0m♦
––––– 2 oder mehr 8-849.1m♦
–– Inzision 5-380.02♦
–– Ligatur 5-389.02♦
–– mit A. carotis communis, Implantation
––– Flow-Diverter, perkutan-transluminal, zur Strömungslaminierung, bei Aneurysma
–––– 1 8-84b.0m♦
–––– 2 8-84b.2m♦
–––– 3 8-84b.3m♦
–––– 4 8-84b.4m♦
–––– 5 8-84b.5m♦
–––– 6 oder mehr 8-84b.6m♦
––– Mehrschicht-Flechtstent, perkutan-transluminal, zur Strömungslaminierung, bei Aneurysma
–––– 1 8-84b.0m♦
–––– 2 8-84b.2m♦
–––– 3 8-84b.3m♦
–––– 4 8-84b.4m♦
–––– 5 8-84b.5m♦
–––– 6 oder mehr 8-84b.6m♦
––– Multilayer-Stent, perkutan-transluminal, zur Strömungslaminierung, bei Aneurysma
–––– 1 8-84b.0m♦
–––– 2 8-84b.2m♦
–––– 3 8-84b.3m♦
–––– 4 8-84b.4m♦
–––– 5 8-84b.5m♦
–––– 6 oder mehr 8-84b.6m♦
––– Stent, perkutan-transluminal, zur Strömungslaminierung, bei Aneurysma
–––– 1 8-84b.0m♦
–––– 2 8-84b.2m♦
–––– 3 8-84b.3m♦ ►

A. carotis interna *(Forts.)*
~ extrakraniell *(Forts.)*
~~ mit A. carotis communis, Implantation *(Forts.)*
~~~ Stent, perkutan-transluminal, zur Strömungslaminierung, bei Aneurysma *(Forts.)*
---- 4 8-84b.4m♦
---- 5 8-84b.5m♦
---- 6 oder mehr 8-84b.6m♦
-- Naht 5-388.02♦
-- Patchplastik 5-395.02♦
-- Resektion, und
--- Ersatz 5-383.02♦
--- Reanastomosierung 5-382.02♦
-- Thrombektomie 5-380.02♦
-- Thrombendarteriektomie 5-381.02♦
-- Transposition 5-396.02♦
-- Verschluss, operativ 5-389.02♦
- Rekonstruktion, plastisch, extrakraniell 5-397.02♦
A. dorsalis pedis
- Aneurysmaresektion 5-382.82♦
- Embolektomie 5-380.82♦
- Endarteriektomie 5-381.82♦
- Entnahme, Transplantat 5-386.82♦
- Exzision 5-386.82♦
- Fremdkörperentfernung 5-380.82♦
- Inzision 5-380.82♦
- Ligatur 5-389.82♦
- Naht 5-388.82♦
- Patchplastik 5-395.82♦
- Rekonstruktion, plastisch 5-397.82♦
- Resektion, und Reanastomosierung 5-382.82♦
- Thrombektomie 5-380.82♦
- Thrombendarteriektomie 5-381.82♦
- Verschluss, operativ 5-389 82♦
A. femoralis
- Aneurysmaresektion 5-382.70♦
- Ballonangioplastie, offen 5-380.70♦ 8-836.0s♦
- Embolektomie 5-380.70♦
- Endarteriektomie 5-381.70♦
- Entnahme, Transplantat 5-386.70♦
- Exzision 5-386.70♦
- Fremdkörperentfernung 5-380.70♦
- Inzision 5-380.70♦
- Ligatur 5-389.70♦
- Naht 5-388.70♦
- Patchplastik 5-395.70♦
- Rekonstruktion, plastisch 5-397.70♦
- Resektion, und
-- Ersatz 5-383.70♦
-- Reanastomosierung 5-382.70♦
- Thrombektomie 5-380.70♦
- Thrombendarteriektomie 5-381.70♦
- Transposition 5-396.70♦
- Verschluss, operativ 5-389.70♦
A. fibularis
- Aneurysmaresektion 5-382 84♦
- Ballonangioplastie, offen 5-380.84♦ 8-836.0c♦
- Embolektomie 5-380.84♦
- Endarteriektomie 5-381.84♦ ►
A. fibularis *(Forts.)*
- Entnahme, Transplantat 5-386.84♦
- Exzision 5-386.84♦
- Fremdkörperentfernung 5-380.84♦
- Inzision 5-380.84♦
- Ligatur 5-389.84♦
- Naht 5-388.84♦
- Patchplastik 5-395.84♦
- Rekonstruktion, plastisch 5-397.84♦
- Resektion, und
-- Ersatz 5-383.84♦
-- Reanastomosierung 5-382.84♦
- Thrombektomie 5-380.84♦
- Thrombendarteriektomie 5-381.84♦
- Transposition 5-396.84♦
- Verschluss, operativ 5-389.84♦
A. gastrica
- Aneurysmaresektion 5-382.62
- Ballonangioplastie, offen 5-380.62 8-836.0a
- Embolektomie 5-380.62
- Endarteriektomie 5-381.62
- Entnahme, Transplantat 5-386.62
- Exzision 5-386.62
- Fremdkörperentfernung 5-380.62
- Inzision 5-380.62
- Ligatur 5-389.62
- Naht 5-388.62
- Patchplastik 5-395.62
- Rekonstruktion, plastisch 5-397.62
- Resektion, und
-- Ersatz 5-383.62
-- Reanastomosierung 5-382.62
- Thrombektomie 5-380.52
- Thrombendarteriektomie 5-381.62
- Transposition 5-396.62
- Verschluss, operativ 5-389.62
A. haemorrhoidalis, Ligatur
- mit
-- Recto-anal-repair 5-493.71
-- Rekonstruktion, rektoanal 5-493.71
- ohne
-- Recto-anal-repair 5-493.70
-- Rekonstruktion, rektoanal 5-493.70
A. hepatica
- Aneurysmaresektion 5-382.61
- Ballonangioplastie, offen 5-380.61 8-836.0a
- Embolektomie 5-380.61
- Endarteriektomie 5-381.61
- Entnahme, Transplantat 5-386.61
- Exzision 5-386.61
- Fremdkörperentfernung 5-380.61
- Inzision 5-380.61
- Ligatur 5-389.61
- Naht 5-388.61
- Patchplastik 5-395.61
- Rekonstruktion, plastisch 5-397.61
- Resektion, und
-- Ersatz 5-383.61
-- Reanastomosierung 5-382.61
- Thrombektomie 5-380.61
- Thrombendarteriektomie 5-381.61 ►
~~~

A. hepatica *(Forts.)*
– Transposition 5-396.61
– Verschluss, operativ 5-389.61
A. iliaca
– Ballonangioplastie, offen 5-380.52♦ 8-836.0q♦
– Embolektomie 5-380.52♦
– Endarteriektomie 5-381.52♦
– Entnahme, Transplantat 5-386.52♦
– Exzision 5-386.52♦
– Fremdkörperentfernung 5-380.52♦
– Inzision 5-380.52♦
– Ligatur 5-389.52♦
– Naht 5-388.52♦
– Patchplastik 5-395.52♦
– Rekonstruktion, plastisch 5-397.52♦
– Resektion, und Ersatz 5-383.52♦
– Thrombektomie 5-380.52♦
– Thrombendarteriektomie 5-381.52♦
– Transposition 5-396.52♦
– Verschluss, operativ 5-389.52♦
A. iliaca communis
– Aneurysmaresektion 5-382.53♦
– Ausflusspatch 5-395.53♦
– Ballonangioplastie, offen 5-380.53♦ 8-836.0q♦
– Embolektomie 5-380.53♦
– Endarteriektomie 5-381.53♦
– Entnahme, Transplantat 5-386.53♦
– Exzision 5-386.53♦
– Fremdkörperentfernung 5-380.53♦
– Inzision 5-380.53♦
– Ligatur 5-389.53♦
– Naht 5-388.53♦
– Patchplastik 5-395.53♦
– Rekonstruktion, plastisch 5-397.53♦
– Resektion, und
–– Ersatz 5-383.53♦
–– Reanastomosierung 5-382.53♦
– Thrombektomie 5-380.53♦
– Thrombendarteriektomie 5-381.53♦
– Verschluss, operativ 5-389.53♦
A. iliaca externa
– Aneurysmaresektion 5-382.54♦
– Ballonangioplastie, offen 5-380.54♦ 8-836.0q♦
– Embolektomie 5-380.54♦
– Endarteriektomie 5-381.54♦
– Entnahme, Transplantat 5-386.54♦
– Exzision 5-386.54♦
– Fremdkörperentfernung 5-380.54♦
– Inzision 5-380.54♦
– Ligatur 5-389.54♦
– Naht 5-388.54♦
– Patchplastik 5-395.54♦
– Rekonstruktion, plastisch 5-397.54♦
– Resektion, und
–– Ersatz 5-383.54♦
–– Reanastomosierung 5-382.54♦
– Thrombektomie 5-380.54♦
– Thrombendarteriektomie 5-381.54♦
– Transposition 5-396.54♦
– Verschluss, operativ 5-389.54♦
A. iliaca interna
– Aneurysmaresektion 5-382.55♦
– Ballonangioplastie, offen 5-380.55♦ 8-836.0q♦
– Embolektomie 5-380.55♦
– Endarteriektomie 5-381.55♦
– Entnahme, Transplantat 5-386.55♦
– Exzision 5-386.55♦
– Fremdkörperentfernung 5-380.55♦
– Inzision 5-380.55♦
– Ligatur 5-389.55♦
– Naht 5-388.55♦
– Patchplastik 5-395.55♦
– Rekonstruktion, plastisch 5-397.55♦
– Resektion, und
–– Ersatz 5-383.55♦
–– Reanastomosierung 5-382.55♦
– Thrombektomie 5-380.55♦
– Thrombendarteriektomie 5-381.55♦
– Transposition 5-396.55♦
– Verschluss, operativ 5-389.55♦
A. lienalis
– Aneurysmaresektion 5-382.63
– Ballonangioplastie, offen 5-380.63 8-836.0a
– Embolektomie 5-380.63
– Endarteriektomie 5-381.63
– Entnahme, Transplantat 5-386.63
– Exzision 5-386.63
– Fremdkörperentfernung 5-380.63
– Inzision 5-380.63
– Ligatur 5-389.63
– Naht 5-388.63
– Patchplastik 5-395.63
– Rekonstruktion, plastisch 5-397.63
– Resektion, und
–– Ersatz 5-383.63
–– Reanastomosierung 5-382.63
– Thrombektomie 5-380.63
– Thrombendarteriektomie 5-381.63
– Transposition 5-396.63
– Verschluss, operativ 5-389.63
A. lusoria, Anomalie, kongenital, Operation 5-357.2
A. mammaria interna, Implantation, Herzmuskelgewebe 5-363.5
A. mesenterica inferior
– Aneurysmaresektion 5-382.66
– Ballonangioplastie, offen 5-380.66 8-836.0a
– Embolektomie 5-380.66
– Endarteriektomie 5-381.66
– Entnahme, Transplantat 5-386.66
– Exzision 5-386.66
– Fremdkörperentfernung 5-380.66
– Inzision 5-380.66
– Ligatur 5-389.66
– Naht 5-388.66
– Patchplastik 5-395.66
– Rekonstruktion, plastisch 5-397.66
– Resektion, und
–– Ersatz 5-383.66
–– Reanastomosierung 5-382.66
– Thrombektomie 5-380.66 ►

A. mesenterica inferior *(Forts.)*
– Thrombendarteriektomie 5-381.66
– Transposition 5-396.66
– Verschluss, operativ 5-389.66
A. mesenterica superior
– Aneurysmaresektion 5-382.65
– Ballonangioplastie, offen 5-380.65 8-836.0a
– Embolektomie 5-380.65
– Endarteriektomie 5-381.65
– Entnahme, Transplantat 5-386.65
– Exzision 5-386.65
– Fremdkörperentfernung 5-380.65
– Inzision 5-380.65
– Ligatur 5-389.65
– Naht 5-388.65
– Patchplastik 5-395.65
– Rekonstruktion, plastisch 5-397.65
– Resektion, und
–– Ersatz 5-383.65
–– Reanastomosierung 5-382.65
– Thrombektomie 5-380.65
– Thrombendarteriektomie 5-381.65
– Transposition 5-396.65
– Verschluss, operativ 5-389.65
A. plantaris lateralis
– Embolektomie 5-380.86♦
– Entnahme, Transplantat 5-386.86♦
– Exzision 5-386.86♦
– Fremdkörperentfernung 5-380.86♦
– Inzision 5-380.86♦
– Ligatur 5-389.86♦
– Rekonstruktion, plastisch 5-397.86♦
– Thrombektomie 5-380.86♦
– Verschluss, operativ 5-389.86♦
A. plantaris medialis
– Embolektomie 5-380.85♦
– Entnahme, Transplantat 5-386.85♦
– Exzision 5-386.85♦
– Fremdkörperentfernung 5-380.85♦
– Inzision 5-380.85♦
– Ligatur 5-389.85♦
– Rekonstruktion, plastisch 5-397.85♦
– Thrombektomie 5-380.85♦
– Verschluss, operativ 5-389.85♦
A. poplitea
– Aneurysmaresektion 5-382.72♦
– Ballonangioplastie, offen 5-380.72♦ 8-836.0s♦
– Embolektomie 5-380.72♦
– Endarteriektomie 5-381.72♦
– Entnahme, Transplantat 5-386.72♦
– Exzision 5-386.72♦
– Fremdkörperentfernung 5-380.72♦
– Inzision 5-380.72♦
– Ligatur 5-389.72♦
– Naht 5-388.72♦
– Patchplastik 5-395.72♦
– Rekonstruktion, plastisch 5-397.72♦
– Resektion, und
–– Ersatz 5-383.72♦
–– Reanastomosierung 5-382.72♦
– Thrombektomie 5-380.72♦ ►
A. poplitea *(Forts.)*
– Thrombendarteriektomie 5-381.72♦
– Verschluss, operativ 5-389.72♦
A. princeps pollicis
– Embolektomie 5-380.27♦
– Entnahme, Transplantat 5-386.27♦
– Exzision 5-386.27♦
– Fremdkörperentfernung 5-380.27♦
– Inzision 5-380.27♦
– Ligatur 5-389.27♦
– Rekonstruktion, plastisch 5-397.27♦
– Thrombektomie 5-380.27♦
– Verschluss, operativ 5-389.27♦
A. profunda femoris
– Aneurysmaresektion 5-382.71♦
– Ballonangioplastie, offen 5-380.71♦ 8-836.0s♦
– Embolektomie 5-380.71♦
– Endarteriektomie 5-381.71♦
– Entnahme, Transplantat 5-386.71♦
– Exzision 5-386.71♦
– Fremdkörperentfernung 5-380.71♦
– Inzision 5-380.71♦
– Ligatur 5-389.71♦
– Naht 5-388.71♦
– Patchplastik 5-395.71♦
– Rekonstruktion, plastisch 5-397.71♦
– Resektion, und
–– Ersatz 5-383.71♦
–– Reanastomosierung 5-382.71♦
– Thrombektomie 5-380.71♦
– Thrombendarteriektomie 5-381.71♦
– Transposition 5-396.71♦
– Verschluss, operativ 5-389.71♦
A. pulmonalis
– Aneurysmaresektion 5-382.42♦
– Anlegen, Katheter 8-832.0
– Anomalie, kongenital, Operation 5-357.3
– Ballonangioplastie
–– offen 5-380.42♦ 8-836.08♦
–– perkutan-transluminal 8-838.00
– Banding, beidseitig 5-390.8
– Blade-Angioplastie, perkutan-transluminal 8-838.10
– Computertomographie, mit Kontrastmittel 3-222
– Cutting-balloon, perkutan-transluminal 8-838.10
– Embolektomie 5-380.42♦
– Embolisation, selektiv, perkutan-transluminal, mit
–– ablösbarem Ballon 8-838.a0
–– embolisierenden Flüssigkeiten 8-838.80
–– Partikeln oder Metallspiralen 8-838.90
–– Schirm 8-838.b0
– Endarteriektomie 5-381.42♦
– Entnahme, Transplantat 5-386.42♦
– Exzision 5-386.42♦
– Fragmentation, Thrombus, perkutan-transluminal 8-838.70
– Fremdkörperentfernung 5-380.42♦
–– perkutan-transluminal 8-838.50 ►

A. pulmonalis *(Forts.)*
– Implantation
–– perkutan-transluminal
––– Cheatham-Platinum-Stent
–––– gecovert, 1 8-838.m0
–––– ungecovert, 1 8-838.k0
––– Stent
–––– gecovert, großlumig
––––– 1 8-838.g0
––––– 2 oder mehr 8-838.h0
–––– ungecovert, großlumig
––––– 1 8-838.e0
––––– 2 oder mehr 8-838.f0
––– System, druckreduzierend, intraluminal 8-838.c0
––– Wachstumsstent
–––– gecovert 8-838.m0
–––– ungecovert 8-838.k0
–– Stent
––– mehrere, perkutan-transluminal 8-838.40
––– perkutan-transluminal 8-838.30
– Inzision 5-380.42♦
– Laser-Angioplastie, perkutan-transluminal 8-838.20
– Ligatur 5-389.42♦
– Naht 5-388.42♦
– Patchplastik 5-395.42♦
– Prothesenshunt
–– peripher, zur Aorta, als Links-Rechts-Shunt 5-390.4
–– zentral, zur Aorta, als Links-Rechts-Shunt 5-390.3
– Rekonstruktion, plastisch 5-397.42♦
– Resektion, und
–– Ersatz 5-383.42♦
–– Reanastomosierung 5-382.42♦
– Thrombektomie 5-380.42♦
– Thrombolyse, selektiv, perkutan-transluminal 8-838.60
– Transposition 5-396.42♦
– Verschluss, operativ 5-389.42♦
– Wechsel, Katheter 8-832.2
A. pulmonalis sinistra, Anastomose, zur A. pulmonalis dextra, als Links-Rechts-Shunt 5-390.5
A. radialis
– Aneurysmaresektion 5-382.24♦
– Ballonangioplastie, offen 5-380.24♦ 8-836.03♦
– Embolektomie 5-380.24♦
– Endarteriektomie 5-381.24♦
– Entnahme
–– endoskopisch, zur Transplantation 5-38b.24♦
–– Transplantat 5-386.24♦
– Exzision 5-386.24♦
– Fremdkörperentfernung 5-380.24♦
– Inzision 5-380.24♦
– Ligatur 5-389.24♦
– Naht 5-388.24♦
– Patchplastik 5-395.24♦
– Rekonstruktion, plastisch 5-397.24♦
– Resektion, und
–– Ersatz 5-383.24♦ ►

A. radialis *(Forts.)*
~ Resektion, und *(Forts.)*
–– Reanastomosierung 5-382.24♦
– Thrombektomie 5-380.24♦
– Thrombendarteriektomie 5-381.24♦
– Transposition 5-396.24♦
– Verschluss, operativ 5-389.24♦
A. renalis
– Aneurysmaresektion 5-382.64♦
– Anlegen, Bypass 5-393.48♦
– Ballonangioplastie, offen 5-380.64♦ 8-836.0a
– Embolektomie 5-380.64♦
– Endarteriektomie 5-381.64♦
– Entnahme, Transplantat 5-386.64♦
– Exzision 5-386.64♦
– Fremdkörperentfernung 5-380.64♦
– Inzision 5-380.64♦
– Ligatur 5-389.64♦
– Naht 5-388.64♦
– Patchplastik 5-395.64♦
– Rekonstruktion, plastisch 5-397.64♦
– Resektion, und
–– Ersatz 5-383.64♦
–– Reanastomosierung 5-382.64♦
– Shunt, Anlegen 5-393.48♦
– Thrombektomie 5-380.64♦
– Thrombendarteriektomie 5-381.64♦
– Transposition 5-396.64♦
– Verschluss, operativ 5-389.64♦
A. spermatica, mit V. spermatica, Resektion
– abdominal
–– laparoskopisch 5-630.4♦
–– offen 5-630.3♦
– inguinal 5-630.1♦
– lumbal, bei Varikozele 5-630.2♦
A. subclavia
– Anastomose, zur A. pulmonalis – s.a. Blalock-Taussig, Anastomose 5-390.0
– Aneurysmaresektion 5-382.40♦
– Anlegen
–– Bypass 5-393.11♦
––– extraanatomisch 5-393.12♦
–– Shunt 5-393.11♦
––– extraanatomisch 5-393.12♦
– Ballonangioplastie, offen 5-380.40♦ 8-836.08♦
– Embolektomie 5-380.40♦
– Endarteriektomie 5-381.40♦
– Entnahme, Transplantat 5-386.40♦
– Exzision 5-386.40♦
– Fremdkörperentfernung 5-380.40♦
– intrathorakal, Ersatz 5-383.40♦
– Inzision 5-380.40♦
– Ligatur 5-389.40♦
– Naht 5-388.40♦
– Patchplastik 5-395.40♦
– Rekonstruktion, plastisch 5-397.40♦
– Resektion, und
–– Ersatz 5-383.40♦
–– Reanastomosierung 5-382.40♦
– Thrombektomie 5-380.40♦
– Thrombendarteriektomie 5-381.40♦ ►

A. subclavia *(Forts.)*
– Transposition 5-396.40♦
– Verschluss, operativ 5-389.40♦
A. temporalis, Biopsie, durch Inzision 1-587.0♦
A. thyreoidea, Ligatur 5-389.0x♦
A. tibialis anterior
– Aneurysmaresektion 5-382.80♦
– Ballonangioplastie, offen 5-380.80♦ 8-836.0c♦
– Embolektomie 5-380.80♦
– Endarteriektomie 5-381.80♦
– Entnahme, Transplantat 5-386.80♦
– Exzision 5-386.80♦
– Fremdkörperentfernung 5-380.80♦
– Inzision 5-380.80♦
– Ligatur 5-389.80♦
– Naht 5-388.80♦
– Patchplastik 5-395.80♦
– Rekonstruktion, plastisch 5-397.80♦
– Resektion, und
–– Ersatz 5-383.80♦
–– Reanastomosierung 5-382.80♦
– Thrombektomie 5-380.80♦
– Thrombendarteriektomie 5-381.80♦
– Transposition 5-396.80♦
– Verschluss, operativ 5-389.80♦
A. tibialis posterior
– Aneurysmaresektion 5-382.83♦
– Ballonangioplastie, offen 5-380.83♦ 8-836.0c♦
– Embolektomie 5-380.83♦
– Endarteriektomie 5-381.83♦
– Entnahme, Transplantat 5-386.83♦
– Exzision 5-386.83♦
– Fremdkörperentfernung 5-380.83♦
– Inzision 5-380.83♦
– Ligatur 5-389.83♦
– Naht 5-388.83♦
– Patchplastik 5-395.83♦
– Rekonstruktion, plastisch 5-397.83♦
– Resektion, und
–– Ersatz 5-383.83♦
–– Reanastomosierung 5-382.83♦
– Thrombektomie 5-380.83♦
– Thrombendarteriektomie 5-381.83♦
– Transposition 5-396.83♦
– Verschluss, operativ 5-389.83♦
A. ulnaris
– Aneurysmaresektion 5-382.20♦
– Ballonangioplastie, offen 5-380.20♦ 8-836.03♦
– Embolektomie 5-380.20♦
– Endarteriektomie 5-381.20♦
– Entnahme, Transplantat 5-386.20♦
– Exzision 5-386.20♦
– Fremdkörperentfernung 5-380.20♦
– Inzision 5-380.20♦
– Ligatur 5-389.20♦
– Naht 5-388.20♦
– Patchplastik 5-395.20♦
– Rekonstruktion, plastisch 5-397.20♦
– Resektion, und
–– Ersatz 5-383.20♦
–– Reanastomosierung 5-382.20♦ ►
A. ulnaris *(Forts.)*
– Thrombektomie 5-380.20♦
– Thrombendarteriektomie 5-381.20♦
– Transposition 5-396.20♦
– Verschluss, operativ 5-389.20♦
A. vertebralis, extrakraniell
– Aneurysmaresektion 5-382.04♦
– Ballonangioplastie
–– offen 5-380.04♦ 8-836.0p♦
–– perkutan-transluminal 8-836.0p♦
– Embolektomie 5-380.04♦
– Endarteriektomie 5-381.04♦
– Entnahme, Transplantat 5-386.04♦
– Exzision 5-386.04♦
– Fremdkörperentfernung 5-380.04♦
– Implantation
–– Flow-Diverter, perkutan-transluminal, zur Strömungslaminierung, bei Aneurysma
––– 1 8-84b.0p♦
––– 2 8-84b.2p♦
––– 3 8-84b.3p♦
––– 4 8-84b.4p♦
––– 5 8-84b.5p♦
––– 6 oder mehr 8-84b.6p♦
–– Mehrschicht-Flechtstent, perkutan-transluminal, zur Strömungslaminierung, bei Aneurysma
––– 1 8-84b.0p♦
––– 2 8-84b.2p♦
––– 3 8-84b.3p♦
––– 4 8-84b.4p♦
––– 5 8-84b.5p♦
––– 6 oder mehr 8-84b.6p♦
–– Multilayer-Stent, perkutan-transluminal, zur Strömungslaminierung, bei Aneurysma
––– 1 8-84b.0p♦
––– 2 8-84b.2p♦
––– 3 8-84b.3p♦
––– 4 8-84b.4p♦
––– 5 8-84b.5p♦
––– 6 oder mehr 8-84b.6p♦
–– perkutan-transluminal, Stent
––– bioresorbierbar
–––– 1 8-843.0p♦
–––– 2 8-843.1p♦
–––– 3 8-843.2p♦
–––– 4 8-843.3p♦
–––– 5 8-843.4p♦
–––– 6 oder mehr 8-843.5p♦
––– gecovert
–––– großlumig, andere
––––– 1 8-84a.0p♦
––––– 2 oder mehr 8-84a.1p♦
–––– medikamentefreisetzend
––––– 1 8-848.0p♦
––––– 2 8-848.1p♦
––––– 3 8-848.2p♦
––––– 4 8-848.3p♦
––––– 5 8-848.4p♦
––––– 6 oder mehr 8-848.5p♦ ►

A. vertebralis, extrakraniell *(Forts.)*
~ Implantation *(Forts.)*
~~ perkutan-transluminal, Stent *(Forts.)*
~~~ gecovert *(Forts.)*
–––– nicht-medikamentefreisetzend
––––– 1 8-842.0p♦
––––– 2 8-842.1p♦
––––– 3 8-842.2p♦
––––– 4 8-842.3p♦
––––– 5 8-842.4p♦
––––– 6 oder mehr 8-842.5p♦
––– medikamentefreisetzend
–––– 1 8-841.0p♦
–––– 2 8-841.1p♦
–––– 3 8-841.2p♦
–––– 4 8-841.3p♦
–––– 5 8-841.4p♦
–––– 6 oder mehr 8-841.5p♦
––– nicht-medikamentefreisetzend
–––– 1 8-840.0p♦
–––– 2 8-840.1p♦
–––– 3 8-840.2p♦
–––– 4 8-840.3p♦
–––– 5 8-840.4p♦
–––– 6 oder mehr 8-840.5p♦
––– ungecovert, großlumig, andere
–––– 1 8-849.0p♦
–––– 2 oder mehr 8-849.1p♦
–– Stent, perkutan-transluminal, zur Strömungslaminierung, bei Aneurysma
––– 1 8-84b.0p♦
––– 2 8-84b.2p♦
––– 3 8-84b.3p♦
––– 4 8-84b.4p♦
––– 5 8-84b.5p♦
––– 6 oder mehr 8-84b.6p♦
– Inzision 5-380.04♦
– Ligatur 5-389.04♦
– Naht 5-388.04♦
– Patchplastik 5-395.04♦
– Rekonstruktion, plastisch 5-397.04♦
– Resektion, und Reanastomosierung 5-382.04♦
– Thrombektomie 5-380.04♦
– Thrombendarteriektomie 5-381.04♦
– Transposition 5-396.04♦
– Verschluss, operativ 5-389.04♦

Aa. digitales palmares communes
– Embolektomie 5-380.23♦
– Entnahme, Transplantat 5-386.23♦
– Exzision 5-386.23♦
– Fremdkörperentfernung 5-380.23♦
– Inzision 5-380.23♦
– Ligatur 5-389.23♦
– Naht 5-388.23♦
– Rekonstruktion, plastisch 5-397.23♦
– Thrombektomie 5-380.23♦
– Verschluss, operativ 5-389.23♦

Aa. lumbales
– Ballonangioplastie, offen 5-380.51♦ 8-836.0q♦
– Embolektomie 5-380.51♦
– Endarteriektomie 5-381.51♦ ►

Aa. lumbales *(Forts.)*
– Entnahme, Transplantat 5-386.51♦
– Exzision 5-386.51♦
– Fremdkörperentfernung 5-380.51♦
– Inzision 5-380.51♦
– Ligatur 5-389.51♦
– Naht 5-388.51♦
– Rekonstruktion, plastisch 5-397.51♦
– Thrombektomie 5-380.51♦
– Thrombendarteriektomie 5-381.51♦
– Verschluss, operativ 5-389.51♦

Aa. recurrentes, Unterschenkel
– Ballonangioplastie, offen 5-380.81♦ 8-836.0c♦
– Embolektomie 5-380.81♦
– Entnahme, Transplantat 5-386.81♦
– Exzision 5-386.81♦
– Fremdkörperentfernung 5-380.81♦
– Inzision 5-380.81♦
– Ligatur 5-389.81♦
– Rekonstruktion, plastisch 5-397.81♦
– Thrombektomie 5-380.81♦
– Verschluss, operativ 5-389.81♦

AB0-kompatibel
– Implantat, allogen *[nur Zusatzkode!]* 5-930.20
– Transplantat, allogen *[nur Zusatzkode!]* 5-930.20

AB0-nichtkompatibel
– Implantat, allogen *[nur Zusatzkode!]* 5-930.21
– Transplantat, allogen *[nur Zusatzkode!]* 5-930.21

Abatacept, Applikation
– intravenös
–– 125 mg bis unter 250 mg, bei Patienten unter 15 Jahren 6-003.s0
–– 250 mg bis unter 500 mg, bei Patienten unter 15 Jahren 6-003.s1
–– 500 mg bis unter 750 mg 6-003.s2
–– 750 mg bis unter 1.000 mg 6-003.s3
–– 1.000 mg bis unter 1.250 mg 6-003.s4
–– 1.250 mg bis unter 1.500 mg 6-003.s5
–– 1.500 mg bis unter 1.750 mg 6-003.s6
–– 1.750 mg bis unter 2.000 mg 6-003.s7
–– 2.000 mg bis unter 2.250 mg 6-003.s8
–– 2.250 mg bis unter 2.500 mg 6-003.s9
–– 2.500 mg bis unter 2.750 mg 6-003.sa
–– 2.750 mg bis unter 3.000 mg 6-003.sb
–– 3.000 mg oder mehr 6-003.sc
– subkutan
–– 50,0 mg bis unter 87,5 mg, bei Patienten unter 15 Jahren 6-003.tb
–– 87,5 mg bis unter 125,0 mg, bei Patienten unter 15 Jahren 6-003.tc
–– 125,0 mg bis unter 250,0 mg, bei Patienten unter 15 Jahren 6-003.td
–– 250,0 mg bis unter 375,0 mg 6-003.te
–– 375,0 mg bis unter 500,0 mg 6-003.tf
–– 500,0 mg bis unter 625,0 mg 6-003.tg
–– 625,0 mg bis unter 750,0 mg 6-003.th
–– 750,0 mg bis unter 875,0 mg 6-003.tj
–– 875,0 mg bis unter 1.000,0 mg 6-003.tk ►
~~~

Abatacept, Applikation *(Forts.)*
~ subkutan *(Forts.)*
–– 1.000,0 mg bis unter 1.125,0 mg 6-003.tm
–– 1.125,0 mg bis unter 1.250,0 mg 6-003.tn
–– 1.250,0 mg bis unter 1.375,0 mg 6-003.tp
–– 1.375,0 mg bis unter 1.500,0 mg 6-003.tq
–– 1.500,0 mg oder mehr 6-003.tr
Abbruch, Operation, vorzeitig (Eingriff nicht komplett durchgeführt) *[nur Zusatzkode!]* 5-995
Abciximab, Applikation, parenteral
– 5 mg bis unter 10 mg 6-002.m0
– 10 mg bis unter 15 mg 6-002.m1
– 15 mg bis unter 20 mg 6-002.m2
– 20 mg bis unter 25 mg 6-002.m3
– 25 mg bis unter 30 mg 6-002.m4
– 30 mg bis unter 35 mg 6-002.m5
– 35 mg bis unter 40 mg 6-002.m6
– 40 mg bis unter 45 mg 6-002.m7
– 45 mg bis unter 50 mg 6-002.m8
– 50 mg oder mehr 6-002.m9
Abdeckung, Rücken, offen, intrauterin, operativ 5-755.7
Abdichtung, Fenstermembran
– oval, bei Tympanotomie 5-202.5♦
– rund, bei Tympanotomie 5-202.5♦
Abdomen
– Arterie, Subtraktionsangiographie, digital 3-604
– Computertomographie
–– mit Kontrastmittel 3-225
–– nativ 3-207
– Gefäß, Arteriographie 3-604
– Magnetresonanztomographie
–– mit Kontrastmittel 3-825
–– nativ 3-804
– offen
–– Anlegen, System, zur Vakuumtherapie 5-916.a3
–– Lavage, dorsoventral 8-176.2
–– Spülung, therapeutisch 8-176.2
–– Wechsel, System, zur Vakuumtherapie 5-916.a3
Abdominal – s.a. jeweiliger durchgeführter Eingriff
– Gefäß, Endosonographie, intravaskulär 3-05e.4♦
Abdominoperineal
– Durchzugsoperation
–– laparoskopisch, bei Analatresie 5-495.42
–– offen, bei Analatresie 5-495.40
– Resektion, ohne Sphinktererhaltung, Rektum
–– kombiniert offen-laparoskopisch 5-485.02
–– mit Entfernung, Nachbarorgan 5-485.1
–– offen 5-485.01
Abdominosakral, Resektion, ohne Sphinktererhaltung, Rektum
– kombiniert offen-laparoskopisch 5-485.22
– mit Entfernung, Nachbarorgan 5-485.3
– offen 5-485.21
Abdominozervikal, Ösophagektomie
– mit Dissektion, stumpf, mit
–– Interposition
––– Dünndarm, frei 5-426.03
––– Kolon 5-426.04
–– Magenhochzug, und Anastomose, intrathorakal 5-426.01
–– Schlauchmagen, und Anastomose, zervikal 5-426.02
– ohne Wiederherstellung, Kontinuität, mit stumpfer Dissektion 5-425.0
Abduktionsgips, Thorax-Arm- 8-310.1♦
Abemaciclib, Applikation, oral 6-00b.0
Abirateron, Applikation, oral
– 3.000 mg bis unter 6.000 mg 6-006.20
– 6.000 mg bis unter 9.000 mg 6-006.21
– 9.000 mg bis unter 12.000 mg 6-006.22
– 12.000 mg bis unter 15.000 mg 6-006.23
– 15.000 mg bis unter 18.000 mg 6-006.24
– 18.000 mg bis unter 21.000 mg 6-006.25
– 21.000 mg bis unter 24.000 mg 6-006.26
– 24.000 mg bis unter 27.000 mg 6-006.27
– 27.000 mg bis unter 30.000 mg 6-006.28
– 30.000 mg bis unter 33.000 mg 6-006.29
– 33.000 mg bis unter 36.000 mg 6-006.2a
– 36.000 mg bis unter 39.000 mg 6-006.2b
– 39.000 mg bis unter 42.000 mg 6-006.2c
– 42.000 mg bis unter 45.000 mg 6-006.2d
– 45.000 mg bis unter 48.000 mg 6-006.2e
– 48.000 mg bis unter 51.000 mg 6-006.2f
– 51.000 mg oder mehr 6-006.2g
Abklärung, Synkope, durch Kipptisch-Untersuchung 1-266.2
Abklemmen, probatorisch, Katheter, peripher, zur Liquorableitung 5-024.4
Abklippen
– Aneurysma, intrakraniell 5-025.7
– Gefäß, intrakraniell 5-025.7
–– mit Präparation
––– extrazerebral 5-025.4
––– intrazerebral 5-025.3
– Malformation, vaskulär, intrakraniell 5-025.7
Ablatio auris 5-182.2♦
Ablatio mammae 5-872.0♦
Ablatio nasi 5-213.4
Ablation
– Endometrium, durch
–– Heißwasserballon 5-681.52
–– Rollerball 5-681.50
––– und Schlingenresektion 5-681.50
–– Schlingenresektion 5-681.50
– Hochfrequenz-
–– Gefäß, Plazenta, intrauterin 5-754.6
–– Tumorgefäß, intrauterin 5-754.6
– Hochfrequenzultraschall-
–– endokardial, bei Herzrhythmusstörungen 5-371.35
–– epikardial
––– endoskopisch, bei Herzrhythmusstörungen 5-371.55 ►

Ablation *(Forts.)*
~ Hochfrequenzultraschall- *(Forts.)*
~~ epikardial *(Forts.)*
--- offen, bei Herzrhythmusstörungen 5-371.45
– Laser-
-- AV-Knoten, bei Herzrhythmusstörungen 8-835.41
-- endokardial, bei Herzrhythmusstörungen 5-371.36
-- Endometrium 5-681.51
-- epikardial
--- endoskopisch, bei Herzrhythmusstörungen 5-371.56
--- offen, bei Herzrhythmusstörungen 5-371.46
-- Pulmonalvene, bei Herzrhythmusstörungen 8-835.45
-- Ventrikel
--- links, bei Herzrhythmusstörungen 8-835.44
--- rechts, bei Herzrhythmusstörungen 8-835.42
-- Vorhof
--- links, bei Herzrhythmusstörungen 8-835.43
--- rechts, bei Herzrhythmusstörungen 8-835.40
– Mikrowellen-
-- AV-Knoten, bei Herzrhythmusstörungen 8-835.41
-- endokardial, bei Herzrhythmusstörungen 5-371.34
-- epikardial
--- endoskopisch, bei Herzrhythmusstörungen 5-371.54
--- offen, bei Herzrhythmusstörungen 5-371.44
-- Pulmonalvene, bei Herzrhythmusstörungen 8-835.45
-- Ventrikel
--- links, bei Herzrhythmusstörungen 8-835.44
--- rechts, bei Herzrhythmusstörungen 8-835.42
-- Vorhof
--- links, bei Herzrhythmusstörungen 8-835.43
--- rechts, bei Herzrhythmusstörungen 8-835.40
-- zur Destruktion, Nebenniere 5-073.41
-- zur Destruktion, offen, Niere 5-552.43♦
– Radiofrequenz-
-- zur Destruktion, offen, Niere 5-552.42♦
– Ultraschall-
-- AV-Knoten, bei Herzrhythmusstörungen 8-835.41
-- Pulmonalvene, bei Herzrhythmusstörungen 8-835.45
-- Ventrikel
--- links, bei Herzrhythmusstörungen 8-835.44
--- rechts, bei Herzrhythmusstörungen 8-835.42
-- Vorhof
--- links, bei Herzrhythmusstörungen 8-835.43
--- rechts, bei Herzrhythmusstörungen 8-835.40
-- zur Destruktion, Gewebe, Niere
--- offen 5-552.41♦
--- perkutan-transrenal 5-552.53♦
Ableitung
– EEG-
-- epidural 1-211
-- extrazerebral, subdural 1-211 ►

Ableitung *(Forts.)*
~ EEG- *(Forts.)*
-- intrazerebral 1-211
--- subdural, kombiniert 1-211
– Harn-, kontinent, laparoskopisch, über
-- Appendikostoma 5-566.b1♦
-- Dünndarmsegment, tubuliert 5-566.c1♦
– subduroatrial, bei Anlegen, Liquorshunt 5-023.02
– subduroperitoneal, bei Anlegen, Liquorshunt 5-023.12
– subduropleural, bei Anlegen, Liquorshunt 5-023.22
– ventrikuloatrial, bei Anlegen, Liquorshunt 5-023.00
– ventrikulopleural, bei Anlegen, Liquorshunt 5-023.20
– zisternoatrial, bei Anlegen, Liquorshunt 5-023.01
– zisternoperitoneal, bei Anlegen, Liquorshunt 5-023.11
– zisternopleural, bei Anlegen, Liquorshunt 5-023.21
Ablösbar, Ballon
– 1 *[nur Zusatzkode!]* 8-83b.60
– 2 *[nur Zusatzkode!]* 8-83b.61
– 3 oder mehr *[nur Zusatzkode!]* 8-83b.62
Abnorm – s. jeweiliger durchgeführter Eingriff
Abortkürettage, therapeutisch
– mit
-- lokaler Medikamentenapplikation 5-690.1
-- Polypentfernung 5-690.2
– ohne lokale Medikamentenapplikation 5-690.0
Abrasio
– fraktioniert, diagnostisch, Endometrium 1-471.2
– Korneaepithel 5-123.20♦
– nach Abort
-- mit
--- Medikamentenapplikation, lokal 5-690.1
--- Polypentfernung 5-690.2
-- ohne Medikamentenapplikation, lokal 5-690.0
– Zervix 1-472.0
Abrasio corneae, durch
– Kryokoagulation 5-123.02♦
– Laserkoagulation 5-123.01♦
– Thermokoagulation 5-123.00♦
Abrasio uteri, therapeutisch
– mit
-- lokaler Medikamentenapplikation 5-690.1
-- Polypentfernung 5-690.2
– ohne lokale Medikamentenapplikation 5-690.0
Abrasionsarthroplastik
– Akromioklavikulargelenk
-- arthroskopisch 5-812.f1♦
-- offen 5-801.h1♦
– Ellenbogengelenk
-- arthroskopisch 5-812.ft♦
-- offen 5-801.ht♦ ►

Abrasionsarthroplastik *(Forts.)*
– Handgelenk
–– arthroskopisch 5-812.f7♦
–– offen 5-801.h7♦
– Hüftgelenk
–– arthroskopisch 5-812.fg♦
–– offen 5-801.hg♦
– Humeroglenoidalgelenk
–– arthroskopisch 5-812.f0♦
–– offen 5-801.h0♦
– Humeroradialgelenk
–– arthroskopisch 5-812.fs♦
–– offen 5-801.hs♦
– Humeroulnargelenk
–– arthroskopisch 5-812.f4♦
–– offen 5-801.h4♦
– Iliosakralgelenk
–– arthroskopisch 5-812.fe♦
–– offen 5-801.he♦
– Kniegelenk
–– arthroskopisch 5-812.fh♦
–– offen 5-801.hh♦
– Metatarsophalangealgelenk
–– arthroskopisch 5-812.fq♦
–– offen 5-801.hq♦
– Radiokarpalgelenk
–– arthroskopisch 5-812.f8♦
–– offen 5-801.h8♦
– Radioulnargelenk
–– distal
––– arthroskopisch 5-812.f6♦
––– offen 5-801.h6♦
–– proximal
––– arthroskopisch 5-812.f5♦
––– offen 5-801.h5♦
– Sprunggelenk
–– oberes
––– arthroskopisch 5-812.fk♦
––– offen 5-801.hk♦
–– unteres
––– arthroskopisch 5-812.fm♦
––– offen 5-801.hm♦
– Sternoklavikulargelenk
–– arthroskopisch 5-812.f3♦
–– offen 5-801.h3♦
– Tarsalgelenk
–– arthroskopisch 5-812.fn♦
–– offen 5-801.hn♦
– Tarsometatarsalgelenk
–– arthroskopisch 5-812.fp♦
–– offen 5-801.hp♦
– Tibiofibulargelenk, proximal
–– arthroskopisch 5-812.fj♦
–– offen 5-801.hj♦
– Ulnokarpalgelenk
–– arthroskopisch 5-812.f9♦
–– offen 5-801.h9♦
– Zehengelenk
–– arthroskopisch 5-812.fr♦
–– offen 5-801.hr♦

Abrollstrecke, Chirurgie, Augenmuskel
– einfach 5-10c.0♦
– kombiniert mit weiteren Maßnahmen am selben Muskel 5-10c.1♦
Abruptio, mit Kürettage 5-751
Absaugen
– Fettgewebe
–– Axilla 5-911.16♦
–– Bauchregion 5-911.1b
–– Brustwand 5-911.1a
–– Ellenbogen 5-911.17♦
–– Fuß 5-911.1g♦
–– Genitalregion 5-911.1c
–– Gesäß 5-911.1d
–– Hals 5-911.15
–– Hand 5-911.19♦
–– Knie 5-911.1e♦
–– Kopf 5-911.14
–– Leistenregion 5-911.1c
–– Lippe 5-911.10
–– Oberarm 5-911.17♦
–– Oberschenkel 5-911.1e♦
–– Rücken 5-911.1a
–– Schulter 5-911.16♦
–– Unterarm 5-911.18♦
–– Unterschenkel 5-911.1f♦
– Katarakt, sekundär 5-142.3♦
– Nachstar 5-142.3♦
– Perikard, offen, mit Drainage 5-370.0
Abschirmung, Konstruktion, und Anpassung, bei Strahlentherapie 8-527.6
Absent-Pulmonary-Valve-Syndrom, Korrektur 5-359.8
Absetzung
– Augenmuskel
–– gerade 5-10e.2♦
–– schräg 5-10j.2♦
– durch
–– Klammer, zur Appendektomie
––– laparoskopisch 5-470.11
––– simultan, während einer Laparoskopie aus anderen Gründen 5-471.11
–– Ligatur, zur Appendektomie
––– laparoskopisch 5-470.10
––– simultan, während einer Laparoskopie aus anderen Gründen 5-471.10
–– Schlingenligatur, zur Appendektomie
––– laparoskopisch 5-470.10
––– simultan, während einer Laparoskopie aus anderen Gründen 5-471.10
–– Stapler, zur Appendektomie
––– laparoskopisch 5-470.11
––– simultan, während einer Laparoskopie aus anderen Gründen 5-471.11
Absorbierend, Substanz, Auftragen, zur Blutstillung
– Darm, endoskopisch 5-469.t3
– Magen, endoskopisch 5-449.t3
– Ösophagus, endoskopisch 5-429.v0
– Rektum, endoskopisch 5-489.k0

Abstandshalter
– beschichtet, mit
–– Antibiotikabeschichtung, Verwendung *[nur Zusatzkode!]* 5-829.j0
–– Hydroxylapatitbeschichtung, Verwendung *[nur Zusatzkode!]* 5-829.jx
–– Medikamentenbeschichtung, Verwendung *[nur Zusatzkode!]* 5-829.j0
–– Silberbeschichtung, Verwendung *[nur Zusatzkode!]* 5-829.jx
– Einbringen
–– Gelenk 5-829.9
–– Schultergelenk, arthroskopisch 5-814.c♦
– Entfernung 5-829.g
– Wechsel 5-829.f
Abstützung, Brustwand, offen
– einseitig, durch Metallbügel 5-346.cx
– zweiseitig, durch Metallbügel 5-346.dx
Abszess – s. jeweiliger durchgeführter Eingriff
Abszessausräumung, Nasenseptum 5-211.20
Abszessdrainage
– Appendix 5-479.0
– gluteal, durch Inzision 5-892.1d
– Mamma, durch Inzision 5-881.1♦
– Nase 5-211.3
– Nasenseptum
–– mit Einnähen von Septumstützfolien 5-211.21
–– ohne Einnähen von Septumstützfolien 5-211.20
– parapharyngeal, durch Inzision, transoral 5-280.1
– peritonsillar, durch Inzision, transoral 5-280.0
– perityphlitisch, durch Inzision 5-479.0
– retropharyngeal, durch Inzision, transoral 5-280.2
– Schilddrüse 5-060.1
– Zungengrund, durch Inzision, transoral 5-280.3
Abszessentleerung
– endoskopisch, intrakraniell, stereotaktisch
–– mit geräteassoziierter mechanischer Fragmentation 5-014.22
–– ohne geräteassoziierte mechanische Fragmentation 5-014.21
– offen, intrakraniell, stereotaktisch 5-014.20
Abszessspaltung
– anal 5-490.0
– parapharyngeal 5-280.1
– perianal 5-490.0
– periproktitisch 5-490.0
– peritonsillar 5-280.0
Abszesstonsillektomie 5-281.1
ABT-578-(Zotarolimus-)freisetzend
– OPD-System, mit Polymer *[nur Zusatzkode!]* 8-83b.00
– Stent, mit Polymer *[nur Zusatzkode!]* 8-83b.00
Abtragung
– Adenom, Rektum, peranal, mit Schlinge 5-482.00
– Divertikel, Dünndarm, offen 5-451.1
– Fettgewebe
–– Axilla 5-911.26♦ ►

Abtragung *(Forts.)*
~ Fettgewebe *(Forts.)*
–– Bauchregion 5-911.2b
–– Brustwand 5-911.2a
–– Ellenbogen 5-911.27♦
–– Fuß 5-911.2g♦
–– Genitalregion 5-911.2c
–– Gesäß 5-911.2d
–– Hals 5-911.25
–– Hand 5-911.29♦
–– Knie 5-911.2e♦
–– Kopf 5-911.24
–– Leistenregion 5-911.2c
–– Lippe 5-911.20
–– Oberarm 5-911.27♦
–– Oberschenkel 5-911.2e♦
–– Rücken 5-911.2a
–– Schulter 5-911.26♦
–– Unterarm 5-911.28♦
–– Unterschenkel 5-911.2f♦
– Fibrom, anal, lokal 5-492.00
– Gesichtsschädelknochen 5-770.7
– Glaskörperprolaps, mit
–– Glaskörperersatz, durch
––– Elektrolytlösung 5-159.10♦
––– Medikamente 5-159.16♦
–– Silikonölentfernung 5-159.15♦
– Hautblase
–– Augenlid, bei Verbrennung und Verätzung 5-921.03♦
–– Axilla, bei Verbrennung und Verätzung 5-921.06♦
–– Bauchregion, bei Verbrennung und Verätzung 5-921.0b
–– Brustwand, bei Verbrennung und Verätzung 5-921.0a
–– Dammregion, bei Verbrennung und Verätzung 5-921.0m
–– Ellenbogen, bei Verbrennung und Verätzung 5-921.07♦
–– Fuß, bei Verbrennung und Verätzung 5-921.0g♦
–– Genitalregion, bei Verbrennung und Verätzung 5-921.0c
–– Gesäß, bei Verbrennung und Verätzung 5-921.0d
–– Hals, bei Verbrennung und Verätzung 5-921.05
–– Hand, bei Verbrennung und Verätzung 5-921.09♦
–– Knie, bei Verbrennung und Verätzung 5-921.0e♦
–– Kopf, bei Verbrennung und Verätzung 5-921.04
–– Kopfhaut, behaart, bei Verbrennung und Verätzung 5-921.0h
–– Leistenregion, bei Verbrennung und Verätzung 5-921.0c
–– Lippe, bei Verbrennung und Verätzung 5-921.00 ►

Abtragung *(Forts.)*
~ Hautblase *(Forts.)*
–– Nase, bei Verbrennung und Verätzung 5-921.01
–– Oberarm, bei Verbrennung und Verätzung 5-921.07♦
–– Oberschenkel, bei Verbrennung und Verätzung 5-921.0e♦
–– Ohr, bei Verbrennung und Verätzung 5-921.02♦
–– Rücken, bei Verbrennung und Verätzung 5-921.0j
–– Schulter, bei Verbrennung und Verätzung 5-921.06♦
–– Skrotum, bei Verbrennung und Verätzung 5-921.0k
–– Unterarm, bei Verbrennung und Verätzung 5-921.08♦
–– Unterschenkel, bei Verbrennung und Verätzung 5-921.0f♦
– Kondylom 5-490.1
– Mariske 5-490.1
– Meckel-Divertikel, Dünndarm, offen 5-451.1
– Muschelenden, hintere, mit Conchotomie 5-215.1♦
– Nagelbett, komplett 5-898.5♦
– Teil, vorverlagert, Enterostoma
–– Duodenum 5-464.30
–– Ileum 5-464.32
–– Jejunum 5-464.31
–– Kolon 5-464.33
– Vorpostenfalte 5-490.1
ACVB – s. Aortokoronar, Bypass, Anlegen, einfach, mit autogener Vene
Achillessehne
– Naht 5-855.19♦
– Rahmennaht, perkutan, nach Pässler 5-855.19♦
– Verlängerung 5-854.09♦
Achsenkorrektur, mit Osteotomie
– Beckenknochen, komplex, mehrdimensional 5-781.9d
– Femur
–– distal, komplex, mehrdimensional 5-781.9h♦
–– proximal, komplex, mehrdimensional 5-781.9f♦
–– Schaft, komplex, mehrdimensional 5-781.9g♦
– Fibula
–– distal, komplex, mehrdimensional 5-781.9r♦
–– proximal, komplex, mehrdimensional 5-781.9p♦
–– Schaft, komplex, mehrdimensional 5-781.9q♦
– Humerus
–– distal, komplex, mehrdimensional 5-781.93♦
–– proximal, komplex, mehrdimensional 5-781.91♦
–– Schaft, komplex, mehrdimensional 5-781.92♦
– Kalkaneus, komplex, mehrdimensional 5-781.9t♦
– Karpus, komplex, mehrdimensional 5-781.9a♦
– Klavikula, komplex, mehrdimensional 5-781.90♦ ►

Achsenkorrektur, mit Osteotomie *(Forts.)*
– Metakarpus, komplex, mehrdimensional 5-781.9b♦
– Phalangen, Hand, komplex, mehrdimensional 5-781.9c♦
– Radius
–– distal, komplex, mehrdimensional 5-781.96♦
–– proximal, komplex, mehrdimensional 5-781.94♦
–– Schaft, komplex, mehrdimensional 5-781.95♦
– Schenkelhals, komplex, mehrdimensional 5-781.9e♦
– Skapula, komplex, mehrdimensional 5-781.9z♦
– Talus, komplex, mehrdimensional 5-781.9s♦
– Tarsus, komplex, mehrdimensional 5-781.9u♦
– Tibia
–– distal, komplex, mehrdimensional 5-781.9n♦
–– proximal, komplex, mehrdimensional 5-781.9k♦
–– Schaft, komplex, mehrdimensional 5-781.9m♦
– Ulna
–– distal, komplex, mehrdimensional 5-781.99♦
–– proximal, komplex, mehrdimensional 5-781.97♦
–– Schaft, komplex, mehrdimensional 5-781.98♦
AcQMap, Anwendung, bei Ablation, bei Herzrhythmusstörungen *[nur Zusatzkode!]* 8-835.j
Adalimumab, Applikation, parenteral
– 10 mg bis unter 25 mg, bei Patienten unter 15 Jahren 6-001.d0
– 25 mg bis unter 40 mg, bei Patienten unter 15 Jahren 6-001.d1
– 40 mg bis unter 80 mg 6-001.d2
– 80 mg bis unter 120 mg 6-001.d3
– 120 mg bis unter 160 mg 6-001.d4
– 160 mg bis unter 200 mg 6-001.d5
– 200 mg bis unter 240 mg 6-001.d6
– 240 mg bis unter 280 mg 6-001.d7
– 280 mg bis unter 320 mg 6-001.d8
– 320 mg bis unter 360 mg 6-001.d9
– 360 mg bis unter 400 mg 6-001.da
– 400 mg bis unter 440 mg 6-001.db
– 440 mg oder mehr 6-001.dc
Adaptierbar, Anastomosenstabilisator, extraluminal, Verwendung, bei AV-Fistel *[nur Zusatzkode!]* 5-392.8
Adduktorentenotomie
– offen 5-851.18♦
– perkutan 5-851.28♦
Adenoide
– Biopsie 1-422.2
– Fremdkörperentfernung, durch Inzision 5-289.x
– Kürettage
–– als Primäreingriff 5-285.0
–– sekundär 5-285.1
Adenotomie
– bei
–– Tonsillektomie
––– mit Dissektionstechnik 5-282.0
––– transoral, partiell 5-282.1 ►

Adenotomie *(Forts.)*
~ bei *(Forts.)*
–– Tonsillotomie 5-282.1
– ohne Tonsillektomie 5-285.0
– Re-, ohne Tonsillektomie 5-285.1
Aderhaut, und Pigmentepithel, Transplantation 5-157.3♦
Adhäsiolyse
– Augenmuskel
–– gerade, nicht als Revisionsoperation 5-10e.0♦
–– schräg, nicht als Revisionsoperation 5-10j.0♦
– ausgedehnt, durch Laparotomie 5-469.20
– Darm
–– durch Umsteigen laparoskopisch – offen chirurgisch 5-469.22
–– laparoskopisch 5-469.21
–– offen 5-469.20
– Dünndarm, offen 5-469.20
– Funiculus spermaticus 5-639.2♦
– Gefäß 5-399.2
– Gewebe, periurethral 5-589.4
– Labien, Vulva 5-718.0
– Larynx 5-319.2
– Ovar
–– abdominal, offen, ohne mikrochirurgische Versorgung 5-657.70♦
–– durch Umsteigen
––– endoskopisch – offen chirurgisch, ohne mikrochirurgische Versorgung 5-657.73♦
––– vaginal – offen chirurgisch, ohne mikrochirurgische Versorgung 5-657.74♦
–– endoskopisch, ohne mikrochirurgische Versorgung 5-657.72♦
–– laparoskopisch, ohne mikrochirurgische Versorgung 5-657.72♦
–– mit mikrochirurgischer Versorgung 5-658.7♦
–– und Tuba uterina
––– abdominal, kombiniert, offen, ohne mikrochirurgische Versorgung 5-657.90♦
––– kombiniert
–––– durch Umsteigen
––––– endoskopisch – offen chirurgisch, ohne mikrochirurgische Versorgung 5-657.93♦
––––– vaginal – offen chirurgisch, ohne mikrochirurgische Versorgung 5-657.94♦
–––– endoskopisch, ohne mikrochirurgische Versorgung 5-657.92♦
–––– laparoskopisch, ohne mikrochirurgische Versorgung 5-657.92♦
–––– mit mikrochirurgischer Versorgung 5-658.9♦
––– vaginal, kombiniert
–––– laparoskopisch assistiert, ohne mikrochirurgische Versorgung 5-657.91♦
–––– ohne mikrochirurgische Versorgung 5-657.95♦
–– vaginal
––– laparoskopisch assistiert, ohne mikrochirurgische Versorgung 5-657.71♦ ►

Adhäsiolyse *(Forts.)*
~ Ovar *(Forts.)*
~~ vaginal *(Forts.)*
––– ohne mikrochirurgische Versorgung 5-657.75♦
– Penis 5-649.1
– Perikard 5-370.2
– Peritoneum, Becken, weiblich
–– abdominal, offen, ohne mikrochirurgische Versorgung 5-657.60
–– durch Umsteigen
––– endoskopisch – offen chirurgisch, ohne mikrochirurgische Versorgung 5-657.63
––– vaginal – offen chirurgisch, ohne mikrochirurgische Versorgung 5-657.64
–– endoskopisch, ohne mikrochirurgische Versorgung 5-657.62
–– laparoskopisch, ohne mikrochirurgische Versorgung 5-657.62
–– mit mikrochirurgischer Versorgung 5-658.6
–– vaginal
––– laparoskopisch assistiert, ohne mikrochirurgische Versorgung 5-657.61
––– ohne mikrochirurgische Versorgung 5-657.65
– Pharynx 5-294.3
– Pleura
–– offen 5-333.0♦
–– thorakoskopisch 5-333.1♦
– Rückenmark, Sekundäreingriff 5-036.6
– Rückenmarkhäute, Sekundäreingriff 5-036.6
– Schultergelenk, arthroskopisch 5-810.20♦
– Trachea 5-319.2
– Tuba uterina
–– abdominal, offen, ohne mikrochirurgische Versorgung 5-657.80♦
–– durch Umsteigen
––– endoskopisch – offen chirurgisch, ohne mikrochirurgische Versorgung 5-657.83♦
––– vaginal – offen chirurgisch, ohne mikrochirurgische Versorgung 5-657.84♦
–– endoskopisch, ohne mikrochirurgische Versorgung 5-657.82♦
–– laparoskopisch, ohne mikrochirurgische Versorgung 5-657.82♦
–– mit mikrochirurgischer Versorgung 5-658.8♦
–– vaginal
––– laparoskopisch assistiert, ohne mikrochirurgische Versorgung 5-657.81♦
––– ohne mikrochirurgische Versorgung 5-657.85♦
– Urethra 5-589.4
– Vagina, durch Inzision 5-701.1
– zwischen Konjunktiva, und Augenlid
–– mit Konjunktivaplastik 5-114.1♦
–– ohne Konjunktivaplastik 5-114.0♦
Adipofaszial, Lappenplastik
– Axilla 5-857.21♦
–– gefäßgestielt 5-857.31♦
– Bauchregion 5-857.26♦
–– gefäßgestielt 5-857.36♦ ►

Adipofaszial, Lappenplastik *(Forts.)*
– Brustwand 5-857.25♦
–– gefäßgestielt 5-857.35♦
– Ellenbogen 5-857.22♦
–– gefäßgestielt 5-857.32♦
– Fuß 5-857.2a♦
–– gefäßgestielt 5-857.3a♦
– Genitalregion 5-857.27♦
–– gefäßgestielt 5-857.37♦
– Gesäß 5-857.27♦
–– gefäßgestielt 5-857.37♦
– Hals 5-857.20♦
–– gefäßgestielt 5-857.30♦
– Hand 5-857.24♦
–– gefäßgestielt 5-857.34♦
– Knie 5-857.28♦
–– gefäßgestielt 5-857.38♦
– Kopf 5-857.20♦
–– gefäßgestielt 5-857.30♦
– Leistenregion 5-857.27♦
–– gefäßgestielt 5-857.37♦
– Oberarm 5-857.22♦
–– gefäßgestielt 5-857.32♦
– Oberschenkel 5-857.28♦
–– gefäßgestielt 5-857.38♦
– Rücken 5-857.25♦
–– gefäßgestielt 5-857.35♦
– Schulter 5-857.21♦
–– gefäßgestielt 5-857.31♦
– Unterarm 5-857.23♦
–– gefäßgestielt 5-857.33♦
– Unterschenkel 5-857.29♦
–– gefäßgestielt 5-857.39♦
Adjustierbar
– Kontinenztherapie
–– Explantation, System, bei Harninkontinenz 5-596.71
–– Revision, System, bei Harninkontinenz 5-596.72
–– Wechsel, Ballon, bei Harninkontinenz 5-596.73♦
– Zügeloperation
–– suprapubisch, mit alloplastischem Material 5-594.31
–– urethrovesikal, mit alloplastischem Material 5-594.31
Adnexektomie, offen, ohne weitere Maßnahmen 5-653.30♦
Adnexexstirpation, offen, ohne weitere Maßnahmen 5-653.30♦
Adrenalektomie
– abdominal, offen
–– mit Ovariektomie 5-072.11♦
–– ohne Ovariektomie 5-072.01♦
– laparoskopisch
–– mit Ovariektomie 5-072.13♦
–– ohne Ovariektomie 5-072.03♦
– lumbal, offen
–– mit Ovariektomie 5-072.10♦
–– ohne Ovariektomie 5-072.00♦ ►
Adrenalektomie *(Forts.)*
– partiell
–– abdominal, offen 5-071.41♦
–– laparoskopisch 5-071.43♦
–– lumbal, offen 5-071.40♦
–– thorakoabdominal 5-071.42♦
– Rest-
–– abdominal, offen 5-072.21♦
–– laparoskopisch 5-072.23♦
–– lumbal, offen 5-072.20♦
–– thorakoabdominal 5-072.22♦
– thorakoabdominal
–– mit Ovariektomie 5-072.12♦
–– ohne Ovariektomie 5-072.02♦
Adrenalorrhaphie
– abdominal, offen 5-073.11♦
– laparoskopisch 5-073.13♦
– lumbal, offen 5-073.10♦
– thorakoabdominal 5-073.12♦
Adrenalotomie
– abdominal, offen, mit Drainage 5-073.01♦
– laparoskopisch, mit Drainage 5-073.03♦
– lumbal, offen, mit Drainage 5-073.00♦
– thorakoabdominal, mit Drainage 5-073.02♦
Adsorption
– Granulozyten, und Monozyten, Zellulose-Perlen, bei Zellapherese 8-825.0
– zur Entfernung, Substanz, hydrophob 8-821.2
–– mittelmolekular 8-821.2
–– niedrigmolekular 8-821.2
– Zytokine 8-821.2
AEP [Akustisch evozierte Potentiale], Registrierung 1-208.0
Ätzmittel, Applikation, Haut
– Axilla, lokal 5-914.06♦
– Bauchregion, lokal 5-914.0b
– Brustwand, lokal 5-914.0a
– Ellenbogen, lokal 5-914.07♦
– Fuß, lokal 5-914.0g♦
– Genitalregion, lokal 5-914.0c
– Gesäß, lokal 5-914.0d
– Hals, lokal 5-914.05
– Hand, lokal 5-914.09♦
– Knie, lokal 5-914.0e♦
– Kopf, lokal 5-914.04
– Leistenregion, lokal 5-914.0c
– Lippe, lokal 5-914.00
– Oberarm, lokal 5-914.07♦
– Oberschenkel, lokal 5-914.0e♦
– Rücken, lokal 5-914.0a
– Schulter, lokal 5-914.06♦
– Unterarm, lokal 5-914.08♦
– Unterschenkel, lokal 5-914.0f♦
Ätzung, bei Blutstillung, Nase 5-210.0
Äußere, Wendung, Fetus 8-510.0
– misslungen 8-510.1
Aflibercept, Applikation
– intravenös
–– 150 mg bis unter 250 mg 6-007.30
–– 250 mg bis unter 350 mg 6-007.31
–– 350 mg bis unter 450 mg 6-007.32 ►

Aflibercept, Applikation *(Forts.)*
~ intravenös *(Forts.)*
-- 450 mg bis unter 550 mg 6-007.33
-- 550 mg bis unter 650 mg 6-007.34
-- 650 mg bis unter 750 mg 6-007.35
-- 750 mg bis unter 850 mg 6-007.36
-- 850 mg bis unter 950 mg 6-007.37
-- 950 mg bis unter 1.150 mg 6-007.38
-- 1.150 mg bis unter 1.350 mg 6-007.39
-- 1.350 mg bis unter 1.550 mg 6-007.3a
-- 1.550 mg bis unter 1.750 mg 6-007.3b
-- 1.750 mg bis unter 1.950 mg 6-007.3c
-- 1.950 mg bis unter 2.150 mg 6-007.3d
-- 2.150 mg bis unter 2.550 mg 6-007.3e
-- 2.550 mg bis unter 2.950 mg 6-007.3f
-- 2.950 mg bis unter 3.350 mg 6-007.3g
-- 3.350 mg bis unter 3.750 mg 6-007.3h
-- 3.750 mg bis unter 4.150 mg 6-007.3j
-- 4.150 mg bis unter 4.550 mg 6-007.3k
-- 4.550 mg oder mehr 6-007.3m
- intravitreal 6-007.2
Aggregat
- Defibrillator, Lagekorrektur, mit Zweikammer-Stimulation 5-378.45
- Entfernung
-- Defibrillator, mit
--- Einkammer-Stimulation
---- mit atrialer Detektion 5-378.0d
---- ohne atriale Detektion 5-378.0c
--- Stimulation, biventrikulär
---- mit Vorhofelektrode 5-378.0f
---- ohne Vorhofelektrode 5-378.0e
--- subkutaner Elektrode 5-378.0g
--- Zweikammer-Stimulation 5-378.05
-- Ereignis-Rekorder 5-378.07
-- Herzschrittmacher, mit
--- Einkammersystem 5-378.01
--- Zweikammersystem 5-378.02
--- Dreikammersystem
---- mit Vorhofelektrode 5-378.0b
---- ohne Vorhofelektrode 5-378.0a
--- Stimulation, biventrikulär
---- mit Vorhofelektrode 5-378.0b
---- ohne Vorhofelektrode 5-378.0a
- Ereignis-Rekorder, Lagekorrektur 5-378.47
- Gastrostimulator, nahrungsaufnahmegetriggert
-- Entfernung 5-449.q
-- Revision 5-449.q
- Herzschrittmacher, Lagekorrektur, mit
-- Einkammersystem 5-378.41
-- Zweikammersystem 5-378.42
- Lagekorrektur
-- Defibrillator, mit
--- Einkammer-Stimulation
---- mit atrialer Detektion 5-378.4d
---- ohne atriale Detektion 5-378.4c
--- Stimulation, biventrikulär
---- mit Vorhofelektrode 5-378.4f
---- ohne Vorhofelektrode 5-378.4e
--- subkutaner Elektrode 5-378.4g ►

Aggregat *(Forts.)*
~ Lagekorrektur *(Forts.)*
-- Herzschrittmacher, mit
--- Dreikammersystem
---- mit Vorhofelektrode 5-378.4b
---- ohne Vorhofelektrode 5-378.4a
--- Stimulation, biventrikulär
---- mit Vorhofelektrode 5-378.4b
---- ohne Vorhofelektrode 5-378.4a
- Magenschrittmacher
-- Entfernung 5-449.q
-- Revision 5-449.q
- und Sonde
-- Entfernung
--- Defibrillator, mit
---- Einkammer-Stimulation
----- mit atrialer Detektion 5-378.2d
----- ohne atriale Detektion 5-378.2c
---- Stimulation, biventrikulär
----- mit Vorhofelektrode 5-378.2f
----- ohne Vorhofelektrode 5-378.2e
---- subkutaner Elektrode 5-378.2g
---- Zweikammer-Stimulation 5-378.25
--- Herzschrittmacher, mit
---- Einkammersystem 5-378.21
---- Zweikammersystem 5-378.22
---- Dreikammersystem
----- mit Vorhofelektrode 5-378.2b
----- ohne Vorhofelektrode 5-378.2a
---- Stimulation, biventrikulär
----- mit Vorhofelektrode 5-378.2b
----- ohne Vorhofelektrode 5-378.2a
-- Wechsel
--- Defibrillator, mit
---- Einkammer-Stimulation
----- mit atrialer Detektion 5-378.6d
----- ohne atriale Detektion 5-378.6c
---- Ereignis-Rekorder 5-378.67
---- Stimulation, biventrikulär
----- mit Vorhofelektrode 5-378.6f
----- ohne Vorhofelektrode 5-378.6e
---- subkutaner Elektrode 5-378.6g
---- Zweikammer-Stimulation 5-378.65
--- Herzschrittmacher 5-378.60
---- mit
----- Einkammersystem 5-378.61
----- Zweikammersystem 5-378.62
----- Dreikammersystem
------ mit Vorhofelektrode 5-378.6b
------ ohne Vorhofelektrode 5-378.6a
----- Stimulation, biventrikulär
------ mit Vorhofelektrode 5-378.6b
------ ohne Vorhofelektrode 5-378.6a
- Wechsel
-- Antireflux-Stimulationssystem, Ösophagus 5-429.s2
-- Defibrillator, mit
--- Einkammer-Stimulation
---- mit atrialer Detektion 5-378.5d
---- ohne atriale Detektion 5-378.5c ►

Aggregat *(Forts.)*
~ Wechsel *(Forts.)*
~~ Defibrillator, mit *(Forts.)*
––– Stimulation, biventrikulär
–––– mit Vorhofelektrode 5-378.5f
–––– ohne Vorhofelektrode 5-378.5e
––– subkutaner Elektrode 5-378.5g
––– Zweikammer-Stimulation 5-378.55
–– Ereignis-Rekorder 5-378.57
–– Herzschrittmacher 5-378.50
––– mit
–––– Einkammersystem 5-378.51
–––– Zweikammersystem 5-378.52
–––– Dreikammersystem
––––– mit Vorhofelektrode 5-378.5b
––––– ohne Vorhofelektrode 5-378.5a
–––– Stimulation, biventrikulär
––––– mit Vorhofelektrode 5-378.5b
––––– ohne Vorhofelektrode 5-378.5a
AKE – s. Aortenklappe, Ersatz
Akkommodativ, Intraokularlinse *[nur Zusatzkode!]* 5-149.22♦
Akromioklavikulargelenk
– Abrasionsarthroplastik
–– arthroskopisch 5-812.f1♦
–– offen 5-801.h1♦
– Arthrolyse
–– arthroskopisch 5-810.21♦
–– offen 5-800.61♦
– Arthrorise, offen 5-809.11♦
– Arthrotomie, offen 5-800.01♦
– Biopsie, arthroskopisch 1-482.2♦
– Chondrogenese, matrixinduziert, autogen, arthroskopisch 5-812.g1♦
– Chondroplastik
–– arthroskopisch 5-812.e1♦
–– offen 5-801.g1♦
– Chondrozytentransplantation, matrixinduziert, autogen
–– arthroskopisch 5-812.h1♦
–– offen 5-801.k1♦
– Débridement, offen 5-800.31♦
– Denervierung, elektrothermisch, Synovialis, und Kapselgewebe, arthroskopisch 5-811.41♦
– Durchtrennung, Band
–– arthroskopisch 5-819.01♦
–– offen 5-809.01♦
– Einlegen, Medikamententräger
–– arthroskopisch 5-810.71♦
–– offen 5-800.a1♦
– Entfernung
–– Fragment, osteochondral
––– arthroskopisch 5-810.41♦
––– offen 5-800.81♦
–– Gelenkkörper, frei
––– arthroskopisch 5-810.41♦
––– offen 5-800.81♦
–– Medikamententräger
––– arthroskopisch 5-810.81♦
––– offen 5-800.b1♦ ▶

Akromioklavikulargelenk *(Forts.)*
~ Entfernung *(Forts.)*
–– Osteosynthesematerial, arthroskopisch 5-810.31♦
–– Verkalkung, periartikulär
––– arthroskopisch 5-810.51♦
––– offen 5-800.71♦
– Eröffnung, Knochen, subchondral
–– arthroskopisch 5-812.f1♦
––– mit Einbringen, Implantat, azellulär 5-812.g1♦
–––– mit homologem Vollblut angereichert 5-812.m1♦
–– offen 5-801.h1♦
––– mit Einbringen, Implantat, azellulär 5-801.n1♦
–––– mit homologem Vollblut angereichert 5-801.p1♦
– Exzision, Knorpel
–– arthroskopisch 5-812.01♦
–– offen 5-801.01♦
– Fixation, perkutan, temporär 5-809.41♦
– Fremdkörperentfernung
–– arthroskopisch 5-810.41♦
–– offen 5-800.81♦
– Gelenkspülung
–– arthroskopisch, mit Drainage
––– aseptisch 5-810.01♦
––– septisch 5-810.11♦
–– offen, mit Drainage
––– aseptisch 5-800.11♦
––– septisch 5-800.21♦
– Glättung, Knorpel
–– arthroskopisch 5-812.e1♦
–– mechanisch, offen 5-801.g1♦
– Implantation
–– Gewebekultur, in-vitro-hergestellt
––– arthroskopisch 5-812.a1♦
––– offen 5-801.c1♦
–– Knorpelersatz, metallisch, nicht-patientenindividuell, offen 5-801.m1♦
– Kapsulotomie, offen 5-800.01♦
– Knorpeltransplantation
–– arthroskopisch 5-812.91♦
–– offen 5-801.b1♦
– Luxation, Reposition
–– geschlossen
––– durch
–––– Draht 5-79a.11♦
–––– Federnagel 5-79a.g1♦
–––– Fixateur externe 5-79a.61♦
––––– mit interner Osteosynthese 5-79a.71♦
–––– intramedullären Draht 5-79a.g1♦
–––– Klammer 5-79a.e1♦
–––– Materialkombination 5-79a.81♦
–––– Schraube 5-79a.01♦
–––– Zuggurtung/Cerclage 5-79a.11♦
––– ohne Osteosynthese 8-201.1♦
–– offen
––– durch
–––– Draht 5-79b.11♦ ▶

Akromioklavikulargelenk *(Forts.)*
~ Luxation, Reposition *(Forts.)*
~~ offen *(Forts.)*
~~~ durch *(Forts.)*
---- Federnagel 5-79b.g1♦
---- Fixateur externe 5-79b.61♦
----- mit interner Osteosynthese 5-79b.71♦
---- intramedullären Draht 5-79b.g1♦
---- Klammer 5-79b.e1♦
---- Materialkombination 5-79b.81♦
---- Platte 5-79b.21♦
---- Schraube 5-79b.01♦
---- Zuggurtung/Cerclage 5-79b.11♦
--- ohne Osteosynthese 5-79b.h1♦
– Mikrofrakturierung
-- arthroskopisch 5-812.f1♦
-- offen 5-801.h1♦
– Pridie-Bohrung
-- arthroskopisch 5-812.f1♦
-- offen 5-801.h1♦
– Punktion, perkutan, therapeutisch 8-158.1♦
– Refixation, Fragment, osteochondral
-- arthroskopisch 5-812.31♦
-- offen 5-801.31♦
– Resektion
-- Band
--- arthroskopisch 5-810.91♦
--- offen 5-800.c1♦
-- Bandrest
--- arthroskopisch 5-810.91♦
--- offen 5-800.c1♦
-- Osteophyt 5-812.k1♦
– Spongiosaplastik, subchondral, offen, mit Fixation, Fragment 5-801.41♦
– Spülung, therapeutisch 8-178.1♦
– Stabilisierung, arthroskopisch 5-814.b♦
-- durch Transplantation, Sehne, frei 5-814.b♦
– Synovialektomie
-- partiell
--- arthroskopisch 5-811.21♦
--- offen 5-800.41♦
-- total
--- arthroskopisch 5-811.31♦
--- offen 5-800.51♦
– Versorgung, Fraktur, arthroskopisch assistiert *[nur Zusatzkode!]* 5-810.61♦
– Wechsel, Medikamententräger
-- arthroskopisch 5-810.71♦
-- offen 5-800.a1♦
– Zystenexstirpation, offen 5-800.91♦
Akromioplastik, offen, mit Durchtrennung, Lig. coracoacromiale 5-805.6♦
Akustisch
– evoziert, Potentiale, Registrierung 1-208.0
– Stimulation, Kochlea, direkt
-- durch Einführung, Implantat 5-209.f♦
-- Entfernung, Implantat 5-209.h♦
-- Wechsel, Implantat 5-209.g♦
Akut – s. jeweiliger durchgeführter Eingriff
Akzessorio-fazial, Anastomose, Nerv 5-058.1♦
Aldesleukin, Applikation, parenteral
– 45 Mio. IE bis unter 65 Mio. IE 6-001.80
– 65 Mio. IE bis unter 85 Mio. IE 6-001.81
– 85 Mio. IE bis unter 105 Mio. IE 6-001.82
– 105 Mio. IE bis unter 125 Mio. IE 6-001.83
– 125 Mio. IE bis unter 145 Mio. IE 6-001.84
– 145 Mio. IE bis unter 165 Mio. IE 6-001.85
– 165 Mio. IE bis unter 185 Mio. IE 6-001.86
– 185 Mio. IE bis unter 205 Mio. IE 6-001.87
– 205 Mio. IE bis unter 245 Mio. IE 6-001.88
– 245 Mio. IE bis unter 285 Mio. IE 6-001.89
– 285 Mio. IE bis unter 325 Mio. IE 6-001.8a
– 325 Mio. IE bis unter 365 Mio. IE 6-001.8b
– 365 Mio. IE bis unter 405 Mio. IE 6-001.8c
– 405 Mio. IE bis unter 445 Mio. IE 6-001.8d
– 445 Mio. IE bis unter 485 Mio. IE 6-001.8e
– 485 Mio. IE bis unter 525 Mio. IE 6-001.8f
– 525 Mio. IE bis unter 565 Mio. IE 6-001.8g
– 565 Mio. IE bis unter 625 Mio. IE 6-001.8h
– 625 Mio. IE bis unter 685 Mio. IE 6-001.8j
– 685 Mio. IE bis unter 745 Mio. IE 6-001.8k
– 745 Mio. IE bis unter 805 Mio. IE 6-001.8m
– 805 Mio. IE oder mehr 6-001.8n
Alectinib, Applikation, oral 6-00a.0
Alemtuzumab, Applikation, parenteral
– 30 mg bis unter 60 mg 6-001.00
– 60 mg bis unter 90 mg 6-001.01
– 90 mg bis unter 120 mg 6-001.02
– 120 mg bis unter 150 mg 6-001.03
– 150 mg bis unter 180 mg 6-001.04
– 180 mg bis unter 210 mg 6-001.05
– 210 mg bis unter 240 mg 6-001.06
– 240 mg bis unter 270 mg 6-001.07
– 270 mg bis unter 300 mg 6-001.08
– 300 mg bis unter 330 mg 6-001.09
– 330 mg bis unter 390 mg 6-001.0a
– 390 mg bis unter 450 mg 6-001.0b
– 450 mg bis unter 510 mg 6-001.0c
– 510 mg bis unter 570 mg 6-001.0d
– 570 mg oder mehr 6-001.0e
Algesiologisch, Diagnostik, interdisziplinär, bei chronischen Schmerzzuständen 1-910
Alglucosidase alfa, Enzymersatztherapie 6-003.7
Ali-Krogius, Operation 5-804.1♦
Alkohol, Injektion, Leber, lokal, mit Steuerung durch bildgebende Verfahren
– durch Umsteigen laparoskopisch – offen chirurgisch 5-501.42
– laparoskopisch 5-501.41
– offen 5-501.40
– perkutan 5-501.43
Alkoholgel, geliert, zur selektiven Embolisation *[nur Zusatzkode!]* 8-83b.23
Alkoholkopolymer, flüssig, zur Embolisation, selektiv *[nur Zusatzkode!]* 8-83b.21
Allergologisch
– Immuntherapie, spezifisch, mit
-- Bienengift 8-030.0
-- Wespengift 8-030.0
– Provokationstestung
-- bronchial 1-700 ►
~~~

Allergologisch *(Forts.)*
~ Provokationstestung *(Forts.)*
-- durch Stichprovokation 1-700
-- intravenös 1-700
-- kutan 1-700
-- nasal 1-700
-- oral 1-700
-- spezifisch 1-700
Allogen
- Knochenersatzmaterial, Verwendung *[nur Zusatzkode!]* 5-931.3
- Knochentransplantat, Verwendung
-- mit Anreicherung von Knochenwachstumszellen *[nur Zusatzkode!]* 5-835.d1
-- ohne Anreicherung von Knochenwachstumszellen *[nur Zusatzkode!]* 5-835.d0
- Knorpelersatzmaterial, Verwendung *[nur Zusatzkode!]* 5-931.3
- Osteosynthesematerial, Verwendung *[nur Zusatzkode!]* 5-931.3
- Retransplantation, Leichenniere, während desselben stationären Aufenthaltes 5-555.7
- Transplantation, Niere
-- Lebendspender 5-555.0
-- Leichenniere 5-555.1
Alloplastisch
- Band
-- Durchtrennung
--- abdominal, als Revision, nach Operation wegen
---- Harninkontinenz 5-599.02
---- Prolaps 5-599.02
--- perineal
---- abdominal, kombiniert, als Revision, nach Operation wegen
----- Harninkontinenz 5-599.04
----- Prolaps 5-599.04
---- als Revision, nach Operation wegen
----- Harninkontinenz 5-599.01
----- Prolaps 5-599.01
--- vaginal
---- abdominal, kombiniert, als Revision, nach Operation wegen
----- Harninkontinenz 5-599.03
----- Prolaps 5-599.03
---- als Revision, nach Operation wegen
----- Harninkontinenz 5-599.00
----- Prolaps 5-599.00
-- Resektion
--- abdominal, als Revision, nach Operation wegen
---- Harninkontinenz 5-599.02
---- Prolaps 5-599.02
--- perineal
---- abdominal, kombiniert, als Revision, nach Operation wegen
----- Harninkontinenz 5-599.04
----- Prolaps 5-599.04
---- als Revision, nach Operation wegen
----- Harninkontinenz 5-599.01
----- Prolaps 5-599.01 ►

Alloplastisch *(Forts.)*
~ Band *(Forts.)*
~~ Resektion *(Forts.)*
--- vaginal
---- abdominal, kombiniert, als Revision, nach Operation wegen
----- Harninkontinenz 5-599.03
----- Prolaps 5-599.03
---- als Revision, nach Operation wegen
----- Harninkontinenz 5-599.00
----- Prolaps 5-599.00
-- Teilresektion
--- abdominal, als Revision, nach Operation wegen
---- Harninkontinenz 5-599.02
---- Prolaps 5-599.02
--- perineal
---- abdominal, kombiniert, als Revision, nach Operation wegen
----- Harninkontinenz 5-599.04
----- Prolaps 5-599.04
---- als Revision, nach Operation wegen
----- Harninkontinenz 5-599.01
----- Prolaps 5-599.01
--- vaginal
---- abdominal, kombiniert, als Revision, nach Operation wegen
----- Harninkontinenz 5-599.03
----- Prolaps 5-599.03
---- als Revision, nach Operation wegen
----- Harninkontinenz 5-599.00
----- Prolaps 5-599.00
- Hinterkammerlinse, Entfernung 5-147.3♦
- Implantat *[nur Zusatzkode!]* 5-930.4
-- Einführung, bei Wechsel, Orbitaimplantat 5-165.30♦
- Material, zur
-- Suspensionsoperation, bei Harninkontinenz, beim Mann 5-598.0
-- Zügeloperation, bei Harninkontinenz, beim Mann 5-598.0
- Netz
-- Durchtrennung
--- abdominal, als Revision, nach Operation wegen
---- Harninkontinenz 5-599.02
---- Prolaps 5-599.02
--- perineal
---- abdominal, kombiniert, als Revision, nach Operation wegen
----- Harninkontinenz 5-599.04
----- Prolaps 5-599.04
---- als Revision, nach Operation wegen
----- Harninkontinenz 5-599.01
----- Prolaps 5-599.01
--- vaginal
---- abdominal, kombiniert, als Revision, nach Operation wegen
----- Harninkontinenz 5-599.03
----- Prolaps 5-599.03 ►

Alloplastisch *(Forts.)*
~ Netz *(Forts.)*
~~ Durchtrennung *(Forts.)*
~~~ vaginal *(Forts.)*
–––– als Revision, nach Operation wegen
––––– Harninkontinenz 5-599.00
––––– Prolaps 5-599.00
–– Resektion
––– abdominal, als Revision, nach Operation wegen
–––– Harninkontinenz 5-599.02
–––– Prolaps 5-599.02
––– perineal
–––– abdominal, kombiniert, als Revision, nach Operation wegen
––––– Harninkontinenz 5-599.04
––––– Prolaps 5-599.04
–––– als Revision, nach Operation wegen
––––– Harninkontinenz 5-599.01
––––– Prolaps 5-599.01
––– vaginal
–––– abdominal, kombiniert, als Revision, nach Operation wegen
––––– Harninkontinenz 5-599.03
––––– Prolaps 5-599.03
–––– als Revision, nach Operation wegen
––––– Harninkontinenz 5-599.00
––––– Prolaps 5-599.00
–– Teilresektion
––– abdominal, als Revision, nach Operation wegen
–––– Harninkontinenz 5-599.02
–––– Prolaps 5-599.02
––– perineal
–––– abdominal, kombiniert, als Revision, nach Operation wegen
––––– Harninkontinenz 5-599.04
––––– Prolaps 5-599.04
–––– als Revision, nach Operation wegen
––––– Harninkontinenz 5-599.01
––––– Prolaps 5-599.01
––– vaginal
–––– abdominal, kombiniert, als Revision, nach Operation wegen
––––– Harninkontinenz 5-599.03
––––– Prolaps 5-599.03
–––– als Revision, nach Operation wegen
––––– Harninkontinenz 5-599.00
––––– Prolaps 5-599.00
– Orbitaimplantat
–– Einführung, sekundär, in die Tenonsche Kapsel 5-165.00♦
–– ummantelt, Einführung, sekundär, in die Tenonsche Kapsel 5-165.01♦
– Vorderkammerlinse
–– Entfernung 5-147.2♦
–– Revision 5-147.0♦
Alloprothese
– Implantation
–– mit gewebeverstärkendem Material zur Vergrößerung der Mamma 5-883.01♦ ►

Alloprothese *(Forts.)*
~ Implantation *(Forts.)*
–– ohne gewebeverstärkendes Material zur Vergrößerung der Mamma 5-883.00♦
– mit gewebeverstärkendem Material, zur Rekonstruktion, Mamma, plastisch
–– primär 5-886.51♦
–– sekundär 5-886.81♦
– ohne gewebeverstärkendes Material, zur Rekonstruktion, Mamma, plastisch
–– primär 5-886.50♦
–– sekundär 5-886.80♦
– subkutan
–– mit gewebeverstärkendem Material, zur Rekonstruktion, Mamma, plastisch
––– primär 5-886.31♦
––– sekundär 5-886.61♦
–– ohne gewebeverstärkendes Material, zur Rekonstruktion, Mamma, plastisch
––– primär 5-886.30♦
––– sekundär 5-886.60♦
– submammär, Implantation
–– mit gewebeverstärkendem Material zur Vergrößerung der Mamma 5-883.11♦
–– ohne gewebeverstärkendes Material zur Vergrößerung der Mamma 5-883.10♦
– subpektoral
–– Implantation
––– mit gewebeverstärkendem Material zur Vergrößerung der Mamma 5-883.21♦
––– ohne gewebeverstärkendes Material zur Vergrößerung der Mamma 5-883.20♦
–– mit gewebeverstärkendem Material, zur Rekonstruktion, Mamma, plastisch
––– primär 5-886.41♦
––– sekundär 5-886.71♦
–– ohne gewebeverstärkendes Material, zur Rekonstruktion, Mamma, plastisch
––– primär 5-886.40♦
––– sekundär 5-886.70♦
Allotransplantat
– dezellularisiert, zum Ersatz
–– Aortenklappe 5-351.07
–– Pulmonalklappe 5-351.37
– zum Ersatz
–– Mitralklappe
––– offen 5-351.11
–––– mit Mini-Thorakotomie 5-351.11
––– thorakoskopisch 5-351.21
–– Trikuspidalklappe 5-351.41
Alpha-1-Proteinaseninhibitor, human, Applikation, parenteral
– 600 mg bis unter 1.200 mg, bei Patienten unter 15 Jahren 8-812.00
– 1.200 mg bis unter 1.800 mg, bei Patienten unter 15 Jahren 8-812.01
– 1.800 mg bis unter 2.400 mg, bei Patienten unter 15 Jahren 8-812.02
– 2.400 mg bis unter 3.000 mg 8-812.03
– 3.000 mg bis unter 3.600 mg 8-812.04
– 3.600 mg bis unter 4.200 mg 8-812.05 ►
~~~

Alpha-1-Proteinaseninhibitor, human, Applikation, parenteral *(Forts.)*
– 4.200 mg bis unter 4.800 mg 8-812.06
– 4.800 mg bis unter 5.400 mg 8-812.07
– 5.400 mg bis unter 6.000 mg 8-812.08
– 6.000 mg bis unter 7.200 mg 8-812.09
– 7.200 mg bis unter 8.400 mg 8-812.0a
– 8.400 mg bis unter 9.600 mg 8-812.0b
– 9.600 mg bis unter 10.800 mg 8-812.0c
– 10.800 mg bis unter 13.200 mg 8-812.0d
– 13.200 mg bis unter 15.600 mg 8-812.0e
– 15.600 mg bis unter 18.000 mg 8-812.0f
– 18.000 mg bis unter 20.400 mg 8-812.0g
– 20.400 mg bis unter 22.800 mg 8-812.0h
– 22.800 mg bis unter 25.200 mg 8-812.0j
– 25.200 mg bis unter 27.600 mg 8-812.0k
– 27.600 mg bis unter 30.000 mg 8-812.0m
– 30.000 mg bis unter 34.800 mg 8-812.0n
– 34.800 mg bis unter 39.600 mg 8-812.0p
– 39.600 mg oder mehr 8-812.0q
Alveolär, Diastema, Verschluss 5-249.1
Alveolarfortsatz, Verlagerung, durch horizontale Distraktion, nach Osteotomie 5-776.9♦
Alveolarkamm
– Biopsie
–– durch Inzision 1-545.1
–– ohne Inzision 1-420.4
– Osteotomie 5-240.2
– Plastik 5-244.00
–– mit
––– Hauttransplantat 5-244.01
––– Knochentransplantat 5-244.03
––– Schleimhauttransplantat 5-244.02
–– ohne Transplantat 5-244.00
– Resektion
–– mit Rekonstruktion
––– mit Transplantat
–––– mikrovaskulär-anastomosiert 5-771.02
–––– nicht-vaskularisiert 5-771.01
––– Weich- und Hartgewebe 5-771.03
–– ohne Rekonstruktion 5-771.00
Alveolarkammbereich, Osteotomie
– frontal
–– und seitlich, Segment, mehrere, zur Verlagerung, Mittelgesicht
––– mit Distraktion 5-777.21
––– ohne Distraktion 5-777.20
–– zur Verlagerung
––– Mittelgesicht
–––– mit Distraktion 5-777.01
–––– ohne Distraktion 5-777.00
––– Untergesicht 5-776.0
– seitlich, zur Verlagerung
–– Mittelgesicht
––– mit Distraktion 5-777.11♦
––– ohne Distraktion 5-777.10♦
–– Untergesicht 5-776.1♦
Alveolen, Gebiss, Zahnfleisch
– Anpassung, Verbandplatte, herausnehmbar 5-249.4
– Blutstillung, operativ 5-249.0 ►
Alveolen, Gebiss, Zahnfleisch *(Forts.)*
– Entfernung, Verbandplatte 5-249.5
– Fixation, Verbandplatte, operativ 5-249.3
Alveoloantral, Fistelverschluss 5-225.4♦
Alveolotomie 5-240.2
Ambrisentan, Applikation, oral
– 10,0 mg bis unter 17,5 mg, bei Patienten unter 15 Jahren 6-004.20
– 17,5 mg bis unter 25,0 mg, bei Patienten unter 15 Jahren 6-004.21
– 25,0 mg bis unter 35,0 mg 6-004.22
– 35,0 mg bis unter 45,0 mg 6-004.23
– 45,0 mg bis unter 55,0 mg 6-004.24
– 55,0 mg bis unter 65,0 mg 6-004.25
– 65,0 mg bis unter 75,0 mg 6-004.26
– 75,0 mg bis unter 100,0 mg 6-004.27
– 100,0 mg bis unter 125,0 mg 6-004.28
– 125,0 mg bis unter 150,0 mg 6-004.29
– 150,0 mg bis unter 200,0 mg 6-004.2a
– 200,0 mg bis unter 250,0 mg 6-004.2b
– 250,0 mg bis unter 300,0 mg 6-004.2c
– 300,0 mg bis unter 350,0 mg 6-004.2d
– 350,0 mg bis unter 400,0 mg 6-004.2e
– 400,0 mg bis unter 450,0 mg 6-004.2f
– 450,0 mg oder mehr 6-004.2g
Aminosäure, jod-131-markiert, zur Therapie, intravenös 8-530.91
Amnion
– Drainage, zur Therapie, Fetus 5-754.11
– Punktion
–– diagnostisch 1-852
–– therapeutisch, mit
––– anschließender Auffüllung 5-753.0
––– Fetozid 5-753.2
––– Punktion, Nabelschnur 5-753.1
Amnioninfusion, kontinuierlich, über Portsystem, implantiert, subkutan 5-754.7
Amnionmembran, Transplantation, bei Plastik, Konjunktiva 5-113.4♦
Amnioskopie 1-699.2
– diagnostisch 1-699.2
– intraoperativ 1-699.2
Amniotomie 5-730
Amniozentese
– diagnostisch 1-852
– therapeutisch, mit
–– anschließender Auffüllung 5-753.0
–– Fetozid 5-753.2
–– Punktion, Nabelschnur 5-753.1
Amphotericin B, liposomal, Applikation, parenteral
– 100 mg bis unter 175 mg, bei Patienten unter 15 Jahren 6-002.q0
– 175 mg bis unter 250 mg, bei Patienten unter 15 Jahren 6-002.q1
– 250 mg bis unter 350 mg 6-002.q2
– 350 mg bis unter 450 mg 6-002.q3
– 450 mg bis unter 550 mg 6-002.q4
– 550 mg bis unter 650 mg 6-002.q5
– 650 mg bis unter 750 mg 6-002.q6
– 750 mg bis unter 850 mg 6-002.q7 ►

Amphotericin B, liposomal, Applikation, parenteral *(Forts.)*
– 850 mg bis unter 950 mg 6-002.q8
– 950 mg bis unter 1.150 mg 6-002.q9
– 1.150 mg bis unter 1.350 mg 6-002.qa
– 1.350 mg bis unter 1.550 mg 6-002.qb
– 1.550 mg bis unter 1.750 mg 6-002.qc
– 1.750 mg bis unter 1.950 mg 6-002.qd
– 1.950 mg bis unter 2.150 mg 6-002.qe
– 2.150 mg bis unter 3.150 mg 6-002.qf
– 3.150 mg bis unter 4.150 mg 6-002.qg
– 4.150 mg bis unter 5.150 mg 6-002.qh
– 5.150 mg bis unter 6.150 mg 6-002.qj
– 6.150 mg bis unter 8.650 mg 6-002.qk
– 8.650 mg bis unter 11.150 mg 6-002.qm
– 11.150 mg bis unter 13.650 mg 6-002.qn
– 13.650 mg bis unter 18.650 mg 6-002.qp
– 18.650 mg bis unter 23.650 mg 6-002.qq
– 43.650 mg oder mehr 6-002.qv
Amphotericin-B-Lipidkomplex, Applikation, parenteral
– 200 mg bis unter 400 mg, bei Patienten unter 15 Jahren 6-003.10
– 400 mg bis unter 600 mg, bei Patienten unter 15 Jahren 6-003.11
– 600 mg bis unter 800 mg 6-003.12
– 800 mg bis unter 1.000 mg 6-003.13
– 1.000 mg bis unter 1.400 mg 6-003.14
– 1.400 mg bis unter 1.800 mg 6-003.15
– 1.800 mg bis unter 2.200 mg 6-003.16
– 2.200 mg bis unter 2.600 mg 6-003.17
– 2.600 mg bis unter 3.400 mg 6-003.18
– 3.400 mg bis unter 4.200 mg 6-003.19
– 4.200 mg bis unter 5.000 mg 6-003.1a
– 5.000 mg bis unter 5.800 mg 6-003.1b
– 5.800 mg bis unter 7.400 mg 6-003.1c
– 7.400 mg bis unter 9.000 mg 6-003.1d
– 9.000 mg bis unter 10.600 mg 6-003.1e
– 10.600 mg bis unter 12.200 mg 6-003.1f
– 12.200 mg bis unter 15.400 mg 6-003.1g
– 15.400 mg bis unter 18.600 mg 6-003.1h
– 18.600 mg bis unter 21.800 mg 6-003.1j
– 21.800 mg bis unter 25.000 mg 6-003.1k
– 25.000 mg bis unter 31.400 mg 6-003.1m
– 31.400 mg bis unter 37.800 mg 6-003.1n
– 37.800 mg bis unter 44.200 mg 6-003.1p
– 44.200 mg bis unter 50.600 mg 6-003.1q
– 50.600 mg bis unter 57.000 mg 6-003.1r
– 57.000 mg bis unter 63.400 mg 6-003.1s
– 63.400 mg oder mehr 6-003.1t
Amputation
– Cervix uteri 5-673
– Finger 5-863.3♦
–– mit Plastik
––– Haut 5-863.4♦
––– Muskel 5-863.4♦
– Fuß 5-865.1♦
–– nach
––– Pirogoff 5-865.3♦
––– Spitzy 5-865.2♦
– Fußregion, Revision 5-866.5♦ ►
Amputation *(Forts.)*
– Großzehe 5-865.7♦
– Hand, Revision 5-866.2♦
– Handwurzel 5-863.1♦
– Hüftregion, Revision 5-866.3♦
– innere
–– Fußwurzel 5-865.92♦
–– Metatarsalen
––– bis zu zwei 5-865.90♦
––– mehr als zwei 5-865.91♦
––– und Phalangen
–––– bis zu zwei 5-865.90♦
–––– mehr als zwei 5-865.91♦
–– Tarsus 5-865.92♦
– interthorakoskapulär 5-862.0♦
– Kniebereich 5-864.6♦
– Mittelfuß
–– nach Lisfranc 5-865.5♦
–– transmetatarsal 5-865.6♦
– Mittelhand 5-863.2♦
– Oberarm 5-862.2♦
– Oberarmregion, Revision 5-866.0♦
– Oberschenkel 5-864.3♦
–– distal 5-864.5♦
–– hohe 5-864.4♦
–– mittlerer 5-864.5♦
–– proximal 5-864.4♦
– Oberschenkelregion, Revision 5-866.3♦
– Ohr, äußeres 5-182.2♦
– Penis
–– partiell 5-642.0
–– total 5-642.1
–– zur Emaskulation 5-642.2
– Rektum, abdominoperineal, offen 5-485.01
– Schulterregion, Revision 5-866.0♦
– transmetakarpal 5-863.a♦
– Unterarm 5-862.4♦
– Unterarmregion, Revision 5-866.1♦
– Unterschenkel 5-864.8♦
–– mittlerer 5-864.a♦
–– nach Burgess 5-864.9♦
–– proximal 5-864.9♦
–– tief, nach Syme 5-865.0♦
– Unterschenkelregion, Revision 5-866.4♦
– Vorfuß 5-865.4♦
–– nach Chopart 5-865.4♦
– Zahnwurzel
–– mit
––– orthograder Wurzelbehandlung
–––– Frontzahnbereich 5-237.11
–––– Seitenzahnbereich 5-237.21
––– retrograder Wurzelbehandlung
–––– Frontzahnbereich 5-237.12
–––– Seitenzahnbereich 5-237.22
–– ohne Wurzelbehandlung
––– Frontzahnbereich 5-237.10
––– Seitenzahnbereich 5-237.20
– Zehe 5-865.7♦
–– Endglied 5-865.7♦ ►

Amputation *(Forts.)*
– Zunge, partiell
–– durch
––– Pharyngotomie, mit Rekonstruktion, mit
–––– Fernlappen, gestielt 5-251.23
–––– Lappen, regional, gestielt 5-251.20
–––– Transplantat
––––– mikrovaskulär-anastomosiert, frei 5-251.22
––––– nicht-vaskularisiert 5-251.21
––– temporäre Mandibulotomie, mit Rekonstruktion, mit
–––– Fernlappen, gestielt 5-251.13
–––– Lappen, regional, gestielt 5-251.10
–––– Transplantat
––––– mikrovaskulär-anastomosiert, frei 5-251.12
––––– nicht-vaskularisiert 5-251.11
–– transoral, mit Rekonstruktion, mit
––– Fernlappen, gestielt 5-251.03
––– Lappen, regional, gestielt 5-251.00
––– Transplantat
–––– mikrovaskulär-anastomosiert, frei 5-251.02
–––– nicht-vaskularisiert 5-251.01
Anästhesie
– balanciert *[nur Zusatzkode!]* 8-902
– Inhalations- *[nur Zusatzkode!]* 8-901
– intravenös *[nur Zusatzkode!]* 8-900
Anal
– Abszessspaltung 5-490.0
– Fibrom, Abtragung, lokal 5-492.00
– Fissur
–– Ausschneidung 5-492.01
–– Ektomie 5-492.01
– Fisteldrainage, mit Fäden 5-491.2
– Fistelexzision
–– extrasphinktär 5-491.14
–– intersphinktär 5-491.11
–– mit Verschluss, durch Muskel-Schleimhaut-Lappen 5-491.5
–– subanodermal 5-491.16
–– subkutan 5-491.10
–– submukös 5-491.15
–– suprasphinktär 5-491.13
–– transsphinktär 5-491.12
– Fistelinzision 5-491.0
– Fistelspaltung 5-491.0
– Papillektomie, endoskopisch 5-492.2
– Polypabtragung, lokal 5-492.00
– Sphinkterorrhaphie 5-496.0
– Sphinkterotomie, posterior 5-494.x
Analatresie, Anorektoplastik, sagittal
– anterior
–– offen 5-495.00
–– perineal 5-495.01
– posterior
–– offen 5-495.10
–– perineal 5-495.11
Analdehnung 5-499.0
Analgosedierung, Patient, bis zur Vollendung des 18. Lebensjahres *[nur Zusatzkode!]* 8-903
Analkanal
– Biopsie, ohne Inzision 1-449.0
– Destruktion, lokal 5-492.1
– Exzision
–– lokal 5-492.00
–– tief 5-492.01
––– mit Teilresektion, Muskel 5-492.02
– Gewebe
–– Destruktion, lokal, endoskopisch 5-492.3
–– Exzision, lokal, endoskopisch 5-492.2
Analrand, Biopsie, ohne Inzision 1-449.1
Analsphinkter
– hydraulisch, künstlich
–– Implantation 5-496.90
–– Wechsel, Komponente
––– 2 5-496.a3
––– alle 5-496.a4
– künstlich
–– Entfernung 5-496.b
–– Wechsel
––– Ballon 5-496.a2
––– Cuff 5-496.a0
––– Verbindungspumpe 5-496.a1
– magnetisch, künstlich
–– Implantation 5-496.91
–– Wechsel, Komponente 5-496.a5
Analtumor, Exzision 5-492.02
Analyse
– DNA-Synthese, genomisch, zur Chemosensibilitätstestung, prätherapeutisch, mit Ex-vivo-Zellkultursystem 1-990.0
– Parameter
–– Apoptose, zur Chemosensibilitätstestung, prätherapeutisch, mit Ex-vivo-Zellkultursystem 1-990.2
–– Metabolismus, zur Chemosensibilitätstestung, prätherapeutisch, mit Ex-vivo-Zellkultursystem 1-990.1
– von 1 Zielstruktur, bei Untersuchung auf
–– abnorme DNA-Methylierungsmuster in soliden Neubildungen 1-995.20
–– chromosomale Alterationen/Aberrationen in soliden Neubildungen 1-995.00
–– Genmutationen in soliden Neubildungen 1-995.10
–– Klonalität in soliden Neubildungen 1-995.30
– von 2 bis 3 Zielstrukturen, bei Untersuchung auf
–– abnorme DNA-Methylierungsmuster in soliden Neubildungen 1-995.21
–– chromosomale Alterationen/Aberrationen in soliden Neubildungen 1-995.01
–– Genmutationen in soliden Neubildungen 1-995.11
–– Klonalität in soliden Neubildungen 1-995.31
– von 4 bis 10 Zielstrukturen, bei Untersuchung auf
–– abnorme DNA-Methylierungsmuster in soliden Neubildungen 1-995.22 ►

Analyse *(Forts.)*
~ von 4 bis 10 Zielstrukturen, bei Untersuchung auf *(Forts.)*
–– chromosomale Alterationen/Aberrationen in soliden Neubildungen 1-995.02
–– Genmutationen in soliden Neubildungen 1-995.12
–– Klonalität in soliden Neubildungen 1-995.32
– von 11 oder mehr Zielstrukturen, bei Untersuchung auf
–– abnorme DNA-Methylierungsmuster in soliden Neubildungen 1-995.23
–– chromosomale Alterationen/Aberrationen in soliden Neubildungen 1-995.03
–– Genmutationen in soliden Neubildungen 1-995.13
–– Klonalität in soliden Neubildungen 1-995.33
Anastomose
– A. pulmonalis sinistra, zur A. pulmonalis dextra, als Links-Rechts-Shunt 5-390.5
– A. subclavia, zur A. pulmonalis – s.a. Blalock-Taussig, Anastomose 5-390.0
– Anlegen, Gallenblase, Gänge hepatisch
–– durch Umsteigen laparoskopisch – offen chirurgisch 5-512.x2
–– endoskopisch 5-512.x3
–– laparoskopisch 5-512.x1
–– offen 5-512.x0
– Aorta descendens, zur A. pulmonalis sinistra, als Links-Rechts-Shunt 5-390.2
– Aorta, zur A. pulmonalis dextra, als Links-Rechts-Shunt 5-390.1
– bei Kolektomie, laparoskopisch, ohne Reservoir 5-456.06
– biliodigestiv
–– Aufhebung 5-519.1
–– Ductus choledochus
––– Duodenum
–––– durch Umsteigen laparoskopisch – offen chirurgisch 5-512.12
–––– endoskopisch 5-512.13
–––– laparoskopisch 5-512.11
–––– offen 5-512.10
––– Jejunum
–––– durch Umsteigen laparoskopisch – offen chirurgisch 5-512.22
––––– mit
–––––– Interposition, Darmschlinge 5-512.32
–––––– Roux-Y-Anastomose 5-512.42
–––– endoskopisch 5-512.23
–––– laparoskopisch 5-512.21
––––– mit
–––––– Interposition, Darmschlinge 5-512.31
–––––– Roux-Y-Anastomose 5-512.41
–––– offen 5-512.20
––––– mit
–––––– Interposition, Darmschlinge 5-512.30
–––––– Roux-Y-Anastomose 5-512.40
––– Magen
–––– durch Umsteigen laparoskopisch – offen chirurgisch 5-512.02 ►

Anastomose *(Forts.)*
~ biliodigestiv *(Forts.)*
~~ Ductus choledochus *(Forts.)*
~~~ Magen *(Forts.)*
–––– endoskopisch 5-512.03
–––– laparoskopisch 5-512.01
–––– offen 5-512.00
–– Ductus hepaticus
––– Duodenum
–––– durch Umsteigen laparoskopisch – offen chirurgisch 5-512.12
–––– endoskopisch 5-512.13
–––– laparoskopisch 5-512.11
–––– offen 5-512.10
––– Jejunum
–––– durch Umsteigen laparoskopisch – offen chirurgisch 5-512.22
––––– mit
–––––– Interposition, Darmschlinge 5-512.32
–––––– Roux-Y-Anastomose 5-512.42
–––– endoskopisch 5-512.23
–––– laparoskopisch 5-512.21
––––– mit
–––––– Interposition, Darmschlinge 5-512.31
–––––– Roux-Y-Anastomose 5-512.41
–––– offen 5-512.20
––––– mit
–––––– Interposition, Darmschlinge 5-512.30
–––––– Roux-Y-Anastomose 5-512.40
––– Magen
–––– durch Umsteigen laparoskopisch – offen chirurgisch 5-512.02
–––– endoskopisch 5-512.03
–––– laparoskopisch 5-512.01
–––– offen 5-512.00
–– Leberparenchym
––– Duodenum
–––– durch Umsteigen laparoskopisch – offen chirurgisch 5-512.12
–––– endoskopisch 5-512.13
–––– laparoskopisch 5-512.11
–––– offen 5-512.10
––– Jejunum
–––– durch Umsteigen laparoskopisch – offen chirurgisch 5-512.22
––––– mit
–––––– Interposition, Darmschlinge 5-512.32
–––––– Roux-Y-Anastomose 5-512.42
–––– endoskopisch 5-512.23
–––– laparoskopisch 5-512.21
––––– mit
–––––– Interposition, Darmschlinge 5-512.31
–––––– Roux-Y-Anastomose 5-512.41
–––– offen 5-512.20
––––– mit
–––––– Interposition, Darmschlinge 5-512.30
–––––– Roux-Y-Anastomose 5-512.40
––– Magen
–––– durch Umsteigen laparoskopisch – offen chirurgisch 5-512.02
–––– endoskopisch 5-512.03 ►
~~~

Anastomose *(Forts.)*
~ biliodigestiv *(Forts.)*
~~ Leberparenchym *(Forts.)*
~~~ Magen *(Forts.)*
---- laparoskopisch 5-512.01
---- offen 5-512.00
-- Umwandlung, refluxiv in antirefluxiv 5-519.2
- Bishop-Koop-, Anlegen
-- durch Umsteigen laparoskopisch – offen chirurgisch 5-463.32
-- laparoskopisch 5-463.31
-- offen 5-463.30
- bronchial, Deckung, plastisch, mit
-- Fett, perikardial, an Lunge und Bronchien *[nur Zusatzkode!]* 5-339.56♦
-- Muskeltransposition, an Lunge und Bronchien *[nur Zusatzkode!]* 5-339.51♦
-- Omentum majus, an Lunge und Bronchien *[nur Zusatzkode!]* 5-339.50♦
-- Perikard, an Lunge und Bronchien *[nur Zusatzkode!]* 5-339.62♦
-- Pleura, an Lunge und Bronchien *[nur Zusatzkode!]* 5-339.65♦
-- V. V. azygos, an Lunge und Bronchien *[nur Zusatzkode!]* 5-339.64♦
-- Zwerchfell, an Lunge und Bronchien *[nur Zusatzkode!]* 5-339.63♦
- bronchotracheal 5-334.2♦
- Bypass-
-- Darm, mehrfach 5-459.4
-- Dickdarm, zum Dickdarm 5-459.3
-- Dünndarm, zum Dickdarm 5-459.2
-- Duodenum, zum Duodenum 5-459.1
- Ductus pancreaticus
-- zum Duodenum 5-527.2
-- zum Jejunum 5-527.1
--- mit Roux-Y-Anastomose 5-527.3
-- zum Magen 5-527.0
- Dünndarm, Rektumstumpf 5-459.2
- enteroenterisch
-- mehrfach 5-459.4
-- vom
--- Dickdarm zum Dickdarm 5-459.3
--- Dünndarm zum
---- Dickdarm 5-459.2
---- Dünndarm 5-459.0
--- Duodenum zum Duodenum 5-459.1
- enterokolisch
-- vom Dickdarm zum Dickdarm 5-459.3
-- vom Dünndarm zum Dickdarm 5-459.2
- Gallengänge, Revision 5-519.3
- gastrointestinal, Revision, mit Dünndarminterponat 5-447.7
- Gefäß, Revision, an einem
-- arteriovenösen Shunt 5-394.12
-- Implantat 5-394.10
-- Transplantat 5-394.11 ►

Anastomose *(Forts.)*
- ileoanal, bei
-- Kolektomie, offen
--- mit
---- Proktomukosektomie
----- mit Reservoir 5-456.23
----- ohne Reservoir 5-456.24
---- Reservoir 5-456.03
--- ohne Reservoir 5-456.04
-- Proktokolektomie, offen
--- mit Reservoir 5-456.13
--- ohne Reservoir 5-456.14
- ileorektal 5-459.2
-- bei
--- Kolektomie, offen
---- mit
----- Proktomukosektomie
------ mit Reservoir 5-456.21
------ ohne Reservoir 5-456.22
----- Reservoir 5-456.01
---- ohne Reservoir 5-456.02
--- Proktokolektomie, offen
---- mit Reservoir 5-456.11
---- ohne Reservoir 5-456.12
- Ileum, Revision 5-467.52
- Jejunum, Revision 5-467.51
- kolokolisch 5-459.3
- Kolon, Revision 5-467.53
- kolorektal 5-459.3
- lymphovenös 5-408.0
- mit Strikturresektion, Urethra 5-584.6
- mukokutan, bei Tracheotomie, permanent 5-312.2
- nach
-- Blalock-Taussig – s.a. Anastomose, A. subclavia, und A. pulmonalis 5-390.0
-- Potts-Smith – s.a. Anastomose, Aorta descendens, zur A. pulmonalis sinistra, als Links-Rechts-Shunt 5-390.2
-- Waterston-Cooley – s.a. Anastomose, Aorta, zur A. pulmonalis dextra, als Links-Rechts-Shunt 5-390.1
- Nerv
-- akzessorio-fazial 5-058.1♦
-- faziofazial 5-058.2
-- hypoglosso-fazial 5-058.0♦
-- interkosto-faszikulär 5-058.3
- ösophagogastral, bei Resektion, Kardia 5-434.1
- Ösophagus
-- intrathorakal, mit Interposition, Dickdarm 5-426.14
-- prästernal, mit Interposition, Dickdarm 5-427.x4
- Revision, Duodenum 5-467.50
- Tuba uterina
-- abdominal, offen 5-666.a0♦
-- durch Umsteigen
--- endoskopisch – offen chirurgisch 5-666.a3♦
--- vaginal – offen chirurgisch 5-666.a4♦
-- endoskopisch 5-666.a2♦
-- laparoskopisch 5-666.a2♦ ►
~~~

Anastomose *(Forts.)*
~ Tuba uterina *(Forts.)*
-- vaginal 5-666.a5♦
--- laparoskopisch assistiert 5-666.a1♦
- Urethra, Rekonstruktion, nach Verletzung 5-584.5
- vaskulär, Deckung, plastisch, mit
-- Fett, perikardial, an Lunge und Bronchien *[nur Zusatzkode!]* 5-339.66♦
-- Muskeltransposition, an Lunge und Bronchien *[nur Zusatzkode!]* 5-339.61♦
-- Omentum majus, an Lunge und Bronchien *[nur Zusatzkode!]* 5-339.60♦
-- Perikard, an Lunge und Bronchien *[nur Zusatzkode!]* 5-339.62♦
-- Pleura, an Lunge und Bronchien *[nur Zusatzkode!]* 5-339.65♦
-- V. azygos, an Lunge und Bronchien *[nur Zusatzkode!]* 5-339.64♦
-- Zwerchfell, an Lunge und Bronchien *[nur Zusatzkode!]* 5-339.63♦
- zervikal, mit Magenhochzug, bei En-bloc-Ösophagektomie 5-426.22
- zur Beseitigung, Lymphödem 5-408.0
- zwischen Dünndarm und Dickdarm, Resektion
-- durch Umsteigen laparoskopisch – offen chirurgisch 5-455.07
-- laparoskopisch, mit
--- Anastomose 5-455.05
--- Enterostoma 5-455.06
-- offen, mit
--- Anastomose 5-455.01
--- Anastomosen-Anus praeter 5-455.04
--- Enterostoma und Blindverschluss 5-455.02
--- zwei Enterostomata 5-455.03
Anastomosenstabilisator, extraluminal, adaptierbar, Verwendung, bei AV-Fistel *[nur Zusatzkode!]* 5-392.8
Anastomosensystem, mechanisch, Anwendung
- Aorta, mit Anastomose, bei Operationen an den Koronargefäßen
-- 1 *[nur Zusatzkode!]* 5-364.00
-- 2 *[nur Zusatzkode!]* 5-364.01
-- 3 oder mehr *[nur Zusatzkode!]* 5-364.02
- Koronargefäß, mit Anastomose
-- 1 *[nur Zusatzkode!]* 5-364.10
-- 2 *[nur Zusatzkode!]* 5-364.11
-- 3 *[nur Zusatzkode!]* 5-364.12
-- 4 *[nur Zusatzkode!]* 5-364.13
-- 5 oder mehr *[nur Zusatzkode!]* 5-364.14
Anbringen
- Apparatur, orthodontisch 5-249.2
- Aufbauschiene 5-249.2
- Parodontalschiene 5-249.2
- Stereotaxiering, bei Strahlentherapie 8-527.7
- Zahnspange 5-249.2
- Zahnverdrahtung 5-249.2
Andexanet alfa, Applikation, parenteral 6-00c.0
Aneurysma – s. jeweiliger durchgeführter Eingriff
Aneurysmakorrektur, Koronargefäß 5-369.1
Aneurysmaresektion
- A. axillaris 5-382.11♦
- A. brachialis 5-382.12♦
- A. carotis 5-382.00♦
- A. carotis communis, und Sinus caroticus 5-382.01♦
- A. carotis externa 5-382.03♦
- A. carotis interna, extrakraniell 5-382.02♦
- A. dorsalis pedis 5-382.82♦
- A. femoralis 5-382.70♦
- A. fibularis 5-382.84♦
- A. gastrica 5-382.62
- A. hepatica 5-382.61
- A. iliaca communis 5-382.53♦
- A. iliaca externa 5-382.54♦
- A. iliaca interna 5-382.55♦
- A. lienalis 5-382.63
- A. mesenterica inferior 5-382.66
- A. mesenterica superior 5-382.65
- A. poplitea 5-382.72♦
- A. profunda femoris 5-382.71♦
- A. pulmonalis 5-382.42♦
- A. radialis 5-382.24♦
- A. renalis 5-382.64♦
- A. subclavia 5-382.40♦
- A. tibialis anterior 5-382.80♦
- A. tibialis posterior 5-382.83♦
- A. ulnaris 5-382.20♦
- A. vertebralis, extrakraniell 5-382.04♦
- Aorta abdominalis 5-382.33
- Aorta ascendens 5-382.30
- Aorta thoracica 5-382.32
- mit Interponat, femorofemoral 5-383.70♦
- popliteal, mit Veneninterponat 5-383.72♦
- Truncus brachiocephalicus 5-382.41♦
- Truncus coeliacus 5-382.60
- V. axillaris 5-382.94♦
- V. brachiocephalica 5-382.95♦
- V. cava inferior 5-382.97
- V. cava superior 5-382.96
- V. femoralis 5-382.9b♦
- V. iliaca communis 5-382.98♦
- V. iliaca externa 5-382.99♦
- V. iliaca interna 5-382.9a♦
- V. jugularis 5-382.91♦
- V. poplitea 5-382.9c♦
- V. pulmonalis 5-382.92♦
- V. subclavia 5-382.93♦
- Ventrikel, Herz 5-373.4
- Vorhof 5-373.3
Aneurysmaumscheidung, intrakraniell, mit alloplastischem Material 5-026.2
Aneurysmektomie, Ventrikel, Herz 5-373.4
Anfärben, im Rahmen einer Vitrektomie
- epiretinale Membranen mit Farbstofflösungen *[nur Zusatzkode!]* 5-158.5
- epiretinale Membranen mit Triamcinolon *[nur Zusatzkode!]* 5-158.5
- Glaskörper mit Farbstofflösungen *[nur Zusatzkode!]* 5-158.5 ►

Anfärben, im Rahmen einer Vitrektomie *(Forts.)*
– Glaskörper mit Triamcinolon *[nur Zusatzkode!]* 5-158.5
– Membrana limitans mit Farbstofflösungen *[nur Zusatzkode!]* 5-158.5
– Membrana limitans mit Triamcinolon *[nur Zusatzkode!]* 5-158.5
Angeboren – s. jeweiliger durchgeführter Eingriff
Angiographie – s.a. Subtraktionsangiographie, Koronarangiographie
– Auge 3-690♦
– Pulmonalis- 1-276.0
Angioplastie – s.a. Ballonangioplastie, Blade-Angioplastie, Laser-Angioplastie
– Koronararterie – s. Ballonangioplastie
– Shunt, portosystemisch, perkutan 8-839.81
– TIPS, perkutan 8-839.81
Angioskopie 1-279.9
Anhängsel, präaurikulär, Exzision 5-181.3♦
Anheben, Kieferhöhlenboden 5-774.5♦
Anidulafungin, Applikation, parenteral
– 75 mg bis unter 125 mg, bei Patienten unter 15 Jahren 6-003.k0
– 125 mg bis unter 200 mg, bei Patienten unter 15 Jahren 6-003.k1
– 200 mg bis unter 300 mg 6-003.k2
– 300 mg bis unter 400 mg 6-003.k3
– 400 mg bis unter 500 mg 6-003.k4
– 500 mg bis unter 600 mg 6-003.k5
– 600 mg bis unter 700 mg 6-003.k6
– 700 mg bis unter 800 mg 6-003.k7
– 800 mg bis unter 900 mg 6-003.k8
– 900 mg bis unter 1.000 mg 6-003.k9
– 1.000 mg bis unter 1.200 mg 6-003.ka
– 1.200 mg bis unter 1.400 mg 6-003.kb
– 1.400 mg bis unter 1.600 mg 6-003.kc
– 1.600 mg bis unter 1.800 mg 6-003.kd
– 1.800 mg bis unter 2.000 mg 6-003.ke
– 2.000 mg bis unter 2.400 mg 6-003.kf
– 2.400 mg bis unter 2.800 mg 6-003.kg
– 2.800 mg bis unter 3.200 mg 6-003.kh
– 3.200 mg bis unter 4.000 mg 6-003.kj
– 4.000 mg bis unter 4.800 mg 6-003.kk
– 4.800 mg bis unter 5.600 mg 6-003.km
– 5.600 mg bis unter 6.400 mg 6-003.kn
– 6.400 mg bis unter 8.000 mg 6-003.kp
– 8.000 mg bis unter 9.600 mg 6-003.kq
– 9.600 mg bis unter 11.200 mg 6-003.kr
– 11.200 mg bis unter 12.800 mg 6-003.ks
– 12.800 mg oder mehr 6-003.kt
Anlage – s. Anlegen
Anlagerung, Spongiosa, periostal, autolog, bei Gingivoplastik 5-241.2
Anlegen
– Anastomose, Gallenblase, Gänge hepatisch
–– durch Umsteigen laparoskopisch – offen chirurgisch 5-512.x2
–– endoskopisch 5-512.x3
–– laparoskopisch 5-512.x1
–– offen 5-512.x0 ►

Anlegen *(Forts.)*
– Anus praeter, doppelläufig
–– Colon transversum, als selbständiger Eingriff
––– durch Umsteigen laparoskopisch – offen chirurgisch 5-460.32
––– laparoskopisch 5-460.31
––– offen 5-460.30
–– palliativ
––– Aszendensbereich, durch Umsteigen laparoskopisch – offen chirurgisch 5-460.22
––– laparoskopisch, Aszendensbereich 5-460.21
––– offen, Aszendensbereich 5-460.20
–– Querkolon, als selbständiger Eingriff
––– durch Umsteigen laparoskopisch – offen chirurgisch 5-460.32
––– laparoskopisch 5-460.31
––– offen 5-460.30
– Anus praeter sigmoidalis, doppelläufig, als selbständiger Eingriff
–– durch Umsteigen laparoskopisch – offen chirurgisch 5-460.52
–– laparoskopisch 5-460.51
–– offen 5-460.50
– Appendikostoma
–– im Rahmen eines anderen Eingriffs *[nur Zusatzkode!]* 5-462.7
–– kontinent, endständig, als selbständiger Eingriff
––– durch Umsteigen laparoskopisch – offen chirurgisch 5-461.72
––– laparoskopisch 5-461.71
––– offen 5-461.70
–– nicht-kontinent, endständig, als selbständiger Eingriff
––– durch Umsteigen laparoskopisch – offen chirurgisch 5-461.62
––– laparoskopisch 5-461.61
––– offen 5-461.60
– Aszendostoma
–– doppelläufig, als selbständiger Eingriff
––– durch Umsteigen laparoskopisch – offen chirurgisch 5-460.22
––– laparoskopisch 5-460.21
––– offen 5-460.20
–– endständig, als selbständiger Eingriff
––– durch Umsteigen laparoskopisch – offen chirurgisch 5-461.12
––– laparoskopisch 5-461.11
––– offen 5-461.10
–– im Rahmen eines anderen Eingriffs *[nur Zusatzkode!]* 5-462.3
– Aszendostomie
–– durch Umsteigen laparoskopisch – offen chirurgisch 5-463.22
–– laparoskopisch 5-463.21
–– offen 5-463.20
– AV-Fistel
–– endovaskulär, Gefäß
––– Oberarm, durch
–––– Gleichstrom 8-83c.d2♦ ►

Anlegen *(Forts.)*
~ AV-Fistel *(Forts.)*
~~ endovaskulär, Gefäß *(Forts.)*
~~~ Oberarm, durch *(Forts.)*
–––– magnetgeführte Hochfrequenzenergie 8-83c.c2♦
––– Oberschenkel, durch
–––– Einlage von Stent-Grafts zur Arterialisierung tiefer Venen 8-83c.gb♦
–––– Gleichstrom 8-83c.db♦
–––– magnetgeführte Hochfrequenzenergie 8-83c.cb♦
––– Schulter, durch
–––– Gleichstrom 8-83c.d2♦
–––– magnetgeführte Hochfrequenzenergie 8-83c.c2♦
––– Unterarm, durch
–––– Gleichstrom 8-83c.d3♦
–––– magnetgeführte Hochfrequenzenergie 8-83c.c3♦
––– Unterschenkel, durch
–––– Einlage von Stent-Grafts zur Arterialisierung tiefer Venen 8-83c.gc♦
–––– Gleichstrom 8-83c.dc♦
–––– magnetgeführte Hochfrequenzenergie 8-83c.cc♦
–– innere
––– mit
–––– Material
––––– allogen 5-392.2
––––– alloplastisch
–––––– mit Abstrom in den rechten Vorhof 5-392.31
–––––– ohne Abstrom in den rechten Vorhof 5-392.30
––––– autogen 5-392.5
–––– Nitinolkoppler, als Anastomose
––––– mit Abstrom in den rechten Vorhof 5-392.31
––––– ohne Abstrom in den rechten Vorhof 5-392.30
–––– Vorverlagerung, V. basilica 5-392.11
––– ohne Vorverlagerung, V. basilica 5-392.10
–– mit Nitinolkoppler, nahtlos, endovaskulär, Gefäß, Oberschenkel 8-83c.eb♦
– AV-Shunt, äußerer 5-392.0
– Bishop-Koop-Anastomose
–– durch Umsteigen laparoskopisch – offen chirurgisch 5-463.32
–– laparoskopisch 5-463.31
–– offen 5-463.30
– Bypass
–– A. axillaris 5-393.15♦
–– A. carotis 5-393.00♦
––– zur A. carotis 5-393.01
––– zur A. subclavia 5-393.02♦
––– zur A. vertebralis 5-393.03♦
–– A. renalis 5-393.48♦
–– A. subclavia 5-393.11♦
––– extraanatomisch 5-393.12♦ ►

Anlegen *(Forts.)*
~ Bypass *(Forts.)*
–– Aorta, zur
––– A. carotis 5-393.30♦
––– A. subclavia 5-393.31♦
–– aortoaortal 5-393.32
–– aortocarotidal, und Bypass, subclavial 5-393.30♦ 5-393.11♦
–– aortofemoral 5-393.36♦
–– aortoiliakal 5-393.33♦
–– aortoiliofemoral 5-393.35
–– aortokoronar
––– 1-fach, mit
–––– autogener Arterie 5-361.03
––––– durch
–––––– minimalinvasive Endoskopie 5-362.23
–––––– minimalinvasive Sternotomie 5-362.03
–––––– minimalinvasive Thorakotomie 5-362.13
––––– mit Telemanipulator 5-362.23
–––– autogener Vene
––––– durch
–––––– minimalinvasive Endoskopie, ohne externes Stabilisierungsnetz 5-362.27
–––––– minimalinvasive Sternotomie, ohne externes Stabilisierungsnetz 5-362.07
–––––– minimalinvasive Thorakotomie, ohne externes Stabilisierungsnetz 5-362.17
––––– mit externem Stabilisierungsnetz 5-361.08
––––– mit Telemanipulator, ohne externes Stabilisierungsnetz 5-362.27
––––– ohne externes Stabilisierungsnetz 5-361.07
–––– Prothese 5-361.06
––––– durch
–––––– minimalinvasive Endoskopie 5-362.26
–––––– minimalinvasive Sternotomie 5-362.06
–––––– minimalinvasive Thorakotomie 5-362.16
––––– mit Telemanipulator 5-362.26
–––– Xenotransplantat 5-361.05
––––– durch
–––––– minimalinvasive Endoskopie 5-362.25
–––––– minimalinvasive Sternotomie 5-362.05
–––––– minimalinvasive Thorakotomie 5-362.15
––––– mit Telemanipulator 5-362.25
––– 2-fach, mit
–––– autogenen Arterien 5-361.13
––––– durch
–––––– minimalinvasive Endoskopie 5-362.53
–––––– minimalinvasive Sternotomie 5-362.33
–––––– minimalinvasive Thorakotomie 5-362.43
–––– autogenen Venen
––––– durch
–––––– minimalinvasive Endoskopie, ohne externes Stabilisierungsnetz 5-362.57
–––––– minimalinvasive Sternotomie, ohne externes Stabilisierungsnetz 5-362.37 ►
~~~

Anlegen *(Forts.)*
~ Bypass *(Forts.)*
~~ aortokoronar *(Forts.)*
~~~ 2-fach, mit *(Forts.)*
~~~~ autogenen Venen *(Forts.)*
~~~~~ durch *(Forts.)*
–––––– minimalinvasive Thorakotomie, ohne externes Stabilisierungsnetz 5-362.47
––––– mit externem Stabilisierungsnetz 5-361.18
––––– mit Telemanipulator, ohne externes Stabilisierungsnetz 5-362.57
––––– ohne externes Stabilisierungsnetz 5-361.17
–––– Prothese 5-361.16
––––– durch
–––––– minimalinvasive Endoskopie 5-362.56
–––––– minimalinvasive Sternotomie 5-362.36
–––––– minimalinvasive Thorakotomie 5-362.46
––––– mit Telemanipulator 5-362.56
–––– Xenotransplantat 5-361.15
––––– durch
–––––– minimalinvasive Endoskopie 5-362.55
–––––– minimalinvasive Sternotomie 5-362.35
–––––– minimalinvasive Thorakotomie 5-362.45
––– 3-fach, mit
–––– autogenen Arterien 5-361.23
––––– durch
–––––– minimalinvasive Endoskopie 5-362.83
–––––– minimalinvasive Sternotomie 5-362.63
–––––– minimalinvasive Thorakotomie 5-362.73
––––– mit Telemanipulator 5-362.83
–––– autogenen Venen
––––– durch
–––––– minimalinvasive Endoskopie, ohne externes Stabilisierungsnetz 5-362.87
–––––– minimalinvasive Sternotomie, ohne externes Stabilisierungsnetz 5-362.67
–––––– minimalinvasive Thorakotomie, ohne externes Stabilisierungsnetz 5-362.77
––––– mit externem Stabilisierungsnetz 5-361.28
––––– mit Telemanipulator, ohne externes Stabilisierungsnetz 5-362.87
––––– ohne externes Stabilisierungsnetz 5-361.27
–––– Prothese 5-361.26
––––– durch
–––––– minimalinvasive Endoskopie 5-362.86
–––––– minimalinvasive Sternotomie 5-362.66
–––––– minimalinvasive Thorakotomie 5-362.76
––––– mit Telemanipulator 5-362.86
–––– Xenotransplantat 5-361.25
––––– durch
–––––– minimalinvasive Endoskopie 5-362.85 ►

Anlegen *(Forts.)*
~ Bypass *(Forts.)*
~~ aortokoronar *(Forts.)*
~~~ 3-fach, mit *(Forts.)*
~~~~ Xenotransplantat 5-361.25 *(Forts.)*
~~~~~ durch *(Forts.)*
–––––– minimalinvasive Sternotomie 5-362.65
–––––– minimalinvasive Thorakotomie 5-362.75
––––– mit Telemanipulator 5-362.85
––– 4-fach, mit
–––– autogenen Arterien 5-361.33
––––– durch
–––––– minimalinvasive Endoskopie 5-362.b3
–––––– minimalinvasive Sternotomie 5-362.93
–––––– minimalinvasive Thorakotomie 5-362.a3
––––– mit Telemanipulator 5-362.b3
–––– autogenen Venen
––––– durch
–––––– minimalinvasive Endoskopie, ohne externes Stabilisierungsnetz 5-362.b7
–––––– minimalinvasive Sternotomie, ohne externes Stabilisierungsnetz 5-362.97
–––––– minimalinvasive Thorakotomie, ohne externes Stabilisierungsnetz 5-362.a7
––––– mit externem Stabilisierungsnetz 5-361.38
––––– mit Telemanipulator, ohne externes Stabilisierungsnetz 5-362.b7
––––– ohne externes Stabilisierungsnetz 5-361.37
–––– Prothese 5-361.36
––––– durch
–––––– minimalinvasive Endoskopie 5-362.b6
–––––– minimalinvasive Sternotomie 5-362.96
–––––– minimalinvasive Thorakotomie 5-362.a6
––––– mit Telemanipulator 5-362.b6
–––– Xenotransplantat 5-361.35
––––– durch
–––––– minimalinvasive Endoskopie 5-362.b5
–––––– minimalinvasive Sternotomie 5-362.95
–––––– minimalinvasive Thorakotomie 5-362.a5
––––– mit Telemanipulator 5-362.b5
––– 5-fach, mit
–––– autogenen Arterien 5-361.43
––––– durch
–––––– minimalinvasive Endoskopie 5-362.e3
–––––– minimalinvasive Sternotomie 5-362.c3
–––––– minimalinvasive Thorakotomie 5-362.d3
––––– mit Telemanipulator 5-362.e3
–––– autogenen Venen
––––– durch
–––––– minimalinvasive Endoskopie, ohne externes Stabilisierungsnetz 5-362.e7
–––––– minimalinvasive Sternotomie, ohne externes Stabilisierungsnetz 5-362.c7 ►

Anlegen *(Forts.)*
~ Bypass *(Forts.)*
~~ aortokoronar *(Forts.)*
~~~ 5-fach, mit *(Forts.)*
~~~~ autogenen Venen *(Forts.)*
~~~~~ durch *(Forts.)*
–––––– minimalinvasive Thorakotomie, ohne externes Stabilisierungsnetz 5-362.d7
––––– mit externem Stabilisierungsnetz 5-361.48
––––– mit Telemanipulator, ohne externes Stabilisierungsnetz 5-362.e7
––––– ohne externes Stabilisierungsnetz 5-361.47
–––– Prothese 5-361.46
––––– durch
–––––– minimalinvasive Endoskopie 5-362.e6
–––––– minimalinvasive Sternotomie 5-362.c6
–––––– minimalinvasive Thorakotomie 5-362.d6
––––– mit Telemanipulator 5-362.e6
–––– Xenotransplantat 5-361.45
––––– durch
–––––– minimalinvasive Endoskopie 5-362.e5
–––––– minimalinvasive Sternotomie 5-362.c5
–––––– minimalinvasive Thorakotomie 5-362.d5
––––– mit Telemanipulator 5-362.e5
––– 6-fach oder mehr, mit
–––– autogenen Arterien 5-361.53
––––– durch
–––––– minimalinvasive Endoskopie 5-362.h3
–––––– minimalinvasive Sternotomie 5-362.f3
–––––– minimalinvasive Thorakotomie 5-362.g3
––––– mit Telemanipulator 5-362.h3
–––– autogenen Venen
––––– durch
–––––– minimalinvasive Endoskopie, ohne externes Stabilisierungsnetz 5-362.h7
–––––– minimalinvasive Sternotomie, ohne externes Stabilisierungsnetz 5-362.f7
–––––– minimalinvasive Thorakotomie, ohne externes Stabilisierungsnetz 5-362.g7
––––– mit externem Stabilisierungsnetz 5-361.58
––––– mit Telemanipulator, ohne externes Stabilisierungsnetz 5-362.h7
––––– ohne externes Stabilisierungsnetz 5-361.57
–––– Prothese 5-361.56
––––– durch
–––––– minimalinvasive Endoskopie 5-362.h6
–––––– minimalinvasive Sternotomie 5-362.f6
–––––– minimalinvasive Thorakotomie 5-362.g6
––––– mit Telemanipulator 5-362.h6
–––– Xenotransplantat 5-361.55
––––– durch
–––––– minimalinvasive Endoskopie 5-362.h5 ►

Anlegen *(Forts.)*
~ Bypass *(Forts.)*
~~ aortokoronar *(Forts.)*
~~~ 6-fach oder mehr, mit *(Forts.)*
~~~~ Xenotransplantat 5-361.55 *(Forts.)*
~~~~~ durch *(Forts.)*
–––––– minimalinvasive Sternotomie 5-362.f5
–––––– minimalinvasive Thorakotomie 5-362.g5
––––– mit Telemanipulator 5-362.h5
–– aortomesenterial 5-393.39
–– aortopopliteal 5-393.38♦
–– aortorenal 5-393.3a♦
–– Arterie
––– Extremität, obere 5-393.2♦
––– Unterschenkel 5-393.7♦
––– viszeral 5-393.49♦
–– axillobifemoral 5-393.18♦
–– axillofemoral 5-393.17♦
–– extra-intrakraniell
––– durch Transposition 5-027.0♦
––– mit Interponat 5-027.1♦
––– ohne Interponat 5-027.0♦
–– extraanatomisch, axilloaxillär 5-393.16♦
–– femoroanterior 5-393.55♦
–– femorocrural 5-393.55♦
–– femorofemoral 5-393.51♦
––– extraanatomisch 5-393.57♦
–– femorofibular 5-393.55♦
–– femoropedal 5-393.56♦
–– femoropopliteal 5-393.52♦
––– infragenual 5-393.54♦
––– oberhalb des Kniegelenkes 5-393.53♦
––– unterhalb des Kniegelenkes 5-393.54♦
–– femoroposterior 5-393.55♦
–– femorotruncal 5-393.55♦
–– ileojejunal 5-459.0
–– iliocrural 5-393.46♦
–– iliofemoral 5-393.42♦
–– ilioiliakal 5-393.41♦
–– iliopopliteal 5-393.43♦
––– oberhalb des Kniegelenkes 5-393.44♦
––– unterhalb des Kniegelenkes 5-393.45♦
–– intra-intrakraniell
––– durch Transposition 5-027.2
––– mit Interponat 5-027.3
––– ohne Interponat 5-027.2
–– Koronararterie 5-363.2
–– popliteocrural 5-393.61♦
–– popliteopedal 5-393.62♦
–– subclaviabifemoral 5-393.14♦
–– subclaviafemoral 5-393.13♦
–– venös 5-393.8
– Cimino-Shunt
–– mit Vorverlagerung, V. basilica 5-392.11
–– ohne Vorverlagerung, V. basilica 5-392.10
– Conduit
–– apikoaortal, mit bioklappentragender Gefäßprothese 5-379.a
–– ventrikulär-pulmonalarteriell, als Links-Rechts-Shunt 5-390.6 ►

Anlegen *(Forts.)*
– Cross-over-Bypass, femorofemoral 5-393.51♦
– Dacron-Bypass, iliofemoral 5-393.42♦
– Deszendostoma
–– doppelläufig, als selbständiger Eingriff
––– durch Umsteigen laparoskopisch – offen chirurgisch 5-460.42
––– laparoskopisch 5-460.41
––– offen 5-460.40
–– endständig
––– durch Umsteigen laparoskopisch – offen chirurgisch, als selbständiger Eingriff 5-461.32
––– laparoskopisch, als selbständiger Eingriff 5-461.31
––– offen, als selbständiger Eingriff 5-461.30
–– im Rahmen eines anderen Eingriffs *[nur Zusatzkode!]* 5-462.5
– Deszendostomie
–– durch Umsteigen laparoskopisch – offen chirurgisch 5-463.22
–– laparoskopisch 5-463.21
–– offen 5-463.20
– Dialyse-Goretexshunt
–– mit Abstrom in den rechten Vorhof 5-392.31
–– ohne Abstrom in den rechten Vorhof 5-392.30
– Dialyseshunt
–– mit Vorverlagerung, V. basilica 5-392.11
–– ohne Vorverlagerung, V. basilica 5-392.10
– Doppel-J-Schiene
–– perkutan-transrenal, Ureter 8-137.01♦
–– transurethral, Ureter 8-137.00♦
– Drainage, extern, am Liquorsystem
–– spinal 5-038.0
–– subdural 5-022.02
–– ventrikulär 5-022.00
–– zisternal 5-022.01
– Duodenostomie
–– durch Umsteigen laparoskopisch – offen chirurgisch 5-463.02
–– laparoskopisch 5-463.01
–– offen 5-463.00
– Enterostoma
–– Colon ascendens
––– durch Umsteigen laparoskopisch – offen chirurgisch 5-463.22
––– laparoskopisch 5-463.21
––– offen 5-463.20
–– Colon descendens
––– durch Umsteigen laparoskopisch – offen chirurgisch 5-463.22
––– laparoskopisch 5-463.21
––– offen 5-463.20
–– Colon sigmoideum
––– durch Umsteigen laparoskopisch – offen chirurgisch 5-463.22
––– laparoskopisch 5-463.21
––– offen 5-463.20 ►

Anlegen *(Forts.)*
~ Enterostoma *(Forts.)*
–– Colon transversum
––– durch Umsteigen laparoskopisch – offen chirurgisch 5-463.22
––– laparoskopisch 5-463.21
–– Zäkum
––– durch Umsteigen laparoskopisch – offen chirurgisch 5-463.22
––– laparoskopisch 5-463.21
– Ernährungsfistel
–– Duodenum
––– durch Umsteigen laparoskopisch – offen chirurgisch 5-463.02
––– laparoskopisch 5-463.01
––– offen 5-463.00
–– Jejunum
––– durch Umsteigen laparoskopisch – offen chirurgisch 5-463.12
––– laparoskopisch 5-463.11
––– offen 5-463.10
– Ernährungssonde
–– duodenal
––– endoskopisch, über eine liegende PEG-Sonde 8-125.2
––– transnasal, endoskopisch 8-125.1
–– jejunal
––– endoskopisch, über eine liegende PEG-Sonde 8-125.2
––– transnasal, endoskopisch 8-125.1
–– transnasal
––– duodenal 8-125.0
––– jejunal 8-125.0
– Gastrostomiekatheter, durch Minilaparotomie 5-431.0
– Goretexschleifenshunt
–– mit Abstrom in den rechten Vorhof 5-392.31
–– ohne Abstrom in den rechten Vorhof 5-392.30
– Harnblasenfistel, suprapubisch, perkutan 5-572.1
– Ileostoma, doppelläufig, als selbständiger Eingriff
–– durch Umsteigen laparoskopisch – offen chirurgisch 5-460.12
–– laparoskopisch 5-460.11
–– offen 5-460.10
– Ileostomie
–– endständig
––– durch Umsteigen laparoskopisch – offen chirurgisch, als selbständiger Eingriff 5-461.52
––– laparoskopisch, als selbständiger Eingriff 5-461.51
––– offen, als selbständiger Eingriff 5-461.50
–– im Rahmen eines anderen Eingriff *[nur Zusatzkode!]* 5-462.1
– Ileozäkalreservoir
–– laparoskopisch, zur Harnableitung, kutan 5-566.11
–– offen, zur Harnableitung, kutan 5-566.10 ►

Anlegen *(Forts.)*
– Ileumreservoir 5-467.72
–– laparoskopisch, zur Harnableitung, kutan 5-566.01
–– offen, zur Harnableitung, kutan 5-566.00
– Intraport 5-399.5
– Intraportsystem, intravenös 5-399.5
– Jejunostoma
–– doppelläufig, als selbständiger Eingriff
––– durch Umsteigen laparoskopisch – offen chirurgisch 5-460.02
––– laparoskopisch 5-460.01
––– offen 5-460.00
–– im Rahmen eines anderen Eingriffs *[nur Zusatzkode!]* 5-462.0
– Jejunostomie
–– durch Umsteigen laparoskopisch – offen chirurgisch 5-463.12
–– laparoskopisch 5-463.11
–– offen 5-463.10
– Jugularis-Katheter 8-831.0
– Kader-Fistel, offen, durch Gastrostomie 5-431.0
– Kardiomyoplastie, präkonditioniert und elektrostimuliert, mit Implantation, Muskelstimulator 5-379.c0
– Katheter
–– A. pulmonalis 8-832.0
–– Gefäß, zentralvenös 8-831.0
–– großlumig, zur extrakorporalen Blutzirkulation 8-831.5
–– suprapubisch 5-572.1
– Kolostomie
–– durch Umsteigen laparoskopisch – offen chirurgisch 5-463.22
–– laparoskopisch 5-463.21
–– offen 5-463.20
– Lippenfistel, zäkal, im Rahmen eines anderen Eingriffs *[nur Zusatzkode!]* 5-462.2
– Liquorshunt, mit Ableitung
–– subduroatrial 5-023.02
–– subduroperitoneal 5-023.12
–– subduropleural 5-023.22
–– ventrikuloatrial 5-023.00
–– ventrikuloperitoneal 5-023.10
–– ventrikulopleural 5-023.20
–– zisternoatrial 5-023.01
–– zisternoperitoneal 5-023.11
–– zisternopleural 5-023.21
– Magenfistel, durch
–– Direktpunktionstechnik, mit Gastropexie 5-431.21
–– Fadendurchzugsmethode 5-431.20
– Magenreservoir
–– laparoskopisch, zur kutanen Harnableitung 5-566.31
–– offen, zur kutanen Harnableitung 5-566.30
– Maske, zur Beatmung, maschinell 8-706
– Mediandrainage, Stirnhöhle 5-223.6 ►

Anlegen *(Forts.)*
– Neurostimulator
–– extrakorporal, zur
––– Rückenmarkstimulation, epidural 8-631.5
––– Stimulation, Nervensystem, peripher 8-631.5
–– teilimplantierbar, zur
––– Rückenmarkstimulation, epidural 8-631.5
––– Stimulation, Nervensystem, peripher 8-631.5
– Obturator-Bypass, extraanatomisch 5-393.47♦
– Ösophagotrachealfistel 5-429.0
– Ohrradikalhöhle, mit Tympanoplastik
–– mit Implantation
––– Auto-Ossikel 5-195.c1♦
––– Homoio-Ossikel 5-195.c3♦
––– Prothese
–––– allogen 5-195.c3♦
–––– alloplastisch 5-195.c2♦
–––– autogen 5-195.c1♦
–––– xenogen 5-195.c3♦
–– ohne Implantation, Prothese 5-195.c0♦
– PIC-Katheter 8-831.0
– PEG, durch
–– Direktpunktionstechnik, mit Gastropexie 5-431.21
–– Fadendurchzugsmethode 5-431.20
– Periduralkatheter, zur Schmerztherapie 8-910
– Pleurakatheter 8-144.2♦
– Radikalhöhle, Ohr 5-203.1♦
– Reservoir
–– am Liquorsystem
––– intrazystisch 5-022.13
––– subdural 5-022.12
––– ventrikulär 5-022.10
––– zisternal 5-022.11
–– Duodenum 5-467.70
–– Jejunum 5-467.71
–– Kolon 5-467.73
––– laparoskopisch, zur Harnableitung, kutan 5-566.21
––– offen, zur Harnableitung, kutan 5-566.20
–– subkutan, Liquorsystem, spinal 5-038.3
– Saphena-magna-Bypass
–– femoroanterior 5-393.55♦
–– femorofibular 5-393.55♦
–– femorotruncal 5-393.55♦
– Shaldon-Katheter 8-831.5
– Shunt
–– A. axillaris 5-393.15♦
–– A. carotis 5-393.00♦
––– zur A. carotis 5-393.01
––– zur A. subclavia 5-393.02♦
––– zur A. vertebralis 5-393.03♦
–– A. renalis 5-393.48♦
–– A. subclavia 5-393.11♦
–– Aorta, zur
––– A. carotis 5-393.30♦
––– A. subclavia 5-393.31♦
–– aortoaortal 5-393.32
–– aortofemoral 5-393.36♦ ►

Anlegen *(Forts.)*
~ Shunt *(Forts.)*
–– aortoiliakal 5-393.33♦
–– aortoiliofemoral 5-393.35
–– aortopopliteal 5-393.38♦
–– Arterie
––– Extremität, obere 5-393.2♦
––– Unterschenkel 5-393.7♦
––– viszeral 5-393.49♦
–– arterioarteriell, temporär, intraoperativ 5-393.9
–– arteriovenös
––– äußerer 5-392.0
––– temporär, intraoperativ 5-392.4
–– axilloaxillär, extraanatomisch 5-393.16♦
–– axillobifemoral 5-393.18♦
–– axillofemoral 5-393.17♦
–– extraanatomisch, A. subclavia 5-393.12♦
–– femorocrural 5-393.55♦
–– femorofemoral 5-393.57♦
–– femoropedal 5-393.56♦
–– femoropopliteal 5-393.52♦
––– oberhalb des Kniegelenk 5-393.53♦
––– unterhalb des Kniegelenk 5-393.54♦
–– fetoamnial, intrauterin 5-754.3
–– iliocrural 5-393.46♦
–– iliofemoral 5-393.42♦
–– ilioiliakal 5-393.41♦
–– iliopopliteal 5-393.43♦
––– oberhalb des Kniegelenkes 5-393.44♦
––– unterhalb des Kniegelenkes 5-393.45♦
–– mesenterikoportal 5-391.3
–– mesokaval 5-391.2
–– peritoneo-vaskulär 5-549.1
–– peritoneovesikal, mit Implantation, Pumpe, wiederaufladbar 5-549.6
–– popliteocrural 5-393.61♦
–– popliteopedal 5-393.62♦
–– portokaval 5-391.1
–– portosystemisch, mit Stent
––– gecovert, perkutan
–––– 1 8-839.88
–––– 2 oder mehr 8-839.8a
––– ungecovert, perkutan
–––– 1 8-839.87
–––– 2 oder mehr 8-839.89
–– splenorenal 5-391.0
–– subclaviabifemoral 5-393.14♦
–– subclaviafemoral 5-393.13♦
–– venös 5-393.8
– Sigmoideostoma
–– doppelläufig, als selbständiger Eingriff
––– durch Umsteigen laparoskopisch – offen chirurgisch 5-460.52
––– laparoskopisch 5-460.51
––– offen 5-460.50
–– endständig
––– durch Umsteigen laparoskopisch – offen chirurgisch, als selbständiger Eingriff 5-461.42 ►

Anlegen *(Forts.)*
~ Sigmoideostoma *(Forts.)*
~~ endständig *(Forts.)*
––– laparoskopisch, als selbständiger Eingriff 5-461.41
––– offen, als selbständiger Eingriff 5-461.40
–– im Rahmen eines anderen Eingriffs *[nur Zusatzkode!]* 5-462.6
– Sigmoidostomie
–– durch Umsteigen laparoskopisch – offen chirurgisch 5-463.22
–– laparoskopisch 5-463.21
–– offen 5-463.20
– Spermatozele, artifiziell 5-637.5♦
– Subclaviakatheter 8-831.0
– System, zur Vakuumtherapie
–– Abdomen, offen 5-916.a3
–– Bauchwand, tiefreichend, subfaszial 5-916.a5
–– Bereich von Nähten
––– der Faszien 5-916.a5
––– des Peritoneums 5-916.a5
–– endoösophageal 5-916.a6
–– endorektal 5-916.a4
–– Haut und Unterhaut 5-916.a0
–– tiefreichend
––– Gelenk, Extremität 5-916.a1♦
––– Knochen, Extremität 5-916.a1♦
––– Mediastinum 5-916.a2
––– Sternum 5-916.a2
––– subfaszial, Extremität 5-916.a1♦
––– Thorax 5-916.a2
– Thoraxdrainage
–– großlumig 8-144.0♦
––– durch Mini-Thorakotomie 8-144.0♦
–– kleinlumig 8-144.2♦
––– mit dauerhaftem Verweilsystem 8-144.1♦
– TIPS, mit Stent
–– gecovert, perkutan
––– 1 8-839.88
––– 2 oder mehr 8-839.8a
–– ungecovert, perkutan
––– 1 8-839.87
––– 2 oder mehr 8-839.89
– Tracheostoma
–– bei Resektion
––– krikotracheal, Trachea 5-314.31
––– Trachea 5-314.12
–– permanent 5-312.0
– Transversostoma
–– doppelläufig, als selbständiger Eingriff
––– durch Umsteigen laparoskopisch – offen chirurgisch 5-460.32
––– laparoskopisch 5-460.31
––– offen 5-460.30
–– endständig
––– durch Umsteigen laparoskopisch – offen chirurgisch, als selbständiger Eingriff 5-461.22
––– laparoskopisch, als selbständiger Eingriff 5-461.21 ►

Anlegen *(Forts.)*
~ Transversostoma *(Forts.)*
~~ endständig *(Forts.)*
––– offen, als selbständiger Eingriff 5-461.20
–– im Rahmen eines anderen Eingriffs *[nur Zusatzkode!]* 5-462.4
– Transversostomie
–– durch Umsteigen laparoskopisch – offen chirurgisch 5-463.22
–– laparoskopisch 5-463.21
–– offen 5-463.20
– Verschluss, Bauchdecke, temporär 5-541.4
– Witzel-Fistel, offen, durch Gastrostomie 5-431.0
– ZVK [zentraler Venenkatheter] 8-831.0
– Zäkostoma
–– endständig
––– durch Umsteigen laparoskopisch – offen chirurgisch, als selbständiger Eingriff 5-461.02
––– laparoskopisch, als selbständiger Eingriff 5-461.01
––– offen, als selbständiger Eingriff 5-461.00
–– im Rahmen eines anderen Eingriffs *[nur Zusatzkode!]* 5-462.2
– Zäkostomie
–– durch Umsteigen laparoskopisch – offen chirurgisch 5-463.22
–– laparoskopisch 5-463.21
–– offen 5-463.20
– Zystofix-Blasenkatheter 5-572.1
Anorektal
– Fistelverschluss 5-486.2
– Manometrie 1-315
Anorektoplastik, sagittal
– anterior
–– laparoskopisch, bei Analatresie 5-495.02
–– offen, bei Analatresie 5-495.00
–– perineal, bei Analatresie 5-495.01
– posterior
–– laparoskopisch
––– bei Analatresie 5-495.12
––– mit
–––– Fistelverschluss, zum Urogenitaltrakt, bei Analatresie 5-495.22
–––– Korrektur, Fehlbildung, Vagina, mit ortsständigem Gewebe, bei Analatresie 5-495.32
–– offen
––– bei Analatresie 5-495.10
––– mit
–––– Fistelverschluss, zum Urogenitaltrakt, bei Analatresie 5-495.20
–––– Korrektur, Fehlbildung, Vagina, mit ortsständigem Gewebe, bei Analatresie 5-495.30
–– perineal
––– bei Analatresie 5-495.11
––– mit
–––– Fistelverschluss, zum Urogenitaltrakt, bei Analatresie 5-495.21 ►

Anorektoplastik, sagittal *(Forts.)*
~ posterior *(Forts.)*
~~ perineal *(Forts.)*
~~~ mit *(Forts.)*
–––– Korrektur, Fehlbildung, Vagina, mit ortsständigem Gewebe, bei Analatresie 5-495.31
Anormal – s. jeweiliger durchgeführter Eingriff
Anpassung
– Anuloplastiering, dynamisch 5-379.b
– Aufbauschiene 5-249.2
– Brücke
–– abnehmbar 5-233.1
–– fixiert 5-233.1
–– partiell fixiert 5-233.1
– Gaumenplatte 5-249.6
– Medikamentendosis
–– intrathekal, postoperativ, nach
––– Anlegen, Medikamentenpumpe
–––– extern 8-011.30
–––– implantiert, mit Flussrate, konstant 8-011.31
––– Anlegen der implantierten programmierbaren Medikamentenpumpe, mit kontinuierlicher Abgabe, bei variablem Tagesprofil 8-011.32
–– intraventrikulär, postoperativ, nach
––– Anlegen, Medikamentenpumpe
–––– extern 8-011.30
–––– implantiert, mit Flussrate, konstant 8-011.31
––– Anlegen der implantierten programmierbaren Medikamentenpumpe, mit kontinuierlicher Abgabe, bei variablem Tagesprofil 8-011.32
– Parodontalschiene 5-249.2
– und
–– Herstellung, Epithese
––– Gesicht, Teilbereich, mehrere, mit
–––– Implantat-Fixation 8-221.3♦
–––– Klebe- oder Brillen-Fixation 8-220.3♦
––– Lippe, mit
–––– Implantat-Fixation 8-221.x♦
–––– Klebe- oder Brillen-Fixation 8-220.x♦
––– Nase, mit
–––– Implantat-Fixation 8-221.2
–––– Klebe- oder Brillen-Fixation 8-220.2
––– Ohr, mit
–––– Implantat-Fixation 8-221.0♦
–––– Klebe- oder Brillen-Fixation 8-220.0♦
––– Orbita, mit
–––– Implantat-Fixation 8-221.1♦
–––– Klebe- oder Brillen-Fixation 8-220.1♦
––– Stirn, mit
–––– Implantat-Fixation 8-221.x♦
–––– Klebe- oder Brillen-Fixation 8-220.x♦
––– Wange, mit
–––– Implantat-Fixation 8-221.x♦
–––– Klebe- oder Brillen-Fixation 8-220.x♦
–– Konstruktion, Behandlungshilfe, bei Strahlentherapie 8-527.6 ►
~~~

Anpassung *(Forts.)*
– Verbandplatte, herausnehmbar, Gebiss, Zahnfleisch, Alveolen 5-249.4
– Zahnspange 5-249.2
– Zahnverdrahtung 5-249.2
Anpressdruck, Messung, bei Ablation, bei Herzrhythmusstörungen *[nur Zusatzkode!]* 8-835.h
Anreicherung, automatisiert, mit Detektion
– CTCs, immunzytochemisch 1-993
– Tumorzellen, zirkulierend, immunzytochemisch 1-993
Antefixationsoperation, Uterus 5-693♦
Antegrad-nephroskopisch
– Entfernung, Stein, Niere 5-550.20♦
– Nephrolitholapaxie 5-550.20♦
– Nephrostomie 5-550.1♦
– Nephrotomie 5-550.0♦
– Pyeloplastik, durch
–– Erweiterung, Übergang, pyeloureteral 5-550.4♦
–– Zystenpunktion 5-550.5♦
Anterior, Anorektoplastik, sagittal, laparoskopisch, bei Analatresie 5-495.02
Anthroposophisch-medizinisch, Komplexbehandlung 8-975.3
Anti-Human-T-Lymphozyten-Immunglobulin, vom
– Kaninchen, Applikation, parenteral 8-812.3
– Pferd, Applikation, parenteral 8-812.4
Antiembolie-Schirm
– Entfernung, perkutan 8-839.7
– in zentralen Venenkatheter integriert, Einführung, perkutan 8-839.11
– nicht in zentralen Venenkatheter integriert, Einführung, perkutan 8-839.10
Antikörper
– modifiziert, zur Immuntherapie 8-547.1
– nicht-modifiziert, zur Immuntherapie 8-547.0
– radioaktiv
–– Therapie, intravenös 8-530.7
–– zur Radionuklidtherapie
––– intraarteriell 8-530.a2
––– intrakavitär 8-530.b1
Antikörperbeschichtet
– Ballon *[nur Zusatzkode!]* 8-83b.b1
– Stent
–– mit Freisetzung, Medikament, antiproliferativ *[nur Zusatzkode!]* 8-83b.e2
–– ohne antiproliferative Funktion *[nur Zusatzkode!]* 8-83b.e0
Antiluxationspfannenrand
– Entfernung, Hüftgelenk 5-821.c♦
– nicht-zementiert, Implantation, Hüftgelenk 5-820.50♦
– zementiert, Implantation, Hüftgelenk 5-820.51♦
Antimikrobiell, Beschichtung, bei Material, nicht-resorbierbar, Verwendung, für Gewebeersatz, und Gewebeverstärkung
– weniger als 10 cm² *[nur Zusatzkode!]* 5-932.50
– 10 cm² bis unter 50 cm² *[nur Zusatzkode!]* 5-932.51 ►

Antimikrobiell, Beschichtung, bei Material, nicht-resorbierbar, Verwendung, für Gewebeersatz, und Gewebeverstärkung *(Forts.)*
– 50 cm² bis unter 100 cm² *[nur Zusatzkode!]* 5-932.52
– 100 cm² bis unter 200 cm² *[nur Zusatzkode!]* 5-932.53
– 200 cm² bis unter 300 cm² *[nur Zusatzkode!]* 5-932.54
– 300 cm² bis unter 400 cm² *[nur Zusatzkode!]* 5-932.55
– 400 cm² bis unter 500 cm² *[nur Zusatzkode!]* 5-932.56
– 500 cm² bis unter 750 cm² *[nur Zusatzkode!]* 5-932.57
– 750 cm² bis unter 1.000 cm² *[nur Zusatzkode!]* 5-932.58
– 1.000 cm² oder mehr *[nur Zusatzkode!]* 5-932.59
Antireflux-Stimulationssystem, Ösophagus
– Entfernung 5-429.t
– Implantation 5-429.r
– Wechsel
–– Aggregat 5-429.s2
–– komplett 5-429.s0
–– Sonde 5-429.s1
Antirefluxiv, Ureter-Darm-Anastomose, bei Ureterosigmoideostomie, ohne Reservoirbildung 5-567.06♦
Antirefluxplastik
– isoliert, offen, nach Lich-Gregoir 5-568.90♦
– Ureter, isoliert
–– laparoskopisch 5-568.91♦
–– offen 5-568.90♦
Antirefluxsystem, magnetisch
– Entfernung
–– durch Umsteigen laparoskopisch – offen chirurgisch 5-429.q2
–– laparoskopisch 5-429.q1
–– offen 5-429.q0
– Implantation
–– durch Umsteigen laparoskopisch – offen chirurgisch 5-429.p2
–– laparoskopisch 5-429.p1
–– offen 5-429.p0
– Revision
–– durch Umsteigen laparoskopisch – offen chirurgisch 5-429.q2
–– laparoskopisch 5-429.q1
–– offen 5-429.q0
– Wechsel
–– durch Umsteigen laparoskopisch – offen chirurgisch 5-429.p2
–– laparoskopisch 5-429.p1
–– offen 5-429.p0
Antirefluxverfahren, Ösophagus, endoskopisch, mit
– Implantationstechnik 5-429.m2
– Injektionstechnik 5-429.m1
– Klammertechniken 5-429.m0
– Nahttechniken 5-429.m0 ►

Antirefluxverfahren, Ösophagus, endoskopisch, mit *(Forts.)*
– Radiofrequenzablation 5-429.m3
Antiretroviral, Therapie, hochaktiv, bei HIV-Erkrankung, mit
– 2 bis 4 Einzelsubstanzen 8-548.0
– 5 oder mehr Einzelsubstanzen 8-548.1
Antithrombin III, Transfusion
– 2.000 IE bis unter 3.500 IE, bei Patienten unter 15 Jahren 8-810.g1
– 3.500 IE bis unter 5.000 IE, bei Patienten unter 15 Jahren 8-810.g2
– 5.000 IE bis unter 7.000 IE, bei Patienten unter 15 Jahren 8-810.g3
– 150.000 IE oder mehr 8-810.gj
– 7.000 IE bis unter 10.000 IE 8-810.g4
– 10.000 IE bis unter 15.000 IE 8-810.g5
– 15.000 IE bis unter 20.000 IE 8-810.g6
– 20.000 IE bis unter 25.000 IE 8-810.g7
– 25.000 IE bis unter 30.000 IE 8-810.g8
– 30.000 IE bis unter 40.000 IE 8-810.ga
– 40.000 IE bis unter 50.000 IE 8-810.gb
– 50.000 IE bis unter 60.000 IE 8-810.gc
– 60.000 IE bis unter 70.000 IE 8-810.gd
– 70.000 IE bis unter 90.000 IE 8-810.ge
– 90.000 IE bis unter 110.000 IE 8-810.gf
– 110.000 IE bis unter 130.000 IE 8-810.gg
– 130.000 IE bis unter 150.000 IE 8-810.gh
Antrag, auf Einstufung in Pflegegrad, erfolgt 9-984.b
Antrektomie 5-434.2
Antrotomie 5-202.0♦
– mit Tympanoplastik
–– mit Implantation
––– Auto-Ossikel 5-195.b1♦
––– Homoio-Ossikel 5-195.b3♦
––– Prothese
–––– allogen 5-195.b3♦
–––– alloplastisch 5-195.b2♦
–––– autogen 5-195.b1♦
–––– xenogen 5-195.b3♦
–– ohne Implantation, Prothese 5-195.b0♦
Anuloplastiering, dynamisch, Anpassung 5-379.b
Anuloplastik
– Aortenklappe 5-353.0
–– mit Implantat 5-353.6
– Mitralklappe 5-353.1
–– transarteriell 5-35a.43
–– transvenös 5-35a.44
–– über Koronarsinus 5-35a.45
– Pulmonalklappe 5-353.3
– Trikuspidalklappe 5-353.4
Anuloraphie
– Mitralklappe, perkutan, mit
–– Band 5-35a.44
–– Naht 5-35a.43
–– Spange 5-35a.45
– Trikuspidalklappe, perkutan, mit
–– Band 5-35a.51
Anus
– Bougierung 5-499.0
– Cerclage 5-496.1
– Dilatation 5-499.0
– Fremdkörperentfernung
–– durch Inzision 5-490.0
–– ohne Inzision 8-101.b
– Implantation, Bestrahlungsmarker 5-499.f
– Injektion
–– endoskopisch 5-499.e
–– Fibrinkleber, endoskopisch 5-499.e
– Plastik, perineal 5-495.6
– Rekonstruktion, durch Grazilisplastik 5-496.5
– Sphinkter, Plastik 5-496.3
– und Sphinkterapparat
–– Naht, nach Verletzung 5-496.0
–– Rekonstruktion, durch
––– Cerclage 5-496.1
––– Erweiterungsplastik 5-496.4
––– Sphinkteromyektomie 5-496.2
Anus praeter, doppelläufig, Anlegen
– Colon transversum, als selbständiger Eingriff
–– durch Umsteigen laparoskopisch – offen chirurgisch 5-460.32
–– laparoskopisch 5-460.31
–– offen 5-460.30
– palliativ
–– Aszendensbereich, durch Umsteigen laparoskopisch – offen chirurgisch 5-460.22
–– laparoskopisch, Aszendensbereich 5-460.21
–– offen, Aszendensbereich 5-460.20
– Querkolon, als selbständiger Eingriff
–– durch Umsteigen laparoskopisch – offen chirurgisch 5-460.32
–– laparoskopisch 5-460.31
–– offen 5-460.30
Anus praeter sigmoidalis, doppelläufig, Anlegen, als selbständiger Eingriff
– durch Umsteigen laparoskopisch – offen chirurgisch 5-460.52
– laparoskopisch 5-460.51
– offen 5-460.50
Anwendung
– 3D-Bildwandler *[nur Zusatzkode!]* 3-996
– AcQMap, bei Ablation, bei Herzrhythmusstörungen *[nur Zusatzkode!]* 8-835.j
– CARTO-System, bei Ablation, bei Herzrhythmusstörungen *[nur Zusatzkode!]* 8-835.8
– diagnostisch
–– Einmal-Ureterorenoskop, flexibel *[nur Zusatzkode!]* 1-999.20
–– Ureterorenoskop, flexibel *[nur Zusatzkode!]* 1-999.2x
– Distraktor, enoral, zum Aufbau, Kiefer 5-235.9
– Einmal-Ureterorenoskop, flexibel *[nur Zusatzkode!]* 5-98b.0 ►

A

Anwendung *(Forts.)*
– Embolieprotektionssystem, Koronararterie, offen 5-360.0
–– mit
––– Implantation, Stent, Koronararterie
–––– eine
––––– 1 5-360.2
––––– 2 5-360.3
–––– mehrere, 1 5-360.4
––– Patch 5-360.1
– Endoskopiesystem *[nur Zusatzkode!]* 5-059.b
– EnSite Array, bei Ablation, bei Herzrhythmusstörungen *[nur Zusatzkode!]* 8-835.8
– EnSite HD Grid, bei Ablation, bei Herzrhythmusstörungen *[nur Zusatzkode!]* 8-835.j
– EnSite NavX, bei Ablation, bei Herzrhythmusstörungen *[nur Zusatzkode!]* 8-835.8
– EPLogix, bei Ablation, bei Herzrhythmusstörungen *[nur Zusatzkode!]* 8-835.8
– externe Vorrichtung zur Bauchdeckentraktion mit definierbarer Krafteinstellung *[nur Zusatzkode!]* 5-98j
– FIRM, bei Ablation, bei Herzrhythmusstörungen *[nur Zusatzkode!]* 8-835.g
– Fliegenmaden, Haut
–– Axilla 8-192.36♦
–– Bauchregion 8-192.3b
–– Brustwand 8-192.3a
–– Ellenbogen 8-192.37♦
–– Fuß 8-192.3g♦
–– Genitalregion 8-192.3c
–– Gesäß 8-192.3d
–– Hals 8-192.35
–– Hand 8-192.39♦
–– Knie 8-192.3e♦
–– Kopf, sonstige Teile 8-192.34
–– Leistenregion 8-192.3c
–– Lippe 8-192.30
–– Oberarm 8-192.37♦
–– Oberschenkel 8-192.3e♦
–– Rücken 8-192.3a
–– Schulter 8-192.36♦
–– Unterarm 8-192.38♦
–– Unterschenkel 8-192.3f♦
– Focal Impulse and Rotor Modulation, bei Ablation, bei Herzrhythmusstörungen *[nur Zusatzkode!]* 8-835.g
– Gefäßkoppler zur mikrovaskulären Anastomosierung mit Dopplersonographie *[nur Zusatzkode!]* 5-98c.71
– Gefäßkoppler zur mikrovaskulären Anastomosierung ohne Dopplersonographie *[nur Zusatzkode!]* 5-98c.70
– Gefäßprothese, mit integriertem Stent *[nur Zusatzkode!]* 5-39a.2
– Herz-Lungen-Maschine, mit
–– milder Hypothermie (32 bis 35 °C)
––– mit intraaortaler Ballonokklusion 8-851.11
––– ohne intraaortale Ballonokklusion 8-851.10 ►

Anwendung *(Forts.)*
~ Herz-Lungen-Maschine, mit *(Forts.)*
–– moderater Hypothermie (26 bis unter 32 °C)
––– mit intraaortaler Ballonokklusion 8-851.31
––– ohne intraaortale Ballonokklusion 8-851.30
–– Normothermie (mehr als 35 °C)
––– mit intraaortaler Ballonokklusion 8-851.01
––– ohne intraaortale Ballonokklusion 8-851.00
–– profunder Hypothermie (unter 20 °C)
––– mit intraaortaler Ballonokklusion 8-851.51
––– ohne intraaortale Ballonokklusion 8-851.50
–– tiefer Hypothermie (20 bis unter 26 °C)
––– mit intraaortaler Ballonokklusion 8-851.41
––– ohne intraaortale Ballonokklusion 8-851.40
– IntellaMap Orion, bei Ablation, bei Herzrhythmusstörungen *[nur Zusatzkode!]* 8-835.j
– Katheter, doppellumig, als Kanüle, bei
–– ECMO *[nur Zusatzkode!]* 8-852.4
–– Extrakorporaler Membranoxygenation *[nur Zusatzkode!]* 8-852.4
– Knotenersatzverfahren, mit Clip-Fixierung *[nur Zusatzkode!]* 5-98c.6
– Kryoablationsnadel
–– 1 *[nur Zusatzkode!]* 5-98h.00
–– 2 *[nur Zusatzkode!]* 5-98h.01
–– 3 *[nur Zusatzkode!]* 5-98h.02
–– 4 *[nur Zusatzkode!]* 5-98h.03
–– 5 *[nur Zusatzkode!]* 5-98h.04
–– 6 *[nur Zusatzkode!]* 5-98h.05
–– 7 *[nur Zusatzkode!]* 5-98h.06
–– 8 *[nur Zusatzkode!]* 5-98h.07
–– 9 *[nur Zusatzkode!]* 5-98h.08
–– 10 *[nur Zusatzkode!]* 5-98h.09
–– 11 *[nur Zusatzkode!]* 5-98h.0a
–– 12 *[nur Zusatzkode!]* 5-98h.0b
–– 13 *[nur Zusatzkode!]* 5-98h.0c
–– 14 *[nur Zusatzkode!]* 5-98h.0d
–– 15 *[nur Zusatzkode!]* 5-98h.0e
–– 16 *[nur Zusatzkode!]* 5-98h.0f
–– 17 *[nur Zusatzkode!]* 5-98h.0g
–– 18 *[nur Zusatzkode!]* 5-98h.0h
–– 19 *[nur Zusatzkode!]* 5-98h.0j
–– 20 oder mehr *[nur Zusatzkode!]* 5-98h.0k
– Kühlkatheter, speziell, Hypothermiebehandlung, invasiv 8-607.0
– Mappingverfahren
–– dreidimensional, elektroanatomisch, bei Ablation, bei Herzrhythmusstörungen *[nur Zusatzkode!]* 8-835.8
–– hochauflösend, multipolar, dreidimensional, elektroanatomisch, bei Ablation, bei Herzrhythmusstörungen *[nur Zusatzkode!]* 8-835.j
–– rotordetektierend, elektroanatomisch, bei Ablation, bei Herzrhythmusstörungen *[nur Zusatzkode!]* 8-835.g
– Miniaturroboter *[nur Zusatzkode!]* 5-987.2
– Nadel, zur Elektroporation, irreversibel
–– 1 *[nur Zusatzkode!]* 5-98h.10
–– 2 *[nur Zusatzkode!]* 5-98h.11
–– 3 *[nur Zusatzkode!]* 5-98h.12 ►

Anwendung *(Forts.)*
~ Nadel, zur Elektroporation, irreversibel *(Forts.)*
–– 4 *[nur Zusatzkode!]* 5-98h.13
–– 5 *[nur Zusatzkode!]* 5-98h.14
–– 6 *[nur Zusatzkode!]* 5-98h.15
–– 7 oder mehr *[nur Zusatzkode!]* 5-98h.1m
– Nahtsystem, endoskopisch *[nur Zusatzkode!]* 5-98c.5
– Navigationssystem
–– diagnostisch
––– elektromagnetisch *[nur Zusatzkode!]* 1-999.01
––– optisch *[nur Zusatzkode!]* 1-999.03
––– radiologisch *[nur Zusatzkode!]* 1-999.00
––– sonographisch *[nur Zusatzkode!]* 1-999.02
–– elektromagnetisch *[nur Zusatzkode!]* 5-988.1
–– optisch *[nur Zusatzkode!]* 5-988.3
–– radiologisch *[nur Zusatzkode!]* 5-988.0
–– sonographisch *[nur Zusatzkode!]* 5-988.2
– OP-Simulation, Gesichtsbereich, bei skelettverlagernder Operation *[nur Zusatzkode!]* 5-779.4
– PentaRay, bei Ablation, bei Herzrhythmusstörungen *[nur Zusatzkode!]* 8-835.j
– Rhythmia, bei Ablation, bei Herzrhythmusstörungen *[nur Zusatzkode!]* 8-835.8
– Speziallagerungssystem
–– Hypothermiebehandlung, nichtinvasiv 8-607.1
–– Kühlung, nichtinvasiv 8-607.1
– Steuerung, endovaskulär, endoskopisch, bei Laserablation, bei Herzrhythmusstörungen *[nur Zusatzkode!]* 8-835.e
– Stuhldrainagesystem 8-128
– Ureterorenoskop, flexibel *[nur Zusatzkode!]* 5-98b.x
Aorta
– Anastomose, zur A. pulmonalis dextra, als Links-Rechts-Shunt 5-390.1
– Anastomosensystem, mechanisch, Anwendung, mit Anastomose, bei Operationen an den Koronargefäßen
–– 1 *[nur Zusatzkode!]* 5-364.00
–– 2 *[nur Zusatzkode!]* 5-364.01
–– 3 oder mehr *[nur Zusatzkode!]* 5-364.02
– Anlegen
–– Bypass, zur
––– A. carotis 5-393.30♦
––– A. subclavia 5-393.31♦
–– Shunt, zur
––– A. carotis 5-393.30♦
––– A. subclavia 5-393.31♦
– Atherektomie, perkutan-transluminal 8-836.34
– Ballonangioplastie, perkutan-transluminal 8-836.04
– Blade-Angioplastie, perkutan-transluminal 8-836.14
– Embolisation, selektiv, perkutan-transluminal, mit
–– ablösbarem Ballon 8-836.b4
–– embolisierender Flüssigkeit 8-836.94
–– Metallspiralen 8-836.m4 ►
Aorta *(Forts.)*
~ Embolisation, selektiv, perkutan-transluminal, mit *(Forts.)*
–– Partikeln 8-836.k4
–– Schirm 8-836.c4
– Endosonographie, intravaskulär 3-05e.2
– Fräsatherektomie, perkutan-transluminal 8-836.34
– Fremdkörperentfernung, perkutan-transluminal 8-836.64
– Gefäßprothese
–– Ballonangioplastie, offen 5-380.35 8-836.0e
–– Embolektomie 5-380.35
–– Endarteriektomie 5-381.35
–– Fremdkörperentfernung 5-380.35
–– Inzision 5-380.35
–– Thrombektomie 5-380.35
–– Thrombendarteriektomie 5-381.35
– Implantation
–– Flow-Diverter, perkutan-transluminal, zur Strömungslaminierung, bei Aneurysma
––– 1 8-84b.04
––– 2 8-84b.24
––– 3 8-84b.34
––– 4 8-84b.44
––– 5 8-84b.54
––– 6 oder mehr 8-84b.64
–– Mehrschicht-Flechtstent, perkutan-transluminal, zur Strömungslaminierung, bei Aneurysma
––– 1 8-84b.04
––– 2 8-84b.24
––– 3 8-84b.34
––– 4 8-84b.44
––– 5 8-84b.54
––– 6 oder mehr 8-84b.64
–– Multilayer-Stent, perkutan-transluminal, zur Strömungslaminierung, bei Aneurysma
––– 1 8-84b.04
––– 2 8-84b.24
––– 3 8-84b.34
––– 4 8-84b.44
––– 5 8-84b.54
––– 6 oder mehr 8-84b.64
–– perkutan-transluminal
––– Cheatham-Platinum-Stent
–––– gecovert
––––– 1 8-846.04
––––– 2 oder mehr 8-846.14
–––– ungecovert
––––– 1 8-845.04
––––– 2 oder mehr 8-845.14
––– Klammern, endovaskulär, selbstexpandierend 8-83c.94
––– Stent
–––– bioresorbierbar
––––– 1 8-843.04
––––– 2 8-843.14
––––– 3 8-843.24
––––– 4 8-843.34
––––– 5 8-843.44 ►

Aorta *(Forts.)*
~ Implantation *(Forts.)*
~~ perkutan-transluminal *(Forts.)*
~~~ Stent *(Forts.)*
~~~~ bioresorbierbar *(Forts.)*
----- 6 oder mehr 8-843.54
---- gecovert, großlumig, andere
----- 1 8-84a.04
----- 2 oder mehr 8-84a.14
---- medikamentefreisetzend
----- 1 8-841.04
----- 2 8-841.14
----- 3 8-841.24
----- 4 8-841.34
----- 5 8-841.44
----- 6 oder mehr 8-841.54
---- nicht-medikamentefreisetzend
----- 1 8-840.04
----- 2 8-840.14
----- 3 8-840.24
----- 4 8-840.34
----- 5 8-840.44
----- 6 oder mehr 8-840.54
---- ungecovert, großlumig, andere
----- 1 8-849.04
----- 2 oder mehr 8-849.14
-- Stent, perkutan-transluminal, zur Strömungslaminierung, bei Aneurysma
--- 1 8-84b.04
--- 2 8-84b.24
--- 3 8-84b.34
--- 4 8-84b.44
--- 5 8-84b.54
--- 6 oder mehr 8-84b.64
-- Stent-Prothese
--- endovaskulär 5-38a.0
--- perkutan-transluminal 5-38a.0
--- mit 2 Öffnungen 5-38a.7c
--- mit 3 oder mehr Öffnungen 5-38a.7d
- Kryoplastie, perkutan-transluminal 8-836.r4
- Laser-Angioplastie, perkutan-transluminal 8-836.24
- Lithoplastie, perkutan-transluminal 8-83c.b4
- Rotationsatherektomie, perkutan-transluminal 8-83c.f4
- Rotationsthrombektomie, perkutan-transluminal 8-836.p4
- Scoring-balloon, perkutan-transluminal 8-836.14
- Stent
-- Ballonangioplastie, offen 5-380.34 8-836.04
-- Embolektomie 5-380.34
-- Exzision 5-386.34
-- Fremdkörperentfernung 5-380.34
-- Inzision 5-380.34
-- Ligatur 5-389.34
-- Rekonstruktion, plastisch 5-397.34
-- Thrombektomie 5-380.34
-- Verschluss, operativ 5-389.34
- Thrombektomie, perkutan-transluminal 8-836.84 ►

Aorta *(Forts.)*
- Thrombolyse, selektiv, perkutan-transluminal 8-836.74

Aorta abdominalis
- Aneurysmaresektion 5-382.33
- Ballonangioplastie, offen 5-380.33 8-836.04
- Embolektomie 5-380.33
- Endarteriektomie 5-381.33
- Entnahme, Transplantat 5-386.33
- Exzision 5-386.33
- Fremdkörperentfernung 5-380.33
- Implantation
-- endovaskulär, Stent-Prothese, mit Versorgung Gefäßabgang, in
--- Chimney-Technik
---- 1 5-38a.c4
---- 2 oder mehr 5-38a.c5
--- Parallelgraft-Technik
---- 1 5-38a.c4
---- 2 oder mehr 5-38a.c5
--- Periskop-Technik
---- 1 5-38a.c4
---- 2 oder mehr 5-38a.c5
--- Sandwich-Technik
---- 1 5-38a.c4
---- 2 oder mehr 5-38a.c5
--- Schnorchel-Technik
---- 1 5-38a.c4
---- 2 oder mehr 5-38a.c5
-- perkutan-transluminal, Stent-Prothese, mit Versorgung Gefäßabgang, in
--- Chimney-Technik
---- 1 5-38a.c4
---- 2 oder mehr 5-38a.c5
--- Parallelgraft-Technik
---- 1 5-38a.c4
---- 2 oder mehr 5-38a.c5
--- Periskop-Technik
---- 1 5-38a.c4
---- 2 oder mehr 5-38a.c5
--- Sandwich-Technik
---- 1 5-38a.c4
---- 2 oder mehr 5-38a.c5
--- Schnorchel-Technik
---- 1 5-38a.c4
---- 2 oder mehr 5-38a.c5
- infrarenal, Resektion, und Ersatz, mit
-- Bifurkationsprothese
--- bifemoral 5-384.75
---- bei Aneurysma 5-384.76
--- biiliakal 5-384.73
---- bei Aneurysma 5-384.74
-- Rohrprothese 5-384.71
--- bei Aneurysma 5-384.72
- Inzision 5-380.33
- Ligatur 5-389.33
- Naht 5-388.33
- Patchplastik 5-395.33
- Rekonstruktion, plastisch 5-397.33 ►

Aorta abdominalis *(Forts.)*
– Resektion, und
–– Ersatz, mit
––– Bifurkationsprothese
–––– bifemoral 5-384.55
––––– bei Aneurysma 5-384.56
–––– biiliakal 5-384.53
––––– bei Aneurysma 5-384.54
––– Rohrprothese 5-384.51
–––– bei Aneurysma 5-384.52
–– Reanastomosierung 5-382.33
– Stent-Prothese, Implantation
–– endovaskulär
––– mit Öffnung
–––– 1 5-38a.c1
–––– 2 5-38a.c2
–––– 3 oder mehr 5-38a.c3
––– ohne Öffnung 5-38a.c0
–– perkutan-transluminal
––– mit Öffnung
–––– 1 5-38a.c1
–––– 2 5-38a.c2
–––– 3 oder mehr 5-38a.c3
––– ohne Öffnung 5-38a.c0
– suprarenal, Resektion, und Ersatz, mit Rohrprothese 5-384.61
–– bei Aneurysma 5-384.62
– Thrombektomie 5-380.33
– Thrombendarteriektomie 5-381.33
– Verschluss, operativ 5-389.33
Aorta ascendens
– Aneurysmaresektion 5-382.30
– Ballonangioplastie, offen 5-380.30 8-836.04
– Embolektomie 5-380.30
– Endarteriektomie 5-381.30
– Entnahme, Transplantat 5-386.30
– Exzision 5-386.30
– Fremdkörperentfernung 5-380.30
– Implantation
–– endovaskulär, Stent-Prothese, bei Hybridverfahren *[nur Zusatzkode!]* 5-38a.a
–– endovaskulär, Stent-Prothese
––– mit Öffnung
–––– 1 5-38a.7b
–––– 2 5-38a.7c
–––– 3 5-38a.7d
––– ohne Öffnung 5-38a.70
–– endovaskulär, Stent-Prothese, mit Versorgung Gefäßabgang, in
––– Chimney-Technik
–––– 1 5-38a.7e
–––– 2 oder mehr 5-38a.7f
––– Parallelgraft-Technik
–––– 1 5-38a.7e
–––– 2 oder mehr 5-38a.7f
––– Periskop-Technik
–––– 1 5-38a.7e
–––– 2 oder mehr 5-38a.7f
––– Sandwich-Technik
–––– 1 5-38a.7e
–––– 2 oder mehr 5-38a.7f ▶

Aorta ascendens *(Forts.)*
~ Implantation *(Forts.)*
~~ endovaskulär, Stent-Prothese, mit Versorgung Gefäßabgang, in *(Forts.)*
––– Schnorchel-Technik
–––– 1 5-38a.7e
–––– 2 oder mehr 5-38a.7f
–– perkutan-transluminal, Stent-Prothese, mit
––– 1 Öffnung 5-38a.7b
––– 2 Öffnungen 5-38a.7c
––– 3 oder mehr Öffnungen 5-38a.7d
––– keiner Öffnung 5-38a.70
–– perkutan-transluminal, Stent-Prothese, mit Versorgung Gefäßabgang, in
––– Chimney-Technik
–––– 1 5-38a.7e
–––– 2 oder mehr 5-38a.7f
––– Parallelgraft-Technik
–––– 1 5-38a.7e
–––– 2 oder mehr 5-38a.7f
––– Periskop-Technik
–––– 1 5-38a.7e
–––– 2 oder mehr 5-38a.7f
––– Sandwich-Technik
–––– 1 5-38a.7e
–––– 2 oder mehr 5-38a.7f
––– Schnorchel-Technik
–––– 1 5-38a.7e
–––– 2 oder mehr 5-38a.7f
– Inzision 5-380.30
– Ligatur 5-389.30
– Naht 5-388.30
– Rekonstruktion, plastisch 5-397.30
– Resektion, und
–– Ersatz, mit
––– Hybridprothese 5-384.8
––– Rohrprothese 5-384.01
–––– bei Aneurysma 5-384.02
–––– mit Reimplantation, Koronararterie 5-384.11
––––– bei Aneurysma 5-384.12
–– Interposition, mit Hybridprothese 5-384.8
–– Reanastomosierung 5-382.30
– Thrombektomie 5-380.30
– Thrombendarteriektomie 5-381.30
– Verschluss, operativ 5-389.30
Aorta descendens
– Anastomose, zur A. pulmonalis sinistra, als Links-Rechts-Shunt 5-390.2
– Resektion, und
–– Ersatz, mit Hybridprothese 5-384.8
–– Interposition, mit Hybridprothese 5-384.8
Aorta thoracica
– Aneurysmaresektion 5-382.32
– Ballonangioplastie, offen 5-380.32 8-836.04
– Embolektomie 5-380.32
– Endarteriektomie 5-381.32
– Entnahme, Transplantat 5-386.32
– Exzision 5-386.32
– Fremdkörperentfernung 5-380.32 ▶

Aorta thoracica *(Forts.)*
– Implantation
–– endovaskulär, Stent-Prothese, bei Hybridverfahren *[nur Zusatzkode!]* 5-38a.a
–– endovaskulär, Stent-Prothese, mit Versorgung Gefäßabgang, in
––– Chimney-Technik
–––– 1 5-38a.7e
–––– 2 oder mehr 5-38a.7f
––– Parallelgraft-Technik
–––– 1 5-38a.7e
–––– 2 oder mehr 5-38a.7f
––– Periskop-Technik
–––– 1 5-38a.7e
–––– 2 oder mehr 5-38a.7f
––– Sandwich-Technik
–––– 1 5-38a.7e
–––– 2 oder mehr 5-38a.7f
––– Schnorchel-Technik
–––– 1 5-38a.7e
–––– 2 oder mehr 5-38a.7f
–– perkutan-transluminal, Stent-Prothese, mit
––– 1 Öffnung 5-38a.7b
––– 2 Öffnungen 5-38a.7c
––– 3 oder mehr Öffnungen 5-38a.7d
––– keiner Öffnung 5-38a.70
–– perkutan-transluminal, Stent-Prothese, mit Versorgung Gefäßabgang, in
––– Chimney-Technik
–––– 1 5-38a.7e
–––– 2 oder mehr 5-38a.7f
––– Parallelgraft-Technik
–––– 1 5-38a.7e
–––– 2 oder mehr 5-38a.7f
––– Periskop-Technik
–––– 1 5-38a.7e
–––– 2 oder mehr 5-38a.7f
––– Sandwich-Technik
–––– 1 5-38a.7e
–––– 2 oder mehr 5-38a.7f
––– Schnorchel-Technik
–––– 1 5-38a.7e
–––– 2 oder mehr 5-38a.7f
– Inzision 5-380.32
– Ligatur 5-389.32
– Naht 5-388.32
– Patchplastik 5-395.32
– Rekonstruktion, plastisch 5-397.32
– Resektion, und
–– Ersatz, mit Rohrprothese 5-384.31
––– bei Aneurysma 5-384.32
–– Reanastomosierung 5-382.32
– Stent-Prothese, Implantation
–– endovaskulär
––– mit Öffnung
–––– 1 5-38a.7b
–––– 2 5-38a.7c
–––– 3 oder mehr 5-38a.7d
––– ohne Öffnung 5-38a.70 ►

Aorta thoracica *(Forts.)*
– Stent-Prothese, Implantation *(Forts.)*
–– perkutan-transluminal
––– mit Öffnung
–––– 1 5-38a.7b
–––– 2 5-38a.7c
–––– 3 oder mehr 5-38a.7d
––– ohne Öffnung 5-38a.70
– Thrombektomie 5-380.32
– Thrombendarteriektomie 5-381.32
– Verschluss, operativ 5-389.32
Aorta thoracoabdominalis
– Implantation
–– endovaskulär, Stent-Prothese, bei Hybridverfahren *[nur Zusatzkode!]* 5-38a.b
–– endovaskulär, Stent-Prothese, mit Versorgung Gefäßabgang, in
––– Chimney-Technik
–––– 1 5-38a.8g
––––– und Y-Prothese, iliakal 5-38a.8g 5-38a.41♦
–––– 2 oder mehr 5-38a.8h
––––– und Y-Prothese, iliakal 5-38a.8h 5-38a.41♦
––– Parallelgraft-Technik
–––– 1 5-38a.8g
–––– 2 oder mehr 5-38a.8h
––– Periskop-Technik
–––– 1 5-38a.8g
–––– 2 oder mehr 5-38a.8h
––– Sandwich-Technik
–––– 1 5-38a.8g
–––– 2 oder mehr 5-38a.8h
––– Schnorchel-Technik
–––– 1 5-38a.8g
–––– 2 oder mehr 5-38a.8h
–– perkutan-transluminal, Stent-Prothese, mit Versorgung Gefäßabgang, in
––– Chimney-Technik
–––– 1 5-38a.8g
––––– und Y-Prothese, iliakal 5-38a.8g 5-38a.41♦
–––– 2 oder mehr 5-38a.8h
––––– und Y-Prothese, iliakal 5-38a.8h 5-38a.41♦
––– Parallelgraft-Technik
–––– 1 5-38a.8g
–––– 2 oder mehr 5-38a.8h
––– Periskop-Technik
–––– 1 5-38a.8g
–––– 2 oder mehr 5-38a.8h
––– Sandwich-Technik
–––– 1 5-38a.8g
–––– 2 oder mehr 5-38a.8h
––– Schnorchel-Technik
–––– 1 5-38a.8g
–––– 2 oder mehr 5-38a.8h
– Resektion, und Ersatz, mit Rohrprothese 5-384.41
–– bei Aneurysma 5-384.42 ►

Aorta thoracoabdominalis *(Forts.)*
– Stent-Prothese, Implantation
–– endovaskulär
––– mit Öffnung
–––– 1 5-38a.8c
––––– und iliakaler Y-Prothese 5-38a.8c 5-38a.41♦
–––– 2 5-38a.8d
––––– und iliakaler Y-Prothese 5-38a.8d 5-38a.41♦
–––– 3 5-38a.8e
––––– und iliakaler Y-Prothese 5-38a.8e 5-38a.41♦
–––– 4 oder mehr 5-38a.8f
––––– und iliakaler Y-Prothese 5-38a.8f 5-38a.41♦
––– ohne Öffnung 5-38a.80
–– perkutan-transluminal
––– mit Öffnung
–––– 1 5-38a.8c
––––– und iliakaler Y-Prothese 5-38a.8c 5-38a.41♦
–––– 2 5-38a.8d
––––– und iliakaler Y-Prothese 5-38a.8d 5-38a.41♦
–––– 3 5-38a.8e
––––– und iliakaler Y-Prothese 5-38a.8e 5-38a.41♦
–––– 4 oder mehr 5-38a.8f
––––– und iliakaler Y-Prothese 5-38a.8f 5-38a.41♦
––– ohne Öffnung 5-38a.80
Aortal, Stent-Prothese
– großlumig, Verwendung
–– 2 *[nur Zusatzkode!]* 5-38a.v0
–– 3 *[nur Zusatzkode!]* 5-38a.v1
–– 4 oder mehr *[nur Zusatzkode!]* 5-38a.v2
– Verwendung
–– 2 *[nur Zusatzkode!]* 5-38a.v0
–– 3 *[nur Zusatzkode!]* 5-38a.v1
–– 4 oder mehr *[nur Zusatzkode!]* 5-38a.v2
–– als unterste Stent-Prothese *[nur Zusatzkode!]* 5-38a.u0
Aortenbogen
– absteigender Teil, Resektion, und
–– Ersatz, mit Rohrprothese 5-384.e1
––– bei Aneurysma 5-384.e2
–– Interposition, mit Rohrprothese 5-384.e1
––– bei Aneurysma 5-384.e2
– Arteriographie 3-602
– aufsteigender Teil, Resektion, und
–– Ersatz, mit Rohrprothese 5-384.d1
––– bei Aneurysma 5-384.d2
–– Interposition, mit Rohrprothese 5-384.d1
––– bei Aneurysma 5-384.d2
– Darstellung, bei Linksherz-Katheteruntersuchung, transarteriell, mit Ventrikulographie, mit Druckmessung, Ventrikel, links 1-275.6
– gesamt, Resektion, und
–– Ersatz, mit Rohrprothese 5-384.f1
––– bei Aneurysma 5-384.f2 ►

Aortenbogen *(Forts.)*
~ gesamt, Resektion, und *(Forts.)*
–– Interposition, mit Rohrprothese 5-384.f1
––– bei Aneurysma 5-384.f2
– Implantation
–– endovaskulär, Stent-Prothese, bei Hybridverfahren *[nur Zusatzkode!]* 5-38a.a
–– endovaskulär, Stent-Prothese
––– mit Öffnung
–––– 1 5-38a.7b
–––– 2 5-38a.7c
–––– 3 5-38a.7d
––– ohne Öffnung 5-38a.70
–– endovaskulär, Stent-Prothese, mit Versorgung Gefäßabgang, in
––– Chimney-Technik
–––– 1 5-38a.7e
–––– 2 oder mehr 5-38a.7f
––– Parallelgraft-Technik
–––– 1 5-38a.7e
–––– 2 oder mehr 5-38a.7f
––– Periskop-Technik
–––– 1 5-38a.7e
–––– 2 oder mehr 5-38a.7f
––– Sandwich-Technik
–––– 1 5-38a.7e
–––– 2 oder mehr 5-38a.7f
––– Schnorchel-Technik
–––– 1 5-38a.7e
–––– 2 oder mehr 5-38a.7f
–– endovaskulär, Stent-Prothese mit 2 Öffnungen 5-38a.7c
–– perkutan-transluminal, Stent-Prothese, mit
––– 1 Öffnung 5-38a.70
––– 2 Öffnungen 5-38a.7c
––– 3 oder mehr Öffnungen 5-38a.7d
––– keiner Öffnung 5-38a.70
–– perkutan-transluminal, Stent-Prothese, mit Versorgung Gefäßabgang, in
––– Chimney-Technik
–––– 1 5-38a.7e
–––– 2 oder mehr 5-38a.7f
––– Parallelgraft-Technik
–––– 1 5-38a.7e
–––– 2 oder mehr 5-38a.7f
––– Periskop-Technik
–––– 1 5-38a.7e
–––– 2 oder mehr 5-38a.7f
––– Sandwich-Technik
–––– 1 5-38a.7e
–––– 2 oder mehr 5-38a.7f
––– Schnorchel-Technik
–––– 1 5-38a.7e
–––– 2 oder mehr 5-38a.7f
– Resektion, und
–– Ersatz, mit Hybridprothese 5-384.8
–– Interposition, mit Hybridprothese 5-384.8
– Subtraktionsangiographie, digital 3-602
– unterbrochen, Anomalie, kongenital, Operation 5-357.7

Aortenisthmus
– Atherektomie, perkutan-transluminal 8-836.35
– Ballonangioplastie, perkutan-transluminal 8-836.05
– Blade-Angioplastie, perkutan-transluminal 8-836.15
– Embolisation, selektiv, perkutan-transluminal, mit
–– ablösbarem Ballon 8-836.b5
–– embolisierender Flüssigkeit 8-836.95
–– Metallspiralen 8-836.m5
–– Partikeln 8-836.k5
–– Schirm 8-836.c5
– Fräsatherektomie, perkutan-transluminal 8-836.35
– Fremdkörperentfernung, perkutan-transluminal 8-836.65
– Implantation
–– Flow-Diverter, perkutan-transluminal, zur Strömungslaminierung, bei Aneurysma
––– 1 8-84b.05
––– 2 8-84b.25
––– 3 8-84b.35
––– 4 8-84b.45
––– 5 8-84b.55
––– 6 oder mehr 8-84b.65
–– Mehrschicht-Flechtstent, perkutan-transluminal, zur Strömungslaminierung, bei Aneurysma
––– 1 8-84b.05
––– 2 8-84b.25
––– 3 8-84b.35
––– 4 8-84b.45
––– 5 8-84b.55
––– 6 oder mehr 8-84b.65
–– Multilayer-Stent, perkutan-transluminal, zur Strömungslaminierung, bei Aneurysma
––– 1 8-84b.05
––– 2 8-84b.25
––– 3 8-84b.35
––– 4 8-84b.45
––– 5 8-84b.55
––– 6 oder mehr 8-84b.65
–– perkutan-transluminal
––– Cheatham-Platinum-Stent
–––– gecovert
––––– 1 8-846.05
––––– 2 oder mehr 8-846.15
–––– ungecovert
––––– 1 8-845.05
––––– 2 oder mehr 8-845.15
––– Klammern, endovaskulär, selbstexpandierend 8-83c.95
––– Stent
–––– bioresorbierbar
––––– 1 8-843.05
––––– 2 8-843.15
––––– 3 8-843.25
––––– 4 8-843.35
––––– 5 8-843.45
––––– 6 oder mehr 8-843.55 ►

Aortenisthmus *(Forts.)*
~ Implantation *(Forts.)*
~~ perkutan-transluminal *(Forts.)*
~~~ Stent *(Forts.)*
–––– gecovert, großlumig, andere
––––– 1 8-84a.05
––––– 2 oder mehr 8-84a.15
–––– medikamentefreisetzend
––––– 1 8-841.05
––––– 2 8-841.15
––––– 3 8-841.25
––––– 4 8-841.35
––––– 5 8-841.45
––––– 6 oder mehr 8-841.55
–––– nicht-medikamentefreisetzend
––––– 1 8-840.05
––––– 2 8-840.15
––––– 3 8-840.25
––––– 4 8-840.35
––––– 5 8-840.45
––––– 6 oder mehr 8-840.55
–––– ungecovert, großlumig, andere
––––– 1 8-849.05
––––– 2 oder mehr 8-849.15
–– Stent, perkutan-transluminal, zur Strömungslaminierung, bei Aneurysma
––– 1 8-84b.05
––– 2 8-84b.25
––– 3 8-84b.35
––– 4 8-84b.45
––– 5 8-84b.55
––– 6 oder mehr 8-84b.65
– Kryoplastie, perkutan-transluminal 8-836.r5
– Laser-Angioplastie, perkutan-transluminal 8-836.25
– Rotationsatherektomie, perkutan-transluminal 8-83c.f5
– Rotationsthrombektomie, perkutan-transluminal 8-836.p5
– Scoring-balloon, perkutan-transluminal 8-836.15
– Stenose, kongenital, Operation 5-357.1
– Thrombektomie, perkutan-transluminal 8-836.85
– Thrombolyse, selektiv, perkutan-transluminal 8-836.75

Aortenklappe
– Anuloplastik 5-353.0
–– mit Implantat 5-353.6
– Ballonvalvuloplastie, perkutan-transluminal 8-837.a0
– Ballonvalvulotomie, perkutan-transluminal 8-837.a0
– Entkalkung 5-354.06
– Ersatz
–– durch
––– "mitwachsende Herzklappe", bei Anomalie, kongenital 5-358.09
––– Allotransplantat 5-351.01
–––– bei Anomalie, kongenital 5-358.01 ►
~~~

Aortenklappe *(Forts.)*
~ Ersatz *(Forts.)*
~~ durch *(Forts.)*
~~~ Allotransplantat 5-351.01 *(Forts.)*
–––– dezellularisiert 5-351.07
––––– bei Anomalie, kongenital 5-358.09
––– Autotransplantat, und
–––– Allotransplantat, bei
––––– Anomalie, kongenital 5-358.06
––––– Erweiterungsplastik, Ausflusstrakt, linksventrikulär, bei Anomalie, kongenital 5-358.07
–––– Xenotransplantat, bei
––––– Anomalie, kongenital 5-358.06
––––– Erweiterungsplastik, Ausflusstrakt, linksventrikulär, bei Anomalie, kongenital 5-358.07
––– Autotransplantation 5-354.0c
––– ballonexpandierendes Xenotransplantat mit Fixierungsnähten 5-351.06
––– Bioprothese 5-351.02
–––– bei Anomalie, kongenital 5-358.02
––– Doppelflügelklappe 5-351.04
––– Herzklappe, "mitwachsend" 5-351.07
––– klappentragendes Conduit, bei Anomalie, kongenital 5-358.05
––– Kunststoffklappe 5-351.04
–––– bei Anomalie, kongenital 5-358.04
––– Xenotransplantat 5-351.02
–––– bei Anomalie, kongenital 5-358.02
–––– nahtfrei, selbstexpandierend 5-351.05
–––– stentless 5-351.03
––––– bei Anomalie, kongenital 5-358.03
–– Implantation
––– endovaskulär, mit Implantat, primär
–––– ballonexpandierbar 5-35a.03
–––– selbstexpandierend 5-35a.04
––– transapikal
–––– mit Verwendung eines perkutanen apikalen Zugangs- und Verschlusssystems 5-35a.02
–––– ohne Verwendung eines perkutanen apikalen Zugangs- und Verschlusssystems 5-35a.01
– Exploration, mit Thrombektomie 5-354.01
– Implantation, Gefäßprothese, klappentragend
–– biologisch 5-354.09
–– mechanisch 5-354.08
– Inspektion 5-354.01
– Kunstprothesen-, Wechsel, durch
–– ballonexpandierendes Xenotransplantat mit Fixierungsnähten 5-352.07
–– Kunstprothese 5-352.02
–– nahtfreies selbstexpandierendes Xenotransplantat 5-352.06
– mechanisch, Ersatz, durch Doppelflügelklappe 5-352.02
– mit Xenotransplantat, Wechsel, in
–– "mitwachsende Herzklappe" 5-352.08
–– dezellularisiertes Allotransplantat 5-352.08
– Prothese, Refixation 5-354.05
– Raffung 5-353.0 ►

Aortenklappe *(Forts.)*
– Rekonstruktion
–– bei Anomalie, kongenital 5-358.00
–– nach David 5-354.04
– Remodeling 5-353.x
– Resektion
–– subvalvulär
––– fibrös 5-354.02
––– muskulär 5-354.03
–– supravalvulär 5-354.04
– Taschenrekonstruktion 5-353.7
– Valvulotomie
–– geschlossen 5-350.0
–– offen 5-350.1
– Wechsel
–– Kunstprothese, durch Gefäßprothese
––– biologisch, klappentragend 5-352.05
––– mechanisch, klappentragend 5-352.04
–– Kunststoffklappe, durch Xenotransplantat 5-352.01
–– Xenotransplantat, durch
––– ballonexpandierendes Xenotransplantat mit Fixierungsnähten 5-352.07
––– Gefäßprothese
–––– biologisch, klappentragend 5-352.05
–––– mechanisch, klappentragend 5-352.04
––– Kunststoffklappe 5-352.00
––– nahtfreies selbstexpandierendes Xenotransplantat 5-352.06
––– Xenotransplantat 5-352.03

Aortenwurzel, Rekonstruktion, mit Implantation, Gefäßprothese, nach
– David 5-354.0a
– Yacoub 5-354.0b

Aortoaortal
– Bypass, Anlegen 5-393.32
– Shunt, Anlegen 5-393.32

Aortobiiliakal, Stent-Prothese, Verwendung, als unterste Stent-Prothese *[nur Zusatzkode!]* 5-38a.u2

Aortocarotidal, Bypass, Anlegen, und Bypass, subclavial 5-393.30♦ 5-393.11♦

Aortofemoral
– Bypass, Anlegen 5-393.36♦
– Shunt, Anlegen 5-393.36♦

Aortographie 1-276.1

Aortoiliakal
– Bypass, Anlegen 5-393.33♦
– Shunt, Anlegen 5-393.33♦

Aortoiliofemoral
– Bypass, Anlegen 5-393.35
– Shunt, Anlegen 5-393.35

Aortokoronar, Bypass, Anlegen
– 1-fach, mit
–– autogener Arterie 5-361.03
––– durch
–––– minimalinvasive Endoskopie 5-362.23
–––– minimalinvasive Sternotomie 5-362.03
–––– minimalinvasive Thorakotomie 5-362.13
––– mit Telemanipulator 5-362.23 ►
~~~

Aortokoronar, Bypass, Anlegen *(Forts.)*
~ 1-fach, mit *(Forts.)*
–– autogener Vene
––– durch
–––– minimalinvasive Endoskopie, ohne externes Stabilisierungsnetz 5-362.27
–––– minimalinvasive Sternotomie, ohne externes Stabilisierungsnetz 5-362.07
–––– minimalinvasive Thorakotomie, ohne externes Stabilisierungsnetz 5-362.17
––– mit externem Stabilisierungsnetz 5-361.08
––– mit Telemanipulator, ohne externes Stabilisierungsnetz 5-362.27
––– ohne externes Stabilisierungsnetz 5-361.07
–– Prothese 5-361.06
––– durch
–––– minimalinvasive Endoskopie 5-362.26
–––– minimalinvasive Sternotomie 5-362.06
–––– minimalinvasive Thorakotomie 5-362.16
––– mit Telemanipulator 5-362.26
–– Xenotransplantat 5-361.05
––– durch
–––– minimalinvasive Endoskopie 5-362.25
–––– minimalinvasive Sternotomie 5-362.05
–––– minimalinvasive Thorakotomie 5-362.15
––– mit Telemanipulator 5-362.25
– 2-fach, mit
–– autogenen Arterien 5-361.13
––– durch
–––– minimalinvasive Endoskopie 5-362.53
–––– minimalinvasive Sternotomie 5-362.33
–––– minimalinvasive Thorakotomie 5-362.43
–– autogenen Venen
––– durch
–––– minimalinvasive Endoskopie, ohne externes Stabilisierungsnetz 5-362.57
–––– minimalinvasive Sternotomie, ohne externes Stabilisierungsnetz 5-362.37
–––– minimalinvasive Thorakotomie, ohne externes Stabilisierungsnetz 5-362.47
––– mit externem Stabilisierungsnetz 5-361.18
––– mit Telemanipulator, ohne externes Stabilisierungsnetz 5-362.57
––– ohne externes Stabilisierungsnetz 5-361.17
–– Prothese 5-361.16
––– durch
–––– minimalinvasive Endoskopie 5-362.56
–––– minimalinvasive Sternotomie 5-362.36
–––– minimalinvasive Thorakotomie 5-362.46
––– mit Telemanipulator 5-362.56
–– Xenotransplantat 5-361.15
––– durch
–––– minimalinvasive Endoskopie 5-362.55
–––– minimalinvasive Sternotomie 5-362.35
–––– minimalinvasive Thorakotomie 5-362.45
– 3-fach, mit
–– autogenen Arterien 5-361.23
––– durch
–––– minimalinvasive Endoskopie 5-362.83
–––– minimalinvasive Sternotomie 5-362.63 ►

Aortokoronar, Bypass, Anlegen *(Forts.)*
~ 3-fach, mit *(Forts.)*
~~ autogenen Arterien 5-361.23 *(Forts.)*
~~~ durch *(Forts.)*
–––– minimalinvasive Thorakotomie 5-362.73
––– mit Telemanipulator 5-362.83
–– autogenen Venen
––– durch
–––– minimalinvasive Endoskopie, ohne externes Stabilisierungsnetz 5-362.87
–––– minimalinvasive Sternotomie, ohne externes Stabilisierungsnetz 5-362.67
–––– minimalinvasive Thorakotomie, ohne externes Stabilisierungsnetz 5-362.77
––– mit externem Stabilisierungsnetz 5-361.28
––– mit Telemanipulator, ohne externes Stabilisierungsnetz 5-362.37
––– ohne externes Stabilisierungsnetz 5-361.27
–– Prothese 5-361.26
––– durch
–––– minimalinvasive Endoskopie 5-362.86
–––– minimalinvasive Sternotomie 5-362.66
–––– minimalinvasive Thorakotomie 5-362.76
––– mit Telemanipulator 5-362.86
–– Xenotransplantat 5-361.25
––– durch
–––– minimalinvasive Endoskopie 5-362.85
–––– minimalinvasive Sternotomie 5-362.65
–––– minimalinvasive Thorakotomie 5-362.75
––– mit Telemanipulator 5-362.85
– 4-fach, mit
–– autogenen Arterien 5-361.33
––– durch
–––– minimalinvasive Endoskopie 5-362.b3
–––– minimalinvasive Sternotomie 5-362.93
–––– minimalinvasive Thorakotomie 5-362.a3
––– mit Telemanipulator 5-362.b3
–– autogenen Venen
––– durch
–––– minimalinvasive Endoskopie, ohne externes Stabilisierungsnetz 5-362.b7
–––– minimalinvasive Sternotomie, ohne externes Stabilisierungsnetz 5-362.97
–––– minimalinvasive Thorakotomie, ohne externes Stabilisierungsnetz 5-362.a7
––– mit externem Stabilisierungsnetz 5-361.38
––– Telemanipulator, ohne externes Stabilisierungsnetz 5-362.b7
––– ohne externes Stabilisierungsnetz 5-361.37
–– Prothese 5-361.36
––– durch
–––– minimalinvasive Endoskopie 5-362.b6
–––– minimalinvasive Sternotomie 5-362.96
–––– minimalinvasive Thorakotomie 5-362.a6
––– mit Telemanipulator 5-362.b6
–– Xenotransplantat 5-361.35
––– durch
–––– minimalinvasive Endoskopie 5-362.b5
–––– minimalinvasive Sternotomie 5-362.95
–––– minimalinvasive Thorakotomie 5-362.a5
––– mit Telemanipulator 5-362.b5 ►
~~~

Aortokoronar, Bypass, Anlegen *(Forts.)*
– 5-fach, mit
–– autogenen Arterien 5-361.43
––– durch
–––– minimalinvasive Endoskopie 5-362.e3
–––– minimalinvasive Sternotomie 5-362.c3
–––– minimalinvasive Thorakotomie 5-362.d3
––– mit Telemanipulator 5-362.e3
–– autogenen Venen
––– durch
–––– minimalinvasive Endoskopie, ohne externes Stabilisierungsnetz 5-362.e7
–––– minimalinvasive Sternotomie, ohne externes Stabilisierungsnetz 5-362.c7
–––– minimalinvasive Thorakotomie, ohne externes Stabilisierungsnetz 5-362.d7
––– mit externem Stabilisierungsnetz 5-361.48
––– mit Telemanipulator, ohne externes Stabilisierungsnetz 5-362.e7
––– ohne externes Stabilisierungsnetz 5-361.47
–– Prothese 5-361.46
––– durch
–––– minimalinvasive Endoskopie 5-362.e6
–––– minimalinvasive Sternotomie 5-362.c6
–––– minimalinvasive Thorakotomie 5-362.d6
––– mit Telemanipulator 5-362.e6
–– Xenotransplantat 5-361.45
––– durch
–––– minimalinvasive Endoskopie 5-362.e5
–––– minimalinvasive Sternotomie 5-362.c5
–––– minimalinvasive Thorakotomie 5-362.d5
––– mit Telemanipulator 5-362.e5
– 6-fach oder mehr, mit
–– autogenen Arterien 5-361.53
––– durch
–––– minimalinvasive Endoskopie 5-362.h3
–––– minimalinvasive Sternotomie 5-362.f3
–––– minimalinvasive Thorakotomie 5-362.g3
––– mit Telemanipulator 5-362.h3
–– autogenen Venen
––– durch
–––– minimalinvasive Endoskopie, ohne externes Stabilisierungsnetz 5-362.h7
–––– minimalinvasive Sternotomie, ohne externes Stabilisierungsnetz 5-362.f7
–––– minimalinvasive Thorakotomie, ohne externes Stabilisierungsnetz 5-362.g7
––– mit externem Stabilisierungsnetz 5-361.58
––– mit Telemanipulator, ohne externes Stabilisierungsnetz 5-362.h7
––– ohne externes Stabilisierungsnetz 5-361.57
–– Prothese 5-361.56
––– durch
–––– minimalinvasive Endoskopie 5-362.h6
–––– minimalinvasive Sternotomie 5-362.f6
–––– minimalinvasive Thorakotomie 5-362.g6
––– mit Telemanipulator 5-362.h6
–– Xenotransplantat 5-361.55
––– durch
–––– minimalinvasive Endoskopie 5-362.h5 ►

Aortokoronar, Bypass, Anlegen *(Forts.)*
~ 6-fach oder mehr, mit *(Forts.)*
~~ Xenotransplantat 5-361.55 *(Forts.)*
~~~ durch *(Forts.)*
–––– minimalinvasive Sternotomie 5-362.f5
–––– minimalinvasive Thorakotomie 5-362.g5
––– mit Telemanipulator 5-362.h5
Aortomonoiliakal, Stent-Prothese, Verwendung, als unterste Stent-Prothese *[nur Zusatzkode!]* 5-38a.u1
Aortopexie 5-399.0
Aortopopliteal
– Bypass, Anlegen 5-393.38♦
– Shunt, Anlegen 5-393.38♦
Aortopulmonal
– Kollateralgefäß
–– Ballonangioplastie, perkutan-transluminal 8-838.02
–– Blade-Angioplastie, perkutan-transluminal 8-838.12
–– Embolisation, selektiv, perkutan-transluminal, mit
––– ablösbarem Ballon 8-838.a2
––– embolisierenden Flüssigkeiten 8-838.82
––– Partikeln oder Metallspiralen 8-838.92
––– Schirm 8-838.b2
–– Fragmentation, Thrombus, perkutan-transluminal 8-838.72
–– Fremdkörperentfernung, perkutan-transluminal 8-838.52
–– Implantation
––– perkutan-transluminal, System, druckreduzierend, intraluminal 8-838.c2
––– Stent
–––– mehrere, perkutan-transluminal 8-838.42
–––– perkutan-transluminal 8-838.32
–– Laser-Angioplastie, perkutan-transluminal 8-838.22
–– Thrombolyse, selektiv, perkutan-transluminal 8-838.62
– Shunt, künstlich
–– Ballonangioplastie, perkutan-transluminal 8-838.04
–– Blade-Angioplastie, perkutan-transluminal 8-838.14
–– Cutting-balloon, perkutan-transluminal 8-838.14
–– Embolisation, selektiv, perkutan-transluminal, mit
––– ablösbarem Ballon 8-838.a4
––– embolisierenden Flüssigkeiten 8-838.84
––– Partikeln oder Metallspiralen 8-838.94
––– Schirm 8-838.b4
–– Fragmentation, Thrombus, perkutan-transluminal 8-838.74
–– Fremdkörperentfernung, perkutan-transluminal 8-838.54
–– Implantation
––– perkutan-transluminal
–––– Cheatham-Platinum-Stent
––––– gecovert 8-838.m4 ►
~~~

Aortopulmonal *(Forts.)*
~ Shunt, künstlich *(Forts.)*
~~ Implantation *(Forts.)*
~~~ perkutan-transluminal *(Forts.)*
~~~~ Cheatham-Platinum-Stent *(Forts.)*
––––– ungecovert 8-838.k4
–––– Stent, großlumig
––––– gecovert
–––––– 1 8-838.g4
–––––– 2 oder mehr 8-838.h4
––––– ungecovert
–––––– 1 8-838.e4
–––––– 2 oder mehr 8-838.f4
–––– System, druckreduzierend, intraluminal 8-838.c4
–––– Wachstumsstent
––––– gecovert 8-838.m4
––––– ungecovert 8-838.k4
––– Stent
–––– mehrere, perkutan-transluminal 8-838.44
–––– perkutan-transluminal 8-838.34
–– Laser-Angioplastie, perkutan-transluminal 8-838.24
–– Thrombolyse, selektiv, perkutan-transluminal 8-838.64
Apalutamid, Applikation, oral 6-00c.1
APD [Ambulante Peritonealdialyse]
– bis 24 Stunden 8-857.20
– mehr als
–– 24 bis 72 Stunden 8-857.21
–– 72 bis 144 Stunden 8-857.22
–– 144 bis 264 Stunden 8-857.23
–– 264 bis 432 Stunden 8-857.24
–– 432 bis 600 Stunden 8-857.26
–– 600 bis 960 Stunden 8-857.27
–– 960 bis 1.320 Stunden 8-857.28
–– 1.320 bis 1.680 Stunden 8-857.29
–– 1.680 bis 2.040 Stunden 8-857.2a
–– 2.040 bis 2.400 Stunden 8-857.2b
–– 2.400 Stunden 8-857.2c
Apherese
– LDL- 8-822
– sFlt-1- 8-827
– Tyrosinkinase 1, FMS-ähnlich, löslich 8-827
Apherese-Thrombozytenkonzentrat
– pathogeninaktiviert, Transfusion
–– 1 8-800.d0
–– 2 8-800.d1
–– 3 8-800.d2
–– 4 8-800.d3
–– 5 8-800.d4
–– 6 bis unter 8 8-800.d5
–– 8 bis unter 10 8-800.d6
–– 10 bis unter 12 8-800.d7
–– 12 bis unter 14 8-800.d8
–– 14 bis unter 16 8-800.d9
–– 16 bis unter 18 8-800.da
–– 18 bis unter 20 8-800.db
–– 20 bis unter 24 8-800.dc
–– 24 bis unter 28 8-800.dd
–– 28 bis unter 32 8-800.de ►

Apherese-Thrombozytenkonzentrat *(Forts.)*
~ pathogeninaktiviert, Transfusion *(Forts.)*
–– 32 bis unter 36 8-800.df
–– 36 bis unter 40 8-800.dg
–– 40 bis unter 46 8-800.dh
–– 46 bis unter 52 8-800.dj
–– 52 bis unter 58 8-800.dk
–– 58 bis unter 64 8-800.dm
–– 64 bis unter 70 8-800.dn
–– 70 bis unter 78 8-800.dp
–– 78 bis unter 86 8-800.dq
–– 86 bis unter 94 8-800.dr
–– 94 bis unter 102 8-800.ds
–– 102 bis unter 110 8-800.dt
–– 110 bis unter 118 8-800.du
–– 118 bis unter 126 8-800.dv
–– 126 bis unter 134 8-800.dz
–– 134 bis unter 146 8-800.j0
–– 146 bis unter 158 8-800.j1
–– 158 bis unter 170 8-800.j2
–– 170 bis unter 182 8-800.j3
–– 182 bis unter 194 8-800.j4
–– 194 bis unter 210 8-800.j5
–– 210 bis unter 226 8-800.j6
–– 226 bis unter 242 8-800.j7
–– 242 bis unter 258 8-800.j8
–– 258 bis unter 274 8-800.j9
–– 274 bis unter 294 8-800.ja
–– 294 bis unter 314 8-800.jb
–– 314 bis unter 334 8-800.jc
–– 334 bis unter 354 8-800.jd
–– 354 bis unter 374 8-800.je
–– 374 oder mehr 8-800.jf
– Transfusion
–– 1 8-800.f0
–– 2 8-800.f1
–– 3 8-800.f2
–– 4 8-800.f3
–– 5 8-800.f4
–– 6 bis unter 8 8-800.f5
–– 8 bis unter 10 8-800.f6
–– 10 bis unter 12 8-800.f7
–– 12 bis unter 14 8-800.f8
–– 14 bis unter 16 8-800.f9
–– 16 bis unter 18 8-800.fa
–– 18 bis unter 20 8-800.fb
–– 20 bis unter 24 8-800.fc
–– 24 bis unter 28 8-800.fd
–– 28 bis unter 32 8-800.fe
–– 32 bis unter 36 8-800.ff
–– 36 bis unter 40 8-800.fg
–– 40 bis unter 46 8-800.fh
–– 46 bis unter 52 8-800.fj
–– 52 bis unter 58 8-800.fk
–– 58 bis unter 64 8-800.fm
–– 64 bis unter 70 8-800.fn
–– 70 bis unter 78 8-800.fp
–– 78 bis unter 86 8-800.fq
–– 86 bis unter 94 8-800.fr
–– 94 bis unter 102 8-800.fs
–– 102 bis unter 110 8-800.ft ►

Apherese-Thrombozytenkonzentrat *(Forts.)*
~ Transfusion *(Forts.)*
-- 110 bis unter 118 8-800.fu
-- 118 bis unter 126 8-800.fv
-- 126 bis unter 134 8-800.fz
-- 134 bis unter 146 8-800.k0
-- 146 bis unter 158 8-800.k1
-- 158 bis unter 170 8-800.k2
-- 170 bis unter 182 8-800.k3
-- 182 bis unter 194 8-800.k4
-- 194 bis unter 210 8-800.k5
-- 210 bis unter 226 8-800.k6
-- 226 bis unter 242 8-800.k7
-- 242 bis unter 258 8-800.k8
-- 258 bis unter 274 8-800.k9
-- 274 bis unter 294 8-800.ka
-- 294 bis unter 314 8-800.kb
-- 314 bis unter 334 8-800.kc
-- 334 bis unter 354 8-800.kd
-- 354 bis unter 374 8-800.ke
-- 374 oder mehr 8-800.kf
Apheresefrischplasma, pathogenreduziert, zellfrei, vom Einzelspender, zur Plasmapherese, therapeutisch
- 1 8-820.20
- 2 8-820.21
- 3 8-820.22
- 4 8-820.23
- 5 8-820.24
- 6 8-820.25
- 7 8-820.26
- 8 8-820.27
- 9 8-820.28
- 10 8-820.29
- 11 8-820.2a
- 12 8-820.2b
- 13 8-820.2c
- 14 8-820.2d
- 15 8-820.2e
- 16 bis 17 8-820.2f
- 18 bis 19 8-820.2g
- 20 bis 21 8-820.2h
- 22 bis 23 8-820.2j
- 24 bis 25 8-820.2k
- 26 bis 28 8-820.2m
- 29 bis 31 8-820.2n
- 32 bis 34 8-820.2p
- 35 bis 39 8-820.2q
- 40 bis 44 8-820.2r
- 45 bis 49 8-820.2s
- 50 oder mehr 8-820.2t
Apikoaortal, Conduit, Anlegen, mit bioklappentragender Gefäßprothese 5-379.a
Apikoektomie, Zahn
– mit
-- orthograder Wurzelbehandlung
--- Frontzahnbereich 5-237.11
--- Seitenzahnbereich 5-237.21
-- retrograder Wurzelbehandlung
--- Frontzahnbereich 5-237.12
--- Seitenzahnbereich 5-237.22 ►

Apikoektomie, Zahn *(Forts.)*
– ohne Wurzelbehandlung
-- Frontzahnbereich 5-237.10
-- Seitenzahnbereich 5-237.20
Apomorphin, zur
– Dosiskontrolle, Behandlung, Morbus Parkinson, in der Spätphase 8-97e.1
– Ersteinstellung, Behandlung, Morbus Parkinson, in der Spätphase 8-97e.0
– Optimierung, Behandlung, Morbus Parkinson, in der Spätphase 8-97e.1
– Therapiekontrolle, Behandlung, Morbus Parkinson, in der Spätphase 8-97e.1
Aponeurose
– Faltung, bei Blepharoptosis 5-094.1♦
– Resektion, bei Blepharoptosis 5-094.2♦
Apparativ, Testverfahren, neurophysiologisch, zur Schmerzdiagnostik, bei chronischen Schmerzzuständen 1-912
Apparativ-überwacht, Schmerzdiagnostik, interventionell, erweitert, mit standardisierter Erfolgskontrolle, bei chronischen Schmerzzuständen 1-911
Apparatur, orthodontisch, Anbringen 5-249.2
Appendektomie
– durch Umsteigen laparoskopisch – offen chirurgisch 5-470.2
– laparoskopisch, mit Absetzung, durch
-- Klammer 5-470.11
-- Ligatur 5-470.10
-- Schlingenligatur 5-470.10
-- Stapler 5-470.11
– offen 5-470.0
– sekundär, nach Drainage, Abszess, perityphlitisch 5-479.1
– simultan
-- mit Absetzung, durch
--- Klammer, während einer Laparoskopie aus anderen Gründen 5-471.11
--- Ligatur, während einer Laparoskopie aus anderen Gründen 5-471.10
--- Schlingenligatur, während einer Laparoskopie aus anderen Gründen 5-471.10
--- Stapler, während einer Laparoskopie aus anderen Gründen 5-471.11
-- während Laparotomie, aus anderen Gründen 5-471.0
Appendikostoma
– Anlegen, im Rahmen eines anderen Eingriffs *[nur Zusatzkode!]* 5-462.7
– Harnableitung, kontinent
-- laparoskopisch 5-566.b1♦
-- offen 5-566.b0♦
– kontinent, endständig, Anlegen, als selbständiger Eingriff
-- durch Umsteigen laparoskopisch – offen chirurgisch 5-461.72
-- laparoskopisch 5-461.71
-- offen 5-461.70 ►

Appendikostoma *(Forts.)*
– nicht-kontinent, endständig, Anlegen, als selbständiger Eingriff
–– durch Umsteigen laparoskopisch – offen chirurgisch 5-461.62
–– laparoskopisch 5-461.61
–– offen 5-461.60
– Verschluss 5-479.x
Appendix
– Abszessdrainage 5-479.0
– Fistelverschluss 5-479.x
– Fistulektomie 5-479.x
Appendix epiploica, Exzision 5-543.0
Appendixstumpf, Exzision 5-470.x
Applikation
– Ätzmittel, Haut
–– Axilla, lokal 5-914.06♦
–– Bauchregion, lokal 5-914.0b
–– Brustwand, lokal 5-914.0a
–– Ellenbogen, lokal 5-914.07♦
–– Fuß, lokal 5-914.0g♦
–– Genitalregion, lokal 5-914.0c
–– Gesäß, lokal 5-914.0d
–– Hals, lokal 5-914.05
–– Hand, lokal 5-914.09♦
–– Knie, lokal 5-914.0e♦
–– Kopf, lokal 5-914.04
–– Leistenregion, lokal 5-914.0c
–– Lippe, lokal 5-914.00
–– Oberarm, lokal 5-914.07♦
–– Oberschenkel, lokal 5-914.0e♦
–– Rücken, lokal 5-914.0a
–– Schulter, lokal 5-914.06♦
–– Unterarm, lokal 5-914.08♦
–– Unterschenkel, lokal 5-914.0f♦
– Anti-Human-T-Lymphozyten-Immunglobulin, vom
–– Kaninchen, parenteral 8-812.3
–– Pferd, parenteral 8-812.4
– ^{13}C-Methacetin, bei Funktionstest, Leber 1-762
– Elektrolytlösung
–– intraarteriell, kontinuierlich, beim Neugeborenen 8-010.1
–– intravenös, kontinuierlich, beim Neugeborenen 8-010.3
– intraarteriell, zur Szintigraphie, Blutgefäß, mit Evaluation, zur Radionuklidtherapie, intravaskulär, selektiv (SIRT), mit
–– Eiweißpartikeln, Technetium-99m-markiert 3-708.00
–– Mikrosphären, Holmium-166-markiert 3-708.01
–– sonstigen Substanzen 3-708.02
– intravenös, zur Szintigraphie, Blutgefäß 3-708.1
– Medikament
–– intraarteriell, kontinuierlich, beim Neugeborenen 8-010.1
–– intravenös, kontinuierlich, beim Neugeborenen 8-010.3 ►

Applikation *(Forts.)*
– Substrat, ^{13}C-markiert, intravenös, bei Funktionstest, Leber 1-762
– und Konstruktion, Moulage, radioaktiv, oberflächlich 8-526.0
– Zytostatika, Haut
–– Axilla, lokal 5-914.16♦
–– Bauchregion, lokal 5-914.1b
–– Brustwand, lokal 5-914.1a
–– Ellenbogen, lokal 5-914.17♦
–– Fuß, lokal 5-914.1g♦
–– Genitalregion, lokal 5-914.1c
–– Gesäß, lokal 5-914.1d
–– Hals, lokal 5-914.15
–– Hand, lokal 5-914.19♦
–– Knie, lokal 5-914.1e♦
–– Kopf, lokal 5-914.14
–– Leistenregion, lokal 5-914.1c
–– Lippe, lokal 5-914.10
–– Oberarm, lokal 5-914.17♦
–– Oberschenkel, lokal 5-914.1e♦
–– Rücken, lokal 5-914.1a
–– Schulter, lokal 5-914.16♦
–– Unterarm, lokal 5-914.18♦
–– Unterschenkel, lokal 5-914.1f♦
Applikator
– Auge, radioaktiv, Konstruktion, und Applikation 8-526.2
– beta-strahlend, Aufnähen, bei Brachytherapie
–– Chorioidea 5-155.80♦
–– Retina 5-155.80♦
– gamma-strahlend, Aufnähen, bei Brachytherapie
–– Chorioidea 5-155.81♦
–– Retina 5-155.81♦
– inaktiv, Entfernung, unter Anästhesie 8-525.3
– radioaktiv, nicht auf der Körperoberfläche verwendet, Konstruktion, und Applikation 8-526.1
– strahlend
–– Einlegen, Ösophagus, endoskopisch 5-429.h
–– Retina
––– Entfernung 5-156.8♦
––– Lagekorrektur 5-156.7♦
Arcus aortae
– Ballonangioplastie, offen 5-380.31 8-836.04
– Embolektomie 5-380.31
– Endarteriektomie 5-381.31
– Entnahme, Transplantat 5-386.31
– Exzision 5-386.31
– Fremdkörperentfernung 5-380.31
– Inzision 5-380.31
– Ligatur 5-389.31
– Naht 5-388.31
– Rekonstruktion, plastisch 5-397.31
– Thrombektomie 5-380.31
– Thrombendarteriektomie 5-381.31
– Verschluss, operativ 5-389.31
Arcus palmaris profundus
– Embolektomie 5-380.21♦
– Entnahme, Transplantat 5-386.21♦
– Exzision 5-386.21♦ ►

Arcus palmaris profundus *(Forts.)*
– Fremdkörperentfernung 5-380.21♦
– Inzision 5-380.21♦
– Ligatur 5-389.21♦
– Naht 5-388.21♦
– Rekonstruktion, plastisch 5-397.21♦
– Thrombektomie 5-380.21♦
– Verschluss, operativ 5-389.21♦
Arcus palmaris superficialis
– Embolektomie 5-380.22♦
– Entnahme, Transplantat 5-386.22♦
– Exzision 5-386.22♦
– Fremdkörperentfernung 5-380.22♦
– Inzision 5-380.22♦
– Ligatur 5-389.22♦
– Naht 5-388.22♦
– Rekonstruktion, plastisch 5-397.22♦
– Thrombektomie 5-380.22♦
– Verschluss, operativ 5-389.22♦
Argon-YAG-Laser, Verwendung *[nur Zusatzkode!]* 5-985.0
Arm
– Gefäß, Biopsie, durch Inzision 1-587.1♦
– Nerv
–– Biopsie
––– durch Inzision 1-513.3♦
––– perkutan 1-405.3♦
–– Destruktion 5-041.3♦
–– Exploration 5-04b.3♦
–– Exzision 5-041.3♦
–– Inzision 5-040.3♦
–– Nadelbiopsie, perkutan 1-405.3♦
–– Naht
––– epineural
–––– mit Transplantation 5-048.3♦
––––– und Transposition 5-054.3♦
–––– primär 5-044.3♦
––––– mit Transposition 5-050.3♦
–––– sekundär 5-046.3♦
––––– mit Transposition 5-052.3♦
––– interfaszikulär
–––– mit Transplantation 5-049.3♦
––––– und Transposition 5-055.3♦
–––– primär 5-045.3♦
––––– mit Transposition 5-051.3♦
–––– sekundär 5-047.3♦
––––– mit Transposition 5-053.3♦
–– Neurolyse, und Dekompression 5-056.3♦
––– mit Transposition 5-057.3♦
–– Rekonstruktion, mittels
––– Muskel-Venen-Interponat 5-058.50♦
––– Nerven-Conduit 5-058.40♦
––– Nervenröhrchen 5-058.40♦
Arm-Abduktionsgips, Thorax- 8-310.1♦
Arnold, Exzision, Hämorrhoiden
– 1 Segment, mit plastischer Rekonstruktion 5-493.60
– 2 Segmente, mit plastischer Rekonstruktion 5-493.61
– 3 oder mehr Segmente, mit plastischer Rekonstruktion 5-493.62
Arsentrioxid, Applikation, parenteral 6-005.5
Arterie – s.a. A. oder s.a. Aa.
– Abdomen, Subtraktionsangiographie, digital 3-604
– abdominal
–– Atherektomie, perkutan-transluminal 8-836.3h♦
–– Ballonangioplastie, perkutan-transluminal 8-836.0q♦
–– Blade-Angioplastie, perkutan-transluminal 8-836.1h♦
–– Cutting-balloon, perkutan-transluminal 8-836.1h♦
–– Embolisation, selektiv, perkutan-transluminal, mit
––– ablösbarem Ballon 8-836.bh♦
––– embolisierender Flüssigkeit 8-836.9h♦
––– Metallspiralen 8-836.mh♦
––– Partikeln 8-836.kh♦
––– Schirm 8-836.ch♦
–– Fräsatherektomie, perkutan-transluminal 8-836.3h♦
–– Fremdkörperentfernung, perkutan-transluminal 8-836.6h♦
–– Gefäßprothese
––– Ballonangioplastie, offen 5-380.56♦ 8-836.0e
––– Embolektomie 5-380.56♦
––– Endarteriektomie 5-381.56♦
––– Fremdkörperentfernung 5-380.56♦
––– Inzision 5-380.56♦
––– Thrombektomie 5-380.56♦
––– Thrombendarteriektomie 5-381.56♦
–– Implantation
––– Flow-Diverter, perkutan-transluminal, zur Strömungslaminierung, bei Aneurysma
–––– 1 8-84b.0q♦
–––– 2 8-84b.2q♦
–––– 3 8-84b.3q♦
–––– 4 8-84b.4q♦
–––– 5 8-84b.5q♦
–––– 6 oder mehr 8-84b.6q♦
––– Mehrschicht-Flechtstent, perkutan-transluminal, zur Strömungslaminierung, bei Aneurysma
–––– 1 8-84b.0q♦
–––– 2 8-84b.2q♦
–––– 3 8-84b.3q♦
–––– 4 8-84b.4q♦
–––– 5 8-84b.5q♦
–––– 6 oder mehr 8-84b.6q♦
––– Multilayer-Stent, perkutan-transluminal, zur Strömungslaminierung, bei Aneurysma
–––– 1 8-84b.0q♦
–––– 2 8-84b.2q♦
–––– 3 8-84b.3q♦
–––– 4 8-84b.4q♦
–––– 5 8-84b.5q♦
–––– 6 oder mehr 8-84b.6q♦ ►

Arterie – s.a. A. oder s.a. Aa *(Forts.)*
~ abdominal *(Forts.)*
~~ Implantation *(Forts.)*
––– perkutan-transluminal
–––– Cheatham-Platinum-Stent
––––– gecovert
–––––– 1 8-846.0q♦
–––––– 2 oder mehr 8-846.1q♦
––––– ungecovert
–––––– 1 8-845.0q♦
–––––– 2 oder mehr 8-845.1q♦
–––– Nitinolstent, aus Einzeldrähten verwoben
––––– 1 8-84d.0q♦
––––– 2 8-84d.1q♦
––––– 3 8-84d.2q♦
––––– 4 8-84d.3q♦
––––– 5 8-84d.4q♦
––––– 6 oder mehr 8-84d.5q♦
–––– Stent
––––– bioresorbierbar
–––––– 1 8-843.0q♦
–––––– 2 8-843.1q♦
–––––– 3 8-843.2q♦
–––––– 4 8-843.3q♦
–––––– 5 8-843.4q♦
–––––– 6 oder mehr 8-843.5q♦
––––– gecovert
–––––– großlumig, andere
––––––– 1 8-84a.0q♦
––––––– 2 oder mehr 8-84a.1q♦
–––––– medikamentefreisetzend
––––––– 1 8-848.0q♦
––––––– 2 8-848.1q♦
––––––– 3 8-848.2q♦
––––––– 4 8-848.3q♦
––––––– 5 8-848.4q♦
––––––– 6 oder mehr 8-848.5q♦
–––––– nicht-medikamentefreisetzend
––––––– 1 8-842.0q♦
––––––– 2 8-842.1q♦
––––––– 3 8-842.2q♦
––––––– 4 8-842.3q♦
––––––– 5 8-842.4q♦
––––––– 6 oder mehr 8-842.5q♦
––––– medikamentefreisetzend
–––––– 1 8-841.0q♦
–––––– 2 8-841.1q♦
–––––– 3 8-841.2q♦
–––––– 4 8-841.3q♦
–––––– 5 8-841.4q♦
–––––– 6 oder mehr 8-841.5q♦
––––– nicht-medikamentefreisetzend
–––––– 1 8-840.0q♦
–––––– 2 8-840.1q♦
–––––– 3 8-840.2q♦
–––––– 4 8-840.3q♦
–––––– 5 8-840.4q♦
–––––– 6 oder mehr 8-840.5q♦
––––– ungecovert, großlumig, andere
–––––– 1 8-849.0q♦
–––––– 2 oder mehr 8-849.1q♦ ►

Arterie – s.a. A. oder s.a. Aa. *(Forts.)*
~ abdominal *(Forts.)*
~~ Implantation *(Forts.)*
––– Stent, perkutan-transluminal, zur Strömungslaminierung, bei Aneurysma
–––– 1 8-84b.0q♦
–––– 2 8-84b.2q♦
–––– 3 8-84b.3q♦
–––– 4 8-84b.4q♦
–––– 5 8-84b.5q♦
–––– 6 oder mehr 8-84b.6q♦
––– transluminal, Nitinolstent, aus Einzeldrähten verwoben
–––– 1 8-84d.0q♦
–––– 2 8-84d.1q♦
–––– 3 8-84d.2q♦
–––– 4 8-84d.3q♦
–––– 5 8-84d.4q♦
–––– 6 oder mehr 8-84d.5q♦
–– Kryoplastie, perkutan-transluminal 8-836.rh♦
–– Laser-Angioplastie, perkutan-transluminal 8-836.2h♦
–– Patchplastik, Gefäßprothese 5-395.56♦
–– Rotationsthrombektomie, perkutan-transluminal 8-836.ph♦
–– Scoring-balloon, perkutan-transluminal 8-836.1h♦
–– Thrombektomie, perkutan-transluminal 8-836.8h♦
–– Thrombolyse, selektiv, perkutan-transluminal 8-836.7h♦
– Ballon-Okklusionstest 1-79a
– Becken
–– Implantation
––– endovaskulär, Stent-Prothese
–––– iliakal, ohne Seitenarm
––––– 1 5-38a.43
––––– 2 5-38a.44
––––– 3 5-38a.46
––––– 4 5-38a.47
––––– 5 5-38a.48
––––– 6 oder mehr 5-38a.49
–––– mit Versorgung Gefäßabgang, in
––––– Chimney-Technik, 1 5-38a.42♦
––––– Parallelgraft-Technik, 1 5-38a.42♦
––––– Periskop-Technik 1 5-38a.42♦
––––– Sandwich-Technik, 1 5-38a.42♦
––––– Schnorchel-Technik, 1 5-38a.42♦
––– perkutan-transluminal, Stent-Prothese
–––– iliakal, ohne Seitenarm 5-38a.43
––––– 2 5-38a.44
––––– 3 5-38a.46
––––– 4 5-38a.47
––––– 5 5-38a.48
––––– 6 oder mehr 5-38a.49
–––– mit Versorgung Gefäßabgang, in
––––– Chimney-Technik, 1 5-38a.42♦
––––– Parallelgraft-Technik, 1 5-38a.42♦
––––– Periskop-Technik, 1 5-38a.42♦
––––– Sandwich-Technik, 1 5-38a.42♦
––––– Schnorchel-Technik, 1 5-38a.42♦ ►

Arterie – s.a. A. oder s.a. Aa. *(Forts.)*
~ Becken *(Forts.)*
–– Subtraktionsangiographie, digital 3-605
– extrakraniell
–– Hals
––– Ballonangioplastie, Gefäßprothese, offen 5-380.06♦ 8-836.0e
––– Embolektomie, Gefäßprothese 5-380.06♦
––– Endarteriektomie, Gefäßprothese 5-381.06♦
––– Fremdkörperentfernung, Gefäßprothese 5-380.06♦
––– Inzision, Gefäßprothese 5-380.06♦
––– Thrombektomie, Gefäßprothese 5-380.06♦
––– Thrombendarteriektomie, Gefäßprothese 5-381.06♦
–– Kopf
––– Ballonangioplastie, Gefäßprothese, offen 5-380.06♦ 8-836.0e
––– Embolektomie, Gefäßprothese 5-380.06♦
––– Endarteriektomie, Gefäßprothese 5-381.06♦
––– Fremdkörperentfernung, Gefäßprothese 5-380.06♦
––– Inzision, Gefäßprothese 5-380.06♦
––– Thrombektomie, Gefäßprothese 5-380.06♦
––– Thrombendarteriektomie, Gefäßprothese 5-381.06♦
– Extremität
–– obere
––– Anlegen
–––– Bypass 5-393.2♦
–––– Shunt 5-393.2♦
––– Subtraktionsangiographie, digital 3-606♦
–– untere, Subtraktionsangiographie, digital 3-607♦
– Fuß
–– Ballonangioplastie, Gefäßprothese, offen 5-380.87♦ 8-836.0e
–– Embolektomie, Gefäßprothese 5-380.87♦
–– Fremdkörperentfernung, Gefäßprothese 5-380.87♦
–– Gefäßprothese
––– Endarteriektomie 5-381.87♦
––– Thrombendarteriektomie 5-381.87♦
–– Inzision, Gefäßprothese 5-380.87♦
–– Patchplastik, Gefäßprothese 5-395.87♦
–– Thrombektomie, Gefäßprothese 5-380.87♦
– Hals, Subtraktionsangiographie, digital 3-601
– Hand
–– Ballonangioplastie, Gefäßprothese, offen 5-380.28♦ 8-836.0e
–– Embolektomie, Gefäßprothese 5-380.28♦
–– Fremdkörperentfernung, Gefäßprothese 5-380.28♦
–– Gefäßprothese
––– Endarteriektomie 5-381.28♦
––– Thrombendarteriektomie 5-381.28♦
–– Inzision, Gefäßprothese 5-380.28♦
–– Thrombektomie, Gefäßprothese 5-380.28♦
– intrakraniell, Subtraktionsangiographie, digital 3-600 ►

Arterie – s.a. A. oder s.a. Aa. *(Forts.)*
– Ligatur
–– Nebenniere 5-389.6x♦
–– zur Blutstillung, Nase 5-210.4
– Oberarm
–– Ballonangioplastie, Gefäßprothese, offen 5-380.13♦ 8-836.0e
–– Embolektomie, Gefäßprothese 5-380.13♦
–– Fremdkörperentfernung, Gefäßprothese 5-380.13♦
–– Gefäßprothese
––– Endarteriektomie 5-381.13♦
––– Thrombendarteriektomie 5-381.13♦
–– Inzision, Gefäßprothese 5-380.13♦
–– Thrombektomie, Gefäßprothese 5-380.13♦
– Oberschenkel
–– Atherektomie, perkutan-transluminal 8-836.3k♦
–– Ballonangioplastie
––– Gefäßprothese, offen 5-380.73♦ 8-836.0e
––– perkutan-transluminal 8-836.0s♦
–– Blade-Angioplastie, perkutan-transluminal 8-836.1k♦
–– Cutting-balloon, perkutan-transluminal 8-836.1k♦
–– Embolektomie, Gefäßprothese 5-380.73♦
–– Embolisation, selektiv, perkutan-transluminal, mit
––– ablösbarem Ballon 8-836.bk♦
––– embolisierender Flüssigkeit 8-836.9k♦
––– Metallspiralen 8-836.mk♦
––– Partikeln 8-836.kk♦
––– Schirm 8-836.ck♦
–– Fräsatherektomie, perkutan-transluminal 8-836.3k♦
–– Fremdkörperentfernung
––– Gefäßprothese 5-380.73♦
––– perkutan-transluminal 8-836.6k♦
–– Gefäßprothese
––– Endarteriektomie 5-381.73♦
––– Thrombendarteriektomie 5-381.73♦
–– Implantation
––– Flow-Diverter, perkutan-transluminal, zur Strömungslaminierung, bei Aneurysma
–––– 1 8-84b.0s♦
–––– 2 8-84b.2s♦
–––– 3 8-84b.3s♦
–––– 4 8-84b.4s♦
–––– 5 8-84b.5s♦
–––– 6 oder mehr 8-84b.6s♦
––– Mehrschicht-Flechtstent, perkutan-transluminal, zur Strömungslaminierung, bei Aneurysma
–––– 1 8-84b.0s♦
–––– 2 8-84b.2s♦
–––– 3 8-84b.3s♦
–––– 4 8-84b.4s♦
–––– 5 8-84b.5s♦
–––– 6 oder mehr 8-84b.6s♦ ►

Arterie – s.a. A. oder s.a. Aa. *(Forts.)*
~ Oberschenkel *(Forts.)*
~~ Implantation *(Forts.)*
––– Multilayer-Stent, perkutan-transluminal, zur Strömungslaminierung, bei Aneurysma
–––– 1 8-84b.0s♦
–––– 2 8-84b.2s♦
–––– 3 8-84b.3s♦
–––– 4 8-84b.4s♦
–––– 5 8-84b.5s♦
–––– 6 oder mehr 8-84b.6s♦
––– perkutan-transluminal
–––– Cheatham-Platinum-Stent
––––– gecovert
–––––– 1 8-846.0s♦
–––––– 2 oder mehr 8-846.1s♦
––––– ungecovert
–––––– 1 8-845.0s♦
–––––– 2 oder mehr 8-845.1s♦
–––– Nitinolstent, aus Einzeldrähten verwoben
––––– 1 8-84d.0s♦
––––– 2 8-84d.1s♦
––––– 3 8-84d.2s♦
––––– 4 8-84d.3s♦
––––– 5 8-84d.4s♦
––––– 6 oder mehr 8-84d.5s♦
–––– Stent
––––– bioresorbierbar
–––––– 1 8-843.0s♦
–––––– 2 8-843.1s♦
–––––– 3 8-843.2s♦
–––––– 4 8-843.3s♦
–––––– 5 8-843.4s♦
–––––– 6 oder mehr 8-843.5s♦
––––– gecovert
–––––– großlumig, andere
––––––– 1 8-84a.0s♦
––––––– 2 oder mehr 8-84a.1s♦
–––––– medikamentefreisetzend
––––––– 1 8-848.0s♦
––––––– 2 8-848.1s♦
––––––– 3 8-848.2s♦
––––––– 4 8-848.3s♦
––––––– 5 8-848.4s♦
––––––– 6 oder mehr 8-848.5s♦
–––––– nicht-medikamentefreisetzend
––––––– 1 8-842.0s♦
––––––– 2 8-842.1s♦
––––––– 3 8-842.2s♦
––––––– 4 8-842.3s♦
––––––– 5 8-842.4s♦
––––––– 6 oder mehr 8-842.5s♦
––––– medikamentefreisetzend
–––––– 1 8-841.0s♦
–––––– 2 8-841.1s♦
–––––– 3 8-841.2s♦
–––––– 4 8-841.3s♦
–––––– 5 8-841.4s♦
–––––– 6 oder mehr 8-841.5s♦
––––– nicht-medikamentefreisetzend
–––––– 1 8-840.0s♦ ►

Arterie – s.a. A. oder s.a. Aa. *(Forts.)*
~ Oberschenkel *(Forts.)*
~~ Implantation *(Forts.)*
~~~ perkutan-transluminal *(Forts.)*
~~~~ Stent *(Forts.)*
~~~~~ nicht-medikamentefreisetzend *(Forts.)*
–––––– 2 8-840.1s♦
–––––– 3 8-840.2s♦
–––––– 4 8-840.3s♦
–––––– 5 8-840.4s♦
–––––– 6 oder mehr 8-840.5s♦
––––– ungecovert, großlumig, andere
–––––– 1 8-849.0s♦
–––––– 2 oder mehr 8-849.1s♦
––– Stent, perkutan-transluminal, zur Strömungslaminierung, bei Aneurysma
–––– 1 8-84b.0s♦
–––– 2 8-84b.2s♦
–––– 3 8-84b.3s♦
–––– 4 8-84b.4s♦
–––– 5 8-84b.5s♦
–––– 6 oder mehr 8-84b.6s♦
––– transluminal, Nitinolstent, aus Einzeldrähten verwoben
–––– 1 8-84d.0s♦
–––– 2 8-84d.1s♦
–––– 3 8-84d.2s♦
–––– 4 8-84d.3s♦
–––– 5 8-84d.4s♦
–––– 6 oder mehr 8-84d.5s♦
–– Inzision, Gefäßprothese 5-380.73♦
–– Kryoplastie, perkutan-transluminal 8-836.rk♦
–– Laser-Angioplastie, perkutan-transluminal 8-836.2k♦
–– Patchplastik, Gefäßprothese 5-395.73♦
–– Rotationsthrombektomie, perkutan-transluminal 8-836.pk♦
–– Scoring-balloon, perkutan-transluminal 8-836.1k♦
–– Thrombektomie
––– Gefäßprothese 5-380.73♦
––– perkutan-transluminal 8-836.8k♦
–– Thrombolyse, selektiv, perkutan-transluminal 8-836.7k♦
– pelvin
–– Atherektomie, perkutan-transluminal 8-836.3h♦
–– Ballonangioplastie, perkutan-transluminal 8-836.0q♦
–– Blade-Angioplastie, perkutan-transluminal 8-836.1h♦
–– Cutting-balloon, perkutan-transluminal 8-836.1h♦
–– Embolisation, selektiv, perkutan-transluminal, mit
––– ablösbarem Ballon 8-836.bh♦
––– embolisierender Flüssigkeit 8-836.9h♦
––– Metallspiralen 8-836.mh♦
––– Partikeln 8-836.kh♦
––– Schirm 8-836.ch♦ ►
~~~~~

Arterie – s.a. A. oder s.a. Aa. *(Forts.)*
~ pelvin *(Forts.)*
–– Fräsatherektomie, perkutan-transluminal 8-836.3h♦
–– Fremdkörperentfernung, perkutan-transluminal 8-836.6h♦
–– Gefäßprothese
––– Ballonangioplastie, offen 5-380.56♦ 8-836.0e
––– Embolektomie 5-380.56♦
––– Endarteriektomie 5-381.56♦
––– Fremdkörperentfernung 5-380.56♦
––– Inzision 5-380.56♦
––– Thrombektomie 5-380.56♦
––– Thrombendarteriektomie 5-381.56♦
–– Implantation
––– Flow-Diverter, perkutan-transluminal, zur Strömungslaminierung, bei Aneurysma
–––– 1 8-84b.0q♦
–––– 2 8-84b.2q♦
–––– 3 8-84b.3q♦
–––– 4 8-84b.4q♦
–––– 5 8-84b.5q♦
–––– 6 oder mehr 8-84b.6q♦
––– Mehrschicht-Flechtstent, perkutan-transluminal, zur Strömungslaminierung, bei Aneurysma
–––– 1 8-84b.0q♦
–––– 2 8-84b.2q♦
–––– 3 8-84b.3q♦
–––– 4 8-84b.4q♦
–––– 5 8-84b.5q♦
–––– 6 oder mehr 8-84b.6q♦
––– Multilayer-Stent, perkutan-transluminal, zur Strömungslaminierung, bei Aneurysma
–––– 1 8-84b.0q♦
–––– 2 8-84b.2q♦
–––– 3 8-84b.3q♦
–––– 4 8-84b.4q♦
–––– 5 8-84b.5q♦
–––– 6 oder mehr 8-84b.6q♦
––– perkutan-transluminal
–––– Cheatham-Platinum-Stent
––––– gecovert
–––––– 1 8-846.0q♦
–––––– 2 oder mehr 8-846.1q♦
––––– ungecovert
–––––– 1 8-845.0q♦
–––––– 2 oder mehr 8-845.1q♦
–––– Nitinolstent, aus Einzeldrähten verwoben
––––– 1 8-84d.0q♦
––––– 2 8-84d.1q♦
––––– 3 8-84d.2q♦
––––– 4 8-84d.3q♦
––––– 5 8-84d.4q♦
––––– 6 oder mehr 8-84d.5q♦
–––– Stent
––––– bioresorbierbar
–––––– 1 8-843.0q♦
–––––– 2 8-843.1q♦
–––––– 3 8-843.2q♦ ►

Arterie – s.a. A. oder s.a. Aa. *(Forts.)*
~ pelvin *(Forts.)*
~~ Implantation *(Forts.)*
~~~ perkutan-transluminal *(Forts.)*
~~~~ Stent *(Forts.)*
~~~~~ bioresorbierbar *(Forts.)*
–––––– 4 8-843.3q♦
–––––– 5 8-843.4q♦
–––––– 6 oder mehr 8-843.5q♦
––––– gecovert
–––––– großlumig, andere
––––––– 1 8-84a.0q♦
––––––– 2 oder mehr 8-84a.1q♦
–––––– medikamentefreisetzend
––––––– 1 8-848.0q♦
––––––– 2 8-848.1q♦
––––––– 3 8-848.2q♦
––––––– 4 8-848.3q♦
––––––– 5 8-848.4q♦
––––––– 6 oder mehr 8-848.5q♦
–––––– nicht-medikamentefreisetzend
––––––– 1 8-842.0q♦
––––––– 2 8-842.1q♦
––––––– 3 8-842.2q♦
––––––– 4 8-842.3q♦
––––––– 5 8-842.4q♦
––––––– 6 oder mehr 8-842.5q♦
––––– medikamentefreisetzend
–––––– 1 8-841.0q♦
–––––– 2 8-841.1q♦
–––––– 3 8-841.2q♦
–––––– 4 8-841.3q♦
–––––– 5 8-841.4q♦
–––––– 6 oder mehr 8-841.5q♦
––––– nicht-medikamentefreisetzend
–––––– 1 8-840.0q♦
–––––– 2 8-840.1q♦
–––––– 3 8-840.2q♦
–––––– 4 8-840.3q♦
–––––– 5 8-840.4q♦
–––––– 6 oder mehr 8-840.5q♦
––––– ungecovert, großlumig, andere
–––––– 1 8-849.0q♦
–––––– 2 oder mehr 8-849.1q♦
––– Stent, perkutan-transluminal, zur Strömungslaminierung, bei Aneurysma
–––– 1 8-84b.0q♦
–––– 2 8-84b.2q♦
–––– 3 8-84b.3q♦
–––– 4 8-84b.4q♦
–––– 5 8-84b.5q♦
–––– 6 oder mehr 8-84b.6q♦
––– transluminal, Nitinolstent, aus Einzeldrähten verwoben
–––– 1 8-84d.0q♦
–––– 2 8-84d.1q♦
–––– 3 8-84d.2q♦
–––– 4 8-84d.3q♦
–––– 5 8-84d.4q♦
–––– 6 oder mehr 8-84d.5q♦ ►
~~~~~

Arterie – s.a. A. oder s.a. Aa. *(Forts.)*
~ pelvin *(Forts.)*
–– Kryoplastie, perkutan-transluminal 8-836.rh♦
–– Laser-Angioplastie, perkutan-transluminal 8-836.2h♦
–– Patchplastik, Gefäßprothese 5-395.56♦
–– Rotationsthrombektomie, perkutan-transluminal 8-836.ph♦
–– Scoring-balloon, perkutan-transluminal 8-836.1h♦
–– Thrombektomie, perkutan-transluminal 8-836.8h♦
–– Thrombolyse, selektiv, perkutan-transluminal 8-836.7h♦
– Rückenmark, Subtraktionsangiographie, digital 3-60a
– Schulter
–– Ballonangioplastie, Gefäßprothese, offen 5-380.13♦ 8-836.0e
–– Embolektomie, Gefäßprothese 5-380.13♦
–– Fremdkörperentfernung, Gefäßprothese 5-380.13♦
–– Gefäßprothese
––– Endarteriektomie 5-381.13♦
––– Thrombendarteriektomie 5-381.13♦
–– Inzision, Gefäßprothese 5-380.13♦
–– Thrombektomie, Gefäßprothese 5-380.13♦
– thorakal, Gefäßprothese
–– Ballonangioplastie, offen 5-380.43♦ 8-836.0e
–– Embolektomie 5-380.43♦
–– Endarteriektomie 5-381.43♦
–– Fremdkörperentfernung 5-380.43♦
–– Inzision 5-380.43♦
–– Thrombektomie 5-380.43♦
–– Thrombendarteriektomie 5-381.43♦
– Thorax, Subtraktionsangiographie, digital 3-603
– Unterarm
–– Ballonangioplastie, Gefäßprothese, offen 5-380.28♦ 8-836.0e
–– Embolektomie, Gefäßprothese 5-380.28♦
–– Fremdkörperentfernung, Gefäßprothese 5-380.28♦
–– Gefäßprothese
––– Endarteriektomie 5-381.28♦
––– Thrombendarteriektomie 5-381.28♦
–– Inzision, Gefäßprothese 5-380.28♦
–– Thrombektomie, Gefäßprothese 5-380.28♦
– Unterschenkel
–– Anlegen
––– Bypass 5-393.7♦
––– Shunt 5-393.7♦
–– Ballonangioplastie, Gefäßprothese, offen 5-380.87♦ 8-836.0e
–– Embolektomie, Gefäßprothese 5-380.87♦
–– Fremdkörperentfernung, Gefäßprothese 5-380.87♦
–– Gefäßprothese
––– Endarteriektomie 5-381.87♦
––– Thrombendarteriektomie 5-381.87♦
–– Inzision, Gefäßprothese 5-380.87♦ ►

Arterie – s.a. A. oder s.a. Aa. *(Forts.)*
~ Unterschenkel *(Forts.)*
–– Patchplastik, Gefäßprothese 5-395.87♦
–– Thrombektomie, Gefäßprothese 5-380.87♦
– viszeral
–– Anlegen
––– Bypass 5-393.49♦
––– Shunt 5-393.49♦
–– Gefäßprothese
––– Ballonangioplastie, offen 5-380.67 8-836.0e
––– Embolektomie 5-380.67
––– Endarteriektomie 5-381.67
––– Fremdkörperentfernung 5-380.67
––– Inzision 5-380.67
––– Thrombektomie 5-380.67
––– Thrombendarteriektomie 5-381.67
Arteriell
– Instillation
–– Immunmodulator 8-541.6
–– Material, zytotoxisch 8-541.6
– Switch-Operation 5-359.11
– Therapie, lokoregional, mit
–– Immunmodulator 8-541.6
–– Material, zytotoxisch 8-541.6
Arterioarteriell, Shunt, temporär, intraoperativ, Anlegen 5-393.9
Arteriographie
– Aortenbogen 3-602
– Gefäß
–– Abdomen 3-604
–– Becken 3-605
–– Extremität
––– obere 3-606♦
––– untere 3-607♦
–– Hals 3-601
–– intrakraniell 3-600
–– Rückenmark 3-60a
–– Thorax 3-603
– spinal 3-60a
– superselektiv 3-608
Arteriolyse
– mehrere, mit Neurolyse, mehrere, bei Fasziektomie, Finger 5-842.70♦
–– mehrere 5-842.71♦
– und Fasziektomie, mit Neurolyse, Finger 5-842.60♦
Arteriovenös
– Fistelverschluss 5-399.1
– Hämodiafiltration, kontinuierlich
–– bis 24 Stunden 8-855.13
–– mehr als
––– 24 bis 72 Stunden 8-855.14
––– 72 bis 144 Stunden 8-855.15
––– 144 bis 264 Stunden 8-855.16
––– 264 bis 432 Stunden 8-855.17
––– 432 bis 600 Stunden 8-855.19
––– 600 bis 960 Stunden 8-855.1a
––– 960 bis 1.320 Stunden 8-855.1b
––– 1.320 bis 1.680 Stunden 8-855.1c
––– 1.680 bis 2.040 Stunden 8-855.1d ►

Arteriovenös *(Forts.)*
~ Hämodiafiltration, kontinuierlich *(Forts.)*
~~ mehr als *(Forts.)*
––– 2.040 bis 2.400 Stunden 8-855.1e
––– 2.400 Stunden 8-855.1f
– Hämofiltration, kontinuierlich
–– bis 24 Stunden 8-853.13
–– mehr als
––– 24 bis 72 Stunden 8-853.14
––– 72 bis 144 Stunden 8-853.15
––– 144 bis 264 Stunden 8-853.16
––– 264 bis 432 Stunden 8-853.17
––– 432 bis 600 Stunden 8-853.19
––– 600 bis 960 Stunden 8-853.1a
––– 960 bis 1.320 Stunden 8-853.1b
––– 1.320 bis 1.680 Stunden 8-853.1c
––– 1.680 bis 2.040 Stunden 8-853.1d
––– 2.040 bis 2.400 Stunden 8-853.1e
––– 2.400 Stunden 8-853.1f
– Shunt
–– Revision 5-394.5
–– temporär, Anlegen, intraoperativ 5-392.4
–– Verschluss 5-394.6
Arthrektomie, Wirbelsäule
– partiell 5-832.4
– total 5-832.5
Arthrodese
– calcaneo-cuboidal, offen 5-808.80♦
– Ellenbogengelenk, offen 5-808.5♦
– Fußwurzel, Gelenkfach, offen
–– 1 5-808.a4♦
–– 2 5-808.a5♦
–– 3 5-808.a6♦
–– 4 5-808.a7♦
–– 5 oder mehr 5-808.a8♦
– Großzehenendgelenk, offen 5-808.b1♦
– Großzehengrundgelenk, offen 5-808.b0♦
– Handgelenk, offen 5-808.6♦
– Handwurzelgelenk 5-846.0♦
–– mehrere 5-846.2♦
––– mit Spongiosaplastik 5-846.3♦
–– mit Spongiosaplastik 5-846.1♦
– Hüftgelenk, offen 5-808.2♦
– Iliosakralgelenk, offen 5-808.0♦
– Interphalangealgelenk
–– Hand 5-846.4♦
––– mit Spongiosaplastik 5-846.5♦
–– mehrere, Hand 5-846.6♦
––– mit Spongiosaplastik 5-846.7♦
– Kleinzehengelenk, offen
–– 1 5-808.b2♦
–– 2 5-808.b3♦
–– 3 5-808.b4♦
–– 4 5-808.b5♦
–– 5 oder mehr 5-808.b6♦
– Kniegelenk, offen 5-808.3♦
– Lisfranc-, komplett, offen 5-808.a8♦
– Metatarsophalangealgelenk, Kleinzehe, offen
–– 1 5-808.b2♦
–– 2 5-808.b3♦
–– 3 5-808.b4♦ ►

Arthrodese *(Forts.)*
~ Metatarsophalangealgelenk, Kleinzehe, offen *(Forts.)*
–– 4 5-808.b5♦
–– 5 oder mehr 5-808.b6♦
– Mittelfuß, Gelenkfach, offen
–– 1 5-808.a4♦
–– 2 5-808.a5♦
–– 3 5-808.a6♦
–– 4 5-808.a7♦
–– 5 oder mehr 5-808.a8♦
– offen, Sprunggelenk, oberes und unteres 5-808.71♦
–– mit Chopartgelenk 5-808.72♦
– radioulnar, distal, offen 5-808.6♦
– Schultergelenk, offen 5-808.4♦
– Sprunggelenk, oberes, offen, ohne weiteres Gelenk 5-808.70♦
– Sprunggelenkskammer, offen, Sprunggelenk, unteres
–– 1 5-808.80♦
–– 2 5-808.81♦
–– 3 5-808.82♦
– Symphyse, offen 5-808.1
– talo-calcanear, offen 5-808.80♦
– talo-calcaneo-cuboidal, offen 5-808.81♦
– talo-navicular, offen 5-808.80♦
– talo-naviculo-calcanear, offen 5-808.81♦
– tibio-kalkanear, offen 5-808.71♦
–– mit Chopartgelenk 5-808.72♦
– tibio-tarsal, offen 5-808.71♦
–– mit Chopartgelenk 5-808.72♦
Arthrodesemodul
– Kniegelenk
–– Entfernung 5-823.j♦
–– Teilwechsel
––– mit Wiederherstellung, Gelenkfunktion 5-823.h1♦
––– ohne Wiederherstellung, Gelenkfunktion 5-823.h0♦
–– Wechsel
––– mit Wiederherstellung, Gelenkfunktion 5-823.h1♦
––– ohne Wiederherstellung, Gelenkfunktion 5-823.h0♦
– nicht-zementiert, Implantation, Kniegelenk 5-822.f0♦
– teilzementiert, Implantation, Kniegelenk 5-822.f2♦
– zementiert, Implantation, Kniegelenk 5-822.f1♦
Arthrographie 3-13k
– Magnetresonanz- 3-844
Arthrolyse
– Akromioklavikulargelenk
–– arthroskopisch 5-810.21♦
–– offen 5-800.61♦
– Daumensattelgelenk 5-844.52♦
– Ellenbogengelenk
–– arthroskopisch 5-810.2t♦
–– offen 5-800.6t♦ ►

Arthrolyse *(Forts.)*
– Handgelenk
–– arthroskopisch 5-810.27♦
–– offen 5-800.67♦
– Handwurzelgelenk 5-844.50♦
–– mehrere 5-844.51♦
– Hüftgelenk
–– arthroskopisch 5-810.2g♦
–– offen 5-800.6g♦
– Humeroglenoidalgelenk
–– arthroskopisch 5-810.20♦
–– offen 5-800.60♦
– Humeroradialgelenk
–– arthroskopisch 5-810.2s♦
–– offen 5-800.6s♦
– Humeroulnargelenk
–– arthroskopisch 5-810.24♦
–– offen 5-800.64♦
– Iliosakralgelenk
–– arthroskopisch 5-810.2e♦
–– offen 5-800.6e♦
– Interphalangealgelenk 5-844.55♦
–– mehrere, Finger
––– einer 5-844.56♦
––– mehrere 5-844.57♦
– Kniegelenk
–– arthroskopisch 5-810.2h♦
–– offen 5-800.6h♦
– Metakarpophalangealgelenk 5-844.53♦
–– mehrere 5-844.54♦
– Metatarsophalangealgelenk
–– arthroskopisch 5-810.2q♦
–– offen 5-800.6q♦
– Radiokarpalgelenk
–– arthroskopisch 5-810.28♦
–– offen 5-800.68♦
– Radioulnargelenk
–– distal
––– arthroskopisch 5-810.26♦
––– offen 5-800.66♦
–– proximal
––– arthroskopisch 5-810.25♦
––– offen 5-800.65♦
– Sprunggelenk
–– oberes
––– arthroskopisch 5-810.2k♦
––– offen 5-800.6k♦
–– unteres
––– arthroskopisch 5-810.2m♦
––– offen 5-800.6m♦
– Sternoklavikulargelenk
–– arthroskopisch 5-810.23♦
–– offen 5-800.63♦
– Symphyse
–– arthroskopisch 5-810.2f
–– offen 5-800.6f
– Tarsalgelenk
–– arthroskopisch 5-810.2n♦
–– offen 5-800.6n♦
– Tarsometatarsalgelenk
–– arthroskopisch 5-810.2p♦ ►

Arthrolyse *(Forts.)*
~ Tarsometatarsalgelenk *(Forts.)*
–– offen 5-800.6p♦
– Thorakoskapulargelenk
–– arthroskopisch 5-810.22♦
–– offen 5-800.62♦
– Tibiofibulargelenk, proximal
–– arthroskopisch 5-810.2j♦
–– offen 5-800.6j♦
– Ulnokarpalgelenk
–– arthroskopisch 5-810.29♦
–– offen 5-800.69♦
– und Fasziektomie, Finger 5-842.80♦
–– mehrere 5-842.81♦
– Zehengelenk
–– arthroskopisch 5-810.2r♦
–– offen 5-800.6r♦
Arthroplastik
– Abrasions- – s.a. Abrasionsarthroplastik, Resektionsarthroplastik
– Gelenk, Metatarsophalangealgelenk, Digitus II bis V
–– 1 5-788.61♦
––– mit Weichteileingriff, Gelenk 5-788.61♦
–– 2 5-788.62♦
––– mit Weichteileingriff, Gelenk 5-788.62♦
–– 3 5-788.63♦
––– mit Weichteileingriff, Gelenk 5-788.63♦
–– 4 5-788.64♦
––– mit Weichteileingriff, Gelenk 5-788.64♦
– Hüftgelenk, mit
–– Osteotomie, Beckenknochen, einfach 5-829.00♦
–– Tripelosteotomie, Beckenknochen 5-829.01♦
– Interphalangealgelenk, Fuß
–– Digitus I 5-788.65♦
––– mit Weichteileingriff, Gelenk 5-788.65♦
–– Digitus II bis V
––– 1 5-788.66♦
––– 2 5-788.67♦
––– 3 5-788.68♦
––– 4 5-788.69♦
––– 5 oder mehr 5-788.6a♦
––– mit Weichteileingriff, Gelenk
–––– 1 5-788.66♦
–––– 2 5-788.67♦
–––– 3 5-788.68♦
–––– 4 5-788.69♦
–––– 5 oder mehr 5-788.6a♦
– Metatarsophalangealgelenk, Digitus I 5-788.60♦
–– mit Weichteileingriff, Gelenk 5-788.60♦
Arthrorise
– Akromioklavikulargelenk, offen 5-809.11♦
– Ellenbogengelenk, offen 5-809.1t♦
– Hand 5-849.6♦
– Handgelenk, offen 5-809.17♦
– Hüftgelenk, offen 5-809.1g♦
– Humeroglenoidalgelenk, offen 5-809.10♦
– Humeroradialgelenk, offen 5-809.1s♦
– Humeroulnargelenk, offen 5-809.14♦ ►

Arthrorise *(Forts.)*
– Iliosakralgelenk, offen 5-809.1e♦
– Kniegelenk, offen 5-809.1h♦
– Metatarsophalangealgelenk, offen 5-809.1q♦
– Radiokarpalgelenk, offen 5-809.18♦
– Radioulnargelenk
–– distal, offen 5-809.16♦
–– proximal, offen 5-809.15♦
– Sprunggelenk
–– oberes, offen 5-809.1k♦
–– unteres, offen 5-809.1m♦
– Sternoklavikulargelenk, offen 5-809.13♦
– Symphyse, offen 5-809.1f
– Tarsalgelenk, offen 5-809.1n♦
– Tarsometatarsalgelenk, offen 5-809.1p♦
– Thorakoskapulargelenk, offen 5-809.12♦
– Tibiofibulargelenk, proximal, offen 5-809.1j♦
– Ulnokarpalgelenk, offen 5-809.19♦
– Zehengelenk, offen 5-809.1r♦
Arthroskopie, diagnostisch
– Ellenbogengelenk 1-697.2♦
– Fingergelenk 1-697.a♦
– Gelenk
–– Fuß, sonstige 1-697.9♦
–– Hand, sonstige 1-697.b♦
–– Thorax 1-697.4♦
–– Wirbelsäule 1-697.5♦
– Handgelenk 1-697.3♦
– Hüftgelenk 1-697.6♦
– Kiefergelenk 1-697.0♦
– Kniegelenk 1-697.7♦
– Schultergelenk 1-697.1♦
– Sprunggelenk, oberes 1-697.8♦
Arthroskopisch – s. jeweiliger durchgeführter Eingriff
Arthrotomie
– Akromioklavikulargelenk, offen 5-800.01♦
– Daumensattelgelenk 5-844.02♦
– Ellenbogengelenk, offen 5-800.0t♦
– Handgelenk, offen 5-800.07♦
– Handwurzelgelenk 5-844.00♦
–– mehrere 5-844.01♦
– Hüftgelenk, offen 5-800.0g♦
– Humeroglenoidalgelenk, offen 5-800.00♦
– Humeroradialgelenk, offen 5-800.0s♦
– Humeroulnargelenk, offen 5-800.04♦
– Iliosakralgelenk, offen 5-800.0e♦
– Interphalangealgelenk 5-844.05♦
–– mehrere, Finger 5-844.06♦
––– mehrere 5-844.07♦
– Kniegelenk, offen 5-800.0h♦
– Metakarpophalangealgelenk 5-844.03♦
–– mehrere 5-844.04♦
– Metatarsophalangealgelenk, offen 5-800.0q♦
– Radiokarpalgelenk, offen 5-800.08♦
– Radioulnargelenk
–– distal, offen 5-800.06♦
–– proximal, offen 5-800.05♦
– Sprunggelenk
–– oberes, offen 5-800.0k♦
–– unteres, offen 5-800.0m♦ ►

Arthrotomie *(Forts.)*
– Sternoklavikulargelenk, offen 5-800.03♦
– Symphyse, offen 5-800.0f
– Tarsalgelenk, offen 5-800.0n♦
– Tarsometatarsalgelenk, offen 5-800.0p♦
– Thorakoskapulargelenk, offen 5-800.02♦
– Tibiofibulargelenk, proximal, offen 5-800.0j♦
– Ulnokarpalgelenk, offen 5-800.09♦
– Zehengelenk, offen 5-800.0r♦
Artifiziell, Sphinkter, Harnblase
– Entfernung 5-597.2
– Implantation, am
–– Blasenhals 5-597.02
–– Bulbus, mit
––– 1 Cuff 5-597.00
––– 2 Cuffs 5-597.01
– Revision 5-597.4
– Wechsel
–– isoliert
––– Ballon 5-597.36
––– Cuff
–––– 1 5-597.34
–––– 2 5-597.35
––– Pumpe 5-597.33
––– Reservoir 5-597.36
–– vollständig, am
––– Blasenhals 5-597.32
––– Bulbus, mit
–––– 1 Cuff 5-597.30
–––– 2 Cuffs 5-597.31
Arytenoidektomie
– laryngoskopisch 5-302.8
– mikrolaryngoskopisch 5-302.9
Arzneimittel, Verwendung, für neuartige Therapien, mit
– Herstellungserlaubnis nach § 13 Abs. 4 Arzneimittelgesetz *[nur Zusatzkode!]* 5-936.2
– internationaler Genehmigung *[nur Zusatzkode!]* 5-936.1
– nationaler Genehmigung *[nur Zusatzkode!]* 5-936.0
Ascendostomie, Anlegen
– durch Umsteigen laparoskopisch – offen chirurgisch 5-463.22
– laparoskopisch 5-463.21
– offen 5-463.20
ASD – s. Vorhofseptumdefekt
Asfotase alfa, Applikation, parenteral 6-008.6
Asparaginase
– nicht-pegyliert, Applikation, parenteral
–– 25.000 Einheiten bis unter 50.000 Einheiten, bei Patienten unter 15 Jahren 6-003.n0
–– 50.000 Einheiten bis unter 75.000 Einheiten 6-003.n1
–– 75.000 Einheiten bis unter 100.000 Einheiten 6-003.n2
–– 100.000 Einheiten bis unter 125.000 Einheiten 6-003.n3
–– 125.000 Einheiten bis unter 150.000 Einheiten 6-003.n4 ►

Asparaginase *(Forts.)*
~ nicht-pegyliert, Applikation, parenteral *(Forts.)*
-- 150.000 Einheiten bis unter 175.000 Einheiten 6-003.n5
-- 175.000 Einheiten bis unter 200.000 Einheiten 6-003.n6
-- 200.000 Einheiten bis unter 250.000 Einheiten 6-003.n7
-- 250.000 Einheiten bis unter 300.000 Einheiten 6-003.n8
-- 300.000 Einheiten bis unter 350.000 Einheiten 6-003.n9
-- 350.000 Einheiten bis unter 400.000 Einheiten 6-003.na
-- 400.000 Einheiten oder mehr 6-003.nb
- pegyliert, Applikation, parenteral
-- 625 IE bis unter 1.250 IE, bei Patienten unter 15 Jahren 6-003.p0
-- 1.250 IE bis unter 2.500 IE 6-003.p1
-- 2.500 IE bis unter 3.750 IE 6-003.p2
-- 3.750 IE bis unter 5.000 IE 6-003.p3
-- 5.000 IE bis unter 6.250 IE 6-003.p4
-- 6.250 IE bis unter 7.500 IE 6-003.p5
-- 7.500 IE bis unter 8.750 IE 6-003.p6
-- 8.750 IE bis unter 10.000 IE 6-003.p7
-- 10.000 IE bis unter 11.250 IE 6-003.p8
-- 11.250 IE bis unter 12.500 IE 6-003.p9
-- 12.500 IE bis unter 13.750 IE 6-003.pa
-- 13.750 IE bis unter 15.000 IE 6-003.pb
-- 15.000 IE bis unter 17.500 IE 6-003.pc
-- 17.500 IE bis unter 20.000 IE 6-003.pd
-- 20.000 IE bis unter 22.500 IE 6-003.pe
-- 22.500 IE bis unter 25.000 IE 6-003.pf
-- 25.000 IE bis unter 27.500 IE 6-003.pg
-- 27.500 IE bis unter 30.000 IE 6-003.ph
-- 30.000 IE bis unter 35.000 IE 6-003.pj
-- 35.000 IE bis unter 40.000 IE 6-003.pk
-- 40.000 IE bis unter 45.000 IE 6-003.pm
-- 45.000 IE bis unter 50.000 IE 6-003.pn
-- 50.000 IE bis unter 60.000 IE 6-003.pp
-- 60.000 IE bis unter 70.000 IE 6-003.pq
-- 70.000 IE bis unter 80.000 IE 6-003.pr
-- 80.000 IE bis unter 90.000 IE 6-003.ps
-- 90.000 IE bis unter 100.000 IE 6-003.pt
-- 100.000 IE oder mehr 6-003.pu

Aspiration
- Augenkammer, vordere, diagnostisch 1-840.0♦
- Bartholin-Drüse, therapeutisch, perkutan 8-157.x♦
- Bronchus, diagnostisch 1-843♦
- Duodenalsaft, mit Funktionstest, Pankreas, über Duodenalsonde 1-761
- Epiduralraum, über früher implantierten Katheter 1-204.5
- Feinnadel-, Mamma, perkutan 1-493.30♦
-- mit Steuerung durch bildgebende Verfahren 1-494.30♦
- Hohlraum, intrakraniell, diagnostisch 1-841
- Hydrocele testis, perkutan, diagnostisch 1-847.2♦ ▶

Aspiration *(Forts.)*
- Kammerwasser, Auge, diagnostisch 1-840.0♦
- Knochenmark, beim Spender, zur Fremdspende 5-410.01
- Linsenkern
-- mit Einführung, Intraokularlinse
--- monofokal, als
---- irisfixierte Hinterkammerlinse, über
----- kornealen Zugang 5-144.4j♦
----- sklero-kornealen Zugang 5-144.2j♦
---- kapselfixierte Hinterkammerlinse, über
----- kornealen Zugang 5-144.4a♦
----- sklero-kornealen Zugang 5-144.2a♦
---- sklerafixierte Hinterkammerlinse, über
----- kornealen Zugang 5-144.4c♦
----- sklero-kornealen Zugang 5-144.2c♦
---- sulkusfixierte Hinterkammerlinse, über
----- kornealen Zugang 5-144.4b♦
----- sklero-kornealen Zugang 5-144.2b♦
--- Sonderform, als
---- irisfixierte Hinterkammerlinse, über
----- kornealen Zugang 5-144.4k♦
----- sklero-kornealen Zugang 5-144.2k♦
---- kapselfixierte Hinterkammerlinse, über
----- kornealen Zugang 5-144.4e♦
----- sklero-kornealen Zugang 5-144.2e♦
---- sklerafixierte Hinterkammerlinse, über
----- kornealen Zugang 5-144.4g♦
----- sklero-kornealen Zugang 5-144.2g♦
---- sulkusfixierte Hinterkammerlinse, über
----- kornealen Zugang 5-144.4f♦
----- sklero-kornealen Zugang 5-144.2f♦
-- über
--- kornealen Zugang
---- mit Einführung
----- Linse, alloplastisch, mehrere 5-144.49♦
----- Vorderkammerlinse
------ irisfixiert 5-144.46♦
------ kammerwinkelgestützt 5-144.45♦
---- ohne Implantation, Linse, alloplastisch 5-144.40♦
--- sklero-kornealen Zugang
---- mit Einführung
----- Linse, alloplastisch, mehrere 5-144.29♦
----- Vorderkammerlinse
------ irisfixiert 5-144.26♦
------ kammerwinkelgestützt 5-144.25♦
---- ohne Implantation, Linse, alloplastisch 5-144.20♦
- Mittelohr, diagnostisch 1-859.x
- Ovum
-- laparoskopisch 9-271.1♦
--- mit Gametentransfer, intratubär 9-271.3♦
-- transvaginal 9-271.2♦
- Pankreas, perkutan, diagnostisch 1-859.1
- Perilymphe, diagnostisch 1-859.x
- Raum, intrakraniell, extradural, diagnostisch 1-841
- Schilddrüse, diagnostisch 1-859.0
- Spermatozele, perkutan, diagnostisch 1-847.3♦ ▶

Aspiration *(Forts.)*
– Subarachnoidalraum
–– diagnostisch 1-841
–– über früher implantierten Katheter 1-204.5
– Subduralraum
–– diagnostisch 1-841
–– über früher implantierten Katheter 1-204.5
– Trabekelwerk, zur Senkung, Augeninnendruck, bei Pseudoexfoliationsglaukom 5-133.7♦
– Vesiculae seminales, perkutan, diagnostisch 1-847.5♦
– Zisterne, diagnostisch 1-841
– Zysten-, perkutan, diagnostisch 1-850
Aspirationsbiopsie
– Bartholin-Drüse, diagnostisch 1-470.4
–– perkutan 1-470.4
– Gallenblase, diagnostisch, perkutan 1-441.1
– Hypophyse 1-406.0
– Lunge, diagnostisch 1-431.0♦
– Milz, diagnostisch 1-425.8
– Schilddrüse 1-406.2
– Tuba uterina, diagnostisch 1-470.1♦
–– durch Inzision 1-570.1♦
–– perkutan 1-470.1♦
Aspirationskürettage, Endometrium, diagnostisch 1-471.1
Aspirationsmikrokathetersystem, intrakraniell, flexibel, Verwendung *[nur Zusatzkode!]* 8-83b.d
Assistenzherz 5-375.1
Assistiert, Beatmung, maschinell, beim
– Neugeborenen 8-711.20
– Säugling 8-711.21
Aszendostoma
– Anlegen, im Rahmen eines anderen Eingriffs *[nur Zusatzkode!]* 5-462.3
– doppelläufig, Anlegen, als selbständiger Eingriff
–– durch Umsteigen laparoskopisch – offen chirurgisch 5-460.22
–– laparoskopisch 5-460.21
–– offen 5-460.20
– endständig, Anlegen, als selbständiger Eingriff
–– durch Umsteigen laparoskopisch – offen chirurgisch 5-461.12
–– laparoskopisch 5-461.11
–– offen 5-461.10
Aszendostomie, Anlegen
– durch Umsteigen laparoskopisch – offen chirurgisch 5-463.22
– laparoskopisch 5-463.21
– offen 5-463.20
Aszites, Punktion
– Fetus, zur Erleichterung, Geburt 5-734.1
– perkutan, diagnostisch 1-853.2
Atemunterstützung
– durch Anwendung
–– HFNC-System, bei
––– Erwachsenen 8-713.0
––– Kindern und Jugendlichen 8-712.1
––– Neugeborenen 8-711.40 ►

Atemunterstützung *(Forts.)*
~ durch Anwendung *(Forts.)*
~~ HFNC-System, bei *(Forts.)*
––– Säuglingen 8-711.41
–– High-Flow-Nasenkanüle, bei
––– Erwachsenen 8-713.0
––– Kindern und Jugendlichen 8-712.1
––– Neugeborenen 8-711.40
––– Säuglingen 8-711.41
– mit Atemwegsdruck, positiv, kontinuierlich
–– bei Kindern und Jugendlichen 8-712.0
–– beim
––– Neugeborenen 8-711.00
––– Säugling 8-711.01
Atemwege, obere, Offenhalten, durch
– nasopharyngealen Tubus 8-700.1
– oropharyngealen Tubus 8-700.0
Atezolizumab, Applikation, parenteral
– 840 mg bis unter 1.200 mg 6-00a.10
– 1.200 mg bis unter 1.680 mg 6-00a.11
– 1.680 mg bis unter 2.400 mg 6-00a.12
– 2.400 mg bis unter 2.520 mg 6-00a.13
– 2.520 mg bis unter 3.360 mg 6-00a.14
– 3.360 mg bis unter 3.600 mg 6-00a.15
– 3.600 mg bis unter 4.200 mg 6-00a.16
– 4.200 mg bis unter 4.800 mg 6-00a.17
– 4.800 mg bis unter 5.040 mg 6-00a.18
– 5.040 mg bis unter 5.880 mg 6-00a.19
– 5.880 mg bis unter 6.000 mg 6-00a.1a
– 6.000 mg bis unter 6.720 mg 6-00a.1b
– 6.720 mg bis unter 7.200 mg 6-00a.1c
– 7.200 mg bis unter 7.560 mg 6-00a.1d
– 7.560 mg bis unter 8.400 mg 6-00a.1e
– 8.400 mg bis unter 9.600 mg 6-00a.1f
– 9.600 mg bis unter 10.800 mg 6-00a.1g
– 10.800 mg bis unter 12.000 mg 6-00a.1h
– 12.000 mg bis unter 13.200 mg 6-00a.1j
– 13.200 mg oder mehr 6-00a.1k
Atherektomie, perkutan-transluminal
– Aorta 8-836.34
– Aortenisthmus 8-836.35
– Arterie
–– abdominal 8-836.3h♦
–– Oberschenkel 8-836.3k♦
–– pelvin 8-836.3h♦
– Ductus arteriosus apertus 8-836.36
– Gefäß
–– extrakraniell, Kopf 8-836.31♦
–– Hals 8-836.31♦
–– intrakraniell 8-836.30
–– künstlich 8-836.3e
–– Malformation 8-836.3d
–– Oberarm 8-836.32♦
–– Schulter 8-836.32♦
–– spinal 8-836.3f
–– Thorax 8-836.38♦
–– Unterarm 8-836.33♦
–– Unterschenkel 8-836.3c♦
–– viszeral 8-836.3a
– Koronararterie 8-837.20
–– mehrere 8-837.21 ►

Atherektomie, perkutan-transluminal *(Forts.)*
– V. cava 8-836.37
– V. portae 8-836.3g
– Vene
–– abdominal 8-836.3j♦
–– Oberschenkel 8-836.3m♦
–– pelvin 8-836.3j♦
Atmung, Herz, Kreislauf, Monitoring
– mit Messung
–– Pulmonalarteriendruck 8-932
–– Venendruck, zentral
––– mit Messung, kontinuierlich, reflektionsspektrometrisch, Sauerstoffsättigung, zentralvenös 8-931.1
––– ohne Messung, kontinuierlich, reflektionsspektrometrisch, Sauerstoffsättigung, zentralvenös 8-931.0
– ohne Messung, Pulmonalarteriendruck und zentraler Venendruck 8-930
Atrial, Switch-Operation 5-359.10
Atrioventrikulär, Defekt, angeboren, Korrektur 5-356.6
– partiell 5-356.7
– total 5-356.8
Attikoantrotomie, mit Tympanoplastik
– mit Implantation
–– Auto-Ossikel 5-195.a1♦
–– Homoio-Ossikel 5-195.a3♦
–– Prothese
––– allogen 5-195.a3♦
––– alloplastisch 5-195.a2♦
––– autogen 5-195.a1♦
––– xenogen 5-195.a3♦
– ohne Implantation, Prothese 5-195.a0♦
Attikotomie 5-202.1♦
– mit Tympanoplastik
–– mit Implantation
––– Auto-Ossikel 5-195.a1♦
––– Homoio-Ossikel 5-195.a3♦
––– Prothese
–––– allogen 5-195.a3♦
–––– alloplastisch 5-195.a2♦
–––– autogen 5-195.a1♦
–––– xenogen 5-195.a3♦
–– ohne Implantation, Prothese 5-195.a0♦
Atypisch, Resektion, Leber
– laparoskopisch, bei Echinokokkuszyste 5-501.11
– lokal
–– durch Umsteigen laparoskopisch – offen chirurgisch 5-501.02
–– laparoskopisch 5-501.01
– offen, bei Echinokokkuszyste 5-501.10
Audiometrie 1-242
Aufbau, Kiefer, durch Anwendung, Distraktor, enoral 5-235.9
Aufbauschiene
– Anbringen 5-249.2
– Anpassung 5-249.2
– Einsetzen 5-249.2
Aufhängung, Divertikel, Pharynx 5-299.x
Aufhebung
– Anastomose, biliodigestiv 5-519.1
– Dialyseshunt 5-394.6
– Shunt 5-394.6
Auflagerungsplastik
– Mandibula
–– partiell 5-775.1
–– total 5-775.2
– Maxilla
–– partiell 5-774.0
–– total 5-774.1
Aufnähen, Applikator
– beta-strahlend, bei Brachytherapie
–– Chorioidea 5-155.80♦
–– Retina 5-155.80♦
– gamma-strahlend, bei Brachytherapie
–– Chorioidea 5-155.81♦
–– Retina 5-155.81♦
Aufrechterhaltung, Homöostase, für Organspende, postmortal 8-978
Aufrichtung
– Schaft, bei männlicher
–– Epispadie 5-644.0
–– Hypospadie 5-645.1
– Trommelfell 5-194.2♦
– Uterus 5-693♦
Aufsteckkopf, Femurkopfprothese, Wechsel 5-821.18♦
Auftragen
– Substanz, absorbierend, zur Blutstillung
–– Darm, endoskopisch 5-469.t3
–– Magen, endoskopisch 5-449.t3
–– Ösophagus, endoskopisch 5-429.v0
–– Rektum, endoskopisch 5-489.k0
– Peptid-Hydrogel-bildende Substanz, zur Blutstillung
–– Darm, endoskopisch 5-469.w3
–– Magen, endoskopisch 5-449.v3
–– Ösophagus, endoskopisch 5-429.v1
–– Rektum, endoskopisch 5-489.k1
Aufwendig, Komplexbehandlung, intensivmedizinisch
– 1 bis 184 Aufwandspunkte 8-98f.0
– 185 bis 368 Aufwandspunkte 8-98f.10
– 369 bis 552 Aufwandspunkte 8-98f.11
– 553 bis 828 Aufwandspunkte 8-98f.20
– 829 bis 1104 Aufwandspunkte 8-98f.21
– 1105 bis 1380 Aufwandspunkte 8-98f.30
– 1381 bis 1656 Aufwandspunkte 8-98f.31
– 1657 bis 1932 Aufwandspunkte 8-98f.40
– 1933 bis 2208 Aufwandspunkte 8-98f.41
– 2209 bis 2484 Aufwandspunkte 8-98f.50
– 2485 bis 2760 Aufwandspunkte 8-98f.51
– 2761 bis 3220 Aufwandspunkte 8-98f.60
– 3221 bis 3680 Aufwandspunkte 8-98f.61
– 3681 bis 4600 Aufwandspunkte 8-98f.7
– 4601 bis 5520 Aufwandspunkte 8-98f.8
– 5521 bis 7360 Aufwandspunkte 8-98f.9
– 7361 bis 9200 Aufwandspunkte 8-98f.a
– 9201 bis 11040 Aufwandspunkte 8-98f.b
– 11041 bis 13800 Aufwandspunkte 8-98f.c ►

Aufwendig, Komplexbehandlung, intensivmedizinisch *(Forts.)*
– 13801 bis 16560 Aufwandspunkte 8-98f.d
– 16561 bis 19320 Aufwandspunkte 8-98f.e
– 19321 oder mehr Aufwandspunkte 8-98f.f
Augapfel
– Entfernung
–– mit Einführung
––– Bulbusplatzhalter, aus nicht-resorbierbarem mikroporösem Material, mit fibrovaskulärer Integration
–––– mit Titannetz
––––– außerhalb der Tenonschen Kapsel 5-163.24♦
––––– in die Tenonsche Kapsel 5-163.14♦
–––– ohne Titannetz
––––– außerhalb der Tenonschen Kapsel 5-163.23♦
––––– in die Tenonsche Kapsel 5-163.13♦
––– Haut-Fettgewebe-Transplantat
–––– außerhalb der Tenonschen Kapsel 5-163.22♦
–––– in die Tenonsche Kapsel 5-163.12♦
––– Orbitaimplantat, alloplastisch
–––– außerhalb der Tenonschen Kapsel 5-163.20♦
–––– in die Tenonsche Kapsel 5-163.10♦
–––– ummantelt
––––– außerhalb der Tenonschen Kapsel 5-163.21♦
––––– in die Tenonsche Kapsel 5-163.11♦
–– ohne Einführung, Orbitaimplantat 5-163.0♦
– Fremdkörperentfernung
–– durch Inzision 5-161.3♦
–– mit Magnet 5-161.1♦
– Rekonstruktion
–– primär 5-166.1♦
–– sekundär 5-166.2♦
Auge
– Angiographie 3-690♦
– Applikator, radioaktiv, Konstruktion, und Applikation 8-526.2
– Entfernung
–– Cerclage 5-153.2♦
–– Plombe 5-153.2♦
–– telemetrischer Augeninnendrucksensor 5-139.7♦
– Implantation
–– telemetrischer Augeninnendrucksensor 5-139.6♦
– Injektion, therapeutisch 8-020.0♦
– ipsilateral, Transplantation, Konjunktiva, bei Plastik, Konjunktiva 5-113.00♦
– Kammerwasser, Aspiration, diagnostisch 1-840.0♦
– kontralateral, Transplantation, Konjunktiva, bei Plastik, Konjunktiva 5-113.01♦
– Mikroskopie, konfokal 3-301.1♦
– Revision
–– Cerclage 5-153.0♦
–– Plombe 5-153.0♦ ►

Auge *(Forts.)*
– Wechsel
–– Cerclage 5-153.1♦
–– Plombe 5-153.1♦
–– telemetrischer Augeninnendrucksensor 5-139.6♦
Augenabschnitt, hinterer
– Fremdkörperentfernung
–– transpupillar 5-150.2♦
–– transskleral
––– durch Inzision 5-150.1♦
––– mit Magnet 5-150.0♦
– Injektion, Medikament 5-156.9♦
Augenbraue
– Biopsie, ohne Inzision 1-412.1♦
– Hebung 5-097.0♦
– Inzision, mit Drainage 5-892.14
Augenhöhle, Enukleation, Revision 5-166.3♦
Augeninhalt, Entfernung
– mit Einführung, Orbitaimplantat, in die Skleraschale 5-162.1♦
– ohne Einführung, Orbitaimplantat 5-162.0♦
Augeninnendruck
– Senkung, durch
–– Aspiration, Trabekelwerk, bei Pseudoexfoliationsglaukom 5-133.7♦
–– Elektroablations-Trabekulotomie, intraokular 5-133.81♦
–– Entfernung telemetrischer Sensor 5-139.7♦
–– Filtrationsoperation, mit
––– Implantat
–––– nahtfixiert, mit Abfluss unter die Bindehaut 5-131.64♦
–––– nicht-nahtfixiert, mit
––––– Abfluss in den Kammerwinkel 5-131.61♦
––––– Abfluss in den suprachorioidealen Raum 5-131.62♦
––––– Abfluss unter die Bindehaut 5-131.63♦
––– Plattenimplantat, nahtfixiert, episkleral 5-131.64♦
–– Gonioplastik, mit Laser 5-133.4♦
–– Goniotomie 5-131.8♦
–– Implantation, Shunt
––– Trabekelwerk 5-131.61♦
––– trabekulär 5-131.61♦
–– Iridektomie, chirurgisch 5-133.0♦
–– Iridoplastik, mit Laser 5-133.4♦
–– Laser-Trabekulotomie, intraokular 5-133.80♦
–– Laseriridotomie 5-133.6♦
–– Lasertrabekuloplastik 5-133.3♦
–– Photokoagulation, Corpus ciliare
––– endoskopisch 5-132.21♦
––– offen 5-132.20♦
––– transskleral 5-132.22♦
–– Resektion, Sklera, tief
––– mit Einbringen von Medikamenten zur Fibrosehemmung 5-134.11♦
––– ohne Einbringen von Medikamenten zur Fibrosehemmung 5-134.10♦ ►

Augeninnendruck *(Forts.)*
~ Senkung, durch *(Forts.)*
–– Sklerektomie, tief
––– mit Einbringen von Medikamenten zur Fibrosehemmung 5-134.11♦
––– ohne Einbringen von Medikamenten zur Fibrosehemmung 5-134.10♦
–– Trabekulotomie 5-131.7♦
––– intraokular, mit Trabektom 5-133.81♦
–– Viskokanaloplastik 5-134.2♦
–– Viskokanalostomie
––– mit Einbringen von Medikamenten zur Fibrosehemmung 5-134.01♦
––– ohne Einbringen von Medikamenten zur Fibrosehemmung 5-134.00♦
–– Zyklodialyse 5-133.5♦
–– Zyklophotokoagulation
––– endoskopisch 5-132.21♦
––– offen 5-132.20♦
––– transskleral 5-132.22♦
– Tagesdruckmessung, und Nachtdruckmessung, über 24 Stunden 1-220.0
Augenkammer
– hintere, Punktion, perkutan, therapeutisch 8-151.6♦
– vordere
–– Einbringen, Gas 5-139.2♦
–– Entfernung, Naht 5-139.5♦
–– Exzision, Epitheleinwachsung 5-139.3♦
–– Fremdkörperentfernung
––– durch Inzision 5-130.1♦
––– mit Magnet 5-130.0♦
–– Injektion, Luft 5-139.2♦
–– Parazentese 5-139.0♦
–– Punktion
––– diagnostisch 1-840.0♦
––– perkutan, therapeutisch 8-151.5♦
–– Spülung
––– mit
–––– Einbringen, Medikament 5-139.12♦
–––– Entfernung, Silikonöl 5-139.11♦
––– ohne weitere Maßnahmen 5-139.10♦
Augenkammerwinkel, Synechie, Lösung 5-137.3♦
Augenlid
– Abtragung, Hautblase, bei Verbrennung und Verätzung 5-921.03♦
– Biopsie
–– durch Inzision 1-520♦
–– ohne Inzision 1-412.0♦
– Butterfly-Plastik, bei Verbrennung und Verätzung 5-927.03♦
– Dehnungsplastik, lokal, bei Verbrennung und Verätzung 5-926.03♦
– Dermabrasion, bei Verbrennung und Verätzung 5-921.13♦
– Desilikonisierung, Dermisersatzmaterial, bei Verbrennung und Verätzung 5-929.13♦
– Drainage 5-090.2♦
– Durchtrennung, Lappenstiel, bei Verbrennung und Verätzung 5-929.03♦ ►

Augenlid *(Forts.)*
– Epilation
–– elektrochirurgisch 5-091.40♦
–– kryochirurgisch 5-091.42♦
–– thermochirurgisch 5-091.40♦
– Exzision
–– oberflächlich
––– mit Beteiligung, Lidkante 5-091.01♦
–––– histographisch kontrolliert 5-091.11♦
––– ohne Beteiligung, Lidkante 5-091.00♦
–––– durch mikrographische Chirurgie 5-091.10♦
–––– histographisch kontrolliert 5-091.10♦
–– tief
––– mit Beteiligung, Lidkante 5-091.21♦
–––– histographisch kontrolliert 5-091.31♦
––– ohne Beteiligung, Lidkante 5-091.20♦
–––– histographisch kontrolliert 5-091.30♦
– Fixation, Gewichte 5-099.0♦
– Fremdkörperentfernung, durch Inzision 5-090.3♦
– Haut
–– Exzision, tangential, bei Verbrennung und Verätzung 5-921.33♦
–– Hochfrequenzchirurgie, bei Verbrennung und Verätzung 5-921.73♦
–– Laserdestruktion, bei Verbrennung und Verätzung 5-921.43♦
–– Radiochirurgie, bei Verbrennung und Verätzung 5-921.63♦
–– Ultraschalldestruktion, bei Verbrennung und Verätzung 5-921.53♦
– Hautersatz, permanent
–– großflächig, durch
––– allogene Amnionmembran, bei Verbrennung und Verätzung 5-925.j3♦
––– allogenes Amnion, bei Verbrennung und Verätzung 5-925.j3♦
––– allogenes Hautersatzmaterial, bei Verbrennung und Verätzung 5-925.j3♦
––– allogenes Hauttransplantat, bei Verbrennung und Verätzung 5-925.g3♦
––– Dermisersatzmaterial, bei Verbrennung und Verätzung 5-925.e3♦
––– humane azelluläre dermale Matrix, bei Verbrennung und Verätzung 5-925.g3♦
––– kultivierte Keratinozyten, bei Verbrennung und Verätzung 5-925.a3♦
–– kleinflächig, durch
––– allogene Amnionmembran, bei Verbrennung und Verätzung 5-925.h3♦
––– allogenes Amnion, bei Verbrennung und Verätzung 5-925.h3♦
––– allogenes Hautersatzmaterial, bei Verbrennung und Verätzung 5-925.h3♦
––– allogenes Hauttransplantat, bei Verbrennung und Verätzung 5-925.f3♦
––– Dermisersatzmaterial, bei Verbrennung und Verätzung 5-925.d3♦
––– humane azelluläre dermale Matrix, bei Verbrennung und Verätzung 5-925.f3♦ ►

Augenlid *(Forts.)*
~ Hautersatz, permanent *(Forts.)*
~~ kleinflächig, durch *(Forts.)*
––– kultivierte Keratinozyten, bei Verbrennung und Verätzung 5-925.93♦
– Insellappenplastik, lokal, bei Verbrennung und Verätzung 5-926.33♦
– Inzision, ohne weitere Maßnahmen 5-090.0♦
– Jumping-man-Plastik, bei Verbrennung und Verätzung 5-927.03♦
– Kauterisation 5-091.40♦
– Konjunktiva, Adhäsiolyse
–– mit Konjunktivaplastik 5-114.1♦
–– ohne Konjunktivaplastik 5-114.0♦
– Kryokoagulation 5-091.42♦
– Kryotherapie 5-091.42♦
– Kürettage 5-090.1♦
– Lappen
–– frei, Revision, mit mikrovaskulärer Anastomosierung, bei Verbrennung und Verätzung 5-928.83♦
–– regional, gestielt, Revision, bei Verbrennung und Verätzung 5-928.63♦
– Lappenplastik
–– kombiniert, bei Verbrennung und Verätzung 5-927.03♦
–– lokal, Revision, bei Verbrennung und Verätzung 5-928.53♦
–– mit freiem Hauttransplantat, bei Verbrennung und Verätzung 5-927.13♦
–– regional, gestielt, mit Fernlappen
––– bei Verbrennung und Verätzung 5-927.23♦
––– mit freiem Hauttransplantat, bei Verbrennung und Verätzung 5-927.33♦
– Laserkoagulation 5-091.41♦
– Mikrograft-Spalthautdeckung, bei Verbrennung und Verätzung 5-925.73♦
– Naht
–– Avulsion 5-095.2♦
–– Entfernung 5-099.1♦
– Nekrosektomie, epifaszial, bei Verbrennung und Verätzung 5-921.23♦
– Rekonstruktion, durch
–– Hautrotation 5-096.02♦
–– Hauttransplantat 5-096.20♦
–– Rotationsplastik, Wange 5-096.40♦
–– Schwenklappenplastik 5-096.41♦
–– Schwenkung, Haut 5-096.01♦
–– Tarsokonjunktival-Transplantat
––– frei 5-096.31♦
––– gestielt 5-096.30♦
––– tarsomarginal 5-096.32♦
–– Transplantation
––– Knorpel 5-096.22♦
––– kombiniert, Schleimhaut, und Knorpel 5-096.23♦
––– Material, alloplastisch 5-096.24♦
––– Schleimhaut 5-096.21♦
–– Verschiebeplastik, Lidkante, mit
––– Bogenverschiebeplastik 5-096.11♦
––– Kanthotomie 5-096.10♦ ►

Augenlid *(Forts.)*
~ Rekonstruktion, durch *(Forts.)*
–– Verschiebung, Haut 5-096.00♦
– Revision
–– Fernlappen, gestielt, bei Verbrennung und Verätzung 5-928.73♦
–– Hauttransplantat, frei, bei Verbrennung und Verätzung 5-928.43♦
– Straffung, bei Entropium, durch
–– horizontale Verkürzung 5-093.2♦
–– Naht 5-093.1♦
– Thermokoagulation 5-091.40♦
– Transplantation
–– Composite graft, bei Verbrennung und Verätzung 5-925.33♦
–– Fernlappen, gestielt, bei Verbrennung und Verätzung 5-925.63♦
–– Haarfollikel 5-093.4♦
–– Haut, durch Epithelzellsuspension, nach
––– Aufbereitung mit Bedside-Kit, bei Verbrennung und Verätzung 5-925.b3♦
––– labortechnischer Aufbereitung im Schnellverfahren, bei Verbrennung und Verätzung 5-925.c3♦
–– Lappen
––– frei, mit mikrovaskulärer Anastomosierung, bei Verbrennung und Verätzung 5-925.43♦
––– regional, gestielt, bei Verbrennung und Verätzung 5-925.53♦
–– Spalthaut, frei, bei Verbrennung und Verätzung 5-925.03♦
–– Vollhaut, bei Verbrennung und Verätzung 5-925.23♦
– Transpositionsplastik, lokal, bei Verbrennung und Verätzung 5-926.23♦
– Verkürzung, horizontal, Korrekturoperation, bei
–– Ektropium 5-093.2♦
–– Entropium 5-093.2♦
– Verschiebe-Rotationsplastik, lokal, bei Verbrennung und Verätzung 5-926.13♦
– Versorgung, Risswunde, mit Beteiligung, Lidrand 5-095.01♦
– W-Plastik, lokal, bei Verbrennung und Verätzung 5-926.53♦
– Weichteildeckung, temporär
–– großflächig
––– durch
–––– allogene Amnionmembran, bei Verbrennung und Verätzung 5-923.d3♦
–––– allogene Hauttransplantation, bei Verbrennung und Verätzung 5-923.53♦
–––– allogenes Amnion, bei Verbrennung und Verätzung 5-923.d3♦
–––– allogenes Hautersatzmaterial, bei Verbrennung und Verätzung 5-923.d3♦
–––– humane azelluläre dermale Matrix, bei Verbrennung und Verätzung 5-923.53♦
–––– Kombination mehrerer Verfahren, bei Verbrennung und Verätzung 5-923.93♦
–––– kultivierte Keratinozyten, bei Verbrennung und Verätzung 5-923.83♦ ►

Augenlid *(Forts.)*
~ Weichteildeckung, temporär *(Forts.)*
~~ großflächig *(Forts.)*
~~~ durch *(Forts.)*
---- xenogenes Hautersatzmaterial, bei Verbrennung und Verätzung 5-923.63♦
--- mit
---- alloplastischem Material, bei Verbrennung und Verätzung 5-923.73♦
---- hydrolytisch resorbierbarer Membran, bei Verbrennung und Verätzung 5-923.b3♦
-- kleinflächig
--- durch
---- allogene Amnionmembran, bei Verbrennung und Verätzung 5-923.c3♦
---- allogene Hauttransplantation, bei Verbrennung und Verätzung 5-923.03♦
---- allogenes Amnion, bei Verbrennung und Verätzung 5-923.c3♦
---- allogenes Hautersatzmaterial, bei Verbrennung und Verätzung 5-923.c3♦
---- humane azelluläre dermale Matrix, bei Verbrennung und Verätzung 5-923.03♦
---- Kombination mehrerer Verfahren, bei Verbrennung und Verätzung 5-923.43♦
---- kultivierte Keratinozyten, bei Verbrennung und Verätzung 5-923.33♦
---- xenogenes Hautersatzmaterial, bei Verbrennung und Verätzung 5-923.13♦
--- mit
---- alloplastischem Material, bei Verbrennung und Verätzung 5-923.23♦
---- hydrolytisch resorbierbarer Membran, bei Verbrennung und Verätzung 5-923.a3♦
- Wundverschluss, primär, durch
-- Klammer, bei Verbrennung und Verätzung 5-928.13♦
-- Klebung, bei Verbrennung und Verätzung 5-928.23♦
-- Naht, bei Verbrennung und Verätzung 5-928.03♦
- Z-Plastik, lokal, bei Verbrennung und Verätzung 5-926.43♦
Augenlidrand
- Inzision, mit Drainage 5-090.2♦
- Ziliektomie 5-091.01♦
- Zyklektomie 5-091.01♦
Augenlinse
- Fremdkörperentfernung
-- durch Inzision 5-140.1♦
-- mit Magnet 5-140.0♦
- Punktion 1-840.x♦
Augenmuskel
- Biopsie, durch Inzision 1-529.6♦
- Chirurgie, Abrollstrecke
-- einfach 5-10c.0♦
-- kombiniert mit weiteren Maßnahmen am selben Muskel 5-10c.1♦
- Faden-Operation
-- einfach 5-10c.0♦ ►

Augenmuskel *(Forts.)*
~ Faden-Operation *(Forts.)*
-- kombiniert mit weiteren Maßnahmen am selben Muskel 5-10c.1♦
- gerade
-- Absetzung 5-10e.2♦
-- Adhäsiolyse, nicht als Revisionsoperation 5-10e.0♦
-- Entfernung, Naht 5-10e.1♦
-- Faltung, verstärkend 5-10a.1♦
-- Kombination, Resektion, Faltung und Vorlagerung, verstärkend 5-10a.3♦
-- Myektomie, schwächend 5-10b.2♦
-- Myopexie
--- 2 5-10k.8♦
--- mindestens 2, mit Operation, Augenmuskel, mindestens 1 weiterer 5-10k.9♦
-- Myotomie
--- partiell, schwächend 5-10b.3♦
--- schwächend 5-10b.2♦
-- Operation
--- 2, und Augenmuskel, schräg 5-10k.7♦
--- mit justierbaren Fäden 5-10e.4♦
--- und Augenmuskel, schräg 5-10k.5♦
---- 2 5-10k.6♦
-- Refixation 5-10e.3♦
-- Resektion, verstärkend 5-10a.0♦
-- Rücklagerung
--- durch Schlinge, schwächend 5-10b.1♦
--- einfach, schwächend 5-10b.0♦
--- schwächend, mit Interponat 5-10b.4♦
-- Tenektomie, schwächend 5-10b.2♦
-- Tenotomie
--- partiell, schwächend 5-10b.3♦
--- schwächend 5-10b.2♦
-- Transposition 5-10d.0♦
--- Teil 5-10d.1♦
-- Vorlagerung, verstärkend 5-10a.2♦
- Myopexie
-- einfach 5-10c.0♦
-- kombiniert mit weiteren Maßnahmen am selben Muskel 5-10c.1♦
- Operation, kombiniert, an
-- 2 geraden Muskeln 5-10k.0♦
-- mindestens 2 geraden und mindestens 2 schrägen Muskeln 5-10k.4♦
-- 2 schrägen Muskeln 5-10k.2♦
-- mindestens 3
--- geraden Muskeln 5-10k.1♦
--- schrägen Muskeln 5-10k.3
- schräg
-- Absetzung 5-10j.2♦
-- Adhäsiolyse, nicht als Revisionsoperation 5-10j.0♦
-- Entfernung, Naht 5-10j.1♦
-- Faltung, verstärkend 5-10f.1♦
-- Kombination, Resektion, Faltung und Vorlagerung, verstärkend 5-10f.3♦
-- Myektomie, schwächend 5-10g.2♦
-- Myotomie
--- partiell, schwächend 5-10g.3♦ ►
~~~

Augenmuskel *(Forts.)*
~ schräg *(Forts.)*
~~ Myotomie *(Forts.)*
––– schwächend 5-10g.2♦
–– Refixation 5-10j.3♦
–– Resektion, verstärkend 5-10f.0♦
–– Rücklagerung
––– durch Schlinge, schwächend 5-10g.1♦
––– einfach, schwächend 5-10g.0♦
–– Teil, Transposition 5-10h.1♦
–– Tenektomie, schwächend 5-10g.2♦
–– Tenotomie
––– partiell, schwächend 5-10g.3♦
––– schwächend 5-10g.2♦
–– Transposition 5-10h.0♦
–– Vorlagerung, verstärkend 5-10f.2♦
Augenmuskelsehne, Biopsie, durch Inzision 1-529.6♦
Augenuntersuchung
– teilstationär, bei Kindern und Jugendlichen, mit Notwendigkeit der Bewegungslosigkeit 1-221
Augmentation
– Band, Schultereckgelenk, offen, mit Vicrylkordel 5-807.4♦
– Bandscheibe, mit Implantat, über
–– 1 Segment 5-839.j0
–– 2 Segmente 5-839.j1
–– 3 oder mehr Segmente 5-839.j2
– Harnblase
–– laparoskopisch 5-578.61
–– offen 5-578.60
– Kreuzband
–– hinteres, arthroskopisch 5-813.k♦
–– vorderes, arthroskopisch 5-813.j♦
– Nukleus, mit Implantat, über
–– 1 Segment 5-839.j0
–– 2 Segmente 5-839.j1
–– 3 oder mehr Segmente 5-839.j2
– Osteosynthesematerial, Bewegungsorgane *[nur Zusatzkode!]* 5-86a.3
– plastisch
–– Mandibula, durch Knochentransplantat, autogen, mit mittels CAD-Verfahren geplanten und hergestellten Schablonen 5-775.9
–– Maxilla, durch Knochentransplantat, autogen, mit mittels CAD-Verfahren geplanten und hergestellten Schablonen 5-774.8
– Schraubenlager, Wirbelsäule *[nur Zusatzkode!]* 5-83w.0
– Sehne
–– Axilla 5-854.31♦
–– Bauchregion 5-854.36♦
–– Brustwand 5-854.35♦
–– Ellenbogen 5-854.32♦
–– Fußwurzel 5-854.3b♦
–– Genitalregion 5-854.37♦
–– Gesäß 5-854.37♦
–– Hals 5-854.30♦
–– Knie 5-854.38♦
–– Kopf 5-854.30♦
–– Leistenregion 5-854.37♦ ►

Augmentation *(Forts.)*
~ Sehne *(Forts.)*
–– Mittelfuß 5-854.3c♦
–– Oberarm 5-854.32♦
–– Oberschenkel 5-854.38♦
–– Rücken 5-854.35♦
–– Rückfuß 5-854.3b♦
–– Schulter 5-854.31♦
–– Unterarm 5-854.33♦
–– Unterschenkel 5-854.39♦
–– Zehe 5-854.3c♦
Augmentiert, Harnblase, Urethrozystoskopie, diagnostisch, ohne Sphinkter, künstlich 1-663.0
Aurikulektomie 5-182.2♦
Ausbohrung, Wirbelkörper 5-832.1
Ausbürsten
– großflächig, Hautschichten, oberflächlich
–– Axilla 5-913.76♦
–– Bauchregion 5-913.7b
–– Brustwand 5-913.7a
–– Ellenbogen 5-913.77♦
–– Fuß 5-913.7g♦
–– Genitalregion 5-913.7c
–– Gesäß 5-913.7d
–– Hals 5-913.75
–– Hand 5-913.79♦
–– Knie 5-913.7e♦
–– Kopf 5-913.74
–– Leistenregion 5-913.7c
–– Lippe 5-913.70
–– Oberarm 5-913.77♦
–– Oberschenkel 5-913.7e♦
–– Rücken 5-913.7a
–– Schulter 5-913.76♦
–– Unterarm 5-913.78♦
–– Unterschenkel 5-913.7f♦
– kleinflächig, Hautschichten, oberflächlich
–– Axilla 5-913.16♦
–– Bauchregion 5-913.1b
–– Brustwand 5-913.1a
–– Ellenbogen 5-913.17♦
–– Fuß 5-913.1g♦
–– Genitalregion 5-913.1c
–– Gesäß 5-913.1d
–– Hals 5-913.15
–– Hand 5-913.19♦
–– Knie 5-913.1e♦
–– Kopf 5-913.14
–– Leistenregion 5-913.1c
–– Lippe 5-913.10
–– Oberarm 5-913.17♦
–– Oberschenkel 5-913.1e♦
–– Rücken 5-913.1a
–– Schulter 5-913.16♦
–– Unterarm 5-913.18♦
–– Unterschenkel 5-913.1f♦
Ausflusspatch, A. iliaca communis 5-395.53♦
Ausflusstrakt
– linksventrikulär, Dilatation, perkutan-transluminal 8-837.g ►

Ausflusstrakt *(Forts.)*
– rechtsventrikulär
–– Dilatation, perkutan-transluminal 8-837.f
–– Implantation, Stent, perkutan-transluminal 8-837.h
Ausgleich, Nasensattel, knorpelig 5-217.2
Ausräumung
– Abszess, Nasenseptum 5-211.20
– Hämatom
–– durch
––– Inzision, Mediastinum, extrapleural, durch
–––– Resternotomie 5-341.33
–––– Sternotomie 5-341.23
––– Wiedereröffnung, Wunde, Schilddrüse 5-060.3
–– mit
––– Thorakoskopie 5-340.d♦
––– Thorakotomie 5-340.c♦
–– Nasenseptum 5-211.0
–– offen, Pleurahöhle 5-340.a♦
–– Ohr, äußeres 5-181.2♦
–– thorakoskopisch, Pleurahöhle 5-340.b♦
– Lymphknoten, mehrere
–– abdominal, offen, im Rahmen einer anderen Operation *[nur Zusatzkode!]* 5-406.a
–– einer Region, abdominal, laparoskopisch, im Rahmen einer anderen Operation *[nur Zusatzkode!]* 5-406.b
–– iliakal, Region, 1, im Rahmen einer anderen Operation *[nur Zusatzkode!]* 5-406.3♦
–– inguinal, Region, 1, im Rahmen einer anderen Operation *[nur Zusatzkode!]* 5-406.4♦
–– mediastinal, Region, 1, im Rahmen einer anderen Operation *[nur Zusatzkode!]* 5-406.7
–– mesenterial, Region, 1, im Rahmen einer anderen Operation *[nur Zusatzkode!]* 5-406.9♦
–– obturatorisch, Region, 1, im Rahmen einer anderen Operation *[nur Zusatzkode!]* 5-406.6♦
–– paraaortal, Region, 1, im Rahmen einer anderen Operation *[nur Zusatzkode!]* 5-406.2
–– pelvin, Region, 1, im Rahmen einer anderen Operation *[nur Zusatzkode!]* 5-406.5♦
–– peribronchial, Region, 1, im Rahmen einer anderen Operation *[nur Zusatzkode!]* 5-406.8♦
–– zervikal, Region, 1, im Rahmen einer anderen Operation *[nur Zusatzkode!]* 5-406.0♦
– Othämatom 5-181.2♦
– Otserom 5-181.2♦
– Panaritium ossale, Hand 5-780.6c♦
– Tamponade, Harnblase
–– durch
––– Sectio alta 5-571.3
––– Zystotomie 5-571.3
–– transurethral, operativ 5-570.4
Ausrottung, Nagelmatrix 5-898.a♦
Ausschaltung
– Duodenum, als selbständiger Eingriff 5-453.0
– Herd, epileptogen
–– monolobulär, durch Exzision, Gewebe, intrazerebral 5-015.20 ►

Ausschaltung *(Forts.)*
~ Herd, epileptogen *(Forts.)*
–– multilobulär, durch Exzision, Gewebe, intrazerebral 5-015.21
–– stereotaktisch, durch Unterbrechung, Bahnsystem 5-014.4
– Ileum, als selbständiger Eingriff 5-453.1
– Jejunum, als selbständiger Eingriff 5-453.1
– Kolon, als selbständiger Eingriff 5-453.2
Ausschneidung, Fissur, anal 5-492.01
Ausstopfen, Zenker-Divertikel, endoskopisch 5-299.1
Außenbandplastik
– mit
–– Bandersatz, alloplastisch, Sprunggelenk, oberes 5-806.6♦
–– Periostlappen, Sprunggelenk, oberes 5-806.5♦
–– Peronäus-Sehnenersatz, Sprunggelenk, oberes 5-806.4♦
– Sprunggelenk, oberes, mit autogener Sehne 5-806.4♦
Austausch, Fruchtwasser, seriell 5-754.5
Austauschkeratoplastik 5-125.3♦
Austauschplastik, mit Rekonstruktion, Nasenseptum, plastisch 5-214.70
Austauschtransfusion 8-801
Austreibungsfraktion, Herzvolumen, Bestimmung, kathetergestützt 1-279.0
Auto-CPAP-Therapie
– Ersteinstellung, bei schlafbezogenen Atemstörungen 8-717.0
– Kontrolle, bei schlafbezogenen Atemstörungen 8-717.1
– Optimierung, bei schlafbezogenen Atemstörungen 8-717.1
Auto-Ossikel, Implantation, mit Tympanoplastik
– mit
–– Anlegen, Ohrradikalhöhle 5-195.c1♦
–– Antrotomie 5-195.b1♦
–– Attikoantrotomie 5-195.a1♦
–– Attikotomie 5-195.a1♦
–– Mastoidektomie 5-195.b1♦
– Typ II bis V 5-195.91♦
Autogen – s.a. jeweiliger durchgeführter Eingriff
– Chondrozytentransplantation, matrixinduziert, Bandscheibe, über Segmente
–– 1 5-839.m0
–– 2 5-839.m1
–– 3 oder mehr 5-839.m2
– Implantat
–– mit externer In-vitro-Aufbereitung *[nur Zusatzkode!]* 5-930.01
–– ohne externe In-vitro-Aufbereitung *[nur Zusatzkode!]* 5-930.00
– Material, Implantation
–– Daumensattelgelenk 5-844.82♦
–– Handwurzelgelenk 5-844.80♦
––– mehrere 5-844.81♦
–– Interphalangealgelenk 5-844.85♦
––– mehrere
–––– ein Finger 5-844.86♦ ►

Autogen – s.a. jeweiliger durchgeführter Eingriff *(Forts.)*
~ Material, Implantation *(Forts.)*
~~ Interphalangealgelenk 5-844.85♦ *(Forts.)*
~~~ mehrere *(Forts.)*
–––– mehrere Finger 5-844.87♦
–– Metakarpophalangealgelenk 5-844.83♦
––– mehrere 5-844.84♦
– Thrombozytenkonzentrat, durch
–– Filtration gewonnen, Applikation, lokal 8-861.01
–– Zentrifugation gewonnen, Applikation, lokal 8-861.00
– Transplantat
–– mit externer In-vitro-Aufbereitung *[nur Zusatzkode!]* 5-930.01
–– ohne externe In-vitro-Aufbereitung *[nur Zusatzkode!]* 5-930.00
– Transplantation, Hepatozyten, matrixinduziert 8-862.1
Automatisiert, Anreicherung, mit Detektion
– CTCs, immunzytochemisch 1-993
– Tumorzellen, zirkulierend, immunzytochemisch 1-993
Autorotationskeratoplastik 5-125.2♦
Autotransfusion, maschinell
– mit Bestrahlung 8-803.3
– ohne Bestrahlung 8-803.2
Autotransplantation
– bei Parathyreoidektomie, durch Sternotomie 5-068.2
– Gewebe
–– Milz 5-419.1
–– Nebenniere
––– abdominal, offen 5-073.21♦
––– laparoskopisch 5-073.23♦
––– lumbal, offen 5-073.20♦
––– thorakoabdominal 5-073.22♦
– Milz 5-419.1
– Niere 5-555.3
–– nach Resektion, extrakorporal 5-555.4
– Zahn 5-235.1
– zum Ersatz, Aortenklappe 5-354.0c
Auxiliär
– Retransplantation, Leber, während desselben stationären Aufenthaltes 5-504.5
– Transplantation, Leber 5-504.2
AV-Fistel
– Anlegen, endovaskulär, Gefäß
–– Oberarm, durch
––– Gleichstrom 8-83c.d2♦
––– magnetgeführte Hochfrequenzenergie 8-83c.c2♦
–– Oberschenkel, durch
––– Einlage von Stent-Grafts zur Arterialisierung tiefer Venen 8-83c.gb♦
––– Gleichstrom 8-83c.db♦
––– magnetgeführte Hochfrequenzenergie 8-83c.cb♦
–– Schulter, durch
––– Gleichstrom 8-83c.d2♦ ▶
AV-Fistel *(Forts.)*
~ Anlegen, endovaskulär, Gefäß *(Forts.)*
~~ Schulter, durch *(Forts.)*
––– magnetgeführte Hochfrequenzenergie 8-83c.c2♦
–– Unterarm, durch
––– Gleichstrom 8-83c.d3♦
––– magnetgeführte Hochfrequenzenergie 8-83c.c3♦
–– Unterschenkel, durch
––– Einlage von Stent-Grafts zur Arterialisierung tiefer Venen 8-83c.gc♦
––– Gleichstrom 8-83c.dc♦
––– magnetgeführte Hochfrequenzenergie 8-83c.cc♦
– innere, Anlegen
–– mit
––– Material
–––– allogen 5-392.2
–––– alloplastisch
––––– mit Abstrom in den rechten Vorhof 5-392.31
––––– ohne Abstrom in den rechten Vorhof 5-392.30
–––– autogen 5-392.5
––– Nitinolkoppler, als Anastomose
–––– mit Abstrom in den rechten Vorhof 5-392.31
–––– ohne Abstrom in den rechten Vorhof 5-392.30
––– Vorverlagerung, V. basilica 5-392.11
–– ohne Vorverlagerung, V. basilica 5-392.10
– mit Nitinolkoppler, nahtlos, Anlegen, endovaskulär, Gefäß, Oberschenkel 8-83c.eb♦
AV-Klappe
– Ersatz, durch
–– Allotransplantat, bei Anomalie, kongenital 5-358.41
–– Autotransplantat, und
––– Allotransplantat
–––– bei Anomalie, kongenital 5-358.46
–––– mit Erweiterungsplastik, Ausflusstrakt, linksventrikulär, bei Anomalie, kongenital 5-358.47
––– Xenotransplantat
–––– bei Anomalie, kongenital 5-358.46
–––– mit Erweiterungsplastik, Ausflusstrakt, linksventrikulär, bei Anomalie, kongenital 5-358.47
–– Bioprothese, bei Anomalie, kongenital 5-358.42
–– klappentragendes Conduit, bei Anomalie, kongenital 5-358.45
–– Kunstprothese, bei Anomalie, kongenital 5-358.44
–– Xenotransplantat
––– bei Anomalie, kongenital 5-358.42
––– stentless, bei Anomalie, kongenital 5-358.43
– Rekonstruktion, bei Anomalie, kongenital 5-358.40
~~~

AV-Knoten
– Kryoablation, bei Herzrhythmusstörungen 8-835.a1
– Laserablation, bei Herzrhythmusstörungen 8-835.41
– Mikrowellenablation, bei Herzrhythmusstörungen 8-835.41
– Radiofrequenzablation
–– gekühlt, bei Herzrhythmusstörungen 8-835.31
–– konventionell, bei Herzrhythmusstörungen 8-835.21
–– phasenverschoben, bipolar, bei Herzrhythmusstörungen 8-835.b1
– Ultraschallablation, bei Herzrhythmusstörungen 8-835.41
AV-Shunt, äußerer, Anlegen 5-392.0
Avelumab, Applikation, parenteral 6-00a.2
Avulsion, Naht, Augenlid 5-095.2♦
Axial, Pumpe, transvasal platziert, zur Unterstützung, Kreislauf, Dauer der Behandlung
– bis unter 48 Stunden 8-83a.30
– 48 bis unter 96 Stunden 8-83a.31
– 96 bis unter 144 Stunden 8-83a.34
– 144 bis unter 192 Stunden 8-83a.35
– 192 bis unter 240 Stunden 8-83a.36
– 240 bis unter 288 Stunden 8-83a.37
– 288 bis unter 384 Stunden 8-83a.38
– 384 bis unter 480 Stunden 8-83a.39
– 480 bis unter 576 Stunden 8-83a.3a
– 576 bis unter 720 Stunden 8-83a.3c
– 720 oder mehr Stunden 8-83a.3d
Axilla
– Abtragung, Hautblase, bei Verbrennung und Verätzung 5-921.06♦
– Butterfly-Plastik 5-906.06♦
–– bei Verbrennung und Verätzung 5-927.06♦
– Chemical Peeling
–– großflächig 5-913.96♦
–– kleinflächig 5-913.36♦
– Dehnungsplastik, lokal
–– bei Verbrennung und Verätzung 5-926.06♦
–– großflächig 5-903.56♦
–– kleinflächig 5-903.06♦
– Dermabrasion
–– bei Verbrennung und Verätzung 5-921.16♦
–– hochtourig, kleinflächig 5-913.06♦
– Desilikonisierung, Dermisersatzmaterial 5-91a.06♦
–– bei Verbrennung und Verätzung 5-929.16♦
– Desinsertion 5-851.d1♦
– Durchtrennung, Lappenstiel
–– bei Verbrennung und Verätzung 5-929.06♦
–– Muskel und Faszie 5-857.a1♦
– Einlegen, Medikamententräger, subfaszial 5-850.h1♦
– Entfernung, Medikamententräger, subfaszial 5-850.j1♦
– Entnahme
–– Composite graft 5-901.26♦ ►

Axilla *(Forts.)*
~ Entnahme *(Forts.)*
–– Fernlappen, gestielt 5-904.26♦
––– bei Verbrennung und Verätzung 5-924.56♦
–– Lappen
––– fasziokutan, mit mikrovaskulärer Anastomosierung 5-858.01♦
––– frei, mit mikrovaskulärer Anastomosierung 5-904.06♦
–––– bei Verbrennung und Verätzung 5-924.36♦
––– myokutan, mit mikrovaskulärer Anastomosierung 5-858.21♦
––– osteofasziokutan, mit mikrovaskulärer Anastomosierung 5-858.31♦
––– osteomyokutan, mit mikrovaskulärer Anastomosierung 5-858.31♦
––– regional, gestielt 5-904.16♦
–––– bei Verbrennung und Verätzung 5-924.46♦
––– septokutan, mit mikrovaskulärer Anastomosierung 5-858.11♦
–– Spalthaut 5-901.06♦
––– bei Verbrennung und Verätzung 5-924.06♦
–– Vollhaut 5-901.16♦
––– bei Verbrennung und Verätzung 5-924.16♦
– Escharotomie 5-920.06♦
–– mit
––– Dekompression, Nerv, peripher 5-920.36♦
––– Fasziotomie 5-920.26♦
– Explantation, Hautexpander 5-909.16♦
– Exstirpation, Weichteiltumor
–– epifaszial 5-852.81♦
–– subfaszial 5-852.91♦
– Faszie
–– Débridement 5-850.d1♦
–– Defektdeckung, mit
––– allogenem Material 5-856.a1♦
––– autogenem Material 5-856.91♦
–– Doppelung 5-856.31♦
–– Entfernung, Transplantat 5-856.81♦
–– Entnahme, zur Transplantation 5-852.g1♦
–– Exploration 5-850.g1♦
–– Exzision 5-852.a1♦
–– Fremdkörperentfernung, durch Inzision 5-850.a1♦
–– Inzision
––– offen 5-850.61♦
––– perkutan 5-850.71♦
–– Naht 5-856.01♦
–– Raffung 5-856.21♦
–– Revision, Transplantat 5-856.61♦
–– Transplantation
––– allogen 5-856.51♦
––– autogen 5-856.41♦
–– Verkürzung 5-856.21♦
–– Verlängerung 5-856.11♦
–– Wechsel, Transplantat 5-856.71♦
– Faszienlappenplastik 5-857.41♦
–– gefäßgestielt 5-857.51♦ ►

Axilla *(Forts.)*
– Fasziotomie
–– bei Verbrennung und Verätzung 5-920.16♦
–– längs, perkutan 5-851.a1♦
–– quer
––– partiell, offen 5-851.51♦
––– perkutan 5-851.71♦
––– total, offen 5-851.61♦
–– Segment
––– längs
–––– partiell, offen 5-851.81♦
–––– total, offen 5-851.91♦
––– mehrere, längs
–––– partiell, offen 5-851.b1♦
–––– total, offen 5-851.c1♦
– Fernlappenplastik, gestielt 5-905.26♦
– Fettgewebe
–– Absaugen 5-911.16♦
–– Abtragung 5-911.26♦
– Haut
–– Applikation
––– Ätzmittel, lokal 5-914.06♦
––– Zytostatika, lokal 5-914.16♦
–– Durchtrennung, Lappenstiel 5-909.26♦
–– Einbringen, Material
––– autogen 5-890.16♦
––– xenogen 5-890.26♦
–– Einlegen, Medikamententräger, durch Inzision 5-892.36♦
–– Elektrochemotherapie
––– großflächig 5-915.96♦
––– kleinflächig 5-915.86♦
–– Elektrokaustik
––– großflächig 5-915.46♦
––– kleinflächig 5-915.06♦
–– Entfernung, Medikamententräger, durch Inzision 5-892.46♦
–– Exploration 5-892.06♦
–– Exzision
––– lokal
–––– mit primärem Wundverschluss 5-894.16♦
–––– ohne primären Wundverschluss 5-894.06♦
––– radikal
–––– histographisch kontrolliert
––––– mit
–––––– lokaler Lappenplastik 5-895.56♦
–––––– primärem Wundverschluss 5-895.36♦
–––––– Transplantation 5-895.56♦
––––– ohne primären Wundverschluss 5-895.16♦
–––– mit
––––– lokaler Lappenplastik 5-895.46♦
––––– primärem Wundverschluss 5-895.26♦
––––– Transplantation 5-895.46♦
–––– ohne primären Wundverschluss 5-895.06♦
––– tangential, bei Verbrennung und Verätzung 5-921.36♦
–– Fliegenmaden, Anwendung 8-192.36♦
–– Fremdkörperentfernung, durch Inzision 5-892.26♦
–– Gewebsreduktionsplastik 5-911.06♦ ►

Axilla *(Forts.)*
~ Haut *(Forts.)*
–– Hochfrequenzchirurgie, bei Verbrennung und Verätzung 5-921.76♦
–– Infrarotkoagulation
––– großflächig 5-915.76♦
––– kleinflächig 5-915.36♦
–– Inzision 5-892.06♦
––– mit Drainage 5-892.16♦
–– Kryochirurgie
––– großflächig 5-915.66♦
––– kleinflächig 5-915.26♦
–– Laserbehandlung
––– großflächig 5-915.56♦
––– kleinflächig 5-915.16♦
–– Laserdestruktion, bei Verbrennung und Verätzung 5-921.46♦
–– Naht
––– primär 5-900.06♦
––– sekundär 5-900.16♦
–– Radiochirurgie, bei Verbrennung und Verätzung 5-921.66♦
–– Straffungsoperation 5-911.06♦
–– Tätowieren 5-890.06♦
–– Ultraschalldestruktion, bei Verbrennung und Verätzung 5-921.56♦
–– und Unterhaut
––– Entfernung
–––– großflächig, System, zur Vakuumtherapie, ohne Anästhesie 8-192.16♦
–––– kleinflächig, System, zur Vakuumtherapie, ohne Anästhesie 8-192.06♦
––– Wunde, Entfernung
–––– Fibrinbeläge
––––– großflächig, ohne Anästhesie 8-192.16♦
––––– kleinflächig, ohne Anästhesie 8-192.06♦
–––– großflächig, Gewebe, ohne Anästhesie 8-192.16♦
–––– kleinflächig, Gewebe, ohne Anästhesie 8-192.06♦
–– Wiederherstellung, Oberflächenkontinuität
––– primär, durch
–––– Gewebekleber 5-900.06♦
–––– Metallklammern 5-900.06♦
––– sekundär, durch
–––– Gewebekleber 5-900.16♦
–––– Metallklammern 5-900.16♦
–– Wundtoilette, chirurgisch, großflächig, mit Einlegen, Medikamententräger 5-896.26♦
– Hautersatz
–– großflächig, durch Keratinozyten, kultiviert 5-902.c6♦
–– kleinflächig, durch Keratinozyten, kultiviert 5-902.b6♦
–– permanent
––– großflächig, durch
–––– allogene Amnionmembran 5-902.j6♦
––––– bei Verbrennung und Verätzung 5-925.j6♦ ►

Axilla *(Forts.)*
~ Hautersatz *(Forts.)*
~~ permanent *(Forts.)*
~~~ großflächig, durch *(Forts.)*
---- allogenes Amnion 5-902.j6♦
----- bei Verbrennung und Verätzung 5-925.j6♦
---- allogenes Hautersatzmaterial 5-902.j6♦
----- bei Verbrennung und Verätzung 5-925.j6♦
---- allogenes Hauttransplantat 5-902.g6♦
----- bei Verbrennung und Verätzung 5-925.g6♦
---- Dermisersatzmaterial 5-902.e6♦
----- bei Verbrennung und Verätzung 5-925.e6♦
---- humane azelluläre dermale Matrix 5-902.g6♦
----- bei Verbrennung und Verätzung 5-925.g6♦
---- kultivierte Keratinozyten, bei Verbrennung und Verätzung 5-925.a6♦
--- kleinflächig, durch
---- allogene Amnionmembran 5-902.h6♦
----- bei Verbrennung und Verätzung 5-925.h6♦
---- allogenes Amnion 5-902.h6♦
----- bei Verbrennung und Verätzung 5-925.h6♦
---- allogenes Hautersatzmaterial 5-902.h6♦
----- bei Verbrennung und Verätzung 5-925.h6♦
---- allogenes Hauttransplantat 5-902.f6♦
----- bei Verbrennung und Verätzung 5-925.f6♦
---- Dermisersatzmaterial 5-902.d6♦
----- bei Verbrennung und Verätzung 5-925.d6♦
---- humane azelluläre dermale Matrix 5-902.f6♦
----- bei Verbrennung und Verätzung 5-925.f6♦
---- kultivierte Keratinozyten, bei Verbrennung und Verätzung 5-925.96♦
- Hautschichten, oberflächlich
-- Ausbürsten
--- großflächig 5-913.76♦
--- kleinflächig 5-913.16♦
-- Chemochirurgie
--- großflächig 5-913.96♦
--- kleinflächig 5-913.36♦
-- Dermabrasion, hochtourig, großflächig 5-913.66♦
-- Entfernung, mit scharfem Löffel
--- großflächig 5-913.86♦
--- kleinflächig 5-913.26♦
-- Exkochleation
--- großflächig 5-913.86♦
--- kleinflächig 5-913.26♦
-- Laserbehandlung
--- großflächig 5-913.a6♦ ▶

Axilla *(Forts.)*
~ Hautschichten, oberflächlich *(Forts.)*
~~ Laserbehandlung *(Forts.)*
--- kleinflächig 5-913.46♦
-- Shaving
--- großflächig 5-913.b6♦
--- kleinflächig 5-913.56♦
- Implantation, Hautexpander 5-909.06♦
- Insellappenplastik, lokal
-- bei Verbrennung und Verätzung 5-926.36♦
-- großflächig 5-903.86♦
-- kleinflächig 5-903.36♦
- Inzision, Verbrennungsschorf 5-920.06♦
-- mit
--- Dekompression, Nerv, peripher 5-920.36♦
--- Fasziotomie 5-920.26♦
- Jumping-man-Plastik 5-906.06♦
-- bei Verbrennung und Verätzung 5-927.06♦
- Kompartmentresektion 5-852.b1♦
-- mit
--- erweiterter Präparation 5-852.d1♦
--- spezieller Gefäß- und Nervenpräparation 5-852.c1♦
- Lappenplastik
-- adipofaszial 5-857.21♦
--- gefäßgestielt 5-857.31♦
-- fasziokutan 5-857.01♦
--- gefäßgestielt 5-857.11♦
-- frei, mit mikrovaskulärer Anastomosierung 5-905.06♦
-- kombiniert 5-906.06♦
--- bei Verbrennung und Verätzung 5-927.06♦
-- lokal, Revision 5-907.26♦
--- bei Verbrennung und Verätzung 5-928.56♦
-- mit freiem Hauttransplantat 5-906.16♦
--- bei Verbrennung und Verätzung 5-927.16♦
-- myokutan 5-857.61♦
--- gefäßgestielt 5-857.71♦
-- regional, gestielt 5-905.16♦
--- mit Fernlappen 5-906.26♦
---- bei Verbrennung und Verätzung 5-927.26♦
---- mit freiem Hauttransplantat 5-906.36♦
----- bei Verbrennung und Verätzung 5-927.36♦
- Liposuktion 5-911.16♦
- Lymphgefäß, Exzision, einzeln, mit Farbmarkierung 5-401.12♦
- Lymphknoten
-- Biopsie
--- durch Inzision 1-586.2♦
--- perkutan 1-425.2♦
---- mit Steuerung durch bildgebende Verfahren 1-426.2♦
-- Exzision
--- einzeln, mit Farbmarkierung 5-401.12♦
--- mit Radionuklidmarkierung 5-401.11♦
--- ohne Markierung 5-401.10♦
-- Nadelbiopsie, perkutan 1-425.2♦
- Lymphknotenpaket, Exstirpation, ohne Markierung 5-401.10♦ ▶
~~~

Axilla *(Forts.)*
– Mikrograft-Spalthautdeckung, bei Verbrennung und Verätzung 5-925.76♦
– Muskel
–– Débridement 5-850.b1♦
–– Durchtrennung 5-851.01♦
–– Entfernung, Transplantat 5-853.91♦
–– Entnahme, zur Transplantation 5-852.e1♦
–– Exploration 5-850.e1♦
–– Exzision
––– epifaszial
–––– partiell 5-852.41♦
–––– total 5-852.51♦
––– subfaszial
–––– partiell 5-852.61♦
–––– total 5-852.71♦
–– Fremdkörperentfernung, durch Inzision 5-850.81♦
–– Inzision
––– längs 5-850.01♦
––– quer 5-850.11♦
–– Naht 5-853.11♦
–– Plastik 5-853.41♦
–– Refixation 5-853.01♦
–– Revision, Transplantat 5-853.71♦
–– Spülung, Hohlraum 5-853.x1♦
–– Transplantation 5-853.61♦
–– Transposition 5-853.51♦
–– Verkürzung, und Naht 5-853.31♦
–– Verlängerung, und Naht 5-853.21♦
–– Wechsel, Transplantat 5-853.81♦
– Muskellappenplastik 5-857.81♦
–– gefäßgestielt 5-857.91♦
– Narbenkorrektur 5-894.16♦
–– nach Hautplastik 5-907.06♦
– Nekrosektomie, epifaszial, bei Verbrennung und Verätzung 5-921.26♦
– Resektion, Gewebe, kompartmentübergreifend
–– mit spezieller Gefäß- und Nervenpräparation 5-852.j1♦
–– ohne spezielle Gefäß- und Nervenpräparation 5-852.h1♦
– Revision
–– Fernlappen, gestielt 5-907.46♦
––– bei Verbrennung und Verätzung 5-928.76♦
–– Hauttransplantat, frei 5-907.16♦
––– bei Verbrennung und Verätzung 5-928.46♦
–– Lappen
––– frei, mit mikrovaskulärer Anastomosierung 5-907.56♦
–––– bei Verbrennung und Verätzung 5-928.86♦
––– regional, gestielt 5-907.36♦
–––– bei Verbrennung und Verätzung 5-928.66♦
– Schleimbeutel, Inzision 5-859.01♦
– Schweißdrüse
–– Exzision
––– lokal 5-894.26♦
––– radikal 5-895.66♦ ►

Axilla *(Forts.)*
~ Schweißdrüse *(Forts.)*
–– Kürettage
––– lokal 5-894.26♦
––– radikal 5-895.66♦
– Sehne
–– Augmentation 5-854.31♦
–– Débridement 5-850.c1♦
–– Entfernung, Transplantat 5-854.91♦
–– Ersatzplastik 5-854.41♦
––– mit Interponat 5-854.51♦
–– Exploration 5-850.f1♦
–– Exzision
––– partiell 5-852.01♦
––– total 5-852.11♦
–– Fremdkörperentfernung, durch Inzision 5-850.91♦
–– Inzision
––– längs 5-850.21♦
––– quer 5-850.31♦
–– mehrere
––– Tenodese
–––– primär 5-855.91♦
–––– sekundär 5-855.a1♦
––– Tenolyse 5-855.61♦
–– Naht
––– primär 5-855.11♦
––– sekundär 5-855.21♦
–– Reinsertion 5-855.01♦
–– Rekonstruktion, mit Material, alloplastisch 5-854.a1♦
–– Schaffung, Transplantatlager 5-854.61♦
–– Tenodese
––– primär 5-855.71♦
––– sekundär 5-855.81♦
–– Tenolyse 5-855.51♦
–– Transplantation 5-854.71♦
–– Transposition 5-854.21♦
–– und Muskel, Exzision
––– epifaszial 5-852.81♦
––– subfaszial 5-852.91♦
–– Verkürzung 5-854.11♦
–– Verlängerung 5-854.01♦
–– Wechsel, Transplantat 5-854.81♦
– Sehnengewebe, Entnahme, zur Transplantation 5-852.f1♦
– Sehnenscheide
–– Durchtrennung
––– längs 5-851.31♦
––– quer 5-851.41♦
–– Exzision
––– partiell 5-852.21♦
––– total 5-852.31♦
–– isoliert, Inzision
––– längs 5-850.41♦
––– quer 5-850.51♦
–– Naht
––– primär 5-855.31♦
––– sekundär 5-855.41♦
–– Spülung 5-855.b1♦ ►

Axilla *(Forts.)*
– Sentinel-Lymphonodektomie, mit
–– Farbmarkierung 5-401.12♦
–– Radionuklidmarkierung 5-401.11♦
– Tenotomie
–– offen 5-851.11♦
–– perkutan 5-851.21♦
– Transplantation
–– Composite graft
––– bei Verbrennung und Verätzung 5-925.36♦
––– frei
–––– großflächig 5-902.76♦
–––– kleinflächig 5-902.36♦
–– Fernlappen, gestielt, bei Verbrennung und Verätzung 5-925.66♦
–– Haut, durch Epithelzellsuspension, nach
––– Aufbereitung mit Bedside-Kit 5-902.96♦
–––– bei Verbrennung und Verätzung 5-925.b6♦
––– labortechnischer Aufbereitung im Schnellverfahren 5-902.a6♦
–––– bei Verbrennung und Verätzung 5-925.c6♦
–– Lappen
––– fasziokutan, mit mikrovaskulärer Anastomosierung 5-858.51♦
––– frei, mit mikrovaskulärer Anastomosierung, bei Verbrennung und Verätzung 5-925.46♦
––– myokutan, mit mikrovaskulärer Anastomosierung 5-858.71♦
––– osteofasziokutan, mit mikrovaskulärer Anastomosierung 5-858.81♦
––– osteomyokutan, mit mikrovaskulärer Anastomosierung 5-858.81♦
––– regional, gestielt, bei Verbrennung und Verätzung 5-925.56♦
––– septokutan, mit mikrovaskulärer Anastomosierung 5-858.61♦
–– Spalthaut, frei
––– bei Verbrennung und Verätzung 5-925.06♦
––– großflächig 5-902.46♦
–––– auf Hautareal, granulierend 5-902.56♦
––– kleinflächig 5-902.06♦
–––– auf Hautareal, granulierend 5-902.16♦
–– Vollhaut
––– bei Verbrennung und Verätzung 5-925.26♦
––– frei
–––– großflächig 5-902.66♦
–––– kleinflächig 5-902.26♦
– Transposition, Sehne, partiell 5-854.21♦
– Transpositionsplastik, lokal
–– bei Verbrennung und Verätzung 5-926.26♦
–– großflächig 5-903.76♦
–– kleinflächig 5-903.26♦
– Verschiebe-Rotationsplastik, lokal
–– bei Verbrennung und Verätzung 5-926.16♦
–– großflächig 5-903.66♦
–– kleinflächig 5-903.16♦
– W-Plastik, lokal
–– bei Verbrennung und Verätzung 5-926.56♦
–– großflächig 5-903.b6♦
–– kleinflächig 5-903.a6♦ ►

Axilla *(Forts.)*
– Weichteildeckung, temporär
–– großflächig
––– durch
–––– allogene Amnionmembran 5-916.e6♦
––––– bei Verbrennung und Verätzung 5-923.d6♦
–––– allogene Hauttransplantation 5-916.56♦
––––– bei Verbrennung und Verätzung 5-923.56♦
–––– allogenes Amnion 5-916.e6♦
––––– bei Verbrennung und Verätzung 5-923.d6♦
–––– allogenes Hautersatzmaterial 5-916.e6♦
––––– bei Verbrennung und Verätzung 5-923.d6♦
–––– humane azelluläre dermale Matrix 5-916.56♦
––––– bei Verbrennung und Verätzung 5-923.56♦
–––– hydrolytisch resorbierbare Membran 5-916.c6♦
–––– Kombination mehrerer Verfahren 5-916.96♦
––––– bei Verbrennung und Verätzung 5-923.96♦
–––– kultivierte Keratinozyten 5-916.86♦
––––– bei Verbrennung und Verätzung 5-923.86♦
–––– xenogenes Hautersatzmaterial 5-916.66♦
––––– bei Verbrennung und Verätzung 5-923.66♦
––– mit
–––– alloplastischem Material 5-916.76♦
––––– bei Verbrennung und Verätzung 5-923.76♦
–––– hydrolytisch resorbierbarer Membran, bei Verbrennung und Verätzung 5-923.b6♦
–– kleinflächig
––– durch
–––– allogene Amnionmembran 5-916.d6♦
––––– bei Verbrennung und Verätzung 5-923.c6♦
–––– allogene Hauttransplantation 5-916.06♦
––––– bei Verbrennung und Verätzung 5-923.06♦
–––– allogenes Amnion 5-916.d6♦
––––– bei Verbrennung und Verätzung 5-923.c6♦
–––– allogenes Hautersatzmaterial 5-916.d6♦
––––– bei Verbrennung und Verätzung 5-923.c6♦
––––– humane azelluläre dermale Matrix 5-916.06♦
–––––– bei Verbrennung und Verätzung 5-923.06♦
–––– hydrolytisch resorbierbare Membran 5-916.b6♦ ►

Axilla *(Forts.)*
~ Weichteildeckung, temporär *(Forts.)*
~~ kleinflächig *(Forts.)*
~~~ durch *(Forts.)*
---- Kombination mehrerer Verfahren 5-916.46♦
----- bei Verbrennung und Verätzung 5-923.46♦
---- kultivierte Keratinozyten 5-916.36♦
----- bei Verbrennung und Verätzung 5-923.36♦
---- xenogenes Hautersatzmaterial 5-916.16♦
----- bei Verbrennung und Verätzung 5-923.16♦
--- mit
---- alloplastischem Material 5-916.26♦
----- bei Verbrennung und Verätzung 5-923.26♦
---- hydrolytisch resorbierbarer Membran, bei Verbrennung und Verätzung 5-923.a6♦
- Wundverschluss, primär, durch
-- Klammer, bei Verbrennung und Verätzung 5-928.16♦
-- Klebung, bei Verbrennung und Verätzung 5-928.26♦
-- Naht, bei Verbrennung und Verätzung 5-928.06♦
- Z-Plastik, lokal
-- bei Verbrennung und Verätzung 5-926.46♦
-- großflächig 5-903.96♦
-- kleinflächig 5-903.46♦
Axillär
- Lymphadenektomie
-- radikal
--- Level 1
---- 2 und 3
----- als selbständiger Eingriff 5-404.03♦
----- im Rahmen einer anderen Operation *[nur Zusatzkode!]* 5-407.03♦
---- als selbständiger Eingriff 5-404.01♦
---- im Rahmen einer anderen Operation *[nur Zusatzkode!]* 5-407.01♦
--- Level 1 und 2
---- als selbständiger Eingriff 5-404.02♦
---- im Rahmen einer anderen Operation *[nur Zusatzkode!]* 5-407.02♦
--- ohne Zuordnung eines Levels
---- als selbständiger Eingriff 5-404.00♦
---- im Rahmen einer anderen Operation *[nur Zusatzkode!]* 5-407.00♦
-- regional
--- Level 1
---- 2 und 3
----- als selbständiger Eingriff 5-402.13♦
----- im Rahmen einer anderen Operation *[nur Zusatzkode!]* 5-406.13♦
---- als selbständiger Eingriff 5-402.11♦
---- im Rahmen einer anderen Operation *[nur Zusatzkode!]* 5-406.11♦
--- Level 1 und 2
---- als selbständiger Eingriff 5-402.12♦ ►

Axillär *(Forts.)*
~ Lymphadenektomie *(Forts.)*
~~ regional *(Forts.)*
~~~ Level 1 und 2 *(Forts.)*
---- im Rahmen einer anderen Operation *[nur Zusatzkode!]* 5-406.12♦
--- ohne Zuordnung eines
---- Levels, im Rahmen einer anderen Operation *[nur Zusatzkode!]* 5-406.10♦
---- Levels als selbständiger Eingriff 5-402.10♦
-- systematisch
--- Level 1
---- 2 und 3
----- als selbständiger Eingriff 5-404.03♦
----- im Rahmen einer anderen Operation *[nur Zusatzkode!]* 5-407.03♦
---- als selbständiger Eingriff 5-404.01♦
---- im Rahmen einer anderen Operation *[nur Zusatzkode!]* 5-407.01♦
--- Level 1 und 2
---- als selbständiger Eingriff 5-404.02♦
---- im Rahmen einer anderen Operation *[nur Zusatzkode!]* 5-407.02♦
--- ohne Zuordnung eines Levels
---- als selbständiger Eingriff 5-404.00♦
---- im Rahmen einer anderen Operation *[nur Zusatzkode!]* 5-407.00♦
- Lymphknoten, Exzision, einzeln, mit kombinierter Radionuklid- und Farbmarkierung 5-401.13♦
- Saugkürettage, Schweißdrüse 5-911.3♦
- Sentinel-Lymphonodektomie, mit kombinierter Radionuklid- und Farbmarkierung 5-401.13♦
- Transplantation, Lymphgefäß 5-408.60♦
- Transposition, Lymphgefäß 5-408.60♦
Axilloaxillär
- Bypass, extraanatomisch, Anlegen 5-393.16♦
- Shunt, extraanatomisch, Anlegen 5-393.16♦
Axillobifemoral
- Bypass, Anlegen 5-393.18♦
- Shunt, Anlegen 5-393.18♦
Axillofemoral
- Bypass, Anlegen 5-393.17♦
- Shunt, Anlegen 5-393.17♦
Axitinib, Applikation, oral 6-006.g
Azacytidin, Applikation, parenteral
- 150 mg bis unter 225 mg 6-005.00
- 225 mg bis unter 300 mg 6-005.01
- 300 mg bis unter 375 mg 6-005.02
- 375 mg bis unter 450 mg 6-005.03
- 450 mg bis unter 600 mg 6-005.04
- 600 mg bis unter 750 mg 6-005.05
- 750 mg bis unter 900 mg 6-005.06
- 900 mg bis unter 1.200 mg 6-005.07
- 1.200 mg bis unter 1.500 mg 6-005.08
- 1.500 mg bis unter 1.800 mg 6-005.09
- 1.800 mg bis unter 2.100 mg 6-005.0a
- 2.100 mg bis unter 2.400 mg 6-005.0b
- 2.400 mg bis unter 2.700 mg 6-005.0c
- 2.700 mg bis unter 3.000 mg 6-005.0d ►

Azacytidin, Applikation, parenteral *(Forts.)*
– 3.000 mg oder mehr 6-005.ce
Azetabulum, Fraktur, Reposition, offen, durch
– dorsale
–– Materialkombination 5-799.5♦
–– und ventrale Materialkombination 5-799.7♦
– Platte
–– dorsal 5-799.4♦
–– ventral 5-799.3♦
– Ringfixateur 5-799.m♦
– Schraube
–– dorsal 5-799.2♦
–– ventral 5-799.1♦
– ventrale Materialkombination 5-799.6♦

– B –

B-Zell-Depletion, Stammzellen, hämatopoetisch, In-vitro-Aufbereitung
– aus
–– Knochenmark, bei Transplantation *[nur Zusatzkode!]* 5-411.71
–– peripherem Blut, bei Transfusion *[nur Zusatzkode!]* 5-411.71
– bei Entnahme, aus
–– Knochenmark, zur Transplantation *[nur Zusatzkode!]* 5-410.21
–– peripherem Blut, zur Transplantation *[nur Zusatzkode!]* 5-410.21
Babcock-Operation 5-385.90♦
Bahnsystem, Gehirn, Unterbrechung, stereotaktisch 5-014.4
Balanciert, Anästhesie *[nur Zusatzkode!]* 8-902
Ballon
– ablösbar
–– 1 *[nur Zusatzkode!]* 8-83b.60
–– 2 *[nur Zusatzkode!]* 8-83b.61
–– 3 oder mehr *[nur Zusatzkode!]* 8-83b.62
– antikörperbeschichtet *[nur Zusatzkode!]* 8-83b.b1
– medikamentefreisetzend
–– anderes Gefäß
––– 1 *[nur Zusatzkode!]* 8-83b.ba
––– 2 *[nur Zusatzkode!]* 8-83b.bb
––– 3 *[nur Zusatzkode!]* 8-83b.bc
––– 4 oder mehr *[nur Zusatzkode!]* 8-83b.bd
–– Koronargefäß
––– 1 *[nur Zusatzkode!]* 8-83b.b6
––– 2 *[nur Zusatzkode!]* 8-83b.b7
––– 3 *[nur Zusatzkode!]* 8-83b.b8
––– 4 oder mehr *[nur Zusatzkode!]* 8-83b.b9
– Wechsel
–– Analsphinkter, künstlich 5-496.a2
–– isoliert
––– Penisprothese, hydraulisch 5-649.b3
––– Sphinkter, Harnblase, artifiziell 5-597.36
–– zur adjustierbaren Kontinenztherapie, bei Harninkontinenz 5-596.73♦
– zur Mikroinjektion, adventitiell
–– 1 *[nur Zusatzkode!]* 8-83b.be
–– 2 *[nur Zusatzkode!]* 8-83b.bf
–– 3 *[nur Zusatzkode!]* 8-83b.bg
–– 4 oder mehr *[nur Zusatzkode!]* 8-83b.bh
Ballon-Abstandshalter, Implantation, transperineal, als protektive Maßnahme, vor Prostatabestrahlung 5-609.91
Ballon-Okklusionstest
– A. carotis 1-79a
– Arterie 1-79a
Ballonangioplastie
– A. axillaris, offen 5-380.11♦ 8-836.02♦
– A. brachialis, offen 5-380.12♦ 8-836.02♦
– A. carotis
–– offen 5-380.00♦ 8-836.0h♦ ►
Ballonangioplastie *(Forts.)*
~ A. carotis *(Forts.)*
–– perkutan-transluminal 8-836.0h♦
– A. carotis communis
–– offen 5-380.01♦ 8-836.0j♦
–– perkutan-transluminal 8-836.0j♦
– A. carotis externa
–– offen 5-380.03♦ 8-836.0n♦
–– perkutan-transluminal 8-836.0n♦
– A. carotis interna, extrakraniell
–– mit A. carotis communis, perkutan-transluminal 8-836.0m♦
–– offen 5-380.02♦ 8-836.0k♦
–– perkutan-transluminal 8-836.0k♦
– A. femoralis, offen 5-380.70♦ 8-836.0s♦
– A. fibularis, offen 5-380.84♦ 8-836.0c♦
– A. gastrica, offen 5-380.62 8-836.0a
– A. hepatica, offen 5-380.61 8-836.0a
– A. iliaca, offen 5-380.52♦ 8-836.0q♦
– A. iliaca communis, offen 5-380.53♦ 8-836.0q♦
– A. iliaca externa, offen 5-380.54♦ 8-836.0q♦
– A. iliaca interna, offen 5-380.55♦ 8-836.0q♦
– A. lienalis, offen 5-380.63 8-836.0a
– A. mesenterica inferior, offen 5-380.66 8-836.0a
– A. mesenterica superior, offen 5-380.65 8-836.0a
– A. poplitea, offen 5-380.72♦ 8-836.0s♦
– A. profunda femoris, offen 5-380.71♦ 8-836.0s♦
– A. pulmonalis
–– offen 5-380.42♦ 8-836.08♦
–– perkutan-transluminal 8-838.00
– A. radialis, offen 5-380.24♦ 8-836.03♦
– A. renalis, offen 5-380.64♦ 8-836.0a
– A. subclavia, offen 5-380.40♦ 8-836.08♦
– A. tibialis anterior, offen 5-380.80♦ 8-836.0c♦
– A. tibialis posterior, offen 5-380.83♦ 8-836.0c♦
– A. ulnaris, offen 5-380.20♦ 8-836.03♦
– A. vertebralis, extrakraniell
–– offen 5-380.04♦ 8-836.0p♦
–– perkutan-transluminal 8-836.0p♦
– Aa. lumbales, offen 5-380.51♦ 8-836.0q♦
– Aa. recurrentes, Unterschenkel, offen 5-380.81♦ 8-836.0c♦
– Aorta, perkutan-transluminal 8-836.04
– Aorta abdominalis, offen 5-380.33 8-836.04
– Aorta ascendens, offen 5-380.30 8-836.04
– Aorta thoracica, offen 5-380.32 8-836.04
– Aortenisthmus, perkutan-transluminal 8-836.05
– Arcus aortae, offen 5-380.31 8-836.04
– Arterie
–– abdominal, perkutan-transluminal 8-836.0q♦
–– Oberschenkel, perkutan-transluminal 8-836.0s♦
–– pelvin, perkutan-transluminal 8-836.0q♦
– Ductus arteriosus apertus, perkutan-transluminal 8-836.06 ►

Ballonangioplastie *(Forts.)*
– Gefäß
–– intrakraniell, perkutan-transluminal 8-836.00
–– künstlich
––– Lungenkreislauf, perkutan-transluminal 8-838.05
––– perkutan-transluminal 8-836.0e
–– Lungenkreislauf, Malformation, perkutan-transluminal 8-838.03
–– Oberarm, perkutan-transluminal 8-836.02♦
–– Schulter, perkutan-transluminal 8-836.02♦
–– spinal, perkutan-transluminal 8-836.0f
–– Thorax, perkutan-transluminal 8-836.08♦
–– Unterarm, perkutan-transluminal 8-836.03♦
–– Unterschenkel, perkutan-transluminal 8-836.0c♦
–– viszeral, perkutan-transluminal 8-836.0a
– Gefäßprothese
–– Aorta, offen 5-380.35 8-836.0e
–– Arterie
––– abdominal, offen 5-380.56♦ 8-836.0e
––– extrakraniell
–––– Hals, offen 5-380.06♦ 8-836.0e
–––– Kopf, offen 5-380.06♦ 8-836.0e
––– Fuß, offen 5-380.87♦ 8-836.0e
––– Hand, offen 5-380.28♦ 8-836.0e
––– Oberarm, offen 5-380.13♦ 8-836.0e
––– Oberschenkel, offen 5-380.73♦ 8-836.0e
––– pelvin, offen 5-380.56♦ 8-836.0e
––– Schulter, offen 5-380.13♦ 8-836.0e
––– thorakal, offen 5-380.43♦ 8-836.0e
––– Unterarm, offen 5-380.28♦ 8-836.0e
––– Unterschenkel, offen 5-380.87♦ 8-836.0e
––– viszeral, offen 5-380.67 8-836.0e
–– Vene
––– oberflächlich 5-380.a7♦ 8-836.0e
––– tief 5-380.9m♦ 8-836.0e
– Kollateralgefäß, aortopulmonal, perkutan-transluminal 8-838.02
– Koronararterie
–– mehrere, perkutan-transluminal 8-837.01
–– mit Patch, offen 5-360.1
–– offen 5-360.0
––– mit Implantation, Stent, Koronararterie
–––– eine
––––– 1 5-360.2
––––– 2 5-360.3
–––– mehrere, 1 5-360.4
–– perkutan-transluminal 8-837.00
– Malformation, Gefäß, perkutan-transluminal 8-836.0d
– perkutan-transluminal, A. carotis interna, extrakraniell, mit A. carotis communis 8-836.0m♦
– Shunt
–– aortopulmonal, künstlich, perkutan-transluminal 8-838.04
–– portosystemisch, perkutan 8-839.81
– Sinus caroticus, offen 5-380.01♦ 8-836.0k♦
– Stent
–– A. carotis, offen 5-380.05♦ 8-836.0h♦
–– Aorta, offen 5-380.34 8-836.04 ►

Ballonangioplastie *(Forts.)*
– TIPS, perkutan 8-839.81
– Truncus brachiocephalicus, offen 5-380.41♦ 8-836.08♦
– Truncus coeliacus, offen 5-380.60 8-836.0a
– V. axillaris, offen 5-380.94♦ 8-836.02♦
– V. brachiocephalica, offen 5-380.95♦ 8-836.08♦
– V. cava, perkutan-transluminal 8-836.07
– V. cava inferior, offen 5-380.97 8-836.07
– V. cava superior, offen 5-380.96 8-836.07
– V. femoralis, offen 5-380.9b♦ 8-836.0t♦
– V. gastrica, offen 5-380.9e♦ 8-836.0a
– V. iliaca communis, offen 5-380.98♦ 8-836.0r♦
– V. iliaca externa, offen 5-380.99♦ 8-836.0r♦
– V. iliaca interna, offen 5-380.9a♦ 8-836.0r♦
– V. jugularis, offen 5-380.91♦ 8-836.0x♦
– V. lienalis, offen 5-380.9f 8-836.0a
– V. mesenterica inferior, offen 5-380.9h 8-836.0a
– V. mesenterica superior, offen 5-380.9g 8-836.0a
– V. poplitea, offen 5-380.9c♦ 8-836.0t♦
– V. portae
–– offen 5-380.9d 8-836.0g
–– perkutan-transluminal 8-836.0g
– V. pulmonalis
–– offen 5-380.92♦ 8-836.08♦
–– perkutan-transluminal 8-838.01♦
– V. renalis, offen 5-380.9k♦ 8-836.0a
– V. subclavia, offen 5-380.93♦ 8-836.08♦
– Vene
–– abdominal, perkutan-transluminal 8-836.0r♦
–– oberflächlich
––– abdominal, offen 5-380.a4♦ 8-836.0r♦
––– Hals, offen 5-380.a0♦ 8-836.0x♦
––– Oberschenkel, offen 5-380.a5♦ 8-836.0t♦
––– Schulter, offen 5-380.a1♦ 8-836.02♦
––– Thorax, offen 5-380.a3♦ 8-836.08♦
––– Unterarm, offen 5-380.a2♦ 8-836.03♦
–– Oberschenkel, perkutan-transluminal 8-836.0t♦
–– pelvin, perkutan-transluminal 8-836.0r♦
– Vv. hepaticae, offen 5-380.9j 8-836.0a

Ballondilatation
– Eingang
–– Keilbeinhöhle 5-222.8♦
–– Nasennebenhöhle, mehrere 5-224.8♦
–– Stirnhöhle 5-223.7♦
– Magen 5-449.73
– Ösophagus 5-429.7
– Ureter
–– perkutan-transrenal 5-560.5♦
–– transurethral 5-560.1♦
– Ureterostium, transurethral 5-561.6♦

Ballonexpandierendes Xenotransplantat mit Fixierungsnähten, zum Ersatz, Aortenklappe 5-351.06

Ballonkatheter, Anwendung, bei Operationen an Larynx und Trachea *[nur Zusatzkode!]* 5-31a.1

Ballonpumpe, intraaortal
– Dauer der Behandlung
–– bis unter 48 Stunden 8-83a.00
–– 48 bis unter 96 Stunden 8-83a.01
–– 96 oder mehr Stunden 8-83a.02
– Einführung, perkutan 8-839.0
– Entfernung 8-839.3
–– offen 5-376.01
– Implantation, offen 5-376.00
Ballonsystem, zur Laparoskopie *[nur Zusatzkode!]* 5-986.1
– diagnostisch 1-694
Ballonvalvuloplastie, perkutan-transluminal, an
– Aortenklappe 8-837.a0
– Herzklappe, künstlich 8-837.a4
– Mitralklappe 8-837.a1
– Pulmonalklappe 8-837.a2
– Trikuspidalklappe 8-837.a3
Ballonvalvulotomie, perkutan-transluminal, an
– Aortenklappe 8-837.a0
– Herzklappe, künstlich 8-837.a4
– Mitralklappe 8-837.a1
– Pulmonalklappe 8-837.a2
– Trikuspidalklappe 8-837.a3
Band
– Akromioklavikulargelenk
–– Durchtrennung
––– arthroskopisch 5-819.01♦
––– offen 5-809.01♦
–– Resektion
––– arthroskopisch 5-810.91♦
––– offen 5-800.c1♦
– alloplastisch
–– Durchtrennung
––– abdominal, als Revision, nach Operation wegen
–––– Harninkontinenz 5-599.02
–––– Prolaps 5-599.02
––– perineal
–––– abdominal, kombiniert, als Revision, nach Operation wegen
––––– Harninkontinenz 5-599.04
––––– Prolaps 5-599.04
–––– als Revision, nach Operation wegen
––––– Harninkontinenz 5-599.01
––––– Prolaps 5-599.01
––– vaginal
–––– abdominal, kombiniert, als Revision, nach Operation wegen
––––– Harninkontinenz 5-599.03
––––– Prolaps 5-599.03
–––– als Revision, nach Operation wegen
––––– Harninkontinenz 5-599.00
––––– Prolaps 5-599.00
–– Resektion
––– abdominal, als Revision, nach Operation wegen
–––– Harninkontinenz 5-599.02
–––– Prolaps 5-599.02 ►

Band *(Forts.)*
~ alloplastisch *(Forts.)*
~~ Resektion *(Forts.)*
––– perineal
–––– abdominal, kombiniert, als Revision, nach Operation wegen
––––– Harninkontinenz 5-599.04
––––– Prolaps 5-599.04
–––– als Revision, nach Operation wegen
––––– Harninkontinenz 5-599.01
––––– Prolaps 5-599.01
––– vaginal
–––– abdominal, kombiniert, als Revision, nach Operation wegen
––––– Harninkontinenz 5-599.03
––––– Prolaps 5-599.03
–––– als Revision, nach Operation wegen
––––– Harninkontinenz 5-599.00
––––– Prolaps 5-599.00
–– Teilresektion
––– abdominal, als Revision, nach Operation wegen
–––– Harninkontinenz 5-599.02
–––– Prolaps 5-599.02
––– perineal
–––– abdominal, kombiniert, als Revision, nach Operation wegen
––––– Harninkontinenz 5-599.04
––––– Prolaps 5-599.04
–––– als Revision, nach Operation wegen
––––– Harninkontinenz 5-599.01
––––– Prolaps 5-599.01
––– vaginal
–––– abdominal, kombiniert, als Revision, nach Operation wegen
––––– Harninkontinenz 5-599.03
––––– Prolaps 5-599.03
–––– als Revision, nach Operation wegen
––––– Harninkontinenz 5-599.00
––––– Prolaps 5-599.00
– Ellenbogengelenk
–– Durchtrennung
––– arthroskopisch 5-819.0t♦
––– offen 5-809.0t♦
–– Resektion
––– arthroskopisch 5-810.9t♦
––– offen 5-800.ct♦
– fibular
–– mehrere, Naht, Sprunggelenk, oberes, offen 5-806.c♦
–– Naht, Sprunggelenk, oberes, offen 5-806.c♦
– Handgelenk
–– Durchtrennung
––– arthroskopisch 5-819.07♦
––– offen 5-809.07♦
–– Resektion
––– arthroskopisch 5-810.97♦
––– offen 5-800.c7♦
– Handwurzelgelenk
–– anderes
––– Durchtrennung 5-841.12♦ ►

Band *(Forts.)*
~ Handwurzelgelenk *(Forts.)*
~~ anderes *(Forts.)*
––– Exzision
–––– partiell 5-841.22♦
–––– total 5-841.32♦
––– Inzision 5-841.02♦
––– Naht
–––– primär 5-841.42♦
–––– sekundär 5-841.52♦
––– Refixation, knöchern 5-841.a2♦
––– Rekonstruktion, plastisch
–––– mit autogenem Material 5-841.62♦
–––– und Fixation, transossär, mit autogenem Material 5-841.82♦
–– Entfernung, Transplantat 5-841.92♦
– Hüftgelenk
–– Durchtrennung
––– arthroskopisch 5-819.0g♦
––– offen 5-809.0g♦
–– Resektion
––– arthroskopisch 5-810.9g♦
––– offen 5-800.cg♦
– Humeroglenoidalgelenk
–– Durchtrennung
––– arthroskopisch 5-819.00♦
––– offen 5-809.00♦
–– Resektion
––– arthroskopisch 5-810.90♦
––– offen 5-800.c0♦
– Humeroradialgelenk
–– Durchtrennung
––– arthroskopisch 5-819.0s♦
––– offen 5-809.0s♦
–– Resektion
––– arthroskopisch 5-810.9s♦
––– offen 5-800.cs♦
– Humeroulnargelenk
–– Durchtrennung
––– arthroskopisch 5-819.04♦
––– offen 5-809.04♦
–– Resektion
––– arthroskopisch 5-810.94♦
––– offen 5-800.c4♦
– Iliosakralgelenk
–– Durchtrennung
––– arthroskopisch 5-819.0e♦
––– offen 5-809.0e♦
–– Resektion
––– arthroskopisch 5-810.9e♦
––– offen 5-800.ce♦
– Injektion, therapeutisch 8-020.4♦
– Interphalangealgelenk
–– Daumen
––– Durchtrennung 5-841.17♦
––– Entfernung, Transplantat 5-841.97♦
––– Exzision
–––– partiell 5-841.27♦
–––– total 5-841.37♦
––– Inzision 5-841.07♦ ►

Band *(Forts.)*
~ Interphalangealgelenk *(Forts.)*
~~ Daumen *(Forts.)*
––– Naht
–––– primär 5-841.47♦
–––– sekundär 5-841.57♦
––– Refixation, knöchern 5-841.a7♦
––– Rekonstruktion, plastisch, mit autogenem Material 5-841.67♦
–––– und
––––– interligamentärer Fixation 5-841.77♦
––––– transossärer Fixation 5-841.87♦
–– Langfinger
––– Durchtrennung 5-841.16♦
––– Entfernung, Transplantat 5-841.96♦
––– Exzision
–––– partiell 5-841.26♦
–––– total 5-841.36♦
––– Inzision 5-841.06♦
––– Naht
–––– primär 5-841.46♦
–––– sekundär 5-841.56♦
––– Refixation, knöchern 5-841.a6♦
––– Rekonstruktion, plastisch
–––– mit autogenem Material 5-841.66♦
–––– und Fixation
––––– interligamentär, mit autogenem Material 5-841.76♦
––––– transossär, mit autogenem Material 5-841.86♦
– Kniegelenk
–– Durchtrennung
––– arthroskopisch 5-819.0h♦
––– offen 5-809.0h♦
–– Plastik, kombiniert, offen 5-803.8♦
–– Resektion
––– arthroskopisch 5-810.9h♦
––– offen 5-800.ch♦
– Laddsches, Durchtrennung
–– durch Umsteigen laparoskopisch – offen chirurgisch 5-469.62
–– laparoskopisch 5-469.61
–– offen 5-469.60
– Metakarpophalangealgelenk
–– Daumen
––– Durchtrennung 5-841.15♦
––– Entfernung, Transplantat 5-841.95♦
––– Exzision
–––– partiell 5-841.25♦
–––– total 5-841.35♦
––– Inzision 5-841.05♦
––– Naht
–––– primär 5-841.45♦
–––– sekundär 5-841.55♦
––– Refixation, knöchern 5-841.a5♦
––– Rekonstruktion, plastisch
–––– mit autogenem Material 5-841.65♦
–––– und Fixation
––––– interligamentär, mit autogenem Material 5-841.75♦ ►

B

Band *(Forts.)*
~ Metakarpophalangealgelenk *(Forts.)*
~~ Daumen *(Forts.)*
~~~ Rekonstruktion, plastisch *(Forts.)*
~~~~ und Fixation *(Forts.)*
––––– transossär, mit autogenem Material 5-841.85♦
–– Langfinger
––– Durchtrennung 5-841.14♦
––– Entfernung, Transplantat 5-841.94♦
––– Exzision
–––– partiell 5-841.24♦
–––– total 5-841.34♦
––– Inzision 5-841.04♦
––– Naht
–––– primär 5-841.44♦
–––– sekundär 5-841.54♦
––– Refixation, knöchern 5-841.a4♦
––– Rekonstruktion, plastisch
–––– mit autogenem Material 5-841.64♦
––––– und interligamentärer Fixation 5-841.74♦
–––– und Fixation, transossär, mit autogenem Material 5-841.84♦
– Metatarsophalangealgelenk
–– Durchtrennung
––– arthroskopisch 5-819.0q♦
––– offen 5-809.0q♦
–– Resektion
––– arthroskopisch 5-810.9q♦
––– offen 5-800.cq♦
– Mittelhand
–– Durchtrennung 5-841.13♦
–– Entfernung, Transplantat 5-841.93♦
–– Exzision
––– partiell 5-841.23♦
––– total 5-841.33♦
–– Inzision 5-841.03♦
–– Naht
––– primär 5-841.43♦
––– sekundär 5-841.53♦
–– Refixation, knöchern 5-841.a3♦
–– Rekonstruktion, plastisch
––– mit autogenem Material 5-841.63♦
–––– und transossärer Fixation 5-841.83♦
––– und Fixation, interligamentär, mit autogenem Material 5-841.73♦
– orbital, fibrös, Dissektion 5-164.1♦
– Radiokarpalgelenk
–– Durchtrennung
––– arthroskopisch 5-819.08♦
––– offen 5-809.08♦
–– Resektion
––– arthroskopisch 5-810.98♦
––– offen 5-800.c8♦
– Radioulnargelenk
–– distal
––– Durchtrennung
–––– arthroskopisch 5-819.06♦
–––– offen 5-809.06♦
––– Resektion
–––– arthroskopisch 5-810.96♦ ►

Band *(Forts.)*
~ Radioulnargelenk *(Forts.)*
~~ distal *(Forts.)*
~~~ Resektion *(Forts.)*
–––– offen 5-800.c6♦
–– proximal
––– Durchtrennung
–––– arthroskopisch 5-819.05♦
–––– offen 5-809.05♦
––– Resektion
–––– arthroskopisch 5-810.95♦
–––– offen 5-800.c5♦
– Schultereckgelenk, Augmentation, offen, mit Vicrylkordel 5-807.4♦
– Sprunggelenk
–– oberes
––– Durchtrennung
–––– arthroskopisch 5-819.0k♦
–––– offen 5-809.0k♦
––– Resektion
–––– arthroskopisch 5-810.9k♦
–––– offen 5-800.ck♦
–– unteres
––– Durchtrennung
–––– arthroskopisch 5-819.0m♦
–––– offen 5-809.0m♦
––– Naht, offen 5-806.8♦
––– Resektion
–––– arthroskopisch 5-810.9m♦
–––– offen 5-800.cm♦
– Sternoklavikulargelenk
–– Durchtrennung
––– arthroskopisch 5-819.03♦
––– offen 5-809.03♦
–– Resektion
––– arthroskopisch 5-810.93♦
––– offen 5-800.c3♦
– Symphyse
–– Durchtrennung
––– arthroskopisch 5-819.0f
––– offen 5-809.0f
–– Resektion
––– arthroskopisch 5-810.9f
––– offen 5-800.cf
– Tarsalgelenk
–– Durchtrennung
––– arthroskopisch 5-819.0n♦
––– offen 5-809.0n♦
–– Resektion
––– arthroskopisch 5-810.9n♦
––– offen 5-800.cn♦
– Tarsometatarsalgelenk
–– Durchtrennung
––– arthroskopisch 5-819.0p♦
––– offen 5-809.0p♦
–– Resektion
––– arthroskopisch 5-810.9p♦
––– offen 5-800.cp♦
– Thorakoskapulargelenk, Resektion, offen 5-800.c2♦ ►
~~~

Band *(Forts.)*
– Tibiofibulargelenk, proximal
–– Durchtrennung
––– arthroskopisch 5-819.0j♦
––– offen 5-809.0j♦
–– Resektion
––– arthroskopisch 5-810.9j♦
––– offen 5-800.cj♦
– transobturatorisch, zur Suspensionsoperation, bei Harninkontinenz, beim Mann 5-598.0
– Ulnokarpalgelenk
–– Durchtrennung
––– arthroskopisch 5-819.09♦
––– offen 5-809.09♦
–– Resektion
––– arthroskopisch 5-810.99♦
––– offen 5-800.c9♦
– Zehengelenk
–– Durchtrennung
––– arthroskopisch 5-819.0r♦
––– offen 5-809.0r♦
–– Resektion
––– arthroskopisch 5-810.9r♦
––– offen 5-800.cr♦

Bandapparat
– Klavikula, Naht, offen 5-807.4♦
–– mit
––– Fixation, durch
–––– Draht 5-807.6♦
–––– Schraube 5-807.6♦
––– Platte 5-807.5♦
– Kniegelenk
–– dorsolateral, Plastik, offen 5-803.a♦
–– dorsomedial, Plastik, offen 5-803.9♦
–– lateral, Plastik, offen 5-803.7♦
–– medial, Plastik, offen 5-803.6♦
– lateral
–– Bandplastik, offen, Sprunggelenk, oberes, nach Broström-Gould 5-806.5♦
–– Naht, Sprunggelenk, oberes, offen 5-806.c♦
–– Sprunggelenk, oberes
––– Bandplastik, offen, mit
–––– Gewebe, ortsständig 5-806.5♦
–––– Periostlappen 5-806.5♦
––– Plastik, offen, mit
–––– alloplastischem Bandersatz 5-806.6♦
–––– autogener Sehne 5-806.4♦
– medial
–– Naht, Sprunggelenk, oberes, offen 5-806.d♦
–– Sprunggelenk, oberes, Bandplastik, offen 5-806.9♦
– radioulnar, distal, Stabilisierung, durch Naht, offen 5-807.31♦
– Sprunggelenk, lateral, Bandplastik, arthroskopisch
–– mit ortsständigem Gewebe 5-819.4♦
–– nach Broström-Gould 5-819.4♦

Bandi, Verlagerung, Patellarsehnenansatz, offen 5-804.2♦

Banding
– A. pulmonalis, beidseitig 5-390.8 ►

Banding *(Forts.)*
– pulmonalarteriell
–– nicht-telemetrisch adjustierbar, zentral 5-390.70
–– telemetrisch adjustierbar, zentral 5-390.71
– Varizen
–– Fundus, Magen
––– durch Umsteigen laparoskopisch – offen chirurgisch 5-449.82
––– endoskopisch 5-449.83
––– laparoskopisch 5-449.81
––– offen 5-449.80
–– Ösophagus 5-429.a

Bandnaht, mit Vicrylband, als Rekonstruktion, Schultereckgelenk, offen 5-807.4♦

Bandplastik
– arthroskopisch, Sprunggelenk, Bandapparat, lateral
–– mit ortsständigem Gewebe 5-819.4♦
–– nach Broström-Gould 5-819.4♦
– Bandapparat, medial, Sprunggelenk, oberes, offen 5-806.9♦
– offen, Bandapparat, lateral, Sprunggelenk, oberes
–– mit
––– Gewebe, ortsständig 5-806.5♦
––– Periostlappen 5-806.5♦
–– nach Broström-Gould 5-806.5♦
– Sprunggelenk, unteres, offen 5-806.b♦
– Syndesmose, Sprunggelenk, oberes, offen 5-806.a♦
– zur Weichteilkorrektur, in Höhe
–– 1. Zehenstrahl 5-788.40♦
–– 2. bis 5. Zehenstrahl, Zehenstrahlen
––– 1 5-788.41♦
––– 2 5-788.42♦
––– 3 5-788.43♦
––– 4 5-788.44♦

Bandrest
– Akromioklavikulargelenk, Resektion
–– arthroskopisch 5-810.91♦
–– offen 5-800.c1♦
– Ellenbogengelenk, Resektion
–– arthroskopisch 5-810.9t♦
–– offen 5-800.ct♦
– Handgelenk, Resektion
–– arthroskopisch 5-810.97♦
–– offen 5-800.c7♦
– Hüftgelenk, Resektion
–– arthroskopisch 5-810.9g♦
–– offen 5-800.cg♦
– Humeroglenoidalgelenk, Resektion
–– arthroskopisch 5-810.90♦
–– offen 5-800.c0♦
– Humeroradialgelenk, Resektion
–– arthroskopisch 5-810.9s♦
–– offen 5-800.cs♦
– Humeroulnargelenk, Resektion
–– arthroskopisch 5-810.94♦
–– offen 5-800.c4♦ ►

Bandrest *(Forts.)*
– Iliosakralgelenk, Resektion
–– arthroskopisch 5-810.9e♦
–– offen 5-800.ce♦
– Kniegelenk, Resektion
–– arthroskopisch 5-810.9h♦
–– offen 5-800.ch♦
– Metatarsophalangealgelenk, Resektion
–– arthroskopisch 5-810.9q♦
–– offen 5-800.cq♦
– Radiokarpalgelenk, Resektion
–– arthroskopisch 5-810.98♦
–– offen 5-800.c8♦
– Radioulnargelenk
–– distal, Resektion
––– arthroskopisch 5-810.96♦
––– offen 5-800.c6♦
–– proximal, Resektion
––– arthroskopisch 5-810.95♦
––– offen 5-800.c5♦
– Sprunggelenk
–– oberes, Resektion
––– arthroskopisch 5-810.9k♦
––– offen 5-800.ck♦
–– unteres, Resektion
––– arthroskopisch 5-810.9m♦
––– offen 5-800.cm♦
– Sternoklavikulargelenk, Resektion
–– arthroskopisch 5-810.93♦
–– offen 5-800.c3♦
– Symphyse, Resektion
–– arthroskopisch 5-810.9f
–– offen 5-800.cf
– Tarsalgelenk, Resektion
–– arthroskopisch 5-810.9n♦
–– offen 5-800.cn♦
– Tarsometatarsalgelenk, Resektion
–– arthroskopisch 5-810.9p♦
–– offen 5-800.cp♦
– Thorakoskapulargelenk, Resektion, offen 5-800.c2♦
– Tibiofibulargelenk, proximal, Resektion
–– arthroskopisch 5-810.9j♦
–– offen 5-800.cj♦
– Ulnokarpalgelenk, Resektion
–– arthroskopisch 5-810.99♦
–– offen 5-800.c9♦
– Zehengelenk, Resektion
–– arthroskopisch 5-810.9r♦
–– offen 5-800.cr♦

Bandscheibe
– Augmentation, mit Implantat, über
–– 1 Segment 5-839.j0
–– 2 Segmente 5-839.j1
–– 3 oder mehr Segmente 5-839.j2
– Chondrozytentransplantation, matrixinduziert, autogen, über Segmente
–– 1 5-839.m0
–– 2 5-839.m1
–– 3 oder mehr 5-839.m2 ▶

Bandscheibe *(Forts.)*
– Entfernung
–– Endoprothese 5-839.4
–– Sequester, frei
––– mit Endoskopie 5-831.a
––– ohne Endoskopie 5-831.9
– Exzision 5-831.0
–– Gewebe, extraforaminal gelegen 5-831.3
––– mit Entfernung, Sequester, frei 5-831.3
–– mit
––– Entfernung, Sequester, frei 5-831.0
––– Radikulodekompression 5-831.2
–– perkutan
––– mit Endoskopie 5-831.5
––– ohne Endoskopie 5-831.4
– Hydrodiskektomie 5-831.8
– Implantation, Gewebekultur, in-vitro-hergestellt, über
–– 1 Segment 5-839.f0
–– 2 Segmente 5-839.f1
–– 3 oder mehr Segmente 5-839.f2
– Injektion, therapeutisch, unter Anwendung von bildgebenden Verfahren 8-020.7
– perkutan, Exzision, mit Endoskopie, mit Entfernung, Sequester, frei 5-831.5
– Reduktion, Volumen, perkutan 5-831.8
– Reoperation, bei Rezidiv 5-831.6
–– mit Radikulolyse 5-831.7
– Revision, Endoprothese, ohne Wechsel 5-839.2
– Thermomodulation
–– 1 Segment, zur Schmerztherapie 5-83a.10
–– 2 Segmente, zur Schmerztherapie 5-83a.11
–– 3 oder mehr Segmente, zur Schmerztherapie 5-83a.12
– Wechsel, Endoprothese 5-839.3

Bandscheibenendoprothese, Implantation
– 1 Segment 5-839.10
– 2 Segmente 5-839.11
– 3 Segmente 5-839.12
– 4 oder mehr Segmente 5-839.13

Bandscheibenzellen, Entnahme, zur Anzüchtung, als selbständiger Eingriff 5-839.e

Bankart, Refixation, offen, Limbus, Schultergelenk 5-805.0♦

Barorezeptoraktivierung, System
– Implantation, mit Implantation, Neurostimulationselektrode 5-059.c6
– Wechsel
–– mit Wechsel, Neurostimulationselektrode 5-059.c6
–– ohne Wechsel, Karotis-Elektrode 5-059.d6

Bartholin-Drüse
– Aspiration, therapeutisch, perkutan 8-157.x♦
– Aspirationsbiopsie, diagnostisch 1-470.4
–– perkutan 1-470.4
– Inzision, Abszess 5-711.0♦
– Marsupialisation, Abszess 5-711.1♦
– Zystenexzision 5-711.2♦
– Zysteninzision 5-711.0♦
– Zystenmarsupialisation 5-711.1♦

Basisassessment
– geriatrisch, standardisiert [GBA] 1-771
– palliativmedizinisch, standardisiert 1-774
Basisdiagnostik, bei unklarem Symptomkomplex, bei
– Kindern
–– mit
––– Chromosomenanalyse 1-944.21
––– erweiterter genetischer Diagnostik 1-944.11
–––– und
––––– Chromosomenanalyse 1-944.31
––––– zytogenetischer Diagnostik 1-944.31
––– zytogenetischer Diagnostik 1-944.21
–– ohne weitere Maßnahmen 1-944.01
– Neugeborenen und Säuglingen
–– mit
––– Chromosomenanalyse 1-944.20
––– erweiterter genetischer Diagnostik 1-944.10
–––– und
––––– Chromosomenanalyse 1-944.30
––––– zytogenetischer Diagnostik 1-944.30
––– zytogenetischer Diagnostik 1-944.20
–– ohne weitere Maßnahmen 1-944.00
Basispatientenschulung 9-500.0
Basisresektion
– Gelenk, Metatarsophalangealgelenk, Digitus II bis V
–– 1 5-788.61♦
–– 2 5-788.62♦
–– 3 5-788.63♦
–– 4 5-788.64♦
– Interphalangealgelenk, Fuß
–– Digitus I 5-788.65♦
–– Digitus II bis V
––– 1 5-788.66♦
––– 2 5-788.67♦
––– 3 5-788.68♦
––– 4 5-788.69♦
––– 5 oder mehr 5-788.6a♦
– Metatarsophalangealgelenk, Digitus I 5-788.60♦
Bassini-Kirschner, Verschluss, Hernia inguinalis, offen 5-530.1♦
Batista, Operation – s.a. Reduktionsplastik, Herz, linksventrikulär, partiell 5-373.2
Batterie
– Entfernung, Stimulationssystem, kabellos, kardial 5-378.0j
– Lagekorrektur, Stimulationssystem, kabellos, kardial 5-378.4j
– Wechsel, Stimulationssystem, kabellos, kardial 5-378.5j
Bauch, Parazentese, perkutan, diagnostisch 1-853.0
Bauchdecke
– Entfernung, Metastase 5-542.0
– Revision, mit Naht, sekundär 5-545.0
– Verschluss
–– bei Platzbauch 5-545.0
–– temporär, Anlegen 5-541.4
Bauchhöhle
– Endosonographie 3-059
– Fremdkörperentfernung 5-549.0
– Punktion, perkutan, therapeutisch 8-153
Bauchraum
– Entfernung, Katheterverweilsystem 5-549.4
– Implantation
–– Bestrahlungsmarker
––– endoskopisch 5-549.c1
––– perkutan 5-549.c0
–– Katheterverweilsystem 5-549.2
– Lavage
–– geschlossen, bei liegender Drainage 8-176.0
–– programmiert, bei temporärem Bauchdeckenverschluss 8-176.1
– Revision, Katheterverweilsystem 5-549.3
– Spülung, therapeutisch, bei
–– liegender Drainage 8-176.0
–– temporärem Bauchdeckenverschluss 8-176.1
– Wechsel, Katheterverweilsystem 5-549.3
Bauchregion
– Abtragung, Hautblase, bei Verbrennung und Verätzung 5-921.0b
– Butterfly-Plastik 5-906.0b
–– bei Verbrennung und Verätzung 5-927.0b
– Chemical Peeling
–– großflächig 5-913.9b
–– kleinflächig 5-913.3b
– Dehnungsplastik, lokal
–– bei Verbrennung und Verätzung 5-926.0b
–– großflächig 5-903.5b
–– kleinflächig 5-903.0b
– Dermabrasion
–– bei Verbrennung und Verätzung 5-921.1b
–– hochtourig, kleinflächig 5-913.0b
– Desilikonisierung, Dermisersatzmaterial 5-91a.0b
–– bei Verbrennung und Verätzung 5-929.1b
– Desinsertion 5-851.d6♦
– Durchtrennung, Lappenstiel
–– bei Verbrennung und Verätzung 5-929.0b
–– Muskel und Faszie 5-857.a6♦
– Einlegen, Medikamententräger, subfaszial 5-850.h6♦
– Entfernung, Medikamententräger, subfaszial 5-850.j6♦
– Entnahme
–– Composite graft 5-901.2b
–– Fernlappen, gestielt 5-904.2b
––– bei Verbrennung und Verätzung 5-924.5b
–– Lappen
––– fasziokutan, mit mikrovaskulärer Anastomosierung 5-858.06♦
––– frei, mit mikrovaskulärer Anastomosierung 5-904.0b
–––– bei Verbrennung und Verätzung 5-924.3b
––– myokutan, mit mikrovaskulärer Anastomosierung 5-858.26♦
––– osteofasziokutan, mit mikrovaskulärer Anastomosierung 5-858.36♦ ►

Bauchregion *(Forts.)*
~ Entnahme *(Forts.)*
~~ Lappen *(Forts.)*
––– osteomyokutan, mit mikrovaskulärer Anastomosierung 5-858.36♦
––– regional, gestielt 5-904.1b
–––– bei Verbrennung und Verätzung 5-924.4b
––– septokutan, mit mikrovaskulärer Anastomosierung 5-858.16♦
–– Spalthaut 5-901.0b
––– bei Verbrennung und Verätzung 5-924.0b
–– Vollhaut 5-901.1b
––– bei Verbrennung und Verätzung 5-924.1b
– Escharotomie 5-920.0b
–– mit Fasziotomie 5-920.2b
– Explantation, Hautexpander 5-909.1b
– Exstirpation, Weichteiltumor
–– epifaszial 5-852.86♦
–– subfaszial 5-852.96♦
– Faszie
–– Débridement 5-850.d6♦
–– Defektdeckung, mit
––– allogenem Material 5-856.a6♦
––– autogenem Material 5-856.96♦
–– Doppelung 5-856.36♦
–– Entfernung, Transplantat 5-856.86♦
–– Entnahme, zur Transplantation 5-852.g6♦
–– Exploration 5-850.g6♦
–– Exzision 5-852.a6♦
–– Fremdkörperentfernung, durch Inzision 5-850.a6♦
–– Inzision
––– offen 5-850.66♦
––– perkutan 5-850.76♦
–– Naht 5-856.06♦
–– Revision, Transplantat 5-856.66♦
–– Transplantation
––– allogen 5-856.56♦
––– autogen 5-856.46♦
–– Verkürzung 5-856.26♦
–– Verlängerung 5-856.16♦
–– Wechsel, Transplantat 5-856.76♦
– Faszienlappenplastik 5-857.46♦
–– gefäßgestielt 5-857.56♦
– Fasziotomie
–– bei Verbrennung und Verätzung 5-920.1b
–– längs, perkutan 5-851.a6♦
–– quer
––– partiell, offen 5-851.56♦
––– perkutan 5-851.76♦
––– total, offen 5-851.66♦
–– Segment
––– längs
–––– partiell, offen 5-851.86♦
–––– total, offen 5-851.96♦
––– mehrere, längs
–––– partiell, offen 5-851.b6♦
–––– total, offen 5-851.c6♦
– Fernlappenplastik, gestielt 5-905.2b
– Fettgewebe
–– Absaugen 5-911.1b ►

Bauchregion *(Forts.)*
~ Fettgewebe *(Forts.)*
–– Abtragung 5-911.2b
– Haut
–– Applikation
––– Ätzmittel, lokal 5-914.0b
––– Zytostatika, lokal 5-914.1b
–– Durchtrennung, Lappenstiel 5-909.2b
–– Einbringen, Material
––– autogen 5-890.1b
––– xenogen 5-890.2b
–– Einlegen, Medikamententräger, durch Inzision 5-892.3b
–– Elektrochemotherapie
––– großflächig 5-915.9b
––– kleinflächig 5-915.8b
–– Elektrokaustik
––– großflächig 5-915.4b
––– kleinflächig 5-915.0b
–– Entfernung, Medikamententräger, durch Inzision 5-892.4b
–– Exploration 5-892.0b
–– Exzision
––– lokal
–––– mit primärem Wundverschluss 5-894.1b
–––– ohne primären Wundverschluss 5-894.0b
––– radikal
–––– histographisch kontrolliert
––––– mit
–––––– lokaler Lappenplastik 5-895.5b
–––––– primärem Wundverschluss 5-895.3b
–––––– Transplantation 5-895.5b
––––– ohne primären Wundverschluss 5-895.1b
–––– mit
––––– lokaler Lappenplastik 5-895.4b
––––– primärem Wundverschluss 5-895.2b
––––– Transplantation 5-895.4b
–––– ohne primären Wundverschluss 5-895.0b
––– tangential, bei Verbrennung und Verätzung 5-921.3b
–– Fliegenmaden, Anwendung 8-192.3b
–– Fremdkörperentfernung, durch Inzision 5-892.2b
–– Hochfrequenzchirurgie, bei Verbrennung und Verätzung 5-921.7b
–– Infrarotkoagulation
––– großflächig 5-915.7b
––– kleinflächig 5-915.3b
–– Inzision 5-892.0b
––– mit Drainage 5-892.1b
–– Kryochirurgie
––– großflächig 5-915.6b
––– kleinflächig 5-915.2b
–– Laserbehandlung
––– großflächig 5-915.5b
––– kleinflächig 5-915.1b
–– Laserdestruktion, bei Verbrennung und Verätzung 5-921.4b
–– Naht
––– primär 5-900.0b
––– sekundär 5-900.1b ►

Bauchregion *(Forts.)*
~ Haut *(Forts.)*
–– Radiochirurgie, bei Verbrennung und Verätzung 5-921.6b
–– Tätowieren 5-890.0b
–– Ultraschalldestruktion, bei Verbrennung und Verätzung 5-921.5b
–– und Unterhaut
––– Entfernung
–––– großflächig, System, zur Vakuumtherapie, ohne Anästhesie 8-192.1b
–––– kleinflächig, System, zur Vakuumtherapie, ohne Anästhesie 8-192.0b
––– Wunde, Entfernung
–––– Fibrinbeläge
––––– großflächig, ohne Anästhesie 8-192.1b
––––– kleinflächig, ohne Anästhesie 8-192.0b
–––– großflächig, Gewebe, ohne Anästhesie 8-192.1b
–––– kleinflächig, Gewebe, ohne Anästhesie 8-192.0b
–– Wiederherstellung, Oberflächenkontinuität
––– primär, durch
–––– Gewebekleber 5-900.0b
–––– Metallklammern 5-900.0b
––– sekundär, durch
–––– Gewebekleber 5-900.1b
–––– Metallklammern 5-900.1b
–– Wunddébridement, großflächig, mit Einlegen, Medikamententräger 5-896.2b
–– Wundtoilette, chirurgisch, großflächig, mit Einlegen, Medikamententräger 5-896.2b
– Hautersatz
–– großflächig, durch Keratinozyten, kultiviert 5-902.cb
–– kleinflächig, durch Keratinozyten, kultiviert 5-902.bb
–– permanent
––– großflächig, durch
–––– allogene Amnionmembran 5-902.jb
––––– bei Verbrennung und Verätzung 5-925.jb
–––– allogenes Amnion 5-902.jb
––––– bei Verbrennung und Verätzung 5-925.jb
–––– allogenes Hautersatzmaterial 5-902.jb
––––– bei Verbrennung und Verätzung 5-925.jb
–––– allogenes Hauttransplantat 5-902.ga
––––– bei Verbrennung und Verätzung 5-925.gb
–––– Dermisersatzmaterial 5-902.eb
––––– bei Verbrennung und Verätzung 5-925.eb
–––– humane azelluläre dermale Matrix 5-902.gb
––––– bei Verbrennung und Verätzung 5-925.gb
–––– kultivierte Keratinozyten, bei Verbrennung und Verätzung 5-925.ab
––– kleinflächig, durch
–––– allogene Amnionmembran, bei Verbrennung und Verätzung 5-925.hb ▶

Bauchregion *(Forts.)*
~ Hautersatz *(Forts.)*
~~ permanent *(Forts.)*
~~~ kleinflächig, durch *(Forts.)*
–––– allogenes Amnion, bei Verbrennung und Verätzung 5-925.hb
–––– allogenes Hautersatzmaterial, bei Verbrennung und Verätzung 5-925.hb
–––– allogenes Hauttransplantat, bei Verbrennung und Verätzung 5-925.fb
–––– Dermisersatzmaterial 5-902.db
––––– bei Verbrennung und Verätzung 5-925.db
–––– humane azelluläre dermale Matrix, bei Verbrennung und Verätzung 5-925.fb
–––– kultivierte Keratinozyten, bei Verbrennung und Verätzung 5-925.9b
– Hautschichten, oberflächlich
–– Ausbürsten
––– großflächig 5-913.7b
––– kleinflächig 5-913.1b
–– Chemochirurgie
––– großflächig 5-913.9b
––– kleinflächig 5-913.3b
–– Dermabrasion, hochtourig, großflächig 5-913.6b
–– Entfernung, mit scharfem Löffel
––– großflächig 5-913.8b
––– kleinflächig 5-913.2b
–– Exkochleation
––– großflächig 5-913.8b
––– kleinflächig 5-913.2b
–– Laserbehandlung
––– großflächig 5-913.ab
––– kleinflächig 5-913.4b
–– Shaving
––– großflächig 5-913.bb
––– kleinflächig 5-913.5b
– Implantation, Hautexpander 5-909.0b
– Insellappenplastik, lokal
–– bei Verbrennung und Verätzung 5-926.3b
–– großflächig 5-903.8b
–– kleinflächig 5-903.3b
– Inzision, Verbrennungsschorf 5-920.0b
–– mit Fasziotomie 5-920.2b
– Jumping-man-Plastik 5-906.0b
–– bei Verbrennung und Verätzung 5-927.0b
– Kompartmentresektion 5-852.b6♦
–– mit
––– erweiterter Präparation 5-852.d6♦
––– spezieller Gefäß- und Nervenpräparation 5-852.c6♦
– Lappenplastik
–– adipofaszial 5-857.26♦
––– gefäßgestielt 5-857.36♦
–– fasziokutan 5-857.06♦
––– gefäßgestielt 5-857.16♦
–– frei, mit mikrovaskulärer Anastomosierung 5-905.0b ▶
~~~

Bauchregion *(Forts.)*
~ Lappenplastik *(Forts.)*
–– kombiniert 5-906.0b
––– bei Verbrennung und Verätzung 5-927.0b
–– lokal, Revision 5-907.2b
––– bei Verbrennung und Verätzung 5-928.5b
–– mit freiem Hauttransplantat 5-906.1b
––– bei Verbrennung und Verätzung 5-927.1b
–– myokutan 5-857.66♦
––– gefäßgestielt 5-857.76♦
–– regional, gestielt 5-905.1b
––– mit Fernlappen 5-906.2b
–––– bei Verbrennung und Verätzung 5-927.2b
–––– mit freiem Hauttransplantat 5-906.3b
––––– bei Verbrennung und Verätzung 5-927.3b
– Liposuktion 5-911.1b
– Mikrograft-Spalthautdeckung, bei Verbrennung und Verätzung 5-925.7b
– Muskel
–– Débridement 5-850.b6♦
–– Durchtrennung 5-851.06♦
–– Entfernung, Transplantat 5-853.96♦
–– Entnahme, zur Transplantation 5-852.e6♦
–– Exploration 5-850.e6♦
–– Exzision
––– epifaszial
–––– partiell 5-852.46♦
–––– total 5-852.56♦
––– subfaszial
–––– partiell 5-852.66♦
–––– total 5-852.76♦
–– Fremdkörperentfernung, durch Inzision 5-850.86♦
–– Inzision
––– längs 5-850.06♦
––– quer 5-850.16♦
–– Naht 5-853.16♦
–– Plastik 5-853.46♦
–– Refixation 5-853.06♦
–– Revision, Transplantat 5-853.76♦
–– Spülung, Hohlraum 5-853.x6♦
–– Transplantation 5-853.66♦
–– Transposition 5-853.56♦
–– Verkürzung, und Naht 5-853.36♦
–– Verlängerung, und Naht 5-853.26♦
–– Wechsel, Transplantat 5-853.86♦
– Muskellappenplastik 5-857.86♦
–– gefäßgestielt 5-857.96♦
– Narbenkorrektur 5-894.1b
–– nach Hautplastik 5-907.0b
– Nekrosektomie, epifaszial, bei Verbrennung und Verätzung 5-921.2b
– Reduktionsplastik 5-911.0b
– Resektion
–– Ganglion 5-859.26♦
–– Gewebe, kompartmentübergreifend
––– mit spezieller Gefäß- und Nervenpräparation 5-852.j6♦
––– ohne spezielle Gefäß- und Nervenpräparation 5-852.h6♦ ►

Bauchregion *(Forts.)*
– Revision
–– Fernlappen, gestielt 5-907.4b
––– bei Verbrennung und Verätzung 5-928.7b
–– Hauttransplantat, frei 5-907.1b
––– bei Verbrennung und Verätzung 5-928.4b
–– Lappen
––– frei, mit mikrovaskulärer Anastomosierung 5-907.5b
–––– bei Verbrennung und Verätzung 5-928.8b
––– regional, gestielt 5-907.3b
–––– bei Verbrennung und Verätzung 5-928.6b
– Schleimbeutel
–– Inzision 5-859.06♦
–– Resektion, total 5-859.16♦
– Schweißdrüse
–– Exzision
––– lokal 5-894.2b
––– radikal 5-895.6b
–– Kürettage
––– lokal 5-894.2b
––– radikal 5-895.6b
– Sehne
–– Augmentation 5-854.36♦
–– Débridement 5-850.c6♦
–– Entfernung, Transplantat 5-854.96♦
–– Ersatzplastik 5-854.46♦
––– mit Interponat 5-854.56♦
–– Exploration 5-850.f6♦
–– Exzision
––– partiell 5-852.06♦
––– total 5-852.16♦
–– Fremdkörperentfernung, durch Inzision 5-850.96♦
–– Inzision
––– längs 5-850.26♦
––– quer 5-850.36♦
–– mehrere, Tenolyse 5-855.66♦
–– Naht
––– primär 5-855.16♦
––– sekundär 5-855.26♦
–– Reinsertion 5-855.06♦
–– Rekonstruktion, mit Material, alloplastisch 5-854.a6♦
–– Schaffung, Transplantatlager 5-854.66♦
–– Tenolyse 5-855.56♦
–– Transplantation 5-854.76♦
–– und Muskel, Exzision
––– epifaszial 5-852.86♦
––– subfaszial 5-852.96♦
–– Verkürzung 5-854.16♦
–– Verlängerung 5-854.06♦
–– Wechsel, Transplantat 5-854.86♦
– Sehnengewebe, Entnahme, zur Transplantation 5-852.f6♦
– Sehnenscheide
–– Naht
––– primär 5-855.36♦
––– sekundär 5-855.46♦
–– Spülung 5-855.b6♦
– Straffungsoperation 5-911.0b ►

B

Bauchregion *(Forts.)*
– Tenotomie
–– offen 5-851.16♦
–– perkutan 5-851.26♦
– Thermoablation, Weichteile, perkutan 5-859.36♦
– Transplantation
–– Composite graft
––– bei Verbrennung und Verätzung 5-925.3b
––– frei
–––– großflächig 5-902.7b
–––– kleinflächig 5-902.3b
–– Fernlappen, gestielt, bei Verbrennung und Verätzung 5-925.6b
–– Haut, durch Epithelzellsuspension, nach
––– Aufbereitung mit Bedside-Kit 5-902.9b
–––– bei Verbrennung und Verätzung 5-925.bb
––– labortechnischer Aufbereitung im Schnellverfahren 5-902.ab
–––– bei Verbrennung und Verätzung 5-925.cb
–– Lappen
––– fasziokutan, mit mikrovaskulärer Anastomosierung 5-858.56♦
––– frei, mit mikrovaskulärer Anastomosierung, bei Verbrennung und Verätzung 5-925.4b
––– myokutan, mit mikrovaskulärer Anastomosierung 5-858.76♦
––– osteofasziokutan, mit mikrovaskulärer Anastomosierung 5-858.86♦
––– osteomyokutan, mit mikrovaskulärer Anastomosierung 5-858.86♦
––– regional, gestielt, bei Verbrennung und Verätzung 5-925.5b
––– septokutan, mit mikrovaskulärer Anastomosierung 5-858.66♦
–– Spalthaut, frei
––– bei Verbrennung und Verätzung 5-925.0b
––– großflächig 5-902.4b
–––– auf Hautareal, granulierend 5-902.5b
––– kleinflächig 5-902.0b
–––– auf Hautareal, granulierend 5-902.1b
–– Vollhaut
––– bei Verbrennung und Verätzung 5-925.2b
––– frei
–––– großflächig 5-902.6b
–––– kleinflächig 5-902.2b
– Transpositionsplastik, lokal
–– bei Verbrennung und Verätzung 5-926.2b
–– großflächig 5-903.7b
–– kleinflächig 5-903.2b
– Verschiebe-Rotationsplastik, lokal
–– bei Verbrennung und Verätzung 5-926.1b
–– großflächig 5-903.6b
–– kleinflächig 5-903.1b
– W-Plastik, lokal
–– bei Verbrennung und Verätzung 5-926.5b
–– großflächig 5-903.bb
–– kleinflächig 5-903.ab ►

Bauchregion *(Forts.)*
– Weichteildeckung, temporär
–– großflächig
––– durch
–––– allogene Amnionmembran 5-916.eb
––––– bei Verbrennung und Verätzung 5-923.db
–––– allogene Hauttransplantation 5-916.5b
––––– bei Verbrennung und Verätzung 5-923.5b
–––– allogenes Amnion 5-916.eb
––––– bei Verbrennung und Verätzung 5-923.db
–––– allogenes Hautersatzmaterial 5-916.eb
––––– bei Verbrennung und Verätzung 5-923.db
–––– humane azelluläre dermale Matrix 5-916.5b
––––– bei Verbrennung und Verätzung 5-923.5b
–––– hydrolytisch resorbierbare Membran 5-916.cb
–––– Kombination mehrerer Verfahren 5-916.9b
––––– bei Verbrennung und Verätzung 5-923.9b
–––– kultivierte Keratinozyten 5-916.8b
––––– bei Verbrennung und Verätzung 5-923.8b
–––– xenogenes Hautersatzmaterial 5-916.6b
––––– bei Verbrennung und Verätzung 5-923.6b
––– mit
–––– alloplastischem Material 5-916.7b
––––– bei Verbrennung und Verätzung 5-923.7b
–––– hydrolytisch resorbierbarer Membran, bei Verbrennung und Verätzung 5-923.bb
–– kleinflächig
––– durch
–––– allogene Amnionmembran 5-916.db
––––– bei Verbrennung und Verätzung 5-923.cb
–––– allogene Hauttransplantation 5-916.0b
––––– bei Verbrennung und Verätzung 5-923.0b
–––– allogenes Amnion 5-916.db
––––– bei Verbrennung und Verätzung 5-923.cb
–––– allogenes Hautersatzmaterial 5-916.db
––––– bei Verbrennung und Verätzung 5-923.cb
–––– humane azelluläre dermale Matrix 5-916.0b
––––– bei Verbrennung und Verätzung 5-923.0b
–––– hydrolytisch resorbierbare Membran 5-916.bb ►

Bauchregion *(Forts.)*
~ Weichteildeckung, temporär *(Forts.)*
~~ kleinflächig *(Forts.)*
~~~ durch *(Forts.)*
---- Kombination mehrerer Verfahren 5-916.4b
----- bei Verbrennung und Verätzung 5-923.4b
---- kultivierte Keratinozyten 5-916.3b
----- bei Verbrennung und Verätzung 5-923.3b
---- xenogenes Hautersatzmaterial 5-916.1b
----- bei Verbrennung und Verätzung 5-923.1b
--- mit
---- alloplastischem Material 5-916.2b
----- bei Verbrennung und Verätzung 5-923.2b
---- hydrolytisch resorbierbarer Membran, bei Verbrennung und Verätzung 5-923.ab
- Wundverschluss, primär, durch
-- Klammer, bei Verbrennung und Verätzung 5-928.1b
-- Klebung, bei Verbrennung und Verätzung 5-928.2b
-- Naht, bei Verbrennung und Verätzung 5-928.0b
- Z-Plastik, lokal
-- bei Verbrennung und Verätzung 5-926.4b
-- großflächig 5-903.9b
-- kleinflächig 5-903.4b
Bauchwand
- Anlegen, System, zur Vakuumtherapie, tiefreichend, subfaszial 5-916.a5
- Biopsie
-- durch Inzision 1-589.1
-- endosonographisch gesteuert 1-494.5
-- perkutan 1-493.5
--- mit Steuerung durch bildgebende Verfahren 1-494.5
- Defektverschluss, kongenital
-- mit
--- allogenem Material 5-537.3
--- alloplastischem Material 5-537.4
--- autogenem Material 5-537.x
--- plastischem Bruchpfortenverschluss 5-537.1
--- xenogenem Material 5-537.3
-- ohne plastischen Bruchpfortenverschluss 5-537.0
-- primär, ohne plastischen Bruchpfortenverschluss 5-537.0
-- temporär 5-537.5
- Drainage, extraperitoneal 5-540.1
- Exploration 5-540.0
- Fremdkörperentfernung, durch Inzision 5-540.2
- Gewebe
-- Destruktion 5-542.3
-- Exzision 5-542.0
- Nadelbiopsie, perkutan 1-493.5
- Naht, nach Verletzung 5-546.0 ►

Bauchwand *(Forts.)*
- Rekonstruktion, plastisch
-- mit Implantation von
--- allogenem Material, in
---- Onlay-Technik 5-546.21
---- Sublay-Technik 5-546.22
--- alloplastischem Material, in
---- Onlay-Technik 5-546.21
---- Sublay-Technik 5-546.22
--- xenogenem Material, in
---- Onlay-Technik 5-546.21
---- Sublay-Technik 5-546.22
-- ohne Implantation von alloplastischem allogenem oder xenogenem Material 5-546.20
- Revision 5-540.0
- Verschluss, sekundär 5-545.0
-- bei Wunddehiszenz, postoperativ 5-545.0
- Wechsel, System, zur Vakuumtherapie, tiefreichend, subfaszial 5-916.a5
Beatmung
- Hochfrequenz-, beim
-- Neugeborenen 8-711.10
-- Säugling 8-711.11
- Hochfrequenz-Jet-, beim
-- Neugeborenen 8-711.10
-- Säugling 8-711.11
- Hochfrequenz-Oszillations-, beim
-- Neugeborenen 8-711.10
-- Säugling 8-711.11
- maschinell
-- Anlegen, Maske 8-706
-- assistiert, beim
--- Neugeborenen 8-711.20
--- Säugling 8-711.21
-- häuslich
--- invasiv
---- Ersteinstellung
----- als elektive Maßnahme 8-716.02
----- nach erfolgloser Beatmungsentwöhnung 8-716.01
----- ohne Beatmungsentwöhnungsversuch 8-716.02
---- früher eingeleitet
----- Beendigung 8-716.21
----- Kontrolle 8-716.11
----- Optimierung 8-716.11
--- nichtinvasiv
---- Ersteinstellung 8-716.00
---- früher eingeleitet
----- Beendigung 8-716.20
----- Kontrolle 8-716.10
----- Optimierung 8-716.10
-- intermittierend, beim
--- Neugeborenen 8-711.20
--- Säugling 8-711.21
-- kontrolliert, beim
--- Neugeborenen 8-711.10
--- Säugling 8-711.11
-- mit Negativdrucksystem, beim
--- Neugeborenen 8-711.30
--- Säugling 8-711.31 ►
~~~

Beatmung *(Forts.)*
– Oszillations- 8-714.1
– Überdruck-
–– intermittierend
––– beim
–––– Neugeborenen 8-711.10
–––– Säugling 8-711.11
––– synchronisiert, beim
–––– Neugeborenen 8-711.20
–––– Säugling 8-711.21
–– kontinuierlich
––– beim
–––– Neugeborenen 8-711.10
–––– Säugling 8-711.11
––– synchronisiert, beim
–––– Neugeborenen 8-711.20
–––– Säugling 8-711.21
Beatmungsentwöhnung
– bei maschineller Beatmung
–– nicht auf Beatmungsentwöhnungs-Einheit über mindestens
––– 1 bis höchstens 2 Behandlungstage 8-718.70
––– 3 bis höchstens 5 Behandlungstage 8-718.71
––– 6 bis höchstens 10 Behandlungstage 8-718.72
––– 11 bis höchstens 20 Behandlungstage 8-718.73
––– 21 bis höchstens 40 Behandlungstage 8-718.74
––– 41 bis höchstens 75 Behandlungstage 8-718.75
––– 76 Behandlungstage 8-718.76
– prolongiert, bei maschineller Beatmung
–– auf nicht-spezialisierter intensivmedizinischer Beatmungsentwöhnungs-Einheit über mindestens
––– 1 bis höchstens 2 Behandlungstage 8-718.90
––– 3 bis höchstens 5 Behandlungstage 8-718.91
––– 6 bis höchstens 10 Behandlungstage 8-718.92
––– 11 bis höchstens 20 Behandlungstage 8-718.93
––– 21 bis höchstens 40 Behandlungstage 8-718.94
––– 41 bis höchstens 75 Behandlungstage 8-718.95
––– 76 Behandlungstage 8-718.96
–– auf spezialisierter intensivmedizinischer Beatmungsentwöhnungs-Einheit über mindestens
––– 1 bis höchstens 2 Behandlungstage 8-718.80
––– 3 bis höchstens 5 Behandlungstage 8-718.81
––– 6 bis höchstens 10 Behandlungstage 8-718.82
––– 11 bis höchstens 20 Behandlungstage 8-718.83
––– 21 bis höchstens 40 Behandlungstage 8-718.84
––– 41 bis höchstens 75 Behandlungstage 8-718.85
––– 76 Behandlungstage 8-718.86
Beatmungsstatus, und Beatmungsentwöhnungspotenzial, Feststellung
– mit Feststellung eines nicht-vorhandenen Beatmungsentwöhnungspotenzials 1-717.0
– mit Indikationsstellung zur weiteren Beatmungsentwöhnungsbehandlung 1-717.1
Beatmungsunterstützung, neural reguliert, Anwendung *[nur Zusatzkode!]* 8-719.0
– mit Einlage, Spezialsonde, gastral *[nur Zusatzkode!]* 8-719.0
Beck
– Bohrung 5-220.3♦
– Punktion, Stirnhöhle 5-220.3♦
Becken
– Arterie
–– Implantation
––– endovaskulär, Stent-Prothese
–––– iliakal, ohne Seitenarm
––––– 1 5-38a.43
––––– 2 5-38a.44
––––– 3 5-38a.46
––––– 4 5-38a.47
––––– 5 5-38a.48
––––– 6 oder mehr 5-38a.49
–––– mit Versorgung Gefäßabgang, in
––––– Chimney-Technik, 1 5-38a.42♦
––––– Parallelgraft-Technik, 1 5-38a.42♦
––––– Periskop-Technik, 1 5-38a.42♦
––––– Sandwich-Technik, 1 5-38a.42♦
––––– Schnorchel-Technik, 1 5-38a.42♦
––– perkutan-transluminal, Stent-Prothese
–––– iliakal, ohne Seitenarm 5-38a.43
––––– 2 5-38a.44
––––– 3 5-38a.46
––––– 4 5-38a.47
––––– 5 5-38a.48
––––– 6 oder mehr 5-38a.49
–––– mit Versorgung Gefäßabgang, in
––––– Chimney-Technik, 1 5-38a.42♦
––––– Parallelgraft-Technik, 1 5-38a.42♦
––––– Periskop-Technik, 1 5-38a.42♦
––––– Sandwich-Technik, 1 5-38a.42♦
––––– Schnorchel-Technik, 1 5-38a.42♦
–– Subtraktionsangiographie, digital 3-605
– Biopsie
–– durch Inzision 1-503.5
–– perkutan 1-480.5
– Computertomographie
–– mit Kontrastmittel 3-226
–– nativ 3-206
– Epiphyseodese
–– permanent 5-789.2d
–– temporär 5-789.1d
– Gefäß, Arteriographie 3-605
– Implantation, Knochenteilersatz, präformiert 5-828.8
– klein
–– beim Mann, Eviszeration
––– laparoskopisch, mit Zystektomie 5-576.81
––– offen, mit Zystektomie 5-576.80 ►

Becken *(Forts.)*
~ klein *(Forts.)*
–– weiblich
––– Eviszeration
–––– hintere 5-687.1
–––– total 5-687.2
–––– vordere 5-687.0
––– Exenteration
–––– hintere 5-687.1
–––– total 5-687.2
–––– vordere 5-687.0
––– LEER
–––– abdominal 5-687.30
–––– abdominoperineal 5-687.31
––– Resektion, endopelvin, erweitert, lateral
–––– abdominal 5-687.30
–––– abdominoperineal 5-687.31
– Magnetresonanztomographie
–– mit Kontrastmittel 3-82a
–– nativ 3-805
– Nadelbiopsie, perkutan 1-480.5
– Rotationsosteotomie
–– valgisierend 5-781.5d
–– varisierend 5-781.6d
– Transplantation, Röhrenknochen, allogen 5-784.9d
– Verkürzungsosteotomie 5-781.3d
– Verlängerungsosteotomie 5-781.4d
– weiblich, Peritoneum, Adhäsiolyse
–– abdominal, offen, ohne mikrochirurgische Versorgung 5-657.60
–– durch Umsteigen
––– endoskopisch – offen chirurgisch, ohne mikrochirurgische Versorgung 5-657.63
––– vaginal – offen chirurgisch, ohne mikrochirurgische Versorgung 5-657.64
–– endoskopisch, ohne mikrochirurgische Versorgung 5-657.62
–– laparoskopisch, ohne mikrochirurgische Versorgung 5-657.62
–– mit mikrochirurgischer Versorgung 5-658.6
–– vaginal
––– laparoskopisch assistiert, ohne mikrochirurgische Versorgung 5-657.61
––– ohne mikrochirurgische Versorgung 5-657.65
Becken-Bein-Gips 8-310.3♦
Beckenausgang, Zangenentbindung 5-720.0
Beckenboden, Nerv
– Biopsie
–– durch Inzision 1-513.7♦
–– perkutan 1-405.7♦
– Destruktion 5-041.7♦
– Exploration 5-04b.7♦
– Exzision 5-041.7♦
– Inzision 5-040.7♦
– Nadelbiopsie, perkutan 1-405.7♦
– Naht
–– epineural
––– mit Transplantation 5-048.7♦
–––– und Transposition 5-054.7♦ ►

Beckenboden, Nerv *(Forts.)*
~ Naht *(Forts.)*
~~ epineural *(Forts.)*
––– primär 5-044.7♦
–––– mit Transposition 5-050.7♦
––– sekundär 5-046.7♦
–––– mit Transposition 5-052.7♦
–– interfaszikulär
––– mit Transplantation 5-049.7♦
–––– und Transposition 5-055.7♦
––– primär 5-045.7♦
–––– mit Transposition 5-051.7♦
––– sekundär 5-047.7♦
–––– mit Transposition 5-053.7♦
– Neurolyse, und Dekompression 5-056.7♦
–– mit Transposition 5-057.7♦
Beckenendlage
– Entbindung
–– assistiert, mit Spezialhandgriffen 5-727.1
–– operativ, vaginal
––– assistiert, mit Instrumentenhilfe 5-727.2
––– kombiniert, mit Spezialhandgriffen, und Instrumentenhilfe 5-727.3
–– spontan 5-727.0
––– assistiert, mit Instrumentenhilfe 5-727.2
––– kombiniert, mit Spezialhandgriffen, und Instrumentenhilfe 5-727.3
– Extraktion
–– instrumentell 5-725.1
–– manuell 5-725.0
–– manuell-instrumentell, kombiniert 5-725.2
– Spontanpartus, mit Manualhilfe, nach Bracht 5-727.0
Beckenkamm
– Biopsie, zur Entnahme, Knochenmark 1-424
– Punktion, zur Entnahme, Knochenmark 1-424
– Stanze, zur Entnahme, Knochenmark 1-424
Beckenknochen
– Biopsie, ohne Inzision, mit Steuerung durch bildgebende Verfahren 1-481.5
– Bohrung 5-780.1d
– Débridement 5-780.6d
–– septisch 5-780.6d
– Einlegen, Medikamententräger 5-780.4d
– Entfernung
–– Bewegungsfixateur 5-787.nd
–– Draht 5-787.0d
–– Fixateur externe 5-787.9d
–– Medikamententräger 5-780.5d
–– Platte 5-787.3d
––– winkelstabil 5-787.kd
–– Ringfixateur 5-787.md
–– Schraube 5-787.1d
–– Transfixationsnagel 5-787.cd
–– Zuggurtung/Cerclage 5-787.2d
– Entnahme
–– Knochentransplantat
––– gefäßgestielt, nicht mikrovaskulär-anastomosiert 5-783.7d
––– mikrovaskulär-anastomosiert 5-783.5d
––– nicht-gefäßgestielt 5-783.4d ►

Beckenknochen *(Forts.)*
~ Entnahme *(Forts.)*
-- Span, kortikospongiös 5-783.2d
-- Spongiosa 5-783.0d
- Epiphysenlösung, Reposition, geschlossen, durch
-- Beckenzwinge 5-790.6d
-- Bewegungsfixateur 5-790 pd
-- Draht 5-790.1d
-- Fixateur externe 5-790.6d
--- mit interner Osteosynthese 5-790.dd
-- Materialkombination 5-790.9d
-- Platte 5-790.nd
-- Ringfixateur 5-790.md
-- Schraube 5-790.0d
-- Transfixationsnagel 5-790.cd
-- winkelstabile Platte 5-790 kd
-- Zuggurtung/Cerclage 5-790.1d
- Epiphyseolyse, therapeutisch 5-789.4d
- Exploration, durch Inzision 5-780.0d
- Exzision, partiell
-- endoskopisch 5-782.bd
-- mit Weichteilresektion 5-782.1d
-- offen 5-782.ad
- Fraktur, Reposition, geschlossen
-- durch
--- Beckenzwinge 5-790.6d
--- Bewegungsfixateur 5-790.pd
--- Draht 5-790.1d
--- Fixateur externe 5-790.6d
---- mit interner Osteosynthese 5-790.dd
--- Materialkombination 5-790.9d
--- Platte 5-790.nd
--- Ringfixateur 5-790.md
--- Schraube 5-790.0d
--- Transfixationsnagel 5-790.cd
--- winkelstabile Platte 5-790.kd
--- Zuggurtung/Cerclage 5-790.1d
-- ohne Osteosynthese 8-200 d
- Fremdkörperentfernung, durch Inzision 5-780.3d
- Implantation
-- Glaskeramik, bioaktiv 5-785.2d
-- Knochenersatz
--- alloplastisch, sonstiger
---- mit Medikamentenzusatz 5-785.7d
---- ohne Medikamentenzusatz 5-785.6d
--- keramisch 5-785.2d
---- resorbierbar 5-785.3d
----- mit Antibiotikumzusatz 5-785.5d
--- metallisch 5-785.4d
-- Zement
--- mit Antibiotikumzusatz 5-785.1d
--- ohne Antibiotikumzusatz 5-785.0d
- Inzision, mit
-- Drainage 5-780.2d
-- Einlegen, Medikamententräger 5-780.9d
- Knochen, frakturgefährdet, Stabilisierung 5-789.bd
- Knorpel-Knochen-Transplantation
-- allogen 5-784.6d ►

Beckenknochen *(Forts.)*
~ Knorpel-Knochen-Transplantation *(Forts.)*
-- autogen 5-784.5d
- Kortikotomie, bei Segmenttransport 5-781.7d
- Osteotomie
-- einfach, bei Arthroplastik, Hüftgelenk 5-829.00♦
-- komplex, mehrdimensional 5-781.8d
--- mit Achsenkorrektur 5-781.9d
-- ohne Achsenkorrektur 5-781.ad
-- valgisierend 5-781.0d
-- varisierend 5-781.1d
- Periost, Naht 5-789.0d
- Pseudarthrose, Stabilisierung, ohne weitere Maßnahmen 5-789.cd
- Resektion
-- partiell
--- endoskopisch 5-782.bd
--- mit
---- Kontinuitätsdurchtrennung 5-782.2d
----- mit
------ Weichteilresektion 5-782.3d
------ Wiederherstellung, Kontinuität 5-782.4d
------- mit Weichteilresektion 5-782.5d
---- Weichteilresektion 5-782.1d
--- offen 5-782.ad
-- total 5-782.6d
--- mit
---- Ersatz 5-782.8d
----- und Weichteilresektion 5-782.9d
---- Weichteilresektion 5-782.7d
- Revision, Osteosynthesematerial
-- mit Reosteosynthese, durch
--- Bewegungsfixateur 5-78a.nd
--- Draht 5-78a.1d
--- Fixateur externe 5-78a.8d
--- Materialkombination 5-78a.9d
--- Platte 5-78a.2d
---- winkelstabil 5-78a.kd
--- Ringfixateur 5-78a.md
--- Schraube 5-78a.0d
--- Transfixationsnagel 5-78a.cd
--- Verbundosteosynthese 5-78a.9d
--- Zuggurtung/Cerclage 5-78a.1d
-- ohne Materialwechsel 5-789.3d
- Rotationsosteotomie 5-781.2d
- Sequesterotomie 5-780.7d
-- mit Einlegen, Medikamententräger 5-780.8d
- Transplantation
-- Knochen
--- gefäßgestielt, mit mikrovaskulärer Anastomose 5-784.4d
--- nicht-gefäßgestielt 5-784.3d
-- Knochenmatrix, demineralisiert, human 5-784.bd
-- Span, kortikospongiös
--- allogen
---- endoskopisch 5-784.fd
---- offen 5-784.8d
--- ausgedehnt, autogen 5-784.2d ►

B

Beckenknochen *(Forts.)*
~ Transplantation *(Forts.)*
~~ Span, kortikospongiös *(Forts.)*
––– autogen
–––– endoskopisch 5-784.dd
–––– offen 5-784.1d
–– Spongiosa
––– allogen
–––– endoskopisch 5-784.ed
–––– offen 5-784.7d
––– autogen
–––– endoskopisch 5-784.cd
–––– offen 5-784.0d
– Transposition, Knochen, gefäßgestielt 5-784.ad
– Tripelosteotomie, bei Arthroplastik, Hüftgelenk 5-829.01♦
– Wechsel, Medikamententräger 5-780.4d
Beckenmitte, Zangenentbindung 5-720.1
Beckenperitoneum
– Biopsie
–– endosonographisch gesteuert 1-494.7
–– perkutan 1-493.7
––– mit Steuerung durch bildgebende Verfahren 1-494.7
– Nadelbiopsie, perkutan 1-493.7
Beckenrand, Fraktur, Reposition, offen
– durch
–– Beckenzwinge 5-798.6
–– Draht 5-798.0
–– Fixateur externe 5-798.6
–– Fixateur interne 5-798.7
–– Gewindestange 5-798.8
–– Materialkombination 5-798.9
–– Ringfixateur 5-798.m
–– Schraube 5-798.2
–– Zuggurtung/Cerclage 5-798.1
– ohne Osteosynthese 5-798.h
Beckenring
– Fraktur, Reposition, offen
–– durch
––– Beckenzwinge 5-798.6
––– Draht 5-798.0
––– Fixateur externe 5-798.6
––– Fixateur interne 5-798.7
––– Gewindestange 5-798.8
––– Materialkombination 5-798.9
––– Ringfixateur 5-798.m
––– Zuggurtung/Cerclage 5-798.1
–– ohne Osteosynthese 5-798.h
– hinterer, Fraktur, Reposition, offen, durch
–– Platte 5-798.5
–– Schraube 5-798.3
– vorderer, Fraktur, Reposition, offen, durch Platte 5-798.4
Beckenwand
– Gewebe, Resektion, ohne sichere Organzuordnung 5-547.1
– Tumordebulking 5-547.1
Beckenzwinge
– Reposition
–– geschlossen
––– Epiphysenlösung, Beckenknochen 5-790.6d
––– Fraktur, Beckenknochen 5-790.6d
–– offen, Fraktur
––– Beckenrand 5-798.6
––– Beckenring 5-798.6
– Versorgung, offen, Sprengung, Symphyse 5-798.6
Beendigung
– Beatmung, maschinell, häuslich
–– invasiv, früher eingeleitet 8-716.21
–– nichtinvasiv, früher eingeleitet 8-716.20
– Schwangerschaft
–– durch Injektion, intraamnial 5-750
–– mit Kürettage 5-751
Befestigung, Kupplung, an bereits implantiertem Knochenanker, zur Befestigung, Hörgerät, als selbständiger Eingriff 5-209.d♦
Begleitend, Therapie
– neuropädiatrisch 9-403.0
– pädiatrisch-psychosomatisch 9-403.0
– sozialpädiatrisch 9-403.0
Behandelbarkeit, operativ, Untersuchung, neurologisch, Bewegungsstörungen 1-20a.21
Behandlung
– bei psychischen, psychosomatischen und Verhaltensstörungen, bei
–– Erwachsenen, ohne TE/Woche *[nur Zusatzkode!]* 9-649.0
–– Jugendlichen, ohne TE/Woche *[nur Zusatzkode!]* 9-696.0
–– Kindern, ohne TE/Woche *[nur Zusatzkode!]* 9-696.0
– Folge, direkt oder assoziiert, bei Querschnittlähmung
–– 18 bis 49 Behandlungstage 8-976.11
–– 50 bis 99 Behandlungstage 8-976.12
–– mindestens 100 Behandlungstage 8-976.13
–– bis 17 Behandlungstage 8-976.10
– im besonderen Setting, psychiatrisch-psychotherapeutisch, an mindestens
–– 1 bis höchstens 7 Tagen *[nur Zusatzkode!]* 9-643.0
–– 8 bis höchstens 14 Tagen *[nur Zusatzkode!]* 9-643.1
–– 15 bis höchstens 21 Tagen *[nur Zusatzkode!]* 9-643.2
–– 22 bis höchstens 28 Tagen *[nur Zusatzkode!]* 9-643.3
–– 29 bis höchstens 35 Tagen *[nur Zusatzkode!]* 9-643.4
–– 36 bis höchstens 42 Tagen *[nur Zusatzkode!]* 9-643.5
–– 43 bis höchstens 49 Tagen *[nur Zusatzkode!]* 9-643.6
–– 50 Tagen *[nur Zusatzkode!]* 9-643.7
– Infertilität, weiblich, durch Monitoring, Ovulationszyklus 9-278.1 ►

Behandlung *(Forts.)*
– kriseninterventionell, bei Erwachsenen, durch
–– Ärzte oder Psychologen, mehr als
––– 1 bis 1,5 Stunden pro Tag *[nur Zusatzkode!]* 9-641.00
––– 1,5 bis 3 Stunden pro Tag *[nur Zusatzkode!]* 9-641.01
––– 3 bis 4,5 Stunden pro Tag *[nur Zusatzkode!]* 9-641.02
––– 4,5 bis 6 Stunden pro Tag *[nur Zusatzkode!]* 9-641.03
––– 6 Stunden pro Tag *[nur Zusatzkode!]* 9-641.04
–– Spezialtherapeuten oder Pflegefachpersonen, mehr als
––– 1 bis 1,5 Stunden pro Tag *[nur Zusatzkode!]* 9-641.10
––– 1,5 bis 3 Stunden pro Tag *[nur Zusatzkode!]* 9-641.11
––– 3 bis 4,5 Stunden pro Tag *[nur Zusatzkode!]* 9-641.12
––– 4,5 bis 6 Stunden pro Tag *[nur Zusatzkode!]* 9-641.13
––– 6 Stunden pro Tag *[nur Zusatzkode!]* 9-641.14
– medikamentös, lokal
–– abdominal, offen, bei Tubargravidität 5-744.50♦
–– endoskopisch, bei Tubargravidität 5-744.52♦
–– laparoskopisch, bei Tubargravidität 5-744.52♦
– Morbus Parkinson, in der Spätphase
–– Dosiskontrolle, mit
––– Apomorphin 8-97e.1
––– L-Dopa-Gel 8-97e.3
–– Ersteinstellung, mit
––– Apomorphin 8-97e.0
––– L-Dopa-Gel 8-97e.2
–– Optimierung, mit
––– Apomorphin 8-97e.1
––– L-Dopa-Gel 8-97e.3
–– Therapiekontrolle, mit
––– Apomorphin 8-97e.1
––– L-Dopa-Gel 8-97e.3
– multimodal, stationär, zur Tabakentwöhnung 9-501
– Nachsorge, lebenslang, bei Querschnittlähmung 8-976.2
– operativ, Hämorrhoiden, mit Stapler 5-493.5
– pädiatrisch, teilstationär
–– mit Notwendigkeit der Bewegungslosigkeit *[nur Zusatzkode!]* 9-985.1
–– ohne Notwendigkeit der Bewegungslosigkeit *[nur Zusatzkode!]* 9-985.0
– psychiatrisch-psychosomatisch, im
–– besonderen Setting, bei psychischen, psychosomatischen und Verhaltensstörungen, bei
––– Jugendlichen 9-686
––– Kindern 9-686 ▶

Behandlung *(Forts.)*
~ psychiatrisch-psychosomatisch, im *(Forts.)*
–– Eltern-Kind-Setting, bei psychischen, psychosomatischen und Verhaltensstörungen, bei
––– Jugendlichen 9-686
––– Kindern 9-686
– Schmerz-, akut, komplex 8-919
– spezifisch, im besonderen Setting, bei substanzbedingten Störungen, bei
–– Jugendlichen
––– 1 Behandlungstag *[nur Zusatzkode!]* 9-694.0
––– 2 Behandlungstage *[nur Zusatzkode!]* 9-694.1
––– 3 Behandlungstage *[nur Zusatzkode!]* 9-694.2
––– 4 Behandlungstage *[nur Zusatzkode!]* 9-694.3
––– 5 Behandlungstage *[nur Zusatzkode!]* 9-694.4
––– 6 Behandlungstage *[nur Zusatzkode!]* 9-694.5
––– 7 Behandlungstage *[nur Zusatzkode!]* 9-694.6
––– 8 Behandlungstage *[nur Zusatzkode!]* 9-694.7
––– 9 Behandlungstage *[nur Zusatzkode!]* 9-694.8
––– 10 Behandlungstage *[nur Zusatzkode!]* 9-694.9
––– 11 Behandlungstage *[nur Zusatzkode!]* 9-694.a
––– 12 Behandlungstage *[nur Zusatzkode!]* 9-694.b
––– 13 Behandlungstage *[nur Zusatzkode!]* 9-694.c
––– 14 Behandlungstage *[nur Zusatzkode!]* 9-694.d
––– 15 Behandlungstage *[nur Zusatzkode!]* 9-694.e
––– 16 Behandlungstage *[nur Zusatzkode!]* 9-694.f
––– 17 Behandlungstage *[nur Zusatzkode!]* 9-694.g
––– 18 Behandlungstage *[nur Zusatzkode!]* 9-694.h
––– 19 Behandlungstage *[nur Zusatzkode!]* 9-694.j
––– 20 Behandlungstage *[nur Zusatzkode!]* 9-694.k
––– 21 Behandlungstage *[nur Zusatzkode!]* 9-694.m
––– 22 Behandlungstage *[nur Zusatzkode!]* 9-694.n
––– 23 Behandlungstage *[nur Zusatzkode!]* 9-694.p
––– 24 Behandlungstage *[nur Zusatzkode!]* 9-694.q
––– 25 Behandlungstage *[nur Zusatzkode!]* 9-694.r ▶

Behandlung *(Forts.)*
~ spezifisch, im besonderen Setting, bei substanzbedingten Störungen, bei *(Forts.)*
~~ Jugendlichen *(Forts.)*
––– 26 Behandlungstage *[nur Zusatzkode!]* 9-694.s
––– 27 Behandlungstage *[nur Zusatzkode!]* 9-694.t
––– 28 Behandlungstage *[nur Zusatzkode!]* 9-694.u
–– Kindern
––– 1 Behandlungstag *[nur Zusatzkode!]* 9-694.0
––– 2 Behandlungstage *[nur Zusatzkode!]* 9-694.1
––– 3 Behandlungstage *[nur Zusatzkode!]* 9-694.2
––– 4 Behandlungstage *[nur Zusatzkode!]* 9-694.3
––– 5 Behandlungstage *[nur Zusatzkode!]* 9-694.4
––– 6 Behandlungstage *[nur Zusatzkode!]* 9-694.5
––– 7 Behandlungstage *[nur Zusatzkode!]* 9-694.6
––– 8 Behandlungstage *[nur Zusatzkode!]* 9-694.7
––– 9 Behandlungstage *[nur Zusatzkode!]* 9-694.8
––– 10 Behandlungstage *[nur Zusatzkode!]* 9-694.9
––– 11 Behandlungstage *[nur Zusatzkode!]* 9-694.a
––– 12 Behandlungstage *[nur Zusatzkode!]* 9-694.b
––– 13 Behandlungstage *[nur Zusatzkode!]* 9-694.c
––– 14 Behandlungstage *[nur Zusatzkode!]* 9-694.d
––– 15 Behandlungstage *[nur Zusatzkode!]* 9-694.e
––– 16 Behandlungstage *[nur Zusatzkode!]* 9-694.f
––– 17 Behandlungstage *[nur Zusatzkode!]* 9-694.g
––– 18 Behandlungstage *[nur Zusatzkode!]* 9-694.h
––– 19 Behandlungstage *[nur Zusatzkode!]* 9-694.j
––– 20 Behandlungstage *[nur Zusatzkode!]* 9-694.k
––– 21 Behandlungstage *[nur Zusatzkode!]* 9-694.m
––– 22 Behandlungstage *[nur Zusatzkode!]* 9-694.n
––– 23 Behandlungstage *[nur Zusatzkode!]* 9-694.p
––– 24 Behandlungstage *[nur Zusatzkode!]* 9-694.q
––– 25 Behandlungstage *[nur Zusatzkode!]* 9-694.r ►

Behandlung *(Forts.)*
~ spezifisch, im besonderen Setting, bei substanzbedingten Störungen, bei *(Forts.)*
~~ Kindern *(Forts.)*
––– 26 Behandlungstage *[nur Zusatzkode!]* 9-694.s
––– 27 Behandlungstage *[nur Zusatzkode!]* 9-694.t
––– 28 Behandlungstage *[nur Zusatzkode!]* 9-694.u
– stationär
–– bei erfolgter Aufnahme auf Warteliste zur Organtransplantation, vor
––– Dünndarmtransplantation
–––– bis 15 Behandlungstage 8-97c.56
–––– mindestens
––––– 16 bis höchstens 22 Behandlungstage 8-97c.06
––––– 23 bis höchstens 29 Behandlungstage 8-97c.16
––––– 30 bis höchstens 43 Behandlungstage 8-97c.26
––––– 44 bis höchstens 57 Behandlungstage 8-97c.36
––––– 58 oder mehr Behandlungstage 8-97c.46
––– Herz-Lungen-Transplantation
–––– bis 15 Behandlungstage 8-97c.53
–––– mindestens
––––– 16 bis höchstens 22 Behandlungstage 8-97c.03
––––– 23 bis höchstens 29 Behandlungstage 8-97c.13
––––– 30 bis höchstens 43 Behandlungstage 8-97c.23
––––– 44 bis höchstens 57 Behandlungstage 8-97c.33
––––– 58 oder mehr Behandlungstage 8-97c.43
––– Herztransplantation
–––– bis 15 Behandlungstage 8-97c.51
–––– mindestens
––––– 16 bis höchstens 22 Behandlungstage 8-97c.01
––––– 23 bis höchstens 29 Behandlungstage 8-97c.11
––––– 30 bis höchstens 43 Behandlungstage 8-97c.21
––––– 44 bis höchstens 57 Behandlungstage 8-97c.31
––––– 58 oder mehr Behandlungstage 8-97c.41
––– Lebertransplantation
–––– bis 15 Behandlungstage 8-97c.54
–––– mindestens
––––– 16 bis höchstens 22 Behandlungstage 8-97c.04
––––– 23 bis höchstens 29 Behandlungstage 8-97c.14
––––– 30 bis höchstens 43 Behandlungstage 8-97c.24
––––– 44 bis höchstens 57 Behandlungstage 8-97c.34 ►

B

Behandlung *(Forts.)*
~ stationär *(Forts.)*
~~ bei erfolgter Aufnahme auf Warteliste zur Organtransplantation, vor *(Forts.)*
~~~ Lebertransplantation *(Forts.)*
~~~~ mindestens *(Forts.)*
––––– 58 oder mehr Behandlungstage 8-97c.44
––– Lungentransplantation
–––– bis 15 Behandlungstage 8-97c.52
–––– mindestens
––––– 16 bis höchstens 22 Behandlungstage 8-97c.02
––––– 23 bis höchstens 29 Behandlungstage 8-97c.12
––––– 30 bis höchstens 43 Behandlungstage 8-97c.22
––––– 44 bis höchstens 57 Behandlungstage 8-97c.32
––––– 58 oder mehr Behandlungstage 8-97c.42
––– Nierentransplantation
–––– bis 15 Behandlungstage 8-97c.50
–––– mindestens
––––– 16 bis höchstens 22 Behandlungstage 8-97c.00
––––– 23 bis höchstens 29 Behandlungstage 8-97c.10
––––– 30 bis höchstens 43 Behandlungstage 8-97c.20
––––– 44 bis höchstens 57 Behandlungstage 8-97c.30
––––– 58 oder mehr Behandlungstage 8-97c.40
–––– bis 15 Behandlungstage 8-97c.50
––– Pankreastransplantation
–––– bis 15 Behandlungstage 8-97c.55
–––– mindestens
––––– 16 bis höchstens 22 Behandlungstage 8-97c.05
––––– 23 bis höchstens 29 Behandlungstage 8-97c.15
––––– 30 bis höchstens 43 Behandlungstage 8-97c.25
––––– 44 bis höchstens 57 Behandlungstage 8-97c.35
––––– 58 oder mehr Behandlungstage 8-97c.45
–– vor
––– Dünndarmtransplantation
–––– 10 bis 29 Behandlungstage 8-979.06
–––– 30 bis 49 Behandlungstage 8-979.16
–––– 50 oder mehr Behandlungstage 8-979.26
––– Entbindung, im selben Aufenthalt
–––– 3 bis 6 Tage 9-280.0
–––– 7 bis 13 Tage 9-280.1
–––– 14 bis 27 Tage 9-280.2
–––– 28 bis 55 Tage 9-280.3
–––– 56 oder mehr Tage 9-280.4
––– Herz-Lungen-Transplantation
–––– 10 bis 29 Behandlungstage 8-979.03
–––– 30 bis 49 Behandlungstage 8-979.13
–––– 50 oder mehr Behandlungstage 8-979.23
––– Herztransplantation
–––– 10 bis 29 Behandlungstage 8-979.01 ►

Behandlung *(Forts.)*
~ stationär *(Forts.)*
~~ vor *(Forts.)*
~~~ Herztransplantation *(Forts.)*
–––– 30 bis 49 Behandlungstage 8-979.11
–––– 50 oder mehr Behandlungstage 8-979.21
––– Lebertransplantation
–––– 10 bis 29 Behandlungstage 8-979.04
–––– 30 bis 49 Behandlungstage 8-979.14
–––– 50 oder mehr Behandlungstage 8-979.24
––– Lungentransplantation
–––– 10 bis 29 Behandlungstage 8-979.02
–––– 30 bis 49 Behandlungstage 8-979.12
–––– 50 oder mehr Behandlungstage 8-979.22
––– Nierentransplantation
–––– 10 bis 29 Behandlungstage 8-979.00
–––– 30 bis 49 Behandlungstage 8-979.10
–––– 50 oder mehr Behandlungstage 8-979.20
––– Pankreastransplantation
–––– 10 bis 29 Behandlungstage 8-979.05
–––– 30 bis 49 Behandlungstage 8-979.15
–––– 50 oder mehr Behandlungstage 8-979.25
– stationsäquivalent, psychiatrisch, bei
–– Erwachsenen, mit
––– bis zu 30 Minuten Therapiezeit am Patienten pro Tag, durch
–––– Ärzte 9-701.00
–––– Pflegefachpersonen 9-701.30
–––– Psychologen 9-701.10
–––– Spezialtherapeuten 9-701.20
––– mehr als
–––– 30 bis 60 Minuten Therapiezeit am Patienten pro Tag, durch
––––– Ärzte 9-701.01
––––– Pflegefachpersonen 9-701.31
––––– Psychologen 9-701.11
––––– Spezialtherapeuten 9-701.21
–––– 60 bis 90 Minuten Therapiezeit am Patienten pro Tag, durch
––––– Ärzte 9-701.02
––––– Pflegefachpersonen 9-701.32
––––– Psychologen 9-701.12
––––– Spezialtherapeuten 9-701.22
–––– 90 bis 120 Minuten Therapiezeit am Patienten pro Tag, durch
––––– Ärzte 9-701.03
––––– Pflegefachpersonen 9-701.33
––––– Psychologen 9-701.13
––––– Spezialtherapeuten 9-701.23
–––– 120 bis 180 Minuten Therapiezeit am Patienten pro Tag, durch
––––– Ärzte 9-701.04
––––– Pflegefachpersonen 9-701.34
––––– Psychologen 9-701.14
––––– Spezialtherapeuten 9-701.24
–––– 180 bis 240 Minuten Therapiezeit am Patienten pro Tag, durch
––––– Ärzte 9-701.05
––––– Pflegefachpersonen 9-701.35
––––– Psychologen 9-701.15
––––– Spezialtherapeuten 9-701.25 ►
~~~

Behandlung *(Forts.)*
~ stationsäquivalent, psychiatrisch, bei *(Forts.)*
~~ Erwachsenen, mit *(Forts.)*
~~~ mehr als *(Forts.)*
–––– 240 Minuten Therapiezeit am Patienten pro Tag, durch
––––– Ärzte 9-701.06
––––– Pflegefachpersonen 9-701.36
––––– Psychologen 9-701.16
––––– Spezialtherapeuten 9-701.26
–– Jugendlichen, mit
––– bis zu 30 Minuten Therapiezeit am Patienten pro Tag, durch
–––– Ärzte 9-801.00
–––– pädagogisch-pflegerische Fachpersonen 9-801.30
–––– Psychologen 9-801.10
–––– Spezialtherapeuten 9-801.20
––– mehr als
–––– 30 bis 60 Minuten Therapiezeit am Patienten pro Tag, durch
––––– Ärzte 9-801.01
––––– pädagogisch-pflegerische Fachpersonen 9-801.31
––––– Psychologen 9-801.11
––––– Spezialtherapeuten 9-801.21
–––– 60 bis 90 Minuten Therapiezeit am Patienten pro Tag, durch
––––– Ärzte 9-801.02
––––– pädagogisch-pflegerische Fachpersonen 9-801.32
––––– Psychologen 9-801.12
––––– Spezialtherapeuten 9-801.22
–––– 90 bis 120 Minuten Therapiezeit am Patienten pro Tag, durch
––––– Ärzte 9-801.03
––––– pädagogisch-pflegerische Fachpersonen 9-801.33
––––– Psychologen 9-801.13
––––– Spezialtherapeuten 9-801.23
–––– 120 bis 180 Minuten Therapiezeit am Patienten pro Tag, durch
––––– pädagogisch-pflegerische Fachpersonen 9-801.34
––––– Psychologen 9-801.14
––––– Spezialtherapeuten 9-801.24
–––– 180 bis 240 Minuten Therapiezeit am Patienten pro Tag, durch
––––– Ärzte 9-801.05
––––– pädagogisch-pflegerische Fachpersonen 9-801.35
––––– Psychologen 9-801.15
––––– Spezialtherapeuten 9-801.25
–––– 240 Minuten Therapiezeit am Patienten pro Tag, durch
––––– Ärzte 9-801.06
––––– pädagogisch-pflegerische Fachpersonen 9-801.36
––––– Psychologen 9-801.16
––––– Spezialtherapeuten 9-801.26 ►

Behandlung *(Forts.)*
~ stationsäquivalent, psychiatrisch, bei *(Forts.)*
–– Kindern, mit
––– bis zu 30 Minuten Therapiezeit am Patienten pro Tag, durch
–––– Ärzte 9-801.00
–––– pädagogisch-pflegerische Fachpersonen 9-801.30
–––– Psychologen 9-801.10
–––– Spezialtherapeuten 9-801.20
––– mehr als
–––– 30 bis 60 Minuten Therapiezeit am Patienten pro Tag, durch
––––– Ärzte 9-801.01
––––– pädagogisch-pflegerische Fachpersonen 9-801.31
––––– Psychologen 9-801.11
––––– Spezialtherapeuten 9-801.21
–––– 60 bis 90 Minuten Therapiezeit am Patienten pro Tag, durch
––––– Ärzte 9-801.02
––––– pädagogisch-pflegerische Fachpersonen 9-801.32
––––– Psychologen 9-801.12
––––– Spezialtherapeuten 9-801.22
–––– 90 bis 120 Minuten Therapiezeit am Patienten pro Tag, durch
––––– Ärzte 9-801.03
––––– pädagogisch-pflegerische Fachpersonen 9-801.33
––––– Psychologen 9-801.13
––––– Spezialtherapeuten 9-801.23
–––– 120 bis 180 Minuten Therapiezeit am Patienten pro Tag, durch
––––– Ärzte 9-801.04
––––– pädagogisch-pflegerische Fachpersonen 9-801.34
––––– Psychologen 9-801.14
––––– Spezialtherapeuten 9-801.24
–––– 180 bis 240 Minuten Therapiezeit am Patienten pro Tag, durch
––––– Ärzte 9-801.05
––––– pädagogisch-pflegerische Fachpersonen 9-801.35
––––– Psychologen 9-801.15
––––– Spezialtherapeuten 9-801.25
–––– 240 Minuten Therapiezeit am Patienten pro Tag, durch
––––– Ärzte 9-801.06
––––– pädagogisch-pflegerische Fachpersonen 9-801.36
––––– Psychologen 9-801.16
––––– Spezialtherapeuten 9-801.26
– tagesklinisch, halbtägig, bei
–– Erwachsenen *[nur Zusatzkode!]* 9-644.2
–– Jugendlichen *[nur Zusatzkode!]* 9-691.2
–– Kindern *[nur Zusatzkode!]* 9-691.2
– teilstationär, pädiatrisch
–– mit Notwendigkeit der Bewegungslosigkeit *[nur Zusatzkode!]* 9-985.1 ►
~~~

Behandlung *(Forts.)*
~ teilstationär, pädiatrisch *(Forts.)*
–– ohne Notwendigkeit der Bewegungslosigkeit *[nur Zusatzkode!]* 9-985.0
Behandlungshilfe, Konstruktion, und Anpassung, bei Strahlentherapie 8-527.6
Beidseitig – s. jeweiliger durchgeführter Eingriff
Bein – s.a. Oberschenkel, Unterschenkel
– Exartikulation, im Hüftgelenk 5-864.2♦
– Nerv
–– Biopsie
––– durch Inzision 1-513.8♦
––– perkutan 1-405.8♦
–– Destruktion 5-041.8♦
–– Exploration 5-04b.8♦
–– Exzision 5-041.8♦
–– Inzision 5-040.8♦
–– Nadelbiopsie, perkutan 1-405.8♦
–– Naht
––– epineural
–––– mit Transplantation 5-048.8♦
––––– und Transposition 5-054.8♦
–––– primär 5-044.8♦
––––– mit Transposition 5-050.8♦
–––– sekundär 5-046.8♦
––––– mit Transposition 5-052.8♦
––– interfaszikulär
–––– mit Transplantation 5-049.8♦
––––– und Transposition 5-055.8♦
–––– primär 5-045.8♦
––––– mit Transposition 5-051.8♦
–––– sekundär 5-047.8♦
––––– mit Transposition 5-053.8♦
–– Neurolyse, und Dekompression 5-056.8♦
––– mit Transposition 5-057.8♦
–– Rekonstruktion, mittels
––– Muskel-Venen-Interponat 5-058.52♦
––– Nerven-Conduit 5-058.42♦
––– Nervenröhrchen 5-058.42♦
Bein-Gips, Becken- 8-310.3♦
Belastungstest, mit Substanzen, zum Nachweis, Stoffwechselstörung, unter Notfallbereitschaft 1-760
Belimumab, Applikation, parenteral
– 200 mg bis unter 400 mg, bei Patienten unter 15 Jahren 6-006.60
– 400 mg bis unter 600 mg 6-006.61
– 600 mg bis unter 800 mg 6-006.62
– 800 mg bis unter 1.000 mg 6-006.63
– 1.000 mg bis unter 1.200 mg 6-006.64
– 1.200 mg bis unter 1.400 mg 6-006.65
– 1.400 mg bis unter 1.600 mg 6-006.66
– 1.600 mg bis unter 2.000 mg 6-006.67
– 2.000 mg bis unter 2.400 mg 6-006.68
– 2.400 mg bis unter 2.800 mg 6-006.69
– 2.800 mg bis unter 3.200 mg 6-006.6a
– 3.200 mg bis unter 3.600 mg 6-006.6b
– 3.600 mg bis unter 4.000 mg 6-006.6c
– 4.000 mg bis unter 4.400 mg 6-006.6d
– 4.400 mg bis unter 4.800 mg 6-006.6e
– 4.800 mg bis unter 5.200 mg 6-006.6f ▶

Belimumab, Applikation, parenteral *(Forts.)*
– 5.200 mg oder mehr 6-006.6g
Bellocq-Tamponade – s.a. Tamponade, zur Blutstillung, Nase 8-500
– Entfernung – s.a. Entfernung, Tamponade, Nase 8-506
Belsey, Operation
– abdominal, offen – s.a. Kardiaplastik, abdominal, offen 5-448.30
– durch Umsteigen laparoskopisch – offen chirurgisch – s.a. Kardiaplastik, durch Umsteigen laparoskopisch – offen chirurgisch 5-448.33
– laparoskopisch – s.a. Kardiaplastik, laparoskopisch 5-448.32
– thorakal, offen – s.a. Kardiaplastik, thorakal, offen 5-448.31
Beobachtung
– teilstationär, bei Vergiftungen unbekannten Ausmaßes, bei Kindern bis zur Vollendung des 10. Lebensjahres 8-934
BERA [Brainstem electric response audiometry] 1-208.1
Beratung, sozialrechtlich
– mindestens 50 Minuten bis 2 Stunden 9-401.00
– mehr als
–– 2 bis 4 Stunden 9-401.01
–– 4 Stunden 9-401.02
Beschichtet
– Abstandshalter, mit
–– Antibiotikabeschichtung, Verwendung *[nur Zusatzkode!]* 5-829.j0
–– Hydroxylapatitbeschichtung, Verwendung *[nur Zusatzkode!]* 5-829.jx
–– Medikamentenbeschichtung, Verwendung *[nur Zusatzkode!]* 5-829.j0
–– Silberbeschichtung, Verwendung *[nur Zusatzkode!]* 5-829.jx
– Endoprothese, mit
–– Antibiotikabeschichtung, Verwendung *[nur Zusatzkode!]* 5-829.j0
–– Hydroxylapatitbeschichtung, Verwendung *[nur Zusatzkode!]* 5-829.jx
–– Medikamentenbeschichtung, Verwendung *[nur Zusatzkode!]* 5-829.j0
–– Silberbeschichtung, Verwendung *[nur Zusatzkode!]* 5-829.jx
– Osteosynthesematerial, mit
–– Hydroxylapatitbeschichtung, Verwendung *[nur Zusatzkode!]* 5-935.x
–– Medikamentenbeschichtung, Verwendung *[nur Zusatzkode!]* 5-935.0
–– Silberbeschichtung, Verwendung *[nur Zusatzkode!]* 5-935.x
Beschichtung, antimikrobiell, bei Material, nichtresorbierbar, Verwendung, für Gewebeersatz, und Gewebeverstärkung
– weniger als 10 cm² *[nur Zusatzkode!]* 5-932.50
– 10 cm² bis unter 50 cm² *[nur Zusatzkode!]* 5-932.51
– 50 cm² bis unter 100 cm² *[nur Zusatzkode!]* 5-932.52 ▶

Beschichtung, antimikrobiell, bei Material, nichtresorbierbar, Verwendung, für Gewebeersatz, und Gewebeverstärkung *(Forts.)*
– 100 cm² bis unter 200 cm² *[nur Zusatzkode!]* 5-932.53
– 200 cm² bis unter 300 cm² *[nur Zusatzkode!]* 5-932.54
– 300 cm² bis unter 400 cm² *[nur Zusatzkode!]* 5-932.55
– 400 cm² bis unter 500 cm² *[nur Zusatzkode!]* 5-932.56
– 500 cm² bis unter 750 cm² *[nur Zusatzkode!]* 5-932.57
– 750 cm² bis unter 1.000 cm² *[nur Zusatzkode!]* 5-932.58
– 1.000 cm² oder mehr *[nur Zusatzkode!]* 5-932.59
Beseitigung
– Lymphödem, durch Anastomose 5-408.0
– Torsion, Ovar
–– abdominal, offen 5-656.a0♦
–– durch Umsteigen
––– endoskopisch – offen chirurgisch 5-656.a3♦
––– vaginal – offen chirurgisch 5-656.a4♦
–– endoskopisch 5-656.a2♦
–– vaginal 5-656.a5♦
–– laparoskopisch assistiert 5-656.a1♦
– Trachealstenose, mit
–– End-zu-End-Anastomose 5-316.60
–– Plastik 5-316.61
–– Stent 5-316.61
– Volvulus, Magen
–– durch Umsteigen laparoskopisch – offen chirurgisch 5-449.32
–– endoskopisch 5-449.33
–– laparoskopisch 5-449.31
–– offen 5-449.30
Besonders klein, Metallspirale, zur Embolisation, selektiv *[nur Zusatzkode!]* 8-83b.3b
Bestimmung
– Blutvolumen, szintigraphisch 3-70a.3
– CO-Diffusionskapazität 1-711
– Eisengehalt, mit Magnetresonanztomographie, Leber 3-846
– Erythrozytenabbauort, mit Bestimmung, Erythrozytenüberlebenszeit, szintigraphisch 3-70a.2
– Erythrozytenüberlebenszeit, szintigraphisch, und Bestimmung, Erythrozytenabbauort 3-70a.2
– Herzvolumen, und Austreibungsfraktion, kathetergestützt 1-279.0
– Herzzeitvolumen, durch Einsatz, Pulswellenkonturanalyse 8-932
– HI-Viruslast, zur Verlaufsbeurteilung 1-930.3
– In-vitro-, Genexpressionsprofil, mittels RNA aus Monozyten des peripheren Blutes, bei Zustand nach Transplantation 1-994
– Lymphabfluss, Extremität, szintigraphisch, quantitativ 3-709.x ►

Bestimmung *(Forts.)*
– Parameter, quantitativ, bei Verfahren, bildgebend *[nur Zusatzkode!]* 3-993
– Thrombozytenabbau, mit Szintigraphie, Leber-Milz 3-70a.1
– Thrombozytenüberlebenszeit, szintigraphisch 3-70a.1
– Uptake, und Exkretion, bei Szintigraphie, Speicheldrüse 3-707.0
– Vertikale, visuell, subjektiv, bei Schwindelsyndrom 1-20a.32
– Virus-Nukleinsäure-, quantitativ 1-930.1
Bestrahlung – s.a. Strahlentherapie
– extern, Feldfestlegung, mit Simulator
–– mit 3D-Plan 8-528.9
–– ohne 3D-Plan 8-528.8
– Gamma-knife- 8-523.2
– Ganzkörper-, Gesamtdosis
–– unter 4 Gy 8-523.40
–– 4 Gy bis unter 10 Gy 8-523.41
–– 10 Gy oder mehr 8-523.42
– stereotaktisch
–– extrazerebral, fraktioniert 8-523.11
–– zerebral
––– einzeitig 8-523.00
––– fraktioniert 8-523.10
Bestrahlungsmarker, Implantation
– Anus 5-499.f
– Bauchraum
–– endoskopisch 5-549.c1
–– perkutan 5-549.c0
– Leber
–– endoskopisch 5-509.01
–– perkutan 5-509.00
– Lunge
–– bronchoskopisch 5-339.91
–– laparoskopisch 5-339.94
–– ösophagoskopisch und/oder gastroskopisch 5-339.92
–– perkutan 5-339.90
–– thorakoskopisch 5-339.93
– Lymphknoten, einer oder mehrere
–– endoskopisch 5-408.91
–– perkutan 5-408.90
– Magen, endoskopisch 5-449.w3
– Ösophagus, endoskopisch 5-42a.00
– Pankreas
–– endoskopisch 5-529.q1
–– perkutan 5-529.q0
– Prostata
–– perineal 5-609.a0
–– transrektal 5-609.a1
– Rektum 5-489.n
Bestrahlungsplanung
– für
–– Bestrahlung, perkutan
––– mit individueller Dosisplanung 8-529.8
––– ohne individuelle Dosisplanung 8-529.7
–– Brachytherapie
––– einfach 8-529.7
––– ohne individuelle Dosisplanung 8-529.7 ►

Bestrahlungsplanung *(Forts.)*
– komplex, für Brachytherapie 8-529.6
– mit Fusion, CT- und MRT-Bilder 8-529.4
– mittlere, für Brachytherapie 8-529.5
– Radiotherapie, intensitätsmoduliert 8-529.3
Beta-strahlend
– Applikator, Aufnähen, bei Brachytherapie
–– Chorioidea 5-155.80♦
–– Retina 5-155.80♦
– Radiotherapie, zur Destruktion, Läsion, chorioretinal 5-155.80♦
Betibeglogen Autotemcel, Applikation, parenteral 6-00c.2
Betreuung
– intensiv, in Kleinstgruppe, bei
–– psychischen Störungen, bei
––– Jugendlichen, mehr als
–––– 2 bis zu 4 Stunden pro Tag *[nur Zusatzkode!]* 9-693.01
–––– 4 bis zu 8 Stunden pro Tag *[nur Zusatzkode!]* 9-693.02
–––– 8 bis zu 12 Stunden pro Tag *[nur Zusatzkode!]* 9-693.03
–––– 12 bis zu 18 Stunden pro Tag *[nur Zusatzkode!]* 9-693.04
–––– 18 Stunden pro Tag *[nur Zusatzkode!]* 9-693.05
––– Kindern
–––– mindestens 1 bis zu 2 Stunden pro Tag *[nur Zusatzkode!]* 9-693.00
–––– mehr als
––––– 2 bis zu 4 Stunden pro Tag *[nur Zusatzkode!]* 9-693.01
––––– 4 bis zu 8 Stunden pro Tag *[nur Zusatzkode!]* 9-693.02
––––– 8 bis zu 12 Stunden pro Tag *[nur Zusatzkode!]* 9-693.03
––––– 12 bis zu 18 Stunden pro Tag *[nur Zusatzkode!]* 9-693.04
––––– 18 Stunden pro Tag *[nur Zusatzkode!]* 9-693.05
–– psychosomatischen Störungen, bei
––– Jugendlichen
–––– mindestens 1 bis zu 2 Stunden pro Tag *[nur Zusatzkode!]* 9-693.00
–––– mehr als
––––– 2 bis zu 4 Stunden pro Tag *[nur Zusatzkode!]* 9-693.01
––––– 4 bis zu 8 Stunden pro Tag *[nur Zusatzkode!]* 9-693.02
––––– 8 bis zu 12 Stunden pro Tag *[nur Zusatzkode!]* 9-693.03
––––– 12 bis zu 18 Stunden pro Tag *[nur Zusatzkode!]* 9-693.04
––––– 18 Stunden pro Tag *[nur Zusatzkode!]* 9-693.05
––– Kindern
–––– mindestens 1 bis zu 2 Stunden pro Tag *[nur Zusatzkode!]* 9-693.00 ►

Betreuung *(Forts.)*
~ intensiv, in Kleinstgruppe, bei *(Forts.)*
~~ psychosomatischen Störungen, bei *(Forts.)*
~~~ Kindern *(Forts.)*
–––– mehr als
––––– 2 bis zu 4 Stunden pro Tag *[nur Zusatzkode!]* 9-693.01
––––– 4 bis zu 8 Stunden pro Tag *[nur Zusatzkode!]* 9-693.02
––––– 8 bis zu 12 Stunden pro Tag *[nur Zusatzkode!]* 9-693.03
––––– 12 bis zu 18 Stunden pro Tag *[nur Zusatzkode!]* 9-693.04
––––– 18 Stunden pro Tag *[nur Zusatzkode!]* 9-693.05
–– Verhaltensstörungen, bei
––– Jugendlichen
–––– mindestens 1 bis zu 2 Stunden pro Tag *[nur Zusatzkode!]* 9-693.00
–––– mehr als
––––– 2 bis zu 4 Stunden pro Tag *[nur Zusatzkode!]* 9-693.01
––––– 4 bis zu 8 Stunden pro Tag *[nur Zusatzkode!]* 9-693.02
––––– 8 bis zu 12 Stunden pro Tag *[nur Zusatzkode!]* 9-693.03
––––– 12 bis zu 18 Stunden pro Tag *[nur Zusatzkode!]* 9-693.04
––––– 18 Stunden pro Tag *[nur Zusatzkode!]* 9-693.05
––– Kindern
–––– mindestens 1 bis zu 2 Stunden pro Tag *[nur Zusatzkode!]* 9-693.00
–––– mehr als
––––– 2 bis zu 4 Stunden pro Tag *[nur Zusatzkode!]* 9-693.01
––––– 4 bis zu 8 Stunden pro Tag *[nur Zusatzkode!]* 9-693.02
––––– 8 bis zu 12 Stunden pro Tag *[nur Zusatzkode!]* 9-693.03
––––– 12 bis zu 18 Stunden pro Tag *[nur Zusatzkode!]* 9-693.04
––––– 18 Stunden pro Tag *[nur Zusatzkode!]* 9-693.05
– intensive, in Kleinstgruppe, bei psychischen Störungen, bei
–– Jugendlichen, mindestens 1 bis zu 2 Stunden pro Tag *[nur Zusatzkode!]* 9-693.00
–– Kindern, mindestens 1 bis zu 2 Stunden pro Tag *[nur Zusatzkode!]* 9-693.00
– Neugeborenes, nach Geburt 9-262.0
– Risiko-Neugeborenes, nach Geburt 9-262.1
Betreuungsaufwand, erhöht, bei psychischen, psychosomatischen und Verhaltensstörungen, bei Erwachsenen, mit 1:1-Betreuung, Stunden pro Tag
– mindestens 2 bis zu 4 *[nur Zusatzkode!]* 9-640.04
– mehr als
–– 4 bis zu 6 *[nur Zusatzkode!]* 9-640.05
–– 6 bis zu 12 *[nur Zusatzkode!]* 9-640.06 ►

B
~~~

Betreuungsaufwand, erhöht, bei psychischen, psychosomatischen und Verhaltensstörungen, bei Erwachsenen, mit 1:1-Betreuung, Stunden pro Tag *(Forts.)*
~ mehr als *(Forts.)*
–– 12 bis zu 18 *[nur Zusatzkode!]* 9-640.07
–– 18 *[nur Zusatzkode!]* 9-640.08
Beugesehne
– Daumen
–– Débridement 5-840.42♦
–– Entfernung
––– Implantat 5-840.h2♦
––– Sehnenknoten 5-840.52♦
–– Exploration 5-840.s2♦
–– Exzision 5-840.52♦
–– Fremdkörperentfernung 5-840.02♦
–– Implantation
––– Silastikkabel 5-840.d2♦
––– Silikonstab 5-840.d2♦
–– Inzision 5-840.02♦
–– Naht
––– primär 5-840.62♦
––– sekundär 5-840.72♦
–– Refixation, knöchern 5-840.n2♦
–– Revision, Implantat 5-840.f2♦
–– Schaffung, Transplantatlager 5-840.d2♦
–– Sehnenfachspaltung 5-840.32♦
–– Sehnenkopplung 5-840.m2♦
–– Sehnenplastik 5-840.k2♦
–– Synovialektomie
––– partiell 5-845.02♦
––– total 5-845.12♦
–– Tenodese 5-840.92♦
–– Tenolyse 5-840.82♦
–– Tenotomie
––– offen 5-840.q2♦
––– perkutan 5-840.p2♦
–– Transplantation 5-840.e2♦
–– Transposition 5-840.c2♦
––– partiell 5-840.c2♦
–– Verkürzung 5-840.b2♦
–– Verlängerung 5-840.a2♦
–– Wechsel, Implantat 5-840.g2♦
– Handgelenk
–– Débridement 5-840.40♦
–– Entfernung
––– Implantat 5-840.h0♦
––– Sehnenknoten 5-840.50♦
–– Exploration 5-840.s0♦
–– Exzision 5-840.50♦
–– Fremdkörperentfernung 5-840.00♦
–– Implantation
––– Silastikkabel 5-840.d0♦
––– Silikonstab 5-840.d0♦
–– Inzision 5-840.00♦
–– Naht
––– primär 5-840.60♦
––– sekundär 5-840.70♦
–– Refixation, knöchern 5-840.n0♦
–– Revision, Implantat 5-840.f0♦
–– Schaffung, Transplantatlager 5-840.d0♦ ▶

Beugesehne *(Forts.)*
~ Handgelenk *(Forts.)*
–– Sehnenfachspaltung 5-840.30♦
–– Sehnenkopplung 5-840.m0♦
–– Sehnenplastik 5-840.k0♦
–– Synovialektomie
––– partiell 5-845.00♦
––– total 5-845.10♦
–– Tenodese 5-840.90♦
–– Tenolyse 5-840.80♦
–– Tenotomie
––– offen 5-840.q0♦
––– perkutan 5-840.p0♦
–– Transplantation 5-840.e0♦
–– Transposition 5-840.c0♦
––– partiell 5-840.c0♦
–– Verkürzung 5-840.b0♦
–– Verlängerung 5-840.a0♦
–– Wechsel, Implantat 5-840.g0♦
– Langfinger
–– Débridement 5-840.41♦
–– Entfernung
––– Implantat 5-840.h1♦
––– Sehnenknoten 5-840.51♦
–– Exploration 5-840.s1♦
–– Exzision 5-840.51♦
–– Fremdkörperentfernung 5-840.01♦
–– Implantation
––– Silastikkabel 5-840.d1♦
––– Silikonstab 5-840.d1♦
–– Inzision 5-840.01♦
–– Naht
––– primär 5-840.61♦
––– sekundär 5-840.71♦
–– Refixation, knöchern 5-840.n1♦
–– Revision, Implantat 5-840.f1♦
–– Schaffung, Transplantatlager 5-840.d1♦
–– Sehnenfachspaltung 5-840.31♦
–– Sehnenkopplung 5-840.m1♦
–– Sehnenplastik 5-840.k1♦
–– Synovialektomie
––– partiell 5-845.01♦
––– total 5-845.11♦
–– Tenodese 5-840.91♦
–– Tenolyse 5-840.81♦
–– Tenotomie
––– offen 5-840.q1♦
––– perkutan 5-840.p1♦
–– Transplantation 5-840.e1♦
–– Transposition 5-840.c1♦
––– partiell 5-840.c1♦
–– Verkürzung 5-840.b1♦
–– Verlängerung 5-840.a1♦
–– Wechsel, Implantat 5-840.g1♦
Bevacizumab, Applikation, parenteral
– 150 mg bis unter 250 mg 6-002.90
– 250 mg bis unter 350 mg 6-002.91
– 350 mg bis unter 450 mg 6-002.92
– 450 mg bis unter 550 mg 6-002.93
– 550 mg bis unter 650 mg 6-002.94
– 650 mg bis unter 750 mg 6-002.95 ▶

Bevacizumab, Applikation, parenteral *(Forts.)*
– 750 mg bis unter 850 mg 6-002.96
– 850 mg bis unter 950 mg 6-002.97
– 950 mg bis unter 1.150 mg 6-002.98
– 1.150 mg bis unter 1.350 mg 6-002.99
– 1.350 mg bis unter 1.550 mg 6-002.9a
– 1.550 mg bis unter 1.750 mg 6-002.9b
– 1.750 mg bis unter 1.950 mg 6-002.9c
– 1.950 mg bis unter 2.350 mg 6-002.9d
– 2.350 mg bis unter 2.750 mg 6-002.9e
– 2.750 mg bis unter 3.350 mg 6-002.9g
– 3.350 mg bis unter 3.950 mg 6-002.9h
– 3.950 mg bis unter 4.550 mg 6-002.9j
– 4.550 mg oder mehr 6-002.9k
Bewegungsfixateur
– Entfernung
–– Beckenknochen 5-787.nd
–– Femur
––– distal 5-787.nh♦
––– proximal 5-787.nf♦
––– Schaft 5-787.ng♦
–– Fibula
––– distal 5-787.nr♦
––– proximal 5-787.np♦
––– Schaft 5-787.nq♦
–– Humerus
––– distal 5-787.n3♦
––– proximal 5-787.n1♦
––– Schaft 5-787.n2♦
–– Kalkaneus 5-787.nt♦
–– Karpus 5-787.na♦
–– Klavikula 5-787.n0♦
–– Metakarpus 5-787.nb♦
–– Metatarsus 5-787.nv♦
–– Patella 5-787.nj♦
–– Phalangen
––– Fuß 5-787.nw♦
––– Hand 5-787.nc♦
–– Radius
––– distal 5-787.n6♦
––– proximal 5-787.n4♦
––– Schaft 5-787.n5♦
–– Schenkelhals 5-787.ne♦
–– Skapula 5-787.nz♦
–– Talus 5-787.ns♦
–– Tarsus 5-787.nu♦
–– Tibia
––– distal 5-787.nn♦
––– proximal 5-787.nk♦
––– Schaft 5-787.nm♦
–– Ulna
––– distal 5-787.n9♦
––– proximal 5-787.n7♦
––– Schaft 5-787.n8♦
– Reosteosynthese, bei Revision, Osteosynthesematerial
–– Beckenknochen 5-78a.nd
–– Femur
––– distal 5-78a.nh♦
––– proximal 5-78a.nf♦
––– Schaft 5-78a.ng♦ ►

Bewegungsfixateur *(Forts.)*
– Reosteosynthese, bei Revision, Osteosynthesematerial *(Forts.)*
–– Fibula
––– distal 5-78a.nr♦
––– proximal 5-78a.np♦
––– Schaft 5-78a.nq♦
–– Humerus
––– distal 5-78a.n3♦
––– proximal 5-78a.n1♦
––– Schaft 5-78a.n2♦
–– Kalkaneus 5-78a.nt♦
–– Karpus 5-78a.na♦
–– Klavikula 5-78a.n0♦
–– Metakarpus 5-78a.nb♦
–– Metatarsus 5-78a.nv♦
–– Patella 5-78a.nj♦
–– Phalangen
––– Fuß 5-78a.nw♦
––– Hand 5-78a.nc♦
–– Radius
––– distal 5-78a.n6♦
––– proximal 5-78a.n4♦
––– Schaft 5-78a.n5♦
–– Schenkelhals 5-78a.ne♦
–– Skapula 5-78a.nz♦
–– Talus 5-78a.ns♦
–– Tarsus 5-78a.nu♦
–– Tibia
––– distal 5-78a.nn♦
––– proximal 5-78a.nk♦
––– Schaft 5-78a.nm♦
–– Ulna
––– distal 5-78a.n9♦
––– proximal 5-78a.n7♦
––– Schaft 5-78a.n8♦
– Reposition
–– geschlossen
––– Epiphysenlösung
–––– Beckenknochen 5-790.pd
–––– Femur
––––– distal 5-790.ph♦
––––– proximal 5-790.pf♦
–––– Fibula
––––– distal 5-790.pr♦
––––– proximal 5-790.pp♦
–––– Humerus
––––– distal 5-790.p3♦
––––– proximal 5-790.p1♦
–––– Kalkaneus 5-790.pt♦
–––– Klavikula 5-790.p0♦
–––– Metakarpus 5-790.pb♦
–––– Metatarsus 5-790.pv♦
–––– Phalangen
––––– Fuß 5-790.pw♦
––––– Hand 5-790.pc♦
–––– Radius
––––– distal 5-790.p6♦
––––– proximal 5-790.p4♦
–––– Skapula 5-790.pz♦
–––– Talus 5-790.ps♦ ►

Bewegungsfixateur *(Forts.)*
~ Reposition *(Forts.)*
~~ geschlossen *(Forts.)*
~~~ Epiphysenlösung *(Forts.)*
–––– Tarsus 5-790.pu♦
–––– Tibia
––––– distal 5-790.pn♦
––––– proximal 5-790.pk♦
–––– Ulna
––––– distal 5-790.p9♦
––––– proximal 5-790.p7♦
––– Fraktur
–––– Beckenknochen 5-790.pd
–––– Femur
––––– distal 5-790.ph♦
––––– proximal 5-790.pf♦
––––– Schaft 5-790.pg♦
–––– Fibula
––––– distal 5-790.pr♦
––––– proximal 5-790.pp♦
––––– Schaft 5-790.pq♦
–––– Humerus
––––– distal 5-790.p3♦
––––– proximal 5-790.p1♦
––––– Schaft 5-790.p2♦
–––– Kalkaneus 5-790.pt♦
–––– Karpus 5-790.pa♦
–––– Klavikula 5-790.p0♦
–––– Metakarpus 5-790.pb♦
–––– Metatarsus 5-790.pv♦
–––– Patella 5-790.pj♦
–––– Phalangen
––––– Fuß 5-790.pw♦
––––– Hand 5-790.pc♦
–––– Radius
––––– distal 5-790.p6♦
––––– proximal 5-790.p4♦
––––– Schaft 5-790.p5♦
–––– Schenkelhals 5-790.pe♦
–––– Skapula 5-790.pz♦
–––– Talus 5-790.ps♦
–––– Tarsus 5-790.pu♦
–––– Tibia
––––– distal 5-790.pn♦
––––– proximal 5-790.pk♦
––––– Schaft 5-790.pm♦
–––– Ulna
––––– distal 5-790.p9♦
––––– proximal 5-790.p7♦
––––– Schaft 5-790.p8♦
–– offen
––– Fraktur
–––– Femur
––––– distal 5-793.nh♦
––––– proximal 5-793.nf♦
––––– Schaft 5-791.ng♦
–––– Fibula
––––– distal 5-793.nr♦
––––– proximal 5-793.np♦
––––– Schaft 5-791.nq♦ ►

Bewegungsfixateur *(Forts.)*
~ Reposition *(Forts.)*
~~ offen *(Forts.)*
~~~ Fraktur *(Forts.)*
–––– Humerus
––––– distal 5-793.n3♦
––––– proximal 5-793.n1♦
––––– Schaft 5-791.n2♦
–––– Kalkaneus 5-797.nt♦
–––– Karpus 5-795.na♦
–––– Klavikula 5-795.n0♦
–––– Metakarpus 5-795.nb♦
–––– Metatarsus 5-795.nv♦
–––– Patella 5-793.nj♦
–––– Phalangen
––––– Fuß 5-795.nw♦
––––– Hand 5-795.nc♦
–––– Radius
––––– distal 5-793.n6♦
––––– proximal 5-793.n4♦
––––– Schaft 5-791.n5♦
–––– Schenkelhals 5-793.ne♦
–––– Skapula 5-795.nz♦
–––– Talus 5-797.ns♦
–––– Tarsus 5-795.nu♦
–––– Tibia
––––– distal 5-793.nn♦
––––– proximal 5-793.nk♦
––––– Schaft 5-791.nm♦
–––– Ulna
––––– distal 5-793.n9♦
––––– proximal 5-793.n7♦
––––– Schaft 5-791.n8♦
––– Mehrfragment-Fraktur
–––– Femur
––––– distal 5-794.nh♦
––––– proximal 5-794.nf♦
––––– Schaft 5-792.ng♦
–––– Fibula
––––– distal 5-794.nr♦
––––– proximal 5-794.np♦
––––– Schaft 5-792.nq♦
–––– Humerus
––––– distal 5-794.n3♦
––––– proximal 5-794.n1♦
––––– Schaft 5-792.n2♦
–––– Karpus 5-796.na♦
–––– Klavikula 5-796.n0♦
–––– Metakarpus 5-796.nb♦
–––– Metatarsus 5-796.nv♦
–––– Patella 5-794.nj♦
–––– Phalangen
––––– Fuß 5-796.nw♦
––––– Hand 5-796.nc♦
–––– Radius
––––– distal 5-794.n6♦
––––– proximal 5-794.n4♦
––––– Schaft 5-792.n5♦
–––– Schenkelhals 5-794.ne♦
–––– Skapula 5-796.nz♦
–––– Tarsus 5-796.nu♦ ►

Bewegungsfixateur *(Forts.)*
~ Reposition *(Forts.)*
~~ offen *(Forts.)*
~~~ Mehrfragment-Fraktur *(Forts.)*
---- Tibia
----- distal 5-794.nn♦
----- proximal 5-794.nk♦
----- Schaft 5-792.nm♦
---- Ulna
----- distal 5-794.n9♦
----- proximal 5-794.n7♦
----- Schaft 5-792.n8♦
– zur Osteosynthese, Knochen *[nur Zusatzkode!]* 5-786.n
Bewegungsorgan, Débridement, Weichteile, schichtenübergreifend 5-869.1
Bewegungsorgane, Osteosynthesematerial, Augmentation *[nur Zusatzkode!]* 5-86a.3
Bewegungssystem, Komplexbehandlung, multimodal-nichtoperativ 8-977
Bezlotoxumab, Applikation, parenteral 6-00b.1
Bi-Level-Therapie
– Ersteinstellung, bei schlafbezogenen Atemstörungen 8-717.0
– Kontrolle, bei schlafbezogenen Atemstörungen 8-717.1
– Optimierung, bei schlafbezogenen Atemstörungen 8-717.1
Bianchi, Verlängerung, Darm, longitudinal 5-467.a0
Bienengift, mit Immuntherapie, allergologisch, spezifisch 8-030.0
Bifrontal
– Kraniektomie, als Zugang 5-010.12
– Kraniotomie, als Zugang 5-010.02
Bifurkationsprothese
– bifemoral, mit Resektion, und Ersatz, Aorta abdominalis 5-384.55
–– bei Aneurysma 5-384.56
–– infrarenal 5-384.75
––– bei Aneurysma 5-384.76
– biiliakal, mit Resektion, und Ersatz, Aorta abdominalis 5-384.53
–– bei Aneurysma 5-384.54
–– infrarenal 5-384.73
––– bei Aneurysma 5-384.74
Bifurkationsresektion, Bronchus, mit Rekonstruktion 5-321.2
Bifurkationsstent
– medikamentefreisetzend, Implantation, Koronargefäß, perkutan-transluminal 8-837.v
– nicht-medikamentefreisetzend, Implantation, Koronargefäß, perkutan-transluminal 8-837.u
– selbstexpandierend, intrakraniell, Implantation, perkutan-transluminal 8-84c
Bikompartimentell, Teilgelenkersatzprothese
– Entfernung 5-823.g♦
– Femuranteil, Teilwechsel 5-823.f2♦
– Tibiaanteil, Teilwechsel 5-823.f1♦ ►

Bikompartimentell, Teilgelenkersatzprothese *(Forts.)*
– Wechsel
–– in
––– Endoprothese, femoral und tibial schaftverankert
–––– nicht-zementiert 5-823.fg♦
–––– teilzementiert 5-823.fh♦
–––– zementiert 5-823.fh♦
––– Oberflächenersatzprothese, bikondylär
–––– nicht-zementiert 5-823.fe♦
–––– teilzementiert 5-823.ff♦
–––– zementiert 5-823.ff♦
––– Teilgelenkersatzprothese, bikompartimentell 5-823.fd♦
–– Inlay 5-823.f0♦
Bilddatenanalyse, computergestützt, mit
– 3D-Auswertung *[nur Zusatzkode!]* 3-990
– 4D-Auswertung *[nur Zusatzkode!]* 3-991
Bildfusion, computertechnisch, Modalitäten, bildgebend, verschieden *[nur Zusatzkode!]* 3-997
Bildgebend, Verfahren, Anwendung, intraoperativ *[nur Zusatzkode!]* 3-992
Bilhaut-Cloquet, Operation – s.a. Korrektur, Polysyndaktylie, Finger, durch Fusion, Anteile, gedoppelt 5-917.5♦
Biliodigestiv, Anastomose
– Aufhebung 5-519.1
– Ductus choledochus
–– Duodenum
––– durch Umsteigen laparoskopisch – offen chirurgisch 5-512.12
––– endoskopisch 5-512.13
––– laparoskopisch 5-512.11
––– offen 5-512.10
–– Jejunum
––– durch Umsteigen laparoskopisch – offen chirurgisch 5-512.22
–––– mit
––––– Interposition, Darmschlinge 5-512.32
––––– Roux-Y-Anastomose 5-512.42
––– endoskopisch 5-512.23
––– laparoskopisch 5-512.21
–––– mit
––––– Interposition, Darmschlinge 5-512.31
––––– Roux-Y-Anastomose 5-512.41
––– offen 5-512.20
–––– mit
––––– Interposition, Darmschlinge 5-512.30
––––– Roux-Y-Anastomose 5-512.40
–– Magen
––– durch Umsteigen laparoskopisch – offen chirurgisch 5-512.02
––– endoskopisch 5-512.03
––– laparoskopisch 5-512 01
––– offen 5-512.00
– Ductus hepaticus
–– Duodenum
––– durch Umsteigen laparoskopisch – offen chirurgisch 5-512.12
––– endoskopisch 5-512.13 ►
~~~

Biliodigestiv, Anastomose *(Forts.)*
~ Ductus hepaticus *(Forts.)*
~~ Duodenum *(Forts.)*
––– laparoskopisch 5-512.11
––– offen 5-512.10
–– Jejunum
––– durch Umsteigen laparoskopisch – offen chirurgisch 5-512.22
–––– mit
––––– Interposition, Darmschlinge 5-512.32
––––– Roux-Y-Anastomose 5-512.42
––– endoskopisch 5-512.23
––– laparoskopisch 5-512.21
–––– mit
––––– Interposition, Darmschlinge 5-512.31
––––– Roux-Y-Anastomose 5-512.41
––– offen 5-512.20
–––– mit
––––– Interposition, Darmschlinge 5-512.30
––––– Roux-Y-Anastomose 5-512.40
–– Magen
––– durch Umsteigen laparoskopisch – offen chirurgisch 5-512.02
––– endoskopisch 5-512.03
––– laparoskopisch 5-512.01
––– offen 5-512.00
– Leberparenchym
–– Duodenum
––– durch Umsteigen laparoskopisch – offen chirurgisch 5-512.12
––– endoskopisch 5-512.13
––– laparoskopisch 5-512.11
––– offen 5-512.10
–– Jejunum
––– durch Umsteigen laparoskopisch – offen chirurgisch 5-512.22
–––– mit
––––– Interposition, Darmschlinge 5-512.32
––––– Roux-Y-Anastomose 5-512.42
––– endoskopisch 5-512.23
––– laparoskopisch 5-512.21
–––– mit
––––– Interposition, Darmschlinge 5-512.31
––––– Roux-Y-Anastomose 5-512.41
––– offen 5-512.20
–––– mit
––––– Interposition, Darmschlinge 5-512.30
––––– Roux-Y-Anastomose 5-512.40
–– Magen
––– durch Umsteigen laparoskopisch – offen chirurgisch 5-512.02
––– endoskopisch 5-512.03
––– laparoskopisch 5-512.01
––– offen 5-512.00
– Umwandlung, refluxiv in antirefluxiv 5-519.2
Biliopankreatisch, Diversion
– durch Umsteigen laparoskopisch – offen chirurgisch
–– mit Duodenal-Switch 5-434.42
–– nach Scopinaro 5-434.32 ►

Biliopankreatisch, Diversion *(Forts.)*
– laparoskopisch
–– mit Duodenal-Switch 5-434.41
–– nach Scopinaro 5-434.31
– offen
–– mit Duodenal-Switch 5-434.40
–– nach Scopinaro 5-434.30
Billroth I
– 2/3-Resektion, Magen, mit Gastroduodenostomie 5-435.0
– Resektion
–– Nachresektion 5-447.0
–– Umwandlung, in
––– Billroth II 5-447.1
––– Roux-Y-Anastomose 5-447.2
Billroth II
– Gastrojejunostomie, bei Resektion, Magen, subtotal
–– mit Exzision, Lymphknoten, einzeln, Kompartiment II oder III 5-436.02
–– mit Lymphadenektomie, systematisch
––– Kompartiment II 5-436.03
––– Kompartiment II und partiell III 5-436.04
––– Kompartiment II und III 5-436.05
–– ohne Lymphadenektomie 5-436.01
– Ösophagojejunostomie, bei Gastrektomie, total
–– mit Reservoirbildung
––– mit Exzision, Lymphknoten, einzeln, Kompartiment II oder III 5-437.12
––– mit Lymphadenektomie, systematisch
–––– Kompartiment II 5-437.13
–––– Kompartiment II und partiell III 5-437.14
–––– Kompartiment II und III 5-437.15
––– ohne Lymphadenektomie 5-437.11
–– ohne Reservoirbildung
––– mit Exzision, Lymphknoten, einzeln, Kompartiment II oder III 5-437.02
––– mit Lymphadenektomie, systematisch
–––– Kompartiment II 5-437.03
–––– Kompartiment II und partiell III 5-437.04
–––– Kompartiment II und III 5-437.05
––– ohne Lymphadenektomie 5-437.01
– Resektion
–– Magen, partiell 5-435.1
–– Nachresektion 5-447.3
–– Umwandlung, in
––– Billroth I 5-447.4
––– Roux-Y-Anastomose 5-447.5
Bilobektomie – s.a. Lobektomie
– Lunge
–– mit
––– angioplastischer
–––– Erweiterung, mit
––––– Brustwandresektion 5-325.74
––––– intraperikardialer Gefäßresektion 5-325.71
––––– Ösophagusresektion 5-325.76
––––– Perikardresektion 5-325.72
––––– Resektion
–––––– an mehreren Organen 5-325.78
–––––– Gewebe, Wirbelsäule 5-325.77 ►

Bilobektomie – s.a. Lobektomie *(Forts.)*
~ Lunge *(Forts.)*
~~ mit *(Forts.)*
~~~ angioplastischer *(Forts.)*
~~~~ Erweiterung, mit *(Forts.)*
----- Vorhofresektion 5-325.73
----- Zwerchfellresektion 5-325.75
---- und bronchoplastischer Erweiterung, mit
----- Brustwandresektion 5-325.84
----- intraperikardialer Gefäßresektion 5-325.81
----- Ösophagusresektion 5-325.86
----- Perikardresektion 5-325.82
----- Resektion
------ an mehreren Organen 5-325.88
------ Gewebe, Wirbelsäule 5-325.87
----- Vorhofresektion 5-325.83
----- Zwerchfellresektion 5-325.85
--- Bifurkationsresektion, mit
---- Brustwandresektion 5-325.94
---- intraperikardialer Gefäßresektion 5-325.91
---- Ösophagusresektion 5-325.96
---- Perikardresektion 5-325.92
---- Resektion
----- an mehreren Organen 5-325.98
----- Gewebe, Wirbelsäule 5-325.97
---- Vorhofresektion 5-325 93
---- Zwerchfellresektion 5-325.95
--- bronchoplastischer Erweiterung, mit
---- Brustwandresektion 5-325.64
---- intraperikardialer Gefäßresektion 5-325.61
---- Ösophagusresektion 5-325.66
---- Perikardresektion 5-325.62
---- Resektion
----- an mehreren Organen 5-325.68
----- Gewebe, Wirbelsäule 5-325.67
---- Vorhofresektion 5-325.63
---- Zwerchfellresektion 5-325.65
-- offen
--- mit radikaler Lymphadenektomie
---- mit Erweiterung
----- angioplastisch 5-324.33
------ und bronchoplastisch 5-324.34
----- bronchoplastisch 5-324.32
---- ohne Erweiterung, angioplastisch oder bronchoplastisch 5-324.31
--- ohne radikale Lymphadenektomie
---- mit
----- angioplastischer Erweiterung 5-324.23
----- Erweiterung, bronchoplastisch 5-324.22
---- ohne Erweiterung, angioplastisch oder bronchoplastisch 5-324 21
-- ohne angioplastische
--- oder bronchoplastische Erweiterung, mit
---- Ösophagusresektion 5-325.56
---- Perikardresektion 5-325.52
---- Resektion
----- an mehreren Organen 5-325.58
----- Gewebe, Wirbelsäule 5-325.57
---- Zwerchfellresektion 5-325.55 ►

Bilobektomie – s.a. Lobektomie *(Forts.)*
~ Lunge *(Forts.)*
~~ ohne angioplastische *(Forts.)*
--- und bronchoplastische Erweiterung, mit
---- Brustwandresektion 5-325.54
---- intraperikardialer Gefäßresektion 5-325.51
---- Vorhofresektion 5-325.53
-- thorakoskopisch
--- mit radikaler Lymphadenektomie, ohne Erweiterung, angioplastisch oder bronchoplastisch 5-324.91
--- ohne radikale Lymphadenektomie, ohne Erweiterung, angioplastisch oder bronchoplastisch 5-324.81
Bindegewebe, Injektion, therapeutisch 8-020.4♦
Bindehaut – s. Konjunktiva
Binimetinib, Applikation, oral 6-00b.2
Bio-Aortenklappe
– Ersatz, durch Doppelflügelklappe 5-352.00
– Wechsel, durch Bio-Aortenklappe 5-352.03
Bioaktiv
– Glaskeramik, Verwendung
-- mit Anreicherung, Knochenwachstumszellen *[nur Zusatzkode!]* 5-835.b1
-- ohne Anreicherung, Knochenwachstumszellen *[nur Zusatzkode!]* 5-835.b0
– Oberfläche
-- als Beschichtung von Gefäßprothesen *[nur Zusatzkode!]* 5-938.0
-- bei Stent, gecovert *[nur Zusatzkode!]* 8-83b.e1
Biolimus-A9-freisetzend
– OPD-System
-- mit Polymer *[nur Zusatzkode!]* 8-83b.01
-- ohne Polymer *[nur Zusatzkode!]* 8-83b.0f
– Stent
-- mit Polymer *[nur Zusatzkode!]* 8-83b.01
-- ohne Polymer *[nur Zusatzkode!]* 8-83b.0f
Biologisch, Material, Verwendung, für Gewebeersatz, und Gewebeverstärkung
– allogen
-- weniger als 10 cm² *[nur Zusatzkode!]* 5-932.80
-- 10 cm² bis unter 50 cm² *[nur Zusatzkode!]* 5-932.81
-- 50 cm² bis unter 100 cm² *[nur Zusatzkode!]* 5-932.82
-- 100 cm² bis unter 200 cm² *[nur Zusatzkode!]* 5-932.83
-- 200 cm² bis unter 300 cm² *[nur Zusatzkode!]* 5-932.84
-- 300 cm² bis unter 400 cm² *[nur Zusatzkode!]* 5-932.85
-- 400 cm² bis unter 500 cm² *[nur Zusatzkode!]* 5-932.86
-- 500 cm² bis unter 750 cm² *[nur Zusatzkode!]* 5-932.87
-- 750 cm² bis unter 1.000 cm² *[nur Zusatzkode!]* 5-932.88
-- 1.000 cm² oder mehr *[nur Zusatzkode!]* 5-932.89 ►

B

Biologisch, Material, Verwendung, für Gewebeersatz, und Gewebeverstärkung *(Forts.)*
– xenogen
–– weniger als 10 cm² *[nur Zusatzkode!]* 5-932.90
–– 10 cm² bis unter 50 cm² *[nur Zusatzkode!]* 5-932.91
–– 50 cm² bis unter 100 cm² *[nur Zusatzkode!]* 5-932.92
–– 100 cm² bis unter 200 cm² *[nur Zusatzkode!]* 5-932.93
–– 200 cm² bis unter 300 cm² *[nur Zusatzkode!]* 5-932.94
–– 300 cm² bis unter 400 cm² *[nur Zusatzkode!]* 5-932.95
–– 400 cm² bis unter 500 cm² *[nur Zusatzkode!]* 5-932.96
–– 500 cm² bis unter 750 cm² *[nur Zusatzkode!]* 5-932.97
–– 750 cm² bis unter 1.000 cm² *[nur Zusatzkode!]* 5-932.98
–– 1.000 cm² oder mehr *[nur Zusatzkode!]* 5-932.99
Bioprothese, zum Ersatz
– Aortenklappe 5-351.02
– Mitralklappe
–– offen 5-351.12
––– mit Mini-Thorakotomie 5-351.12
–– thorakoskopisch 5-351.22
– Pulmonalklappe 5-351.32
Biopsie – s.a. Aspirationsbiopsie, Exzisionsbiopsie, Feinnadelbiopsie, Nadelbiopsie, Saugbiopsie, Stanzbiopsie, Stufenbiopsie
– A. temporalis, durch Inzision 1-587.0♦
– Adenoide 1-422.2
– Akromioklavikulargelenk, arthroskopisch 1-482.2♦
– Alveolarkamm
–– durch Inzision 1-545.1
–– ohne Inzision 1-420.4
– Analkanal, ohne Inzision 1-449.0
– Analrand, ohne Inzision 1-449.1
– Augenbraue, ohne Inzision 1-412.1♦
– Augenlid
–– durch Inzision 1-520♦
–– ohne Inzision 1-412.0♦
– Augenmuskel, durch Inzision 1-529.6♦
– Augenmuskelsehne, durch Inzision 1-529.6♦
– Bauchwand
–– durch Inzision 1-589.1
–– endosonographisch gesteuert 1-494.5
–– perkutan 1-493.5
––– mit Steuerung durch bildgebende Verfahren 1-494.5
– Becken
–– durch Inzision 1-503.5
–– perkutan 1-480.5
– Beckenkamm, zur Entnahme, Knochenmark 1-424
– Beckenknochen, ohne Inzision, mit Steuerung durch bildgebende Verfahren 1-481.5 ►

Biopsie – s.a. Aspirationsbiopsie, Exzisionsbiopsie, Feinnadelbiopsie, Nadelbiopsie, Saugbiopsie, Stanzbiopsie, Stufenbiopsie *(Forts.)*
– Beckenperitoneum
–– endosonographisch gesteuert 1-494.7
–– perkutan 1-493.7
––– mit Steuerung durch bildgebende Verfahren 1-494.7
– bei
–– Exploration, Schilddrüse 5-060.2
–– Rektoskopie 1-444.7
–– Ureteroskopie 1-460.1♦
–– Zystoskopie, transurethral 1-460.2
– Bronchus
–– durch Inzision 1-581.2♦
–– endoskopisch, durch Schlingenabtragung 1-430.12♦
– Brustwand
–– durch Inzision 1-589.0
–– endosonographisch gesteuert 1-494.4
–– ohne Inzision 1-493.4
–– perkutan 1-493.4
––– mit Steuerung durch bildgebende Verfahren 1-494.4
– Cervix uteri, durch Inzision 1-571.1
– Chorionzotten
–– perkutan, ohne Inzision, mit Steuerung durch bildgebende Verfahren 1-473.0
–– transvaginal, ohne Inzision, mit Steuerung durch bildgebende Verfahren 1-473.1
– Chorioidea, durch Inzision 1-529.5♦
– Colon ascendens
–– durch Inzision 1-556.0
–– endoskopisch 1-444.7
– Colon descendens
–– durch Inzision 1-556.2
–– endoskopisch 1-444.7
– Colon sigmoideum
–– durch Inzision 1-556.3
–– endoskopisch 1-444.7
– Colon transversum
–– durch Inzision 1-556.1
–– endoskopisch 1-444.7
– Corpus ciliare, durch Inzision 1-529.1♦
– Corpus pineale
–– perkutan 1-406.1
––– mit Steuerung durch bildgebende Verfahren 1-407.1
–– stereotaktisch 1-515.1
–– transseptal, durch Inzision 1-514.1
–– transsphenoidal, durch Inzision 1-514.1
– Corpus uteri, durch Inzision 1-571.0
– Darm, durch Inzision 1-559.1
– Diaphragma 1-432.2
– Douglasraum, vaginal, durch Inzision 1-579.0
– Ductus deferens
–– durch Inzision 1-569.1♦
–– perkutan 1-463.6♦
––– mit Steuerung durch bildgebende Verfahren 1-465.6♦
– Ductus pancreaticus, endoskopisch 1-440.8 ►

Biopsie – s.a. Aspirationsbiopsie, Exzisionsbiopsie, Feinnadelbiopsie, Nadelbiopsie, Saugbiopsie, Stanzbiopsie, Stufenbiopsie *(Forts.)*
– Dünndarm, endoskopisch 1-440.a
– Duodenum
–– durch Inzision 1-555.0
–– endoskopisch 1-440.a
– Ellenbogengelenk
–– arthroskopisch 1-482.4♦ 1-697.2♦
–– durch Inzision 1-504.2♦
–– perkutan 1-483.2♦
––– mit Steuerung durch bildgebende Verfahren 1-484.2♦
– Endokard
–– transarteriell 1-497.0
–– transvenös 1-497.0
– Endomyokard
–– transarteriell 1-497.1
–– transvenös 1-497.1
– endozervikal, ohne Inzision 1-470.2
– Epididymis
–– durch Inzision 1-569.0♦
–– perkutan 1-463.5♦
––– mit Steuerung durch bildgebende Verfahren 1-465.5♦
– Femur
–– durch Inzision 1-503.6♦
–– ohne Inzision, mit Steuerung durch bildgebende Verfahren 1-481.6♦
–– perkutan 1-480.6♦
– Fetus, ohne Inzision, mit Steuerung durch bildgebende Verfahren 1-473.2
– Fibula
–– durch Inzision 1-503.7♦
–– ohne Inzision, mit Steuerung durch bildgebende Verfahren 1-481.7♦
–– perkutan 1-480.7♦
– Fingergelenk
–– arthroskopisch 1-482.a♦ 1-697.a♦
–– durch Inzision 1-504.b♦
–– perkutan 1-483.b♦
––– mit Steuerung durch bildgebende Verfahren 1-484.b♦
– Funiculus spermaticus
–– durch Inzision 1-569.3♦
–– perkutan 1-463.7♦
––– mit Steuerung durch bildgebende Verfahren 1-465.7♦
– Gallenblase
–– durch Inzision 1-552.0
–– perkutan 1-441.1
––– mit Steuerung durch bildgebende Verfahren 1-442.1
– Gallengänge
–– durch Inzision 1-552.1
–– endoskopisch 1-440.6
–– perkutan, transluminal, mit Schleuse, mit Steuerung durch bildgebende Verfahren 1-442.31 ►

Biopsie – s.a. Aspirationsbiopsie, Exzisionsbiopsie, Feinnadelbiopsie, Nadelbiopsie, Saugbiopsie, Stanzbiopsie, Stufenbiopsie *(Forts.)*
– Ganglien, intrakraniell
–– durch Inzision, und Trepanation, Schädelknochen 1-510.4
–– perkutan, mit Steuerung durch bildgebende Verfahren 1-401.4
–– stereotaktisch 1-511.4
– Gaumen, ohne Inzision 1-420.2
– Gefäß
–– abdominal, durch Inzision 1-587.3
–– Arm, durch Inzision 1-587.1♦
–– extrakraniell
––– Hals, durch Inzision 1-587.0♦
––– Kopf, durch Inzision 1-587.0♦
–– Fuß, durch Inzision 1-587.6♦
–– Hand, durch Inzision 1-587.1♦
–– intrakraniell
––– durch Inzision, und Trepanation, Schädelknochen 1-510.5
––– stereotaktisch 1-511.5
–– Oberschenkel, durch Inzision 1-587.5♦
–– Schulter, durch Inzision 1-587.1♦
–– Thorax, durch Inzision 1-587.2
–– Unterschenkel, durch Inzision 1-587.6♦
–– viszeral, durch Inzision 1-587.4
– Gehörgang, äußerer, durch
–– Inzision 1-531♦
–– Otoskopie, ohne Inzision 1-411♦
– Gelenk
–– sonstige
––– Fuß
–––– arthroskopisch 1-482.9♦ 1-697.9♦
–––– durch Inzision 1-504.9♦
–––– perkutan 1-483.9♦
––––– mit Steuerung durch bildgebende Verfahren 1-484.9♦
––– Hand, durch Inzision 1-504.c♦
–– Thorax
––– durch Inzision 1-504.4♦
––– perkutan 1-483.4♦
–––– mit Steuerung durch bildgebende Verfahren 1-484.4♦
–– Wirbelsäule
––– durch Inzision 1-504.5♦
––– perkutan 1-483.5♦
–––– mit Steuerung durch bildgebende Verfahren 1-484.5♦
– Gesichtsschädel, durch Inzision, und Trepanation 1-510.9
– Gewebe
–– periprostatisch
––– durch Inzision 1-563.1
––– endosonographisch gesteuert 1-494.a
––– perkutan 1-493.a
–––– mit Steuerung durch bildgebende Verfahren 1-494.a
–– perirektal, durch Inzision 1-557.1
–– perirenal, durch Inzision 1-560.1♦
–– periureteral, durch Inzision 1-562.1♦ ►

Biopsie – s.a. Aspirationsbiopsie, Exzisionsbiopsie, Feinnadelbiopsie, Nadelbiopsie, Saugbiopsie, Stanzbiopsie, Stufenbiopsie *(Forts.)*
~ Gewebe *(Forts.)*
–– periurethral, durch Inzision 1-561.1
–– perivesikal
––– durch Inzision 1-562.3
––– endosonographisch gesteuert 1-494.9
––– perkutan 1-493.9
–––– mit Steuerung durch bildgebende Verfahren 1-494.9
–– retroperitoneal
––– durch Inzision 1-559.5
––– endosonographisch gesteuert 1-494.8
––– perkutan 1-493.8
–––– mit Steuerung durch bildgebende Verfahren 1-494.8
– Gingiva, ohne Inzision 1-420.3
– Glans penis, durch Inzision 1-564.0
– Glottis
–– durch Inzision 1-549.1
–– ohne Inzision 1-421.1
– Großhirn
–– durch Inzision, und Trepanation, Schädelknochen 1-510.0
–– perkutan, mit Steuerung durch bildgebende Verfahren 1-401.0
–– stereotaktisch
––– 1 bis 5 Entnahmestellen 1-511.00
––– mehr als 5 Entnahmestellen 1-511.01
– Handgelenk
–– arthroskopisch 1-482.5♦ 1-697.3♦
–– durch Inzision 1-504.3♦
–– perkutan 1-483.3♦
––– mit Steuerung durch bildgebende Verfahren 1-484.3♦
– Harnblase
–– durch Inzision 1-562.2
–– perkutan-zystoskopisch 1-462.2
–– transurethral 1-460.2
– Haut
–– Ellenbogen, ohne Inzision 1-490.2♦
–– Fuß, ohne Inzision 1-490.7♦
–– Gesicht, ohne Inzision 1-415
–– Hals, ohne Inzision 1-490.0
–– Hand, ohne Inzision 1-490.3♦
–– Oberarm, ohne Inzision 1-490.2♦
–– Oberschenkel, ohne Inzision 1-490.5♦
–– Rumpf, ohne Inzision 1-490.4
–– Schulterregion, ohne Inzision 1-490.1♦
–– Unterarm, ohne Inzision 1-490.3♦
–– Unterschenkel, ohne Inzision 1-490.6♦
– Herz, durch Inzision 1-580.0
– Hirnhaut
–– durch Inzision, und Trepanation, Schädelknochen 1-510.6
–– perkutan, mit Steuerung durch bildgebende Verfahren 1-401.5
–– stereotaktisch 1-511.6 ►

Biopsie – s.a. Aspirationsbiopsie, Exzisionsbiopsie, Feinnadelbiopsie, Nadelbiopsie, Saugbiopsie, Stanzbiopsie, Stufenbiopsie *(Forts.)*
– Hirnnerv
–– extrakraniell
––– durch Inzision 1-513.0♦
––– perkutan 1-405.0♦
–– intrakraniell
––– durch Inzision, und Trepanation, Schädelknochen 1-510.4
––– perkutan, mit Steuerung durch bildgebende Verfahren 1-401.4
––– stereotaktisch 1-511.4
– Hirnstamm
–– durch Inzision, und Trepanation, Schädelknochen 1-510.2
–– perkutan, mit Steuerung durch bildgebende Verfahren 1-401.2
–– stereotaktisch 1-511.2
– Hoden
–– durch Inzision 1-565♦
–– perkutan 1-463.4♦
––– mit Steuerung durch bildgebende Verfahren 1-465.4♦
– Hüftgelenk
–– arthroskopisch 1-482.6♦ 1-697.6♦
–– durch Inzision 1-504.6♦
–– perkutan 1-483.6♦
––– mit Steuerung durch bildgebende Verfahren 1-484.6♦
– Humerus
–– durch Inzision 1-503.1♦
–– ohne Inzision, mit Steuerung durch bildgebende Verfahren 1-481.1♦
–– perkutan 1-480.1♦
– Hypopharynx
–– durch Inzision 1-547
–– ohne Inzision 1-422.1
– Hypophyse
–– perkutan 1-406.0
––– mit Steuerung durch bildgebende Verfahren 1-407.0
–– stereotaktisch 1-515.0
–– transseptal, durch Inzision 1-514.0
–– transsphenoidal, durch Inzision 1-514.0
– Ileum, durch Inzision 1-555.1
– Innenohr, durch Inzision 1-532.1♦
– Iris, durch Inzision 1-529.0♦
– Jejunum, durch Inzision 1-555.2
– Kalotte, durch Inzision, und Trepanation, Schädelknochen 1-510.7
– Karpus
–– durch Inzision 1-503.3♦
–– ohne Inzision, mit Steuerung durch bildgebende Verfahren 1-481.3♦
–– perkutan 1-480.3♦
– Kiefergelenk
–– arthroskopisch 1-482.0♦ 1-697.0♦
–– durch Inzision 1-504.0♦ ►

Biopsie – s.a. Aspirationsbiopsie, Exzisionsbiopsie, Feinnadelbiopsie, Nadelbiopsie, Saugbiopsie, Stanzbiopsie, Stufenbiopsie *(Forts.)*
~ Kiefergelenk *(Forts.)*
–– perkutan 1-483.0♦
––– mit Steuerung durch bildgebende Verfahren 1-484.0♦
– Klavikula
–– durch Inzision 1-503.0
–– ohne Inzision, mit Steuerung durch bildgebende Verfahren 1-481.0
–– perkutan 1-480.0
– Kleinhirn
–– durch Inzision, und Trepanation, Schädelknochen 1-510.3
–– perkutan, mit Steuerung durch bildgebende Verfahren 1-401.3
–– stereotaktisch 1-511.3
– Klitoris 1-470.5
–– perkutan 1-470.5
– Kniegelenk
–– arthroskopisch 1-482.7♦ 1-697.7♦
–– durch Inzision 1-504.7♦
–– perkutan 1-483.7♦
––– mit Steuerung durch bildgebende Verfahren 1-484.7♦
– Knochen, Gesicht, perkutan 1-480.x♦
– Knochenmark, ohne Inzision 1-424
– Kolon, endoskopisch 1-444.7
– Konjunktiva, ohne Inzision 1-413.0♦
– Kopfhaut, ohne Inzision 1-415
– Kornea, ohne Inzision 1-413.1♦
– Labien 1-470.5
–– perkutan 1-470.5
– Leber
–– bei
––– Exzision, Lymphknotenstation, abdominal, mehrere
–––– laparoskopisch 5-401.b
–––– offen – s.a. Staging-Laparotomie 5-401.6
––– Staging-Laparoskopie 5-401.b
–– CT-gesteuert, perkutan 1-442.0
–– durch Exzision 1-551.0
–– perkutan 1-441.0
––– mit Steuerung durch bildgebende Verfahren 1-442.0
––– ultraschallgesteuert 1-442.0
–– transarteriell 1-497.3
–– transvenös 1-497.3
– Ligament, Uterus
–– durch Inzision 1-570.2♦
–– mit Steuerung durch bildgebende Verfahren 1-474.3♦
–– perkutan, mit Steuerung durch bildgebende Verfahren 1-474.3♦
– Linse, durch Inzision 1-529.3♦
– Lippe, ohne Inzision 1-420.0 ►

Biopsie – s.a. Aspirationsbiopsie, Exzisionsbiopsie, Feinnadelbiopsie, Nadelbiopsie, Saugbiopsie, Stanzbiopsie, Stufenbiopsie *(Forts.)*
– Lunge
–– computertomographie-gesteuert, durch Stanzbiopsie
––– mit Clip-Markierung, Biopsieregion 1-432.02♦
––– ohne Clip-Markierung, Biopsieregion 1-432.01♦
–– durch Inzision 1-581.3♦
–– perkutan 1-431.0♦
––– durch
–––– Feinnadelaspiration, mit Steuerung durch bildgebende Verfahren 1-432.00♦
–––– Stanzbiopsie
––––– mit Clip-Markierung, Biopsieregion, mit Steuerung durch bildgebende Verfahren 1-432.02♦
––––– ohne Clip-Markierung, Biopsieregion, mit Steuerung durch bildgebende Verfahren 1-432.01♦
––– radiologisch gesteuert, durch Feinnadelaspiration 1-432.00♦
– Lymphknoten
–– Axilla
––– durch Inzision 1-586.2♦
––– perkutan 1-425.2♦
–––– mit Steuerung durch bildgebende Verfahren 1-426.2♦
–– iliakal
––– durch Inzision 1-586.5♦
––– perkutan 1-425.5♦
–––– mit Steuerung durch bildgebende Verfahren 1-426.5♦
–– inguinal
––– durch Inzision 1-586.6♦
––– perkutan 1-425.7♦
–––– mit Steuerung durch bildgebende Verfahren 1-426.7♦
–– mediastinal
––– durch Inzision 1-586.3
––– perkutan 1-425.3
–––– mit Steuerung durch bildgebende Verfahren 1-426.3
–– mesenterial
––– durch Inzision 1-586.8♦
–– paraaortal
––– durch Inzision 1-586.4
––– perkutan 1-425.4
–––– mit Steuerung durch bildgebende Verfahren 1-426.4
–– pelvin
––– durch Inzision 1-586.7♦
––– perkutan 1-425.6♦
–––– mit Steuerung durch bildgebende Verfahren 1-426.6♦
–– supraklavikulär
––– durch Inzision 1-586.1♦ ►

Biopsie – s.a. Aspirationsbiopsie, Exzisionsbiopsie, Feinnadelbiopsie, Nadelbiopsie, Saugbiopsie, Stanzbiopsie, Stufenbiopsie *(Forts.)*
~ Lymphknoten *(Forts.)*
~~ supraklavikulär *(Forts.)*
––– perkutan 1-425.1♦
–––– mit Steuerung durch bildgebende Verfahren 1-426.1♦
–– zervikal
––– durch Inzision 1-586.0♦
––– perkutan 1-425.0♦
–––– mit Steuerung durch bildgebende Verfahren 1-426.0♦
– Lymphozele
–– endosonographisch gesteuert 1-494.b
–– perkutan 1-493.b
––– mit Steuerung durch bildgebende Verfahren 1-494.b
– Magen
–– durch Inzision 1-554
–– endoskopisch 1-440.a
– Mamma
–– blind, durch Feinnadelaspiration 1-493.30♦
–– durch Inzision 1-501♦
–– endosonographisch gesteuert, durch Feinnadelaspiration 1-494.30♦
–– perkutan
––– mit Steuerung durch bildgebende Verfahren 1-494.30♦
––– radiologisch gesteuert, durch Feinnadelaspiration 1-494.30♦
––– ultraschallgesteuert 1-494.30♦
– Meckel-Divertikel, durch Inzision 1-555.1
– Mediastinum
–– durch Inzision 1-581.0
–– endosonographisch gesteuert 1-494.2
–– perkutan 1-493.2
––– mit Steuerung durch bildgebende Verfahren 1-494.2
– Meningen 1-401.5
– Mesenterium, durch Inzision 1-559.2
– Metakarpus
–– durch Inzision 1-503.3♦
–– ohne Inzision, mit Steuerung durch bildgebende Verfahren 1-481.3♦
–– perkutan 1-480.3♦
– Metatarsus
–– durch Inzision 1-503.8♦
–– ohne Inzision, mit Steuerung durch bildgebende Verfahren 1-481.8♦
–– perkutan 1-480.8♦
– Milz
–– durch Inzision 1-585.0
–– perkutan 1-425.8
––– mit Steuerung durch bildgebende Verfahren 1-426.8
– Mittelohr, durch Inzision 1-532.0♦
– Mundboden
–– durch Inzision 1-545.3
–– ohne Inzision 1-420.6 ►

Biopsie – s.a. Aspirationsbiopsie, Exzisionsbiopsie, Feinnadelbiopsie, Nadelbiopsie, Saugbiopsie, Stanzbiopsie, Stufenbiopsie *(Forts.)*
– Muskeln und Weichteile
–– Ellenbogen
––– durch Inzision 1-502.2♦
––– perkutan 1-491.2♦
–––– mit Steuerung durch bildgebende Verfahren 1-492.2♦
–– Fuß
––– durch Inzision 1-502.7♦
––– perkutan 1-491.7♦
–––– mit Steuerung durch bildgebende Verfahren 1-492.7♦
–– Hals
––– durch Inzision 1-502.0
––– perkutan 1-491.0
–––– mit Steuerung durch bildgebende Verfahren 1-492.0
–– Hand
––– durch Inzision 1-502.3♦
––– perkutan 1-491.3♦
–––– mit Steuerung durch bildgebende Verfahren 1-492.3♦
–– Oberarm
––– durch Inzision 1-502.2♦
––– perkutan 1-491.2♦
–––– mit Steuerung durch bildgebende Verfahren 1-492.2♦
–– Oberschenkel
––– durch Inzision 1-502.5♦
––– perkutan 1-491.5♦
–––– mit Steuerung durch bildgebende Verfahren 1-492.5♦
–– Rumpf
––– durch Inzision 1-502.4
––– perkutan 1-491.4
–––– mit Steuerung durch bildgebende Verfahren 1-492.4
–– Schulterregion
––– durch Inzision 1-502.1♦
––– perkutan 1-491.1♦
–––– mit Steuerung durch bildgebende Verfahren 1-492.1♦
–– Unterarm
––– durch Inzision 1-502.3♦
––– perkutan 1-491.3♦
–––– mit Steuerung durch bildgebende Verfahren 1-492.3♦
–– Unterschenkel
––– durch Inzision 1-502.6♦
––– perkutan 1-491.6♦
–––– mit Steuerung durch bildgebende Verfahren 1-492.6♦
– Myokard
–– endosonographisch gesteuert 1-494.0
–– perkutan 1-493.0
––– mit Steuerung durch bildgebende Verfahren 1-494.0
––– radiologisch gesteuert 1-494.0
–– transarteriell 1-497.2 ►

Biopsie – s.a. Aspirationsbiopsie, Exzisionsbiopsie, Feinnadelbiopsie, Nadelbiopsie, Saugbiopsie, Stanzbiopsie, Stufenbiopsie *(Forts.)*
~ Myokard *(Forts.)*
–– transvenös 1-497.2
– N. sympathicus, perkutan 1-405.5
– Nabel
–– durch Inzision 1-589.1
–– endosonographisch gesteuert 1-494.5
–– perkutan 1-493.5
––– mit Steuerung durch bildgebende Verfahren 1-494.5
– Nabelschnurgefäß, ohne Inzision, mit Steuerung durch bildgebende Verfahren 1-473.3
– Nadel-, Gallengänge, perkutan, mit Steuerung durch bildgebende Verfahren 1-442.30
– Naseninnenraum
–– durch Inzision 1-537
–– ohne Inzision 1-414.0
– Nasennebenhöhle
–– durch Inzision 1-538♦
–– ohne Inzision 1-414.1
– Nasopharynx
–– durch Inzision 1-548
–– ohne Inzision 1-422.2
– Nebenniere
–– durch Inzision 1-584♦
–– endosonographisch 1-408.0♦
–– offen 1-584♦
–– perkutan 1-406.5♦
––– mit Steuerung durch bildgebende Verfahren 1-407.5♦
– Nebenschilddrüse
–– durch Inzision 1-582.1♦
–– perkutan 1-406.3♦
––– mit Steuerung durch bildgebende Verfahren 1-407.3♦
– Nerv
–– Arm
––– durch Inzision 1-513.3♦
––– perkutan 1-405.3♦
–– Beckenboden
––– durch Inzision 1-513.7♦
––– perkutan 1-405.7♦
–– Bein
––– durch Inzision 1-513.8♦
––– perkutan 1-405.8♦
–– Fuß
––– durch Inzision 1-513.9♦
––– perkutan 1-405.9♦
–– Hand
––– durch Inzision 1-513.4♦
––– perkutan 1-405.4♦
–– Leiste
––– durch Inzision 1-513.7♦
––– perkutan 1-405.7♦
–– Rumpf
––– durch Inzision 1-513.5
––– perkutan 1-405.5
–– Schulter
––– durch Inzision 1-513.2♦ ►

Biopsie – s.a. Aspirationsbiopsie, Exzisionsbiopsie, Feinnadelbiopsie, Nadelbiopsie, Saugbiopsie, Stanzbiopsie, Stufenbiopsie *(Forts.)*
~ Nerv *(Forts.)*
~~ Schulter *(Forts.)*
––– perkutan 1-405.2♦
– Niere
–– durch Inzision 1-560.0♦
–– perkutan 1-463.0♦
––– mit Steuerung durch bildgebende Verfahren 1-465.0♦
––– ultraschallgesteuert 1-465.0♦
– Nierenbecken
–– perkutan-nephroskopisch 1-461.0♦
–– perkutan-zystoskopisch 1-462.0♦
–– transurethral 1-460.0♦
– Ösophagus
–– durch Inzision 1-559.0
–– endoskopisch 1-440.a
– Ohrmuschel, ohne Inzision 1-410♦
– Omentum
–– durch Inzision 1-559.3
–– geschlossen, mit Steuerung durch bildgebende Verfahren 1-494.6
– Orbita, durch Inzision 1-529.7♦
– Oropharynx, durch Inzision 1-546
– Ovar 1-470.0♦
–– durch Inzision 1-570.0♦
–– laparoskopisch 1-570.0♦
–– mit Steuerung durch bildgebende Verfahren 1-474.0♦
–– perkutan 1-470.0♦
––– mit Steuerung durch bildgebende Verfahren 1-474.0♦
– Pankreas
–– durch Inzision 1-553
–– endoskopisch 1-440.8
–– perkutan 1-441.2
––– mit Steuerung durch bildgebende Verfahren 1-442.2
– Papilla duodeni major
–– durch Inzision 1-552.2
–– endoskopisch 1-440.7
–– perkutan, mit Steuerung durch bildgebende Verfahren 1-442.4
– Parametrien 1-570.2♦
– Parathyreoidea 1-406.3♦
– Patella
–– durch Inzision 1-503.6♦
–– ohne Inzision, mit Steuerung durch bildgebende Verfahren 1-481.6♦
–– perkutan 1-480.6♦
– Penis
–– perkutan 1-463.3
––– mit Steuerung durch bildgebende Verfahren 1-465.3
–– Schaft, durch Inzision 1-564.1
– Perianalregion, ohne Inzision 1-449.2
– Perikard
–– durch Inzision 1-580.1
–– endosonographisch gesteuert 1-494.1 ►

B

Biopsie – s.a. Aspirationsbiopsie, Exzisionsbiopsie, Feinnadelbiopsie, Nadelbiopsie, Saugbiopsie, Stanzbiopsie, Stufenbiopsie *(Forts.)*
~ Perikard *(Forts.)*
–– perkutan 1-493.1
––– mit Steuerung durch bildgebende Verfahren 1-494.1
––– radiologisch gesteuert 1-494.1
– Perineum 1-470.6
–– bei der Frau
––– durch Inzision 1-574
––– mit Steuerung durch bildgebende Verfahren, perkutan 1-474.6
––– perkutan 1-470.6
–– beim Mann
––– durch Inzision 1-566
––– perkutan 1-463.9
– Peritoneum
–– durch Inzision 1-559.4
–– endosonographisch gesteuert 1-494.6
–– geschlossen, mit Steuerung durch bildgebende Verfahren 1-494.6
–– perkutan 1-493.6
––– mit Steuerung durch bildgebende Verfahren 1-494.6
– perkutan, Lunge, radiologisch gesteuert, durch Stanzbiopsie
–– mit Clip-Markierung der Biopsieregion 1-432.02♦
–– ohne Clip-Markierung der Biopsieregion 1-432.01♦
– Phalangen
–– Fuß
––– durch Inzision 1-503.8♦
––– ohne Inzision, mit Steuerung durch bildgebende Verfahren 1-481.8♦
––– perkutan 1-480.8♦
–– Hand
––– durch Inzision 1-503.3♦
––– ohne Inzision, mit Steuerung durch bildgebende Verfahren 1-481.3♦
––– perkutan 1-480.3♦
– Pleura
–– durch Inzision 1-581.4♦
–– perkutan 1-431.1♦
––– mit Steuerung durch bildgebende Verfahren 1-432.1♦
––– radiologisch gesteuert 1-432.1♦
––– ultraschallgesteuert 1-432.1♦
– Plexus brachialis
–– durch Inzision 1-513.1♦
–– perkutan 1-405.1♦
– Plexus lumbosacralis
–– durch Inzision 1-513.6♦
–– perkutan 1-405.6♦
– Prostata
–– durch Inzision 1-563.0
–– perkutan-zystoskopisch 1-462.4
–– transurethral 1-460.4
– Punch- – s.a. Biopsie ►

Biopsie – s.a. Aspirationsbiopsie, Exzisionsbiopsie, Feinnadelbiopsie, Nadelbiopsie, Saugbiopsie, Stanzbiopsie, Stufenbiopsie *(Forts.)*
– Radius
–– durch Inzision 1-503.2♦
–– ohne Inzision, mit Steuerung durch bildgebende Verfahren 1-481.2♦
–– perkutan 1-480.2♦
– Rektum
–– durch Inzision 1-557.0
–– endoskopisch 1-444.7
– Retina, durch Inzision 1-529.4♦
– Rippe
–– durch Inzision 1-503.0
–– ohne Inzision, mit Steuerung durch bildgebende Verfahren 1-481.0
–– perkutan 1-480.0
– Rückenmark
–– durch Inzision 1-512.0
–– perkutan 1-404.0
– Rückenmarkhäute
–– durch Inzision 1-512.2
–– perkutan 1-404.2
– Rückenmarkkanal, durch Inzision 1-512.3
– Rückenmarknerv, intraspinal
–– durch Inzision 1-512.1
–– perkutan 1-404.1
– Schädelbasis, durch Inzision, und Trepanation 1-510.8
– Schilddrüse
–– durch Inzision 1-582.0
–– offen 1-582.0
–– perkutan 1-406.2
––– mit Steuerung durch bildgebende Verfahren 1-407.2
– Schleimbeutel
–– durch Inzision 1-504.a
–– perkutan 1-483.a
––– mit Steuerung durch bildgebende Verfahren 1-484.a
– Schultergelenk
–– arthroskopisch 1-482.1♦ 1-697.1♦
–– durch Inzision 1-504.1♦
–– perkutan 1-483.1♦
––– mit Steuerung durch bildgebende Verfahren 1-484.1♦
– Sigma 1-556.3
–– endoskopisch 1-444.7
– Skapula
–– durch Inzision 1-503.0
–– ohne Inzision, mit Steuerung durch bildgebende Verfahren 1-481.0
–– perkutan 1-480.0
– Sklera, durch Inzision 1-529.2♦
– Skrotum, perkutan 1-463.8
– Speicheldrüse
–– durch Inzision 1-542♦
–– ohne Inzision 1-420.7♦
– Speicheldrüsenausführungsgang
–– durch Inzision 1-542♦
–– ohne Inzision 1-420.7♦ ►

Biopsie – s.a. Aspirationsbiopsie, Exzisionsbiopsie, Feinnadelbiopsie, Nadelbiopsie, Saugbiopsie, Stanzbiopsie, Stufenbiopsie *(Forts.)*
– Sphincter Oddi
–– durch Inzision 1-552.2
–– endoskopisch 1-440.7
–– perkutan, mit Steuerung durch bildgebende Verfahren 1-442.4
– Spinalganglien, intraspinal
–– durch Inzision 1-512.1
–– perkutan 1-404.1
– Sprunggelenk, oberes
–– arthroskopisch 1-482.8♦ 1-697.8♦
–– durch Inzision 1-504.8♦
–– perkutan 1-483.8♦
––– mit Steuerung durch bildgebende Verfahren 1-484.8♦
– Stammganglien
–– durch Inzision, und Trepanation, Schädelknochen 1-510.1
–– perkutan, mit Steuerung durch bildgebende Verfahren 1-401.1
–– stereotaktisch 1-511.1
– Sternoklavikulargelenk, arthroskopisch 1-482.3♦ 1-697.4♦
– Sternum
–– durch Inzision 1-503.0
–– ohne Inzision, mit Steuerung durch bildgebende Verfahren 1-481.0
–– perkutan 1-480.0
– Subglottis
–– durch Inzision 1-549.2
–– ohne Inzision 1-421.2
– Supraglottis
–– durch Inzision 1-549.0
–– ohne Inzision 1-421.0
– Tarsus
–– durch Inzision 1-503.8♦
–– ohne Inzision, mit Steuerung durch bildgebende Verfahren 1-481.8♦
–– perkutan 1-480.8♦
– Thymus
–– durch Inzision 1-581.1
–– perkutan 1-425.9
––– mit Steuerung durch bildgebende Verfahren 1-426.9
– Tibia
–– durch Inzision 1-503.7♦
–– ohne Inzision, mit Steuerung durch bildgebende Verfahren 1-481.7♦
–– perkutan 1-480.7♦
– Tonsille, ohne Inzision 1-422.01♦
– Tränendrüse 1-529.8♦
–– durch Inzision 1-522♦
– Tränendrüsenausführungsgang, durch Inzision 1-522♦
– Tränensack 1-529.8♦
– Tränenwege, durch Inzision 1-529.8♦
– Tuba uterina 1-470.1♦
–– durch Inzision 1-570.1♦ ►

Biopsie – s.a. Aspirationsbiopsie, Exzisionsbiopsie, Feinnadelbiopsie, Nadelbiopsie, Saugbiopsie, Stanzbiopsie, Stufenbiopsie *(Forts.)*
~ Tuba uterina 1-470.1♦ *(Forts.)*
–– mit Steuerung durch bildgebende Verfahren 1-474.1♦
–– perkutan 1-470.1♦
––– mit Steuerung durch bildgebende Verfahren 1-474.1♦
– Übergang, kardioösophageal, endoskopisch 1-440.a
– Ulna
–– durch Inzision 1-503.2♦
–– ohne Inzision, mit Steuerung durch bildgebende Verfahren 1-481.2♦
–– perkutan 1-480.2♦
– Ureter
–– durch Inzision 1-562.0♦
–– perkutan-nephroskopisch 1-461.1♦
–– perkutan-zystoskopisch 1-462.1♦
–– transurethral 1-460.1♦
– Urethra
–– durch Inzision 1-561.0
–– perkutan-zystoskopisch 1-462.3
–– transurethral 1-460.3
– Urozele
–– endosonographisch gesteuert 1-494.c♦
–– perkutan 1-493.c♦
––– mit Steuerung durch bildgebende Verfahren 1-494.c♦
– Uterus 1-470.2
–– gravide 1-470.2
––– perkutan 1-470.2
–– Ligament 1-470.3♦
––– perkutan 1-470.3♦
–– mit Steuerung durch bildgebende Verfahren 1-474.2
–– perkutan 1-470.2
––– mit Steuerung durch bildgebende Verfahren 1-474.2
– Uvula, ohne Inzision 1-422.00
– Vagina 1-470.4
–– durch Inzision 1-572
–– mit Steuerung durch bildgebende Verfahren 1-474.4
–– perkutan 1-470.4
––– mit Steuerung durch bildgebende Verfahren 1-474.4
– Verdauungstrakt
–– oberer, endoskopisch
––– 1–5 Entnahmen 1-440.a
––– 6 oder mehr 1-440.9
–– unterer, endoskopisch
––– 1–5 Entnahmen 1-444.7
––– 6 oder mehr 1-444.6
– Vesiculae seminales
–– durch Inzision 1-569.2♦
–– perkutan 1-463.2♦
––– mit Steuerung durch bildgebende Verfahren 1-465.2♦ ►

Biopsie – s.a. Aspirationsbiopsie, Exzisionsbiopsie, Feinnadelbiopsie, Nadelbiopsie, Saugbiopsie, Stanzbiopsie, Stufenbiopsie *(Forts.)*
~ Vesiculae seminales *(Forts.)*
–– transrektal 1-464.2♦
––– mit Steuerung durch bildgebende Verfahren 1-466.1♦
– Virchow-Drüse
–– durch Inzision 1-586.1♦
–– perkutan 1-425.1♦
––– mit Steuerung durch bildgebende Verfahren 1-426.1♦
– Vulva 1-470.5
–– mit Steuerung durch bildgebende Verfahren 1-474.5
–– perkutan 1-470.5
––– mit Steuerung durch bildgebende Verfahren 1-474.5
– Wangenschleimhaut, ohne Inzision 1-420.5
– Wirbelsäule
–– durch Inzision 1-503.4
–– ohne Inzision, mit Steuerung durch bildgebende Verfahren 1-481.4
–– perkutan 1-480.4
– Zäkum, endoskopisch 1-444.7
– Zahnalveole
–– durch Inzision 1-545.x
–– ohne Inzision 1-420.4
– Zahnfleisch, ohne Inzision 1-420.3
– Zunge, ohne Inzision 1-420.1
– Zwerchfell
–– durch Inzision 1-550
–– perkutan 1-431.2
––– mit Steuerung durch bildgebende Verfahren 1-432.2
––– radiologisch gesteuert 1-432.2
––– ultraschallgesteuert 1-432.2
Bioresorbierbar, Stent
– metallisch *[nur Zusatzkode!]* 8-83b.m1
– Polymer-basiert *[nur Zusatzkode!]* 8-83b.m0
Bisegmentektomie, Leber 5-502.4
– zur Lebend-Organspende 5-503.3
Bisegmentresektion, Lunge
– offen
–– mit
––– Entfernung, Lymphknoten, einzeln 5-323.62♦
––– Lymphadenektomie, radikal 5-323.63♦
–– ohne Lymphadenektomie 5-323.61♦
– thorakoskopisch
–– mit
––– Entfernung, Lymphknoten, einzeln 5-323.72♦
––– Lymphadenektomie, radikal 5-323.73♦
–– ohne Lymphadenektomie 5-323.71♦
Bishop-Koop-Anastomose, Anlegen
– durch Umsteigen laparoskopisch – offen chirurgisch 5-463.32
– laparoskopisch 5-463.31
– offen 5-463.30
Bivalirudin, Applikation, parenteral
– 125 mg bis unter 250 mg 6-002.n0
– 250 mg bis unter 350 mg 6-002.n1
– 350 mg bis unter 450 mg 6-002.n2
– 450 mg bis unter 550 mg 6-002.n3
– 550 mg bis unter 650 mg 6-002.n4
– 650 mg bis unter 750 mg 6-002.n5
– 750 mg bis unter 850 mg 6-002.n6
– 850 mg oder mehr 6-002.n7
Biventrikulär
– Pumpe
–– extern, herzunterstützend, Pumpenwechsel
––– beide Pumpen, isoliert, nicht offen 5-376.34
––– isoliert, nicht offen 5-376.33
–– extrakorporal, Dauer der Behandlung
––– bis unter 48 Stunden 8-83a.20
––– 48 bis 96 Stunden 8-83a.21
––– 96 bis 144 Stunden 8-83a.23
––– 144 bis 192 Stunden 8-83a.24
––– 192 bis 240 Stunden 8-83a.25
––– 240 bis 288 Stunden 8-83a.26
––– 288 bis 384 Stunden 8-83a.27
––– 384 bis 480 Stunden 8-83a.28
––– 480 bis 576 Stunden 8-83a.29
––– 576 oder mehr Stunden 8-83a.2a
–– intern, herzunterstützend
––– Entfernung, offen 5-376.51
––– Implantation, offen 5-376.50
–– parakorporal, Pumpenwechsel
––– beide Pumpen, isoliert, nicht offen 5-376.84
––– isoliert, nicht offen 5-376.83
– Zentrifugalpumpe
–– extrakorporal
––– Entfernung 8-839.a4
––– Implantation, endovaskulär 8-839.a2
–– herzunterstützend
––– Entfernung, offen 5-376.31
––– Implantation, offen 5-376.30
––– Pumpenwechsel
–––– beide Pumpen, isoliert, nicht offen 5-376.34
–––– isoliert, nicht offen 5-376.33
Bizepssehne
– lang, Schultergelenk
–– Naht, arthroskopisch 5-814.8♦
–– Tenodese, arthroskopisch 5-814.9♦
–– Tenotomie, arthroskopisch 5-814.7♦
– Naht
–– primär 5-855.12♦
–– sekundär 5-855.22♦
– Reinsertion 5-855.02♦
Blade-Angioplastie
– Koronararterie 8-837.q
– perkutan-transluminal
–– A. pulmonalis 8-838.10
–– Aorta 8-836.14
–– Aortenisthmus 8-836.15
–– Arterie
––– abdominal 8-836.1h♦
––– Oberschenkel 8-836.1k♦
––– pelvin 8-836.1h♦ ►

Blade-Angioplastie *(Forts.)*
~ perkutan-transluminal *(Forts.)*
-- Ductus arteriosus apertus 8-836.16
-- Gefäß
--- extrakraniell, Kopf 8-836.11♦
--- Hals 8-836.11♦
--- intrakraniell 8-836.10
--- künstlich 8-836.1e
---- Lungenkreislauf 8-838.15
--- Malformation 8-836.1d
--- Oberarm 8-836.12♦
--- Schulter 8-836.12♦
--- spinal 8-836.1f
--- Thorax 8-836.18♦
--- Unterarm 8-836.13♦
--- Unterschenkel 8-836.1c♦
--- viszeral 8-836.1a
-- Kollateralgefäß, aortopulmonal 8-838.12
-- Malformation, Gefäß, Lungenkreislauf 8-838.13
-- Shunt, aortopulmonal, künstlich 8-838.14
-- V. cava 8-836.17
-- V. portae 8-836.1g
-- V. pulmonalis 8-838.11♦
-- Vene
--- abdominal 8-836.1j♦
--- Oberschenkel 8-836.1m♦
--- pelvin 8-836.1j♦
Blalock-Hanlon, Operation – s.a. Herstellung, Septumdefekt, Herz 5-355.1
Blalock-Taussig, Anastomose – s.a. Anastomose, A. subclavia, und A. pulmonalis 5-390.0
Blase – s. Harnblase
Blasendruckmessung 1-334.1
Blasenverweilkatheter, suprapubisch, Wechsel 8-133.0
Blepharoplastik
– durch Oberflächenbehandlung, mit Laser 5-097.4♦
– Oberlid 5-097.1♦
– Unterlid 5-097.2♦
Blepharoptosis
– mit Frontalissuspension 5-094.4♦
– Reinsertion, Levator 5-094.3♦
– Resektion, Tarsus 5-094.0♦
Blepharorrhaphie
– Eröffnung 5-092.5♦
– mit Lidkantenexzision 5-092.01♦
– ohne Lidkantenexzision 5-092.00♦
– Spaltung 5-092.5♦
Blepharotomie 5-090.0♦
Blinatumomab, Applikation, parenteral
– 9 µg bis unter 18 µg, bei Patienten unter 15 Jahren 6-008.70
– 18 µg bis unter 27 µg 6-008.71
– 27 µg bis unter 36 µg 6-008.72
– 36 µg bis unter 45 µg 6-008.73
– 45 µg bis unter 54 µg 6-008.74
– 54 µg bis unter 63 µg 6-008.75
– 63 µg bis unter 72 µg 6-008.76
– 72 µg bis unter 100 µg 6-008.77 ►

Blinatumomab, Applikation, parenteral *(Forts.)*
– 100 µg bis unter 130 µg 6-008.78
– 130 µg bis unter 160 µg 6-008.79
– 160 µg bis unter 220 µg 6-008.7a
– 220 µg bis unter 280 µg 6-008.7b
– 280 µg bis unter 400 µg 6-008.7c
– 400 µg bis unter 520 µg 6-008.7d
– 520 µg bis unter 640 µg 6-008.7e
– 640 µg bis unter 760 µg 6-008.7f
– 760 µg bis unter 1.000 µg 6-008.7g
– 1.000 µg bis unter 1.480 µg 6-008.7h
– 1.480 µg bis unter 1.960 µg 6-008.7j
– 1.960 µg bis unter 2.920 µg 6-008.7k
– 2.920 µg bis unter 3.880 µg 6-008.7m
– 3.880 µg bis unter 4.840 µg 6-008.7n
– 4.840 µg bis unter 5.800 µg 6-008.7p
– 5.800 µg oder mehr 6-008.7q
Blockade, Ganglion stellatum, zur Schmerztherapie 8-916.01
Blockbehandlung
– erweitert, Therapie
-- neuropädiatrisch 9-403.2
-- pädiatrisch-psychosomatisch 9-403.2
-- sozialpädiatrisch 9-403.2
– Therapie
-- neuropädiatrisch 9-403.1
-- pädiatrisch-psychosomatisch 9-403.1
-- sozialpädiatrisch 9-403.1
Blockchemotherapie
– hochgradig komplex und intensiv, mit
-- einem Chemotherapieblock während eines stationären Aufenthaltes 8-544.0
-- zwei Chemotherapieblöcken während eines stationären Aufenthaltes 8-544.1
– mittelgradig komplex und intensiv
-- 1 Tag, mit Medikament
--- 1 8-543.11
--- 2 8-543.12
--- 3 8-543.13
--- 4 8-543.14
--- 5 8-543.15
--- 6 8-543.16
--- 7 oder mehr 8-543.17
-- 2 Tage, mit Medikament
--- 1 8-543.21
--- 2 8-543.22
--- 3 8-543.23
--- 4 8-543.24
--- 5 8-543.25
--- 6 8-543.26
--- 7 oder mehr 8-543.27
-- 3 Tage, mit Medikament
--- 1 8-543.31
--- 2 8-543.32
--- 3 8-543.33
--- 4 8-543.34
--- 5 8-543.35
--- 6 8-543.36
--- 7 oder mehr 8-543.37
-- 4 Tage, mit Medikament
--- 1 8-543.41 ►

Blockchemotherapie *(Forts.)*
~ mittelgradig komplex und intensiv *(Forts.)*
~~ 4 Tage, mit Medikament *(Forts.)*
––– 2 8-543.42
––– 3 8-543.43
––– 4 8-543.44
––– 5 8-543.45
––– 6 8-543.46
––– 7 oder mehr 8-543.47
–– 5 Tage, mit Medikament
––– 1 8-543.51
––– 2 8-543.52
––– 3 8-543.53
––– 4 8-543.54
––– 5 8-543.55
––– 6 8-543.56
––– 7 oder mehr 8-543.57
–– 6 Tage, mit Medikament
––– 1 8-543.61
––– 2 8-543.62
––– 3 8-543.63
––– 4 8-543.64
––– 5 8-543.65
––– 6 8-543.66
––– 7 oder mehr 8-543.67
–– 7 Tage, mit Medikament
––– 1 8-543.71
––– 2 8-543.72
––– 3 8-543.73
––– 4 8-543.74
––– 5 8-543.75
––– 6 8-543.76
––– 7 oder mehr 8-543.77
–– 8 Tage, mit Medikament
––– 1 8-543.81
––– 2 8-543.82
––– 3 8-543.83
––– 4 8-543.84
––– 5 8-543.85
––– 6 8-543.86
––– 7 oder mehr 8-543.87
–– 9 Tage oder mehr, mit Medikament
––– 1 8-543.91
––– 2 8-543.92
––– 3 8-543.93
––– 4 8-543.94
––– 5 8-543.95
––– 6 8-543.96
––– 7 oder mehr 8-543.97
Blockexzision, Chorioidea, mit
– Sklera, in voller Dicke 5-157.20♦
– Skleradeckel, lamellär 5-157.21♦
Blöcke, individuell, Konstruktion, und Anpassung, bei Strahlentherapie 8-527.8
Blountklammer
– Entfernung
–– Femur
––– distal 5-787.eh♦
––– proximal 5-787.ef♦
–– Fibula
––– distal 5-787.er♦ ▶

Blountklammer *(Forts.)*
~ Entfernung *(Forts.)*
~~ Fibula *(Forts.)*
––– proximal 5-787.ep♦
–– Kalkaneus 5-787.et♦
–– Karpus 5-787.ea♦
–– Metatarsus 5-787.ev♦
–– Phalangen, Fuß 5-787.ew♦
–– Tarsus 5-787.eu♦
–– Tibia
––– distal 5-787.en♦
––– proximal 5-787.ek♦
– Reosteosynthese, bei Revision, Osteosynthesematerial
–– Femur
––– distal 5-78a.eh♦
––– proximal 5-78a.ef♦
–– Fibula
––– distal 5-78a.er♦
––– proximal 5-78a.ep♦
–– Kalkaneus 5-78a.et♦
–– Karpus 5-78a.ea♦
–– Metatarsus 5-78a.ev♦
–– Phalangen, Fuß 5-78a.ew♦
–– Tarsus 5-78a.eu♦
–– Tibia
––– distal 5-78a.en♦
––– proximal 5-78a.ek♦
– Reposition
–– geschlossen, Luxation
––– Akromioklavikulargelenk 5-79a.e1♦
––– Handgelenk 5-79a.e7♦
––– Handwurzelgelenk 5-79a.ea♦
––– Humeroglenoidalgelenk 5-79a.e0♦
––– Humeroulnargelenk 5-79a.e4♦
––– Kniegelenk 5-79a.eh♦
––– Metatarsophalangealgelenk 5-79a.eq♦
––– Radiokarpalgelenk 5-79a.e8♦
––– Radioulnargelenk
–––– distal 5-79a.e6♦
–––– proximal 5-79a.e5♦
––– Sprunggelenk
–––– oberes 5-79a.ek♦
–––– unteres 5-79a.em♦
––– Sternoklavikulargelenk 5-79a.e3♦
––– Tarsalgelenk 5-79a.en♦
––– Tarsometatarsalgelenk 5-79a.ep♦
––– Tibiofibulargelenk, proximal 5-79a.ej♦
––– Ulnokarpalgelenk 5-79a.e9♦
–– offen
––– Fraktur
–––– Femur
––––– distal 5-793.eh♦
––––– proximal 5-793.ef♦
–––– Fibula
––––– distal 5-793.er♦
––––– proximal 5-793.ep♦
–––– Kalkaneus 5-797.et♦
–––– Karpus 5-795.ea♦
–––– Klavikula 5-795.e0♦
–––– Metakarpus 5-795.eb♦ ▶

B

Blountklammer *(Forts.)*
~ Reposition *(Forts.)*
~~ offen *(Forts.)*
~~~ Fraktur *(Forts.)*
---- Metatarsus 5-795.ev♦
---- Patella 5-793.ej♦
---- Phalangen
----- Fuß 5-795.ew♦
----- Hand 5-795.ec♦
---- Skapula 5-795.ez♦
---- Talus 5-797.es♦
---- Tarsus 5-795.eu♦
---- Tibia
----- distal 5-793.en♦
----- proximal 5-793.ek♦
--- Luxation
---- Akromioklavikulargelenk 5-79b.e1♦
---- Handgelenk 5-79b.e7♦
---- Handwurzelgelenk 5-79b.ea♦
---- Hüftgelenk 5-79b.eg♦
---- Humeroglenoidalgelenk 5-79b.e0♦
---- Humeroulnargelenk 5-79b.e4♦
---- Iliosakralgelenk 5-79b.ee♦
---- Interphalangealgelenk 5-79b.ed♦
---- Karpometakarpalgelenk 5-79b.eb♦
---- Kniegelenk 5-79b.eh♦
---- Metakarpophalangealgelenk 5-79b.ec♦
---- Metatarsophalangealgelenk 5-79b.eq♦
---- Radiokarpalgelenk 5-79b.e8♦
---- Radioulnargelenk
----- distal 5-79b.e6♦
----- proximal 5-79b.e5♦
---- Sprunggelenk
----- oberes 5-79b.ek♦
----- unteres 5-79b.em♦
---- Sternoklavikulargelenk 5-79b.e3♦
---- Symphyse 5-79b.ef
---- Tarsalgelenk 5-79b.en♦
---- Tarsometatarsalgelenk 5-79b.ep♦
---- Thorakoskapulargelenk 5-79b.e2♦
---- Tibiofibulargelenk, proximal 5-79b.ej♦
---- Ulnokarpalgelenk 5-79b.e9♦
---- Zehengelenk 5-79b.er♦
--- Mehrfragment-Fraktur
---- Femur
----- distal 5-794.eh♦
----- proximal 5-794.ef♦
---- Fibula
----- distal 5-794.er♦
----- proximal 5-794.ep♦
---- Karpus 5-796.ea♦
---- Klavikula 5-796.e0♦
---- Metakarpus 5-796.eb♦
---- Metatarsus 5-796.ev♦
---- Patella 5-794.ej♦
---- Phalangen
----- Fuß 5-796.ew♦
----- Hand 5-796.ec♦
---- Skapula 5-796.ez♦
---- Tarsus 5-796.eu♦ ►

Blountklammer *(Forts.)*
~ Reposition *(Forts.)*
~~ offen *(Forts.)*
~~~ Mehrfragment-Fraktur *(Forts.)*
---- Tibia
----- distal 5-794.en♦
----- proximal 5-794.ek♦
– zur Osteosynthese, Knochen *[nur Zusatzkode!]* 5-786.e
Blountklammern, Reposition
– geschlossen, Luxation, Ellenbogengelenk 5-79a.et♦
– offen, Luxation, Ellenbogengelenk 5-79b.et♦
Blut, peripher, Entnahme, Stammzellen, hämatopoetisch, zur
– allogenen Spende 5-410.11
– Eigenspende 5-410.10
Blutabstrom, venös, Sicherung, bei
– Lappenplastik, durch Anwendung, Blutegel 8-85b
– replantierten Gliedmaßenabschnitten, durch Anwendung, Blutegel 8-85b
Blutbildende Organe, Therapie, mit Radionuklid, offen 8-530.2
Blutegel, Anwendung, zur Sicherung, Blutabstrom, venös, bei
– Lappenplastik 8-85b
– replantierten Gliedmaßenabschnitten 8-85b
Blutfluss
– Messung, Gefäß, intraoperativ *[nur Zusatzkode!]* 5-98e
– zerebral, Messung, durch
-- Implantation, Messsonde, intrakraniell 5-029.13
-- Wechsel, Messsonde, intrakraniell 5-029.13
Blutgefäß
– intrakraniell, Clip
-- 1 *[nur Zusatzkode!]* 5-026.40
-- 2 *[nur Zusatzkode!]* 5-026.41
-- 3 *[nur Zusatzkode!]* 5-026.42
-- 4 *[nur Zusatzkode!]* 5-026.43
-- 5 *[nur Zusatzkode!]* 5-026.44
-- 6 oder mehr *[nur Zusatzkode!]* 5-026.45
– Okklusion, atraumatisch, temporär, mit Polymer, viskös, mit Umkehrphase *[nur Zusatzkode!]* 5-39a.1
– Szintigraphie, durch Applikation
-- intraarteriell, mit Evaluation, zur Radionuklidtherapie, intravaskulär, selektiv (SIRT), mit
--- Eiweißpartikeln, Technetium-99m-markiert 3-708.00
--- Mikrosphären, Holmium-166-markiert 3-708.01
--- sonstigen Substanzen 3-708.02
-- intravenös 3-708.1
Blutstillung
– Darm, endoskopisch, durch Auftragen
-- absorbierende Substanz 5-469.t3
-- Peptid-Hydrogel-bildende Substanz 5-469.w3 ►

Blutstillung *(Forts.)*
– Gallengänge
–– durch Umsteigen laparoskopisch – offen chirurgisch 5-514.c2
–– endoskopisch 5-513.c
–– laparoskopisch 5-514.c1
–– offen 5-514.c0
–– perkutan-transhepatisch 5-514.c3
– Gebiss, Zahnfleisch, Alveolen, operativ 5-249.0
– Harnblase, operativ
–– laparoskopisch 5-579.41
–– offen 5-579.40
–– perkutan 5-579.43
–– transurethral 5-579.42
–– über ein Stoma 5-579.44
– Keilbeinhöhle
–– bei Elektrokoagulation, durch
––– Ethmoidektomie, von außen, mit Darstellung, Schädelbasis 5-222.11♦
––– Infundibulotomie 5-222.0♦
–– durch Elektrokoagulation, bei
––– Ethmoidektomie
–––– endonasal 5-222.20♦
––––– mit Darstellung, Schädelbasis 5-222.21♦
–––– transmaxillär 5-222.30♦
––––– mit Darstellung, Schädelbasis 5-222.31♦
–––– von außen 5-222.10♦
––– Sphenoidektomie
–––– transmaxilloethmoidal 5-222.70♦
––––– mit Darstellung, Schädelbasis 5-222.71♦
–––– transseptal 5-222.6♦
–––– von außen 5-222.50♦
––––– mit Darstellung, Schädelbasis 5-222.51♦
––– Sphenoidotomie, endonasal 5-222.4♦
– Leber, durch Umstechung 5-505.0
– Magen, endoskopisch, durch Auftragen
–– absorbierende Substanz 5-449.t3
–– Peptid-Hydrogel-bildende Substanz 5-449.v3
– Mediastinum, durch Inzision, extrapleural, durch
–– Resternotomie 5-341.32
–– Sternotomie 5-341.22
– milzerhaltend, mit Implantation, Vicrylnetz 5-419.5
– Mund, operativ 5-279.0
– Nase, durch
–– Ätzung 5-210.0
–– Dermatoplastik, Vestibulum nasi 5-210.5
–– Elektrokoagulation 5-210.1
–– Kaustik 5-210.0
–– Kryokoagulation 5-210.2
–– Laserkoagulation 5-210.3
–– Ligatur, Arterie 5-210.4
–– Tamponade 8-500
– Ösophagus
–– durch Tamponade 8-501
–– endoskopisch, durch Auftragen
––– absorbierende Substanz 5-429.v0
––– Peptid-Hydrogel-bildende Substanz 5-429.v1 ►

Blutstillung *(Forts.)*
– operativ, nach
–– Adenotomie 5-289.2
–– Gefäßoperation 5-394.0
–– Tonsillektomie 5-289.1
– Pankreas
–– durch Umsteigen laparoskopisch – offen chirurgisch 5-529.c2
–– laparoskopisch 5-529.c1
–– offen 5-529.c0
– Pankreasgang
–– durch Umsteigen laparoskopisch – offen chirurgisch 5-529.c2
–– endoskopisch 5-526.c
–– laparoskopisch 5-529.c1
–– offen 5-529.c0
– Prostata
–– offen 5-609.1
–– transurethral 5-609.0
– Rektum
–– durch Tamponade 8-502
–– endoskopisch, durch Auftragen
––– absorbierende Substanz 5-469.k0
––– Peptid-Hydrogel-bildende Substanz 5-469.k1
– Schilddrüse, postoperativ, durch Wiedereröffnung, Wunde 5-060.3
– Ulcus ventriculi
–– durch selektive Gefäßembolisation, durch Katheter 8-836.9a
–– peptisch, endoskopisch 5-449.53
– Ulkus ventriculi, peptisch, durch Ligatur, offen 5-449.50
– Uterus, nichtgeburtshilflich, durch Tamponade 8-503
– vaginal, durch Tamponade 8-504
Blutvolumen, Bestimmung, szintigraphisch 3-70a.3
Bogengänge, Destruktion, durch Injektion, Alkohol 5-208.x♦
Bogenverschiebeplastik, bei Rekonstruktion, Augenlid, durch Verschiebeplastik, Lidkante 5-096.11♦
Bohrlochtrepanation
– über Kalotte, als Zugang 5-010.2
– zur intrakraniellen diagnostischen Endoskopie 1-698.0
Bohrung
– Beckenknochen 5-780.1d
– Femur
–– distal 5-780.1h♦
–– proximal 5-780.1f♦
–– Schaft 5-780.1g♦
– Fibula
–– distal 5-780.1r♦
–– proximal 5-780.1p♦
–– Schaft 5-780.1q♦
– Humerus
–– distal 5-780.13♦
–– proximal 5-780.11♦
–– Schaft 5-780.12♦ ►

Bohrung *(Forts.)*
– Kalkaneus 5-780.1t♦
– Karpus 5-780.1a♦
– Klavikula 5-780.10♦
– Metakarpus 5-780.1b♦
– Metatarsus 5-780.1v♦
– nach Beck 5-220.3♦
– Patella 5-780.1j♦
– Phalangen
–– Fuß 5-780.1w♦
–– Hand 5-780.1c♦
– Radius
–– distal 5-780.16♦
–– proximal 5-780.14♦
–– Schaft 5-780.15♦
– Schenkelhals 5-780.1e♦
– Skapula 5-780.1z♦
– Talus 5-780.1s♦
– Tarsus 5-780.1u♦
– Tibia
–– distal 5-780.1n♦
–– proximal 5-780.1k♦
–– Schaft 5-780.1m♦
– Ulna
–– distal 5-780.19♦
–– proximal 5-780.17♦
–– Schaft 5-780.18♦
Bolusmaterial, Konstruktion, und Anpassung, bei Strahlentherapie 8-527.6
Borggreveplastik 5-869.0
Bortezomib, Applikation, parenteral
– 1,5 mg bis unter 2,5 mg 6-001.90
– 2,5 mg bis unter 3,5 mg 6-001.91
– 3,5 mg bis unter 4,5 mg 6-001.92
– 4,5 mg bis unter 5,5 mg 6-001.93
– 5,5 mg bis unter 6,5 mg 6-001.94
– 6,5 mg bis unter 7,5 mg 6-001.95
– 7,5 mg bis unter 8,5 mg 6-001.96
– 8,5 mg bis unter 9,5 mg 6-001.97
– 9,5 mg bis unter 10,5 mg 6-001.98
– 10,5 mg bis unter 11,5 mg 6-001.99
– 11,5 mg bis unter 13,5 mg 6-001.9a
– 13,5 mg bis unter 15,5 mg 6-001.9b
– 15,5 mg bis unter 17,5 mg 6-001.9c
– 17,5 mg bis unter 19,5 mg 6-001.9d
– 19,5 mg bis unter 21,5 mg 6-001.9e
– 21,5 mg bis unter 23,5 mg 6-001.9f
– 23,5 mg bis unter 25,5 mg 6-001.9g
– 25,5 mg bis unter 27,5 mg 6-001.9h
– 27,5 mg bis unter 29,5 mg 6-001.9j
– 29,5 mg oder mehr 6-001.9k
Bosentan, Applikation, oral
– 250 mg bis unter 500 mg, bei Patienten unter 15 Jahren 6-002.f0
– 500 mg bis unter 750 mg, bei Patienten unter 15 Jahren 6-002.f1
– 750 mg bis unter 1.000 mg 6-002.f2
– 1.000 mg bis unter 1.250 mg 6-002.f3
– 1.250 mg bis unter 1.500 mg 6-002.f4
– 1.500 mg bis unter 1.750 mg 6-002.f5
– 1.750 mg bis unter 2.000 mg 6-002.f6 ▶

Bosentan, Applikation, oral *(Forts.)*
– 2.000 mg bis unter 2.250 mg 6-002.f7
– 2.250 mg bis unter 2.500 mg 6-002.f8
– 2.500 mg bis unter 2.750 mg 6-002.f9
– 2.750 mg bis unter 3.000 mg 6-002.fa
– 3.000 mg bis unter 3.500 mg 6-002.fb
– 3.500 mg bis unter 4.000 mg 6-002.fc
– 4.000 mg bis unter 4.500 mg 6-002.fd
– 4.500 mg bis unter 5.000 mg 6-002.fe
– 5.000 mg bis unter 5.500 mg 6-002.ff
– 5.500 mg bis unter 6.000 mg 6-002.fg
– 6.000 mg bis unter 7.000 mg 6-002.fh
– 7.000 mg bis unter 8.000 mg 6-002.fj
– 8.000 mg bis unter 9.000 mg 6-002.fk
– 9.000 mg bis unter 10.000 mg 6-002.fm
– 10.000 mg bis unter 11.000 mg 6-002.fn
– 11.000 mg oder mehr 6-002.fp
Bosutinib, Applikation, oral 6-007.4
Botulinumtoxin
– Applikation 6-003.8
– Injektionsbehandlung, Harnblase
–– laparoskopisch 5-579.61
–– offen 5-579.60
–– perkutan 5-579.63
–– transurethral 5-579.62
–– über ein Stoma 5-579.64
Bougierung
– Anus 5-499.0
– Darm
–– durch Umsteigen laparoskopisch – offen chirurgisch 5-469.b2
–– endoskopisch 5-469.b3
–– laparoskopisch 5-469.b1
–– offen 5-469.b0
– Gallengänge
–– endoskopisch 5-513.d
–– perkutan-transhepatisch 5-514.n3
– Magen
–– durch Umsteigen laparoskopisch – offen chirurgisch 5-449.b2
–– endoskopisch 5-449.b3
–– laparoskopisch 5-449.b1
–– offen 5-449.b0
– Ösophagus 5-429.8
– Pankreasgang, endoskopisch 5-526.d
– Rektum, endoskopisch 5-489.b
– Ureter
–– perkutan-transrenal, zur Erweiterung 5-560.6♦
–– transurethral 5-560.2♦
––– zur Erweiterung, Ureterostium 5-561.7♦
– Urethra
–– ohne Durchleuchtung 8-139.00
–– unter Durchleuchtung 8-139.01
Bracht, Manualhilfe, bei Spontanpartus, bei Beckenendlage 5-727.0
Brachytherapie
– Chorioidea, durch Aufnähen, Applikator
–– beta-strahlend 5-155.80♦
–– gamma-strahlend 5-155.81♦ ▶

Brachytherapie *(Forts.)*
– endovaskulär
–– Gefäß, peripher, mit flüssigem Rhenium-188, über ein geschlossenes Ballonsystem 8-530.c1
–– Koronargefäß, mit flüssigem Rhenium-188, über ein geschlossenes Ballonsystem 8-530.c0
– Feldfestlegung, mit Simulator
–– mit 3D-Plan 8-528.9
–– ohne 3D-Plan 8-528.8
– interstitiell, durch
–– Implantation, Strahler
––– entfernbar, in einer Ebene, mit
–––– gepulster Dosisleistung 8-525.01
–––– hoher Dosisleistung 8-525.02
–––– niedriger Dosisleistung 8-525.00
––– permanent
–––– bis zu 10 Quellen 8-525.20
–––– mit 11 oder mehr Quellen 8-525.21
–– Volumenimplantation, Strahler, entfernbar, in mehreren Ebenen, mit
––– gepulster Dosisleistung 8-525.11
––– hoher Dosisleistung 8-525.12
––– niedriger Dosisleistung 8-525.10
– intrakavitär, mit umschlossenen Radionukliden 8-524.4
– intraluminal, mit umschlossenen Radionukliden 8-524.5
– intrauterin, mit umschlossenen Radionukliden 8-524.0
– intravaginal, mit umschlossenen Radionukliden 8-524.1
– intravaskulär, mit umschlossenen Radionukliden 8-524.61
– intrazerebral
–– Entfernung, Katheter-Ballon-System 5-029.e
–– Implantation, Katheter-Ballon-System 5-029.d
–– mit Katheter-Ballon-System 8-530.c2
– Körperoberfläche, mit umschlossenen Radionukliden 8-524.3
– kombiniert, intrauterin und intravaginal, mit umschlossenen Radionukliden 8-524.2
– Koronargefäß, intravaskulär, mit umschlossenen Radionukliden 8-524.60
– mit Oberflächenapplikator 8-525.4
– Retina, durch Aufnähen, Applikator
–– beta-strahlend 5-155.80♦
–– gamma-strahlend 5-155.81♦
– Simulation, CT-gesteuert 8-528.7
Brentuximab Vedotin, Applikation, parenteral
– 25 mg bis unter 50 mg, bei Patienten unter 15 Jahren 6-006.b0
– 50 mg bis unter 75 mg 6-006.b1
– 75 mg bis unter 100 mg 6-006.b2
– 100 mg bis unter 125 mg 6-006.b3
– 125 mg bis unter 150 mg 6-006.b4
– 150 mg bis unter 175 mg 6-006.b5
– 175 mg bis unter 200 mg 6-006.b6
– 200 mg bis unter 225 mg 6-006.b7 ►
Brentuximab Vedotin, Applikation, parenteral *(Forts.)*
– 225 mg bis unter 250 mg 6-006.b8
– 250 mg bis unter 300 mg 6-006.b9
– 300 mg bis unter 350 mg 6-006.ba
– 350 mg bis unter 400 mg 6-006.bb
– 400 mg bis unter 450 mg 6-006.bc
– 450 mg bis unter 500 mg 6-006.bd
– 500 mg bis unter 550 mg 6-006.be
– 550 mg bis unter 600 mg 6-006.bf
– 600 mg bis unter 650 mg 6-006.bg
– 650 mg bis unter 700 mg 6-006.bh
– 700 mg oder mehr 6-006.bj
Bridenlösung
– bei Laparotomie, Unterbauch 5-469.10
– Darm
–– durch Umsteigen laparoskopisch – offen chirurgisch 5-469.12
–– laparoskopisch 5-469.11
–– offen 5-469.10
Brigatinib, Applikation, oral 6-00b.3
Brisement forcé 8-210♦
Brodalumab, Applikation, parenteral 6-00a.3
Bronchial
– Anastomose, Deckung, plastisch, mit
–– Fett, perikardial, an Lunge und Bronchien *[nur Zusatzkode!]* 5-339.66♦
–– Muskeltransposition, an Lunge und Bronchien *[nur Zusatzkode!]* 5-339.61♦
–– Omentum majus, an Lunge und Bronchien *[nur Zusatzkode!]* 5-339.60♦
–– Perikard, an Lunge und Bronchien *[nur Zusatzkode!]* 5-339.62♦
–– Pleura, an Lunge und Bronchien *[nur Zusatzkode!]* 5-339.65♦
–– V. azygos, an Lunge und Bronchien *[nur Zusatzkode!]* 5-339.64♦
–– Zwerchfell, an Lunge und Bronchien *[nur Zusatzkode!]* 5-339.63♦
– Naht, Deckung, plastisch, mit
–– Fett, perikardial, an Lunge und Bronchien *[nur Zusatzkode!]* 5-339.66♦
–– Muskeltransposition, an Lunge und Bronchien *[nur Zusatzkode!]* 5-339.61♦
–– Omentum majus, an Lunge und Bronchien *[nur Zusatzkode!]* 5-339.60♦
–– Perikard, an Lunge und Bronchien *[nur Zusatzkode!]* 5-339.62♦
–– Pleura, an Lunge und Bronchien *[nur Zusatzkode!]* 5-339.65♦
–– V. azygos, an Lunge und Bronchien *[nur Zusatzkode!]* 5-339.64♦
–– Zwerchfell, an Lunge und Bronchien *[nur Zusatzkode!]* 5-339.63♦
– Reaktivität, Messung 1-714
– Stent
–– Entfernung 5-339.4♦
–– Wechsel, in
––– Kunststoffstent 5-339.31♦
––– Metallstent 5-339.32♦
––– Stent, hybrid/dynamisch 5-339.30♦

Bronchialmuskulatur, Destruktion, bronchoskopisch, durch Radiofrequenzablation 5-320.5♦
Bronchialsystem, Implantation, Prothese, durch Inzision 5-330.2♦
Bronchographie 3-135
Bronchorrhaphie 5-334.2♦
Bronchoskopie
– diagnostisch
–– durch Inzision 1-690.0
–– intraoperativ 1-690.0
–– mit
––– Autofluoreszenzlicht 1-620.2
––– bronchoalveolärer Lavage, mit flexiblem Instrument 1-620.01
––– flexiblem Instrument, ohne weitere Maßnahmen 1-620.00
––– Instrument
–––– flexibel, mit
––––– Alveoloskopie 1-620.02
––––– Luftstrommessung, katheterbasiert 1-620.03
–––– starr
––––– mit Luftstrommessung, katheterbasiert 1-620.11
––––– ohne weitere Maßnahmen 1-620.10
– mit
–– Destruktion, Gewebe, Bronchus 5-320.0♦
–– Exzision, Gewebe, Bronchus 5-320.0♦
– Tracheo-, diagnostisch, mit Autofluoreszenzlicht 1-620.2
– zur Fremdkörperentfernung, mit
–– flexiblem Instrument, mit
––– Kryosonde 8-100.41
––– Zange 8-100.40
–– starrem Instrument, mit
––– Kryosonde 8-100.51
––– Zange 8-100.50
Bronchoskopisch
– Dilatation, an Bronchus und Trachea, mit
–– Einlegen, Bifurkationsstent 5-339.06
–– Implantation, Bifurkationsstent 5-339.06
–– Wechsel, Bifurkationsstent 5-339.06
– Einlegen, Nitinolspirale, endobronchial
–– 1 bis 2 5-339.80
–– 3 bis 4 5-339.81
–– 5 bis 6 5-339.82
–– 7 bis 8 5-339.83
–– 9 bis 10 5-339.84
–– 11 bis 12 5-339.85
–– 13 bis 14 5-339.86
–– 15 bis 16 5-339.87
–– 17 oder mehr 5-339.88
Bronchotracheal, Anastomose 5-334.2♦
Bronchus
– Aspiration, diagnostisch 1-843♦
– Bifurkationsresektion, mit Rekonstruktion 5-321.2
– Biopsie
–– durch Inzision 1-581.2♦
–– endoskopisch, durch Schlingenabtragung 1-430.12♦ ▶

Bronchus *(Forts.)*
– Destruktion
–– bronchial, durch Thermoplastie 5-320.5♦
–– bronchoskopisch
––– durch
–––– Ablation durch gepulste elektrische Felder 5-320.7♦
–––– Kryotherapie 5-320.4♦
–––– Radiofrequenzablation, zur Denervierung, mit
––––– 1 Katheter 5-320.60♦
––––– 2 oder mehr Kathetern 5-320.61♦
––– photodynamische Therapie 5-320.3♦
– Dilatation, bronchoskopisch
–– mit
––– Einlegen, Schiene
–––– aus
––––– Kunststoff 5-339.04♦
––––– Metall 5-339.05♦
–––– dynamisch 5-339.03♦
––– Implantation, Stent
–––– aus
––––– Kunststoff 5-339.04♦
––––– Metall 5-339.05♦
–––– dynamisch 5-339.03♦
–– ohne
––– Einlegen, Schiene 5-339.01♦
––– Implantation, Stent 5-339.01♦
– Fistelverschluss
–– offen 5-334.5♦
–– thorakoskopisch 5-334.6♦
– Fremdkörperentfernung, durch Inzision 5-330.1♦
– Gewebe
–– Destruktion, durch
––– Bronchoskopie 5-320.0♦
––– Thorakoskopie 5-320.2♦
––– Thorakotomie 5-320.1♦
–– Exzision, durch
––– Bronchoskopie 5-320.0♦
––– Thorakoskopie 5-320.2♦
––– Thorakotomie 5-320.1♦
– Inzision, ohne weitere Maßnahmen 5-330.0♦
– Keilexzision, ohne Resektion, Lungenparenchym 5-321.0♦
– Kryobiopsie, endoskopisch 1-430.11♦
– Ligatur 5-339.1♦
– Lunge, Trachea, Stufenbiopsie, endoskopisch, durch
–– Kryobiopsie 1-430.31
–– Zangenbiopsie 1-430.30
– Naht, nach Verletzung 5-334.2♦
– Rekonstruktion, plastisch 5-334.4♦
– Reoperation *[nur Zusatzkode!]* 5-349.6
– Resektion, mit End-zu-End-Anastomose 5-321.1♦
– Zangenbiopsie, endoskopisch 1-430.10♦
Bronchusstumpf
– Deckung, plastisch, mit
–– Fett, perikardial *[nur Zusatzkode!]* 5-339.66♦ ▶

B

Bronchusstumpf *(Forts.)*
~ Deckung, plastisch, mit *(Forts.)*
–– Muskeltransposition *[nur Zusatzkode!]* 5-339.61♦
–– Omentum majus *[nur Zusatzkode!]* 5-339.60♦
–– Perikard *[nur Zusatzkode!]* 5-339.62♦
–– Pleura *[nur Zusatzkode!]* 5-339.65♦
–– V. azygos *[nur Zusatzkode!]* 5-339.64♦
–– Zwerchfell *[nur Zusatzkode!]* 5-339.63♦
– Insuffizienz, Revision, mit
–– Deckung, plastisch, mit
––– Fett, perikardial 5-321.46♦
––– Omentum majus 5-321.40♦
––– Perikard 5-321.42♦
––– Pleura 5-321.45♦
––– Transposition, Muskel 5-321.41♦
––– V. azygos 5-321.44♦
––– Zwerchfell 5-321.43♦
–– Resektion, partiell, ohne plastische Deckung 5-321.3♦
Broström-Gould, Bandplastik, offen, Bandapparat, lateral, Sprunggelenk, oberes 5-806.5♦
Brücke
– abnehmbar, Anpassung 5-233.1
– als Zahnersatz, prothetisch 5-233.1
– fixiert
–– Anpassung 5-233.1
–– Einsetzen 5-233.1
– partiell fixiert, Anpassung 5-233.1
Brückner-Jones, Ersatzplastik, Kreuzband, vorderes 5-803.0♦
Brust – s. Mamma
Brustgewebe, Radiofrequenzspektroskopie 3-902
Brustwand
– Abstützung, offen
–– einseitig, durch Metallbügel 5-346.cx
–– zweiseitig, durch Metallbügel 5-346.dx
– Abtragung, Hautblase, bei Verbrennung und Verätzung 5-921.0a
– Biopsie
–– durch Inzision 1-589.0
–– endosonographisch gesteuert 1-494.4
–– ohne Inzision 1-493.4
–– perkutan 1-493.4
––– mit Steuerung durch bildgebende Verfahren 1-494.4
– Butterfly-Plastik 5-906.0a
–– bei Verbrennung und Verätzung 5-927.0a
– Chemical Peeling
–– großflächig 5-913.9a
–– kleinflächig 5-913.3a
– Dehnungsplastik, lokal
–– bei Verbrennung und Verätzung 5-926.0a
–– großflächig 5-903.5a
–– kleinflächig 5-903.0a
– Dermabrasion
–– bei Verbrennung und Verätzung 5-921.1a
–– hochtourig, kleinflächig 5-913.0a ►

Brustwand *(Forts.)*
– Desilikonisierung, Dermisersatzmaterial 5-91a.0a
–– bei Verbrennung und Verätzung 5-929.1a
– Desinsertion 5-851.d5♦
– Destruktion, Weichteile 5-343.1
– Drainage, offen 5-340.0♦
– Durchtrennung, Lappenstiel
–– bei Verbrennung und Verätzung 5-929.0a
–– Muskel und Faszie 5-857.a5♦
– Einlegen, Medikamententräger, subfaszial 5-850.h5♦
– Entfernung, Medikamententräger, subfaszial 5-850.j5♦
– Entnahme
–– Composite graft 5-901.2a
–– Fernlappen, gestielt 5-904.2a
––– bei Verbrennung und Verätzung 5-924.5a
–– Lappen
––– fasziokutan, mit mikrovaskulärer Anastomosierung 5-858.05♦
––– frei, mit mikrovaskulärer Anastomosierung 5-904.0a
–––– bei Verbrennung und Verätzung 5-924.3a
––– myokutan, mit mikrovaskulärer Anastomosierung 5-858.25♦
––– osteofasziokutan, mit mikrovaskulärer Anastomosierung 5-858.35♦
––– osteomyokutan, mit mikrovaskulärer Anastomosierung 5-858.35♦
––– regional, gestielt 5-904.1a
–––– bei Verbrennung und Verätzung 5-924.4a
––– septokutan, mit mikrovaskulärer Anastomosierung 5-858.15♦
–– Spalthaut 5-901.0a
––– bei Verbrennung und Verätzung 5-924.0a
–– Vollhaut 5-901.1a
––– bei Verbrennung und Verätzung 5-924.1a
– Escharotomie 5-920.0a
–– mit Fasziotomie 5-920.2a
– Explantation, Hautexpander 5-909.1a
– Exstirpation, Weichteiltumor
–– epifaszial 5-852.85♦
–– subfaszial 5-852.95♦
– Exzision, Weichteile 5-343.0
– Faszie
–– Débridement 5-850.d5♦
–– Defektdeckung, mit
––– allogenem Material 5-856.a5♦
––– autogenem Material 5-856.95♦
–– Doppelung 5-856.35♦
–– Entfernung, Transplantat 5-856.85♦
–– Entnahme, zur Transplantation 5-852.g5♦
–– Exploration 5-850.g5♦
–– Exzision 5-852.a5♦
–– Fremdkörperentfernung, durch Inzision 5-850.a5♦
–– Inzision
––– offen 5-850.65♦
––– perkutan 5-850.75♦
–– Naht 5-856.05♦ ►

B

Brustwand *(Forts.)*
~ Faszie *(Forts.)*
–– Revision, Transplantat 5-856.65♦
–– Transplantation
––– allogen 5-856.55♦
––– autogen 5-856.45♦
–– Verkürzung 5-856.25♦
–– Verlängerung 5-856.15♦
–– Wechsel, Transplantat 5-856.75♦
– Faszienlappenplastik 5-857.45♦
–– gefäßgestielt 5-857.55♦
– Fasziotomie
–– bei Verbrennung und Verätzung 5-920.1a
–– längs, perkutan 5-851.a5♦
–– quer
––– partiell, offen 5-851.55♦
––– perkutan 5-851.75♦
––– total, offen 5-851.65♦
–– Segment
––– längs
–––– partiell, offen 5-851.85♦
–––– total, offen 5-851.95♦
––– mehrere, längs
–––– partiell, offen 5-851.b5♦
–––– total, offen 5-851.c5♦
– Fernlappenplastik, gestielt 5-905.2a
– Fettgewebe
–– Absaugen 5-911.1a
–– Abtragung 5-911.2a
– Fistelverschluss
–– offen 5-346.2
–– thorakoskopisch 5-346.3
– Haut
–– Applikation
––– Ätzmittel, lokal 5-914.0a
––– Zytostatika, lokal 5-914.1a
–– Durchtrennung, Lappenstiel 5-909.2a
–– Einbringen, Material
––– autogen 5-890.1a
––– xenogen 5-890.2a
–– Einlegen, Medikamententräger, durch Inzision 5-892.3a
–– Elektrochemotherapie
––– großflächig 5-915.9a
––– kleinflächig 5-915.8a
–– Elektrokaustik
––– großflächig 5-915.4a
––– kleinflächig 5-915.0a
–– Entfernung, Medikamententräger, durch Inzision 5-892.4a
–– Exploration 5-892.0a
–– Exzision
––– lokal
–––– mit primärem Wundverschluss 5-894.1a
–––– ohne primären Wundverschluss 5-894.0a
––– radikal
–––– histographisch kontrolliert
––––– mit
–––––– lokaler Lappenplastik 5-895.5a
–––––– primärem Wundverschluss 5-895.3a
–––––– Transplantation 5-895.5a ►

Brustwand *(Forts.)*
~ Haut *(Forts.)*
~~ Exzision *(Forts.)*
~~~ radikal *(Forts.)*
~~~~ histographisch kontrolliert *(Forts.)*
––––– ohne primären Wundverschluss 5-895.1a
–––– mit
––––– lokaler Lappenplastik 5-895.4a
––––– primärem Wundverschluss 5-895.2a
––––– Transplantation 5-895.4a
–––– ohne primären Wundverschluss 5-895.0a
––– tangential, bei Verbrennung und Verätzung 5-921.3a
–– Fliegenmaden, Anwendung 8-192.3a
–– Fremdkörperentfernung, durch Inzision 5-892.2a
–– Gewebsreduktionsplastik 5-911.0a
–– Hochfrequenzchirurgie, bei Verbrennung und Verätzung 5-921.7a
–– Infrarotkoagulation
––– großflächig 5-915.7a
––– kleinflächig 5-915.3a
–– Inzision 5-892.0a
––– mit Drainage 5-892.1a
–– Kryochirurgie
––– großflächig 5-915.6a
––– kleinflächig 5-915.2a
–– Laserbehandlung
––– großflächig 5-915.5a
––– kleinflächig 5-915.1a
–– Laserdestruktion, bei Verbrennung und Verätzung 5-921.4a
–– Naht
––– primär 5-900.0a
––– sekundär 5-900.1a
–– Radiochirurgie, bei Verbrennung und Verätzung 5-921.6a
–– Straffungsoperation 5-911.0a
–– Tätowieren 5-890.0a
–– Ultraschalldestruktion, bei Verbrennung und Verätzung 5-921.5a
–– und Unterhaut
––– Entfernung
–––– großflächig, System, zur Vakuumtherapie, ohne Anästhesie 8-192.1a
–––– kleinflächig, System, zur Vakuumtherapie, ohne Anästhesie 8-192.0a
––– Wunde, Entfernung
–––– Fibrinbeläge
––––– großflächig, ohne Anästhesie 8-192.1a
––––– kleinflächig, ohne Anästhesie 8-192.0a
–––– großflächig, Gewebe, ohne Anästhesie 8-192.1a
–––– kleinflächig, Gewebe, ohne Anästhesie 8-192.0a
–– Wiederherstellung, Oberflächenkontinuität
––– primär, durch
–––– Gewebekleber 5-900.0a
–––– Metallklammern 5-900.0a
––– sekundär, durch
–––– Gewebekleber 5-900.1a ►

Brustwand *(Forts.)*
~ Haut *(Forts.)*
~~ Wiederherstellung, Oberflächenkontinuität *(Forts.)*
~~~ sekundär, durch *(Forts.)*
–––– Metallklammern 5-900.1a
–– Wunddébridement, großflächig, mit Einlegen, Medikamententräger 5-896.2a
–– Wundtoilette, chirurgisch, großflächig, mit Einlegen, Medikamententräger 5-896.2a
– Hautersatz
–– großflächig, durch Keratinozyten, kultiviert 5-902.ca
–– kleinflächig, durch Keratinozyten, kultiviert 5-902.ba
–– permanent
––– großflächig, durch
–––– allogene Amnionmembran 5-902.ja
––––– bei Verbrennung und Verätzung 5-925.ja
–––– allogenes Amnion 5-902.ja
––––– bei Verbrennung und Verätzung 5-925.ja
–––– allogenes Hautersatzmaterial 5-902.ja
––––– bei Verbrennung und Verätzung 5-925.ja
–––– allogenes Hauttransplantat 5-902.ga
––––– bei Verbrennung und Verätzung 5-925.ga
–––– Dermisersatzmaterial 5-902.ea
––––– bei Verbrennung und Verätzung 5-925.ea
–––– humane azelluläre dermale Matrix 5-902.ga
––––– bei Verbrennung und Verätzung 5-925.ga
–––– kultivierte Keratinozyten, bei Verbrennung und Verätzung 5-925.aa
––– kleinflächig, durch
–––– allogene Amnionmembran 5-902.ha
––––– bei Verbrennung und Verätzung 5-925.ha
–––– allogenes Amnion 5-902.ha
––––– bei Verbrennung und Verätzung 5-925.ha
–––– allogenes Hautersatzmaterial 5-902.ha
––––– bei Verbrennung und Verätzung 5-925.ha
–––– allogenes Hauttransplantat 5-902.fa
––––– bei Verbrennung und Verätzung 5-925.fa
–––– Dermisersatzmaterial 5-902.da
––––– bei Verbrennung und Verätzung 5-925.da
–––– humane azelluläre dermale Matrix 5-902.fa
––––– bei Verbrennung und Verätzung 5-925.fa
–––– kultivierte Keratinozyten, bei Verbrennung und Verätzung 5-925.9a
– Hautschichten, oberflächlich
–– Ausbürsten
––– großflächig 5-913.7a
––– kleinflächig 5-913.1a
–– Chemochirurgie
––– großflächig 5-913.9a ►

Brustwand *(Forts.)*
~ Hautschichten, oberflächlich *(Forts.)*
~~ Chemochirurgie *(Forts.)*
––– kleinflächig 5-913.3a
–– Dermabrasion, hochtourig, großflächig 5-913.6a
–– Entfernung, mit scharfem Löffel
––– großflächig 5-913.8a
––– kleinflächig 5-913.2a
–– Exkochleation
––– großflächig 5-913.8a
––– kleinflächig 5-913.2a
–– Laserbehandlung
––– großflächig 5-913.aa
––– kleinflächig 5-913.4a
–– Shaving
––– großflächig 5-913.ba
––– kleinflächig 5-913.5a
– Implantation, Hautexpander 5-909.0a
– Insellappenplastik, lokal
–– bei Verbrennung und Verätzung 5-926.3a
–– großflächig 5-903.8a
–– kleinflächig 5-903.3a
– Inzision, Verbrennungsschorf 5-920.0a
–– mit Fasziotomie 5-920.2a
– Jumping-man-Plastik 5-906.0a
–– bei Verbrennung und Verätzung 5-927.0a
– Knochen, Plastik 5-346.7
– Kompartmentresektion 5-852.b5♦
–– mit
––– erweiterter Präparation 5-852.d5♦
––– spezieller Gefäß und Nervenpräparation 5-852.c5♦
– Lappen
–– frei, Revision, mit mikrovaskulärer Anastomosierung, bei Verbrennung und Verätzung 5-928.8a
–– regional, gestielt, Revision 5-907.3a
––– bei Verbrennung und Verätzung 5-928.6a
– Lappenplastik
–– adipofaszial 5-857.25♦
––– gefäßgestielt 5-857.35♦
–– fasziokutan 5-857.05♦
––– gefäßgestielt 5-857.15♦
–– frei, mit mikrovaskulärer Anastomosierung 5-905.0a
–– kombiniert 5-906.0a
––– bei Verbrennung und Verätzung 5-927.0a
–– lokal, Revision, bei Verbrennung und Verätzung 5-928.5a
–– mit freiem Hauttransplantat 5-906.1a
––– bei Verbrennung und Verätzung 5-927.1a
–– myokutan 5-857.65♦
––– gefäßgestielt 5-857.75♦
–– regional, gestielt 5-905.1a
––– mit Fernlappen 5-906.2a
–––– bei Verbrennung und Verätzung 5-927.2a
–––– mit freiem Hauttransplantat 5-906.3a
––––– bei Verbrennung und Verätzung 5-927.3a
–– Revision, lokal 5-907.2a ►
~~~

Brustwand *(Forts.)*
– Liposuktion 5-911.1a
– Mikrograft-Spalthautdeckung, bei Verbrennung und Verätzung 5-925.7a
– Muskel
–– Débridement 5-850.b5♦
–– Durchtrennung 5-851.05♦
–– Entfernung, Transplantat 5-853.95♦
–– Entnahme, zur Transplantation 5-852.e5♦
–– Exploration 5-850.e5♦
–– Exzision
––– epifaszial
–––– partiell 5-852.45♦
–––– total 5-852.55♦
––– subfaszial
–––– partiell 5-852.65♦
–––– total 5-852.75♦
–– Fremdkörperentfernung, durch Inzision 5-850.85♦
–– Inzision
––– längs 5-850.05♦
––– quer 5-850.15♦
–– Naht 5-853.15♦
–– Plastik 5-853.45♦
–– Refixation 5-853.05♦
–– Revision, Transplantat 5-853.75♦
–– Spülung, Hohlraum 5-853.x5♦
–– Transplantation 5-853.65♦
–– Transposition 5-853.55♦
–– Verkürzung, und Naht 5-853.35♦
–– Verlängerung, und Naht 5-853.25♦
–– Wechsel, Transplantat 5-853.85♦
– Muskellappenplastik 5-857.85♦
–– gefäßgestielt 5-857.95♦
– Nadelbiopsie, perkutan 1-493.4
– Naht
–– offen, nach Verletzung 5-346.0
–– thorakoskopisch, nach Verletzung 5-346.1
– Narbenkorrektur 5-894.1a
–– nach Hautplastik 5-907.0a
– Nekrosektomie, epifaszial, bei Verbrennung und Verätzung 5-921.2a
– Probeexzision 1-589.0
– Rekonstruktion, plastisch, mit Omentum 5-346.b
– Reoperation *[nur Zusatzkode!]* 5-349.6
– Resektion
–– bei
––– Manschettenpleuropneumonektomie 5-328.44
––– Manschettenpneumonektomie 5-328.14
––– Pleuropneumonektomie 5-328.34
––– Pneumonektomie 5-328.04
–– Ganglion 5-859.25♦
–– Gewebe, kompartmentübergreifend
––– mit spezieller Gefäß- und Nervenpräparation 5-852.j5♦
––– ohne spezielle Gefäß- und Nervenpräparation 5-852.h5♦ ►

Brustwand *(Forts.)*
– Revision
–– Fernlappen, gestielt 5-907.4a
––– bei Verbrennung und Verätzung 5-928.7a
–– Hauttransplantat, frei 5-907.1a
––– bei Verbrennung und Verätzung 5-928.4a
–– Lappen, frei, mit mikrovaskulärer Anastomosierung 5-907.5a
– Schleimbeutel
–– Inzision 5-859.05♦
–– Resektion, total 5-859.15♦
– Schweißdrüse
–– Exzision
––– lokal 5-894.2a
––– radikal 5-895.6a
–– Kürettage
––– lokal 5-894.2a
––– radikal 5-895.6a
– Sehne
–– Augmentation 5-854.35♦
–– Débridement 5-850.c5♦
–– Entfernung, Transplantat 5-854.95♦
–– Ersatzplastik 5-854.45♦
––– mit Interponat 5-854.55♦
–– Exploration 5-850.f5♦
–– Exzision
––– partiell 5-852.05♦
––– total 5-852.15♦
–– Fremdkörperentfernung, durch Inzision 5-850.95♦
–– Inzision
––– längs 5-850.25♦
––– quer 5-850.35♦
–– mehrere
––– Tenodese
–––– primär 5-855.95♦
–––– sekundär 5-855.a5♦
––– Tenolyse 5-855.65♦
–– Naht
––– primär 5-855.15♦
––– sekundär 5-855.25♦
–– Reinsertion 5-855.05♦
–– Rekonstruktion, mit Material, alloplastisch 5-854.a5♦
–– Schaffung, Transplantatlager 5-854.65♦
–– Tenodese
––– primär 5-855.75♦
––– sekundär 5-855.85♦
–– Tenolyse 5-855.55♦
–– Transplantation 5-854.75♦
–– Transposition 5-854.25♦
–– und Muskel, Exzision
––– epifaszial 5-852.85♦
––– subfaszial 5-852.95♦
–– Verkürzung 5-854.15♦
–– Verlängerung 5-854.05♦
–– Wechsel, Transplantat 5-854.85♦
– Sehnengewebe, Entnahme, zur Transplantation 5-852.f5♦ ►

Brustwand *(Forts.)*
– Sehnenscheide
–– Durchtrennung
––– längs 5-851.35♦
––– quer 5-851.45♦
–– Exzision
––– partiell 5-852.25♦
––– total 5-852.35♦
–– isoliert, Inzision
––– längs 5-850.45♦
––– quer 5-850.55♦
–– Naht
––– primär 5-855.35♦
––– sekundär 5-855.45♦
–– Spülung 5-855.b5♦
– Teilresektion
–– bei Resektion, Gewebe, Mediastinum 5-342.19
–– mit Deckung, plastisch, mit
––– alloplastischem Material 5-346.81
––– autogenem Material 5-346.80
–– ohne plastische Deckung 5-343.7
– Tenotomie
–– offen 5-851.15♦
–– perkutan 5-851.25♦
– Thermoablation, Weichteile, perkutan 5-859.35♦
– Transplantation
–– Composite graft
––– bei Verbrennung und Verätzung 5-925.3a
––– frei
–––– großflächig 5-902.7a
–––– kleinflächig 5-902.3a
–– Fernlappen, gestielt, bei Verbrennung und Verätzung 5-925.6a
–– Haut, durch Epithelzellsuspension, nach
––– Aufbereitung mit Bedside-Kit 5-902.9a
–––– bei Verbrennung und Verätzung 5-925.ba
––– labortechnischer Aufbereitung im Schnellverfahren 5-902.aa
–––– bei Verbrennung und Verätzung 5-925.ca
–– Knochen 5-346.7
–– Lappen
––– fasziokutan, mit mikrovaskulärer Anastomosierung 5-858.55♦
––– frei, mit mikrovaskulärer Anastomosierung, bei Verbrennung und Verätzung 5-925.4a
––– myokutan, mit mikrovaskulärer Anastomosierung 5-858.75♦
––– osteofasziokutan, mit mikrovaskulärer Anastomosierung 5-858.85♦
––– osteomyokutan, mit mikrovaskulärer Anastomosierung 5-858.85♦
––– regional, gestielt, bei Verbrennung und Verätzung 5-925.5a
––– septokutan, mit mikrovaskulärer Anastomosierung 5-858.65♦
–– Spalthaut, frei
––– bei Verbrennung und Verätzung 5-925.0a
––– großflächig 5-902.4a
–––– auf Hautareal, granulierend 5-902.5a ▶

Brustwand *(Forts.)*
~ Transplantation *(Forts.)*
~~ Spalthaut, frei *(Forts.)*
––– kleinflächig 5-902.0a
–––– auf Hautareal, granulierend 5-902.1a
–– Vollhaut
––– bei Verbrennung und Verätzung 5-925.2a
––– frei
–––– großflächig 5-902.6a
–––– kleinflächig 5-902.2a
– Transposition, Sehne, partiell 5-854.25♦
– Transpositionsplastik, lokal
–– bei Verbrennung und Verätzung 5-926.2a
–– großflächig 5-903.7a
–– kleinflächig 5-903.2a
– Verschiebe-Rotationsplastik, lokal
–– bei Verbrennung und Verätzung 5-926.1a
–– großflächig 5-903.6a
–– kleinflächig 5-903.1a
– W-Plastik, lokal
–– bei Verbrennung und Verätzung 5-926.5a
–– großflächig 5-903.ba
–– kleinflächig 5-903.aa
– Weichteildeckung, temporär
–– großflächig
––– durch
–––– allogene Amnionmembran 5-916.ea
––––– bei Verbrennung und Verätzung 5-923.da
–––– allogene Hauttransplantation 5-916.5a
––––– bei Verbrennung und Verätzung 5-923.5a
–––– allogenes Amnion 5-916.ea
––––– bei Verbrennung und Verätzung 5-923.da
–––– allogenes Hautersatzmaterial 5-916.ea
––––– bei Verbrennung und Verätzung 5-923.da
–––– humane azelluläre dermale Matrix 5-916.5a
––––– bei Verbrennung und Verätzung 5-923.5a
–––– hydrolytisch resorbierbare Membran 5-916.ca
–––– Kombination mehrerer Verfahren 5-916.9a
––––– bei Verbrennung und Verätzung 5-923.9a
–––– kultivierte Keratinozyten 5-916.8a
––––– bei Verbrennung und Verätzung 5-923.8a
–––– xenogenes Hautersatzmaterial 5-916.6a
––––– bei Verbrennung und Verätzung 5-923.6a
––– mit
–––– alloplastischem Material 5-916.7a
––––– bei Verbrennung und Verätzung 5-923.7a
–––– hydrolytisch resorbierbarer Membran, bei Verbrennung und Verätzung 5-923.ba ▶

Brustwand *(Forts.)*
~ Weichteildeckung, temporär *(Forts.)*
-- kleinflächig
--- durch
---- allogene Amnionmembran 5-916.da
----- bei Verbrennung und Verätzung 5-923.ca
---- allogene Hauttransplantation 5-916.0a
----- bei Verbrennung und Verätzung 5-923.0a
---- allogenes Amnion 5-916.da
----- bei Verbrennung und Verätzung 5-923.ca
---- allogenes Hautersatzmaterial 5-916.da
----- bei Verbrennung und Verätzung 5-923.ca
---- humane azelluläre dermale Matrix 5-916.0a
----- bei Verbrennung und Verätzung 5-923.0a
---- hydrolytisch resorbierbare Membran 5-916.ba
---- Kombination mehrerer Verfahren 5-916.4a
----- bei Verbrennung und Verätzung 5-923.4a
---- kultivierte Keratinozyten 5-916.3a
----- bei Verbrennung und Verätzung 5-923.3a
---- xenogenes Hautersatzmaterial 5-916.1a
----- bei Verbrennung und Verätzung 5-923.1a
--- mit
---- alloplastischem Material 5-916.2a
----- bei Verbrennung und Verätzung 5-923.2a
---- hydrolytisch resorbierbarer Membran, bei Verbrennung und Verätzung 5-923.aa
- Wundverschluss, primär, durch
-- Klammer, bei Verbrennung und Verätzung 5-928.1a
-- Klebung, bei Verbrennung und Verätzung 5-928.2a
-- Naht, bei Verbrennung und Verätzung 5-928.0a
- Z-Plastik, lokal
-- bei Verbrennung und Verätzung 5-926.4a
-- großflächig 5-903.9a
-- kleinflächig 5-903.4a
Brustwarze
- Eversion, chirurgisch 5-882.7♦
- Exzision 5-882.1♦
-- mit Einpflanzung in die Haut an anderer Stelle 5-882.2♦
- Naht, nach Verletzung 5-882.0♦
- Rekonstruktion
-- plastisch, durch
--- Tätowieren 5-882.6♦
--- Transplantation, Haut 5-882.5♦
-- Warzenhof, plastisch 5-882.8♦
- Replantation 5-882.4♦ ►
Brustwarze *(Forts.)*
- Transplantation
-- frei, bei Reduktionsplastik, Mamma 5-884.1♦
-- gestielt, bei Reduktionsplastik, Mamma 5-884.2♦
- Transposition 5-882.3♦
Brustwarzentransplantat
- frei
-- zum Lifting, Mamma, als selbständiger Eingriff 5-886.20♦
-- zur Mastopexie, als selbständiger Eingriff 5-886.20♦
- gestielt
-- zum Lifting, Mamma, als selbständiger Eingriff 5-886.21♦
-- zur Mastopexie, als selbständiger Eingriff 5-886.21♦
Brustwirbelsäule
- Facettenblockade, zur Schmerztherapie
-- mit bildgebenden Verfahren 8-914.11
-- ohne bildgebende Verfahren 8-914.01
- Gelenk, Injektion, Medikament, zur Schmerztherapie
-- mit bildgebenden Verfahren 8-917.12
-- ohne bildgebende Verfahren 8-917.02
- Hemilaminektomie, über
-- 1 Segment 5-031.20
-- 2 Segmente 5-031.21
-- 3 oder mehr Segmente 5-031.22
- Injektion, Medikament, zur Schmerztherapie
-- mit bildgebenden Verfahren 8-914.11
-- ohne bildgebende Verfahren 8-914.01
- Laminektomie, über
-- 1 Segment 5-031.30
-- 2 Segmente 5-031.31
-- 3 oder mehr Segmente 5-031.32
- Laminotomie, über
-- 1 Segment 5-031.10
-- 2 Segmente 5-031.11
-- 3 oder mehr Segmente 5-031.12
- obere, Zugang, ventral, mit Sternotomie 5-031.4
- Zugang
-- dorsal, über
--- 1 Segment 5-031.00
--- 2 Segmente 5-031.01
--- 3 oder mehr Segmente 5-031.02
-- dorsolateral 5-031.7
-- extrapleural, retroperitoneal, kombiniert 5-031.9
-- retropleural 5-031.6
-- transpleural 5-031.5
--- retroperitoneal, kombiniert 5-031.8
Bulbus, Auge, Versorgung, Ruptur 5-169.x♦

Bulbusplatzhalter, aus nicht-resorbierbarem mikroporösem Material, Einführung
– mit
–– Entfernung, Augapfel, mit fibrovaskulärer Integration
––– mit Titannetz
–––– außerhalb der Tenonschen Kapsel 5-163.24♦
–––– in die Tenonsche Kapsel 5-163.14♦
––– ohne Titannetz
–––– außerhalb der Tenonschen Kapsel 5-163.23♦
–––– in die Tenonsche Kapsel 5-163.13♦
–– Enukleation, mit fibrovaskulärer Integration
––– mit Titannetz
–––– außerhalb der Tenonschen Kapsel 5-163.24♦
–––– in die Tenonsche Kapsel 5-163.14♦
––– ohne Titannetz
–––– außerhalb der Tenonschen Kapsel 5-163.23♦
–––– in die Tenonsche Kapsel 5-163.13♦
– sekundär, mit fibrovaskulärer Integration
–– mit Titannetz
––– außerhalb der Tenonschen Kapsel 5-165.14♦
––– in die Tenonsche Kapsel 5-165.04♦
–– ohne Titannetz
––– außerhalb der Tenonschen Kapsel 5-165.13♦
––– in die Tenonsche Kapsel 5-165.03♦
Burgess, Amputation, Unterschenkel 5-864.9♦
Buried penis, Korrektur, plastisch 5-643.4
Burosumab, Applikation, parenteral 6-00b.4
Burrigips – s.a. Gips, mit eingebautem Scharnier 8-310.5♦
Bursektomie, Schultergelenk, arthroskopisch 5-814.3♦
Busulfan, Applikation, parenteral
– 25 mg bis unter 50 mg, bei Patienten unter 15 Jahren 6-002.d0
– 50 mg bis unter 75 mg, bei Patienten unter 15 Jahren 6-002.d1
– 75 mg bis unter 100 mg, bei Patienten unter 15 Jahren 6-002.d2
– 100 mg bis unter 150 mg, bei Patienten unter 15 Jahren 6-002.d3
– 150 mg bis unter 200 mg, bei Patienten unter 15 Jahren 6-002.d4
– 200 mg bis unter 250 mg, bei Patienten unter 15 Jahren 6-002.d5
– 250 mg bis unter 300 mg, bei Patienten unter 15 Jahren 6-002.d6
– 300 mg bis unter 350 mg, bei Patienten unter 15 Jahren 6-002.d7
– 350 mg bis unter 400 mg, bei Patienten unter 15 Jahren 6-002.d8
– 400 mg bis unter 450 mg, bei Patienten unter 15 Jahren 6-002.d9
– 450 mg bis unter 500 mg, bei Patienten unter 15 Jahren 6-002.da ►
Busulfan, Applikation, parenteral *(Forts.)*
– 500 mg bis unter 600 mg, bei Patienten unter 15 Jahren 6-002.db
– 600 mg bis unter 700 mg, bei Patienten unter 15 Jahren 6-002.dc
– 700 mg bis unter 800 mg, bei Patienten unter 15 Jahren 6-002.dd
– 800 mg bis unter 900 mg, bei Patienten unter 15 Jahren 6-002.de
– 900 mg bis unter 1.000 mg, bei Patienten unter 15 Jahren 6-002.df
– 1.000 mg oder mehr, bei Patienten unter 15 Jahren 6-002.dg
Butterfly-Plastik
– Augenlid, bei Verbrennung und Verätzung 5-927.03♦
– Axilla 5-906.06♦
–– bei Verbrennung und Verätzung 5-927.06♦
– Bauchregion 5-906.0b
–– bei Verbrennung und Verätzung 5-927.0b
– Brustwand 5-906.0a
–– bei Verbrennung und Verätzung 5-927.0a
– Dammregion, bei Verbrennung und Verätzung 5-927.0m
– Ellenbogen 5-906.07♦
–– bei Verbrennung und Verätzung 5-927.07♦
– Fuß 5-906.0g♦
–– bei Verbrennung und Verätzung 5-927.0g♦
– Genitalregion 5-906.0c
–– bei Verbrennung und Verätzung 5-927.0c
– Gesäß 5-906.0d
–– bei Verbrennung und Verätzung 5-927.0d
– Hals 5-906.05
–– bei Verbrennung und Verätzung 5-927.05
– Hand 5-906.09♦
–– bei Verbrennung und Verätzung 5-927.09♦
– Knie 5-906.0e♦
–– bei Verbrennung und Verätzung 5-927.0e♦
– Kopf 5-906.04
–– bei Verbrennung und Verätzung 5-927.04
– Kopfhaut, behaart, bei Verbrennung und Verätzung 5-927.0h
– Leistenregion 5-906.0c
–– bei Verbrennung und Verätzung 5-927.0c
– Lippe 5-906.00
–– bei Verbrennung und Verätzung 5-927.00
– Nase, bei Verbrennung und Verätzung 5-927.01
– Oberarm 5-906.07♦
–– bei Verbrennung und Verätzung 5-927.07♦
– Oberschenkel 5-906.0e♦
–– bei Verbrennung und Verätzung 5-927.0e♦
– Ohr, bei Verbrennung und Verätzung 5-927.02♦
– Rücken 5-906.0a
–– bei Verbrennung und Verätzung 5-927.0j
– Schulter 5-906.06♦
–– bei Verbrennung und Verätzung 5-927.06♦
– Skrotum, bei Verbrennung und Verätzung 5-927.0k ►

Butterfly-Plastik *(Forts.)*
– Unterarm 5-906.08♦
–– bei Verbrennung und Verätzung 5-927.08♦
– Unterschenkel 5-906.0f♦
–– bei Verbrennung und Verätzung 5-927.0f♦
BWS – s. Brustwirbelsäule
Bypass
– Anlegen
–– A. axillaris 5-393.15♦
–– A. carotis 5-393.00♦
––– zur A. carotis 5-393.01
––– zur A. subclavia 5-393.02♦
––– zur A. vertebralis 5-393.03♦
–– A. renalis 5-393.48♦
–– A. subclavia 5-393.11♦
––– extraanatomisch 5-393.12♦
–– Aorta, zur
––– A. carotis 5-393.30♦
––– A. subclavia 5-393.31♦
–– aortoaortal 5-393.32
–– aortocarotidal, und Bypass subclavial 5-393.30♦ 5-393.11♦
–– aortofemoral 5-393.36♦
–– aortoiliakal 5-393.33♦
–– aortoiliofemoral 5-393.35
–– aortokoronar
––– 1-fach, mit
–––– autogener Arterie 5-361.03
––––– durch
–––––– minimalinvasive Endoskopie 5-362.23
–––––– minimalinvasive Sternotomie 5-362.03
–––––– minimalinvasive Thorakotomie 5-362.13
––––– mit Telemanipulator 5-362.23
–––– autogener Vene
––––– durch
–––––– minimalinvasive Endoskopie, ohne externes Stabilisierungsnetz 5-362.27
–––––– minimalinvasive Sternotomie, ohne externes Stabilisierungsnetz 5-362.07
–––––– minimalinvasive Thorakotomie, ohne externes Stabilisierungsnetz 5-362.17
––––– mit externem Stabilisierungsnetz 5-361.08
––––– mit Telemanipulator, ohne externes Stabilisierungsnetz 5-362.27
––––– ohne externes Stabilisierungsnetz 5-361.07
–––– Prothese 5-361.06
––––– durch
–––––– minimalinvasive Endoskopie 5-362.26
–––––– minimalinvasive Sternotomie 5-362.06
–––––– minimalinvasive Thorakotomie 5-362.16
––––– mit Telemanipulator 5-362.26
–––– Xenotransplantat 5-361.05
––––– durch
–––––– minimalinvasive Endoskopie 5-362.25
–––––– minimalinvasive Sternotomie 5-362.05
–––––– minimalinvasive Thorakotomie 5-362.15 ►

Bypass *(Forts.)*
~ Anlegen *(Forts.)*
~~ aortokoronar *(Forts.)*
~~~ 1-fach, mit *(Forts.)*
~~~~ Xenotransplantat 5-361.05 *(Forts.)*
––––– mit Telemanipulator 5-362.25
––– 2-fach, mit
–––– autogenen Arterien 5-361.13
––––– durch
–––––– minimalinvasive Endoskopie 5-362.53
–––––– minimalinvasive Sternotomie 5-362.33
–––––– minimalinvasive Thorakotomie 5-362.43
–––– autogenen Venen
––––– durch
–––––– minimalinvasive Endoskopie, ohne externes Stabilisierungsnetz 5-362.57
–––––– minimalinvasive Sternotomie, ohne externes Stabilisierungsnetz 5-362.37
–––––– minimalinvasive Thorakotomie, ohne externes Stabilisierungsnetz 5-362.47
––––– mit externem Stabilisierungsnetz 5-361.18
––––– mit Telemanipulator, ohne externes Stabilisierungsnetz 5-362.57
––––– ohne externes Stabilisierungsnetz 5-361.17
–––– Prothese 5-361.16
––––– durch
–––––– minimalinvasive Endoskopie 5-362.56
–––––– minimalinvasive Sternotomie 5-362.36
–––––– minimalinvasive Thorakotomie 5-362.46
––––– mit Telemanipulator 5-362.56
–––– Xenotransplantat 5-361.15
––––– durch
–––––– minimalinvasive Endoskopie 5-362.55
–––––– minimalinvasive Sternotomie 5-362.35
–––––– minimalinvasive Thorakotomie 5-362.45
––– 3-fach, mit
–––– autogenen Arterien 5-361.23
––––– durch
–––––– minimalinvasive Endoskopie 5-362.83
–––––– minimalinvasive Sternotomie 5-362.63
–––––– minimalinvasive Thorakotomie 5-362.73
––––– mit Telemanipulator 5-362.83
–––– autogenen Venen
––––– durch
–––––– minimalinvasive Endoskopie, ohne externes Stabilisierungsnetz 5-362.87
–––––– minimalinvasive Sternotomie, ohne externes Stabilisierungsnetz 5-362.67
–––––– minimalinvasive Thorakotomie, ohne externes Stabilisierungsnetz 5-362.77
––––– mit externem Stabilisierungsnetz 5-361.28
––––– mit Telemanipulator, ohne externes Stabilisierungsnetz 5-362.87 ►

Bypass *(Forts.)*
~ Anlegen *(Forts.)*
~~ aortokoronar *(Forts.)*
~~~ 3-fach, mit *(Forts.)*
~~~~ autogenen Venen *(Forts.)*
––––– ohne externes Stabilisierungsnetz 5-361.27
–––– Prothese 5-361.26
––––– durch
–––––– minimalinvasive Endoskopie 5-362.86
–––––– minimalinvasive Sternotomie 5-362.66
–––––– minimalinvasive Thorakotomie 5-362.76
––––– mit Telemanipulator 5-362.86
–––– Xenotransplantat 5-361.25
––––– durch
–––––– minimalinvasive Endoskopie 5-362.85
–––––– minimalinvasive Sternotomie 5-362.65
–––––– minimalinvasive Thorakotomie 5-362.75
––––– mit Telemanipulator 5-362.85
––– 4-fach, mit
–––– autogenen Arterien 5-361.33
––––– durch
–––––– minimalinvasive Endoskopie 5-362.b3
–––––– minimalinvasive Sternotomie 5-362.93
–––––– minimalinvasive Thorakotomie 5-362.a3
––––– mit Telemanipulator 5-362.b3
–––– autogenen Venen
––––– durch
–––––– minimalinvasive Endoskopie, ohne externes Stabilisierungsnetz 5-362.b7
–––––– minimalinvasive Sternotomie, ohne externes Stabilisierungsnetz 5-362.97
–––––– minimalinvasive Thorakotomie, ohne externes Stabilisierungsnetz 5-362.a7
––––– mit externem Stabilisierungsnetz 5-361.38
––––– mit Telemanipulator, ohne externes Stabilisierungsnetz 5-362.b7
––––– ohne externes Stabilisierungsnetz 5-361.37
–––– Prothese 5-361.36
––––– durch
–––––– minimalinvasive Endoskopie 5-362.b6
–––––– minimalinvasive Sternotomie 5-362.96
–––––– minimalinvasive Thorakotomie 5-362.a6
––––– mit Telemanipulator 5-362.b6
–––– Xenotransplantat 5-361.35
––––– durch
–––––– minimalinvasive Endoskopie 5-362.b5
–––––– minimalinvasive Sternotomie 5-362.95
–––––– minimalinvasive Thorakotomie 5-362.a5
––––– mit Telemanipulator 5-362.b5 ►

Bypass *(Forts.)*
~ Anlegen *(Forts.)*
~~ aortokoronar *(Forts.)*
––– 5-fach, mit
–––– autogenen Arterien 5-361.43
––––– durch
–––––– minimalinvasive Endoskopie 5-362.e3
–––––– minimalinvasive Sternotomie 5-362.c3
–––––– minimalinvasive Thorakotomie 5-362.d3
––––– mit Telemanipulator 5-362.e3
–––– autogenen Venen
––––– durch
–––––– minimalinvasive Endoskopie, ohne externes Stabilisierungsnetz 5-362.e7
–––––– minimalinvasive Sternotomie, ohne externes Stabilisierungsnetz 5-362.c7
–––––– minimalinvasive Thorakotomie, ohne externes Stabilisierungsnetz 5-362.d7
––––– mit externem Stabilisierungsnetz 5-361.48
––––– mit Telemanipulator, ohne externes Stabilisierungsnetz 5-362.e7
––––– ohne externes Stabilisierungsnetz 5-361.47
–––– Prothese 5-361.46
––––– durch
–––––– minimalinvasive Endoskopie 5-362.e6
–––––– minimalinvasive Sternotomie 5-362.c6
–––––– minimalinvasive Thorakotomie 5-362.d6
––––– mit Telemanipulator 5-362.e6
–––– Xenotransplantat 5-361.45
––––– durch
–––––– minimalinvasive Endoskopie 5-362.e5
–––––– minimalinvasive Sternotomie 5-362.c5
–––––– minimalinvasive Thorakotomie 5-362.d5
––––– mit Telemanipulator 5-362.e5
––– 6-fach oder mehr, mit
–––– autogenen Arterien 5-361.53
––––– durch
–––––– minimalinvasive Endoskopie 5-362.h3
–––––– minimalinvasive Sternotomie 5-362.f3
–––––– minimalinvasive Thorakotomie 5-362.g3
––––– mit Telemanipulator 5-362.h3
–––– autogenen Venen
––––– durch
–––––– minimalinvasive Endoskopie, ohne externes Stabilisierungsnetz 5-362.h7
–––––– minimalinvasive Sternotomie, ohne externes Stabilisierungsnetz 5-362.f7
–––––– minimalinvasive Thorakotomie, ohne externes Stabilisierungsnetz 5-362.g7
––––– mit externem Stabilisierungsnetz 5-361.58
––––– mit Telemanipulator, ohne externes Stabilisierungsnetz 5-362.h7
––––– ohne externes Stabilisierungsnetz 5-361.57 ►

Bypass *(Forts.)*
~ Anlegen *(Forts.)*
~~ aortokoronar *(Forts.)*
~~~ 6-fach oder mehr, mit *(Forts.)*
---- Prothese 5-361.56
----- durch
------ minimalinvasive Endoskopie 5-362.h6
------ minimalinvasive Sternotomie 5-362.f6
------ minimalinvasive Thorakotomie 5-362.g6
----- mit Telemanipulator 5-362.h6
---- Xenotransplantat 5-361.55
----- durch
------ minimalinvasive Endoskopie 5-362.h5
------ minimalinvasive Sternotomie 5-362.f5
------ minimalinvasive Thorakotomie 5-362.g5
----- mit Telemanipulator 5-362.h5
-- aortopopliteal 5-393.38♦
-- Arterie
--- Extremität, obere 5-393.2♦
--- Unterschenkel 5-393.7♦
--- viszeral 5-393.49♦
-- axilloaxillär, extraanatomisch 5-393.16♦
-- axillobifemoral 5-393.18♦
-- axillofemoral 5-393.17♦
-- extra-intrakraniell
--- durch Transposition 5-027.0♦
--- mit Interponat 5-027.1♦
--- ohne Interponat 5-027.0♦
-- femoroanterior 5-393.55♦
-- femorocrural 5-393.55♦
-- femorofemoral 5-393.51♦
--- extraanatomisch 5-393.57♦
-- femorofibular 5-393.55♦
-- femoropedal 5-393.56♦
-- femoropopliteal 5-393.52♦
--- infragenual 5-393.54♦
--- oberhalb des Kniegelenkes 5-393.53♦
--- unterhalb des Kniegelenkes 5-393.54♦
-- femoroposterior 5-393.55♦
-- femorotruncal 5-393.55♦
-- ileojejunal 5-459.0
-- iliocrural 5-393.46♦
-- iliofemoral 5-393.42♦
-- ilioiliakal 5-393.41♦
-- iliopopliteal 5-393.43♦
--- oberhalb des Kniegelenkes 5-393.44♦
--- unterhalb des Kniegelenkes 5-393.45♦
-- intra-intrakraniell
--- durch Transposition 5-027.2
--- mit Interponat 5-027.3
--- ohne Interponat 5-027.2
-- Koronararterie 5-363.2
-- popliteocrural 5-393.61♦
-- popliteopedal 5-393.62♦
-- subclaviabifemoral 5-393.14♦
-- subclaviafemoral 5-393.13♦
-- venös 5-393.8
- Dacron-, Anlegen, iliofemoral 5-393.42♦ ►

Bypass *(Forts.)*
- Obturator-, extraanatomisch, Anlegen 5-393.47♦
- Revision, Koronararterie 5-363.1
- Saphena-magna-, Anlegen
-- femoroanterior 5-393.55♦
-- femorofibular 5-393.55♦
-- femorotruncal 5-393.55♦

Bypass-Anastomose
- Darm, mehrfach 5-459.4
- Dickdarm, zum Dickdarm 5-459.3
- Dünndarm
-- zum Dickdarm 5-459.2
-- zum Dünndarm 5-459.0
- Duodenum, zum Duodenum 5-459.1

Bypassgefäß, Koronarangiographie 1-275.5
~~~

– C –

C1-Esteraseinhibitor, Transfusion
– 500 bis unter 1.000 Einheiten 8-810.h3
– 1.000 bis unter 1.500 Einheiten 8-810.h4
– 1.500 bis unter 2.000 Einheiten 8-810.h5
– 2.000 bis unter 2.500 Einheiten 8-810.h6
– 2.500 bis unter 3.000 Einheiten 8-810.h7
– 3.000 bis unter 4.000 Einheiten 8-810.h8
– 4.000 bis unter 5.000 Einheiten 8-810.h9
– 5.000 bis unter 6.000 Einheiten 8-810.ha
– 6.000 bis unter 7.000 Einheiten 8-810.hb
– 7.000 bis unter 9.000 Einheiten 8-810.hc
– 9.000 bis unter 11.000 Einheiten 8-810.hd
– 11.000 Einheiten oder mehr 8-810.he
^{13}C-markiert, Substrat, Applikation, intravenös, bei Funktionstest, Leber 1-762
^{13}C-Methacetin, Applikation, bei Funktionstest, Leber 1-762
CVVH – s.a. Hämofiltration, pumpengetrieben, venovenös, kontinuierlich
– mit Antikoagulation, mit
–– Citrat
––– bis 24 Stunden 8-853.80
––– mehr als
–––– 24 bis 72 Stunden 8-853.81
–––– 72 bis 144 Stunden 8-853.82
–––– 144 bis 264 Stunden 8-853.83
–––– 264 bis 432 Stunden 8-853.84
–––– 432 bis 600 Stunden 8-853.86
–––– 600 bis 960 Stunden 8-853.87
–––– 960 bis 1.320 Stunden 8-853.88
–––– 1.320 bis 1.680 Stunden 8-853.89
–––– 1.680 bis 2.040 Stunden 8-853.8a
–––– 2.040 bis 2.400 Stunden 8-853.8b
–––– 2.400 Stunden 8-853.8c
–– Heparin
––– bis 24 Stunden 8-853.70
––– mehr als
–––– 24 bis 72 Stunden 8-853.71
–––– 72 bis 144 Stunden 8-853.72
–––– 144 bis 264 Stunden 8-853.73
–––– 264 bis 432 Stunden 8-853.74
–––– 432 bis 600 Stunden 8-853.76
–––– 600 bis 960 Stunden 8-853.77
–––– 960 bis 1.320 Stunden 8-853.78
–––– 1.320 bis 1.680 Stunden 8-853.79
–––– 1.680 bis 2.040 Stunden 8-853.7a
–––– 2.040 bis 2.400 Stunden 8-853.7b
–––– 2.400 Stunden 8-853.7c
– ohne Antikoagulation
–– bis 24 Stunden 8-853.70
–– mehr als
––– 24 bis 72 Stunden 8-853.71
––– 72 bis 144 Stunden 8-853.72
––– 144 bis 264 Stunden 8-853.73
––– 264 bis 432 Stunden 8-853.74
––– 432 bis 600 Stunden 8-853.76
––– 600 bis 960 Stunden 8-853.77 ▶
CVVH – s.a. Hämofiltration, pumpengetrieben, venovenös, kontinuierlich *(Forts.)*
~ ohne Antikoagulation *(Forts.)*
~~ mehr als *(Forts.)*
––– 960 bis 1.320 Stunden 8-853.78
––– 1.320 bis 1.680 Stunden 8-853.79
––– 1.680 bis 2.040 Stunden 8-853.7a
––– 2.040 bis 2.400 Stunden 8-853.7b
––– 2.400 Stunden 8-853.7c
Cabazitaxel, Applikation, parenteral
– 30 mg bis unter 35 mg 6-006.10
– 35 mg bis unter 40 mg 6-006.11
– 40 mg bis unter 45 mg 6-006.12
– 45 mg bis unter 50 mg 6-006.13
– 50 mg bis unter 55 mg 6-006.14
– 55 mg bis unter 60 mg 6-006.15
– 60 mg bis unter 70 mg 6-006.16
– 70 mg bis unter 80 mg 6-006.17
– 80 mg bis unter 90 mg 6-006.18
– 90 mg bis unter 100 mg 6-006.19
– 100 mg bis unter 110 mg 6-006.1a
– 110 mg bis unter 120 mg 6-006.1b
– 120 mg bis unter 130 mg 6-006.1c
– 130 mg bis unter 140 mg 6-006.1d
– 140 mg bis unter 160 mg 6-006.1e
– 160 mg bis unter 180 mg 6-006.1f
– 180 mg bis unter 200 mg 6-006.1g
– 200 mg bis unter 220 mg 6-006.1h
– 220 mg bis unter 240 mg 6-006.1j
– 240 mg oder mehr 6-006.1k
Cabozantinib, Applikation, oral 6-008.8
CAD-CAM-Prothese
– Implantation
–– bei
––– angeborener Deformität *[nur Zusatzkode!]* 5-829.m
––– erworbener Deformität *[nur Zusatzkode!]* 5-829.m
––– knöcherner Defektsituation *[nur Zusatzkode!]* 5-829.m
–– ohne knöcherne Defektsituation, oder angeborene oder erworbene Deformität *[nur Zusatzkode!]* 5-829.p
– Teilwechsel in
–– bei
––– angeborener Deformität *[nur Zusatzkode!]* 5-829.m
––– erworbener Deformität *[nur Zusatzkode!]* 5-829.m
––– knöcherner Defektsituation *[nur Zusatzkode!]* 5-829.m
–– ohne knöcherne Defektsituation, oder angeborene oder erworbene Deformität *[nur Zusatzkode!]* 5-829.p
– Wechsel in
–– bei
––– angeborener Deformität *[nur Zusatzkode!]* 5-829.m
––– erworbener Deformität *[nur Zusatzkode!]* 5-829.m ▶

CAD-CAM-Prothese *(Forts.)*
~ Wechsel in *(Forts.)*
~~ bei *(Forts.)*
––– knöcherner Defektsituation *[nur Zusatzkode!]* 5-829.m
–– ohne knöcherne Defektsituation, oder angeborene oder erworbene Deformität *[nur Zusatzkode!]* 5-829.p
CAD-CAM-Schnittblock, patientenindividuell hergestellt, Verwendung *[nur Zusatzkode!]* 5-98d.0
CAD-Implantat
– aus nicht-resorbierbarem mikroporösem Material, zur Rekonstruktion
–– Hirnschädel, mit Beteiligung
––– Orbita, bis zu 2 Regionen, mit fibrovaskulärer Integration 5-020.6d
––– Sinus frontalis, bis zu 2 Regionen, mit fibrovaskulärer Integration 5-020.6d
––– Temporalregion, bis zu 2 Regionen, mit fibrovaskulärer Integration 5-020.6d
–– Hirnschädel, ohne Beteiligung, Gesichtsschädel, mit fibrovaskulärer Integration, bei
––– einfachem Defekt 5-020.74
––– großem Defekt 5-020.75
– zur Rekonstruktion
–– Gesichtsschädel
––– bis zu 2 Regionen 5-020.65
–––– aus nicht-resorbierbarem mikroporösem Material, mit fibrovaskulärer Integration 5-020.6b
––– ab 3 Regionen 5-020.66
–––– aus nicht-resorbierbarem mikroporösem Material, mit fibrovaskulärer Integration 5-020.6c
–– Hirnschädel, mit Beteiligung
––– Gesichtsschädel, ab 3 Regionen 5-020.68
–––– aus nicht-resorbierbarem mikroporösem Material, mit fibrovaskulärer Integration 5-020.6e
––– Orbita, bis zu 2 Regionen 5-020.67
––– Sinus frontalis, bis zu 2 Regionen 5-020.67
––– Temporalregion, bis zu 2 Regionen 5-020.67
Cage, intervertebral
– distrahierbar, zur Osteosynthese, Wirbelsäule
–– 1 Segment 5-83b.70
–– 2 Segmente 5-83b.71
–– 3 Segmente 5-83b.72
–– 4 Segmente 5-83b.74
–– 5 Segmente 5-83b.75
–– 6 Segmente 5-83b.76
–– 7 bis 10 Segmente 5-83b.77
–– 11 oder mehr Segmente 5-83b.78
– mit osteosynthetischer Fixierung, zur Osteosynthese, Wirbelsäule
–– 1 Segment 5-83b.70
–– 2 Segmente 5-83b.71
–– 3 Segmente 5-83b.72
–– 4 Segmente 5-83b.74
–– 5 Segmente 5-83b.75 ►
Cage, intervertebral *(Forts.)*
~ mit osteosynthetischer Fixierung, zur Osteosynthese, Wirbelsäule *(Forts.)*
–– 6 Segmente 5-83b.76
–– 7 bis 10 Segmente 5-83b.77
–– 11 oder mehr Segmente 5-83b.78
– stufenlos distrahierbar, zur Osteosynthese, Wirbelsäule
–– 1 Segment 5-83b.70
–– 2 Segmente 5-83b.71
–– 3 Segmente 5-83b.72
–– 4 Segmente 5-83b.74
–– 5 Segmente 5-83b.75
–– 6 Segmente 5-83b.76
–– 7 bis 10 Segmente 5-83b.77
–– 11 oder mehr Segmente 5-83b.78
– zur Osteosynthese, Wirbelsäule
–– 1 Segment 5-83b.70
–– 2 Segmente 5-83b.71
–– 3 Segmente 5-83b.72
–– 4 Segmente 5-83b.74
–– 5 Segmente 5-83b.75
–– 6 Segmente 5-83b.76
–– 7 bis 10 Segmente 5-83b.77
–– 11 oder mehr Segmente 5-83b.78
Calcaneo-cuboidal, Arthrodese, offen 5-808.80♦
Caldwell-Luc
– Operation, Kieferhöhle 5-221.4♦
– Zugang, Kieferhöhle, Radikaloperation 5-221.4♦
Callosotomie 5-013.73
Canakinumab, Applikation, parenteral 6-006.7
Canaliculorhinostomie 5-087.2♦
Canaliculus lacrimalis
– Inzision 5-084.10♦
– Rekonstruktion, plastisch 5-086.3x♦
CAPD [Kontinuierliche ambulante Peritonealdialyse]
– bis 24 Stunden 8-857.10
– mehr als
–– 24 bis 72 Stunden 8-857.11
–– 72 bis 144 Stunden 8-857.12
–– 144 bis 264 Stunden 8-857.13
–– 264 bis 432 Stunden 8-857.14
–– 432 bis 600 Stunden 8-857.16
–– 600 bis 960 Stunden 8-857.17
–– 960 bis 1.320 Stunden 8-857.18
–– 1.320 bis 1.680 Stunden 8-857.19
–– 1.680 bis 2.040 Stunden 8-857.1a
–– 2.040 bis 2.400 Stunden 8-857.1b
–– 2.400 Stunden 8-857.1c
Caplacizumab, Applikation, parenteral 6-00b.5
CAR-T-Zellen, Transfusion, mit tumorspezifischer In-vitro-Aufbereitung, mit gentechnischer In-vitro-Aufbereitung
– 1-5 TE 8-802.24
– mehr als 5 TE 8-802.34
Carbonfaserverstärkt, Material, Verwendung
– Knochenersatzmaterial *[nur Zusatzkode!]* 5-931.2 ►

Carbonfaserverstärkt, Material, Verwendung *(Forts.)*
– Knorpelersatzmaterial *[nur Zusatzkode!]* 5-931.2
– Osteosynthesematerial *[nur Zusatzkode!]* 5-931.2
Carfilzomib, Applikation, parenteral
– 30 mg bis unter 60 mg 6-008.90
– 60 mg bis unter 90 mg 6-008.91
– 90 mg bis unter 120 mg 6-008.92
– 120 mg bis unter 150 mg 6-008.93
– 150 mg bis unter 180 mg 6-008.94
– 180 mg bis unter 240 mg 6-008.95
– 240 mg bis unter 300 mg 6-008.96
– 300 mg bis unter 360 mg 6-008.97
– 360 mg bis unter 420 mg 6-008.98
– 420 mg bis unter 480 mg 6-008.99
– 480 mg bis unter 600 mg 6-008.9a
– 600 mg bis unter 720 mg 6-008.9b
– 720 mg bis unter 840 mg 6-008.9c
– 840 mg bis unter 960 mg 6-008.9d
– 960 mg bis unter 1.080 mg 6-008.9e
– 1.080 mg bis unter 1.320 mg 6-008.9f
– 1.320 mg bis unter 1.560 mg 6-008.9g
– 1.560 mg bis unter 1.800 mg 6-008.9h
– 1.800 mg bis unter 2.040 mg 6-008.9j
– 2.040 mg bis unter 2.280 mg 6-008.9k
– 2.280 mg bis unter 2.760 mg 6-008.9m
– 2.760 mg bis unter 3.240 mg 6-008.9n
– 3.240 mg bis unter 3.720 mg 6-008.9p
– 3.720 mg bis unter 4.200 mg 6-008.9q
– 4.200 mg oder mehr 6-008.9r
Carmustin-Implantat, Applikation, intrathekal
– 4 bis unter 7 6-003.30
– 7 bis unter 10 6-003.31
– 10 oder mehr 6-003.32
Carnitinbelastung, oral, unter Notfallbereitschaft 1-760
CARTO-System, Anwendung, bei Ablation, bei Herzrhythmusstörungen *[nur Zusatzkode!]* 8-835.8
Caspofungin, Applikation, parenteral
– 35 mg bis unter 65 mg, bei Patienten unter 5 Jahren 6-002.p0
– 65 mg bis unter 100 mg 6-002.p1
– 100 mg bis unter 150 mg 6-002.p2
– 150 mg bis unter 200 mg 6-002.p3
– 200 mg bis unter 250 mg 6-002.p4
– 250 mg bis unter 300 mg 6-002.p5
– 300 mg bis unter 350 mg 6-002.p6
– 350 mg bis unter 400 mg 6-002.p7
– 400 mg bis unter 450 mg 6-002.p8
– 450 mg bis unter 500 mg 6-002.p9
– 500 mg bis unter 600 mg 6-002.pa
– 600 mg bis unter 700 mg 6-002.pb
– 700 mg bis unter 800 mg 6-002.pc
– 800 mg bis unter 900 mg 6-002.pd
– 900 mg bis unter 1.000 mg 6-002.pe
– 1.000 mg bis unter 1.200 mg 6-002.pf
– 1.200 mg bis unter 1.400 mg 6-002.pg
– 1.400 mg bis unter 1.600 mg 6-002.ph ►
Caspofungin, Applikation, parenteral *(Forts.)*
– 1.600 mg bis unter 2.000 mg 6-002.pj
– 2.000 mg bis unter 2.400 mg 6-002.pk
– 2.400 mg bis unter 2.800 mg 6-002.pm
– 2.800 mg bis unter 3.600 mg 6-002.pn
– 3.600 mg bis unter 4.400 mg 6-002.pp
– 4.400 mg bis unter 5.200 mg 6-002.pq
– 5.200 mg bis unter 6.000 mg 6-002.pr
– 6.000 mg bis unter 6.800 mg 6-002.ps
– 6.800 mg bis unter 7.600 mg 6-002.pt
– 7.600 mg bis unter 8.400 mg 6-002.pu
– 8.400 mg oder mehr 6-002.pv
Cavaschirm, Implantation 5-387.2
CAVH – s.a. Hämofiltration, arteriovenös, kontinuierlich
– bis 24 Stunden 8-853.13
– mehr als
–– 24 bis 72 Stunden 8-853.14
–– 72 bis 144 Stunden 8-853.15
–– 144 bis 264 Stunden 8-853.16
–– 264 bis 432 Stunden 8-853.17
–– 432 bis 600 Stunden 8-853.19
–– 600 bis 960 Stunden 8-853.1a
–– 960 bis 1.320 Stunden 8-853.1b
–– 1.320 bis 1.680 Stunden 8-853.1c
–– 1.680 bis 2.040 Stunden 8-853.1d
–– 2.040 bis 2.400 Stunden 8-853.1e
–– 2.400 Stunden 8-853.1f
CAVHDF – s.a. Hämodiafiltration, arteriovenös, kontinuierlich
– bis 24 Stunden 8-855.13
– mehr als
–– 24 bis 72 Stunden 8-855.14
–– 72 bis 144 Stunden 8-855.15
–– 144 bis 264 Stunden 8-855.16
–– 264 bis 432 Stunden 8-855.17
–– 432 bis 600 Stunden 8-855.19
–– 600 bis 960 Stunden 8-855.1a
–– 960 bis 1.320 Stunden 8-855.1b
–– 1.320 bis 1.680 Stunden 8-855.1c
–– 1.680 bis 2.040 Stunden 8-855.1d
–– 2.040 bis 2.400 Stunden 8-855.1e
–– 2.400 Stunden 8-855.1f
CCT [kraniale Computertomographie]
– mit Kontrastmittel 3-220
– nativ 3-200
Cell-Saver
– mit Bestrahlung 8-803.3
– ohne Bestrahlung 8-803.2
Cemiplimab, Applikation, parenteral 6-00c.3
Cenegermin, Applikation 6-00c.4
CERA [Spät-akustisch evozierte Potentiale], Registrierung 1-208.5
Cerclage – s.a. Zuggurtung/Cerclage
– Anus 5-496.1
– Auge
–– Entfernung 5-153.2♦
–– Revision 5-153.0♦
–– Wechsel 5-153.1♦
– Cervix uteri
–– in der Gravidität 5-674.0 ►

Cerclage – s.a. Zuggurtung/Cerclage *(Forts.)*
~ Cervix uteri *(Forts.)*
–– nach
––– McDonald 5-674.0
––– Shirodkar 5-674.0
– zur
–– Rekonstruktion, Anus, und Sphinkterapparat 5-496.1
–– Retinareinsertion 5-152.2•
Cerclagematerial, Entfernung, Cervix uteri 5-679.0
Ceritinib, Applikation, oral 6-008.a
Certolizumab, Applikation, parenteral 6-005.7
Cerumenentfernung, durch Spülung, Gehörgang, äußerer 8-171.0♦
Cervix uteri
– Amputation 5-673
– Biopsie, durch Inzision 1-571.1
– Cerclage
–– in der Gravidität 5-674.0
–– nach
––– McDonald 5-674.0
––– Shirodkar 5-674.0
– Elektrokoagulation 5-672.11
– Entfernung, Cerclagematerial 5-679.0
– Fistelverschluss 5-675.1
– Fremdkörperentfernung, ohne Inzision 8-101.6
– Gewebe
–– Exzision 5-672.0
–– Kauterisation 5-672.10
– Inzision, zur Unterstützung, Geburt 5-739.0
– Konisation, durch
–– Exzision, mit
––– elektrischem Messer 5-671.03
––– elektrischer Nadel 5-671.03
–– Laserexzision 5-671.00
–– Schlingenexzision 5-671.01
– Kryokoagulation 5-672.13
– Laserkoagulation 5-672.12
– Messerkonisation 5-671.02
– Messerrekonisation 5-671.12
– Naht, nach Verletzung 5-675.0
– Rekonisation, durch
–– Exzision, mit
––– elektrischem Messer 5-671.13
––– elektrischer Nadel 5-671.13
–– Laserexzision 5-671.10
–– Schlingenexzision 5-671.11
– Rekonstruktion 5-675.1
–– durch Plastik, Portio uteri 5-675.2
–– nach Ruptur, post partum 5-758.0
–– plastisch 5-675.1
Cetuximab, Applikation, parenteral
– 250 mg bis unter 350 mg 6-001.a0
– 350 mg bis unter 450 mg 6-001.a1
– 450 mg bis unter 550 mg 6-001.a2
– 550 mg bis unter 650 mg 6-001.a3
– 650 mg bis unter 750 mg 6-001.a4
– 750 mg bis unter 850 mg 6-001.a5
– 850 mg bis unter 1.050 mg 6-001.a6
– 1.050 mg bis unter 1.250 mg 6-001.a7 ►
Cetuximab, Applikation, parenteral *(Forts.)*
– 1.250 mg bis unter 1.450 mg 6-001.a8
– 1.450 mg bis unter 1.650 mg 6-001.a9
– 1.650 mg bis unter 1.850 mg 6-001.aa
– 1.850 mg bis unter 2.150 mg 6-001.ab
– 2.150 mg bis unter 2.450 mg 6-001.ac
– 2.450 mg bis unter 2.750 mg 6-001.ad
– 2.750 mg bis unter 3.050 mg 6-001.ae
– 3.050 mg bis unter 3.350 mg 6-001.af
– 3.350 mg bis unter 3.950 mg 6-001.ah
– 3.950 mg bis unter 4.550 mg 6-001.aj
– 4.550 mg oder mehr 6-001.ak
Cheatham-Platinum-Stent
– gecovert, Implantation, perkutan-transluminal
–– A. carotis
––– 1 8-846.0h♦
––– 2 oder mehr 8-846.1h♦
–– A. carotis communis
––– 1 8-846.0j♦
––– 2 oder mehr 8-846.1j♦
–– A. carotis externa
––– 1 8-846.0n♦
––– 2 oder mehr 8-846.1n♦
–– A. carotis interna, extrakraniell
––– 1 8-846.0k♦
––– 2 oder mehr 8-846.1k♦
––– mit A. carotis communis
–––– 1 8-846.0m♦
–––– 2 oder mehr 8-846.1m♦
–– A. pulmonalis, 1 8-838.m0
–– Aorta
––– 1 8-846.04
––– 2 oder mehr 8-846.14
–– Aortenisthmus
––– 1 8-846.05
––– 2 oder mehr 8-846.15
–– Arterie
––– abdominal
–––– 1 8-846.0q♦
–––– 2 oder mehr 8-846.1q♦
––– Oberschenkel
–––– 1 8-846.0s♦
–––– 2 oder mehr 8-846.1s♦
––– pelvin
–––– 1 8-846.0q♦
–––– 2 oder mehr 8-846.1q♦
–– Ductus arteriosus apertus
––– 1 8-846.06
––– 2 oder mehr 8-846.16
–– Gefäß
––– intrakraniell
–––– 1 8-846.00
–––– 2 oder mehr 8-846.10
––– künstlich
–––– 1 8-846.0e
–––– 2 oder mehr 8-846.1e
––– Malformation
–––– 1 8-846.0d
–––– 2 oder mehr 8-846.1d
––– Oberarm
–––– 1 8-846.02♦ ►

Cheatham-Platinum-Stent *(Forts.)*
~ gecovert, Implantation, perkutan-transluminal *(Forts.)*
~~ Gefäß *(Forts.)*
~~~ Oberarm *(Forts.)*
---- 2 oder mehr 8-846.12♦
--- Schulter
---- 1 8-846.02♦
---- 2 oder mehr 8-846.12♦
--- spinal
---- 1 8-846.0f
---- 2 oder mehr 8-846.1f
--- thorakal
---- 1 8-846.08♦
---- 2 oder mehr 8-846.18♦
--- Unterarm
---- 1 8-846.03♦
---- 2 oder mehr 8-846.13♦
--- Unterschenkel
---- 1 8-846.0c♦
---- 2 oder mehr 8-846.1c♦
--- viszeral
---- 1 8-846.0a
---- 2 oder mehr 8-846.1a
-- Kollateralgefäß, aortopulmonal 8-838.m2
-- künstlich
--- Gefäß, Lungenkreislauf 8-838.m5
--- Shunt, aortopulmonal 8-838.m4
-- Malformation, Gefäß, Lungenkreislauf, 1 8-838.m3
-- V. cava
--- 1 8-846.07
--- 2 oder mehr 8-846.17
-- V. portae
--- 1 8-846.0g
--- 2 oder mehr 8-846.1g
-- V. pulmonalis, 1 8-838.m1♦
-- Vene
--- abdominal
---- 1 8-846.0r♦
---- 2 oder mehr 8-846.1r♦
--- Oberschenkel
---- 1 8-846.0t♦
---- 2 oder mehr 8-846.1t♦
--- pelvin
---- 1 8-846.0r♦
---- 2 oder mehr 8-846.1r♦
- ungecovert, Implantation, perkutan-transluminal
-- A. carotis
--- 1 8-845.0h♦
--- 2 oder mehr 8-845.1h♦
-- A. carotis communis
--- 1 8-845.0j♦
--- 2 oder mehr 8-845.1j♦
-- A. carotis externa
--- 1 8-845.0n♦
--- 2 oder mehr 8-845.1n♦
-- A. carotis interna, extrakraniell
--- 1 8-845.0k♦
--- 2 oder mehr 8-845.1k♦ ►

Cheatham-Platinum-Stent *(Forts.)*
~ ungecovert, Implantation, perkutan-transluminal *(Forts.)*
~~ A. carotis interna, extrakraniell *(Forts.)*
--- mit A. carotis communis
---- 1 8-845.0m♦
---- 2 oder mehr 8-845.1m♦
-- A. pulmonalis, 1 8-838.k0
-- Aorta
--- 1 8-845.04
--- 2 oder mehr 8-845.14
-- Aortenisthmus
--- 1 8-845.05
--- 2 oder mehr 8-845.15
-- Arterie
--- abdominal
---- 1 8-845.0q♦
---- 2 oder mehr 8-845.1q♦
--- Oberschenkel
---- 1 8-845.0s♦
---- 2 oder mehr 8-845.1s♦
--- pelvin
---- 1 8-845.0q♦
---- 2 oder mehr 8-845.1q♦
-- Ductus arteriosus apertus
--- 1 8-845.06
--- 2 oder mehr 8-845.16
-- Gefäß
--- intrakraniell
---- 1 8-845.00
---- 2 oder mehr 8-845.10
--- künstlich
---- 1 8-845.0e
---- 2 oder mehr 8-845.1e
--- Malformation
---- 1 8-845.0d
---- 2 oder mehr 8-845.1d
--- Oberarm
---- 1 8-845.02♦
---- 2 oder mehr 8-845.12♦
--- Schulter
---- 1 8-845.02♦
---- 2 oder mehr 8-845.12♦
--- spinal
---- 1 8-845.0f
---- 2 oder mehr 8-845.1f
--- thorakal
---- 1 8-845.08♦
---- 2 oder mehr 8-845.18♦
--- Unterarm
---- 1 8-845.03♦
---- 2 oder mehr 8-845.13♦
--- Unterschenkel
---- 1 8-845.0c♦
---- 2 oder mehr 8-845.1c♦
--- viszeral
---- 1 8-845.0a
---- 2 oder mehr 8-845.1a
-- Kollateralgefäß, aortopulmonal 8-838.k2
-- künstlich
--- Gefäß, Lungenkreislauf 8-838.k5 ►
~~~

Cheatham-Platinum-Stent *(Forts.)*
~ ungecovert, Implantation, perkutan-transluminal *(Forts.)*
~~ künstlich *(Forts.)*
––– Shunt, aortopulmonal 8-838.k4
–– Malformation, Gefäß, Lungenkreislauf, 1 8-838.k3
–– V. cava
––– 1 8-845.07
––– 2 oder mehr 8-845.17
–– V. portae
––– 1 8-845.0g
––– 2 oder mehr 8-845.1g
–– V. pulmonalis, 1 8-838.k1♦
–– Vene
––– abdominal
–––– 1 8-845.0r♦
–––– 2 oder mehr 8-845.1r♦
––– Oberschenkel
–––– 1 8-845.0t♦
–––– 2 oder mehr 8-845.1t♦
––– pelvin
–––– 1 8-845.0r♦
–––– 2 oder mehr 8-845.1r♦
Check, bei Querschnittlähmung 8-976.2
Chelator, Verwendung, bei Konditionierung, Gefäß, Entnahme, zur Transplantation *[nur Zusatzkode!]* 5-93a.1
Chelator-konjugiert, Somatostatinanalogon, zur Radiorezeptortherapie, intravenös, aus
– nicht patientenindividueller Herstellung 8-530.62
– patientenindividueller Eigenherstellung 8-530.61
Chemical Peeling
– großflächig
–– Axilla 5-913.96♦
–– Bauchregion 5-913.9b
–– Brustwand 5-913.9a
–– Ellenbogen 5-913.97♦
–– Fuß 5-913.9g♦
–– Genitalregion 5-913.9c
–– Gesäß 5-913.9d
–– Hals 5-913.95
–– Hand 5-913.99♦
–– Knie 5-913.9e♦
–– Kopf 5-913.94
–– Leistenregion 5-913.9c
–– Lippe 5-913.90
–– Oberarm 5-913.97♦
–– Oberschenkel 5-913.9e♦
–– Rücken 5-913.9a
–– Schulter 5-913.96♦
–– Unterarm 5-913.98♦
–– Unterschenkel 5-913.9f♦
– kleinflächig
–– Axilla 5-913.36♦
–– Bauchregion 5-913.3b
–– Brustwand 5-913.3a
–– Ellenbogen 5-913.37♦
–– Fuß 5-913.3g♦ ►

Chemical Peeling *(Forts.)*
~ kleinflächig *(Forts.)*
–– Genitalregion 5-913.3c
–– Gesäß 5-913.3d
–– Hals 5-913.35
–– Hand 5-913.39♦
–– Knie 5-913.3e♦
–– Kopf 5-913.34
–– Leistenregion 5-913.3c
–– Lippe 5-913.30
–– Oberarm 5-913.37♦
–– Oberschenkel 5-913.3e♦
–– Rücken 5-913.3a
–– Schulter 5-913.36♦
–– Unterarm 5-913.38♦
–– Unterschenkel 5-913.3f♦
Chemisch, Synoviorthese 8-020.b♦
Chemochirurgie
– großflächig, Hautschichten, oberflächlich
–– Axilla 5-913.96♦
–– Bauchregion 5-913.9b
–– Brustwand 5-913.9a
–– Ellenbogen 5-913.97♦
–– Fuß 5-913.9g♦
–– Genitalregion 5-913.9c
–– Gesäß 5-913.9d
–– Hals 5-913.95
–– Hand 5-913.99♦
–– Knie 5-913.9e♦
–– Kopf 5-913.94
–– Leistenregion 5-913.9c
–– Lippe 5-913.90
–– Oberarm 5-913.97♦
–– Oberschenkel 5-913.9e♦
–– Rücken 5-913.9a
–– Schulter 5-913.96♦
–– Unterarm 5-913.98♦
–– Unterschenkel 5-913.9f♦
– kleinflächig, Hautschichten, oberflächlich
–– Axilla 5-913.36♦
–– Bauchregion 5-913.3b
–– Brustwand 5-913.3a
–– Ellenbogen 5-913.37♦
–– Fuß 5-913.3g♦
–– Genitalregion 5-913.3c
–– Gesäß 5-913.3d
–– Hals 5-913.35
–– Hand 5-913.39♦
–– Knie 5-913.3e♦
–– Kopf 5-913.34
–– Leistenregion 5-913.3c
–– Lippe 5-913.30
–– Oberarm 5-913.37♦
–– Oberschenkel 5-913.3e♦
–– Rücken 5-913.3a
–– Schulter 5-913.36♦
–– Unterarm 5-913.38♦
–– Unterschenkel 5-913.3f♦
Chemokauterisation, Korneaepithel 5-123.0x♦
Chemonukleolyse 5-831.8

Chemoperfusion, intrahepatisch, hypertherm, offen 5-506.30
Chemosaturation, Leber, perkutan, mit Chemotherapeutikum 8-549.01
Chemosensibilitätstestung, prätherapeutisch, durch Analyse
– DNA-Synthese, genomisch, mit Ex-vivo-Zellkultursystem 1-990.0
– Parameter
–– Apoptose, mit Ex-vivo-Zellkultursystem 1-990.2
–– Metabolismus, mit Ex-vivo-Zellkultursystem 1-990.1
Chemotherapeutika, zur Organperfusion, Leber, perkutan, geschlossen
– mit externem Blutfilter 8-549.01
– ohne externen Blutfilter 8-549.00
Chemotherapeutikum, zur Chemosaturation, Leber, perkutan 8-549.01
Chemotherapie (Beschreibung siehe Systematik)
– Block-
–– hochgradig komplex und intensiv, mit
––– einem Chemotherapieblock während eines stationären Aufenthaltes 8-544.0
––– zwei Chemotherapieblöcken während eines stationären Aufenthaltes 8-544.1
–– mittelgradig komplex und intensiv
––– 1 Tag, mit Medikament
–––– 1 8-543.11
–––– 2 8-543.12
–––– 3 8-543.13
–––– 4 8-543.14
–––– 5 8-543.15
–––– 6 8-543.16
–––– 7 oder mehr 8-543.17
––– 2 Tage, mit Medikament
–––– 1 8-543.21
–––– 2 8-543.22
–––– 3 8-543.23
–––– 4 8-543.24
–––– 5 8-543.25
–––– 6 8-543.26
–––– 7 oder mehr 8-543.27
––– 3 Tage, mit Medikament
–––– 1 8-543.31
–––– 2 8-543.32
–––– 3 8-543.33
–––– 4 8-543.34
–––– 5 8-543.35
–––– 6 8-543.36
–––– 7 oder mehr 8-543.37
––– 4 Tage, mit Medikament
–––– 1 8-543.41
–––– 2 8-543.42
–––– 3 8-543.43
–––– 4 8-543.44
–––– 5 8-543.45
–––– 6 8-543.46
–––– 7 oder mehr 8-543.47
––– 5 Tage, mit Medikament
–––– 1 8-543.51 ►

Chemotherapie (Beschreibung siehe Systematik) *(Forts.)*
~ Block- *(Forts.)*
~~ mittelgradig komplex und intensiv *(Forts.)*
~~~ 5 Tage, mit Medikament *(Forts.)*
–––– 2 8-543.52
–––– 3 8-543.53
–––– 4 8-543.54
–––– 5 8-543.55
–––– 6 8-543.56
–––– 7 oder mehr 8-543.57
––– 6 Tage, mit Medikament
–––– 1 8-543.61
–––– 2 8-543.62
–––– 3 8-543.63
–––– 4 8-543.64
–––– 5 8-543.65
–––– 6 8-543.66
–––– 7 oder mehr 8-543.67
––– 7 Tage, mit Medikament
–––– 1 8-543.71
–––– 2 8-543.72
–––– 3 8-543.73
–––– 4 8-543.74
–––– 5 8-543.75
–––– 6 8-543.76
–––– 7 oder mehr 8-543.77
––– 8 Tage, mit Medikament
–––– 1 8-543.81
–––– 2 8-543.82
–––– 3 8-543.83
–––– 4 8-543.84
–––– 5 8-543.85
–––– 6 8-543.86
–––– 7 oder mehr 8-543.87
––– 9 Tage oder mehr, mit Medikament
–––– 1 8-543.91
–––– 2 8-543.92
–––– 3 8-543.93
–––– 4 8-543.94
–––– 5 8-543.95
–––– 6 8-543.96
–––– 7 oder mehr 8-543.97
– intrathorakal, hypertherm 8-546.1
– nicht-komplex
–– 1 Tag, mit Medikament
––– 1 8-542.11
––– 2 8-542.12
––– 3 8-542.13
––– 4 oder mehr 8-542.14
–– 2 Tage, mit Medikament
––– 1 8-542.21
––– 2 8-542.22
––– 3 8-542.23
––– 4 oder mehr 8-542.24
–– 3 Tage, mit Medikament
––– 1 8-542.31
––– 2 8-542.32
––– 3 8-542.33
––– 4 oder mehr 8-542.34 ►
~~~

Chemotherapie (Beschreibung siehe Systematik) *(Forts.)*
~ nicht-komplex *(Forts.)*
–– 4 Tage, mit Medikament
––– 1 8-542.41
––– 2 8-542.42
––– 3 8-542.43
––– 4 oder mehr 8-542.44
–– 5 Tage, mit Medikament
––– 1 8-542.51
––– 2 8-542.52
––– 3 8-542.53
––– 4 oder mehr 8-542.54
–– 6 Tage, mit Medikament
––– 1 8-542.61
––– 2 8-542.62
––– 3 8-542.63
––– 4 oder mehr 8-542.64
–– 7 Tage, mit Medikament
––– 1 8-542.71
––– 2 8-542.72
––– 3 8-542.73
––– 4 oder mehr 8-542.74
–– 8 Tage, mit Medikament
––– 1 8-542.81
––– 2 8-542.82
––– 3 8-542.83
––– 4 oder mehr 8-542.84
–– 9 Tage oder mehr, mit Medikament
––– 1 8-542.91
––– 2 8-542.92
––– 3 8-542.93
––– 4 oder mehr 8-542.94
Chirurgie
– Abrollstrecke, Augenmuskel
–– einfach 5-10c.0♦
–– kombiniert mit weiteren Maßnahmen am selben Muskel 5-10c.1♦
– mikrographisch – s. jeweilige Operation
Chirurgisch – s. jeweiliger durchgeführter Eingriff
Chlorhexidindiacetat-Beschichtung, Verwendung – s. Verwendung, Material, nicht-resorbierbar, mit antimikrobieller Beschichtung
Choanalatresie
– Korrektur, transpalatinal 5-219.1♦
– Resektion
–– endonasal 5-219.2♦
–– transpalatinal 5-219.1♦
Choanalpolyp, Resektion 5-212.2
Cholangiocholezystocholedochektomie 5-511.3
Cholangiographie
– im Rahmen einer
–– Laparoskopie 3-13c.3
–– Laparotomie 3-13c.3
– intraoperativ, über T-Drainage 3-13c.3
– intravenös 3-13c.0
– perkutan-transhepatisch 3-13c.1
– retrograd 1-640
–– endoskopisch 1-640
– über T-Drainage 3-13c.2
Cholangiopankreatikographie, Magnetresonanz-
– mit Sekretin-Unterstützung 3-843.1
– ohne Sekretin-Unterstützung 3-843.0
Cholangioskop
– kleinkalibrig, zur Cholangioskopie, Gallenwege, therapeutisch, perkutan-transhepatisch *[nur Zusatzkode!]* 5-514.u1
– normalkalibrig, zur Cholangioskopie, Gallenwege, therapeutisch, perkutan-transhepatisch *[nur Zusatzkode!]* 5-514.u0
Cholangioskopie
– diagnostisch, Gallenwege
–– distal der Hepatikusgabel 1-643.2
–– extrahepatisch 1-643.2
–– intrahepatisch 1-643.3
–– proximal der Hepatikusgabel 1-643.3
– duktal – s. Cholangioskopie, direkt
– Gallenwege
–– distal der Hepatikusgabel, direkt, therapeutisch *[nur Zusatzkode!]* 5-513.q0
–– extrahepatisch, direkt, therapeutisch *[nur Zusatzkode!]* 5-513.q0
–– intrahepatisch, direkt, therapeutisch *[nur Zusatzkode!]* 5-513.q1
–– mit Cholangioskop
––– kleinkalibrig, therapeutisch, perkutan-transhepatisch *[nur Zusatzkode!]* 5-514.u1
––– normalkalibrig, therapeutisch, perkutan-transhepatisch *[nur Zusatzkode!]* 5-514.u0
–– proximal der Hepatikusgabel, direkt, therapeutisch *[nur Zusatzkode!]* 5-513.q1
Choledochoduodenostomie
– durch Umsteigen laparoskopisch – offen chirurgisch 5-512.12
– endoskopisch 5-512.13
– laparoskopisch 5-512.11
– offen 5-512.10
Choledochojejunostomie
– durch Umsteigen laparoskopisch – offen chirurgisch 5-512.22
– endoskopisch 5-512.23
– laparoskopisch 5-512.21
–– mit Roux-Y-Anastomose 5-512.41
– mit Roux-Y-Anastomose, durch Umsteigen laparoskopisch – offen chirurgisch 5-512.42
– offen 5-512.20
–– mit Roux-Y-Anastomose 5-512.40
Choledocholithotomie, endoskopisch, mit Körbchen 5-513.20
Choledocholithotripsie
– endoskopisch 5-513.23
– extrakorporal 8-111.1
Choledochoplastik 5-516 1
Choledochorrhaphie 5-516.0
Choledochoskopie, diagnostisch, durch Inzision 1-695.42
Choledochus, Revision, bei Cholezystektomie
– konventionell 5-511.02
– laparoskopisch 5-511.12

Cholezystektomie
– durch Umsteigen laparoskopisch – offen chirurgisch, ohne Revision, Gallengänge 5-511.21
– erweitert 5-511.3
– konventionell 5-511.01
– laparoskopisch
–– mit Revision, Gallengänge 5-511.12
–– ohne Revision, Gallengänge 5-511.11
– offen
–– mit Revision, Gallengänge, operativ 5-511.02
–– ohne Revision, Gallengänge, operativ 5-511.01
– simultan
–– mit Revision, Gallengänge, während einer
––– Laparoskopie aus anderen Gründen 5-511.52
––– Laparotomie aus anderen Gründen 5-511.42
–– ohne Revision, Gallengänge, während einer
––– Laparoskopie aus anderen Gründen 5-511.51
––– Laparotomie aus anderen Gründen 5-511.41
Cholezystoduodenostomie
– durch Umsteigen laparoskopisch – offen chirurgisch 5-512.12
– endoskopisch 5-512.13
– laparoskopisch 5-512.11
– offen 5-512.10
Cholezystogastrostomie
– durch Umsteigen laparoskopisch – offen chirurgisch 5-512.02
– endoskopisch 5-512.03
– laparoskopisch 5-512.01
– offen 5-512.00
Cholezystoileostomie
– durch Umsteigen laparoskopisch – offen chirurgisch 5-512.x2
– endoskopisch 5-512.x3
– laparoskopisch 5-512.x1
– offen 5-512.x0
Cholezystojejunostomie
– durch Umsteigen laparoskopisch – offen chirurgisch 5-512.22
– endoskopisch 5-512.23
– laparoskopisch 5-512.21
–– mit Roux-Y-Anastomose 5-512.41
– mit Roux-Y-Anastomose, durch Umsteigen laparoskopisch – offen chirurgisch 5-512.42
– offen 5-512.20
–– mit Roux-Y-Anastomose 5-512.40
Cholezystokolostomie
– durch Umsteigen laparoskopisch – offen chirurgisch 5-512.x2
– endoskopisch 5-512.x3
– laparoskopisch 5-512.x1
– offen 5-512.x0
Cholezystorrhaphie 5-519.0
Cholezystostomie
– durch Umsteigen laparoskopisch – offen chirurgisch 5-510.42
– endoskopisch 5-510.43
– laparoskopisch 5-510.41 ►

Cholezystostomie *(Forts.)*
– offen 5-510.40
– Verschluss 5-519.x
Cholezystotomie 5-510.0
– durch Umsteigen laparoskopisch – offen chirurgisch 5-510.3
– laparoskopisch 5-510.2
– offen 5-510.1
Cholsäure, Applikation, oral 6-008.b
Chondrogenese, matrixinduziert, autogen, arthroskopisch
– Akromioklavikulargelenk 5-812.g1♦
– Ellenbogengelenk 5-812.gt♦
– Handgelenk 5-812.g7♦
– Hüftgelenk 5-812.gg♦
– Humeroglenoidalgelenk 5-812.g0♦
– Humeroradialgelenk 5-812.gs♦
– Humeroulnargelenk 5-812.g4♦
– Iliosakralgelenk 5-812.ge♦
– Kniegelenk 5-812.gh♦
– Metatarsophalangealgelenk 5-812.gq♦
– Radiokarpalgelenk 5-812.g8♦
– Radioulnargelenk
–– distal 5-812.g6♦
–– proximal 5-812.g5♦
– Sprunggelenk
–– oberes 5-812.gk♦
–– unteres 5-812.gm♦
– Sternoklavikulargelenk 5-812.g3♦
– Tarsalgelenk 5-812.gn♦
– Tarsometatarsalgelenk 5-812.gp♦
– Tibiofibulargelenk, proximal 5-812.gj♦
– Ulnokarpalgelenk 5-812.g9♦
– Zehengelenk 5-812.gr♦
Chondroplastik
– Akromioklavikulargelenk
–– arthroskopisch 5-812.e1♦
–– offen 5-801.g1♦
– Ellenbogengelenk
–– arthroskopisch 5-812.et♦
–– offen 5-801.gt♦
– Handgelenk
–– arthroskopisch 5-812.e7♦
–– offen 5-801.g7♦
– Hüftgelenk
–– arthroskopisch 5-812.eg♦
–– offen 5-801.gg♦
– Humeroglenoidalgelenk
–– arthroskopisch 5-812.e0♦
–– offen 5-801.g0♦
– Humeroradialgelenk
–– arthroskopisch 5-812.es♦
–– offen 5-801.gs♦
– Humeroulnargelenk
–– arthroskopisch 5-812.e4♦
–– offen 5-801.g4♦
– Iliosakralgelenk
–– arthroskopisch 5-812.ee♦
–– offen 5-801.ge♦
– Kniegelenk
–– arthroskopisch 5-812.eh♦ ►

Chondroplastik *(Forts.)*
~ Kniegelenk *(Forts.)*
–– offen 5-801.gh♦
– Metatarsophalangealgelenk
–– arthroskopisch 5-812.eq♦
–– offen 5-801.gq♦
– Radiokarpalgelenk
–– arthroskopisch 5-812.e8♦
–– offen 5-801.g8♦
– Radioulnargelenk
–– distal
––– arthroskopisch 5-812.e6♦
––– offen 5-801.g6♦
–– proximal
––– arthroskopisch 5-812.e5♦
––– offen 5-801.g5♦
– Sprunggelenk
–– oberes
––– arthroskopisch 5-812.ek♦
––– offen 5-801.gk♦
–– unteres
––– arthroskopisch 5-812.em♦
––– offen 5-801.gm♦
– Sternoklavikulargelenk
–– arthroskopisch 5-812.e3♦
–– offen 5-801.g3♦
– Symphyse, arthroskopisch 5-812.ef
– Tarsalgelenk
–– arthroskopisch 5-812.en♦
–– offen 5-801.gn♦
– Tarsometatarsalgelenk
–– arthroskopisch 5-812.ep♦
–– offen 5-801.gp♦
– Tibiofibulargelenk, proximal
–– arthroskopisch 5-812.ej♦
–– offen 5-801.gj♦
– Ulnokarpalgelenk
–– arthroskopisch 5-812.e9♦
–– offen 5-801.g9♦
– Zehengelenk
–– arthroskopisch 5-812.er♦
–– offen 5-801.gr♦
Chondrozytentransplantation, matrixinduziert, autogen
– Akromioklavikulargelenk
–– arthroskopisch 5-812.h1♦
–– offen 5-801.k1♦
– Bandscheibe, über Segmente
–– 1 5-839.m0
–– 2 5-839.m1
–– 3 oder mehr 5-839.m2
– Ellenbogengelenk
–– arthroskopisch 5-812.ht♦
–– offen 5-801.kt♦
– Handgelenk
–– arthroskopisch 5-812.h7♦
–– offen 5-801.k7♦
– Hüftgelenk
–– arthroskopisch 5-812.hg♦
–– offen 5-801.kg♦ ►

Chondrozytentransplantation, matrixinduziert, autogen *(Forts.)*
– Humeroglenoidalgelenk
–– arthroskopisch 5-812.h0♦
–– offen 5-801.k0♦
– Humeroradialgelenk
–– arthroskopisch 5-812.hs♦
–– offen 5-801.ks♦
– Humeroulnargelenk
–– arthroskopisch 5-812.h4♦
–– offen 5-801.k4♦
– Iliosakralgelenk
–– arthroskopisch 5-812.he♦
–– offen 5-801.ke♦
– Kniegelenk
–– arthroskopisch 5-812.hh♦
–– offen 5-801.kh♦
– Metatarsophalangealgelenk
–– arthroskopisch 5-812.hq♦
–– offen 5-801.kq♦
– Radiokarpalgelenk
–– arthroskopisch 5-812.h8♦
–– offen 5-801.k8♦
– Radioulnargelenk
–– distal
––– arthroskopisch 5-812.h6♦
––– offen 5-801.k6♦
–– proximal
––– arthroskopisch 5-812.h5♦
––– offen 5-801.k5♦
– Sprunggelenk
–– oberes
––– arthroskopisch 5-812.hk♦
––– offen 5-801.kk♦
–– unteres
––– arthroskopisch 5-812.hm♦
––– offen 5-801.km♦
– Sternoklavikulargelenk
–– arthroskopisch 5-812.h3♦
–– offen 5-801.k3♦
– Symphyse, arthroskopisch 5-812.hf
– Tarsalgelenk
–– arthroskopisch 5-812.hn♦
–– offen 5-801.kn♦
– Tarsometatarsalgelenk
–– arthroskopisch 5-812.hp♦
–– offen 5-801.kp♦
– Tibiofibulargelenk, proximal
–– arthroskopisch 5-812.hj♦
–– offen 5-801.kj♦
– Ulnokarpalgelenk
–– arthroskopisch 5-812.h9♦
–– offen 5-801.k9♦
– Zehengelenk
–– arthroskopisch 5-812.hr♦
–– offen 5-801.kr♦
Chopart, Amputation, Vorfuß 5-865.4♦
Chordae tendineae, Rekonstruktion
– Mitralklappe 5-354.12
– Trikuspidalklappe 5-354.32

Chordektomie
– bei männlicher
–– Epispadie 5-644.0
–– Hypospadie 5-645.1
– durch Thyreotomie 5-302.2
– endolaryngeal 5-302.1
Chordotomie
– offen 5-039.0
– perkutan 5-039.1
Chordozentese 1-473.3
Chorioidea
– Biopsie, durch Inzision 1-529.5♦
– Blockexzision, mit
–– Sklera, in voller Dicke 5-157.20♦
–– Skleradeckel, lamellär 5-157.21♦
– Brachytherapie, durch Aufnähen, Applikator
–– beta-strahlend 5-155.80♦
–– gamma-strahlend 5-155.81♦
– Diathermie 5-155.0♦
– Fulguration 5-155.0♦
– Kryokoagulation 5-155.1♦
– Laserkoagulation
–– flächig 5-155.4♦
–– lokal 5-155.3♦
– Lasertherapie 5-155.7♦
– photodynamische Therapie 5-155.6♦
– Photokoagulation 5-155.2♦
– Thermotherapie, transpupillar 5-155.5♦
Chorionzotten, Biopsie
– perkutan, ohne Inzision, mit Steuerung durch bildgebende Verfahren 1-473.0
– transvaginal, ohne Inzision, mit Steuerung durch bildgebende Verfahren 1-473.1
Chromoendoskopie, Verdauungstrakt
– oberer *[nur Zusatzkode!]* 1-63b
– unterer *[nur Zusatzkode!]* 1-655
Chromopertubation 5-667.1
– Tuba uterina 5-667.1
Chronisch – s. jeweiliger durchgeführter Eingriff
Chylus, Fistelverschluss
– offen 5-405.0
– thorakoskopisch 5-405.1
Cimino-Shunt, Anlegen
– mit Vorverlagerung, V. basilica 5-392.11
– ohne Vorverlagerung, V. basilica 5-392.10
Cingulotomie 5-013.70
CIONM [Kontinuierliches intraoperatives Neuromonitoring] *[nur Zusatzkode!]* 5-069.41
Circumcisio 5-640.2
Cladribin, Applikation, oral 6-00a.4
Cleft-lift-Operation, zur Rekonstruktion, Sinus pilonidalis, plastisch 5-897.12
Clip
– bei Mitralklappensegelplastik, transvenös
–– 1 *[nur Zusatzkode!]* 5-35a.60
–– 2 *[nur Zusatzkode!]* 5-35a.61
–– 3 *[nur Zusatzkode!]* 5-35a.62
–– 4 *[nur Zusatzkode!]* 5-35a.63
–– 5 oder mehr *[nur Zusatzkode!]* 5-35a.64
– bei Trikuspidalklappensegelplastik, transvenös
–– 1 *[nur Zusatzkode!]* 5-35a.60 ►

Clip *(Forts.)*
~ bei Trikuspidalklappensegelplastik, transvenös *(Forts.)*
–– 2 *[nur Zusatzkode!]* 5-35a.61
–– 3 *[nur Zusatzkode!]* 5-35a.62
–– 4 *[nur Zusatzkode!]* 5-35a.63
–– 5 oder mehr *[nur Zusatzkode!]* 5-35a.64
– Blutgefäß, intrakraniell
–– 1 *[nur Zusatzkode!]* 5-026.40
–– 2 *[nur Zusatzkode!]* 5-026.41
–– 3 *[nur Zusatzkode!]* 5-026.42
–– 4 *[nur Zusatzkode!]* 5-026.43
–– 5 *[nur Zusatzkode!]* 5-026.44
–– 6 oder mehr *[nur Zusatzkode!]* 5-026.45
– Darm, Entfernung, endoskopisch, durch Desintegration, elektrisch 5-469.u3
– Magen, Entfernung, endoskopisch, durch Desintegration, elektrisch 5-449.u3
– Ösophagus, Entfernung, endoskopisch, durch Desintegration, elektrisch 5-429.w
– Rektum, Entfernung, endoskopisch, durch Desintegration, elektrisch 5-489.m
– Verschluss, Tuba uterina
–– abdominal, offen, zur Sterilisation 5-663.10
–– durch Umsteigen
––– endoskopisch – offen chirurgisch, zur Sterilisation 5-663.13
––– vaginal – offen chirurgisch, zur Sterilisation 5-663.14
–– endoskopisch, zur Sterilisation 5-663.12
–– laparoskopisch, zur Sterilisation 5-663.12
–– vaginal
––– laparoskopisch assistiert, zur Sterilisation 5-663.11
––– zur Sterilisation 5-663.15
– zur Ligatur, Herzohr 5-379.1
Clip-Fixierung, als Knotenersatzverfahren, Anwendung *[nur Zusatzkode!]* 5-98c.6
Clip-Markierung, Biopsieregion
– bei Stanzbiopsie, Mamma, perkutan 1-493.32♦
–– mit Steuerung durch bildgebende Verfahren 1-494.32♦
– für Exzision, Mamma, durch
–– Rotationsmesser 5-870.71♦
–– Vakuumbiopsie 5-870.71♦
Clip-Rekonstruktion, transvenös
– Mitralklappe 5-35a.41
– Trikuspidalklappe 5-35a.50
Clippen
– Darm
–– durch Umsteigen laparoskopisch – offen chirurgisch 5-469.d2
–– endoskopisch 5-469.d3
–– laparoskopisch 5-469.d1
–– offen 5-469.d0
– endonasal, Arterie, bei einer Nasenblutung 5-210.6
– Magen
–– durch Umsteigen laparoskopisch – offen chirurgisch 5-449.d2
–– endoskopisch 5-449.d3 ►

C

Clippen *(Forts.)*
~ Magen *(Forts.)*
–– laparoskopisch 5-449.d1
–– offen 5-449.d0
– Ösophagus, endoskopisch 5-429.d
– Rektum, endoskopisch 5-489.d
– V. cava 5-387.1
Clipping
– Frenulum, labial 5-279.1
– Uvulaspitze 5-272.1
Clipsystem, Verwendung, Verschluss, Gefäß *[nur Zusatzkode!]* 8-83b.c3
Clofarabin, Applikation, parenteral
– 10 mg bis unter 20 mg, bei Patienten unter 5 Jahren 6-003.j0
– 20 mg bis unter 30 mg 6-003.j1
– 30 mg bis unter 40 mg 6-003.j2
– 40 mg bis unter 50 mg 6-003.j3
– 50 mg bis unter 60 mg 6-003.j4
– 60 mg bis unter 70 mg 6-003.j5
– 70 mg bis unter 80 mg 6-003.j6
– 80 mg bis unter 100 mg 6-003.j7
– 100 mg bis unter 120 mg 6-003.j8
– 120 mg bis unter 140 mg 6-003.j9
– 140 mg bis unter 160 mg 6-003.ja
– 160 mg bis unter 180 mg 6-003.jb
– 180 mg bis unter 200 mg 6-003.jc
– 200 mg bis unter 220 mg 6-003.jd
– 220 mg bis unter 240 mg 6-003.je
– 240 mg bis unter 260 mg 6-003.jf
– 260 mg bis unter 280 mg 6-003.jg
– 280 mg bis unter 320 mg 6-003.jh
– 320 mg bis unter 360 mg 6-003.jj
– 360 mg bis unter 440 mg 6-003.jk
– 440 mg bis unter 520 mg 6-003.jm
– 520 mg bis unter 600 mg 6-003.jn
– 600 mg bis unter 760 mg 6-003.jp
– 760 mg bis unter 920 mg 6-003.jq
– 920 mg bis unter 1.080 mg 6-003.jr
– 1.080 mg bis unter 1.320 mg 6-003.js
– 1.320 mg bis unter 1.560 mg 6-003.jt
– 1.560 mg bis unter 1.800 mg 6-003.ju
– 1.800 mg oder mehr 6-003.jv
Closing-wedge-Osteotomie, Wirbelsäule 5-832.1
CMP – s. Zytomegalievirus
CNP, beim
– Neugeborenen 8-711.30
– Säugling 8-711.31
CO-Diffusionskapazität, Bestimmung 1-711
CO_2, Elimination, extrakorporal, veno-venös 8-852.5
CO_2-Laser, Verwendung *[nur Zusatzkode!]* 5-985.1
Cobimetinib, Applikation, oral 6-008.c
Coecum – s.a. Zäkum
– mit Colon ascendens, mit
–– Colon transversum, mit
––– Colon descendens, mit rechter und linker Flexur, Resektion
–––– durch Umsteigen laparoskopisch – offen chirurgisch 5-455.c7 ►

Coecum – s.a. Zäkum *(Forts.)*
~ mit Colon ascendens, mit *(Forts.)*
~~ Colon transversum, mit *(Forts.)*
~~~ Colon descendens, mit rechter und linker Flexur, Resektion *(Forts.)*
–––– laparoskopisch, mit
––––– Anastomose 5-455.c5
––––– Enterostoma 5-455.c6
–––– offen, mit
––––– Anastomose 5-455.c1
––––– Anastomosen-Anus praeter 5-455.c4
––––– Enterostoma und Blindverschluss 5-455.c2
––––– zwei Enterostomata 5-455.c3
––– rechter
–––– Flexur, Resektion
––––– durch Umsteigen laparoskopisch – offen chirurgisch 5-455.97
––––– laparoskopisch, mit
–––––– Anastomose 5-455.95
–––––– Enterostoma 5-455.96
––––– offen, mit
–––––– Anastomose 5-455.91
–––––– Anastomosen-Anus praeter 5-455.94
–––––– Enterostoma und Blindverschluss 5-455.92
–––––– zwei Enterostomata 5-455.93
–––– und linker Flexur, Resektion
––––– durch Umsteigen laparoskopisch – offen chirurgisch 5-455.97
––––– laparoskopisch, mit
–––––– Anastomose 5-455.95
–––––– Enterostoma 5-455.96
––––– offen, mit
–––––– Anastomosen-Anus praeter 5-455.94
–––––– Enterostoma und Blindverschluss 5-455.92
–––––– zwei Enterostomata 5-455.93
–– rechter Flexur, Resektion
––– durch Umsteigen laparoskopisch – offen chirurgisch 5-455.47
––– laparoskopisch, mit
–––– Anastomose 5-455.45
–––– Enterostoma 5-455.46
––– offen, mit
–––– Anastomose 5-455.41
–––– Anastomosen-Anus praeter 5-455.44
–––– Enterostoma und Blindverschluss 5-455.42
–––– zwei Enterostomata 5-455.43
– und Colon transversum, mit rechter und linker Flexur, mit Colon ascendens, Resektion, offen, mit Anastomose 5-455.91
Colon ascendens – s.a. Dickdarm
– Anlegen, Enterostoma
–– durch Umsteigen laparoskopisch – offen chirurgisch 5-463.22
–– laparoskopisch 5-463.21
–– offen 5-463.20
– Biopsie
–– durch Inzision 1-556.0 ►
~~~

Colon ascendens – s.a. Dickdarm *(Forts.)*
~ Biopsie *(Forts.)*
–– endoskopisch 1-444.7
– mit Coecum
–– mit
––– Colon transversum, mit
–––– Colon descendens, mit rechter und linker Flexur, Resektion
––––– durch Umsteigen laparoskopisch – offen chirurgisch 5-455.c7
––––– laparoskopisch, mit
–––––– Anastomose 5-455.c5
–––––– Enterostoma 5-455.c6
––––– offen, mit
–––––– Anastomose 5-455.c1
–––––– Anastomosen-Anus praeter 5-455.c4
–––––– Enterostoma und Blindverschluss 5-455.c2
–––––– zwei Enterostomata 5-455.c3
–––– rechter
––––– Flexur, Resektion
–––––– durch Umsteigen laparoskopisch – offen chirurgisch 5-455.97
–––––– laparoskopisch, mit
––––––– Anastomose 5-455.95
––––––– Enterostoma 5-455.96
–––––– offen, mit
––––––– Anastomose 5-455.91
––––––– Anastomosen-Anus praeter 5-455.94
––––––– Enterostoma und Blindverschluss 5-455.92
––––––– zwei Enterostomata 5-455.93
––––– und linker Flexur, Resektion
–––––– durch Umsteigen laparoskopisch – offen chirurgisch 5-455.97
–––––– laparoskopisch, mit
––––––– Anastomose 5-455.95
––––––– Enterostoma 5-455.96
–––––– offen, mit
––––––– Anastomosen-Anus praeter 5-455.94
––––––– Enterostoma und Blindverschluss 5-455.92
––––––– zwei Enterostomata 5-455.93
––– rechter Flexur, Resektion
–––– durch Umsteigen laparoskopisch – offen chirurgisch 5-455.47
–––– laparoskopisch, mit
––––– Anastomose 5-455.45
––––– Enterostoma 5-455.46
–––– offen, mit
––––– Anastomose 5-455.41
––––– Anastomosen-Anus praeter 5-455.44
––––– Enterostoma und Blindverschluss 5-455.42
––––– zwei Enterostomata 5-455.43
–– und Colon transversum, mit rechter und linker Flexur, Resektion, offen, mit Anastomose 5-455.91

Colon descendens – s.a. Dickdarm
– Anlegen, Enterostoma
–– durch Umsteigen laparoskopisch – offen chirurgisch 5-463.22
–– laparoskopisch 5-463.21
–– offen 5-463.20
– Biopsie
–– durch Inzision 1-556.2
–– endoskopisch 1-444.7
– mit
–– Colon
––– sigmoideum
–––– mit
––––– Colon transversum, mit
–––––– linker Flexur, Resektion
––––––– durch Umsteigen laparoskopisch – offen chirurgisch 5-455.d7
––––––– laparoskopisch, mit
–––––––– Anastomose 5-455.d5
–––––––– Enterostoma 5-455.d6
––––––– offen, mit
–––––––– Anastomose 5-455.d1
–––––––– Anastomosen-Anus praeter 5-455.d4
–––––––– Enterostoma und Blindverschluss 5-455.d2
–––––––– zwei Enterostomata 5-455.d3
–––––– rechter und linker Flexur, Resektion
––––––– durch Umsteigen laparoskopisch – offen chirurgisch 5-455.d7
––––––– laparoskopisch, mit
–––––––– Anastomose 5-455.d5
–––––––– Enterostoma 5-455.d6
––––––– offen, mit
–––––––– Anastomose 5-455.d1
–––––––– Anastomosen-Anus praeter 5-455.d4
–––––––– Enterostoma und Blindverschluss 5-455.d2
–––––––– zwei Enterostomata 5-455.d3
––––– linker Flexur, Resektion
–––––– durch Umsteigen laparoskopisch – offen chirurgisch 5-455.b7
–––––– laparoskopisch, mit
––––––– Anastomose 5-455.b5
––––––– Enterostoma 5-455.b6
–––––– offen, mit
––––––– Anastomose 5-455.b1
––––––– Anastomosen-Anus praeter 5-455.b4
––––––– Enterostoma und Blindverschluss 5-455.b2
––––––– zwei Enterostomata 5-455.b3
–––– Resektion
––––– durch Umsteigen laparoskopisch – offen chirurgisch 5-455.b7
––––– laparoskopisch, mit
–––––– Anastomose 5-455.b5
–––––– Enterostoma 5-455.b6
––––– offen, mit
–––––– Anastomosen-Anus praeter 5-455.b4
–––––– Enterostoma und Blindverschluss 5-455.b2
–––––– zwei Enterostomata 5-455.b3 ►

Colon descendens – s.a. Dickdarm *(Forts.)*
~ mit *(Forts.)*
~~ Colon *(Forts.)*
––– transversum, mit
–––– Colon ascendens, mit Coecum, mit rechter und linker Flexur, Resektion
––––– durch Umsteigen laparoskopisch – offen chirurgisch 5-455.c7
––––– laparoskopisch, mit
–––––– Anastomose 5-455.c5
–––––– Enterostoma 5-455.c6
––––– offen, mit
–––––– Anastomose 5-455.c1
–––––– Anastomosen-Anus praeter 5-455.c4
–––––– Enterostoma und Blindverschluss 5-455.c2
–––––– zwei Enterostomata 5-455.c3
–––– linker Flexur, Resektion
––––– durch Umsteigen laparoskopisch – offen chirurgisch 5-455.a7
––––– laparoskopisch, mit
–––––– Anastomose 5-455.a5
–––––– Enterostoma 5-455.a6
––––– offen, mit
–––––– Anastomose 5-455.a1
–––––– Anastomosen-Anus praeter 5-455.a4
–––––– Enterostoma und Blindverschluss 5-455.a2
–––––– zwei Enterostomata 5-455.a3
–––– rechter und linker Flexur, Resektion
––––– durch Umsteigen laparoskopisch – offen chirurgisch 5-455.a7
––––– laparoskopisch, mit
–––––– Anastomose 5-455.a5
–––––– Enterostoma 5-455.a6
––––– offen, mit
–––––– Anastomose 5-455.a1
–––––– Anastomosen-Anus praeter 5-455.a4
–––––– Enterostoma und Blindverschluss 5-455.a2
–––––– zwei Enterostomata 5-455.a3
–– linker Flexur, Resektion
––– durch Umsteigen laparoskopisch – offen chirurgisch 5-455.67
––– laparoskopisch, mit
–––– Anastomose 5-455.65
–––– Enterostoma 5-455.66
––– offen, mit
–––– Anastomose 5-455.61
–––– Anastomosen-Anus praeter 5-455.64
–––– Enterostoma und Blindverschluss 5-455.62
–––– zwei Enterostomata 5-455.63
– und Colon sigmoideum, Resektion, offen, mit Anastomose 5-455.b1
Colon sigmoideum – s.a. Dickdarm
– Anlegen, Enterostoma
–– durch Umsteigen laparoskopisch – offen chirurgisch 5-463.22
–– laparoskopisch 5-463.21
–– offen 5-463.20 ►

Colon sigmoideum – s.a. Dickdarm *(Forts.)*
– Biopsie
–– durch Inzision 1-556.3
–– endoskopisch 1-444.7
– mit Colon descendens
–– mit
––– Colon transversum, mit
–––– linker Flexur, Resektion
––––– durch Umsteigen laparoskopisch – offen chirurgisch 5-455.d7
––––– laparoskopisch, mit
–––––– Anastomose 5-455.d5
–––––– Enterostoma 5-455.d6
––––– offen, mit
–––––– Anastomose 5-455.d1
–––––– Anastomosen-Anus praeter 5-455.d4
–––––– Enterostoma und Blindverschluss 5-455.d2
–––––– zwei Enterostomata 5-455.d3
–––– rechter und linker Flexur, Resektion
––––– durch Umsteigen laparoskopisch – offen chirurgisch 5-455.d7
––––– laparoskopisch, mit
–––––– Anastomose 5-455.d5
–––––– Enterostoma 5-455.d6
––––– offen, mit
–––––– Anastomose 5-455.d1
–––––– Anastomosen-Anus praeter 5-455.d4
–––––– Enterostoma und Blindverschluss 5-455.d2
–––––– zwei Enterostomata 5-455.d3
––– linker Flexur, Resektion
–––– durch Umsteigen laparoskopisch – offen chirurgisch 5-455.b7
–––– laparoskopisch, mit
––––– Anastomose 5-455.b5
––––– Enterostoma 5-455.b6
–––– offen, mit
––––– Anastomose 5-455.b1
––––– Anastomosen-Anus praeter 5-455.b4
––––– Enterostoma und Blindverschluss 5-455.b2
––––– zwei Enterostomata 5-455.b3
–– Resektion
––– durch Umsteigen laparoskopisch – offen chirurgisch 5-455.b7
––– laparoskopisch, mit
–––– Anastomose 5-455.b5
–––– Enterostoma 5-455.b6
––– offen, mit
–––– Anastomose 5-455.b1
–––– Anastomosen-Anus praeter 5-455.b4
–––– Enterostoma und Blindverschluss 5-455.b2
–––– zwei Enterostomata 5-455.b3
– Resektion
–– durch Umsteigen laparoskopisch – offen chirurgisch 5-455.77
–– laparoskopisch, mit
––– Anastomose 5-455.75
––– Enterostoma 5-455.76 ►

C

Colon sigmoideum – s.a. Dickdarm *(Forts.)*
~ Resektion *(Forts.)*
–– offen, mit
––– Anastomose 5-455.71
––– Anastomosen-Anus praeter 5-455.74
––– Enterostoma und Blindverschluss 5-455.72
––– zwei Enterostomata 5-455.73
Colon transversum – s.a. Dickdarm
– Anlegen
–– Anus praeter, doppelläufig, als selbständiger Eingriff
––– durch Umsteigen laparoskopisch – offen chirurgisch 5-460.32
––– laparoskopisch 5-460.31
––– offen 5-460.30
–– Enterostoma
––– durch Umsteigen laparoskopisch – offen chirurgisch 5-463.22
––– laparoskopisch 5-463.21
– Biopsie
–– durch Inzision 1-556.1
–– endoskopisch 1-444.7
– mit
–– Colon
––– ascendens, mit Coecum, mit
–––– Colon descendens, mit rechter und linker Flexur, Resektion
––––– durch Umsteigen laparoskopisch – offen chirurgisch 5-455.c7
––––– laparoskopisch, mit
–––––– Anastomose 5-455.c5
–––––– Enterostoma 5-455.c6
––––– offen, mit
–––––– Anastomose 5-455.c1
–––––– Anastomosen-Anus praeter 5-455.c4
–––––– Enterostoma und Blindverschluss 5-455.c2
–––––– zwei Enterostomata 5-455.c3
–––– rechter
––––– Flexur, Resektion
–––––– durch Umsteigen laparoskopisch – offen chirurgisch 5-455.97
–––––– laparoskopisch, mit
––––––– Anastomose 5-455.95
––––––– Enterostoma 5-455.96
–––––– offen, mit
––––––– Anastomose 5-455.91
––––––– Anastomosen-Anus praeter 5-455.94
––––––– Enterostoma und Blindverschluss 5-455.92
––––––– zwei Enterostomata 5-455.93
––––– und linker Flexur, Resektion
–––––– durch Umsteigen laparoskopisch – offen chirurgisch 5-455.97
–––––– laparoskopisch, mit
––––––– Anastomose 5-455.95
––––––– Enterostoma 5-455.96
–––––– offen, mit
––––––– Anastomosen-Anus praeter 5-455.94
––––––– Enterostoma und Blindverschluss 5-455.92 ►

Colon transversum – s.a. Dickdarm *(Forts.)*
~ mit *(Forts.)*
~~ Colon *(Forts.)*
~~~ ascendens, mit Coecum, mit *(Forts.)*
~~~~ rechter *(Forts.)*
~~~~~ und linker Flexur, Resektion *(Forts.)*
~~~~~~ offen, mit *(Forts.)*
––––––– zwei Enterostomata 5-455.93
––– descendens, mit
–––– Colon sigmoideum, mit
––––– linker Flexur, Resektion
–––––– durch Umsteigen laparoskopisch – offen chirurgisch 5-455.d7
–––––– laparoskopisch, mit
––––––– Anastomose 5-455.d5
––––––– Enterostoma 5-455.d6
–––––– offen, mit
––––––– Anastomose 5-455.d1
––––––– Anastomosen-Anus praeter 5-455.d4
––––––– Enterostoma und Blindverschluss 5-455.d2
––––––– zwei Enterostomata 5-455.d3
––––– rechter und linker Flexur, Resektion
–––––– durch Umsteigen laparoskopisch – offen chirurgisch 5-455.d7
–––––– laparoskopisch, mit
––––––– Anastomose 5-455.d5
––––––– Enterostoma 5-455.d6
–––––– offen, mit
––––––– Anastomose 5-455.d1
––––––– Anastomosen-Anus praeter 5-455.d4
––––––– Enterostoma und Blindverschluss 5-455.d2
––––––– zwei Enterostomata 5-455.d3
–––– linker Flexur, Resektion
––––– durch Umsteigen laparoskopisch – offen chirurgisch 5-455.a7
––––– laparoskopisch, mit
–––––– Anastomose 5-455.a5
–––––– Enterostoma 5-455.a6
––––– offen, mit
–––––– Anastomose 5-455.a1
–––––– Anastomosen-Anus praeter 5-455.a4
–––––– Enterostoma und Blindverschluss 5-455.a2
–––––– zwei Enterostomata 5-455.a3
–––– rechter und linker Flexur, Resektion
––––– durch Umsteigen laparoskopisch – offen chirurgisch 5-455.a7
––––– laparoskopisch, mit
–––––– Anastomose 5-455.a5
–––––– Enterostoma 5-455.a6
––––– offen, mit
–––––– Anastomose 5-455.a1
–––––– Anastomosen-Anus praeter 5-455.a4
–––––– Enterostoma und Blindverschluss 5-455.a2
–––––– zwei Enterostomata 5-455.a3
–– rechter und linker Flexur, Resektion
––– durch Umsteigen laparoskopisch – offen chirurgisch 5-455.57 ►

Colon transversum – s.a. Dickdarm *(Forts.)*
~ mit *(Forts.)*
~~ rechter und linker Flexur, Resektion *(Forts.)*
––– laparoskopisch, mit
–––– Anastomose 5-455.55
–––– Enterostoma 5-455.56
––– offen, mit
–––– Anastomose 5-455.51
–––– Anastomosen-Anus praeter 5-455.54
–––– Enterostoma und Blindverschluss 5-455.52
–––– zwei Enterostomata 5-455.53
– Resektion
–– durch Umsteigen laparoskopisch – offen chirurgisch 5-455.57
–– laparoskopisch, mit
––– Anastomose 5-455.55
––– Enterostoma 5-455.56
–– offen, mit
––– Anastomose 5-455.51
––– Anastomosen-Anus praeter 5-455.54
––– Enterostoma und Blindverschluss 5-455.52
––– zwei Enterostomata 5-455.53
Common Channel, Bildung, bei Duodenal-Switch
– durch Umsteigen laparoskopisch – offen chirurgisch, nach Herstellung, Schlauchmagen (zweite Sitzung) 5-434.62
– laparoskopisch, nach Herstellung, Schlauchmagen (zweite Sitzung) 5-434.61
– offen, nach Herstellung, Schlauchmagen (zweite Sitzung) 5-434.60
Composite graft
– Entnahme
–– Axilla 5-901.26♦
–– Bauchregion 5-901.2b
–– Brustwand 5-901.2a
–– Ellenbogen 5-901.27♦
–– Fuß 5-901.2g♦
–– Genitalregion 5-901.2c
–– Gesäß 5-901.2d
–– Hals 5-901.25
–– Hand 5-901.29♦
–– Knie 5-901.2e♦
–– Kopf 5-901.24
–– Kopfhaut, behaart, bei Verbrennung und Verätzung 5-924.2h
–– Leistenregion 5-901.2c
–– Lippe 5-901.20
–– Nase, bei Verbrennung und Verätzung 5-924.21
–– Oberarm 5-901.27♦
–– Oberschenkel 5-901.2e♦
–– Ohr, bei Verbrennung und Verätzung 5-924.22♦
–– Rücken 5-901.2a
–– Schulter 5-901.26♦
–– Unterarm 5-901.28♦
–– Unterschenkel 5-901.2f♦ ►

Composite graft *(Forts.)*
– Transplantation
–– Augenlid, bei Verbrennung und Verätzung 5-925.33♦
–– Axilla
––– bei Verbrennung und Verätzung 5-925.36♦
––– frei
–––– großflächig 5-902.76♦
–––– kleinflächig 5-902.36♦
–– Bauchregion
––– bei Verbrennung und Verätzung 5-925.3b
––– frei
–––– großflächig 5-902.7b
–––– kleinflächig 5-902.3b
–– Brustwand
––– bei Verbrennung und Verätzung 5-925.3a
––– frei
–––– großflächig 5-902.7a
–––– kleinflächig 5-902.3a
–– Dammregion, bei Verbrennung und Verätzung 5-925.3m
–– Ellenbogen
––– bei Verbrennung und Verätzung 5-925.37♦
––– frei
–––– großflächig 5-902.77♦
–––– kleinflächig 5-902.37♦
–– Fuß
––– bei Verbrennung und Verätzung 5-925.3g♦
––– frei
–––– großflächig 5-902.7g♦
–––– kleinflächig 5-902.3g♦
–– Genitalregion
––– bei Verbrennung und Verätzung 5-925.3c
––– frei
–––– großflächig 5-902.7c
–––– kleinflächig 5-902.3c
–– Gesäß
––– bei Verbrennung und Verätzung 5-925.3d
––– frei
–––– großflächig 5-902.7d
–––– kleinflächig 5-902.3d
–– Hals
––– bei Verbrennung und Verätzung 5-925.35
––– frei
–––– großflächig 5-902.75
–––– kleinflächig 5-902.35
–– Hand
––– bei Verbrennung und Verätzung 5-925.39♦
––– frei
–––– großflächig 5-902.79♦
–––– kleinflächig 5-902.39♦
–– Knie
––– bei Verbrennung und Verätzung 5-925.3e♦
––– frei
–––– großflächig 5-902.7e♦
–––– kleinflächig 5-902.3e♦
–– Kopf, frei
––– großflächig 5-902.74
––– kleinflächig 5-902.34
–– Kopfhaut, behaart, bei Verbrennung und Verätzung 5-925.3h ►

C

Composite graft *(Forts.)*
~ Transplantation *(Forts.)*
–– Leistenregion
––– bei Verbrennung und Verätzung 5-925.3c
––– frei
–––– großflächig 5-902.7c
–––– kleinflächig 5-902.3c
–– Lippe
––– bei Verbrennung und Verätzung 5-925.30
––– frei
–––– großflächig 5-902.70
–––– kleinflächig 5-902.30
–– Nase, bei Verbrennung und Verätzung 5-925.31
–– Oberarm
––– bei Verbrennung und Verätzung 5-925.37♦
––– frei
–––– großflächig 5-902.77♦
–––– kleinflächig 5-902.37♦
–– Oberschenkel
––– bei Verbrennung und Verätzung 5-925.3e♦
––– frei
–––– großflächig 5-902.7e♦
–––– kleinflächig 5-902.3e♦
–– Ohr, bei Verbrennung und Verätzung 5-925.32♦
–– Rücken
––– bei Verbrennung und Verätzung 5-925.3j
––– frei
–––– großflächig 5-902.7a
–––– kleinflächig 5-902.3a
–– Schulter
––– bei Verbrennung und Verätzung 5-925.36♦
––– frei
–––– großflächig 5-902.76♦
–––– kleinflächig 5-902.36♦
–– Skrotum, bei Verbrennung und Verätzung 5-925.3k
–– Unterarm
––– bei Verbrennung und Verätzung 5-925.38♦
––– frei
–––– großflächig 5-902.78♦
–––– kleinflächig 5-902.38♦
–– Unterschenkel
––– bei Verbrennung und Verätzung 5-925.3f♦
––– frei
–––– großflächig 5-902.7f♦
–––– kleinflächig 5-902.3f♦
Composite-Material, Verwendung
– für Gewebeersatz, und Gewebeverstärkung
–– weniger als 10 cm² *[nur Zusatzkode!]* 5-932.20
–– 10 cm² bis unter 50 cm² *[nur Zusatzkode!]* 5-932.21
–– 50 cm² bis unter 100 cm² *[nur Zusatzkode!]* 5-932.22
–– 100 cm² bis unter 200 cm² *[nur Zusatzkode!]* 5-932.23
–– 200 cm² bis unter 300 cm² *[nur Zusatzkode!]* 5-932.24 ►
Composite-Material, Verwendung *(Forts.)*
~ für Gewebeersatz, und Gewebeverstärkung *(Forts.)*
–– 300 cm² bis unter 400 cm² *[nur Zusatzkode!]* 5-932.25
–– 400 cm² bis unter 500 cm² *[nur Zusatzkode!]* 5-932.26
–– 500 cm² bis unter 750 cm² *[nur Zusatzkode!]* 5-932.27
–– 750 cm² bis unter 1.000 cm² *[nur Zusatzkode!]* 5-932.28
–– 1.000 cm² oder mehr *[nur Zusatzkode!]* 5-932.29
– Knochenersatzmaterial *[nur Zusatzkode!]* 5-931.1
– Knorpelersatzmaterial *[nur Zusatzkode!]* 5-931.1
– Osteosynthesematerial *[nur Zusatzkode!]* 5-931.1
Computergestützt
– Bilddatenanalyse, mit
–– 3D-Auswertung *[nur Zusatzkode!]* 3-990
–– 4D-Auswertung *[nur Zusatzkode!]* 3-991
– Implantatausrichtung, intraoperativ, biomechanisch, Bewegungsorgane *[nur Zusatzkode!]* 5-86a.4
– Planung
–– Hyperthermie 8-604
–– Operation, Extremitätenknochen
––– mit Verwendung von patientenindividuell angepassten Implantaten *[nur Zusatzkode!]* 5-86a.21
––– ohne Verwendung von patientenindividuell angepassten Implantaten *[nur Zusatzkode!]* 5-86a.20
–– Wirbelsäulenoperation
––– mit Verwendung von patientenindividuell
–––– angepasstem Zielinstrumentarium *[nur Zusatzkode!]* 5-83w.22
–––– angepassten Implantaten *[nur Zusatzkode!]* 5-83w.21
––––– und Zielinstrumentarium *[nur Zusatzkode!]* 5-83w.23
––– ohne Verwendung von patientenindividuell angepassten Implantaten oder Zielinstrumentarium *[nur Zusatzkode!]* 5-83w.20
Computertechnisch, Bildfusion, Modalitäten, bildgebend, verschieden *[nur Zusatzkode!]* 3-997
Computertomographie [CT]
– A. pulmonalis, mit Kontrastmittel 3-222
– Abdomen
–– mit Kontrastmittel 3-225
–– nativ 3-207
– Becken
–– mit Kontrastmittel 3-226
–– nativ 3-206
– diagnostisch, mit
–– PET/CT
––– ganzer Körper 3-753.1
––– Körperstamm, gesamt 3-752.1 ►

Computertomographie [CT] *(Forts.)*
~ diagnostisch, mit *(Forts.)*
-- SPECT/CT
--- Lunge 3-732.1
--- Skelettsystem 3-733.1
- Gefäß, peripher
-- mit Kontrastmittel 3-228
-- nativ 3-208
- Gehirn, mit
-- Positronenemissionstomographie 3-750
-- Single-Photon-Emissionscomputertomographie 3-730
- Gelenk
-- mit Kontrastmittel 3-227
-- nativ 3-205
- Hals
-- mit Kontrastmittel 3-221
-- nativ 3-201
- Herz
-- mit
--- Kontrastmittel
---- in Ruhe 3-224.0
---- unter
----- pharmakologischer Belastung 3-224.2
----- physischer Belastung 3-224.1
--- Positronenemissionstomographie 3-751
--- Single-Photon-Emissionscomputertomographie 3-731
-- nativ 3-204
- Körper, ganz, mit Positronenemissionstomographie, mit
-- diagnostischer Computertomographie 3-753.1
-- Niedrigdosis-Computertomographie zur Schwächungskorrektur 3-753.0
- Körperstamm, gesamt, mit Positronenemissionstomographie, mit Niedrigdosis-Computertomographie zur Schwächungskorrektur 3-752.0
- Muskel-Skelett-System
-- mit Kontrastmittel 3-227
-- nativ 3-205
- Niedrigdosis-
-- mit PET/CT
--- Körper, ganz, zur Schwächungskorrektur 3-753.0
--- Körperstamm, gesamt, zur Schwächungskorrektur 3-752.0
-- zur Schwächungskorrektur, bei SPECT/CT
--- Lunge 3-732.0
--- Skelettsystem 3-733.0
- Perfusions-Single-Photon-Emissions-
-- Lunge 3-722.0
-- und Ventilations-Single-Photon-Emissionscomputertomographie, Lunge 3-722.2
- Rückenmark
-- mit Wirbelsäule, mit Kontrastmittel 3-223
-- nativ 3-203
- Schädel
-- mit Kontrastmittel 3-220
-- nativ 3-200 ▶

Computertomographie [CT] *(Forts.)*
- Single-Photon-Emissions-
-- Gehirn, mit
--- Dopamin-Rezeptor-Ligand 3-720.11
--- Dopamin-Transporter-Ligand 3-720.10
--- Perfusionsmarker 3-720.0
-- mit
--- Computertomographie
---- Gehirn 3-730
---- Herz 3-731
--- Lunge, Computertomographie, mit
---- diagnostischer Computertomographie 3-732.1
---- Niedrigdosis-Computertomographie zur Schwächungskorrektur 3-732.0
--- Skelettsystem, Computertomographie, mit
---- diagnostischer Computertomographie 3-733.1
---- Niedrigdosis-Computertomographie zur Schwächungskorrektur 3-733.0
- Teilkörper-Single-Photon-Emissions-
-- Herz, ergänzend zur planaren Szintigraphie 3-724.1
-- Knochen, ergänzend zur planaren Szintigraphie 3-724.0
- Thorax
-- mit Kontrastmittel 3-222
-- nativ 3-202
- Ventilations-Single-Photon-Emissions-, Lunge 3-722.1
-- mit Single-Photon-Emissionscomputertomographie, Perfusions- 3-722.2
- Wirbelsäule
-- nativ 3-203
-- und Rückenmark, mit Kontrastmittel 3-223
Computertomographie-gesteuert
- Biopsie
-- Leber, perkutan 1-442.0
-- Lunge, durch
--- Feinnadelaspiration 1-432.00♦
--- Stanzbiopsie
---- mit Clip-Markierung, Biopsieregion 1-432.02♦
---- ohne Clip-Markierung, Biopsieregion 1-432.01♦
- Simulation
-- Bestrahlung, extern 8-528.6
-- Brachytherapie 8-528.7
Concealed penis, Korrektur, plastisch 5-643.4
Concha nasalis inferior
- Diathermie 5-215.00♦
- Kryokoagulation 5-215.01♦
- Laserkoagulation 5-215.02♦
- Lateralisation 5-215.4♦
- Medialisation 5-215.5♦
- Resektion, submukös 5-215.3♦
Concharotation, bei abstehendem Ohr 5-184.3♦
Conchektomie 5-215.2♦
Conchotomie 5-215.1♦
- mit Abtragung, Muschelenden, hintere 5-215.1♦

Conduit
– Anlegen, apikoaortal, mit bioklappentragender Gefäßprothese 5-379.a
– kardial, Ersatz 5-394.7
– ventrikulär-pulmonalarteriell, Anlegen, als Links-Rechts-Shunt 5-390.6
– zur Harnableitung, Endoskopie, diagnostisch 1-666.2
Copolymer, Verwendung – s. Verwendung, Material, resorbierbar, synthetisch
Cor triatriatum, Korrektur 5-359.7
Corpus cavernosum
– Mobilisation, und Verlagerung, Urethra, nach ventral, bei männlicher Epispadie 5-644.1
– Penis, Shuntoperation 5-649.4
Corpus ciliare
– Biopsie, durch Inzision 1-529.1♦
– Exzision, Epitheleinwachsung 5-139.3♦
– Gewebe
–– Destruktion 5-135.4♦
–– Exzision 5-135.1♦
– Kryotherapie 5-132.1♦
– Naht, Entfernung 5-139.5♦
– Parazentese 5-139.0♦
– Photokoagulation
–– transskleral, zur Senkung, Augeninnendruck 5-132.22♦
–– zur Senkung, Augeninnendruck
––– endoskopisch 5-132.21♦
––– offen 5-132.20♦
– Ziliektomie 5-135.1♦
– Zyklektomie 5-135.1♦
– Zykloelektrolyse 5-132.x♦
– Zyklotomie 5-132.x♦
Corpus mandibulae
– Fraktur, Reposition
–– geschlossen 5-764.0♦
–– offen, durch
––– Draht 5-764.11♦
––– externe Fixation 5-764.10♦
––– Materialkombination 5-764.14♦
––– Platte 5-764.13♦
––– Schraube 5-764.12♦
– Mehrfragment-Fraktur, Reposition, offen, durch
–– Draht 5-764.21♦
–– externe Fixation 5-764.20♦
–– Materialkombination 5-764.24♦
–– Platte 5-764.23♦
–– Schraube 5-764.22♦
Corpus pineale
– Biopsie
–– perkutan 1-406.1
––– mit Steuerung durch bildgebende Verfahren 1-407.1
–– stereotaktisch 1-515.1
–– transseptal, durch Inzision 1-514.1
–– transsphenoidal, durch Inzision 1-514.1
– Gewebe
–– Exzision
––– mit Präparation, Nachbargewebe, infiltriert 5-074.1 ►

Corpus pineale *(Forts.)*
~ Gewebe *(Forts.)*
~~ Exzision *(Forts.)*
––– ohne Präparation, Nachbargewebe, infiltriert 5-074.0
–– Resektion
––– mit Präparation, Nachbargewebe, infiltriert 5-074.1
––– ohne Präparation, Nachbargewebe, infiltriert 5-074.0
– Nadelbiopsie, perkutan 1-406.1
Corpus uteri, Biopsie, durch Inzision 1-571.0
CPAP [Continuous positive airway pressure]
– bei Kindern und Jugendlichen 8-712.0
– beim
–– Neugeborenen – s.a. Atemunterstützung, mit Atemwegsdruck, positiv, kontinuierlich, beim Neugeborenen 8-711.00
–– Säugling 8-711.01
CPAP-Therapie
– Ersteinstellung, bei schlafbezogenen Atemstörungen 8-717.0
– Kontrolle, bei schlafbezogenen Atemstörungen 8-717.1
– Optimierung, bei schlafbezogenen Atemstörungen 8-717.1
CPPV, beim
– Neugeborenen 8-711.10
– Säugling 8-711.11
Crawford, Operation – s.a. Frontalissuspension, bei Blepharoptosis 5-094.4♦
Cricothyreoidektomie 5-302.3
Crizotinib, Applikation, oral 6-006.c
Cross-finger-flap, Lappenplastik 5-905.19♦
Cross-over-Bypass, Anlegen, femorofemoral 5-393.51♦
Crossektomie
– und
–– Parvektomie 5-385.72♦
–– Saphenektomie 5-385.70♦
–– Stripping
––– V. saphena magna 5-385.70♦
––– V. saphena parva 5-385.72♦
––– Vv. saphenae magnae et parvae 5-385.74♦
– V. saphena magna 5-385.80♦
– V. saphena parva 5-385.82♦
– Vv. saphenae magnae et parvae 5-385.84♦
–– isoliert 5-385.84♦
Crosslinking, Korneal 5-126.8♦
CRT, durch Stimulationssystem, kabellos – s. Stimulationssystem, kabellos, kardial
Crutchfield-Klemme, zur Extension, Schädelkalotte 8-410.1
CT – s. Computertomographie
CT-gesteuert
– Biopsie
–– Leber, perkutan 1-442.0
–– Lunge, durch
––– Feinnadelaspiration 1-432.00♦ ►

CT-gesteuert *(Forts.)*
~ Biopsie *(Forts.)*
~~ Lunge, durch *(Forts.)*
--- Stanzbiopsie
---- mit Clip-Markierung, Biopsieregion 1-432.02♦
---- ohne Clip-Markierung, Biopsieregion 1-432.01♦
– Simulation
-- Brachytherapie 8-528.7
-- für die externe Bestrahlung 8-528.6
CT-Koronarangiographie
– mit Bestimmung
-- FFRmyo 3-224.31
-- Flussreserve, myokardial, fraktionell 3-224.31
– ohne Bestimmung
-- FFRmyo 3-224.30
-- Flussreserve, myokardial, fraktionell 3-224.30
CT-Myelographie 3-241
CT-Ventrikulographie 3-240
CTCs [Circulation tumor cells], Detektion, immunzytochemisch, bei Anreicherung, automatisiert 1-993
Cuff, Wechsel
– Analsphinkter, künstlich 5-496.a0
– isoliert, Sphinkter, Harnblase, artifiziell
-- 1 5-597.34
-- 2 5-597.35
Curettage, Ohr, äußeres 5-181.8♦
Cutting-balloon
– Koronararterie 8-837.q
– perkutan-transluminal
-- A. pulmonalis 8-838.10
-- Aorta 8-836.14
-- Aortenisthmus 8-836.15
-- Arterie
--- abdominal 8-836.1h♦
--- Oberschenkel 8-836.1k♦
--- pelvin 8-836.1h♦
-- Ductus arteriosus apertus 8-836.16
-- Gefäß
--- extrakraniell, Kopf 8-836.11♦
--- Hals 8-836.11♦
--- intrakraniell 8-836.10
--- künstlich 8-836.1e
---- Lungenkreislauf 8-838.15
--- Malformation 8-836.1c
---- Lungenkreislauf 8-838.13
--- Oberarm 8-836.12♦
--- Schulter 8-836.12♦
--- spinal 8-836.1f
--- Thorax 8-836.18♦
--- Unterarm 8-836.13♦
--- Unterschenkel 8-836.1c♦
--- viszeral 8-836.1a
-- Kollateralgefäß, aortopulmonal 8-838.12
-- Shunt, aortopulmonal, künstlich 8-838.14
-- V. cava 8-836.17
-- V. portae 8-836.1g ►

Cutting-balloon *(Forts.)*
~ perkutan-transluminal *(Forts.)*
-- V. pulmonalis 8-838.11♦
-- Vene
--- abdominal 8-836.1j♦
--- Oberschenkel 8-836.1m♦
--- pelvin 8-836.1j♦
cVEMP [Zervikale vestibulär evozierte myogene Potentiale], Registrierung 1-208.9
CVVHD – s.a. Hämodialyse, pumpengetrieben, venovenös, kontinuierlich
– mit Antikoagulation, mit
-- Citrat
--- bis 24 Stunden 8-854.70
--- mehr als
---- 24 bis 72 Stunden 8-854.71
---- 72 bis 144 Stunden 8-854.72
---- 144 bis 264 Stunden 8-854.73
---- 264 bis 432 Stunden 8-854.74
---- 432 bis 600 Stunden 8-854.76
---- 600 bis 960 Stunden 8-854.77
---- 960 bis 1.320 Stunden 8-854.78
---- 1.320 bis 1.680 Stunden 8-854.79
---- 1.680 bis 2.040 Stunden 8-854.7a
---- 2.040 bis 2.400 Stunden 8-854.7b
---- 2.400 Stunden 8-854.7c
-- Heparin
--- bis 24 Stunden 8-854.60
--- mehr als
---- 24 bis 72 Stunden 8-854.61
---- 72 bis 144 Stunden 8-854.62
---- 144 bis 264 Stunden 8-854.63
---- 264 bis 432 Stunden 8-854.64
---- 432 bis 600 Stunden 8-854.66
---- 600 bis 960 Stunden 8-854.67
---- 960 bis 1.320 Stunden 8-854.68
---- 1.320 bis 1.680 Stunden 8-854.69
---- 1.680 bis 2.040 Stunden 8-854.6a
---- 2.040 bis 2.400 Stunden 8-854.6b
---- 2.400 Stunden 8-854.6c
– ohne Antikoagulation
-- bis 24 Stunden 8-854.60
-- mehr als
--- 24 bis 72 Stunden 8-854.61
--- 72 bis 144 Stunden 8-854.62
--- 144 bis 264 Stunden 8-854.63
--- 264 bis 432 Stunden 8-854.64
--- 432 bis 600 Stunden 8-854.66
--- 600 bis 960 Stunden 8-854.67
--- 960 bis 1.320 Stunden 8-854.68
--- 1.320 bis 1.680 Stunden 8-854.69
--- 1.680 bis 2.040 Stunden 8-854.6a
--- 2.040 bis 2.400 Stunden 8-854.6b
--- 2.400 Stunden 8-854.6c
CVVHDF – s.a. Hämodiafiltration, pumpengetrieben, venovenös, kontinuierlich
– mit Antikoagulation, mit
-- Citrat
--- bis 24 Stunden 8-855.80
--- mehr als
---- 24 bis 72 Stunden 8-855.81 ►

CVVHDF – s.a. Hämodiafiltration, pumpengetrieben, venovenös, kontinuierlich *(Forts.)*
~ mit Antikoagulation, mit *(Forts.)*
~~ Citrat *(Forts.)*
~~~ mehr als *(Forts.)*
–––– 72 bis 144 Stunden 8-855.82
–––– 144 bis 264 Stunden 8-855.83
–––– 264 bis 432 Stunden 8-855.84
–––– 432 bis 600 Stunden 8-855.86
–––– 600 bis 960 Stunden 8-855.87
–––– 960 bis 1.320 Stunden 8-855.88
–––– 1.320 bis 1.680 Stunden 8-855.89
–––– 1.680 bis 2.040 Stunden 8-855.8a
–––– 2.040 bis 2.400 Stunden 8-855.8b
–––– 2.400 Stunden 8-855.8c
–– Heparin
––– bis 24 Stunden 8-855.70
––– mehr als
–––– 24 bis 72 Stunden 8-855.71
–––– 72 bis 144 Stunden 8-855.72
–––– 144 bis 264 Stunden 8-855.73
–––– 264 bis 432 Stunden 8-855.74
–––– 432 bis 600 Stunden 8-855.76
–––– 600 bis 960 Stunden 8-855.77
–––– 960 bis 1.320 Stunden 8-855.78
–––– 1.320 bis 1.680 Stunden 8-855.79
–––– 1.680 bis 2.040 Stunden 8-855.7a
–––– 2.040 bis 2.400 Stunden 8-855.7b
–––– 2.400 Stunden 8-855.7c
– ohne Antikoagulation
–– bis 24 Stunden 8-855.70
–– mehr als
––– 24 bis 72 Stunden 8-855.71
––– 72 bis 144 Stunden 8-855.72
––– 144 bis 264 Stunden 8-855.73
––– 264 bis 432 Stunden 8-855.74
––– 432 bis 600 Stunden 8-855.76
––– 600 bis 960 Stunden 8-855.77
––– 960 bis 1.320 Stunden 8-855.78
––– 1.320 bis 1.680 Stunden 8-855.79
––– 1.680 bis 2.040 Stunden 8-855.7a
––– 2.040 bis 2.400 Stunden 8-855.7b
––– 2.400 Stunden 8-855.7c
Cystojejunostomie, Pancreatico- 5-523.2
Cytarabin, liposomal, Applikation, intrathekal
– 25 mg bis unter 50 mg, bei Patienten unter 15 Jahren 6-002.a0
– 50 mg bis unter 100 mg 6-002.a1
– 100 mg bis unter 150 mg 6-002.a2
– 150 mg bis unter 200 mg 6-002.a3
– 200 mg oder mehr 6-002.a4
Cytarabin-Daunorubicin, liposomal, Applikation, parenteral 6-00b.6
~~~

– D –

Dabrafenib, Applikation, oral 6-007.5
DACI [Direct Acoustic Cochlear Implant]
– durch Einführung, Implantat 5-209.f♦
– Entfernung, Implantat 5-209.h♦
– Wechsel, Implantat 5-209.g♦
Daclatasvir, Applikation, oral 6-008.d
Daclizumab, Applikation, parenteral 6-009.9
Dacomitinib, Applikation, oral 6-00c.5
Dacron-Bypass, Anlegen, iliofemoral 5-393.42♦
Dakryoadenektomie
– partiell 5-081.0♦
– total 5-081.1♦
Dakryoadenotomie 5-080.0♦
Dakryozystektomie, partiell 5-081.0♦
Dakryozystorhinostomie
– endonasal 5-087.1♦
– transkutan
–– mit Intubation 5-087.01♦
–– ohne Intubation 5-087.00♦
Dakryozystostomie, Konjunktivo-, mit
– Röhrchen 5-088.11♦
– Schleimhautplastik 5-088.10♦
Dakryozystotomie 5-084.00♦
Damm
– Naht, postpartal 5-758.3
– Plastik, Scheide, hintere, mit alloplastischem Material 5-704.11
Dammregion
– Abtragung, Hautblase, bei Verbrennung und Verätzung 5-921.0m
– Butterfly-Plastik, bei Verbrennung und Verätzung 5-927.0m
– Dehnungsplastik, lokal, bei Verbrennung und Verätzung 5-926.0m
– Dermabrasion, bei Verbrennung und Verätzung 5-921.1m
– Desilikonisierung, Dermisersatzmaterial, bei Verbrennung und Verätzung 5-929.1m
– Durchtrennung, Lappenstiel, bei Verbrennung und Verätzung 5-929.0m
– Entnahme
–– Fernlappen, gestielt, bei Verbrennung und Verätzung 5-924.5m
–– Lappen, regional, gestielt, bei Verbrennung und Verätzung 5-924.4m
–– Spalthaut, bei Verbrennung und Verätzung 5-924.0m
–– Vollhaut, bei Verbrennung und Verätzung 5-924.1m
– Escharotomie, mit
–– Dekompression, Nerv, peripher 5-920.3m
–– Fasziotomie 5-920.2m
– Haut
–– Exzision, tangential, bei Verbrennung und Verätzung 5-921.3m
–– Hochfrequenzchirurgie, bei Verbrennung und Verätzung 5-921.7m ▶

Dammregion *(Forts.)*
~ Haut *(Forts.)*
–– Laserdestruktion, bei Verbrennung und Verätzung 5-921.4m
–– Radiochirurgie, bei Verbrennung und Verätzung 5-921.6m
–– Ultraschalldestruktion, bei Verbrennung und Verätzung 5-921.5m
– Hautersatz, permanent
–– großflächig, durch
––– allogene Amnionmembran, bei Verbrennung und Verätzung 5-925.jm
––– allogenes Amnion, bei Verbrennung und Verätzung 5-925.jm
––– allogenes Hautersatzmaterial, bei Verbrennung und Verätzung 5-925.jm
––– allogenes Hauttransplantat, bei Verbrennung und Verätzung 5-925.gm
––– Dermisersatzmaterial, bei Verbrennung und Verätzung 5-925.em
––– humane azelluläre dermale Matrix, bei Verbrennung und Verätzung 5-925.gm
––– kultivierte Keratinozyten, bei Verbrennung und Verätzung 5-925.am
–– kleinflächig, durch
––– allogene Amnionmembran, bei Verbrennung und Verätzung 5-925.hm
––– allogenes Amnion, bei Verbrennung und Verätzung 5-925.hm
––– allogenes Hautersatzmaterial, bei Verbrennung und Verätzung 5-925.hm
––– allogenes Hauttransplantat, bei Verbrennung und Verätzung 5-925.fm
––– Dermisersatzmaterial, bei Verbrennung und Verätzung 5-925.dm
––– humane azelluläre dermale Matrix, bei Verbrennung und Verätzung 5-925.fm
––– kultivierte Keratinozyten, bei Verbrennung und Verätzung 5-925.9m
– Insellappenplastik, lokal, bei Verbrennung und Verätzung 5-926.3m
– Inzision, Verbrennungsschorf, mit
–– Dekompression, Nerv, peripher 5-920.3m
–– Fasziotomie 5-920.2m
– Jumping-man-Plastik, bei Verbrennung und Verätzung 5-927.0m
– Lappenplastik
–– kombiniert, bei Verbrennung und Verätzung 5-927.0m
–– lokal, Revision, bei Verbrennung und Verätzung 5-928.5m
–– mit freiem Hauttransplantat, bei Verbrennung und Verätzung 5-927.1m
–– regional, gestielt, mit Fernlappen
––– bei Verbrennung und Verätzung 5-927.2m
––– mit freiem Hauttransplantat, bei Verbrennung und Verätzung 5-927.3m
– Mikrograft-Spalthautdeckung, bei Verbrennung und Verätzung 5-925.7m
– Nekrosektomie, epifaszial, bei Verbrennung und Verätzung 5-921.2m ▶

D

Dammregion *(Forts.)*
– Revision
–– Fernlappen, gestielt, bei Verbrennung und Verätzung 5-928.7m
–– Hauttransplantat, frei, bei Verbrennung und Verätzung 5-928.4m
–– Lappen
––– frei, mit mikrovaskulärer Anastomosierung, bei Verbrennung und Verätzung 5-928.8m
––– regional, gestielt, bei Verbrennung und Verätzung 5-928.6m
– Transplantation
–– Composite graft, bei Verbrennung und Verätzung 5-925.3m
–– Fernlappen, gestielt, bei Verbrennung und Verätzung 5-925.6m
–– Haut, durch Epithelzellsuspension, nach
––– Aufbereitung mit Bedside-Kit, bei Verbrennung und Verätzung 5-925.bm
––– labortechnischer Aufbereitung im Schnellverfahren, bei Verbrennung und Verätzung 5-925.cm
–– Lappen
––– frei, bei Verbrennung und Verätzung 5-925.4m
––– regional, gestielt, bei Verbrennung und Verätzung 5-925.5m
–– Spalthaut, frei, bei Verbrennung und Verätzung 5-925.0m
–– Vollhaut, bei Verbrennung und Verätzung 5-925.2m
– Transpositionsplastik, lokal, bei Verbrennung und Verätzung 5-926.2m
– Verschiebe-Rotationsplastik, lokal, bei Verbrennung und Verätzung 5-926.1m
– W-Plastik, lokal, bei Verbrennung und Verätzung 5-926.5m
– Weichteildeckung, temporär
–– großflächig
––– durch
–––– allogene Amnionmembran, bei Verbrennung und Verätzung 5-923.dm
–––– allogene Hauttransplantation, bei Verbrennung und Verätzung 5-923.5m
–––– allogenes Amnion, bei Verbrennung und Verätzung 5-923.dm
–––– allogenes Hautersatzmaterial bei Verbrennung und Verätzung 5-923.dm
–––– humane azelluläre dermale Matrix bei Verbrennung und Verätzung 5-923.5m
–––– Kombination mehrerer Verfahren, bei Verbrennung und Verätzung 5-923.9m
–––– kultivierte Keratinozyten, bei Verbrennung und Verätzung 5-923.8m
–––– xenogenes Hautersatzmaterial, bei Verbrennung und Verätzung 5-923.6m
––– mit
–––– alloplastischem Material, bei Verbrennung und Verätzung 5-923.7m ►

Dammregion *(Forts.)*
~ Weichteildeckung, temporär *(Forts.)*
~~ großflächig *(Forts.)*
~~~ mit *(Forts.)*
–––– hydrolytisch resorbierbarer Membran, bei Verbrennung und Verätzung 5-923.bm
–– kleinflächig
––– durch
–––– allogene Amnionmembran, bei Verbrennung und Verätzung 5-923.cm
–––– allogene Hauttransplantation, bei Verbrennung und Verätzung 5-923.0m
–––– allogenes Amnion, bei Verbrennung und Verätzung 5-923.cm
–––– allogenes Hautersatzmaterial bei Verbrennung und Verätzung 5-923.cm
–––– humane azelluläre dermale Matrix bei Verbrennung und Verätzung 5-923.0m
–––– Kombination mehrerer Verfahren, bei Verbrennung und Verätzung 5-923.4m
–––– kultivierte Keratinozyten, bei Verbrennung und Verätzung 5-923.3m
–––– xenogenes Hautersatzmaterial, bei Verbrennung und Verätzung 5-923.1m
––– mit
–––– alloplastischem Material, bei Verbrennung und Verätzung 5-923.2m
–––– hydrolytisch resorbierbarer Membran, bei Verbrennung und Verätzung 5-923.am
– Wundverschluss, primär, durch
–– Klammer, bei Verbrennung und Verätzung 5-928.1m
–– Klebung, bei Verbrennung und Verätzung 5-928.2m
–– Naht, bei Verbrennung und Verätzung 5-928.0m
– Z-Plastik, lokal, bei Verbrennung und Verätzung 5-926.4m
Dampfablation, Lunge, thermisch, bronchoskopisch 5-339.21♦
Damus-Kay-Stansel, Operation 5-359.66
Daratumumab, Applikation, parenteral
– 100 mg bis unter 200 mg, bei Patienten unter 15 Jahren 6-009.a0
– 200 mg bis unter 300 mg, bei Patienten unter 15 Jahren 6-009.a1
– 300 mg bis unter 400 mg 6-009.a2
– 400 mg bis unter 500 mg 6-009.a3
– 500 mg bis unter 600 mg 6-009.a4
– 600 mg bis unter 800 mg 6-009.a5
– 800 mg bis unter 1.000 mg 6-009.a6
– 1.000 mg bis unter 1.200 mg 6-009.a7
– 1.200 mg bis unter 1.400 mg 6-009.a8
– 1.400 mg bis unter 1.800 mg 6-009.a9
– 1.800 mg bis unter 2.200 mg 6-009.aa
– 2.200 mg bis unter 2.600 mg 6-009.ab
– 2.600 mg bis unter 3.000 mg 6-009.ac
– 3.000 mg bis unter 3.400 mg 6-009.ad
– 3.400 mg bis unter 4.200 mg 6-009.ae
– 4.200 mg bis unter 5.000 mg 6-009.af
– 5.000 mg bis unter 5.800 mg 6-009.ag ►
~~~

Daratumumab, Applikation, parenteral *(Forts.)*
– 5.800 mg bis unter 6.600 mg 6-009.ah
– 6.600 mg bis unter 7.400 mg 6-009.aj
– 7.400 mg bis unter 9.000 mg 6-009.ak
– 9.000 mg bis unter 10.600 mg 6-009.am
– 10.600 mg bis unter 12.200 mg 6-009.an
– 12.200 mg bis unter 13.800 mg 6-009.ap
– 13.800 mg bis unter 17.000 mg 6-009.aq
– 17.000 mg bis unter 20.200 mg 6-009.ar
– 20.200 mg bis unter 23.400 mg 6-009.as
– 23.400 mg bis unter 26.600 mg 6-009.at
– 26.600 mg bis unter 29.800 mg 6-009.au
– 29.800 mg oder mehr 6-009.av
Darm – s.a. Dünndarm, Dickdarm
– Adhäsiolyse
–– durch Umsteigen laparoskopisch – offen chirurgisch 5-469.22
–– laparoskopisch 5-469.21
–– offen 5-469.20
– Biopsie, durch Inzision 1-559.1
– Blutstillung, endoskopisch, durch Auftragen
–– absorbierende Substanz 5-469.t3
–– Peptid-Hydrogel-bildende Substanz 5-469.w3
– Bougierung
–– durch Umsteigen laparoskopisch – offen chirurgisch 5-469.b2
–– endoskopisch 5-469.b3
–– laparoskopisch 5-469.b1
–– offen 5-469.b0
– Bridenlösung
–– durch Umsteigen laparoskopisch – offen chirurgisch 5-469.12
–– laparoskopisch 5-469.11
–– offen 5-469.10
– Bypass-Anastomose, mehrfach 5-459.4
– Clippen
–– durch Umsteigen laparoskopisch – offen chirurgisch 5-469.d2
–– endoskopisch 5-469.d3
–– laparoskopisch 5-469.d1
–– offen 5-469.d0
– Dekompression
–– durch Umsteigen laparoskopisch – offen chirurgisch 5-469.02
–– endoskopisch 5-469.03
–– laparoskopisch 5-469.01
–– offen 5-469.00
– Endo-Loop
–– durch Umsteigen laparoskopisch – offen chirurgisch 5-469.c2
–– endoskopisch 5-469.c3
–– laparoskopisch 5-469.c1
–– offen 5-469.c0
– Endoskopie, durch
–– motorisierte Spiral-Endoskopie *[nur Zusatzkode!]* 5-46a.1
–– Push-and-pull-back-Technik *[nur Zusatzkode!]* 5-469.v
– Entfernung
–– Clip, endoskopisch, durch Desintegration, elektrisch 5-469.u3 ►

Darm – s.a. Dünndarm, Dickdarm *(Forts.)*
~ Entfernung *(Forts.)*
–– Prothese
––– nicht-selbstexpandierend
–––– durch Umsteigen laparoskopisch – offen chirurgisch, 1 5-469.p2
–––– endoskopisch, 1 5-469.p3
–––– laparoskopisch, 1 5-469.p1
–––– offen, 1 5-469.p0
––– selbstexpandierend
–––– durch Umsteigen laparoskopisch – offen chirurgisch 5-469.m2
–––– endoskopisch 5-469.m3
–––– laparoskopisch 5-469.m1
–––– offen 5-469.m0
– Geweberaffung, endoskopisch, durch Clip, ringförmig, auf Endoskop aufgesteckt 5-469.s3
– Gewebeverschluss, endoskopisch, durch Clip, ringförmig, auf Endoskop aufgesteckt 5-469.s3
– Implantation, Prothese
–– nicht-selbstexpandierend
––– durch Umsteigen laparoskopisch – offen chirurgisch, 1 5-469.n2
––– endoskopisch, 1 5-469.n3
––– laparoskopisch, 1 5-469.n1
––– offen, 1 5-469.n0
–– selbstexpandierend
––– durch Umsteigen laparoskopisch – offen chirurgisch 5-469.k2
––– endoskopisch 5-469.k3
––– laparoskopisch 5-469.k1
––– offen 5-469.k0
– Injektion
–– durch Umsteigen laparoskopisch – offen chirurgisch 5-469.e2
–– endoskopisch 5-469.e3
–– Fibrinkleber
––– durch Umsteigen laparoskopisch – offen chirurgisch 5-469.e2
––– endoskopisch 5-469.e3
––– laparoskopisch 5-469.e1
––– offen 5-469.e0
–– laparoskopisch 5-469.e1
–– offen 5-469.e0
– Spülung 8-121
– Stentfixierung, endoskopisch, durch einen auf ein Endoskop aufgesteckten ringförmigen Clip 5-46a.0
– Ulkus
–– Übernähung
––– durch Umsteigen laparoskopisch – offen chirurgisch 5-469.72
––– endoskopisch 5-469.73
––– laparoskopisch 5-469.71
––– offen 5-469.70
–– Umstechung
––– durch Umsteigen laparoskopisch – offen chirurgisch 5-469.82
––– endoskopisch 5-469.83
––– laparoskopisch 5-469.81
––– offen 5-469.80 ►

D

Darm – s.a. Dünndarm, Dickdarm *(Forts.)*
– Unterspritzung
–– durch Umsteigen laparoskopisch – offen chirurgisch 5-469.e2
–– endoskopisch 5-469.e3
–– laparoskopisch 5-469.e1
–– offen 5-469.e0
– Verlängerung, longitudinal, nach Bianchi 5-467.a0
– Wechsel, Prothese
–– nicht-selbstexpandierend
––– durch Umsteigen laparoskopisch – offen chirurgisch, 1 5-469.n2
––– endoskopisch, 1 5-469.n3
––– laparoskopisch, 1 5-469.n1
––– offen, 1 5-469.n0
–– selbstexpandierend
––– durch Umsteigen laparoskopisch – offen chirurgisch 5-469.k2
––– endoskopisch 5-469.k3
––– laparoskopisch 5-469.k1
––– offen 5-469.k0
Darminterponat, Revision
– laparoskopisch, zur kutanen Harnableitung 5-565.41♦
– offen, zur kutanen Harnableitung 5-565.40♦
Darmreservoir, zur Harnableitung
– Endoskopie, diagnostisch 1-666.0
– kutan, Revision
–– Kontinenzventil, offen 5-566.50
–– laparoskopisch 5-566.81
–– offen 5-566.80
Darmschlinge, Interposition, zur Anastomose, biliodigestiv
– Ductus choledochus, Jejunum
–– durch Umsteigen laparoskopisch – offen chirurgisch 5-512.32
–– laparoskopisch 5-512.31
–– offen 5-512.30
– Ductus hepaticus, Jejunum
–– durch Umsteigen laparoskopisch – offen chirurgisch 5-512.32
–– laparoskopisch 5-512.31
–– offen 5-512.30
– Leberparenchym, Jejunum
–– durch Umsteigen laparoskopisch – offen chirurgisch 5-512.32
–– laparoskopisch 5-512.31
–– offen 5-512.30
Darmsegment, Verwendung, bei Ersatz, Ureter
– partiell
–– laparoskopisch 5-568.g1♦
–– offen 5-568.g0♦
– total
–– laparoskopisch 5-568.g1♦
–– offen 5-568.g0♦
Darstellung
– diagnostisch
–– Gallengänge
––– retrograd 1-640
––– und Pankreasgang, retrograd 1-642 ►
Darstellung *(Forts.)*
~ diagnostisch *(Forts.)*
–– Pankreasgang, retrograd 1-641
– Dünndarm, isoliert [Enteroklysma] 3-139
– Lymphabfluss aus Tumor, mit Lymphszintigraphie, planar, mit Gabe von radioaktiv markierten
–– rezeptorgerichteten Substanzen 3-709.01
–– rezeptorspezifischen Substanzen 3-709.01
–– ungerichteten Substanzen 3-709.00
–– unspezifischen Substanzen 3-709.00
– Schädelbasis
–– bei
––– Ethmoidektomie, von außen 5-222.11♦
––– Sphenoidektomie, transmaxilloethmoidal 5-222.71♦
–– mit Operation, Nasennebenhöhle, mehrere
––– endonasal 5-224.63♦
––– kombiniert endonasal und von außen 5-224.73♦
– Ureter, offen 5-569.30♦
Dasabuvir-Ombitasvir-Paritaprevir-Ritonavir, Applikation, oral 6-008.e
Dasatinib, Applikation, oral
– 200 mg bis unter 300 mg, bei Patienten unter 15 Jahren 6-004.30
– 300 mg bis unter 500 mg, bei Patienten unter 15 Jahren 6-004.31
– 500 mg bis unter 700 mg, bei Patienten unter 15 Jahren 6-004.32
– 700 mg bis unter 1.000 mg 6-004.33
– 1.000 mg bis unter 1.300 mg 6-004.34
– 1.300 mg bis unter 1.600 mg 6-004.35
– 1.600 mg bis unter 1.900 mg 6-004.36
– 1.900 mg bis unter 2.200 mg 6-004.37
– 2.200 mg bis unter 2.800 mg 6-004.38
– 2.800 mg bis unter 3.400 mg 6-004.39
– 3.400 mg bis unter 4.000 mg 6-004.3a
– 4.000 mg bis unter 4.600 mg 6-004.3b
– 4.600 mg bis unter 5.200 mg 6-004.3c
– 5.200 mg bis unter 5.800 mg 6-004.3d
– 5.800 mg bis unter 6.400 mg 6-004.3e
– 6.400 mg bis unter 7.600 mg 6-004.3f
– 7.600 mg bis unter 8.800 mg 6-004.3g
– 8.800 mg oder mehr 6-004.3h
Daumen
– Beugesehne
–– Débridement 5-840.42♦
–– Entfernung
––– Implantat 5-840.h2♦
––– Sehnenknoten 5-840.52♦
–– Exploration 5-840.s2♦
–– Exzision 5-840.52♦
–– Fremdkörperentfernung 5-840.02♦
–– Implantation
––– Silastikkabel 5-840.d2♦
––– Silikonstab 5-840.d2♦
–– Inzision 5-840.02♦
–– Naht
––– primär 5-840.62♦
––– sekundär 5-840.72♦ ►

Daumen *(Forts.)*
~ Beugesehne *(Forts.)*
-- Refixation, knöchern 5-840.n2♦
-- Revision, Implantat 5-840 f2♦
-- Schaffung, Transplantatlager 5-840.d2♦
-- Sehnenfachspaltung 5-840.32♦
-- Sehnenkopplung 5-840.m2♦
-- Sehnenplastik 5-840.k2♦
-- Synovialektomie
--- partiell 5-845.02♦
--- total 5-845.12♦
-- Tenodese 5-840.92♦
-- Tenolyse 5-840.82♦
-- Tenotomie
--- offen 5-840.q2♦
--- perkutan 5-840.p2♦
-- Transplantation 5-840.e2♦
-- Transposition 5-840.c2♦
--- partiell 5-840.c2♦
-- Verkürzung 5-840.b2♦
-- Verlängerung 5-840.a2♦
-- Wechsel, Implantat 5-840.g2♦
- Interphalangealgelenk, Band
-- Durchtrennung 5-841.17♦
-- Entfernung, Transplantat 5-841.97♦
-- Exzision
--- partiell 5-841.27♦
--- total 5-841.37♦
-- Inzision 5-841.07♦
-- Naht
--- primär 5-841.47♦
--- sekundär 5-841.57♦
-- Refixation, knöchern 5-841.a7♦
-- Rekonstruktion, plastisch, mit autogenem Material 5-841.67♦
--- und
---- interligamentärer Fixation 5-841.77♦
---- transossärer Fixation 5-841.87♦
- Metakarpophalangealgelenk, Band
-- Durchtrennung 5-841.15♦
-- Entfernung, Transplantat 5-841.95♦
-- Exzision
--- partiell 5-841.25♦
--- total 5-841.35♦
-- Inzision 5-841.05♦
-- Naht
--- primär 5-841.45♦
--- sekundär 5-841.55♦
-- Refixation, knöchern 5-841.a5♦
-- Rekonstruktion, plastisch
--- mit autogenem Material 5-841.65♦
--- und Fixation
---- interligamentär, mit autogenem Material 5-841.75♦
---- transossär, mit autogenem Material 5-841.85♦
- Replantation 5-860.5♦
- Ringband, Spaltung 5-841.15♦
- Sehnenscheide
-- Débridement 5-840.48♦
-- Entfernung, Sehnenknoten 5-840.58♦ ►

Daumen *(Forts.)*
~ Sehnenscheide *(Forts.)*
-- Exploration 5-840.s8♦
-- Exzision 5-840.58♦
-- Fremdkörperentfernung 5-840.08♦
-- Inzision 5-840.08♦
-- Naht
--- primär 5-840.68♦
--- sekundär 5-840.78♦
-- Sehnenfachspaltung 5-840.38♦
-- Sehnenplastik 5-840.k8♦
-- Tenolyse 5-840.88♦
- Strecksehne
-- Débridement 5-840.45♦
-- Entfernung
--- Implantat 5-840.h5♦
--- Sehnenknoten 5-840.55♦
-- Exploration 5-840.s5♦
-- Exzision 5-840.55♦
-- Fremdkörperentfernung 5-840.05♦
-- Implantation
--- Silastikkabel 5-840.c5♦
--- Silikonstab 5-840.d5♦
-- Inzision 5-840.05♦
-- Naht
--- primär 5-840.65♦
--- sekundär 5-840.75♦
-- Refixation, knöchern 5-840.n5♦
-- Revision, Implantat 5-840.f5♦
-- Schaffung, Transplantatlager 5-840.d5♦
-- Sehnenfachspaltung 5-840.35♦
-- Sehnenkopplung 5-840.m5♦
-- Sehnenplastik 5-840.k5♦
-- Synovialektomie
--- partiell 5-845.05♦
--- total 5-845.15♦
-- Tenodese 5-840.95♦
-- Tenolyse 5-840.85♦
-- Tenotomie
--- offen 5-840.q5♦
--- perkutan 5-840.p5♦
-- Transplantation 5-840.e5♦
-- Transposition 5-840.c5♦
--- partiell 5-840.c5♦
-- Verkürzung 5-840.b5♦
-- Verlängerung 5-840.a5♦
-- Wechsel, Implantat 5-840.g5♦
Daumensattelgelenk
- Arthrolyse 5-844.52♦
- Arthrotomie 5-844.02♦
- Débridement 5-844.32♦
- Einlegen, Medikamententräger 5-844.22♦
- Entfernung
-- Endoprothese 5-825.e♦
-- Gelenkkörper, frei 5-844.62♦
- Fremdkörperentfernung 5-844.72♦
- Gelenkspülung, mit Drainage 5-844.22♦
- Gewebe, Exzision 5-844.12♦
- Glättung, Gelenkfläche 5-844.42♦
- Implantation
-- Endoprothese 5-824.a♦ ►

D

Daumensattelgelenk *(Forts.)*
~ Implantation *(Forts.)*
–– Material, autogen 5-844.82♦
– Kapsulektomie 5-844.12♦
– Resektionsarthroplastik
–– durch Rekonstruktion, mit
––– alloplastischem Material 5-847.52♦
–––– und Rekonstruktion, Kapselbandapparat 5-847.62♦
––– autogenem Material 5-847.02♦
–––– mit Sehneninterposition, und Sehnenaufhängung 5-847.32♦
–––– und
––––– Rekonstruktion, Gelenkfläche 5-847.42♦
––––– Sehnenaufhängung 5-847.22♦
––– xenogenem Material 5-847.72♦
–– mit autogener Sehneninterposition 5-847.12♦
– Revision, Endoprothese, ohne Wechsel 5-825.03♦
– Synovialektomie 5-845.4♦
– Wechsel, Endoprothese 5-825.d♦
David
– Implantation, Gefäßprothese, mit Rekonstruktion, Aortenwurzel 5-354.0a
– Rekonstruktion, Aortenklappe 5-354.04
DDV-Patchplastik, bei Thrombendarteriektomie
– A. femoralis communis 5-381.70♦
– A. profunda femoris 5-381.71♦
De-la-Torre-Operation
– durch Umsteigen laparoskopisch – offen chirurgisch, mit
–– Anastomose 5-484.28
–– Enterostoma und Blindverschluss 5-484.29
– laparoskopisch, mit
–– Anastomose 5-484.25
–– Enterostoma und Blindverschluss 5-484.26
– offen, mit
–– Anastomose 5-484.21
–– Enterostoma und Blindverschluss 5-484.22
– peranal 5-484.27
Débridement
– Akromioklavikulargelenk, offen 5-800.31♦
– Beckenknochen 5-780.6d
–– septisch 5-780.6d
– bei Kranioplastik, mit Elevation, Impressionsfraktur, offen 5-020.12
– Beugesehne
–– Daumen 5-840.42♦
–– Handgelenk 5-840.40♦
–– Langfinger 5-840.41♦
– Daumensattelgelenk 5-844.32♦
– Ellenbogengelenk, offen 5-800.3t♦
– Faszie
–– Axilla 5-850.d1♦
–– Bauchregion 5-850.d6♦
–– bei Verbrennung und Verätzung 5-922.2
–– Brustwand 5-850.d5♦
–– Ellenbogen 5-850.d2♦
–– Fuß 5-850.da♦
–– Genitalregion 5-850.d7♦
–– Gesäß 5-850.d7♦ ►

Débridement *(Forts.)*
~ Faszie *(Forts.)*
–– Hals 5-850.d0♦
–– Knie 5-850.d8♦
–– Kopf 5-850.d0♦
–– Leistenregion 5-850.d7♦
–– Oberarm 5-850.d2♦
–– Oberschenkel 5-850.d8♦
–– Rücken 5-850.d5♦
–– Schulter 5-850.d1♦
–– Unterarm 5-850.d3♦
–– Unterschenkel 5-850.d9♦
– Femur
–– distal 5-780.6h♦
–– proximal 5-780.6f♦
–– Schaft 5-780.6g♦
– Fibula
–– distal 5-780.6r♦
–– proximal 5-780.6p♦
–– Schaft 5-780.6q♦
– Gewebe, infektiös, Kalotte 5-016.3
–– und Hirnhaut 5-016.7
– Handgelenk, offen 5-800.37♦
– Handwurzelgelenk 5-844.30♦
–– mehrere 5-844.31♦
– Hüftgelenk, offen 5-800.3g♦
– Humeroglenoidalgelenk, offen 5-800.30♦
– Humeroradialgelenk, offen 5-800.3s♦
– Humeroulnargelenk, offen 5-800.34♦
– Humerus
–– distal 5-780.63♦
–– proximal 5-780.61♦
–– Schaft 5-780.62♦
– Iliosakralgelenk, offen 5-800.3e♦
– Interphalangealgelenk 5-844.35♦
–– mehrere, Finger 5-844.36♦
––– mehrere 5-844.37♦
– Kalkaneus 5-780.6t♦
– Karpus 5-780.6a♦
– Klavikula 5-780.60♦
– Kniegelenk, offen 5-800.3h♦
– Kontusion
–– Gehirn, durch Inzision 5-013.8
–– Hirnhaut, durch Inzision 5-013.8
– Metakarpophalangealgelenk 5-844.33♦
–– mehrere 5-844.34♦
– Metakarpus 5-780.6b♦
– Metatarsophalangealgelenk, offen 5-800.3q♦
– Metatarsus 5-780.6v♦
– Muskel
–– Axilla 5-850.b1♦
–– Bauchregion 5-850.b6♦
–– bei Verbrennung und Verätzung 5-922.0
–– Brustwand 5-850.b5♦
–– Ellenbogen 5-850.b2♦
–– Fuß 5-850.ba♦
–– Genitalregion 5-850.b7♦
–– Gesäß 5-850.b7♦
–– Hals 5-850.b0♦
–– Knie 5-850.b8♦
–– Kopf 5-850.b0♦ ►

Débridement *(Forts.)*
~ Muskel *(Forts.)*
–– Leistenregion 5-850.b7♦
–– Oberarm 5-850.b2♦
–– Oberschenkel 5-850.b8♦
–– Rücken 5-850.b5♦
–– Schulter 5-850.b1♦
–– Unterarm 5-850.b3♦
–– Unterschenkel 5-850.b9♦
– Patella 5-780.6j♦
– Phalangen
–– Fuß 5-780.6w♦
–– Hand 5-780.6c♦
– Radiokarpalgelenk, offen 5-800.38♦
– Radioulnargelenk
–– distal, offen 5-800.36♦
–– proximal, offen 5-800.35♦
– Radius
–– distal 5-780.66♦
–– proximal 5-780.64♦
–– Schaft 5-780.65♦
– Schenkelhals 5-780.6e♦
– Sehne
–– Axilla 5-850.c1♦
–– Bauchregion 5-850.c6♦
–– bei Verbrennung und Verätzung 5-922.1
–– Brustwand 5-850.c5♦
–– Ellenbogen 5-850.c2♦
–– Ellenbogengelenk, arthroskopisch 5-819.1t♦
–– Fuß 5-850.ca♦
–– Genitalregion 5-850.c7♦
–– Gesäß 5-850.c7♦
–– Hals 5-850.c0♦
–– Humeroglenoidalgelenk, arthroskopisch 5-819.10♦
–– Humeroradialgelenk, arthroskopisch 5-819.1s♦
–– Humeroulnargelenk, arthroskopisch 5-819.14♦
–– Knie 5-850.c8♦
–– Kniegelenk, arthroskopisch 5-819.1h♦
–– Kopf 5-850.c0♦
–– Leistenregion 5-850.c7♦
–– Oberarm 5-850.c2♦
–– Oberschenkel 5-850.c8♦
–– Radioulnargelenk, proximal, arthroskopisch 5-819.15♦
–– Rücken 5-850.c5♦
–– Schulter 5-850.c1♦
–– Sprunggelenk, oberes, arthroskopisch 5-819.1k♦
–– Unterarm 5-850.c3♦
–– Unterschenkel 5-850.c9♦
– Sehnenscheide
–– Daumen 5-840.48♦
–– Handgelenk 5-840.46♦
–– Hohlhand 5-840.49♦
–– Langfinger 5-840.47♦
– Skapula 5-780.6z♦
– Sprunggelenk
–– oberes, offen 5-800.3k♦ ►

Débridement *(Forts.)*
~ Sprunggelenk *(Forts.)*
–– unteres, offen 5-800.3m♦
– Sternoklavikulargelenk, offen 5-800.33♦
– Strecksehne
–– Daumen 5-840.45♦
–– Handgelenk 5-840.43♦
–– Langfinger 5-840.44♦
– Symphyse, offen 5-800.3f
– Talus 5-780.6s♦
– Tarsalgelenk, offen 5-800.3n♦
– Tarsometatarsalgelenk, offen 5-800.3p♦
– Tarsus 5-780.6u♦
– Thorakoskapulargelenk, offen 5-800.32♦
– Tibia
–– distal 5-780.6n♦
–– proximal 5-780.6k♦
–– Schaft 5-780.6m♦
– Tibiofibulargelenk, proximal, offen 5-800.3j♦
– Ulna
–– distal 5-780.69♦
–– proximal 5-780.67♦
–– Schaft 5-780.68♦
– Ulnokarpalgelenk, offen 5-800.39♦
– und Drainage, bei Sequesterotomie, Gesichtsschädelknochen 5-770.10
– Unterschenkel, mit Nekrosektomie 5-896.1f♦
– Weichteile, schichtenübergreifend
–– bei Verbrennung und Verätzung 5-922.3
–– Bewegungsorgan 5-869.1
– Wirbelsäule, Knochen- und Gelenkgewebe 5-830.0
– Zehengelenk, offen 5-800.3r♦
Débridement-Bad, bei
– Fettgazeverband 8-191.11
–– mit antiseptischen Salben 8-191.21
– Feuchtverband, mit antiseptischer Lösung 8-191.01
Debulking, Tumor-, intraperitoneal 5-547.0
Debulking-Operation, retroperitoneal
– abdominal, offen 5-590.81
– laparoskopisch 5-590.83
– lumbal, offen 5-590.80
– perkutan 5-590.84
– thorakoabdominal 5-590.82
Decitabin, Applikation, parenteral
– 30 mg bis unter 60 mg 6-004.40
– 60 mg bis unter 90 mg 6-004.41
– 90 mg bis unter 120 mg 6-004.42
– 120 mg bis unter 150 mg 6-004.43
– 150 mg bis unter 180 mg 6-004.44
– 180 mg bis unter 210 mg 6-004.45
– 210 mg bis unter 240 mg 6-004.46
– 240 mg bis unter 270 mg 6-004.47
– 270 mg bis unter 300 mg 6-004.48
– 300 mg bis unter 330 mg 6-004.49
– 330 mg bis unter 360 mg 6-004.4a
– 360 mg bis unter 390 mg 6-004.4b
– 390 mg bis unter 420 mg 6-004.4c
– 420 mg bis unter 450 mg 6-004.4d
– 450 mg bis unter 480 mg 6-004.4e ►

Decitabin, Applikation, parenteral *(Forts.)*
– 480 mg bis unter 510 mg 6-004.4f
– 510 mg oder mehr 6-004.4g
Deckung
– Bronchusstumpf, plastisch, mit
–– Fett, perikardial *[nur Zusatzkode!]* 5-339.66♦
–– Muskeltransposition *[nur Zusatzkode!]* 5-339.61♦
–– Omentum majus *[nur Zusatzkode!]* 5-339.60♦
–– Perikard *[nur Zusatzkode!]* 5-339.62♦
–– Pleura *[nur Zusatzkode!]* 5-339.65♦
–– V. azygos *[nur Zusatzkode!]* 5-339.64♦
–– Zwerchfell *[nur Zusatzkode!]* 5-339.63♦
– Fistel-, Labyrinth 5-209.4♦
– Kornea, durch
–– Amnionmembran 5-129.2♦
–– Konjunktiva 5-129.1♦
– Mamma, plastisch, durch Latissimus-dorsi-Lappen 5-885.5♦
– plastisch
–– Anastomose
––– bronchial, mit
–––– Fett, perikardial, an Lunge und Bronchien *[nur Zusatzkode!]* 5-339.66♦
–––– Muskeltransposition, an Lunge und Bronchien *[nur Zusatzkode!]* 5-339.61♦
–––– Omentum majus, an Lunge und Bronchien *[nur Zusatzkode!]* 5-339.60♦
–––– Perikard, an Lunge und Bronchien *[nur Zusatzkode!]* 5-339.62♦
–––– Pleura, an Lunge und Bronchien *[nur Zusatzkode!]* 5-339.65♦
–––– V. azygos, an Lunge und Bronchien *[nur Zusatzkode!]* 5-339.64♦
–––– Zwerchfell, an Lunge und Bronchien *[nur Zusatzkode!]* 5-339.63♦
––– vaskulär, mit
–––– Fett, perikardial, an Lunge und Bronchien *[nur Zusatzkode!]* 5-339.66♦
–––– Muskeltransposition, an Lunge und Bronchien *[nur Zusatzkode!]* 5-339.61♦
–––– Omentum majus, an Lunge und Bronchien *[nur Zusatzkode!]* 5-339.60♦
–––– Perikard, an Lunge und Bronchien *[nur Zusatzkode!]* 5-339.62♦
–––– Pleura, an Lunge und Bronchien *[nur Zusatzkode!]* 5-339.65♦
–––– V. azygos, an Lunge und Bronchien *[nur Zusatzkode!]* 5-339.64♦
–––– Zwerchfell, an Lunge und Bronchien *[nur Zusatzkode!]* 5-339.63♦
–– mit
––– alloplastischem Material, bei Teilresektion, Brustwand 5-346.81
––– autogenem Material, bei Teilresektion, Brustwand 5-346.80
––– Fett, perikardial, bei Revision, Insuffizienz, Bronchusstumpf 5-321.46♦ ►

Deckung *(Forts.)*
~ plastisch *(Forts.)*
~~ mit *(Forts.)*
––– Omentum majus, bei Revision, Insuffizienz, Bronchusstumpf 5-321.40♦
––– Perikard, bei Revision, Insuffizienz, Bronchusstumpf 5-321.42♦
––– Pleura, bei Revision, Insuffizienz, Bronchusstumpf 5-321.45♦
––– Transposition, Muskel, bei Revision, Insuffizienz, Bronchusstumpf 5-321.41♦
––– V. azygos, bei Revision, Insuffizienz, Bronchusstumpf 5-321.44♦
––– Zwerchfell, bei Revision, Insuffizienz, Bronchusstumpf 5-321.43♦
–– Naht
––– bronchial, mit
–––– Fett, perikardial, an Lunge und Bronchien *[nur Zusatzkode!]* 5-339.66♦
–––– Muskeltransposition, an Lunge und Bronchien *[nur Zusatzkode!]* 5-339.61♦
–––– Omentum majus, an Lunge und Bronchien *[nur Zusatzkode!]* 5-339.60♦
–––– Perikard, an Lunge und Bronchien *[nur Zusatzkode!]* 5-339.62♦
–––– Pleura, an Lunge und Bronchien *[nur Zusatzkode!]* 5-339.65♦
–––– V. azygos, an Lunge und Bronchien *[nur Zusatzkode!]* 5-339.64♦
–––– Zwerchfell, an Lunge und Bronchien *[nur Zusatzkode!]* 5-339.63♦
––– vaskulär, mit
–––– Fett, perikardial, an Lunge und Bronchien *[nur Zusatzkode!]* 5-339.66♦
–––– Muskeltransposition, an Lunge und Bronchien *[nur Zusatzkode!]* 5-339.61♦
–––– Omentum majus, an Lunge und Bronchien *[nur Zusatzkode!]* 5-339.60♦
–––– Perikard, an Lunge und Bronchien *[nur Zusatzkode!]* 5-339.62♦
–––– Pleura, an Lunge und Bronchien *[nur Zusatzkode!]* 5-339.65♦
–––– V. azygos, an Lunge und Bronchien *[nur Zusatzkode!]* 5-339.64♦
–––– Zwerchfell, an Lunge und Bronchien *[nur Zusatzkode!]* 5-339.63♦
Defekt, Glenoid, knöchern, Rekonstruktion 5-829.r♦
Defektdeckung, Faszie
– Axilla, mit
–– allogenem Material 5-856.a1♦
–– autogenem Material 5-856.91♦
– Bauchregion, mit
–– allogenem Material 5-856.a6♦
–– autogenem Material 5-856.96♦
– Brustwand, mit
–– allogenem Material 5-856.a5♦
–– autogenem Material 5-856.95♦
– Ellenbogen, mit
–– allogenem Material 5-856.a2♦
–– autogenem Material 5-856.92♦ ►

Defektdeckung, Faszie *(Forts.)*
– Fuß, mit
–– allogenem Material 5-856.aa♦
–– autogenem Material 5-856.9a♦
– Genitalregion, mit
–– allogenem Material 5-856.a7♦
–– autogenem Material 5-856.97♦
– Gesäß, mit
–– allogenem Material 5-856.a7♦
–– autogenem Material 5-856.97♦
– Hals, mit
–– allogenem Material 5-856.a0♦
–– autogenem Material 5-856.90♦
– Knie, mit
–– allogenem Material 5-856.a8♦
–– autogenem Material 5-856.98♦
– Kopf, mit
–– allogenem Material 5-856.a0♦
–– autogenem Material 5-856.90♦
– Leistenregion, mit
–– allogenem Material 5-856.a7♦
–– autogenem Material 5-856.97♦
– Oberarm, mit
–– allogenem Material 5-856.a2♦
–– autogenem Material 5-856.92♦
– Oberschenkel, mit
–– allogenem Material 5-856.a8♦
–– autogenem Material 5-856.98♦
– Rücken, mit
–– allogenem Material 5-856.a5♦
–– autogenem Material 5-856.95♦
– Schulter, mit
–– allogenem Material 5-856.a1♦
–– autogenem Material 5-856.91♦
– Unterarm, mit
–– allogenem Material 5-856.a3♦
–– autogenem Material 5-856.93♦
– Unterschenkel, mit
–– allogenem Material 5-856.a9♦
–– autogenem Material 5-856.99♦
Defibrillation, elektrisch, extern
– desynchronisiert, Herzrhythmus 8-640.1
– synchronisiert, Herzrhythmus 8-640.0
Defibrillator
– Aggregat
–– Entfernung, mit
––– Einkammer-Stimulation
–––– mit atrialer Detektion 5-378.0d
–––– ohne atriale Detektion 5-378.0c
––– Stimulation, biventrikulär
–––– mit Vorhofelektrode 5-378.0f
–––– ohne Vorhofelektrode 5-378.0e
––– subkutaner Elektrode 5-378.0g
––– Zweikammer-Stimulation 5-378.05
–– Lagekorrektur, mit
––– Einkammer-Stimulation
–––– mit atrialer Detektion 5-378.4d
–––– ohne atriale Detektion 5-378.4c
––– Stimulation, biventrikulär
–––– mit Vorhofelektrode 5-378.4f
–––– ohne Vorhofelektrode 5-378.4e ►

Defibrillator *(Forts.)*
~ Aggregat *(Forts.)*
~~ Lagekorrektur, mit *(Forts.)*
––– Zweikammer-Stimulation 5-378.45
–– und Sonde
––– Entfernung, mit
–––– Einkammer-Stimulation
––––– mit atrialer Detektion 5-378.2d
––––– ohne atriale Detektion 5-378.2c
–––– Stimulation, biventrikulär
––––– mit Vorhofelektrode 5-378.2f
––––– ohne Vorhofelektrode 5-378.2e
–––– Zweikammer-Stimulation 5-378.25
––– Wechsel, mit
–––– Einkammer-Stimulation
––––– mit atrialer Detektion 5-378.6d
––––– ohne atriale Detektion 5-378.6c
–––– Ereignis-Rekorder 5-378.67
–––– Stimulation, biventrikulär
––––– mit Vorhofelektrode 5-378.6f
––––– ohne Vorhofelektrode 5-378.6e
–––– Zweikammer-Stimulation 5-378.65
–– Wechsel, mit
––– Einkammer-Stimulation
–––– mit atrialer Detektion 5-378.5d
–––– ohne atriale Detektion 5-378.5c
––– Stimulation, biventrikulär
–––– mit Vorhofelektrode 5-378.5f
–––– ohne Vorhofelektrode 5-378.5e
––– subkutaner Elektrode 5-378.5g
––– Zweikammer-Stimulation 5-378.55
– Entfernung, Aggregat, und Sonde, mit subkutaner Elektrode 5-378.2g
– Implantation
–– mit
––– Einkammer-Stimulation
–––– mit atrialer Detektion 5-377.51
–––– ohne atriale Detektion 5-377.50
––– Stimulation, biventrikulär
–––– mit Vorhofelektrode 5-377.71
–––– ohne Vorhofelektrode 5-377.70
––– subkutaner Elektrode 5-377.j
––– Zweikammer-Stimulation 5-377.6
–– Sonde, epithorakal, isoliert, offen 5-377.c2
– Korrektur, Kupplung, mit subkutaner Elektrode 5-378.8g
– Kupplung, Korrektur, mit
–– Einkammer-Stimulation
––– mit atrialer Detektion 5-378.8d
––– ohne atriale Detektion 5-378.8c
–– Stimulation, biventrikulär
––– mit Vorhofelektrode 5-378.8f
––– ohne Vorhofelektrode 5-378.8e
–– Zweikammer-Stimulation 5-378.85
– Lagekorrektur, Aggregat, mit subkutaner Elektrode 5-378.4g
– mit
–– Drucksensor, zusätzlich, Verwendung, zur Druckmessung, rechtsventrikulär, nichtinvasiv *[nur Zusatzkode!]* 5-377.f1 ►

D

Defibrillator *(Forts.)*
~ mit *(Forts.)*
–– Einkammer-Stimulation, Systemumstellung, auf Defibrillator, mit
––– Stimulation, biventrikulär
–––– mit Vorhofelektrode 5-378.c2
–––– ohne Vorhofelektrode 5-378.c1
––– Zweikammer-Stimulation 5-378.c0
–– Messfunktion für Kontraktilität Herzmuskel, zusätzlich *[nur Zusatzkode!]* 5-377.f2
–– Stimulation, biventrikulär, Systemumstellung, auf Defibrillator, mit
––– Einkammer-Stimulation
–––– mit atrialer Detektion 5-378.c8
–––– ohne atriale Detektion 5-378.c7
––– Zweikammer-Stimulation 5-378.c9
–– subkutaner Elektrode, Systemumstellung, auf Defibrillator, mit
––– Stimulation, biventrikulär
–––– mit
––––– atrialer Detektion 5-378.cg
––––– Vorhofelektrode 5-378.ck
–––– ohne
––––– atriale Detektion 5-378.cf
––––– Vorhofelektrode 5-378.cj
––– Zweikammer-Stimulation 5-378.ch
–– Zweikammer-Stimulation, Systemumstellung, auf Defibrillator, mit
––– Einkammer-Stimulation
–––– mit atrialer Detektion 5-378.c4
–––– ohne atriale Detektion 5-378.c3
––– Stimulation, biventrikulär
–––– mit Vorhofelektrode 5-378.c6
–––– ohne Vorhofelektrode 5-378.c5
– MRT-fähig *[nur Zusatzkode!]* 5-934.1
– Sonde
–– Entfernung 5-378.19
–– Korrektur, mit
––– Einkammer-Stimulation
–––– mit atrialer Detektion 5-378.3d
–––– ohne atriale Detektion 5-378.3c
––– Stimulation, biventrikulär
–––– mit Vorhofelektrode 5-378.3f
–––– ohne Vorhofelektrode 5-378.3e
––– subkutaner Elektrode 5-378.3g
––– Zweikammer-Stimulation 5-378.35
–– Wechsel, mit
––– Einkammer-Stimulation
–––– mit atrialer Detektion 5-378.7d
–––– ohne atriale Detektion 5-378.7c
––– Stimulation, biventrikulär
–––– mit Vorhofelektrode 5-378.7f
–––– ohne Vorhofelektrode 5-378.7e
––– subkutaner Elektrode 5-378.7g
––– Zweikammer-Stimulation 5-378.75
– Systemumstellung, auf
–– Defibrillator, mit subkutaner Elektrode 5-378.ce
–– Herzschrittmacher, mit
––– Einkammersystem 5-378.ca
––– Zweikammersystem 5-378.cb ►

Defibrillator *(Forts.)*
~ Systemumstellung, auf *(Forts.)*
~~ Herzschrittmacher, mit *(Forts.)*
––– Dreikammersystem
–––– mit Vorhofelektrode 5-378.cd
–––– ohne Vorhofelektrode 5-378.cc
––– Stimulation, biventrikulär
–––– mit Vorhofelektrode 5-378.cd
–––– ohne Vorhofelektrode 5-378.cc
–– Impulsgenerator, intrakardial 5-378.cm
– Testung/Nachprogrammierung von
–– implantierten Defibrillatoren bei Kindern und Jugendlichen 8-644
– Verwendung, mit
–– Fernüberwachungssystem, automatisch *[nur Zusatzkode!]* 5-377.d
–– Funktion, Monitoring der ST-Strecke, zusätzlich *[nur Zusatzkode!]* 5-377.f3
–– Messfunktion, Lungenwasser, zusätzlich *[nur Zusatzkode!]* 5-377.f0
–– Stimulationsfunktion, quadripolar *[nur Zusatzkode!]* 5-377.f4
– Wechsel, Aggregat, und Sonde, mit subkutaner Elektrode 5-378.6g
Defibrotid, Applikation, parenteral
– 250 mg bis unter 500 mg, bei Patienten unter 15 Jahren 6-005.k0
– 500 mg bis unter 1.000 mg 6-005.k1
– 1.000 mg bis unter 1.500 mg 6-005.k2
– 1.500 mg bis unter 2.000 mg 6-005.k3
– 2.000 mg bis unter 3.000 mg 6-005.k4
– 3.000 mg bis unter 4.000 mg 6-005.k5
– 4.000 mg bis unter 5.000 mg 6-005.k6
– 5.000 mg bis unter 6.000 mg 6-005.k7
– 6.000 mg bis unter 8.000 mg 6-005.k8
– 8.000 mg bis unter 10.000 mg 6-005.k9
– 10.000 mg bis unter 12.000 mg 6-005.ka
– 12.000 mg bis unter 14.000 mg 6-005.kb
– 14.000 mg bis unter 18.000 mg 6-005.kc
– 18.000 mg bis unter 22.000 mg 6-005.kd
– 22.000 mg bis unter 26.000 mg 6-005.ke
– 26.000 mg bis unter 30.000 mg 6-005.kf
– 30.000 mg bis unter 38.000 mg 6-005.kg
– 38.000 mg bis unter 46.000 mg 6-005.kh
– 46.000 mg bis unter 54.000 mg 6-005.kj
– 54.000 mg bis unter 70.000 mg 6-005.kk
– 70.000 mg bis unter 86.000 mg 6-005.km
– 86.000 mg bis unter 102.000 mg 6-005.kn
– 102.000 mg bis unter 118.000 mg 6-005.kp
– 118.000 mg bis unter 150.000 mg 6-005.kq
– 150.000 mg bis unter 182.000 mg 6-005.kr
– 182.000 mg bis unter 214.000 mg 6-005.ks
– 214.000 mg oder mehr 6-005.kt
Deformität, Wirbelsäule, Korrektur, durch
– Implantation
–– Stange, expandierbar, extrakorporal
––– 1 Implantat 5-838.e0
––– 2 Implantate 5-838.e1
––– 3 Implantate 5-838.e2
––– 4 oder mehr Implantate 5-838.e3 ►

Deformität, Wirbelsäule, Korrektur, durch *(Forts.)*
~ Implantation *(Forts.)*
–– Titanrippe, prothetisch, vertikal expandierbar
––– 1 Implantat 5-838.d0
––– 2 Implantate 5-838.d1
––– 3 Implantate 5-838.d2
––– 4 oder mehr Implantate 5-838.d3
–– VEPTR [Vertikale expandierbare prothetische Titanrippe]
––– 1 Implantat 5-838.d0
––– 2 Implantate 5-838.d1
––– 3 Implantate 5-838.d2
––– 4 oder mehr Implantate 5-838.d3
– Verlängerung
–– Titanrippen, prothetisch, expandierbar, vertikal, operativ 5-838.g
–– VEPTR [Vertikale expandierbare prothetische Titanrippe], operativ 5-838.g
Degloving, Midface-, bei Exzision, Gewebe, Nase, innere 5-212.4
Dehnung
– Anal- 5-499.0
– Harnblase, operativ
–– laparoskopisch 5-579.51
–– offen 5-579.50
–– perkutan 5-579.53
–– transurethral 5-579.52
–– über ein Stoma 5-579.54
Dehnungsplastik
– Augenlid, lokal, bei Verbrennung und Verätzung 5-926.03♦
– Axilla, lokal
–– bei Verbrennung und Verätzung 5-926.06♦
–– großflächig 5-903.56♦
–– kleinflächig 5-903.06♦
– Bauchregion, lokal
–– bei Verbrennung und Verätzung 5-926.0b
–– großflächig 5-903.5b
–– kleinflächig 5-903.0b
– Brustwand, lokal
–– bei Verbrennung und Verätzung 5-926.0a
–– großflächig 5-903.5a
–– kleinflächig 5-903.0a
– Dammregion, lokal, bei Verbrennung und Verätzung 5-926.0m
– Ellenbogen, lokal
–– bei Verbrennung und Verätzung 5-926.07♦
–– großflächig 5-903.57♦
–– kleinflächig 5-903.07♦
– Fuß, lokal
–– bei Verbrennung und Verätzung 5-926.0g♦
–– großflächig 5-903.5g♦
–– kleinflächig 5-903.0g♦
– Genitalregion, lokal
–– bei Verbrennung und Verätzung 5-926.0c
–– großflächig 5-903.5c
–– kleinflächig 5-903.0c
– Gesäß, lokal
–– bei Verbrennung und Verätzung 5-926.0d
–– großflächig 5-903.5d ▶

Dehnungsplastik *(Forts.)*
~ Gesäß, lokal *(Forts.)*
–– kleinflächig 5-903.0d
– Hals, lokal
–– bei Verbrennung und Verätzung 5-926.05
–– großflächig 5-903.55
–– kleinflächig 5-903.05
– Hand, lokal
–– bei Verbrennung und Verätzung 5-926.09♦
–– großflächig 5-903.59♦
–– kleinflächig 5-903.09♦
– Knie, lokal
–– bei Verbrennung und Verätzung 5-926.0e♦
–– großflächig 5-903.5e♦
–– kleinflächig 5-903.0e♦
– Kopf, lokal
–– bei Verbrennung und Verätzung 5-926.04
–– großflächig 5-903.54
–– kleinflächig 5-903.04
– Kopfhaut, behaart, lokal, bei Verbrennung und Verätzung 5-926.0h
– Leistenregion, lokal
–– bei Verbrennung und Verätzung 5-926.0c
–– großflächig 5-903.5c
–– kleinflächig 5-903.0c
– Lippe, lokal
–– bei Verbrennung und Verätzung 5-926.00
–– großflächig 5-903.50
–– kleinflächig 5-903.00
– Nase, lokal, bei Verbrennung und Verätzung 5-926.01
– Oberarm, lokal
–– bei Verbrennung und Verätzung 5-926.07♦
–– großflächig 5-903.57♦
–– kleinflächig 5-903.07♦
– Oberschenkel, lokal
–– bei Verbrennung und Verätzung 5-926.0e♦
–– großflächig 5-903.5e♦
–– kleinflächig 5-903.0e♦
– Ohr, lokal, bei Verbrennung und Verätzung 5-926.02♦
– Rücken, lokal
–– bei Verbrennung und Verätzung 5-926.0j
–– großflächig 5-903.5a
–– kleinflächig 5-903.0a
– Schulter, lokal
–– bei Verbrennung und Verätzung 5-926.06♦
–– großflächig 5-903.56♦
–– kleinflächig 5-903.06♦
– Skrotum, lokal, bei Verbrennung und Verätzung 5-926.0k
– Unterarm, lokal
–– bei Verbrennung und Verätzung 5-926.08♦
–– großflächig 5-903.58♦
–– kleinflächig 5-903.08♦
– Unterschenkel, lokal
–– bei Verbrennung und Verätzung 5-926.0f♦
–– großflächig 5-903.5f♦
–– kleinflächig 5-903.0f♦
– zur Rekonstruktion, Sinus pilonidalis, plastisch 5-897.10

Dekapitation, Fetus, zur Erleichterung, Geburt 5-734.4
Dekapsulation, Niere
– abdominal, offen 5-559.11♦
– laparoskopisch 5-559.13♦
– lumbal, offen 5-559.10♦
– thorakoabdominal 5-559.12♦
Dekompression
– Darm
–– durch Umsteigen laparoskopisch – offen chirurgisch 5-469.02
–– endoskopisch 5-469.03
–– laparoskopisch 5-469.01
–– offen 5-469.00
– Ductus choledochus, endoskopisch, durch Intubation 5-513.5
– durch
–– Einsetzen, Katheter, choledochohepatisch, offen 5-514.50
–– Kraniektomie 5-012.0
–– Kraniotomie 5-012.0
– Gefäß 5-399.2
– intrakraniell, durch Inzision, Schädelknochen 5-012.0
– Kolon, offen 5-469.00
– mit Neurolyse
–– Hirnnerv, extrakraniell 5-056.0♦
––– mit Transposition 5-057.0♦
–– Nerv
––– Arm 5-056.3♦
–––– mit Transposition 5-057.3♦
––– Beckenboden 5-056.7♦
–––– mit Transposition 5-057.7♦
––– Bein 5-056.8♦
–––– mit Transposition 5-057.8♦
––– Fuß 5-056.9♦
–––– mit Transposition 5-057.9♦
––– Hand
–––– endoskopisch 5-056.41♦
–––– mit Transposition 5-057.4♦
–––– offen 5-056.40♦
––– Leiste 5-056.7♦
–––– mit Transposition 5-057.7♦
––– Rumpf 5-056.5
–––– mit Transposition 5-057.5
––– Schulter 5-056.2♦
–––– mit Transposition 5-057.2♦
–– Plexus brachialis 5-056.1♦
––– mit Transposition 5-057.1♦
–– Plexus lumbosacralis 5-056.6♦
––– mit Transposition 5-057.6♦
– Nerv
–– bei Mastoidektomie, mit Freilegung, Fazialiskanal 5-203.71♦
–– intrakraniell, mikrovaskulär
––– mit Implantation, Material
–––– alloplastisch 5-018.2
–––– autogen 5-018.1
––– ohne Implantat 5-018.0
– Orbita, knöchern, Wand
–– 1 5-169.00♦ ►

Dekompression *(Forts.)*
~ Orbita, knöchern, Wand *(Forts.)*
–– 2 5-169.01♦
–– 3 5-169.02♦
– Saccus endolymphaticus, mit Shunt 5-208.1♦
– Schultergelenk, subakromial, arthroskopisch 5-814.3♦
– Spinalkanal 5-033.0
–– knöchern, über
––– 1 Segment 5-839.60
––– 2 Segmente 5-839.61
––– 3 Segmente 5-839.62
––– 4 oder mehr Segmente 5-839.63
Dekortikation
– bei
–– Pleurodese
––– offen 5-345.1♦
––– thorakoskopisch 5-345.4♦
–– Verödung, Pleuraspalt
––– offen 5-345.1♦
––– thorakoskopisch 5-345.4♦
– Gesichtsschädelknochen 5-770.5
– Herz 5-372.5
– Lunge
–– offen 5-344.0♦
–– thorakoskopisch 5-344.3♦
– Stimmlippe
–– durch Thyreotomie 5-300.4
–– mikrolaryngoskopisch 5-300.5
Delay-Operation, vor Rekonstruktion, Brust, autogen 5-399.f
Delivery-Assist-Katheter, bei neurovaskulären Eingriffen, Verwendung *[nur Zusatzkode!]* 8-83b.p
Demers-Katheter, Implantation 5-399.5
Demineralisiert, Knochenmatrix, human
– Transplantation
–– Beckenknochen 5-784.bd
–– Femur
––– distal 5-784.bh♦
––– proximal 5-784.bf♦
––– Schaft 5-784.bg♦
–– Fibula
––– distal 5-784.br♦
––– proximal 5-784.bp♦
––– Schaft 5-784.bq♦
–– Fuß, Phalangen 5-784.bw♦
–– Hand, Phalangen 5-784.bc♦
–– Humerus
––– distal 5-784.b3♦
––– proximal 5-784.b1♦
––– Schaft 5-784.b2♦
–– Kalkaneus 5-784.bt♦
–– Karpus 5-784.ba♦
–– Klavikula 5-784.b0♦
–– Metakarpus 5-784.bb♦
–– Metatarsus 5-784.bv♦
–– Patella 5-784.bj♦
–– Radius
––– distal 5-784.b6♦
––– proximal 5-784.b4♦ ►

Demineralisiert, Knochenmatrix, human *(Forts.)*
~ Transplantation *(Forts.)*
~~ Radius *(Forts.)*
––– Schaft 5-784.b5♦
–– Schenkelhals 5-784.be♦
–– Skapula 5-784.bz♦
–– Talus 5-784.bs♦
–– Tarsus 5-784.bu♦
–– Tibia
––– distal 5-784.bn♦
––– proximal 5-784.bk♦
––– Schaft 5-784.bm♦
–– Ulna
––– distal 5-784.b9♦
––– proximal 5-784.b7♦
––– Schaft 5-784.b8♦
– Verwendung
–– mit Anreicherung von Knochenwachstumszellen *[nur Zusatzkode!]* 5-835.c1
–– ohne Anreicherung von Knochenwachstumszellen *[nur Zusatzkode!]* 5-835.c0
Dendritisch, Zellen
– Applikation, lokal 8-861.1
– Transfusion, nach Ex-vivo-Kultur 8-802.52
Denervation
– Patella, arthroskopisch 5-811.4h♦
– renal, über die A. renalis, durch
–– Alkoholinjektion 8-83c.54♦
–– Radiofrequenzablation
––– gekühlt 8-83c.53♦
––– nicht-gekühlt 8-83c.52♦
–– Ultraschallablation 8-83c.51♦
– Uterus, parazervikal 5-694
Denervierung, elektrothermisch, Synovialis, und Kapselgewebe, arthroskopisch
– Akromioklavikulargelenk 5-811.41♦
– Ellenbogengelenk 5-811.4t♦
– Handgelenk 5-811.47♦
– Hüftgelenk 5-811.4g♦
– Humeroglenoidalgelenk 5-811.40♦
– Humeroradialgelenk 5-811.4s♦
– Humeroulnargelenk 5-811.44♦
– Kniegelenk 5-811.4h♦
– Metatarsophalangealgelenk 5-811.4q♦
– Radiokarpalgelenk 5-811.48♦
– Radioulnargelenk
–– distal 5-811.46♦
–– proximal 5-811.45♦
– Sprunggelenk
–– oberes 5-811.4k♦
–– unteres 5-811.4m♦
– Sternoklavikulargelenk 5-811.43♦
– Symphyse 5-811.4f
– Tarsalgelenk 5-811.4n♦
– Tarsometatarsalgelenk 5-811.4p♦
– Thorakoskapulargelenk 5-811.42♦
– Tibiofibulargelenk, proximal 5-811.4j♦
– Ulnokarpalgelenk 5-811.49♦
– Zehengelenk 5-811.4r♦
Denileukin Diftitox, Applikation, parenteral 6-005.6
Dens, Resektion, Wirbelsäule 5-832.3
Densitometrie
– Gefäß, groß, kathetergestützt 1-279.4
– Herz, Ventrikel, kathetergestützt 1-279.2
– Myokard, kathetergestützt 1-279.3
Dental
– Zystenentfernung 5-242.2
– Zystenenukleation 5-242.2
Denver-Shunt, Implantation 5-549.1
Dermabrasion
– Augenlid, bei Verbrennung und Verätzung 5-921.13♦
– Axilla
–– bei Verbrennung und Verätzung 5-921.16♦
–– hochtourig
––– großflächig, Hautschichten, oberflächlich 5-913.66♦
––– kleinflächig 5-913.06♦
– Bauchregion
–– bei Verbrennung und Verätzung 5-921.1b
–– hochtourig
––– großflächig, Hautschichten, oberflächlich 5-913.6b
––– kleinflächig 5-913.0b
– Brustwand
–– bei Verbrennung und Verätzung 5-921.1a
–– hochtourig
––– großflächig, Hautschichten, oberflächlich 5-913.6a
––– kleinflächig 5-913.0a
– Dammregion, bei Verbrennung und Verätzung 5-921.1m
– Ellenbogen
–– bei Verbrennung und Verätzung 5-921.17♦
–– hochtourig
––– großflächig, Hautschichten, oberflächlich 5-913.67♦
––– kleinflächig, Hautschichten, oberflächlich 5-913.07♦
– Fuß
–– bei Verbrennung und Verätzung 5-921.1g♦
–– hochtourig
––– großflächig, Hautschichten, oberflächlich 5-913.6g♦
––– kleinflächig 5-913.0g♦
– Genitalregion
–– bei Verbrennung und Verätzung 5-921.1c
–– hochtourig
––– großflächig, Hautschichten, oberflächlich 5-913.6c
––– kleinflächig 5-913.0c
– Gesäß
–– bei Verbrennung und Verätzung 5-921.1d
–– hochtourig
––– großflächig, Hautschichten, oberflächlich 5-913.6d
––– kleinflächig 5-913.0d
– Hals
–– bei Verbrennung und Verätzung 5-921.15 ►

Dermabrasion *(Forts.)*
~ Hals *(Forts.)*
–– hochtourig
––– großflächig, Hautschichten, oberflächlich 5-913.65
––– kleinflächig 5-913.05
– Hand
–– bei Verbrennung und Verätzung 5-921.19♦
–– hochtourig
––– großflächig, Hautschichten, oberflächlich 5-913.69♦
––– kleinflächig 5-913.09♦
– Knie
–– bei Verbrennung und Verätzung 5-921.1e♦
–– hochtourig
––– großflächig, Hautschichten, oberflächlich 5-913.6e♦
––– kleinflächig 5-913.0e♦
– Kopf
–– bei Verbrennung und Verätzung 5-921.14
–– hochtourig
––– großflächig, Hautschichten, oberflächlich 5-913.64
––– kleinflächig 5-913.04
– Kopfhaut, behaart, bei Verbrennung und Verätzung 5-921.1h
– Leistenregion
–– bei Verbrennung und Verätzung 5-921.1c
–– hochtourig
––– großflächig, Hautschichten, oberflächlich 5-913.6c
––– kleinflächig 5-913.0c
– Lippe
–– bei Verbrennung und Verätzung 5-921.10
–– hochtourig
––– großflächig, Hautschichten, oberflächlich 5-913.60
––– kleinflächig 5-913.00
– Nase
–– äußere 5-212.0
–– bei Verbrennung und Verätzung 5-921.11
– Oberarm
–– bei Verbrennung und Verätzung 5-921.17♦
–– hochtourig
––– großflächig, Hautschichten, oberflächlich 5-913.67♦
––– kleinflächig, Hautschichten, oberflächlich 5-913.07♦
– Oberschenkel
–– bei Verbrennung und Verätzung 5-921.1e♦
–– hochtourig
––– großflächig, Hautschichten, oberflächlich 5-913.6e♦
––– kleinflächig 5-913.0e♦
– Ohr, bei Verbrennung und Verätzung 5-921.12♦
– Rücken
–– bei Verbrennung und Verätzung 5-921.1j
–– hochtourig
––– großflächig, Hautschichten, oberflächlich 5-913.6a ►

Dermabrasion *(Forts.)*
~ Rücken *(Forts.)*
~~ hochtourig *(Forts.)*
––– kleinflächig 5-913.0a
– Schulter
–– bei Verbrennung und Verätzung 5-921.16♦
–– hochtourig
––– großflächig, Hautschichten, oberflächlich 5-913.66♦
––– kleinflächig 5-913.06♦
– Skrotum, bei Verbrennung und Verätzung 5-921.1k
– Unterarm
–– bei Verbrennung und Verätzung 5-921.18♦
–– hochtourig
––– großflächig, Hautschichten, oberflächlich 5-913.68♦
––– kleinflächig 5-913.08♦
– Unterschenkel
–– bei Verbrennung und Verätzung 5-921.1f♦
–– hochtourig
––– großflächig, Hautschichten, oberflächlich 5-913.6f♦
––– kleinflächig 5-913.0f♦
Dermatoplastik
– Nasenseptum, bei Septumperforation 5-214.4
– Vestibulum nasi, zur Blutstillung, Nase 5-210.5
Dermatotherapie, Ganzkörper- (Beschreibung siehe Systematik) 8-971.0
– Balneotherapie, Lichttherapie 8-971.1
–– allergologische, diätetische
––– oder psychosomatische Maßnahmen, spezifische parenterale Infusionstherapie 8-971.3
––– psychosomatische Maßnahmen 8-971.2
–––– spezifische parenterale Infusionstherapie, Patientenschulung 8-971.4
Dermisersatzmaterial
– Desilikonisierung
–– Augenlid, bei Verbrennung und Verätzung 5-929.13♦
–– Axilla 5-91a.06♦
––– bei Verbrennung und Verätzung 5-929.16♦
–– Bauchregion 5-91a.0b
––– bei Verbrennung und Verätzung 5-929.1b
–– Brustwand 5-91a.0a
––– bei Verbrennung und Verätzung 5-929.1a
–– Dammregion, bei Verbrennung und Verätzung 5-929.1m
–– Ellenbogen 5-91a.07♦
––– bei Verbrennung und Verätzung 5-929.17♦
–– Fuß 5-91a.0g♦
––– bei Verbrennung und Verätzung 5-929.1g♦
–– Genitalregion 5-91a.0c
––– bei Verbrennung und Verätzung 5-929.1c
–– Gesäß 5-91a.0d
––– bei Verbrennung und Verätzung 5-929.1d
–– Hals 5-91a.05
––– bei Verbrennung und Verätzung 5-929.15
–– Hand 5-91a.09♦
––– bei Verbrennung und Verätzung 5-929.19♦ ►

Dermisersatzmaterial *(Forts.)*
~ Desilikonisierung *(Forts.)*
–– Knie 5-91a.0e♦
––– bei Verbrennung und Verätzung 5-929.1e♦
–– Kopf 5-91a.04
––– bei Verbrennung und Verätzung 5-929.14
–– Kopfhaut, behaart, bei Verbrennung und Verätzung 5-929.1h
–– Leistenregion 5-91a.0c
––– bei Verbrennung und Verätzung 5-929.1c
–– Lippe 5-91a.00
––– bei Verbrennung und Verätzung 5-929.10
–– Nase, bei Verbrennung und Verätzung 5-929.11
–– Oberarm 5-91a.07♦
––– bei Verbrennung und Verätzung 5-929.17♦
–– Oberschenkel 5-91a.0e♦
––– bei Verbrennung und Verätzung 5-929.1e♦
–– Ohr, bei Verbrennung und Verätzung 5-929.12♦
–– Rücken 5-91a.0a
––– bei Verbrennung und Verätzung 5-929.1j
–– Schulter 5-91a.06♦
––– bei Verbrennung und Verätzung 5-929.16♦
–– Skrotum, bei Verbrennung und Verätzung 5-929.1k
–– Unterarm 5-91a.08♦
––– bei Verbrennung und Verätzung 5-929.18♦
–– Unterschenkel 5-91a.0f♦
––– bei Verbrennung und Verätzung 5-929.1f♦
– Hautersatz, permanent
–– großflächig
––– Augenlid, bei Verbrennung und Verätzung 5-925.e3♦
––– Axilla 5-902.e6♦
–––– bei Verbrennung und Verätzung 5-925.e6♦
––– Bauchregion 5-902.eb
–––– bei Verbrennung und Verätzung 5-925.eb
––– Brustwand 5-902.ea
–––– bei Verbrennung und Verätzung 5-925.ea
––– Dammregion, bei Verbrennung und Verätzung 5-925.em
––– Ellenbogen 5-902.e7♦
–––– bei Verbrennung und Verätzung 5-925.e7♦
––– Fuß 5-902.eg♦
–––– bei Verbrennung und Verätzung 5-925.eg♦
––– Genitalregion 5-902.ec
–––– bei Verbrennung und Verätzung 5-925.ec
––– Gesäß 5-902.ed
–––– bei Verbrennung und Verätzung 5-925.ed
––– Hals 5-902.e5
–––– bei Verbrennung und Verätzung 5-925.e5
––– Hand 5-902.e9♦
–––– bei Verbrennung und Verätzung 5-925.e9♦
––– Knie 5-902.ee♦
–––– bei Verbrennung und Verätzung 5-925.ee♦
––– Kopf 5-902.e4
–––– bei Verbrennung und Verätzung 5-925.e4
––– Kopfhaut, behaart, bei Verbrennung und Verätzung 5-925.eh ►

Dermisersatzmaterial *(Forts.)*
~ Hautersatz, permanent *(Forts.)*
~~ großflächig *(Forts.)*
––– Leistenregion 5-902.ec
–––– bei Verbrennung und Verätzung 5-925.ec
––– Lippe 5-902.e0
–––– bei Verbrennung und Verätzung 5-925.e0
––– Nase, bei Verbrennung und Verätzung 5-925.e1
––– Oberarm 5-902.e7♦
–––– bei Verbrennung und Verätzung 5-925.e7♦
––– Oberschenkel 5-902.ee♦
–––– bei Verbrennung und Verätzung 5-925.ee♦
––– Ohr, bei Verbrennung und Verätzung 5-925.e2♦
––– Rücken 5-902.ea
–––– bei Verbrennung und Verätzung 5-925.ej
––– Schulter 5-902.e6♦
–––– bei Verbrennung und Verätzung 5-925.e6♦
––– Skrotum, bei Verbrennung und Verätzung 5-925.ek
––– Unterarm 5-902.e8♦
–––– bei Verbrennung und Verätzung 5-925.e8♦
––– Unterschenkel 5-902.ef♦
–––– bei Verbrennung und Verätzung 5-925.ef♦
–– kleinflächig
––– Augenlid, bei Verbrennung und Verätzung 5-925.d3♦
––– Axilla 5-902.d6♦
–––– bei Verbrennung und Verätzung 5-925.d6♦
––– Bauchregion 5-902.db
–––– bei Verbrennung und Verätzung 5-925.db
––– Brustwand 5-902.da
–––– bei Verbrennung und Verätzung 5-925.da
––– Dammregion, bei Verbrennung und Verätzung 5-925.dm
––– Ellenbogen 5-902.d7♦
–––– bei Verbrennung und Verätzung 5-925.d7♦
––– Fuß 5-902.dg♦
–––– bei Verbrennung und Verätzung 5-925.dg♦
––– Genitalregion 5-902.dc
–––– bei Verbrennung und Verätzung 5-925.dc
––– Gesäß 5-902.dd
–––– bei Verbrennung und Verätzung 5-925.dd
––– Hals 5-902.d5
–––– bei Verbrennung und Verätzung 5-925.d5
––– Hand 5-902.d9♦
–––– bei Verbrennung und Verätzung 5-925.d9♦
––– Knie 5-902.de♦
–––– bei Verbrennung und Verätzung 5-925.de♦
––– Kopf 5-902.d4
–––– bei Verbrennung und Verätzung 5-925.d4
––– Kopfhaut, behaart, bei Verbrennung und Verätzung 5-925.dh
––– Leistenregion 5-902.dc
–––– bei Verbrennung und Verätzung 5-925.dc ►

Dermisersatzmaterial *(Forts.)*
~ Hautersatz, permanent *(Forts.)*
~~ kleinflächig *(Forts.)*
––– Lippe 5-902.d0
–––– bei Verbrennung und Verätzung 5-925.d0
––– Nase, bei Verbrennung und Verätzung 5-925.d1
––– Oberarm 5-902.d7♦
–––– bei Verbrennung und Verätzung 5-925.d7♦
––– Oberschenkel 5-902.de♦
–––– bei Verbrennung und Verätzung 5-925.de♦
––– Ohr, bei Verbrennung und Verätzung 5-925.d2♦
––– Rücken 5-902.da
–––– bei Verbrennung und Verätzung 5-925.dj
––– Schulter 5-902.d6♦
–––– bei Verbrennung und Verätzung 5-925.d6♦
––– Skrotum, bei Verbrennung und Verätzung 5-925.dk
––– Unterarm 5-902.d8♦
–––– bei Verbrennung und Verätzung 5-925.d8♦
––– Unterschenkel 5-902.df♦
–––– bei Verbrennung und Verätzung 5-925.df♦
Desarda, Verschluss, Hernia inguinalis, offen 5-530.1♦
– bei Rezidiv 5-530.5♦
Descendostomie, Anlegen
– durch Umsteigen laparoskopisch – offen chirurgisch 5-463.22
– laparoskopisch 5-463.21
– offen 5-463.20
Desilikonisierung, Dermisersatzmaterial
– Augenlid, bei Verbrennung und Verätzung 5-929.13♦
– Axilla 5-91a.06♦
–– bei Verbrennung und Verätzung 5-929.16♦
– Bauchregion 5-91a.0b
–– bei Verbrennung und Verätzung 5-929.1b
– Brustwand 5-91a.0a
–– bei Verbrennung und Verätzung 5-929.1a
– Dammregion, bei Verbrennung und Verätzung 5-929.1m
– Ellenbogen 5-91a.07♦
–– bei Verbrennung und Verätzung 5-929.17♦
– Fuß 5-91a.0g♦
–– bei Verbrennung und Verätzung 5-929.1g♦
– Genitalregion 5-91a.0c
–– bei Verbrennung und Verätzung 5-929.1c
– Gesäß 5-91a.0d
–– bei Verbrennung und Verätzung 5-929.1d
– Hals 5-91a.05
–– bei Verbrennung und Verätzung 5-929.15
– Hand 5-91a.09♦
–– bei Verbrennung und Verätzung 5-929.19♦
– Knie 5-91a.0e♦
–– bei Verbrennung und Verätzung 5-929.1e♦ ►

Desilikonisierung, Dermisersatzmaterial *(Forts.)*
– Kopf 5-91a.04
–– bei Verbrennung und Verätzung 5-929.14
– Kopfhaut, behaart, bei Verbrennung und Verätzung 5-929.1h
– Leistenregion 5-91a.0c
–– bei Verbrennung und Verätzung 5-929.1c
– Lippe 5-91a.00
–– bei Verbrennung und Verätzung 5-929.10
– Nase, bei Verbrennung und Verätzung 5-929.11
– Oberarm 5-91a.07♦
–– bei Verbrennung und Verätzung 5-929.17♦
– Oberschenkel 5-91a.0e♦
–– bei Verbrennung und Verätzung 5-929.1e♦
– Ohr, bei Verbrennung und Verätzung 5-929.12♦
– Rücken 5-91a.0a
–– bei Verbrennung und Verätzung 5-929.1j
– Schulter 5-91a.06♦
–– bei Verbrennung und Verätzung 5-929.16♦
– Skrotum, bei Verbrennung und Verätzung 5-929.1k
– Unterarm 5-91a.08♦
–– bei Verbrennung und Verätzung 5-929.18♦
– Unterschenkel 5-91a.0f♦
–– bei Verbrennung und Verätzung 5-929.1f♦
Desinsertion
– Axilla 5-851.d1♦
– Bauchregion 5-851.d6♦
– Brustwand 5-851.d5♦
– Ellenbogen 5-851.d2♦
– Fuß 5-851.da♦
– Genitalregion 5-851.d7♦
– Gesäß 5-851.d7♦
– Hals 5-851.d0♦
– Knie 5-851.d8♦
– Kopf 5-851.d0♦
– Leistenregion 5-851.d7♦
– Muskel, Hand 5-843.3♦
– Oberarm 5-851.d2♦
– Oberschenkel 5-851.d8♦
– Rücken 5-851.d5♦
– Schulter 5-851.d1♦
– Unterarm 5-851.d3♦
– Unterschenkel 5-851.d9♦
Desintegration
– elektrisch, zur Entfernung, Clip
–– Darm, endoskopisch 5-469.u3
–– Magen, endoskopisch 5-449.u3
–– Ösophagus, endoskopisch 5-429.w
–– Rektum, endoskopisch 5-489.m
– Entfernung, Stein, Niere, ureterorenoskopisch 5-550.31♦
– zur Entfernung, Stein, ureterorenoskopisch 5-562.5♦
Desinvagination
– Duodenum, intraabdominal 5-468.00
– durch
–– Flüssigkeiten 8-122.0
–– Gas 8-122.1 ►

Desinvagination *(Forts.)*
– hydrostatisch 8-122.0
– Ileum, intraabdominal 5-468.02
– Jejunum, intraabdominal 5-468.01
– Kolon, intraabdominal 5-468.03
Desobliteration, Koronararterie, offen 5-360.0
– mit
–– Implantation, Stent, Koronararterie
––– eine
–––– 1 5-360.2
–––– 2 5-360.3
––– mehrere, 1 5-360.4
–– Patch 5-360.1
Destruktion
– Analkanal, lokal 5-492.1
– Bogengänge, durch Injektion, Alkohol 5-208.x♦
– Bronchialmuskulatur, bronchoskopisch, durch Radiofrequenzablation 5-320.5♦
– Bronchus
–– bronchial, durch Thermoplastie 5-320.5♦
–– bronchoskopisch
––– durch
–––– Ablation durch gepulste elektrische Felder 5-320.7♦
–––– Kryotherapie 5-320.4♦
–––– Radiofrequenzablation, zur Denervierung, mit
––––– 1 Katheter 5-320.60♦
––––– 2 oder mehr Kathetern 5-320.61♦
––– photodynamische Therapie 5-320.3♦
– Dickdarm, endoskopisch
–– durch
––– Doppel-Ballon-Enteroskopie
–––– durch
––––– Elektrokoagulation 5-452.90
––––– Kryokoagulation 5-452.93
––––– Laserkoagulation 5-452.91
––––– photodynamische Therapie 5-452.94
––––– Thermokoagulation 5-452.92
––– motorisierte Spiral-Endoskopie
–––– durch
––––– Elektrokoagulation 5-452.c0
––––– Kryokoagulation 5-452.c3
––––– Laserkoagulation 5-452.c1
––––– photodynamische Therapie 5-452.c4
––––– Thermokoagulation 5-452.c2
––– Push-and-pull-back-Technik
–––– durch
––––– Elektrokoagulation 5-452.90
––––– Kryokoagulation 5-452.93
––––– Laserkoagulation 5-452.91
––––– photodynamische Therapie 5-452.94
––––– Thermokoagulation 5-452.92
––– Push-Technik
–––– durch
––––– Elektrokoagulation 5-452.80
––––– Laserkoagulation 5-452.81
––––– photodynamische Therapie 5-452.84
––––– Thermokoagulation 5-452.82 ►

Destruktion *(Forts.)*
~ Dickdarm, endoskopisch *(Forts.)*
~~ durch *(Forts.)*
––– Single-Ballon-Enteroskopie
–––– durch
––––– Elektrokoagulation 5-452.90
––––– Kryokoagulation 5-452.93
––––– Laserkoagulation 5-452.91
––––– photodynamische Therapie 5-452.94
––––– Thermokoagulation 5-452.92
–– einfach
––– durch
–––– Elektrokoagulation 5-452.80
–––– Kryokoagulation 5-452.83
–––– Laserkoagulation 5-452.81
–––– Thermokoagulation 5-452.82
––– photodynamische Therapie 5-452.84
– Ductus pancreaticus
–– durch Umsteigen laparoskopisch – offen chirurgisch 5-529.42
–– laparoskopisch 5-529.41
–– offen 5-529.40
– Dünndarm, endoskopisch
–– durch
––– Doppel-Ballon-Enteroskopie
–––– durch
––––– Elektrokoagulation 5-451.a0
––––– Kryokoagulation 5-451.a3
––––– Laserkoagulation 5-451.a1
––––– Thermokoagulation 5-451.a2
–––– photodynamische Therapie 5-451.a4
––– motorisierte Spiral-Endoskopie
–––– durch
––––– Elektrokoagulation 5-451.d0
––––– Kryokoagulation 5-451.d3
––––– Laserkoagulation 5-451.d1
––––– photodynamische Therapie 5-451.d4
––––– Thermokoagulation 5-451.d2
––– Push-and-pull-back-Technik
–––– durch
––––– Elektrokoagulation 5-451.a0
––––– Kryokoagulation 5-451.a3
––––– Laserkoagulation 5-451.a1
––––– Thermokoagulation 5-451.a2
–––– photodynamische Therapie 5-451.a4
––– Push-Technik, photodynamische Therapie 5-451.94
––– Single-Ballon-Enteroskopie
–––– durch
––––– Elektrokoagulation 5-451.a0
––––– Kryokoagulation 5-451.a3
––––– Laserkoagulation 5-451.a1
––––– Thermokoagulation 5-451.a2
–––– photodynamische Therapie 5-451.a4
–– einfach
––– durch
–––– Elektrokoagulation 5-451.90
–––– Kryokoagulation 5-451.93
–––– Laserkoagulation 5-451.91
–––– Thermokoagulation 5-451.92
––– photodynamische Therapie 5-451.94 ►

Destruktion *(Forts.)*
– Empyem, Pleura
–– offen, Pleurahöhle 5-340.a♦
–– thorakoskopisch, Pleurahöhle 5-340.b♦
– Endometrioseherd, Ovar
–– abdominal, offen 5-651.b0♦
–– durch Umsteigen
––– endoskopisch – offen chirurgisch 5-651.b3♦
––– vaginal – offen chirurgisch 5-651.b4♦
–– endoskopisch 5-651.b2♦
–– vaginal 5-651.b5♦
––– laparoskopisch assistiert 5-651.b1♦
– Fetus, zur Erleichterung, Geburt 5-734.3
– Gallengänge
–– durch Umsteigen laparoskopisch – offen chirurgisch
––– durch
–––– Elektrokoagulation 5-514.q2
–––– Radiofrequenzablation 5-514.s2
––– photodynamische Therapie 5-514.r2
–– endoskopisch
––– durch
–––– Elektrochemotherapie 5-513.45
–––– Elektrokoagulation 5-513.40
–––– Elektroporation, irreversibel 5-513.44
–––– Mikrowellenablation 5-513.43
–––– Radiofrequenzablation 5-513.42
––– photodynamische Therapie 5-513.41
–– laparoskopisch
––– durch
–––– Elektrokoagulation 5-514.q1
–––– Radiofrequenzablation 5-514.s1
––– photodynamische Therapie 5-514.r1
–– offen
––– durch
–––– Elektrokoagulation 5-514.q0
–––– Radiofrequenzablation 5-514.s0
––– photodynamische Therapie 5-514.r0
–– perkutan-transhepatisch
––– durch
–––– Elektrokoagulation 5-514.q3
–––– Radiofrequenzablation 5-514.s3
––– photodynamische Therapie 5-514.r3
– Ganglien, intrakraniell 5-017.2
– Gehirn, durch Ultraschall, Magnetresonanz-gesteuert, fokussiert 5-014.e
– Gesichtsschädelknochen 5-770.8
– Gewebe
–– Analkanal, lokal, endoskopisch 5-492.3
–– Bauchwand 5-542.3
–– Bronchus, durch
––– Bronchoskopie 5-320.0♦
––– Thorakoskopie 5-320.2♦
––– Thorakotomie 5-320.1♦
–– Corpus ciliare 5-135.4♦
–– Douglasraum 5-702.4
–– Ganglien, intraspinal 5-035.7
–– Gehörgang, äußerer, knöchern 5-181.9♦
–– Harnblase
––– laparoskopisch 5-574.3
––– offen 5-574.2 ►

Destruktion *(Forts.)*
~ Gewebe *(Forts.)*
~~ Harnblase *(Forts.)*
––– transurethral, durch
–––– Elektrokoagulation 5-573.32
–––– Mikrowellenablation 5-573.31
–––– Radiofrequenzablation 5-573.30
––– perkutan, durch
–––– Mikrowellenablation 5-57a.1
–––– Radiofrequenzablation 5-57a.0
–– Herz, durch
––– alternative Verfahren 5-373.5
––– MAZE-Verfahren 5-373.5
–– Hoden 5-621♦
–– intrazerebral
––– monolobulär 5-015.20
––– multilobulär 5-015.21
–– Iris 5-135.3♦
–– Kalotte 5-016.3
––– und Hirnhaut 5-016.7
–– Lunge, perkutan, durch Elektroporation, irreversibel 5-339.22♦
–– Mediastinum 5-342.2
–– Nase
––– äußere 5-212.5
––– innere 5-212.6
–– Nervenwurzel, intraspinal 5-035.7
–– Niere
––– laparoskopisch
–––– Kryoablation 5-552.70♦
–––– Mikrowellenablation 5-552.72♦
–––– Radiofrequenzablation 5-552.71♦
––– offen, durch
–––– HIFU [Hochintensiver fokussierter Ultraschall] 5-552.41♦
–––– Kryoablation 5-552.40♦
–––– Mikrowellenablation 5-552.43♦
–––– Radiofrequenzablation 5-552.43♦
–––– Ultraschallablation 5-552.41♦
––– perkutan-transrenal, durch
–––– Elektroporation, irreversibel 5-552.51♦
–––– HIFU [Hochintensiver fokussierter Ultraschall] 5-552.53♦
–––– Kryoablation 5-552.52♦
–––– Mikrowellenablation 5-552.55♦
–––– Radiofrequenzablation 5-552.54♦
–––– Thermoablation 5-552.50♦
–––– Ultraschallablation 5-552.53♦
––– ureterorenoskopisch 5-552.6♦
–– Ohr, äußeres 5-181.8♦
–– Pankreas, lokal
––– mit Spülung 5-521.2
––– ohne Spülung 5-521.1
–– Pankreasgang, endoskopisch 5-526.4
–– Papilla duodeni major
––– durch Umsteigen laparoskopisch – offen chirurgisch 5-518.32
––– laparoskopisch 5-518.31
––– offen 5-518.30
–– Parametrien
––– abdominal, offen 5-692.10♦ ►

Destruktion *(Forts.)*
~ Gewebe *(Forts.)*
~~ Parametrien *(Forts.)*
––– durch Umsteigen
–––– endoskopisch – offen chirurgisch 5-692.13♦
–––– vaginal – offen chirurgisch 5-692.14♦
––– endoskopisch 5-692.12♦
––– laparoskopisch 5-692.12♦
––– vaginal 5-692.15♦
–––– laparoskopisch assistiert 5-692.11♦
–– Penis 5-641.1
–– Perikard 5-372.7
–– Peritoneum 5-543.3
–– Plexus brachialis 5-041.1♦
–– Plexus lumbosacralis 5-041.6♦
–– Prostata
––– durch Ultraschall, Magnetresonanz-gesteuert 5-601.a
––– perineal, offen 5-603.2
––– perkutan, durch
–––– Elektroporation, irreversibel 5-602.6
–––– Hitze 5-602.0
–––– Kälte 5-602.3
–––– Nanopartikel, magnetisch 5-602.4
–––– Strahlenträger 5-602.2
–––– Therapie, photodynamisch, lasergesteuert, nicht-thermisch, transperineal 5-602.5
–––– Ultraschall 5-602.1
––– retropubisch, offen 5-603.10
––– suprapubisch-transvesikal
–––– endoskopisch extraperitoneal 5-603.01
–––– offen 5-603.00
––– transrektal, durch
–––– Elektroporation, irreversibel 5-602.6
–––– Hitze 5-602.0
–––– Kälte 5-602.3
–––– Nanopartikel, magnetisch 5-602.4
–––– Strahlenträger 5-602.2
–––– Ultraschall 5-602.1
––– transurethral, durch
–––– Destruktion 5-601.e
–––– Hyperthermie 5-601.34
–––– Kälte 5-601.2
–––– Laser, im Rahmen eines anderen Eingriffes *[nur Zusatzkode!]* 5-601.d
–––– Mikrowellenablation 5-601.31
–––– Radiofrequenzablation 5-601.30
–––– Thermotherapie 5-601.33
–––– Wasserdampfablation 5-601.32
–– Reizleitungssystem
––– Ventrikel 5-373.8
––– Vorhof 5-373.7
–– Rückenmark, intramedullär 5-035.1
–– Rückenmarkhäute 5-035.3
––– und Knochen 5-035.5
–– Schädelbasis
––– Schädelgrube
–––– hintere 5-016.12
–––– mehrere 5-016.13
–––– mittlere 5-016.11 ►

Destruktion *(Forts.)*
~ Gewebe *(Forts.)*
~~ Schädelbasis *(Forts.)*
~~~ Schädelgrube *(Forts.)*
–––– vordere 5-016.10
––– und Hirnhaut, Schädelgrube
–––– hintere 5-016.52
–––– mehrere 5-016.53
–––– mittlere 5-016.51
–––– vordere 5-016.50
–– Sklera 5-135.5♦
–– Sphincter Oddi, laparoskopisch 5-518.51
–– Tuba uterina
––– abdominal, offen 5-665.50♦
––– durch Umsteigen
–––– endoskopisch – offen chirurgisch 5-665.53♦
–––– vaginal – offen chirurgisch 5-665.54♦
––– endoskopisch 5-665.52♦
––– laparoskopisch 5-665.52♦
––– vaginal 5-665.55♦
–––– laparoskopisch assistiert 5-665.51♦
–– Urethra
––– perkutan-transvesikal 5-582.4
––– transurethral 5-582.3
–– Uterus, durch Radiofrequenzablation
––– mit Ultraschallführung, intrauterin 5-681.68
––– ohne intrauterine Ultraschallführung 5-681.67
– Hämorrhoiden, durch Sklerotherapie 5-493.1
– Hämorrhoiden- 5-493.4
– Hirnhaut
–– durch Ultraschall, Magnetresonanz-gesteuert, fokussiert 5-014.e
–– intrakraniell, ohne Tumorgewebe 5-015.5
– Hirnnerv, intrakraniell 5-017.2
– Hirnnervengewebe, extrakraniell 5-041.0♦
– Innenohr, durch Injektion, Alkohol 5-208.x♦
– Knochen
–– durch Elektrochemotherapie 5-789.d
–– durch Elektroporation, irreversibel 5-789.9
–– perkutan, durch
––– Kryoablation 5-789.a
––– Mikrowellenablation 5-789.8
––– MRgFUS 5-789.7
––– Radiofrequenzthermoablation 5-789.6
––– Thermoablation, mittels Laser 5-789.5
––– Ultraschall, Magnetresonanz-gesteuert, fokussiert 5-789.7
– Kopfhaut, behaart, durch Ultraschall, bei Verbrennung und Verätzung 5-921.5h
– Labyrinth
–– transmastoidal 5-208.5♦
–– transtympanal 5-208.4♦
– Leber, lokal
–– durch Umsteigen laparoskopisch – offen chirurgisch, durch Elektroporation, irreversibel 5-501.72
–– laparoskopisch, durch Elektroporation, irreversibel 5-501.71 ►
~~~

Destruktion *(Forts.)*
~ Leber, lokal *(Forts.)*
–– offen, durch Elektrochemotherapie 5-501.80
–– offen, durch Elektroporation, irreversibel 5-501.70
–– perkutan, durch Elektroporation, irreversibel 5-501.73
– Lunge, perkutan, durch Thermoablation 5-339.20♦
– Lungengewebe
–– durch Elektrochemotherapie 5-339.24♦
–– perkutan, durch Kryoablation 5-339.23♦
– Lymphknoten, erkrankt, perkutan, durch Thermoablation 5-408.5
– Magen
–– endoskopisch
––– durch
–––– Elektrochemotherapie 5-433.58
–––– Elektrokoagulation 5-433.50
–––– Elektroporation, irreversibel 5-433.57
–––– Kryokoagulation 5-433.53
–––– Laserkoagulation 5-433.51
–––– Mikrowellenablation 5-433.56
–––– Radiofrequenzablation 5-433.55
–––– Thermokoagulation 5-433.52
––– photodynamische Therapie 5-433.54
–– laparoskopisch
––– durch
–––– Elektrochemotherapie 5-433.48
–––– Elektrokoagulation 5-433.40
–––– Elektroporation, irreversibel 5-433.47
–––– Kryokoagulation 5-433.43
–––– Laserkoagulation 5-433.41
–––– Mikrowellenablation 5-433.46
–––– Radiofrequenzablation 5-433.45
–––– Thermokoagulation 5-433.42
––– photodynamische Therapie 5-433.44
–– offen
––– durch
–––– Elektrochemotherapie 5-433.38
–––– Elektrokoagulation 5-433.30
–––– Elektroporation, irreversibel 5-433.37
–––– Kryokoagulation 5-433.33
–––– Laserkoagulation 5-433.31
–––– Mikrowellenablation 5-433.36
–––– Radiofrequenzablation 5-433.35
–––– Thermokoagulation 5-433.32
––– photodynamische Therapie 5-433.34
– Mamma, lokal
–– mit
––– Defektdeckung, durch Mobilisation und Adaptation, Brustgewebe, bis zu
–––– 1 Quadrant 5-870.61♦
–––– 25% 5-870.61♦
––– direkter Adaptation der benachbarten Wundflächen 5-870.60♦
–– ohne Adaptation der benachbarten Wundflächen 5-870.60♦
– mit Präparation
–– extrazerebral, Gefäß, intrakraniell 5-025.6
–– Gefäß, intraspinal 5-037.1 ►

Destruktion *(Forts.)*
~ mit Präparation *(Forts.)*
–– intrazerebral, Gefäß, intrakraniell 5-025.5
– Nabel 5-542.3
– Nebenniere, durch
–– durch Elektrochemotherapie 5-073.43
–– Elektroporation, irreversibel 5-073.42
–– Mikrowellenablation 5-073.41
–– Radiofrequenzablation 5-073.40
– Nerv
–– Arm 5-041.3♦
–– Beckenboden 5-041.7♦
–– Bein 5-041.8♦
–– Fuß 5-041.9♦
–– Hand 5-041.4♦
–– Leiste 5-041.7♦
–– Rumpf 5-041.5
–– Schulter 5-041.2♦
– Ösophagus
–– endoskopisch
––– durch
–––– Elektrokoagulation 5-422.50
–––– Elektroporation, irreversibel 5-422.57
–––– Kryokoagulation 5-422.53
–––– Laserkoagulation 5-422.51
–––– Mikrowellenablation 5-422.56
–––– Radiofrequenzablation 5-422.55
–––– Thermokoagulation 5-422.52
––– photodynamische Therapie 5-422.54
–– offen
––– durch
–––– Elektrokoagulation 5-422.30
–––– Kryokoagulation 5-422.33
–––– Laserkoagulation 5-422.31
–––– Thermokoagulation 5-422.32
––– photodynamische Therapie 5-422.34
–– thorakoskopisch
––– durch
–––– Elektrokoagulation 5-422.40
–––– Kryokoagulation 5-422.43
–––– Laserkoagulation 5-422.41
–––– Thermokoagulation 5-422.42
––– photodynamische Therapie 5-422.44
– Orbita 5-164.0♦
– Orbitainnenhaut 5-164.0♦
– Pankreas, lokal, durch
–– Elektrochemotherapie 5-521.5
–– Elektroporation, irreversibel 5-521.3
– perkutan, Wirbelkörper, Gewebe, knöchern, durch Radiofrequenzablation
–– 1 5-839.h0
–– 2 5-839.h1
–– 3 5-839.h2
–– 4 oder mehr 5-839.h3
– Prostata, retropubisch, laparoskopisch 5-603.11
– Rektum
–– endoskopisch
––– durch
–––– Elektrokoagulation 5-482.31
–––– Elektroporation, irreversibel 5-482.e1
–––– Kryokoagulation 5-482.61 ►

Destruktion *(Forts.)*
~ Rektum *(Forts.)*
~~ endoskopisch *(Forts.)*
~~~ durch *(Forts.)*
–––– Laserkoagulation 5-482.41
–––– Mikrowellenablation 5-482.d1
–––– Radiofrequenzablation 5-482.c1
–––– Thermokoagulation 5-482.51
––– endoskopisch-mikrochirurgisch, photodynamische Therapie 5-482.72
––– photodynamische Therapie 5-482.71
–– endoskopisch-mikrochirurgisch, durch
––– Elektrochemotherapie 5-482.h2
––– Elektrokoagulation 5-482.32
––– Elektroporation, irreversibel 5-482.e2
––– Kryokoagulation 5-482.62
––– Laserkoagulation 5-482.42
––– Mikrowellenablation 5-482.d2
––– Radiofrequenzablation 5-482.c2
––– Thermokoagulation 5-482.52
–– peranal
––– durch
–––– Elektrochemotherapie 5-482.h0
–––– Elektrokoagulation 5-482.30
–––– Elektroporation, irreversibel 5-482.e0
–––– Kryokoagulation 5-482.60
–––– Laserkoagulation 5-482.40
–––– Mikrowellenablation 5-482.d0
–––– Radiofrequenzablation 5-482.c0
–––– Thermokoagulation 5-482.50
––– photodynamische Therapie 5-482.70
– Speicheldrüse 5-269.1♦
– Sphincter Oddi
–– durch Umsteigen laparoskopisch – offen chirurgisch 5-518.52
–– offen 5-518.50
– Trachea
–– offen 5-314.20
–– thorakoskopisch 5-314.21
–– tracheobronchoskopisch 5-314.22
– Tumor-
–– epidural 5-035.2
–– Ganglien, intraspinal 5-035.6
–– Hirnhaut
––– mit Präparation von infiltriertem Nachbargewebe 5-015.4
––– ohne Infiltration von Nachbargewebe 5-015.3
–– intrazerebral
––– hirneigenes Gewebe 5-015.0
––– nicht-hirneigenes Gewebe 5-015.1
–– Kalotte 5-016.2
––– und Hirnhaut 5-016.6
–– Nervenwurzel, intraspinal 5-035.6
–– Rückenmark, intramedullär 5-035.0
–– Rückenmarkhäute 5-035.2
––– und Knochen 5-035.4
–– Schädelbasis
––– hintere Schädelgrube 5-016.02
––– mehrere Schädelgruben 5-016.03
––– mittlere Schädelgrube 5-016.01 ►

Destruktion *(Forts.)*
~ Tumor- *(Forts.)*
~~ Schädelbasis *(Forts.)*
––– vordere Schädelgrube 5-016.00
– Tumorgewebe, Schädelbasis, und Hirnhaut, Schädelgrube
–– hintere 5-016.42
–– mehrere 5-016.43
–– mittlere 5-016.41
–– vordere 5-016.40
– und Unterbindung, Tuba uterina
–– durch Umsteigen
––– endoskopisch – offen chirurgisch, zur Sterilisation 5-663.53
––– vaginal – offen chirurgisch, zur Sterilisation 5-663.54
–– laparoskopisch, zur Sterilisation 5-663.52
–– offen, zur Sterilisation 5-663.50
–– vaginal
––– laparoskopisch assistiert, zur Sterilisation 5-663.51
––– zur Sterilisation 5-663.55
– Ureter, ureterorenoskopisch 5-563.4♦
– Uterus
–– durch
––– Elektrokoagulation 5-681.60
––– Kryokoagulation 5-681.63
––– Laserkoagulation 5-681.61
––– Magnetresonanz-gesteuerte fokussierte Ultraschallkoagulation 5-681.65
––– MRgFUS 5-681.65
––– Thermokoagulation 5-681.62
–– photodynamische Therapie 5-681.64
– Weichteile
–– Brustwand 5-343.1
–– Hand, perkutan, durch Thermoablation 5-859.34♦
– Zungengrundtonsille
–– durch Pharyngotomie 5-284.1
–– transoral 5-284.0
Desynchronisiert, Defibrillation, elektrisch, extern, Herzrhythmus 8-640.1
Deszendostoma
– Anlegen, im Rahmen eines anderen Eingriffs *[nur Zusatzkode!]* 5-462.5
– doppelläufig, Anlegen, als selbständiger Eingriff
–– durch Umsteigen laparoskopisch – offen chirurgisch 5-460.42
–– laparoskopisch 5-460.41
–– offen 5-460.40
– endständig, Anlegen
–– durch Umsteigen laparoskopisch – offen chirurgisch, als selbständiger Eingriff 5-461.32
–– laparoskopisch, als selbständiger Eingriff 5-461.31
–– offen, als selbständiger Eingriff 5-461.30
Deszendostomie, Anlegen
– durch Umsteigen laparoskopisch – offen chirurgisch 5-463.22
– laparoskopisch 5-463.21 ►
~~~

Deszendostomie, Anlegen *(Forts.)*
– offen 5-463.20
Detektion
– CTCs, immunzytochemisch, bei Anreicherung, automatisiert 1-993
– Tumorzellen, zirkulierend, immunzytochemisch, bei Anreicherung, automatisiert 1-993
Detorsion, Volvulus
– Duodenum, intraabdominal 5-468.10
– Ileum, intraabdominal 5-468.12
– Jejunum, intraabdominal 5-468.11
– Kolon, intraabdominal 5-468.13
Dexrazoxan, Applikation, parenteral 6-003.q
Dextranomer-Hyaluronsäure-Gel, zur Injektionsbehandlung, paraurethral 5-596.00
DFPP [Doppelfiltrationsplasmapherese]
– mit Kryofiltration
–– 1 8-826.10
–– 2 8-826.11
–– 3 8-826.12
–– 4 8-826.13
–– 5 8-826.14
–– 6 8-826.15
–– 7 8-826.16
–– 8 8-826.17
–– 9 8-826.18
–– 10 8-826.19
–– 11 8-826.1a
–– 12 8-826.1b
–– 13 8-826.1c
–– 14 8-826.1d
–– 15 8-826.1e
–– 16 bis 17 8-826.1f
–– 18 bis 19 8-826.1g
–– 20 bis 21 8-826.1h
–– 22 bis 23 8-826.1j
–– 24 bis 25 8-826.1k
–– 26 bis 28 8-826.1m
–– 29 bis 31 8-826.1n
–– 32 bis 34 8-826.1p
–– 35 bis 39 8-826.1q
–– 40 bis 44 8-826.1r
–– 45 bis 49 8-826.1s
–– 50 oder mehr 8-826.1t
– ohne Kryofiltration
–– 1 8-826.00
–– 2 8-826.01
–– 3 8-826.02
–– 4 8-826.03
–– 5 8-826.04
–– 6 8-826.05
–– 7 8-826.06
–– 8 8-826.07
–– 9 8-826.08
–– 10 8-826.09
–– 11 8-826.0a
–– 12 8-826.0b
–– 13 8-826.0c
–– 14 8-826.0d
–– 15 8-826.0e
–– 16 bis 17 8-826.0f ►

DFPP [Doppelfiltrationsplasmapherese] *(Forts.)*
~ ohne Kryofiltration *(Forts.)*
–– 18 bis 19 8-826.0g
–– 20 bis 21 8-826.0h
–– 22 bis 23 8-826.0j
–– 24 bis 25 8-826.0k
–– 26 bis 28 8-826.0m
–– 29 bis 31 8-826.0n
–– 32 bis 34 8-826.0p
–– 35 bis 39 8-826.0q
–– 40 bis 44 8-826.0r
–– 45 bis 49 8-826.0s
–– 50 oder mehr 8-826.0t
DHS – s.a. Hüftschraube, dynamisch
– Entfernung
–– Schenkelhals 5-787.5e♦
–– Trochanter 5-787.5f♦
– Reosteosynthese, bei Revision, Osteosynthesematerial
–– Schenkelhals 5-78a.4e♦
–– Trochanter 5-78a.4f♦
DHS-Osteosynthese, bei Fraktur
– pertrochantär 5-793.5f♦
– Schenkelhals 5-793.5e♦
Diademgips 8-310.0♦
Diagnostik
– algesiologisch, interdisziplinär, bei chronischen Schmerzzuständen 1-910
– bei Verdacht auf Gefährdung von Kindeswohl und Kindergesundheit
–– mit Durchführung von mindestens einer spezifisch protokollierten Fallkonferenz 1-945.1
–– ohne weitere Maßnahmen 1-945.0
– irreversibler Hirnfunktionsausfall, mit Szintigraphie 3-708.1
– komplex, bei
–– Erkrankungen
––– hämatologisch, bei
–––– Jugendlichen 1-940
–––– Kindern 1-940
––– onkologisch, bei
–––– Jugendlichen 1-940
–––– Kindern 1-940
–– lymphatischen Neoplasien 1-941.0
–– myeloischen Neoplasien 1-941.0
–– Spina bifida 1-209
–– Verdacht auf Lungenerkrankungen, bei Kindern und Jugendlichen
––– mit
–––– hochauflösender Computertomographie 1-943.2
–––– Lungenbiopsie, mit
––––– Elektronenmikroskopie 1-943.1
–––––– mit
––––––– hochauflösender Computertomographie 1-943.3
––––––– Spiral-Computertomographie 1-943.3 ►

Diagnostik *(Forts.)*
~ komplex, bei *(Forts.)*
~~ Verdacht auf Lungenerkrankungen, bei Kindern und Jugendlichen *(Forts.)*
~~~ mit *(Forts.)*
~~~~ Lungenbiopsie, mit *(Forts.)*
––––– Immunhistochemie 1-943.1
–––––– mit
––––––– hochauflösender Computertomographie 1-943.3
––––––– Spiral-Computertomographie 1-943.3
–––– Spiral-Computertomographie 1-943.2
––– ohne weitere Maßnahmen 1-943.0
– molekularbiologisch-mikrobiologisch, zur Erregeridentifikation, schnell
–– mit Resistenzbestimmung 1-931.1
–– ohne Resistenzbestimmung 1-931.0
– neuropädiatrisch, komplex
–– mit
––– Diagnostik, genetisch, erweitert 1-942.2
––– Labordiagnostik
–––– autoimmunentzündlich 1-942.1
––––– mit Diagnostik, genetisch, erweitert 1-942.3
–––– infektiologisch 1-942.1
––––– mit Diagnostik, genetisch, erweitert 1-942.3
–––– neurometabolisch 1-942.1
––––– mit Diagnostik, genetisch, erweitert 1-942.3
––––– und
–––––– autoimmunentzündlich 1-942.1
––––––– mit Diagnostik, genetisch, erweitert 1-942.3
–––––– infektiologisch 1-942.1
––––––– mit Diagnostik, genetisch, erweitert 1-942.3
–– ohne weitere Maßnahmen 1-942.0
– neuropsychologisch und psychosozial
–– einfach 1-901.0
–– komplex 1-901.1
– pädiatrisch, teilstationär
–– mit Notwendigkeit der Bewegungslosigkeit *[nur Zusatzkode!]* 1-999.3
– psychologisch und psychosozial
–– einfach 1-901.0
–– komplex 1-901.1
– psychosomatisch und psychotherapeutisch
–– einfach 1-900.0
–– komplex 1-900.1
– teilstationär, pädiatrisch
–– mit Notwendigkeit der Bewegungslosigkeit *[nur Zusatzkode!]* 1-999.3
– testpsychologisch
–– einfach 1-902.0
–– komplex 1-902.1 ►

Diagnostik *(Forts.)*
– zur Feststellung, irreversibler Hirnfunktionsausfall
–– bei
––– potenziellem Organspender, mit Feststellung, irreversibler Hirnfunktionsausfall 1-202.01
––– sonstigen Patienten 1-202.1
–– ohne Feststellung, irreversibler Hirnfunktionsausfall, bei potenziellem Organspender 1-202.00
Diagnostisch – s. jeweiliger durchgeführter Eingriff
Dialyse, Leber- 8-858
Dialyse-Goretexshunt, Anlegen
– mit Abstrom in den rechten Vorhof 5-392.31
– ohne Abstrom in den rechten Vorhof 5-392.30
Dialyseshunt
– Anlegen
–– mit Vorverlagerung, V. basilica 5-392.11
–– ohne Vorverlagerung, V. basilica 5-392.10
– Aufhebung 5-394.6
Dialyseverfahren
– intermittierend, wegen
–– Funktionsaufnahme, mangelnd, Nierentransplantat
––– 1 bis 3 Behandlungen *[nur Zusatzkode!]* 8-85a.00
––– 4 bis 5 Behandlungen *[nur Zusatzkode!]* 8-85a.01
––– 6 bis 10 Behandlungen *[nur Zusatzkode!]* 8-85a.02
––– 11 oder mehr Behandlungen *[nur Zusatzkode!]* 8-85a.03
–– Versagen, Nierentransplantat
––– 1 bis 3 Behandlungen *[nur Zusatzkode!]* 8-85a.00
––– 4 bis 5 Behandlungen *[nur Zusatzkode!]* 8-85a.01
––– 6 bis 10 Behandlungen *[nur Zusatzkode!]* 8-85a.02
––– 11 oder mehr Behandlungen *[nur Zusatzkode!]* 8-85a.03
– kontinuierlich, wegen
–– Funktionsaufnahme, mangelnd, Nierentransplantat
––– bis 24 Stunden *[nur Zusatzkode!]* 8-85a.13
––– mehr als
–––– 24 bis 72 Stunden *[nur Zusatzkode!]* 8-85a.14
–––– 72 bis 144 Stunden *[nur Zusatzkode!]* 8-85a.15
–––– 144 bis 264 Stunden *[nur Zusatzkode!]* 8-85a.16
–––– 264 bis 432 Stunden *[nur Zusatzkode!]* 8-85a.17
–––– 432 bis 600 Stunden *[nur Zusatzkode!]* 8-85a.19
–––– 600 bis 960 Stunden *[nur Zusatzkode!]* 8-85a.1a ►

Dialyseverfahren *(Forts.)*
~ kontinuierlich, wegen *(Forts.)*
~~ Funktionsaufnahme, mangelnd, Nierentransplantat *(Forts.)*
~~~ mehr als *(Forts.)*
–––– 960 bis 1.320 Stunden *[nur Zusatzkode!]* 8-85a.1b
–––– 1.320 bis 1.680 Stunden *[nur Zusatzkode!]* 8-85a.1c
–––– 1.680 bis 2.040 Stunden *[nur Zusatzkode!]* 8-85a.1d
–––– 2.040 bis 2.400 Stunden *[nur Zusatzkode!]* 8-85a.1e
–––– mehr als 2.400 Stunden *[nur Zusatzkode!]* 8-85a.1f
–– Versagen, Nierentransplantat
––– bis 24 Stunden *[nur Zusatzkode!]* 8-85a.13
––– mehr als
–––– 24 bis 72 Stunden *[nur Zusatzkode!]* 8-85a.14
–––– 72 bis 144 Stunden *[nur Zusatzkode!]* 8-85a.15
–––– 144 bis 264 Stunden *[nur Zusatzkode!]* 8-85a.16
–––– 264 bis 432 Stunden *[nur Zusatzkode!]* 8-85a.17
–––– 432 bis 600 Stunden *[nur Zusatzkode!]* 8-85a.19
–––– 600 bis 960 Stunden *[nur Zusatzkode!]* 8-85a.1a
–––– 960 bis 1.320 Stunden *[nur Zusatzkode!]* 8-85a.1b
–––– 1.320 bis 1.680 Stunden *[nur Zusatzkode!]* 8-85a.1c
–––– 1.680 bis 2.040 Stunden *[nur Zusatzkode!]* 8-85a.1d
–––– 2.040 bis 2.400 Stunden *[nur Zusatzkode!]* 8-85a.1e
–––– mehr als 2.400 Stunden *[nur Zusatzkode!]* 8-85a.1f
Diaphragma, Biopsie 1-432.2
Diaphysär, Umstellung, Tibia, distal, valgisierend, mit Ringfixateur, nach Ilisarov 5-781.0n♦ 5-786.m
Diaphyse, Implantat
– Implantation, bei Neubildung, bösartig *[nur Zusatzkode!]* 5-829.c
– Wechsel, bei Neubildung, bösartig *[nur Zusatzkode!]* 5-829.c
Diastema, Verschluss, alveolär 5-249.1
Diastemaoperation 5-249.1
Diastematomyelie, Verschluss 5-036.4
Diathermie
– Chorioidea 5-155.0♦
– Concha nasalis inferior 5-215.00♦
– Nasenmuschel, untere 5-215.00♦
– Retina 5-155.0♦
– zur Versorgung, Retinariss 5-155.0♦
Dibotermin alfa, Implantation, Knochen
– 12 mg bis unter 24 mg 6-003.40
– 24 mg bis unter 36 mg 6-003.41 ►

Dibotermin alfa, Implantation, Knochen *(Forts.)*
– 36 mg oder mehr 6-003.42
Dickdarm – s.a. Colon oder s.a. Darm
– Bypass-Anastomose, zum Dickdarm 5-459.3
– Destruktion, endoskopisch
–– durch
––– Doppel-Ballon-Enteroskopie
–––– durch
––––– Elektrokoagulation 5-452.90
––––– Kryokoagulation 5-452.93
––––– Laserkoagulation 5-452.91
––––– Thermokoagulation 5-452.92
–––– photodynamische Therapie 5-452.94
––– motorisierte Spiral-Endoskopie
–––– durch
––––– Elektrokoagulation 5-452.c0
––––– Kryokoagulation 5-452.c3
––––– Laserkoagulation 5-452.c1
––––– photodynamische Therapie 5-452.c4
––––– Thermokoagulation 5-452.c2
––– Push-and-pull-back-Technik
–––– durch
––––– Elektrokoagulation 5-452.90
––––– Kryokoagulation 5-452.93
––––– Laserkoagulation 5-452.91
––––– Thermokoagulation 5-452.92
–––– photodynamische Therapie 5-452.94
––– Push-Technik
–––– durch
––––– Elektrokoagulation 5-452.80
––––– Laserkoagulation 5-452.81
––––– Thermokoagulation 5-452.82
–––– photodynamische Therapie 5-452.84
––– Single-Ballon-Enteroskopie
–––– durch
––––– Elektrokoagulation 5-452.90
––––– Kryokoagulation 5-452.93
––––– Laserkoagulation 5-452.91
––––– Thermokoagulation 5-452.92
–––– photodynamische Therapie 5-452.94
–– einfach
––– durch
–––– Elektrokoagulation 5-452.80
–––– Kryokoagulation 5-452.83
–––– Laserkoagulation 5-452.81
–––– Thermokoagulation 5-452.82
––– photodynamische Therapie 5-452.84
– Dilatation
–– durch Umsteigen laparoskopisch – offen chirurgisch 5-469.j2
–– endoskopisch 5-469.j3
–– laparoskopisch 5-469.j1
–– offen 5-469.j0
– Dissektion, submukosal
–– einfach, endoskopisch 5-452.64
–– endoskopisch, durch
––– Doppel-Ballon-Enteroskopie 5-452.74
––– motorisierte Spiral-Endoskopie 5-452.b4
––– Push-and-pull-back-Technik 5-452.74
––– Push-Technik 5-452.64
––– Single-Ballon-Enteroskopie 5-452.74 ►
~~~

Dickdarm – s.a. Colon oder s.a. Darm *(Forts.)*
– Divertikulektomie, offen 5-452.0
– EFTR 5-452.65
–– durch motorisierte Spiral-Endoskopie 5-452.b5
– Elektrokoagulation
–– laparoskopisch 5-452.40
–– offen 5-452.30
– Endoskopie, diagnostisch
–– durch Inzision 1-695.2
–– intraoperativ 1-695.2
– ESD [Endoskopische submukosale Dissektion]
–– durch
––– Doppel-Ballon-Enteroskopie 5-452.74
––– Push-and-pull-back-Technik 5-452.74
––– Push-Technik 5-452.64
––– Single-Ballon-Enteroskopie 5-452.74
–– einfach 5-452.64
– Exzision
–– endoskopisch, durch
––– Doppel-Ballon-Enteroskopie 5-452.70
––– motorisierte Spiral-Endoskopie 5-452.b0
––– Push-and-pull-back-Technik 5-452.70
––– Push-Technik 5-452.60
––– Single-Ballon-Enteroskopie 5-452.70
–– Gewebe, einfach, endoskopisch 5-452.60
–– laparoskopisch 5-452.1
–– lokal, offen 5-452.0
–– Vollwand, endoskopisch 5-452.65
––– motorisierte Spiral-Endoskopie 5-452.b5
– Fixation, an der linken Bauchwandseite, Dünndarm, an der rechten Bauchwandseite
–– durch Umsteigen laparoskopisch – offen chirurgisch 5-469.52
–– laparoskopisch 5-469.51
–– offen 5-469.50
– Interposition, bei Gastrektomie, total, mit Resektion, Ösophagus
–– partiell
––– mit
–––– Exzision, Lymphknoten, einzeln, Kompartiment II oder III 5-438.32
–––– Lymphadenektomie, systematisch
––––– Kompartiment II 5-438.33
––––– Kompartiment II und partiell III 5-438.34
––––– Kompartiment II und III 5-438.35
––– ohne Lymphadenektomie 5-438.31
–– subtotal
––– mit
–––– Exzision, Lymphknoten, einzeln, Kompartiment II oder III 5-438.12
–––– Lymphadenektomie, systematisch
––––– Kompartiment II 5-438.13
––––– Kompartiment II und partiell III 5-438.14
––––– Kompartiment II und III 5-438.15
––– ohne Lymphadenektomie 5-438.11 ►

Dickdarm – s.a. Colon oder s.a. Darm *(Forts.)*
~ Interposition, bei Gastrektomie, total, mit Resektion, Ösophagus *(Forts.)*
–– total
––– mit
–––– Exzision, Lymphknoten, einzeln, Kompartiment II oder III 5-438.12
–––– Lymphadenektomie, systematisch
––––– Kompartiment II 5-438.13
––––– Kompartiment II und partiell III 5-438.14
––––– Kompartiment II und III 5-438.15
––– ohne Lymphadenektomie 5-438.11
– Kryokoagulation
–– laparoskopisch 5-452.43
–– offen 5-452.33
– Laserkoagulation
–– laparoskopisch 5-452.41
–– offen 5-452.31
– Manometrie 1-319
–– mit Barostat 1-319
– Myotomie
–– durch Umsteigen laparoskopisch – offen chirurgisch 5-469.42
–– laparoskopisch 5-469.41
–– offen 5-469.40
– photodynamische Therapie
–– laparoskopisch 5-452.44
–– offen 5-452.34
– Polyp, mindestens 2 cm Durchmesser, Entfernung
–– 1 *[nur Zusatzkode!]* 5-452.a0
–– 2 *[nur Zusatzkode!]* 5-452.a1
–– 3 *[nur Zusatzkode!]* 5-452.a2
–– 4 *[nur Zusatzkode!]* 5-452.a3
–– 5 *[nur Zusatzkode!]* 5-452.a4
–– 6 *[nur Zusatzkode!]* 5-452.a5
–– 7 *[nur Zusatzkode!]* 5-452.a6
–– 8 *[nur Zusatzkode!]* 5-452.a7
–– 9 *[nur Zusatzkode!]* 5-452.a8
–– 10 oder mehr *[nur Zusatzkode!]* 5-452.a9
– Polypektomie
–– einfach, endoskopisch, mit Schlinge
––– 1–2 Polypen 5-452.61
––– 3 oder mehr Polypen 5-452.62
–– endoskopisch, mit Schlinge, durch
––– Doppel-Ballon-Enteroskopie
–––– 1–2 Polypen 5-452.71
–––– 3 oder mehr Polypen 5-452.72
––– motorisierte Spiral-Endoskopie
–––– 1–2 Polypen 5-452.b1
–––– 3 oder mehr Polypen 5-452.b2
––– Push-and-pull-back-Technik
–––– 1–2 Polypen 5-452.71
–––– 3 oder mehr Polypen 5-452.72
––– Push-Technik
–––– 1–2 Polypen 5-452.61
–––– 3 oder mehr Polypen 5-452.62
––– Single-Ballon-Enteroskopie
–––– 1–2 Polypen 5-452.71
–––– 3 oder mehr Polypen 5-452.72 ►

Dickdarm – s.a. Colon oder s.a. Darm *(Forts.)*
– Resektion, Mukosa
–– einfach, endoskopisch 5-452.63
–– endoskopisch, durch
––– Doppel-Ballon-Enteroskopie 5-452.73
––– motorisierte Spiral-Endoskopie 5-452.b3
––– Push-and-pull-back-Technik 5-452.73
––– Push-Technik 5-452.63
––– Single-Ballon-Enteroskopie 5-452.73
– Segmentresektion
–– durch Umsteigen laparoskopisch – offen chirurgisch 5-455.07
–– laparoskopisch, mit
––– Anastomose 5-455.05
––– Enterostoma 5-455.06
–– multipel
––– durch Umsteigen laparoskopisch – offen chirurgisch 5-455.17
––– laparoskopisch, mit
–––– Anastomose 5-455.15
–––– Enterostoma 5-455.16
––– offen, mit
–––– Anastomose 5-455.11
–––– Anastomosen-Anus praeter 5-455.14
–––– Enterostoma und Blindverschluss 5-455.12
–––– zwei Enterostomata 5-455.13
–– offen, mit
––– Anastomose 5-455.01
––– Anastomosen-Anus praeter 5-455.04
––– Enterostoma und Blindverschluss 5-455.02
––– zwei Enterostomata 5-455.03
– Tänie, frei, Einkerbung, quer
–– durch Umsteigen laparoskopisch – offen chirurgisch 5-469.42
–– laparoskopisch 5-469.41
–– offen 5-469.40
– Thermokoagulation
–– laparoskopisch 5-452.42
–– offen 5-452.32
– zur Reservoirbildung, bei Ureterosigmoideostomie
–– laparoskopisch 5-567.2♦
–– offen 5-567.1♦
Dickdarmanastomose, Resektion
– durch Umsteigen laparoskopisch – offen chirurgisch 5-455.07
– laparoskopisch, mit
–– Anastomose 5-455.05
–– Enterostoma 5-455.06
– offen, mit
–– Anastomose 5-455.01
–– Anastomosen-Anus praeter 5-455.04
–– Enterostoma und Blindverschluss 5-455.02
–– zwei Enterostomata 5-455.03
Dickdarmsegment, Isolation, als selbständiger Eingriff 5-453.2
Dicklumig, Nephrostomiekatheter, Einlegen, bei Dilatation, Nephrostomiekanal, operativ 5-550.6♦
DIEP-Flap [Deep inferior epigastric perforator], bei Rekonstruktion, Mamma, plastisch 5-885.9♦
Differenzialdiagnostisch
– Sonographie
–– Körperstamm, komplex, bei Neugeborenen und Kleinkindern 3-033.0
–– komplex, mit
––– High-End-Echokardiographie 3-034
––– Kontrastmittel 3-030
––– TDI und Speckle Tracking 3-034
––– Tissue Doppler Imaging und Verformungsanalyse von Gewebe 3-034
– Stress-Echokardiographie
–– ergometrisch, transthorakal 3-031
–– pharmakologisch, transthorakal 3-031
–– transthorakal, komplex 3-031
––– mit Kontrastmittel 3-031
Diffus – s. jeweiliger durchgeführter Eingriff
Diffusionskapazität, CO-, Bestimmung 1-711
Digital, Subtraktionsangiographie
– Hohlvene, untere 3-612.0
– Iliakalvene 3-612.4
– Mesenterialvene 3-612.3
– Pfortader 3-612.5
Digitus I
– Interphalangealgelenk, Fuß
–– Arthroplastik 5-788.65♦
––– mit Weichteileingriff, Gelenk 5-788.65♦
–– Basisresektion 5-788.65♦
–– Köpfchenresektion 5-788.65♦
–– Resektionsarthroplastik 5-788.65♦
–– Umformung, plastisch 5-788.65♦
– Metatarsophalangealgelenk
–– Arthroplastik 5-788.60♦
––– mit Weichteileingriff, Gelenk 5-788.60♦
–– Basisresektion 5-788.60♦
–– Köpfchenresektion 5-788.60♦
–– Resektionsarthroplastik 5-788.60♦
–– Umformung, plastisch 5-788.60♦
– Osteotomie 5-788.56♦
– Resektion 5-788.0a♦
–– Exostose 5-788.0a♦
Digitus II bis V
– Interphalangealgelenk, Fuß
–– Arthroplastik
––– 1 5-788.66♦
––– 2 5-788.67♦
––– 3 5-788.68♦
––– 4 5-788.69♦
––– 5 oder mehr 5-788.6a♦
––– mit Weichteileingriff, Gelenk
–––– 1 5-788.66♦
–––– 2 5-788.67♦
–––– 3 5-788.68♦
–––– 4 5-788.69♦
–––– 5 oder mehr 5-788.6a♦
–– Basisresektion
––– 1 5-788.66♦
––– 3 5-788.68♦
––– 4 5-788.69♦ ►

Digitus II bis V *(Forts.)*
~ Interphalangealgelenk, Fuß *(Forts.)*
~~ Basisresektion *(Forts.)*
––– 5 oder mehr 5-788.6a♦
–– Köpfchenresektion
––– 1 5-788.66♦
––– 2 5-788.67♦
––– 3 5-788.68♦
––– 4 5-788.69♦
––– 5 oder mehr 5-788.6a♦
–– Resektionsarthroplastik
––– 1 5-788.66♦
––– 2 5-788.67♦
––– 3 5-788.68♦
––– 4 5-788.69♦
––– 5 oder mehr 5-788.6a♦
–– Umformung, plastisch
––– 1 5-788.66♦
––– 2 5-788.67♦
––– 3 5-788.68♦
––– 4 5-788.69♦
––– 5 oder mehr 5-788.6a♦
– Metatarsophalangealgelenk
–– Arthroplastik, Gelenk
––– 1 5-788.61♦
–––– mit Weichteileingriff, Gelenk 5-788.61♦
––– 2 5-788.62♦
–––– mit Weichteileingriff, Gelenk 5-788.62♦
––– 3 5-788.63♦
–––– mit Weichteileingriff, Gelenk 5-788.63♦
––– 4 5-788.64♦
–––– mit Weichteileingriff, Gelenk 5-788.64♦
–– Basisresektion, Gelenk
––– 1 5-788.61♦
––– 2 5-788.62♦
––– 3 5-788.63♦
––– 4 5-788.64♦
–– Köpfchenresektion, Gelenk
––– 1 5-788.61♦
––– 2 5-788.62♦
––– 3 5-788.63♦
––– 4 5-788.64♦
–– Resektionsarthroplastik, Gelenk
––– 1 5-788.61♦
––– 2 5-788.62♦
––– 3 5-788.63♦
––– 4 5-788.64♦
–– Umformung, plastisch, Gelenk
––– 1 5-788.61♦
––– 2 5-788.62♦
––– 3 5-788.63♦
––– 4 5-788.64♦
– Phalanx
–– Osteotomie
––– 1 5-788.57♦
––– 2 5-788.58♦
––– 3 5-788.59♦
––– 4 5-788.5a♦
––– 5 oder mehr 5-788.5b♦
–– Resektion
––– 1 5-788.0b♦ ▶

Digitus II bis V *(Forts.)*
~ Phalanx *(Forts.)*
~~ Resektion *(Forts.)*
––– 2 5-788.0c♦
––– 3 5-788.0d♦
––– 4 5-788.0e♦
––– 5 oder mehr 5-788.0f♦
––– Exostose
–––– 1 5-788.0b♦
–––– 2 5-788.0c♦
–––– 3 5-788.0d♦
–––– 4 5-788.0e♦
–––– 5 oder mehr 5-788.0f♦
Dilatation
– Anus 5-499.0
– Ausflusstrakt
–– linksventrikulär, perkutan-transluminal 8-837.g
–– rechtsventrikulär, perkutan-transluminal 8-837.f
– bronchoskopisch, an Bronchus und Trachea, mit
–– Einlegen, Bifurkationsstent 5-339.06
–– Implantation, Bifurkationsstent 5-339.06
–– Wechsel, Bifurkationsstent 5-339.06
– Bronchus, bronchoskopisch
–– mit
––– Einlegen, Schiene
–––– aus
––––– Kunststoff 5-339.04♦
––––– Metall 5-339.05♦
–––– dynamisch 5-339.03♦
––– Implantation, Stent
–––– aus
––––– Kunststoff 5-339.04♦
––––– Metall 5-339.05♦
–––– dynamisch 5-339.03♦
–– ohne
––– Einlegen, Schiene 5-339.01♦
––– Implantation, Stent 5-339.01♦
– Dickdarm
–– durch Umsteigen laparoskopisch – offen chirurgisch 5-469.j2
–– endoskopisch 5-469.j3
–– laparoskopisch 5-469.j1
–– offen 5-469.j0
– Dünndarm
–– durch Umsteigen laparoskopisch – offen chirurgisch 5-469.h2
–– endoskopisch 5-469.h3
–– laparoskopisch 5-469.h1
–– offen 5-469.h0
– Gallengänge
–– endoskopisch 5-513.a
–– perkutan-transhepatisch 5-514.m3
– Harnröhre, prostatisch, ohne Bougierung 5-609.3
– Larynx 5-319.0
– Magen
–– durch Umsteigen laparoskopisch – offen chirurgisch 5-449.72
–– endoskopisch 5-449.73 ▶

D

Dilatation *(Forts.)*
~ Magen *(Forts.)*
-- laparoskopisch 5-449.71
-- offen 5-449.70
- Nephrostoma, rekonstruktiv
-- abdominal, offen 5-557.a1♦
-- laparoskopisch 5-557.a3♦
-- lumbal, offen 5-557.a0♦
-- thorakoabdominal 5-557.a2♦
- Nephrostomiekanal, operativ, mit Einlegen, Nephrostomiekatheter, dicklumig 5-550.6♦
- Ösophagus, mit Ballon-Endoskop 5-429.7
- Pankreasgang
-- durch Umsteigen laparoskopisch – offen chirurgisch 5-529.a2
-- endoskopisch 5-526.a
-- laparoskopisch 5-529.a1
-- offen 5-529.a0
- Papilla duodeni major
-- durch Umsteigen laparoskopisch – offen chirurgisch 5-518.02
-- laparoskopisch 5-518.01
-- offen 5-518.00
- Pylorus, durch Inzision 5-432.1
- Rektum, peranal 5-489.2
- Speichelgang 5-269.x♦
- Sphincter Oddi
-- durch Umsteigen laparoskopisch – offen chirurgisch 5-518.02
-- laparoskopisch 5-518.01
-- offen 5-518.00
- Stenon-Gang 5-269.x♦
- Trachea, endoskopisch
-- mit
--- Einlegen, Hybrid-Schiene 5-319.13
--- Implantation, Stent
---- Kunststoff 5-319.14
---- Metall 5-319.15
-- ohne
--- Einlegen, Schiene 5-319.11
--- Implantation, Stent 5-319.11
- Tränenkanal
-- Intubation 5-086.31♦
-- Ringintubation 5-086.30♦
- Tränenpunkt 5-086.1♦
- Vagina, operativ, teilstationär, bei Kindern und Jugendlichen 5-709.0
- Wharton-Gang 5-269.x♦
- Zervikalkanal 5-670
- Zervixkanal 5-670
- Zystostomiekanal, operativ, mit Anlegen, Katheter, suprapubisch, dicklumig 5-572.5
Dinutuximab beta, Applikation, parenteral 6-009.b
Dioden-Laser, Verwendung *[nur Zusatzkode!]* 5-985.2
DIPI – s.a. Insemination, intraperitoneal, direkt, künstlich 9-270.1
Direktpunktionstechnik, mit Gastropexie
- zum Anlegen
-- Magenfistel 5-431.21 ►
Direktpunktionstechnik, mit Gastropexie *(Forts.)*
~ zum Anlegen *(Forts.)*
-- PEG 5-431.21
- zur
-- Gastrostomie, perkutan-endoskopisch 5-431.21
-- PEG 5-431.21
Discus articularis, Kiefergelenk, Exstirpation
- mit Rekonstruktion
-- durch Weichteilersatz 5-773.23♦
-- mit
--- alloplastischem Material 5-773.25♦
--- Knochen 5-773.22♦
--- Transplantat, Muskel 5-773.24♦
- ohne Rekonstruktion 5-773.20♦
Discus triangularis
- Naht, arthroskopisch 5-812.n0♦
- Refixation
-- kapsulär, arthroskopisch 5-812.n0♦
-- knöchern, arthroskopisch 5-812.n1♦
- Rekonstruktion, arthroskopisch, durch Transplantat 5-812.n2♦
- Resektion
-- arthroskopisch 5-812.b♦
-- offen 5-801.d♦
- Straffung, arthroskopisch 5-812.n0♦
Diskdekompression, Laser-, perkutan 5-831.8
Diskektomie
- offen 5-831.0
-- mit Entfernung, Sequester, frei 5-831.0
- perkutan
-- mit Endoskopie 5-831.5
--- mit Entfernung, Sequester, frei 5-831.5
-- ohne Endoskopie 5-831.4
Diskographie 3-131
Diskoplastik, Kiefergelenk
- mit Rekonstruktion
-- durch Weichteilersatz 5-773.43♦
-- mit
--- alloplastischem Material 5-773.45♦
--- Knochen 5-773.42♦
--- Transplantat, Muskel 5-773.44♦
- ohne Rekonstruktion 5-773.40♦
Diskus, Kiefergelenk, Reposition 5-773.3♦
Dissektion
- Band, orbital, fibrös 5-164.1♦
- Gewebe, Rektum, submukosal, endoskopisch 5-482.g
- Magen, submukosal, endoskopisch 5-433.24
- Ösophagus, submukosal, endoskopisch 5-422.24
- stumpf, bei Ösophagektomie, abdominozervikal, mit
-- Interposition
--- Dünndarm, frei 5-426.03
--- Kolon 5-426.04
-- Magenhochzug, und Anastomose, intrathorakal 5-426.01
-- Schlauchmagen, und Anastomose, zervikal 5-426.02 ►

Dissektion *(Forts.)*
– submukosal
–– Dickdarm
––– einfach, endoskopisch 5-452.64
––– endoskopisch, durch
–––– Doppel-Ballon-Enteroskopie 5-452.74
–––– Push-and-pull-back-Technik 5-452.74
–––– Push-Technik 5-452.64
–––– Single-Ballon-Enteroskopie 5-452.74
–– Dünndarm, endoskopisch 5-451.74
Dissektionsgerät, elektrochirurgisch, Einsatz, zur Entfernung, Sonde *[nur Zusatzkode!]* 5-378.a2
Distal – s. jeweiliger durchgeführter Eingriff
Distanzhülse
– Aufsetzen, bei Freilegung, Implantat, Zahn, enossal 5-235.4
– Fixation, bei Freilegung, Implantat, Epithese, Gesicht 5-77a.2♦
Distraktion
– Halopelvik-, zur Extension, Wirbelsäule 8-419.0
– horizontal, zur Verlagerung, Alveolarfortsatz, nach Osteotomie 5-776.9♦
– zur Verlagerung
–– Mandibula, nach Osteotomie, Mandibulaast, horizontal 5-776.7♦
–– Unterkiefer, mit Kontinuitätsdurchtrennung, Mandibulaast, aufsteigend 5-776.6♦
Distraktor
– enoral, Anwendung, zum Aufbau, Kiefer 5-235.9
– Entfernung
–– Gesichtsschädel 5-779.5
–– Kiefergelenk 5-779.5
Diszision, Vv. perforantes, endoskopisch 5-385.5♦
– mit Fasziotomie, als selbständiger Eingriff 5-385.6♦
Diversion, biliopankreatisch
– durch Umsteigen laparoskopisch – offen chirurgisch
–– mit Duodenal-Switch 5-434.42
–– nach Scopinaro 5-434.32
– laparoskopisch
–– mit Duodenal-Switch 5-434.41
–– nach Scopinaro 5-434.31
– offen
–– mit Duodenal-Switch 5-434.40
–– nach Scopinaro 5-434.30
Divertikelexzision
– Magen, offen 5-433.0
– Urethra, offen 5-582.0
Divertikelinzision, Urethra, bei Urethrotomia interna unter Sicht 5-585.1
Divertikulektomie
– Dickdarm, offen 5-452.0
– Harnblase
–– laparoskopisch 5-574.1
–– offen 5-574.0
– Magen, offen 5-433.0 ►

Divertikulektomie *(Forts.)*
– Meckel-Divertikel
–– endoskopisch 5-451.70
–– laparoskopisch 5-451.2
–– offen 5-451.1
Divertikulotomie, Harnblase, transurethral 5-573.0
DNA-Synthese, genomisch, Analyse, zur Chemosensibilitätstestung, prätherapeutisch, mit Ex-vivo-Zellkultursystem 1-990.0
Docetaxel, Applikation, parenteral
– 720 mg bis unter 840 mg 6-002.hc
– 840 mg bis unter 960 mg 6-002.hd
– 960 mg bis unter 1.080 mg 6-002.he
– 1.080 mg oder mehr 6-002.hf
D`Ombrain, Operation – s.a. Konjunktivaplastik, bei Exzision, bei Pterygium conjunctivae 5-122.1♦
Dopamin-Rezeptor-Ligand, zur Single-Photon-Emissionscomputertomographie, Gehirn 3-720.11
Dopamin-Transporter-Ligand, zur Single-Photon-Emissionscomputertomographie, Gehirn 3-720.10
Doppel-Array, bei Einführung, Implantat, Kochlea 5-209.23♦
Doppel-Ballon-Enteroskopie
– durch
–– Elektrokoagulation, zur Destruktion, Dickdarm, endoskopisch 5-452.90
–– Kryokoagulation, zur Destruktion, Dickdarm, endoskopisch 5-452.93
–– Laserkoagulation, zur Destruktion, Dickdarm, endoskopisch 5-452.91
–– Thermokoagulation, zur Destruktion, Dickdarm, endoskopisch 5-452.92
– mit
–– Destruktion
––– Dickdarm, endoskopisch, photodynamische Therapie 5-452.94
––– Dünndarm, endoskopisch
–––– durch
––––– Elektrokoagulation 5-451.a0
––––– Kryokoagulation 5-451.a3
––––– Laserkoagulation 5-451.a1
––––– Thermokoagulation 5-451.a2
–––– photodynamische Therapie 5-451.a4
–– Polypektomie
––– Dickdarm, endoskopisch, mit Schlinge
–––– 1–2 Polypen 5-452.71
–––– 3 oder mehr Polypen 5-452.72
––– Dünndarm, endoskopisch, mit Schlinge
–––– 1–2 Polypen 5-451.81
–––– 3 oder mehr Polypen 5-451.82
– zur
–– Dissektion, submukosal, Dickdarm, endoskopisch 5-452.74
–– ESD, Dickdarm 5-452.74
–– Exzision
––– Dickdarm, endoskopisch 5-452.70
––– Dünndarm, endoskopisch 5-451.80 ►

D

Doppel-Ballon-Enteroskopie *(Forts.)*
~ zur *(Forts.)*
–– Resektion, Mukosa
––– Dickdarm, endoskopisch 5-452.73
––– Dünndarm, endoskopisch 5-451.83
Doppel-Ballon-Ileokoloskopie *[nur Zusatzkode!]* 1-657
Doppel-Ballon-Intestinoskopie, diagnostisch 1-636.1
Doppel-J-Schiene, Anlegen
– perkutan-transrenal, Ureter 8-137.01♦
– transurethral, Ureter 8-137.00♦
Doppel-Reosteotomie, Os metatarsale I 5-788.5h♦
Doppel-Z-Plastik, bei Rekonstruktion, Epikanthusfalte, plastisch 5-092.41♦
Doppelballonsystem, verstellbar *[nur Zusatzkode!]* 8-83b.h
Doppeldrahttechnik, und Koronardarstellung, kontralateral, bei Rekanalisation, Koronargefäß 8-839.91
Doppelfiltrationsplasmapherese
– mit Kryofiltration
–– 1 8-826.10
–– 2 8-826.11
–– 3 8-826.12
–– 4 8-826.13
–– 5 8-826.14
–– 6 8-826.15
–– 7 8-826.16
–– 8 8-826.17
–– 9 8-826.18
–– 10 8-826.19
–– 11 8-826.1a
–– 12 8-826.1b
–– 13 8-826.1c
–– 14 8-826.1d
–– 15 8-826.1e
–– 16 bis 17 8-826.1f
–– 18 bis 19 8-826.1g
–– 20 bis 21 8-826.1h
–– 22 bis 23 8-826.1j
–– 24 bis 25 8-826.1k
–– 26 bis 28 8-826.1m
–– 29 bis 31 8-826.1n
–– 32 bis 34 8-826.1p
–– 35 bis 39 8-826.1q
–– 40 bis 44 8-826.1r
–– 45 bis 49 8-826.1s
–– 50 oder mehr 8-826.1t
– ohne Kryofiltration
–– 1 8-826.00
–– 2 8-826.01
–– 3 8-826.02
–– 4 8-826.03
–– 5 8-826.04
–– 6 8-826.05
–– 7 8-826.06
–– 8 8-826.07
–– 9 8-826.08
–– 10 8-826.09 ►

Doppelfiltrationsplasmapherese *(Forts.)*
~ ohne Kryofiltration *(Forts.)*
–– 11 8-826.0a
–– 12 8-826.0b
–– 13 8-826.0c
–– 14 8-826.0d
–– 15 8-826.0e
–– 16 bis 17 8-826.0f
–– 18 bis 19 8-826.0g
–– 20 bis 21 8-826.0h
–– 22 bis 23 8-826.0j
–– 24 bis 25 8-826.0k
–– 26 bis 28 8-826.0m
–– 29 bis 31 8-826.0n
–– 32 bis 34 8-826.0p
–– 35 bis 39 8-826.0q
–– 40 bis 44 8-826.0r
–– 45 bis 49 8-826.0s
–– 50 oder mehr 8-826.0t
Doppelflügelklappe
– als Ersatz
–– Aortenklappe 5-351.04
––– mechanisch 5-352.02
–– Bio-Aortenklappe 5-352.00
–– Mitralklappe, mechanisch 5-352.12
– zum Ersatz
–– Mitralklappe
––– offen 5-351.14
––– offen, mit Mini-Thorakotomie 5-351.14
Doppelläufig
– Anus praeter, Anlegen, palliativ
–– Aszendensbereich, durch Umsteigen laparoskopisch – offen chirurgisch 5-460.22
–– laparoskopisch, Aszendensbereich 5-460.21
– Anus praeter sigmoidalis, Anlegen, als selbständiger Eingriff
–– durch Umsteigen laparoskopisch – offen chirurgisch 5-460.52
–– laparoskopisch 5-460.51
–– offen 5-460.50
– Aszendostoma, Anlegen, als selbständiger Eingriff
–– durch Umsteigen laparoskopisch – offen chirurgisch 5-460.22
–– laparoskopisch 5-460.21
–– offen 5-460.20
– Deszendostoma, Anlegen, als selbständiger Eingriff
–– durch Umsteigen laparoskopisch – offen chirurgisch 5-460.42
–– laparoskopisch 5-460.41
–– offen 5-460.40
– Ileostoma
–– Anlegen, als selbständiger Eingriff
––– durch Umsteigen laparoskopisch – offen chirurgisch 5-460.12
––– laparoskopisch 5-460.11
––– offen 5-460.10
–– Rückverlagerung 5-465.1 ►

Doppelläufig *(Forts.)*
– Jejunostoma
–– Anlegen, als selbständiger Eingriff
––– durch Umsteigen laparoskopisch – offen chirurgisch 5-460.02
––– laparoskopisch 5-460.01
––– offen 5-460.00
–– Rückverlagerung 5-465.0
– Kolostoma, Rückverlagerung 5-465.2
– Sigmoideostoma, Anlegen, als selbständiger Eingriff
–– durch Umsteigen laparoskopisch – offen chirurgisch 5-460.52
–– laparoskopisch 5-460.51
–– offen 5-460.50
– Transversostoma, Anlegen, als selbständiger Eingriff
–– durch Umsteigen laparoskopisch – offen chirurgisch 5-460.32
–– laparoskopisch 5-460.31
–– offen 5-460.30
Doppellumenballon
– 1 *[nur Zusatzkode!]* 8-83b.52
– 2 oder mehr *[nur Zusatzkode!]* 8-83b.53
Doppellumentubus, zur Intubation 8-704
Doppellumig, Katheter
– als Kanüle, bei extrakorporaler Zentrifugalpumpe *[nur Zusatzkode!]* 8-839.a5
– Anwendung, als Kanüle, bei
–– ECMO *[nur Zusatzkode!]* 8-852.4
–– Extrakorporaler Membranoxygenation *[nur Zusatzkode!]* 8-852.4
– transseptal fixiert, als Kanüle, bei extrakorporaler Zentrifugalpumpe *[nur Zusatzkode!]* 8-839.a6
Doppelosteotomie, Os metatarsale I 5-788.51♦
– bei Rezidiv 5-788.5h♦
Doppelung, Faszie
– Axilla 5-856.31♦
– Bauchregion 5-856.36♦
– Brustwand 5-856.35♦
– Ellenbogen 5-856.32♦
– Fuß 5-856.3a♦
– Genitalregion 5-856.37♦
– Gesäß 5-856.37♦
– Hals 5-856.30♦
– Knie 5-856.38♦
– Kopf 5-856.30♦
– Leistenregion 5-856.37♦
– Oberarm 5-856.32♦
– Oberschenkel 5-856.38♦
– Rücken 5-856.35♦
– Schulter 5-856.31♦
– Unterarm 5-856.33♦
– Unterschenkel 5-856.39♦
Dopplerdraht, Druck und Kontraktilität messend, zur Kontraktionsanalyse, kathetergestützt, intrakardial 1-279.51
Dopplersonde, Implantation, zum Monitoring, Gewebetransfer, frei 5-909 3
Dopplersonographisch-gesteuert, Okklusion, Gefäß, Uterusarterie, temporär, transvaginal 5-681.7
Dormia-Körbchen, zur Extraktion, Stein, Harnblase, transurethral 5-562.8♦
Dorsal
– Hemivulvektomie 5-714.41
– Kapselbandapparat, Kniegelenk, Naht, offen 5-802.9♦
– Kapselshift, Schulter 5-805.5♦
– Korrekturspondylodese
–– über
––– 1 Segment 5-836.30
––– 2 Segmente 5-836.31
––– 3 Segmente 5-836.34
––– 4 Segmente 5-836.35
––– 5 Segmente 5-836.36
––– 6 Segmente 5-836.37
––– 7 bis 10 Segmente 5-836.38
––– 11 oder mehr Segmente 5-836.39
–– und ventral kombiniert, interkorporal, über
––– 1 Segment 5-836.40
––– 2 Segmente 5-836.41
––– 3 Segmente 5-836.44
––– 4 Segmente 5-836.45
––– 5 Segmente 5-836.46
––– 6 Segmente 5-836.47
––– 7 bis 10 Segmente 5-836.48
––– 11 oder mehr Segmente 5-836.49
– Spaltung, Präputium 5-640.1
– Spondylodese
–– über
––– 1 Segment 5-836.30
––– 2 Segmente 5-836.31
––– 3 Segmente 5-836.34
––– 4 Segmente 5-836.35
––– 5 Segmente 5-836.36
––– 6 Segmente 5-836.37
––– 7 bis 10 Segmente 5-836.38
––– 11 oder mehr Segmente 5-836.39
–– und ventral kombiniert, interkorporal, über
––– 1 Segment 5-836.40
––– 2 Segmente 5-836.41
––– 3 Segmente 5-836.44
––– 4 Segmente 5-836.45
––– 5 Segmente 5-836.46
––– 6 Segmente 5-836.47
––– 7 bis 10 Segmente 5-836.48
––– 11 oder mehr Segmente 5-836.49
– Zugang
–– Brustwirbelsäule, über
––– 1 Segment 5-031.00
––– 2 Segmente 5-031.01
––– 3 oder mehr Segmente 5-031.02
–– Halswirbelsäule, über
––– 1 Segment 5-030.30
––– 2 Segmente 5-030.31
––– 3 oder mehr Segmente 5-030.32
–– Lendenwirbelsäule, über
––– 1 Segment 5-032.00
––– 2 Segmente 5-032.01 ►

Dorsal *(Forts.)*
~ Zugang *(Forts.)*
~~ Lendenwirbelsäule, über *(Forts.)*
––– 3 oder mehr Segmente 5-032.02
–– Os coccygis 5-032.8
–– Os sacrum 5-032.8
–– zum kraniozervikalen Übergang 5-030.1
Dorsolateral, Zugang
– Brustwirbelsäule 5-031.7
– Lendenwirbelsäule 5-032.7
Dorsoventral
– Epiphyseodese, Wirbelsäule, beim Kind 5-838.0
– Lavage, Abdomen, offen 8-176.2
Dosimetrie
– intratherapeutisch, bei
–– Ho-166-basierter Therapie *[nur Zusatzkode!]* 8-539.03
–– I-131-basierter Therapie *[nur Zusatzkode!]* 8-539.02
–– Lu-177-basierter Therapie *[nur Zusatzkode!]* 8-539.00
–– Y-90-basierter Therapie *[nur Zusatzkode!]* 8-539.01
– zur Therapieplanung, bei bildgebenden Verfahren *[nur Zusatzkode!]* 3-995
Dosiskontrolle, Behandlung, Morbus Parkinson, in der Spätphase, mit
– Apomorphin 8-97e.1
– L-Dopa-Gel 8-97e.3
DOTA-konjugiert, Somatostatinanalogon, zur Radiorezeptortherapie, intraarteriell 8-530.a0
Double-outlet-left-ventricle, Korrektur 5-359.4
Double-outlet-right-ventricle
– Fallot-Typ, Korrektur 5-359.30
– vom Nicht-Fallot-Typ, Korrektur 5-359.31
Double-Switch-Operation 5-359.12
Douglas, Operation – s.a. Vernähung, Zunge, mit Lippe, bei Mikrognathie 5-259.x
Douglasabszessdrainage 5-700
Douglasperitoneum, Endometriosekoagulation 5-702.4
Douglasplastik 5-707.1
Douglaspunktion, perkutan, diagnostisch 1-853.1
Douglasraum
– Biopsie, vaginal, durch Inzision 1-579.0
– Destruktion, Gewebe 5-702.4
– Endoskopie, diagnostisch 1-696
– Exzision, Gewebe 5-702.2
– Tumorexstirpation 5-702.2
Doxorubicin, liposomal
– Applikation, parenteral
–– 10 mg bis unter 20 mg, bei Patienten unter 15 Jahren 6-001.b0
–– 20 mg bis unter 30 mg, bei Patienten unter 15 Jahren 6-001.b1
–– 30 mg bis unter 40 mg 6-001.b2
–– 40 mg bis unter 50 mg 6-001.b3
–– 50 mg bis unter 60 mg 6-001.b4
–– 60 mg bis unter 70 mg 6-001.b5 ►

Doxorubicin, liposomal *(Forts.)*
~ Applikation, parenteral *(Forts.)*
–– 70 mg bis unter 80 mg 6-001.b6
–– 80 mg bis unter 90 mg 6-001.b7
–– 90 mg bis unter 100 mg 6-001.b8
–– 100 mg bis unter 110 mg 6-001.b9
–– 110 mg bis unter 120 mg 6-001.ba
–– 120 mg bis unter 140 mg 6-001.bb
–– 140 mg bis unter 160 mg 6-001.bc
–– 160 mg bis unter 180 mg 6-001.bd
–– 180 mg bis unter 200 mg 6-001.be
–– 200 mg bis unter 220 mg 6-001.bf
–– 220 mg bis unter 240 mg 6-001.bg
–– 240 mg bis unter 260 mg 6-001.bh
–– 260 mg bis unter 280 mg 6-001.bj
–– 280 mg bis unter 300 mg 6-001.bk
–– 300 mg bis unter 320 mg 6-001.bm
–– 320 mg oder mehr 6-001.bn
– pegyliert, Applikation, parenteral
–– 10 mg bis unter 20 mg, bei Patienten unter 15 Jahren 6-002.80
–– 20 mg bis unter 30 mg, bei Patienten unter 15 Jahren 6-002.81
–– 30 mg bis unter 40 mg 6-002.82
–– 40 mg bis unter 50 mg 6-002.83
–– 50 mg bis unter 60 mg 6-002.84
–– 60 mg bis unter 70 mg 6-002.85
–– 70 mg bis unter 80 mg 6-002.86
–– 80 mg bis unter 90 mg 6-002.87
–– 90 mg bis unter 100 mg 6-002.88
–– 100 mg bis unter 110 mg 6-002.89
–– 110 mg bis unter 120 mg 6-002.8a
–– 120 mg bis unter 140 mg 6-002.8b
–– 140 mg bis unter 160 mg 6-002.8c
–– 160 mg bis unter 180 mg 6-002.8d
–– 180 mg bis unter 200 mg 6-002.8e
–– 200 mg bis unter 220 mg 6-002.8f
–– 220 mg bis unter 240 mg 6-002.8g
–– 240 mg oder mehr 6-002.8h
Draht
– Entfernung
–– Beckenknochen 5-787.0d
–– Femur
––– distal 5-787.0h♦
––– proximal 5-787.0f♦
––– Schaft 5-787.0g♦
–– Fibula
––– distal 5-787.0r♦
––– proximal 5-787.0p♦
––– Schaft 5-787.0q♦
–– Humerus
––– distal 5-787.03♦
––– proximal 5-787.01♦
––– Schaft 5-787.02♦
–– Kalkaneus 5-787.0t♦
–– Karpus 5-787.0a♦
–– Klavikula 5-787.00♦
–– Metakarpus 5-787.0b♦
–– Metatarsus 5-787.0v♦
–– Patella 5-787.0j♦ ►

Draht *(Forts.)*
~ Entfernung *(Forts.)*
-- Phalangen
--- Fuß 5-787.0w♦
--- Hand 5-787.0c♦
-- Radius
--- distal 5-787.06♦
--- proximal 5-787.04♦
--- Schaft 5-787.05♦
-- Schenkelhals 5-787.0e♦
-- Skapula 5-787.0z♦
-- Talus 5-787.0s♦
-- Tarsus 5-787.0u♦
-- Tibia
--- distal 5-787.0n♦
--- proximal 5-787.0k♦
--- Schaft 5-787.0m♦
-- Ulna
--- distal 5-787.09♦
--- proximal 5-787.07♦
--- Schaft 5-787.08♦
- intramedullär
-- Entfernung
--- Femur
---- distal 5-787.gh♦
---- proximal 5-787.gf♦
---- Schaft 5-787.gg♦
--- Fibula
---- distal 5-787.gr♦
---- proximal 5-787.gp♦
---- Schaft 5-787.gq♦
--- Humerus
---- distal 5-787.g3♦
---- proximal 5-787.g1♦
---- Schaft 5-787.g2♦
--- Karpus 5-787.ga♦
--- Klavikula 5-787.g0♦
--- Metakarpus 5-787.gb♦
--- Metatarsus 5-787.gv♦
--- Phalangen
---- Fuß 5-787.gw♦
---- Hand 5-787.gc♦
--- Radius
---- distal 5-787.g6♦
---- proximal 5-787.g4♦
---- Schaft 5-787.g5♦
--- Schenkelhals 5-787.ge♦
--- Skapula 5-787.gz♦
--- Tarsus 5-787.gu♦
--- Tibia
---- distal 5-787.gn♦
---- proximal 5-787.gk♦
---- Schaft 5-787.gm♦
--- Ulna
---- distal 5-787.g9♦
---- proximal 5-787.g7♦
---- Schaft 5-787.g8♦
-- Reosteosynthese, bei Revision, Osteosynthesematerial
--- Femur
---- distal 5-78a.gh♦ ▶

Draht *(Forts.)*
~ intramedullär *(Forts.)*
~~ Reosteosynthese, bei Revision, Osteosynthesematerial *(Forts.)*
~~~ Femur *(Forts.)*
---- proximal 5-78a.gf♦
---- Schaft 5-78a.gg♦
--- Fibula
---- distal 5-78a.gr♦
---- proximal 5-78a.gp♦
---- Schaft 5-78a.gq♦
--- Humerus
---- distal 5-78a.g3♦
---- proximal 5-78a.g1♦
---- Schaft 5-78a.g2♦
--- Karpus 5-78a.ga♦
--- Klavikula 5-78a.g0♦
--- Metakarpus 5-78a.gb♦
--- Metatarsus 5-78a.gv♦
--- Phalangen
---- Fuß 5-78a.gw♦
---- Hand 5-78a.gc♦
--- Radius
---- distal 5-78a.g6♦
---- proximal 5-78a.g4♦
---- Schaft 5-78a.g5♦
--- Schenkelhals 5-78a.ge♦
--- Skapula 5-78a.gz♦
--- Tarsus 5-78a.gu♦
--- Tibia
---- distal 5-78a.gn♦
---- proximal 5-78a.gk♦
---- Schaft 5-78a.gm♦
--- Ulna
---- distal 5-78a.g9♦
---- proximal 5-78a.g7♦
---- Schaft 5-78a.g8♦
-- Reposition
--- geschlossen
---- Epiphysenlösung
----- Femur
------ distal 5-790.2h♦
------ proximal 5-790 2f♦
----- Fibula
------ distal 5-790.2r♦
------ proximal 5-790 2p♦
----- Humerus
------ distal 5-790.23♦
------ proximal 5-790 21♦
----- Klavikula 5-790.20♦
----- Metakarpus 5-790.2b♦
----- Metatarsus 5-790.2v♦
----- Phalangen
------ Fuß 5-790.2w♦
------ Hand 5-790.2c♦
----- Radius
------ distal 5-790.26♦
------ proximal 5-790.24♦
----- Skapula 5-790.2z♦
----- Tibia
------ distal 5-790.2n♦ ▶
~~~

Draht *(Forts.)*
~ intramedullär *(Forts.)*
~~ Reposition *(Forts.)*
~~~ geschlossen *(Forts.)*
~~~~ Epiphysenlösung *(Forts.)*
~~~~~ Tibia *(Forts.)*
–––––– proximal 5-790.2k♦
––––– Ulna
–––––– distal 5-790.29♦
–––––– proximal 5-790.27♦
–––– Fraktur
––––– Femur
–––––– distal 5-790.2h♦
–––––– proximal 5-790.2f♦
–––––– Schaft 5-790.2g♦
––––– Fibula
–––––– distal 5-790.2r♦
–––––– proximal 5-790.2p♦
–––––– Schaft 5-790.2q♦
––––– Humerus
–––––– distal 5-790.23♦
–––––– proximal 5-790.21♦
–––––– Schaft 5-790.22♦
––––– Klavikula 5-790.20♦
––––– Metakarpus 5-790.2b♦
––––– Metatarsus 5-790.2v♦
––––– Phalangen
–––––– Fuß 5-790.2w♦
–––––– Hand 5-790.2c♦
––––– Radius
–––––– distal 5-790.26♦
–––––– proximal 5-790.24♦
–––––– Schaft 5-790.25♦
––––– Schenkelhals 5-790.2e♦
––––– Skapula 5-790.2z♦
––––– Tibia
–––––– distal 5-790.2n♦
–––––– proximal 5-790.2k♦
–––––– Schaft 5-790.2m♦
––––– Ulna
–––––– distal 5-790.29♦
–––––– proximal 5-790.27♦
–––––– Schaft 5-790.28♦
–––– Luxation
––––– Akromioklavikulargelenk 5-79a.g1♦
––––– Ellenbogengelenk 5-79a.gt♦
––––– Handgelenk 5-79a.g7♦
––––– Hüftgelenk 5-79a.gg♦
––––– Humeroglenoidalgelenk 5-79a.g0♦
––––– Humeroulnargelenk 5-79a.g4♦
––––– Interphalangealgelenk 5-79a.gd♦
––––– Karpometakarpalgelenk 5-79a.gb♦
––––– Kniegelenk 5-79a.gh♦
––––– Metakarpophalangealgelenk 5-79a.gc♦
––––– Metatarsophalangealgelenk 5-79a.gq♦
––––– Radiokarpalgelenk 5-79a.g8♦
––––– Radioulnargelenk
–––––– distal 5-79a.g6♦
–––––– proximal 5-79a.g5♦
––––– Sprunggelenk
–––––– oberes 5-79a.gk♦ ►

Draht *(Forts.)*
~ intramedullär *(Forts.)*
~~ Reposition *(Forts.)*
~~~ geschlossen *(Forts.)*
~~~~ Luxation *(Forts.)*
~~~~~ Sprunggelenk *(Forts.)*
–––––– unteres 5-79a.gm♦
––––– Sternoklavikulargelenk 5-79a.g3♦
––––– Tarsalgelenk 5-79a.gn♦
––––– Tarsometatarsalgelenk 5-79a.gp♦
––––– Tibiofibulargelenk, proximal 5-79a.gj♦
––––– Ulnokarpalgelenk 5-79a.g9♦
––––– Zehengelenk 5-79a.gr♦
––– offen
–––– Fraktur
––––– Femur
–––––– distal 5-793.gh♦
–––––– proximal 5-793.gf♦
–––––– Schaft 5-791.gg♦
––––– Fibula
–––––– distal 5-793.gr♦
–––––– proximal 5-793.gp♦
–––––– Schaft 5-791.gq♦
––––– Humerus
–––––– distal 5-793.g3♦
–––––– proximal 5-793.g1♦
–––––– Schaft 5-791.g2♦
––––– Karpus 5-795.ga♦
––––– Klavikula 5-795.g0♦
––––– Metakarpus 5-795.gb♦
––––– Metatarsus 5-795.gv♦
––––– Phalangen
–––––– Fuß 5-795.gw♦
–––––– Hand 5-795.gc♦
––––– Radius
–––––– distal 5-793.g6♦
–––––– proximal 5-793.g4♦
–––––– Schaft 5-791.g5♦
––––– Schenkelhals 5-793.ge♦
––––– Skapula 5-795.gz♦
––––– Tarsus 5-795.gu♦
––––– Tibia
–––––– distal 5-793.gn♦
–––––– proximal 5-793.gk♦
–––––– Schaft 5-791.gm♦
––––– Ulna
–––––– distal 5-793.g9♦
–––––– proximal 5-793.g7♦
–––––– Schaft 5-791.g8♦
–––– Luxation
––––– Akromioklavikulargelenk 5-79b.g1♦
––––– Ellenbogengelenk 5-79b.gt♦
––––– Handgelenk 5-79b.g7♦
––––– Handwurzelgelenk 5-79b.ga♦
––––– Hüftgelenk 5-79b.gg♦
––––– Humeroglenoidalgelenk 5-79b.g0♦
––––– Humeroulnargelenk 5-79b.g4♦
––––– Interphalangealgelenk 5-79b.gd♦
––––– Karpometakarpalgelenk 5-79b.gb♦
––––– Kniegelenk 5-79b.gh♦ ►

Draht *(Forts.)*
~ intramedullär *(Forts.)*
~~ Reposition *(Forts.)*
~~~ offen *(Forts.)*
~~~~ Luxation *(Forts.)*
----- Metakarpophalangealgelenk 5-79b.gc♦
----- Metatarsophalangealgelenk 5-79b.gq♦
----- Radiokarpalgelenk 5-79b.g8♦
----- Radioulnargelenk
------ distal 5-79b.g6♦
------ proximal 5-79b.g5♦
----- Sprunggelenk
------ oberes 5-79b.gk♦
------ unteres 5-79b.gm♦
----- Sternoklavikulargelenk 5-79b.g3♦
----- Tarsometatarsalgelenk 5-79b.gp♦
----- Tibiofibulargelenk, proximal 5-79b.gj♦
----- Ulnokarpalgelenk 5-79b.g9♦
----- Zehengelenk 5-79b.gr♦
---- Mehrfragment-Fraktur
----- Femur
------ distal 5-794.gh♦
------ proximal 5-794.gf♦
------ Schaft 5-792.gg♦
----- Fibula
------ distal 5-794.gr♦
------ proximal 5-794.gp♦
------ Schaft 5-792.gq♦
----- Humerus
------ distal 5-794.g3♦
------ proximal 5-794.g1♦
------ Schaft 5-792.g2♦
----- Karpus 5-796.ga♦
----- Klavikula 5-796.g0♦
----- Metakarpus 5-796.gb♦
----- Metatarsus 5-796.gv♦
----- Phalangen
------ Fuß 5-796.gw♦
------ Hand 5-796.gc♦
----- Radius
------ distal 5-794.g6♦
------ proximal 5-794.g4♦
------ Schaft 5-792.g5♦
----- Schenkelhals 5-794.ge♦
----- Skapula 5-796.gz♦
----- Tarsus 5-796.gu♦
----- Tibia
------ distal 5-794.gn♦
------ proximal 5-794.gk♦
------ Schaft 5-792.gm♦
----- Ulna
------ distal 5-794.g9♦
------ proximal 5-794.g7♦
------ Schaft 5-792.g8♦
-- zur Osteosynthese, Knochen *[nur Zusatzkode!]* 5-786.g
- Osteosynthese, Knochen *[nur Zusatzkode!]* 5-786.1
- Reosteosynthese, bei Revision, Osteosynthesematerial
-- Beckenknochen 5-78a.1d ►

Draht *(Forts.)*
~ Reosteosynthese, bei Revision, Osteosynthesematerial *(Forts.)*
-- Femur
--- distal 5-78a.1h♦
--- proximal 5-78a.1f♦
--- Schaft 5-78a.1g♦
-- Fibula
--- distal 5-78a.1r♦
--- proximal 5-78a.1p♦
--- Schaft 5-78a.1q♦
-- Humerus
--- distal 5-78a.13♦
--- proximal 5-78a.11♦
--- Schaft 5-78a.12♦
-- Kalkaneus 5-78a.1t♦
-- Karpus 5-78a.1a♦
-- Klavikula 5-78a.10♦
-- Metakarpus 5-78a.1b♦
-- Metatarsus 5-78a.1v♦
-- Patella 5-78a.1j♦
-- Phalangen
--- Fuß 5-78a.1w♦
--- Hand 5-78a.1c♦
-- Radius
--- distal 5-78a.16♦
--- proximal 5-78a.14♦
--- Schaft 5-78a.15♦
-- Schenkelhals 5-78a.1e♦
-- Skapula 5-78a.1z♦
-- Talus 5-78a.1s♦
-- Tarsus 5-78a.1u♦
-- Tibia
--- distal 5-78a.1n♦
--- proximal 5-78a.1k♦
--- Schaft 5-78a.1m♦
-- Ulna
--- distal 5-78a.19♦
--- proximal 5-78a.17♦
--- Schaft 5-78a.18♦
- Reposition
-- geschlossen
--- Epiphysenlösung
---- Beckenknochen 5-790.1d
---- Femur
----- distal 5-790.1h♦
----- proximal 5-790.1f♦
---- Fibula
----- distal 5-790.1r♦
----- proximal 5-790.1p♦
---- Humerus
----- distal 5-790.13♦
----- proximal 5-790.11♦
---- Kalkaneus 5-790.1t♦
---- Klavikula 5-790.10♦
---- Metakarpus 5-790.1b♦
---- Metatarsus 5-790.1v♦
---- Phalangen
----- Fuß 5-790.1w♦
----- Hand 5-790.1c♦ ►

Draht *(Forts.)*
~ Reposition *(Forts.)*
~~ geschlossen *(Forts.)*
~~~ Epiphysenlösung *(Forts.)*
---- Radius
----- distal 5-790.16♦
----- proximal 5-790.14♦
---- Talus 5-790.1s♦
---- Tarsus 5-790.1u♦
---- Tibia
----- distal 5-790.1n♦
----- proximal 5-790.1k♦
---- Ulna
----- distal 5-790.19♦
----- proximal 5-790.17♦
--- Fraktur
---- Beckenknochen 5-790.1d
---- Femur
----- distal 5-790.1h♦
----- proximal 5-790.1f♦
----- Schaft 5-790.1g♦
---- Fibula
----- distal 5-790.1r♦
----- proximal 5-790.1p♦
----- Schaft 5-790.1q♦
---- Humerus
----- distal 5-790.13♦
----- proximal 5-790.11♦
----- Schaft 5-790.12♦
---- Kalkaneus 5-790.1t♦
---- Karpus 5-790.1a♦
---- Klavikula 5-790.10♦
---- Metakarpus 5-790.1b♦
---- Metatarsus 5-790.1v♦
---- Patella 5-790.1j♦
---- Phalangen
----- Fuß 5-790.1w♦
----- Hand 5-790.1c♦
---- Radius
----- distal 5-790.16♦
----- proximal 5-790.14♦
----- Schaft 5-790.15♦
---- Schenkelhals 5-790.1e♦
---- Skapula 5-790.1z♦
---- Talus 5-790.1s♦
---- Tarsus 5-790.1u♦
---- Tibia
----- distal 5-790.1n♦
----- proximal 5-790.1k♦
----- Schaft 5-790.1m♦
---- Ulna
----- distal 5-790.19♦
----- proximal 5-790.17♦
----- Schaft 5-790.18♦
--- Luxation
---- Akromioklavikulargelenk 5-79a.11♦
---- Ellenbogengelenk 5-79a.1t♦
---- Handgelenk 5-79a.17♦
---- Handwurzelgelenk 5-79a.1a♦
---- Hüftgelenk 5-79a.1g♦
---- Humeroglenoidalgelenk 5-79a.10♦ ►

Draht *(Forts.)*
~ Reposition *(Forts.)*
~~ geschlossen *(Forts.)*
~~~ Luxation *(Forts.)*
---- Humeroulnargelenk 5-79a.14♦
---- Iliosakralgelenk 5-79a.1e♦
---- Interphalangealgelenk 5-79a.1d♦
---- Karpometakarpalgelenk 5-79a.1b♦
---- Kniegelenk 5-79a.1h♦
---- Metakarpophalangealgelenk 5-79a.1c♦
---- Metatarsophalangealgelenk 5-79a.1q♦
---- Radiokarpalgelenk 5-79a.18♦
---- Radioulnargelenk
----- distal 5-79a.16♦
----- proximal 5-79a.15♦
---- Sprunggelenk
----- oberes 5-79a.1k♦
----- unteres 5-79a.1m♦
---- Sternoklavikulargelenk 5-79a.13♦
---- Symphyse 5-79a.1f
---- Tarsalgelenk 5-79a.1n♦
---- Tarsometatarsalgelenk 5-79a.1p♦
---- Thorakoskapulargelenk 5-79a.12♦
---- Tibiofibulargelenk, proximal 5-79a.1j♦
---- Ulnokarpalgelenk 5-79a.19♦
---- Zehengelenk 5-79a.1r♦
-- offen
--- Fraktur
---- Beckenrand 5-798.0
---- Beckenring 5-798.0
---- Corpus mandibulae 5-764.11♦
---- Femur
----- distal 5-793.2h♦
----- proximal 5-793.2f♦
----- Schaft 5-791.1g♦
---- Fibula
----- distal 5-793.2r♦
----- proximal 5-793.2p♦
----- Schaft 5-791.1q♦
---- Humerus
----- distal 5-793.23♦
----- proximal 5-793.21♦
----- Schaft 5-791.12♦
---- Jochbeinkörper 5-760.11♦
----- und Jochbogen 5-760.61♦
---- Jochbogen 5-760.41♦
---- Kalkaneus 5-797.2t♦
---- Karpus 5-795.2a♦
---- Klavikula 5-795.20♦
---- Maxilla 5-761.11
---- Metakarpus 5-795.2b♦
---- Metatarsus 5-795.2v♦
---- Mittelgesicht, zentrolateral 5-762.11
---- Nasoethmoid 5-761.41
---- Patella 5-793.2j♦
---- Phalangen
----- Fuß 5-795.2w♦
----- Hand 5-795.2c♦
---- Processus alveolaris mandibulae 5-764.41 ►

Draht *(Forts.)*
~ Reposition *(Forts.)*
~~ offen *(Forts.)*
~~~ Fraktur *(Forts.)*
---- Processus alveolaris maxillae 5-761.31
---- Processus articularis mandibulae 5-765.71♦
---- R. mandibulae 5-765.31♦
---- Radius
----- distal 5-793.26♦
----- proximal 5-793.24♦
----- Schaft 5-791.15♦
---- Schenkelhals 5-793.2e♦
---- Skapula 5-795.2z♦
---- Talus 5-797.2s♦
---- Tarsus 5-795.2u♦
---- Tibia
----- distal 5-793.2n♦
----- proximal 5-793.2k♦
----- Schaft 5-791.1m♦
---- Ulna
----- distal 5-793.29♦
----- proximal 5-793.27♦
----- Schaft 5-791.18♦
--- Luxation
---- Akromioklavikulargelenk 5-79b.11♦
---- Ellenbogengelenk 5-79b.1t♦
---- Handgelenk 5-79b.17♦
---- Handwurzelgelenk 5-79b.1a♦
---- Hüftgelenk 5-79b.1g♦
---- Humeroglenoidalgelenk 5-79b.10♦
---- Humeroulnargelenk 5-79b.14♦
---- Iliosakralgelenk 5-79b.1e♦
---- Interphalangealgelenk 5-79b.1d♦
---- Karpometakarpalgelenk 5-79b.1b♦
---- Kniegelenk 5-79b.1h♦
---- Metakarpophalangealgelenk 5-79b.1c♦
---- Metatarsophalangealgelenk 5-79b.1q♦
---- Radiokarpalgelenk 5-79b.18♦
---- Radioulnargelenk
----- distal 5-79b.16♦
----- proximal 5-79b.15♦
---- Sprunggelenk
----- oberes 5-79b.1k♦
----- unteres 5-79b.1m♦
---- Sternoklavikulargelenk 5-79b.13♦
---- Symphyse 5-79b.1f
---- Tarsalgelenk 5-79b.1n♦
---- Tarsometatarsalgelenk 5-79b.1p♦
---- Thorakoskapulargelenk 5-79b.12♦
---- Tibiofibulargelenk, proximal 5-79b.1j♦
---- Ulnokarpalgelenk 5-79b.19♦
---- Zehengelenk 5-79b.1r♦
--- Mehrfragment-Fraktur
---- Corpus mandibulae 5-764.21♦
---- Femur
----- distal 5-794.1h♦
----- proximal 5-794.1f♦
----- Schaft 5-792.1g♦
---- Fibula
----- distal 5-794.1r♦ ▶

Draht *(Forts.)*
~ Reposition *(Forts.)*
~~ offen *(Forts.)*
~~~ Mehrfragment-Fraktur *(Forts.)*
~~~~ Fibula *(Forts.)*
----- proximal 5-794.1p♦
----- Schaft 5-792.1q♦
---- Humerus
----- distal 5-794.13♦
----- proximal 5-794.11♦
----- Schaft 5-792.12♦
---- Jochbeinkörper 5-750.21♦
---- Karpus 5-796.1a♦
---- Klavikula 5-796.10♦
---- Metakarpus 5-796.1b♦
---- Metatarsus 5-796.1v♦
---- Mittelgesicht, zentrolateral 5-763.11
----- und
------ andere 5-763.71
------ lateral 5-763.31
------ zentral 5-763.51
---- Patella 5-794.1j♦
---- Phalangen
----- Fuß 5-796.1w♦
----- Hand 5-796.1c♦
---- R. mandibulae 5-765.41♦
---- Radius
----- distal 5-794.16♦
----- proximal 5-794.14♦
----- Schaft 5-792.15♦
---- Schenkelhals 5-794.1e♦
---- Skapula 5-796.1z♦
---- Tarsus 5-796.1u♦
---- Tibia
----- distal 5-794.1n♦
----- proximal 5-794.1k♦
----- Schaft 5-792.1m♦
---- Ulna
----- distal 5-794.19♦
----- proximal 5-794.17♦
----- Schaft 5-792.18♦
--- transoral
---- Fraktur
----- Processus articularis mandibulae 5-765.61♦
----- R. mandibulae 5-765.11♦
---- Mehrfragment-Fraktur, R. mandibulae 5-765.21♦
– Versorgung, offen, Sprengung, Symphyse 5-798.0
– zur Fixation, Naht, Bandapparat, Klavikula, offen 5-807.6♦
Drahtcerclage, zur Osteosynthese, Wirbelsäule
– 1 Segment 5-83b.00
– 2 Segmente 5-83b.01
– 3 Segmente 5-83b.02
– 4 Segmente 5-83b.04
– 5 Segmente 5-83b.05
– 6 Segmente 5-83b.06
– 7 bis 10 Segmente 5-83b.07
– 11 oder mehr Segmente 5-83b.08
~~~~

Drahtgeflecht
– strömungsreduzierend, Implantation, Koronarsinus, perkutan-transluminal 8-83d.5
– temporär, remodellierend, Verwendung, bei neurovaskulären Eingriffen *[nur Zusatzkode!]* 8-83b.q
Drahtgeflechtkatheter, Verwendung, bei Radiofrequenzablation, konventionell, bei Herzrhythmusstörungen *[nur Zusatzkode!]* 8-835.9
Drahtung, Knochen
– Femur, zur Extension 8-401.2♦
– Humerus, zur Extension 8-401.0♦
– Kalkaneus, zur Extension 8-401.4♦
– Olekranon, zur Extension 8-401.1♦
– Phalangen, Hand, zur Extension 8-401.6♦
– Tibia, zur Extension 8-401.3♦
– zur Extension, durch Gipsschiene, mit Fingertraktion 8-401.5♦
Drainage
– Abszess-
–– Appendix 5-479.0
–– Mamma, durch Inzision 5-881.1♦
–– Nase 5-211.3
–– Nasenseptum
––– mit Einnähen von Septumstützfolien 5-211.21
––– ohne Einnähen von Septumstützfolien 5-211.20
–– parapharyngeal, durch Inzision, transoral 5-280.1
–– peritonsillar, durch Inzision, transoral 5-280.0
–– perityphlitisch, durch Inzision 5-479.0
–– retropharyngeal, durch Inzision, transoral 5-280.2
–– Schilddrüse 5-060.1
–– Zungengrund, durch Inzision, transoral 5-280.3
– Amnion, zur Therapie, Fetus 5-754.11
– Anlegen, extern, am Liquorsystem
–– spinal 5-038.0
–– subdural 5-022.02
–– ventrikulär 5-022.00
–– zisternal 5-022.01
– aseptisch, bei Gelenkspülung
–– Akromioklavikulargelenk
––– arthroskopisch 5-810.01♦
––– offen 5-800.11♦
–– Ellenbogengelenk
––– arthroskopisch 5-810.0t♦
––– offen 5-800.1t♦
–– Handgelenk
––– arthroskopisch 5-810.07♦
––– offen 5-800.17♦
–– Hüftgelenk
––– arthroskopisch 5-810.0g♦
––– offen 5-800.1g♦
–– Humeroglenoidalgelenk
––– arthroskopisch 5-810.00♦
––– offen 5-800.10♦
–– Humeroradialgelenk
––– arthroskopisch 5-810.0s♦ ►

Drainage *(Forts.)*
~ aseptisch, bei Gelenkspülung *(Forts.)*
~~ Humeroradialgelenk *(Forts.)*
––– offen 5-800.1s♦
–– Humeroulnargelenk
––– arthroskopisch 5-810.04♦
––– offen 5-800.14♦
–– Iliosakralgelenk
––– arthroskopisch 5-810.0e♦
––– offen 5-800.1e♦
–– Kniegelenk
––– arthroskopisch 5-810.0h♦
––– offen 5-800.1h♦
–– Metatarsophalangealgelenk
––– arthroskopisch 5-810.0q♦
––– offen 5-800.1q♦
–– Radiokarpalgelenk
––– arthroskopisch 5-810.08♦
––– offen 5-800.18♦
–– Radioulnargelenk
––– distal
–––– arthroskopisch 5-810.06♦
–––– offen 5-800.16♦
––– proximal
–––– arthroskopisch 5-810.05♦
–––– offen 5-800.15♦
–– Sprunggelenk
––– oberes
–––– arthroskopisch 5-810.0k♦
–––– offen 5-800.1k♦
––– unteres
–––– arthroskopisch 5-810.0m♦
–––– offen 5-800.1m♦
–– Sternoklavikulargelenk
––– arthroskopisch 5-810.03♦
––– offen 5-800.13♦
–– Symphyse
––– arthroskopisch 5-810.0f
––– offen 5-800.1f
–– Tarsalgelenk
––– arthroskopisch 5-810.0n♦
––– offen 5-800.1n♦
–– Tarsometatarsalgelenk
––– arthroskopisch 5-810.0p♦
––– offen 5-800.1p♦
–– Thorakoskapulargelenk
––– arthroskopisch 5-810.02♦
––– offen 5-800.12♦
–– Tibiofibulargelenk, proximal
––– arthroskopisch 5-810.0j♦
––– offen 5-800.1j♦
–– Ulnokarpalgelenk
––– arthroskopisch 5-810.09♦
––– offen 5-800.19♦
–– Zehengelenk
––– arthroskopisch 5-810.0r♦
––– offen 5-800.1r♦
– Augenlid 5-090.2♦
– Bauchwand, extraperitoneal 5-540.1
– bei
–– Absaugen, Perikard, offen 5-370.0 ►

Drainage *(Forts.)*
~ bei *(Forts.)*
–– Gelenkspülung
––– Daumensattelgelenk 5-844.22♦
––– Handwurzelgelenk 5-844.20♦
–––– mehrere 5-844.21♦
––– Interphalangealgelenk 5-844.25♦
–––– mehrere, Finger
––––– einer 5-844.26♦
––––– mehrere 5-844.27♦
––– Metakarpophalangealgelenk 5-844.23♦
–––– mehrere 5-844.24♦
–– Laparoskopie 5-549.5
–– Laparotomie 5-541.1
–– Pinealotomie 5-074.0
– Brustwand, offen 5-340.0♦
– durch Inzision
–– äußere
––– M. sternocleidomastoideus 5-270.9♦
––– paranasal 5-270.2♦
––– Parotisregion 5-270.4♦
––– periorbital 5-270.1♦
––– submental 5-270.7
––– temporal 5-270.0♦
––– Wangenbereich 5-270.3♦
––– Zungengrund 5-270.8
–– Augenbraue 5-892.14
–– Augenlidrand 5-090.2♦
–– Beckenknochen 5-780.2d
–– Ductus nasolacrimalis 5-084.12♦
–– Duodenum 5-450.0
–– Femur
––– distal 5-780.2h♦
––– proximal 5-780.2f♦
––– Schaft 5-780.2g♦
–– Fibula
––– distal 5-780.2r♦
––– proximal 5-780.2p♦
––– Schaft 5-780.2q♦
–– Gaumen, weich und hart 5-271.1
–– Gewebe, periprostatisch 5-607.1
–– Haut
––– Axilla 5-892.16♦
––– Bauchregion 5-892.1b
––– Brustwand 5-892.1a
––– Ellenbogen 5-892.17♦
––– Fuß 5-892.1g♦
––– Genitalregion 5-892.1c
––– Gesäß 5-892.1d
––– Hals 5-892.15
––– Hand 5-892.19♦
––– Knie 5-892.1e♦
––– Kopf 5-892.14
––– Leistenregion 5-892.1c
––– Lippe 5-892.10
––– Oberarm 5-892.17♦
––– Oberschenkel 5-892.1e♦
––– Rücken 5-892.1a
––– Schulter 5-892.16♦
––– Skrotum 5-892.1c
––– Unterarm 5-892.18♦ ▶

Drainage *(Forts.)*
~ durch Inzision *(Forts.)*
~~ Haut *(Forts.)*
––– Unterschenkel 5-892.1f♦
–– Humerus
––– distal 5-780.23♦
––– proximal 5-780.21♦
––– Schaft 5-780.22♦
–– Hypophyse 5-076
–– Kalkaneus 5-780.2t♦
–– Karpus 5-780.2a♦
–– Klavikula 5-780.20♦
–– Konjunktiva 5-119.0♦
–– Leber 5-500.1
–– Metakarpus 5-780.2b♦
–– Metatarsus 5-780.2v♦
–– Nagelorgan 5-898.1♦
–– Oberlippe, von außen 5-270.3♦
–– Patella 5-780.2j♦
–– Phalangen
––– Fuß 5-780.2w♦
––– Hand 5-780.2c♦
–– Radius
––– distal 5-780.26♦
––– proximal 5-780.24♦
––– Schaft 5-780.25♦
–– Rathke-Tasche 5-076
–– Schenkelhals 5-780.2e♦
–– Schilddrüse 5-060.1
–– Skapula 5-780.2z♦
–– sublingual, Mundhöhle 5-273.2
–– submukös, vestibulär, Mundhöhle 5-273.0
–– subperiostal, vestibulär, Mundhöhle 5-273.1
–– Talus 5-780.2s♦
–– Tarsus 5-780.2u♦
–– Tasche, kraniobukkal 5-076
–– Tibia
––– distal 5-780.2n♦
––– proximal 5-780.2k♦
––– Schaft 5-780.2m♦
–– Tränendrüse 5-080.2♦
–– Tränenpunkt 5-084.12♦
–– Tränensack 5-084.02♦
–– Ulna
––– distal 5-780.29♦
––– proximal 5-780.27♦
––– Schaft 5-780.28♦
–– von außen, submandibulär 5-270.5
––– kieferwinkelnah 5-270.6♦
– Einlegen
–– bei
––– Kraniektomie, Reoperation 5-012.6
––– Kraniotomie, Reoperation 5-012.6
–– Ductus pancreaticus
––– durch Umsteigen laparoskopisch – offen chirurgisch 5-529.52
––– laparoskopisch 5-529.51
––– offen 5-529.50
–– Gallengänge
––– durch Umsteigen laparoskopisch – offen chirurgisch 5-514.52 ▶

D

Drainage *(Forts.)*
~ Einlegen *(Forts.)*
~~ Gallengänge *(Forts.)*
––– endoskopisch 5-513.5
––– laparoskopisch 5-514.51
––– offen 5-514.50
––– perkutan-transhepatisch 5-514.53
–– Pankreasgang, endoskopisch 5-526.5
– Einsetzen, nasobiliär, endoskopisch 5-513.5
– Empyem, subdural 5-013.2
– Entfernung, extern, Liquorsystem 5-024.7
–– spinal 5-038.9
– extrapleural, offen 5-340.0♦
– Fistel-, anal, mit Fäden 5-491.2
– Flüssigkeit
–– epidural
––– durch
–––– Kraniektomie 5-012.1
–––– Kraniotomie 5-012.1
––– Spinalkanal 5-033.1
–– intramedullär
––– Rückenmark 5-034.3
––– Rückenmarkhäute 5-034.3
–– intrazerebellär 5-013.3
–– intrazerebral 5-013.3
–– subdural 5-013.0
––– Rückenmark 5-034.0
––– Rückenmarkhäute 5-034.0
– Gallenblase, therapeutisch 8-146.1
– Gallengänge, Wechsel
–– durch Umsteigen laparoskopisch – offen chirurgisch 5-514.p2
–– laparoskopisch 5-514.p1
–– offen 5-514.p0
– Hämatom-
–– endoskopisch, intrazerebral
––– mit geräteassoziierter mechanischer Fragmentation 5-013.42
––– ohne geräteassoziierte mechanische Fragmentation 5-013.41
–– epidural, durch
––– Kraniektomie 5-012.2
––– Kraniotomie 5-012.2
–– Nase
––– mit Einnähen, Septumstützfolien 5-211.11
––– ohne Einnähen, Septumstützfolien 5-211.10
–– Nasenseptum 5-211.0
–– offen, intrazerebral 5-013.40
–– subdural 5-013.1
– Kieferhöhle, durch
–– Punktion, Fossa canina 5-220.2♦
–– scharfe Punktion 5-220.0♦
–– stumpfe Punktion 5-220.1♦
–– transnasale Punktion 5-220.2♦
– Knochen- und Gelenkgewebe, Wirbelsäule 5-830.4
– Leber, therapeutisch 8-146.0
– Lymphödem
–– laparoskopisch 5-408.4
–– offen 5-408.3 ►

Drainage *(Forts.)*
– Lymphozele
–– laparoskopisch 5-408.21
–– offen 5-408.20
– Mamma 5-881.1♦
– Median-, Anlegen, Stirnhöhle 5-223.6
– Milz, therapeutisch 8-154.0
– mit Débridement, bei Sequesterotomie, Gesichtsschädelknochen 5-770.10
– Muskel, Hand 5-843.0♦
– Nebenniere
–– abdominal, offen 5-073.01♦
–– laparoskopisch 5-073.03♦
–– lumbal, offen 5-073.00♦
–– thorakoabdominal 5-073.02♦
– Niere, therapeutisch 8-147.0♦
– Pankreas 5-520.1
–– therapeutisch 8-146.2
– Parodont 5-240.1
– pelvin
–– abdominal, offen 5-590.31
–– laparoskopisch 5-590.33
–– lumbal 5-590.30
–– perkutan 8-148.3
–– therapeutisch 8-148.3
–– thorakoabdominal 5-590.32
– Perikard
–– offen 5-370.0
–– perkutan, therapeutisch 8-152.0
– perirenal
–– abdominal, offen 5-590.11
–– laparoskopisch 5-590.13
–– lumbal, offen 5-590.10
–– perkutan 8-148.2
–– therapeutisch 8-148.2
–– thorakoabdominal 5-590.12
– Peritonealraum, therapeutisch 8-148.0
– Pleurahöhle
–– offen 5-340.0♦
–– therapeutisch
––– großlumig 8-144.0♦
––– kleinlumig 8-144.2♦
–––– mit
––––– dauerhaftem Verweilsystem 8-144.1♦
––––– Einführung, Drainage, über Hohlnadel 8-144.2♦
– präsakral
–– durch perinealen Zugang, nach Rektumexstirpation 5-549.7
–– nach Rektumexstirpation 5-549.7
– Psoasabszess, perkutan 8-148.1
– retroperitoneal
–– abdominal, offen 5-590.21
–– laparoskopisch 5-590.23
–– lumbal, offen 5-590.20
–– thorakoabdominal 5-590.22
– Retroperitonealraum, therapeutisch 8-148.1
– Saccus endolymphaticus, mit Shunt 5-208.1♦
– septisch, bei Gelenkspülung
–– Akromioklavikulargelenk
––– arthroskopisch 5-810.11♦ ►

Drainage *(Forts.)*
~ septisch, bei Gelenkspülung *(Forts.)*
~~ Akromioklavikulargelenk *(Forts.)*
––– offen 5-800.21♦
–– Ellenbogengelenk
––– arthroskopisch 5-810.1t♦
––– offen 5-800.2t♦
–– Handgelenk
––– arthroskopisch 5-810.17♦
––– offen 5-800.27♦
–– Hüftgelenk
––– arthroskopisch 5-810.1g♦
––– offen 5-800.2g♦
–– Humeroglenoidalgelenk
––– arthroskopisch 5-810.10♦
––– offen 5-800.20♦
–– Humeroradialgelenk
––– arthroskopisch 5-810.1s♦
––– offen 5-800.2s♦
–– Humeroulnargelenk
––– arthroskopisch 5-810.14♦
––– offen 5-800.24♦
–– Iliosakralgelenk
––– arthroskopisch 5-810.1e♦
––– offen 5-800.2e♦
–– Kniegelenk
––– arthroskopisch 5-810.1h♦
––– offen 5-800.2h♦
–– Metatarsophalangealgelenk
––– arthroskopisch 5-810.1q♦
––– offen 5-800.2q♦
–– Radiokarpalgelenk
––– arthroskopisch 5-810.18♦
––– offen 5-800.28♦
–– Radioulnargelenk
––– distal
–––– arthroskopisch 5-810.16♦
–––– offen 5-800.26♦
––– proximal
–––– arthroskopisch 5-810.15♦
–––– offen 5-800.25♦
–– Sprunggelenk
––– oberes
–––– arthroskopisch 5-810.1k♦
–––– offen 5-800.2k♦
––– unteres
–––– arthroskopisch 5-810.1m♦
–––– offen 5-800.2m♦
–– Sternoklavikulargelenk
––– arthroskopisch 5-810.13♦
––– offen 5-800.23♦
–– Symphyse
––– arthroskopisch 5-810.1f
––– offen 5-800.2f
–– Tarsalgelenk
––– arthroskopisch 5-810.1n♦
––– offen 5-800.2n♦
–– Tarsometatarsalgelenk
––– arthroskopisch 5-810.1p♦
––– offen 5-800.2p♦ ►

Drainage *(Forts.)*
~ septisch, bei Gelenkspülung *(Forts.)*
–– Thorakoskapulargelenk
––– arthroskopisch 5-810.12♦
––– offen 5-800.22♦
–– Tibiofibulargelenk, proximal
––– arthroskopisch 5-810.1j♦
––– offen 5-800.2j♦
–– Ulnokarpalgelenk
––– arthroskopisch 5-810.19♦
––– offen 5-800.29♦
–– Zehengelenk
––– arthroskopisch 5-810.1r♦
––– offen 5-800.2r♦
– Skrotum 5-610.1
– Speicheldrüse 5-260.10♦
– Speicheldrüsenausführungsgang 5-260.11♦
– subretinal 5-157.0♦
– Tractus thyreoglossus, durch Inzision 5-060.1
– Tränenwege 5-084.12♦
– Tunica vaginalis testis 5-610.1
– Wechsel, Gallengänge, perkutan-transhepatisch 5-514.p3
– Zysten-
–– endoskopisch
––– infektiös, stereotaktisch
–––– mit geräteassoziierter mechanischer Fragmentation 5-014.22
–––– ohne geräteassoziierte mechanische Fragmentation 5-014.21
––– intrazerebral, infektiös
–––– mit geräteassoziierter mechanischer Fragmentation 5-013.52
–––– ohne geräteassoziierte mechanische Fragmentation 5-013.51
–– intrazerebellär, nichtinfektiös 5-013.3
–– intrazerebral, nichtinfektiös 5-013.3
–– nichtinfektiös, stereotaktisch 5-014.0
–– offen
––– infektiös, stereotaktisch 5-014.20
––– intrazerebral, infektiös 5-013.50
–– Pankreas
––– transduodenal
–––– endoskopisch
––––– mit Einlegen eines
–––––– Kunststoffstents 5-529.r2
–––––– nicht-selbstexpandierenden Stents 5-529.r2
–––––– selbstexpandierenden Stents 5-529.r3
––––– ohne Einlegen eines Stents 5-529.r1
–––– offen 5-529.r0
––– transgastral
–––– endoskopisch
––––– mit Implantation eines
–––––– Kunststoffstents 5-529.n3
–––––– nicht-selbstexpandierenden Stents 5-529.n3
–––––– selbstexpandierenden Stents 5-529.n4
––––– ohne
–––––– Einlegen eines Stents 5-529.n2
–––––– Implantation eines Stents 5-529.n2 ►

D

Drainage *(Forts.)*
~ Zysten- *(Forts.)*
~~ Pankreas *(Forts.)*
~~~ transgastral *(Forts.)*
–––– offen 5-529.n0
–– subdural, nichtinfektiös 5-013.0
Drainagekatheter, Einsetzen, nasopankreatisch, endoskopisch 5-526.5
Drainagetherapie, Fetus, intrauterin 5-754.10
Drehung, Kopf, kindlich, mit Zange 5-724
Dreidimensional
– Kollagenmatrix SIS, Verschluss, Analfistel 5-491.3
– Kollagenmatrix Small Intestinal Submucosa, Verschluss, Analfistel 5-491.3
– Mappingverfahren
–– elektroanatomisch, Anwendung, bei Ablation, bei Herzrhythmusstörungen *[nur Zusatzkode!]* 8-835.8
–– hochauflösend, multipolar, elektroanatomisch, Anwendung, bei Ablation, bei Herzrhythmusstörungen *[nur Zusatzkode!]* 8-835.j
– System, Kontraktionsanalyse, intrakardial, kathetergestützt 1-279.50
Druck-Aerosolchemotherapie, intraperitoneal 5-549.b
– laparoskopisch 5-549.b
Druckdrahtmessung, zur Bestimmung, Druckverhältnisse, intrakoronar, mit Koronarangiographie 1-279.a
Druckerhöhung, intraokular, temporär 5-169.4♦
Druckgradientenbestimmung, bei Linksherz-Katheteruntersuchung, transseptal 1-274.0
Druckmessung
– Aorta, mit Koronarangiographie, Druckmessung, Ventrikulographie, Ventrikel, links, und Darstellung, Aortenbogen 1-275.3
– bei Linksherz-Katheteruntersuchung, transseptal 1-274.0
– Blasen- 1-334.1
– intrakraniell, durch
–– Implantation, Messsonde, intrakraniell 5-029.10
–– Wechsel, Messsonde, intrakraniell 5-029.10
– mit
–– Koronarangiographie, und Ventrikulographie, Ventrikel, links 1-275.2
–– Messung, Shuntvolumen, bei
––– Linksherz-Katheteruntersuchung, transseptal 1-274.2
––– Rechtsherz-Katheteruntersuchung 1-273.2
– rechtsventrikulär, nichtinvasiv, mit Verwendung, Defibrillator, mit Drucksensor, zusätzlich *[nur Zusatzkode!]* 5-377.f1
– Tages-, und Nachtdruckmessung, Augeninnendruck, über 24 Stunden 1-220.0
– Ventrikel, links, bei Linksherz-Katheteruntersuchung, transarteriell, mit Ventrikulographie, mit Darstellung, Aortenbogen 1-275.6
Druckmonitoring, intrakraniell 8-924
Druckreduzierend, System, intraluminal, Implantation, perkutan-transluminal, in
– A. pulmonalis 8-838.c0
– Gefäß, künstlich, Lungenkreislauf 8-838.c5
– Kollateralgefäß, aortopulmonal 8-838.c2
– Malformation, Gefäß, Lungenkreislauf 8-838.c3
– Shunt, aortopulmonal, künstlich 8-838.c4
– V. pulmonalis 8-838.c1♦
Drucksensor
– Implantation, Pulmonalarterie, perkutan-transluminal 8-838.j
– interkostal
–– Entfernung, zur Detektion des Atemsignals 5-059.a4
–– Implantation, zur Detektion des Atemsignals 5-059.86
–– Revision, zur Detektion des Atemsignals 5-059.94
–– Wechsel, zur Detektion des Atemsignals 5-059.86
Ductus arteriosus apertus
– Atherektomie, perkutan-transluminal 8-836.36
– Ballonangioplastie, perkutan-transluminal 8-836.06
– Blade-Angioplastie, perkutan-transluminal 8-836.16
– Embolisation, selektiv, perkutan-transluminal, mit
–– ablösbarem Ballon 8-836.b6
–– embolisierender Flüssigkeit 8-836.96
–– Metallspiralen 8-836.m6
–– Partikeln 8-836.k6
–– Schirm 8-836.c6
– Fräsatherektomie, perkutan-transluminal 8-836.36
– Fremdkörperentfernung, perkutan-transluminal 8-836.66
– Implantation
–– Flow-Diverter, perkutan-transluminal, zur Strömungslaminierung, bei Aneurysma
––– 1 8-84b.06
––– 2 8-84b.26
––– 3 8-84b.36
––– 4 8-84b.46
––– 5 8-84b.56
––– 6 oder mehr 8-84b.66
–– Mehrschicht-Flechtstent, perkutan-transluminal, zur Strömungslaminierung, bei Aneurysma
––– 1 8-84b.06
––– 2 8-84b.26
––– 3 8-84b.36
––– 4 8-84b.46
––– 5 8-84b.56
––– 6 oder mehr 8-84b.66
–– Multilayer-Stent, perkutan-transluminal, zur Strömungslaminierung, bei Aneurysma
––– 1 8-84b.06
––– 2 8-84b.26
––– 3 8-84b.36 ►
~~~

Ductus arteriosus apertus *(Forts.)*
~ Implantation *(Forts.)*
~~ Multilayer-Stent, perkutan-transluminal, zur Strömungslaminierung, bei Aneurysma *(Forts.)*
––– 4 8-84b.46
––– 5 8-84b.56
––– 6 oder mehr 8-84b.66
–– perkutan-transluminal
––– Cheatham-Platinum-Stent
–––– gecovert
––––– 1 8-846.06
––––– 2 oder mehr 8-846.16
–––– ungecovert
––––– 1 8-845.06
––––– 2 oder mehr 8-845.16
––– Klammern, endovaskulär, selbstexpandierend 8-83c.96
––– Stent
–––– bioresorbierbar
––––– 1 8-843.06
––––– 2 8-843.16
––––– 3 8-843.26
––––– 4 8-843.36
––––– 5 8-843.46
––––– 6 oder mehr 8-843.56
–––– gecovert
––––– großlumig, andere
–––––– 1 8-84a.06
–––––– 2 oder mehr 8-84a.16
––––– medikamentefreisetzend
–––––– 1 8-848.06
–––––– 2 8-848.16
–––––– 3 8-848.26
–––––– 4 8-848.36
–––––– 5 8-848.46
–––––– 6 oder mehr 8-848.56
––––– nicht-medikamentefreisetzend
–––––– 1 8-842.06
–––––– 2 8-842.16
–––––– 3 8-842.26
–––––– 4 8-842.36
–––––– 5 8-842.46
–––––– 6 oder mehr 8-842.56
–––– medikamentefreisetzend
––––– 1 8-841.06
––––– 2 8-841.16
––––– 3 8-841.26
––––– 4 8-841.36
––––– 5 8-841.46
––––– 6 oder mehr 8-841.56
–––– nicht-medikamentefreisetzend
––––– 1 8-840.06
––––– 2 8-840.16
––––– 3 8-840.26
––––– 4 8-840.36
––––– 5 8-840.46
––––– 6 oder mehr 8-840.56
–––– ungecovert, großlumig, andere
––––– 1 8-849.06
––––– 2 oder mehr 8-849.16 ►

Ductus arteriosus apertus *(Forts.)*
~ Implantation *(Forts.)*
–– Stent, perkutan-transluminal, zur Strömungslaminierung, bei Aneurysma
––– 1 8-84b.06
––– 2 8-84b.26
––– 3 8-84b.36
––– 4 8-84b.46
––– 5 8-84b.56
––– 6 oder mehr 8-84b.66
– Kryoplastie, perkutan-transluminal 8-836.r6
– Laser-Angioplastie, perkutan-transluminal 8-836.26
– Operation 5-357.0
– Rotationsatherektomie, perkutan-transluminal 8-83c.f6
– Rotationsthrombektomie, perkutan-transluminal 8-836.p6
– Scoring-balloon, perkutan-transluminal 8-836.16
– Sondierung, kathetergestützt 1-279.6
– Thrombektomie, perkutan-transluminal 8-836.86
– Thrombolyse, selektiv, perkutan-transluminal 8-836.76
Ductus Botalli – s. Ductus arteriosus apertus
Ductus choledochus
– Anastomose
–– Duodenum, biliodigestiv
––– durch Umsteigen laparoskopisch – offen chirurgisch 5-512.12
––– endoskopisch 5-512.13
––– laparoskopisch 5-512.11
––– offen 5-512.10
–– Jejunum, biliodigestiv
––– durch Umsteigen laparoskopisch – offen chirurgisch 5-512.22
–––– mit
––––– Interposition, Darmschlinge 5-512.32
––––– Roux-Y-Anastomose 5-512.42
––– endoskopisch 5-512.23
––– laparoskopisch 5-512.21
–––– mit
––––– Interposition, Darmschlinge 5-512.31
––––– Roux-Y-Anastomose 5-512.41
––– offen 5-512.20
–––– mit
––––– Interposition, Darmschlinge 5-512.30
––––– Roux-Y-Anastomose 5-512.40
–– Magen, biliodigestiv
––– durch Umsteigen laparoskopisch – offen chirurgisch 5-512.02
––– endoskopisch 5-512.03
––– laparoskopisch 5-512.01
––– offen 5-512.00
– Dekompression, endoskopisch, durch Intubation 5-513.5
– Einsetzen, Katheter, endoskopisch 5-513.5
– Entfernung, Gallenstein, offen 5-514.20
– Fistelverschluss 5-519.4 ►

Ductus choledochus *(Forts.)*
– Inzision
–– durch Umsteigen laparoskopisch – offen chirurgisch 5-514.02
–– laparoskopisch 5-514.01
–– offen 5-514.00
–– perkutan-transhepatisch 5-514.03
– Lithotomie, offen 5-514.20
– Replantation, bei Exzision, Papilla duodeni major, offen 5-518.40
Ductus cysticus, Stumpf, Exzision 5-515.0
Ductus deferens
– Biopsie
–– durch Inzision 1-569.1♦
–– perkutan 1-463.6♦
––– mit Steuerung durch bildgebende Verfahren 1-465.6♦
– Ligatur 5-636.1♦
– Nadelbiopsie, perkutan 1-463.6♦
– Naht, nach Verletzung 5-637.0♦
– Rekonstruktion, durch
–– Epididymovasostomie 5-637.3♦
–– Vasovasostomie 5-637.1♦
– Resektion 5-636.2♦
– Sklerosierung 5-636.0♦
– Vasotomie 5-635♦
Ductus hepaticus
– Anastomose
–– Duodenum, biliodigestiv
––– durch Umsteigen laparoskopisch – offen chirurgisch 5-512.12
––– endoskopisch 5-512.13
––– laparoskopisch 5-512.11
––– offen 5-512.10
–– Jejunum, biliodigestiv
––– durch Umsteigen laparoskopisch – offen chirurgisch 5-512.22
–––– mit
––––– Interposition, Darmschlinge 5-512.32
––––– Roux-Y-Anastomose 5-512.42
––– endoskopisch 5-512.23
––– laparoskopisch 5-512.21
–––– mit
––––– Interposition, Darmschlinge 5-512.31
––––– Roux-Y-Anastomose 5-512.41
––– offen 5-512.20
–––– mit
––––– Interposition, Darmschlinge 5-512.30
––––– Roux-Y-Anastomose 5-512.40
–– Magen, biliodigestiv
––– durch Umsteigen laparoskopisch – offen chirurgisch 5-512.02
––– endoskopisch 5-512.03
––– laparoskopisch 5-512.01
––– offen 5-512.00
– Naht, nach Verletzung 5-516.0
– Rekonstruktion, plastisch 5-516.1
Ductus hepaticus communis, Implantation, Stent, nicht-selbstexpandierend 5-513.f0
Ductus nasolacrimalis
– Exzision, Gewebe 5-085.3♦ ▶

Ductus nasolacrimalis *(Forts.)*
– Inzision, mit Drainage 5-084.12♦
– Rekonstruktion 5-088.2♦
– Spülung 8-170.1♦
– Strikturdurchtrennung 5-085.3♦
Ductus pancreaticus
– Anastomose
–– zum Duodenum 5-527.2
–– zum Jejunum 5-527.1
––– mit Roux-Y-Anastomose 5-527.3
–– zum Magen 5-527.0
– Biopsie, endoskopisch 1-440.8
– Destruktion
–– durch Umsteigen laparoskopisch – offen chirurgisch 5-529.42
–– laparoskopisch 5-529.41
–– offen 5-529.40
– Einlegen, Drainage
–– durch Umsteigen laparoskopisch – offen chirurgisch 5-529.52
–– laparoskopisch 5-529.51
–– offen 5-529.50
– Exzision
–– durch Umsteigen laparoskopisch – offen chirurgisch 5-529.32
–– laparoskopisch 5-529.31
–– offen 5-529.30
– Inzision
–– durch Umsteigen laparoskopisch – offen chirurgisch 5-529.02
–– laparoskopisch 5-529.01
–– offen 5-529.00
– Rekonstruktion, plastisch
–– durch Umsteigen laparoskopisch – offen chirurgisch 5-529.e2
–– laparoskopisch 5-529.e1
–– offen 5-529.e0
– Stein, Entfernung
–– durch Umsteigen laparoskopisch – offen chirurgisch 5-529.22
–– laparoskopisch 5-529.21
–– offen 5-529.20
Ductus parotideus
– Marsupialisation 5-261.0♦
– Unterbindung 5-269.0♦
Ductus submandibularis, Marsupialisation 5-261.1♦
Ductus thoracicus, Fistelverschluss 5-405.2
Ductus thyreoglossus, Exzision
– mit Resektion
–– Os hyoideum 5-065.3
–– Zungenbein, medial, als sekundärer Eingriff 5-065.5
– ohne Resektion, Zungenbein, medial, als sekundärer Eingriff 5-065.4
Dünndarm – s.a. Darm, Duodenum, Jejunum, Ileum
– Abtragung
–– Divertikel, offen 5-451.1
–– Meckel-Divertikel, offen 5-451.1
– Adhäsiolyse, offen 5-469.20 ▶

Dünndarm – s.a. Darm, Duodenum, Jejunum, Ileum *(Forts.)*
– Anastomose, Rektumstumpf 5-459.2
– Biopsie, endoskopisch 1-440.a
– Bypass-Anastomose
–– zum Dickdarm 5-459.2
–– zum Dünndarm 5-459.0
– Darstellung, isoliert [Enteroklysma] 3-139
– Destruktion, endoskopisch
–– durch
––– Doppel-Ballon-Enteroskopie
–––– durch
––––– Elektrokoagulation 5-451.a0
––––– Kryokoagulation 5-451.a3
––––– Laserkoagulation 5-451.a1
––––– Thermokoagulation 5-451.a2
–––– photodynamische Therapie 5-451.a4
––– motorisierte Spiral-Endoskopie
–––– durch
––––– Elektrokoagulation 5-451.d0
––––– Kryokoagulation 5-451.d3
––––– Laserkoagulation 5-451.d1
––––– photodynamische Therapie 5-451.d4
––––– Thermokoagulation 5-451.d2
––– Push-and-pull-back-Technik
–––– durch
––––– Elektrokoagulation 5-451.a0
––––– Kryokoagulation 5-451.a3
––––– Laserkoagulation 5-451.a1
––––– Thermokoagulation 5-451.a2
–––– photodynamische Therapie 5-451.a4
––– Push-Technik, photodynamische Therapie 5-451.94
––– Single-Ballon-Enteroskopie
–––– durch
––––– Elektrokoagulation 5-451.a0
––––– Kryokoagulation 5-451.a3
––––– Laserkoagulation 5-451.a1
––––– Thermokoagulation 5-451.a2
–––– photodynamische Therapie 5-451.a4
–– einfach
––– durch
–––– Elektrokoagulation 5-451.90
–––– Kryokoagulation 5-451.93
–––– Laserkoagulation 5-451.91
–––– Thermokoagulation 5-451.92
––– photodynamische Therapie 5-451.94
– Dilatation
–– durch Umsteigen laparoskopisch – offen chirurgisch 5-469.h2
–– endoskopisch 5-469.h3
–– laparoskopisch 5-469.h1
–– offen 5-469.h0
– Dissektion, submukosal, endoskopisch 5-451.74
– EFTR 5-451.75
–– durch motorisierte Spiral-Endoskopie 5-451.c4
– Elektrokoagulation
–– laparoskopisch 5-451.50
–– offen 5-451.40 ►

Dünndarm – s.a. Darm, Duodenum, Jejunum, Ileum *(Forts.)*
– Endoskopie, diagnostisch
–– durch
––– Ileostomie 1-638.x
––– Inzision 1-695.1
–– intraoperativ 1-695.1
– Entfernung, Transplantat 5-454.8
– ESD [Endoskopische submukosale Dissektion] 5-451.74
– Exzision
–– endoskopisch, durch
––– Doppel-Ballon-Enteroskopie 5-451.80
––– motorisierte Spiral-Endoskopie 5-451.c0
––– Push-and-pull-back-Technik 5-451.80
––– Push-Technik 5-451.70
––– Single-Ballon-Enteroskopie 5-451.80
–– Gewebe
––– einfach, endoskopisch 5-451.70
––– laparoskopisch 5-451.2
–– lokal, offen 5-451.1
–– Vollwand, endoskopisch 5-451.75
––– durch motorisierte Spiral-Endoskopie 5-451.c4
– Faltung
–– durch Umsteigen laparoskopisch – offen chirurgisch 5-469.32
–– laparoskopisch 5-469.31
–– offen 5-469.30
– Fixation, an der rechten Bauchwandseite, Dickdarm, an der linken Bauchwandseite
–– durch Umsteigen laparoskopisch – offen chirurgisch 5-469.52
–– laparoskopisch 5-469.51
–– offen 5-469.50
– Interposition
–– bei
––– Gastrektomie, total
–––– mit
––––– Resektion, Ösophagus
–––––– partiell
––––––– mit
–––––––– Exzision, Lymphknoten, einzeln, Kompartiment II oder III 5-438.22
–––––––– Lymphadenektomie, systematisch
––––––––– Kompartiment II 5-438.23
––––––––– Kompartiment II und partiell III 5-438.24
––––––––– Kompartiment II und III 5-438.25
––––––– ohne Lymphadenektomie 5-438.21
–––––– subtotal
––––––– mit
–––––––– Exzision, Lymphknoten, einzeln, Kompartiment II oder III 5-438.02
–––––––– Lymphadenektomie, systematisch
––––––––– Kompartiment II und partiell III 5-438.04
––––––––– Kompartiment II und III 5-438.05
––––––– ohne Lymphadenektomie 5-438.01 ►

D

Dünndarm – s.a. Darm, Duodenum, Jejunum, Ileum *(Forts.)*
~ Interposition *(Forts.)*
~~ bei *(Forts.)*
~~~ Gastrektomie, total *(Forts.)*
~~~~ mit *(Forts.)*
~~~~~ Resektion, Ösophagus *(Forts.)*
–––––– total
––––––– mit
–––––––– Exzision, Lymphknoten, einzeln, Kompartiment II oder III 5-438.02
–––––––– Lymphadenektomie, systematisch
––––––––– Kompartiment II und partiell III 5-438.04
––––––––– Kompartiment II und III 5-438.05
––––––– ohne Lymphadenektomie 5-438.01
––––– Reservoirbildung
–––––– mit
––––––– Exzision, Lymphknoten, einzeln, Kompartiment II oder III 5-437.52
––––––– Lymphadenektomie, systematisch
–––––––– Kompartiment II 5-437.53
–––––––– Kompartiment II und partiell III 5-437.54
–––––––– Kompartiment II und III 5-437.55
–––––– ohne Lymphadenektomie 5-437.51
–––– ohne Reservoirbildung
––––– mit
–––––– Exzision, Lymphknoten, einzeln, Kompartiment II oder III 5-437.42
–––––– Lymphadenektomie, systematisch
––––––– Kompartiment II 5-437.43
––––––– Kompartiment II und partiell III 5-437.44
––––––– Kompartiment II und III 5-437.45
––––– ohne Lymphadenektomie 5-437.41
––– Resektion, Magen, subtotal
–––– mit
––––– Exzision, Lymphknoten, einzeln, Kompartiment II oder III 5-436.22
––––– Lymphadenektomie, systematisch
–––––– Kompartiment II 5-436.23
–––––– Kompartiment II und partiell III 5-436.24
–––––– Kompartiment II und III 5-436.25
–––– ohne Lymphadenektomie 5-436.21
–– frei, bei
––– En-bloc-Ösophagektomie 5-426.23
––– Erweiterungsplastik, Ösophagus, mit Magenhochzug 5-427.23
––– Ösophagektomie, abdominozervikal, mit Dissektion, stumpf 5-426.03
––– Rekonstruktion, Ösophaguspassage
–––– im
––––– hinteren Mediastinum 5-427.13
––––– Ösophagusbett 5-427.13
–––– Retrosternalraum 5-427.03
–– zur Umwandlung, bei Revision, nach Resektion, Magen 5-447.6
– Kapselendoskopie 1-63a
–– telemetrisch 1-63a ►

Dünndarm – s.a. Darm, Duodenum, Jejunum, Ileum *(Forts.)*
– Kryokoagulation
–– laparoskopisch 5-451.53
–– offen 5-451.43
– Laserkoagulation
–– laparoskopisch 5-451.51
–– offen 5-451.41
– Manometrie 1-318
– Membran, intraluminal, Exzision 5-451.0
– photodynamische Therapie
–– laparoskopisch 5-451.54
–– offen 5-451.44
– Polyp, mindestens 2 cm Durchmesser, Entfernung
–– 1 *[nur Zusatzkode!]* 5-451.b0
–– 2 oder mehr *[nur Zusatzkode!]* 5-451.b1
– Polypektomie
–– einfach, endoskopisch, mit Schlinge
––– 1–2 Polypen 5-451.71
––– 3 oder mehr Polypen 5-451.72
–– endoskopisch, mit Schlinge, durch
––– Doppel-Ballon-Enteroskopie
–––– 1–2 Polypen 5-451.81
–––– 3 oder mehr Polypen 5-451.82
––– Push-and-pull-back-Technik
–––– 1–2 Polypen 5-451.81
–––– 3 oder mehr Polypen 5-451.82
––– Push-Technik
–––– 1–2 Polypen 5-451.71
–––– 3 oder mehr Polypen 5-451.72
––– Single-Ballon-Enteroskopie
–––– 1–2 Polypen 5-451.81
–––– 3 oder mehr Polypen 5-451.82
– Resektion
–– Mukosa
––– einfach, endoskopisch 5-451.73
––– endoskopisch, durch
–––– Doppel-Ballon-Enteroskopie 5-451.83
–––– motorisierte Spiral-Endoskopie 5-451.c3
–––– Push-and-pull-back-Technik 5-451.83
–––– Push-Technik 5-451.73
–––– Single-Ballon-Enteroskopie 5-451.83
–– postmortal, zur Transplantation 5-454.7
–– Transplantat 5-454.8
– Segmentresektion, multipel
–– durch Umsteigen laparoskopisch – offen chirurgisch 5-454.32
–– laparoskopisch 5-454.31
–– offen 5-454.30
– Seit-zu-Seit-Umgehungsanastomose 5-459.0
– Thermokoagulation
–– laparoskopisch 5-451.52
–– offen 5-451.42
– Transplantation
–– Evaluation
––– teilweise, ohne Aufnahme auf eine Warteliste 1-920.16
––– vollständig
–––– mit Aufnahme auf eine Warteliste 1-920.26 ►
~~~~~

Dünndarm – s.a. Darm, Duodenum, Jejunum, Ileum *(Forts.)*
~ Transplantation *(Forts.)*
~~ Evaluation *(Forts.)*
~~~ vollständig *(Forts.)*
---- ohne Aufnahme auf eine Warteliste 1-920.06
-- Re-Evaluation, mit
--- Aufnahme oder Verbleib auf einer Warteliste 1-920.36
--- Herausnahme aus einer Warteliste 1-920.46
-- zur Rekonstruktion
--- Duodenum 5-467.60
--- Ileum 5-467.62
--- Jejunum 5-467.61
– und Dickdarm, Anastomose, Resektion
-- durch Umsteigen laparoskopisch – offen chirurgisch 5-455.07
-- laparoskopisch, mit
--- Anastomose 5-455.05
--- Enterostoma 5-455.06
-- offen, mit
--- Anastomose 5-455.01
--- Anastomosen-Anus praeter 5-455.04
--- Enterostoma und Blindverschluss 5-455.02
--- zwei Enterostomata 5-455.03
Dünndarm-Plikatur
– nach Noble 5-469.30
– offen, nach Child-Philipps 5-469.30
Dünndarmanastomose, Resektion
– Duodenum
-- durch Umsteigen laparoskopisch – offen chirurgisch 5-454.02
-- laparoskopisch 5-454.01
-- offen 5-454.00
– Ileum
-- durch Umsteigen laparoskopisch – offen chirurgisch 5-454.22
-- laparoskopisch 5-454.21
-- offen 5-454.20
– Jejunum
-- durch Umsteigen laparoskopisch – offen chirurgisch 5-454.12
-- laparoskopisch 5-454.11
-- offen 5-454.10
Dünndarminterponat, Revision 5-447.7
Dünndarmsegment
– Isolation, als selbständiger Eingriff 5-453.x
– tubuliert, Harnableitung, kontinent
-- laparoskopisch 5-566.c1♦
-- offen 5-566.c0♦
Dufourmentel, Operation 5-897.12
Duktal
– Cholangioskopie – s. Cholangioskopie, direkt
– Endoskopie, Pankreasgang – s. Endoskopie, Pankreasgang, direkt
Duktektomie, Mamma
– mit
-- Defektdeckung, durch Mobilisation und Adaptation, Brustgewebe, bis zu
--- 1 Quadrant 5-870.21♦ ►
Duktektomie, Mamma *(Forts.)*
~ mit *(Forts.)*
~~ Defektdeckung, durch Mobilisation und Adaptation, Brustgewebe, bis zu *(Forts.)*
--- 25% 5-870.21♦
-- direkter Adaptation der benachbarten Wundflächen 5-870.20♦
– ohne Adaptation der benachbarten Wundflächen 5-870.20♦
Duodenal, Ernährungssonde
– Anlegen
-- endoskopisch, über eine liegende PEG-Sonde 8-125.2
-- transnasal 8-125.0
--- endoskopisch 8-125.1
– Wechsel
-- endoskopisch, über eine liegende PEG-Sonde 8-125.2
-- transnasal 8-125.0
--- endoskopisch 8-125.1
Duodenal-Switch
– durch Umsteigen laparoskopisch – offen chirurgisch, mit Bildung
-- Common Channel, nach Herstellung, Schlauchmagen (zweite Sitzung) 5-434.62
-- Dünndarmschenkel, gemeinsam, nach Herstellung, Schlauchmagen (zweite Sitzung) 5-434.62
– (erste Sitzung), Herstellung, Schlauchmagen, als vorbereitender Eingriff, Diversion, biliopankreatisch, durch Umsteigen laparoskopisch – offen chirurgisch 5-434.52
– laparoskopisch, mit Bildung
-- Common Channel, nach Herstellung, Schlauchmagen (zweite Sitzung) 5-434.61
-- Dünndarmschenkel, gemeinsam, nach Herstellung, Schlauchmagen (zweite Sitzung) 5-434.61
– mit Diversion, biliopankreatisch
-- durch Umsteigen laparoskopisch – offen chirurgisch 5-434.42
-- laparoskopisch 5-434.41
-- offen 5-434.40
– offen, mit Bildung
-- Common Channel, nach Herstellung, Schlauchmagen (zweite Sitzung) 5-434.60
-- Dünndarmschenkel, gemeinsam, nach Herstellung, Schlauchmagen (zweite Sitzung) 5-434.60
Duodenalsonde, mit Funktionstest, Pankreas, mit Aspiration, Duodenalsaft 1-761
Duodenektomie
– durch Umsteigen laparoskopisch – offen chirurgisch 5-454.42
– laparoskopisch 5-454.41
– offen 5-454.40
Duodenoduodenostomie 5-459.1
Duodenoileostomie 5-459.0
Duodenojejunostomie 5-459.0
Duodenopankreatektomie, partiell, mit Teilresektion, Magen 5-524.1
~~~

Duodenorrhaphie 5-467.00
Duodenoskopie
– diagnostisch
–– bei
––– Anastomosen, Ösophagus, Magen und Duodenum 1-632.1
––– axialer Gleithernie 1-632.0
––– Lageanomalie 1-632.x
––– normalem Situs 1-632.0
–– über Stoma 1-638.3
– Ösophagogastro-, zur Fremdkörperentfernung 8-100.8
Duodenostomie
– Anlegen
–– durch Umsteigen laparoskopisch – offen chirurgisch 5-463.02
–– laparoskopisch 5-463.01
–– offen 5-463.00
– Choledocho-
–– durch Umsteigen laparoskopisch – offen chirurgisch 5-512.12
–– endoskopisch 5-512.13
–– laparoskopisch 5-512.11
–– offen 5-512.10
– Cholezysto-
–– durch Umsteigen laparoskopisch – offen chirurgisch 5-512.12
–– endoskopisch 5-512.13
–– laparoskopisch 5-512.11
–– offen 5-512.10
– Gastro-
–– bei Resektion, Pylorus 5-432.2
–– offen 5-445.00
– Hepato-
–– durch Umsteigen laparoskopisch – offen chirurgisch 5-512.12
–– endoskopisch 5-512.13
–– laparoskopisch 5-512.11
–– offen 5-512.10
– Hepatocholangiozysto-
–– durch Umsteigen laparoskopisch – offen chirurgisch 5-512.12
–– endoskopisch 5-512.13
–– laparoskopisch 5-512.11
–– offen 5-512.10
– Hepatozysto-
–– durch Umsteigen laparoskopisch – offen chirurgisch 5-512.12
–– endoskopisch 5-512.13
–– laparoskopisch 5-512.11
–– offen 5-512.10
– Pankreato- 5-523.1
– Vergrößerung, plastisch 5-464.00
– Verschluss
–– endoskopisch 5-467.20
–– offen 5-467.10
Duodenotomie 5-450.0
– nach Inzision
–– Papilla duodeni major
––– durch Umsteigen laparoskopisch – offen chirurgisch 5-518.22 ►

Duodenotomie 5-450.0 *(Forts.)*
~ nach Inzision *(Forts.)*
~~ Papilla duodeni major *(Forts.)*
––– laparoskopisch 5-518.21
––– offen 5-518.20
–– Sphincter Oddi
––– durch Umsteigen laparoskopisch – offen chirurgisch 5-518.22
––– laparoskopisch 5-518.21
––– offen 5-518.20
Duodenum – s.a. Darm, Dünndarm
– Anastomose
–– Ductus choledochus, biliodigestiv
––– durch Umsteigen laparoskopisch – offen chirurgisch 5-512.12
––– endoskopisch 5-512.13
––– laparoskopisch 5-512.11
––– offen 5-512.10
–– Ductus hepaticus, biliodigestiv
––– durch Umsteigen laparoskopisch – offen chirurgisch 5-512.12
––– endoskopisch 5-512.13
––– laparoskopisch 5-512.11
––– offen 5-512.10
–– Leberparenchym, biliodigestiv
––– durch Umsteigen laparoskopisch – offen chirurgisch 5-512.12
––– endoskopisch 5-512.13
––– laparoskopisch 5-512.11
––– offen 5-512.10
– Anlegen
–– Ernährungsfistel
––– durch Umsteigen laparoskopisch – offen chirurgisch 5-463.02
––– laparoskopisch 5-463.01
––– offen 5-463.00
–– Reservoir 5-467.70
– Ausschaltung, als selbständiger Eingriff 5-453.0
– Biopsie
–– durch Inzision 1-555.0
–– endoskopisch 1-440.a
– Bypass-Anastomose, zum Duodenum 5-459.1
– Desinvagination, intraabdominal 5-468.00
– Detorsion, Volvulus, intraabdominal 5-468.10
– Endosonographie 3-054
– Enterostoma
–– Abtragung, Teil, vorverlagert 5-464.30
–– Einengung, plastisch 5-464.10
–– Erweiterung, plastisch 5-464.00
–– Neueinpflanzung 5-464.20
–– Umwandlung, in Kock-Pouch 5-464.40
– exteriorisiert, Segmentresektion 5-464.30
– Fistelverschluss
–– endoskopisch 5-467.20
–– offen 5-467.10
– Fremdkörperentfernung 5-450.0
– Hernienkorrektur, parastomal 5-464.50
– Inzision 5-450.0
–– mit Drainage 5-450.0
– Naht, nach Verletzung 5-467.00 ►

Duodenum – s.a. Darm, Dünndarm *(Forts.)*
– Rekonstruktion, durch
–– Erweiterungsplastik 5-467.30
–– Transplantation, Dünndarm 5-467.60
–– Verschmälerungsplastik 5-467.40
– Reposition, Invagination, offen 5-468.00
– Resektion
–– Dünndarmanastomose
––– durch Umsteigen laparoskopisch – offen chirurgisch 5-454.02
––– laparoskopisch 5-454.01
––– offen 5-454.00
–– durch Umsteigen laparoskopisch – offen chirurgisch 5-454.42
–– laparoskopisch 5-454.41
–– offen 5-454.40
– Retransplantation, während desselben stationären Aufenthaltes 5-467.90
– Revision
–– Anastomose 5-467.50
–– Reservoir 5-467.80
– Schleimhaut, endoskopische Thermoablation zur Reduktion der Insulin-Resistenz 5-451.e5
– Segmentresektion
–– durch Umsteigen laparoskopisch – offen chirurgisch 5-454.02
–– laparoskopisch 5-454.01
––– zur Transplantation 5-454.01
–– offen 5-454.00
––– zur Transplantation 5-454.00
–– zur Transplantation, durch Umsteigen laparoskopisch – offen chirurgisch 5-454.02
– Teilresektion
–– durch Umsteigen laparoskopisch – offen chirurgisch 5-454.42
––– zur Transplantation 5-454.42
–– laparoskopisch 5-454.41
––– zur Transplantation 5-454.41
–– offen 5-454.40
––– zur Transplantation 5-454.40
– Übernähung, offen 5-469.70
– Umwandlung, Enterostoma, in Stoma, kontinent 5-464.40
Duodenumerhaltend, Pankreatektomie, total 5-525.2
Duokopfprothese, Hüftgelenk
– Entfernung 5-821.9♦
– nicht-zementiert, Implantation 5-820.40♦
– Wechsel, in
–– Duokopfprothese
––– nicht-zementiert 5-821.f0♦
––– zementiert 5-821.f1♦
–– Langschaftprothese 5-821.f4♦
–– Sonderprothese 5-821.f4♦
–– Totalendoprothese
––– nicht-zementiert 5-821.f2♦
––– zementiert 5-821.f3♦
–– Tumorprothese 5-821.f4♦
– zementiert, Implantation 5-820.41♦
Dupilumab, Applikation, parenteral 6-00a.5
Dura
– Plastik
–– am Übergang, kraniozervikal 5-021.3
––– mit Kranioplastik 5-021.7
–– an Konvexität 5-021.0
––– mit Kranioplastik 5-021.4
–– frontobasal 5-021.2
––– mit Kranioplastik 5-021.6
–– laterobasal 5-021.1
––– mit Kranioplastik 5-021.5
–– spinal 5-036.8
– zur
–– Konstruktion, Vagina 5-705.4
–– Rekonstruktion, Vagina 5-705.4
–– Suspensionsoperation, transvaginal 5-593.10
Durchtrennung
– abdominal
–– Band, alloplastisch, als Revision, nach Operation wegen
––– Harninkontinenz 5-599.02
––– Prolaps 5-599.02
–– Netz, alloplastisch, als Revision, nach Operation wegen
––– Harninkontinenz 5-599.02
––– Prolaps 5-599.02
– Band
–– Akromioklavikulargelenk
––– arthroskopisch 5-819.01♦
––– offen 5-809.01♦
–– Ellenbogengelenk
––– arthroskopisch 5-819.0t♦
––– offen 5-809.0t♦
–– Handgelenk
––– arthroskopisch 5-819.07♦
––– offen 5-809.07♦
–– Handwurzelgelenk, anderes 5-841.12♦
–– Hüftgelenk
––– arthroskopisch 5-819.0g♦
––– offen 5-809.0g♦
–– Humeroglenoidalgelenk
––– arthroskopisch 5-819.00♦
––– offen 5-809.00♦
–– Humeroradialgelenk
––– arthroskopisch 5-819.0s♦
––– offen 5-809.0s♦
–– Humeroulnargelenk
––– arthroskopisch 5-819.04♦
––– offen 5-809.04♦
–– Iliosakralgelenk
––– arthroskopisch 5-819.0e♦
––– offen 5-809.0e♦
–– Interphalangealgelenk
––– Daumen 5-841.17♦
––– Langfinger 5-841.16♦
–– Kniegelenk
––– arthroskopisch 5-819.0h♦
––– offen 5-809.0h♦
–– Laddsches
––– durch Umsteigen laparoskopisch – offen chirurgisch 5-469.62
––– laparoskopisch 5-469.61 ►

D

Durchtrennung *(Forts.)*
~ Band *(Forts.)*
~~ Laddsches *(Forts.)*
––– offen 5-469.60
–– Metakarpophalangealgelenk
––– Daumen 5-841.15♦
––– Langfinger 5-841.14♦
–– Metatarsophalangealgelenk
––– arthroskopisch 5-819.0q♦
––– offen 5-809.0q♦
–– Mittelhand 5-841.13♦
–– Radiokarpalgelenk
––– arthroskopisch 5-819.08♦
––– offen 5-809.08♦
–– Radioulnargelenk
––– distal
–––– arthroskopisch 5-819.06♦
–––– offen 5-809.06♦
––– proximal
–––– arthroskopisch 5-819.05♦
–––– offen 5-809.05♦
–– Sprunggelenk
––– oberes
–––– arthroskopisch 5-819.0k♦
–––– offen 5-809.0k♦
––– unteres
–––– arthroskopisch 5-819.0m♦
–––– offen 5-809.0m♦
–– Sternoklavikulargelenk
––– arthroskopisch 5-819.03♦
––– offen 5-809.03♦
–– Symphyse
––– arthroskopisch 5-819.0f
––– offen 5-809.0f
–– Tarsalgelenk
––– arthroskopisch 5-819.0n♦
––– offen 5-809.0n♦
–– Tarsometatarsalgelenk
––– arthroskopisch 5-819.0p♦
––– offen 5-809.0p♦
–– Tibiofibulargelenk, proximal
––– arthroskopisch 5-819.0j♦
––– offen 5-809.0j♦
–– Ulnokarpalgelenk
––– arthroskopisch 5-819.09♦
––– offen 5-809.09♦
–– Zehengelenk
––– arthroskopisch 5-819.0r♦
––– offen 5-809.0r♦
– Filum terminale 5-036.7
– Frenulum, labial 5-279.1
– Frenulum linguae 5-259.1
– Gewebe, kongenital, Pharynx 5-291.0
– Glaskörpermembran, hintere, durch Laser 5-159.3
– Goniosynechie 5-137.3♦
– Hypophysenstiel 5-076
– Isthmus, Schilddrüse 5-060.0
– Isthmus thyreoideae 5-060.0
– Kanthorrhaphie 5-092.5♦
– Kapsel, bei Mammaprothese 5-881.2♦ ►

Durchtrennung *(Forts.)*
– Kniegelenkskapsel, arthroskopisch 5-813.9♦
– Lappenstiel
–– Augenlid, bei Verbrennung und Verätzung 5-929.03♦
–– Axilla
––– bei Verbrennung und Verätzung 5-929.06♦
––– Muskel und Faszie 5-857.a1♦
–– Bauchregion
––– bei Verbrennung und Verätzung 5-929.0b
––– Muskel und Faszie 5-857.a6♦
–– Brustwand
––– bei Verbrennung und Verätzung 5-929.0a
––– Muskel und Faszie 5-857.a5♦
–– Dammregion, bei Verbrennung und Verätzung 5-929.0m
–– Ellenbogen
––– bei Verbrennung und Verätzung 5-929.07♦
––– Haut 5-909.27♦
––– Muskel und Faszie 5-857.a2♦
–– Fuß
––– bei Verbrennung und Verätzung 5-929.0g♦
––– Muskel und Faszie 5-857.aa♦
–– Genitalregion
––– bei Verbrennung und Verätzung 5-929.0c
––– Muskel und Faszie 5-857.a7♦
–– Gesäß
––– bei Verbrennung und Verätzung 5-929.0d
––– Muskel und Faszie 5-857.a7♦
–– Hals
––– bei Verbrennung und Verätzung 5-929.05
––– Muskel und Faszie 5-857.a0♦
–– Hand
––– bei Verbrennung und Verätzung 5-929.09♦
––– Muskel und Faszie 5-857.a4♦
–– Haut
––– Axilla 5-909.26♦
––– Bauchregion 5-909.2b
––– Brustwand 5-909.2a
––– Fuß 5-909.2g♦
––– Genitalregion 5-909.2c
––– Gesäß 5-909.2d
––– Hals 5-909.25
––– Hand 5-909.29♦
––– Knie 5-909.2e♦
––– Kopf 5-909.24
––– Leistenregion 5-909.2c
––– Lippe 5-909.20
––– Oberarm 5-909.27♦
––– Oberschenkel 5-909.2e♦
––– Rücken 5-909.2a
––– Schulter 5-909.26♦
––– Unterarm 5-909.28♦
––– Unterschenkel 5-909.2f♦
–– Knie
––– bei Verbrennung und Verätzung 5-929.0e♦
––– Muskel und Faszie 5-857.a8♦
–– Kopf
––– bei Verbrennung und Verätzung 5-929.04
––– Muskel und Faszie 5-857.a0♦ ►

Durchtrennung *(Forts.)*
~ Lappenstiel *(Forts.)*
-- Kopfhaut, behaart, bei Verbrennung und Verätzung 5-929.0h
-- Leistenregion
--- bei Verbrennung und Verätzung 5-929.0c
--- Muskel und Faszie 5-857.a7♦
-- Lippe, bei Verbrennung und Verätzung 5-929.00
-- Nase, bei Verbrennung und Verätzung 5-929.01
-- Oberarm
--- bei Verbrennung und Verätzung 5-929.07♦
--- Muskel und Faszie 5-857.a2♦
-- Oberschenkel
--- bei Verbrennung und Verätzung 5-929.0e♦
--- Muskel und Faszie 5-857.a8♦
-- Ohr, bei Verbrennung und Verätzung 5-929.02♦
-- Rücken
--- bei Verbrennung und Verätzung 5-929.0j
--- Muskel und Faszie 5-857.a5♦
-- Schulter
--- bei Verbrennung und Verätzung 5-929.06♦
--- Muskel und Faszie 5-857.a1♦
-- Skrotum, bei Verbrennung und Verätzung 5-929.0k
-- Unterarm
--- bei Verbrennung und Verätzung 5-929.08♦
--- Muskel und Faszie 5-857.a3♦
-- Unterschenkel
--- bei Verbrennung und Verätzung 5-929.0f♦
--- Muskel und Faszie 5-857.a9♦
- Lig. arteriosum, bei Kompression der intrathorakalen Trachea 5-357.9
- Lig. coracoacromiale, bei Akromioplastik, offen 5-805.6♦
- Muskel
-- Axilla 5-851.01♦
-- Bauchregion 5-851.06♦
-- Brustwand 5-851.05♦
-- Ellenbogen 5-851.02♦
-- Fuß 5-851.0a♦
-- Genitalregion 5-851.07♦
-- Gesäß 5-851.07♦
-- Hals 5-851.00♦
-- Hand
--- partiell 5-843.1♦
--- total 5-843.2♦
-- Knie 5-851.08♦
-- Kopf 5-851.00♦
-- Leistenregion 5-851.07♦
-- Oberarm 5-851.02♦
-- Oberschenkel 5-851.08♦
-- Rücken 5-851.05♦
-- Schulter 5-851.01♦
-- Unterarm 5-851.03♦
-- Unterschenkel 5-851.09♦
- N. trigeminus, intrakraniell 5-017.00
- N. vestibulocochlearis, intrakraniell 5-017.01 ►

Durchtrennung *(Forts.)*
- Nerv, afferent, Nebenniere
-- abdominal, offen 5-073.x1♦
-- laparoskopisch 5-073.x3♦
-- lumbal, offen 5-073.x0♦
-- thorakoabdominal 5-073.x2♦
- Nervenwurzel, Rückenmark 5-034.7
- perineal
-- abdominal, kombiniert
--- Band, alloplastisch, als Revision, nach Operation wegen
---- Harninkontinenz 5-599.04
---- Prolaps 5-599.04
--- Netz, alloplastisch, als Revision, nach Operation wegen
---- Harninkontinenz 5-599.04
---- Prolaps 5-599.04
-- Band, alloplastisch, als Revision, nach Operation wegen
--- Harninkontinenz 5-599.01
--- Prolaps 5-599.01
-- Netz, alloplastisch, als Revision, nach Operation wegen
--- Harninkontinenz 5-599.01
--- Prolaps 5-599.01
- Radiokarpalband 5-841.10♦
- Retinaculum flexorum 5-841.11♦
- Sehnenscheide
-- Axilla
--- längs 5-851.31♦
--- quer 5-851.41♦
-- Brustwand
--- längs 5-851.35♦
--- quer 5-851.45♦
-- Ellenbogen
--- längs 5-851.32♦
--- quer 5-851.42♦
-- Fuß
--- längs 5-851.3a♦
--- quer 5-851.4a♦
-- Genitalregion
--- längs 5-851.37♦
--- quer 5-851.47♦
-- Gesäß
--- längs 5-851.37♦
--- quer 5-851.47♦
-- Hals
--- längs 5-851.30♦
--- quer 5-851.40♦
-- Knie
--- längs 5-851.38♦
--- quer 5-851.48♦
-- Kopf
--- längs 5-851.30♦
--- quer 5-851.40♦
-- Leistenregion
--- längs 5-851.37♦
--- quer 5-851.47♦
-- Oberarm
--- längs 5-851.32♦
--- quer 5-851.42♦ ►

D

Durchtrennung *(Forts.)*
~ Sehnenscheide *(Forts.)*
–– Oberschenkel
––– längs 5-851.38♦
––– quer 5-851.48♦
–– Rücken
––– längs 5-851.35♦
––– quer 5-851.45♦
–– Schulter
––– längs 5-851.31♦
––– quer 5-851.41♦
–– Unterarm
––– längs 5-851.33♦
––– quer 5-851.43♦
–– Unterschenkel
––– längs 5-851.39♦
––– quer 5-851.49♦
– Sphincter ani
–– lateral 5-494.1
–– medial 5-494.2
– Sphincter Oddi, endoskopisch 5-513.1
– Sphincter pancreaticus, endoskopisch 5-526.1
– Sphinkter, Kardia
–– abdominal, offen 5-420.20
–– durch Umsteigen
––– laparoskopisch – offen chirurgisch 5-420.24
––– thorakoskopisch – offen chirurgisch 5-420.25
–– endoskopisch 5-420.26
–– laparoskopisch 5-420.22
–– thorakal, offen 5-420.21
–– thorakoskopisch 5-420.23
– Symblepharon, mit Einsetzen, Platzhalter 5-114.x♦
– Synechie, Nase
–– mit Einnähen, Septumstützfolie 5-211.41
–– ohne Einnähen, Septumstützfolie 5-211.40
– Tarsorrhaphie 5-092.5♦
– Tränenkanal 5-084.10♦
– Trommelfell 5-200.4♦
– und Unterbindung, Tuba uterina
–– durch Umsteigen
––– endoskopisch – offen chirurgisch, zur Sterilisation 5-663.53
––– vaginal – offen chirurgisch, zur Sterilisation 5-663.54
–– laparoskopisch, zur Sterilisation 5-663.52
–– offen, zur Sterilisation 5-663.50
–– vaginal
––– laparoskopisch assistiert, zur Sterilisation 5-663.51
––– zur Sterilisation 5-663.55
– vaginal
–– abdominal, kombiniert
––– Band, alloplastisch, als Revision, nach Operation wegen
–––– Harninkontinenz 5-599.03
–––– Prolaps 5-599.03
––– Netz, alloplastisch, als Revision, nach Operation wegen
–––– Harninkontinenz 5-599.03 ▶

Durchtrennung *(Forts.)*
~ vaginal *(Forts.)*
~~ abdominal, kombiniert *(Forts.)*
~~~ Netz, alloplastisch, als Revision, nach Operation wegen *(Forts.)*
–––– Prolaps 5-599.03
–– Band, alloplastisch, als Revision, nach Operation wegen
––– Harninkontinenz 5-599.00
––– Prolaps 5-599.00
–– Netz, alloplastisch, als Revision, nach Operation wegen
––– Harninkontinenz 5-599.00
––– Prolaps 5-599.00
Durchzugsmanometrie, Ösophagus 1-313.0
Durchzugsoperation, abdominoperineal
– laparoskopisch, bei Analatresie 5-495.42
– offen, bei Analatresie 5-495.40
Durvalumab, Applikation, parenteral 6-00b.7
Dynamisch
– Anuloplastiering, Anpassung 5-379.b
– Hüftschraube
–– Entfernung, Schenkelhals 5-787.5e♦
–– Implantation, bei Fraktur
––– pertrochantär 5-793.5f♦
––– Schenkelhals 5-793.5e♦
– Stabilisierung, Wirbelsäule *[nur Zusatzkode!]* 5-83w.1
– Szintigraphie, Niere 3-706.1
–– mit
––– Bestimmung, Clearance 3-706.1
––– Reflux, Prüfung 3-706.1
––– Stimulation, Diurese 3-706.1
~~~

– E –

EBT – s. Elektronenstrahltomographie
ECCE – s. Linsenkern
Echokardiographie
– intrakardial 3-05g.2
– transösophageal 3-052
ECLS [Extracorporeal live support]
– unter 48 Stunden 8-852.30
– 48 bis unter 96 Stunden 8-852.31
– 96 bis unter 144 Stunden 8-852.33
– 144 bis unter 192 Stunden 8-852.34
– 192 bis unter 240 Stunden 8-852.35
– 240 bis unter 288 Stunden 8-852.36
– 288 bis unter 384 Stunden 8-852.37
– 384 bis unter 480 Stunden 8-852.38
– 480 bis unter 576 Stunden 8-852.39
– 576 bis unter 768 Stunden 8-852.3b
– 768 bis unter 960 Stunden 8-852.3c
– 960 bis unter 1.152 Stunden 8-852.3d
– 1.152 oder mehr Stunden 8-852.3e
ECMES [Embrochage centro-medullaire élastique Stable]
– Entfernung
–– Femur
––– distal 5-787.gh♦
––– proximal 5-787.gf♦
––– Schaft 5-787.gg♦
–– Fibula
––– distal 5-787.gr♦
––– proximal 5-787.gp♦
––– Schaft 5-787.gq♦
–– Humerus
––– distal 5-787.g3♦
––– proximal 5-787.g1♦
––– Schaft 5-787.g2♦
–– Karpus 5-787.ga♦
–– Klavikula 5-787.g0♦
–– Metakarpus 5-787.gb♦
–– Metatarsus 5-787.gv♦
–– Phalangen
––– Fuß 5-787.gw♦
––– Hand 5-787.gc♦
–– Radius
––– distal 5-787.g6♦
––– proximal 5-787.g4♦
––– Schaft 5-787.g5♦
–– Schenkelhals 5-787.ge♦
–– Skapula 5-787.gz♦
–– Tarsus 5-787.gu♦
–– Tibia
––– distal 5-787.gn♦
––– proximal 5-787.gk♦
––– Schaft 5-787.gm♦
–– Ulna
––– distal 5-787.g9♦
––– proximal 5-787.g7♦
––– Schaft 5-787.g8♦ ►

ECMES [Embrochage centro-medullaire élastique Stable] *(Forts.)*
– Reosteosynthese, bei Revision, Osteosynthesematerial
–– Femur
––– distal 5-78a.gh♦
––– proximal 5-78a.gf♦
––– Schaft 5-78a.gg♦
–– Fibula
––– distal 5-78a.gr♦
––– proximal 5-78a.gp♦
––– Schaft 5-78a.gq♦
–– Humerus
––– distal 5-78a.g3♦
––– proximal 5-78a.g1♦
––– Schaft 5-78a.g2♦
–– Karpus 5-78a.ga♦
–– Klavikula 5-78a.g0♦
–– Metakarpus 5-78a.gb♦
–– Metatarsus 5-78a.gv♦
–– Phalangen
––– Fuß 5-78a.gw♦
––– Hand 5-78a.gc♦
–– Radius
––– distal 5-78a.g6♦
––– proximal 5-78a.g4♦
––– Schaft 5-78a.g5♦
–– Schenkelhals 5-78a.ge♦
–– Skapula 5-78a.gz♦
–– Tarsus 5-78a.gu♦
–– Tibia
––– distal 5-78a.gn♦
––– proximal 5-78a.gk♦
––– Schaft 5-78a.gm♦
–– Ulna
––– distal 5-78a.g9♦
––– proximal 5-78a.g7♦
––– Schaft 5-78a.g8♦
– Reposition
–– geschlossen
––– Epiphysenlösung
–––– Femur
––––– distal 5-790.2h♦
––––– proximal 5-790.2f♦
–––– Fibula
––––– distal 5-790.2r♦
––––– proximal 5-790.2p♦
–––– Humerus
––––– distal 5-790.23♦
––––– proximal 5-790.21♦
–––– Klavikula 5-790.20♦
–––– Metakarpus 5-790.2b♦
–––– Metatarsus 5-790.2v♦
–––– Phalangen
––––– Fuß 5-790.2w♦
––––– Hand 5-790.2c♦
–––– Radius
––––– distal 5-790.26♦
––––– proximal 5-790.24♦
–––– Skapula 5-790.2z♦ ►

E

ECMES [Embrochage centro-medullaire élastique Stable] *(Forts.)*
~ Reposition *(Forts.)*
~~ geschlossen *(Forts.)*
~~~ Epiphysenlösung *(Forts.)*
---- Tibia
----- distal 5-790.2n♦
----- proximal 5-790.2k♦
---- Ulna
----- distal 5-790.29♦
----- proximal 5-790.27♦
--- Fraktur
---- Femur
----- distal 5-790.2h♦
----- proximal 5-790.2f♦
----- Schaft 5-790.2g♦
---- Fibula
----- distal 5-790.2r♦
----- proximal 5-790.2p♦
----- Schaft 5-790.2q♦
---- Humerus
----- distal 5-790.23♦
----- proximal 5-790.21♦
----- Schaft 5-790.22♦
---- Klavikula 5-790.20♦
---- Metakarpus 5-790.2b♦
---- Metatarsus 5-790.2v♦
---- Phalangen
----- Fuß 5-790.2w♦
----- Hand 5-790.2c♦
---- Radius
----- distal 5-790.26♦
----- proximal 5-790.24♦
----- Schaft 5-790.25♦
---- Schenkelhals 5-790.2e♦
---- Skapula 5-790.2z♦
---- Tibia
----- distal 5-790.2n♦
----- proximal 5-790.2k♦
----- Schaft 5-790.2m♦
---- Ulna
----- distal 5-790.29♦
----- proximal 5-790.27♦
----- Schaft 5-790.28♦
-- offen
--- Fraktur
---- Femur
----- distal 5-793.gh♦
----- proximal 5-793.gf♦
----- Schaft 5-791.gg♦
---- Fibula
----- distal 5-793.gr♦
----- proximal 5-793.gp♦
----- Schaft 5-791.gq♦
---- Humerus
----- distal 5-793.g3♦
----- proximal 5-793.g1♦
----- Schaft 5-791.g2♦
---- Karpus 5-795.ga♦
---- Klavikula 5-795.g0♦
---- Metakarpus 5-795.gb♦ ►

ECMES [Embrochage centro-medullaire élastique Stable] *(Forts.)*
~ Reposition *(Forts.)*
~~ offen *(Forts.)*
~~~ Fraktur *(Forts.)*
---- Metatarsus 5-795.gv♦
---- Phalangen
----- Fuß 5-795.gw♦
----- Hand 5-795.gc♦
---- Radius
----- distal 5-793.g6♦
----- proximal 5-793.g4♦
----- Schaft 5-791.g5♦
---- Schenkelhals 5-793.ge♦
---- Skapula 5-795.gz♦
---- Tarsus 5-795.gu♦
---- Tibia
----- distal 5-793.gn♦
----- proximal 5-793.gk♦
----- Schaft 5-791.gm♦
---- Ulna
----- distal 5-793.g9♦
----- proximal 5-793.g7♦
----- Schaft 5-791.g8♦
--- Mehrfragment-Fraktur
---- Femur
----- distal 5-794.gh♦
----- proximal 5-794.gf♦
----- Schaft 5-792.gg♦
---- Fibula
----- distal 5-794.gr♦
----- proximal 5-794.gp♦
----- Schaft 5-792.gq♦
---- Humerus
----- distal 5-794.g3♦
----- proximal 5-794.g1♦
----- Schaft 5-792.g2♦
---- Karpus 5-796.ga♦
---- Klavikula 5-796.g0♦
---- Metakarpus 5-796.gb♦
---- Metatarsus 5-796.gv♦
---- Phalangen
----- Fuß 5-796.gw♦
----- Hand 5-796.gc♦
---- Radius
----- distal 5-794.g6♦
----- proximal 5-794.g4♦
----- Schaft 5-792.g5♦
---- Schenkelhals 5-794.ge♦
---- Skapula 5-796.gz♦
---- Tarsus 5-796.gu♦
---- Tibia
----- distal 5-794.gn♦
----- proximal 5-794.gk♦
----- Schaft 5-792.gm♦
---- Ulna
----- distal 5-794.g9♦
----- proximal 5-794.g7♦
----- Schaft 5-792.g8♦
– zur Osteosynthese, Knochen *[nur Zusatzkode!]* 5-786.g

ECMO [Extrakorporale Membranoxygenation]
– mit Kanülen im rechten Vorhof und in der Pulmonalarterie, bei Rechtsherzunterstützung
–– unter 48 Stunden 8-852.60
–– 48 bis unter 96 Stunden 8-852.61
–– 96 bis unter 144 Stunden 8-852.63
–– 144 bis unter 192 Stunden 8-852.64
–– 192 bis unter 240 Stunden 8-852.65
–– 240 bis unter 288 Stunden 8-852.66
–– 288 bis unter 384 Stunden 8-852.67
–– 384 bis unter 480 Stunden 8-852.68
–– 480 bis unter 576 Stunden 8-852.69
–– 576 bis unter 768 Stunden 8-852.6b
–– 768 bis unter 960 Stunden 8-852.6c
–– 960 bis unter 1.152 Stunden 8-852.6d
–– 1.152 oder mehr Stunden 8-852.6e
– Prä- 8-852.1
– veno-arteriell, mit Herzunterstützung
–– unter 48 Stunden 8-852.30
–– 48 bis unter 96 Stunden 8-852.31
–– 96 bis unter 144 Stunden 8-852.33
–– 144 bis unter 192 Stunden 8-852.34
–– 192 bis unter 240 Stunden 8-852.35
–– 240 bis unter 288 Stunden 8-852.36
–– 288 bis unter 384 Stunden 8-852.37
–– 384 bis unter 480 Stunden 8-852.38
–– 480 bis unter 576 Stunden 8-852.39
–– 576 bis unter 768 Stunden 8-852.3b
–– 768 bis unter 960 Stunden 8-852.3c
–– 960 bis unter 1.152 Stunden 8-852.3d
–– 1.152 oder mehr Stunden 8-852.3e
– veno-venös, ohne Herzunterstützung
–– unter 48 Stunden 8-852.00
–– 48 bis unter 96 Stunden 8-852.01
–– 96 bis unter 144 Stunden 8-852.03
–– 144 bis unter 192 Stunden 8-852.04
–– 192 bis unter 240 Stunden 8-852.05
–– 240 bis unter 288 Stunden 8-852.06
–– 288 bis unter 384 Stunden 8-852.07
–– 384 bis unter 480 Stunden 8-852.08
–– 480 bis unter 576 Stunden 8-852.09
–– 576 bis unter 768 Stunden 8-852.0b
–– 768 bis unter 960 Stunden 8-852.0c
–– 960 bis unter 1.152 Stunden 8-852.0d
–– 1.152 oder mehr Stunden 8-852.0e
– veno-venös-arteriell, mit Herzunterstützung
–– unter 48 Stunden 8-852.30
–– 48 bis unter 96 Stunden 8-852.31
–– 96 bis unter 144 Stunden 8-852.33
–– 144 bis unter 192 Stunden 8-852.34
–– 192 bis unter 240 Stunden 8-852.35
–– 240 bis unter 288 Stunden 8-852.36
–– 288 bis unter 384 Stunden 8-852.37
–– 384 bis unter 480 Stunden 8-852.38
–– 480 bis unter 576 Stunden 8-852.39
–– 576 bis unter 768 Stunden 8-852.3b
–– 768 bis unter 960 Stunden 8-852.3c
–– 960 bis unter 1.152 Stunden 8-852.3d
–– 1.152 oder mehr Stunden 8-852.3e

Eculizumab, Applikation, parenteral
– 300 mg bis unter 600 mg 6-003.h0
– 600 mg bis unter 900 mg 6-003.h1
– 900 mg bis unter 1.200 mg 6-003.h2
– 1.200 mg bis unter 1.500 mg 6-003.h3
– 1.500 mg bis unter 1.800 mg 6-003.h4
– 1.800 mg bis unter 2.100 mg 6-003.h5
– 2.100 mg bis unter 2.400 mg 6-003.h6
– 2.400 mg bis unter 2.700 mg 6-003.h7
– 2.700 mg bis unter 3.000 mg 6-003.h8
– 3.000 mg bis unter 3.300 mg 6-003.h9
– 3.300 mg bis unter 3.600 mg 6-003.ha
– 3.600 mg bis unter 3.900 mg 6-003.hb
– 3.900 mg bis unter 4.200 mg 6-003.hc
– 4.200 mg bis unter 4.500 mg 6-003.hd
– 4.500 mg bis unter 4.800 mg 6-003.he
– 4.800 mg bis unter 5.100 mg 6-003.hf
– 5.100 mg bis unter 5.400 mg 6-003.hg
– 5.400 mg bis unter 5.700 mg 6-003.hh
– 5.700 mg bis unter 6.000 mg 6-003.hj
– 6.000 mg bis unter 6.600 mg 6-003.hm
– 6.600 mg bis unter 7.200 mg 6-003.hn
– 7.200 mg bis unter 7.800 mg 6-003.hp
– 7.800 mg bis unter 8.400 mg 6-003.hq
– 8.400 mg bis unter 9.600 mg 6-003.hr
– 9.600 mg bis unter 10.800 mg 6-003.hs
– 10.800 mg bis unter 13.200 mg 6-003.ht
– 13.200 mg bis unter 15.600 mg 6-003.hu
– 15.600 mg bis unter 20.400 mg 6-003.hv
– 20.400 mg bis unter 25.200 mg 6-003.hw
– 25.200 mg oder mehr 6-003.hz

EEG
– Kassetten-, mobil 1-207.3
– Routine- 1-207.0
– Schlaf- 1-207.1
– Video- 1-207.2

EEG-Ableitung
– epidural 1-211
– extrazerebral, subdural 1-211
– intrazerebral 1-211
– kombiniert, intrazerebral, subdural 1-211

EEG-Intensivdiagnostik, Video-
– invasiv, bei Epilepsie zur Klärung einer epilepsiechirurgischen Operationsindikation 1-211
– nichtinvasiv, zur Evaluation einer Epilepsie oder eines Verdachts auf Epilepsie 1-210

EEG-Monitoring, mehr als 24 Stunden 8-920

EFTR [Endoscopic Full thickness resection (endoskopische transmurale Vollwandresektion)]
– Dickdarm 5-452.65
–– durch motorisierte Spiral-Endoskopie 5-452.b5
– Dünndarm 5-451.75
–– durch motorisierte Spiral-Endoskopie 5-451.c4
– Magen 5-433.25

EGD, mit Stufenbiopsie – s.a. Ösophagogastroduodenoskopie, mit Stufenbiopsie 1-440.9

Eigenblut
– Retransfusion 8-803.0
– Spende 8-803.0

Eigenleber, Entfernung, als selbständiger Eingriff 5-503.2
Eigenspende, Entnahme, Stammzellen, hämatopoetisch, aus
– Knochenmark 5-410.00
– peripherem Blut 5-410.10
Eigenureter, Transposition, offen, auf Transplantatniere 5-568.f
Ein-Phasen-Knochenszintigraphie 3-705.0
Ein-Phasen-Szintigraphie, Muskel-Skelett-System 3-705.0
Einbringen
– Abstandshalter
–– Gelenk 5-829.9
–– Schultergelenk, arthroskopisch 5-814.c♦
– Entlastungsfeder, Kniegelenk, offen 5-809.3h♦
– Fixationsmaterial, Knochen bei Operation, Weichteilgewebe 5-869.2
– Gas, Augenkammer, vordere 5-139.2♦
– Konnektor, Endo-Exo-Prothese 5-869.3
– Material
–– autogen, Haut
––– Axilla 5-890.16♦
––– Bauchregion 5-890.1b
––– Brustwand 5-890.1a
––– Ellenbogen 5-890.17♦
––– Fuß 5-890.1g♦
––– Genitalregion 5-890.1c
––– Gesäß 5-890.1d
––– Hals 5-890.15
––– Hand 5-890.19♦
––– Knie 5-890.1e♦
––– Kopf 5-890.14
––– Leistenregion 5-890.1c
––– Lippe 5-890.10
––– Oberarm 5-890.17♦
––– Oberschenkel 5-890.1e♦
––– Rücken 5-890.1a
––– Schulter 5-890.16♦
––– Unterarm 5-890.18♦
––– Unterschenkel 5-890.1f♦
–– xenogen, Haut
––– Axilla 5-890.26♦
––– Bauchregion 5-890.2b
––– Brustwand 5-890.2a
––– Ellenbogen 5-890.27♦
––– Fuß 5-890.2g♦
––– Genitalregion 5-890.2c
––– Gesäß 5-890.2d
––– Hals 5-890.25
––– Hand 5-890.29♦
––– Knie 5-890.2e♦
––– Kopf 5-890.24
––– Leistenregion 5-890.2c
––– Lippe 5-890.20
––– Oberarm 5-890.27♦
––– Oberschenkel 5-890.2e♦
––– Rücken 5-890.2a
––– Schulter 5-890.26♦
––– Unterarm 5-890.28♦
––– Unterschenkel 5-890.2f♦ ►

Einbringen *(Forts.)*
– Medikament
–– bei Spülung, Augenkammer, vordere 5-139.12♦
–– zur Fibrosehemmung, bei
––– Goniotrepanation, gedeckt 5-131.01♦
––– Trabekulektomie 5-131.01♦
– Medikamententräger, Wirbelsäule, durch Inzision 5-830.7
– Stellschraube, Knochen, bei Verletzung, Syndesmose, Sprunggelenk 5-869.2
Einengung, plastisch, Enterostoma
– Duodenum 5-464.10
– Ileum 5-464.12
– Jejunum 5-464.11
– Kolon 5-464.13
Einfach – s. jeweiliger durchgeführter Eingriff
Einführhilfe, Katheter-, bei neurovaskulären Eingriffen, Verwendung *[nur Zusatzkode!]* 8-83b.p
Einführung
– Antiembolie-Schirm
–– in zentralen Venenkatheter integriert, perkutan 8-839.11
–– nicht in zentralen Venenkatheter integriert, perkutan 8-839.10
– Ballonpumpe, intraaortal, perkutan 8-839.0
– Bulbusplatzhalter, aus nicht-resorbierbarem mikroporösem Material
–– mit
––– Entfernung, Augapfel, mit fibrovaskulärer Integration
–––– mit Titannetz
––––– außerhalb der Tenonschen Kapsel 5-163.24♦
––––– in die Tenonsche Kapsel 5-163.14♦
–––– ohne Titannetz
––––– außerhalb der Tenonschen Kapsel 5-163.23♦
––––– in die Tenonsche Kapsel 5-163.13♦
––– Enukleation, mit fibrovaskulärer Integration
–––– mit Titannetz
––––– außerhalb der Tenonschen Kapsel 5-163.24♦
––––– in die Tenonsche Kapsel 5-163.14♦
–––– ohne Titannetz
––––– außerhalb der Tenonschen Kapsel 5-163.23♦
––––– in die Tenonsche Kapsel 5-163.13♦
–– sekundär, mit fibrovaskulärer Integration
––– mit Titannetz
–––– außerhalb der Tenonschen Kapsel 5-165.14♦
–––– in die Tenonsche Kapsel 5-165.04♦
––– ohne Titannetz
–––– außerhalb der Tenonschen Kapsel 5-165.13♦
–––– in die Tenonsche Kapsel 5-165.03♦
– Haut-Fettgewebe-Transplantat
–– in die Tenonsche Kapsel, bei
––– Entfernung, Augapfel 5-163.12♦ ►

Einführung *(Forts.)*
~ Haut-Fettgewebe-Transplantat *(Forts.)*
~~ in die Tenonsche Kapsel, bei *(Forts.)*
––– Enukleation 5-163.12♦
–– sekundär
––– als Orbitaimplantat, in die Tenonsche Kapsel 5-165.02♦
––– außerhalb der Tenonschen Kapsel 5-165.12♦
– Hörimplantat, mechanisch, aktiv
–– Fenster
––– oval 5-209.e1♦
––– rund 5-209.e0♦
–– Gehörknöchelchenkette 5-209.e3♦
–– Knochen 5-209.e4♦
–– Steigbügel 5-209.e2♦
– Hydrogelschaum, polymerisierend, Subsegment, pulmonal
–– 1 5-339.70
–– 2 5-339.71
–– 3 5-339.72
–– 4 oder mehr 5-339.73
– Implantat
–– Gesicht, mehrere Teilbereiche, Gesicht, Epithese 5-77a.03♦
–– Kochlea, mit
––– Einzelelektrode
–––– gehörerhaltend 5-209.25♦
–––– nicht-gehörerhaltend 5-209.24♦
––– Elektrode, mehrere 5-209.23♦
–– Mastoid, Gesicht, Epithese 5-77a.00♦
–– Nase, Gesicht, Epithese 5-77a.02
–– Ohr, Gesicht, Epithese 5-77a.00♦
–– Orbita, Gesicht, Epithese 5-77a.01♦
–– zur
––– DACI 5-209.f♦
––– Stimulation, Kochlea, akustisch, direkt 5-209.f♦
– Intraokularlinse
–– monofokal
––– als
–––– irisfixierte Hinterkammerlinse, bei phakem Auge 5-146.1j♦
–––– kapselfixierte Hinterkammerlinse, bei phakem Auge 5-146.1a♦
–––– sklerafixierte Hinterkammerlinse, bei phakem Auge 5-146.1c♦
–––– sulkusfixierte Hinterkammerlinse, bei phakem Auge 5-146.1b♦
––– mit
–––– Aspiration, Linsenkern, als
––––– irisfixierte Hinterkammerlinse, über
–––––– kornealen Zugang 5-144.4j♦
–––––– sklero-kornealen Zugang 5-144.2j♦
––––– kapselfixierte Hinterkammerlinse, über
–––––– kornealen Zugang 5-144.4a♦
–––––– sklero-kornealen Zugang 5-144.2a♦
––––– sklerafixierte Hinterkammerlinse, über
–––––– kornealen Zugang 5-144.4c♦
–––––– sklero-kornealen Zugang 5-144.2c♦ ►

Einführung *(Forts.)*
~ Intraokularlinse *(Forts.)*
~~ monofokal *(Forts.)*
~~~ mit *(Forts.)*
~~~~ Aspiration, Linsenkern, als *(Forts.)*
––––– sulkusfixierte Hinterkammerlinse, über
–––––– kornealen Zugang 5-144.4b♦
–––––– sklero-kornealen Zugang 5-144.2b♦
–––– Entfernung, Linse, luxiert, aus Glaskörper, als
––––– irisfixierte Hinterkammerlinse 5-145.2j♦
––––– kapselfixierte Hinterkammerlinse 5-145.2a♦
––––– sklerafixierte Hinterkammerlinse 5-145.2c♦
––––– sulkusfixierte Hinterkammerlinse 5-145.2b♦
–––– Expression, Linsenkern, als
––––– irisfixierte Hinterkammerlinse, über
–––––– kornealen Zugang 5-144.4j♦
–––––– sklero-kornealen Zugang 5-144.2j♦
––––– kapselfixierte Hinterkammerlinse, über
–––––– kornealen Zugang 5-144.4a♦
–––––– sklero-kornealen Zugang 5-144.2a♦
––––– sklerafixierte Hinterkammerlinse, über
–––––– kornealen Zugang 5-144.4c♦
–––––– sklero-kornealen Zugang 5-144.2c♦
––––– sulkusfixierte Hinterkammerlinse, über
–––––– kornealen Zugang 5-144.4b♦
–––––– sklero-kornealen Zugang 5-144.2b♦
–––– Extraktion, Linse
––––– als
–––––– irisfixierte Hinterkammerlinse, über Pars plana 5-145.0j♦
–––––– kapselfixierte Hinterkammerlinse, über Pars plana 5-145.0a♦
–––––– sklerafixierte Hinterkammerlinse, über Pars plana 5-145.0c♦
–––––– sulkusfixierte Hinterkammerlinse, über Pars plana 5-145.0b♦
––––– intrakapsulär, als
–––––– irisfixierte Hinterkammerlinse, über
––––––– kornealen Zugang 5-143.1j♦
––––––– sklero-kornealen Zugang 5-143.0j♦
–––––– kapselfixierte Hinterkammerlinse, über
––––––– kornealen Zugang 5-143.1a♦
––––––– sklero-kornealen Zugang 5-143.0a♦
–––––– sklerafixierte Hinterkammerlinse, über
––––––– kornealen Zugang 5-143.1c♦
––––––– sklero-kornealen Zugang 5-143.0c♦
–––––– sulkusfixierte Hinterkammerlinse, über
––––––– kornealen Zugang 5-143.1b♦
––––––– sklero-kornealen Zugang 5-143.0b♦
–––– Verflüssigung, Linsenkern, als
––––– irisfixierte Hinterkammerlinse, über
–––––– kornealen Zugang 5-144.5j♦
–––––– sklero-kornealen Zugang 5-144.3j♦
––––– kapselfixierte Hinterkammerlinse, über
–––––– kornealen Zugang 5-144.5a♦
–––––– sklero-kornealen Zugang 5-144.3a♦ ►

Einführung *(Forts.)*
~ Intraokularlinse *(Forts.)*
~~ monofokal *(Forts.)*
~~~ mit *(Forts.)*
~~~~ Verflüssigung, Linsenkern, als *(Forts.)*
––––– sklerafixierte Hinterkammerlinse, über
–––––– kornealen Zugang 5-144.5c♦
–––––– sklero-kornealen Zugang 5-144.3c♦
––––– sulkusfixierte Hinterkammerlinse, über
–––––– kornealen Zugang 5-144.5b♦
–––––– sklero-kornealen Zugang 5-144.3b♦
–––– Wechsel, Linse, alloplastisch, als
––––– irisfixierte Hinterkammerlinse 5-146.2j♦
––––– kapselfixierte Hinterkammerlinse 5-146.2a♦
––––– sklerafixierte Hinterkammerlinse 5-146.2c♦
––––– sulkusfixierte Hinterkammerlinse 5-146.2b♦
––– sekundär, als
–––– irisfixierte Hinterkammerlinse, bei aphakem Auge 5-146.0j♦
–––– kapselfixierte Hinterkammerlinse, bei aphakem Auge 5-146.0a♦
–––– sklerafixierte Hinterkammerlinse, bei aphakem Auge 5-146.0c♦
–––– sulkusfixierte Hinterkammerlinse, bei aphakem Auge 5-146.0b♦
–– Sonderform
––– als
–––– irisfixierte Hinterkammerlinse, bei phakem Auge 5-146.1k♦
–––– kapselfixierte Hinterkammerlinse, bei phakem Auge 5-146.1e♦
–––– sklerafixierte Hinterkammerlinse, bei phakem Auge 5-146.1g♦
–––– sulkusfixierte Hinterkammerlinse, bei phakem Auge 5-146.1f♦
––– mit
–––– Aspiration, Linsenkern, als
––––– irisfixierte Hinterkammerlinse, über
–––––– kornealen Zugang 5-144.4k♦
–––––– sklero-kornealen Zugang 5-144.2k♦
––––– kapselfixierte Hinterkammerlinse, über
–––––– kornealen Zugang 5-144.4e♦
–––––– sklero-kornealen Zugang 5-144.2e♦
––––– sklerafixierte Hinterkammerlinse, über
–––––– kornealen Zugang 5-144.4g♦
–––––– sklero-kornealen Zugang 5-144.2g♦
––––– sulkusfixierte Hinterkammerlinse, über
–––––– kornealen Zugang 5-144.4f♦
–––––– sklero-kornealen Zugang 5-144.2f♦
–––– Entfernung, Linse, luxiert, aus Glaskörper, als
––––– irisfixierte Hinterkammerlinse 5-145.2k♦
––––– kapselfixierte Hinterkammerlinse 5-145.2e♦
––––– sklerafixierte Hinterkammerlinse 5-145.2g♦
––––– sulkusfixierte Hinterkammerlinse 5-145.2f♦ ►

Einführung *(Forts.)*
~ Intraokularlinse *(Forts.)*
~~ Sonderform *(Forts.)*
~~~ mit *(Forts.)*
–––– Expression, Linsenkern, als
––––– irisfixiert Hinterkammerlinse, über
–––––– kornealen Zugang 5-144.4k♦
–––––– sklero-kornealen Zugang 5-144.2k♦
––––– kapselfixierte Hinterkammerlinse, über
–––––– kornealen Zugang 5-144.4e♦
–––––– sklero-kornealen Zugang 5-144.2e♦
––––– sklerafixierte Hinterkammerlinse, über
–––––– kornealen Zugang 5-144.4g♦
–––––– sklero-kornealen Zugang 5-144.2g♦
––––– sulkusfixierte Hinterkammerlinse, über
–––––– kornealen Zugang 5-144.4f♦
–––––– sklero-kornealen Zugang 5-144.2f♦
–––– Extraktion, Linse
––––– als
–––––– irisfixierte Hinterkammerlinse, über Pars plana 5-145.0k♦
–––––– kapselfixierte Hinterkammerlinse, über Pars plana 5-145.0e♦
–––––– sklerafixierte Hinterkammerlinse, über Pars plana 5-145.0g♦
–––––– sulkusfixierte Hinterkammerlinse, über Pars plana 5-145.0f♦
––––– intrakapsulär, als
–––––– irisfixierte Hinterkammerlinse, über
––––––– kornealen Zugang 5-143.1k♦
––––––– sklero-kornealen Zugang 5-143.0k♦
–––––– kapselfixierte Hinterkammerlinse, über
––––––– kornealen Zugang 5-143.1e♦
––––––– sklero-kornealen Zugang 5-143.0e♦
–––––– sklerafixierte Hinterkammerlinse, über
––––––– kornealen Zugang 5-143.1g♦
––––––– sklero-kornealen Zugang 5-143.0g♦
–––––– sulkusfixierte Hinterkammerlinse, über
––––––– kornealen Zugang 5-143.1f♦
––––––– sklero-kornealen Zugang 5-143.0f♦
–––– Verflüssigung, Linsenkern, als
––––– irisfixiert Hinterkammerlinse, über sklero-kornealen Zugang 5-144.3k♦
––––– irisfixierte Hinterkammerlinse, über kornealen Zugang 5-144.5k♦
––––– kapselfixierte Hinterkammerlinse, über
–––––– kornealen Zugang 5-144.5e♦
–––––– sklero-kornealen Zugang 5-144.3e♦
––––– sklerafixierte Hinterkammerlinse, über
–––––– kornealen Zugang 5-144.5g♦
–––––– sklero-kornealen Zugang 5-144.3g♦
––––– sulkusfixierte Hinterkammerlinse, über
–––––– kornealen Zugang 5-144.5f♦
–––––– sklero-kornealen Zugang 5-144.3f♦
–––– Wechsel, Linse, alloplastisch, als
––––– irisfixierte Hinterkammerlinse 5-146.2k♦
––––– kapselfixierte Hinterkammerlinse 5-146.2e♦
––––– sklerafixierte Hinterkammerlinse 5-146.2g♦ ►
~~~

Einführung *(Forts.)*
~ Intraokularlinse *(Forts.)*
~~ Sonderform *(Forts.)*
~~~ mit *(Forts.)*
~~~~ Wechsel, Linse, alloplastisch, als *(Forts.)*
––––– sulkusfixierte Hinterkammerlinse 5-146.2f♦
––– sekundär, als
–––– irisfixierte Hinterkammerlinse, bei aphakem Auge 5-146.0k♦
–––– kapselfixierte Hinterkammerlinse, bei aphakem Auge 5-146.0e♦
–––– sklerafixierte Hinterkammerlinse, bei aphakem Auge 5-146.0g♦
–––– sulkusfixierte Hinterkammerlinse, bei aphakem Auge 5-146.0f♦
– Kapselspannring, Linse 5-149.0♦
– Katheter, operativ, in
–– Arterie 5-399.3
–– Vene 5-399.4
– Orbitaimplantat
–– alloplastisch
––– außerhalb der Tenonschen Kapsel, bei
–––– Entfernung, Augapfel 5-163.20♦
–––– Enukleation 5-163.20♦
––– in die Tenonsche Kapsel, bei Entfernung, Augapfel 5-163.10♦
––– sekundär
–––– außerhalb der Tenonschen Kapsel 5-165.10♦
–––– in die Tenonsche Kapsel 5-165.00♦
––– ummantelt
–––– außerhalb der Tenonschen Kapsel, bei
––––– Entfernung, Augapfel 5-163.21♦
––––– Enukleation 5-163.21♦
–––– in die Tenonsche Kapsel, bei
––––– Entfernung, Augapfel 5-163.11♦
––––– Enukleation 5-163.11♦
–––– sekundär
––––– außerhalb der Tenonschen Kapsel 5-165.11♦
––––– in die Tenonsche Kapsel 5-165.01♦
–– in die Skleraschale, bei
––– Entfernung, Augeninhalt 5-162.1♦
––– Eviszeration 5-162.1♦
– Stimulationselektrode, stereotaktisch, Vorbereitung, mit Implantation, Knochenanker, Schädel 5-029.f
– Vena-cava-Filter, nicht in zentralen Venenkatheter integriert, perkutan 8-839.10
– Vena-cava-inferior-Filter, rückholbar, perkutan 8-839.11
– Vorderkammerlinse
–– irisfixiert
––– bei Auge, phak 5-146.16♦
––– sekundär, bei Auge, aphak 5-146.06♦
–– kammerwinkelgestützt
––– bei Auge, phak 5-146.15♦
––– sekundär, bei Auge, aphak 5-146.05♦
Eingang
– Keilbeinhöhle, Ballondilatation 5-222.8♦ ►

Eingang *(Forts.)*
– Nasennebenhöhle, mehrere, Ballondilatation 5-224.8♦
– Stirnhöhle, Ballondilatation 5-223.7♦
Eingriff
– glottiserweiternd 5-315.2
– Liquorsystem, stereotaktisch 5-014.3
– sekundär, Kiemengangreste 5-291.3
Einkanalstimulator
– Nervensystem, peripher, nicht-wiederaufladbar, vollimplantierbar
–– Implantation
––– mit Implantation, Neurostimulationselektrode 5-059.c0
––– ohne Implantation, Neurostimulationselektrode 5-059.g0
–– Wechsel
––– mit Wechsel, Neurostimulationselektrode 5-059.c0
––– ohne Wechsel, Neurostimulationselektrode 5-059.d0
– zur
–– epiduralen Rückenmarkstimulation, nicht-wiederaufladbar, vollimplantierbar
––– Implantation
–––– mit Implantation, Neurostimulationselektrode 5-039.e0
–––– ohne Implantation, Neurostimulationselektrode 5-039.n0
––– Wechsel
–––– mit Wechsel, Neurostimulationselektrode 5-039.e0
–––– ohne Wechsel, Neurostimulationselektrode 5-039.f0
–– Hirnstimulation, nicht-wiederaufladbar, vollimplantierbar
––– Implantation
–––– mit Implantation, Neurostimulationselektrode 5-028.90
–––– ohne Implantation, Neurostimulationselektrode 5-028.c0
––– Wechsel
–––– mit Wechsel, Neurostimulationselektrode 5-028.90
–––– ohne Wechsel, Neurostimulationselektrode 5-028.a0
–– Stimulation von Spinalganglien
––– nicht-wiederaufladbar, vollimplantierbar
–––– Implantation, mit Implantation, Neurostimulationselektrode 5-039.k0
–––– Wechsel
––––– mit Wechsel, Neurostimulationselektrode 5-039.k0
––––– ohne Wechsel, Neurostimulationselektrode 5-039.m0
––– vollimplantierbar, nicht-wiederaufladbar, Implantation, ohne Implantation einer Neurostimulationselektrode 5-039.q0
Einkerbung, Tänie, frei, Dickdarm, quer
– durch Umsteigen laparoskopisch – offen chirurgisch 5-469.42 ►

Einkerbung, Tänie, frei, Dickdarm, quer *(Forts.)*
– laparoskopisch 5-469.41
– offen 5-469.40
Einlegen – s.a. Implantation
– Applikator, strahlend, Ösophagus, endoskopisch 5-429.h
– Bifurkationsstent, bei Dilatation, bronchoskopisch, an Bronchus und Trachea 5-339.06
– Drainage
–– bei
––– Kraniektomie, Reoperation 5-012.6
––– Kraniotomie, Reoperation 5-012.6
–– Ductus pancreaticus
––– durch Umsteigen laparoskopisch – offen chirurgisch 5-529.52
––– laparoskopisch 5-529.51
––– offen 5-529.50
–– Gallengänge
––– durch Umsteigen laparoskopisch – offen chirurgisch 5-514.52
––– endoskopisch 5-513.5
––– laparoskopisch 5-514.51
––– offen 5-514.50
––– perkutan-transhepatisch 5-514.53
–– Pankreasgang, endoskopisch 5-526.5
– Harnleiterkatheter
–– intraoperativ 8-137.03♦
–– perkutan-transrenal 8-137.01♦
–– transurethral 8-137.00♦
–– über Stoma 8-137.02♦
– Harnleiterschiene
–– intraoperativ 8-137.03♦
–– perkutan-transrenal 8-137.01♦
–– transurethral 8-137.00♦
–– über Stoma 8-137.02♦
– Hybrid-Schiene, bei Dilatation, Trachea, endoskopisch 5-319.13
– Implantat
–– Keilbeinhöhle
––– medikamentefreisetzend, selbstexpandierend, bioresorbierbar 5-222.9♦
––– Mometasonfuroat-freisetzend, selbstexpandierend, bioresorbierbar 5-222.9♦
–– Siebbein
––– medikamentefreisetzend, selbstexpandierend, bioresorbierbar 5-222.9♦
––– Mometasonfuroat-freisetzend, selbstexpandierend, bioresorbierbar 5-222.9♦
–– Stirnhöhle
––– medikamentefreisetzend, selbstexpandierend, bioresorbierbar 5-223.8♦
––– Mometasonfuroat-freisetzend, selbstexpandierend, bioresorbierbar 5-223.8♦
– laparoskopisch
–– Stent, ungecovert, selbstexpandierend, Gallengänge
––– 1 5-517.01
––– 2 5-517.11
––– 3 5-517.21
––– 4 oder mehr 5-517.31 ►

Einlegen – s.a. Implantation *(Forts.)*
– laparoskopisch *(Forts.)*
–– Stent-Prothese, gecovert, selbstexpandierend, Gallengänge
––– 1 5-517.41
––– 2 5-517.51
––– 3 5-517.61
––– 4 oder mehr 5-517.71
– Magenballon, endoskopisch 8-127.0
– Medikamententräger
–– Akromioklavikulargelenk
––– arthroskopisch 5-810.71♦
––– offen 5-800.a1♦
–– Beckenknochen 5-780.4d
–– bei
––– Kraniektomie 5-012.7
––– Kraniotomie 5-012.7
–– Daumensattelgelenk 5-844.22♦
–– Ellenbogengelenk
––– arthroskopisch 5-810.7t♦
––– offen 5-800.at♦
–– extrabulbär 5-169.3♦
–– Faszie, Finger 5-842.a0♦
––– mehrere 5-842.a1♦
–– Femur
––– distal 5-780.4h♦
––– proximal 5-780.4f♦
––– Schaft 5-780.4g♦
–– Fibula
––– distal 5-780.4r♦
––– proximal 5-780.4p♦
––– Schaft 5-780.4q♦
–– Handgelenk
––– arthroskopisch 5-810.77♦
––– offen 5-800.a7♦
–– Handwurzelgelenk 5-844.20♦
––– mehrere 5-844.21♦
–– Haut
––– Axilla, durch Inzision 5-892.36♦
––– Bauchregion, durch Inzision 5-892.3b
––– Brustwand, durch Inzision 5-892.3a
––– Ellenbogen, durch Inzision 5-892.37♦
––– Fuß, durch Inzision 5-892.3g♦
––– Genitalregion, durch Inzision 5-892.3c
––– Gesäß, durch Inzision 5-892.3d
––– Hals, durch Inzision 5-892.35
––– Hand, durch Inzision 5-892.39♦
––– Knie, durch Inzision 5-892.3e♦
––– Kopf, durch Inzision 5-892.34
––– Leistenregion, durch Inzision 5-892.3c
––– Lippe, durch Inzision 5-892.30
––– Oberarm, durch Inzision 5-892.37♦
––– Oberschenkel, durch Inzision 5-892.3e♦
––– Rücken, durch Inzision 5-892.3a
––– Schulter, durch Inzision 5-892.36♦
––– Skrotum, durch Inzision 5-892.3c
––– Unterarm, durch Inzision 5-892.38♦
––– Unterschenkel, durch Inzision 5-892.3f♦
–– Hüftgelenk
––– arthroskopisch 5-810.7g♦
––– offen 5-800.ag♦ ►

Einlegen – s.a. Implantation *(Forts.)*
~ Medikamententräger *(Forts.)*
-- Humeroglenoidalgelenk
--- arthroskopisch 5-810.70♦
--- offen 5-800.a0♦
-- Humeroradialgelenk
--- arthroskopisch 5-810.7s♦
--- offen 5-800.as♦
-- Humeroulnargelenk
--- arthroskopisch 5-810.74♦
--- offen 5-800.a4♦
-- Humerus
--- distal 5-780.43♦
--- proximal 5-780.41♦
--- Schaft 5-780.42♦
-- Iliosakralgelenk
--- arthroskopisch 5-810.7e♦
--- offen 5-800.ae♦
-- Interphalangealgelenk 5-844.25♦
--- mehrere, Finger
---- einer 5-844.26♦
---- mehrere 5-844.27♦
-- intraokular 5-169.2♦
-- Kalkaneus 5-780.4t♦
-- Karpus 5-780.4a♦
-- Klavikula 5-780.40♦
-- Kniegelenk
--- arthroskopisch 5-810.7h♦
--- offen 5-800.ah♦
-- Metakarpophalangealgelenk 5-844.23♦
--- mehrere 5-844.24♦
-- Metakarpus 5-780.4b♦
-- Metatarsophalangealgelenk
--- arthroskopisch 5-810.7q♦
--- offen 5-800.aq♦
-- Metatarsus 5-780.4v♦
-- Muskel, Hand 5-843.d♦
-- Patella 5-780.4j♦
-- Phalangen
--- Fuß 5-780.4w♦
--- Hand 5-780.4c♦
-- Radiokarpalgelenk
--- arthroskopisch 5-810.78♦
--- offen 5-800.a8♦
-- Radioulnargelenk
--- distal
---- arthroskopisch 5-810.76♦
---- offen 5-800.a6♦
--- proximal
---- arthroskopisch 5-810.75♦
---- offen 5-800.a5♦
-- Radius
--- distal 5-780.46♦
--- proximal 5-780.44♦
--- Schaft 5-780.45♦
-- Schenkelhals 5-780.4e♦
-- Skapula 5-780.4z♦
-- Sprunggelenk
--- oberes
---- arthroskopisch 5-810.7k♦
---- offen 5-800.ak♦ ►

Einlegen – s.a. Implantation *(Forts.)*
~ Medikamententräger *(Forts.)*
~~ Sprunggelenk *(Forts.)*
--- unteres
---- arthroskopisch 5-810.7m♦
---- offen 5-800.am♦
-- Sternoklavikulargelenk
--- arthroskopisch 5-810.73♦
--- offen 5-800.a3♦
-- subfaszial
--- Axilla 5-850.h1♦
--- Bauchregion 5-850.h6♦
--- Brustwand 5-850.h5♦
--- Ellenbogen 5-850.h2♦
--- Fuß 5-850.ha♦
--- Genitalregion 5-850.h7♦
--- Gesäß 5-850.h7♦
--- Hals 5-850.h0♦
--- Knie 5-850.h8♦
--- Kopf 5-850.h0♦
--- Leistenregion 5-850.h7♦
--- Oberarm 5-850.h2♦
--- Oberschenkel 5-850.h8♦
--- Rücken 5-850.h5♦
--- Schulter 5-850.h1♦
--- Unterarm 5-850.h3♦
--- Unterschenkel 5-850.h9♦
-- Symphyse
--- arthroskopisch 5-810.7f
--- offen 5-800.af
-- Talus 5-780.4s♦
-- Tarsalgelenk
--- arthroskopisch 5-810.7n♦
--- offen 5-800.an♦
-- Tarsometatarsalgelenk
--- arthroskopisch 5-810.7p♦
--- offen 5-800.ap♦
-- Tarsus 5-780.4u♦
-- Thorakoskapulargelenk
--- arthroskopisch 5-810.72♦
--- offen 5-800.a2♦
-- Tibia
--- distal 5-780.4n♦
--- proximal 5-780.4k♦
--- Schaft 5-780.4m♦
-- Tibiofibulargelenk, proximal
--- arthroskopisch 5-810.7j♦
--- offen 5-800.aj♦
-- Ulna
--- distal 5-780.49♦
--- proximal 5-780.47♦
--- Schaft 5-780.48♦
-- Ulnokarpalgelenk
--- arthroskopisch 5-810.79♦
--- offen 5-800.a9♦
-- Zehengelenk
--- arthroskopisch 5-810.7r♦
--- offen 5-800.ar♦
– Nephrostomiekatheter, dicklumig, bei Dilatation, Nephrostomiekanal, operativ 5-550.6♦ ►

Einlegen – s.a. Implantation *(Forts.)*
– Nitinolspirale, endobronchial, bronchoskopisch
–– 1 bis 2 5-339.80
–– 3 bis 4 5-339.81
–– 5 bis 6 5-339.82
–– 7 bis 8 5-339.83
–– 9 bis 10 5-339.84
–– 11 bis 12 5-339.85
–– 13 bis 14 5-339.86
–– 15 bis 16 5-339.87
–– 17 oder mehr 5-339.88
– offen
–– Stent, ungecovert, selbstexpandierend, Gallengänge
––– 1 5-517.00
––– 2 5-517.10
––– 3 5-517.20
––– 4 oder mehr 5-517.30
–– Stent-Prothese, gecovert, selbstexpandierend, Gallengänge
––– 1 5-517.40
––– 2 5-517.50
––– 3 5-517.60
––– 4 oder mehr 5-517.70
– Paukendrainage, bei
–– Myringotomie 5-200.5♦
–– Parazentese 5-200.5♦
– perkutan-transhepatisch
–– Stent, ungecovert, selbstexpandierend, Gallengänge
––– 1 5-517.03
––– 2 5-517.13
––– 3 5-517.23
––– 4 oder mehr 5-517.33
–– Stent-Prothese, gecovert, selbstexpandierend, Gallengänge
––– 1 5-517.43
––– 2 5-517.53
––– 3 5-517.63
––– 4 oder mehr 5-517.73
– Stent
–– bei Revision
––– Shunt, portosystemisch 8-839.86
––– TIPS 8-839.86
–– beschichtet, perkutan-transluminal, Koronararterie
––– eine
–––– 1 8-837.w0
–––– 2 8-837.w1
–––– 3 8-837.w3
–––– 4 8-837.w5
–––– 5 8-837.w7
–––– 6 oder mehr 8-837.w9
––– mehrere
–––– 2 8-837.w2
–––– 3 8-837.w4
–––– 4 8-837.w6
–––– 5 8-837.w8
–––– 6 oder mehr 8-837.wa ►

Einlegen – s.a. Implantation *(Forts.)*
– Stent *(Forts.)*
–– medikamentefreisetzend
––– bioresorbierbar, perkutan-transluminal, Koronararterie
–––– eine
––––– 1 8-83d.00
––––– 2 8-83d.01
––––– 3 8-83d.03
––––– 4 8-83d.05
––––– 5 8-83d.07
––––– 6 oder mehr 8-83d.09
–––– mehrere
––––– 2 8-83d.02
––––– 3 8-83d.04
––––– 4 8-83d.06
––––– 5 8-83d.08
––––– 6 oder mehr 8-83d.0a
––– perkutan-transluminal, Koronararterie
–––– eine
––––– 1 8-837.m0
––––– 2 8-837.m1
––––– 3 8-837.m3
––––– 4 8-837.m5
––––– 5 8-837.m7
––––– 6 oder mehr 8-837.m9
–––– mehrere
––––– 2 8-837.m2
––––– 3 8-837.m4
––––– 4 8-837.m6
––––– 5 8-837.m8
––––– 6 oder mehr 8-837.ma
––– selbstexpandierend, perkutan-transluminal, Koronararterie
–––– eine
––––– 1 8-83d.20
––––– 2 8-83d.21
––––– 3 8-83d.23
––––– 4 8-83d.25
––––– 5 8-83d.27
––––– 6 oder mehr 8-83d.29
–––– mehrere
––––– 2 8-83d.22
––––– 3 8-83d.24
––––– 4 8-83d.26
––––– 5 8-83d.28
––––– 6 oder mehr 8-83d.2a
–– nicht-medikamentefreisetzend
––– perkutan-transluminal, Koronararterie, eine, 1 8-837.k0
––– selbstexpandierend, perkutan-transluminal, Koronararterie
–––– eine
––––– 1 8-83d.10
––––– 2 8-83d.11
––––– 3 8-83d.13
––––– 4 8-83d.15
––––– 5 8-83d.17
––––– 6 oder mehr 8-83d.19
–––– mehrere
––––– 2 8-83d.12 ►

Einlegen – s.a. Implantation *(Forts.)*
~ Stent *(Forts.)*
~~ nicht-medikamentefreisetzend *(Forts.)*
~~~ selbstexpandierend, perkutan-transluminal, Koronararterie *(Forts.)*
~~~~ mehrere *(Forts.)*
––––– 3 8-83d.14
––––– 4 8-83d.16
––––– 5 8-83d.18
––––– 6 oder mehr 8-83d.1a
–– perkutan-transluminal, Koronararterie
––– eine
–––– 2 8-837.k3
–––– 3 8-837.k5
–––– 4 8-837.k7
–––– 5 8-837.k9
–––– mindestens 6 8-837.kb
––– mehrere
–––– 2 8-837.k4
–––– 3 8-837.k6
–––– 4 8-837.k8
–––– 5 8-837.ka
–––– mindestens 6 8-837.kc
–– ungecovert, selbstexpandierend, Gallengänge, durch Umsteigen laparoskopisch – offen chirurgisch
––– 1 5-517.02
––– 2 5-517.12
––– 3 5-517.22
––– 4 oder mehr 5-517.32
– Stent-Prothese, gecovert, selbstexpandierend, Gallengänge, durch Umsteigen laparoskopisch – offen chirurgisch
–– 1 5-517.42
–– 2 5-517.52
–– 3 5-517.62
–– 4 oder mehr 5-517.72
– Stimmprothese 5-319.9
– Tubus, Ösophagus, bei Gastrotomie 5-430.1
– Ureterkatheter
–– intraoperativ 8-137.03♦
–– perkutan-transrenal 8-137.01♦
–– transurethral 8-137.00♦
–– über Stoma 8-137.02♦
– Ureterschiene
–– intraoperativ 8-137.03♦
–– perkutan-transrenal 8-137.01♦
–– transurethral 8-137.00♦
–– über Stoma 8-137.02♦
– Verweilschlinge, in Ureter 5-562.3♦
– Verweilsonde, nasobiliär 5-513.5
Einmal-Duodenoskop, Verwendung bei
– diagnostischer retrograder Darstellung der
–– Gallenwege *[nur Zusatzkode!]* 1-647
–– Pankreaswege *[nur Zusatzkode!]* 1-647
– endoskopischen Operationen
–– an den Gallengängen *[nur Zusatzkode!]* 5-513.s
–– am Pankreasgang *[nur Zusatzkode!]* 5-526.m
Einmal-Ureterorenoskop, flexibel, Anwendung *[nur Zusatzkode!]* 5-98b.0
Einmalinstrument, zur Vitrektomie, transkonjunktival, nahtlos *[nur Zusatzkode!]* 5-159.4
Einnähen, Septumstützfolie, bei Durchtrennung, Synechie, Nase 5-211.41
Einsatz, Pulswellenkonturanalyse, zur Bestimmung, Herzzeitvolumen 8-932
Einschichtig, Naht, Weichteile, Gesicht, nach Verletzung 5-778.0
Einseitig – s. jeweiliger durchgeführter Eingriff
Einsetzen
– Aufbauschiene 5-249.2
– Brücke, fixiert 5-233.1
– Drainage, nasobiliär, endoskopisch 5-513.5
– Drainagekatheter, nasopankreatisch, endoskopisch 5-526.5
– Endoprothese, Gallengänge, endoskopisch 5-513.f0
– Kanüle, Nasennebenhöhle, durch
–– natürliches Ostium 8-149.1♦
–– Punktion 8-149.1♦
– Katheter
–– choledochohepatisch, offen, zur Dekompression 5-514.50
–– Ductus choledochus, endoskopisch 5-513.5
–– interkostal
––– großlumig, zur Drainage 8-144.0♦
––– kleinlumig, zur Drainage, Pleuraraum 8-144.2♦
–––– mit dauerhaftem Verweilsystem 8-144.1♦
– Parodontalschiene 5-249.2
– Platzhalter, bei Durchtrennung, Symblepharon 5-114.x♦
– Tamponade, Sella turcica 5-076
– Ventilsystems, Larynx, künstlich 5-315.c
– Zahnspange 5-249.2
– Zahnverdrahtung 5-249.2
Einstellung, Erst-, Überdrucktherapie
– nasal, bei schlafbezogenen Atemstörungen 8-717.0
– oronasal, bei schlafbezogenen Atemstörungen 8-717.0
Einzelbetreuung, bei
– psychischen Störungen, bei
–– Jugendlichen
––– mindestens 1 bis zu 2 Stunden pro Tag *[nur Zusatzkode!]* 9-693.10
––– mehr als
–––– 2 bis zu 4 Stunden pro Tag *[nur Zusatzkode!]* 9-693.11
–––– 4 bis zu 8 Stunden pro Tag *[nur Zusatzkode!]* 9-693.12
–––– 8 bis zu 12 Stunden pro Tag *[nur Zusatzkode!]* 9-693.13
–––– 12 bis zu 18 Stunden pro Tag *[nur Zusatzkode!]* 9-693.14
–––– 18 Stunden pro Tag *[nur Zusatzkode!]* 9-693.15
–– Kindern
––– mindestens 1 bis zu 2 Stunden pro Tag *[nur Zusatzkode!]* 9-693.10 ►

Einzelbetreuung, bei *(Forts.)*
~ psychischen Störungen, bei *(Forts.)*
~~ Kindern *(Forts.)*
––– mehr als
–––– 2 bis zu 4 Stunden pro Tag *[nur Zusatzkode!]* 9-693.11
–––– 4 bis zu 8 Stunden pro Tag *[nur Zusatzkode!]* 9-693.12
–––– 8 bis zu 12 Stunden pro Tag *[nur Zusatzkode!]* 9-693.13
–––– 12 bis zu 18 Stunden pro Tag *[nur Zusatzkode!]* 9-693.14
–––– 18 Stunden pro Tag *[nur Zusatzkode!]* 9-693.15
– psychosomatischen Störungen, bei
–– Jugendlichen
––– mindestens 1 bis zu 2 Stunden pro Tag *[nur Zusatzkode!]* 9-693.10
––– mehr als
–––– 2 bis zu 4 Stunden pro Tag *[nur Zusatzkode!]* 9-693.11
–––– 4 bis zu 8 Stunden pro Tag *[nur Zusatzkode!]* 9-693.12
–––– 8 bis zu 12 Stunden pro Tag *[nur Zusatzkode!]* 9-693.13
–––– 12 bis zu 18 Stunden pro Tag *[nur Zusatzkode!]* 9-693.14
–––– 18 Stunden pro Tag *[nur Zusatzkode!]* 9-693.15
–– Kindern
––– mindestens 1 bis zu 2 Stunden pro Tag *[nur Zusatzkode!]* 9-693.10
––– mehr als
–––– 2 bis zu 4 Stunden pro Tag *[nur Zusatzkode!]* 9-693.11
–––– 4 bis zu 8 Stunden pro Tag *[nur Zusatzkode!]* 9-693.12
–––– 8 bis zu 12 Stunden pro Tag *[nur Zusatzkode!]* 9-693.13
–––– 12 bis zu 18 Stunden pro Tag *[nur Zusatzkode!]* 9-693.14
–––– 18 Stunden pro Tag *[nur Zusatzkode!]* 9-693.15
– Verhaltensstörungen, bei
–– Jugendlichen
––– mindestens 1 bis zu 2 Stunden pro Tag *[nur Zusatzkode!]* 9-693.10
––– mehr als
–––– 2 bis zu 4 Stunden pro Tag *[nur Zusatzkode!]* 9-693.11
–––– 4 bis zu 8 Stunden pro Tag *[nur Zusatzkode!]* 9-693.12
–––– 8 bis zu 12 Stunden pro Tag *[nur Zusatzkode!]* 9-693.13
–––– 12 bis zu 18 Stunden pro Tag *[nur Zusatzkode!]* 9-693.14
–––– 18 Stunden pro Tag *[nur Zusatzkode!]* 9-693.15
–– Kindern
––– mindestens 1 bis zu 2 Stunden pro Tag *[nur Zusatzkode!]* 9-693.10 ►

Einzelbetreuung, bei *(Forts.)*
~ Verhaltensstörungen, bei *(Forts.)*
~~ Kindern *(Forts.)*
––– mehr als
–––– 2 bis zu 4 Stunden pro Tag *[nur Zusatzkode!]* 9-693.11
–––– 4 bis zu 8 Stunden pro Tag *[nur Zusatzkode!]* 9-693.12
–––– 8 bis zu 12 Stunden pro Tag *[nur Zusatzkode!]* 9-693.13
–––– 12 bis zu 18 Stunden pro Tag *[nur Zusatzkode!]* 9-693.14
–––– 18 Stunden pro Tag *[nur Zusatzkode!]* 9-693.15
Einzelelektrode
– gehörerhaltend, bei Einführung, Implantat, Kochlea 5-209.25♦
– nicht-gehörerhaltend, bei Einführung, Implantat, Kochlea 5-209.24♦
Einzelfaser-EMG 1-205
Einzelinfusion, Volumenersatzmittel, beim Neugeborenen (1–5 Einheiten) 8-811.0
Einzeltherapie
– bei psychischen, psychosomatischen und Verhaltensstörungen, bei
–– Erwachsenen, durch
––– Ärzte, TE/Woche
–––– 1 *[nur Zusatzkode!]* 9-649.10
–––– 2 *[nur Zusatzkode!]* 9-649.11
–––– 3 *[nur Zusatzkode!]* 9-649.12
–––– 4 *[nur Zusatzkode!]* 9-649.13
–––– 5 *[nur Zusatzkode!]* 9-649.14
–––– 6 *[nur Zusatzkode!]* 9-649.15
–––– 7 *[nur Zusatzkode!]* 9-649.16
–––– 8 *[nur Zusatzkode!]* 9-649.17
–––– 9 *[nur Zusatzkode!]* 9-649.18
–––– 10 *[nur Zusatzkode!]* 9-649.19
–––– 11 *[nur Zusatzkode!]* 9-649.1a
–––– 12 *[nur Zusatzkode!]* 9-649.1b
–––– 13 *[nur Zusatzkode!]* 9-649.1c
–––– 14 *[nur Zusatzkode!]* 9-649.1d
–––– 15 *[nur Zusatzkode!]* 9-649.1e
–––– 16 *[nur Zusatzkode!]* 9-649.1f
–––– mehr als 16 *[nur Zusatzkode!]* 9-649.1g
––– Psychologen, TE/Woche
–––– 1 *[nur Zusatzkode!]* 9-649.30
–––– 2 *[nur Zusatzkode!]* 9-649.31
–––– 3 *[nur Zusatzkode!]* 9-649.32
–––– 4 *[nur Zusatzkode!]* 9-649.33
–––– 5 *[nur Zusatzkode!]* 9-649.34
–––– 6 *[nur Zusatzkode!]* 9-649.35
–––– 7 *[nur Zusatzkode!]* 9-649.36
–––– 8 *[nur Zusatzkode!]* 9-649.37
–––– 9 *[nur Zusatzkode!]* 9-649.38
–––– 10 *[nur Zusatzkode!]* 9-649.39
–––– 11 *[nur Zusatzkode!]* 9-649.3a
–––– 12 *[nur Zusatzkode!]* 9-649.3b
–––– 13 *[nur Zusatzkode!]* 9-649.3c
–––– 14 *[nur Zusatzkode!]* 9-649.3d
–––– 15 *[nur Zusatzkode!]* 9-649.3e
–––– 16 *[nur Zusatzkode!]* 9-649.3f ►

Einzeltherapie *(Forts.)*
~ bei psychischen, psychosomatischen und Verhaltensstörungen, bei *(Forts.)*
~~ Erwachsenen, durch *(Forts.)*
~~~ Psychologen, TE/Woche *(Forts.)*
---- mehr als 16 *[nur Zusatzkode!]* 9-649.3g
--- Spezialtherapeuten, TE/Woche
---- 1 *[nur Zusatzkode!]* 9-649.50
---- 2 *[nur Zusatzkode!]* 9-649.51
---- 3 *[nur Zusatzkode!]* 9-649.52
---- 4 *[nur Zusatzkode!]* 9-649.53
---- 5 *[nur Zusatzkode!]* 9-649.54
---- 6 *[nur Zusatzkode!]* 9-649.55
---- 7 *[nur Zusatzkode!]* 9-649.56
---- 8 *[nur Zusatzkode!]* 9-649.57
---- 9 *[nur Zusatzkode!]* 9-649.58
---- 10 *[nur Zusatzkode!]* 9-649.59
---- 11 *[nur Zusatzkode!]* 9-649.5a
---- 12 *[nur Zusatzkode!]* 9-649.5b
---- 13 *[nur Zusatzkode!]* 9-649.5c
---- 14 *[nur Zusatzkode!]* 9-649.5d
---- 15 *[nur Zusatzkode!]* 9-649.5e
---- 16 *[nur Zusatzkode!]* 9-649.5f
---- 17 *[nur Zusatzkode!]* 9-649.5g
---- 18 *[nur Zusatzkode!]* 9-649.5h
---- 19 *[nur Zusatzkode!]* 9-649.5j
---- 20 *[nur Zusatzkode!]* 9-649.5k
---- 21 *[nur Zusatzkode!]* 9-649.5m
---- 22 *[nur Zusatzkode!]* 9-649.5n
---- 23 *[nur Zusatzkode!]* 9-649.5p
---- 24 *[nur Zusatzkode!]* 9-649.5q
---- mehr als 24 *[nur Zusatzkode!]* 9-649.5r
-- Jugendlichen, durch
--- Ärzte, TE/Woche
---- 1 *[nur Zusatzkode!]* 9-696.10
---- 2 *[nur Zusatzkode!]* 9-696.11
---- 3 *[nur Zusatzkode!]* 9-696.12
---- 4 *[nur Zusatzkode!]* 9-696.13
---- 5 *[nur Zusatzkode!]* 9-696.14
---- 6 *[nur Zusatzkode!]* 9-696.15
---- 7 *[nur Zusatzkode!]* 9-696.16
---- 8 *[nur Zusatzkode!]* 9-696.17
---- 9 *[nur Zusatzkode!]* 9-696.18
---- 10 *[nur Zusatzkode!]* 9-696.19
---- 11 *[nur Zusatzkode!]* 9-696.1a
---- 12 *[nur Zusatzkode!]* 9-696.1b
---- 13 *[nur Zusatzkode!]* 9-696.1c
---- 14 *[nur Zusatzkode!]* 9-696.1d
---- 15 *[nur Zusatzkode!]* 9-696.1e
---- 16 *[nur Zusatzkode!]* 9-696.1f
---- mehr als 16 *[nur Zusatzkode!]* 9-696.1g
--- Psychologen, TE/Woche
---- 1 *[nur Zusatzkode!]* 9-696.30
---- 2 *[nur Zusatzkode!]* 9-696.31
---- 3 *[nur Zusatzkode!]* 9-696.32
---- 4 *[nur Zusatzkode!]* 9-696.33
---- 5 *[nur Zusatzkode!]* 9-696.34
---- 6 *[nur Zusatzkode!]* 9-696.35
---- 7 *[nur Zusatzkode!]* 9-696.36
---- 8 *[nur Zusatzkode!]* 9-696.37
---- 9 *[nur Zusatzkode!]* 9-696.38 ►

Einzeltherapie *(Forts.)*
~ bei psychischen, psychosomatischen und Verhaltensstörungen, bei *(Forts.)*
~~ Jugendlichen, durch *(Forts.)*
~~~ Psychologen, TE/Woche *(Forts.)*
---- 10 *[nur Zusatzkode!]* 9-696.39
---- 11 *[nur Zusatzkode!]* 9-696.3a
---- 12 *[nur Zusatzkode!]* 9-696.3b
---- 13 *[nur Zusatzkode!]* 9-696.3c
---- 14 *[nur Zusatzkode!]* 9-696.3d
---- 15 *[nur Zusatzkode!]* 9-696.3e
---- 16 *[nur Zusatzkode!]* 9-696.3f
---- mehr als 16 *[nur Zusatzkode!]* 9-696.3g
--- Spezialtherapeuten, TE/Woche
---- 1 *[nur Zusatzkode!]* 9-696.50
---- 2 *[nur Zusatzkode!]* 9-696.51
---- 3 *[nur Zusatzkode!]* 9-696.52
---- 4 *[nur Zusatzkode!]* 9-696.53
---- 5 *[nur Zusatzkode!]* 9-696.54
---- 6 *[nur Zusatzkode!]* 9-696.55
---- 7 *[nur Zusatzkode!]* 9-696.56
---- 8 *[nur Zusatzkode!]* 9-696.57
---- 9 *[nur Zusatzkode!]* 9-696.58
---- 10 *[nur Zusatzkode!]* 9-696.59
---- 11 *[nur Zusatzkode!]* 9-696.5a
---- 12 *[nur Zusatzkode!]* 9-696.5b
---- 13 *[nur Zusatzkode!]* 9-696.5c
---- 14 *[nur Zusatzkode!]* 9-696.5d
---- 15 *[nur Zusatzkode!]* 9-696.5e
---- 16 *[nur Zusatzkode!]* 9-696.5f
---- 17 *[nur Zusatzkode!]* 9-696.5g
---- 18 *[nur Zusatzkode!]* 9-696.5h
---- 19 *[nur Zusatzkode!]* 9-696.5j
---- 20 *[nur Zusatzkode!]* 9-696.5k
---- 21 *[nur Zusatzkode!]* 9-696.5m
---- 22 *[nur Zusatzkode!]* 9-696.5n
---- 23 *[nur Zusatzkode!]* 9-696.5p
---- 24 *[nur Zusatzkode!]* 9-696.5q
---- 25 *[nur Zusatzkode!]* 9-696.5r
---- 26 *[nur Zusatzkode!]* 9-696.5s
---- 27 *[nur Zusatzkode!]* 9-696.5t
---- 28 *[nur Zusatzkode!]* 9-696.5u
---- 29 *[nur Zusatzkode!]* 9-696.5v
---- mehr als 29 *[nur Zusatzkode!]* 9-696.5w
-- Kindern, durch
--- Ärzte, TE/Woche
---- 1 *[nur Zusatzkode!]* 9-696.10
---- 2 *[nur Zusatzkode!]* 9-696.11
---- 3 *[nur Zusatzkode!]* 9-696.12
---- 4 *[nur Zusatzkode!]* 9-696.13
---- 5 *[nur Zusatzkode!]* 9-696.14
---- 6 *[nur Zusatzkode!]* 9-696.15
---- 7 *[nur Zusatzkode!]* 9-696.16
---- 8 *[nur Zusatzkode!]* 9-696.17
---- 9 *[nur Zusatzkode!]* 9-696.18
---- 10 *[nur Zusatzkode!]* 9-696.19
---- 11 *[nur Zusatzkode!]* 9-696.1a
---- 12 *[nur Zusatzkode!]* 9-696.1b
---- 13 *[nur Zusatzkode!]* 9-696.1c
---- 14 *[nur Zusatzkode!]* 9-696.1d
---- 15 *[nur Zusatzkode!]* 9-696.1e ►

Einzeltherapie *(Forts.)*
~ bei psychischen, psychosomatischen und Verhaltensstörungen, bei *(Forts.)*
~~ Kindern, durch *(Forts.)*
~~~ Ärzte, TE/Woche *(Forts.)*
–––– 16 *[nur Zusatzkode!]* 9-696.1f
–––– mehr als 16 *[nur Zusatzkode!]* 9-696.1g
––– Psychologen, TE/Woche
–––– 1 *[nur Zusatzkode!]* 9-696.30
–––– 2 *[nur Zusatzkode!]* 9-696.31
–––– 3 *[nur Zusatzkode!]* 9-696.32
–––– 4 *[nur Zusatzkode!]* 9-696.33
–––– 5 *[nur Zusatzkode!]* 9-696.34
–––– 6 *[nur Zusatzkode!]* 9-696.35
–––– 7 *[nur Zusatzkode!]* 9-696.36
–––– 8 *[nur Zusatzkode!]* 9-696.37
–––– 9 *[nur Zusatzkode!]* 9-696.38
–––– 10 *[nur Zusatzkode!]* 9-696.39
–––– 11 *[nur Zusatzkode!]* 9-696.3a
–––– 12 *[nur Zusatzkode!]* 9-696.3b
–––– 13 *[nur Zusatzkode!]* 9-696.3c
–––– 14 *[nur Zusatzkode!]* 9-696.3d
–––– 15 *[nur Zusatzkode!]* 9-696.3e
–––– 16 *[nur Zusatzkode!]* 9-696.3f
–––– mehr als 16 *[nur Zusatzkode!]* 9-696.3g
––– Spezialtherapeuten, TE/Woche
–––– 1 *[nur Zusatzkode!]* 9-696.50
–––– 2 *[nur Zusatzkode!]* 9-696.51
–––– 3 *[nur Zusatzkode!]* 9-696.52
–––– 4 *[nur Zusatzkode!]* 9-696.53
–––– 5 *[nur Zusatzkode!]* 9-696.54
–––– 6 *[nur Zusatzkode!]* 9-696.55
–––– 7 *[nur Zusatzkode!]* 9-696.56
–––– 8 *[nur Zusatzkode!]* 9-696.57
–––– 9 *[nur Zusatzkode!]* 9-696.58
–––– 10 *[nur Zusatzkode!]* 9-696.59
–––– 11 *[nur Zusatzkode!]* 9-696.5a
–––– 12 *[nur Zusatzkode!]* 9-696.5b
–––– 13 *[nur Zusatzkode!]* 9-696.5c
–––– 14 *[nur Zusatzkode!]* 9-696.5d
–––– 15 *[nur Zusatzkode!]* 9-696.5e
–––– 16 *[nur Zusatzkode!]* 9-696.5f
–––– 17 *[nur Zusatzkode!]* 9-696.5g
–––– 18 *[nur Zusatzkode!]* 9-696.5h
–––– 19 *[nur Zusatzkode!]* 9-696.5j
–––– 20 *[nur Zusatzkode!]* 9-696.5k
–––– 21 *[nur Zusatzkode!]* 9-696.5m
–––– 22 *[nur Zusatzkode!]* 9-696.5n
–––– 23 *[nur Zusatzkode!]* 9-696.5p
–––– 24 *[nur Zusatzkode!]* 9-696.5q
–––– 25 *[nur Zusatzkode!]* 9-696.5r
–––– 26 *[nur Zusatzkode!]* 9-696.5s
–––– 27 *[nur Zusatzkode!]* 9-696.5t
–––– 28 *[nur Zusatzkode!]* 9-696.5u
–––– 29 *[nur Zusatzkode!]* 9-696.5v
–––– mehr als 29 *[nur Zusatzkode!]* 9-696.5w
– Gesprächspsychotherapie
–– 1 Tag 9-410.24
–– 2 bis 5 Tage 9-410.25
–– 6 bis 10 Tage 9-410.26
–– 11 oder mehr Tage 9-410.27 ►

Einzeltherapie *(Forts.)*
– Psychotherapie, tiefenpsychologisch fundiert
–– 1 Tag 9-410.14
–– 2 bis 5 Tage 9-410.15
–– 6 bis 10 Tage 9-410.16
–– 11 oder mehr Tage 9-410.17
– Verhaltenstherapie, kognitiv
–– 1 Tag 9-410.04
–– 2 bis 5 Tage 9-410.05
–– 6 bis 10 Tage 9-410.06
–– 11 oder mehr Tage 9-410.07
Eisengehalt, Bestimmung, mit Magnetresonanztomographie, Leber 3-846
Eisenhammer, Operation – s.a. Durchtrennung, Sphincter ani, lateral 5-494.1
Eisenresorption, Messung, szintigraphisch 3-70b.3
Eiserne Lunge, für
– Neugeborene 8-711.30
– Säuglinge 8-711.31
Eitrig – s. jeweiliger durchgeführter Eingriff
EKG-Elektrode, epikardial, mit Verbindungsleitung, Wechsel, isoliert, Herzunterstützungssystem, extraaortal, permanent 5-376.93
EKT – s. Elektrokrampftherapie
EKT-Grundleistung 8-630.2
EKT-Therapiesitzung 8-630.3
Ektomie
– Fissur, anal 5-492.01
– M. tarsalis superior, zur Verlängerung, Oberlid 5-098.03♦
– Müller-Muskel, zur Verlängerung, Oberlid 5-098.03♦
Ektropium
– Korrekturoperation, durch
–– horizontale Verkürzung, Augenlid 5-093.2♦
–– Implantation 5-093.4♦
–– Naht 5-093.1♦
–– Operation, Lidretraktor 5-093.3♦
–– Schwenkplastik 5-093.5♦
–– Thermokoagulation 5-093.0♦
–– Transplantation 5-093.4♦
–– Verschiebeplastik 5-093.5♦
– Reposition, Lidlamelle 5-093.6♦
Elastographie
– Magnetresonanz- 3-845
– Organ, parenchymatös, und Tumor 3-034
Elbasvir-Grazoprevir, Applikation, oral 6-009.c
Elektrisch
– Defibrillation, desynchronisiert, extern, Herzrhythmus 8-640.1
– Desintegration, zur Entfernung, Clip
–– Darm, endoskopisch 5-469.u3
–– Magen, endoskopisch 5-449.u3
–– Ösophagus, endoskopisch 5-429.w
–– Rektum, endoskopisch 5-489.m
– Impedanztomographie 3-903
– Messer, zur Exzision, zur
–– Konisation
––– Cervix uteri 5-671.03
––– Portio 5-671.03 ►
~~~

Elektrisch *(Forts.)*
~ Messer, zur Exzision, zur *(Forts.)*
–– Rekonisation
––– Cervix uteri 5-671.13
––– Portio 5-671.13
– Nadel, zur Exzision, zur
–– Konisation
––– Cervix uteri 5-671.03
––– Portio 5-671.03
–– Rekonisation
––– Cervix uteri 5-671.13
––– Portio 5-671.13
– Schwergewichtigenbett, programmierbar, Lagerung 8-390.0
– Stimulation, Herzrhythmus, intraoperativ 8-643
Elektro-Nystagmographie, bei Schwindelsyndrom 1-20a.30
Elektroablations-Trabekulotomie, intraokular, zur Senkung, Augeninnendruck 5-133.81♦
Elektroanatomisch, Mappingverfahren
– dreidimensional, Anwendung, bei Ablation, bei Herzrhythmusstörungen *[nur Zusatzkode!]* 8-835.8
– hochauflösend, multipolar, dreidimensional, Anwendung, bei Ablation, bei Herzrhythmusstörungen *[nur Zusatzkode!]* 8-835.j
– rotordetektierend, Anwendung, bei Ablation, bei Herzrhythmusstörungen *[nur Zusatzkode!]* 8-835.g
Elektrochemotherapie
– Gaumen
–– hart 5-272.65
–– weich 5-272.65
– großflächig, Haut
–– Axilla 5-915.96♦
–– Bauchregion 5-915.9b
–– Brustwand 5-915.9a
–– Ellenbogen 5-915.97♦
–– Fuß 5-915.9g♦
–– Genitalregion 5-915.9c
–– Gesäß 5-915.9d
–– Hals 5-915.95
–– Hand 5-915.99♦
–– Knie 5-915.9e♦
–– Kopf 5-915.94
–– Leistenregion 5-915.9c
–– Lippe 5-915.90
–– Oberarm 5-915.97♦
–– Oberschenkel 5-915.9e♦
–– Rücken 5-915.9a
–– Schulter 5-915.96♦
–– Unterarm 5-915.98♦
–– Unterschenkel 5-915.9f♦
– kleinflächig, Haut
–– Axilla 5-915.86♦
–– Bauchregion 5-915.8b
–– Brustwand 5-915.8a
–– Ellenbogen 5-915.87♦
–– Fuß 5-915.8g♦
–– Genitalregion 5-915.8c
–– Gesäß 5-915.8d ►

Elektrochemotherapie *(Forts.)*
~ kleinflächig, Haut *(Forts.)*
–– Hals 5-915.85
–– Hand 5-915.89♦
–– Knie 5-915.8e♦
–– Kopf 5-915.84
–– Leistenregion 5-915.8c
–– Lippe 5-915.80
–– Oberarm 5-915.87♦
–– Oberschenkel 5-915.8e♦
–– Rücken 5-915.8a
–– Schulter 5-915.86♦
–– Unterarm 5-915.88♦
–– Unterschenkel 5-915.8f♦
– laparoskopisch
–– Leber 5-501.81
–– Magen 5-433.48
– Larynx 5-300.35
– Leber, lokale Destruktion
–– durch Umsteigen laparoskopisch – offen chirurgisch 5-501.72
–– offen 5-501.80
–– perkutan lokal 5-501.83
– Lippe 5-273.95
– Knochen, Destruktion 5-789.d
– Magen, offen 5-433.38
– Mundboden 5-273.95
– Pankreas 5-521.5
– Pharynx 5-292.35
– Rektum, peranale Destruktion 5-482.h0
– Speicheldrüse 5-269.3♦
– Speicheldrüsenausführungsgang 5-269.3♦
– Wange 5-273.95
– Zunge 5-250.35
Elektrochirurgisch, Epilation, Augenlid 5-091.40♦
Elektrode
– energieempfangend, endokardial
–– endokardial, linksventrikulär, Implantation, Stimulationssystem, kabellos 5-377.m1
–– Entfernung, Stimulationssystem, kabellos 5-378.1b
–– Lagekorrektur, Stimulationssystem, kabellos 5-378.3j
–– Wechsel, Stimulationssystem, kabellos 5-378.7j
– Entfernung
–– Spinalganglion 5-039.a8
–– subdural 5-039.a6
– Ganzkörper-MRT-fähig, permanent, Verwendung
–– 1, zur Neurostimulation *[nur Zusatzkode!]* 5-934.4
–– mehrere, zur Neurostimulation *[nur Zusatzkode!]* 5-934.4
– Herzschrittmacher
–– Entfernung
––– extern, temporär 8-641
––– intern, temporär 8-642
–– Implantation
––– extern, temporär 8-641 ►

Elektrode *(Forts.)*
~ Herzschrittmacher *(Forts.)*
~~ Implantation *(Forts.)*
––– intern, temporär 8-642
–– Justieren
––– extern, temporär 8-641
––– intern, temporär 8-642
–– Manipulation
––– extern, temporär 8-641
––– intern, temporär 8-642
–– Repositionierung
––– extern, temporär 8-641
––– intern, temporär 8-642
– Implantation
–– für ein System zur
––– Hypoglossusnerv-Stimulation 5-059.86
––– Phrenikusnerv-Stimulation 5-059.87
–– perkutan, Nervensystem, peripher, zur Stimulation, mit Neurostimulator, extrakorporal 5-059.88
–– permanent
––– intrazerebral, zur Dauerstimulation 5-014.92
––– Nervensystem, peripher 5-059.82
––– offen, zur epiduralen Dauerstimulation 5-039.36
––– perkutan, zur epiduralen Dauerstimulation 5-039.34
–– temporär
––– Nervensystem, peripher, zur Teststimulation 5-059.80
––– zur epiduralen Teststimulation 5-039.32
–– zur Stimulation, Spinalganglien 5-039.j0
– kortikal
–– weniger als 8
––– Monitoring, neurophysiologisch, intraoperativ
–––– bis 4 Stunden 8-925.02
–––– mehr als
––––– 4 Stunden bis 8 Stunden 8-925.22
––––– 8 Stunden bis 12 Stunden 8-925.32
––––– 12 Stunden 8-925.42
––– Sprachmonitoring
–––– bis 4 Stunden, bei Wacheingriff 8-925.02
–––– mehr als
––––– 4 Stunden bis 8 Stunden, bei Wacheingriff 8-925.22
––––– 8 Stunden bis 12 Stunden, bei Wacheingriff 8-925.32
––––– 12 Stunden, bei Wacheingriff 8-925.42
––– und Potentiale, evoziert
–––– Monitoring, neurophysiologisch, intraoperativ
––––– bis 4 Stunden 8-925.03
––––– mehr als
–––––– 4 Stunden bis 8 Stunden 8-925.23
–––––– 8 Stunden bis 12 Stunden 8-925.33
–––––– 12 Stunden 8-925.43
–––– Sprachmonitoring, bei Wacheingriff
––––– bis 4 Stunden 8-925.03
––––– mehr als
–––––– 4 Stunden bis 8 Stunden 8-925.23 ▶

Elektrode *(Forts.)*
~ kortikal *(Forts.)*
~~ weniger als 8 *(Forts.)*
~~~ und Potentiale, evoziert *(Forts.)*
~~~~ Sprachmonitoring, bei Wacheingriff *(Forts.)*
~~~~~ mehr als *(Forts.)*
–––––– 8 Stunden bis 12 Stunden 8-925.33
–––––– 12 Stunden 8-925.43
–– 8 oder mehr
––– Monitoring, neurophysiologisch, intraoperativ
–––– bis 4 Stunden 8-925.04
–––– mehr als
––––– 4 Stunden bis 8 Stunden 8-925.24
––––– 8 Stunden bis 12 Stunden 8-925.34
––––– 12 Stunden 8-925.44
––– Sprachmonitoring
–––– bis 4 Stunden, bei Wacheingriff 8-925.04
–––– mehr als
––––– 4 Stunden bis 8 Stunden, bei Wacheingriff 8-925.24
––––– 8 Stunden bis 12 Stunden, bei Wacheingriff 8-925.34
––––– 12 Stunden, bei Wacheingriff 8-925.44
– mehrere
–– bei Einführung, Implantat, Kochlea 5-209.23♦
–– intrazerebral, permanent
––– Implantation, zur Dauerstimulation 5-014.93
––– Revision, zur Dauerstimulation 5-014.b1
––– Wechsel, zur Dauerstimulation 5-014.93
–– permanent
––– Implantation
–––– offen, zur epiduralen Dauerstimulation 5-039.37
–––– perkutan, zur epiduralen Dauerstimulation 5-039.35
––– Wechsel
–––– offen, zur epiduralen Dauerstimulation 5-039.37
–––– perkutan, zur epiduralen Dauerstimulation 5-039.35
–– Spinalganglion
––– Entfernung 5-039.a9
––– Revision 5-039.c7
–– subdural
––– Entfernung 5-039.a7
––– Revision 5-039.c5
– permanent
–– Implantation, perkutan, zur epiduralen Dauerstimulation, mit einem extrakorporalen Neurostimulator 5-039.39
–– Wechsel, perkutan, zur epiduralen Dauerstimulation, mit einem extrakorporalen Neurostimulator 5-039.39
– Revision
–– permanent, intrazerebral, zur Dauerstimulation 5-014.b0
–– subdural 5-039.c4 ▶
~~~~~

Elektrode *(Forts.)*
– Spinalganglion, Revision 5-039.c6
– Stimulator, Vagusnerv
–– Entfernung 5-059.a2
–– Implantation 5-059.84
–– kardial
––– Entfernung 5-059.a2
––– Implantation 5-059.84
––– Revision 5-059.92
––– Wechsel 5-059.84
–– Revision 5-059.92
–– Wechsel 5-059.84
– subdural
–– Implantation
––– bei Implantation, Neurostimulator, zur Vorderwurzelstimulation 5-039.g
––– zur Vorderwurzelstimulation 5-039.8
–– Wechsel
––– bei Wechsel, Neurostimulator, zur Vorderwurzelstimulation 5-039.g
––– zur Vorderwurzelstimulation 5-039.8
– Wechsel
–– für ein System zur
––– Hypoglossusnerv-Stimulation 5-059.86
––– Phrenikusnerv-Stimulation 5-059.87
–– perkutan, Nervensystem, peripher, zur Stimulation, mit Neurostimulator, extrakorporal 5-059.88
–– permanent
––– intrazerebral, zur Dauerstimulation 5-014.92
––– Nervensystem, peripher 5-059.82
––– offen, zur epiduralen Dauerstimulation 5-039.36
––– perkutan, zur epiduralen Dauerstimulation 5-039.34
–– zur Stimulation, Spinalganglien 5-039.j0
Elektroden, mehrere
– Implantation
–– permanent, Nervensystem, peripher 5-059.83
–– temporär, Nervensystem, peripher, zur Teststimulation 5-059.81
– temporär, Implantation, zur epiduralen Teststimulation 5-039.33
– Wechsel, permanent, Nervensystem, peripher 5-059.83
– zur Stimulation von Spinalganglien
–– Implantation 5-039.j1
–– Wechsel 5-039.j1
Elektroenzephalographie – s. EEG
– hochauflösend, zur Lokalisation
–– Focus, epileptisch 1-20d.0
–– Hirnareal, funktionell 1-20d.1
Elektroimpedanzspektroskopie, Haut 3-901
Elektrokaustik – s.a. Elektrokoagulation
– Haut
–– Axilla
––– großflächig 5-915.46♦
––– kleinflächig 5-915.06♦
–– Bauchregion
––– großflächig 5-915.4b
––– kleinflächig 5-915.0b ►

Elektrokaustik – s.a. Elektrokoagulation *(Forts.)*
– Haut *(Forts.)*
–– Brustwand
––– großflächig 5-915.4a
––– kleinflächig 5-915.0a
–– Ellenbogen
––– großflächig 5-915.47♦
––– kleinflächig 5-915.07♦
–– Fuß
––– großflächig 5-915.4g♦
––– kleinflächig 5-915.0g♦
–– Genitalregion
––– großflächig 5-915.4c
––– kleinflächig 5-915.0c
–– Gesäß
––– großflächig 5-915.4d
––– kleinflächig 5-915.0d
–– Hals
––– großflächig 5-915.45
––– kleinflächig 5-915.05
–– Hand
––– großflächig 5-915.49♦
––– kleinflächig 5-915.09♦
–– Knie
––– großflächig 5-915.4e♦
––– kleinflächig 5-915.0e♦
–– Kopf
––– großflächig 5-915.44
––– kleinflächig 5-915.04
–– Leistenregion
––– großflächig 5-915.4c
––– kleinflächig 5-915.05
–– Lippe
––– großflächig 5-915.40
––– kleinflächig 5-915.00
–– Oberarm
––– großflächig 5-915.47♦
––– kleinflächig 5-915.07♦
–– Oberschenkel
––– großflächig 5-915.4e♦
––– kleinflächig 5-915.0e♦
–– Rücken
––– großflächig 5-915.4a
––– kleinflächig 5-915.0a
–– Schulter
––– großflächig 5-915.46♦
––– kleinflächig 5-915.06♦
–– Unterarm
––– großflächig 5-915.48♦
––– kleinflächig 5-915.08♦
–– Unterschenkel
––– großflächig 5-915.4f♦
––– kleinflächig 5-915.0f♦
– Nasenmuschel, untere 5-215.00♦
Elektrokeratotomie
– nicht-radiär 5-126.01♦
– radiär 5-126.00♦
Elektrokoagulation – s.a. Elektrokaustik
– bei
–– Doppel-Ballon-Enteroskopie, zur Destruktion, Dickdarm, endoskopisch 5-452.90 ►

Elektrokoagulation – s.a. Elektrokaustik *(Forts.)*
~ bei *(Forts.)*
–– Push-and-pull-back-Technik, zur Destruktion, Dickdarm, endoskopisch 5-452.90
–– Push-Technik, zur Destruktion, Dickdarm, endoskopisch 5-452.80
–– Single-Ballon-Enteroskopie, zur Destruktion, Dickdarm, endoskopisch 5-452.90
– Cervix uteri 5-672.11
– Dickdarm
–– laparoskopisch 5-452.40
–– offen 5-452.30
– Dünndarm
–– laparoskopisch 5-451.50
–– offen 5-451.40
– Gaumen
–– hart 5-272.60
–– weich 5-272.60
– Gaumenmandel 5-289.00
– Larynx 5-300.30
– Lippe 5-273.90
– mit Destruktion
–– Dickdarm, endoskopisch, einfach 5-452.80
–– Dünndarm, endoskopisch
––– durch
–––– Doppel-Ballon-Enteroskopie 5-451.a0
–––– Push-and-pull-back-Technik 5-451.a0
–––– Single-Ballon-Enteroskopie 5-451.a0
––– einfach 5-451.90
– Mundboden 5-273.90
– Ohr, äußeres 5-181.8♦
– Pharynx 5-292.30
– Rachenmandel 5-289.00
– Retina, zur Destruktion, Läsion 5-155.0♦
– Tuba uterina
–– abdominal, offen, zur Sterilisation 5-663.00
–– durch Umsteigen
––– endoskopisch – offen chirurgisch, zur Sterilisation 5-663.03
––– vaginal – offen chirurgisch, zur Sterilisation 5-663.04
–– endoskopisch, zur Sterilisation 5-663.02
–– laparoskopisch, zur Sterilisation 5-663.02
–– vaginal
––– laparoskopisch assistiert, zur Sterilisation 5-663.01
––– zur Sterilisation 5-663.05
– Uterus 5-681.60
– Vagina 5-702.31
– Vulva 5-712.11
– Wange 5-273.90
– Zunge 5-250.30
– zur
–– Blutstillung
––– Keilbeinhöhle
–––– bei
––––– Ethmoidektomie
–––––– endonasal 5-222.20♦
––––––– mit Darstellung, Schädelbasis 5-222.21♦ ►

Elektrokoagulation – s.a. Elektrokaustik *(Forts.)*
~ zur *(Forts.)*
~~ Blutstillung *(Forts.)*
~~~ Keilbeinhöhle *(Forts.)*
~~~~ bei *(Forts.)*
~~~~~ Ethmoidektomie *(Forts.)*
–––––– transmaxillär 5-222.30♦
––––––– mit Darstellung, Schädelbasis 5-222.31♦
–––––– von außen 5-222.10♦
––––– Sphenoidektomie
–––––– transmaxilloethmoidal 5-222.70♦
––––––– mit Darstellung, Schädelbasis 5-222.71♦
–––––– transseptal 5-222.6♦
–––––– von außen 5-222.50♦
––––––– mit Darstellung, Schädelbasis 5-222.51♦
––––– Sphenoidotomie, endonasal 5-222.4♦
–––– durch
––––– Ethmoidektomie, von außen, mit Darstellung, Schädelbasis 5-222.11♦
––––– Infundibulotomie 5-222.0♦
––– Nase 5-210.1
–– Destruktion
––– Gallengänge
–––– durch Umsteigen laparoskopisch – offen chirurgisch 5-514.q2
–––– endoskopisch 5-513.40
––––– Elektrochemotherapie 5-513.45
–––– laparoskopisch 5-514.q1
–––– offen 5-514.q0
–––– perkutan-transhepatisch 5-514.q3
––– Magen
–––– endoskopisch 5-433.50
–––– laparoskopisch 5-433.40
–––– offen 5-433.30
––– Ösophagus
–––– endoskopisch 5-422.50
–––– offen 5-422.30
–––– thorakoskopisch 5-422.40
––– Rektum
–––– endoskopisch 5-482.31
–––– endoskopisch-mikrochirurgisch 5-482.32
–––– peranal 5-482.30
––– Uterus 5-681.60
–– Wiederanheftung, Retina 5-154.x♦
Elektrokonvulsionstherapie-Grundleistung 8-630.2
Elektrokonvulsionstherapie-Therapiesitzung 8-630.3
Elektrokortikographie 1-212.0
Elektrolyse, Retina, zur Destruktion, Läsion 5-155.0♦
Elektrolytlösung, Applikation, intraarteriell, kontinuierlich, beim Neugeborenen 8-010.1
Elektromagnetisch, Navigationssystem, Anwendung *[nur Zusatzkode!]* 5-988.1
Elektromyographie 1-205
Elektronenstrahltomographie
– Gefäß, peripher 3-262 ►
~~~~~

Elektronenstrahltomographie *(Forts.)*
– Gehirn 3-260
– Herz 3-261
Elektrophysiologisch, Untersuchung, Herz
– kathetergestützt
–– bei
––– atrialen Tachykardien 1-265.4
––– Extrasystolen, ventrikulär 1-265.7
––– faszikulären Blockierungen 1-265.3
––– intraventrikulären Leitungsstörungen 1-265.3
––– Kammertachykardien, nicht-anhaltend 1-265.7
––– Störungen
–––– AV-Überleitung 1-265.1
–––– Sinusknotenfunktion 1-265.0
––– Synkopen, Genese, unklar 1-265.8
––– Tachykardien, mit
–––– breitem QRS-Komplex 1-265.6
–––– schmalem QRS-Komplex 1-265.4
––– Vorhofflattern 1-265.f
––– Vorhofflimmern 1-265.e
––– WPW-Syndrom 1-265.5
––– Zustand nach
–––– Herz-Kreislauf-Stillstand 1-265.9
–––– Herztransplantation 1-265.d
–– nach
––– kurativer Therapie, bei Herzfehler, angeboren 1-265.a
––– palliativer Therapie, bei angeborenem Herzfehler 1-265.b
– nicht-kathetergestützt, bei
–– ICD 1-266.1
–– implantiertem
––– Defibrillator 1-266.1
––– Kardioverter [ICD] 1-266.1
–– Schrittmacher 1-266.0
Elektroporation, irreversibel
– Nadel, Anwendung
–– 1 *[nur Zusatzkode!]* 5-98h.10
–– 2 *[nur Zusatzkode!]* 5-98h.11
–– 3 *[nur Zusatzkode!]* 5-98h.12
–– 4 *[nur Zusatzkode!]* 5-98h.13
–– 5 *[nur Zusatzkode!]* 5-98h.14
–– 6 *[nur Zusatzkode!]* 5-98h.15
–– 7 oder mehr *[nur Zusatzkode!]* 5-98h.1m
– zur Destruktion
–– Gallengänge, endoskopisch 5-513.44
–– Gewebe
––– Lunge, perkutan 5-339.22♦
––– Niere, perkutan-transrenal 5-552.51♦
––– Prostata
–––– perkutan 5-602.6
–––– transrektal 5-602.6
–– Knochen 5-789.9
–– Leber, lokal
––– durch Umsteigen laparoskopisch – offen chirurgisch 5-501.72
––– laparoskopisch 5-501.71
––– offen 5-501.70
––– perkutan 5-501.73 ►
Elektroporation, irreversibel *(Forts.)*
~ zur Destruktion *(Forts.)*
–– Magen
––– endoskopisch 5-433.57
––– laparoskopisch 5-433.47
––– offen 5-433.37
–– Nebenniere 5-073.42
–– Ösophagus, endoskopisch 5-422.57
–– Pankreas, lokal 5-521.3
–– Rektum
––– endoskopisch 5-482.e1
––– endoskopisch-mikrochirurgisch 5-482.e2
––– peranal 5-482.e0
Elektroresektion, transurethral, Gewebe, Prostata 5-601.0
– im Rahmen eines anderen Eingriffes *[nur Zusatzkode!]* 5-601.b
– mit Trokarzystostomie 5-601.1
Elektrostimulation
– im Wachzustand, zur Epilepsiediagnostik 1-212.2
– in Allgemeinanästhesie, zur Epilepsiediagnostik 1-212.1
Elektrotherapie 8-650
Elektrothermisch, Denervierung, Synovialis, und Kapselgewebe, arthroskopisch
– Akromioklavikulargelenk 5-811.41♦
– Ellenbogengelenk 5-811.4t♦
– Handgelenk 5-811.47♦
– Hüftgelenk 5-811.4g♦
– Humeroglenoidalgelenk 5-811.40♦
– Humeroradialgelenk 5-811.4s♦
– Humeroulnargelenk 5-811.44♦
– Kniegelenk 5-811.4h♦
– Metatarsophalangealgelenk 5-811.4q♦
– Radiokarpalgelenk 5-811.48♦
– Radioulnargelenk
–– distal 5-811.46♦
–– proximal 5-811.45♦
– Sprunggelenk
–– oberes 5-811.4k♦
–– unteres 5-811.4m♦
– Sternoklavikulargelenk 5-811.43♦
– Symphyse 5-811.4f
– Tarsalgelenk 5-811.4n♦
– Tarsometatarsalgelenk 5-811.4p♦
– Thorakoskapulargelenk 5-811.42♦
– Tibiofibulargelenk, proximal 5-811.4j♦
– Ulnokarpalgelenk 5-811.49♦
– Zehengelenk 5-811.4r♦
Elevation
– Impressionsfraktur
–– geschlossen, bei Kranioplastik 5-020.10
–– offen, bei Kranioplastik 5-020.11
––– mit Débridement 5-020.12
– Lappen, mukoperiostal, bei Extraktion, Zahn, mehrwurzelig 5-230.1 5-241.1
Elimination
– CO_2, extrakorporal, veno-venös 8-852.5
– Leichtketten, durch Hämodialyse, intermittierend, verlängert 8-854.8 ►

Elimination *(Forts.)*
– Protein, mit Molekularmasse bis 60.000, durch Hämodialyse, intermittierend, verlängert 8-854.8
Ellenbogen
– Abtragung, Hautblase, bei Verbrennung und Verätzung 5-921.07♦
– Butterfly-Plastik 5-906.07♦
–– bei Verbrennung und Verätzung 5-927.07♦
– Chemical Peeling
–– großflächig 5-913.97♦
–– kleinflächig 5-913.37♦
– Dehnungsplastik, lokal
–– bei Verbrennung und Verätzung 5-926.07♦
–– großflächig 5-903.57♦
–– kleinflächig 5-903.07♦
– Dermabrasion, bei Verbrennung und Verätzung 5-921.17♦
– Desilikonisierung, Dermisersatzmaterial 5-91a.07♦
–– bei Verbrennung und Verätzung 5-929.17♦
– Desinsertion 5-851.d2♦
– Durchtrennung, Lappenstiel
–– bei Verbrennung und Verätzung 5-929.07♦
–– Haut 5-909.27♦
–– Muskel und Faszie 5-857.a2♦
– Einlegen, Medikamententräger, subfaszial 5-850.h2♦
– Entfernung, Medikamententräger, subfaszial 5-850.j2♦
– Entnahme
–– Composite graft 5-901.27♦
–– Fernlappen, gestielt 5-904.27♦
––– bei Verbrennung und Verätzung 5-924.57♦
–– Lappen
––– fasziokutan, mit mikrovaskulärer Anastomosierung 5-858.02♦
––– frei, mit mikrovaskulärer Anastomosierung 5-904.07♦
–––– bei Verbrennung und Verätzung 5-924.37♦
––– myokutan, mit mikrovaskulärer Anastomosierung 5-858.22♦
––– osteofasziokutan, mit mikrovaskulärer Anastomosierung 5-858.32♦
––– osteomyokutan, mit mikrovaskulärer Anastomosierung 5-858.32♦
––– regional, gestielt 5-904.17♦
–––– bei Verbrennung und Verätzung 5-924.47♦
––– septokutan, mit mikrovaskulärer Anastomosierung 5-858.12♦
–– Spalthaut, bei Verbrennung und Verätzung 5-924.07♦
–– Vollhaut, bei Verbrennung und Verätzung 5-924.17♦
– Escharotomie 5-920.07♦
–– mit
––– Dekompression, Nerv, peripher 5-920.37♦
––– Fasziotomie 5-920.27♦
– Exartikulation 5-862.3♦ ►

Ellenbogen *(Forts.)*
– Explantation, Hautexpander 5-909.17♦
– Exstirpation, Weichteiltumor
–– epifaszial 5-852.82♦
–– subfaszial 5-852.92♦
– Faszie
–– Débridement 5-850.d2♦
–– Defektdeckung, mit
––– allogenem Material 5-856.a2♦
––– autogenem Material 5-856.92♦
–– Doppelung 5-856.32♦
–– Entfernung, Transplantat 5-856.82♦
–– Entnahme, zur Transplantation 5-852.g2♦
–– Exploration 5-850.g2♦
–– Exzision 5-852.a2♦
–– Fremdkörperentfernung, durch Inzision 5-850.a2♦
–– Inzision
––– offen 5-850.62♦
––– perkutan 5-850.72♦
–– Naht 5-856.02♦
–– Revision, Transplantat 5-856.62♦
–– Transplantation
––– allogen 5-856.52♦
––– autogen 5-856.42♦
–– Verkürzung 5-856.22♦
–– Verlängerung 5-856.12♦
–– Wechsel, Transplantat 5-856.72♦
– Faszienlappenplastik 5-857.42♦
–– gefäßgestielt 5-857.52♦
– Fasziotomie
–– bei Verbrennung und Verätzung 5-920.17♦
–– längs
––– perkutan 5-851.a2♦
––– Segment, mehrere
–––– partiell, offen 5-851.b2♦
–––– total, offen 5-851.c2♦
–– quer
––– partiell, offen 5-851.52♦
––– perkutan 5-851.72♦
––– total, offen 5-851.62♦
–– Segment, längs
––– partiell, offen 5-851.82♦
––– total, offen 5-851.92♦
– Fernlappenplastik, gestielt 5-905.27♦
– Fettgewebe
–– Absaugen 5-911.17♦
–– Abtragung 5-911.27♦
– Haut
–– Applikation
––– Ätzmittel, lokal 5-914.07♦
––– Zytostatika, lokal 5-914.17♦
–– Biopsie, ohne Inzision 1-490.2♦
–– Einbringen, Material
––– autogen 5-890.17♦
––– xenogen 5-890.27♦
–– Einlegen, Medikamententräger, durch Inzision 5-892.37♦
–– Elektrochemotherapie
––– großflächig 5-915.97♦
––– kleinflächig 5-915.87♦ ►

Ellenbogen *(Forts.)*
~ Haut *(Forts.)*
–– Elektrokaustik
––– großflächig 5-915.47♦
––– kleinflächig 5-915.07♦
–– Entfernung, Medikamententräger, durch Inzision 5-892.47♦
–– Exploration 5-892.07♦
–– Exzision
––– lokal
–––– mit primärem Wundverschluss 5-894.17♦
–––– ohne primären Wundverschluss 5-894.07♦
––– radikal
–––– histographisch kontrolliert
––––– mit
–––––– lokaler Lappenplastik 5-895.57♦
–––––– primärem Wundverschluss 5-895.37♦
–––––– Transplantation 5-895.57♦
––––– ohne primären Wundverschluss 5-895.17♦
–––– mit
––––– lokaler Lappenplastik 5-895.47♦
––––– primärem Wundverschluss 5-895.27♦
––––– Transplantation 5-895.47♦
–––– ohne primären Wundverschluss 5-895.07♦
––– tangential, bei Verbrennung und Verätzung 5-921.37♦
–– Fliegenmaden, Anwendung 8-192.37♦
–– Fremdkörperentfernung
––– durch Inzision 5-892.27♦
––– ohne Inzision 8-102.5♦
–– Gewebsreduktionsplastik 5-911.07♦
–– Hochfrequenzchirurgie, bei Verbrennung und Verätzung 5-921.77♦
–– Infrarotkoagulation
––– großflächig 5-915.77♦
––– kleinflächig 5-915.37♦
–– Inzision 5-892.07♦
––– mit Drainage 5-892.17♦
–– Kryochirurgie
––– großflächig 5-915.67♦
––– kleinflächig 5-915.27♦
–– Laserbehandlung
––– großflächig 5-915.57♦
––– kleinflächig 5-915.17♦
–– Laserdestruktion, bei Verbrennung und Verätzung 5-921.47♦
–– Naht
––– primär 5-900.07♦
––– sekundär 5-900.17♦
–– Radiochirurgie, bei Verbrennung und Verätzung 5-921.67♦
–– Straffungsoperation 5-911.07♦
–– Tätowieren 5-890.07♦
–– Ultraschalldestruktion, bei Verbrennung und Verätzung 5-921.57♦
–– und Unterhaut
––– Entfernung
–––– großflächig, System, zur Vakuumtherapie, ohne Anästhesie 8-192.17♦ ►

Ellenbogen *(Forts.)*
~ Haut *(Forts.)*
~~ und Unterhaut *(Forts.)*
~~~ Entfernung *(Forts.)*
–––– kleinflächig, System zur Vakuumtherapie, ohne Anästhesie 8-192.07♦
––– Wunde, Entfernung
–––– Fibrinbeläge
––––– großflächig, ohne Anästhesie 8-192.17♦
––––– kleinflächig, ohne Anästhesie 8-192.07♦
–––– großflächig, Gewebe, ohne Anästhesie 8-192.17♦
–––– kleinflächig, Gewebe, ohne Anästhesie 8-192.07♦
–– Wiederherstellung, Oberflächenkontinuität
––– primär, durch
–––– Gewebekleber 5-900.07♦
–––– Metallklammern 5-900.07♦
––– sekundär, durch
–––– Gewebekleber 5-900.17♦
–––– Metallklammern 5-900.17♦
–– Wundtoilette, chirurgisch, großflächig, mit Einlegen, Medikamententräger 5-896.27♦
– Hautersatz
–– großflächig, durch Keratinozyten, kultiviert 5-902.c7♦
–– kleinflächig, durch Keratinozyten, kultiviert 5-902.b7♦
–– permanent
––– großflächig, durch
–––– allogene Amnionmembran 5-902.j7♦
––––– bei Verbrennung und Verätzung 5-925.j7♦
–––– allogenes Amnion 5-902.j7♦
––––– bei Verbrennung und Verätzung 5-925.j7♦
–––– allogenes Hautersatzmaterial 5-902.j7♦
––––– bei Verbrennung und Verätzung 5-925.j7♦
–––– allogenes Hauttransplantat 5-902.g7♦
––––– bei Verbrennung und Verätzung 5-925.g7♦
–––– Dermisersatzmaterial 5-902.e7♦
––––– bei Verbrennung und Verätzung 5-925.e7♦
–––– humane azelluläre dermale Matrix 5-902.g7♦
––––– bei Verbrennung und Verätzung 5-925.g7♦
–––– kultivierte Keratinozyten, bei Verbrennung und Verätzung 5-925.a7♦
––– kleinflächig, durch
–––– allogene Amnionmembran 5-902.h7♦
––––– bei Verbrennung und Verätzung 5-925.h7♦
–––– allogenes Amnion 5-902.hf♦
––––– bei Verbrennung und Verätzung 5-925.h7♦
–––– allogenes Hautersatzmaterial 5-902.h7♦
––––– bei Verbrennung und Verätzung 5-925.h7♦ ►

E
~~~

Ellenbogen *(Forts.)*
~ Hautersatz *(Forts.)*
~~ permanent *(Forts.)*
~~~ kleinflächig, durch *(Forts.)*
–––– allogenes Hauttransplantat 5-902.f7♦
––––– bei Verbrennung und Verätzung 5-925.f7♦
–––– Dermisersatzmaterial 5-902.d7♦
––––– bei Verbrennung und Verätzung 5-925.d7♦
–––– humane azelluläre dermale Matrix 5-902.f7♦
––––– bei Verbrennung und Verätzung 5-925.f7♦
–––– kultivierte Keratinozyten, bei Verbrennung und Verätzung 5-925.97♦
– Hautschichten, oberflächlich
–– Ausbürsten
––– großflächig 5-913.77♦
––– kleinflächig 5-913.17♦
–– Chemochirurgie
––– großflächig 5-913.97♦
––– kleinflächig 5-913.37♦
–– Dermabrasion, hochtourig
––– großflächig 5-913.67♦
––– kleinflächig 5-913.07♦
–– Entfernung, mit scharfem Löffel
––– großflächig 5-913.87♦
––– kleinflächig 5-913.27♦
–– Exkochleation
––– großflächig 5-913.87♦
––– kleinflächig 5-913.27♦
–– Laserbehandlung
––– großflächig 5-913.a7♦
––– kleinflächig 5-913.47♦
–– Shaving
––– großflächig 5-913.b7♦
––– kleinflächig 5-913.57♦
– Implantation, Hautexpander 5-909.07♦
– Insellappenplastik, lokal
–– bei Verbrennung und Verätzung 5-926.37♦
–– großflächig 5-903.87♦
–– kleinflächig 5-903.37♦
– Inzision, Verbrennungsschorf 5-920.07♦
–– mit
––– Dekompression, Nerv, peripher 5-920.37♦
––– Fasziotomie 5-920.27♦
– Jumping-man-Plastik 5-906.07♦
–– bei Verbrennung und Verätzung 5-927.07♦
– Kompartmentresektion 5-852.b2♦
–– mit
––– erweiterter Präparation 5-852.d2♦
––– spezieller Gefäß- und Nervenpräparation 5-852.c2♦
– Lappen
–– frei, Revision, mit mikrovaskulärer Anastomosierung 5-907.57♦
––– bei Verbrennung und Verätzung 5-928.87♦
–– regional, gestielt, Revision, bei Verbrennung und Verätzung 5-928.67♦ ►

Ellenbogen *(Forts.)*
– Lappenplastik
–– adipofaszial 5-857.22♦
––– gefäßgestielt 5-857.32♦
–– fasziokutan 5-857.02♦
––– gefäßgestielt 5-857.12♦
–– frei, mit mikrovaskulärer Anastomosierung 5-905.07♦
–– kombiniert 5-906.07♦
––– bei Verbrennung und Verätzung 5-927.07♦
–– lokal, Revision 5-907.27♦
––– bei Verbrennung und Verätzung 5-928.57♦
–– mit freiem Hauttransplantat 5-906.17♦
––– bei Verbrennung und Verätzung 5-927.17♦
–– myokutan 5-857.62♦
––– gefäßgestielt 5-857.72♦
–– regional, gestielt 5-905.17♦
––– mit Fernlappen 5-906.27♦
–––– bei Verbrennung und Verätzung 5-927.27♦
–––– mit freiem Hauttransplantat 5-906.37♦
––––– bei Verbrennung und Verätzung 5-927.37♦
– Liposuktion 5-911.17♦
– Mikrograft-Spalthautdeckung, bei Verbrennung und Verätzung 5-925.77♦
– Muskel
–– Débridement 5-850.b2♦
–– Durchtrennung 5-851.02♦
–– Entfernung, Transplantat 5-853.92♦
–– Entnahme, zur Transplantation 5-852.e2♦
–– Exploration 5-850.e2♦
–– Exzision
––– epifaszial
–––– partiell 5-852.42♦
–––– total 5-852.52♦
––– subfaszial
–––– partiell 5-852.62♦
–––– total 5-852.72♦
–– Fremdkörperentfernung, durch Inzision 5-850.82♦
–– Inzision
––– längs 5-850.02♦
––– quer 5-850.12♦
–– Naht 5-853.12♦
–– Plastik 5-853.42♦
–– Refixation 5-853.02♦
–– Revision, Transplantat 5-853.72♦
–– Transplantation 5-853.62♦
–– Transposition 5-853.52♦
–– Verkürzung, und Naht 5-853.32♦
–– Verlängerung, und Naht 5-853.22♦
–– Wechsel, Transplantat 5-853.82♦
– Muskellappenplastik 5-857.82♦
–– gefäßgestielt 5-857.92♦
– Muskeln und Weichteile
–– Biopsie
––– durch Inzision 1-502.2♦
––– perkutan 1-491.2♦
–––– mit Steuerung durch bildgebende Verfahren 1-492.2♦ ►
~~~

Ellenbogen *(Forts.)*
~ Muskeln und Weichteile *(Forts.)*
–– Nadelbiopsie, perkutan 1-491.2♦
– Narbenkorrektur 5-894.17♦
–– nach Hautplastik 5-907.07♦
– Nekrosektomie, epifaszial, bei Verbrennung und Verätzung 5-921.27♦
– Resektion
–– Ganglion 5-859.22♦
–– Gewebe, kompartmentübergreifend
––– mit spezieller Gefäß- und Nervenpräparation 5-852.j2♦
––– ohne spezielle Gefäß- und Nervenpräparation 5-852.h2♦
– Revision
–– Fernlappen, gestielt 5-907.47♦
––– bei Verbrennung und Verätzung 5-928.77♦
–– Hauttransplantat, frei 5-907.17♦
––– bei Verbrennung und Verätzung 5-928.47♦
–– Lappen, regional, gestielt 5-907.37♦
– Schleimbeutel
–– Inzision 5-859.02♦
–– Resektion, total 5-859.12♦
– Schweißdrüse
–– Exzision
––– lokal 5-894.27♦
––– radikal 5-895.67♦
–– Kürettage
––– lokal 5-894.27♦
––– radikal 5-895.67♦
– Sehne
–– Augmentation 5-854.32♦
–– Débridement 5-850.c2♦
–– Entfernung, Transplantat 5-854.92♦
–– Ersatzplastik 5-854.42♦
––– mit Interponat 5-854.52♦
–– Exploration 5-850.f2♦
–– Exzision
––– partiell 5-852.02♦
––– total 5-852.12♦
–– Fremdkörperentfernung, durch Inzision 5-850.92♦
–– Inzision
––– längs 5-850.22♦
––– quer 5-850.32♦
–– mehrere
––– Tenodese
–––– primär 5-855.92♦
–––– sekundär 5-855.a2♦
––– Tenolyse 5-855.62♦
–– Naht
––– primär 5-855.12♦
––– sekundär 5-855.22♦
–– Reinsertion 5-855.02♦
–– Rekonstruktion, mit Material, alloplastisch 5-854.a2♦
–– Schaffung, Transplantatlager 5-854.62♦
–– Tenodese
––– primär 5-855.72♦
––– sekundär 5-855.82♦
–– Tenolyse 5-855.52♦ ►

Ellenbogen *(Forts.)*
~ Sehne *(Forts.)*
–– Transplantation 5-854.72♦
–– Transposition 5-854.22♦
–– und Muskel, Exzision
––– epifaszial 5-852.82♦
––– subfaszial 5-852.92♦
–– Verkürzung 5-854.12♦
–– Verlängerung 5-854.02♦
–– Wechsel, Transplantat 5-854.82♦
– Sehnengewebe, Entnahme, zur Transplantation 5-852.f2♦
– Sehnenscheide
–– Durchtrennung
––– längs 5-851.32♦
––– quer 5-851.42♦
–– Exzision
––– partiell 5-852.22♦
––– total 5-852.32♦
–– isoliert, Inzision
––– längs 5-850.42♦
––– quer 5-850.52♦
–– Naht
––– primär 5-855.32♦
––– sekundär 5-855.42♦
–– Spülung 5-855.b2♦
– Stoßwellentherapie, extrakorporal 8-115.1♦
– Tenotomie
–– offen 5-851.12♦
–– perkutan 5-851.22♦
– Thermoablation, Weichteile, perkutan 5-859.32♦
– Transplantation
–– Composite graft
––– bei Verbrennung und Verätzung 5-925.37♦
––– frei
–––– großflächig 5-902.77♦
–––– kleinflächig 5-902.37♦
–– Fernlappen, gestielt, bei Verbrennung und Verätzung 5-925.67♦
–– Haut, durch Epithelzellsuspension, nach
––– Aufbereitung mit Bedside-Kit 5-902.97♦
–––– bei Verbrennung und Verätzung 5-925.b7♦
––– labortechnischer Aufbereitung im Schnellverfahren 5-902.a7♦
–––– bei Verbrennung und Verätzung 5-925.c7♦
–– Lappen
––– fasziokutan, mit mikrovaskulärer Anastomosierung 5-858.52♦
––– frei, mit mikrovaskulärer Anastomosierung, bei Verbrennung und Verätzung 5-925.47♦
––– myokutan, mit mikrovaskulärer Anastomosierung 5-858.72♦
––– osteofasziokutan, mit mikrovaskulärer Anastomosierung 5-858.82♦
––– osteomyokutan, mit mikrovaskulärer Anastomosierung 5-858.82♦
––– regional, gestielt, bei Verbrennung und Verätzung 5-925.57♦ ►

Ellenbogen *(Forts.)*
~ Transplantation *(Forts.)*
~~ Lappen *(Forts.)*
––– septokutan, mit mikrovaskulärer Anastomosierung 5-858.62♦
–– Spalthaut, frei
––– bei Verbrennung und Verätzung 5-925.07♦
––– großflächig 5-902.47♦
–––– auf Hautareal, granulierend 5-902.57♦
––– kleinflächig 5-902.07♦
–––– auf Hautareal, granulierend 5-902.17♦
–– Vollhaut
––– bei Verbrennung und Verätzung 5-925.27♦
––– frei
–––– großflächig 5-902.67♦
–––– kleinflächig 5-902.27♦
– Transposition, Sehne, partiell 5-854.22♦
– Transpositionsplastik, lokal
–– bei Verbrennung und Verätzung 5-926.27♦
–– großflächig 5-903.77♦
–– kleinflächig 5-903.27♦
– Verschiebe-Rotationsplastik, lokal
–– bei Verbrennung und Verätzung 5-926.17♦
–– großflächig 5-903.67♦
–– kleinflächig 5-903.17♦
– W-Plastik, lokal
–– bei Verbrennung und Verätzung 5-926.57♦
–– großflächig 5-903.b7♦
–– kleinflächig 5-903.a7♦
– Weichteildeckung, temporär
–– großflächig
––– durch
–––– allogene Amnionmembran 5-916.e7♦
––––– bei Verbrennung und Verätzung 5-923.d7♦
–––– allogene Hauttransplantation 5-916.57♦
––––– bei Verbrennung und Verätzung 5-923.57♦
–––– allogenes Amnion 5-916.e7♦
––––– bei Verbrennung und Verätzung 5-923.d7♦
–––– allogenes Hautersatzmaterial 5-916.e7♦
––––– bei Verbrennung und Verätzung 5-923.d7♦
–––– humane azelluläre dermale Matrix 5-916.57♦
––––– bei Verbrennung und Verätzung 5-923.57♦
–––– hydrolytisch resorbierbare Membran 5-916.c7♦
–––– Kombination mehrerer Verfahren 5-916.97♦
––––– bei Verbrennung und Verätzung 5-923.97♦
–––– kultivierte Keratinozyten 5-916.87♦
––––– bei Verbrennung und Verätzung 5-923.87♦
–––– xenogenes Hautersatzmaterial 5-916.67♦
––––– bei Verbrennung und Verätzung 5-923.67♦ ►

Ellenbogen *(Forts.)*
~ Weichteildeckung, temporär *(Forts.)*
~~ großflächig *(Forts.)*
––– mit
–––– alloplastischem Material 5-916.77♦
––––– bei Verbrennung und Verätzung 5-923.77♦
–––– hydrolytisch resorbierbarer Membran, bei Verbrennung und Verätzung 5-923.b7♦
–– kleinflächig
––– durch
–––– allogene Amnionmembran 5-916.d7♦
––––– bei Verbrennung und Verätzung 5-923.c7♦
–––– allogene Hauttransplantation 5-916.07♦
––––– bei Verbrennung und Verätzung 5-923.07♦
–––– allogenes Amnion 5-916.d7♦
––––– bei Verbrennung und Verätzung 5-923.c7♦
–––– allogenes Hautersatzmaterial 5-916.d7♦
––––– bei Verbrennung und Verätzung 5-923.c7♦
–––– humane azelluläre dermale Matrix 5-916.07♦
––––– bei Verbrennung und Verätzung 5-923.07♦
–––– hydrolytisch resorbierbare Membran 5-916.b7♦
–––– Kombination mehrerer Verfahren 5-916.47♦
––––– bei Verbrennung und Verätzung 5-923.47♦
–––– kultivierte Keratinozyten 5-916.37♦
––––– bei Verbrennung und Verätzung 5-923.37♦
–––– xenogenes Hautersatzmaterial 5-916.17♦
––––– bei Verbrennung und Verätzung 5-923.17♦
––– mit
–––– alloplastischem Material 5-916.27♦
––––– bei Verbrennung und Verätzung 5-923.27♦
–––– hydrolytisch resorbierbarer Membran, bei Verbrennung und Verätzung 5-923.a7♦
– Wundverschluss, primär, durch
–– Klammer, bei Verbrennung und Verätzung 5-928.17♦
–– Klebung, bei Verbrennung und Verätzung 5-928.27♦
–– Naht, bei Verbrennung und Verätzung 5-928.07♦
– Z-Plastik, lokal
–– bei Verbrennung und Verätzung 5-926.47♦
–– großflächig 5-903.97♦
–– kleinflächig 5-903.47♦
Ellenbogenbereich, Replantation 5-860.1♦
Ellenbogengelenk
– Abrasionsarthroplastik
–– arthroskopisch 5-812.ft♦
–– offen 5-801.ht♦ ►

Ellenbogengelenk *(Forts.)*
– Arthrodese, offen 5-808.5♦
– Arthrolyse
–– arthroskopisch 5-810.2t♦
–– offen 5-800.6t♦
– Arthrorise, offen 5-809.1t♦
– Arthroskopie, diagnostisch 1-697.2♦
– Arthrotomie, offen 5-800.0t♦
– Bandrest, Resektion, offen 5-800.ct♦
– Biopsie
–– arthroskopisch 1-482.4♦ 1-697.2♦
–– durch Inzision 1-504.2♦
–– perkutan 1-483.2♦
––– mit Steuerung durch bildgebende Verfahren 1-484.2♦
– Chondrogenese, matrixinduziert, autogen, arthroskopisch 5-812.gt♦
– Chondroplastik
–– arthroskopisch 5-812.et♦
–– offen 5-801.gt♦
– Chondrozytentransplantation, matrixinduziert, autogen
–– arthroskopisch 5-812.ht♦
–– offen 5-801.kt♦
– Débridement, offen 5-800.3t♦
– Denervierung, elektrothermisch, Synovialis, und Kapselgewebe, arthroskopisch 5-811.4t♦
– Durchtrennung, Band
–– arthroskopisch 5-819.0t♦
–– offen 5-809.0t♦
– Einlegen, Medikamententräger
–– arthroskopisch 5-810.7t♦
–– offen 5-800.at♦
– Entfernung
–– Fragment, osteochondral
––– arthroskopisch 5-810.4t♦
––– offen 5-800.8t♦
–– Gelenkkörper, frei, arthroskopisch 5-810.4t♦
–– Medikamententräger
––– arthroskopisch 5-810.8t♦
––– offen 5-800.bt♦
–– Osteosynthesematerial, arthroskopisch 5-810.3t♦
–– Totalendoprothese 5-825.a♦
–– Verkalkung, periartikulär
––– arthroskopisch 5-810.5t♦
––– offen 5-800.7t♦
– Entnahme, Knorpeltransplantat
–– arthroskopisch 5-812.8t♦
–– offen 5-801.at♦
– Eröffnung, Knochen, subchondral
–– arthroskopisch 5-812.ft♦
––– mit Einbringen, Implantat, azellulär 5-812.gt♦
–––– mit homologem Vollblut angereichert 5-812.mt♦
–– offen 5-801.ht♦
––– mit Einbringen, Implantat, azellulär 5-801.nt♦
–––– mit homologem Vollblut angereichert 5-801.pt♦ ▶

Ellenbogengelenk *(Forts.)*
– Exzision, Knorpel
–– arthroskopisch 5-812.0t♦
–– offen 5-801.0t♦
– Fixation
–– perkutan, temporär 5-809.4t♦
–– temporär, offen 5-809.2t♦
– Fragment, osteochondral, Refixation
–– arthroskopisch 5-812.3t♦
–– offen 5-801.3t♦
– Fremdkörperentfernung
–– arthroskopisch 5-810.4t♦
–– offen 5-800.8t♦
– Gelenkkörper, frei, Entfernung, offen 5-800.8t♦
– Gelenkspülung
–– arthroskopisch, mit Drainage
––– aseptisch 5-810.0t♦
––– septisch 5-810.1t♦
–– offen, mit Drainage
––– aseptisch 5-800.1t♦
––– septisch 5-800.2t♦
– Glättung, Knorpel
–– arthroskopisch 5-812.et♦
–– mechanisch, offen 5-801.gt♦
– Implantation
–– Gewebekultur, in-vitro-hergestellt
––– arthroskopisch 5-812.at♦
––– offen 5-801.ct♦
–– Knorpelersatz, metallisch, nicht-patientenindividuell, offen 5-801.mt♦
– Kapsulotomie, offen 5-800.0t♦
– Knorpeltransplantation
–– arthroskopisch 5-812.9t♦
–– offen 5-801.bt♦
– Luxation, Reposition
–– geschlossen
––– durch
–––– Blountklammern 5-79a.et♦
–––– Draht 5-79a.1t♦
–––– Federnagel 5-79a.gt♦
–––– Fixateur externe 5-79a.6t♦
–––– Fixateur externe mit interner Osteosynthese 5-79a.7t♦
–––– intramedullären Draht 5-79a.gt♦
–––– Klammern 5-79a.et♦
–––– Materialkombination 5-79a.8t♦
–––– Schraube 5-79a.0t♦
–––– Verbundosteosynthese 5-79a.8t♦
–––– Zuggurtung/Cerclage 5-79a.1t♦
––– ohne Osteosynthese 8-201.u♦
–– offen
––– durch
–––– Blountklammern 5-79b.et♦
–––– Draht 5-79b.1t♦
–––– Federnagel 5-79b.gt♦
–––– Fixateur externe 5-79b.6t♦
–––– Fixateur externe mit interner Osteosynthese 5-79b.7t♦
–––– intramedullären Draht 5-79b.gt♦
–––– Klammern 5-79b.et♦
–––– Materialkombination 5-79b.8t♦ ▶

E

Ellenbogengelenk *(Forts.)*
~ Luxation, Reposition *(Forts.)*
~~ offen *(Forts.)*
~~~ durch *(Forts.)*
–––– Platte 5-79b.2t♦
–––– Schraube 5-79b.0t♦
–––– Verbundosteosynthese 5-79b.8t♦
–––– Zuggurtung/Cerclage 5-79b.1t♦
––– ohne Osteosynthese 5-79b.ht♦
– Mikrofrakturierung
–– arthroskopisch 5-812.ft♦
–– offen 5-801.ht♦
– Nadelbiopsie, perkutan 1-483.2♦
– Naht, Kapselbandapparat
–– lateral 5-807.71♦
–– medial 5-807.70♦
– Pridie-Bohrung
–– arthroskopisch 5-812.ft♦
–– offen 5-801.ht♦
– Punktion, perkutan, diagnostisch 1-854.2♦
– Resektion
–– Band
––– arthroskopisch 5-810.9t♦
––– offen 5-800.ct♦
–– Bandrest, arthroskopisch 5-810.9t♦
–– Osteophyt 5-812.kt♦
– Resektionsarthroplastik 5-829.4♦
– Revision, Endoprothese, ohne Wechsel 5-825.01♦
– Sehne, Débridement, arthroskopisch 5-819.1t♦
– Spongiosaplastik, subchondral, offen, mit Fixation, Fragment 5-801.4t♦
– Synovialektomie
–– partiell
––– arthroskopisch 5-811.2t♦
––– offen 5-800.4t♦
–– total
––– arthroskopisch 5-811.3t♦
––– offen 5-800.5t♦
– Versorgung, Fraktur, arthroskopisch assistiert *[nur Zusatzkode!]* 5-810.6t♦
– Wechsel
–– Medikamententräger
––– arthroskopisch 5-810.7t♦
––– offen 5-800.at♦
–– Totalendoprothese 5-825.4♦
– Zystenexstirpation, offen 5-800.9t♦
Elmslie, Verlagerung, Patellarsehnenansatz, offen 5-804.2♦
Elongation, Ösophagus, zur Vorbereitung, Ösophagusanastomose, sekundär 5-428.6
Elotuzumab, Applikation, parenteral
– 300 mg bis unter 400 mg 6-009.d0
– 400 mg bis unter 500 mg 6-009.d1
– 500 mg bis unter 600 mg 6-009.d2
– 600 mg bis unter 700 mg 6-009.d3
– 700 mg bis unter 800 mg 6-009.d4
– 800 mg bis unter 1.000 mg 6-009.d5
– 1.000 mg bis unter 1.200 mg 6-009.d6
– 1.200 mg bis unter 1.400 mg 6-009.d7
– 1.400 mg bis unter 1.600 mg 6-009.d8 ►

Elotuzumab, Applikation, parenteral *(Forts.)*
– 1.600 mg bis unter 1.800 mg 6-009.d9
– 1.800 mg bis unter 2.200 mg 6-009.da
– 2.200 mg bis unter 2.600 mg 6-009.db
– 2.600 mg bis unter 3.000 mg 6-009.dc
– 3.000 mg bis unter 3.400 mg 6-009.dd
– 3.400 mg bis unter 3.800 mg 6-009.de
– 3.800 mg bis unter 4.600 mg 6-009.df
– 4.600 mg bis unter 5.400 mg 6-009.dg
– 5.400 mg bis unter 6.200 mg 6-009.dh
– 6.200 mg bis unter 7.000 mg 6-009.dj
– 7.000 mg bis unter 7.800 mg 6-009.dk
– 7.800 mg bis unter 9.400 mg 6-009.dm
– 9.400 mg bis unter 11.000 mg 6-009.dn
– 11.000 mg bis unter 12.600 mg 6-009.dp
– 12.600 mg bis unter 14.200 mg 6-009.dq
– 14.200 mg oder mehr 6-009.dr
Eltrombopag, Applikation, oral
– 150 mg bis unter 300 mg, bei Patienten unter 15 Jahren 6-006.00
– 300 mg bis unter 450 mg 6-006.01
– 450 mg bis unter 600 mg 6-006.02
– 600 mg bis unter 750 mg 6-006.03
– 750 mg bis unter 900 mg 6-006.04
– 900 mg bis unter 1.050 mg 6-006.05
– 1.050 mg bis unter 1.200 mg 6-006.06
– 1.200 mg bis unter 1.350 mg 6-006.07
– 1.350 mg bis unter 1.500 mg 6-006.08
– 1.500 mg bis unter 1.800 mg 6-006.09
– 1.800 mg bis unter 2.100 mg 6-006.0a
– 2.100 mg bis unter 2.400 mg 6-006.0b
– 2.400 mg bis unter 2.700 mg 6-006.0c
– 2.700 mg bis unter 3.000 mg 6-006.0d
– 3.000 mg bis unter 3.600 mg 6-006.0e
– 3.600 mg bis unter 4.200 mg 6-006.0f
– 4.200 mg bis unter 4.800 mg 6-006.0g
– 4.800 mg bis unter 5.400 mg 6-006.0h
– 5.400 mg bis unter 6.000 mg 6-006.0j
– 6.000 mg bis unter 6.600 mg 6-006.0k
– 6.600 mg bis unter 7.200 mg 6-006.0m
– 7.200 mg bis unter 7.800 mg 6-006.0n
– 7.800 mg bis unter 8.400 mg 6-006.0p
– 8.400 mg oder mehr 6-006.0q
Emaskulation, durch Amputation, Penis 5-642.2
Embolektomie
– A. axillaris 5-380.11♦
– A. brachialis 5-380.12♦
– A. carotis 5-380.00♦
– A. carotis communis 5-380.01♦
– A. carotis externa 5-380.03♦
– A. carotis interna, extrakraniell 5-380.02♦
– A. dorsalis pedis 5-380.82♦
– A. femoralis 5-380.70♦
– A. fibularis 5-380.84♦
– A. gastrica 5-380.62
– A. hepatica 5-380.61
– A. iliaca 5-380.52♦
– A. iliaca communis 5-380.53♦
– A. iliaca externa 5-380.54♦
– A. iliaca interna 5-380.55♦
– A. lienalis 5-380.63 ►
~~~

Embolektomie *(Forts.)*
– A. mesenterica inferior 5-380.66
– A. mesenterica superior 5-380.65
– A. plantaris lateralis 5-380.86♦
– A. plantaris medialis 5-380.85♦
– A. poplitea 5-380.72♦
– A. princeps pollicis 5-380.27♦
– A. profunda femoris 5-380.71♦
– A. pulmonalis 5-380.42♦
– A. radialis 5-380.24♦
– A. renalis 5-380.64♦
– A. subclavia 5-380.40♦
– A. tibialis anterior 5-380.80♦
– A. tibialis posterior 5-380.83♦
– A. ulnaris 5-380.20♦
– A. vertebralis, extrakraniell 5-380.04♦
– Aa. digitales palmares communes 5-380.23♦
– Aa. lumbales 5-380.51♦
– Aa. recurrentes, Unterschenkel 5-380.81♦
– Aorta abdominalis 5-380.33
– Aorta ascendens 5-380.30
– Aorta thoracica 5-380.32
– Arcus aortae 5-380.31
– Arcus palmaris profundus 5-380.21♦
– Arcus palmaris superficialis 5-380.22♦
– Gefäß, intrakraniell 5-025.0
– Gefäßprothese
–– Aorta 5-380.35
–– Arterie
––– abdominal 5-380.56♦
––– extrakraniell
–––– Hals 5-380.06♦
–––– Kopf 5-380.06♦
––– Fuß 5-380.87♦
––– Hand 5-380.28♦
––– Oberarm 5-380.13♦
––– Oberschenkel 5-380.73♦
––– pelvin 5-380.56♦
––– Schulter 5-380.13♦
––– thorakal 5-380.43♦
––– Unterarm 5-380.28♦
––– Unterschenkel 5-380.87♦
––– viszeral 5-380.67
–– Venen
––– oberflächlich 5-380.a7♦
––– tief 5-380.9m♦
– R. carpalis dorsalis 5-380.25♦
– R. carpalis palmaris 5-380.25♦
– Sinus caroticus 5-380.01♦
– Stent
–– A. carotis 5-380.05♦
–– Aorta 5-380.34
– Truncus brachiocephalicus 5-380.41♦
– Truncus coeliacus 5-380.60
– V. axillaris 5-380.94♦
– V. brachiocephalica 5-380.95♦
– V. cava inferior 5-380.97
– V. cava superior 5-380.96
– V. femoralis 5-380.9b♦
– V. gastrica 5-380.9e♦
– V. iliaca communis 5-380.98♦ ►

Embolektomie *(Forts.)*
– V. iliaca externa 5-380.99♦
– V. iliaca interna 5-380.9a♦
– V. jugularis 5-380.91♦
– V. lienalis 5-380.9f
– V. mesenterica inferior 5-380.9h
– V. mesenterica superior 5-380.9g
– V. poplitea 5-380.9c♦
– V. portae 5-380.9d
– V. pulmonalis 5-380.92♦
– V. renalis 5-380.9k♦
– V. subclavia 5-380.93♦
– Vene, oberflächlich
–– abdominal 5-380.a4♦
–– extrakraniell, Kopf 5-380.a0♦
–– Fuß 5-380.a6♦
–– Hals 5-380.a0♦
–– Hand 5-380.a2♦
–– Oberarm 5-380.a1♦
–– Oberschenkel 5-380.a5♦
–– Schulter 5-380.a1♦
–– Thorax 5-380.a3♦
–– Unterarm 5-380.a2♦
–– Unterschenkel 5-380.a6♦
– Vv. hepaticae 5-380.9j

Embolieprotektionssystem
– Anwendung
–– intraoperativ *[nur Zusatzkode!]* 5-39a.0
–– Koronararterie, offen 5-360.0
––– mit
–––– Implantation, Stent, Koronararterie
––––– eine
–––––– 1 5-360.2
–––––– 2 5-360.3
––––– mehrere, 1 5-360.4
–––– Patch 5-360.1
– Einsatz *[nur Zusatzkode!]* 8-83b.9
– permanent, Implantation, Herzohr, links 8-837.s0

Embolisation
– intrakraniell, selektiv, durch Nitinolimplantat, intraaneurysmal 8-83c.8
– selektiv
–– Aneurysma, intrakraniell, mit Verschlusskörper, intraaneurysmal *[nur Zusatzkode!]* 8-83b.37
–– durch
––– Ethylenvinylalkohol-Copolymer *[nur Zusatzkode!]* 8-83b.22
––– Hybrid-Mikrospiralen *[nur Zusatzkode!]* 8-83b.3a
–– mit
––– Alkoholgel, geliert *[nur Zusatzkode!]* 8-83b.23
––– Alkoholkopolymer, flüssig *[nur Zusatzkode!]* 8-83b.21
––– Ethiodol *[nur Zusatzkode!]* 8-83b.25
––– Ethylenvinylalkohol *[nur Zusatzkode!]* 8-83b.20 ►

E

Embolisation *(Forts.)*
~ selektiv *(Forts.)*
~~ mit *(Forts.)*
––– Flüssigkeit, Menge
–––– bis unter 3 ml *[nur Zusatzkode!]* 8-83b.n0
–––– 3 ml bis unter 6 ml *[nur Zusatzkode!]* 8-83b.n1
–––– 6 ml bis unter 9 ml *[nur Zusatzkode!]* 8-83b.n2
–––– 9 ml bis unter 12 ml *[nur Zusatzkode!]* 8-83b.n3
–––– 12 ml bis unter 15 ml *[nur Zusatzkode!]* 8-83b.n4
–––– 15 ml bis unter 20 ml *[nur Zusatzkode!]* 8-83b.n5
–––– 20 ml bis unter 25 ml *[nur Zusatzkode!]* 8-83b.n6
–––– 25 ml bis unter 30 ml *[nur Zusatzkode!]* 8-83b.n7
–––– 30 ml oder mehr *[nur Zusatzkode!]* 8-83b.n8
––– gecovert Vascular Plug *[nur Zusatzkode!]* 8-83b.38
––– Gefäßverschlusskörper, großlumig
–––– gecovert *[nur Zusatzkode!]* 8-83b.38
–––– nicht-gecovert *[nur Zusatzkode!]* 8-83b.34
––– Infusionssystem, katheterbasiert, mit dynamischer expandierbarer Spitze *[nur Zusatzkode!]* 8-83b.k
––– Metallspirale
–––– ablösbar *[nur Zusatzkode!]* 8-83b.36
–––– besonders klein *[nur Zusatzkode!]* 8-83b.3b
–––– großvolumig *[nur Zusatzkode!]* 8-83b.35
–––– normallang Hydrogel-beschichtet *[nur Zusatzkode!]* 8-83b.30
–––– überlang
––––– bioaktiv *[nur Zusatzkode!]* 8-83b.32
––––– nicht-bioaktiv *[nur Zusatzkode!]* 8-83b.33
––– Mikrospirale
–––– ablösbar *[nur Zusatzkode!]* 8-83b.36
–––– aus Hydrogel *[nur Zusatzkode!]* 8-83b.39
––– Triiodophenol-(Lactid-Co-Glykolid-)Acrylat *[nur Zusatzkode!]* 8-83b.24
–– perkutan-transluminal
––– A. pulmonalis, mit
–––– ablösbarem Ballon 8-838.a0
–––– embolisierenden Flüssigkeiten 8-838.80
–––– Partikeln oder Metallspiralen 8-838.90
–––– Schirm 8-838.b0
––– an
–––– Koronargefäß, mit Partikeln oder Metallspiralen 8-837.71
–––– V. pulmonalis, mit Schirm 8-838.b1♦
––– Aorta, mit
–––– ablösbarem Ballon 8-836.b4
–––– embolisierender Flüssigkeit 8-836.94
–––– Metallspiralen 8-836.m4
–––– Partikeln 8-836.k4 ►

Embolisation *(Forts.)*
~ selektiv *(Forts.)*
~~ perkutan-transluminal *(Forts.)*
~~~ Aorta, mit *(Forts.)*
–––– Schirm 8-836.c4
––– Aortenisthmus, mit
–––– ablösbarem Ballon 8-836.b5
–––– embolisierender Flüssigkeit 8-836.95
–––– Metallspiralen 8-836.m5
–––– Partikeln 8-836.k5
–––– Schirm 8-836.c5
––– Arterie
–––– abdominal, mit
––––– ablösbarem Ballon 8-836.bh♦
––––– embolisierender Flüssigkeit 8-836.9h♦
––––– Metallspiralen 8-836.mh♦
––––– Partikeln 8-836.kh♦
––––– Schirm 8-836.ch♦
–––– Oberschenkel, mit
––––– ablösbarem Ballon 8-836.bk♦
––––– embolisierender Flüssigkeit 8-836.9k♦
––––– Metallspiralen 8-836.mk♦
––––– Partikeln 8-836.kk♦
––––– Schirm 8-836.ck♦
–––– pelvin, mit
––––– ablösbarem Ballon 8-836.bh♦
––––– embolisierender Flüssigkeit 8-836.9h♦
––––– Metallspiralen 8-836.mh♦
––––– Partikeln 8-836.kh♦
––––– Schirm 8-836.ch♦
––– Ductus arteriosus apertus, mit
–––– ablösbarem Ballon 8-836.b6
–––– embolisierender Flüssigkeit 8-836.96
–––– Metallspiralen 8-836.m6
–––– Partikeln 8-836.k6
–––– Schirm 8-836.c6
––– Gefäß
–––– extrakraniell, Kopf, mit
––––– ablösbarem Ballon 8-836.b1♦
––––– embolisierender Flüssigkeit 8-836.91♦
––––– Metallspiralen 8-836.m1♦
––––– Partikeln 8-836.k1♦
––––– Schirm 8-836.c1♦
–––– Hals, mit
––––– ablösbarem Ballon 8-836.b1♦
––––– embolisierender Flüssigkeit 8-836.91♦
––––– Metallspiralen 8-836.m1♦
––––– Partikeln 8-836.k1♦
––––– Schirm 8-836.c1♦
–––– intrakraniell, mit
––––– ablösbarem Ballon 8-836.b0
––––– embolisierender Flüssigkeit 8-836.90
––––– Metallspiralen 8-836.m0
––––– Partikeln 8-836.k0
––––– Schirm 8-836.c0
–––– künstlich
––––– Lungenkreislauf, mit
–––––– ablösbarem Ballon 8-838.a5
–––––– embolisierenden Flüssigkeiten 8-838.85 ►
~~~

Embolisation *(Forts.)*
~ selektiv *(Forts.)*
~~ perkutan-transluminal *(Forts.)*
~~~ Gefäß *(Forts.)*
~~~~ künstlich *(Forts.)*
~~~~~ Lungenkreislauf, mit *(Forts.)*
------ Partikeln oder Metallspiralen 8-838.95
------ Schirm 8-838.b5
----- mit
------ ablösbarem Ballon 8-836.be
------ embolisierender Flüssigkeit 8-836.9e
------ Metallspiralen 8-836.me
------ Partikeln 8-836.ke
------ Schirm 8-836.ce
---- Malformation, mit
----- ablösbarem Ballon 8-836.bd
----- embolisierender Flüssigkeit 8-836.9d
----- Metallspiralen 8-836.md
----- Partikeln 8-836.kd
----- Schirm 8-836.cd
---- Oberarm, mit
----- ablösbarem Ballon 8-836.b2♦
----- embolisierender Flüssigkeit 8-836.92♦
----- Metallspiralen 8-836.m2♦
----- Partikeln 8-836.k2♦
----- Schirm 8-836.c2♦
---- Schulter, mit
----- ablösbarem Ballon 8-836.b2♦
----- embolisierender Flüssigkeit 8-836.92♦
----- Metallspiralen 8-836.m2♦
----- Partikeln 8-836.k2♦
----- Schirm 8-836.c2♦
---- spinal, mit
----- ablösbarem Ballon 8-836.bf
----- embolisierender Flüssigkeit 8-836.9f
----- Metallspiralen 8-836.mf
----- Partikeln 8-836.kf
----- Schirm 8-836.cf
---- Thorax, mit
----- ablösbarem Ballon 8-836.b8♦
----- embolisierender Flüssigkeit 8-836.98♦
----- Metallspiralen 8-836.m8♦
----- Partikeln 8-836.k8♦
----- Schirm 8-836.c8♦
---- Unterarm, mit
----- ablösbarem Ballon 8-836.b3♦
----- embolisierender Flüssigkeit 8-836.93♦
----- Metallspiralen 8-836.m3♦
----- Partikeln 8-836.k3♦
----- Schirm 8-836.c3♦
---- Unterschenkel, mit
----- ablösbarem Ballon 8-836.bc♦
----- embolisierender Flüssigkeit 8-836.9c♦
----- Metallspiralen 8-836.mc♦
----- Partikeln 8-836.kc♦
----- Schirm 8-836.cc♦
---- viszeral, mit
----- ablösbarem Ballon 8-836.ba
----- embolisierender Flüssigkeit 8-836.9a
----- Metallspiralen 8-836.ma
----- Partikeln 8-836.ka ►

Embolisation *(Forts.)*
~ selektiv *(Forts.)*
~~ perkutan-transluminal *(Forts.)*
~~~ Gefäß *(Forts.)*
~~~~ viszeral, mit *(Forts.)*
----- Schirm 8-836.ca
--- Kollateralgefäß, aortopulmonal, mit
---- ablösbarem Ballon 8-838.a2
---- embolisierenden Flüssigkeiten 8-838.82
---- Partikeln oder Metallspiralen 8-838.92
---- Schirm 8-838.b2
--- Koronargefäß, mit
---- ablösbarem Ballon 8-837.72
---- embolisierenden Flüssigkeiten 8-837.70
---- Schirm 8-837.73
--- Malformation, Gefäß, Lungenkreislauf, mit
---- ablösbarem Ballon 8-838.a3
---- embolisierenden Flüssigkeiten 8-838.83
---- Partikeln oder Metallspiralen 8-838.93
---- Schirm 8-838.b3
--- Shunt, aortopulmonal, künstlich, mit
---- ablösbarem Ballon 8-838.a4
---- embolisierenden Flüssigkeiten 8-838.84
---- Partikeln oder Metallspiralen 8-838.94
---- Schirm 8-838.b4
--- V. cava, mit
---- ablösbarem Ballon 8-836.b7
---- embolisierender Flüssigkeit 8-836.97
---- Metallspiralen 8-836.m7
---- Partikeln 8-836.k7
---- Schirm 8-836.c7
--- V. portae, mit
---- ablösbarem Ballon 8-836.bg
---- embolisierender Flüssigkeit 8-836.9g
---- Metallspiralen 8-836.mg
---- Partikeln 8-836.kg
---- Schirm 8-836.cg
--- V. pulmonalis, mit
---- ablösbarem Ballon 8-838.a1♦
---- embolisierenden Flüssigkeiten 8-838.81♦
---- Partikeln oder Metallspiralen 8-838.91♦
--- Vene
---- abdominal, mit
----- ablösbarem Ballon 8-836.bj♦
----- embolisierender Flüssigkeit 8-836.9j♦
----- Metallspiralen 8-836.mj♦
----- Partikeln 8-836.kj♦
----- Schirm 8-836.cj♦
---- Oberschenkel, mit
----- ablösbarem Ballon 8-836.bm♦
----- embolisierender Flüssigkeit 8-836.9m♦
----- Metallspiralen 8-836.mm♦
----- Partikeln 8-836.km♦
----- Schirm 8-836.cm♦
---- pelvin, mit
----- ablösbarem Ballon 8-836.bj♦
----- embolisierender Flüssigkeit 8-836.9j♦
----- Metallspiralen 8-836.mj♦
----- Partikeln 8-836.kj♦
----- Schirm 8-836.cj♦ ►
~~~~

Embolisation *(Forts.)*
~ selektiv *(Forts.)*
–– Vascular Plug, nicht-gecovert *[nur Zusatzkode!]* 8-83b.34
–– Volumencoil *[nur Zusatzkode!]* 8-83b.35
– und Infarzierung, selektiv, perkutan-transluminal, Koronargefäß, mit
–– ablösbaren Ballons 8-837.72
–– embolisierenden Flüssigkeiten 8-837.70
–– Partikeln oder Metallspiralen 8-837.71
–– Schirm 8-837.73
Embryo, intraperitoneal, Entfernung
– durch Umsteigen laparoskopisch – offen chirurgisch 5-743.2
– laparoskopisch 5-743.1
– offen 5-743.0
– über Kuldoskopie 5-743.3
Embryofetoskopie, diagnostisch 1-674
Embryotomie, operativ, zur Erleichterung, Geburt 5-734.2
Embryotransfer, bei In-vitro-Fertilisation 9-272.0
EMG [Elektromyographie] 1-205
EMG-Ableitung, mehrkanalig 1-205
Emicizumab, Applikation, parenteral 6-00b.8
Emissionen, otoakustisch, Registrierung 1-208.8
Emmet-Plastik 5-675.1
Emmet-Riss, Rekonstruktion 5-675.1
Empyem – s. jeweiliger durchgeführter Eingriff
En-bloc-Ösophagektomie, mit
– Interposition
–– Dünndarm, frei 5-426.23
–– Kolon 5-426.24
– Magenhochzug, mit Anastomose, zervikal 5-426.22
– Schlauchmagen, und Anastomose, intrathorakal 5-426.21
En-bloc-Resektion, Gaumen, hart und weich
– transfazial 5-272.4
– transmandibulär 5-272.3
En-bloc-Transplantat, Niere, Retransplantation, während desselben stationären Aufenthaltes 5-555.8
En-bloc-Transplantation, Niere 5-555.5
En-bloc-Vulvektomie, mit inguinaler und femoraler Lymphadenektomie
– mit Entfernung der Haut der Inguinalfalte 5-714.61
– ohne Entfernung der Haut der Inguinalfalte 5-714.60
Enbucrilat, zur Venenokklusion, Varizen 5-385.e♦
Encorafenib, Applikation, oral 6-00b.9
Endarteriektomie
– A. axillaris 5-381.11♦
– A. brachialis 5-381.12♦
– A. carotis 5-381.00♦
–– Stent 5-381.05♦
– A. carotis communis, und Sinus caroticus 5-381.01♦
– A. carotis externa 5-381.03♦ ►

Endarteriektomie *(Forts.)*
– A. carotis interna, extrakraniell 5-381.02♦
– A. dorsalis pedis 5-381.82♦
– A. femoralis 5-381.70♦
– A. fibularis 5-381.84♦
– A. gastrica 5-381.62
– A. hepatica 5-381.61
– A. iliaca 5-381.52♦
– A. iliaca communis 5-381.53♦
– A. iliaca externa 5-381.54♦
– A. iliaca interna 5-381.55♦
– A. lienalis 5-381.63
– A. mesenterica inferior 5-381.66
– A. mesenterica superior 5-381.65
– A. poplitea 5-381.72♦
– A. profunda femoris 5-381.71♦
– A. pulmonalis 5-381.42♦
– A. radialis 5-381.24♦
– A. renalis 5-381.64♦
– A. subclavia 5-381.40♦
– A. tibialis anterior 5-381.80♦
– A. tibialis posterior 5-381.83♦
– A. ulnaris 5-381.20♦
– A. vertebralis, extrakraniell 5-381.04♦
– Aa. lumbales 5-381.51♦
– Aorta abdominalis 5-381.33
– Aorta ascendens 5-381.30
– Aorta thoracica 5-381.32
– Arcus aortae 5-381.31
– bei Ostiumpatchplastik, Koronararterie 5-360.1
– Gefäßprothese
–– Aorta 5-381.35
–– Arterie
––– abdominal 5-381.56♦
––– extrakraniell
–––– Hals 5-381.06♦
–––– Kopf 5-381.06♦
––– Fuß 5-381.87♦
––– Hand 5-381.28♦
––– Oberarm 5-381.13♦
––– Oberschenkel 5-381.73♦
––– pelvin 5-381.56♦
––– Schulter 5-381.13♦
––– thorakal 5-381.43♦
––– Unterarm 5-381.28♦
––– Unterschenkel 5-381.87♦
––– viszeral 5-381.67
– Koronararterie, offen 5-360.0
–– mit Implantation, Stent, Koronararterie
––– eine
–––– 1 5-360.2
–––– 2 5-360.3
––– mehrere, 1 5-360.4
– Truncus brachiocephalicus 5-381.41♦
– Truncus coeliacus 5-381.60
Endaural
– Myringoplastik 5-194.0♦
– Tympanoplastik, Typ I 5-194.0♦

Ender-Nagel
– Entfernung
–– Femur
––– distal 5-787.gh♦
––– proximal 5-787.gf♦
––– Schaft 5-787.gg♦
–– Fibula
––– distal 5-787.gr♦
––– proximal 5-787.gp♦
––– Schaft 5-787.gq♦
–– Humerus
––– distal 5-787.g3♦
––– proximal 5-787.g1♦
––– Schaft 5-787.g2♦
–– Karpus 5-787.ga♦
–– Klavikula 5-787.g0♦
–– Metakarpus 5-787.gb♦
–– Metatarsus 5-787.gv♦
–– Phalangen
––– Fuß 5-787.gw♦
––– Hand 5-787.gc♦
–– Radius
––– distal 5-787.g6♦
––– proximal 5-787.g4♦
––– Schaft 5-787.g5♦
–– Schenkelhals 5-787.ge♦
–– Skapula 5-787.gz♦
–– Tarsus 5-787.gu♦
–– Tibia
––– distal 5-787.gn♦
––– proximal 5-787.gk♦
––– Schaft 5-787.gm♦
–– Ulna
––– distal 5-787.g9♦
––– proximal 5-787.g7♦
––– Schaft 5-787.g8♦
– Reosteosynthese, bei Revision, Osteosynthesematerial
–– Femur
––– distal 5-78a.gh♦
––– proximal 5-78a.gf♦
––– Schaft 5-78a.gg♦
–– Fibula
––– distal 5-78a.gr♦
––– proximal 5-78a.gp♦
––– Schaft 5-78a.gq♦
–– Humerus
––– distal 5-78a.g3♦
––– proximal 5-78a.g1♦
––– Schaft 5-78a.g2♦
–– Karpus 5-78a.ga♦
–– Klavikula 5-78a.g0♦
–– Metakarpus 5-78a.gb♦
–– Metatarsus 5-78a.gv♦
–– Phalangen
––– Fuß 5-78a.gw♦
––– Hand 5-78a.gc♦
–– Radius
––– distal 5-78a.g6♦
––– proximal 5-78a.g4♦
––– Schaft 5-78a.g5♦ ►

Ender-Nagel *(Forts.)*
– Reosteosynthese, bei Revision, Osteosynthesematerial *(Forts.)*
–– Schenkelhals 5-78a.ge♦
–– Skapula 5-78a.gz♦
–– Tarsus 5-78a.gu♦
–– Tibia
––– distal 5-78a.gn♦
––– proximal 5-78a.gk♦
––– Schaft 5-78a.gm♦
–– Ulna
––– distal 5-78a.g9♦
––– proximal 5-78a.g7♦
––– Schaft 5-78a.g8♦
– Reposition
–– geschlossen
––– Epiphysenlösung
–––– Femur
––––– distal 5-790.2h♦
––––– proximal 5-790.2f♦
–––– Fibula
––––– distal 5-790.2r♦
––––– proximal 5-790.2p♦
–––– Humerus
––––– distal 5-790.23♦
––––– proximal 5-790.21♦
–––– Klavikula 5-790.20♦
–––– Metakarpus 5-790.2b♦
–––– Metatarsus 5-790.2v♦
–––– Phalangen
––––– Fuß 5-790.2w♦
––––– Hand 5-790.2c♦
–––– Radius
––––– distal 5-790.26♦
––––– proximal 5-790.24♦
–––– Skapula 5-790.2z♦
–––– Tibia
––––– distal 5-790.2n♦
––––– proximal 5-790.2k♦
–––– Ulna
––––– distal 5-790.29♦
––––– proximal 5-790.27♦
––– Fraktur
–––– Femur
––––– distal 5-790.2h♦
––––– proximal 5-790.2f♦
––––– Schaft 5-790.2g♦
–––– Fibula
––––– distal 5-790.2r♦
––––– proximal 5-790.2p♦
––––– Schaft 5-790.2q♦
–––– Humerus
––––– distal 5-790.23♦
––––– proximal 5-790.21♦
––––– Schaft 5-790.22♦
–––– Klavikula 5-790.20♦
–––– Metakarpus 5-790.2b♦
–––– Metatarsus 5-790.2v♦
–––– Phalangen
––––– Fuß 5-790.2w♦
––––– Hand 5-790.2c♦ ►

Ender-Nagel *(Forts.)*
~ Reposition *(Forts.)*
~~ geschlossen *(Forts.)*
~~~ Fraktur *(Forts.)*
–––– Radius
––––– distal 5-790.26♦
––––– proximal 5-790.24♦
––––– Schaft 5-790.25♦
–––– Schenkelhals 5-790.2e♦
–––– Skapula 5-790.2z♦
–––– Tibia
––––– distal 5-790.2n♦
––––– proximal 5-790.2k♦
––––– Schaft 5-790.2m♦
–––– Ulna
––––– distal 5-790.29♦
––––– proximal 5-790.27♦
––––– Schaft 5-790.28♦
–– offen
––– Fraktur
–––– Femur
––––– distal 5-793.gh♦
––––– proximal 5-793.gf♦
––––– Schaft 5-791.gg♦
–––– Fibula
––––– distal 5-793.gr♦
––––– proximal 5-793.gp♦
––––– Schaft 5-791.gq♦
–––– Humerus
––––– distal 5-793.g3♦
––––– proximal 5-793.g1♦
––––– Schaft 5-791.g2♦
–––– Karpus 5-795.ga♦
–––– Klavikula 5-795.g0♦
–––– Metakarpus 5-795.gb♦
–––– Metatarsus 5-795.gv♦
–––– Phalangen
––––– Fuß 5-795.gw♦
––––– Hand 5-795.gc♦
–––– Radius
––––– distal 5-793.g6♦
––––– proximal 5-793.g4♦
––––– Schaft 5-791.g5♦
–––– Schenkelhals 5-793.ge♦
–––– Skapula 5-795.gz♦
–––– Tarsus 5-795.gu♦
–––– Tibia
––––– distal 5-793.gn♦
––––– proximal 5-793.gk♦
––––– Schaft 5-791.gm♦
–––– Ulna
––––– distal 5-793.g9♦
––––– proximal 5-793.g7♦
––––– Schaft 5-791.g8♦
––– Mehrfragment-Fraktur
–––– Femur
––––– distal 5-794.gh♦
––––– proximal 5-794.gf♦
––––– Schaft 5-792.gg♦
–––– Fibula
––––– distal 5-794.gr♦ ▶

Ender-Nagel *(Forts.)*
~ Reposition *(Forts.)*
~~ offen *(Forts.)*
~~~ Mehrfragment-Fraktur *(Forts.)*
~~~~ Fibula *(Forts.)*
––––– proximal 5-794.gp♦
––––– Schaft 5-792.gq♦
–––– Humerus
––––– distal 5-794.g3♦
––––– proximal 5-794.g1♦
––––– Schaft 5-792.g2♦
–––– Karpus 5-796.ga♦
–––– Klavikula 5-796.g0♦
–––– Metakarpus 5-796.gb♦
–––– Metatarsus 5-796.gv♦
–––– Phalangen
––––– Fuß 5-796.gw♦
––––– Hand 5-796.gc♦
–––– Radius
––––– distal 5-794.g6♦
––––– proximal 5-794.g4♦
––––– Schaft 5-792.g5♦
–––– Schenkelhals 5-794.ge♦
–––– Skapula 5-796.gz♦
–––– Tarsus 5-796.gu♦
–––– Tibia
––––– distal 5-794.gn♦
––––– proximal 5-794.gk♦
––––– Schaft 5-792.gm♦
–––– Ulna
––––– distal 5-794.g9♦
––––– proximal 5-794.g7♦
––––– Schaft 5-792.g8♦
– zur Osteosynthese, Knochen *[nur Zusatzkode!]* 5-786.g
Endglied, Zehe, Amputation 5-865.7♦
Endo-Exo-Prothese, Konnektor, Einbringen 5-869.3
Endo-Hernie – s. Hernie
Endo-Loop
– Darm
–– durch Umsteigen laparoskopisch – offen chirurgisch 5-469.c2
–– endoskopisch 5-469.c3
–– laparoskopisch 5-469.c1
–– offen 5-469.c0
– Magen
–– durch Umsteigen laparoskopisch – offen chirurgisch 5-449.c2
–– endoskopisch 5-449.c3
–– laparoskopisch 5-449.c1
–– offen 5-449.c0
– Ösophagus 5-429.c
– Rektum 5-489.c
Endobronchial
– Einlegen, Nitinolspirale, bronchoskopisch
–– 1 bis 2 5-339.80
–– 3 bis 4 5-339.81
–– 5 bis 6 5-339.82
–– 7 bis 8 5-339.83
–– 9 bis 10 5-339.84 ▶
~~~~

Endobronchial *(Forts.)*
~ Einlegen, Nitinolspirale, bronchoskopisch *(Forts.)*
-- 11 bis 12 5-339.85
-- 13 bis 14 5-339.86
-- 15 bis 16 5-339.87
-- 17 oder mehr 5-339.88
– Klappensystem
-- Implantation, endoskopisch, mit
--- 1 Ventil 5-339.50
--- 2 Ventilen 5-339.51
--- 3 Ventilen 5-339.52
--- 4 Ventilen 5-339.53
--- 5 Ventilen 5-339.55
--- 6 Ventilen 5-339.56
--- 7 Ventilen 5-339.57
--- 8 oder mehr Ventilen 5-339.58
-- Wechsel, endoskopisch, mit
--- 1 Ventil 5-339.50
--- 2 Ventilen 5-339.51
--- 3 Ventilen 5-339.52
--- 4 Ventilen 5-339.53
--- 5 Ventilen 5-339.55
--- 6 Ventilen 5-339.56
--- 7 Ventilen 5-339.57
--- 8 oder mehr Ventilen 5-339.58
Endodiathermie, Netzhaut 5-155.0♦
Endodontisch, Stabilisierung, Zahn 5-235.5
Endogalle 5-511.11
– mit Revision, Gallengänge 5-511.12
Endokard, Biopsie
– transarteriell 1-497.0
– transvenös 1-497.0
Endokardial
– Elektrode, energieempfangend
-- Entfernung, Stimulationssystem, kabellos 5-378.1b
-- Lagekorrektur, Stimulationssystem, kabellos 5-378.3j
-- Wechsel, Stimulationssystem, kabellos 5-378.7j
– Hochfrequenzultraschallablation, bei Herzrhythmusstörungen 5-371.35
– Inzision 5-370.5
– Kryoablation, bei Herzrhythmusstörungen 5-371.33
– Laserablation, bei Herzrhythmusstörungen 5-371.36
– linksventrikulär, Elektrode, energieempfangend, Implantation, Stimulationssystem, kabellos 5-377.m1
– Mikrowellenablation, bei Herzrhythmusstörungen 5-371.34
– Radiofrequenzablation
-- bipolar, bei Herzrhythmusstörungen 5-371.32
-- unipolar
--- gekühlt, bei Herzrhythmusstörungen 5-371.31
--- konventionell, bei Herzrhythmusstörungen 5-371.30
Endokrinologisch, Funktionsuntersuchung, komplex
– mit invasiver Katheteruntersuchung 1-797.1
– ohne invasive Katheteruntersuchung 1-797.0
Endokryokoagulation, Netzhaut 5-155.1♦
Endolaryngeal
– Chordektomie 5-302.1
– Epiglottektomie 5-302.0
– Exzision, Gewebe, Larynx 5-300.0
– Inzision, Larynx 5-313.0
Endolaserkoagulation, Netzhaut
– flächig 5-155.4♦
– lokal 5-155.3♦
Endoluminal
– Radiofrequenzablation, Varizen 5-385.b♦
– Rotationsablation, mit gleichzeitiger Sklerosierung 5-385.c♦
Endometrioseherd, Destruktion, Ovar
– abdominal, offen 5-651.b0♦
– durch Umsteigen
-- endoskopisch – offen chirurgisch 5-651.b3♦
-- vaginal – offen chirurgisch 5-651.b4♦
– endoskopisch 5-651.b2♦
– vaginal 5-651.b5♦
-- laparoskopisch assistiert 5-651.b1♦
Endometriosekoagulation
– Douglasperitoneum 5-702.4
– Vagina, elektrisch 5-702.31
Endometrium
– Ablation, durch
-- Heißwasserballon 5-681.52
-- Rollerball 5-681.50
--- und Schlingenresektion 5-681.50
-- Schlingenresektion 5-681.50
– Abrasio, fraktioniert, diagnostisch 1-471.2
– Aspirationskürettage, diagnostisch 1-471.1
– Hochfrequenzablation 5-681.53
– Kürettage, fraktioniert, diagnostisch 1-471.2
– Laserablation 5-681.51
– Mikrokürettage, diagnostisch 1-471.0
– Uterus, Exzision, Synechie, hysteroskopisch 5-681.01
Endomyokard, Biopsie
– transarteriell 1-497.1
– transvenös 1-497.1
Endonasal
– Clippen, Arterie, bei einer Nasenblutung 5-210.6
– Dakryozystorhinostomie 5-087.1♦
– Eröffnung, Siebbein 5-222.20♦
– Ethmoidektomie 5-222.20♦
-- mit
--- Darstellung, Schädelbasis 5-222.21♦
--- Elektrokoagulation, zur Blutstillung, Keilbeinhöhle 5-222.20♦
--- Polypentfernung, Keilbeinhöhle 5-222.20♦
– Ethmoidsphenoidektomie 5-224.3♦
– Exzision, Gewebe, Nase, innere 5-212.2
– Nasennebenhöhle, Eröffnung 5-221.x♦
– Operation
-- Kieferhöhle 5-221.6♦ ►

E

Endonasal *(Forts.)*
~ Operation *(Forts.)*
–– Nasennebenhöhle, mehrere, mit
––– Abszessentlastung 5-224.62♦
––– Darstellung, Schädelbasis 5-224.63♦
––– Schlitzung, Periorbita 5-224.61♦
––– Teilentfernung, Lamina papyracea 5-224.60♦
––– Versorgung, Schädelbasis 5-224.64♦
–– Stirnhöhle 5-223.5♦
– Pansinusoperation 5-224.63♦
– Polypentfernung, Stirnhöhle 5-223.5♦
– Punktion, Keilbeinhöhle 5-220.4♦
– Reposition, offen, Fraktur, Nase 5-216.1
– Resektion, Choanalatresie 5-219.2♦
– Sphenoidotomie 5-222.4♦
Endoösophageal
– Anlegen, System zur Vakuumtherapie 5-916.a6
– Wechsel, System, zur Vakuumtherapie 5-916.a6
Endopelvin, Resektion, Becken, klein, weiblich, erweitert, lateral
– abdominal 5-687.30
– abdominoperineal 5-687.31
Endoprothese
– beschichtet, mit
–– Antibiotikabeschichtung, Verwendung *[nur Zusatzkode!]* 5-829.j0
–– Hydroxylapatitbeschichtung, Verwendung *[nur Zusatzkode!]* 5-829.jx
–– Medikamentenbeschichtung, Verwendung *[nur Zusatzkode!]* 5-829.j0
–– Silberbeschichtung, Verwendung *[nur Zusatzkode!]* 5-829.jx
– Einsetzen, Gallengänge, endoskopisch 5-513.f0
– Entfernung
–– Bandscheibe 5-839.4
–– Daumensattelgelenk 5-825.e♦
–– Fingergelenk 5-825.c♦
–– Fußwurzel 5-827.6♦
–– Gallengänge
––– endoskopisch 5-513.b
––– laparoskopisch 5-514.b1
–– Handgelenk 5-825.b♦
–– Kiefergelenk 5-779.7♦
–– Kniegelenk, mit erweiterter Beugefähigkeit 5-823.d♦
–– mit Einbringen, Abstandshalter, Gelenk 5-829.9
–– Sprunggelenk 5-827.5♦
–– Vorfuß 5-827.7♦
–– Zehe 5-827.7♦
– femoral und tibial schaftverankert
–– nicht-zementiert, Implantation, Kniegelenk 5-822.h0♦
–– Teilwechsel
––– Femurteil
–––– Kniegelenk 5-823.k5♦
–––– mit Kopplungselement, Kniegelenk 5-823.k5♦ ►

Endoprothese *(Forts.)*
~ femoral und tibial schaftverankert *(Forts.)*
~~ Teilwechsel *(Forts.)*
––– Kopplungselement, Kniegelenk 5-823.k7♦
––– Tibiateil
–––– Kniegelenk 5-823.k6♦
–––– mit Kopplungselement, Kniegelenk 5-823.k6♦
–– teilzementiert, Implantation, Kniegelenk 5-822.h2♦
–– Wechsel, Kniegelenk, in
––– Endoprothese, femoral und tibial schaftverankert
–––– nicht-zementiert, andere 5-823.k1♦
–––– teilzementiert, andere 5-823.k2♦
–––– zementiert, andere 5-823.k2♦
––– Prothese, typgleich 5-823.k0♦
––– Sonderprothese
–––– nicht-zementiert 5-823.k3♦
–––– teilzementiert 5-823.k4♦
–––– zementiert 5-823.k4♦
–– zementiert, Implantation, Kniegelenk 5-822.h1♦
– Gallengänge, endoskopisch 5-513.f0
– Implantation
–– Daumensattelgelenk 5-824.a♦
–– Fingergelenk
––– 1 5-824.90♦
––– 2 5-824.91♦
––– 3 5-824.92♦
––– 4 5-824.93♦
––– 5 5-824.94♦
––– 6 oder mehr 5-824.95♦
–– Fußwurzel 5-826.1♦
–– Handgelenk 5-824.8♦
–– Patellarückfläche
––– nicht-zementiert, Kniegelenk 5-822.80♦
––– zementiert, Kniegelenk 5-822.81♦
–– Schulter, teilgekoppelt, konventionell 5-824.20♦
–– Vorfuß 5-826.2♦
–– Zehe 5-826.2♦
– Kniegelenk, femoral und tibial schaftverankert, Entfernung 5-823.m♦
– mit
–– erweiterter Beugefähigkeit, Wechsel, Kniegelenk, in Endoprothese
––– femoral und tibial schaftverankert
–––– nicht-zementiert 5-823.ba♦
–––– teilzementiert 5-823.bb♦
–––– zementiert 5-823.bb♦
––– mit erweiterter Beugefähigkeit
–––– teilzementiert 5-823.b9♦
–––– zementiert 5-823.b9♦
–– Pfannenkomponente
––– modular
–––– Implantation, bei knöcherner Defektsituation *[nur Zusatzkode!]* 5-829.k0
––––– mit
–––––– Knochenersatz *[nur Zusatzkode!]* 5-829.k0 ►

Endoprothese *(Forts.)*
~ mit *(Forts.)*
~~ Pfannenkomponente *(Forts.)*
~~~ modular *(Forts.)*
~~~~ Implantation, bei knöcherner Defektsituation *[nur Zusatzkode!]* 5-829.k0 *(Forts.)*
~~~~~ mit *(Forts.)*
------ Knochenteilersatz *[nur Zusatzkode!]* 5-829.k0
---- Teilwechsel in, bei knöcherner Defektsituation *[nur Zusatzkode!]* 5-829.k0
----- mit
------ Knochenersatz *[nur Zusatzkode!]* 5-829.k0
------ Knochenteilersatz *[nur Zusatzkode!]* 5-829.k0
---- Wechsel in, bei knöcherner Defektsituation *[nur Zusatzkode!]* 5-829.k0
----- mit
------ Knochenersatz *[nur Zusatzkode!]* 5-829.k0
------ Knochenteilersatz *[nur Zusatzkode!]* 5-829.k0
--- und Schaftkomponente, modular
---- Implantation
----- mit einer dem Knochendefekt entsprechenden Länge und Dicke *[nur Zusatzkode!]* 5-829.k4
------ mit
------- Knochenersatz *[nur Zusatzkode!]* 5-829.k4
------- Knochenteilersatz *[nur Zusatzkode!]* 5-829.k4
----- ohne eine dem Knochendefekt entsprechende Länge und Dicke *[nur Zusatzkode!]* 5-829.k3
------ mit
------- Knochenersatz *[nur Zusatzkode!]* 5-829.k3
------- Knochenteilersatz *[nur Zusatzkode!]* 5-829.k3
---- Teilwechsel in
----- mit einer dem Knochendefekt entsprechenden Länge und Dicke *[nur Zusatzkode!]* 5-829.k4
------ mit
------- Knochenersatz *[nur Zusatzkode!]* 5-829.k4
------- Knochenteilersatz *[nur Zusatzkode!]* 5-829.k4
----- ohne eine dem Knochendefekt entsprechende Länge und Dicke *[nur Zusatzkode!]* 5-829.k3
------ mit
------- Knochenersatz *[nur Zusatzkode!]* 5-829.k3
------- Knochenteilersatz *[nur Zusatzkode!]* 5-829.k3 ►

Endoprothese *(Forts.)*
~ mit *(Forts.)*
~~ Pfannenkomponente *(Forts.)*
~~~ und Schaftkomponente, modular *(Forts.)*
---- Wechsel in
----- mit einer dem Knochendefekt entsprechenden Länge und Dicke *[nur Zusatzkode!]* 5-829.k4
------ mit
------- Knochenersatz *[nur Zusatzkode!]* 5-829.k4
------- Knochenteilersatz *[nur Zusatzkode!]* 5-829.k4
----- ohne eine dem Knochendefekt entsprechende Länge und Dicke *[nur Zusatzkode!]* 5-829.k3
------ mit
------- Knochenersatz *[nur Zusatzkode!]* 5-829.k3
------- Knochenteilersatz *[nur Zusatzkode!]* 5-829.k3
-- Schaftkomponente
--- modular, ohne eine dem Knochendefekt entsprechende Länge und Dicke, mit Knochenteilersatz *[nur Zusatzkode!]* 5-829.k1
--- modular
---- Implantation
----- mit einer dem Knochendefekt entsprechenden Länge und Dicke *[nur Zusatzkode!]* 5-829.k2
------ mit
------- Knochenersatz *[nur Zusatzkode!]* 5-829.k2
------- Knochenteilersatz *[nur Zusatzkode!]* 5-829.k2
----- ohne eine dem Knochendefekt entsprechende Länge und Dicke *[nur Zusatzkode!]* 5-829.k1
------ mit Knochenersatz *[nur Zusatzkode!]* 5-829.k1
---- Teilwechsel in
----- mit einer dem Knochendefekt entsprechenden Länge und Dicke *[nur Zusatzkode!]* 5-829.k2
------ mit
------- Knochenersatz *[nur Zusatzkode!]* 5-829.k2
------- Knochenteilersatz *[nur Zusatzkode!]* 5-829.k2
----- ohne eine dem Knochendefekt entsprechende Länge und Dicke, mit
------ Knochenersatz *[nur Zusatzkode!]* 5-829.k1
------ Knochenteilersatz *[nur Zusatzkode!]* 5-829.k1 ►

E

Endoprothese *(Forts.)*
~ mit *(Forts.)*
~~ Schaftkomponente *(Forts.)*
~~~ modular *(Forts.)*
–––– Wechsel in
––––– mit einer dem Knochendefekt entsprechenden Länge und Dicke *[nur Zusatzkode!]* 5-829.k2
–––––– mit
––––––– Knochenersatz *[nur Zusatzkode!]* 5-829.k2
––––––– Knochenteilersatz *[nur Zusatzkode!]* 5-829.k2
––––– ohne eine dem Knochendefekt entsprechende Länge und Dicke *[nur Zusatzkode!]* 5-829.k1
–––––– mit
––––––– Knochenersatz *[nur Zusatzkode!]* 5-829.k1
––––––– Knochenteilersatz *[nur Zusatzkode!]* 5-829.k1
– modular, Implantation, nach Explantation *[nur Zusatzkode!]* 5-829.n
– Revision
–– Bandscheibe, ohne Wechsel 5-839.2
–– Daumensattelgelenk, ohne Wechsel 5-825.03♦
–– Ellenbogengelenk, ohne Wechsel 5-825.01♦
–– Fingergelenk, ohne Wechsel 5-825.04♦
–– Gelenk, Extremität, untere, ohne Wechsel 5-827.0♦
–– Handgelenk, ohne Wechsel 5-825.02♦
–– Hüftgelenk 5-821.0♦
–– Kniegelenk, ohne Wechsel 5-823.0♦
–– Schultergelenk, ohne Wechsel 5-825.00♦
– Sprunggelenk
–– Gleitkern, Teilwechsel 5-827.13♦
–– nicht-zementiert, Implantation 5-826.00♦
–– Talusteil, Teilwechsel 5-827.14♦
–– Tibiateil, Teilwechsel 5-827.12♦
–– Wechsel, in
––– nicht-zementierte Sprunggelenkendoprothese 5-827.10♦
––– zementierte Sprunggelenkendoprothese 5-827.11♦
–– zementiert, Implantation 5-826.01♦
– teilzementiert, Implantation, Kniegelenk, mit erweiterter Beugefähigkeit 5-822.j2♦
– vollkeramisch *[nur Zusatzkode!]* 5-829.q
– Wechsel
–– Bandscheibe 5-839.3
–– Daumensattelgelenk 5-825.d♦
–– Fingergelenk 5-825.6♦
–– Fußwurzel 5-827.2♦
–– Handgelenk 5-825.5♦
–– Inlay, Kniegelenk, mit erweiterter Beugefähigkeit 5-823.b0♦
–– Kniegelenk, mit erweiterter Beugefähigkeit, in
––– nicht-zementierte Sonderprothese 5-823.b7♦
––– teilzementierte Sonderprothese 5-823.b8♦
––– zementierte Sonderprothese 5-823.b8♦ ►

Endoprothese *(Forts.)*
~ Wechsel *(Forts.)*
–– Vorfuß 5-827.3♦
–– Zehe 5-827.3♦
– zementiert, Implantation, Kniegelenk, mit erweiterter Beugefähigkeit 5-822.j1♦
Endoprothetisch, Gelenkersatz
– Teilwechsel, ohne Bewegungsfunktion Kniegelenk
–– mit Wiederherstellung, Gelenkfunktion 5-823.h1♦
–– ohne Wiederherstellung Gelenkfunktion 5-823.h0♦
– Wechsel, ohne Bewegungsfunktion Kniegelenk
–– mit Wiederherstellung, Gelenkfunktion 5-823.h1♦
–– ohne Wiederherstellung Gelenkfunktion 5-823.h0♦
Endorektal
– Anlegen, System, zur Vakuumtherapie 5-916.a4
– Vakuumtherapie, zur Behandlung von Anastomoseninsuffizienzen, nach tiefer anteriorer Rektumresektion bei lokaler Peritonitis mit einspiegelbarer Wundhöhle 5-916.a4
– Wechsel, System, zur Vakuumtherapie 5-916.a4
Endoskopie
– Darm, durch
–– motorisierte Spiral-Endoskopie *[nur Zusatzkode!]* 5-46a.1
–– Push-and-pull-back-Technik *[nur Zusatzkode!]* 5-469.v
– diagnostisch
–– Conduit, zur Harnableitung 1-666.2
–– Darmreservoir, zur Harnableitung 1-666.0
–– Dickdarm
––– durch Inzision 1-695.2
––– intraoperativ 1-695.2
–– direkt, Pankreasgang 1-644
–– Douglasraum 1-696
–– Dünndarm
––– durch
–––– Ileostomie 1-638.x
–––– Inzision 1-695.1
––– intraoperativ 1-695.1
–– Ersatzharnblase 1-666.1
–– Gallengänge
––– bei Besonderheit, anatomisch *[nur Zusatzkode!]* 1-646
––– durch Inzision
–––– Gallenblase 1-695.42
–––– Gallengänge 1-695.42
–––– Zystikusstumpf 1-695.42
––– intraoperativ, über
–––– Gallenblase 1-695.42
–––– Gallengänge 1-695.42
––– perkutan-transhepatisch
–––– durch Inzision, mit normalkalibrigem Cholangioskop 1-695.43 ►
~~~

Endoskopie *(Forts.)*
~ diagnostisch *(Forts.)*
~~ Gallengänge *(Forts.)*
~~~ perkutan-transhepatisch *(Forts.)*
–––– intraoperativ, mit normalkalibrigem Cholangioskop 1-695.43
–– Ileum 1-636.0
––– durch motorisierte Spiral-Endoskopie 1-636.2
––– durch Push-and-pull-back-Technik 1-636.1
–– intrakraniell 1-698.0
–– intraoperativ, Gallengänge über Zystikusstumpf 1-695.42
–– intraspinal 1-698.1
–– Jejunum, tief 1-636.0
––– durch motorisierte Spiral-Endoskopie 1-636.2
––– durch Push-and-pull-back-Technik 1-636.1
–– Magen
––– durch Inzision 1-695.0
––– intraoperativ 1-695.0
–– Milchgang 1-682♦
–– Nasennebenhöhle 1-699.0
–– Pankreasgang, bei Besonderheit, anatomisch *[nur Zusatzkode!]* 1-646
–– perkutan-transhepatisch
––– Gallengänge, durch Inzision, mit kleinkalibrigem Cholangioskop 1-695.44
––– intraoperativ, Gallengänge, mit kleinkalibrigem Cholangioskop 1-695.44
–– Tränenwege 1-681♦
– Pankreasgang
–– direkt, therapeutisch *[nur Zusatzkode!]* 5-526.j
–– duktal – s. Endoskopie, Pankreasgang, direkt
– retrograd, als Zugang *[nur Zusatzkode!]* 1-645
– zur
–– Diskektomie, perkutan, mit Entfernung, Sequester, frei 5-831.5
–– Exzision, Bandscheibe, perkutan 5-831.5
––– mit Entfernung, Sequester, frei 5-831.5
Endoskopiesystem, Anwendung *[nur Zusatzkode!]* 5-059.b
Endoskopisch – s. jeweiliger durchgeführter Eingriff
Endosonographie
– Bauchhöhle 3-059
– Duodenum 3-054
– Gallengänge 3-055.0
– Geschlechtsorgan
–– männlich
––– transrektal 3-05c.0
––– transurethral 3-05c.1
–– weiblich 3-05d
– Harnblase
–– transrektal 3-05b.0
–– transurethral 3-05b.1
– Hypopharynx 3-050
– intravaskulär
–– Aorta 3-05e.2 ►

Endosonographie *(Forts.)*
~ intravaskulär *(Forts.)*
–– Gefäß
––– abdominal 3-05e.4♦
––– Oberarm 3-05e.0♦
––– Oberschenkel 3-05e.6♦
––– pelvin 3-05e.4♦
––– Schulter 3-05e.0♦
––– Unterarm 3-05e.1♦
––– Unterschenkel 3-05e 7♦
––– viszeral 3-05e.5
–– V. cava 3-05e.3
– Kolon 3-057
– Leber 3-055.1
– Magen 3-053
– Mundhöhle 3-050
– Ösophagus 3-051
– Pankreas 3-056
– Rektum 3-058
– Retroperitonealraum 3-05a
– transbronchial 3-05f
– Urethra
–– transrektal 3-05b.0
–– transurethral 3-05b.1
– V. **Endosonographisch gesteuert**, Biopsie
– Bauchwand 1-494.5
– Beckenperitoneum 1-494.7
– Brustwand 1-494.4
– Gewebe
–– periprostatisch 1-494.a
–– perivesikal 1-494.9
–– retroperitoneal 1-494.8
– Lymphozele 1-494.b
– Mamma, durch Feinnadelaspiration 1-494.30♦
– Mediastinum 1-494.2
– Myokard 1-494.0
– Nabel 1-494.5
– Perikard 1-494.1
– Peritoneum 1-494.6
– Urozele 1-494.c♦
Endotamponade, zur Fixation, Netzhaut 5-154.3♦
Endothel, Mikroskopie, konfokal 3-301.2
Endotracheal, Intubation, einfach 8-701
Endovaskulär
– Anlegen, AV-Fistel
–– Gefäß
––– Oberarm, durch
–––– Gleichstrom 8-83c.d2♦
–––– magnetgeführte Hochfrequenzenergie 8-83c.c2♦
––– Oberschenkel, durch
–––– Einlage von Stent-Grafts zur Arterialisierung tiefer Venen 8-83c.gb♦
–––– Gleichstrom 8-83c db♦
–––– magnetgeführte Hochfrequenzenergie 8-83c.cb♦
––– Schulter, durch
–––– Gleichstrom 8-83c.d2♦
–––– magnetgeführte Hochfrequenzenergie 8-83c.c2♦ ►

E
~~~

Endovaskulär *(Forts.)*
~ Anlegen, AV-Fistel *(Forts.)*
~~ Gefäß *(Forts.)*
––– Unterarm, durch
–––– Gleichstrom 8-83c.d3♦
–––– magnetgeführte Hochfrequenzenergie 8-83c.c3♦
––– Unterschenkel, durch
–––– Einlage von Stent-Grafts zur Arterialisierung tiefer Venen 8-83c.gc♦
–––– Gleichstrom 8-83c.dc♦
–––– magnetgeführte Hochfrequenzenergie 8-83c.cc♦
–– mit Nitinolkoppler, nahtlos, Gefäß, Oberschenkel 8-83c.eb♦
– Anuloplastik, transvenös, Trikuspidalklappe 5-35a.51
– Brachytherapie
–– Gefäß, peripher, mit flüssigem Rhenium-188, über ein geschlossenes Ballonsystem 8-530.c1
–– Koronargefäß, mit flüssigem Rhenium-188, über ein geschlossenes Ballonsystem 8-530.c0
– Implantation
–– Ersatz
––– Aortenklappe, mit Implantat, primär
–––– ballonexpandierbar 5-35a.03
–––– selbstexpandierend 5-35a.04
––– Mitralklappe 5-35a.30
––– Pulmonalklappe 5-35a.1
–– Membranpumpe, pulsatil, mit integrierter Gegenpulsation, parakorporal, Ventrikel
––– links 8-839.b0
––– rechts 8-839.b1
–– Stent-Prothese
––– Aorta abdominalis
–––– mit
––––– Öffnung
–––––– 1 5-38a.c1
–––––– 2 5-38a.c2
–––––– 3 oder mehr 5-38a.c3
––––– Versorgung Gefäßabgang, in
–––––– Chimney-Technik
––––––– 1 5-38a.c4
––––––– 2 oder mehr 5-38a.c5
–––––– Parallelgraft-Technik
––––––– 1 5-38a.c4
––––––– 2 oder mehr 5-38a.c5
–––––– Periskop-Technik
––––––– 1 5-38a.c4
––––––– 2 oder mehr 5-38a.c5
–––––– Sandwich-Technik
––––––– 1 5-38a.c4
––––––– 2 oder mehr 5-38a.c5
–––––– Schnorchel-Technik
––––––– 1 5-38a.c4
––––––– 2 oder mehr 5-38a.c5
–––– ohne Öffnung 5-38a.c0 ▶

Endovaskulär *(Forts.)*
~ Implantation *(Forts.)*
~~ Stent-Prothese *(Forts.)*
––– Aorta thoracica
–––– mit
––––– Öffnung
–––––– 1 5-38a.7b
–––––– 2 5-38a.7c
–––––– 3 oder mehr 5-38a.7d
––––– Versorgung Gefäßabgang, in
–––––– Chimney-Technik
––––––– 1 5-38a.7e
––––––– 2 oder mehr 5-38a.7f
–––––– Parallelgraft-Technik
––––––– 1 5-38a.7e
––––––– 2 oder mehr 5-38a.7f
–––––– Periskop-Technik
––––––– 1 5-38a.7e
––––––– 2 oder mehr 5-38a.7f
–––––– Sandwich-Technik
––––––– 1 5-38a.7e
––––––– 2 oder mehr 5-38a.7f
–––––– Schnorchel-Technik
––––––– 1 5-38a.7e
––––––– 2 oder mehr 5-38a.7f
–––– ohne Öffnung 5-38a.70
––– Aorta thoracoabdominalis
–––– mit
––––– Öffnung
–––––– 1 5-38a.8c
––––––– und iliakaler Y-Prothese 5-38a.8c 5-38a.41♦
–––––– 2 5-38a.8d
––––––– und iliakaler Y-Prothese 5-38a.8d 5-38a.41♦
–––––– 3 5-38a.8e
––––––– und iliakaler Y-Prothese 5-38a.8e 5-38a.41♦
–––––– 4 oder mehr 5-38a.8f
––––––– und iliakaler Y-Prothese 5-38a.8f 5-38a.41♦
––––– Versorgung Gefäßabgang, in
–––––– Chimney-Technik
––––––– 1 5-38a.8g
–––––––– und Y-Prothese, iliakal 5-38a.8g 5-38a.41♦
––––––– 2 oder mehr 5-38a.8h
–––––––– und Y-Prothese, iliakal 5-38a.8h 5-38a.41♦
–––––– Parallelgraft-Technik
––––––– 1 5-38a.8g
––––––– 2 oder mehr 5-38a.8h
–––––– Periskop-Technik
––––––– 1 5-38a.8g
––––––– 2 oder mehr 5-38a.8h
–––––– Sandwich-Technik
––––––– 1 5-38a.8g
––––––– 2 oder mehr 5-38a.8h
–––––– Schnorchel-Technik
––––––– 1 5-38a.8g
––––––– 2 oder mehr 5-38a.8h ▶

Endovaskulär *(Forts.)*
~ Implantation *(Forts.)*
~~ Stent-Prothese *(Forts.)*
~~~ Aorta thoracoabdominalis *(Forts.)*
---- ohne Öffnung 5-38a.80
--- Arterie, Becken, mit Versorgung Gefäßabgang, in
---- Chimney-Technik, 1 5-38a.42♦
---- Parallelgraft-Technik, 1 5-38a.42♦
---- Periskop-Technik, 1 5-38a.42♦
---- Sandwich-Technik, 1 5-38a.42♦
---- Schnorchel-Technik, 1 5-38a.42♦
--- iliakal, mit einem Seitenarm, in Arterien des Beckens 5-38a.41♦
-- Stent-Prothese
--- Aorta 5-38a.0
-- Zentrifugalpumpe, extrakorporal
--- biventrikulär 8-839.a2
--- univentrikulär, Ventrikel
---- links 8-839.a0
---- rechts 8-839.a1
- Klammer, selbstexpandierend
-- 1 *[nur Zusatzkode!]* 8-83c.a1
-- 2 *[nur Zusatzkode!]* 8-83c.a2
-- 3 *[nur Zusatzkode!]* 8-83c.a3
-- 4 *[nur Zusatzkode!]* 8-83c.a4
-- 5 oder mehr *[nur Zusatzkode!]* 8-83c.a5
- Segelplastik, transvenös, Trikuspidalklappe 5-35a.50
- Steuerung, endoskopisch, Anwendung, bei Laserablation, bei Herzrhythmusstörungen *[nur Zusatzkode!]* 8-835.e
- transarteriell, Plastik, Segel, Mitralklappe 5-35a.40
- transvenös, Plastik, Segel, Mitralklappe 5-35a.41
- Wechsel, Membranpumpe, pulsatil, mit integrierter Gegenpulsation, parakorporal, Ventrikel
-- links 8-839.b2
-- rechts 8-839.b3
Endovenös, Lasertherapie, Varizen 5-385.a1♦
Endozervikal, Biopsie, ohne Inzision 1-470.2
Endozystenresektion, Leber
- durch Umsteigen laparoskopisch – offen chirurgisch 5-501.12
- laparoskopisch 5-501.11
- offen 5-501.10
- perkutan 5-501.13
Endständig
- Aszendostoma, Anlegen, als selbständiger Eingriff, offen 5-461.10
- Deszendostoma, Anlegen
-- laparoskopisch, als selbständiger Eingriff 5-461.31
-- offen, als selbständiger Eingriff 5-461.30
- Ileostoma, Wiederherstellung, Kontinuität 5-466.1
- Ileostomie, Anlegen
-- laparoskopisch, als selbständiger Eingriff 5-461.51
-- offen, als selbständiger Eingriff 5-461.50 ▶

Endständig *(Forts.)*
- Jejunostoma, Wiederherstellung, Kontinuität 5-466.0
- Kolostoma, Wiederherstellung, Kontinuität 5-466.2
- Sigmoideostoma, Anlegen
-- laparoskopisch, als selbständiger Eingriff 5-461.41
-- offen, als selbständiger Eingriff 5-461.40
- Transversostoma, Anlegen
-- durch Umsteigen laparoskopisch – offen chirurgisch, als selbständiger Eingriff 5-461.22
-- laparoskopisch, als selbständiger Eingriff 5-461.21
-- offen, als selbständiger Eingriff 5-461.20
- Zäkostoma, Anlegen
-- laparoskopisch, als selbständiger Eingriff 5-461.01
-- offen, als selbständiger Eingriff 5-461.00
Enossal
- Implantat
-- Entfernung, Zahn 5-235.7
-- Freilegung, Zahn, mit Aufsetzen, Distanzhülse 5-235.4
- Implantation, Zahn 5-235.2
EnSite Array, Anwendung, bei Ablation, bei Herzrhythmusstörungen *[nur Zusatzkode!]* 8-835.8
EnSite HD Grid, Anwendung, bei Ablation, bei Herzrhythmusstörungen *[nur Zusatzkode!]* 8-835.j
EnSite NavX, Anwendung, bei Ablation, bei Herzrhythmusstörungen *[nur Zusatzkode!]* 8-835.8
Entbindung
- assistiert, mit Spezialhandgriffen, bei Beckenendlage 5-727.1
- normal, Überwachung 9-260
- operativ, vaginal
-- assistiert, mit Instrumentenhilfe, bei Beckenendlage 5-727.2
-- kombiniert, mit Spezialhandgriffen, und Instrumentenhilfe, bei Beckenendlage 5-727.3
- spontan
-- assistiert, mit Instrumentenhilfe, bei Beckenendlage 5-727.2
-- Beckenendlage 5-727.0
-- kombiniert, mit Spezialhandgriffen, und Instrumentenhilfe, bei Beckenendlage 5-727.3
Enteral, Ernährung
- als medizinische Nebenbehandlung
-- 7 bis höchstens 13 Behandlungstage 8-017.0
-- 14 bis höchstens 20 Behandlungstage 8-017.1
-- mindestens 21 Behandlungstage 8-017.2
- über
-- Sonde, als medizinische Hauptbehandlung 8-015.0
-- Stoma, als medizinische Hauptbehandlung 8-015.1
Enteroanastomose, vom Dünndarm zum Dünndarm 5-459.0

E
~~~

Enteroenterisch, Anastomose
– mehrfach 5-459.4
– vom
–– Dickdarm zum Dickdarm 5-459.3
–– Dünndarm zum
––– Dickdarm 5-459.2
––– Dünndarm 5-459.0
–– Duodenum zum Duodenum 5-459.1
Enteroenterostoma
– mehrfach 5-459.4
– vom
–– Dickdarm zum Dickdarm 5-459.3
–– Dünndarm zum
––– Dickdarm 5-459.2
––– Dünndarm 5-459.0
–– Duodenum zum Duodenum 5-459.1
Enterokolisch
– Anastomose, vom
–– Dickdarm zum Dickdarm 5-459.3
–– Dünndarm zum Dickdarm 5-459.2
– Shunt, vom
–– Dickdarm zum Dickdarm 5-459.3
–– Dünndarm zum Dickdarm 5-459.2
Enterolithotomie
– Ileum 5-450.1
– Jejunum 5-450.1
Enteropankreatostomie 5-523.x
Enteroplastie, transvers, seriell 5-467.a1
Enterostoma
– Anlegen
–– Colon ascendens
––– durch Umsteigen laparoskopisch – offen chirurgisch 5-463.22
––– laparoskopisch 5-463.21
––– offen 5-463.20
–– Colon descendens
––– durch Umsteigen laparoskopisch – offen chirurgisch 5-463.22
––– laparoskopisch 5-463.21
––– offen 5-463.20
–– Colon sigmoideum
––– durch Umsteigen laparoskopisch – offen chirurgisch 5-463.22
––– laparoskopisch 5-463.21
––– offen 5-463.20
–– Colon transversum
––– durch Umsteigen laparoskopisch – offen chirurgisch 5-463.22
––– laparoskopisch 5-463.21
–– Zäkum
––– durch Umsteigen laparoskopisch – offen chirurgisch 5-463.22
––– laparoskopisch 5-463.21
– Duodenum
–– Abtragung, Teil, vorverlagert 5-464.30
–– Einengung, plastisch 5-464.10
–– Erweiterung, plastisch 5-464.00
–– Neueinpflanzung 5-464.20
–– Umwandlung, in
––– Kock-Pouch 5-464.40
––– Stoma, kontinent 5-464.40 ►

Enterostoma *(Forts.)*
– Ileum
–– Abtragung, Teil, vorverlagert 5-464.32
–– Einengung, plastisch 5-464.12
–– Erweiterung, plastisch 5-464.02
–– Neueinpflanzung 5-464.22
–– Umwandlung, in
––– Kock-Pouch 5-464.42
––– Stoma, kontinent 5-464.42
– Jejunum
–– Abtragung, Teil, vorverlagert 5-464.31
–– Einengung, plastisch 5-464.11
–– Erweiterung, plastisch 5-464.01
–– Neueinpflanzung 5-464.21
–– Umwandlung, in
––– Kock-Pouch 5-464.41
––– Stoma, kontinent 5-464.41
– Kolon
–– Abtragung, Teil, vorverlagert 5-464.33
–– Einengung, plastisch 5-464.13
–– Erweiterung, plastisch 5-464.03
–– Neueinpflanzung 5-464.23
–– Umwandlung, in
––– Kock-Pouch 5-464.43
––– Stoma, kontinent 5-464.43
Enterostomie, Gastro-
– hintere
–– durch Umsteigen laparoskopisch – offen chirurgisch 5-445.22
–– laparoskopisch 5-445.21
–– offen 5-445.20
– Revision
–– durch Umsteigen laparoskopisch – offen chirurgisch 5-445.32
–– laparoskopisch 5-445.31
–– offen 5-445.30
– vordere
–– durch Umsteigen laparoskopisch – offen chirurgisch 5-445.12
–– laparoskopisch 5-445.11
–– offen 5-445.10
Enterozele
– Plastik
–– durch Umsteigen vaginal – offen chirurgisch
––– mit alloplastischem Material 5-707.32
––– ohne alloplastisches Material 5-707.22
–– offen
––– mit alloplastischem Material 5-707.30
––– ohne alloplastisches Material 5-707.20
–– vaginal
––– mit alloplastischem Material 5-707.31
––– ohne alloplastisches Material 5-707.21
– Versenkung, offen
–– mit alloplastischem Material 5-707.30
–– ohne alloplastisches Material 5-707.20
Entfernen – s. Entfernung
Entfernung
– abdominal, offen, Zervix, große Teile, und Parametrien, anhängend 5-689.00
– Abstandshalter 5-829.g ►

Entfernung *(Forts.)*
– Aggregat
–– Defibrillator, mit
––– Einkammer-Stimulation
–––– mit atrialer Detektion 5-378.0d
–––– ohne atriale Detektion 5-378.0c
––– Stimulation, biventrikulär
–––– mit Vorhofelektrode 5-378.0f
–––– ohne Vorhofelektrode 5-378.0e
––– subkutaner Elektrode 5-378.0g
––– Zweikammer-Stimulation 5-378.05
–– Ereignis-Rekorder 5-378.07
–– Gastrostimulator, nahrungsaufnahmegetriggert 5-449.q
–– Herzschrittmacher, mit
––– Einkammersystem 5-378.01
––– Zweikammersystem 5-378.02
––– Dreikammersystem
–––– mit Vorhofelektrode 5-378.0b
–––– ohne Vorhofelektrode 5-378.0a
––– Stimulation, biventrikulär
–––– mit Vorhofelektrode 5-378.0b
–––– ohne Vorhofelektrode 5-378.0a
–– Magenschrittmacher 5-449.q
–– und Sonde
––– Defibrillator, mit
–––– Einkammer-Stimulation
––––– mit atrialer Detektion 5-378.2d
––––– ohne atriale Detektion 5-378.2c
–––– Stimulation, biventrikulär
––––– mit Vorhofelektrode 5-378.2f
––––– ohne Vorhofelektrode 5-378.2e
–––– subkutaner Elektrode 5-378.2g
–––– Zweikammer-Stimulation 5-378.25
––– Herzschrittmacher, mit
–––– Einkammersystem 5-378.21
–––– Zweikammersystem 5-378.22
–––– Dreikammersystem
––––– mit Vorhofelektrode 5-378.2b
––––– ohne Vorhofelektrode 5-378.2a
–––– Stimulation, biventrikulär
––––– mit Vorhofelektrode 5-378.2b
––––– ohne Vorhofelektrode 5-378.2a
– Analsphinkter, künstlich 5-496.b
– Antiembolie-Schirm, perkutan 8-839.7
– Antireflux-Stimulationssystem, Ösophagus 5-429.t
– Antirefluxsystem, magnetisch
–– durch Umsteigen laparoskopisch – offen chirurgisch 5-429.q2
–– laparoskopisch 5-429.q1
–– offen 5-429.q0
– Applikator
–– inaktiv, unter Anästhesie 8-525.3
–– strahlend, Retina 5-156.8♦
– Arthrodesemodul, Kniegelenk 5-823.j♦
– arthroskopisch, Kreuzbandtransplantat
–– hinteres 5-815.1♦
–– vorderes 5-815.0♦ ▶

Entfernung *(Forts.)*
– Augapfel
–– mit Einführung
––– Bulbusplatzhalter, aus nicht-resorbierbarem mikroporösem Material, mit fibrovaskulärer Integration
–––– mit Titannetz
––––– außerhalb der Tenonschen Kapsel 5-163.24♦
––––– in die Tenonsche Kapsel 5-163.14♦
–––– ohne Titannetz
––––– außerhalb der Tenonschen Kapsel 5-163.23♦
––––– in die Tenonsche Kapsel 5-163.13♦
––– Haut-Fettgewebe-Transplantat
–––– außerhalb der Tenonschen Kapsel 5-163.22♦
–––– in die Tenonsche Kapsel 5-163.12♦
––– Orbitaimplantat, alloplastisch
–––– außerhalb der Tenonschen Kapsel 5-163.20♦
–––– in die Tenonsche Kapsel 5-163.10♦
–––– ummantelt
––––– außerhalb der Tenonschen Kapsel 5-163.21♦
––––– in die Tenonsche Kapsel 5-163.11♦
–– ohne Einführung, Orbitaimplantat 5-163.0♦
– Augeninhalt
–– mit Einführung, Orbitaimplantat, in die Skleraschale 5-162.1♦
–– ohne Einführung, Orbitaimplantat 5-162.0♦
– Ballonpumpe, intraaortal 8-839.3
–– offen 5-376.01
– Batterie, Stimulationssystem, kabellos, kardial 5-378.0j
– Bellocq-Tamponade – s.a. Entfernung, Tamponade, Nase 8-506
– Bewegungsfixateur
–– Beckenknochen 5-787.nd
–– Femur
––– distal 5-787.nh♦
––– proximal 5-787.nf♦
––– Schaft 5-787.ng♦
–– Fibula
––– distal 5-787.nr♦
––– proximal 5-787.np♦
––– Schaft 5-787.nq♦
–– Humerus
––– distal 5-787.n3♦
––– proximal 5-787.n1♦
––– Schaft 5-787.n2♦
–– Kalkaneus 5-787.nt♦
–– Karpus 5-787.na♦
–– Klavikula 5-787.n0♦
–– Metakarpus 5-787.nb♦
–– Metatarsus 5-787.nv♦
–– Patella 5-787.nj♦
–– Phalangen
––– Fuß 5-787.nw♦
––– Hand 5-787.nc♦ ▶

E

Entfernung *(Forts.)*
~ Bewegungsfixateur *(Forts.)*
–– Radius
––– distal 5-787.n6♦
––– proximal 5-787.n4♦
––– Schaft 5-787.n5♦
–– Schenkelhals 5-787.ne♦
–– Skapula 5-787.nz♦
–– Talus 5-787.ns♦
–– Tarsus 5-787.nu♦
–– Tibia
––– distal 5-787.nn♦
––– proximal 5-787.nk♦
––– Schaft 5-787.nm♦
–– Ulna
––– distal 5-787.n9♦
––– proximal 5-787.n7♦
––– Schaft 5-787.n8♦
– Blountklammer
–– Femur
––– distal 5-787.eh♦
––– proximal 5-787.ef♦
–– Fibula
––– distal 5-787.er♦
––– proximal 5-787.ep♦
–– Kalkaneus 5-787.et♦
–– Karpus 5-787.ea♦
–– Metatarsus 5-787.ev♦
–– Phalangen, Fuß 5-787.ew♦
–– Tarsus 5-787.eu♦
–– Tibia
––– distal 5-787.en♦
––– proximal 5-787.ek♦
– Cerclage, Auge 5-153.2♦
– Cerclagematerial, Cervix uteri 5-679.0
– Clip
–– Darm, endoskopisch, durch Desintegration, elektrisch 5-469.u3
–– Magen, endoskopisch, durch Desintegration, elektrisch 5-449.u3
–– Ösophagus, endoskopisch, durch Desintegration, elektrisch 5-429.w
–– Rektum, endoskopisch, durch Desintegration, elektrisch 5-489.m
– DHS
–– Schenkelhals 5-787.5e♦
–– Trochanter 5-787.5f♦
– Distraktor
–– Gesichtsschädel 5-779.5
–– Kiefergelenk 5-779.5
– Draht
–– Beckenknochen 5-787.0d
–– Femur
––– distal 5-787.0h♦
––– proximal 5-787.0f♦
––– Schaft 5-787.0g♦
–– Fibula
––– distal 5-787.0r♦
––– proximal 5-787.0p♦
––– Schaft 5-787.0q♦ ►

Entfernung *(Forts.)*
~ Draht *(Forts.)*
–– Humerus
––– distal 5-787.03♦
––– proximal 5-787.01♦
––– Schaft 5-787.02♦
–– intramedullär
––– Femur
–––– distal 5-787.gh♦
–––– proximal 5-787.gf♦
–––– Schaft 5-787.gg♦
––– Fibula
–––– distal 5-787.gr♦
–––– proximal 5-787.gp♦
–––– Schaft 5-787.gq♦
––– Humerus
–––– distal 5-787.g3♦
–––– proximal 5-787.g1♦
–––– Schaft 5-787.g2♦
––– Karpus 5-787.ga♦
––– Klavikula 5-787.g0♦
––– Metakarpus 5-787.gb♦
––– Metatarsus 5-787.gv♦
––– Phalangen
–––– Fuß 5-787.gw♦
–––– Hand 5-787.gc♦
––– Radius
–––– distal 5-787.g6♦
–––– proximal 5-787.g4♦
–––– Schaft 5-787.g5♦
––– Schenkelhals 5-787.ge♦
––– Skapula 5-787.gz♦
––– Tarsus 5-787.gu♦
––– Tibia
–––– distal 5-787.gn♦
–––– proximal 5-787.gk♦
–––– Schaft 5-787.gm♦
––– Ulna
–––– distal 5-787.g9♦
–––– proximal 5-787.g7♦
–––– Schaft 5-787.g8♦
–– Kalkaneus 5-787.0t♦
–– Karpus 5-787.0a♦
–– Klavikula 5-787.00♦
–– Metakarpus 5-787.0b♦
–– Metatarsus 5-787.0v♦
–– Patella 5-787.0j♦
–– Phalangen
––– Fuß 5-787.0w♦
––– Hand 5-787.0c♦
–– Radius
––– distal 5-787.06♦
––– proximal 5-787.04♦
––– Schaft 5-787.05♦
–– Schenkelhals 5-787.0e♦
–– Skapula 5-787.0z♦
–– Talus 5-787.0s♦
–– Tarsus 5-787.0u♦
–– Tibia
––– distal 5-787.0n♦
––– proximal 5-787.0k♦ ►

Entfernung *(Forts.)*
~ Draht *(Forts.)*
~~ Tibia *(Forts.)*
––– Schaft 5-787.0m♦
–– Ulna
––– distal 5-787.09♦
––– proximal 5-787.07♦
––– Schaft 5-787.08♦
– Drainage, extern, Liquorsystem 5-024.7
–– spinal 5-038.9
– Drucksensor, interkostal, zur Detektion des Atemsignals 5-059.a4
– Duokopfprothese, Hüftgelenk 5-821.9♦
– durch Umsteigen
–– endoskopisch – offen chirurgisch, Zervix, große Teile, und Parametrien, anhängend 5-689.04
–– vaginal – offen chirurgisch, Zervix, große Teile, und Parametrien, anhängend 5-689.05
– ECMES
–– Femur
––– distal 5-787.gh♦
––– proximal 5-787.gf♦
––– Schaft 5-787.gg♦
–– Fibula
––– distal 5-787.gr♦
––– proximal 5-787.gp♦
––– Schaft 5-787.gq♦
–– Humerus
––– distal 5-787.g3♦
––– proximal 5-787.g1♦
––– Schaft 5-787.g2♦
–– Karpus 5-787.ga♦
–– Klavikula 5-787.g0♦
–– Metakarpus 5-787.gb♦
–– Metatarsus 5-787.gv♦
–– Phalangen
––– Fuß 5-787.gw♦
––– Hand 5-787.gc♦
–– Radius
––– distal 5-787.g6♦
––– proximal 5-787.g4♦
––– Schaft 5-787.g5♦
–– Schenkelhals 5-787.ge♦
–– Skapula 5-787.gz♦
–– Tarsus 5-787.gu♦
–– Tibia
––– distal 5-787.gn♦
––– proximal 5-787.gk♦
––– Schaft 5-787.gm♦
–– Ulna
––– distal 5-787.g9♦
––– proximal 5-787.g7♦
––– Schaft 5-787.g8♦
– Eigenleber, als selbständiger Eingriff 5-503.2
– Elektrode
–– energieempfangend, endokardial, Stimulationssystem, kabellos 5-378.1b
–– Herzschrittmacher
––– extern, temporär 8-641
––– intern, temporär 8-642 ►

Entfernung *(Forts.)*
~ Elektrode *(Forts.)*
–– mehrere
––– Spinalganglion 5-039.a9
––– subdural 5-039.a7
–– Spinalganglion 5-039.a8
–– Stimulator, Vagusnerv 5-059.a2
––– kardial 5-059.a2
–– subdural 5-039.a6
– Embryo, intraperitoneal
–– durch Umsteigen laparoskopisch – offen chirurgisch 5-743.2
–– laparoskopisch 5-743.1
–– offen 5-743.0
–– über Kuldoskopie 5-743.3
– Ender-Nagel
–– Femur
––– distal 5-787.gh♦
––– proximal 5-787.gf♦
––– Schaft 5-787.gg♦
–– Fibula
––– distal 5-787.gr♦
––– proximal 5-787.gp♦
––– Schaft 5-787.gq♦
–– Humerus
––– distal 5-787.g3♦
––– proximal 5-787.g1♦
––– Schaft 5-787.g2♦
–– Karpus 5-787.ga♦
–– Klavikula 5-787.g0♦
–– Metakarpus 5-787.gb♦
–– Metatarsus 5-787.gv♦
–– Phalangen
––– Fuß 5-787.gw♦
––– Hand 5-787.gc♦
–– Radius
––– distal 5-787.g6♦
––– proximal 5-787.g4♦
––– Schaft 5-787.g5♦
–– Schenkelhals 5-787.ge♦
–– Skapula 5-787.gz♦
–– Tarsus 5-787.gu♦
–– Tibia
––– distal 5-787.gn♦
––– proximal 5-787.gk♦
––– Schaft 5-787.gm♦
–– Ulna
––– distal 5-787.g9♦
––– proximal 5-787.g7♦
––– Schaft 5-787.g8♦
– Endoprothese
–– Bandscheibe 5-839.4
–– Daumensattelgelenk 5-825.e♦
–– Fingergelenk 5-825.c♦
–– Fußwurzel 5-827.6♦
–– Gallengänge
––– endoskopisch 5-513.b
––– laparoskopisch 5-514.b1
–– Handgelenk 5-825.b♦
–– Kiefergelenk 5-779.7♦ ►

E

Entfernung *(Forts.)*
~ Endoprothese *(Forts.)*
-- Kniegelenk
--- femoral und tibial schaftverankert 5-823.m♦
--- mit erweiterter Beugefähigkeit 5-823.d♦
-- mit Einbringen, Abstandshalter, Gelenk 5-829.9
-- Sprunggelenk 5-827.5♦
-- Vorfuß 5-827.7♦
-- Zehe 5-827.7♦
- endoskopisch, Zervix, große Teile, und Parametrien, anhängend 5-689.03
- ESIN
-- Femur
--- distal 5-787.gh♦
--- Schaft 5-787.gg♦
-- Fibula
--- distal 5-787.gr♦
--- Schaft 5-787.gq♦
-- Humerus
--- distal 5-787.g3♦
--- Schaft 5-787.g2♦
-- Karpus 5-787.ga♦
-- Metakarpus 5-787.gb♦
-- Metatarsus 5-787.gv♦
-- Phalangen
--- Fuß 5-787.gw♦
--- Hand 5-787.gc♦
-- Radius
--- distal 5-787.g6♦
--- Schaft 5-787.g5♦
-- Schenkelhals 5-787.ge♦
-- Skapula 5-787.gz♦
-- Tarsus 5-787.gu♦
-- Tibia
--- distal 5-787.gn♦
--- Schaft 5-787.gm♦
-- Ulna
--- distal 5-787.g9♦
--- Schaft 5-787.g8♦
-- Femur, proximal 5-787.gf♦
-- Fibula, proximal 5-787.gp♦
-- Humerus, proximal 5-787.g1♦
-- Klavikula 5-787.g0♦
-- Radius, proximal 5-787.g4♦
-- Tibia, proximal 5-787.gk♦
-- Ulna, proximal 5-787.g7♦
- Farbstoff, durch Lumbalpunktion 8-151.4
- Federnagel
-- Femur
--- distal 5-787.gh♦
--- proximal 5-787.gf♦
--- Schaft 5-787.gg♦
-- Fibula
--- distal 5-787.gr♦
--- proximal 5-787.gp♦
--- Schaft 5-787.gq♦
-- Humerus
--- distal 5-787.g3♦
--- proximal 5-787.g1♦
--- Schaft 5-787.g2♦ ►

Entfernung *(Forts.)*
~ Federnagel *(Forts.)*
-- Karpus 5-787.ga♦
-- Klavikula 5-787.g0♦
-- Metakarpus 5-787.gb♦
-- Metatarsus 5-787.gv♦
-- Phalangen
--- Fuß 5-787.gw♦
--- Hand 5-787.gc♦
-- Radius
--- distal 5-787.g6♦
--- proximal 5-787.g4♦
--- Schaft 5-787.g5♦
-- Schenkelhals 5-787.ge♦
-- Skapula 5-787.gz♦
-- Tarsus 5-787.gu♦
-- Tibia
--- distal 5-787.gn♦
--- proximal 5-787.gk♦
--- Schaft 5-787.gm♦
-- Ulna
--- distal 5-787.g9♦
--- proximal 5-787.g7♦
--- Schaft 5-787.g8♦
- Femurkopfkappe 5-821.a♦
- Femurkopfprothese 5-821.8♦
-- schenkelhalserhaltend 5-821.k♦
- Fettgewebe, Prolaps, Orbita 5-097.3♦
- Fibrinbeläge
-- großflächig, ohne Anästhesie, bei Wunde, Haut und Unterhaut
--- Axilla 8-192.16♦
--- Bauchregion 8-192.1b
--- Brustwand 8-192.1a
--- Ellenbogen 8-192.17♦
--- Fuß 8-192.1g♦
--- Genitalregion 8-192.1c
--- Gesäß 8-192.1d
--- Hals 8-192.15
--- Hand 8-192.19♦
--- Knie 8-192.1e♦
--- Kopf 8-192.14
--- Leistenregion 8-192.1c
--- Lippe 8-192.10
--- Oberarm 8-192.17♦
--- Oberschenkel 8-192.1e♦
--- Rücken 8-192.1a
--- Schulter 8-192.16♦
--- Unterarm 8-192.18♦
--- Unterschenkel 8-192.1f♦
-- kleinflächig, ohne Anästhesie, bei Wunde, Haut und Unterhaut
--- Axilla 8-192.06♦
--- Bauchregion 8-192.0b
--- Brustwand 8-192.0a
--- Ellenbogen 8-192.07♦
--- Fuß 8-192.0g♦
--- Genitalregion 8-192.0c
--- Gesäß 8-192.0d
--- Hals 8-192.05
--- Hand 8-192.09♦ ►

Entfernung *(Forts.)*
~ Fibrinbeläge *(Forts.)*
~~ kleinflächig, ohne Anästhesie, bei Wunde, Haut und Unterhaut *(Forts.)*
--- Knie 8-192.0e♦
--- Kopf 8-192.04
--- Leistenregion 8-192.0c
--- Lippe 8-192.00
--- Oberarm 8-192.07♦
--- Oberschenkel 8-192.0e♦
--- Rücken 8-192.0a
--- Schulter 8-192.06♦
--- Unterarm 8-192.08♦
--- Unterschenkel 8-192.0f♦
- Fixateur externe
-- Beckenknochen 5-787.9d
-- Femur
--- distal 5-787.9h♦
--- proximal 5-787.9f♦
--- Schaft 5-787.9g♦
-- Fibula
--- distal 5-787.9r♦
--- proximal 5-787.9p♦
--- Schaft 5-787.9q♦
-- Humerus
--- distal 5-787.93♦
--- proximal 5-787.91♦
--- Schaft 5-787.92♦
-- Kalkaneus 5-787.9t♦
-- Karpus 5-787.9a♦
-- Klavikula 5-787.90♦
-- Metakarpus 5-787.9b♦
-- Metatarsus 5-787.9v♦
-- Patella 5-787.9j♦
-- Phalangen
--- Fuß 5-787.9w♦
--- Hand 5-787.9c♦
-- Radius
--- distal 5-787.96♦
--- proximal 5-787.94♦
--- Schaft 5-787.95♦
-- Schenkelhals 5-787.9e♦
-- Skapula 5-787.9z♦
-- Talus 5-787.9s♦
-- Tarsus 5-787.9u♦
-- Tibia
--- distal 5-787.9n♦
--- proximal 5-787.9k♦
--- Schaft 5-787.9m♦
-- Ulna
--- distal 5-787.99♦
--- proximal 5-787.97♦
--- Schaft 5-787.98♦
- Fixationsgerät, intermaxillär 5-769.6
- Fragment, osteochondral
-- Akromioklavikulargelenk
--- arthroskopisch 5-810.41♦
--- offen 5-800.81♦
-- Ellenbogengelenk
--- arthroskopisch 5-810.4t♦
--- offen 5-800.8t♦ ▶

Entfernung *(Forts.)*
~ Fragment, osteochondral *(Forts.)*
-- Handgelenk
--- arthroskopisch 5-810.47♦
--- offen 5-800.87♦
-- Hüftgelenk
--- arthroskopisch 5-810.4g♦
--- offen 5-800.8g♦
-- Humeroglenoidalgelenk
--- arthroskopisch 5-810.40♦
--- offen 5-800.80♦
-- Humeroradialgelenk
--- arthroskopisch 5-810.4s♦
--- offen 5-800.8s♦
-- Humeroulnargelenk
--- arthroskopisch 5-810.44♦
--- offen 5-800.84♦
-- Iliosakralgelenk
--- arthroskopisch 5-810.4e♦
--- offen 5-800.8e♦
-- Kniegelenk
--- arthroskopisch 5-810.4h♦
--- offen 5-800.8h♦
-- Metatarsophalangealgelenk
--- arthroskopisch 5-810.4q♦
--- offen 5-800.8q♦
-- Radiokarpalgelenk
--- arthroskopisch 5-810.48♦
--- offen 5-800.88♦
-- Radioulnargelenk
--- distal
---- arthroskopisch 5-810.46♦
---- offen 5-800.86♦
--- proximal
---- arthroskopisch 5-810.45♦
---- offen 5-800.85♦
-- Sprunggelenk
--- oberes
---- arthroskopisch 5-810.4k♦
---- offen 5-800.8k♦
--- unteres
---- arthroskopisch 5-810.4m♦
---- offen 5-800.8m♦
-- Sternoklavikulargelenk
--- arthroskopisch 5-810.43♦
--- offen 5-800.83♦
-- Symphyse, offen 5-800.8f
-- Tarsalgelenk
--- arthroskopisch 5-810.4n♦
--- offen 5-800.8n♦
-- Tarsometatarsalgelenk
--- arthroskopisch 5-810.4p♦
--- offen 5-800.8p♦
-- Thorakoskapulargelenk, offen 5-800.82♦
-- Tibiofibulargelenk, proximal
--- arthroskopisch 5-810.4j♦
--- offen 5-800.8j♦
-- Ulnokarpalgelenk
--- arthroskopisch 5-810.49♦
--- offen 5-800.89♦ ▶

Entfernung *(Forts.)*
~ Fragment, osteochondral *(Forts.)*
–– Zehengelenk
––– arthroskopisch 5-810.4r♦
––– offen 5-800.8r♦
– Gallenstein
–– Ductus choledochus, offen 5-514.20
–– Ileum, offen, durch Inzision 5-450.1
–– Jejunum, offen, durch Inzision 5-450.1
–– Leber, laparoskopisch 5-514.21
– Gastrostomiekatheter 8-123.1
– Gaumenplatte 5-249.5
– Gelenkersatz, endoprothetisch, Kniegelenk, ohne Bewegungsfunktion 5-823.j♦
– Gelenkkörper, frei
–– Akromioklavikulargelenk
––– arthroskopisch 5-810.41♦
––– offen 5-800.81♦
–– Daumensattelgelenk 5-844.62♦
–– Ellenbogengelenk
––– arthroskopisch 5-810.4t♦
––– offen 5-800.8t♦
–– Handgelenk
––– arthroskopisch 5-810.47♦
––– offen 5-800.87♦
–– Handwurzelgelenk 5-844.60♦
––– mehrere 5-844.61♦
–– Hüftgelenk
––– arthroskopisch 5-810.4g♦
––– offen 5-800.8g♦
–– Humeroglenoidalgelenk
––– arthroskopisch 5-810.40♦
––– offen 5-800.80♦
–– Humeroradialgelenk
––– arthroskopisch 5-810.4s♦
––– offen 5-800.8s♦
–– Humeroulnargelenk
––– arthroskopisch 5-810.44♦
––– offen 5-800.84♦
–– Iliosakralgelenk
––– arthroskopisch 5-810.4e♦
––– offen 5-800.8e♦
–– Interphalangealgelenk 5-844.65♦
––– mehrere, Finger 5-844.66♦
–––– mehrere 5-844.67♦
–– Kiefergelenk
––– arthroskopisch 5-773.71♦
––– offen 5-773.70♦
–– Kniegelenk
––– arthroskopisch 5-810.4h♦
––– offen 5-800.8h♦
–– Metakarpophalangealgelenk 5-844.63♦
––– mehrere 5-844.64♦
–– Metatarsophalangealgelenk
––– arthroskopisch 5-810.4q♦
––– offen 5-800.8q♦
–– Radiokarpalgelenk
––– arthroskopisch 5-810.48♦
––– offen 5-800.88♦ ►

Entfernung *(Forts.)*
~ Gelenkkörper, frei *(Forts.)*
–– Radioulnargelenk
––– distal
–––– arthroskopisch 5-810.46♦
–––– offen 5-800.86♦
––– proximal
–––– arthroskopisch 5-810.45♦
–––– offen 5-800.85♦
–– Sprunggelenk
––– oberes
–––– arthroskopisch 5-810.4k♦
–––– offen 5-800.8k♦
––– unteres
–––– arthroskopisch 5-810.4m♦
–––– offen 5-800.8m♦
–– Sternoklavikulargelenk
––– arthroskopisch 5-810.43♦
––– offen 5-800.83♦
–– Symphyse, offen 5-800.8f
–– Tarsalgelenk
––– arthroskopisch 5-810.4n♦
––– offen 5-800.8n♦
–– Tarsometatarsalgelenk
––– arthroskopisch 5-810.4p♦
––– offen 5-800.8p♦
–– Thorakoskapulargelenk, offen 5-800.82♦
–– Tibiofibulargelenk, proximal
––– arthroskopisch 5-810.4j♦
––– offen 5-800.8j♦
–– Ulnokarpalgelenk
––– arthroskopisch 5-810.49♦
––– offen 5-800.89♦
–– Zehengelenk
––– arthroskopisch 5-810.4r♦
––– offen 5-800.8r♦
– Gelenkpfannenprothese, Hüftgelenk 5-821.b♦
– Gelenkpfannenstützschale, Hüftgelenk 5-821.c♦
– Gelenkschnapp-Pfanne, Hüftgelenk 5-821.d♦
– Gewebe, erkrankt
–– bei Revision, nach
––– axillärer Lymphadenektomie 5-408.71♦
––– inguinaler Lymphadenektomie 5-408.72♦
––– zervikaler Lymphadenektomie 5-408.70♦
–– im
––– Infratemporalraum
–––– bei
––––– Parotidektomie
–––––– komplett, mit
––––––– Resektion, N. facialis 5-262.25♦
––––––– Teilresektion, N. facialis 5-262.23♦
–––––– lateral
––––––– mit Fazialismonitoring 5-262.05♦
––––––– ohne Fazialismonitoring 5-262.03♦
–––––– partiell
––––––– mit Fazialismonitoring 5-262.05♦
––––––– ohne Fazialismonitoring 5-262.03♦
–––––– total
––––––– mit Fazialismonitoring 5-262.15♦ ►

Entfernung *(Forts.)*
~ Gewebe, erkrankt *(Forts.)*
~~ im *(Forts.)*
~~~ Infratemporalraum *(Forts.)*
~~~~ bei *(Forts.)*
~~~~~ Parotidektomie *(Forts.)*
~~~~~~ total *(Forts.)*
------- ohne Fazialismonitoring 5-262.13♦
----- Sialoadenektomie
------ Parotis, mit
------- Erhalt, N. facialis
-------- mit intraoperativem Fazialismonitoring 5-262.15♦
-------- ohne intraoperatives Fazialismonitoring 5-262.13♦
------- Resektion, N. facialis 5-262.25♦
------- Teilresektion, N. facialis 5-262.23♦
------ partiell, Parotis
------- mit intraoperativem Fazialismonitoring 5-262.05♦
------- ohne intraoperatives Fazialismonitoring 5-262.03♦
---- mit Verlagerung, Glandula parotis
----- mit Fazialismonitoring 5-269.41♦
----- ohne Fazialismonitoring 5-269.40♦
--- oberen Parapharyngealraum
---- bei
----- Parotidektomie
------ komplett, mit
------- Resektion, N. facialis 5-262.25♦
------- Teilresektion, N. facialis 5-262.23♦
------ lateral
------- mit Fazialismonitoring 5-262.05♦
------- ohne Fazialismonitoring 5-262.03♦
------ partiell, ohne Fazialismonitoring 5-262.03♦
------ total
------- mit Fazialismonitoring 5-262.15♦
------- ohne Fazialismonitoring 5-262.13♦
----- Sialoadenektomie
------ Parotis, mit
------- Erhalt, N. facialis
-------- mit intraoperativem Fazialismonitoring 5-262.15♦
-------- ohne intraoperatives Fazialismonitoring 5-262.13♦
------- Resektion, N. facialis 5-262.25♦
------- Teilresektion, N. facialis 5-262.23♦
------ partiell, Parotis
------- mit intraoperativem Fazialismonitoring 5-262.05♦
------- ohne intraoperatives Fazialismonitoring 5-262.03♦
---- mit Verlagerung, Glandula parotis
----- mit Fazialismonitoring 5-269.41♦
----- ohne Fazialismonitoring 5-269.40♦
---- und Infratemporalraum
----- bei
------ Parotidektomie
------- komplett, mit
-------- Resektion, N. facialis 5-262.25♦ ►

Entfernung *(Forts.)*
~ Gewebe, erkrankt *(Forts.)*
~~ im *(Forts.)*
~~~ oberen Parapharyngealraum *(Forts.)*
~~~~ und Infratemporalraum *(Forts.)*
~~~~~ bei *(Forts.)*
~~~~~~ Parotidektomie *(Forts.)*
~~~~~~~ komplett, mit *(Forts.)*
-------- Teilresektion, N. facialis 5-262.23♦
------- lateral
-------- mit Fazialismonitoring 5-262.05♦
-------- ohne Fazialismonitoring 5-262.03♦
------- partiell
-------- mit Fazialismonitoring 5-262.05♦
-------- ohne Fazialismonitoring 5-262.03♦
------- total
-------- mit Fazialismonitoring 5-262.15♦
-------- ohne Fazialismonitoring 5-262.13♦
------ Sialoadenektomie
------- Parotis, mit
-------- Erhalt, N. facialis
--------- mit intraoperativem Fazialismonitoring 5-262.15♦
--------- ohne intraoperatives Fazialismonitoring 5-262.13♦
-------- Resektion, N facialis 5-262.25♦
-------- Teilresektion, N. facialis 5-262.23♦
------- partiell, Parotis
-------- mit intraoperativem Fazialismonitoring 5-262.05♦
-------- ohne intraoperatives Fazialismonitoring 5-262.03♦
----- mit Verlagerung, Glandula parotis
------ mit Fazialismonitoring 5-269.41♦
------ ohne Fazialismonitoring 5-269.40♦
-- offen, Pleurahöhle 5-340.a♦
-- partiell, bei Parotidektomie, im oberen Parapharyngealraum, mit Fazialismonitoring 5-262.05♦
-- thorakoskopisch, Pleurahöhle 5-340.b♦
- Glaskörperstrang, mit
-- Glaskörperersatz, durch
--- Elektrolytlösung 5-159.20♦
--- Medikamente 5-159.26♦
-- Silikonölentfernung 5-159.25♦
- Glenoidprothese 5-825.j♦
- großflächig
-- Gewebe, ohne Anästhesie, bei Wunde, Haut und Unterhaut
--- Axilla 8-192.16♦
--- Bauchregion 8-192.1b
--- Brustwand 8-192.1a
--- Ellenbogen 8-192.17♦
--- Fuß 8-192.1g♦
--- Genitalregion 8-192.1c
--- Gesäß 8-192.1d
--- Hals 8-192.15
--- Hand 8-192.19♦
--- Knie 8-192.1e♦
--- Kopf 8-192.14
--- Leistenregion 8-192.1c ►

E
~~~~~~~

Entfernung *(Forts.)*
~ großflächig *(Forts.)*
~~ Gewebe, ohne Anästhesie, bei Wunde, Haut und Unterhaut *(Forts.)*
--- Lippe 8-192.10
--- Oberarm 8-192.17♦
--- Oberschenkel 8-192.1e♦
--- Rücken 8-192.1a
--- Schulter 8-192.16♦
--- Unterarm 8-192.18♦
--- Unterschenkel 8-192.1f♦
-- System, zur Vakuumtherapie, ohne Anästhesie, Haut und Unterhaut
--- Axilla 8-192.16♦
--- Bauchregion 8-192.1b
--- Brustwand 8-192.1a
--- Ellenbogen 8-192.17♦
--- Fuß 8-192.1g♦
--- Genitalregion 8-192.1c
--- Gesäß 8-192.1d
--- Hals 8-192.15
--- Hand 8-192.19♦
--- Knie 8-192.1e♦
--- Kopf 8-192.14
--- Leistenregion 8-192.1c
--- Lippe 8-192.10
--- Oberarm 8-192.17♦
--- Oberschenkel 8-192.1e♦
--- Rücken 8-192.1a
--- Schulter 8-192.16♦
--- Unterarm 8-192.18♦
--- Unterschenkel 8-192.1f♦
- Hautexpander, Mamma 5-889.6♦
- Hautschichten, oberflächlich
-- Axilla, mit scharfem Löffel
--- großflächig 5-913.86♦
--- kleinflächig 5-913.26♦
-- Bauchregion, mit scharfem Löffel
--- großflächig 5-913.8b
--- kleinflächig 5-913.2b
-- Brustwand, mit scharfem Löffel
--- großflächig 5-913.8a
--- kleinflächig 5-913.2a
-- Ellenbogen, mit scharfem Löffel
--- großflächig 5-913.87♦
--- kleinflächig 5-913.27♦
-- Fuß, mit scharfem Löffel
--- großflächig 5-913.8g♦
--- kleinflächig 5-913.2g♦
-- Genitalregion, mit scharfem Löffel
--- großflächig 5-913.8c
--- kleinflächig 5-913.2c
-- Gesäß, mit scharfem Löffel
--- großflächig 5-913.8d
--- kleinflächig 5-913.2d
-- Hals, mit scharfem Löffel
--- großflächig 5-913.85
--- kleinflächig 5-913.25
-- Hand, mit scharfem Löffel
--- großflächig 5-913.89♦
--- kleinflächig 5-913.29♦ ►

Entfernung *(Forts.)*
~ Hautschichten, oberflächlich *(Forts.)*
-- Knie, mit scharfem Löffel
--- großflächig 5-913.8e♦
--- kleinflächig 5-913.2e♦
-- Kopf, mit scharfem Löffel
--- großflächig 5-913.84
--- kleinflächig 5-913.24
-- Leistenregion, mit scharfem Löffel
--- großflächig 5-913.8c
--- kleinflächig 5-913.2c
-- Lippe, mit scharfem Löffel
--- großflächig 5-913.80
--- kleinflächig 5-913.20
-- Oberarm, mit scharfem Löffel
--- großflächig 5-913.87♦
--- kleinflächig 5-913.27♦
-- Oberschenkel, mit scharfem Löffel
--- großflächig 5-913.8e♦
--- kleinflächig 5-913.2e♦
-- Rücken, mit scharfem Löffel
--- großflächig 5-913.8a
--- kleinflächig 5-913.2a
-- Schulter, mit scharfem Löffel
--- großflächig 5-913.86♦
--- kleinflächig 5-913.26♦
-- Unterarm, mit scharfem Löffel
--- großflächig 5-913.88♦
--- kleinflächig 5-913.28♦
-- Unterschenkel, mit scharfem Löffel
--- großflächig 5-913.8f♦
--- kleinflächig 5-913.2f♦
- Herzunterstützungssystem, permanent, extraaortal 5-376.94
- Hinterkammerlinse, alloplastisch 5-147.3♦
- Hirnwasserableitung 5-024.6
- Hodenprothese 5-628.3♦
- Hörimplantat, mechanisch, aktiv 5-209.c♦
- Hüftschraube, dynamisch, Trochanter 5-787.5f♦
- Humeruskopfprothese 5-825.7♦
- Implantat
-- Beugesehne
--- Daumen 5-840.h2♦
--- Handgelenk 5-840.h0♦
--- Langfinger 5-840.h1♦
-- Epithese, Gesicht 5-77a.1♦
-- Herz, offen 5-379.d
-- Kochlea 5-209.8♦
-- Koronargefäß, offen 5-379.d
-- nach
--- Glaukomoperation 5-169.5♦
--- Korrektur, Trichterbrust 5-349.5
-- nicht-verankert, interpositionell, Kniegelenk 5-823.e♦
-- selbstexpandierend, intersphinktärer Raum 5-496.c2
-- Strecksehne
--- Daumen 5-840.h5♦
--- Handgelenk 5-840.h3♦
--- Langfinger 5-840.h4♦ ►

Entfernung *(Forts.)*
~ Implantat *(Forts.)*
–– vaskulär 5-394.4
–– Zahn
––– enossal 5-235.7
––– subperiostal 5-235.8
–– zur
––– DACI 5-209.h♦
––– Stimulation, Kochlea, akustisch, direkt 5-209.h♦
– Impulsgenerator, intrakardial 5-378.2h
– Intraokularlinse, Hinterkammer 5-147.3♦
– Intubation, Tränenwege 5-089.3♦
– Jejunostomiekatheter 8-124.1
– Kanüle, ECMO, offen
–– 1 5-37b.30
–– 2 5-37b.31
–– 3 oder mehr 5-37b.32
– Katheter
–– intrazerebral, zur intraventrikulären Infusion 5-028.8
–– suprapubisch 8-133.1
–– zur
––– epiduralen Infusion 5-038.b
––– intrathekalen
–––– Infusion 5-038.b
–––– und epiduralen Infusion 5-038.b
– Katheter-Ballon-System, zur Brachytherapie, intrazerebral 5-029.e
– Katheterverweilsystem
–– Bauchraum 5-549.4
–– Leberarterie 8-839.6
––– und Pfortader, zur Chemotherapie 5-506.2
–– Pfortader 8-839.6
–– venös 5-399.7
– Keratoprothese 5-129.5♦
– Klammer
–– Femur
––– distal 5-787.eh♦
––– proximal 5-787.ef♦
–– Fibula
––– distal 5-787.er♦
––– proximal 5-787.ep♦
–– Kalkaneus 5-787.et♦
–– Karpus 5-787.ea♦
–– Klavikula 5-787.e0♦
–– Metakarpus 5-787.eb♦
–– Metatarsus 5-787.ev♦
–– Patella 5-787.ej♦
–– Phalangen
––– Fuß 5-787.ew♦
––– Hand 5-787.ec♦
–– Skapula 5-787.ez♦
–– Talus 5-787.es♦
–– Tarsus 5-787.eu♦
–– Tibia
––– distal 5-787.en♦
––– proximal 5-787.ek♦ ►

Entfernung *(Forts.)*
– kleinflächig
–– Gewebe, ohne Anästhesie, bei Wunde, Haut und Unterhaut
––– Axilla 8-192.06♦
––– Bauchregion 8-192.0b
––– Brustwand 8-192.0a
––– Ellenbogen 8-192.07♦
––– Fuß 8-192.0g♦
––– Genitalregion 8-192.0c
––– Gesäß 8-192.0d
––– Hals 8-192.05
––– Hand 8-192.09♦
––– Knie 8-192.0e♦
––– Kopf 8-192.04
––– Leistenregion 8-192.0c
––– Lippe 8-192.00
––– Oberarm 8-192.07♦
––– Oberschenkel 8-192.0e♦
––– Rücken 8-192.0a
––– Schulter 8-192.06♦
––– Unterarm 8-192.08♦
––– Unterschenkel 8-192.0f♦
–– System, zur Vakuumtherapie, ohne Anästhesie, Haut und Unterhaut
––– Axilla 8-192.06♦
––– Bauchregion 8-192.0b
––– Brustwand 8-192.0a
––– Ellenbogen 8-192.07♦
––– Fuß 8-192.0g♦
––– Genitalregion 8-192.0c
––– Gesäß 8-192.0d
––– Hals 8-192.05
––– Hand 8-192.09♦
––– Knie 8-192.0e♦
––– Kopf 8-192.04
––– Leistenregion 8-192.0c
––– Lippe 8-192.00
––– Oberarm 8-192.07♦
––– Oberschenkel 8-192.0e♦
––– Rücken 8-192.0a
––– Schulter 8-192.06♦
––– Unterarm 8-192.08♦
––– Unterschenkel 8-192.0f♦
– Knochenanker, Schädel 5-029.g
– Knochenteilersatz 5-828.5
– Knochentotalersatz
–– Femur 5-828.60♦
–– Humerus 5-828.61♦
– Knochentransportsystem, intern
–– motorisiert 5-787.j1
–– nicht-motorisiert 5-787.j0
– Kollagenmeniskus
–– arthroskopisch 5-812.d♦
–– offen 5-801.f♦
– Kompressionsschraube, dynamisch
–– Femur
––– distal 5-787.5h♦
––– proximal 5-787.5f♦
––– Schaft 5-787.5g♦ ►

Entfernung *(Forts.)*
~ Kompressionsschraube, dynamisch *(Forts.)*
–– Humerus
––– proximal 5-787.51♦
––– Schaft 5-787.52♦
–– Schenkelhals 5-787.5e♦
–– Tibia, proximal 5-787.5k♦
– Kondylenplatte
–– Femur
––– distal 5-787.4h♦
––– proximal 5-787.4f♦
––– Schaft 5-787.4g♦
–– Humerus
––– distal 5-787.43♦
––– proximal 5-787.41♦
––– Schaft 5-787.42♦
–– Schenkelhals 5-787.4e♦
–– Tibia
––– distal 5-787.4n♦
––– proximal 5-787.4k♦
––– Schaft 5-787.4m♦
– Korneaepithel, mechanisch 5-123.0x♦
– Korneaimplantat, künstlich 5-129.5♦
– Kunstherz, offen 5-376.61
– Kunststoffconduit, endoskopisch, zur biliodigestiven Diversion 5-469.r3
– Kurzschaft-Femurkopfprothese 5-821.k♦
– Langschaftprothese, Hüftgelenk 5-821.e♦
– laparoskopisch, Zervix, große Teile, und Parametrien, anhängend 5-689.03
– Larynx, künstlich 5-315.b
– Latexballon, fetoskopisch 5-755.1
– Linse, luxiert, aus
–– Glaskörper
––– mit Einführung
–––– Intraokularlinse
––––– monofokal, als
–––––– irisfixierte Hinterkammerlinse 5-145.2j♦
–––––– kapselfixierte Hinterkammerlinse 5-145.2a♦
–––––– sklerafixierte Hinterkammerlinse 5-145.2c♦
–––––– sulkusfixierte Hinterkammerlinse 5-145.2b♦
––––– Sonderform, als
–––––– irisfixierte Hinterkammerlinse 5-145.2k♦
–––––– kapselfixierte Hinterkammerlinse 5-145.2e♦
–––––– sklerafixierte Hinterkammerlinse 5-145.2g♦
–––––– sulkusfixierte Hinterkammerlinse 5-145.2f♦
–––– Vorderkammerlinse
––––– irisfixiert 5-145.26♦
––––– kammerwinkelgestützt 5-145.25♦
––– ohne Implantation, Linse, alloplastisch 5-145.20♦
–– Vorderkammer, ohne Implantation, Linse, alloplastisch 5-145.10♦ ►

Entfernung *(Forts.)*
– Liquorshunt 5-024.6
– Lobus, Schilddrüse, vollständig 5-061.0
–– mit Entfernung, Isthmus, Schilddrüse 5-062.7 5-061.0
– Lost-IUD 5-691
– Lymphknoten
–– einzeln, bei Bisegmentresektion, Lunge
––– offen 5-323.62♦
––– thorakoskopisch 5-323.72♦
–– mediastinal
––– radikal, mediastinoskopisch, als selbständiger Eingriff 5-404.8
––– regional, mediastinoskopisch, als selbständiger Eingriff 5-402.d
– Magenballon, endoskopisch 8-127.1
– Magenband
–– abdominal, offen 5-448.e0
–– durch Umsteigen laparoskopisch – offen chirurgisch 5-448.e3
–– laparoskopisch 5-448.e2
–– thorakal, offen 5-448.e1
– Markierungsplättchen, Retina, für Strahlentherapie 5-156.6♦
– Marknagel
–– Femur
––– distal 5-787.6h♦
––– proximal 5-787.6f♦
––– Schaft 5-787.6g♦
–– Fibula
––– distal 5-787.6r♦
––– proximal 5-787.6p♦
––– Schaft 5-787.6q♦
–– Humerus
––– distal 5-787.63♦
––– proximal 5-787.61♦
––– Schaft 5-787.62♦
–– mit Gelenkkomponente
––– Femur
–––– distal 5-787.7h♦
–––– proximal 5-787.7f♦
–––– Schaft 5-787.7g♦
––– Fibula
–––– distal 5-787.7r♦
–––– proximal 5-787.7p♦
–––– Schaft 5-787.7q♦
––– Humerus
–––– distal 5-787.73♦
–––– proximal 5-787.71♦
–––– Schaft 5-787.72♦
––– Radius
–––– proximal 5-787.74♦
–––– Schaft 5-787.75♦
––– Schenkelhals 5-787.7e♦
––– Tibia
–––– distal 5-787.7n♦
–––– proximal 5-787.7k♦
–––– Schaft 5-787.7m♦
––– Ulna
–––– distal 5-787.79♦
–––– proximal 5-787.77♦ ►

Entfernung *(Forts.)*
~ Marknagel *(Forts.)*
~~ mit Gelenkkomponente *(Forts.)*
~~~ Ulna *(Forts.)*
---- Schaft 5-787.78♦
-- Radius
--- distal 5-787.66♦
--- proximal 5-787.64♦
--- Schaft 5-787.65♦
-- Schenkelhals 5-787.6e♦
-- Tibia
--- distal 5-787.6n♦
--- proximal 5-787.6k♦
--- Schaft 5-787.6m♦
-- Ulna
--- distal 5-787.69♦
--- proximal 5-787.67♦
--- Schaft 5-787.68♦
- Material, alloplastisch
-- für Gewebeersatz und Gewebeverstärkung
--- laparoskopisch 5-549.81
--- offen 5-549.80
-- Gallengänge
--- durch Umsteigen laparoskopisch – offen chirurgisch 5-514.b2
--- endoskopisch 5-513.b
--- laparoskopisch 5-514.b1
--- offen 5-514.b0
--- perkutan-transhepatisch 5-514.b3
-- Pankreas
--- durch Umsteigen laparoskopisch – offen chirurgisch 5-529.b2
--- laparoskopisch 5-529.b1
--- offen 5-529.b0
-- Pankreasgang
--- durch Umsteigen laparoskopisch – offen chirurgisch 5-529.b2
--- endoskopisch 5-526.b
--- laparoskopisch 5-529.b1
--- offen 5-529.b0
-- Schädelknochen, durch
--- Kraniektomie 5-012.5
--- Kraniotomie 5-012.5
- mediastinoskopisch, Lymphknoten
-- Ligamentum pulmonale, mit
--- Farbmarkierung 5-401.72
--- Radionuklidmarkierung 5-401.71
-- mediastinal, mit
--- Farbmarkierung 5-401.72
--- Radionuklidmarkierung 5-401.71
-- paraösophageal
--- mit
---- Farbmarkierung 5-401.72
---- Radionuklidmarkierung 5-401.71
--- ohne Markierung 5-401.70
-- paratracheal
--- mit
---- Farbmarkierung 5-401.72
---- Radionuklidmarkierung 5-401.71
--- ohne Markierung 5-401.70 ►

Entfernung *(Forts.)*
~ mediastinoskopisch, Lymphknoten *(Forts.)*
-- subkarinal
--- mit
---- Farbmarkierung 5-401.72
---- Radionuklidmarkierung 5-401.71
--- ohne Markierung 5-401.70
-- tracheobronchial
--- mit
---- Farbmarkierung 5-401.72
---- Radionuklidmarkierung 5-401.71
--- ohne Markierung 5-401.70
- Medikamentenpumpe
-- implantierbar 5-399.d
-- zur
--- epiduralen Infusion 5-038.d
--- intrathekalen
---- Infusion 5-038.d
---- und epiduralen Infusion 5-038.d
--- intraventrikulären Infusion 5-028.6
- Medikamententräger
-- Akromioklavikulargelenk
--- arthroskopisch 5-810.81♦
--- offen 5-800.b1♦
-- Beckenknochen 5-780 5d
-- durch
--- Kraniektomie 5-012.8
--- Kraniotomie 5-012.8
-- Ellenbogengelenk
--- arthroskopisch 5-810.8t♦
--- offen 5-800.bt♦
-- Faszie, Finger 5-842.b0♦
--- mehrere 5-842.b1♦
-- Femur
--- distal 5-780.5h♦
--- proximal 5-780.5f♦
--- Schaft 5-780.5g♦
-- Fibula
--- distal 5-780.5r♦
--- proximal 5-780.5p♦
--- Schaft 5-780.5q♦
-- Handgelenk
--- arthroskopisch 5-810.87♦
--- offen 5-800.b7♦
-- Haut
--- Axilla, durch Inzision 5-892.46♦
--- Bauchregion, durch Inzision 5-892.4b
--- Brustwand, durch Inzision 5-892.4a
--- Ellenbogen, durch Inzision 5-892.47♦
--- Fuß, durch Inzision 5-892.4g♦
--- Genitalregion, durch Inzision 5-892.4c
--- Gesäß, durch Inzision 5-892.4d
--- Hals, durch Inzision 5-892.45
--- Hand, durch Inzision 5-892.49♦
--- Knie, durch Inzision 5-892.4e♦
--- Kopf, durch Inzision 5-892.44
--- Leistenregion, durch Inzision 5-892.4c
--- Lippe, durch Inzision 5-892.40
--- Oberarm, durch Inzision 5-892.47♦
--- Oberschenkel, durch Inzision 5-892.4e♦
--- Rücken, durch Inzision 5-892.4a ►

E
~~~

Entfernung *(Forts.)*
~ Medikamententräger *(Forts.)*
~~ Haut *(Forts.)*
––– Schulter, durch Inzision 5-892.46♦
––– Skrotum, durch Inzision 5-892.4c
––– Unterarm, durch Inzision 5-892.48♦
––– Unterschenkel, durch Inzision 5-892.4f♦
–– Hüftgelenk
––– arthroskopisch 5-810.8g♦
––– offen 5-800.bg♦
–– Humeroglenoidalgelenk
––– arthroskopisch 5-810.80♦
––– offen 5-800.b0♦
–– Humeroradialgelenk
––– arthroskopisch 5-810.8s♦
––– offen 5-800.bs♦
–– Humeroulnargelenk
––– arthroskopisch 5-810.84♦
––– offen 5-800.b4♦
–– Humerus
––– distal 5-780.53♦
––– proximal 5-780.51♦
––– Schaft 5-780.52♦
–– Iliosakralgelenk
––– arthroskopisch 5-810.8e♦
––– offen 5-800.be♦
–– Kalkaneus 5-780.5t♦
–– Karpus 5-780.5a♦
–– Klavikula 5-780.50♦
–– Kniegelenk
––– arthroskopisch 5-810.8h♦
––– offen 5-800.bh♦
–– Metakarpus 5-780.5b♦
–– Metatarsophalangealgelenk
––– arthroskopisch 5-810.8q♦
––– offen 5-800.bq♦
–– Metatarsus 5-780.5v♦
–– Muskel, Hand 5-843.e♦
–– Patella 5-780.5j♦
–– Phalangen
––– Fuß 5-780.5w♦
––– Hand 5-780.5c♦
–– Radiokarpalgelenk
––– arthroskopisch 5-810.88♦
––– offen 5-800.b8♦
–– Radioulnargelenk
––– distal
–––– arthroskopisch 5-810.86♦
–––– offen 5-800.b6♦
––– proximal
–––– arthroskopisch 5-810.85♦
–––– offen 5-800.b5♦
–– Radius
––– distal 5-780.56♦
––– proximal 5-780.54♦
––– Schaft 5-780.55♦
–– Schenkelhals 5-780.5e♦
–– Skapula 5-780.5z♦
–– Sprunggelenk
––– oberes
–––– arthroskopisch 5-810.8k♦ ►

Entfernung *(Forts.)*
~ Medikamententräger *(Forts.)*
~~ Sprunggelenk *(Forts.)*
~~~ oberes *(Forts.)*
–––– offen 5-800.bk♦
––– unteres
–––– arthroskopisch 5-810.8m♦
–––– offen 5-800.bm♦
–– Sternoklavikulargelenk
––– arthroskopisch 5-810.83♦
––– offen 5-800.b3♦
–– subfaszial
––– Axilla 5-850.j1♦
––– Bauchregion 5-850.j6♦
––– Brustwand 5-850.j5♦
––– Ellenbogen 5-850.j2♦
––– Fuß 5-850.ja♦
––– Genitalregion 5-850.j7♦
––– Gesäß 5-850.j7♦
––– Hals 5-850.j0♦
––– Knie 5-850.j8♦
––– Kopf 5-850.j0♦
––– Leistenregion 5-850.j7♦
––– Oberarm 5-850.j2♦
––– Oberschenkel 5-850.j8♦
––– Rücken 5-850.j5♦
––– Schulter 5-850.j1♦
––– Unterarm 5-850.j3♦
––– Unterschenkel 5-850.j9♦
–– Symphyse
––– arthroskopisch 5-810.8f
––– offen 5-800.bf
–– Talus 5-780.5s♦
–– Tarsalgelenk
––– arthroskopisch 5-810.8n♦
––– offen 5-800.bn♦
–– Tarsometatarsalgelenk
––– arthroskopisch 5-810.8p♦
––– offen 5-800.bp♦
–– Tarsus 5-780.5u♦
–– Thorakoskapulargelenk
––– arthroskopisch 5-810.82♦
––– offen 5-800.b2♦
–– Tibia
––– distal 5-780.5n♦
––– proximal 5-780.5k♦
––– Schaft 5-780.5m♦
–– Tibiofibulargelenk, proximal
––– arthroskopisch 5-810.8j♦
––– offen 5-800.bj♦
–– Ulna
––– distal 5-780.59♦
––– proximal 5-780.57♦
––– Schaft 5-780.58♦
–– Ulnokarpalgelenk
––– arthroskopisch 5-810.89♦
––– offen 5-800.b9♦
–– Zehengelenk
––– arthroskopisch 5-810.8r♦
––– offen 5-800.br♦ ►
~~~

Entfernung *(Forts.)*
– Membran
–– epiretinal, bei Pars-plana-Vitrektomie, mit
––– Glaskörperersatz, durch
–––– Elektrolytlösung 5-158.20♦
–––– Gas 5-158.22♦
–––– Luft 5-158.21♦
–––– Medikamente 5-158.26♦
–––– Silikonölimplantation 5-158.23♦
––– Silikonölentfernung 5-158.25♦
––– Silikonölwechsel 5-158.24♦
–– netzhautabhebend, bei Pars-plana-Vitrektomie, mit
––– Glaskörperersatz, durch
–––– Elektrolytlösung 5-158.40♦
–––– Gas 5-158.42♦
–––– Luft 5-158.41♦
–––– Medikamente 5-158.46♦
–––– Silikonölimplantation 5-158.43♦
––– Silikonölentfernung 5-158.45♦
––– Silikonölwechsel 5-158.44♦
–– subdural 5-013.0
–– subretinal, bei Pars-plana-Vitrektomie, mit
––– Glaskörperersatz, durch
–––– Elektrolytlösung 5-158.30♦
–––– Gas 5-158.32♦
–––– Luft 5-158.31♦
–––– Medikamente 5-158.36♦
–––– Silikonölimplantation 5-158.33♦
––– Silikonölauffüllung 5-158.34♦
––– Silikonölentfernung 5-158.35♦
––– Silikonölwechsel 5-158.34♦
– Membranpumpe, mit integrierter Gegenpulsation, pulsatil, parakorporal 8-839.b4
– Meniskus
–– aus Polyurethan, arthroskopisch 5-812.d♦
–– künstlich
––– arthroskopisch 5-812.d♦
––– offen 5-801.f♦
–– Polyurethan, offen 5-801.f♦
– Messsonde, intrakraniell 5-029.c
– Metastase, aus Bauchdecke 5-542.0
– Myokardunterstützungssystem, äußeres 5-379.7
– Myom, Uterus
–– abdominal, offen 5-681.80
––– mit Naht, Myometrium, ausgedehnt 5-681.90
–– durch Umsteigen
––– endoskopisch – offen chirurgisch 5-681.84
–––– mit Naht, Myometrium, ausgedehnt 5-681.94
––– vaginal – offen chirurgisch 5-681.85
–––– mit Naht, Myometrium, ausgedehnt 5-681.95
–– endoskopisch 5-681.82
––– mit Naht, Myometrium, ausgedehnt 5-681.92
–– hysteroskopisch 5-681.83
––– mit Naht, Myometrium, ausgedehnt 5-681.93 ►

Entfernung *(Forts.)*
– Myom, Uterus *(Forts.)*
–– laparoskopisch 5-681.82
––– mit Naht, Myometrium, ausgedehnt 5-681.92
–– offen 5-681.80
––– mit Naht, Myometrium, ausgedehnt 5-681.90
–– vaginal 5-681.86
––– laparoskopisch assistiert 5-681.81
–––– mit Naht, Myometrium, ausgedehnt 5-681.91
––– mit Naht, Myometrium, ausgedehnt 5-681.96
– Myxom, Vorhof 5-373.0
– nach Freilegung, PEG-Halteplatte, eingewachsen
–– endoskopisch 5-431.31
–– offen 5-431.30
– Naht
–– Augenkammer, vordere 5-139.5♦
–– Augenlid 5-099.1♦
–– Augenmuskel
––– gerade 5-10e.1♦
––– schräg 5-10j.1♦
–– Corpus ciliare 5-139.5♦
–– Hornhaut 5-129.4♦
–– Iris 5-139.5♦
–– Konjunktiva 5-119.1♦
–– Sklera 5-139.5♦
– Nancy-Nagel
–– Femur
––– distal 5-787.gh♦
––– proximal 5-787.gf♦
––– Schaft 5-787.gg♦
–– Fibula
––– distal 5-787.gr♦
––– proximal 5-787.gp♦
––– Schaft 5-787.gq♦
–– Humerus
––– distal 5-787.g3♦
––– proximal 5-787.g1♦
––– Schaft 5-787.g2♦
–– Karpus 5-787.ga♦
–– Klavikula 5-787.g0♦
–– Metakarpus 5-787.gb♦
–– Metatarsus 5-787.gv♦
–– Phalangen
––– Fuß 5-787.gw♦
––– Hand 5-787.gc♦
–– Radius
––– distal 5-787.g6♦
––– proximal 5-787.g4♦
––– Schaft 5-787.g5♦
–– Schenkelhals 5-787.ge♦
–– Skapula 5-787.gz♦
–– Tarsus 5-787.gu♦
–– Tibia
––– distal 5-787.gn♦
––– proximal 5-787.gk♦
––– Schaft 5-787.gm♦ ►

E

Entfernung *(Forts.)*
~ Nancy-Nagel *(Forts.)*
–– Ulna
––– distal 5-787.g9♦
––– proximal 5-787.g7♦
––– Schaft 5-787.g8♦
– Nekrosen-, Pankreas
–– transduodenal, endoskopisch
––– mit Einlegen eines
–––– Kunststoffstents 5-529.s1
–––– nicht-selbstexpandierenden Stents 5-529.s1
–––– selbstexpandierenden Stents 5-529.s2
––– ohne Einlegen eines Stents 5-529.s0
–– transgastral, endoskopisch
––– mit Implantation eines
–––– Kunststoffstents 5-529.p1
–––– nicht-selbstexpandierenden Stents 5-529.p1
–––– selbstexpandierenden Stents 5-529.p2
––– ohne Einlegen eines Stents 5-529.p0
– Nephrostomiekatheter 8-138.1♦
– Nerventransplantat 5-059.3
– Neuroprothese 5-029.b
–– peripher 5-059.7
– Neurostimulationselektrode 5-028.7
–– für
––– ein System zur
–––– Barorezeptoraktivierung 5-059.a3♦
–––– Hypoglossusnerv-Stimulation 5-059.a4
–––– Phrenikusnerv-Stimulation 5-059.a5
–– mehrere, Nervensystem, peripher 5-059.a1
–– Nervensystem, peripher 5-059.a0
– Neurostimulator
–– Nervensystem, peripher 5-059.2
–– zur
––– epiduralen Rückenmarkstimulation 5-039.d
––– Hirnstimulation 5-028.6
––– Vorderwurzelstimulation 5-039.d
– Oberflächenersatzprothese
–– bikondylär, Kniegelenk 5-823.7♦
–– Hüftgelenk 5-821.h♦
–– Humerus, proximal 5-825.g♦
– offen, Zervix, große Teile, und Parametrien, anhängend 5-689.00
– Ohrmuschel 5-182.2♦
– Okkluder
–– Herz, offen 5-379.d
–– Koronargefäß, offen 5-379.d
– operativ, Verweilsystem, zur Drainage der Pleurahöhle 5-349.7
– Orbitaimplantat 5-165.4♦
– Osteosynthesematerial
–– Akromioklavikulargelenk, arthroskopisch 5-810.31♦
–– Ellenbogengelenk, arthroskopisch 5-810.3t♦
–– Gesichtsschädelknochen 5-779.3♦
–– Handgelenk, arthroskopisch 5-810.37♦
–– Hüftgelenk, arthroskopisch 5-810.3g♦
–– Humeroglenoidalgelenk, arthroskopisch 5-810.30♦ ►

Entfernung *(Forts.)*
~ Osteosynthesematerial *(Forts.)*
–– Humeroradialgelenk, arthroskopisch 5-810.3s♦
–– Humeroulnargelenk, arthroskopisch 5-810.34♦
–– Iliosakralgelenk, arthroskopisch 5-810.3e♦
–– infraorbital 5-779.3♦
–– Kniegelenk, arthroskopisch 5-810.3h♦
–– lateroorbital 5-779.3♦
–– Metatarsophalangealgelenk, arthroskopisch 5-810.3q♦
–– Radiokarpalgelenk, arthroskopisch 5-810.38♦
–– Radioulnargelenk
––– distal, arthroskopisch 5-810.36♦
––– proximal, arthroskopisch 5-810.35♦
–– Sprunggelenk
––– oberes, arthroskopisch 5-810.3k♦
––– unteres, arthroskopisch 5-810.3m♦
–– Sternoklavikulargelenk, arthroskopisch 5-810.33♦
–– Symphyse, arthroskopisch 5-810.3f
–– Tarsalgelenk, arthroskopisch 5-810.3n♦
–– Tarsometatarsalgelenk, arthroskopisch 5-810.3p♦
–– Thorax 5-349.3
–– Tibiofibulargelenk, proximal, arthroskopisch 5-810.3j♦
–– Ulnokarpalgelenk, arthroskopisch 5-810.39♦
–– Wirbelsäule 5-839.0
–– Zehengelenk, arthroskopisch 5-810.3r♦
– Patellaersatz, Kniegelenk 5-823.9♦
– Paukendrainage 5-201♦
– Paukenröhrchen 5-201♦
– PEG 8-123.1
– PEJ 8-124.1
– Penisprothese 5-649.8
– Platte
–– Beckenknochen 5-787.3d
–– Femur
––– distal 5-787.3h♦
––– proximal 5-787.3f♦
––– Schaft 5-787.3g♦
–– Fibula
––– distal 5-787.3r♦
––– proximal 5-787.3p♦
––– Schaft 5-787.3q♦
–– Humerus
––– distal 5-787.33♦
––– proximal 5-787.31♦
––– Schaft 5-787.32♦
–– Kalkaneus 5-787.3t♦
–– Karpus 5-787.3a♦
–– Klavikula 5-787.30♦
–– Metakarpus 5-787.3b♦
–– Metatarsus 5-787.3v♦
–– Patella 5-787.3j♦
–– Phalangen
––– Fuß 5-787.3w♦
––– Hand 5-787.3c♦ ►

Entfernung *(Forts.)*
~ Platte *(Forts.)*
-- Radius
--- distal 5-787.36♦
--- proximal 5-787.34♦
--- Schaft 5-787.35♦
-- Schenkelhals 5-787.3e♦
-- Skapula 5-787.3z♦
-- Talus 5-787.3s♦
-- Tarsus 5-787.3u♦
-- Tibia
--- distal 5-787.3n♦
--- proximal 5-787.3k♦
--- Schaft 5-787.3m♦
-- Ulna
--- distal 5-787.39♦
--- proximal 5-787.37♦
--- Schaft 5-787.38♦
-- winkelstabil
--- Beckenknochen 5-787.kd
--- Femur
---- distal 5-787.kh♦
---- proximal 5-787.kf♦
---- Schaft 5-787.kg♦
--- Fibula
---- distal 5-787.kr♦
---- proximal 5-787.kp♦
---- Schaft 5-787.kq♦
--- Humerus
---- distal 5-787.k3♦
---- proximal 5-787.k1♦
---- Schaft 5-787.k2♦
--- Kalkaneus 5-787.kt♦
--- Karpus 5-787.ka♦
--- Klavikula 5-787.k0♦
--- Metakarpus 5-787.kb♦
--- Metatarsus 5-787.kv♦
--- Patella 5-787.kj♦
--- Phalangen
---- Fuß 5-787.kw♦
---- Hand 5-787.kc♦
--- Radius
---- distal 5-787.k6♦
---- proximal 5-787.k4♦
---- Schaft 5-787.k5♦
--- Schenkelhals 5-787.ke♦
--- Skapula 5-787.kz♦
--- Talus 5-787.ks♦
--- Tarsus 5-787.ku♦
--- Tibia
---- distal 5-787.kn♦
---- proximal 5-787.kk♦
---- Schaft 5-787.km♦
--- Ulna
---- distal 5-787.k9♦
---- proximal 5-787.k7♦
---- Schaft 5-787.k8♦
- Plattenelektrode, epidural 5-039.a4
-- mehrere 5-039.a5
- Platzhalter, nach Larynxrekonstruktion 5-319.4 ►

Entfernung *(Forts.)*
- Plazenta, zurückgeblieben
-- instrumentell 5-756.1
-- manuell 5-756.0
- Plombe, Auge 5-153.2♦
- Portsystem 5-399.7
- Prevot-Nagel
-- Femur
--- distal 5-787.gh♦
--- proximal 5-787.gf♦
--- Schaft 5-787.gg♦
-- Fibula
--- distal 5-787.gr♦
--- proximal 5-787.gp♦
--- Schaft 5-787.gq♦
-- Humerus
--- distal 5-787.g3♦
--- proximal 5-787.g1♦
--- Schaft 5-787.g2♦
-- Karpus 5-787.ga♦
-- Klavikula 5-787.g0♦
-- Metakarpus 5-787.gb♦
-- Metatarsus 5-787.gv♦
-- Phalangen
--- Fuß 5-787.gw♦
--- Hand 5-787.gc♦
-- Radius
--- distal 5-787.g6♦
--- proximal 5-787.g4♦
--- Schaft 5-787.g5♦
-- Schenkelhals 5-787.ge♦
-- Skapula 5-787.gz♦
-- Tarsus 5-787.gu♦
-- Tibia
--- distal 5-787.gn♦
--- proximal 5-787.gk♦
--- Schaft 5-787.gm♦
-- Ulna
--- distal 5-787.g9♦
--- proximal 5-787.g7♦
--- Schaft 5-787.g8♦
- Prothese
-- Mamma 5-889.0♦
--- mit Exzision, Kapselfibrose 5-889.1♦
---- mit Prothesenwechsel, und Formung einer neuen Tasche
----- mit gewebeverstärkendem Material 5-889.31♦
----- ohne gewebeverstärkendes Material 5-889.30♦
---- und Prothesenwechsel
----- mit gewebeverstärkendem Material 5-889.21♦
----- ohne gewebeverstärkendes Material 5-889.20♦
-- nach Larynxrekonstruktion 5-319.4
-- nicht-selbstexpandierend
--- Darm
---- durch Umsteigen laparoskopisch – offen chirurgisch, 1 5-469.p2
---- endoskopisch, 1 5-469.p3 ►

E

Entfernung *(Forts.)*
~ Prothese *(Forts.)*
~~ nicht-selbstexpandierend *(Forts.)*
~~~ Darm *(Forts.)*
–––– laparoskopisch, 1 5-469.p1
–––– offen, 1 5-469.p0
––– Magen
–––– durch Umsteigen laparoskopisch – offen chirurgisch, 1 5-449.m2
–––– endoskopisch, 1 5-449.m3
–––– laparoskopisch, 1 5-449.m1
–––– offen, 1 5-449.m0
––– Ösophagus 5-429.k2
––– Rektum, endoskopisch, 1 5-489.h1
–– selbstexpandierend
––– Darm
–––– durch Umsteigen laparoskopisch – offen chirurgisch 5-469.m2
–––– endoskopisch 5-469.m3
–––– laparoskopisch 5-469.m1
–––– offen 5-469.m0
––– Magen
–––– durch Umsteigen laparoskopisch – offen chirurgisch 5-449.j2
–––– endoskopisch 5-449.j3
–––– laparoskopisch 5-449.j1
–––– offen 5-449.j0
––– Ösophagus 5-429.j2
––– Rektum, endoskopisch 5-489.h0
– Prothesenventil, Mamma 5-889.7♦
– Pseudophakos
–– Hinterkammer 5-147.3♦
–– Vorderkammer 5-147.2♦
– Pumpe
–– axial
––– linksventrikulär, zur Unterstützung, Kreislauf 8-839.48
––– rechtsventrikulär, zur Unterstützung, Kreislauf 8-839.49
–– extern
––– biventrikulär, herzunterstützend, offen 5-376.31
––– univentrikulär, herzunterstützend, offen, mit Sternotomie 5-376.21
–– intern
––– biventrikulär, herzunterstützend, offen 5-376.51
––– univentrikulär, herzunterstützend, offen 5-376.41
–– parakorporal
––– biventrikulär, offen 5-376.81
––– univentrikulär, offen 5-376.71
– Pupillarmembran 5-137.5♦
– Radionuklid, umschlossen, unter Anästhesie 8-525.3
– Radiuskopfprothese 5-825.9♦
– Reservoir
–– durch Umsteigen laparoskopisch – offen chirurgisch, mit
––– Blindverschluss und endständigem
–––– Ileostoma 5-467.be 5-467.b2 ►

Entfernung *(Forts.)*
~ Reservoir *(Forts.)*
~~ durch Umsteigen laparoskopisch – offen chirurgisch, mit *(Forts.)*
~~~ Blindverschluss und endständigem *(Forts.)*
–––– Jejunostoma 5-467.be 5-467.b2
–––– Kolostoma 5-467.be 5-467.b3
––– Exstirpation des
–––– Anus und endständigem Ileostoma 5-467.be 5-467.b4
–––– Anus und endständigem Jejunostoma 5-467.be 5-467.b4
–––– Anus und endständigem Kolostoma 5-467.be 5-467.b5
––– ileoanaler Anastomose 5-467.be 5-467.b0
––– jejunoanaler Anastomose 5-467.be 5-467.b0
––– koloanaler Anastomose 5-467.be 5-467.b1
––– Neuanlage eines Reservoirs 5-467.be 5-467.b6
–– laparoskopisch, mit
––– Blindverschluss und endständigem
–––– Ileostoma 5-467.b9
–––– Jejunostoma 5-467.b9
–––– Kolostoma 5-467.ba
––– Exstirpation des Anus und endständigem Jejunostoma 5-467.bb
––– jejunoanaler oder ileoanaler Anastomose 5-467.b7
––– koloanaler Anastomose 5-467.b8
––– Neuanlage eines Reservoirs 5-467.bd
–– Liquorableitung 5-024.8
–– offen
––– laparoskopisch, kombiniert, mit Exstirpation des Anus und endständigem Ileostoma 5-467.bb
––– mit
–––– Blindverschluss und endständigem
––––– Ileostoma 5-467.b2
––––– Jejunostoma 5-467.b2
––––– Kolostoma 5-467.b3
–––– Exstirpation des
––––– Anus und endständigem Ileostoma 5-467.b4
––––– Anus und endständigem Jejunostoma 5-467.b4
––––– Anus und endständigem Kolostoma 5-467.b5
–––– ileoanaler Anastomose 5-467.b0
–––– jejunoanaler Anastomose 5-467.b0
–––– koloanaler Anastomose 5-467.b1
–––– Neuanlage eines Reservoirs 5-467.b6
–– subkutan, Liquorsystem, spinal 5-038.c
– Reservoir, offen, laparoskopisch, kombiniert, mit Exstirpation des Anus und endständigem Kolostoma 5-467.bc
– Resthoden, mit Orchidektomie, bei
–– Inguinalhoden 5-622.7♦
–– Skrotalhoden 5-622.8♦
– Ringfixateur
–– Beckenknochen 5-787.md ►

Entfernung *(Forts.)*
~ Ringfixateur *(Forts.)*
-- Femur
--- distal 5-787.mh♦
--- proximal 5-787.mf♦
--- Schaft 5-787.mg♦
-- Fibula
--- distal 5-787.mr♦
--- proximal 5-787.mp♦
--- Schaft 5-787.mq♦
-- Humerus
--- distal 5-787.m3♦
--- proximal 5-787.m1♦
--- Schaft 5-787.m2♦
-- Kalkaneus 5-787.mt♦
-- Karpus 5-787.ma♦
-- Metakarpus 5-787.mb♦
-- Metatarsus 5-787.mv♦
-- Radius
--- distal 5-787.m6♦
--- proximal 5-787.m4♦
--- Schaft 5-787.m5♦
-- Schenkelhals 5-787.me♦
-- Talus 5-787.ms♦
-- Tarsus 5-787.mu♦
-- Tibia
--- distal 5-787.mn♦
--- proximal 5-787.mk♦
--- Schaft 5-787.mm♦
-- Ulna
--- distal 5-787.m9♦
--- proximal 5-787.m7♦
--- Schaft 5-787.m8♦
- Röhrchen, Tränenwege 5-089.2♦
- Rush-Pin
-- Femur
--- distal 5-787.gh♦
--- proximal 5-787.gf♦
--- Schaft 5-787.gg♦
-- Fibula
--- distal 5-787.gr♦
--- proximal 5-787.gp♦
--- Schaft 5-787.gq♦
-- Humerus
--- distal 5-787.g3♦
--- proximal 5-787.g1♦
--- Schaft 5-787.g2♦
-- Karpus 5-787.ga♦
-- Klavikula 5-787.g0♦
-- Metakarpus 5-787.gb♦
-- Metatarsus 5-787.gv♦
-- Phalangen
--- Fuß 5-787.gw♦
--- Hand 5-787.gc♦
-- Radius
--- distal 5-787.g6♦
--- proximal 5-787.g4♦
--- Schaft 5-787.g5♦
-- Schenkelhals 5-787.ge♦
-- Skapula 5-787.gz♦
-- Tarsus 5-787.gu♦ ►

Entfernung *(Forts.)*
~ Rush-Pin *(Forts.)*
-- Tibia
--- distal 5-787.gn♦
--- proximal 5-787.gk♦
--- Schaft 5-787.gm♦
-- Ulna
--- distal 5-787.g9♦
--- proximal 5-787.g7♦
--- Schaft 5-787.g8♦
- Schiene, tracheal 5-319.7
- Schienenverband
-- Mandibula 5-769.5
-- Maxilla 5-769.4
- Schlauchendoprothese, endoskopisch, zur biliodigestiven Diversion 5-469.r3
- Schleim, Ersatzharnblase
-- laparoskopisch 5-579.21
-- offen 5-579.20
-- perkutan 5-579.23
-- transurethral 5-579.22
-- über ein Stoma 5-579.24
- Schlittenprothese, unikondylär, Kniegelenk 5-823.6♦
- Schraube
-- Beckenknochen 5-787.1d
-- Femur
--- distal 5-787.1h♦
--- proximal 5-787.1f♦
--- Schaft 5-787.1g♦
-- Fibula
--- distal 5-787.1r♦
--- proximal 5-787.1p♦
--- Schaft 5-787.1q♦
-- Humerus
--- distal 5-787.13♦
--- proximal 5-787.11♦
--- Schaft 5-787.12♦
-- Kalkaneus 5-787.1t♦
-- Karpus 5-787.1a♦
-- Klavikula 5-787.10♦
-- Metakarpus 5-787.1b♦
-- Metatarsus 5-787.1v♦
-- Patella 5-787.1j♦
-- Phalangen
--- Fuß 5-787.1w♦
--- Hand 5-787.1c♦
-- Radius
--- distal 5-787.16♦
--- proximal 5-787.14♦
--- Schaft 5-787.15♦
-- Schenkelhals 5-787.1e♦
-- Skapula 5-787.1z♦
-- Talus 5-787.1s♦
-- Tarsus 5-787.1u♦
-- Tibia
--- distal 5-787.1n♦
--- proximal 5-787.1k♦
--- Schaft 5-787.1m♦
-- Ulna
--- distal 5-787.19♦ ►

E

Entfernung *(Forts.)*
~ Schraube *(Forts.)*
~~ Ulna *(Forts.)*
––– proximal 5-787.17♦
––– Schaft 5-787.18♦
– Sehnenknoten
–– Beugesehne
––– Daumen 5-840.52♦
––– Handgelenk 5-840.50♦
––– Langfinger 5-840.51♦
–– Sehnenscheide
––– Daumen 5-840.58♦
––– Handgelenk 5-840.56♦
––– Hohlhand 5-840.59♦
––– Langfinger 5-840.57♦
–– Strecksehne
––– Daumen 5-840.55♦
––– Handgelenk 5-840.53♦
––– Langfinger 5-840.54♦
– Sequester
–– bei Sequesterotomie, Gesichtsschädelknochen 5-770.11
–– frei
––– Bandscheibe
–––– mit Endoskopie 5-831.a
–––– ohne Endoskopie 5-831.9
––– bei
–––– Diskektomie
––––– offen 5-831.0
––––– perkutan, mit Endoskopie 5-831.5
–––– Exzision
––––– Bandscheibe 5-831.0
–––––– perkutan, mit Endoskopie 5-831.5
––––– Gewebe, Bandscheibe, extraforaminal gelegen 5-831.3
– Shunt, Liquorsystem, spinal 5-038.a
– Silikonöl, bei Spülung, Augenkammer, vordere 5-139.11♦
– Sonde
–– Defibrillator 5-378.19
–– durch Einsatz
––– Dissektionsgerät, elektrochirurgisch *[nur Zusatzkode!]* 5-378.a2
––– Excimer-Laser *[nur Zusatzkode!]* 5-378.a0
–– Gastrostimulator, nahrungsaufnahmegetriggert
––– durch Umsteigen laparoskopisch – offen chirurgisch 5-449.p2
––– laparoskopisch 5-449.p1
––– offen 5-449.p0
–– Herzschrittmacher 5-378.18
–– Magenschrittmacher
––– durch Umsteigen laparoskopisch – offen chirurgisch 5-449.p2
––– laparoskopisch 5-449.p1
––– offen 5-449.p0
–– Synchronisationssystem 5-378.1a
– Sonderprothese
–– Hüftgelenk 5-821.e♦
–– Kniegelenk 5-823.a♦
– Speichelstein
–– Speicheldrüse 5-260.20♦ ►

Entfernung *(Forts.)*
~ Speichelstein *(Forts.)*
–– Speicheldrüsenausführungsgang 5-260.21♦
– Sphinkter, Harnblase, artifiziell 5-597.2
– Spreizer, interspinös, über
–– 1 Segment 5-839.d0
–– 2 Segmente 5-839.d2
–– 3 oder mehr Segmente 5-839.d3
– Stabelektrode, epidural 5-039.a2
–– mehrere 5-039.a3
– Stein
–– Ductus pancreaticus
––– durch Umsteigen laparoskopisch – offen chirurgisch 5-529.22
––– laparoskopisch 5-529.21
––– offen 5-529.20
–– Ersatzharnblase
––– laparoskopisch 5-579.01
––– offen 5-579.00
––– perkutan 5-579.03
––– transurethral 5-579.02
––– über ein Stoma 5-579.04
–– Gallengänge
––– durch Umsteigen laparoskopisch – offen chirurgisch 5-514.22
––– endoskopisch, mit
–––– Ballonkatheter 5-513.21
–––– Körbchen 5-513.20
–––– Laserlithotripsie 5-513.25
–––– Lithotripsie
––––– elektrohydraulisch 5-513.23
–––––– und Laseranwendung 5-513.24
––––– mechanisch 5-513.22
––– laparoskopisch 5-514.21
––– offen 5-514.20
––– perkutan-transhepatisch 5-514.23
–– Glandula parotis, bei Sialendoskopie 5-269.21♦
–– Glandula submandibularis, bei Sialendoskopie 5-269.21♦
–– Harnblase
––– durch
–––– Sectio alta 5-571.1
–––– Zystotomie 5-571.1
––– perkutan-transvesikal, endoskopisch 5-570.1
–––– mit
––––– Desintegration 5-570.2
––––– Lithotripsie 5-570.2
––– transurethral, endoskopisch, mit
–––– Desintegration 5-570.0
–––– Lithotripsie 5-570.0
–– Niere
––– perkutan-transrenal 5-550.20♦
–––– mit
––––– Desintegration 5-550.30♦
––––– Lithotripsie 5-550.30♦
––– ureterorenoskopisch 5-550.21♦
–––– mit
––––– Desintegration 5-550.31♦
––––– Lithotripsie 5-550.31♦ ►

Entfernung *(Forts.)*
~ Stein *(Forts.)*
-- Pankreas, durch Inzision 5-520.2
-- Pankreasgang, endoskopisch, mit
--- Ballonkatheter 5-526.21
--- Körbchen 5-526.20
--- Laserlithotripsie 5-526.25
--- Lithotripsie
---- elektrohydraulisch 5-526.23
----- und Laseranwendung 5-526.24
---- mechanisch 5-526.22
-- Tränensack 5-084.01♦
-- Tränenwege, durch Inzision 5-084.11♦
-- Ureter
--- durch
---- Urethrostomie, offen 5-580.1
---- Urethrotomie, offen 5-580.0
--- perkutan-transrenal 5-562.6♦
---- mit
----- Desintegration 5-562.7♦
----- Lithotripsie 5-562.7♦
-- ureterorenoskopisch 5-562.4♦
--- mit Desintegration 5-562.5♦
– Stent
-- bronchial 5-339.4♦
-- Harnröhre, prostatisch 5-609.6
-- Herz, offen 5-379.d
-- Koronargefäß, offen 5-379.d
-- tracheal 5-319.7
-- Ureter, transurethral, zur Erweiterung 5-560.8♦
-- Urethra 5-589.1
– Stimmprothese 5-319.a
– Substanz, hydrophob
-- durch Adsorption 8-821.2
-- mittelmolekular, durch Adsorption 8-821.2
-- niedrigmolekular, durch Adsorption 8-821.2
– Tamponade
-- bei Blutung 8-506
-- Nase 8-506
– Teilgelenkersatzprothese, bikompartimentell 5-823.g♦
– Teilprothese, Humerus, distal 5-825.n♦
– Teleskopnagel, Knochen 5-787.j0
– TEN
-- Femur
--- distal 5-787.gh♦
--- proximal 5-787.gf♦
--- Schaft 5-787.gg♦
-- Fibula
--- distal 5-787.gr♦
--- proximal 5-787.gp♦
--- Schaft 5-787.gq♦
-- Humerus
--- distal 5-787.g3♦
--- proximal 5-787.g1♦
--- Schaft 5-787.g2♦
-- Karpus 5-787.ga♦
-- Klavikula 5-787.g0♦
-- Metakarpus 5-787.gb♦
-- Metatarsus 5-787.gv♦ ►

Entfernung *(Forts.)*
~ TEN *(Forts.)*
-- Phalangen
--- Fuß 5-787.gw♦
--- Hand 5-787.gc♦
-- Radius
--- distal 5-787.g6♦
--- proximal 5-787.g4♦
--- Schaft 5-787.g5♦
-- Schenkelhals 5-787.ge♦
-- Skapula 5-787.gz♦
-- Tarsus 5-787.gu♦
-- Tibia
--- distal 5-787.gn♦
--- proximal 5-787.gk♦
--- Schaft 5-787.gm♦
-- Ulna
--- distal 5-787.g9♦
--- proximal 5-787.g7♦
--- Schaft 5-787.g8♦
– Totalendoprothese
-- Ellenbogengelenk 5-825.a♦
-- Hüftgelenk 5-821.7♦
-- Schultergelenk 5-825.8♦
– Trachomfollikel, Konjunktiva 5-112.1♦
– transapikal, offen
-- Pumpe, extern, univentrikulär, herzunterstützend 5-376.24
-- Zentrifugalpumpe, univentrikulär, herzunterstützend 5-376.24
– Transfixationsnagel
-- Beckenknochen 5-787.cd
-- Femur
--- distal 5-787.ch♦
--- proximal 5-787.cf♦
--- Schaft 5-787.cg♦
-- Fibula
--- distal 5-787.cr♦
--- proximal 5-787.cp♦
--- Schaft 5-787.cq♦
-- Humerus
--- distal 5-787.c3♦
--- proximal 5-787.c1♦
--- Schaft 5-787.c2♦
-- Kalkaneus 5-787.ct♦
-- Karpus 5-787.ca♦
-- Metakarpus 5-787.cb♦
-- Radius
--- distal 5-787.c6♦
--- proximal 5-787.c4♦
--- Schaft 5-787.c5♦
-- Schenkelhals 5-787.ce♦
-- Talus 5-787.cs♦
-- Tibia
--- distal 5-787.cn♦
--- proximal 5-787.ck♦
--- Schaft 5-787.cm♦
-- Ulna
--- distal 5-787.c9♦
--- proximal 5-787.c7♦
--- Schaft 5-787.c8♦ ►

Entfernung *(Forts.)*
– Transfixationsschraube
–– Kalkaneus 5-787.pt♦
–– Metatarsus 5-787.pv♦
–– Talus 5-787.ps♦
–– Tarsus 5-787.pu♦
– Transmitter, Stimulationssystem, kabellos, kardial 5-378.0j
– Transplantat
–– Band
––– Handwurzelgelenk 5-841.92♦
––– Interphalangealgelenk
–––– Daumen 5-841.97♦
–––– Langfinger 5-841.96♦
––– Metakarpophalangealgelenk
–––– Daumen 5-841.95♦
–––– Langfinger 5-841.94♦
––– Mittelhand 5-841.93♦
–– Dünndarm 5-454.8
–– Faszie
––– Axilla 5-856.81♦
––– Bauchregion 5-856.86♦
––– Brustwand 5-856.85♦
––– Ellenbogen 5-856.82♦
––– Fuß 5-856.8a♦
––– Genitalregion 5-856.87♦
––– Gesäß 5-856.87♦
––– Hals 5-856.80♦
––– Knie 5-856.88♦
––– Kopf 5-856.80♦
––– Leistenregion 5-856.87♦
––– Oberarm 5-856.82♦
––– Oberschenkel 5-856.88♦
––– Rücken 5-856.85♦
––– Schulter 5-856.81♦
––– Unterarm 5-856.83♦
––– Unterschenkel 5-856.89♦
–– Muskel
––– Axilla 5-853.91♦
––– Bauchregion 5-853.96♦
––– Brustwand 5-853.95♦
––– Ellenbogen 5-853.92♦
––– Fuß 5-853.9a♦
––– Genitalregion 5-853.97♦
––– Gesäß 5-853.97♦
––– Hals 5-853.90♦
––– Knie 5-853.98♦
––– Kopf 5-853.90♦
––– Leistenregion 5-853.97♦
––– Oberarm 5-853.92♦
––– Oberschenkel 5-853.98♦
––– Rücken 5-853.95♦
––– Schulter 5-853.91♦
––– Unterarm 5-853.93♦
––– Unterschenkel 5-853.99♦
–– vaskulär 5-394.a
–– Pankreas, durch Pankreatektomie, total 5-525.3
–– Radiokarpalband 5-841.90♦
–– Retinaculum flexorum 5-841.91♦ ►

Entfernung *(Forts.)*
~ Transplantat *(Forts.)*
–– Sehne
––– Axilla 5-854.91♦
––– Bauchregion 5-854.96♦
––– Brustwand 5-854.95♦
––– Ellenbogen 5-854.92♦
––– Fußwurzel 5-854.9b♦
––– Genitalregion 5-854.97♦
––– Gesäß 5-854.97♦
––– Hals 5-854.90♦
––– Knie 5-854.98♦
––– Kopf 5-854.90♦
––– Leistenregion 5-854.97♦
––– Mittelfuß 5-854.9c♦
––– Oberarm 5-854.92♦
––– Oberschenkel 5-854.98♦
––– Rücken 5-854.95♦
––– Rückfuß 5-854.9b♦
––– Schulter 5-854.91♦
––– Unterarm 5-854.93♦
––– Unterschenkel 5-854.99♦
––– Zehe 5-854.9c♦
– Transplantatleber, als selbständiger Eingriff 5-503.1
– Tumor-, Parametrium, offen 5-692.00♦
– Tumorprothese, Hüftgelenk 5-821.e♦
– Ulnakopfprothese 5-825.q♦
– Ureter, künstlich, renovesikal 5-568.j
– Ureterkatheter 8-137.2♦
– Ureterschiene 8-137.2♦
– vaginal
–– laparoskopisch assistiert, Zervix, große Teile, und Parametrien, anhängend 5-689.02
–– Zervix, große Teile, und Parametrien, anhängend 5-689.01
– Vena-cava-Filter, perkutan 8-839.7
– Ventilsystems, Larynx, künstlich 5-315.d
– Ventrikel-Unterstützungssystem, epikardial 5-379.91
– Verbandplatte, Gebiss, Zahnfleisch, Alveolen 5-249.5
– Verkalkung, periartikulär
–– Akromioklavikulargelenk
––– arthroskopisch 5-810.51♦
––– offen 5-800.71♦
–– Ellenbogengelenk
––– arthroskopisch 5-810.5t♦
––– offen 5-800.7t♦
–– Handgelenk
––– arthroskopisch 5-810.57♦
––– offen 5-800.77♦
–– Hüftgelenk
––– arthroskopisch 5-810.5g♦
––– offen 5-800.7g♦
–– Humeroglenoidalgelenk
––– arthroskopisch 5-810.50♦
––– offen 5-800.70♦
–– Humeroradialgelenk
––– arthroskopisch 5-810.5s♦
––– offen 5-800.7s♦ ►

Entfernung *(Forts.)*
~ Verkalkung, periartikulär *(Forts.)*
-- Humeroulnargelenk
--- arthroskopisch 5-810.54♦
--- offen 5-800.74♦
-- Iliosakralgelenk
--- arthroskopisch 5-810.5e♦
--- offen 5-800.7e♦
-- Kniegelenk
--- arthroskopisch 5-810.5h♦
--- offen 5-800.7h♦
-- Metatarsophalangealgelenk
--- arthroskopisch 5-810.5q♦
--- offen 5-800.7q♦
-- Radiokarpalgelenk
--- arthroskopisch 5-810.58♦
--- offen 5-800.78♦
-- Radioulnargelenk
--- distal
---- arthroskopisch 5-810.56♦
---- offen 5-800.76♦
--- proximal
---- arthroskopisch 5-810.55♦
---- offen 5-800.75♦
-- Sprunggelenk
--- oberes
---- arthroskopisch 5-810.5k♦
---- offen 5-800.7k♦
--- unteres
---- arthroskopisch 5-810.5m♦
---- offen 5-800.7m♦
-- Sternoklavikulargelenk
--- arthroskopisch 5-810.53♦
--- offen 5-800.73♦
-- Symphyse
--- arthroskopisch 5-810.5f
--- offen 5-800.7f
-- Tarsalgelenk
--- arthroskopisch 5-810.5n♦
--- offen 5-800.7n♦
-- Tarsometatarsalgelenk
--- arthroskopisch 5-810.5p♦
--- offen 5-800.7p♦
-- Thorakoskapulargelenk
--- arthroskopisch 5-810.52♦
--- offen 5-800.72♦
-- Tibiofibulargelenk, proximal
--- arthroskopisch 5-810.5j♦
--- offen 5-800.7j♦
-- Ulnokarpalgelenk
--- arthroskopisch 5-810.59♦
--- offen 5-800.79♦
-- Zehengelenk
--- arthroskopisch 5-810.5r♦
--- offen 5-800.7r♦
- Verlängerungssystem, intern
-- motorisiert 5-787.j1
-- nicht-motorisiert 5-787.j0
- Verriegelungsnagel
-- Femur
--- distal 5-787.8h♦ ►

Entfernung *(Forts.)*
~ Verriegelungsnagel *(Forts.)*
~~ Femur *(Forts.)*
--- proximal 5-787.8f♦
--- Schaft 5-787.8g♦
-- Fibula
--- distal 5-787.8r♦
--- proximal 5-787.8p♦
--- Schaft 5-787.8q♦
-- Humerus
--- distal 5-787.83♦
--- proximal 5-787.81♦
--- Schaft 5-787.82♦
-- Kalkaneus 5-787.8t♦
-- Metakarpus 5-787.8b♦
-- Metatarsus 5-787.8v♦
-- Radius
--- distal 5-787.86♦
--- proximal 5-787.84♦
--- Schaft 5-787.85♦
-- Schenkelhals 5-787.8e♦
-- Tibia
--- distal 5-787.8n♦
--- proximal 5-787.8k♦
--- Schaft 5-787.8m♦
-- Ulna
--- distal 5-787.89♦
--- proximal 5-787.87♦
--- Schaft 5-787.88♦
- Verschluss, Tränenpunkt, temporär 5-089.4♦
- Vorderkammerlinse, alloplastisch 5-147.2♦
- Vulva, komplett 5-714.5
- Weisheitszahn
-- teilweise retiniert, mehrere, Kiefer, beide, durch Osteotomie 5-231.13
-- vollständig retiniert, mehrere, Kiefer, beide, durch Osteotomie 5-231.23
- Winkelplatte
-- Femur
--- distal 5-787.4h♦
--- proximal 5-787.4f♦
--- Schaft 5-787.4g♦
-- Humerus
--- distal 5-787.43♦
--- proximal 5-787.41♦
--- Schaft 5-787.42♦
-- Schenkelhals 5-787.4e♦
-- Tibia
--- distal 5-787.4n♦
--- proximal 5-787.4k♦
--- Schaft 5-787.4m♦
- Zahn
-- Fragment
--- aus Weichgewebe, durch Osteotomie 5-231.60
--- mehrere, aus Weichgewebe
---- beider Kiefer, durch Osteotomie 5-231.63
---- eines
----- Kiefers, durch Osteotomie 5-231.62
----- Quadranten, durch Osteotomie 5-231.61 ►

E

Entfernung *(Forts.)*
~ Zahn *(Forts.)*
-- Radix relicta
--- durch Osteotomie 5-231.50
--- mehrere
---- aus einem
----- Kiefer, durch Osteotomie 5-231.52
----- Quadranten, durch Osteotomie 5-231.51
---- Kiefer, beide, durch Osteotomie 5-231.53
-- teilweise
--- retiniert
---- durch Osteotomie 5-231.10
---- mehrere
----- aus einem
------ Kiefer, durch Osteotomie 5-231.12
------ Quadranten, durch Osteotomie 5-231.11
----- Kiefer, beide, durch Osteotomie 5-231.13
--- verlagert
---- durch Osteotomie 5-231.10
---- mehrere
----- aus einem
------ Kiefer, durch Osteotomie 5-231.12
------ Quadranten, durch Osteotomie 5-231.11
----- Kiefer, beide, durch Osteotomie 5-231.13
-- tief zerstört
--- durch Osteotomie 5-231.00
--- mehrere
---- aus einem
----- Kiefer, durch Osteotomie 5-231.02
----- Quadranten, durch Osteotomie 5-231.01
---- Kiefer, beide, durch Osteotomie 5-231.03
-- transplantiert 5-236
-- vollständig
--- retiniert
---- durch Osteotomie 5-231.20
---- mehrere
----- aus einem
------ Kiefer, durch Osteotomie 5-231.22
------ Quadranten, durch Osteotomie 5-231.21
----- Kiefer, beide, durch Osteotomie 5-231.23
--- verlagert
---- durch Osteotomie 5-231.20
---- mehrere
----- aus einem
------ Kiefer, durch Osteotomie 5-231.22
------ Quadranten, durch Osteotomie 5-231.21
----- Kiefer, beide, durch Osteotomie 5-231.23
- Zahnwurzel, frakturiert
-- durch Osteotomie 5-231.50
-- mehrere
--- aus einem
---- Kiefer, durch Osteotomie 5-231.52 ►

Entfernung *(Forts.)*
~ Zahnwurzel, frakturiert *(Forts.)*
~~ mehrere *(Forts.)*
~~~ aus einem *(Forts.)*
---- Quadranten, durch Osteotomie 5-231.51
--- Kiefer, beide, durch Osteotomie 5-231.53
- Zentrifugalpumpe
-- biventrikulär
--- extrakorporal 8-839.a4
--- herzunterstützend, offen 5-376.31
-- univentrikulär
--- extrakorporal 8-839.a3
--- herzunterstützend, offen, mit Sternotomie 5-376.21
- Zuggurtung/Cerclage
-- Beckenknochen 5-787.2d
-- Femur
--- distal 5-787.2h♦
--- proximal 5-787.2f♦
--- Schaft 5-787.2g♦
-- Fibula
--- distal 5-787.2r♦
--- proximal 5-787.2p♦
--- Schaft 5-787.2q♦
-- Humerus
--- distal 5-787.23♦
--- proximal 5-787.21♦
--- Schaft 5-787.22♦
-- Kalkaneus 5-787.2t♦
-- Karpus 5-787.2a♦
-- Klavikula 5-787.20♦
-- Metakarpus 5-787.2b♦
-- Metatarsus 5-787.2v♦
-- Patella 5-787.2j♦
-- Phalangen
--- Fuß 5-787.2w♦
--- Hand 5-787.2c♦
-- Radius
--- distal 5-787.26♦
--- proximal 5-787.24♦
--- Schaft 5-787.25♦
-- Schenkelhals 5-787.2e♦
-- Skapula 5-787.2z♦
-- Talus 5-787.2s♦
-- Tarsus 5-787.2u♦
-- Tibia
--- distal 5-787.2n♦
--- proximal 5-787.2k♦
--- Schaft 5-787.2m♦
-- Ulna
--- distal 5-787.29♦
--- proximal 5-787.27♦
--- Schaft 5-787.28♦
- Zwerchfellschrittmacher 5-347.7
- Zysten-, dental 5-242.2

Entkalkung
- Aortenklappe 5-354.06
- Mitralklappe 5-354.14
- Pulmonalklappe 5-354.26
- Trikuspidalklappe 5-354.34
~~~

Entlassungsaufwand, indiziert, komplex, bei Erwachsenen, durch
– Ärzte und/oder Psychologen, mehr als
–– 1 bis zu 2 Stunden *[nur Zusatzkode!]* 9-645.13
–– 2 bis zu 4 Stunden *[nur Zusatzkode!]* 9-645.14
–– 4 Stunden *[nur Zusatzkode!]* 9-645.15
– Spezialtherapeuten und/oder pflegerische Fachpersonen, mehr als
–– 1 bis zu 2 Stunden *[nur Zusatzkode!]* 9-645.03
–– 2 bis zu 4 Stunden *[nur Zusatzkode!]* 9-645.04
–– 4 Stunden *[nur Zusatzkode!]* 9-645.05
Entlastung, Abszess, mit Operation, Nasennebenhöhle, mehrere, kombiniert endonasal und von außen 5-224.72♦
Entlastungsfeder, Einbringen, Kniegelenk, offen 5-809.3h♦
Entleerung
– Abszess
–– endoskopisch, intrakraniell, stereotaktisch
––– mit geräteassoziierter mechanischer Fragmentation 5-014.22
––– ohne geräteassoziierte mechanische Fragmentation 5-014.21
–– offen, intrakraniell, stereotaktisch 5-014.20
–– Rückenmark, intramedullär 5-034.5
–– Rückenmarkhäute, intramedullär 5-034.5
– Empyem
–– epidural
––– durch
–––– Kraniektomie 5-012.3
–––– Kraniotomie 5-012.3
––– Spinalkanal 5-033.3
–– subdural 5-013.2
––– Rückenmark 5-034.2
––– Rückenmarkhäute 5-034.2
– endoskopisch
–– Abszess
––– intrazerebellär
–––– mit geräteassoziierter mechanischer Fragmentation 5-013.52
–––– ohne geräteassoziierte mechanische Fragmentation 5-013.51
––– intrazerebral
–––– mit geräteassoziierter mechanischer Fragmentation 5-013.52
–––– ohne geräteassoziierte mechanische Fragmentation 5-013.51
–– Hämatom
––– intrakraniell, stereotaktisch
–––– mit geräteassoziierter mechanischer Fragmentation 5-014.12
–––– ohne geräteassoziierte mechanische Fragmentation 5-014.11
––– intrazerebellär
–––– mit geräteassoziierter mechanischer Fragmentation 5-013.42 ▶

Entleerung *(Forts.)*
~ endoskopisch *(Forts.)*
~~ Hämatom *(Forts.)*
~~~ intrazerebellär *(Forts.)*
–––– ohne geräteassoziierte mechanische Fragmentation 5-013.41
––– intrazerebral
–––– mit geräteassoziierter mechanischer Fragmentation 5-013.42
–––– ohne geräteassoziierte mechanische Fragmentation 5-013.41
– Flüssigkeit, intrakraniell, stereotaktisch 5-014.0
– Hämatom
–– epidural
––– durch Kraniotomie 5-012.2
––– Spinalkanal 5-033.2
–– intramedullär
––– Rückenmark 5-034.4
––– Rückenmarkhäute 5-034.4
–– Perineum, postpartal 5-759.1
–– subdural 5-013.1
––– Rückenmarkhäute 5-034.1
–– Vagina, postpartal 5-759.1
–– Vulva, postpartal 5-759.1
– offen
–– Abszess
––– intrazerebellär 5-013.50
––– intrazerebral 5-013.50
–– Hämatom
––– intrakraniell, stereotaktisch 5-014.10
––– intrazerebellär 5-013.40
––– intrazerebral 5-013.40
Entnahme
– A. radialis, endoskopisch, zur Transplantation 5-38b.24♦
– Bandscheibenzellen, zur Anzüchtung, als selbständiger Eingriff 5-839.e
– Composite graft
–– Axilla 5-901.26♦
–– Bauchregion 5-901.2b
–– Brustwand 5-901.2a
–– Ellenbogen 5-901.27♦
–– Fuß 5-901.2g♦
–– Genitalregion 5-901.2c
–– Gesäß 5-901.2d
–– Hals 5-901.25
–– Hand 5-901.29♦
–– Knie 5-901.2e♦
–– Kopf 5-901.24
–– Kopfhaut, behaart, bei Verbrennung und Verätzung 5-924.2h
–– Leistenregion 5-901.2c
–– Lippe 5-901.20
–– Nase, bei Verbrennung und Verätzung 5-924.21
–– Oberarm 5-901.27♦
–– Oberschenkel 5-901.2e♦
–– Ohr, bei Verbrennung und Verätzung 5-924.22♦
–– Rücken 5-901.2a
–– Schulter 5-901.26♦ ▶
~~~

Entnahme *(Forts.)*
~ Composite graft *(Forts.)*
-- Unterarm 5-901.28♦
-- Unterschenkel 5-901.2f♦
– endoskopisch, Vene, oberflächlich
-- Fuß, zur Transplantation 5-38b.a6♦
-- Oberschenkel, zur Transplantation 5-38b.a5♦
-- Unterschenkel, zur Transplantation 5-38b.a6♦
– Faszie
-- Axilla, zur Transplantation 5-852.g1♦
-- Bauchregion, zur Transplantation 5-852.g6♦
-- Brustwand, zur Transplantation 5-852.g5♦
-- Ellenbogen, zur Transplantation 5-852.g2♦
-- Fuß, zur Transplantation 5-852.ga♦
-- Genitalregion, zur Transplantation 5-852.g7♦
-- Gesäß, zur Transplantation 5-852.g7♦
-- Hals, zur Transplantation 5-852.g0♦
-- Knie, zur Transplantation 5-852.g8♦
-- Kopf, zur Transplantation 5-852.g0♦
-- Leistenregion, zur Transplantation 5-852.g7♦
-- Oberarm, zur Transplantation 5-852.g2♦
-- Oberschenkel, zur Transplantation 5-852.g8♦
-- Rücken, zur Transplantation 5-852.g5♦
-- Schulter, zur Transplantation 5-852.g1♦
-- Unterarm, zur Transplantation 5-852.g3♦
-- Unterschenkel, zur Transplantation 5-852.g9♦
– Fernlappen, gestielt
-- Axilla 5-904.26♦
--- bei Verbrennung und Verätzung 5-924.56♦
-- Bauchregion 5-904.2b
--- bei Verbrennung und Verätzung 5-924.5b
-- Brustwand 5-904.2a
--- bei Verbrennung und Verätzung 5-924.5a
-- Dammregion, bei Verbrennung und Verätzung 5-924.5m
-- Ellenbogen 5-904.27♦
--- bei Verbrennung und Verätzung 5-924.57♦
-- Fuß 5-904.2g♦
--- bei Verbrennung und Verätzung 5-924.5g♦
-- Genitalregion 5-904.2c
--- bei Verbrennung und Verätzung 5-924.5c
-- Gesäß 5-904.2d
--- bei Verbrennung und Verätzung 5-924.5d
-- Hals 5-904.25
--- bei Verbrennung und Verätzung 5-924.55
-- Hand 5-904.29♦
--- bei Verbrennung und Verätzung 5-924.59♦
-- Knie 5-904.2e♦
--- bei Verbrennung und Verätzung 5-924.5e♦
-- Kopf 5-904.24
-- Kopfhaut, behaart, bei Verbrennung und Verätzung 5-924.5h
-- Leistenregion 5-904.2c
--- bei Verbrennung und Verätzung 5-924.5c
-- Lippe 5-904.20
-- Oberarm 5-904.27♦
--- bei Verbrennung und Verätzung 5-924.57♦
-- Oberschenkel 5-904.2e♦
--- bei Verbrennung und Verätzung 5-924.5e♦ ►

Entnahme *(Forts.)*
~ Fernlappen, gestielt *(Forts.)*
-- Rücken 5-904.2a
--- bei Verbrennung und Verätzung 5-924.5j
-- Schulter 5-904.26♦
--- bei Verbrennung und Verätzung 5-924.56♦
-- Skrotum, bei Verbrennung und Verätzung 5-924.5k
-- Unterarm 5-904.28♦
--- bei Verbrennung und Verätzung 5-924.58♦
-- Unterschenkel 5-904.2f♦
--- bei Verbrennung und Verätzung 5-924.5f♦
– Gefäß, Konditionierung, zur Transplantation
-- mit Verwendung von Chelatoren *[nur Zusatzkode!]* 5-93a.1
-- ohne Verwendung von Chelatoren *[nur Zusatzkode!]* 5-93a.0
– Gewebe
-- Herz, postmortal, zur Transplantation 5-379.3
-- Hoden, zur Aufbereitung für die künstliche Insemination 5-629.0♦
-- Nebenhoden, zur Aufbereitung für die künstliche Insemination 5-639.3♦
– Herz, postmortal, zur Transplantation 5-379.2
– Herz-Lunge, postmortal, zur Transplantation 5-379.4
– Hornhaut, postmortal, zur Transplantation 5-123.4♦
– Knochenmark, durch
-- Biopsie, Beckenkamm 1-424
-- Stanze, Beckenkamm 1-424
– Knochentransplantat
-- gefäßgestielt, nicht mikrovaskulär-anastomosiert
--- Beckenknochen 5-783.7d
--- Femur
---- distal 5-783.7h♦
---- proximal 5-783.7f♦
---- Schaft 5-783.7g♦
--- Fibula
---- distal 5-783.7r♦
---- proximal 5-783.7p♦
---- Schaft 5-783.7q♦
--- Humerus
---- distal 5-783.73♦
---- proximal 5-783.71♦
---- Schaft 5-783.72♦
--- Kalkaneus 5-783.7t♦
--- Karpus 5-783.7a♦
--- Klavikula 5-783.70♦
--- Metakarpus 5-783.7b♦
--- Metatarsus 5-783.7v♦
--- Phalangen
---- Fuß 5-783.7w♦
---- Hand 5-783.7c♦
--- Radius
---- distal 5-783.76♦
---- proximal 5-783.74♦
---- Schaft 5-783.75♦
--- Schenkelhals 5-783.7e♦
--- Talus 5-783.7s♦ ►

Entnahme *(Forts.)*
~ Knochentransplantat *(Forts.)*
~~ gefäßgestielt, nicht mikrovaskulär-anastomosiert *(Forts.)*
––– Tarsus 5-783.7u♦
––– Tibia
–––– distal 5-783.7n♦
–––– proximal 5-783.7k♦
–––– Schaft 5-783.7m♦
––– Ulna
–––– distal 5-783.79♦
–––– proximal 5-783.77♦
–––– Schaft 5-783.78♦
–– mikrovaskulär-anastomosiert
––– Beckenknochen 5-783.5d
––– Femur
–––– distal 5-783.5h♦
–––– proximal 5-783.5f♦
–––– Schaft 5-783.5g♦
––– Fibula
–––– distal 5-783.5r♦
–––– proximal 5-783.5p♦
–––– Schaft 5-783.5q♦
––– Humerus
–––– distal 5-783.53♦
–––– proximal 5-783.51♦
–––– Schaft 5-783.52♦
––– Kalkaneus 5-783.5t♦
––– Karpus 5-783.5a♦
––– Klavikula 5-783.50♦
––– Metakarpus 5-783.5b♦
––– Metatarsus 5-783.5v♦
––– Phalangen
–––– Fuß 5-783.5w♦
–––– Hand 5-783.5c♦
––– Radius
–––– distal 5-783.56♦
–––– proximal 5-783.54♦
–––– Schaft 5-783.55♦
––– Schenkelhals 5-783.5e♦
––– Talus 5-783.5s♦
––– Tarsus 5-783.5u♦
––– Tibia
–––– distal 5-783.5n♦
–––– proximal 5-783.5k♦
–––– Schaft 5-783.5m♦
––– Ulna
–––– distal 5-783.59♦
–––– proximal 5-783.57♦
–––– Schaft 5-783.58♦
–– nicht-gefäßgestielt
––– Beckenknochen 5-783.4d
––– Femur
–––– distal 5-783.4h♦
–––– proximal 5-783.4f♦
–––– Schaft 5-783.4g♦
––– Fibula
–––– distal 5-783.4r♦
–––– proximal 5-783.4p♦
–––– Schaft 5-783.4q♦ ►

Entnahme *(Forts.)*
~ Knochentransplantat *(Forts.)*
~~ nicht-gefäßgestielt *(Forts.)*
––– Humerus
–––– distal 5-783.43♦
–––– proximal 5-783.41♦
–––– Schaft 5-783.42♦
––– Kalkaneus 5-783.4t♦
––– Karpus 5-783.4a♦
––– Klavikula 5-783.40♦
––– Metakarpus 5-783.4b♦
––– Metatarsus 5-783.4v♦
––– Phalangen
–––– Fuß 5-783.4w♦
–––– Hand 5-783.4c♦
––– Radius
–––– distal 5-783.46♦
–––– proximal 5-783.44♦
–––– Schaft 5-783.45♦
––– Schenkelhals 5-783.4e♦
––– Talus 5-783.4s♦
––– Tarsus 5-783.4u♦
––– Tibia
–––– distal 5-783.4n♦
–––– proximal 5-783.4k♦
–––– Schaft 5-783.4m♦
––– Ulna
–––– distal 5-783.49♦
–––– proximal 5-783.47♦
–––– Schaft 5-783.48♦
– Knorpel
–– Ohr, zur Transplantation 5-189.0♦
–– Rippe, zur Transplantation 5-349.4
– Knorpel-Knochen-Transplantat
–– Femur
––– distal 5-783.6h♦
––– proximal 5-783.6f♦
–– Fibula
––– distal 5-783.6r♦
––– proximal 5-783.6p♦
–– Humerus
––– distal 5-783.63♦
––– proximal 5-783.61♦
–– Kalkaneus 5-783.6t♦
–– Karpus 5-783.6a♦
–– Metakarpus 5-783.6b♦
–– Metatarsus 5-783.6v♦
–– Patella 5-783.6j♦
–– Radius
––– distal 5-783.66♦
––– proximal 5-783.64♦
–– Talus 5-783.6s♦
–– Tarsus 5-783.6u♦
–– Tibia
––– distal 5-783.6n♦
––– proximal 5-783.6k♦
–– Ulna, distal 5-783.69♦
– Knorpeltransplantat
–– Ellenbogengelenk
––– arthroskopisch 5-812.8t♦
––– offen 5-801.at♦ ►

E

Entnahme *(Forts.)*
~ Knorpeltransplantat *(Forts.)*
-- Handgelenk
--- arthroskopisch 5-812.87♦
--- offen 5-801.a7♦
-- Hüftgelenk
--- arthroskopisch 5-812.8g♦
--- offen 5-801.ag♦
-- Humeroglenoidalgelenk
--- arthroskopisch 5-812.80♦
--- offen 5-801.a0♦
-- Humeroradialgelenk
--- arthroskopisch 5-812.8s♦
--- offen 5-801.as♦
-- Humeroulnargelenk
--- arthroskopisch 5-812.84♦
--- offen 5-801.a4♦
-- Kniegelenk
--- arthroskopisch 5-812.8h♦
--- offen 5-801.ah♦
-- Sprunggelenk
--- oberes
---- arthroskopisch 5-812.8k♦
---- offen 5-801.ak♦
--- unteres
---- arthroskopisch 5-812.8m♦
---- offen 5-801.am♦
- Lappen
-- fasziokutan
--- Axilla, mit mikrovaskulärer Anastomosierung 5-858.01♦
--- Bauchregion, mit mikrovaskulärer Anastomosierung 5-858.06♦
--- Brustwand, mit mikrovaskulärer Anastomosierung 5-858.05♦
--- Ellenbogen, mit mikrovaskulärer Anastomosierung 5-858.02♦
--- Fuß, mit mikrovaskulärer Anastomosierung 5-858.0a♦
--- Genitalregion, mit mikrovaskulärer Anastomosierung 5-858.07♦
--- Gesäß, mit mikrovaskulärer Anastomosierung 5-858.07♦
--- Hals, mit mikrovaskulärer Anastomosierung 5-858.00♦
--- Hand, mit mikrovaskulärer Anastomosierung 5-858.04♦
--- Knie, mit mikrovaskulärer Anastomosierung 5-858.08♦
--- Kopf, mit mikrovaskulärer Anastomosierung 5-858.00♦
--- Leistenregion, mit mikrovaskulärer Anastomosierung 5-858.07♦
--- Oberarm, mit mikrovaskulärer Anastomosierung 5-858.02♦
--- Oberschenkel, mit mikrovaskulärer Anastomosierung 5-858.08♦
--- Rücken, mit mikrovaskulärer Anastomosierung 5-858.05♦
--- Schulter, mit mikrovaskulärer Anastomosierung 5-858.01♦ ►

Entnahme *(Forts.)*
~ Lappen *(Forts.)*
~~ fasziokutan *(Forts.)*
--- Unterarm, mit mikrovaskulärer Anastomosierung 5-858.03♦
--- Unterschenkel, mit mikrovaskulärer Anastomosierung 5-858.09♦
-- frei
--- Axilla, mit mikrovaskulärer Anastomosierung 5-904.06♦
---- bei Verbrennung und Verätzung 5-924.36♦
--- Bauchregion, mit mikrovaskulärer Anastomosierung 5-904.0b
---- bei Verbrennung und Verätzung 5-924.3b
--- Brustwand, mit mikrovaskulärer Anastomosierung 5-904.0a
---- bei Verbrennung und Verätzung 5-924.3a
--- Ellenbogen, mit mikrovaskulärer Anastomosierung 5-904.07♦
---- bei Verbrennung und Verätzung 5-924.37♦
--- Fuß, mit mikrovaskulärer Anastomosierung 5-904.0g♦
---- bei Verbrennung und Verätzung 5-924.3g♦
--- Genitalregion, mit mikrovaskulärer Anastomosierung 5-904.0c
---- bei Verbrennung und Verätzung 5-924.3c
--- Gesäß, mit mikrovaskulärer Anastomosierung 5-904.0d
---- bei Verbrennung und Verätzung 5-924.3d
--- Hals, mit mikrovaskulärer Anastomosierung 5-904.05
---- bei Verbrennung und Verätzung 5-924.35
--- Hand, mit mikrovaskulärer Anastomosierung 5-904.09♦
---- bei Verbrennung und Verätzung 5-924.39♦
--- Knie, mit mikrovaskulärer Anastomosierung 5-904.0e♦
---- bei Verbrennung und Verätzung 5-924.3e♦
--- Kopf, mit mikrovaskulärer Anastomosierung 5-904.04
--- Kopfhaut, behaart, mit mikrovaskulärer Anastomosierung, bei Verbrennung und Verätzung 5-924.3h
--- Leistenregion, mit mikrovaskulärer Anastomosierung 5-904.0c
---- bei Verbrennung und Verätzung 5-924.3c
--- Lippe, mit mikrovaskulärer Anastomosierung 5-904.00
--- Oberarm, mit mikrovaskulärer Anastomosierung 5-904.07♦
---- bei Verbrennung und Verätzung 5-924.37♦
--- Oberschenkel, mit mikrovaskulärer Anastomosierung 5-904.0e♦
---- bei Verbrennung und Verätzung 5-924.3e♦ ►

Entnahme *(Forts.)*
~ Lappen *(Forts.)*
~~ frei *(Forts.)*
--- Rücken, mit mikrovaskulärer Anastomosierung 5-904.0a
---- bei Verbrennung und Verätzung 5-924.3j
--- Schulter, mit mikrovaskulärer Anastomosierung 5-904.06♦
---- bei Verbrennung und Verätzung 5-924.36♦
--- Unterarm, mit mikrovaskulärer Anastomosierung 5-904.08♦
---- bei Verbrennung und Verätzung 5-924.38♦
--- Unterschenkel, mit mikrovaskulärer Anastomosierung 5-904.0f♦
---- bei Verbrennung und Verätzung 5-924.3f♦
-- myokutan
--- Axilla, mit mikrovaskulärer Anastomosierung 5-858.21♦
--- Bauchregion, mit mikrovaskulärer Anastomosierung 5-858.26♦
--- Brustwand, mit mikrovaskulärer Anastomosierung 5-858.25♦
--- Ellenbogen, mit mikrovaskulärer Anastomosierung 5-858.22♦
--- Fuß, mit mikrovaskulärer Anastomosierung 5-858.2a♦
--- Genitalregion, mit mikrovaskulärer Anastomosierung 5-858.27♦
--- Gesäß, mit mikrovaskulärer Anastomosierung 5-858.27♦
--- Hals, mit mikrovaskulärer Anastomosierung 5-858.20♦
--- Hand, mit mikrovaskulärer Anastomosierung 5-858.24♦
--- Knie, mit mikrovaskulärer Anastomosierung 5-858.28♦
--- Kopf, mit mikrovaskulärer Anastomosierung 5-858.20♦
--- Leistenregion, mit mikrovaskulärer Anastomosierung 5-858.27♦
--- Oberarm, mit mikrovaskulärer Anastomosierung 5-858.22♦
--- Oberschenkel, mit mikrovaskulärer Anastomosierung 5-858.28♦
--- Rücken, mit mikrovaskulärer Anastomosierung 5-858.25♦
--- Schulter, mit mikrovaskulärer Anastomosierung 5-858.21♦
--- Unterarm, mit mikrovaskulärer Anastomosierung 5-858.23♦
--- Unterschenkel, mit mikrovaskulärer Anastomosierung 5-858.29♦
-- osteofasziokutan
--- Axilla, mit mikrovaskulärer Anastomosierung 5-858.31♦
--- Bauchregion, mit mikrovaskulärer Anastomosierung 5-858.36♦
--- Brustwand, mit mikrovaskulärer Anastomosierung 5-858.35♦ ►

Entnahme *(Forts.)*
~ Lappen *(Forts.)*
~~ osteofasziokutan *(Forts.)*
--- Ellenbogen, mit mikrovaskulärer Anastomosierung 5-858.32♦
--- Fuß, mit mikrovaskulärer Anastomosierung 5-858.3a♦
--- Genitalregion, mit mikrovaskulärer Anastomosierung 5-858.37♦
--- Gesäß, mit mikrovaskulärer Anastomosierung 5-858.37♦
--- Hals, mit mikrovaskulärer Anastomosierung 5-858.30♦
--- Hand, mit mikrovaskulärer Anastomosierung 5-858.34♦
--- Knie, mit mikrovaskulärer Anastomosierung 5-858.38♦
--- Kopf, mit mikrovaskulärer Anastomosierung 5-858.30♦
--- Leistenregion, mit mikrovaskulärer Anastomosierung 5-858.37♦
--- Oberarm, mit mikrovaskulärer Anastomosierung 5-858.32♦
--- Oberschenkel, mit mikrovaskulärer Anastomosierung 5-858.38♦
--- Rücken, mit mikrovaskulärer Anastomosierung 5-858.35♦
--- Schulter, mit mikrovaskulärer Anastomosierung 5-858.31♦
--- Unterarm, mit mikrovaskulärer Anastomosierung 5-858.33♦
--- Unterschenkel, mit mikrovaskulärer Anastomosierung 5-858.39♦
-- osteomyokutan
--- Axilla, mit mikrovaskulärer Anastomosierung 5-858.31♦
--- Bauchregion, mit mikrovaskulärer Anastomosierung 5-858.36♦
--- Brustwand, mit mikrovaskulärer Anastomosierung 5-858.35♦
--- Ellenbogen, mit mikrovaskulärer Anastomosierung 5-858.32♦
--- Fuß, mit mikrovaskulärer Anastomosierung 5-858.3a♦
--- Genitalregion, mit mikrovaskulärer Anastomosierung 5-858.37♦
--- Gesäß, mit mikrovaskulärer Anastomosierung 5-858.37♦
--- Hals, mit mikrovaskulärer Anastomosierung 5-858.30♦
--- Hand, mit mikrovaskulärer Anastomosierung 5-858.34♦
--- Knie, mit mikrovaskulärer Anastomosierung 5-858.38♦
--- Kopf, mit mikrovaskulärer Anastomosierung 5-858.30♦
--- Leistenregion, mit mikrovaskulärer Anastomosierung 5-858.37♦
--- Oberarm, mit mikrovaskulärer Anastomosierung 5-858.32♦ ►

Entnahme (Forts.)
~ Lappen (Forts.)
~~ osteomyokutan (Forts.)
––– Oberschenkel, mit mikrovaskulärer Anastomosierung 5-858.38♦
––– Rücken, mit mikrovaskulärer Anastomosierung 5-858.35♦
––– Schulter, mit mikrovaskulärer Anastomosierung 5-858.31♦
––– Unterarm, mit mikrovaskulärer Anastomosierung 5-858.33♦
––– Unterschenkel, mit mikrovaskulärer Anastomosierung 5-858.39♦
–– regional, gestielt
––– Axilla 5-904.16♦
–––– bei Verbrennung und Verätzung 5-924.46♦
––– Bauchregion 5-904.1b
–––– bei Verbrennung und Verätzung 5-924.4b
––– Brustwand 5-904.1a
–––– bei Verbrennung und Verätzung 5-924.4a
––– Dammregion, bei Verbrennung und Verätzung 5-924.4m
––– Ellenbogen 5-904.17♦
–––– bei Verbrennung und Verätzung 5-924.47♦
––– Fuß 5-904.1g♦
–––– bei Verbrennung und Verätzung 5-924.4g♦
––– Genitalregion 5-904.1c
–––– bei Verbrennung und Verätzung 5-924.4c
––– Gesäß 5-904.1d
–––– bei Verbrennung und Verätzung 5-924.4d
––– Hals 5-904.15
–––– bei Verbrennung und Verätzung 5-924.45
––– Hand 5-904.19♦
–––– bei Verbrennung und Verätzung 5-924.49♦
––– Knie 5-904.1e♦
–––– bei Verbrennung und Verätzung 5-924.4e♦
––– Kopf 5-904.14
––– Kopfhaut, behaart, bei Verbrennung und Verätzung 5-924.4h
––– Leistenregion 5-904.1c
–––– bei Verbrennung und Verätzung 5-924.4c
––– Lippe 5-904.10
––– Oberarm 5-904.17♦
–––– bei Verbrennung und Verätzung 5-924.47♦
––– Oberschenkel 5-904.1e♦
–––– bei Verbrennung und Verätzung 5-924.4e♦
––– Rücken 5-904.1a
–––– bei Verbrennung und Verätzung 5-924.4j
––– Schulter 5-904.16♦
–––– bei Verbrennung und Verätzung 5-924.46♦
––– Skrotum, bei Verbrennung und Verätzung 5-924.4k
––– Unterarm 5-904.18♦
–––– bei Verbrennung und Verätzung 5-924.48♦ ►

Entnahme (Forts.)
~ Lappen (Forts.)
~~ regional, gestielt (Forts.)
––– Unterschenkel 5-904.1f♦
–––– bei Verbrennung und Verätzung 5-924.4f♦
–– septokutan
––– Axilla, mit mikrovaskulärer Anastomosierung 5-858.11♦
––– Bauchregion, mit mikrovaskulärer Anastomosierung 5-858.16♦
––– Brustwand, mit mikrovaskulärer Anastomosierung 5-858.15♦
––– Ellenbogen, mit mikrovaskulärer Anastomosierung 5-858.12♦
––– Fuß, mit mikrovaskulärer Anastomosierung 5-858.1a♦
––– Genitalregion, mit mikrovaskulärer Anastomosierung 5-858.17♦
––– Gesäß, mit mikrovaskulärer Anastomosierung 5-858.17♦
––– Hals, mit mikrovaskulärer Anastomosierung 5-858.10♦
––– Hand, mit mikrovaskulärer Anastomosierung 5-858.14♦
––– Knie, mit mikrovaskulärer Anastomosierung 5-858.18♦
––– Kopf, mit mikrovaskulärer Anastomosierung 5-858.10♦
––– Leistenregion, mit mikrovaskulärer Anastomosierung 5-858.17♦
––– Oberarm, mit mikrovaskulärer Anastomosierung 5-858.12♦
––– Oberschenkel, mit mikrovaskulärer Anastomosierung 5-858.18♦
––– Rücken, mit mikrovaskulärer Anastomosierung 5-858.15♦
––– Schulter, mit mikrovaskulärer Anastomosierung 5-858.11♦
––– Unterarm, mit mikrovaskulärer Anastomosierung 5-858.13♦
––– Unterschenkel, mit mikrovaskulärer Anastomosierung 5-858.19♦
– Lymphgefäß, Oberschenkel, zur Transplantation 5-401.f0♦
– Lymphozyten, allogen, aus peripherem Blut, zur Transfusion 5-410.31
– Muskel
–– Axilla, zur Transplantation 5-852.e1♦
–– Bauchregion, zur Transplantation 5-852.e6♦
–– Brustwand, zur Transplantation 5-852.e5♦
–– Ellenbogen, zur Transplantation 5-852.e2♦
–– Fuß, zur Transplantation 5-852.ea♦
–– Genitalregion, zur Transplantation 5-852.e7♦
–– Gesäß, zur Transplantation 5-852.e7♦
–– Hals, zur Transplantation 5-852.e0♦
–– Knie, zur Transplantation 5-852.e8♦
–– Kopf, zur Transplantation 5-852.e0♦
–– Leistenregion, zur Transplantation 5-852.e7♦
–– Oberarm, zur Transplantation 5-852.e2♦
–– Oberschenkel, zur Transplantation 5-852.e8♦
–– Rücken, zur Transplantation 5-852.e5♦ ►

Entnahme *(Forts.)*
~ Muskel *(Forts.)*
-- Schulter, zur Transplantation 5-852.e1♦
-- Unterarm, zur Transplantation 5-852.e3♦
-- Unterschenkel, zur Transplantation 5-852.e9♦
– Patch, Perikard 5-372.6
– Schleimhauttransplantat
-- Gaumen, hart 5-242.5
-- Wange 5-242.6
– Sehnengewebe
-- Axilla, zur Transplantation 5-852.f1♦
-- Bauchregion, zur Transplantation 5-852.f6♦
-- Brustwand, zur Transplantation 5-852.f5♦
-- Ellenbogen, zur Transplantation 5-852.f2♦
-- Fuß, zur Transplantation 5-852.fa♦
-- Genitalregion, zur Transplantation 5-852.f7♦
-- Gesäß, zur Transplantation 5-852.f7♦
-- Hals, zur Transplantation 5-852.f0♦
-- Knie, zur Transplantation 5-852.f8♦
-- Kopf, zur Transplantation 5-852.f0♦
-- Leistenregion, zur Transplantation 5-852.f7♦
-- Oberarm, zur Transplantation 5-852.f2♦
-- Oberschenkel, zur Transplantation 5-852.f8♦
-- Rücken, zur Transplantation 5-852.f5♦
-- Schulter, zur Transplantation 5-852.f1♦
-- Unterarm, zur Transplantation 5-852.f3♦
-- Unterschenkel, zur Transplantation 5-852.f9♦
– Spalthaut
-- Axilla 5-901.06♦
--- bei Verbrennung und Verätzung 5-924.06♦
-- Bauchregion 5-901.0b
--- bei Verbrennung und Verätzung 5-924.0b
-- Brustwand 5-901.0a
--- bei Verbrennung und Verätzung 5-924.0a
-- Dammregion, bei Verbrennung und Verätzung 5-924.0m
-- Ellenbogen, bei Verbrennung und Verätzung 5-924.07♦
-- Fuß 5-901.0g♦
-- Genitalregion 5-901.0c
--- bei Verbrennung und Verätzung 5-924.0c
-- Gesäß 5-901.0d
--- bei Verbrennung und Verätzung 5-924.0d
-- Hals 5-901.05
-- Hand 5-901.09♦
-- Knie 5-901.0e♦
--- bei Verbrennung und Verätzung 5-924.0e♦
-- Kopf 5-901.04
-- Kopfhaut, behaart, bei Verbrennung und Verätzung 5-924.0h
-- Leistenregion 5-901.0c
--- bei Verbrennung und Verätzung 5-924.0c
-- Lippe 5-901.00
-- Oberarm 5-901.07♦
--- bei Verbrennung und Verätzung 5-924.07♦
-- Oberschenkel 5-901.0e♦
--- bei Verbrennung und Verätzung 5-924.0e♦
-- Rücken 5-901.0a
--- bei Verbrennung und Verätzung 5-924.0j ►

Entnahme *(Forts.)*
~ Spalthaut *(Forts.)*
-- Schulter 5-901.06♦
--- bei Verbrennung und Verätzung 5-924.06♦
-- Skrotum, bei Verbrennung und Verätzung 5-924.0k
-- Unterarm 5-901.08♦
--- bei Verbrennung und Verätzung 5-924.08♦
-- Unterschenkel 5-901.0f♦
--- bei Verbrennung und Verätzung 5-924.0f♦
– Span, kortikospongiös
-- aus mehreren Entnahmestellen 5-783.3
-- Beckenknochen 5-783.2d
-- Femur, distal 5-783.2h♦
-- Fibula
--- distal 5-783.2r♦
--- proximal 5-783.2p♦
--- Schaft 5-783.2q♦
-- Humerus
--- distal 5-783.23♦
--- proximal 5-783.21♦
-- Kalkaneus 5-783.2t♦
-- Metatarsus 5-783.2v♦
-- Radius, distal 5-783.26♦
-- Skapula 5-783.2z♦
-- Tibia
--- distal 5-783.2n♦
--- proximal 5-783.2k♦
-- Ulna
--- distal 5-783.29♦
--- proximal 5-783.27♦
--- Schaft 5-783.28♦
– Spongiosa
-- aus mehreren Entnahmestellen 5-783.1
-- Beckenknochen 5-783.0d
-- Femur
--- distal 5-783.0h♦
--- proximal 5-783.0f♦
--- Schaft 5-783.0g♦
-- Fibula
--- distal 5-783.0r♦
--- proximal 5-783.0p♦
--- Schaft 5-783.0q♦
-- Humerus
--- distal 5-783.03♦
--- proximal 5-783.01♦
--- Schaft 5-783.02♦
-- Kalkaneus 5-783.0t♦
-- Karpus 5-783.0a♦
-- Klavikula 5-783.00♦
-- Metakarpus 5-783.0b♦
-- Metatarsus 5-783.0v♦
-- Patella 5-783.0j♦
-- Phalangen
--- Fuß 5-783.0w♦
--- Hand 5-783.0c♦
-- Radius
--- distal 5-783.06♦
--- proximal 5-783.04♦
--- Schaft 5-783.05♦
-- Schenkelhals 5-783.0e♦ ►

E

Entnahme *(Forts.)*
~ Spongiosa *(Forts.)*
-- Skapula 5-783.0z♦
-- Talus 5-783.0s♦
-- Tarsus 5-783.0u♦
-- Tibia
--- distal 5-783.0n♦
--- proximal 5-783.0k♦
--- Schaft 5-783.0m♦
-- Ulna
--- distal 5-783.09♦
--- proximal 5-783.07♦
--- Schaft 5-783.08♦
- Stammzellen, hämatopoetisch, aus
-- Knochenmark
--- und peripherem Blut, zur Transplantation mit In-vitro-Aufbereitung durch Positivanreicherung *[nur Zusatzkode!]* 5-410.20
--- zur
---- allogenen Spende 5-410.01
---- Eigenspende 5-410.00
-- peripherem Blut, zur
--- allogenen Spende 5-410.11
--- Eigenspende 5-410.10
- T-Zellen, autogen, aus peripherem Blut, zur
-- Ex-vivo-Kultur und tumorspezifischen In-vitro-Aufbereitung, zur Transfusion 5-410.30
-- Herstellung von CAR-T-Zellen, zur Transfusion 5-410.30
- Transplantat
-- A. axillaris 5-386.11♦
-- A. brachialis 5-386.12♦
-- A. carotis 5-386.00♦
-- A. carotis communis, und Sinus caroticus 5-386.01♦
-- A. carotis externa 5-386.03♦
-- A. carotis interna, extrakraniell 5-386.02♦
-- A. dorsalis pedis 5-386.82♦
-- A. femoralis 5-386.70♦
-- A. fibularis 5-386.84♦
-- A. gastrica 5-386.62
-- A. hepatica 5-386.61
-- A. iliaca 5-386.52♦
-- A. iliaca communis 5-386.53♦
-- A. iliaca externa 5-386.54♦
-- A. iliaca interna 5-386.55♦
-- A. lienalis 5-386.63
-- A. mesenterica inferior 5-386.66
-- A. mesenterica superior 5-386.65
-- A. plantaris lateralis 5-386.86♦
-- A. plantaris medialis 5-386.85♦
-- A. poplitea 5-386.72♦
-- A. princeps pollicis 5-386.27♦
-- A. profunda femoris 5-386.71♦
-- A. pulmonalis 5-386.42♦
-- A. radialis 5-386.24♦
-- A. renalis 5-386.64♦
-- A. subclavia 5-386.40♦
-- A. tibialis anterior 5-386.80♦
-- A. tibialis posterior 5-386.83♦
-- A. ulnaris 5-386.20♦ ►

Entnahme *(Forts.)*
~ Transplantat *(Forts.)*
-- A. vertebralis, extrakraniell 5-386.04♦
-- Aa. digitales palmares communes 5-386.23♦
-- Aa. lumbales 5-386.51♦
-- Aa. recurrentes, Unterschenkel 5-386.81♦
-- Aorta abdominalis 5-386.33
-- Aorta ascendens 5-386.30
-- Aorta thoracica 5-386.32
-- Arcus aortae 5-386.31
-- Arcus palmaris profundus 5-386.21♦
-- Arcus palmaris superficialis 5-386.22♦
-- R. carpalis dorsalis 5-386.26♦
-- R. carpalis palmaris 5-386.25♦
-- Truncus brachiocephalicus 5-386.41♦
-- Truncus coeliacus 5-386.60
-- V. axillaris 5-386.94♦
-- V. brachiocephalica 5-386.95♦
-- V. cava inferior 5-386.97
-- V. cava superior 5-386.96
-- V. femoralis 5-386.9b♦
-- V. gastrica 5-386.9e♦
-- V. iliaca communis 5-386.98♦
-- V. iliaca externa 5-386.99♦
-- V. iliaca interna 5-386.9a♦
-- V. jugularis 5-386.91♦
-- V. lienalis 5-386.9f
-- V. mesenterica inferior 5-386.9h
-- V. mesenterica superior 5-386.9g
-- V. poplitea 5-386.9c♦
-- V. portae 5-386.9d
-- V. pulmonalis 5-386.92♦
-- V. renalis 5-386.9k♦
-- V. subclavia 5-386.93♦
-- Vene, oberflächlich
--- abdominal 5-386.a4♦
--- extrakraniell, Kopf 5-386.a0♦
--- Fuß 5-386.a6♦
--- Hals 5-386.a0♦
--- Hand 5-386.a2♦
--- Oberarm 5-386.a1♦
--- Oberschenkel 5-386.a5♦
--- Schulter 5-386.a1♦
--- thorakal 5-386.a3♦
--- Unterarm 5-386.a2♦
--- Unterschenkel 5-386.a6♦
-- Vv. hepaticae 5-386.9j
- Vollhaut
-- Axilla 5-901.16♦
--- bei Verbrennung und Verätzung 5-924.16♦
-- Bauchregion 5-901.1b
--- bei Verbrennung und Verätzung 5-924.1b
-- Brustwand 5-901.1a
--- bei Verbrennung und Verätzung 5-924.1a
-- Dammregion, bei Verbrennung und Verätzung 5-924.1m
-- Ellenbogen, bei Verbrennung und Verätzung 5-924.17♦
-- Fuß 5-901.1g♦ ►

Entnahme *(Forts.)*
~ Vollhaut *(Forts.)*
-- Genitalregion 5-901.1c
--- bei Verbrennung und Verätzung 5-924.1c
-- Gesäß 5-901.1d
--- bei Verbrennung und Verätzung 5-924.1d
-- Hals 5-901.15
--- bei Verbrennung und Verätzung 5-924.15
-- Hand 5-901.19♦
-- Knie 5-901.1e♦
--- bei Verbrennung und Verätzung 5-924.1e♦
-- Kopf 5-901.14
-- Kopfhaut, behaart, bei Verbrennung und Verätzung 5-924.1h
-- Leistenregion 5-901.1c
--- bei Verbrennung und Verätzung 5-924.1c
-- Lippe 5-901.10
-- Oberarm 5-901.17♦
--- bei Verbrennung und Verätzung 5-924.17♦
-- Oberschenkel 5-901.1e♦
--- bei Verbrennung und Verätzung 5-924.1e♦
-- Ohrmuschelrückseite 5-901.14
-- retroaurikulär 5-901.14
-- Rücken 5-901.1a
--- bei Verbrennung und Verätzung 5-924.1j
-- Schulter 5-901.16♦
--- bei Verbrennung und Verätzung 5-924.16♦
-- Skrotum, bei Verbrennung und Verätzung 5-924.1k
-- Unterarm 5-901.18♦
--- bei Verbrennung und Verätzung 5-924.18♦
-- Unterschenkel 5-901.1f♦
--- bei Verbrennung und Verätzung 5-924.1f♦
- Zahn
-- mehrere
--- aus einem
---- Kiefer, zur Transplantation, durch Osteotomie 5-231.42
---- Quadranten, zur Transplantation, durch Osteotomie 5-231.41
--- Kiefer, beide, zur Transplantation, durch Osteotomie 5-231.43
-- zur Transplantation, durch Osteotomie 5-231.40
Entropium
- Korrekturoperation, durch
-- horizontale Verkürzung, Augenlid 5-093.2♦
-- Implantation 5-093.4♦
-- Naht 5-093.1♦
-- Operation, Lidretraktor 5-093.3♦
-- Schwenkplastik 5-093.5♦
-- Thermokoagulation 5-093.0♦
-- Transplantation 5-093.4♦
-- Verschiebeplastik 5-093.5♦
- Reposition, Lidlamelle 5-093.6♦
Entzündungsdiagnostik, durch Ganzkörper-Szintigraphie 3-70c.2
Entzug, qualifiziert
- mindestens
-- 7 bis höchstens 13 Behandlungstage 8-985.1 ►

Entzug, qualifiziert *(Forts.)*
~ mindestens *(Forts.)*
-- 14 bis höchstens 20 Behandlungstage 8-985.2
-- 21 Behandlungstage 8-985.3
- bis 6 Behandlungstage 8-985.0
Entzugsbehandlung, spezifisch, qualifiziert, Abhängigkeitskranker, bei Erwachsenen
- 1 Behandlungstag *[nur Zusatzkode!]* 9-647.0
- 2 Behandlungstage *[nur Zusatzkode!]* 9-647.1
- 3 Behandlungstage *[nur Zusatzkode!]* 9-647.2
- 4 Behandlungstage *[nur Zusatzkode!]* 9-647.3
- 5 Behandlungstage *[nur Zusatzkode!]* 9-647.4
- 6 Behandlungstage *[nur Zusatzkode!]* 9-647.5
- 7 Behandlungstage *[nur Zusatzkode!]* 9-647.6
- 8 Behandlungstage *[nur Zusatzkode!]* 9-647.7
- 9 Behandlungstage *[nur Zusatzkode!]* 9-647.8
- 10 Behandlungstage *[nur Zusatzkode!]* 9-647.9
- 11 Behandlungstage *[nur Zusatzkode!]* 9-647.a
- 12 Behandlungstage *[nur Zusatzkode!]* 9-647.b
- 13 Behandlungstage *[nur Zusatzkode!]* 9-647.c
- 14 Behandlungstage *[nur Zusatzkode!]* 9-647.d
- 15 Behandlungstage *[nur Zusatzkode!]* 9-647.e
- 16 Behandlungstage *[nur Zusatzkode!]* 9-647.f
- 17 Behandlungstage *[nur Zusatzkode!]* 9-647.g
- 18 Behandlungstage *[nur Zusatzkode!]* 9-647.h
- 19 Behandlungstage *[nur Zusatzkode!]* 9-647.j
- 20 Behandlungstage *[nur Zusatzkode!]* 9-647.k
- 21 Behandlungstage *[nur Zusatzkode!]* 9-647.m
- 22 Behandlungstage *[nur Zusatzkode!]* 9-647.n
- 23 Behandlungstage *[nur Zusatzkode!]* 9-647.p
- 24 Behandlungstage *[nur Zusatzkode!]* 9-647.q
- 25 Behandlungstage *[nur Zusatzkode!]* 9-647.r
- 26 Behandlungstage *[nur Zusatzkode!]* 9-647.s
- 27 Behandlungstage *[nur Zusatzkode!]* 9-647.t
- 28 Behandlungstage *[nur Zusatzkode!]* 9-647.u
Enukleation
- Augenhöhle, Revision 5-166.3♦
- Lunge
-- 1 Läsion
--- offen
---- mit
----- Entfernung, Lymphknoten, einzelne 5-322.c5♦
----- radikaler Lymphadenektomie 5-322.c6♦
---- ohne Lymphadenektomie 5-322.c4♦
--- thorakoskopisch
---- mit
----- Entfernung, Lymphknoten, einzelne 5-322.f5♦ ►

E

Enukleation *(Forts.)*
~ Lunge *(Forts.)*
~~ 1 Läsion *(Forts.)*
~~~ thorakoskopisch *(Forts.)*
~~~~ mit *(Forts.)*
––––– Lymphadenektomie, radikal 5-322.f6♦
–––– ohne Lymphadenektomie 5-322.f4♦
–– 2 bis 5 Läsionen
––– offen
–––– mit
––––– Entfernung, Lymphknoten, einzelne 5-322.c8♦
––––– radikaler Lymphadenektomie 5-322.c9♦
–––– ohne Lymphadenektomie 5-322.c7♦
––– thorakoskopisch
–––– mit
––––– Entfernung, Lymphknoten, einzelne 5-322.f8♦
––––– Lymphadenektomie, radikal 5-322.f9♦
–––– ohne Lymphadenektomie 5-322.f7♦
–– 6 bis 9 Läsionen
––– offen
–––– mit
––––– Entfernung, Lymphknoten, einzelne 5-322.cb♦
––––– radikaler Lymphadenektomie 5-322.cc♦
–––– ohne Lymphadenektomie 5-322.ca♦
––– thorakoskopisch
–––– mit
––––– Entfernung, Lymphknoten, einzelne 5-322.fb♦
––––– Lymphadenektomie, radikal 5-322.fc♦
–––– ohne Lymphadenektomie 5-322.fa♦
–– 10 bis 19 Läsionen
––– offen
–––– mit
––––– Entfernung, Lymphknoten, einzelne 5-322.ce♦
––––– Lymphadenektomie, radikal 5-322.cf♦
–––– ohne Lymphadenektomie 5-322.cd♦
––– thorakoskopisch
–––– mit
––––– Entfernung, Lymphknoten, einzelne 5-322.fe♦
––––– Lymphadenektomie, radikal 5-322.ff♦
–––– ohne Lymphadenektomie 5-322.fd♦
–– 20 oder mehr Läsionen
––– offen
–––– mit
––––– Entfernung, Lymphknoten, einzelne 5-322.ch♦
––––– radikaler Lymphadenektomie 5-322.cj♦
–––– ohne Lymphadenektomie 5-322.cg♦
––– thorakoskopisch
–––– mit
––––– Entfernung, Lymphknoten, einzelne 5-322.fh♦
––––– Lymphadenektomie, radikal 5-322.fj♦
–––– ohne Lymphadenektomie 5-322.fg♦ ►

Enukleation *(Forts.)*
– mit Einführung
–– Bulbusplatzhalter, aus nicht-resorbierbarem mikroporösem Material, mit fibrovaskulärer Integration
––– mit Titannetz
–––– außerhalb der Tenonschen Kapsel 5-163.24♦
–––– in die Tenonsche Kapsel 5-163.14♦
––– ohne Titannetz
–––– außerhalb der Tenonschen Kapsel 5-163.23♦
–––– in die Tenonsche Kapsel 5-163.13♦
–– Haut-Fettgewebe-Transplantat
––– außerhalb der Tenonschen Kapsel 5-163.22♦
––– in die Tenonsche Kapsel 5-163.12♦
–– Orbitaimplantat, alloplastisch
––– außerhalb der Tenonschen Kapsel 5-163.20♦
––– in die Tenonsche Kapsel 5-163.10♦
––– ummantelt
–––– außerhalb der Tenonschen Kapsel 5-163.21♦
–––– in die Tenonsche Kapsel 5-163.11♦
– ohne Einführung, Orbitaimplantat 5-163.0♦
– Ohr, äußeres 5-181.8♦
– Tumor-, Niere, offen 5-552.0♦
– Zysten-, dental 5-242.2
Enzalutamid, Applikation, oral
– 480 mg bis unter 960 mg 6-007.60
– 960 mg bis unter 1.440 mg 6-007.61
– 1.440 mg bis unter 1.920 mg 6-007.62
– 1.920 mg bis unter 2.400 mg 6-007.63
– 2.400 mg bis unter 2.880 mg 6-007.64
– 2.880 mg bis unter 3.360 mg 6-007.65
– 3.360 mg bis unter 3.840 mg 6-007.66
– 3.840 mg bis unter 4.320 mg 6-007.67
– 4.320 mg bis unter 4.800 mg 6-007.68
– 4.800 mg bis unter 5.280 mg 6-007.69
– 5.280 mg bis unter 5.760 mg 6-007.6a
– 5.760 mg bis unter 6.240 mg 6-007.6b
– 6.240 mg bis unter 6.720 mg 6-007.6c
– 6.720 mg bis unter 7.200 mg 6-007.6d
– 7.200 mg bis unter 7.680 mg 6-007.6e
– 7.680 mg bis unter 8.160 mg 6-007.6f
– 8.160 mg oder mehr 6-007.6g
Enzymatisch, Wunddébridement, mit Okklusivverband, bei Verbrennungen, Körperoberfläche
– bis unter 500 cm² 8-191.70
– 500 cm² bis unter 1.000 cm² 8-191.71
– 1.000 cm² bis unter 1.500 cm² 8-191.72
– 1.500 cm² bis unter 2.000 cm² 8-191.73
– 2.000 cm² bis unter 2.500 cm² 8-191.74
– 2.500 cm² bis unter 3.000 cm² 8-191.75
– 3.000 cm² bis unter 3.500 cm² 8-191.76
– 3.500 cm² bis unter 4.000 cm² 8-191.77
– 4.000 cm² bis unter 4.500 cm² 8-191.78
– 4.500 cm² oder mehr 8-191.79

Enzymersatztherapie
– bei lysosomalen Speicherkrankheiten 6-003.7
– mit
–– Alglucosidase alfa 6-003.7
–– Imiglucerase 6-003.7
–– Laronidase 6-003.7
Epidermal, Therapie, mit
– Radionuklid, offen 8-530.8
– Rhenium-188 8-530.8
Epididymektomie
– bei Orchidektomie
–– bei Inguinalhoden 5-622.6♦
–– radikal, und Resektion, Samenstrang 5-622.5
–– skrotal 5-622.1♦
– partiell 5-633.0♦
– total 5-633.1♦
Epididymis
– Biopsie
–– durch Inzision 1-569.0♦
–– perkutan 1-463.5♦
––– mit Steuerung durch bildgebende Verfahren 1-465.5♦
– Nadelbiopsie, perkutan 1-463.5♦
– Naht, nach Verletzung 5-637.0♦
– Rekonstruktion, durch Epididymovasostomie 5-637.3♦
– Zystenexzision 5-631.0♦
Epididymotomie 5-639.0♦
Epididymovasostomie, zur Rekonstruktion
– Ductus deferens 5-637.3♦
– Epididymis 5-637.3♦
Epidural
– EEG-Ableitung 1-211
– Entleerung
–– Empyem
––– durch
–––– Kraniektomie 5-012.3
–––– Kraniotomie 5-012.3
––– Spinalkanal 5-033.3
–– Hämatom
––– durch
–––– Kraniektomie 5-012.2
–––– Kraniotomie 5-012.2
––– Spinalkanal 5-033.2
– Flüssigkeit, Drainage
–– durch
––– Kraniektomie 5-012.1
––– Kraniotomie 5-012.1
–– Spinalkanal 5-033.1
– Hämatomdrainage, durch
–– Kraniektomie 5-012.2
–– Kraniotomie 5-012.2
– Infusion, zur Schmerztherapie 8-910
– Injektion, zur Schmerztherapie 8-910
– Plattenelektrode
–– Entfernung 5-039.a4
–– mehrere
––– Entfernung 5-039.a5
––– Revision 5-039.c3
–– Revision 5-039.c2 ►

Epidural *(Forts.)*
– Stabelektrode
–– Entfernung 5-039.a2
–– mehrere
––– Entfernung 5-039.a3
––– Revision 5-039.c1
–– Revision 5-039.c0
– Tumordestruktion 5-035.2
– Tumorexzision 5-035.2
Epiduralraum
– Aspiration, über früher implantierten Katheter 1-204.5
– Fremdkörperentfernung, durch
–– Kraniektomie 5-012.4
–– Kraniotomie 5-012.4
– Implantation, Multifunktionselektrode, temporär, perkutan, zur gepulsten Radiofrequenzbehandlung 5-039.38
– Spinalkanal, Fremdkörperentfernung 5-033.4
Epifaszial
– Exstirpation, Weichteiltumor
–– Axilla 5-852.81♦
–– Bauchregion 5-852.86♦
–– Brustwand 5-852.85♦
–– Ellenbogen 5-852.82♦
–– Fuß 5-852.8a♦
–– Genitalregion 5-852.87♦
–– Gesäß 5-852.87♦
–– Hals 5-852.80♦
–– Knie 5-852.88♦
–– Kopf 5-852.80♦
–– Leistenregion 5-852.87♦
–– Oberarm 5-852.82♦
–– Oberschenkel 5-852.88♦
–– Rücken 5-852.85♦
–– Schulter 5-852.81♦
–– Unterarm 5-852.83♦
–– Unterschenkel 5-852.89♦
– Exzision
–– Muskel
––– Axilla, partiell 5-852.41♦
––– Bauchregion, partiell 5-852.46♦
––– Brustwand
–––– partiell 5-852.45♦
–––– total 5-852.55♦
––– Ellenbogen, partiell 5-852.42♦
––– Fuß, partiell 5-852.4a♦
––– Genitalregion
–––– partiell 5-852.47♦
–––– total 5-852.57♦
––– Gesäß
–––– partiell 5-852.47♦
–––– total 5-852.57♦
––– Hals, partiell 5-852.40♦
––– Knie, partiell 5-852.48♦
––– Kopf, partiell 5-852.40♦
––– Leistenregion
–––– partiell 5-852.47♦
–––– total 5-852.57♦
––– Oberarm, partiell 5-852.42♦
––– Oberschenkel, partiell 5-852.48♦ ►

E

Epifaszial *(Forts.)*
~ Exzision *(Forts.)*
~~ Muskel *(Forts.)*
––– Rücken
–––– partiell 5-852.45♦
–––– total 5-852.55♦
––– Schulter, partiell 5-852.41♦
––– Unterarm, partiell 5-852.43♦
––– Unterschenkel, partiell 5-852.49♦
–– Sehne, und Muskel
––– Axilla 5-852.81♦
––– Bauchregion 5-852.86♦
––– Brustwand 5-852.85♦
––– Ellenbogen 5-852.82♦
––– Fuß 5-852.8a♦
––– Genitalregion 5-852.87♦
––– Gesäß 5-852.87♦
––– Hals 5-852.80♦
––– Knie 5-852.88♦
––– Kopf 5-852.80♦
––– Leistenregion 5-852.87♦
––– Oberarm 5-852.82♦
––– Oberschenkel 5-852.88♦
––– Rücken 5-852.85♦
––– Schulter 5-852.81♦
––– Unterarm 5-852.83♦
––– Unterschenkel 5-852.89♦
– Nekrosektomie
–– Augenlid, bei Verbrennung und Verätzung 5-921.23♦
–– Axilla, bei Verbrennung und Verätzung 5-921.26♦
–– Bauchregion, bei Verbrennung und Verätzung 5-921.2b
–– Brustwand, bei Verbrennung und Verätzung 5-921.2a
–– Dammregion, bei Verbrennung und Verätzung 5-921.2m
–– Ellenbogen, bei Verbrennung und Verätzung 5-921.27♦
–– Fuß, bei Verbrennung und Verätzung 5-921.2g♦
–– Genitalregion, bei Verbrennung und Verätzung 5-921.2c
–– Gesäß, bei Verbrennung und Verätzung 5-921.2d
–– Hals, bei Verbrennung und Verätzung 5-921.25
–– Hand, bei Verbrennung und Verätzung 5-921.29♦
–– Knie, bei Verbrennung und Verätzung 5-921.2e♦
–– Kopf, bei Verbrennung und Verätzung 5-921.24
–– Kopfhaut, behaart, bei Verbrennung und Verätzung 5-921.2h
–– Leistenregion, bei Verbrennung und Verätzung 5-921.2c
–– Lippe, bei Verbrennung und Verätzung 5-921.20 ►

Epifaszial *(Forts.)*
~ Nekrosektomie *(Forts.)*
–– Nase, bei Verbrennung und Verätzung 5-921.21
–– Oberarm, bei Verbrennung und Verätzung 5-921.27♦
–– Oberschenkel, bei Verbrennung und Verätzung 5-921.2e♦
–– Ohr, bei Verbrennung und Verätzung 5-921.22♦
–– Rücken, bei Verbrennung und Verätzung 5-921.2j
–– Schulter, bei Verbrennung und Verätzung 5-921.26♦
–– Skrotum, bei Verbrennung und Verätzung 5-921.2k
–– Unterarm, bei Verbrennung und Verätzung 5-921.28♦
–– Unterschenkel, bei Verbrennung und Verätzung 5-921.2f♦
Epiglottektomie, endolaryngeal 5-302.0
Epikanthusfalte, Rekonstruktion, plastisch, mit
– Doppel-Z-Plastik 5-092.41♦
– V-Y-Plastik 5-092.40♦
Epikardial
– EKG-Elektrode, mit Verbindungsleitung, Wechsel, isoliert, Herzunterstützungssystem, extraaortal, permanent 5-376.93
– Hochfrequenzultraschallablation
–– endoskopisch, bei Herzrhythmusstörungen 5-371.55
–– offen, bei Herzrhythmusstörungen 5-371.45
– Inzision 5-370.4
– Kryoablation
–– endoskopisch, bei Herzrhythmusstörungen 5-371.53
–– offen, bei Herzrhythmusstörungen 5-371.43
– Laserablation
–– endoskopisch, bei Herzrhythmusstörungen 5-371.56
–– offen, bei Herzrhythmusstörungen 5-371.46
– Mikrowellenablation
–– endoskopisch, bei Herzrhythmusstörungen 5-371.54
–– offen, bei Herzrhythmusstörungen 5-371.44
– Radiofrequenzablation
–– bipolar
––– endoskopisch, bei Herzrhythmusstörungen 5-371.52
––– offen, bei Herzrhythmusstörungen 5-371.42
–– unipolar
––– gekühlt
–––– endoskopisch, bei Herzrhythmusstörungen 5-371.51
–––– offen, bei Herzrhythmusstörungen 5-371.41
––– konventionell
–––– endoskopisch, bei Herzrhythmusstörungen 5-371.50
–––– offen bei Herzrhythmusstörungen 5-371.40 ►

Epikardial *(Forts.)*
– Sonde, Implantation
–– linksventrikulär, isoliert, offen 5-377.c0
–– rechtsventrikulär, isoliert, offen 5-377.c1
– Ventrikel-Unterstützungssystem
–– Entfernung 5-379.91
–– Implantation 5-379.90
–– Wechsel 5-379.90
– Zugang, perkutan, zur Ablation, bei Herzrhythmusstörungen *[nur Zusatzkode!]* 8-835.f
Epilation, Augenlid
– elektrochirurgisch 5-091.40♦
– kryochirurgisch 5-091.42♦
– thermochirurgisch 5-091.40♦
Epilepsiediagnostik
– durch
–– Elektrokortikographie 1-212.0
–– Elektrostimulation
––– im Wachzustand 1-212.2
––– in Allgemeinanästhesie 1-212.1
–– Potentiale, evoziert 1-212.3
– EEG-Ableitung, subdural, intrazerebral, kombiniert 1-211
Epileptisch, Focus, Lokalisation, durch
– Elektroenzephalographie, hochauflösend 1-20d.0
– hdEEG 1-20d.0
– Magnetenzephalographie 1-20b.0
– MEG 1-20b.0
Epimyokardial, Inzision 5-370.6
Epineural, Naht
– Hirnnerv, extrakraniell
–– mit Transplantation 5-048.0♦
––– und Transposition 5-054.0♦
–– primär 5-044.0♦
––– mit Transposition 5-050.0♦
–– sekundär 5-046.0♦
––– mit Transposition 5-052.0♦
– Nerv
–– Arm
––– mit Transplantation 5-048.3♦
–––– und Transposition 5-054.3♦
––– primär 5-044.3♦
–––– mit Transposition 5-050.3♦
––– sekundär 5-046.3♦
–––– mit Transposition 5-052.3♦
–– Beckenboden
––– mit Transplantation 5-048.7♦
–––– und Transposition 5-054.7♦
––– primär 5-044.7♦
–––– mit Transposition 5-050.7♦
––– sekundär 5-046.7♦
–––– mit Transposition 5-052.7♦
–– Bein
––– mit Transplantation 5-048.8♦
–––– und Transposition 5-054.8♦
––– primär 5-044.8♦
–––– mit Transposition 5-050.8♦
––– sekundär 5-046.8♦
–––– mit Transposition 5-052.8♦ ►

Epineural, Naht *(Forts.)*
~ Nerv *(Forts.)*
–– Fuß
––– mit Transplantation 5-048.9♦
–––– und Transposition 5-054.9♦
––– primär 5-044.9♦
–––– mit Transposition 5-050.9♦
––– sekundär 5-046.9♦
–––– mit Transposition 5-052.9♦
–– Hand
––– mit Transplantation 5-048.4♦
–––– und Transposition 5-054.4♦
––– primär 5-044.4♦
–––– mit Transposition 5-050.4♦
––– sekundär 5-046.4♦
–––– mit Transposition 5-052.4♦
–– Leiste
––– mit Transplantation 5-048.7♦
–––– und Transposition 5-054.7♦
––– primär 5-044.7♦
–––– mit Transposition 5-050.7♦
––– sekundär 5-046.7♦
–––– mit Transposition 5-052.7♦
–– Rumpf
––– mit Transplantation 5-048.5
–––– und Transposition 5-054.5
––– primär 5-044.5
–––– mit Transposition 5-050.5
––– sekundär 5-046.5
–––– mit Transposition 5-052.5
–– Schulter
––– mit Transplantation 5-048.2♦
–––– und Transposition 5-054.2♦
––– primär 5-044.2♦
–––– mit Transposition 5-050.2♦
––– sekundär 5-046.2♦
–––– mit Transposition 5-052.2♦
– Plexus brachialis
–– mit Transplantation 5-048.1♦
––– und Transposition 5-054.1♦
–– primär 5-044.1♦
––– mit Transposition 5-050.1♦
–– sekundär 5-046.1♦
––– mit Transposition 5-052.1♦
– Plexus lumbosacralis
–– mit Transplantation 5-048.6♦
––– und Transposition 5-054.6♦
–– primär 5-044.6♦
––– mit Transposition 5-050.6♦
–– sekundär 5-046.6♦
––– mit Transposition 5-052.6♦
Epipharyngoskopie
– direkt
–– mit flexiblem Endoskop im Schlaf 1-611.01
––– unter Sedierung 1-611.01
–– mit Schlafendoskopie 1-611.01
–– ohne weitere Maßnahmen 1-611.00
– indirekt 1-611.1
– mit Probeexzision 1-422.2
– mit Schlafendoskopie 1-611.01
– ohne weitere Maßnahmen 1-611.00

Epiphyseodese
– Becken
–– permanent 5-789.2d
–– temporär 5-789.1d
– Femur
–– distal
––– permanent 5-789.2h♦
––– temporär 5-789.1h♦
–– proximal
––– permanent 5-789.2f♦
––– temporär 5-789.1f♦
– Fibula
–– distal
––– permanent 5-789.2r♦
––– temporär 5-789.1r♦
–– proximal
––– permanent 5-789.2p♦
––– temporär 5-789.1p♦
– Humerus
–– distal
––– permanent 5-789.23♦
––– temporär 5-789.13♦
–– proximal
––– permanent 5-789.21♦
––– temporär 5-789.11♦
– Kalkaneus
–– permanent 5-789.2t♦
–– temporär 5-789.1t♦
– Klavikula
–– permanent 5-789.20♦
–– temporär 5-789.10♦
– Metakarpus
–– permanent 5-789.2b♦
–– temporär 5-789.1b♦
– Metatarsus
–– permanent 5-789.2v♦
–– temporär 5-789.1v♦
– Phalangen
–– Fuß
––– permanent 5-789.2w♦
––– temporär 5-789.1w♦
–– Hand
––– permanent 5-789.2c♦
––– temporär 5-789.1c♦
– Radius
–– distal
––– permanent 5-789.26♦
––– temporär 5-789.16♦
–– proximal
––– permanent 5-789.24♦
––– temporär 5-789.14♦
– Schenkelhals
–– permanent 5-789.2e♦
–– temporär 5-789.1e♦
– Skapula
–– permanent 5-789.2z♦
–– temporär 5-789.1z♦
– Talus
–– permanent 5-789.2s♦
–– temporär 5-789.1s♦
– Tarsus, permanent 5-789.2u♦ ►

Epiphyseodese *(Forts.)*
– Tibia
–– distal
––– permanent 5-789.2n♦
––– temporär 5-789.1n♦
–– proximal
––– permanent 5-789.2k♦
––– temporär 5-789.1k♦
– Ulna
–– distal
––– permanent 5-789.29♦
––– temporär 5-789.19♦
–– proximal
––– permanent 5-789.27♦
––– temporär 5-789.17♦
– wachstumslenkend, durch
–– Klammer, Formgedächtnislegierung
––– 1 5-838.c0
––– 2 5-838.c1
––– 3 5-838.c2
––– 4 5-838.c3
––– 5 5-838.c4
––– 6 5-838.c5
––– 7 5-838.c6
––– 8 5-838.c7
––– 9 5-838.c8
––– 10 5-838.c9
––– 11 5-838.ca
––– 12 5-838.cb
––– 13 oder mehr 5-838.cc
–– Shape Memory Alloy Staple
––– 1 5-838.c0
––– 2 5-838.c1
––– 3 5-838.c2
––– 4 5-838.c3
––– 5 5-838.c4
––– 6 5-838.c5
––– 7 5-838.c6
––– 8 5-838.c7
––– 9 5-838.c8
––– 10 5-838.c9
––– 11 5-838.ca
––– 12 5-838.cb
––– 13 oder mehr 5-838.cc
–– SMA-Staple
––– 1 5-838.c0
––– 2 5-838.c1
––– 3 5-838.c2
––– 4 5-838.c3
––– 5 5-838.c4
––– 6 5-838.c5
––– 7 5-838.c6
––– 8 5-838.c7
––– 9 5-838.c8
––– 10 5-838.c9
––– 11 5-838.ca
––– 12 5-838.cb
––– 13 oder mehr 5-838.cc
– Wirbelsäule
–– beidseitig, mit Wirbelfusion, dorsal 5-838.2
–– dorsoventral 5-838.0 ►

Epiphyseodese *(Forts.)*
~ Wirbelsäule *(Forts.)*
–– unilateral, mit Wirbelfusion, dorsal 5-838.1
Epiphyseolyse
– Beckenknochen, therapeutisch 5-789.4d
– Femur
–– distal, therapeutisch 5-789.4h♦
–– proximal, therapeutisch 5-789.4f♦
– Fibula
–– distal, therapeutisch 5-789.4r♦
–– proximal, therapeutisch 5-789.4p♦
– Humerus
–– distal, therapeutisch 5-789.43♦
–– proximal, therapeutisch 5-789.41♦
– Klavikula, therapeutisch 5-789.40♦
– Phalangen
–– Fuß, therapeutisch 5-789.4w♦
–– Hand, therapeutisch 5-789.4c♦
– Radius
–– distal, therapeutisch 5-789.46♦
–– proximal, therapeutisch 5-789.44♦
– Skapula, therapeutisch 5-789.4z♦
– Tibia
–– distal, therapeutisch 5-789.4n♦
–– proximal, therapeutisch 5-789.4k♦
– Ulna
–– distal, therapeutisch 5-789.49♦
–– proximal, therapeutisch 5-789.47♦
Episiotomie 5-738.0
– mit Naht
–– als selbständige Maßnahme 5-738.2
–– sekundär 5-738.2
Epithelzellsuspension, Transplantation, Haut
– Augenlid, nach
–– Aufbereitung mit Bedside-Kit, bei Verbrennung und Verätzung 5-925.b3♦
–– labortechnischer Aufbereitung im Schnellverfahren, bei Verbrennung und Verätzung 5-925.c3♦
– Axilla, nach
–– Aufbereitung mit Bedside-Kit 5-902.96♦
––– bei Verbrennung und Verätzung 5-925.b6♦
–– labortechnischer Aufbereitung im Schnellverfahren 5-902.a6♦
––– bei Verbrennung und Verätzung 5-925.c6♦
– Bauchregion, nach
–– Aufbereitung mit Bedside-Kit 5-902.9b
––– bei Verbrennung und Verätzung 5-925.bb
–– labortechnischer Aufbereitung im Schnellverfahren 5-902.ab
––– bei Verbrennung und Verätzung 5-925.cb
– Brustwand, nach
–– Aufbereitung mit Bedside-Kit 5-902.9a
––– bei Verbrennung und Verätzung 5-925.ba
–– labortechnischer Aufbereitung im Schnellverfahren 5-902.aa
––– bei Verbrennung und Verätzung 5-925.ca
– Dammregion, nach
–– Aufbereitung mit Bedside-Kit, bei Verbrennung und Verätzung 5-925.bm ►

Epithelzellsuspension, Transplantation, Haut *(Forts.)*
~ Dammregion, nach *(Forts.)*
–– labortechnischer Aufbereitung im Schnellverfahren, bei Verbrennung und Verätzung 5-925.cm
– Ellenbogen, nach
–– Aufbereitung mit Bedside-Kit 5-902.97♦
––– bei Verbrennung und Verätzung 5-925.b7♦
–– labortechnischer Aufbereitung im Schnellverfahren 5-902.a7♦
––– bei Verbrennung und Verätzung 5-925.c7♦
– Fuß, nach
–– Aufbereitung mit Bedside-Kit 5-902.9g♦
––– bei Verbrennung und Verätzung 5-925.bg♦
–– labortechnischer Aufbereitung im Schnellverfahren 5-902.ag♦
––– bei Verbrennung und Verätzung 5-925.cg♦
– Genitalregion, nach
–– Aufbereitung mit Bedside-Kit 5-902.9c
––– bei Verbrennung und Verätzung 5-925.bc
–– labortechnischer Aufbereitung im Schnellverfahren 5-902.ac
––– bei Verbrennung und Verätzung 5-925.cc
– Gesäß, nach
–– Aufbereitung mit Bedside-Kit 5-902.9d
––– bei Verbrennung und Verätzung 5-925.bd
–– labortechnischer Aufbereitung im Schnellverfahren 5-902.ad
––– bei Verbrennung und Verätzung 5-925.cd
– Hals, nach
–– Aufbereitung mit Bedside-Kit 5-902.95
––– bei Verbrennung und Verätzung 5-925.b5
–– labortechnischer Aufbereitung im Schnellverfahren 5-902.a5
––– bei Verbrennung und Verätzung 5-925.c5
– Hand, nach
–– Aufbereitung mit Bedside-Kit 5-902.99♦
––– bei Verbrennung und Verätzung 5-925.b9♦
–– labortechnischer Aufbereitung im Schnellverfahren 5-902.a9♦
––– bei Verbrennung und Verätzung 5-925.c9♦
– Knie, nach
–– Aufbereitung mit Bedside-Kit 5-902.9e♦
––– bei Verbrennung und Verätzung 5-925.be♦
–– labortechnischer Aufbereitung im Schnellverfahren 5-902.ae♦
––– bei Verbrennung und Verätzung 5-925.ce♦
– Kopf, sonstige Teile, nach
–– Aufbereitung mit Bedside-Kit 5-902.94
––– bei Verbrennung und Verätzung 5-925.b4
–– labortechnischer Aufbereitung im Schnellverfahren 5-902.a4
––– bei Verbrennung und Verätzung 5-925.c4
– Kopfhaut, behaart, nach
–– Aufbereitung mit Bedside-Kit, bei Verbrennung und Verätzung 5-925.bh
–– labortechnischer Aufbereitung im Schnellverfahren, bei Verbrennung und Verätzung 5-925.ch ►

Epithelzellsuspension, Transplantation, Haut *(Forts.)*
– Leistenregion, nach
–– Aufbereitung mit Bedside-Kit 5-902.9c
––– bei Verbrennung und Verätzung 5-925.bc
–– labortechnischer Aufbereitung im Schnellverfahren 5-902.ac
––– bei Verbrennung und Verätzung 5-925.cc
– Lippe, nach
–– Aufbereitung mit Bedside-Kit 5-902.90
––– bei Verbrennung und Verätzung 5-925.b0
–– labortechnischer Aufbereitung im Schnellverfahren 5-902.a0
––– bei Verbrennung und Verätzung 5-925.c0
– Nase, nach
–– Aufbereitung mit Bedside-Kit, bei Verbrennung und Verätzung 5-925.b1
–– labortechnischer Aufbereitung im Schnellverfahren, bei Verbrennung und Verätzung 5-925.c1
– Oberarm, nach
–– Aufbereitung mit Bedside-Kit 5-902.97♦
––– bei Verbrennung und Verätzung 5-925.b7♦
–– labortechnischer Aufbereitung im Schnellverfahren 5-902.a7♦
––– bei Verbrennung und Verätzung 5-925.c7♦
– Oberschenkel, nach
–– Aufbereitung mit Bedside-Kit 5-902.9e♦
––– bei Verbrennung und Verätzung 5-925.be♦
–– labortechnischer Aufbereitung im Schnellverfahren 5-902.ae♦
––– bei Verbrennung und Verätzung 5-925.ce♦
– Ohr, nach
–– Aufbereitung mit Bedside-Kit, bei Verbrennung und Verätzung 5-925.b2♦
–– labortechnischer Aufbereitung im Schnellverfahren, bei Verbrennung und Verätzung 5-925.c2♦
– Rücken, nach
–– Aufbereitung mit Bedside-Kit 5-902.9a
––– bei Verbrennung und Verätzung 5-925.bj
–– labortechnischer Aufbereitung im Schnellverfahren 5-902.aa
––– bei Verbrennung und Verätzung 5-925.cj
– Schulter, nach
–– Aufbereitung mit Bedside-Kit 5-902.96♦
––– bei Verbrennung und Verätzung 5-925.b6♦
–– labortechnischer Aufbereitung im Schnellverfahren 5-902.a6♦
––– bei Verbrennung und Verätzung 5-925.c6♦
– Skrotum, nach
–– Aufbereitung mit Bedside-Kit, bei Verbrennung und Verätzung 5-925.bk
–– labortechnischer Aufbereitung im Schnellverfahren, bei Verbrennung und Verätzung 5-925.ck
– Unterarm, nach
–– Aufbereitung mit Bedside-Kit 5-902.98♦
––– bei Verbrennung und Verätzung 5-925.b8♦ ▶

Epithelzellsuspension, Transplantation, Haut *(Forts.)*
~ Unterarm, nach *(Forts.)*
–– labortechnischer Aufbereitung im Schnellverfahren 5-902.a8♦
––– bei Verbrennung und Verätzung 5-925.c8♦
– Unterschenkel, nach
–– Aufbereitung mit Bedside-Kit 5-902.9f♦
––– bei Verbrennung und Verätzung 5-925.bf♦
–– labortechnischer Aufbereitung im Schnellverfahren 5-902.af♦
––– bei Verbrennung und Verätzung 5-925.cf♦
Epithese
– Gesicht
–– Einführung, Implantat
––– Gesicht, mehrere Teilbereiche 5-77a.03♦
––– Mastoid 5-77a.00♦
––– Nase 5-77a.02
––– Ohr 5-77a.00♦
––– Orbita 5-77a.01♦
–– Entfernung, Implantat 5-77a.1♦
–– Freilegung, Implantat, und Fixation, Distanzhülse 5-77a.2♦
–– Herstellung, und Anpassung, Teilbereich, mehrere, mit
––– Implantat-Fixation 8-221.3♦
––– Klebe- oder Brillen-Fixation 8-220.3♦
– Lippe, Herstellung, und Anpassung, mit
–– Implantat-Fixation 8-221.x♦
–– Klebe- oder Brillen-Fixation 8-220.x♦
– Nase, Herstellung, und Anpassung, mit
–– Implantat-Fixation 8-221.2
–– Klebe- oder Brillen-Fixation 8-220.2
– Ohr, Herstellung, und Anpassung, mit
–– Implantat-Fixation 8-221.0♦
–– Klebe- oder Brillen-Fixation 8-220.0♦
– Orbita, Herstellung, und Anpassung, mit
–– Implantat-Fixation 8-221.1♦
–– Klebe- oder Brillen-Fixation 8-220.1♦
– Stirn, Herstellung, und Anpassung, mit
–– Implantat-Fixation 8-221.x♦
–– Klebe- oder Brillen-Fixation 8-220.x♦
– Wange, Herstellung, und Anpassung, mit
–– Implantat-Fixation 8-221.x♦
–– Klebe- oder Brillen-Fixation 8-220.x♦
Epithorakal, Implantation, Sonde
– Defibrillator, isoliert, offen 5-377.c2
– Herzschrittmacher, isoliert, offen 5-377.c2
EPLogix, Anwendung, bei Ablation, bei Herzrhythmusstörungen *[nur Zusatzkode!]* 8-835.8
ePTFE [expandiertes Polytetrafluoroethylen], Verwendung
– mit
–– Beschichtung, antimikrobiell – s. Verwendung, Material, nicht-resorbierbar, mit antimikrobieller Beschichtung
–– Titanbeschichtung – s. Verwendung, Material, nicht-resorbierbar, mit Titanbeschichtung
– ohne Beschichtung – s. Verwendung, Material, nicht-resorbierbar, ohne Beschichtung

Eptifibatid, Applikation, parenteral
– 30 mg bis unter 75 mg 6-002.k0
– 75 mg bis unter 150 mg 6-002.k1
– 150 mg bis unter 225 mg 6-002.k2
– 225 mg bis unter 300 mg 6-002.k3
– 300 mg bis unter 375 mg 6-002.k4
– 375 mg bis unter 450 mg 6-002.k5
– 450 mg bis unter 525 mg 6-002.k6
– 525 mg bis unter 600 mg 6-002.k7
– 600 mg bis unter 675 mg 6-002.k8
– 675 mg bis unter 750 mg 6-002.k9
– 750 mg bis unter 825 mg 6-002.ka
– 825 mg bis unter 900 mg 6-002.kb
– 900 mg bis unter 975 mg 6-002.kc
– 975 mg bis unter 1.050 mg 6-002.kd
– 1.050 mg bis unter 1.125 mg 6-002.ke
– 1.125 mg bis unter 1.200 mg 6-002.kf
– 1.200 mg oder mehr 6-002.kg
Eptotermin alfa, Implantation, Knochen
– 3,3 mg bis unter 6,6 mg 6-003.53
– 6,6 mg bis unter 9,9 mg 6-003.54
– 9,9 mg oder mehr 6-003.55
Erbium-YAG-Laser, Verwendung *[nur Zusatzkode!]* 5-985.3
ERC – s.a. Gallengänge, Darstellung, diagnostisch, retrograd 1-640
ERCP – s.a. Gallengänge und Pankreasgang, Darstellung, retrograd, diagnostisch 1-642
Ereignis-Rekorder
– Aggregat
–– Entfernung 5-378.07
–– Lagekorrektur 5-378.47
–– Wechsel 5-378.57
– Implantation 5-377.8
– Korrektur, Kupplung 5-378.87
– MRT-fähig *[nur Zusatzkode!]* 5-934.2
– Verwendung, mit Fernüberwachungssystem, automatisch *[nur Zusatzkode!]* 5-377.d
Eribulin, Applikation, parenteral 6-006.5
Erkrankungs- und Fehlbildungsdiagnostik, sonographisch, komplex, beim Fetus 3-032
Erleichterung, Geburt, durch
– Dekapitation, Fetus 5-734.4
– Destruktion, Fetus 5-734.3
– Embryotomie, operativ 5-734.2
– Punktion
–– Aszites, Fetus 5-734.1
–– Hydrozephalus, Fetus 5-734.0
Ernährung
– enteral
–– als medizinische Nebenbehandlung
––– 7 bis höchstens 13 Behandlungstage 8-017.0
––– 14 bis höchstens 20 Behandlungstage 8-017.1
––– mindestens 21 Behandlungstage 8-017.2
–– über
––– Sonde, als medizinische Hauptbehandlung 8-015.0
––– Stoma, als medizinische Hauptbehandlung 8-015.1 ▶
Ernährung *(Forts.)*
– parenteral, komplett, als medizinische Nebenbehandlung
–– 7 bis höchstens 13 Behandlungstage 8-018.0
–– 14 bis höchstens 20 Behandlungstage 8-018.1
–– mindestens 21 Behandlungstage 8-018.2
Ernährungsfistel, Anlegen
– Duodenum
–– durch Umsteigen laparoskopisch – offen chirurgisch 5-463.02
–– laparoskopisch 5-463.01
–– offen 5-463.00
– Jejunum
–– durch Umsteigen laparoskopisch – offen chirurgisch 5-463.12
–– laparoskopisch 5-463.11
–– offen 5-463.10
Ernährungsmedizinisch, Komplexbehandlung 8-98j
Ernährungssonde
– duodenal
–– Anlegen
––– endoskopisch, über eine liegende PEG-Sonde 8-125.2
––– transnasal 8-125.0
–––– endoskopisch 8-125.1
–– Wechsel
––– endoskopisch, über eine liegende PEG-Sonde 8-125.2
––– transnasal 8-125.0
–––– endoskopisch 8-125.1
– jejunal
–– Anlegen
––– endoskopisch, über eine liegende PEG-Sonde 8-125.2
––– transnasal 8-125.0
–––– endoskopisch 8-125.1
–– Wechsel
––– endoskopisch, über eine liegende PEG-Sonde 8-125.2
––– transnasal 8-125.0
–––– endoskopisch 8-125.1
Ernährungstherapie, parenteral, als medizinische Hauptbehandlung 8-016
Eröffnung
– Blepharorrhaphie 5-092.5♦
– Foramen ovale, vorgeburtlich 5-755.4
– Harnklappe, posterior, fetoskopisch 5-755.6
– Herzklappe
–– geschlossen, perkutan-transluminal 8-837.j
–– vorgeburtlich 5-755.3
– Hohlraum, Gesichtsschädelknochen 5-770.2
– Kehlkopfverschluss, intrauterin 5-755.9
– Kieferhöhle, bei Exzision, Veränderung, odontogen, Oberkiefer 5-243.1 ▶

E

Eröffnung *(Forts.)*
– Knochen
–– Akromioklavikulargelenk, subchondral
––– arthroskopisch 5-812.f1♦
–––– mit Einbringen, Implantat, azellulär 5-812.g1♦
––––– mit homologem Vollblut angereichert 5-812.m1♦
––– offen 5-801.h1♦
–––– mit Einbringen, Implantat, azellulär 5-801.n1♦
––––– mit homologem Vollblut angereichert 5-801.p1♦
–– Ellenbogengelenk, subchondral
––– arthroskopisch 5-812.ft♦
–––– mit Einbringen, Implantat, azellulär 5-812.gt♦
––––– mit homologem Vollblut angereichert 5-812.mt♦
––– offen 5-801.ht♦
–––– mit Einbringen, Implantat, azellulär 5-801.nt♦
––––– mit homologem Vollblut angereichert 5-801.pt♦
–– Handgelenk, subchondral
––– arthroskopisch 5-812.f7♦
–––– mit Einbringen, Implantat, azellulär 5-812.g7♦
––––– mit homologem Vollblut angereichert 5-812.m7♦
––– offen 5-801.h7♦
–––– mit Einbringen, Implantat, azellulär 5-801.n7♦
––––– mit homologem Vollblut angereichert 5-801.p7♦
–– Hüftgelenk, subchondral
––– arthroskopisch 5-812.fg♦
–––– mit Einbringen, Implantat, azellulär 5-812.gg♦
––––– mit homologem Vollblut angereichert 5-812.mg♦
––– offen 5-801.hg♦
–––– mit Einbringen, Implantat, azellulär 5-801.ng♦
––––– mit homologem Vollblut angereichert 5-801.pg♦
–– Humeroglenoidalgelenk, subchondral
––– arthroskopisch 5-812.f0♦
–––– mit Einbringen, Implantat, azellulär 5-812.g0♦
––––– mit homologem Vollblut angereichert 5-812.m0♦
––– offen 5-801.h0♦
–––– mit Einbringen, Implantat, azellulär 5-801.n0♦
––––– mit homologem Vollblut angereichert 5-801.p0♦ ►

Eröffnung *(Forts.)*
– Knochen *(Forts.)*
–– Humeroradialgelenk, subchondral
––– arthroskopisch 5-812.fs♦
–––– mit Einbringen, Implantat, azellulär 5-812.gs♦
––––– mit homologem Vollblut angereichert 5-812.ms♦
––– offen 5-801.hs♦
–––– mit Einbringen, Implantat, azellulär 5-801.ns♦
––––– mit homologem Vollblut angereichert 5-801.ps♦
–– Humeroulnargelenk, subchondral
––– arthroskopisch 5-812.f4♦
–––– mit Einbringen, Implantat, azellulär 5-812.g4♦
––––– mit homologem Vollblut angereichert 5-812.m4♦
––– offen 5-801.h4♦
–––– mit Einbringen, Implantat, azellulär 5-801.n4♦
––––– mit homologem Vollblut angereichert 5-801.p4♦
–– Iliosakralgelenk, subchondral
––– arthroskopisch 5-812.fe♦
–––– mit Einbringen, Implantat, azellulär 5-812.ge♦
––––– mit homologem Vollblut angereichert 5-812.me♦
––– offen 5-801.he♦
–––– mit Einbringen, Implantat, azellulär 5-801.ne♦
––––– mit homologem Vollblut angereichert 5-801.pe♦
–– Kniegelenk, subchondral
––– arthroskopisch 5-812.fh♦
–––– mit Einbringen, Implantat, azellulär 5-812.gh♦
––––– mit homologem Vollblut angereichert 5-812.mh♦
––– offen 5-801.hh♦
–––– mit Einbringen, Implantat, azellulär 5-801.nh♦
––––– mit homologem Vollblut angereichert 5-801.ph♦
–– Metatarsophalangealgelenk, subchondral
––– arthroskopisch 5-812.fq♦
–––– mit Einbringen, Implantat, azellulär 5-812.gq♦
––––– mit homologem Vollblut angereichert 5-812.mq♦
––– offen 5-801.hq♦
–––– mit Einbringen, Implantat, azellulär 5-801.nq♦
––––– mit homologem Vollblut angereichert 5-801.pq♦ ►

Eröffnung *(Forts.)*
~ Knochen *(Forts.)*
–– Radiokarpalgelenk, subchondral
––– arthroskopisch 5-812.f8♦
–––– mit Einbringen, Implantat, azellulär 5-812.g8♦
––––– mit homologem Vollblut angereichert 5-812.m8♦
––– offen 5-801.h8♦
–––– mit Einbringen, Implantat, azellulär 5-801.n8♦
––––– mit homologem Vollblut angereichert 5-801.p8♦
–– Radioulnargelenk
––– distal, subchondral
–––– arthroskopisch 5-812.f6♦
––––– mit Einbringen, Implantat, azellulär 5-812.g6♦
–––– offen 5-801.h6♦
––––– mit Einbringen, Implantat, azellulär 5-801.n6♦
––– proximal, subchondral
–––– arthroskopisch 5-812.f5♦
––––– mit Einbringen, Implantat, azellulär 5-812.g5♦
–––––– mit homologem Vollblut angereichert 5-812.m5♦
–––– offen 5-801.h5♦
––––– mit Einbringen, Implantat, azellulär 5-801.n5♦
–––––– mit homologem Vollblut angereichert 5-801.p5♦
––– subchondral
–––– arthroskopisch, mit Einbringen, Implantat, azellulär, mit homologem Vollblut angereichert 5-812.m6♦
–––– offen, mit Einbringen, Implantat, azellulär, mit homologem Vollblut angereichert 5-801.p6♦
–– Sprunggelenk
––– oberes, subchondral
–––– arthroskopisch 5-812.fk♦
––––– mit Einbringen, Implantat, azellulär 5-812.gk♦
–––––– mit homologem Vollblut angereichert 5-812.mk♦
–––– offen 5-801.hk♦
––––– mit Einbringen, Implantat, azellulär 5-801.nk♦
–––––– mit homologem Vollblut angereichert 5-801.pk♦
––– unteres, subchondral
–––– arthroskopisch 5-812.fm♦
––––– mit Einbringen, Implantat, azellulär 5-812.gm♦
–––––– mit homologem Vollblut angereichert 5-812.mm♦ ►

Eröffnung *(Forts.)*
~ Knochen *(Forts.)*
~~ Sprunggelenk *(Forts.)*
~~~ unteres, subchondral *(Forts.)*
–––– offen 5-801.hm♦
––––– mit Einbringen, Implantat, azellulär 5-801.nm♦
–––––– mit homologem Vollblut angereichert 5-801.pm♦
–– Sternoklavikulargelenk, subchondral
––– arthroskopisch 5-812.f3♦
–––– mit Einbringen, Implantat, azellulär 5-812.g3♦
––––– mit homologem Vollblut angereichert 5-812.m3♦
––– offen 5-801.h3♦
–––– mit Einbringen, Implantat, azellulär 5-801.n3♦
––––– mit homologem Vollblut angereichert 5-801.p3♦
–– Tarsalgelenk, subchondral
––– arthroskopisch 5-812.fn♦
–––– mit Einbringen, Implantat, azellulär 5-812.gn♦
––––– mit homologem Vollblut angereichert 5-812.mn♦
––– offen 5-801.hn♦
–––– mit Einbringen, Implantat, azellulär 5-801.nn♦
––––– mit homologem Vollblut angereichert 5-801.pn♦
–– Tarsometatarsalgelenk, subchondral
––– arthroskopisch 5-812.fp♦
–––– mit Einbringen, Implantat, azellulär 5-812.gp♦
––––– mit homologem Vollblut angereichert 5-812.mp♦
––– offen 5-801.hp♦
–––– mit Einbringen, Implantat, azellulär 5-801.np♦
––––– mit homologem Vollblut angereichert 5-801.pp♦
–– Tibiofibulargelenk, proximal, subchondral
––– arthroskopisch 5-812.fj♦
–––– mit Einbringen, Implantat, azellulär 5-812.gj♦
––––– mit homologem Vollblut angereichert 5-812.mj♦
––– offen 5-801.hj♦
–––– mit Einbringen, Implantat, azellulär 5-801.nj♦
––––– mit homologem Vollblut angereichert 5-801.pj♦
–– Ulnokarpalgelenk, subchondral
––– arthroskopisch 5-812.f9♦
–––– mit Einbringen, Implantat, azellulär 5-812.g9♦
––––– mit homologem Vollblut angereichert 5-812.m9♦ ►

E
~~~

Eröffnung *(Forts.)*
~ Knochen *(Forts.)*
~~ Ulnokarpalgelenk, subchondral *(Forts.)*
––– offen 5-801.h9♦
–––– mit Einbringen, Implantat, azellulär 5-801.n9♦
––––– mit homologem Vollblut angereichert 5-801.p9♦
–– Zehengelenk, subchondral
––– arthroskopisch 5-812.fr♦
–––– mit Einbringen, Implantat, azellulär 5-812.gr♦
––––– mit homologem Vollblut angereichert 5-812.mr♦
––– offen 5-801.hr♦
–––– mit Einbringen, Implantat, azellulär 5-801.nr♦
––––– mit homologem Vollblut angereichert 5-801.pr♦
– Lid, nach Lidrekonstruktion 5-096.6♦
– Luftröhrenverschluss, intrauterin 5-755.9
– Nasennebenhöhle, endonasal 5-221.x♦
– Rückenmarkkanal, diagnostisch, durch Inzision 1-512.3
– Schädel
–– kombiniert, über Kalotte, als Zugang 5-010.4
–– stereotaktisch geführt, über Kalotte, als Zugang 5-010.3
– Schädelnaht, durch Kranioplastik 5-020.0
– Siebbein, endonasal 5-222.20♦
– Tarsorrhaphie 5-092.5♦
Eröffnungsplastik, Introitus vaginae 5-705.7
ERP – s.a. Pankreasgang, Darstellung, retrograd, diagnostisch 1-641
Ersatz
– A. carotis interna, extrakraniell, mit autologem Veneninterponat 5-383.02♦
– A. subclavia, intrathorakal 5-383.40♦
– Aortenklappe
–– durch
––– "mitwachsende Herzklappe", bei Anomalie, kongenital 5-358.09
––– Allotransplantat 5-351.01
–––– bei Anomalie, kongenital 5-358.01
–––– dezellularisiert 5-351.07
––––– bei Anomalie, kongenital 5-358.09
––– Autotransplantat, und
–––– Allotransplantat, bei
––––– Anomalie, kongenital 5-358.06
––––– Erweiterungsplastik, Ausflusstrakt, linksventrikulär, bei Anomalie, kongenital 5-358.07
–––– Xenotransplantat, bei
––––– Anomalie, kongenital 5-358.06
––––– Erweiterungsplastik, Ausflusstrakt, linksventrikulär, bei Anomalie, kongenital 5-358.07
––– Autotransplantation 5-354.0c
––– ballonexpandierendes Xenotransplantat mit Fixierungsnähten 5-351.06 ►

Ersatz *(Forts.)*
~ Aortenklappe *(Forts.)*
~~ durch *(Forts.)*
––– Bioprothese 5-351.02
–––– bei Anomalie, kongenital 5-358.02
––– Doppelflügelklappe 5-351.04
––– Herzklappe, "mitwachsend" 5-351.07
––– klappentragendes Conduit, bei Anomalie, kongenital 5-358.05
––– Kunststoffklappe 5-351.04
–––– bei Anomalie, kongenital 5-358.04
––– Xenotransplantat 5-351.02
–––– bei Anomalie, kongenital 5-358.02
–––– nahtfrei, selbstexpandierend 5-351.05
–––– stentless 5-351.03
––––– bei Anomalie, kongenital 5-358.03
–– Implantation
––– endovaskulär, mit Implantat, primär
–––– ballonexpandierbar 5-35a.03
–––– selbstexpandierend 5-35a.04
––– transapikal
–––– mit Verwendung eines perkutanen apikalen Zugangs- und Verschlusssystems 5-35a.02
–––– ohne Verwendung eines perkutanen apikalen Zugangs- und Verschlusssystems 5-35a.01
–– mechanisch, durch Doppelflügelklappe 5-352.02
– AV-Klappe, durch
–– Allotransplantat, bei Anomalie, kongenital 5-358.41
–– Autotransplantat, und
––– Allotransplantat
–––– bei Anomalie, kongenital 5-358.46
–––– mit Erweiterungsplastik, Ausflusstrakt, linksventrikulär, bei Anomalie, kongenital 5-358.47
––– Xenotransplantat
–––– bei Anomalie, kongenital 5-358.46
–––– mit Erweiterungsplastik, Ausflusstrakt, linksventrikulär, bei Anomalie, kongenital 5-358.47
–– Bioprothese, bei Anomalie, kongenital 5-358.42
–– klappentragendes Conduit, bei Anomalie, kongenital 5-358.45
–– Kunstprothese, bei Anomalie, kongenital 5-358.44
–– Xenotransplantat
––– bei Anomalie, kongenital 5-358.42
––– stentless, bei Anomalie, kongenital 5-358.43
– bei Resektion
–– A. axillaris 5-383.11♦
–– A. brachialis 5-383.12♦
–– A. carotis 5-383.00♦
–– A. carotis communis, und Sinus caroticus 5-383.01♦
–– A. carotis externa 5-383.03♦
–– A. carotis interna, extrakraniell 5-383.02♦
–– A. femoralis 5-383.70♦
–– A. fibularis 5-383.84♦ ►

Ersatz *(Forts.)*
~ bei Resektion *(Forts.)*
-- A. gastrica 5-383.62
-- A. hepatica 5-383.61
-- A. iliaca 5-383.52♦
-- A. iliaca communis 5-383.53♦
-- A. iliaca externa 5-383.54♦
-- A. iliaca interna 5-383.55♦
-- A. lienalis 5-383.63
-- A. mesenterica inferior 5-383.66
-- A. mesenterica superior 5-383.65
-- A. poplitea 5-383.72♦
-- A. profunda femoris 5-383.71♦
-- A. pulmonalis 5-383.42♦
-- A. radialis 5-383.24♦
-- A. renalis 5-383.64♦
-- A. subclavia 5-383.40♦
-- A. tibialis anterior 5-383.80♦
-- A. tibialis posterior 5-383.83♦
-- A. ulnaris 5-383.20♦
-- Beckenknochen, total 5-782.8d
--- und Weichteilresektion 5-782.9d
-- Kalkaneus, total 5-782.8t♦
--- und Weichteilresektion 5-782.9t♦
-- Karpus, total 5-782.8a♦
--- und Weichteilresektion 5-782.9a♦
-- Klavikula, total 5-782.80♦
--- und Weichteilresektion 5-782.90♦
-- Metakarpus, total 5-782.8b♦
--- und Weichteilresektion 5-782.9b♦
-- mit
--- Bifurkationsprothese
---- bifemoral, Aorta abdominalis 5-384.55
----- bei Aneurysma 5-384.56
----- infrarenal 5-384.75
------ bei Aneurysma 5-384.76
---- biiliakal, Aorta abdominalis 5-384.53
----- bei Aneurysma 5-384.54
----- infrarenal 5-384.73
------ bei Aneurysma 5-384.74
--- Hybridprothese
---- Aorta ascendens 5-384.8
---- Aorta descendens 5-384.8
---- Aortenbogen 5-384.8
--- Rohrprothese
---- Aorta abdominalis 5-384.51
----- bei Aneurysma 5-384.52
----- infrarenal 5-384.71
------ bei Aneurysma 5-384.72
----- suprarenal 5-384.61
------ bei Aneurysma 5-384.62
---- Aorta ascendens 5-384.01
----- bei Aneurysma 5-384.02
----- mit Reimplantation, Koronararterie 5-384.11
------ bei Aneurysma 5-384.12
---- Aorta thoracica 5-384.31
----- bei Aneurysma 5-384.32
---- Aorta thoracoabdominalis 5-384.41
----- bei Aneurysma 5-384.42 ►

Ersatz *(Forts.)*
~ bei Resektion *(Forts.)*
~~ mit *(Forts.)*
~~~ Rohrprothese *(Forts.)*
---- Aortenbogen
----- absteigender Teil 5-384.e1
------ bei Aneurysma 5-384.e2
----- aufsteigender Teil 5-384.d1
------ bei Aneurysma 5-384.d2
----- gesamt 5-384.f1
------ bei Aneurysma 5-384.f2
-- Phalangen, Hand, total 5-782.8c♦
--- und Weichteilresektion 5-782.9c♦
-- Skapula, total 5-782.8z♦
--- und Weichteilresektion 5-782.9z♦
-- Talus, total 5-782.8s♦
--- und Weichteilresektion 5-782.9s♦
-- Tarsus, total 5-782.8u♦
--- und Weichteilresektion 5-782.9u♦
-- Truncus brachiocephalicus 5-383.41♦
-- Truncus pulmonalis 5-383.44♦
-- Truncus coeliacus 5-383.60
-- V. axillaris 5-383.94♦
-- V. brachiocephalica 5-383.95♦
-- V. cava inferior 5-383.97
-- V. cava superior 5-383.96
-- V. femoralis 5-383.9b♦
-- V. iliaca communis 5-383.98♦
-- V. iliaca externa 5-383.99♦
-- V. iliaca interna 5-383.9a♦
-- V. jugularis 5-383.91♦
-- V. poplitea 5-383.9c♦
-- V. portae 5-383.9d
-- V. pulmonalis 5-383.92♦
-- V. subclavia 5-383.93♦
-- Vene, oberflächlich
--- Fuß 5-383.a6♦
--- Hals 5-383.a0♦
--- Hand 5-383.a2♦
--- Kopf, extrakraniell 5-383.a0♦
--- Oberarm 5-383.a1♦
--- Oberschenkel 5-383.a5♦
--- Schulter 5-383.a1♦
--- Unterarm 5-383.a2♦
--- Unterschenkel 5-383.a6♦
- Bio-Aortenklappe, durch Doppelflügelklappe 5-352.00
- Conduit, kardial 5-394.7
- mit Resektion
-- V. gastrica 5-383.9e♦
-- V. lienalis 5-383.9f
-- V. mesenterica inferior 5-383.9h
-- V. mesenterica superior 5-383.9g
-- V. renalis 5-383.9k♦
-- Vv. hepaticae 5-383.9j
- Mitralklappe
-- durch
--- Allotransplantat, bei Anomalie, kongenital 5-358.11 ►

E
~~~

Ersatz *(Forts.)*
~ Mitralklappe *(Forts.)*
~~ durch *(Forts.)*
––– Autotransplantat, und
–––– Allotransplantat
––––– bei Anomalie, kongenital 5-358.16
––––– mit Erweiterungsplastik, Ausflusstrakt, linksventrikulär, bei Anomalie, kongenital 5-358.17
–––– Xenotransplantat, bei
––––– Anomalie, kongenital 5-358.16
––––– Erweiterungsplastik, Ausflusstrakt, linksventrikulär, bei Anomalie, kongenital 5-358.17
––– Bioprothese, bei Anomalie, kongenital 5-358.12
––– klappentragendes Conduit, bei Anomalie, kongenital 5-358.15
––– Kunststoffklappe, bei Anomalie, kongenital 5-358.14
––– Xenotransplantat
–––– bei Anomalie, kongenital 5-358.12
–––– stentless, bei Anomalie, kongenital 5-358.13
–– Implantation
––– endovaskulär 5-35a.30
––– transapikal
–––– mit Verwendung eines perkutanen apikalen Zugangs- und Verschlusssystems 5-35a.32
–––– ohne Verwendung eines perkutanen apikalen Zugangs- und Verschlusssystems 5-35a.31
–– mechanisch, durch Doppelflügelklappe 5-352.12
–– offen
––– durch
–––– Allotransplantat 5-351.11
–––– Bioprothese 5-351.12
–––– Doppelflügelklappe 5-351.14
–––– Kunststoffklappe 5-351.14
–––– Xenotransplantat 5-351.12
––––– stentless 5-351.13
––– mit Mini-Thorakotomie, durch
–––– Allotransplantat 5-351.11
–––– Bioprothese 5-351.12
–––– Doppelflügelklappe 5-351.14
–––– Kunststoffklappe 5-351.14
–––– Xenotransplantat 5-351.12
––––– stentless 5-351.13
–– thorakoskopisch, durch
––– Allotransplantat 5-351.21
––– Bioprothese 5-351.22
––– Kunstprothese 5-351.24
––– Xenotransplantat 5-351.22
–––– stentless 5-351.23
– Oberlid, durch Plastik, Unterlid 5-096.42♦
– patellofemoral
–– nicht-zementiert, Implantation, Kniegelenk 5-822.83♦
–– teilzementiert, Implantation, Kniegelenk 5-822.85♦ ►

Ersatz *(Forts.)*
~ patellofemoral *(Forts.)*
–– zementiert, Implantation, Kniegelenk 5-822.84♦
– Pulmonalklappe
–– durch
––– "mitwachsende Herzklappe", bei Anomalie, kongenital 5-358.29
––– Allotransplantat 5-351.31
–––– bei Anomalie, kongenital 5-358.21
–––– dezellularisiert 5-351.37
––––– bei Anomalie, kongenital 5-358.29
––– Autotransplantat, und
–––– Allotransplantat, bei
––––– Anomalie, kongenital 5-358.26
––––– Erweiterungsplastik, Ausflusstrakt, linksventrikulär, bei Anomalie, kongenital 5-358.27
–––– Xenotransplantat, bei
––––– Anomalie, kongenital 5-358.26
––––– Erweiterungsplastik, Ausflusstrakt, linksventrikulär, bei Anomalie, kongenital 5-358.27
––– Bioprothese 5-351.32
–––– bei Anomalie, kongenital 5-358.22
––– Herzklappe, "mitwachsend" 5-351.37
––– klappentragendes Conduit, bei Anomalie, kongenital 5-358.25
––– Kunstprothese, bei Anomalie, kongenital 5-358.24
––– Kunststoffklappe 5-351.34
––– Xenotransplantat 5-351.32
–––– bei Anomalie, kongenital 5-358.22
–––– stentless 5-351.33
––––– bei Anomalie, kongenital 5-358.23
–– Implantation, endovaskulär 5-35a.1
– Trikuspidalklappe, durch
–– Allotransplantat 5-351.41
––– bei Anomalie, kongenital 5-358.31
–– Autotransplantat, und
––– Allotransplantat, bei
–––– Anomalie, kongenital 5-358.36
–––– Erweiterungsplastik, Ausflusstrakt, linksventrikulär, bei Anomalie, kongenital 5-358.37
––– Xenotransplantat, bei
–––– Anomalie, kongenital 5-358.36
–––– Erweiterungsplastik, Ausflusstrakt, linksventrikulär, bei Anomalie, kongenital 5-358.37
–– Bioprothese 5-351.42
––– bei Anomalie, kongenital 5-358.32
–– klappentragendes Conduit, bei Anomalie, kongenital 5-358.35
–– Kunstprothese, bei Anomalie, kongenital 5-358.34
–– Kunststoffklappe 5-351.44
–– Xenotransplantat 5-351.42
––– bei Anomalie, kongenital 5-358.32
––– stentless 5-351.43
–––– bei Anomalie, kongenital 5-358.33 ►

Ersatz *(Forts.)*
– Trunkusklappe, durch
–– Allotransplantat, bei Anomalie, kongenital 5-358.51
–– Autotransplantat, und
––– Allotransplantat
–––– bei Anomalie, kongenital 5-358.56
–––– mit Erweiterungsplastik, Ausflusstraktes, linksventrikulär, bei Anomalie, kongenital 5-358.57
––– Xenotransplantat
–––– bei Anomalie, kongenital 5-358.56
–––– mit Erweiterungsplastik, Ausflusstraktes, linksventrikulär, bei Anomalie, kongenital 5-358.57
–– Bioprothese, bei Anomalie, kongenital 5-358.52
–– klappentragendes Conduit, bei Anomalie, kongenital 5-358.55
–– Kunstprothese, bei Anomalie, kongenital 5-358.54
–– Xenotransplantat
––– bei Anomalie, kongenital 5-358.52
––– stentless, bei Anomalie, kongenital 5-358.53
– Ureter
–– partiell
––– laparoskopisch 5-568.b1♦
–––– mit Verwendung, Darmsegment 5-568.g1♦
––– offen 5-568.b0♦
–––– mit Verwendung, Darmsegment 5-568.g0♦
–– total
––– laparoskopisch 5-568.c1♦
–––– mit Verwendung, Darmsegment 5-568.g1♦
––– offen 5-568.c0♦
–––– mit Verwendung, Darmsegment 5-568.g0♦
– Wirbelkörper
–– distrahierbar
––– mit osteosynthetischer Fixierung, durch Implantat
–––– 1 5-837.00
–––– 2 5-837.01
–––– 3 5-837.02
–––– 4 5-837.04
–––– 5 oder mehr 5-837.05
––– stufenlos, mit osteosynthetischer Fixierung, durch Implantat
–––– 1 5-837.00
–––– 2 5-837.01
–––– 3 5-837.02
–––– 4 5-837.04
–––– 5 oder mehr 5-837.05
–– durch
––– Implantat
–––– 1 5-837.00
–––– 2 5-837.01
–––– 3 5-837.02
–––– 4 5-837.04
–––– 5 oder mehr 5-837.05
––– Knochenzement
–––– 1 5-837.a0
–––– 2 5-837.a1 ►

Ersatz *(Forts.)*
~ Wirbelkörper *(Forts.)*
~~ durch *(Forts.)*
~~~ Knochenzement *(Forts.)*
–––– 3 5-837.a2
–––– 4 5-837.a3
–––– 5 oder mehr 5-837.a4
––– sonstige Materialien
–––– 1 5-837.a0
–––– 2 5-837.a1
–––– 3 5-837.a2
–––– 4 5-837.a3
–––– 5 oder mehr 5-837.a4
–– mit Titankorb
––– mit System zur intravertebralen instrumentellen Wirbelkörperaufrichtung 5-839.a0
––– ohne System zur intravertebralen instrumentellen Wirbelkörperaufrichtung 5-839.90
Ersatzharnblase – s.a. Harnblase
– Endoskopie, diagnostisch 1-666.1
– Entfernung
–– Schleim
––– laparoskopisch 5-579.21
––– offen 5-579.20
––– perkutan 5-579.23
––– transurethral 5-579.22
––– über ein Stoma 5-579.24
–– Stein
––– laparoskopisch 5-579.01
––– offen 5-579.00
––– perkutan 5-579.03
––– transurethral 5-579.02
––– über ein Stoma 5-579.04
– Exzision, Gewebe
–– laparoskopisch 5-579.31
–– offen 5-579.30
–– perkutan 5-579.33
–– transurethral 5-579.32
–– über ein Stoma 5-579.34
– Fremdkörperentfernung
–– laparoskopisch 5-579.11
–– offen 5-579.10
–– perkutan 5-579.13
–– transurethral 5-579.12
–– über ein Stoma 5-579.14
– nach Umwandlung, Harnableitung, supravesikal, andere
–– laparoskopisch 5-577.41
–– offen 5-577.40
Ersatzplastik
– Kreuzband, vorderes, nach Brückner-Jones 5-803.0♦
– Sehne
–– Axilla 5-854.41♦
––– mit Interponat 5-854.51♦
–– Bauchregion 5-854.46♦
––– mit Interponat 5-854.56♦
–– Brustwand 5-854.45♦
––– mit Interponat 5-854.55♦
–– Ellenbogen 5-854.42♦
––– mit Interponat 5-854.52♦ ►

E
~~~

Ersatzplastik *(Forts.)*
~ Sehne *(Forts.)*
-- Fußwurzel 5-854.4b♦
--- mit Interponat 5-854.5b♦
-- Genitalregion 5-854.47♦
--- mit Interponat 5-854.57♦
-- Gesäß 5-854.47♦
--- mit Interponat 5-854.57♦
-- Hals 5-854.40♦
--- mit Interponat 5-854.50♦
-- Knie 5-854.48♦
--- mit Interponat 5-854.58♦
-- Kopf 5-854.40♦
--- mit Interponat 5-854.50♦
-- Leistenregion 5-854.47♦
--- mit Interponat 5-854.57♦
-- Mittelfuß 5-854.4c♦
--- mit Interponat 5-854.5c♦
-- Oberarm 5-854.42♦
--- mit Interponat 5-854.52♦
-- Oberschenkel 5-854.48♦
--- mit Interponat 5-854.58♦
-- Rücken 5-854.45♦
--- mit Interponat 5-854.55♦
-- Rückfuß 5-854.4b♦
--- mit Interponat 5-854.5b♦
-- Schulter 5-854.41♦
--- mit Interponat 5-854.51♦
-- Unterarm 5-854.43♦
--- mit Interponat 5-854.53♦
-- Unterschenkel 5-854.49♦
--- mit Interponat 5-854.59♦
-- Zehe 5-854.4c♦
--- mit Interponat 5-854.5c♦
- Semitendinosus-, Kreuzband, vorderes, offen 5-803.1♦
Ersatztherapie, Leber-, extrakorporal 8-858
Erstbehandlung, umfassend, bei Querschnittlähmung
- 100 bis 199 Behandlungstage 8-976.01
- 200 bis 299 Behandlungstage 8-976.02
- mindestens 300 Behandlungstage 8-976.03
- bis 99 Behandlungstage 8-976.00
Ersteinstellung
- Beatmung, maschinell, häuslich
-- invasiv
--- als elektive Maßnahme 8-716.02
--- nach erfolgloser Beatmungsentwöhnung 8-716.01
--- ohne Beatmungsentwöhnungsversuch 8-716.02
-- nichtinvasiv 8-716.00
- Behandlung, Morbus Parkinson, in der Spätphase, mit
-- Apomorphin 8-97e.0
-- L-Dopa-Gel 8-97e.2
- Bi-Level-Therapie, bei schlafbezogenen Atemstörungen 8-717.0
- CPAP-Therapie, bei schlafbezogenen Atemstörungen 8-717.0 ►

Ersteinstellung *(Forts.)*
- System, zur
-- Phrenikusnerv-Stimulation 8-631.4
-- Stimulation, Hypoglossusnerv 8-631.30
- Überdrucktherapie
-- nasal, bei schlafbezogenen Atemstörungen 8-717.0
-- oronasal, bei schlafbezogenen Atemstörungen 8-717.0
Erstimplantation, Gelenkendoprothese, komplex *[nur Zusatzkode!]* 5-829.a
Erweitert
- Cholezystektomie 5-511.3
- Kolpektomie 5-703.3
Erweiterung
- Enterostoma
-- Duodenum, plastisch 5-464.00
-- Ileum, plastisch 5-464.02
-- Jejunum, plastisch 5-464.01
-- Kolon, plastisch 5-464.03
- Gehörgang 5-185.0♦
-- äußerer 5-185.0♦
--- bei Stenose 5-185.0♦
- Herzklappe, geschlossen, perkutan-transluminal 8-837.j
- Introitus vaginae, Plastik 5-716.3
- Pupille, chirurgisch, temporär 5-137.7♦
- Raum, subakromial, Schultergelenk, arthroskopisch 5-814.3♦
- Tracheostoma, plastisch 5-316.3
- Tränenpunkt 5-086.1♦
- Übergang, pyelo-ureteral, mit Pyeloplastik, perkutan-transrenal 5-550.4♦
- Ureter
-- Bougierung, perkutan-transrenal 5-560.6♦
-- durch Inzision, perkutan-transrenal 5-560.4♦
-- Stent, Entfernung, transurethral 5-560.8♦
- Ureterostium
-- durch
--- Bougierung, Ureter, transurethral 5-561.7♦
--- Inzision, transurethral 5-561.2♦
--- Resektion
---- laparoskopisch 5-561.8♦
---- offen 5-561.3♦
---- perkutan-transvesikal 5-561.4♦
---- transurethral 5-561.5♦
-- offen, durch Inzision 5-561.0♦
-- perkutan-transvesikal, durch Inzision 5-561.1♦
Erweiterungsplastik
- Ausflusstrakt, linksventrikulär, Ersatz
-- Aortenklappe, durch Autotransplantat, und
--- Allotransplantat, bei Anomalie, kongenital 5-358.07
--- Xenotransplantat, bei Anomalie, kongenital 5-358.07
-- Mitralklappe, durch Autotransplantat, und Xenotransplantat, bei Anomalie, kongenital 5-358.17 ►

Erweiterungsplastik *(Forts.)*
~ Ausflusstrakt, linksventrikulär, Ersatz *(Forts.)*
-- Pulmonalklappe, durch Autotransplantat, und
--- Allotransplantat, bei Anomalie, kongenital 5-358.27
--- Xenotransplantat, bei Anomalie, kongenital 5-358.27
-- Trikuspidalklappe, durch Autotransplantat, und
--- Allotransplantat, bei Anomalie, kongenital 5-358.37
--- Xenotransplantat, bei Anomalie, kongenital 5-358.37
- Gehörgang 5-204.3♦
- Glottis 5-315.2
- Larynx 5-315.4
- Ösophagus, mit Magenhochzug
-- mit Interposition
--- Dünndarm, frei 5-427.23
--- Kolon 5-427.24
-- und Anastomose
--- intrathorakal 5-427.21
--- zervikal 5-427.22
- Radikalhöhleneingang 5-204.3♦
- Tracheostoma 5-316.3
- zur Rekonstruktion
-- Anus, und Sphinkterapparat 5-496.4
-- Duodenum 5-467.30
-- Ileum 5-467.32
-- Jejunum 5-467.31
-- Kolon 5-467.33

Erwinase, Applikation, parenteral
- 2.500 IE bis unter 5.000 IE, bei Patienten unter 15 Jahren 6-003.r0
- 5.000 IE bis unter 10.000 IE 6-003.r1
- 10.000 IE bis unter 15.000 IE 6-003.r2
- 15.000 IE bis unter 20.000 IE 6-003.r3
- 20.000 IE bis unter 25.000 IE 6-003.r4
- 25.000 IE bis unter 30.000 IE 6-003.r5
- 30.000 IE bis unter 35.000 IE 6-003.r6
- 35.000 IE bis unter 40.000 IE 6-003.r7
- 40.000 IE bis unter 45.000 IE 6-003.r8
- 45.000 IE bis unter 50.000 IE 6-003.r9
- 50.000 IE bis unter 60.000 IE 6-003.ra
- 60.000 IE bis unter 70.000 IE 6-003.rb
- 70.000 IE bis unter 80.000 IE 6-003.rc
- 80.000 IE bis unter 90.000 IE 6-003.rd
- 90.000 IE bis unter 100.000 IE 6-003.re
- 100.000 IE bis unter 120.000 IE 6-003.rf
- 120.000 IE bis unter 140.000 IE 6-003.rg
- 140.000 IE bis unter 160.000 IE 6-003.rh
- 160.000 IE bis unter 180.000 IE 6-003.rj
- 180.000 IE bis unter 200.000 IE 6-003.rk
- 200.000 IE bis unter 240.000 IE 6-003.rm
- 240.000 IE bis unter 280.000 IE 6-003.rn
- 280.000 IE bis unter 320.000 IE 6-003.rp
- 320.000 IE bis unter 360.000 IE 6-003.rq
- 360.000 IE bis unter 400.000 IE 6-003.rr
- 400.000 IE oder mehr 6-003.rs

Erythropoese, Messung, szintigraphisch 3-70a.4

Erythrozytenabbauort, Bestimmung, mit Bestimmung, Erythrozytenüberlebenszeit, szintigraphisch 3-70a.2

Erythrozytendepletion, Stammzellen, hämatopoetisch, In-vitro-Aufbereitung
- aus
-- Knochenmark, bei Transplantation *[nur Zusatzkode!]* 5-411.72
-- peripherem Blut, bei Transfusion *[nur Zusatzkode!]* 5-411.72
- bei Entnahme, aus
-- Knochenmark, zur Transplantation *[nur Zusatzkode!]* 5-410.22
-- peripherem Blut, zur Transplantation *[nur Zusatzkode!]* 5-410.22

Erythrozytenkonzentrat, Transfusion
- 1 TE bis unter 6 TE 8-800.c0
- 6 TE bis unter 11 TE 8-800.c1
- 11 TE bis unter 16 TE 8-800.c2
- 16 TE bis unter 24 TE 8-800.c3
- 24 TE bis unter 32 TE 8-800.c4
- 32 TE bis unter 40 TE 8-800.c5
- 40 TE bis unter 48 TE 8-800.c6
- 48 TE bis unter 56 TE 8-800.c7
- 56 TE bis unter 64 TE 8-800.c8
- 64 TE bis unter 72 TE 8-800.c9
- 72 TE bis unter 80 TE 8-800.ca
- 80 TE bis unter 88 TE 8-800.cb
- 88 TE bis unter 104 TE 8-800.cc
- 104 TE bis unter 120 TE 8-800.cd
- 120 TE bis unter 136 TE 8-800.ce
- 136 TE bis unter 152 TE 8-800.cf
- 152 TE bis unter 168 TE 8-800.cg
- 168 TE bis unter 184 TE 8-800.ch
- 184 TE bis unter 200 TE 8-800.cj
- 200 TE bis unter 216 TE 8-800.ck
- 216 TE bis unter 232 TE 8-800.cm
- 232 TE bis unter 248 TE 8-800.cn
- 248 TE bis unter 264 TE 8-800.cp
- 264 TE bis unter 280 TE 8-800.cq
- 280 TE oder mehr 8-800.cr

Erythrozytenüberlebenszeit, Bestimmung, szintigraphisch, und Bestimmung, Erythrozytenabbauort 3-70a.2

Erziehungsberatung
- mindestens 50 Minuten bis 2 Stunden 9-401.10
- mehr als
-- 2 bis 4 Stunden 9-401.11
-- 4 Stunden 9-401.12

Escharotomie
- Axilla 5-920.06♦
-- mit
--- Dekompression, Nerv, peripher 5-920.36♦
--- Fasziotomie 5-920.26♦
- Bauchregion 5-920.0b
-- mit Fasziotomie 5-920.2b
- Brustwand 5-920.0a
-- mit Fasziotomie 5-920.2a
- Dammregion, mit
-- Dekompression, Nerv, peripher 5-920.3m
-- Fasziotomie 5-920.2m ▶

Escharotomie *(Forts.)*
– Ellenbogen 5-920.07♦
–– mit
––– Dekompression, Nerv, peripher 5-920.37♦
––– Fasziotomie 5-920.27♦
– Fuß 5-920.0g♦
–– mit
––– Dekompression, Nerv, peripher 5-920.3g♦
––– Fasziotomie 5-920.2g♦
– Genitalregion, mit
–– Dekompression, Nerv, peripher 5-920.3c
–– Fasziotomie 5-920.2c
– Hals 5-920.05
–– mit Fasziotomie 5-920.25
– Hand 5-920.09♦
–– mit
––– Dekompression, Nerv, peripher 5-920.39♦
––– Fasziotomie 5-920.29♦
– Knie 5-920.0e♦
–– mit
––– Dekompression, Nerv, peripher 5-920.3e♦
––– Fasziotomie 5-920.2e♦
– Leistenregion, mit
–– Dekompression, Nerv, peripher 5-920.3c
–– Fasziotomie 5-920.2c
– Oberarm 5-920.07♦
–– mit
––– Dekompression, Nerv, peripher 5-920.37♦
––– Fasziotomie 5-920.27♦
– Oberschenkel 5-920.0e♦
–– mit
––– Dekompression, Nerv, peripher 5-920.3e♦
––– Fasziotomie 5-920.2e♦
– Rücken 5-920.0j
–– mit Fasziotomie 5-920.2j
– Schulter 5-920.06♦
–– mit
––– Dekompression, Nerv, peripher 5-920.36♦
––– Fasziotomie 5-920.26♦
– Skrotum, mit
–– Dekompression, Nerv, peripher 5-920.3k
–– Fasziotomie 5-920.2k
– Unterarm 5-920.08♦
–– mit
––– Dekompression, Nerv, peripher 5-920.38♦
––– Fasziotomie 5-920.28♦
– Unterschenkel 5-920.0f♦
–– mit
––– Dekompression, Nerv, peripher 5-920.3f♦
––– Fasziotomie 5-920.2f♦
ESD [Endoskopische submukosale Dissektion]
– Dickdarm
–– durch
––– Doppel-Ballon-Enteroskopie 5-452.74
––– motorisierte Spiral-Endoskopie 5-452.b4
––– Push-and-pull-back-Technik 5-452.74
––– Push-Technik 5-452.64
––– Single-Ballon-Enteroskopie 5-452.74
–– einfach 5-452.64
– Dünndarm 5-451.74
– Magen 5-433.24 ►
ESD [Endoskopische submukosale Dissektion] *(Forts.)*
– Ösophagus 5-422.24
– Rektum 5-482.g
Esketamin, Applikation, oral 6-00c.6
ESIN [Elastisch stabile intramedulläre Nagelung]
– Entfernung
–– Femur
––– distal 5-787.gh♦
––– proximal 5-787.gf♦
––– Schaft 5-787.gg♦
–– Fibula
––– distal 5-787.gr♦
––– proximal 5-787.gp♦
––– Schaft 5-787.gq♦
–– Humerus
––– distal 5-787.g3♦
––– proximal 5-787.g1♦
––– Schaft 5-787.g2♦
–– Karpus 5-787.ga♦
–– Klavikula 5-787.g0♦
–– Metakarpus 5-787.gb♦
–– Metatarsus 5-787.gv♦
–– Phalangen
––– Fuß 5-787.gw♦
––– Hand 5-787.gc♦
–– Radius
––– distal 5-787.g6♦
––– proximal 5-787.g4♦
––– Schaft 5-787.g5♦
–– Schenkelhals 5-787.ge♦
–– Skapula 5-787.gz♦
–– Tarsus 5-787.gu♦
–– Tibia
––– distal 5-787.gn♦
––– proximal 5-787.gk♦
––– Schaft 5-787.gm♦
–– Ulna
––– distal 5-787.g9♦
––– proximal 5-787.g7♦
––– Schaft 5-787.g8♦
– Reosteosynthese, bei Revision, Osteosynthesematerial
–– Femur
––– distal 5-78a.gh♦
––– proximal 5-78a.gf♦
––– Schaft 5-78a.gg♦
–– Fibula
––– distal 5-78a.gr♦
––– proximal 5-78a.gp♦
––– Schaft 5-78a.gq♦
–– Humerus
––– distal 5-78a.g3♦
––– proximal 5-78a.g1♦
––– Schaft 5-78a.g2♦
–– Karpus 5-78a.ga♦
–– Klavikula 5-78a.g0♦
–– Metakarpus 5-78a.gb♦
–– Metatarsus 5-78a.gv♦ ►

ESIN [Elastisch stabile intramedulläre Nagelung] *(Forts.)*
~ Reosteosynthese, bei Revision, Osteosynthesematerial *(Forts.)*
-- Phalangen
--- Fuß 5-78a.gw♦
--- Hand 5-78a.gc♦
-- Radius
--- distal 5-78a.g6♦
--- proximal 5-78a.g4♦
--- Schaft 5-78a.g5♦
-- Schenkelhals 5-78a.ge♦
-- Skapula 5-78a.gz♦
-- Tarsus 5-78a.gu♦
-- Tibia
--- distal 5-78a.gn♦
--- proximal 5-78a.gk♦
--- Schaft 5-78a.gm♦
-- Ulna
--- distal 5-78a.g9♦
--- proximal 5-78a.g7♦
--- Schaft 5-78a.g8♦
- Reposition
-- geschlossen
--- Epiphysenlösung
---- Femur
----- distal 5-790.2h♦
----- proximal 5-790.2f♦
---- Fibula
----- distal 5-790.2r♦
----- proximal 5-790.2p♦
---- Humerus
----- distal 5-790.23♦
----- proximal 5-790.21♦
---- Klavikula 5-790.20♦
---- Metakarpus 5-790.2b♦
---- Metatarsus 5-790.2v♦
---- Phalangen
----- Fuß 5-790.2w♦
----- Hand 5-790.2c♦
---- Radius
----- distal 5-790.26♦
----- proximal 5-790.24♦
---- Skapula 5-790.2z♦
---- Tibia
----- distal 5-790.2n♦
----- proximal 5-790.2k♦
---- Ulna
----- distal 5-790.29♦
----- proximal 5-790.27♦
--- Fraktur
---- Femur
----- distal 5-790.2h♦
----- proximal 5-790.2f♦
----- Schaft 5-790.2g♦
---- Fibula
----- distal 5-790.2r♦
----- proximal 5-790.2p♦
----- Schaft 5-790.2q♦
---- Humerus
----- distal 5-790.23♦ ►

ESIN [Elastisch stabile intramedulläre Nagelung] *(Forts.)*
~ Reposition *(Forts.)*
~~ geschlossen *(Forts.)*
~~~ Fraktur *(Forts.)*
~~~~ Humerus *(Forts.)*
----- proximal 5-790.21♦
----- Schaft 5-790.22♦
---- Klavikula 5-790.20♦
---- Metakarpus 5-790.2b♦
---- Metatarsus 5-790.2v♦
---- Phalangen
----- Fuß 5-790.2w♦
----- Hand 5-790.2c♦
---- Radius
----- distal 5-790.26♦
----- proximal 5-790.24♦
----- Schaft 5-790.25♦
---- Schenkelhals 5-790.2e♦
---- Skapula 5-790.2z♦
---- Tibia
----- distal 5-790.2n♦
----- proximal 5-790.2k♦
----- Schaft 5-790.2m♦
---- Ulna
----- distal 5-790.29♦
----- proximal 5-790.27♦
----- Schaft 5-790.28♦
-- offen
--- Fraktur
---- Femur
----- distal 5-793.gh♦
----- proximal 5-793.gf♦
----- Schaft 5-791.gg♦
---- Fibula
----- distal 5-793.gr♦
----- proximal 5-793.gp♦
----- Schaft 5-791.gq♦
---- Humerus
----- distal 5-793.g3♦
----- proximal 5-793.g1♦
----- Schaft 5-791.g2♦
---- Karpus 5-795.ga♦
---- Klavikula 5-795.g0♦
---- Metakarpus 5-795.gb♦
---- Metatarsus 5-795.gv♦
---- Phalangen
----- Fuß 5-795.gw♦
----- Hand 5-795.gc♦
---- Radius
----- distal 5-793.g6♦
----- proximal 5-793.g4♦
----- Schaft 5-791.g5♦
---- Schenkelhals 5-793.ge♦
---- Skapula 5-795.gz♦
---- Tarsus 5-795.gu♦
---- Tibia
----- distal 5-793.gn♦
----- proximal 5-793.gk♦
----- Schaft 5-791.gm♦ ►

E

ESIN [Elastisch stabile intramedulläre Nagelung] *(Forts.)*
~ Reposition *(Forts.)*
~~ offen *(Forts.)*
~~~ Fraktur *(Forts.)*
–––– Ulna
––––– distal 5-793.g9♦
––––– proximal 5-793.g7♦
––––– Schaft 5-791.g8♦
––– Mehrfragment-Fraktur
–––– Femur
––––– distal 5-794.gh♦
––––– proximal 5-794.gf♦
––––– Schaft 5-792.gg♦
–––– Fibula
––––– distal 5-794.gr♦
––––– proximal 5-794.gp♦
––––– Schaft 5-792.gq♦
–––– Humerus
––––– distal 5-794.g3♦
––––– proximal 5-794.g1♦
––––– Schaft 5-792.g2♦
–––– Karpus 5-796.ga♦
–––– Klavikula 5-796.g0♦
–––– Metakarpus 5-796.gb♦
–––– Metatarsus 5-796.gv♦
–––– Phalangen
––––– Fuß 5-796.gw♦
––––– Hand 5-796.gc♦
–––– Radius
––––– distal 5-794.g6♦
––––– proximal 5-794.g4♦
––––– Schaft 5-792.g5♦
–––– Schenkelhals 5-794.ge♦
–––– Skapula 5-796.gz♦
–––– Tarsus 5-796.gu♦
–––– Tibia
––––– distal 5-794.gn♦
––––– proximal 5-794.gk♦
––––– Schaft 5-792.gm♦
–––– Ulna
––––– distal 5-794.g9♦
––––– proximal 5-794.g7♦
––––– Schaft 5-792.g8♦
– zur Osteosynthese, Knochen *[nur Zusatzkode!]* 5-786.g
ESWL [Extrakorporale Stoßwellenlithotripsie], Stein
– Gallenblase 8-111.0
– Gallengänge 8-111.1
– Harnblase 8-110.0
– Niere 8-110.2♦
– Pankreas 8-112.0
– Speicheldrüse 8-112.1♦
– Ureter 8-110.1♦
Etanercept, Applikation, parenteral
– 25 mg bis unter 50 mg, bei Patienten unter 15 Jahren 6-002.b0
– 50 mg bis unter 75 mg, bei Patienten unter 15 Jahren 6-002.b1
– 75 mg bis unter 100 mg 6-002.b2 ▶
Etanercept, Applikation, parenteral *(Forts.)*
– 100 mg bis unter 125 mg 6-002.b3
– 125 mg bis unter 150 mg 6-002.b4
– 150 mg bis unter 200 mg 6-002.b5
– 200 mg bis unter 250 mg 6-002.b6
– 250 mg bis unter 300 mg 6-002.b7
– 300 mg oder mehr 6-002.b8
Ethiodol, zur Embolisation, selektiv *[nur Zusatzkode!]* 8-83b.25
Ethmoidektomie
– endonasal 5-222.20♦
–– mit
––– Darstellung, Schädelbasis 5-222.21♦
––– Elektrokoagulation, zur Blutstillung, Keilbeinhöhle 5-222.20♦
––– Polypentfernung, Keilbeinhöhle 5-222.20♦
– transmaxillär
–– mit Darstellung, Schädelbasis 5-222.31♦
–– ohne Darstellung, Schädelbasis 5-222.30♦
– von außen
–– mit Darstellung, Schädelbasis 5-222.11♦
–– ohne Darstellung, Schädelbasis 5-222.10♦
Ethmoidsphenoidektomie, endonasal 5-224.3♦
Ethylenvinylalkohol, zur selektiven Embolisation *[nur Zusatzkode!]* 8-83b.20
Ethylenvinylalkohol-Copolymer, zur selektiven Embolisation *[nur Zusatzkode!]* 8-83b.22
Evakuation, Hämorrhoiden, thrombosiert 5-493.x
Evaluation
– Re-, zur Transplantation
–– Dünndarm, mit
––– Aufnahme oder Verbleib auf einer Warteliste 1-920.36
––– Herausnahme aus einer Warteliste 1-920.46
–– Herz, mit
––– Aufnahme oder Verbleib auf einer Warteliste 1-920.31
––– Herausnahme aus einer Warteliste 1-920.41
–– Herz-Lunge, mit
––– Aufnahme oder Verbleib auf einer Warteliste 1-920.33
––– Herausnahme aus einer Warteliste 1-920.43
–– Leber, mit
––– Aufnahme oder Verbleib auf einer Warteliste 1-920.34
––– Herausnahme aus einer Warteliste 1-920.44
–– Lunge, mit
––– Aufnahme oder Verbleib auf einer Warteliste 1-920.32
––– Herausnahme aus einer Warteliste 1-920.42
–– Niere, mit
––– Aufnahme oder Verbleib auf einer Warteliste 1-920.30
––– Herausnahme aus einer Warteliste 1-920.40
–– Pankreas, mit
––– Aufnahme oder Verbleib auf einer Warteliste 1-920.35
––– Herausnahme aus einer Warteliste 1-920.45
– Schlucken, mit flexiblem Endoskop 1-613 ▶
~~~

Evaluation *(Forts.)*
– teilweise, zur Transplantation
–– Dünndarm, ohne Aufnahme auf eine Warteliste 1-920.16
–– Herz, ohne Aufnahme auf eine Warteliste 1-920.11
–– Herz-Lunge, ohne Aufnahme auf eine Warteliste 1-920.13
–– Leber, ohne Aufnahme auf eine Warteliste 1-920.14
–– Lunge, ohne Aufnahme auf eine Warteliste 1-920.12
–– Niere, ohne Aufnahme auf eine Warteliste 1-920.10
–– Pankreas, ohne Aufnahme auf eine Warteliste 1-920.15
– vollständig, zur Transplantation
–– Dünndarm
––– mit Aufnahme auf eine Warteliste 1-920.26
––– ohne Aufnahme auf eine Warteliste 1-920.06
–– Herz
––– mit Aufnahme auf eine Warteliste 1-920.21
––– ohne Aufnahme auf eine Warteliste 1-920.01
–– Herz-Lunge
––– mit Aufnahme auf eine Warteliste 1-920.23
––– ohne Aufnahme auf eine Warteliste 1-920.03
–– Leber
––– mit Aufnahme auf eine Warteliste 1-920.24
––– ohne Aufnahme auf eine Warteliste 1-920.04
–– Lunge
––– mit Aufnahme auf eine Warteliste 1-920.22
––– ohne Aufnahme auf eine Warteliste 1-920.02
–– Niere
––– mit Aufnahme auf eine Warteliste 1-920.20
––– ohne Aufnahme auf eine Warteliste 1-920.00
–– Pankreas
––– mit Aufnahme auf eine Warteliste 1-920.25
––– ohne Aufnahme auf eine Warteliste 1-920.05
Evans, Kalkaneusverlängerungsosteotomie 5-781.4t♦
Everolimus, Applikation, parenteral, bei Nierenzellkarzinom, fortgeschritten 6-005.8
Everolimus-freisetzend
– OPD-System, mit
–– biologisch abbaubarer Polymerbeschichtung *[nur Zusatzkode!]* 8-83b.0b
–– sonstigem Polymer *[nur Zusatzkode!]* 8-83b.0c
– Stent, mit
–– biologisch abbaubarer Polymerbeschichtung *[nur Zusatzkode!]* 8-83b.0b
–– sonstigem Polymer *[nur Zusatzkode!]* 8-83b.0c
Eversion, Brustwarze, chirurgisch 5-882.7♦
Eversionsendarteriektomie, A. carotis interna 5-381.02♦
Evertiert, Tränenpunkt, Korrektur 5-086.0x♦
Eviszeration
– Becken, klein
–– beim Mann
––– laparoskopisch, mit Zystektomie 5-576.81
––– offen, mit Zystektomie 5-576.80
–– weiblich
––– hintere 5-687.1
––– total 5-687.2
––– vordere 5-687.0
– mit Einführung, Orbitaimplantat, in die Skleraschale 5-162.1♦
– ohne Einführung, Orbitaimplantat 5-162.0♦
EVLT [Endovenöse Lasertherapie] 5-385.a1♦
Evoziert, Potentiale
– akustisch, Registrierung 1-208.0
– als Monitoring 8-921
– Elektrode, kortikal, weniger als 8
–– Monitoring, neurophysiologisch, intraoperativ
––– bis 4 Stunden 8-925.03
––– mehr als
–––– 4 Stunden bis 8 Stunden 8-925.23
–––– 8 Stunden bis 12 Stunden 8-925.33
–––– 12 Stunden 8-925.43
–– Sprachmonitoring, bei Wacheingriff
––– bis 4 Stunden 8-925.03
––– mehr als
–––– 4 Stunden bis 8 Stunden 8-925.23
–––– 8 Stunden bis 12 Stunden 8-925.33
–––– 12 Stunden 8-925.43
– früh-akustisch, Registrierung 1-208.1
– früh-somatosensorisch, Registrierung 1-208.3
– kognitiv, Registrierung 1-208.7
– Monitoring, neurophysiologisch, intraoperativ
–– bis 4 Stunden 8-925.01
–– mehr als
––– 4 Stunden bis 8 Stunden 8-925.21
––– 8 Stunden bis 12 Stunden 8-925.31
––– 12 Stunden 8-925.41
– motorisch, Registrierung 1-208.4
– myogen
–– okulär, vestibulär, Registrierung 1-208.9
–– vestibulär, Registrierung 1-208.9
–– zervikal, vestibulär, Registrierung 1-208.9
– somatosensorisch, Registrierung 1-208.2
– spät-akustisch, Registrierung 1-208.5
– Sprachmonitoring
–– bis 4 Stunden, bei Wacheingriff 8-925.01
–– mehr als
––– 4 Stunden bis 8 Stunden, bei Wacheingriff 8-925.21
––– 8 Stunden bis 12 Stunden, bei Wacheingriff 8-925.31
––– 12 Stunden, bei Wacheingriff 8-925.41
– visuell, Registrierung 1-208.6
– zur Epilepsiediagnostik 1-212.3
Ex utero intrapartum treatment, unter Entbindung, Fetus, bei Verschluss
– Kehlkopf 5-755.5 ►

Ex utero intrapartum treatment, unter Entbindung, Fetus, bei Verschluss *(Forts.)*
– Luftröhre 5-755.5
Ex-vivo-Perfusion, kontinuierlich, Anwendung, bei Organkonservierung
– mit Organfunktionsüberwachung *[nur Zusatzkode!]* 5-939.2
– ohne Organfunktionsüberwachung *[nur Zusatzkode!]* 5-939.1
Ex-vivo-Zellkultursystem, zur Chemosensibilitätstestung, prätherapeutisch, durch Analyse
– DNA-Synthese, genomisch 1-990.0
– Parameter
–– Apoptose 1-990.2
–– Metabolismus 1-990.1
Exartikulation
– Bein, im Hüftgelenk 5-864.2♦
– Ellenbogen 5-862.3♦
– Finger 5-863.5♦
–– mit
––– Hautplastik 5-863.6♦
––– Muskelplastik 5-863.6♦
– Großzehe 5-865.7♦
– Handgelenk 5-863.0♦
– im Knie 5-864.7♦
– Kniegelenk 5-864.7♦
– Schulter 5-862.1♦
Excimer-Laser
– Einsatz, zur Entfernung, Sonde *[nur Zusatzkode!]* 5-378.a0
– Verwendung *[nur Zusatzkode!]* 5-985.4
Exenteration
– Becken, klein, weiblich
–– hintere 5-687.1
–– total 5-687.2
–– vordere 5-687.0
– Orbita
–– mit Erhalt, Lidhaut
––– mit
–––– Einführung, Material, alloplastisch 5-164.33♦
–––– Transplantation
––––– Gewebe, sonstiges 5-164.32♦
––––– Haut 5-164.31♦
––– ohne Einführung
–––– Gewebe 5-164.30♦
–––– Material, alloplastisch 5-164.30♦
–– ohne Erhalt, Lidhaut
––– mit
–––– Einführung, Material, alloplastisch 5-164.43♦
–––– Transplantation
––––– Gewebe, sonstiges 5-164.42♦
––––– Haut 5-164.41♦
–––– Transposition, Gewebe, sonstiges 5-164.42♦
––– ohne Einführung
–––– Gewebe 5-164.40♦
–––– Material, alloplastisch 5-164.40♦
Exhairese
– Seitenastvarizen 5-385.96♦
–– als selbständiger Eingriff 5-385.96♦
– V. saphena magna 5-385.90♦
–– als selbständiger Eingriff 5-385.90♦
– V. saphena parva, als selbständiger Eingriff 5-385.92♦
– Vv. saphenae magnae et parvae, als selbständiger Eingriff 5-385.94♦
EXIT-Operation, unter Entbindung, Fetus, bei Verschluss
– Kehlkopf 5-755.5
– Luftröhre 5-755.5
Exkochleation
– großflächig, Hautschichten, oberflächlich
–– Axilla 5-913.86♦
–– Bauchregion 5-913.8b
–– Brustwand 5-913.8a
–– Ellenbogen 5-913.87♦
–– Fuß 5-913.8g♦
–– Genitalregion 5-913.8c
–– Gesäß 5-913.8d
–– Hals 5-913.85
–– Hand 5-913.89♦
–– Knie 5-913.8e♦
–– Kopf 5-913.84
–– Leistenregion 5-913.8c
–– Lippe 5-913.80
–– Oberarm 5-913.87♦
–– Oberschenkel 5-913.8e♦
–– Rücken 5-913.8a
–– Schulter 5-913.86♦
–– Unterarm 5-913.88♦
–– Unterschenkel 5-913.8f♦
– kleinflächig, Hautschichten, oberflächlich
–– Axilla 5-913.26♦
–– Bauchregion 5-913.2b
–– Brustwand 5-913.2a
–– Ellenbogen 5-913.27♦
–– Fuß 5-913.2g♦
–– Genitalregion 5-913.2c
–– Gesäß 5-913.2d
–– Hals 5-913.25
–– Hand 5-913.29♦
–– Knie 5-913.2e♦
–– Kopf 5-913.24
–– Leistenregion 5-913.2c
–– Lippe 5-913.20
–– Oberarm 5-913.27♦
–– Oberschenkel 5-913.2e♦
–– Rücken 5-913.2a
–– Schulter 5-913.26♦
–– Unterarm 5-913.28♦
–– Unterschenkel 5-913.2f♦
Exkretion, mit Uptake, Bestimmung, bei Szintigraphie, Speicheldrüse 3-707.0
Exostose, Gehörgang, Operation 5-185.0♦
Exostosenabtragung, Gehörgang, äußerer 5-181.9♦

Expandierend, Extraktionshilfe, intraluminal, Einsatz
– 1 *[nur Zusatzkode!]* 5-378.a4
– 2 *[nur Zusatzkode!]* 5-378.a5
– 3 oder mehr *[nur Zusatzkode!]* 5-378.a6
Explantation
– Hautexpander
–– Axilla 5-909.16♦
–– Bauchregion 5-909.1b
–– Brustwand 5-909.1a
–– Ellenbogen 5-909.17♦
–– Fuß 5-909.1g♦
–– Genitalregion 5-909.1c
–– Gesäß 5-909.1d
–– Hals 5-909.15
–– Hand 5-909.19♦
–– Knie 5-909.1e♦
–– Kopf 5-909.14
–– Leistenregion 5-909.1c
–– Lippe 5-909.10
–– Oberarm 5-909.17♦
–– Oberschenkel 5-909.1e♦
–– Rücken 5-909.1a
–– Schulter 5-909.16♦
–– Unterarm 5-909.18♦
–– Unterschenkel 5-909.1f♦
– IABP, offen – s.a. Entfernung, Ballonpumpe, intraaortal 5-376.01
– Intraport 5-399.7
– Material, radioaktiv
–– Gehirn, als selbständiger Eingriff 5-014.64
–– Hirnhaut, als selbständiger Eingriff 5-014.64
–– Schädel, als selbständiger Eingriff 5-014.64
– Port 5-399.7
– Shunt 5-394.4
– System, zur adjustierbaren Kontinenztherapie, bei Harninkontinenz 5-596.71
Exploration
– Aortenklappe, mit Thrombektomie 5-354.01
– Bauchwand 5-540.0
– Beckenknochen, durch Inzision 5-780.0d
– Beugesehne
–– Daumen 5-840.s2♦
–– Handgelenk 5-840.s0♦
–– Langfinger 5-840.s1♦
– Faszie
–– Axilla 5-850.g1♦
–– Bauchregion 5-850.g6♦
–– Brustwand 5-850.g5♦
–– Ellenbogen 5-850.g2♦
–– Finger 5-842.90♦
––– mehrere 5-842.91♦
–– Fuß 5-850.ga♦
–– Genitalregion 5-850.g7♦
–– Gesäß 5-850.g7♦
–– Hals 5-850.g0♦
–– Knie 5-850.g8♦
–– Kopf 5-850.g0♦
–– Leistenregion 5-850.g7♦
–– Oberarm 5-850.g2♦
–– Oberschenkel 5-850.g8♦ ▶
Exploration *(Forts.)*
~ Faszie *(Forts.)*
–– Rücken 5-850.g5♦
–– Schulter 5-850.g1♦
–– Unterarm 5-850.g3♦
–– Unterschenkel 5-850.g9♦
– Femur
–– distal, durch Inzision 5-780.0h♦
–– proximal, durch Inzision 5-780.0f♦
–– Schaft, durch Inzision 5-780.0g♦
– Fibula
–– distal, durch Inzision 5-780.0r♦
–– proximal, durch Inzision 5-780.0p♦
–– Schaft, durch Inzision 5-780.0q♦
– Fossa hypophysialis 5-076
– Glomus caroticum 5-398.0
– Haut
–– Axilla 5-892.06♦
–– Bauchregion 5-892.0b
–– Brustwand 5-892.0a
–– Ellenbogen 5-892.07♦
–– Fuß 5-892.0g♦
–– Genitalregion 5-892.0c
–– Gesäß 5-892.0d
–– Hals 5-892.05
–– Hand 5-892.09♦
–– Knie 5-892.0e♦
–– Kopf 5-892.04
–– Leistenregion 5-892.0c
–– Lippe 5-892.00
–– Oberarm 5-892.07♦
–– Oberschenkel 5-892.0e♦
–– Rücken 5-892.0a
–– Schulter 5-892.06♦
–– Skrotum 5-892.0c
–– Unterarm 5-892.08♦
–– Unterschenkel 5-892.0f♦
– Hirnnerv, extrakraniell 5-04b.0♦
– Humerus
–– distal, durch Inzision 5-780.03♦
–– proximal, durch Inzision 5-780.01♦
–– Schaft, durch Inzision 5-780.02♦
– Kalkaneus, durch Inzision 5-780.0t♦
– Karpus, durch Inzision 5-780.0a♦
– Klavikula, durch Inzision 5-780.00♦
– Kryptorchismus-
–– abdominal
––– laparoskopisch 5-625.6♦
––– offen 5-625.5♦
–– inguinal 5-625.4♦
– Magen, durch Inzision 5-430.0
– Metakarpus, durch Inzision 5-780.0b♦
– Metatarsus, durch Inzision 5-780.0v♦
– Mitralklappe, mit Thrombektomie 5-354.11
– Muskel
–– Axilla 5-850.e1♦
–– Bauchregion 5-850.e6♦
–– Brustwand 5-850.e5♦
–– Ellenbogen 5-850.e2♦
–– Fuß 5-850.ea♦
–– Genitalregion 5-850.e7♦ ▶

Exploration *(Forts.)*
~ Muskel *(Forts.)*
–– Gesäß 5-850.e7♦
–– Hals 5-850.e0♦
–– Hand 5-843.c♦
–– Knie 5-850.e8♦
–– Kopf 5-850.e0♦
–– Leistenregion 5-850.e7♦
–– Oberarm 5-850.e2♦
–– Oberschenkel 5-850.e8♦
–– Rücken 5-850.e5♦
–– Schulter 5-850.e1♦
–– Unterarm 5-850.e3♦
–– Unterschenkel 5-850.e9♦
– Nebennierenregion
–– abdominal, offen 5-070.3♦
–– laparoskopisch 5-070.5♦
–– lumbal, offen 5-070.2♦
–– thorakoabdominal 5-070.4♦
– Nerv
–– Arm 5-04b.3♦
–– Beckenboden 5-04b.7♦
–– Bein 5-04b.8♦
–– Fuß 5-04b.9♦
–– Hand 5-04b.4♦
–– Leiste 5-04b.7♦
–– Plexus brachialis 5-04b.1♦
–– Plexus lumbosacralis 5-04b.6♦
–– Rumpf 5-04b.5
–– Schulter 5-04b.2♦
– Niere, Freilegung
–– abdominal, offen 5-559.01♦
–– laparoskopisch 5-559.03♦
–– lumbal, offen 5-559.00♦
–– thorakoabdominal 5-559.02♦
– Orbita 5-169.x♦
– Paraganglien 5-398.0
– Patella, durch Inzision 5-780.0j♦
– Phalangen
–– Fuß, durch Inzision 5-780.0w♦
–– Hand, durch Inzision 5-780.0c♦
– Pulmonalklappe, mit Thrombektomie 5-354.21
– Radius
–– distal, durch Inzision 5-780.06♦
–– proximal, durch Inzision 5-780.04♦
–– Schaft, durch Inzision 5-780.05♦
– Schenkelhals, durch Inzision 5-780.0e♦
– Schilddrüse 5-060.2
–– mit Biopsie 5-060.2
– Sehne
–– Axilla 5-850.f1♦
–– Bauchregion 5-850.f6♦
–– Brustwand 5-850.f5♦
–– Ellenbogen 5-850.f2♦
–– Fuß 5-850.fa♦
–– Genitalregion 5-850.f7♦
–– Gesäß 5-850.f7♦
–– Hals 5-850.f0♦
–– Knie 5-850.f8♦
–– Kopf 5-850.f0♦
–– Leistenregion 5-850.f7♦ ►

Exploration *(Forts.)*
~ Sehne *(Forts.)*
–– Oberarm 5-850.f2♦
–– Oberschenkel 5-850.f8♦
–– Rücken 5-850.f5♦
–– Schulter 5-850.f1♦
–– Unterarm 5-850.f3♦
–– Unterschenkel 5-850.f9♦
– Sehnenscheide
–– Daumen 5-840.s8♦
–– Handgelenk 5-840.s6♦
–– Hohlhand 5-840.s9♦
–– Langfinger 5-840.s7♦
– Skapula, durch Inzision 5-780.0z♦
– Speicheldrüse, chirurgisch 5-260.0♦
– Strecksehne
–– Daumen 5-840.s5♦
–– Handgelenk 5-840.s3♦
–– Langfinger 5-840.s4♦
– Talus, durch Inzision 5-780.0s♦
– Tarsus, durch Inzision 5-780.0u♦
– Thymus 5-078.x
– Tibia
–– distal, durch Inzision 5-780.0n♦
–– proximal, durch Inzision 5-780.0k♦
–– Schaft, durch Inzision 5-780.0m♦
– Trikuspidalklappe, mit Thrombektomie 5-354.31
– Ulna
–– distal, durch Inzision 5-780.09♦
–– proximal, durch Inzision 5-780.07♦
–– Schaft, durch Inzision 5-780.08♦
– Ureter, Freilegung
–– laparoskopisch 5-569.01♦
–– offen 5-569.00♦
–– transurethral 5-569.02♦
Explorativ
– Laparotomie 5-541.0
– Lumbotomie 5-541.5♦
– Pleurotomie 5-340.1
– Sklerotomie 5-138.x♦
– Thorakoskopie 1-691.0
– Thorakotomie 5-340.1
– Tympanotomie 5-202.2♦
Expression, Linsenkern
– mit Einführung, Intraokularlinse
–– monofokal, als
––– irisfixierte Hinterkammerlinse, über
–––– kornealen Zugang 5-144.4j♦
–––– sklero-kornealen Zugang 5-144.2j♦
––– kapselfixierte Hinterkammerlinse, über
–––– kornealen Zugang 5-144.4a♦
–––– sklero-kornealen Zugang 5-144.2a♦
––– sklerafixierte Hinterkammerlinse, über
–––– kornealen Zugang 5-144.4c♦
–––– sklero-kornealen Zugang 5-144.2c♦
––– sulkusfixierte Hinterkammerlinse, über
–––– kornealen Zugang 5-144.4b♦
–––– sklero-kornealen Zugang 5-144.2b♦ ►

Expression, Linsenkern *(Forts.)*
~ mit Einführung, Intraokularlinse *(Forts.)*
-- Sonderform, als
--- irisfixiert Hinterkammerlinse, über
---- kornealen Zugang 5-144.4k♦
---- sklero-kornealen Zugang 5-144.2k♦
--- kapselfixierte Hinterkammerlinse, über
---- kornealen Zugang 5-144.4e♦
---- sklero-kornealen Zugang 5-144.2e♦
--- sklerafixierte Hinterkammerlinse, über
---- kornealen Zugang 5-144.4g♦
---- sklero-kornealen Zugang 5-144.2g♦
--- sulkusfixierte Hinterkammerlinse, über
---- kornealen Zugang 5-144.4f♦
---- sklero-kornealen Zugang 5-144.2f♦
- über
-- kornealen Zugang
--- mit Einführung
---- Linse, alloplastisch, mehrere 5-144.49♦
---- Vorderkammerlinse
----- irisfixiert 5-144.46♦
----- kammerwinkelgestützt 5-144.45♦
--- ohne Implantation, Linse, alloplastisch 5-144.40♦
-- sklero-kornealen Zugang
--- mit Einführung
---- Linse, alloplastisch, mehrere 5-144.29♦
---- Vorderkammerlinse
----- irisfixiert 5-144.26♦
----- kammerwinkelgestützt 5-144.25♦
--- ohne Implantation, Linse, alloplastisch 5-144.20♦
Exstirpation
- Bakerzyste, Knie 5-859.28•
- Discus articularis, Kiefergelenk
-- mit Rekonstruktion
--- durch Weichteilersatz 5-773.23♦
--- mit
---- alloplastischem Material 5-773.25♦
---- Knochen 5-773.22♦
---- Transplantat, Muskel 5-773.24♦
-- ohne Rekonstruktion 5-773.20♦
- Fistel-
-- Hals, median 5-065.2
-- Nase 5-219.0
- Gaumen, weich und hart, transoral, total 5-272.2
- Gewebe, Vesiculae seminales 5-606.2♦
- Glandula submandibularis, ohne intraoperatives Monitoring des R. marginalis N. facialis 5-262.40♦
- Halslymphknoten 5-401.00♦
-- mit
--- Farbmarkierung 5-401.02♦
--- Radionuklidmarkierung 5-401.01♦
-- ohne Markierung 5-401.00♦
- Halszyste
-- lateral 5-291.1
-- median 5-065.0
- Lymphknoten
-- submental 5-401.00♦ ►
Exstirpation *(Forts.)*
~ Lymphknoten *(Forts.)*
-- supraklavikulär 5-401.00♦
- Lymphknotenpaket, Axilla, ohne Markierung 5-401.10♦
- Milz
-- durch Umsteigen laparoskopisch – offen chirurgisch 5-413.12
-- laparoskopisch 5-413.11
-- offen 5-413.10
- Nebenmilz 5-413.x
- Tumor-
-- Douglasraum 5-702.2
-- Gaumenbogen 5-272.0
-- Vagina 5-702.1
-- Vulva 5-712.0
- Uterus
-- abdominal
--- mit Salpingoovariektomie
---- beidseitig 5-683.20
---- einseitig 5-683.10
--- ohne Salpingoovariektomie 5-683.00
--- zur Transplantation, bei einer Lebendspenderin 5-683.40
-- durch Umsteigen
--- endoskopisch – offen chirurgisch, mit Salpingoovariektomie
---- beidseitig 5-683.24
---- einseitig 5-683.14
--- vaginal – offen chirurgisch, mit Salpingoovariektomie
---- beidseitig 5-683.25
---- einseitig 5-683.15
-- endoskopisch
--- mit Salpingoovariektomie
---- beidseitig 5-683.23
---- einseitig 5-683.13
--- zur Transplantation, bei einer Lebendspenderin 5-683.43
-- laparoskopisch, zur Transplantation, bei einer Lebendspenderin 5-683.43
-- mit Präparation, retroperitoneal
--- mit Salpingoovariektomie
---- beidseitig 5-683.7
---- einseitig 5-683.6
--- ohne Salpingoovariektomie 5-683.5
-- offen
--- mit Salpingoovariektomie
---- beidseitig 5-683.20
---- einseitig 5-683.10
--- ohne Salpingoovariektomie 5-683.00
--- zur Transplantation, bei einer Lebendspenderin 5-683.40
-- ohne Salpingoovariektomie, durch Umsteigen
--- endoskopisch – offen chirurgisch 5-683.04
--- vaginal – offen chirurgisch 5-683.05
-- postpartal 5-757
-- radikal
--- abdominal, offen, ohne Lymphadenektomie 5-685.00 ►

Exstirpation *(Forts.)*
~ Uterus *(Forts.)*
~~ radikal *(Forts.)*
––– durch Umsteigen vaginal – offen chirurgisch, ohne Lymphadenektomie 5-685.03
––– mit
–––– Lymphadenektomie, pelvin und paraaortal 5-685.3
–––– paraaortaler Lymphadenektomie 5-685.2
–––– pelviner Lymphadenektomie 5-685.1
––– vaginal
–––– laparoskopisch assistiert, ohne Lymphadenektomie 5-685.02
–––– ohne Lymphadenektomie 5-685.01
–– supravaginal, subtotal
––– abdominal, offen 5-682.10
––– durch Umsteigen
–––– endoskopisch – offen chirurgisch 5-682.13
–––– vaginal – offen chirurgisch 5-682.14
––– endoskopisch 5-682.12
––– laparoskopisch 5-682.12
––– vaginal 5-682.15
–––– laparoskopisch assistiert 5-682.11
–– suprazervikal, subtotal
––– abdominal, offen 5-682.00
––– durch Umsteigen
–––– endoskopisch – offen chirurgisch 5-682.03
–––– vaginal – offen chirurgisch 5-682.04
––– endoskopisch 5-682.02
––– laparoskopisch 5-682.02
––– vaginal 5-682.05
–––– laparoskopisch assistiert 5-682.01
–– vaginal
––– laparoskopisch assistiert
–––– mit Salpingoovariektomie
––––– beidseitig 5-683.22
––––– einseitig 5-683.12
–––– zur Transplantation, bei einer Lebendspenderin 5-683.42
––– mit Salpingoovariektomie
–––– beidseitig 5-683.21
–––– einseitig 5-683.11
––– ohne Salpingoovariektomie 5-683.01
––– zur Transplantation, bei einer Lebendspenderin 5-683.41
–– Vorbereitung, durch Morcellieren, Uterus 5-681.4
–– zur Transplantation, bei einer Lebendspenderin, durch Umsteigen
––– endoskopisch – offen chirurgisch 5-683.44
––– vaginal – offen chirurgisch 5-683.45
– Weichteiltumor
–– epifaszial
––– Axilla 5-852.81♦
––– Bauchregion 5-852.86♦
––– Brustwand 5-852.85♦
––– Ellenbogen 5-852.82♦
––– Fuß 5-852.8a♦
––– Genitalregion 5-852.87♦
––– Gesäß 5-852.87♦
––– Hals 5-852.80♦ ►

Exstirpation *(Forts.)*
~ Weichteiltumor *(Forts.)*
~~ epifaszial *(Forts.)*
––– Knie 5-852.88♦
––– Kopf 5-852.80♦
––– Leistenregion 5-852.87♦
––– Oberarm 5-852.82♦
––– Oberschenkel 5-852.88♦
––– Rücken 5-852.85♦
––– Schulter 5-852.81♦
––– Unterarm 5-852.83♦
––– Unterschenkel 5-852.89♦
–– subfaszial
––– Axilla 5-852.91♦
––– Bauchregion 5-852.96♦
––– Brustwand 5-852.95♦
––– Ellenbogen 5-852.92♦
––– Fuß 5-852.9a♦
––– Genitalregion 5-852.97♦
––– Gesäß 5-852.97♦
––– Hals 5-852.90♦
––– Knie 5-852.98♦
––– Kopf 5-852.90♦
––– Leistenregion 5-852.97♦
––– Oberarm 5-852.92♦
––– Oberschenkel 5-852.98♦
––– Rücken 5-852.95♦
––– Schulter 5-852.91♦
––– Unterarm 5-852.93♦
––– Unterschenkel 5-852.99♦
– Zervixstumpf
–– abdominal 5-684.0
–– durch Umsteigen
––– endoskopisch – offen chirurgisch 5-684.5
––– vaginal – offen chirurgisch 5-684.2
–– endoskopisch 5-684.4
–– laparoskopisch 5-684.4
–– offen 5-684.0
–– radikal
––– durch Umsteigen vaginal – offen chirurgisch, ohne Lymphadenektomie 5-686.03
––– mit
–––– paraaortaler Lymphadenektomie 5-686.2
–––– pelvin und paraaortaler Lymphadenektomie 5-686.3
–––– pelviner Lymphadenektomie 5-686.1
––– offen, ohne Lymphadenektomie 5-686.00
––– vaginal
–––– laparoskopisch assistiert, ohne Lymphadenektomie 5-686.02
–––– ohne Lymphadenektomie 5-686.01
–– vaginal 5-684.1
––– laparoskopisch assistiert 5-684.3
– Zysten-
–– Akromioklavikulargelenk, offen 5-800.91♦
–– Ellenbogengelenk, offen 5-800.9t♦
–– Handgelenk, offen 5-800.97♦
–– Hüftgelenk, offen 5-800.9g♦
–– Humeroglenoidalgelenk, offen 5-800.90♦
–– Humeroradialgelenk, offen 5-800.9s♦
–– Humeroulnargelenk, offen 5-800.94♦ ►

Exstirpation *(Forts.)*
~ Zysten- *(Forts.)*
–– Iliosakralgelenk, offen 5-800.9e♦
–– Kniegelenk, offen 5-800.9h♦
–– Metatarsophalangealgelenk, offen 5-800.9q♦
–– Mundboden 5-273.3
–– Radiokarpalgelenk, offen 5-800.98♦
–– Radioulnargelenk
––– distal, offen 5-800.96♦
––– proximal, offen 5-800.95♦
–– Sprunggelenk
––– oberes, offen 5-800.9k♦
––– unteres, offen 5-800.9m♦
–– Sternoklavikulargelenk, offen 5-800.93♦
–– Symphyse, offen 5-800.9f
–– Tarsalgelenk, offen 5-800.9n♦
–– Tarsometatarsalgelenk, offen 5-800.9p♦
–– Thorakoskapulargelenk, offen 5-800.92♦
–– Tibiofibulargelenk, proximal, offen 5-800.9j♦
–– Ulnokarpalgelenk, offen 5-800.99♦
–– Zehengelenk, offen 5-800.9r♦
Extension
– durch
–– Drahtung, Knochen
––– durch Gipsschiene, mit Fingertraktion 8-401.5♦
––– Femur 8-401.2♦
––– Humerus 8-401.0♦
––– Kalkaneus 8-401.4♦
––– Olekranon 8-401.1♦
––– Phalangen, Hand 8-401.6♦
––– Tibia 8-401.3♦
–– Kirschner-Draht
––– durch Gipsschiene, mit Fingertraktion 8-401.5♦
––– Femur 8-401.2♦
––– Humerus 8-401.0♦
––– Kalkaneus 8-401.4♦
––– Olekranon 8-401.1♦
––– Phalangen, Hand 8-401.6♦
––– Tibia 8-401.3♦
–– Nagelung, Knochen
––– Femur 8-400.2♦
––– Humerus 8-400.0♦
––– Kalkaneus 8-400.4♦
––– Olekranon 8-400.1♦
––– Tibia 8-400.3♦
–– Steinmann-Nagel
––– Femur 8-400.2♦
––– Humerus 8-400.0♦
––– Kalkaneus 8-400.4♦
––– Olekranon 8-400.1♦
––– Tibia 8-400.3♦
– Fraktur, Gesichtsschädel 5-769.3
– Lendenwirbelsäule 8-412
– Schädelkalotte, mit Crutchfield-Klemme 8-410.1
– Sulcus buccolabialis
–– mit
––– Hauttransplantat 5-244.11
––– Knochentransplantat 5-244.13 ►

Extension *(Forts.)*
~ Sulcus buccolabialis *(Forts.)*
~~ mit *(Forts.)*
––– Schleimhauttransplantat 5-244.12
–– ohne Transplantat 5-244.10
– Sulcus lingualis
–– mit
––– Hauttransplantat 5-244.11
––– Knochentransplantat 5-244.13
––– Schleimhauttransplantat 5-244.12
–– ohne Transplantat 5-244.10
– Wirbelsäule, durch Halopelvikdistraktion 8-419.0
Extensionslimitierung, paraspinös, mit Implantat, über
– 1 Segment 5-839.k0
– 2 Segmente 5-839.k1
– 3 oder mehr Segmente 5-839.k2
Extra-intrakraniell, Bypass, Anlegen
– durch Transposition 5-027.0♦
– mit Interponat 5-027.1♦
– ohne Interponat 5-027.0♦
Extraaortal
– Herzunterstützungssystem, permanent
–– Entfernung 5-376.94
–– Implantation 5-376.90
–– Wechsel
––– Gesamtsystem 5-376.91
––– isoliert, Verbindungsleitung 5-376.92
–––– und EKG-Elektrode, epikardial 5-376.93
Extrabulbär, Medikamententräger, Einlegen 5-169.3♦
Extrahepatisch, Gallenwege, Cholangioskopie, direkt, therapeutisch *[nur Zusatzkode!]* 5-513.q0
Extrakorporal
– Choledocholithotripsie 8-111.1
– Elimination, CO_2, veno-venös 8-852.5
– Leberassistierung 8-858
– Leberersatztherapie 8-858
– Neurostimulator
–– Anlegen, zur
––– Rückenmarkstimulation, epidural 8-631.5
––– Stimulation, Nervensystem, peripher 8-631.5
–– Wechsel, zur
––– Rückenmarkstimulation, epidural 8-631.5
––– Stimulation, Nervensystem, peripher 8-631.5
– Pumpe
–– biventrikulär, Dauer der Behandlung
––– bis unter 48 Stunden 8-83a.20
––– 48 bis unter 96 Stunden 8-83a.21
––– 96 bis unter 144 Stunden 8-83a.23
––– 144 bis unter 192 Stunden 8-83a.24
––– 192 bis unter 240 Stunden 8-83a.25
––– 240 bis unter 288 Stunden 8-83a.26
––– 288 bis unter 384 Stunden 8-83a.27
––– 384 bis unter 480 Stunden 8-83a.28
––– 480 bis unter 576 Stunden 8-83a.29
––– 576 oder mehr Stunden 8-83a.2a ►

Extrakorporal *(Forts.)*
~ Pumpe *(Forts.)*
–– univentrikulär, Dauer der Behandlung
––– bis unter 48 Stunden 8-83a.10
––– 48 bis unter 96 Stunden 8-83a.11
––– 96 bis unter 144 Stunden 8-83a.13
––– 144 bis unter 192 Stunden 8-83a.14
––– 192 bis unter 240 Stunden 8-83a.15
––– 240 bis unter 288 Stunden 8-83a.16
––– 288 bis unter 384 Stunden 8-83a.17
––– 384 bis unter 480 Stunden 8-83a.18
––– 480 bis unter 576 Stunden 8-83a.19
––– 576 oder mehr Stunden 8-83a.1a
– Stoßwellenlithotripsie, Stein
–– Gallenblase 8-111.0
–– Gallengänge 8-111.1
–– Harnblase 8-110.0
–– Niere 8-110.2♦
–– Pankreas 8-112.0
–– Speicheldrüse 8-112.1♦
–– Ureter 8-110.1♦
– Stoßwellentherapie
–– Ellenbogen 8-115.1♦
–– Fuß 8-115.2♦
–– Hand 8-115.4♦
–– Penis 8-119.0
–– Röhrenknochen, lang, Extremität
––– obere 8-115.3♦
––– untere 8-115.5♦
–– Schulterregion 8-115.0♦
– Unterstützung, Lunge, pumpenlos
–– bis unter 6 Tage 8-852.20
–– 6 bis unter 12 Tage 8-852.21
–– 12 bis unter 18 Tage 8-852.22
–– 18 bis unter 30 Tage 8-852.23
–– 30 bis unter 42 Tage 8-852.24
–– 42 Tage oder mehr 8-852.25
– Zentrifugalpumpe
–– biventrikulär
––– Entfernung 8-839.a4
––– Implantation, endovaskulär 8-839.a2
–– univentrikulär
––– Entfernung 8-839.a3
––– Implantation, endovaskulär, Ventrikel
–––– links 8-839.a0
–––– rechts 8-839.a1
Extrakorporale Membranoxygenation
– mit Kanülen im rechten Vorhof und in der Pulmonalarterie, bei Rechtsherzunterstützung
–– unter 48 Stunden 8-852.60
–– 48 bis unter 96 Stunden 8-852.61
–– 96 bis unter 144 Stunden 8-852.63
–– 144 bis unter 192 Stunden 8-852.64
–– 192 bis unter 240 Stunden 8-852.65
–– 240 bis unter 288 Stunden 8-852.66
–– 288 bis unter 384 Stunden 8-852.67
–– 384 bis unter 480 Stunden 8-852.68
–– 480 bis unter 576 Stunden 8-852.69
–– 576 bis unter 768 Stunden 8-852.6b
–– 768 bis unter 960 Stunden 8-852.6c
–– 960 bis unter 1.152 Stunden 8-852.6d ►

Extrakorporale Membranoxygenation *(Forts.)*
~ mit Kanülen im rechten Vorhof und in der Pulmonalarterie, bei Rechtsherzunterstützung *(Forts.)*
–– 1.152 oder mehr Stunden 8-852.6e
– veno-arteriell, Herzunterstützung
–– unter 48 Stunden 8-852.30
–– 48 bis unter 96 Stunden 8-852.31
–– 96 bis unter 144 Stunden 8-852.33
–– 144 bis unter 192 Stunden 8-852.34
–– 192 bis unter 240 Stunden 8-852.35
–– 240 bis unter 288 Stunden 8-852.36
–– 288 bis unter 384 Stunden 8-852.37
–– 384 bis unter 480 Stunden 8-852.38
–– 480 bis unter 576 Stunden 8-852.39
–– 576 bis unter 768 Stunden 8-852.3b
–– 768 bis unter 960 Stunden 8-852.3c
–– 960 bis unter 1.152 Stunden 8-852.3d
–– 1.152 oder mehr Stunden 8-852.3e
– veno-venös, Herzunterstützung
–– unter 48 Stunden 8-852.00
–– 48 bis unter 96 Stunden 8-852.01
–– 96 bis unter 144 Stunden 8-852.03
–– 144 bis unter 192 Stunden 8-852.04
–– 192 bis unter 240 Stunden 8-852.05
–– 240 bis unter 288 Stunden 8-852.06
–– 288 bis unter 384 Stunden 8-852.07
–– 384 bis unter 480 Stunden 8-852.08
–– 480 bis unter 576 Stunden 8-852.09
–– 576 bis unter 768 Stunden 8-852.0b
–– 768 bis unter 960 Stunden 8-852.0c
–– 960 bis unter 1.152 Stunden 8-852.0d
–– 1.152 oder mehr Stunden 8-852.0e
– veno-venös-arteriell, Herzunterstützung
–– bis unter 48 Stunden 8-852.30
–– 48 bis unter 96 Stunden 8-852.31
–– 96 bis unter 144 Stunden 8-852.33
–– 144 bis unter 192 Stunden 8-852.34
–– 192 bis unter 240 Stunden 8-852.35
–– 240 bis unter 288 Stunden 8-852.36
–– 288 bis unter 384 Stunden 8-852.37
–– 384 bis unter 480 Stunden 8-852.38
–– 480 bis unter 576 Stunden 8-852.39
–– 576 bis unter 768 Stunden 8-852.3b
–– 768 bis unter 960 Stunden 8-852.3c
–– 960 bis unter 1.152 Stunden 8-852.3d
–– 1.152 oder mehr Stunden 8-852.3e
Extrakraniell
– A. carotis interna
–– Ballonangioplastie, perkutan-transluminal 8-836.0k♦
–– Embolektomie 5-380.02♦
–– Endarteriektomie 5-381.02♦
–– Implantation
––– Flow-Diverter, perkutan-transluminal, zur Strömungslaminierung, bei Aneurysma
–––– 1 8-84b.0k♦
–––– 2 8-84b.2k♦
–––– 3 8-84b.3k♦
–––– 4 8-84b.4k♦
–––– 5 8-84b.5k♦ ►

Extrakraniell *(Forts.)*
~ A. carotis interna *(Forts.)*
~~ Implantation *(Forts.)*
~~~ Flow-Diverter, perkutan-transluminal, zur Strömungslaminierung, bei Aneurysma *(Forts.)*
–––– 6 oder mehr 8-84b.6k♦
––– Mehrschicht-Flechtstent, perkutan-transluminal, zur Strömungslaminierung, bei Aneurysma
–––– 1 8-84b.0k♦
–––– 2 8-84b.2k♦
–––– 3 8-84b.3k♦
–––– 4 8-84b.4k♦
–––– 5 8-84b.5k♦
–––– 6 oder mehr 8-84b.6k♦
––– Multilayer-Stent, perkutan-transluminal, zur Strömungslaminierung, bei Aneurysma
–––– 1 8-84b.0k♦
–––– 2 8-84b.2k♦
–––– 3 8-84b.3k♦
–––– 4 8-84b.4k♦
–––– 5 8-84b.5k♦
–––– 6 oder mehr 8-84b.6k♦
––– perkutan-transluminal
–––– Cheatham-Platinum-Stent
––––– gecovert
–––––– 1 8-846.0k♦
–––––– 2 oder mehr 8-846.1k♦
––––– ungecovert
–––––– 1 8-845.0k♦
–––––– 2 oder mehr 8-845.1k♦
–––– Stent
––––– bioresorbierbar
–––––– 1 8-843.0k♦
–––––– 2 8-843.1k♦
–––––– 3 8-843.2k♦
–––––– 4 8-843.3k♦
–––––– 5 8-843.4k♦
–––––– 6 oder mehr 8-843.5k♦
––––– gecovert
–––––– großlumig, andere
––––––– 1 8-84a.0k♦
––––––– 2 oder mehr 8-84a.1k♦
–––––– medikamentefreisetzend
––––––– 1 8-848.0k♦
––––––– 2 8-848.1k♦
––––––– 3 8-848.2k♦
––––––– 4 8-848.3k♦
––––––– 5 8-848.4k♦
––––––– 6 oder mehr 8-848.5k♦
–––––– nicht-medikamentefreisetzend
––––––– 1 8-842.0k♦
––––––– 2 8-842.1k♦
––––––– 3 8-842.2k♦
––––––– 4 8-842.3k♦
––––––– 5 8-842.4k♦
––––––– 6 oder mehr 8-842.5k♦
––––– medikamentefreisetzend
–––––– 1 8-841.0k♦
–––––– 2 8-841.1k♦ ►

Extrakraniell *(Forts.)*
~ A. carotis interna *(Forts.)*
~~ Implantation *(Forts.)*
~~~ perkutan-transluminal *(Forts.)*
~~~~ Stent *(Forts.)*
~~~~~ medikamentefreisetzend *(Forts.)*
–––––– 3 8-841.2k♦
–––––– 4 8-841.3k♦
–––––– 5 8-841.4k♦
–––––– 6 oder mehr 8-841.5k♦
––––– nicht-medikamentefreisetzend
–––––– 1 8-840.0k♦
–––––– 2 8-840.1k♦
–––––– 3 8-840.2k♦
–––––– 4 8-840.3k♦
–––––– 5 8-840.4k♦
–––––– 6 oder mehr 8-840.5k♦
––––– ungecovert, großlumig, andere
–––––– 1 8-849.0k♦
–––––– 2 oder mehr 8-849.1k♦
––– Stent, perkutan-transluminal, zur Strömungslaminierung, bei Aneurysma
–––– 1 8-84b.0k♦
–––– 2 8-84b.2k♦
–––– 3 8-84b.3k♦
–––– 4 8-84b.4k♦
–––– 5 8-84b.5k♦
–––– 6 oder mehr 8-84b.5k♦
–– Inzision 5-380.02♦
–– Patchplastik 5-395.02♦
–– Resektion, und Reanastomosierung 5-382.02♦
–– Thrombektomie 5-380.02♦
– A. vertebralis
–– Ballonangioplastie, perkutan-transluminal 8-836.0p♦
–– Implantation
––– Flow-Diverter, perkutan-transluminal, zur Strömungslaminierung, bei Aneurysma
–––– 1 8-84b.0p♦
–––– 2 8-84b.2p♦
–––– 3 8-84b.3p♦
–––– 4 8-84b.4p♦
–––– 5 8-84b.5p♦
–––– 6 oder mehr 8-84b.6p♦
––– Mehrschicht-Flechtstent, perkutan-transluminal, zur Strömungslaminierung, bei Aneurysma
–––– 1 8-84b.0p♦
–––– 2 8-84b.2p♦
–––– 3 8-84b.3p♦
–––– 4 8-84b.4p♦
–––– 5 8-84b.5p♦
–––– 6 oder mehr 8-84b.6p♦
––– Multilayer-Stent, perkutan-transluminal, zur Strömungslaminierung, bei Aneurysma
–––– 1 8-84b.0p♦
–––– 2 8-84b.2p♦
–––– 3 8-84b.3p♦
–––– 4 8-84b.4p♦
–––– 5 8-84b.5p♦
–––– 6 oder mehr 8-84b.6p♦ ►

E

Extrakraniell *(Forts.)*
~ A. vertebralis *(Forts.)*
~~ Implantation *(Forts.)*
––– perkutan-transluminal, Stent
–––– bioresorbierbar
––––– 1 8-843.0p♦
––––– 2 8-843.1p♦
––––– 3 8-843.2p♦
––––– 4 8-843.3p♦
––––– 5 8-843.4p♦
––––– 6 oder mehr 8-843.5p♦
–––– gecovert
––––– großlumig, andere
–––––– 1 8-84a.0p♦
–––––– 2 oder mehr 8-84a.1p♦
––––– medikamentefreisetzend
–––––– 1 8-848.0p♦
–––––– 2 8-848.1p♦
–––––– 3 8-848.2p♦
–––––– 4 8-848.3p♦
–––––– 5 8-848.4p♦
–––––– 6 oder mehr 8-848.5p♦
––––– nicht-medikamentefreisetzend
–––––– 1 8-842.0p♦
–––––– 2 8-842.1p♦
–––––– 3 8-842.2p♦
–––––– 4 8-842.3p♦
–––––– 5 8-842.4p♦
–––––– 6 oder mehr 8-842.5p♦
–––– medikamentefreisetzend
––––– 1 8-841.0p♦
––––– 2 8-841.1p♦
––––– 3 8-841.2p♦
––––– 4 8-841.3p♦
––––– 5 8-841.4p♦
––––– 6 oder mehr 8-841.5p♦
–––– nicht-medikamentefreisetzend
––––– 1 8-840.0p♦
––––– 2 8-840.1p♦
––––– 3 8-840.2p♦
––––– 4 8-840.3p♦
––––– 5 8-840.4p♦
––––– 6 oder mehr 8-840.5p♦
–––– ungecovert, großlumig, andere
––––– 1 8-849.0p♦
––––– 2 oder mehr 8-849.1p♦
––– Stent, perkutan-transluminal, zur Strömungslaminierung, bei Aneurysma
–––– 1 8-84b.0p♦
–––– 2 8-84b.2p♦
–––– 3 8-84b.3p♦
–––– 4 8-84b.4p♦
–––– 5 8-84b.5p♦
–––– 6 oder mehr 8-84b.6p♦
– Arterie
–– Hals
––– Ballonangioplastie, Gefäßprothese, offen 5-380.06♦ 8-836.0e
––– Embolektomie, Gefäßprothese 5-380.06♦ ►

Extrakraniell *(Forts.)*
~ Arterie *(Forts.)*
~~ Hals *(Forts.)*
––– Endarteriektomie, Gefäßprothese 5-381.06♦
––– Fremdkörperentfernung, Gefäßprothese 5-380.06♦
––– Inzision, Gefäßprothese 5-380.06♦
––– Thrombektomie, Gefäßprothese 5-380.06♦
––– Thrombendarteriektomie, Gefäßprothese 5-381.06♦
–– Kopf
––– Ballonangioplastie, Gefäßprothese, offen 5-380.06♦ 8-836.0e
––– Embolektomie, Gefäßprothese 5-380.06♦
––– Endarteriektomie, Gefäßprothese 5-381.06♦
––– Fremdkörperentfernung, Gefäßprothese 5-380.06♦
––– Inzision, Gefäßprothese 5-380.06♦
––– Thrombektomie, Gefäßprothese 5-380.06♦
––– Thrombendarteriektomie, Gefäßprothese 5-381.06♦
– Gefäß
–– Hals, Biopsie, durch Inzision 1-587.0♦
–– Implantation, perkutan-transluminal, Klammern, endovaskulär, selbstexpandierend 8-83c.91♦
–– Kopf
––– Atherektomie, perkutan-transluminal 8-836.31♦
––– Biopsie, durch Inzision 1-587.0♦
––– Blade-Angioplastie, perkutan-transluminal 8-836.11♦
––– Embolisation, selektiv, perkutan-transluminal, mit
–––– Metallspiralen 8-836.m1♦
–––– Partikeln 8-836.k1♦
–––– Schirm 8-836.c1♦
––– Fräsatherektomie, perkutan-transluminal 8-836.31♦
––– Fremdkörperentfernung, perkutan-transluminal 8-836.61♦
––– Kryoplastie, perkutan-transluminal 8-836.r1♦
––– Laser-Angioplastie, perkutan-transluminal 8-836.21♦
––– Rotationsatherektomie, perkutan-transluminal 8-83c.f1♦
––– Scoring-balloon, perkutan-transluminal 8-836.11♦
– Hirnnerv
–– Biopsie
––– durch Inzision 1-513.0♦
––– perkutan 1-405.0♦
–– Exploration 5-04b.0♦
–– Injektion, Medikament, zur Schmerztherapie 8-913
–– Inzision 5-040.0♦
–– Nadelbiopsie, perkutan 1-405.0♦ ►

Extrakraniell *(Forts.)*
~ Hirnnerv *(Forts.)*
-- Naht
--- epineural
---- mit Transplantation 5-048.0♦
----- und Transposition 5-054.0♦
---- primär 5-044.0♦
----- mit Transposition 5-050.0♦
---- sekundär 5-046.0♦
----- mit Transposition 5-052.0♦
--- interfaszikulär
---- mit Transplantation 5-049.0♦
----- und Transposition 5-055.0♦
---- primär 5-045.0♦
----- mit Transposition 5-051.0♦
---- sekundär 5-047.0♦
----- mit Transposition 5-053.0♦
-- Neurolyse, und Dekompression 5-056.0♦
--- mit Transposition 5-057.0♦
- Hirnnervengewebe
-- Destruktion 5-041.0♦
-- Exzision 5-041.0♦
- Vene, Kopf, oberflächlich
-- Embolektomie 5-380.a0♦
-- Inzision 5-380.a0♦
-- Naht 5-388.a0♦
-- Thrombektomie 5-380.a0♦
Extraktion
- bei
-- Beckenendlage
--- instrumentell 5-725.1
--- manuell 5-725.0
--- manuell-instrumentell, kombiniert 5-725.2
-- Wendung
--- innere, bei Komplikation, sonstige 5-732.4
--- kombiniert, bei Komplikation, sonstige 5-732.4
- durch Zange, Becken, bei Wendung
-- innere 5-732.3
-- kombiniert 5-732.3
- Forzeps, misslungen 5-733.0
- Fremdkörper, durch Ösophagoskopie, mit starrem Instrument 8-100.7
- Linse
-- intrakapsulär
--- mit Einführung, Intraokularlinse
---- monofokal, als
----- irisfixierte Hinterkammerlinse, über
------ kornealen Zugang 5-143.1j♦
------ sklero-kornealen Zugang 5-143.0j♦
----- kapselfixierte Hinterkammerlinse, über
------ kornealen Zugang 5-143.1a♦
------ sklero-kornealen Zugang 5-143.0a♦
----- sklerafixierte Hinterkammerlinse, über
------ kornealen Zugang 5-143.1c♦
------ sklero-kornealen Zugang 5-143.0c♦
----- sulkusfixierte Hinterkammerlinse, über
------ kornealen Zugang 5-143.1b♦
------ sklero-kornealen Zugang 5-143.0b♦ ▶

Extraktion *(Forts.)*
~ Linse *(Forts.)*
~~ intrakapsulär *(Forts.)*
~~~ mit Einführung, Intraokularlinse *(Forts.)*
---- Sonderform, als
----- irisfixierte Hinterkammerlinse, über
------ kornealen Zugang 5-143.1k♦
------ sklero-kornealen Zugang 5-143.0k♦
----- kapselfixierte Hinterkammerlinse, über
------ kornealen Zugang 5-143.1e♦
------ sklero-kornealen Zugang 5-143.0e♦
----- sklerafixierte Hinterkammerlinse, über
------ kornealen Zugang 5-143.1g♦
------ sklero-kornealen Zugang 5-143.0g♦
----- sulkusfixierte Hinterkammerlinse, über
------ kornealen Zugang 5-143.1f♦
------ sklero-kornealen Zugang 5-143.0f♦
--- über Zugang
---- korneal
----- mit Einführung, Vorderkammerlinse, kammerwinkelgestützt 5-143.15♦
----- ohne Implantation, Linse, alloplastisch 5-143.10♦
---- sklero-korneal
----- mit Einführung, Vorderkammerlinse
------ irisfixiert 5-143.06♦
------ kammerwinkelgestützt 5-143.05♦
----- ohne Implantation, Linse, alloplastisch 5-143.00♦
-- mit Einführung, Intraokularlinse
--- monofokal, als
---- irisfixierte Hinterkammerlinse, über Pars plana 5-145.0j♦
---- kapselfixierte Hinterkammerlinse, über Pars plana 5-145.0a♦
---- sklerafixierte Hinterkammerlinse, über Pars plana 5-145.0c♦
---- sulkusfixierte Hinterkammerlinse, über Pars plana 5-145.0b♦
--- Sonderform, als
---- irisfixierte Hinterkammerlinse, über Pars plana 5-145.0k♦
---- kapselfixierte Hinterkammerlinse, über Pars plana 5-145.0e♦
---- sklerafixierte Hinterkammerlinse, über Pars plana 5-145.0g♦
---- sulkusfixierte Hinterkammerlinse, über Pars plana 5-145.0f♦
-- über Pars plana
--- mit Einführung, Vorderkammerlinse
---- irisfixiert 5-145.06♦
---- kammerwinkelgestützt 5-145.05♦
--- ohne Implantation, Linse, alloplastisch 5-145.00♦
- Milchzahn 5-230.0
- Stein, Harnblase, transurethral, mit Dormia-Körbchen 5-562.8♦
- Zahn
-- einwurzelig 5-230.0
-- mehrere
--- aus verschiedenen Quadranten 5-230.3 ▶
~~~

Extraktion *(Forts.)*
~ Zahn *(Forts.)*
~~ mehrere *(Forts.)*
––– eines Quadranten 5-230.2
–– mehrwurzelig 5-230.1
––– mit Elevation, Lappen, mukoperiostal 5-230.1 5-241.1
–– sämtliche 5-230.5
––– Kieferhälfte 5-230.4
– Zahnwurzelrest 5-231.50
Extraktionshilfe, expandierend, intraluminal, Einsatz
– 1 *[nur Zusatzkode!]* 5-378.a4
– 2 *[nur Zusatzkode!]* 5-378.a5
– 3 oder mehr *[nur Zusatzkode!]* 5-378.a6
Extraktionsschleuse, mechanisch, kontrolliert drehend, Einsatz *[nur Zusatzkode!]* 5-378.a3
Extraluminal
– Anastomosenstabilisator, adaptierbar, Verwendung, bei AV-Fistel *[nur Zusatzkode!]* 5-392.8
– Valvuloplastie
–– V. femoralis 5-397.9b♦
–– V. poplitea 5-397.9c♦
–– Vene, oberflächlich
––– Fuß 5-397.a6♦
––– Oberschenkel 5-397.a5♦
––– Unterschenkel 5-397.a6♦
Extraperitoneal, Drainage, Bauchwand 5-540.1
Extrapleural
– Drainage, offen 5-340.0♦
– Inzision
–– durch
––– Resternotomie, zur Blutstillung, Mediastinum 5-341.32
––– Sternotomie, zur Blutstillung, Mediastinum 5-341.22
–– Mediastinum, durch
––– Resternotomie, zur
–––– Hämatomausräumung 5-341.33
–––– Spülung 5-341.31
–––– Stabilisierung 5-341.30
––– Sternotomie, zur
–––– Hämatomausräumung 5-341.23
–––– Spülung 5-341.21
–––– Stabilisierung 5-341.20
– retroperitoneal, Zugang, Brustwirbelsäule, kombiniert 5-031.9
Extrasellär, Gewebe, Hypophyse
– Exzision 5-075.2
–– mit Präparation, Nachbargewebe, infiltriert 5-075.3
– Resektion 5-075.2
–– mit Präparation, Nachbargewebe, infiltriert 5-075.3
Extrasphinktär, Fistelexzision, anal 5-491.14
Extrauteringravidität
– Salpingektomie
–– partiell
––– abdominal, offen 5-744.20♦
–––– mit Rekonstruktion 5-744.30♦ ►

Extrauteringravidität *(Forts.)*
~ Salpingektomie *(Forts.)*
~~ partiell *(Forts.)*
––– durch Umsteigen
–––– endoskopisch – offen chirurgisch 5-744.23♦
––––– mit Rekonstruktion 5-744.33♦
–––– vaginal – offen chirurgisch 5-744.24♦
––––– mit Rekonstruktion 5-744.34♦
––– endoskopisch, mit Rekonstruktion 5-744.32♦
––– laparoskopisch 5-744.22♦
–––– mit Rekonstruktion 5-744.32♦
––– vaginal 5-744.25♦
–––– laparoskopisch assistiert 5-744.21♦
––––– mit Rekonstruktion 5-744.31♦
–––– mit Rekonstruktion 5-744.35♦
–– total
––– abdominal, offen 5-744.40♦
––– durch Umsteigen
–––– endoskopisch – offen chirurgisch 5-744.43♦
–––– vaginal – offen chirurgisch 5-744.44♦
––– endoskopisch 5-744.42♦
––– laparoskopisch 5-744.42♦
––– vaginal 5-744.45♦
–––– laparoskopisch assistiert 5-744.41♦
– Salpingotomie
–– abdominal, offen, mit Rekonstruktion 5-744.10♦
–– durch Umsteigen
––– endoskopisch – offen chirurgisch 5-744.03♦
–––– mit Rekonstruktion 5-744.13♦
––– vaginal – offen chirurgisch 5-744.04♦
–––– mit Rekonstruktion 5-744.14♦
–– endoskopisch 5-744.02♦
–– laparoskopisch 5-744.02♦
––– mit Rekonstruktion 5-744.12♦
–– offen 5-744.00♦
–– vaginal 5-744.05♦
––– laparoskopisch assistiert 5-744.01♦
–––– mit Rekonstruktion 5-744.11♦
––– mit Rekonstruktion 5-744.15♦
Extrazerebral
– Bestrahlung, stereotaktisch, fraktioniert 8-523.11
– EEG-Ableitung, subdural 1-211
– Hochvoltstrahlentherapie, stereotaktisch, einzeitig 8-523.01
– Präparation, und
–– Abklippen, Gefäß, intrakraniell 5-025.4
–– Destruktion, Gefäß, intrakraniell 5-025.6
Extremität
– 2, Lymphographie 3-621
– Anlegen, System, zur Vakuumtherapie, tiefreichend, subfaszial 5-916.a1♦
– Gefäß, Phlebographie 3-613♦
–– mit Darstellung, Abflussbereich 3-614♦
– Gelenk
–– Anlegen, System, zur Vakuumtherapie, tiefreichend 5-916.a1♦ ►

Extremität *(Forts.)*
~ Gelenk *(Forts.)*
–– Wechsel, System, zur Vakuumtherapie, tiefreichend 5-916.a1♦
– Knochen
–– Anlegen, System, zur Vakuumtherapie, tiefreichend 5-916.a1♦
–– Wechsel, System, zur Vakuumtherapie, tiefreichend 5-916.a1♦
– Lymphabfluss, Bestimmung, szintigraphisch, quantitativ 3-709.x
– Lymphographie 3-620
– obere
–– Arterie, Subtraktionsangiographie, digital 3-606♦
–– Arteriographie, Gefäß 3-606♦
–– Resektion, Schnürring, mit Rekonstruktion, plastisch, bei kongenitaler Anomalie 5-868.10♦
–– Stoßwellentherapie, extrakorporal, Röhrenknochen, lang 8-115.3♦
– untere
–– Arterie, Subtraktionsangiographie, digital 3-607♦
–– Arteriographie, Gefäß 3-607♦
–– Resektion, Schnürring, mit Rekonstruktion, plastisch, bei kongenitaler Anomalie 5-868.11♦
–– Stoßwellentherapie, extrakorporal, Röhrenknochen, lang 8-115.5♦
– Vene, Subtraktionsangiographie, digital 3-613♦
–– mit Darstellung des Abflussbereiches 3-614♦
– Wechsel, System, zur Vakuumtherapie, tiefreichend, subfaszial 5-916.a1♦
Extremitätenknochen, Operation, Planung, computergestützt
– mit Verwendung von patientenindividuell angepassten Implantaten *[nur Zusatzkode!]* 5-86a.21
– ohne Verwendung von patientenindividuell angepassten Implantaten *[nur Zusatzkode!]* 5-86a.20
Extremitätenperfusion, isoliert 8-859♦
Exzision
– A. axillaris 5-386.11♦
– A. brachialis 5-386.12♦
– A. carotis 5-386.00♦
– A. carotis communis, und Sinus caroticus 5-386.01♦
– A. carotis externa 5-386.03♦
– A. carotis interna, extrakraniell 5-386.02♦
– A. dorsalis pedis 5-386.82♦
– A. femoralis 5-386.70♦
– A. fibularis 5-386.84♦
– A. gastrica 5-386.62
– A. hepatica 5-386.61
– A. iliaca 5-386.52♦
– A. iliaca communis 5-386.53♦
– A. iliaca externa 5-386.54♦
– A. iliaca interna 5-386.55♦
– A. lienalis 5-386.63 ▶

Exzision *(Forts.)*
– A. mesenterica inferior 5-386.66
– A. mesenterica superior 5-386.65
– A. plantaris lateralis 5-386.86♦
– A. plantaris medialis 5-386.85♦
– A. poplitea 5-386.72♦
– A. princeps pollicis 5-386.27♦
– A. profunda femoris 5-386.71♦
– A. pulmonalis 5-386.42♦
– A. radialis 5-386.24♦
– A. renalis 5-386.64♦
– A. subclavia 5-386.40♦
– A. tibialis anterior 5-386.80♦
– A. tibialis posterior 5-386.83♦
– A. ulnaris 5-386.20♦
– A. vertebralis, extrakraniell 5-386.04♦
– Aa. digitales palmares communes 5-386.23♦
– Aa. lumbales 5-386.51♦
– Aa. recurrentes, Unterschenkel 5-386.81♦
– Analfistel
–– intersphinktär, mit Verschluss, durch Schleimhautlappen 5-491.4
–– transsphinktär, mit Verschluss, durch Schleimhautlappen 5-491.4
– Analkanal
–– lokal 5-492.00
–– tief 5-492.01
––– mit Teilresektion, Muskel 5-492.02
– Analtumor 5-492.02
– Aorta abdominalis 5-386.33
– Aorta ascendens 5-386.30
– Aorta thoracica 5-386.32
– Appendix epiploica 5-543.0
– Appendixstumpf 5-470.x
– Arcus aortae 5-386.31
– Arcus palmaris profundus 5-386.21♦
– Arcus palmaris superficialis 5-386.22♦
– Augenlid
–– oberflächlich
––– mit Beteiligung, Lidkante 5-091.01♦
–––– histographisch kontrolliert 5-091.11♦
––– ohne Beteiligung, Lidkante 5-091.00♦
–––– durch mikrographische Chirurgie 5-091.10♦
–––– histographisch kontrolliert 5-091.10♦
–– tief
––– mit Beteiligung, Lidkante 5-091.21♦
–––– histographisch kontrolliert 5-091.31♦
––– ohne Beteiligung, Lidkante 5-091.20♦
–––– histographisch kontrolliert 5-091.30♦
– Band
–– Handwurzelgelenk, anderes
––– partiell 5-841.22♦
––– total 5-841.32♦
–– Interphalangealgelenk
––– Daumen
–––– partiell 5-841.27♦
–––– total 5-841.37♦
––– Langfinger
–––– partiell 5-841.26♦
–––– total 5-841.36♦ ▶

Exzision *(Forts.)*
~ Band *(Forts.)*
–– Metakarpophalangealgelenk
––– Daumen
–––– partiell 5-841.25♦
–––– total 5-841.35♦
––– Langfinger
–––– partiell 5-841.24♦
–––– total 5-841.34♦
–– Mittelhand
––– partiell 5-841.23♦
––– total 5-841.33♦
– Bandscheibe 5-831.0
–– mit
––– Entfernung, Sequester, frei 5-831.0
––– Radikulodekompression 5-831.2
–– perkutan
––– mit Endoskopie 5-831.5
–––– mit Entfernung, Sequester, frei 5-831.5
––– ohne Endoskopie 5-831.4
– Beckenknochen, partiell
–– endoskopisch 5-782.bd
–– mit Weichteilresektion 5-782.1d
–– offen 5-782.ad
– Beugesehne
–– Daumen 5-840.52♦
–– Handgelenk 5-840.50♦
–– Langfinger 5-840.51♦
– Block-, Chorioidea, mit
–– Sklera, in voller Dicke 5-157.20♦
–– Skleradeckel, lamellär 5-157.21♦
– Brustwarze 5-882.1♦
–– mit Einpflanzung in die Haut an anderer Stelle 5-882.2♦
– Dickdarm
–– endoskopisch, durch
––– Doppel-Ballon-Enteroskopie 5-452.70
––– motorisierte Spiral-Endoskopie 5-452.b0
––– Push-and-pull-back-Technik 5-452.70
––– Push-Technik 5-452.60
––– Single-Ballon-Enteroskopie 5-452.70
–– laparoskopisch 5-452.1
–– lokal, offen 5-452.0
– Ductus pancreaticus
–– durch Umsteigen laparoskopisch – offen chirurgisch 5-529.32
–– laparoskopisch 5-529.31
–– offen 5-529.30
– Ductus thyreoglossus
–– mit Resektion
––– Os hyoideum 5-065.3
––– Zungenbein, medial, als sekundärer Eingriff 5-065.5
–– ohne Resektion, Zungenbein, medial, als sekundärer Eingriff 5-065.4
– Dünndarm
–– endoskopisch, durch
––– Doppel-Ballon-Enteroskopie 5-451.80
––– motorisierte Spiral-Endoskopie 5-451.c0
––– Push-and-pull-back-Technik 5-451.80
––– Push-Technik 5-451.70 ►

Exzision *(Forts.)*
~ Dünndarm *(Forts.)*
~~ endoskopisch, durch *(Forts.)*
––– Single-Ballon-Enteroskopie 5-451.80
–– lokal, offen 5-451.1
– Epitheleinwachsung
–– Augenkammer, vordere 5-139.3♦
–– Corpus ciliare 5-139.3♦
–– Iris 5-139.3♦
–– Sklera 5-139.3♦
– Faszie
–– Axilla 5-852.a1♦
–– Bauchregion 5-852.a6♦
–– Brustwand 5-852.a5♦
–– Ellenbogen 5-852.a2♦
–– Fuß 5-852.aa♦
–– Genitalregion 5-852.a7♦
–– Gesäß 5-852.a7♦
–– Hals 5-852.a0♦
–– Knie 5-852.a8♦
–– Kopf 5-852.a0♦
–– Leistenregion 5-852.a7♦
–– Oberarm 5-852.a2♦
–– Oberschenkel 5-852.a8♦
–– Rücken 5-852.a5♦
–– Schulter 5-852.a1♦
–– Unterarm 5-852.a3♦
–– Unterschenkel 5-852.a9♦
– Femur
–– distal, partiell
––– endoskopisch 5-782.bh♦
––– mit Weichteilresektion 5-782.1h♦
––– offen 5-782.ah♦
–– proximal, partiell
––– endoskopisch 5-782.bf♦
––– mit Weichteilresektion 5-782.1f♦
––– offen 5-782.af♦
–– Schaft, partiell
––– endoskopisch 5-782.bg♦
––– mit Weichteilresektion 5-782.1g♦
––– offen 5-782.ag♦
– Fibula
–– distal, partiell
––– endoskopisch 5-782.br♦
––– mit Weichteilresektion 5-782.1r♦
––– offen 5-782.ar♦
–– proximal, partiell
––– endoskopisch 5-782.bp♦
––– mit Weichteilresektion 5-782.1p♦
––– offen 5-782.ap♦
–– Schaft, partiell
––– endoskopisch 5-782.bq♦
––– mit Weichteilresektion 5-782.1q♦
––– offen 5-782.aq♦
– Fistel
–– anal
––– extrasphinktär 5-491.14
––– intersphinktär 5-491.11
––– mit Verschluss, durch Muskel-Schleimhaut-Lappen 5-491.5
––– subanodermal 5-491.16 ►

Exzision *(Forts.)*
~ Fistel *(Forts.)*
~~ anal *(Forts.)*
––– subkutan 5-491.10
––– submukös 5-491.15
––– suprasphinktär 5-491.13
––– transsphinktär 5-491.12
–– Hals
––– lateral 5-291.2
––– median
–––– mit Resektion, Zungenbein, medial 5-065.3
–––– ohne Resektion, Zungenbein, medial 5-065.2
–– präaurikulär 5-181.3♦
–– Rektum, mit innerer Fistelöffnung oberhalb der Linea dentata, mit plastischer Rekonstruktion Rektumwand 5-486.7
–– Skrotum 5-612.0
–– Steißbein 5-897.0
– Ganglion
–– Hand 5-849.0♦
–– Meniskus, offen 5-801.8♦
– Gaumen
–– hart
––– lokal 5-272.0
––– partiell 5-272.1
–– weich
––– lokal 5-272.0
––– partiell 5-272.1
––– und hart
–––– transfazial, radikal 5-272.4
–––– transmandibulär, radikal 5-272.3
– Gesichtsschädelknochen, lokal 5-770.4
– Gewebe
–– Analkanal, lokal, endoskopisch 5-492.2
–– Bandscheibe, extraforaminal gelegen 5-831.3
––– mit Entfernung, Sequester, frei 5-831.3
–– Bauchwand 5-542.0
–– Bronchus, durch
––– Bronchoskopie 5-320.0♦
––– Thorakoskopie 5-320.2♦
––– Thorakotomie 5-320.1♦
–– Cervix uteri 5-672.0
–– Corpus ciliare 5-135.1♦
–– Corpus pineale
––– mit Präparation, Nachbargewebe, infiltriert 5-074.1
––– ohne Präparation, Nachbargewebe, infiltriert 5-074.0
–– Daumensattelgelenk 5-844.12♦
–– Dickdarm, einfach, endoskopisch 5-452.60
–– Douglasraum 5-702.2
–– Ductus nasolacrimalis 5-085.3♦
–– Dünndarm
––– einfach, endoskopisch 5-451.70
––– laparoskopisch 5-451.2
–– erkrankt
––– Orbita, total 5-164.2♦
––– Orbitainnenhaut, total 5-164.2♦ ►

Exzision *(Forts.)*
~ Gewebe *(Forts.)*
–– Ersatzharnblase
––– laparoskopisch 5-579.31
––– offen 5-579.30
––– perkutan 5-579.33
––– transurethral 5-579.32
––– über ein Stoma 5-579.34
–– Gallengänge
––– durch Umsteigen laparoskopisch – offen chirurgisch 5-514.32
––– laparoskopisch 5-514.31
––– offen 5-514.30
––– perkutan-transhepatisch 5-514.33
–– Gallengang, endoskopisch 5-513.32
–– Ganglien, intraspinal 5-035.7
–– Gaumenmandel 5-289.4
–– Gehörgang, äußerer 5-181.7♦
––– knöchern 5-181.9♦
–– Gingiva 5-242.2
–– Glandula parotis 5-261.3♦
–– Glandula sublingualis 5-261.5♦
–– Glandula submandibularis 5-261.4♦
–– Hand, radikal 5-849.3♦
––– mit
–––– erweiterter Präparation 5-849.5♦
–––– spezieller Gefäß- und Nervenpräparation 5-849.4♦
–– Handwurzelgelenk 5-844.10♦
––– mehrere 5-844.11♦
–– Harnblase
––– laparoskopisch 5-574.1
––– offen 5-574.0
–– Herz, durch
––– alternative Verfahren 5-373.5
––– MAZE-Verfahren 5-373.5
–– Hirnepiphyse 5-074.0
–– Hoden 5-621♦
–– Hypophyse
––– extrasellär 5-075.2
–––– mit Präparation, Nachbargewebe, infiltriert 5-075.3
––– kombinierte intra- und extrasellär 5-075.4
–– Interphalangealgelenk 5-844.15♦
––– mehrere, Finger 5-844.16♦
–––– mehrere 5-844.17♦
–– intramedullär, Rückenmark 5-035.1
–– intrazerebral
––– monolobulär 5-015.20
––– multilobulär 5-015.21
–– Iris 5-135.0♦
–– Kalotte 5-016.3
––– und Hirnhaut 5-016.7
–– Konjunktiva
––– mit Plastik 5-112.2♦
––– ohne Plastik 5-112.1♦
–– Kornea, bei Pterygium conjunctivae, ohne Plastik 5-122.0♦
–– Labyrinth 5-205.1♦
–– Larynx
––– endolaryngeal 5-300.0 ►

E

Exzision *(Forts.)*
~ Gewebe *(Forts.)*
~~ Larynx *(Forts.)*
––– laryngoskopisch 5-300.1
––– mikrolaryngoskopisch 5-300.2
–– Lippe, lokal 5-273.5
–– Mamma, ektopisch 5-879.0♦
–– Mastoid 5-205.4♦
–– Mediastinum
––– durch
–––– Mediastinoskopie 5-342.02
–––– Thorakoskopie 5-342.03
––– offen 5-342.01
–– Metakarpophalangealgelenk 5-844.13♦
––– mehrere 5-844.14♦
–– Milz
––– durch Umsteigen laparoskopisch – offen chirurgisch 5-413.02
––– laparoskopisch 5-413.01
––– offen 5-413.00
–– N. opticus 5-168.1♦
–– Nagelbett 5-898.6♦
–– Nase
––– äußere 5-212.0
–––– histographisch kontrolliert 5-212.1
––– innere
–––– durch laterale Rhinotomie 5-212.3
–––– endonasal 5-212.2
–––– mit Midfacedegloving 5-212.4
–– Nebenniere
––– abdominal, offen 5-071.01♦
––– laparoskopisch 5-071.03♦
––– lumbal, offen 5-071.00♦
––– thorakoabdominal 5-071.02♦
–– Nebenschilddrüse
––– durch Sternotomie 5-068.0
––– partiell 5-066.0♦
–– Nervenwurzel, intraspinal 5-035.7
–– Niere
––– laparoskopisch 5-552.3♦
––– offen 5-552.0♦
––– perkutan-transrenal 5-552.1♦
––– ureterorenoskopisch 5-552.2♦
–– Ösophagus
––– endoskopisch 5-422.20
––– offen 5-422.0
––– thorakoskopisch 5-422.1
–– Ohrmuschel 5-181.0♦
––– histographisch kontrolliert 5-181.1♦
–– Otobasis 5-205.3♦
–– Paraganglien, mit Nervenmonitoring 5-398.2
–– Parametrien
––– durch Umsteigen
–––– endoskopisch – offen chirurgisch 5-692.03♦
–––– vaginal – offen chirurgisch 5-692.04♦
––– endoskopisch 5-692.02♦
––– laparoskopisch 5-692.02♦
––– offen 5-692.00♦
––– vaginal 5-692.05♦
–––– laparoskopisch assistiert 5-692.01♦ ►

Exzision *(Forts.)*
~ Gewebe *(Forts.)*
–– Paukenhöhle 5-205.0♦
–– Penis 5-641.0
–– Perianalregion 5-490.1
–– periprostatisch 5-607.2
–– perirenal
––– abdominal, offen 5-590.41
––– laparoskopisch 5-590.43
––– lumbal, offen 5-590.40
––– perkutan 5-590.44
––– thorakoabdominal 5-590.42
–– periurethral 5-589.3
–– perivesikal 5-591.1
–– Plexus brachialis 5-041.1♦
–– Plexus lumbosacralis 5-041.6♦
–– Prostata
––– perineal, offen 5-603.2
––– retropubisch, offen 5-603.10
––– suprapubisch-transvesikal
–––– endoskopisch extraperitoneal 5-603.01
–––– offen 5-603.00
––– transurethral, durch fokussierten Wasserstrahl 5-601.9
–– Pyramidenspitze 5-205.2♦
–– Rachenmandel 5-289.4
–– Ranula 5-261.5♦
–– Reizleitungssystem, Ventrikel 5-373.6
–– Rektum, submukosal
––– endoskopisch 5-482.11
––– endoskopisch-mikrochirurgisch 5-482.12
––– peranal 5-482.10
–– retroperitoneal 5-590.53
––– abdominal, offen 5-590.51
––– lumbal, offen 5-590.50
––– perkutan 5-590.54
––– thorakoabdominal 5-590.52
–– Rückenmarkhäute 5-035.3
––– und Knochen 5-035.5
–– Schädelbasis
––– Schädelgrube
–––– hintere 5-016.12
–––– mehrere 5-016.13
–––– mittlere 5-016.11
–––– vordere 5-016.10
––– und Hirnhaut, Schädelgrube
–––– hintere 5-016.52
–––– mehrere 5-016.53
–––– mittlere 5-016.51
–––– vordere 5-016.50
–– Schilddrüse 5-062.0♦
––– durch Sternotomie 5-064.0♦
–– Sklera 5-135.2♦
–– Speicheldrüse, klein 5-261.6
–– subretinal 5-157.1♦
–– Tränenkanal 5-085.1♦
–– Tränensack 5-085.2♦
–– Tuba uterina
––– abdominal, offen 5-665.40♦ ►

Exzision *(Forts.)*
~ Gewebe *(Forts.)*
~~ Tuba uterina *(Forts.)*
––– durch Umsteigen
–––– endoskopisch – offen chirurgisch 5-665.43♦
–––– vaginal – offen chirurgisch 5-665.44♦
––– laparoskopisch 5-665.42♦
––– vaginal 5-665.45♦
–––– laparoskopisch assistiert 5-665.41♦
–– Urethra, offen 5-582.0
–– Vagina 5-702.1
–– Ventrikel, Herz 5-373.1
–– Vesiculae seminales 5-606.1♦
–– Vorhof 5-373.0
–– Vulva 5-712.0
–– Wirbelbogen, und angrenzende Strukturen 5-832.9
–– Wirbelsegment, mehrere, und angrenzende Strukturen 5-832.7
–– Zahnfleisch 5-242.2
–– Zunge 5-250.2
– Glomus caroticum, mit Nervenmonitoring 5-398.2
– Hämorrhoiden-
–– mit Rekonstruktion, plastisch (z.B. nach Fansler, Arnold, Parks)
––– 1 Segment 5-493.60
––– 2 Segmente 5-493.61
––– 3 Segmente 5-493.61
–– nach Milligan-Morgan
––– 1 Segment 5-493.20
––– 2 Segmente 5-493.21
––– 3 oder mehr Segmente 5-493.22
– Harnblase
–– nicht fluoreszenzgestützt, transurethral 5-573.20
–– transurethral, fluoreszenzgestützt, mit Hexaminolävulinsäure 5-573.21
– Haut
–– Augenlid, tangential, bei Verbrennung und Verätzung 5-921.33♦
–– Axilla
––– lokal
–––– mit primärem Wundverschluss 5-894.16♦
–––– ohne primären Wundverschluss 5-894.06♦
––– radikal
–––– histographisch kontrolliert
––––– mit
–––––– lokaler Lappenplastik 5-895.56♦
–––––– primärem Wundverschluss 5-895.36♦
–––––– Transplantation 5-895.56♦
––––– ohne primären Wundverschluss 5-895.16♦
–––– mit
––––– lokaler Lappenplastik 5-895.46♦
––––– primärem Wundverschluss 5-895.26♦
––––– Transplantation 5-895.46♦
–––– ohne primären Wundverschluss 5-895.06♦
––– tangential, bei Verbrennung und Verätzung 5-921.36♦ ▶

Exzision *(Forts.)*
~ Haut *(Forts.)*
–– Bauchregion
––– lokal
–––– mit primärem Wundverschluss 5-894.1b
–––– ohne primären Wundverschluss 5-894.0b
––– radikal
–––– histographisch kontrolliert
––––– mit
–––––– lokaler Lappenplastik 5-895.5b
–––––– primärem Wundverschluss 5-895.3b
–––––– Transplantation 5-895.5b
––––– ohne primären Wundverschluss 5-895.1b
–––– mit
––––– lokaler Lappenplastik 5-895.4b
––––– primärem Wundverschluss 5-895.2b
––––– Transplantation 5-895.4b
–––– ohne primären Wundverschluss 5-895.0b
––– tangential, bei Verbrennung und Verätzung 5-921.3b
–– Brustwand
––– lokal
–––– mit primärem Wundverschluss 5-894.1a
–––– ohne primären Wundverschluss 5-894.0a
––– radikal
–––– histographisch kontrolliert
––––– mit
–––––– lokaler Lappenplastik 5-895.5a
–––––– primärem Wundverschluss 5-895.3a
–––––– Transplantation 5-895.5a
––––– ohne primären Wundverschluss 5-895.1a
–––– mit
––––– lokaler Lappenplastik 5-895.4a
––––– primärem Wundverschluss 5-895.2a
––––– Transplantation 5-895.4a
–––– ohne primären Wundverschluss 5-895.0a
––– tangential, bei Verbrennung und Verätzung 5-921.3a
–– Dammregion, tangential, bei Verbrennung und Verätzung 5-921.3m
–– Ellenbogen
––– lokal
–––– mit primärem Wundverschluss 5-894.17♦
–––– ohne primären Wundverschluss 5-894.07♦
––– radikal
–––– histographisch kontrolliert
––––– mit
–––––– lokaler Lappenplastik 5-895.57♦
–––––– primärem Wundverschluss 5-895.37♦
–––––– Transplantation 5-895.57♦
––––– ohne primären Wundverschluss 5-895.17♦
–––– mit
––––– lokaler Lappenplastik 5-895.47♦
––––– primärem Wundverschluss 5-895.27♦
––––– Transplantation 5-895.47♦
–––– ohne primären Wundverschluss 5-895.07♦
––– tangential, bei Verbrennung und Verätzung 5-921.37♦ ▶

Exzision *(Forts.)*
~ Haut *(Forts.)*
-- Fuß
--- lokal
---- mit primärem Wundverschluss 5-894.1g♦
---- ohne primären Wundverschluss 5-894.0g♦
--- radikal
---- histographisch kontrolliert
----- mit
------ lokaler Lappenplastik 5-895.5g♦
------ primärem Wundverschluss 5-895.3g♦
------ Transplantation 5-895.5g♦
----- ohne primären Wundverschluss 5-895.1g♦
---- mit
----- lokaler Lappenplastik 5-895.4g♦
----- primärem Wundverschluss 5-895.2g♦
----- Transplantation 5-895.4g♦
---- ohne primären Wundverschluss 5-895.0g♦
--- tangential, bei Verbrennung und Verätzung 5-921.3g♦
-- Genitalregion
--- lokal
---- mit primärem Wundverschluss 5-894.1c
---- ohne primären Wundverschluss 5-894.0c
--- radikal
---- histographisch kontrolliert
----- mit
------ lokaler Lappenplastik 5-895.5c
------ primärem Wundverschluss 5-895.3c
------ Transplantation 5-895.5c
----- ohne primären Wundverschluss 5-895.1c
---- mit
----- lokaler Lappenplastik 5-895.4c
----- primärem Wundverschluss 5-895.2c
----- Transplantation 5-895.4c
---- ohne primären Wundverschluss 5-895.0c
--- tangential, bei Verbrennung und Verätzung 5-921.3c
-- Gesäß
--- lokal
---- mit primärem Wundverschluss 5-894.1d
---- ohne primären Wundverschluss 5-894.0d
--- radikal
---- histographisch kontrolliert
----- mit
------ lokaler Lappenplastik 5-895.5d
------ primärem Wundverschluss 5-895.3d
------ Transplantation 5-895.5d
----- ohne primären Wundverschluss 5-895.1d
---- mit
----- lokaler Lappenplastik 5-895.4d
----- primärem Wundverschluss 5-895.2d
----- Transplantation 5-895.4d
---- ohne primären Wundverschluss 5-895.0d
--- tangential, bei Verbrennung und Verätzung 5-921.3d
-- Hals
--- lokal
---- mit primärem Wundverschluss 5-894.15 ►

Exzision *(Forts.)*
~ Haut *(Forts.)*
~~ Hals *(Forts.)*
~~~ lokal *(Forts.)*
---- ohne primären Wundverschluss 5-894.05
--- radikal
---- histographisch kontrolliert
----- mit
------ lokaler Lappenplastik 5-895.55
------ primärem Wundverschluss 5-895.35
------ Transplantation 5-895.55
----- ohne primären Wundverschluss 5-895.15
---- mit
----- lokaler Lappenplastik 5-895.45
----- primärem Wundverschluss 5-895.25
----- Transplantation 5-895.45
---- ohne primären Wundverschluss 5-895.05
--- tangential, bei Verbrennung und Verätzung 5-921.35
-- Hand
--- lokal
---- mit primärem Wundverschluss 5-894.19♦
---- ohne primären Wundverschluss 5-894.09♦
--- radikal
---- histographisch kontrolliert
----- mit
------ lokaler Lappenplastik 5-895.59♦
------ primärem Wundverschluss 5-895.39♦
------ Transplantation 5-895.59♦
----- ohne primären Wundverschluss 5-895.19♦
---- mit
----- lokaler Lappenplastik 5-895.49♦
----- primärem Wundverschluss 5-895.29♦
----- Transplantation 5-895.49♦
---- ohne primären Wundverschluss 5-895.09♦
--- tangential, bei Verbrennung und Verätzung 5-921.39♦
-- Knie
--- lokal
---- mit primärem Wundverschluss 5-894.1e♦
---- ohne primären Wundverschluss 5-894.0e♦
--- radikal
---- histographisch kontrolliert
----- mit
------ lokaler Lappenplastik 5-895.5e♦
------ primärem Wundverschluss 5-895.3e♦
------ Transplantation 5-895.5e♦
----- ohne primären Wundverschluss 5-895.1e♦
---- mit
----- lokaler Lappenplastik 5-895.4e♦
----- primärem Wundverschluss 5-895.2e♦
----- Transplantation 5-895.4e♦
---- ohne primären Wundverschluss 5-895.0e♦
--- tangential, bei Verbrennung und Verätzung 5-921.3e♦
-- Kopf
--- lokal, mit primärem Wundverschluss 5-894.14 ►
~~~

Exzision *(Forts.)*
~ Haut *(Forts.)*
~~ Kopf *(Forts.)*
––– radikal
–––– histographisch kontrolliert
––––– mit
–––––– primärem Wundverschluss 5-895.34
–––––– Transplantation 5-895.54
––––– ohne primären Wundverschluss 5-895.14
–––– mit
––––– lokaler Lappenplastik 5-895.44
–––––– histographisch kontrolliert 5-895.54
––––– primärem Wundverschluss 5-895.24
––––– Transplantation 5-895.44
–––– ohne primären Wundverschluss 5-895.04
––– tangential, bei Verbrennung und Verätzung 5-921.34
–– Leistenregion
––– lokal
–––– mit primärem Wundverschluss 5-894.1c
–––– ohne primären Wundverschluss 5-894.0c
––– radikal
–––– histographisch kontrolliert
––––– mit
–––––– lokaler Lappenplastik 5-895.5c
–––––– primärem Wundverschluss 5-895.3c
–––––– Transplantation 5-895.5c
––––– ohne primären Wundverschluss 5-895.1c
–––– mit
––––– lokaler Lappenplastik 5-895.4c
––––– primärem Wundverschluss 5-895.2c
––––– Transplantation 5-895.4c
–––– ohne primären Wundverschluss 5-895.0c
––– tangential, bei Verbrennung und Verätzung 5-921.3c
–– Lippe
––– lokal
–––– mit primärem Wundverschluss 5-894.10
–––– ohne primären Wundverschluss 5-894.00
––– radikal
–––– histographisch kontrolliert
––––– mit
–––––– lokaler Lappenplastik 5-895.50
–––––– primärem Wundverschluss 5-895.30
–––––– Transplantation 5-895.50
––––– ohne primären Wundverschluss 5-895.10
–––– mit
––––– lokaler Lappenplastik 5-895.40
––––– primärem Wundverschluss 5-895.20
––––– Transplantation 5-895.40
–––– ohne primären Wundverschluss 5-895.00
––– tangential, bei Verbrennung und Verätzung 5-921.30
–– Nase, tangential, bei Verbrennung und Verätzung 5-921.31
–– Oberarm
––– lokal
–––– mit primärem Wundverschluss 5-894.17♦
–––– ohne primären Wundverschluss 5-894.07♦ ►

Exzision *(Forts.)*
~ Haut *(Forts.)*
~~ Oberarm *(Forts.)*
––– radikal
–––– histographisch kontrolliert
––––– mit
–––––– lokaler Lappenplastik 5-895.57♦
–––––– primärem Wundverschluss 5-895.37♦
–––––– Transplantation 5-895.57♦
––––– ohne primären Wundverschluss 5-895.17♦
–––– mit
––––– lokaler Lappenplastik 5-895.47♦
––––– primärem Wundverschluss 5-895.27♦
––––– Transplantation 5-895.47♦
–––– ohne primären Wundverschluss 5-895.07♦
––– tangential, bei Verbrennung und Verätzung 5-921.37♦
–– Oberschenkel
––– lokal
–––– mit primärem Wundverschluss 5-894.1e♦
–––– ohne primären Wundverschluss 5-894.0e♦
––– radikal
–––– histographisch kontrolliert
––––– mit
–––––– lokaler Lappenplastik 5-895.5e♦
–––––– primärem Wundverschluss 5-895.3e♦
–––––– Transplantation 5-895.5e♦
––––– ohne primären Wundverschluss 5-895.1e♦
–––– mit
––––– lokaler Lappenplastik 5-895.4e♦
––––– primärem Wundverschluss 5-895.2e♦
––––– Transplantation 5-895.4e♦
–––– ohne primären Wundverschluss 5-895.0e♦
––– tangential, bei Verbrennung und Verätzung 5-921.3e♦
–– Ohr, tangential, bei Verbrennung und Verätzung 5-921.32♦
–– Penis
––– lokal
–––– mit primärem Wundverschluss 5-894.1c
–––– ohne primären Wundverschluss 5-894.0c
––– radikal
–––– histographisch kontrolliert
––––– mit
–––––– lokaler Lappenplastik 5-895.5c
–––––– primärem Wundverschluss 5-895.3c
–––––– Transplantation 5-895.5c
––––– ohne primären Wundverschluss 5-895.1c
–––– mit
––––– lokaler Lappenplastik 5-895.4c
––––– primärem Wundverschluss 5-895.2c
––––– Transplantation 5-895.4c
–––– ohne primären Wundverschluss 5-895.0c
–– Rücken
––– lokal
–––– mit primärem Wundverschluss 5-894.1a
–––– ohne primären Wundverschluss 5-894.0a ►

Exzision *(Forts.)*
~ Haut *(Forts.)*
~~ Rücken *(Forts.)*
––– radikal
–––– histographisch kontrolliert
––––– mit
–––––– lokaler Lappenplastik 5-895.5a
–––––– primärem Wundverschluss 5-895.3a
–––––– Transplantation 5-895.5a
––––– ohne primären Wundverschluss 5-895.1a
–––– mit
––––– lokaler Lappenplastik 5-895.4a
––––– primärem Wundverschluss 5-895.2a
––––– Transplantation 5-895.4a
–––– ohne primären Wundverschluss 5-895.0a
––– tangential, bei Verbrennung und Verätzung 5-921.3j
–– Schulter
––– lokal
–––– mit primärem Wundverschluss 5-894.16♦
–––– ohne primären Wundverschluss 5-894.06♦
––– radikal
–––– histographisch kontrolliert
––––– mit
–––––– lokaler Lappenplastik 5-895.56♦
–––––– primärem Wundverschluss 5-895.36♦
–––––– Transplantation 5-895.56♦
––––– ohne primären Wundverschluss 5-895.16♦
–––– mit
––––– lokaler Lappenplastik 5-895.46♦
––––– primärem Wundverschluss 5-895.26♦
––––– Transplantation 5-895.46♦
–––– ohne primären Wundverschluss 5-895.06♦
––– tangential, bei Verbrennung und Verätzung 5-921.36♦
–– Skrotum
––– lokal
–––– mit primärem Wundverschluss 5-894.1c
–––– ohne primären Wundverschluss 5-894.0c
––– radikal
–––– histographisch kontrolliert
––––– mit
–––––– lokaler Lappenplastik 5-895.5c
–––––– primärem Wundverschluss 5-895.3c
–––––– Transplantation 5-895.5c
––––– ohne primären Wundverschluss 5-895.1c
–––– mit
––––– lokaler Lappenplastik 5-895.4c
––––– primärem Wundverschluss 5-895.2c
––––– Transplantation 5-895.4c
–––– ohne primären Wundverschluss 5-895.0c
––– tangential, bei Verbrennung und Verätzung 5-921.3k
–– Unterarm
––– lokal
–––– mit primärem Wundverschluss 5-894.18♦
–––– ohne primären Wundverschluss 5-894.08♦ ►

Exzision *(Forts.)*
~ Haut *(Forts.)*
~~ Unterarm *(Forts.)*
––– radikal
–––– histographisch kontrolliert
––––– mit
–––––– lokaler Lappenplastik 5-895.58♦
–––––– primärem Wundverschluss 5-895.38♦
–––––– Transplantation 5-895.58♦
––––– ohne primären Wundverschluss 5-895.18♦
–––– mit
––––– lokaler Lappenplastik 5-895.48♦
––––– primärem Wundverschluss 5-895.28♦
––––– Transplantation 5-895.48♦
–––– ohne primären Wundverschluss 5-895.08♦
––– tangential, bei Verbrennung und Verätzung 5-921.38♦
–– Unterschenkel
––– lokal
–––– mit primärem Wundverschluss 5-894.1f♦
–––– ohne primären Wundverschluss 5-894.0f♦
––– radikal
–––– histographisch kontrolliert
––––– mit
–––––– lokaler Lappenplastik 5-895.5f♦
–––––– primärem Wundverschluss 5-895.3f♦
–––––– Transplantation 5-895.5f♦
––––– ohne primären Wundverschluss 5-895.1f♦
–––– mit
––––– lokaler Lappenplastik 5-895.4f♦
––––– primärem Wundverschluss 5-895.2f♦
––––– Transplantation 5-895.4f♦
–––– ohne primären Wundverschluss 5-895.0f♦
––– tangential, bei Verbrennung und Verätzung 5-921.3f♦
– Hirnhaut, intrakraniell, ohne Tumorgewebe 5-015.5
– Hirnnervengewebe, extrakraniell 5-041.0♦
– Humerus
–– distal, partiell
––– endoskopisch 5-782.b3♦
––– mit Weichteilresektion 5-782.13♦
––– offen 5-782.a3♦
–– proximal, partiell
––– endoskopisch 5-782.b1♦
––– mit Weichteilresektion 5-782.11♦
––– offen 5-782.a1♦
–– Schaft, partiell
––– endoskopisch 5-782.b2♦
––– mit Weichteilresektion 5-782.12♦
––– offen 5-782.a2♦
– Hygroma cysticum 5-401.c
– Hypophyse, intrasellär
–– partiell 5-075.0
–– total 5-075.1
– Kalkaneus, partiell
–– endoskopisch 5-782.bt♦
–– mit Weichteilresektion 5-782.1t♦
–– offen 5-782.at♦ ►

Exzision *(Forts.)*
– Kapselfibrose
–– bei Entfernung, Prothese, Mamma 5-889.1♦
–– mit Entfernung, Prothese, Mamma
––– mit Prothesenwechsel, und Formung einer neuen Tasche
–––– mit gewebeverstärkendem Material 5-889.31♦
–––– ohne gewebeverstärkendes Material 5-889.30♦
––– und Prothesenwechsel
–––– mit gewebeverstärkendem Material 5-889.21♦
–––– ohne gewebeverstärkendes Material 5-889.20♦
– Karpus, partiell
–– endoskopisch 5-782.ba♦
–– mit Weichteilresektion 5-782.1a♦
–– offen 5-782.aa♦
– Klavikula, partiell
–– endoskopisch 5-782.b0♦
–– mit Weichteilresektion 5-782.10♦
–– offen 5-782.a0♦
– Knochengewebe, Phalangen, Hand, partiell
–– endoskopisch 5-782.bc♦
–– offen 5-782.ac♦
– Knorpel
–– Akromioklavikulargelenk
––– arthroskopisch 5-812.01♦
––– offen 5-801.01♦
–– Ellenbogengelenk
––– arthroskopisch 5-812.0t♦
––– offen 5-801.0t♦
–– Handgelenk
––– arthroskopisch 5-812.07♦
––– offen 5-801.07♦
–– Hüftgelenk
––– arthroskopisch 5-812.0g♦
––– offen 5-801.0g♦
–– Humeroglenoidalgelenk
––– arthroskopisch 5-812.00♦
––– offen 5-801.00♦
–– Humeroradialgelenk
––– arthroskopisch 5-812.0s♦
––– offen 5-801.0s♦
–– Humeroulnargelenk
––– arthroskopisch 5-812.04♦
––– offen 5-801.04♦
–– Iliosakralgelenk
––– arthroskopisch 5-812.0e♦
––– offen 5-801.0e♦
–– Kniegelenk
––– arthroskopisch 5-812.0h♦
––– offen 5-801.0h♦
–– Metatarsophalangealgelenk
––– arthroskopisch 5-812.0q♦
––– offen 5-801.0q♦
–– Radiokarpalgelenk
––– arthroskopisch 5-812.08♦
––– offen 5-801.08♦ ▶

Exzision *(Forts.)*
– Knorpel *(Forts.)*
–– Radioulnargelenk
––– distal
–––– arthroskopisch 5-812.06♦
–––– offen 5-801.06♦
––– proximal
–––– arthroskopisch 5-812.05♦
–––– offen 5-801.05♦
–– Sprunggelenk
––– oberes
–––– arthroskopisch 5-812.0k♦
–––– offen 5-801.0k♦
––– unteres
–––– arthroskopisch 5-812.0m♦
–––– offen 5-801.0m♦
–– Sternoklavikulargelenk
––– arthroskopisch 5-812.03♦
––– offen 5-801.03♦
–– Symphyse
––– arthroskopisch 5-812.0f
––– offen 5-801.0f
–– Tarsalgelenk
––– arthroskopisch 5-812.0n♦
––– offen 5-801.0n♦
–– Tarsometatarsalgelenk
––– arthroskopisch 5-812.0p♦
––– offen 5-801.0p♦
–– Tibiofibulargelenk, proximal
––– arthroskopisch 5-812.0j♦
––– offen 5-801.0j♦
–– Ulnokarpalgelenk
––– arthroskopisch 5-812.09♦
––– offen 5-801.09♦
–– Zehengelenk
––– arthroskopisch 5-812.0r♦
––– offen 5-801.0r♦
– Knoten
–– Gegenseite, bei Resektion, Schilddrüse, subtotal, einseitig 5-062.4
–– Schilddrüse 5-062.1♦
– Kopfhaut, behaart, tangential, bei Verbrennung und Verätzung 5-921.3h
– Läsion, vaskulär, intrakraniell 5-025.1
– Laryngozele 5-300.0
– Leber, lokal
–– durch Umsteigen laparoskopisch – offen chirurgisch 5-501.02
–– laparoskopisch 5-501.01
–– offen 5-501.00
–– perkutan 5-501.03
– Lidkante, bei Tarsorrhaphie 5-092.01♦
– Lippe, partiell 5-273.8
– Lippenbändchen 5-279.1
– Lymphangiom 5-401.c
– Lymphgefäß, Axilla, einzeln, mit Farbmarkierung 5-401.12♦
– Lymphknoten
–– abdominal, einzeln
––– laparoskopisch 5-401.j
––– offen 5-401.h ▶

E

Exzision *(Forts.)*
~ Lymphknoten *(Forts.)*
–– Axilla
––– einzeln, mit Farbmarkierung 5-401.12♦
––– mit Radionuklidmarkierung 5-401.11♦
––– ohne Markierung 5-401.10♦
–– axillär, einzeln, mit kombinierter Radionuklid- und Farbmarkierung 5-401.13♦
–– iliakal, einzeln
––– laparoskopisch
–––– mit
––––– Farbmarkierung 5-401.92♦
––––– kombinierter Radionuklid- und Farbmarkierung 5-401.93♦
––––– Radionuklidmarkierung 5-401.91♦
–––– ohne Markierung 5-401.90♦
––– offen
–––– mit
––––– Farbmarkierung 5-401.42♦
––––– kombinierter Radionuklid- und Farbmarkierung 5-401.43♦
––––– Radionuklidmarkierung 5-401.41♦
–––– ohne Markierung 5-401.40♦
–– inguinal, einzeln
––– laparoskopisch
–––– mit
––––– Farbmarkierung 5-401.a2♦
––––– kombinierter Radionuklid- und Farbmarkierung 5-401.a3♦
––––– Radionuklidmarkierung 5-401.a1♦
–––– ohne Markierung 5-401.a0♦
––– offen
–––– mit
––––– Farbmarkierung 5-401.52♦
––––– kombinierter Radionuklid- und Farbmarkierung 5-401.53♦
––––– Radionuklidmarkierung 5-401.51♦
–––– ohne Markierung 5-401.50♦
–– Ligamentum pulmonale, einzeln, thorakoskopisch
––– mit
–––– Farbmarkierung 5-401.72
–––– Radionuklidmarkierung 5-401.71
––– ohne Markierung 5-401.70
–– mediastinal, einzeln
––– offen
–––– mit
––––– Farbmarkierung 5-401.22
––––– kombinierter Radionuklid- und Farbmarkierung 5-401.23
––––– Radionuklidmarkierung 5-401.21
–––– ohne Markierung 5-401.20
––– thorakoskopisch
–––– mit
––––– Farbmarkierung 5-401.72
––––– kombinierter Radionuklid- und Farbmarkierung 5-401.73
––––– Radionuklidmarkierung 5-401.71
–––– ohne Markierung 5-401.70 ►

Exzision *(Forts.)*
~ Lymphknoten *(Forts.)*
–– paraaortal, einzeln
––– laparoskopisch
–––– mit
––––– Farbmarkierung 5-401.82
––––– kombinierter Radionuklid- und Farbmarkierung 5-401.83
––––– Radionuklidmarkierung 5-401.81
–––– ohne Markierung 5-401.80
––– offen
–––– mit
––––– Farbmarkierung 5-401.32
––––– kombinierter Radionuklid- und Farbmarkierung 5-401.33
––––– Radionuklidmarkierung 5-401.31
–––– ohne Markierung 5-401.30
–– paraösophageal, einzeln, thorakoskopisch
––– mit
–––– Farbmarkierung 5-401.72
–––– Radionuklidmarkierung 5-401.71
––– ohne Markierung 5-401.70
–– parasternal, einzeln, offen
––– mit
–––– Farbmarkierung 5-401.g2♦
–––– kombinierter Radionuklid- und Farbmarkierung 5-401.g3♦
–––– Radionuklidmarkierung 5-401.g1♦
––– ohne Markierung 5-401.g0♦
–– paratracheal, einzeln, thorakoskopisch
––– mit
–––– Farbmarkierung 5-401.72
–––– Radionuklidmarkierung 5-401.71
––– ohne Markierung 5-401.70
–– peribronchial, einzeln
––– offen 5-401.d♦
––– thorakoskopisch 5-401.e♦
–– subkarinal, einzeln, thorakoskopisch
––– mit
–––– Farbmarkierung 5-401.72
–––– Radionuklidmarkierung 5-401.71
––– ohne Markierung 5-401.70
–– tracheobronchial, einzeln, thorakoskopisch
––– mit
–––– Farbmarkierung 5-401.72
–––– Radionuklidmarkierung 5-401.71
––– ohne Markierung 5-401.70
–– zervikal 5-401.00♦
––– einzeln, mit
–––– kombinierter Radionuklid- und Farbmarkierung 5-401.03♦
–––– Radionuklidmarkierung 5-401.01♦
– Lymphknotenstation, abdominal, mehrere
–– laparoskopisch, mit Biopsie, Leber 5-401.b
–– offen, mit Biopsie, Leber – s.a. Staging-Laparotomie 5-401.6
– Magen
–– laparoskopisch 5-433.1
–– lokal
––– endoskopisch 5-433.20
––– offen 5-433.0 ►

Exzision *(Forts.)*
– Magenwand, endoskopisch 5-433.20
– Mamma
–– durch
––– Rotationsmesser
–––– mit Clip-Markierung, Biopsieregion 5-870.71♦
–––– ohne Clip-Markierung, Biopsieregion 5-870.70♦
––– Vakuumbiopsie
–––– mit Clip-Markierung, Biopsieregion 5-870.71♦
–––– ohne Clip-Markierung, Biopsieregion 5-870.70♦
–– lokal
––– mit
–––– Defektdeckung, durch Mobilisation und Adaptation, Brustgewebe, bis zu
––––– 1 Quadrant 5-870.91♦
––––– 25% 5-870.91♦
–––– direkter Adaptation der benachbarten Wundflächen 5-870.90♦
––– ohne Adaptation der benachbarten Wundflächen 5-870.90♦
– Marisken 5-490.1
– Meckel-Divertikel
–– endoskopisch 5-451.70
–– laparoskopisch 5-451.2
–– offen 5-451.1
– mediastinoskopisch, Lymphknoten
–– Ligamentum pulmonale, ohne Markierung 5-401.70
–– mediastinal, ohne Markierung 5-401.70
– Membran, intraluminal, Dünndarm 5-451.0
– Meningeom
–– mit Präparation von infiltriertem Nachbargewebe 5-015.4
–– ohne Präparation von infiltriertem Nachbargewebe 5-015.3
– Metakarpus, partiell
–– endoskopisch 5-782.bb♦
–– mit Weichteilresektion 5-782.1b♦
–– offen 5-782.ab♦
– Milz
–– partiell
––– durch Umsteigen laparoskopisch – offen chirurgisch 5-413.02
––– laparoskopisch 5-413.01
––– offen 5-413.00
–– total
––– durch Umsteigen laparoskopisch – offen chirurgisch 5-413.12
––– laparoskopisch 5-413.11
––– offen 5-413.10
– mit
–– elektrischem Messer, zur
––– Konisation
–––– Cervix uteri 5-671.03
–––– Portio 5-671.03
––– Rekonisation
–––– Cervix uteri 5-671.13 ►

Exzision *(Forts.)*
~ mit *(Forts.)*
~~ elektrischem Messer, zur *(Forts.)*
~~~ Rekonisation *(Forts.)*
–––– Portio 5-671.13
–– elektrischer Nadel, zur
––– Konisation
–––– Cervix uteri 5-671.03
–––– Portio 5-671.03
––– Rekonisation
–––– Cervix uteri 5-671.13
–––– Portio 5-671.13
–– Konjunktivaplastik, bei Pterygium conjunctivae 5-122.1♦
–– Plastik, bei Pterygium 5-122.4♦
–– Transplantat, frei, bei Pterygium 5-122.4♦
– Morgagni-Hydatiden- 5-631.2♦
– Mundboden
–– lokal 5-273.3
–– partiell 5-273.6
– Muskel
–– Axilla
––– epifaszial
–––– partiell 5-852.41♦
–––– total 5-852.51♦
––– subfaszial
–––– partiell 5-852.61♦
–––– total 5-852.71♦
–– Bauchregion
––– epifaszial
–––– partiell 5-852.46♦
–––– total 5-852.56♦
––– subfaszial
–––– partiell 5-852.66♦
–––– total 5-852.76♦
–– Brustwand
––– epifaszial
–––– partiell 5-852.45♦
–––– total 5-852.55♦
––– subfaszial
–––– partiell 5-852.65♦
–––– total 5-852.75♦
–– Ellenbogen
––– epifaszial
–––– partiell 5-852.42♦
–––– total 5-852.52♦
––– subfaszial
–––– partiell 5-852.62♦
–––– total 5-852.72♦
–– Fuß
––– epifaszial
–––– partiell 5-852.4a♦
–––– total 5-852.5a♦
––– subfaszial
–––– partiell 5-852.6a♦
–––– total 5-852.7a♦
–– Genitalregion
––– epifaszial
–––– partiell 5-852.47♦
–––– total 5-852.57♦ ►
~~~

Exzision *(Forts.)*
~ Muskel *(Forts.)*
~~ Genitalregion *(Forts.)*
––– subfaszial
–––– partiell 5-852.67♦
–––– total 5-852.77♦
–– Gesäß
––– epifaszial
–––– partiell 5-852.47♦
–––– total 5-852.57♦
––– subfaszial
–––– partiell 5-852.67♦
–––– total 5-852.77♦
–– Hals
––– epifaszial
–––– partiell 5-852.40♦
–––– total 5-852.50♦
––– subfaszial
–––– partiell 5-852.60♦
–––– total 5-852.70♦
–– Hand
––– partiell 5-843.4♦
––– total 5-843.5♦
–– Knie
––– epifaszial
–––– partiell 5-852.48♦
–––– total 5-852.58♦
––– subfaszial
–––– partiell 5-852.68♦
–––– total 5-852.78♦
–– Kopf
––– epifaszial
–––– partiell 5-852.40♦
–––– total 5-852.50♦
––– subfaszial
–––– partiell 5-852.60♦
–––– total 5-852.70♦
–– Leistenregion
––– epifaszial
–––– partiell 5-852.47♦
–––– total 5-852.57♦
––– subfaszial
–––– partiell 5-852.67♦
–––– total 5-852.77♦
–– Oberarm
––– epifaszial
–––– partiell 5-852.42♦
–––– total 5-852.52♦
––– subfaszial
–––– partiell 5-852.62♦
–––– total 5-852.72♦
–– Oberschenkel
––– epifaszial
–––– partiell 5-852.48♦
–––– total 5-852.58♦
––– subfaszial
–––– partiell 5-852.68♦
–––– total 5-852.78♦
–– Rücken
––– epifaszial
–––– partiell 5-852.45♦ ►

Exzision *(Forts.)*
~ Muskel *(Forts.)*
~~ Rücken *(Forts.)*
~~~ epifaszial *(Forts.)*
–––– total 5-852.55♦
––– subfaszial
–––– partiell 5-852.65♦
–––– total 5-852.75♦
–– Schulter
––– epifaszial
–––– partiell 5-852.41♦
–––– total 5-852.51♦
––– subfaszial
–––– partiell 5-852.61♦
–––– total 5-852.71♦
–– Unterarm
––– epifaszial
–––– partiell 5-852.43♦
–––– total 5-852.53♦
––– subfaszial
–––– partiell 5-852.63♦
–––– total 5-852.73♦
–– Unterschenkel
––– epifaszial
–––– partiell 5-852.49♦
–––– total 5-852.59♦
––– subfaszial
–––– partiell 5-852.69♦
–––– total 5-852.79♦
– N. obturatorius, als gefäßgestieltes Transplantat 5-042.4♦
– N. saphenus, als gefäßgestieltes Transplantat 5-042.3♦
– N. spinalis, als gefäßgestieltes Transplantat 5-042.5♦
– N. suralis, als
–– freies Transplantat 5-042.0♦
–– gefäßgestieltes Transplantat 5-042.2♦
– Nabel 5-542.0
– Nagel
–– partiell 5-898.4♦
–– total 5-898.5♦
– Narbe
–– Gaumenmandel 5-289.3
–– Rachenmandel 5-289.3
– Narbengewebe, periostal, Gesichtsschädelknochen, nach Dekortikation 5-770.6
– Nase, äußere, mit mikrographischer Chirurgie 5-212.1
– Nerv
–– Arm 5-041.3♦
–– Beckenboden 5-041.7♦
–– Bein 5-041.8♦
–– Fuß 5-041.9♦
–– Hand 5-041.4♦
–– Leiste 5-041.7♦
–– Rumpf 5-041.5
–– Schulter 5-041.2♦
– Orbita, und Orbitainnenhaut, total 5-164.2♦
– Pankreas, lokal 5-521.0
– Pankreasgang, endoskopisch 5-526.3 ►
~~~

Exzision *(Forts.)*
– Papilla duodeni major
–– durch Umsteigen laparoskopisch – offen chirurgisch 5-518.52
––– mit Replantation, Ductus choledochus 5-518.42
–– laparoskopisch, mit Replantation, Ductus choledochus 5-518.41
–– offen 5-518.50
––– mit Replantation, Ductus choledochus 5-518.40
– Papille, Gallengang, endoskopisch 5-513.30
– Parovarialzysten-
–– abdominal, offen 5-659.20♦
–– durch Umsteigen
––– endoskopisch – offen chirurgisch 5-659.23♦
––– vaginal – offen chirurgisch 5-659.24♦
–– endoskopisch 5-659.22♦
–– laparoskopisch 5-659.22♦
–– vaginal 5-659.25♦
––– laparoskopisch assistiert 5-659.21♦
– partiell, endoskopisch, bei
–– Cam-Deformität 5-782.be♦
–– Pinzer-Deformität 5-782.bd
– Perikard, lokal
–– offen 5-372.0
–– thorakoskopisch 5-372.1
– Phalangen, Hand, partiell, mit Weichteilresektion 5-782.1c♦
– Pharynx, lokal 5-292.0
– Pilonidalfistelgang 5-897.0
– Plexus cervicalis, als freies Transplantat 5-042.1♦
– präaurikulär 5-181.3♦
–– histographisch kontrolliert 5-181.4♦
– Probe-, Parametrien 1-570.2♦
– Prolaps, Iris 5-136.3♦
– Prostata, retropubisch, laparoskopisch 5-603.11
– Pterygium, mit Transplantation, Kornea 5-122.4♦
– R. carpalis dorsalis 5-386.26♦
– R. carpalis palmaris 5-386.25♦
– Radiokarpalband
–– partiell 5-841.20♦
–– total 5-841.30♦
– Radius
–– distal, partiell
––– endoskopisch 5-782.b6♦
––– mit Weichteilresektion 5-782.16♦
––– offen 5-782.a6♦
–– proximal, partiell
––– endoskopisch 5-782.b4♦
––– mit Weichteilresektion 5-782.14♦
––– offen 5-782.a4♦
–– Schaft, partiell
––– endoskopisch 5-782.b5♦
––– mit Weichteilresektion 5-782.15♦
––– offen 5-782.a5♦
– Retinaculum flexorum
–– partiell 5-841.21♦
–– total 5-841.31♦ ►

Exzision *(Forts.)*
– retroaurikulär 5-181.5♦
–– histographisch kontrolliert 5-181.6♦
– Schenkelhals, partiell
–– endoskopisch 5-782.be♦
–– mit Weichteilresektion 5-782.1e♦
–– offen 5-782.ae♦
– Schleimbeutel, Hand 5-849.0♦
– Schweißdrüse
–– Axilla
––– lokal 5-894.26♦
––– radikal 5-895.66♦
–– Bauchregion
––– lokal 5-894.2b
––– radikal 5-895.6b
–– Brustwand
––– lokal 5-894.2a
––– radikal 5-895.6a
–– Ellenbogen
––– lokal 5-894.27♦
––– radikal 5-895.67♦
–– Fuß
––– lokal 5-894.2g♦
––– radikal 5-895.6g♦
–– Genitalregion
––– lokal 5-894.2c
––– radikal 5-895.6c
–– Gesäß
––– ausgedehnt 5-895.6d
––– lokal 5-894.2d
––– radikal 5-895.6d
–– Hals
––– lokal 5-894.25
––– radikal 5-895.65
–– Hand
––– lokal 5-894.29♦
––– radikal 5-895.69♦
–– Knie
––– ausgedehnt 5-895.6e♦
––– lokal 5-894.2e♦
––– radikal 5-895.6e♦
–– Kopf
––– radikal 5-895.64
––– sonstige Teile, lokal 5-894.24
–– Leistenregion
––– lokal 5-894.2c
––– radikal 5-895.6c
–– Lippe
––– lokal 5-894.20
––– radikal 5-895.60
–– Oberarm
––– lokal 5-894.27♦
––– radikal 5-895.67♦
–– Oberschenkel
––– lokal 5-894.2e♦
––– radikal 5-895.6e♦
–– Rücken
––– lokal 5-894.2a
––– radikal 5-895.6a
–– Schulter
––– radikal 5-895.66♦ ►

Exzision *(Forts.)*
~ Schweißdrüse *(Forts.)*
–– Unterarm
––– lokal 5-894.28♦
––– radikal 5-895.68♦
–– Unterschenkel
––– lokal 5-894.2f♦
––– radikal 5-895.6f♦
– Sehne
–– Axilla
––– partiell 5-852.01♦
––– total 5-852.11♦
–– Bauchregion
––– partiell 5-852.06♦
––– total 5-852.16♦
–– Brustwand
––– partiell 5-852.05♦
––– total 5-852.15♦
–– Ellenbogen
––– partiell 5-852.02♦
––– total 5-852.12♦
–– Fuß
––– partiell 5-852.0a♦
––– total 5-852.1a♦
–– Genitalregion
––– partiell 5-852.07♦
––– total 5-852.17♦
–– Gesäß
––– partiell 5-852.07♦
––– total 5-852.17♦
–– Hals
––– partiell 5-852.00♦
––– total 5-852.10♦
–– Knie
––– partiell 5-852.08♦
––– total 5-852.18♦
–– Kopf
––– partiell 5-852.00♦
––– total 5-852.10♦
–– Leistenregion
––– partiell 5-852.07♦
––– total 5-852.17♦
–– Oberarm
––– partiell 5-852.02♦
––– total 5-852.12♦
–– Oberschenkel
––– partiell 5-852.08♦
––– total 5-852.18♦
–– Rücken
––– partiell 5-852.05♦
––– total 5-852.15♦
–– Schulter
––– partiell 5-852.01♦
––– total 5-852.11♦
–– und Muskel
––– Axilla
–––– epifaszial 5-852.81♦
–––– subfaszial 5-852.91♦
––– Bauchregion
–––– epifaszial 5-852.86♦
–––– subfaszial 5-852.96♦ ▶

Exzision *(Forts.)*
~ Sehne *(Forts.)*
~~ und Muskel *(Forts.)*
––– Brustwand
–––– epifaszial 5-852.85♦
–––– subfaszial 5-852.95♦
––– Ellenbogen
–––– epifaszial 5-852.82♦
–––– subfaszial 5-852.92♦
––– Fuß
–––– epifaszial 5-852.8a♦
–––– subfaszial 5-852.9a♦
––– Genitalregion
–––– epifaszial 5-852.87♦
–––– subfaszial 5-852.97♦
––– Gesäß
–––– epifaszial 5-852.87♦
–––– subfaszial 5-852.97♦
––– Hals
–––– epifaszial 5-852.80♦
–––– subfaszial 5-852.90♦
––– Knie
–––– epifaszial 5-852.88♦
–––– subfaszial 5-852.98♦
––– Kopf
–––– epifaszial 5-852.80♦
–––– subfaszial 5-852.90♦
––– Leistenregion
–––– epifaszial 5-852.87♦
–––– subfaszial 5-852.97♦
––– Oberarm
–––– epifaszial 5-852.82♦
–––– subfaszial 5-852.92♦
––– Oberschenkel
–––– epifaszial 5-852.88♦
–––– subfaszial 5-852.98♦
––– Rücken
–––– epifaszial 5-852.85♦
–––– subfaszial 5-852.95♦
––– Schulter
–––– epifaszial 5-852.81♦
–––– subfaszial 5-852.91♦
––– Unterarm
–––– epifaszial 5-852.83♦
–––– subfaszial 5-852.93♦
––– Unterschenkel
–––– epifaszial 5-852.89♦
–––– subfaszial 5-852.99♦
–– Unterarm
––– partiell 5-852.03♦
––– total 5-852.13♦
–– Unterschenkel
––– partiell 5-852.09♦
––– total 5-852.19♦
– Sehnenscheide
–– Axilla
––– partiell 5-852.21♦
––– total 5-852.31♦
–– Brustwand
––– partiell 5-852.25♦
––– total 5-852.35♦ ▶

Exzision *(Forts.)*
~ Sehnenscheide *(Forts.)*
-- Daumen 5-840.58♦
-- Ellenbogen
--- partiell 5-852.22♦
--- total 5-852.32♦
-- Fuß
--- partiell 5-852.2a♦
--- total 5-852.3a♦
-- Genitalregion
--- partiell 5-852.27♦
--- total 5-852.37♦
-- Gesäß
--- partiell 5-852.27♦
--- total 5-852.37♦
-- Hals
--- partiell 5-852.20♦
--- total 5-852.30♦
-- Handgelenk 5-840.56♦
-- Hohlhand 5-840.59♦
-- Knie
--- partiell 5-852.28♦
--- total 5-852.38♦
-- Kopf
--- partiell 5-852.20♦
--- total 5-852.30♦
-- Langfinger 5-840.57♦
-- Leistenregion
--- partiell 5-852.27♦
--- total 5-852.37♦
-- Oberarm
--- partiell 5-852.22♦
--- total 5-852.32♦
-- Oberschenkel
--- partiell 5-852.28♦
--- total 5-852.38♦
-- Rücken
--- partiell 5-852.25♦
--- total 5-852.35♦
-- Schulter
--- partiell 5-852.21♦
--- total 5-852.31♦
-- Unterarm
--- partiell 5-852.23♦
--- total 5-852.33♦
-- Unterschenkel
--- partiell 5-852.29♦
--- total 5-852.39♦
- Septum, Uterus, kongenital
-- hysteroskopisch 5-681.11
--- laparoskopisch assistiert 5-681.12
--- sonographisch assistiert 5-681.13
-- vaginal 5-681.10
- Sinus pilonidalis 5-897.0
- Sinus thyreoglossus, mit Resektion, Os hyoideum 5-065.1
- Skapula, partiell
-- endoskopisch 5-782.bz♦
-- mit Weichteilresektion 5-782.1z♦
-- offen 5-782.az♦
- Spermatozele 5-631.1♦ ►

Exzision *(Forts.)*
- Sphincter Oddi
-- durch Umsteigen laparoskopisch – offen chirurgisch 5-518.52
-- offen 5-518.50
- Spondylophyten 5-832.0
- Stent
-- A. carotis 5-386.05♦
-- Aorta 5-386.34
- Strecksehne
-- Daumen 5-840.55♦
-- Handgelenk 5-840.53♦
-- Langfinger 5-840.54♦
- Stumpf, Ductus cysticus 5-515.0
- Synechie, Endometrium, Uterus, hysteroskopisch 5-681.01
- Talus, partiell
-- endoskopisch 5-782.bs♦
-- mit Weichteilresektion 5-782.1s♦
-- offen 5-782.as♦
- Tarsus, partiell
-- endoskopisch 5-782.bu♦
-- mit Weichteilresektion 5-782.1u♦
-- offen 5-782.au♦
- Teil-, Gewebe, erkrankt
-- Orbita 5-164.1♦
-- Orbitainnenhaut 5-164.1♦
- Thymus
-- durch
--- Mediastinoskopie 5-077.0
--- Mediastinotomie, kollar 5-077.3
--- Sternotomie 5-077.2
--- Thorakotomie 5-077.1
-- thorakoskopisch 5-077.5
- Thyreoidea lingualis
-- durch
--- submentalen Zugang 5-069.21
--- transoralen Zugang 5-069.20
-- transzervikal, mit Resektion, Zungenbein, medial 5-069.22
- Tibia
-- distal, partiell
--- endoskopisch 5-782.bn♦
--- mit Weichteilresektion 5-782.1n♦
--- offen 5-782.an♦
-- proximal, partiell
--- endoskopisch 5-782.bk♦
--- mit Weichteilresektion 5-782.1k♦
--- offen 5-782.ak♦
-- Schaft, partiell
--- endoskopisch 5-782.bm♦
--- mit Weichteilresektion 5-782.1m♦
--- offen 5-782.am♦
- Trachea
-- offen 5-314.00
-- thorakoskopisch 5-314.01
-- tracheobronchoskopisch 5-314.02
- Tränendrüse
-- komplett 5-081.1♦
-- partiell 5-081.0♦
- Tränenpunkt 5-085.0♦ ►

Exzision *(Forts.)*
– Truncus brachiocephalicus 5-386.41♦
– Truncus coeliacus 5-386.60
– Tumor-
–– epidural 5-035.2
–– Ganglien, intraspinal 5-035.6
–– Gaumen 5-272.0
–– Hirnhaut
––– mit Präparation von infiltriertem Nachbargewebe 5-015.4
––– ohne Infiltration von Nachbargewebe 5-015.3
–– intrazerebral
––– hirneigenes Gewebe 5-015.0
––– nicht-hirneigenes Gewebe 5-015.1
–– Kalotte 5-016.2
––– und Hirnhaut 5-016.6
–– Mundboden 5-273.3
–– Naseneingang 5-212.2
–– Nervenwurzel, intraspinal 5-035.6
–– Parotis 5-261.3♦
–– Rückenmark, intramedullär 5-035.0
–– Rückenmarkhäute 5-035.2
––– und Knochen 5-035.4
–– Schädelbasis
––– hintere Schädelgrube 5-016.02
––– mehrere Schädelgruben 5-016.03
––– mittlere Schädelgrube 5-016.01
––– vordere Schädelgrube 5-016.00
–– Zunge 5-250.2
– Tumorgewebe, Schädelbasis, und Hirnhaut, Schädelgrube
–– hintere 5-016.42
–– mehrere 5-016.43
–– mittlere 5-016.41
–– vordere 5-016.40
– Ulkus, Magen 5-433.0
– Ulna
–– distal, partiell
––– endoskopisch 5-782.b9♦
––– mit Weichteilresektion 5-782.19♦
––– offen 5-782.a9♦
–– proximal, partiell
––– endoskopisch 5-782.b7♦
––– mit Weichteilresektion 5-782.17♦
––– offen 5-782.a7♦
–– Schaft, partiell
––– endoskopisch 5-782.b8♦
––– mit Weichteilresektion 5-782.18♦
––– offen 5-782.a8♦
– Ureter, ureterorenoskopisch 5-563.3♦
– V. axillaris 5-386.94♦
– V. brachiocephalica 5-386.95♦
– V. cava inferior 5-386.97
– V. cava superior 5-386.96
– V. femoralis 5-386.9b♦
– V. gastrica 5-386.9e♦
– V. iliaca communis 5-386.98♦
– V. iliaca externa 5-386.99♦
– V. iliaca interna 5-386.9a♦
– V. jugularis 5-386.91♦ ►

Exzision *(Forts.)*
– V. lienalis 5-386.9f
– V. mesenterica inferior 5-386.9h
– V. mesenterica superior 5-386.9g
– V. poplitea 5-386.9c♦
– V. portae 5-386.9d
– V. pulmonalis 5-386.92♦
– V. renalis 5-386.9k♦
– V. subclavia 5-386.93♦
– Varizen, lokal 5-385.2♦
– Vene, oberflächlich
–– abdominal 5-386.a4♦
–– extrakraniell, Kopf 5-386.a0♦
–– Fuß 5-386.a6♦
–– Hals 5-386.a0♦
–– Hand 5-386.a2♦
–– Oberarm 5-386.a1♦
–– Oberschenkel 5-386.a5♦
–– Schulter 5-386.a1♦
–– Thorax 5-386.a3♦
–– Unterarm 5-386.a2♦
–– Unterschenkel 5-386.a6♦
– Veränderung, odontogen
–– Oberkiefer
––– mit Eröffnung
–––– Kieferhöhle 5-243.1
–––– Nasenboden 5-243.2
––– ohne Eröffnung, Kieferhöhle 5-243.0
–– Unterkiefer 5-243.3
––– mit Darstellung
–––– N. alveolaris inferior 5-243.4
–––– N. lingualis 5-243.5
– Vollwand
–– Dickdarm, endoskopisch 5-452.65
––– motorisierte Spiral-Endoskopie 5-452.b5
–– Dünndarm, endoskopisch 5-451.75
––– durch motorisierte Spiral-Endoskopie 5-451.c4
–– Magen, endoskopisch 5-433.25
–– Rektum
––– lokal
–––– endoskopisch 5-482.81
–––– endoskopisch-mikrochirurgisch 5-482.82
–––– peranal 5-482.80
––– Manschette, zirkulär
–––– intraperitoneal, endoskopisch-mikrochirurgisch 5-482.a
–––– peranal 5-482.90
––– Segment
–––– endoskopisch 5-482.91
–––– endoskopisch-mikrochirurgisch 5-482.92
–––– intraperitoneal, endoskopisch-mikrochirurgisch 5-482.a
–––– zirkulär
––––– intraperitoneal, endoskopisch-mikrochirurgisch 5-482.a
––––– peranal 5-482.90
––– semizirkulär, peranal, mit Stapler 5-482.b1
––– zirkulär
–––– endoskopisch 5-482.91 ►

Exzision *(Forts.)*
~ Vollwand *(Forts.)*
~~ Rektum *(Forts.)*
~~~ zirkulär *(Forts.)*
---- endoskopisch-mikrochirurgisch 5-482.92
---- intraperitoneal, endoskopisch-mikrochirurgisch 5-482.a
---- peranal 5-482.90
----- mit Stapler 5-482.b0
– Vulva
–– weniger als 90° 5-712.0
–– Haut, erkrankt 5-712.0
–– unter Mitnahme der Haut des Perineums 5-712.0
–– weniger als ein Viertel 5-712.0
– Vv. hepaticae 5-386.9j
– Wange
–– lokal 5-273.4♦
–– partiell 5-273.7♦
– Weichteile
–– Brustwand 5-343.0
–– zur Korrektur, plastisch, bei abstehendem Ohr 5-184.1♦
– Wirbelbogen 5-832.8
– Wirbelkörper
–– partiell 5-832.1
–– total 5-832.2
– Zungengrundschilddrüse
–– transoral 5-069.20
–– transzervikal
––– mit Resektion, Zungenbein, medial 5-069.22
––– ohne Resektion, Zungenbein, medial 5-069.21
– Zungengrundtonsille
–– durch Pharyngotomie 5-284.1
–– transoral 5-284.0
– Zwerchfell
–– mit Verschluss, durch alloplastisches Material 5-347.31
–– ohne Verschluss, durch alloplastisches Material 5-347.30
– Zysten-
–– Bartholin-Drüse 5-711.2♦
–– Epididymis 5-631.0♦
–– Hals
––– lateral 5-291.1
––– median
–––– mit Resektion, Zungenbein, medial 5-065.1
–––– ohne Resektion, Zungenbein, medial 5-065.0
–– Lippe 5-273.5
–– Milz
––– durch Umsteigen laparoskopisch – offen chirurgisch 5-413.02
––– laparoskopisch 5-413.01
––– offen 5-413.00
–– nasolabial 5-273.5
–– Ovar
––– abdominal, offen 5-651.90♦ ►

Exzision *(Forts.)*
~ Zysten- *(Forts.)*
~~ Ovar *(Forts.)*
––– durch Umsteigen
–––– endoskopisch – offen chirurgisch 5-651.93♦
–––– vaginal – offen chirurgisch 5-651.94♦
––– endoskopisch 5-651.92♦
––– laparoskopisch 5-651.92♦
––– vaginal 5-651.95♦
–––– laparoskopisch assistiert 5-651.91♦
–– Urachus 5-591.1
–– Wange 5-273.4♦
–– Zahn, apikal 5-242.2
––– mit Wurzelbehandlung 5-237.x

Exzisionsbiopsie
– Mamma
–– mit
––– Defektdeckung, durch Mobilisation und Adaptation, Brustgewebe, bis zu
–––– 1 Quadrant 5-870.91♦
–––– 25% 5-870.91♦
––– direkter Adaptation der benachbarten Wundflächen 5-870.90♦
–– ohne Adaptation der benachbarten Wundflächen 5-870.90♦
– Ovar
–– abdominal, offen 5-651.80♦
–– durch Umsteigen
––– endoskopisch – offen chirurgisch 5-651.83♦
––– vaginal – offen chirurgisch 5-651.84♦
–– endoskopisch 5-651.82♦
–– laparoskopisch 5-651.82♦
–– vaginal 5-651.85♦
––– laparoskopisch assistiert 5-651.81♦
~~~

– F –

Fabricius, Verschluss, Hernia inguinalis, offen 5-531.0♦
Facetten-Kryodenervation, Wirbelsäule
– 1 Segment, zur Schmerztherapie 5-83a.00
– 2 Segmente, zur Schmerztherapie 5-83a.01
– 3 oder mehr Segmente, zur Schmerztherapie 5-83a.02
Facetten-Thermokoagulation, Wirbelsäule
– 1 Segment, zur Schmerztherapie 5-83a.00
– 2 Segmente, zur Schmerztherapie 5-83a.01
– 3 oder mehr Segmente, zur Schmerztherapie 5-83a.02
Facettenblockade, an
– Brustwirbelsäule, zur Schmerztherapie
–– mit bildgebenden Verfahren 8-914.11
–– ohne bildgebende Verfahren 8-914.01
– Halswirbelsäule, zur Schmerztherapie
–– mit bildgebenden Verfahren 8-914.10
–– ohne bildgebende Verfahren 8-914.00
– Lendenwirbelsäule, zur Schmerztherapie
–– mit bildgebenden Verfahren 8-914.12
–– ohne bildgebende Verfahren 8-914.02
Facettendenervation, Wirbelsäule 5-830.2
Fachübergreifend, Frührehabilitation, mindestens
– 7 bis höchstens 13 Behandlungstage, durchschnittlicher Einsatz von
–– 15 TE/Woche 8-559.30
–– 20 TE/Woche 8-559.31
–– 30 TE/Woche 8-559.32
–– 40 TE/Woche 8-559.33
– 14 bis höchstens 20 Behandlungstage, durchschnittlicher Einsatz von
–– 15 TE/Woche 8-559.40
–– 20 TE/Woche 8-559.41
–– 30 TE/Woche 8-559.42
–– 40 TE/Woche 8-559.43
– 21 bis höchstens 27 Behandlungstage, durchschnittlicher Einsatz von
–– 15 TE/Woche 8-559.50
–– 20 TE/Woche 8-559.51
–– 30 TE/Woche 8-559.52
–– 40 TE/Woche 8-559.53
– 28 bis höchstens 34 Behandlungstage, durchschnittlicher Einsatz von
–– 15 TE/Woche 8-559.60
–– 20 TE/Woche 8-559.61
–– 30 TE/Woche 8-559.62
–– 40 TE/Woche 8-559.63
– 35 bis höchstens 41 Behandlungstage, durchschnittlicher Einsatz von
–– 15 TE/Woche 8-559.70
–– 20 TE/Woche 8-559.71
–– 30 TE/Woche 8-559.72
–– 40 TE/Woche 8-559.73 ►
Fachübergreifend, Frührehabilitation, mindestens *(Forts.)*
– 42 Behandlungstage, durchschnittlicher Einsatz von
–– 15 TE/Woche 8-559.80
–– 20 TE/Woche 8-559.81
–– 30 TE/Woche 8-559.82
–– 40 TE/Woche 8-559.83
Faden-Operation, Augenmuskel
– einfach 5-10c.0♦
– kombiniert mit weiteren Maßnahmen am selben Muskel 5-10c.1♦
Fadendrainage, bei Analfistel 5-491.2
Fadendurchzugsmethode
– zum Anlegen
–– Magenfistel 5-431.20
–– PEG 5-431.20
– zur
–– Gastrostomie, perkutan-endoskopisch 5-431.20
–– PEG 5-431.20
Fadeneinlage, transmediastinal, zur Rekonstruktion, Ösophaguspassage
– bei Atresie 5-428.4
– und Fistelverschluss, bei Atresie 5-428.5
Faecotherapie, koloskopisch, allogen 8-129.0
FAEP [Früh-akustisch evozierte Potentiale], Registrierung 1-208.1
Faktor VII
– aktiviert, rekombinant, Transfusion
–– bis unter 25 kIE 8-810.63
–– 25 kIE bis unter 50 kIE 8-810.64
–– 50 kIE bis unter 100 kIE 8-810.65
–– 100 kIE bis unter 200 kIE 8-810.66
–– 200 kIE bis unter 300 kIE 8-810.67
–– 300 kIE bis unter 400 kIE 8-810.68
–– 400 kIE bis unter 500 kIE 8-810.69
–– 500 kIE bis unter 1.000 kIE 8-810.6a
–– 1.000 kIE bis unter 1.500 kIE 8-810.6b
–– 1.500 kIE bis unter 2.000 kIE 8-810.6c
–– 2.000 kIE bis unter 2.500 kIE 8-810.6d
–– 2.500 kIE bis unter 3.000 kIE 8-810.6e
–– 3.000 kIE bis unter 4.000 kIE 8-810.6f
–– 4.000 kIE bis unter 5.000 kIE 8-810.6g
–– 5.000 kIE bis unter 6.000 kIE 8-810.6h
–– 6.000 kIE bis unter 7.000 kIE 8-810.6j
–– 7.000 kIE bis unter 8.000 kIE 8-810.6k
–– 8.000 kIE bis unter 9.000 kIE 8-810.6m
–– 9.000 kIE bis unter 10.000 kIE 8-810.6n
–– 10.000 kIE bis unter 15.000 kIE 8-810.6p
–– 15.000 kIE bis unter 20.000 kIE 8-810.6q
–– 20.000 kIE bis unter 25.000 kIE 8-810.6r
–– 25.000 kIE bis unter 30.000 kIE 8-810.6s
–– 30.000 kIE bis unter 40.000 kIE 8-810.6u
–– 40.000 kIE bis unter 50.000 kIE 8-810.6v
–– 50.000 kIE bis unter 70.000 kIE 8-810.6w
–– 70.000 kIE oder mehr 8-810.6z
– plasmatisch, Transfusion
–– bis unter 500 Einheiten 8-810.73
–– 500 bis unter 1.000 Einheiten 8-810.74
–– 1.000 bis unter 1.500 Einheiten 8-810.75 ►

Faktor VII *(Forts.)*
~ plasmatisch, Transfusion *(Forts.)*
–– 1.500 bis unter 2.000 Einheiten 8-810.76
–– 2.000 bis unter 2.500 Einheiten 8-810.77
–– 2.500 bis unter 3.000 Einheiten 8-810.78
–– 3.000 bis unter 4.000 Einheiten 8-810.79
–– 4.000 bis unter 5.000 Einheiten 8-810.7a
–– 5.000 bis unter 6.000 Einheiten 8-810.7b
–– 6.000 bis unter 7.000 Einheiten 8-810.7c
–– 7.000 bis unter 8.000 Einheiten 8-810.7d
–– 8.000 bis unter 9.000 Einheiten 8-810.7e
–– 9.000 bis unter 10.000 Einheiten 8-810.7f
–– 10.000 bis unter 15.000 Einheiten 8-810.7g
–– 15.000 bis unter 20.000 Einheiten 8-810.7h
–– 20.000 bis unter 25.000 Einheiten 8-810.7j
–– 25.000 bis unter 30.000 Einheiten 8-810.7k
–– 30.000 bis unter 40.000 Einheiten 8-810.7n
–– 40.000 bis unter 50.000 Einheiten 8-810.7p
–– 50.000 bis unter 70.000 Einheiten 8-810.7q
–– 70.000 Einheiten oder mehr 8-810.7r
Faktor VIII
– plasmatisch, Transfusion
–– bis unter 500 Einheiten 8-810.93
–– 500 bis unter 1.000 Einheiten 8-810.94
–– 1.000 bis unter 2.000 Einheiten 8-810.95
–– 2.000 bis unter 3.000 Einheiten 8-810.96
–– 3.000 bis unter 4.000 Einheiten 8-810.97
–– 4.000 bis unter 5.000 Einheiten 8-810.98
–– 5.000 bis unter 10.000 Einheiten 8-810.99
–– 10.000 bis unter 15.000 Einheiten 8-810.9a
–– 15.000 bis unter 20.000 Einheiten 8-810.9b
–– 20.000 bis unter 25.000 Einheiten 8-810.9c
–– 25.000 bis unter 30.000 Einheiten 8-810.9d
–– 30.000 bis unter 35.000 Einheiten 8-810.9e
–– 35.000 bis unter 40.000 Einheiten 8-810.9f
–– 40.000 bis unter 45.000 Einheiten 8-810.9g
–– 45.000 bis unter 50.000 Einheiten 8-810.9h
–– 50.000 bis unter 60.000 Einheiten 8-810.9j
–– 60.000 bis unter 70.000 Einheiten 8-810.9k
–– 70.000 bis unter 80.000 Einheiten 8-810.9m
–– 80.000 bis unter 90.000 Einheiten 8-810.9n
–– 90.000 bis unter 100.000 Einheiten 8-810.9p
–– 100.000 bis unter 120.000 Einheiten 8-810.9r
–– 120.000 bis unter 140.000 Einheiten 8-810.9s
–– 140.000 bis unter 160.000 Einheiten 8-810.9t
–– 160.000 bis unter 200.000 Einheiten 8-810.9u
–– 200.000 bis unter 240.000 Einheiten 8-810.9v
–– 240.000 bis unter 280.000 Einheiten 8-810.9w
–– 280.000 Einheiten oder mehr 8-810.9z
– rekombinant, Transfusion
–– bis unter 500 Einheiten 8-810.83
–– 500 bis unter 1.000 Einheiten 8-810.84
–– 1.000 bis unter 2.000 Einheiten 8-810.85
–– 2.000 bis unter 3.000 Einheiten 8-810.86
–– 3.000 bis unter 4.000 Einheiten 8-810.87
–– 4.000 bis unter 5.000 Einheiten 8-810.88
–– 5.000 bis unter 10.000 Einheiten 8-810.89
–– 10.000 bis unter 15.000 Einheiten 8-810.8a
–– 15.000 bis unter 20.000 Einheiten 8-810.8b ►

Faktor VIII *(Forts.)*
~ rekombinant, Transfusion *(Forts.)*
–– 20.000 bis unter 25.000 Einheiten 8-810.8c
–– 25.000 bis unter 30.000 Einheiten 8-810.8d
–– 30.000 bis unter 35.000 Einheiten 8-810.8e
–– 35.000 bis unter 40.000 Einheiten 8-810.8f
–– 40.000 bis unter 45.000 Einheiten 8-810.8g
–– 45.000 bis unter 50.000 Einheiten 8-810.8h
–– 50.000 bis unter 60.000 Einheiten 8-810.8j
–– 60.000 bis unter 70.000 Einheiten 8-810.8k
–– 70.000 bis unter 80.000 Einheiten 8-810.8m
–– 80.000 bis unter 90.000 Einheiten 8-810.8n
–– 90.000 bis unter 100.000 Einheiten 8-810.8p
–– 100.000 bis unter 120.000 Einheiten 8-810.8r
–– 120.000 bis unter 140.000 Einheiten 8-810.8s
–– 140.000 bis unter 160.000 Einheiten 8-810.8t
–– 160.000 bis unter 200.000 Einheiten 8-810.8u
–– 200.000 bis unter 240.000 Einheiten 8-810.8v
–– 240.000 bis unter 280.000 Einheiten 8-810.8w
–– 280.000 Einheiten oder mehr 8-810.8z
Faktor IX
– plasmatisch, Transfusion
–– bis unter 500 Einheiten 8-810.b3
–– 500 bis unter 1.000 Einheiten 8-810.b4
–– 1.000 bis unter 2.000 Einheiten 8-810.b5
–– 2.000 bis unter 3.000 Einheiten 8-810.b6
–– 3.000 bis unter 4.000 Einheiten 8-810.b7
–– 4.000 bis unter 5.000 Einheiten 8-810.b8
–– 5.000 bis unter 10.000 Einheiten 8-810.b9
–– 10.000 bis unter 15.000 Einheiten 8-810.ba
–– 15.000 bis unter 20.000 Einheiten 8-810.bb
–– 20.000 bis unter 25.000 Einheiten 8-810.bc
–– 25.000 bis unter 30.000 Einheiten 8-810.bd
–– 30.000 bis unter 35.000 Einheiten 8-810.be
–– 35.000 bis unter 40.000 Einheiten 8-810.bf
–– 40.000 bis unter 45.000 Einheiten 8-810.bg
–– 45.000 bis unter 50.000 Einheiten 8-810.bh
–– 50.000 bis unter 60.000 Einheiten 8-810.bj
–– 60.000 bis unter 70.000 Einheiten 8-810.bk
–– 70.000 bis unter 80.000 Einheiten 8-810.bm
–– 80.000 bis unter 90.000 Einheiten 8-810.bn
–– 90.000 bis unter 100.000 Einheiten 8-810.bp
–– 100.000 bis unter 120.000 Einheiten 8-810.br
–– 120.000 bis unter 140.000 Einheiten 8-810.bs
–– 140.000 bis unter 160.000 Einheiten 8-810.bt
–– 160.000 bis unter 200.000 Einheiten 8-810.bu
–– 200.000 bis unter 240.000 Einheiten 8-810.bv
–– 240.000 bis unter 280.000 Einheiten 8-810.bw
–– 280.000 Einheiten oder mehr 8-810.bz
– rekombinant, Transfusion
–– bis unter 500 Einheiten 8-810.a3
–– 500 bis unter 1.000 Einheiten 8-810.a4
–– 1.000 bis unter 2.000 Einheiten 8-810.a5
–– 2.000 bis unter 3.000 Einheiten 8-810.a6
–– 3.000 bis unter 4.000 Einheiten 8-810.a7
–– 4.000 bis unter 5.000 Einheiten 8-810.a8
–– 5.000 bis unter 10.000 Einheiten 8-810.a9
–– 10.000 bis unter 15.000 Einheiten 8-810.aa ►

F

Faktor IX *(Forts.)*
~ rekombinant, Transfusion *(Forts.)*
–– 15.000 bis unter 20.000 Einheiten 8-810.ab
–– 20.000 bis unter 25.000 Einheiten 8-810.ac
–– 25.000 bis unter 30.000 Einheiten 8-810.ad
–– 30.000 bis unter 35.000 Einheiten 8-810.ae
–– 35.000 bis unter 40.000 Einheiten 8-810.af
–– 40.000 bis unter 45.000 Einheiten 8-810.ag
–– 45.000 bis unter 50.000 Einheiten 8-810.ah
–– 50.000 bis unter 60.000 Einheiten 8-810.aj
–– 60.000 bis unter 70.000 Einheiten 8-810.ak
–– 70.000 bis unter 80.000 Einheiten 8-810.am
–– 80.000 bis unter 90.000 Einheiten 8-810.an
–– 90.000 bis unter 100.000 Einheiten 8-810.ap
–– 100.000 bis unter 120.000 Einheiten 8-810.ar
–– 120.000 bis unter 140.000 Einheiten 8-810.as
–– 140.000 bis unter 160.000 Einheiten 8-810.at
–– 160.000 bis unter 200.000 Einheiten 8-810.au
–– 200.000 bis unter 240.000 Einheiten 8-810.av
–– 240.000 bis unter 280.000 Einheiten 8-810.aw
–– 280.000 Einheiten oder mehr 8-810.az
Faktor X, plasmatisch, Transfusion
– bis unter 500 Einheiten 8-812.a0
– 500 bis unter 1.000 Einheiten 8-812.a1
– 1.000 bis unter 2.000 Einheiten 8-812.a2
– 2.000 bis unter 3.000 Einheiten 8-812.a3
– 3.000 bis unter 4.000 Einheiten 8-812.a4
– 4.000 bis unter 5.000 Einheiten 8-812.a5
– 5.000 bis unter 10.000 Einheiten 8-812.a6
– 10.000 bis unter 15.000 Einheiten 8-812.a7
– 15.000 bis unter 20.000 Einheiten 8-812.a8
– 20.000 bis unter 25.000 Einheiten 8-812.a9
– 25.000 bis unter 30.000 Einheiten 8-812.aa
– 30.000 bis unter 35.000 Einheiten 8-812.ab
– 35.000 bis unter 40.000 Einheiten 8-812.ac
– 40.000 bis unter 45.000 Einheiten 8-812.ad
– 45.000 bis unter 50.000 Einheiten 8-812.ae
– 50.000 bis unter 60.000 Einheiten 8-812.af
– 60.000 bis unter 70.000 Einheiten 8-812.ag
– 70.000 bis unter 80.000 Einheiten 8-812.ah
– 80.000 bis unter 90.000 Einheiten 8-812.aj
– 90.000 bis unter 100.000 Einheiten 8-812.ak
– 100.000 Einheiten oder mehr 8-812.am
Faktor XI, Transfusion 8-812.b
Faktor XIII, Transfusion
– bis unter 250 Einheiten 8-810.e5
– 250 bis unter 500 Einheiten 8-810.e6
– 500 bis unter 1.000 Einheiten 8-810.e7
– 1.000 bis unter 2.000 Einheiten 8-810.e8
– 2.000 bis unter 3.000 Einheiten 8-810.e9
– 3.000 bis unter 4.000 Einheiten 8-810.ea
– 4.000 bis unter 5.000 Einheiten 8-810.eb
– 5.000 bis unter 10.000 Einheiten 8-810.ec
– 10.000 bis unter 15.000 Einheiten 8-810.ed
– 15.000 bis unter 20.000 Einheiten 8-810.ee
– 20.000 bis unter 25.000 Einheiten 8-810.ef
– 25.000 bis unter 30.000 Einheiten 8-810.eg
– 30.000 bis unter 35.000 Einheiten 8-810.eh
– 35.000 bis unter 40.000 Einheiten 8-810.ej
– 40.000 bis unter 45.000 Einheiten 8-810.ek ►

Faktor XIII, Transfusion *(Forts.)*
– 45.000 bis unter 50.000 Einheiten 8-810.em
– 50.000 bis unter 60.000 Einheiten 8-810.en
– 60.000 bis unter 70.000 Einheiten 8-810.ep
– 70.000 bis unter 80.000 Einheiten 8-810.eq
– 80.000 bis unter 90.000 Einheiten 8-810.er
– 90.000 bis unter 100.000 Einheiten 8-810.es
– 100.000 bis unter 120.000 Einheiten 8-810.eu
– 120.000 bis unter 140.000 Einheiten 8-810.ev
– 140.000 bis unter 180.000 Einheiten 8-810.ew
– 180.000 Einheiten oder mehr 8-810.ez
Fallopian ring, Verschluss, Tuba uterina
– abdominal, offen, zur Sterilisation 5-663.20
– durch Umsteigen
–– endoskopisch – offen chirurgisch, zur Sterilisation 5-663.23
–– vaginal – offen chirurgisch, zur Sterilisation 5-663.24
– endoskopisch, zur Sterilisation 5-663.22
– laparoskopisch, zur Sterilisation 5-663.22
– vaginal
–– laparoskopisch assistiert, zur Sterilisation 5-663.21
–– zur Sterilisation 5-663.25
Fallot-Typ, Double-outlet-right-ventricle, Korrektur 5-359.30
Faltung
– Aponeurose, bei Blepharoptosis 5-094.1♦
– Augenmuskel
–– gerade, verstärkend 5-10a.1♦
–– schräg, verstärkend 5-10f.1♦
– Dünndarm
–– durch Umsteigen laparoskopisch – offen chirurgisch 5-469.32
–– laparoskopisch 5-469.31
–– offen 5-469.30
– Levator, bei Blepharoptosis 5-094.1♦
Familienberatung
– mindestens 50 Minuten bis 2 Stunden 9-401.10
– mehr als
–– 2 bis 4 Stunden 9-401.11
–– 4 Stunden 9-401.12
Fansler, Exzision, Hämorrhoiden
– 1 Segment, mit plastischer Rekonstruktion 5-493.60
– 2 Segmente, mit plastischer Rekonstruktion 5-493.61
– 3 oder mehr Segmente, mit plastischer Rekonstruktion 5-493.62
Farbmarkierung, bei
– Exstirpation, Halslymphknoten 5-401.02♦
– Exzision, Lymphknoten
–– iliakal, einzeln
––– laparoskopisch 5-401.92♦
––– offen 5-401.42♦
–– inguinal, einzeln
––– laparoskopisch 5-401.a2♦
––– offen 5-401.52♦
–– Lig. pulmonale, einzeln, thorakoskopisch 5-401.72 ►

Farbmarkierung, bei *(Forts.)*
~ Exzision, Lymphknoten *(Forts.)*
-- mediastinal, einzeln
--- offen 5-401.22
--- thorakoskopisch 5-401.72
-- paraaortal, einzeln
--- laparoskopisch 5-401.82
--- offen 5-401.32
-- paraösophageal, einzeln, thorakoskopisch 5-401.72
-- parasternal, einzeln, offen 5-401.g2♦
-- paratracheal, einzeln, thorakoskopisch 5-401.72
-- subkarinal, einzeln, thorakoskopisch 5-401.72
Farbstoff, Entfernung, durch Lumbalpunktion 8-151.4
Fasanella-Servatt, Operation – s.a. Resektion, Tarsus, bei Blepharoptosis 5-094.0♦
Faserverbundwerkstoff, Verwendung
– Knochenersatzmaterial *[nur Zusatzkode!]* 5-931.2
– Knorpelersatzmaterial *[nur Zusatzkode!]* 5-931.2
– Osteosynthesematerial *[nur Zusatzkode!]* 5-931.2
Fastentest, unter Notfallbereitschaft 1-760
Faszie
– Axilla
-- Débridement 5-850.d1♦
-- Defektdeckung, mit
--- allogenem Material 5-856.a1♦
--- autogenem Material 5-856.91♦
-- Doppelung 5-856.31♦
-- Entfernung, Transplantat 5-856.81♦
-- Entnahme, zur Transplantation 5-852.g1♦
-- Exploration 5-850.g1♦
-- Exzision 5-852.a1♦
-- Fremdkörperentfernung, durch Inzision 5-850.a1♦
-- Inzision
--- offen 5-850.61♦
--- perkutan 5-850.71♦
-- Naht 5-856.01♦
-- Raffung 5-856.21♦
-- Revision, Transplantat 5-856.61♦
-- Transplantation
--- allogen 5-856.51♦
--- autogen 5-856.41♦
-- Verkürzung 5-856.21♦
-- Verlängerung 5-856.11♦
-- Wechsel, Transplantat 5-856.71♦
– Bauchregion
-- Débridement 5-850.d6♦
-- Defektdeckung, mit
--- allogenem Material 5-856.a6♦
--- autogenem Material 5-856.96♦
-- Doppelung 5-856.36♦
-- Entfernung, Transplantat 5-856.86♦
-- Entnahme, zur Transplantation 5-852.g6♦
-- Exploration 5-850.g6♦
-- Exzision 5-852.a6♦ ►

Faszie *(Forts.)*
~ Bauchregion *(Forts.)*
-- Fremdkörperentfernung, durch Inzision 5-850.a6♦
-- Inzision
--- offen 5-850.66♦
--- perkutan 5-850.76♦
-- Naht 5-856.06♦
-- Revision, Transplantat 5-856.66♦
-- Transplantation
--- allogen 5-856.56♦
--- autogen 5-856.46♦
-- Verkürzung 5-856.26♦
-- Verlängerung 5-856.16♦
-- Wechsel, Transplantat 5-856.76♦
– Brustwand
-- Débridement 5-850.d5♦
-- Defektdeckung, mit
--- allogenem Material 5-856.a5♦
--- autogenem Material 5-856.95♦
-- Doppelung 5-856.35♦
-- Entfernung, Transplantat 5-856.85♦
-- Entnahme, zur Transplantation 5-852.g5♦
-- Exploration 5-850.g5♦
-- Exzision 5-852.a5♦
-- Fremdkörperentfernung, durch Inzision 5-850.a5♦
-- Inzision
--- offen 5-850.65♦
--- perkutan 5-850.75♦
-- Naht 5-856.05♦
-- Revision, Transplantat 5-856.65♦
-- Transplantation
--- allogen 5-856.55♦
--- autogen 5-856.45♦
-- Verkürzung 5-856.25♦
-- Verlängerung 5-856.15♦
-- Wechsel, Transplantat 5-856.75♦
– Débridement, bei Verbrennung und Verätzung 5-922.2
– Ellenbogen
-- Débridement 5-850.d2♦
-- Defektdeckung, mit
--- allogenem Material 5-856.a2♦
--- autogenem Material 5-856.92♦
-- Doppelung 5-856.32♦
-- Entfernung, Transplantat 5-856.82♦
-- Entnahme, zur Transplantation 5-852.g2♦
-- Exploration 5-850.g2♦
-- Exzision 5-852.a2♦
-- Fremdkörperentfernung, durch Inzision 5-850.a2♦
-- Inzision
--- offen 5-850.62♦
--- perkutan 5-850.72♦
-- Naht 5-856.02♦
-- Revision, Transplantat 5-856.62♦
-- Transplantation
--- allogen 5-856.52♦
--- autogen 5-856.42♦
-- Verkürzung 5-856.22♦ ►

Faszie *(Forts.)*
~ Ellenbogen *(Forts.)*
-- Verlängerung 5-856.12♦
-- Wechsel, Transplantat 5-856.72♦
– Finger
-- Einlegen, Medikamententräger 5-842.a0♦
-- Entfernung, Medikamententräger 5-842.b0♦
-- Exploration 5-842.90♦
-- mehrere
--- Einlegen, Medikamententräger 5-842.a1♦
--- Entfernung, Medikamententräger 5-842.b1♦
--- Exploration 5-842.91♦
– Fuß
-- Débridement 5-850.da♦
-- Defektdeckung, mit
--- allogenem Material 5-856.aa♦
--- autogenem Material 5-856.9a♦
-- Doppelung 5-856.3a♦
-- Entfernung, Transplantat 5-856.8a♦
-- Entnahme, zur Transplantation 5-852.ga♦
-- Exploration 5-850.ga♦
-- Exzision 5-852.aa♦
-- Fremdkörperentfernung, durch Inzision 5-850.aa♦
-- Inzision
--- offen 5-850.6a♦
--- perkutan 5-850.7a♦
-- Naht 5-856.0a♦
-- Revision, Transplantat 5-856.6a♦
-- Transplantation
--- allogen 5-856.5a♦
--- autogen 5-856.4a♦
-- Verkürzung 5-856.2a♦
-- Verlängerung 5-856.1a♦
-- Wechsel, Transplantat 5-856.7a♦
– Genitalregion
-- Débridement 5-850.d7♦
-- Defektdeckung, mit
--- allogenem Material 5-856.a7♦
--- autogenem Material 5-856.97♦
-- Doppelung 5-856.37♦
-- Entfernung, Transplantat 5-856.87♦
-- Entnahme, zur Transplantation 5-852.g7♦
-- Exploration 5-850.g7♦
-- Exzision 5-852.a7♦
-- Fremdkörperentfernung, durch Inzision 5-850.a7♦
-- Inzision
--- offen 5-850.67♦
--- perkutan 5-850.77♦
-- Naht 5-856.07♦
-- Revision, Transplantat 5-856.67♦
-- Transplantation
--- allogen 5-856.57♦
--- autogen 5-856.47♦
-- Verkürzung 5-856.27♦
-- Verlängerung 5-856.17♦
-- Wechsel, Transplantat 5-856.77♦
– Gesäß
-- Débridement 5-850.d7♦ ►

Faszie *(Forts.)*
~ Gesäß *(Forts.)*
-- Defektdeckung, mit
--- allogenem Material 5-856.a7♦
--- autogenem Material 5-856.97♦
-- Doppelung 5-856.37♦
-- Entfernung, Transplantat 5-856.87♦
-- Entnahme, zur Transplantation 5-852.g7♦
-- Exploration 5-850.g7♦
-- Exzision 5-852.a7♦
-- Fremdkörperentfernung, durch Inzision 5-850.a7♦
-- Inzision, perkutan 5-850.77♦
-- Naht 5-856.07♦
-- Revision, Transplantat 5-856.67♦
-- Transplantation
--- allogen 5-856.57♦
--- autogen 5-856.47♦
-- Verkürzung 5-856.27♦
-- Verlängerung 5-856.17♦
-- Wechsel, Transplantat 5-856.77♦
– Hals
-- Débridement 5-850.d0♦
-- Defektdeckung, mit
--- allogenem Material 5-856.a0♦
--- autogenem Material 5-856.90♦
-- Doppelung 5-856.30♦
-- Entfernung, Transplantat 5-856.80♦
-- Entnahme, zur Transplantation 5-852.g0♦
-- Exploration 5-850.g0♦
-- Exzision 5-852.a0♦
-- Fremdkörperentfernung, durch Inzision 5-850.a0♦
-- Inzision 5-850.60♦
--- perkutan 5-850.70♦
-- Naht 5-856.00♦
-- Revision, Transplantat 5-856.60♦
-- Transplantation
--- allogen 5-856.50♦
--- autogen 5-856.40♦
-- Verkürzung 5-856.20♦
-- Verlängerung 5-856.10♦
-- Wechsel, Transplantat 5-856.70♦
– Knie
-- Débridement 5-850.d8♦
-- Defektdeckung, mit
--- allogenem Material 5-856.a8♦
--- autogenem Material 5-856.98♦
-- Doppelung 5-856.38♦
-- Entfernung, Transplantat 5-856.88♦
-- Entnahme, zur Transplantation 5-852.g8♦
-- Exploration 5-850.g8♦
-- Exzision 5-852.a8♦
-- Fremdkörperentfernung, durch Inzision 5-850.a8♦
-- Inzision
--- offen 5-850.68♦
--- perkutan 5-850.78♦
-- Naht 5-856.08♦
-- Revision, Transplantat 5-856.68♦ ►

Faszie *(Forts.)*
~ Knie *(Forts.)*
–– Transplantation
––– allogen 5-856.58♦
––– autogen 5-856.48♦
–– Verkürzung 5-856.28♦
–– Verlängerung 5-856.18♦
–– Wechsel, Transplantat 5-856.78♦
– Kopf
–– Débridement 5-850.d0♦
–– Defektdeckung, mit
––– allogenem Material 5-856.a0♦
––– autogenem Material 5-856.90♦
–– Doppelung 5-856.30♦
–– Entfernung, Transplantat 5-856.80♦
–– Entnahme, zur Transplantation 5-852.g0♦
–– Exploration 5-850.g0♦
–– Exzision 5-852.a0♦
–– Fremdkörperentfernung, durch Inzision 5-850.a0♦
–– Inzision 5-850.60♦
––– perkutan 5-850.70♦
–– Naht 5-856.00♦
–– Revision, Transplantat 5-856.60♦
–– Transplantation
––– allogen 5-856.50♦
––– autogen 5-856.40♦
–– Verkürzung 5-856.20♦
–– Verlängerung 5-856.10♦
–– Wechsel, Transplantat 5-856.70♦
– Leistenregion
–– Débridement 5-850.d7♦
–– Defektdeckung, mit
––– allogenem Material 5-856.a7♦
––– autogenem Material 5-856.97♦
–– Doppelung 5-856.37♦
–– Entfernung, Transplantat 5-856.87♦
–– Entnahme, zur Transplantation 5-852.g7♦
–– Exploration 5-850.g7♦
–– Exzision 5-852.a7♦
–– Fremdkörperentfernung, durch Inzision 5-850.a7♦
–– Inzision
––– offen 5-850.67♦
––– perkutan 5-850.77♦
–– Naht 5-856.07♦
–– Revision, Transplantat 5-856.67♦
–– Transplantation
––– allogen 5-856.57♦
––– autogen 5-856.47♦
–– Verkürzung 5-856.27♦
–– Verlängerung 5-856.17♦
–– Wechsel, Transplantat 5-856.77♦
– Oberarm
–– Débridement 5-850.d2♦
–– Defektdeckung, mit
––– allogenem Material 5-856.a2♦
––– autogenem Material 5-856.92♦
–– Doppelung 5-856.32♦
–– Entfernung, Transplantat 5-856.82♦ ►

Faszie *(Forts.)*
~ Oberarm *(Forts.)*
–– Entnahme, zur Transplantation 5-852.g2♦
–– Exploration 5-850.g2♦
–– Exzision 5-852.a2♦
–– Fremdkörperentfernung, durch Inzision 5-850.a2♦
–– Inzision
––– offen 5-850.62♦
––– perkutan 5-850.72♦
–– Naht 5-856.02♦
–– Revision, Transplantat 5-856.62♦
–– Transplantation
––– allogen 5-856.52♦
––– autogen 5-856.42♦
–– Verkürzung 5-856.22♦
–– Verlängerung 5-856.12♦
–– Wechsel, Transplantat 5-856.72♦
– Oberschenkel
–– Débridement 5-850.d8♦
–– Defektdeckung, mit
––– allogenem Material 5-856.a8♦
––– autogenem Material 5-856.98♦
–– Doppelung 5-856.38♦
–– Entnahme, zur Transplantation 5-852.g8♦
–– Exploration 5-850.g8♦
–– Exzision 5-852.a8♦
–– Fremdkörperentfernung, durch Inzision 5-850.a8♦
–– Inzision
––– offen 5-850.68♦
––– perkutan 5-850.78♦
–– Naht 5-856.08♦
–– Revision, Transplantat 5-856.68♦
–– Transplantat, Entfernung 5-856.88♦
–– Transplantation
––– allogen 5-856.58♦
––– autogen 5-856.48♦
–– Verkürzung 5-856.28♦
–– Verlängerung 5-856.18♦
–– Wechsel, Transplantat 5-856.78♦
– Rücken
–– Débridement 5-850.d5♦
–– Defektdeckung, mit
––– allogenem Material 5-856.a5♦
––– autogenem Material 5-856.95♦
–– Doppelung 5-856.35♦
–– Entfernung, Transplantat 5-856.85♦
–– Entnahme, zur Transplantation 5-852.g5♦
–– Exploration 5-850.g5♦
–– Exzision 5-852.a5♦
–– Fremdkörperentfernung, durch Inzision 5-850.a5♦
–– Inzision
––– offen 5-850.65♦
––– perkutan 5-850.75♦
–– Naht 5-856.05♦
–– Revision, Transplantat 5-856.65♦
–– Transplantation
––– allogen 5-856.55♦
––– autogen 5-856.45♦ ►

F

Faszie *(Forts.)*
~ Rücken *(Forts.)*
–– Verkürzung 5-856.25♦
–– Verlängerung 5-856.15♦
–– Wechsel, Transplantat 5-856.75♦
– Schulter
–– Débridement 5-850.d1♦
–– Defektdeckung, mit
––– allogenem Material 5-856.a1♦
––– autogenem Material 5-856.91♦
–– Doppelung 5-856.31♦
–– Entfernung, Transplantat 5-856.81♦
–– Entnahme, zur Transplantation 5-852.g1♦
–– Exploration 5-850.g1♦
–– Exzision 5-852.a1♦
–– Fremdkörperentfernung, durch Inzision 5-850.a1♦
–– Inzision
––– offen 5-850.61♦
––– perkutan 5-850.71♦
–– Naht 5-856.01♦
–– Raffung 5-856.21♦
–– Revision, Transplantat 5-856.61♦
–– Transplantation
––– allogen 5-856.51♦
––– autogen 5-856.41♦
–– Verkürzung 5-856.21♦
–– Verlängerung 5-856.11♦
–– Wechsel, Transplantat 5-856.71♦
– Unterarm
–– Débridement 5-850.d3♦
–– Defektdeckung, mit
––– allogenem Material 5-856.a3♦
––– autogenem Material 5-856.93♦
–– Doppelung 5-856.33♦
–– Entfernung, Transplantat 5-856.83♦
–– Entnahme, zur Transplantation 5-852.g3♦
–– Exploration 5-850.g3♦
–– Exzision 5-852.a3♦
–– Fremdkörperentfernung, durch Inzision 5-850.a3♦
–– Inzision
––– offen 5-850.63♦
––– perkutan 5-850.73♦
–– Naht 5-856.03♦
–– Revision, Transplantat 5-856.63♦
–– Transplantation
––– allogen 5-856.53♦
––– autogen 5-856.43♦
–– Verkürzung 5-856.23♦
–– Verlängerung 5-856.13♦
–– Wechsel, Transplantat 5-856.73♦
– Unterschenkel
–– Débridement 5-850.d9♦
–– Defektdeckung, mit
––– allogenem Material 5-856.a9♦
––– autogenem Material 5-856.99♦
–– Doppelung 5-856.39♦
–– Entfernung, Transplantat 5-856.89♦
–– Entnahme, zur Transplantation 5-852.g9♦
–– Exploration 5-850.g9♦ ►

Faszie *(Forts.)*
~ Unterschenkel *(Forts.)*
–– Exzision 5-852.a9♦
–– Fremdkörperentfernung, durch Inzision 5-850.a9♦
–– Inzision
––– offen 5-850.69♦
––– perkutan 5-850.79♦
–– Naht 5-856.09♦
–– Revision, Transplantat 5-856.69♦
–– Transplantation
––– allogen 5-856.59♦
––– autogen 5-856.49♦
–– Verkürzung 5-856.29♦
–– Verlängerung 5-856.19♦
–– Wechsel, Transplantat 5-856.79♦
Fasziektomie
– mit
–– Arthrolyse, Finger 5-842.80♦
––– mehrere 5-842.81♦
–– Neurolyse
––– Finger 5-842.40♦
–––– mehrere 5-842.41♦
––– mehrere
–––– Finger 5-842.50♦
––––– mehrere 5-842.51♦
–––– mit Arteriolyse, mehrere, Finger 5-842.70♦
––––– mehrere 5-842.71♦
––– mit Arteriolyse, Finger 5-842.60♦
–––– mehrere 5-842.61♦
– partiell, Hohlhand, isoliert 5-842.2♦
– total, Hohlhand, isoliert 5-842.3♦
Faszienlappenplastik
– Axilla 5-857.41♦
–– gefäßgestielt 5-857.51♦
– Bauchregion 5-857.46♦
–– gefäßgestielt 5-857.56♦
– Brustwand 5-857.45♦
–– gefäßgestielt 5-857.55♦
– Ellenbogen 5-857.42♦
–– gefäßgestielt 5-857.52♦
– Fuß 5-857.4a♦
–– gefäßgestielt 5-857.5a♦
– Genitalregion 5-857.47♦
–– gefäßgestielt 5-857.57♦
– Gesäß 5-857.47♦
–– gefäßgestielt 5-857.57♦
– Hals 5-857.40♦
–– gefäßgestielt 5-857.50♦
– Hand 5-857.44♦
–– gefäßgestielt 5-857.54♦
– Knie 5-857.48♦
–– gefäßgestielt 5-857.58♦
– Kopf 5-857.40♦
–– gefäßgestielt 5-857.50♦
– Leistenregion 5-857.47♦
–– gefäßgestielt 5-857.57♦
– Oberarm 5-857.42♦
–– gefäßgestielt 5-857.52♦ ►

Faszienlappenplastik *(Forts.)*
– Oberschenkel 5-857.48♦
–– gefäßgestielt 5-857.58♦
– Rücken 5-857.45♦
–– gefäßgestielt 5-857.55♦
– Schulter 5-857.41♦
–– gefäßgestielt 5-857.51♦
– Unterarm 5-857.43♦
–– gefäßgestielt 5-857.53♦
– Unterschenkel 5-857.49♦
–– gefäßgestielt 5-857.59♦
Faszienschlinge, bei M.-frontalis-Verfahren, bei Behebung, Blepharoptosis 5-094.4♦
Faszienzügelplastik, Suspensionsoperation, transvaginal 5-593.02
Fasziokutan
– Lappen
–– Axilla
––– Entnahme, mit mikrovaskulärer Anastomosierung 5-858.01♦
––– Transplantation, mit mikrovaskulärer Anastomosierung 5-858.51♦
–– Bauchregion
––– Entnahme, mit mikrovaskulärer Anastomosierung 5-858.06♦
––– Transplantation, mit mikrovaskulärer Anastomosierung 5-858.56♦
–– Brustwand
––– Entnahme, mit mikrovaskulärer Anastomosierung 5-858.05♦
––– Transplantation, mit mikrovaskulärer Anastomosierung 5-858.55♦
–– Ellenbogen
––– Entnahme, mit mikrovaskulärer Anastomosierung 5-858.02♦
––– Transplantation, mit mikrovaskulärer Anastomosierung 5-858.52♦
–– Fuß
––– Entnahme, mit mikrovaskulärer Anastomosierung 5-858.0a♦
––– Transplantation, mit mikrovaskulärer Anastomosierung 5-858.5a♦
–– Genitalregion
––– Entnahme, mit mikrovaskulärer Anastomosierung 5-858.07♦
––– Transplantation, mit mikrovaskulärer Anastomosierung 5-858.57♦
–– Gesäß
––– Entnahme, mit mikrovaskulärer Anastomosierung 5-858.07♦
––– Transplantation, mit mikrovaskulärer Anastomosierung 5-858.57♦
–– Hals
––– Entnahme, mit mikrovaskulärer Anastomosierung 5-858.00♦
––– Transplantation, mit mikrovaskulärer Anastomosierung 5-858.50♦
–– Hand
––– Entnahme, mit mikrovaskulärer Anastomosierung 5-858.04♦ ►

Fasziokutan *(Forts.)*
~ Lappen *(Forts.)*
~~ Hand *(Forts.)*
––– Transplantation, mit mikrovaskulärer Anastomosierung 5-858.54♦
–– Knie
––– Entnahme, mit mikrovaskulärer Anastomosierung 5-858.08♦
––– Transplantation, mit mikrovaskulärer Anastomosierung 5-858.58♦
–– Kopf
––– Entnahme, mit mikrovaskulärer Anastomosierung 5-858.00♦
––– Transplantation, mit mikrovaskulärer Anastomosierung 5-858.50♦
–– Leistenregion
––– Entnahme, mit mikrovaskulärer Anastomosierung 5-858.07♦
––– Transplantation, mit mikrovaskulärer Anastomosierung 5-858.57♦
–– Oberarm
––– Entnahme, mit mikrovaskulärer Anastomosierung 5-858.02♦
––– Transplantation, mit mikrovaskulärer Anastomosierung 5-858.52♦
–– Oberschenkel
––– Entnahme, mit mikrovaskulärer Anastomosierung 5-858.08♦
––– Transplantation, mit mikrovaskulärer Anastomosierung 5-858.58♦
–– Rücken
––– Entnahme, mit mikrovaskulärer Anastomosierung 5-858.05♦
––– Transplantation, mit mikrovaskulärer Anastomosierung 5-858.55♦
–– Schulter
––– Entnahme, mit mikrovaskulärer Anastomosierung 5-858.01♦
––– Transplantation, mit mikrovaskulärer Anastomosierung 5-858.51♦
–– Unterarm
––– Entnahme, mit mikrovaskulärer Anastomosierung 5-858.03♦
––– Transplantation, mit mikrovaskulärer Anastomosierung 5-858.53♦
–– Unterschenkel
––– Entnahme, mit mikrovaskulärer Anastomosierung 5-858.09♦
––– Transplantation, mit mikrovaskulärer Anastomosierung 5-858.59♦
– Lappenplastik
–– Axilla 5-857.01♦
––– gefäßgestielt 5-857.11♦
–– Bauchregion 5-857.06♦
––– gefäßgestielt 5-857.16♦
–– Brustwand 5-857.05♦
––– gefäßgestielt 5-857.15♦
–– Ellenbogen 5-857.02♦
––– gefäßgestielt 5-857.12♦
–– Fuß 5-857.0a♦
––– gefäßgestielt 5-857.1a♦ ►

Fasziokutan *(Forts.)*
~ Lappenplastik *(Forts.)*
-- Genitalregion 5-857.07♦
--- gefäßgestielt 5-857.17♦
-- Gesäß 5-857.07♦
--- gefäßgestielt 5-857.17♦
-- Hals 5-857.00♦
--- gefäßgestielt 5-857.10♦
-- Hand 5-857.04♦
--- gefäßgestielt 5-857.14♦
-- Knie 5-857.08♦
--- gefäßgestielt 5-857.18♦
-- Kopf 5-857.00♦
--- gefäßgestielt 5-857.10♦
-- Leistenregion 5-857.07♦
--- gefäßgestielt 5-857.17♦
-- Oberarm 5-857.02♦
--- gefäßgestielt 5-857.12♦
-- Oberschenkel 5-857.08♦
--- gefäßgestielt 5-857.18♦
-- Rücken 5-857.05♦
--- gefäßgestielt 5-857.15♦
-- Schulter 5-857.01♦
--- gefäßgestielt 5-857.11♦
-- Unterarm 5-857.03♦
--- gefäßgestielt 5-857.13♦
-- Unterschenkel 5-857.09♦
--- gefäßgestielt 5-857.19♦
Fasziotomie
- Axilla
-- bei Verbrennung und Verätzung 5-920.16♦
-- längs
--- perkutan 5-851.a1♦
--- Segment
---- mehrere
----- partiell, offen 5-851.b1♦
----- total, offen 5-851.c1♦
---- partiell, offen 5-851.81♦
---- total, offen 5-851.91♦
-- quer
--- partiell, offen 5-851.51♦
--- perkutan 5-851.71♦
--- total, offen 5-851.61♦
- Bauchregion
-- bei Verbrennung und Verätzung 5-920.1b
-- längs
--- perkutan 5-851.a6♦
--- Segment
---- mehrere
----- partiell, offen 5-851.b6♦
----- total, offen 5-851.c6♦
---- partiell, offen 5-851.86♦
---- total, offen 5-851.96♦
-- quer
--- partiell, offen 5-851.56♦
--- perkutan 5-851.76♦
--- total, offen 5-851.66♦
- bei
-- Diszision, Vv. perforantes, endoskopisch, als selbständiger Eingriff 5-385.6♦ ►

Fasziotomie *(Forts.)*
~ bei *(Forts.)*
-- Escharotomie
--- Axilla 5-920.26♦
--- Bauchregion 5-920.2b
--- Brustwand 5-920.2a
--- Dammregion 5-920.2m
--- Ellenbogen 5-920.27♦
--- Fuß 5-920.2g♦
--- Genitalregion 5-920.2c
--- Hals 5-920.25
--- Hand 5-920.29♦
--- Knie 5-920.2e♦
--- Leistenregion 5-920.2c
--- Oberarm 5-920.27♦
--- Oberschenkel 5-920.2e♦
--- Rücken 5-920.2j
--- Schulter 5-920.26♦
--- Skrotum 5-920.2k
--- Unterarm 5-920.28♦
--- Unterschenkel 5-920.2f♦
-- Inzision, Verbrennungsschorf
--- Axilla 5-920.26♦
--- Bauchregion 5-920.2b
--- Brustwand 5-920.2a
--- Dammregion 5-920.2m
--- Ellenbogen 5-920.27♦
--- Fuß 5-920.2g♦
--- Genitalregion 5-920.2c
--- Hals 5-920.25
--- Hand 5-920.29♦
--- Knie 5-920.2e♦
--- Leistenregion 5-920.2c
--- Oberarm 5-920.27♦
--- Oberschenkel 5-920.2e♦
--- Rücken 5-920.2j
--- Schulter 5-920.26♦
--- Skrotum 5-920.2k
--- Unterarm 5-920.28♦
--- Unterschenkel 5-920.2f♦
- Brustwand
-- bei Verbrennung und Verätzung 5-920.1a
-- längs
--- perkutan 5-851.a5♦
--- Segment
---- mehrere
----- partiell, offen 5-851.b5♦
----- total, offen 5-851.c5♦
---- partiell, offen 5-851.85♦
---- total, offen 5-851.95♦
-- quer
--- partiell, offen 5-851.55♦
--- perkutan 5-851.75♦
--- total, offen 5-851.65♦
- Ellenbogen
-- bei Verbrennung und Verätzung 5-920.17♦
-- längs
--- perkutan 5-851.a2♦
--- Segment
---- mehrere
----- partiell, offen 5-851.b2♦ ►

Fasziotomie *(Forts.)*
~ Ellenbogen *(Forts.)*
~~ längs *(Forts.)*
~~~ Segment *(Forts.)*
~~~~ mehrere *(Forts.)*
––––– total, offen 5-851.c2♦
–––– partiell, offen 5-851.82♦
–––– total, offen 5-851.92♦
–– quer
––– partiell, offen 5-851.52♦
––– perkutan 5-851.72♦
––– total, offen 5-851.62♦
– Fuß
–– bei Verbrennung und Verätzung 5-920.1g♦
–– längs
––– perkutan 5-851.aa♦
––– Segment
–––– mehrere
––––– partiell, offen 5-851.ba♦
––––– total, offen 5-851.ca♦
–––– partiell, offen 5-851.8a♦
–––– total, offen 5-851.9a♦
–– quer
––– partiell, offen 5-851.5a♦
––– perkutan 5-851.7a♦
––– total, offen 5-851.6a♦
– Genitalregion
–– längs
––– perkutan 5-851.a7♦
––– Segment
–––– mehrere
––––– partiell, offen 5-851.b7♦
––––– total, offen 5-851.c7♦
–––– partiell, offen 5-851.87♦
–––– total, offen 5-851.97♦
–– quer
––– partiell, offen 5-851.57♦
––– perkutan 5-851.77♦
––– total, offen 5-851.67♦
– Gesäß
–– längs
––– perkutan 5-851.a7♦
––– Segment
–––– mehrere
––––– partiell, offen 5-851.b7♦
––––– total, offen 5-851.c7♦
–––– partiell, offen 5-851.87♦
–––– total, offen 5-851.97♦
–– quer
––– partiell, offen 5-851.57♦
––– perkutan 5-851.77♦
––– total, offen 5-851.67♦
– Hals
–– bei Verbrennung und Verätzung 5-920.15
–– längs
––– perkutan 5-851.a0♦
––– Segment
–––– mehrere
––––– partiell, offen 5-851.b0♦
––––– total, offen 5-851.c0♦
–––– partiell, offen 5-851.80♦ ►

Fasziotomie *(Forts.)*
~ Hals *(Forts.)*
~~ längs *(Forts.)*
~~~ Segment *(Forts.)*
–––– total, offen 5-851.90♦
–– quer
––– partiell, offen 5-851.50♦
––– perkutan 5-851.70♦
––– total, offen 5-851.60♦
– Hand, bei Verbrennung und Verätzung 5-920.19♦
– Hohlhand, und Finger
–– offen 5-842.0♦
–– perkutan 5-842.1♦
– Knie
–– bei Verbrennung und Verätzung 5-920.1e♦
–– längs
––– perkutan 5-851.a8♦
––– Segment
–––– mehrere
––––– partiell, offen 5-851.b8♦
––––– total, offen 5-851.c8♦
–––– partiell, offen 5-851.88♦
–––– total, offen 5-851.98♦
–– quer
––– partiell, offen 5-851.58♦
––– perkutan 5-851.78♦
––– total, offen 5-851.68♦
– Kopf
–– längs
––– perkutan 5-851.a0♦
––– Segment
–––– mehrere
––––– partiell, offen 5-851.b0♦
––––– total, offen 5-851.c0♦
–––– partiell, offen 5-851.80♦
–––– total, offen 5-851.90♦
–– quer
––– partiell, offen 5-851.50♦
––– perkutan 5-851.70♦
––– total, offen 5-851.60♦
– Leistenregion
–– längs
––– perkutan 5-851.a7♦
––– Segment
–––– mehrere
––––– partiell, offen 5-851.b7♦
––––– total, offen 5-851.c7♦
–––– partiell, offen 5-851.87♦
–––– total, offen 5-851.97♦
–– quer
––– partiell, offen 5-851.57♦
––– perkutan 5-851.77♦
––– total, offen 5-851.67♦
– Oberarm
–– bei Verbrennung und Verätzung 5-920.17♦
–– längs
––– perkutan 5-851.a2♦
––– Segment
–––– mehrere
––––– partiell, offen 5-851.b2♦ ►
~~~

Fasziotomie *(Forts.)*
~ Oberarm *(Forts.)*
~~ längs *(Forts.)*
~~~ Segment *(Forts.)*
~~~~ mehrere *(Forts.)*
––––– total, offen 5-851.c2♦
–––– partiell, offen 5-851.82♦
–––– total, offen 5-851.92♦
–– quer
––– partiell, offen 5-851.52♦
––– perkutan 5-851.72♦
––– total, offen 5-851.62♦
– Oberschenkel
–– bei Verbrennung und Verätzung 5-920.1e♦
–– längs
––– perkutan 5-851.a8♦
––– Segment
–––– mehrere
––––– partiell, offen 5-851.b8♦
––––– total, offen 5-851.c8♦
–––– partiell, offen 5-851.88♦
–––– total, offen 5-851.98♦
–– quer
––– partiell, offen 5-851.58♦
––– perkutan 5-851.78♦
––– total, offen 5-851.68♦
– Rücken
–– bei Verbrennung und Verätzung 5-920.1j
–– längs
––– perkutan 5-851.a5♦
––– Segment
–––– mehrere
––––– partiell, offen 5-851.b5♦
––––– total, offen 5-851.c5♦
–––– partiell, offen 5-851.85♦
–––– total, offen 5-851.95♦
–– quer
––– partiell, offen 5-851.55♦
––– perkutan 5-851.75♦
––– total, offen 5-851.65♦
– Schulter
–– bei Verbrennung und Verätzung 5-920.16♦
–– längs
––– perkutan 5-851.a1♦
––– Segment
–––– mehrere
––––– partiell, offen 5-851.b1♦
––––– total, offen 5-851.c1♦
–––– partiell, offen 5-851.81♦
–––– total, offen 5-851.91♦
–– quer
––– partiell, offen 5-851.51♦
––– perkutan 5-851.71♦
––– total, offen 5-851.61♦
– Unterarm
–– bei Verbrennung und Verätzung 5-920.18♦
–– längs
––– perkutan 5-851.a3♦
––– Segment
–––– mehrere
––––– partiell, offen 5-851.b3♦ ▶

Fasziotomie *(Forts.)*
~ Unterarm *(Forts.)*
~~ längs *(Forts.)*
~~~ Segment *(Forts.)*
~~~~ mehrere *(Forts.)*
––––– total, offen 5-851.c3♦
–––– partiell, offen 5-851.83♦
–––– total, offen 5-851.93♦
–– quer
––– partiell, offen 5-851.53♦
––– perkutan 5-851.73♦
––– total, offen 5-851.63♦
– Unterschenkel
–– bei Verbrennung und Verätzung 5-920.1f♦
–– längs
––– perkutan 5-851.a9♦
––– Segment
–––– mehrere
––––– partiell, offen 5-851.b9♦
––––– total, offen 5-851.c9♦
–––– partiell, offen 5-851.89♦
–––– total, offen 5-851.99♦
–– quer
––– partiell, offen 5-851.59♦
––– perkutan 5-851.79♦
––– total, offen 5-851.69♦
Fazialiskanal, Freilegung, bei Mastoidektomie
– mit Dekompression, Nerv 5-203.71♦
– ohne Dekompression, Nerv 5-203.70♦
Faziofazial, Nerv, Anastomose 5-058.2
Federnagel
– Entfernung
–– Femur
––– distal 5-787.gh♦
––– proximal 5-787.gf♦
––– Schaft 5-787.gg♦
–– Fibula
––– distal 5-787.gr♦
––– proximal 5-787.gp♦
––– Schaft 5-787.gq♦
–– Humerus
––– distal 5-787.g3♦
––– proximal 5-787.g1♦
––– Schaft 5-787.g2♦
–– Karpus 5-787.ga♦
–– Klavikula 5-787.g0♦
–– Metakarpus 5-787.gb♦
–– Metatarsus 5-787.gv♦
–– Phalangen
––– Fuß 5-787.gw♦
––– Hand 5-787.gc♦
–– Radius
––– distal 5-787.g6♦
––– proximal 5-787.g4♦
––– Schaft 5-787.g5♦
–– Schenkelhals 5-787.ge♦
–– Skapula 5-787.gz♦
–– Tarsus 5-787.gu♦
–– Tibia
––– distal 5-787.gn♦
––– proximal 5-787.gk♦ ▶

Federnagel *(Forts.)*
~ Entfernung *(Forts.)*
~~ Tibia *(Forts.)*
––– Schaft 5-787.gm♦
–– Ulna
––– distal 5-787.g9♦
––– proximal 5-787.g7♦
––– Schaft 5-787.g8♦
– Reosteosynthese, bei Revision, Osteosynthesematerial
–– Femur
––– distal 5-78a.gh♦
––– proximal 5-78a.gf♦
––– Schaft 5-78a.gg♦
–– Fibula
––– distal 5-78a.gr♦
––– proximal 5-78a.gp♦
––– Schaft 5-78a.gq♦
–– Humerus
––– distal 5-78a.g3♦
––– proximal 5-78a.g1♦
––– Schaft 5-78a.g2♦
–– Karpus 5-78a.ga♦
–– Klavikula 5-78a.g0♦
–– Metakarpus 5-78a.gb♦
–– Metatarsus 5-78a.gv♦
–– Phalangen
––– Fuß 5-78a.gw♦
––– Hand 5-78a.gc♦
–– Radius
––– distal 5-78a.g6♦
––– proximal 5-78a.g4♦
––– Schaft 5-78a.g5♦
–– Schenkelhals 5-78a.ge♦
–– Skapula 5-78a.gz♦
–– Tarsus 5-78a.gu♦
–– Tibia
––– distal 5-78a.gn♦
––– proximal 5-78a.gk♦
––– Schaft 5-78a.gm♦
–– Ulna
––– distal 5-78a.g9♦
––– proximal 5-78a.g7♦
––– Schaft 5-78a.g8♦
– Reposition
–– geschlossen
––– Epiphysenlösung
–––– Femur
––––– distal 5-790.2h♦
––––– proximal 5-790.2f♦
–––– Fibula
––––– distal 5-790.2r♦
––––– proximal 5-790.2p♦
–––– Humerus
––––– distal 5-790.23♦
––––– proximal 5-790.21♦
–––– Klavikula 5-790.20♦
–––– Metakarpus 5-790.2b♦
–––– Metatarsus 5-790.2v♦
–––– Phalangen
––––– Fuß 5-790.2w♦ ►

Federnagel *(Forts.)*
~ Reposition *(Forts.)*
~~ geschlossen *(Forts.)*
~~~ Epiphysenlösung *(Forts.)*
~~~~ Phalangen *(Forts.)*
––––– Hand 5-790.2c♦
–––– Radius
––––– distal 5-790.26♦
––––– proximal 5-790.24♦
–––– Skapula 5-790.2z♦
–––– Tibia
––––– distal 5-790.2n♦
––––– proximal 5-790.2k♦
–––– Ulna
––––– distal 5-790.29♦
––––– proximal 5-790.27♦
––– Fraktur
–––– Femur
––––– distal 5-790.2h♦
––––– proximal 5-790.2f♦
––––– Schaft 5-790.2g♦
–––– Fibula
––––– distal 5-790.2r♦
––––– proximal 5-790.2p♦
––––– Schaft 5-790.2q♦
–––– Humerus
––––– distal 5-790.23♦
––––– proximal 5-790.21♦
––––– Schaft 5-790.22♦
–––– Klavikula 5-790.20♦
–––– Metakarpus 5-790.2b♦
–––– Metatarsus 5-790.2v♦
–––– Phalangen
––––– Fuß 5-790.2w♦
––––– Hand 5-790.2c♦
–––– Radius
––––– distal 5-790.26♦
––––– proximal 5-790.24♦
––––– Schaft 5-790.25♦
–––– Schenkelhals 5-790.2e♦
–––– Skapula 5-790.2z♦
–––– Tibia
––––– distal 5-790.2n♦
––––– proximal 5-790.2k♦
––––– Schaft 5-790.2m♦
–––– Ulna
––––– distal 5-790.29♦
––––– proximal 5-790.27♦
––––– Schaft 5-790.28♦
––– Luxation
–––– Akromioklavikulargelenk 5-79a.g1♦
–––– Ellenbogengelenk 5-79a.gt♦
–––– Handgelenk 5-79a.g7♦
–––– Hüftgelenk 5-79a.gg♦
–––– Humeroglenoidalgelenk 5-79a.g0♦
–––– Humeroulnargelenk 5-79a.g4♦
–––– Interphalangealgelenk 5-79a.gd♦
–––– Karpometakarpalgelenk 5-79a.gb♦
–––– Kniegelenk 5-79a.gh♦
–––– Metakarpophalangealgelenk 5-79a.gc♦
–––– Metatarsophalangealgelenk 5-79a.gq♦ ►

F

Federnagel *(Forts.)*
~ Reposition *(Forts.)*
~~ geschlossen *(Forts.)*
~~~ Luxation *(Forts.)*
–––– Radiokarpalgelenk 5-79a.g8♦
–––– Radioulnargelenk
––––– distal 5-79a.g6♦
––––– proximal 5-79a.g5♦
–––– Sprunggelenk
––––– oberes 5-79a.gk♦
––––– unteres 5-79a.gm♦
–––– Sternoklavikulargelenk 5-79a.g3♦
–––– Tarsalgelenk 5-79a.gn♦
–––– Tarsometatarsalgelenk 5-79a.gp♦
–––– Tibiofibulargelenk, proximal 5-79a.gj♦
–––– Ulnokarpalgelenk 5-79a.g9♦
–––– Zehengelenk 5-79a.gr♦
–– offen
––– Fraktur
–––– Femur
––––– distal 5-793.gh♦
––––– proximal 5-793.gf♦
––––– Schaft 5-791.gg♦
–––– Fibula
––––– distal 5-793.gr♦
––––– proximal 5-793.gp♦
––––– Schaft 5-791.gq♦
–––– Humerus
––––– distal 5-793.g3♦
––––– proximal 5-793.g1♦
––––– Schaft 5-791.g2♦
–––– Karpus 5-795.ga♦
–––– Klavikula 5-795.g0♦
–––– Metakarpus 5-795.gb♦
–––– Metatarsus 5-795.gv♦
–––– Phalangen
––––– Fuß 5-795.gw♦
––––– Hand 5-795.gc♦
–––– Radius
––––– distal 5-793.g6♦
––––– proximal 5-793.g4♦
––––– Schaft 5-791.g5♦
–––– Schenkelhals 5-793.ge♦
–––– Skapula 5-795.gz♦
–––– Tarsus 5-795.gu♦
–––– Tibia
––––– distal 5-793.gn♦
––––– proximal 5-793.gk♦
––––– Schaft 5-791.gm♦
–––– Ulna
––––– distal 5-793.g9♦
––––– proximal 5-793.g7♦
––––– Schaft 5-791.g8♦
––– Luxation
–––– Akromioklavikulargelenk 5-79b.g1♦
–––– Ellenbogengelenk 5-79b.gt♦
–––– Handgelenk 5-79b.g7♦
–––– Handwurzelgelenk 5-79b.ga♦
–––– Hüftgelenk 5-79b.gg♦
–––– Humeroglenoidalgelenk 5-79b.g0♦
–––– Humeroulnargelenk 5-79b.g4♦ ►

Federnagel *(Forts.)*
~ Reposition *(Forts.)*
~~ offen *(Forts.)*
~~~ Luxation *(Forts.)*
–––– Interphalangealgelenk 5-79b.gd♦
–––– Karpometakarpalgelenk 5-79b.gb♦
–––– Kniegelenk 5-79b.gh♦
–––– Metakarpophalangealgelenk 5-79b.gc♦
–––– Metatarsophalangealgelenk 5-79b.gq♦
–––– Radiokarpalgelenk 5-79b.g8♦
–––– Radioulnargelenk
––––– distal 5-79b.g6♦
––––– proximal 5-79b.g5♦
–––– Sprunggelenk
––––– oberes 5-79b.gk♦
––––– unteres 5-79b.gm♦
–––– Sternoklavikulargelenk 5-79b.g3♦
–––– Tarsometatarsalgelenk 5-79b.gp♦
–––– Tibiofibulargelenk, proximal 5-79b.gj♦
–––– Ulnokarpalgelenk 5-79b.g9♦
–––– Zehengelenk 5-79b.gr♦
––– Mehrfragment-Fraktur
–––– Femur
––––– distal 5-794.gh♦
––––– proximal 5-794.gf♦
––––– Schaft 5-792.gg♦
–––– Fibula
––––– distal 5-794.gr♦
––––– proximal 5-794.gp♦
––––– Schaft 5-792.gq♦
–––– Humerus
––––– distal 5-794.g3♦
––––– proximal 5-794.g1♦
––––– Schaft 5-792.g2♦
–––– Karpus 5-796.ga♦
–––– Klavikula 5-796.g0♦
–––– Metakarpus 5-796.gb♦
–––– Metatarsus 5-796.gv♦
–––– Phalangen
––––– Fuß 5-796.gw♦
––––– Hand 5-796.gc♦
–––– Radius
––––– distal 5-794.g6♦
––––– proximal 5-794.g4♦
––––– Schaft 5-792.g5♦
–––– Schenkelhals 5-794.ge♦
–––– Skapula 5-796.gz♦
–––– Tarsus 5-796.gu♦
–––– Tibia
––––– distal 5-794.gn♦
––––– proximal 5-794.gk♦
––––– Schaft 5-792.gm♦
–––– Ulna
––––– distal 5-794.g9♦
––––– proximal 5-794.g7♦
––––– Schaft 5-792.g8♦
– zur Osteosynthese, Knochen *[nur Zusatzkode!]* 5-786.g
FEIBA, Transfusion
– bis unter 500 Einheiten 8-810.c3
– 500 bis unter 1.000 Einheiten 8-810.c4 ►

FEIBA, Transfusion *(Forts.)*
– 1.000 bis unter 2.000 Einheiten 8-810.c5
– 2.000 bis unter 3.000 Einheiten 8-810.c6
– 3.000 bis unter 4.000 Einheiten 8-810.c7
– 4.000 bis unter 5.000 Einheiten 8-810.c8
– 5.000 bis unter 10.000 Einheiten 8-810.c9
– 10.000 bis unter 15.000 Einheiten 8-810.ca
– 15.000 bis unter 20.000 Einheiten 8-810.cb
– 20.000 bis unter 25.000 Einheiten 8-810.cc
– 25.000 bis unter 30.000 Einheiten 8-810.cd
– 30.000 bis unter 35.000 Einheiten 8-810.ce
– 35.000 bis unter 40.000 Einheiten 8-810.cf
– 40.000 bis unter 45.000 Einheiten 8-810.cg
– 45.000 bis unter 50.000 Einheiten 8-810.ch
– 50.000 bis unter 60.000 Einheiten 8-810.cj
– 60.000 bis unter 70.000 Einheiten 8-810.ck
– 70.000 bis unter 80.000 Einheiten 8-810.cm
– 80.000 bis unter 90.000 Einheiten 8-810.cn
– 90.000 bis unter 100.000 Einheiten 8-810.cp
– 100.000 bis unter 120.000 Einheiten 8-810.cr
– 120.000 bis unter 140.000 Einheiten 8-810.cs
– 140.000 bis unter 160.000 Einheiten 8-810.ct
– 160.000 bis unter 200.000 Einheiten 8-810.cu
– 200.000 bis unter 240.000 Einheiten 8-810.cv
– 240.000 bis unter 280.000 Einheiten 8-810.cw
– 280.000 Einheiten oder mehr 8-810.cz
Feinnadelaspiration
– Lunge, mit Steuerung durch bildgebende Verfahren 1-432.00♦
– Mamma, perkutan 1-493.30♦
–– mit Steuerung durch bildgebende Verfahren 1-494.30♦
Feinnadelbiopsie – s.a. Biopsie
Feinnadelpunktion
– Gallengänge, endosonographisch 1-448.1
– Leber, endosonographisch 1-448.0
– Pankreas, endosonographisch 1-447
– Verdauungstrakt
–– oberer, endosonographisch 1-445
–– unterer, endosonographisch 1-446
Feldfestlegung
– Bestrahlung, extern, mit Simulator
–– mit 3D-Plan 8-528.9
–– ohne 3D-Plan 8-528.8
– Brachytherapie, mit Simulator
–– mit 3D-Plan 8-528.9
–– ohne 3D-Plan 8-528.8
Felsenbein, Resektion
– partiell 5-203.a♦
– total 5-203.9♦
Femoral, Gleitfläche, Kniegelenk, Implantation, Ersatz, isoliert
– nicht-zementiert 5-822.86♦
– zementiert 5-822.87♦
Femoroanterior
– Bypass, Anlegen 5-393.55♦
– Saphena-magna-Bypass, Anlegen 5-393.55♦
Femorocrural
– Bypass, Anlegen 5-393.55♦
– Shunt, Anlegen 5-393.55♦
Femorofemoral
– Anlegen, Cross-over-Bypass 5-393.51♦
– Bypass, Anlegen 5-393.51♦
–– extraanatomisch 5-393.57♦
– Shunt, Anlegen 5-393.57♦
Femorofibular
– Bypass, Anlegen 5-393.55♦
– Saphena-magna-Bypass, Anlegen 5-393.55♦
Femoropedal
– Bypass, Anlegen 5-393.56♦
– Shunt, Anlegen 5-393.56♦
Femoropopliteal
– Bypass, Anlegen 5-393.52♦
–– infragenual 5-393.54♦
–– oberhalb des Kniegelenkes 5-393.53♦
–– unterhalb des Kniegelenkes 5-393.54♦
– Shunt, Anlegen 5-393.52♦
–– oberhalb des Kniegelenk 5-393.53♦
–– unterhalb des Kniegelenk 5-393.54♦
Femoroposterior, Bypass, Anlegen 5-393.55♦
Femorotruncal
– Bypass, Anlegen 5-393.55♦
– Saphena-magna-Bypass, Anlegen 5-393.55♦
Femtosekunden-Laser, Verwendung *[nur Zusatzkode!]* 5-985.5
Femur
– Biopsie
–– durch Inzision 1-503.6♦
–– ohne Inzision, mit Steuerung durch bildgebende Verfahren 1-481.6♦
–– perkutan 1-480.6♦
– distal
–– Bohrung 5-780.1h♦
–– Débridement 5-780.6h♦
–– Einlegen, Medikamententräger 5-780.4h♦
–– Entfernung
––– Bewegungsfixateur 5-787.nh♦
––– Blountklammer 5-787.eh♦
––– Draht 5-787.0h♦
–––– intramedullär 5-787.gh♦
––– ECMES 5-787.gh♦
––– Ender-Nagel 5-787.gh♦
––– ESIN 5-787.gh♦
––– Federnagel 5-787.gh♦
––– Fixateur externe 5-787.9h♦
––– Klammer 5-787.eh♦
––– Kompressionsschraube, dynamisch 5-787.5h♦
––– Kondylenplatte 5-787.4h♦
––– Marknagel 5-787.6h♦
–––– mit Gelenkkomponente 5-787.7h♦
––– Medikamententräger 5-780.5h♦
––– Nancy-Nagel 5-787.gh♦
––– Platte 5-787.3h♦
–––– winkelstabil 5-787.kh♦
––– Prevot-Nagel 5-787.gh♦
––– Ringfixateur 5-787.mh♦
––– Rush-Pin 5-787.gh♦
––– Schraube 5-787.1h♦
––– TEN 5-787.gh♦
––– Transfixationsnagel 5-787.ch♦ ►

Femur *(Forts.)*
~ distal *(Forts.)*
~~ Entfernung *(Forts.)*
––– Verriegelungsnagel 5-787.8h♦
––– Winkelplatte 5-787.4h♦
––– Zuggurtung/Cerclage 5-787.2h♦
–– Entnahme
––– Knochentransplantat
–––– gefäßgestielt, nicht mikrovaskulär-anastomosiert 5-783.7h♦
–––– mikrovaskulär-anastomosiert 5-783.5h♦
–––– nicht-gefäßgestielt 5-783.4h♦
––– Knorpel-Knochen-Transplantat 5-783.6h♦
––– Span, kortikospongiös 5-783.2h♦
––– Spongiosa 5-783.0h♦
–– Epiphysenlösung, Reposition
––– geschlossen, durch
–––– Bewegungsfixateur 5-790.ph♦
–––– Draht 5-790.1h♦
–––– ECMES 5-790.2h♦
–––– Ender-Nagel 5-790.2h♦
–––– ESIN 5-790.2h♦
–––– Federnagel 5-790.2h♦
–––– Fixateur externe 5-790.6h♦
––––– mit interner Osteosynthese 5-790.dh♦
–––– intramedullären Draht 5-790.2h♦
–––– Kompressionsschraube, dynamisch 5-790.8h♦
–––– Marknagel, mit
––––– Aufbohren, Markhöhle 5-790.3h♦
––––– Gelenkkomponente 5-790.5h♦
–––– Materialkombination 5-790.9h♦
–––– Nancy-Nagel 5-790.2h♦
–––– Platte 5-790.nh♦
–––– Prevot-Nagel 5-790.2h♦
–––– Ringfixateur 5-790.mh♦
–––– Rush-Pin 5-790.2h♦
–––– Schraube 5-790.0h♦
–––– TEN 5-790.2h♦
–––– Transfixationsnagel 5-790.ch♦
–––– winkelstabile Platte 5-790.kh♦
–––– Zuggurtung/Cerclage 5-790.1h♦
––– offen, ohne Osteosynthese 5-793.0h♦
–– Epiphyseodese
––– permanent 5-789.2h♦
––– temporär 5-789.1h♦
–– Epiphyseolyse, therapeutisch 5-789.4h♦
–– Exploration, durch Inzision 5-780.0h♦
–– Exzision, partiell
––– endoskopisch 5-782.bh♦
––– mit Weichteilresektion 5-782.1h♦
––– offen 5-782.ah♦
–– Fraktur, Reposition
––– geschlossen
–––– durch
––––– Bewegungsfixateur 5-790.ph♦
––––– Draht 5-790.1h♦
––––– ECMES 5-790.2h♦
––––– Ender-Nagel 5-790.2h♦
––––– ESIN 5-790.2h♦
––––– Federnagel 5-790.2h♦ ►

Femur *(Forts.)*
~ distal *(Forts.)*
~~ Fraktur, Reposition *(Forts.)*
~~~ geschlossen *(Forts.)*
~~~~ durch *(Forts.)*
––––– Fixateur externe 5-790.6h♦
–––––– mit interner Osteosynthese 5-790.dh♦
––––– intramedullären Draht 5-790.2h♦
––––– Kompressionsschraube, dynamisch 5-790.8h♦
––––– Kondylenplatte 5-790.7h♦
––––– Marknagel, mit
–––––– Aufbohren, Markhöhle 5-790.3h♦
–––––– Gelenkkomponente 5-790.5h♦
––––– Materialkombination 5-790.9h♦
––––– Nancy-Nagel 5-790.2h♦
––––– Platte 5-790.nh♦
––––– Prevot-Nagel 5-790.2h♦
––––– Ringfixateur 5-790.mh♦
––––– Rush-Pin 5-790.2h♦
––––– Schraube 5-790.0h♦
––––– TEN 5-790.2h♦
––––– Transfixationsnagel 5-790.ch♦
––––– Verriegelungsnagel 5-790.4h♦
––––– Winkelplatte 5-790.7h♦
––––– winkelstabile Platte 5-790.kh♦
––––– Zuggurtung/Cerclage 5-790.1h♦
–––– ohne Osteosynthese 8-200.h♦
––– offen
–––– durch
––––– Bewegungsfixateur 5-793.nh♦
––––– Blountklammer 5-793.eh♦
––––– Draht 5-793.2h♦
–––––– intramedullär 5-793.gh♦
––––– dynamische Kompressionsschraube 5-793.5h♦
––––– ECMES 5-793.gh♦
––––– Ender-Nagel 5-793.gh♦
––––– ESIN 5-793.gh♦
––––– Federnagel 5-793.gh♦
––––– Fixateur externe 5-793.6h♦
–––––– mit interner Osteosynthese 5-793.7h♦
––––– Klammer 5-793.eh♦
––––– Kondylenplatte 5-793.4h♦
––––– Marknagel 5-793.bh♦
–––––– mit Gelenkkomponente 5-793.ah♦
––––– Materialkombination 5-793.8h♦
–––––– mit Rekonstruktion, Gelenkfläche 5-793.9h♦
––––– Nancy-Nagel 5-793.gh♦
––––– Platte 5-793.3h♦
––––– Prevot-Nagel 5-793.gh♦
––––– Ringfixateur 5-793.mh♦
––––– Rush-Pin 5-793.gh♦
––––– Schraube 5-793.1h♦
––––– TEN 5-793.gh♦
––––– Transfixationsnagel 5-793.ch♦
––––– Winkelplatte 5-793.4h♦
––––– winkelstabile Platte 5-793.kh♦
––––– Zuggurtung/Cerclage 5-793.2h♦
–––– ohne Osteosynthese 5-793.hh♦ ►

Femur *(Forts.)*
~ distal *(Forts.)*
-- Fremdkörperentfernung, durch Inzision 5-780.3h♦
-- Implantation
--- Glaskeramik, bioaktiv 5-785.2h♦
--- Knochenersatz
---- alloplastisch, sonstiger
----- mit Medikamentenzusatz 5-785.7h♦
----- ohne Medikamentenzusatz 5-785.6h♦
---- keramisch 5-785.2h♦
----- resorbierbar 5-785.3h♦
------ mit Antibiotikumzusatz 5-785.5h♦
---- metallisch 5-785.4h♦
--- Zement
---- mit Antibiotikumzusatz 5-785.1h♦
---- ohne Antibiotikumzusatz 5-785.0h♦
-- Inzision, mit
--- Drainage 5-780.2h♦
--- Einlegen, Medikamententräger 5-780.9h♦
-- Knochen, frakturgefährdet, Stabilisierung 5-789.bh♦
-- Knorpel-Knochen-Transplantation
--- allogen 5-784.6h♦
--- autogen 5-784.5h♦
-- Kortikotomie, bei Segmenttransport 5-781.7h♦
-- Mehrfragment-Fraktur, Reposition, offen
--- durch
---- Bewegungsfixateur 5-794.nh♦
---- Blountklammer 5-794.eh♦
---- Draht 5-794.1h♦
---- dynamische Kompressionsschraube 5-794.4h♦
---- ECMES 5-794.gh♦
---- Ender-Nagel 5-794.gh♦
---- ESIN 5-794.gh♦
---- Federnagel 5-794.gh♦
---- Fixateur externe 5-794.5h♦
----- mit interner Osteosynthese 5-794.6h♦
---- intramedullären Draht 5-794.gh♦
---- Klammer 5-794.eh♦
---- Kondylenplatte 5-794.3h♦
---- Marknagel 5-794.bh♦
----- mit Gelenkkomponente 5-794.ah♦
---- Materialkombination 5-794.7h♦
----- mit Rekonstruktion, Gelenkfläche 5-794.8h♦
---- Nancy-Nagel 5-794.gh♦
---- Platte 5-794.2h♦
---- Prevot-Nagel 5-794.gh♦
---- Ringfixateur 5-794.mh♦
---- Rush-Pin 5-794.gh♦
---- Schraube 5-794.0h♦
---- TEN 5-794.gh♦
---- Transfixationsnagel 5-794.ch♦
---- Winkelplatte 5-794.3h♦
---- winkelstabile Platte 5-794.kh♦
---- Zuggurtung/Cerclage 5-794.1h♦
--- ohne Osteosynthese 5-794.hh♦ ►

Femur *(Forts.)*
~ distal *(Forts.)*
-- Osteotomie
--- komplex, mehrdimensional 5-781.8h♦
---- mit Achsenkorrektur 5-781.9h♦
--- ohne Achsenkorrektur 5-781.ah♦
--- valgisierend 5-781.0h♦
--- varisierend 5-781.1h♦
-- Periost, Naht 5-789.0h♦
-- Pseudarthrose, Stabilisierung, ohne weitere Maßnahmen 5-789.ch♦
-- Resektion, partiell
--- endoskopisch 5-782.bh♦
--- mit
---- Kontinuitätsdurchtrennung 5-782.2h♦
----- mit
------ Weichteilresektion 5-782.3h♦
------ Wiederherstellung, Kontinuität 5-782.4h♦
------- mit Weichteilresektion 5-782.5h♦
---- Weichteilresektion 5-782.1h♦
--- offen 5-782.ah♦
-- Revision, Osteosynthesematerial
--- mit Reosteosynthese, durch
---- Bewegungsfixateur 5-78a.nh♦
---- Blountklammer 5-78a.eh♦
---- Draht 5-78a.1h♦
----- intramedullär 5-78a.gh♦
---- ECMES 5-78a.gh♦
---- Ender-Nagel 5-78a.gh♦
---- ESIN 5-78a.gh♦
---- Federnagel 5-78a.gh♦
---- Fixateur externe 5-78a.8h♦
---- Klammer 5-78a.eh♦
---- Kompressionsschraube, dynamisch 5-78a.4h♦
---- Kondylenplatte 5-78a.3h♦
---- Marknagel 5-78a.6h♦
----- mit Gelenkkomponente 5-78a.5h♦
---- Materialkombination 5-78a.9h♦
---- Nancy-Nagel 5-78a.gh♦
---- Platte 5-78a.2h♦
----- winkelstabil 5-78a.kh♦
---- Prevot-Nagel 5-78a.gh♦
---- Ringfixateur 5-78a.mh♦
---- Rush-Pin 5-78a.gh♦
---- Schraube 5-78a.0h♦
---- TEN 5-78a.gh♦
---- Transfixationsnagel 5-78a.ch♦
---- Verbundosteosynthese 5-78a.9h♦
---- Verriegelungsnagel 5-78a.7h♦
---- Winkelplatte 5-78a.3h♦
---- Zuggurtung/Cerclage 5-78a.1h♦
--- ohne Materialwechsel 5-789.3h♦
-- Rotationsosteotomie 5-781.2h♦
--- valgisierend 5-781.5h♦
--- varisierend 5-781.6h♦
-- Sequesterotomie 5-780.7h♦
--- mit Einlegen, Medikamententräger 5-780.8h♦ ►

F

Femur *(Forts.)*
~ distal *(Forts.)*
-- Transplantation
--- Knochen
---- gefäßgestielt, mit mikrovaskulärer Anastomose 5-784.4h♦
---- nicht-gefäßgestielt 5-784.3h♦
--- Knochenmatrix, demineralisiert, human 5-784.bh♦
--- Span, kortikospongiös
---- allogen
----- endoskopisch 5-784.fh♦
----- offen 5-784.8h♦
---- autogen
----- ausgedehnt 5-784.2h♦
----- endoskopisch 5-784.dh♦
----- offen 5-784.1h♦
--- Spongiosa
---- allogen
----- endoskopisch 5-784.eh♦
----- offen 5-784.7h♦
---- autogen
----- endoskopisch 5-784.ch♦
----- offen 5-784.0h♦
-- Transposition, Knochen, gefäßgestielt 5-784.ah♦
-- Verkürzungsosteotomie 5-781.3h♦
-- Verlängerungsosteotomie 5-781.4h♦
-- Wechsel, Medikamententräger 5-780.4h♦
- Drahtung, Knochen, zur Extension 8-401.2♦
- Entfernung, Knochentotalersatz 5-828.60♦
- Implantation, Knochentotalersatz 5-828.10♦
- Kirschner-Draht, zur Extension 8-401.2♦
- Nadelbiopsie, perkutan 1-480.6♦
- Nagelung, Knochen, zur Extension 8-400.2♦
- proximal
-- Bohrung 5-780.1f♦
-- Débridement 5-780.6f♦
-- Einlegen, Medikamententräger 5-780.4f♦
-- Entfernung
--- Bewegungsfixateur 5-787.nf♦
--- Blountklammer 5-787.ef♦
--- Draht 5-787.0f♦
---- intramedullär 5-787.gf♦
--- ECMES 5-787.gf♦
--- Ender-Nagel 5-787.gf♦
--- ESIN 5-787.gf♦
--- Federnagel 5-787.gf♦
--- Fixateur externe 5-787.9f♦
--- Klammer 5-787.ef♦
--- Kompressionsschraube, dynamisch 5-787.5f♦
--- Kondylenplatte 5-787.4f♦
--- Marknagel 5-787.6f♦
---- mit Gelenkkomponente 5-787.7f♦
--- Medikamententräger 5-780.5f♦
--- Nancy-Nagel 5-787.gf♦
--- Platte 5-787.3f♦
---- winkelstabil 5-787.kf♦
--- Prevot-Nagel 5-787.gf♦
--- Ringfixateur 5-787.mf♦ ►

Femur *(Forts.)*
~ proximal *(Forts.)*
~~ Entfernung *(Forts.)*
--- Rush-Pin 5-787.gf♦
--- Schraube 5-787.1f♦
--- TEN 5-787.gf♦
--- Transfixationsnagel 5-787.cf♦
--- Verriegelungsnagel 5-787.8f♦
--- Winkelplatte 5-787.4f♦
--- Zuggurtung/Cerclage 5-787.2f♦
-- Entnahme
--- Knochentransplantat
---- gefäßgestielt, nicht mikrovaskulär-anastomosiert 5-783.7f♦
---- mikrovaskulär-anastomosiert 5-783.5f♦
---- nicht-gefäßgestielt 5-783.4f♦
--- Knorpel-Knochen-Transplantat 5-783.6f♦
--- Spongiosa 5-783.0f♦
-- Epiphysenlösung, Reposition
--- geschlossen, durch
---- Bewegungsfixateur 5-790.pf♦
---- Draht 5-790.1f♦
---- ECMES 5-790.2f♦
---- Ender-Nagel 5-790.2f♦
---- ESIN 5-790.2f♦
---- Federnagel 5-790.2f♦
---- Fixateur externe 5-790.6f♦
----- mit interner Osteosynthese 5-790.df♦
---- intramedullären Draht 5-790.2f♦
---- Kompressionsschraube, dynamisch 5-790.8f♦
---- Marknagel, mit
----- Aufbohren, Markhöhle 5-790.3f♦
----- Gelenkkomponente 5-790.5f♦
---- Materialkombination 5-790.9f♦
---- Nancy-Nagel 5-790.2f♦
---- Platte 5-790.nf♦
---- Prevot-Nagel 5-790.2f♦
---- Ringfixateur 5-790.mf♦
---- Rush-Pin 5-790.2f♦
---- Schraube 5-790.0f♦
---- TEN 5-790.2f♦
---- Transfixationsnagel 5-790.cf♦
---- winkelstabile Platte 5-790.kf♦
---- Zuggurtung/Cerclage 5-790.1f♦
--- offen, ohne Osteosynthese 5-793.0f♦
-- Epiphyseodese
--- permanent 5-789.2f♦
--- temporär 5-789.1f♦
-- Epiphyseolyse, therapeutisch 5-789.4f♦
-- Exploration, durch Inzision 5-780.0f♦
-- Exzision, partiell
--- endoskopisch 5-782.bf♦
--- mit Weichteilresektion 5-782.1f♦
--- offen 5-782.af♦
-- Fraktur, Reposition
--- geschlossen
---- durch
----- Bewegungsfixateur 5-790.pf♦
----- Draht 5-790.1f♦ ►

Femur *(Forts.)*
~ proximal *(Forts.)*
~~ Fraktur, Reposition *(Forts.)*
~~~ geschlossen *(Forts.)*
~~~~ durch *(Forts.)*
----- dynamische Kompressionsschraube 5-790.8f♦
----- ECMES 5-790.2f♦
----- Ender-Nagel 5-790.2f♦
----- ESIN 5-790.2f♦
----- Federnagel 5-790.2f♦
----- Fixateur externe 5-790.6f♦
------ mit interner Osteosynthese 5-790.df♦
----- intramedullären Draht 5-790.2f♦
----- Kondylenplatte 5-790.7f♦
----- Marknagel, mit
------ Aufbohren, Markhöhle 5-790.3f♦
------ Gelenkkomponente 5-790.5f♦
----- Materialkombination 5-790.9f♦
----- Nancy-Nagel 5-790.2f♦
----- Platte 5-790.nf♦
----- Prevot-Nagel 5-790.2f♦
----- Ringfixateur 5-790.mf♦
----- Rush-Pin 5-790.2f♦
----- Schraube 5-790.0f♦
----- TEN 5-790.2f♦
----- Transfixationsnagel 5-790.cf♦
----- Verriegelungsnagel 5-790.4f♦
----- Winkelplatte 5-790.7f♦
----- winkelstabile Platte 5-790.kf♦
----- Zuggurtung/Cerclage 5-790.1f♦
---- ohne Osteosynthese 8-200.f♦
--- offen
---- durch
----- Bewegungsfixateur 5-793.nf♦
----- Blountklammer 5-793.ef♦
----- Draht 5-793.2f♦
------ intramedullär 5-793.gf♦
----- dynamische Kompressionsschraube 5-793.5f♦
----- ECMES 5-793.gf♦
----- Ender-Nagel 5-793.gf♦
----- ESIN 5-793.gf♦
----- Federnagel 5-793.gf♦
----- Fixateur externe 5-793.6f♦
------ mit interner Osteosynthese 5-793.7f♦
----- Klammer 5-793.ef♦
----- Kondylenplatte 5-793.4f♦
----- Marknagel 5-793.bf♦
------ mit Gelenkkomponente 5-793.af♦
----- Materialkombination 5-793.8f♦
------ mit Rekonstruktion, Gelenkfläche 5-793.9f♦
----- Nancy-Nagel 5-793.gf♦
----- Platte 5-793.3f♦
----- Prevot-Nagel 5-793.gf♦
----- Ringfixateur 5-793.mf♦
----- Rush-Pin 5-793.gf♦
----- Schraube 5-793.1f♦
----- TEN 5-793.gf♦
----- Transfixationsnagel 5-793.cf♦ ►

Femur *(Forts.)*
~ proximal *(Forts.)*
~~ Fraktur, Reposition *(Forts.)*
~~~ offen *(Forts.)*
~~~~ durch *(Forts.)*
----- Winkelplatte 5-793.4f♦
----- winkelstabile Platte 5-793.kf♦
----- Zuggurtung/Cerclage 5-793.2f♦
---- ohne Osteosynthese 5-793.hf♦
-- Fremdkörperentfernung, durch Inzision 5-780.3f♦
-- Implantation
--- Glaskeramik, bioaktiv 5-785.2f♦
--- Knochenersatz
---- alloplastisch, sonstiger
----- mit Medikamentenzusatz 5-785.7f♦
----- ohne Medikamentenzusatz 5-785.6f♦
---- keramisch 5-785.2f♦
----- resorbierbar 5-785.3f♦
------ mit Antibiotikumzusatz 5-785.5f♦
---- metallisch 5-785.4f♦
--- Zement
---- mit Antibiotikumzusatz 5-785.1f♦
---- ohne Antibiotikumzusatz 5-785.0f♦
-- Inzision, mit
--- Drainage 5-780.2f♦
--- Einlegen, Medikamententräger 5-780.9f♦
-- Knochen, frakturgefährdet, Stabilisierung 5-789.bf♦
-- Kortikotomie, bei Segmenttransport 5-781.7f♦
-- Mehrfragment-Fraktur, Reposition, offen
--- durch
---- Bewegungsfixateur 5-794.nf♦
---- Blountklammer 5-794.ef♦
---- Draht 5-794.1f♦
---- dynamische Kompressionsschraube 5-794.4f♦
---- ECMES 5-794.gf♦
---- Ender-Nagel 5-794.gf♦
---- ESIN 5-794.gf♦
---- Federnagel 5-794.gf♦
---- Fixateur externe 5-794.5f♦
----- mit interner Osteosynthese 5-794.6f♦
---- intramedullären Draht 5-794.gf♦
---- Klammer 5-794.ef♦
---- Kondylenplatte 5-794.3f♦
---- Marknagel 5-794.bf♦
----- mit Gelenkkomponente 5-794.af♦
---- Materialkombination 5-794.7f♦
----- mit Rekonstruktion, Gelenkfläche 5-794.8f♦
---- Nancy-Nagel 5-794.gf♦
---- Platte 5-794.2f♦
---- Prevot-Nagel 5-794.gf♦
---- Ringfixateur 5-794.mf♦
---- Rush-Pin 5-794.gf♦
---- Schraube 5-794.0f♦
---- TEN 5-794.gf♦
---- Transfixationsnagel 5-794.cf♦
---- Winkelplatte 5-794.3f♦ ►

F

Femur *(Forts.)*
~ proximal *(Forts.)*
~~ Mehrfragment-Fraktur, Reposition, offen *(Forts.)*
~~~ durch *(Forts.)*
---- winkelstabile Platte 5-794.kf♦
---- Zuggurtung/Cerclage 5-794.1f♦
--- ohne Osteosynthese 5-794.hf♦
-- Osteotomie
--- komplex, mehrdimensional 5-781.8f♦
---- mit Achsenkorrektur 5-781.9f♦
--- ohne Achsenkorrektur 5-781.af♦
--- valgisierend 5-781.0f♦
--- varisierend 5-781.1f♦
-- Periost, Naht 5-789.0f♦
-- Pseudarthrose, Stabilisierung, ohne weitere Maßnahmen 5-789.cf♦
-- Resektion, partiell
--- endoskopisch 5-782.bf♦
--- mit
---- Kontinuitätsdurchtrennung 5-782.2f♦
----- mit
------ Weichteilresektion 5-782.3f♦
------ Wiederherstellung, Kontinuität 5-782.4f♦
------- mit Weichteilresektion 5-782.5f♦
---- Weichteilresektion 5-782.1f♦
--- offen 5-782.af♦
-- Revision, Osteosynthesematerial
--- mit Reosteosynthese, durch
---- Bewegungsfixateur 5-78a.nf♦
---- Blountklammer 5-78a.ef♦
---- Draht 5-78a.1f♦
----- intramedullär 5-78a.gf♦
---- ECMES 5-78a.gf♦
---- Ender-Nagel 5-78a.gf♦
---- ESIN 5-78a.gf♦
---- Federnagel 5-78a.gf♦
---- Fixateur externe 5-78a.8f♦
---- Klammer 5-78a.ef♦
---- Kompressionsschraube, dynamisch 5-78a.4f♦
---- Kondylenplatte 5-78a.3f♦
---- Marknagel 5-78a.6f♦
----- mit Gelenkkomponente 5-78a.5f♦
---- Materialkombination 5-78a.9f♦
---- Nancy-Nagel 5-78a.gf♦
---- Platte 5-78a.2f♦
----- winkelstabil 5-78a.kf♦
---- Prevot-Nagel 5-78a.gf♦
---- Ringfixateur 5-78a.mf♦
---- Rush-Pin 5-78a.gf♦
---- Schraube 5-78a.0f♦
---- TEN 5-78a.gf♦
---- Transfixationsnagel 5-78a.cf♦
---- Verbundosteosynthese 5-78a.9f♦
---- Verriegelungsnagel 5-78a.7f♦
---- Winkelplatte 5-78a.3f♦
---- Zuggurtung/Cerclage 5-78a.1f♦
--- ohne Materialwechsel 5-789.3f♦ ►

Femur *(Forts.)*
~ proximal *(Forts.)*
-- Rotationsosteotomie 5-781.2f♦
--- valgisierend 5-781.5f♦
--- varisierend 5-781.6f♦
-- Sequesterotomie 5-780.7f♦
--- mit Einlegen, Medikamententräger 5-780.8f♦
-- Transplantation
--- Knochen
---- gefäßgestielt, mit mikrovaskulärer Anastomose 5-784.4f♦
---- nicht-gefäßgestielt 5-784.3f♦
--- Knochenmatrix, demineralisiert, human 5-784.bf♦
--- Patella, endoskopisch 5-784.ej♦
--- Span, kortikospongiös
---- allogen
----- endoskopisch 5-784.ff♦
----- offen 5-784.8f♦
---- autogen
----- ausgedehnt 5-784.2f♦
----- endoskopisch 5-784.df♦
----- offen 5-784.1f♦
--- Spongiosa
---- allogen
----- endoskopisch 5-784.ef♦
----- offen 5-784.7f♦
---- autogen
----- endoskopisch 5-784.cf♦
----- offen 5-784.0f♦
-- Transposition, Knochen, gefäßgestielt 5-784.af♦
-- Verkürzungsosteotomie 5-781.3f♦
-- Verlängerungsosteotomie 5-781.4f♦
-- Wechsel, Medikamententräger 5-780.4f♦
- Schaft
-- Bohrung 5-780.1g♦
-- Débridement 5-780.6g♦
-- Einlegen, Medikamententräger 5-780.4g♦
-- Entfernung
--- Bewegungsfixateur 5-787.ng♦
--- Draht 5-787.0g♦
---- intramedullär 5-787.gg♦
--- ECMES 5-787.gg♦
--- Ender-Nagel 5-787.gg♦
--- ESIN 5-787.gg♦
--- Federnagel 5-787.gg♦
--- Fixateur externe 5-787.9g♦
--- Kompressionsschraube, dynamisch 5-787.5g♦
--- Kondylenplatte 5-787.4g♦
--- Marknagel 5-787.6g♦
---- mit Gelenkkomponente 5-787.7g♦
--- Medikamententräger 5-780.5g♦
--- Nancy-Nagel 5-787.gg♦
--- Platte 5-787.3g♦
---- winkelstabil 5-787.kg♦
--- Prevot-Nagel 5-787.gg♦
--- Ringfixateur 5-787.mg♦
--- Rush-Pin 5-787.gg♦ ►
~~~

Femur *(Forts.)*
~ Schaft *(Forts.)*
~~ Entfernung *(Forts.)*
--- Schraube 5-787.1g♦
--- TEN 5-787.gg♦
--- Transfixationsnagel 5-787.cg♦
--- Verriegelungsnagel 5-787.8g♦
--- Winkelplatte 5-787.4g♦
--- Zuggurtung/Cerclage 5-787.2g♦
-- Entnahme
--- Knochentransplantat
---- gefäßgestielt, nicht mikrovaskulär-anastomosiert 5-783.7g♦
---- mikrovaskulär-anastomosiert 5-783.5g♦
---- nicht-gefäßgestielt 5-783.4g♦
--- Spongiosa 5-783.0g♦
-- Exploration, durch Inzision 5-780.0g♦
-- Exzision, partiell
--- endoskopisch 5-782.bg♦
--- mit Weichteilresektion 5-782.1g♦
--- offen 5-782.ag♦
-- Fraktur, Reposition
--- geschlossen
---- durch
----- Bewegungsfixateur 5-790.pg♦
----- Draht 5-790.1g♦
----- dynamische Kompressionsschraube 5-790.8g♦
----- ECMES 5-790.2g♦
----- Ender-Nagel 5-790.2g♦
----- ESIN 5-790.2g♦
----- Federnagel 5-790.2g♦
----- Fixateur externe 5-790.6g♦
------ mit interner Osteosynthese 5-790.dg♦
----- intramedullären Draht 5-790.2g♦
----- Kondylenplatte 5-790.7g♦
----- Marknagel, mit
------ Aufbohren, Markhöhle 5-790.3g♦
------ Gelenkkomponente 5-790.5g♦
----- Materialkombination 5-790.9g♦
----- Nancy-Nagel 5-790.2g♦
----- Platte 5-790.ng♦
----- Prevot-Nagel 5-790.2g♦
----- Ringfixateur 5-790.mg♦
----- Rush-Pin 5-790.2g♦
----- Schraube 5-790.0g♦
----- TEN 5-790.2g♦
----- Transfixationsnagel 5-790.cg♦
----- Verriegelungsnagel 5-790.4g♦
----- Winkelplatte 5-790.7g♦
----- winkelstabile Platte 5-790.kg♦
----- Zuggurtung/Cerclage 5-790.1g♦
---- ohne Osteosynthese 8-200.g♦
--- offen
---- durch
----- Bewegungsfixateur 5-791.ng♦
----- Draht 5-791.1g♦
----- dynamische Kompressionsschraube 5-791.4g♦
----- ECMES 5-791.gg♦
----- Ender-Nagel 5-791.gg♦ ►

Femur *(Forts.)*
~ Schaft *(Forts.)*
~~ Fraktur, Reposition *(Forts.)*
~~~ offen *(Forts.)*
~~~~ durch *(Forts.)*
----- ESIN 5-791.gg♦
----- Federnagel 5-791.gg♦
----- Fixateur externe 5-791.8g♦
------ mit interner Osteosynthese 5-791.dg♦
----- intramedullären Draht 5-791.gg♦
----- Kondylenplatte 5-791.3g♦
----- Marknagel 5-791.6g♦
------ mit Gelenkkomponente 5-791.5g♦
----- Materialkombination 5-791.9g♦
----- Nancy-Nagel 5-791.gg♦
----- Platte 5-791.2g♦
----- Prevot-Nagel 5-791.gg♦
----- Ringfixateur 5-791.mg♦
----- Rush-Pin 5-791.gg♦
----- Schraube 5-791.0g♦
----- TEN 5-791.gg♦
----- Transfixationsnagel 5-791.cg♦
----- Verriegelungsnagel 5-791.7g♦
----- Winkelplatte 5-791.3g♦
----- winkelstabile Platte 5-791.kg♦
----- Zuggurtung/Cerclage 5-791.1g♦
---- ohne Osteosynthese 5-791.hg♦
-- Fremdkörperentfernung, durch Inzision 5-780.3g♦
-- Implantation
--- Glaskeramik, bioaktiv 5-785.2g♦
--- Knochenersatz
---- alloplastisch, sonstiger
----- mit Medikamentenzusatz 5-785.7g♦
----- ohne Medikamentenzusatz 5-785.6g♦
---- keramisch 5-785.2g♦
----- resorbierbar 5-785.3g♦
------ mit Antibiotikumzusatz 5-785.5g♦
---- metallisch 5-785.4g♦
--- Zement
---- mit Antibiotikumzusatz 5-785.1g♦
---- ohne Antibiotikumzusatz 5-785.0g♦
-- Inzision, mit
--- Drainage 5-780.2g♦
--- Einlegen, Medikamententräger 5-780.9g♦
-- Knochen, frakturgefährdet, Stabilisierung 5-789.bg♦
-- Kortikotomie, bei Segmenttransport 5-781.7g♦
-- Mehrfragment-Fraktur, Reposition, offen
--- durch
---- Bewegungsfixateur 5-792.ng♦
---- Draht 5-792.1g♦
---- dynamische Kompressionsschraube 5-792.4g♦
---- ECMES 5-792.gg♦
---- Ender-Nagel 5-792.gg♦
---- ESIN 5-792.gg♦
---- Federnagel 5-792.gg♦
---- Fixateur externe 5-792.8g♦
---- intramedullären Draht 5-792.gg♦ ►

Femur *(Forts.)*
~ Schaft *(Forts.)*
~~ Mehrfragment-Fraktur, Reposition, offen *(Forts.)*
~~~ durch *(Forts.)*
–––– Kondylenplatte 5-792.3g♦
–––– Marknagel 5-792.6g♦
––––– mit Gelenkkomponente 5-792.5g♦
–––– Materialkombination 5-792.9g♦
–––– Nancy-Nagel 5-792.gg♦
–––– Platte 5-792.2g♦
–––– Prevot-Nagel 5-792.gg♦
–––– Ringfixateur 5-792.mg♦
–––– Rush-Pin 5-792.gg♦
–––– Schraube 5-792.0g♦
–––– TEN 5-792.gg♦
–––– Verriegelungsnagel 5-792.7g♦
–––– Winkelplatte 5-792.3g♦
–––– winkelstabile Platte 5-792.kg♦
–––– Zuggurtung/Cerclage 5-792.1g♦
––– ohne Osteosynthese 5-792.hg♦
–– Osteotomie
––– komplex, mehrdimensional 5-781.8g♦
–––– mit Achsenkorrektur 5-781.9g♦
––– ohne Achsenkorrektur 5-781.ag♦
––– valgisierend 5-781.0g♦
––– varisierend 5-781.1g♦
–– Periost, Naht 5-789.0g♦
–– Pseudarthrose, Stabilisierung, ohne weitere Maßnahmen 5-789.cg♦
–– Resektion
––– partiell
–––– endoskopisch 5-782.bg♦
–––– mit
––––– Kontinuitätsdurchtrennung 5-782.2g♦
–––––– mit
––––––– Weichteilresektion 5-782.3g♦
––––––– Wiederherstellung, Kontinuität 5-782.4g♦
–––––––– mit Weichteilresektion 5-782.5g♦
––––– Weichteilresektion 5-782.1g♦
–––– offen 5-782.ag♦
––– total 5-782.6g♦
–––– mit
––––– Ersatz 5-782.8g♦
–––––– und Weichteilresektion 5-782.9g♦
––––– Weichteilresektion 5-782.7g♦
–– Revision, Osteosynthesematerial
––– mit Reosteosynthese, durch
–––– Bewegungsfixateur 5-78a.ng♦
–––– Draht 5-78a.1g♦
––––– intramedullär 5-78a.gg♦
–––– ECMES 5-78a.gg♦
–––– Ender-Nagel 5-78a.gg♦
–––– ESIN 5-78a.gg♦
–––– Federnagel 5-78a.gg♦
–––– Fixateur externe 5-78a.8g♦
–––– Kompressionsschraube, dynamisch 5-78a.4g♦
–––– Kondylenplatte 5-78a.3g♦ ►

Femur *(Forts.)*
~ Schaft *(Forts.)*
~~ Revision, Osteosynthesematerial *(Forts.)*
~~~ mit Reosteosynthese, durch *(Forts.)*
–––– Marknagel 5-78a.6g♦
––––– mit Gelenkkomponente 5-78a.5g♦
–––– Materialkombination 5-78a.9g♦
–––– Nancy-Nagel 5-78a.gg♦
–––– Platte 5-78a.2g♦
––––– winkelstabil 5-78a.kg♦
–––– Prevot-Nagel 5-78a.gg♦
–––– Ringfixateur 5-78a.mg♦
–––– Rush-Pin 5-78a.gg♦
–––– Schraube 5-78a.0g♦
–––– TEN 5-78a.gg♦
–––– Transfixationsnagel 5-78a.cg♦
–––– Verbundosteosynthese 5-78a.9g♦
–––– Verriegelungsnagel 5-78a.7g♦
–––– Winkelplatte 5-78a.3g♦
–––– Zuggurtung/Cerclage 5-78a.1g♦
––– ohne Materialwechsel 5-789.3g♦
–– Rotationsosteotomie 5-781.2g♦
––– valgisierend 5-781.5g♦
––– varisierend 5-781.6g♦
–– Sequesterotomie 5-780.7g♦
––– mit Einlegen, Medikamententräger 5-780.8g♦
–– Transplantation
––– Knochen
–––– gefäßgestielt, mit mikrovaskulärer Anastomose 5-784.4g♦
–––– nicht-gefäßgestielt 5-784.3g♦
––– Knochenmatrix, demineralisiert, human 5-784.bg♦
––– Röhrenknochen, allogen 5-784.9g♦
––– Span, kortikospongiös
–––– allogen
––––– endoskopisch 5-784.fg♦
––––– offen 5-784.8g♦
–––– autogen
––––– ausgedehnt 5-784.2g♦
––––– endoskopisch 5-784.dg♦
––––– offen 5-784.1g♦
––– Spongiosa
–––– allogen
––––– endoskopisch 5-784.eg♦
––––– offen 5-784.7g♦
–––– autogen
––––– endoskopisch 5-784.cg♦
––––– offen 5-784.0g♦
–– Transposition, Knochen, gefäßgestielt 5-784.ag♦
–– Verkürzungsosteotomie 5-781.3g♦
–– Verlängerungsosteotomie 5-781.4g♦
–– Wechsel, Medikamententräger 5-780.4g♦
– Steinmann-Nagel, zur Extension 8-400.2♦
– Wechsel, Knochentotalersatz 5-828.40♦
Femurkopfkappe, Entfernung 5-821.a♦
Femurkopfprothese
– Entfernung 5-821.8♦ ►

Femurkopfprothese *(Forts.)*
– Implantation
–– nicht-zementiert 5-820.30♦
–– zementiert 5-820.31♦
– Kurzschaft-
–– Entfernung 5-821.k♦
–– nicht-zementiert, Implantation, Hüftgelenk
––– mit Pfannenprothese 5-820.94♦
––– ohne Pfannenprothese 5-820.92♦
–– teilzementiert, Implantation, Hüftgelenk, mit Pfannenprothese 5-820.96♦
–– Wechsel, in
––– Hybrid-Totalendoprothese 5-821.j1♦
––– Sonderprothese 5-821.j2♦
––– Totalendoprothese
–––– nicht-zementiert 5-821.j0♦
–––– zementiert 5-821.j1♦
–– zementiert, Implantation, Hüftgelenk
––– mit Pfannenprothese 5-820.95♦
––– ohne Pfannenprothese 5-820.93♦
– Kurzschaft-Hybrid-, Implantation, Hüftgelenk, mit Pfannenprothese 5-820.96♦
– schenkelhalserhaltend
–– Entfernung 5-821.k♦
–– Wechsel, in
––– Hybrid-Totalendoprothese 5-821.j1♦
––– Sonderprothese 5-821.j2♦
––– Totalendoprothese
–––– nicht-zementiert 5-821.j0♦
–––– zementiert 5-821.j1♦
– Wechsel
–– Aufsteckkopf 5-821.18♦
–– in
––– Duokopfprothese 5-821.16♦
––– Femurkopfprothese
–––– nicht-zementiert 5-821.10♦
–––– zementiert 5-821.11♦
––– Hybrid-Totalendoprothese 5-821.14♦
––– Langschaftprothese 5-821.15♦
––– Sonderprothese 5-821.15♦
––– Totalendoprothese
–––– nicht-zementiert 5-821.12♦
–––– teilzementiert 5-821.14♦
–––– zementiert 5-821.13♦
––– Tumorprothese 5-821.15♦
Femurteil
– Endoprothese, femoral und tibial schaftverankert, Teilwechsel, Kniegelenk 5-823.k5♦
– mit Kopplungselement
–– Endoprothese, femoral und tibial schaftverankert, Teilwechsel, Kniegelenk 5-823.k5♦
–– Sonderprothese, Teilwechsel, Kniegelenk 5-823.41♦
– Oberflächenersatzprothese, bikondylär, Kniegelenk, Teilwechsel 5-823.28♦
– Sonderprothese, Teilwechsel, Kniegelenk 5-823.41♦
FeNO-Messung (fraktioniertes exhaliertes Stickstoffmonoxid) 1-716
Fenster
– oval, Einführung, Hörimplantat, mechanisch, aktiv 5-209.e1♦
– rund, Einführung, Hörimplantat, mechanisch, aktiv 5-209.e0♦
Fenstermembran
– oval, Abdichtung, bei Tympanotomie 5-202.5♦
– rund, Abdichtung, bei Tympanotomie 5-202.5♦
Fensterung
– Kieferhöhle, über
–– mittleren Nasengang 5-221.1♦
–– unteren Nasengang 5-221.0♦
– Membran, subdural 5-013.0
– Optikusscheide 5-168.0♦
– Perikard
–– offen 5-372.2
–– thorakoskopisch 5-372.3
– Promontorium
–– mit Implantation, Prothese
––– alloplastisch 5-198.2♦
––– autogen 5-198.1♦
––– nach
–––– Piston 5-198.2♦
–––– Schuknecht 5-198.1♦
–– ohne Implantation, Prothese 5-198.0♦
– Stirnhöhlenboden
–– und Stirnhöhlenvorderwand
––– bei Polypentfernung, Stirnhöhle, von außen 5-223.1♦
––– von außen 5-223.1♦
–– von außen 5-223.0♦
Ferguson-Grob, Verschluss, Hernia inguinalis, offen
– mit
–– Funikulolyse, und Hodenverlagerung 5-530.02♦
–– hoher Bruchsackunterbindung, und Teilresektion 5-530.00♦
–– Hydrozelenwandresektion 5-530.01♦
– ohne weitere Maßnahmen 5-530.03♦
Fernlappen, gestielt
– Entnahme
–– Axilla 5-904.26♦
––– bei Verbrennung und Verätzung 5-924.56♦
–– Bauchregion 5-904.2b
––– bei Verbrennung und Verätzung 5-924.5b
–– Brustwand 5-904.2a
––– bei Verbrennung und Verätzung 5-924.5a
–– Dammregion, bei Verbrennung und Verätzung 5-924.5m
–– Ellenbogen 5-904.27♦
––– bei Verbrennung und Verätzung 5-924.57♦
–– Fuß 5-904.2g♦
––– bei Verbrennung und Verätzung 5-924.5g♦
–– Genitalregion 5-904.2c
––– bei Verbrennung und Verätzung 5-924.5c
–– Gesäß 5-904.2d
––– bei Verbrennung und Verätzung 5-924.5d
–– Hals 5-904.25
––– bei Verbrennung und Verätzung 5-924.55 ►

F

Fernlappen, gestielt *(Forts.)*
~ Entnahme *(Forts.)*
-- Hand 5-904.29♦
--- bei Verbrennung und Verätzung 5-924.59♦
-- Knie 5-904.2e♦
--- bei Verbrennung und Verätzung 5-924.5e♦
-- Kopf 5-904.24
-- Kopfhaut, behaart, bei Verbrennung und Verätzung 5-924.5h
-- Leistenregion 5-904.2c
--- bei Verbrennung und Verätzung 5-924.5c
-- Lippe 5-904.20
-- Oberarm 5-904.27♦
--- bei Verbrennung und Verätzung 5-924.57♦
-- Oberschenkel 5-904.2e♦
--- bei Verbrennung und Verätzung 5-924.5e♦
-- Rücken 5-904.2a
--- bei Verbrennung und Verätzung 5-924.5j
-- Schulter 5-904.26♦
--- bei Verbrennung und Verätzung 5-924.56♦
-- Skrotum, bei Verbrennung und Verätzung 5-924.5k
-- Unterarm 5-904.28♦
--- bei Verbrennung und Verätzung 5-924.58♦
-- Unterschenkel 5-904.2f♦
--- bei Verbrennung und Verätzung 5-924.5f♦
- Revision
-- Augenlid, bei Verbrennung und Verätzung 5-928.73♦
-- Axilla 5-907.46♦
--- bei Verbrennung und Verätzung 5-928.76♦
-- Bauchregion 5-907.4b
--- bei Verbrennung und Verätzung 5-928.7b
-- Brustwand 5-907.4a
--- bei Verbrennung und Verätzung 5-928.7a
-- Dammregion, bei Verbrennung und Verätzung 5-928.7m
-- Ellenbogen 5-907.47♦
--- bei Verbrennung und Verätzung 5-928.77♦
-- Fuß 5-907.4g♦
--- bei Verbrennung und Verätzung 5-928.7g♦
-- Genitalregion 5-907.4c
--- bei Verbrennung und Verätzung 5-928.7c
-- Gesäß 5-907.4d
--- bei Verbrennung und Verätzung 5-928.7d
-- Hals 5-907.45
--- bei Verbrennung und Verätzung 5-928.75
-- Hand 5-907.49♦
--- bei Verbrennung und Verätzung 5-928.79♦
-- Knie 5-907.4e♦
--- bei Verbrennung und Verätzung 5-928.7e♦
-- Kopf 5-907.44
--- bei Verbrennung und Verätzung 5-928.74
-- Kopfhaut, behaart, bei Verbrennung und Verätzung 5-928.7h
-- Leistenregion 5-907.4c
--- bei Verbrennung und Verätzung 5-928.7c
-- Lippe 5-907.40
--- bei Verbrennung und Verätzung 5-928.70
-- Nase, bei Verbrennung und Verätzung 5-928.71 ►

Fernlappen, gestielt *(Forts.)*
~ Revision *(Forts.)*
-- Oberarm 5-907.47♦
--- bei Verbrennung und Verätzung 5-928.77♦
-- Oberschenkel 5-907.4e♦
--- bei Verbrennung und Verätzung 5-928.7e♦
-- Ohr, bei Verbrennung und Verätzung 5-928.72♦
-- Rücken 5-907.4a
--- bei Verbrennung und Verätzung 5-928.7j
-- Schulter 5-907.46♦
--- bei Verbrennung und Verätzung 5-928.76♦
-- Skrotum, bei Verbrennung und Verätzung 5-928.7k
-- Unterarm 5-907.48♦
--- bei Verbrennung und Verätzung 5-928.78♦
-- Unterschenkel 5-907.4f♦
--- bei Verbrennung und Verätzung 5-928.7f♦
- Transplantation
-- Augenlid, bei Verbrennung und Verätzung 5-925.63♦
-- Axilla, bei Verbrennung und Verätzung 5-925.66♦
-- Bauchregion, bei Verbrennung und Verätzung 5-925.6b
-- Brustwand, bei Verbrennung und Verätzung 5-925.6a
-- Dammregion, bei Verbrennung und Verätzung 5-925.6m
-- Ellenbogen, bei Verbrennung und Verätzung 5-925.67♦
-- Fuß, bei Verbrennung und Verätzung 5-925.6g♦
-- Genitalregion, bei Verbrennung und Verätzung 5-925.6c
-- Gesäß, bei Verbrennung und Verätzung 5-925.6d
-- Hals, bei Verbrennung und Verätzung 5-925.65
-- Hand, bei Verbrennung und Verätzung 5-925.69♦
-- Knie, bei Verbrennung und Verätzung 5-925.6e♦
-- Kopfhaut, behaart, bei Verbrennung und Verätzung 5-925.6h
-- Leistenregion, bei Verbrennung und Verätzung 5-925.6c
-- Lippe, mit mikrovaskulärer Anastomosierung, bei Verbrennung und Verätzung 5-925.60
-- Nase, bei Verbrennung und Verätzung 5-925.61
-- Oberarm, bei Verbrennung und Verätzung 5-925.67♦
-- Oberschenkel, bei Verbrennung und Verätzung 5-925.6e♦
-- Ohr, bei Verbrennung und Verätzung 5-925.62♦
-- Rücken, bei Verbrennung und Verätzung 5-925.6j
-- Schulter, bei Verbrennung und Verätzung 5-925.66♦ ►

Fernlappen, gestielt *(Forts.)*
~ Transplantation *(Forts.)*
–– Skrotum, bei Verbrennung und Verätzung 5-925.6k
–– Unterarm, bei Verbrennung und Verätzung 5-925.68♦
–– Unterschenkel, bei Verbrennung und Verätzung 5-925.6f♦
Fernlappenplastik
– Axilla, gestielt 5-905.26♦
– Bauchregion, gestielt 5-905.2b
– Brustwand, gestielt 5-905.2a
– Ellenbogen, gestielt 5-905.27♦
– frei, mit mikrochirurgischem Gefäßanschluss, zur Defektdeckung, bei
–– Lumpektomie, Mamma 5-870.a7♦
–– Quadrantenresektion, Mamma 5-870.a7♦
–– Resektion, Mamma, partiell 5-870.a7♦
–– Segmentresektion, Mamma 5-870.a7♦
– Fuß, gestielt 5-905.2g♦
– Genitalregion, gestielt 5-905.2c
– Gesäß, gestielt 5-905.2d
– gestielt, zur Defektdeckung, bei
–– Lumpektomie, Mamma 5-870.a6♦
–– Quadrantenresektion, Mamma 5-870.a6♦
–– Resektion, Mamma, partiell 5-870.a6♦
–– Segmentresektion, Mamma 5-870.a6♦
– Hals, gestielt 5-905.25
– Hand, gestielt 5-905.29♦
– Knie, gestielt 5-905.2e♦
– Kopf, gestielt 5-905.24
– Leistenregion, gestielt 5-905.2c
– Lippe, gestielt 5-905.20
– Oberarm, gestielt 5-905.27♦
– Oberschenkel, gestielt 5-905.2e♦
– Rücken, gestielt 5-905.2a
– Schulter, gestielt 5-905.26♦
– Unterarm, gestielt 5-905.28♦
– Unterschenkel, gestielt 5-905.2f♦
Fernüberwachungssystem, automatisch, bei Verwendung
– Defibrillator *[nur Zusatzkode!]* 5-377.d
– Ereignis-Rekorder *[nur Zusatzkode!]* 5-377.d
– Herzschrittmacher *[nur Zusatzkode!]* 5-377.d
Ferrokinetik, Messung, szintigraphisch 3-70a.4
Ferse, Nekrosektomie 5-896.1g♦
Fertilitätsbehandlung
– Planung, und Management 9-278.0
– Untersuchung, begleitend 9-278.2
Fesselung, Peronealsehne, Sprunggelenk, oberes, offen 5-806.7♦
Fetoamnial, Shunt, Anlegen, intrauterin 5-754.3
Fetoskopie, Embryo-, diagnostisch 1-674
Fetoskopisch
– Entfernung, Latexballon 5-755.1
– Eröffnung, Harnklappe, posterior 5-755.6
– Überstimulation, bei Herzrhythmusstörungen 5-755.2
– Verschluss, Luftröhre, temporär, durch Latexballon 5-755.0
Fetozid, bei
– Amniozentese, therapeutisch 5-753.2
– Punktion, Amnion, therapeutisch 5-753.2
Fett, perikardial, zur Deckung
– Bronchusstumpf, plastisch *[nur Zusatzkode!]* 5-339.66♦
– plastisch
–– Anastomose
––– bronchial, an Lunge und Bronchien *[nur Zusatzkode!]* 5-339.66♦
––– vaskulär, an Lunge und Bronchien *[nur Zusatzkode!]* 5-339.66♦
–– bei Revision, Insuffizienz, Bronchusstumpf 5-321.46♦
–– Naht
––– bronchial, an Lunge und Bronchien *[nur Zusatzkode!]* 5-339.66♦
––– vaskulär, an Lunge und Bronchien *[nur Zusatzkode!]* 5-339.66♦
Fettbelastung, oral, unter Notfallbereitschaft 1-760
Fettgazeverband
– mit
–– antiseptischen Salben
––– mit Débridement-Bad 8-191.21
––– ohne Débridement-Bad 8-191.20
–– Débridement-Bad 8-191.11
– ohne Débridement-Bad 8-191.10
Fettgewebe
– Axilla
–– Absaugen 5-911.16♦
–– Abtragung 5-911.26♦
– Bauchregion
–– Absaugen 5-911.1b
–– Abtragung 5-911.2b
– Brustwand
–– Absaugen 5-911.1a
–– Abtragung 5-911.2a
– Ellenbogen
–– Absaugen 5-911.17♦
–– Abtragung 5-911.27♦
– Entfernung, Prolaps, Orbita 5-097.3♦
– Fuß
–– Absaugen 5-911.1g♦
–– Abtragung 5-911.2g♦
– Genitalregion
–– Absaugen 5-911.1c
–– Abtragung 5-911.2c
– Gesäß
–– Absaugen 5-911.1d
–– Abtragung 5-911.2d
– Hals
–– Absaugen 5-911.15
–– Abtragung 5-911.25
– Hand
–– Absaugen 5-911.19♦
–– Abtragung 5-911.29♦
– Knie
–– Absaugen 5-911.1e♦
–– Abtragung 5-911.2e♦ ►

Fettgewebe *(Forts.)*
– Kopf
–– Absaugen 5-911.14
–– Abtragung 5-911.24
– Leistenregion
–– Absaugen 5-911.1c
–– Abtragung 5-911.2c
– Lippe
–– Absaugen 5-911.10
–– Abtragung 5-911.20
– Oberarm
–– Absaugen 5-911.17♦
–– Abtragung 5-911.27♦
– Oberschenkel
–– Absaugen 5-911.1e♦
–– Abtragung 5-911.2e♦
– Resektion, Orbita 5-169.1♦
– Rücken
–– Absaugen 5-911.1a
–– Abtragung 5-911.2a
– Schulter
–– Absaugen 5-911.16♦
–– Abtragung 5-911.26♦
– Unterarm
–– Absaugen 5-911.18♦
–– Abtragung 5-911.28♦
– Unterschenkel
–– Absaugen 5-911.1f♦
–– Abtragung 5-911.2f♦
Fettkörper
– Hüftgelenk, Resektion, arthroskopisch 5-811.1g♦
– Kniegelenk, Resektion, arthroskopisch 5-811.1h♦
Fetus
– Biopsie, ohne Inzision, mit Steuerung durch bildgebende Verfahren 1-473.2
– Dekapitation, zur Erleichterung, Geburt 5-734.4
– Destruktion, zur Erleichterung, Geburt 5-734.3
– Drainagetherapie, intrauterin 5-754.10
– EXIT-Operation, unter Entbindung, bei Verschluss
–– Kehlkopf 5-755.5
–– Luftröhre 5-755.5
– Ex utero intrapartum treatment, unter Entbindung, bei Verschluss
–– Kehlkopf 5-755.5
–– Luftröhre 5-755.5
– Lasertherapie, intrauterin 5-754.4
– Magnetresonanztomographie
–– mit Kontrastmittel 3-82b
–– nativ 3-80b
– Punktion
–– Aszites, zur Erleichterung, Geburt 5-734.1
–– Hydrozephalus, zur Erleichterung, Geburt 5-734.0
– Therapie
–– durch Drainage, Amnion 5-754.11
–– intrauterin
––– durch Transfusion 5-754.0 ►

Fetus *(Forts.)*
~ Therapie *(Forts.)*
~~ intrauterin *(Forts.)*
––– medikamentös 5-754.2
– Wendung, äußere 8-510.0
–– misslungen 8-510.1
Feuchtverband, mit antiseptischer Lösung
– mit Débridement-Bad 8-191.01
– ohne Débridement-Bad 8-191.00
FFP [Fresh Frozen Plasma]
– normal, Transfusion
–– 1 TE bis unter 6 TE 8-812.60
–– 6 TE bis unter 11 TE 8-812.61
–– 11 TE bis unter 21 TE 8-812.62
–– 21 TE bis unter 31 TE 8-812.63
–– 31 TE oder mehr 8-812.64
– pathogeninaktiviert, Transfusion
–– 1 TE bis unter 6 TE 8-812.80
–– 6 TE bis unter 11 TE 8-812.81
–– 11 TE bis unter 21 TE 8-812.82
–– 21 TE bis unter 31 TE 8-812.83
–– 31 TE oder mehr 8-812.84
Fibrinbeläge, Entfernung
– großflächig, ohne Anästhesie, bei Wunde, Haut und Unterhaut
–– Axilla 8-192.16♦
––– mit Anwendung biochirurgischer Verfahren 8-192.26♦
–– Bauchregion 8-192.1b
––– mit Anwendung biochirurgischer Verfahren 8-192.2b
–– Brustwand 8-192.1a
––– mit Anwendung biochirurgischer Verfahren 8-192.2a
–– Ellenbogen 8-192.17♦
––– mit Anwendung biochirurgischer Verfahren 8-192.27♦
–– Fuß 8-192.1g♦
––– mit Anwendung biochirurgischer Verfahren 8-192.2g♦
–– Genitalregion 8-192.1c
––– mit Anwendung biochirurgischer Verfahren 8-192.2c
–– Gesäß 8-192.1d
––– mit Anwendung biochirurgischer Verfahren 8-192.2d
–– Hals 8-192.15
––– mit Anwendung biochirurgischer Verfahren 8-192.25
–– Hand 8-192.19♦
––– mit Anwendung biochirurgischer Verfahren 8-192.29♦
–– Knie 8-192.1e♦
––– mit Anwendung biochirurgischer Verfahren 8-192.2e♦
–– Kopf 8-192.14
––– mit Anwendung biochirurgischer Verfahren 8-192.24
–– Leistenregion 8-192.1c
––– mit Anwendung biochirurgischer Verfahren 8-192.2c ►

Fibrinbeläge, Entfernung *(Forts.)*
– großflächig, ohne Anästhesie, bei Wunde, Haut und Unterhaut *(Forts.)*
–– Lippe 8-192.10
––– mit Anwendung biochirurgischer Verfahren 8-192.20
–– Oberarm 8-192.17♦
––– mit Anwendung biochirurgischer Verfahren 8-192.27♦
–– Oberschenkel 8-192.1e♦
––– mit Anwendung biochirurgischer Verfahren 8-192.2e♦
–– Rücken 8-192.1a
––– mit Anwendung biochirurgischer Verfahren 8-192.2a
–– Schulter 8-192.16♦
––– mit Anwendung biochirurgischer Verfahren 8-192.26♦
–– Unterarm 8-192.18♦
––– mit Anwendung biochirurgischer Verfahren 8-192.28♦
–– Unterschenkel 8-192.1f♦
––– mit Anwendung biochirurgischer Verfahren 8-192.2f♦
– kleinflächig, ohne Anästhesie, bei Wunde, Haut und Unterhaut
–– Axilla 8-192.06♦
–– Bauchregion 8-192.0b
–– Brustwand 8-192.0a
–– Ellenbogen 8-192.07♦
–– Fuß 8-192.0g♦
–– Genitalregion 8-192.0c
–– Gesäß 8-192.0d
–– Hals 8-192.05
–– Hand 8-192.09♦
–– Knie 8-192.0e♦
–– Kopf 8-192.04
–– Leistenregion 8-192.0c
–– Lippe 8-192.00
–– Oberarm 8-192.07♦
–– Oberschenkel 8-192.0e♦
–– Rücken 8-192.0a
–– Schulter 8-192.06♦
–– Unterarm 8-192.08♦
–– Unterschenkel 8-192.0f♦
Fibrinkleber, Injektion
– Anus, endoskopisch 5-499.e
– Darm
–– durch Umsteigen laparoskopisch – offen chirurgisch 5-469.e2
–– endoskopisch 5-469.e3
–– laparoskopisch 5-469.e1
–– offen 5-469.e0
– Magen
–– durch Umsteigen laparoskopisch – offen chirurgisch 5-449.e2
–– endoskopisch 5-449.e3
–– laparoskopisch 5-449.e1
–– offen 5-449.e0
– Milz 5-419.2
– Ösophagus, endoskopisch 5-429.e ▶

Fibrinkleber, Injektion *(Forts.)*
– Rektum, endoskopisch 5-489.e
– Trachea, endoskopisch 5-319.b
Fibrinogenkonzentrat, Transfusion
– bis unter 1,0 g 8-810.j3
– 1,0 g bis unter 2,0 g 8-810.j4
– 2,0 g bis unter 3,0 g 8-810.j5
– 3,0 g bis unter 4,0 g 8-810.j6
– 4,0 g bis unter 5,0 g 8-810.j7
– 5,0 g bis unter 6,0 g 8-810.j8
– 6,0 g bis unter 7,0 g 8-810.j9
– 7,0 g bis unter 8,0 g 8-810.ja
– 8,0 g bis unter 9,0 g 8-810.jb
– 9,0 g bis unter 10,0 g 8-810.jc
– 10,0 g bis unter 12,5 g 8-810.jd
– 12,5 g bis unter 15,0 g 8-810.je
– 15,0 g bis unter 17,5 g 8-810.jf
– 17,5 g bis unter 20,0 g 8-810.jg
– 20,0 g bis unter 25,0 g 8-810.jh
– 25,0 g bis unter 30,0 g 8-810.jj
– 30,0 g bis unter 35,0 g 8-810.jk
– 35,0 g bis unter 40,0 g 8-810.jm
– 40,0 g bis unter 50,0 g 8-810.jn
– 50,0 g bis unter 60,0 g 8-810.jp
– 60,0 g bis unter 70,0 g 8-810.jq
– 70,0 g bis unter 80,0 g 8-810.jr
– 80,0 g bis unter 90,0 g 8-810.js
– 90,0 g bis unter 100,0 g 8-810.jt
– 100,0 g bis unter 120,0 g 8-810.jv
– 120,0 g bis unter 160,0 g 8-810.jw
– 160,0 g oder mehr 8-810.jz
Fibrös, Resektion
– Aortenklappe, subvalvulär 5-354.02
– Pulmonalklappe, subvalvulär 5-354.22
Fibula
– Biopsie
–– durch Inzision 1-503.7♦
–– ohne Inzision, mit Steuerung durch bildgebende Verfahren 1-481.7♦
–– perkutan 1-480.7♦
– distal
–– Bohrung 5-780.1r♦
–– Débridement 5-780.6r♦
–– Einlegen, Medikamententräger 5-780.4r♦
–– Entfernung
––– Bewegungsfixateur 5-787.nr♦
––– Blountklammer 5-787.er♦
––– Draht 5-787.0r♦
–––– intramedullär 5-787.gr♦
––– ECMES 5-787.gr♦
––– Ender-Nagel 5-787.gr♦
––– ESIN 5-787.gr♦
––– Federnagel 5-787.gr♦
––– Fixateur externe 5-787.9r♦
––– Klammer 5-787.er♦
––– Marknagel 5-787.6r♦
–––– mit Gelenkkomponente 5-787.7r♦
––– Medikamententräger 5-780.5r♦
––– Nancy-Nagel 5-787.gr♦
––– Platte 5-787.3r♦
–––– winkelstabil 5-787.kr♦ ▶

F

Fibula *(Forts.)*
~ distal *(Forts.)*
~~ Entfernung *(Forts.)*
––– Prevot-Nagel 5-787.gr♦
––– Ringfixateur 5-787.mr♦
––– Rush-Pin 5-787.gr♦
––– Schraube 5-787.1r♦
––– TEN 5-787.gr♦
––– Transfixationsnagel 5-787.cr♦
––– Verriegelungsnagel 5-787.8r♦
––– Zuggurtung/Cerclage 5-787.2r♦
–– Entnahme
––– Knochentransplantat
–––– gefäßgestielt, nicht mikrovaskulär-anastomosiert 5-783.7r♦
–––– mikrovaskulär-anastomosiert 5-783.5r♦
–––– nicht-gefäßgestielt 5-783.4r♦
––– Knorpel-Knochen-Transplantat 5-783.6r♦
––– Span, kortikospongiös 5-783.2r♦
––– Spongiosa 5-783.0r♦
–– Epiphysenlösung, Reposition
––– geschlossen, durch
–––– Bewegungsfixateur 5-790.pr♦
–––– Draht 5-790.1r♦
–––– ECMES 5-790.2r♦
–––– Ender-Nagel 5-790.2r♦
–––– ESIN 5-790.2r♦
–––– Federnagel 5-790.2r♦
–––– Fixateur externe 5-790.6r♦
––––– mit interner Osteosynthese 5-790.dr♦
–––– intramedullären Draht 5-790.2r♦
–––– Marknagel, mit
––––– Aufbohren, Markhöhle 5-790.3r♦
––––– Gelenkkomponente 5-790.5r♦
–––– Materialkombination 5-790.9r♦
–––– Nancy-Nagel 5-790.2r♦
–––– Platte 5-790.nr♦
–––– Prevot-Nagel 5-790.2r♦
–––– Ringfixateur 5-790.mr♦
–––– Rush-Pin 5-790.2r♦
–––– Schraube 5-790.0r♦
–––– TEN 5-790.2r♦
–––– winkelstabile Platte 5-790.kr♦
–––– Zuggurtung/Cerclage 5-790.1r♦
––– offen, ohne Osteosynthese 5-793.0r♦
–– Epiphyseodese
––– permanent 5-789.2r♦
––– temporär 5-789.1r♦
–– Epiphyseolyse, therapeutisch 5-789.4r♦
–– Exploration, durch Inzision 5-780.0r♦
–– Exzision, partiell
––– endoskopisch 5-782.br♦
––– mit Weichteilresektion 5-782.1r♦
––– offen 5-782.ar♦
–– Fraktur, Reposition
––– geschlossen
–––– durch
––––– Bewegungsfixateur 5-790.pr♦
––––– Draht 5-790.1r♦
––––– ECMES 5-790.2r♦
––––– Ender-Nagel 5-790.2r♦ ►

Fibula *(Forts.)*
~ distal *(Forts.)*
~~ Fraktur, Reposition *(Forts.)*
~~~ geschlossen *(Forts.)*
~~~~ durch *(Forts.)*
––––– ESIN 5-790.2r♦
––––– Federnagel 5-790.2r♦
––––– Fixateur externe 5-790.6r♦
–––––– mit interner Osteosynthese 5-790.dr♦
––––– intramedullären Draht 5-790.2r♦
––––– Marknagel, mit
–––––– Aufbohren, Markhöhle 5-790.3r♦
–––––– Gelenkkomponente 5-790.5r♦
––––– Materialkombination 5-790.9r♦
––––– Nancy-Nagel 5-790.2r♦
––––– Platte 5-790.nr♦
––––– Prevot-Nagel 5-790.2r♦
––––– Ringfixateur 5-790.mr♦
––––– Rush-Pin 5-790.2r♦
––––– Schraube 5-790.0r♦
––––– TEN 5-790.2r♦
––––– Verriegelungsnagel 5-790.4r♦
––––– winkelstabile Platte 5-790.kr♦
––––– Zuggurtung/Cerclage 5-790.1r♦
–––– ohne Osteosynthese 8-200.r♦
––– offen
–––– durch
––––– Bewegungsfixateur 5-793.nr♦
––––– Blountklammer 5-793.er♦
––––– Draht 5-793.2r♦
––––– ECMES 5-793.gr♦
––––– Ender-Nagel 5-793.gr♦
––––– ESIN 5-793.gr♦
––––– Federnagel 5-793.gr♦
––––– Fixateur externe 5-793.6r♦
–––––– mit interner Osteosynthese 5-793.7r♦
––––– intramedullären Draht 5-793.gr♦
––––– Klammer 5-793.er♦
––––– Marknagel 5-793.br♦
–––––– mit Gelenkkomponente 5-793.ar♦
––––– Materialkombination 5-793.8r♦
–––––– mit Rekonstruktion, Gelenkfläche 5-793.9r♦
––––– Nancy-Nagel 5-793.gr♦
––––– Platte 5-793.3r♦
––––– Prevot-Nagel 5-793.gr♦
––––– Ringfixateur 5-793.mr♦
––––– Rush-Pin 5-793.gr♦
––––– Schraube 5-793.1r♦
––––– TEN 5-793.gr♦
––––– Transfixationsnagel 5-793.cr♦
––––– winkelstabile Platte 5-793.kr♦
––––– Zuggurtung/Cerclage 5-793.2r♦
–––– ohne Osteosynthese 5-793.hr♦
–– Fremdkörperentfernung, durch Inzision 5-780.3r♦
–– Implantation
––– Glaskeramik, bioaktiv 5-785.2r♦
––– Knochenersatz
–––– alloplastisch, sonstiger
––––– mit Medikamentenzusatz 5-785.7r♦ ►

Fibula *(Forts.)*
~ distal *(Forts.)*
~~ Implantation *(Forts.)*
~~~ Knochenersatz *(Forts.)*
~~~~ alloplastisch, sonstiger *(Forts.)*
----- ohne Medikamentenzusatz 5-785.6r♦
---- keramisch 5-785.2r♦
----- resorbierbar 5-785.3r♦
------ mit Antibiotikumzusatz 5-785.5r♦
---- metallisch 5-785.4r♦
--- Zement
---- mit Antibiotikumzusatz 5-785.1r♦
---- ohne Antibiotikumzusatz 5-785.0r♦
-- Inzision, mit
--- Drainage 5-780.2r♦
--- Einlegen, Medikamententräger 5-780.9r♦
-- Knochen, frakturgefährdet, Stabilisierung 5-789.br♦
-- Knorpel-Knochen-Transplantation
--- allogen 5-784.6r♦
--- autogen 5-784.5r♦
-- Kortikotomie, bei Segmenttransport 5-781.7r♦
-- Mehrfragment-Fraktur, Reposition, offen
--- durch
---- Bewegungsfixateur 5-794.nr♦
---- Blountklammer 5-794.er♦
---- Draht 5-794.1r♦
---- ECMES 5-794.gr♦
---- Ender-Nagel 5-794.gr♦
---- ESIN 5-794.gr♦
---- Federnagel 5-794.gr♦
---- Fixateur externe 5-794.5r♦
----- mit interner Osteosynthese 5-794.6r♦
---- intramedullären Draht 5-794.gr♦
---- Klammer 5-794.er♦
---- Marknagel 5-794.br♦
----- mit Gelenkkomponente 5-794.ar♦
---- Materialkombination 5-794.7r♦
----- mit Rekonstruktion, Gelenkfläche 5-794.8r♦
---- Nancy-Nagel 5-794.gr♦
---- Platte 5-794.2r♦
---- Prevot-Nagel 5-794.gr♦
---- Ringfixateur 5-794.mr♦
---- Rush-Pin 5-794.gr♦
---- Schraube 5-794.0r♦
---- TEN 5-794.gr♦
---- Transfixationsnagel 5-794.cr♦
---- winkelstabile Platte 5-794.kr♦
---- Zuggurtung/Cerclage 5-794.1r♦
--- ohne Osteosynthese 5-794.hr♦
-- Osteotomie
--- komplex, mehrdimensional 5-781.8r♦
---- mit Achsenkorrektur 5-781.9r♦
--- ohne Achsenkorrektur 5-781.ar♦
--- valgisierend 5-781.0r♦
--- varisierend 5-781.1r♦
-- Periost, Naht 5-789.0r♦
-- Pseudarthrose, Stabilisierung, ohne weitere Maßnahmen 5-789.cr♦ ►

Fibula *(Forts.)*
~ distal *(Forts.)*
-- Resektion, partiell
--- endoskopisch 5-782.br♦
--- mit
---- Kontinuitätsdurchtrennung 5-782.2r♦
----- mit
------ Weichteilresektion 5-782.3r♦
------ Wiederherstellung, Kontinuität 5-782.4r♦
------- mit Weichteilresektion 5-782.5r♦
---- Weichteilresektion 5-782.1r♦
--- offen 5-782.ar♦
-- Revision, Osteosynthesematerial
--- mit Reosteosynthese, durch
---- Bewegungsfixateur 5-78a.nr♦
---- Blountklammer 5-78a.er♦
---- Draht 5-78a.1r♦
----- intramedullär 5-78a.gr♦
---- ECMES 5-78a.gr♦
---- Ender-Nagel 5-78a.gr♦
---- ESIN 5-78a.gr♦
---- Federnagel 5-78a.gr♦
---- Fixateur externe 5-78a.8r♦
---- Klammer 5-78a.er♦
---- Marknagel 5-78a.6r♦
----- mit Gelenkkomponente 5-78a.5r♦
---- Materialkombination 5-78a.9r♦
---- Nancy-Nagel 5-78a.gr♦
---- Platte 5-78a.2r♦
----- winkelstabil 5-78a.kr♦
---- Prevot-Nagel 5-78a.gr♦
---- Ringfixateur 5-78a.mr♦
---- Rush-Pin 5-78a.gr♦
---- Schraube 5-78a.0r♦
---- TEN 5-78a.gr♦
---- Transfixationsnagel 5-78a.cr♦
---- Verbundosteosynthese 5-78a.9r♦
---- Verriegelungsnagel 5-78a.7r♦
---- Zuggurtung/Cerclage 5-78a.1r♦
--- ohne Materialwechsel 5-789.3r♦
-- Rotationsosteotomie 5-781.2r♦
--- valgisierend 5-781.5r♦
--- varisierend 5-781.6r♦
-- Sequesterotomie 5-780.7r♦
--- mit Einlegen, Medikamententräger 5-780.8r♦
-- Transplantation
--- Knochen
---- gefäßgestielt, mit mikrovaskulärer Anastomose 5-784.4r♦
---- nicht-gefäßgestielt 5-784.3r♦
--- Knochenmatrix, demineralisiert, human 5-784.br♦
--- Span, kortikospongiös
---- allogen
----- endoskopisch 5-784.fr♦
----- offen 5-784.8r♦
---- autogen
----- ausgedehnt 5-784.2r♦
----- endoskopisch 5-784.dr♦ ►

F

Fibula *(Forts.)*
~ distal *(Forts.)*
~~ Transplantation *(Forts.)*
~~~ Span, kortikospongiös *(Forts.)*
~~~~ autogen *(Forts.)*
––––– offen 5-784.1r♦
––– Spongiosa
–––– allogen
––––– endoskopisch 5-784.er♦
––––– offen 5-784.7r♦
–––– autogen
––––– endoskopisch 5-784.cr♦
––––– offen 5-784.0r♦
–– Transposition, Knochen, gefäßgestielt 5-784.ar♦
–– Verkürzungsosteotomie 5-781.3r♦
–– Verlängerungsosteotomie 5-781.4r♦
–– Wechsel, Medikamententräger 5-780.4r♦
– Nadelbiopsie, perkutan 1-480.7♦
– proximal
–– Bohrung 5-780.1p♦
–– Débridement 5-780.6p♦
–– Einlegen, Medikamententräger 5-780.4p♦
–– Entfernung
––– Bewegungsfixateur 5-787.np♦
––– Blountklammer 5-787.ep♦
––– Draht 5-787.0p♦
–––– intramedullär 5-787.gp♦
––– ECMES 5-787.gp♦
––– Ender-Nagel 5-787.gp♦
––– ESIN 5-787.gp♦
––– Federnagel 5-787.gp♦
––– Fixateur externe 5-787.9p♦
––– Klammer 5-787.ep♦
––– Marknagel 5-787.6p♦
–––– mit Gelenkkomponente 5-787.7p♦
––– Medikamententräger 5-780.5p♦
––– Nancy-Nagel 5-787.gp♦
––– Platte 5-787.3p♦
–––– winkelstabil 5-787.kp♦
––– Prevot-Nagel 5-787.gp♦
––– Ringfixateur 5-787.mp♦
––– Rush-Pin 5-787.gp♦
––– Schraube 5-787.1p♦
––– TEN 5-787.gp♦
––– Transfixationsnagel 5-787.cp♦
––– Verriegelungsnagel 5-787.8p♦
––– Zuggurtung/Cerclage 5-787.2p♦
–– Entnahme
––– Knochentransplantat
–––– gefäßgestielt, nicht mikrovaskulär-anastomosiert 5-783.7p♦
–––– mikrovaskulär-anastomosiert 5-783.5p♦
–––– nicht-gefäßgestielt 5-783.4p♦
––– Knorpel-Knochen-Transplantat 5-783.6p♦
––– Span, kortikospongiös 5-783.2p♦
––– Spongiosa 5-783.0p♦
–– Epiphysenlösung, Reposition
––– geschlossen, durch
–––– Bewegungsfixateur 5-790.pp♦ ►

Fibula *(Forts.)*
~ proximal *(Forts.)*
~~ Epiphysenlösung, Reposition *(Forts.)*
~~~ geschlossen, durch *(Forts.)*
–––– Draht 5-790.1p♦
––––– intramedullär 5-790.2p♦
–––– ECMES 5-790.2p♦
–––– Ender-Nagel 5-790.2p♦
–––– ESIN 5-790.2p♦
–––– Federnagel 5-790.2p♦
–––– Fixateur externe 5-790.6p♦
––––– mit interner Osteosynthese 5-790.dp♦
–––– Marknagel, mit
––––– Aufbohren, Markhöhle 5-790.3p♦
––––– Gelenkkomponente 5-790.5p♦
–––– Materialkombination 5-790.9p♦
–––– Nancy-Nagel 5-790.2p♦
–––– Platte 5-790.np♦
–––– Prevot-Nagel 5-790.2p♦
–––– Ringfixateur 5-790.mp♦
–––– Rush-Pin 5-790.2p♦
–––– Schraube 5-790.0p♦
–––– TEN 5-790.2p♦
–––– winkelstabile Platte 5-790.kp♦
–––– Zuggurtung/Cerclage 5-790.1p♦
––– offen, ohne Osteosynthese 5-793.0p♦
–– Epiphyseodese
––– permanent 5-789.2p♦
––– temporär 5-789.1p♦
–– Epiphyseolyse, therapeutisch 5-789.4p♦
–– Exploration, durch Inzision 5-780.0p♦
–– Exzision, partiell
––– endoskopisch 5-782.bp♦
––– mit Weichteilresektion 5-782.1p♦
––– offen 5-782.ap♦
–– Fraktur, Reposition
––– geschlossen
–––– durch
––––– Bewegungsfixateur 5-790.pp♦
––––– Draht 5-790.1p♦
–––––– intramedullär 5-790.2p♦
––––– ECMES 5-790.2p♦
––––– Ender-Nagel 5-790.2p♦
––––– ESIN 5-790.2p♦
––––– Federnagel 5-790.2p♦
––––– Fixateur externe 5-790.6p♦
–––––– mit interner Osteosynthese 5-790.dp♦
––––– Marknagel, mit
–––––– Aufbohren, Markhöhle 5-790.3p♦
–––––– Gelenkkomponente 5-790.5p♦
––––– Materialkombination 5-790.9p♦
––––– Nancy-Nagel 5-790.2p♦
––––– Platte 5-790.np♦
––––– Prevot-Nagel 5-790.2p♦
––––– Ringfixateur 5-790.mp♦
––––– Rush-Pin 5-790.2p♦
––––– Schraube 5-790.0p♦
––––– TEN 5-790.2p♦
––––– Verriegelungsnagel 5-790.4p♦
––––– winkelstabile Platte 5-790.kp♦
––––– Zuggurtung/Cerclage 5-790.1p♦ ►
~~~

Fibula *(Forts.)*
~ proximal *(Forts.)*
~~ Fraktur, Reposition *(Forts.)*
~~~ geschlossen *(Forts.)*
---- ohne Osteosynthese 8-200.p♦
--- offen
---- durch
----- Bewegungsfixateur 5-793.np♦
----- Blountklammer 5-793.ep♦
----- Draht 5-793.2p♦
----- ECMES 5-793.gp♦
----- Ender-Nagel 5-793.gp♦
----- ESIN 5-793.gp♦
----- Federnagel 5-793.gp♦
----- Fixateur externe 5-793.6p♦
------ mit interner Osteosynthese 5-793.7p♦
----- intramedullären Draht 5-793.gp♦
----- Klammer 5-793.ep♦
----- Marknagel 5-793.bp♦
------ mit Gelenkkomponente 5-793.ap♦
----- Materialkombination 5-793.8p♦
------ mit Rekonstruktion, Gelenkfläche 5-793.9p♦
----- Nancy-Nagel 5-793.gp♦
----- Platte 5-793.3p♦
----- Prevot-Nagel 5-793.gp♦
----- Ringfixateur 5-793.mp♦
----- Rush-Pin 5-793.gp♦
----- Schraube 5-793.1p♦
----- TEN 5-793.gp♦
----- Transfixationsnagel 5-793.cp♦
----- winkelstabile Platte 5-793.kp♦
----- Zuggurtung/Cerclage 5-793.2p♦
---- ohne Osteosynthese 5-793.hp♦
-- Fremdkörperentfernung, durch Inzision 5-780.3p♦
-- Implantation
--- Glaskeramik, bioaktiv 5-785.2p♦
--- Knochenersatz
---- alloplastisch, sonstiger
----- mit Medikamentenzusatz 5-785.7p♦
----- ohne Medikamentenzusatz 5-785.6p♦
---- keramisch 5-785.2p♦
----- resorbierbar 5-785.3p♦
------ mit Antibiotikumzusatz 5-785.5p♦
---- metallisch 5-785.4p♦
--- Zement
---- mit Antibiotikumzusatz 5-785.1p♦
---- ohne Antibiotikumzusatz 5-785.0p♦
-- Inzision, mit
--- Drainage 5-780.2p♦
--- Einlegen, Medikamententräger 5-780.9p♦
-- Knochen, frakturgefährdet, Stabilisierung 5-789.bp♦
-- Knorpel-Knochen-Transplantation
--- allogen 5-784.6p♦
--- autogen 5-784.5p♦
-- Kortikotomie, bei Segmenttransport 5-781.7p♦ ►

Fibula *(Forts.)*
~ proximal *(Forts.)*
-- Mehrfragment-Fraktur, Reposition, offen
--- durch
---- Bewegungsfixateur 5-794.np♦
---- Blountklammer 5-794.ep♦
---- Draht 5-794.1p♦
---- ECMES 5-794.gp♦
---- Ender-Nagel 5-794.gp♦
---- ESIN 5-794.gp♦
---- Federnagel 5-794.gp♦
---- Fixateur externe 5-794.5p♦
----- mit interner Osteosynthese 5-794.6p♦
---- intramedullären Draht 5-794.gp♦
---- Klammer 5-794.ep♦
---- Marknagel 5-794.bp♦
----- mit Gelenkkomponente 5-794.ap♦
---- Materialkombination 5-794.7p♦
----- mit Rekonstruktion, Gelenkfläche 5-794.8p♦
---- Nancy-Nagel 5-794.gp♦
---- Platte 5-794.2p♦
---- Prevot-Nagel 5-794.gp♦
---- Ringfixateur 5-794.mp♦
---- Rush-Pin 5-794.gp♦
---- Schraube 5-794.0p♦
---- TEN 5-794.gp♦
---- Transfixationsnagel 5-794.cp♦
---- winkelstabile Platte 5-794.kp♦
---- Zuggurtung/Cerclage 5-794.1p♦
--- ohne Osteosynthese 5-794.hp♦
-- Osteotomie
--- komplex, mehrdimensional 5-781.8p♦
---- mit Achsenkorrektur 5-781.9p♦
--- ohne Achsenkorrektur 5-781.ap♦
--- valgisierend 5-781.0p♦
--- varisierend 5-781.1p♦
-- Periost, Naht 5-789.0p♦
-- Pseudarthrose, Stabilisierung, ohne weitere Maßnahmen 5-789.cp♦
-- Resektion, partiell
--- endoskopisch 5-782.bp♦
--- mit
---- Kontinuitätsdurchtrennung 5-782.2p♦
----- mit
------ Weichteilresektion 5-782.3p♦
------ Wiederherstellung, Kontinuität 5-782.4p♦
------- mit Weichteilresektion 5-782.5p♦
---- Weichteilresektion 5-782.1p♦
--- offen 5-782.ap♦
-- Revision, Osteosynthesematerial
--- mit Reosteosynthese, durch
---- Bewegungsfixateur 5-78a.np♦
---- Blountklammer 5-78a.ep♦
---- Draht 5-78a.1p♦
----- intramedullär 5-78a.gp♦
---- ECMES 5-78a.gp♦
---- Ender-Nagel 5-78a.gp♦
---- ESIN 5-78a.gp♦
---- Federnagel 5-78a.gp♦ ►

F
~~~

Fibula *(Forts.)*
~ proximal *(Forts.)*
~~ Revision, Osteosynthesematerial *(Forts.)*
~~~ mit Reosteosynthese, durch *(Forts.)*
–––– Fixateur externe 5-78a.8p♦
–––– Klammer 5-78a.ep♦
–––– Marknagel 5-78a.6p♦
––––– mit Gelenkkomponente 5-78a.5p♦
–––– Materialkombination 5-78a.9p♦
–––– Nancy-Nagel 5-78a.gp♦
–––– Platte 5-78a.2p♦
––––– winkelstabil 5-78a.kp♦
–––– Prevot-Nagel 5-78a.gp♦
–––– Ringfixateur 5-78a.mp♦
–––– Rush-Pin 5-78a.gp♦
–––– Schraube 5-78a.0p♦
–––– TEN 5-78a.gp♦
–––– Transfixationsnagel 5-78a.cp♦
–––– Verbundosteosynthese 5-78a.9p♦
–––– Verriegelungsnagel 5-78a.7p♦
–––– Zuggurtung/Cerclage 5-78a.1p♦
––– ohne Materialwechsel 5-789.3p♦
–– Rotationsosteotomie 5-781.2p♦
––– valgisierend 5-781.5p♦
––– varisierend 5-781.6p♦
–– Sequesterotomie 5-780.7p♦
––– mit Einlegen, Medikamententräger 5-780.8p♦
–– Transplantation
––– Knochen
–––– gefäßgestielt, mit mikrovaskulärer Anastomose 5-784.4p♦
–––– nicht-gefäßgestielt 5-784.3p♦
––– Knochenmatrix, demineralisiert, human 5-784.bp♦
––– Span, kortikospongiös
–––– allogen
––––– endoskopisch 5-784.fp♦
––––– offen 5-784.8p♦
–––– autogen
––––– ausgedehnt 5-784.2p♦
––––– endoskopisch 5-784.dp♦
––––– offen 5-784.1p♦
––– Spongiosa
–––– allogen
––––– endoskopisch 5-784.ep♦
––––– offen 5-784.7p♦
–––– autogen
––––– endoskopisch 5-784.cp♦
––––– offen 5-784.0p♦
–– Transposition, Knochen, gefäßgestielt 5-784.ap♦
–– Verkürzungsosteotomie 5-781.3p♦
–– Verlängerungsosteotomie 5-781.4p♦
–– Wechsel, Medikamententräger 5-780.4p♦
– Schaft
–– Bohrung 5-780.1q♦
–– Débridement 5-780.6q♦
–– Einlegen, Medikamententräger 5-780.4q♦
–– Entfernung
––– Bewegungsfixateur 5-787.nq♦ ►

Fibula *(Forts.)*
~ Schaft *(Forts.)*
~~ Entfernung *(Forts.)*
––– Draht 5-787.0q♦
–––– intramedullär 5-787.gq♦
––– ECMES 5-787.gq♦
––– Ender-Nagel 5-787.gq♦
––– ESIN 5-787.gq♦
––– Federnagel 5-787.gq♦
––– Fixateur externe 5-787.9q♦
––– Marknagel 5-787.6q♦
–––– mit Gelenkkomponente 5-787.7q♦
––– Medikamententräger 5-780.5q♦
––– Nancy-Nagel 5-787.gq♦
––– Platte 5-787.3q♦
–––– winkelstabil 5-787.kq♦
––– Prevot-Nagel 5-787.gq♦
––– Ringfixateur 5-787.mq♦
––– Rush-Pin 5-787.gq♦
––– Schraube 5-787.1q♦
––– TEN 5-787.gq♦
––– Transfixationsnagel 5-787.cq♦
––– Verriegelungsnagel 5-787.8q♦
––– Zuggurtung/Cerclage 5-787.2q♦
–– Entnahme
––– Knochentransplantat
–––– gefäßgestielt, nicht mikrovaskulär-anastomosiert 5-783.7q♦
–––– mikrovaskulär-anastomosiert 5-783.5q♦
–––– nicht-gefäßgestielt 5-783.4q♦
––– Span, kortikospongiös 5-783.2q♦
––– Spongiosa 5-783.0q♦
–– Exploration, durch Inzision 5-780.0q♦
–– Exzision, partiell
––– endoskopisch 5-782.bq♦
––– mit Weichteilresektion 5-782.1q♦
––– offen 5-782.aq♦
–– Fraktur, Reposition
––– geschlossen
–––– durch
––––– Bewegungsfixateur 5-790.pq♦
––––– Draht 5-790.1q♦
––––– ECMES 5-790.2q♦
––––– Ender-Nagel 5-790.2q♦
––––– ESIN 5-790.2q♦
––––– Federnagel 5-790.2q♦
––––– Fixateur externe 5-790.6q♦
–––––– mit interner Osteosynthese 5-790.dq♦
––––– intramedullären Draht 5-790.2q♦
––––– Marknagel, mit
–––––– Aufbohren, Markhöhle 5-790.3q♦
–––––– Gelenkkomponente 5-790.5q♦
––––– Materialkombination 5-790.9q♦
––––– Nancy-Nagel 5-790.2q♦
––––– Platte 5-790.nq♦
––––– Prevot-Nagel 5-790.2q♦
––––– Ringfixateur 5-790.mq♦
––––– Rush-Pin 5-790.2q♦
––––– Schraube 5-790.0q♦
––––– TEN 5-790.2q♦
––––– Verriegelungsnagel 5-790.4q♦ ►
~~~

Fibula *(Forts.)*
~ Schaft *(Forts.)*
~~ Fraktur, Reposition *(Forts.)*
~~~ geschlossen *(Forts.)*
~~~~ durch *(Forts.)*
––––– winkelstabile Platte 5-790.kq♦
––––– Zuggurtung/Cerclage 5-790.1q♦
–––– ohne Osteosynthese 8-200.q♦
––– offen
–––– durch
––––– Bewegungsfixateur 5-791.nq♦
––––– Draht 5-791.1q♦
––––– ECMES 5-791.gq♦
––––– Ender-Nagel 5-791.gq♦
––––– ESIN 5-791.gq♦
––––– Federnagel 5-791.gq♦
––––– Fixateur externe 5-791.8q♦
–––––– mit interner Osteosynthese 5-791.dq♦
––––– intramedullären Draht 5-791.gq♦
––––– Marknagel 5-791.6q♦
–––––– mit Gelenkkomponente 5-791.5q♦
––––– Materialkombination 5-791.9q♦
––––– Nancy-Nagel 5-791.gq♦
––––– Platte 5-791.2q♦
––––– Prevot-Nagel 5-791.gq♦
––––– Ringfixateur 5-791.mq♦
––––– Rush-Pin 5-791.gq♦
––––– Schraube 5-791.0q♦
––––– TEN 5-791.gq♦
––––– Transfixationsnagel 5-791.cq♦
––––– Verriegelungsnagel 5-791.7q♦
––––– winkelstabile Platte 5-791.kq♦
––––– Zuggurtung/Cerclage 5-791.1q♦
–––– ohne Osteosynthese 5-791.hq♦
–– Fremdkörperentfernung, durch Inzision 5-780.3q♦
–– Implantation
––– Glaskeramik, bioaktiv 5-785.2q♦
––– Knochenersatz
–––– alloplastisch, sonstiger
––––– mit Medikamentenzusatz 5-785.7q♦
––––– ohne Medikamentenzusatz 5-785.6q♦
–––– keramisch 5-785.2q♦
––––– resorbierbar 5-785.3q♦
–––––– mit Antibiotikumzusatz 5-785.5q♦
–––– metallisch 5-785.4q♦
––– Zement
–––– mit Antibiotikumzusatz 5-785.1q♦
–––– ohne Antibiotikumzusatz 5-785.0q♦
–– Inzision, mit
––– Drainage 5-780.2q♦
––– Einlegen, Medikamententräger 5-780.9q♦
–– Knochen, frakturgefährdet, Stabilisierung 5-789.bq♦
–– Kortikotomie, bei Segmenttransport 5-781.7q♦
–– Mehrfragment-Fraktur, Reposition, offen
––– durch
–––– Bewegungsfixateur 5-792.nq♦
–––– Draht 5-792.1q♦
–––– ECMES 5-792.gq♦ ►

Fibula *(Forts.)*
~ Schaft *(Forts.)*
~~ Mehrfragment-Fraktur, Reposition, offen *(Forts.)*
~~~ durch *(Forts.)*
–––– Ender-Nagel 5-792.gq♦
–––– ESIN 5-792.gq♦
–––– Federnagel 5-792.gq♦
–––– Fixateur externe 5-792.8q♦
–––– intramedullären Draht 5-792.gq♦
–––– Marknagel 5-792.6q♦
––––– mit Gelenkkomponente 5-792.5q♦
–––– Materialkombination 5-792.9q♦
–––– Nancy-Nagel 5-792.gq♦
–––– Platte 5-792.2q♦
–––– Prevot-Nagel 5-792.gq♦
–––– Ringfixateur 5-792.mq♦
–––– Rush-Pin 5-792.gq♦
–––– Schraube 5-792.0q♦
–––– TEN 5-792.gq♦
–––– Verriegelungsnagel 5-792.7q♦
–––– winkelstabile Platte 5-792.kq♦
–––– Zuggurtung/Cerclage 5-792.1q♦
––– ohne Osteosynthese 5-792.hq♦
–– Osteotomie
––– komplex, mehrdimensional 5-781.8q♦
–––– mit Achsenkorrektur 5-781.9q♦
––– ohne Achsenkorrektur 5-781.aq♦
––– valgisierend 5-781.0q♦
––– varisierend 5-781.1q♦
–– Periost, Naht 5-789.0q♦
–– Pseudarthrose, Stabilisierung, ohne weitere Maßnahmen 5-789.cq♦
–– Resektion
––– partiell
–––– endoskopisch 5-782.bq♦
–––– mit
––––– Kontinuitätsdurchtrennung 5-782.2q♦
–––––– mit
––––––– Weichteilresektion 5-782.3q♦
––––––– Wiederherstellung, Kontinuität 5-782.4q♦
–––––––– mit Weichteilresektion 5-782.5q♦
––––– Weichteilresektion 5-782.1q♦
–––– offen 5-782.aq♦
––– total 5-782.6q♦
–––– mit
––––– Ersatz 5-782.8q♦
–––––– und Weichteilresektion 5-782.9q♦
––––– Weichteilresektion 5-782.7q♦
–– Revision, Osteosynthesematerial
––– mit Reosteosynthese, durch
–––– Bewegungsfixateur 5-78a.nq♦
–––– Draht 5-78a.1q♦
––––– intramedullär 5-78a.gq♦
–––– ECMES 5-78a.gq♦
–––– Ender-Nagel 5-78a.gq♦
–––– ESIN 5-78a.gq♦
–––– Federnagel 5-78a.gq♦
–––– Fixateur externe 5-78a.8q♦ ►

F
~~~

Fibula *(Forts.)*
~ Schaft *(Forts.)*
~~ Revision, Osteosynthesematerial *(Forts.)*
~~~ mit Reosteosynthese, durch *(Forts.)*
–––– Marknagel 5-78a.6q♦
––––– mit Gelenkkomponente 5-78a.5q♦
–––– Materialkombination 5-78a.9q♦
–––– Nancy-Nagel 5-78a.gq♦
–––– Platte 5-78a.2q♦
––––– winkelstabil 5-78a.kq♦
–––– Prevot-Nagel 5-78a.gq♦
–––– Ringfixateur 5-78a.mq♦
–––– Rush-Pin 5-78a.gq♦
–––– Schraube 5-78a.0q♦
–––– TEN 5-78a.gq♦
–––– Transfixationsnagel 5-78a.cq♦
–––– Verbundosteosynthese 5-78a.9q♦
–––– Verriegelungsnagel 5-78a.7q♦
–––– Zuggurtung/Cerclage 5-78a.1q♦
––– ohne Materialwechsel 5-789.3q♦
–– Rotationsosteotomie 5-781.2q♦
––– valgisierend 5-781.5q♦
––– varisierend 5-781.6q♦
–– Sequesterotomie 5-780.7q♦
––– mit Einlegen, Medikamententräger 5-780.8q♦
–– Transplantation
––– Knochen
–––– gefäßgestielt, mit mikrovaskulärer Anastomose 5-784.4q♦
–––– nicht-gefäßgestielt 5-784.3q♦
––– Knochenmatrix, demineralisiert, human 5-784.bq♦
––– Röhrenknochen, allogen 5-784.9q♦
––– Span, kortikospongiös
–––– allogen
––––– endoskopisch 5-784.fq♦
––––– offen 5-784.8q♦
–––– autogen
––––– ausgedehnt 5-784.2q♦
––––– endoskopisch 5-784.dq♦
––––– offen 5-784.1q♦
––– Spongiosa
–––– allogen
––––– endoskopisch 5-784.eq♦
––––– offen 5-784.7q♦
–––– autogen
––––– endoskopisch 5-784.cq♦
––––– offen 5-784.0q♦
–– Transposition, Knochen, gefäßgestielt 5-784.aq♦
–– Verkürzungsosteotomie 5-781.3q♦
–– Verlängerungsosteotomie 5-781.4q♦
–– Wechsel, Medikamententräger 5-780.4q♦
Fibular, Band
– mehrere, Naht, Sprunggelenk, oberes, offen 5-806.c♦
– Naht, Sprunggelenk, oberes, offen 5-806.c♦
Filgrastim, Applikation, parenteral
– 70 Mio. IE bis unter 130 Mio. IE, bei Patienten unter 15 Jahren 6-002.10 ►

Filgrastim, Applikation, parenteral *(Forts.)*
– 130 Mio. IE bis unter 190 Mio. IE, bei Patienten unter 15 Jahren 6-002.11
– 190 Mio. IE bis unter 250 Mio. IE, bei Patienten unter 15 Jahren 6-002.12
– 250 Mio. IE bis unter 350 Mio. IE 6-002.13
– 350 Mio. IE bis unter 450 Mio. IE 6-002.14
– 450 Mio. IE bis unter 550 Mio. IE 6-002.15
– 550 Mio. IE bis unter 650 Mio. IE 6-002.16
– 650 Mio. IE bis unter 750 Mio. IE 6-002.17
– 750 Mio. IE bis unter 850 Mio. IE 6-002.18
– 850 Mio. IE bis unter 950 Mio. IE 6-002.19
– 950 Mio. IE bis unter 1.050 Mio. IE 6-002.1a
– 1.050 Mio. IE bis unter 1.250 Mio. IE 6-002.1b
– 1.250 Mio. IE bis unter 1.450 Mio. IE 6-002.1c
– 1.450 Mio. IE bis unter 1.650 Mio. IE 6-002.1d
– 1.650 Mio. IE bis unter 1.850 Mio. IE 6-002.1e
– 1.850 Mio. IE bis unter 2.050 Mio. IE 6-002.1f
– 2.050 Mio. IE bis unter 2.250 Mio. IE 6-002.1g
– 2.250 Mio. IE bis unter 2.450 Mio. IE 6-002.1h
– 2.450 Mio. IE oder mehr 6-002.1j
Filter, Vena-cava-inferior-, rückholbar, Einführung, perkutan 8-839.11
Filterkissen
– Kornea, Korrektur 5-131.40♦
– Revision 5-131.40♦
– Sklera, Korrektur 5-131.40♦
Filtrationsoperation, mit
– Implantat
–– nahtfixiert, zur Senkung, Augeninnendruck, mit Abfluss unter die Bindehaut 5-131.64♦
–– nicht-nahtfixiert, zur Senkung, Augeninnendruck, mit Abfluss
––– in den
–––– Kammerwinkel 5-131.61♦
–––– suprachorioidealen Raum 5-131.62♦
––– unter die Bindehaut 5-131.63♦
– Plattenimplantat, nahtfixiert, episkleral , zur Senkung, Augeninnendruck 5-131.64♦
Filum terminale, Durchtrennung 5-036.7
Fimbriektomie
– abdominal, offen, zur Sterilisation 5-663.30
– durch Umsteigen
–– endoskopisch – offen chirurgisch, zur Sterilisation 5-663.33
–– vaginal – offen chirurgisch, zur Sterilisation 5-663.34
– endoskopisch, zur Sterilisation 5-663.32
– laparoskopisch, zur Sterilisation 5-663.32
– vaginal
–– laparoskopisch assistiert, zur Sterilisation 5-663.31
–– zur Sterilisation 5-663.35
Fimbrien, Plastik, Tuba uterina
– abdominal, offen 5-666.90♦
– durch Umsteigen
–– endoskopisch – offen chirurgisch 5-666.93♦
–– vaginal – offen chirurgisch 5-666.94♦
– endoskopisch 5-666.92♦
– laparoskopisch 5-666.92♦ ►
~~~

Fimbrien, Plastik, Tuba uterina *(Forts.)*
– vaginal 5-666.95♦
–– laparoskopisch assistiert 5-666.91♦
Finger – s.a. Daumen
– Amputation 5-863.3♦
–– mit Plastik
––– Haut 5-863.4♦
––– Muskel 5-863.4♦
– einer, Interphalangealgelenk, mehrere
–– Arthrolyse 5-844.56♦
–– Gelenkfläche, Glättung 5-844.46♦
–– Gelenkmobilisation 5-844.56♦
– Exartikulation 5-863.5♦
–– mit
––– Hautplastik 5-863.6♦
––– Muskelplastik 5-863.6♦
– Exploration, Faszie 5-842.90♦
– Faszie
–– Einlegen, Medikamententräger 5-842.a0♦
–– Entfernung, Medikamententräger 5-842.b0♦
– Fasziektomie, mit
–– Arthrolyse 5-842.80♦
–– Neurolyse 5-842.40♦
––– mehrere 5-842.50♦
–––– mit Arteriolyse, mehrere 5-842.70♦
––– mit Arteriolyse 5-842.60♦
– Interphalangealgelenk, mehrere
–– Arthrotomie 5-844.06♦
–– Débridement 5-844.36♦
–– Fremdkörperentfernung 5-844.76♦
–– Gelenkkörper, frei, Entfernung 5-844.66♦
–– Gewebe, Exzision 5-844.16♦
–– Kapsulektomie 5-844.16♦
–– Resektionsarthroplastik, durch Rekonstruktion, mit autogenem Material 5-847.06♦
––– mit Sehneninterposition und Sehnenaufhängung 5-847.36♦
––– und Sehnenaufhängung 5-847.26♦
–– Synovialektomie 5-845.8♦
– Lang-
–– Beugesehne
––– Débridement 5-840.41♦
––– Entfernung, Implantat 5-840.h1♦
––– Exploration 5-840.s1♦
––– Exzision 5-840.51♦
––– Inzision 5-840.01♦
––– Naht
–––– primär 5-840.61♦
–––– sekundär 5-840.71♦
––– Refixation, knöchern 5-840.n1♦
––– Revision, Implantat 5-840.f1♦
––– Schaffung, Transplantatlager 5-840.d1♦
––– Sehnenfachspaltung 5-840.31♦
––– Sehnenkopplung 5-840.m1♦
––– Sehnenplastik 5-840.k1♦
––– Synovialektomie
–––– partiell 5-845.01♦
–––– total 5-845.11♦
––– Tenodese 5-840.91♦
––– Tenolyse 5-840.81♦ ►

Finger – s.a. Daumen *(Forts.)*
~ Lang- *(Forts.)*
~~ Beugesehne *(Forts.)*
––– Tenotomie
–––– offen 5-840.q1♦
–––– perkutan 5-840.p1♦
––– Transplantation 5-840.e1♦
––– Transposition 5-840.c1♦
–––– partiell 5-840.c1♦
––– Verkürzung 5-840.b1♦
––– Verlängerung 5-840.a1♦
––– Wechsel, Implantat 5-840.g1♦
–– Interphalangealgelenk, Band
––– Durchtrennung 5-841.16♦
––– Entfernung, Transplantat 5-841.96♦
––– Exzision
–––– partiell 5-841.26♦
–––– total 5-841.36♦
––– Inzision 5-841.06♦
––– Naht
–––– primär 5-841.46♦
–––– sekundär 5-841.56♦
––– Refixation, knöchern 5-841.a6♦
––– Rekonstruktion, plastisch
–––– mit autogenem Material 5-841.66♦
–––– und Fixation
––––– interligamentär, mit autogenem Material 5-841.76♦
––––– transossär, mit autogenem Material 5-841.86♦
–– Metakarpophalangealgelenk, Band
––– Durchtrennung 5-841.14♦
––– Entfernung, Transplantat 5-841.94♦
––– Exzision
–––– partiell 5-841.24♦
–––– total 5-841.34♦
––– Inzision 5-841.04♦
––– Naht
–––– primär 5-841.44♦
–––– sekundär 5-841.54♦
––– Refixation, knöchern 5-841.a4♦
––– Rekonstruktion, plastisch
–––– mit autogenem Material 5-841.64♦
––––– und interligamentärer Fixation 5-841.74♦
–––– und Fixation, transossär, mit autogenem Material 5-841.84♦
–– Sehnenscheide
––– Débridement 5-840.47♦
––– Exploration 5-840.s7♦
––– Exzision 5-840.57♦
––– Inzision 5-840.07♦
––– Naht
–––– primär 5-840.67♦
–––– sekundär 5-840.77♦
––– Sehnenfachspaltung 5-840.37♦
––– Sehnenplastik 5-840.k7♦
––– Tenolyse 5-840.87♦
–– Strecksehne
––– Débridement 5-840.44♦
––– Entfernung, Implantat 5-840.h4♦
––– Exploration 5-840.s4♦ ►

Finger – s.a. Daumen *(Forts.)*
~ Lang- *(Forts.)*
~~ Strecksehne *(Forts.)*
––– Exzision 5-840.54♦
––– Inzision 5-840.04♦
––– Naht
–––– primär 5-840.64♦
–––– sekundär 5-840.74♦
––– Refixation, knöchern 5-840.n4♦
––– Revision, Implantat 5-840.f4♦
––– Schaffung, Transplantatlager 5-840.d4♦
––– Sehnenfachspaltung 5-840.34♦
––– Sehnenkopplung 5-840.m4♦
––– Sehnenplastik 5-840.k4♦
––– Synovialektomie
–––– partiell 5-845.04♦
–––– total 5-845.14♦
––– Tenodese 5-840.94♦
––– Tenolyse 5-840.84♦
––– Tenotomie
–––– offen 5-840.q4♦
–––– perkutan 5-840.p4♦
––– Transplantation 5-840.e4♦
––– Transposition 5-840.c4♦
–––– partiell 5-840.c4♦
––– Verkürzung 5-840.b4♦
––– Verlängerung 5-840.a4♦
––– Wechsel, Implantat 5-840.g4♦
– mehrere
–– Exploration, Faszie 5-842.91♦
–– Faszie
––– Einlegen, Medikamententräger 5-842.a1♦
––– Entfernung, Medikamententräger 5-842.b1♦
–– Fasziektomie, mit
––– Arthrolyse 5-842.81♦
––– Neurolyse 5-842.41♦
–––– mehrere 5-842.51♦
––––– mit Arteriolyse, mehrere 5-842.71♦
–––– mit Arteriolyse 5-842.61♦
–– Interphalangealgelenk
––– einer
–––– Einlegen, Medikamententräger 5-844.26♦
–––– Gelenkspülung, mit Drainage 5-844.26♦
––– mehrere
–––– Arthrolyse 5-844.57♦
–––– Débridement 5-844.37♦
–––– Einlegen, Medikamententräger 5-844.27♦
–––– Exzision, Gewebe 5-844.17♦
–––– Fremdkörperentfernung 5-844.77♦
–––– Gelenkkörper, frei, Entfernung 5-844.67♦
–––– Gelenkmobilisation 5-844.57♦
–––– Gelenkspülung, mit Drainage 5-844.27♦
–––– Resektionsarthroplastik, durch Rekonstruktion mit
––––– alloplastischem Material, und Rekonstruktion, Kapselbandapparat 5-847.67♦
––––– autogenem Material 5-847.07♦
–––––– und
––––––– Rekonstruktion, Gelenkfläche 5-847.47♦
––––––– Sehnenaufhängung 5-847.27♦ ▶

Finger – s.a. Daumen *(Forts.)*
~ mehrere *(Forts.)*
~~ Interphalangealgelenk *(Forts.)*
~~~ mehrere *(Forts.)*
~~~~ Resektionsarthroplastik, durch Rekonstruktion mit *(Forts.)*
~~~~~ autogenem Material 5-847.07♦ *(Forts.)*
~~~~~~ und *(Forts.)*
––––––– Sehneninterposition 5-847.17♦
–––––––– und Sehnenaufhängung 5-847.37♦
–– Kapsulektomie, Interphalangealgelenk, mehrere 5-844.17♦
– mit Hohlhand, Fasziotomie
–– offen 5-842.0♦
–– perkutan 5-842.1♦
– Pollizisation
–– mit Rekonstruktion, Metakarpale I 5-849.81♦
–– ohne Rekonstruktion, Metakarpale I 5-849.80♦
– Polysyndaktylie, Korrektur, durch Fusion, Anteile, gedoppelt 5-917.5♦
– Replantation 5-860.6♦
– Syndaktylie
–– Anteile, gedoppelt
––– Resektion
–––– mit Rekonstruktion, Gelenk 5-917.41♦
–––– ohne Gelenkrekonstruktion 5-917.40♦
––– Teilresektion 5-917.3♦
–– komplett, Trennung, mit
––– Kuppenplastik 5-917.20♦
––– Rekonstruktion, Seitenband 5-917.21♦
–– partiell, Trennung, mit Verschiebeplastik 5-917.10♦
– Transplantation, frei 5-849.9♦
– Transposition, zum
–– Daumen
––– mit Rekonstruktion, Metakarpale I 5-849.81♦
––– ohne Rekonstruktion, Metakarpale I 5-849.80♦
–– Finger 5-849.7♦
Fingerersatz, durch Transplantation, Zehe, frei 5-849.a♦
Fingergelenk
– Arthroskopie, diagnostisch 1-697.a♦
– Biopsie
–– arthroskopisch 1-482.a♦ 1-697.a♦
–– durch Inzision 1-504.b♦
–– perkutan 1-483.b♦
––– mit Steuerung durch bildgebende Verfahren 1-484.b♦
– Entfernung, Endoprothese 5-825.c♦
– Implantation, Endoprothese
–– 1 5-824.90♦
–– 2 5-824.91♦
–– 3 5-824.92♦
–– 4 5-824.93♦
–– 5 5-824.94♦
–– 6 oder mehr 5-824.95♦
– Nadelbiopsie, perkutan 1-483.b♦
– Punktion, perkutan, therapeutisch 8-158.d♦ ▶

Fingergelenk *(Forts.)*
– Revision, Endoprothese, ohne Wechsel 5-825.04♦
– Wechsel, Endoprothese 5-825.6♦
Fingerknöchelpolster, Resektion 5-842.x♦
Fingerstrahl, mit Mittelhandstrahl
– 2 Mehrfacheingriff, einzeitig *[nur Zusatzkode!]* 5-86a.00
– 3 Mehrfacheingriff, einzeitig *[nur Zusatzkode!]* 5-86a.01
– 4 Mehrfacheingriff, einzeitig *[nur Zusatzkode!]* 5-86a.02
– 5 Mehrfacheingriff, einzeitig *[nur Zusatzkode!]* 5-86a.03
– 6 oder mehr, Mehrfacheingriff, einzeitig *[nur Zusatzkode!]* 5-86a.04
FIRM, Anwendung, bei Ablation, bei Herzrhythmusstörungen *[nur Zusatzkode!]* 8-835.g
Fistel – s. jeweiliger durchgeführter Eingriff
Fisteldeckung, Labyrinth 5-209.4♦
Fisteldrainage, anal, mit Fäden 5-491.2
Fistelexstirpation
– Hals, median 5-065.2
– Nase 5-219.0
Fistelexzision
– anal
–– extrasphinktär 5-491.14
–– intersphinktär 5-491.11
–– mit Verschluss, durch Muskel-Schleimhaut-Lappen 5-491.5
–– subanodermal 5-491.16
–– subkutan 5-491.10
–– submukös 5-491.15
–– suprasphinktär 5-491.13
–– transsphinktär 5-491.12
– Hals
–– lateral 5-291.2
–– median
––– mit Resektion, Zungenbein, medial 5-065.3
––– ohne Resektion, Zungenbein, medial 5-065.2
– präaurikulär 5-181.3♦
– Rektum, mit innerer Fistelöffnung oberhalb der Linea dentata, mit plastischer Rekonstruktion Rektumwand 5-486.7
– Skrotum 5-612.0
– Steißbein 5-897.0
– Tränendrüse 5-081.0♦
Fistelinzision, anal 5-491.0
Fistelrevision, Wirbelsäule
– durch Inzision 5-830.5
– mit Sequesterotomie, durch Inzision 5-830.6
Fistelspaltung, anal 5-491.0
Fistelverschluss
– alveoloantral 5-225.4♦
– anorektal 5-486.2
– Appendix 5-479.x
– arteriovenös 5-399.1
– bei
–– Livaditis-Muskelplastik 5-428.3 ►

Fistelverschluss *(Forts.)*
~ bei *(Forts.)*
–– Rekonstruktion
––– Magen
–––– abdominal, offen 5-448.10
–––– durch Umsteigen laparoskopisch – offen chirurgisch 5-448.13
–––– laparoskopisch 5-448.12
–––– thorakal, offen 5-448.11
––– Ösophaguspassage
–––– durch Fadeneinlage, transmediastinal, bei Atresie 5-428.5
–––– mit Interposition, bei Atresie 5-428.3
– Bronchus
–– offen 5-334.5♦
–– thorakoskopisch 5-334.6♦
– Brustwand
–– offen 5-346.2
–– thorakoskopisch 5-346.3
– Cervix uteri 5-675.1
– Chylus
–– offen 5-405.0
–– thorakoskopisch 5-405.1
– Ductus choledochus 5-519.4
– Ductus thoracicus 5-405.2
– Duodenum
–– endoskopisch 5-467.20
–– offen 5-467.10
– gastrokolisch, offen 5-449.40
– Ileum
–– endoskopisch 5-467.22
–– offen 5-467.12
– Jejunum
–– endoskopisch 5-467.21
–– offen 5-467.11
– Kolon
–– endoskopisch 5-467.23
–– offen 5-467.13
– Kolon-Magen-
–– durch Umsteigen laparoskopisch – offen chirurgisch 5-449.42
–– laparoskopisch 5-449.41
–– offen 5-449.40
– kolovaginal
–– abdominal, offen 5-706.20
–– durch Umsteigen vaginal – offen chirurgisch 5-706.22
–– laparoskopisch 5-706.23
–– vaginal 5-706.21
– koronar
–– erworben 5-369.2
–– perkutan-transluminal 8-837.9
– Labyrinth 5-209.4♦
– Larynx 5-315.1
– Lungenparenchym
–– offen 5-334.7♦
–– thorakoskopisch 5-334.8♦
– Mastoid 5-209.5♦
– Mundboden 5-274.2
– Nase 5-219.0
– Nasennebenhöhle 5-225.x♦ ►

Fistelverschluss *(Forts.)*
– Niere
–– abdominal, offen 5-557.21♦
–– laparoskopisch 5-557.23♦
–– lumbal, offen 5-557.20♦
–– thorakoabdominal 5-557.22♦
– ösophagotracheal, chirurgisch angelegt 5-429.n
– oroantral 5-225.5♦
– perineorektal 5-486.2
– perineosigmoidal, offen 5-467.13
– Perineum 5-716.5
– Pharynx 5-294.1
– Rekonstruktion, Ösophaguspassage
–– retropleural, mit ösophago-ösophagealer Anastomose, bei Atresie 5-428.1
–– transpleural, mit ösophago-ösophagealer Anastomose, bei Atresie 5-428.1
– rektokutan 5-486.2
– rektolabial 5-486.2
– rektovaginal
–– abdominal, offen 5-706.20
–– durch Umsteigen vaginal – offen chirurgisch 5-706.22
–– laparoskopisch 5-706.23
–– vaginal 5-706.21
– rektovulvär 5-486.2
– Rückenmark 5-036.5
– Rückenmarkhäute 5-036.5
– Speicheldrüse 5-263.10♦
– Speicheldrüsenausführungsgang 5-263.11♦
– Trachea 5-316.1
– transvesikal, vesikovaginal 5-706.42
– ureterokutan
–– laparoskopisch 5-568.21♦
–– offen 5-568.20♦
– ureterovaginal
–– abdominal, offen 5-706.30
–– durch Umsteigen vaginal – offen chirurgisch 5-706.32
–– laparoskopisch 5-706.33
–– vaginal 5-706.31
– urethrokutan 5-584.3
– urethrorektal 5-584.4
– urethrovaginal
–– abdominal, offen 5-706.50
–– durch Umsteigen vaginal – offen chirurgisch 5-706.52
–– laparoskopisch 5-706.53
–– vaginal 5-706.51
– Uterus
–– abdominal, offen 5-695.20
–– durch Umsteigen
––– endoskopisch – offen chirurgisch 5-695.23
––– vaginal – offen chirurgisch 5-695.24
–– endoskopisch 5-695.22
–– laparoskopisch 5-695.22
–– vaginal 5-695.25
––– laparoskopisch assistiert 5-695.21
– Vagina
–– abdominal, offen 5-706.60 ►

Fistelverschluss *(Forts.)*
~ Vagina *(Forts.)*
–– durch Umsteigen vaginal – offen chirurgisch 5-706.62
–– laparoskopisch 5-706.63
–– vaginal 5-706.61
– vesikokutan
–– laparoskopisch 5-578.21
–– offen 5-578.20
– vesikovaginal
–– abdominal 5-706.40
–– durch Umsteigen
––– vaginal – offen chirurgisch 5-706.44
––– vesikal – offen chirurgisch 5-706.44
–– laparoskopisch 5-706.43
–– offen 5-706.40
–– vaginal 5-706.41
– Vulva 5-716.5
– zäkosigmoidal, offen 5-467.13
– zum Urogenitaltrakt, mit
–– Anorektoplastik, sagittal
––– laparoskopisch, posterior, bei Analatresie 5-495.22
––– offen, posterior, bei Analatresie 5-495.20
––– perineal, posterior, bei Analatresie 5-495.21
–– PSARP [Posteriore sagittale Anorektoplastik]
––– laparoskopisch, bei Analatresie 5-495.22
––– offen, bei Analatresie 5-495.20
––– perineal, bei Analatresie 5-495.21

Fistulektomie
– Appendix 5-479.x
– Kornea 5-123.x♦
– nasolabial 5-219.0
– nasopharyngeal 5-219.0
– oronasal 5-219.0
– Speicheldrüse 5-263.10♦
– Speicheldrüsenausführungsgang 5-263.11♦
– Tränendrüse 5-081.0♦
– Tränensack 5-085.2♦

Fistulographie 3-13m

Fixateur externe
– Entfernung
–– Beckenknochen 5-787.9d
–– Femur
––– distal 5-787.9h♦
––– proximal 5-787.9f♦
––– Schaft 5-787.9g♦
–– Fibula
––– distal 5-787.9r♦
––– proximal 5-787.9p♦
––– Schaft 5-787.9q♦
–– Humerus
––– distal 5-787.93♦
––– proximal 5-787.91♦
––– Schaft 5-787.92♦
–– Kalkaneus 5-787.9t♦
–– Karpus 5-787.9a♦
–– Klavikula 5-787.90♦
–– Metakarpus 5-787.9b♦
–– Metatarsus 5-787.9v♦
–– Patella 5-787.9j♦ ►

Fixateur externe *(Forts.)*
~ Entfernung *(Forts.)*
-- Phalangen
--- Fuß 5-787.9w♦
--- Hand 5-787.9c♦
-- Radius
--- distal 5-787.96♦
--- proximal 5-787.94♦
--- Schaft 5-787.95♦
-- Schenkelhals 5-787.9e♦
-- Skapula 5-787.9z♦
-- Talus 5-787.9s♦
-- Tarsus 5-787.9u♦
-- Tibia
--- distal 5-787.9n♦
--- proximal 5-787.9k♦
--- Schaft 5-787.9m♦
-- Ulna
--- distal 5-787.99♦
--- proximal 5-787.97♦
--- Schaft 5-787.98♦
- Osteosynthese, Knochen *[nur Zusatzkode!]* 5-786.8
- Reosteosynthese, bei Revision, Osteosynthesematerial
-- Beckenknochen 5-78a.8d
-- Femur
--- distal 5-78a.8h♦
--- proximal 5-78a.8f♦
--- Schaft 5-78a.8g♦
-- Fibula
--- distal 5-78a.8r♦
--- proximal 5-78a.8p♦
--- Schaft 5-78a.8q♦
-- Humerus
--- distal 5-78a.83♦
--- proximal 5-78a.81♦
--- Schaft 5-78a.82♦
-- Kalkaneus 5-78a.8t♦
-- Karpus 5-78a.8a♦
-- Klavikula 5-78a.80♦
-- Metakarpus 5-78a.8b♦
-- Metatarsus 5-78a.8v♦
-- Patella 5-78a.8j♦
-- Phalangen
--- Fuß 5-78a.8w♦
--- Hand 5-78a.8c♦
-- Radius
--- distal 5-78a.86♦
--- proximal 5-78a.84♦
--- Schaft 5-78a.85♦
-- Schenkelhals 5-78a.8e♦
-- Skapula 5-78a.8z♦
-- Talus 5-78a.8s♦
-- Tarsus 5-78a.8u♦
-- Tibia
--- distal 5-78a.8n♦
--- proximal 5-78a.8k♦
--- Schaft 5-78a.8m♦
-- Ulna
--- distal 5-78a.89♦ ►

Fixateur externe *(Forts.)*
~ Reosteosynthese, bei Revision, Osteosynthesematerial *(Forts.)*
~~ Ulna *(Forts.)*
--- proximal 5-78a.87♦
--- Schaft 5-78a.88♦
- Reposition
-- geschlossen
--- Epiphysenlösung
---- Beckenknochen 5-790.6d
----- mit interner Osteosynthese 5-790.dd
---- Femur
----- distal 5-790.6h♦
------ mit interner Osteosynthese 5-790.dh♦
----- proximal 5-790.6f♦
------ mit interner Osteosynthese 5-790.df♦
---- Fibula
----- distal 5-790.6r♦
------ mit interner Osteosynthese 5-790.dr♦
----- proximal 5-790.6p♦
------ mit interner Osteosynthese 5-790.dp♦
---- Humerus
----- distal 5-790.63♦
------ mit interner Osteosynthese 5-790.d3♦
----- proximal 5-790.61♦
------ mit interner Osteosynthese 5-790.d1♦
---- Kalkaneus 5-790.6t♦
----- mit interner Osteosynthese 5-790.dt♦
---- Klavikula 5-790.60♦
----- mit interner Osteosynthese 5-790.d0♦
---- Metakarpus 5-790.6b♦
----- mit interner Osteosynthese 5-790.db♦
---- Metatarsus 5-790.6v♦
----- mit interner Osteosynthese 5-790.dv♦
---- Phalangen
----- Fuß 5-790.6w♦
------ mit interner Osteosynthese 5-790.dw♦
----- Hand 5-790.6c♦
------ mit interner Osteosynthese 5-790.dc♦
---- Radius
----- distal 5-790.66♦
------ mit interner Osteosynthese 5-790.d6♦
----- proximal 5-790.64♦
------ mit interner Osteosynthese 5-790.d4♦
---- Skapula 5-790.6z♦
----- mit interner Osteosynthese 5-790.dz♦
---- Talus 5-790.6s♦
----- mit interner Osteosynthese 5-790.ds♦
---- Tarsus 5-790.6u♦
----- mit interner Osteosynthese 5-790.du♦
---- Tibia
----- distal 5-790.6n♦
------ mit interner Osteosynthese 5-790.dn♦
----- proximal 5-790.6k♦
------ mit interner Osteosynthese 5-790.dk♦
---- Ulna
----- distal 5-790.69♦
------ mit interner Osteosynthese 5-790.d9♦
----- proximal 5-790.67♦
------ mit interner Osteosynthese 5-790.d7♦ ►

F

Fixateur externe *(Forts.)*
~ Reposition *(Forts.)*
~~ geschlossen *(Forts.)*
––– Fraktur
–––– Beckenknochen 5-790.6d
––––– mit interner Osteosynthese 5-790.dd
–––– Femur
––––– distal 5-790.6h♦
–––––– mit interner Osteosynthese 5-790.dh♦
––––– proximal 5-790.6f♦
–––––– mit interner Osteosynthese 5-790.df♦
––––– Schaft 5-790.6g♦
–––––– mit interner Osteosynthese 5-790.dg♦
–––– Fibula
––––– distal 5-790.6r♦
–––––– mit interner Osteosynthese 5-790.dr♦
––––– proximal 5-790.6p♦
–––––– mit interner Osteosynthese 5-790.dp♦
––––– Schaft 5-790.6q♦
–––––– mit interner Osteosynthese 5-790.dq♦
–––– Humerus
––––– distal 5-790.63♦
–––––– mit interner Osteosynthese 5-790.d3♦
––––– proximal 5-790.61♦
–––––– mit interner Osteosynthese 5-790.d1♦
––––– Schaft 5-790.62♦
–––––– mit interner Osteosynthese 5-790.d2♦
–––– Kalkaneus 5-790.6t♦
––––– mit interner Osteosynthese 5-790.dt♦
–––– Karpus 5-790.6a♦
––––– mit interner Osteosynthese 5-790.da♦
–––– Klavikula 5-790.60♦
––––– mit interner Osteosynthese 5-790.d0♦
–––– Metakarpus 5-790.6b♦
––––– mit interner Osteosynthese 5-790.db♦
–––– Metatarsus 5-790.6v♦
––––– mit interner Osteosynthese 5-790.dv♦
–––– Patella 5-790.6j♦
––––– mit interner Osteosynthese 5-790.dj♦
–––– Phalangen
––––– Fuß 5-790.6w♦
–––––– mit interner Osteosynthese 5-790.dw♦
––––– Hand 5-790.6c♦
–––––– mit interner Osteosynthese 5-790.dc♦
–––– Radius
––––– distal 5-790.66♦
–––––– mit interner Osteosynthese 5-790.d6♦
––––– proximal 5-790.64♦
–––––– mit interner Osteosynthese 5-790.d4♦
––––– Schaft 5-790.65♦
–––––– mit interner Osteosynthese 5-790.d5♦
–––– Schenkelhals 5-790.6e♦
––––– mit interner Osteosynthese 5-790.de♦
–––– Skapula 5-790.6z♦
––––– mit interner Osteosynthese 5-790.dz♦
–––– Talus 5-790.6s♦
––––– mit interner Osteosynthese 5-790.ds♦
–––– Tarsus 5-790.6u♦
––––– mit interner Osteosynthese
5-790.du♦ ►

Fixateur externe *(Forts.)*
~ Reposition *(Forts.)*
~~ geschlossen *(Forts.)*
~~~ Fraktur *(Forts.)*
–––– Tibia
––––– distal 5-790.6n♦
–––––– mit interner Osteosynthese 5-790.dn♦
––––– proximal 5-790.6k♦
–––––– mit interner Osteosynthese 5-790.dk♦
––––– Schaft 5-790.6m♦
–––––– mit interner Osteosynthese 5-790.dm♦
–––– Ulna
––––– distal 5-790.69♦
–––––– mit interner Osteosynthese 5-790.d9♦
––––– proximal 5-790.67♦
–––––– mit interner Osteosynthese 5-790.d7♦
––––– Schaft 5-790.68♦
–––––– mit interner Osteosynthese 5-790.d8♦
––– Luxation
–––– Akromioklavikulargelenk 5-79a.61♦
––––– mit interner Osteosynthese 5-79a.71♦
–––– Ellenbogengelenk 5-79a.6t♦
–––– Handgelenk 5-79a.67♦
––––– mit interner Osteosynthese 5-79a.77♦
–––– Handwurzelgelenk 5-79a.6a♦
––––– mit interner Osteosynthese 5-79a.7a♦
–––– Hüftgelenk 5-79a.6g♦
––––– mit interner Osteosynthese 5-79a.7g♦
–––– Humeroglenoidalgelenk 5-79a.60♦
––––– mit interner Osteosynthese 5-79a.70♦
–––– Humeroulnargelenk 5-79a.64♦
––––– mit interner Osteosynthese 5-79a.74♦
–––– Iliosakralgelenk 5-79a.6e♦
––––– mit interner Osteosynthese 5-79a.7e♦
–––– Interphalangealgelenk 5-79a.6d♦
––––– mit interner Osteosynthese 5-79a.7d♦
–––– Karpometakarpalgelenk 5-79a.6b♦
––––– mit interner Osteosynthese 5-79a.7b♦
–––– Kniegelenk 5-79a.6h♦
––––– mit interner Osteosynthese 5-79a.7h♦
–––– Metakarpophalangealgelenk 5-79a.6c♦
––––– mit interner Osteosynthese 5-79a.7c♦
–––– Metatarsophalangealgelenk 5-79a.6q♦
––––– mit interner Osteosynthese 5-79a.7q♦
–––– Radiokarpalgelenk 5-79a.68♦
––––– mit interner Osteosynthese 5-79a.78♦
–––– Radioulnargelenk
––––– distal 5-79a.66♦
–––––– mit interner Osteosynthese 5-79a.76♦
––––– proximal 5-79a.65♦
–––––– mit interner Osteosynthese 5-79a.75♦
–––– Sprunggelenk
––––– oberes 5-79a.6k♦
–––––– mit interner Osteosynthese 5-79a.7k♦
––––– unteres 5-79a.6m♦
–––––– mit interner Osteosynthese 5-79a.7m♦
–––– Sternoklavikulargelenk 5-79a.63♦
––––– mit interner Osteosynthese 5-79a.73♦
–––– Symphyse 5-79a.6f
––––– mit interner Osteosynthese 5-79a.7f ►
~~~

Fixateur externe *(Forts.)*
~ Reposition *(Forts.)*
~~ geschlossen *(Forts.)*
~~~ Luxation *(Forts.)*
---- Tarsalgelenk 5-79a.6n♦
----- mit interner Osteosynthese 5-79a.7n♦
---- Tarsometatarsalgelenk 5-79a.6p♦
----- mit interner Osteosynthese 5-79a.7p♦
---- Thorakoskapulargelenk 5-79a.62♦
----- mit interner Osteosynthese 5-79a.72♦
---- Tibiofibulargelenk, proximal 5-79a.6j♦
----- mit interner Osteosynthese 5-79a.7j♦
---- Ulnokarpalgelenk 5-79a.69♦
----- mit interner Osteosynthese 5-79a.79♦
---- Zehengelenk 5-79a.6r♦
----- mit interner Osteosynthese 5-79a.7r♦
-- offen
--- Fraktur
---- Beckenrand 5-798.6
---- Beckenring 5-798.6
---- Femur
----- distal 5-793.6h♦
------ mit interner Osteosynthese 5-793.7h♦
----- proximal 5-793.6f♦
------ mit interner Osteosynthese 5-793.7f♦
----- Schaft 5-791.8g♦
------ mit interner Osteosynthese 5-791.dg♦
---- Fibula
----- distal 5-793.6r♦
------ mit interner Osteosynthese 5-793.7r♦
----- proximal 5-793.6p♦
------ mit interner Osteosynthese 5-793.7p♦
----- Schaft 5-791.8q♦
------ mit interner Osteosynthese 5-791.dq♦
---- Humerus
----- distal 5-793.63♦
------ mit interner Osteosynthese 5-793.73♦
----- proximal 5-793.61♦
------ mit interner Osteosynthese 5-793.71♦
----- Schaft 5-791.82♦
------ mit interner Osteosynthese 5-791.d2♦
---- Kalkaneus 5-797.4t♦
----- mit interner Osteosynthese 5-797.5t♦
---- Karpus 5-795.4a♦
----- mit interner Osteosynthese 5-795.5a♦
---- Klavikula 5-795.40♦
----- mit interner Osteosynthese 5-795.50♦
---- Metakarpus 5-795.4b♦
----- mit interner Osteosynthese 5-795.5b♦
---- Metatarsus 5-795.4v♦
----- mit interner Osteosynthese 5-795.5v♦
---- Patella 5-793.6j♦
----- mit interner Osteosynthese 5-793.7j♦
---- Phalangen
----- Fuß 5-795.4w♦
------ mit interner Osteosynthese 5-795.5w♦
----- Hand 5-795.4c♦
------ mit interner Osteosynthese 5-795.5c♦ ▶

Fixateur externe *(Forts.)*
~ Reposition *(Forts.)*
~~ offen *(Forts.)*
~~~ Fraktur *(Forts.)*
---- Radius
----- distal 5-793.66♦
------ mit interner Osteosynthese 5-793.76♦
----- proximal 5-793.64♦
------ mit interner Osteosynthese 5-793.74♦
----- Schaft 5-791.85♦
------ mit interner Osteosynthese 5-791.d5♦
---- Schenkelhals 5-793.6e♦
----- mit interner Osteosynthese 5-793.7e♦
---- Skapula 5-795.4z♦
----- mit interner Osteosynthese 5-795.5z♦
---- Talus 5-797.4s♦
----- mit interner Osteosynthese 5-797.5s♦
---- Tarsus 5-795.4u♦
----- mit interner Osteosynthese 5-795.5u♦
---- Tibia
----- distal 5-793.6n♦
------ mit interner Osteosynthese 5-793.7n♦
----- proximal 5-793.6k♦
------ mit interner Osteosynthese 5-793.7k♦
----- Schaft 5-791.8m♦
------ mit interner Osteosynthese 5-791.dm♦
---- Ulna
----- distal 5-793.69♦
------ mit interner Osteosynthese 5-793.79♦
----- proximal 5-793.67♦
------ mit interner Osteosynthese 5-793.77♦
----- Schaft 5-791.88♦
------ mit interner Osteosynthese 5-791.d8♦
--- Luxation
---- Akromioklavikulargelenk 5-79b.61♦
----- mit interner Osteosynthese 5-79b.71♦
---- Ellenbogengelenk 5-79b.6t♦
---- Handgelenk 5-79b.67♦
----- mit interner Osteosynthese 5-79b.77♦
---- Handwurzelgelenk 5-79b.6a♦
----- mit interner Osteosynthese 5-79b.7a♦
---- Hüftgelenk 5-79b.6g♦
---- Humeroglenoidalgelenk 5-79b.60♦
----- mit interner Osteosynthese 5-79b.70♦
---- Humeroulnargelenk 5-79b.64♦
----- mit interner Osteosynthese 5-79b.74♦
---- Iliosakralgelenk 5-79b.6e♦
----- mit interner Osteosynthese 5-79b.7e♦
---- Interphalangealgelenk 5-79b.6d♦
----- mit interner Osteosynthese 5-79b.7d♦
---- Karpometakarpalgelenk 5-79b.6b♦
----- mit interner Osteosynthese 5-79b.7b♦
---- Kniegelenk 5-79b.6h♦
---- Metakarpophalangealgelenk 5-79b.6c♦
----- mit interner Osteosynthese 5-79b.7c♦
---- Metatarsophalangealgelenk 5-79b.6q♦
---- Radiokarpalgelenk 5-79b.68♦
----- mit interner Osteosynthese 5-79b.78♦ ▶

F

Fixateur externe *(Forts.)*
~ Reposition *(Forts.)*
~~ offen *(Forts.)*
~~~ Luxation *(Forts.)*
–––– Radioulnargelenk
––––– distal 5-79b.66♦
–––––– mit interner Osteosynthese 5-79b.76♦
––––– proximal 5-79b.65♦
–––––– mit interner Osteosynthese 5-79b.75♦
–––– Sprunggelenk
––––– oberes 5-79b.6k♦
––––– unteres 5-79b.6m♦
–––––– mit interner Osteosynthese 5-79b.7m♦
–––– Sternoklavikulargelenk 5-79b.63♦
––––– mit interner Osteosynthese 5-79b.73♦
–––– Symphyse 5-79b.6f
––––– mit interner Osteosynthese 5-79b.7f
–––– Tarsalgelenk 5-79b.6n♦
––––– mit interner Osteosynthese 5-79b.7n♦
–––– Tarsometatarsalgelenk 5-79b.6p♦
––––– mit interner Osteosynthese 5-79b.7p♦
–––– Thorakoskapulargelenk 5-79b.62♦
––––– mit interner Osteosynthese 5-79b.72♦
–––– Tibiofibulargelenk, proximal 5-79b.6j♦
–––– Ulnokarpalgelenk 5-79b.69♦
––––– mit interner Osteosynthese 5-79b.79♦
–––– Zehengelenk 5-79b.6r♦
––– Mehrfragment-Fraktur
–––– Femur
––––– distal 5-794.5h♦
–––––– mit interner Osteosynthese 5-794.6h♦
––––– proximal 5-794.5f♦
–––––– mit interner Osteosynthese 5-794.6f♦
––––– Schaft 5-792.8g♦
–––– Fibula
––––– distal 5-794.5r♦
–––––– mit interner Osteosynthese 5-794.6r♦
––––– proximal 5-794.5p♦
–––––– mit interner Osteosynthese 5-794.6p♦
––––– Schaft 5-792.8q♦
–––– Hand, Phalangen, mit interner Osteosynthese 5-796.4c♦
–––– Humerus
––––– distal 5-794.53♦
–––––– mit interner Osteosynthese 5-794.63♦
––––– proximal 5-794.51♦
–––––– mit interner Osteosynthese 5-794.61♦
––––– Schaft 5-792.82♦
–––– Karpus 5-796.3a♦
––––– mit interner Osteosynthese 5-796.4a♦
–––– Klavikula 5-796.30♦
––––– mit interner Osteosynthese 5-796.40♦
–––– Metakarpus 5-796.3b♦
––––– mit interner Osteosynthese 5-796.4b♦
–––– Metatarsus 5-796.3v♦
––––– mit interner Osteosynthese 5-796.4v♦
–––– Patella 5-794.5j♦
––––– mit interner Osteosynthese 5-794.6j♦ ►

Fixateur externe *(Forts.)*
~ Reposition *(Forts.)*
~~ offen *(Forts.)*
~~~ Mehrfragment-Fraktur *(Forts.)*
–––– Phalangen
––––– Fuß 5-796.3w♦
–––––– mit interner Osteosynthese 5-796.4w♦
––––– Hand 5-796.3c♦
–––– Radius
––––– distal 5-794.56♦
–––––– mit interner Osteosynthese 5-794.66♦
––––– proximal 5-794.54♦
–––––– mit interner Osteosynthese 5-794.64♦
––––– Schaft 5-792.85♦
–––– Schenkelhals 5-794.5e♦
––––– mit interner Osteosynthese 5-794.6e♦
–––– Skapula 5-796.3z♦
––––– mit interner Osteosynthese 5-796.4z♦
–––– Tarsus 5-796.3u♦
––––– mit interner Osteosynthese 5-796.4u♦
–––– Tibia
––––– distal 5-794.5n♦
–––––– mit interner Osteosynthese 5-794.6n♦
––––– proximal 5-794.5k♦
–––––– mit interner Osteosynthese 5-794.6k♦
––––– Schaft 5-792.8m♦
–––– Ulna
––––– distal 5-794.59♦
–––––– mit interner Osteosynthese 5-794.69♦
––––– proximal 5-794.57♦
–––––– mit interner Osteosynthese 5-794.67♦
––––– Schaft 5-792.88♦
– Transfixation, Fraktur, Hüftgelenk 5-799.8♦
– Versorgung, offen, Sprengung, Symphyse 5-798.6
– zur Osteosynthese, Wirbelsäule
–– 1 Segment 5-83b.80
–– 2 Segmente 5-83b.81
–– 3 Segmente 5-83b.82
–– 4 Segmente 5-83b.84
–– 5 Segmente 5-83b.85
–– 6 Segmente 5-83b.86
–– 7 bis 10 Segmente 5-83b.87
–– 11 oder mehr Segmente 5-83b.88
Fixateur externe mit interner Osteosynthese, Reposition
– geschlossen, Luxation, Ellenbogengelenk 5-79a.7t♦
– offen, Luxation, Ellenbogengelenk 5-79b.7t♦
Fixateur interne
– Reposition, offen, Fraktur
–– Beckenrand 5-798.7
–– Beckenring 5-798.7
– Versorgung, offen, Sprengung, Symphyse 5-798.7
Fixation
– Akromioklavikulargelenk, perkutan, temporär 5-809.41♦ ►

Fixation *(Forts.)*
– Dünndarm, an der rechten Bauchwandseite, Dickdarm, an der linken Bauchwandseite
–– durch Umsteigen laparoskopisch – offen chirurgisch 5-469.52
–– laparoskopisch 5-469.51
–– offen 5-469.50
– durch
–– Draht, Naht, Bandapparat, Klavikula, offen 5-807.6♦
–– Schraube, Naht, Bandapparat, Klavikula, offen 5-807.6♦
– Ellenbogengelenk
–– perkutan, temporär 5-809.4t♦
–– temporär, offen 5-809.2t♦
– extern, Reposition, offen
–– Fraktur
––– Corpus mandibulae 5-764.10♦
––– Jochbeinkörper, und Jochbogen 5-760.60♦
––– Jochbogen 5-760.40♦
––– Maxilla 5-761.10
––– Mittelgesicht, zentrolateral 5-762.10
––– Nasoethmoid 5-761.40
––– Processus alveolaris mandibulae 5-764.40
––– Processus alveolaris maxillae 5-761.30
––– Processus articularis mandibulae 5-765.70♦
––– R. mandibulae 5-765.30♦
–– Mehrfragment-Fraktur
––– Corpus mandibulae 5-764.20♦
––– Mittelgesicht, zentrolateral 5-763.10
–––– und
––––– andere 5-763.70
––––– lateral 5-763.30
––––– zentral 5-763.50
––– R. mandibulae 5-765.40♦
–– transoral
––– Fraktur
–––– Processus articularis mandibulae 5-765.60♦
–––– R. mandibulae 5-765.10♦
––– Mehrfragment-Fraktur, R. mandibulae 5-765.20♦
– Fragment
–– mit Spongiosaplastik, subchondral
––– Akromioklavikulargelenk, offen 5-801.41♦
––– Ellenbogengelenk, offen 5-801.4t♦
––– Handgelenk, offen 5-801.47♦
––– Hüftgelenk, offen 5-801.4g♦
––– Humeroglenoidalgelenk, offen 5-801.40♦
––– Humeroradialgelenk, offen 5-801.4s♦
––– Humeroulnargelenk, offen 5-801.44♦
––– Iliosakralgelenk, offen 5-801.4e♦
––– Kniegelenk, offen 5-801.4h♦
––– Metatarsophalangealgelenk, offen 5-801.4q♦
––– Radioulnargelenk
–––– distal, offen 5-801.46♦
–––– proximal, offen 5-801.45♦
––– Sprunggelenk
–––– oberes, offen 5-801.4k♦
–––– unteres, offen 5-801.4m♦ ►

Fixation *(Forts.)*
~ Fragment *(Forts.)*
~~ mit Spongiosaplastik, subchondral *(Forts.)*
––– Symphyse, offen 5-801.4f
––– Tarsalgelenk, offen 5-801.4n♦
––– Tarsometatarsalgelenk, offen 5-801.4p♦
––– Tibiofibulargelenk, proximal, offen 5-801.4j♦
––– Ulnokarpalgelenk, offen 5-801.49♦
––– Zehengelenk, offen 5-801.4r♦
–– zur Spongiosaplastik, subchondral, offen
––– Radiokarpalgelenk 5-801.48♦
––– Sternoklavikulargelenk 5-801.43♦
– Gelenk, Hand, sonstige, temporär 5-849.1♦
– Gerät, kieferorthopädisch, operativ 5-249.2
– Gewichte, Augenlid 5-099.0♦
– Glenoid, bei Kapselraffung, Schultergelenk, arthroskopisch, durch Naht 5-814.5♦
– Handgelenk
–– perkutan, temporär 5-809.47♦
–– temporär, offen 5-809.27♦
– Hüftgelenk
–– perkutan, temporär 5-809.4g♦
–– temporär, offen 5-809.2g♦
– Humeroglenoidalgelenk
–– perkutan, temporär 5-809.40♦
–– temporär, offen 5-809.20♦
– Humeroradialgelenk
–– perkutan, temporär 5-809.4s♦
–– temporär, offen 5-809.2s♦
– Humeroulnargelenk
–– perkutan, temporär 5-809.44♦
–– temporär 5-809.24♦
– Iliosakralgelenk
–– perkutan, temporär 5-809.4e♦
–– temporär, offen 5-809.2e♦
– interligamentär, bei Rekonstruktion
–– Band
––– Handwurzelgelenk, anderes, plastisch, mit autogenem Material 5-841.72♦
––– Metakarpophalangealgelenk, Daumen, plastisch, mit autogenem Material 5-841.75♦
––– Mittelhand, plastisch, mit autogenem Material 5-841.73♦
–– Radiokarpalband, plastisch, mit autogenem Material 5-841.70♦
–– Retinaculum flexorum, plastisch, mit autogenem Material 5-841.71♦
– Kniegelenk
–– perkutan, temporär 5-809.4h♦
–– temporär, offen 5-809.2h♦
– Latham-Apparat, operativ 5-249.2
– Metatarsophalangealgelenk
–– perkutan, temporär 5-809.4q♦
–– temporär, offen 5-809.2q♦
– Netzhaut, durch
–– Cerclage 5-152.2♦
–– Endotamponade 5-154.3♦
–– Gastamponade 5-154.3♦
–– Kryopexie 5-154.0♦
–– Laserretinopexie 5-154.2♦ ►

Fixation *(Forts.)*
~ Netzhaut, durch *(Forts.)*
–– permanente Plombe 5-152.0♦
–– schwere Flüssigkeiten 5-154.4♦
–– temporäre Plombe 5-152.1♦
– operativ, Gaumenplatte 5-249.3
– Radiokarpalgelenk
–– perkutan, temporär 5-809.48♦
–– temporär, offen 5-809.28♦
– Radioulnargelenk
–– distal
––– perkutan, temporär 5-809.46♦
––– temporär, offen 5-809.26♦
–– proximal
––– perkutan, temporär 5-809.45♦
––– temporär, offen 5-809.25♦
– Scheide, lateral, bei Urethrokolposuspension
–– paraurethral
––– abdominal, offen
–––– mit alloplastischem Material 5-595.21
–––– ohne alloplastisches Material 5-595.20
––– laparoskopisch
–––– mit alloplastischem Material 5-595.23
–––– ohne alloplastisches Material 5-595.22
––– offen
–––– mit alloplastischem Material 5-595.21
–––– ohne alloplastisches Material 5-595.20
––– vaginal
–––– mit alloplastischem Material 5-595.25
–––– ohne alloplastisches Material 5-595.24
–– retropubisch
––– abdominal, offen
–––– mit alloplastischem Material 5-595.21
–––– ohne alloplastisches Material 5-595.20
––– laparoskopisch
–––– mit alloplastischem Material 5-595.23
–––– ohne alloplastisches Material 5-595.22
––– offen
–––– mit alloplastischem Material 5-595.21
–––– ohne alloplastisches Material 5-595.20
––– vaginal
–––– mit alloplastischem Material 5-595.25
–––– ohne alloplastisches Material 5-595.24
– Scheidenstumpf
–– abdominal, offen
––– mit alloplastischem Material, mit
–––– beidseitiger Fixation am Lig. pectineale
––––– mit tiefer Netzeinlage 5-704.4r
––––– ohne tiefe Netzeinlage 5-704.4q
–––– lateraler Fixation am Lig. sacrouterinum 5-704.49
–––– medianer Fixation am
––––– Os sacrum 5-704.48
––––– Promontorium 5-704.48
––– ohne alloplastisches Material, mit
–––– lateraler Fixation am Lig. sacrouterinum 5-704.47
–––– medianer Fixation am
––––– Os sacrum 5-704.46
––––– Promontorium 5-704.46 ►

Fixation *(Forts.)*
~ Scheidenstumpf *(Forts.)*
–– durch Umsteigen
––– laparoskopisch – offen chirurgisch
–––– mit alloplastischem Material 5-704.4m
––––– mit beidseitiger Fixation am Lig. pectineale
–––––– mit tiefer Netzeinlage 5-704.4v
–––––– ohne tiefe Netzeinlage 5-704.4u
–––– ohne alloplastisches Material 5-704.4h
––– vaginal – laparoskopisch
–––– mit alloplastischem Material 5-704.4p
–––– ohne alloplastisches Material 5-704.4k
––– vaginal – offen chirurgisch
–––– mit alloplastischem Material 5-704.4n
–––– ohne alloplastisches Material 5-704.4j
–– laparoskopisch
––– mit alloplastischem Material, mit
–––– beidseitiger Fixation am Lig. pectineale
––––– mit tiefer Netzeinlage 5-704.4t
––––– ohne tiefe Netzeinlage 5-704.4s
–––– lateraler Fixation am Lig. sacrouterinum 5-704.4d
–––– medianer Fixation am
––––– Os sacrum 5-704.4c
––––– Promontorium 5-704.4c
––– ohne alloplastisches Material, mit
–––– lateraler Fixation am Lig. sacrouterinum 5-704.4b
–––– medianer Fixation am
––––– Os sacrum 5-704.4a
––––– Promontorium 5-704.4a
–– offen
––– mit alloplastischem Material, mit
–––– beidseitiger Fixation am Lig. pectineale
––––– mit tiefer Netzeinlage 5-704.4r
––––– ohne tiefe Netzeinlage 5-704.4q
–––– lateraler Fixation am Lig. sacrouterinum 5-704.49
–––– medianer Fixation am
––––– Os sacrum 5-704.48
––––– Promontorium 5-704.48
––– ohne alloplastisches Material, mit
–––– lateraler Fixation am Lig. sacrouterinum 5-704.47
–––– medianer Fixation am
––––– Os sacrum 5-704.46
––––– Promontorium 5-704.46
–– vaginal
––– mit alloplastischem Material 5-704.4g
–––– mit Fixation am
––––– Lig. sacrospinale 5-704.4g
––––– Lig. sacrotuberale 5-704.4g
––––– Lig. sacrouterinum 5-704.4g
––– ohne alloplastisches Material, mit Fixation am
–––– Lig. sacrospinale 5-704.4f
–––– Lig. sacrotuberale 5-704.4f
–––– Lig. sacrouterinum 5-704.4e ►

Fixation *(Forts.)*
– Sprunggelenk
–– oberes
––– perkutan, temporär 5-809.4k♦
––– temporär, offen 5-809.2k♦
–– unteres
––– perkutan, temporär 5-809.4m♦
––– temporär, offen 5-809.2m♦
– Sternoklavikulargelenk
–– perkutan, temporär 5-809.43♦
–– temporär, offen 5-809.23♦
– Stimmlippe, lateral, von außen 5-315.9
– Symphyse
–– perkutan, temporär 5-809.4f
–– temporär, offen 5-809.2f
– Tarsalgelenk
–– perkutan, temporär 5-809.4n♦
–– temporär, offen 5-809.2n♦
– Tarsometatarsalgelenk
–– perkutan, temporär 5-809.4p♦
–– temporär, offen 5-809.2p♦
– Thorakoskapulargelenk
–– perkutan, temporär 5-809.42♦
–– temporär, offen 5-809.22♦
– Tibiofibulargelenk, proximal
–– perkutan, temporär 5-809.4j♦
–– temporär, offen 5-809.2j♦
– transossär, bei Rekonstruktion
–– Band
––– Handwurzelgelenk, anderes, plastisch, mit autogenem Material 5-841.82♦
––– Metakarpophalangealgelenk, Daumen, plastisch, mit autogenem Material 5-841.85♦
–– Radiokarpalband, plastisch, mit autogenem Material 5-841.80♦
– Ulnokarpalgelenk
–– perkutan, temporär 5-809.49♦
–– temporär, offen 5-809.29♦
– Uterus
–– abdominal, offen
––– mit alloplastischem Material, mit
–––– beidseitiger Fixation am Lig. pectineale
––––– mit tiefer Netzeinlage 5-704.6j
––––– ohne tiefe Netzeinlage 5-704.6h
–––– lateraler Fixation am Lig. sacrouterinum 5-704.63
–––– medianer Fixation am
––––– Os sacrum 5-704.62
––––– Promontorium 5-704.62
––– ohne alloplastisches Material, mit
–––– lateraler Fixation am Lig. sacrouterinum 5-704.61
–––– medianer Fixation am
––––– Os sacrum 5-704.60
––––– Promontorium 5-704.60
–– durch Umsteigen
––– laparoskopisch – offen chirurgisch
–––– mit alloplastischem Material 5-704.6e
––––– mit beidseitiger Fixation am Lig. pectineale
–––––– mit tiefer Netzeinlage 5-704.6p ▶

Fixation *(Forts.)*
~ Uterus *(Forts.)*
~~ durch Umsteigen *(Forts.)*
~~~ laparoskopisch – offen chirurgisch *(Forts.)*
~~~~ mit alloplastischem Material 5-704.6e *(Forts.)*
~~~~~ mit beidseitiger Fixation am Lig. pectineale *(Forts.)*
–––––– ohne tiefe Netzeinlage 5-704.6n
–––– ohne alloplastisches Material 5-704.6b
––– vaginal – laparoskopisch
–––– mit alloplastischem Material 5-704.6g
–––– ohne alloplastisches Material 5-704.6d
––– vaginal – offen chirurgisch
–––– mit alloplastischem Material 5-704.6f
–––– ohne alloplastisches Material 5-704.6c
–– laparoskopisch
––– mit alloplastischem Material, mit
–––– beidseitiger Fixation am Lig. pectineale
––––– mit tiefer Netzeinlage 5-704.6m
––––– ohne tiefe Netzeinlage 5-704.6k
–––– lateraler Fixation am Lig. sacrouterinum 5-704.67
–––– medianer Fixation am
––––– Os sacrum 5-704.66
––––– Promontorium 5-704.66
––– ohne alloplastisches Material, mit
–––– lateraler Fixation am Lig. sacrouterinum 5-704.65
–––– medianer Fixation am
––––– Os sacrum 5-704.64
––––– Promontorium 5-704.64
–– offen
––– mit alloplastischem Material, mit
–––– beidseitiger Fixation am Lig. pectineale
––––– mit tiefer Netzeinlage 5-704.6j
––––– ohne tiefe Netzeinlage 5-704.6h
–––– lateraler Fixation am Lig. sacrouterinum 5-704.63
–––– medianer Fixation am
––––– Os sacrum 5-704.62
––––– Promontorium 5-704.62
––– ohne alloplastisches Material, mit
–––– lateraler Fixation am Lig. sacrouterinum 5-704.61
–––– medianer Fixation am
––––– Os sacrum 5-704.60
––––– Promontorium 5-704.60
–– vaginal
––– mit alloplastischem Material 5-704.6a
–––– mit Fixation am
––––– Lig. sacrospinale 5-704.6a
––––– Lig. sacrotuberale 5-704.6a
––––– Lig. sacrouterinum 5-704.6a
––– ohne alloplastisches Material, mit Fixation am
–––– Lig. sacrospinale 5-704.69
–––– Lig. sacrotuberale 5-704.69
–––– Lig. sacrouterinum 5-704.68
– Verbandplatte, Gebiss, Zahnfleisch, Alveolen, operativ 5-249.3 ▶

F
~~~~~

Fixation *(Forts.)*
– Zehengelenk
–– perkutan, temporär 5-809.4r♦
–– temporär, offen 5-809.2r♦
– Zervixstumpf
–– abdominal, offen
––– mit alloplastischem Material, mit
–––– beidseitiger Fixation am Lig. pectineale
––––– mit tiefer Netzeinlage 5-704.5r
––––– ohne tiefe Netzeinlage 5-704.5q
–––– lateraler Fixation am Lig. sacrouterinum 5-704.59
–––– medianer Fixation am
––––– Os sacrum 5-704.58
––––– Promontorium 5-704.58
––– ohne alloplastisches Material, mit
–––– lateraler Fixation am Lig. sacrouterinum 5-704.57
–––– medianer Fixation am
––––– Os sacrum 5-704.56
––––– Promontorium 5-704.56
–– durch Umsteigen
––– laparoskopisch – offen chirurgisch
–––– mit alloplastischem Material 5-704.5m
––––– mit beidseitiger Fixation am Lig. pectineale
–––––– mit tiefer Netzeinlage 5-704.5v
–––––– ohne tiefe Netzeinlage 5-704.5u
–––– ohne alloplastisches Material 5-704.5h
––– vaginal – laparoskopisch
–––– mit alloplastischem Material 5-704.5p
–––– ohne alloplastisches Material 5-704.5k
––– vaginal – offen chirurgisch
–––– mit alloplastischem Material 5-704.5n
–––– ohne alloplastisches Material 5-704.5j
–– laparoskopisch
––– mit alloplastischem Material, mit
–––– beidseitiger Fixation am Lig. pectineale
––––– mit tiefer Netzeinlage 5-704.5t
––––– ohne tiefe Netzeinlage 5-704.5s
–––– lateraler Fixation am Lig. sacrouterinum 5-704.5d
–––– medianer Fixation am
––––– Os sacrum 5-704.5c
––––– Promontorium 5-704.5c
––– ohne alloplastisches Material, mit
–––– lateraler Fixation am Lig. sacrouterinum 5-704.5b
–––– medianer Fixation am
––––– Os sacrum 5-704.5a
––––– Promontorium 5-704.5a
–– offen
––– mit alloplastischem Material, mit
–––– beidseitiger Fixation am Lig. pectineale
––––– mit tiefer Netzeinlage 5-704.5r
––––– ohne tiefe Netzeinlage 5-704.5q
–––– lateraler Fixation am Lig. sacrouterinum 5-704.59
–––– medianer Fixation am
––––– Os sacrum 5-704.58
––––– Promontorium 5-704.58 ►

Fixation *(Forts.)*
~ Zervixstumpf *(Forts.)*
~~ offen *(Forts.)*
––– ohne alloplastisches Material, mit
–––– lateraler Fixation am Lig. sacrouterinum 5-704.57
–––– medianer Fixation am
––––– Os sacrum 5-704.56
––––– Promontorium 5-704.56
–– vaginal
––– mit alloplastischem Material 5-704.5g
–––– mit Fixation am
––––– Lig. sacrospinale 5-704.5g
––––– Lig. sacrotuberale 5-704.5g
––––– Lig. sacrouterinum 5-704.5g
––– ohne alloplastisches Material, mit Fixation am
–––– Lig. sacrospinale 5-704.5f
–––– Lig. sacrotuberale 5-704.5f
–––– Lig. sacrouterinum 5-704.5e
– Ziliarkörper 5-139.4♦
Fixationsgerät, intermaxillär, Entfernung 5-769.6
Fixationsmaterial, Einbringen, Knochen bei Operation, Weichteilgewebe 5-869.2
Fixationsverfahren, Knochen, zur Stabilisierung, bei Verletzung, Syndesmose, Sprunggelenk 5-869.2
Fixationsvorrichtung
– einfach, Konstruktion, und Anpassung, bei Strahlentherapie 8-527.0
– komplex, Konstruktion, und Anpassung, bei Strahlentherapie 8-527.2
– mit mittlerem Schwierigkeitsgrad, Konstruktion, und Anpassung, bei Strahlentherapie 8-527.1
Fixierung
– Markierungsplättchen, Retina, für Strahlentherapie 5-156.5♦
– Milz 5-419.x
– paraspinös, mit Implantat, über
–– 1 Segment 5-839.k0
–– 2 Segmente 5-839.k1
–– 3 oder mehr Segmente 5-839.k2
– spinös, mit Implantat, über
–– 1 Segment 5-839.k0
–– 2 Segmente 5-839.k1
–– 3 oder mehr Segmente 5-839.k2
– Zunge 5-259.x
Flavektomie, Lendenwirbelsäule, über
– 1 Segment 5-032.10
– 2 Segmente 5-032.11
– 3 oder mehr Segmente 5-032.12
Flexibel
– Einmal-Ureterorenoskop, Anwendung *[nur Zusatzkode!]* 5-98b.0
– Instrument, zur
–– Bronchoskopie, diagnostisch, mit
––– Alveoloskopie 1-620.02
––– Luftstrommessung, katheterbasiert 1-620.03 ►

Flexibel *(Forts.)*
~ Instrument, zur *(Forts.)*
–– Tracheobronchoskopie, diagnostisch, mit
––– Alveoloskopie 1-620.02
––– Luftstrommessung, katheterbasiert 1-620.03
– Ureterorenoskop
–– Anwendung, diagnostisch *[nur Zusatzkode!]* 1-999.2x
–– Einmal-, Anwendung, diagnostisch *[nur Zusatzkode!]* 1-999.20
Flexionslimitierung, paraspinös, mit Implantat, über
– 1 Segment 5-839.k0
– 2 Segmente 5-839.k1
– 3 oder mehr Segmente 5-839.k2
Fliegenmaden, Anwendung, Haut
– Axilla 8-192.36♦
– Bauchregion 8-192.3b
– Brustwand 8-192.3a
– Ellenbogen 8-192.37♦
– Fuß 8-192.3g♦
– Genitalregion 8-192.3c
– Gesäß 8-192.3d
– Hals 8-192.35
– Hand 8-192.39♦
– Knie 8-192.3e♦
– Kopf, sonstige Teile 8-192.34
– Leistenregion 8-192.3c
– Lippe 8-192.30
– Oberarm 8-192.37♦
– Oberschenkel 8-192.3e♦
– Rücken 8-192.3a
– Schulter 8-192.36♦
– Unterarm 8-192.38♦
– Unterschenkel 8-192.3f♦
Flow-Diverter, Implantation, perkutan-transluminal
– A. carotis, zur Strömungslaminierung, bei Aneurysma
–– 1 8-84b.0h♦
–– 2 8-84b.2h♦
–– 3 8-84b.3h♦
–– 4 8-84b.4h♦
–– 5 8-84b.5h♦
–– 6 oder mehr 8-84b.6h♦
– A. carotis communis, zur Strömungslaminierung, bei Aneurysma
–– 1 8-84b.0j♦
–– 2 8-84b.2j♦
–– 3 8-84b.3j♦
–– 4 8-84b.4j♦
–– 5 8-84b.5j♦
–– 6 oder mehr 8-84b.6j♦
– A. carotis externa, zur Strömungslaminierung, bei Aneurysma
–– 1 8-84b.0n♦
–– 2 8-84b.2n♦
–– 3 8-84b.3n♦
–– 4 8-84b.4n♦
–– 5 8-84b.5n♦
–– 6 oder mehr 8-84b.6n♦ ►

Flow-Diverter, Implantation, perkutan-transluminal *(Forts.)*
– A. carotis interna, extrakraniell
–– mit A. carotis communis, zur Strömungslaminierung, bei Aneurysma
––– 1 8-84b.0m♦
––– 2 8-84b.2m♦
––– 3 8-84b.3m♦
––– 4 8-84b.4m♦
––– 5 8-84b.5m♦
––– 6 oder mehr 8-84b.6m♦
–– zur Strömungslaminierung, bei Aneurysma
––– 1 8-84b.0k♦
––– 2 8-84b.2k♦
––– 3 8-84b.3k♦
––– 4 8-84b.4k♦
––– 5 8-84b.5k♦
––– 6 oder mehr 8-84b.6k♦
– A. vertebralis, extrakraniell, zur Strömungslaminierung, bei Aneurysma
–– 1 8-84b.0p♦
–– 2 8-84b.2p♦
–– 3 8-84b.3p♦
–– 4 8-84b.4p♦
–– 5 8-84b.5p♦
–– 6 oder mehr 8-84b.6p♦
– Aorta, zur Strömungslaminierung, bei Aneurysma
–– 1 8-84b.04
–– 2 8-84b.24
–– 3 8-84b.34
–– 4 8-84b.44
–– 5 8-84b.54
–– 6 oder mehr 8-84b.64
– Aortenisthmus, zur Strömungslaminierung, bei Aneurysma
–– 1 8-84b.05
–– 2 8-84b.25
–– 3 8-84b.35
–– 4 8-84b.45
–– 5 8-84b.55
–– 6 oder mehr 8-84b.65
– Arterie
–– abdominal, zur Strömungslaminierung, bei Aneurysma
––– 1 8-84b.0q♦
––– 2 8-84b.2q♦
––– 3 8-84b.3q♦
––– 4 8-84b.4q♦
––– 5 8-84b.5q♦
––– 6 oder mehr 8-84b.6q♦
–– Oberschenkel, zur Strömungslaminierung, bei Aneurysma
––– 1 8-84b.0s♦
––– 2 8-84b.2s♦
––– 3 8-84b.3s♦
––– 4 8-84b.4s♦
––– 5 8-84b.5s♦
––– 6 oder mehr 8-84b.6s♦ ►

F

Flow-Diverter, Implantation, perkutan-transluminal *(Forts.)*
~ Arterie *(Forts.)*
–– pelvin, zur Strömungslaminierung, bei Aneurysma
––– 1 8-84b.0q♦
––– 2 8-84b.2q♦
––– 3 8-84b.3q♦
––– 4 8-84b.4q♦
––– 5 8-84b.5q♦
––– 6 oder mehr 8-84b.6q♦
– Ductus arteriosus apertus, zur Strömungslaminierung, bei Aneurysma
–– 1 8-84b.06
–– 2 8-84b.26
–– 3 8-84b.36
–– 4 8-84b.46
–– 5 8-84b.56
–– 6 oder mehr 8-84b.66
– Gefäß
–– intrakraniell, zur Strömungslaminierung, bei Aneurysma
––– 1 8-84b.00
––– 2 8-84b.20
––– 3 8-84b.30
––– 4 8-84b.40
––– 5 8-84b.50
––– 6 oder mehr 8-84b.60
–– künstlich, zur Strömungslaminierung, bei Aneurysma
––– 1 8-84b.0e
––– 2 8-84b.2e
––– 3 8-84b.3e
––– 4 8-84b.4e
––– 5 8-84b.5e
––– 6 oder mehr 8-84b.6e
–– Malformation, zur Strömungslaminierung, bei Aneurysma
––– 1 8-84b.0d
––– 2 8-84b.2d
––– 3 8-84b.3d
––– 4 8-84b.4d
––– 5 8-84b.5d
––– 6 oder mehr 8-84b.6d
–– Oberarm, zur Strömungslaminierung, bei Aneurysma
––– 1 8-84b.02♦
––– 2 8-84b.22♦
––– 3 8-84b.32♦
––– 4 8-84b.42♦
––– 5 8-84b.52♦
––– 6 oder mehr 8-84b.62♦
–– Schulter, zur Strömungslaminierung, bei Aneurysma
––– 1 8-84b.02♦
––– 2 8-84b.22♦
––– 3 8-84b.32♦
––– 4 8-84b.42♦
––– 5 8-84b.52♦
––– 6 oder mehr 8-84b.62♦ ►

Flow-Diverter, Implantation, perkutan-transluminal *(Forts.)*
~ Gefäß *(Forts.)*
–– spinal, zur Strömungslaminierung, bei Aneurysma
––– 1 8-84b.0f
––– 2 8-84b.2f
––– 3 8-84b.3f
––– 4 8-84b.4f
––– 5 8-84b.5f
––– 6 oder mehr 8-84b.6f
–– thorakal, zur Strömungslaminierung, bei Aneurysma
––– 1 8-84b.08♦
––– 2 8-84b.28♦
––– 3 8-84b.38♦
––– 4 8-84b.48♦
––– 5 8-84b.58♦
––– 6 oder mehr 8-84b.68♦
–– Unterarm, zur Strömungslaminierung, bei Aneurysma
––– 1 8-84b.03♦
––– 2 8-84b.23♦
––– 3 8-84b.33♦
––– 4 8-84b.43♦
––– 5 8-84b.53♦
––– 6 oder mehr 8-84b.63♦
–– Unterschenkel, zur Strömungslaminierung, bei Aneurysma
––– 1 8-84b.0c♦
––– 2 8-84b.2c♦
––– 3 8-84b.3c♦
––– 4 8-84b.4c♦
––– 5 8-84b.5c♦
––– 6 oder mehr 8-84b.6c♦
–– viszeral, zur Strömungslaminierung, bei Aneurysma
––– 1 8-84b.0a
––– 2 8-84b.2a
––– 3 8-84b.3a
––– 4 8-84b.4a
––– 5 8-84b.5a
––– 6 oder mehr 8-84b.6a
– V. cava, zur Strömungslaminierung, bei Aneurysma
–– 1 8-84b.07
–– 2 8-84b.27
–– 3 8-84b.37
–– 4 8-84b.47
–– 5 8-84b.57
–– 6 oder mehr 8-84b.67
– V. portae, zur Strömungslaminierung, bei Aneurysma
–– 1 8-84b.0g
–– 2 8-84b.2g
–– 3 8-84b.3g
–– 4 8-84b.4g
–– 5 8-84b.5g
–– 6 oder mehr 8-84b.6g ►

Flow-Diverter, Implantation, perkutan-transluminal *(Forts.)*
– Vene
–– abdominal, zur Strömungslaminierung, bei Aneurysma
––– 1 8-84b.0r♦
––– 2 8-84b.2r♦
––– 3 8-84b.3r♦
––– 4 8-84b.4r♦
––– 5 8-84b.5r♦
––– 6 oder mehr 8-84b.6r♦
–– Oberschenkel, zur Strömungslaminierung, bei Aneurysma
––– 1 8-84b.0t♦
––– 2 8-84b.2t♦
––– 3 8-84b.3t♦
––– 4 8-84b.4t♦
––– 5 8-84b.5t♦
––– 6 oder mehr 8-84b.6t♦
–– pelvin, zur Strömungslaminierung, bei Aneurysma
––– 1 8-84b.0r♦
––– 2 8-84b.2r♦
––– 3 8-84b.3r♦
––– 4 8-84b.4r♦
––– 5 8-84b.5r♦
––– 6 oder mehr 8-84b.6r♦
Flüssigkeit
– epidural, Drainage
–– durch
––– Kraniektomie 5-012.1
––– Kraniotomie 5-012.1
–– Spinalkanal 5-033.1
– intrakraniell, Entleerung, stereotaktisch 5-014.0
– intramedullär
–– Rückenmark, Drainage 5-034.3
–– Rückenmarkhäute, Drainage 5-034.3
– intrazerebral, Drainage 5-013.3
– subdural
–– Rückenmark, Drainage 5-034.0
–– Rückenmarkhäute, Drainage 5-034.0
– zur Embolisation, selektiv, Menge
–– bis unter 3 ml *[nur Zusatzkode!]* 8-83b.n0
–– 3 ml bis unter 6 ml *[nur Zusatzkode!]* 8-83b.n1
–– 6 ml bis unter 9 ml *[nur Zusatzkode!]* 8-83b.n2
–– 9 ml bis unter 12 ml *[nur Zusatzkode!]* 8-83b.n3
–– 12 ml bis unter 15 ml *[nur Zusatzkode!]* 8-83b.n4
–– 15 ml bis unter 20 ml *[nur Zusatzkode!]* 8-83b.n5
–– 20 ml bis unter 25 ml *[nur Zusatzkode!]* 8-83b.n6
–– 25 ml bis unter 30 ml *[nur Zusatzkode!]* 8-83b.n7
–– 30 ml oder mehr *[nur Zusatzkode!]* 8-83b.n8
Fluoreszenzgestützt
– Exzision, Harnblase, transurethral, mit Hexaminolävulinsäure 5-573.21 ►
Fluoreszenzgestützt *(Forts.)*
– Resektion, Harnblase, transurethral, mit Hexaminolävulinsäure 5-573.41
– Therapieverfahren *[nur Zusatzkode!]* 5-989
– Verfahren, diagnostisch *[nur Zusatzkode!]* 1-999.1
Flussmessung, intrakoronar 3-05g.1
Focal Impulse and Rotor Modulation, Anwendung, bei Ablation, bei Herzrhythmusstörungen *[nur Zusatzkode!]* 8-835.g
Focus, epileptisch, Lokalisation, durch
– Elektroenzephalographie, hochauflösend 1-20d.0
– hdEEG 1-20d.0
– Magnetenzephalographie 1-20b.0
– MEG 1-20b.0
Fokussiert, Ultraschall, Magnetresonanz-gesteuert
– bis unter 1 Stunde *[nur Zusatzkode!]* 8-660.0
– 1 bis unter 2 Stunden *[nur Zusatzkode!]* 8-660.1
– 2 bis unter 3 Stunden *[nur Zusatzkode!]* 8-660.2
– 3 bis unter 4 Stunden *[nur Zusatzkode!]* 8-660.3
– 4 bis unter 5 Stunden *[nur Zusatzkode!]* 8-660.4
– 5 Stunden oder mehr *[nur Zusatzkode!]* 8-660.5
– zur Destruktion, Knochen, perkutan 5-789.7
Follikelpunktion, perkutan, unter sonographischer Kontrolle 9-271.0•
Fontan, Operation
– mit Tunnel
–– extrakardial 5-359.64
–– intrakardial 5-359.63
– sonstige 5-359.65
Fontanelle, Punktion
– subdural, diagnostisch 1-841
– zur Liquorentnahme 1-204.4
Foramen ovale, Eröffnung, vorgeburtlich 5-755.4
Form- und Oberflächendarstellung, metrisch, mit
– Streifenlichtscan 3-310
– Verfahren, optisch, foto- und videogestützt 3-310
Formgedächtnislegierung
– Klammer
–– 1, Epiphyseodese, wachstumslenkend 5-838.c0
–– 2, Epiphyseodese, wachstumslenkend 5-838.c1
–– 3, Epiphyseodese, wachstumslenkend 5-838.c2
–– 4, Epiphyseodese, wachstumslenkend 5-838.c3
–– 5, Epiphyseodese, wachstumslenkend 5-838.c4
–– 6, Epiphyseodese, wachstumslenkend 5-838.c5 ►

Formgedächtnislegierung *(Forts.)*
~ Klammer *(Forts.)*
–– 7, Epiphyseodese, wachstumslenkend 5-838.c6
–– 8, Epiphyseodese, wachstumslenkend 5-838.c7
–– 9, Epiphyseodese, wachstumslenkend 5-838.c8
–– 10, Epiphyseodese, wachstumslenkend 5-838.c9
–– 11, Epiphyseodese, wachstumslenkend 5-838.ca
–– 12, Epiphyseodese, wachstumslenkend 5-838.cb
–– 13 oder mehr, Epiphyseodese, wachstumslenkend 5-838.cc
– Verwendung, Osteosynthese *[nur Zusatzkode!]* 5-937
Formung, Pupille, chirurgisch 5-137.1♦
Forzeps
– aus
–– Beckenausgang 5-720.0
–– Beckenmitte 5-720.1
– Extraktion, misslungen 5-733.0
Fossa adenoidea
– Fulguration, postoperativ 5-289.2
– Naht, nach Verletzung 5-294.0
Fossa canina
– Inzision, mit Drainage, von außen 5-270.2♦
– Punktion, Kieferhöhle 5-220.2♦
Fossa hypophysialis, Exploration 5-076
Fossa tonsillaris
– Kauterisation, postoperativ 5-289.1
– Naht, nach Verletzung 5-294.0
Foucher-Lappenplastik, Hand 5-905.19♦
Fräsatherektomie, perkutan-transluminal
– Aorta 8-836.34
– Aortenisthmus 8-836.35
– Arterie
–– abdominal 8-836.3h♦
–– Oberschenkel 8-836.3k♦
–– pelvin 8-836.3h♦
– Ductus arteriosus apertus 8-836.36
– Gefäß
–– extrakraniell, Kopf 8-836.31♦
–– Hals 8-836.31♦
–– intrakraniell 8-836.30
–– künstlich 8-836.3e
–– Malformation 8-836.3d
–– Oberarm 8-836.32♦
–– Schulter 8-836.32♦
–– spinal 8-836.3f
–– Thorax 8-836.38♦
–– Unterarm 8-836.33♦
–– Unterschenkel 8-836.3c♦
–– viszeral 8-836.3a
– V. cava 8-836.37
– V. portae 8-836.3g
– Vene
–– abdominal 8-836.3j♦
–– Oberschenkel 8-836.3m♦ ►

Fräsatherektomie, perkutan-transluminal *(Forts.)*
~ Vene *(Forts.)*
–– pelvin 8-836.3j♦
Fragment
– Fixation
–– mit Spongiosaplastik, subchondral
––– Akromioklavikulargelenk, offen 5-801.41♦
––– Ellenbogengelenk, offen 5-801.4t♦
––– Handgelenk, offen 5-801.47♦
––– Hüftgelenk, offen 5-801.4g♦
––– Humeroglenoidalgelenk, offen 5-801.40♦
––– Humeroradialgelenk, offen 5-801.4s♦
––– Humeroulnargelenk, offen 5-801.44♦
––– Iliosakralgelenk, offen 5-801.4e♦
––– Kniegelenk, offen 5-801.4h♦
––– Metatarsophalangealgelenk, offen 5-801.4q♦
––– Radioulnargelenk
–––– distal, offen 5-801.46♦
–––– proximal, offen 5-801.45♦
––– Sprunggelenk
–––– oberes, offen 5-801.4k♦
–––– unteres, offen 5-801.4m♦
––– Symphyse, offen 5-801.4f
––– Tarsalgelenk, offen 5-801.4n♦
––– Tarsometatarsalgelenk, offen 5-801.4p♦
––– Tibiofibulargelenk, proximal, offen 5-801.4j♦
––– Ulnokarpalgelenk, offen 5-801.49♦
––– Zehengelenk, offen 5-801.4r♦
–– zur Spongiosaplastik, subchondral, offen
––– Radiokarpalgelenk 5-801.48♦
––– Sternoklavikulargelenk 5-801.43♦
– osteochondral
–– Entfernung
––– Akromioklavikulargelenk
–––– arthroskopisch 5-810.41♦
–––– offen 5-800.81♦
––– Ellenbogengelenk
–––– arthroskopisch 5-810.4t♦
–––– offen 5-800.8t♦
––– Handgelenk
–––– arthroskopisch 5-810.47♦
–––– offen 5-800.87♦
––– Hüftgelenk
–––– arthroskopisch 5-810.4g♦
–––– offen 5-800.8g♦
––– Humeroglenoidalgelenk
–––– arthroskopisch 5-810.40♦
–––– offen 5-800.80♦
––– Humeroradialgelenk
–––– arthroskopisch 5-810.4s♦
–––– offen 5-800.8s♦
––– Humeroulnargelenk
–––– arthroskopisch 5-810.44♦
–––– offen 5-800.84♦
––– Iliosakralgelenk
–––– arthroskopisch 5-810.4e♦
–––– offen 5-800.8e♦
––– Kniegelenk
–––– arthroskopisch 5-810.4h♦ ►

Fragment *(Forts.)*
~ osteochondral *(Forts.)*
~~ Entfernung *(Forts.)*
~~~ Kniegelenk *(Forts.)*
–––– offen 5-800.8h♦
––– Metatarsophalangealgelenk
–––– arthroskopisch 5-810.4c♦
–––– offen 5-800.8q♦
––– Radiokarpalgelenk
–––– arthroskopisch 5-810.48♦
–––– offen 5-800.88♦
––– Radioulnargelenk
–––– distal
––––– arthroskopisch 5-810.46♦
––––– offen 5-800.86♦
–––– proximal
––––– arthroskopisch 5-810.45♦
––––– offen 5-800.85♦
––– Sprunggelenk
–––– oberes
––––– arthroskopisch 5-810.4k♦
––––– offen 5-800.8k♦
–––– unteres
––––– arthroskopisch 5-810.4m♦
––––– offen 5-800.8m♦
––– Sternoklavikulargelenk
–––– arthroskopisch 5-810.43♦
–––– offen 5-800.83♦
––– Symphyse, offen 5-800.8f
––– Tarsalgelenk
–––– arthroskopisch 5-810.4n♦
–––– offen 5-800.8n♦
––– Tarsometatarsalgelenk
–––– arthroskopisch 5-810.4p♦
–––– offen 5-800.8p♦
––– Thorakoskapulargelenk, offen 5-800.82♦
––– Tibiofibulargelenk, proximal
–––– arthroskopisch 5-810.4j♦
–––– offen 5-800.8j♦
––– Ulnokarpalgelenk
–––– arthroskopisch 5-810.49♦
–––– offen 5-800.89♦
––– Zehengelenk
–––– arthroskopisch 5-810.4r♦
–––– offen 5-800.8r♦
–– Refixation
––– Akromioklavikulargelenk
–––– arthroskopisch 5-812.31♦
–––– offen 5-801.31♦
––– Ellenbogengelenk
–––– arthroskopisch 5-812.3t♦
–––– offen 5-801.3t♦
––– Handgelenk
–––– arthroskopisch 5-812.37♦
–––– offen 5-801.37♦
––– Hüftgelenk
–––– arthroskopisch 5-812.3g♦
–––– offen 5-801.3g♦
––– Humeroglenoidalgelenk
–––– arthroskopisch 5-812.30♦
–––– offen 5-801.30♦ ▶

Fragment *(Forts.)*
~ osteochondral *(Forts.)*
~~ Refixation *(Forts.)*
––– Humeroradialgelenk
–––– arthroskopisch 5-812.3s♦
–––– offen 5-801.3s♦
––– Humeroulnargelenk
–––– arthroskopisch 5-812.34♦
–––– offen 5-801.34♦
––– Iliosakralgelenk
–––– arthroskopisch 5-812.3e♦
–––– offen 5-801.3e♦
––– Kniegelenk
–––– arthroskopisch 5-812.3h♦
–––– offen 5-801.3h♦
––– Metatarsophalangealgelenk
–––– arthroskopisch 5-812.3q♦
–––– offen 5-801.3q♦
––– Radiokarpalgelenk
–––– arthroskopisch 5-812.38♦
–––– offen 5-801.38♦
––– Radioulnargelenk
–––– distal
––––– arthroskopisch 5-812.36♦
––––– offen 5-801.36♦
–––– proximal
––––– arthroskopisch 5-812.35♦
––––– offen 5-801.35♦
––– Sprunggelenk
–––– oberes
––––– arthroskopisch 5-812.3k♦
––––– offen 5-801.3k♦
–––– unteres
––––– arthroskopisch 5-812.3m♦
––––– offen 5-801.3m♦
––– Sternoklavikulargelenk
–––– arthroskopisch 5-812.33♦
–––– offen 5-801.33♦
––– Symphyse
–––– arthroskopisch 5-812.3f
–––– offen 5-801.3f
––– Tarsalgelenk
–––– arthroskopisch 5-812.3n♦
–––– offen 5-801.3n♦
––– Tarsometatarsalgelenk
–––– arthroskopisch 5-812.3p♦
–––– offen 5-801.3p♦
––– Tibiofibulargelenk, proximal
–––– arthroskopisch 5-812.3j♦
–––– offen 5-801.3j♦
––– Ulnokarpalgelenk
–––– arthroskopisch 5-812.39♦
–––– offen 5-801.39♦
––– Zehengelenk
–––– arthroskopisch 5-812.3r♦
–––– offen 5-801.3r♦
– Zahn, mehrere, Entfernung, aus Weichgewebe
–– beider Kiefer, durch Osteotomie 5-231.63
–– eines
––– Kiefers, durch Osteotomie 5-231.62
––– Quadranten, durch Osteotomie 5-231.61
~~~

Fragmentation, Thrombus, perkutan-transluminal
– A. pulmonalis 8-838.70
– Gefäß, künstlich, Lungenkreislauf 8-838.75
– Kollateralgefäß, aortopulmonal 8-838.72
– Malformation, Gefäß, Lungenkreislauf 8-838.73
– Shunt, aortopulmonal, künstlich 8-838.74
– V. pulmonalis 8-838.71♦
Fraktioniert
– Abrasio, diagnostisch, Endometrium 1-471.2
– Bestrahlung, stereotaktisch, extrazerebral 8-523.11
– Passage, Magen-Darm 3-13b
Frakturgefährdet
– Gesichtsschädelknochen
–– Mandibula, Stabilisierung, durch
––– Platte 5-779.92♦
––– sonstiges Osteosynthesematerial 5-779.93♦
–– Maxilla, Stabilisierung, durch
––– Platte 5-779.90♦
––– sonstiges Osteosynthesematerial 5-779.91♦
– Knochen
–– Beckenknochen, Stabilisierung 5-789.bd
–– Femur
––– distal, Stabilisierung 5-789.bh♦
––– proximal, Stabilisierung 5-789.bf♦
––– Schaft, Stabilisierung 5-789.bg♦
–– Fibula
––– distal, Stabilisierung 5-789.br♦
––– proximal, Stabilisierung 5-789.bp♦
––– Schaft, Stabilisierung 5-789.bq♦
–– Humerus
––– distal, Stabilisierung 5-789.b3♦
––– proximal, Stabilisierung 5-789.b1♦
––– Schaft, Stabilisierung 5-789.b2♦
–– Kalkaneus, Stabilisierung 5-789.bt♦
–– Karpus, Stabilisierung 5-789.ba♦
–– Klavikula, Stabilisierung 5-789.b0♦
–– Metakarpus, Stabilisierung 5-789.bb♦
–– Metatarsus, Stabilisierung 5-789.bv♦
–– Patella, Stabilisierung 5-789.bj♦
–– Phalangen
––– Fuß, Stabilisierung 5-789.bw♦
––– Hand, Stabilisierung 5-789.bc♦
–– Radius
––– distal, Stabilisierung 5-789.b6♦
––– proximal, Stabilisierung 5-789.b4♦
––– Schaft, Stabilisierung 5-789.b5♦
–– Schenkelhals, Stabilisierung 5-789.be♦
–– Skapula, Stabilisierung 5-789.bz♦
–– Talus, Stabilisierung 5-789.bs♦
–– Tarsus, Stabilisierung 5-789.bu♦
–– Tibia
––– distal, Stabilisierung 5-789.bn♦
––– proximal, Stabilisierung 5-789.bk♦
––– Schaft, Stabilisierung 5-789.bm♦
–– Ulna
––– distal, Stabilisierung 5-789.b9♦
––– proximal, Stabilisierung 5-789.b7♦
––– Schaft, Stabilisierung 5-789.b8♦
FRC [Funktionelle Reservekapazität], Messung, mit Helium-Verdünnungsmethode 1-713
Fredet-Ramstedt, Operation – s. Pyloromyotomie
Freilegung
– Fazialiskanal, bei Mastoidektomie
–– mit Dekompression, Nerv 5-203.71♦
–– ohne Dekompression, Nerv 5-203.70♦
– Implantat
–– Epithese, Gesicht, und Fixation, Distanzhülse 5-77a.2♦
–– Zahn, enossal, mit Aufsetzen, Distanzhülse 5-235.4
– Niere
–– abdominal, offen, zur Exploration 5-559.01♦
–– laparoskopisch, zur Exploration 5-559.03♦
–– lumbal, offen, zur Exploration 5-559.00♦
–– thorakoabdominal, zur Exploration 5-559.02♦
– und Entfernung
–– , PEG-Halteplatte, eingewachsen, offen 5-431.30
–– PEG-Halteplatte, eingewachsen, endoskopisch 5-431.31
– Ureter
–– laparoskopisch, zur Exploration 5-569.01♦
–– offen, zur Exploration 5-569.00♦
–– transurethral, zur Exploration 5-569.02♦
– Zahn
–– mit Osteotomie 5-245.1
–– ohne Osteotomie 5-245.0
Fremdkörperentfernung
– A. axillaris 5-380.11♦
– A. brachialis 5-380.12♦
– A. carotis 5-380.00♦
– A. carotis communis 5-380.01♦
– A. carotis externa 5-380.03♦
– A. carotis interna, extrakraniell 5-380.02♦
– A. dorsalis pedis 5-380.82♦
– A. femoralis 5-380.70♦
– A. fibularis 5-380.84♦
– A. gastrica 5-380.62
– A. hepatica 5-380.61
– A. iliaca 5-380.52♦
– A. iliaca communis 5-380.53♦
– A. iliaca externa 5-380.54♦
– A. iliaca interna 5-380.55♦
– A. lienalis 5-380.63
– A. mesenterica inferior 5-380.66
– A. mesenterica superior 5-380.65
– A. plantaris lateralis 5-380.86♦
– A. plantaris medialis 5-380.85♦
– A. poplitea 5-380.72♦
– A. princeps pollicis 5-380.27♦
– A. profunda femoris 5-380.71♦
– A. pulmonalis 5-380.42♦
–– perkutan-transluminal 8-838.50
– A. radialis 5-380.24♦
– A. renalis 5-380.64♦
– A. subclavia 5-380.40♦
– A. tibialis anterior 5-380.80♦
– A. tibialis posterior 5-380.83♦ ►

Fremdkörperentfernung *(Forts.)*
– A. ulnaris 5-380.20♦
– A. vertebralis, extrakraniell 5-380.04♦
– Aa. digitales palmares communes 5-380.23♦
– Aa. lumbales 5-380.51♦
– Aa. recurrentes, Unterschenkel 5-380.81♦
– Adenoide, durch Inzision 5-289.x
– Akromioklavikulargelenk
–– arthroskopisch 5-810.41♦
–– offen 5-800.81♦
– Anus
–– durch Inzision 5-490.0
–– ohne Inzision 8-101.b
– Aorta, perkutan-transluminal 8-836.64
– Aorta abdominalis 5-380.33
– Aorta ascendens 5-380.30
– Aorta thoracica 5-380.32
– Aortenisthmus, perkutan-transluminal 8-836.65
– Arcus aortae 5-380.31
– Arcus palmaris profundus 5-380.21♦
– Arcus palmaris superficialis 5-380.22♦
– Arterie
–– abdominal, perkutan-transluminal 8-836.6h♦
–– Oberschenkel, perkutan-transluminal 8-836.6k♦
–– pelvin
––– Gefäßprothese 5-380.56♦
––– perkutan-transluminal 8-836.6h♦
– Augapfel
–– durch Inzision 5-161.3♦
–– mit Magnet 5-161.1♦
– Augenabschnitt, hinterer
–– transpupillar 5-150.2♦
–– transskleral
––– durch Inzision 5-150.1♦
––– mit Magnet 5-150.0♦
– Augenkammer, vordere
–– durch Inzision 5-130.1♦
–– mit Magnet 5-130.0♦
– Augenlid, durch Inzision 5-090.3♦
– Augenlinse
–– durch Inzision 5-140.1♦
–– mit Magnet 5-140.0♦
– Bauchhöhle 5-549.0
– Bauchwand, durch Inzision 5-540.2
– Beckenknochen, durch Inzision 5-780.3d
– bei Kardiotomie 5-370.3
– Beugesehne
–– Daumen 5-840.02♦
–– Handgelenk 5-840.00♦
–– Langfinger 5-840.01♦
– Bronchus, durch Inzision 5-330.1♦
– Cervix uteri, ohne Inzision 8-101.6
– Daumensattelgelenk 5-844.72♦
– Ductus arteriosus apertus, perkutan-transluminal 8-836.66
– Duodenum 5-450.0
– durch
–– Bronchoskopie, mit
––– flexiblem Instrument, mit
–––– Kryosonde 8-100.41 ►

Fremdkörperentfernung *(Forts.)*
~ durch *(Forts.)*
~~ Bronchoskopie, mit *(Forts.)*
~~~ flexiblem Instrument, mit *(Forts.)*
–––– Zange 8-100.40
––– starrem Instrument, mit
–––– Kryosonde 8-100.51
–––– Zange 8-100.50
–– Hysteroskopie 8-100.d
–– Koloskopie, mit
––– flexiblem Instrument 8-100.9
––– starrem Instrument 8-100.a
–– Laryngoskopie 8-100.2
–– Ösophagogastroduodenoskopie 8-100.8
–– Ösophagoskopie, mit
––– flexiblem Instrument 8-100.6
––– starrem Instrument 8-100.7
–– Otoskopie 8-100.0♦
–– Pharyngoskopie 8-100.x♦
–– Rektoskopie, mit
––– flexiblem Instrument 8-100.9
––– starrem Instrument 8-100.a
–– Rhinoskopie 8-100.1
–– Thorakoskopie 5-340.5♦
–– Thorakotomie 5-340.2♦
–– Thrombektomiesystem, mikrodrahtgestützt, mit kontinuierlicher Aspiration
––– 1 *[nur Zusatzkode!]* 8-83b.80
––– 2 *[nur Zusatzkode!]* 8-83b.82
––– 3 oder mehr *[nur Zusatzkode!]* 8-83b.83
–– Tracheoskopie, mit
––– Kryosonde 8-100.31
––– Zange 8-100.30
–– Ureterorenoskopie 8-100.c♦
–– Urethrostomie, offen 5-580.1
–– Urethrotomie, offen 5-580.0
–– Urethrozystoskopie 8-100.b
–– Zystotomie 5-571.2
– Ellenbogengelenk
–– arthroskopisch 5-810.4t♦
–– offen 5-800.8t♦
– Epiduralraum
–– durch
––– Kraniektomie 5-012.4
––– Kraniotomie 5-012.4
–– Spinalkanal 5-033.4
– Ersatzharnblase
–– laparoskopisch 5-579.11
–– offen 5-579.10
–– perkutan 5-579.13
–– transurethral 5-579.12
–– über ein Stoma 5-579.14
– Faszie
–– Axilla, durch Inzision 5-850.a1♦
–– Bauchregion, durch Inzision 5-850.a6♦
–– Brustwand, durch Inzision 5-850.a5♦
–– Ellenbogen, durch Inzision 5-850.a2♦
–– Fuß, durch Inzision 5-850.aa♦
–– Genitalregion, durch Inzision 5-850.a7♦
–– Gesäß, durch Inzision 5-850.a7♦
–– Hals, durch Inzision 5-850.a0♦ ►
~~~

Fremdkörperentfernung *(Forts.)*
~ Faszie *(Forts.)*
-- Knie, durch Inzision 5-850.a8♦
-- Kopf, durch Inzision 5-850.a0♦
-- Leistenregion, durch Inzision 5-850.a7♦
-- Oberarm, durch Inzision 5-850.a2♦
-- Oberschenkel, durch Inzision 5-850.a8♦
-- Rücken, durch Inzision 5-850.a5♦
-- Schulter, durch Inzision 5-850.a1♦
-- Unterarm, durch Inzision 5-850.a3♦
-- Unterschenkel, durch Inzision 5-850.a9♦
- Femur
-- distal, durch Inzision 5-780.3h♦
-- proximal, durch Inzision 5-780.3f♦
-- Schaft, durch Inzision 5-780.3g♦
- Fibula
-- distal, durch Inzision 5-780.3r♦
-- proximal, durch Inzision 5-780.3p♦
-- Schaft, durch Inzision 5-780.3q♦
- Gefäß
-- extrakraniell, Kopf, perkutan-transluminal 8-836.61♦
-- Hals, perkutan-transluminal 8-836.61♦
-- intrakraniell, perkutan-transluminal 8-836.60
-- künstlich
--- Lungenkreislauf, perkutan-transluminal 8-838.55
--- perkutan-transluminal 8-836.6e
-- Malformation
--- Lungenkreislauf, perkutan-transluminal 8-838.53
--- perkutan-transluminal 8-836.6d
-- Oberarm, perkutan-transluminal 8-836.62♦
-- Schulter, perkutan-transluminal 8-836.62♦
-- spinal, perkutan-transluminal 8-836.6f
-- Thorax, perkutan-transluminal 8-836.68♦
-- Unterarm, perkutan-transluminal 8-836.63♦
-- Unterschenkel, perkutan-transluminal 8-836.6c♦
-- viszeral, perkutan-transluminal 8-836.6a
- Gefäßprothese
-- Aorta 5-380.35
-- Arterie
--- abdominal 5-380.56♦
--- extrakraniell
---- Hals 5-380.06♦
---- Kopf 5-380.06♦
--- Fuß 5-380.87♦
--- Hand 5-380.28♦
--- Oberarm 5-380.13♦
--- Oberschenkel 5-380.73♦
--- pelvin 5-380.56♦
--- Schulter 5-380.13♦
--- thorakal 5-380.43♦
--- Unterarm 5-380.28♦
--- Unterschenkel 5-380.87♦
--- viszeral 5-380.67
- Gehörgang, äußerer 8-101.3♦
- Gesicht
-- paranasal 5-270.2♦
-- periorbital 5-270.1♦ ►

Fremdkörperentfernung *(Forts.)*
~ Gesicht *(Forts.)*
-- temporal 5-270.0♦
- Gesichtsschädelknochen 5-770.3
- Glandula parotis, bei Sialendoskopie 5-269.21♦
- Glandula submandibularis, bei Sialendoskopie 5-269.21♦
- Handgelenk
-- arthroskopisch 5-810.47♦
-- offen 5-800.87♦
- Handwurzelgelenk 5-844.70♦
-- mehrere 5-844.71♦
- Harnblase
-- durch Sectio alta 5-571.2
-- perkutan-transvesikal, endoskopisch 5-570.3
- Haut
-- Axilla, durch Inzision 5-892.26♦
-- Bauchregion, durch Inzision 5-892.2b
-- Brustwand, durch Inzision 5-892.2a
-- Ellenbogen
--- durch Inzision 5-892.27♦
--- ohne Inzision 8-102.5♦
-- Fuß
--- durch Inzision 5-892.2g♦
--- ohne Inzision 8-102.a♦
-- Genitalregion
--- durch Inzision 5-892.2c
--- ohne Inzision 8-102.4
-- Gesäß
--- durch Inzision 5-892.2d
--- ohne Inzision 8-102.3
-- Gesicht, ohne Inzision 8-102.1
-- Hals
--- durch Inzision 5-892.25
--- ohne Inzision 8-102.2
-- Hand
--- durch Inzision 5-892.29♦
--- ohne Inzision 8-102.7♦
-- Knie
--- durch Inzision 5-892.2e♦
--- ohne Inzision 8-102.8♦
-- Kopf, ohne Inzision 8-102.2
-- Leistenregion
--- durch Inzision 5-892.2c
--- ohne Inzision 8-102.4
-- Lippe
--- durch Inzision 5-892.20
--- ohne Inzision 8-102.0
-- Oberarm
--- durch Inzision 5-892.27♦
--- ohne Inzision 8-102.5♦
-- Oberschenkel
--- durch Inzision 5-892.2e♦
--- ohne Inzision 8-102.8♦
-- Rücken, durch Inzision 5-892.2a
-- Rumpf, ohne Inzision 8-102.3
-- Schulter
--- durch Inzision 5-892.26♦
--- ohne Inzision 8-102.3
-- Skrotum, durch Inzision 5-892.2c ►

Fremdkörperentfernung *(Forts.)*
~ Haut *(Forts.)*
-- Unterarm
--- durch Inzision 5-892.28♦
--- ohne Inzision 8-102.6♦
-- Unterschenkel
--- durch Inzision 5-892.2f♦
--- ohne Inzision 8-102.9♦
- Herz, perkutan-transluminal 8-837.4
- Hüftgelenk
-- arthroskopisch 5-810.4g♦
-- offen 5-800.8g♦
- Humeroglenoidalgelenk
-- arthroskopisch 5-810.40♦
-- offen 5-800.80♦
- Humeroradialgelenk
-- arthroskopisch 5-810.4s♦
-- offen 5-800.8s♦
- Humeroulnargelenk
-- arthroskopisch 5-810.44♦
-- offen 5-800.84♦
- Humerus
-- distal, durch Inzision 5-780.33♦
-- proximal, durch Inzision 5-780.31♦
-- Schaft, durch Inzision 5-780.32♦
- Ileum 5-450.1
- Iliosakralgelenk
-- arthroskopisch 5-810.4e♦
-- offen 5-800.8e♦
- Interphalangealgelenk 5-844.75♦
-- mehrere, Finger 5-844.76♦
--- mehrere 5-844.77♦
- intraspinal 5-034.6
- intrauterin 5-691
- intrazerebellär 5-013.6
- intrazerebral 5-013.6
- Jejunum 5-450.1
- Kalkaneus, durch Inzision 5-780.3t♦
- Karpus, durch Inzision 5-780.3a♦
- Klavikula, durch Inzision 5-780.30♦
- Kniegelenk
-- arthroskopisch 5-810.4h♦
-- offen 5-800.8h♦
- Kollateralgefäß, aortopulmonal, perkutan-transluminal 8-838.52
- Kolon 5-450.2
- Konjunktiva
-- durch Inzision 5-110.1♦
-- oberflächlich, ohne Inzision 8-101.2♦
- Kornea
-- durch Inzision 5-120.1♦
-- mit Magnet 5-120.0♦
-- oberflächlich, ohne Inzision 8-101.1♦
- Koronargefäß, perkutan-transluminal 8-837.4
- Linse, durch Kapsulotomie 5-140.1♦
- Lippe, ohne Inzision 8-102.0
- M. sternocleidomastoideus 5-270.9♦
- Magen, durch Inzision 5-430.0
- Metakarpophalangealgelenk 5-844.73♦
-- mehrere 5-844.74♦
- Metakarpus, durch Inzision 5-780.3b♦ ►

Fremdkörperentfernung *(Forts.)*
- Metatarsophalangealgelenk
-- arthroskopisch 5-810.4q♦
-- offen 5-800.8q♦
- Metatarsus, durch Inzision 5-780.3v♦
- mit
-- Mikrodrahtretriever-System
--- 1 *[nur Zusatzkode!]* 8-83b.80
--- 2 *[nur Zusatzkode!]* 8-83b.82
--- 3 oder mehr *[nur Zusatzkode!]* 8-83b.83
-- Stentretriever-System
--- 1 *[nur Zusatzkode!]* 8-83b.84
--- 2 *[nur Zusatzkode!]* 8-83b.85
--- 3 oder mehr *[nur Zusatzkode!]* 8-83b.86
- Muskel
-- Axilla, durch Inzision 5-850.81♦
-- Bauchregion, durch Inzision 5-850.86♦
-- Brustwand, durch Inzision 5-850.85♦
-- Ellenbogen, durch Inzision 5-850.82♦
-- Fuß, durch Inzision 5-850.8a♦
-- Genitalregion, durch Inzision 5-850.87♦
-- Gesäß, durch Inzision 5-850.87♦
-- Hals, durch Inzision 5-850.80♦
-- Knie, durch Inzision 5-850.88♦
-- Kopf, durch Inzision 5-850.80♦
-- Leistenregion, durch Inzision 5-850.87♦
-- Oberarm, durch Inzision 5-850.82♦
-- Oberschenkel, durch Inzision 5-850.88♦
-- Rücken, durch Inzision 5-850.85♦
-- Schulter, durch Inzision 5-850.81♦
-- Unterarm, durch Inzision 5-850.83♦
-- Unterschenkel, durch Inzision 5-850.89♦
- Nase 8-101.4
- Oberlippe 5-270.3♦
- Orbita
-- durch Inzision 5-161.2♦
-- mit Magnet 5-161.0♦
- Parotisregion, von außen 5-270.4♦
- Patella, durch Inzision 5-780.3j♦
- Penis 5-649.0
- perianal, ohne Inzision 8-101.a
- Phalangen
-- Fuß, durch Inzision 5-780.3w♦
-- Hand, durch Inzision 5-780.3c♦
- Pharynx
-- durch
--- laterale Pharyngotomie 5-290.3
--- mediane
---- Pharyngotomie 5-290.0
---- transhyoidale Pharyngotomie 5-290.2
---- translinguale Pharyngotomie 5-290.1
-- ohne Inzision 8-101.5
- R. carpalis dorsalis 5-380.26♦
- R. carpalis palmaris 5-380.25♦
- Radiokarpalgelenk
-- arthroskopisch 5-810.48♦
-- offen 5-800.88♦
- Radioulnargelenk
-- distal
--- arthroskopisch 5-810.46♦
--- offen 5-800.86♦ ►

F

Fremdkörperentfernung *(Forts.)*
~ Radioulnargelenk *(Forts.)*
-- proximal
--- arthroskopisch 5-810.45♦
--- offen 5-800.85♦
- Radius
-- distal, durch Inzision 5-780.36♦
-- proximal, durch Inzision 5-780.34♦
-- Schaft, durch Inzision 5-780.35♦
- Rektum 5-480
- Schädelknochen, durch
-- Kraniektomie 5-012.4
-- Kraniotomie 5-012.4
- Schenkelhals, durch Inzision 5-780.3e♦
- Schilddrüse, durch Inzision 5-060.x
- Sehne
-- Axilla, durch Inzision 5-850.91♦
-- Bauchregion, durch Inzision 5-850.96♦
-- Brustwand, durch Inzision 5-850.95♦
-- Ellenbogen, durch Inzision 5-850.92♦
-- Fuß, durch Inzision 5-850.9a♦
-- Genitalregion, durch Inzision 5-850.97♦
-- Gesäß, durch Inzision 5-850.97♦
-- Hals, durch Inzision 5-850.90♦
-- Knie, durch Inzision 5-850.98♦
-- Kopf, durch Inzision 5-850.90♦
-- Leistenregion, durch Inzision 5-850.97♦
-- Oberarm, durch Inzision 5-850.92♦
-- Oberschenkel, durch Inzision 5-850.98♦
-- Rücken, durch Inzision 5-850.95♦
-- Schulter, durch Inzision 5-850.91♦
-- Unterarm, durch Inzision 5-850.93♦
-- Unterschenkel, durch Inzision 5-850.99♦
- Sehnenscheide
-- Daumen 5-840.08♦
-- Handgelenk 5-840.06♦
-- Hohlhand 5-840.09♦
-- Langfinger 5-840.07♦
- Shunt, aortopulmonal, künstlich, perkutan-transluminal 8-838.54
- Sinus caroticus 5-380.01♦
- Skapula, durch Inzision 5-780.3z♦
- Sklera
-- durch Inzision 5-138.01♦
-- mit Magnet 5-138.00♦
-- oberflächlich, ohne Inzision 8-101.0♦
- Skrotum, durch Inzision 5-610.2
- Sprunggelenk
-- oberes
--- arthroskopisch 5-810.4k♦
--- offen 5-800.8k♦
-- unteres
--- arthroskopisch 5-810.4m♦
--- offen 5-800.8m♦
- Stent
-- A. carotis 5-380.05♦
-- Aorta 5-380.34
- Sternoklavikulargelenk
-- arthroskopisch 5-810.43♦
-- offen 5-800.83♦ ►

Fremdkörperentfernung *(Forts.)*
- Strecksehne
-- Daumen 5-840.05♦
-- Handgelenk 5-840.03♦
-- Langfinger 5-840.04♦
- submandibulär
-- kieferwinkelnah, von außen 5-270.6♦
-- von außen 5-270.5
- submental, von außen 5-270.7
- Symphyse, offen 5-800.8f
- Talus, durch Inzision 5-780.3s♦
- Tarsalgelenk
-- arthroskopisch 5-810.4n♦
-- offen 5-800.8n♦
- Tarsometatarsalgelenk
-- arthroskopisch 5-810.4p♦
-- offen 5-800.8p♦
- Tarsus, durch Inzision 5-780.3u♦
- Thorakoskapulargelenk, offen 5-800.82♦
- Tibia
-- distal, durch Inzision 5-780.3n♦
-- proximal, durch Inzision 5-780.3k♦
-- Schaft, durch Inzision 5-780.3m♦
- Tibiofibulargelenk, proximal
-- arthroskopisch 5-810.4j♦
-- offen 5-800.8j♦
- Tonsille, durch Inzision 5-289.x
- Tränensack, durch Inzision 5-084.01♦
- Tränenwege, durch Inzision 5-084.11♦
- Truncus brachiocephalicus 5-380.41♦
- Truncus coeliacus 5-380.60
- Tunica vaginalis testis, durch Inzision 5-610.2
- Ulna
-- distal, durch Inzision 5-780.39♦
-- proximal, durch Inzision 5-780.37♦
-- Schaft, durch Inzision 5-780.38♦
- Ulnokarpalgelenk
-- arthroskopisch 5-810.49♦
-- offen 5-800.89♦
- Urethra, ohne Inzision 8-101.9
- V. axillaris 5-380.94♦
- V. brachiocephalica 5-380.95♦
- V. cava, perkutan-transluminal 8-836.67
- V. cava inferior 5-380.97
- V. cava superior 5-380.96
- V. femoralis 5-380.9b♦
- V. gastrica 5-380.9e♦
- V. iliaca communis 5-380.98♦
- V. iliaca externa 5-380.99♦
- V. iliaca interna 5-380.9a♦
- V. jugularis 5-380.91♦
- V. lienalis 5-380.9f
- V. mesenterica inferior 5-380.9h
- V. mesenterica superior 5-380.9g
- V. poplitea 5-380.9c♦
- V. portae 5-380.9d
-- perkutan-transluminal 8-836.6g
- V. pulmonalis 5-380.92♦
-- perkutan-transluminal 8-838.51♦
- V. renalis 5-380.9k♦
- V. subclavia 5-380.93♦ ►

Fremdkörperentfernung *(Forts.)*
– Vagina, ohne Inzision 8-101.7
– Vene
–– abdominal, perkutan-transluminal 8-836.6j♦
–– oberflächlich
––– abdominal 5-380.a4♦
––– extrakraniell, Kopf 5-380.a0♦
––– Fuß 5-380.a6♦
––– Gefäßprothese 5-380.a7♦
––– Hals 5-380.a0♦
––– Hand 5-380.a2♦
––– Oberarm 5-380.a1♦
––– Oberschenkel 5-380.a5♦
––– Schulter 5-380.a1♦
––– Thorax 5-380.a3♦
––– Unterarm 5-380.a2♦
––– Unterschenkel 5-380.a6♦
–– Oberschenkel, perkutan-transluminal 8-836.6m♦
–– pelvin, perkutan-transluminal 8-836.6j♦
–– tief, Gefäßprothese 5-380.9m♦
– Vulva, ohne Inzision 8-101.8
– Vv. hepaticae 5-380.9j
– Wange, von außen 5-270.3♦
– Wirbelsäule, durch Inzision 5-830.3
– Zehengelenk
–– arthroskopisch 5-810.4r♦
–– offen 5-800.8r♦
– Zungengrund, von außen 5-270.8
Frenulektomie, lingual 5-259.1
Frenulotomie 5-279.1
– Präputium 5-640.0
Frenulum
– Clipping, labial 5-279.1
– Durchtrennung, labial 5-279.1
– Plastik
–– Penis 5-640.3
–– und Plastik, Präputium 5-640.3
Frenulum linguae
– Durchtrennung 5-259.1
– Plastik 5-259.2
Frequenzbelastung, neuromuskulär 1-205
Fresh Frozen Plasma
– normal, Transfusion
–– 1 TE bis unter 6 TE 8-812.60
–– 6 TE bis unter 11 TE 8-812.61
–– 11 TE bis unter 21 TE 8-812.62
–– 21 TE bis unter 31 TE 8-812.63
–– 31 TE oder mehr 8-812.64
– pathogeninaktiviert, Transfusion
–– 1 TE bis unter 6 TE 8-812.80
–– 6 TE bis unter 11 TE 8-812.81
–– 11 TE bis unter 21 TE 8-812.82
–– 21 TE bis unter 31 TE 8-812.83
–– 31 TE oder mehr 8-812.84
Frischplasma, gefroren
– normal, Transfusion
–– 1 TE bis unter 6 TE 8-812.60
–– 6 TE bis unter 11 TE 8-812.61
–– 11 TE bis unter 21 TE 8-812.62
–– 21 TE bis unter 31 TE 8-812.63 ▶

Frischplasma, gefroren *(Forts.)*
– normal, Transfusion *(Forts.)*
–– 31 TE oder mehr 8-812.64
– pathogeninaktiviert, Transfusion
–– 1 TE bis unter 6 TE 8-812.80
–– 6 TE bis unter 11 TE 8-812.81
–– 11 TE bis unter 21 TE 8-812.82
–– 21 TE bis unter 31 TE 8-812.83
–– 31 TE oder mehr 8-812.84
Frontal, Teilresektion, Larynx, nach Huet 5-302.6
Frontalissuspension, bei Blepharoptosis 5-094.4♦
Frontobasal, Plastik, Dura 5-021.2
– mit Kranioplastik 5-021.6
Frontolateral, Teilresektion
– Kehlkopf 5-302.7
– Larynx, nach Leroux-Robert 5-302.7
Frontoorbital, Kranioplastik, zur Verlagerung, Schädelknochen 5-020.5
Frontzahnbereich, Resektion, Wurzelspitze
– mit Wurzelkanalbehandlung
–– orthograd 5-237.11
–– retrograd 5-237.12
– ohne Wurzelkanalbehandlung 5-237.10
Fruchtblase, Sprengung, künstlich 5-730
Fruchtwasser, Austausch, seriell 5-754.5
Früh-akustisch, Potentiale, evoziert, Registrierung 1-208.1
Früh-somatosensorisch, Potentiale, evoziert, Registrierung 1-208.3
Frührehabilitation (Beschreibung siehe Systematik)
– fachübergreifend, mindestens
–– 7 bis höchstens 13 Behandlungstage, durchschnittlicher Einsatz von
––– 15 TE/Woche 8-559.30
––– 20 TE/Woche 8-559.31
––– 30 TE/Woche 8-559.32
––– 40 TE/Woche 8-559.33
–– 14 bis höchstens 20 Behandlungstage, durchschnittlicher Einsatz von
––– 15 TE/Woche 8-559.40
––– 20 TE/Woche 8-559.41
––– 30 TE/Woche 8-559.42
––– 40 TE/Woche 8-559.43
–– 21 bis höchstens 27 Behandlungstage, durchschnittlicher Einsatz von
––– 15 TE/Woche 8-559.50
––– 20 TE/Woche 8-559.51
––– 30 TE/Woche 8-559.52
––– 40 TE/Woche 8-559.53
–– 28 bis höchstens 34 Behandlungstage, durchschnittlicher Einsatz von
––– 15 TE/Woche 8-559.60
––– 20 TE/Woche 8-559.61
––– 30 TE/Woche 8-559.62
––– 40 TE/Woche 8-559.63
–– 35 bis höchstens 41 Behandlungstage, durchschnittlicher Einsatz von
––– 15 TE/Woche 8-559.70 ▶

Frührehabilitation (Beschreibung siehe Systematik) *(Forts.)*
~ fachübergreifend, mindestens *(Forts.)*
~~ 35 bis höchstens 41 Behandlungstage, durchschnittlicher Einsatz von *(Forts.)*
––– 20 TE/Woche 8-559.71
––– 30 TE/Woche 8-559.72
––– 40 TE/Woche 8-559.73
–– 42 Behandlungstage, durchschnittlicher Einsatz von
––– 15 TE/Woche 8-559.80
––– 20 TE/Woche 8-559.81
––– 30 TE/Woche 8-559.82
––– 40 TE/Woche 8-559.83
– neurologisch-neurochirurgisch
–– 7 bis 13 Behandlungstage 8-552.0
–– 14 bis 20 Behandlungstage 8-552.5
–– 21 bis 27 Behandlungstage 8-552.6
–– 28 bis 41 Behandlungstage 8-552.7
–– 42 bis 55 Behandlungstage 8-552.8
–– 56 oder mehr Behandlungstage 8-552.9
Frührehabilitationsassessment, bei Patienten mit Kopf-Hals-Tumor
– mindestens 60 Minuten bis 90 Minuten 1-775.0
– mehr als 90 Minuten 1-775.1
Frührehabilitativ, Komplexbehandlung
– bei Patienten mit Kopf-Hals-Tumor
–– 5 TE 8-553.0
–– mehr als
––– 5 TE bis höchstens 10 TE 8-553.1
––– 10 TE bis höchstens 20 TE 8-553.2
––– 20 TE bis höchstens 30 TE 8-553.3
––– 30 TE bis höchstens 40 TE 8-553.4
––– 40 TE bis höchstens 50 TE 8-553.5
––– 50 TE 8-553.6
– geriatrisch, über mindestens
–– 7 Behandlungstage und 10 TE 8-550.0
–– 14 Behandlungstage und 20 TE 8-550.1
–– 21 Behandlungstage und 30 TE 8-550.2
FSSEP [Früh-somatosensorisch evozierte Potentiale], Registrierung 1-208.3
Fulguration
– Chorioidea 5-155.0♦
– Fossa adenoidea, postoperativ 5-289.2
– Fossa tonsillaris, postoperativ 5-289.1
– Retina 5-155.0♦
Fundoplicatio
– durch Umsteigen laparoskopisch – offen chirurgisch 5-448.43
– laparoskopisch 5-448.42
– nach Nissen, abdominal, offen 5-448.40
– thorakal, offen 5-448.41
Fundus, Magen
– Sperroperation
–– durch Umsteigen laparoskopisch – offen chirurgisch 5-449.22
–– endoskopisch 5-449.23
–– laparoskopisch 5-449.21
–– offen 5-449.20 ►

Fundus, Magen *(Forts.)*
– Varizen
–– Ligatur
––– durch Umsteigen laparoskopisch – offen chirurgisch 5-449.82
––– endoskopisch 5-449.83
––– laparoskopisch 5-449.81
––– offen 5-449.80
–– Sklerosierung
––– durch Umsteigen laparoskopisch – offen chirurgisch 5-449.02
––– endoskopisch 5-449.03
––– laparoskopisch 5-449.01
––– offen 5-449.00
–– Umstechung
––– durch Umsteigen laparoskopisch – offen chirurgisch 5-449.12
––– endoskopisch 5-449.13
––– laparoskopisch 5-449.11
––– offen 5-449.10
Fundusektomie, Magen 5-434.0
Funiculus spermaticus
– Adhäsiolyse 5-639.2♦
– Biopsie
–– durch Inzision 1-569.3♦
–– perkutan 1-463.7♦
––– mit Steuerung durch bildgebende Verfahren 1-465.7♦
– Inzision 5-639.1♦
– Nadelbiopsie, perkutan 1-463.7♦
– Naht, nach Verletzung 5-634.0♦
– Rekonstruktion, plastisch 5-634.1♦
– Rücklagerung, bei Torsion 5-634.2♦
Funikulolyse, bei Orchidopexie 5-624.4♦
Funkgesteuert, Telemetrie, kardiologisch, bei Patienten, stationär behandelt 8-933
Funktionell, Hirnareal, Lokalisation, durch
– Elektroenzephalographie, hochauflösend 1-20d.1
– hdEEG 1-20d.1
– Magnetenzephalographie 1-20b.1
– MEG 1-20b.1
Funktionsanalyse
– 3D-, instrumentell, Wirbelsäule, mit
–– Kurzzeitmessung 1-799.0
–– Langzeitmessung 1-799.1
– Herz, regional, quantitativ, kathetergestützt 1-279.1
Funktionsdiagnostik, invasiv, Nervensystem, mit
– pharmakologischer Testung 1-203.2
– Stimulationselektrode
–– spinal 1-203.1
–– zerebral 1-203.0
Funktionstest
– Leber, mit Applikation
–– ^{13}C-Methacetin 1-762
–– Substrat, ^{13}C-markiert, intravenös 1-762
– Pankreas, mit Aspiration, Duodenalsaft, über Duodenalsonde 1-761

Funktionsuntersuchung, endokrinologisch, komplex
– mit invasiver Katheteruntersuchung 1-797.1
– ohne invasive Katheteruntersuchung 1-797.0
Fusion, Lippe, mit Zunge 5-259.x
Fuß
– Abtragung, Hautblase, bei Verbrennung und Verätzung 5-921.0g♦
– Amputation 5-865.1♦
–– nach
––– Pirogoff 5-865.3♦
––– Spitzy 5-865.2♦
– Arterie
–– Ballonangioplastie, Gefäßprothese, offen 5-380.87♦ 8-836.0e
–– Embolektomie, Gefäßprothese 5-380.87♦
–– Fremdkörperentfernung, Gefäßprothese 5-380.87♦
–– Inzision, Gefäßprothese 5-380.87♦
–– Patchplastik, Gefäßprothese 5-395.87♦
–– Thrombektomie, Gefäßprothese 5-380.87♦
– Butterfly-Plastik 5-906.0g♦
–– bei Verbrennung und Verätzung 5-927.0g♦
– Chemical Peeling
–– großflächig 5-913.9g♦
–– kleinflächig 5-913.3g♦
– Dehnungsplastik, lokal
–– bei Verbrennung und Verätzung 5-926.0g♦
–– großflächig 5-903.5g♦
–– kleinflächig 5-903.0g♦
– Dermabrasion
–– bei Verbrennung und Verätzung 5-921.1g♦
–– hochtourig, kleinflächig 5-913.0g♦
– Desilikonisierung, Dermisersatzmaterial 5-91a.0g♦
–– bei Verbrennung und Verätzung 5-929.1g♦
– Desinsertion 5-851.da♦
– Durchtrennung, Lappenstiel
–– bei Verbrennung und Verätzung 5-929.0g♦
–– Muskel und Faszie 5-857.aa♦
– Einlegen, Medikamententräger, subfaszial 5-850.ha♦
– Entfernung, Medikamententräger, subfaszial 5-850.ja♦
– Entnahme
–– Composite graft 5-901.2g♦
–– Fernlappen, gestielt 5-904.2g♦
––– bei Verbrennung und Verätzung 5-924.5g♦
–– Lappen
––– fasziokutan, mit mikrovaskulärer Anastomosierung 5-858.0a♦
––– frei, mit mikrovaskulärer Anastomosierung 5-904.0g♦
–––– bei Verbrennung und Verätzung 5-924.3g♦
––– myokutan, mit mikrovaskulärer Anastomosierung 5-858.2a♦
––– osteofasziokutan, mit mikrovaskulärer Anastomosierung 5-858.3a♦
––– osteomyokutan, mit mikrovaskulärer Anastomosierung 5-858.3a♦ ▶

Fuß *(Forts.)*
~ Entnahme *(Forts.)*
~~ Lappen *(Forts.)*
––– regional, gestielt 5-904.1g♦
–––– bei Verbrennung und Verätzung 5-924.4g♦
––– septokutan, mit mikrovaskulärer Anastomosierung 5-858.1a♦
–– Spalthaut 5-901.0g♦
–– Vollhaut 5-901.1g♦
– Escharotomie 5-920.0g♦
–– mit
––– Dekompression, Nerv, peripher 5-920.3g♦
––– Fasziotomie 5-920.2g♦
– Explantation, Hautexpander 5-909.1g♦
– Exstirpation, Weichteiltumor
–– epifaszial 5-852.8a♦
–– subfaszial 5-852.9a♦
– Faszie
–– Débridement 5-850.da♦
–– Defektdeckung, mit
––– allogenem Material 5-856.aa♦
––– autogenem Material 5-856.9a♦
–– Doppelung 5-856.3a♦
–– Entfernung, Transplantat 5-856.8a♦
–– Entnahme, zur Transplantation 5-852.ga♦
–– Exploration 5-850.ga♦
–– Exzision 5-852.aa♦
–– Fremdkörperentfernung, durch Inzision 5-850.aa♦
–– Inzision
––– offen 5-850.6a♦
––– perkutan 5-850.7a♦
–– Naht 5-856.0a♦
–– Revision, Transplantat 5-856.6a♦
–– Transplantation
––– allogen 5-856.5a♦
––– autogen 5-856.4a♦
–– Verkürzung 5-856.2a♦
–– Verlängerung 5-856.1a♦
–– Wechsel, Transplantat 5-856.7a♦
– Faszienlappenplastik 5-857.4a♦
–– gefäßgestielt 5-857.5a♦
– Fasziotomie
–– bei Verbrennung und Verätzung 5-920.1g♦
–– längs
––– perkutan 5-851.aa♦
––– Segment
–––– mehrere
––––– partiell, offen 5-851.ba♦
––––– total, offen 5-851.ca♦
–––– partiell, offen 5-851.8a♦
–––– total, offen 5-851.9a♦
–– quer
––– partiell, offen 5-851.5a♦
––– perkutan 5-851.7a♦
––– total, offen 5-851.6a♦
– Fernlappenplastik, gestielt 5-905.2g♦
– Fettgewebe
–– Absaugen 5-911.1g♦
–– Abtragung 5-911.2g♦ ▶

F

Fuß *(Forts.)*
– Gefäß, Biopsie, durch Inzision 1-587.6♦
– Gefäßprothese, Arterie
–– Endarteriektomie 5-381.87♦
–– Thrombendarteriektomie 5-381.87♦
– Gelenk – s.a. Sprunggelenk
–– sonstige
––– Arthroskopie, diagnostisch 1-697.9♦
––– Biopsie
–––– arthroskopisch 1-482.9♦ 1-697.9♦
–––– durch Inzision 1-504.9♦
–––– perkutan 1-483.9♦
––––– mit Steuerung durch bildgebende Verfahren 1-484.9♦
––– Nadelbiopsie, perkutan 1-483.9♦
––– Punktion, perkutan, diagnostisch 1-854.9♦
––– Resektionsarthroplastik 5-829.8♦
– Haut
–– Applikation
––– Ätzmittel, lokal 5-914.0g♦
––– Zytostatika, lokal 5-914.1g♦
–– Biopsie, ohne Inzision 1-490.7♦
–– Durchtrennung, Lappenstiel 5-909.2g♦
–– Einbringen, Material
––– autogen 5-890.1g♦
––– xenogen 5-890.2g♦
–– Einlegen, Medikamententräger, durch Inzision 5-892.3g♦
–– Elektrochemotherapie
––– großflächig 5-915.9g♦
––– kleinflächig 5-915.8g♦
–– Elektrokaustik
––– großflächig 5-915.4g♦
––– kleinflächig 5-915.0g♦
–– Entfernung, Medikamententräger, durch Inzision 5-892.4g♦
–– Exploration 5-892.0g♦
–– Exzision
––– lokal
–––– mit primärem Wundverschluss 5-894.1g♦
–––– ohne primären Wundverschluss 5-894.0g♦
––– radikal
–––– histographisch kontrolliert
––––– mit
–––––– lokaler Lappenplastik 5-895.5g♦
–––––– primärem Wundverschluss 5-895.3g♦
–––––– Transplantation 5-895.5g♦
––––– ohne primären Wundverschluss 5-895.1g♦
–––– mit
––––– lokaler Lappenplastik 5-895.4g♦
––––– primärem Wundverschluss 5-895.2g♦
––––– Transplantation 5-895.4g♦
–––– ohne primären Wundverschluss 5-895.0g♦
––– tangential, bei Verbrennung und Verätzung 5-921.3g♦
–– Fliegenmaden, Anwendung 8-192.3g♦
–– Fremdkörperentfernung
––– durch Inzision 5-892.2g♦
––– ohne Inzision 8-102.a♦
–– Gewebsreduktionsplastik 5-911.0g♦ ►

Fuß *(Forts.)*
~ Haut *(Forts.)*
–– Hochfrequenzchirurgie, bei Verbrennung und Verätzung 5-921.7g♦
–– Infrarotkoagulation
––– großflächig 5-915.7g♦
––– kleinflächig 5-915.3g♦
–– Inzision 5-892.0g♦
––– mit Drainage 5-892.1g♦
–– Kryochirurgie
––– großflächig 5-915.6g♦
––– kleinflächig 5-915.2g♦
–– Laserbehandlung
––– großflächig 5-915.5g♦
––– kleinflächig 5-915.1g♦
–– Laserdestruktion, bei Verbrennung und Verätzung 5-921.4g♦
–– Naht
––– primär 5-900.0g♦
––– sekundär 5-900.1g♦
–– Radiochirurgie, bei Verbrennung und Verätzung 5-921.6g♦
–– Straffungsoperation 5-911.0g♦
–– Tätowieren 5-890.0g♦
–– Ultraschalldestruktion, bei Verbrennung und Verätzung 5-921.5g♦
–– und Unterhaut
––– Entfernung
–––– großflächig, System, zur Vakuumtherapie, ohne Anästhesie 8-192.1g♦
–––– kleinflächig, System, zur Vakuumtherapie, ohne Anästhesie 8-192.0g♦
––– Wunde, Entfernung
–––– Fibrinbeläge
––––– großflächig, ohne Anästhesie 8-192.1g♦
––––– kleinflächig, ohne Anästhesie 8-192.0g♦
–––– großflächig, Gewebe, ohne Anästhesie 8-192.1g♦
–––– kleinflächig, Gewebe, ohne Anästhesie 8-192.0g♦
–– Wiederherstellung, Oberflächenkontinuität
––– primär, durch
–––– Gewebekleber 5-900.0g♦
–––– Metallklammern 5-900.0g♦
––– sekundär, durch
–––– Gewebekleber 5-900.1g♦
–––– Metallklammern 5-900.1g♦
–– Wunddébridement, großflächig, mit Einlegen, Medikamententräger 5-896.2g♦
–– Wundtoilette, chirurgisch, großflächig, mit Einlegen, Medikamententräger 5-896.2g♦
– Hautersatz
–– großflächig, durch Keratinozyten, kultiviert 5-902.cg♦
–– kleinflächig, durch Keratinozyten, kultiviert 5-902.bg♦
–– permanent
––– großflächig, durch
–––– allogene Amnionmembran 5-902.jg♦
––––– bei Verbrennung und Verätzung 5-925.jg♦ ►

Fuß *(Forts.)*
~ Hautersatz *(Forts.)*
~~ permanent *(Forts.)*
~~~ großflächig, durch *(Forts.)*
---- allogenes Amnion 5-902.jg♦
----- bei Verbrennung und Verätzung 5-925.jg♦
---- allogenes Hautersatzmaterial 5-902.jg♦
----- bei Verbrennung und Verätzung 5-925.jg♦
---- allogenes Hauttransplantat 5-902.gg♦
----- bei Verbrennung und Verätzung 5-925.gg♦
---- Dermisersatzmaterial 5-902.eg♦
----- bei Verbrennung und Verätzung 5-925.eg♦
---- humane azelluläre dermale Matrix 5-902.gg♦
----- bei Verbrennung und Verätzung 5-925.gg♦
---- kultivierte Keratinozyten, bei Verbrennung und Verätzung 5-925.ag♦
--- kleinflächig, durch
---- allogene Amnionmembran 5-902.hg♦
----- bei Verbrennung und Verätzung 5-925.hg♦
---- allogenes Amnion 5-902.hg♦
----- bei Verbrennung und Verätzung 5-925.hg♦
---- allogenes Hautersatzmaterial 5-902.hg♦
----- bei Verbrennung und Verätzung 5-925.hg♦
---- allogenes Hauttransplantat 5-902.fg♦
----- bei Verbrennung und Verätzung 5-925.fg♦
---- Dermisersatzmaterial 5-902.dg♦
----- bei Verbrennung und Verätzung 5-925.dg♦
---- humane azelluläre dermale Matrix 5-902.fg♦
----- bei Verbrennung und Verätzung 5-925.fg♦
---- kultivierte Keratinozyten, bei Verbrennung und Verätzung 5-925.9g♦
– Hautschichten, oberflächlich
-- Ausbürsten
--- großflächig 5-913.7g♦
--- kleinflächig 5-913.1g♦
-- Chemochirurgie
--- großflächig 5-913.9g♦
--- kleinflächig 5-913.3g♦
-- Dermabrasion, hochtourig, großflächig 5-913.6g♦
-- Entfernung, mit scharfem Löffel
--- großflächig 5-913.8g♦
--- kleinflächig 5-913.2g♦
-- Exkochleation
--- großflächig 5-913.8g♦
--- kleinflächig 5-913.2g♦
-- Laserbehandlung
--- großflächig 5-913.ag♦ ►

Fuß *(Forts.)*
~ Hautschichten, oberflächlich *(Forts.)*
~~ Laserbehandlung *(Forts.)*
--- kleinflächig 5-913.4g♦
-- Shaving
--- großflächig 5-913.bg♦
--- kleinflächig 5-913.5g♦
– Implantation, Hautexpander 5-909.0g♦
– Insellappenplastik, lokal
-- bei Verbrennung und Verätzung 5-926.3g♦
-- großflächig 5-903.8g♦
-- kleinflächig 5-903.3g♦
– Interphalangealgelenk
-- Digitus I
--- Arthroplastik 5-788.65♦
---- mit Weichteileingriff, Gelenk 5-788.65♦
--- Basisresektion 5-788.65♦
--- Köpfchenresektion 5-788.65♦
--- Resektionsarthroplastik 5-788.65♦
--- Umformung, plastisch 5-788.65♦
-- Digitus II bis V
--- Arthroplastik
---- 1 5-788.66♦
---- 2 5-788.67♦
---- 3 5-788.68♦
---- 4 5-788.69♦
---- 5 oder mehr 5-788.6a♦
---- mit Weichteileingriff, Gelenk
----- 1 5-788.66♦
----- 2 5-788.67♦
----- 3 5-788.68♦
----- 4 5-788.69♦
----- 5 oder mehr 5-788.6a♦
--- Basisresektion
---- 1 5-788.66♦
---- 3 5-788.68♦
---- 4 5-788.69♦
---- 5 oder mehr 5-788.6a♦
--- Köpfchenresektion
---- 1 5-788.66♦
---- 2 5-788.67♦
---- 3 5-788.68♦
---- 4 5-788.69♦
---- 5 oder mehr 5-788.6a♦
--- Resektionsarthroplastik
---- 1 5-788.66♦
---- 2 5-788.67♦
---- 3 5-788.68♦
---- 4 5-788.69♦
---- 5 oder mehr 5-788.6a♦
--- Umformung, plastisch
---- 1 5-788.66♦
---- 2 5-788.67♦
---- 3 5-788.68♦
---- 4 5-788.69♦
---- 5 oder mehr 5-788.6a♦
– Inzision, Verbrennungsschorf, mit
-- Dekompression, Nerv, peripher 5-920.3g♦
-- Fasziotomie 5-920.2g♦ ►

F
~~~

Fuß *(Forts.)*
– Jumping-man-Plastik 5-906.0g♦
–– bei Verbrennung und Verätzung 5-927.0g♦
– Kompartmentresektion 5-852.ba♦
–– mit
––– erweiterter Präparation 5-852.da♦
––– spezieller Gefäß- und Nervenpräparation 5-852.ca♦
– Lappen
–– frei, Revision, mit mikrovaskulärer Anastomosierung 5-907.5g♦
––– bei Verbrennung und Verätzung 5-928.8g♦
–– regional, gestielt, Revision 5-907.3g♦
––– bei Verbrennung und Verätzung 5-928.6g♦
– Lappenplastik
–– adipofaszial 5-857.2a♦
––– gefäßgestielt 5-857.3a♦
–– fasziokutan 5-857.0a♦
––– gefäßgestielt 5-857.1a♦
–– frei, mit mikrovaskulärer Anastomosierung 5-905.0g♦
–– kombiniert 5-906.0g♦
––– bei Verbrennung und Verätzung 5-927.0g♦
–– lokal, Revision 5-907.2g♦
––– bei Verbrennung und Verätzung 5-928.5g♦
–– mit freiem Hauttransplantat 5-906.1g♦
––– bei Verbrennung und Verätzung 5-927.1g♦
–– myokutan 5-857.6a♦
––– gefäßgestielt 5-857.7a♦
–– regional, gestielt 5-905.1g♦
––– mit Fernlappen 5-906.2g♦
–––– bei Verbrennung und Verätzung 5-927.2g♦
–––– mit freiem Hauttransplantat 5-906.3g♦
––––– bei Verbrennung und Verätzung 5-927.3g♦
– Liposuktion 5-911.1g♦
– Mikrograft-Spalthautdeckung, bei Verbrennung und Verätzung 5-925.7g♦
– Muskel
–– Débridement 5-850.ba♦
–– Durchtrennung 5-851.0a♦
–– Entfernung, Transplantat 5-853.9a♦
–– Entnahme, zur Transplantation 5-852.ea♦
–– Exploration 5-850.ea♦
–– Exzision
––– epifaszial
–––– partiell 5-852.4a♦
–––– total 5-852.5a♦
––– subfaszial
–––– partiell 5-852.6a♦
–––– total 5-852.7a♦
–– Fremdkörperentfernung, durch Inzision 5-850.8a♦
–– Inzision
––– längs 5-850.0a♦
––– quer 5-850.1a♦
–– Naht 5-853.1a♦
–– Plastik 5-853.4a♦
–– Refixation 5-853.0a♦
–– Revision, Transplantat 5-853.7a♦ ►

Fuß *(Forts.)*
~ Muskel *(Forts.)*
–– Spülung, Hohlraum 5-853.xa♦
–– Transplantation 5-853.6a♦
–– Transposition 5-853.5a♦
–– Verkürzung, und Naht 5-853.3a♦
–– Verlängerung, und Naht 5-853.2a♦
–– Wechsel, Transplantat 5-853.8a♦
– Muskellappenplastik 5-857.8a♦
–– gefäßgestielt 5-857.9a♦
– Muskeln und Weichteile
–– Biopsie
––– durch Inzision 1-502.7♦
––– perkutan 1-491.7♦
–––– mit Steuerung durch bildgebende Verfahren 1-492.7♦
–– Nadelbiopsie, perkutan 1-491.7♦
– Narbenkorrektur 5-894.1g♦
–– nach Hautplastik 5-907.0g♦
– Nekrosektomie, epifaszial, bei Verbrennung und Verätzung 5-921.2g♦
– Nerv
–– Biopsie
––– durch Inzision 1-513.9♦
––– perkutan 1-405.9♦
–– Destruktion 5-041.9♦
–– Exploration 5-04b.9♦
–– Exzision 5-041.9♦
–– Inzision 5-040.9♦
–– Nadelbiopsie, perkutan 1-405.9♦
–– Naht
––– epineural
–––– mit Transplantation 5-048.9♦
––––– und Transposition 5-054.9♦
–––– primär 5-044.9♦
––––– mit Transposition 5-050.9♦
–––– sekundär 5-046.9♦
––––– mit Transposition 5-052.9♦
––– interfaszikulär
–––– mit Transplantation 5-049.9♦
––––– und Transposition 5-055.9♦
–––– primär 5-045.9♦
––––– mit Transposition 5-051.9♦
–––– sekundär 5-047.9♦
––––– mit Transposition 5-053.9♦
–– Neurolyse, und Dekompression 5-056.9♦
––– mit Transposition 5-057.9♦
–– Rekonstruktion, mittels
––– Muskel-Venen-Interponat 5-058.53♦
––– Nerven-Conduit 5-058.43♦
––– Nervenröhrchen 5-058.43♦
– Phalangen
–– Biopsie
––– durch Inzision 1-503.8♦
––– ohne Inzision, mit Steuerung durch bildgebende Verfahren 1-481.8♦
––– perkutan 1-480.8♦
–– Bohrung 5-780.1w♦
–– Débridement 5-780.6w♦
–– Einlegen, Medikamententräger 5-780.4w♦ ►

Fuß *(Forts.)*
~ Phalangen *(Forts.)*
-- Entfernung
--- Bewegungsfixateur 5-787.nw♦
--- Draht, intramedullär 5-787.gw♦
--- Fixateur externe 5-787.9w♦
--- Klammer 5-787.ew♦
--- Medikamententräger 5-780.5w♦
--- Platte 5-787.3w♦
---- winkelstabil 5-787.kw♦
--- Schraube 5-787.1w♦
--- Zuggurtung/Cerclage 5-787.2w♦
-- Entnahme
--- Knochentransplantat
---- gefäßgestielt, nicht mikrovaskulär-anastomosiert 5-783.7w♦
---- mikrovaskulär-anastomosiert 5-783.5w♦
---- nicht-gefäßgestielt 5-783.4w♦
--- Spongiosa 5-783.0w♦
-- Epiphysenlösung, Reposition, geschlossen, durch
--- Draht 5-790.1w♦
--- ECMES 5-790.2w♦
--- Ender-Nagel 5-790.2w♦
--- ESIN 5-790.2w♦
--- Federnagel 5-790.2w♦
--- Fixateur externe 5-790.6w♦
---- mit interner Osteosynthese 5-790.dw♦
--- intramedullären Draht 5-790.2w♦
--- Materialkombination 5-790.9w♦
--- Nancy-Nagel 5-790.2w♦
--- Platte 5-790.nw♦
--- Prevot-Nagel 5-790.2w♦
--- Rush-Pin 5-790.2w♦
--- Schraube 5-790.0w♦
--- TEN 5-790.2w♦
--- winkelstabile Platte 5-790.kw♦
--- Zuggurtung/Cerclage 5-790.1w♦
-- Epiphyseodese
--- permanent 5-789.2w♦
--- temporär 5-789.1w♦
-- Epiphyseolyse, therapeutisch 5-789.4w♦
-- Exploration, durch Inzision 5-780.0w♦
-- Fraktur, Reposition
--- geschlossen
---- durch
----- Draht 5-790.1w♦
----- ECMES 5-790.2w♦
----- Ender-Nagel 5-790.2w♦
----- ESIN 5-790.2w♦
----- Federnagel 5-790.2w♦
----- Fixateur externe 5-790.6w♦
------ mit interner Osteosynthese 5-790.dw♦
----- intramedullären Draht 5-790.2w♦
----- Materialkombination 5-790.9w♦
----- Nancy-Nagel 5-790.2w♦
----- Platte 5-790.nw♦
----- Prevot-Nagel 5-790.2w♦
----- Rush-Pin 5-790.2w♦
----- Schraube 5-790.0w♦
----- TEN 5-790.2w♦ ►

Fuß *(Forts.)*
~ Phalangen *(Forts.)*
~~ Fraktur, Reposition *(Forts.)*
~~~ geschlossen *(Forts.)*
~~~~ durch *(Forts.)*
----- winkelstabile Platte 5-790.kw♦
----- Zuggurtung/Cerclage 5-790.1w♦
---- ohne Osteosynthese 8-200.w♦
--- offen
---- durch
----- Bewegungsfixateur 5-795.nw♦
----- Blountklammer 5-795.ew♦
----- Draht 5-795.2w♦
----- ECMES 5-795.gw♦
----- Ender-Nagel 5-795.gw♦
----- ESIN 5-795.gw♦
----- Federnagel 5-795.gw♦
----- Fixateur externe 5-795.4w♦
------ mit interner Osteosynthese 5-795.5w♦
----- intramedullären Draht 5-795.gw♦
----- Klammer 5-795.ew♦
----- Materialkombination 5-795.6w♦
------ mit Rekonstruktion, Gelenkfläche 5-795.8w♦
----- Nancy-Nagel 5-795.gw♦
----- Platte 5-795.3w♦
----- Prevot-Nagel 5-795.gw♦
----- Rush-Pin 5-795.gw♦
----- Schraube 5-795.1w♦
----- TEN 5-795.gw♦
----- winkelstabile Platte 5-795.kw♦
----- Zuggurtung/Cerclage 5-795.2w♦
---- ohne Osteosynthese 5-795.hw♦
-- Fremdkörperentfernung, durch Inzision 5-780.3w♦
-- Implantation
--- Glaskeramik, bioaktiv 5-785.2w♦
--- Knochenersatz
---- alloplastisch, sonstiger
----- mit Medikamentenzusatz 5-785.7w♦
----- ohne Medikamentenzusatz 5-785.6w♦
---- keramisch 5-785.2w♦
----- resorbierbar 5-785.3w♦
------ mit Antibiotikumzusatz 5-785.5w♦
---- metallisch 5-785.4w♦
--- Zement
---- mit Antibiotikumzusatz 5-785.1w♦
---- ohne Antibiotikumzusatz 5-785.0w♦
-- Inzision, mit
--- Drainage 5-780.2w♦
--- Einlegen, Medikamententräger 5-780.9w♦
-- Knochen, frakturgefährdet, Stabilisierung 5-789.bw♦
-- Knorpel-Knochen-Transplantation
--- allogen 5-784.6w♦
--- autogen 5-784.5w♦
-- Mehrfragment-Fraktur, Reposition, offen
--- durch
---- Bewegungsfixateur 5-796.nw♦
---- Blountklammer 5-796.ew♦
---- Draht 5-796.1w♦ ►

F

Fuß *(Forts.)*
~ Phalangen *(Forts.)*
~~ Mehrfragment-Fraktur, Reposition, offen *(Forts.)*
~~~ durch *(Forts.)*
---- ECMES 5-796.gw♦
---- Ender-Nagel 5-796.gw♦
---- ESIN 5-796.gw♦
---- Federnagel 5-796.gw♦
---- Fixateur externe 5-796.3w♦
----- mit interner Osteosynthese 5-796.4w♦
---- intramedullären Draht 5-796.gw♦
---- Klammer 5-796.ew♦
---- Materialkombination 5-796.5w♦
----- mit Rekonstruktion, Gelenkfläche 5-796.6w♦
---- Nancy-Nagel 5-796.gw♦
---- Platte 5-796.2w♦
---- Prevot-Nagel 5-796.gw♦
---- Rush-Pin 5-796.gw♦
---- Schraube 5-796.0w♦
---- TEN 5-796.gw♦
---- winkelstabile Platte 5-796.kw♦
---- Zuggurtung/Cerclage 5-796.1w♦
--- ohne Osteosynthese 5-796.hw♦
-- Nadelbiopsie, perkutan 1-480.8♦
-- Periost, Naht 5-789.0w♦
-- Pseudarthrose, Stabilisierung, ohne weitere Maßnahmen 5-789.cw♦
-- Revision, Osteosynthesematerial
--- mit Reosteosynthese, durch
---- Bewegungsfixateur 5-78a.nw♦
---- Blountklammer 5-78a.ew♦
---- Draht 5-78a.1w♦
----- intramedullär 5-78a.gw♦
---- ECMES 5-78a.gw♦
---- Ender-Nagel 5-78a.gw♦
---- ESIN 5-78a.gw♦
---- Federnagel 5-78a.gw♦
---- Fixateur externe 5-78a.8w♦
---- Klammer 5-78a.ew♦
---- Materialkombination 5-78a.9w♦
---- Nancy-Nagel 5-78a.gw♦
---- Platte 5-78a.2w♦
----- winkelstabil 5-78a.kw♦
---- Prevot-Nagel 5-78a.gw♦
---- Rush-Pin 5-78a.gw♦
---- Schraube 5-78a.0w♦
---- TEN 5-78a.gw♦
---- Verbundosteosynthese 5-78a.9w♦
---- Zuggurtung/Cerclage 5-78a.1w♦
--- ohne Materialwechsel 5-789.3w♦
-- Sequesterotomie 5-780.7w♦
--- mit Einlegen, Medikamententräger 5-780.8w♦
-- Transplantation
--- Knochen
---- gefäßgestielt, mit mikrovaskulärer Anastomose 5-784.4w♦
---- nicht-gefäßgestielt 5-784.3w♦ ►

Fuß *(Forts.)*
~ Phalangen *(Forts.)*
~~ Transplantation *(Forts.)*
--- Knochenmatrix, demineralisiert, human 5-784.bw♦
--- Röhrenknochen, allogen 5-784.9w♦
--- Span, kortikospongiös
---- allogen
----- endoskopisch 5-784.fw♦
----- offen 5-784.8w♦
---- autogen
----- ausgedehnt 5-784.2w♦
----- endoskopisch 5-784.dw♦
----- offen 5-784.1w♦
--- Spongiosa
---- allogen
----- endoskopisch 5-784.ew♦
----- offen 5-784.7w♦
---- autogen, offen 5-784.0w♦
-- Transposition, Knochen, gefäßgestielt 5-784.aw♦
-- Wechsel, Medikamententräger 5-780.4w♦
- Resektion
-- Ganglion 5-859.2a♦
-- Gewebe, kompartmentübergreifend
--- mit spezieller Gefäß- und Nervenpräparation 5-852.ja♦
--- ohne spezielle Gefäß- und Nervenpräparation 5-852.ha♦
-- Schnürring, mit Rekonstruktion, plastisch, bei kongenitaler Anomalie 5-867.0♦
- Revision
-- Fernlappen, gestielt 5-907.4g♦
--- bei Verbrennung und Verätzung 5-928.7g♦
-- Hauttransplantat, frei 5-907.1g♦
--- bei Verbrennung und Verätzung 5-928.4g♦
- Schleimbeutel
-- Inzision 5-859.0a♦
-- Resektion, total 5-859.1a♦
- Schweißdrüse
-- Exzision
--- lokal 5-894.2g♦
--- radikal 5-895.6g♦
-- Kürettage
--- lokal 5-894.2g♦
--- radikal 5-895.6g♦
- Sehne
-- Débridement 5-850.ca♦
-- Exploration 5-850.fa♦
-- Exzision
--- partiell 5-852.0a♦
--- total 5-852.1a♦
-- Fremdkörperentfernung, durch Inzision 5-850.9a♦
-- Inzision
--- längs 5-850.2a♦
--- quer 5-850.3a♦
-- mehrere
--- Tenodese
---- primär 5-855.9a♦
---- sekundär 5-855.aa♦ ►
~~~

Fuß *(Forts.)*
~ Sehne *(Forts.)*
~~ mehrere *(Forts.)*
––– Tenolyse 5-855.6a♦
–– Naht
––– primär 5-855.1a♦
––– sekundär 5-855.2a♦
–– Reinsertion 5-855.0a♦
–– Tenodese
––– primär 5-855.7a♦
––– sekundär 5-855.8a♦
–– Tenolyse 5-855.5a♦
–– und Muskel, Exzision
––– epifaszial 5-852.8a♦
––– subfaszial 5-852.9a♦
– Sehnengewebe, Entnahme, zur Transplantation 5-852.fa♦
– Sehnenscheide
–– Durchtrennung
––– längs 5-851.3a♦
––– quer 5-851.4a♦
–– Exzision
––– partiell 5-852.2a♦
––– total 5-852.3a♦
–– isoliert, Inzision
––– längs 5-850.4a♦
––– quer 5-850.5a♦
–– Naht
––– primär 5-855.3a♦
––– sekundär 5-855.4a♦
–– Spülung 5-855.ba♦
– Stoßwellentherapie, extrakorporal 8-115.2♦
– Tenotomie
–– offen 5-851.1a♦
–– perkutan 5-851.2a♦
– Thermoablation, Weichteile, perkutan 5-859.3a♦
– Transplantation
–– Composite graft
––– bei Verbrennung und Verätzung 5-925.3g♦
––– frei
–––– großflächig 5-902.7g♦
–––– kleinflächig 5-902.3g♦
–– Fernlappen, gestielt, bei Verbrennung und Verätzung 5-925.6g♦
–– Haut, durch Epithelzellsuspension, nach
––– Aufbereitung mit Bedside-Kit 5-902.9g♦
–––– bei Verbrennung und Verätzung 5-925.bg♦
––– labortechnischer Aufbereitung im Schnellverfahren 5-902.ag♦
–––– bei Verbrennung und Verätzung 5-925.cg♦
–– Lappen
––– fasziokutan, mit mikrovaskulärer Anastomosierung 5-858.5a♦
––– frei, mit mikrovaskulärer Anastomosierung, bei Verbrennung und Verätzung 5-925.4g♦
––– myokutan, mit mikrovaskulärer Anastomosierung 5-858.7a♦
––– osteofasziokutan, mit mikrovaskulärer Anastomosierung 5-858.8a♦ ►

Fuß *(Forts.)*
~ Transplantation *(Forts.)*
~~ Lappen *(Forts.)*
––– osteomyokutan, mit mikrovaskulärer Anastomosierung 5-858.8a♦
––– regional, gestielt, bei Verbrennung und Verätzung 5-925.5g♦
––– septokutan, mit mikrovaskulärer Anastomosierung 5-858.6a♦
–– Spalthaut, frei
––– bei Verbrennung und Verätzung 5-925.0g♦
––– großflächig 5-902.4g♦
–––– auf Hautareal, granulierend 5-902.5g♦
––– kleinflächig 5-902.0g♦
–––– auf Hautareal, granulierend 5-902.1g♦
–– Vollhaut
––– bei Verbrennung und Verätzung 5-925.2g♦
––– frei
–––– großflächig 5-902.6g♦
–––– kleinflächig 5-902.2g♦
– Transpositionsplastik, lokal
–– bei Verbrennung und Verätzung 5-926.2g♦
–– großflächig 5-903.7g♦
–– kleinflächig 5-903.2g♦
– Vene, oberflächlich
–– Embolektomie 5-380.a6♦
–– Entnahme
––– endoskopisch, zur Transplantation 5-38b.a6♦
––– Transplantat 5-386.a6♦
–– Exzision 5-386.a6♦
–– Fremdkörperentfernung 5-380.a6♦
–– Inzision 5-380.a6♦
–– Ligatur 5-389.a6♦
–– Naht 5-388.a6♦
–– Rekonstruktion, plastisch 5-397.a6♦
–– Resektion, und
––– Ersatz 5-383.a6♦
––– Reanastomosierung 5-382.a6♦
–– Thrombektomie 5-380.a6♦
–– Valvuloplastie, extraluminal 5-397.a6♦
–– Verschluss, operativ 5-389.a6♦
– Verbrennungsschorf, Inzision 5-920.0g♦
– Verschiebe-Rotationsplastik, lokal
–– bei Verbrennung und Verätzung 5-926.1g♦
–– großflächig 5-903.6g♦
–– kleinflächig 5-903.1g♦
– W-Plastik, lokal
–– bei Verbrennung und Verätzung 5-926.5g♦
–– großflächig 5-903.bg♦
–– kleinflächig 5-903.ag♦
– Weichteildeckung, temporär
–– großflächig
––– durch
–––– allogene Amnionmembran 5-916.eg♦
––––– bei Verbrennung und Verätzung 5-923.dg♦
–––– allogene Hauttransplantation 5-916.5g♦
––––– bei Verbrennung und Verätzung 5-923.5g♦ ►

F

Fuß *(Forts.)*
~ Weichteildeckung, temporär *(Forts.)*
~~ großflächig *(Forts.)*
~~~ durch *(Forts.)*
–––– allogenes Amnion 5-916.eg♦
––––– bei Verbrennung und Verätzung 5-923.dg♦
–––– allogenes Hautersatzmaterial 5-916.eg♦
––––– bei Verbrennung und Verätzung 5-923.dg♦
–––– humane azelluläre dermale Matrix 5-916.5g♦
––––– bei Verbrennung und Verätzung 5-923.5g♦
–––– Hautersatzmaterial, xenogen 5-916.6g♦
–––– Hauttransplantation, allogen 5-916.5g♦
–––– hydrolytisch resorbierbare Membran 5-916.cg♦
–––– Kombination mehrerer Verfahren 5-916.9g♦
––––– bei Verbrennung und Verätzung 5-923.9g♦
–––– kultivierte Keratinozyten 5-916.8g♦
––––– bei Verbrennung und Verätzung 5-923.8g♦
–––– xenogenes Hautersatzmaterial, bei Verbrennung und Verätzung 5-923.6g♦
––– mit
–––– alloplastischem Material 5-916.7g♦
––––– bei Verbrennung und Verätzung 5-923.7g♦
–––– hydrolytisch resorbierbarer Membran, bei Verbrennung und Verätzung 5-923.bg♦
–– kleinflächig
––– durch
–––– allogene Amnionmembran 5-916.dg♦
––––– bei Verbrennung und Verätzung 5-923.cg♦
–––– allogene Hauttransplantation 5-916.0g♦
––––– bei Verbrennung und Verätzung 5-923.0g♦
–––– allogenes Amnion 5-916.dg♦
––––– bei Verbrennung und Verätzung 5-923.cg♦
–––– allogenes Hautersatzmaterial 5-916.dg♦
––––– bei Verbrennung und Verätzung 5-923.cg♦
–––– humane azelluläre dermale Matrix 5-916.5g♦
––––– bei Verbrennung und Verätzung 5-923.0g♦
–––– hydrolytisch resorbierbare Membran 5-916.bg♦
–––– Kombination mehrerer Verfahren 5-916.4g♦
––––– bei Verbrennung und Verätzung 5-923.4g♦
–––– kultivierte Keratinozyten 5-916.3g♦
––––– bei Verbrennung und Verätzung 5-923.3g♦ ►

Fuß *(Forts.)*
~ Weichteildeckung, temporär *(Forts.)*
~~ kleinflächig *(Forts.)*
~~~ durch *(Forts.)*
–––– xenogenes Hautersatzmaterial 5-916.1g♦
––––– bei Verbrennung und Verätzung 5-923.1g♦
––– mit
–––– alloplastischem Material 5-916.2g♦
––––– bei Verbrennung und Verätzung 5-923.2g♦
–––– hydrolytisch resorbierbarer Membran, bei Verbrennung und Verätzung 5-923.ag♦
– Wundverschluss, primär, durch
–– Klammer, bei Verbrennung und Verätzung 5-928.1g♦
–– Klebung, bei Verbrennung und Verätzung 5-928.2g♦
–– Naht, bei Verbrennung und Verätzung 5-928.0g♦
– Z-Plastik, lokal
–– bei Verbrennung und Verätzung 5-926.4g♦
–– großflächig 5-903.9g♦
–– kleinflächig 5-903.4g♦
Fußregion, Amputation, Revision 5-866.5♦
Fußwurzel
– Amputation, innere 5-865.92♦
– Arthrodese, Gelenkfach, offen
–– 1 5-808.a4♦
–– 2 5-808.a5♦
–– 3 5-808.a6♦
–– 4 5-808.a7♦
–– 5 oder mehr 5-808.a8♦
– Entfernung, Endoprothese 5-827.6♦
– Implantation, Endoprothese 5-826.1♦
– Rearthrodese, Gelenkfach
–– mit Span, kortikospongiös, offen, bei Rezidiv
––– 1 5-808.ae♦
––– 2 oder mehr 5-808.af♦
–– offen, bei Rezidiv
––– 1 5-808.a9♦
––– 2 5-808.aa♦
––– 3 5-808.ab♦
––– 4 5-808.ac♦
––– 5 oder mehr 5-808.ad♦
– Replantation 5-861.3♦
– Sehne
–– Augmentation 5-854.3b♦
–– Entfernung, Transplantat 5-854.9b♦
–– Ersatzplastik 5-854.4b♦
––– mit Interponat 5-854.5b♦
–– Rekonstruktion, mit Material, alloplastisch 5-854.ab♦
–– Schaffung, Transplantatlager 5-854.6b♦
–– Transplantation 5-854.7b♦
–– Transposition 5-854.2b♦
–– Verkürzung 5-854.1b♦
–– Verlängerung 5-854.0b♦
–– Wechsel, Transplantat 5-854.8b♦
– Transposition, Sehne, partiell 5-854.2b♦
– Wechsel, Endoprothese 5-827.2♦

– G –

Gabe, Surfactant, beim Neugeborenen 6-003.9
Gänge, hepatisch, Anastomose, Gallenblase, Anlegen
– durch Umsteigen laparoskopisch – offen chirurgisch 5-512.x2
– endoskopisch 5-512.x3
– laparoskopisch 5-512.x1
– offen 5-512.x0
Galaktographie 3-136
Galea-Lappen, zur Rekonstruktion
– Ohrmuschel
–– plastisch 5-187.1♦
–– Teil, plastisch 5-186.1♦
– Orbitawand 5-167.3♦
Gallenblase
– Anastomose, Gänge, hepatisch, Anlegen
–– durch Umsteigen laparoskopisch – offen chirurgisch 5-512.x2
–– endoskopisch 5-512.x3
–– laparoskopisch 5-512.x1
–– offen 5-512.x0
– Aspirationsbiopsie, diagnostisch, perkutan 1-441.1
– Biopsie
–– durch Inzision 1-552.0
–– perkutan 1-441.1
––– mit Steuerung durch bildgebende Verfahren 1-442.1
– Drainage, therapeutisch 8-146.1
– Inzision, zur Endoskopie, diagnostisch, Gallengänge 1-695.42
– Nadelbiopsie, perkutan 1-441.1
– Naht 5-519.0
– Punktion, perkutan, therapeutisch 8-154.2
– Stein, Stoßwellenlithotripsie, extrakorporal 8-111.0
– Verschluss, Stoma 5-519.x
Gallengänge
– Anastomose, Revision 5-519.3
– Biopsie
–– durch Inzision 1-552.1
–– endoskopisch 1-440.6
–– perkutan, transluminal, mit Schleuse, mit Steuerung durch bildgebende Verfahren 1-442.31
– Blutstillung
–– durch Umsteigen laparoskopisch – offen chirurgisch 5-514.c2
–– endoskopisch 5-513.c
–– laparoskopisch 5-514.c1
–– offen 5-514.c0
–– perkutan-transhepatisch 5-514.c3
– Bougierung
–– endoskopisch 5-513.d
–– perkutan-transhepatisch 5-514.n3
– Darstellung, diagnostisch, retrograd 1-640 ►

Gallengänge *(Forts.)*
– Destruktion
–– durch Umsteigen laparoskopisch – offen chirurgisch
––– durch
–––– Elektrokoagulation 5-514.q2
–––– Radiofrequenzablation 5-514.s2
––– photodynamische Therapie 5-514.r2
–– endoskopisch
––– durch
–––– Elektrochemotherapie 5-513.45
–––– Elektrokoagulation 5-513.40
–––– Elektroporation, irreversibel 5-513.44
–––– Mikrowellenablation 5-513.43
–––– Radiofrequenzablation 5-513.42
––– photodynamische Therapie 5-513.41
–– laparoskopisch
––– durch
–––– Elektrokoagulation 5-514.q1
–––– Radiofrequenzablation 5-514.s1
––– photodynamische Therapie 5-514.r1
–– offen
––– durch
–––– Elektrokoagulation 5-514.q0
–––– Radiofrequenzablation 5-514.s0
––– photodynamische Therapie 5-514.r0
–– perkutan-transhepatisch
––– durch
–––– Elektrokoagulation 5-514.q3
–––– Radiofrequenzablation 5-514.s3
––– photodynamische Therapie 5-514.r3
– Dilatation
–– endoskopisch 5-513.a
–– perkutan-transhepatisch 5-514.m3
– Drainage, Wechsel
–– durch Umsteigen laparoskopisch – offen chirurgisch 5-514.p2
–– laparoskopisch 5-514.p1
–– offen 5-514.p0
– Einlegen
–– Drainage
––– durch Umsteigen laparoskopisch – offen chirurgisch 5-514.52
––– endoskopisch 5-513.5
––– laparoskopisch 5-514.51
––– offen 5-514.50
––– perkutan-transhepatisch 5-514.53
–– laparoskopisch
––– Stent, ungecovert, selbstexpandierend
–––– 1 5-517.01
–––– 2 5-517.11
–––– 3 5-517.21
–––– 4 oder mehr 5-517.31
––– Stent-Prothese, gecovert, selbstexpandierend
–––– 1 5-517.41
–––– 2 5-517.51
–––– 3 5-517.61
–––– 4 oder mehr 5-517.71
–– offen
––– Stent, ungecovert, selbstexpandierend
–––– 1 5-517.00 ►

Gallengänge *(Forts.)*
~ Einlegen *(Forts.)*
~~ offen *(Forts.)*
~~~ Stent, ungecovert, selbstexpandierend *(Forts.)*
–––– 2 5-517.10
–––– 3 5-517.20
–––– 4 oder mehr 5-517.30
––– Stent-Prothese, gecovert, selbstexpandierend
–––– 1 5-517.40
–––– 2 5-517.50
–––– 3 5-517.60
–––– 4 oder mehr 5-517.70
–– perkutan-transhepatisch
––– Stent, ungecovert, selbstexpandierend
–––– 1 5-517.03
–––– 2 5-517.13
–––– 3 5-517.23
–––– 4 oder mehr 5-517.33
––– Stent-Prothese, gecovert, selbstexpandierend
–––– 1 5-517.43
–––– 2 5-517.53
–––– 3 5-517.63
–––– 4 oder mehr 5-517.73
–– Stent, ungecovert, selbstexpandierend, durch Umsteigen laparoskopisch – offen chirurgisch
––– 1 5-517.02
––– 2 5-517.12
––– 3 5-517.22
––– 4 oder mehr 5-517.32
–– Stent-Prothese, gecovert, selbstexpandierend, durch Umsteigen laparoskopisch – offen chirurgisch
––– 1 5-517.42
––– 2 5-517.52
––– 3 5-517.62
––– 4 oder mehr 5-517.72
– Einmal-Duodenoskop, Verwendung bei
–– diagnostischer retrograder Darstellung der
––– Gallenwege *[nur Zusatzkode!]* 1-647
–– endoskopischen Operationen
––– an den Gallengängen *[nur Zusatzkode!]* 5-513.s
– Einsetzen, Endoprothese, endoskopisch 5-513.f0
– Endoprothese, endoskopisch 5-513.f0
– Endoskopie, diagnostisch
–– bei Besonderheit, anatomisch *[nur Zusatzkode!]* 1-646
–– durch Inzision
––– Gallenblase 1-695.42
––– Gallengänge 1-695.42
––– Zystikusstumpf 1-695.42
–– intraoperativ, über
––– Gallenblase 1-695.42
––– Gallengänge 1-695.42
––– Zystikusstumpf 1-695.42 ►

Gallengänge *(Forts.)*
~ Endoskopie, diagnostisch *(Forts.)*
–– perkutan-transhepatisch
––– durch Inzision, mit
–––– kleinkalibrigem Cholangioskop 1-695.44
–––– normalkalibrigem Cholangioskop 1-695.43
––– intraoperativ, mit
–––– kleinkalibrigem Cholangioskop 1-695.44
–––– normalkalibrigem Cholangioskop 1-695.43
– Endosonographie 3-055.0
– Entfernung
–– Endoprothese
––– endoskopisch 5-513.b
––– laparoskopisch 5-514.b1
–– Material, alloplastisch
––– durch Umsteigen laparoskopisch – offen chirurgisch 5-514.b2
––– endoskopisch 5-513.b
––– laparoskopisch 5-514.b1
––– offen 5-514.b0
––– perkutan-transhepatisch 5-514.b3
– Exzision, Gewebe
–– durch Umsteigen laparoskopisch – offen chirurgisch 5-514.32
–– laparoskopisch 5-514.31
–– offen 5-514.30
–– perkutan-transhepatisch 5-514.33
– Feinnadelpunktion, endosonographisch 1-448.1
– Implantation
–– endoskopisch
––– Stent, ungecovert, selbstexpandierend
–––– 1 5-513.m0
–––– 2 5-513.m1
–––– 3 oder mehr 5-513.m2
––– Stent-Prothese, gecovert, selbstexpandierend
–––– 1 5-513.n0
–––– 2 5-513.n1
–––– 3 oder mehr 5-513.n2
–– Prothese, nicht-selbstexpandierend
––– durch Umsteigen laparoskopisch – offen chirurgisch
–––– 1 5-514.g2
–––– 2 oder mehr 5-514.h2
––– endoskopisch
–––– 1 5-513.f0
–––– 2 oder mehr 5-513.f1
––– laparoskopisch
–––– 1 5-514.g1
–––– 2 oder mehr 5-514.h1
––– offen
–––– 1 5-514.g0
–––– 2 oder mehr 5-514.h0
––– perkutan-transhepatisch
–––– 1 5-514.g3
–––– 2 oder mehr 5-514.h3
– Inzision, zur Endoskopie, Gallengänge, diagnostisch 1-695.42
– Manometrie 1-314 ►
~~~

Gallengänge *(Forts.)*
– Nadelbiopsie, perkutan, mit Steuerung durch bildgebende Verfahren 1-442.30
– Naht, nach Verletzung 5-516.0
– Operation
–– endoskopisch, bei Besonderheit, anatomisch *[nur Zusatzkode!]* 5-513.p
–– mit Zugang, durch Endoskopie, retrograd *[nur Zusatzkode!]* 5-513.k
– Punktion, transgastral oder transduodenal, endoskopisch 5-513.r
– Rekonstruktion, plastisch 5-516.1
– Rendezvous-Manöver
–– durch Umsteigen laparoskopisch – offen chirurgisch 5-514.52
–– laparoskopisch 5-514.51
–– offen 5-514.50
–– perkutan-transhepatisch 5-514.53
– Resektion
–– Gewebe, mit End-zu-End-Anastomose 5-515.1
–– mit Anastomose, biliodigestiv, zum
––– Duodenum
–––– durch Umsteigen laparoskopisch – offen chirurgisch 5-515.2 5-512.12
–––– endoskopisch 5-515.2 5-512.13
–––– laparoskopisch 5-515.2 5-512.11
–––– offen 5-515.2 5-512.10
––– Jejunum
–––– durch Umsteigen laparoskopisch – offen chirurgisch 5-515.2 5-512.22
–––– endoskopisch 5-515.2 5-512.23
–––– laparoskopisch 5-515.2 5-512.21
–––– mit
––––– Interposition, Darmschlinge
–––––– durch Umsteigen laparoskopisch – offen chirurgisch 5-515.2 5-512.32
–––––– laparoskopisch 5-515.2 5-512.31
–––––– offen 5-515.2 5-512.30
––––– Roux-Y-Anastomose
–––––– durch Umsteigen laparoskopisch – offen chirurgisch 5-515.2 5-512.42
–––––– laparoskopisch 5-515.2 5-512.41
–––––– offen 5-515.2 5-512.40
–––– offen 5-515.2 5-512.20
––– Magen
–––– durch Umsteigen laparoskopisch – offen chirurgisch 5-515.2 5-512.02
–––– endoskopisch 5-515.2 5-512.03
–––– laparoskopisch 5-515.2 5-512.01
–––– offen 5-515.2 5-512.00
– Revision
–– bei
––– Cholezystektomie
–––– durch Umsteigen laparoskopisch – offen chirurgisch 5-511.22
–––– laparoskopisch 5-511.12
–––– simultan, während einer Laparotomie aus anderen Gründen 5-511.42
––– Endogalle 5-511.12 ►

Gallengänge *(Forts.)*
~ Revision *(Forts.)*
–– durch Umsteigen laparoskopisch – offen chirurgisch, als selbständiger Eingriff 5-514.d2
–– laparoskopisch, als selbständiger Eingriff 5-514.d1
–– mit Cholezystektomie, simultan, während einer Laparoskopie aus anderen Gründen 5-511.52
–– offen, als selbständiger Eingriff 5-514.d0
–– operativ, bei Cholezystektomie, offen 5-511.02
–– perkutan-transhepatisch, als selbständiger Eingriff 5-514.d3
– Stein
–– Entfernung
––– durch Umsteigen laparoskopisch – offen chirurgisch 5-514.22
––– endoskopisch, mit
–––– Ballonkatheter 5-513.21
–––– Körbchen 5-513.20
–––– Laserlithotripsie 5-513.25
–––– Lithotripsie
––––– elektrohydraulisch 5-513.23
–––––– und Laseranwendung 5-513.24
––––– mechanisch 5-513.22
––– laparoskopisch 5-514.21
––– offen 5-514.20
––– perkutan-transhepatisch 5-514.23
–– Stoßwellenlithotripsie, extrakorporal 8-111.1
– und Pankreasgang, Darstellung, retrograd, diagnostisch 1-642
– Wechsel
–– Drainage, perkutan-transhepatisch 5-514.p3
–– endoskopisch
––– Stent, ungecovert, selbstexpandierend
–––– 1 5-513.m0
–––– 2 5-513.m1
–––– 3 oder mehr 5-513.m2
––– Stent-Prothese, gecovert, selbstexpandierend
–––– 1 5-513.n0
–––– 2 5-513.n1
–––– 3 oder mehr 5-513.n2
–– laparoskopisch
––– Stent, ungecovert, selbstexpandierend
–––– 1 5-517.01
–––– 2 5-517.11
–––– 3 5-517.21
–––– 4 oder mehr 5-517.31
––– Stent-Prothese, gecovert, selbstexpandierend
–––– 1 5-517.41
–––– 2 5-517.51
–––– 3 5-517.61
–––– 4 oder mehr 5-517.71
–– offen
––– Stent, ungecovert, selbstexpandierend
–––– 1 5-517.00
–––– 2 5-517.10
–––– 3 5-517.20
–––– 4 oder mehr 5-517.30 ►

G

Gallengänge *(Forts.)*
~ Wechsel *(Forts.)*
~~ offen *(Forts.)*
––– Stent-Prothese, gecovert, selbstexpandierend
–––– 1 5-517.40
–––– 2 5-517.50
–––– 3 5-517.60
–––– 4 oder mehr 5-517.70
–– perkutan-transhepatisch
––– Stent, ungecovert, selbstexpandierend
–––– 1 5-517.03
–––– 2 5-517.13
–––– 3 5-517.23
–––– 4 oder mehr 5-517.33
––– Stent-Prothese, gecovert, selbstexpandierend
–––– 1 5-517.43
–––– 2 5-517.53
–––– 3 5-517.63
–––– 4 oder mehr 5-517.73
–– Prothese, nicht-selbstexpandierend
––– durch Umsteigen laparoskopisch – offen chirurgisch 5-514.k2
––– endoskopisch
–––– 1 5-513.h0
–––– 2 oder mehr 5-513.h1
––– laparoskopisch 5-514.k1
––– offen 5-514.k0
––– perkutan-transhepatisch 5-514.k3
–– Stent, ungecovert, selbstexpandierend, durch Umsteigen laparoskopisch – offen chirurgisch
––– 1 5-517.02
––– 2 5-517.12
––– 3 5-517.22
––– 4 oder mehr 5-517.32
–– Stent-Prothese, gecovert, selbstexpandierend, durch Umsteigen laparoskopisch – offen chirurgisch
––– 1 5-517.42
––– 2 5-517.52
––– 3 5-517.62
––– 4 oder mehr 5-517.72
Gallengang
– Gewebe, Exzision, endoskopisch 5-513.32
– Papille, Exzision, endoskopisch 5-513.30
– Papillektomie, endoskopisch 5-513.31
Gallenstein, Entfernung
– Ileum, offen, durch Inzision 5-450.1
– Jejunum, offen, durch Inzision 5-450.1
Gallenwege – s.a. Gallengänge
– Cholangioskopie
–– intrahepatisch, direkt, therapeutisch *[nur Zusatzkode!]* 5-513.q1
–– mit Cholangioskop
––– kleinkalibrig, therapeutisch, perkutan-transhepatisch *[nur Zusatzkode!]* 5-514.u1
––– normalkalibrig, therapeutisch, perkutan-transhepatisch *[nur Zusatzkode!]* 5-514.u0
– distal der Hepatikusgabel
–– Cholangioskopie
––– diagnostisch 1-643.2 ►
Gallenwege – s.a. Gallengänge *(Forts.)*
~ distal der Hepatikusgabel *(Forts.)*
~~ Cholangioskopie *(Forts.)*
––– direkt, therapeutisch *[nur Zusatzkode!]* 5-513.q0
–– POCS 1-643.2
– Einmal-Duodenoskop, Verwendung bei
–– diagnostischer retrograder Darstellung der
––– Gallenwege *[nur Zusatzkode!]* 1-647
–– endoskopischen Operationen
––– an den Gallengängen *[nur Zusatzkode!]* 5-513.s
– extrahepatisch, Cholangioskopie
–– diagnostisch 1-643.2
–– direkt, therapeutisch *[nur Zusatzkode!]* 5-513.q0
– intrahepatisch, Cholangioskopie, diagnostisch 1-643.3
– proximal der Hepatikusgabel
–– Cholangioskopie
––– diagnostisch 1-643.3
––– direkt, therapeutisch *[nur Zusatzkode!]* 5-513.q1
–– POCS 1-643.3
Galvanisationstherapie 8-650
Gametentransfer, intratubär, bei Ovumaspiration, laparoskopisch 9-271.3♦
Gamma-knife-Bestrahlung 8-523.2
Gamma-strahlend
– Applikator, Aufnähen, bei Brachytherapie
–– Chorioidea 5-155.81♦
–– Retina 5-155.81♦
– Radiotherapie, zur Destruktion, Läsion, chorioretinal 5-155.81♦
Ganganalyse, 3D-, instrumentell, mit
– Elektromyographie 1-798.2
– Kinematik 1-798.0
– Kinetik 1-798.1
Ganglien
– Anteil, intrakraniell, Resektion 5-017.1
– intrakraniell
–– Biopsie
––– durch Inzision, und Trepanation, Schädelknochen 1-510.4
––– perkutan, mit Steuerung durch bildgebende Verfahren 1-401.4
––– stereotaktisch 1-511.4
–– Destruktion 5-017.2
–– Nadelbiopsie, perkutan, mit Steuerung durch bildgebende Verfahren 1-401.4
–– Tumorresektion 5-017.1
– intraspinal
–– Destruktion, Gewebe 5-035.7
–– Exzision, Gewebe 5-035.7
–– Tumordestruktion 5-035.6
–– Tumorexzision 5-035.6
– Radiofrequenzbehandlung, gepulst, durch
–– Multifunktionselektrode 5-059.f1
–– Radiofrequenzkanüle 5-059.f0
Ganglion stellatum, Blockade, zur Schmerztherapie 8-916.01

Ganzhauthochvoltstrahlentherapie 8-523.5
Ganzkörper-Dermatotherapie (Beschreibung siehe Systematik) 8-971.0
– Balneotherapie, Lichttherapie 8-971.1
–– allergologische, diätetische
––– oder psychosomatische Maßnahmen, spezifische parenterale Infusionstherapie 8-971.3
––– psychosomatische Maßnahmen 8-971.2
–––– spezifische parenterale Infusionstherapie, Patientenschulung 8-971.4
Ganzkörper-MRT-fähig
– Elektrode, permanent, Verwendung
–– 1, zur Neurostimulation *[nur Zusatzkode!]* 5-934.4
–– mehrere, zur Neurostimulation *[nur Zusatzkode!]* 5-934.4
– Neurostimulator, Verwendung *[nur Zusatzkode!]* 5-934.3
Ganzkörper-Szintigraphie
– mit Radiojod
–– mit Gabe von rekombinantem Thyreotropin 3-70c.01
–– ohne Gabe von rekombinantem Thyreotropin 3-70c.00
– zur Entzündungsdiagnostik 3-70c.2
Ganzkörperbestrahlung, Gesamtdosis
– unter 4 Gy 8-523.40
– 4 Gy bis unter 10 Gy 8-523.41
– 10 Gy oder mehr 8-523.42
Ganzkörperhyperthermie, im Rahmen einer onkologischen Therapie 8-602
Ganzkörpermessung, mit Ganzkörper-Inkorporationsmessplatz 3-764
Ganzkörperplethysmographie 1-710
– mit Applikation pharmakodynamisch wirksamer Substanzen 1-710
Gas
– Einbringen, Augenkammer, vordere 5-139.2♦
– zur Desinvagination 8-122.1
Gastamponade, zur Fixation, Netzhaut 5-154.3♦
Gastrektomie
– distal, mit gastroduodenaler Anastomose 5-435.0
– Restmagen, total
–– mit
––– Exzision, Lymphknoten, einzeln, Kompartiment II oder III 5-437.62
––– Lymphadenektomie, systematisch
–––– Kompartiment II 5-437.63
–––– Kompartiment II und partiell III 5-437.64
–––– Kompartiment II und III 5-437.65
–– ohne Lymphadenektomie 5-437.61
– total, mit
–– Interposition, Dünndarm
––– mit Reservoirbildung
–––– mit
––––– Exzision, Lymphknoten, einzeln, Kompartiment II oder III 5-437.52
––––– Lymphadenektomie, systematisch
–––––– Kompartiment II 5-437.53 ►

Gastrektomie *(Forts.)*
~ total, mit *(Forts.)*
~~ Interposition, Dünndarm *(Forts.)*
~~~ mit Reservoirbildung *(Forts.)*
~~~~ mit *(Forts.)*
~~~~~ Lymphadenektomie, systematisch *(Forts.)*
–––––– Kompartiment II und partiell III 5-437.54
–––––– Kompartiment II und III 5-437.55
–––– ohne Lymphadenektomie 5-437.51
––– ohne Reservoirbildung
–––– mit
––––– Exzision, Lymphknoten, einzeln, Kompartiment II oder III 5-437.42
––––– Lymphadenektomie, systematisch
–––––– Kompartiment II 5-437.43
–––––– Kompartiment II und partiell III 5-437.44
–––––– Kompartiment II und III 5-437.45
–––– ohne Lymphadenektomie 5-437.41
–– Ösophagojejunostomie
––– durch Roux-Y-Anastomose
–––– mit Reservoirbildung
––––– mit
–––––– Exzision, Lymphknoten, einzeln, Kompartiment II oder III 5-437.32
–––––– Lymphadenektomie, systematisch
––––––– Kompartiment II 5-437.33
––––––– Kompartiment II und partiell III 5-437.34
––––––– Kompartiment II und III 5-437.35
––––– ohne Lymphadenektomie 5-437.31
–––– ohne Reservoirbildung
––––– mit
–––––– Exzision, Lymphknoten, einzeln Kompartiment II oder III 5-437.22
–––––– Lymphadenektomie, systematisch
––––––– Kompartiment II 5-437.23
––––––– Kompartiment II und partiell III 5-437.24
––––––– Kompartiment II und III 5-437.25
––––– ohne Lymphadenektomie 5-437.21
––– nach Billroth II
–––– mit Reservoirbildung, ohne Lymphadenektomie 5-437.11
–––– ohne Reservoirbildung, ohne Lymphadenektomie 5-437.01
–––– mit Reservoirbildung, mit
––––– Exzision, Lymphknoten, einzeln, Kompartiment II oder III 5-437.12
––––– Lymphadenektomie, systematisch
–––––– Kompartiment II 5-437.13
–––––– Kompartiment II und partiell III 5-437.14
–––––– Kompartiment II und III 5-437.15
–––– ohne Reservoirbildung, mit
––––– Exzision, Lymphknoten, einzeln, Kompartiment II oder III 5-437.02
––––– Lymphadenektomie, systematisch
–––––– Kompartiment II 5-437.03 ►
~~~~~

Gastrektomie *(Forts.)*
~ total, mit *(Forts.)*
~~ Ösophagojejunostomie *(Forts.)*
~~~ nach Billroth II *(Forts.)*
~~~~ ohne Reservoirbildung, mit *(Forts.)*
~~~~~ Lymphadenektomie, systematisch *(Forts.)*
–––––– Kompartiment II und partiell III 5-437.04
–––––– Kompartiment II und III 5-437.05
–– Resektion, Ösophagus
––– partiell, mit Interposition
–––– Dickdarm
––––– mit
–––––– Exzision, Lymphknoten, einzeln, Kompartiment II oder III 5-438.32
–––––– Lymphadenektomie, systematisch
––––––– Kompartiment II 5-438.33
––––––– Kompartiment II und partiell III 5-438.34
––––––– Kompartiment II und III 5-438.35
––––– ohne Lymphadenektomie 5-438.31
–––– Dünndarm
––––– mit
–––––– Exzision, Lymphknoten, einzeln, Kompartiment II oder III 5-438.22
–––––– Lymphadenektomie, systematisch
––––––– Kompartiment II 5-438.23
––––––– Kompartiment II und partiell III 5-438.24
––––––– Kompartiment II und III 5-438.25
––––– ohne Lymphadenektomie 5-438.21
––– subtotal, mit Interposition
–––– Dickdarm
––––– mit
–––––– Exzision, Lymphknoten, einzeln, Kompartiment II oder III 5-438.12
–––––– Lymphadenektomie, systematisch
––––––– Kompartiment II 5-438.13
––––––– Kompartiment II und partiell III 5-438.14
––––––– Kompartiment II und III 5-438.15
––––– ohne Lymphadenektomie 5-438.11
–––– Dünndarm
––––– mit
–––––– Exzision, Lymphknoten, einzeln, Kompartiment II oder III 5-438.02
–––––– Lymphadenektomie, systematisch
––––––– Kompartiment II 5-438.03
––––––– Kompartiment II und partiell III 5-438.04
––––––– Kompartiment II und III 5-438.05
––––– ohne Lymphadenektomie 5-438.01
––– total, mit Interposition
–––– Dickdarm
––––– mit
–––––– Exzision, Lymphknoten, einzeln, Kompartiment II oder III 5-438.12
–––––– Lymphadenektomie, systematisch
––––––– Kompartiment II 5-438.13 ►

Gastrektomie *(Forts.)*
~ total, mit *(Forts.)*
~~ Resektion, Ösophagus *(Forts.)*
~~~ total, mit Interposition *(Forts.)*
~~~~ Dickdarm *(Forts.)*
~~~~~ mit *(Forts.)*
~~~~~~ Lymphadenektomie, systematisch *(Forts.)*
––––––– Kompartiment II und partiell III 5-438.14
––––––– Kompartiment II und III 5-438.15
––––– ohne Lymphadenektomie 5-438.11
–––– Dünndarm
––––– mit
–––––– Exzision, Lymphknoten, einzeln, Kompartiment II oder III 5-438.02
–––––– Lymphadenektomie, systematisch
––––––– Kompartiment II 5-438.03
––––––– Kompartiment II und partiell III 5-438.04
––––––– Kompartiment II und III 5-438.05
––––– ohne Lymphadenektomie 5-438.01
Gastrisch, Vagotomie, selektiv, ohne Pyloroplastik 5-444.11
Gastroduodenoskopie, Ösophago-, zur Fremdkörperentfernung 8-100.8
Gastroduodenostomie
– bei
–– 2/3-Resektion, Magen, nach Billroth I 5-435.0
–– Resektion, Pylorus 5-432.2
– durch Umsteigen laparoskopisch – offen chirurgisch 5-445.02
– laparoskopisch 5-445.01
– nach
–– Billroth I, mit Wiederherstellung, Kontinuität, bei 2/3-Resektion, Magen 5-435.0
–– Jaboulay
––– durch Umsteigen laparoskopisch – offen chirurgisch 5-445.02
––– laparoskopisch 5-445.01
––– offen 5-445.00
– offen 5-445.00
– Revision, mit Jejunum-Interponat 5-447.7
– termino-terminal, bei Resektion, Magen, partiell 5-435.0
– Verschluss, laparoskopisch 5-448.12
Gastroenterostomie
– hintere
–– durch Umsteigen laparoskopisch – offen chirurgisch 5-445.22
–– endoskopisch 5-445.23
–– laparoskopisch 5-445.21
–– offen 5-445.20
– laparoskopisch, ohne Magenresektion, mit
–– Staplernaht, mit Gastrojejunostomie
––– analog Billroth II 5-445.51
––– durch Roux-Y-Anastomose 5-445.41
–– Transsektion, mit Gastrojejunostomie
––– analog Billroth II 5-445.51
––– durch Roux-Y-Anastomose 5-445.41 ►
~~~~~~

Gastroenterostomie *(Forts.)*
– offen, ohne Magenresektion, mit
–– Staplernaht, mit Gastrojejunostomie
––– analog Billroth II 5-445.50
––– durch Roux-Y-Anastomose 5-445.40
–– Transsektion, mit Gastrojejunostomie
––– analog Billroth II 5-445.50
––– durch Roux-Y-Anastomose 5-445.40
– ohne Magenresektion, mit
–– Staplernaht, mit Gastrojejunostomie
––– analog Billroth II, durch Umsteigen laparoskopisch – offen chirurgisch 5-445.52
––– durch Roux-Y-Anastomose, durch Umsteigen laparoskopisch – offen chirurgisch 5-445.42
–– Transsektion, mit Gastrojejunostomie
––– analog Billroth II, durch Umsteigen laparoskopisch – offen chirurgisch 5-445.52
––– durch Roux-Y-Anastomose, durch Umsteigen laparoskopisch – offen chirurgisch 5-445.42
– Revision
–– durch Umsteigen laparoskopisch – offen chirurgisch 5-445.32
–– laparoskopisch 5-445.31
–– offen 5-445.30
– vordere
–– durch Umsteigen laparoskopisch – offen chirurgisch 5-445.12
–– endoskopisch 5-445.13
–– laparoskopisch 5-445.11
–– offen 5-445.10
Gastrographie 3-138
Gastrojejunostomie
– analog Billroth II, mit Gastroenterostomie
–– laparoskopisch, ohne Magenresektion, mit
––– Staplernaht 5-445.51
––– Transsektion 5-445.51
–– offen, ohne Magenresektion, mit
––– Staplernaht 5-445.50
––– Transsektion 5-445.50
–– ohne Magenresektion, mit
––– Staplernaht, durch Umsteigen laparoskopisch – offen chirurgisch 5-445.52
––– Transsektion, durch Umsteigen laparoskopisch – offen chirurgisch 5-445.52
– bei 2/3-Resektion, Magen 5-435.1
– durch Roux-Y-Anastomose, bei
–– 2/3-Resektion, Magen 5-435.2
–– Resektion, Magen, subtotal
––– mit
–––– Exzision, Lymphknoten, einzeln, Kompartiment II oder III 5-436.12
–––– Lymphadenektomie, systematisch
––––– Kompartiment II 5-436.13
––––– Kompartiment II und partiell III 5-436.14
––––– Kompartiment II und III 5-436.15
––– ohne Lymphadenektomie 5-436.11
– hintere, offen 5-445.20 ►

Gastrojejunostomie *(Forts.)*
– mit Gastroenterostomie
–– laparoskopisch, ohne Magenresektion, mit
––– Staplernaht, durch Roux-Y-Anastomose 5-445.41
––– Transsektion, durch Roux-Y-Anastomose 5-445.41
–– offen, ohne Magenresektion, mit
––– Staplernaht, durch Roux-Y-Anastomose 5-445.40
––– Transsektion, durch Roux-Y-Anastomose 5-445.40
–– ohne Magenresektion, mit
––– Staplernaht, durch Roux-Y-Anastomose, durch Umsteigen laparoskopisch – offen chirurgisch 5-445.42
––– Transsektion, durch Roux-Y-Anastomose, durch Umsteigen laparoskopisch – offen chirurgisch 5-445.42
– nach Billroth II, bei Resektion, Magen, subtotal
–– mit
––– Exzision, Lymphknoten, einzeln, Kompartiment II oder III 5-436.02
––– Lymphadenektomie, systematisch
–––– Kompartiment II 5-436.03
–––– Kompartiment II und partiell III 5-436.04
–––– Kompartiment II und III 5-436.05
–– ohne Lymphadenektomie 5-436.01
– Verschluss, laparoskopisch 5-448.12
– vordere, offen 5-445.10
Gastroknemius-Muskellappen, gefäßgestielt, bei Rekonstruktion, Unterschenkel, plastisch 5-857.99♦
Gastrokolisch, Fistelverschluss, offen 5-449.40
Gastromyotomie, Ösophago-
– abdominal, offen 5-420.20
– durch Umsteigen
–– laparoskopisch – offen chirurgisch 5-420.24
–– thorakoskopisch – offen chirurgisch 5-420.25
– endoskopisch 5-420.26
– laparoskopisch 5-420.22
– thorakal, offen 5-420.21
– thorakoskopisch 5-420.23
Gastropexie
– laparoskopisch 5-448.22
– zur Rekonstruktion, Magen
–– abdominal, offen 5-448.20
–– durch Umsteigen laparoskopisch – offen chirurgisch 5-448.23
–– laparoskopisch 5-448.22
–– thorakal, offen 5-448.21
Gastroplastik, vertikal
– abdominal, offen, nach Mason 5-448.a0
– durch Umsteigen laparoskopisch – offen chirurgisch, nach Mason 5-448.a3
– laparoskopisch, nach Mason 5-448.a2
– thorakal, offen, nach Mason 5-448.a1
Gastrorrhaphie, abdominal, offen 5-448.00

G

Gastroskopie, diagnostisch
– bei
–– Anastomosen, Ösophagus und Magen 1-631.1
–– axialer Gleithernie 1-631.0
–– Lageanomalie 1-631.x
–– normalem Situs 1-631.0
– über Stoma 1-638.2
Gastrostimulator, nahrungsaufnahmegetriggert
– Aggregat
–– Entfernung 5-449.q
–– Revision 5-449.q
– Implantation, mit Implantation, Sonde
–– durch Umsteigen laparoskopisch – offen chirurgisch 5-449.n2
–– laparoskopisch 5-449.n1
–– offen 5-449.n0
– Sonde
–– Entfernung
––– durch Umsteigen laparoskopisch – offen chirurgisch 5-449.p2
––– laparoskopisch 5-449.p1
––– offen 5-449.p0
–– Revision
––– durch Umsteigen laparoskopisch – offen chirurgisch 5-449.p2
––– laparoskopisch 5-449.p1
––– offen 5-449.p0
– Wechsel
–– mit Wechsel, Sonde
––– durch Umsteigen laparoskopisch – offen chirurgisch 5-449.n2
––– laparoskopisch 5-449.n1
––– offen 5-449.n0
–– ohne Wechsel, Sonde 5-449.n3
Gastrostomie
– Cholezysto-
–– durch Umsteigen laparoskopisch – offen chirurgisch 5-512.02
–– endoskopisch 5-512.03
–– laparoskopisch 5-512.01
–– offen 5-512.00
– laparoskopisch 5-431.1
– offen 5-431.0
– Pankreato- 5-523.0
– perkutan-endoskopisch, durch
–– Direktpunktionstechnik, mit Gastropexie 5-431.21
–– Fadendurchzugsmethode 5-431.20
– Verschluss
–– durch Umsteigen laparoskopisch – offen chirurgisch 5-448.13
–– zur Rekonstruktion, Magen
––– abdominal, offen 5-448.10
––– laparoskopisch 5-448.12
––– thorakal, offen 5-448.11
Gastrostomiekatheter
– Anlegen, durch Minilaparotomie 5-431.0
– Entfernung 8-123.1
– perkutan, Implantation, durch Laparotomie 5-431.0 ►
Gastrostomiekatheter *(Forts.)*
– Wechsel 8-123.0
Gastrotomie 5-430.0
– mit Einlegen, Tubus, Ösophagus 5-430.1
Gaumen
– Biopsie, ohne Inzision 1-420.2
– hart
–– Elektrochemotherapie 5-272.65
–– Elektrokoagulation 5-272.60
–– Entnahme, Schleimhauttransplantat 5-242.5
–– Exzision
––– lokal 5-272.0
––– partiell 5-272.1
–– Kryokoagulation 5-272.63
–– Laserkoagulation 5-272.61
–– photodynamische Therapie 5-272.64
–– Plastik, primär, ohne Knochentransplantat 5-275.1
–– Thermokoagulation 5-272.62
– Tumorexzision 5-272.0
– weich
–– Elektrochemotherapie 5-272.65
–– Elektrokoagulation 5-272.60
–– Exzision
––– lokal 5-272.0
––– partiell 5-272.1
–– Kryokoagulation 5-272.63
–– Laserkoagulation 5-272.61
–– photodynamische Therapie 5-272.64
–– Spaltung, bei Zugang, transoral, durch Schädelbasis 5-011.4
–– Teilresektion 5-272.1
–– Thermokoagulation 5-272.62
–– und hart
––– Exstirpation, transoral, total 5-272.2
––– Exzision
–––– transfazial, radikal 5-272.4
–––– transmandibulär, radikal 5-272.3
––– Inzision 5-271.0
–––– mit Drainage 5-271.1
––– Spaltung
–––– bei Zugang, transoral, durch Schädelbasis 5-011.5
–––– mit Resektion, Pharynx
––––– partiell, ohne Rekonstruktion 5-295.20
––––– radikal, ohne Rekonstruktion 5-296.20
Gaumenbogen
– Karzinom, Resektion 5-272.1
– Tumorexstirpation 5-272.0
Gaumenmandel
– Elektrokoagulation 5-289.00
– Exzision, Narbe 5-289.3
– Gewebe, Exzision 5-289.4
– Kryokoagulation 5-289.03
– Laserkoagulation 5-289.01
– photodynamische Therapie 5-289.04
– Thermokoagulation 5-289.02
Gaumenplatte
– Anpassung 5-249.6
– Entfernung 5-249.5
– Fixation, operativ 5-249.3

Gaumensegel, Plastik
– primär 5-275.9
– sekundär 5-275.a
GBA [Geriatrisches Basisassessment], standardisiert 1-771
Gebärdensprachdolmetscher, Einsatz
– mindestens 2 bis 4 Stunden 9-510.0
– mehr als
–– 4 bis 8 Stunden 9-510.1
–– 8 bis 12 Stunden 9-510.2
–– 12 bis 16 Stunden 9-510.3
–– 16 bis 20 Stunden 9-510.4
–– 20 bis 24 Stunden 9-510.5
–– 24 Stunden 9-510.6
Gebärmutterhals, Operation, plastisch 5-675.2
Gebiss, Alveolen, Zahnfleisch
– Anpassung, Verbandplatte, herausnehmbar 5-249.4
– Blutstillung, operativ 5-249.0
– Entfernung, Verbandplatte 5-249.5
– Fixation, Verbandplatte, operativ 5-249.3
Geburt
– Erleichterung, durch
–– Dekapitation, Fetus 5-734.4
–– Destruktion, Fetus 5-734.3
–– Embryotomie, operativ 5-734.2
–– Punktion
––– Aszites, Fetus 5-734.1
––– Hydrozephalus, Fetus 5-734.0
– normal, Überwachung, und Leitung 9-260
– Plazenta, isoliert, Überwachung, und Leitung 9-263
– Unterstützung, durch
–– Inzision, Cervix uteri 5-739.0
–– Rückverlagerung, Nabelschnur, prolabiert 5-739.2
–– Symphyseotomie 5-739.1
Gecovert
– Stent, mit Oberfläche, bioaktiv *[nur Zusatzkode!]* 8-83b.e1
– Vascular Plug, zur selektiven Embolisation *[nur Zusatzkode!]* 8-83b.38
Gedeckt, Goniotrepanation
– mit Einbringen, Medikament, zur Fibrosehemmung 5-131.01♦
– ohne adjuvante medikamentöse Therapie 5-131.00♦
Gefäß
– Abdomen, Arteriographie 3-604
– abdominal
–– Biopsie, durch Inzision 1-587.3
–– Endosonographie, intravaskulär 3-05e.4♦
–– Implantation, perkutan-transluminal, Klammern, endovaskulär, selbstexpandierend 8-83c.99♦
–– Lithoplastie, perkutan-transluminal 8-83c.b9♦
–– Rotationsatherektomie, perkutan-transluminal 8-83c.f9♦
– Adhäsiolyse 5-399.2
– Anastomose, Revision, an einem
–– arteriovenösen Shunt 5-394.12 ►

Gefäß *(Forts.)*
~ Anastomose, Revision, an einem *(Forts.)*
–– Implantat 5-394.10
–– Transplantat 5-394.11
– Arm, Biopsie, durch Inzision 1-587.1♦
– Becken, Arteriographie 3-605
– Dekompression 5-399.2
– Entnahme, Konditionierung, zur Transplantation
–– mit Verwendung von Chelatoren *[nur Zusatzkode!]* 5-93a.1
–– ohne Verwendung von Chelatoren *[nur Zusatzkode!]* 5-93a.0
– extrakraniell
–– Hals, Biopsie, durch Inzision 1-587.0♦
–– Implantation, perkutan-transluminal, Klammern, endovaskulär, selbstexpandierend 8-83c.91♦
–– Kopf
––– Atherektomie, perkutan-transluminal 8-836.31♦
––– Biopsie, durch Inzision 1-587.0♦
––– Blade-Angioplastie, perkutan-transluminal 8-836.11♦
––– Embolisation, selektiv, perkutan-transluminal, mit
–––– ablösbarem Ballon 8-836.b1♦
–––– embolisierender Flüssigkeit 8-836.91♦
–––– Metallspiralen 8-836.m1♦
–––– Partikeln 8-836.k1♦
–––– Schirm 8-836.c1♦
––– Fräsatherektomie, perkutan-transluminal 8-836.31♦
––– Fremdkörperentfernung, perkutan-transluminal 8-836.61♦
––– Kryoplastie, perkutan-transluminal 8-836.r1♦
––– Laser-Angioplastie, perkutan-transluminal 8-836.21♦
––– Rotationsatherektomie, perkutan-transluminal 8-83c.f1♦
––– Rotationsthrombektomie, perkutan-transluminal 8-836.p1♦
––– Scoring-balloon, perkutan-transluminal 8-836.11♦
––– Thrombektomie, perkutan-transluminal 8-836.81♦
––– Thrombolyse, selektiv, perkutan-transluminal 8-836.71♦
–– Lithoplastie, perkutan-transluminal 8-83c.b1♦
– Extremität
–– obere, Arteriographie 3-606♦
–– Phlebographie 3-613♦
––– mit Darstellung, Abflussbereich 3-614♦
–– untere, Arteriographie 3-607♦
– Fuß, Biopsie, durch Inzision 1-587.6♦
– groß, Densitometrie, kathetergestützt 1-279.4
– Hals
–– Arteriographie 3-601
–– Atherektomie, perkutan-transluminal 8-836.31♦ ►

G

Gefäß *(Forts.)*
~ Hals *(Forts.)*
–– Blade-Angioplastie, perkutan-transluminal 8-836.11♦
–– Embolisation, selektiv, perkutan-transluminal, mit
––– ablösbarem Ballon 8-836.b1♦
––– embolisierender Flüssigkeit 8-836.91♦
––– Metallspiralen 8-836.m1♦
––– Partikeln 8-836.k1♦
––– Schirm 8-836.c1♦
–– Fräsatherektomie, perkutan-transluminal 8-836.31♦
–– Fremdkörperentfernung, perkutan-transluminal 8-836.61♦
–– Implantation, perkutan-transluminal, Klammern, endovaskulär, selbstexpandierend 8-83c.91♦
–– Laser-Angioplastie, perkutan-transluminal 8-836.21♦
–– Lithoplastie, perkutan-transluminal 8-83c.b1♦
–– Rotationsatherektomie, perkutan-transluminal 8-83c.f1♦
–– Scoring-balloon, perkutan-transluminal 8-836.11♦
–– Thrombektomie, perkutan-transluminal 8-836.81♦
–– Thrombolyse, selektiv, perkutan-transluminal 8-836.71♦
– Hand, Biopsie, durch Inzision 1-587.1♦
– intrakraniell
–– Abklippen 5-025.7
––– mit Präparation
–––– extrazerebral 5-025.4
–––– intrazerebral 5-025.3
–– Arteriographie 3-600
–– Atherektomie, perkutan-transluminal 8-836.30
–– Ballonangioplastie, perkutan-transluminal 8-836.00
–– Biopsie
––– durch Inzision, und Trepanation, Schädelknochen 1-510.5
––– stereotaktisch 1-511.5
–– Blade-Angioplastie, perkutan-transluminal 8-836.10
–– Embolektomie 5-025.0
–– Embolisation, selektiv, perkutan-transluminal, mit
––– ablösbarem Ballon 8-836.b0
––– embolisierender Flüssigkeit 8-836.90
––– Metallspiralen 8-836.m0
––– Partikeln 8-836.k0
––– Schirm 8-836.c0
–– Fräsatherektomie, perkutan-transluminal 8-836.30
–– Fremdkörperentfernung, perkutan-transluminal 8-836.60 ▶

Gefäß *(Forts.)*
~ intrakraniell *(Forts.)*
–– Implantation
––– Flow-Diverter, perkutan-transluminal, zur Strömungslaminierung, bei Aneurysma
–––– 1 8-84b.00
–––– 2 8-84b.20
–––– 3 8-84b.30
–––– 4 8-84b.40
–––– 5 8-84b.50
–––– 6 oder mehr 8-84b.60
––– Mehrschicht-Flechtstent, perkutan-transluminal, zur Strömungslaminierung, bei Aneurysma
–––– 1 8-84b.00
–––– 2 8-84b.20
–––– 3 8-84b.30
–––– 4 8-84b.40
–––– 5 8-84b.50
–––– 6 oder mehr 8-84b.60
––– Multilayer-Stent, perkutan-transluminal, zur Strömungslaminierung, bei Aneurysma
–––– 1 8-84b.00
–––– 2 8-84b.20
–––– 3 8-84b.30
–––– 4 8-84b.40
–––– 5 8-84b.50
–––– 6 oder mehr 8-84b.60
––– perkutan-transluminal
–––– Cheatham-Platinum-Stent
––––– gecovert
–––––– 1 8-846.00
–––––– 2 oder mehr 8-846.10
––––– ungecovert
–––––– 1 8-845.00
–––––– 2 oder mehr 8-845.10
–––– Klammern, endovaskulär, selbstexpandierend 8-83c.90
–––– Stent
––––– bioresorbierbar
–––––– 1 8-843.00
–––––– 2 8-843.10
–––––– 3 8-843.20
–––––– 4 8-843.30
–––––– 5 8-843.40
–––––– 6 oder mehr 8-843.50
––––– gecovert
–––––– großlumig, andere
––––––– 1 8-84a.00
––––––– 2 oder mehr 8-84a.10
–––––– medikamentefreisetzend
––––––– 1 8-848.00
––––––– 2 8-848.10
––––––– 3 8-848.20
––––––– 4 8-848.30
––––––– 5 8-848.40
––––––– 6 oder mehr 8-848.50
–––––– nicht-medikamentefreisetzend
––––––– 1 8-842.00
––––––– 2 8-842.10
––––––– 3 8-842.20 ▶

Gefäß *(Forts.)*
~ intrakraniell *(Forts.)*
~~ Implantation *(Forts.)*
~~~ perkutan-transluminal *(Forts.)*
~~~~ Stent *(Forts.)*
~~~~~ gecovert *(Forts.)*
~~~~~~ nicht-medikamentefreisetzend *(Forts.)*
––––––– 4 8-842.30
––––––– 5 8-842.40
––––––– 6 oder mehr 8-842.50
––––– medikamentefreisetzend
–––––– 1 8-841.00
–––––– 2 8-841.10
–––––– 3 8-841.20
–––––– 4 8-841.30
–––––– 5 8-841.40
–––––– 6 oder mehr 8-841.50
––––– nicht-medikamentefreisetzend
–––––– 1 8-840.00
–––––– 2 8-840.10
–––––– 3 8-840.20
–––––– 4 8-840.30
–––––– 5 8-840.40
–––––– 6 oder mehr 8-840.50
––––– ungecovert, großlumig, andere
–––––– 1 8-849.00
–––––– 2 oder mehr 8-849.10
––– Stent, perkutan-transluminal, zur Strömungslaminierung, bei Aneurysma
–––– 1 8-84b.00
–––– 2 8-84b.20
–––– 3 8-84b.30
–––– 4 8-84b.40
–––– 5 8-84b.50
–––– 6 oder mehr 8-84b.60
–– Inzision 5-025.0
–– Kryoplastie, perkutan-transluminal 8-836.r0
–– Laser-Angioplastie, perkutan-transluminal 8-836.20
–– Ligatur 5-025.8
–– Phlebographie 3-610
–– Präparation, und
––– Destruktion
–––– extrazerebral 5-025.6
–––– intrazerebral 5-025.5
––– Resektion 5-025.2
–– Rekonstruktion, durch
––– kombinierte Verfahren 5-026.3
––– Muskelumscheidung 5-026.1
––– Naht, nach Verletzung 5-026.0
––– Umscheidung, mit alloplastischem Material 5-026.2
–– Rotationsatherektomie, perkutan-transluminal 8-83c.f0
–– Rotationsthrombektomie, perkutan-transluminal 8-836.p0
–– Scoring-balloon, perkutan-transluminal 8-836.10
–– Thrombektomie, perkutan-transluminal 8-836.80 ►

Gefäß *(Forts.)*
~ intrakraniell *(Forts.)*
–– Thrombolyse, selektiv, perkutan-transluminal 8-836.70
– intraperikardial, Resektion, bei
–– Manschettenpleuropneumonektomie 5-328.41
–– Pleuropneumonektomie, mit Resektion, Lunge, gegenseitig 5-328.51
– intraspinal
–– Ligatur 5-037.2
–– Präparation, und
––– Destruktion 5-037.1
––– Resektion 5-037.0
– Kollateralgefäß, Sondierung, kathetergestützt 1-279.8
– künstlich
–– Atherektomie, perkutan-transluminal 8-836.3e
–– Ballonangioplastie, perkutan-transluminal 8-836.0e
–– Blade-Angioplastie, perkutan-transluminal 8-836.1e
–– Embolisation, selektiv, perkutan-transluminal, mit
––– ablösbarem Ballon 8-836.be
––– embolisierender Flüssigkeit 8-836.9e
––– Metallspiralen 8-836.me
––– Partikeln 8-836.ke
––– Schirm 8-836.ce
–– Fräsatherektomie, perkutan-transluminal 8-836.3e
–– Fremdkörperentfernung, perkutan-transluminal 8-836.6e
–– Implantation
––– Flow-Diverter, perkutan-transluminal, zur Strömungslaminierung, bei Aneurysma
–––– 1 8-84b.0e
–––– 2 8-84b.2e
–––– 3 8-84b.3e
–––– 4 8-84b.4e
–––– 5 8-84b.5e
–––– 6 oder mehr 8-84b.6e
––– Mehrschicht-Flechtstent, perkutan-transluminal, zur Strömungslaminierung, bei Aneurysma
–––– 1 8-84b.0e
–––– 2 8-84b.2e
–––– 3 8-84b.3e
–––– 4 8-84b.4e
–––– 5 8-84b.5e
–––– 6 oder mehr 8-84b.6e
––– Multilayer-Stent, perkutan-transluminal, zur Strömungslaminierung, bei Aneurysma
–––– 1 8-84b.0e
–––– 2 8-84b.2e
–––– 3 8-84b.3e
–––– 4 8-84b.4e
–––– 5 8-84b.5e
–––– 6 oder mehr 8-84b.6e ►

G

Gefäß *(Forts.)*
~ künstlich *(Forts.)*
~~ Implantation *(Forts.)*
––– perkutan-transluminal
–––– Cheatham-Platinum-Stent
––––– gecovert
–––––– 1 8-846.0e
–––––– 2 oder mehr 8-846.1e
––––– ungecovert
–––––– 1 8-845.0e
–––––– 2 oder mehr 8-845.1e
–––– Klammern, endovaskulär, selbstexpandierend 8-83c.9e
–––– Nitinolstent, aus Einzeldrähten verwoben
––––– 1 8-84d.0e
––––– 2 8-84d.1e
––––– 3 8-84d.2e
––––– 4 8-84d.3e
––––– 5 8-84d.4e
––––– 6 oder mehr 8-84d.5e
–––– Stent
––––– bioresorbierbar
–––––– 1 8-843.0e
–––––– 2 8-843.1e
–––––– 3 8-843.2e
–––––– 4 8-843.3e
–––––– 5 8-843.4e
–––––– 6 oder mehr 8-843.5e
––––– gecovert
–––––– großlumig, andere
––––––– 1 8-84a.0e
––––––– 2 oder mehr 8-84a.1e
–––––– medikamentefreisetzend
––––––– 1 8-848.0e
––––––– 2 8-848.1e
––––––– 3 8-848.2e
––––––– 4 8-848.3e
––––––– 5 8-848.4e
––––––– 6 oder mehr 8-848.5e
–––––– nicht-medikamentefreisetzend
––––––– 1 8-842.0e
––––––– 2 8-842.1e
––––––– 3 8-842.2e
––––––– 4 8-842.3e
––––––– 5 8-842.4e
––––––– 6 oder mehr 8-842.5e
––––– medikamentefreisetzend
–––––– 1 8-841.0e
–––––– 2 8-841.1e
–––––– 3 8-841.2e
–––––– 4 8-841.3e
–––––– 5 8-841.4e
–––––– 6 oder mehr 8-841.5e
––––– nicht-medikamentefreisetzend
–––––– 1 8-840.0e
–––––– 2 8-840.1e
–––––– 3 8-840.2e
–––––– 4 8-840.3e
–––––– 5 8-840.4e
–––––– 6 oder mehr 8-840.5e ►

Gefäß *(Forts.)*
~ künstlich *(Forts.)*
~~ Implantation *(Forts.)*
~~~ perkutan-transluminal *(Forts.)*
~~~~ Stent *(Forts.)*
––––– ungecovert, großlumig, andere
–––––– 1 8-849.0e
–––––– 2 oder mehr 8-849.1e
––– Stent, perkutan-transluminal, zur Strömungslaminierung, bei Aneurysma
–––– 1 8-84b.0e
–––– 2 8-84b.2e
–––– 3 8-84b.3e
–––– 4 8-84b.4e
–––– 5 8-84b.5e
–––– 6 oder mehr 8-84b.6e
––– transluminal, Nitinolstent, aus Einzeldrähten verwoben
–––– 1 8-84d.0e
–––– 2 8-84d.1e
–––– 3 8-84d.2e
–––– 4 8-84d.3e
–––– 5 8-84d.4e
–––– 6 oder mehr 8-84d.5e
–– Kryoplastie, perkutan-transluminal 8-836.re
–– Laser-Angioplastie, perkutan-transluminal 8-836.2e
–– Lithoplastie, perkutan-transluminal 8-83c.be
–– Lungenkreislauf
––– Ballonangioplastie, perkutan-transluminal 8-838.05
––– Blade-Angioplastie, perkutan-transluminal 8-838.15
––– Embolisation, selektiv, perkutan-transluminal, mit
–––– ablösbarem Ballon 8-838.a5
–––– embolisierenden Flüssigkeiten 8-838.85
–––– Partikeln oder Metallspiralen 8-838.95
–––– Schirm 8-838.b5
––– Fragmentation, Thrombus, perkutan-transluminal 8-838.75
––– Fremdkörperentfernung, perkutan-transluminal 8-838.55
––– Implantation
–––– perkutan-transluminal
––––– Stent
–––––– gecovert, großlumig
––––––– 1 8-838.g5
––––––– 2 oder mehr 8-838.h5
–––––– ungecovert, großlumig
––––––– 1 8-838.e5
––––––– 2 oder mehr 8-838.f5
––––– System, druckreduzierend, intraluminal 8-838.c5
–––– Stent
––––– mehrere, perkutan-transluminal 8-838.45
––––– perkutan-transluminal 8-838.35
––– Laser-Angioplastie, perkutan-transluminal 8-838.25
––– Rotationsthrombektomie, perkutan-transluminal 8-838.d5 ►

Gefäß *(Forts.)*
~ künstlich *(Forts.)*
~~ Lungenkreislauf *(Forts.)*
--- Thrombolyse, selektiv, perkutan-transluminal 8-838.65
-- Rotationsatherektomie, perkutan-transluminal 8-83c.fe
-- Rotationsthrombektomie, perkutan-transluminal 8-836.pe
-- Scoring-balloon, perkutan-transluminal 8-836.1e
-- Thrombektomie, perkutan-transluminal 8-836.8e
-- Thrombolyse, selektiv, perkutan-transluminal 8-836.7e
- Lungenkreislauf
-- künstlich, Implantation, perkutan-transluminal
--- Cheatham-Platinum-Stent
---- gecovert 8-838.m5
---- ungecovert 8-838.k5
--- Wachstumsstent
---- gecovert 8-838.m5
---- ungecovert 8-838.k5
-- Malformation
--- Ballonangioplastie, perkutan-transluminal 8-838.03
--- Blade-Angioplastie, perkutan-transluminal 8-838.13
--- Embolisation, selektiv, perkutan-transluminal, mit
---- ablösbarem Ballon 8-838.a3
---- embolisierenden Flüssigkeiten 8-838.83
---- Partikeln oder Metallspiralen 8-838.93
---- Schirm 8-838.b3
--- Fragmentation, Thrombus, perkutan-transluminal 8-838.73
--- Implantation, perkutan-transluminal
---- Cheatham-Platinum-Stent
----- gecovert, 1 8-838.m3
----- ungecovert, 1 8-838.k3
---- Stent
----- 1 8-838.33
----- gecovert, großlumig
------ 1 8-838.g3
------ 2 oder mehr 8-838.h3
----- mehrere 8-838.43
----- ungecovert, großlumig
------ 1 8-838.e3
------ 2 oder mehr 8-838.f3
---- System, druckreduzierend, intraluminal 8-838.c3
---- Wachstumsstent
----- gecovert, 1 8-838.m3
----- ungecovert, 1 8-838.k3
--- Laser-Angioplastie, perkutan-transluminal 8-838.23
--- Thrombolyse, selektiv, perkutan-transluminal 8-838.63
- Malformation
-- Atherektomie, perkutan-transluminal 8-836.3d ►

Gefäß *(Forts.)*
~ Malformation *(Forts.)*
-- Ballonangioplastie, perkutan-transluminal 8-836.0d
-- Blade-Angioplastie, perkutan-transluminal 8-836.1d
-- Cutting-balloon, perkutan-transluminal 8-836.1d
-- Embolisation, selektiv, perkutan-transluminal, mit
--- ablösbarem Ballon 8-836.bd
--- embolisierender Flüssigkeit 8-836.9d
--- Metallspiralen 8-836.md
--- Partikeln 8-836.kd
--- Schirm 8-836.cd
-- Fräsatherektomie, perkutan-transluminal 8-836.3d
-- Fremdkörperentfernung, perkutan-transluminal 8-836.6d
-- Implantation
--- Flow-Diverter, perkutan-transluminal, zur Strömungslaminierung, bei Aneurysma
---- 1 8-84b.0d
---- 2 8-84b.2d
---- 3 8-84b.3d
---- 4 8-84b.4d
---- 5 8-84b.5d
---- 6 oder mehr 8-84b.6d
--- Mehrschicht-Flechtstent, perkutan-transluminal, zur Strömungslaminierung, bei Aneurysma
---- 1 8-84b.0d
---- 2 8-84b.2d
---- 3 8-84b.3d
---- 4 8-84b.4d
---- 5 8-84b.5d
---- 6 oder mehr 8-84b.6d
--- Multilayer-Stent, perkutan-transluminal, zur Strömungslaminierung, bei Aneurysma
---- 1 8-84b.0d
---- 2 8-84b.2d
---- 3 8-84b.3d
---- 4 8-84b.4d
---- 5 8-84b.5d
---- 6 oder mehr 8-84b.6d
--- perkutan-transluminal
---- Cheatham-Platinum-Stent
----- gecovert
------ 1 8-846.0d
------ 2 oder mehr 8-846.1d
----- ungecovert
------ 1 8-845.0d
------ 2 oder mehr 8-845.1d
---- Klammern, endovaskulär, selbstexpandierend 8-83c.9d
---- Stent
----- bioresorbierbar
------ 1 8-843.0d
------ 2 8-843.1d
------ 3 8-843.2d
------ 4 8-843.3d ►

G

Gefäß *(Forts.)*
~ Malformation *(Forts.)*
~~ Implantation *(Forts.)*
~~~ perkutan-transluminal *(Forts.)*
~~~~ Stent *(Forts.)*
~~~~~ bioresorbierbar *(Forts.)*
—————— 5 8-843.4d
—————— 6 oder mehr 8-843.5d
————— gecovert
—————— großlumig, andere
——————— 1 8-84a.0d
——————— 2 oder mehr 8-84a.1d
—————— medikamentefreisetzend
——————— 1 8-848.0d
——————— 2 8-848.1d
——————— 3 8-848.2d
——————— 4 8-848.3d
——————— 5 8-848.4d
——————— 6 oder mehr 8-848.5d
—————— nicht-medikamentefreisetzend
——————— 1 8-842.0d
——————— 2 8-842.1d
——————— 3 8-842.2d
——————— 4 8-842.3d
——————— 5 8-842.4d
——————— 6 oder mehr 8-842.5d
————— medikamentefreisetzend
—————— 1 8-841.0d
—————— 2 8-841.1d
—————— 3 8-841.2d
—————— 4 8-841.3d
—————— 5 8-841.4d
—————— 6 oder mehr 8-841.5d
————— nicht-medikamentefreisetzend
—————— 1 8-840.0d
—————— 2 8-840.1d
—————— 3 8-840.2d
—————— 4 8-840.3d
—————— 5 8-840.4d
—————— 6 oder mehr 8-840.5d
————— ungecovert, großlumig, andere
—————— 1 8-849.0d
—————— 2 oder mehr 8-849.1d
——— Stent, perkutan-transluminal, zur Strömungslaminierung, bei Aneurysma
———— 1 8-84b.0d
———— 2 8-84b.2d
———— 3 8-84b.3d
———— 4 8-84b.4d
———— 5 8-84b.5d
———— 6 oder mehr 8-84b.6d
—— Kryoplastie, perkutan-transluminal 8-836.rd
—— Laser-Angioplastie, perkutan-transluminal 8-836.2d
—— Lungenkreislauf, Fremdkörperentfernung, perkutan-transluminal 8-838.53
—— Rotationsatherektomie, perkutan-transluminal 8-83c.fd
—— Rotationsthrombektomie, perkutan-transluminal 8-836.pd ►

Gefäß *(Forts.)*
~ Malformation *(Forts.)*
—— Scoring-balloon, perkutan-transluminal 8-836.1d
—— Thrombektomie, perkutan-transluminal 8-836.8d
—— Thrombolyse, selektiv, perkutan-transluminal 8-836.7d
– Messung, Blutfluss, intraoperativ *[nur Zusatzkode!]* 5-98e
– Oberarm
—— Anlegen, AV-Fistel, endovaskulär, durch
——— Gleichstrom 8-83c.d2♦
——— magnetgeführte Hochfrequenzenergie 8-83c.c2♦
—— Atherektomie, perkutan-transluminal 8-836.32♦
—— Ballonangioplastie, perkutan-transluminal 8-836.02♦
—— Blade-Angioplastie, perkutan-transluminal 8-836.12♦
—— Embolisation, selektiv, perkutan-transluminal, mit
——— ablösbarem Ballon 8-836.b2♦
——— embolisierender Flüssigkeit 8-836.92♦
——— Metallspiralen 8-836.m2♦
——— Partikeln 8-836.k2♦
——— Schirm 8-836.c2♦
—— Endosonographie, intravaskulär 3-05e.0♦
—— Fräsatherektomie, perkutan-transluminal 8-836.32♦
—— Fremdkörperentfernung, perkutan-transluminal 8-836.62♦
—— Implantation
——— Flow-Diverter, perkutan-transluminal, zur Strömungslaminierung, bei Aneurysma
———— 1 8-84b.02♦
———— 2 8-84b.22♦
———— 3 8-84b.32♦
———— 4 8-84b.42♦
———— 5 8-84b.52♦
———— 6 oder mehr 8-84b.62♦
——— Mehrschicht-Flechtstent, perkutan-transluminal, zur Strömungslaminierung, bei Aneurysma
———— 1 8-84b.02♦
———— 2 8-84b.22♦
———— 3 8-84b.32♦
———— 4 8-84b.42♦
———— 5 8-84b.52♦
———— 6 oder mehr 8-84b.62♦
——— Multilayer-Stent, perkutan-transluminal, zur Strömungslaminierung, bei Aneurysma
———— 1 8-84b.02♦
———— 2 8-84b.22♦
———— 3 8-84b.32♦
———— 4 8-84b.42♦
———— 5 8-84b.52♦
———— 6 oder mehr 8-84b.62♦ ►
~~~~~

Gefäß *(Forts.)*
~ Oberarm *(Forts.)*
~~ Implantation *(Forts.)*
––– perkutan-transluminal
–––– Cheatham-Platinum-Stent
––––– gecovert
–––––– 1 8-846.02♦
–––––– 2 oder mehr 8-846.12♦
––––– ungecovert
–––––– 1 8-845.02♦
–––––– 2 oder mehr 8-845.12♦
–––– Klammern, endovaskulär, selbstexpandierend 8-83c.92♦
–––– Nitinolstent, aus Einzeldrähten verwoben
––––– 1 8-84d.02♦
––––– 2 8-84d.12♦
––––– 3 8-84d.22♦
––––– 4 8-84d.32♦
––––– 5 8-84d.42♦
––––– 6 oder mehr 8-84d.52♦
–––– Stent
––––– bioresorbierbar
–––––– 1 8-843.02♦
–––––– 2 8-843.12♦
–––––– 3 8-843.22♦
–––––– 4 8-843.32♦
–––––– 5 8-843.42♦
–––––– 6 oder mehr 8-843.52♦
––––– gecovert
–––––– großlumig, andere
––––––– 1 8-84a.02♦
––––––– 2 oder mehr 8-84a.12♦
–––––– medikamentefreisetzend
––––––– 1 8-848.02♦
––––––– 2 8-848.12♦
––––––– 3 8-848.22♦
––––––– 4 8-848.32♦
––––––– 5 8-848.42♦
––––––– 6 oder mehr 8-848.52♦
–––––– nicht-medikamentefreisetzend
––––––– 1 8-842.02♦
––––––– 2 8-842.12♦
––––––– 3 8-842.22♦
––––––– 4 8-842.32♦
––––––– 5 8-842.42♦
––––––– 6 oder mehr 8-842.52♦
––––– medikamentefreisetzend
–––––– 1 8-841.02♦
–––––– 2 8-841.12♦
–––––– 3 8-841.22♦
–––––– 4 8-841.32♦
–––––– 5 8-841.42♦
–––––– 6 oder mehr 8-841.52♦
––––– nicht-medikamentefreisetzend
–––––– 1 8-840.02♦
–––––– 2 8-840.12♦
–––––– 3 8-840.22♦
–––––– 4 8-840.32♦
–––––– 5 8-840.42♦
–––––– 6 oder mehr 8-840.52♦ ►

Gefäß *(Forts.)*
~ Oberarm *(Forts.)*
~~ Implantation *(Forts.)*
~~~ perkutan-transluminal *(Forts.)*
~~~~ Stent *(Forts.)*
––––– ungecovert, großlumig, andere
–––––– 1 8-849.02♦
–––––– 2 oder mehr 8-849.12♦
––– Stent, perkutan-transluminal, zur Strömungslaminierung, bei Aneurysma
–––– 1 8-84b.02♦
–––– 2 8-84b.22♦
–––– 3 8-84b.32♦
–––– 4 8-84b.42♦
–––– 5 8-84b.52♦
–––– 6 oder mehr 8-84b.62♦
––– transluminal, Nitinolstent, aus Einzeldrähten verwoben
–––– 1 8-84d.02♦
–––– 2 8-84d.12♦
–––– 3 8-84d.22♦
–––– 4 8-84d.32♦
–––– 5 8-84d.42♦
–––– 6 oder mehr 8-84d.52♦
–– Kryoplastie, perkutan-transluminal 8-836.r2♦
–– Laser-Angioplastie, perkutan-transluminal 8-836.22♦
–– Lithoplastie, perkutan-transluminal 8-83c.b2♦
–– Rotationsatherektomie, perkutan-transluminal 8-83c.f2♦
–– Rotationsthrombektomie, perkutan-transluminal 8-836.p2♦
–– Scoring-balloon, perkutan-transluminal 8-836.12♦
–– Thrombektomie, perkutan-transluminal 8-836.82♦
–– Thrombolyse, selektiv, perkutan-transluminal 8-836.72♦
– Oberschenkel
–– Anlegen, AV-Fistel
––– endovaskulär, durch
–––– Einlage von Stent-Grafts zur Arterialisierung tiefer Venen 8-83c.gb♦
–––– Gleichstrom 8-83c.db♦
–––– magnetgeführte Hochfrequenzenergie 8-83c.cb♦
––– mit Nitinolkoppler, nahtlos, endovaskulär 8-83c.eb♦
–– Biopsie, durch Inzision 1-587.5♦
–– Endosonographie, intravaskulär 3-05e.6♦
–– Implantation, perkutan-transluminal, Klammern, endovaskulär, selbstexpandierend 8-83c.9b♦
–– Lithoplastie, perkutan-transluminal 8-83c.bb♦
–– Rotationsatherektomie, perkutan-transluminal 8-83c.fb♦
– Okklusion, Uterusarterie, temporär, transvaginal, dopplersonographisch-gesteuert 5-681.7
– pelvin
–– Endosonographie, intravaskulär 3-05e.4♦ ►

G

Gefäß *(Forts.)*
~ pelvin *(Forts.)*
-- Implantation, perkutan-transluminal, Klammern, endovaskulär, selbstexpandierend 8-83c.99♦
-- Lithoplastie, perkutan-transluminal 8-83c.b9♦
-- Rotationsatherektomie, perkutan-transluminal 8-83c.f9♦
- peripher
-- Brachytherapie, endovaskulär, mit flüssigem Rhenium-188, über ein geschlossenes Ballonsystem 8-530.c1
-- Computertomographie
--- mit Kontrastmittel 3-228
--- nativ 3-208
-- Elektronenstrahltomographie 3-262
-- Implantation, offen, Kanüle, für ECMO
--- mit Gefäßprothese
---- 1 5-37b.20
---- 2 5-37b.21
---- 3 oder mehr 5-37b.22
--- ohne Gefäßprothese
---- 1 5-37b.10
---- 2 5-37b.11
---- 3 oder mehr 5-37b.12
-- Kohärenztomographie, optisch 3-300.3
-- Magnetresonanztomographie
--- mit Kontrastmittel 3-828
--- nativ 3-808
-- OCT 3-300.3
- Plazenta, Hochfrequenzablation, intrauterin 5-754.6
- Resektion, intraperikardial, bei
-- Manschettenpneumonektomie 5-328.11
-- Pleuropneumonektomie 5-328.31
-- Pneumonektomie 5-328.01
- Schulter
-- Anlegen, AV-Fistel, endovaskulär, durch
--- Gleichstrom 8-83c.d2♦
--- magnetgeführte Hochfrequenzenergie 8-83c.c2♦
-- Atherektomie, perkutan-transluminal 8-836.32♦
-- Ballonangioplastie, perkutan-transluminal 8-836.02♦
-- Biopsie, durch Inzision 1-587.1♦
-- Blade-Angioplastie, perkutan-transluminal 8-836.12♦
-- Embolisation, selektiv, perkutan-transluminal, mit
--- ablösbarem Ballon 8-836.b2♦
--- embolisierender Flüssigkeit 8-836.92♦
--- Metallspiralen 8-836.m2♦
--- Partikeln 8-836.k2♦
--- Schirm 8-836.c2♦
-- Endosonographie, intravaskulär 3-05e.0♦
-- Fräsatherektomie, perkutan-transluminal 8-836.32♦
-- Fremdkörperentfernung, perkutan-transluminal 8-836.62♦ ►

Gefäß *(Forts.)*
~ Schulter *(Forts.)*
-- Implantation
--- Flow-Diverter, perkutan-transluminal, zur Strömungslaminierung, bei Aneurysma
---- 1 8-84b.02♦
---- 2 8-84b.22♦
---- 3 8-84b.32♦
---- 4 8-84b.42♦
---- 5 8-84b.52♦
---- 6 oder mehr 8-84b.62♦
--- Mehrschicht-Flechtstent, perkutan-transluminal, zur Strömungslaminierung, bei Aneurysma
---- 1 8-84b.02♦
---- 2 8-84b.22♦
---- 3 8-84b.32♦
---- 4 8-84b.42♦
---- 5 8-84b.52♦
---- 6 oder mehr 8-84b.62♦
--- Multilayer-Stent, perkutan-transluminal, zur Strömungslaminierung, bei Aneurysma
---- 1 8-84b.02♦
---- 2 8-84b.22♦
---- 3 8-84b.32♦
---- 4 8-84b.42♦
---- 5 8-84b.52♦
---- 6 oder mehr 8-84b.62♦
--- perkutan-transluminal
---- Cheatham-Platinum-Stent
----- gecovert
------ 1 8-846.02♦
------ 2 oder mehr 8-846.12♦
----- ungecovert
------ 1 8-845.02♦
------ 2 oder mehr 8-845.12♦
---- Klammern, endovaskulär, selbstexpandierend 8-83c.92♦
---- Nitinolstent, aus Einzeldrähten verwoben
----- 1 8-84d.02♦
----- 2 8-84d.12♦
----- 3 8-84d.22♦
----- 4 8-84d.32♦
----- 5 8-84d.42♦
----- 6 oder mehr 8-84d.52♦
---- Stent
----- bioresorbierbar
------ 1 8-843.02♦
------ 2 8-843.12♦
------ 3 8-843.22♦
------ 4 8-843.32♦
------ 5 8-843.42♦
------ 6 oder mehr 8-843.52♦
----- gecovert
------ großlumig, andere
------- 1 8-84a.02♦
------- 2 oder mehr 8-84a.12♦
------ medikamentefreisetzend
------- 1 8-848.02♦
------- 2 8-848.12♦
------- 3 8-848.22♦ ►

Gefäß *(Forts.)*
~ Schulter *(Forts.)*
~~ Implantation *(Forts.)*
~~~ perkutan-transluminal *(Forts.)*
~~~~ Stent *(Forts.)*
~~~~~ gecovert *(Forts.)*
~~~~~~ medikamentefreisetzend *(Forts.)*
––––––– 4 8-848.32♦
––––––– 5 8-848.42♦
––––––– 6 oder mehr 8-848.52♦
–––––– nicht-medikamentefreisetzend
––––––– 1 8-842.02♦
––––––– 2 8-842.12♦
––––––– 3 8-842.22♦
––––––– 4 8-842.32♦
––––––– 5 8-842.42♦
––––––– 6 oder mehr 8-842.52♦
––––– medikamentefreisetzend
–––––– 1 8-841.02♦
–––––– 2 8-841.12♦
–––––– 3 8-841.22♦
–––––– 4 8-841.32♦
–––––– 5 8-841.42♦
–––––– 6 oder mehr 8-841.52♦
––––– nicht-medikamentefreisetzend
–––––– 1 8-840.02♦
–––––– 2 8-840.12♦
–––––– 3 8-840.22♦
–––––– 4 8-840.32♦
–––––– 5 8-840.42♦
–––––– 6 oder mehr 8-840.52♦
––––– ungecovert, großlumig, andere
–––––– 1 8-849.02♦
–––––– 2 oder mehr 8-849.12♦
––– Stent, perkutan-transluminal, zur Strömungslaminierung, bei Aneurysma
–––– 1 8-84b.02♦
–––– 2 8-84b.22♦
–––– 3 8-84b.32♦
–––– 4 8-84b.42♦
–––– 5 8-84b.52♦
–––– 6 oder mehr 8-84b.62♦
––– transluminal, Nitinolstent, aus Einzeldrähten verwoben
–––– 1 8-84d.02♦
–––– 2 8-84d.12♦
–––– 3 8-84d.22♦
–––– 4 8-84d.32♦
–––– 5 8-84d.42♦
–––– 6 oder mehr 8-84d.52♦
–– Kryoplastie, perkutan-transluminal 8-836.r2♦
–– Laser-Angioplastie, perkutan-transluminal 8-836.22♦
–– Lithoplastie, perkutan-transluminal 8-83c.b2♦
–– Rotationsatherektomie, perkutan-transluminal 8-83c.f2♦
–– Rotationsthrombektomie, perkutan-transluminal 8-836.p2♦
–– Scoring-balloon, perkutan-transluminal 8-836.12♦ ►

Gefäß *(Forts.)*
~ Schulter *(Forts.)*
–– Thrombektomie, perkutan-transluminal 8-836.82♦
–– Thrombolyse, selektiv, perkutan-transluminal 8-836.72♦
– Shunt, operativ angelegt, Sondierung, kathetergestützt 1-279.7
– sonstiges, Spasmolyse, intraarteriell
–– 1 8-83c.70
–– 2 8-83c.71
–– 3 oder mehr 8-83c.72
– spinal
–– Atherektomie, perkutan-transluminal 8-836.3f
–– Ballonangioplastie, perkutan-transluminal 8-836.0f
–– Blade-Angioplastie, perkutan-transluminal 8-836.1f
–– Embolisation, selektiv, perkutan-transluminal, mit
––– ablösbarem Ballon 8-836.bf
––– embolisierender Flüssigkeit 8-836.9f
––– Metallspiralen 8-836.mf
––– Partikeln 8-836.kf
––– Schirm 8-836.cf
–– Fräsatherektomie, perkutan-transluminal 8-836.3f
–– Fremdkörperentfernung, perkutan-transluminal 8-836.6f
–– Implantation
––– Flow-Diverter, perkutan-transluminal, zur Strömungslaminierung, bei Aneurysma
–––– 1 8-84b.0f
–––– 2 8-84b.2f
–––– 3 8-84b.3f
–––– 4 8-84b.4f
–––– 5 8-84b.5f
–––– 6 oder mehr 8-84b.6f
––– Mehrschicht-Flechtstent, perkutan-transluminal, zur Strömungslaminierung, bei Aneurysma
–––– 1 8-84b.0f
–––– 2 8-84b.2f
–––– 3 8-84b.3f
–––– 4 8-84b.4f
–––– 5 8-84b.5f
–––– 6 oder mehr 8-84b.6f
––– Multilayer-Stent, perkutan-transluminal, zur Strömungslaminierung, bei Aneurysma
–––– 1 8-84b.0f
–––– 2 8-84b.2f
–––– 3 8-84b.3f
–––– 4 8-84b.4f
–––– 5 8-84b.5f
–––– 6 oder mehr 8-84b.6f
––– perkutan-transluminal
–––– Cheatham-Platinum-Stent
––––– gecovert
–––––– 1 8-846.0f
–––––– 2 oder mehr 8-846.1f ►

G

Gefäß *(Forts.)*
~ spinal *(Forts.)*
~~ Implantation *(Forts.)*
~~~ perkutan-transluminal *(Forts.)*
~~~~ Cheatham-Platinum-Stent *(Forts.)*
––––– ungecovert
–––––– 1 8-845.0f
–––––– 2 oder mehr 8-845.1f
–––– Klammern, endovaskulär, selbstexpandierend 8-83c.9f
–––– Stent
––––– bioresorbierbar
–––––– 1 8-843.0f
–––––– 2 8-843.1f
–––––– 3 8-843.2f
–––––– 4 8-843.3f
–––––– 5 8-843.4f
–––––– 6 oder mehr 8-843.5f
––––– gecovert
–––––– großlumig, andere
––––––– 1 8-84a.0f
––––––– 2 oder mehr 8-84a.1f
–––––– medikamentefreisetzend
––––––– 1 8-848.0f
––––––– 2 8-848.1f
––––––– 3 8-848.2f
––––––– 4 8-848.3f
––––––– 5 8-848.4f
––––––– 6 oder mehr 8-848.5f
–––––– nicht-medikamentefreisetzend
––––––– 1 8-842.0f
––––––– 2 8-842.1f
––––––– 3 8-842.2f
––––––– 4 8-842.3f
––––––– 5 8-842.4f
––––––– 6 oder mehr 8-842.5f
––––– medikamentefreisetzend
–––––– 1 8-841.0f
–––––– 2 8-841.1f
–––––– 3 8-841.2f
–––––– 4 8-841.3f
–––––– 5 8-841.4f
–––––– 6 oder mehr 8-841.5f
––––– nicht-medikamentefreisetzend
–––––– 1 8-840.0f
–––––– 2 8-840.1f
–––––– 3 8-840.2f
–––––– 4 8-840.3f
–––––– 5 8-840.4f
–––––– 6 oder mehr 8-840.5f
––––– ungecovert, großlumig, andere
–––––– 1 8-849.0f
–––––– 2 oder mehr 8-849.1f
––– Stent, perkutan-transluminal, zur Strömungslaminierung, bei Aneurysma
–––– 1 8-84b.0f
–––– 2 8-84b.2f
–––– 3 8-84b.3f
–––– 4 8-84b.4f
–––– 5 8-84b.5f
–––– 6 oder mehr 8-84b.6f ►

Gefäß *(Forts.)*
~ spinal *(Forts.)*
–– Kryoplastie, perkutan-transluminal 8-836.rf
–– Laser-Angioplastie, perkutan-transluminal 8-836.2f
–– Rotationsatherektomie, perkutan-transluminal 8-83c.ff
–– Rotationsthrombektomie, perkutan-transluminal 8-836.pf
–– Scoring-balloon, perkutan-transluminal 8-836.1f
–– Thrombektomie, perkutan-transluminal 8-836.8f
–– Thrombolyse, selektiv, perkutan-transluminal 8-836.7f
– thorakal
–– Implantation
––– Flow-Diverter, perkutan-transluminal, zur Strömungslaminierung, bei Aneurysma
–––– 1 8-84b.08♦
–––– 2 8-84b.28♦
–––– 3 8-84b.38♦
–––– 4 8-84b.48♦
–––– 5 8-84b.58♦
–––– 6 oder mehr 8-84b.68♦
––– Mehrschicht-Flechtstent, perkutan-transluminal, zur Strömungslaminierung, bei Aneurysma
–––– 1 8-84b.08♦
–––– 2 8-84b.28♦
–––– 3 8-84b.38♦
–––– 4 8-84b.48♦
–––– 5 8-84b.58♦
–––– 6 oder mehr 8-84b.68♦
––– Multilayer-Stent, perkutan-transluminal, zur Strömungslaminierung, bei Aneurysma
–––– 1 8-84b.08♦
–––– 2 8-84b.28♦
–––– 3 8-84b.38♦
–––– 4 8-84b.48♦
–––– 5 8-84b.58♦
–––– 6 oder mehr 8-84b.68♦
––– perkutan-transluminal
–––– Cheatham-Platinum-Stent
––––– gecovert
–––––– 1 8-846.08♦
–––––– 2 oder mehr 8-846.18♦
––––– ungecovert
–––––– 1 8-845.08♦
–––––– 2 oder mehr 8-845.18♦
–––– Klammern, endovaskulär, selbstexpandierend 8-83c.98♦
–––– Nitinolstent, aus Einzeldrähten verwoben
––––– 1 8-84d.08♦
––––– 2 8-84d.18♦
––––– 3 8-84d.28♦
––––– 4 8-84d.38♦
––––– 5 8-84d.48♦
––––– 6 oder mehr 8-84d.58♦ ►

Gefäß *(Forts.)*
~ thorakal *(Forts.)*
~~ Implantation *(Forts.)*
~~~ perkutan-transluminal *(Forts.)*
---- Stent
----- bioresorbierbar
------ 1 8-843.08♦
------ 2 8-843.18♦
------ 3 8-843.28♦
------ 4 8-843.38♦
------ 5 8-843.48♦
------ 6 oder mehr 8-843.58♦
----- gecovert
------ großlumig, andere
------- 1 8-84a.08♦
------- 2 oder mehr 8-84a.18♦
------ medikamentefreisetzend
------- 1 8-848.08♦
------- 2 8-848.18♦
------- 3 8-848.28♦
------- 4 8-848.38♦
------- 5 8-848.48♦
------- 6 oder mehr 8-848.58♦
------ nicht-medikamentefreisetzend
------- 1 8-842.08♦
------- 2 8-842.18♦
------- 3 8-842.28♦
------- 4 8-842.38♦
------- 5 8-842.48♦
------- 6 oder mehr 8-842.58♦
----- medikamentefreisetzend
------ 1 8-841.08♦
------ 2 8-841.18♦
------ 3 8-841.28♦
------ 4 8-841.38♦
------ 5 8-841.48♦
------ 6 oder mehr 8-841.58♦
----- nicht-medikamentefreisetzend
------ 1 8-840.08♦
------ 2 8-840.18♦
------ 3 8-840.28♦
------ 4 8-840.38♦
------ 5 8-840.48♦
------ 6 oder mehr 8-840.58♦
----- ungecovert, großlumig, andere
------ 1 8-849.08♦
------ 2 oder mehr 8-849.18♦
--- Stent, perkutan-transluminal, zur Strömungslaminierung, bei Aneurysma
---- 1 8-84b.08♦
---- 2 8-84b.28♦
---- 3 8-84b.38♦
---- 4 8-84b.48♦
---- 5 8-84b.58♦
---- 6 oder mehr 8-84b.68♦
--- transluminal, Nitinolstent, aus Einzeldrähten verwoben
---- 1 8-84d.08♦
---- 2 8-84d.18♦
---- 3 8-84d.28♦
---- 4 8-84d.38♦ ►

Gefäß *(Forts.)*
~ thorakal *(Forts.)*
~~ Implantation *(Forts.)*
~~~ transluminal, Nitinolstent, aus Einzeldrähten verwoben *(Forts.)*
---- 5 8-84d.48♦
---- 6 oder mehr 8-84d.58♦
-- Kryoplastie, perkutan-transluminal 8-836.r8♦
-- Lithoplastie, perkutan-transluminal 8-83c.b8♦
– Thorax
-- Arteriographie 3-603
-- Atherektomie, perkutan-transluminal 8-836.38♦
-- Ballonangioplastie, perkutan-transluminal 8-836.08♦
-- Biopsie, durch Inzision 1-587.2
-- Blade-Angioplastie, perkutan-transluminal 8-836.18♦
-- Embolisation, selektiv, perkutan-transluminal, mit
--- ablösbarem Ballon 8-836.b8♦
--- embolisierender Flüssigkeit 8-836.98♦
--- Metallspiralen 8-836.m8♦
--- Partikeln 8-836.k8♦
--- Schirm 8-836.c8♦
-- Fräsatherektomie, perkutan-transluminal 8-836.38♦
-- Fremdkörperentfernung, perkutan-transluminal 8-836.68♦
-- Laser-Angioplastie, perkutan-transluminal 8-836.28♦
-- Rotationsatherektomie, perkutan-transluminal 8-83c.f8♦
-- Rotationsthrombektomie, perkutan-transluminal 8-836.p8♦
-- Scoring-balloon, perkutan-transluminal 8-836.18♦
-- Thrombektomie, perkutan-transluminal 8-836.88♦
-- Thrombolyse, selektiv, perkutan-transluminal 8-836.78♦
– Unterarm
-- Anlegen, AV-Fistel, endovaskulär, durch
--- Gleichstrom 8-83c.d3♦
--- magnetgeführte Hochfrequenzenergie 8-83c.c3♦
-- Atherektomie, perkutan-transluminal 8-836.33♦
-- Ballonangioplastie, perkutan-transluminal 8-836.03♦
-- Blade-Angioplastie, perkutan-transluminal 8-836.13♦
-- Embolisation, selektiv, perkutan-transluminal, mit
--- ablösbarem Ballon 8-836.b3♦
--- embolisierender Flüssigkeit 8-836.93♦
--- Metallspiralen 8-836.m3♦
--- Partikeln 8-836.k3♦
--- Schirm 8-836.c3♦
-- Endosonographie, intravaskulär 3-05e.1♦ ►

G

Gefäß *(Forts.)*
~ Unterarm *(Forts.)*
–– Fräsatherektomie, perkutan-transluminal 8-836.33♦
–– Fremdkörperentfernung, perkutan-transluminal 8-836.63♦
–– Implantation
––– Flow-Diverter, perkutan-transluminal, zur Strömungslaminierung, bei Aneurysma
–––– 1 8-84b.03♦
–––– 2 8-84b.23♦
–––– 3 8-84b.33♦
–––– 4 8-84b.43♦
–––– 5 8-84b.53♦
–––– 6 oder mehr 8-84b.63♦
––– Mehrschicht-Flechtstent, perkutan-transluminal, zur Strömungslaminierung, bei Aneurysma
–––– 1 8-84b.03♦
–––– 2 8-84b.23♦
–––– 3 8-84b.33♦
–––– 4 8-84b.43♦
–––– 5 8-84b.53♦
–––– 6 oder mehr 8-84b.63♦
––– Multilayer-Stent, perkutan-transluminal, zur Strömungslaminierung, bei Aneurysma
–––– 1 8-84b.03♦
–––– 2 8-84b.23♦
–––– 3 8-84b.33♦
–––– 4 8-84b.43♦
–––– 5 8-84b.53♦
–––– 6 oder mehr 8-84b.63♦
––– perkutan-transluminal
–––– Cheatham-Platinum-Stent
––––– gecovert
–––––– 1 8-846.03♦
–––––– 2 oder mehr 8-846.13♦
––––– ungecovert
–––––– 1 8-845.03♦
–––––– 2 oder mehr 8-845.13♦
–––– Klammern, endovaskulär, selbstexpandierend 8-83c.93♦
–––– Stent
––––– bioresorbierbar
–––––– 1 8-843.03♦
–––––– 2 8-843.13♦
–––––– 3 8-843.23♦
–––––– 4 8-843.33♦
–––––– 5 8-843.43♦
–––––– 6 oder mehr 8-843.53♦
––––– gecovert
–––––– großlumig, andere
––––––– 1 8-84a.03♦
––––––– 2 oder mehr 8-84a.13♦
–––––– medikamentefreisetzend
––––––– 1 8-848.03♦
––––––– 2 8-848.13♦
––––––– 3 8-848.23♦
––––––– 4 8-848.33♦
––––––– 5 8-848.43♦
––––––– 6 oder mehr 8-848.53♦ ►

Gefäß *(Forts.)*
~ Unterarm *(Forts.)*
~~ Implantation *(Forts.)*
~~~ perkutan-transluminal *(Forts.)*
~~~~ Stent *(Forts.)*
~~~~~ gecovert *(Forts.)*
–––––– nicht-medikamentefreisetzend
––––––– 1 8-842.03♦
––––––– 2 8-842.13♦
––––––– 3 8-842.23♦
––––––– 4 8-842.33♦
––––––– 5 8-842.43♦
––––––– 6 oder mehr 8-842.53♦
––––– medikamentefreisetzend
–––––– 1 8-841.03♦
–––––– 2 8-841.13♦
–––––– 3 8-841.23♦
–––––– 4 8-841.33♦
–––––– 5 8-841.43♦
–––––– 6 oder mehr 8-841.53♦
––––– nicht-medikamentefreisetzend
–––––– 1 8-840.03♦
–––––– 2 8-840.13♦
–––––– 3 8-840.23♦
–––––– 4 8-840.33♦
–––––– 5 8-840.43♦
–––––– 6 oder mehr 8-840.53♦
––––– ungecovert, großlumig, andere
–––––– 1 8-849.03♦
–––––– 2 oder mehr 8-849.13♦
––– Stent, perkutan-transluminal, zur Strömungslaminierung, bei Aneurysma
–––– 1 8-84b.03♦
–––– 2 8-84b.23♦
–––– 3 8-84b.33♦
–––– 4 8-84b.43♦
–––– 5 8-84b.53♦
–––– 6 oder mehr 8-84b.63♦
–– Kryoplastie, perkutan-transluminal 8-836.r3♦
–– Laser-Angioplastie, perkutan-transluminal 8-836.23♦
–– Lithoplastie, perkutan-transluminal 8-83c.b3♦
–– Rotationsatherektomie, perkutan-transluminal 8-83c.f3♦
–– Rotationsthrombektomie, perkutan-transluminal 8-836.p3♦
–– Scoring-balloon, perkutan-transluminal 8-836.13♦
–– Thrombektomie, perkutan-transluminal 8-836.83♦
–– Thrombolyse, selektiv, perkutan-transluminal 8-836.73♦
– Unterschenkel
–– Anlegen, AV-Fistel, endovaskulär, durch
––– Einlage von Stent-Grafts zur Arterialisierung tiefer Venen 8-83c.gc♦
––– Gleichstrom 8-83c.dc♦
––– magnetgeführte Hochfrequenzenergie 8-83c.cc♦
–– Atherektomie, perkutan-transluminal 8-836.3c♦ ►
~~~~~

Gefäß *(Forts.)*
~ Unterschenkel *(Forts.)*
-- Ballonangioplastie, perkutan-transluminal 8-836.0c♦
-- Biopsie, durch Inzision 1-587.6♦
-- Blade-Angioplastie, perkutan-transluminal 8-836.1c♦
-- Embolisation, selektiv, perkutan-transluminal, mit
--- ablösbarem Ballon 8-836.bc♦
--- embolisierender Flüssigkeit 8-836.9c♦
--- Metallspiralen 8-836.mc♦
--- Partikeln 8-836.kc♦
--- Schirm 8-836.cc♦
-- Endosonographie, intravaskulär 3-05e.7♦
-- Fräsatherektomie, perkutan-transluminal 8-836.3c♦
-- Fremdkörperentfernung, perkutan-transluminal 8-836.6c♦
-- Implantation
--- Flow-Diverter, perkutan-transluminal, zur Strömungslaminierung, bei Aneurysma
---- 1 8-84b.0c♦
---- 2 8-84b.2c♦
---- 3 8-84b.3c♦
---- 4 8-84b.4c♦
---- 5 8-84b.5c♦
---- 6 oder mehr 8-84b.6c♦
--- Mehrschicht-Flechtstent, perkutan-transluminal, zur Strömungslaminierung, bei Aneurysma
---- 1 8-84b.0c♦
---- 2 8-84b.2c♦
---- 3 8-84b.3c♦
---- 4 8-84b.4c♦
---- 5 8-84b.5c♦
---- 6 oder mehr 8-84b.6c♦
--- Multilayer-Stent, perkutan-transluminal, zur Strömungslaminierung, bei Aneurysma
---- 1 8-84b.0c♦
---- 2 8-84b.2c♦
---- 3 8-84b.3c♦
---- 4 8-84b.4c♦
---- 5 8-84b.5c♦
---- 6 oder mehr 8-84b.6c♦
--- perkutan-transluminal
---- Cheatham-Platinum-Stent
----- gecovert
------ 1 8-846.0c♦
------ 2 oder mehr 8-846.1c♦
----- ungecovert
------ 1 8-845.0c♦
------ 2 oder mehr 8-845.1c♦
---- Klammern, endovaskulär, selbstexpandierend 8-83c.9c♦
---- Nitinolstent, aus Einzeldrähten verwoben
----- 1 8-84d.0c♦
----- 2 8-84d.1c♦
----- 3 8-84d.2c♦
----- 4 8-84d.3c♦
----- 5 8-84d.4c♦ ►

Gefäß *(Forts.)*
~ Unterschenkel *(Forts.)*
~~ Implantation *(Forts.)*
~~~ perkutan-transluminal *(Forts.)*
~~~~ Nitinolstent, aus Einzeldrähten verwoben *(Forts.)*
----- 6 oder mehr 8-84d.5c♦
---- Stent
----- bioresorbierbar
------ 1 8-843.0c♦
------ 2 8-843.1c♦
------ 3 8-843.2c♦
------ 4 8-843.3c♦
------ 5 8-843.4c♦
------ 6 oder mehr 8-843.5c♦
----- gecovert
------ großlumig, andere
------- 1 8-84a.0c♦
------- 2 oder mehr 8-84a.1c♦
------ medikamentefreisetzend
------- 1 8-848.0c♦
------- 2 8-848.1c♦
------- 3 8-848.2c♦
------- 4 8-848.3c♦
------- 5 8-848.4c♦
------- 6 oder mehr 8-848.5c♦
------ nicht-medikamentefreisetzend
------- 1 8-842.0c♦
------- 2 8-842.1c♦
------- 3 8-842.2c♦
------- 4 8-842.3c♦
------- 5 8-842.4c♦
------- 6 oder mehr 8-842.5c♦
----- medikamentefreisetzend
------ 1 8-841.0c♦
------ 2 8-841.1c♦
------ 3 8-841.2c♦
------ 4 8-841.3c♦
------ 5 8-841.4c♦
------ 6 oder mehr 8-841.5c♦
----- nicht-medikamentefreisetzend
------ 1 8-840.0c♦
------ 2 8-840.1c♦
------ 3 8-840.2c♦
------ 4 8-840.3c♦
------ 5 8-840.4c♦
------ 6 oder mehr 8-840.5c♦
----- ungecovert, großlumig, andere
------ 1 8-849.0c♦
------ 2 oder mehr 8-849.1c♦
--- Stent, perkutan-transluminal, zur Strömungslaminierung, bei Aneurysma
---- 1 8-84b.0c♦
---- 2 8-84b.2c♦
---- 3 8-84b.3c♦
---- 4 8-84b.4c♦
---- 5 8-84b.5c♦
---- 6 oder mehr 8-84b 6c♦
--- transluminal, Nitinolstent, aus Einzeldrähten verwoben
---- 1 8-84d.0c♦ ►

G

Gefäß *(Forts.)*
~ Unterschenkel *(Forts.)*
~~ Implantation *(Forts.)*
~~~ transluminal, Nitinolstent, aus Einzeldrähten verwoben *(Forts.)*
---- 2 8-84d.1c♦
---- 3 8-84d.2c♦
---- 4 8-84d.3c♦
---- 5 8-84d.4c♦
---- 6 oder mehr 8-84d.5c♦
-- Kryoplastie, perkutan-transluminal 8-836.rc♦
-- Laser-Angioplastie, perkutan-transluminal 8-836.2c♦
-- Lithoplastie, perkutan-transluminal 8-83c.bc♦
-- Rotationsatherektomie, perkutan-transluminal 8-83c.fc♦
-- Rotationsthrombektomie, perkutan-transluminal 8-836.pc♦
-- Scoring-balloon, perkutan-transluminal 8-836.1c♦
-- Thrombektomie, perkutan-transluminal 8-836.8c♦
-- Thrombolyse, selektiv, perkutan-transluminal 8-836.7c♦
- Verschluss, Verwendung
-- Clipsystem *[nur Zusatzkode!]* 8-83b.c3
-- Nahtsystem *[nur Zusatzkode!]* 8-83b.c2
- viszeral
-- Atherektomie, perkutan-transluminal 8-836.3a
-- Ballonangioplastie, perkutan-transluminal 8-836.0a
-- Biopsie, durch Inzision 1-587.4
-- Blade-Angioplastie, perkutan-transluminal 8-836.1a
-- Embolisation, selektiv, perkutan-transluminal, mit
--- ablösbarem Ballon 8-836.ba
--- embolisierender Flüssigkeit 8-836.9a
--- Metallspiralen 8-836.ma
--- Partikeln 8-836.ka
--- Schirm 8-836.ca
-- Endosonographie, intravaskulär 3-05e.5
-- Fräsatherektomie, perkutan-transluminal 8-836.3a
-- Fremdkörperentfernung, perkutan-transluminal 8-836.6a
-- Implantation
--- Flow-Diverter, perkutan-transluminal, zur Strömungslaminierung, bei Aneurysma
---- 1 8-84b.0a
---- 2 8-84b.2a
---- 3 8-84b.3a
---- 4 8-84b.4a
---- 5 8-84b.5a
---- 6 oder mehr 8-84b.6a
--- Mehrschicht-Flechtstent, perkutan-transluminal, zur Strömungslaminierung, bei Aneurysma
---- 1 8-84b.0a
---- 2 8-84b.2a ►

Gefäß *(Forts.)*
~ viszeral *(Forts.)*
~~ Implantation *(Forts.)*
~~~ Mehrschicht-Flechtstent, perkutan-transluminal, zur Strömungslaminierung, bei Aneurysma *(Forts.)*
---- 3 8-84b.3a
---- 4 8-84b.4a
---- 5 8-84b.5a
---- 6 oder mehr 8-84b.6a
--- Multilayer-Stent, perkutan-transluminal, zur Strömungslaminierung, bei Aneurysma
---- 1 8-84b.0a
---- 2 8-84b.2a
---- 3 8-84b.3a
---- 4 8-84b.4a
---- 5 8-84b.5a
---- 6 oder mehr 8-84b.6a
--- perkutan-transluminal
---- Cheatham-Platinum-Stent
----- gecovert
------ 1 8-846.0a
------ 2 oder mehr 8-846.1a
----- ungecovert
------ 1 8-845.0a
------ 2 oder mehr 8-845.1a
---- Klammern, endovaskulär, selbstexpandierend 8-83c.9a
---- Stent
----- bioresorbierbar
------ 1 8-843.0a
------ 2 8-843.1a
------ 3 8-843.2a
------ 4 8-843.3a
------ 5 8-843.4a
------ 6 oder mehr 8-843.5a
----- gecovert
------ großlumig, andere
------- 1 8-84a.0a
------- 2 oder mehr 8-84a.1a
------ medikamentefreisetzend
------- 1 8-848.0a
------- 2 8-848.1a
------- 3 8-848.2a
------- 4 8-848.3a
------- 5 8-848.4a
------- 6 oder mehr 8-848.5a
------ nicht-medikamentefreisetzend
------- 1 8-842.0a
------- 2 8-842.1a
------- 3 8-842.2a
------- 4 8-842.3a
------- 5 8-842.4a
------- 6 oder mehr 8-842.5a
----- medikamentefreisetzend
------ 1 8-841.0a
------ 2 8-841.1a
------ 3 8-841.2a
------ 4 8-841.3a
------ 5 8-841.4a
------ 6 oder mehr 8-841.5a ►

Gefäß *(Forts.)*
~ viszeral *(Forts.)*
~~ Implantation *(Forts.)*
~~~ perkutan-transluminal *(Forts.)*
~~~~ Stent *(Forts.)*
––––– nicht-medikamentefreisetzend
–––––– 1 8-840.0a
–––––– 2 8-840.1a
–––––– 3 8-840.2a
–––––– 4 8-840.3a
–––––– 5 8-840.4a
–––––– 6 oder mehr 8-840.5a
––––– ungecovert, großlumig, andere
–––––– 1 8-849.0a
–––––– 2 oder mehr 8-849.1a
––– Stent, perkutan-transluminal, zur Strömungslaminierung, bei Aneurysma
–––– 1 8-84b.0a
–––– 2 8-84b.2a
–––– 3 8-84b.3a
–––– 4 8-84b.4a
–––– 5 8-84b.5a
–––– 6 oder mehr 8-84b.6a
–– Kryoplastie, perkutan-transluminal 8-836.ra
–– Laser-Angioplastie, perkutan-transluminal 8-836.2a
–– Lithoplastie, perkutan-transluminal 8-83c.ba
–– Rotationsatherektomie, perkutan-transluminal 8-83c.fa
–– Rotationsthrombektomie, perkutan-transluminal 8-836.pa
–– Scoring-balloon, perkutan-transluminal 8-836.1a
–– Thrombektomie, perkutan-transluminal 8-836.8a
–– Thrombolyse, selektiv, perkutan-transluminal 8-836.7a
– zentral, Implantation, offen, Kanüle, für ECMO, 1 5-37b.00
– zentralvenös
–– Anlegen, Katheter 8-831.0
–– Wechsel, Katheter 8-831.2
Gefäßersatz
– A. axillaris 5-383.11♦
– A. carotis 5-383.00♦
– A. carotis communis 5-383.01♦
– A. carotis externa 5-383.03♦
– A. carotis interna 5-383.02♦
– A. femoralis 5-383.70♦
– A. fibularis 5-383.84♦
– A. gastrica 5-383.62
– A. hepatica 5-383.61
– A. iliaca 5-383.52♦
– A. iliaca communis 5-383.53♦
– A. iliaca externa 5-383.54♦
– A. iliaca interna 5-383.55♦
– A. lienalis 5-383.63
– A. mesenterica inferior 5-383.66
– A. mesenterica superior 5-383.65
– A. poplitea 5-383.72♦
– A. profunda femoris 5-383.71♦ ►
Gefäßersatz *(Forts.)*
– A. pulmonalis 5-383.42♦
– A. radialis 5-383.24♦
– A. renalis 5-383.64♦
– A. subclavia 5-383.40♦
– A. tibialis anterior 5-383.80♦
– A. tibialis posterior 5-383.83♦
– A. ulnaris 5-383.20♦
– Aorta abdominalis
–– infrarenal, mit
––– Bifurkationsprothese
–––– bifemoral 5-384.75
––––– bei Aneurysma 5-384.76
–––– biiliakal 5-384.73
––––– bei Aneurysma 5-384.74
––– Rohrprothese 5-384.71
–––– bei Aneurysma 5-384.72
–– mit
––– Bifurkationsprothese
–––– bifemoral 5-384.55
––––– bei Aneurysma 5-384.56
–––– biiliakal 5-384.53
––––– bei Aneurysma 5-384.54
––– Rohrprothese 5-384.51
–––– bei Aneurysma 5-384.52
–– suprarenal, mit
––– Bifurkationsprothese
–––– bifemoral 5-384.65
––––– bei Aneurysma 5-384.66
–––– biiliakal 5-384.63
––––– bei Aneurysma 5-384.64
––– Rohrprothese 5-384.61
–––– bei Aneurysma 5-384.62
– Aorta ascendens, mit Rohrprothese 5-384.01
–– bei Aneurysma 5-384.02
–– mit Reimplantation, Koronararterie 5-384.11
––– bei Aneurysma 5-384.12
– Aorta thoracica, mit Rohrprothese 5-384.31
–– bei Aneurysma 5-384.32
– Aorta thoracoabdominalis, mit
–– Bifurkationsprothese
––– bifemoral 5-384.45
–––– bei Aneurysma 5-384.46
––– biiliakal 5-384.43
–––– bei Aneurysma 5-384.44
–– Rohrprothese 5-384.41
––– bei Aneurysma 5-384.42
– Aortenbogen
–– absteigender Teil, mit Rohrprothese 5-384.e1
––– bei Aneurysma 5-384.e2
–– aufsteigender Teil, mit Rohrprothese 5-384.d1
––– bei Aneurysma 5-384.d2
–– gesamt, mit Rohrprothese 5-384.f1
––– bei Aneurysma 5-384.f2
– bei Resektion, Gewebe, Mediastinum, mit
–– Resektion, Lunge 5-342.15
–– Teilresektion, Lunge, mit Teilresektion, Perikard 5-342.18
– prothetisch, bei Resektion, Gewebe, Mediastinum 5-342.14 ►

G

Gefäßersatz *(Forts.)*
– Truncus brachiocephalicus 5-383.41♦
– Truncus coeliacus 5-383.60
– Truncus pulmonalis 5-383.44♦
– V. axillaris 5-383.94♦
– V. brachiocephalica 5-383.95♦
– V. cava inferior 5-383.97
– V. cava superior 5-383.96
– V. femoralis 5-383.9b♦
– V. gastrica 5-383.9e♦
– V. iliaca communis 5-383.98♦
– V. iliaca externa 5-383.99♦
– V. iliaca interna 5-383.9a♦
– V. jugularis 5-383.91♦
– V. lienalis 5-383.9f
– V. mesenterica inferior 5-383.9h
– V. mesenterica superior 5-383.9g
– V. poplitea 5-383.9c♦
– V. portae 5-383.9d
– V. pulmonalis 5-383.92♦
– V. renalis 5-383.9k♦
– V. subclavia 5-383.93♦
– Vene, oberflächlich
–– Fuß 5-383.a6♦
–– Hals 5-383.a0♦
–– Hand 5-383.a2♦
–– Kopf, extrakraniell 5-383.a0♦
–– Oberarm 5-383.a1♦
–– Oberschenkel 5-383.a5♦
–– Schulter 5-383.a1♦
–– Unterarm 5-383.a2♦
–– Unterschenkel 5-383.a6♦
– Vv. hepaticae 5-383.9j
Gefäßgestielt, Knochen, Transplantation
– Beckenknochen, mit mikrovaskulärer Anastomose 5-784.4d
– Femur
–– distal, mit mikrovaskulärer Anastomose 5-784.4h♦
–– proximal, mit mikrovaskulärer Anastomose 5-784.4f♦
–– Schaft, mit mikrovaskulärer Anastomose 5-784.4g♦
– Fibula
–– distal, mit mikrovaskulärer Anastomose 5-784.4r♦
–– proximal, mit mikrovaskulärer Anastomose 5-784.4p♦
–– Schaft, mit mikrovaskulärer Anastomose 5-784.4q♦
– Humerus
–– distal, mit mikrovaskulärer Anastomose 5-784.43♦
–– proximal, mit mikrovaskulärer Anastomose 5-784.41♦
–– Schaft, mit mikrovaskulärer Anastomose 5-784.42♦
– Kalkaneus, mit mikrovaskulärer Anastomose 5-784.4t♦
– Karpus, mit mikrovaskulärer Anastomose 5-784.4a♦ ►

Gefäßgestielt, Knochen, Transplantation *(Forts.)*
– Klavikula, mit mikrovaskulärer Anastomose 5-784.40♦
– Metakarpus, mit mikrovaskulärer Anastomose 5-784.4b♦
– Metatarsus, mit mikrovaskulärer Anastomose 5-784.4v♦
– Patella, mit mikrovaskulärer Anastomose 5-784.4j♦
– Phalangen
–– Fuß, mit mikrovaskulärer Anastomose 5-784.4w♦
–– Hand, mit mikrovaskulärer Anastomose 5-784.4c♦
– Radius
–– distal, mit mikrovaskulärer Anastomose 5-784.46♦
–– proximal, mit mikrovaskulärer Anastomose 5-784.44♦
–– Schaft, mit mikrovaskulärer Anastomose 5-784.45♦
– Schenkelhals, mit mikrovaskulärer Anastomose 5-784.4e♦
– Skapula, mit mikrovaskulärer Anastomose 5-784.4z♦
– Talus, mit mikrovaskulärer Anastomose 5-784.4s♦
– Tarsus, mit mikrovaskulärer Anastomose 5-784.4u♦
– Tibia
–– distal, mit mikrovaskulärer Anastomose 5-784.4n♦
–– proximal, mit mikrovaskulärer Anastomose 5-784.4k♦
–– Schaft, mit mikrovaskulärer Anastomose 5-784.4m♦
– Ulna
–– distal, mit mikrovaskulärer Anastomose 5-784.49♦
–– proximal, mit mikrovaskulärer Anastomose 5-784.47♦
–– Schaft, mit mikrovaskulärer Anastomose 5-784.48♦
Gefäßprothese
– Aorta
–– Ballonangioplastie, offen 5-380.35 8-836.0e
–– Embolektomie 5-380.35
–– Endarteriektomie 5-381.35
–– Fremdkörperentfernung 5-380.35
–– Inzision 5-380.35
–– Thrombektomie 5-380.35
–– Thrombendarteriektomie 5-381.35
– Arterie
–– abdominal
––– Ballonangioplastie, offen 5-380.56♦ 8-836.0e
––– Embolektomie 5-380.56♦
––– Endarteriektomie 5-381.56♦
––– Fremdkörperentfernung 5-380.56♦
––– Inzision 5-380.56♦
––– Thrombektomie 5-380.56♦ ►

Gefäßprothese *(Forts.)*
~ Arterie *(Forts.)*
~~ abdominal *(Forts.)*
––– Thrombendarteriektomie 5-381.56♦
–– Fuß
––– Endarteriektomie 5-381.87♦
––– Thrombendarteriektomie 5-381.87♦
–– Hand
––– Endarteriektomie 5-381.28♦
––– Thrombendarteriektomie 5-381.28♦
–– Oberarm
––– Endarteriektomie 5-381.13♦
––– Thrombendarteriektomie 5-381.13♦
–– Oberschenkel
––– Endarteriektomie 5-381.73♦
––– Thrombendarteriektomie 5-381.73♦
–– pelvin
––– Ballonangioplastie, offen 5-380.56♦ 8-836.0e
––– Embolektomie 5-380.56♦
––– Endarteriektomie 5-381.56♦
––– Fremdkörperentfernung 5-380.56♦
––– Inzision 5-380.56♦
––– Thrombektomie 5-380.56♦
––– Thrombendarteriektomie 5-381.56♦
–– Schulter
––– Endarteriektomie 5-381.13♦
––– Thrombendarteriektomie 5-381.13♦
–– thorakal
––– Ballonangioplastie, offen 5-380.43♦ 8-836.0e
––– Embolektomie 5-380.43♦
––– Endarteriektomie 5-381.43♦
––– Fremdkörperentfernung 5-380.43♦
––– Inzision 5-380.43♦
––– Thrombektomie 5-380.43♦
––– Thrombendarteriektomie 5-381.43♦
–– Unterarm
––– Endarteriektomie 5-381.28♦
––– Thrombendarteriektomie 5-381.28♦
–– Unterschenkel
––– Endarteriektomie 5-381.87♦
––– Thrombendarteriektomie 5-381.87♦
–– viszeral
––– Ballonangioplastie, offen 5-380.67 8-836.0e
––– Embolektomie 5-380.67
––– Endarteriektomie 5-381.67
––– Fremdkörperentfernung 5-380.67
––– Inzision 5-380.67
––– Thrombektomie 5-380.67
––– Thrombendarteriektomie 5-381.67
– Ballonangioplastie, Arterie
–– extrakraniell
––– Hals, offen 5-380.06♦ 8-836.0e
––– Kopf, offen 5-380.06♦ 8-836.0e
–– Fuß, offen 5-380.87♦ 8-836.0e
–– Hand, offen 5-380.28♦ 8-836.0e
–– Oberarm, offen 5-380.13♦ 8-836.0e
–– Oberschenkel, offen 5-380.73♦ 8-836.0e
–– Schulter, offen 5-380.13♦ 8-836.0e ►

Gefäßprothese *(Forts.)*
~ Ballonangioplastie, Arterie *(Forts.)*
–– Unterarm, offen 5-380.28♦ 8-836.0e
–– Unterschenkel, offen 5-380.87♦ 8-836.0e
– Ballonangioplastie, Vene
–– oberflächlich 5-380.a7♦ 8-836.0e
–– tief 5-380.9m♦ 8-836.0e
– Embolektomie, Arterie
–– extrakraniell
––– Hals 5-380.06♦
––– Kopf 5-380.06♦
–– Fuß 5-380.87♦
–– Hand 5-380.28♦
–– Oberarm 5-380.13♦
–– Oberschenkel 5-380.73♦
–– Schulter 5-380.13♦
–– Unterarm 5-380.28♦
–– Unterschenkel 5-380.87♦
– Embolektomie, Venen
–– oberflächlich 5-380.a7♦
–– tief 5-380.9m♦
– Endarteriektomie, Arterie, extrakraniell
–– Hals 5-381.06♦
–– Kopf 5-381.06♦
– Fremdkörperentfernung, Arterie
–– extrakraniell
––– Hals 5-380.06♦
––– Kopf 5-380.06♦
–– Fuß 5-380.87♦
–– Hand 5-380.28♦
–– Oberarm 5-380.13♦
–– Oberschenkel 5-380.73♦
–– pelvin 5-380.56♦
–– Schulter 5-380.13♦
–– Unterarm 5-380.28♦
–– Unterschenkel 5-380.87♦
– Implantation, nach
–– David, mit Rekonstruktion, Aortenwurzel 5-354.0a
–– Yacoub, mit Rekonstruktion, Aortenwurzel 5-354.0b
– intraoperativ angefertigt, Verwendung *[nur Zusatzkode!]* 5-39a.4
– Inzision, Arterie
–– extrakraniell
––– Hals 5-380.06♦
––– Kopf 5-380.06♦
–– Fuß 5-380.87♦
–– Hand 5-380.28♦
–– Oberarm 5-380.13♦
–– Oberschenkel 5-380.73♦
–– Schulter 5-380.13♦
–– Unterarm 5-380.28♦
–– Unterschenkel 5-380.87♦
– klappentragend
–– biologisch, Implantation
––– Aortenklappe 5-354.09
––– Pulmonalklappe 5-354.29
–– mechanisch, Implantation
––– Aortenklappe 5-354.08
––– Pulmonalklappe 5-354.28 ►

Gefäßprothese *(Forts.)*
– mit integriertem Stent, Anwendung *[nur Zusatzkode!]* 5-39a.2
– Patchplastik, Arterie
–– abdominal 5-395.56♦
–– Fuß 5-395.87♦
–– Oberschenkel 5-395.73♦
–– pelvin 5-395.56♦
–– Unterschenkel 5-395.87♦
– Thrombektomie, Arterie
–– extrakraniell
––– Hals 5-380.06♦
––– Kopf 5-380.06♦
–– Fuß 5-380.87♦
–– Hand 5-380.28♦
–– Oberarm 5-380.13♦
–– Oberschenkel 5-380.73♦
–– Schulter 5-380.13♦
–– Unterarm 5-380.28♦
–– Unterschenkel 5-380.87♦
– Thrombektomie, Vene
–– oberflächlich 5-380.a7♦
–– tief 5-380.9m♦
– Thrombendarteriektomie, Arterie, extrakraniell
–– Hals 5-381.06♦
–– Kopf 5-381.06♦
Gefäßsystem, Sonographie, differenzialdiagnostisch, komplex, mit quantitativer Auswertung 3-035
Gefäßverschluss, Verwendung
– Kollagenplug
–– mit Anker *[nur Zusatzkode!]* 8-83b.c6
–– ohne Anker *[nur Zusatzkode!]* 8-83b.c5
– Plug, resorbierbar
–– mit Anker *[nur Zusatzkode!]* 8-83b.c6
–– ohne Anker *[nur Zusatzkode!]* 8-83b.c5
– Polyglykolsäure-Pfropf, extravaskulär, ohne Anker *[nur Zusatzkode!]* 8-83b.c5
Gefäßverschlusskörper, großlumig
– gecovert, zur selektiven Embolisation *[nur Zusatzkode!]* 8-83b.38
– nicht-gecovert, zur selektiven Embolisation *[nur Zusatzkode!]* 8-83b.34
Gefroren
– Frischplasma
–– normal, Transfusion
––– 1 TE bis unter 6 TE 8-812.60
––– 6 TE bis unter 11 TE 8-812.61
––– 11 TE bis unter 21 TE 8-812.62
––– 21 TE bis unter 31 TE 8-812.63
––– 31 TE oder mehr 8-812.64
–– pathogeninaktiviert, Transfusion
––– 1 TE bis unter 6 TE 8-812.80
––– 6 TE bis unter 11 TE 8-812.81
––– 11 TE bis unter 21 TE 8-812.82
––– 21 TE bis unter 31 TE 8-812.83
––– 31 TE oder mehr 8-812.84
– Plasma, pathogeninaktiviert, zur Plasmapherese, therapeutisch
–– 1 8-820.20
–– 2 8-820.21 ►

Gefroren *(Forts.)*
~ Plasma, pathogeninaktiviert, zur Plasmapherese, therapeutisch *(Forts.)*
–– 3 8-820.22
–– 4 8-820.23
–– 5 8-820.24
–– 6 8-820.25
–– 7 8-820.26
–– 8 8-820.27
–– 9 8-820.28
–– 10 8-820.29
–– 11 8-820.2a
–– 12 8-820.2b
–– 13 8-820.2c
–– 14 8-820.2d
–– 15 8-820.2e
–– 16 bis 17 8-820.2f
–– 18 bis 19 8-820.2g
–– 20 bis 21 8-820.2h
–– 22 bis 23 8-820.2j
–– 24 bis 25 8-820.2k
–– 26 bis 28 8-820.2m
–– 29 bis 31 8-820.2n
–– 32 bis 34 8-820.2p
–– 35 bis 39 8-820.2q
–– 40 bis 44 8-820.2r
–– 45 bis 49 8-820.2s
–– 50 oder mehr 8-820.2t
Gegenpulsation, muskulär 8-650
Gehirn
– Bahnsystem, Unterbrechung, stereotaktisch 5-014.4
– Computertomographie, mit
–– Positronenemissionstomographie 3-750
–– Single-Photon-Emissionscomputertomographie 3-730
– Elektronenstrahltomographie 3-260
– Explantation, Material, radioaktiv, als selbständiger Eingriff 5-014.64
– Gewebe
–– Implantation, stereotaktisch 5-014.7
–– Stoffwechsel, Messung, durch
––– Implantation, Messsonde, intrakraniell 5-029.12
––– Wechsel, Messsonde, intrakraniell 5-029.12
– Implantation, Strahler
–– entfernbar, in
––– einer Ebene, als selbständiger Eingriff 5-014.60
––– mehreren Ebenen, als selbständiger Eingriff 5-014.61
–– nicht-entfernbar, in
––– einer Ebene, als selbständiger Eingriff 5-014.62
––– mehreren Ebenen, als selbständiger Eingriff 5-014.63
– Instillation, stereotaktisch
–– Medikament, als selbständiger Eingriff 5-014.8
–– Nanopartikel, magnetisch, als selbständiger Eingriff 5-014.d ►

Gehirn *(Forts.)*
– Kontusion, Débridement, durch Inzision 5-013.8
– PET 3-740
– PET/CT 3-750
– Positronenemissionstomographie 3-740
– Single-Photon-Emissionscomputertomographie, mit
–– Dopamin-Rezeptor-Ligand 3-720.11
–– Dopamin-Transporter-Ligand 3-720.10
–– Perfusionsmarker 3-720.0
– SPECT, mit Perfusionsmarker 3-720.0
– SPECT/CT 3-730
– Szintigraphie 3-700
Gehörgang
– äußerer
–– bestehender, Rekonstruktion 5-185.2♦
–– Biopsie, durch
––– Inzision 1-531♦
––– Otoskopie, ohne Inzision 1-411♦
–– Erweiterung 5-185.0♦
––– bei Stenose 5-185.0♦
–– Exostosenabtragung 5-181.9♦
–– Exzision, Gewebe 5-181.7♦
–– Fremdkörperentfernung 8-101.3♦
–– Inzision 5-180.1♦
–– Kanalplastik 5-185.x♦
–– knöchern
––– Destruktion, Gewebe 5-181.9♦
––– Exzision, Gewebe 5-181.9♦
–– Lavage, therapeutisch 8-171.0♦
–– nicht-bestehend, Konstruktion 5-185.1♦
–– Spülung, therapeutisch 8-171.0♦
– Erweiterung 5-185.0♦
– Erweiterungsplastik 5-204.3♦
– Exostose, Operation 5-185.0♦
– Meatoplastik, bei Atresie 5-185.1♦
– Operation, Cholesteatom 5-181.9♦
– Polypentfernung, Ohr, äußeres 5-181.7♦
– Tumorresektion, Ohr, äußeres 5-181.7♦
Gehörgangswand, hintere
– Reimplantation 5-204.1♦
– Rekonstruktion, mit Knorpel 5-204.2♦
Gehörknöchelchenkette, Einführung, Hörimplantat, mechanisch, aktiv 5-209.e3♦
Gehtest, Sechs-Minuten-, nach Guyatt 1-715
Gelenk
– Arthroplastik, Metatarsophalangealgelenk, Digitus II bis V
–– 1 5-788.61♦
–– 2 5-788.62♦
–– 3 5-788.63♦
–– 4 5-788.64♦
– Basisresektion, Metatarsophalangealgelenk, Digitus II bis V
–– 1 5-788.61♦
–– 2 5-788.62♦
–– 3 5-788.63♦
–– 4 5-788.64♦ ►

Gelenk *(Forts.)*
– Brustwirbelsäule, Injektion, Medikament, zur Schmerztherapie
–– mit bildgebenden Verfahren 8-917.12
–– ohne bildgebende Verfahren 8-917.02
– Computertomographie
–– mit Kontrastmittel 3-227
–– nativ 3-205
– Einbringen, Abstandshalter 5-829.9
– Extremität
–– Anlegen, System, zur Vakuumtherapie, tiefreichend 5-916.a1♦
–– untere, Revision, Endoprothese, ohne Wechsel 5-827.0♦
–– Wechsel, System, zur Vakuumtherapie, tiefreichend 5-916.a1♦
– Fuß – s.a. Sprunggelenk
–– sonstige, Resektionsarthroplastik 5-829.8♦
– Halswirbelsäule, Injektion, Medikament, zur Schmerztherapie
–– mit bildgebenden Verfahren 8-917.11
–– ohne bildgebende Verfahren 8-917.01
– Injektion, therapeutisch 8-020.5♦
– Instillation, Radionuklid, offen 8-530.3
– Köpfchenresektion, Metatarsophalangealgelenk, Digitus II bis V
–– 1 5-788.61♦
–– 2 5-788.62♦
–– 3 5-788.63♦
–– 4 5-788.64♦
– Lendenwirbelsäule, Injektion, Medikament, zur Schmerztherapie
–– mit bildgebenden Verfahren 8-917.13
–– ohne bildgebende Verfahren 8-917.03
– Metatarsophalangealgelenk, Digitus II bis V, Arthroplastik
–– 1, mit Weichteileingriff, Gelenk 5-788.61♦
–– 2, mit Weichteileingriff, Gelenk 5-788.62♦
–– 3, mit Weichteileingriff, Gelenk 5-788.63♦
–– 4, mit Weichteileingriff, Gelenk 5-788.64♦
– Radioulnar-, distal, Luxation, Reposition, geschlossen, ohne Osteosynthese 8-201.6♦
– Rekonstruktion, bei Resektion, Syndaktylie, Finger, Anteile, gedoppelt 5-917.41♦
– Resektionsarthroplastik, Metatarsophalangealgelenk, Digitus II bis V
–– 1 5-788.61♦
–– 2 5-788.62♦
–– 3 5-788.63♦
–– 4 5-788.64♦
– Rippe
–– Punktion, perkutan, therapeutisch 8-158.t♦
–– Spülung, therapeutisch 8-178.t♦
– sonstige
–– Fuß
––– Arthroskopie, diagnostisch 1-697.9♦
––– Biopsie
–––– arthroskopisch 1-482.9♦ 1-697.9♦
–––– durch Inzision 1-504.9♦ ►

G

Gelenk *(Forts.)*
~ sonstige *(Forts.)*
~~ Fuß *(Forts.)*
~~~ Biopsie *(Forts.)*
–––– perkutan 1-483.9♦
––––– mit Steuerung durch bildgebende Verfahren 1-484.9♦
––– Nadelbiopsie, perkutan 1-483.9♦
––– Punktion, perkutan, diagnostisch 1-854.9♦
–– Hand
––– Arthroskopie, diagnostisch 1-697.b♦
––– Biopsie, durch Inzision 1-504.c♦
––– Fixation, temporär 5-849.1♦
– Symphyse, Punktion, perkutan, therapeutisch 8-158.f
– Thorax
–– Arthroskopie, diagnostisch 1-697.4♦
–– Biopsie
––– durch Inzision 1-504.4♦
––– perkutan 1-483.4♦
–––– mit Steuerung durch bildgebende Verfahren 1-484.4♦
–– Nadelbiopsie, perkutan 1-483.4♦
–– Punktion, perkutan, diagnostisch 1-854.4♦
– Umformung, plastisch, Metatarsophalangealgelenk, Digitus II bis V
–– 1 5-788.61♦
–– 2 5-788.62♦
–– 3 5-788.63♦
–– 4 5-788.64♦
– Weichteileingriff, bei Arthroplastik
–– Interphalangealgelenk, Fuß
––– Digitus I 5-788.65♦
––– Digitus II bis V
–––– 1 5-788.66♦
–––– 2 5-788.67♦
–––– 3 5-788.68♦
–––– 4 5-788.69♦
–––– 5 oder mehr 5-788.6a♦
–– Metatarsophalangealgelenk, Digitus I 5-788.60♦
– Wirbelsäule
–– Arthroskopie, diagnostisch 1-697.5♦
–– Biopsie
––– durch Inzision 1-504.5♦
––– perkutan 1-483.5♦
–––– mit Steuerung durch bildgebende Verfahren 1-484.5♦
–– Nadelbiopsie, perkutan 1-483.5♦
–– Punktion, perkutan
––– diagnostisch 1-854.5♦
––– therapeutisch 8-158.t♦
–– Spülung, therapeutisch 8-178.t♦
Gelenkendoprothese
– Erstimplantation, komplex *[nur Zusatzkode!]* 5-829.a
– Wechsel, komplex *[nur Zusatzkode!]* 5-829.b
Gelenkersatz, endoprothetisch
– Entfernung, Kniegelenk, ohne Bewegungsfunktion 5-823.j♦ ►
Gelenkersatz, endoprothetisch *(Forts.)*
– Implantation, Kniegelenk
–– nicht-zementiert, ohne Bewegungsfunktion 5-822.f0♦
–– teilzementiert, ohne Bewegungsfunktion 5-822.f2♦
–– zementiert, ohne Bewegungsfunktion 5-822.f1♦
– Teilwechsel, ohne Bewegungsfunktion Kniegelenk
–– mit Wiederherstellung, Gelenkfunktion 5-823.h1♦
–– ohne Wiederherstellung Gelenkfunktion 5-823.h0♦
– Wechsel, ohne Bewegungsfunktion Kniegelenk
–– mit Wiederherstellung, Gelenkfunktion 5-823.h1♦
–– ohne Wiederherstellung Gelenkfunktion 5-823.h0♦
Gelenkfach
– Fußwurzel
–– Arthrodese, offen
––– 1 5-808.a4♦
––– 2 5-808.a5♦
––– 3 5-808.a6♦
––– 4 5-808.a7♦
––– 5 oder mehr 5-808.a8♦
–– Rearthrodese
––– mit Span, kortikospongiös, offen, bei Rezidiv
–––– 1 5-808.ae♦
–––– 2 oder mehr 5-808.af♦
––– offen, bei Rezidiv
–––– 1 5-808.a9♦
–––– 2 5-808.aa♦
–––– 3 5-808.ab♦
–––– 4 5-808.ac♦
–––– 5 oder mehr 5-808.ad♦
– Mittelfuß
–– Arthrodese, offen
––– 1 5-808.a4♦
––– 2 5-808.a5♦
––– 3 5-808.a6♦
––– 4 5-808.a7♦
––– 5 oder mehr 5-808.a8♦
–– Rearthrodese
––– mit Span, kortikospongiös, offen, bei Rezidiv
–––– 1 5-808.ae♦
–––– 2 oder mehr 5-808.af♦
––– offen, bei Rezidiv
–––– 1 5-808.a9♦
–––– 2 5-808.aa♦
–––– 3 5-808.ab♦
–––– 4 5-808.ac♦
–––– 5 oder mehr 5-808.ad♦
Gelenkfläche, Glättung
– Daumensattelgelenk 5-844.42♦
– Handwurzelgelenk 5-844.40♦
–– mehrere 5-844.41♦ ►
~~~

Gelenkfläche, Glättung *(Forts.)*
– Interphalangealgelenk 5-844.45♦
–– mehrere, Finger
––– einer 5-844.46♦
––– mehrere 5-844.47♦
– Metakarpophalangealgelenk 5-844.43♦
–– mehrere 5-844.44♦
Gelenkfunktion, Wiederherstellung, durch
– Teilwechsel
–– Arthrodesemodul, Kniegelenk 5-823.h1♦
–– Gelenkersatz, endoprothetisch, ohne Bewegungsfunktion Kniegelenk 5-823.h1♦
– Wechsel
–– Arthrodesemodul, Kniegelenk 5-823.h1♦
–– Gelenkersatz, endoprothetisch, ohne Bewegungsfunktion Kniegelenk 5-823.h1♦
Gelenkkörper, frei, Entfernung
– Akromioklavikulargelenk
–– arthroskopisch 5-810.41♦
–– offen 5-800.81♦
– Daumensattelgelenk 5-844.62♦
– Ellenbogengelenk
–– arthroskopisch 5-810.4t♦
–– offen 5-800.8t♦
– Handgelenk
–– arthroskopisch 5-810.47♦
–– offen 5-800.87♦
– Handwurzelgelenk 5-844.60♦
–– mehrere 5-844.61♦
– Hüftgelenk
–– arthroskopisch 5-810.4g♦
–– offen 5-800.8g♦
– Humeroglenoidalgelenk
–– arthroskopisch 5-810.40♦
–– offen 5-800.80♦
– Humeroradialgelenk
–– arthroskopisch 5-810.4s♦
–– offen 5-800.8s♦
– Humeroulnargelenk
–– arthroskopisch 5-810.44♦
–– offen 5-800.84♦
– Iliosakralgelenk
–– arthroskopisch 5-810.4e♦
–– offen 5-800.8e♦
– Interphalangealgelenk 5-844.65♦
–– mehrere, Finger 5-844.66♦
––– mehrere 5-844.67♦
– Kiefergelenk
–– arthroskopisch 5-773.71♦
–– offen 5-773.70♦
– Kniegelenk
–– arthroskopisch 5-810.4h♦
–– offen 5-800.8h♦
– Metakarpophalangealgelenk 5-844.63♦
–– mehrere 5-844.64♦
– Metatarsophalangealgelenk
–– arthroskopisch 5-810.4q♦
–– offen 5-800.8q♦
– Radiokarpalgelenk
–– arthroskopisch 5-810.48♦
–– offen 5-800.88♦ ►

Gelenkkörper, frei, Entfernung *(Forts.)*
– Radioulnargelenk
–– distal
––– arthroskopisch 5-810.46♦
––– offen 5-800.86♦
–– proximal
––– arthroskopisch 5-810.45♦
––– offen 5-800.85♦
– Sprunggelenk
–– oberes
––– arthroskopisch 5-810.4k♦
––– offen 5-800.8k♦
–– unteres
––– arthroskopisch 5-810.4m♦
––– offen 5-800.8m♦
– Sternoklavikulargelenk
–– arthroskopisch 5-810.43♦
–– offen 5-800.83♦
– Symphyse, offen 5-800.8f
– Tarsalgelenk
–– arthroskopisch 5-810.4n♦
–– offen 5-800.8n♦
– Tarsometatarsalgelenk
–– arthroskopisch 5-810.4p♦
–– offen 5-800.8p♦
– Thorakoskapulargelenk, offen 5-800.82♦
– Tibiofibulargelenk, proximal
–– arthroskopisch 5-810.4j♦
–– offen 5-800.8j♦
– Ulnokarpalgelenk
–– arthroskopisch 5-810.49♦
–– offen 5-800.89♦
– Zehengelenk, offen 5-800.8r♦
Gelenkkopfprothese, Implantation, Kiefergelenk 5-773.a2♦
Gelenkmobilisation
– Akromioklavikulargelenk
–– arthroskopisch 5-810.21♦
–– offen 5-800.61♦
– Daumensattelgelenk 5-844.52♦
– Ellenbogengelenk
–– arthroskopisch 5-810.2t♦
–– offen 5-800.6t♦
– Handgelenk
–– arthroskopisch 5-810.27♦
–– offen 5-800.67♦
– Handwurzelgelenk 5-844.50♦
–– mehrere 5-844.51♦
– Hüftgelenk
–– arthroskopisch 5-810.2g♦
–– offen 5-800.6g♦
– Humeroglenoidalgelenk
–– arthroskopisch 5-810.20♦
–– offen 5-800.60♦
– Humeroradialgelenk
–– arthroskopisch 5-810.2s♦
–– offen 5-800.6s♦
– Humeroulnargelenk
–– arthroskopisch 5-810.24♦
–– offen 5-800.64♦ ►

G

Gelenkmobilisation *(Forts.)*
– Iliosakralgelenk
–– arthroskopisch 5-810.2e♦
–– offen 5-800.6e♦
– Interphalangealgelenk 5-844.55♦
–– mehrere, Finger
––– einer 5-844.56♦
––– mehrere 5-844.57♦
– Kniegelenk
–– arthroskopisch 5-810.2h♦
–– offen 5-800.6h♦
– Metakarpophalangealgelenk 5-844.53♦
–– mehrere 5-844.54♦
– Metatarsophalangealgelenk
–– arthroskopisch 5-810.2q♦
–– offen 5-800.6q♦
– Radiokarpalgelenk
–– arthroskopisch 5-810.28♦
–– offen 5-800.68♦
– Radioulnargelenk
–– distal
––– arthroskopisch 5-810.26♦
––– offen 5-800.66♦
–– proximal
––– arthroskopisch 5-810.25♦
––– offen 5-800.65♦
– Sprunggelenk
–– oberes
––– arthroskopisch 5-810.2k♦
––– offen 5-800.6k♦
–– unteres
––– arthroskopisch 5-810.2m♦
––– offen 5-800.6m♦
– Sternoklavikulargelenk
–– arthroskopisch 5-810.23♦
–– offen 5-800.63♦
– Symphyse
–– arthroskopisch 5-810.2f
–– offen 5-800.6f
– Tarsalgelenk
–– arthroskopisch 5-810.2n♦
–– offen 5-800.6n♦
– Tarsometatarsalgelenk
–– arthroskopisch 5-810.2p♦
–– offen 5-800.6p♦
– Thorakoskapulargelenk
–– arthroskopisch 5-810.22♦
–– offen 5-800.62♦
– Tibiofibulargelenk, proximal
–– arthroskopisch 5-810.2j♦
–– offen 5-800.6j♦
– Ulnokarpalgelenk
–– arthroskopisch 5-810.29♦
–– offen 5-800.69♦
– Zehengelenk
–– arthroskopisch 5-810.2r♦
–– offen 5-800.6r♦
Gelenkpfannenprothese, Hüftgelenk
– Entfernung 5-821.b♦ ►

Gelenkpfannenprothese, Hüftgelenk *(Forts.)*
– Wechsel, in
–– Gelenkpfannenprothese
––– nicht-zementiert 5-821.20♦
–––– mit Wechsel, Aufsteckkopf 5-821.24♦
––– zementiert 5-821.22♦
–––– mit Wechsel, Aufsteckkopf 5-821.25♦
–– Hybrid-Totalendoprothese 5-821.28♦
–– Langschaftprothese 5-821.29♦
–– Sonderprothese 5-821.29♦
–– Totalendoprothese
––– nicht-zementiert 5-821.26♦
––– teilzementiert 5-821.28♦
––– zementiert 5-821.27♦
–– Tumorprothese 5-821.29♦
Gelenkpfannenstützschale, Hüftgelenk
– Entfernung 5-821.c♦
– Implantation
–– nicht-zementiert 5-820.50♦
–– zementiert 5-820.51♦
Gelenkschnapp-Pfanne
– Hüftgelenk
–– Entfernung 5-821.d♦
–– Implantation
––– nicht-zementiert 5-820.70♦
––– teilzementiert 5-820.72♦
––– zementiert 5-820.71♦
– Hybrid-, Implantation, Hüftgelenk 5-820.72♦
Gelenkspülung
– Akromioklavikulargelenk
–– arthroskopisch, mit Drainage
––– aseptisch 5-810.01♦
––– septisch 5-810.11♦
–– offen, mit Drainage
––– aseptisch 5-800.11♦
––– septisch 5-800.21♦
– Daumensattelgelenk, mit Drainage 5-844.22♦
– Ellenbogengelenk
–– arthroskopisch, mit Drainage
––– aseptisch 5-810.0t♦
––– septisch 5-810.1t♦
–– offen, mit Drainage
––– aseptisch 5-800.1t♦
––– septisch 5-800.2t♦
– Handgelenk
–– arthroskopisch, mit Drainage
––– aseptisch 5-810.07♦
––– septisch 5-810.17♦
–– offen, mit Drainage
––– aseptisch 5-800.17♦
––– septisch 5-800.27♦
– Handwurzelgelenk
–– mehrere, mit Drainage 5-844.21♦
–– mit Drainage 5-844.20♦
– Hüftgelenk
–– arthroskopisch, mit Drainage
––– aseptisch 5-810.0g♦
––– septisch 5-810.1g♦
–– offen, mit Drainage
––– aseptisch 5-800.1g♦
––– septisch 5-800.2g♦ ►

Gelenkspülung *(Forts.)*
– Humeroglenoidalgelenk
–– arthroskopisch, mit Drainage
––– aseptisch 5-810.00♦
––– septisch 5-810.10♦
–– offen, mit Drainage
––– aseptisch 5-800.10♦
––– septisch 5-800.20♦
– Humeroradialgelenk
–– arthroskopisch, mit Drainage
––– aseptisch 5-810.0s♦
––– septisch 5-810.1s♦
–– offen, mit Drainage
––– aseptisch 5-800.1s♦
––– septisch 5-800.2s♦
– Humeroulnargelenk
–– arthroskopisch, mit Drainage
––– aseptisch 5-810.04♦
––– septisch 5-810.14♦
–– offen, mit Drainage
––– aseptisch 5-800.14♦
––– septisch 5-800.24♦
– Iliosakralgelenk
–– arthroskopisch, mit Drainage
––– aseptisch 5-810.0e♦
––– septisch 5-810.1e♦
–– offen, mit Drainage
––– aseptisch 5-800.1e♦
––– septisch 5-800.2e♦
– Interphalangealgelenk
–– mehrere, Finger
––– einer, mit Drainage 5-844.26♦
––– mehrere, mit Drainage 5-844.27♦
–– mit Drainage 5-844.25♦
– Kniegelenk
–– arthroskopisch, mit Drainage
––– aseptisch 5-810.0h♦
––– septisch 5-810.1h♦
–– offen, mit Drainage
––– aseptisch 5-800.1h♦
––– septisch 5-800.2h♦
– Metakarpophalangealgelenk
–– mehrere, mit Drainage 5-844.24♦
–– mit Drainage 5-844.23♦
– Metatarsophalangealgelenk
–– arthroskopisch, mit Drainage
––– aseptisch 5-810.0q♦
––– septisch 5-810.1q♦
–– offen, mit Drainage
––– aseptisch 5-800.1q♦
––– septisch 5-800.2q♦
– Radiokarpalgelenk
–– arthroskopisch, mit Drainage
––– aseptisch 5-810.08♦
––– septisch 5-810.18♦
–– offen, mit Drainage
––– aseptisch 5-800.18♦
––– septisch 5-800.28♦ ►

Gelenkspülung *(Forts.)*
– Radioulnargelenk
–– distal
––– arthroskopisch, mit Drainage
–––– aseptisch 5-810.06♦
–––– septisch 5-810.16♦
––– offen, mit Drainage
–––– aseptisch 5-800.16♦
–––– septisch 5-800.26♦
–– proximal
––– arthroskopisch, mit Drainage
–––– aseptisch 5-810.05♦
–––– septisch 5-810.15♦
––– offen, mit Drainage
–––– aseptisch 5-800.15♦
–––– septisch 5-800.25♦
– Sprunggelenk
–– oberes
––– arthroskopisch, mit Drainage
–––– aseptisch 5-810.0k♦
–––– septisch 5-810.1k♦
––– offen, mit Drainage
–––– aseptisch 5-800.1k♦
–––– septisch 5-800.2k♦
–– unteres
––– arthroskopisch, mit Drainage
–––– aseptisch 5-810.0m♦
–––– septisch 5-810.1m♦
––– offen, mit Drainage
–––– aseptisch 5-800.1m♦
–––– septisch 5-800.2m♦
– Sternoklavikulargelenk
–– arthroskopisch, mit Drainage
––– aseptisch 5-810.03♦
––– septisch 5-810.13♦
–– offen, mit Drainage
––– aseptisch 5-800.13♦
––– septisch 5-800.23♦
– Symphyse
–– arthroskopisch, mit Drainage
––– aseptisch 5-810.0f
––– septisch 5-810.1f
–– offen, mit Drainage
––– aseptisch 5-800.1f
––– septisch 5-800.2f
– Tarsalgelenk
–– arthroskopisch, mit Drainage
––– aseptisch 5-810.0n♦
––– septisch 5-810.1n♦
–– offen, mit Drainage
––– aseptisch 5-800.1n♦
––– septisch 5-800.2n♦
– Tarsometatarsalgelenk
–– arthroskopisch, mit Drainage
––– aseptisch 5-810.0p♦
––– septisch 5-810.1p♦
–– offen, mit Drainage
––– aseptisch 5-800.1p♦
––– septisch 5-800.2p♦ ►

Gelenkspülung *(Forts.)*
– Thorakoskapulargelenk
–– arthroskopisch, mit Drainage
––– aseptisch 5-810.02♦
––– septisch 5-810.12♦
–– offen, mit Drainage
––– aseptisch 5-800.12♦
––– septisch 5-800.22♦
– Tibiofibulargelenk, proximal
–– arthroskopisch, mit Drainage
––– aseptisch 5-810.0j♦
––– septisch 5-810.1j♦
–– offen, mit Drainage
––– aseptisch 5-800.1j♦
––– septisch 5-800.2j♦
– Ulnokarpalgelenk
–– arthroskopisch, mit Drainage
––– aseptisch 5-810.09♦
––– septisch 5-810.19♦
–– offen, mit Drainage
––– aseptisch 5-800.19♦
––– septisch 5-800.29♦
– Zehengelenk
–– arthroskopisch, mit Drainage
––– aseptisch 5-810.0r♦
––– septisch 5-810.1r♦
–– offen, mit Drainage
––– aseptisch 5-800.1r♦
––– septisch 5-800.2r♦
Gemcitabin, Applikation, parenteral
– 19,0 g bis unter 22,0 g 6-001.19
– 22,0 g bis unter 25,0 g 6-001.1a
– 25,0 g bis unter 28,0 g 6-001.1b
– 28,0 g bis unter 31,0 g 6-001.1c
– 31,0 g bis unter 34,0 g 6-001.1d
– 34,0 g oder mehr 6-001.1e
Gemtuzumab Ozogamicin, Applikation, parenteral 6-00b.a
Genexpressionsanalyse, in soliden bösartigen Neubildungen, mit
– Analyse von 1 bis 2 Zielstrukturen 1-992.0
– Analyse von 3 bis 12 1-992.2
– Analyse von 13 oder mehr 1-992.3
Genexpressionsprofil, In-vitro-Bestimmung, mittels RNA aus Monozyten des peripheren Blutes, bei Zustand nach Transplantation 1-994
Genitalregion
– Abtragung, Hautblase, bei Verbrennung und Verätzung 5-921.0c
– Butterfly-Plastik 5-906.0c
–– bei Verbrennung und Verätzung 5-927.0c
– Chemical Peeling
–– großflächig 5-913.9c
–– kleinflächig 5-913.3c
– Dehnungsplastik, lokal
–– bei Verbrennung und Verätzung 5-926.0c
–– großflächig 5-903.5c
–– kleinflächig 5-903.0c
– Dermabrasion
–– bei Verbrennung und Verätzung 5-921.1c
–– hochtourig, kleinflächig 5-913.0c ►

Genitalregion *(Forts.)*
– Desilikonisierung, Dermisersatzmaterial 5-91a.0c
–– bei Verbrennung und Verätzung 5-929.1c
– Desinsertion 5-851.d7♦
– Durchtrennung, Lappenstiel
–– bei Verbrennung und Verätzung 5-929.0c
–– Muskel und Faszie 5-857.a7♦
– Einlegen, Medikamententräger, subfaszial 5-850.h7♦
– Entfernung, Medikamententräger, subfaszial 5-850.j7♦
– Entnahme
–– Composite graft 5-901.2c
–– Fernlappen, gestielt 5-904.2c
––– bei Verbrennung und Verätzung 5-924.5c
–– Lappen
––– fasziokutan, mit mikrovaskulärer Anastomosierung 5-858.07♦
––– frei, mit mikrovaskulärer Anastomosierung 5-904.0c
–––– bei Verbrennung und Verätzung 5-924.3c
––– myokutan, mit mikrovaskulärer Anastomosierung 5-858.27♦
––– osteofasziokutan, mit mikrovaskulärer Anastomosierung 5-858.37♦
––– osteomyokutan, mit mikrovaskulärer Anastomosierung 5-858.37♦
––– regional, gestielt 5-904.1c
–––– bei Verbrennung und Verätzung 5-924.4c
––– septokutan, mit mikrovaskulärer Anastomosierung 5-858.17♦
–– Spalthaut 5-901.0c
––– bei Verbrennung und Verätzung 5-924.0c
–– Vollhaut 5-901.1c
––– bei Verbrennung und Verätzung 5-924.1c
– Escharotomie, mit
–– Dekompression, Nerv, peripher 5-920.3c
–– Fasziotomie 5-920.2c
– Explantation, Hautexpander 5-909.1c
– Exstirpation, Weichteiltumor
–– epifaszial 5-852.87♦
–– subfaszial 5-852.97♦
– Faszie
–– Débridement 5-850.d7♦
–– Defektdeckung, mit
––– allogenem Material 5-856.a7♦
––– autogenem Material 5-856.97♦
–– Doppelung 5-856.37♦
–– Entfernung, Transplantat 5-856.87♦
–– Entnahme, zur Transplantation 5-852.g7♦
–– Exploration 5-850.g7♦
–– Exzision 5-852.a7♦
–– Fremdkörperentfernung, durch Inzision 5-850.a7♦
–– Inzision
––– offen 5-850.67♦
––– perkutan 5-850.77♦
–– Naht 5-856.07♦
–– Revision, Transplantat 5-856.67♦ ►

Genitalregion *(Forts.)*
~ Faszie *(Forts.)*
-- Transplantation
--- allogen 5-856.57♦
--- autogen 5-856.47♦
-- Verkürzung 5-856.27♦
-- Verlängerung 5-856.17♦
-- Wechsel, Transplantat 5-856.77♦
- Faszienlappenplastik 5-857.47♦
-- gefäßgestielt 5-857.57♦
- Fasziotomie
-- längs
--- perkutan 5-851.a7♦
--- Segment
---- mehrere
----- partiell, offen 5-851.b7♦
----- total, offen 5-851.c7♦
---- partiell, offen 5-851.87♦
---- total, offen 5-851.97♦
-- quer
--- partiell, offen 5-851.57♦
--- perkutan 5-851.77♦
--- total, offen 5-851.67♦
- Fernlappenplastik, gestielt 5-905.2c
- Fettgewebe
-- Absaugen 5-911.1c
-- Abtragung 5-911.2c
- Haut
-- Applikation
--- Ätzmittel, lokal 5-914.0c
--- Zytostatika, lokal 5-914.1c
-- Durchtrennung, Lappenstiel 5-909.2c
-- Einbringen, Material
--- autogen 5-890.1c
--- xenogen 5-890.2c
-- Einlegen, Medikamententräger, durch Inzision 5-892.3c
-- Elektrochemotherapie
--- großflächig 5-915.9c
--- kleinflächig 5-915.8c
-- Elektrokaustik
--- großflächig 5-915.4c
--- kleinflächig 5-915.0c
-- Entfernung, Medikamententräger, durch Inzision 5-892.4c
-- Exploration 5-892.0c
-- Exzision
--- lokal
---- mit primärem Wundverschluss 5-894.1c
---- ohne primären Wundverschluss 5-894.0c
--- radikal
---- histographisch kontrolliert
----- mit
------ lokaler Lappenplastik 5-895.5c
------ primärem Wundverschluss 5-895.3c
------ Transplantation 5-895.5c
----- ohne primären Wundverschluss 5-895.1c
---- mit
----- lokaler Lappenplastik 5-895.4c
----- primärem Wundverschluss 5-895.2c
----- Transplantation 5-895.4c ►

Genitalregion *(Forts.)*
~ Haut *(Forts.)*
~~ Exzision *(Forts.)*
~~~ radikal *(Forts.)*
---- ohne primären Wundverschluss 5-895.0c
--- tangential, bei Verbrennung und Verätzung 5-921.3c
-- Fliegenmaden, Anwendung 8-192.3c
-- Fremdkörperentfernung
--- durch Inzision 5-892.2c
--- ohne Inzision 8-102.4
-- Gewebsreduktionsplastik 5-911.0c
-- Hochfrequenzchirurgie, bei Verbrennung und Verätzung 5-921.7c
-- Infrarotkoagulation
--- großflächig 5-915.7c
--- kleinflächig 5-915.3c
-- Inzision 5-892.0c
--- mit Drainage 5-892.1c
-- Kryochirurgie
--- großflächig 5-915.6c
--- kleinflächig 5-915.2c
-- Laserbehandlung
--- großflächig 5-915.5c
--- kleinflächig 5-915.1c
-- Laserdestruktion, bei Verbrennung und Verätzung 5-921.4c
-- Naht
--- primär 5-900.0c
--- sekundär 5-900.1c
-- Radiochirurgie, bei Verbrennung und Verätzung 5-921.6c
-- Straffungsoperation 5-911.0c
-- Tätowieren 5-890.0c
-- Ultraschalldestruktion, bei Verbrennung und Verätzung 5-921.5c
-- und Unterhaut
--- Entfernung
---- großflächig, System zur Vakuumtherapie, ohne Anästhesie 8-192.1c
---- kleinflächig, System, zur Vakuumtherapie, ohne Anästhesie 8-192.0c
--- Wunde, Entfernung
---- Fibrinbeläge
----- großflächig, ohne Anästhesie 8-192.1c
----- kleinflächig, ohne Anästhesie 8-192.0c
---- großflächig, Gewebe, ohne Anästhesie 8-192.1c
---- kleinflächig, Gewebe, ohne Anästhesie 8-192.0c
-- Wiederherstellung, Oberflächenkontinuität
--- primär, durch
---- Gewebekleber 5-900.0c
---- Metallklammern 5-900.0c
--- sekundär, durch
---- Gewebekleber 5-900.1c
---- Metallklammern 5-900.1c
-- Wunddébridement
--- großflächig 5-896.1c
---- mit Einlegen, Medikamententräger 5-896.2c ►

G
~~~

Genitalregion *(Forts.)*
~ Haut *(Forts.)*
~~ Wunddébridement *(Forts.)*
––– kleinflächig 5-896.0c
–– Wundtoilette, chirurgisch
––– großflächig, mit Einlegen, Medikamententräger 5-896.2c
––– kleinflächig 5-896.0c
– Hautersatz
–– großflächig, durch Keratinozyten, kultiviert 5-902.cc
–– kleinflächig, durch Keratinozyten, kultiviert 5-902.bc
–– permanent
––– großflächig, durch
–––– allogene Amnionmembran 5-902.jc
––––– bei Verbrennung und Verätzung 5-925.jc
–––– allogenes Amnion 5-902.jc
––––– bei Verbrennung und Verätzung 5-925.jc
–––– allogenes Hautersatzmaterial 5-902.jc
––––– bei Verbrennung und Verätzung 5-925.jc
–––– allogenes Hauttransplantat 5-902.gc
––––– bei Verbrennung und Verätzung 5-925.gc
–––– Dermisersatzmaterial 5-902.ec
––––– bei Verbrennung und Verätzung 5-925.ec
–––– humane azelluläre dermale Matrix 5-902.gc
––––– bei Verbrennung und Verätzung 5-925.gc
–––– kultivierte Keratinozyten, bei Verbrennung und Verätzung 5-925.ac
––– kleinflächig, durch
–––– allogene Amnionmembran 5-902.hc
––––– bei Verbrennung und Verätzung 5-925.hc
–––– allogenes Amnion 5-902.hc
––––– bei Verbrennung und Verätzung 5-925.hc
–––– allogenes Hautersatzmaterial 5-902.hc
––––– bei Verbrennung und Verätzung 5-925.hc
–––– allogenes Hauttransplantat 5-902.fc
––––– bei Verbrennung und Verätzung 5-925.fc
–––– Dermisersatzmaterial 5-902.dc
––––– bei Verbrennung und Verätzung 5-925.dc
–––– humane azelluläre dermale Matrix 5-902.fc
––––– bei Verbrennung und Verätzung 5-925.fc
–––– kultivierte Keratinozyten, bei Verbrennung und Verätzung 5-925.9c
– Hautschichten, oberflächlich
–– Ausbürsten
––– großflächig 5-913.7c
––– kleinflächig 5-913.1c
–– Chemochirurgie
––– großflächig 5-913.9c
––– kleinflächig 5-913.3c ►

Genitalregion *(Forts.)*
~ Hautschichten, oberflächlich *(Forts.)*
–– Dermabrasion, hochtourig, großflächig 5-913.6c
–– Entfernung, mit scharfem Löffel
––– großflächig 5-913.8c
––– kleinflächig 5-913.2c
–– Exkochleation
––– großflächig 5-913.8c
––– kleinflächig 5-913.2c
–– Laserbehandlung
––– großflächig 5-913.ac
––– kleinflächig 5-913.4c
–– Shaving
––– großflächig 5-913.bc
––– kleinflächig 5-913.5c
– Implantation, Hautexpander 5-909.0c
– Insellappenplastik, lokal
–– bei Verbrennung und Verätzung 5-926.3c
–– großflächig 5-903.8c
–– kleinflächig 5-903.3c
– Inzision, Verbrennungsschorf, mit
–– Dekompression, Nerv, peripher 5-920.3c
–– Fasziotomie 5-920.2c
– Jumping-man-Plastik 5-906.0c
–– bei Verbrennung und Verätzung 5-927.0c
– Kompartmentresektion 5-852.b7♦
–– mit
––– erweiterter Präparation 5-852.d7♦
––– spezieller Gefäß- und Nervenpräparation 5-852.c7♦
– Lappenplastik
–– adipofaszial 5-857.27♦
––– gefäßgestielt 5-857.37♦
–– fasziokutan 5-857.07♦
––– gefäßgestielt 5-857.17♦
–– frei, mit mikrovaskulärer Anastomosierung 5-905.0c
–– kombiniert 5-906.0c
––– bei Verbrennung und Verätzung 5-927.0c
–– lokal, Revision 5-907.2c
––– bei Verbrennung und Verätzung 5-928.5c
–– mit freiem Hauttransplantat 5-906.1c
––– bei Verbrennung und Verätzung 5-927.1c
–– myokutan 5-857.67♦
––– gefäßgestielt 5-857.77♦
–– regional, gestielt 5-905.1c
––– mit Fernlappen 5-906.2c
–––– bei Verbrennung und Verätzung 5-927.2c
–––– mit freiem Hauttransplantat 5-906.3c
––––– bei Verbrennung und Verätzung 5-927.3c
– Liposuktion 5-911.1c
– Mikrograft-Spalthautdeckung, bei Verbrennung und Verätzung 5-925.7c
– Muskel
–– Débridement 5-850.b7♦
–– Durchtrennung 5-851.07♦
–– Entfernung, Transplantat 5-853.97♦
–– Entnahme, zur Transplantation 5-852.e7♦
–– Exploration 5-850.e7♦ ►

Genitalregion *(Forts.)*
~ Muskel *(Forts.)*
-- Exzision
--- epifaszial
---- partiell 5-852.47♦
---- total 5-852.57♦
--- subfaszial
---- partiell 5-852.67♦
---- total 5-852.77♦
-- Fremdkörperentfernung, durch Inzision 5-850.87♦
-- Inzision
--- längs 5-850.07♦
--- quer 5-850.17♦
-- Naht 5-853.17♦
-- Plastik 5-853.47♦
-- Refixation 5-853.07♦
-- Revision, Transplantat 5-853.77♦
-- Spülung, Hohlraum 5-853.x7♦
-- Transplantation 5-853.67♦
-- Transposition 5-853.57♦
-- Verkürzung, und Naht 5-853.37♦
-- Verlängerung, und Naht 5-853.27♦
-- Wechsel, Transplantat 5-853.87♦
- Muskellappenplastik 5-857.87♦
-- gefäßgestielt 5-857.97♦
- Narbenkorrektur 5-894.1c
-- nach Hautplastik 5-907.0c
- Nekrosektomie, epifaszial, bei Verbrennung und Verätzung 5-921.2c
- Resektion
-- Ganglion 5-859.27♦
-- Gewebe, kompartmentübergreifend
--- mit spezieller Gefäß- und Nervenpräparation 5-852.j7♦
--- ohne spezielle Gefäß- und Nervenpräparation 5-852.h7♦
- Revision
-- Fernlappen, gestielt 5-907.4c
--- bei Verbrennung und Verätzung 5-928.7c
-- Hauttransplantat, frei 5-907.1c
--- bei Verbrennung und Verätzung 5-928.4c
-- Lappen
--- frei, mit mikrovaskulärer Anastomosierung 5-907.5c
---- bei Verbrennung und Verätzung 5-928.8c
--- regional, gestielt 5-907.3c
---- bei Verbrennung und Verätzung 5-928.6c
- Schleimbeutel
-- Inzision 5-859.07♦
-- Resektion, total 5-859.17♦
- Schweißdrüse
-- Exzision
--- lokal 5-894.2c
--- radikal 5-895.6c
-- Kürettage
--- lokal 5-894.2c
--- radikal 5-895.6c
- Sehne
-- Augmentation 5-854.37♦
-- Débridement 5-850.c7♦ ►

Genitalregion *(Forts.)*
~ Sehne *(Forts.)*
-- Entfernung, Transplantat 5-854.97♦
-- Ersatzplastik 5-854.47♦
--- mit Interponat 5-854.57♦
-- Exploration 5-850.f7♦
-- Exzision
--- partiell 5-852.07♦
--- total 5-852.17♦
-- Fremdkörperentfernung, durch Inzision 5-850.97♦
-- Inzision
--- längs 5-850.27♦
--- quer 5-850.37♦
-- mehrere
--- Tenodese
---- primär 5-855.97♦
---- sekundär 5-855.a7♦
--- Tenolyse 5-855.67♦
-- Naht
--- primär 5-855.17♦
--- sekundär 5-855.27♦
-- Reinsertion 5-855.07♦
-- Rekonstruktion, mit Material, alloplastisch 5-854.a7♦
-- Schaffung, Transplantatlager 5-854.67♦
-- Tenodese
--- primär 5-855.77♦
--- sekundär 5-855.87♦
-- Tenolyse 5-855.57♦
-- Transplantation 5-854.77♦
-- Transposition 5-854.27♦
-- und Muskel, Exzision
--- epifaszial 5-852.87♦
--- subfaszial 5-852.97♦
-- Verkürzung 5-854.17♦
-- Verlängerung 5-854.07♦
-- Wechsel, Transplantat 5-854.87♦
- Sehnengewebe, Entnahme, zur Transplantation 5-852.f7♦
- Sehnenscheide
-- Durchtrennung
--- längs 5-851.37♦
--- quer 5-851.47♦
-- Exzision
--- partiell 5-852.27♦
--- total 5-852.37♦
-- isoliert, Inzision
--- längs 5-850.47♦
--- quer 5-850.57♦
-- Naht
--- primär 5-855.37♦
--- sekundär 5-855.47♦
-- Spülung 5-855.b7♦
- Tenotomie
-- offen 5-851.17♦
-- perkutan 5-851.27♦
- Thermoablation, Weichteile, perkutan 5-859.37♦ ►

G

Genitalregion *(Forts.)*
– Transplantation
–– Composite graft
––– bei Verbrennung und Verätzung 5-925.3c
––– frei
–––– großflächig 5-902.7c
–––– kleinflächig 5-902.3c
–– Fernlappen, gestielt, bei Verbrennung und Verätzung 5-925.6c
–– Haut, durch Epithelzellsuspension, nach
––– Aufbereitung mit Bedside-Kit 5-902.9c
–––– bei Verbrennung und Verätzung 5-925.bc
––– labortechnischer Aufbereitung im Schnellverfahren 5-902.ac
–––– bei Verbrennung und Verätzung 5-925.cc
–– Lappen
––– fasziokutan, mit mikrovaskulärer Anastomosierung 5-858.57♦
––– frei, mit mikrovaskulärer Anastomosierung, bei Verbrennung und Verätzung 5-925.4c
––– myokutan, mit mikrovaskulärer Anastomosierung 5-858.77♦
––– osteofasziokutan, mit mikrovaskulärer Anastomosierung 5-858.87♦
––– osteomyokutan, mit mikrovaskulärer Anastomosierung 5-858.87♦
––– regional, gestielt, bei Verbrennung und Verätzung 5-925.5c
––– septokutan, mit mikrovaskulärer Anastomosierung 5-858.67♦
–– Spalthaut, frei
––– bei Verbrennung und Verätzung 5-925.0c
––– großflächig 5-902.4c
–––– auf Hautareal, granulierend 5-902.5c
––– kleinflächig 5-902.0c
–––– auf Hautareal, granulierend 5-902.1c
–– Vollhaut
––– bei Verbrennung und Verätzung 5-925.2c
––– frei
–––– großflächig 5-902.6c
–––– kleinflächig 5-902.2c
– Transposition, Sehne, partiell 5-854.27♦
– Transpositionsplastik, lokal
–– bei Verbrennung und Verätzung 5-926.2c
–– großflächig 5-903.7c
–– kleinflächig 5-903.2c
– Verschiebe-Rotationsplastik, lokal
–– bei Verbrennung und Verätzung 5-926.1c
–– großflächig 5-903.6c
–– kleinflächig 5-903.1c
– W-Plastik, lokal
–– bei Verbrennung und Verätzung 5-926.5c
–– großflächig 5-903.bc
–– kleinflächig 5-903.ac
– Weichteildeckung, temporär
–– großflächig
––– durch
–––– allogene Amnionmembran 5-916.ec
––––– bei Verbrennung und Verätzung 5-923.dc ►

Genitalregion *(Forts.)*
~ Weichteildeckung, temporär *(Forts.)*
~~ großflächig *(Forts.)*
~~~ durch *(Forts.)*
–––– allogene Hauttransplantation 5-916.5c
––––– bei Verbrennung und Verätzung 5-923.5c
–––– allogenes Amnion 5-916.ec
––––– bei Verbrennung und Verätzung 5-923.dc
–––– allogenes Hautersatzmaterial 5-916.ec
––––– bei Verbrennung und Verätzung 5-923.dc
–––– humane azelluläre dermale Matrix 5-916.5c
––––– bei Verbrennung und Verätzung 5-923.5c
–––– hydrolytisch resorbierbare Membran 5-916.cc
–––– Kombination mehrerer Verfahren 5-916.9c
––––– bei Verbrennung und Verätzung 5-923.9c
–––– kultivierte Keratinozyten 5-916.8c
––––– bei Verbrennung und Verätzung 5-923.8c
–––– xenogenes Hautersatzmaterial 5-916.6c
––––– bei Verbrennung und Verätzung 5-923.6c
––– mit
–––– alloplastischem Material 5-916.7c
––––– bei Verbrennung und Verätzung 5-923.7c
–––– hydrolytisch resorbierbarer Membran, bei Verbrennung und Verätzung 5-923.bc
–– kleinflächig
––– durch
–––– allogene Amnionmembran 5-916.dc
––––– bei Verbrennung und Verätzung 5-923.cc
–––– allogene Hauttransplantation 5-916.0c
––––– bei Verbrennung und Verätzung 5-923.0c
–––– allogenes Amnion 5-916.dc
––––– bei Verbrennung und Verätzung 5-923.cc
–––– allogenes Hautersatzmaterial 5-916.dc
––––– bei Verbrennung und Verätzung 5-923.cc
–––– humane azelluläre dermale Matrix 5-916.0c
––––– bei Verbrennung und Verätzung 5-923.0c
–––– hydrolytisch resorbierbare Membran 5-916.bc
–––– Kombination mehrerer Verfahren 5-916.4c
––––– bei Verbrennung und Verätzung 5-923.4c
–––– kultivierte Keratinozyten 5-916.3c
––––– bei Verbrennung und Verätzung 5-923.3c ►
~~~

Genitalregion *(Forts.)*
~ Weichteildeckung, temporär *(Forts.)*
~~ kleinflächig *(Forts.)*
~~~ durch *(Forts.)*
–––– xenogenes Hautersatzmaterial 5-916.1c
––––– bei Verbrennung und Verätzung 5-923.1c
––– mit
–––– alloplastischem Material 5-916.2c
––––– bei Verbrennung und Verätzung 5-923.2c
–––– hydrolytisch resorbierbarer Membran, bei Verbrennung und Verätzung 5-923.ac
– Wundverschluss, primär, durch
–– Klammer, bei Verbrennung und Verätzung 5-928.1c
–– Klebung, bei Verbrennung und Verätzung 5-928.2c
–– Naht, bei Verbrennung und Verätzung 5-928.0c
– Z-Plastik, lokal
–– bei Verbrennung und Verätzung 5-926.4c
–– großflächig 5-903.9c
–– kleinflächig 5-903.4c
Genotypisch, Resistenzbestimmung
– Hepatitis-B-Viren, gegen antiretrovirale Substanzen 1-930.4
– HI-Viren, gegen antiretrovirale Substanzen 1-930.4
Gepulst, Radiofrequenzbehandlung, Ganglien, durch
– Multifunktionselektrode 5-059.f1
– Radiofrequenzkanüle 5-059.f0
Gerade, Augenmuskel, Rücklagerung, schwächend, mit Interponat 5-10b.4♦
Gerät
– kieferorthopädisch, Fixation, operativ 5-249.2
– zur Fixierung von Stent-Prothesen durch Verschraubung *[nur Zusatzkode!]* 5-98c.4
Geriatrisch
– Basisassessment, standardisiert [GBA] 1-771
– Komplexbehandlung
–– frührehabilitativ, über mindestens
––– 7 Behandlungstage und 10 TE 8-550.0
––– 14 Behandlungstage und 20 TE 8-550.1
––– 21 Behandlungstage und 30 TE 8-550.2
–– teilstationär
––– Basisbehandlung 8-98a.0
––– Behandlung, umfassend
–––– 60 bis 90 Minuten Therapiezeit pro Tag in Einzel- und/oder Gruppentherapie 8-98a.10
–––– mehr als 90 Minuten Therapiezeit pro Tag in Einzel- und/oder Gruppentherapie 8-98a.11
– Screening, und Minimalassessment, multidimensional 1-770
Gesäß
– Abtragung, Hautblase, bei Verbrennung und Verätzung 5-921.0d ►

Gesäß *(Forts.)*
– Butterfly-Plastik 5-906.0d
–– bei Verbrennung und Verätzung 5-927.0d
– Chemical Peeling
–– großflächig 5-913.9d
–– kleinflächig 5-913.3d
– Dehnungsplastik, lokal
–– bei Verbrennung und Verätzung 5-926.0d
–– großflächig 5-903.5d
–– kleinflächig 5-903.0d
– Dermabrasion
–– bei Verbrennung und Verätzung 5-921.1d
–– hochtourig, kleinflächig 5-913.0d
– Desilikonisierung, Dermisersatzmaterial 5-91a.0d
–– bei Verbrennung und Verätzung 5-929.1d
– Desinsertion 5-851.d7♦
– Durchtrennung, Lappenstiel
–– bei Verbrennung und Verätzung 5-929.0d
–– Muskel und Faszie 5-857.a7♦
– Einlegen, Medikamententräger, subfaszial 5-850.h7♦
– Entfernung, Medikamententräger, subfaszial 5-850.j7♦
– Entnahme
–– Composite graft 5-901.2d
–– Fernlappen, gestielt 5-904.2d
––– bei Verbrennung und Verätzung 5-924.5d
–– Lappen
––– fasziokutan, mit mikrovaskulärer Anastomosierung 5-858.07♦
––– frei, mit mikrovaskulärer Anastomosierung 5-904.0d
–––– bei Verbrennung und Verätzung 5-924.3d
––– myokutan, mit mikrovaskulärer Anastomosierung 5-858.27♦
––– osteofasziokutan, mit mikrovaskulärer Anastomosierung 5-858.37♦
––– osteomyokutan, mit mikrovaskulärer Anastomosierung 5-858.37♦
––– regional, gestielt 5-904.1d
–––– bei Verbrennung und Verätzung 5-924.4d
––– septokutan, mit mikrovaskulärer Anastomosierung 5-858.17♦
–– Spalthaut 5-901.0d
––– bei Verbrennung und Verätzung 5-924.0d
–– Vollhaut 5-901.1d
––– bei Verbrennung und Verätzung 5-924.1d
– Explantation, Hautexpander 5-909.1d
– Exstirpation, Weichteiltumor
–– epifaszial 5-852.87♦
–– subfaszial 5-852.97♦
– Faszie
–– Débridement 5-850.d7♦
–– Defektdeckung, mit
––– allogenem Material 5-856.a7♦
––– autogenem Material 5-856.97♦
–– Doppelung 5-856.37♦
–– Entfernung, Transplantat 5-856.87♦
–– Entnahme, zur Transplantation 5-852.g7♦
–– Exploration 5-850.g7♦ ►

G
~~~

Gesäß *(Forts.)*
~ Faszie *(Forts.)*
–– Exzision 5-852.a7♦
–– Fremdkörperentfernung, durch Inzision 5-850.a7♦
–– Inzision, perkutan 5-850.77♦
–– Naht 5-856.07♦
–– Revision, Transplantat 5-856.67♦
–– Transplantation
––– allogen 5-856.57♦
––– autogen 5-856.47♦
–– Verkürzung 5-856.27♦
–– Verlängerung 5-856.17♦
–– Wechsel, Transplantat 5-856.77♦
– Faszienlappenplastik 5-857.47♦
–– gefäßgestielt 5-857.57♦
– Fasziotomie
–– längs
––– perkutan 5-851.a7♦
––– Segment
–––– mehrere
––––– partiell, offen 5-851.b7♦
––––– total, offen 5-851.c7♦
–––– partiell, offen 5-851.87♦
–––– total, offen 5-851.97♦
–– quer
––– partiell, offen 5-851.57♦
––– perkutan 5-851.77♦
––– total, offen 5-851.67♦
– Fernlappenplastik, gestielt 5-905.2d
– Fettgewebe
–– Absaugen 5-911.1d
–– Abtragung 5-911.2d
– Haut
–– Applikation
––– Ätzmittel, lokal 5-914.0d
––– Zytostatika, lokal 5-914.1d
–– Durchtrennung, Lappenstiel 5-909.2d
–– Einbringen, Material
––– autogen 5-890.1d
––– xenogen 5-890.2d
–– Einlegen, Medikamententräger, durch Inzision 5-892.3d
–– Elektrochemotherapie
––– großflächig 5-915.9d
––– kleinflächig 5-915.8d
–– Elektrokaustik
––– großflächig 5-915.4d
––– kleinflächig 5-915.0d
–– Entfernung, Medikamententräger, durch Inzision 5-892.4d
–– Exploration 5-892.0d
–– Exzision
––– lokal
–––– mit primärem Wundverschluss 5-894.1d
–––– ohne primären Wundverschluss 5-894.0d
––– radikal
–––– histographisch kontrolliert
––––– mit
–––––– lokaler Lappenplastik 5-895.5d ►

Gesäß *(Forts.)*
~ Haut *(Forts.)*
~~ Exzision *(Forts.)*
~~~ radikal *(Forts.)*
~~~~ histographisch kontrolliert *(Forts.)*
~~~~~ mit *(Forts.)*
–––––– primärem Wundverschluss 5-895.3d
–––––– Transplantation 5-895.5d
––––– ohne primären Wundverschluss 5-895.1d
–––– mit
––––– lokaler Lappenplastik 5-895.4d
––––– primärem Wundverschluss 5-895.2d
––––– Transplantation 5-895.4d
–––– ohne primären Wundverschluss 5-895.0d
––– tangential, bei Verbrennung und Verätzung 5-921.3d
–– Fliegenmaden, Anwendung 8-192.3d
–– Fremdkörperentfernung
––– durch Inzision 5-892.2d
––– ohne Inzision 8-102.3
–– Gewebsreduktionsplastik 5-911.0d
–– Hochfrequenzchirurgie, bei Verbrennung und Verätzung 5-921.7d
–– Infrarotkoagulation
––– großflächig 5-915.7d
––– kleinflächig 5-915.3d
–– Inzision 5-892.0d
––– mit Drainage 5-892.1d
–– Kryochirurgie
––– großflächig 5-915.6d
––– kleinflächig 5-915.2d
–– Laserbehandlung
––– großflächig 5-915.5d
––– kleinflächig 5-915.1d
–– Laserdestruktion, bei Verbrennung und Verätzung 5-921.4d
–– Naht
––– primär 5-900.0d
––– sekundär 5-900.1d
–– Radiochirurgie, bei Verbrennung und Verätzung 5-921.6d
–– Straffungsoperation 5-911.0d
–– Tätowieren 5-890.0d
–– Ultraschalldestruktion, bei Verbrennung und Verätzung 5-921.5d
–– und Unterhaut
––– Entfernung
–––– großflächig, System, zur Vakuumtherapie, ohne Anästhesie 8-192.1d
–––– kleinflächig, System, zur Vakuumtherapie, ohne Anästhesie 8-192.0d
––– Wunde, Entfernung
–––– Fibrinbeläge
––––– großflächig, ohne Anästhesie 8-192.1d
––––– kleinflächig, ohne Anästhesie 8-192.0d
–––– großflächig, Gewebe, ohne Anästhesie 8-192.1d
–––– kleinflächig, Gewebe, ohne Anästhesie 8-192.0d ►
~~~~~

Gesäß *(Forts.)*
~ Haut *(Forts.)*
–– Wiederherstellung, Oberflächenkontinuität
––– primär, durch
–––– Gewebekleber 5-900.0d
–––– Metallklammern 5-900.0d
––– sekundär, durch
–––– Gewebekleber 5-900.1d
–––– Metallklammern 5-900.1d
–– Wunddébridement, großflächig, mit Einlegen, Medikamententräger 5-896.2d
–– Wundtoilette, chirurgisch, großflächig, mit Einlegen, Medikamententräger 5-896.2d
– Hautersatz
–– großflächig, durch Keratinozyten, kultiviert 5-902.cd
–– kleinflächig, durch Keratinozyten, kultiviert 5-902.bd
–– permanent
––– großflächig, durch
–––– allogene Amnionmembran 5-902.jd
––––– bei Verbrennung und Verätzung 5-925.jd
–––– allogenes Amnion 5-902.jd
––––– bei Verbrennung und Verätzung 5-925.jd
–––– allogenes Hautersatzmaterial 5-902.jd
––––– bei Verbrennung und Verätzung 5-925.jd
–––– allogenes Hauttransplantat 5-902.gd
––––– bei Verbrennung und Verätzung 5-925.gd
–––– Dermisersatzmaterial 5-902.ed
––––– bei Verbrennung und Verätzung 5-925.ed
–––– humane azelluläre dermale Matrix 5-902.gd
––––– bei Verbrennung und Verätzung 5-925.gd
–––– kultivierte Keratinozyten, bei Verbrennung und Verätzung 5-925.ad
––– kleinflächig, durch
–––– allogene Amnionmembran 5-902.hd
––––– bei Verbrennung und Verätzung 5-925.hd
–––– allogenes Amnion 5-902.hd
––––– bei Verbrennung und Verätzung 5-925.hd
–––– allogenes Hautersatzmaterial 5-902.hd
––––– bei Verbrennung und Verätzung 5-925.hd
–––– allogenes Hauttransplantat 5-902.fd
––––– bei Verbrennung und Verätzung 5-925.fd
–––– Dermisersatzmaterial 5-902.dd
––––– bei Verbrennung und Verätzung 5-925.dd
–––– humane azelluläre dermale Matrix 5-902.fd
––––– bei Verbrennung und Verätzung 5-925.fd
–––– kultivierte Keratinozyten, bei Verbrennung und Verätzung 5-925.9d
– Hautschichten, oberflächlich
–– Ausbürsten
––– großflächig 5-913.7d ►

Gesäß *(Forts.)*
~ Hautschichten, oberflächlich *(Forts.)*
~~ Ausbürsten *(Forts.)*
––– kleinflächig 5-913.1d
–– Chemochirurgie
––– großflächig 5-913.9d
––– kleinflächig 5-913.3d
–– Dermabrasion, hochtourig, großflächig 5-913.6d
–– Entfernung, mit scharfem Löffel
––– großflächig 5-913.8d
––– kleinflächig 5-913.2d
–– Exkochleation
––– großflächig 5-913.8d
––– kleinflächig 5-913.2d
–– Laserbehandlung
––– großflächig 5-913.ad
––– kleinflächig 5-913.4d
–– Shaving
––– großflächig 5-913.bd
––– kleinflächig 5-913.5d
– Implantation, Hautexpander 5-909.0d
– Insellappenplastik, lokal
–– bei Verbrennung und Verätzung 5-926.3d
–– großflächig 5-903.8d
–– kleinflächig 5-903.3d
– Jumping-man-Plastik 5-906.0d
–– bei Verbrennung und Verätzung 5-927.0d
– Kompartmentresektion 5-852.b7♦
–– mit
––– erweiterter Präparation 5-852.d7♦
––– spezieller Gefäß- und Nervenpräparation 5-852.c7♦
– Lappen
–– frei, Revision, mit mikrovaskulärer Anastomosierung 5-907.5d
––– bei Verbrennung und Verätzung 5-928.8d
–– regional, gestielt, Revision 5-907.3d
––– bei Verbrennung und Verätzung 5-928.6d
– Lappenplastik
–– adipofaszial 5-857.27♦
––– gefäßgestielt 5-857.37♦
–– fasziokutan 5-857.07♦
––– gefäßgestielt 5-857.17♦
–– frei, mit mikrovaskulärer Anastomosierung 5-905.0d
–– kombiniert 5-906.0d
––– bei Verbrennung und Verätzung 5-927.0d
–– lokal, Revision 5-907.2d
––– bei Verbrennung und Verätzung 5-928.5d
–– mit freiem Hauttransplantat 5-906.1d
––– bei Verbrennung und Verätzung 5-927.1d
–– myokutan 5-857.67♦
––– gefäßgestielt 5-857.77♦
–– regional, gestielt 5-905.1d
––– mit Fernlappen 5-906.2d
–––– bei Verbrennung und Verätzung 5-927.2d
–––– mit freiem Hauttransplantat 5-906.3d
––––– bei Verbrennung und Verätzung 5-927.3d
– Liposuktion 5-911.1d ►

G

Gesäß *(Forts.)*
– Mikrograft-Spalthautdeckung, bei Verbrennung und Verätzung 5-925.7d
– Muskel
–– Débridement 5-850.b7♦
–– Durchtrennung 5-851.07♦
–– Entnahme, zur Transplantation 5-852.e7♦
–– Exploration 5-850.e7♦
–– Exzision
––– epifaszial
–––– partiell 5-852.47♦
–––– total 5-852.57♦
––– subfaszial
–––– partiell 5-852.67♦
–––– total 5-852.77♦
–– Fremdkörperentfernung, durch Inzision 5-850.87♦
–– Inzision
––– längs 5-850.07♦
––– quer 5-850.17♦
–– Naht 5-853.17♦
–– Plastik 5-853.47♦
–– Refixation 5-853.07♦
–– Revision, Transplantat 5-853.77♦
–– Spülung, Hohlraum 5-853.x7♦
–– Transplantat, Entfernung 5-853.97♦
–– Transplantation 5-853.67♦
–– Transposition 5-853.57♦
–– Verkürzung, und Naht 5-853.37♦
–– Verlängerung, und Naht 5-853.27♦
–– Wechsel, Transplantat 5-853.87♦
– Muskellappenplastik 5-857.87♦
–– gefäßgestielt 5-857.97♦
– Narbenkorrektur 5-894.1d
–– nach Hautplastik 5-907.0d
– Nekrosektomie, epifaszial, bei Verbrennung und Verätzung 5-921.2d
– Resektion
–– Ganglion 5-859.27♦
–– Gewebe, kompartmentübergreifend
––– mit spezieller Gefäß- und Nervenpräparation 5-852.j7♦
––– ohne spezielle Gefäß- und Nervenpräparation 5-852.h7♦
– Revision
–– Fernlappen, gestielt 5-907.4d
––– bei Verbrennung und Verätzung 5-928.7d
–– Hauttransplantat, frei 5-907.1d
––– bei Verbrennung und Verätzung 5-928.4d
– Schleimbeutel
–– Inzision 5-859.07♦
–– Resektion, total 5-859.17♦
– Schweißdrüse
–– Exzision
––– ausgedehnt 5-895.6d
––– lokal 5-894.2d
––– radikal 5-895.6d
–– Kürettage
––– lokal 5-894.2d
––– radikal 5-895.6d ►

Gesäß *(Forts.)*
– Sehne
–– Augmentation 5-854.37♦
–– Débridement 5-850.c7♦
–– Entfernung, Transplantat 5-854.97♦
–– Ersatzplastik 5-854.47♦
––– mit Interponat 5-854.57♦
–– Exploration 5-850.f7♦
–– Exzision
––– partiell 5-852.07♦
––– total 5-852.17♦
–– Fremdkörperentfernung, durch Inzision 5-850.97♦
–– Inzision
––– längs 5-850.27♦
––– quer 5-850.37♦
–– mehrere
––– Tenodese
–––– primär 5-855.97♦
–––– sekundär 5-855.a7♦
––– Tenolyse 5-855.67♦
–– Naht
––– primär 5-855.17♦
––– sekundär 5-855.27♦
–– Reinsertion 5-855.07♦
–– Rekonstruktion, mit Material, alloplastisch 5-854.a7♦
–– Schaffung, Transplantatlager 5-854.67♦
–– Tenodese
––– primär 5-855.77♦
––– sekundär 5-855.87♦
–– Tenolyse 5-855.57♦
–– Transplantation 5-854.77♦
–– Transposition 5-854.27♦
–– und Muskel, Exzision
––– epifaszial 5-852.87♦
––– subfaszial 5-852.97♦
–– Verkürzung 5-854.17♦
–– Verlängerung 5-854.07♦
–– Wechsel, Transplantat 5-854.87♦
– Sehnengewebe, Entnahme, zur Transplantation 5-852.f7♦
– Sehnenscheide
–– Durchtrennung
––– längs 5-851.37♦
––– quer 5-851.47♦
–– Exzision
––– partiell 5-852.27♦
––– total 5-852.37♦
–– isoliert, Inzision
––– längs 5-850.47♦
––– quer 5-850.57♦
–– Naht
––– primär 5-855.37♦
––– sekundär 5-855.47♦
–– Spülung 5-855.b7♦
– Tenotomie
–– offen 5-851.17♦
–– perkutan 5-851.27♦
– Thermoablation, Weichteile, perkutan 5-859.37♦ ►

Gesäß *(Forts.)*
– Transplantation
–– Composite graft
––– bei Verbrennung und Verätzung 5-925.3d
––– frei
–––– großflächig 5-902.7d
–––– kleinflächig 5-902.3d
–– Fernlappen, gestielt, bei Verbrennung und Verätzung 5-925.6d
–– Haut, durch Epithelzellsuspension, nach
––– Aufbereitung mit Bedside-Kit 5-902.9d
–––– bei Verbrennung und Verätzung 5-925.bd
––– labortechnischer Aufbereitung im Schnellverfahren 5-902.ad
–––– bei Verbrennung und Verätzung 5-925.cd
–– Lappen
––– fasziokutan, mit mikrovaskulärer Anastomosierung 5-858.57♦
––– frei, mit mikrovaskulärer Anastomosierung, bei Verbrennung und Verätzung 5-925.4d
––– myokutan, mit mikrovaskulärer Anastomosierung 5-858.77♦
––– osteofasziokutan, mit mikrovaskulärer Anastomosierung 5-858.87♦
––– osteomyokutan, mit mikrovaskulärer Anastomosierung 5-858.87♦
––– regional, gestielt, bei Verbrennung und Verätzung 5-925.5d
––– septokutan, mit mikrovaskulärer Anastomosierung 5-858.67♦
–– Spalthaut, frei
––– bei Verbrennung und Verätzung 5-925.0d
––– großflächig 5-902.4d
–––– auf Hautareal, granulierend 5-902.5d
––– kleinflächig 5-902.0d
–––– auf Hautareal, granulierend 5-902.1d
–– Vollhaut
––– bei Verbrennung und Verätzung 5-925.2d
––– frei
–––– großflächig 5-902.6d
–––– kleinflächig 5-902.2d
– Transposition, Sehne, partiell 5-854.27♦
– Transpositionsplastik, lokal
–– bei Verbrennung und Verätzung 5-926.2d
–– großflächig 5-903.7d
–– kleinflächig 5-903.2d
– Verschiebe-Rotationsplastik, lokal
–– bei Verbrennung und Verätzung 5-926.1d
–– großflächig 5-903.6d
–– kleinflächig 5-903.1d
– W-Plastik, lokal
–– bei Verbrennung und Verätzung 5-926.5d
–– großflächig 5-903.bd
–– kleinflächig 5-903.ad
– Weichteildeckung, temporär
–– großflächig
––– durch
–––– allogene Amnionmembran 5-916.ed
––––– bei Verbrennung und Verätzung 5-923.dd ►

Gesäß *(Forts.)*
~ Weichteildeckung, temporär *(Forts.)*
~~ großflächig *(Forts.)*
~~~ durch *(Forts.)*
–––– allogene Hauttransplantation 5-916.5d
––––– bei Verbrennung und Verätzung 5-923.5d
–––– allogenes Amnion 5-916.ed
––––– bei Verbrennung und Verätzung 5-923.dd
–––– allogenes Hautersatzmaterial 5-916.ed
––––– bei Verbrennung und Verätzung 5-923.dd
–––– humane azelluläre dermale Matrix 5-916.5d
––––– bei Verbrennung und Verätzung 5-923.5d
–––– hydrolytisch resorbierbare Membran 5-916.cd
–––– Kombination mehrerer Verfahren 5-916.9d
––––– bei Verbrennung und Verätzung 5-923.9d
–––– kultivierte Keratinozyten 5-916.8d
––––– bei Verbrennung und Verätzung 5-923.8d
–––– xenogenes Hautersatzmaterial 5-916.6d
––––– bei Verbrennung und Verätzung 5-923.6d
––– mit
–––– alloplastischem Material 5-916.7d
––––– bei Verbrennung und Verätzung 5-923.7d
–––– hydrolytisch resorbierbarer Membran, bei Verbrennung und Verätzung 5-923.bd
–– kleinflächig
––– durch
–––– allogene Amnionmembran 5-916.dd
––––– bei Verbrennung und Verätzung 5-923.cd
–––– allogene Hauttransplantation 5-916.0d
––––– bei Verbrennung und Verätzung 5-923.0d
–––– allogenes Amnion 5-916.dd
––––– bei Verbrennung und Verätzung 5-923.cd
–––– allogenes Hautersatzmaterial 5-916.dd
––––– bei Verbrennung und Verätzung 5-923.cd
–––– humane azelluläre dermale Matrix 5-916.0d
––––– bei Verbrennung und Verätzung 5-923.0d
–––– hydrolytisch resorbierbare Membran 5-916.bd
–––– Kombination mehrerer Verfahren 5-916.4d
––––– bei Verbrennung und Verätzung 5-923.4d ►
~~~

Gesäß *(Forts.)*
~ Weichteildeckung, temporär *(Forts.)*
~~ kleinflächig *(Forts.)*
~~~ durch *(Forts.)*
–––– kultivierte Keratinozyten 5-916.3d
––––– bei Verbrennung und Verätzung 5-923.3d
–––– xenogenes Hautersatzmaterial 5-916.1d
––––– bei Verbrennung und Verätzung 5-923.1d
––– mit
–––– alloplastischem Material 5-916.2d
––––– bei Verbrennung und Verätzung 5-923.2d
–––– hydrolytisch resorbierbarer Membran, bei Verbrennung und Verätzung 5-923.ad
– Wundverschluss, primär, durch
–– Klammer, bei Verbrennung und Verätzung 5-928.1d
–– Klebung, bei Verbrennung und Verätzung 5-928.2d
–– Naht, bei Verbrennung und Verätzung 5-928.0d
– Z-Plastik, lokal
–– bei Verbrennung und Verätzung 5-926.4d
–– großflächig 5-903.9d
–– kleinflächig 5-903.4d
Geschlechtsorgan
– männlich
–– Endosonographie
––– transrektal 3-05c.0
––– transurethral 3-05c.1
–– Injektion, therapeutisch 8-020.2
–– Stufenbiopsie, perkutan 1-465.8
– Transformation
–– männlich zu weiblich 5-646.1
–– weiblich zu männlich 5-646.0
– Umwandlung
–– männlich zu weiblich 5-646.1
–– weiblich zu männlich 5-646.0
– weiblich
–– Endosonographie 3-05d
–– Injektion, therapeutisch 8-020.3
Geschlechtsorganumwandlung, durch Konstruktion, Vagina, mit Haut, Penis, gestielt 5-705.6
Geschlossen – s. jeweiliger durchgeführter Eingriff
Gesicht
– Epithese – s.a. Epithese, Lippe, Ohr, etc.
–– Einführung, Implantat
––– Gesicht, mehrere Teilbereiche 5-77a.03♦
––– Mastoid 5-77a.00♦
––– Nase 5-77a.02
––– Ohr 5-77a.00♦
––– Orbita 5-77a.01♦
–– Entfernung, Implantat 5-77a.1♦
–– Freilegung, Implantat, und Fixation, Distanzhülse 5-77a.2♦
–– Herstellung, und Anpassung, Teilbereich, mehrere, mit
––– Implantat-Fixation 8-221.3♦ ►

Gesicht *(Forts.)*
~ Epithese – s.a. Epithese, Lippe, Ohr, etc. *(Forts.)*
~~ Herstellung, und Anpassung, Teilbereich, mehrere, mit *(Forts.)*
––– Klebe- oder Brillen-Fixation 8-220.3♦
– Fremdkörperentfernung
–– paranasal 5-270.2♦
–– periorbital 5-270.1♦
–– temporal 5-270.0♦
– Haut
–– Biopsie, ohne Inzision 1-415
–– Fremdkörperentfernung, ohne Inzision 8-102.1
– Knochen, Biopsie, perkutan 1-480.x♦
– mehrere Teilbereiche, Einführung, Implantat, Gesicht, Epithese 5-77a.03♦
– Straffungsoperation 5-910♦
– Transplantation 5-779.8
– Weichteile
–– Naht
––– einschichtig, nach Verletzung 5-778.0
––– mehrschichtig, nach Verletzung 5-778.1
–– Sofortrekonstruktion, plastisch 5-778.2
– Wundversorgung 5-900.04
Gesichtsbereich, Anwendung, OP-Simulation, bei skelettverlagernder Operation *[nur Zusatzkode!]* 5-779.4
Gesichtsschädel
– Biopsie, durch Inzision, und Trepanation 1-510.9
– Entfernung, Distraktor 5-779.5
– Fraktur, Extension 5-769.3
– Knorpel-Knochen-Transplantation, autogen 5-77b.5
– mit Hirnschädel, Rekonstruktion, mit
–– einfachem Implantat 5-020.61
–– Transplantation 5-020.60
– Rekonstruktion
–– bis zu 2 Regionen mit
––– CAD-Implantat 5-020.65
–––– aus nicht-resorbierbarem mikroporösem Material, mit fibrovaskulärer Integration 5-020.6b
––– Implantat, computerassistiert vorgefertigt 5-020.65
–––– aus nicht-resorbierbarem mikroporösem Material, mit fibrovaskulärer Integration 5-020.6b
–– ab 3 Regionen mit
––– CAD-Implantat 5-020.66
–––– aus nicht-resorbierbarem mikroporösem Material, mit fibrovaskulärer Integration 5-020.6c
––– Implantat, computerassistiert vorgefertigt 5-020.66
–––– aus nicht-resorbierbarem mikroporösem Material, mit fibrovaskulärer Integration 5-020.6c
–– mit
––– einfachem Implantat 5-020.61 ►
~~~

Gesichtsschädel *(Forts.)*
~ Rekonstruktion *(Forts.)*
~~ mit *(Forts.)*
––– Transplantation 5-020.60
– Transplantation
–– Span, kortikospongiös, autogen 5-77b.1
––– ausgedehnt 5-77b.2
–– Spongiosa, autogen 5-77b.0
Gesichtsschädelknochen
– Abtragung 5-770.7
– Dekortikation 5-770.5
– Destruktion 5-770.8
– Entfernung, Osteosynthesematerial 5-779.3♦
– Eröffnung, Hohlraum 5-770.2
– Exzision, lokal 5-770.4
– frakturgefährdet
–– Mandibula, Stabilisierung, durch
––– Platte 5-779.92♦
––– sonstiges Osteosynthesematerial 5-779.93♦
–– Maxilla, Stabilisierung, durch
––– Platte 5-779.90♦
––– sonstiges Osteosynthesematerial 5-779.91♦
– Fremdkörperentfernung 5-770.3
– Gesichtsweichteile, Nerven, Transplantation, simultan
–– subtotal 5-779.8
–– total 5-779.8
– Inzision 5-770.0
– mehrere, Resektion
–– partiell
––– mit Rekonstruktion
–––– mit
––––– mikrovaskulär-anastomosiertem Transplantat 5-771.52
––––– Transplantat, nicht-vaskularisiert 5-771.51
–––– Weich- und Hartgewebe 5-771.53
––– ohne Rekonstruktion 5-771.50
–– radikal
––– mit Rekonstruktion
–––– mit
––––– mikrovaskulär-anastomosiertem Transplantat 5-771.82
––––– Transplantat, nicht-vaskularisiert 5-771.81
–––– Weich- und Hartgewebe 5-771.83
––– ohne Rekonstruktion 5-771.80
–– total
––– mit Rekonstruktion
–––– mit
––––– mikrovaskulär-anastomosiertem Transplantat 5-771.62
––––– Transplantat, nicht-vaskularisiert 5-771.61
–––– Weich- und Hartgewebe 5-771.63
––– ohne Rekonstruktion 5-771.60
– Narbengewebe, periostal, Exzision, nach Dekortikation 5-770.6
– Osteosynthese, durch resorbierbares Schrauben- und Plattensystem *[nur Zusatzkode!]* 5-779.6
– Osteotomie, modellierend 5-770.7 ►

Gesichtsschädelknochen *(Forts.)*
– Resektion, radikal
–– mit Rekonstruktion
––– mit
–––– mikrovaskulär-anastomosiertem Transplantat 5-771.72
–––– Transplantat, nicht-vaskularisiert 5-771.71
––– Weich- und Hartgewebe 5-771.73
–– ohne Rekonstruktion 5-771.70
– Sequesterotomie, mit
–– Débridement, und Drainage 5-770.10
–– Einlegen, Medikamententräger 5-770.12
–– Entfernung, Sequester 5-770.11
– Spaltung, sagittal 5-770.0
– Transplantation
–– allogener kortikospongiöser Span 5-77b.8
–– gefäßgestielt, mit mikrovaskulärer Anastomose 5-77b.4
–– humane demineralisierte Knochenmatrix 5-77b.9
–– Knochen, nicht-gefäßgestielt 5-77b.3
– Transposition, Knochen, gefäßgestielt 5-77b.6
Gesichtsweichteile, Gesichtsschädelknochen, Nerven, Transplantation, simultan
– subtotal 5-779.8
– total 5-779.8
Gesprächspsychotherapie
– Einzeltherapie
–– 1 Tag 9-410.24
–– 2 bis 5 Tage 9-410.25
–– 6 bis 10 Tage 9-410.26
–– 11 oder mehr Tage 9-410.27
– Gruppentherapie
–– 1 Tag 9-411.24
–– 2 bis 5 Tage 9-411.25
–– 6 bis 10 Tage 9-411.26
–– 11 oder mehr Tage 9-411.27
Gewebe
– Entfernung, großflächig, ohne Anästhesie, bei Wunde, Haut und Unterhaut
–– Axilla, mit Anwendung biochirurgischer Verfahren 8-192.26♦
–– Bauchregion, mit Anwendung biochirurgischer Verfahren 8-192.2b
–– Brustwand, mit Anwendung biochirurgischer Verfahren 8-192.2a
–– Ellenbogen, mit Anwendung biochirurgischer Verfahren 8-192.27♦
–– Fuß, mit Anwendung biochirurgischer Verfahren 8-192.2g♦
–– Genitalregion, mit Anwendung biochirurgischer Verfahren 8-192.2c
–– Gesäß, mit Anwendung biochirurgischer Verfahren 8-192.2d
–– Hals, mit Anwendung biochirurgischer Verfahren 8-192.25
–– Hand, mit Anwendung biochirurgischer Verfahren 8-192.29♦
–– Knie, mit Anwendung biochirurgischer Verfahren 8-192.2e♦ ►

G

Gewebe *(Forts.)*
~ Entfernung, großflächig, ohne Anästhesie, bei Wunde, Haut und Unterhaut *(Forts.)*
–– Kopf, mit Anwendung biochirurgischer Verfahren 8-192.24
–– Leistenregion, mit Anwendung biochirurgischer Verfahren 8-192.2c
–– Lippe, mit Anwendung biochirurgischer Verfahren 8-192.20
–– Oberarm, mit Anwendung biochirurgischer Verfahren 8-192.27♦
–– Oberschenkel, mit Anwendung biochirurgischer Verfahren 8-192.2e♦
–– Rücken, mit Anwendung biochirurgischer Verfahren 8-192.2a
–– Schulter, mit Anwendung biochirurgischer Verfahren 8-192.26♦
–– Unterarm, mit Anwendung biochirurgischer Verfahren 8-192.28♦
–– Unterschenkel, mit Anwendung biochirurgischer Verfahren 8-192.2f♦
– erkrankt, Entfernung
–– offen, Pleurahöhle 5-340.a♦
–– thorakoskopisch, Pleurahöhle 5-340.b♦
– Exzision
–– Dickdarm, einfach, endoskopisch 5-452.60
–– Dünndarm, einfach, endoskopisch 5-451.70
– Gallengang, Exzision, endoskopisch 5-513.32
– Prostata, Destruktion
–– durch Ultraschall, Magnetresonanz-gesteuert 5-601.a
–– transurethral, durch
––– Hyperthermie 5-601.34
––– Thermotherapie 5-601.33
––– Wasserdampfablation 5-601.32
– Uterus
–– Destruktion, durch Radiofrequenzablation
––– mit Ultraschallführung, intrauterin 5-681.68
––– ohne intrauterine Ultraschallführung 5-681.67
–– Radiofrequenzablation
––– mit Ultraschallführung, intrauterin 5-681.68
––– ohne intrauterine Ultraschallführung 5-681.67

Gewebeersatz, und Gewebeverstärkung, Verwendung
– Composite-Material
–– weniger als 10 cm² *[nur Zusatzkode!]* 5-932.20
–– 10 cm² bis unter 50 cm² *[nur Zusatzkode!]* 5-932.21
–– 50 cm² bis unter 100 cm² *[nur Zusatzkode!]* 5-932.22
–– 100 cm² bis unter 200 cm² *[nur Zusatzkode!]* 5-932.23
–– 200 cm² bis unter 300 cm² *[nur Zusatzkode!]* 5-932.24
–– 300 cm² bis unter 400 cm² *[nur Zusatzkode!]* 5-932.25
–– 400 cm² bis unter 500 cm² *[nur Zusatzkode!]* 5-932.26 ►

Gewebeersatz, und Gewebeverstärkung, Verwendung *(Forts.)*
~ Composite-Material *(Forts.)*
–– 500 cm² bis unter 750 cm² *[nur Zusatzkode!]* 5-932.27
–– 750 cm² bis unter 1.000 cm² *[nur Zusatzkode!]* 5-932.28
–– 1.000 cm² oder mehr *[nur Zusatzkode!]* 5-932.29
– Knorpel
–– weniger als 10 cm² *[nur Zusatzkode!]* 5-932.80
–– 10 cm² bis unter 50 cm² *[nur Zusatzkode!]* 5-932.81
–– 50 cm² bis unter 100 cm² *[nur Zusatzkode!]* 5-932.82
–– 100 cm² bis unter 200 cm² *[nur Zusatzkode!]* 5-932.83
–– 200 cm² bis unter 300 cm² *[nur Zusatzkode!]* 5-932.84
–– 300 cm² bis unter 400 cm² *[nur Zusatzkode!]* 5-932.85
–– 400 cm² bis unter 500 cm² *[nur Zusatzkode!]* 5-932.86
–– 500 cm² bis unter 750 cm² *[nur Zusatzkode!]* 5-932.87
–– 750 cm² bis unter 1.000 cm² *[nur Zusatzkode!]* 5-932.88
–– 1.000 cm² oder mehr *[nur Zusatzkode!]* 5-932.89
– Material
–– biologisch
––– allogen
–––– weniger als 10 cm² *[nur Zusatzkode!]* 5-932.80
–––– 10 cm² bis unter 50 cm² *[nur Zusatzkode!]* 5-932.81
–––– 50 cm² bis unter 100 cm² *[nur Zusatzkode!]* 5-932.82
–––– 100 cm² bis unter 200 cm² *[nur Zusatzkode!]* 5-932.83
–––– 200 cm² bis unter 300 cm² *[nur Zusatzkode!]* 5-932.84
–––– 300 cm² bis unter 400 cm² *[nur Zusatzkode!]* 5-932.85
–––– 400 cm² bis unter 500 cm² *[nur Zusatzkode!]* 5-932.86
–––– 500 cm² bis unter 750 cm² *[nur Zusatzkode!]* 5-932.87
–––– 750 cm² bis unter 1.000 cm² *[nur Zusatzkode!]* 5-932.88
–––– 1.000 cm² oder mehr *[nur Zusatzkode!]* 5-932.89
––– xenogen
–––– weniger als 10 cm² *[nur Zusatzkode!]* 5-932.90
–––– 10 cm² bis unter 50 cm² *[nur Zusatzkode!]* 5-932.91
–––– 50 cm² bis unter 100 cm² *[nur Zusatzkode!]* 5-932.92 ►

Gewebeersatz, und Gewebeverstärkung, Verwendung *(Forts.)*
~ Material *(Forts.)*
~~ biologisch *(Forts.)*
~~~ xenogen *(Forts.)*
---- 100 cm² bis unter 200 cm² *[nur Zusatzkode!]* 5-932.93
---- 200 cm² bis unter 300 cm² *[nur Zusatzkode!]* 5-932.94
---- 300 cm² bis unter 400 cm² *[nur Zusatzkode!]* 5-932.95
---- 400 cm² bis unter 500 cm² *[nur Zusatzkode!]* 5-932.96
---- 500 cm² bis unter 750 cm² *[nur Zusatzkode!]* 5-932.97
---- 750 cm² bis unter 1.000 cm² *[nur Zusatzkode!]* 5-932.98
---- 1.000 cm² oder mehr *[nur Zusatzkode!]* 5-932.99
-- nicht-resorbierbar
--- mit
---- Beschichtung, antimikrobiell
----- weniger als 10 cm² *[nur Zusatzkode!]* 5-932.50
----- 10 cm² bis unter 50 cm² *[nur Zusatzkode!]* 5-932.51
----- 50 cm² bis unter 100 cm² *[nur Zusatzkode!]* 5-932.52
----- 100 cm² bis unter 200 cm² *[nur Zusatzkode!]* 5-932.53
----- 200 cm² bis unter 300 cm² *[nur Zusatzkode!]* 5-932.54
----- 300 cm² bis unter 400 cm² *[nur Zusatzkode!]* 5-932.55
----- 400 cm² bis unter 500 cm² *[nur Zusatzkode!]* 5-932.56
----- 500 cm² bis unter 750 cm² *[nur Zusatzkode!]* 5-932.57
----- 750 cm² bis unter 1.000 cm² *[nur Zusatzkode!]* 5-932.58
----- 1.000 cm² oder mehr *[nur Zusatzkode!]* 5-932.59
---- Titanbeschichtung
----- weniger als 10 cm² *[nur Zusatzkode!]* 5-932.60
----- 10 cm² bis unter 50 cm² *[nur Zusatzkode!]* 5-932.61
----- 50 cm² bis unter 100 cm² *[nur Zusatzkode!]* 5-932.62
----- 100 cm² bis unter 200 cm² *[nur Zusatzkode!]* 5-932.63
----- 200 cm² bis unter 300 cm² *[nur Zusatzkode!]* 5-932.64
----- 300 cm² bis unter 400 cm² *[nur Zusatzkode!]* 5-932.65
----- 400 cm² bis unter 500 cm² *[nur Zusatzkode!]* 5-932.66
----- 500 cm² bis unter 750 cm² *[nur Zusatzkode!]* 5-932.67
----- 750 cm² bis unter 1.000 cm² *[nur Zusatzkode!]* 5-932.68 ▶

Gewebeersatz, und Gewebeverstärkung, Verwendung *(Forts.)*
~ Material *(Forts.)*
~~ nicht-resorbierbar *(Forts.)*
~~~ mit *(Forts.)*
~~~~ Titanbeschichtung *(Forts.)*
----- 1.000 cm² oder mehr *[nur Zusatzkode!]* 5-932.69
--- ohne Beschichtung
---- weniger als 10 cm² *[nur Zusatzkode!]* 5-932.40
---- 10 cm² bis unter 50 cm² *[nur Zusatzkode!]* 5-932.41
---- 50 cm² bis unter 100 cm² *[nur Zusatzkode!]* 5-932.42
---- 100 cm² bis unter 200 cm² *[nur Zusatzkode!]* 5-932.43
---- 200 cm² bis unter 300 cm² *[nur Zusatzkode!]* 5-932.44
---- 300 cm² bis unter 400 cm² *[nur Zusatzkode!]* 5-932.45
---- 400 cm² bis unter 500 cm² *[nur Zusatzkode!]* 5-932.46
---- 500 cm² bis unter 750 cm² *[nur Zusatzkode!]* 5-932.47
---- 750 cm² bis unter 1.000 cm² *[nur Zusatzkode!]* 5-932.48
---- 1.000 cm² oder mehr *[nur Zusatzkode!]* 5-932.49
-- synthetisch
--- resorbierbar
---- weniger als 10 cm² *[nur Zusatzkode!]* 5-932.10
---- 10 cm² bis unter 50 cm² *[nur Zusatzkode!]* 5-932.11
---- 50 cm² bis unter 100 cm² *[nur Zusatzkode!]* 5-932.12
---- 100 cm² bis unter 200 cm² *[nur Zusatzkode!]* 5-932.13
---- 200 cm² bis unter 300 cm² *[nur Zusatzkode!]* 5-932.14
---- 300 cm² bis unter 400 cm² *[nur Zusatzkode!]* 5-932.15
---- 400 cm² bis unter 500 cm² *[nur Zusatzkode!]* 5-932.16
---- 500 cm² bis unter 750 cm² *[nur Zusatzkode!]* 5-932.17
---- 750 cm² bis unter 1.000 cm² *[nur Zusatzkode!]* 5-932.18
---- 1.000 cm² oder mehr *[nur Zusatzkode!]* 5-932.19
--- teilresorbierbar
---- weniger als 10 cm² *[nur Zusatzkode!]* 5-932.10
---- 10 cm² bis unter 50 cm² *[nur Zusatzkode!]* 5-932.11
---- 50 cm² bis unter 100 cm² *[nur Zusatzkode!]* 5-932.12
---- 100 cm² bis unter 200 cm² *[nur Zusatzkode!]* 5-932.13 ▶

G
~~~~

Gewebeersatz, und Gewebeverstärkung, Verwendung *(Forts.)*
~ Material *(Forts.)*
~~ synthetisch *(Forts.)*
~~~ teilresorbierbar *(Forts.)*
–––– 200 cm² bis unter 300 cm² *[nur Zusatzkode!]* 5-932.14
–––– 300 cm² bis unter 400 cm² *[nur Zusatzkode!]* 5-932.15
–––– 400 cm² bis unter 500 cm² *[nur Zusatzkode!]* 5-932.16
–––– 500 cm² bis unter 750 cm² *[nur Zusatzkode!]* 5-932.17
–––– 750 cm² bis unter 1.000 cm² *[nur Zusatzkode!]* 5-932.18
–––– 1.000 cm² oder mehr *[nur Zusatzkode!]* 5-932.19
Gewebeexpander, zur Rekonstruktion, plastisch Ohrmuschel, Teil 5-186.0♦
Gewebekultur, in-vitro-hergestellt, Implantation
– Akromioklavikulargelenk
–– arthroskopisch 5-812.a1♦
–– offen 5-801.c1♦
– Bandscheibe, über
–– 1 Segment 5-839.f0
–– 2 Segmente 5-839.f1
–– 3 oder mehr Segmente 5-839.f2
– Ellenbogengelenk
–– arthroskopisch 5-812.at♦
–– offen 5-801.ct♦
– Handgelenk
–– arthroskopisch 5-812.a7♦
–– offen 5-801.c7♦
– Hüftgelenk
–– arthroskopisch 5-812.ag♦
–– offen 5-801.cg♦
– Humeroglenoidalgelenk
–– arthroskopisch 5-812.a0♦
–– offen 5-801.c0♦
– Humeroradialgelenk
–– arthroskopisch 5-812.as♦
–– offen 5-801.cs♦
– Humeroulnargelenk
–– arthroskopisch 5-812.a4♦
–– offen 5-801.c4♦
– Iliosakralgelenk
–– arthroskopisch 5-812.ae♦
–– offen 5-801.ce♦
– Kniegelenk
–– arthroskopisch 5-812.ah♦
–– offen 5-801.ch♦
– Metatarsophalangealgelenk
–– arthroskopisch 5-812.aq♦
–– offen 5-801.cq♦
– Radiokarpalgelenk
–– arthroskopisch 5-812.a8♦
–– offen 5-801.c8♦
– Radioulnargelenk
–– distal
––– arthroskopisch 5-812.a6♦
––– offen 5-801.c6♦ ►

Gewebekultur, in-vitro-hergestellt, Implantation *(Forts.)*
~ Radioulnargelenk *(Forts.)*
–– proximal
––– arthroskopisch 5-812.a5♦
––– offen 5-801.c5♦
– Sprunggelenk
–– oberes
––– arthroskopisch 5-812.ak♦
––– offen 5-801.ck♦
–– unteres
––– arthroskopisch 5-812.am♦
––– offen 5-801.cm♦
– Sternoklavikulargelenk
–– arthroskopisch 5-812.a3♦
–– offen 5-801.c3♦
– Symphyse, arthroskopisch 5-812.af
– Tarsalgelenk
–– arthroskopisch 5-812.an♦
–– offen 5-801.cn♦
– Tarsometatarsalgelenk
–– arthroskopisch 5-812.ap♦
–– offen 5-801.cp♦
– Tibiofibulargelenk, proximal
–– arthroskopisch 5-812.aj♦
–– offen 5-801.cj♦
– Ulnokarpalgelenk
–– arthroskopisch 5-812.a9♦
–– offen 5-801.c9♦
– Zehengelenk
–– arthroskopisch 5-812.ar♦
–– offen 5-801.cr♦
Geweberaffung
– Darm, endoskopisch, durch Clip, ringförmig, auf Endoskop aufgesteckt 5-469.s3
– Magen, endoskopisch, durch Clip, ringförmig, auf Endoskop aufgesteckt 5-449.s3
– Ösophagus, endoskopisch, durch Clip, ringförmig, auf Endoskop aufgesteckt 5-429.u
– Rektum, endoskopisch, durch Clip, ringförmig, auf Endoskop aufgesteckt 5-489.j
Gewebetransfer, frei, Monitoring, mit Implantation, Dopplersonde 5-909.3
Gewebeverschluss
– Darm, endoskopisch, durch Clip, ringförmig, auf Endoskop aufgesteckt 5-469.s3
– Magen, endoskopisch, durch Clip, ringförmig, auf Endoskop aufgesteckt 5-449.s3
– Ösophagus, endoskopisch, durch Clip, ringförmig, auf Endoskop aufgesteckt 5-429.u
– Rektum, endoskopisch, durch Clip, ringförmig, auf Endoskop aufgesteckt 5-489.j
Gewebeverstärkung, und Gewebeersatz, Verwendung
– Composite-Material
–– weniger als 10 cm² *[nur Zusatzkode!]* 5-932.20
–– 10 cm² bis unter 50 cm² *[nur Zusatzkode!]* 5-932.21
–– 50 cm² bis unter 100 cm² *[nur Zusatzkode!]* 5-932.22 ►
~~~

Gewebeverstärkung, und Gewebeersatz, Verwendung *(Forts.)*
~ Composite-Material *(Forts.)*
–– 100 cm² bis unter 200 cm² *[nur Zusatzkode!]* 5-932.23
–– 200 cm² bis unter 300 cm² *[nur Zusatzkode!]* 5-932.24
–– 300 cm² bis unter 400 cm² *[nur Zusatzkode!]* 5-932.25
–– 400 cm² bis unter 500 cm² *[nur Zusatzkode!]* 5-932.26
–– 500 cm² bis unter 750 cm² *[nur Zusatzkode!]* 5-932.27
–– 750 cm² bis unter 1.000 cm² *[nur Zusatzkode!]* 5-932.28
–– 1.000 cm² oder mehr *[nur Zusatzkode!]* 5-932.29
– Knorpel
–– weniger als 10 cm² *[nur Zusatzkode!]* 5-932.80
–– 10 cm² bis unter 50 cm² *[nur Zusatzkode!]* 5-932.81
–– 50 cm² bis unter 100 cm² *[nur Zusatzkode!]* 5-932.82
–– 100 cm² bis unter 200 cm² *[nur Zusatzkode!]* 5-932.83
–– 200 cm² bis unter 300 cm² *[nur Zusatzkode!]* 5-932.84
–– 300 cm² bis unter 400 cm² *[nur Zusatzkode!]* 5-932.85
–– 400 cm² bis unter 500 cm² *[nur Zusatzkode!]* 5-932.86
–– 500 cm² bis unter 750 cm² *[nur Zusatzkode!]* 5-932.87
–– 750 cm² bis unter 1.000 cm² *[nur Zusatzkode!]* 5-932.88
–– 1.000 cm² oder mehr *[nur Zusatzkode!]* 5-932.89
– Material
–– biologisch
––– allogen
–––– weniger als 10 cm² *[nur Zusatzkode!]* 5-932.80
–––– 10 cm² bis unter 50 cm² *[nur Zusatzkode!]* 5-932.81
–––– 50 cm² bis unter 100 cm² *[nur Zusatzkode!]* 5-932.82
–––– 100 cm² bis unter 200 cm² *[nur Zusatzkode!]* 5-932.83
–––– 200 cm² bis unter 300 cm² *[nur Zusatzkode!]* 5-932.84
–––– 300 cm² bis unter 400 cm² *[nur Zusatzkode!]* 5-932.85
–––– 400 cm² bis unter 500 cm² *[nur Zusatzkode!]* 5-932.86
–––– 500 cm² bis unter 750 cm² *[nur Zusatzkode!]* 5-932.87
–––– 750 cm² bis unter 1.000 cm² *[nur Zusatzkode!]* 5-932.88
–––– 1.000 cm² oder mehr *[nur Zusatzkode!]* 5-932.89 ►

Gewebeverstärkung, und Gewebeersatz, Verwendung *(Forts.)*
~ Material *(Forts.)*
~~ biologisch *(Forts.)*
––– xenogen
–––– weniger als 10 cm² *[nur Zusatzkode!]* 5-932.90
–––– 10 cm² bis unter 50 cm² *[nur Zusatzkode!]* 5-932.91
–––– 50 cm² bis unter 100 cm² *[nur Zusatzkode!]* 5-932.92
–––– 100 cm² bis unter 200 cm² *[nur Zusatzkode!]* 5-932.93
–––– 200 cm² bis unter 300 cm² *[nur Zusatzkode!]* 5-932.94
–––– 300 cm² bis unter 400 cm² *[nur Zusatzkode!]* 5-932.95
–––– 400 cm² bis unter 500 cm² *[nur Zusatzkode!]* 5-932.96
–––– 500 cm² bis unter 750 cm² *[nur Zusatzkode!]* 5-932.97
–––– 750 cm² bis unter 1.000 cm² *[nur Zusatzkode!]* 5-932.98
–––– 1.000 cm² oder mehr *[nur Zusatzkode!]* 5-932.99
–– nicht-resorbierbar
––– mit
–––– Beschichtung, antimikrobiell
––––– weniger als 10 cm² *[nur Zusatzkode!]* 5-932.50
––––– 10 cm² bis unter 50 cm² *[nur Zusatzkode!]* 5-932.51
––––– 50 cm² bis unter 100 cm² *[nur Zusatzkode!]* 5-932.52
––––– 100 cm² bis unter 200 cm² *[nur Zusatzkode!]* 5-932.53
––––– 200 cm² bis unter 300 cm² *[nur Zusatzkode!]* 5-932.54
––––– 300 cm² bis unter 400 cm² *[nur Zusatzkode!]* 5-932.55
––––– 400 cm² bis unter 500 cm² *[nur Zusatzkode!]* 5-932.56
––––– 500 cm² bis unter 750 cm² *[nur Zusatzkode!]* 5-932.57
––––– 750 cm² bis unter 1.000 cm² *[nur Zusatzkode!]* 5-932.58
––––– 1.000 cm² oder mehr *[nur Zusatzkode!]* 5-932.59
–––– Titanbeschichtung
––––– weniger als 10 cm² *[nur Zusatzkode!]* 5-932.60
––––– 10 cm² bis unter 50 cm² *[nur Zusatzkode!]* 5-932.61
––––– 50 cm² bis unter 100 cm² *[nur Zusatzkode!]* 5-932.62
––––– 100 cm² bis unter 200 cm² *[nur Zusatzkode!]* 5-932.63
––––– 200 cm² bis unter 300 cm² *[nur Zusatzkode!]* 5-932.64
––––– 300 cm² bis unter 400 cm² *[nur Zusatzkode!]* 5-932.65 ►

G

Gewebeverstärkung, und Gewebeersatz, Verwendung *(Forts.)*
~ Material *(Forts.)*
~~ nicht-resorbierbar *(Forts.)*
~~~ mit *(Forts.)*
~~~~ Titanbeschichtung *(Forts.)*
––––– 400 cm² bis unter 500 cm² *[nur Zusatzkode!]* 5-932.66
––––– 500 cm² bis unter 750 cm² *[nur Zusatzkode!]* 5-932.67
––––– 750 cm² bis unter 1.000 cm² *[nur Zusatzkode!]* 5-932.68
––––– 1.000 cm² oder mehr *[nur Zusatzkode!]* 5-932.69
––– ohne Beschichtung
–––– weniger als 10 cm² *[nur Zusatzkode!]* 5-932.40
–––– 10 cm² bis unter 50 cm² *[nur Zusatzkode!]* 5-932.41
–––– 50 cm² bis unter 100 cm² *[nur Zusatzkode!]* 5-932.42
–––– 100 cm² bis unter 200 cm² *[nur Zusatzkode!]* 5-932.43
–––– 200 cm² bis unter 300 cm² *[nur Zusatzkode!]* 5-932.44
–––– 300 cm² bis unter 400 cm² *[nur Zusatzkode!]* 5-932.45
–––– 400 cm² bis unter 500 cm² *[nur Zusatzkode!]* 5-932.46
–––– 500 cm² bis unter 750 cm² *[nur Zusatzkode!]* 5-932.47
–––– 750 cm² bis unter 1.000 cm² *[nur Zusatzkode!]* 5-932.48
–––– 1.000 cm² oder mehr *[nur Zusatzkode!]* 5-932.49
–– synthetisch
––– resorbierbar
–––– weniger als 10 cm² *[nur Zusatzkode!]* 5-932.10
–––– 10 cm² bis unter 50 cm² *[nur Zusatzkode!]* 5-932.11
–––– 50 cm² bis unter 100 cm² *[nur Zusatzkode!]* 5-932.12
–––– 100 cm² bis unter 200 cm² *[nur Zusatzkode!]* 5-932.13
–––– 200 cm² bis unter 300 cm² *[nur Zusatzkode!]* 5-932.14
–––– 300 cm² bis unter 400 cm² *[nur Zusatzkode!]* 5-932.15
–––– 400 cm² bis unter 500 cm² *[nur Zusatzkode!]* 5-932.16
–––– 500 cm² bis unter 750 cm² *[nur Zusatzkode!]* 5-932.17
–––– 750 cm² bis unter 1.000 cm² *[nur Zusatzkode!]* 5-932.18
–––– 1.000 cm² oder mehr *[nur Zusatzkode!]* 5-932.19
––– teilresorbierbar
–––– weniger als 10 cm² *[nur Zusatzkode!]* 5-932.10 ►

Gewebeverstärkung, und Gewebeersatz, Verwendung *(Forts.)*
~ Material *(Forts.)*
~~ synthetisch *(Forts.)*
~~~ teilresorbierbar *(Forts.)*
–––– 10 cm² bis unter 50 cm² *[nur Zusatzkode!]* 5-932.11
–––– 50 cm² bis unter 100 cm² *[nur Zusatzkode!]* 5-932.12
–––– 100 cm² bis unter 200 cm² *[nur Zusatzkode!]* 5-932.13
–––– 200 cm² bis unter 300 cm² *[nur Zusatzkode!]* 5-932.14
–––– 300 cm² bis unter 400 cm² *[nur Zusatzkode!]* 5-932.15
–––– 400 cm² bis unter 500 cm² *[nur Zusatzkode!]* 5-932.16
–––– 500 cm² bis unter 750 cm² *[nur Zusatzkode!]* 5-932.17
–––– 750 cm² bis unter 1.000 cm² *[nur Zusatzkode!]* 5-932.18
–––– 1.000 cm² oder mehr *[nur Zusatzkode!]* 5-932.19
Gewebsreduktionsplastik, Haut
– Axilla 5-911.06♦
– Brustwand 5-911.0a
– Ellenbogen 5-911.07♦
– Fuß 5-911.0g♦
– Genitalregion 5-911.0c
– Gesäß 5-911.0d
– Hals 5-911.05
– Hand 5-911.09♦
– Knie 5-911.0e♦
– Kopf 5-911.04
– Leistenregion 5-911.0c
– Lippe 5-911.00
– Oberarm 5-911.07♦
– Oberschenkel 5-911.0e♦
– Rücken 5-911.0a
– Schulter 5-911.06♦
– Unterarm 5-911.08♦
– Unterschenkel 5-911.0f♦
Gewichte, Fixation, Augenlid 5-099.0♦
Gewindestange
– Reposition, offen, Fraktur
–– Beckenrand 5-798.8
–– Beckenring 5-798.8
– Versorgung, offen, Sprengung, Symphyse 5-798.8
Gewinnung, Knochenmark, zur Fremdspende 5-410.01
GIFT – s.a. Ovum, Aspiration, laparoskopisch, mit Gametentransfer, intratubär 9-271.3♦
Gilbert, Verschluss
– Hernia femoralis, offen 5-531.34♦
–– bei Rezidiv 5-531.74♦
– Hernia inguinalis, offen 5-530.34♦
–– bei Rezidiv 5-530.74♦
Gilterinimib, Applikation, oral 6-00c.7
Gingiva
– Biopsie, ohne Inzision 1-420.3 ►
~~~

Gingiva *(Forts.)*
– Exzision, Gewebe 5-242.2
– Plastik
–– durch Lappenoperation 5-241.0
–– mit
––– alloplastischem Implantat 5-241.3
––– Implantat, Knochen 5-241.2
––– Schleimhauttransplantat 5-241.1
– Schleimhautbänder, Korrektur 5-241.4
Gingivektomie 5-242.3
Gips
– Becken-Bein- 8-310.3♦
– mit eingebautem Scharnier 8-310.5♦
Gipsschiene, bei Extension, durch
– Drahtung, Knochen, mit Fingertraktion 8-401.5♦
– Kirschner-Draht, mit Fingertraktion 8-401.5♦
Girdlestone-Resektion, Hüftgelenk, primär 5-829.2♦
Glättung
– Gelenkfläche
–– Daumensattelgelenk 5-844.42♦
–– Handwurzelgelenk 5-844.40♦
––– mehrere 5-844.41♦
–– Interphalangealgelenk 5-844.45♦
––– mehrere, Finger
–––– einer 5-844.46♦
–––– mehrere 5-844.47♦
–– Metakarpophalangealgelenk 5-844.43♦
––– mehrere 5-844.44♦
– Knorpel
–– Akromioklavikulargelenk
––– arthroskopisch 5-812.e1♦
––– mechanisch, offen 5-801.g1♦
–– Ellenbogengelenk
––– arthroskopisch 5-812.et♦
––– mechanisch, offen 5-801.gt♦
–– Handgelenk
––– arthroskopisch 5-812.e7♦
––– mechanisch, offen 5-801.g7♦
–– Hüftgelenk
––– arthroskopisch 5-812.eg♦
––– mechanisch, offen 5-801.gg♦
–– Humeroglenoidalgelenk
––– arthroskopisch 5-812.e0♦
––– mechanisch, offen 5-801.g0♦
–– Humeroradialgelenk
––– arthroskopisch 5-812.es♦
––– mechanisch, offen 5-801.gs♦
–– Humeroulnargelenk
––– arthroskopisch 5-812.e4♦
––– mechanisch, offen 5-801.g4♦
–– Iliosakralgelenk
––– arthroskopisch 5-812.ee♦
––– mechanisch, offen 5-801.ge♦
–– Kniegelenk
––– arthroskopisch 5-812.eh♦
––– mechanisch, offen 5-801.gh♦
–– Metatarsophalangealgelenk
––– arthroskopisch 5-812.eq♦
––– mechanisch, offen 5-801.gq♦ ►

Glättung *(Forts.)*
– Knorpel *(Forts.)*
–– Radiokarpalgelenk
––– arthroskopisch 5-812.e8♦
––– mechanisch, offen 5-801.g8♦
–– Radioulnargelenk
––– distal
–––– arthroskopisch 5-812.e6♦
–––– mechanisch, offen 5-801.g6♦
––– proximal
–––– arthroskopisch 5-812.e5♦
–––– mechanisch, offen 5-801.g5♦
–– Sprunggelenk
––– oberes
–––– arthroskopisch 5-812.ek♦
–––– mechanisch, offen 5-801.gk♦
––– unteres
–––– arthroskopisch 5-812.em♦
–––– mechanisch, offen 5-801.gm♦
–– Sternoklavikulargelenk
––– arthroskopisch 5-812.e3♦
––– mechanisch, offen 5-801.g3♦
–– Symphyse, arthroskopisch 5-812.ef
–– Tarsalgelenk
––– arthroskopisch 5-812.en♦
––– mechanisch, offen 5-801.gn♦
–– Tarsometatarsalgelenk
––– arthroskopisch 5-812.ep♦
––– mechanisch, offen 5-801.gp♦
–– Tibiofibulargelenk, proximal
––– arthroskopisch 5-812.ej♦
––– mechanisch, offen 5-801.gj♦
–– Ulnokarpalgelenk
––– arthroskopisch 5-812.e9♦
––– mechanisch, offen 5-801.g9♦
–– Zehengelenk
––– arthroskopisch 5-812.er♦
––– mechanisch, offen 5-801.gr♦
– Labrum acetabulare, arthroskopisch 5-816.1♦
– Meniskus-, arthroskopisch 5-812.5♦
Glandula parotis
– Entfernung, Stein, bei Sialendoskopie 5-269.21♦
– Exzision, Gewebe 5-261.3♦
– Fremdkörperentfernung, bei Sialendoskopie 5-269.21♦
– Sialendoskopie
–– diagnostisch 1-683♦
–– mit
––– Dilatation 5-269.20♦
––– Entfernung, Stein, mit Lithotripsie, intraduktal 5-269.22♦
Glandula sublingualis
– Exzision, Gewebe 5-261.5♦
– Marsupialisation 5-261.2♦
– Resektion 5-262.5♦
– Sialoadenektomie 5-262.5♦
Glandula submandibularis
– Entfernung, Stein, bei Sialendoskopie 5-269.21♦ ►

G

Glandula submandibularis *(Forts.)*
– Exstirpation, ohne intraoperatives Monitoring des R. marginalis N. facialis 5-262.40♦
– Exzision, Gewebe 5-261.4♦
– Fremdkörperentfernung, bei Sialendoskopie 5-269.21♦
– Resektion
–– mit intraoperativem, Monitoring R. marginalis N. facialis 5-262.41♦
–– ohne intraoperatives Monitoring des R. marginalis N. facialis 5-262.40♦
– Sialendoskopie
–– diagnostisch 1-683♦
–– mit
––– Dilatation 5-269.20♦
––– Entfernung, Stein, mit Lithotripsie, intraduktal 5-269.22♦
– Sialoadenektomie
–– mit intraoperativem Monitoring, R. marginalis, N. facialis 5-262.41♦
–– ohne intraoperatives Monitoring, R. marginalis, N. facialis 5-262.40♦
Glanduloplastik, Meato-, bei Hypospadia coronaria 5-645.0
Glans penis, Biopsie, durch Inzision 1-564.0
Glaskeramik, bioaktiv
– Implantation
–– Beckenknochen 5-785.2d
–– Femur
––– distal 5-785.2h♦
––– proximal 5-785.2f♦
––– Schaft 5-785.2g♦
–– Fibula
––– distal 5-785.2r♦
––– proximal 5-785.2p♦
––– Schaft 5-785.2q♦
–– Humerus
––– distal 5-785.23♦
––– proximal 5-785.21♦
––– Schaft 5-785.22♦
–– Kalkaneus 5-785.2t♦
–– Karpus 5-785.2a♦
–– Klavikula 5-785.20♦
–– Metakarpus 5-785.2b♦
–– Metatarsus 5-785.2v♦
–– Patella 5-785.2j♦
–– Phalangen
––– Fuß 5-785.2w♦
––– Hand 5-785.2c♦
–– Radius
––– distal 5-785.26♦
––– proximal 5-785.24♦
––– Schaft 5-785.25♦
–– Schenkelhals 5-785.2e♦
–– Skapula 5-785.2z♦
–– Talus 5-785.2s♦
–– Tarsus 5-785.2u♦
–– Tibia
––– distal 5-785.2n♦
––– proximal 5-785.2k♦
––– Schaft 5-785.2m♦ ►

Glaskeramik, bioaktiv *(Forts.)*
~ Implantation *(Forts.)*
–– Ulna
––– distal 5-785.29♦
––– proximal 5-785.27♦
––– Schaft 5-785.28♦
– Verwendung
–– mit Anreicherung, Knochenwachstumszellen *[nur Zusatzkode!]* 5-835.b1
–– ohne Anreicherung, Knochenwachstumszellen *[nur Zusatzkode!]* 5-835.b0
Glaskörper, Punktion, diagnostisch 1-840.1♦
Glaskörperersatz
– bei Pars-plana-Vitrektomie, vordere, mit Silikonölwechsel 5-158.04♦
– durch
–– Elektrolytlösung, bei
––– Abtragung, Glaskörperprolaps 5-159.10♦
––– Entfernung, Glaskörperstrang 5-159.20♦
––– Pars-plana-Vitrektomie
–––– mit Entfernung, Membran
––––– epiretinal 5-158.20♦
––––– netzhautabhebend 5-158.40♦
––––– subretinal 5-158.30♦
–––– ohne chirurgische Manipulation, Netzhaut 5-158.10♦
––– Vitrektomie, vordere 5-159.00♦
–––– über Pars plana 5-158.00♦
–– Gas, bei
––– Pars-plana-Vitrektomie
–––– mit Entfernung, Membran
––––– epiretinal 5-158.22♦
––––– netzhautabhebend 5-158.42♦
––––– subretinal 5-158.32♦
–––– ohne chirurgische Manipulation, Netzhaut 5-158.12♦
––– Vitrektomie, vordere, über Pars plana 5-158.02♦
–– Luft, bei
––– Pars-plana-Vitrektomie
–––– mit Entfernung, Membran
––––– epiretinal 5-158.21♦
––––– netzhautabhebend 5-158.41♦
––––– subretinal 5-158.31♦
–––– ohne chirurgische Manipulation, Netzhaut 5-158.11♦
––– Vitrektomie, vordere, über Pars plana 5-158.01♦
–– Medikamente, bei
––– Abtragung, Glaskörperprolaps 5-159.16♦
––– Entfernung, Glaskörperstrang 5-159.26♦
––– Pars-plana-Vitrektomie
–––– mit Entfernung, Membran
––––– epiretinal 5-158.26♦
––––– netzhautabhebend 5-158.46♦
––––– subretinal 5-158.36♦
–––– ohne chirurgische Manipulation an der Netzhaut 5-158.16♦
–––– vordere 5-158.06♦
––– Vitrektomie, vordere 5-159.06♦ ►

Glaskörperersatz *(Forts.)*
~ durch *(Forts.)*
–– Silikonölimplantation, bei
––– Pars-plana-Vitrektomie
–––– mit Entfernung, Membran
––––– epiretinal 5-158.23♦
––––– netzhautabhebend 5-158.43♦
––––– subretinal 5-158.33♦
–––– ohne chirurgische Manipulation, Netzhaut 5-158.13♦
––– Vitrektomie, vordere, über Pars plana 5-158.03♦
– mit Pars-plana-Vitrektomie, vordere, mit Silikonölauffüllung 5-158.04♦
Glaskörpermembran, hintere, Durchtrennung, durch Laser 5-159.3
Glaskörperprolaps, Abtragung, mit
– Glaskörperersatz, durch
–– Elektrolytlösung 5-159.10♦
–– Medikamente 5-159.16♦
– Silikonölentfernung 5-159.15♦
Glaskörperstrang, Entfernung, mit
– Glaskörperersatz, durch
–– Elektrolytlösung 5-159.20♦
–– Medikamente 5-159.26♦
– Silikonölentfernung 5-159.25♦
Glecaprevir-Pibrentasvir, Applikation, oral 6-00a.6
Gleitfläche, Kniegelenk, femoral, Implantation, Ersatz, isoliert
– nicht-zementiert 5-822.86♦
– zementiert 5-822.87♦
Gleitkern, Endoprothese, Sprunggelenk, Teilwechsel 5-827.13♦
Glenn-Operation
– beidseitig 5-359.62
– bidirektional 5-359.61
– unidirektional 5-359.60
Glenoid
– Defekt, knöchern, Rekonstruktion 5-829.r♦
– Fixation, bei Kapselraffung, Schultergelenk, arthroskopisch, durch Naht 5-814.5♦
Glenoidprothese
– Entfernung 5-825.j♦
– Implantation 5-824.1♦
– Wechsel 5-825.h♦
Glenoidteil, Wechsel, Totalendoprothese, Schultergelenk 5-825.k0♦
Glomus caroticum
– Exploration 5-398.0
– Exzision, mit Nervenmonitoring 5-398.2
– Tumorresektion 5-398.1
Glossektomie
– durch
–– Mandibulotomie, temporär, mit Rekonstruktion, mit
––– Fernlappen, gestielt 5-252.13
––– Lappen, regional, gestielt 5-252.10
––– Transplantat
–––– mikrovaskulär-anastomosiert, frei 5-252.12 ►

Glossektomie *(Forts.)*
~ durch *(Forts.)*
~~ Mandibulotomie, temporär, mit Rekonstruktion, mit *(Forts.)*
~~~ Transplantat *(Forts.)*
–––– nicht-vaskularisiert 5-252.11
–– Pharyngotomie, mit Rekonstruktion, mit
––– Fernlappen, gestielt 5-252.23
––– Lappen, regional, gestielt 5-252.20
––– Transplantat
–––– mikrovaskulär-anastomosiert, frei 5-252.22
–––– nicht-vaskularisiert 5-252.21
– mit Resektion, Mandibula, partiell
–– mit Kontinuitätsdurchtrennung, mit Rekonstruktion, mit
––– Fernlappen, gestielt 5-252.43
––– Lappen, regional, gestielt 5-252.40
––– Transplantat
–––– mikrovaskulär-anastomosiert, frei 5-252.42
–––– nicht-vaskularisiert 5-252.41
–– ohne Kontinuitätsdurchtrennung, mit Rekonstruktion, mit
––– Fernlappen, gestielt 5-252.33
––– Lappen, regional, gestielt 5-252.30
––– Transplantat
–––– mikrovaskulär-anastomosiert, frei 5-252.32
–––– nicht-vaskularisiert 5-252.31
– partiell
–– durch
––– Mandibulotomie, temporär, mit Rekonstruktion, mit
–––– Fernlappen, gestielt 5-251.13
–––– Lappen, regional, gestielt 5-251.10
–––– Transplantat
––––– mikrovaskulär-anastomosiert, frei 5-251.12
––––– nicht-vaskularisiert 5-251.11
––– Pharyngotomie, mit Rekonstruktion, mit
–––– Fernlappen, gestielt 5-251.23
–––– Lappen, regional, gestielt 5-251.20
–––– Transplantat
––––– mikrovaskulär-anastomosiert, frei 5-251.22
––––– nicht-vaskularisiert 5-251.21
–– transoral, mit Rekonstruktion, mit
––– Fernlappen, gestielt 5-251.03
––– Lappen, regional, gestielt 5-251.00
––– Transplantat
–––– mikrovaskulär-anastomosiert, frei 5-251.02
–––– nicht-vaskularisiert 5-251.01
– transoral, mit Rekonstruktion, mit
–– Fernlappen, gestielt 5-252.03
–– Lappen, regional, gestielt 5-252.00
–– Transplantat
––– mikrovaskulär-anastomosiert, frei 5-252.02
––– nicht-vaskularisiert 5-252.01
Glossorrhaphie 5-253.0

G
~~~

Glossotomie, Zungenbändchen 5-259.1
Glottis
– Biopsie
–– durch Inzision 1-549.1
–– ohne Inzision 1-421.1
– Erweiterungsplastik 5-315.2
– Probeexzision, durch Mikrolaryngoskopie 1-421.1
Glottiserweiternd, Eingriff 5-315.2
Gluck-Sörensen, Hemilaryngektomie, komplett, vertikal 5-301.3
Glukosebelastung, oral, unter Notfallbereitschaft 1-760
Gluteal, Abszessdrainage, durch Inzision 5-892.1d
Golimumab, Applikation, parenteral 6-005.2
Gonioplastik, zur Senkung, Augeninnendruck, mit Laser 5-133.4♦
Goniopunktion, ohne Goniotomie, Auge 1-840.0♦
Goniosynechien, Lösung 5-137.3♦
Goniosynechiolyse 5-137.3♦
Goniotomie, zur Senkung, Augeninnendruck 5-131.8♦
Goniotrepanation, gedeckt
– mit Einbringen, Medikament, zur Fibrosehemmung 5-131.01♦
– ohne adjuvante medikamentöse Therapie 5-131.00♦
Goretex-Transplantat *[nur Zusatzkode!]* 5-930.4
Goretexschleifenshunt, Anlegen
– mit Abstrom in den rechten Vorhof 5-392.31
– ohne Abstrom in den rechten Vorhof 5-392.30
Granulozytenkonzentrat, Transfusion
– 1 8-802.60
– 2 8-802.61
– 3 bis unter 5 8-802.62
– 5 bis unter 7 8-802.63
– 7 bis unter 9 8-802.64
– 9 bis unter 11 8-802.65
– 11 bis unter 13 8-802.66
– 13 bis unter 15 8-802.67
– 15 bis unter 17 8-802.68
– 17 bis unter 19 8-802.69
– 19 bis unter 21 8-802.6a
– 21 oder mehr 8-802.6b
Grattage, Konjunktiva 5-112.1♦
Gravidität, Verschluss, Muttermund 5-674.1
Grazilisplastik, zur Rekonstruktion, Anus 5-496.5
Grids, Implantation, mit
– 1 bis 31 Kontakten pro System
–– 1 bis 5 5-028.b0
–– 6 bis 10 5-028.b1
–– 11 oder mehr 5-028.b2
– 32 oder mehr Kontakten pro System
–– 1 5-028.b3
–– 2 oder mehr 5-028.b4
Großfeldbestrahlung, durch Hochvoltstrahlentherapie 8-523.7
Großflächig – s. jeweiliger durchgeführter Eingriff
Großhirn
– Biopsie
–– durch Inzision, und Trepanation, Schädelknochen 1-510.0
–– perkutan, mit Steuerung durch bildgebende Verfahren 1-401.0
–– stereotaktisch
––– 1 bis 5 Entnahmestellen 1-511.00
––– mehr als 5 Entnahmestellen 1-511.01
– Nadelbiopsie, perkutan, mit Steuerung durch bildgebende Verfahren 1-401.0
Großzehe
– Amputation 5-865.7♦
– Exartikulation 5-865.7♦
Großzehenendgelenk, Arthrodese, offen 5-808.b1♦
Großzehengrundgelenk
– Arthrodese, offen 5-808.b0♦
– Rearthrodese
–– mit Span, kortikospongiös, offen, bei Rezidiv 5-808.b8♦
–– offen, bei Rezidiv 5-808.b7♦
Grundlegend, Patientenschulung 9-500.1
Grundleistung, repetitive transkranielle Magnetstimulation [rTMS] 8-632.0
Gruppen-Setting, Therapie
– neuropädiatrisch 9-403.7
– pädiatrisch-psychosomatisch 9-403.7
– sozialpädiatrisch 9-403.7
Gruppentherapie
– bei psychischen, psychosomatischen und Verhaltensstörungen, bei
–– Erwachsenen, durch
––– Ärzte, TE/Woche, mehr als
–––– 0,05 bis 1 *[nur Zusatzkode!]* 9-649.20
–––– 1 bis 2 *[nur Zusatzkode!]* 9-649.21
–––– 2 bis 3 *[nur Zusatzkode!]* 9-649.22
–––– 3 bis 4 *[nur Zusatzkode!]* 9-649.23
–––– 4 bis 5 *[nur Zusatzkode!]* 9-649.24
–––– 5 bis 6 *[nur Zusatzkode!]* 9-649.25
–––– 6 bis 7 *[nur Zusatzkode!]* 9-649.26
–––– 7 bis 8 *[nur Zusatzkode!]* 9-649.27
–––– 8 bis 9 *[nur Zusatzkode!]* 9-649.28
–––– 9 bis 10 *[nur Zusatzkode!]* 9-649.29
–––– 10 bis 11 *[nur Zusatzkode!]* 9-649.2a
–––– 11 bis 12 *[nur Zusatzkode!]* 9-649.2b
–––– 12 bis 13 *[nur Zusatzkode!]* 9-649.2c
–––– 13 bis 14 *[nur Zusatzkode!]* 9-649.2d
–––– 14 bis 15 *[nur Zusatzkode!]* 9-649.2e
–––– 15 bis 16 *[nur Zusatzkode!]* 9-649.2f
–––– 16 *[nur Zusatzkode!]* 9-649.2g
––– Psychologen, TE/Woche, mehr als
–––– 0,05 bis 1 *[nur Zusatzkode!]* 9-649.40
–––– 1 bis 2 *[nur Zusatzkode!]* 9-649.41
–––– 2 bis 3 *[nur Zusatzkode!]* 9-649.42
–––– 3 bis 4 *[nur Zusatzkode!]* 9-649.43
–––– 4 bis 5 *[nur Zusatzkode!]* 9-649.44
–––– 5 bis 6 *[nur Zusatzkode!]* 9-649.45
–––– 6 bis 7 *[nur Zusatzkode!]* 9-649.46 ►

Gruppentherapie *(Forts.)*
~ bei psychischen, psychosomatischen und Verhaltensstörungen, bei *(Forts.)*
~~ Erwachsenen, durch *(Forts.)*
~~~ Psychologen, TE/Woche, mehr als *(Forts.)*
---- 7 bis 8 *[nur Zusatzkode!]* 9-649.47
---- 8 bis 9 *[nur Zusatzkode!]* 9-649.48
---- 9 bis 10 *[nur Zusatzkode!]* 9-649.49
---- 10 bis 11 *[nur Zusatzkode!]* 9-649.4a
---- 11 bis 12 *[nur Zusatzkode!]* 9-649.4b
---- 12 bis 13 *[nur Zusatzkode!]* 9-649.4c
---- 13 bis 14 *[nur Zusatzkode!]* 9-649.4d
---- 14 bis 15 *[nur Zusatzkode!]* 9-649.4e
---- 15 bis 16 *[nur Zusatzkode!]* 9-649.4f
---- 16 *[nur Zusatzkode!]* 9-649.4g
-- Jugendlichen, durch
--- Ärzte, TE/Woche, mehr als
---- 0,06 bis 1 *[nur Zusatzkode!]* 9-696.20
---- 1 bis 2 *[nur Zusatzkode!]* 9-696.21
---- 2 bis 3 *[nur Zusatzkode!]* 9-696.22
---- 3 bis 4 *[nur Zusatzkode!]* 9-696.23
---- 4 bis 5 *[nur Zusatzkode!]* 9-696.24
---- 5 bis 6 *[nur Zusatzkode!]* 9-696.25
---- 6 bis 7 *[nur Zusatzkode!]* 9-696.26
---- 7 bis 8 *[nur Zusatzkode!]* 9-696.27
---- 8 bis 9 *[nur Zusatzkode!]* 9-696.28
---- 9 bis 10 *[nur Zusatzkode!]* 9-696.29
---- 10 bis 11 *[nur Zusatzkode!]* 9-696.2a
---- 11 bis 12 *[nur Zusatzkode!]* 9-696.2b
---- 12 bis 13 *[nur Zusatzkode!]* 9-696.2c
---- 13 bis 14 *[nur Zusatzkode!]* 9-696.2d
---- 14 bis 15 *[nur Zusatzkode!]* 9-696.2e
---- 15 bis 16 *[nur Zusatzkode!]* 9-696.2f
---- 16 *[nur Zusatzkode!]* 9-696.2g
--- Psychologen, TE/Woche, mehr als
---- 0,06 bis 1 *[nur Zusatzkode!]* 9-696.40
---- 1 bis 2 *[nur Zusatzkode!]* 9-696.41
---- 2 bis 3 *[nur Zusatzkode!]* 9-696.42
---- 3 bis 4 *[nur Zusatzkode!]* 9-696.43
---- 4 bis 5 *[nur Zusatzkode!]* 9-696.44
---- 5 bis 6 *[nur Zusatzkode!]* 9-696.45
---- 6 bis 7 *[nur Zusatzkode!]* 9-696.46
---- 7 bis 8 *[nur Zusatzkode!]* 9-696.47
---- 8 bis 9 *[nur Zusatzkode!]* 9-696.48
---- 9 bis 10 *[nur Zusatzkode!]* 9-696.49
---- 10 bis 11 *[nur Zusatzkode!]* 9-696.4a
---- 11 bis 12 *[nur Zusatzkode!]* 9-696.4b
---- 12 bis 13 *[nur Zusatzkode!]* 9-696.4c
---- 13 bis 14 *[nur Zusatzkode!]* 9-696.4d
---- 14 bis 15 *[nur Zusatzkode!]* 9-696.4e
---- 15 bis 16 *[nur Zusatzkode!]* 9-696.4f
---- 16 *[nur Zusatzkode!]* 9-696.4g
-- Kindern, durch
--- Ärzte, TE/Woche, mehr als
---- 0,06 bis 1 *[nur Zusatzkode!]* 9-696.20
---- 1 bis 2 *[nur Zusatzkode!]* 9-696.21
---- 2 bis 3 *[nur Zusatzkode!]* 9-696.22
---- 3 bis 4 *[nur Zusatzkode!]* 9-696.23
---- 4 bis 5 *[nur Zusatzkode!]* 9-696.24
---- 5 bis 6 *[nur Zusatzkode!]* 9-696.25
---- 6 bis 7 *[nur Zusatzkode!]* 9-696.26 ►

Gruppentherapie *(Forts.)*
~ bei psychischen, psychosomatischen und Verhaltensstörungen, bei *(Forts.)*
~~ Kindern, durch *(Forts.)*
~~~ Ärzte, TE/Woche, mehr als *(Forts.)*
---- 7 bis 8 *[nur Zusatzkode!]* 9-696.27
---- 8 bis 9 *[nur Zusatzkode!]* 9-696.28
---- 9 bis 10 *[nur Zusatzkode!]* 9-696.29
---- 10 bis 11 *[nur Zusatzkode!]* 9-696.2a
---- 11 bis 12 *[nur Zusatzkode!]* 9-696.2b
---- 12 bis 13 *[nur Zusatzkode!]* 9-696.2c
---- 13 bis 14 *[nur Zusatzkode!]* 9-696.2d
---- 14 bis 15 *[nur Zusatzkode!]* 9-696.2e
---- 15 bis 16 *[nur Zusatzkode!]* 9-696.2f
---- 16 *[nur Zusatzkode!]* 9-696.2g
--- Psychologen, TE/Woche, mehr als
---- 0,06 bis 1 *[nur Zusatzkode!]* 9-696.40
---- 1 bis 2 *[nur Zusatzkode!]* 9-696.41
---- 2 bis 3 *[nur Zusatzkode!]* 9-696.42
---- 3 bis 4 *[nur Zusatzkode!]* 9-696.43
---- 4 bis 5 *[nur Zusatzkode!]* 9-696.44
---- 5 bis 6 *[nur Zusatzkode!]* 9-696.45
---- 6 bis 7 *[nur Zusatzkode!]* 9-696.46
---- 7 bis 8 *[nur Zusatzkode!]* 9-696.47
---- 8 bis 9 *[nur Zusatzkode!]* 9-696.48
---- 9 bis 10 *[nur Zusatzkode!]* 9-696.49
---- 10 bis 11 *[nur Zusatzkode!]* 9-696.4a
---- 11 bis 12 *[nur Zusatzkode!]* 9-696.4b
---- 12 bis 13 *[nur Zusatzkode!]* 9-696.4c
---- 13 bis 14 *[nur Zusatzkode!]* 9-696.4d
---- 14 bis 15 *[nur Zusatzkode!]* 9-696.4e
---- 15 bis 16 *[nur Zusatzkode!]* 9-696.4f
---- 16 *[nur Zusatzkode!]* 9-696.4g
– Gesprächspsychotherapie
-- 1 Tag 9-411.24
-- 2 bis 5 Tage 9-411.25
-- 6 bis 10 Tage 9-411.26
-- 11 oder mehr Tage 9-411.27
– Psychotherapie, tiefenpsychologisch fundiert
-- 1 Tag 9-411.14
-- 2 bis 5 Tage 9-411.15
-- 6 bis 10 Tage 9-411.16
-- 11 oder mehr Tage 9-411.17
– Verhaltenstherapie, kognitiv
-- 1 Tag 9-411.04
-- 2 bis 5 Tage 9-411.05
-- 6 bis 10 Tage 9-411.06
-- 11 oder mehr Tage 9-411.07
Guselkumab, Applikation, parenteral 6-00a.7
Gustometrie 1-247
Guyatt, Sechs-Minuten-Gehtest 1-715
Gynäkomastie, Operation 5-879.1♦

G

– H –

H-Fistel-Unterbindung, ösophagotracheal, kongenital 5-428.7
Haar-Stanzbiopsie, Transplantation, frei 5-912.0
Haarfollikel, Augenlid, Transplantation 5-093.4♦
HAART [Hochaktive antiretrovirale Therapie], bei HIV-Erkrankung, mit
– 2 bis 4 Einzelsubstanzen 8-548.0
– 5 oder mehr Einzelsubstanzen 8-548.1
Haartransplantation, durch Lappenplastik, gestielt 5-912.1
Haartransposition, durch Lappenplastik, gestielt 5-912.1
Hämatom – s. jeweiliger durchgeführter Eingriff
Hämatomausräumung
– durch
–– Inzision, Mediastinum, extrapleural, durch
––– Resternotomie 5-341.33
––– Sternotomie 5-341.23
–– Wiedereröffnung, Wunde, Schilddrüse 5-060.3
– mit
–– Thorakoskopie 5-340.d♦
–– Thorakotomie 5-340.c♦
– Nasenseptum 5-211.0
– offen, Pleurahöhle 5-340.a♦
– Ohr, äußeres 5-181.2♦
– thorakoskopisch, Pleurahöhle 5-340.b♦
Hämatomdrainage
– endoskopisch, intrazerebral
–– mit geräteassoziierter mechanischer Fragmentation 5-013.42
–– ohne geräteassoziierte mechanische Fragmentation 5-013.41
– epidural, durch
–– Kraniektomie 5-012.2
–– Kraniotomie 5-012.2
– Nase
–– mit Einnähen, Septumstützfolien 5-211.11
–– ohne Einnähen, Septumstützfolien 5-211.10
– Nasenseptum 5-211.0
– offen, intrazerebral 5-013.40
– Schilddrüse, durch Inzision 5-060.1
– subdural 5-013.1
Hämatomentleerung
– endoskopisch, intrakraniell, stereotaktisch
–– mit geräteassoziierter mechanischer Fragmentation 5-014.12
–– ohne geräteassoziierte mechanische Fragmentation 5-014.11
– epidural, durch Kraniektomie 5-012.2
– offen, intrakraniell, stereotaktisch 5-014.10
– subdural, Rückenmark 5-034.1
Hämatopoetisch, Stammzellen
– Entnahme, aus Knochenmark und peripherem Blut, zur Transplantation mit In-vitro-Aufbereitung durch Positivanreicherung *[nur Zusatzkode!]* 5-410.20 ►
Hämatopoetisch, Stammzellen *(Forts.)*
– peripher gewonnen, Transfusion
–– autogen
––– nach In-vitro-Aufbereitung 8-805.03
––– ohne In-vitro-Aufbereitung 8-805.00
–– HLA-identisch, allogen, bei
––– nicht-verwandtem Spender
–––– nach In-vitro-Aufbereitung 8-805.52
–––– ohne In-vitro-Aufbereitung 8-805.50
––– verwandtem Spender
–––– nach In-vitro-Aufbereitung 8-805.42
–––– ohne In-vitro-Aufbereitung 8-805.40
–– nicht-HLA-identisch, allogen, bei nicht-verwandtem Spender, nach In-vitro-Aufbereitung 8-805.32
– Transfusion, nicht-HLA-identisch, allogen, bei nicht-verwandtem Spender, ohne In-vitro-Aufbereitung 8-805.30
Hämin, Applikation, parenteral
– 100 mg bis unter 200 mg, bei Patienten unter 15 Jahren 6-004.10
– 200 mg bis unter 400 mg 6-004.11
– 400 mg bis unter 600 mg 6-004.12
– 600 mg bis unter 800 mg 6-004.13
– 800 mg bis unter 1.000 mg 6-004.14
– 1.000 mg bis unter 1.400 mg 6-004.15
– 1.400 mg bis unter 1.800 mg 6-004.16
– 1.800 mg bis unter 2.200 mg 6-004.17
– 2.200 mg bis unter 2.600 mg 6-004.18
– 2.600 mg oder mehr 6-004.19
Hämodiafiltration
– arteriovenös, kontinuierlich
–– bis 24 Stunden 8-855.13
–– mehr als
––– 24 bis 72 Stunden 8-855.14
––– 72 bis 144 Stunden 8-855.15
––– 144 bis 264 Stunden 8-855.16
––– 264 bis 432 Stunden 8-855.17
––– 432 bis 600 Stunden 8-855.19
––– 600 bis 960 Stunden 8-855.1a
––– 960 bis 1.320 Stunden 8-855.1b
––– 1.320 bis 1.680 Stunden 8-855.1c
––– 1.680 bis 2.040 Stunden 8-855.1d
––– 2.040 bis 2.400 Stunden 8-855.1e
––– 2.400 Stunden 8-855.1f
– intermittierend
–– mit Antikoagulation, mit
––– Citrat 8-855.4
––– Heparin 8-855.3
–– ohne Antikoagulation 8-855.3
–– verlängert
––– mit Antikoagulation, mit
–––– Citrat 8-855.6
–––– Heparin 8-855.5
––– ohne Antikoagulation 8-855.5
– pumpengetrieben, venovenös, kontinuierlich
–– mit Antikoagulation, mit
––– Citrat
–––– bis 24 Stunden 8-855.80
–––– mehr als
––––– 24 bis 72 Stunden 8-855.81 ►

Hämodiafiltration *(Forts.)*
~ pumpengetrieben, venovenös, kontinuierlich *(Forts.)*
~~ mit Antikoagulation, mit *(Forts.)*
~~~ Citrat *(Forts.)*
~~~~ mehr als *(Forts.)*
––––– 72 bis 144 Stunden 8-855.82
––––– 144 bis 264 Stunden 8-855.83
––––– 264 bis 432 Stunden 8-855.84
––––– 432 bis 600 Stunden 8-855.86
––––– 600 bis 960 Stunden 8-855.87
––––– 960 bis 1.320 Stunden 8-855.88
––––– 1.320 bis 1.680 Stunden 8-855.89
––––– 1.680 bis 2.040 Stunden 8-855.8a
––––– 2.040 bis 2.400 Stunden 8-855.8b
––––– 2.400 Stunden 8-855.8c
––– Heparin
–––– bis 24 Stunden 8-855.70
–––– mehr als
––––– 24 bis 72 Stunden 8-855.71
––––– 72 bis 144 Stunden 8-855.72
––––– 144 bis 264 Stunden 8-855.73
––––– 264 bis 432 Stunden 8-855.74
––––– 432 bis 600 Stunden 8-855.76
––––– 600 bis 960 Stunden 8-855.77
––––– 960 bis 1.320 Stunden 8-855.78
––––– 1.320 bis 1.680 Stunden 8-855.79
––––– 1.680 bis 2.040 Stunden 8-855.7a
––––– 2.040 bis 2.400 Stunden 8-855.7b
––––– 2.400 Stunden 8-855.7c
–– ohne Antikoagulation
––– bis 24 Stunden 8-855.70
––– mehr als
–––– 24 bis 72 Stunden 8-855.71
–––– 72 bis 144 Stunden 8-855.72
–––– 144 bis 264 Stunden 8-855.73
–––– 264 bis 432 Stunden 8-855.74
–––– 432 bis 600 Stunden 8-855.76
–––– 600 bis 960 Stunden 8-855.77
–––– 960 bis 1.320 Stunden 8-855.78
–––– 1.320 bis 1.680 Stunden 8-855.79
–––– 1.680 bis 2.040 Stunden 8-855.7a
–––– 2.040 bis 2.400 Stunden 8-855.7b
–––– 2.400 Stunden 8-855.7c
Hämodialyse
– intermittierend
–– mit Antikoagulation, mit
––– Citrat 8-854.3
––– Heparin 8-854.2
–– ohne Antikoagulation 8-854.2
–– verlängert
––– mit Antikoagulation, mit
–––– Citrat 8-854.5
–––– Heparin 8-854.4
––– ohne Antikoagulation 8-854.4
––– zur Elimination
–––– Leichtketten 8-854.8
–––– Protein, mit Molekularmasse bis 60.000 8-854.8 ►
Hämodialyse *(Forts.)*
– pumpengetrieben, venovenös, kontinuierlich
–– mit Antikoagulation, mit
––– Citrat
–––– bis 24 Stunden 8-854.70
–––– mehr als
––––– 24 bis 72 Stunden 8-854.71
––––– 72 bis 144 Stunden 8-854.72
––––– 144 bis 264 Stunden 8-854.73
––––– 264 bis 432 Stunden 8-854.74
––––– 432 bis 600 Stunden 8-854.76
––––– 600 bis 960 Stunden 8-854.77
––––– 960 bis 1.320 Stunden 8-854.78
––––– 1.320 bis 1.680 Stunden 8-854.79
––––– 1.680 bis 2.040 Stunden 8-854.7a
––––– 2.040 bis 2.400 Stunden 8-854.7b
––––– 2.400 Stunden 8-854.7c
––– Heparin
–––– bis 24 Stunden 8-854.60
–––– mehr als
––––– 24 bis 72 Stunden 8-854.61
––––– 72 bis 144 Stunden 8-854.62
––––– 144 bis 264 Stunden 8-854.63
––––– 264 bis 432 Stunden 8-854.64
––––– 432 bis 600 Stunden 8-854.66
––––– 600 bis 960 Stunden 8-854.67
––––– 960 bis 1.320 Stunden 8-854.68
––––– 1.320 bis 1.680 Stunden 8-854.69
––––– 1.680 bis 2.040 Stunden 8-854.6a
––––– 2.040 bis 2.400 Stunden 8-854.6b
––––– 2.400 Stunden 8-854.6c
–– ohne Antikoagulation
––– bis 24 Stunden 8-854.60
––– mehr als
–––– 24 bis 72 Stunden 8-854.61
–––– 72 bis 144 Stunden 8-854.62
–––– 144 bis 264 Stunden 8-854.63
–––– 264 bis 432 Stunden 8-854.64
–––– 432 bis 600 Stunden 8-854.66
–––– 600 bis 960 Stunden 8-854.67
–––– 960 bis 1.320 Stunden 8-854.68
–––– 1.320 bis 1.680 Stunden 8-854.69
–––– 1.680 bis 2.040 Stunden 8-854.6a
–––– 2.040 bis 2.400 Stunden 8-854.6b
–––– 2.400 Stunden 8-854.6c
Hämodilution, normovolämisch, im Rahmen einer Operation 8-803.1
Hämofiltration
– arteriovenös, kontinuierlich
–– bis 24 Stunden 8-853.13
–– mehr als
––– 24 bis 72 Stunden 8-853.14
––– 72 bis 144 Stunden 8-853.15
––– 144 bis 264 Stunden 8-853.16
––– 264 bis 432 Stunden 8-853.17
––– 432 bis 600 Stunden 8-853.19
––– 600 bis 960 Stunden 8-853.1a
––– 960 bis 1.320 Stunden 8-853.1b
––– 1.320 bis 1.680 Stunden 8-853.1c
––– 1.680 bis 2.040 Stunden 8-853.1d
––– 2.040 bis 2.400 Stunden 8-853.1e ►

H

Hämofiltration *(Forts.)*
~ arteriovenös, kontinuierlich *(Forts.)*
~~ mehr als *(Forts.)*
––– 2.400 Stunden 8-853.1f
– intermittierend
–– mit Antikoagulation, mit
––– Citrat 8-853.4
––– Heparin 8-853.3
–– ohne Antikoagulation 8-853.3
–– verlängert
––– mit Antikoagulation, mit
–––– Citrat 8-853.6
–––– Heparin 8-853.5
––– ohne Antikoagulation 8-853.5
– pumpengetrieben, venovenös, kontinuierlich
–– mit Antikoagulation, mit
––– Citrat
–––– bis 24 Stunden 8-853.80
–––– mehr als
––––– 24 bis 72 Stunden 8-853.81
––––– 72 bis 144 Stunden 8-853.82
––––– 144 bis 264 Stunden 8-853.83
––––– 264 bis 432 Stunden 8-853.84
––––– 432 bis 600 Stunden 8-853.86
––––– 600 bis 960 Stunden 8-853.87
––––– 960 bis 1.320 Stunden 8-853.88
––––– 1.320 bis 1.680 Stunden 8-853.89
––––– 1.680 bis 2.040 Stunden 8-853.8a
––––– 2.040 bis 2.400 Stunden 8-853.8b
––––– 2.400 Stunden 8-853.8c
––– Heparin
–––– bis 24 Stunden 8-853.70
–––– mehr als
––––– 24 bis 72 Stunden 8-853.71
––––– 72 bis 144 Stunden 8-853.72
––––– 144 bis 264 Stunden 8-853.73
––––– 264 bis 432 Stunden 8-853.74
––––– 432 bis 600 Stunden 8-853.76
––––– 600 bis 960 Stunden 8-853.77
––––– 960 bis 1.320 Stunden 8-853.78
––––– 1.320 bis 1.680 Stunden 8-853.79
––––– 1.680 bis 2.040 Stunden 8-853.7a
––––– 2.040 bis 2.400 Stunden 8-853.7b
––––– 2.400 Stunden 8-853.7c
–– ohne Antikoagulation
––– bis 24 Stunden 8-853.70
––– mehr als
–––– 24 bis 72 Stunden 8-853.71
–––– 72 bis 144 Stunden 8-853.72
–––– 144 bis 264 Stunden 8-853.73
–––– 264 bis 432 Stunden 8-853.74
–––– 432 bis 600 Stunden 8-853.76
–––– 600 bis 960 Stunden 8-853.77
–––– 960 bis 1.320 Stunden 8-853.78
–––– 1.320 bis 1.680 Stunden 8-853.79
–––– 1.680 bis 2.040 Stunden 8-853.7a
–––– 2.040 bis 2.400 Stunden 8-853.7b
–––– 2.400 Stunden 8-853.7c
Hämoperfusion 8-856
Hämorrhoidektomie
– durch Injektion 5-493.1 ►

Hämorrhoidektomie *(Forts.)*
– nach Milligan-Morgan
–– 1 Segment 5-493.20
–– 2 Segmente 5-493.21
–– 3 oder mehr Segmente 5-493.22
Hämorrhoidendestruktion 5-493.4
Hämorrhoidenexzision
– mit Rekonstruktion, plastisch (z.B. nach Fansler, Arnold, Parks)
–– 1 Segment 5-493.60
–– 2 Segmente 5-493.61
–– 3 Segmente 5-493.61
– nach Milligan-Morgan
–– 1 Segment 5-493.20
–– 2 Segmente 5-493.21
–– 3 oder mehr Segmente 5-493.22
Hämorrhoidenligatur
– 1 Hämorrhoide 5-493.00
– 2 Hämorrhoiden 5-493.01
– 3 Hämorrhoiden 5-493.02
Hämorrhoidenoperation, nach Longo 5-493.5
Hämorrhoidensklerosierung 5-493.1
Hakenplatte, zur Osteosynthese, Wirbelsäule
– 1 Segment 5-83b.60
– 2 Segmente 5-83b.61
– 3 Segmente 5-83b.62
– 4 Segmente 5-83b.64
– 5 Segmente 5-83b.65
– 6 Segmente 5-83b.66
– 7 bis 10 Segmente 5-83b.67
– 11 oder mehr Segmente 5-83b.68
Halbkörperhochvoltstrahlentherapie 8-523.3
Halo-Fixateur, zur Stabilisierung, Halswirbelsäule 8-410.0
Halopelvikdistraktion, zur Extension, Wirbelsäule 8-419.0
Halotraktion, Schädelkalotte 8-410.0
Hals
– Abtragung, Hautblase, bei Verbrennung und Verätzung 5-921.05
– Arterie
–– extrakraniell
––– Ballonangioplastie, Gefäßprothese, offen 5-380.06♦ 8-836.0e
––– Endarteriektomie, Gefäßprothese 5-381.06♦
––– Fremdkörperentfernung, Gefäßprothese 5-380.06♦
––– Inzision, Gefäßprothese 5-380.06♦
––– Thrombektomie, Gefäßprothese 5-380.06♦
––– Thrombendarteriektomie, Gefäßprothese 5-381.06♦
–– Subtraktionsangiographie, digital 3-601
– Butterfly-Plastik 5-906.05
–– bei Verbrennung und Verätzung 5-927.05
– Chemical Peeling
–– großflächig 5-913.95
–– kleinflächig 5-913.35
– Computertomographie
–– mit Kontrastmittel 3-221
–– nativ 3-201 ►

Hals *(Forts.)*
– Dehnungsplastik, lokal
–– bei Verbrennung und Verätzung 5-926.05
–– großflächig 5-903.55
–– kleinflächig 5-903.05
– Dermabrasion
–– bei Verbrennung und Verätzung 5-921.15
–– hochtourig, kleinflächig 5-913.05
– Desilikonisierung, Dermisersatzmaterial 5-91a.05
–– bei Verbrennung und Verätzung 5-929.15
– Desinsertion 5-851.d0♦
– Durchtrennung, Lappenstiel
–– bei Verbrennung und Verätzung 5-929.05
–– Muskel und Faszie 5-857.a0♦
– Einlegen, Medikamententräger, subfaszial 5-850.h0♦
– Entfernung, Medikamententräger, subfaszial 5-850.j0♦
– Entnahme
–– Composite graft 5-901.25
–– Fernlappen, gestielt 5-904.25
––– bei Verbrennung und Verätzung 5-924.55
–– Lappen
––– fasziokutan, mit mikrovaskulärer Anastomosierung 5-858.00♦
––– frei, mit mikrovaskulärer Anastomosierung 5-904.05
–––– bei Verbrennung und Verätzung 5-924.35
––– myokutan, mit mikrovaskulärer Anastomosierung 5-858.20♦
––– osteofasziokutan, mit mikrovaskulärer Anastomosierung 5-858.30♦
––– osteomyokutan, mit mikrovaskulärer Anastomosierung 5-858.30♦
––– regional, gestielt 5-904.15
–––– bei Verbrennung und Verätzung 5-924.45
––– septokutan, mit mikrovaskulärer Anastomosierung 5-858.10♦
–– Spalthaut 5-901.05
–– Vollhaut 5-901.15
––– bei Verbrennung und Verätzung 5-924.15
– Escharotomie 5-920.05
–– mit Fasziotomie 5-920.25
– Explantation, Hautexpander 5-909.15
– Exstirpation, Weichteiltumor
–– epifaszial 5-852.80♦
–– subfaszial 5-852.90♦
– Faszie
–– Débridement 5-850.d0♦
–– Defektdeckung, mit
––– allogenem Material 5-856.a0♦
––– autogenem Material 5-856.90♦
–– Doppelung 5-856.30♦
–– Entfernung, Transplantat 5-856.80♦
–– Entnahme, zur Transplantation 5-852.g0♦
–– Exploration 5-850.g0♦
–– Exzision 5-852.a0♦
–– Fremdkörperentfernung, durch Inzision 5-850.a0♦ ►

Hals *(Forts.)*
~ Faszie *(Forts.)*
–– Inzision 5-850.60♦
––– perkutan 5-850.70♦
–– Naht 5-856.00♦
–– Revision, Transplantat 5-856.60♦
–– Transplantation
––– allogen 5-856.50♦
––– autogen 5-856.40♦
–– Verkürzung 5-856.20♦
–– Verlängerung 5-856.10♦
–– Wechsel, Transplantat 5-856.70♦
– Faszienlappenplastik 5-857.40♦
–– gefäßgestielt 5-857.50♦
– Fasziotomie
–– bei Verbrennung und Verätzung 5-920.15
–– längs, perkutan 5-851.a0♦
–– quer
––– partiell, offen 5-851.50♦
––– perkutan 5-851.70♦
––– total, offen 5-851.60♦
–– Segment
––– längs
–––– partiell, offen 5-851.80♦
–––– total, offen 5-851.90♦
––– mehrere, längs
–––– partiell, offen 5-851.b0♦
–––– total, offen 5-851.c0♦
– Fernlappenplastik, gestielt 5-905.25
– Fettgewebe
–– Absaugen 5-911.15
–– Abtragung 5-911.25
– Fistelexstirpation, median 5-065.2
– Fistelexzision
–– lateral 5-291.2
–– median
––– mit Resektion, Zungenbein, medial 5-065.3
––– ohne Resektion, Zungenbein, medial 5-065.2
– Gefäß
–– Arteriographie 3-601
–– Atherektomie, perkutan-transluminal 8-836.31♦
–– Blade-Angioplastie, perkutan-transluminal 8-836.11♦
–– Embolisation, selektiv, perkutan-transluminal, mit
––– ablösbarem Ballon 8-836.b1♦
––– embolisierender Flüssigkeit 8-836.91♦
––– Metallspiralen 8-836.m1♦
––– Partikeln 8-836.k1♦
––– Schirm 8-836.c1♦
–– extrakraniell
––– Biopsie, durch Inzision 1-587.0♦
––– Embolektomie, Gefäßprothese 5-380.06♦
–– Fräsatherektomie, perkutan-transluminal 8-836.31♦
–– Fremdkörperentfernung, perkutan-transluminal 8-836.61♦ ►

H

Hals *(Forts.)*
~ Gefäß *(Forts.)*
-- Implantation, perkutan-transluminal, Klammern, endovaskulär, selbstexpandierend 8-83c.91♦
-- Laser-Angioplastie, perkutan-transluminal 8-836.21♦
-- Lithoplastie, perkutan-transluminal 8-83c.b1♦
-- Rotationsatherektomie, perkutan-transluminal 8-83c.f1♦
-- Scoring-balloon, perkutan-transluminal 8-836.11♦
-- Thrombektomie, perkutan-transluminal 8-836.81♦
-- Thrombolyse, selektiv, perkutan-transluminal 8-836.71♦
- Haut
-- Applikation
--- Ätzmittel, lokal 5-914.05
--- Zytostatika, lokal 5-914.15
-- Biopsie, ohne Inzision 1-490.0
-- Durchtrennung, Lappenstiel 5-909.25
-- Einbringen, Material
--- autogen 5-890.15
--- xenogen 5-890.25
-- Einlegen, Medikamententräger, durch Inzision 5-892.35
-- Elektrochemotherapie
--- großflächig 5-915.95
--- kleinflächig 5-915.85
-- Elektrokaustik
--- großflächig 5-915.45
--- kleinflächig 5-915.05
-- Entfernung, Medikamententräger, durch Inzision 5-892.45
-- Exploration 5-892.05
-- Exzision
--- lokal
---- mit primärem Wundverschluss 5-894.15
---- ohne primären Wundverschluss 5-894.05
--- radikal
---- histographisch kontrolliert
----- mit
------ lokaler Lappenplastik 5-895.55
------ primärem Wundverschluss 5-895.35
------ Transplantation 5-895.55
----- ohne primären Wundverschluss 5-895.15
---- mit
----- lokaler Lappenplastik 5-895.45
----- primärem Wundverschluss 5-895.25
----- Transplantation 5-895.45
---- ohne primären Wundverschluss 5-895.05
--- tangential, bei Verbrennung und Verätzung 5-921.35
-- Fliegenmaden, Anwendung 8-192.35
-- Fremdkörperentfernung
--- durch Inzision 5-892.25
--- ohne Inzision 8-102.2
-- Gewebsreduktionsplastik 5-911.05
-- Hochfrequenzchirurgie, bei Verbrennung und Verätzung 5-921.75 ►

Hals *(Forts.)*
~ Haut *(Forts.)*
-- Infrarotkoagulation
--- großflächig 5-915.75
--- kleinflächig 5-915.35
-- Inzision 5-892.05
--- mit Drainage 5-892.15
-- Kryochirurgie
--- großflächig 5-915.65
--- kleinflächig 5-915.25
-- Laserbehandlung
--- großflächig 5-915.55
--- kleinflächig 5-915.15
-- Laserdestruktion, bei Verbrennung und Verätzung 5-921.45
-- Naht
--- primär 5-900.05
--- sekundär 5-900.15
-- Radiochirurgie, bei Verbrennung und Verätzung 5-921.65
-- Straffungsoperation 5-911.05
-- Tätowieren 5-890.05
-- Ultraschalldestruktion, bei Verbrennung und Verätzung 5-921.55
-- und Unterhaut
--- Entfernung
---- großflächig, System, zur Vakuumtherapie, ohne Anästhesie 8-192.15
---- kleinflächig, System, zur Vakuumtherapie, ohne Anästhesie 8-192.05
--- Wunde, Entfernung
---- Fibrinbeläge
----- großflächig, ohne Anästhesie 8-192.15
----- kleinflächig, ohne Anästhesie 8-192.05
---- großflächig, Gewebe, ohne Anästhesie 8-192.15
---- kleinflächig, Gewebe, ohne Anästhesie 8-192.05
-- Wiederherstellung, Oberflächenkontinuität
--- primär, durch
---- Gewebekleber 5-900.05
---- Metallklammern 5-900.05
--- sekundär, durch
---- Gewebekleber 5-900.15
---- Metallklammern 5-900.15
-- Wunddébridement, großflächig 5-896.15
-- Wundtoilette, chirurgisch, großflächig 5-896.15
--- mit Einlegen, Medikamententräger 5-896.25
- Hautersatz
-- großflächig, durch Keratinozyten, kultiviert 5-902.c5
-- kleinflächig, durch Keratinozyten, kultiviert 5-902.b5
-- permanent
--- großflächig, durch
---- allogene Amnionmembran 5-902.j5
----- bei Verbrennung und Verätzung 5-925.j5
---- allogenes Amnion 5-902.j5
----- bei Verbrennung und Verätzung 5-925.j5 ►

Hals *(Forts.)*
~ Hautersatz *(Forts.)*
~~ permanent *(Forts.)*
~~~ großflächig, durch *(Forts.)*
---- allogenes Hautersatzmaterial 5-902.j5
----- bei Verbrennung und Verätzung 5-925.j5
---- allogenes Hauttransplantat 5-902.g5
----- bei Verbrennung und Verätzung 5-925.g5
---- Dermisersatzmaterial 5-902.e5
----- bei Verbrennung und Verätzung 5-925.e5
---- humane azelluläre dermale Matrix 5-902.g5
----- bei Verbrennung und Verätzung 5-925.g5
---- kultivierte Keratinozyten, bei Verbrennung und Verätzung 5-925.a5
--- kleinflächig, durch
---- allogene Amnionmembran 5-902.h5
----- bei Verbrennung und Verätzung 5-925.j5
---- allogenes Amnion 5-902.h5
----- bei Verbrennung und Verätzung 5-925.h5
---- allogenes Hautersatzmaterial 5-902.h5
----- bei Verbrennung und Verätzung 5-925.h5
---- allogenes Hauttransplantat 5-902.f5
----- bei Verbrennung und Verätzung 5-925.f5
---- Dermisersatzmaterial 5-902.d5
----- bei Verbrennung und Verätzung 5-925.d5
---- humane azelluläre dermale Matrix 5-902.f5
----- bei Verbrennung und Verätzung 5-925.f5
---- kultivierte Keratinozyten, bei Verbrennung und Verätzung 5-925.95
– Hautschichten, oberflächlich
-- Ausbürsten
--- großflächig 5-913.75
--- kleinflächig 5-913.15
-- Chemochirurgie
--- großflächig 5-913.95
--- kleinflächig 5-913.35
-- Dermabrasion, hochtourig, großflächig 5-913.65
-- Entfernung, mit scharfem Löffel
--- großflächig 5-913.85
--- kleinflächig 5-913.25
-- Exkochleation
--- großflächig 5-913.85
--- kleinflächig 5-913.25
-- Laserbehandlung
--- großflächig 5-913.a5
--- kleinflächig 5-913.45
-- Shaving
--- großflächig 5-913.b5
--- kleinflächig 5-913.55
– Implantation, Hautexpander 5-909.05 ▶

Hals *(Forts.)*
– Insellappenplastik, lokal
-- bei Verbrennung und Verätzung 5-926.35
-- großflächig 5-903.85
-- kleinflächig 5-903.35
– Inzision, Verbrennungsschorf, mit Fasziotomie 5-920.25
– Jumping-man-Plastik 5-906.05
-- bei Verbrennung und Verätzung 5-927.05
– Kompartmentresektion 5-852.b0♦
-- mit
--- erweiterter Präparation 5-852.d0♦
--- spezieller Gefäß- und Nervenpräparation 5-852.c0♦
– Lappen
-- frei, Revision, mit mikrovaskulärer Anastomosierung, bei Verbrennung und Verätzung 5-928.85
-- regional, gestielt, Revision 5-907.35
--- bei Verbrennung und Verätzung 5-928.65
– Lappenplastik
-- adipofaszial 5-857.20♦
--- gefäßgestielt 5-857.30♦
-- fasziokutan 5-857.00♦
--- gefäßgestielt 5-857.10♦
-- frei, mit mikrovaskulärer Anastomosierung 5-905.05
-- kombiniert 5-906.05
--- bei Verbrennung und Verätzung 5-927.05
-- lokal, Revision, bei Verbrennung und Verätzung 5-928.55
-- mit freiem Hauttransplantat 5-906.15
--- bei Verbrennung und Verätzung 5-927.15
-- myokutan 5-857.60♦
--- gefäßgestielt 5-857.70♦
-- regional, gestielt 5-905.15
--- mit Fernlappen 5-906.25
---- bei Verbrennung und Verätzung 5-927.25
---- mit freiem Hauttransplantat 5-906.35
----- bei Verbrennung und Verätzung 5-927.35
-- Revision, lokal 5-907.25
– Liposuktion 5-911.15
– Magnetresonanztomographie
-- mit Kontrastmittel 3-821
-- nativ 3-801
– Mikrograft-Spalthautdeckung, bei Verbrennung und Verätzung 5-925.75
– Muskel
-- Débridement 5-850.b0♦
-- Durchtrennung 5-851.00♦
-- Entfernung, Transplantat 5-853.90♦
-- Entnahme, zur Transplantation 5-852.e0♦
-- Exploration 5-850.e0♦
-- Exzision
--- epifaszial
---- partiell 5-852.40♦
---- total 5-852.50♦
--- subfaszial
---- partiell 5-852.60♦
---- total 5-852.70♦ ▶

H
~~~

Hals *(Forts.)*
~ Muskel *(Forts.)*
–– Fremdkörperentfernung, durch Inzision 5-850.80♦
–– Inzision
––– längs 5-850.00♦
––– quer 5-850.10♦
–– Naht 5-853.10♦
–– Plastik 5-853.40♦
–– Refixation 5-853.00♦
–– Revision, Transplantat 5-853.70♦
–– Spülung, Hohlraum 5-853.x0♦
–– Transplantation 5-853.60♦
–– Transposition 5-853.50♦
–– Verkürzung, und Naht 5-853.30♦
–– Verlängerung, und Naht 5-853.20♦
–– Wechsel, Transplantat 5-853.80♦
– Muskellappenplastik 5-857.80♦
–– gefäßgestielt 5-857.90♦
– Muskeln und Weichteile
–– Biopsie
––– durch Inzision 1-502.0
––– perkutan 1-491.0
–––– mit Steuerung durch bildgebende Verfahren 1-492.0
–– Nadelbiopsie, perkutan 1-491.0
– Narbenkorrektur 5-894.15
–– nach Hautplastik 5-907.05
– Nekrosektomie, epifaszial, bei Verbrennung und Verätzung 5-921.25
– Resektion
–– Ganglion 5-859.20♦
–– Gewebe, kompartmentübergreifend
––– mit spezieller Gefäß- und Nervenpräparation 5-852.j0♦
––– ohne spezielle Gefäß- und Nervenpräparation 5-852.h0♦
– Revision
–– Fernlappen, gestielt 5-907.45
––– bei Verbrennung und Verätzung 5-928.75
–– Hauttransplantat, frei 5-907.15
––– bei Verbrennung und Verätzung 5-928.45
–– Lappen, frei, mit mikrovaskulärer Anastomosierung 5-907.55
– Schleimbeutel
–– Inzision 5-859.00♦
–– Resektion, total 5-859.10♦
– Schweißdrüse
–– Exzision
––– lokal 5-894.25
––– radikal 5-895.65
–– Kürettage
––– lokal 5-894.25
––– radikal 5-895.65
– Sehne
–– Augmentation 5-854.30♦
–– Débridement 5-850.c0♦
–– Entfernung, Transplantat 5-854.90♦
–– Ersatzplastik 5-854.40♦
––– mit Interponat 5-854.50♦
–– Exploration 5-850.f0♦ ►

Hals *(Forts.)*
~ Sehne *(Forts.)*
–– Exzision
––– partiell 5-852.00♦
––– total 5-852.10♦
–– Fremdkörperentfernung, durch Inzision 5-850.90♦
–– Inzision
––– längs 5-850.20♦
––– quer 5-850.30♦
–– mehrere
––– Tenodese
–––– primär 5-855.90♦
–––– sekundär 5-855.a0♦
––– Tenolyse 5-855.60♦
–– Naht
––– primär 5-855.10♦
––– sekundär 5-855.20♦
–– Reinsertion 5-855.00♦
–– Rekonstruktion, mit Material, alloplastisch 5-854.a0♦
–– Schaffung, Transplantatlager 5-854.60♦
–– Tenodese
––– primär 5-855.70♦
––– sekundär 5-855.80♦
–– Tenolyse 5-855.50♦
–– Transplantation 5-854.70♦
–– Transposition 5-854.20♦
–– und Muskel, Exzision
––– epifaszial 5-852.80♦
––– subfaszial 5-852.90♦
–– Verkürzung 5-854.10♦
–– Verlängerung 5-854.00♦
–– Wechsel, Transplantat 5-854.80♦
– Sehnengewebe, Entnahme, zur Transplantation 5-852.f0♦
– Sehnenscheide
–– Durchtrennung
––– längs 5-851.30♦
––– quer 5-851.40♦
–– Exzision
––– partiell 5-852.20♦
––– total 5-852.30♦
–– isoliert, Inzision
––– längs 5-850.40♦
––– quer 5-850.50♦
–– Naht
––– primär 5-855.30♦
––– sekundär 5-855.40♦
–– Spülung 5-855.b0♦
– Tenotomie
–– offen 5-851.10♦
–– perkutan 5-851.20♦
– Thermoablation, Weichteile, perkutan 5-859.30♦
– Transplantation
–– Composite graft
––– bei Verbrennung und Verätzung 5-925.35
––– frei
–––– großflächig 5-902.75
–––– kleinflächig 5-902.35 ►

Hals *(Forts.)*
~ Transplantation *(Forts.)*
-- Fernlappen, gestielt, bei Verbrennung und Verätzung 5-925.65
-- Haut, durch Epithelzellsuspension, nach
--- Aufbereitung mit Bedside-Kit 5-902.95
---- bei Verbrennung und Verätzung 5-925.b5
--- labortechnischer Aufbereitung im Schnellverfahren 5-902.a5
---- bei Verbrennung und Verätzung 5-925.c5
-- Lappen
--- fasziokutan, mit mikrovaskulärer Anastomosierung 5-858.50♦
--- frei, mit mikrovaskulärer Anastomosierung, bei Verbrennung und Verätzung 5-925.45
--- myokutan, mit mikrovaskulärer Anastomosierung 5-858.70♦
--- osteofasziokutan, mit mikrovaskulärer Anastomosierung 5-858.80♦
--- osteomyokutan, mit mikrovaskulärer Anastomosierung 5-858.80♦
--- regional, gestielt, bei Verbrennung und Verätzung 5-925.55
--- septokutan, mit mikrovaskulärer Anastomosierung 5-858.60♦
-- Spalthaut, frei
--- bei Verbrennung und Verätzung 5-925.05
--- großflächig 5-902.45
---- auf Hautareal, granulierend 5-902.55
--- kleinflächig 5-902.05
---- auf Hautareal, granulierend 5-902.15
-- Vollhaut
--- bei Verbrennung und Verätzung 5-925.25
--- frei
---- großflächig 5-902.65
---- kleinflächig 5-902.25
- Transposition, Sehne, partiell 5-854.20♦
- Transpositionsplastik, lokal
-- bei Verbrennung und Verätzung 5-926.25
-- großflächig 5-903.75
-- kleinflächig 5-903.25
- Vene, oberflächlich
-- Ballonangioplastie, offen 5-380.a0♦ 8-836.0x♦
-- Embolektomie 5-380.a0♦
-- Entnahme, Transplantat 5-386.a0♦
-- Exzision 5-386.a0♦
-- Fremdkörperentfernung 5-380.a0♦
-- Inzision 5-380.a0♦
-- Ligatur 5-389.a0♦
-- Naht 5-388.a0♦
-- Patchplastik 5-395.a0♦
-- Rekonstruktion, plastisch 5-397.a0♦
-- Resektion, und
--- Ersatz 5-383.a0♦
--- Reanastomosierung 5-382.a0♦
-- Thrombektomie 5-380.a0♦
-- Verschluss, operativ 5-389.a0♦
- Verbrennungsschorf, Inzision 5-920.05 ►

Hals *(Forts.)*
- Verschiebe-Rotationsplastik, lokal
-- bei Verbrennung und Verätzung 5-926.15
-- großflächig 5-903.65
-- kleinflächig 5-903.15
- W-Plastik, lokal
-- bei Verbrennung und Verätzung 5-926.55
-- großflächig 5-903.b5
-- kleinflächig 5-903.a5
- Weichteildeckung, temporär
-- großflächig
--- durch
---- allogene Amnionmembran 5-916.e5
----- bei Verbrennung und Verätzung 5-923.d5
---- allogene Hauttransplantation 5-916.55
----- bei Verbrennung und Verätzung 5-923.55
---- allogenes Amnion 5-916.e5
----- bei Verbrennung und Verätzung 5-923.d5
---- allogenes Hautersatzmaterial 5-916.e5
----- bei Verbrennung und Verätzung 5-923.d5
---- humane azelluläre dermale Matrix 5-916.55
----- bei Verbrennung und Verätzung 5-923.55
---- hydrolytisch resorbierbare Membran 5-916.c5
---- Kombination mehrerer Verfahren 5-916.95
----- bei Verbrennung und Verätzung 5-923.95
---- kultivierte Keratinozyten 5-916.85
----- bei Verbrennung und Verätzung 5-923.85
---- xenogenes Hautersatzmaterial 5-916.65
----- bei Verbrennung und Verätzung 5-923.65
--- mit
---- alloplastisches Material 5-916.75
----- bei Verbrennung und Verätzung 5-923.75
---- hydrolytisch resorbierbarer Membran, bei Verbrennung und Verätzung 5-923.b5
-- kleinflächig
--- durch
---- allogene Amnionmembran 5-916.d5
----- bei Verbrennung und Verätzung 5-923.c5
---- allogene Hauttransplantation 5-916.05
----- bei Verbrennung und Verätzung 5-923.05
---- allogenes Amnion 5-916.d5
----- bei Verbrennung und Verätzung 5-923.c5
---- allogenes Hautersatzmaterial 5-916.d5
----- bei Verbrennung und Verätzung 5-923.c5 ►

H

Hals *(Forts.)*
~ Weichteildeckung, temporär *(Forts.)*
~~ kleinflächig *(Forts.)*
~~~ durch *(Forts.)*
–––– humane azelluläre dermale Matrix 5-916.05
––––– bei Verbrennung und Verätzung 5-923.05
–––– hydrolytisch resorbierbare Membran 5-916.b5
–––– Kombination mehrerer Verfahren 5-916.45
––––– bei Verbrennung und Verätzung 5-923.45
–––– kultivierte Keratinozyten 5-916.35
––––– bei Verbrennung und Verätzung 5-923.35
–––– xenogenes Hautersatzmaterial 5-916.15
––––– bei Verbrennung und Verätzung 5-923.15
––– mit
–––– alloplastischem Material 5-916.25
––––– bei Verbrennung und Verätzung 5-923.25
–––– hydrolytisch resorbierbarer Membran, bei Verbrennung und Verätzung 5-923.a5
– Wundverschluss, primär, durch
–– Klammer, bei Verbrennung und Verätzung 5-928.15
–– Klebung, bei Verbrennung und Verätzung 5-928.25
–– Naht, bei Verbrennung und Verätzung 5-928.05
– Wundversorgung 5-900.05
– Z-Plastik, lokal
–– bei Verbrennung und Verätzung 5-926.45
–– großflächig 5-903.95
–– kleinflächig 5-903.45
– Zystenexzision
–– lateral 5-291.1
–– median
––– mit Resektion, Zungenbein, medial 5-065.1
––– ohne Resektion, Zungenbein, medial 5-065.0
Halsbereich, Probeexzision, Lymphknoten, ohne Markierung 5-401.00♦
Halslymphknoten, Exstirpation 5-401.00♦
– mit
–– Farbmarkierung 5-401.02♦
–– Radionuklidmarkierung 5-401.01♦
– ohne Markierung 5-401.00♦
Halsrippe, Resektion 5-343.5♦
Halswirbelsäule
– Facettenblockade, zur Schmerztherapie
–– mit bildgebenden Verfahren 8-914.10
–– ohne bildgebende Verfahren 8-914.00
– Gelenk, Injektion, Medikament, zur Schmerztherapie
–– mit bildgebenden Verfahren 8-917.11
–– ohne bildgebende Verfahren 8-917.01 ►

Halswirbelsäule *(Forts.)*
– Hemilaminektomie, über
–– 1 Segment 5-030.50
–– 2 Segmente 5-030.51
–– 3 oder mehr Segmente 5-030.52
– Injektion, Medikament, zur Schmerztherapie
–– mit bildgebenden Verfahren 8-914.10
–– ohne bildgebende Verfahren 8-914.00
– Laminektomie, über
–– 1 Segment 5-030.60
–– 2 Segmente 5-030.61
–– 3 oder mehr Segmente 5-030.62
– Laminotomie, über
–– 1 Segment 5-030.40
–– 2 Segmente 5-030.41
–– 3 oder mehr Segmente 5-030.42
– Stabilisierung, mit Halo-Fixateur 8-410.0
– Zugang
–– dorsal, über
––– 1 Segment 5-030.30
––– 2 Segmente 5-030.31
––– 3 oder mehr Segmente 5-030.32
–– lateral 5-030.8
–– ventral, über
––– 1 Segment 5-030.70
––– 2 Segmente 5-030.71
––– 3 oder mehr Segmente 5-030.72
Halszyste
– lateral, Exstirpation 5-291.1
– median, Exstirpation 5-065.0
Hand – s.a. Karpus, Metakarpus
– Abtragung, Hautblase, bei Verbrennung und Verätzung 5-921.09♦
– Amputation, Revision 5-866.2♦
– Arterie
–– Ballonangioplastie, Gefäßprothese, offen 5-380.28♦ 8-836.0e
–– Embolektomie, Gefäßprothese 5-380.28♦
–– Fremdkörperentfernung, Gefäßprothese 5-380.28♦
–– Inzision, Gefäßprothese 5-380.28♦
–– Thrombektomie, Gefäßprothese 5-380.28♦
– Arthrorise 5-849.6♦
– Ausräumung, Panaritium ossale 5-780.6c♦
– Butterfly-Plastik 5-906.09♦
–– bei Verbrennung und Verätzung 5-927.09♦
– Chemical Peeling
–– großflächig 5-913.99♦
–– kleinflächig 5-913.39♦
– Dehnungsplastik, lokal
–– bei Verbrennung und Verätzung 5-926.09♦
–– großflächig 5-903.59♦
–– kleinflächig 5-903.09♦
– Dermabrasion
–– bei Verbrennung und Verätzung 5-921.19♦
–– hochtourig, kleinflächig 5-913.09♦
– Desilikonisierung, Dermisersatzmaterial 5-91a.09♦
–– bei Verbrennung und Verätzung 5-929.19♦ ►
~~~

Hand – s.a. Karpus, Metakarpus *(Forts.)*
– Durchtrennung, Lappenstiel
–– bei Verbrennung und Verätzung 5-929.09♦
–– Muskel und Faszie 5-857.24♦
– Entnahme
–– Composite graft 5-901.29♦
–– Fernlappen, gestielt 5-904.29♦
––– bei Verbrennung und Verätzung 5-924.59♦
–– Lappen
––– fasziokutan, mit mikrovaskulärer Anastomosierung 5-858.04♦
––– frei, mit mikrovaskulärer Anastomosierung 5-904.09♦
–––– bei Verbrennung und Verätzung 5-924.39♦
––– myokutan, mit mikrovaskulärer Anastomosierung 5-858.24♦
––– osteofasziokutan, mit mikrovaskulärer Anastomosierung 5-858.34♦
––– osteomyokutan, mit mikrovaskulärer Anastomosierung 5-858.34♦
––– regional, gestielt 5-904.19♦
–––– bei Verbrennung und Verätzung 5-924.49♦
––– septokutan, mit mikrovaskulärer Anastomosierung 5-858.14♦
–– Spalthaut 5-901.09♦
–– Vollhaut 5-901.19♦
– Escharotomie 5-920.09♦
–– mit
––– Dekompression, Nerv, peripher 5-920.39♦
––– Fasziotomie 5-920.29♦
– Explantation, Hautexpander 5-909.19♦
– Exzision
–– Ganglion 5-849.0♦
–– Gewebe, radikal 5-849.3♦
– Faszienlappenplastik 5-857.44♦
–– gefäßgestielt 5-857.54♦
– Fasziotomie, bei Verbrennung und Verätzung 5-920.19♦
– Fernlappenplastik, gestielt 5-905.29♦
– Fettgewebe
–– Absaugen 5-911.19♦
–– Abtragung 5-911.29♦
– Gefäß, Biopsie, durch Inzision 1-587.1♦
– Gefäßprothese, Arterie
–– Endarteriektomie 5-381.28♦
–– Thrombendarteriektomie 5-381.28♦
– Gelenk, sonstige
–– Arthroskopie, diagnostisch 1-697.b♦
–– Biopsie, durch Inzision 1-504.c♦
–– Fixation, temporär 5-849.1♦
– Gewebe, Exzision, radikal, mit
–– erweiterter Präparation 5-849.5♦
–– spezieller Gefäß- und Nervenpräparation 5-849.4♦
– Haut
–– Applikation
––– Ätzmittel, lokal 5-914.09♦
––– Zytostatika, lokal 5-914.19♦
–– Biopsie, ohne Inzision 1-490.3♦ ▶

Hand – s.a. Karpus, Metakarpus *(Forts.)*
– Haut *(Forts.)*
–– Durchtrennung, Lappenstiel 5-909.29♦
–– Einbringen, Material
––– autogen 5-890.19♦
––– xenogen 5-890.29♦
–– Einlegen, Medikamententräger, durch Inzision 5-892.39♦
–– Elektrochemotherapie
––– großflächig 5-915.99♦
––– kleinflächig 5-915.89♦
–– Elektrokaustik
––– großflächig 5-915.49♦
––– kleinflächig 5-915.09♦
–– Entfernung, Medikamententräger, durch Inzision 5-892.49♦
–– Exploration 5-892.09♦
–– Exzision
––– lokal
–––– mit primärem Wundverschluss 5-894.19♦
–––– ohne primären Wundverschluss 5-894.09♦
––– radikal
–––– histographisch kontrolliert
––––– mit
–––––– lokaler Lappenplastik 5-895.59♦
–––––– primärem Wundverschluss 5-895.39♦
–––––– Transplantation 5-895.59♦
––––– ohne primären Wundverschluss 5-895.19♦
–––– mit
––––– lokaler Lappenplastik 5-895.49♦
––––– primärem Wundverschluss 5-895.29♦
––––– Transplantation 5-895.49♦
–––– ohne primären Wundverschluss 5-895.09♦
––– tangential, bei Verbrennung und Verätzung 5-921.39♦
–– Fliegenmaden, Anwendung 8-192.39♦
–– Fremdkörperentfernung
––– durch Inzision 5-892.29♦
––– ohne Inzision 8-102.7♦
–– Gewebsreduktionsplastik 5-911.09♦
–– Hochfrequenzchirurgie, bei Verbrennung und Verätzung 5-921.79♦
–– Infrarotkoagulation
––– großflächig 5-915.79♦
––– kleinflächig 5-915.39♦
–– Inzision 5-892.09♦
––– mit Drainage 5-892.19♦
–– Kryochirurgie
––– großflächig 5-915.69♦
––– kleinflächig 5-915.29♦
–– Laserbehandlung
––– großflächig 5-915.59♦
––– kleinflächig 5-915.19♦
–– Laserdestruktion, bei Verbrennung und Verätzung 5-921.49♦
–– Naht
––– primär 5-900.09♦
––– sekundär 5-900.19♦
–– Radiochirurgie, bei Verbrennung und Verätzung 5-921.69♦ ▶

H

Hand – s.a. Karpus, Metakarpus *(Forts.)*
~ Haut *(Forts.)*
–– Straffungsoperation 5-911.09♦
–– Tätowieren 5-890.09♦
–– Ultraschalldestruktion, bei Verbrennung und Verätzung 5-921.59♦
–– und Unterhaut
––– Entfernung
–––– großflächig, System, zur Vakuumtherapie, ohne Anästhesie 8-192.19♦
–––– kleinflächig, System, zur Vakuumtherapie, ohne Anästhesie 8-192.09♦
––– Wunde, Entfernung
–––– Fibrinbeläge
––––– großflächig, ohne Anästhesie 8-192.19♦
––––– kleinflächig, ohne Anästhesie 8-192.09♦
–––– großflächig, Gewebe, ohne Anästhesie 8-192.19♦
–––– kleinflächig, Gewebe, ohne Anästhesie 8-192.09♦
–– Wiederherstellung, Oberflächenkontinuität
––– primär, durch
–––– Gewebekleber 5-900.09♦
–––– Metallklammern 5-900.09♦
––– sekundär, durch
–––– Gewebekleber 5-900.19♦
–––– Metallklammern 5-900.19♦
–– Wunddébridement, großflächig, mit Einlegen, Medikamententräger 5-896.29♦
–– Wundtoilette, chirurgisch, großflächig, mit Einlegen, Medikamententräger 5-896.29♦
– Hautersatz
–– großflächig, durch Keratinozyten, kultiviert 5-902.c9♦
–– kleinflächig, durch Keratinozyten, kultiviert 5-902.b9♦
–– permanent
––– großflächig, durch
–––– allogene Amnionmembran 5-902.j9♦
––––– bei Verbrennung und Verätzung 5-925.j9♦
–––– allogenes Amnion 5-902.j9♦
––––– bei Verbrennung und Verätzung 5-925.j9♦
–––– allogenes Hautersatzmaterial 5-902.j9♦
––––– bei Verbrennung und Verätzung 5-925.j9♦
–––– allogenes Hauttransplantat 5-902.g9♦
––––– bei Verbrennung und Verätzung 5-925.g9♦
–––– Dermisersatzmaterial 5-902.e9♦
––––– bei Verbrennung und Verätzung 5-925.e9♦
–––– humane azelluläre dermale Matrix 5-902.g9♦
––––– bei Verbrennung und Verätzung 5-925.g9♦
–––– kultivierte Keratinozyten, bei Verbrennung und Verätzung 5-925.a9♦ ►

Hand – s.a. Karpus, Metakarpus *(Forts.)*
~ Hautersatz *(Forts.)*
~~ permanent *(Forts.)*
––– kleinflächig, durch
–––– allogene Amnionmembran 5-902.h9♦
––––– bei Verbrennung und Verätzung 5-925.h9♦
–––– allogenes Amnion 5-902.h9♦
––––– bei Verbrennung und Verätzung 5-925.h9♦
–––– allogenes Hautersatzmaterial 5-902.h9♦
––––– bei Verbrennung und Verätzung 5-925.h9♦
–––– allogenes Hauttransplantat 5-902.f9♦
––––– bei Verbrennung und Verätzung 5-925.f9♦
–––– Dermisersatzmaterial 5-902.d9♦
––––– bei Verbrennung und Verätzung 5-925.d9♦
–––– humane azelluläre dermale Matrix 5-902.f9♦
––––– bei Verbrennung und Verätzung 5-925.f9♦
–––– kultivierte Keratinozyten, bei Verbrennung und Verätzung 5-925.99♦
– Hautschichten, oberflächlich
–– Ausbürsten
––– großflächig 5-913.79♦
––– kleinflächig 5-913.19♦
–– Chemochirurgie
––– großflächig 5-913.99♦
––– kleinflächig 5-913.39♦
–– Dermabrasion, hochtourig, großflächig 5-913.69♦
–– Entfernung, mit scharfem Löffel
––– großflächig 5-913.89♦
––– kleinflächig 5-913.29♦
–– Exkochleation
––– großflächig 5-913.89♦
––– kleinflächig 5-913.29♦
–– Laserbehandlung
––– großflächig 5-913.a9♦
––– kleinflächig 5-913.49♦
–– Shaving
––– großflächig 5-913.b9♦
––– kleinflächig 5-913.59♦
– Implantation, Hautexpander 5-909.09♦
– Insellappenplastik, lokal
–– bei Verbrennung und Verätzung 5-926.39♦
–– großflächig 5-903.89♦
–– kleinflächig 5-903.39♦
– Interphalangealgelenk
–– Arthrodese 5-846.4♦
––– mit Spongiosaplastik 5-846.5♦
–– mehrere, Arthrodese 5-846.6♦
––– mit Spongiosaplastik 5-846.7♦
–– Synovialektomie 5-845.7♦
– Inzision, Verbrennungsschorf 5-920.09♦
–– mit
––– Dekompression, Nerv, peripher 5-920.39♦
––– Fasziotomie 5-920.29♦ ►

Hand – s.a. Karpus, Metakarpus *(Forts.)*
– Jumping-man-Plastik 5-906.09♦
–– bei Verbrennung und Verätzung 5-927.09♦
– Karpus, Transplantation, Span, kortikospongiös, autogen
–– endoskopisch 5-784.da♦
–– offen 5-784.1a♦
– Komplexbehandlung, speziell
–– bis zu 6 Behandlungstage 8-988.0
–– 7 bis höchstens 13 Behandlungstage 8-988.1
–– 14 bis höchstens 20 Behandlungstage 8-988.2
–– 21 oder mehr Behandlungstage 8-988.3
– Lappen
–– frei, Revision, mit mikrovaskulärer Anastomosierung, bei Verbrennung und Verätzung 5-928.89♦
–– regional, gestielt, Revision, bei Verbrennung und Verätzung 5-928.69♦
– Lappenplastik
–– adipofaszial 5-857.24♦
––– gefäßgestielt 5-857.34♦
–– fasziokutan 5-857.04♦
––– gefäßgestielt 5-857.14♦
–– frei, mit mikrovaskulärer Anastomosierung 5-905.09♦
–– kombiniert 5-906.09♦
––– bei Verbrennung und Verätzung 5-927.09♦
–– mit freiem Hauttransplantat 5-906.19♦
––– bei Verbrennung und Verätzung 5-927.19♦
–– myokutan 5-857.64♦
––– gefäßgestielt 5-857.74♦
–– regional, gestielt 5-905.19♦
––– mit Fernlappen 5-906.29♦
–––– bei Verbrennung und Verätzung 5-927.29♦
–––– mit freiem Hauttransplantat 5-906.39♦
––––– bei Verbrennung und Verätzung 5-927.39♦
–– Revision, lokal 5-907.29♦
––– bei Verbrennung und Verätzung 5-928.59♦
– Liposuktion 5-911.19♦
– Mikrograft-Spalthautdeckung, bei Verbrennung und Verätzung 5-925.79♦
– Muskel
–– Desinsertion 5-843.3♦
–– Drainage 5-843.0♦
–– Durchtrennung
––– partiell 5-843.1♦
––– total 5-843.2♦
–– Einlegen, Medikamententräger 5-843.d♦
–– Entfernung, Medikamententräger 5-843.e♦
–– Exploration 5-843.c♦
–– Exzision
––– partiell 5-843.4♦
––– total 5-843.5♦
–– Inzision 5-843.0♦
–– Naht 5-843.6♦
–– Reinsertion 5-843.7♦
–– Transplantation 5-843.9♦
–– Transposition 5-843.8♦
–– Verkürzung 5-843.b♦ ►

Hand – s.a. Karpus, Metakarpus *(Forts.)*
~ Muskel *(Forts.)*
–– Verlängerung 5-843.a♦
– Muskellappenplastik 5-857.84♦
–– gefäßgestielt 5-857.94♦
– Muskeln und Weichteile
–– Biopsie
––– durch Inzision 1-502.3♦
––– perkutan 1-491.3♦
–––– mit Steuerung durch bildgebende Verfahren 1-492.3♦
–– Nadelbiopsie, perkutan 1-491.3♦
– Narbenkorrektur 5-894.19♦
–– nach Hautplastik 5-907.09♦
– Nekrosektomie, epifaszial, bei Verbrennung und Verätzung 5-921.29♦
– Nerv
–– Biopsie
––– durch Inzision 1-513.4♦
––– perkutan 1-405.4♦
–– Destruktion 5-041.4♦
–– Exploration 5-04b.4♦
–– Exzision 5-041.4♦
–– Inzision 5-040.4♦
–– Nadelbiopsie, perkutan 1-405.4♦
–– Naht
––– epineural
–––– mit Transplantation 5-048.4♦
––––– und Transposition 5-054.4♦
–––– primär 5-044.4♦
––––– mit Transposition 5-050.4♦
–––– sekundär 5-046.4♦
––––– mit Transposition 5-052.4♦
––– interfaszikulär
–––– mit Transplantation 5-049.4♦
––––– und Transposition 5-055.4♦
–––– primär 5-045.4♦
––––– mit Transposition 5-051.4♦
–––– sekundär 5-047.4♦
––––– mit Transposition 5-053.4♦
–– Neurolyse, und Dekompression
––– endoskopisch 5-056.41♦
––– mit Transposition 5-057.4♦
–– Rekonstruktion, mittels
––– Nerven-Conduit 5-058.41♦
––– Nervenröhrchen 5-058.41♦
– Phalangen
–– Biopsie
––– ohne Inzision, mit Steuerung durch bildgebende Verfahren 1-481.3♦
––– perkutan 1-480.3♦
–– Bohrung 5-780.1c♦
–– Débridement 5-780.6c♦
–– Drahtung, Knochen, zur Extension 8-401.6♦
–– Einlegen, Medikamententräger 5-780.4c♦
–– Entfernung
––– Bewegungsfixateur 5-787.nc♦
––– Draht, intramedullär 5-787.gc♦
––– Fixateur externe 5-787.9c♦
––– Klammer 5-787.ec♦
––– Medikamententräger 5-780.5c♦ ►

Hand – s.a. Karpus, Metakarpus *(Forts.)*
~ Phalangen *(Forts.)*
~~ Entfernung *(Forts.)*
––– Platte 5-787.3c♦
–––– winkelstabil 5-787.kc♦
––– Schraube 5-787.1c♦
––– Zuggurtung/Cerclage 5-787.2c♦
–– Entnahme
––– Knochentransplantat
–––– gefäßgestielt, nicht mikrovaskulär-anastomosiert 5-783.7c♦
–––– mikrovaskulär-anastomosiert 5-783.5c♦
–––– nicht-gefäßgestielt 5-783.4c♦
––– Spongiosa 5-783.0c♦
–– Epiphysenlösung, Reposition, geschlossen, durch
––– Federnagel 5-790.2c♦
––– Fixateur externe 5-790.6c♦
–––– mit interner Osteosynthese 5-790.dc♦
––– intramedullären Draht 5-790.2c♦
––– Materialkombination 5-790.9c♦
––– Platte 5-790.nc♦
––– Schraube 5-790.0c♦
––– winkelstabile Platte 5-790.kc♦
––– Zuggurtung/Cerclage 5-790.1c♦
–– Epiphyseodese
––– permanent 5-789.2c♦
––– temporär 5-789.1c♦
–– Epiphyseolyse, therapeutisch 5-789.4c♦
–– Exploration, durch Inzision 5-780.0c♦
–– Exzision, partiell, mit Weichteilresektion 5-782.1c♦
–– Fraktur, Reposition
––– geschlossen
–––– durch
––––– Federnagel 5-790.2c♦
––––– Fixateur externe 5-790.6c♦
–––––– mit interner Osteosynthese 5-790.dc♦
––––– intramedullären Draht 5-790.2c♦
––––– Materialkombination 5-790.9c♦
––––– Platte 5-790.nc♦
––––– Schraube 5-790.0c♦
––––– winkelstabile Platte 5-790.kc♦
––––– Zuggurtung/Cerclage 5-790.1c♦
–––– ohne Osteosynthese 8-200.c♦
––– offen
–––– durch
––––– Bewegungsfixateur 5-795.nc♦
––––– Blountklammer 5-795.ec♦
––––– Draht 5-795.2c♦
––––– ECMES 5-795.gc♦
––––– Ender-Nagel 5-795.gc♦
––––– ESIN 5-795.gc♦
––––– Federnagel 5-795.gc♦
––––– Fixateur externe 5-795.4c♦
–––––– mit interner Osteosynthese 5-795.5c♦
––––– intramedullären Draht 5-795.gc♦
––––– Klammer 5-795.ec♦
––––– Materialkombination 5-795.6c♦
–––––– mit Rekonstruktion, Gelenkfläche 5-795.8c♦ ►

Hand – s.a. Karpus, Metakarpus *(Forts.)*
~ Phalangen *(Forts.)*
~~ Fraktur, Reposition *(Forts.)*
~~~ offen *(Forts.)*
~~~~ durch *(Forts.)*
––––– Nancy-Nagel 5-795.gc♦
––––– Platte 5-795.3c♦
––––– Prevot-Nagel 5-795.gc♦
––––– Rush-Pin 5-795.gc♦
––––– Schraube 5-795.1c♦
––––– TEN 5-795.gc♦
––––– winkelstabile Platte 5-795.kc♦
––––– Zuggurtung/Cerclage 5-795.2c♦
–––– ohne Osteosynthese 5-795.hc♦
–– Fremdkörperentfernung, durch Inzision 5-780.3c♦
–– Implantation
––– Glaskeramik, bioaktiv 5-785.2c♦
––– Knochenersatz
–––– alloplastisch, sonstiger
––––– mit Medikamentenzusatz 5-785.7c♦
––––– ohne Medikamentenzusatz 5-785.6c♦
–––– keramisch 5-785.2c♦
––––– resorbierbar 5-785.3c♦
–––––– mit Antibiotikumzusatz 5-785.5c♦
–––– metallisch 5-785.4c♦
––– Zement, mit Antibiotikumzusatz 5-785.1c♦
–– Inzision, mit
––– Drainage 5-780.2c♦
––– Einlegen, Medikamententräger 5-780.9c♦
–– Kirschner-Draht, zur Extension 8-401.6♦
–– Knochen, frakturgefährdet, Stabilisierung 5-789.bc♦
–– Knochengewebe
––– Exzision, partiell
–––– endoskopisch 5-782.bc♦
–––– offen 5-782.ac♦
––– Resektion, partiell
–––– endoskopisch 5-782.bc♦
–––– offen 5-782.ac♦
–– Knorpel-Knochen-Transplantation
––– allogen 5-784.6c♦
––– autogen 5-784.5c♦
–– Kortikotomie, bei Segmenttransport 5-781.7c♦
–– Mehrfragment-Fraktur, Reposition, offen
––– durch
–––– Bewegungsfixateur 5-796.nc♦
–––– Blountklammer 5-796.ec♦
–––– Draht 5-796.1c♦
–––– ECMES 5-796.gc♦
–––– Ender-Nagel 5-796.gc♦
–––– ESIN 5-796.gc♦
–––– Federnagel 5-796.gc♦
–––– Fixateur externe 5-796.3c♦
––––– mit interner Osteosynthese 5-796.4c♦
–––– intramedullären Draht 5-796.gc♦
–––– Klammer 5-796.ec♦
–––– Materialkombination 5-796.5c♦
––––– mit Rekonstruktion, Gelenkfläche 5-796.6c♦ ►

Hand – s.a. Karpus, Metakarpus *(Forts.)*
~ Phalangen *(Forts.)*
~~ Mehrfragment-Fraktur, Reposition, offen *(Forts.)*
~~~ durch *(Forts.)*
---- Nancy-Nagel 5-796.gc♦
---- Platte 5-796.2c♦
---- Prevot-Nagel 5-796.gc♦
---- Rush-Pin 5-796.gc♦
---- Schraube 5-796.0c♦
---- TEN 5-796.gc♦
---- winkelstabile Platte 5-796.kc♦
---- Zuggurtung/Cerclage 5-796.1c♦
--- ohne Osteosynthese 5-796.hc♦
-- Nadelbiopsie, perkutan 1-480.3♦
-- Osteotomie
--- komplex, mehrdimensional 5-781.8c♦
---- mit Achsenkorrektur 5-781.9c♦
--- ohne Achsenkorrektur 5-781.ac♦
--- valgisierend 5-781.0c♦
--- varisierend 5-781.1c♦
-- Periost, Naht 5-789.0c♦
-- proximal, Transplantation, Span, kortikospongiös, autogen, offen 5-784.1c♦
-- Pseudarthrose, Stabilisierung, ohne weitere Maßnahmen 5-789.cc♦
-- Resektion
--- partiell, mit
---- Kontinuitätsdurchtrennung 5-782.2c♦
----- mit
------ Weichteilresektion 5-782.3c♦
------ Wiederherstellung, Kontinuität 5-782.4c♦
------- mit Weichteilresektion 5-782.5c♦
---- Weichteilresektion 5-782.1c♦
--- total 5-782.6c♦
---- mit
----- Ersatz 5-782.8c♦
------ und Weichteilresektion 5-782.9c♦
----- Weichteilresektion 5-782.7c♦
-- Revision, Osteosynthesematerial, mit Reosteosynthese, durch
--- Bewegungsfixateur 5-78a.nc♦
--- Draht 5-78a.1c♦
---- intramedullär 5-78a.gc♦
--- ECMES 5-78a.gc♦
--- Ender-Nagel 5-78a.gc♦
--- ESIN 5-78a.gc♦
--- Federnagel 5-78a.gc♦
--- Fixateur externe 5-78a.8c♦
--- Klammer 5-78a.ec♦
--- Materialkombination 5-78a.9c♦
--- Nancy-Nagel 5-78a.gc♦
--- Platte 5-78a.2c♦
---- winkelstabil 5-78a.kc♦
--- Prevot-Nagel 5-78a.gc♦
--- Rush-Pin 5-78a.gc♦
--- Schraube 5-78a.0c♦
--- TEN 5-78a.gc♦
--- Verbundosteosynthese 5-78a.9c♦
--- Zuggurtung/Cerclage 5-78a.1c♦ ▶

Hand – s.a. Karpus, Metakarpus *(Forts.)*
~ Phalangen *(Forts.)*
-- Rotationsosteotomie 5-781.2c♦
--- valgisierend 5-781.5c♦
--- varisierend 5-781.6c♦
-- Sequesterotomie 5-780.7c♦
--- mit Einlegen, Medikamententräger 5-780.8c♦
-- Transplantation
--- Knochen
---- gefäßgestielt, mit mikrovaskulärer Anastomose 5-784.4c♦
---- nicht-gefäßgestielt 5-784.3c♦
--- Knochenmatrix, demineralisiert, human 5-784.bc♦
--- Röhrenknochen, allogen 5-784.9c♦
--- Span, kortikospongiös
---- allogen
----- endoskopisch 5-784.fc♦
----- offen 5-784.8c♦
---- autogen
----- ausgedehnt 5-784.2c♦
----- endoskopisch 5-784.dc♦
--- Spongiosa
---- allogen
----- endoskopisch 5-784.ec♦
----- offen 5-784.7c♦
---- autogen
----- endoskopisch 5-784.cc♦
----- offen 5-784.0c♦
-- Transposition, Knochen, gefäßgestielt 5-784.ac♦
-- Verkürzungsosteotomie 5-781.3c♦
-- Verlängerungsosteotomie 5-781.4c♦
-- Wechsel, Medikamententräger 5-780.4c♦
– Radialisation, bei kongenitaler Anomalie 5-848.1♦
– Resektion
-- Ganglion 5-859.24♦
-- Schnürring, mit Rekonstruktion, plastisch, bei kongenitaler Anomalie 5-848.2♦
– Revision
-- Fernlappen, gestielt 5-907.49♦
--- bei Verbrennung und Verätzung 5-928.79♦
-- Hauttransplantat, frei 5-907.19♦
--- bei Verbrennung und Verätzung 5-928.49♦
-- Lappen
--- frei, mit mikrovaskulärer Anastomosierung 5-907.59♦
--- regional, gestielt 5-907.39♦
– Schleimbeutel
-- Exzision 5-849.0♦
-- Inzision 5-859.04♦
-- Resektion, total 5-859.14♦
– Schweißdrüse
-- Exzision
--- lokal 5-894.29♦
--- radikal 5-895.69♦
-- Kürettage
--- lokal 5-894.29♦
--- radikal 5-895.69♦ ▶

H
~~~

Hand – s.a. Karpus, Metakarpus *(Forts.)*
– Spaltung, Retinakulum 5-841.11♦
– Stoßwellentherapie, extrakorporal 8-115.4♦
– Transplantation
–– Composite graft
––– bei Verbrennung und Verätzung 5-925.39♦
––– frei
–––– großflächig 5-902.79♦
–––– kleinflächig 5-902.39♦
–– Fernlappen, gestielt, bei Verbrennung und Verätzung 5-925.69♦
–– Haut, durch Epithelzellsuspension, nach
––– Aufbereitung mit Bedside-Kit 5-902.99♦
–––– bei Verbrennung und Verätzung 5-925.b9♦
––– labortechnischer Aufbereitung im Schnellverfahren 5-902.a9♦
–––– bei Verbrennung und Verätzung 5-925.c9♦
–– Lappen
––– fasziokutan, mit mikrovaskulärer Anastomosierung 5-858.54♦
––– frei, mit mikrovaskulärer Anastomosierung, bei Verbrennung und Verätzung 5-925.49♦
––– myokutan, mit mikrovaskulärer Anastomosierung 5-858.74♦
––– osteofasziokutan, mit mikrovaskulärer Anastomosierung 5-858.84♦
––– osteomyokutan, mit mikrovaskulärer Anastomosierung 5-858.84♦
––– regional, gestielt, bei Verbrennung und Verätzung 5-925.59♦
––– septokutan, mit mikrovaskulärer Anastomosierung 5-858.64♦
–– Spalthaut, frei
––– bei Verbrennung und Verätzung 5-925.09♦
––– großflächig 5-902.49♦
–––– auf Hautareal, granulierend 5-902.59♦
––– kleinflächig 5-902.09♦
–––– auf Hautareal, granulierend 5-902.19♦
–– Vollhaut
––– bei Verbrennung und Verätzung 5-925.29♦
––– frei
–––– großflächig 5-902.69♦
–––– kleinflächig 5-902.29♦
– Transpositionsplastik, lokal
–– bei Verbrennung und Verätzung 5-926.29♦
–– großflächig 5-903.79♦
–– kleinflächig 5-903.29♦
– Vene, oberflächlich
–– Embolektomie 5-380.a2♦
–– Entnahme, Transplantat 5-386.a2♦
–– Exzision 5-386.a2♦
–– Fremdkörperentfernung 5-380.a2♦
–– Inzision 5-380.a2♦
–– Ligatur 5-389.a2♦
–– Naht 5-388.a2♦
–– Patchplastik 5-395.a2♦
–– Rekonstruktion, plastisch 5-397.a2♦
–– Resektion, und
––– Ersatz 5-383.a2♦
––– Reanastomosierung 5-382.a2♦ ►

Hand – s.a. Karpus, Metakarpus *(Forts.)*
~ Vene, oberflächlich *(Forts.)*
–– Thrombektomie 5-380.a2♦
–– Verschluss, operativ 5-389.a2♦
– Verschiebe-Rotationsplastik, lokal
–– bei Verbrennung und Verätzung 5-926.19♦
–– großflächig 5-903.69♦
–– kleinflächig 5-903.19♦
– Verschmälerung, durch Resektion, Strahl
–– 2 5-863.8♦
–– 3 5-863.9♦
–– 4 5-863.9♦
–– 5 5-863.7♦
– W-Plastik, lokal
–– bei Verbrennung und Verätzung 5-926.59♦
–– großflächig 5-903.b9♦
–– kleinflächig 5-903.a9♦
– Weichteildeckung, temporär
–– großflächig
––– durch
–––– allogene Amnionmembran 5-916.e9♦
––––– bei Verbrennung und Verätzung 5-923.d9♦
–––– allogene Hauttransplantation 5-916.59♦
––––– bei Verbrennung und Verätzung 5-923.59♦
–––– allogenes Amnion 5-916.e9♦
––––– bei Verbrennung und Verätzung 5-923.d9♦
–––– allogenes Hautersatzmaterial 5-916.e9♦
––––– bei Verbrennung und Verätzung 5-923.d9♦
–––– humane azelluläre dermale Matrix 5-916.59♦
––––– bei Verbrennung und Verätzung 5-923.59♦
–––– hydrolytisch resorbierbare Membran 5-916.c9♦
–––– Kombination mehrerer Verfahren 5-916.99♦
––––– bei Verbrennung und Verätzung 5-923.99♦
–––– kultivierte Keratinozyten 5-916.89♦
––––– bei Verbrennung und Verätzung 5-923.89♦
–––– xenogenes Hautersatzmaterial 5-916.69♦
––––– bei Verbrennung und Verätzung 5-923.69♦
––– mit
–––– alloplastischem Material 5-916.79♦
––––– bei Verbrennung und Verätzung 5-923.79♦
–––– hydrolytisch resorbierbarer Membran, bei Verbrennung und Verätzung 5-923.b9♦
–– kleinflächig
––– durch
–––– allogene Amnionmembran 5-916.d9♦
––––– bei Verbrennung und Verätzung 5-923.c9♦ ►

Hand – s.a. Karpus, Metakarpus *(Forts.)*
~ Weichteildeckung, temporär *(Forts.)*
~~ kleinflächig *(Forts.)*
~~~ durch *(Forts.)*
–––– allogene Hauttransplantation 5-916.09♦
––––– bei Verbrennung und Verätzung 5-923.09♦
–––– allogenes Amnion 5-915.d9♦
––––– bei Verbrennung und Verätzung 5-923.c9♦
–––– allogenes Hautersatzmaterial 5-916.d9♦
––––– bei Verbrennung und Verätzung 5-923.c9♦
–––– humane azelluläre dermale Matrix 5-916.09♦
––––– bei Verbrennung und Verätzung 5-923.09♦
–––– hydrolytisch resorbierbare Membran 5-916.b9♦
–––– Kombination mehrerer Verfahren 5-916.49♦
––––– bei Verbrennung und Verätzung 5-923.49♦
–––– kultivierte Keratinozyten 5-916.39♦
––––– bei Verbrennung und Verätzung 5-923.39♦
–––– xenogenes Hautersatzmaterial 5-916.19♦
––––– bei Verbrennung und Verätzung 5-923.19♦
––– mit
–––– alloplastischem Material 5-916.29♦
––––– bei Verbrennung und Verätzung 5-923.29♦
–––– hydrolytisch resorbierbarer Membran, bei Verbrennung und Verätzung 5-923.a9♦
– Weichteildistraktion, gelenkübergreifend, bei kongenitaler Anomalie 5-848.0♦
– Weichteile, Destruktion, perkutan, durch Thermoablation 5-859.34♦
– Wundverschluss, primär, durch
–– Klammer, bei Verbrennung und Verätzung 5-928.19♦
–– Klebung, bei Verbrennung und Verätzung 5-928.29♦
–– Naht, bei Verbrennung und Verätzung 5-928.09♦
– Z-Plastik, lokal
–– bei Verbrennung und Verätzung 5-926.49♦
–– großflächig 5-903.99♦
–– kleinflächig 5-903.49♦
Handgelenk
– Abrasionsarthroplastik
–– arthroskopisch 5-812.f7♦
–– offen 5-801.h7♦
– Arthrodese, offen 5-808.6♦
– Arthrolyse
–– arthroskopisch 5-810.27♦
–– offen 5-800.67♦
– Arthrorise, offen 5-809.17♦
– Arthroskopie, diagnostisch 1-697.3♦
– Arthrotomie, offen 5-800.07♦ ►

Handgelenk *(Forts.)*
– Band, Resektion
–– arthroskopisch 5-810.97♦
–– offen 5-800.c7♦
– Bandrest, Resektion, offen 5-800.c7♦
– Beugesehne
–– Débridement 5-840.40♦
–– Entfernung
––– Implantat 5-840.h0♦
––– Sehnenknoten 5-840.50♦
–– Exploration 5-840.s0♦
–– Exzision 5-840.50♦
–– Fremdkörperentfernung 5-840.00♦
–– Implantation
––– Silastikkabel 5-840.d0♦
––– Silikonstab 5-840.d0♦
–– Inzision 5-840.00♦
–– Naht
––– primär 5-840.60♦
––– sekundär 5-840.70♦
–– Refixation, knöchern 5-840.n0♦
–– Revision, Implantat 5-840.f0♦
–– Schaffung, Transplantatlager 5-840.d0♦
–– Sehnenfachspaltung 5-840.30♦
–– Sehnenkopplung 5-840.m0♦
–– Sehnenplastik 5-840.k0♦
–– Synovialektomie
––– partiell 5-845.00♦
––– total 5-845.10♦
–– Tenodese 5-840.90♦
–– Tenolyse 5-840.80♦
–– Tenotomie
––– offen 5-840.q0♦
––– perkutan 5-840.p0♦
–– Transplantation 5-840.e0♦
–– Transposition 5-840.c0♦
––– partiell 5-840.c0♦
–– Verkürzung 5-840.b0♦
–– Verlängerung 5-840.a0♦
–– Wechsel, Implantat 5-840.g0♦
– Biopsie
–– arthroskopisch 1-482.5♦ 1-697.3♦
–– durch Inzision 1-504.3♦
–– perkutan 1-483.3♦
––– mit Steuerung durch bildgebende Verfahren 1-484.3♦
– Chondrogenese, matrixinduziert, autogen, arthroskopisch 5-812.g7♦
– Chondroplastik
–– arthroskopisch 5-812.e7♦
–– offen 5-801.g7♦
– Chondrozytentransplantation, matrixinduziert, autogen
–– arthroskopisch 5-812.h7♦
–– offen 5-801.k7♦
– Débridement
–– offen 5-800.37♦
–– Strecksehne 5-840.43♦
– Denervierung, elektrothermisch, Synovialis, und Kapselgewebe, arthroskopisch 5-811.47♦ ►

H
~~~

Handgelenk *(Forts.)*
– Durchtrennung, Band
–– arthroskopisch 5-819.07♦
–– offen 5-809.07♦
– Einlegen, Medikamententräger
–– arthroskopisch 5-810.77♦
–– offen 5-800.a7♦
– Entfernung
–– Endoprothese 5-825.b♦
–– Fragment, osteochondral
––– arthroskopisch 5-810.47♦
––– offen 5-800.87♦
–– Medikamententräger
––– arthroskopisch 5-810.87♦
––– offen 5-800.b7♦
–– Osteosynthesematerial, arthroskopisch 5-810.37♦
–– Verkalkung, periartikulär
––– arthroskopisch 5-810.57♦
––– offen 5-800.77♦
– Eröffnung, Knochen, subchondral
–– arthroskopisch 5-812.f7♦
––– mit Einbringen, Implantat, azellulär 5-812.g7♦
–––– mit homologem Vollblut angereichert 5-812.m7♦
–– offen 5-801.h7♦
––– mit Einbringen, Implantat, azellulär 5-801.n7♦
–––– mit homologem Vollblut angereichert 5-801.p7♦
– Exartikulation 5-863.0♦
– Exzision, Knorpel
–– arthroskopisch 5-812.07♦
–– offen 5-801.07♦
– Fixation
–– perkutan, temporär 5-809.47♦
–– temporär, offen 5-809.27♦
– Fragment, osteochondral, Refixation
–– arthroskopisch 5-812.37♦
–– offen 5-801.37♦
– Fremdkörperentfernung
–– arthroskopisch 5-810.47♦
–– offen 5-800.87♦
– Gelenkkörper, frei, Entfernung
–– arthroskopisch 5-810.47♦
–– offen 5-800.87♦
– Gelenkspülung
–– arthroskopisch, mit Drainage
––– aseptisch 5-810.07♦
––– septisch 5-810.17♦
–– offen, mit Drainage
––– aseptisch 5-800.17♦
––– septisch 5-800.27♦
– Glättung, Knorpel
–– arthroskopisch 5-812.e7♦
–– mechanisch, offen 5-801.g7♦
– Implantation
–– Endoprothese 5-824.8♦
–– Gewebekultur, in-vitro-hergestellt
––– arthroskopisch 5-812.a7♦ ►

Handgelenk *(Forts.)*
~ Implantation *(Forts.)*
~~ Gewebekultur, in-vitro-hergestellt *(Forts.)*
––– offen 5-801.c7♦
–– Knorpelersatz, metallisch, nicht-patientenindividuell, offen 5-801.m7♦
– Kapsulotomie, offen 5-800.07♦
– Knorpeltransplantat, Entnahme
–– arthroskopisch 5-812.87♦
–– offen 5-801.a7♦
– Knorpeltransplantation
–– arthroskopisch 5-812.97♦
–– offen 5-801.b7♦
– Luxation, Reposition
–– geschlossen
––– durch
–––– Draht 5-79a.17♦
–––– Federnagel 5-79a.g7♦
–––– Fixateur externe 5-79a.67♦
––––– mit interner Osteosynthese 5-79a.77♦
–––– intramedullären Draht 5-79a.g7♦
–––– Klammer 5-79a.e7♦
–––– Materialkombination 5-79a.87♦
–––– Schraube 5-79a.07♦
–––– Zuggurtung/Cerclage 5-79a.17♦
––– ohne Osteosynthese 8-201.7♦
–– offen
––– durch
–––– Draht 5-79b.17♦
–––– Federnagel 5-79b.g7♦
–––– Fixateur externe 5-79b.67♦
––––– mit interner Osteosynthese 5-79b.77♦
–––– intramedullären Draht 5-79b.g7♦
–––– Klammer 5-79b.e7♦
–––– Materialkombination 5-79b.87♦
–––– Platte 5-79b.27♦
–––– Schraube 5-79b.07♦
–––– Zuggurtung/Cerclage 5-79b.17♦
––– ohne Osteosynthese 5-79b.h7♦
– Mikrofrakturierung
–– arthroskopisch 5-812.f7♦
–– offen 5-801.h7♦
– Nadelbiopsie, perkutan 1-483.3♦
– Pridie-Bohrung
–– arthroskopisch 5-812.f7♦
–– offen 5-801.h7♦
– Punktion, perkutan
–– diagnostisch 1-854.3♦
–– therapeutisch 8-158.7♦
– Replantation 5-860.3♦
– Resektion
–– Bandrest, arthroskopisch 5-810.97♦
–– Osteophyt 5-812.k7♦
–– Plica synovialis, arthroskopisch 5-811.07♦
– Resektionsarthroplastik 5-829.5♦
– Revision, Endoprothese, ohne Wechsel 5-825.02♦
– Sehnenscheide
–– Débridement 5-840.46♦
–– Entfernung, Sehnenknoten 5-840.56♦
–– Exploration 5-840.s6♦ ►

Handgelenk *(Forts.)*
~ Sehnenscheide *(Forts.)*
–– Exzision 5-840.56♦
–– Fremdkörperentfernung 5-840.06♦
–– Inzision 5-840.06♦
–– Naht
––– primär 5-840.66♦
––– sekundär 5-840.76♦
–– Sehnenfachspaltung 5-840.36♦
–– Sehnenplastik 5-840.k6♦
–– Tenolyse 5-840.86♦
– Spongiosaplastik, subchondral, offen, mit Fixation, Fragment 5-801.47♦
– Spülung, therapeutisch 8-178.7♦
– Strecksehne
–– Entfernung
––– Implantat 5-840.h3♦
––– Sehnenknoten 5-840.53♦
–– Exploration 5-840.s3♦
–– Exzision 5-840.53♦
–– Fremdkörperentfernung 5-840.03♦
–– Implantation
––– Silastikkabel 5-840.d3♦
––– Silikonstab 5-840.d3♦
–– Inzision 5-840.03♦
–– Naht
––– primär 5-840.63♦
––– sekundär 5-840.73♦
–– Refixation, knöchern 5-840.n3♦
–– Revision, Implantat 5-840.f3♦
–– Schaffung, Transplantatlager 5-840.d3♦
–– Sehnenfachspaltung 5-840.33♦
–– Sehnenkopplung 5-840.m3♦
–– Sehnenplastik 5-840.k3♦
–– Synovialektomie
––– partiell 5-845.03♦
––– total 5-845.13♦
–– Tenodese 5-840.93♦
–– Tenolyse 5-840.83♦
–– Tenotomie
––– offen 5-840.q3♦
––– perkutan 5-840.p3♦
–– Transplantation 5-840.e3♦
–– Transposition 5-840.c3♦
––– partiell 5-840.c3♦
–– Verkürzung 5-840.b3♦
–– Verlängerung 5-840.a3♦
–– Wechsel, Implantat 5-840.g3♦
– Synovialektomie
–– partiell
––– arthroskopisch 5-811.27♦
––– offen 5-800.47♦
–– total
––– arthroskopisch 5-811.37♦
––– offen 5-800.57♦
– Versorgung, Fraktur, arthroskopisch assistiert *[nur Zusatzkode!]* 5-810.67♦
– Wechsel
–– Endoprothese 5-825.5♦
–– Medikamententräger
––– arthroskopisch 5-810.77♦ ►

Handgelenk *(Forts.)*
~ Wechsel *(Forts.)*
~~ Medikamententräger *(Forts.)*
––– offen 5-800.a7♦
– Zystenexstirpation, offen 5-800.97♦
Handwurzel, Amputation 5-863.1♦
Handwurzelgelenk
– Arthrodese 5-846.0♦
–– mit Spongiosaplastik 5-846.1♦
– Arthrolyse 5-844.50♦
– Arthrotomie 5-844.00♦
– Band
–– anderes
––– Durchtrennung 5-841.12♦
––– Exzision
–––– partiell 5-841.22♦
–––– total 5-841.32♦
––– Inzision 5-841.02♦
––– Naht
–––– primär 5-841.42♦
–––– sekundär 5-841.52♦
––– Refixation, knöchern 5-841.a2♦
––– Rekonstruktion, plastisch
–––– mit autogenem Material 5-841.62♦
–––– und Fixation
––––– interligamentär, mit autogenem Material 5-841.72♦
––––– transossär, mit autogenem Material 5-841.82♦
–– Entfernung, Transplantat 5-841.92♦
– Débridement 5-844.30♦
– Einlegen, Medikamententräger 5-844.20♦
– Fremdkörperentfernung 5-844.70♦
– Gelenkfläche, Glättung 5-844.40♦
– Gelenkkörper, frei, Entfernung 5-844.60♦
– Gelenkspülung, mit Drainage 5-844.20♦
– Gewebe, Exzision 5-844.10♦
– Implantation, Material, autogen 5-844.80♦
– Kapsulektomie 5-844.10♦
– Luxation, Reposition
–– geschlossen
––– durch
–––– Draht 5-79a.1a♦
–––– Fixateur externe 5-79a.6a♦
––––– mit interner Osteosynthese 5-79a.7a♦
–––– Klammer 5-79a.ea♦
–––– Materialkombination 5-79a.8a♦
–––– Schraube 5-79a.0a♦
–––– Zuggurtung/Cerclage 5-79a.1a♦
––– ohne Osteosynthese 8-201.a♦
–– offen
––– durch
–––– Draht 5-79b.1a♦
–––– Federnagel 5-79b.ga♦
–––– Fixateur externe 5-79b.6a♦
––––– mit interner Osteosynthese 5-79b.7a♦
–––– intramedullären Draht 5-79b.ga♦
–––– Klammer 5-79b.ea♦
–––– Materialkombination 5-79b.8a♦
–––– Platte 5-79b.2a♦
–––– Schraube 5-79b.0a♦ ►

H

Handwurzelgelenk *(Forts.)*
~ Luxation, Reposition *(Forts.)*
~~ offen *(Forts.)*
~~~ durch *(Forts.)*
–––– Zuggurtung/Cerclage 5-79b.1a♦
––– ohne Osteosynthese 5-79b.ha♦
– mehrere
–– Arthrodese 5-846.2♦
––– mit Spongiosaplastik 5-846.3♦
–– Arthrolyse 5-844.51♦
–– Arthrotomie 5-844.01♦
–– Débridement 5-844.31♦
–– Einlegen, Medikamententräger 5-844.21♦
–– Fremdkörperentfernung 5-844.71♦
–– Gelenkfläche, Glättung 5-844.41♦
–– Gelenkkörper, frei, Entfernung 5-844.61♦
–– Gelenkspülung, mit Drainage 5-844.21♦
–– Gewebe, Exzision 5-844.11♦
–– Implantation, Material, autogen 5-844.81♦
–– Kapsulektomie 5-844.11♦
–– Resektionsarthroplastik, durch Rekonstruktion, mit
––– alloplastischem Material 5-847.51♦
–––– und Rekonstruktion, Kapselbandapparat 5-847.61♦
––– autogenem Material 5-847.01♦
–––– mit Sehneninterposition und Sehnenaufhängung 5-847.31♦
–––– und
––––– Rekonstruktion, Gelenkfläche 5-847.41♦
––––– Sehnenaufhängung 5-847.21♦
––––– Sehneninterposition 5-847.11♦
––– xenogenem Material 5-847.71♦
–– Synovialektomie 5-845.3♦
– Punktion, perkutan, therapeutisch 8-158.a♦
– Resektionsarthroplastik, durch Rekonstruktion, mit
–– alloplastischem Material 5-847.50♦
––– und Rekonstruktion, Kapselbandapparat 5-847.60♦
–– autogenem Material 5-847.00♦
––– mit Sehneninterposition, und Sehnenaufhängung 5-847.30♦
––– und
–––– Rekonstruktion, Gelenkfläche 5-847.40♦
–––– Sehnenaufhängung 5-847.20♦
–––– Sehneninterposition 5-847.10♦
–– xenogenem Material 5-847.70♦
– Spülung, therapeutisch 8-178.a♦
– Synovialektomie 5-845.2♦
Harnableitung
– intern, Revision, Ureter-Darm-Anastomose 5-567.8♦
– kontinent
–– laparoskopisch, über
––– Appendikostoma 5-566.b1♦
––– Dünndarmsegment, tubuliert 5-566.c1♦
–– offen, über
––– Appendikostoma 5-566.b0♦
––– Dünndarmsegment, tubuliert 5-566.c0♦ ►

Harnableitung *(Forts.)*
– kutan
–– durch
––– Anlegen
–––– Ileozäkalreservoir
––––– laparoskopisch 5-566.11
––––– offen 5-566.10
–––– Ileumreservoir
––––– laparoskopisch 5-566.01
––––– offen 5-566.00
–––– Magenreservoir
––––– laparoskopisch 5-566.31
––––– offen 5-566.30
–––– Reservoir, Kolon
––––– laparoskopisch 5-566.21
––––– offen 5-566.20
––– Darminterponat, Revision, laparoskopisch 5-565.41♦
––– Ringureterokutaneostomie
–––– abdominal, offen 5-564.21♦
–––– laparoskopisch 5-564.22♦
–––– lumbal, offen 5-564.20♦
––– Transureterokutaneostomie
–––– abdominal, offen 5-564.31♦
–––– laparoskopisch 5-564.32♦
–––– lumbal, offen 5-564.30♦
––– Ureterokutaneostomie
–––– abdominal, offen 5-564.71♦
–––– laparoskopisch 5-564.72♦
–––– lumbal, offen 5-564.70♦
–––– Revision, laparoskopisch 5-564.42♦
–– kontinent, Revision, Ureter-Darm-Anastomose
––– laparoskopisch 5-566.a1♦
––– offen 5-566.a0♦
–– Kontinenzventil, Revision, offen, mit Darmreservoir 5-566.50
–– laparoskopisch, mit Ileum-Conduit 5-565.01♦
–– nicht-kontinent, Revision, Ureter-Darm-Anastomose
––– laparoskopisch 5-565.31♦
––– offen 5-565.30♦
–– offen, mit Ileum-Conduit 5-565.00♦
–– Revision
––– abdominal, offen, durch Ureterokutaneostomie 5-564.41♦
––– laparoskopisch, mit Darmreservoir 5-566.81
––– lumbal, offen, durch Ureterokutaneostomie 5-564.40♦
––– offen, mit
–––– Darminterponat 5-565.20♦
–––– Darmreservoir 5-566.80
––– Stoma, laparoskopisch, mit
–––– Darminterponat 5-565.21♦
–––– Darmreservoir 5-566.41
–– Verschluss
––– abdominal, offen, durch Ureterokutaneostomie 5-564.51♦
––– laparoskopisch, durch Ureterokutaneostomie 5-564.52♦ ►
~~~

Harnableitung *(Forts.)*
~ kutan *(Forts.)*
~~ Verschluss *(Forts.)*
––– lumbal, offen, durch Ureterokutaneostomie 5-564.50♦
– mit
–– Darminterponat, nach Umwandlung, Harnableitung, supravesikal, andere
––– laparoskopisch 5-565.51♦
––– offen 5-565.50♦
–– Darmreservoir, nach Umwandlung, Harnableitung, supravesikal, andere
––– laparoskopisch 5-566.91
––– offen 5-566.90
– supravesikal, andere, Umwandlung, in
–– Ersatzharnblase
––– laparoskopisch 5-577.41
––– offen 5-577.40
–– Harnableitung mit
––– Darminterponat
–––– laparoskopisch 5-565.51♦
–––– offen 5-565.50♦
––– Darmreservoir
–––– laparoskopisch 5-566.91
–––– offen 5-566.90
–– interne Harnableitung über den Darm 5-567.7♦
–– Ureterokutaneostomie
––– abdominal, offen 5-564.51♦
––– laparoskopisch 5-564.62♦
––– lumbal, offen 5-564.60♦
Harnblase – s.a. Ersatzharnblase
– Augmentation
–– laparoskopisch 5-578.61
–– offen 5-578.60
– augmentiert, Urethrozystoskopie, diagnostisch
–– mit Sphinkter, künstlich 1-663.1
–– ohne Sphinkter, künstlich 1-663.0
– Ausräumung, Tamponade
–– durch
––– Sectio alta 5-571.3
––– Zystotomie 5-571.3
–– transurethral, operativ 5-570.4
– Biopsie
–– durch Inzision 1-562.2
–– perkutan-zystoskopisch 1-462.2
–– transurethral 1-460.2
– Blutstillung, operativ
–– laparoskopisch 5-579.41
–– offen 5-579.40
–– perkutan 5-579.43
–– transurethral 5-579.42
–– über ein Stoma 5-579.44
– Dehnung, operativ
–– laparoskopisch 5-579.51
–– offen 5-579.50
–– perkutan 5-579.53
–– transurethral 5-579.52
–– über ein Stoma 5-579.54 ►

Harnblase – s.a. Ersatzharnblase *(Forts.)*
– Destruktion
–– perkutan, durch
––– Mikrowellenablation 5-57a.1
––– Radiofrequenzablation 5-57a.0
–– transurethral, durch
––– Elektrokoagulation 5-573.32
––– Mikrowellenablation 5-573.31
––– Radiofrequenzablation 5-573.30
– Divertikulektomie
–– laparoskopisch 5-574.1
–– offen 5-574.0
– Divertikulotomie, transurethral 5-573.0
– Ekstrophie, Verschluss
–– laparoskopisch 5-578.71
–– offen 5-578.70
– Endosonographie
–– transrektal 3-05b.0
–– transurethral 3-05b.1
– Extraktion, Stein, transurethral, mit Dormia-Körbchen 5-562.8♦
– Exzision
–– nicht fluoreszenzgestützt, transurethral 5-573.20
–– transurethral, fluoreszenzgestützt, mit Hexaminolävulinsäure 5-573.21
– Fremdkörperentfernung
–– durch Sectio alta 5-571.2
–– perkutan-transvesikal, endoskopisch 5-570.3
– Gewebe
–– Destruktion
––– laparoskopisch 5-574.3
––– offen 5-574.2
–– Exzision
––– laparoskopisch 5-574.1
––– offen 5-574.0
– Immunmodulator, Therapie, lokoregional 8-541.4
– Injektionsbehandlung
–– laparoskopisch 5-579.61
––– mit Botulinumtoxin 5-579.61
–– offen 5-579.60
––– mit Botulinumtoxin 5-579.60
–– perkutan 5-579.63
––– mit Botulinumtoxin 5-579.63
–– transurethral 5-579.62
––– mit Botulinumtoxin 5-579.62
–– über ein Stoma 5-579.64
––– mit Botulinumtoxin 5-579.64
– Instillation 8-132.0
–– Immunmodulator 8-541.4
–– Material, zytotoxisch 8-541.4
– Inzision, transurethral 5-573.0
– Lithotripsie, transurethral, endoskopisch 5-570.0
– Myektomie 5-574.4
– Naht
–– laparoskopisch, nach Verletzung 5-578.01
–– offen 5-578.00
– Punktion, perkutan
–– diagnostisch 1-846.3 ►

H

Harnblase – s.a. Ersatzharnblase *(Forts.)*
~ Punktion, perkutan *(Forts.)*
–– therapeutisch 8-155.2
– Reduktionsplastik
–– laparoskopisch 5-578.51
–– offen 5-578.50
– Rekonstruktion
–– laparoskopisch, mit
––– Ileozäkum 5-577.21
––– Ileum 5-577.01
––– Kolon 5-577.11
––– Magen 5-577.31
–– nach Ruptur, post partum 5-758.7
–– offen, mit
––– Ileozäkum 5-577.20
––– Ileum 5-577.00
––– Kolon 5-577.10
––– Magen 5-577.30
– Resektion
–– nicht-fluoreszenzgestützt, transurethral 5-573.40
–– subtotal
––– laparoskopisch, mit Ureterneoimplantation
–––– beidseitig 5-575.91
–––– einseitig 5-575.81
––– offen, mit Ureterneoimplantation
–––– beidseitig 5-575.90
–––– einseitig 5-575.80
–– supratrigonal
––– laparoskopisch
–––– mit Ureterneoimplantation
––––– beidseitig 5-575.71
––––– einseitig 5-575.61
–––– ohne Ureterneoimplantation 5-575.41
––– offen
–––– mit Ureterneoimplantation
––––– beidseitig 5-575.70
––––– einseitig 5-575.60
–––– ohne Ureterneoimplantation 5-575.40
–– transurethral, fluoreszenzgestützt, mit Hexaminolävulinsäure 5-573.41
– Revision
–– laparoskopisch 5-579.71
–– offen 5-579.70
–– perkutan 5-579.73
–– transurethral 5-579.72
–– über Stoma 5-579.74
– Sphinkter, artifiziell
–– Entfernung 5-597.2
–– Implantation, am
––– Blasenhals 5-597.02
––– Bulbus, mit
–––– 1 Cuff 5-597.00
–––– 2 Cuffs 5-597.01
–– Revision 5-597.4
–– Wechsel
––– isoliert
–––– Ballon 5-597.36
–––– Cuff
––––– 1 5-597.34
––––– 2 5-597.35 ►

Harnblase – s.a. Ersatzharnblase *(Forts.)*
~ Sphinkter, artifiziell *(Forts.)*
~~ Wechsel *(Forts.)*
~~~ isoliert *(Forts.)*
–––– Pumpe 5-597.33
–––– Reservoir 5-597.36
––– vollständig, am
–––– Blasenhals 5-597.32
–––– Bulbus, mit
––––– 1 Cuff 5-597.30
––––– 2 Cuffs 5-597.31
– Spülung
–– einmalig 8-132.1
–– intermittierend 8-132.2
–– kontinuierlich 8-132.3
– Stein
–– Entfernung
––– durch Sectio alta 5-571.1
––– perkutan-transvesikal, endoskopisch 5-570.1
–––– mit
––––– Desintegration 5-570.2
––––– Lithotripsie 5-570.2
––– transurethral, endoskopisch, mit
–––– Desintegration 5-570.0
–––– Lithotripsie 5-570.0
–– Stoßwellenlithotripsie, extrakorporal 8-110.0
– Teilresektion
–– laparoskopisch
––– mit Ureterneoimplantation
–––– beidseitig 5-575.31
–––– einseitig 5-575.21
––– ohne Ureterneoimplantation 5-575.01
–– offen
––– mit Ureterneoimplantation
–––– beidseitig 5-575.30
–––– einseitig 5-575.20
––– ohne Ureterneoimplantation 5-575.00
– Zystenpunktion, perkutan, diagnostisch 1-846.3
Harnblasen-Darm-Fistelverschluss
– laparoskopisch 5-578.31
– offen 5-578.30
Harnblasenfistel, Anlegen, suprapubisch, perkutan 5-572.1
Harnblasenhals
– Inzision, transurethral 5-573.1
– Plastik
–– laparoskopisch 5-578.41
–– offen 5-578.40
Harnblasenscheidenfistelverschluss
– durch Umsteigen
–– vaginal – offen chirurgisch 5-706.44
–– vesikal – offen chirurgisch 5-706.44
– laparoskopisch 5-706.43
– offen 5-706.40
– transvesikal 5-706.42
– vaginal 5-706.41
Harnklappe, posterior, Eröffnung, fetoskopisch 5-755.6
Harnleiterkatheter, Einlegen
– intraoperativ 8-137.03♦ ►
~~~

Harnleiterkatheter, Einlegen *(Forts.)*
– perkutan-transrenal 8-137.01♦
– transurethral 8-137.00♦
– über Stoma 8-137.02♦
Harnleiterschiene, Einlegen
– intraoperativ 8-137.03♦
– perkutan-transrenal 8-137.01♦
– transurethral 8-137.00♦
– über Stoma 8-137.02♦
Harnorgane
– Injektion, therapeutisch 8-020.1
– männlich, Stufenbiopsie, perkutan 1-465.8
– und Prostata, Stufenbiopsie, transurethral 1-460.5
Harnröhre
– Kalibrierung 1-336
– prostatisch
–– Dilatation, ohne Bougierung 5-609.3
–– Stent
––– Entfernung 5-609.6
––– Implantation 5-609.4
––– Wechsel 5-609.5
– Schienung 5-589.0
Harnwege, Mikroskopie, konfokal, endoskopisch 3-301.3
Harrington-Instrumentation, Wirbelsäule, subkutan 5-838.3
Hartgaumenplastik
– primär, mit Knochentransplantat 5-275.2
– sekundär
–– mit Knochentransplantat 5-275.4
–– ohne Knochentransplantat 5-275.3
Hartmann
– I, Operation 5-455.72
– II, Operation 5-466.2
Haut
– Augenlid
–– Exzision, tangential, bei Verbrennung und Verätzung 5-921.33♦
–– Hochfrequenzchirurgie, bei Verbrennung und Verätzung 5-921.73♦
–– Laserdestruktion, bei Verbrennung und Verätzung 5-921.43♦
–– Radiochirurgie, bei Verbrennung und Verätzung 5-921.63♦
–– Ultraschalldestruktion, bei Verbrennung und Verätzung 5-921.53♦
– Axilla
–– Applikation
––– Ätzmittel, lokal 5-914.06♦
––– Zytostatika, lokal 5-914.16♦
–– Durchtrennung, Lappenstiel 5-909.26♦
–– Einbringen, Material
––– autogen 5-890.16♦
––– xenogen 5-890.26♦
–– Einlegen, Medikamententräger, durch Inzision 5-892.36♦
–– Elektrochemotherapie
––– großflächig 5-915.96♦
––– kleinflächig 5-915.86♦ ►

Haut *(Forts.)*
~ Axilla *(Forts.)*
–– Elektrokaustik
––– großflächig 5-915.46♦
––– kleinflächig 5-915.06♦
–– Entfernung, Medikamententräger, durch Inzision 5-892.46♦
–– Exploration 5-892.06♦
–– Exzision
––– lokal
–––– mit primärem Wundverschluss 5-894.16♦
–––– ohne primären Wundverschluss 5-894.06♦
––– radikal
–––– histographisch kontrolliert
––––– mit
–––––– lokaler Lappenplastik 5-895.56♦
–––––– primärem Wundverschluss 5-895.36♦
–––––– Transplantation 5-895.56♦
––––– ohne primären Wundverschluss 5-895.16♦
–––– mit
––––– lokaler Lappenplastik 5-895.46♦
––––– primärem Wundverschluss 5-895.26♦
––––– Transplantation 5-895.46♦
–––– ohne primären Wundverschluss 5-895.06♦
––– tangential, bei Verbrennung und Verätzung 5-921.36♦
–– Fliegenmaden, Anwendung 8-192.36♦
–– Fremdkörperentfernung, durch Inzision 5-892.26♦
–– Gewebsreduktionsplastik 5-911.06♦
–– Hochfrequenzchirurgie, bei Verbrennung und Verätzung 5-921.76♦
–– Infrarotkoagulation
––– großflächig 5-915.76♦
––– kleinflächig 5-915.36♦
–– Inzision 5-892.06♦
–– Kryochirurgie
––– großflächig 5-915.66♦
––– kleinflächig 5-915.26♦
–– Laserbehandlung
––– großflächig 5-915.56♦
––– kleinflächig 5-915.15♦
–– Laserdestruktion, bei Verbrennung und Verätzung 5-921.46♦
–– Naht
––– primär 5-900.06♦
––– sekundär 5-900.16♦
–– Radiochirurgie, bei Verbrennung und Verätzung 5-921.66♦
–– Straffungsoperation 5-911.06♦
–– Tätowieren 5-890.06♦
–– Ultraschalldestruktion, bei Verbrennung und Verätzung 5-921.56♦
–– Wiederherstellung, Oberflächenkontinuität
––– primär, durch
–––– Gewebekleber 5-900.06♦
–––– Metallklammern 5-900.06♦
––– sekundär, durch
–––– Gewebekleber 5-900.16♦
–––– Metallklammern 5-900.16♦ ►

H

Haut *(Forts.)*
~ Axilla *(Forts.)*
-- Wunddébridement
--- großflächig 5-896.16♦
--- kleinflächig 5-896.06♦
-- Wundtoilette, chirurgisch
--- großflächig 5-896.16♦
---- mit Einlegen, Medikamententräger 5-896.26♦
--- kleinflächig 5-896.06♦
– Bauchregion
-- Applikation
--- Ätzmittel, lokal 5-914.0b
--- Zytostatika, lokal 5-914.1b
-- Durchtrennung, Lappenstiel 5-909.2b
-- Einbringen, Material
--- autogen 5-890.1b
--- xenogen 5-890.2b
-- Einlegen, Medikamententräger, durch Inzision 5-892.3b
-- Elektrochemotherapie
--- großflächig 5-915.9b
--- kleinflächig 5-915.8b
-- Elektrokaustik
--- großflächig 5-915.4b
--- kleinflächig 5-915.0b
-- Entfernung, Medikamententräger, durch Inzision 5-892.4b
-- Exploration 5-892.0b
-- Exzision
--- lokal
---- mit primärem Wundverschluss 5-894.1b
---- ohne primären Wundverschluss 5-894.0b
--- radikal
---- histographisch kontrolliert
----- mit
------ lokaler Lappenplastik 5-895.5b
------ primärem Wundverschluss 5-895.3b
------ Transplantation 5-895.5b
----- ohne primären Wundverschluss 5-895.1b
---- mit
----- lokaler Lappenplastik 5-895.4b
----- primärem Wundverschluss 5-895.2b
----- Transplantation 5-895.4b
---- ohne primären Wundverschluss 5-895.0b
--- tangential, bei Verbrennung und Verätzung 5-921.3b
-- Fliegenmaden, Anwendung 8-192.3b
-- Fremdkörperentfernung, durch Inzision 5-892.2b
-- Hochfrequenzchirurgie, bei Verbrennung und Verätzung 5-921.7b
-- Infrarotkoagulation
--- großflächig 5-915.7b
--- kleinflächig 5-915.3b
-- Inzision 5-892.0b
-- Kryochirurgie
--- großflächig 5-915.6b
--- kleinflächig 5-915.2b
-- Laserbehandlung
--- großflächig 5-915.5b ►

Haut *(Forts.)*
~ Bauchregion *(Forts.)*
~~ Laserbehandlung *(Forts.)*
--- kleinflächig 5-915.1b
-- Laserdestruktion, bei Verbrennung und Verätzung 5-921.4b
-- Naht
--- primär 5-900.0b
--- sekundär 5-900.1b
-- Radiochirurgie, bei Verbrennung und Verätzung 5-921.6b
-- Tätowieren 5-890.0b
-- Ultraschalldestruktion, bei Verbrennung und Verätzung 5-921.5b
-- Wiederherstellung, Oberflächenkontinuität
--- primär, durch
---- Gewebekleber 5-900.0b
---- Metallklammern 5-900.0b
--- sekundär, durch
---- Gewebekleber 5-900.1b
---- Metallklammern 5-900.1b
-- Wunddébridement
--- großflächig 5-896.1b
---- mit Einlegen, Medikamententräger 5-896.2b
--- kleinflächig 5-896.0b
-- Wundtoilette, chirurgisch
--- großflächig 5-896.1b
---- mit Einlegen, Medikamententräger 5-896.2b
--- kleinflächig 5-896.0b
– Brustwand
-- Applikation
--- Ätzmittel, lokal 5-914.0a
--- Zytostatika, lokal 5-914.1a
-- Durchtrennung, Lappenstiel 5-909.2a
-- Einbringen, Material
--- autogen 5-890.1a
--- xenogen 5-890.2a
-- Einlegen, Medikamententräger, durch Inzision 5-892.3a
-- Elektrochemotherapie
--- großflächig 5-915.9a
--- kleinflächig 5-915.8a
-- Elektrokaustik
--- großflächig 5-915.4a
--- kleinflächig 5-915.0a
-- Entfernung, Medikamententräger, durch Inzision 5-892.4a
-- Exploration 5-892.0a
-- Exzision
--- lokal
---- mit primärem Wundverschluss 5-894.1a
---- ohne primären Wundverschluss 5-894.0a
--- radikal
---- histographisch kontrolliert
----- mit
------ lokaler Lappenplastik 5-895.5a
------ primärem Wundverschluss 5-895.3a
------ Transplantation 5-895.5a ►

Haut *(Forts.)*
~ Brustwand *(Forts.)*
~~ Exzision *(Forts.)*
~~~ radikal *(Forts.)*
~~~~ histographisch kontrolliert *(Forts.)*
––––– ohne primären Wundverschluss 5-895.1a
–––– mit
––––– lokaler Lappenplastik 5-895.4a
––––– primärem Wundverschluss 5-895.2a
––––– Transplantation 5-895.4a
–––– ohne primären Wundverschluss 5-895.0a
––– tangential, bei Verbrennung und Verätzung 5-921.3a
–– Fliegenmaden, Anwendung 8-192.3a
–– Fremdkörperentfernung, durch Inzision 5-892.2a
–– Gewebsreduktionsplastik 5-911.0a
–– Hochfrequenzchirurgie, bei Verbrennung und Verätzung 5-921.7a
–– Infrarotkoagulation
––– großflächig 5-915.7a
––– kleinflächig 5-915.3a
–– Inzision 5-892.0a
–– Kryochirurgie
––– großflächig 5-915.6a
––– kleinflächig 5-915.2a
–– Laserbehandlung
––– großflächig 5-915.5a
––– kleinflächig 5-915.1a
–– Laserdestruktion, bei Verbrennung und Verätzung 5-921.4a
–– Naht
––– primär 5-900.0a
––– sekundär 5-900.1a
–– Radiochirurgie, bei Verbrennung und Verätzung 5-921.6a
–– Straffungsoperation 5-911.0a
–– Tätowieren 5-890.0a
–– Ultraschalldestruktion, bei Verbrennung und Verätzung 5-921.5a
–– Wiederherstellung, Oberflächenkontinuität
––– primär, durch
–––– Gewebekleber 5-900.0a
–––– Metallklammern 5-900.0a
––– sekundär, durch
–––– Gewebekleber 5-900.1a
–––– Metallklammern 5-900.1a
–– Wunddébridement
––– großflächig 5-896.1a
–––– mit Einlegen, Medikamententräger 5-896.2a
––– kleinflächig 5-896.0a
–– Wundtoilette, chirurgisch
––– großflächig 5-896.1a
–––– mit Einlegen, Medikamententräger 5-896.2a
––– kleinflächig 5-896.0a
– Dammregion
–– Exzision, tangential, bei Verbrennung und Verätzung 5-921.3m ►

Haut *(Forts.)*
~ Dammregion *(Forts.)*
–– Hochfrequenzchirurgie, bei Verbrennung und Verätzung 5-921.7m
–– Laserdestruktion, bei Verbrennung und Verätzung 5-921.4m
–– Radiochirurgie, bei Verbrennung und Verätzung 5-921.6m
–– Ultraschalldestruktion, bei Verbrennung und Verätzung 5-921.5m
– Elektroimpedanzspektroskopie 3-901
– Ellenbogen
–– Applikation
––– Ätzmittel, lokal 5-914.07♦
––– Zytostatika, lokal 5-914.17♦
–– Biopsie, ohne Inzision 1-490.2♦
–– Einbringen, Material
––– autogen 5-890.17♦
––– xenogen 5-890.27♦
–– Einlegen, Medikamententräger, durch Inzision 5-892.37♦
–– Elektrochemotherapie
––– großflächig 5-915.97♦
––– kleinflächig 5-915.87♦
–– Elektrokaustik
––– großflächig 5-915.47♦
––– kleinflächig 5-915.07♦
–– Entfernung, Medikamententräger, durch Inzision 5-892.47♦
–– Exploration 5-892.07♦
–– Exzision
––– lokal
–––– mit primärem Wundverschluss 5-894.17♦
–––– ohne primären Wundverschluss 5-894.07♦
––– radikal
–––– histographisch kontrolliert
––––– mit
–––––– lokaler Lappenplastik 5-895.57♦
–––––– primärem Wundverschluss 5-895.37♦
–––––– Transplantation 5-895.57♦
––––– ohne primären Wundverschluss 5-895.17♦
–––– mit
––––– lokaler Lappenplastik 5-895.47♦
––––– primärem Wundverschluss 5-895.27♦
––––– Transplantation 5-895.47♦
–––– ohne primären Wundverschluss 5-895.07♦
––– tangential, bei Verbrennung und Verätzung 5-921.37♦
–– Fliegenmaden, Anwendung 8-192.37♦
–– Fremdkörperentfernung
––– durch Inzision 5-892.27♦
––– ohne Inzision 8-102.5♦
–– Gewebsreduktionsplastik 5-911.07♦
–– Hochfrequenzchirurgie, bei Verbrennung und Verätzung 5-921.77♦
–– Infrarotkoagulation
––– großflächig 5-915.77♦
––– kleinflächig 5-915.37♦
–– Inzision 5-892.07♦ ►

Haut *(Forts.)*
~ Ellenbogen *(Forts.)*
–– Kryochirurgie
––– großflächig 5-915.67♦
––– kleinflächig 5-915.27♦
–– Laserbehandlung
––– großflächig 5-915.57♦
––– kleinflächig 5-915.17♦
–– Laserdestruktion, bei Verbrennung und Verätzung 5-921.47♦
–– Naht
––– primär 5-900.07♦
––– sekundär 5-900.17♦
–– Radiochirurgie, bei Verbrennung und Verätzung 5-921.67♦
–– Straffungsoperation 5-911.07♦
–– Tätowieren 5-890.07♦
–– Ultraschalldestruktion, bei Verbrennung und Verätzung 5-921.57♦
–– Wiederherstellung, Oberflächenkontinuität
––– primär, durch
–––– Gewebekleber 5-900.07♦
–––– Metallklammern 5-900.07♦
––– sekundär, durch
–––– Gewebekleber 5-900.17♦
–––– Metallklammern 5-900.17♦
–– Wunddébridement
––– großflächig 5-896.17♦
––– kleinflächig 5-896.07♦
–– Wundtoilette, chirurgisch
––– großflächig 5-896.17♦
–––– mit Einlegen, Medikamententräger 5-896.27♦
––– kleinflächig 5-896.07♦
– erkrankt, Vulva, Exzision 5-712.0
– Fuß
–– Applikation
––– Ätzmittel, lokal 5-914.0g♦
––– Zytostatika, lokal 5-914.1g♦
–– Biopsie, ohne Inzision 1-490.7♦
–– Durchtrennung, Lappenstiel 5-909.2g♦
–– Einbringen, Material
––– autogen 5-890.1g♦
––– xenogen 5-890.2g♦
–– Einlegen, Medikamententräger, durch Inzision 5-892.3g♦
–– Elektrochemotherapie
––– großflächig 5-915.9g♦
––– kleinflächig 5-915.8g♦
–– Elektrokaustik
––– großflächig 5-915.4g♦
––– kleinflächig 5-915.0g♦
–– Entfernung, Medikamententräger, durch Inzision 5-892.4g♦
–– Exploration 5-892.0g♦
–– Exzision
––– lokal
–––– mit primärem Wundverschluss 5-894.1g♦
–––– ohne primären Wundverschluss 5-894.0g♦ ►

Haut *(Forts.)*
~ Fuß *(Forts.)*
~~ Exzision *(Forts.)*
––– radikal
–––– histographisch kontrolliert
––––– mit
–––––– lokaler Lappenplastik 5-895.5g♦
–––––– primärem Wundverschluss 5-895.3g♦
–––––– Transplantation 5-895.5g♦
––––– ohne primären Wundverschluss 5-895.1g♦
–––– mit
––––– lokaler Lappenplastik 5-895.4g♦
––––– primärem Wundverschluss 5-895.2g♦
––––– Transplantation 5-895.4g♦
–––– ohne primären Wundverschluss 5-895.0g♦
––– tangential, bei Verbrennung und Verätzung 5-921.3g♦
–– Fliegenmaden, Anwendung 8-192.3g♦
–– Fremdkörperentfernung
––– durch Inzision 5-892.2g♦
––– ohne Inzision 8-102.a♦
–– Gewebsreduktionsplastik 5-911.0g♦
–– Hochfrequenzchirurgie, bei Verbrennung und Verätzung 5-921.7g♦
–– Infrarotkoagulation
––– großflächig 5-915.7g♦
––– kleinflächig 5-915.3g♦
–– Inzision 5-892.0g♦
–– Kryochirurgie
––– großflächig 5-915.6g♦
––– kleinflächig 5-915.2g♦
–– Laserbehandlung
––– großflächig 5-915.5g♦
––– kleinflächig 5-915.1g♦
–– Laserdestruktion, bei Verbrennung und Verätzung 5-921.4g♦
–– Naht
––– primär 5-900.0g♦
––– sekundär 5-900.1g♦
–– Radiochirurgie, bei Verbrennung und Verätzung 5-921.6g♦
–– Straffungsoperation 5-911.0g♦
–– Tätowieren 5-890.0g♦
–– Ultraschalldestruktion, bei Verbrennung und Verätzung 5-921.5g♦
–– Wiederherstellung, Oberflächenkontinuität
––– primär, durch
–––– Gewebekleber 5-900.0g♦
–––– Metallklammern 5-900.0g♦
––– sekundär, durch
–––– Gewebekleber 5-900.1g♦
–––– Metallklammern 5-900.1g♦
–– Wunddébridement
––– großflächig 5-896.1g♦
–––– mit Einlegen, Medikamententräger 5-896.2g♦
––– kleinflächig 5-896.0g♦ ►

Haut *(Forts.)*
~ Fuß *(Forts.)*
-- Wundtoilette, chirurgisch
--- großflächig 5-896.1g♦
---- mit Einlegen, Medikamententräger 5-896.2g♦
--- kleinflächig 5-896.0g♦
– Genitalregion
-- Applikation
--- Ätzmittel, lokal 5-914.0c
--- Zytostatika, lokal 5-914.1c
-- Durchtrennung, Lappenstiel 5-909.2c
-- Einbringen, Material
--- autogen 5-890.1c
--- xenogen 5-890.2c
-- Einlegen, Medikamententräger, durch Inzision 5-892.3c
-- Elektrochemotherapie
--- großflächig 5-915.9c
--- kleinflächig 5-915.8c
-- Elektrokaustik
--- großflächig 5-915.4c
--- kleinflächig 5-915.0c
-- Entfernung, Medikamententräger, durch Inzision 5-892.4c
-- Exploration 5-892.0c
-- Exzision
--- lokal
---- mit primärem Wundverschluss 5-894.1c
---- ohne primären Wundverschluss 5-894.0c
--- radikal
---- histographisch kontrolliert
----- mit
------ lokaler Lappenplastik 5-895.5c
------ primärem Wundverschluss 5-895.3c
------ Transplantation 5-895.5c
----- ohne primären Wundverschluss 5-895.1c
---- mit
----- lokaler Lappenplastik 5-895.4c
----- primärem Wundverschluss 5-895.2c
----- Transplantation 5-895.4c
---- ohne primären Wundverschluss 5-895.0c
--- tangential, bei Verbrennung und Verätzung 5-921.3c
-- Fliegenmaden, Anwendung 8-192.3c
-- Fremdkörperentfernung
--- durch Inzision 5-892.2c
--- ohne Inzision 8-102.4
-- Gewebsreduktionsplastik 5-911.0c
-- Hochfrequenzchirurgie, bei Verbrennung und Verätzung 5-921.7c
-- Infrarotkoagulation
--- großflächig 5-915.7c
--- kleinflächig 5-915.3c
-- Inzision 5-892.0c
-- Kryochirurgie
--- großflächig 5-915.6c
--- kleinflächig 5-915.2c
-- Laserbehandlung
--- großflächig 5-915.5c
--- kleinflächig 5-915.1c ▶

Haut *(Forts.)*
~ Genitalregion *(Forts.)*
-- Laserdestruktion, bei Verbrennung und Verätzung 5-921.4c
-- Naht
--- primär 5-900.0c
--- sekundär 5-900.1c
-- Radiochirurgie, bei Verbrennung und Verätzung 5-921.6c
-- Straffungsoperation 5-911.0c
-- Tätowieren 5-890.0c
-- Ultraschalldestruktion, bei Verbrennung und Verätzung 5-921.5c
-- Wiederherstellung, Oberflächenkontinuität
--- primär, durch
---- Gewebekleber 5-900.0c
---- Metallklammern 5-900.0c
--- sekundär, durch
---- Gewebekleber 5-900.1c
---- Metallklammern 5-900.1c
-- Wunddébridement
--- großflächig 5-896.1c
---- mit Einlegen, Medikamententräger 5-896.2c
--- kleinflächig 5-896.0c
-- Wundtoilette, chirurgisch
--- großflächig 5-896.1c
---- mit Einlegen, Medikamententräger 5-896.2c
--- kleinflächig 5-896.0c
– Gesäß
-- Applikation
--- Ätzmittel, lokal 5-914.0d
--- Zytostatika, lokal 5-914.1d
-- Durchtrennung, Lappenstiel 5-909.2d
-- Einbringen, Material
--- autogen 5-890.1d
--- xenogen 5-890.2d
-- Einlegen, Medikamententräger, durch Inzision 5-892.3d
-- Elektrochemotherapie
--- großflächig 5-915.9d
--- kleinflächig 5-915.8d
-- Elektrokaustik
--- großflächig 5-915.4d
--- kleinflächig 5-915.0d
-- Entfernung, Medikamententräger, durch Inzision 5-892.4d
-- Exploration 5-892.0d
-- Exzision
--- lokal
---- mit primärem Wundverschluss 5-894.1d
---- ohne primären Wundverschluss 5-894.0d
--- radikal
---- histographisch kontrolliert
----- mit
------ lokaler Lappenplastik 5-895.5d
------ primärem Wundverschluss 5-895.3d
------ Transplantation 5-895.5d
----- ohne primären Wundverschluss 5-895.1d ▶

H

Haut *(Forts.)*
~ Gesäß *(Forts.)*
~~ Exzision *(Forts.)*
~~~ radikal *(Forts.)*
---- mit
----- lokaler Lappenplastik 5-895.4d
----- primärem Wundverschluss 5-895.2d
----- Transplantation 5-895.4d
---- ohne primären Wundverschluss 5-895.0d
--- tangential, bei Verbrennung und Verätzung 5-921.3d
-- Fliegenmaden, Anwendung 8-192.3d
-- Fremdkörperentfernung
--- durch Inzision 5-892.2d
--- ohne Inzision 8-102.3
-- Gewebsreduktionsplastik 5-911.0d
-- Hochfrequenzchirurgie, bei Verbrennung und Verätzung 5-921.7d
-- Infrarotkoagulation
--- großflächig 5-915.7d
--- kleinflächig 5-915.3d
-- Inzision 5-892.0d
-- Kryochirurgie
--- großflächig 5-915.6d
--- kleinflächig 5-915.2d
-- Laserbehandlung
--- großflächig 5-915.5d
--- kleinflächig 5-915.1d
-- Laserdestruktion, bei Verbrennung und Verätzung 5-921.4d
-- Naht
--- primär 5-900.0d
--- sekundär 5-900.1d
-- Radiochirurgie, bei Verbrennung und Verätzung 5-921.6d
-- Straffungsoperation 5-911.0d
-- Tätowieren 5-890.0d
-- Ultraschalldestruktion, bei Verbrennung und Verätzung 5-921.5d
-- Wiederherstellung, Oberflächenkontinuität
--- primär, durch
---- Gewebekleber 5-900.0d
---- Metallklammern 5-900.0d
--- sekundär, durch
---- Gewebekleber 5-900.1d
---- Metallklammern 5-900.1d
-- Wunddébridement
--- großflächig 5-896.1d
---- mit Einlegen, Medikamententräger 5-896.2d
--- kleinflächig 5-896.0d
-- Wundtoilette, chirurgisch
--- großflächig 5-896.1d
---- mit Einlegen, Medikamententräger 5-896.2d
--- kleinflächig 5-896.0d
- Gesicht
-- Biopsie, ohne Inzision 1-415
-- Fremdkörperentfernung, ohne Inzision 8-102.1 ►

Haut *(Forts.)*
- Hals
-- Applikation
--- Ätzmittel, lokal 5-914.05
--- Zytostatika, lokal 5-914.15
-- Biopsie, ohne Inzision 1-490.0
-- Durchtrennung, Lappenstiel 5-909.25
-- Einbringen, Material
--- autogen 5-890.15
--- xenogen 5-890.25
-- Einlegen, Medikamententräger, durch Inzision 5-892.35
-- Elektrochemotherapie
--- großflächig 5-915.95
--- kleinflächig 5-915.85
-- Elektrokaustik
--- großflächig 5-915.45
--- kleinflächig 5-915.05
-- Entfernung, Medikamententräger, durch Inzision 5-892.45
-- Exploration 5-892.05
-- Exzision
--- lokal
---- mit primärem Wundverschluss 5-894.15
---- ohne primären Wundverschluss 5-894.05
--- radikal
---- histographisch kontrolliert
----- mit
------ lokaler Lappenplastik 5-895.55
------ primärem Wundverschluss 5-895.35
------ Transplantation 5-895.55
----- ohne primären Wundverschluss 5-895.15
---- mit
----- lokaler Lappenplastik 5-895.45
----- primärem Wundverschluss 5-895.25
----- Transplantation 5-895.45
---- ohne primären Wundverschluss 5-895.05
--- tangential, bei Verbrennung und Verätzung 5-921.35
-- Fliegenmaden, Anwendung 8-192.35
-- Fremdkörperentfernung
--- durch Inzision 5-892.25
--- ohne Inzision 8-102.2
-- Gewebsreduktionsplastik 5-911.05
-- Hochfrequenzchirurgie, bei Verbrennung und Verätzung 5-921.75
-- Infrarotkoagulation
--- großflächig 5-915.75
--- kleinflächig 5-915.35
-- Inzision 5-892.05
-- Kryochirurgie
--- großflächig 5-915.65
--- kleinflächig 5-915.25
-- Laserbehandlung
--- großflächig 5-915.55
--- kleinflächig 5-915.15
-- Laserdestruktion, bei Verbrennung und Verätzung 5-921.45
-- Naht
--- primär 5-900.05
--- sekundär 5-900.15 ►
~~~

Haut *(Forts.)*
~ Hals *(Forts.)*
-- Radiochirurgie, bei Verbrennung und Verätzung 5-921.65
-- Straffungsoperation 5-911.05
-- Tätowieren 5-890.05
-- Ultraschalldestruktion, bei Verbrennung und Verätzung 5-921.55
-- Wiederherstellung, Oberflächenkontinuität
--- primär, durch
---- Gewebekleber 5-900.05
---- Metallklammern 5-900.05
--- sekundär, durch
---- Gewebekleber 5-900.15
---- Metallklammern 5-900.15
-- Wunddébridement
--- großflächig 5-896.15
--- kleinflächig 5-896.05
-- Wundtoilette, chirurgisch
--- großflächig 5-896.15
---- mit Einlegen, Medikamententräger 5-896.25
--- kleinflächig 5-896.05
- Hand
-- Applikation
--- Ätzmittel, lokal 5-914.09♦
--- Zytostatika, lokal 5-914.19♦
-- Biopsie, ohne Inzision 1-490.3♦
-- Durchtrennung, Lappenstiel 5-909.29♦
-- Einbringen, Material
--- autogen 5-890.19♦
--- xenogen 5-890.29♦
-- Einlegen, Medikamententräger, durch Inzision 5-892.39♦
-- Elektrochemotherapie
--- großflächig 5-915.99♦
--- kleinflächig 5-915.89♦
-- Elektrokaustik
--- großflächig 5-915.49♦
--- kleinflächig 5-915.09♦
-- Entfernung, Medikamententräger, durch Inzision 5-892.49♦
-- Exploration 5-892.09♦
-- Exzision
--- lokal
---- mit primärem Wundverschluss 5-894.19♦
---- ohne primären Wundverschluss 5-894.09♦
--- radikal
---- histographisch kontrolliert
----- mit
------ lokaler Lappenplastik 5-895.59♦
------ primärem Wundverschluss 5-895.39♦
------ Transplantation 5-895.59♦
----- ohne primären Wundverschluss 5-895.19♦
---- mit
----- lokaler Lappenplastik 5-895.49♦
----- primärem Wundverschluss 5-895.29♦
----- Transplantation 5-895.49♦ ►

Haut *(Forts.)*
~ Hand *(Forts.)*
~~ Exzision *(Forts.)*
~~~ radikal *(Forts.)*
---- ohne primären Wundverschluss 5-895.09♦
--- tangential, bei Verbrennung und Verätzung 5-921.39♦
-- Fliegenmaden, Anwendung 8-192.39♦
-- Fremdkörperentfernung
--- durch Inzision 5-892.29♦
--- ohne Inzision 8-102.7♦
-- Gewebsreduktionsplastik 5-911.09♦
-- Hochfrequenzchirurgie, bei Verbrennung und Verätzung 5-921.79♦
-- Infrarotkoagulation
--- großflächig 5-915.79♦
--- kleinflächig 5-915.39♦
-- Inzision 5-892.09♦
-- Kryochirurgie
--- großflächig 5-915.69♦
--- kleinflächig 5-915.29♦
-- Laserbehandlung
--- großflächig 5-915.59♦
--- kleinflächig 5-915.19♦
-- Laserdestruktion, bei Verbrennung und Verätzung 5-921.49♦
-- Naht
--- primär 5-900.09♦
--- sekundär 5-900.19♦
-- Radiochirurgie, bei Verbrennung und Verätzung 5-921.69♦
-- Straffungsoperation 5-911.09♦
-- Tätowieren 5-890.09♦
-- Ultraschalldestruktion, bei Verbrennung und Verätzung 5-921.59♦
-- Wiederherstellung, Oberflächenkontinuität
--- primär, durch
---- Gewebekleber 5-900.09♦
---- Metallklammern 5-900.09♦
--- sekundär, durch
---- Gewebekleber 5-900.19♦
---- Metallklammern 5-900.19♦
-- Wunddébridement
--- großflächig 5-896.19♦
---- mit Einlegen, Medikamententräger 5-896.29♦
--- kleinflächig 5-896.09♦
-- Wundtoilette, chirurgisch
--- großflächig 5-896.19♦
---- mit Einlegen, Medikamententräger 5-896.29♦
--- kleinflächig 5-896.09♦
- Knie
-- Applikation
--- Ätzmittel, lokal 5-914.0e♦
--- Zytostatika, lokal 5-914.1e♦
-- Durchtrennung, Lappenstiel 5-909.2e♦
-- Einbringen, Material
--- autogen 5-890.1e♦
--- xenogen 5-890.2e♦ ►

H
~~~

Haut *(Forts.)*
~ Knie *(Forts.)*
–– Einlegen, Medikamententräger, durch Inzision 5-892.3e♦
–– Elektrochemotherapie
––– großflächig 5-915.9e♦
––– kleinflächig 5-915.8e♦
–– Elektrokaustik
––– großflächig 5-915.4e♦
––– kleinflächig 5-915.0e♦
–– Entfernung, Medikamententräger, durch Inzision 5-892.4e♦
–– Exploration 5-892.0e♦
–– Exzision
––– lokal
–––– mit primärem Wundverschluss 5-894.1e♦
–––– ohne primären Wundverschluss 5-894.0e♦
––– radikal
–––– histographisch kontrolliert
––––– mit
–––––– lokaler Lappenplastik 5-895.5e♦
–––––– primärem Wundverschluss 5-895.3e♦
–––––– Transplantation 5-895.5e♦
––––– ohne primären Wundverschluss 5-895.1e♦
–––– mit
––––– lokaler Lappenplastik 5-895.4e♦
––––– primärem Wundverschluss 5-895.2e♦
––––– Transplantation 5-895.4e♦
–––– ohne primären Wundverschluss 5-895.0e♦
––– tangential, bei Verbrennung und Verätzung 5-921.3e♦
–– Fliegenmaden, Anwendung 8-192.3e♦
–– Fremdkörperentfernung
––– durch Inzision 5-892.2e♦
––– ohne Inzision 8-102.8♦
–– Gewebsreduktionsplastik 5-911.0e♦
–– Hochfrequenzchirurgie, bei Verbrennung und Verätzung 5-921.7e♦
–– Infrarotkoagulation
––– großflächig 5-915.7e♦
––– kleinflächig 5-915.3e♦
–– Inzision 5-892.0e♦
–– Kryochirurgie
––– großflächig 5-915.6e♦
––– kleinflächig 5-915.2e♦
–– Laserbehandlung
––– großflächig 5-915.5e♦
––– kleinflächig 5-915.1e♦
–– Laserdestruktion, bei Verbrennung und Verätzung 5-921.4e♦
–– Naht
––– primär 5-900.0e♦
––– sekundär 5-900.1e♦
–– Radiochirurgie, bei Verbrennung und Verätzung 5-921.6e♦
–– Straffungsoperation 5-911.0e♦
–– Tätowieren 5-890.0e♦
–– Ultraschalldestruktion, bei Verbrennung und Verätzung 5-921.5e♦ ►

Haut *(Forts.)*
~ Knie *(Forts.)*
–– Wiederherstellung, Oberflächenkontinuität
––– primär, durch
–––– Gewebekleber 5-900.0e♦
–––– Metallklammern 5-900.0e♦
––– sekundär, durch
–––– Gewebekleber 5-900.1e♦
–––– Metallklammern 5-900.1e♦
–– Wunddébridement
––– großflächig 5-896.1e♦
–––– mit Einlegen, Medikamententräger 5-896.2e♦
––– kleinflächig 5-896.0e♦
–– Wundtoilette, chirurgisch
––– großflächig 5-896.1e♦
–––– mit Einlegen, Medikamententräger 5-896.2e♦
––– kleinflächig 5-896.0e♦
– Kohärenztomographie, optisch 3-300.2
– Kopf
–– Applikation
––– Ätzmittel, lokal 5-914.04
––– Zytostatika, lokal 5-914.14
–– Durchtrennung, Lappenstiel 5-909.24
–– Einbringen, Material
––– autogen 5-890.14
––– xenogen 5-890.24
–– Einlegen, Medikamententräger, durch Inzision 5-892.34
–– Elektrochemotherapie
––– großflächig 5-915.94
––– kleinflächig 5-915.84
–– Elektrokaustik
––– großflächig 5-915.44
––– kleinflächig 5-915.04
–– Entfernung, Medikamententräger, durch Inzision 5-892.44
–– Exploration 5-892.04
–– Exzision
––– lokal, mit primärem Wundverschluss 5-894.14
––– radikal
–––– histographisch kontrolliert
––––– mit
–––––– primärem Wundverschluss 5-895.34
–––––– Transplantation 5-895.54
––––– ohne primären Wundverschluss 5-895.14
–––– mit
––––– lokaler Lappenplastik 5-895.44
–––––– histographisch kontrolliert 5-895.54
––––– primärem Wundverschluss 5-895.24
––––– Transplantation 5-895.44
–––– ohne primären Wundverschluss 5-895.04
––– tangential, bei Verbrennung und Verätzung 5-921.34
–– Fremdkörperentfernung, ohne Inzision 8-102.2
–– Gewebsreduktionsplastik 5-911.04
–– Infrarotkoagulation, großflächig 5-915.74
–– Inzision 5-892.04 ►

Haut *(Forts.)*
~ Kopf *(Forts.)*
-- Kryochirurgie
--- großflächig 5-915.64
--- kleinflächig 5-915.24
-- Laserbehandlung
--- großflächig 5-915.54
--- kleinflächig 5-915.14
-- Laserdestruktion, bei Verbrennung und Verätzung 5-921.44
-- Naht
--- primär 5-900.04
--- sekundär 5-900.14
-- sonstige Teile, Fliegenmaden, Anwendung 8-192.34
-- Straffungsoperation 5-911.04
-- Tätowieren 5-890.04
-- Transpositionsplastik, lokal, kleinflächig 5-903.24
-- Wiederherstellung, Oberflächenkontinuität
--- primär, durch
---- Gewebekleber 5-900.04
---- Metallklammern 5-900.04
--- sekundär, durch
---- Gewebekleber 5-900.14
---- Metallklammern 5-900.14
-- Wunddébridement
--- großflächig 5-896.14
---- mit Einlegen, Medikamententräger 5-896.24
--- kleinflächig 5-896.04
-- Wundtoilette, chirurgisch
--- großflächig 5-896.14
---- mit Einlegen, Medikamententräger 5-896.24
--- kleinflächig 5-896.04
- Leistenregion
-- Applikation
--- Ätzmittel, lokal 5-914.0c
--- Zytostatika, lokal 5-914.1c
-- Durchtrennung, Lappenstiel 5-909.2c
-- Einbringen, Material
--- autogen 5-890.1c
--- xenogen 5-890.2c
-- Einlegen, Medikamententräger, durch Inzision 5-892.3c
-- Elektrochemotherapie
--- großflächig 5-915.9c
--- kleinflächig 5-915.8c
-- Elektrokaustik
--- großflächig 5-915.4c
--- kleinflächig 5-915.05
-- Entfernung, Medikamententräger, durch Inzision 5-892.4c
-- Exploration 5-892.0c
-- Exzision
--- lokal
---- mit primärem Wundverschluss 5-894.1c
---- ohne primären Wundverschluss 5-894.0c ▶

Haut *(Forts.)*
~ Leistenregion *(Forts.)*
~~ Exzision *(Forts.)*
--- radikal
---- histographisch kontrolliert
----- mit
------ lokaler Lappenplastik 5-895.5c
------ primärem Wundverschluss 5-895.3c
------ Transplantation 5-895.5c
----- ohne primären Wundverschluss 5-895.1c
---- mit
----- lokaler Lappenplastik 5-895.4c
----- primärem Wundverschluss 5-895.2c
----- Transplantation 5-895.4c
---- ohne primären Wundverschluss 5-895.0c
--- tangential, bei Verbrennung und Verätzung 5-921.3c
-- Fliegenmaden, Anwendung 8-192.3c
-- Fremdkörperentfernung
--- durch Inzision 5-892.2c
--- ohne Inzision 8-102.4
-- Gewebsreduktionsplastik 5-911.0c
-- Hochfrequenzchirurgie, bei Verbrennung und Verätzung 5-921.7c
-- Infrarotkoagulation
--- großflächig 5-915.7c
--- kleinflächig 5-915.3c
-- Inzision 5-892.0c
-- Kryochirurgie
--- großflächig 5-915.6c
--- kleinflächig 5-915.2c
-- Laserbehandlung
--- großflächig 5-915.5c
--- kleinflächig 5-915.1c
-- Laserdestruktion, bei Verbrennung und Verätzung 5-921.4c
-- Naht
--- primär 5-900.0c
--- sekundär 5-900.1c
-- Radiochirurgie, bei Verbrennung und Verätzung 5-921.6c
-- Straffungsoperation 5-911.0c
-- Tätowieren 5-890.0c
-- Ultraschalldestruktion, bei Verbrennung und Verätzung 5-921.5c
-- Wiederherstellung, Oberflächenkontinuität
--- primär, durch
---- Gewebekleber 5-900.0c
---- Metallklammern 5-900.0c
--- sekundär, durch
---- Gewebekleber 5-900.1c
---- Metallklammern 5-900.1c
-- Wunddébridement
--- großflächig 5-896.1c
---- mit Einlegen, Medikamententräger 5-896.2c
--- kleinflächig 5-896.0c
-- Wundtoilette, chirurgisch
--- großflächig 5-896.1c
---- mit Einlegen, Medikamententräger 5-896.2c ▶

H

Haut *(Forts.)*
~ Leistenregion *(Forts.)*
~~ Wundtoilette, chirurgisch *(Forts.)*
––– kleinflächig 5-896.0c
– Lippe
–– Applikation
––– Ätzmittel, lokal 5-914.00
––– Zytostatika, lokal 5-914.10
–– Durchtrennung, Lappenstiel 5-909.20
–– Einbringen, Material
––– autogen 5-890.10
––– xenogen 5-890.20
–– Einlegen, Medikamententräger, durch Inzision 5-892.30
–– Elektrochemotherapie
––– großflächig 5-915.90
––– kleinflächig 5-915.80
–– Elektrokaustik
––– großflächig 5-915.40
––– kleinflächig 5-915.00
–– Entfernung, Medikamententräger, durch Inzision 5-892.40
–– Exploration 5-892.00
–– Exzision
––– lokal
–––– mit primärem Wundverschluss 5-894.10
–––– ohne primären Wundverschluss 5-894.00
––– radikal
–––– histographisch kontrolliert
––––– mit
–––––– lokaler Lappenplastik 5-895.50
–––––– primärem Wundverschluss 5-895.30
–––––– Transplantation 5-895.50
––––– ohne primären Wundverschluss 5-895.10
–––– mit
––––– lokaler Lappenplastik 5-895.40
––––– primärem Wundverschluss 5-895.20
––––– Transplantation 5-895.40
–––– ohne primären Wundverschluss 5-895.00
––– tangential, bei Verbrennung und Verätzung 5-921.30
–– Fliegenmaden, Anwendung 8-192.30
–– Fremdkörperentfernung
––– durch Inzision 5-892.20
––– ohne Inzision 8-102.0
–– Gewebsreduktionsplastik 5-911.00
–– Hochfrequenzchirurgie, bei Verbrennung und Verätzung 5-921.70
–– Infrarotkoagulation
––– großflächig 5-915.70
––– kleinflächig 5-915.30
–– Inzision 5-892.00
–– Kryochirurgie
––– großflächig 5-915.60
––– kleinflächig 5-915.20
–– Laserbehandlung
––– großflächig 5-915.50
––– kleinflächig 5-915.10
–– Laserdestruktion, bei Verbrennung und Verätzung 5-921.40 ►

Haut *(Forts.)*
~ Lippe *(Forts.)*
–– Naht
––– primär 5-900.00
––– sekundär 5-900.10
–– Radiochirurgie, bei Verbrennung und Verätzung 5-921.60
–– Straffungsoperation 5-911.00
–– Tätowieren 5-890.00
–– Ultraschalldestruktion, bei Verbrennung und Verätzung 5-921.50
–– Wiederherstellung, Oberflächenkontinuität
––– primär, durch
–––– Gewebekleber 5-900.00
–––– Metallklammern 5-900.00
––– sekundär, durch
–––– Gewebekleber 5-900.10
–––– Metallklammern 5-900.10
–– Wunddébridement
––– großflächig 5-896.10
––– kleinflächig 5-896.00
–– Wundtoilette, chirurgisch
––– großflächig 5-896.10
–––– mit Einlegen, Medikamententräger 5-896.20
––– kleinflächig 5-896.00
– Mikroskopie, konfokal 3-301.2
– Nase
–– Exzision, tangential, bei Verbrennung und Verätzung 5-921.31
–– Hochfrequenzchirurgie, bei Verbrennung und Verätzung 5-921.71
–– Inzision 5-211.x
–– Laserdestruktion, bei Verbrennung und Verätzung 5-921.41
–– Radiochirurgie, bei Verbrennung und Verätzung 5-921.61
–– Ultraschalldestruktion, bei Verbrennung und Verätzung 5-921.51
– Oberarm
–– Applikation
––– Ätzmittel, lokal 5-914.07♦
––– Zytostatika, lokal 5-914.17♦
–– Biopsie, ohne Inzision 1-490.2♦
–– Durchtrennung, Lappenstiel 5-909.27♦
–– Einbringen, Material
––– autogen 5-890.17♦
––– xenogen 5-890.27♦
–– Einlegen, Medikamententräger, durch Inzision 5-892.37♦
–– Elektrochemotherapie
––– großflächig 5-915.97♦
––– kleinflächig 5-915.87♦
–– Elektrokaustik
––– großflächig 5-915.47♦
––– kleinflächig 5-915.07♦
–– Entfernung, Medikamententräger, durch Inzision 5-892.47♦
–– Exploration 5-892.07♦ ►

Haut *(Forts.)*
~ Oberarm *(Forts.)*
-- Exzision
--- lokal
---- mit primärem Wundverschluss 5-894.17♦
---- ohne primären Wundverschluss 5-894.07♦
--- radikal
---- histographisch kontrolliert
----- mit
------ lokaler Lappenplastik 5-895.57♦
------ primärem Wundverschluss 5-895.37♦
------ Transplantation 5-895.57♦
----- ohne primären Wundverschluss 5-895.17♦
---- mit
----- lokaler Lappenplastik 5-895.47♦
----- primärem Wundverschluss 5-895.27♦
----- Transplantation 5-895.47♦
---- ohne primären Wundverschluss 5-895.07♦
--- tangential, bei Verbrennung und Verätzung 5-921.37♦
-- Fliegenmaden, Anwendung 8-192.37♦
-- Fremdkörperentfernung
--- durch Inzision 5-892.27♦
--- ohne Inzision 8-102.5♦
-- Gewebsreduktionsplastik 5-911.07♦
-- Hochfrequenzchirurgie, bei Verbrennung und Verätzung 5-921.77♦
-- Infrarotkoagulation
--- großflächig 5-915.77♦
--- kleinflächig 5-915.37♦
-- Inzision 5-892.07♦
-- Kryochirurgie
--- großflächig 5-915.67♦
--- kleinflächig 5-915.27♦
-- Laserbehandlung
--- großflächig 5-915.57♦
--- kleinflächig 5-915.17♦
-- Laserdestruktion, bei Verbrennung und Verätzung 5-921.47♦
-- Naht
--- primär 5-900.07♦
--- sekundär 5-900.17♦
-- Radiochirurgie, bei Verbrennung und Verätzung 5-921.67♦
-- Straffungsoperation 5-911.07♦
-- Tätowieren 5-890.07♦
-- Ultraschalldestruktion, bei Verbrennung und Verätzung 5-921.57♦
-- Wiederherstellung, Oberflächenkontinuität
--- primär, durch
---- Gewebekleber 5-900.07♦
---- Metallklammern 5-900.07♦
--- sekundär, durch
---- Gewebekleber 5-900.17♦
---- Metallklammern 5-900.17♦
-- Wunddébridement
--- großflächig 5-896.17♦
--- kleinflächig 5-896.07♦ ►

Haut *(Forts.)*
~ Oberarm *(Forts.)*
-- Wundtoilette, chirurgisch
--- großflächig 5-896.17♦
---- mit Einlegen, Medikamententräger 5-896.27♦
--- kleinflächig 5-896.07♦
– Oberschenkel
-- Applikation
--- Ätzmittel, lokal 5-914.0e♦
--- Zytostatika, lokal 5-914.1e♦
-- Biopsie, ohne Inzision 1-490.5♦
-- Durchtrennung, Lappenstiel 5-909.2e♦
-- Einbringen, Material
--- autogen 5-890.1e♦
--- xenogen 5-890.2e♦
-- Einlegen, Medikamententräger, durch Inzision 5-892.3e♦
-- Elektrochemotherapie
--- großflächig 5-915.9e♦
--- kleinflächig 5-915.8e♦
-- Elektrokaustik
--- großflächig 5-915.4e♦
--- kleinflächig 5-915.0e♦
-- Entfernung, Medikamententräger, durch Inzision 5-892.4e♦
-- Exploration 5-892.0e♦
-- Exzision
--- lokal
---- mit primärem Wundverschluss 5-894.1e♦
---- ohne primären Wundverschluss 5-894.0e♦
--- radikal
---- histographisch kontrolliert
----- mit
------ lokaler Lappenplastik 5-895.5e♦
------ primärem Wundverschluss 5-895.3e♦
------ Transplantation 5-895.5e♦
----- ohne primären Wundverschluss 5-895.1e♦
---- mit
----- lokaler Lappenplastik 5-895.4e♦
----- primärem Wundverschluss 5-895.2e♦
----- Transplantation 5-895.4e♦
---- ohne primären Wundverschluss 5-895.0e♦
--- tangential, bei Verbrennung und Verätzung 5-921.3e♦
-- Fliegenmaden, Anwendung 8-192.3e♦
-- Fremdkörperentfernung
--- durch Inzision 5-892.2e♦
--- ohne Inzision 8-102.8♦
-- Gewebsreduktionsplastik 5-911.0e♦
-- Hochfrequenzchirurgie, bei Verbrennung und Verätzung 5-921.7e♦
-- Infrarotkoagulation
--- großflächig 5-915.7e♦
--- kleinflächig 5-915.3e♦
-- Inzision 5-892.0e♦
-- Kryochirurgie
--- großflächig 5-915.6e♦
--- kleinflächig 5-915.2e♦ ►

Haut *(Forts.)*
~ Oberschenkel *(Forts.)*
-- Laserbehandlung
--- großflächig 5-915.5e♦
--- kleinflächig 5-915.1e♦
-- Laserdestruktion, bei Verbrennung und Verätzung 5-921.4e♦
-- Naht
--- primär 5-900.0e♦
--- sekundär 5-900.1e♦
-- Radiochirurgie, bei Verbrennung und Verätzung 5-921.6e♦
-- Straffungsoperation 5-911.0e♦
-- Tätowieren 5-890.0e♦
-- Ultraschalldestruktion, bei Verbrennung und Verätzung 5-921.5e♦
-- Wiederherstellung, Oberflächenkontinuität
--- primär, durch
---- Gewebekleber 5-900.0e♦
---- Metallklammern 5-900.0e♦
--- sekundär, durch
---- Gewebekleber 5-900.1e♦
---- Metallklammern 5-900.1e♦
-- Wunddébridement
--- großflächig 5-896.1e♦
---- mit Einlegen, Medikamententräger 5-896.2e♦
--- kleinflächig 5-896.0e♦
-- Wundtoilette, chirurgisch
--- großflächig 5-896.1e♦
---- mit Einlegen, Medikamententräger 5-896.2e♦
--- kleinflächig 5-896.0e♦
- OCT [Optische Kohärenztomographie] 3-300.2
- Ohr
-- Exzision, tangential, bei Verbrennung und Verätzung 5-921.32♦
-- Hochfrequenzchirurgie, bei Verbrennung und Verätzung 5-921.72♦
-- Laserdestruktion, bei Verbrennung und Verätzung 5-921.42♦
-- Radiochirurgie, bei Verbrennung und Verätzung 5-921.62♦
-- Ultraschalldestruktion, bei Verbrennung und Verätzung 5-921.52♦
- Penis, Exzision
-- lokal
--- mit primärem Wundverschluss 5-894.1c
--- ohne primären Wundverschluss 5-894.0c
-- radikal
--- histographisch kontrolliert
---- mit
----- lokaler Lappenplastik 5-895.5c
----- primärem Wundverschluss 5-895.3c
----- Transplantation 5-895.5c
---- ohne primären Wundverschluss 5-895.1c
--- mit
---- lokaler Lappenplastik 5-895.4c
---- primärem Wundverschluss 5-895.2c
---- Transplantation 5-895.4c ►

Haut *(Forts.)*
~ Penis, Exzision *(Forts.)*
~~ radikal *(Forts.)*
--- ohne primären Wundverschluss 5-895.0c
- Perineum, Vulva, Naht 5-758.3
- Plastik, bei Amputation, Finger 5-863.4♦
- Rücken
-- Applikation
--- Ätzmittel, lokal 5-914.0a
--- Zytostatika, lokal 5-914.1a
-- Durchtrennung, Lappenstiel 5-909.2a
-- Einbringen, Material
--- autogen 5-890.1a
--- xenogen 5-890.2a
-- Einlegen, Medikamententräger, durch Inzision 5-892.3a
-- Elektrochemotherapie
--- großflächig 5-915.9a
--- kleinflächig 5-915.8a
-- Elektrokaustik
--- großflächig 5-915.4a
--- kleinflächig 5-915.0a
-- Entfernung, Medikamententräger, durch Inzision 5-892.4a
-- Exploration 5-892.0a
-- Exzision
--- lokal
---- mit primärem Wundverschluss 5-894.1a
---- ohne primären Wundverschluss 5-894.0a
--- radikal
---- histographisch kontrolliert
----- mit
------ lokaler Lappenplastik 5-895.5a
------ primärem Wundverschluss 5-895.3a
------ Transplantation 5-895.5a
----- ohne primären Wundverschluss 5-895.1a
---- mit
----- lokaler Lappenplastik 5-895.4a
----- primärem Wundverschluss 5-895.2a
----- Transplantation 5-895.4a
---- ohne primären Wundverschluss 5-895.0a
--- tangential, bei Verbrennung und Verätzung 5-921.3j
-- Fliegenmaden, Anwendung 8-192.3a
-- Fremdkörperentfernung, durch Inzision 5-892.2a
-- Gewebsreduktionsplastik 5-911.0a
-- Hochfrequenzchirurgie, bei Verbrennung und Verätzung 5-921.7j
-- Infrarotkoagulation
--- großflächig 5-915.7a
--- kleinflächig 5-915.3a
-- Inzision 5-892.0a
-- Kryochirurgie
--- großflächig 5-915.6a
--- kleinflächig 5-915.2a
-- Laserbehandlung
--- großflächig 5-915.5a
--- kleinflächig 5-915.1a
-- Laserdestruktion, bei Verbrennung und Verätzung 5-921.4j ►

Haut *(Forts.)*
~ Rücken *(Forts.)*
–– Naht
––– primär 5-900.0a
––– sekundär 5-900.1a
–– Radiochirurgie, bei Verbrennung und Verätzung 5-921.6j
–– Straffungsoperation 5-911.0a
–– Tätowieren 5-890.0a
–– Ultraschalldestruktion, bei Verbrennung und Verätzung 5-921.5j
–– Wiederherstellung, Oberflächenkontinuität
––– primär, durch
–––– Gewebekleber 5-900.0a
–––– Metallklammern 5-900.0a
––– sekundär, durch
–––– Gewebekleber 5-900.1a
–––– Metallklammern 5-900.1a
–– Wunddébridement
––– großflächig 5-896.1a
–––– mit Einlegen, Medikamententräger 5-896.2a
––– kleinflächig 5-896.0a
–– Wundtoilette, chirurgisch
––– großflächig 5-896.1a
–––– mit Einlegen, Medikamententräger 5-896.2a
––– kleinflächig 5-896.0a
– Rumpf
–– Biopsie, ohne Inzision 1-490.4
–– Fremdkörperentfernung, ohne Inzision 8-102.3
– Schulter
–– Applikation
––– Ätzmittel, lokal 5-914.06♦
––– Zytostatika, lokal 5-914.16♦
–– Durchtrennung, Lappenstiel 5-909.26♦
–– Einbringen, Material
––– autogen 5-890.16♦
––– xenogen 5-890.26♦
–– Einlegen, Medikamententräger, durch Inzision 5-892.36♦
–– Elektrochemotherapie
––– großflächig 5-915.96♦
––– kleinflächig 5-915.86♦
–– Elektrokaustik
––– großflächig 5-915.46♦
––– kleinflächig 5-915.06♦
–– Entfernung, Medikamententräger, durch Inzision 5-892.46♦
–– Exploration 5-892.06♦
–– Exzision
––– lokal
–––– mit primärem Wundverschluss 5-894.16♦
–––– ohne primären Wundverschluss 5-894.06♦
––– radikal
–––– histographisch kontrolliert
––––– mit
–––––– lokaler Lappenplastik 5-895.56♦
–––––– primärem Wundverschluss 5-895.36♦
–––––– Transplantation 5-895.56♦ ▶

Haut *(Forts.)*
~ Schulter *(Forts.)*
~~ Exzision *(Forts.)*
~~~ radikal *(Forts.)*
~~~~ histographisch kontrolliert *(Forts.)*
––––– ohne primären Wundverschluss 5-895.16♦
–––– mit
––––– lokaler Lappenplastik 5-895.46♦
––––– primärem Wundverschluss 5-895.26♦
––––– Transplantation 5-895.46♦
–––– ohne primären Wundverschluss 5-895.06♦
––– tangential, bei Verbrennung und Verätzung 5-921.36♦
–– Fliegenmaden, Anwendung 8-192.36♦
–– Fremdkörperentfernung
––– durch Inzision 5-892.26♦
––– ohne Inzision 8-102.3
–– Gewebsreduktionsplastik 5-911.06♦
–– Hochfrequenzchirurgie, bei Verbrennung und Verätzung 5-921.76♦
–– Infrarotkoagulation
––– großflächig 5-915.76♦
––– kleinflächig 5-915.36♦
–– Inzision 5-892.06♦
–– Kryochirurgie
––– großflächig 5-915.66♦
––– kleinflächig 5-915.26♦
–– Laserbehandlung
––– großflächig 5-915.56♦
––– kleinflächig 5-915.16♦
–– Laserdestruktion, bei Verbrennung und Verätzung 5-921.46♦
–– Naht
––– primär 5-900.06♦
––– sekundär 5-900.16♦
–– Radiochirurgie, bei Verbrennung und Verätzung 5-921.66♦
–– Straffungsoperation 5-911.06♦
–– Tätowieren 5-890.06♦
–– Ultraschalldestruktion, bei Verbrennung und Verätzung 5-921.56♦
–– Wiederherstellung, Oberflächenkontinuität
––– primär, durch
–––– Gewebekleber 5-900.06♦
–––– Metallklammern 5-900.06♦
––– sekundär, durch
–––– Gewebekleber 5-900.16♦
–––– Metallklammern 5-900.16♦
–– Wunddébridement
––– großflächig 5-896.16♦
––– kleinflächig 5-896.06♦
–– Wundtoilette, chirurgisch
––– großflächig 5-896.16♦
–––– mit Einlegen, Medikamententräger 5-896.26♦
––– kleinflächig 5-896.06♦
– Schulterregion, Biopsie, ohne Inzision 1-490.1♦
– Schwenkung, zur Rekonstruktion, Augenlid 5-096.01♦ ▶

H

Haut *(Forts.)*
– Skrotum
–– Einlegen, Medikamententräger, durch Inzision 5-892.3c
–– Entfernung, Medikamententräger, durch Inzision 5-892.4c
–– Exploration 5-892.0c
–– Exzision
––– lokal
–––– mit primärem Wundverschluss 5-894.1c
–––– ohne primären Wundverschluss 5-894.0c
––– radikal
–––– histographisch kontrolliert
––––– mit
–––––– lokaler Lappenplastik 5-895.5c
–––––– primärem Wundverschluss 5-895.3c
–––––– Transplantation 5-895.5c
––––– ohne primären Wundverschluss 5-895.1c
–––– mit
––––– lokaler Lappenplastik 5-895.4c
––––– primärem Wundverschluss 5-895.2c
––––– Transplantation 5-895.4c
–––– ohne primären Wundverschluss 5-895.0c
––– tangential, bei Verbrennung und Verätzung 5-921.3k
–– Fremdkörperentfernung, durch Inzision 5-892.2c
–– Hochfrequenzchirurgie, bei Verbrennung und Verätzung 5-921.7k
–– Inzision 5-892.0c
–– Laserdestruktion, bei Verbrennung und Verätzung 5-921.4k
–– Radiochirurgie, bei Verbrennung und Verätzung 5-921.6k
–– Ultraschalldestruktion, bei Verbrennung und Verätzung 5-921.5k
– Transplantat, gestielt, bei Rekonstruktion, Mamma, plastisch 5-885.4♦
– Transplantation
–– Augenlid, durch Epithelzellsuspension, nach
––– Aufbereitung mit Bedside-Kit, bei Verbrennung und Verätzung 5-925.b3♦
––– labortechnischer Aufbereitung im Schnellverfahren, bei Verbrennung und Verätzung 5-925.c3♦
–– Axilla, durch Epithelzellsuspension, nach
––– Aufbereitung mit Bedside-Kit 5-902.96♦
–––– bei Verbrennung und Verätzung 5-925.b6♦
––– labortechnischer Aufbereitung im Schnellverfahren 5-902.a6♦
–––– bei Verbrennung und Verätzung 5-925.c6♦
–– Bauchregion, durch Epithelzellsuspension, nach
––– Aufbereitung mit Bedside-Kit 5-902.9b
–––– bei Verbrennung und Verätzung 5-925.bb
––– labortechnischer Aufbereitung im Schnellverfahren 5-902.ab
–––– bei Verbrennung und Verätzung 5-925.cb
–– bei Rekonstruktion, Mamma, plastisch 5-885.0♦ ►

Haut *(Forts.)*
~ Transplantation *(Forts.)*
–– Brustwand, durch Epithelzellsuspension, nach
––– Aufbereitung mit Bedside-Kit 5-902.9a
–––– bei Verbrennung und Verätzung 5-925.ba
––– labortechnischer Aufbereitung im Schnellverfahren 5-902.aa
–––– bei Verbrennung und Verätzung 5-925.ca
–– Dammregion, durch Epithelzellsuspension, nach
––– Aufbereitung mit Bedside-Kit, bei Verbrennung und Verätzung 5-925.bm
––– labortechnischer Aufbereitung im Schnellverfahren, bei Verbrennung und Verätzung 5-925.cm
–– Ellenbogen, durch Epithelzellsuspension, nach
––– Aufbereitung mit Bedside-Kit 5-902.97♦
–––– bei Verbrennung und Verätzung 5-925.b7♦
––– labortechnischer Aufbereitung im Schnellverfahren 5-902.a7♦
–––– bei Verbrennung und Verätzung 5-925.c7♦
–– Fuß, durch Epithelzellsuspension, nach
––– Aufbereitung mit Bedside-Kit 5-902.9g♦
–––– bei Verbrennung und Verätzung 5-925.bg♦
––– labortechnischer Aufbereitung im Schnellverfahren 5-902.ag♦
–––– bei Verbrennung und Verätzung 5-925.cg♦
–– Genitalregion, durch Epithelzellsuspension, nach
––– Aufbereitung mit Bedside-Kit 5-902.9c
–––– bei Verbrennung und Verätzung 5-925.bc
––– labortechnischer Aufbereitung im Schnellverfahren 5-902.ac
–––– bei Verbrennung und Verätzung 5-925.cc
–– Gesäß, durch Epithelzellsuspension, nach
––– Aufbereitung mit Bedside-Kit 5-902.9d
–––– bei Verbrennung und Verätzung 5-925.bd
––– labortechnischer Aufbereitung im Schnellverfahren 5-902.ad
–––– bei Verbrennung und Verätzung 5-925.cd
–– Hals, durch Epithelzellsuspension, nach
––– Aufbereitung mit Bedside-Kit 5-902.95
–––– bei Verbrennung und Verätzung 5-925.b5
––– labortechnischer Aufbereitung im Schnellverfahren 5-902.a5
–––– bei Verbrennung und Verätzung 5-925.c5
–– Hand, durch Epithelzellsuspension, nach
––– Aufbereitung mit Bedside-Kit 5-902.99♦
–––– bei Verbrennung und Verätzung 5-925.b9♦
––– labortechnischer Aufbereitung im Schnellverfahren 5-902.a9♦
–––– bei Verbrennung und Verätzung 5-925.c9♦
–– Knie, durch Epithelzellsuspension, nach
––– Aufbereitung mit Bedside-Kit 5-902.9e♦
–––– bei Verbrennung und Verätzung 5-925.be♦ ►

Haut *(Forts.)*
~ Transplantation *(Forts.)*
~~ Knie, durch Epithelzellsuspension, nach *(Forts.)*
––– labortechnischer Aufbereitung im Schnellverfahren 5-902.ae♦
–––– bei Verbrennung und Verätzung 5-925.ce♦
–– Kopf, sonstige Teile, durch Epithelzellsuspension, nach
––– Aufbereitung mit Bedside-Kit 5-902.94
–––– bei Verbrennung und Verätzung 5-925.b4
––– labortechnischer Aufbereitung im Schnellverfahren 5-902.a4
–––– bei Verbrennung und Verätzung 5-925.c4
–– Kopfhaut, behaart, durch Epithelzellsuspension, nach
––– Aufbereitung mit Bedside-Kit, bei Verbrennung und Verätzung 5-925.bh
––– labortechnischer Aufbereitung im Schnellverfahren, bei Verbrennung und Verätzung 5-925.ch
–– Leistenregion, durch Epithelzellsuspension, nach
––– Aufbereitung mit Bedside-Kit 5-902.9c
–––– bei Verbrennung und Verätzung 5-925.bc
––– labortechnischer Aufbereitung im Schnellverfahren 5-902.ac
–––– bei Verbrennung und Verätzung 5-925.cc
–– Lippe, durch Epithelzellsuspension, nach
––– Aufbereitung mit Bedside-Kit 5-902.90
–––– bei Verbrennung und Verätzung 5-925.b0
––– labortechnischer Aufbereitung im Schnellverfahren 5-902.a0
–––– bei Verbrennung und Verätzung 5-925.c0
–– Nase, durch Epithelzellsuspension, nach
––– Aufbereitung mit Bedside-Kit, bei Verbrennung und Verätzung 5-925.b1
––– labortechnischer Aufbereitung im Schnellverfahren, bei Verbrennung und Verätzung 5-925.c1
–– Oberarm, durch Epithelzellsuspension, nach
––– Aufbereitung mit Bedside-Kit 5-902.97♦
–––– bei Verbrennung und Verätzung 5-925.b7♦
––– labortechnischer Aufbereitung im Schnellverfahren 5-902.a7♦
–––– bei Verbrennung und Verätzung 5-925.c7♦
–– Oberschenkel, durch Epithelzellsuspension, nach
––– Aufbereitung mit Bedside-Kit 5-902.9e♦
–––– bei Verbrennung und Verätzung 5-925.be♦
––– labortechnischer Aufbereitung im Schnellverfahren 5-902.ae♦
–––– bei Verbrennung und Verätzung 5-925.ce♦
–– Ohr, durch Epithelzellsuspension, nach
––– Aufbereitung mit Bedside-Kit, bei Verbrennung und Verätzung 5-925.b2♦
––– labortechnischer Aufbereitung im Schnellverfahren, bei Verbrennung und Verätzung 5-925.c2♦ ►

Haut *(Forts.)*
~ Transplantation *(Forts.)*
–– Rücken, durch Epithelzellsuspension, nach
––– Aufbereitung mit Bedside-Kit 5-902.9a
–––– bei Verbrennung und Verätzung 5-925.bj
––– labortechnischer Aufbereitung im Schnellverfahren 5-902.aa
–––– bei Verbrennung und Verätzung 5-925.cj
–– Schulter, durch Epithelzellsuspension, nach
––– Aufbereitung mit Bedside-Kit 5-902.96♦
–––– bei Verbrennung und Verätzung 5-925.b6♦
––– labortechnischer Aufbereitung im Schnellverfahren 5-902.a6♦
–––– bei Verbrennung und Verätzung 5-925.c6♦
–– Skrotum, durch Epithelzellsuspension, nach
––– Aufbereitung mit Bedside-Kit, bei Verbrennung und Verätzung 5-925.bk
––– labortechnischer Aufbereitung im Schnellverfahren, bei Verbrennung und Verätzung 5-925.ck
–– Unterarm, durch Epithelzellsuspension, nach
––– Aufbereitung mit Bedside-Kit 5-902.98♦
–––– bei Verbrennung und Verätzung 5-925.b8♦
––– labortechnischer Aufbereitung im Schnellverfahren 5-902.a8♦
–––– bei Verbrennung und Verätzung 5-925.c8♦
–– Unterschenkel, durch Epithelzellsuspension, nach
––– Aufbereitung mit Bedside-Kit 5-902.9f♦
–––– bei Verbrennung und Verätzung 5-925.bf♦
––– labortechnischer Aufbereitung im Schnellverfahren 5-902.af♦
–––– bei Verbrennung und Verätzung 5-925.cf♦
–– zur Rekonstruktion, Brustwarze, plastisch 5-882.5♦
– und
–– Muskulatur, Perineum, Vulva
––– Naht 5-758.4
––– Sphincter ani
–––– Naht, nach Ruptur, post partum 5-758.5
–––– Rektum, Naht, nach Ruptur, post partum 5-758.6
–– Unterhaut
––– Anlegen, System, zur Vakuumtherapie 5-916.a0
––– Wechsel, System, zur Vakuumtherapie 5-916.a0
– Unterarm
–– Applikation
––– Ätzmittel, lokal 5-914.08♦
––– Zytostatika, lokal 5-914.18♦
–– Biopsie, ohne Inzision 1-490.3♦
–– Durchtrennung, Lappenstiel 5-909.28♦
–– Einbringen, Material
––– autogen 5-890.18♦
––– xenogen 5-890.28♦
–– Einlegen, Medikamententräger, durch Inzision 5-892.38♦ ►

Haut *(Forts.)*
~ Unterarm *(Forts.)*
–– Elektrochemotherapie
––– großflächig 5-915.98♦
––– kleinflächig 5-915.88♦
–– Elektrokaustik
––– großflächig 5-915.48♦
––– kleinflächig 5-915.08♦
–– Entfernung, Medikamententräger, durch Inzision 5-892.48♦
–– Exploration 5-892.08♦
–– Exzision
––– lokal
–––– mit primärem Wundverschluss 5-894.18♦
–––– ohne primären Wundverschluss 5-894.08♦
––– radikal
–––– histographisch kontrolliert
––––– mit
–––––– lokaler Lappenplastik 5-895.58♦
–––––– primärem Wundverschluss 5-895.38♦
–––––– Transplantation 5-895.58♦
––––– ohne primären Wundverschluss 5-895.18♦
–––– mit
––––– lokaler Lappenplastik 5-895.48♦
––––– primärem Wundverschluss 5-895.28♦
––––– Transplantation 5-895.48♦
–––– ohne primären Wundverschluss 5-895.08♦
––– tangential, bei Verbrennung und Verätzung 5-921.38♦
–– Fliegenmaden, Anwendung 8-192.38♦
–– Fremdkörperentfernung
––– durch Inzision 5-892.28♦
––– ohne Inzision 8-102.6♦
–– Gewebsreduktionsplastik 5-911.08♦
–– Hochfrequenzchirurgie, bei Verbrennung und Verätzung 5-921.78♦
–– Infrarotkoagulation
––– großflächig 5-915.78♦
––– kleinflächig 5-915.38♦
–– Inzision 5-892.08♦
–– Kryochirurgie
––– großflächig 5-915.68♦
––– kleinflächig 5-915.28♦
–– Laserbehandlung
––– großflächig 5-915.58♦
––– kleinflächig 5-915.18♦
–– Laserdestruktion, bei Verbrennung und Verätzung 5-921.48♦
–– Naht
––– primär 5-900.08♦
––– sekundär 5-900.18♦
–– Radiochirurgie, bei Verbrennung und Verätzung 5-921.68♦
–– Straffungsoperation 5-911.08♦
–– Tätowieren 5-890.08♦
–– Ultraschalldestruktion, bei Verbrennung und Verätzung 5-921.58♦
–– Wiederherstellung, Oberflächenkontinuität
––– primär, durch
–––– Gewebekleber 5-900.08♦ ►

Haut *(Forts.)*
~ Unterarm *(Forts.)*
~~ Wiederherstellung, Oberflächenkontinuität *(Forts.)*
~~~ primär, durch *(Forts.)*
–––– Metallklammern 5-900.08♦
––– sekundär, durch
–––– Gewebekleber 5-900.18♦
–––– Metallklammern 5-900.18♦
–– Wunddébridement
––– großflächig 5-896.18♦
–––– mit Einlegen, Medikamententräger 5-896.28♦
––– kleinflächig 5-896.08♦
–– Wundtoilette, chirurgisch, großflächig 5-896.18♦
––– mit Einlegen, Medikamententräger 5-896.28♦
– Unterschenkel
–– Applikation
––– Ätzmittel, lokal 5-914.0f♦
––– Zytostatika, lokal 5-914.1f♦
–– Biopsie, ohne Inzision 1-490.6♦
–– Durchtrennung, Lappenstiel 5-909.2f♦
–– Einbringen, Material
––– autogen 5-890.1f♦
––– xenogen 5-890.2f♦
–– Einlegen, Medikamententräger, durch Inzision 5-892.3f♦
–– Elektrochemotherapie
––– großflächig 5-915.9f♦
––– kleinflächig 5-915.8f♦
–– Elektrokaustik
––– großflächig 5-915.4f♦
––– kleinflächig 5-915.0f♦
–– Entfernung, Medikamententräger, durch Inzision 5-892.4f♦
–– Exploration 5-892.0f♦
–– Exzision
––– lokal
–––– mit primärem Wundverschluss 5-894.1f♦
–––– ohne primären Wundverschluss 5-894.0f♦
––– radikal
–––– histographisch kontrolliert
––––– mit
–––––– lokaler Lappenplastik 5-895.5f♦
–––––– primärem Wundverschluss 5-895.3f♦
–––––– Transplantation 5-895.5f♦
––––– ohne primären Wundverschluss 5-895.1f♦
–––– mit
––––– lokaler Lappenplastik 5-895.4f♦
––––– primärem Wundverschluss 5-895.2f♦
––––– Transplantation 5-895.4f♦
–––– ohne primären Wundverschluss 5-895.0f♦
––– tangential, bei Verbrennung und Verätzung 5-921.3f♦
–– Fliegenmaden, Anwendung 8-192.3f♦
–– Fremdkörperentfernung
––– durch Inzision 5-892.2f♦
––– ohne Inzision 8-102.9♦ ►
~~~

Haut *(Forts.)*
~ Unterschenkel *(Forts.)*
–– Gewebsreduktionsplastik 5-911.0f♦
–– Hochfrequenzchirurgie, bei Verbrennung und Verätzung 5-921.7f♦
–– Infrarotkoagulation
––– großflächig 5-915.7f♦
––– kleinflächig 5-915.3f♦
–– Inzision 5-892.0f♦
–– Kryochirurgie
––– großflächig 5-915.6f♦
––– kleinflächig 5-915.2f♦
–– Laserbehandlung
––– großflächig 5-915.5f♦
––– kleinflächig 5-915.1f♦
–– Laserdestruktion, bei Verbrennung und Verätzung 5-921.4f♦
–– Naht
––– primär 5-900.0f♦
––– sekundär 5-900.1f♦
–– Radiochirurgie, bei Verbrennung und Verätzung 5-921.6f♦
–– Straffungsoperation 5-911.0f♦
–– Tätowieren 5-890.0f♦
–– Ultraschalldestruktion, bei Verbrennung und Verätzung 5-921.5f♦
–– Wiederherstellung, Oberflächenkontinuität
––– primär, durch
–––– Gewebekleber 5-900.0f♦
–––– Metallklammern 5-900.0f♦
––– sekundär, durch
–––– Gewebekleber 5-900.1f♦
–––– Metallklammern 5-900.1f♦
–– Wunddébridement
––– großflächig 5-896.1f♦
–––– mit Einlegen, Medikamententräger 5-896.2f♦
––– kleinflächig 5-896.0f♦
–– Wundtoilette, chirurgisch
––– großflächig 5-896.1f♦
–––– mit Einlegen, Medikamententräger 5-896.2f♦
––– kleinflächig 5-896.0f♦
– Verschiebung, zur Rekonstruktion, Augenlid 5-096.00♦
– Versorgung, operativ
–– 3–5 Tumoren an einer Lokalisation, in einer Sitzung *[nur Zusatzkode!]* 5-919.0
–– 6 oder mehr Tumoren an einer Lokalisation, in einer Sitzung *[nur Zusatzkode!]* 5-919.1
– Vulva
–– Exzision 5-712.0
–– Inzision 5-710

Haut-Fettgewebe-Transplantat, Einführung
– außerhalb der Tenonschen Kapsel, bei
–– Entfernung, Augapfel 5-163.22♦
–– Enukleation 5-163.22♦
– bei Wechsel, Orbitaimplantat 5-165.32♦
– in die Tenonsche Kapsel, bei
–– Entfernung, Augapfel 5-163.12♦
–– Enukleation 5-163.12♦ ►

Haut-Fettgewebe-Transplantat, Einführung *(Forts.)*
– sekundär
–– als Orbitaimplantat, in die Tenonsche Kapsel 5-165.02♦
–– außerhalb der Tenonschen Kapsel 5-165.12♦

Haut-Muskel-Transplantat
– frei, bei Rekonstruktion, Mamma, plastisch 5-885.3♦
– gestielt, bei Rekonstruktion, Mamma, plastisch
–– mit Implantation, Prothese 5-885.7♦
–– ohne Implantation, Prothese 5-885.6♦

Hautant, Hemilaryngektomie, modifiziert, vertikal 5-301.2

Hautblase, Abtragung
– Augenlid, bei Verbrennung und Verätzung 5-921.03♦
– Axilla, bei Verbrennung und Verätzung 5-921.06♦
– Bauchregion, bei Verbrennung und Verätzung 5-921.0b
– Brustwand, bei Verbrennung und Verätzung 5-921.0a
– Dammregion, bei Verbrennung und Verätzung 5-921.0m
– Ellenbogen, bei Verbrennung und Verätzung 5-921.07♦
– Fuß, bei Verbrennung und Verätzung 5-921.0g♦
– Genitalregion, bei Verbrennung und Verätzung 5-921.0c
– Gesäß, bei Verbrennung und Verätzung 5-921.0d
– Hals, bei Verbrennung und Verätzung 5-921.05
– Hand, bei Verbrennung und Verätzung 5-921.09♦
– Knie, bei Verbrennung und Verätzung 5-921.0e♦
– Kopf, bei Verbrennung und Verätzung 5-921.04
– Kopfhaut, behaart, bei Verbrennung und Verätzung 5-921.0h
– Leistenregion, bei Verbrennung und Verätzung 5-921.0c
– Lippe, bei Verbrennung und Verätzung 5-921.00
– Nase, bei Verbrennung und Verätzung 5-921.01
– Oberarm, bei Verbrennung und Verätzung 5-921.07♦
– Oberschenkel, bei Verbrennung und Verätzung 5-921.0e♦
– Ohr, bei Verbrennung und Verätzung 5-921.02♦
– Rücken, bei Verbrennung und Verätzung 5-921.0j
– Schulter, bei Verbrennung und Verätzung 5-921.06♦
– Skrotum, bei Verbrennung und Verätzung 5-921.0k ►

Hautblase, Abtragung *(Forts.)*
– Unterarm, bei Verbrennung und Verätzung 5-921.08♦
– Unterschenkel, bei Verbrennung und Verätzung 5-921.0f♦
Hautersatz
– großflächig
–– Axilla, durch Keratinozyten, kultiviert 5-902.c6♦
–– Bauchregion, durch Keratinozyten, kultiviert 5-902.cb
–– Brustwand, durch Keratinozyten, kultiviert 5-902.ca
–– Ellenbogen, durch Keratinozyten, kultiviert 5-902.c7♦
–– Fuß, durch Keratinozyten, kultiviert 5-902.cg♦
–– Genitalregion, durch Keratinozyten, kultiviert 5-902.cc
–– Gesäß, durch Keratinozyten, kultiviert 5-902.cd
–– Hals, durch Keratinozyten, kultiviert 5-902.c5
–– Hand, durch Keratinozyten, kultiviert 5-902.c9♦
–– Knie, durch Keratinozyten, kultiviert 5-902.ce♦
–– Kopf, durch Keratinozyten, kultiviert 5-902.c4
–– Leistenregion, durch Keratinozyten, kultiviert 5-902.cc
–– Lippe, durch Keratinozyten, kultiviert 5-902.c0
–– Oberarm, durch Keratinozyten, kultiviert 5-902.c7♦
–– Oberschenkel, durch Keratinozyten, kultiviert 5-902.ce♦
–– Rücken, durch Keratinozyten, kultiviert 5-902.ca
–– Schulter, durch Keratinozyten, kultiviert 5-902.c6♦
–– Unterarm, durch Keratinozyten, kultiviert 5-902.c8♦
–– Unterschenkel, durch Keratinozyten, kultiviert 5-902.cf♦
– kleinflächig
–– Axilla, durch Keratinozyten, kultiviert 5-902.b6♦
–– Bauchregion, durch Keratinozyten, kultiviert 5-902.bb
–– Brustwand, durch Keratinozyten, kultiviert 5-902.ba
–– Ellenbogen, durch Keratinozyten, kultiviert 5-902.b7♦
–– Fuß, durch Keratinozyten, kultiviert 5-902.bg♦
–– Genitalregion, durch Keratinozyten, kultiviert 5-902.bc
–– Gesäß, durch Keratinozyten, kultiviert 5-902.bd
–– Hals, durch Keratinozyten, kultiviert 5-902.b5 ►

Hautersatz *(Forts.)*
~ kleinflächig *(Forts.)*
–– Hand, durch Keratinozyten, kultiviert 5-902.b9♦
–– Knie, durch Keratinozyten, kultiviert 5-902.be♦
–– Kopf, durch Keratinozyten, kultiviert 5-902.b4
–– Leistenregion, durch Keratinozyten, kultiviert 5-902.bc
–– Lippe, durch Keratinozyten, kultiviert 5-902.b0
–– Oberarm, durch Keratinozyten, kultiviert 5-902.b7♦
–– Oberschenkel, durch Keratinozyten, kultiviert 5-902.be♦
–– Rücken, durch Keratinozyten, kultiviert 5-902.ba
–– Schulter, durch Keratinozyten, kultiviert 5-902.b6♦
–– Unterarm, durch Keratinozyten, kultiviert 5-902.b8♦
–– Unterschenkel, durch Keratinozyten, kultiviert 5-902.bf♦
– permanent
–– großflächig
––– Augenlid, durch
–––– allogene Amnionmembran, bei Verbrennung und Verätzung 5-925.j3♦
–––– allogenes Amnion, bei Verbrennung und Verätzung 5-925.j3♦
–––– allogenes Hautersatzmaterial, bei Verbrennung und Verätzung 5-925.j3♦
–––– allogenes Hauttransplantat, bei Verbrennung und Verätzung 5-925.g3♦
–––– Dermisersatzmaterial, bei Verbrennung und Verätzung 5-925.e3♦
–––– humane azelluläre dermale Matrix, bei Verbrennung und Verätzung 5-925.g3♦
–––– kultivierte Keratinozyten, bei Verbrennung und Verätzung 5-925.a3♦
––– Axilla, durch
–––– allogene Amnionmembran 5-902.j6♦
––––– bei Verbrennung und Verätzung 5-925.j6♦
–––– allogenes Amnion 5-902.j6♦
––––– bei Verbrennung und Verätzung 5-925.j6♦
–––– allogenes Hautersatzmaterial 5-902.j6♦
––––– bei Verbrennung und Verätzung 5-925.j6♦
–––– allogenes Hauttransplantat 5-902.g6♦
––––– bei Verbrennung und Verätzung 5-925.g6♦
–––– Dermisersatzmaterial 5-902.e6♦
––––– bei Verbrennung und Verätzung 5-925.e6♦
–––– humane azelluläre dermale Matrix 5-902.g6♦
––––– bei Verbrennung und Verätzung 5-925.g6♦ ►

Hautersatz *(Forts.)*
~ permanent *(Forts.)*
~~ großflächig *(Forts.)*
~~~ Axilla, durch *(Forts.)*
---- kultivierte Keratinozyten, bei Verbrennung und Verätzung 5-925.a6♦
--- Bauchregion, durch
---- allogene Amnionmembran 5-902.jb
----- bei Verbrennung und Verätzung 5-925.jb
---- allogenes Amnion 5-902.jb
----- bei Verbrennung und Verätzung 5-925.jb
---- allogenes Hautersatzmaterial 5-902.jb
----- bei Verbrennung und Verätzung 5-925.jb
---- allogenes Hauttransplantat 5-902.ga
----- bei Verbrennung und Verätzung 5-925.gb
---- Dermisersatzmaterial 5-902.eb
----- bei Verbrennung und Verätzung 5-925.eb
---- humane azelluläre dermale Matrix 5-902.gb
----- bei Verbrennung und Verätzung 5-925.gb
---- kultivierte Keratinozyten, bei Verbrennung und Verätzung 5-925.ab
--- Brustwand, durch
---- allogene Amnionmembran 5-902.ja
----- bei Verbrennung und Verätzung 5-925.ja
---- allogenes Amnion 5-902.ja
----- bei Verbrennung und Verätzung 5-925.ja
---- allogenes Hautersatzmaterial 5-902.ja
----- bei Verbrennung und Verätzung 5-925.ja
---- allogenes Hauttransplantat 5-902.ga
----- bei Verbrennung und Verätzung 5-925.ga
---- Dermisersatzmaterial 5-902.ea
----- bei Verbrennung und Verätzung 5-925.ea
---- humane azelluläre dermale Matrix 5-902.ga
----- bei Verbrennung und Verätzung 5-925.ga
---- kultivierte Keratinozyten, bei Verbrennung und Verätzung 5-925.aa
--- Dammregion, durch
---- allogene Amnionmembran, bei Verbrennung und Verätzung 5-925.jm
---- allogenes Amnion, bei Verbrennung und Verätzung 5-925.jm
---- allogenes Hautersatzmaterial, bei Verbrennung und Verätzung 5-925.jm
---- allogenes Hauttransplantat, bei Verbrennung und Verätzung 5-925.gm
---- Dermisersatzmaterial, bei Verbrennung und Verätzung 5-925.em
---- humane azelluläre dermale Matrix, bei Verbrennung und Verätzung 5-925.gm
---- kultivierte Keratinozyten, bei Verbrennung und Verätzung 5-925 am ►

Hautersatz *(Forts.)*
~ permanent *(Forts.)*
~~ großflächig *(Forts.)*
--- Ellenbogen, durch
---- allogene Amnionmembran 5-902.j7♦
----- bei Verbrennung und Verätzung 5-925.j7♦
---- allogenes Amnion 5-902.j7♦
----- bei Verbrennung und Verätzung 5-925.j7♦
---- allogenes Hautersatzmaterial 5-902.j7♦
----- bei Verbrennung und Verätzung 5-925.j7♦
---- allogenes Hauttransplantat 5-902.g7♦
----- bei Verbrennung und Verätzung 5-925.g7♦
---- Dermisersatzmaterial 5-902.e7♦
----- bei Verbrennung und Verätzung 5-925.e7♦
---- humane azelluläre dermale Matrix 5-902.g7♦
----- bei Verbrennung und Verätzung 5-925.g7♦
---- kultivierte Keratinozyten, bei Verbrennung und Verätzung 5-925.a7♦
--- Fuß, durch
---- allogene Amnionmembran 5-902.jg♦
----- bei Verbrennung und Verätzung 5-925.jg♦
---- allogenes Amnion 5-902.jg♦
----- bei Verbrennung und Verätzung 5-925.jg♦
---- allogenes Hautersatzmaterial 5-902.jg♦
----- bei Verbrennung und Verätzung 5-925.jg♦
---- allogenes Hauttransplantat 5-902.gg♦
----- bei Verbrennung und Verätzung 5-925.gg♦
---- Dermisersatzmaterial 5-902.eg♦
----- bei Verbrennung und Verätzung 5-925.eg♦
---- humane azelluläre dermale Matrix 5-902.gg♦
----- bei Verbrennung und Verätzung 5-925.gg♦
---- kultivierte Keratinozyten, bei Verbrennung und Verätzung 5-925.ag♦
--- Genitalregion, durch
---- allogene Amnionmembran 5-902.jc
----- bei Verbrennung und Verätzung 5-925.jc
---- allogenes Amnion 5-902.jc
----- bei Verbrennung und Verätzung 5-925.jc
---- allogenes Hautersatzmaterial 5-902.jc
----- bei Verbrennung und Verätzung 5-925.jc
---- allogenes Hauttransplantat 5-902.gc
----- bei Verbrennung und Verätzung 5-925.gc
---- Dermisersatzmaterial 5-902.ec
----- bei Verbrennung und Verätzung 5-925.ec ►
~~~

Hautersatz *(Forts.)*
~ permanent *(Forts.)*
~~ großflächig *(Forts.)*
~~~ Genitalregion, durch *(Forts.)*
–––– humane azelluläre dermale Matrix 5-902.gc
––––– bei Verbrennung und Verätzung 5-925.gc
–––– kultivierte Keratinozyten, bei Verbrennung und Verätzung 5-925.ac
––– Gesäß, durch
–––– allogene Amnionmembran 5-902.jd
––––– bei Verbrennung und Verätzung 5-925.jd
–––– allogenes Amnion 5-902.jd
––––– bei Verbrennung und Verätzung 5-925.jd
–––– allogenes Hautersatzmaterial 5-902.jd
––––– bei Verbrennung und Verätzung 5-925.jd
–––– allogenes Hauttransplantat 5-902.gd
––––– bei Verbrennung und Verätzung 5-925.gd
–––– Dermisersatzmaterial 5-902.ed
––––– bei Verbrennung und Verätzung 5-925.ed
–––– humane azelluläre dermale Matrix 5-902.gd
––––– bei Verbrennung und Verätzung 5-925.gd
–––– kultivierte Keratinozyten, bei Verbrennung und Verätzung 5-925.ad
––– Hals, durch
–––– allogene Amnionmembran 5-902.j5
––––– bei Verbrennung und Verätzung 5-925.j5
–––– allogenes Amnion 5-902.j5
––––– bei Verbrennung und Verätzung 5-925.j5
–––– allogenes Hautersatzmaterial 5-902.j5
––––– bei Verbrennung und Verätzung 5-925.j5
–––– allogenes Hauttransplantat 5-902.g5
––––– bei Verbrennung und Verätzung 5-925.g5
–––– Dermisersatzmaterial 5-902.e5
––––– bei Verbrennung und Verätzung 5-925.e5
–––– humane azelluläre dermale Matrix 5-902.g5
––––– bei Verbrennung und Verätzung 5-925.g5
–––– kultivierte Keratinozyten, bei Verbrennung und Verätzung 5-925.a5
––– Hand, durch
–––– allogene Amnionmembran 5-902.j9♦
––––– bei Verbrennung und Verätzung 5-925.j9♦
–––– allogenes Amnion 5-902.j9♦
––––– bei Verbrennung und Verätzung 5-925.j9♦
–––– allogenes Hautersatzmaterial 5-902.j9♦
––––– bei Verbrennung und Verätzung 5-925.j9♦
–––– allogenes Hauttransplantat 5-902.g9♦
––––– bei Verbrennung und Verätzung 5-925.g9♦ ►

Hautersatz *(Forts.)*
~ permanent *(Forts.)*
~~ großflächig *(Forts.)*
~~~ Hand, durch *(Forts.)*
–––– Dermisersatzmaterial 5-902.e9♦
––––– bei Verbrennung und Verätzung 5-925.e9♦
–––– humane azelluläre dermale Matrix 5-902.g9♦
––––– bei Verbrennung und Verätzung 5-925.g9♦
–––– kultivierte Keratinozyten, bei Verbrennung und Verätzung 5-925.a9♦
––– Knie, durch
–––– allogene Amnionmembran 5-902.je♦
––––– bei Verbrennung und Verätzung 5-925.je♦
–––– allogenes Amnion 5-902.je♦
––––– bei Verbrennung und Verätzung 5-925.je♦
–––– allogenes Hautersatzmaterial 5-902.je♦
––––– bei Verbrennung und Verätzung 5-925.je♦
–––– allogenes Hauttransplantat 5-902.ge♦
––––– bei Verbrennung und Verätzung 5-925.ge♦
–––– Dermisersatzmaterial 5-902.ee♦
––––– bei Verbrennung und Verätzung 5-925.ee♦
–––– humane azelluläre dermale Matrix 5-902.ge♦
––––– bei Verbrennung und Verätzung 5-925.ge♦
–––– kultivierte Keratinozyten, bei Verbrennung und Verätzung 5-925.ae♦
––– Kopf, durch
–––– allogene Amnionmembran 5-902.j4
––––– bei Verbrennung und Verätzung 5-925.j4
–––– allogenes Amnion 5-902.j4
––––– bei Verbrennung und Verätzung 5-925.j4
–––– allogenes Hautersatzmaterial 5-902.j4
––––– bei Verbrennung und Verätzung 5-925.j4
–––– allogenes Hauttransplantat 5-902.g4
––––– bei Verbrennung und Verätzung 5-925.g4
–––– Dermisersatzmaterial 5-902.e4
––––– bei Verbrennung und Verätzung 5-925.e4
–––– humane azelluläre dermale Matrix 5-902.g4
––––– bei Verbrennung und Verätzung 5-925.g4
––– Kopfhaut, behaart, durch
–––– allogene Amnionmembran, bei Verbrennung und Verätzung 5-925.jh
–––– allogenes Amnion, bei Verbrennung und Verätzung 5-925.jh
–––– allogenes Hautersatzmaterial, bei Verbrennung und Verätzung 5-925.jh
–––– allogenes Hauttransplantat, bei Verbrennung und Verätzung 5-925.gh ►

Hautersatz *(Forts.)*
~ permanent *(Forts.)*
~~ großflächig *(Forts.)*
~~~ Kopfhaut, behaart, durch *(Forts.)*
–––– Dermisersatzmaterial, bei Verbrennung und Verätzung 5-925.eh
–––– humane azelluläre dermale Matrix, bei Verbrennung und Verätzung 5-925.gh
–––– kultivierte Keratinozyten, bei Verbrennung und Verätzung 5-925.ah
––– Leistenregion, durch
–––– allogene Amnionmembran 5-902.jc
––––– bei Verbrennung und Verätzung 5-925.jc
–––– allogenes Amnion 5-902.jc
––––– bei Verbrennung und Verätzung 5-925.jc
–––– allogenes Hautersatzmaterial 5-902.jc
––––– bei Verbrennung und Verätzung 5-925.jc
–––– allogenes Hauttransplantat 5-902.gc
––––– bei Verbrennung und Verätzung 5-925.gc
–––– Dermisersatzmaterial 5-902.ec
––––– bei Verbrennung und Verätzung 5-925.ec
–––– humane azelluläre dermale Matrix 5-902.gc
––––– bei Verbrennung und Verätzung 5-925.gc
–––– kultivierte Keratinozyten, bei Verbrennung und Verätzung 5-925.ac
––– Lippe, durch
–––– allogene Amnionmembran 5-902.j0
––––– bei Verbrennung und Verätzung 5-925.j0
–––– allogenes Amnion 5-902.j0
––––– bei Verbrennung und Verätzung 5-925.j0
–––– allogenes Hautersatzmaterial 5-902.j0
––––– bei Verbrennung und Verätzung 5-925.j0
–––– allogenes Hauttransplantat 5-902.g0
––––– bei Verbrennung und Verätzung 5-925.g0
–––– Dermisersatzmaterial 5-902.e0
––––– bei Verbrennung und Verätzung 5-925.e0
–––– humane azelluläre dermale Matrix 5-902.g0
––––– bei Verbrennung und Verätzung 5-925.g0
–––– kultivierte Keratinozyten, bei Verbrennung und Verätzung 5-925.a0
––– Nase, durch
–––– allogene Amnionmembran, bei Verbrennung und Verätzung 5-925.j1
–––– allogenes Amnion, bei Verbrennung und Verätzung 5-925.j1
–––– allogenes Hautersatzmaterial, bei Verbrennung und Verätzung 5-925.j1
–––– allogenes Hauttransplantat, bei Verbrennung und Verätzung 5-925.g1
–––– Dermisersatzmaterial, bei Verbrennung und Verätzung 5-925.e1
–––– humane azelluläre dermale Matrix, bei Verbrennung und Verätzung 5-925.g1 ►

Hautersatz *(Forts.)*
~ permanent *(Forts.)*
~~ großflächig *(Forts.)*
~~~ Nase, durch *(Forts.)*
–––– kultivierte Keratinozyten, bei Verbrennung und Verätzung 5-925.a1
––– Oberarm, durch
–––– allogene Amnionmembran 5-902.j7♦
––––– bei Verbrennung und Verätzung 5-925.j7♦
–––– allogenes Amnion 5-902.j7♦
––––– bei Verbrennung und Verätzung 5-925.j7♦
–––– allogenes Hautersatzmaterial 5-902.j7♦
––––– bei Verbrennung und Verätzung 5-925.j7♦
–––– allogenes Hauttransplantat 5-902.g7♦
––––– bei Verbrennung und Verätzung 5-925.g7♦
–––– Dermisersatzmaterial 5-902.e7♦
––––– bei Verbrennung und Verätzung 5-925.e7♦
–––– humane azelluläre dermale Matrix 5-902.g7♦
––––– bei Verbrennung und Verätzung 5-925.g7♦
–––– kultivierte Keratinozyten, bei Verbrennung und Verätzung 5-925.a7♦
––– Oberschenkel, durch
–––– allogene Amnionmembran 5-902.je♦
––––– bei Verbrennung und Verätzung 5-925.je♦
–––– allogenes Amnion 5-902.je♦
––––– bei Verbrennung und Verätzung 5-925.je♦
–––– allogenes Hautersatzmaterial 5-902.je♦
––––– bei Verbrennung und Verätzung 5-925.je♦
–––– allogenes Hauttransplantat 5-902.ge♦
––––– bei Verbrennung und Verätzung 5-925.ge♦
–––– Dermisersatzmaterial 5-902.ee♦
––––– bei Verbrennung und Verätzung 5-925.ee♦
–––– humane azelluläre dermale Matrix 5-902.ge♦
––––– bei Verbrennung und Verätzung 5-925.ge♦
–––– kultivierte Keratinozyten, bei Verbrennung und Verätzung 5-925.ae♦
––– Ohr, durch
–––– allogene Amnionmembran, bei Verbrennung und Verätzung 5-925.j2♦
–––– allogenes Amnion, bei Verbrennung und Verätzung 5-925.j2♦
–––– allogenes Hautersatzmaterial, bei Verbrennung und Verätzung 5-925.j2♦
–––– allogenes Hauttransplantat, bei Verbrennung und Verätzung 5-925.g2♦
–––– Dermisersatzmaterial, bei Verbrennung und Verätzung 5-925.e2♦ ►

H

Hautersatz *(Forts.)*
~ permanent *(Forts.)*
~~ großflächig *(Forts.)*
~~~ Ohr, durch *(Forts.)*
–––– humane azelluläre dermale Matrix, bei Verbrennung und Verätzung 5-925.g2♦
–––– kultivierte Keratinozyten, bei Verbrennung und Verätzung 5-925.a2♦
––– Rücken, durch
–––– allogene Amnionmembran 5-902.ja
––––– bei Verbrennung und Verätzung 5-925.jj
–––– allogenes Amnion 5-902.ja
––––– bei Verbrennung und Verätzung 5-925.jj
–––– allogenes Hautersatzmaterial 5-902.ja
––––– bei Verbrennung und Verätzung 5-925.jj
–––– allogenes Hauttransplantat 5-902.ga
––––– bei Verbrennung und Verätzung 5-925.gj
–––– Dermisersatzmaterial 5-902.ea
––––– bei Verbrennung und Verätzung 5-925.ej
–––– humane azelluläre dermale Matrix 5-902.ga
––––– bei Verbrennung und Verätzung 5-925.gj
–––– kultivierte Keratinozyten, bei Verbrennung und Verätzung 5-925.aj
––– Schulter, durch
–––– allogene Amnionmembran 5-902.j6♦
––––– bei Verbrennung und Verätzung 5-925.j6♦
–––– allogenes Amnion 5-902.j6♦
––––– bei Verbrennung und Verätzung 5-925.j6♦
–––– allogenes Hautersatzmaterial 5-902.j6♦
––––– bei Verbrennung und Verätzung 5-925.j6♦
–––– allogenes Hauttransplantat 5-902.g6♦
––––– bei Verbrennung und Verätzung 5-925.g6♦
–––– Dermisersatzmaterial 5-902.e6♦
––––– bei Verbrennung und Verätzung 5-925.e6♦
–––– humane azelluläre dermale Matrix 5-902.g6♦
––––– bei Verbrennung und Verätzung 5-925.g6♦
–––– kultivierte Keratinozyten, bei Verbrennung und Verätzung 5-925.a6♦
––– Skrotum, durch
–––– allogene Amnionmembran, bei Verbrennung und Verätzung 5-925.jk
–––– allogenes Amnion, bei Verbrennung und Verätzung 5-925.jk
–––– allogenes Hautersatzmaterial, bei Verbrennung und Verätzung 5-925.jk
–––– allogenes Hauttransplantat, bei Verbrennung und Verätzung 5-925.gk
–––– Dermisersatzmaterial, bei Verbrennung und Verätzung 5-925.ek
–––– humane azelluläre dermale Matrix, bei Verbrennung und Verätzung 5-925.gk
–––– kultivierte Keratinozyten, bei Verbrennung und Verätzung 5-925.ak ►

Hautersatz *(Forts.)*
~ permanent *(Forts.)*
~~ großflächig *(Forts.)*
––– Unterarm, durch
–––– allogene Amnionmembran 5-902.j8♦
––––– bei Verbrennung und Verätzung 5-925.j8♦
–––– allogenes Amnion 5-902.j8♦
––––– bei Verbrennung und Verätzung 5-925.j8♦
–––– allogenes Hautersatzmaterial 5-902.j8♦
––––– bei Verbrennung und Verätzung 5-925.j8♦
–––– allogenes Hauttransplantat 5-902.g8♦
––––– bei Verbrennung und Verätzung 5-925.g8♦
–––– Dermisersatzmaterial 5-902.e8♦
––––– bei Verbrennung und Verätzung 5-925.e8♦
–––– humane azelluläre dermale Matrix 5-902.g8♦
––––– bei Verbrennung und Verätzung 5-925.g8♦
–––– kultivierte Keratinozyten, bei Verbrennung und Verätzung 5-925.a8♦
––– Unterschenkel, durch
–––– allogene Amnionmembran 5-902.jf♦
––––– bei Verbrennung und Verätzung 5-925.jf♦
–––– allogenes Amnion 5-902.jf♦
––––– bei Verbrennung und Verätzung 5-925.jf♦
–––– allogenes Hautersatzmaterial 5-902.jf♦
––––– bei Verbrennung und Verätzung 5-925.jf♦
–––– allogenes Hauttransplantat 5-902.gf♦
––––– bei Verbrennung und Verätzung 5-925.gf♦
–––– Dermisersatzmaterial 5-902.ef♦
––––– bei Verbrennung und Verätzung 5-925.ef♦
–––– humane azelluläre dermale Matrix 5-902.gf♦
––––– bei Verbrennung und Verätzung 5-925.gf♦
–––– kultivierte Keratinozyten, bei Verbrennung und Verätzung 5-925.af♦
–– kleinflächig
––– Augenlid, durch
–––– allogene Amnionmembran, bei Verbrennung und Verätzung 5-925.h3♦
–––– allogenes Amnion, bei Verbrennung und Verätzung 5-925.h3♦
–––– allogenes Hautersatzmaterial, bei Verbrennung und Verätzung 5-925.h3♦
–––– allogenes Hauttransplantat, bei Verbrennung und Verätzung 5-925.f3♦
–––– Dermisersatzmaterial, bei Verbrennung und Verätzung 5-925.d3♦ ►
~~~

Hautersatz *(Forts.)*
~ permanent *(Forts.)*
~~ kleinflächig *(Forts.)*
~~~ Augenlid, durch *(Forts.)*
---- humane azelluläre dermale Matrix, bei Verbrennung und Verätzung 5-925.f3♦
---- kultivierte Keratinozyten, bei Verbrennung und Verätzung 5-925.93♦
--- Axilla, durch
---- allogene Amnionmembran 5-902.h6♦
----- bei Verbrennung und Verätzung 5-925.h6♦
---- allogenes Amnion 5-902.h6♦
----- bei Verbrennung und Verätzung 5-925.h6♦
---- allogenes Hautersatzmaterial 5-902.h6♦
----- bei Verbrennung und Verätzung 5-925.h6♦
---- allogenes Hauttransplantat 5-902.f6♦
----- bei Verbrennung und Verätzung 5-925.f6♦
---- Dermisersatzmaterial 5-902.d6♦
----- bei Verbrennung und Verätzung 5-925.d6♦
---- humane azelluläre dermale Matrix 5-902.f6♦
----- bei Verbrennung und Verätzung 5-925.f6♦
---- kultivierte Keratinozyten, bei Verbrennung und Verätzung 5-925.96♦
--- Bauchregion, durch
---- allogene Amnionmembran 5-902.hb
----- bei Verbrennung und Verätzung 5-925.hb
---- allogenes Amnion 5-902.hb
----- bei Verbrennung und Verätzung 5-925.hb
---- allogenes Hautersatzmaterial 5-902.hb
----- bei Verbrennung und Verätzung 5-925.hb
---- allogenes Hauttransplantat 5-902.fa
----- bei Verbrennung und Verätzung 5-925.fb
---- Dermisersatzmaterial 5-902.db
----- bei Verbrennung und Verätzung 5-925.db
---- humane azelluläre dermale Matrix 5-902.fb
----- bei Verbrennung und Verätzung 5-925.fb
---- kultivierte Keratinozyten, bei Verbrennung und Verätzung 5-925.9b
--- Brustwand, durch
---- allogene Amnionmembran 5-902.ha
----- bei Verbrennung und Verätzung 5-925.ha
---- allogenes Amnion 5-902.ha
----- bei Verbrennung und Verätzung 5-925.ha
---- allogenes Hautersatzmaterial 5-902.ha
----- bei Verbrennung und Verätzung 5-925.ha ►

Hautersatz *(Forts.)*
~ permanent *(Forts.)*
~~ kleinflächig *(Forts.)*
~~~ Brustwand, durch *(Forts.)*
---- allogenes Hauttransplantat 5-902.fa
----- bei Verbrennung und Verätzung 5-925.fa
---- Dermisersatzmaterial 5-902.da
----- bei Verbrennung und Verätzung 5-925.da
---- humane azelluläre dermale Matrix 5-902.fa
----- bei Verbrennung und Verätzung 5-925.fa
---- kultivierte Keratinozyten, bei Verbrennung und Verätzung 5-925.9a
--- Dammregion, durch
---- allogene Amnionmembran, bei Verbrennung und Verätzung 5-925.hm
---- allogenes Amnion, bei Verbrennung und Verätzung 5-925.hm
---- allogenes Hautersatzmaterial, bei Verbrennung und Verätzung 5-925.hm
---- allogenes Hauttransplantat, bei Verbrennung und Verätzung 5-925.fm
---- Dermisersatzmaterial, bei Verbrennung und Verätzung 5-925.dm
---- humane azelluläre dermale Matrix, bei Verbrennung und Verätzung 5-925.fm
---- kultivierte Keratinozyten, bei Verbrennung und Verätzung 5-925.9m
--- Ellenbogen, durch
---- allogene Amnionmembran 5-902.h7♦
----- bei Verbrennung und Verätzung 5-925.h7♦
---- allogenes Amnion 5-902.hf♦
----- bei Verbrennung und Verätzung 5-925.h7♦
---- allogenes Hautersatzmaterial 5-902.h7♦
----- bei Verbrennung und Verätzung 5-925.h7♦
---- allogenes Hauttransplantat 5-902.f7♦
----- bei Verbrennung und Verätzung 5-925.f7♦
---- Dermisersatzmaterial 5-902.d7♦
----- bei Verbrennung und Verätzung 5-925.d7♦
---- humane azelluläre dermale Matrix 5-902.f7♦
----- bei Verbrennung und Verätzung 5-925.f7♦
---- kultivierte Keratinozyten, bei Verbrennung und Verätzung 5-925.97♦
--- Fuß, durch
---- allogene Amnionmembran 5-902.hg♦
----- bei Verbrennung und Verätzung 5-925.hg♦
---- allogenes Amnion 5-902.hg♦
----- bei Verbrennung und Verätzung 5-925.hg♦
---- allogenes Hautersatzmaterial 5-902.hg♦
----- bei Verbrennung und Verätzung 5-925.hg♦ ►

Hautersatz *(Forts.)*
~ permanent *(Forts.)*
~~ kleinflächig *(Forts.)*
~~~ Fuß, durch *(Forts.)*
–––– allogenes Hauttransplantat 5-902.fg♦
––––– bei Verbrennung und Verätzung 5-925.fg♦
–––– Dermisersatzmaterial 5-902.dg♦
––––– bei Verbrennung und Verätzung 5-925.dg♦
–––– humane azelluläre dermale Matrix 5-902.fg♦
––––– bei Verbrennung und Verätzung 5-925.fg♦
–––– kultivierte Keratinozyten, bei Verbrennung und Verätzung 5-925.9g♦
––– Genitalregion, durch
–––– allogene Amnionmembran 5-902.hc
––––– bei Verbrennung und Verätzung 5-925.hc
–––– allogenes Amnion 5-902.hc
––––– bei Verbrennung und Verätzung 5-925.hc
–––– allogenes Hautersatzmaterial 5-902.hc
––––– bei Verbrennung und Verätzung 5-925.hc
–––– allogenes Hauttransplantat 5-902.fc
––––– bei Verbrennung und Verätzung 5-925.fc
–––– Dermisersatzmaterial 5-902.dc
––––– bei Verbrennung und Verätzung 5-925.dc
–––– humane azelluläre dermale Matrix 5-902.fc
––––– bei Verbrennung und Verätzung 5-925.fc
–––– kultivierte Keratinozyten, bei Verbrennung und Verätzung 5-925.9c
––– Gesäß, durch
–––– allogene Amnionmembran 5-902.hd
––––– bei Verbrennung und Verätzung 5-925.hd
–––– allogenes Amnion 5-902.hd
––––– bei Verbrennung und Verätzung 5-925.hd
–––– allogenes Hautersatzmaterial 5-902.hd
––––– bei Verbrennung und Verätzung 5-925.hd
–––– allogenes Hauttransplantat 5-902.fd
––––– bei Verbrennung und Verätzung 5-925.fd
–––– Dermisersatzmaterial 5-902.dd
––––– bei Verbrennung und Verätzung 5-925.dd
–––– humane azelluläre dermale Matrix· 5-902.fd
––––– bei Verbrennung und Verätzung 5-925.fd
–––– kultivierte Keratinozyten, bei Verbrennung und Verätzung 5-925.9d
––– Hals, durch
–––– allogene Amnionmembran 5-902.h5
––––– bei Verbrennung und Verätzung 5-925.j5 ►

Hautersatz *(Forts.)*
~ permanent *(Forts.)*
~~ kleinflächig *(Forts.)*
~~~ Hals, durch *(Forts.)*
–––– allogenes Amnion 5-902.h5
––––– bei Verbrennung und Verätzung 5-925.h5
–––– allogenes Hautersatzmaterial 5-902.h5
––––– bei Verbrennung und Verätzung 5-925.h5
–––– allogenes Hauttransplantat 5-902.f5
––––– bei Verbrennung und Verätzung 5-925.f5
–––– Dermisersatzmaterial 5-902.d5
––––– bei Verbrennung und Verätzung 5-925.d5
–––– humane azelluläre dermale Matrix 5-902.f5
––––– bei Verbrennung und Verätzung 5-925.f5
–––– kultivierte Keratinozyten, bei Verbrennung und Verätzung 5-925.95
––– Hand, durch
–––– allogene Amnionmembran 5-902.h9♦
––––– bei Verbrennung und Verätzung 5-925.h9♦
–––– allogenes Amnion 5-902.h9♦
––––– bei Verbrennung und Verätzung 5-925.h9♦
–––– allogenes Hautersatzmaterial 5-902.h9♦
––––– bei Verbrennung und Verätzung 5-925.h9♦
–––– allogenes Hauttransplantat 5-902.f9♦
––––– bei Verbrennung und Verätzung 5-925.f9♦
–––– Dermisersatzmaterial 5-902.d9♦
––––– bei Verbrennung und Verätzung 5-925.d9♦
–––– humane azelluläre dermale Matrix 5-902.f9♦
––––– bei Verbrennung und Verätzung 5-925.f9♦
–––– kultivierte Keratinozyten, bei Verbrennung und Verätzung 5-925.99♦
––– Knie, durch
–––– allogene Amnionmembran 5-902.he♦
––––– bei Verbrennung und Verätzung 5-925.he♦
–––– allogenes Amnion 5-902.he♦
––––– bei Verbrennung und Verätzung 5-925.he♦
–––– allogenes Hautersatzmaterial 5-902.he♦
––––– bei Verbrennung und Verätzung 5-925.he♦
–––– allogenes Hauttransplantat 5-902.fe♦
––––– bei Verbrennung und Verätzung 5-925.fe♦
–––– Dermisersatzmaterial 5-902.de♦
––––– bei Verbrennung und Verätzung 5-925.de♦ ►

Hautersatz *(Forts.)*
~ permanent *(Forts.)*
~~ kleinflächig *(Forts.)*
~~~ Knie, durch *(Forts.)*
---- humane azelluläre dermale Matrix 5-902.fe♦
----- bei Verbrennung und Verätzung 5-925.fe♦
---- kultivierte Keratinozyten, bei Verbrennung und Verätzung 5-925.9e♦
--- Kopf, durch
---- allogene Amnionmembran 5-902.h4
----- bei Verbrennung und Verätzung 5-925.h4
---- allogenes Amnion 5-902.h4
----- bei Verbrennung und Verätzung 5-925.h4
---- allogenes Hautersatzmaterial 5-902.h4
----- bei Verbrennung und Verätzung 5-925.h4
---- allogenes Hauttransplantat 5-902.f4
----- bei Verbrennung und Verätzung 5-925.f4
---- Dermisersatzmaterial 5-902.d4
----- bei Verbrennung und Verätzung 5-925.d4
---- humane azelluläre dermale Matrix 5-902.f4
----- bei Verbrennung und Verätzung 5-925.f4
--- Kopfhaut, behaart, durch
---- allogene Amnionmembran, bei Verbrennung und Verätzung 5-925.hh
---- allogenes Amnion, bei Verbrennung und Verätzung 5-925.hh
---- allogenes Hautersatzmaterial, bei Verbrennung und Verätzung 5-925.hh
---- allogenes Hauttransplantat, bei Verbrennung und Verätzung 5-925.fh
---- Dermisersatzmaterial, bei Verbrennung und Verätzung 5-925.dh
---- humane azelluläre dermale Matrix, bei Verbrennung und Verätzung 5-925.fh
---- kultivierte Keratinozyten, bei Verbrennung und Verätzung 5-925.9h
--- Leistenregion, durch
---- allogene Amnionmembran 5-902.hc
----- bei Verbrennung und Verätzung 5-925.hc
---- allogenes Amnion 5-902.hc
----- bei Verbrennung und Verätzung 5-925.hc
---- allogenes Hautersatzmaterial 5-902.hc
----- bei Verbrennung und Verätzung 5-925.hc
---- allogenes Hauttransplantat 5-902.fc
----- bei Verbrennung und Verätzung 5-925.fc
---- Dermisersatzmaterial 5-902.dc
----- bei Verbrennung und Verätzung 5-925.dc ►

Hautersatz *(Forts.)*
~ permanent *(Forts.)*
~~ kleinflächig *(Forts.)*
~~~ Leistenregion, durch *(Forts.)*
---- humane azelluläre dermale Matrix 5-902.fc
----- bei Verbrennung und Verätzung 5-925.fc
---- kultivierte Keratinozyten, bei Verbrennung und Verätzung 5-925.9c
--- Lippe, durch
---- allogene Amnionmembran 5-902.h0
----- bei Verbrennung und Verätzung 5-925.h0
---- allogenes Amnion 5-902.h0
----- bei Verbrennung und Verätzung 5-925.h0
---- allogenes Hautersatzmaterial 5-902.h0
----- bei Verbrennung und Verätzung 5-925.h0
---- allogenes Hauttransplantat 5-902.f0
----- bei Verbrennung und Verätzung 5-925.f0
---- Dermisersatzmaterial 5-902.d0
----- bei Verbrennung und Verätzung 5-925.d0
---- humane azelluläre dermale Matrix 5-902.f0
----- bei Verbrennung und Verätzung 5-925.f0
---- kultivierte Keratinozyten, bei Verbrennung und Verätzung 5-925.90
--- Nase, durch
---- allogene Amnionmembran, bei Verbrennung und Verätzung 5-925.h1
---- allogenes Amnion, bei Verbrennung und Verätzung 5-925.h1
---- allogenes Hautersatzmaterial, bei Verbrennung und Verätzung 5-925.h1
---- allogenes Hauttransplantat, bei Verbrennung und Verätzung 5-925.f1
---- Dermisersatzmaterial, bei Verbrennung und Verätzung 5-925.d1
---- humane azelluläre dermale Matrix, bei Verbrennung und Verätzung 5-925.f1
---- kultivierte Keratinozyten, bei Verbrennung und Verätzung 5-925.91
--- Oberarm, durch
---- allogene Amnionmembran 5-902.h7♦
----- bei Verbrennung und Verätzung 5-925.h7♦
---- allogenes Amnion 5-902.h7♦
----- bei Verbrennung und Verätzung 5-925.h7♦
---- allogenes Hautersatzmaterial 5-902.h7♦
----- bei Verbrennung und Verätzung 5-925.h7♦
---- allogenes Hauttransplantat 5-902.f7♦
----- bei Verbrennung und Verätzung 5-925.f7♦
---- Dermisersatzmaterial 5-902.d7♦
----- bei Verbrennung und Verätzung 5-925.d7♦ ►

Hautersatz *(Forts.)*
~ permanent *(Forts.)*
~~ kleinflächig *(Forts.)*
~~~ Oberarm, durch *(Forts.)*
–––– humane azelluläre dermale Matrix 5-902.f7♦
––––– bei Verbrennung und Verätzung 5-925.f7♦
–––– kultivierte Keratinozyten, bei Verbrennung und Verätzung 5-925.97♦
––– Oberschenkel, durch
–––– allogene Amnionmembran 5-902.he♦
––––– bei Verbrennung und Verätzung 5-925.he♦
–––– allogenes Amnion 5-902.he♦
––––– bei Verbrennung und Verätzung 5-925.he♦
–––– allogenes Hautersatzmaterial 5-902.he♦
––––– bei Verbrennung und Verätzung 5-925.he♦
–––– allogenes Hauttransplantat 5-902.fe♦
––––– bei Verbrennung und Verätzung 5-925.fe♦
–––– Dermisersatzmaterial 5-902.de♦
––––– bei Verbrennung und Verätzung 5-925.de♦
–––– humane azelluläre dermale Matrix 5-902.fe♦
––––– bei Verbrennung und Verätzung 5-925.fe♦
–––– kultivierte Keratinozyten, bei Verbrennung und Verätzung 5-925.9e♦
––– Ohr, durch
–––– allogene Amnionmembran, bei Verbrennung und Verätzung 5-925.h2♦
–––– allogenes Amnion, bei Verbrennung und Verätzung 5-925.h2♦
–––– allogenes Hautersatzmaterial, bei Verbrennung und Verätzung 5-925.h2♦
–––– allogenes Hauttransplantat, bei Verbrennung und Verätzung 5-925.f2♦
–––– Dermisersatzmaterial, bei Verbrennung und Verätzung 5-925.d2♦
–––– humane azelluläre dermale Matrix, bei Verbrennung und Verätzung 5-925.f2♦
–––– kultivierte Keratinozyten, bei Verbrennung und Verätzung 5-925.92♦
––– Rücken, durch
–––– allogene Amnionmembran 5-902.ha
––––– bei Verbrennung und Verätzung 5-925.hj
–––– allogenes Amnion 5-902.ha
––––– bei Verbrennung und Verätzung 5-925.hj
–––– allogenes Hautersatzmaterial 5-902.ha
––––– bei Verbrennung und Verätzung 5-925.hj
–––– allogenes Hauttransplantat 5-902.fa
––––– bei Verbrennung und Verätzung 5-925.fj
–––– Dermisersatzmaterial 5-902.da
––––– bei Verbrennung und Verätzung 5-925.dj ►

Hautersatz *(Forts.)*
~ permanent *(Forts.)*
~~ kleinflächig *(Forts.)*
~~~ Rücken, durch *(Forts.)*
–––– humane azelluläre dermale Matrix 5-902.fa
––––– bei Verbrennung und Verätzung 5-925.fj
–––– kultivierte Keratinozyten, bei Verbrennung und Verätzung 5-925.9j
––– Schulter, durch
–––– allogene Amnionmembran 5-902.h6♦
––––– bei Verbrennung und Verätzung 5-925.h6♦
–––– allogenes Amnion 5-902.h6♦
––––– bei Verbrennung und Verätzung 5-925.h6♦
–––– allogenes Hautersatzmaterial 5-902.h6♦
––––– bei Verbrennung und Verätzung 5-925.h6♦
–––– allogenes Hauttransplantat 5-902.f6♦
––––– bei Verbrennung und Verätzung 5-925.f6♦
–––– Dermisersatzmaterial 5-902.d6♦
––––– bei Verbrennung und Verätzung 5-925.d6♦
–––– humane azelluläre dermale Matrix 5-902.f6♦
––––– bei Verbrennung und Verätzung 5-925.f6♦
–––– kultivierte Keratinozyten, bei Verbrennung und Verätzung 5-925.96♦
––– Skrotum, durch
–––– allogene Amnionmembran, bei Verbrennung und Verätzung 5-925.hk
–––– allogenes Amnion, bei Verbrennung und Verätzung 5-925.hk
–––– allogenes Hautersatzmaterial, bei Verbrennung und Verätzung 5-925.hk
–––– allogenes Hauttransplantat, bei Verbrennung und Verätzung 5-925.fk
–––– Dermisersatzmaterial, bei Verbrennung und Verätzung 5-925.dk
–––– humane azelluläre dermale Matrix, bei Verbrennung und Verätzung 5-925.fk
–––– kultivierte Keratinozyten, bei Verbrennung und Verätzung 5-925.9k
––– Unterarm, durch
–––– allogene Amnionmembran 5-902.h8♦
––––– bei Verbrennung und Verätzung 5-925.h8♦
–––– allogenes Amnion 5-902.h8♦
––––– bei Verbrennung und Verätzung 5-925.h8♦
–––– allogenes Hautersatzmaterial 5-902.h8♦
––––– bei Verbrennung und Verätzung 5-925.h8♦
–––– allogenes Hauttransplantat 5-902.f8♦
––––– bei Verbrennung und Verätzung 5-925.f8♦ ►

Hautersatz *(Forts.)*
~ permanent *(Forts.)*
~~ kleinflächig *(Forts.)*
~~~ Unterarm, durch *(Forts.)*
–––– Dermisersatzmaterial 5-902.d8♦
––––– bei Verbrennung und Verätzung 5-925.d8♦
–––– humane azelluläre dermale Matrix 5-902.f8♦
––––– bei Verbrennung und Verätzung 5-925.f8♦
–––– kultivierte Keratinozyten, bei Verbrennung und Verätzung 5-925.98♦
––– Unterschenkel, durch
–––– allogene Amnionmembran 5-902.hf♦
––––– bei Verbrennung und Verätzung 5-925.hf♦
–––– allogenes Amnion 5-902.hf♦
––––– bei Verbrennung und Verätzung 5-925.hf♦
–––– allogenes Hautersatzmaterial 5-902.hf♦
––––– bei Verbrennung und Verätzung 5-925.hf♦
–––– allogenes Hauttransplantat 5-902.ff♦
––––– bei Verbrennung und Verätzung 5-925.ff♦
–––– Dermisersatzmaterial 5-902.df♦
––––– bei Verbrennung und Verätzung 5-925.df♦
–––– humane azelluläre dermale Matrix 5-902.ff♦
––––– bei Verbrennung und Verätzung 5-925.ff♦
–––– kultivierte Keratinozyten, bei Verbrennung und Verätzung 5-925.9f♦
Hautexpander
– Entfernung, Mamma 5-889.6♦
– Explantation
–– Axilla 5-909.16♦
–– Bauchregion 5-909.1b
–– Brustwand 5-909.1a
–– Ellenbogen 5-909.17♦
–– Fuß 5-909.1g♦
–– Genitalregion 5-909.1c
–– Gesäß 5-909.1d
–– Hals 5-909.15
–– Hand 5-909.19♦
–– Knie 5-909.1e♦
–– Kopf 5-909.14
–– Leistenregion 5-909.1c
–– Lippe 5-909.10
–– Oberarm 5-909.17♦
–– Oberschenkel 5-909.1e♦
–– Rücken 5-909.1a
–– Schulter 5-909.16♦
–– Unterarm 5-909.18♦
–– Unterschenkel 5-909.1f♦
– Implantation
–– Axilla 5-909.06♦
–– Bauchregion 5-909.0b
–– Brustwand 5-909.0a ►

Hautexpander *(Forts.)*
~ Implantation *(Forts.)*
–– Ellenbogen 5-909.07♦
–– Fuß 5-909.0g♦
–– Genitalregion 5-909.0c
–– Gesäß 5-909.0d
–– Hals 5-909.05
–– Hand 5-909.09♦
–– Knie 5-909.0e♦
–– Kopf 5-909.04
–– Leistenregion 5-909.0c
–– Lippe 5-909.00
–– Oberarm 5-909.07♦
–– Oberschenkel 5-909.0e♦
–– Rücken 5-909.0a
–– Schulter 5-909.06♦
–– Unterarm 5-909.08♦
–– Unterschenkel 5-909.0f♦
– mit gewebeverstärkendem Material, Implantation, Mamma 5-889.51♦
– ohne gewebeverstärkendes Material, Implantation, Mamma 5-889.50♦
Hautplastik, bei Exartikulation, Finger 5-863.6♦
Hautrotation, zur Rekonstruktion, Augenlid 5-096.02♦
Hautschichten, oberflächlich
– Ausbürsten
–– großflächig
––– Axilla 5-913.76♦
––– Bauchregion 5-913.7b
––– Brustwand 5-913.7a
––– Ellenbogen 5-913.77♦
––– Fuß 5-913.7g♦
––– Genitalregion 5-913.7c
––– Gesäß 5-913.7d
––– Hals 5-913.75
––– Hand 5-913.79♦
––– Knie 5-913.7e♦
––– Kopf 5-913.74
––– Leistenregion 5-913.7c
––– Lippe 5-913.70
––– Oberarm 5-913.77♦
––– Oberschenkel 5-913.7e♦
––– Rücken 5-913.7a
––– Schulter 5-913.76♦
––– Unterarm 5-913.78♦
––– Unterschenkel 5-913.7f♦
–– kleinflächig
––– Axilla 5-913.16♦
––– Bauchregion 5-913.1b
––– Brustwand 5-913.1a
––– Ellenbogen 5-913.17♦
––– Fuß 5-913.1g♦
––– Genitalregion 5-913.1c
––– Gesäß 5-913.1d
––– Hals 5-913.15
––– Hand 5-913.19♦
––– Knie 5-913.1e♦
––– Kopf 5-913.14
––– Leistenregion 5-913.1c
––– Lippe 5-913.10 ►

H
~~~

Hautschichten, oberflächlich *(Forts.)*
~ Ausbürsten *(Forts.)*
~~ kleinflächig *(Forts.)*
––– Oberarm 5-913.17♦
––– Oberschenkel 5-913.1e♦
––– Rücken 5-913.1a
––– Schulter 5-913.16♦
––– Unterarm 5-913.18♦
––– Unterschenkel 5-913.1f♦
– Chemochirurgie
–– großflächig
––– Axilla 5-913.96♦
––– Bauchregion 5-913.9b
––– Brustwand 5-913.9a
––– Ellenbogen 5-913.97♦
––– Fuß 5-913.9g♦
––– Genitalregion 5-913.9c
––– Gesäß 5-913.9d
––– Hals 5-913.95
––– Hand 5-913.99♦
––– Knie 5-913.9e♦
––– Kopf 5-913.94
––– Leistenregion 5-913.9c
––– Lippe 5-913.90
––– Oberarm 5-913.97♦
––– Oberschenkel 5-913.9e♦
––– Rücken 5-913.9a
––– Schulter 5-913.96♦
––– Unterarm 5-913.98♦
––– Unterschenkel 5-913.9f♦
–– kleinflächig
––– Axilla 5-913.36♦
––– Bauchregion 5-913.3b
––– Brustwand 5-913.3a
––– Ellenbogen 5-913.37♦
––– Fuß 5-913.3g♦
––– Genitalregion 5-913.3c
––– Gesäß 5-913.3d
––– Hals 5-913.35
––– Hand 5-913.39♦
––– Knie 5-913.3e♦
––– Kopf 5-913.34
––– Leistenregion 5-913.3c
––– Lippe 5-913.30
––– Oberarm 5-913.37♦
––– Oberschenkel 5-913.3e♦
––– Rücken 5-913.3a
––– Schulter 5-913.36♦
––– Unterarm 5-913.38♦
––– Unterschenkel 5-913.3f♦
– Dermabrasion, hochtourig
–– großflächig
––– Axilla 5-913.66♦
––– Bauchregion 5-913.6b
––– Brustwand 5-913.6a
––– Ellenbogen 5-913.67♦
––– Fuß 5-913.6g♦
––– Genitalregion 5-913.6c
––– Gesäß 5-913.6d
––– Hals 5-913.65
––– Hand 5-913.69♦ ►

Hautschichten, oberflächlich *(Forts.)*
~ Dermabrasion, hochtourig *(Forts.)*
~~ großflächig *(Forts.)*
––– Knie 5-913.6e♦
––– Kopf 5-913.64
––– Leistenregion 5-913.6c
––– Lippe 5-913.60
––– Oberarm 5-913.67♦
––– Oberschenkel 5-913.6e♦
––– Rücken 5-913.6a
––– Schulter 5-913.66♦
––– Unterarm 5-913.68♦
––– Unterschenkel 5-913.6f♦
–– kleinflächig
––– Ellenbogen 5-913.07♦
––– Oberarm 5-913.07♦
– Entfernung
–– Axilla, mit scharfem Löffel
––– großflächig 5-913.86♦
––– kleinflächig 5-913.26♦
–– Bauchregion, mit scharfem Löffel
––– großflächig 5-913.8b
––– kleinflächig 5-913.2b
–– Brustwand, mit scharfem Löffel
––– großflächig 5-913.8a
––– kleinflächig 5-913.2a
–– Ellenbogen, mit scharfem Löffel
––– großflächig 5-913.87♦
––– kleinflächig 5-913.27♦
–– Fuß, mit scharfem Löffel
––– großflächig 5-913.8g♦
––– kleinflächig 5-913.2g♦
–– Genitalregion, mit scharfem Löffel
––– großflächig 5-913.8c
––– kleinflächig 5-913.2c
–– Gesäß, mit scharfem Löffel
––– großflächig 5-913.8d
––– kleinflächig 5-913.2d
–– Hals, mit scharfem Löffel
––– großflächig 5-913.85
––– kleinflächig 5-913.25
–– Hand, mit scharfem Löffel
––– großflächig 5-913.89♦
––– kleinflächig 5-913.29♦
–– Knie, mit scharfem Löffel
––– großflächig 5-913.8e♦
––– kleinflächig 5-913.2e♦
–– Kopf, mit scharfem Löffel
––– großflächig 5-913.84
––– kleinflächig 5-913.24
–– Leistenregion, mit scharfem Löffel
––– großflächig 5-913.8c
––– kleinflächig 5-913.2c
–– Lippe, mit scharfem Löffel
––– großflächig 5-913.80
––– kleinflächig 5-913.20
–– Oberarm, mit scharfem Löffel
––– großflächig 5-913.87♦
––– kleinflächig 5-913.27♦
–– Oberschenkel, mit scharfem Löffel
––– großflächig 5-913.8e♦ ►

Hautschichten, oberflächlich *(Forts.)*
~ Entfernung *(Forts.)*
~~ Oberschenkel, mit scharfem Löffel *(Forts.)*
––– kleinflächig 5-913.2e♦
–– Rücken, mit scharfem Löffel
––– großflächig 5-913.8a
––– kleinflächig 5-913.2a
–– Schulter, mit scharfem Löffel
––– großflächig 5-913.86♦
––– kleinflächig 5-913.26♦
–– Unterarm, mit scharfem Löffel
––– großflächig 5-913.88♦
––– kleinflächig 5-913.28♦
–– Unterschenkel, mit scharfem Löffel
––– großflächig 5-913.8f♦
––– kleinflächig 5-913.2f♦
– Exkochleation
–– großflächig
––– Axilla 5-913.86♦
––– Bauchregion 5-913.8b
––– Brustwand 5-913.8a
––– Ellenbogen 5-913.87♦
––– Fuß 5-913.8g♦
––– Genitalregion 5-913.8c
––– Gesäß 5-913.8d
––– Hals 5-913.85
––– Hand 5-913.89♦
––– Knie 5-913.8e♦
––– Kopf 5-913.84
––– Leistenregion 5-913.8c
––– Lippe 5-913.80
––– Oberarm 5-913.87♦
––– Oberschenkel 5-913.8e♦
––– Rücken 5-913.8a
––– Schulter 5-913.86♦
––– Unterarm 5-913.88♦
––– Unterschenkel 5-913.8f♦
–– kleinflächig
––– Axilla 5-913.26♦
––– Bauchregion 5-913.2b
––– Brustwand 5-913.2a
––– Ellenbogen 5-913.27♦
––– Fuß 5-913.2g♦
––– Genitalregion 5-913.2c
––– Gesäß 5-913.2d
––– Hals 5-913.25
––– Hand 5-913.29♦
––– Knie 5-913.2e♦
––– Kopf 5-913.24
––– Leistenregion 5-913.2c
––– Lippe 5-913.20
––– Oberarm 5-913.27♦
––– Oberschenkel 5-913.2e♦
––– Rücken 5-913.2a
––– Schulter 5-913.26♦
––– Unterarm 5-913.28♦
––– Unterschenkel 5-913.2f♦
– Laserbehandlung
–– großflächig
––– Axilla 5-913.a6♦
––– Bauchregion 5-913.ab ►

Hautschichten, oberflächlich *(Forts.)*
~ Laserbehandlung *(Forts.)*
~~ großflächig *(Forts.)*
––– Brustwand 5-913.aa
––– Ellenbogen 5-913.a7♦
––– Fuß 5-913.ag♦
––– Genitalregion 5-913.ac
––– Gesäß 5-913.ad
––– Hals 5-913.a5
––– Hand 5-913.a9♦
––– Knie 5-913.ae♦
––– Kopf 5-913.a4
––– Leistenregion 5-913.ac
––– Lippe 5-913.a0
––– Oberarm 5-913.a7♦
––– Oberschenkel 5-913.ae♦
––– Rücken 5-913.aa
––– Schulter 5-913.a6♦
––– Unterarm 5-913.a8♦
––– Unterschenkel 5-913.af♦
–– kleinflächig
––– Axilla 5-913.46♦
––– Bauchregion 5-913.4b
––– Brustwand 5-913.4a
––– Ellenbogen 5-913.47♦
––– Fuß 5-913.4g♦
––– Genitalregion 5-913.4c
––– Gesäß 5-913.4d
––– Hals 5-913.45
––– Hand 5-913.49♦
––– Knie 5-913.4e♦
––– Kopf 5-913.44
––– Leistenregion 5-913.4c
––– Lippe 5-913.40
––– Oberarm 5-913.47♦
––– Oberschenkel 5-913.4e♦
––– Rücken 5-913.4a
––– Schulter 5-913.46♦
––– Unterarm 5-913.48♦
––– Unterschenkel 5-913.4f♦
– Shaving
–– großflächig
––– Axilla 5-913.b6♦
––– Bauchregion 5-913.bb
––– Brustwand 5-913.ba
––– Ellenbogen 5-913.b7♦
––– Fuß 5-913.bg♦
––– Genitalregion 5-913.bc
––– Gesäß 5-913.bd
––– Hals 5-913.b5
––– Hand 5-913.b9♦
––– Knie 5-913.be♦
––– Kopf 5-913.b4
––– Leistenregion 5-913.bc
––– Lippe 5-913.b0
––– Oberarm 5-913.b7♦
––– Oberschenkel 5-913.be♦
––– Rücken 5-913.ba
––– Schulter 5-913.b6♦
––– Unterarm 5-913.b8♦
––– Unterschenkel 5-913.bf♦ ►

H

Hautschichten, oberflächlich *(Forts.)*
~ Shaving *(Forts.)*
–– kleinflächig
––– Axilla 5-913.56♦
––– Bauchregion 5-913.5b
––– Brustwand 5-913.5a
––– Ellenbogen 5-913.57♦
––– Fuß 5-913.5g♦
––– Genitalregion 5-913.5c
––– Gesäß 5-913.5d
––– Hals 5-913.55
––– Hand 5-913.59♦
––– Knie 5-913.5e♦
––– Leistenregion 5-913.5c
––– Lippe 5-913.50
––– Oberarm 5-913.57♦
––– Oberschenkel 5-913.5e♦
––– Rücken 5-913.5a
––– Schulter 5-913.56♦
––– Unterarm 5-913.58♦
––– Unterschenkel 5-913.5f♦
Hautsparend, Mastektomie, mit Resektion, Drüsengewebe, komplett
– mit Straffung, Hautmantel 5-877.11♦
– ohne weitere Maßnahmen 5-877.10♦
Hauttransplantat
– bei
–– Plastik, Alveolarkamm 5-244.01
–– Rekonstruktion, Orbita, plastisch 5-166.02♦
–– Senkung, Mundboden 5-244.11
––– mit Vestibulumplastik 5-244.31
–– Vestibulumplastik 5-244.21
– frei, Revision
–– Augenlid, bei Verbrennung und Verätzung 5-928.43♦
–– Axilla 5-907.16♦
––– bei Verbrennung und Verätzung 5-928.46♦
–– Bauchregion 5-907.1b
––– bei Verbrennung und Verätzung 5-928.4b
–– Brustwand 5-907.1a
––– bei Verbrennung und Verätzung 5-928.4a
–– Dammregion, bei Verbrennung und Verätzung 5-928.4m
–– Ellenbogen 5-907.17♦
––– bei Verbrennung und Verätzung 5-928.47♦
–– Fuß 5-907.1g♦
––– bei Verbrennung und Verätzung 5-928.4g♦
–– Genitalregion 5-907.1c
––– bei Verbrennung und Verätzung 5-928.4c
–– Gesäß 5-907.1d
––– bei Verbrennung und Verätzung 5-928.4d
–– Hals 5-907.15
––– bei Verbrennung und Verätzung 5-928.45
–– Hand 5-907.19♦
––– bei Verbrennung und Verätzung 5-928.49♦
–– Knie 5-907.1e♦
––– bei Verbrennung und Verätzung 5-928.4e♦
–– Kopf 5-907.14
–– Kopfhaut, behaart, bei Verbrennung und Verätzung 5-928.4h ►

Hauttransplantat *(Forts.)*
~ frei, Revision *(Forts.)*
–– Leistenregion 5-907.1c
––– bei Verbrennung und Verätzung 5-928.4c
–– Lippe 5-907.10
––– bei Verbrennung und Verätzung 5-928.40
–– Nase, bei Verbrennung und Verätzung 5-928.41
–– Oberarm 5-907.17♦
––– bei Verbrennung und Verätzung 5-928.47♦
–– Oberschenkel 5-907.1e♦
––– bei Verbrennung und Verätzung 5-928.4e♦
–– Ohr, bei Verbrennung und Verätzung 5-928.42♦
–– Rücken 5-907.1a
––– bei Verbrennung und Verätzung 5-928.4j
–– Schulter 5-907.16♦
––– bei Verbrennung und Verätzung 5-928.46♦
–– Skrotum, bei Verbrennung und Verätzung 5-928.4k
–– Unterarm 5-907.18♦
––– bei Verbrennung und Verätzung 5-928.48♦
–– Unterschenkel 5-907.1f♦
––– bei Verbrennung und Verätzung 5-928.4f♦
– zur Rekonstruktion, Augenlid 5-096.20♦
HBsAg – s. Hepatitis-B-Surface-Antigen
HBO [Hyperbare Oxygenation]
– bis unter 145 Minuten
–– mit Intensivüberwachung 8-721.1
–– ohne Intensivüberwachung 8-721.0
– 145 bis 280 Minuten
–– mit Intensivüberwachung 8-721.2
–– ohne Intensivüberwachung 8-721.4
– mehr als 280 Minuten, mit Intensivüberwachung 8-721.3
hdEEG, zur Lokalisation
– Focus, epileptisch 1-20d.0
– Hirnareal, funktionell 1-20d.1
Hebung
– Augenbraue 5-097.0♦
– Impressionsfraktur, Stirnhöhle, Vorderwand 5-767.2
Heißwasserballon, Ablation, Endometrium 5-681.52
Hemifundoplicatio
– Magen
–– abdominal, offen 5-448.50
–– durch Umsteigen laparoskopisch – offen chirurgisch 5-448.53
–– endoskopisch 5-448.54
–– laparoskopisch 5-448.52
–– thorakal, offen 5-448.51
– mit Hiatusnaht, Magen
–– abdominal, offen 5-448.60
–– durch Umsteigen laparoskopisch – offen chirurgisch 5-448.63
–– laparoskopisch 5-448.62
–– thorakal, offen 5-448.61

Hemiglossektomie
– durch
–– Mandibulotomie, temporär, mit Rekonstruktion, mit Fernlappen, gestielt 5-251.13
–– Pharyngotomie, mit Rekonstruktion, mit
––– Fernlappen, gestielt 5-251.23
––– Lappen, regional, gestielt 5-251.20
––– Transplantat
–––– mikrovaskulär-anastomosiert, frei 5-251.22
–––– nicht-vaskularisiert 5-251.21
–– temporäre Mandibulotomie, mit Rekonstruktion, mit
––– Lappen, regional, gestielt 5-251.10
––– Transplantat
–––– mikrovaskulär-anastomosiert, frei 5-251.12
–––– nicht-vaskularisiert 5-251.11
– transoral, mit Rekonstruktion, mit
–– Fernlappen, gestielt 5-251.03
–– Lappen, regional, gestielt 5-251.00
–– Transplantat
––– mikrovaskulär-anastomosiert, frei 5-251.02
––– nicht-vaskularisiert 5-251.01
Hemihepatektomie
– links 5-502.1
–– Leber, zur Lebend-Organspende 5-503.4
– rechts 5-502.2
–– Leber, zur Lebend-Organspende 5-503.5
Hemihysterektomie, bei Uterus bicornis
– abdominal, offen 5-682.20
– durch Umsteigen endoskopisch – offen chirurgisch 5-682.22
– endoskopisch 5-682.21
– laparoskopisch 5-682.21
Hemikolektomie
– links
–– durch Umsteigen laparoskopisch – offen chirurgisch 5-455.67
–– laparoskopisch, mit
––– Anastomose 5-455.65
––– Enterostoma 5-455.66
–– mit Resektion, Transversum
––– durch Umsteigen laparoskopisch – offen chirurgisch 5-455.a7
––– laparoskopisch, mit
–––– Anastomose 5-455.a5
–––– Enterostoma 5-455.a6
––– mit
–––– rechter Flexur
––––– durch Umsteigen laparoskopisch – offen chirurgisch 5-455.a7
––––– laparoskopisch, mit
–––––– Anastomose 5-455.a5
–––––– Enterostoma 5-455.a6
––––– offen, mit
–––––– Anastomose 5-455.a1
–––––– Anastomosen-Anus praeter 5-455.a4
–––––– Enterostoma und Blindverschluss 5-455.a2
–––––– zwei Enterostomata 5-455.a3 ►

Hemikolektomie *(Forts.)*
~ links *(Forts.)*
~~ mit Resektion, Transversum *(Forts.)*
~~~ mit *(Forts.)*
–––– Sigma
––––– durch Umsteigen laparoskopisch – offen chirurgisch 5-455.d7
––––– laparoskopisch, mit
–––––– Anastomose 5-455.d5
–––––– Enterostoma 5-455.d6
––––– mit rechter Flexur
–––––– durch Umsteigen laparoskopisch – offen chirurgisch 5-455.d7
–––––– laparoskopisch, mit
––––––– Anastomose 5-455.d5
––––––– Enterostoma 5-455.d6
–––––– offen, mit
––––––– Anastomose 5-455.d1
––––––– Anastomosen-Anus praeter 5-455.d4
––––––– Enterostoma und Blindverschluss 5-455.d2
––––––– zwei Enterostomata 5-455.d3
––––– offen, mit
–––––– Anastomose 5-455.d1
–––––– Anastomosen-Anus praeter 5-455.d4
–––––– Enterostoma und Blindverschluss 5-455.d2
–––––– zwei Enterostomata 5-455.d3
––– offen, mit
–––– Anastomose 5-455.a1
–––– Anastomosen-Anus praeter 5-455.a4
–––– Enterostoma und Blindverschluss 5-455.a2
–––– zwei Enterostomata 5-455.a3
–– offen, mit
––– Anastomose 5-455.61
––– Anastomosen-Anus praeter 5-455.64
––– Enterostoma und Blindverschluss 5-455.62
––– zwei Enterostomata 5-455.63
– rechts
–– durch Umsteigen laparoskopisch – offen chirurgisch 5-455.47
–– laparoskopisch, mit
––– Anastomose 5-455.45
––– Enterostoma 5-455.46
–– mit Resektion, Transversum
––– durch Umsteigen laparoskopisch – offen chirurgisch 5-455.97
––– laparoskopisch, mit
–––– Anastomose 5-455.95
–––– Enterostoma 5-455.96
––– mit linker Flexur
–––– durch Umsteigen laparoskopisch – offen chirurgisch 5-455.97
–––– laparoskopisch, mit
––––– Anastomose 5-455.95
––––– Enterostoma 5-455.96
–––– offen, mit
––––– Anastomose 5-455.91
––––– Anastomosen-Anus praeter 5-455.94
––––– Enterostoma und Blindverschluss 5-455.92 ►
~~~

Hemikolektomie *(Forts.)*
~ rechts *(Forts.)*
~~ mit Resektion, Transversum *(Forts.)*
~~~ mit linker Flexur *(Forts.)*
~~~~ offen, mit *(Forts.)*
––––– zwei Enterostomata 5-455.93
––– offen, mit
–––– Anastomose 5-455.91
–––– Anastomosen-Anus praeter 5-455.94
–––– Enterostoma und Blindverschluss 5-455.92
–––– zwei Enterostomata 5-455.93
–– offen, mit
––– Anastomose 5-455.41
––– Anastomosen-Anus praeter 5-455.44
––– Enterostoma und Blindverschluss 5-455.42
––– zwei Enterostoma 5-455.43
–– und links, mit Resektion, Transversum
––– durch Umsteigen laparoskopisch – offen chirurgisch 5-455.c7
––– laparoskopisch, mit
–––– Anastomose 5-455.c5
–––– Enterostoma 5-455.c6
––– offen, mit
–––– Anastomose 5-455.c1
–––– Anastomosen-Anus praeter 5-455.c4
–––– Enterostoma und Blindverschluss 5-455.c2
–––– zwei Enterostomata 5-455.c3
Hemilaminektomie
– Brustwirbelsäule, über
–– 1 Segment 5-031.20
–– 2 Segmente 5-031.21
–– 3 oder mehr Segmente 5-031.22
– Halswirbelsäule, über
–– 1 Segment 5-030.50
–– 2 Segmente 5-030.51
–– 3 oder mehr Segmente 5-030.52
– Lendenwirbelsäule, über
–– 1 Segment 5-032.30
–– 2 Segmente 5-032.31
–– 3 oder mehr Segmente 5-032.32
Hemilaryngektomie
– komplett, vertikal, nach Gluck-Sörensen 5-301.3
– modifiziert, vertikal, nach Hautant 5-301.2
– supraglottisch, horizontal 5-301.0
–– mit Resektion, Zungengrund 5-301.1
Hemimandibulektomie
– mit Rekonstruktion
–– alloplastisch 5-772.23
–– mit
––– mikrovaskulär-anastomosiertem Transplantat 5-772.22
––– Transplantat, nicht-vaskularisiert 5-772.21
– ohne Rekonstruktion 5-772.20
Hemipalatektomie 5-272.1
Hemipelvektomie 5-864.0♦
– inkomplett 5-864.1♦
Hemisektion, Zahn
– durch Osteotomie 5-231.30 ►

Hemisektion, Zahn *(Forts.)*
– mehrere
–– aus einem
––– Kiefer, durch Osteotomie 5-231.32
––– Quadranten, durch Osteotomie 5-231.31
–– Kiefer, beide, durch Osteotomie 5-231.33
Hemisphärektomie, funktionell 5-013.76
Hemisphärotomie 5-013.76
Hemithyreoidektomie
– durch Sternotomie 5-064.2
– Gegenseite, bei Resektion
–– Schilddrüse, subtotal, einseitig 5-062.5
–– Struma, subtotal, einseitig 5-062.5
– mit Parathyreoidektomie 5-061.2
– ohne Parathyreoidektomie 5-061.0
Hemivulvektomie
– dorsal 5-714.41
– lateral 5-714.41
– ventral 5-714.41
Hepatektomie
– als selbständiger Eingriff 5-503.2
– Hemi-
–– links, Leber, zur Lebend-Organspende 5-503.4
–– rechts, Leber, zur Lebend-Organspende 5-503.5
– postmortal, zur Transplantation 5-503.0
Hepatikojejunostomie
– durch Umsteigen laparoskopisch – offen chirurgisch 5-512.22
– endoskopisch 5-512.23
– laparoskopisch 5-512.21
– offen 5-512.20
Hepatobiliär, Sequenzszintigraphie 3-707.6
Hepatocholangiojejunostomie
– durch Umsteigen laparoskopisch – offen chirurgisch 5-512.22
– endoskopisch 5-512.23
– laparoskopisch 5-512.21
– offen 5-512.20
Hepatocholangiozystoduodenostomie
– durch Umsteigen laparoskopisch – offen chirurgisch 5-512.12
– endoskopisch 5-512.13
– laparoskopisch 5-512.11
– offen 5-512.10
Hepatocholedochostomie
– durch Umsteigen laparoskopisch – offen chirurgisch 5-512.x2
– endoskopisch 5-512.x3
– laparoskopisch 5-512.x1
– offen 5-512.x0
Hepatoduodenostomie
– durch Umsteigen laparoskopisch – offen chirurgisch 5-512.12
– endoskopisch 5-512.13
– laparoskopisch 5-512.11
– offen 5-512.10
Hepatolithotomie, Leber, laparoskopisch 5-514.21
Hepatopexie 5-505.x

Hepatorrhaphie 5-505.0
Hepatotomie, ohne weitere Maßnahmen 5-500.0
Hepatozystoduodenostomie
– durch Umsteigen laparoskopisch – offen chirurgisch 5-512.12
– endoskopisch 5-512.13
– laparoskopisch 5-512.11
– offen 5-512.10
Hepatozyten, Transplantation
– allogen 8-862.0
– matrixinduziert, autogen 8-862.1
Hernia – s.a. Hernie
Hernia diaphragmatica, Verschluss
– abdominal, offen, mit alloplastischem Material 5-538.40
–– bei Rezidiv 5-538.90
– laparoskopisch
–– mit alloplastischem Material 5-538.41
–– ohne alloplastisches, allogenes oder xenogenes Material 5-538.a
––– bei Rezidiv 5-538.b
– mit
–– allogenem Material 5-538.3
––– bei Rezidiv 5-538.8
–– alloplastischem Material, laparoskopisch, bei Rezidiv 5-538.91
–– autogenem Material 5-538.x
–– xenogenem Material 5-538.3
––– bei Rezidiv 5-538.8
– offen
–– mit plastischem Bruchpfortenverschluss 5-538.1
––– bei Rezidiv 5-538.6
–– ohne plastischen Bruchpfortenverschluss 5-538.0
––– bei Rezidiv 5-538.5
– thorakoabdominal, offen, mit alloplastischem Material 5-538.44
–– bei Rezidiv 5-538.94
– thorakoskopisch, mit alloplastischem Material 5-538.45
–– bei Rezidiv 5-538.95
– transthorakal, offen, mit alloplastischem Material 5-538.43
–– bei Rezidiv 5-538.93
Hernia epigastrica, Verschluss
– durch
–– EMILOS-Technik 5-535.39
–– eTEP-Technik 5-535.39
–– MILOS-Technik 5-535.39
–– TES-Technik 5-535.39
– mit autogenem Material 5-535.x
– offen
–– durch
––– Fasziendoppelung, nach Mayo 5-535.1
––– Onlay-Technik 5-535.34
––– Sublay-Technik 5-535.35
–– mit
––– plastischem Bruchpfortenverschluss 5-535.1 ►

Hernia epigastrica, Verschluss *(Forts.)*
~ offen *(Forts.)*
~~ mit *(Forts.)*
––– Verwendung von
–––– intraperitonealem Onlay-Mesh 5-535.33
–––– IPOM 5-535.33
–– ohne plastischen Bruchpfortenverschluss 5-535.0
– total extraperitoneal, endoskopisch
–– assistiert, durch
––– Onlay-Technik 5-535.38
––– Sublay-Technik 5-535.39
–– durch
––– Onlay-Technik 5-535.38
––– Sublay-Technik 5-535.39
– transperitoneal, laparoskopisch
–– durch Sublay-Technik 5-535.37
–– mit Verwendung von
––– intraperitonealem Onlay-Mesh 5-535.36
––– IPOM 5-535.36
Hernia femoralis
– Netzplastik, transinguinal, präperitoneal, offen 5-531.34♦
–– bei Rezidiv 5-531.74♦
– Verschluss
–– endoskopisch, durch TEP-Plastik
––– bei Rezidiv, mit
–––– allogenem Material 5-531.72♦
–––– alloplastischem Material 5-531.72♦
–––– xenogenem Material 5-531.72♦
––– mit
–––– allogenem Material 5-531.32♦
–––– alloplastischem Material 5-531.32♦
–––– xenogenem Material 5-531.32♦
–– epifaszial
––– anterior, offen, mit
–––– allogenem Material 5-531.33♦
––––– bei Rezidiv 5-531.73♦
–––– alloplastischem Material 5-531.33♦
––––– bei Rezidiv 5-531.73♦
–––– xenogenem Material 5-531.33♦
––––– bei Rezidiv 5-531.73♦
––– offen, mit
–––– allogenem Material 5-531.33♦
––––– bei Rezidiv 5-531.73♦
–––– alloplastischem Material 5-531.33♦
––––– bei Rezidiv 5-531.73♦
–––– xenogenem Material 5-531.33♦
––––– bei Rezidiv 5-531.73♦
–– laparoskopisch, durch TAPP-Plastik
––– bei Rezidiv, mit
–––– allogenem Material 5-531.71♦
–––– alloplastischem Material 5-531.71♦
–––– xenogenem Material 5-531.71♦
––– mit
–––– allogenem Material 5-531.31♦
–––– alloplastischem Material 5-531.31♦
–––– xenogenem Material 5-531.31♦
–– mit autogenem Material 5-531.x♦
––– bei Rezidiv 5-531.x♦ ►

H

Hernia femoralis *(Forts.)*
~ Verschluss *(Forts.)*
–– offen
––– durch
–––– Onlay-Technik 5-531.33♦
––––– bei Rezidiv 5-531.73♦
–––– Plug-Verfahren 5-531.34♦
––––– bei Rezidiv 5-531.74♦
–––– Sublay-Technik 5-531.34♦
––––– bei Rezidiv 5-531.74♦
–––– TIPP-Plastik
––––– bei Rezidiv, mit
–––––– allogenem Material 5-531.74♦
–––––– alloplastischem Material 5-531.74♦
–––––– xenogenem Material 5-531.74♦
––––– mit
–––––– allogenem Material 5-531.34♦
–––––– alloplastischem Material 5-531.34♦
–––––– xenogenem Material 5-531.34♦
––– mit
–––– Darmresektion, ohne zusätzliche Laparotomie 5-531.4♦
––––– bei Rezidiv 5-531.8♦
–––– plastischem Bruchpfortenverschluss 5-531.1♦
––––– bei Rezidiv 5-531.5♦
––– nach
–––– Gilbert 5-531.34♦
––––– bei Rezidiv 5-531.74♦
–––– Lichtenstein 5-531.33♦
––––– bei Rezidiv 5-531.73♦
–––– Lotheissen/McVay 5-531.1♦
––––– bei Rezidiv 5-531.5♦
–––– Pellissier 5-531.34♦
––––– bei Rezidiv 5-531.74♦
–––– Shouldice 5-531.1♦
––– ohne plastischen Bruchpfortenverschluss 5-531.0♦
–– präperitoneal, offen, mit
––– allogenem Material 5-531.34♦
–––– bei Rezidiv 5-531.74♦
––– alloplastischem Material 5-531.34♦
–––– bei Rezidiv 5-531.74♦
––– xenogenem Material 5-531.34♦
–––– bei Rezidiv 5-531.74♦
–– retromuskulär
––– offen, mit
–––– allogenem Material 5-531.34♦
––––– bei Rezidiv 5-531.74♦
–––– alloplastischem Material 5-531.34♦
––––– bei Rezidiv 5-531.74♦
–––– xenogenem Material 5-531.34♦
––––– bei Rezidiv 5-531.74♦
––– posterior, offen, mit
–––– allogenem Material 5-531.34♦
––––– bei Rezidiv 5-531.74♦
–––– alloplastischem Material 5-531.34♦
––––– bei Rezidiv 5-531.74♦
–––– xenogenem Material 5-531.34♦
––––– bei Rezidiv 5-531.74♦ ►

Hernia femoralis *(Forts.)*
~ Verschluss *(Forts.)*
–– total extraperitoneal, endoskopisch, mit
––– allogenem Material 5-531.32♦
–––– bei Rezidiv 5-531.72♦
––– alloplastischem Material 5-531.32♦
–––– bei Rezidiv 5-531.72♦
––– xenogenem Material 5-531.32♦
–––– bei Rezidiv 5-531.72♦
–– transperitoneal, laparoskopisch, mit
––– allogenem Material 5-531.31♦
–––– bei Rezidiv 5-531.71♦
––– alloplastischem Material 5-531.31♦
–––– bei Rezidiv 5-531.71♦
––– xenogenem Material 5-531.31♦
–––– bei Rezidiv 5-531.71♦
Hernia inguinalis
– Netzplastik, transinguinal, präperitoneal, offen 5-530.34♦
–– bei Rezidiv 5-530.74♦
– Verschluss
–– endoskopisch, durch TEP-Plastik
––– bei Rezidiv, mit
–––– allogenem Material 5-530.72♦
–––– alloplastischem Material 5-530.72♦
–––– xenogenem Material 5-530.72♦
––– mit
–––– allogenem Material 5-530.32♦
–––– alloplastischem Material 5-530.32♦
–––– xenogenem Material 5-530.32♦
–– epifaszial
––– anterior, offen, mit
–––– allogenem Material 5-530.33♦
––––– bei Rezidiv 5-530.73♦
–––– alloplastischem Material 5-530.33♦
––––– bei Rezidiv 5-530.73♦
–––– xenogenem Material 5-530.33♦
––––– bei Rezidiv 5-530.73♦
––– offen, mit
–––– allogenem Material 5-530.33♦
––––– bei Rezidiv 5-530.73♦
–––– alloplastischem Material 5-530.33♦
––––– bei Rezidiv 5-530.73♦
–––– xenogenem Material 5-530.33♦
––––– bei Rezidiv 5-530.73♦
–– laparoskopisch
––– durch TAPP-Plastik
–––– bei Rezidiv, mit
––––– allogenem Material 5-530.71♦
––––– alloplastischem Material 5-530.71♦
––––– xenogenem Material 5-530.71♦
–––– mit
––––– allogenem Material 5-530.31♦
––––– alloplastischem Material 5-530.31♦
––––– xenogenem Material 5-530.31♦
––– mit Unterbindung, Bruchsack, hoch, und Teilresektion, ohne plastischen Bruchpfortenverschluss 5-530.90♦
––– ohne plastischen Bruchpfortenverschluss 5-530.91♦ ►

Hernia inguinalis *(Forts.)*
~ Verschluss *(Forts.)*
-- mit
--- allogenem Material, präperitoneal, transabdominal, laparoskopisch 5-530.31♦
--- alloplastischem Material, präperitoneal, transabdominal, laparoskopisch 5-530.31♦
--- autogenem Material 5-530.x♦
---- bei Rezidiv 5-530.x♦
--- xenogenem Material, präperitoneal, transabdominal, laparoskopisch 5-530.31♦
-- offen
--- durch
---- Onlay-Technik 5-530.33♦
----- bei Rezidiv 5-530.73♦
---- Plug-Verfahren 5-530.34♦
----- bei Rezidiv 5-530.74♦
---- Sublay-Technik 5-530.34♦
----- bei Rezidiv 5-530.74♦
---- TIPP-Plastik
----- bei Rezidiv, mit
------ allogenem Material 5-530.74♦
------ alloplastischem Material 5-530.74♦
------ xenogenem Material 5-530.74♦
----- mit
------ allogenem Material 5-530.34♦
------ alloplastischem Material 5-530.34♦
------ xenogenem Material 5-530.34♦
--- mit
---- Darmresektion, ohne zusätzliche Laparotomie 5-530.4♦
----- bei Rezidiv 5-530.8♦
---- plastischem Bruchpfortenverschluss 5-530.1♦
----- bei Rezidiv 5-530.5♦
--- nach
---- Bassini-Kirschner 5-530.1♦
---- Desarda 5-530.1♦
----- bei Rezidiv 5-530.5♦
---- Fabricius 5-531.0♦
---- Ferguson-Grob
----- mit
------ Funikulolyse, und Hodenverlagerung 5-530.02♦
------ hoher Bruchsackunterbindung, und Teilresektion 5-530.00♦
------ Hydrozelenwandresektion 5-530.01♦
----- ohne weitere Maßnahmen 5-530.03♦
---- Gilbert 5-530.34♦
----- bei Rezidiv 5-530.74♦
---- Lichtenstein 5-530.33♦
----- bei Rezidiv 5-530.73♦
---- Lotheissen/McVay, bei Rezidiv 5-530.5♦
---- Pellissier 5-530.34♦
----- bei Rezidiv 5-530.74♦
---- Shouldice 5-530.1♦
---- Zimmermann 5-530.1♦
--- ohne plastischen Bruchpfortenverschluss
---- mit
----- Funikulolyse, und Hodenverlagerung 5-530.02♦ ►

Hernia inguinalis *(Forts.)*
~ Verschluss *(Forts.)*
~~ offen *(Forts.)*
~~~ ohne plastischen Bruchpfortenverschluss *(Forts.)*
~~~~ mit *(Forts.)*
----- hoher Bruchsackunterbindung, und Teilresektion 5-530.00♦
----- Hydrozelenwandresektion 5-530.01♦
---- ohne weitere Maßnahmen 5-530.03♦
-- präperitoneal, offen, mit
--- allogenem Material 5-530.34♦
---- bei Rezidiv 5-530.74♦
--- alloplastischem Material 5-530.34♦
---- bei Rezidiv 5-530.74♦
--- xenogenem Material 5-530.34♦
---- bei Rezidiv 5-530.74♦
-- retromuskulär
--- offen, mit
---- allogenem Material 5-530.34♦
----- bei Rezidiv 5-530.74♦
---- alloplastischem Material 5-530.34♦
----- bei Rezidiv 5-530.74♦
---- xenogenem Material 5-530.34♦
----- bei Rezidiv 5-530.74♦
--- posterior, offen, mit
---- allogenem Material 5-530.34♦
----- bei Rezidiv 5-530.74♦
---- alloplastischem Material 5-530.34♦
----- bei Rezidiv 5-530.74♦
---- xenogenem Material 5-530.34♦
----- bei Rezidiv 5-530.74♦
-- total extraperitoneal, endoskopisch, mit
--- allogenem Material 5-530.32♦
---- bei Rezidiv 5-530.72♦
--- alloplastischem Material 5-530.32♦
---- bei Rezidiv 5-530.72♦
--- xenogenem Material 5-530.32♦
---- bei Rezidiv 5-530.72♦
-- transperitoneal, laparoskopisch, mit
--- allogenem Material 5-530.31♦
---- bei Rezidiv 5-530.71♦
--- alloplastischem Material 5-530.31♦
---- bei Rezidiv 5-530.71♦
--- xenogenem Material 5-530.31♦
---- bei Rezidiv 5-530.71♦

Hernia umbilicalis, Verschluss
- durch
-- EMILOS-Technik 5-534.39
-- eTEP-Technik 5-534.39
-- MILOS-Technik 5-534.39
-- TES-Technik 5-534.39
- mit autogenem Material 5-534.x
- offen
-- durch
--- Fasziendopplung, nach Mayo 5-534.1
--- Onlay-Technik 5-534.34
--- Sublay-Technik 5-534.35
-- mit
--- plastischem Bruchpfortenverschluss 5-534.1 ►

H

Hernia umbilicalis, Verschluss *(Forts.)*
~ offen *(Forts.)*
~~ mit *(Forts.)*
––– Verwendung von
–––– intraperitonealem Onlay-Mesh 5-534.33
–––– IPOM 5-534.33
–– nach Spitzy
––– mit
–––– Abtragen des Ductus omphaloentericus 5-534.02
–––– Abtragen des Urachus 5-534.02
–––– Exstirpation einer Nabelzyste 5-534.01
––– ohne weitere Maßnahmen 5-534.03
–– ohne plastischen Bruchpfortenverschluss
––– mit
–––– Abtragen des Ductus omphaloentericus 5-534.02
–––– Abtragen des Urachus 5-534.02
–––– Exstirpation, Nabelzyste 5-534.01
––– ohne weitere Maßnahmen 5-534.03
– total extraperitoneal, endoskopisch
–– assistiert, durch
––– Onlay-Technik 5-534.38
––– Sublay-Technik 5-534.39
–– durch
––– Onlay-Technik 5-534.38
––– Sublay-Technik 5-534.39
– transperitoneal, laparoskopisch
–– durch Sublay-Technik 5-534.37
–– mit Verwendung von
––– intraperitonealem Onlay-Mesh 5-534.36
––– IPOM 5-534.36
Hernie
– abdominal, andere, Verschluss
–– endoskopisch, durch TEP-Plastik, mit
––– allogenem Material 5-539.32
––– alloplastischem Material 5-539.32
––– xenogenem Material 5-539.32
–– laparoskopisch
––– durch TAPP-Plastik, mit
–––– allogenem Material 5-539.31
–––– xenogenem Material 5-539.31
––– ohne alloplastisches, allogenes oder xenogenes Material 5-539.4
–– mit autogenem Material 5-539.x
–– offen
––– mit
–––– allogenem Material 5-539.30
–––– alloplastischem Material 5-539.30
–––– plastischem Bruchpfortenverschluss 5-539.1
–––– xenogenem Material 5-539.30
––– ohne plastischen Bruchpfortenverschluss 5-539.0
–– total extraperitoneal, endoskopisch, mit
––– allogenem Material 5-539.32
––– alloplastischem Material 5-539.32
––– xenogenem Material 5-539.32
–– transperitoneal, laparoskopisch, mit
––– allogenem Material 5-539.31
––– alloplastischem Material 5-539.31 ►

Hernie *(Forts.)*
~ abdominal, andere, Verschluss *(Forts.)*
~~ transperitoneal, laparoskopisch, mit *(Forts.)*
––– xenogenem Material 5-539.31
– epigastrisch
–– Reparation
––– durch
–––– EMILOS-Technik 5-535.39
–––– eTEP-Technik 5-535.39
–––– MILOS-Technik 5-535.39
–––– TES-Technik 5-535.39
––– offen
–––– durch
––––– Onlay-Technik 5-535.34
––––– Sublay-Technik 5-535.35
–––– mit Verwendung von
––––– intraperitonealem Onlay-Mesh 5-535.33
––––– IPOM 5-535.33
––– total extraperitoneal, endoskopisch
–––– assistiert, durch
––––– Onlay-Technik 5-535.38
––––– Sublay-Technik 5-535.39
–––– durch
––––– Onlay-Technik 5-535.38
––––– Sublay-Technik 5-535.39
––– transperitoneal, laparoskopisch
–––– durch Sublay-Technik 5-535.37
–––– mit Verwendung von
––––– intraperitonealem Onlay-Mesh 5-535.36
––––– IPOM 5-535.36
–– Verschluss, offen, durch Fasziendoppelung, nach Mayo 5-535.1
Hernienkorrektur
– Duodenum, parastomal 5-464.50
– Ileum, parastomal 5-464.52
– Jejunum, parastomal 5-464.51
– Kolon, parastomal 5-464.53
Hernioplastik – s. Hernienreparation, Verschluss einer Hernia
Herniotomie – s. Verschluss einer Hernia
Herstellung
– Schlauchmagen
–– durch Umsteigen laparoskopisch – offen chirurgisch 5-434.52
–– laparoskopisch 5-434.51
––– als vorbereitender Eingriff für eine biliopankreatische Diversion, mit Duodenal-Switch (erste Sitzung) 5-434.51
–– offen 5-434.50
––– als vorbereitender Eingriff für eine biliopankreatische Diversion, mit Duodenal-Switch (erste Sitzung) 5-434.50
– Septumdefekt, Herz 5-355.1
– und
–– Anpassung, Epithese
––– Gesicht, Teilbereich, mehrere, mit
–––– Implantat-Fixation 8-221.3♦
–––– Klebe- oder Brillen-Fixation 8-220.3♦
––– Lippe, mit
–––– Implantat-Fixation 8-221.x♦
–––– Klebe- oder Brillen-Fixation 8-220.x♦ ►

Herstellung *(Forts.)*
~ und *(Forts.)*
~~ Anpassung, Epithese *(Forts.)*
––– Nase, mit
–––– Implantat-Fixation 8-221.2
–––– Klebe- oder Brillen-Fixation 8-220.2
––– Ohr, mit
–––– Implantat-Fixation 8-221.0♦
–––– Klebe- oder Brillen-Fixation 8-220.0♦
––– Orbita, mit
–––– Implantat-Fixation 8-221.1♦
–––– Klebe- oder Brillen-Fixation 8-220.1♦
––– Stirn, mit
–––– Implantat-Fixation 8-221.x♦
–––– Klebe- oder Brillen-Fixation 8-220.x♦
––– Wange, mit
–––– Implantat-Fixation 8-221.x♦
–––– Klebe- oder Brillen-Fixation 8-220.x♦
–– Identifikation, molekulargenetisch, Marker, patientenspezifisch, Bestimmung, Resttumorlast 1-991.0
– Ventrikelseptumdefekt, perkutan-transluminal 8-837.b1
– Vorhofseptumdefekt, perkutan-transluminal
–– mit Einlage eines Implantates 8-837.b3
–– ohne Einlage eines Implantates 8-837.b2
Herstellungserlaubnis nach § 13 Abs. 4 Arzneimittelgesetz, bei Verwendung, Arzneimittel, für neuartige Therapien *[nur Zusatzkode!]* 5-936.2
Herz
– Assistenz- 5-375.1
– Biopsie, durch Inzision 1-580.0
– Computertomographie
–– mit
––– Kontrastmittel
–––– in Ruhe 3-224.0
–––– unter
––––– pharmakologischer Belastung 3-224.2
––––– physischer Belastung 3-224.1
––– Positronenemissionstomographie 3-751
––– Single-Photon-Emissionscomputertomographie 3-731
–– nativ 3-204
– Dekortikation 5-372.5
– Elektronenstrahltomographie 3-261
– Entfernung
–– Implantat, offen 5-379.d
–– Okkluder, offen 5-379.d
–– Stent, offen 5-379.d
– Entnahme, postmortal, zur Transplantation 5-379.2
– Fremdkörperentfernung, perkutan-transluminal 8-837.4
– Funktionsanalyse, regional, quantitativ, kathetergestützt 1-279.1
– Gewebe
–– Destruktion, durch
––– alternative Verfahren 5-373.5
––– MAZE-Verfahren 5-373.5
–– Entnahme, postmortal, zur Transplantation 5-379.3 ▶

Herz *(Forts.)*
~ Gewebe *(Forts.)*
–– Exzision, durch
––– alternative Verfahren 5-373.5
––– MAZE-Verfahren 5-373.5
– Implantation
–– offen, Kanüle, für ECMO
––– 1 5-37b.00
––– 2 5-37b.01
–– transarteriell, Partitionierungsimplantat, ventrikulär 5-37a.0
– Kollateralgefäß, Sondierung, kathetergestützt 1-279.8
– Leckage, paravalvulär, Verschluss
–– perkutan-transluminal 8-83d.7
–– transapikal 5-35a.7
– Magnetresonanztomographie
–– mit Kontrastmittel
––– in Ruhe 3-824.0
––– unter
–––– pharmakologischer Belastung 3-824.2
–––– physischer Belastung 3-824.1
–– nativ
––– in Ruhe 3-803.0
––– unter
–––– pharmakologischer Belastung 3-803.2
–––– physischer Belastung 3-803.1
– Massage, offen 5-379.0
– PET 3-741
– PET/CT 3-751
– Positronenemissionstomographie 3-741
– Radionuklidventrikulographie
–– in Ruhe 3-704.0
–– unter
––– pharmakologischer Belastung 3-704.2
––– physischer Belastung 3-704.1
– Reduktionsplastik, linksventrikulär, partiell 5-373.2
– Reoperation 5-379.5
– Retransplantation, während desselben stationären Aufenthaltes 5-375.3
– Revaskularisation, mit freiem A.-mammaria-interna-Transplantat 5-363.4
– Septumdefekt
–– Herstellung 5-355.1
–– Vergrößerung 5-355.0
– Shunt, operativ angelegt, Sondierung, kathetergestützt 1-279.7
– SPECT/CT 3-731
– Teilkörper-Single-Photon-Emissionscomputertomographie, ergänzend zur planaren Szintigraphie 3-724.1
– Teilkörper-Szintigraphie, mit rezeptorgerichteten Substanzen, zur Lokalisationsdiagnostik 3-70d.0
– Transplantation
–– Evaluation
––– teilweise, ohne Aufnahme auf eine Warteliste 1-920.11 ▶

H

Herz *(Forts.)*
~ Transplantation *(Forts.)*
~~ Evaluation *(Forts.)*
––– vollständig
–––– mit Aufnahme auf eine Warteliste 1-920.21
–––– ohne Aufnahme auf eine Warteliste 1-920.01
–– heterotop 5-375.1
–– orthotop 5-375.0
–– Re-Evaluation, mit
––– Aufnahme oder Verbleib auf einer Warteliste 1-920.31
––– Herausnahme aus einer Warteliste 1-920.41
– und zentrale Gefäße, Implantation, offen, Kanüle, für ECMO
–– 2 5-37b.01
–– 3 oder mehr 5-37b.02
– univentrikulär, funktionell/morphologisch
–– kardial, Mapping 1-268.5
–– Katheteruntersuchung
––– mit duktusabhängigem Blutfluss
–––– Körperkreislauf 1-277.2
–––– Lungenkreislauf 1-277.1
––– ohne Duktusabhängigkeit 1-277.0
– Untersuchung, elektrophysiologisch
–– kathetergestützt
––– bei
–––– atrialen Tachykardien 1-265.4
–––– Extrasystolen, ventrikulär 1-265.7
–––– faszikulären Blockierungen 1-265.3
–––– intraventrikulären Leitungsstörungen 1-265.3
–––– Kammertachykardien, nicht-anhaltend 1-265.7
–––– Störungen
––––– AV-Überleitung 1-265.1
––––– Sinusknotenfunktion 1-265.0
–––– Synkopen, Genese, unklar 1-265.8
–––– Tachykardien, mit
––––– breitem QRS-Komplex 1-265.6
––––– schmalem QRS-Komplex 1-265.4
–––– Vorhofflattern 1-265.f
–––– Vorhofflimmern 1-265.e
–––– WPW-Syndrom 1-265.5
–––– Zustand nach
––––– Herz-Kreislauf-Stillstand 1-265.9
––––– Herztransplantation 1-265.d
––– nach
–––– kurativer Therapie, bei Herzfehler, angeboren 1-265.a
–––– palliativer Therapie, bei angeborenem Herzfehler 1-265.b
–– nicht-kathetergestützt, bei
––– ICD 1-266.1
––– implantiertem
–––– Defibrillator 1-266.1
–––– Kardioverter [ICD] 1-266.1
––– Schrittmacher 1-266.0
– Ventrikel
–– Aneurysmaresektion 5-373.4 ►

Herz *(Forts.)*
~ Ventrikel *(Forts.)*
–– Aneurysmektomie 5-373.4
–– Densitometrie, kathetergestützt 1-279.2
–– Exzision, Gewebe 5-373.1
Herz-Lunge
– Entnahme, postmortal, zur Transplantation 5-379.4
– Retransplantation, während desselben stationären Aufenthaltes 5-375.4
– Transplantation 5-375.2
–– Evaluation
––– teilweise, ohne Aufnahme auf eine Warteliste 1-920.13
––– vollständig
–––– mit Aufnahme auf eine Warteliste 1-920.23
–––– ohne Aufnahme auf eine Warteliste 1-920.03
–– Re-Evaluation, mit
––– Aufnahme oder Verbleib auf einer Warteliste 1-920.33
––– Herausnahme aus einer Warteliste 1-920.43
Herz-Lungen-Maschine
– Anwendung, mit
–– milder Hypothermie (32 bis 35 °C)
––– mit intraaortaler Ballonokklusion 8-851.11
––– ohne intraaortale Ballonokklusion 8-851.10
–– moderater Hypothermie (26 bis unter 32 °C)
––– mit intraaortaler Ballonokklusion 8-851.31
––– ohne intraaortale Ballonokklusion 8-851.30
–– Normothermie (mehr als 35 °C)
––– mit intraaortaler Ballonokklusion 8-851.01
––– ohne intraaortale Ballonokklusion 8-851.00
–– profunder Hypothermie (unter 20 °C)
––– mit intraaortaler Ballonokklusion 8-851.51
––– ohne intraaortale Ballonokklusion 8-851.50
–– tiefer Hypothermie (20 bis unter 26 °C)
––– mit intraaortaler Ballonokklusion 8-851.41
––– ohne intraaortale Ballonokklusion 8-851.40
– minimalisiert, Anwendung
–– bis unter 48 Stunden 8-852.30
–– 48 bis unter 96 Stunden 8-852.31
–– 96 bis unter 144 Stunden 8-852.33
–– 144 bis unter 192 Stunden 8-852.34
–– 192 bis unter 240 Stunden 8-852.35
–– 240 bis unter 288 Stunden 8-852.36
–– 288 bis unter 384 Stunden 8-852.37
–– 384 bis unter 480 Stunden 8-852.38
–– 480 bis unter 576 Stunden 8-852.39
–– 576 bis unter 768 Stunden 8-852.3b
–– 768 bis unter 960 Stunden 8-852.3c
–– 960 bis unter 1.152 Stunden 8-852.3d
–– 1.152 oder mehr Stunden 8-852.3e
Herzkammer, rechts, Sensor, Wechsel, isoliert, Stimulationssystem, Vagusnerv, kardial 5-059.e
Herzklappe – s.a. einzelne Klappen
– "mitwachsend", zum Ersatz
–– Aortenklappe 5-351.07
–– Pulmonalklappe 5-351.37 ►

Herzklappe – s.a. einzelne Klappen *(Forts.)*
– Eröffnung, vorgeburtlich 5-755.3
– geschlossen
–– Eröffnung, perkutan-transluminal 8-837.j
–– Erweiterung, perkutan-transluminal 8-837.j
– künstlich
–– Ballonvalvuloplastie, perkutan-transluminal 8-837.a4
–– Ballonvalvulotomie, perkutan-transluminal 8-837.a4
Herzmuskelgewebe, Implantation, A. mammaria interna 5-363.5
Herzohr
– Ligatur 5-379.1
–– durch
––– Clip 5-379.1
––– Klammernahtgerät 5-379.1
– links
–– Implantation, Embolieprotektionssystem, permanent 8-837.s0
–– Verschluss, durch Schlinge, perkutan epikardial eingebracht, zur Embolieprotektion 8-837.s1
Herzrhythmus
– Defibrillation, elektrisch, extern
–– desynchronisiert 8-640.1
–– synchronisiert 8-640.0
– Kardioversion 8-640.0
– Stimulation, elektrisch
–– intraoperativ 8-643
–– temporär
––– extern 8-641
––– intern 8-642
Herzschrittmacher
– Aggregat
–– Entfernung, mit
––– Einkammersystem 5-378.01
––– Zweikammersystem 5-378.02
––– Dreikammersystem
–––– mit Vorhofelektrode 5-378.0b
–––– ohne Vorhofelektrode 5-378.0a
––– Stimulation, biventrikulär
–––– mit Vorhofelektrode 5-378.0b
–––– ohne Vorhofelektrode 5-378.0a
–– Lagekorrektur, mit
––– Einkammersystem 5-378.41
––– Zweikammersystem 5-378.42
––– Dreikammersystem
–––– mit Vorhofelektrode 5-378.4b
–––– ohne Vorhofelektrode 5-378.4a
––– Stimulation, biventrikulär
–––– mit Vorhofelektrode 5-378.4b
–––– ohne Vorhofelektrode 5-378.4a
–– und Sonde
––– Entfernung, mit
–––– Dreikammersystem
––––– mit Vorhofelektrode 5-378.2b
––––– ohne Vorhofelektrode 5-378.2a
–––– Stimulation, biventrikulär
––––– mit Vorhofelektrode 5-378.2b
––––– ohne Vorhofelektrode 5-378.2a ►

Herzschrittmacher *(Forts.)*
~ Aggregat *(Forts.)*
~~ und Sonde *(Forts.)*
––– Wechsel 5-378.60
–––– mit
––––– Einkammersystem 5-378.61
––––– Zweikammersystem 5-378.62
––––– Dreikammersystem
–––––– mit Vorhofelektrode 5-378.6b
–––––– ohne Vorhofelektrode 5-378.6a
––––– Stimulation, biventrikulär
–––––– mit Vorhofelektrode 5-378.6b
–––––– ohne Vorhofelektrode 5-378.6a
–– Wechsel 5-378.50
––– mit
–––– Einkammersystem 5-378.51
–––– Zweikammersystem 5-378.52
–––– Dreikammersystem
––––– mit Vorhofelektrode 5-378.5b
––––– ohne Vorhofelektrode 5-378.5a
–––– Stimulation, biventrikulär
––––– mit Vorhofelektrode 5-378.5b
––––– ohne Vorhofelektrode 5-378.5a
– Elektrode
–– Entfernung
––– extern, temporär 8-641
––– intern, temporär 8-642
–– Implantation
––– extern, temporär 8-641
––– intern, temporär 8-642
–– Justieren
––– extern, temporär 8-641
––– intern, temporär 8-642
–– Manipulation
––– extern, temporär 8-641
––– intern, temporär 8-642
–– Repositionierung
––– extern, temporär 8-641
––– intern, temporär 8-642
– Entfernung
–– Aggregat, und Sonde, mit
––– Einkammersystem 5-378.21
––– Zweikammersystem 5-378.22
–– Sonde 5-378.18
– Implantation 5-377.0
–– intrauterin 5-755.8
–– mit
––– Einkammersystem 5-377.1
––– Zweikammersystem, mit
–––– 2 Schrittmachersonden
––––– mit antitachykarder Stimulation 5-377.31
––––– ohne antitachykarde Stimulation 5-377.30
–––– einer Schrittmachersonde 5-377.2
––– Dreikammersystem
–––– mit Vorhofelektrode 5-377.41
–––– ohne Vorhofelektrode 5-377.40
––– Stimulation, biventrikulär
–––– mit Vorhofelektrode 5-377.41
–––– ohne Vorhofelektrode 5-377.40 ►

H

Herzschrittmacher *(Forts.)*
~ Implantation 5-377.0 *(Forts.)*
–– Sonde, epithorakal, isoliert, offen 5-377.c2
– Korrektur
–– Kupplung, mit
––– Einkammersystem 5-378.81
––– Zweikammersystem 5-378.82
–– Sonde, mit
––– Einkammersystem 5-378.31
––– Zweikammersystem 5-378.32
––– Dreikammersystem
–––– mit Vorhofelektrode 5-378.3b
–––– ohne Vorhofelektrode 5-378.3a
––– Stimulation, biventrikulär
–––– mit Vorhofelektrode 5-378.3b
–––– ohne Vorhofelektrode 5-378.3a
– Kupplung, Korrektur, mit
–– Dreikammersystem
––– mit Vorhofelektrode 5-378.8b
––– ohne Vorhofelektrode 5-378.8a
–– Stimulation, biventrikulär
––– mit Vorhofelektrode 5-378.8b
––– ohne Vorhofelektrode 5-378.8a
– mit Einkammersystem, Systemumstellung, auf Herzschrittmacher
–– mit Zweikammersystem 5-378.b0
–– mit Dreikammersystem
––– mit Vorhofelektrode 5-378.b2
––– ohne Vorhofelektrode 5-378.b1
–– mit Stimulation, biventrikulär
––– mit Vorhofelektrode 5-378.b2
––– ohne Vorhofelektrode 5-378.b1
– mit Zweikammersystem, Systemumstellung, auf Herzschrittmacher
–– mit Einkammersystem 5-378.b3
–– mit Dreikammersystem
––– mit Vorhofelektrode 5-378.b5
––– ohne Vorhofelektrode 5-378.b4
–– mit Stimulation, biventrikulär
––– mit Vorhofelektrode 5-378.b5
––– ohne Vorhofelektrode 5-378.b4
– mit Dreikammersystem, Systemumstellung, auf Herzschrittmacher
–– mit Einkammersystem 5-378.b6
–– mit Zweikammersystem 5-378.b7
– mit Stimulation, biventrikulär, Systemumstellung, auf Herzschrittmacher
–– mit Einkammersystem 5-378.b6
–– mit Zweikammersystem 5-378.b7
– mit zusätzlicher Messfunktion für Lungenwasser, Verwendung *[nur Zusatzkode!]* 5-377.h0
– MRT-fähig, Verwendung *[nur Zusatzkode!]* 5-934.0
– permanent, Reprogrammierung 1-266.0
– Sonde, Wechsel 5-378.70
–– mit
––– Einkammersystem 5-378.71
––– Zweikammersystem 5-378.72
––– Dreikammersystem
–––– mit Vorhofelektrode 5-378.7b
–––– ohne Vorhofelektrode 5-378.7a ►

Herzschrittmacher *(Forts.)*
~ Sonde, Wechsel 5-378.70 *(Forts.)*
~~ mit *(Forts.)*
––– Stimulation, biventrikulär
–––– mit Vorhofelektrode 5-378.7b
–––– ohne Vorhofelektrode 5-378.7a
– Systemumstellung, auf
–– Defibrillator, mit
––– Einkammer-Stimulation
–––– mit atrialer Detektion 5-378.b9
–––– ohne atriale Detektion 5-378.b8
––– Stimulation, biventrikulär
–––– mit Vorhofelektrode 5-378.bc
–––– ohne Vorhofelektrode 5-378.bb
––– subkutaner Elektrode 5-378.bd
––– Zweikammer-Stimulation 5-378.ba
–– Impulsgenerator, intrakardial 5-378.be
– Verwendung, mit Fernüberwachungssystem, automatisch *[nur Zusatzkode!]* 5-377.d
Herzunterstützend
– Pumpe, extern
–– biventrikulär, Pumpenwechsel
––– beide Pumpen, isoliert, nicht offen 5-376.34
––– isoliert, nicht offen 5-376.33
–– univentrikulär
––– Entfernung
–––– offen, mit Sternotomie 5-376.21
–––– transapikal, offen 5-376.24
––– Implantation
–––– offen, mit Sternotomie 5-376.20
–––– transapikal, offen 5-376.23
––– Pumpenwechsel, isoliert, nicht offen 5-376.22
– Zentrifugalpumpe
–– biventrikulär, Pumpenwechsel
––– beide Pumpen, isoliert, nicht offen 5-376.34
––– isoliert, nicht offen 5-376.33
–– extern, univentrikulär
––– Entfernung, transapikal, offen 5-376.24
––– Implantation, transapikal, offen 5-376.23
–– univentrikulär
––– Entfernung, offen, mit Sternotomie 5-376.21
––– Implantation, offen, mit Sternotomie 5-376.20
––– Pumpenwechsel, isoliert, nicht offen 5-376.22
Herzunterstützungssystem, extraaortal, permanent
– Entfernung 5-376.94
– Implantation 5-376.90
– Wechsel
–– Gesamtsystem 5-376.91
–– isoliert, Verbindungsleitung 5-376.92
––– und EKG-Elektrode, epikardial 5-376.93
Herzvolumen, und Austreibungsfraktion, Bestimmung, kathetergestützt 1-279.0
Herzzeitvolumen, Bestimmung, durch Einsatz, Pulswellenkonturanalyse 8-932
Heterotop
– Replantation, Nebenschilddrüse 5-069.31 ►

Heterotop *(Forts.)*
– Transplantation, Herz 5-375.1
Hexaminolävulinsäure, zur
– Exzision, Harnblase, transurethral, fluoreszenzgestützt 5-573.21
– Resektion, Harnblase, transurethral, fluoreszenzgestützt 5-573.41
HFJV, beim
– Neugeborenen 8-711.10
– Säugling 8-711.11
HFNC-System [High flow nasal cannula], Anwendung, zur Atemunterstützung, bei
– Erwachsenen 8-713.0
– Kindern und Jugendlichen 8-712.1
– Neugeborenen 8-711.40
– Säuglingen 8-711.41
HFOV, beim
– Neugeborenen 8-711.10
– Säugling 8-711.11
HFV, beim
– Neugeborenen 8-711.10
– Säugling 8-711.11
HI-Viruslast, Bestimmung, zur Verlaufsbeurteilung 1-930.3
Hiatusnaht, bei Hemifundoplicatio, Magen
– abdominal, offen 5-448.60
– durch Umsteigen laparoskopisch – offen chirurgisch 5-448.63
– laparoskopisch 5-448.62
– thorakal, offen 5-448.61
HIFU [Hochintensiver fokussierter Ultraschall], zur Destruktion, Gewebe, Niere
– offen 5-552.41♦
– perkutan-transrenal 5-552.53♦
High-End-Echokardiographie, zur Sonographie, differenzialdiagnostisch, komplex 3-034
High-Flow-Nasenkanüle, Anwendung, zur Atemunterstützung, bei
– Erwachsenen 8-713.0
– Kindern und Jugendlichen 8-712.1
– Neugeborenen 8-711.40
– Säuglingen 8-711.41
High-Resolution-Ösophagus-Manometrie [HRM des Ösophagus] 1-313.1
Hinterkammer, Entfernung
– Intraokularlinse 5-147.3♦
– Pseudophakos 5-147.3♦
Hinterkammerlinse, alloplastisch
– Entfernung 5-147.3♦
– Revision 5-147.1♦
Hinterwand
– Stirnhöhle, Fraktur, Reposition, offen 5-767.3
– und Vorderwand, Stirnhöhle, Fraktur, Reposition, offen 5-767.4
– Vagina, Plastik
–– mit alloplastischem Material 5-704.11
–– ohne alloplastisches Material 5-704.10
HIPEC [Hypertherme intraperitoneale Chemotherapie] 8-546.0
Hirnareal
– für
–– Motorik, Identifizierung
––– durch Magnetstimulation, navigiert, transkraniell [nTMS] 1-20c.0
–– Sprache, Identifizierung
––– durch Magnetstimulation, navigiert, transkraniell [nTMS] 1-20c.1
– funktionell, Lokalisation, durch
–– Elektroenzephalographie, hochauflösend 1-20d.1
–– hdEEG 1-20d.1
–– Magnetenzephalographie [MEG] 1-20b.1
Hirndruck, Messung 1-204.0
Hirnepiphyse, Exzision, Gewebe 5-074.0
Hirngewebe
– Messung, Sauerstoffsättigung, durch
–– Implantation, Messsonde, intrakraniell 5-029.10
–– Wechsel, Messsonde, intrakraniell 5-029.10
– Sauerstoffsättigung
–– mit Druck, intrakraniell, Messung, kombiniert, mit
––– Implantation, Messsonde, intrakraniell 5-029.11
––– Wechsel, Messsonde, intrakraniell 5-029.11
–– Monitoring 8-924
Hirnhaut
– Biopsie
–– durch Inzision, und Trepanation, Schädelknochen 1-510.6
–– perkutan, mit Steuerung durch bildgebende Verfahren 1-401.5
–– stereotaktisch 1-511.6
– Explantation, Material, radioaktiv, als selbständiger Eingriff 5-014.64
– Gewebe, Implantation, stereotaktisch 5-014.7
– Implantation, Strahler
–– entfernbar, in
––– einer Ebene, als selbständiger Eingriff 5-014.60
––– mehreren Ebenen, als selbständiger Eingriff 5-014.61
–– nicht-entfernbar, in
––– einer Ebene, als selbständiger Eingriff 5-014.62
––– mehreren Ebenen, als selbständiger Eingriff 5-014.63
– Instillation, stereotaktisch
–– Medikament, als selbständiger Eingriff 5-014.8
–– Nanopartikel, magnetisch, als selbständiger Eingriff 5-014.d
– intrakraniell, Destruktion, ohne Tumorgewebe 5-015.5
– Kontusion, Débridement, durch Inzision 5-013.8
– mit
–– Kalotte
––– Gewebe
–––– Destruktion 5-016.7 ►

H

Hirnhaut *(Forts.)*
~ mit *(Forts.)*
~~ Kalotte *(Forts.)*
~~~ Gewebe *(Forts.)*
---- Exzision 5-016.7
---- infektiös, Débridement 5-016.7
--- Tumordestruktion 5-016.6
--- Tumorexzision 5-016.6
-- Schädelbasis
--- Gewebe
---- Destruktion, Schädelgrube
----- hintere 5-016.52
----- mehrere 5-016.53
----- mittlere 5-016.51
----- vordere 5-016.50
---- Exzision, Schädelgrube
----- hintere 5-016.52
----- mehrere 5-016.53
----- mittlere 5-016.51
----- vordere 5-016.50
--- Tumorgewebe
---- Destruktion, Schädelgrube
----- hintere 5-016.42
----- mehrere 5-016.43
----- mittlere 5-016.41
----- vordere 5-016.40
---- Exzision, Schädelgrube
----- hintere 5-016.42
----- mehrere 5-016.43
----- mittlere 5-016.41
----- vordere 5-016.40
- Nadelbiopsie, perkutan, mit Steuerung durch bildgebende Verfahren 1-401.5
- Tumordestruktion
-- mit Präparation von infiltriertem Nachbargewebe 5-015.4
-- ohne Infiltration von Nachbargewebe 5-015.3
- Tumorexzision
-- mit Präparation von infiltriertem Nachbargewebe 5-015.4
-- ohne Infiltration von Nachbargewebe 5-015.3
Hirnnerv
- extrakraniell
-- Biopsie
--- durch Inzision 1-513.0♦
--- perkutan 1-405.0♦
-- Exploration 5-04b.0♦
-- Injektion, Medikament, zur Schmerztherapie 8-913
-- Inzision 5-040.0♦
-- Nadelbiopsie, perkutan 1-405.0♦
-- Naht
--- epineural
---- mit Transplantation 5-048.0♦
----- und Transposition 5-054.0♦
---- primär 5-044.0♦
----- mit Transposition 5-050.0♦
---- sekundär 5-046.0♦
----- mit Transposition 5-052.0♦ ►

Hirnnerv *(Forts.)*
~ extrakraniell *(Forts.)*
~~ Naht *(Forts.)*
--- interfaszikulär
---- mit Transplantation 5-049.0♦
----- und Transposition 5-055.0♦
---- primär 5-045.0♦
----- mit Transposition 5-051.0♦
---- sekundär 5-047.0♦
----- mit Transposition 5-053.0♦
-- Neurolyse, und Dekompression 5-056.0♦
--- mit Transposition 5-057.0♦
- intrakraniell
-- Biopsie
--- durch Inzision, und Trepanation, Schädelknochen 1-510.4
--- perkutan, mit Steuerung durch bildgebende Verfahren 1-401.4
--- stereotaktisch 1-511.4
-- Destruktion 5-017.2
-- Nadelbiopsie, perkutan, mit Steuerung durch bildgebende Verfahren 1-401.4
-- Resektion 5-017.1
-- Tumorresektion 5-017.1
Hirnnervengewebe, extrakraniell
- Destruktion 5-041.0♦
- Exzision 5-041.0♦
Hirnschädel
- Rekonstruktion
-- mit Beteiligung
--- Gesichtsschädel, ab 3 Regionen, mit
---- CAD-Implantat 5-020.68
----- aus nicht-resorbierbarem mikroporösem Material, mit fibrovaskulärer Integration 5-020.6e
---- fibrovaskulärer Integration, mit Implantat, computerassistiert vorgefertigt, aus nicht-resorbierbarem mikroporösem Material 5-020.6e
---- Implantat, computerassistiert vorgefertigt 5-020.68
--- Orbita
---- bis zu 2 Regionen, mit
----- CAD-Implantat 5-020.67
------ aus nicht-resorbierbarem mikroporösem Material, mit fibrovaskulärer Integration 5-020.6d
----- Implantat, computerassistiert vorgefertigt, aus nicht-resorbierbarem mikroporösem Material, mit fibrovaskulärer Integration 5-020.6d
---- Temporalregion oder frontalem Sinus, bis zu 2 Regionen, mit Implantat, computerassistiert vorgefertigt 5-020.67
--- Sinus frontalis, bis zu 2 Regionen, mit
---- CAD-Implantat 5-020.67
----- aus nicht-resorbierbarem mikroporösem Material, mit fibrovaskulärer Integration 5-020.6d ►
~~~

Hirnschädel *(Forts.)*
~ Rekonstruktion *(Forts.)*
~~ mit Beteiligung *(Forts.)*
~~~ Sinus frontalis, bis zu 2 Regionen, mit *(Forts.)*
–––– Implantat, computerassistiert vorgefertigt, aus nicht-resorbierbarem mikroporösem Material, mit fibrovaskulärer Integration 5-020.6d
––– Temporalregion, bis zu 2 Regionen, mit
–––– CAD-Implantat 5-020.67
––––– aus nicht-resorbierbarem mikroporösem Material, mit fibrovaskulärer Integration 5-020.6d
–––– Implantat, computerassistiert vorgefertigt, aus nicht-resorbierbarem mikroporösem Material, mit fibrovaskulärer Integration 5-020.6d
–– ohne Beteiligung, Gesichtsschädel, mit
––– alloplastischem Material, mit einfachem Implantat 5-020.70
––– CAD-Implantat, aus nicht-resorbierbarem mikroporösem Material, mit fibrovaskulärer Integration, bei
–––– einfachem Defekt 5-020.74
–––– großem Defekt 5-020.75
––– computerassistiert vorgefertigtem Implantat, bei
–––– einfachem Defekt 5-020.71
–––– großem Defekt 5-020.72
– und Gesichtsschädel, Rekonstruktion, mit
–– einfachem Implantat 5-020.61
–– Transplantation 5-020.60
Hirnstamm
– Biopsie
–– durch Inzision, und Trepanation, Schädelknochen 1-510.2
–– perkutan, mit Steuerung durch bildgebende Verfahren 1-401.2
–– stereotaktisch 1-511.2
– Nadelbiopsie, perkutan, mit Steuerung durch bildgebende Verfahren 1-401.2
Hirnventrikel, Thrombolyse, intraventrikulär, über Drainagekatheter 8-020.d
Hirnwasserableitung
– Entfernung 5-024.6
– Umwandlung, in Mehrfachableitung 5-024.5
HITOC [Hypertherme intrathorakale Chemotherapie] 8-546.1
HLA-typisiert, Transplantation, Hornhaut, perforierend 5-125.11♦
HLA-Typisierung
– hochauflösend mit Bestimmung von
–– HLA-A, HLA-B, HLA-C, HLA-DR und HLA-DQ bei einem oder mehreren Verwandten 1-941.31
–– HLA-A, HLA-B, HLA-C, HLA-DR und HLA-DQ beim Patienten 1-941.30
– in Einfeldauflösung mit Bestimmung von
–– HLA-A, HLA-B und HLA-DR bei einem oder mehreren Verwandten 1-941.21 ►

HLA-Typisierung *(Forts.)*
~ in Einfeldauflösung mit Bestimmung von *(Forts.)*
–– HLA-A, HLA-B und HLA-DR beim Patienten 1-941.20
– in Zweifeldauflösung mit Bestimmung von
–– HLA-A, HLA-B, HLA-C, HLA-DR und HLA-DQ bei einem oder mehreren Verwandten 1-941.31
–– HLA-A, HLA-B, HLA-C, HLA-DR und HLA-DQ beim Patienten 1-941.30
– niedrigauflösend mit Bestimmung von
–– HLA-A, HLA-B und HLA-DR bei einem oder mehreren Verwandten 1-941.21
–– HLA-A, HLA-B und HLA-DR beim Patienten 1-941.20
Hochaktiv, Therapie, antiretroviral, bei HIV-Erkrankung, mit
– 2 bis 4 Einzelsubstanzen 8-548.0
– 5 oder mehr Einzelsubstanzen 8-548.1
Hochauflösend
– Elektroenzephalographie, zur Lokalisation
–– Focus, epileptisch 1-20d.0
–– Hirnareal, funktionell 1-20d.1
– Mappingverfahren, multipolar, dreidimensional, elektroanatomisch, Anwendung, bei Ablation, bei Herzrhythmusstörungen *[nur Zusatzkode!]* 8-835.j
Hochdurchsatz-Sequenzierungsverfahren in soliden bösartigen Neubildungen zur Analyse genetischer Veränderungen von
– bis zu 5 Kilobasen kodierender Sequenz einschließlich zugehöriger regulatorischer Sequenzen aus einer Gewebeprobe 1-996.00
– bis zu 5 Kilobasen kodierender Sequenz einschließlich zugehöriger regulatorischer Sequenzen aus einem Flüssigbiopsat 1-996.10
– mehr als 5 bis zu 10 Kilobasen kodierender Sequenz einschließlich zugehöriger regulatorischer Sequenzen aus einer Gewebeprobe 1-996.01
– mehr als 5 bis zu 10 Kilobasen kodierender Sequenz einschließlich zugehöriger regulatorischer Sequenzen aus einem Flüssigbiopsat 1-996.11
– mehr als 10 bis zu 15 Kilobasen kodierender Sequenz einschließlich zugehöriger regulatorischer Sequenzen aus einer Gewebeprobe 1-996.02
– mehr als 10 bis zu 15 Kilobasen kodierender Sequenz einschließlich zugehöriger regulatorischer Sequenzen aus einem Flüssigbiopsat 1-996.12
– mehr als 15 bis zu 20 Kilobasen kodierender Sequenz einschließlich zugehöriger regulatorischer Sequenzen aus einer Gewebeprobe 1-996.03
– mehr als 15 bis zu 20 Kilobasen kodierender Sequenz einschließlich zugehöriger regulatorischer Sequenzen aus einem Flüssigbiopsat 1-996.13 ►
~~~

Hochdurchsatz-Sequenzierungsverfahren in soliden bösartigen Neubildungen zur Analyse genetischer Veränderungen von *(Forts.)*
– mehr als 20 bis zu 25 Kilobasen kodierender Sequenz einschließlich zugehöriger regulatorischer Sequenzen aus einer Gewebeprobe 1-996.04
– mehr als 20 bis zu 25 Kilobasen kodierender Sequenz einschließlich zugehöriger regulatorischer Sequenzen aus einem Flüssigbiopsat 1-996.14
– mehr als 25 bis zu 30 Kilobasen kodierender Sequenz einschließlich zugehöriger regulatorischer Sequenzen aus einer Gewebeprobe 1-996.05
– mehr als 25 bis zu 30 Kilobasen kodierender Sequenz einschließlich zugehöriger regulatorischer Sequenzen aus einem Flüssigbiopsat 1-996.15
– mehr als 30 bis zu 35 Kilobasen kodierender Sequenz einschließlich zugehöriger regulatorischer Sequenzen aus einer Gewebeprobe 1-996.06
– mehr als 30 bis zu 35 Kilobasen kodierender Sequenz einschließlich zugehöriger regulatorischer Sequenzen aus einem Flüssigbiopsat 1-996.16
– mehr als 35 bis zu 40 Kilobasen kodierender Sequenz einschließlich zugehöriger regulatorischer Sequenzen aus einer Gewebeprobe 1-996.07
– mehr als 35 bis zu 40 Kilobasen kodierender Sequenz einschließlich zugehöriger regulatorischer Sequenzen aus einem Flüssigbiopsat 1-996.17
– mehr als 40 Kilobasen kodierender Sequenz einschließlich zugehöriger regulatorischer Sequenzen aus einer Gewebeprobe 1-996.08
– mehr als 40 Kilobasen kodierender Sequenz einschließlich zugehöriger regulatorischer Sequenzen aus einem Flüssigbiopsat 1-996.18
Hochdruck-Wasserjet-Katheter, zur Thrombektomie *[nur Zusatzkode!]* 8-83b.4
Hochfrequenz-Jetbeatmung, beim
– Neugeborenen 8-711.10
– Säugling 8-711.11
Hochfrequenz-Oszillationsbeatmung, beim
– Neugeborenen 8-711.10
– Säugling 8-711.11
Hochfrequenzablation
– Endometrium 5-681.53
– Gefäß, Plazenta, intrauterin 5-754.6
– Tumorgefäß, intrauterin 5-754.6
Hochfrequenzbeatmung, beim
– Neugeborenen 8-711.10
– Säugling 8-711.11
Hochfrequenzchirurgie
– Haut
–– Augenlid, bei Verbrennung und Verätzung 5-921.73♦ ►
Hochfrequenzchirurgie *(Forts.)*
~ Haut *(Forts.)*
–– Axilla, bei Verbrennung und Verätzung 5-921.76♦
–– Bauchregion, bei Verbrennung und Verätzung 5-921.7b
–– Brustwand, bei Verbrennung und Verätzung 5-921.7a
–– Dammregion, bei Verbrennung und Verätzung 5-921.7m
–– Ellenbogen, bei Verbrennung und Verätzung 5-921.77♦
–– Fuß, bei Verbrennung und Verätzung 5-921.7g♦
–– Genitalregion, bei Verbrennung und Verätzung 5-921.7c
–– Gesäß, bei Verbrennung und Verätzung 5-921.7d
–– Hals, bei Verbrennung und Verätzung 5-921.75
–– Hand, bei Verbrennung und Verätzung 5-921.79♦
–– Knie, bei Verbrennung und Verätzung 5-921.7e♦
–– Leistenregion, bei Verbrennung und Verätzung 5-921.7c
–– Lippe, bei Verbrennung und Verätzung 5-921.70
–– Nase, bei Verbrennung und Verätzung 5-921.71
–– Oberarm, bei Verbrennung und Verätzung 5-921.77♦
–– Oberschenkel, bei Verbrennung und Verätzung 5-921.7e♦
–– Ohr, bei Verbrennung und Verätzung 5-921.72♦
–– Rücken, bei Verbrennung und Verätzung 5-921.7j
–– Schulter, bei Verbrennung und Verätzung 5-921.76♦
–– Skrotum, bei Verbrennung und Verätzung 5-921.7k
–– Unterarm, bei Verbrennung und Verätzung 5-921.78♦
–– Unterschenkel, bei Verbrennung und Verätzung 5-921.7f♦
– Kopfhaut, behaart, bei Verbrennung und Verätzung 5-921.7h
Hochfrequenzinduziert, Thermotherapie, Leber, lokal
– durch Umsteigen laparoskopisch – offen chirurgisch 5-501.52
– laparoskopisch 5-501.51
– offen 5-501.50
– perkutan 5-501.53
Hochfrequenzultraschallablation
– endokardial, bei Herzrhythmusstörungen 5-371.35
– epikardial
–– endoskopisch, bei Herzrhythmusstörungen 5-371.55 ►

Hochfrequenzultraschallablation *(Forts.)*
~ epikardial *(Forts.)*
–– offen, bei Herzrhythmusstörungen 5-371.45
Hochvoltstrahlentherapie
– bis zu 2 Bestrahlungsfelder, mit
–– Linearbeschleuniger
––– bis zu 6 MeV Photonen oder schnelle Elektronen
–––– mit bildgestützter Einstellung 8-522.31
–––– ohne bildgestützte Einstellung 8-522.30
––– mehr als 6 MeV Photonen oder schnelle Elektronen
–––– mit bildgestützter Einstellung 8-522.61
–––– ohne bildgestützte Einstellung 8-522.60
–– Telekobaltgerät 8-522.0
– 3 bis 4 Bestrahlungsfelder, mit Telekobaltgerät 8-522.1
– 3D-geplant, mit Linearbeschleuniger
–– bis zu 6 MeV Photonen oder schnelle
––– Elektronen, mit bildgestützter Einstellung 8-522.b1
––– Elektronen, ohne bildgestützte Einstellung 8-522.b0
–– mehr als 6 MeV Photonen oder schnelle Elektronen
––– mit bildgestützter Einstellung 8-522.d1
––– ohne bildgestützte Einstellung 8-522.d0
– 3D-geplante Bestrahlung, mit Telekobaltgerät 8-522.2
– 5 oder mehr Bestrahlungsfelder, mit Telekobaltgerät 8-522.2
– Ganzhaut- 8-523.5
– Halbkörper- 8-523.3
– intraoperativ 8-523.6
– mehr als 2 Bestrahlungsfelder, mit Linearbeschleuniger
–– bis zu 6 MeV Photonen oder schnelle Elektronen
––– mit bildgestützter Einstellung 8-522.a1
––– ohne bildgestützte Einstellung 8-522.a0
–– mehr als 6 MeV Photonen oder schnelle Elektronen
––– mit bildgestützter Einstellung 8-522.c1
––– ohne bildgestützte Einstellung 8-522.c0
– mit Linearbeschleuniger, als intensitätsmodulierte Radiotherapie
–– mit bildgestützter Einstellung 8-522.91
–– ohne bildgestützte Einstellung 8-522.90
– stereotaktisch, extrazerebral, einzeitig 8-523.01
– zur Großfeldbestrahlung 8-523.7
Hochzug, Restmagen, bei Resektion, Kardia 5-434.1
Hoden
– Abdominal-, Verlagerung
–– laparoskopisch
––– mit mikrovaskulärer Anastomose 5-626.3♦
––– ohne mikrovaskuläre Anastomose 5-626.2♦
–– offen
––– mit mikrovaskulärer Anastomose 5-626.1♦
––– ohne mikrovaskuläre Anastomose 5-626.0♦ ▶

Hoden *(Forts.)*
– Biopsie
–– durch Inzision 1-565♦
–– perkutan 1-463.4♦
––– mit Steuerung durch bildgebende Verfahren 1-465.4♦
– Gewebe
–– Destruktion 5-621♦
–– Entnahme, zur Aufbereitung für die künstliche Insemination 5-629.0♦
–– Exzision 5-621♦
– Inzision 5-620♦
– Nadelbiopsie, perkutan 1-463.4♦
– Naht, nach Verletzung 5-627.2♦
– Punktion, perkutan, diagnostisch 1-847.0♦
– Rekonstruktion, nach Verletzung 5-627.2♦
Hodenprothese
– Entfernung 5-628.3♦
– Implantation 5-628.4♦
– Wechsel 5-628.2♦
Hören, Störung, Komplexbehandlung, phoniatrisch-psychosomatisch, integriert 9-311
Hörimplantat, mechanisch, aktiv
– Einführung
–– Fenster
––– oval 5-209.e1♦
––– rund 5-209.e0♦
–– Gehörknöchelchenkette 5-209.e3♦
–– Knochen 5-209.e4♦
–– Steigbügel 5-209.e2♦
– Entfernung 5-209.c♦
– Wechsel 5-209.b♦
Hoffa-Fettkörper, Kniegelenk, Resektion, arthroskopisch 5-811.1h♦
Hohlhand
– isoliert, Fasziektomie
–– partiell 5-842.2♦
–– total 5-842.3♦
– Sehnenscheide
–– Débridement 5-840.49♦
–– Entfernung, Sehnenknoten 5-840.59♦
–– Exploration 5-840.s9♦
–– Exzision 5-840.59♦
–– Fremdkörperentfernung 5-840.09♦
–– Inzision 5-840.09♦
–– Naht
––– primär 5-840.69♦
––– sekundär 5-840.79♦
–– Sehnenfachspaltung 5-840.39♦
–– Sehnenplastik 5-840.x9♦
–– Tenolyse 5-840.89♦
– und Finger, Fasziotomie
–– offen 5-842.0♦
–– perkutan 5-842.1♦
Hohlraum
– Eröffnung, Gesichtsschädelknochen 5-770.2
– intrakraniell
–– Aspiration, diagnostisch 1-841
–– Punktion, diagnostisch 1-841
– Spülung, Muskel
–– Axilla 5-853.x1♦ ▶

H

Hohlraum *(Forts.)*
~ Spülung, Muskel *(Forts.)*
–– Bauchregion 5-853.x6♦
–– Brustwand 5-853.x5♦
–– Fuß 5-853.xa♦
–– Genitalregion 5-853.x7♦
–– Gesäß 5-853.x7♦
–– Hals 5-853.x0♦
–– Knie 5-853.x8♦
–– Kopf 5-853.x0♦
–– Leistenregion 5-853.x7♦
–– Oberarm 5-853.x2♦
–– Oberschenkel 5-853.x8♦
–– Rücken 5-853.x5♦
–– Schulter 5-853.x1♦
–– Unterarm 5-853.x3♦
–– Unterschenkel 5-853.x9♦
Hohlvene
– obere
–– Phlebographie 3-611.0
–– Subtraktionsangiographie, digital 3-611.0
– untere
–– Phlebographie 3-612.0
–– Subtraktionsangiographie, digital 3-612.0
Holmium-Laser, Verwendung *[nur Zusatzkode!]* 5-985.9
Holmium-Laser-Enukleation, Prostata, transurethral 5-601.70
Holmium-Laser-Resektion, Prostata, transurethral 5-601.71
Hometreatment
– ganztägig, bei
–– Erwachsenen *[nur Zusatzkode!]* 9-644.0
–– Jugendlichen *[nur Zusatzkode!]* 9-691.0
–– Kindern *[nur Zusatzkode!]* 9-691.0
– halbtägig, bei
–– Erwachsenen *[nur Zusatzkode!]* 9-644.1
–– Jugendlichen *[nur Zusatzkode!]* 9-691.1
–– Kindern *[nur Zusatzkode!]* 9-691.1
Homöostase, Aufrechterhaltung, für Organspende, postmortal 8-978
Homoio-Ossikel, Implantation, mit Tympanoplastik
– mit
–– Anlegen, Ohrradikalhöhle 5-195.c3♦
–– Antrotomie 5-195.b3♦
–– Attikoantrotomie 5-195.a3♦
–– Attikotomie 5-195.a3♦
–– Mastoidektomie 5-195.b3♦
– Typ II bis V 5-195.93♦
Horizontal, Hemilaryngektomie, supraglottisch 5-301.0
– mit Resektion, Zungengrund 5-301.1
Hornhaut
– Entnahme, postmortal, zur Transplantation 5-123.4♦
– Mikroskopie, konfokal 3-301.1♦
– Naht, Entfernung 5-129.4♦
– Retransplantation, während desselben stationären Aufenthaltes 5-125.5♦ ►

Hornhaut *(Forts.)*
– Transplantation
–– anterior, lamellär 5-125.00♦
–– HLA-typisiert, perforierend 5-125.11♦
–– perforierend, nicht-HLA-typisiert 5-125.10♦
–– posterior, lamellär 5-125.01♦
– Vernetzung, mit Riboflavin und UV-A-Bestrahlung 5-126.8♦
HRM des Ösophagus [High-Resolution-Ösophagus-Manometrie] 1-313.1
Huet, Teilresektion, Larynx, frontal 5-302.6
Hüftgelenk
– Abrasionsarthroplastik
–– arthroskopisch 5-812.fg♦
–– offen 5-801.hg♦
– Arthrodese, offen 5-808.2♦
– Arthrolyse
–– arthroskopisch 5-810.2g♦
–– offen 5-800.6g♦
– Arthroplastik, mit
–– Osteotomie, Beckenknochen, einfach 5-829.00♦
–– Tripelosteotomie, Beckenknochen 5-829.01♦
– Arthrorise, offen 5-809.1g♦
– Arthroskopie, diagnostisch 1-697.6♦
– Arthrotomie, offen 5-800.0g♦
– Band, Resektion
–– arthroskopisch 5-810.9g♦
–– offen 5-800.cg♦
– Bandrest, Resektion, offen 5-800.cg♦
– Biopsie
–– arthroskopisch 1-482.6♦ 1-697.6♦
–– durch Inzision 1-504.6♦
–– perkutan 1-483.6♦
––– mit Steuerung durch bildgebende Verfahren 1-484.6♦
– Chondrogenese, matrixinduziert, autogen, arthroskopisch 5-812.gg♦
– Chondroplastik
–– arthroskopisch 5-812.eg♦
–– offen 5-801.gg♦
– Chondrozytentransplantation, matrixinduziert, autogen
–– arthroskopisch 5-812.hg♦
–– offen 5-801.kg♦
– Débridement, offen 5-800.3g♦
– Denervierung, elektrothermisch, Synovialis, und Kapselgewebe, arthroskopisch 5-811.4g♦
– Durchtrennung, Band
–– arthroskopisch 5-819.0g♦
–– offen 5-809.0g♦
– Einlegen, Medikamententräger
–– arthroskopisch 5-810.7g♦
–– offen 5-800.ag♦
– Entfernung
–– Duokopfprothese 5-821.9♦
–– Fragment, osteochondral
––– arthroskopisch 5-810.4g♦
––– offen 5-800.8g♦
–– Gelenkpfannenprothese 5-821.b♦
–– Gelenkpfannenstützschale 5-821.c♦ ►

Hüftgelenk *(Forts.)*
~ Entfernung *(Forts.)*
-- Gelenkschnapp-Pfanne 5-821.d♦
-- Langschaftprothese 5-821.e♦
-- Medikamententräger
--- arthroskopisch 5-810.8g♦
--- offen 5-800.bg♦
-- Osteosynthesematerial, arthroskopisch 5-810.3g♦
-- Sonderprothese 5-821.e♦
-- Totalendoprothese 5-821.7♦
-- Tumorprothese 5-821.e♦
-- Verkalkung, periartikulär
--- arthroskopisch 5-810.5g♦
--- offen 5-800.7g♦
- Entnahme, Knorpeltransplantat
-- arthroskopisch 5-812.8g♦
-- offen 5-801.ag♦
- Eröffnung, Knochen, subchondral
-- arthroskopisch 5-812.fg♦
--- mit Einbringen, Implantat, azellulär 5-812.gg♦
---- mit homologem Vollblut angereichert 5-812.mg♦
-- offen 5-801.hg♦
--- mit Einbringen, Implantat, azellulär 5-801.ng♦
---- mit homologem Vollblut angereichert 5-801.pg♦
- Exzision, Knorpel
-- arthroskopisch 5-812.0g♦
-- offen 5-801.0g♦
- Fettkörper, Resektion, arthroskopisch 5-811.1g♦
- Fixation
-- perkutan, temporär 5-809.4g♦
-- temporär, offen 5-809.2g♦
- Fragment, osteochondral, Refixation
-- arthroskopisch 5-812.3g♦
-- offen 5-801.3g♦
- Fraktur, Transfixation, mit Fixateur externe 5-799.8♦
- Fremdkörperentfernung
-- arthroskopisch 5-810.4g♦
-- offen 5-800.8g♦
- Gelenkkörper, frei, Entfernung
-- arthroskopisch 5-810.4g♦
-- offen 5-800.8g♦
- Gelenkspülung
-- arthroskopisch, mit Drainage
--- aseptisch 5-810.0g♦
--- septisch 5-810.1g♦
-- offen, mit Drainage
--- aseptisch 5-800.1g♦
--- septisch 5-800.2g♦
- Girdlestone-Resektion, primär 5-829.2♦
- Glättung, Knorpel
-- arthroskopisch 5-812.eg♦
-- mechanisch, offen 5-801.gg♦ ►

Hüftgelenk *(Forts.)*
- Implantation
-- Antiluxationspfannenrand
--- nicht-zementiert 5-820.50♦
--- zementiert 5-820.51♦
-- Duokopfprothese
--- nicht-zementiert 5-820.40♦
--- zementiert 5-820.41♦
-- Femurkopfprothese, zementiert 5-820.31♦
-- Gelenkpfannenstützschale
--- nicht-zementiert 5-820.50♦
--- zementiert 5-820.51♦
-- Gelenkschnapp-Pfanne
--- nicht-zementiert 5-820.70♦
--- teilzementiert 5-820.72♦
--- zementiert 5-820.71♦
-- Gewebekultur, in-vitro-hergestellt
--- arthroskopisch 5-812 ag♦
--- offen 5-801.cg♦
-- Hybrid-Endoprothese 5-820.22♦
-- Hybrid-Gelenkschnapp-Pfanne 5-820.72♦
-- Hybrid-Langschaftprothese 5-820.22♦
-- Hybrid-Oberflächenersatzprothese 5-820.82♦
-- Hybrid-Totalendoprothese 5-820.02♦
-- Hybrid-Tumorprothese 5-820.22♦
-- Knorpelersatz, metallisch, nicht-patientenindividuell, offen 5-801.mg♦
-- Kurzschaft-Femurkopfprothese
--- nicht-zementiert
---- mit Pfannenprothese 5-820.94♦
---- ohne Pfannenprothese 5-820.92♦
--- teilzementiert, mit Pfannenprothese 5-820.96♦
--- zementiert
---- mit Pfannenprothese 5-820.95♦
---- ohne Pfannenprothese 5-820.93♦
-- Kurzschaft-Hybrid-Femurkopfprothese, mit Pfannenprothese 5-820.96♦
-- Langschaftprothese
--- nicht-zementiert 5-820.20♦
--- teilzementiert 5-820.22♦
--- zementiert 5-820.21♦
-- Oberflächenersatzprothese
--- nicht-zementiert 5-820.80♦
--- teilzementiert 5-820.82♦
--- zementiert 5-820.81♦
-- Sonderprothese
--- nicht-zementiert 5-820.20♦
--- teilzementiert 5-820.22♦
--- zementiert 5-820.21♦
-- Totalendoprothese
--- nicht-zementiert 5-820.00♦
--- teilzementiert 5-820.02♦
--- zementiert 5-820.01♦
-- Tumorprothese
--- nicht-zementiert 5-820.20♦
--- teilzementiert 5-820.22♦
--- zementiert 5-820.21♦
-- Zementkanalprothese 5-820.01♦
- Kapsulotomie, offen 5-800.0g♦ ►

Hüftgelenk *(Forts.)*
– Knorpeltransplantation
–– arthroskopisch 5-812.9g♦
–– offen 5-801.bg♦
– Luxation, Reposition
–– geschlossen
––– durch
–––– Draht 5-79a.1g♦
–––– Federnagel 5-79a.gg♦
–––– Fixateur externe 5-79a.6g♦
––––– mit interner Osteosynthese 5-79a.7g♦
–––– intramedullären Draht 5-79a.gg♦
–––– Materialkombination 5-79a.8g♦
–––– Schraube 5-79a.0g♦
–––– Zuggurtung/Cerclage 5-79a.1g♦
––– ohne Osteosynthese 8-201.g♦
–– offen
––– durch
–––– Draht 5-79b.1g♦
–––– Federnagel 5-79b.gg♦
–––– Fixateur externe 5-79b.6g♦
–––– intramedullären Draht 5-79b.gg♦
–––– Klammer 5-79b.eg♦
–––– Materialkombination 5-79b.8g♦
–––– Platte 5-79b.2g♦
–––– Schraube 5-79b.0g♦
–––– Zuggurtung/Cerclage 5-79b.1g♦
––– ohne Osteosynthese 5-79b.hg♦
– Mikrofrakturierung
–– arthroskopisch 5-812.fg♦
–– offen 5-801.hg♦
– Nadelbiopsie, perkutan 1-483.6♦
– Oberflächenersatzprothese, Entfernung 5-821.h♦
– Pfannendachplastik 5-829.1♦
– Plastik, Pfannenboden 5-829.h♦
– Pridie-Bohrung
–– arthroskopisch 5-812.fg♦
–– offen 5-801.hg♦
– Punktion, perkutan
–– diagnostisch 1-854.6♦
–– therapeutisch 8-158.g♦
– Reposition, Luxation, offen, mit interner Osteosynthese 5-79b.7g♦
– Resektion
–– Bandrest, arthroskopisch 5-810.9g♦
–– Osteophyt 5-812.kg♦
– Revision, Endoprothese 5-821.0♦
– Spongiosaplastik, subchondral, offen, mit Fixation, Fragment 5-801.4g♦
– Spülung, therapeutisch 8-178.g♦
– Synovialektomie
–– partiell
––– arthroskopisch 5-811.2g♦
––– offen 5-800.4g♦
–– total
––– arthroskopisch 5-811.3g♦
––– offen 5-800.5g♦
– Versorgung, Fraktur, arthroskopisch assistiert *[nur Zusatzkode!]* 5-810.6g♦ ►

Hüftgelenk *(Forts.)*
– Wechsel
–– Duokopfprothese, in
––– Duokopfprothese
–––– nicht-zementiert 5-821.f0♦
–––– zementiert 5-821.f1♦
––– Langschaftprothese 5-821.f4♦
––– Sonderprothese 5-821.f4♦
––– Totalendoprothese
–––– nicht-zementiert 5-821.f2♦
–––– zementiert 5-821.f3♦
––– Tumorprothese 5-821.f4♦
–– Gelenkpfannenprothese, in
––– Gelenkpfannenprothese
–––– nicht-zementiert 5-821.20♦
––––– mit Wechsel, Aufsteckkopf 5-821.24♦
–––– zementiert 5-821.22♦
––––– mit Wechsel, Aufsteckkopf 5-821.25♦
––– Hybrid-Totalendoprothese 5-821.28♦
––– Langschaftprothese 5-821.29♦
––– Sonderprothese 5-821.29♦
––– Totalendoprothese
–––– nicht-zementiert 5-821.26♦
–––– teilzementiert 5-821.28♦
–––– zementiert 5-821.27♦
––– Tumorprothese 5-821.29♦
–– Hybrid-Totalendoprothese, in
––– Hybrid-Sonderprothese 5-821.53♦
––– Hybrid-Totalendoprothese 5-821.52♦
––– Totalendoprothese
–––– nicht-zementiert 5-821.50♦
–––– zementiert 5-821.51♦
–– Inlay, isoliert 5-821.2a♦
–– isoliert, Inlay, mit Wechsel, Aufsteckkopf 5-821.2b♦
–– Langschaftprothese, in
––– Hybrid-Totalendoprothese 5-821.62♦
––– Langschaftprothese 5-821.63♦
––– Totalendoprothese
–––– nicht-zementiert 5-821.60♦
–––– teilzementiert 5-821.62♦
–––– zementiert 5-821.61♦
––– Tumorprothese 5-821.63♦
–– Medikamententräger
––– arthroskopisch 5-810.7g♦
––– offen 5-800.ag♦
–– Oberflächenersatzprothese, in
––– Hybrid-Oberflächenersatzprothese 5-821.g2♦
––– Hybrid-Totalendoprothese 5-821.g4♦
––– nicht-zementierte
–––– Oberflächenersatzprothese 5-821.g0♦
–––– Totalendoprothese 5-821.g3♦
––– Sonderprothese 5-821.g5♦
––– teilzementierte Oberflächenersatzprothese 5-821.g2♦
––– zementierte
–––– Oberflächenersatzprothese 5-821.g1♦
–––– Totalendoprothese 5-821.g4♦
–– Sonderprothese, in
––– Hybrid-Totalendoprothese 5-821.62♦ ►

Hüftgelenk *(Forts.)*
~ Wechsel *(Forts.)*
~~ Sonderprothese, in *(Forts.)*
––– Sonderprothese 5-821.63♦
––– Totalendoprothese
–––– nicht-zementiert 5-821.60♦
–––– teilzementiert 5-821.62♦
–––– zementiert 5-821.61♦
–– Totalendoprothese
––– nicht-zementiert, in
–––– Hybrid-Totalendoprothese 5-821.42♦
–––– Langschaftprothese 5-821.43♦
–––– Sonderprothese 5-821.43♦
–––– Totalendoprothese
––––– nicht-zementiert 5-821.40♦
––––– teilzementiert 5-821.42♦
––––– zementiert 5-821.41♦
–––– Tumorprothese 5-821.43♦
––– teilzementiert, in
–––– Langschaftprothese, teilzementiert 5-821.53♦
–––– Sonderprothese, teilzementiert 5-821.53♦
–––– Totalendoprothese
––––– nicht-zementiert 5-821.50♦
––––– teilzementiert 5-821.52♦
––––– zementiert 5-821.51♦
–––– Tumorprothese, teilzementiert 5-821.53♦
––– zementiert, in
–––– Hybridendoprothese 5-821.32♦
–––– Langschaftprothese 5-821.33♦
–––– Sonderprothese 5-821.33♦
–––– Totalendoprothese
––––– nicht-zementiert 5-821.30♦
––––– zementiert 5-821.31♦
–––– Tumorprothese 5-821.33♦
–– Tumorprothese, in
––– Hybrid-Totalendoprothese 5-821.62♦
––– Langschaftprothese 5-821.63♦
––– Totalendoprothese
–––– nicht-zementiert 5-821.60♦
–––– teilzementiert 5-821.62♦
–––– zementiert 5-821.61♦
––– Tumorprothese 5-821.63♦
– Zystenexstirpation, offen 5-800.9g♦
Hüftkopf, Fraktur, Reposition offen, durch
– dorsale
–– Materialkombination 5-799.5♦
–– und ventrale Materialkombination 5-799.7♦
– Platte
–– dorsal 5-799.4♦
–– ventral 5-799.3♦
– Ringfixateur 5-799.m♦
– Schraube
–– dorsal 5-799.2♦
–– ventral 5-799.1♦
– ventrale Materialkombination 5-799.6♦
Hüftregion, Revision, Amputation 5-866.3♦
Hüftschraube, dynamisch
– Entfernung
–– Schenkelhals 5-787.5e♦
–– Trochanter 5-787.5f♦ ►
Hüftschraube, dynamisch *(Forts.)*
– Implantation, bei Fraktur
–– pertrochantär 5-793.5f♦
–– Schenkelhals 5-793.5e♦
– Reosteosynthese, bei Revision, Osteosynthesematerial
–– Schenkelhals 5-78a.4e♦
–– Trochanter 5-78a.4f♦
Hühnerbrust, Korrektur 5-346.a2
Human, Knochenmatrix, demineralisiert, Verwendung
– mit Anreicherung von Knochenwachstumszellen *[nur Zusatzkode!]* 5-835.c1
– ohne Anreicherung von Knochenwachstumszellen *[nur Zusatzkode!]* 5-835.c0
Human-Immunglobulin
– polyvalent, Transfusion
–– 2,5 g bis unter 5 g, bei Patienten unter 15 Jahren 8-810.w0
–– 5 g bis unter 10 g, bei Patienten unter 15 Jahren 8-810.w1
–– 10 g bis unter 15 g 8-810.w2
–– 15 g bis unter 25 g 8-810.w3
–– 25 g bis unter 35 g 8-810.w4
–– 35 g bis unter 45 g 8-810.w5
–– 45 g bis unter 55 g 8-810.w6
–– 55 g bis unter 65 g 8-810.w7
–– 65 g bis unter 75 g 8-810.w8
–– 75 g bis unter 85 g 8-810.w9
–– 85 g bis unter 105 g 8-810.wa
–– 105 g bis unter 125 g 8-810.wb
–– 125 g bis unter 145 g 8-810.wc
–– 145 g bis unter 165 g 8-810.wd
–– 165 g bis unter 185 g 8-810.we
–– 185 g bis unter 205 g 8-810.wf
–– 205 g bis unter 225 g 8-810.wg
–– 225 g bis unter 245 g 8-810.wh
–– 245 g bis unter 285 g 8-810.wj
–– 285 g bis unter 325 g 8-810.wk
–– 325 g bis unter 365 g 8-810.wm
–– 365 g bis unter 445 g 8-810.wn
–– 445 g bis unter 525 g 8-810.wp
–– 525 g bis unter 605 g 8-810.wq
–– 605 g bis unter 685 g 8-810.wr
–– 685 g bis unter 765 g 8-810.ws
–– 765 g bis unter 845 g 8-810.wt
–– 845 g oder mehr 8-810.wu
– spezifisch gegen
–– Hepatitis-B-surface-Antigen, Transfusion
––– 2.000 IE bis unter 4.000 IE 8-810.q0
––– 4.000 IE bis unter 6.000 IE 8-810.q1
––– 6.000 IE bis unter 8.000 IE 8-810.q2
––– 8.000 IE bis unter 10.000 IE 8-810.q3
––– 10.000 IE bis unter 12.000 IE 8-810.q4
––– 12.000 IE bis unter 14.000 IE 8-810.q5
––– 14.000 IE bis unter 16.000 IE 8-810.q6
––– 16.000 IE bis unter 18.000 IE 8-810.q7
––– 18.000 IE bis unter 20.000 IE 8-810.q8
––– 20.000 IE bis unter 22.000 IE 8-810.q9
––– 22.000 IE bis unter 24.000 IE 8-810.qa
––– 24.000 IE bis unter 28.000 IE 8-810.qb ►

Human-Immunglobulin *(Forts.)*
~ spezifisch gegen *(Forts.)*
~~ Hepatitis-B-surface-Antigen, Transfusion *(Forts.)*
––– 28.000 IE bis unter 32.000 IE 8-810.qc
––– 32.000 IE bis unter 36.000 IE 8-810.qd
––– 36.000 IE bis unter 40.000 IE 8-810.qe
––– 40.000 IE bis unter 46.000 IE 8-810.qf
––– 46.000 IE bis unter 52.000 IE 8-810.qg
––– 52.000 IE bis unter 58.000 IE 8-810.qh
––– 58.000 IE bis unter 64.000 IE 8-810.qj
––– 64.000 IE bis unter 76.000 IE 8-810.qm
––– 76.000 IE bis unter 88.000 IE 8-810.qn
––– 88.000 IE bis unter 100.000 IE 8-810.qp
––– 100.000 IE bis unter 112.000 IE 8-810.qq
––– 112.000 IE oder mehr 8-810.qr
–– Varicella-Zoster-Virus, Transfusion
––– 250 IE bis unter 500 IE, bei Patienten unter 15 Jahren 8-810.t0
––– 500 IE bis unter 750 IE, bei Patienten unter 15 Jahren 8-810.t1
––– 750 IE bis unter 1.000 IE, bei Patienten unter 15 Jahren 8-810.t2
––– 1.000 IE bis unter 1.500 IE 8-810.t3
––– 1.500 IE bis unter 2.000 IE 8-810.t4
––– 2.000 IE bis unter 2.500 IE 8-810.t5
––– 2.500 IE bis unter 3.000 IE 8-810.t6
––– 3.000 IE bis unter 3.500 IE 8-810.t7
––– 3.500 IE bis unter 4.000 IE 8-810.t8
––– 4.000 IE bis unter 5.000 IE 8-810.t9
––– 5.000 IE bis unter 6.000 IE 8-810.ta
––– 6.000 IE bis unter 7.000 IE 8-810.tb
––– 7.000 IE bis unter 8.000 IE 8-810.tc
––– 8.000 IE oder mehr 8-810.td
–– Zytomegalievirus, Transfusion
––– 1,0 g bis unter 2,0 g, bei Patienten unter 5 Jahren 8-810.s0
––– 2,0 g bis unter 3,0 g, bei Patienten unter 5 Jahren 8-810.s1
––– 3,0 g bis unter 5,0 g, bei Patienten unter 5 Jahren 8-810.s2
––– 5,0 g bis unter 7,5 g 8-810.s3
––– 7,5 g bis unter 10,0 g 8-810.s4
––– 10,0 g bis unter 12,5 g 8-810.s5
––– 12,5 g bis unter 15,0 g 8-810.s6
––– 15,0 g bis unter 20,0 g 8-810.s7
––– 20,0 g bis unter 25,0 g 8-810.s8
––– 25,0 g bis unter 30,0 g 8-810.s9
––– 30,0 g bis unter 35,0 g 8-810.sa
––– 35,0 g bis unter 40,0 g 8-810.sb
––– 40,0 g bis unter 45,0 g 8-810.sc
––– 45,0 g bis unter 50,0 g 8-810.sd
––– 50,0 g bis unter 60,0 g 8-810.sf
––– 60,0 g bis unter 70,0 g 8-810.sg
––– 70,0 g bis unter 80,0 g 8-810.sh
––– 80,0 g bis unter 90,0 g 8-810.sj
––– 90,0 g bis unter 100,0 g 8-810.sk
––– 100,0 g bis unter 120,0 g 8-810.sm
––– 120,0 g bis unter 140,0 g 8-810.sn
––– 140,0 g bis unter 160,0 g 8-810.sp
––– 160,0 g oder mehr 8-810.sq

Humeroglenoidalgelenk
– Abrasionsarthroplastik
–– arthroskopisch 5-812.f0♦
–– offen 5-801.h0♦
– Arthrolyse
–– arthroskopisch 5-810.20♦
–– offen 5-800.60♦
– Arthrorise, offen 5-809.10♦
– Arthrotomie, offen 5-800.00♦
– Chondrogenese, matrixinduziert, autogen, arthroskopisch 5-812.g0♦
– Chondroplastik
–– arthroskopisch 5-812.e0♦
–– offen 5-801.g0♦
– Chondrozytentransplantation, matrixinduziert, autogen
–– arthroskopisch 5-812.h0♦
–– offen 5-801.k0♦
– Débridement, offen 5-800.30♦
– Denervierung, elektrothermisch, Synovialis, und Kapselgewebe, arthroskopisch 5-811.40♦
– Durchtrennung, Band
–– arthroskopisch 5-819.00♦
–– offen 5-809.00♦
– Einlegen, Medikamententräger
–– arthroskopisch 5-810.70♦
–– offen 5-800.a0♦
– Entfernung
–– Fragment, osteochondral
––– arthroskopisch 5-810.40♦
––– offen 5-800.80♦
–– Gelenkkörper, frei
––– arthroskopisch 5-810.40♦
––– offen 5-800.80♦
–– Medikamententräger
––– arthroskopisch 5-810.80♦
––– offen 5-800.b0♦
–– Osteosynthesematerial, arthroskopisch 5-810.30♦
–– Verkalkung, periartikulär
––– arthroskopisch 5-810.50♦
––– offen 5-800.70♦
– Entnahme, Knorpeltransplantat
–– arthroskopisch 5-812.80♦
–– offen 5-801.a0♦
– Eröffnung, Knochen, subchondral
–– arthroskopisch 5-812.f0♦
––– mit Einbringen, Implantat, azellulär 5-812.g0♦
–––– mit homologem Vollblut angereichert 5-812.m0♦
–– offen 5-801.h0♦
––– mit Einbringen, Implantat, azellulär 5-801.n0♦
–––– mit homologem Vollblut angereichert 5-801.p0♦
– Exzision, Knorpel
–– arthroskopisch 5-812.00♦
–– offen 5-801.00♦
– Fixation
–– perkutan, temporär 5-809.40♦ ►

Humeroglenoidalgelenk *(Forts.)*
~ Fixation *(Forts.)*
–– temporär, offen 5-809.20♦
– Fragment, osteochondral, Refixation
–– arthroskopisch 5-812.30♦
–– offen 5-801.30♦
– Fremdkörperentfernung
–– arthroskopisch 5-810.40♦
–– offen 5-800.80♦
– Gelenkspülung
–– arthroskopisch, mit Drainage
––– aseptisch 5-810.00♦
––– septisch 5-810.10♦
–– offen, mit Drainage
––– aseptisch 5-800.10♦
––– septisch 5-800.20♦
– Glättung, Knorpel
–– arthroskopisch 5-812.e0♦
–– mechanisch, offen 5-801.g0♦
– Implantation
–– Gewebekultur, in-vitro-hergestellt
––– arthroskopisch 5-812.a0♦
––– offen 5-801.c0♦
–– Knorpelersatz, metallisch, nicht-patientenindividuell, offen 5-801.m0♦
– Kapsulotomie, offen 5-800.00♦
– Knorpeltransplantation
–– arthroskopisch 5-812.90♦
–– offen 5-801.b0♦
– Luxation, Reposition
–– geschlossen
––– durch
–––– Draht 5-79a.10♦
–––– Federnagel 5-79a.g0♦
–––– Fixateur externe 5-79a.60♦
––––– mit interner Osteosynthese 5-79a.70♦
–––– intramedullären Draht 5-79a.g0♦
–––– Klammer 5-79a.e0♦
–––– Materialkombination 5-79a.80♦
–––– Schraube 5-79a.00♦
–––– Zuggurtung/Cerclage 5-79a.10♦
––– ohne Osteosynthese 8-201.0♦
–– offen
––– durch
–––– Draht 5-79b.10♦
–––– Federnagel 5-79b.g0♦
–––– Fixateur externe 5-79b.60♦
––––– mit interner Osteosynthese 5-79b.70♦
–––– intramedullären Draht 5-79b.g0♦
–––– Klammer 5-79b.e0♦
–––– Materialkombination 5-79b.80♦
–––– Platte 5-79b.20♦
–––– Schraube 5-79b.00♦
–––– Zuggurtung/Cerclage 5-79b.10♦
––– ohne Osteosynthese 5-79b.h0♦
– Mikrofrakturierung
–– arthroskopisch 5-812.f0♦
–– offen 5-801.h0♦
– Pridie-Bohrung
–– arthroskopisch 5-812.f0♦
–– offen 5-801.h0♦ ▶

Humeroglenoidalgelenk *(Forts.)*
– Punktion, perkutan, therapeutisch 8-158.0♦
– Resektion
–– Band
––– arthroskopisch 5-810.90♦
––– offen 5-800.c0♦
–– Bandrest
––– arthroskopisch 5-810.90♦
––– offen 5-800.c0♦
–– Ganglion 5-819.20♦
–– Osteophyt 5-812.k0♦
– Sehne, Débridement, arthroskopisch 5-819.10♦
– Spongiosaplastik, subchondral, offen, mit Fixation, Fragment 5-801.40♦
– Spülung, therapeutisch 8-178.0♦
– Synovialektomie
–– partiell
––– arthroskopisch 5-811.20♦
––– offen 5-800.40♦
–– total
––– arthroskopisch 5-811.30♦
––– offen 5-800.50♦
– Versorgung, Fraktur, arthroskopisch assistiert *[nur Zusatzkode!]* 5-810.60♦
– Wechsel, Medikamententräger
–– arthroskopisch 5-810.70♦
–– offen 5-800.a0♦
– Zystenexstirpation, offen 5-800.90♦
Humeroradialgelenk
– Abrasionsarthroplastik
–– arthroskopisch 5-812.fs♦
–– offen 5-801.hs♦
– Arthrolyse
–– arthroskopisch 5-810.2s♦
–– offen 5-800.6s♦
– Arthrorise, offen 5-809.1s♦
– Arthrotomie, offen 5-800.0s♦
– Band, Resektion, offen 5-800.cs♦
– Chondrogenese, matrixinduziert, autogen, arthroskopisch 5-812.gs♦
– Chondroplastik
–– arthroskopisch 5-812.es♦
–– offen 5-801.gs♦
– Chondrozytentransplantation, matrixinduziert, autogen
–– arthroskopisch 5-812.hs♦
–– offen 5-801.ks♦
– Débridement, offen 5-800.3s♦
– Denervierung, elektrothermisch, Synovialis, und Kapselgewebe, arthroskopisch 5-811.4s♦
– Durchtrennung, Band
–– arthroskopisch 5-819.0s♦
–– offen 5-809.0s♦
– Einlegen, Medikamententräger
–– arthroskopisch 5-810.7s♦
–– offen 5-800.as♦
– Entfernung
–– Fragment, osteochondral
––– arthroskopisch 5-810.4s♦
––– offen 5-800.8s♦ ▶

Humeroradialgelenk *(Forts.)*
~ Entfernung *(Forts.)*
–– Medikamententräger
––– arthroskopisch 5-810.8s♦
––– offen 5-800.bs♦
–– Osteosynthesematerial, arthroskopisch 5-810.3s♦
–– Verkalkung, periartikulär
––– arthroskopisch 5-810.5s♦
––– offen 5-800.7s♦
– Entnahme, Knorpeltransplantat, offen 5-801.as♦
– Eröffnung, Knochen, subchondral
–– arthroskopisch 5-812.fs♦
––– mit Einbringen, Implantat, azellulär 5-812.gs♦
–––– mit homologem Vollblut angereichert 5-812.ms♦
–– offen 5-801.hs♦
––– mit Einbringen, Implantat, azellulär 5-801.ns♦
–––– mit homologem Vollblut angereichert 5-801.ps♦
– Exzision, Knorpel
–– arthroskopisch 5-812.0s♦
–– offen 5-801.0s♦
– Fixation
–– perkutan, temporär 5-809.4s♦
–– temporär, offen 5-809.2s♦
– Fragment, osteochondral, Refixation
–– arthroskopisch 5-812.3s♦
–– offen 5-801.3s♦
– Fremdkörperentfernung
–– arthroskopisch 5-810.4s♦
–– offen 5-800.8s♦
– Gelenkkörper, frei, Entfernung
–– arthroskopisch 5-810.4s♦
–– offen 5-800.8s♦
– Gelenkspülung
–– arthroskopisch, mit Drainage
––– aseptisch 5-810.0s♦
––– septisch 5-810.1s♦
–– offen, mit Drainage
––– aseptisch 5-800.1s♦
––– septisch 5-800.2s♦
– Glättung, Knorpel
–– arthroskopisch 5-812.es♦
–– mechanisch, offen 5-801.gs♦
– Implantation
–– Gewebekultur, in-vitro-hergestellt
––– arthroskopisch 5-812.as♦
––– offen 5-801.cs♦
–– Knorpelersatz, metallisch, nicht-patientenindividuell, offen 5-801.ms♦
–– Totalendoprothese, ungekoppelt 5-824.52♦
– Kapsulotomie, offen 5-800.0s♦
– Knorpeltransplantat, Entnahme, arthroskopisch 5-812.8s♦
– Knorpeltransplantation
–– arthroskopisch 5-812.9s♦
–– offen 5-801.bs♦ ►

Humeroradialgelenk *(Forts.)*
– Luxation, Reposition
–– geschlossen
––– durch
–––– Blountklammern 5-79a.es♦
–––– Draht 5-79a.1s♦
–––– Federnagel 5-79a.gs♦
–––– Fixateur externe 5-79a.6s♦
–––– Fixateur externe mit interner Osteosynthese 5-79a.7s♦
–––– intramedullären Draht 5-79a.gs♦
–––– Klammern 5-79a.es♦
–––– Materialkombination 5-79a.8s♦
–––– Schraube 5-79a.0s♦
–––– Verbundosteosynthese 5-79a.8s♦
–––– Zuggurtung/Cerclage 5-79a.1s♦
––– ohne Osteosynthese 8-201.t♦
–– offen
––– durch
–––– Blountklammern 5-79b.es♦
–––– Draht 5-79b.1s♦
–––– Federnagel 5-79b.gs♦
–––– Fixateur externe 5-79b.6s♦
–––– Fixateur externe mit interner Osteosynthese 5-79b.7s♦
–––– intramedullären Draht 5-79b.gs♦
–––– Klammern 5-79b.es♦
–––– Materialkombination 5-79b.8s♦
–––– Platte 5-79b.2s♦
–––– Schraube 5-79b.0s♦
–––– Verbundosteosynthese 5-79b.8s♦
–––– Zuggurtung/Cerclage 5-79b.1s♦
––– ohne Osteosynthese 5-79b.hs♦
– Mikrofrakturierung
–– arthroskopisch 5-812.fs♦
–– offen 5-801.hs♦
– Pridie-Bohrung
–– arthroskopisch 5-812.fs♦
–– offen 5-801.hs♦
– Resektion
–– Band, arthroskopisch 5-810.9s♦
–– Bandrest
––– arthroskopisch 5-810.9s♦
––– offen 5-800.cs♦
–– Osteophyt 5-812.ks♦
– Sehne, Débridement, arthroskopisch 5-819.1s♦
– Spongiosaplastik, subchondral, offen, mit Fixation, Fragment 5-801.4s♦
– Synovialektomie
–– partiell
––– arthroskopisch 5-811.2s♦
––– offen 5-800.4s♦
–– total
––– arthroskopisch 5-811.3s♦
––– offen 5-800.5s♦
– Versorgung, Fraktur, arthroskopisch assistiert *[nur Zusatzkode!]* 5-810.6s♦
– Wechsel, Medikamententräger
–– arthroskopisch 5-810.7s♦
–– offen 5-800.as♦
– Zystenexstirpation, offen 5-800.9s♦

Humeroulnargelenk
– Abrasionsarthroplastik
–– arthroskopisch 5-812.f4♦
–– offen 5-801.h4♦
– Arthrolyse
–– arthroskopisch 5-810.24♦
–– offen 5-800.64♦
– Arthrorise, offen 5-809.14♦
– Arthrotomie, offen 5-800.04♦
– Band, Resektion
–– arthroskopisch 5-810.94♦
–– offen 5-800.c4♦
– Chondrogenese, matrixinduziert, autogen, arthroskopisch 5-812.g4♦
– Chondroplastik
–– arthroskopisch 5-812.e4♦
–– offen 5-801.g4♦
– Chondrozytentransplantation, matrixinduziert, autogen
–– arthroskopisch 5-812.h4♦
–– offen 5-801.k4♦
– Débridement, offen 5-800.34♦
– Denervierung, elektrothermisch, Synovialis, und Kapselgewebe, arthroskopisch 5-811.44♦
– Durchtrennung, Band
–– arthroskopisch 5-819.04♦
–– offen 5-809.04♦
– Einlegen, Medikamententräger
–– arthroskopisch 5-810.74♦
–– offen 5-800.a4♦
– Entfernung
–– Fragment, osteochondral
––– arthroskopisch 5-810.44♦
––– offen 5-800.84♦
–– Gelenkkörper, frei
––– arthroskopisch 5-810.44♦
––– offen 5-800.84♦
–– Medikamententräger
––– arthroskopisch 5-810.84♦
––– offen 5-800.b4♦
–– Osteosynthesematerial, arthroskopisch 5-810.34♦
–– Verkalkung, periartikulär
––– arthroskopisch 5-810.54♦
––– offen 5-800.74♦
– Entnahme, Knorpeltransplantat
–– arthroskopisch 5-812.84♦
–– offen 5-801.a4♦
– Eröffnung, Knochen, subchondral
–– arthroskopisch 5-812.f4♦
––– mit Einbringen, Implantat, azellulär 5-812.g4♦
–––– mit homologem Vollblut angereichert 5-812.m4♦
–– offen 5-801.h4♦
––– mit Einbringen, Implantat, azellulär 5-801.n4♦
–––– mit homologem Vollblut angereichert 5-801.p4♦
– Exzision, Knorpel
–– arthroskopisch 5-812.04♦ ►

Humeroulnargelenk *(Forts.)*
~ Exzision, Knorpel *(Forts.)*
–– offen 5-801.04♦
– Fixation
–– perkutan, temporär 5-809.44♦
–– temporär 5-809.24♦
– Fragment, osteochondral, Refixation
–– arthroskopisch 5-812.34♦
–– offen 5-801.34♦
– Fremdkörperentfernung
–– arthroskopisch 5-810.44♦
–– offen 5-800.84♦
– Gelenkspülung
–– arthroskopisch, mit Drainage
––– aseptisch 5-810.04♦
––– septisch 5-810.14♦
–– offen, mit Drainage
––– aseptisch 5-800.14♦
––– septisch 5-800.24♦
– Glättung, Knorpel
–– arthroskopisch 5-812.e4♦
–– mechanisch, offen 5-801.g4♦
– Implantation
–– Gewebekultur, in-vitro-hergestellt
––– arthroskopisch 5-812.a4♦
––– offen 5-801.c4♦
–– Knorpelersatz, metallisch, nicht-patientenindividuell, offen 5-801.m4♦
–– Totalendoprothese
––– gekoppelt
–––– mit Ersatz des Radiuskopfes 5-824.41♦
–––– ohne Ersatz des Radiuskopfes 5-824.40♦
––– ungekoppelt
–––– mit Ersatz des Radiuskopfes 5-824.51♦
–––– ohne Ersatz des Radiuskopfes 5-824.50♦
– Kapsulotomie, offen 5-800.04♦
– Knorpeltransplantation
–– arthroskopisch 5-812.94♦
–– offen 5-801.b4♦
– Luxation, Reposition
–– geschlossen
––– durch
–––– Draht 5-79a.14♦
–––– Federnagel 5-79a.g4♦
–––– Fixateur externe 5-79a.64♦
––––– mit interner Osteosynthese 5-79a.74♦
–––– intramedullären Draht 5-79a.g4♦
–––– Klammer 5-79a.e4♦
–––– Materialkombination 5-79a.84♦
–––– Schraube 5-79a.04♦
–––– Zuggurtung/Cerclage 5-79a.14♦
––– ohne Osteosynthese 8-201.4♦
–– offen
––– durch
–––– Draht 5-79b.14♦
–––– Federnagel 5-79b.g4♦
–––– Fixateur externe 5-79b.64♦
––––– mit interner Osteosynthese 5-79b.74♦
–––– intramedullären Draht 5-79b.g4♦
–––– Klammer 5-79b.e4♦
–––– Materialkombination 5-79b.84♦ ►

Humeroulnargelenk *(Forts.)*
~ Luxation, Reposition *(Forts.)*
~~ offen *(Forts.)*
~~~ durch *(Forts.)*
–––– Platte 5-79b.24♦
–––– Schraube 5-79b.04♦
–––– Zuggurtung/Cerclage 5-79b.14♦
––– ohne Osteosynthese 5-79b.h4♦
– Mikrofrakturierung
–– arthroskopisch 5-812.f4♦
–– offen 5-801.h4♦
– Pridie-Bohrung
–– arthroskopisch 5-812.f4♦
–– offen 5-801.h4♦
– Punktion, perkutan, therapeutisch 8-158.4♦
– Resektion
–– Bandrest
––– arthroskopisch 5-810.94♦
––– offen 5-800.c4♦
–– Osteophyt 5-812.k4♦
– Sehne, Débridement, arthroskopisch 5-819.14♦
– Spongiosaplastik, subchondral, offen, mit Fixation, Fragment 5-801.44♦
– Spülung, therapeutisch 8-178.4♦
– Synovialektomie
–– partiell
––– arthroskopisch 5-811.24♦
––– offen 5-800.44♦
–– total
––– arthroskopisch 5-811.34♦
––– offen 5-800.54♦
– Versorgung, Fraktur, arthroskopisch assistiert *[nur Zusatzkode!]* 5-810.64♦
– Wechsel, Medikamententräger
–– arthroskopisch 5-810.74♦
–– offen 5-800.a4♦
– Zystenexstirpation, offen 5-800.94♦
Humerus
– Biopsie
–– durch Inzision 1-503.1♦
–– ohne Inzision, mit Steuerung durch bildgebende Verfahren 1-481.1♦
–– perkutan 1-480.1♦
– distal
–– Bohrung 5-780.13♦
–– Débridement 5-780.63♦
–– Einlegen, Medikamententräger 5-780.43♦
–– Entfernung
––– Bewegungsfixateur 5-787.n3♦
––– Draht 5-787.03♦
–––– intramedullär 5-787.g3♦
––– ECMES 5-787.g3♦
––– Ender-Nagel 5-787.g3♦
––– ESIN 5-787.g3♦
––– Federnagel 5-787.g3♦
––– Fixateur externe 5-787.93♦
––– Kondylenplatte 5-787.43♦
––– Marknagel 5-787.63♦
–––– mit Gelenkkomponente 5-787.73♦
––– Medikamententräger 5-780.53♦
––– Nancy-Nagel 5-787.g3♦ ►

Humerus *(Forts.)*
~ distal *(Forts.)*
~~ Entfernung *(Forts.)*
––– Platte 5-787.33♦
–––– winkelstabil 5-787.k3♦
––– Prevot-Nagel 5-787.g3♦
––– Ringfixateur 5-787.m3♦
––– Rush-Pin 5-787.g3♦
––– Schraube 5-787.13♦
––– Teilprothese 5-825.n♦
––– TEN 5-787.g3♦
––– Transfixationsnagel 5-787.c3♦
––– Verriegelungsnagel 5-787.83♦
––– Winkelplatte 5-787.43♦
––– Zuggurtung/Cerclage 5-787.23♦
–– Entnahme
––– Knochentransplantat
–––– gefäßgestielt, nicht mikrovaskulär-anastomosiert 5-783.73♦
–––– mikrovaskulär-anastomosiert 5-783.53♦
–––– nicht-gefäßgestielt 5-783.43♦
––– Knorpel-Knochen-Transplantat 5-783.63♦
––– Span, kortikospongiös 5-783.23♦
––– Spongiosa 5-783.03♦
–– Epiphysenlösung, Reposition
––– geschlossen, durch
–––– Bewegungsfixateur 5-790.p3♦
–––– Draht 5-790.13♦
–––– ECMES 5-790.23♦
–––– Ender-Nagel 5-790.23♦
–––– ESIN 5-790.23♦
–––– Federnagel 5-790.23♦
–––– Fixateur externe 5-790.63♦
––––– mit interner Osteosynthese 5-790.d3♦
–––– intramedullären Draht 5-790.23♦
–––– Marknagel, mit Aufbohren, Markhöhle 5-790.33♦
–––– Materialkombination 5-790.93♦
–––– Nancy-Nagel 5-790.23♦
–––– Platte 5-790.n3♦
–––– Prevot-Nagel 5-790.23♦
–––– Ringfixateur 5-790.m3♦
–––– Rush-Pin 5-790.23♦
–––– Schraube 5-790.03♦
–––– TEN 5-790.23♦
–––– winkelstabile Platte 5-790.k3♦
–––– Zuggurtung/Cerclage 5-790.13♦
––– offen, ohne Osteosynthese 5-793.03♦
–– Epiphyseodese
––– permanent 5-789.23♦
––– temporär 5-789.13♦
–– Epiphyseolyse, therapeutisch 5-789.43♦
–– Exploration, durch Inzision 5-780.03♦
–– Exzision, partiell
––– endoskopisch 5-782.b3♦
––– mit Weichteilresektion 5-782.13♦
––– offen 5-782.a3♦
–– Fraktur, Reposition
––– geschlossen
–––– durch
––––– Bewegungsfixateur 5-790.p3♦ ►
~~~

Humerus *(Forts.)*
~ distal *(Forts.)*
~~ Fraktur, Reposition *(Forts.)*
~~~ geschlossen *(Forts.)*
~~~~ durch *(Forts.)*
––––– Draht 5-790.13♦
––––– ECMES 5-790.23♦
––––– Ender-Nagel 5-790.23♦
––––– ESIN 5-790.23♦
––––– Federnagel 5-790.23♦
––––– Fixateur externe 5-790.63♦
–––––– mit interner Osteosynthese 5-790.d3♦
––––– intramedullären Draht 5-790.23♦
––––– Kondylenplatte 5-790.73♦
––––– Marknagel, mit Aufbohren, Markhöhle 5-790.33♦
––––– Materialkombination 5-790.93♦
––––– Nancy-Nagel 5-790.23♦
––––– Platte 5-790.n3♦
––––– Prevot-Nagel 5-790.23♦
––––– Ringfixateur 5-790.m3♦
––––– Rush-Pin 5-790.23♦
––––– Schraube 5-790.03♦
––––– TEN 5-790.23♦
––––– Verriegelungsnagel 5-790.43♦
––––– Winkelplatte 5-790.73♦
––––– winkelstabile Platte 5-790.k3♦
––––– Zuggurtung/Cerclage 5-790.13♦
–––– ohne Osteosynthese 8-200.3♦
––– offen
–––– durch
––––– Bewegungsfixateur 5-793.n3♦
––––– Draht 5-793.23♦
––––– ECMES 5-793.g3♦
––––– Ender-Nagel 5-793.g3♦
––––– ESIN 5-793.g3♦
––––– Federnagel 5-793.g3♦
––––– Fixateur externe 5-793.63♦
–––––– mit interner Osteosynthese 5-793.73♦
––––– intramedullären Draht 5-793.g3♦
––––– Kondylenplatte 5-793.43♦
––––– Marknagel 5-793.b3♦
–––––– mit Gelenkkomponente 5-793.a3♦
––––– Materialkombination 5-793.83♦
–––––– mit Rekonstruktion, Gelenkfläche 5-793.93♦
––––– Nancy-Nagel 5-793.g3♦
––––– Platte 5-793.33♦
––––– Prevot-Nagel 5-793.g3♦
––––– Ringfixateur 5-793.m3♦
––––– Rush-Pin 5-793.g3♦
––––– Schraube 5-793.13♦
––––– TEN 5-793.g3♦
––––– Transfixationsnagel 5-793.c3♦
––––– Winkelplatte 5-793.43♦
––––– winkelstabile Platte 5-793.k3♦
––––– Zuggurtung/Cerclage 5-793.23♦
–––– ohne Osteosynthese 5-793.h3♦
–– Fremdkörperentfernung, durch Inzision 5-780.33♦ ►

Humerus *(Forts.)*
~ distal *(Forts.)*
–– Implantation
––– Glaskeramik, bioaktiv 5-785.23♦
––– Knochenersatz
–––– alloplastisch, sonstiger
––––– mit Medikamentenzusatz 5-785.73♦
––––– ohne Medikamentenzusatz 5-785.63♦
–––– keramisch 5-785.23♦
––––– resorbierbar 5-785.33♦
–––––– mit Antibiotikumzusatz 5-785.53♦
–––– metallisch 5-785.43♦
––– Oberflächenersatzprothese 5-824.60♦
––– Teilprothese, schaftverankert 5-824.61♦
––– Zement
–––– mit Antibiotikumzusatz 5-785.13♦
–––– ohne Antibiotikumzusatz 5-785.03♦
–– Inzision, mit
––– Drainage 5-780.23♦
––– Einlegen, Medikamententräger 5-780.93♦
–– Knochen, frakturgefährdet, Stabilisierung 5-789.b3♦
–– Knorpel-Knochen-Transplantation
––– allogen 5-784.63♦
––– autogen 5-784.53♦
–– Kortikotomie, bei Segmenttransport 5-781.73♦
–– Mehrfragment-Fraktur, Reposition, offen
––– durch
–––– Bewegungsfixateur 5-794.n3♦
–––– Draht 5-794.13♦
–––– ECMES 5-794.g3♦
–––– Ender-Nagel 5-794.g3♦
–––– ESIN 5-794.g3♦
–––– Federnagel 5-794.g3♦
–––– Fixateur externe 5-794.53♦
––––– mit interner Osteosynthese 5-794.63♦
–––– intramedullären Draht 5-794.g3♦
–––– Kondylenplatte 5-794.33♦
–––– Marknagel 5-794.b3♦
––––– mit Gelenkkomponente 5-794.a3♦
–––– Materialkombination 5-794.73♦
––––– mit Rekonstruktion, Gelenkfläche 5-794.83♦
–––– Nancy-Nagel 5-794.g3♦
–––– Platte 5-794.23♦
–––– Prevot-Nagel 5-794.g3♦
–––– Ringfixateur 5-794.m3♦
–––– Rush-Pin 5-794.g3♦
–––– Schraube 5-794.03♦
–––– TEN 5-794.g3♦
–––– Transfixationsnagel 5-794.c3♦
–––– Winkelplatte 5-794.33♦
–––– winkelstabile Platte 5-794.k3♦
–––– Zuggurtung/Cerclage 5-794.13♦
––– ohne Osteosynthese 5-794.h3♦
–– Osteotomie
––– komplex, mehrdimensional 5-781.83♦
–––– mit Achsenkorrektur 5-781.93♦
––– ohne Achsenkorrektur 5-781.a3♦
––– valgisierend 5-781.03♦ ►

Humerus *(Forts.)*
~ distal *(Forts.)*
~~ Osteotomie *(Forts.)*
--- varisierend 5-781.13♦
-- Periost, Naht 5-789.03♦
-- Pseudarthrose, Stabilisierung, ohne weitere Maßnahmen 5-789.c3♦
-- Resektion, partiell
--- endoskopisch 5-782.b3♦
--- mit
---- Kontinuitätsdurchtrennung 5-782.23♦
----- mit
------ Weichteilresektion 5-782.33♦
------ Wiederherstellung, Kontinuität 5-782.43♦
------- mit Weichteilresektion 5-782.53♦
---- Weichteilresektion 5-782.13♦
--- offen 5-782.a3♦
-- Revision, Osteosynthesematerial
--- mit Reosteosynthese, durch
---- Bewegungsfixateur 5-78a.n3♦
---- Draht 5-78a.13♦
----- intramedullär 5-78a.g3♦
---- ECMES 5-78a.g3♦
---- Ender-Nagel 5-78a.g3♦
---- ESIN 5-78a.g3♦
---- Federnagel 5-78a.g3♦
---- Fixateur externe 5-78a.83♦
---- Kondylenplatte 5-78a.33♦
---- Marknagel 5-78a.63♦
----- mit Gelenkkomponente 5-78a.53♦
---- Materialkombination 5-78a.93♦
---- Nancy-Nagel 5-78a.g3♦
---- Platte 5-78a.23♦
----- winkelstabil 5-78a.k3♦
---- Prevot-Nagel 5-78a.g3♦
---- Ringfixateur 5-78a.m3♦
---- Rush-Pin 5-78a.g3♦
---- Schraube 5-78a.03♦
---- TEN 5-78a.g3♦
---- Transfixationsnagel 5-78a.c3♦
---- Verbundosteosynthese 5-78a.93♦
---- Verriegelungsnagel 5-78a.73♦
---- Winkelplatte 5-78a.33♦
---- Zuggurtung/Cerclage 5-78a.13♦
--- ohne Materialwechsel 5-789.33♦
-- Rotationsosteotomie 5-781.23♦
--- valgisierend 5-781.53♦
--- varisierend 5-781.63♦
-- Sequesterotomie 5-780.73♦
--- mit Einlegen, Medikamententräger 5-780.83♦
-- Transplantation
--- Knochen
---- gefäßgestielt, mit mikrovaskulärer Anastomose 5-784.43♦
---- nicht-gefäßgestielt 5-784.33♦
--- Knochenmatrix, demineralisiert, human 5-784.b3♦ ►

Humerus *(Forts.)*
~ distal *(Forts.)*
~~ Transplantation *(Forts.)*
--- Span, kortikospongiös
---- allogen
----- endoskopisch 5-784.f3♦
----- offen 5-784.83♦
---- autogen
----- ausgedehnt 5-784.23♦
----- endoskopisch 5-784.d3♦
----- offen 5-784.13♦
--- Spongiosa
---- allogen
----- endoskopisch 5-784.e3♦
----- offen 5-784.73♦
---- autogen
----- endoskopisch 5-784.c3♦
----- offen 5-784.03♦
-- Transposition, Knochen, gefäßgestielt 5-784.a3♦
-- Verkürzungsosteotomie 5-781.33♦
-- Verlängerungsosteotomie 5-781.43♦
-- Wechsel
--- Medikamententräger 5-780.43♦
--- Teilprothese, in
---- gekoppelte Totalendoprothese am Humeroulnargelenk
----- mit Ersatz des Radiuskopfes 5-825.m3♦
----- ohne Ersatz des Radiuskopfes 5-825.m2♦
---- Oberflächenersatzprothese 5-825.m0♦
---- schaftverankerte Prothese 5-825.m1♦
---- Teilprothese zum Teilersatz der distalen Humerusgelenkfläche 5-825.m0♦
---- Totalendoprothese am Humeroradialgelenk 5-825.m6♦
---- ungekoppelte Totalendoprothese am Humeroulnargelenk
----- mit Ersatz des Radiuskopfes 5-825.m5♦
----- ohne Ersatz des Radiuskopfes 5-825.m4♦
- Drahtung, Knochen, zur Extension 8-401.0♦
- Entfernung, Knochentotalersatz 5-828.61♦
- Implantation, Knochentotalersatz 5-828.11♦
- Kirschner-Draht, zur Extension 8-401.0♦
- Nadelbiopsie, perkutan 1-480.1♦
- Nagelung, Knochen, zur Extension 8-400.0♦
- proximal
-- Bohrung 5-780.11♦
-- Débridement 5-780.61♦
-- Einlegen, Medikamententräger 5-780.41♦
-- Entfernung
--- Bewegungsfixateur 5-787.n1♦
--- Draht 5-787.01♦
---- intramedullär 5-787.g1♦
--- ECMES 5-787.g1♦
--- Ender-Nagel 5-787.g1♦
--- ESIN 5-787.g1♦
--- Federnagel 5-787.g1♦
--- Fixateur externe 5-787.91♦
--- Kompressionsschraube, dynamisch 5-787.51♦
--- Kondylenplatte 5-787.41♦ ►

Humerus *(Forts.)*
~ proximal *(Forts.)*
~~ Entfernung *(Forts.)*
––– Marknagel 5-787.61♦
–––– mit Gelenkkomponente 5-787.71♦
––– Medikamententräger 5-780.51♦
––– Nancy-Nagel 5-787.g1♦
––– Oberflächenersatzprothese 5-825.g♦
––– Platte 5-787.31♦
–––– winkelstabil 5-787.k1♦
––– Prevot-Nagel 5-787.g1♦
––– Ringfixateur 5-787.m1♦
––– Rush-Pin 5-787.g1♦
––– Schraube 5-787.11♦
––– TEN 5-787.g1♦
––– Transfixationsnagel 5-787.c1♦
––– Verriegelungsnagel 5-787.81♦
––– Winkelplatte 5-787.41♦
––– Zuggurtung/Cerclage 5-787.21♦
–– Entnahme
––– Knochentransplantat
–––– gefäßgestielt, nicht mikrovaskulär-anastomosiert 5-783.71♦
–––– mikrovaskulär-anastomosiert 5-783.51♦
–––– nicht-gefäßgestielt 5-783.41♦
––– Knorpel-Knochen-Transplantat 5-783.61♦
––– Span, kortikospongiös 5-783.21♦
––– Spongiosa 5-783.01♦
–– Epiphysenlösung, Reposition
––– geschlossen, durch
–––– Bewegungsfixateur 5-790.p1♦
–––– Draht 5-790.11♦
––––– intramedullär 5-790.21♦
–––– ECMES 5-790.21♦
–––– Ender-Nagel 5-790.21♦
–––– ESIN 5-790.21♦
–––– Federnagel 5-790.21♦
–––– Fixateur externe 5-790.61♦
––––– mit interner Osteosynthese 5-790.d1♦
–––– Kompressionsschraube, dynamisch 5-790.81♦
–––– Marknagel, mit
––––– Aufbohren, Markhöhle 5-790.31♦
––––– Gelenkkomponente 5-790.51♦
–––– Materialkombination 5-790.91♦
–––– Nancy-Nagel 5-790.21♦
–––– Platte 5-790.n1♦
–––– Prevot-Nagel 5-790.21♦
–––– Ringfixateur 5-790.m1♦
–––– Rush-Pin 5-790.21♦
–––– Schraube 5-790.01♦
–––– TEN 5-790.21♦
–––– winkelstabile Platte 5-790.k1♦
–––– Zuggurtung/Cerclage 5-790.11♦
––– offen, ohne Osteosynthese 5-793.01♦
–– Epiphyseodese
––– permanent 5-789.21♦
––– temporär 5-789.11♦
–– Epiphyseolyse, therapeutisch 5-789.41♦
–– Exploration, durch Inzision 5-780.01♦ ►

Humerus *(Forts.)*
~ proximal *(Forts.)*
–– Exzision, partiell
––– endoskopisch 5-782.b1♦
––– mit Weichteilresektion 5-782.11♦
––– offen 5-782.a1♦
–– Fraktur, Reposition
––– geschlossen
–––– durch
––––– Bewegungsfixateur 5-790.p1♦
––––– Draht 5-790.11♦
––––– ECMES 5-790.21♦
––––– Ender-Nagel 5-790.21♦
––––– ESIN 5-790.21♦
––––– Federnagel 5-790.21♦
––––– Fixateur externe 5-790.61♦
–––––– mit interner Osteosynthese 5-790.d1♦
––––– intramedullären Draht 5-790.21♦
––––– Kompressionsschraube, dynamisch 5-790.81♦
––––– Kondylenplatte 5-790.71♦
––––– Marknagel, mit
–––––– Aufbohren, Markhöhle 5-790.31♦
–––––– Gelenkkomponente 5-790.51♦
––––– Materialkombination 5-790.91♦
––––– Nancy-Nagel 5-790.21♦
––––– Platte 5-790.n1♦
––––– Prevot-Nagel 5-790.21♦
––––– Ringfixateur 5-790.m1♦
––––– Rush-Pin 5-790.21♦
––––– Schraube 5-790.01♦
––––– TEN 5-790.21♦
––––– Verriegelungsnagel 5-790.41♦
––––– Winkelplatte 5-790.71♦
––––– winkelstabile Platte 5-790.k1♦
––––– Zuggurtung/Cerclage 5-790.11♦
–––– ohne Osteosynthese 8-200.1♦
––– offen
–––– durch
––––– Bewegungsfixateur 5-793.n1♦
––––– Draht 5-793.21♦
––––– dynamische Kompressionsschraube 5-793.51♦
––––– ECMES 5-793.g1♦
––––– Ender-Nagel 5-793.g1♦
––––– ESIN 5-793.g1♦
––––– Federnagel 5-793.g1♦
––––– Fixateur externe 5-793.61♦
–––––– mit interner Osteosynthese 5-793.71♦
––––– intramedullären Draht 5-793.g1♦
––––– Kondylenplatte 5-793.41♦
––––– Marknagel 5-793.b1♦
–––––– mit Gelenkkomponente 5-793.a1♦
––––– Materialkombination 5-793.81♦
–––––– mit Rekonstruktion, Gelenkfläche 5-793.91♦
––––– Nancy-Nagel 5-793.g1♦
––––– Platte 5-793.31♦
––––– Prevot-Nagel 5-793.g1♦
––––– Ringfixateur 5-793.m1♦
––––– Rush-Pin 5-793.g1♦ ►

H

Humerus *(Forts.)*
~ proximal *(Forts.)*
~~ Fraktur, Reposition *(Forts.)*
~~~ offen *(Forts.)*
~~~~ durch *(Forts.)*
----- Schraube 5-793.11♦
----- TEN 5-793.g1♦
----- Transfixationsnagel 5-793.c1♦
----- Winkelplatte 5-793.41♦
----- winkelstabile Platte 5-793.k1♦
----- Zuggurtung/Cerclage 5-793.21♦
---- ohne Osteosynthese 5-793.h1♦
-- Fremdkörperentfernung, durch Inzision 5-780.31♦
-- Implantation
--- Glaskeramik, bioaktiv 5-785.21♦
--- Knochenersatz
---- alloplastisch, sonstiger
----- mit Medikamentenzusatz 5-785.71♦
----- ohne Medikamentenzusatz 5-785.61♦
---- keramisch 5-785.21♦
----- resorbierbar 5-785.31♦
------ mit Antibiotikumzusatz 5-785.51♦
---- metallisch 5-785.41♦
--- Oberflächenersatzprothese 5-824.00♦
--- Zement
---- mit Antibiotikumzusatz 5-785.11♦
---- ohne Antibiotikumzusatz 5-785.01♦
-- Inzision, mit
--- Drainage 5-780.21♦
--- Einlegen, Medikamententräger 5-780.91♦
-- Knochen, frakturgefährdet, Stabilisierung 5-789.b1♦
-- Knorpel-Knochen-Transplantation
--- allogen 5-784.61♦
--- autogen 5-784.51♦
-- Kortikotomie, bei Segmenttransport 5-781.71♦
-- Mehrfragment-Fraktur, Reposition, offen
--- durch
---- Bewegungsfixateur 5-794.n1♦
---- Draht 5-794.11♦
---- dynamische Kompressionsschraube 5-794.41♦
---- ECMES 5-794.g1♦
---- Ender-Nagel 5-794.g1♦
---- ESIN 5-794.g1♦
---- Federnagel 5-794.g1♦
---- Fixateur externe 5-794.51♦
----- mit interner Osteosynthese 5-794.61♦
---- intramedullären Draht 5-794.g1♦
---- Kondylenplatte 5-794.31♦
---- Marknagel 5-794.b1♦
----- mit Gelenkkomponente 5-794.a1♦
---- Materialkombination 5-794.71♦
----- mit Rekonstruktion, Gelenkfläche 5-794.81♦
---- Nancy-Nagel 5-794.g1♦
---- Platte 5-794.21♦
---- Prevot-Nagel 5-794.g1♦
---- Ringfixateur 5-794.m1♦ ►

Humerus *(Forts.)*
~ proximal *(Forts.)*
~~ Mehrfragment-Fraktur, Reposition, offen *(Forts.)*
~~~ durch *(Forts.)*
---- Rush-Pin 5-794.g1♦
---- Schraube 5-794.01♦
---- TEN 5-794.g1♦
---- Transfixationsnagel 5-794.c1♦
---- Winkelplatte 5-794.31♦
---- winkelstabile Platte 5-794.k1♦
---- Zuggurtung/Cerclage 5-794.11♦
--- ohne Osteosynthese 5-794.h1♦
-- Osteotomie
--- komplex, mehrdimensional 5-781.81♦
---- mit Achsenkorrektur 5-781.91♦
--- ohne Achsenkorrektur 5-781.a1♦
--- valgisierend 5-781.01♦
--- varisierend 5-781.11♦
-- Periost, Naht 5-789.01♦
-- Pseudarthrose, Stabilisierung, ohne weitere Maßnahmen 5-789.c1♦
-- Resektion, partiell
--- endoskopisch 5-782.b1♦
--- mit
---- Kontinuitätsdurchtrennung 5-782.21♦
----- mit
------ Weichteilresektion 5-782.31♦
------ Wiederherstellung, Kontinuität 5-782.41♦
------- mit Weichteilresektion 5-782.51♦
---- Weichteilresektion 5-782.11♦
--- offen 5-782.a1♦
-- Revision, Osteosynthesematerial
--- mit Reosteosynthese, durch
---- Bewegungsfixateur 5-78a.n1♦
---- Draht 5-78a.11♦
----- intramedullär 5-78a.g1♦
---- ECMES 5-78a.g1♦
---- Ender-Nagel 5-78a.g1♦
---- ESIN 5-78a.g1♦
---- Federnagel 5-78a.g1♦
---- Fixateur externe 5-78a.81♦
---- Kompressionsschraube, dynamisch 5-78a.41♦
---- Kondylenplatte 5-78a.31♦
---- Marknagel 5-78a.61♦
----- mit Gelenkkomponente 5-78a.51♦
---- Materialkombination 5-78a.91♦
---- Nancy-Nagel 5-78a.g1♦
---- Platte 5-78a.21♦
----- winkelstabil 5-78a.k1♦
---- Prevot-Nagel 5-78a.g1♦
---- Ringfixateur 5-78a.m1♦
---- Rush-Pin 5-78a.g1♦
---- Schraube 5-78a.01♦
---- TEN 5-78a.g1♦
---- Transfixationsnagel 5-78a.c1♦
---- Verbundosteosynthese 5-78a.91♦
---- Verriegelungsnagel 5-78a.71♦
---- Winkelplatte 5-78a.31♦ ►
~~~

Humerus *(Forts.)*
~ proximal *(Forts.)*
~~ Revision, Osteosynthesematerial *(Forts.)*
~~~ mit Reosteosynthese, durch *(Forts.)*
---- Zuggurtung/Cerclage 5-78a.11♦
--- ohne Materialwechsel 5-789.31♦
-- Rotationsosteotomie 5-781.21♦
--- valgisierend 5-781.51♦
--- varisierend 5-781.61♦
-- Sequesterotomie 5-780.71♦
--- mit Einlegen, Medikamententräger 5-780.81♦
-- Transplantation
--- Knochen
---- gefäßgestielt, mit mikrovaskulärer Anastomose 5-784.41♦
---- nicht-gefäßgestielt 5-784.31♦
--- Knochenmatrix, demineralisiert, human 5-784.b1♦
--- Span, kortikospongiös
---- allogen
----- endoskopisch 5-784.f1♦
----- offen 5-784.81♦
---- autogen
----- ausgedehnt 5-784.21♦
----- endoskopisch 5-784.d1♦
----- offen 5-784.11♦
--- Spongiosa
---- allogen
----- endoskopisch 5-784.e1♦
----- offen 5-784.71♦
---- autogen
----- endoskopisch 5-784.c1♦
----- offen 5-784.01♦
-- Transposition, Knochen, gefäßgestielt 5-784.a1♦
-- Verkürzungsosteotomie 5-781.31♦
-- Verlängerungsosteotomie 5-781.41♦
-- Wechsel
--- Medikamententräger 5-780.41♦
--- Oberflächenersatzprothese 5-825.f♦
– Schaft
-- Bohrung 5-780.12♦
-- Débridement 5-780.62♦
-- Einlegen, Medikamententräger 5-780.42♦
-- Entfernung
--- Bewegungsfixateur 5-787.n2♦
--- Draht 5-787.02♦
---- intramedullär 5-787.g2♦
--- ECMES 5-787.g2♦
--- Ender-Nagel 5-787.g2♦
--- ESIN 5-787.g2♦
--- Federnagel 5-787.g2♦
--- Fixateur externe 5-787.92♦
--- Kompressionsschraube, dynamisch 5-787.52♦
--- Kondylenplatte 5-787.42♦
--- Marknagel 5-787.62♦
---- mit Gelenkkomponente 5-787.72♦
--- Medikamententräger 5-780.52♦
--- Nancy-Nagel 5-787.g2♦ ►

Humerus *(Forts.)*
~ Schaft *(Forts.)*
~~ Entfernung *(Forts.)*
--- Platte 5-787.32♦
---- winkelstabil 5-787.k2♦
--- Prevot-Nagel 5-787.g2♦
--- Ringfixateur 5-787.m2♦
--- Rush-Pin 5-787.g2♦
--- Schraube 5-787.12♦
--- TEN 5-787.g2♦
--- Transfixationsnagel 5-787.c2♦
--- Verriegelungsnagel 5-787.82♦
--- Winkelplatte 5-787.42♦
--- Zuggurtung/Cerclage 5-787.22♦
-- Entnahme
--- Knochentransplantat
---- gefäßgestielt, nicht mikrovaskulär-anastomosiert 5-783.72♦
---- mikrovaskulär-anastomosiert 5-783.52♦
---- nicht-gefäßgestielt 5-783.42♦
--- Spongiosa 5-783.02♦
-- Exploration, durch Inzision 5-780.02♦
-- Exzision, partiell
--- endoskopisch 5-782.b2♦
--- mit Weichteilresektion 5-782.12♦
--- offen 5-782.a2♦
-- Fraktur, Reposition
--- geschlossen
---- durch
----- Bewegungsfixateur 5-790.p2♦
----- Draht 5-790.12♦
----- dynamische Kompressionsschraube 5-790.82♦
----- ECMES 5-790.22♦
----- Ender-Nagel 5-790.22♦
----- ESIN 5-790.22♦
----- Federnagel 5-790.22♦
----- Fixateur externe 5-790.62♦
------ mit interner Osteosynthese 5-790.d2♦
----- intramedullären Draht 5-790.22♦
----- Kondylenplatte 5-790.72♦
----- Marknagel, mit
------ Aufbohren, Markhöhle 5-790.32♦
------ Gelenkkomponente 5-790.52♦
----- Materialkombination 5-790.92♦
----- Nancy-Nagel 5-790.22♦
----- Platte 5-790.n2♦
----- Prevot-Nagel 5-790.22♦
----- Ringfixateur 5-790.m2♦
----- Rush-Pin 5-790.22♦
----- Schraube 5-790.02♦
----- TEN 5-790.22♦
----- Verriegelungsnagel 5-790.42♦
----- Winkelplatte 5-790.72♦
----- winkelstabile Platte 5-790.k2♦
----- Zuggurtung/Cerclage 5-790.12♦
---- ohne Osteosynthese 8-200.2♦
--- offen
---- durch
----- Bewegungsfixateur 5-791.n2♦
----- Draht 5-791.12♦ ►

H
~~~

Humerus *(Forts.)*
~ Schaft *(Forts.)*
~~ Fraktur, Reposition *(Forts.)*
~~~ offen *(Forts.)*
~~~~ durch *(Forts.)*
----- ECMES 5-791.g2♦
----- Ender-Nagel 5-791.g2♦
----- ESIN 5-791.g2♦
----- Federnagel 5-791.g2♦
----- Fixateur externe 5-791.82♦
------ mit interner Osteosynthese 5-791.d2♦
----- intramedullären Draht 5-791.g2♦
----- Kompressionsschraube, dynamisch 5-791.42♦
----- Kondylenplatte 5-791.32♦
----- Marknagel 5-791.62♦
------ mit Gelenkkomponente 5-791.52♦
----- Materialkombination 5-791.92♦
----- Nancy-Nagel 5-791.g2♦
----- Platte 5-791.22♦
----- Prevot-Nagel 5-791.g2♦
----- Ringfixateur 5-791.m2♦
----- Rush-Pin 5-791.g2♦
----- Schraube 5-791.02♦
----- TEN 5-791.g2♦
----- Transfixationsnagel 5-791.c2♦
----- Verriegelungsnagel 5-791.72♦
----- Winkelplatte 5-791.32♦
----- winkelstabile Platte 5-791.k2♦
----- Zuggurtung/Cerclage 5-791.12♦
---- ohne Osteosynthese 5-791.h2♦
-- Fremdkörperentfernung, durch Inzision 5-780.32♦
-- Implantation
--- Glaskeramik, bioaktiv 5-785.22♦
--- Knochenersatz
---- alloplastisch, sonstiger
----- mit Medikamentenzusatz 5-785.72♦
----- ohne Medikamentenzusatz 5-785.62♦
---- keramisch 5-785.22♦
----- resorbierbar 5-785.32♦
------ mit Antibiotikumzusatz 5-785.52♦
---- metallisch 5-785.42♦
--- Zement
---- mit Antibiotikumzusatz 5-785.12♦
---- ohne Antibiotikumzusatz 5-785.02♦
-- Inzision, mit
--- Drainage 5-780.22♦
--- Einlegen, Medikamententräger 5-780.92♦
-- Knochen, frakturgefährdet, Stabilisierung 5-789.b2♦
-- Kortikotomie, bei Segmenttransport 5-781.72♦
-- Mehrfragment-Fraktur, Reposition, offen
--- durch
---- Bewegungsfixateur 5-792.n2♦
---- Draht 5-792.12♦
---- ECMES 5-792.g2♦
---- Ender-Nagel 5-792.g2♦
---- ESIN 5-792.g2♦
---- Federnagel 5-792.g2♦ ►

Humerus *(Forts.)*
~ Schaft *(Forts.)*
~~ Mehrfragment-Fraktur, Reposition, offen *(Forts.)*
~~~ durch *(Forts.)*
---- Fixateur externe 5-792.82♦
---- intramedullären Draht 5-792.g2♦
---- Kompressionsschraube, dynamisch 5-792.42♦
---- Kondylenplatte 5-792.32♦
---- Marknagel 5-792.62♦
----- mit Gelenkkomponente 5-792.52♦
---- Materialkombination 5-792.92♦
---- Nancy-Nagel 5-792.g2♦
---- Platte 5-792.22♦
---- Prevot-Nagel 5-792.g2♦
---- Ringfixateur 5-792.m2♦
---- Rush-Pin 5-792.g2♦
---- Schraube 5-792.02♦
---- TEN 5-792.g2♦
---- Verriegelungsnagel 5-792.72♦
---- Winkelplatte 5-792.32♦
---- winkelstabile Platte 5-792.k2♦
---- Zuggurtung/Cerclage 5-792.12♦
--- ohne Osteosynthese 5-792.h2♦
-- Osteotomie
--- komplex, mehrdimensional 5-781.82♦
---- mit Achsenkorrektur 5-781.92♦
--- ohne Achsenkorrektur 5-781.a2♦
--- valgisierend 5-781.02♦
--- varisierend 5-781.12♦
-- Periost, Naht 5-789.02♦
-- Pseudarthrose, Stabilisierung, ohne weitere Maßnahmen 5-789.c2♦
-- Resektion
--- partiell
---- endoskopisch 5-782.b2♦
---- mit
----- Kontinuitätsdurchtrennung 5-782.22♦
------ mit
------- Weichteilresektion 5-782.32♦
------- Wiederherstellung, Kontinuität 5-782.42♦
-------- mit Weichteilresektion 5-782.52♦
----- Weichteilresektion 5-782.12♦
---- offen 5-782.a2♦
--- total 5-782.62♦
---- mit
----- Ersatz 5-782.82♦
------ und Weichteilresektion 5-782.92♦
----- Weichteilresektion 5-782.72♦
-- Revision, Osteosynthesematerial
--- mit Reosteosynthese, durch
---- Bewegungsfixateur 5-78a.n2♦
---- Draht 5-78a.12♦
----- intramedullär 5-78a.g2♦
---- ECMES 5-78a.g2♦
---- Ender-Nagel 5-78a.g2♦
---- ESIN 5-78a.g2♦
---- Federnagel 5-78a.g2♦
---- Fixateur externe 5-78a.82♦ ►
~~~

Humerus *(Forts.)*
~ Schaft *(Forts.)*
~~ Revision, Osteosynthesematerial *(Forts.)*
~~~ mit Reosteosynthese, durch *(Forts.)*
---- Kompressionsschraube, dynamisch 5-78a.42♦
---- Kondylenplatte 5-78a.32♦
---- Marknagel 5-78a.62♦
----- mit Gelenkkomponente 5-78a.52♦
---- Materialkombination 5-78a.92♦
---- Nancy-Nagel 5-78a.g2♦
---- Platte 5-78a.22♦
----- winkelstabil 5-78a.k2♦
---- Prevot-Nagel 5-78a.g2♦
---- Ringfixateur 5-78a.m2♦
---- Rush-Pin 5-78a.g2♦
---- Schraube 5-78a.02♦
---- TEN 5-78a.g2♦
---- Transfixationsnagel 5-78a.c2♦
---- Verbundosteosynthese 5-78a.92♦
---- Verriegelungsnagel 5-78a.72♦
---- Winkelplatte 5-78a.32♦
---- Zuggurtung/Cerclage 5-78a.12♦
--- ohne Materialwechsel 5-789.32♦
-- Rotationsosteotomie 5-781.22♦
--- valgisierend 5-781.52♦
--- varisierend 5-781.62♦
-- Sequesterotomie 5-780.72♦
--- mit Einlegen, Medikamententräger 5-780.82♦
-- Transplantation
--- Knochen
---- gefäßgestielt, mit mikrovaskulärer Anastomose 5-784.42♦
---- nicht-gefäßgestielt 5-784.32♦
--- Knochenmatrix, demineralisiert, human 5-784.b2♦
--- Röhrenknochen, allogen 5-784.92♦
--- Span, kortikospongiös
---- allogen
----- endoskopisch 5-784.f2♦
----- offen 5-784.82♦
---- autogen
----- ausgedehnt 5-784.22♦
----- endoskopisch 5-784.d2♦
----- offen 5-784.12♦
--- Spongiosa
---- allogen
----- endoskopisch 5-784.e2♦
----- offen 5-784.72♦
---- autogen
----- endoskopisch 5-784.c2♦
----- offen 5-784.02♦
-- Transposition, Knochen, gefäßgestielt 5-784.a2♦
-- Verkürzungsosteotomie 5-781.32♦
-- Verlängerungsosteotomie 5-781.42♦
-- Wechsel, Medikamententräger 5-780.42♦
- Steinmann-Nagel, zur Extension 8-400.0♦
- subkapital, Fraktur, Spickdrahtosteosynthese 5-790.11♦ ►

Humerus *(Forts.)*
- Wechsel, Knochentotalersatz 5-828.41♦
Humerusgelenkfläche, distal, Teilersatz, Implantation, Teilprothese 5-824.60♦
Humeruskopfprothese
- Entfernung 5-825.7♦
- Implantation 5-824.01♦
- Wechsel
-- in Humeruskopfprothese 5-825.10♦
-- Schultergelenk, in
--- inverse Totalendoprothese 5-825.12♦
--- konventionelle Totalendoprothese 5-825.11♦
Humerusteil, Wechsel, Totalendoprothese, Schultergelenk 5-825.k1♦
Hutchinson, Operation – s. Desinvagination
HWS – s. Halswirbelsäule
Hybrid-Arthrodesemodul, endoprothetisch, Implantation, Kniegelenk 5-822.f2♦
Hybrid-Endoprothese
- femoral und tibial schaftverankert, Implantation, Kniegelenk 5-822.h2♦
- Implantation
-- Hüftgelenk 5-820.22♦
-- Kniegelenk, mit erweiterter Beugefähigkeit 5-822.j2♦
Hybrid-Ersatz, patellofemoral, Implantation, Kniegelenk 5-822.85♦
Hybrid-Gelenkersatz, Implantation, Kniegelenk, endoprothetisch, ohne Bewegungsfunktion 5-822.f2♦
Hybrid-Gelenkschnapp-Pfanne, Implantation, Hüftgelenk 5-820.72♦
Hybrid-Langschaftprothese, Implantation, Hüftgelenk 5-820.22♦
Hybrid-Mikrospiralen, zur selektiven Embolisation *[nur Zusatzkode!]* 8-83b.3a
Hybrid-Oberflächenersatzprothese
- bikondylär, Implantation, Kniegelenk 5-822.g2♦
- Implantation, Hüftgelenk 5-820.82♦
Hybrid-Schiene
- Einlegen, bei Dilatation, Trachea, endoskopisch 5-319.13
- Implantation, bei Wechsel, Stent, tracheal 5-319.60
Hybrid-Schlittenprothese, Implantation, unikondylär, Kniegelenk 5-822.02♦
Hybrid-Sonderprothese, Implantation, Kniegelenk 5-822.92♦
Hybrid-Stent, Implantation, bei
- Dilatation, Trachea, endoskopisch 5-319.13
- Wechsel, Schiene, tracheal 5-319.60
Hybrid-Teilgelenkersatzprothese, Implantation, bikompartimentell, Kniegelenk 5-822.k2♦
Hybrid-Totalendoprothese
- Hüftgelenk, Wechsel, in
-- Hybrid-Sonderprothese 5-821.53♦
-- Hybrid-Totalendoprothese 5-821.52♦
-- Totalendoprothese
--- nicht-zementiert 5-821.50♦ ►

H
~~~

Hybrid-Totalendoprothese *(Forts.)*
~ Hüftgelenk, Wechsel, in *(Forts.)*
~~ Totalendoprothese *(Forts.)*
––– zementiert 5-821.51♦
– Implantation, Hüftgelenk 5-820.02♦
Hybrid-Tumorprothese, Implantation
– Hüftgelenk 5-820.22♦
– Kniegelenk 5-822.92♦
Hybridchirurgie, Anwendung *[nur Zusatzkode!]* 5-98a.0
Hybridprothese, mit Resektion, und
– Ersatz
–– Aorta ascendens 5-384.8
–– Aorta descendens 5-384.8
–– Aortenbogen 5-384.8
– Interposition
–– Aorta ascendens 5-384.8
–– Aorta descendens 5-384.8
–– Aortenbogen 5-384.8
Hydraulisch
– Analsphinkter, künstlich
–– Implantation 5-496.90
–– Wechsel, Komponente
––– 2 5-496.a3
––– alle 5-496.a4
– Penisprothese
–– Implantation 5-649.51
–– Wechsel
––– isoliert
–––– Ballon 5-649.b3
–––– Pumpe 5-649.b2
–––– Reservoir 5-649.b3
–––– Schwellkörperimplantat 5-649.b4
–––– Zylinder 5-649.b4
––– vollständig, in
–––– hydraulische Prothese 5-649.b1
–––– semirigide Prothese 5-649.b0
Hydrocele – s.a. Hydrozele
Hydrocele funiculi spermatici, Operation 5-630.5♦
Hydrocele testis
– Aspiration, perkutan, diagnostisch 1-847.2♦
– Operation 5-611♦
– Punktion, perkutan, diagnostisch 1-847.2♦
Hydrodiskektomie, Bandscheibe 5-831.8
Hydrodynamisch, Thrombektomiesystem, Verwendung *[nur Zusatzkode!]* 8-83b.4
Hydrogel-beschichtet, Metallspirale, normallang, zur selektiven Embolisation *[nur Zusatzkode!]* 8-83b.30
Hydrogelschaum, polymerisierend, Einführung, bronchoskopisch, Subsegment, pulmonal
– 1 5-339.70
– 2 5-339.71
– 3 5-339.72
– 4 oder mehr 5-339.73
Hydrokolloidverband 8-191.5
Hydropertubation, zur Insufflation, Tuba uterina 5-667.2
Hydrophob
– mittelmolekular, Substanz, Entfernung, durch Adsorption 8-821.2
– niedrigmolekular, Substanz, Entfernung, durch Adsorption 8-821.2
– Substanz, Entfernung, durch Adsorption 8-821.2
Hydrostatisch, Desinvagination 8-122.0
Hydrozele – s.a. Hydrocele
Hydrozelenpunktion, Geschlechtsorgan, männlich, perkutan, therapeutisch 8-156.0♦
Hygroma cysticum, Exzision 5-401.c
Hymen, Raffung 5-706.1
Hymenektomie 5-702.0
Hymenotomie 5-701.0
Hyperalimentation, enteral, therapeutisch, als medizinische Hauptbehandlung 8-015.2
Hyperbar, Oxygenation
– bis unter 145 Minuten
–– mit Intensivüberwachung 8-721.1
–– ohne Intensivüberwachung 8-721.0
– 145 bis 280 Minuten
–– mit Intensivüberwachung 8-721.2
–– ohne Intensivüberwachung 8-721.4
– mehr als 280 Minuten, mit Intensivüberwachung 8-721.3
Hypertherm
– Chemoperfusion, intrahepatisch, offen 5-506.30
– Chemotherapie, intrathorakal 8-546.1
Hypertherme intraperitoneale Chemotherapie 8-546.0
Hyperthermie
– Ganzkörper-, im Rahmen einer onkologischen Therapie 8-602
– interstitiell, im Rahmen einer onkologischen Therapie 8-603
– intrakavitär, im Rahmen einer onkologischen Therapie 8-603
– oberflächlich, lokal, im Rahmen einer onkologischen Therapie 8-600.0
– Planung, computergestützt 8-604
– Teilkörper-, im Rahmen einer onkologischen Therapie 8-601
– Tiefen-, im Rahmen einer onkologischen Therapie 8-600.1
– zur Destruktion, Gewebe, Prostata, transurethral 5-601.34
Hypoallergen
– Knochenersatzmaterial, Verwendung *[nur Zusatzkode!]* 5-931.0
–– bei Prothesen *[nur Zusatzkode!]* 5-829.e
– Knorpelersatzmaterial, Verwendung *[nur Zusatzkode!]* 5-931.0
– Osteosynthesematerial, Verwendung *[nur Zusatzkode!]* 5-931.0
–– bei Prothesen *[nur Zusatzkode!]* 5-829.e
Hypoglosso-fazial, Anastomose, Nerv 5-058.0♦
Hypoglossusnerv, Stimulation, durch System
– Ersteinstellung 8-631.30
– Nachprogrammierung 8-631.31

Hypoglossusnerv-Stimulation, System
– Implantation, mit Implantation, Neurostimulationselektrode 5-059.c7
– Wechsel, mit Wechsel, Neurostimulationselektrode 5-059.c7
Hypoglossusnerv-Stimulationssystem, Verwendung, mit Positionierung eines interkostalen Drucksensors zur Detektion des Atemsignals *[nur Zusatzkode!]* 5-059.h3
Hypopharyngoskopie
– direkt
–– mit flexiblem Endoskop im Schlaf 1-611.01
––– unter Sedierung 1-611.01
–– mit Schlafendoskopie 1-611.01
–– ohne weitere Maßnahmen 1-611.00
– indirekt 1-611.1
– mit Probeexzision 1-422.1
Hypopharynx
– Biopsie
–– durch Inzision 1-547
–– ohne Inzision 1-422.1
– Endosonographie 3-050
– Perforation, Verschluss 5-294.2
Hypophyse
– Aspirationsbiopsie 1-406.0
– Biopsie
–– perkutan 1-406.0
––– mit Steuerung durch bildgebende Verfahren 1-407.0
–– stereotaktisch 1-515.0
–– transseptal, durch Inzision 1-514.0
–– transsphenoidal, durch Inzision 1-514.0
– Exzision, intrasellär
–– partiell 5-075.0
–– total 5-075.1
– Gewebe
–– extrasellär
––– Exzision 5-075.2
–––– mit Präparation, Nachbargewebe, infiltriert 5-075.3
––– Resektion 5-075.2
–––– mit Präparation, Nachbargewebe, infiltriert 5-075.3
–– Exzision, kombinierte intra- und extrasellär 5-075.4
–– Resektion, kombiniert intra- und extrasellär 5-075.4
– Infundibulektomie 5-075.2
– Inzision 5-076
–– mit Drainage 5-076
– Nadelbiopsie, perkutan 1-406.0
– Punktion 1-859.x
– Resektion, intrasellär
–– partiell 5-075.0
–– total 5-075.1
Hypophysektomie
– subtotal 5-075.0
– total 5-075.1
Hypophysenstiel, Durchtrennung 5-076
Hyposensibilisierung, mit
– Bienengift 8-030.0 ►
Hyposensibilisierung, mit *(Forts.)*
– Wespengift 8-030.0
Hypospadia coronaria, Meatoglanduloplastik 5-645.0
Hypothermiebehandlung
– durch Kühlung, nasopharyngeal 8-607.2
– invasiv, durch Anwendung, Kühlkatheter, speziell 8-607.0
– nichtinvasiv, durch Anwendung, Speziallagerungssystem 8-607.1
Hysterektomie
– abdominal 5-683.00
–– zur Transplantation, bei einer Lebendspenderin 5-683.40
– endoskopisch, zur Transplantation, bei einer Lebendspenderin 5-683.43
– Hemi-, bei Uterus bicornis
–– abdominal, offen 5-682.20
–– durch Umsteigen endoskopisch – offen chirurgisch 5-682.22
–– endoskopisch 5-682.21
–– laparoskopisch 5-682.21
– laparoskopisch 5-683.03
–– zur Transplantation, bei einer Lebendspenderin 5-683.43
– mit
–– Präparation, retroperitoneal
––– mit Salpingoovariektomie
–––– beidseitig 5-683.7
–––– einseitig 5-683.6
––– ohne Salpingoovariektomie 5-683.5
–– Salpingoovariektomie
––– beidseitig
–––– abdominal 5-683.20
–––– durch Umsteigen
––––– endoskopisch – offen chirurgisch 5-683.24
––––– vaginal – offen chirurgisch 5-683.25
–––– laparoskopisch 5-683.23
–––– vaginal 5-683.21
––––– laparoskopisch assistiert 5-683.22
––– einseitig
–––– abdominal 5-683.10
–––– durch Umsteigen
––––– endoskopisch – offen chirurgisch 5-683.14
––––– vaginal – offen chirurgisch 5-683.15
–––– laparoskopisch 5-683.13
–––– vaginal 5-683.11
––––– laparoskopisch assistiert 5-683.12
– offen
–– mit Salpingoovariektomie
––– beidseitig 5-683.20
––– einseitig 5-683.10
–– ohne Salpingoovariektomie 5-683.00
–– zur Transplantation, bei einer Lebendspenderin 5-683.40
– ohne Salpingoovariektomie, durch Umsteigen
–– endoskopisch – offen chirurgisch 5-683.04
–– vaginal – offen chirurgisch 5-683.05 ►

H

Hysterektomie *(Forts.)*
– vaginal 5-683.01
–– laparoskopisch assistiert 5-683.02
––– zur Transplantation, bei einer Lebendspenderin 5-683.42
–– zur Transplantation, bei einer Lebendspenderin 5-683.41
– zur Transplantation, bei einer Lebendspenderin, durch Umsteigen
–– endoskopisch – offen chirurgisch 5-683.44
–– vaginal – offen chirurgisch 5-683.45
Hysterosalpingographie 3-13h
Hysterosalpingoskopie, diagnostisch 1-673
Hysteroskopie
– diagnostisch 1-672
– zur
–– Fremdkörperentfernung 8-100.d
–– Katheterisierung, Tuba uterina 8-149.2♦
Hysteroskopisch, Exzision
– Septum, Uterus, kongenital 5-681.11
–– laparoskopisch assistiert 5-681.12
–– sonographisch assistiert 5-681.13
– Synechie, Endometrium, Uterus 5-681.01
Hysterotomie 5-680

– I –

IABP [Intraaortale Ballonpumpe]
– Explantation, offen – s.a. Entfernung, Ballonpumpe, intraaortal 5-376.01
– Implantation, offen – s.a. Implantation, Ballonpumpe, intraaortal, offen 5-376.00
Ibritumomab Tiuxetan (90Y), Applikation, parenteral 6-003.6
Ibrutinib, Applikation, oral
– 1.400 mg bis unter 2.100 mg 6-007.e0
– 2.100 mg bis unter 2.800 mg 6-007.e1
– 2.800 mg bis unter 3.500 mg 6-007.e2
– 3.500 mg bis unter 4.200 mg 6-007.e3
– 4.200 mg bis unter 4.900 mg 6-007.e4
– 4.900 mg bis unter 5.600 mg 6-007.e5
– 5.600 mg bis unter 6.300 mg 6-007.e6
– 6.300 mg bis unter 7.000 mg 6-007.e7
– 7.000 mg bis unter 8.400 mg 6-007.e8
– 8.400 mg bis unter 9.800 mg 6-007.e9
– 9.800 mg bis unter 11.200 mg 6-007.ea
– 11.200 mg bis unter 12.600 mg 6-007.eb
– 12.600 mg bis unter 14.000 mg 6-007.ec
– 14.000 mg bis unter 16.800 mg 6-007.ed
– 16.800 mg bis unter 19.600 mg 6-007.ee
– 19.600 mg bis unter 22.400 mg 6-007.ef
– 22.400 mg bis unter 25.200 mg 6-007.eg
– 25.200 mg oder mehr 6-007.eh
Icatibant, Applikation, parenteral 6-005.4
ICE – s.a. Echokardiographie, intrakardial 3-05g.2
Idarucizumab, Applikation, parenteral 6-008.f
Idelalisib, Applikation, oral 6-007.f
Identifikation
– MRD-Marker, patientenspezifisch, molekulargenetisch 1-991.0
– und Herstellung, molekulargenetisch, Marker, patientenspezifisch, Bestimmung, Resttumorlast 1-991.0
Identifizierung, Hirnareal, für
– Motorik
–– durch Magnetstimulation, navigiert, transkraniell [nTMS] 1-20c.0
– Sprache
–– durch Magnetstimulation, navigiert, transkraniell [nTMS] 1-20c.1
Ileoanal, Anastomose, bei
– Kolektomie, offen
–– mit
––– Proktomukosektomie
–––– mit Reservoir 5-456.23
–––– ohne Reservoir 5-456.24
––– Reservoir 5-456.03
–– ohne Reservoir 5-456.04
– Proktokolektomie, offen
–– mit Reservoir 5-456.13
–– ohne Reservoir 5-456.14
Ileoascendostomie 5-459.2
Ileoektomie
– durch Umsteigen laparoskopisch – offen chirurgisch 5-454.62
– laparoskopisch 5-454.61
– offen 5-454.60
Ileojejunal, Bypass, Anlegen 5-459.0
Ileokoloskopie
– Doppel-Ballon- *[nur Zusatzkode!]* 1-657
– durch motorisierte Spiral-Endoskopie *[nur Zusatzkode!]* 1-658
– durch Push-and-pull-back-Technik *[nur Zusatzkode!]* 1-657
Ileopankreatostomie 5-523.x
Ileoproktostomie 5-459.2
Ileorektal, Anastomose 5-459.2
– bei
–– Kolektomie, offen
––– mit
–––– Proktomukosektomie
––––– mit Reservoir 5-456.21
––––– ohne Reservoir 5-456.22
–––– Reservoir 5-456.01
––– ohne Reservoir 5-456.02
–– Proktokolektomie, offen
––– mit Reservoir 5-456.11
––– ohne Reservoir 5-456.12
Ileorektostomie 5-459.2
Ileorrhaphie 5-467.02
Ileosigmoidostomie 5-459.2
Ileoskopie
– bei Koloskopie, total, diagnostisch 1-650.2
– diagnostisch, über Stoma 1-652.0
Ileostoma
– doppelläufig
–– Anlegen, als selbständiger Eingriff
––– durch Umsteigen laparoskopisch – offen chirurgisch 5-460.12
––– laparoskopisch 5-460.11
––– offen 5-460.10
–– Rückverlagerung 5-465.1
– endständig, Wiederherstellung, Kontinuität 5-466.1
Ileostomie
– Anlegen, im Rahmen eines anderen Eingriff *[nur Zusatzkode!]* 5-462.1
– bei
–– Kolektomie
––– laparoskopisch 5-456.07
–––– mit Proktomukosektomie 5-456.27
––– offen 5-456.00
–––– mit Proktomukosektomie 5-456.20
–– Proktokolektomie
––– laparoskopisch 5-456.17
––– offen 5-456.10
– Cholezysto-
–– durch Umsteigen laparoskopisch – offen chirurgisch 5-512.x2
–– endoskopisch 5-512.x3
–– laparoskopisch 5-512.x1
–– offen 5-512.x0 ►

I

Ileostomie *(Forts.)*
– endständig, Anlegen
–– durch Umsteigen laparoskopisch – offen chirurgisch, als selbständiger Eingriff 5-461.52
–– laparoskopisch, als selbständiger Eingriff 5-461.51
–– offen, als selbständiger Eingriff 5-461.50
– Vergrößerung, plastisch 5-464.02
– Verschluss
–– endoskopisch 5-467.22
–– offen 5-467.12
Ileotomie 5-450.1
Ileotransversostomie 5-459.2
– Seit-zu-Seit-, palliativ 5-459.2
Ileozäkalresektion
– durch Umsteigen laparoskopisch – offen chirurgisch 5-455.27
– laparoskopisch, mit
–– Anastomose 5-455.25
–– Enterostoma 5-455.26
– offen, mit
–– Anastomose 5-455.21
–– Anastomosen-Anus praeter 5-455.24
–– Enterostoma und Blindverschluss 5-455.22
–– zwei Enterostomata 5-455.23
Ileozäkalreservoir, Anlegen
– laparoskopisch, zur Harnableitung, kutan 5-566.11
– offen, zur Harnableitung, kutan 5-566.10
Ileozäkektomie
– laparoskopisch 5-455.25
–– mit Enterostoma 5-455.26
– offen 5-455.21
–– mit Anastomosen-Anus praeter 5-455.24
Ileozäkostomie 5-459.2
Ileozäkum, zur Rekonstruktion, Harnblase
– laparoskopisch 5-577.21
– offen 5-577.20
Ileum – s.a. Darm, Dünndarm
– Anastomose, Revision 5-467.52
– Ausschaltung, als selbständiger Eingriff 5-453.1
– Biopsie, durch Inzision 1-555.1
– Desinvagination, intraabdominal 5-468.02
– Endoskopie, diagnostisch 1-636.0
–– durch motorisierte Spiral-Endoskopie 1-636.2
–– durch Push-and-pull-back-Technik 1-636.1
– Enterolithotomie 5-450.1
– Enterostoma
–– Abtragung, Teil, vorverlagert 5-464.32
–– Einengung, plastisch 5-464.12
–– Erweiterung, plastisch 5-464.02
–– Neueinpflanzung 5-464.22
–– Umwandlung, in
––– Kock-Pouch 5-464.42
––– Stoma, kontinent 5-464.42
– Entfernung, Gallenstein, offen, durch Inzision 5-450.1
– Fistelverschluss
–– endoskopisch 5-467.22
–– offen 5-467.12 ►

Ileum – s.a. Darm, Dünndarm *(Forts.)*
– Fremdkörperentfernung 5-450.1
– Hernienkorrektur, parastomal 5-464.52
– Inzision 5-450.1
– Naht, nach Verletzung 5-467.02
– Rekonstruktion, durch
–– Erweiterungsplastik 5-467.32
–– Transplantation, Dünndarm 5-467.62
–– Verschmälerungsplastik 5-467.42
– Reposition
–– Invagination, offen 5-468.02
–– Volvulus 5-468.12
– Resektion
–– Dünndarmanastomose
––– durch Umsteigen laparoskopisch – offen chirurgisch 5-454.22
––– laparoskopisch 5-454.21
––– offen 5-454.20
–– durch Umsteigen laparoskopisch – offen chirurgisch 5-454.62
–– laparoskopisch 5-454.61
–– offen 5-454.60
– Retransplantation, während desselben stationären Aufenthaltes 5-467.92
– Segmentresektion
–– durch Umsteigen laparoskopisch – offen chirurgisch 5-454.22
–– exteriorisiert 5-464.32
–– laparoskopisch 5-454.21
––– zur Transplantation 5-454.21
–– offen 5-454.20
––– zur Transplantation 5-454.20
–– zur Transplantation, durch Umsteigen laparoskopisch – offen chirurgisch 5-454.22
– Teilresektion
–– durch Umsteigen laparoskopisch – offen chirurgisch 5-454.62
–– laparoskopisch 5-454.61
––– zur Transplantation 5-454.61
–– offen 5-454.60
––– zur Transplantation 5-454.60
–– zur Transplantation, durch Umsteigen laparoskopisch – offen chirurgisch 5-454.62
– Volvulus, Detorsion, intraabdominal 5-468.12
– zur Rekonstruktion, Harnblase, laparoskopisch 5-577.01
Ileumreservoir
– Anlegen 5-467.72
–– laparoskopisch, zur Harnableitung, kutan 5-566.01
–– offen, zur Harnableitung, kutan 5-566.00
– Revision 5-467.82
Ileumschlinge, Isolation, als selbständiger Eingriff 5-453.1
Iliakal
– Ausräumung, Lymphknoten, mehrere, Region, 1, im Rahmen einer anderen Operation *[nur Zusatzkode!]* 5-406.3♦
– Lymphadenektomie
–– radikal, im Rahmen einer anderen Operation *[nur Zusatzkode!]* 5-407.2♦ ►

Iliakal *(Forts.)*
~ Lymphadenektomie *(Forts.)*
–– regional
––– im Rahmen einer anderen Operation *[nur Zusatzkode!]* 5-406.3♦
––– laparoskopisch, als selbständiger Eingriff 5-402.8♦
––– offen, als selbständiger Eingriff 5-402.3♦
–– systematisch, im Rahmen einer anderen Operation *[nur Zusatzkode!]* 5-407.2♦
– Lymphknoten
–– Biopsie
––– durch Inzision 1-586.5♦
––– perkutan 1-425.5♦
–––– mit Steuerung durch bildgebende Verfahren 1-426.5♦
–– einzeln, Exzision
––– laparoskopisch
–––– mit
––––– Farbmarkierung 5-401.92♦
––––– kombinierter Radionuklid- und Farbmarkierung 5-401.93♦
––––– Radionuklidmarkierung 5-401.91♦
–––– ohne Markierung 5-401.90♦
––– offen
–––– mit
––––– Farbmarkierung 5-401.42♦
––––– kombinierter Radionuklid- und Farbmarkierung 5-401.43♦
––––– Radionuklidmarkierung 5-401.41♦
–––– ohne Markierung 5-401.40♦
–– Nadelbiopsie, perkutan 1-425.5♦
– Sentinel-Lymphonodektomie
–– laparoskopisch, mit
––– Farbmarkierung 5-401.92♦
––– kombinierter Radionuklid- und Farbmarkierung 5-401.93♦
––– Radionuklidmarkierung 5-401.91♦
–– offen, mit
––– Farbmarkierung 5-401.42♦
––– kombinierter Radionuklid- und Farbmarkierung 5-401.43♦
––– Radionuklidmarkierung 5-401.41♦
– Stent-Prothese, Implantation
–– endovaskulär
––– Arterie, Becken, ohne Seitenarm
–––– 1 5-38a.43
–––– 2 5-38a.44
–––– 3 5-38a.46
–––– 4 5-38a.47
–––– 5 5-38a.48
–––– 6 oder mehr 5-38a.49
––– mit einem Seitenarm, in Arterien des Beckens 5-38a.41♦
–– perkutan-transluminal
––– Arterie, Becken, ohne Seitenarm 5-38a.43
–––– 2 5-38a.44
–––– 3 5-38a.46
–––– 4 5-38a.47
–––– 5 5-38a.48
–––– 6 oder mehr 5-38a.49 ►

Iliakal *(Forts.)*
~ Stent-Prothese, Implantation *(Forts.)*
~~ perkutan-transluminal *(Forts.)*
––– mit einem Seitenarm, in Arterien des Beckens 5-38a.41♦
– und paraaortal, Lymphadenektomie, radikal, laparoskopisch, als selbständiger Eingriff 5-404.e♦
Iliakalvene
– Phlebographie 3-612.4
– Subtraktionsangiographie, digital 3-612.4
Iliocrural
– Bypass, Anlegen 5-393.46♦
– Shunt, Anlegen 5-393.46♦
Iliofemoral
– Bypass, Anlegen 5-393.42♦
– Dacron-Bypass, Anlegen 5-393.42♦
– Shunt, Anlegen 5-393.42♦
Ilioiliakal
– Bypass, Anlegen 5-393.41♦
– Shunt, Anlegen 5-393.41♦
Iliopopliteal
– Bypass, Anlegen 5-393.43♦
–– oberhalb des Kniegelenkes 5-393.44♦
–– unterhalb des Kniegelenkes 5-393.45♦
– Shunt, Anlegen 5-393.43♦
–– oberhalb des Kniegelenkes 5-393.44♦
–– unterhalb des Kniegelenkes 5-393.45♦
Iliosakralgelenk
– Abrasionsarthroplastik
–– arthroskopisch 5-812.fe♦
–– offen 5-801.he♦
– Arthrodese, offen 5-808.0♦
– Arthrolyse
–– arthroskopisch 5-810.2e♦
–– offen 5-800.6e♦
– Arthrorise, offen 5-809.1e♦
– Arthrotomie, offen 5-800.0e♦
– Bandrest, Resektion, offen 5-800.ce♦
– Chondrogenese, matrixinduziert, autogen, arthroskopisch 5-812.ge♦
– Chondroplastik
–– arthroskopisch 5-812.ee♦
–– offen 5-801.ge♦
– Chondrozytentransplantation, matrixinduziert, autogen
–– arthroskopisch 5-812.he♦
–– offen 5-801.ke♦
– Débridement, offen 5-800.3e♦
– Durchtrennung, Band
–– arthroskopisch 5-819.0e♦
–– offen 5-809.0e♦
– Einlegen, Medikamententräger
–– arthroskopisch 5-810.7e♦
–– offen 5-800.ae♦
– Entfernung
–– Fragment, osteochondral
––– arthroskopisch 5-810.4e♦
––– offen 5-800.8e♦
–– Gelenkkörper, frei
––– arthroskopisch 5-810.4e♦ ►

Iliosakralgelenk *(Forts.)*
~ Entfernung *(Forts.)*
~~ Gelenkkörper, frei *(Forts.)*
––– offen 5-800.8e♦
–– Medikamententräger
––– arthroskopisch 5-810.8e♦
––– offen 5-800.be♦
–– Osteosynthesematerial, arthroskopisch 5-810.3e♦
–– Verkalkung, periartikulär
––– arthroskopisch 5-810.5e♦
––– offen 5-800.7e♦
– Eröffnung, Knochen, subchondral
–– arthroskopisch 5-812.fe♦
––– mit Einbringen, Implantat, azellulär 5-812.ge♦
–––– mit homologem Vollblut angereichert 5-812.me♦
–– offen 5-801.he♦
––– mit Einbringen, Implantat, azellulär 5-801.ne♦
–––– mit homologem Vollblut angereichert 5-801.pe♦
– Exzision, Knorpel
–– arthroskopisch 5-812.0e♦
–– offen 5-801.0e♦
– Fixation
–– perkutan, temporär 5-809.4e♦
–– temporär, offen 5-809.2e♦
– Fremdkörperentfernung
–– arthroskopisch 5-810.4e♦
–– offen 5-800.8e♦
– Gelenkmobilisation, arthroskopisch 5-810.2e♦
– Gelenkspülung
–– arthroskopisch, mit Drainage
––– aseptisch 5-810.0e♦
––– septisch 5-810.1e♦
–– offen, mit Drainage
––– aseptisch 5-800.1e♦
––– septisch 5-800.2e♦
– Glättung, Knorpel
–– arthroskopisch 5-812.ee♦
–– mechanisch, offen 5-801.ge♦
– Implantation
–– Gewebekultur, in-vitro-hergestellt
––– arthroskopisch 5-812.ae♦
––– offen 5-801.ce♦
–– Knorpelersatz, metallisch, nicht-patientenindividuell, offen 5-801.me♦
– Kapsulotomie, offen 5-800.0e♦
– Knorpeltransplantation
–– arthroskopisch 5-812.9e♦
–– offen 5-801.be♦
– Kryodenervation 5-83a.2
– Luxation, Reposition
–– geschlossen
––– durch
–––– Draht 5-79a.1e♦
–––– Fixateur externe 5-79a.6e♦
––––– mit interner Osteosynthese 5-79a.7e♦
–––– Materialkombination 5-79a.8e♦ ►

Iliosakralgelenk *(Forts.)*
~ Luxation, Reposition *(Forts.)*
~~ geschlossen *(Forts.)*
~~~ durch *(Forts.)*
–––– Schraube 5-79a.0e♦
–––– Zuggurtung/Cerclage 5-79a.1e♦
––– ohne Osteosynthese 8-201.e♦
–– offen
––– durch
–––– Draht 5-79b.1e♦
–––– Fixateur externe 5-79b.6e♦
––––– mit interner Osteosynthese 5-79b.7e♦
–––– Klammer 5-79b.ee♦
–––– Materialkombination 5-79b.8e♦
–––– Platte 5-79b.2e♦
–––– Schraube 5-79b.0e♦
–––– Zuggurtung/Cerclage 5-79b.1e♦
––– ohne Osteosynthese 5-79b.he♦
– Mikrofrakturierung
–– arthroskopisch 5-812.fe♦
–– offen 5-801.he♦
– Pridie-Bohrung
–– arthroskopisch 5-812.fe♦
–– offen 5-801.he♦
– Punktion, perkutan, therapeutisch 8-158.e♦
– Refixation, Fragment, osteochondral
–– arthroskopisch 5-812.3e♦
–– offen 5-801.3e♦
– Resektion
–– Band
––– arthroskopisch 5-810.9e♦
––– offen 5-800.ce♦
–– Bandrest, arthroskopisch 5-810.9e♦
–– Osteophyt 5-812.ke♦
– Spongiosaplastik, subchondral, offen, mit Fixation, Fragment 5-801.4e♦
– Spülung, therapeutisch 8-178.e♦
– Synovialektomie
–– partiell
––– arthroskopisch 5-811.2e♦
––– offen 5-800.4e♦
–– total
––– arthroskopisch 5-811.3e♦
––– offen 5-800.5e♦
– Thermokoagulation 5-83a.2
– Versorgung, Fraktur, arthroskopisch assistiert *[nur Zusatzkode!]* 5-810.6e♦
– Wechsel, Medikamententräger
–– arthroskopisch 5-810.7e♦
–– offen 5-800.ae♦
– Zystenexstirpation, offen 5-800.9e♦
Ilisarov, Ringfixateur, bei Umstellung, Tibia, distal, valgisierend, diaphysär 5-781.0n♦ 5-786.m
Imatinib, Applikation, oral
– 800 mg bis unter 1.200 mg, bei Patienten unter 15 Jahren 6-001.g0
– 1.200 mg bis unter 2.000 mg, bei Patienten unter 15 Jahren 6-001.g1
– 2.000 mg bis unter 2.800 mg, bei Patienten unter 15 Jahren 6-001.g2
– 2.800 mg bis unter 4.000 mg 6-001.g3 ►
~~~

Imatinib, Applikation, oral *(Forts.)*
– 4.000 mg bis unter 5.200 mg 6-001.g4
– 5.200 mg bis unter 6.400 mg 6-001.g5
– 6.400 mg bis unter 7.600 mg 6-001.g6
– 7.600 mg bis unter 8.800 mg 6-001.g7
– 8.800 mg bis unter 11.200 mg 6-001.g8
– 11.200 mg bis unter 13.600 mg 6-001.g9
– 13.600 mg bis unter 16.000 mg 6-001.ga
– 16.000 mg bis unter 18.400 mg 6-001.gb
– 18.400 mg bis unter 20.800 mg 6-001.gd
– 20.800 mg bis unter 23.200 mg 6-001.ge
– 23.200 mg bis unter 25.600 mg 6-001.gf
– 25.600 mg bis unter 30.400 mg 6-001.gg
– 30.400 mg bis unter 35.200 mg 6-001.gh
– 35.200 mg oder mehr 6-001.gj
Imiglucerase, Enzymersatztherapie 6-003.7
Immobilisation, bei Reposition, geschlossen
– Fraktur, Wirbelsäule
–– bei Beteiligung, Rückenmark, ohne Osteosynthese 8-202.2
–– ohne Osteosynthese 8-202.1
– Luxation, Wirbelsäule
–– bei Beteiligung, Rückenmark, ohne Osteosynthese 8-202.2
–– ohne Osteosynthese 8-202.1
Immunadsorption, mit
– ersteingesetzter regenerierbarer Säule, zur Entfernung von
–– Immunglobulinen 8-821.10
–– Immunkomplexen 8-821.10
– mehrfach eingesetzter regenerierbarer Säule, zur Entfernung von
–– Immunglobulinen 8-821.11
–– Immunkomplexen 8-821.11
– nicht-regenerierbarer Säule, zur Entfernung von
–– Immunglobulinen 8-821.0
–– Immunkomplexen 8-821.0
Immunmodulator
– Harnblase, Therapie, lokoregional 8-541.4
– Instillation
–– arteriell 8-541.6
–– in
––– Harnblase 8-541.4
––– Pleurahöhle 8-541.2♦
–– intraperitoneal 8-541.3
–– intrathekal 8-541.0
–– intrazerebral 8-541.1
–– Nierenbecken 8-541.5♦
– Nierenbecken, Therapie, lokoregional 8-541.5♦
– Pleurahöhle, Therapie, lokoregional 8-541.2♦
– Therapie, lokoregional
–– arteriell 8-541.6
–– intraperitoneal 8-541.3
–– intrathekal 8-541.0
–– intrazerebral 8-541.1
– zur Immuntherapie 8-547.2
Immunsuppression
– intravenös 8-547.30
– nicht-intravenös 8-547.31
Immuntherapie
– allergologisch, spezifisch, mit
–– Bienengift 8-030.0
–– Wespengift 8-030.0
– mit
–– Antikörper
––– modifiziert 8-547.1
––– nicht-modifiziert 8-547.0
–– Immunmodulator 8-547.2
Immunzytochemisch, Detektion
– CTCs, bei Anreicherung, automatisiert 1-993
– Tumorzellen, zirkulierend, bei Anreicherung, automatisiert 1-993
Impedanz-Planimetrie des Ösophagus 1-313.2
Impedanztomographie, elektrisch 3-903
Implantat
– AB0-kompatibel, allogen *[nur Zusatzkode!]* 5-930.20
– AB0-nichtkompatibel, allogen *[nur Zusatzkode!]* 5-930.21
– allogen
–– AB0-kompatibel *[nur Zusatzkode!]* 5-930.20
–– AB0-nichtkompatibel *[nur Zusatzkode!]* 5-930.21
–– dezellularisiert *[nur Zusatzkode!]* 5-930.22
–– ohne weitere Spezifikation *[nur Zusatzkode!]* 5-930.2w
– alloplastisch *[nur Zusatzkode!]* 5-930.4
–– bei Plastik, Gingiva 5-241.3
–– Einführung, bei Wechsel, Orbitaimplantat 5-165.30♦
– autogen
–– mit externer In-vitro-Aufbereitung *[nur Zusatzkode!]* 5-930.01
–– ohne externe In-vitro-Aufbereitung *[nur Zusatzkode!]* 5-930.00
– computerassistiert vorgefertigt
–– aus nicht-resorbierbarem mikroporösem Material, zur Rekonstruktion, Hirnschädel
––– mit Beteiligung, Gesichtsschädel, ab 3 Regionen, mit fibrovaskulärer Integration 5-020.6e
––– ohne Beteiligung, Gesichtsschädel, mit fibrovaskulärer Integration, bei
–––– einfachem Defekt 5-020.74
–––– großem Defekt 5-020.75
–– Rekonstruktion
––– Gesichtsschädel
–––– bis zu 2 Regionen 5-020.65
––––– aus nicht-resorbierbarem mikroporösem Material, mit fibrovaskulärer Integration 5-020.6b
–––– ab 3 Regionen 5-020.66
––– Hirnschädel, mit Beteiligung
–––– Orbita, bis zu 2 Regionen, aus nicht-resorbierbarem mikroporösem Material, mit fibrovaskulärer Integration 5-020.6d
–––– Sinus frontalis, bis zu 2 Regionen, aus nicht-resorbierbarem mikroporösem Material, mit fibrovaskulärer Integration 5-020.6d ►

Implantat *(Forts.)*
~ computerassistiert vorgefertigt *(Forts.)*
~~ Rekonstruktion *(Forts.)*
~~~ Hirnschädel, mit Beteiligung *(Forts.)*
–––– Temporalregion, bis zu 2 Regionen, aus nicht-resorbierbarem mikroporösem Material, mit fibrovaskulärer Integration 5-020.6d
–– zur Rekonstruktion, Hirnschädel, mit Beteiligung
––– Gesichtsschädel, ab 3 Regionen 5-020.68
––– Orbita, Temporalregion oder frontalem Sinus, bis zu 2 Regionen 5-020.67
– Diaphyse
–– Implantation, bei Neubildung, bösartig *[nur Zusatzkode!]* 5-829.c
–– Wechsel, bei Neubildung, bösartig *[nur Zusatzkode!]* 5-829.c
– einfach, zur Rekonstruktion
–– Gesichtsschädel 5-020.61
–– Hirnschädel, und Gesichtsschädel 5-020.61
– Einführung
–– Gesicht, mehrere Teilbereiche, Gesicht, Epithese 5-77a.03♦
–– Kochlea, mit
––– Einzelelektrode
–––– gehörerhaltend 5-209.25♦
–––– nicht-gehörerhaltend 5-209.24♦
––– Elektrode, mehrere 5-209.23♦
–– Mastoid, Gesicht, Epithese 5-77a.00♦
–– Nase, Gesicht, Epithese 5-77a.02
–– Ohr, Gesicht, Epithese 5-77a.00♦
–– Orbita, Gesicht, Epithese 5-77a.01♦
–– zur
––– DACI 5-209.f♦
––– Stimulation, Kochlea, akustisch, direkt 5-209.f♦
– Entfernung
–– Akromioklavikulargelenk, arthroskopisch 5-810.31♦
–– Beugesehne
––– Daumen 5-840.h2♦
––– Handgelenk 5-840.h0♦
––– Langfinger 5-840.h1♦
–– Ellenbogengelenk, arthroskopisch 5-810.3t♦
–– Epithese, Gesicht 5-77a.1♦
–– Handgelenk, arthroskopisch 5-810.37♦
–– Herz, offen 5-379.d
–– Hüftgelenk, arthroskopisch 5-810.3g♦
–– Humeroglenoidalgelenk, arthroskopisch 5-810.30♦
–– Humeroradialgelenk, arthroskopisch 5-810.3s♦
–– Humeroulnargelenk, arthroskopisch 5-810.34♦
–– Iliosakralgelenk, arthroskopisch 5-810.3e♦
–– Kniegelenk, arthroskopisch 5-810.3h♦
–– Kochlea 5-209.8♦
–– Koronargefäß, offen 5-379.d
–– Metatarsophalangealgelenk, arthroskopisch 5-810.3q♦ ►

Implantat *(Forts.)*
~ Entfernung *(Forts.)*
–– nach
––– Glaukomoperation 5-169.5♦
––– Korrektur, Trichterbrust 5-349.5
–– Radiokarpalgelenk, arthroskopisch 5-810.38♦
–– Radioulnargelenk
––– distal, arthroskopisch 5-810.36♦
––– proximal, arthroskopisch 5-810.35♦
–– Sprunggelenk
––– oberes, arthroskopisch 5-810.3k♦
––– unteres, arthroskopisch 5-810.3m♦
–– Sternoklavikulargelenk, arthroskopisch 5-810.33♦
–– Strecksehne
––– Daumen 5-840.h5♦
––– Handgelenk 5-840.h3♦
––– Langfinger 5-840.h4♦
–– Symphyse, arthroskopisch 5-810.3f
–– Tarsalgelenk, arthroskopisch 5-810.3n♦
–– Tarsometatarsalgelenk, arthroskopisch 5-810.3p♦
–– Tibiofibulargelenk, proximal, arthroskopisch 5-810.3j♦
–– Ulnokarpalgelenk, arthroskopisch 5-810.39♦
–– Zahn
––– enossal 5-235.7
––– subperiostal 5-235.8
–– Zehengelenk, arthroskopisch 5-810.3r♦
–– zur
––– DACI 5-209.h♦
––– Stimulation, Kochlea, akustisch, direkt 5-209.h♦
– Freilegung
–– Epithese, Gesicht, und Fixation, Distanzhülse 5-77a.2♦
–– Zahn, enossal, mit Aufsetzen, Distanzhülse 5-235.4
– Keilbeinhöhle
–– medikamentefreisetzend, selbstexpandierend, bioresorbierbar
––– Einlegen 5-222.9♦
––– Wechsel 5-222.9♦
–– Mometasonfuroat-freisetzend, selbstexpandierend, bioresorbierbar
––– Einlegen 5-222.9♦
––– Wechsel 5-222.9♦
– Knochen, bei Plastik, Gingiva 5-241.2
– nahtfixiert, bei Filtrationsoperation, zur Senkung, Augeninnendruck, mit Abfluss unter die Bindehaut 5-131.64♦
– nicht
–– nahtfixiert, bei Filtrationsoperation, zur Senkung, Augeninnendruck, mit Abfluss
––– in den
–––– Kammerwinkel 5-131.61♦
–––– suprachorioidealen Raum 5-131.62♦
––– unter die Bindehaut 5-131.63♦
–– verankert, interpositionell
––– Entfernung, Kniegelenk 5-823.e♦
––– Implantation, Kniegelenk 5-822.c♦ ►
~~~

Implantat *(Forts.)*
~ nicht *(Forts.)*
~~ verankert, interpositionell *(Forts.)*
––– Wechsel, Kniegelenk 5-823.c♦
– patientenindividuell angefertigt
–– Implantation
––– bei
–––– angeborener Deformität *[nur Zusatzkode!]* 5-829.m
–––– erworbener Deformität *[nur Zusatzkode!]* 5-829.m
–––– knöcherner Defektsituation *[nur Zusatzkode!]* 5-829.m
––– ohne knöcherne Defektsituation, oder angeborene oder erworbene Deformität *[nur Zusatzkode!]* 5-829.p
–– Teilwechsel
––– bei
–––– angeborener Deformität *[nur Zusatzkode!]* 5-829.m
–––– erworbener Deformität *[nur Zusatzkode!]* 5-829.m
–––– knöcherner Defektsituation *[nur Zusatzkode!]* 5-829.m
––– ohne knöcherne Defektsituation, oder angeborene oder erworbene Deformität *[nur Zusatzkode!]* 5-829.p
–– Wechsel
––– bei
–––– angeborener Deformität *[nur Zusatzkode!]* 5-829.m
–––– erworbener Deformität *[nur Zusatzkode!]* 5-829.m
–––– knöcherner Defektsituation *[nur Zusatzkode!]* 5-829.m
––– ohne knöcherne Defektsituation, oder angeborene oder erworbene Deformität *[nur Zusatzkode!]* 5-829.p
– primär
–– ballonexpandierbar, bei Implantation, endovaskulär, Ersatz, Aortenklappe 5-35a.03
–– selbstexpandierend, bei Implantation, endovaskulär, Ersatz, Aortenklappe 5-35a.04
– Rekonstruktion
–– Gesichtsschädel, ab 3 Regionen, computerassistiert vorgefertigt, aus nicht-resorbierbarem mikroporösem Material, mit fibrovaskulärer Integration 5-020.6c
–– Rotatorenmanschette, offen 5-805.a♦
– Revision
–– Beugesehne
––– Daumen 5-840.f2♦
––– Handgelenk 5-840.f0♦
––– Langfinger 5-840.f1♦
–– Strecksehne
––– Daumen 5-840.f5♦
––– Handgelenk 5-840.f3♦
––– Langfinger 5-840.f4♦
– selbstexpandierend
–– Entfernung, intersphinktärer Raum 5-496.c2 ►

Implantat *(Forts.)*
~ selbstexpandierend *(Forts.)*
–– Implantation, intersphinktärer Raum 5-496.c0
–– Wechsel, intersphinktärer Raum 5-496.c1
– Siebbein
–– medikamentefreisetzend, selbstexpandierend, bioresorbierbar
––– Einlegen 5-222.9♦
––– Wechsel 5-222.9♦
–– Mometasonfuroat-freisetzend, selbstexpandierend, bioresorbierbar
––– Einlegen 5-222.9♦
––– Wechsel 5-222.9♦
– Stirnhöhle
–– medikamentefreisetzend, selbstexpandierend, bioresorbierbar
––– Einlegen 5-223.8♦
––– Wechsel 5-223.8♦
–– Mometasonfuroat-freisetzend, selbstexpandierend, bioresorbierbar
––– Einlegen 5-223.8♦
––– Wechsel 5-223.8♦
– syngen *[nur Zusatzkode!]* 5-930.1
– vaskulär
–– Entfernung 5-394.4
–– Revision 5-394.2
–– Wechsel in ein vaskuläres Transplantat 5-394.30
– Wechsel
–– Beugesehne
––– Daumen 5-840.g2♦
––– Handgelenk 5-840.g0♦
––– Langfinger 5-840.g1♦
–– Kochlea 5-209.7♦
–– Strecksehne
––– Daumen 5-840.g5♦
––– Handgelenk 5-840.g3♦
––– Langfinger 5-840.g4♦
–– zur
––– DACI 5-209.g♦
––– Stimulation, Kochlea, akustisch, direkt 5-209.g♦
– xenogen *[nur Zusatzkode!]* 5-930.3
– zum Verschluss
–– Anulus-Defekt, über
––– 1 Segment 5-839.g0
––– 2 Segment 5-839.g1
––– 3 oder mehr Segmente 5-839.g2
–– Bandscheibendefekt, über
––– 1 Segment 5-839.g0
––– 2 Segment 5-839.g1
––– 3 oder mehr Segmente 5-839.g2
– zur
–– Anuloplastik, Aortenklappe 5-353.6
–– Augmentation
––– Bandscheibe, über
–––– 1 Segment 5-839.j0
–––– 2 Segmente 5-839.j1
–––– 3 oder mehr Segmente 5-839.j2
––– Nukleus, über
–––– 1 Segment 5-839.j0 ►

I

Implantat *(Forts.)*
~ zur *(Forts.)*
~~ Augmentation *(Forts.)*
~~~ Nukleus, über *(Forts.)*
–––– 2 Segmente 5-839.j1
–––– 3 oder mehr Segmente 5-839.j2
–– Extensionslimitierung, paraspinös, über
––– 1 Segment 5-839.k0
––– 2 Segmente 5-839.k1
––– 3 oder mehr Segmente 5-839.k2
–– Fixierung
––– paraspinös, über
–––– 1 Segment 5-839.k0
–––– 2 Segmente 5-839.k1
–––– 3 oder mehr Segmente 5-839.k2
––– spinös, über
–––– 1 Segment 5-839.k0
–––– 2 Segmente 5-839.k1
–––– 3 oder mehr Segmente 5-839.k2
–– Flexionslimitierung, paraspinös, über
––– 1 Segment 5-839.k0
––– 2 Segmente 5-839.k1
––– 3 oder mehr Segmente 5-839.k2
–– Rekonstruktion
––– Myokard, plastisch 5-374.5
––– Perikard, plastisch 5-374.2
Implantation – s.a. Einlegen
– A. mammaria interna, Herzmuskelgewebe 5-363.5
– Alloprothese
–– mit gewebeverstärkendem Material zur Vergrößerung der Mamma 5-883.01♦
–– ohne gewebeverstärkendes Material zur Vergrößerung der Mamma 5-883.00♦
–– submammär
––– mit gewebeverstärkendem Material zur Vergrößerung der Mamma 5-883.11♦
––– ohne gewebeverstärkendes Material zur Vergrößerung der Mamma 5-883.10♦
–– subpektoral
––– mit gewebeverstärkendem Material zur Vergrößerung der Mamma 5-883.21♦
––– ohne gewebeverstärkendes Material zur Vergrößerung der Mamma 5-883.20♦
– als Korrekturoperation, bei
–– Ektropium 5-093.4♦
–– Entropium 5-093.4♦
– Analsphinkter
–– hydraulisch, künstlich 5-496.90
–– magnetisch, künstlich 5-496.91
– Antiluxationspfannenrand
–– nicht-zementiert, Hüftgelenk 5-820.50♦
–– zementiert, Hüftgelenk 5-820.51♦
– Antireflux-Stimulationssystem, Ösophagus 5-429.r
– Antirefluxsystem, magnetisch
–– durch Umsteigen laparoskopisch – offen chirurgisch 5-429.p2
–– laparoskopisch 5-429.p1
–– offen 5-429.p0 ►

Implantation – s.a. Einlegen *(Forts.)*
– Arthrodesemodul
–– nicht-zementiert, Kniegelenk 5-822.f0♦
–– teilzementiert, Kniegelenk 5-822.f2♦
–– zementiert, Kniegelenk 5-822.f1♦
– Auto-Ossikel, mit Tympanoplastik
–– mit
––– Anlegen, Ohrradikalhöhle 5-195.c1♦
––– Antrotomie 5-195.b1♦
––– Attikoantrotomie 5-195.a1♦
––– Attikotomie 5-195.a1♦
––– Mastoidektomie 5-195.b1♦
–– Typ II bis V 5-195.91♦
– Ballon-Abstandshalter, transperineal, als protektive Maßnahme, vor Prostatabestrahlung 5-609.91
– Ballonpumpe, intraaortal, offen 5-376.00
– Bandscheibenendoprothese
–– 1 Segment 5-839.10
–– 2 Segmente 5-839.11
–– 3 Segmente 5-839.12
–– 4 oder mehr Segmente 5-839.13
– Bestrahlungsmarker
–– Anus 5-499.f
–– Bauchraum
––– endoskopisch 5-549.c1
––– perkutan 5-549.c0
–– Leber
––– endoskopisch 5-509.01
––– perkutan 5-509.00
–– Lunge
––– bronchoskopisch 5-339.91
––– laparoskopisch 5-339.94
––– ösophagoskopisch und/oder gastroskopisch 5-339.92
––– perkutan 5-339.90
––– thorakoskopisch 5-339.93
–– Lymphknoten, einer oder mehrere
––– endoskopisch 5-408.91
––– perkutan 5-408.90
–– Magen, endoskopisch 5-449.w3
–– Ösophagus, endoskopisch 5-42a.00
–– Pankreas
––– endoskopisch 5-529.q1
––– perkutan 5-529.q0
–– Prostata
––– perineal 5-609.a0
––– transrektal 5-609.a1
–– Rektum 5-489.n
– Bifurkationsstent
–– bei Dilatation, bronchoskopisch, an Bronchus und Trachea 5-339.06
–– medikamentefreisetzend, Koronargefäß, perkutan-transluminal 8-837.v
–– nicht-medikamentefreisetzend, Koronargefäß, perkutan-transluminal 8-837.u
–– selbstexpandierend, intrakraniell, perkutan-transluminal 8-84c ►
~~~

Implantation – s.a. Einlegen *(Forts.)*
– CAD-CAM-Prothese
–– bei
––– angeborener Deformität *[nur Zusatzkode!]* 5-829.m
––– erworbener Deformität *[nur Zusatzkode!]* 5-829.m
––– knöcherner Defektsituation *[nur Zusatzkode!]* 5-829.m
–– ohne knöcherne Defektsituation, oder angeborene oder erworbene Deformität *[nur Zusatzkode!]* 5-829.p
– Cavaschirm 5-387.2
– Cheatham-Platinum-Stent
–– gecovert, perkutan-transluminal, A. carotis interna, extrakraniell, mit A. carotis communis
––– 1 8-846.0m♦
––– 2 oder mehr 8-846.1m♦
–– ungecovert, perkutan-transluminal, A. carotis interna, extrakraniell, mit A. carotis communis
––– 1 8-845.0m♦
––– 2 oder mehr 8-845.1m♦
– Defibrillator, mit
–– Einkammer-Stimulation
––– mit atrialer Detektion 5-377.51
––– ohne atriale Detektion 5-377.50
–– Stimulation, biventrikulär
––– mit Vorhofelektrode 5-377.71
––– ohne Vorhofelektrode 5-377.70
–– subkutaner Elektrode 5-377.j
–– Zweikammer-Stimulation 5-377.6
– Demers-Katheter 5-399.5
– Denver-Shunt 5-549.1
– Dibotermin alfa, Knochen
–– 12 mg bis unter 24 mg 6-003.40
–– 24 mg bis unter 36 mg 6-003.41
–– 36 mg oder mehr 6-003.42
– Dopplersonde, zum Monitoring, Gewebetransfer, frei 5-909.3
– Drahtgeflecht, strömungsreduzierend, Koronarsinus, perkutan-transluminal 8-83d.5
– Drucksensor
–– interkostal, zur Detektion des Atemsignals 5-059.86
–– Pulmonalarterie, perkutan-transluminal 8-838.j
– Duokopfprothese, Hüftgelenk
–– nicht-zementiert 5-820.40♦
–– zementiert 5-820.41♦
– Einkanalstimulator
–– Nervensystem, peripher, nicht-wiederaufladbar, vollimplantierbar
––– mit Implantation, Neurostimulationselektrode 5-059.c0
––– ohne Implantation, Neurostimulationselektrode 5-059.g0
–– zur
––– epiduralen Rückenmarkstimulation, nicht-wiederaufladbar, vollimplantierbar
–––– mit Implantation, Neurostimulationselektrode 5-039.e0 ►

Implantation – s.a. Einlegen *(Forts.)*
~ Einkanalstimulator *(Forts.)*
~~ zur *(Forts.)*
~~~ epiduralen Rückenmarkstimulation, nicht-wiederaufladbar, vollimplantierbar *(Forts.)*
–––– ohne Implantation, Neurostimulationselektrode 5-039.n0
––– Hirnstimulation, nicht-wiederaufladbar, vollimplantierbar
–––– mit Implantation, Neurostimulationselektrode 5-028.90
–––– ohne Implantation, Neurostimulationselektrode 5-028.c0
––– Stimulation von Spinalganglien
–––– nicht-wiederaufladbar, vollimplantierbar, mit Implantation, Neurostimulationselektrode 5-039.k0
–––– vollimplantierbar, nicht-wiederaufladbar, ohne Implantation einer Neurostimulationselektrode 5-039.q0
–– Nervensystem, peripher, wiederaufladbar, vollimplantierbar
––– mit Implantation, Neurostimulationselektrode 5-059.ce
––– ohne Implantation, Neurostimulationselektrode 5-059.g5
– Elektrode
–– energieempfangend, endokardial, endokardial, linksventrikulär, Stimulationssystem, kabellos 5-377.m1
–– für ein System zur
––– Hypoglossusnerv-Stimulation 5-059.86
––– Phrenikusnerv-Stimulation 5-059.87
–– Herzschrittmacher
––– extern, temporär 8-641
––– intern, temporär 8-642
–– mehrere
––– intrazerebral, permanent, zur Dauerstimulation 5-014.93
––– permanent
–––– offen, zur epiduralen Dauerstimulation 5-039.37
–––– perkutan, zur epiduralen Dauerstimulation 5-039.35
–– perkutan, Nervensystem, peripher, zur Stimulation, mit Neurostimulator, extrakorporal 5-059.88
–– permanent
––– intrazerebral, zur Dauerstimulation 5-014.92
––– Nervensystem, peripher 5-059.82
––– offen, zur epiduralen Dauerstimulation 5-039.36
––– perkutan, zur epiduralen Dauerstimulation 5-039.34
–––– mit einem extrakorporalen Neurostimulator 5-039.39
–– Stimulator, Vagusnerv 5-059.84
––– kardial 5-059.84
–– subdural
––– bei Implantation, Neurostimulator, zur Vorderwurzelstimulation 5-039.g ►
~~~

Implantation – s.a. Einlegen *(Forts.)*
~ Elektrode *(Forts.)*
~~ subdural *(Forts.)*
––– zur Vorderwurzelstimulation 5-039.8
–– temporär
––– Nervensystem, peripher, zur Teststimulation 5-059.80
––– zur epiduralen Teststimulation 5-039.32
–– zur Stimulation, Spinalganglien 5-039.j0
– Elektroden, mehrere
–– permanent, Nervensystem, peripher 5-059.83
–– temporär
––– Nervensystem, peripher, zur Teststimulation 5-059.81
––– zur epiduralen Teststimulation 5-039.33
–– zur Stimulation von Spinalganglien 5-039.j1
– Embolieprotektionssystem, permanent, Herzohr, links 8-837.s0
– Endoprothese
–– Daumensattelgelenk 5-824.a♦
–– femoral und tibial schaftverankert
––– nicht-zementiert, Kniegelenk 5-822.h0♦
––– teilzementiert, Kniegelenk 5-822.h2♦
––– zementiert, Kniegelenk 5-822.h1♦
–– Fingergelenk
––– 1 5-824.90♦
––– 2 5-824.91♦
––– 3 5-824.92♦
––– 4 5-824.93♦
––– 5 5-824.94♦
––– 6 oder mehr 5-824.95♦
–– Fußwurzel 5-826.1♦
–– Handgelenk 5-824.8♦
–– mit
––– Pfannenkomponente, modular
–––– bei knöcherner Defektsituation *[nur Zusatzkode!]* 5-829.k0
––––– mit
–––––– Knochenersatz *[nur Zusatzkode!]* 5-829.k0
–––––– Knochenteilersatz *[nur Zusatzkode!]* 5-829.k0
–––– und Schaftkomponente, modular
––––– mit einer dem Knochendefekt entsprechenden Länge und Dicke *[nur Zusatzkode!]* 5-829.k4
–––––– mit
––––––– Knochenersatz *[nur Zusatzkode!]* 5-829.k4
––––––– Knochenteilersatz *[nur Zusatzkode!]* 5-829.k4
––––– ohne eine dem Knochendefekt entsprechende Länge und Dicke *[nur Zusatzkode!]* 5-829.k3
–––––– mit
––––––– Knochenersatz *[nur Zusatzkode!]* 5-829.k3
––––––– Knochenteilersatz *[nur Zusatzkode!]* 5-829.k3 ▶

Implantation – s.a. Einlegen *(Forts.)*
~ Endoprothese *(Forts.)*
~~ mit *(Forts.)*
––– Schaftkomponente
–––– modular
––––– mit einer dem Knochendefekt entsprechenden Länge und Dicke *[nur Zusatzkode!]* 5-829.k2
–––––– mit
––––––– Knochenersatz *[nur Zusatzkode!]* 5-829.k2
––––––– Knochenteilersatz *[nur Zusatzkode!]* 5-829.k2
––––– ohne eine dem Knochendefekt entsprechende Länge und Dicke *[nur Zusatzkode!]* 5-829.k1
–––––– mit Knochenersatz *[nur Zusatzkode!]* 5-829.k1
–––––– mit Knochenteilersatz *[nur Zusatzkode!]* 5-829.k1
–– modular, nach Explantation *[nur Zusatzkode!]* 5-829.n
–– Patellarückfläche
––– nicht-zementiert, Kniegelenk 5-822.80♦
––– zementiert, Kniegelenk 5-822.81♦
–– Schulter, teilgekoppelt, konventionell 5-824.20♦
–– Sprunggelenk
––– nicht-zementiert 5-826.00♦
––– zementiert 5-826.01♦
–– teilzementiert, Kniegelenk, mit erweiterter Beugefähigkeit 5-822.j2♦
–– Vorfuß 5-826.2♦
–– Zehe 5-826.2♦
–– zementiert, Kniegelenk, mit erweiterter Beugefähigkeit 5-822.j1♦
– endoskopisch
–– Stent, ungecovert, selbstexpandierend, Gallengänge
––– 1 5-513.m0
––– 2 5-513.m1
––– 3 oder mehr 5-513.m2
–– Stent-Prothese, gecovert, selbstexpandierend, Gallengänge
––– 1 5-513.n0
––– 2 5-513.n1
––– 3 oder mehr 5-513.n2
– endovaskulär
–– Ersatz, Aortenklappe, mit Implantat, primär
––– ballonexpandierbar 5-35a.03
––– selbstexpandierend 5-35a.04
–– Membranpumpe, pulsatil, mit integrierter Gegenpulsation, parakorporal, Ventrikel
––– links 8-839.b0
––– rechts 8-839.b1
–– Stent-Prothese
––– Aorta abdominalis
–––– mit
––––– Öffnung
–––––– 1 5-38a.c1
–––––– 2 5-38a.c2 ▶

Implantation – s.a. Einlegen *(Forts.)*
~ endovaskulär *(Forts.)*
~~ Stent-Prothese *(Forts.)*
~~~ Aorta abdominalis *(Forts.)*
~~~~ mit *(Forts.)*
~~~~~ Öffnung *(Forts.)*
–––––– 3 oder mehr 5-38a.c3
––––– Versorgung Gefäßabgang, in
–––––– Chimney-Technik
––––––– 1 5-38a.c4
––––––– 2 oder mehr 5-38a.c5
–––––– Parallelgraft-Technik
––––––– 1 5-38a.c4
––––––– 2 oder mehr 5-38a.c5
–––––– Periskop-Technik
––––––– 1 5-38a.c4
––––––– 2 oder mehr 5-38a.c5
–––––– Sandwich-Technik
––––––– 1 5-38a.c4
––––––– 2 oder mehr 5-38a.c5
–––––– Schnorchel-Technik
––––––– 1 5-38a.c4
––––––– 2 oder mehr 5-38a.c5
–––– ohne Öffnung 5-38a.c0
––– Aorta thoracica
–––– mit
––––– Öffnung
–––––– 1 5-38a.7b
–––––– 2 5-38a.7c
–––––– 3 oder mehr 5-38a.7d
––––– Versorgung Gefäßabgang, in
–––––– Chimney-Technik
––––––– 1 5-38a.7e
––––––– 2 oder mehr 5-38a.7f
–––––– Parallelgraft-Technik
––––––– 1 5-38a.7e
––––––– 2 oder mehr 5-38a.7f
–––––– Periskop-Technik
––––––– 1 5-38a.7e
––––––– 2 oder mehr 5-38a.7f
–––––– Sandwich-Technik
––––––– 1 5-38a.7e
––––––– 2 oder mehr 5-38a.7f
–––––– Schnorchel-Technik
––––––– 1 5-38a.7e
––––––– 2 oder mehr 5-38a.7f
–––– ohne Öffnung 5-38a.70
––– Aorta thoracoabdominalis
–––– mit
––––– Öffnung
–––––– 1 5-38a.8c
––––––– und iliakaler Y-Prothese 5-38a.8c 5-38a.41♦
–––––– 2 5-38a.8d
––––––– und iliakaler Y-Prothese 5-38a.8d 5-38a.41♦
–––––– 3 5-38a.8e
––––––– und iliakaler Y-Prothese 5-38a.8e 5-38a.41♦ ►

Implantation – s.a. Einlegen *(Forts.)*
~ endovaskulär *(Forts.)*
~~ Stent-Prothese *(Forts.)*
~~~ Aorta thoracoabdominalis *(Forts.)*
~~~~ mit *(Forts.)*
~~~~~ Öffnung *(Forts.)*
–––––– 4 oder mehr 5-38a.8f
––––––– und iliakaler Y-Prothese 5-38a.8f 5-38a.41♦
––––– Versorgung Gefäßabgang, in
–––––– Chimney-Technik
––––––– 1 5-38a.8g
–––––––– und Y-Prothese, iliakal 5-38a.8g 5-38a.41♦
––––––– 2 oder mehr 5-38a.8h
–––––––– und Y-Prothese, iliakal 5-38a.8h 5-38a.41♦
–––––– Parallelgraft-Technik
––––––– 1 5-38a.8g
––––––– 2 oder mehr 5-38a.8h
–––––– Periskop-Technik
––––––– 1 5-38a.8g
––––––– 2 oder mehr 5-38a.8h
–––––– Sandwich-Technik
––––––– 1 5-38a.8g
––––––– 2 oder mehr 5-38a.8h
–––––– Schnorchel-Technik
––––––– 1 5-38a.8g
––––––– 2 oder mehr 5-38a.8h
–––– ohne Öffnung 5-38a.80
––– Arterie, Becken, mit Versorgung Gefäßabgang, in
–––– Chimney-Technik, 1 5-38a.42♦
–––– Parallelgraft-Technik, 1 5-38a.42♦
–––– Periskop-Technik, 1 5-38a.42♦
–––– Sandwich-Technik, 1 5-38a.42♦
–––– Schnorchel-Technik, 1 5-38a.42♦
––– iliakal
–––– Arterie, Becken, ohne Seitenarm
––––– 1 5-38a.43
––––– 2 5-38a.44
––––– 3 5-38a.46
––––– 4 5-38a.47
––––– 5 5-38a.48
––––– 6 oder mehr 5-38a.49
–––– mit einem Seitenarm, in Arterien des Beckens 5-38a.41♦
–– Zentrifugalpumpe, extrakorporal, biventrikulär 8-839.a2
– Eptotermin alfa, Knochen
–– 3,3 mg bis unter 6,6 mg 6-003.53
–– 6,6 mg bis unter 9,9 mg 6-003.54
–– 9,9 mg oder mehr 6-003.55
– Ereignis-Rekorder 5-377.8
– Ersatz
–– Aortenklappe, transapikal
––– mit Verwendung eines perkutanen apikalen Zugangs- und Verschlusssystems 5-35a.02
––– ohne Verwendung eines perkutanen apikalen Zugangs- und Verschlusssystems 5-35a.01 ►

Implantation – s.a. Einlegen *(Forts.)*
~ Ersatz *(Forts.)*
–– isoliert
––– nicht-zementiert, Gleitfläche, Kniegelenk, femoral 5-822.86♦
––– zementiert, Gleitfläche, Kniegelenk, femoral 5-822.87♦
–– Mitralklappe
––– endovaskulär 5-35a.30
––– transapikal
–––– mit Verwendung eines perkutanen apikalen Zugangs- und Verschlusssystems 5-35a.32
–––– ohne Verwendung eines perkutanen apikalen Zugangs- und Verschlusssystems 5-35a.31
–– patellofemoral
––– nicht-zementiert, Kniegelenk 5-822.83♦
––– teilzementiert, Kniegelenk 5-822.85♦
––– zementiert, Kniegelenk 5-822.84♦
–– Pulmonalklappe, endovaskulär 5-35a.1
– Femurkopfprothese
–– nicht-zementiert 5-820.30♦
–– zementiert 5-820.31♦
– Flow-Diverter, perkutan-transluminal
–– A. carotis, zur Strömungslaminierung, bei Aneurysma
––– 1 8-84b.0h♦
––– 2 8-84b.2h♦
––– 3 8-84b.3h♦
––– 4 8-84b.4h♦
––– 5 8-84b.5h♦
––– 6 oder mehr 8-84b.6h♦
–– A. carotis communis, zur Strömungslaminierung, bei Aneurysma
––– 1 8-84b.0j♦
––– 2 8-84b.2j♦
––– 3 8-84b.3j♦
––– 4 8-84b.4j♦
––– 5 8-84b.5j♦
––– 6 oder mehr 8-84b.6j♦
–– A. carotis externa, zur Strömungslaminierung, bei Aneurysma
––– 1 8-84b.0n♦
––– 2 8-84b.2n♦
––– 3 8-84b.3n♦
––– 4 8-84b.4n♦
––– 5 8-84b.5n♦
––– 6 oder mehr 8-84b.6n♦
–– A. carotis interna, extrakraniell
––– mit A. carotis communis, zur Strömungslaminierung, bei Aneurysma
–––– 1 8-84b.0m♦
–––– 2 8-84b.2m♦
–––– 3 8-84b.3m♦
–––– 4 8-84b.4m♦
–––– 5 8-84b.5m♦
–––– 6 oder mehr 8-84b.6m♦
––– zur Strömungslaminierung, bei Aneurysma
–––– 1 8-84b.0k♦
–––– 2 8-84b.2k♦
–––– 3 8-84b.3k♦ ►

Implantation – s.a. Einlegen *(Forts.)*
~ Flow-Diverter, perkutan-transluminal *(Forts.)*
~~ A. carotis interna, extrakraniell *(Forts.)*
~~~ zur Strömungslaminierung, bei Aneurysma *(Forts.)*
–––– 4 8-84b.4k♦
–––– 5 8-84b.5k♦
–––– 6 oder mehr 8-84b.6k♦
–– A. vertebralis, extrakraniell, zur Strömungslaminierung, bei Aneurysma
––– 1 8-84b.0p♦
––– 2 8-84b.2p♦
––– 3 8-84b.3p♦
––– 4 8-84b.4p♦
––– 5 8-84b.5p♦
––– 6 oder mehr 8-84b.6p♦
–– Aorta, zur Strömungslaminierung, bei Aneurysma
––– 1 8-84b.04
––– 2 8-84b.24
––– 3 8-84b.34
––– 4 8-84b.44
––– 5 8-84b.54
––– 6 oder mehr 8-84b.64
–– Aortenisthmus, zur Strömungslaminierung, bei Aneurysma
––– 1 8-84b.05
––– 2 8-84b.25
––– 3 8-84b.35
––– 4 8-84b.45
––– 5 8-84b.55
––– 6 oder mehr 8-84b.65
–– Arterie
––– abdominal, zur Strömungslaminierung, bei Aneurysma
–––– 1 8-84b.0q♦
–––– 2 8-84b.2q♦
–––– 3 8-84b.3q♦
–––– 4 8-84b.4q♦
–––– 5 8-84b.5q♦
–––– 6 oder mehr 8-84b.6q♦
––– Oberschenkel, zur Strömungslaminierung, bei Aneurysma
–––– 1 8-84b.0s♦
–––– 2 8-84b.2s♦
–––– 3 8-84b.3s♦
–––– 4 8-84b.4s♦
–––– 5 8-84b.5s♦
–––– 6 oder mehr 8-84b.6s♦
––– pelvin, zur Strömungslaminierung, bei Aneurysma
–––– 1 8-84b.0q♦
–––– 2 8-84b.2q♦
–––– 3 8-84b.3q♦
–––– 4 8-84b.4q♦
–––– 5 8-84b.5q♦
–––– 6 oder mehr 8-84b.6q♦
–– Ductus arteriosus apertus, zur Strömungslaminierung, bei Aneurysma
––– 1 8-84b.06
––– 2 8-84b.26 ►
~~~

Implantation – s.a. Einlegen *(Forts.)*
~ Flow-Diverter, perkutan-transluminal *(Forts.)*
~~ Ductus arteriosus apertus, zur Strömungslaminierung, bei Aneurysma *(Forts.)*
––– 3 8-84b.36
––– 4 8-84b.46
––– 5 8-84b.56
––– 6 oder mehr 8-84b.66
–– Gefäß
––– intrakraniell, zur Strömungslaminierung, bei Aneurysma
–––– 1 8-84b.00
–––– 2 8-84b.20
–––– 3 8-84b.30
–––– 4 8-84b.40
–––– 5 8-84b.50
–––– 6 oder mehr 8-84b.60
––– künstlich, zur Strömungslaminierung, bei Aneurysma
–––– 1 8-84b.0e
–––– 2 8-84b.2e
–––– 3 8-84b.3e
–––– 4 8-84b.4e
–––– 5 8-84b.5e
–––– 6 oder mehr 8-84b.6e
––– Malformation, zur Strömungslaminierung, bei Aneurysma
–––– 1 8-84b.0d
–––– 2 8-84b.2d
–––– 3 8-84b.3d
–––– 4 8-84b.4d
–––– 5 8-84b.5d
–––– 6 oder mehr 8-84b.6d
––– Oberarm, zur Strömungslaminierung, bei Aneurysma
–––– 1 8-84b.02♦
–––– 2 8-84b.22♦
–––– 3 8-84b.32♦
–––– 4 8-84b.42♦
–––– 5 8-84b.52♦
–––– 6 oder mehr 8-84b.62♦
––– Schulter, zur Strömungslaminierung, bei Aneurysma
–––– 1 8-84b.02♦
–––– 2 8-84b.22♦
–––– 3 8-84b.32♦
–––– 4 8-84b.42♦
–––– 5 8-84b.52♦
–––– 6 oder mehr 8-84b.62♦
––– spinal, zur Strömungslaminierung, bei Aneurysma
–––– 1 8-84b.0f
–––– 2 8-84b.2f
–––– 3 8-84b.3f
–––– 4 8-84b.4f
–––– 5 8-84b.5f
–––– 6 oder mehr 8-84b.6f
––– thorakal, zur Strömungslaminierung, bei Aneurysma
–––– 1 8-84b.08♦
–––– 2 8-84b.28♦ ►

Implantation – s.a. Einlegen *(Forts.)*
~ Flow-Diverter, perkutan-transluminal *(Forts.)*
~~ Gefäß *(Forts.)*
~~~ thorakal, zur Strömungslaminierung, bei Aneurysma *(Forts.)*
–––– 3 8-84b.38♦
–––– 4 8-84b.48♦
–––– 5 8-84b.58♦
–––– 6 oder mehr 8-84b.68♦
––– Unterarm, zur Strömungslaminierung, bei Aneurysma
–––– 1 8-84b.03♦
–––– 2 8-84b.23♦
–––– 3 8-84b.33♦
–––– 4 8-84b.43♦
–––– 5 8-84b.53♦
–––– 6 oder mehr 8-84b.63♦
––– Unterschenkel, zur Strömungslaminierung, bei Aneurysma
–––– 1 8-84b.0c♦
–––– 2 8-84b.2c♦
–––– 3 8-84b.3c♦
–––– 4 8-84b.4c♦
–––– 5 8-84b.5c♦
–––– 6 oder mehr 8-84b.6c♦
––– viszeral, zur Strömungslaminierung, bei Aneurysma
–––– 1 8-84b.0a
–––– 2 8-84b.2a
–––– 3 8-84b.3a
–––– 4 8-84b.4a
–––– 5 8-84b.5a
–––– 6 oder mehr 8-84b.6a
–– V. cava, zur Strömungslaminierung, bei Aneurysma
––– 1 8-84b.07
––– 2 8-84b.27
––– 3 8-84b.37
––– 4 8-84b.47
––– 5 8-84b.57
––– 6 oder mehr 8-84b.67
–– V. portae, zur Strömungslaminierung, bei Aneurysma
––– 1 8-84b.0g
––– 2 8-84b.2g
––– 3 8-84b.3g
––– 4 8-84b.4g
––– 5 8-84b.5g
––– 6 oder mehr 8-84b.6g
–– Vene
––– abdominal, zur Strömungslaminierung, bei Aneurysma
–––– 1 8-84b.0r♦
–––– 2 8-84b.2r♦
–––– 3 8-84b.3r♦
–––– 4 8-84b.4r♦
–––– 5 8-84b.5r♦
–––– 6 oder mehr 8-84b.6r♦
––– Oberschenkel, zur Strömungslaminierung, bei Aneurysma
–––– 1 8-84b.0t♦ ►
~~~

Implantation – s.a. Einlegen *(Forts.)*
~ Flow-Diverter, perkutan-transluminal *(Forts.)*
~~ Vene *(Forts.)*
~~~ Oberschenkel, zur Strömungslaminierung, bei Aneurysma *(Forts.)*
–––– 2 8-84b.2t♦
–––– 3 8-84b.3t♦
–––– 4 8-84b.4t♦
–––– 5 8-84b.5t♦
–––– 6 oder mehr 8-84b.6t♦
––– pelvin, zur Strömungslaminierung, bei Aneurysma
–––– 1 8-84b.0r♦
–––– 2 8-84b.2r♦
–––– 3 8-84b.3r♦
–––– 4 8-84b.4r♦
–––– 5 8-84b.5r♦
–––– 6 oder mehr 8-84b.6r♦
– Gastrostimulator, nahrungsaufnahmegetriggert, mit Implantation, Sonde
–– durch Umsteigen laparoskopisch – offen chirurgisch 5-449.n2
–– laparoskopisch 5-449.n1
–– offen 5-449.n0
– Gastrostomiekatheter, perkutan, durch Laparotomie 5-431.0
– Gefäßprothese
–– klappentragend
––– biologisch
–––– Aortenklappe 5-354.09
–––– Pulmonalklappe 5-354.29
––– mechanisch
–––– Aortenklappe 5-354.08
–––– Pulmonalklappe 5-354.28
–– nach
––– David, mit Rekonstruktion, Aortenwurzel 5-354.0a
––– Yacoub, mit Rekonstruktion, Aortenwurzel 5-354.0b
– Gelenkersatz, endoprothetisch, Kniegelenk
–– nicht-zementiert, ohne Bewegungsfunktion 5-822.f0♦
–– teilzementiert, ohne Bewegungsfunktion 5-822.f2♦
–– zementiert, ohne Bewegungsfunktion 5-822.f1♦
– Gelenkkopfprothese, Kiefergelenk 5-773.a2♦
– Gelenkpfannenstützschale
–– nicht-zementiert, Hüftgelenk 5-820.50♦
–– zementiert, Hüftgelenk 5-820.51♦
– Gelenkschnapp-Pfanne
–– nicht-zementiert, Hüftgelenk 5-820.70♦
–– teilzementiert, Hüftgelenk 5-820.72♦
–– zementiert, Hüftgelenk 5-820.71♦
– Gewebekultur, in-vitro-hergestellt
–– Akromioklavikulargelenk
––– arthroskopisch 5-812.a1♦
––– offen 5-801.c1♦
–– Bandscheibe, über
––– 1 Segment 5-839.f0
––– 2 Segmente 5-839.f1 ►

Implantation – s.a. Einlegen *(Forts.)*
~ Gewebekultur, in-vitro-hergestellt *(Forts.)*
~~ Bandscheibe, über *(Forts.)*
––– 3 oder mehr Segmente 5-839.f2
–– Ellenbogengelenk
––– arthroskopisch 5-812.at♦
––– offen 5-801.ct♦
–– Handgelenk
––– arthroskopisch 5-812.a7♦
––– offen 5-801.c7♦
–– Hüftgelenk
––– arthroskopisch 5-812.ag♦
––– offen 5-801.cg♦
–– Humeroglenoidalgelenk
––– arthroskopisch 5-812.a0♦
––– offen 5-801.c0♦
–– Humeroradialgelenk
––– arthroskopisch 5-812.as♦
––– offen 5-801.cs♦
–– Humeroulnargelenk
––– arthroskopisch 5-812.a4♦
––– offen 5-801.c4♦
–– Iliosakralgelenk
––– arthroskopisch 5-812.ae♦
––– offen 5-801.ce♦
–– Kniegelenk
––– arthroskopisch 5-812.ah♦
––– offen 5-801.ch♦
–– Metatarsophalangealgelenk
––– arthroskopisch 5-812.aq♦
––– offen 5-801.cq♦
–– Radiokarpalgelenk
––– arthroskopisch 5-812.a8♦
––– offen 5-801.c8♦
–– Radioulnargelenk
––– distal
–––– arthroskopisch 5-812.a6♦
–––– offen 5-801.c6♦
––– proximal
–––– arthroskopisch 5-812.a5♦
–––– offen 5-801.c5♦
–– Sprunggelenk
––– oberes
–––– arthroskopisch 5-812.ak♦
–––– offen 5-801.ck♦
––– unteres
–––– arthroskopisch 5-812.am♦
–––– offen 5-801.cm♦
–– Sternoklavikulargelenk
––– arthroskopisch 5-812.a3♦
––– offen 5-801.c3♦
–– Symphyse, arthroskopisch 5-812.af
–– Tarsalgelenk
––– arthroskopisch 5-812.an♦
––– offen 5-801.cn♦
–– Tarsometatarsalgelenk
––– arthroskopisch 5-812.ap♦
––– offen 5-801.cp♦
–– Tibiofibulargelenk, proximal
––– arthroskopisch 5-812.aj♦
––– offen 5-801.cj♦ ►
~~~

Implantation – s.a. Einlegen *(Forts.)*
~ Gewebekultur, in-vitro-hergestellt *(Forts.)*
–– Ulnokarpalgelenk
––– arthroskopisch 5-812.a9♦
––– offen 5-801.c9♦
–– Zehengelenk
––– arthroskopisch 5-812.ar♦
––– offen 5-801.cr♦
– Glaskeramik, bioaktiv
–– Beckenknochen 5-785.2d
–– Femur
––– distal 5-785.2h♦
––– proximal 5-785.2f♦
––– Schaft 5-785.2g♦
–– Fibula
––– distal 5-785.2r♦
––– proximal 5-785.2p♦
––– Schaft 5-785.2q♦
–– Humerus
––– distal 5-785.23♦
––– proximal 5-785.21♦
––– Schaft 5-785.22♦
–– Kalkaneus 5-785.2t♦
–– Karpus 5-785.2a♦
–– Klavikula 5-785.20♦
–– Metakarpus 5-785.2b♦
–– Metatarsus 5-785.2v♦
–– Patella 5-785.2j♦
–– Phalangen
––– Fuß 5-785.2w♦
––– Hand 5-785.2c♦
–– Radius
––– distal 5-785.26♦
––– proximal 5-785.24♦
––– Schaft 5-785.25♦
–– Schenkelhals 5-785.2e♦
–– Skapula 5-785.2z♦
–– Talus 5-785.2s♦
–– Tarsus 5-785.2u♦
–– Tibia
––– distal 5-785.2n♦
––– proximal 5-785.2k♦
––– Schaft 5-785.2m♦
–– Ulna
––– distal 5-785.29♦
––– proximal 5-785.27♦
––– Schaft 5-785.28♦
– Glenoidprothese 5-824.1♦
– Grids, mit
–– 1 bis 31 Kontakten pro System
––– 1 bis 5 5-028.b0
––– 6 bis 10 5-028.b1
––– 11 oder mehr 5-028.b2
–– 32 oder mehr Kontakten pro System
––– 1 5-028.b3
––– 2 oder mehr 5-028.b4
– Hautexpander
–– Axilla 5-909.06♦
–– Bauchregion 5-909.0b
–– Brustwand 5-909.0a
–– Ellenbogen 5-909.07♦ ►

Implantation – s.a. Einlegen *(Forts.)*
~ Hautexpander *(Forts.)*
–– Fuß 5-909.0g♦
–– Genitalregion 5-909.0c
–– Gesäß 5-909.0d
–– Hals 5-909.05
–– Hand 5-909.09♦
–– Knie 5-909.0e♦
–– Kopf 5-909.04
–– Leistenregion 5-909.0c
–– Lippe 5-909.00
–– Oberarm 5-909.07♦
–– Oberschenkel 5-909.0e♦
–– Rücken 5-909.0a
–– Schulter 5-909.06♦
–– Unterarm 5-909.08♦
–– Unterschenkel 5-909.0f♦
– Herzschrittmacher 5-377.0
–– intrauterin 5-755.8
–– mit
––– Einkammersystem 5-377.1
––– Zweikammersystem, mit
–––– 2 Schrittmachersonden
––––– mit antitachykarder Stimulation 5-377.31
––––– ohne antitachykarde Stimulation 5-377.30
–––– einer Schrittmachersonde 5-377.2
––– Dreikammersystem
–––– mit Vorhofelektrode 5-377.41
–––– ohne Vorhofelektrode 5-377.40
––– Stimulation, biventrikulär
–––– mit Vorhofelektrode 5-377.41
–––– ohne Vorhofelektrode 5-377.40
– Herzunterstützungssystem, permanent, extraaortal 5-376.90
– Hodenprothese 5-628.4♦
– Homoio-Ossikel, mit Tympanoplastik
–– mit
––– Anlegen, Ohrradikalhöhle 5-195.c3♦
––– Antrotomie 5-195.b3♦
––– Attikoantrotomie 5-195.a3♦
––– Attikotomie 5-195.a3♦
––– Mastoidektomie 5-195.b3♦
–– Typ II bis V 5-195.93♦
– Hüftschraube, dynamisch, bei Fraktur
–– pertrochantär 5-793.5f♦
–– Schenkelhals 5-793.5e♦
– Humeruskopfprothese 5-824.01♦
– Hybrid-Arthrodesemodul, endoprothetisch, Kniegelenk 5-822.f2♦
– Hybrid-Endoprothese
–– femoral und tibial schaftverankert, Kniegelenk 5-822.h2♦
–– Hüftgelenk 5-820.22♦
–– Kniegelenk, mit erweiterter Beugefähigkeit 5-822.j2♦
– Hybrid-Ersatz, patellofemoral, Kniegelenk 5-822.85♦
– Hybrid-Gelenkersatz, Kniegelenk, endoprothetisch, ohne Bewegungsfunktion 5-822.f2♦ ►

Implantation – s.a. Einlegen *(Forts.)*
– Hybrid-Gelenkschnapp-Pfanne, Hüftgelenk 5-820.72♦
– Hybrid-Langschaftprothese, Hüftgelenk 5-820.22♦
– Hybrid-Oberflächenersatzprothese
–– bikondylär, Kniegelenk 5-822.g2♦
–– Hüftgelenk 5-820.82♦
– Hybrid-Schlittenprothese, unikondylär, Kniegelenk 5-822.02♦
– Hybrid-Sonderprothese, Kniegelenk 5-822.92♦
– Hybrid-Teilgelenkersatzprothese, bikompartimentell, Kniegelenk 5-822.k2♦
– Hybrid-Totalendoprothese, Hüftgelenk 5-820.02♦
– Hybrid-Tumorprothese
–– Hüftgelenk 5-820.22♦
–– Kniegelenk 5-822.92♦
– IABP, offen – s.a. Implantation, Ballonpumpe, intraaortal, offen 5-376.00
– Implantat
–– Diaphyse, bei Neubildung, bösartig *[nur Zusatzkode!]* 5-829.c
–– nicht-verankert, interpositionell, Kniegelenk 5-822.c♦
–– patientenindividuell angefertigt
––– bei
–––– angeborener Deformität *[nur Zusatzkode!]* 5-829.m
–––– erworbener Deformität *[nur Zusatzkode!]* 5-829.m
–––– knöcherner Defektsituation *[nur Zusatzkode!]* 5-829.m
––– ohne knöcherne Defektsituation, oder angeborene oder erworbene Deformität *[nur Zusatzkode!]* 5-829.p
–– selbstexpandierend, intersphinktärer Raum 5-496.c0
– Impulsgenerator, intrakardial 5-377.k
– Irisdiaphragma, mit Operation 5-137.6♦
– Katheter
–– intrazerebral, zur intraventrikulären Infusion 5-014.a
–– permanent, zur
––– epiduralen Dauerinfusion 5-038.21
––– intrathekalen
–––– Dauerinfusion 5-038.21
–––– und epiduralen Dauerinfusion 5-038.21
–– temporär, zur
––– epiduralen Testinfusion 5-038.20
––– intrathekalen
–––– Testinfusion 5-038.20
–––– und epiduralen Testinfusion 5-038.20
–– zentralvenös, zu Dialysezwecken 5-399.5
– Katheter-Ballon-System, zur Brachytherapie, intrazerebral 5-029.d
– Katheterverweilsystem
–– Bauchraum 5-549.2
–– Leberarterie
––– perkutan 8-839.5 ►

Implantation – s.a. Einlegen *(Forts.)*
~ Katheterverweilsystem *(Forts.)*
~~ Leberarterie *(Forts.)*
––– und Pfortader, zur Chemotherapie 5-506.0
–– Pfortader, perkutan 8-839.5
–– venös 5-399.5
– Klappensystem, endobronchial, endoskopisch, mit
–– 1 Ventil 5-339.50
–– 2 Ventilen 5-339.51
–– 3 Ventilen 5-339.52
–– 4 Ventilen 5-339.53
–– 5 Ventilen 5-339.55
–– 6 Ventilen 5-339.56
–– 7 Ventilen 5-339.57
–– 8 oder mehr Ventilen 5-339.58
– Knochenanker
–– Schädel, zur Vorbereitung, Einführung, Stimulationselektrode, stereotaktisch 5-029.f
–– zur Befestigung, Hörgerät
––– mit Befestigung, Kupplung, Knochenanker 5-209.31♦
––– ohne Befestigung, Kupplung, Knochenanker 5-209.30♦
– Knochenersatz
–– alloplastisch, sonstiger
––– mit Medikamentenzusatz
–––– Beckenknochen 5-785.7d
–––– Femur
––––– distal 5-785.7h♦
––––– proximal 5-785.7f♦
––––– Schaft 5-785.7g♦
–––– Fibula
––––– distal 5-785.7r♦
––––– proximal 5-785.7p♦
––––– Schaft 5-785.7q♦
–––– Humerus
––––– distal 5-785.73♦
––––– proximal 5-785.71♦
––––– Schaft 5-785.72♦
–––– Kalkaneus 5-785.7t♦
–––– Karpus 5-785.7a♦
–––– Klavikula 5-785.70♦
–––– Metakarpus 5-785.7b♦
–––– Metatarsus 5-785.7v♦
–––– Patella 5-785.7j♦
–––– Phalangen
––––– Fuß 5-785.7w♦
––––– Hand 5-785.7c♦
–––– Radius
––––– distal 5-785.76♦
––––– proximal 5-785.74♦
––––– Schaft 5-785.75♦
–––– Schenkelhals 5-785.7e♦
–––– Skapula 5-785.7z♦
–––– Talus 5-785.7s♦
–––– Tarsus 5-785.7u♦
–––– Tibia
––––– distal 5-785.7n♦
––––– proximal 5-785.7k♦
––––– Schaft 5-785.7m♦ ►

Implantation – s.a. Einlegen *(Forts.)*
~ Knochenersatz *(Forts.)*
~~ alloplastisch, sonstiger *(Forts.)*
~~~ mit Medikamentenzusatz *(Forts.)*
---- Ulna
----- distal 5-785.79♦
----- proximal 5-785.77♦
----- Schaft 5-785.78♦
--- ohne Medikamentenzusatz
---- Beckenknochen 5-785.6d
---- Femur
----- distal 5-785.6h♦
----- proximal 5-785.6f♦
----- Schaft 5-785.6g♦
---- Fibula
----- distal 5-785.6r♦
----- proximal 5-785.6p♦
----- Schaft 5-785.6q♦
---- Humerus
----- distal 5-785.63♦
----- proximal 5-785.61♦
----- Schaft 5-785.62♦
---- Kalkaneus 5-785.6t♦
---- Karpus 5-785.6a♦
---- Klavikula 5-785.60♦
---- Metakarpus 5-785.6b♦
---- Metatarsus 5-785.6v♦
---- Patella 5-785.6j♦
---- Phalangen
----- Fuß 5-785.6w♦
----- Hand 5-785.6c♦
---- Radius
----- distal 5-785.66♦
----- proximal 5-785.64♦
----- Schaft 5-785.65♦
---- Schenkelhals 5-785.6e♦
---- Skapula 5-785.6z♦
---- Talus 5-785.6s♦
---- Tarsus 5-785.6u♦
---- Tibia
----- distal 5-785.6n♦
----- proximal 5-785.6k♦
----- Schaft 5-785.6m♦
---- Ulna
----- distal 5-785.69♦
----- proximal 5-785.67♦
----- Schaft 5-785.68♦
-- keramisch
--- Beckenknochen 5-785.2d
--- Femur
---- distal 5-785.2h♦
---- proximal 5-785.2f♦
---- Schaft 5-785.2g♦
--- Fibula
---- distal 5-785.2r♦
---- proximal 5-785.2p♦
---- Schaft 5-785.2q♦
--- Humerus
---- distal 5-785.23♦
---- proximal 5-785.21♦
---- Schaft 5-785.22♦ ►

Implantation – s.a. Einlegen *(Forts.)*
~ Knochenersatz *(Forts.)*
~~ keramisch *(Forts.)*
--- Kalkaneus 5-785.2t♦
--- Karpus 5-785.2a♦
--- Klavikula 5-785.20♦
--- Metakarpus 5-785.2b♦
--- Metatarsus 5-785.2v♦
--- Patella 5-785.2j♦
--- Phalangen
---- Fuß 5-785.2w♦
---- Hand 5-785.2c♦
--- Radius
---- distal 5-785.26♦
---- proximal 5-785.24♦
---- Schaft 5-785.25♦
--- resorbierbar
---- Beckenknochen 5-785.3d
---- Femur
----- distal 5-785.3h♦
----- proximal 5-785.3f♦
----- Schaft 5-785.3g♦
---- Fibula
----- distal 5-785.3r♦
----- proximal 5-785.3p♦
----- Schaft 5-785.3q♦
---- Humerus
----- distal 5-785.33♦
----- proximal 5-785.31♦
----- Schaft 5-785.32♦
---- Kalkaneus 5-785.3t♦
---- Karpus 5-785.3a♦
---- Klavikula 5-785.30♦
---- Metakarpus 5-785.3b♦
---- Metatarsus 5-785.3v♦
---- mit Antibiotikumzusatz
----- Beckenknochen 5-785.5d
----- Femur
------ distal 5-785.5h♦
------ proximal 5-785.5f♦
------ Schaft 5-785.5g♦
----- Fibula
------ distal 5-785.5r♦
------ proximal 5-785.5p♦
------ Schaft 5-785.5q♦
----- Humerus
------ distal 5-785.53♦
------ proximal 5-785.51♦
------ Schaft 5-785.52♦
----- Kalkaneus 5-785.5t♦
----- Karpus 5-785.5a♦
----- Klavikula 5-785.50♦
----- Metakarpus 5-785.5b♦
----- Metatarsus 5-785.5v♦
----- Patella 5-785.5j♦
----- Phalangen
------ Fuß 5-785.5w♦
------ Hand 5-785.5c♦
----- Radius
------ distal 5-785.56♦
------ proximal 5-785.54♦ ►
~~~

Implantation – s.a. Einlegen *(Forts.)*
~ Knochenersatz *(Forts.)*
~~ keramisch *(Forts.)*
~~~ resorbierbar *(Forts.)*
~~~~ mit Antibiotikumzusatz *(Forts.)*
~~~~~ Radius *(Forts.)*
—————— Schaft 5-785.55♦
————— Schenkelhals 5-785.5e♦
————— Skapula 5-785.5z♦
————— Talus 5-785.5s♦
————— Tarsus 5-785.5u♦
————— Tibia
—————— distal 5-785.5n♦
—————— proximal 5-785.5k♦
—————— Schaft 5-785.5m♦
————— Ulna
—————— distal 5-785.59♦
—————— proximal 5-785.57♦
—————— Schaft 5-785.58♦
———— Patella 5-785.3j♦
———— Phalangen
————— Fuß 5-785.3w♦
————— Hand 5-785.3c♦
———— Radius
————— distal 5-785.36♦
————— proximal 5-785.34♦
————— Schaft 5-785.35♦
———— Schenkelhals 5-785.3e♦
———— Skapula 5-785.3z♦
———— Talus 5-785.3s♦
———— Tarsus 5-785.3u♦
———— Tibia
————— distal 5-785.3n♦
————— proximal 5-785.3k♦
————— Schaft 5-785.3m♦
———— Ulna
————— distal 5-785.39♦
————— proximal 5-785.37♦
————— Schaft 5-785.38♦
——— Schenkelhals 5-785.2e♦
——— Skapula 5-785.2z♦
——— Talus 5-785.2s♦
——— Tarsus 5-785.2u♦
——— Tibia
———— distal 5-785.2n♦
———— proximal 5-785.2k♦
———— Schaft 5-785.2m♦
——— Ulna
———— distal 5-785.29♦
———— proximal 5-785.27♦
———— Schaft 5-785.28♦
—— metallisch
——— Beckenknochen 5-785.4d
——— Femur
———— distal 5-785.4h♦
———— proximal 5-785.4f♦
———— Schaft 5-785.4g♦
——— Fibula
———— distal 5-785.4r♦
———— proximal 5-785.4p♦
———— Schaft 5-785.4q♦ ►

Implantation – s.a. Einlegen *(Forts.)*
~ Knochenersatz *(Forts.)*
~~ metallisch *(Forts.)*
——— Humerus
———— distal 5-785.43♦
———— proximal 5-785.41♦
———— Schaft 5-785.42♦
——— Kalkaneus 5-785.4t♦
——— Karpus 5-785.4a♦
——— Klavikula 5-785.40♦
——— Metakarpus 5-785.4b♦
——— Metatarsus 5-785.4v♦
——— Patella 5-785.4j♦
——— Phalangen
———— Fuß 5-785.4w♦
———— Hand 5-785.4c♦
——— Radius
———— distal 5-785.46♦
———— proximal 5-785.44♦
———— Schaft 5-785.45♦
——— Schenkelhals 5-785.4e♦
——— Skapula 5-785.4z♦
——— Talus 5-785.4s♦
——— Tarsus 5-785.4u♦
——— Tibia
———— distal 5-785.4n♦
———— proximal 5-785.4k♦
———— Schaft 5-785.4m♦
——— Ulna
———— distal 5-785.49♦
———— proximal 5-785.47♦
———— Schaft 5-785.48♦
– Knochenteilersatz 5-828.0
—— präformiert, Becken 5-828.8
– Knochentotalersatz
—— Femur 5-828.10♦
—— Humerus 5-828.11♦
– Knorpelersatz, metallisch
—— nicht-patientenindividuell
——— Akromioklavikulargelenk, offen 5-801.m1♦
——— Ellenbogengelenk, offen 5-801.mt♦
——— Handgelenk, offen 5-801.m7♦
——— Hüftgelenk, offen 5-801.mg♦
——— Humeroglenoidalgelenk, offen 5-801.m0♦
——— Humeroradialgelenk, offen 5-801.ms♦
——— Humeroulnargelenk, offen 5-801.m4♦
——— Iliosakralgelenk, offen 5-801.me♦
——— Kniegelenk, offen 5-801.mh♦
——— Metatarsophalangealgelenk, offen 5-801.mq♦
——— Radiokarpalgelenk, offen 5-801.m8♦
——— Radioulnargelenk
———— distal, offen 5-801.m6♦
———— proximal, offen 5-801.m5♦
——— Sprunggelenk
———— oberes, offen 5-801.mk♦
———— unteres, offen 5-801.mm♦
——— Sternoklavikulargelenk, offen 5-801.m3♦
——— Symphyse, offen 5-801.mf
——— Tarsalgelenk, offen 5-801.mn♦ ►
~~~~~

Implantation – s.a. Einlegen *(Forts.)*
~ Knorpelersatz, metallisch *(Forts.)*
~~ nicht-patientenindividuell *(Forts.)*
––– Tarsometatarsalgelenk, offen 5-801.mp♦
––– Thorakoskapulargelenk, offen 5-801.m2♦
––– Tibiofibulargelenk, proximal, offen 5-801.mj♦
––– Ulnokarpalgelenk, offen 5-801.m9♦
––– Zehengelenk, offen 5-801.mr♦
–– patientenindividuell, Kniegelenk, offen 5-801.j♦
– Kollagenmeniskus
–– arthroskopisch 5-812.c♦
–– offen 5-801.e♦
– Kunstherz, offen 5-376.60
– Kunstnagel, Nagelorgan 5-898.8♦
– Kunststoffconduit, endoskopisch, zur biliodigestiven Diversion 5-469.q3
– Kurzschaft-Femurkopfprothese
–– nicht-zementiert, Hüftgelenk
––– mit Pfannenprothese 5-820.94♦
––– ohne Pfannenprothese 5-820.92♦
–– teilzementiert, Hüftgelenk, mit Pfannenprothese 5-820.96♦
–– zementiert, Hüftgelenk
––– mit Pfannenprothese 5-820.95♦
––– ohne Pfannenprothese 5-820.93♦
– Kurzschaft-Hybrid-Femurkopfprothese, Hüftgelenk, mit Pfannenprothese 5-820.96♦
– Langschaftprothese
–– nicht-zementiert, Hüftgelenk 5-820.20♦
–– teilzementiert, Hüftgelenk 5-820.22♦
–– zementiert, Hüftgelenk 5-820.21♦
– Larynx, künstlich 5-315.a
– Liquorshuntsensor, telemetrisch *[nur Zusatzkode!]* 5-023.3
– Magenband
–– anpassbar
––– abdominal, offen 5-448.c0
––– durch Umsteigen laparoskopisch – offen chirurgisch 5-448.c3
––– laparoskopisch 5-448.c2
––– thorakal, offen 5-448.c1
–– nicht-anpassbar
––– abdominal, offen 5-448.b0
––– durch Umsteigen laparoskopisch – offen chirurgisch 5-448.b3
––– laparoskopisch 5-448.b2
––– thorakal, offen 5-448.b1
– Magenschrittmacher, mit Implantation, Sonde
–– durch Umsteigen laparoskopisch – offen chirurgisch 5-449.n2
–– laparoskopisch 5-449.n1
–– offen 5-449.n0
– Mamma, Hautexpander
–– mit gewebeverstärkendem Material 5-889.51♦
–– ohne gewebeverstärkendes Material 5-889.50♦ ►

Implantation – s.a. Einlegen *(Forts.)*
– Material
–– alloplastisch, bei Dekompression, Nerv, intrakraniell, mikrovaskulär 5-018.2
–– autogen
––– bei Dekompression, Nerv, intrakraniell, mikrovaskulär 5-018.1
––– Daumensattelgelenk 5-844.82♦
––– Handwurzelgelenk 5-844.80♦
–––– mehrere 5-844.81♦
––– Interphalangealgelenk 5-844.85♦
–––– mehrere
––––– ein Finger 5-844.86♦
––––– mehrere Finger 5-844.87♦
––– Metakarpophalangealgelenk 5-844.83♦
–––– mehrere 5-844.84♦
–– Wirbelkörper
––– mit System zur intravertebralen instrumentellen Aufrichtung, über
–––– 1 Wirbelkörper 5-839.a0
–––– 2 Wirbelkörper 5-839.a1
–––– 3 Wirbelkörper 5-839.a2
–––– 4 oder mehr Wirbelkörper 5-839.a3
––– ohne System zur intravertebralen instrumentellen Aufrichtung, über
–––– 1 Wirbelkörper 5-839.90
–––– 2 Wirbelkörper 5-839.91
–––– 3 Wirbelkörper 5-839.92
–––– 4 oder mehr Wirbelkörper 5-839.93
– Medikamentenpumpe
–– implantierbar
––– mit
–––– konstanter Flussrate 5-399.b0
–––– Okklusionsüberwachung, integriert, elektronisch 5-399.b2
––– programmierbar, mit kontinuierlicher Abgabe, bei variablem Tagesprofil 5-399.b1
–– vollimplantierbar, mit
––– konstanter Flussrate zur
–––– epiduralen Infusion 5-038.40
–––– intrathekalen
––––– Infusion 5-038.40
––––– und epiduralen Infusion 5-038.40
–––– intraventrikulären Infusion 5-028.10
––– programmierbarem variablen Tagesprofil zur
–––– epiduralen Infusion 5-038.41
–––– intrathekalen
––––– Infusion 5-038.41
––––– und epiduralen Infusion 5-038.41
–––– intraventrikulären Infusion 5-028.11
–– zur Medikamenteninfusion, intraperitoneal 5-549.9
– Mega-Endoprothese
–– bei knöcherner Defektsituation *[nur Zusatzkode!]* 5-829.k2
––– mit
–––– Knochenersatz *[nur Zusatzkode!]* 5-829.k2
–––– Knochenteilersatz *[nur Zusatzkode!]* 5-829.k2 ►

I

Implantation – s.a. Einlegen *(Forts.)*
~ Mega-Endoprothese *(Forts.)*
–– mit Pfannenkomponente, modular, bei knöcherner Defektsituation *[nur Zusatzkode!]* 5-829.k4
––– mit
–––– Knochenersatz *[nur Zusatzkode!]* 5-829.k4
–––– Knochenteilersatz *[nur Zusatzkode!]* 5-829.k4
– Mehrkanalstimulator
–– Nervensystem, peripher, nicht-wiederaufladbar, vollimplantierbar
––– mit Implantation, Neurostimulationselektrode 5-059.c1
––– ohne Implantation, Neurostimulationselektrode 5-059.g1
–– vollimplantierbar
––– mit
–––– Akkumulator, wiederaufladbar
––––– Nervensystem, peripher
–––––– mit Implantation, Neurostimulationselektrode 5-059.cc
–––––– ohne Implantation einer Neurostimulationselektrode 5-059.g3
––––– zur
–––––– epiduralen Rückenmarkstimulation
––––––– mit Implantation, Neurostimulationselektrode 5-039.e2
––––––– ohne Implantation einer Neurostimulationselektrode 5-039.n2
–––––– Hirnstimulation
––––––– mit Implantation, Neurostimulationselektrode 5-028.92
––––––– ohne Implantation, Neurostimulationselektrode 5-028.c2
–––– Energieübertragung, elektromagnetisch durch Mikrowellen
––––– am peripheren Nervensystem, mit Implantation, Neurostimulationselektrode 5-059.cf
––––– zur epiduralen Rückenmarkstimulation, mit Implantation, Neurostimulationselektrode 5-039.e3
––––– zur Stimulation von Spinalganglien, mit Implantation, Neurostimulationselektrode 5-039.k2
–––– Energieübertragung, induktiv, elektromagnetisch, Nervensystem, peripher
––––– mit Implantation, Neurostimulationselektrode 5-059.cd
––––– ohne Implantation, Neurostimulationselektrode 5-059.g4
–– zur
––– epiduralen Rückenmarkstimulation, nicht-wiederaufladbar, vollimplantierbar
–––– mit Implantation, Neurostimulationselektrode 5-039.e1
–––– ohne Implantation, Neurostimulationselektrode 5-039.n1 ►

Implantation – s.a. Einlegen *(Forts.)*
~ Mehrkanalstimulator *(Forts.)*
~~ zur *(Forts.)*
––– Hirnstimulation, nicht-wiederaufladbar, vollimplantierbar
–––– mit Implantation, Neurostimulationselektrode 5-028.91
–––– ohne Implantation, Neurostimulationselektrode 5-028.c1
––– Stimulation von Spinalganglien
–––– nicht-wiederaufladbar, vollimplantierbar, mit Implantation, Neurostimulationselektrode 5-039.k1
–––– vollimplantierbar, nicht-wiederaufladbar, ohne Implantation einer Neurostimulationselektrode 5-039.q1
– Mehrschicht-Flechtstent, perkutan-transluminal
–– A. carotis, zur Strömungslaminierung, bei Aneurysma
––– 1 8-84b.0h♦
––– 2 8-84b.2h♦
––– 3 8-84b.3h♦
––– 4 8-84b.4h♦
––– 5 8-84b.5h♦
––– 6 oder mehr 8-84b.6h♦
–– A. carotis communis, zur Strömungslaminierung, bei Aneurysma
––– 1 8-84b.0j♦
––– 2 8-84b.2j♦
––– 3 8-84b.3j♦
––– 4 8-84b.4j♦
––– 5 8-84b.5j♦
––– 6 oder mehr 8-84b.6j♦
–– A. carotis externa, zur Strömungslaminierung, bei Aneurysma
––– 1 8-84b.0n♦
––– 2 8-84b.2n♦
––– 3 8-84b.3n♦
––– 4 8-84b.4n♦
––– 5 8-84b.5n♦
––– 6 oder mehr 8-84b.6n♦
–– A. carotis interna, extrakraniell
––– mit A. carotis communis, zur Strömungslaminierung, bei Aneurysma
–––– 1 8-84b.0m♦
–––– 2 8-84b.2m♦
–––– 3 8-84b.3m♦
–––– 4 8-84b.4m♦
–––– 5 8-84b.5m♦
–––– 6 oder mehr 8-84b.6m♦
––– zur Strömungslaminierung, bei Aneurysma
–––– 1 8-84b.0k♦
–––– 2 8-84b.2k♦
–––– 3 8-84b.3k♦
–––– 4 8-84b.4k♦
–––– 5 8-84b.5k♦
–––– 6 oder mehr 8-84b.6k♦
–– A. vertebralis, extrakraniell, zur Strömungslaminierung, bei Aneurysma
––– 1 8-84b.0p♦
––– 2 8-84b.2p♦ ►

Implantation – s.a. Einlegen *(Forts.)*
~ Mehrschicht-Flechtstent, perkutan-transluminal *(Forts.)*
~~ A. vertebralis, extrakraniell, zur Strömungslaminierung, bei Aneurysma *(Forts.)*
––– 3 8-84b.3p♦
––– 4 8-84b.4p♦
––– 5 8-84b.5p♦
––– 6 oder mehr 8-84b.6p♦
–– Aorta, zur Strömungslaminierung, bei Aneurysma
––– 1 8-84b.04
––– 2 8-84b.24
––– 3 8-84b.34
––– 4 8-84b.44
––– 5 8-84b.54
––– 6 oder mehr 8-84b.64
–– Aortenisthmus, zur Strömungslaminierung, bei Aneurysma
––– 1 8-84b.05
––– 2 8-84b.25
––– 3 8-84b.35
––– 4 8-84b.45
––– 5 8-84b.55
––– 6 oder mehr 8-84b.65
–– Arterie
––– abdominal, zur Strömungslaminierung, bei Aneurysma
–––– 1 8-84b.0q♦
–––– 2 8-84b.2q♦
–––– 3 8-84b.3q♦
–––– 4 8-84b.4q♦
–––– 5 8-84b.5q♦
–––– 6 oder mehr 8-84b.6q♦
––– Oberschenkel, zur Strömungslaminierung, bei Aneurysma
–––– 1 8-84b.0s♦
–––– 2 8-84b.2s♦
–––– 3 8-84b.3s♦
–––– 4 8-84b.4s♦
–––– 5 8-84b.5s♦
–––– 6 oder mehr 8-84b.6s♦
––– pelvin, zur Strömungslaminierung, bei Aneurysma
–––– 1 8-84b.0q♦
–––– 2 8-84b.2q♦
–––– 3 8-84b.3q♦
–––– 4 8-84b.4q♦
–––– 5 8-84b.5q♦
–––– 6 oder mehr 8-84b.6q♦
–– Ductus arteriosus apertus, zur Strömungslaminierung, bei Aneurysma
––– 1 8-84b.06
––– 2 8-84b.26
––– 3 8-84b.36
––– 4 8-84b.46
––– 5 8-84b.56
––– 6 oder mehr 8-84b.66 ►

Implantation – s.a. Einlegen *(Forts.)*
~ Mehrschicht-Flechtstent, perkutan-transluminal *(Forts.)*
–– Gefäß
––– intrakraniell, zur Strömungslaminierung, bei Aneurysma
–––– 1 8-84b.00
–––– 2 8-84b.20
–––– 3 8-84b.30
–––– 4 8-84b.40
–––– 5 8-84b.50
–––– 6 oder mehr 8-84b.60
––– künstlich, zur Strömungslaminierung, bei Aneurysma
–––– 1 8-84b.0e
–––– 2 8-84b.2e
–––– 3 8-84b.3e
–––– 4 8-84b.4e
–––– 5 8-84b.5e
–––– 6 oder mehr 8-84b.6e
––– Malformation, zur Strömungslaminierung, bei Aneurysma
–––– 1 8-84b.0d
–––– 2 8-84b.2d
–––– 3 8-84b.3d
–––– 4 8-84b.4d
–––– 5 8-84b.5d
–––– 6 oder mehr 8-84b.6d
––– Oberarm, zur Strömungslaminierung, bei Aneurysma
–––– 1 8-84b.02♦
–––– 2 8-84b.22♦
–––– 3 8-84b.32♦
–––– 4 8-84b.42♦
–––– 5 8-84b.52♦
–––– 6 oder mehr 8-84b.62♦
––– Schulter, zur Strömungslaminierung, bei Aneurysma
–––– 1 8-84b.02♦
–––– 2 8-84b.22♦
–––– 3 8-84b.32♦
–––– 4 8-84b.42♦
–––– 5 8-84b.52♦
–––– 6 oder mehr 8-84b.62♦
––– spinal, zur Strömungslaminierung, bei Aneurysma
–––– 1 8-84b.0f
–––– 2 8-84b.2f
–––– 3 8-84b.3f
–––– 4 8-84b.4f
–––– 5 8-84b.5f
–––– 6 oder mehr 8-84b.6f
––– thorakal, zur Strömungslaminierung, bei Aneurysma
–––– 1 8-84b.08♦
–––– 2 8-84b.28♦
–––– 3 8-84b.38♦
–––– 4 8-84b.48♦
–––– 5 8-84b.58♦
–––– 6 oder mehr 8-84b.68♦ ►

I

Implantation – s.a. Einlegen *(Forts.)*
~ Mehrschicht-Flechtstent, perkutan-transluminal *(Forts.)*
~~ Gefäß *(Forts.)*
––– Unterarm, zur Strömungslaminierung, bei Aneurysma
–––– 1 8-84b.03♦
–––– 2 8-84b.23♦
–––– 3 8-84b.33♦
–––– 4 8-84b.43♦
–––– 5 8-84b.53♦
–––– 6 oder mehr 8-84b.63♦
––– Unterschenkel, zur Strömungslaminierung, bei Aneurysma
–––– 1 8-84b.0c♦
–––– 2 8-84b.2c♦
–––– 3 8-84b.3c♦
–––– 4 8-84b.4c♦
–––– 5 8-84b.5c♦
–––– 6 oder mehr 8-84b.6c♦
––– viszeral, zur Strömungslaminierung, bei Aneurysma
–––– 1 8-84b.0a
–––– 2 8-84b.2a
–––– 3 8-84b.3a
–––– 4 8-84b.4a
–––– 5 8-84b.5a
–––– 6 oder mehr 8-84b.6a
–– V. cava, zur Strömungslaminierung, bei Aneurysma
––– 1 8-84b.07
––– 2 8-84b.27
––– 3 8-84b.37
––– 4 8-84b.47
––– 5 8-84b.57
––– 6 oder mehr 8-84b.67
–– V. portae, zur Strömungslaminierung, bei Aneurysma
––– 1 8-84b.0g
––– 2 8-84b.2g
––– 3 8-84b.3g
––– 4 8-84b.4g
––– 5 8-84b.5g
––– 6 oder mehr 8-84b.6g
–– Vene
––– abdominal, zur Strömungslaminierung, bei Aneurysma
–––– 1 8-84b.0r♦
–––– 2 8-84b.2r♦
–––– 3 8-84b.3r♦
–––– 4 8-84b.4r♦
–––– 5 8-84b.5r♦
–––– 6 oder mehr 8-84b.6r♦
––– Oberschenkel, zur Strömungslaminierung, bei Aneurysma
–––– 1 8-84b.0t♦
–––– 2 8-84b.2t♦
–––– 3 8-84b.3t♦
–––– 4 8-84b.4t♦
–––– 5 8-84b.5t♦
–––– 6 oder mehr 8-84b.6t♦ ►

Implantation – s.a. Einlegen *(Forts.)*
~ Mehrschicht-Flechtstent, perkutan-transluminal *(Forts.)*
~~ Vene *(Forts.)*
––– pelvin, zur Strömungslaminierung, bei Aneurysma
–––– 1 8-84b.0r♦
–––– 2 8-84b.2r♦
–––– 3 8-84b.3r♦
–––– 4 8-84b.4r♦
–––– 5 8-84b.5r♦
–––– 6 oder mehr 8-84b.6r♦
– Meniskus
–– aus Polyurethan, arthroskopisch 5-812.c♦
–– künstlich
––– arthroskopisch 5-812.c♦
––– offen 5-801.e♦
–– Polyurethan, offen 5-801.e♦
– Messsonde, intrakraniell, zur
–– Druckmessung, intrakraniell 5-029.10
–– kombinierten Messung, Druck, intrakraniell, und Sauerstoffsättigung, Hirngewebe 5-029.11
–– Messung
––– Blutfluss, zerebral 5-029.13
––– Sauerstoffsättigung, Hirngewebe 5-029.10
––– Stoffwechsel, Gehirn, Gewebe 5-029.12
–– Mikrodialyse, zerebral 5-029.12
–– Thermodiffusions-Flussmessung 5-029.13
– Mikroelektrode, intrazerebral, temporär, zur
–– monolokulären Ableitung und Stimulation 5-014.90
–– multilokulären Ableitung und Stimulation
––– 1 bis 5 5-014.94
––– 6 bis 10 5-014.95
––– 11 oder mehr 5-014.96
– Multifunktionselektrode, temporär, perkutan
–– an Spinalganglien, zur gepulsten Radiofrequenzbehandlung 5-039.38
–– in
––– Epiduralraum, zur gepulsten Radiofrequenzbehandlung 5-039.38
––– Spinalraum, zur gepulsten Radiofrequenzbehandlung 5-039.38
– Multilayer-Stent, perkutan-transluminal
–– A. carotis, zur Strömungslaminierung, bei Aneurysma
––– 1 8-84b.0h♦
––– 2 8-84b.2h♦
––– 3 8-84b.3h♦
––– 4 8-84b.4h♦
––– 5 8-84b.5h♦
––– 6 oder mehr 8-84b.6h♦
–– A. carotis communis, zur Strömungslaminierung, bei Aneurysma
––– 1 8-84b.0j♦
––– 2 8-84b.2j♦
––– 3 8-84b.3j♦
––– 4 8-84b.4j♦
––– 5 8-84b.5j♦
––– 6 oder mehr 8-84b.6j♦ ►

Implantation – s.a. Einlegen *(Forts.)*
~ Multilayer-Stent, perkutan-transluminal *(Forts.)*
–– A. carotis externa, zur Strömungslaminierung, bei Aneurysma
––– 1 8-84b.0n♦
––– 2 8-84b.2n♦
––– 3 8-84b.3n♦
––– 4 8-84b.4n♦
––– 5 8-84b.5n♦
––– 6 oder mehr 8-84b.6n♦
–– A. carotis interna, extrakraniell
––– mit A. carotis communis, zur Strömungslaminierung, bei Aneurysma
–––– 1 8-84b.0m♦
–––– 2 8-84b.2m♦
–––– 3 8-84b.3m♦
–––– 4 8-84b.4m♦
–––– 5 8-84b.5m♦
–––– 6 oder mehr 8-84b.6m♦
––– zur Strömungslaminierung, bei Aneurysma
–––– 1 8-84b.0k♦
–––– 2 8-84b.2k♦
–––– 3 8-84b.3k♦
–––– 4 8-84b.4k♦
–––– 5 8-84b.5k♦
–––– 6 oder mehr 8-84b.6k♦
–– A. vertebralis, extrakraniell, zur Strömungslaminierung, bei Aneurysma
––– 1 8-84b.0p♦
––– 2 8-84b.2p♦
––– 3 8-84b.3p♦
––– 4 8-84b.4p♦
––– 5 8-84b.5p♦
––– 6 oder mehr 8-84b.6p♦
–– Aorta, zur Strömungslaminierung, bei Aneurysma
––– 1 8-84b.04
––– 2 8-84b.24
––– 3 8-84b.34
––– 4 8-84b.44
––– 5 8-84b.54
––– 6 oder mehr 8-84b.64
–– Aortenisthmus, zur Strömungslaminierung, bei Aneurysma
––– 1 8-84b.05
––– 2 8-84b.25
––– 3 8-84b.35
––– 4 8-84b.45
––– 5 8-84b.55
––– 6 oder mehr 8-84b.65
–– Arterie
––– abdominal, zur Strömungslaminierung, bei Aneurysma
–––– 1 8-84b.0q♦
–––– 2 8-84b.2q♦
–––– 3 8-84b.3q♦
–––– 4 8-84b.4q♦
–––– 5 8-84b.5q♦
–––– 6 oder mehr 8-84b.6q♦ ►

Implantation – s.a. Einlegen *(Forts.)*
~ Multilayer-Stent, perkutan-transluminal *(Forts.)*
~~ Arterie *(Forts.)*
––– Oberschenkel, zur Strömungslaminierung, bei Aneurysma
–––– 1 8-84b.0s♦
–––– 2 8-84b.2s♦
–––– 3 8-84b.3s♦
–––– 4 8-84b.4s♦
–––– 5 8-84b.5s♦
–––– 6 oder mehr 8-84b.6s♦
––– pelvin, zur Strömungslaminierung, bei Aneurysma
–––– 1 8-84b.0q♦
–––– 2 8-84b.2q♦
–––– 3 8-84b.3q♦
–––– 4 8-84b.4q♦
–––– 5 8-84b.5q♦
–––– 6 oder mehr 8-84b.6q♦
–– Ductus arteriosus apertus, zur Strömungslaminierung, bei Aneurysma
––– 1 8-84b.06
––– 2 8-84b.26
––– 3 8-84b.36
––– 4 8-84b.46
––– 5 8-84b.56
––– 6 oder mehr 8-84b.66
–– Gefäß
––– intrakraniell, zur Strömungslaminierung, bei Aneurysma
–––– 1 8-84b.00
–––– 2 8-84b.20
–––– 3 8-84b.30
–––– 4 8-84b.40
–––– 5 8-84b.50
–––– 6 oder mehr 8-84b.60
––– künstlich, zur Strömungslaminierung, bei Aneurysma
–––– 1 8-84b.0e
–––– 2 8-84b.2e
–––– 3 8-84b.3e
–––– 4 8-84b.4e
–––– 5 8-84b.5e
–––– 6 oder mehr 8-84b.6e
––– Malformation, zur Strömungslaminierung, bei Aneurysma
–––– 1 8-84b.0d
–––– 2 8-84b.2d
–––– 3 8-84b.3d
–––– 4 8-84b.4d
–––– 5 8-84b.5d
–––– 6 oder mehr 8-84b.6d
––– Oberarm, zur Strömungslaminierung, bei Aneurysma
–––– 1 8-84b.02♦
–––– 2 8-84b.22♦
–––– 3 8-84b.32♦
–––– 4 8-84b.42♦
–––– 5 8-84b.52♦
–––– 6 oder mehr 8-84b.62♦ ►

Implantation – s.a. Einlegen *(Forts.)*
~ Multilayer-Stent, perkutan-transluminal *(Forts.)*
~~ Gefäß *(Forts.)*
––– Schulter, zur Strömungslaminierung, bei Aneurysma
–––– 1 8-84b.02♦
–––– 2 8-84b.22♦
–––– 3 8-84b.32♦
–––– 4 8-84b.42♦
–––– 5 8-84b.52♦
–––– 6 oder mehr 8-84b.62♦
––– spinal, zur Strömungslaminierung, bei Aneurysma
–––– 1 8-84b.0f
–––– 2 8-84b.2f
–––– 3 8-84b.3f
–––– 4 8-84b.4f
–––– 5 8-84b.5f
–––– 6 oder mehr 8-84b.6f
––– thorakal, zur Strömungslaminierung, bei Aneurysma
–––– 1 8-84b.08♦
–––– 2 8-84b.28♦
–––– 3 8-84b.38♦
–––– 4 8-84b.48♦
–––– 5 8-84b.58♦
–––– 6 oder mehr 8-84b.68♦
––– Unterarm, zur Strömungslaminierung, bei Aneurysma
–––– 1 8-84b.03♦
–––– 2 8-84b.23♦
–––– 3 8-84b.33♦
–––– 4 8-84b.43♦
–––– 5 8-84b.53♦
–––– 6 oder mehr 8-84b.63♦
––– Unterschenkel, zur Strömungslaminierung, bei Aneurysma
–––– 1 8-84b.0c♦
–––– 2 8-84b.2c♦
–––– 3 8-84b.3c♦
–––– 4 8-84b.4c♦
–––– 5 8-84b.5c♦
–––– 6 oder mehr 8-84b.6c♦
––– viszeral, zur Strömungslaminierung, bei Aneurysma
–––– 1 8-84b.0a
–––– 2 8-84b.2a
–––– 3 8-84b.3a
–––– 4 8-84b.4a
–––– 5 8-84b.5a
–––– 6 oder mehr 8-84b.6a
–– V. cava, zur Strömungslaminierung, bei Aneurysma
––– 1 8-84b.07
––– 2 8-84b.27
––– 3 8-84b.37
––– 4 8-84b.47
––– 5 8-84b.57
––– 6 oder mehr 8-84b.67 ►

Implantation – s.a. Einlegen *(Forts.)*
~ Multilayer-Stent, perkutan-transluminal *(Forts.)*
–– V. portae, zur Strömungslaminierung, bei Aneurysma
––– 1 8-84b.0g
––– 2 8-84b.2g
––– 3 8-84b.3g
––– 4 8-84b.4g
––– 5 8-84b.5g
––– 6 oder mehr 8-84b.6g
–– Vene
––– abdominal, zur Strömungslaminierung, bei Aneurysma
–––– 1 8-84b.0r♦
–––– 2 8-84b.2r♦
–––– 3 8-84b.3r♦
–––– 4 8-84b.4r♦
–––– 5 8-84b.5r♦
–––– 6 oder mehr 8-84b.6r♦
––– Oberschenkel, zur Strömungslaminierung, bei Aneurysma
–––– 1 8-84b.0t♦
–––– 2 8-84b.2t♦
–––– 3 8-84b.3t♦
–––– 4 8-84b.4t♦
–––– 5 8-84b.5t♦
–––– 6 oder mehr 8-84b.6t♦
––– pelvin, zur Strömungslaminierung, bei Aneurysma
–––– 1 8-84b.0r♦
–––– 2 8-84b.2r♦
–––– 3 8-84b.3r♦
–––– 4 8-84b.4r♦
–––– 5 8-84b.5r♦
–––– 6 oder mehr 8-84b.6r♦
– Myokardunterstützungssystem, äußeres 5-379.7
– Neochordae
–– aus PTFE, bei Plastik, Segel, Mitralklappe, transapikal 5-35a.42
–– bei Plastik, Segel, Mitralklappe, transapikal 5-35a.42
– Netzhautprothese
–– epiretinal 5-156.a1♦
–– subretinal 5-156.a0♦
– Neuroelektrodensystem, subdural, temporär
–– mit 1 bis 31 Kontakten pro System
––– 1 bis 5 Neuroelektrodensysteme 5-028.b0
––– 6 bis 10 Neuroelektrodensysteme 5-028.b1
––– 11 oder mehr Neuroelektrodensysteme 5-028.b2
–– mit 32 oder mehr Kontakten pro System
––– 1 Neuroelektrodensystem 5-028.b3
––– 2 Neuroelektrodensysteme oder mehr 5-028.b4
– Neuroprothese 5-029.4
–– peripher 5-059.5x
––– zur Elektrostimulation der motorischen Anteile des N. peronaeus communis 5-059.50
– Neurostimulationselektrode
–– für System zur Barorezeptoraktivierung 5-059.85♦ ►

Implantation – s.a. Einlegen *(Forts.)*
~ Neurostimulationselektrode *(Forts.)*
–– mit Implantation
––– Einkanalstimulator
–––– Nervensystem, peripher, nicht-wiederaufladbar, vollimplantierbar 5-059.c0
–––– zur
––––– epiduralen Rückenmarkstimulation, nicht-wiederaufladbar, vollimplantierbar 5-039.e0
––––– Hirnstimulation, nicht-wiederaufladbar, vollimplantierbar 5-028.90
––––– Stimulation von Spinalganglien, nicht-wiederaufladbar, vollimplantierbar 5-039.k0
––– Mehrkanalstimulator
–––– Nervensystem, peripher, nicht-wiederaufladbar, vollimplantierbar 5-059.c1
–––– vollimplantierbar
––––– mit
–––––– Akkumulator, wiederaufladbar
––––––– Nervensystem, peripher 5-059.cc
––––––– zur epiduralen Rückenmarkstimulation 5-039.e2
–––––– Energieübertragung, induktiv elektromagnetisch, Nervensystem, peripher 5-059.cd
––––– zur Hirnstimulation, mit Akkumulator, wiederaufladbar 5-028.92
–––– zur
––––– epiduralen Rückenmarkstimulation, nicht-wiederaufladbar, vollimplantierbar 5-039.e1
––––– Hirnstimulation, nicht-wiederaufladbar, vollimplantierbar 5-028.91
––––– Stimulation von Spinalganglien, nicht-wiederaufladbar, vollimplantierbar 5-039.k1
–– permanent, zur kortikalen Dauerstimulation 5-028.21
–– temporär, zur kortikalen Teststimulation 5-028.20
– Neurostimulator, zur Vorderwurzelstimulation
–– mit Implantation, Elektrode, subdural 5-039.g
–– ohne Implantation, Elektrode, subdural 5-039.p
– Oberarmkopfprothese 5-824.01♦
– Oberflächenelektrodenträger
–– und Träger für penetrierende Elektroden, zur Stimulation, Hirnstamm oder Mittelhirn, auditorisch 5-028.24
–– zur Stimulation, Hirnstamm, auditorisch 5-028.23
– Oberflächenersatzprothese
–– bikondylär
––– nicht-zementiert, Kniegelenk 5-822.g0♦
––– teilzementiert, Kniegelenk 5-822.g2♦
––– zementiert, Kniegelenk 5-822.g1♦
–– Humerus
––– distal 5-824.60♦
––– proximal 5-824.00♦ ►

Implantation – s.a. Einlegen *(Forts.)*
~ Oberflächenersatzprothese *(Forts.)*
–– nicht-zementiert, Hüftgelenk 5-820.80♦
–– teilzementiert, Hüftgelenk 5-820.82♦
–– zementiert, Hüftgelenk 5-820.81♦
– offen
–– Kanüle, für ECMO
––– Gefäß
–––– peripher
––––– mit Gefäßprothese
–––––– 1 5-37b.20
–––––– 2 5-37b.21
–––––– 3 oder mehr 5-37b.22
––––– ohne Gefäßprothese
–––––– 1 5-37b.10
–––––– 2 5-37b.11
–––––– 3 oder mehr 5-37b.12
–––– zentral, 1 5-37b.00
––– Herz
–––– 1 5-37b.00
–––– 2 5-37b.01
–––– und zentrale Gefäße
––––– 2 5-37b.01
––––– 3 oder mehr 5-37b.02
–– Pumpe, extern, univentrikulär, herzunterstützend, mit Sternotomie 5-376.20
–– Zentrifugalpumpe, univentrikulär, herzunterstützend, mit Sternotomie 5-376.20
– OPD-System
–– medikamentefreisetzend, Koronargefäß, perkutan-transluminal 8-837.v
–– nicht-medikamentefreisetzend, Koronargefäß, perkutan-transluminal 8-837.u
– Penisprothese
–– hydraulisch 5-649.51
–– semirigide 5-649.50
– perkutan-transluminal
–– Cheatham-Platinum-Stent
––– gecovert
–––– A. carotis
––––– 1 8-846.0h♦
––––– 2 oder mehr 8-846.1h♦
–––– A. carotis communis
––––– 1 8-846.0j♦
––––– 2 oder mehr 8-846.1j♦
–––– A. carotis externa
––––– 1 8-846.0n♦
––––– 2 oder mehr 8-846.1n♦
–––– A. carotis interna, extrakraniell
––––– 1 8-846.0k♦
––––– 2 oder mehr 8-846.1k♦
–––– A. pulmonalis, 1 8-838.m0
–––– Aorta
––––– 1 8-846.04
––––– 2 oder mehr 8-846.14
–––– Aortenisthmus
––––– 1 8-846.05
––––– 2 oder mehr 8-846.15
–––– Arterie
––––– abdominal
–––––– 1 8-846.0q♦ ►

Implantation – s.a. Einlegen *(Forts.)*
~ perkutan-transluminal *(Forts.)*
~~ Cheatham-Platinum-Stent *(Forts.)*
~~~ gecovert *(Forts.)*
~~~~ Arterie *(Forts.)*
~~~~~ abdominal *(Forts.)*
–––––– 2 oder mehr 8-846.1q♦
––––– Oberschenkel
–––––– 1 8-846.0s♦
–––––– 2 oder mehr 8-846.1s♦
––––– pelvin
–––––– 1 8-846.0q♦
–––––– 2 oder mehr 8-846.1q♦
–––– Ductus arteriosus apertus
––––– 1 8-846.06
––––– 2 oder mehr 8-846.16
–––– Gefäß
––––– intrakraniell
–––––– 1 8-846.00
–––––– 2 oder mehr 8-846.10
––––– künstlich
–––––– 1 8-846.0e
–––––– 2 oder mehr 8-846.1e
––––– Malformation
–––––– 1 8-846.0d
–––––– 2 oder mehr 8-846.1d
––––– Oberarm
–––––– 1 8-846.02♦
–––––– 2 oder mehr 8-846.12♦
––––– Schulter
–––––– 1 8-846.02♦
–––––– 2 oder mehr 8-846.12♦
––––– spinal
–––––– 1 8-846.0f
–––––– 2 oder mehr 8-846.1f
––––– thorakal
–––––– 1 8-846.08♦
–––––– 2 oder mehr 8-846.18♦
––––– Unterarm
–––––– 1 8-846.03♦
–––––– 2 oder mehr 8-846.13♦
––––– Unterschenkel
–––––– 1 8-846.0c♦
–––––– 2 oder mehr 8-846.1c♦
––––– viszeral
–––––– 1 8-846.0a
–––––– 2 oder mehr 8-846.1a
–––– Kollateralgefäß, aortopulmonal 8-838.m2
–––– künstlich
––––– Gefäß, Lungenkreislauf 8-838.m5
––––– Shunt, aortopulmonal 8-838.m4
–––– Malformation, Gefäß, Lungenkreislauf, 1 8-838.m3
–––– V. cava
––––– 1 8-846.07
––––– 2 oder mehr 8-846.17
–––– V. portae
––––– 1 8-846.0g
––––– 2 oder mehr 8-846.1g
–––– V. pulmonalis, 1 8-838.m1♦ ►

Implantation – s.a. Einlegen *(Forts.)*
~ perkutan-transluminal *(Forts.)*
~~ Cheatham-Platinum-Stent *(Forts.)*
~~~ gecovert *(Forts.)*
–––– Vene
––––– abdominal
–––––– 1 8-846.0r♦
–––––– 2 oder mehr 8-846.1r♦
––––– Oberschenkel
–––––– 1 8-846.0t♦
–––––– 2 oder mehr 8-846.1t♦
––––– pelvin
–––––– 1 8-846.0r♦
–––––– 2 oder mehr 8-846.1r♦
––– ungecovert
–––– A. carotis
––––– 1 8-845.0h♦
––––– 2 oder mehr 8-845.1h♦
–––– A. carotis communis
––––– 1 8-845.0j♦
––––– 2 oder mehr 8-845.1j♦
–––– A. carotis externa
––––– 1 8-845.0n♦
––––– 2 oder mehr 8-845.1n♦
–––– A. carotis interna, extrakraniell
––––– 1 8-845.0k♦
––––– 2 oder mehr 8-845.1k♦
–––– A. pulmonalis, 1 8-838.k0
–––– Aorta
––––– 1 8-845.04
––––– 2 oder mehr 8-845.14
–––– Aortenisthmus
––––– 1 8-845.05
––––– 2 oder mehr 8-845.15
–––– Arterie
––––– abdominal
–––––– 1 8-845.0q♦
–––––– 2 oder mehr 8-845.1q♦
––––– Oberschenkel
–––––– 1 8-845.0s♦
–––––– 2 oder mehr 8-845.1s♦
––––– pelvin
–––––– 1 8-845.0q♦
–––––– 2 oder mehr 8-845.1q♦
–––– Ductus arteriosus apertus
––––– 1 8-845.06
––––– 2 oder mehr 8-845.16
–––– Gefäß
––––– intrakraniell
–––––– 1 8-845.00
–––––– 2 oder mehr 8-845.10
––––– künstlich
–––––– 1 8-845.0e
–––––– 2 oder mehr 8-845.1e
––––– Malformation
–––––– 1 8-845.0d
–––––– 2 oder mehr 8-845.1d
––––– Oberarm
–––––– 1 8-845.02♦
–––––– 2 oder mehr 8-845.12♦ ►

Implantation – s.a. Einlegen *(Forts.)*
~ perkutan-transluminal *(Forts.)*
~~ Cheatham-Platinum-Stent *(Forts.)*
~~~ ungecovert *(Forts.)*
~~~~ Gefäß *(Forts.)*
----- Schulter
------ 1 8-845.02♦
------ 2 oder mehr 8-845.12♦
----- spinal
------ 1 8-845.0f
------ 2 oder mehr 8-845.1f
----- thorakal
------ 1 8-845.08♦
------ 2 oder mehr 8-845.18♦
----- Unterarm
------ 1 8-845.03♦
------ 2 oder mehr 8-845.13♦
----- Unterschenkel
------ 1 8-845.0c♦
------ 2 oder mehr 8-845.1c♦
----- viszeral
------ 1 8-845.0a
------ 2 oder mehr 8-845.1a
---- Kollateralgefäß, aortopulmonal 8-838.k2
---- künstlich
----- Gefäß, Lungenkreislauf 8-838.k5
----- Shunt, aortopulmonal 8-838.k4
---- Malformation, Gefäß, Lungenkreislauf, 1 8-838.k3
---- V. cava
----- 1 8-845.07
----- 2 oder mehr 8-845.17
---- V. portae
----- 1 8-845.0g
----- 2 oder mehr 8-845.1g
---- V. pulmonalis, 1 8-838.k1♦
---- Vene
----- abdominal
------ 1 8-845.0r♦
------ 2 oder mehr 8-845.1r♦
----- Oberschenkel
------ 1 8-845.0t♦
------ 2 oder mehr 8-845.1t♦
----- pelvin
------ 1 8-845.0r♦
------ 2 oder mehr 8-845.1r♦
-- Klammern, endovaskulär, selbstexpandierend
--- Aorta 8-83c.94
--- Aortenisthmus 8-83c.95
--- Ductus arteriosus apertus 8-83c.96
--- Gefäß
---- abdominal 8-83c.99♦
---- extrakraniell 8-83c.91♦
---- Hals 8-83c.91♦
---- intrakraniell 8-83c.90
---- künstlich 8-83c.9e
---- Malformation 8-83c.9d
---- Oberarm 8-83c.92♦
---- Oberschenkel 8-83c.9b♦
---- pelvin 8-83c.99♦
---- Schulter 8-83c.92♦ ►

Implantation – s.a. Einlegen *(Forts.)*
~ perkutan-transluminal *(Forts.)*
~~ Klammern, endovaskulär, selbstexpandierend *(Forts.)*
~~~ Gefäß *(Forts.)*
---- spinal 8-83c.9f
---- thorakal 8-83c.98♦
---- Unterarm 8-83c.93♦
---- Unterschenkel 8-83c.9c♦
---- viszeral 8-83c.9a
--- V. cava 8-83c.97
--- V. portae 8-83c.9g
-- Mikrostent, selbstexpandierend, Gefäß
--- intrakraniell
---- 1 8-844.00
---- 2 8-844.10
---- 3 8-844.20
---- 4 8-844.30
---- 5 8-844.40
---- 6 oder mehr 8-844.50
--- Unterarm
---- 1 8-844.03♦
---- 2 8-844.13♦
---- 3 8-844.23♦
---- 4 8-844.33♦
---- 5 8-844.43♦
---- 6 oder mehr 8-844.53♦
--- Unterschenkel
---- 1 8-844.0c♦
---- 2 8-844.1c♦
---- 3 8-844.2c♦
---- 4 8-844.3c♦
---- 5 8-844.4c♦
---- 6 oder mehr 8-844.5c♦
-- Nitinolstent, aus Einzeldrähten verwoben
--- Arterie
---- abdominal
----- 1 8-84d.0q♦
----- 2 8-84d.1q♦
----- 3 8-84d.2q♦
----- 4 8-84d.3q♦
----- 5 8-84d.4q♦
----- 6 oder mehr 8-84d.5q♦
---- Oberschenkel
----- 1 8-84d.0s♦
----- 2 8-84d.1s♦
----- 3 8-84d.2s♦
----- 4 8-84d.3s♦
----- 5 8-84d.4s♦
----- 6 oder mehr 8-84d 5s♦
---- pelvin
----- 1 8-84d.0q♦
----- 2 8-84d.1q♦
----- 3 8-84d.2q♦
----- 4 8-84d.3q♦
----- 5 8-84d.4q♦
----- 6 oder mehr 8-84d.5q♦
--- Gefäß
---- künstlich
----- 1 8-84d.0e
----- 2 8-84d.1e ►
~~~

Implantation – s.a. Einlegen *(Forts.)*
~ perkutan-transluminal *(Forts.)*
~~ Nitinolstent, aus Einzeldrähten verwoben *(Forts.)*
~~~ Gefäß *(Forts.)*
~~~~ künstlich *(Forts.)*
––––– 3 8-84d.2e
––––– 4 8-84d.3e
––––– 5 8-84d.4e
––––– 6 oder mehr 8-84d.5e
–––– Oberarm
––––– 1 8-84d.02♦
––––– 2 8-84d.12♦
––––– 3 8-84d.22♦
––––– 4 8-84d.32♦
––––– 5 8-84d.42♦
––––– 6 oder mehr 8-84d.52♦
–––– Schulter
––––– 1 8-84d.02♦
––––– 2 8-84d.12♦
––––– 3 8-84d.22♦
––––– 4 8-84d.32♦
––––– 5 8-84d.42♦
––––– 6 oder mehr 8-84d.52♦
–––– thorakal
––––– 1 8-84d.08♦
––––– 2 8-84d.18♦
––––– 3 8-84d.28♦
––––– 4 8-84d.38♦
––––– 5 8-84d.48♦
––––– 6 oder mehr 8-84d.58♦
–––– Unterschenkel
––––– 1 8-84d.0c♦
––––– 2 8-84d.1c♦
––––– 3 8-84d.2c♦
––––– 4 8-84d.3c♦
––––– 5 8-84d.4c♦
––––– 6 oder mehr 8-84d.5c♦
–– Stent
––– bioresorbierbar
–––– A. carotis
––––– 1 8-843.0h♦
––––– 2 8-843.1h♦
––––– 3 8-843.2h♦
––––– 4 8-843.3h♦
––––– 5 8-843.4h♦
––––– 6 oder mehr 8-843.5h♦
–––– A. carotis communis
––––– 1 8-843.0j♦
––––– 2 8-843.1j♦
––––– 3 8-843.2j♦
––––– 4 8-843.3j♦
––––– 5 8-843.4j♦
––––– 6 oder mehr 8-843.5j♦
–––– A. carotis externa
––––– 1 8-843.0n♦
––––– 2 8-843.1n♦
––––– 3 8-843.2n♦
––––– 4 8-843.3n♦
––––– 5 8-843.4n♦
––––– 6 oder mehr 8-843.5n♦ ►

Implantation – s.a. Einlegen *(Forts.)*
~ perkutan-transluminal *(Forts.)*
~~ Stent *(Forts.)*
~~~ bioresorbierbar *(Forts.)*
–––– A. carotis interna, extrakraniell
––––– 1 8-843.0k♦
––––– 2 8-843.1k♦
––––– 3 8-843.2k♦
––––– 4 8-843.3k♦
––––– 5 8-843.4k♦
––––– 6 oder mehr 8-843.5k♦
–––– A. vertebralis, extrakraniell
––––– 1 8-843.0p♦
––––– 2 8-843.1p♦
––––– 3 8-843.2p♦
––––– 4 8-843.3p♦
––––– 5 8-843.4p♦
––––– 6 oder mehr 8-843.5p♦
–––– Aorta
––––– 1 8-843.04
––––– 2 8-843.14
––––– 3 8-843.24
––––– 4 8-843.34
––––– 5 8-843.44
––––– 6 oder mehr 8-843.54
–––– Aortenisthmus
––––– 1 8-843.05
––––– 2 8-843.15
––––– 3 8-843.25
––––– 4 8-843.35
––––– 5 8-843.45
––––– 6 oder mehr 8-843.55
–––– Arterie
––––– abdominal
–––––– 1 8-843.0q♦
–––––– 2 8-843.1q♦
–––––– 3 8-843.2q♦
–––––– 4 8-843.3q♦
–––––– 5 8-843.4q♦
–––––– 6 oder mehr 8-843.5q♦
––––– Oberschenkel
–––––– 1 8-843.0s♦
–––––– 2 8-843.1s♦
–––––– 3 8-843.2s♦
–––––– 4 8-843.3s♦
–––––– 5 8-843.4s♦
–––––– 6 oder mehr 8-843.5s♦
––––– pelvin
–––––– 1 8-843.0q♦
–––––– 2 8-843.1q♦
–––––– 3 8-843.2q♦
–––––– 4 8-843.3q♦
–––––– 5 8-843.4q♦
–––––– 6 oder mehr 8-843.5q♦
–––– Ductus arteriosus apertus
––––– 1 8-843.06
––––– 2 8-843.16
––––– 3 8-843.26
––––– 4 8-843.36
––––– 5 8-843.46
––––– 6 oder mehr 8-843.56 ►
~~~

Implantation – s.a. Einlegen *(Forts.)*
~ perkutan-transluminal *(Forts.)*
~~ Stent *(Forts.)*
~~~ bioresorbierbar *(Forts.)*
–––– Gefäß
––––– intrakraniell
–––––– 1 8-843.00
–––––– 2 8-843.10
–––––– 3 8-843.20
–––––– 4 8-843.30
–––––– 5 8-843.40
–––––– 6 oder mehr 8-843.50
––––– künstlich
–––––– 1 8-843.0e
–––––– 2 8-843.1e
–––––– 3 8-843.2e
–––––– 4 8-843.3e
–––––– 5 8-843.4e
–––––– 6 oder mehr 8-843.5e
––––– Malformation
–––––– 1 8-843.0d
–––––– 2 8-843.1d
–––––– 3 8-843.2d
–––––– 4 8-843.3d
–––––– 5 8-843.4d
–––––– 6 oder mehr 8-843.5d
––––– Oberarm
–––––– 1 8-843.02♦
–––––– 2 8-843.12♦
–––––– 3 8-843.22♦
–––––– 4 8-843.32♦
–––––– 5 8-843.42♦
–––––– 6 oder mehr 8-843.52♦
––––– Schulter
–––––– 1 8-843.02♦
–––––– 2 8-843.12♦
–––––– 3 8-843.22♦
–––––– 4 8-843.32♦
–––––– 5 8-843.42♦
–––––– 6 oder mehr 8-843.52♦
––––– spinal
–––––– 1 8-843.0f
–––––– 2 8-843.1f
–––––– 3 8-843.2f
–––––– 4 8-843.3f
–––––– 5 8-843.4f
–––––– 6 oder mehr 8-843.5f
––––– thorakal
–––––– 1 8-843.08♦
–––––– 2 8-843.18♦
–––––– 3 8-843.28♦
–––––– 4 8-843.38♦
–––––– 5 8-843.48♦
–––––– 6 oder mehr 8-843.58♦
––––– Unterarm
–––––– 1 8-843.03♦
–––––– 2 8-843.13♦
–––––– 3 8-843.23♦
–––––– 4 8-843.33♦
–––––– 5 8-843.43♦
–––––– 6 oder mehr 8-843.53♦ ►

Implantation – s.a. Einlegen *(Forts.)*
~ perkutan-transluminal *(Forts.)*
~~ Stent *(Forts.)*
~~~ bioresorbierbar *(Forts.)*
~~~~ Gefäß *(Forts.)*
––––– Unterschenkel
–––––– 1 8-843.0c♦
–––––– 2 8-843.1c♦
–––––– 3 8-843.2c♦
–––––– 4 8-843.3c♦
–––––– 5 8-843.4c♦
–––––– 6 oder mehr 8-843.5c♦
––––– viszeral
–––––– 1 8-843.0a
–––––– 2 8-843.1a
–––––– 3 8-843.2a
–––––– 4 8-843.3a
–––––– 5 8-843.4a
–––––– 6 oder mehr 8-843.5a
–––– V. cava
––––– 1 8-843.07
––––– 2 8-843.17
––––– 3 8-843.27
––––– 4 8-843.37
––––– 5 8-843.47
––––– 6 oder mehr 8-843.57
–––– V. portae
––––– 1 8-843.0g
––––– 2 8-843.1g
––––– 3 8-843.2g
––––– 4 8-843.3g
––––– 5 8-843.4g
––––– 6 oder mehr 8-843.5g
–––– Vene
––––– abdominal
–––––– 1 8-843.0r♦
–––––– 2 8-843.1r♦
–––––– 3 8-843.2r♦
–––––– 4 8-843.3r♦
–––––– 5 8-843.4r♦
–––––– 6 oder mehr 8-843.5r♦
––––– Oberschenkel
–––––– 1 8-843.0t♦
–––––– 2 8-843.1t♦
–––––– 3 8-843.2t♦
–––––– 4 8-843.3t♦
–––––– 5 8-843.4t♦
–––––– 6 oder mehr 8-843.5t♦
––––– pelvin
–––––– 1 8-843.0r♦
–––––– 2 8-843.1r♦
–––––– 3 8-843.2r♦
–––––– 4 8-843.3r♦
–––––– 5 8-843.4r♦
–––––– 6 oder mehr 8-843.5r♦
––– gecovert
–––– großlumig
––––– A. pulmonalis
–––––– 1 8-838.g0
–––––– 2 oder mehr 8-838.h0 ►
~~~~

Implantation – s.a. Einlegen *(Forts.)*
~ perkutan-transluminal *(Forts.)*
~~ Stent *(Forts.)*
~~~ gecovert *(Forts.)*
~~~~ großlumig *(Forts.)*
----- andere
------ A. carotis
------- 1 8-84a.0h♦
------- 2 oder mehr 8-84a.1h♦
------ A. carotis communis
------- 1 8-84a.0j♦
------- 2 oder mehr 8-84a.1j♦
------ A. carotis externa
------- 1 8-84a.0n♦
------- 2 oder mehr 8-84a.1n♦
------ A. carotis interna, extrakraniell
------- 1 8-84a.0k♦
------- 2 oder mehr 8-84a.1k♦
------ A. vertebralis, extrakraniell
------- 1 8-84a.0p♦
------- 2 oder mehr 8-84a.1p♦
------ Aorta
------- 1 8-84a.04
------- 2 oder mehr 8-84a.14
------ Aortenisthmus
------- 1 8-84a.05
------- 2 oder mehr 8-84a.15
------ Arterie
------- abdominal
-------- 1 8-84a.0q♦
-------- 2 oder mehr 8-84a.1q♦
------- Oberschenkel
-------- 1 8-84a.0s♦
-------- 2 oder mehr 8-84a.1s♦
------- pelvin
-------- 1 8-84a.0q♦
-------- 2 oder mehr 8-84a.1q♦
------ Ductus arteriosus apertus
------- 1 8-84a.06
------- 2 oder mehr 8-84a.16
------ Gefäß
------- intrakraniell
-------- 1 8-84a.00
-------- 2 oder mehr 8-84a.10
------- künstlich
-------- 1 8-84a.0e
-------- 2 oder mehr 8-84a.1e
------- Malformation
-------- 1 8-84a.0d
-------- 2 oder mehr 8-84a.1d
------- Oberarm
-------- 1 8-84a.02♦
-------- 2 oder mehr 8-84a.12♦
------- Schulter
-------- 1 8-84a.02♦
-------- 2 oder mehr 8-84a.12♦
------- spinal
-------- 1 8-84a.0f
-------- 2 oder mehr 8-84a.1f
------- thorakal
-------- 1 8-84a.08♦ ►

Implantation – s.a. Einlegen *(Forts.)*
~ perkutan-transluminal *(Forts.)*
~~ Stent *(Forts.)*
~~~ gecovert *(Forts.)*
~~~~ großlumig *(Forts.)*
~~~~~ andere *(Forts.)*
~~~~~~ Gefäß *(Forts.)*
~~~~~~~ thorakal *(Forts.)*
-------- 2 oder mehr 8-84a.18♦
------- Unterarm
-------- 1 8-84a.03♦
-------- 2 oder mehr 8-84a.13♦
------- Unterschenkel
-------- 1 8-84a.0c♦
-------- 2 oder mehr 8-84a.1c♦
------- viszeral
-------- 1 8-84a.0a
-------- 2 oder mehr 8-84a.1a
------ V. cava
------- 1 8-84a.07
------- 2 oder mehr 8-84a.17
------ V. portae
------- 1 8-84a.0g
------- 2 oder mehr 8-84a.1g
------ Vene
------- abdominal
-------- 1 8-84a.0r♦
-------- 2 oder mehr 8-84a.1r♦
------- Oberschenkel
-------- 1 8-84a.0t♦
-------- 2 oder mehr 8-84a.1t♦
------- pelvin
-------- 1 8-84a.0r♦
-------- 2 oder mehr 8-84a.1r♦
----- Gefäß, künstlich, Lungenkreislauf
------ 1 8-838.g5
------ 2 oder mehr 8-838.h5
----- Kollateralgefäß, aortopulmonal
------ 1 8-838.g2
------ 2 oder mehr 8-838.h2
----- Malformation, Gefäß, Lungenkreislauf
------ 1 8-838.g3
------ 2 oder mehr 8-838.h3
----- Shunt, künstlich, aortopulmonal
------ 1 8-838.g4
------ 2 oder mehr 8-838.h4
----- V. pulmonalis
------ 1 8-838.g1♦
------ 2 oder mehr 8-838.h1♦
---- medikamentefreisetzend
----- A. carotis
------ 1 8-848.0h♦
------ 2 8-848.1h♦
------ 3 8-848.2h♦
------ 4 8-848.3h♦
------ 5 8-848.4h♦
------ 6 oder mehr 8-848.5h♦
----- A. carotis communis
------ 1 8-848.0j♦
------ 2 8-848.1j♦
------ 3 8-848.2j♦ ►
~~~~~~~

Implantation – s.a. Einlegen *(Forts.)*
~ perkutan-transluminal *(Forts.)*
~~ Stent *(Forts.)*
~~~ gecovert *(Forts.)*
~~~~ medikamentefreisetzend *(Forts.)*
~~~~~ A. carotis communis *(Forts.)*
------- 4 8-848.3j♦
------- 5 8-848.4j♦
------- 6 oder mehr 8-848.5j♦
------ A. carotis externa
------- 1 8-848.0n♦
------- 2 8-848.1n♦
------- 3 8-848.2n♦
------- 4 8-848.3n♦
------- 5 8-848.4n♦
------- 6 oder mehr 8-848.5n♦
------ A. carotis interna, extrakraniell
------- 1 8-848.0k♦
------- 2 8-848.1k♦
------- 3 8-848.2k♦
------- 4 8-848.3k♦
------- 5 8-848.4k♦
------- 6 oder mehr 8-848.5k♦
------ A. vertebralis, extrakraniell
------- 1 8-848.0p♦
------- 2 8-848.1p♦
------- 3 8-848.2p♦
------- 4 8-848.3p♦
------- 5 8-848.4p♦
------- 6 oder mehr 8-848.5p♦
------ Arterie
------- abdominal
-------- 1 8-848.0q♦
-------- 2 8-848.1q♦
-------- 3 8-848.2q♦
-------- 4 8-848.3q♦
-------- 5 8-848.4q♦
-------- 6 oder mehr 8-848.5q♦
------- Oberschenkel
-------- 1 8-848.0s♦
-------- 2 8-848.1s♦
-------- 3 8-848.2s♦
-------- 4 8-848.3s♦
-------- 5 8-848.4s♦
-------- 6 oder mehr 8-848.5s♦
------- pelvin
-------- 1 8-848.0q♦
-------- 2 8-848.1q♦
-------- 3 8-848.2q♦
-------- 4 8-848.3q♦
-------- 5 8-848.4q♦
-------- 6 oder mehr 8-848.5q♦
------ Ductus arteriosus apertus
------- 1 8-848.06
------- 2 8-848.16
------- 3 8-848.26
------- 4 8-848.36
------- 5 8-848.46
------- 6 oder mehr 8-848.56 ►

Implantation – s.a. Einlegen *(Forts.)*
~ perkutan-transluminal *(Forts.)*
~~ Stent *(Forts.)*
~~~ gecovert *(Forts.)*
~~~~ medikamentefreisetzend *(Forts.)*
------ Gefäß
------- intrakraniell
-------- 1 8-848.00
-------- 2 8-848.10
-------- 3 8-848.20
-------- 4 8-848.30
-------- 5 8-848.40
-------- 6 oder mehr 8-848.50
------- künstlich
-------- 1 8-848.0e
-------- 2 8-848.1e
-------- 3 8-848.2e
-------- 4 8-848.3e
-------- 5 8-848.4e
-------- 6 oder mehr 8-848.5e
------- Malformation
-------- 1 8-848.0d
-------- 2 8-848.1d
-------- 3 8-848.2d
-------- 4 8-848.3d
-------- 5 8-848.4d
-------- 6 oder mehr 8-848.5d
------- Oberarm
-------- 1 8-848.02♦
-------- 2 8-848.12♦
-------- 3 8-848.22♦
-------- 4 8-848.32♦
-------- 5 8-848.42♦
-------- 6 oder mehr 8-848.52♦
------- Schulter
-------- 1 8-848.02♦
-------- 2 8-848.12♦
-------- 3 8-848.22♦
-------- 4 8-848.32♦
-------- 5 8-848.42♦
-------- 6 oder mehr 8-848.52♦
------- spinal
-------- 1 8-848.0f
-------- 2 8-848.1f
-------- 3 8-848.2f
-------- 4 8-848.3f
-------- 5 8-848.4f
-------- 6 oder mehr 8-848.5f
------- thorakal
-------- 1 8-848.08♦
-------- 2 8-848.18♦
-------- 3 8-848.28♦
-------- 4 8-848.38♦
-------- 5 8-848.48♦
-------- 6 oder mehr 8-848.58♦
------- Unterarm
-------- 1 8-848.03♦
-------- 2 8-848.13♦
-------- 3 8-848.23♦
-------- 4 8-848.33♦
-------- 5 8-848.43♦ ►
~~~~

Implantation – s.a. Einlegen *(Forts.)*
~ perkutan-transluminal *(Forts.)*
~~ Stent *(Forts.)*
~~~ gecovert *(Forts.)*
~~~~ medikamentefreisetzend *(Forts.)*
~~~~~ Gefäß *(Forts.)*
~~~~~~ Unterarm *(Forts.)*
––––––– 6 oder mehr 8-848.53♦
–––––– Unterschenkel
––––––– 1 8-848.0c♦
––––––– 2 8-848.1c♦
––––––– 3 8-848.2c♦
––––––– 4 8-848.3c♦
––––––– 5 8-848.4c♦
––––––– 6 oder mehr 8-848.5c♦
–––––– viszeral
––––––– 1 8-848.0a
––––––– 2 8-848.1a
––––––– 3 8-848.2a
––––––– 4 8-848.3a
––––––– 5 8-848.4a
––––––– 6 oder mehr 8-848.5a
––––– V. cava
–––––– 1 8-848.07
–––––– 2 8-848.17
–––––– 3 8-848.27
–––––– 4 8-848.37
–––––– 5 8-848.47
–––––– 6 oder mehr 8-848.57
––––– V. portae
–––––– 1 8-848.0g
–––––– 2 8-848.1g
–––––– 3 8-848.2g
–––––– 4 8-848.3g
–––––– 5 8-848.4g
–––––– 6 oder mehr 8-848.5g
––––– Vene
–––––– abdominal
––––––– 1 8-848.0r♦
––––––– 2 8-848.1r♦
––––––– 3 8-848.2r♦
––––––– 4 8-848.3r♦
––––––– 5 8-848.4r♦
––––––– 6 oder mehr 8-848.5r♦
–––––– Oberschenkel
––––––– 1 8-848.0t♦
––––––– 2 8-848.1t♦
––––––– 3 8-848.2t♦
––––––– 4 8-848.3t♦
––––––– 5 8-848.4t♦
––––––– 6 oder mehr 8-848.5t♦
–––––– pelvin
––––––– 1 8-848.0r♦
––––––– 2 8-848.1r♦
––––––– 3 8-848.2r♦
––––––– 4 8-848.3r♦
––––––– 5 8-848.4r♦
––––––– 6 oder mehr 8-848.5r♦
–––– nicht-medikamentefreisetzend
––––– A. carotis
–––––– 1 8-842.0h♦ ►

Implantation – s.a. Einlegen *(Forts.)*
~ perkutan-transluminal *(Forts.)*
~~ Stent *(Forts.)*
~~~ gecovert *(Forts.)*
~~~~ nicht-medikamentefreisetzend *(Forts.)*
~~~~~ A. carotis *(Forts.)*
–––––– 2 8-842.1h♦
–––––– 3 8-842.2h♦
–––––– 4 8-842.3h♦
–––––– 5 8-842.4h♦
–––––– 6 oder mehr 8-842.5h♦
––––– A. carotis communis
–––––– 1 8-842.0j♦
–––––– 2 8-842.1j♦
–––––– 3 8-842.2j♦
–––––– 4 8-842.3j♦
–––––– 5 8-842.4j♦
–––––– 6 oder mehr 8-842.5j♦
––––– A. carotis externa
–––––– 1 8-842.0n♦
–––––– 2 8-842.1n♦
–––––– 3 8-842.2n♦
–––––– 4 8-842.3n♦
–––––– 5 8-842.4n♦
–––––– 6 oder mehr 8-842.5n♦
––––– A. carotis interna, extrakraniell
–––––– 1 8-842.0k♦
–––––– 2 8-842.1k♦
–––––– 3 8-842.2k♦
–––––– 4 8-842.3k♦
–––––– 5 8-842.4k♦
–––––– 6 oder mehr 8-842.5k♦
––––– A. vertebralis, extrakraniell
–––––– 1 8-842.0p♦
–––––– 2 8-842.1p♦
–––––– 3 8-842.2p♦
–––––– 4 8-842.3p♦
–––––– 5 8-842.4p♦
–––––– 6 oder mehr 8-842.5p♦
––––– Arterie
–––––– abdominal
––––––– 1 8-842.0q♦
––––––– 2 8-842.1q♦
––––––– 3 8-842.2q♦
––––––– 4 8-842.3q♦
––––––– 5 8-842.4q♦
––––––– 6 oder mehr 8-842.5q♦
–––––– Oberschenkel
––––––– 1 8-842.0s♦
––––––– 2 8-842.1s♦
––––––– 3 8-842.2s♦
––––––– 4 8-842.3s♦
––––––– 5 8-842.4s♦
––––––– 6 oder mehr 8-842.5s♦
–––––– pelvin
––––––– 1 8-842.0q♦
––––––– 2 8-842.1q♦
––––––– 3 8-842.2q♦
––––––– 4 8-842.3q♦
––––––– 5 8-842.4q♦
––––––– 6 oder mehr 8-842.5q♦ ►
~~~~~

Implantation – s.a. Einlegen *(Forts.)*
~ perkutan-transluminal *(Forts.)*
~~ Stent *(Forts.)*
~~~ gecovert *(Forts.)*
~~~~ nicht-medikamentefreisetzend *(Forts.)*
––––– Ductus arteriosus apertus
–––––– 1 8-842.06
–––––– 2 8-842.16
–––––– 3 8-842.26
–––––– 4 8-842.36
–––––– 5 8-842.46
–––––– 6 oder mehr 8-842 56
––––– Gefäß
–––––– intrakraniell
––––––– 1 8-842.00
––––––– 2 8-842.10
––––––– 3 8-842.20
––––––– 4 8-842.30
––––––– 5 8-842.40
––––––– 6 oder mehr 8-842.50
–––––– künstlich
––––––– 1 8-842.0e
––––––– 2 8-842.1e
––––––– 3 8-842.2e
––––––– 4 8-842.3e
––––––– 5 8-842.4e
––––––– 6 oder mehr 8-842.5e
–––––– Malformation
––––––– 1 8-842.0d
––––––– 2 8-842.1d
––––––– 3 8-842.2d
––––––– 4 8-842.3d
––––––– 5 8-842.4d
––––––– 6 oder mehr 8-842.5d
–––––– Oberarm
––––––– 1 8-842.02♦
––––––– 2 8-842.12♦
––––––– 3 8-842.22♦
––––––– 4 8-842.32♦
––––––– 5 8-842.42♦
––––––– 6 oder mehr 8-842.52♦
–––––– Schulter
––––––– 1 8-842.02♦
––––––– 2 8-842.12♦
––––––– 3 8-842.22♦
––––––– 4 8-842.32♦
––––––– 5 8-842.42♦
––––––– 6 oder mehr 8-842.52♦
–––––– spinal
––––––– 1 8-842.0f
––––––– 2 8-842.1f
––––––– 3 8-842.2f
––––––– 4 8-842.3f
––––––– 5 8-842.4f
––––––– 6 oder mehr 8-842.5f
–––––– thorakal
––––––– 1 8-842.08♦
––––––– 2 8-842.18♦
––––––– 3 8-842.28♦
––––––– 4 8-842.38♦
––––––– 5 8-842.48♦ ►

Implantation – s.a. Einlegen *(Forts.)*
~ perkutan-transluminal *(Forts.)*
~~ Stent *(Forts.)*
~~~ gecovert *(Forts.)*
~~~~ nicht-medikamentefreisetzend *(Forts.)*
~~~~~ Gefäß *(Forts.)*
~~~~~~ thorakal *(Forts.)*
––––––– 6 oder mehr 8-842.58♦
–––––– Unterarm
––––––– 1 8-842.03♦
––––––– 2 8-842.13♦
––––––– 3 8-842.23♦
––––––– 4 8-842.33♦
––––––– 5 8-842.43♦
––––––– 6 oder mehr 8-842.53♦
–––––– Unterschenkel
––––––– 1 8-842.0c♦
––––––– 2 8-842.1c♦
––––––– 3 8-842.2c♦
––––––– 4 8-842.3c♦
––––––– 5 8-842.4c♦
––––––– 6 oder mehr 8-842.5c♦
–––––– viszeral
––––––– 1 8-842.0a
––––––– 2 8-842.1a
––––––– 3 8-842.2a
––––––– 4 8-842.3a
––––––– 5 8-842.4a
––––––– 6 oder mehr 8-842.5a
––––– Koronararterie, 1 8-837.p
––––– V. cava
–––––– 1 8-842.07
–––––– 2 8-842.17
–––––– 3 8-842.27
–––––– 4 8-842.37
–––––– 5 8-842.47
–––––– 6 oder mehr 8-842.57
––––– V. portae
–––––– 1 8-842.0g
–––––– 2 8-842.1g
–––––– 3 8-842.2g
–––––– 4 8-842.3g
–––––– 5 8-842.4g
–––––– 6 oder mehr 8-842.5g
––––– Vene
–––––– abdominal
––––––– 1 8-842.0r♦
––––––– 2 8-842.1r♦
––––––– 3 8-842.2r♦
––––––– 4 8-842.3r♦
––––––– 5 8-842.4r♦
––––––– 6 oder mehr 8-842.5r♦
–––––– Oberschenkel
––––––– 1 8-842.0t♦
––––––– 2 8-842.1t♦
––––––– 3 8-842.2t♦
––––––– 4 8-842.3t♦
––––––– 5 8-842.4t♦
––––––– 6 oder mehr 8-842.5t♦
–––––– pelvin
––––––– 1 8-842.0r♦ ►

Implantation – s.a. Einlegen *(Forts.)*
~ perkutan-transluminal *(Forts.)*
~~ Stent *(Forts.)*
~~~ gecovert *(Forts.)*
~~~~ nicht-medikamentefreisetzend *(Forts.)*
~~~~~ Vene *(Forts.)*
~~~~~~ pelvin *(Forts.)*
——————— 2 8-842.1r♦
——————— 3 8-842.2r♦
——————— 4 8-842.3r♦
——————— 5 8-842.4r♦
——————— 6 oder mehr 8-842.5r♦
——— Malformation, Gefäß, Lungenkreislauf
———— 1 8-838.33
———— mehrere 8-838.43
——— medikamentefreisetzend
———— A. carotis
————— 1 8-841.0h♦
————— 2 8-841.1h♦
————— 3 8-841.2h♦
————— 4 8-841.3h♦
————— 5 8-841.4h♦
————— 6 oder mehr 8-841.5h♦
———— A. carotis communis
————— 1 8-841.0j♦
————— 2 8-841.1j♦
————— 3 8-841.2j♦
————— 4 8-841.3j♦
————— 5 8-841.4j♦
————— 6 oder mehr 8-841.5j♦
———— A. carotis externa
————— 1 8-841.0n♦
————— 2 8-841.1n♦
————— 3 8-841.2n♦
————— 4 8-841.3n♦
————— 5 8-841.4n♦
————— 6 oder mehr 8-841.5n♦
———— A. carotis interna, extrakraniell
————— 1 8-841.0k♦
————— 2 8-841.1k♦
————— 3 8-841.2k♦
————— 4 8-841.3k♦
————— 5 8-841.4k♦
————— 6 oder mehr 8-841.5k♦
———— A. vertebralis, extrakraniell
————— 1 8-841.0p♦
————— 2 8-841.1p♦
————— 3 8-841.2p♦
————— 4 8-841.3p♦
————— 5 8-841.4p♦
————— 6 oder mehr 8-841.5p♦
———— Aorta
————— 1 8-841.04
————— 2 8-841.14
————— 3 8-841.24
————— 4 8-841.34
————— 5 8-841.44
————— 6 oder mehr 8-841.54
———— Aortenisthmus
————— 1 8-841.05
————— 2 8-841.15 ►

Implantation – s.a. Einlegen *(Forts.)*
~ perkutan-transluminal *(Forts.)*
~~ Stent *(Forts.)*
~~~ medikamentefreisetzend *(Forts.)*
~~~~ Aortenisthmus *(Forts.)*
————— 3 8-841.25
————— 4 8-841.35
————— 5 8-841.45
————— 6 oder mehr 8-841.55
———— Arterie
————— abdominal
—————— 1 8-841.0q♦
—————— 2 8-841.1q♦
—————— 3 8-841.2q♦
—————— 4 8-841.3q♦
—————— 5 8-841.4q♦
—————— 6 oder mehr 8-841.5q♦
————— Oberschenkel
—————— 1 8-841.0s♦
—————— 2 8-841.1s♦
—————— 3 8-841.2s♦
—————— 4 8-841.3s♦
—————— 5 8-841.4s♦
—————— 6 oder mehr 8-841.5s♦
————— pelvin
—————— 1 8-841.0q♦
—————— 2 8-841.1q♦
—————— 3 8-841.2q♦
—————— 4 8-841.3q♦
—————— 5 8-841.4q♦
—————— 6 oder mehr 8-841.5q♦
———— Ductus arteriosus apertus
————— 1 8-841.06
————— 2 8-841.16
————— 3 8-841.26
————— 4 8-841.36
————— 5 8-841.46
————— 6 oder mehr 8-841.56
———— Gefäß
————— intrakraniell
—————— 1 8-841.00
—————— 2 8-841.10
—————— 3 8-841.20
—————— 4 8-841.30
—————— 5 8-841.40
—————— 6 oder mehr 8-841.50
————— künstlich
—————— 1 8-841.0e
—————— 2 8-841.1e
—————— 3 8-841.2e
—————— 4 8-841.3e
—————— 5 8-841.4e
—————— 6 oder mehr 8-841.5e
————— Malformation
—————— 1 8-841.0d
—————— 2 8-841.1d
—————— 3 8-841.2d
—————— 4 8-841.3d
—————— 5 8-841.4d
—————— 6 oder mehr 8-841.5d ►

Implantation – s.a. Einlegen *(Forts.)*
~ perkutan-transluminal *(Forts.)*
~~ Stent *(Forts.)*
~~~ medikamentefreisetzend *(Forts.)*
~~~~ Gefäß *(Forts.)*
––––– Oberarm
–––––– 1 8-841.02♦
–––––– 2 8-841.12♦
–––––– 3 8-841.22♦
–––––– 4 8-841.32♦
–––––– 5 8-841.42♦
–––––– 6 oder mehr 8-841.52♦
––––– Schulter
–––––– 1 8-841.02♦
–––––– 2 8-841.12♦
–––––– 3 8-841.22♦
–––––– 4 8-841.32♦
–––––– 5 8-841.42♦
–––––– 6 oder mehr 8-841.52♦
––––– spinal
–––––– 1 8-841.0f
–––––– 2 8-841.1f
–––––– 3 8-841.2f
–––––– 4 8-841.3f
–––––– 5 8-841.4f
–––––– 6 oder mehr 8-841.5f
––––– thorakal
–––––– 1 8-841.08♦
–––––– 2 8-841.18♦
–––––– 3 8-841.28♦
–––––– 4 8-841.38♦
–––––– 5 8-841.48♦
–––––– 6 oder mehr 8-841.58♦
––––– Unterarm
–––––– 1 8-841.03♦
–––––– 2 8-841.13♦
–––––– 3 8-841.23♦
–––––– 4 8-841.33♦
–––––– 5 8-841.43♦
–––––– 6 oder mehr 8-841.53♦
––––– Unterschenkel
–––––– 1 8-841.0c♦
–––––– 2 8-841.1c♦
–––––– 3 8-841.2c♦
–––––– 4 8-841.3c♦
–––––– 5 8-841.4c♦
–––––– 6 oder mehr 8-841.5c♦
––––– viszeral
–––––– 1 8-841.0a
–––––– 2 8-841.1a
–––––– 3 8-841.2a
–––––– 4 8-841.3a
–––––– 5 8-841.4a
–––––– 6 oder mehr 8-841.5a
–––– V. cava
––––– 1 8-841.07
––––– 2 8-841.17
––––– 3 8-841.27
––––– 4 8-841.37
––––– 5 8-841.47
––––– 6 oder mehr 8-841.57 ►

Implantation – s.a. Einlegen *(Forts.)*
~ perkutan-transluminal *(Forts.)*
~~ Stent *(Forts.)*
~~~ medikamentefreisetzend *(Forts.)*
–––– V. portae
––––– 1 8-841.0g
––––– 2 8-841.1g
––––– 3 8-841.2g
––––– 4 8-841.3g
––––– 5 8-841.4g
––––– 6 oder mehr 8-841.5g
–––– Vene
––––– abdominal
–––––– 1 8-841.0r♦
–––––– 2 8-841.1r♦
–––––– 3 8-841.2r♦
–––––– 4 8-841.3r♦
–––––– 5 8-841.4r♦
–––––– 6 oder mehr 8-841.5r♦
––––– Oberschenkel
–––––– 1 8-841.0t♦
–––––– 2 8-841.1t♦
–––––– 3 8-841.2t♦
–––––– 4 8-841.3t♦
–––––– 5 8-841.4t♦
–––––– 6 oder mehr 8-841.5t♦
––––– pelvin
–––––– 1 8-841.0r♦
–––––– 2 8-841.1r♦
–––––– 3 8-841.2r♦
–––––– 4 8-841.3r♦
–––––– 5 8-841.4r♦
–––––– 6 oder mehr 8-841.5r♦
––– nicht-medikamentefreisetzend
–––– A. carotis
––––– 1 8-840.0h♦
––––– 2 8-840.1h♦
––––– 3 8-840.2h♦
––––– 4 8-840.3h♦
––––– 5 8-840.4h♦
––––– 6 oder mehr 8-840.5h♦
–––– A. carotis communis
––––– 1 8-840.0j♦
––––– 2 8-840.1j♦
––––– 3 8-840.2j♦
––––– 4 8-840.3j♦
––––– 5 8-840.4j♦
––––– 6 oder mehr 8-840.5j♦
–––– A. carotis externa
––––– 1 8-840.0n♦
––––– 2 8-840.1n♦
––––– 3 8-840.2n♦
––––– 4 8-840.3n♦
––––– 5 8-840.4n♦
––––– 6 oder mehr 8-840.5n♦
–––– A. carotis interna, extrakraniell
––––– 1 8-840.0k♦
––––– 2 8-840.1k♦
––––– 3 8-840.2k♦
––––– 4 8-840.3k♦
––––– 5 8-840.4k♦ ►

I
~~~

Implantation – s.a. Einlegen *(Forts.)*
~ perkutan-transluminal *(Forts.)*
~~ Stent *(Forts.)*
~~~ nicht-medikamentefreisetzend *(Forts.)*
~~~~ A. carotis interna, extrakraniell *(Forts.)*
––––– 6 oder mehr 8-840.5k♦
–––– A. vertebralis, extrakraniell
––––– 1 8-840.0p♦
––––– 2 8-840.1p♦
––––– 3 8-840.2p♦
––––– 4 8-840.3p♦
––––– 5 8-840.4p♦
––––– 6 oder mehr 8-840.5p♦
–––– Aorta
––––– 1 8-840.04
––––– 2 8-840.14
––––– 3 8-840.24
––––– 4 8-840.34
––––– 5 8-840.44
––––– 6 oder mehr 8-840.54
–––– Aortenisthmus
––––– 1 8-840.05
––––– 2 8-840.15
––––– 3 8-840.25
––––– 4 8-840.35
––––– 5 8-840.45
––––– 6 oder mehr 8-840.55
–––– Arterie
––––– abdominal
–––––– 1 8-840.0q♦
–––––– 2 8-840.1q♦
–––––– 3 8-840.2q♦
–––––– 4 8-840.3q♦
–––––– 5 8-840.4q♦
–––––– 6 oder mehr 8-840.5q♦
––––– Oberschenkel
–––––– 1 8-840.0s♦
–––––– 2 8-840.1s♦
–––––– 3 8-840.2s♦
–––––– 4 8-840.3s♦
–––––– 5 8-840.4s♦
–––––– 6 oder mehr 8-840.5s♦
––––– pelvin
–––––– 1 8-840.0q♦
–––––– 2 8-840.1q♦
–––––– 3 8-840.2q♦
–––––– 4 8-840.3q♦
–––––– 5 8-840.4q♦
–––––– 6 oder mehr 8-840.5q♦
–––– Ductus arteriosus apertus
––––– 1 8-840.06
––––– 2 8-840.16
––––– 3 8-840.26
––––– 4 8-840.36
––––– 5 8-840.46
––––– 6 oder mehr 8-840.56
–––– Gefäß
––––– intrakraniell
–––––– 1 8-840.00
–––––– 2 8-840.10
–––––– 3 8-840.20 ►

Implantation – s.a. Einlegen *(Forts.)*
~ perkutan-transluminal *(Forts.)*
~~ Stent *(Forts.)*
~~~ nicht-medikamentefreisetzend *(Forts.)*
~~~~ Gefäß *(Forts.)*
~~~~~ intrakraniell *(Forts.)*
–––––– 4 8-840.30
–––––– 5 8-840.40
–––––– 6 oder mehr 8-840.50
––––– künstlich
–––––– 1 8-840.0e
–––––– 2 8-840.1e
–––––– 3 8-840.2e
–––––– 4 8-840.3e
–––––– 5 8-840.4e
–––––– 6 oder mehr 8-840.5e
––––– Malformation
–––––– 1 8-840.0d
–––––– 2 8-840.1d
–––––– 3 8-840.2d
–––––– 4 8-840.3d
–––––– 5 8-840.4d
–––––– 6 oder mehr 8-840.5d
––––– Oberarm
–––––– 1 8-840.02♦
–––––– 2 8-840.12♦
–––––– 3 8-840.22♦
–––––– 4 8-840.32♦
–––––– 5 8-840.42♦
–––––– 6 oder mehr 8-840.52♦
––––– Schulter
–––––– 1 8-840.02♦
–––––– 2 8-840.12♦
–––––– 3 8-840.22♦
–––––– 4 8-840.32♦
–––––– 5 8-840.42♦
–––––– 6 oder mehr 8-840.52♦
––––– spinal
–––––– 1 8-840.0f
–––––– 2 8-840.1f
–––––– 3 8-840.2f
–––––– 4 8-840.3f
–––––– 5 8-840.4f
–––––– 6 oder mehr 8-840.5f
––––– thorakal
–––––– 1 8-840.08♦
–––––– 2 8-840.18♦
–––––– 3 8-840.28♦
–––––– 4 8-840.38♦
–––––– 5 8-840.48♦
–––––– 6 oder mehr 8-840.58♦
––––– Unterarm
–––––– 1 8-840.03♦
–––––– 2 8-840.13♦
–––––– 3 8-840.23♦
–––––– 4 8-840.33♦
–––––– 5 8-840.43♦
–––––– 6 oder mehr 8-840.53♦
––––– Unterschenkel
–––––– 1 8-840.0c♦
–––––– 2 8-840.1c♦ ►
~~~~~

Implantation – s.a. Einlegen *(Forts.)*
~ perkutan-transluminal *(Forts.)*
~~ Stent *(Forts.)*
~~~ nicht-medikamentefreisetzend *(Forts.)*
~~~~ Gefäß *(Forts.)*
~~~~~ Unterschenkel *(Forts.)*
------ 3 8-840.2c♦
------ 4 8-840.3c♦
------ 5 8-840.4c♦
------ 6 oder mehr 8-840.5c♦
----- viszeral
------ 1 8-840.0a
------ 2 8-840.1a
------ 3 8-840.2a
------ 4 8-840.3a
------ 5 8-840.4a
------ 6 oder mehr 8-840.5a
---- V. cava
----- 1 8-840.07
----- 2 8-840.17
----- 3 8-840.27
----- 4 8-840.37
----- 5 8-840.47
----- 6 oder mehr 8-840.57
---- V. portae
----- 1 8-840.0g
----- 2 8-840.1g
----- 3 8-840.2g
----- 4 8-840.3g
----- 5 8-840.4g
----- 6 oder mehr 8-840.5g
---- Vene
----- abdominal
------ 1 8-840.0r♦
------ 2 8-840.1r♦
------ 3 8-840.2r♦
------ 4 8-840.3r♦
------ 5 8-840.4r♦
------ 6 oder mehr 8-840 5r♦
----- Oberschenkel
------ 1 8-840.0t♦
------ 2 8-840.1t♦
------ 3 8-840.2t♦
------ 4 8-840.3t♦
------ 5 8-840.4t♦
------ 6 oder mehr 8-840.5t♦
----- pelvin
------ 1 8-840.0r♦
------ 2 8-840.1r♦
------ 3 8-840.2r♦
------ 4 8-840.3r♦
------ 5 8-840.4r♦
------ 6 oder mehr 8-840.5r♦
--- ungecovert, großlumig
---- A. pulmonalis
----- 1 8-838.e0
----- 2 oder mehr 8-838.f0
---- andere
----- A. carotis
------ 1 8-849.0h♦
------ 2 oder mehr 8-849.1h♦ ►

Implantation – s.a. Einlegen *(Forts.)*
~ perkutan-transluminal *(Forts.)*
~~ Stent *(Forts.)*
~~~ ungecovert, großlumig *(Forts.)*
~~~~ andere *(Forts.)*
----- A. carotis communis
------ 1 8-849.0j♦
------ 2 oder mehr 8-849.1j♦
----- A. carotis externa
------ 1 8-849.0n♦
------ 2 oder mehr 8-849.1n♦
----- A. carotis interna, extrakraniell
------ 1 8-849.0k♦
------ 2 oder mehr 8-849.1k♦
----- A. vertebralis, extrakraniell
------ 1 8-849.0p♦
------ 2 oder mehr 8-849.1p♦
----- Aorta
------ 1 8-849.04
------ 2 oder mehr 8-849.14
----- Aortenisthmus
------ 1 8-849.05
------ 2 oder mehr 8-849.15
----- Arterie
------ abdominal
------- 1 8-849.0q♦
------- 2 oder mehr 8-849.1q♦
------ Oberschenkel
------- 1 8-849.0s♦
------- 2 oder mehr 8-849.1s♦
------ pelvin
------- 1 8-849.0q♦
------- 2 oder mehr 8-849.1q♦
----- Ductus arteriosus apertus
------ 1 8-849.06
------ 2 oder mehr 8-849.16
----- Gefäß
------ intrakraniell
------- 1 8-849.00
------- 2 oder mehr 8-849.10
------ künstlich
------- 1 8-849.0e
------- 2 oder mehr 8-849.1e
------ Malformation
------- 1 8-849.0d
------- 2 oder mehr 8-849.1d
------ Oberarm
------- 1 8-849.02♦
------- 2 oder mehr 8-849.12♦
------ Schulter
------- 1 8-849.02♦
------- 2 oder mehr 8-849.12♦
------ spinal
------- 1 8-849.0f
------- 2 oder mehr 8-849.1f
------ thorakal
------- 1 8-849.08♦
------- 2 oder mehr 8-849.18♦
------ Unterarm
------- 1 8-849.03♦
------- 2 oder mehr 8-849.13♦ ►

I
~~~~

Implantation – s.a. Einlegen *(Forts.)*
~ perkutan-transluminal *(Forts.)*
~~ Stent *(Forts.)*
~~~ ungecovert, großlumig *(Forts.)*
~~~~ andere *(Forts.)*
~~~~~ Gefäß *(Forts.)*
—————— Unterschenkel
——————— 1 8-849.0c♦
——————— 2 oder mehr 8-849.1c♦
—————— viszeral
——————— 1 8-849.0a
——————— 2 oder mehr 8-849.1a
————— V. cava
—————— 1 8-849.07
—————— 2 oder mehr 8-849.17
————— V. portae
—————— 1 8-849.0g
—————— 2 oder mehr 8-849.1g
————— Vene
—————— abdominal
——————— 1 8-849.0r♦
——————— 2 oder mehr 8-849.1r♦
—————— Oberschenkel
——————— 1 8-849.0t♦
——————— 2 oder mehr 8-849.1t♦
—————— pelvin
——————— 1 8-849.0r♦
——————— 2 oder mehr 8-849.1r♦
———— Gefäß, künstlich, Lungenkreislauf
————— 1 8-838.e5
————— 2 oder mehr 8-838.f5
———— Kollateralgefäß, aortopulmonal 8-838.e2
————— 2 oder mehr 8-838.f2
———— Malformation, Gefäß, Lungenkreislauf
————— 1 8-838.e3
————— 2 oder mehr 8-838.f3
———— Shunt, künstlich, aortopulmonal
————— 1 8-838.e4
————— 2 oder mehr 8-838.f4
———— V. pulmonalis
————— 1 8-838.e1♦
————— 2 oder mehr 8-838.f1♦
—— Stent-Prothese
——— Aorta abdominalis
———— mit
————— Öffnung
—————— 1 5-38a.c1
—————— 2 5-38a.c2
—————— 3 oder mehr 5-38a.c3
————— Versorgung Gefäßabgang, in
—————— Chimney-Technik
——————— 1 5-38a.c4
——————— 2 oder mehr 5-38a.c5
—————— Parallelgraft-Technik
——————— 1 5-38a.c4
——————— 2 oder mehr 5-38a.c5
—————— Periskop-Technik
——————— 1 5-38a.c4
——————— 2 oder mehr 5-38a.c5
—————— Sandwich-Technik
——————— 1 5-38a.c4 ►

Implantation – s.a. Einlegen *(Forts.)*
~ perkutan-transluminal *(Forts.)*
~~ Stent-Prothese *(Forts.)*
~~~ Aorta abdominalis *(Forts.)*
~~~~ mit *(Forts.)*
~~~~~ Versorgung Gefäßabgang, in *(Forts.)*
~~~~~~ Sandwich-Technik *(Forts.)*
——————— 2 oder mehr 5-38a.c5
—————— Schnorchel-Technik
——————— 1 5-38a.c4
——————— 2 oder mehr 5-38a.c5
———— ohne Öffnung 5-38a.c0
——— Aorta thoracica
———— mit
————— Öffnung
—————— 1 5-38a.7b
—————— 2 5-38a.7c
—————— 3 oder mehr 5-38a.7d
————— Versorgung Gefäßabgang, in
—————— Chimney-Technik
——————— 1 5-38a.7e
——————— 2 oder mehr 5-38a.7f
—————— Parallelgraft-Technik
——————— 1 5-38a.7e
——————— 2 oder mehr 5-38a.7f
—————— Periskop-Technik
——————— 1 5-38a.7e
——————— 2 oder mehr 5-38a.7f
—————— Sandwich-Technik
——————— 1 5-38a.7e
——————— 2 oder mehr 5-38a.7f
—————— Schnorchel-Technik
——————— 1 5-38a.7e
——————— 2 oder mehr 5-38a.7f
———— ohne Öffnung 5-38a.70
——— Aorta thoracoabdominalis
———— mit
————— Öffnung
—————— 1 5-38a.8c
——————— und iliakaler Y-Prothese 5-38a.8c 5-38a.41♦
—————— 2 5-38a.8d
——————— und iliakaler Y-Prothese 5-38a.8d 5-38a.41♦
—————— 3 5-38a.8e
——————— und iliakaler Y-Prothese 5-38a.8e 5-38a.41♦
—————— 4 oder mehr 5-38a.8f
——————— und iliakaler Y-Prothese 5-38a.8f 5-38a.41♦
————— Versorgung Gefäßabgang, in
—————— Chimney-Technik
——————— 1 5-38a.8g
———————— und Y-Prothese, iliakal 5-38a.8g 5-38a.41♦
——————— 2 oder mehr 5-38a.8h
———————— und Y-Prothese, iliakal 5-38a.8h 5-38a.41♦
—————— Parallelgraft-Technik
——————— 1 5-38a.8g
——————— 2 oder mehr 5-38a.8h ►
~~~~~~

Implantation – s.a. Einlegen *(Forts.)*
~ perkutan-transluminal *(Forts.)*
~~ Stent-Prothese *(Forts.)*
~~~ Aorta thoracoabdominalis *(Forts.)*
~~~~ mit *(Forts.)*
~~~~~ Versorgung Gefäßabgang, in *(Forts.)*
–––––– Periskop-Technik
––––––– 1 5-38a.8g
––––––– 2 oder mehr 5-38a.8h
–––––– Sandwich-Technik
––––––– 1 5-38a.8g
––––––– 2 oder mehr 5-38a.8h
–––––– Schnorchel-Technik
––––––– 1 5-38a.8g
––––––– 2 oder mehr 5-38a.8h
–––– ohne Öffnung 5-38a.80
––– Arterie, Becken, mit Versorgung Gefäßabgang, in
–––– Chimney-Technik, 1 5-38a.42♦
–––– Parallelgraft-Technik, 1 5-38a.42♦
–––– Periskop-Technik, 1 5-38a.42♦
–––– Sandwich-Technik, 1 5-38a.42♦
–––– Schnorchel-Technik, 1 5-38a.42♦
––– iliakal
–––– Arterie, Becken, ohne Seitenarm 5-38a.43
––––– 2 5-38a.44
––––– 3 5-38a.46
––––– 4 5-38a.47
––––– 5 5-38a.48
––––– 6 oder mehr 5-38a.49
–––– mit einem Seitenarm, in Arterien des Beckens 5-38a.41♦
–– System, druckreduzierend, intraluminal, in
––– A. pulmonalis 8-838.c0
––– Gefäß, künstlich, Lungenkreislauf 8-838.c5
––– Kollateralgefäß, aortopulmonal 8-838.c2
––– Malformation, Gefäß, Lungenkreislauf 8-838.c3
––– Shunt, aortopulmonal, künstlich 8-838.c4
––– V. pulmonalis 8-838.c1♦
–– Wachstumsstent
––– gecovert
–––– A. pulmonalis 8-838.m0
–––– Kollateralgefäß, aortopulmonal 8-838.m2
–––– künstlich
––––– Gefäß, Lungenkreislauf 8-838.m5
––––– Shunt, aortopulmonal 8-838.m4
–––– Malformation, Gefäß, Lungenkreislauf, 1 8-838.m3
–––– V. pulmonalis 8-838.m1♦
––– ungecovert
–––– A. pulmonalis 8-838.k0
–––– Kollateralgefäß, aortopulmonal 8-838.k2
–––– künstlich
––––– Gefäß, Lungenkreislauf 8-838.k5
––––– Shunt, aortopulmonal 8-838.k4
–––– Malformation, Gefäß, Lungenkreislauf, 1 8-838.k3
–––– V. pulmonalis 8-838.k1♦
– perkutan-transrenal, Metallstent, permanent, Ureter 5-560.70♦ ►

Implantation – s.a. Einlegen *(Forts.)*
– Portsystem 5-399.5
– Prothese
–– allogen, mit Tympanoplastik
––– mit
–––– Anlegen, Ohrradikalhöhle 5-195.c3♦
–––– Antrotomie 5-195.b3♦
–––– Attikoantrotomie 5-195.a3♦
–––– Attikotomie 5-195.a3♦
–––– Mastoidektomie 5-195.b3♦
––– Typ II bis V 5-195.93♦
–– alloplastisch, mit
––– Fensterung, Promontorium 5-198.2♦
––– Stapesplastik 5-197.2♦
––– Tympanoplastik
–––– mit
––––– Anlegen, Ohrradikalhöhle 5-195.c2♦
––––– Antrotomie 5-195.b2♦
––––– Attikoantrotomie 5-195.a2♦
––––– Attikotomie 5-195.a2♦
––––– Mastoidektomie 5-195.b2♦
–––– Typ II bis V 5-195.92♦
–– autogen, mit
––– Fensterung, Promontorium 5-198.1♦
––– Stapesplastik 5-197.1♦
––– Tympanoplastik
–––– mit
––––– Anlegen, Ohrradikalhöhle 5-195.c1♦
––––– Antrotomie 5-195.b1♦
––––– Attikoantrotomie 5-195.a1♦
––––– Attikotomie 5-195.a1♦
––––– Mastoidektomie 5-195.b1♦
–––– Typ II bis V 5-195.91♦
–– bei Resektion, Trachea 5-316.4
–– Bronchialsystem, durch Inzision 5-330.2♦
–– Koronargefäß, perkutan-transluminal 8-837.8
–– nach
––– Piston, mit
–––– Fensterung, Promontorium 5-198.2♦
–––– Stapesplastik 5-197.2♦
––– Schuknecht
–––– bei Fensterung, Promontorium 5-198.1♦
–––– mit Stapesplastik 5-197.1♦
–– nicht-selbstexpandierend
––– Darm
–––– durch Umsteigen laparoskopisch – offen chirurgisch, 1 5-469.n2
–––– endoskopisch, 1 5-469.n3
–––– laparoskopisch, 1 5-469.n1
–––– offen, 1 5-469.n0
––– Gallengänge
–––– durch Umsteigen laparoskopisch – offen chirurgisch
––––– 1 5-514.g2
––––– 2 oder mehr 5-514.h2
–––– endoskopisch
––––– 1 5-513.f0
––––– 2 oder mehr 5-513.f1
–––– laparoskopisch
––––– 1 5-514.g1
––––– 2 oder mehr 5-514.h1 ►

I
~~~~~

Implantation – s.a. Einlegen *(Forts.)*
~ Prothese *(Forts.)*
~~ nicht-selbstexpandierend *(Forts.)*
~~~ Gallengänge *(Forts.)*
–––– offen
––––– 1 5-514.g0
––––– 2 oder mehr 5-514.h0
–––– perkutan-transhepatisch
––––– 1 5-514.g3
––––– 2 oder mehr 5-514.h3
––– Magen
–––– durch Umsteigen laparoskopisch – offen chirurgisch, 1 5-449.k2
–––– endoskopisch, 1 5-449.k3
–––– laparoskopisch, 1 5-449.k1
–––– offen, 1 5-449.k0
––– Ösophagus
–––– endoskopisch, 1 5-429.k1
–––– offen, 1 5-429.k0
––– Pankreasgang
–––– durch Umsteigen laparoskopisch – offen chirurgisch, 1 5-529.h2
–––– endoskopisch, 1 5-526.e1
–––– laparoskopisch, 1 5-529.h1
–––– offen, 1 5-529.h0
––– Rektum, endoskopisch, 1 5-489.g1
–– selbstexpandierend
––– Darm
–––– durch Umsteigen laparoskopisch – offen chirurgisch 5-469.k2
–––– endoskopisch 5-469.k3
–––– laparoskopisch 5-469.k1
–––– offen 5-469.k0
––– Magen
–––– durch Umsteigen laparoskopisch – offen chirurgisch 5-449.h2
–––– endoskopisch 5-449.h3
–––– laparoskopisch 5-449.h1
–––– offen 5-449.h0
––– mit Antirefluxventil, Ösophagus
–––– endoskopisch
––––– 1 5-429.jc
––––– 2 5-429.je
––––– 3 oder mehr 5-429.jg
–––– offen
––––– 1 5-429.jb
––––– 2 5-429.jd
––––– 3 oder mehr 5-429.jf
––– ohne Antirefluxventil, Ösophagus
–––– endoskopisch
––––– 1 5-429.j1
––––– 2 5-429.j4
––––– 3 oder mehr 5-429.ja
–––– offen
––––– 1 5-429.j0
––––– 2 5-429.j3
––––– 3 oder mehr 5-429.j9
––– Pankreasgang
–––– durch Umsteigen laparoskopisch – offen chirurgisch 5-529.g2
–––– endoskopisch 5-526.e0 ▶

Implantation – s.a. Einlegen *(Forts.)*
~ Prothese *(Forts.)*
~~ selbstexpandierend *(Forts.)*
~~~ Pankreasgang *(Forts.)*
–––– laparoskopisch 5-529.g1
–––– offen 5-529.g0
––– Rektum, endoskopisch 5-489.g0
–– xenogen, mit Tympanoplastik
––– mit
–––– Anlegen, Ohrradikalhöhle 5-195.c3♦
–––– Antrotomie 5-195.b3♦
–––– Attikoantrotomie 5-195.a3♦
–––– Attikotomie 5-195.a3♦
–––– Mastoidektomie 5-195.b3♦
––– Typ II bis V 5-195.93♦
– PTFE-Shunt [Polytetrafluoroethylen]
–– mit Abstrom in den rechten Vorhof 5-392.31
–– ohne Abstrom in den rechten Vorhof 5-392.30
– Pumpe
–– axial
––– linksventrikulär, transvasal, zur Unterstützung, Kreislauf 8-839.46
––– rechtsventrikulär, transvasal, zur Unterstützung, Kreislauf 8-839.47
–– extern, biventrikulär, herzunterstützend, offen 5-376.30
–– intern
––– biventrikulär, herzunterstützend, offen 5-376.50
––– univentrikulär, herzunterstützend, offen 5-376.40
–– parakorporal
––– biventrikulär, offen 5-376.80
––– univentrikulär, offen 5-376.70
– Radiuskopfprothese 5-824.3♦
– Ringsegment, intrastromal, Kornea 5-126.7♦
– Ringsonde, nasolakrimal 5-088.2♦
– Schiene, Metall, bei Wechsel, Stent, tracheal 5-319.62
– Schlauchendoprothese, endoskopisch, zur biliodigestiven Diversion 5-469.q3
– Schlittenprothese, unikondylär
–– nicht-zementiert, Kniegelenk 5-822.00♦
–– teilzementiert, Kniegelenk 5-822.02♦
–– zementiert, Kniegelenk 5-822.01♦
– Schrauben-Band-System, wachstumslenkend, und Instrumentierung, mit Schrauben, zur Korrektur, Deformität, Wirbelsäule
–– bis zu 9 Wirbelkörper 5-838.f2
–– mehr als 9 Wirbelkörper 5-838.f3
– Schrauben-Stab-System
–– mitwachsend, und Instrumentierung, mit Schrauben, zur Korrektur, Deformität, Wirbelsäule
––– bis zu 7 Wirbelkörper 5-838.f0
––– mehr als 7 Wirbelkörper 5-838.f1
–– wachstumslenkend, und Instrumentierung, mit Schrauben, zur Korrektur, Deformität, Wirbelsäule
––– bis zu 7 Wirbelkörper 5-838.f0 ▶

Implantation – s.a. Einlegen *(Forts.)*
~ Schrauben-Stab-System *(Forts.)*
~~ wachstumslenkend, und Instrumentierung, mit Schrauben, zur Korrektur, Deformität, Wirbelsäule *(Forts.)*
––– mehr als 7 Wirbelkörper 5-838.f1
– Schulterendoprothese, teilgekoppelt
–– invers 5-824.21♦
–– nicht-invers 5-824.20♦
– Shunt
–– Liquorsystem, spinal 5-038.1
–– mit Ableitung
––– subduroatrial 5-023.02
––– subduroperitoneal 5-023.12
––– subduropleural 5-023.22
––– ventrikuloatrial 5-023.00
––– ventrikuloperitoneal 5-023.10
––– ventrikulopleural 5-023.20
––– zisternoatrial 5-023.01
––– zisternoperitoneal 5-023.11
––– zisternopleural 5-023.21
–– peritoneovenös 5-549.1
–– Trabekelwerk, zur Senkung, Augeninnendruck 5-131.61♦
–– trabekulär, zur Senkung, Augeninnendruck 5-131.61♦
– Silastikkabel
–– Beugesehne
––– Daumen 5-840.d2♦
––– Handgelenk 5-840.d0♦
––– Langfinger 5-840.d1♦
–– Strecksehne
––– Daumen 5-840.d5♦
––– Handgelenk 5-840.d3♦
––– Langfinger 5-840.d4♦
– Silikonstab
–– Beugesehne
––– Daumen 5-840.d2♦
––– Handgelenk 5-840.d0♦
––– Langfinger 5-840.d1♦
–– Strecksehne
––– Daumen 5-840.d5♦
––– Handgelenk 5-840.d3♦
––– Langfinger 5-840.d4♦
– Sonde
–– Defibrillator, epithorakal, isoliert, offen 5-377.c2
–– epikardial
––– linksventrikulär, isoliert, offen 5-377.c0
––– rechtsventrikulär, isoliert, offen 5-377.c1
–– Herzschrittmacher, epithorakal, isoliert, offen 5-377.c2
–– linksventrikulär, endovaskulär, isoliert 5-377.g0
–– rechtsatrial, endovaskulär, isoliert 5-377.g2
–– rechtsventrikulär, endovaskulär, isoliert 5-377.g1 ►

Implantation – s.a. Einlegen *(Forts.)*
~ Sonde *(Forts.)*
–– zur externen
––– Präkonditionierung, für die Kardiomyoplastie, an Brustwand und Rücken 5-859.45♦
––– Prästimulation, für die Kardiomyoplastie, an Brustwand und Rücken 5-859.45♦
– Sonderprothese
–– nicht-zementiert
––– Hüftgelenk 5-820.20♦
––– Kniegelenk 5-822.90♦
–– teilzementiert
––– Hüftgelenk 5-820.22♦
––– Kniegelenk 5-822.92♦
–– zementiert
––– Hüftgelenk 5-820.21♦
––– Kniegelenk 5-822.91♦
– Sphinkter, Harnblase, artifiziell, am
–– Blasenhals 5-597.02
–– Bulbus, mit
––– 1 Cuff 5-597.00
––– 2 Cuffs 5-597.01
– Spreizer, interspinös, über
–– 1 Segment 5-839.b0
–– 2 Segmente 5-839.b2
–– 3 oder mehr Segmente 5-839.b3
– Stange, expandierbar, extrakorporal
–– 1 Implantat, Korrektur, Deformität, Wirbelsäule 5-838.e0
–– 2 Implantate, Korrektur, Deformität, Wirbelsäule 5-838.e1
–– 3 Implantate, Korrektur, Deformität, Wirbelsäule 5-838.e2
–– 4 oder mehr Implantate, Korrektur, Deformität, Wirbelsäule 5-838.e3
– Stent
–– A. pulmonalis, perkutan-transluminal 8-838.30
–– aus
––– Kunststoff, bei Dilatation, Bronchus, bronchoskopisch 5-339.04♦
––– Metall, mit Dilatation, Bronchus, bronchoskopisch 5-339.05♦
–– Ausflusstrakt, rechtsventrikulär, perkutan-transluminal 8-837.h
–– bioresorbierbar, perkutan-transluminal, A. carotis interna, extrakraniell, mit A. carotis communis
––– 1 8-843.0m♦
––– 2 8-843.1m♦
––– 3 8-843.2m♦
––– 4 8-843.3m♦
––– 5 8-843.4m♦
––– 6 oder mehr 8-843.5m♦
–– dynamisch, bei
––– Dilatation, Bronchus, bronchoskopisch 5-339.03♦
––– Wechsel, Stent, tracheal 5-319.60 ►

Implantation – s.a. Einlegen *(Forts.)*
~ Stent *(Forts.)*
–– gecovert
––– andere, großlumig, perkutan-transluminal, A. carotis interna, extrakraniell, mit A. carotis communis
–––– 1 8-84a.0m♦
–––– 2 oder mehr 8-84a.1m♦
––– medikamentefreisetzend, perkutan-transluminal, A. carotis interna, extrakraniell, mit A. carotis communis
–––– 1 8-848.0m♦
–––– 2 8-848.1m♦
–––– 3 8-848.2m♦
–––– 4 8-848.3m♦
–––– 5 8-848.4m♦
–––– 6 oder mehr 8-848.5m♦
––– nicht-medikamentefreisetzend, perkutan-transluminal, A. carotis interna, extrakraniell, mit A. carotis communis
–––– 1 8-842.0m♦
–––– 2 8-842.1m♦
–––– 3 8-842.2m♦
–––– 4 8-842.3m♦
–––– 5 8-842.4m♦
–––– 6 oder mehr 8-842.5m♦
–– Gefäß, künstlich, Lungenkreislauf, perkutan-transluminal 8-838.35
–– in Harnröhre, prostatisch 5-609.4
–– Kollateralgefäß, aortopulmonal, perkutan-transluminal 8-838.32
–– Kunststoff, bei
––– Dilatation, Trachea, endoskopisch 5-319.14
––– Wechsel, Stent, tracheal 5-319.61
–– medikamentefreisetzend, perkutan-transluminal, A. carotis interna, extrakraniell, mit A. carotis communis
––– 1 8-841.0m♦
––– 2 8-841.1m♦
––– 3 8-841.2m♦
––– 4 8-841.3m♦
––– 5 8-841.4m♦
––– 6 oder mehr 8-841.5m♦
–– mehrere
––– A. pulmonalis, perkutan-transluminal 8-838.40
––– Gefäß, künstlich, Lungenkreislauf, perkutan-transluminal 8-838.45
––– Kollateralgefäß, aortopulmonal, perkutan-transluminal 8-838.42
––– Shunt, aortopulmonal, künstlich, perkutan-transluminal 8-838.44
––– V. pulmonalis, perkutan-transluminal 8-838.41♦
–– Metall, bei Dilatation, Trachea, endoskopisch 5-319.15
–– nicht-medikamentefreisetzend, perkutan-transluminal, A. carotis interna, extrakraniell, mit A. carotis communis
––– 1 8-840.0m♦
––– 2 8-840.1m♦ ►

Implantation – s.a. Einlegen *(Forts.)*
~ Stent *(Forts.)*
~~ nicht-medikamentefreisetzend, perkutan-transluminal, A. carotis interna, extrakraniell, mit A. carotis communis *(Forts.)*
––– 3 8-840.2m♦
––– 4 8-840.3m♦
––– 5 8-840.4m♦
––– 6 oder mehr 8-840.5m♦
–– perkutan-transluminal
––– A. carotis, zur Strömungslaminierung, bei Aneurysma
–––– 1 8-84b.0h♦
–––– 2 8-84b.2h♦
–––– 3 8-84b.3h♦
–––– 4 8-84b.4h♦
–––– 5 8-84b.5h♦
–––– 6 oder mehr 8-84b.6h♦
––– A. carotis communis, zur Strömungslaminierung, bei Aneurysma
–––– 1 8-84b.0j♦
–––– 2 8-84b.2j♦
–––– 3 8-84b.3j♦
–––– 4 8-84b.4j♦
–––– 5 8-84b.5j♦
–––– 6 oder mehr 8-84b.6j♦
––– A. carotis externa, zur Strömungslaminierung, bei Aneurysma
–––– 1 8-84b.0n♦
–––– 2 8-84b.2n♦
–––– 3 8-84b.3n♦
–––– 4 8-84b.4n♦
–––– 5 8-84b.5n♦
–––– 6 oder mehr 8-84b.6n♦
––– A. carotis interna, extrakraniell
–––– mit A. carotis communis, zur Strömungslaminierung, bei Aneurysma
––––– 1 8-84b.0m♦
––––– 2 8-84b.2m♦
––––– 3 8-84b.3m♦
––––– 4 8-84b.4m♦
––––– 5 8-84b.5m♦
––––– 6 oder mehr 8-84b.6m♦
–––– zur Strömungslaminierung, bei Aneurysma
––––– 1 8-84b.0k♦
––––– 2 8-84b.2k♦
––––– 3 8-84b.3k♦
––––– 4 8-84b.4k♦
––––– 5 8-84b.5k♦
––––– 6 oder mehr 8-84b.6k♦
––– A. vertebralis, extrakraniell, zur Strömungslaminierung, bei Aneurysma
–––– 1 8-84b.0p♦
–––– 2 8-84b.2p♦
–––– 3 8-84b.3p♦
–––– 4 8-84b.4p♦
–––– 5 8-84b.5p♦
–––– 6 oder mehr 8-84b.6p♦
––– Aorta, zur Strömungslaminierung, bei Aneurysma
–––– 1 8-84b.04 ►

Implantation – s.a. Einlegen *(Forts.)*
~ Stent *(Forts.)*
~~ perkutan-transluminal *(Forts.)*
~~~ Aorta, zur Strömungslaminierung, bei Aneurysma *(Forts.)*
---- 2 8-84b.24
---- 3 8-84b.34
---- 4 8-84b.44
---- 5 8-84b.54
---- 6 oder mehr 8-84b.64
--- Aortenisthmus, zur Strömungslaminierung, bei Aneurysma
---- 1 8-84b.05
---- 2 8-84b.25
---- 3 8-84b.35
---- 4 8-84b.45
---- 5 8-84b.55
---- 6 oder mehr 8-84b.65
--- Arterie
---- abdominal, zur Strömungslaminierung, bei Aneurysma
----- 1 8-84b.0q♦
----- 2 8-84b.2q♦
----- 3 8-84b.3q♦
----- 4 8-84b.4q♦
----- 5 8-84b.5q♦
----- 6 oder mehr 8-84b.6q♦
---- Oberschenkel, zur Strömungslaminierung, bei Aneurysma
----- 1 8-84b.0s♦
----- 2 8-84b.2s♦
----- 3 8-84b.3s♦
----- 4 8-84b.4s♦
----- 5 8-84b.5s♦
----- 6 oder mehr 8-84b.6s♦
---- pelvin, zur Strömungslaminierung, bei Aneurysma
----- 1 8-84b.0q♦
----- 2 8-84b.2q♦
----- 3 8-84b.3q♦
----- 4 8-84b.4q♦
----- 5 8-84b.5q♦
----- 6 oder mehr 8-84b.6q♦
--- Ductus arteriosus apertus, zur Strömungslaminierung, bei Aneurysma
---- 1 8-84b.06
---- 2 8-84b.26
---- 3 8-84b.36
---- 4 8-84b.46
---- 5 8-84b.56
---- 6 oder mehr 8-84b.66
--- Gefäß
---- intrakraniell, zur Strömungslaminierung, bei Aneurysma
----- 1 8-84b.00
----- 2 8-84b.20
----- 3 8-84b.30
----- 4 8-84b.40
----- 5 8-84b.50
----- 6 oder mehr 8-84b.60 ►

Implantation – s.a. Einlegen *(Forts.)*
~ Stent *(Forts.)*
~~ perkutan-transluminal *(Forts.)*
~~~ Gefäß *(Forts.)*
---- künstlich, zur Strömungslaminierung, bei Aneurysma
----- 1 8-84b.0e
----- 2 8-84b.2e
----- 3 8-84b.3e
----- 4 8-84b.4e
----- 5 8-84b.5e
----- 6 oder mehr 8-84b.6e
---- Malformation, zur Strömungslaminierung, bei Aneurysma
----- 1 8-84b.0d
----- 2 8-84b.2d
----- 3 8-84b.3d
----- 4 8-84b.4d
----- 5 8-84b.5d
----- 6 oder mehr 8-84b.6d
---- Oberarm, zur Strömungslaminierung, bei Aneurysma
----- 1 8-84b.02♦
----- 2 8-84b.22♦
----- 3 8-84b.32♦
----- 4 8-84b.42♦
----- 5 8-84b.52♦
----- 6 oder mehr 8-84b.62♦
---- Schulter, zur Strömungslaminierung, bei Aneurysma
----- 1 8-84b.02♦
----- 2 8-84b.22♦
----- 3 8-84b.32♦
----- 4 8-84b.42♦
----- 5 8-84b.52♦
----- 6 oder mehr 8-84b.62♦
---- spinal, zur Strömungslaminierung, bei Aneurysma
----- 1 8-84b.0f
----- 2 8-84b.2f
----- 3 8-84b.3f
----- 4 8-84b.4f
----- 5 8-84b.5f
----- 6 oder mehr 8-84b.6f
---- thorakal, zur Strömungslaminierung, bei Aneurysma
----- 1 8-84b.08♦
----- 2 8-84b.28♦
----- 3 8-84b.38♦
----- 4 8-84b.48♦
----- 5 8-84b.58♦
----- 6 oder mehr 8-84b.68♦
---- Unterarm, zur Strömungslaminierung, bei Aneurysma
----- 1 8-84b.03♦
----- 2 8-84b.23♦
----- 3 8-84b.33♦
----- 4 8-84b.43♦
----- 5 8-84b.53♦
----- 6 oder mehr 8-84b.63♦ ►

I

Implantation – s.a. Einlegen *(Forts.)*
~ Stent *(Forts.)*
~~ perkutan-transluminal *(Forts.)*
~~~ Gefäß *(Forts.)*
–––– Unterschenkel, zur Strömungslaminierung, bei Aneurysma
––––– 1 8-84b.0c♦
––––– 2 8-84b.2c♦
––––– 3 8-84b.3c♦
––––– 4 8-84b.4c♦
––––– 5 8-84b.5c♦
––––– 6 oder mehr 8-84b.6c♦
–––– viszeral, zur Strömungslaminierung, bei Aneurysma
––––– 1 8-84b.0a
––––– 2 8-84b.2a
––––– 3 8-84b.3a
––––– 4 8-84b.4a
––––– 5 8-84b.5a
––––– 6 oder mehr 8-84b.6a
––– V. cava, zur Strömungslaminierung, bei Aneurysma
–––– 1 8-84b.07
–––– 2 8-84b.27
–––– 3 8-84b.37
–––– 4 8-84b.47
–––– 5 8-84b.57
–––– 6 oder mehr 8-84b.67
––– V. portae, zur Strömungslaminierung, bei Aneurysma
–––– 1 8-84b.0g
–––– 2 8-84b.2g
–––– 3 8-84b.3g
–––– 4 8-84b.4g
–––– 5 8-84b.5g
–––– 6 oder mehr 8-84b.6g
––– Vene
–––– abdominal, zur Strömungslaminierung, bei Aneurysma
––––– 1 8-84b.0r♦
––––– 2 8-84b.2r♦
––––– 3 8-84b.3r♦
––––– 4 8-84b.4r♦
––––– 5 8-84b.5r♦
––––– 6 oder mehr 8-84b.6r♦
–––– Oberschenkel, zur Strömungslaminierung, bei Aneurysma
––––– 1 8-84b.0t♦
––––– 2 8-84b.2t♦
––––– 3 8-84b.3t♦
––––– 4 8-84b.4t♦
––––– 5 8-84b.5t♦
––––– 6 oder mehr 8-84b.6t♦
–––– pelvin, zur Strömungslaminierung, bei Aneurysma
––––– 1 8-84b.0r♦
––––– 2 8-84b.2r♦
––––– 3 8-84b.3r♦
––––– 4 8-84b.4r♦
––––– 5 8-84b.5r♦
––––– 6 oder mehr 8-84b.6r♦ ►

Implantation – s.a. Einlegen *(Forts.)*
~ Stent *(Forts.)*
–– Shunt, aortopulmonal, künstlich, perkutan-transluminal 8-838.34
–– Tränenwege 5-088.4♦
–– ungecovert, andere, großlumig, perkutan-transluminal, A. carotis interna, extrakraniell, mit A. carotis communis
––– 1 8-849.0m♦
––– 2 oder mehr 8-849.1m♦
–– Urethra 5-589.0
–– V. pulmonalis, perkutan-transluminal 8-838.31♦
– Stent-Prothese
–– Aorta
––– endovaskulär 5-38a.0
––– perkutan-transluminal 5-38a.0
–– V. cava, endovaskulär 5-38a.9
– stereotaktisch, Gewebe
–– Gehirn 5-014.7
–– Hirnhaut 5-014.7
– Stimulationssystem, Vagusnerv, kardial 5-059.c4
– Stimulator, biochemisch, für Knochenwachstum 5-828.70
– Strahlenquelle, beta-strahlend, zur Destruktion, Läsion, chorioretinal 5-155.80♦
– Strahler
–– entfernbar
––– Gehirn, in
–––– einer Ebene, als selbständiger Eingriff 5-014.60
–––– mehreren Ebenen, als selbständiger Eingriff 5-014.61
––– Hirnhaut, in
–––– einer Ebene, als selbständiger Eingriff 5-014.60
–––– mehreren Ebenen, als selbständiger Eingriff 5-014.61
––– in einer Ebene, Brachytherapie, interstitiell, mit
–––– gepulster Dosisleistung 8-525.01
–––– hoher Dosisleistung 8-525.02
–––– niedriger Dosisleistung 8-525.00
––– Schädel, in
–––– einer Ebene, als selbständiger Eingriff 5-014.60
–––– mehreren Ebenen, als selbständiger Eingriff 5-014.61
–– nicht-entfernbar
––– Gehirn, in
–––– einer Ebene, als selbständiger Eingriff 5-014.62
–––– mehreren Ebenen, als selbständiger Eingriff 5-014.63
––– Hirnhaut, in
–––– einer Ebene, als selbständiger Eingriff 5-014.62
–––– mehreren Ebenen, als selbständiger Eingriff 5-014.63 ►
~~~

Implantation – s.a. Einlegen *(Forts.)*
~ Strahler *(Forts.)*
~~ nicht-entfernbar *(Forts.)*
––– Schädel, in
–––– einer Ebene, als selbständiger Eingriff 5-014.62
–––– mehreren Ebenen, als selbständiger Eingriff 5-014.63
–– permanent, Brachytherapie, interstitiell
––– bis zu 10 Quellen 8-525.20
––– mit 11 oder mehr Quellen 8-525.21
– Swanson-Endoprothese, Metakarpophalangealgelenk 5-847.53♦
–– mehrere 5-847.54♦
– System
–– Barorezeptoraktivierung, mit Implantation, Neurostimulationselektrode 5-059.c6
–– Hypoglossusnerv-Stimulation, mit Implantation, Neurostimulationselektrode 5-059.c7
–– myokardmodulierend
––– mit Vorhofelektrode 5-379.80
––– ohne Vorhofelektrode 5-379.82
–– Phrenikusnerv-Stimulation, mit Implantation, Neurostimulationselektrode 5-059.cb
–– zur
––– Kontinenztherapie, adjustierbar, bei Harninkontinenz
–––– in die Region der bulbären Harnröhre 5-596.75
–––– unter den Harnblasenhals 5-596.74
––– Überwachung, Abstoßungsreaktion, nichtinvasiv, nach Herztransplantation 5-377.b
– Teilgelenkersatzprothese, bikompartimentell
–– nicht-zementiert, Kniegelenk 5-822.k0♦
–– teilzementiert, Kniegelenk 5-822.k2♦
–– zementiert, Kniegelenk 5-822.k1♦
– Teilprothese
–– Humerusgelenkfläche, distal, Teilersatz 5-824.60♦
–– schaftverankert, Humerus, distal 5-824.61♦
– Titanrippe, prothetisch, vertikal expandierbar
–– 1 Implantat, Korrektur, Deformität, Wirbelsäule 5-838.d0
–– 2 Implantate, Korrektur, Deformität, Wirbelsäule 5-838.d1
–– 3 Implantate, Korrektur, Deformität, Wirbelsäule 5-838.d2
–– 4 oder mehr Implantate, Korrektur, Deformität, Wirbelsäule 5-838.d3
– Totalendoprothese
–– gekoppelt, Humeroulnargelenk
––– mit Ersatz des Radiuskopfes 5-824.41♦
––– ohne Ersatz des Radiuskopfes 5-824.40♦
–– invers, Schultergelenk 5-824.21♦
–– Kiefergelenk, mit Komponenten
––– CAD-CAM-gefertigt 5-773.a1♦
––– vorgefertigt 5-773.a0♦
–– konventionell, Schultergelenk 5-824.20♦
–– nicht-invers, Schultergelenk 5-824.20♦
–– nicht-zementiert, Hüftgelenk 5-820.00♦
–– teilzementiert, Hüftgelenk 5-820.02♦ ►

Implantation – s.a. Einlegen *(Forts.)*
~ Totalendoprothese *(Forts.)*
–– ungekoppelt
––– Humeroradialgelenk 5-824.52♦
––– Humeroulnargelenk
–––– mit Ersatz des Radiuskopfes 5-824.51♦
–––– ohne Ersatz des Radiuskopfes 5-824.50♦
–– zementiert, Hüftgelenk 5-820.01♦
– transapikal, offen
–– Pumpe, extern, univentrikulär, herzunterstützend 5-376.23
–– Zentrifugalpumpe, univentrikulär, herzunterstützend 5-376.23
– transarteriell, Partitionierungsimplantat, ventrikulär, Herz 5-37a.0
– transluminal, Nitinolstent, aus Einzeldrähten verwoben
–– Arterie
––– abdominal
–––– 1 8-84d.0q♦
–––– 2 8-84d.1q♦
–––– 3 8-84d.2q♦
–––– 4 8-84d.3q♦
–––– 5 8-84d.4q♦
–––– 6 oder mehr 8-84d.5q♦
––– Oberschenkel
–––– 1 8-84d.0s♦
–––– 2 8-84d.1s♦
–––– 3 8-84d.2s♦
–––– 4 8-84d.3s♦
–––– 5 8-84d.4s♦
–––– 6 oder mehr 8-84d.5s♦
––– pelvin
–––– 1 8-84d.0q♦
–––– 2 8-84d.1q♦
–––– 3 8-84d.2q♦
–––– 4 8-84d.3q♦
–––– 5 8-84d.4q♦
–––– 6 oder mehr 8-84d.5q♦
–– Gefäß
––– künstlich
–––– 1 8-84d.0e
–––– 2 8-84d.1e
–––– 3 8-84d.2e
–––– 4 8-84d.3e
–––– 5 8-84d.4e
–––– 6 oder mehr 8-84d.5e
––– Oberarm
–––– 1 8-84d.02♦
–––– 2 8-84d.12♦
–––– 3 8-84d.22♦
–––– 4 8-84d.32♦
–––– 5 8-84d.42♦
–––– 6 oder mehr 8-84d.52♦
––– Schulter
–––– 1 8-84d.02♦
–––– 2 8-84d.12♦
–––– 3 8-84d.22♦
–––– 4 8-84d.32♦
–––– 5 8-84d.42♦
–––– 6 oder mehr 8-84d.52♦ ►

I

Implantation – s.a. Einlegen *(Forts.)*
~ transluminal, Nitinolstent, aus Einzeldrähten verwoben *(Forts.)*
~~ Gefäß *(Forts.)*
––– thorakal
–––– 1 8-84d.08♦
–––– 2 8-84d.18♦
–––– 3 8-84d.28♦
–––– 4 8-84d.38♦
–––– 5 8-84d.48♦
–––– 6 oder mehr 8-84d.58♦
––– Unterschenkel
–––– 1 8-84d.0c♦
–––– 2 8-84d.1c♦
–––– 3 8-84d.2c♦
–––– 4 8-84d.3c♦
–––– 5 8-84d.4c♦
–––– 6 oder mehr 8-84d.5c♦
– Transmitter, Stimulationssystem, kabellos, kardial 5-377.m0
– transurethral
–– Metallstent, permanent, Ureter 5-560.30♦
–– Prostatagewebe-Retraktor
––– 1 5-609.80
––– 2 5-609.81
––– 3 5-609.82
––– 4 5-609.83
––– 5 5-609.84
––– 6 5-609.85
––– 7 5-609.86
––– 8 oder mehr 5-609.87
– Tumorendoprothese *[nur Zusatzkode!]* 5-829.c
– Tumorprothese
–– nicht-zementiert
––– Hüftgelenk 5-820.20♦
––– Kniegelenk 5-822.90♦
–– teilzementiert
––– Hüftgelenk 5-820.22♦
––– Kniegelenk 5-822.92♦
–– zementiert
––– Hüftgelenk 5-820.21♦
––– Kniegelenk 5-822.91♦
– Ulnakopfprothese
–– mit Kopplung am Radius 5-824.71♦
–– ohne Kopplung am Radius 5-824.70♦
– Ureter, renovesikal, künstlich, subkutan 5-568.h
– Vagusnervstimulationssystem, mit Implantation, Neurostimulationselektrode 5-059.c8
– Ventil, weiteres, Liquorableitung 5-024.0
– Ventrikel-Unterstützungssystem, epikardial 5-379.90
– VEPTR [vertikale expandierbare prothetische Titanrippe]
–– 1 Implantat, Korrektur, Deformität, Wirbelsäule 5-838.d0
–– 2 Implantate, Korrektur, Deformität, Wirbelsäule 5-838.d1
–– 3 Implantate, Korrektur, Deformität, Wirbelsäule 5-838.d2 ►

Implantation – s.a. Einlegen *(Forts.)*
~ VEPTR [vertikale expandierbare prothetische Titanrippe] *(Forts.)*
–– 4 oder mehr Implantate, Korrektur, Deformität, Wirbelsäule 5-838.d3
– Vicrylnetz, Milz 5-419.5
– Wachstumsstent, perkutan-transluminal 8-847
– Zahn
–– enossal 5-235.2
–– subperiostal 5-235.3
– Zement
–– Beckenknochen
––– mit Antibiotikumzusatz 5-785.1d
––– ohne Antibiotikumzusatz 5-785.0d
–– Femur
––– distal
–––– mit Antibiotikumzusatz 5-785.1h♦
–––– ohne Antibiotikumzusatz 5-785.0h♦
––– proximal
–––– mit Antibiotikumzusatz 5-785.1f♦
–––– ohne Antibiotikumzusatz 5-785.0f♦
––– Schaft
–––– mit Antibiotikumzusatz 5-785.1g♦
–––– ohne Antibiotikumzusatz 5-785.0g♦
–– Fibula
––– distal
–––– mit Antibiotikumzusatz 5-785.1r♦
–––– ohne Antibiotikumzusatz 5-785.0r♦
––– proximal
–––– mit Antibiotikumzusatz 5-785.1p♦
–––– ohne Antibiotikumzusatz 5-785.0p♦
––– Schaft
–––– mit Antibiotikumzusatz 5-785.1q♦
–––– ohne Antibiotikumzusatz 5-785.0q♦
–– Humerus
––– distal
–––– mit Antibiotikumzusatz 5-785.13♦
–––– ohne Antibiotikumzusatz 5-785.03♦
––– proximal
–––– mit Antibiotikumzusatz 5-785.11♦
–––– ohne Antibiotikumzusatz 5-785.01♦
––– Schaft
–––– mit Antibiotikumzusatz 5-785.12♦
–––– ohne Antibiotikumzusatz 5-785.02♦
–– Kalkaneus
––– mit Antibiotikumzusatz 5-785.1t♦
––– ohne Antibiotikumzusatz 5-785.0t♦
–– Karpus
––– mit Antibiotikumzusatz 5-785.1a♦
––– ohne Antibiotikumzusatz 5-785.0a♦
–– Klavikula
––– mit Antibiotikumzusatz 5-785.10♦
––– ohne Antibiotikumzusatz 5-785.00♦
–– Metakarpus
––– mit Antibiotikumzusatz 5-785.1b♦
––– ohne Antibiotikumzusatz 5-785.0b♦
–– Metatarsus
––– mit Antibiotikumzusatz 5-785.1v♦
––– ohne Antibiotikumzusatz 5-785.0v♦
–– Patella
––– mit Antibiotikumzusatz 5-785.1j♦ ►

Implantation – s.a. Einlegen *(Forts.)*
~ Zement *(Forts.)*
~~ Patella *(Forts.)*
––– ohne Antibiotikumzusatz 5-785.0j♦
–– Phalangen
––– Fuß
–––– mit Antibiotikumzusatz 5-785.1w♦
–––– ohne Antibiotikumzusatz 5-785.0w♦
––– Hand
–––– mit Antibiotikumzusatz 5-785.1c♦
–––– ohne Antibiotikumzusatz 5-785.0c♦
–– Radius
––– distal
–––– mit Antibiotikumzusatz 5-785.16♦
–––– ohne Antibiotikumzusatz 5-785.06♦
––– proximal
–––– mit Antibiotikumzusatz 5-785.14♦
–––– ohne Antibiotikumzusatz 5-785.04♦
––– Schaft
–––– mit Antibiotikumzusatz 5-785.15♦
–––– ohne Antibiotikumzusatz 5-785.05♦
–– Schenkelhals
––– mit Antibiotikumzusatz 5-785.1e♦
––– ohne Antibiotikumzusatz 5-785.0e♦
–– Skapula
––– mit Antibiotikumzusatz 5-785.1z♦
––– ohne Antibiotikumzusatz 5-785.0z♦
–– Talus
––– mit Antibiotikumzusatz 5-785.1s♦
––– ohne Antibiotikumzusatz 5-785.0s♦
–– Tarsus
––– mit Antibiotikumzusatz 5-785.1u♦
––– ohne Antibiotikumzusatz 5-785.0u♦
–– Tibia
––– distal
–––– mit Antibiotikumzusatz 5-785.1n♦
–––– ohne Antibiotikumzusatz 5-785.0n♦
––– proximal
–––– mit Antibiotikumzusatz 5-785.1k♦
–––– ohne Antibiotikumzusatz 5-785.0k♦
––– Schaft
–––– mit Antibiotikumzusatz 5-785.1m♦
–––– ohne Antibiotikumzusatz 5-785.0m♦
–– Ulna
––– distal
–––– mit Antibiotikumzusatz 5-785.19♦
–––– ohne Antibiotikumzusatz 5-785.09♦
––– proximal
–––– mit Antibiotikumzusatz 5-785.17♦
–––– ohne Antibiotikumzusatz 5-785.07♦
––– Schaft
–––– mit Antibiotikumzusatz 5-785.18♦
–––– ohne Antibiotikumzusatz 5-785.08♦
– Zementkanalprothese, Hüftgelenk 5-820.01♦
– Zentrifugalpumpe
–– biventrikulär, herzunterstützend, offen 5-376.30
–– extrakorporal, univentrikulär, endovaskulär, Ventrikel
––– links 8-839.a0
––– rechts 8-839.a1 ►

Implantation – s.a. Einlegen *(Forts.)*
– Zwerchfellschrittmacher
–– permanent
––– mit Implantation, Elektrode 5-347.62
––– ohne Implantation, Elektrode 5-347.63
–– temporär, mit Implantation, Elektrode 5-347.60
Impressionsfraktur
– geschlossen, Elevation, bei Kranioplastik 5-020.10
– offen, Elevation, bei Kranioplastik 5-020.11
–– mit Débridement 5-020.12
– Stirnhöhle, Vorderwand, Hebung 5-767.2
Impulsgenerator, intrakardial
– Entfernung 5-378.2h
– Implantation 5-377.k
– Lagekorrektur 5-378.3h
– Systemumstellung, auf
–– Defibrillator, mit
––– Einkammer-Stimulation
–––– mit atrialer Detektion 5-378.d5
–––– ohne atriale Detektion 5-378.d4
––– Zweikammer-Stimulation 5-378.d6
––– Stimulation, biventrikulär
–––– mit Vorhofelektrode 5-378.d8
–––– ohne Vorhofelektrode 5-378.d7
––– subkutaner Elektrode 5-378.d9
–– Herzschrittmacher, mit
––– Einkammersystem 5-378.d0
––– Zweikammersystem 5-378.d1
––– Dreikammersystem
–––– mit Vorhofelektrode 5-378.d3
–––– ohne Vorhofelektrode 5-378.d2
––– Stimulation, biventrikulär
–––– mit Vorhofelektrode 5-378.d3
–––– ohne Vorhofelektrode 5-378.d2
– Wechsel 5-378.6h
Impulsstromtherapie 8-650
IMV, beim
– Neugeborenen 8-711.20
– Säugling 8-711.21
In-situ-Split, mit Ligatur, Pfortader, bei zweizeitiger Leberresektion 5-502.7
In-vitro-Bestimmung, Genexpressionsprofil, mittels RNA aus Monozyten des peripheren Blutes, bei Zustand nach Transplantation 1-994
In-vitro-Fertilisation, mit
– Embryotransfer 9-272.0
– Zygotentransfer, intratubär 9-272.1♦
Indirekt
– Epipharyngoskopie 1-611.1
– Hypopharyngoskopie 1-611.1
Infarzierung
– selektiv, perkutan-transluminal
–– an Koronargefäß, mit Partikeln oder Metallspiralen 8-837.71
–– Koronargefäß, mit
––– ablösbarem Ballon 8-837.72
––– embolisierenden Flüssigkeiten 8-837.70
––– Schirm 8-837.73 ►

I

Infarzierung *(Forts.)*
– und Embolisation, selektiv, perkutan-transluminal, Koronargefäß, mit
–– ablösbaren Ballons 8-837.72
–– embolisierenden Flüssigkeiten 8-837.70
–– Partikeln oder Metallspiralen 8-837.71
–– Schirm 8-837.73
Infektiologisch-mikrobiologisch, Monitoring, bei Immunsuppression 1-930.0
Infliximab, Applikation, parenteral
– 50 mg bis unter 100 mg, bei Patienten unter 15 Jahren 6-001.e0
– 100 mg bis unter 150 mg, bei Patienten unter 15 Jahren 6-001.e1
– 150 mg bis unter 200 mg 6-001.e2
– 200 mg bis unter 300 mg 6-001.e3
– 300 mg bis unter 400 mg 6-001.e4
– 400 mg bis unter 500 mg 6-001.e5
– 500 mg bis unter 600 mg 6-001.e6
– 600 mg bis unter 700 mg 6-001.e7
– 700 mg bis unter 800 mg 6-001.e8
– 800 mg bis unter 900 mg 6-001.e9
– 900 mg bis unter 1.000 mg 6-001.ea
– 1.000 mg bis unter 1.200 mg 6-001.eb
– 1.200 mg bis unter 1.400 mg 6-001.ec
– 1.400 mg bis unter 1.600 mg 6-001.ed
– 1.600 mg bis unter 1.800 mg 6-001.ee
– 1.800 mg bis unter 2.000 mg 6-001.ef
– 2.000 mg oder mehr 6-001.eg
Infragenual, Anlegen, Bypass, femoropopliteal 5-393.54♦
Infraorbital, Entfernung, Osteosynthesematerial 5-779.3♦
Infrarotkoagulation
– Haut
–– Axilla
––– großflächig 5-915.76♦
––– kleinflächig 5-915.36♦
–– Bauchregion
––– großflächig 5-915.7b
––– kleinflächig 5-915.3b
–– Brustwand
––– großflächig 5-915.7a
––– kleinflächig 5-915.3a
–– Ellenbogen
––– großflächig 5-915.77♦
––– kleinflächig 5-915.37♦
–– Fuß
––– großflächig 5-915.7g♦
––– kleinflächig 5-915.3g♦
–– Genitalregion
––– großflächig 5-915.7c
––– kleinflächig 5-915.3c
–– Gesäß
––– großflächig 5-915.7d
––– kleinflächig 5-915.3d
–– Hals
––– großflächig 5-915.75
––– kleinflächig 5-915.35
–– Hand
––– großflächig 5-915.79♦ ▶

Infrarotkoagulation *(Forts.)*
~ Haut *(Forts.)*
~~ Hand *(Forts.)*
––– kleinflächig 5-915.39♦
–– Knie
––– großflächig 5-915.7e♦
––– kleinflächig 5-915.3e♦
–– Kopf, großflächig 5-915.74
–– Leistenregion
––– großflächig 5-915.7c
––– kleinflächig 5-915.3c
–– Lippe
––– großflächig 5-915.70
––– kleinflächig 5-915.30
–– Oberarm
––– großflächig 5-915.77♦
––– kleinflächig 5-915.37♦
–– Oberschenkel
––– großflächig 5-915.7e♦
––– kleinflächig 5-915.3e♦
–– Rücken
––– großflächig 5-915.7a
––– kleinflächig 5-915.3a
–– Schulter
––– großflächig 5-915.76♦
––– kleinflächig 5-915.36♦
–– Unterarm
––– großflächig 5-915.78♦
––– kleinflächig 5-915.38♦
–– Unterschenkel
––– großflächig 5-915.7f♦
––– kleinflächig 5-915.3f♦
– Milz 5-419.3
Infundibulektomie, Hypophyse 5-075.2
Infundibulotomie 5-222.0♦
– mit
–– Elektrokoagulation, zur Blutstillung, Keilbeinhöhle 5-222.0♦
–– Polypentfernung, Keilbeinhöhle 5-222.0♦
Infusion
– Amnion-, kontinuierlich, über Portsystem, implantiert, subkutan 5-754.7
– epidural, zur Schmerztherapie 8-910
– subarachnoidal, zur Schmerztherapie 8-911
Infusionssystem, katheterbasiert, mit dynamischer expandierbarer Spitze, zur selektiven Embolisation *[nur Zusatzkode!]* 8-83b.k
Infusionstest, zur Untersuchung, Liquorsystem 1-204.6
Inguinal
– Ausräumung, Lymphknoten, mehrere, Region, 1, im Rahmen einer anderen Operation *[nur Zusatzkode!]* 5-406.4♦
– Kryptorchismusexploration 5-625.4♦
– Lymphadenektomie
–– radikal
––– als selbständiger Eingriff 5-404.h♦
––– im Rahmen einer anderen Operation *[nur Zusatzkode!]* 5-407.4♦ ▶

Inguinal *(Forts.)*
~ Lymphadenektomie *(Forts.)*
-- regional
--- im Rahmen einer anderen Operation *[nur Zusatzkode!]* 5-406.4♦
--- laparoskopisch, als selbständiger Eingriff 5-402.9♦
--- offen, als selbständiger Eingriff 5-402.4♦
-- systematisch, im Rahmen einer anderen Operation *[nur Zusatzkode!]* 5-407.4♦
- Lymphknoten
-- Biopsie
--- durch Inzision 1-586.6♦
--- perkutan 1-425.7♦
---- mit Steuerung durch bildgebende Verfahren 1-426.7♦
-- einzeln, Exzision
--- laparoskopisch
---- mit
----- Farbmarkierung 5-401.a2♦
----- kombinierter Radionuklid- und Farbmarkierung 5-401.a3♦
----- Radionuklidmarkierung 5-401.a1♦
---- ohne Markierung 5-401.a0♦
--- offen
---- mit
----- Farbmarkierung 5-401.52♦
----- kombinierter Radionuklid- und Farbmarkierung 5-401.53♦
----- Radionuklidmarkierung 5-401.51♦
---- ohne Markierung 5-401.50♦
-- Nadelbiopsie, perkutan 1-425.7♦
- Orchidektomie, radikal 5-622.5
- Resektion, V. spermatica, und A. spermatica 5-630.1♦
- Sentinel-Lymphonodektomie
-- laparoskopisch, mit
--- Farbmarkierung 5-401.a2♦
--- kombinierter Radionuklid- und Farbmarkierung 5-401.a3♦
--- Radionuklidmarkierung 5-401.a1♦
-- mit Farbmarkierung 5-401.52♦
-- offen, mit
--- kombinierter Radionuklid- und Farbmarkierung 5-401.53♦
--- Radionuklidmarkierung 5-401.51♦
- Transplantation, Lymphgefäß 5-408.61♦
- Transposition, Lymphgefäß 5-408.61♦
- Varikozelenoperation 5-630.1♦
Inhalationsanästhesie *[nur Zusatzkode!]* 8-901
Inhalativ, Stickstoffmonoxid-Therapie
- unter 48 Stunden 8-714.00
- 48 bis unter 96 Stunden 8-714.01
- 96 Stunden oder mehr 8-714.02
Injektion
- Alkohol
-- Leber, lokal, mit Steuerung durch bildgebende Verfahren
--- durch Umsteigen laparoskopisch – offen chirurgisch 5-501.42
--- laparoskopisch 5-501.41 ►

Injektion *(Forts.)*
~ Alkohol *(Forts.)*
~~ Leber, lokal, mit Steuerung durch bildgebende Verfahren *(Forts.)*
--- offen 5-501.40
--- perkutan 5-501.43
-- zur Destruktion
--- Bogengänge 5-208.x♦
--- Innenohr 5-208.x♦
- Anus, endoskopisch 5-499.e
- Bandscheibe, therapeutisch, unter Anwendung von bildgebenden Verfahren 8-020.7
- Darm
-- durch Umsteigen laparoskopisch – offen chirurgisch 5-469.e2
-- endoskopisch 5-469.e3
-- laparoskopisch 5-469.e1
-- offen 5-469.e0
- epidural, zur Schmerztherapie 8-910
- Fibrinkleber
-- Anus, endoskopisch 5-499.e
-- Darm
--- durch Umsteigen laparoskopisch – offen chirurgisch 5-469.e2
--- endoskopisch 5-469.e3
--- laparoskopisch 5-469.e1
--- offen 5-469.e0
-- Magen
--- durch Umsteigen laparoskopisch – offen chirurgisch 5-449.e2
--- endoskopisch 5-449.e3
--- laparoskopisch 5-449.e1
--- offen 5-449.e0
-- Milz 5-419.2
-- Ösophagus, endoskopisch 5-429.e
-- Rektum, endoskopisch 5-489.e
-- Trachea, endoskopisch 5-319.b
- intraamnial, zur Beendigung, Schwangerschaft 5-750
- Luft, Augenkammer, vordere 5-139.2♦
- Magen
-- endoskopisch 5-449.e3
-- laparoskopisch 5-449.e1
-- mit Umsteigen laparoskopisch – offen chirurgisch 5-449.e2
-- offen 5-449.e0
- Medikament
-- an
--- Brustwirbelsäule
---- Gelenk, zur Schmerztherapie
----- mit bildgebenden Verfahren 8-917.12
----- ohne bildgebende Verfahren 8-917.02
---- zur Schmerztherapie
----- mit bildgebenden Verfahren 8-914.11
----- ohne bildgebende Verfahren 8-914.01
--- Halswirbelsäule
---- Gelenk, zur Schmerztherapie
----- mit bildgebenden Verfahren 8-917.11
----- ohne bildgebende Verfahren 8-917.01 ►

Injektion *(Forts.)*
~ Medikament *(Forts.)*
~~ an *(Forts.)*
~~~ Halswirbelsäule *(Forts.)*
---- zur Schmerztherapie
----- mit bildgebenden Verfahren 8-914.10
----- ohne bildgebende Verfahren 8-914.00
--- Hirnnerv, extrakraniell, zur Schmerztherapie 8-913
--- Kopfgelenk, zur Schmerztherapie
---- mit bildgebenden Verfahren 8-917.10
---- ohne bildgebende Verfahren 8-917.00
--- Lendenwirbelsäule
---- Gelenk, zur Schmerztherapie
----- mit bildgebenden Verfahren 8-917.13
----- ohne bildgebende Verfahren 8-917.03
---- zur Schmerztherapie
----- mit bildgebenden Verfahren 8-914.12
----- ohne bildgebende Verfahren 8-914.02
--- Nervensystem, sympathisch, zur Schmerztherapie
---- am
----- lumbalen Grenzstrang
------ mit bildgebenden Verfahren 8-916.12
------ ohne bildgebende Verfahren 8-916.02
----- Plexus coeliacus
------ mit bildgebenden Verfahren 8-916.13
------ ohne bildgebende Verfahren 8-916.03
----- Plexus hypogastricus
------ mit bildgebenden Verfahren 8-916.13
------ ohne bildgebende Verfahren 8-916.03
----- thorakalen Grenzstrang
------ mit bildgebenden Verfahren 8-916.11
------ ohne bildgebende Verfahren 8-916.01
----- zervikalen Grenzstrang
------ mit bildgebenden Verfahren 8-916.10
------ ohne bildgebende Verfahren 8-916.00
---- an den prävertebralen Ganglien
----- mit bildgebenden Verfahren 8-916.13
----- ohne bildgebende Verfahren 8-916.03
-- Augenabschnitt, hinterer 5-156.9♦
- Mikro-, adventitiell, mit Ballon
-- 1 *[nur Zusatzkode!]* 8-83b.be
-- 2 *[nur Zusatzkode!]* 8-83b.bf
-- 3 *[nur Zusatzkode!]* 8-83b.bg
-- 4 oder mehr *[nur Zusatzkode!]* 8-83b.bh
- Ösophagus, endoskopisch 5-429.e
- Ostium, Ureter
-- laparoskopisch, bei Insuffizienz 5-569.61♦
-- offen, bei Insuffizienz 5-569.60♦
-- transurethral, bei Insuffizienz 5-569.62♦
- PEG-Hydrogel, transperineal, als protektive Maßnahme, vor Prostatabestrahlung 5-609.90
- Polyethylenglykol-Hydrogel, transperineal, als protektive Maßnahme, vor Prostatabestrahlung 5-609.90
- Rektum, endoskopisch 5-489.e
- retrobulbär, Substanz, therapeutisch 8-020.0♦
- Stimmlippe 5-310.0
- subarachnoidal, zur Schmerztherapie 8-911
- Taschenfalten 5-310.1 ►

Injektion *(Forts.)*
- therapeutisch
-- Auge 8-020.0♦
-- Band 8-020.4♦
-- Bindegewebe 8-020.4♦
-- Gelenk 8-020.5♦
-- Geschlechtsorgan
--- männlich 8-020.2
--- weiblich 8-020.3
-- Harnorgane 8-020.1
-- Leber 8-020.6
-- Penis 8-020.2
-- Schleimbeutel 8-020.5♦
-- Sehne 8-020.4♦
-- subkonjunktival 8-020.0♦
- Thrombin, nach Anwendung, Katheter in Arterie 8-020.c
- Trachea, endoskopisch 5-319.b
- zur
-- Hämorrhoidektomie 5-493.1
-- Sklerotherapie, Varizen, lokal 5-385.0♦
-- Transplantation, Gewebe, Pankreas 5-528.0
Injektionsbehandlung
- Harnblase
-- laparoskopisch 5-579.61
--- mit Botulinumtoxin 5-579.61
-- offen 5-579.60
--- mit Botulinumtoxin 5-579.60
-- perkutan 5-579.63
--- mit Botulinumtoxin 5-579.63
-- transurethral 5-579.62
--- mit Botulinumtoxin 5-579.62
-- über ein Stoma 5-579.64
--- mit Botulinumtoxin 5-579.64
- paraurethral, mit
-- Dextranomer-Hyaluronsäure-Gel 5-596.00
-- Polyacrylamid-Hydrogel 5-596.01
-- Silikon-Elastomer, nicht-resorbierbar 5-596.02
Inkorporationsmessung, Teilkörper- 3-763
Inlay
- Hüftgelenk, Wechsel, isoliert, mit Wechsel, Aufsteckkopf 5-821.2b♦
- Sanierung, Zahn 5-232.20
- Wechsel
-- Endoprothese, Kniegelenk, mit erweiterter Beugefähigkeit 5-823.b0♦
-- Hüftgelenk, isoliert 5-821.2a♦
-- Kniegelenk
--- Oberflächenersatzprothese, bikondylär 5-823.27♦
--- Schlittenprothese, unikondylär 5-823.19♦
-- Teilgelenkersatzprothese, bikompartimentell 5-823.f0♦
Innenband, Naht, Kniegelenk, offen 5-802.4♦
Innenmeniskus, Resektion, partiell 5-812.5♦
Innenohr
- Biopsie, durch Inzision 1-532.1♦
- Destruktion, durch Injektion, Alkohol 5-208.x♦
~~~

Innere
– Amputation
–– Fußwurzel 5-865.92♦
–– Metatarsalen
––– bis zu zwei 5-865.90♦
––– mehr als zwei 5-865.91♦
––– und Phalangen
–––– bis zu zwei 5-865.90♦
–––– mehr als zwei 5-865.91♦
–– Tarsus 5-865.92♦
– AV-Fistel, Anlegen, mit Material, allogen 5-392.2
– Wendung
–– misslungen 5-733.2
–– mit Extraktion
––– bei Komplikation, sonstige 5-732.4
––– durch Zange, Becken 5-732.3
––– Kind 5-732.2
–– ohne Extraktion, Kind 5-732.0
–– Zwilling, zweiter 5-732.5
Inotersen, Applikation, parenteral 6-00b.b
Inotuzumab Ozogamicin, Applikation, parenteral 6-00a.8
Insellappenplastik, lokal
– Augenlid, bei Verbrennung und Verätzung 5-926.33♦
– Axilla
–– bei Verbrennung und Verätzung 5-926.36♦
–– großflächig 5-903.86♦
–– kleinflächig 5-903.36♦
– Bauchregion
–– bei Verbrennung und Verätzung 5-926.3b
–– großflächig 5-903.8b
–– kleinflächig 5-903.3b
– Brustwand
–– bei Verbrennung und Verätzung 5-926.3a
–– großflächig 5-903.8a
–– kleinflächig 5-903.3a
– Dammregion, bei Verbrennung und Verätzung 5-926.3m
– Ellenbogen
–– bei Verbrennung und Verätzung 5-926.37♦
–– großflächig 5-903.87♦
–– kleinflächig 5-903.37♦
– Fuß
–– bei Verbrennung und Verätzung 5-926.3g♦
–– großflächig 5-903.8g♦
–– kleinflächig 5-903.3g♦
– Genitalregion
–– bei Verbrennung und Verätzung 5-926.3c
–– großflächig 5-903.8c
–– kleinflächig 5-903.3c
– Gesäß
–– bei Verbrennung und Verätzung 5-926.3d
–– großflächig 5-903.8d
–– kleinflächig 5-903.3d
– Hals
–– bei Verbrennung und Verätzung 5-926.35
–– großflächig 5-903.85
–– kleinflächig 5-903.35 ►

Insellappenplastik, lokal *(Forts.)*
– Hand
–– bei Verbrennung und Verätzung 5-926.39♦
–– großflächig 5-903.89♦
–– kleinflächig 5-903.39♦
– Knie
–– bei Verbrennung und Verätzung 5-926.3e♦
–– großflächig 5-903.8e♦
–– kleinflächig 5-903.3e♦
– Kopf
–– großflächig 5-903.84
–– kleinflächig 5-903.34
– Kopfhaut, behaart, bei Verbrennung und Verätzung 5-926.3h
– Leistenregion
–– bei Verbrennung und Verätzung 5-926.3c
–– großflächig 5-903.8c
–– kleinflächig 5-903.3c
– Lippe
–– bei Verbrennung und Verätzung 5-926.30
–– großflächig 5-903.80
–– kleinflächig 5-903.30
– Nase, bei Verbrennung und Verätzung 5-926.31
– Oberarm
–– bei Verbrennung und Verätzung 5-926.37♦
–– großflächig 5-903.87♦
–– kleinflächig 5-903.37♦
– Oberschenkel
–– bei Verbrennung und Verätzung 5-926.3e♦
–– großflächig 5-903.8e♦
–– kleinflächig 5-903.3e♦
– Ohr, bei Verbrennung und Verätzung 5-926.32♦
– Rücken
–– bei Verbrennung und Verätzung 5-926.3j
–– großflächig 5-903.8a
–– kleinflächig 5-903.3a
– Schulter
–– bei Verbrennung und Verätzung 5-926.36♦
–– großflächig 5-903.86♦
–– kleinflächig 5-903.36♦
– Skrotum, bei Verbrennung und Verätzung 5-926.3k
– Unterarm
–– bei Verbrennung und Verätzung 5-926.38♦
–– großflächig 5-903.88♦
–– kleinflächig 5-903.38♦
– Unterschenkel
–– bei Verbrennung und Verätzung 5-926.3f♦
–– großflächig 5-903.8f♦
–– kleinflächig 5-903.3f♦
Inseltransplantation, Pankreas-, durch Injektion 5-528.0
Insemination
– intraperitoneal, direkt, künstlich 9-270.1
– intrauterin, künstlich 9-270.0
Insertion, Keratoprothese
– nicht-patientenindividuell
–– ohne biologische Beschichtung 5-125.40♦ ►

I

Insertion, Keratoprothese *(Forts.)*
– patientenindividuell
–– mit biologischer Beschichtung 5-125.41♦
–– ohne biologische Beschichtung 5-125.42♦
Inspektion, Aortenklappe 5-354.01
Instillation
– bei
–– Pleurodese 5-345.6♦
–– Verödung, Pleuraspalt 5-345.6♦
– Immunmodulator
–– arteriell 8-541.6
–– in
––– Harnblase 8-541.4
––– Pleurahöhle 8-541.2♦
–– intraperitoneal 8-541.3
–– intrathekal 8-541.0
–– intrazerebral 8-541.1
–– Nierenbecken 8-541.5♦
– in Harnblase 8-132.0
– Material, zytotoxisch
–– arteriell 8-541.6
–– in
––– Harnblase 8-541.4
––– Pleurahöhle 8-541.2♦
–– intraperitoneal 8-541.3
–– intrathekal 8-541.0
–– intrazerebral 8-541.1
–– Nierenbecken 8-541.5♦
– Radionuklid, offen, im Gelenk 8-530.3
– stereotaktisch
–– Medikament
––– Gehirn, als selbständiger Eingriff 5-014.8
––– Hirnhaut, als selbständiger Eingriff 5-014.8
–– Nanopartikel, magnetisch
––– Gehirn, als selbständiger Eingriff 5-014.d
––– Hirnhaut, als selbständiger Eingriff 5-014.d
Instillationsbehandlung
– bei Vakuumtherapie *[nur Zusatzkode!]* 8-179.3
– intermittierend, bei Vakuumtherapie *[nur Zusatzkode!]* 8-179.3
Instrument
– flexibel, zur
–– Bronchoskopie, diagnostisch, mit
––– Alveoloskopie 1-620.02
––– Luftstrommessung, katheterbasiert 1-620.03
–– Tracheobronchoskopie, diagnostisch, mit
––– Alveoloskopie 1-620.02
––– Luftstrommessung, katheterbasiert 1-620.03
– starr, zur
–– Bronchoskopie, diagnostisch
––– mit Luftstrommessung, katheterbasiert 1-620.11
––– ohne weitere Maßnahmen 1-620.10
–– Tracheobronchoskopie, diagnostisch
––– mit Luftstrommessung, katheterbasiert 1-620.11
––– ohne weitere Maßnahmen 1-620.10
Instrumentell
– 3D-Ganganalyse, mit
–– Elektromyographie 1-798.2 ►

Instrumentell *(Forts.)*
~ 3D-Ganganalyse, mit *(Forts.)*
–– Kinematik 1-798.0
–– Kinetik 1-798.1
– Extraktion, bei Beckenendlage 5-725.1
– Lösung, Plazenta, postpartal 5-756.1
Insufflation, Tuba uterina, durch
– Hydropertubation 5-667.2
– Pertubation 5-667.0
Integriert, Komplexbehandlung
– klinisch-psychosomatisch 9-402.1
– psychosozial
–– mindestens 3 Stunden 9-401.50
–– mehr als
––– 3 bis 5 Stunden 9-401.51
––– 5 bis 8 Stunden 9-401.52
––– 8 Stunden 9-401.53
IntellaMap Orion, Anwendung, bei Ablation, bei Herzrhythmusstörungen *[nur Zusatzkode!]* 8-835.j
Intensiv, Betreuung, in Kleinstgruppe, bei
– psychischen Störungen, bei
–– Jugendlichen
––– mindestens 1 bis zu 2 Stunden pro Tag *[nur Zusatzkode!]* 9-693.00
––– mehr als
–––– 2 bis zu 4 Stunden pro Tag *[nur Zusatzkode!]* 9-693.01
–––– 4 bis zu 8 Stunden pro Tag *[nur Zusatzkode!]* 9-693.02
–––– 8 bis zu 12 Stunden pro Tag *[nur Zusatzkode!]* 9-693.03
–––– 12 bis zu 18 Stunden pro Tag *[nur Zusatzkode!]* 9-693.04
–––– 18 Stunden pro Tag *[nur Zusatzkode!]* 9-693.05
–– Kindern
––– mindestens 1 bis zu 2 Stunden pro Tag *[nur Zusatzkode!]* 9-693.00
––– mehr als
–––– 2 bis zu 4 Stunden pro Tag *[nur Zusatzkode!]* 9-693.01
–––– 4 bis zu 8 Stunden pro Tag *[nur Zusatzkode!]* 9-693.02
–––– 8 bis zu 12 Stunden pro Tag *[nur Zusatzkode!]* 9-693.03
–––– 12 bis zu 18 Stunden pro Tag *[nur Zusatzkode!]* 9-693.04
–––– 18 Stunden pro Tag *[nur Zusatzkode!]* 9-693.05
– psychosomatischen Störungen, bei
–– Jugendlichen
––– mindestens 1 bis zu 2 Stunden pro Tag *[nur Zusatzkode!]* 9-693.00
––– mehr als
–––– 2 bis zu 4 Stunden pro Tag *[nur Zusatzkode!]* 9-693.01
–––– 4 bis zu 8 Stunden pro Tag *[nur Zusatzkode!]* 9-693.02
–––– 8 bis zu 12 Stunden pro Tag *[nur Zusatzkode!]* 9-693.03 ►

Intensiv, Betreuung, in Kleinstgruppe, bei *(Forts.)*
~ psychosomatischen Störungen, bei *(Forts.)*
~~ Jugendlichen *(Forts.)*
~~~ mehr als *(Forts.)*
–––– 12 bis zu 18 Stunden pro Tag *[nur Zusatzkode!]* 9-693.04
–––– 18 Stunden pro Tag *[nur Zusatzkode!]* 9-693.05
–– Kindern
––– mindestens 1 bis zu 2 Stunden pro Tag *[nur Zusatzkode!]* 9-693.00
––– mehr als
–––– 2 bis zu 4 Stunden pro Tag *[nur Zusatzkode!]* 9-693.01
–––– 4 bis zu 8 Stunden pro Tag *[nur Zusatzkode!]* 9-693.02
–––– 8 bis zu 12 Stunden pro Tag *[nur Zusatzkode!]* 9-693.03
–––– 12 bis zu 18 Stunden pro Tag *[nur Zusatzkode!]* 9-693.04
–––– 18 Stunden pro Tag *[nur Zusatzkode!]* 9-693.05
– Verhaltensstörungen, bei
–– Jugendlichen
––– mindestens 1 bis zu 2 Stunden pro Tag *[nur Zusatzkode!]* 9-693.00
––– mehr als
–––– 2 bis zu 4 Stunden pro Tag *[nur Zusatzkode!]* 9-693.01
–––– 4 bis zu 8 Stunden pro Tag *[nur Zusatzkode!]* 9-693.02
–––– 8 bis zu 12 Stunden pro Tag *[nur Zusatzkode!]* 9-693.03
–––– 12 bis zu 18 Stunden pro Tag *[nur Zusatzkode!]* 9-693.04
–––– 18 Stunden pro Tag *[nur Zusatzkode!]* 9-693.05
–– Kindern
––– mindestens 1 bis zu 2 Stunden pro Tag *[nur Zusatzkode!]* 9-693.00
––– mehr als
–––– 2 bis zu 4 Stunden pro Tag *[nur Zusatzkode!]* 9-693.01
–––– 4 bis zu 8 Stunden pro Tag *[nur Zusatzkode!]* 9-693.02
–––– 8 bis zu 12 Stunden pro Tag *[nur Zusatzkode!]* 9-693.03
–––– 12 bis zu 18 Stunden pro Tag *[nur Zusatzkode!]* 9-693.04
–––– 18 Stunden pro Tag *[nur Zusatzkode!]* 9-693.05
Intensivbehandlung
– bei psychischen, psychosomatischen und Verhaltensstörungen, bei erwachsenen Patienten, mit Merkmal
–– 1 9-617
–– 2 9-618
–– 3 9-619
–– 4 9-61a
–– 5 oder mehr 9-61b ►
Intensivbehandlung *(Forts.)*
– psychiatrisch-psychosomatisch, bei psychischen, psychosomatischen und Verhaltensstörungen, bei
–– Jugendlichen 9-672
–– Kindern 9-672
Intensivmedizinisch
– Komplexbehandlung
–– 1 bis 184 Aufwandspunkte 8-980.0
–– 185 bis 368 Aufwandspunkte 8-980.10
–– 369 bis 552 Aufwandspunkte 8-980.11
–– 553 bis 828 Aufwandspunkte 8-980.20
–– 829 bis 1104 Aufwandspunkte 8-980.21
–– 1105 bis 1380 Aufwandspunkte 8-980.30
–– 1381 bis 1656 Aufwandspunkte 8-980.31
–– 1657 bis 1932 Aufwandspunkte 8-980.40
–– 1933 bis 2208 Aufwandspunkte 8-980.41
–– 2209 bis 2484 Aufwandspunkte 8-980.50
–– 2485 bis 2760 Aufwandspunkte 8-980.51
–– 2761 bis 3220 Aufwandspunkte 8-980.60
–– 3221 bis 3680 Aufwandspunkte 8-980.61
–– 3681 bis 4600 Aufwandspunkte 8-980.7
–– 4601 bis 5520 Aufwandspunkte 8-980.8
–– 5521 bis 7360 Aufwandspunkte 8-980.9
–– 7361 bis 9200 Aufwandspunkte 8-980.a
–– 9201 bis 11040 Aufwandspunkte 8-980.b
–– 11041 bis 13800 Aufwandspunkte 8-980.c
–– 13801 bis 16560 Aufwandspunkte 8-980.d
–– 16561 bis 19320 Aufwandspunkte 8-980.e
–– 19321 oder mehr Aufwandspunkte 8-980.f
–– aufwendig
––– 1 bis 184 Aufwandspunkte 8-98f.0
––– 185 bis 368 Aufwandspunkte 8-98f.10
––– 369 bis 552 Aufwandspunkte 8-98f.11
––– 553 bis 828 Aufwandspunkte 8-98f.20
––– 829 bis 1104 Aufwandspunkte 8-98f.21
––– 1105 bis 1380 Aufwandspunkte 8-98f.30
––– 1381 bis 1656 Aufwandspunkte 8-98f.31
––– 1657 bis 1932 Aufwandspunkte 8-98f.40
––– 1933 bis 2208 Aufwandspunkte 8-98f.41
––– 2209 bis 2484 Aufwandspunkte 8-98f.50
––– 2485 bis 2760 Aufwandspunkte 8-98f.51
––– 2761 bis 3220 Aufwandspunkte 8-98f.60
––– 3221 bis 3680 Aufwandspunkte 8-98f.61
––– 3681 bis 4600 Aufwandspunkte 8-98f.7
––– 4601 bis 5520 Aufwandspunkte 8-98f.8
––– 5521 bis 7360 Aufwandspunkte 8-98f.9
––– 7361 bis 9200 Aufwandspunkte 8-98f.a
––– 9201 bis 11040 Aufwandspunkte 8-98f.b
––– 11041 bis 13800 Aufwandspunkte 8-98f.c
––– 13801 bis 16560 Aufwandspunkte 8-98f.d
––– 16561 bis 19320 Aufwandspunkte 8-98f.e
––– 19321 oder mehr Aufwandspunkte 8-98f.f
–– im Kindesalter
––– 1 bis 196 Aufwandspunkte 8-98d.0
––– 197 bis 392 Aufwandspunkte 8-98d.1
––– 393 bis 588 Aufwandspunkte 8-98d.2
––– 589 bis 784 Aufwandspunkte 8-98d.3
––– 785 bis 980 Aufwandspunkte 8-98d.4
––– 981 bis 1176 Aufwandspunkte 8-98d.5
––– 1177 bis 1470 Aufwandspunkte 8-98d.6 ►
~~~

Intensivmedizinisch *(Forts.)*
~ Komplexbehandlung *(Forts.)*
~~ im Kindesalter *(Forts.)*
––– 1471 bis 1764 Aufwandspunkte 8-98d.7
––– 1765 bis 2058 Aufwandspunkte 8-98d.8
––– 2059 bis 2352 Aufwandspunkte 8-98d.9
––– 2353 bis 2646 Aufwandspunkte 8-98d.a
––– 2647 bis 2940 Aufwandspunkte 8-98d.b
––– 2941 bis 3430 Aufwandspunkte 8-98d.c
––– 3431 bis 3920 Aufwandspunkte 8-98d.d
––– 3921 bis 4410 Aufwandspunkte 8-98d.e
––– 4411 bis 4900 Aufwandspunkte 8-98d.f
––– 4901 bis 5880 Aufwandspunkte 8-98d.g
––– 5881 bis 6860 Aufwandspunkte 8-98d.h
––– 6861 bis 7840 Aufwandspunkte 8-98d.j
––– 7841 bis 9800 Aufwandspunkte 8-98d.k
––– 9801 bis 11760 Aufwandspunkte 8-98d.m
––– 11761 bis 13720 Aufwandspunkte 8-98d.n
––– 13721 bis 16660 Aufwandspunkte 8-98d.p
––– 16661 bis 19600 Aufwandspunkte 8-98d.q
––– 19601 oder mehr Aufwandspunkte 8-98d.r
– Überwachung und Behandlung, multimodal, bei
–– neuromuskulären Erkrankungen
––– bis zu 6 Behandlungstage 8-97b.0
––– 7 bis höchstens 13 Behandlungstage 8-97b.1
––– 14 oder mehr Behandlungstage 8-97b.2
–– zerebrovaskulären Vasospasmen
––– bis zu 6 Behandlungstage 8-97a.0
––– 7 bis höchstens 13 Behandlungstage 8-97a.1
––– 14 oder mehr Behandlungstage 8-97a.2
Intensivtherapie
– erweitert, Therapie
–– neuropädiatrisch 9-403.4
–– pädiatrisch-psychosomatisch 9-403.4
–– sozialpädiatrisch 9-403.4
– Therapie
–– neuropädiatrisch 9-403.3
–– pädiatrisch-psychosomatisch 9-403.3
–– sozialpädiatrisch 9-403.3
Interdisziplinär, Diagnostik, algesiologisch, bei chronischen Schmerzzuständen 1-910
Interfaszikulär, Naht
– Hirnnerv, extrakraniell
–– mit Transplantation 5-049.0♦
––– und Transposition 5-055.0♦
–– primär 5-045.0♦
––– mit Transposition 5-051.0♦
–– sekundär 5-047.0♦
––– mit Transposition 5-053.0♦
– Nerv
–– Arm
––– mit Transplantation 5-049.3♦
–––– und Transposition 5-055.3♦
––– primär 5-045.3♦
–––– mit Transposition 5-051.3♦
––– sekundär 5-047.3♦
–––– mit Transposition 5-053.3♦
–– Beckenboden
––– mit Transplantation 5-049.7♦
–––– und Transposition 5-055.7♦ ►

Interfaszikulär, Naht *(Forts.)*
~ Nerv *(Forts.)*
~~ Beckenboden *(Forts.)*
––– primär 5-045.7♦
–––– mit Transposition 5-051.7♦
––– sekundär, mit Transposition 5-053.7♦
–– Bein
––– mit Transplantation 5-049.8♦
–––– und Transposition 5-055.8♦
––– primär 5-045.8♦
–––– mit Transposition 5-051.8♦
––– sekundär, mit Transposition 5-053.8♦
–– Fuß
––– mit Transplantation 5-049.9♦
–––– und Transposition 5-055.9♦
––– primär, mit Transposition 5-051.9♦
––– sekundär, mit Transposition 5-053.9♦
–– Hand
––– mit Transplantation 5-049.4♦
–––– und Transposition 5-055.4♦
––– primär 5-045.4♦
–––– mit Transposition 5-051.4♦
––– sekundär 5-047.4♦
–––– mit Transposition 5-053.4♦
–– Leiste
––– mit Transplantation, und Transposition 5-055.7♦
––– primär 5-045.7♦
–––– mit Transposition 5-051.7♦
––– sekundär, mit Transposition 5-053.7♦
–– Rumpf
––– mit Transplantation 5-049.5
–––– und Transposition 5-055.5
––– primär 5-045.5
–––– mit Transposition 5-051.5
––– sekundär, mit Transposition 5-053.5
–– Schulter
––– mit Transplantation 5-049.2♦
–––– und Transposition 5-055.2♦
––– primär 5-045.2♦
–––– mit Transposition 5-051.2♦
––– sekundär, mit Transposition 5-053.2♦
– Plexus brachialis
–– mit Transplantation 5-049.1♦
––– und Transposition 5-055.1♦
–– primär, mit Transposition 5-051.1♦
–– sekundär 5-047.1♦
––– mit Transposition 5-053.1♦
– Plexus lumbosacralis
–– mit Transplantation 5-049.6♦
––– und Transposition 5-055.6♦
–– primär, mit Transposition 5-051.6♦
–– sekundär, mit Transposition 5-053.6♦
Interferon
– alfa-2a, Applikation, parenteral
–– 100 Mio. IE bis unter 125 Mio. IE 8-812.10
–– 125 Mio. IE bis unter 150 Mio. IE 8-812.11
–– 150 Mio. IE bis unter 175 Mio. IE 8-812.12
–– 175 Mio. IE bis unter 200 Mio. IE 8-812.13
–– 200 Mio. IE bis unter 225 Mio. IE 8-812.14 ►

Interferon *(Forts.)*
~ alfa-2a, Applikation, parenteral *(Forts.)*
-- 225 Mio. IE bis unter 250 Mio. IE 8-812.15
-- 250 Mio. IE bis unter 275 Mio. IE 8-812.16
-- 275 Mio. IE bis unter 300 Mio. IE 8-812.17
-- 300 Mio. IE bis unter 350 Mio. IE 8-812.18
-- 350 Mio. IE bis unter 400 Mio. IE 8-812.19
-- 400 Mio. IE bis unter 450 Mio. IE 8-812.1a
-- 450 Mio. IE bis unter 500 Mio. IE 8-812.1b
-- 500 Mio. IE bis unter 600 Mio. IE 8-812.1c
-- 600 Mio. IE bis unter 700 Mio. IE 8-812.1d
-- 700 Mio. IE bis unter 800 Mio. IE 8-812.1e
-- 800 Mio. IE bis unter 900 Mio. IE 8-812.1f
-- 900 Mio. IE bis unter 1.000 Mio. IE 8-812.1g
-- 1.000 Mio. IE bis unter 1.100 Mio. IE 8-812.1h
-- 1.100 Mio. IE bis unter 1.200 Mio. IE 8-812.1j
-- 1.200 Mio. IE bis unter 1.300 Mio. IE 8-812.1k
-- 1.300 Mio. IE bis unter 1.400 Mio. IE 8-812.1m
-- 1.400 Mio. IE oder mehr 8-812.1n
– alfa-2b, Applikation, parenteral
-- 75 Mio. IE bis unter 100 Mio. IE 8-812.20
-- 100 Mio. IE bis unter 125 Mio. IE 8-812.21
-- 125 Mio. IE bis unter 150 Mio. IE 8-812.22
-- 150 Mio. IE bis unter 175 Mio. IE 8-812.23
-- 175 Mio. IE bis unter 200 Mio. IE 8-812.24
-- 200 Mio. IE bis unter 225 Mio. IE 8-812.25
-- 225 Mio. IE bis unter 250 Mio. IE 8-812.26
-- 250 Mio. IE bis unter 275 Mio. IE 8-812.27
-- 275 Mio. IE bis unter 300 Mio. IE 8-812.28
-- 300 Mio. IE bis unter 350 Mio. IE 8-812.29
-- 350 Mio. IE bis unter 400 Mio. IE 8-812.2a
-- 400 Mio. IE bis unter 450 Mio. IE 8-812.2b
-- 450 Mio. IE bis unter 500 Mio. IE 8-812.2c
-- 500 Mio. IE bis unter 600 Mio. IE 8-812.2d
-- 600 Mio. IE bis unter 700 Mio. IE 8-812.2e
-- 700 Mio. IE bis unter 800 Mio. IE 8-812.2f
-- 800 Mio. IE bis unter 900 Mio. IE 8-812.2g
-- 900 Mio. IE bis unter 1.000 Mio. IE 8-812.2h
-- 1.000 Mio. IE bis unter 1.100 Mio. IE 8-812.2j
-- 1.100 Mio. IE bis unter 1.200 Mio. IE 8-812.2k
-- 1.200 Mio. IE bis unter 1.300 Mio. IE 8-812.2m
-- 1.300 Mio. IE bis unter 1.400 Mio. IE 8-812.2n
-- 1.400 Mio. IE oder mehr 8-812.2p
Interkostal
– Drucksensor
-- Entfernung, zur Detektion des Atemsignals 5-059.a4
-- Implantation, zur Detektion des Atemsignals 5-059.86
-- Revision, zur Detektion des Atemsignals 5-059.94
-- Wechsel, zur Detektion des Atemsignals 5-059.86 ►
Interkostal *(Forts.)*
– Inzision 5-340.x♦
– Katheter, großlumig, Einsetzen, zur Drainage 8-144.0♦
Interkosto-faszikulär, Anastomose, Nerv 5-058.3
Interkrikothyreotomie, temporär 5-311.3
Intermaxillär, Fixationsgerät, Entfernung 5-769.6
Intermittierend
– Beatmung, maschinell, beim
-- Neugeborenen 8-711.20
-- Säugling 8-711.21
– Hämodialyse, verlängert, zur Elimination
-- Leichtketten 8-854.8
-- Protein, mit Molekularmasse bis 60.000 8-854.8
– Instillationsbehandlung, bei Vakuumtherapie *[nur Zusatzkode!]* 8-179.3
– Peritonealdialyse, maschinell unterstützt 8-857.0
– Überdruckbeatmung
-- beim
--- Neugeborenen 8-711.10
--- Säugling 8-711.11
-- synchronisiert, beim
--- Neugeborenen 8-711.20
--- Säugling 8-711.21
Interphalangealgelenk
– Arthrolyse 5-844.55♦
– Arthrotomie 5-844.05♦
– Daumen, Band
-- Durchtrennung 5-841.17♦
-- Entfernung, Transplantat 5-841.97♦
-- Exzision
--- partiell 5-841.27♦
--- total 5-841.37♦
-- Inzision 5-841.07♦
-- Naht
--- primär 5-841.47♦
--- sekundär 5-841.57♦
-- Refixation, knöchern 5-841.a7♦
-- Rekonstruktion, plastisch, mit autogenem Material 5-841.67♦
--- und
---- interligamentärer Fixation 5-841.77♦
---- transossärer Fixation 5-841.87♦
– Débridement 5-844.35♦
– Einlegen, Medikamententräger 5-844.25♦
– Exzision, Gewebe 5-844.15♦
– Fremdkörperentfernung 5-844.75♦
– Fuß
-- Digitus I
--- Arthroplastik 5-788.65♦
---- mit Weichteileingriff, Gelenk 5-788.65♦
--- Basisresektion 5-788.65♦
--- Köpfchenresektion 5-788.65♦
--- Resektionsarthroplastik 5-788.65♦
--- Umformung, plastisch 5-788.65♦ ►

I

Interphalangealgelenk *(Forts.)*
~ Fuß *(Forts.)*
-- Digitus II bis V
--- Arthroplastik
---- 1 5-788.66♦
---- 2 5-788.67♦
---- 3 5-788.68♦
---- 4 5-788.69♦
---- 5 oder mehr 5-788.6a♦
---- mit Weichteileingriff, Gelenk
----- 1 5-788.66♦
----- 2 5-788.67♦
----- 3 5-788.68♦
----- 4 5-788.69♦
----- 5 oder mehr 5-788.6a♦
--- Basisresektion
---- 1 5-788.66♦
---- 3 5-788.68♦
---- 4 5-788.69♦
---- 5 oder mehr 5-788.6a♦
--- Köpfchenresektion
---- 1 5-788.66♦
---- 2 5-788.67♦
---- 3 5-788.68♦
---- 4 5-788.69♦
---- 5 oder mehr 5-788.6a♦
--- Resektionsarthroplastik
---- 1 5-788.66♦
---- 2 5-788.67♦
---- 3 5-788.68♦
---- 4 5-788.69♦
---- 5 oder mehr 5-788.6a♦
--- Umformung, plastisch
---- 1 5-788.66♦
---- 2 5-788.67♦
---- 3 5-788.68♦
---- 4 5-788.69♦
---- 5 oder mehr 5-788.6a♦
- Gelenkfläche, Glättung 5-844.45♦
- Gelenkkörper, frei, Entfernung 5-844.65♦
- Gelenkspülung, mit Drainage 5-844.25♦
- Hand
-- Arthrodese 5-846.4♦
--- mit Spongiosaplastik 5-846.5♦
-- Synovialektomie 5-845.7♦
- Implantation, Material, autogen 5-844.85♦
- Kapsulektomie 5-844.15♦
- Langfinger, Band
-- Durchtrennung 5-841.16♦
-- Entfernung, Transplantat 5-841.96♦
-- Exzision
--- partiell 5-841.26♦
--- total 5-841.36♦
-- Inzision 5-841.06♦
-- Naht
--- primär 5-841.46♦
--- sekundär 5-841.56♦
-- Refixation, knöchern 5-841.a6♦
-- Rekonstruktion, plastisch
--- mit autogenem Material 5-841.66♦ ►

Interphalangealgelenk *(Forts.)*
~ Langfinger, Band *(Forts.)*
~~ Rekonstruktion, plastisch *(Forts.)*
--- und Fixation
---- interligamentär, mit autogenem Material 5-841.76♦
---- transossär, mit autogenem Material 5-841.86♦
- Luxation, Reposition
-- geschlossen
--- durch
---- Draht 5-79a.1d♦
---- Federnagel 5-79a.gd♦
---- Fixateur externe 5-79a.6d♦
----- mit interner Osteosynthese 5-79a.7d♦
---- intramedullären Draht 5-79a.gd♦
---- Materialkombination 5-79a.8d♦
---- Schraube 5-79a.0d♦
---- Zuggurtung/Cerclage 5-79a.1d♦
--- ohne Osteosynthese 8-201.d♦
-- offen
--- durch
---- Draht 5-79b.1d♦
---- Federnagel 5-79b.gd♦
---- Fixateur externe 5-79b.6d♦
----- mit interner Osteosynthese 5-79b.7d♦
---- intramedullären Draht 5-79b.gd♦
---- Klammer 5-79b.ed♦
---- Materialkombination 5-79b.8d♦
---- Platte 5-79b.2d♦
---- Schraube 5-79b.0d♦
---- Zuggurtung/Cerclage 5-79b.1d♦
--- ohne Osteosynthese 5-79b.hd♦
- mehrere
-- ein Finger
--- Implantation, Material, autogen 5-844.86♦
--- Resektionsarthroplastik, durch Rekonstruktion, mit xenogenem Material 5-847.76♦
-- Finger
--- Arthrotomie 5-844.06♦
--- Débridement 5-844.36♦
--- einer
---- Arthrolyse 5-844.56♦
---- Gelenkfläche, Glättung 5-844.46♦
---- Gelenkmobilisation 5-844.56♦
---- Gelenkspülung, mit Drainage 5-844.26♦
---- Medikamententräger, Einlegen 5-844.26♦
--- Exzision, Gewebe 5-844.16♦
--- Fremdkörperentfernung 5-844.76♦
--- Gelenkkörper, frei, Entfernung 5-844.66♦
--- mehrere
---- Arthrolyse 5-844.57♦
---- Arthrotomie 5-844.07♦
---- Débridement 5-844.37♦
---- Exzision, Gewebe 5-844.17♦
---- Fremdkörperentfernung 5-844.77♦
---- Gelenkfläche, Glättung 5-844.47♦
---- Gelenkkörper, frei, Entfernung 5-844.67♦
---- Gelenkmobilisation 5-844.57♦
---- Gelenkspülung, mit Drainage 5-844.27♦ ►

Interphalangealgelenk *(Forts.)*
~ mehrere *(Forts.)*
~~ Finger *(Forts.)*
~~~ mehrere *(Forts.)*
---- Medikamententräger, Einlegen 5-844.27♦
---- Resektionsarthroplastik, durch Rekonstruktion, mit
----- alloplastischem Material 5-847.57♦
------ und Rekonstruktion, Kapselbandapparat 5-847.67♦
----- autogenem Material 5-847.07♦
------ und
------- Rekonstruktion, Gelenkfläche 5-847.47♦
------- Sehnenaufhängung 5-847.27♦
------- Sehneninterposition 5-847.17♦
-------- und Sehnenaufhängung 5-847.37♦
---- Synovialektomie 5-845.9♦
--- Resektionsarthroplastik, durch Rekonstruktion, mit autogenem Material 5-847.06♦
---- mit Sehneninterposition und Sehnenaufhängung 5-847.36♦
---- und Sehnenaufhängung 5-847.26♦
--- Synovialektomie 5-845.8♦
-- Hand, Arthrodese 5-846.5♦
--- mit Spongiosaplastik 5-846.7♦
-- Kapsulektomie, Finger 5-844.16♦
--- mehrere 5-844.17♦
-- mehrere Finger
--- Implantation, Material, autogen 5-844.87♦
--- Resektionsarthroplastik, durch Rekonstruktion, mit xenogenem Material 5-847.77♦
-- Resektionsarthroplastik, durch Rekonstruktion, mit
--- alloplastischem Material 5-847.56♦
---- und Rekonstruktion, Kapselbandapparat 5-847.66♦
--- autogenem Material, und
---- Rekonstruktion, Gelenkfläche 5-847.46♦
---- Sehneninterposition 5-847.16♦
- Punktion, perkutan, therapeutisch 8-158.d♦
- Resektionsarthroplastik, durch Rekonstruktion, mit
-- alloplastischem Material 5-847.55♦
--- und Rekonstruktion, Kapselbandapparat 5-847.65♦
-- autogenem Material 5-847.05♦
--- mit Sehneninterposition und Sehnenaufhängung 5-847.35♦
--- und
---- Rekonstruktion, Gelenkfläche 5-847.45♦
---- Sehnenaufhängung 5-847.25♦
---- Sehneninterposition 5-847.15♦
-- xenogenem Material 5-847.75♦
- Spülung, therapeutisch 8-178.d♦
Interponat, zur Rücklagerung, schwächend, Augenmuskel, gerade 5-10b.4♦
Interposition
- bei
-- Rekonstruktion, Ösophaguspassage, bei Atresie 5-428.2 ►

Interposition *(Forts.)*
~ bei *(Forts.)*
-- Resektion
--- A. axillaris 5-383.11♦
--- A. brachialis 5-383.12♦
--- A. carotis 5-383.00♦
--- A. carotis communis, mit Sinus caroticus 5-383.01♦
--- A. carotis externa 5-383.03♦
--- A. carotis interna, Teil, extrakraniell 5-383.02♦
--- A. femoralis communis 5-383.70♦
--- A. fibularis 5-383.84♦
--- A. gastrica 5-383.62
--- A. hepatica 5-383.61
--- A. iliaca 5-383.52♦
--- A. iliaca communis 5-383.53♦
--- A. iliaca externa 5-383.54♦
--- A. iliaca interna 5-383.55♦
--- A. lienalis 5-383.63
--- A. mesenterica inferior 5-383.66
--- A. mesenterica superior 5-383.65
--- A. poplitea 5-383.72♦
--- A. profunda femoris 5-383.71♦
--- A. pulmonalis 5-383.42♦
--- A. radialis 5-383.24♦
--- A. renalis 5-383.64♦
--- A. subclavia 5-383.40♦
--- A. tibialis anterior 5-383.80♦
--- A. tibialis posterior 5-383.83♦
--- A. ulnaris 5-383.20♦
--- mit
---- Bifurkationsprothese
----- bifemoral, Aorta abdominalis 5-384.55
------ bei Aneurysma 5-384.56
------ infrarenal 5-384.75
------- bei Aneurysma 5-384.76
----- biiliakal, Aorta abdominalis 5-384.53
------ bei Aneurysma 5-384.54
------ infrarenal 5-384.73
------- bei Aneurysma 5-384.74
---- Hybridprothese
----- Aorta ascendens 5-384.8
----- Aorta descendens 5-384.8
----- Aortenbogen 5-384.8
---- Rohrprothese
----- Aorta abdominalis 5-384.51
------ bei Aneurysma 5-384.52
------ infrarenal 5-384.71
------- bei Aneurysma 5-384.72
------ suprarenal 5-384.61
------- bei Aneurysma 5-384.62
----- Aorta ascendens 5-384.01
------ bei Aneurysma 5-384.02
------ mit Reimplantation, Koronararterie 5-384.11
------- bei Aneurysma 5-384.12
----- Aorta thoracica 5-384.31
------ bei Aneurysma 5-384.32
----- Aorta thoracoabdominalis 5-384.41 ►
~~~

Interposition *(Forts.)*
~ bei *(Forts.)*
~~ Resektion *(Forts.)*
~~~ mit *(Forts.)*
~~~~ Rohrprothese *(Forts.)*
––––– Aortenbogen
–––––– absteigender Teil 5-384.e1
––––––– bei Aneurysma 5-384.e2
–––––– aufsteigender Teil 5-384.d1
––––––– bei Aneurysma 5-384.d2
–––––– gesamt 5-384.f1
––––––– bei Aneurysma 5-384.f2
––– Truncus brachiocephalicus 5-383.41♦
––– Truncus coeliacus 5-383.60
––– Truncus pulmonalis 5-383.44♦
––– V. axillaris 5-383.94♦
––– V. brachiocephalica 5-383.95♦
––– V. cava inferior 5-383.97
––– V. cava superior 5-383.96
––– V. femoralis 5-383.9b♦
––– V. iliaca communis 5-383.98♦
––– V. iliaca externa 5-383.99♦
––– V. iliaca interna 5-383.9a♦
––– V. jugularis 5-383.91♦
––– V. poplitea 5-383.9c♦
––– V. pulmonalis 5-383.92♦
––– V. subclavia 5-383.93♦
––– Vene, oberflächlich
–––– extrakraniell, Kopf 5-383.a0♦
–––– Fuß 5-383.a6♦
–––– Hals 5-383.a0♦
–––– Hand 5-383.a2♦
–––– Oberarm 5-383.a1♦
–––– Oberschenkel 5-383.a5♦
–––– Schulter 5-383.a1♦
–––– Unterarm 5-383.a2♦
–––– Unterschenkel 5-383.a6♦
– Darmschlinge, zur Anastomose, biliodigestiv
–– Ductus choledochus, Jejunum
––– durch Umsteigen laparoskopisch – offen chirurgisch 5-512.32
––– laparoskopisch 5-512.31
––– offen 5-512.30
–– Ductus hepaticus, Jejunum
––– durch Umsteigen laparoskopisch – offen chirurgisch 5-512.32
––– laparoskopisch 5-512.31
––– offen 5-512.30
–– Leberparenchym, Jejunum
––– durch Umsteigen laparoskopisch – offen chirurgisch 5-512.32
––– laparoskopisch 5-512.31
––– offen 5-512.30
– Dickdarm, bei Gastrektomie, total, mit Resektion, Ösophagus
–– partiell
––– mit
–––– Exzision, Lymphknoten, einzeln, Kompartiment II oder III 5-438.32
–––– Lymphadenektomie, systematisch
––––– Kompartiment II 5-438.33 ►

Interposition *(Forts.)*
~ Dickdarm, bei Gastrektomie, total, mit Resektion, Ösophagus *(Forts.)*
~~ partiell *(Forts.)*
~~~ mit *(Forts.)*
~~~~ Lymphadenektomie, systematisch *(Forts.)*
––––– Kompartiment II und partiell III 5-438.34
––––– Kompartiment II und III 5-438.35
––– ohne Lymphadenektomie 5-438.31
–– subtotal
––– mit
–––– Exzision, Lymphknoten, einzeln, Kompartiment II oder III 5-438.12
–––– Lymphadenektomie, systematisch
––––– Kompartiment II 5-438.13
––––– Kompartiment II und partiell III 5-438.14
––––– Kompartiment II und III 5-438.15
––– ohne Lymphadenektomie 5-438.11
–– total
––– mit
–––– Exzision, Lymphknoten, einzeln, Kompartiment II oder III 5-438.12
–––– Lymphadenektomie, systematisch
––––– Kompartiment II 5-438.13
––––– Kompartiment II und partiell III 5-438.14
––––– Kompartiment II und III 5-438.15
––– ohne Lymphadenektomie 5-438.11
– Dünndarm
–– bei
––– Gastrektomie, total
–––– mit
––––– Resektion, Ösophagus
–––––– partiell
––––––– mit
–––––––– Exzision, Lymphknoten, einzeln, Kompartiment II oder III 5-438.22
–––––––– Lymphadenektomie, systematisch
––––––––– Kompartiment II 5-438.23
––––––––– Kompartiment II und partiell III 5-438.24
––––––––– Kompartiment II und III 5-438.25
––––––– ohne Lymphadenektomie 5-438.21
–––––– subtotal
––––––– mit
–––––––– Exzision, Lymphknoten, einzeln, Kompartiment II oder III 5-438.02
–––––––– Lymphadenektomie, systematisch
––––––––– Kompartiment II und partiell III 5-438.04
––––––––– Kompartiment II und III 5-438.05
––––––– ohne Lymphadenektomie 5-438.01
–––––– total
––––––– mit
–––––––– Exzision, Lymphknoten, einzeln, Kompartiment II oder III 5-438.02
–––––––– Lymphadenektomie, systematisch
––––––––– Kompartiment II und partiell III 5-438.04 ►

Interposition *(Forts.)*
~ Dünndarm *(Forts.)*
~~ bei *(Forts.)*
~~~ Gastrektomie, total *(Forts.)*
~~~~ mit *(Forts.)*
~~~~~ Resektion, Ösophagus *(Forts.)*
~~~~~~ total *(Forts.)*
~~~~~~~ mit *(Forts.)*
~~~~~~~~ Lymphadenektomie, systematisch *(Forts.)*
--------- Kompartiment II und III 5-438.05
------- ohne Lymphadenektomie 5-438.01
----- Reservoirbildung
------ mit
------- Exzision, Lymphknoten, einzeln, Kompartiment II oder III 5-437.52
------- Lymphadenektomie, systematisch
-------- Kompartiment II 5-437.53
-------- Kompartiment II und partiell III 5-437.54
-------- Kompartiment II und III 5-437.55
------ ohne Lymphadenektomie 5-437.51
---- ohne Reservoirbildung
----- mit
------ Exzision, Lymphknoten, einzeln, Kompartiment II oder III 5-437.42
------ Lymphadenektomie, systematisch
------- Kompartiment II 5-437.43
------- Kompartiment II und partiell III 5-437.44
------- Kompartiment II und III 5-437.45
----- ohne Lymphadenektomie 5-437.41
--- Resektion, Magen, subtotal
---- mit
----- Exzision, Lymphknoten, einzeln, Kompartiment II oder III 5-436.22
----- Lymphadenektomie, systematisch
------ Kompartiment II 5-436.23
------ Kompartiment II und partiell III 5-436.24
------ Kompartiment II und III 5-436.25
---- ohne Lymphadenektomie 5-436.21
-- frei, bei
--- En-bloc-Ösophagektomie 5-426.23
--- Erweiterungsplastik, Ösophagus, mit Magenhochzug 5-427.23
--- Ösophagektomie, abdominozervikal, mit Dissektion, stumpf 5-426.03
--- Rekonstruktion, Ösophaguspassage
---- im
----- hinteren Mediastinum 5-427.13
----- Ösophagusbett 5-427.13
---- Retrosternalraum 5-427.03
-- zur Umwandlung, bei Revision, nach Resektion, Magen 5-447.6
- Kolon, bei
-- Erweiterungsplastik, Ösophagus, mit Magenhochzug 5-427.24
-- Ösophagektomie
--- abdominozervikal, mit Dissektion, stumpf 5-426.04 ►

Interposition *(Forts.)*
~ Kolon, bei *(Forts.)*
~~ Ösophagektomie *(Forts.)*
--- thorakoabdominal
---- mit Lymphadenektomie 5-426.24
---- ohne Lymphadenektomie 5-426.14
-- Rekonstruktion, Ösophaguspassage
--- im
---- hinteren Mediastinum 5-427.14
---- Ösophagusbett 5-427.14
--- Retrosternalraum 5-427.04
- mit Rohrprothese, bei Resektion, Aorta thoracoabdominalis, bei Aneurysma 5-384.42
Interpositionsoperation, bei Harninkontinenz 5-596.5
Interpositionsplastik
- Mandibula
-- ohne horizontale Kontinuitätsdurchtrennung 5-775.3
-- partiell, mit vertikaler Kontinuitätsdurchtrennung 5-775.4
-- subtotal, mit vertikaler Kontinuitätsdurchtrennung 5-775.5
- Maxilla
-- ohne horizontale Kontinuitätsdurchtrennung 5-774.2
-- partiell, mit vertikaler Kontinuitätsdurchtrennung 5-774.3
-- subtotal, mit vertikaler Kontinuitätsdurchtrennung 5-774.4
Intersphinktär
- Exzision, Analfistel, mit Verschluss, durch Schleimhautlappen 5-491.4
- Fistelexzision, anal 5-491.11
Intersphinktärer Raum
- Entfernung, Implantat, selbstexpandierend 5-496.c2
- Implantation, Implantat, selbstexpandierend 5-496.c0
- Wechsel, Implantat, selbstexpandierend 5-496.c1
Interspinös, Spreizer
- Entfernung, über
-- 1 Segment 5-839.d0
-- 2 Segmente 5-839.d2
-- 3 oder mehr Segmente 5-839.d3
- Implantation, über
-- 1 Segment 5-839.b0
-- 2 Segmente 5-839.b2
-- 3 oder mehr Segmente 5-839.b3
- Wechsel, über
-- 1 Segment 5-839.c0
-- 2 Segmente 5-839.c2
-- 3 oder mehr Segmente 5-839.c3
Interstitiell
- Brachytherapie, durch
-- Implantation, Strahler
--- entfernbar, in einer Ebene, mit
---- gepulster Dosisleistung 8-525.01
---- hoher Dosisleistung 8-525.02
---- niedriger Dosisleistung 8-525.00 ►

I

Interstitiell *(Forts.)*
~ Brachytherapie, durch *(Forts.)*
~~ Implantation, Strahler *(Forts.)*
––– permanent
–––– bis zu 10 Quellen 8-525.20
–––– mit 11 oder mehr Quellen 8-525.21
–– Volumenimplantation, Strahler, entfernbar, in mehreren Ebenen, mit
––– gepulster Dosisleistung 8-525.11
––– hoher Dosisleistung 8-525.12
––– niedriger Dosisleistung 8-525.10
– Hyperthermie, im Rahmen einer onkologischen Therapie 8-603
Interthorakoskapulär, Amputation 5-862.0♦
Interventionell, Schmerzdiagnostik, apparativ-überwacht, erweitert, mit standardisierter Erfolgskontrolle, bei chronischen Schmerzzuständen 1-911
Intestinoskopie, diagnostisch 1-636.0
– durch motorisierte Spiral-Endoskopie 1-636.2
– durch Push-and-pull-back-Technik 1-636.1
Intestinum, Szintigraphie 3-707.3
– mit Blutungsdiagnostik, intestinal 3-707.3
Intraabdominal
– Desinvagination
–– Duodenum 5-468.00
–– Ileum 5-468.02
–– Jejunum 5-468.01
–– Kolon 5-468.03
– Kolektomie, total, offen, mit Anastomose 5-456.02
Intraamnial, Injektion, zur Beendigung, Schwangerschaft 5-750
Intraaneurysmal, Nitinolimplantat, zur Embolisation, intrakraniell, selektiv 8-83c.8
Intraaortal, Ballonpumpe
– Dauer der Behandlung
–– bis unter 48 Stunden 8-83a.00
–– 48 bis unter 96 Stunden 8-83a.01
–– 96 oder mehr Stunden 8-83a.02
– Einführung, perkutan 8-839.0
– Entfernung 8-839.3
–– offen 5-376.01
– Implantation, offen 5-376.00
Intraarteriell
– Applikation
–– Elektrolytlösung, kontinuierlich, beim Neugeborenen 8-010.1
–– Medikament, kontinuierlich, beim Neugeborenen 8-010.1
–– zur Szintigraphie, Blutgefäß, mit Evaluation, zur Radionuklidtherapie, intravaskulär, selektiv (SIRT), mit
––– Eiweißpartikeln, Technetium-99m-markiert 3-708.00
––– Mikrosphären, Holmium-166-markiert 3-708.01
––– sonstigen Substanzen 3-708.02
– Radioembolisation, mit sonstigen Substanzen 8-530.a7 ►
Intraarteriell *(Forts.)*
– Radionuklidtherapie, mit
–– Antikörper, radioaktiv 8-530.a2
–– sonstigen Substanzen 8-530.a4
– Radiorezeptortherapie, mit Somatostatinanalogon, DOTA-konjugiert 8-530.a0
– Spasmolyse
–– bei zerebrovaskulären Vasospasmen, Gefäß
––– 1 8-83c.60
––– 2 8-83c.61
––– 3 oder mehr 8-83c.62
–– Gefäß, sonstiges
––– 1 8-83c.70
––– 2 8-83c.71
––– 3 oder mehr 8-83c.72
– Stammzelltherapie 8-860.4
– Therapie, mit
–– radioaktiv markierten metabolischen Substanzen 8-530.a3
–– sonstigen radioaktiven rezeptorgerichteten Substanzen 8-530.a1
Intrahepatisch
– Chemoperfusion, hypertherm, offen 5-506.30
– Cholangioskopie, Gallenwege, direkt, therapeutisch *[nur Zusatzkode!]* 5-513.q1
Intrakapsulär, Extraktion, Linse, über Zugang
– korneal
–– mit Einführung, Vorderkammerlinse, kammerwinkelgestützt 5-143.15♦
–– ohne Implantation, Linse, alloplastisch 5-143.10♦
– sklero-korneal
–– mit Einführung, Vorderkammerlinse
––– irisfixiert 5-143.06♦
––– kammerwinkelgestützt 5-143.05♦
–– ohne Implantation, Linse, alloplastisch 5-143.00♦
Intrakardial
– Echokardiographie 3-05g.2
– Impulsgenerator
–– Entfernung 5-378.2h
–– Implantation 5-377.k
–– Lagekorrektur 5-378.3h
–– Wechsel 5-378.6h
– Kontraktionsanalyse, kathetergestützt
–– mit Dopplerdraht, Druck und Kontraktilität messend 1-279.51
–– System, dreidimensional 1-279.50
– OCT [Optische Kohärenztomographie] 3-300.1
Intrakavitär
– Brachytherapie, mit umschlossenen Radionukliden 8-524.4
– Hyperthermie, im Rahmen einer onkologischen Therapie 8-603
– Radionuklidtherapie, mit
–– Antikörper, radioaktiv 8-530.b1
–– sonstigen Substanzen 8-530.b3
– Therapie, mit
–– radioaktiv markierten metabolischen Substanzen 8-530.b2 ►

Intrakavitär *(Forts.)*
~ Therapie, mit *(Forts.)*
–– radioaktiven rezeptorgerichteten Substanzen 8-530.b0
Intrakoronar
– Flussmessung 3-05g.1
– Stammzelltherapie
–– mit
––– Anreicherung, Stammzellfraktionen 8-860.11
––– kultureller Vermehrung 8-860.11
–– ohne
––– Anreicherung, Stammzellfraktionen 8-860.10
––– kulturelle Vermehrung 8-860.10
Intrakraniell
– Abszessentleerung
–– endoskopisch, stereotaktisch
––– mit geräteassoziierter mechanischer Fragmentation 5-014.22
––– ohne geräteassoziierte mechanische Fragmentation 5-014.21
–– offen, stereotaktisch 5-014.20
– Aneurysma, Muskelumscheidung 5-026.1
– Aneurysmaumscheidung, mit alloplastischem Material 5-026.2
– Aspirationsmikrokathetersystem, flexibel, Verwendung *[nur Zusatzkode!]* 8-83b.d
– Bifurkationsstent, selbstexpandierend, Implantation, perkutan-transluminal 8-84c
– Blutgefäß, Clip
–– 1 *[nur Zusatzkode!]* 5-026.40
–– 2 *[nur Zusatzkode!]* 5-026.41
–– 3 *[nur Zusatzkode!]* 5-026.42
–– 4 *[nur Zusatzkode!]* 5-026.43
–– 5 *[nur Zusatzkode!]* 5-026.44
–– 6 oder mehr *[nur Zusatzkode!]* 5-026.45
– Dekompression, durch Inzision, Schädelknochen 5-012.0
– Druckmessung, durch
–– Implantation, Messsonde, intrakraniell 5-029.10
–– Wechsel, Messsonde, intrakraniell 5-029.10
– Druckmonitoring 8-924
– Embolisation, selektiv
–– Aneurysma, mit Verschlusskörper, intraaneurysmal *[nur Zusatzkode!]* 8-83b.37
–– durch Nitinolimplantat, intraaneurysmal 8-83c.8
– Endoskopie, diagnostisch 1-698.0
– Flüssigkeit, Entleerung, stereotaktisch 5-014.0
– Ganglien
–– Biopsie, perkutan, mit Steuerung durch bildgebende Verfahren 1-401.4
–– Destruktion 5-017.2
–– Nadelbiopsie, perkutan, mit Steuerung durch bildgebende Verfahren 1-401.4
–– Tumorresektion 5-017.1 ►

Intrakraniell *(Forts.)*
– Gefäß
–– Abklippen 5-025.7
––– mit Präparation
–––– extrazerebral 5-025.4
–––– intrazerebral 5-025.3
–– Atherektomie, perkutan-transluminal 8-836.30
–– Ballonangioplastie, perkutan-transluminal 8-836.00
–– Biopsie
––– durch Inzision, und Trepanation, Schädelknochen 1-510.5
––– stereotaktisch 1-511.5
–– Blade-Angioplastie, perkutan-transluminal 8-836.10
–– Embolisation, selektiv, perkutan-transluminal, mit
––– Metallspiralen 8-836.m0
––– Partikeln 8-836.k0
–– Fräsatherektomie, perkutan-transluminal 8-836.30
–– Fremdkörperentfernung, perkutan-transluminal 8-836.60
–– Implantation
––– Flow-Diverter, perkutan-transluminal, zur Strömungslaminierung, bei Aneurysma
–––– 1 8-84b.00
–––– 2 8-84b.20
–––– 3 8-84b.30
–––– 4 8-84b.40
–––– 5 8-84b.50
–––– 6 oder mehr 8-84b.60
––– Mehrschicht-Flechtstent, perkutan-transluminal, zur Strömungslaminierung, bei Aneurysma
–––– 1 8-84b.00
–––– 2 8-84b.20
–––– 3 8-84b.30
–––– 4 8-84b.40
–––– 5 8-84b.50
–––– 6 oder mehr 8-84b.60
––– Multilayer-Stent, perkutan-transluminal, zur Strömungslaminierung, bei Aneurysma
–––– 1 8-84b.00
–––– 2 8-84b.20
–––– 3 8-84b.30
–––– 4 8-84b.40
–––– 5 8-84b.50
–––– 6 oder mehr 8-84b.60
––– perkutan-transluminal
–––– Cheatham-Platinum-Stent
––––– gecovert
–––––– 1 8-846.00
–––––– 2 oder mehr 8-846.10
––––– ungecovert
–––––– 1 8-845.00
–––––– 2 oder mehr 8-845.10
–––– Klammern, endovaskulär, selbstexpandierend 8-83c.90 ►

I

Intrakraniell *(Forts.)*
~ Gefäß *(Forts.)*
~~ Implantation *(Forts.)*
~~~ perkutan-transluminal *(Forts.)*
---- Mikrostent, selbstexpandierend
----- 1 8-844.00
----- 2 8-844.10
----- 3 8-844.20
----- 4 8-844.30
----- 5 8-844.40
----- 6 oder mehr 8-844.50
---- Stent
----- bioresorbierbar
------ 1 8-843.00
------ 2 8-843.10
------ 3 8-843.20
------ 4 8-843.30
------ 5 8-843.40
------ 6 oder mehr 8-843.50
----- gecovert
------ großlumig, andere
------- 1 8-84a.00
------- 2 oder mehr 8-84a.10
------ medikamentefreisetzend
------- 1 8-848.00
------- 2 8-848.10
------- 3 8-848.20
------- 4 8-848.30
------- 5 8-848.40
------- 6 oder mehr 8-848.50
------ nicht-medikamentefreisetzend
------- 1 8-842.00
------- 2 8-842.10
------- 3 8-842.20
------- 4 8-842.30
------- 5 8-842.40
------- 6 oder mehr 8-842.50
----- medikamentefreisetzend
------ 1 8-841.00
------ 2 8-841.10
------ 3 8-841.20
------ 4 8-841.30
------ 5 8-841.40
------ 6 oder mehr 8-841.50
----- nicht-medikamentefreisetzend
------ 1 8-840.00
------ 2 8-840.10
------ 3 8-840.20
------ 4 8-840.30
------ 5 8-840.40
------ 6 oder mehr 8-840.50
----- ungecovert, großlumig, andere
------ 1 8-849.00
------ 2 oder mehr 8-849.10
--- Stent, perkutan-transluminal, zur Strömungslaminierung, bei Aneurysma
---- 1 8-84b.00
---- 2 8-84b.20
---- 3 8-84b.30
---- 4 8-84b.40
---- 5 8-84b.50 ►

Intrakraniell *(Forts.)*
~ Gefäß *(Forts.)*
~~ Implantation *(Forts.)*
~~~ Stent, perkutan-transluminal, zur Strömungslaminierung, bei Aneurysma *(Forts.)*
---- 6 oder mehr 8-84b.60
-- Inzision 5-025.0
-- Kryoplastie, perkutan-transluminal 8-836.r0
-- Laser-Angioplastie, perkutan-transluminal 8-836.20
-- Ligatur 5-025.8
-- Phlebographie 3-610
-- Präparation, und
--- Destruktion
---- extrazerebral 5-025.6
---- intrazerebral 5-025.5
--- Resektion 5-025.2
-- Rekonstruktion, durch
--- kombinierte Verfahren 5-026.3
--- Muskelumscheidung 5-026.1
--- Naht, nach Verletzung 5-026.0
--- Umscheidung, mit alloplastischem Material 5-026.2
-- Rotationsatherektomie, perkutan-transluminal 8-83c.f0
-- Rotationsthrombektomie, perkutan-transluminal 8-836.p0
-- Scoring-balloon, perkutan-transluminal 8-836.10
– Hämatomentleerung
-- endoskopisch, stereotaktisch
--- mit geräteassoziierter mechanischer Fragmentation 5-014.12
--- ohne geräteassoziierte mechanische Fragmentation 5-014.11
-- offen, stereotaktisch 5-014.10
– Hirnhaut, Destruktion, ohne Tumorgewebe 5-015.5
– Hirnnerv
-- Biopsie, perkutan, mit Steuerung durch bildgebende Verfahren 1-401.4
-- Destruktion 5-017.2
-- Nadelbiopsie, perkutan, mit Steuerung durch bildgebende Verfahren 1-401.4
-- Resektion 5-017.1
-- Tumorresektion 5-017.1
– Hohlraum
-- Aspiration, diagnostisch 1-841
-- Punktion, diagnostisch 1-841
– Ligatur, Aneurysma 5-025.8
– Messonde
-- Entfernung 5-029.c
-- Implantation, zur
--- Druckmessung, intrakraniell 5-029.10
--- kombinierten Messung, Druck, intrakraniell, und Sauerstoffsättigung, Hirngewebe 5-029.11
--- Messung
---- Blutfluss, zerebral 5-029.13
---- Sauerstoffsättigung, Hirngewebe 5-029.10 ►

Intrakraniell *(Forts.)*
~ Messsonde *(Forts.)*
~~ Implantation, zur *(Forts.)*
~~~ Messung *(Forts.)*
---- Stoffwechsel, Gehirn, Gewebe 5-029.12
--- Mikrodialyse, zerebral 5-029.12
--- Thermodiffusions-Flussmessung 5-029.13
-- Revision 5-029.6
-- Wechsel, zur
--- Druckmessung, intrakraniell 5-029.10
--- kombinierten Messung, Druck, intrakraniell, und Sauerstoffsättigung, Hirngewebe 5-029.11
--- Messung
---- Blutfluss, zerebral 5-029.13
---- Sauerstoffsättigung, Hirngewebe 5-029.10
---- Stoffwechsel, Gehirn, Gewebe 5-029.12
--- Mikrodialyse, zerebral 5-029.12
--- Thermodiffusions-Flussmessung 5-029.13
– N. trigeminus
-- Durchtrennung 5-017.00
-- Neurotomie 5-017.00
– N. vestibulocochlearis
-- Durchtrennung 5-017.01
-- Neurotomie 5-017.01
– Naht, Aneurysma, nach Verletzung 5-026.0
– Nerv, Dekompression, mikrovaskulär
-- mit Implantation, Material
--- alloplastisch 5-018.2
--- autogen 5-018.1
-- ohne Implantat 5-018.0
– Rekonstruktion, Aneurysma, durch kombinierte Verfahren 5-026.3
– Spül-Saug-Drainage, Spülung, therapeutisch 8-179.1
– vaskulär, Läsion, Exzision 5-025.1
Intraluminal
– Brachytherapie, mit umschlossenen Radionukliden 8-524.5
– Extraktionshilfe, expandierend, Einsatz
-- 1 *[nur Zusatzkode!]* 5-378.a4
-- 2 *[nur Zusatzkode!]* 5-378.a5
-- 3 oder mehr *[nur Zusatzkode!]* 5-378.a6
– Membran, Dünndarm, Exzision 5-451.0
Intramedullär
– Entleerung
-- Abszess
--- Rückenmark 5-034.5
--- Rückenmarkhäute 5-034.5
-- Hämatom
--- Rückenmark 5-034.4
--- Rückenmarkhäute 5-034.4
– Flüssigkeit
-- Rückenmark, Drainage 5-034.3
-- Rückenmarkhäute, Drainage 5-034.3
– Gewebe, Rückenmark
-- Destruktion 5-035.1
-- Exzision 5-035.1
– Tumordestruktion, Rückenmark 5-035.0
– Tumorexzision, Rückenmark 5-035.0
Intramuskulär, Stammzelltherapie 8-860.4
Intramyokardial, Stammzelltherapie
– mit
-- Anreicherung, Stammzellfraktionen 8-860.01
-- kultureller Vermehrung 8-860.01
– ohne
-- Anreicherung, Stammzellfraktionen 8-860.00
-- kulturelle Vermehrung 8-860.00
Intraokular
– Druckerhöhung, temporär 5-169.4♦
– Laser-Trabekulotomie, zur Senkung, Augeninnendruck 5-133.80♦
– Medikamententräger, Einlegen 5-169.2♦
Intraokularlinse
– akkommodativ *[nur Zusatzkode!]* 5-149.22♦
– Entfernung, Hinterkammer 5-147.3♦
– Irisprint-, patientenindividuell *[nur Zusatzkode!]* 5-149.23♦
– Laserpolitur 5-142.0♦
– mit Vergrößerungsfaktor *[nur Zusatzkode!]* 5-149.24♦
– monofokal, Einführung
-- als
--- irisfixierte Hinterkammerlinse, bei phakem Auge 5-146.1j♦
--- kapselfixierte Hinterkammerlinse, bei phakem Auge 5-146.1a♦
--- sklerafixierte Hinterkammerlinse, bei phakem Auge 5-146.1c♦
--- sulkusfixierte Hinterkammerlinse, bei phakem Auge 5-146.1b♦
-- mit
--- Aspiration, Linsenkern, als
---- irisfixierte Hinterkammerlinse, über
----- kornealen Zugang 5-144.4j♦
----- sklero-kornealen Zugang 5-144.2j♦
---- kapselfixierte Hinterkammerlinse, über
----- kornealen Zugang 5-144.4a♦
----- sklero-kornealen Zugang 5-144.2a♦
---- sklerafixierte Hinterkammerlinse, über
----- kornealen Zugang 5-144.4c♦
----- sklero-kornealen Zugang 5-144.2c♦
---- sulkusfixierte Hinterkammerlinse, über
----- kornealen Zugang 5-144.4b♦
----- sklero-kornealen Zugang 5-144.2b♦
--- Entfernung, Linse, luxiert, aus Glaskörper, als
---- irisfixierte Hinterkammerlinse 5-145.2j♦
---- kapselfixierte Hinterkammerlinse 5-145.2a♦
---- sklerafixierte Hinterkammerlinse 5-145.2c♦
---- sulkusfixierte Hinterkammerlinse 5-145.2b♦
--- Expression, Linsenkern, als
---- irisfixierte Hinterkammerlinse, über
----- kornealen Zugang 5-144.4j♦
----- sklero-kornealen Zugang 5-144.2j♦
---- kapselfixierte Hinterkammerlinse, über
----- kornealen Zugang 5-144.4a♦
----- sklero-kornealen Zugang 5-144.2a♦ ►

I
~~~

Intraokularlinse *(Forts.)*
~ monofokal, Einführung *(Forts.)*
~~ mit *(Forts.)*
~~~ Expression, Linsenkern, als *(Forts.)*
–––– sklerafixierte Hinterkammerlinse, über
––––– kornealen Zugang 5-144.4c♦
––––– sklero-kornealen Zugang 5-144.2c♦
–––– sulkusfixierte Hinterkammerlinse, über
––––– kornealen Zugang 5-144.4b♦
––––– sklero-kornealen Zugang 5-144.2b♦
––– Extraktion, Linse
–––– als
––––– irisfixierte Hinterkammerlinse, über Pars plana 5-145.0j♦
––––– kapselfixierte Hinterkammerlinse, über Pars plana 5-145.0a♦
––––– sklerafixierte Hinterkammerlinse, über Pars plana 5-145.0c♦
––––– sulkusfixierte Hinterkammerlinse, über Pars plana 5-145.0b♦
–––– intrakapsulär, als
––––– irisfixierte Hinterkammerlinse, über
–––––– kornealen Zugang 5-143.1j♦
–––––– sklero-kornealen Zugang 5-143.0j♦
––––– kapselfixierte Hinterkammerlinse, über
–––––– kornealen Zugang 5-143.1a♦
–––––– sklero-kornealen Zugang 5-143.0a♦
––––– sklerafixierte Hinterkammerlinse, über
–––––– kornealen Zugang 5-143.1c♦
–––––– sklero-kornealen Zugang 5-143.0c♦
––––– sulkusfixierte Hinterkammerlinse, über
–––––– kornealen Zugang 5-143.1b♦
–––––– sklero-kornealen Zugang 5-143.0b♦
––– Verflüssigung, Linsenkern, als
–––– irisfixierte Hinterkammerlinse, über
––––– kornealen Zugang 5-144.5j♦
––––– sklero-kornealen Zugang 5-144.3j♦
–––– kapselfixierte Hinterkammerlinse, über
––––– kornealen Zugang 5-144.5a♦
––––– sklero-kornealen Zugang 5-144.3a♦
–––– sklerafixierte Hinterkammerlinse, über
––––– kornealen Zugang 5-144.5c♦
––––– sklero-kornealen Zugang 5-144.3c♦
–––– sulkusfixierte Hinterkammerlinse, über
––––– kornealen Zugang 5-144.5b♦
––––– sklero-kornealen Zugang 5-144.3b♦
––– Wechsel, Linse, alloplastisch, als
–––– irisfixierte Hinterkammerlinse 5-146.2j♦
–––– kapselfixierte Hinterkammerlinse 5-146.2a♦
–––– sklerafixierte Hinterkammerlinse 5-146.2c♦
–––– sulkusfixierte Hinterkammerlinse 5-146.2b♦
–– sekundär, als
––– irisfixierte Hinterkammerlinse, bei aphakem Auge 5-146.0j♦
––– kapselfixierte Hinterkammerlinse, bei aphakem Auge 5-146.0a♦
––– sklerafixierte Hinterkammerlinse, bei aphakem Auge 5-146.0c♦ ►

Intraokularlinse *(Forts.)*
~ monofokal, Einführung *(Forts.)*
~~ sekundär, als *(Forts.)*
––– sulkusfixierte Hinterkammerlinse, bei aphakem Auge 5-146.0b♦
– multifokal *[nur Zusatzkode!]* 5-149.20♦
– Sonderform
–– Verwendung
––– mit Vergrößerungsfaktor *[nur Zusatzkode!]* 5-149.20♦
– Sonderform, Einführung
–– als
––– irisfixierte Hinterkammerlinse, bei phakem Auge 5-146.1k♦
––– kapselfixierte Hinterkammerlinse, bei phakem Auge 5-146.1e♦
––– sklerafixierte Hinterkammerlinse, bei phakem Auge 5-146.1g♦
––– sulkusfixierte Hinterkammerlinse, bei phakem Auge 5-146.1f♦
–– mit
––– Aspiration, Linsenkern, als
–––– irisfixierte Hinterkammerlinse, über
––––– kornealen Zugang 5-144.4k♦
––––– sklero-kornealen Zugang 5-144.2k♦
–––– kapselfixierte Hinterkammerlinse, über
––––– kornealen Zugang 5-144.4e♦
––––– sklero-kornealen Zugang 5-144.2e♦
–––– sklerafixierte Hinterkammerlinse, über
––––– kornealen Zugang 5-144.4g♦
––––– sklero-kornealen Zugang 5-144.2g♦
–––– sulkusfixierte Hinterkammerlinse, über
––––– kornealen Zugang 5-144.4f♦
––––– sklero-kornealen Zugang 5-144.2f♦
––– Entfernung, Linse, luxiert, aus Glaskörper, als
–––– irisfixierte Hinterkammerlinse 5-145.2k♦
–––– kapselfixierte Hinterkammerlinse 5-145.2e♦
–––– sklerafixierte Hinterkammerlinse 5-145.2g♦
–––– sulkusfixierte Hinterkammerlinse 5-145.2f♦
––– Expression, Linsenkern, als
–––– irisfixiert Hinterkammerlinse, über
––––– kornealen Zugang 5-144.4k♦
––––– sklero-kornealen Zugang 5-144.2k♦
–––– kapselfixierte Hinterkammerlinse, über
––––– kornealen Zugang 5-144.4e♦
––––– sklero-kornealen Zugang 5-144.2e♦
–––– sklerafixierte Hinterkammerlinse, über
––––– kornealen Zugang 5-144.4g♦
––––– sklero-kornealen Zugang 5-144.2g♦
–––– sulkusfixierte Hinterkammerlinse, über
––––– kornealen Zugang 5-144.4f♦
––––– sklero-kornealen Zugang 5-144.2f♦
––– Extraktion, Linse
–––– als
––––– irisfixierte Hinterkammerlinse, über Pars plana 5-145.0k♦ ►
~~~

Intraokularlinse *(Forts.)*
~ Sonderform, Einführung *(Forts.)*
~~ mit *(Forts.)*
~~~ Extraktion, Linse *(Forts.)*
~~~~ als *(Forts.)*
––––– kapselfixierte Hinterkammerlinse, über Pars plana 5-145.0e♦
––––– sklerafixierte Hinterkammerlinse, über Pars plana 5-145.0g♦
––––– sulkusfixierte Hinterkammerlinse, über Pars plana 5-145.0f♦
–––– intrakapsulär, als
––––– irisfixierte Hinterkammerlinse, über
–––––– kornealen Zugang 5-143.1k♦
–––––– sklero-kornealen Zugang 5-143.0k♦
––––– kapselfixierte Hinterkammerlinse, über
–––––– kornealen Zugang 5-143.1e♦
–––––– sklero-kornealen Zugang 5-143.0e♦
––––– sklerafixierte Hinterkammerlinse, über
–––––– kornealen Zugang 5-143.1g♦
–––––– sklero-kornealen Zugang 5-143.0g♦
––––– sulkusfixierte Hinterkammerlinse, über
–––––– kornealen Zugang 5-143.1f♦
–––––– sklero-kornealen Zugang 5-143.0f♦
––– Verflüssigung, Linsenkern, als
–––– irisfixiert Hinterkammerlinse, über sklero-kornealen Zugang 5-144.3k♦
–––– irisfixierte Hinterkammerlinse, über kornealen Zugang 5-144.5k♦
–––– kapselfixierte Hinterkammerlinse, über
––––– kornealen Zugang 5-144.5e♦
––––– sklero-kornealen Zugang 5-144.3e♦
–––– sklerafixierte Hinterkammerlinse, über
––––– kornealen Zugang 5-144.5g♦
––––– sklero-kornealen Zugang 5-144.3g♦
–––– sulkusfixierte Hinterkammerlinse, über
––––– kornealen Zugang 5-144.5f♦
––––– sklero-kornealen Zugang 5-144.3f♦
––– Wechsel, Linse, alloplastisch, als
–––– irisfixierte Hinterkammerlinse 5-146.2k♦
–––– kapselfixierte Hinterkammerlinse 5-146.2e♦
–––– sklerafixierte Hinterkammerlinse 5-146.2g♦
–––– sulkusfixierte Hinterkammerlinse 5-146.2f♦
–– sekundär, als
––– irisfixierte Hinterkammerlinse, bei aphakem Auge 5-146.0k♦
––– kapselfixierte Hinterkammerlinse, bei aphakem Auge 5-146.0e♦
––– sklerafixierte Hinterkammerlinse, bei aphakem Auge 5-146.0g♦
––– sulkusfixierte Hinterkammerlinse, bei aphakem Auge 5-146.0f♦
– torisch *[nur Zusatzkode!]* 5-149.21♦
Intraoperativ – s.a. jeweiliger durchgeführter Eingriff
– angefertigte Gesäßprothese, Verwendung *[nur Zusatzkode!]* 5-39a.4 ►
Intraoperativ – s.a. jeweiliger durchgeführter Eingriff *(Forts.)*
– Anlegen, Shunt, arteriovenös, temporär 5-392.4
– Cholangiographie 3-13c.3
– Einlegen
–– Harnleiterkatheter 8-137.03♦
–– Harnleiterschiene 8-137.03♦
–– Ureterkatheter 8-137.03♦
–– Ureterschiene 8-137.03♦
– Endoskopie, diagnostisch
–– Gallengänge, über
––– Gallenblase 1-695.42
––– Gallengänge 1-695.42
–– Magen 1-695.0
– Leckageüberwachung, durch Sondenmessung, bei
–– hyperthermer Extremitätenperfusion 3-765
–– isolierter Extremitätenperfusion 3-765
– Messung, Blutfluss, Gefäß *[nur Zusatzkode!]* 5-98e
– Monitoring, neurophysiologisch
–– bis 4 Stunden, mit
––– Elektrode, kortikal
–––– weniger als 8 8-925.02
––––– und Potentiale, evoziert 8-925.03
–––– 8 oder mehr 8-925.04
––– Potentiale, evoziert 8-925.01
––– Stimulationselektrode 8-925.00
–– mehr als
––– 4 Stunden bis 8 Stunden, mit
–––– Elektrode, kortikal
––––– weniger als 8 8-925.22
–––––– und Potentiale, evoziert 8-925.23
––––– 8 oder mehr 8-925.24
–––– Potentiale, evoziert 8-925.21
–––– Stimulationselektrode 8-925.20
––– 8 Stunden bis 12 Stunden, mit
–––– Elektrode, kortikal
––––– weniger als 8 8-925.32
–––––– und Potentiale, evoziert 8-925.33
––––– 8 oder mehr 8-925.34
–––– Potentiale, evoziert 8-925.31
–––– Stimulationselektrode 8-925.30
––– 12 Stunden, mit
–––– Elektrode, kortikal
––––– weniger als 8 8-925.42
–––––– und Potentiale, evoziert 8-925.43
––––– 8 oder mehr 8-925.44
–––– Potentiale, evoziert 8-925.41
–––– Stimulationselektrode 8-925.40
– Stimulation, Herzrhythmus, elektrisch 8-643
– Strahlentherapie, mit Röntgenstrahlung 8-52d
– Tracheoskopie, diagnostisch 1-690.1
– Wechsel
–– Ureterkatheter 8-137.13♦
–– Ureterschiene 8-137.13♦
Intraoral, Wundversorgung, durch Verschiebelappen 5-241.0

Intraperikardial, Gefäß, Resektion, bei
– Manschettenpleuropneumonektomie 5-328.41
– Pleuropneumonektomie, mit Resektion, Lunge, gegenseitig 5-328.51
Intraperitoneal
– Druck-Aerosolchemotherapie 5-549.b
–– laparoskopisch 5-549.b
– Embryo, Entfernung
–– durch Umsteigen laparoskopisch – offen chirurgisch 5-743.2
–– laparoskopisch 5-743.1
– Exzision, Vollwand, Rektum, Segment, endoskopisch-mikrochirurgisch 5-482.a
– Gewebe, Resektion, ohne sichere Organzuordnung 5-547.0
– Insemination, direkt, künstlich 9-270.1
– Instillation
–– Immunmodulator 8-541.3
–– Material, zytotoxisch 8-541.3
– Katheter, liegend, Spülung, therapeutisch 8-179.0
– Therapie, lokoregional, mit
–– Immunmodulator 8-541.3
–– Material, zytotoxisch 8-541.3
– Tumordebulking 5-547.0
– Verlagerung, bei Ureterolyse, offen 5-569.40♦
Intraport
– Anlegen 5-399.5
– Explantation 5-399.7
Intraportsystem, intravenös, Anlegen 5-399.5
Intrasellär
– Exzision, Hypophyse
–– partiell 5-075.0
–– total 5-075.1
– Resektion, Hypophyse
–– partiell 5-075.0
–– total 5-075.1
Intraspinal
– Endoskopie, diagnostisch 1-698.1
– Fremdkörperentfernung 5-034.6
– Ganglien
–– Destruktion, Gewebe 5-035.7
–– Exzision, Gewebe 5-035.7
–– Tumorexzision 5-035.6
– Gefäß
–– Ligatur 5-037.2
–– Präparation, und
––– Destruktion 5-037.1
––– Resektion 5-037.0
– Ligatur, Aneurysma 5-037.2
– Nervenwurzel
–– Destruktion, Gewebe 5-035.7
–– Exzision, Gewebe 5-035.7
–– Tumorexzision 5-035.6
Intrathekal
– Anpassung, Medikamentendosis, postoperativ, nach Anlegen
–– der implantierten programmierbaren Medikamentenpumpe, mit kontinuierlicher Abgabe, bei variablem Tagesprofil 8-011.32 ►
Intrathekal *(Forts.)*
~ Anpassung, Medikamentendosis, postoperativ, nach Anlegen *(Forts.)*
–– Medikamentenpumpe
––– extern 8-011.30
––– implantiert, mit Flussrate, konstant 8-011.31
– Applikation, Medikament, ohne Medikamentenpumpe 8-019
– Instillation
–– Immunmodulator 8-541.0
–– Material, zytotoxisch 8-541.0
– Therapie, lokoregional, mit
–– Immunmodulator 8-541.0
–– Material, zytotoxisch 8-541.0
Intrathorakal
– Chemotherapie, hypertherm 8-546.1
– Rekonstruktion, Trachea, plastisch 5-316.52
– Transplantation, Trachea 5-316.52
Intratubär, Zygotentransfer, bei In-vitro-Fertilisation 9-272.1♦
Intrauterin
– Abdeckung, Rücken, offen, operativ 5-755.7
– Brachytherapie, mit umschlossenen Radionukliden 8-524.0
– Drainagetherapie, Fetus 5-754.10
– Eröffnung
–– Kehlkopfverschluss 5-755.9
–– Luftröhrenverschluss 5-755.9
– Fremdkörperentfernung 5-691
– Hochfrequenzablation
–– Gefäß, Plazenta 5-754.6
–– Tumorgefäß 5-754.6
– Implantation, Herzschrittmacher 5-755.8
– Insemination, künstlich 9-270.0
– Therapie, Fetus
–– durch Transfusion 5-754.0
–– medikamentös 5-754.2
– Verschluss, Rücken, offen, operativ 5-755.7
Intravaginal, Brachytherapie, mit umschlossenen Radionukliden 8-524.1
Intravaskulär
– Brachytherapie
–– Koronargefäß, mit umschlossenen Radionukliden 8-524.60
–– mit umschlossenen Radionukliden 8-524.61
– Radionuklidtherapie, selektiv
–– mit Holmium-166-markierten Mikrosphären 8-530.a8
–– (SIRT), mit Mikrosphäre
––– Rhenium-188-markiert 8-530.a6
––– Yttrium-90-markiert 8-530.a5
– Ultraschall, Koronargefäß 3-05g.0
Intravenös
– Anästhesie *[nur Zusatzkode!]* 8-900
– Applikation
–– kontinuierlich
––– Elektrolytlösung, beim Neugeborenen 8-010.3
––– Medikament, beim Neugeborenen 8-010.3
–– zur Szintigraphie, Blutgefäß 3-708.1
– Cholangiographie 3-13c.0 ►

Intravenös *(Forts.)*
– Immunsuppression 8-547.30
– Intraportsystem, Anlegen 5-399.5
– Pyruvatbelastung, unter Notfallbereitschaft 1-760
– Radiorezeptortherapie, mit Somatostatinanalogon, Chelator-konjugiert, aus
–– nicht patientenindividueller Herstellung 8-530.62
–– patientenindividueller Eigenherstellung 8-530.61
– Therapie, mit
–– Aminosäure, jod-131-markiert 8-530.91
–– Antikörper, radioaktiv 8-530.7
–– Jod-131-Metomidat 8-530.90
–– Jod-131-Phenylalanin 8-530.91
–– Lutetium-177-PSMA-Liganden 8-530.d0
– Urographie 3-13d.0
Intraventrikulär
– Anpassung, Medikamentendosis, postoperativ, nach Anlegen
–– der implantierten programmierbaren Medikamentenpumpe, mit kontinuierlicher Abgabe, bei variablem Tagesprofil 8-011.32
–– Medikamentenpumpe
––– extern 8-011.30
––– implantiert, mit Flussrate, konstant 8-011.31
– Thrombolyse, Hirnventrikel über Drainagekatheter 8-020.d
Intravitreal, Applikation
– Pegaptanib 6-003.d
– Ranibizumab 6-003.c
Intrazerebellär
– Entleerung
–– endoskopisch
––– Abszess
–––– mit geräteassoziierter mechanischer Fragmentation 5-013.52
–––– ohne geräteassoziierte mechanische Fragmentation 5-013.51
––– Hämatom
–––– mit geräteassoziierter mechanischer Fragmentation 5-013.42
–––– ohne geräteassoziierte mechanische Fragmentation 5-013.41
–– offen
––– Abszess 5-013.50
––– Hämatom 5-013.40
– Fremdkörperentfernung 5-013.6
Intrazerebral
– Brachytherapie
–– Entfernung, Katheter-Ballon-System 5-029.e
–– Implantation, Katheter-Ballon-System 5-029.d
–– mit Katheter-Ballon-System 8-530.c2
– EEG-Ableitung 1-211
– Elektrode
–– Implantation, permanent, zur Dauerstimulation 5-014.92 ►

Intrazerebral *(Forts.)*
~ Elektrode *(Forts.)*
–– mehrere, permanent
––– Implantation, zur Dauerstimulation 5-014.93
––– Revision, zur Dauerstimulation 5-014.b1
––– Wechsel, zur Dauerstimulation 5-014.93
–– Revision, permanent, zur Dauerstimulation 5-014.b0
–– Wechsel, permanent, zur Dauerstimulation 5-014.92
– Entleerung
–– endoskopisch
––– Abszess
–––– mit geräteassoziierter mechanischer Fragmentation 5-013.52
–––– ohne geräteassoziierte mechanische Fragmentation 5-013.51
––– Hämatom
–––– mit geräteassoziierter mechanischer Fragmentation 5-013.42
–––– ohne geräteassoziierte mechanische Fragmentation 5-013.41
–– offen
––– Abszess 5-013.50
––– Hämatom 5-013.40
– Flüssigkeit, Drainage 5-013.3
– Fremdkörperentfernung 5-013.6
– Gewebe
–– Destruktion
––– monolobulär 5-015.20
––– multilobulär 5-015.21
–– Exzision
––– monolobulär 5-015.20
––– multilobulär 5-015.21
– Hämatomdrainage
–– endoskopisch
––– mit geräteassoziierter mechanischer Fragmentation 5-013.42
––– ohne geräteassoziierte mechanische Fragmentation 5-013.41
–– offen 5-013.40
– Instillation
–– Immunmodulator 8-541.1
–– Material, zytotoxisch 8-541.1
– Katheter
–– Entfernung, zur intraventrikulären Infusion 5-028.8
–– Implantation, zur intraventrikulären Infusion 5-014.a
–– Revision, zur intraventrikulären Infusion 5-014.c
–– Wechsel, zur intraventrikulären Infusion 5-014.a
– Mikroelektrode, Implantation, temporär, zur
–– monolokulären Ableitung und Stimulation 5-014.90
–– multilokulären Ableitung und Stimulation
––– 1 bis 5 5-014.94
––– 6 bis 10 5-014.95
––– 11 oder mehr 5-014.96 ►

I

Intrazerebral *(Forts.)*
– Präparation, und
–– Abklippen, Gefäß, intrakraniell 5-025.3
–– Destruktion, Gefäß, intrakraniell 5-025.5
– subdural, kombiniert, EEG-Ableitung 1-211
– Therapie, lokoregional, mit
–– Immunmodulator 8-541.1
–– Material, zytotoxisch 8-541.1
– Thrombolyse, über Drainagekatheter 8-020.d
– Tumordestruktion
–– hirneigenes Gewebe 5-015.0
–– nicht-hirneigenes Gewebe 5-015.1
– Tumorexzision
–– hirneigenes Gewebe 5-015.0
–– nicht-hirneigenes Gewebe 5-015.1
Introitus vaginae
– Eröffnungsplastik 5-705.7
– Erweiterung, Plastik 5-716.3
– Konstruktion, bei kongenitalen Fehlbildungen 5-716.4
Intubation
– bei Sondierung, Tränenwege, therapeutisch 8-149.3♦
– endotracheal, einfach 8-701
– mit Doppellumentubus 8-704
– Notfall- 8-701
– Tränenwege, Entfernung 5-089.3♦
– Wechsel 8-701
– zur Dekompression, Ductus choledochus, endoskopisch 5-513.5
Invagination, Divertikel, Pharynx 5-299.x
Invasiv
– Funktionsdiagnostik, Nervensystem, mit
–– pharmakologischer Testung 1-203.2
–– Stimulationselektrode
––– spinal 1-203.1
––– zerebral 1-203.0
– Kühlung, durch Anwendung, Kühlkatheter, speziell 8-607.0
– Monitoring
–– neurologisch 8-924
–– Sauerstoffsättigung, hirnvenös 8-923.0
Invers, Schulterendoprothese, teilgekoppelt, Implantation 5-824.21♦
Inversio uteri, Korrektur
– operativ 5-759.2
– postpartal, manuell 8-516
Invertierung, Tränenpunkt, durch
– Rautenexzision 5-086.01♦
– Spindelexzision 5-086.01♦
– Thermokauterisation 5-086.00♦
Inzision
– A. axillaris 5-380.11♦
– A. brachialis 5-380.12♦
– A. carotis 5-380.00♦
– A. carotis communis 5-380.01♦
– A. carotis externa 5-380.03♦
– A. carotis interna, extrakraniell 5-380.02♦
– A. dorsalis pedis 5-380.82♦
– A. femoralis 5-380.70♦
– A. fibularis 5-380.84♦ ►

Inzision *(Forts.)*
– A. gastrica 5-380.62
– A. hepatica 5-380.61
– A. iliaca 5-380.52♦
– A. iliaca communis 5-380.53♦
– A. iliaca externa 5-380.54♦
– A. iliaca interna 5-380.55♦
– A. lienalis 5-380.63
– A. mesenterica inferior 5-380.66
– A. mesenterica superior 5-380.65
– A. plantaris lateralis 5-380.86♦
– A. plantaris medialis 5-380.85♦
– A. poplitea 5-380.72♦
– A. princeps pollicis 5-380.27♦
– A. profunda femoris 5-380.71♦
– A. pulmonalis 5-380.42♦
– A. radialis 5-380.24♦
– A. renalis 5-380.64♦
– A. subclavia 5-380.40♦
– A. tibialis anterior 5-380.80♦
– A. tibialis posterior 5-380.83♦
– A. ulnaris 5-380.20♦
– A. vertebralis, extrakraniell 5-380.04♦
– Aa. digitales palmares communes 5-380.23♦
– Aa. lumbales 5-380.51♦
– Aa. recurrentes, Unterschenkel 5-380.81♦
– Abszess, Bartholin-Drüse 5-711.0♦
– Aorta abdominalis 5-380.33
– Aorta ascendens 5-380.30
– Aorta thoracica 5-380.32
– Arcus aortae 5-380.31
– Arcus palmaris profundus 5-380.21♦
– Arcus palmaris superficialis 5-380.22♦
– Augenlid, ohne weitere Maßnahmen 5-090.0♦
– Band
–– Handwurzelgelenk, anderes 5-841.02♦
–– Interphalangealgelenk
––– Daumen 5-841.07♦
––– Langfinger 5-841.06♦
–– Metakarpophalangealgelenk
––– Daumen 5-841.05♦
––– Langfinger 5-841.04♦
–– Mittelhand 5-841.03♦
– Beckenknochen, mit Einlegen, Medikamententräger 5-780.9d
– Beugesehne
–– Daumen 5-840.02♦
–– Handgelenk 5-840.00♦
–– Langfinger 5-840.01♦
– Bronchus, ohne weitere Maßnahmen 5-330.0♦
– Canaliculus lacrimalis 5-084.10♦
– Cervix uteri, zur Unterstützung, Geburt 5-739.0
– Ductus choledochus
–– durch Umsteigen laparoskopisch – offen chirurgisch 5-514.02
–– laparoskopisch 5-514.01
–– offen 5-514.00
–– perkutan-transhepatisch 5-514.03
– Ductus pancreaticus
–– durch Umsteigen laparoskopisch – offen chirurgisch 5-529.02 ►

Inzision *(Forts.)*
~ Ductus pancreaticus *(Forts.)*
-- laparoskopisch 5-529.01
-- offen 5-529.00
– Duodenum 5-450.0
– endokardial 5-370.5
– epikardial 5-370.4
– epimyokardial 5-370.6
– extrapleural, durch
-- Resternotomie, zur Blutstillung, Mediastinum 5-341.32
-- Sternotomie, zur Blutstillung, Mediastinum 5-341.22
– Faszie
-- Axilla
--- offen 5-850.61♦
--- perkutan 5-850.71♦
-- Bauchregion
--- offen 5-850.66♦
--- perkutan 5-850.76♦
-- Brustwand
--- offen 5-850.65♦
--- perkutan 5-850.75♦
-- Ellenbogen
--- offen 5-850.62♦
--- perkutan 5-850.72♦
-- Fuß
--- offen 5-850.6a♦
--- perkutan 5-850.7a♦
-- Genitalregion
--- offen 5-850.67♦
--- perkutan 5-850.77♦
-- Gesäß, perkutan 5-850.77♦
-- Hals 5-850.60♦
--- perkutan 5-850.70♦
-- Knie
--- offen 5-850.68♦
--- perkutan 5-850.78♦
-- Kopf 5-850.60♦
--- perkutan 5-850.70♦
-- Leistenregion
--- offen 5-850.67♦
--- perkutan 5-850.77♦
-- Oberarm
--- offen 5-850.62♦
--- perkutan 5-850.72♦
-- Oberschenkel
--- offen 5-850.68♦
--- perkutan 5-850.78♦
-- Rücken
--- offen 5-850.65♦
--- perkutan 5-850.75♦
-- Schulter
--- offen 5-850.61♦
--- perkutan 5-850.71♦
-- Unterarm
--- offen 5-850.63♦
--- perkutan 5-850.73♦
-- Unterschenkel
--- offen 5-850.69♦
--- perkutan 5-850.79♦ ►

Inzision *(Forts.)*
– Femur
-- distal, mit Einlegen, Medikamententräger 5-780.9h♦
-- proximal, mit Einlegen, Medikamententräger 5-780.9f♦
-- Schaft, mit Einlegen, Medikamententräger 5-780.9g♦
– Fibula
-- distal, mit Einlegen, Medikamententräger 5-780.9r♦
-- proximal, mit Einlegen, Medikamententräger 5-780.9p♦
-- Schaft, mit Einlegen, Medikamententräger 5-780.9q♦
– Fistel-, anal 5-491.0
– Funiculus spermaticus 5-639.1♦
– Gaumen, weich und hart 5-271.0
– Gefäß, intrakraniell 5-025.0
– Gefäßprothese
-- Aorta 5-380.35
-- Arterie
--- abdominal 5-380.56♦
--- extrakraniell
---- Hals 5-380.06♦
---- Kopf 5-380.06♦
--- Fuß 5-380.87♦
--- Hand 5-380.28♦
--- Oberarm 5-380.13♦
--- Oberschenkel 5-380.73♦
--- pelvin 5-380.56♦
--- Schulter 5-380.13♦
--- thorakal 5-380.43♦
--- Unterarm 5-380.28♦
--- Unterschenkel 5-380.87♦
--- viszeral 5-380.67
-- Vene
--- oberflächlich 5-380.a7♦
--- tief 5-380.9m♦
– Gehörgang, äußerer 5-180.1♦
– Gesichtsschädelknochen 5-770.0
– Gewebe
-- periprostatisch 5-607.0
-- periurethral 5-589.2
-- perivesikal 5-591.0
– Harnblase, transurethral 5-573.0
– Harnblasenhals, transurethral 5-573.1
– Haut
-- Axilla 5-892.06♦
-- Bauchregion 5-892.0b
-- Brustwand 5-892.0a
-- Ellenbogen 5-892.07♦
-- Fuß 5-892.0g♦
-- Genitalregion 5-892.0c
-- Gesäß 5-892.0d
-- Hals 5-892.05
-- Hand 5-892.09♦
-- Knie 5-892.0e♦
-- Kopf 5-892.04
-- Leistenregion 5-892.0c
-- Lippe 5-892.00 ►

I

Inzision *(Forts.)*
~ Haut *(Forts.)*
-- Nase 5-211.x
-- Oberarm 5-892.07♦
-- Oberschenkel 5-892.0e♦
-- Rücken 5-892.0a
-- Schulter 5-892.06♦
-- Skrotum 5-892.0c
-- Unterarm 5-892.08♦
-- Unterschenkel 5-892.0f♦
-- Vulva 5-710
- Hirnnerv, extrakraniell 5-040.0♦
- Hoden 5-620♦
- Humerus
-- distal, mit Einlegen, Medikamententräger 5-780.93♦
-- proximal, mit Einlegen, Medikamententräger 5-780.91♦
-- Schaft, mit Einlegen, Medikamententräger 5-780.92♦
- Hypophyse 5-076
- Ileum 5-450.1
- interkostal 5-340.x♦
- Iris, durch Laserbehandlung 5-136.1♦
- Jejunum 5-450.1
- Kalkaneus, mit Einlegen, Medikamententräger 5-780.9t♦
- Karpus, mit Einlegen, Medikamententräger 5-780.9a♦
- Kiemengangreste 5-291.0
- Klavikula, mit Einlegen, Medikamententräger 5-780.90♦
- Kolon 5-450.2
- Kornea
-- chirurgisch 5-121.0♦
-- durch Laser 5-121.1♦
-- photorefraktiv 5-126.1♦
- längs, zur Sectio caesarea, korporal
-- primär 5-741.4
-- sekundär 5-741.5
- Larynx
-- endolaryngeal 5-313.0
-- laryngoskopisch 5-313.1
-- mikrolaryngoskopisch 5-313.2
- Leber, ohne weitere Maßnahmen 5-500.0
- Lidrand 5-090.0♦
- Logenabszess-
-- M. sternocleidomastoideus 5-270.9♦
-- paranasal 5-270.2♦
-- Parotisregion 5-270.4♦
-- periorbital 5-270.1♦
-- submandibulär 5-270.5
--- kieferwinkelnah 5-270.6♦
-- submental 5-270.7
-- temporal 5-270.0♦
-- Wangenbereich 5-270.3♦
-- Zungengrund 5-270.8
- Lunge 5-331♦
- Lymphgefäß 5-400
- Lymphknoten 5-400
- Lymphozele 5-408.1 ►

Inzision *(Forts.)*
- Mamma 5-881.0♦
- Mediastinum
-- extrapleural, durch
--- Resternotomie, zur
---- Hämatomausräumung 5-341.33
---- Spülung 5-341.31
---- Stabilisierung 5-341.30
--- Sternotomie, zur
---- Hämatomausräumung 5-341.23
---- Spülung 5-341.21
---- Stabilisierung 5-341.20
-- transpleural 5-341.1
- Metakarpus, mit Einlegen, Medikamententräger 5-780.9b♦
- Metatarsus, mit Einlegen, Medikamententräger 5-780.9v♦
- Milz 5-412
- mit
-- Drainage
--- äußere
---- M. sternocleidomastoideus 5-270.9♦
---- paranasal 5-270.2♦
---- Parotisregion 5-270.4♦
---- periorbital 5-270.1♦
---- submental 5-270.7
---- temporal 5-270.0♦
---- Wangenbereich 5-270.3♦
---- Zungengrund 5-270.8
--- Augenbraue 5-892.14
--- Augenlidrand 5-090.2♦
--- Beckenknochen 5-780.2d
--- Ductus nasolacrimalis 5-084.12♦
--- Duodenum 5-450.0
--- Femur
---- distal 5-780.2h♦
---- proximal 5-780.2f♦
---- Schaft 5-780.2g♦
--- Fibula
---- distal 5-780.2r♦
---- proximal 5-780.2p♦
---- Schaft 5-780.2q♦
--- Gaumen, weich und hart 5-271.1
--- Gewebe, periprostatisch 5-607.1
--- Haut
---- Axilla 5-892.16♦
---- Bauchregion 5-892.1b
---- Brustwand 5-892.1a
---- Ellenbogen 5-892.17♦
---- Fuß 5-892.1g♦
---- Genitalregion 5-892.1c
---- Gesäß 5-892.1d
---- Hals 5-892.15
---- Hand 5-892.19♦
---- Knie 5-892.1e♦
---- Kopf 5-892.14
---- Leistenregion 5-892.1c
---- Lippe 5-892.10
---- Oberarm 5-892.17♦
---- Oberschenkel 5-892.1e♦
---- Rücken 5-892.1a ►

Inzision *(Forts.)*
~ mit *(Forts.)*
~~ Drainage *(Forts.)*
~~~ Haut *(Forts.)*
–––– Schulter 5-892.16♦
–––– Skrotum 5-892.1c
–––– Unterarm 5-892.18♦
–––– Unterschenkel 5-892.1f♦
––– Humerus
–––– distal 5-780.23♦
–––– proximal 5-780.21♦
–––– Schaft 5-780.22♦
––– Hypophyse 5-076
––– Kalkaneus 5-780.2t♦
––– Karpus 5-780.2a♦
––– Klavikula 5-780.20♦
––– Konjunktiva 5-119.0♦
––– Leber 5-500.1
––– Metakarpus 5-780.2b♦
––– Metatarsus 5-780.2v♦
––– Nagelorgan 5-898.1♦
––– Oberlippe, von außen 5-270.3♦
––– Patella 5-780.2j♦
––– Phalangen
–––– Fuß 5-780.2w♦
–––– Hand 5-780.2c♦
––– Radius
–––– distal 5-780.26♦
–––– proximal 5-780.24♦
–––– Schaft 5-780.25♦
––– Rathke-Tasche 5-076
––– Schenkelhals 5-780.2e♦
––– Schilddrüse 5-060.1
––– Skapula 5-780.2z♦
––– sublingual, Mundhöhle 5-273.2
––– submukös, vestibulär, Mundhöhle 5-273.0
––– subperiostal, vestibulär, Mundhöhle 5-273.1
––– Talus 5-780.2s♦
––– Tarsus 5-780.2u♦
––– Tasche, kraniobukkal 5-076
––– Tibia
–––– distal 5-780.2n♦
–––– proximal 5-780.2k♦
–––– Schaft 5-780.2m♦
––– Tränendrüse 5-080.2♦
––– Tränenpunkt 5-084.12♦
––– Tränensack 5-084.02♦
––– Ulna
–––– distal 5-780.29♦
–––– proximal 5-780.27♦
–––– Schaft 5-780.28♦
––– von außen, submandibulär 5-270.5
–––– kieferwinkelnah 5-270.6♦
–– Duodenotomie
––– Papilla duodeni major
–––– durch Umsteigen laparoskopisch – offen chirurgisch 5-518.22
–––– laparoskopisch 5-518.21
–––– offen 5-518.20 ►

Inzision *(Forts.)*
~ mit *(Forts.)*
~~ Duodenotomie *(Forts.)*
––– Sphincter Oddi
–––– durch Umsteigen laparoskopisch – offen chirurgisch 5-518.22
–––– laparoskopisch 5-518.21
–––– offen 5-518.20
– Muskel
–– Axilla
––– längs 5-850.01♦
––– quer 5-850.11♦
–– Bauchregion
––– längs 5-850.06♦
––– quer 5-850.16♦
–– Brustwand
––– längs 5-850.05♦
––– quer 5-850.15♦
–– Ellenbogen
––– längs 5-850.02♦
––– quer 5-850.12♦
–– Fuß
––– längs 5-850.0a♦
––– quer 5-850.1a♦
–– Genitalregion
––– längs 5-850.07♦
––– quer 5-850.17♦
–– Gesäß
––– längs 5-850.07♦
––– quer 5-850.17♦
–– Hals
––– längs 5-850.00♦
––– quer 5-850.10♦
–– Hand 5-843.0♦
–– Knie
––– längs 5-850.08♦
––– quer 5-850.18♦
–– Kopf
––– längs 5-850.00♦
––– quer 5-850.10♦
–– Leistenregion
––– längs 5-850.07♦
––– quer 5-850.17♦
–– Oberarm
––– längs 5-850.02♦
––– quer 5-850.12♦
–– Oberschenkel
––– längs 5-850.08♦
––– quer 5-850.18♦
–– Rücken
––– längs 5-850.05♦
––– quer 5-850.15♦
–– Schulter
––– längs 5-850.01♦
––– quer 5-850.11♦
–– Unterarm
––– längs 5-850.03♦
––– quer 5-850.13♦
–– Unterschenkel
––– längs 5-850.09♦
––– quer 5-850.19♦ ►
~~~

Inzision *(Forts.)*
– Muskelbrücke, koronar 5-357.6
– Nagelorgan 5-898.0♦
– Nasenseptum 5-211.x
– Nebenniere
–– abdominal, offen 5-073.01♦
–– laparoskopisch 5-073.03♦
–– lumbal, offen 5-073.00♦
–– thorakoabdominal 5-073.02♦
– Nerv
–– Arm 5-040.3♦
–– Beckenboden 5-040.7♦
–– Bein 5-040.8♦
–– Fuß 5-040.9♦
–– Hand 5-040.4♦
–– Leiste 5-040.7♦
–– Plexus brachialis 5-040.1♦
–– Plexus lumbosacralis 5-040.6♦
–– Rumpf 5-040.5
–– Schulter 5-040.2♦
– Ohr, äußeres, retroaurikulär 5-180.3♦
– Ohrmuschel 5-180.0♦
– Ovar
–– durch Umsteigen
––– endoskopisch – offen chirurgisch 5-650.5♦
––– vaginal – offen chirurgisch 5-650.6♦
–– endoskopisch 5-650.4♦
–– laparoskopisch 5-650.4♦
–– offen 5-650.2♦
–– vaginal 5-650.7♦
––– laparoskopisch assistiert 5-650.3♦
– Pankreas, ohne weitere Maßnahmen 5-520.0
– Papilla duodeni major
–– durch Umsteigen laparoskopisch – offen chirurgisch 5-518.12
–– endoskopisch 5-513.1
–– laparoskopisch 5-518.11
–– offen 5-518.10
– Papille, Pankreasgang
–– durch Umsteigen laparoskopisch – offen chirurgisch 5-529.12
–– endoskopisch 5-526.1
–– laparoskopisch 5-529.11
–– offen 5-529.10
– Patella, mit Einlegen, Medikamententräger 5-780.9j♦
– Penis 5-649.0
– Perianalregion 5-490.0
– perirenal
–– abdominal
––– laparoskopisch 5-590.03
––– offen 5-590.01
–– lumbal, offen 5-590.00
–– perkutan 5-590.04
–– thorakoabdominal 5-590.02
– perkutan-transrenal, zur Erweiterung, Ureter 5-560.4♦
– Phalangen
–– Fuß, mit Einlegen, Medikamententräger 5-780.9w♦ ►

Inzision *(Forts.)*
~ Phalangen *(Forts.)*
–– Hand, mit Einlegen, Medikamententräger 5-780.9c♦
– Phlegmone, Mundboden, von außen 5-270.8
– präaurikulär 5-180.2♦
– Prostata
–– perineal 5-600.1
–– transrektal 5-600.2
–– transurethral 5-600.0
– R. carpalis dorsalis 5-380.26♦
– R. carpalis palmaris 5-380.25♦
– Radiokarpalband 5-841.00♦
– Radius
–– distal, mit Einlegen, Medikamententräger 5-780.96♦
–– proximal, mit Einlegen, Medikamententräger 5-780.94♦
–– Schaft, mit Einlegen, Medikamententräger 5-780.95♦
– Rektum 5-480
– Rektusscheide, offen 5-850.66♦
– Retinaculum flexorum 5-841.01♦
– Schädelknochen, zur intrakraniellen Dekompression 5-012.0
– Schenkelhals, mit Einlegen, Medikamententräger 5-780.9e♦
– Schilddrüse, ohne weitere Maßnahmen 5-060.0
– Schleimbeutel
–– Axilla 5-859.01♦
–– Bauchregion 5-859.06♦
–– Brustwand 5-859.05♦
–– Ellenbogen 5-859.02♦
–– Fuß 5-859.0a♦
–– Genitalregion 5-859.07♦
–– Gesäß 5-859.07♦
–– Hals 5-859.00♦
–– Hand 5-859.04♦
–– Knie 5-859.08♦
–– Kopf 5-859.00♦
–– Leistenregion 5-859.07♦
–– Oberarm 5-859.02♦
–– Oberschenkel 5-859.08♦
–– Rücken 5-859.05♦
–– Schulter 5-859.01♦
–– Unterarm 5-859.03♦
–– Unterschenkel 5-859.09♦
– Sehne
–– Axilla
––– längs 5-850.21♦
––– quer 5-850.31♦
–– Bauchregion
––– längs 5-850.26♦
––– quer 5-850.36♦
–– Brustwand
––– längs 5-850.25♦
––– quer 5-850.35♦
–– Ellenbogen
––– längs 5-850.22♦
––– quer 5-850.32♦ ►

Inzision *(Forts.)*
~ Sehne *(Forts.)*
-- Fuß
--- längs 5-850.2a♦
--- quer 5-850.3a♦
-- Genitalregion
--- längs 5-850.27♦
--- quer 5-850.37♦
-- Gesäß
--- längs 5-850.27♦
--- quer 5-850.37♦
-- Hals
--- längs 5-850.20♦
--- quer 5-850.30♦
-- Knie
--- längs 5-850.28♦
--- quer 5-850.38♦
-- Kopf
--- längs 5-850.20♦
--- quer 5-850.30♦
-- Leistenregion
--- längs 5-850.27♦
--- quer 5-850.37♦
-- Oberarm
--- längs 5-850.22♦
--- quer 5-850.32♦
-- Oberschenkel
--- längs 5-850.28♦
--- quer 5-850.38♦
-- Rücken
--- längs 5-850.25♦
--- quer 5-850.35♦
-- Schulter
--- längs 5-850.21♦
--- quer 5-850.31♦
-- Unterarm
--- längs 5-850.23♦
--- quer 5-850.33♦
-- Unterschenkel
--- längs 5-850.29♦
--- quer 5-850.39♦
- Sehnenscheide
-- Daumen 5-840.08♦
-- Handgelenk 5-840.06♦
-- Hohlhand 5-840.09♦
-- isoliert
--- Axilla
---- längs 5-850.41♦
---- quer 5-850.51♦
--- Brustwand
---- längs 5-850.45♦
---- quer 5-850.55♦
--- Ellenbogen
---- längs 5-850.42♦
---- quer 5-850.52♦
--- Fuß
---- längs 5-850.4a♦
---- quer 5-850.5a♦
--- Genitalregion
---- längs 5-850.47♦
---- quer 5-850.57♦ ►

Inzision *(Forts.)*
~ Sehnenscheide *(Forts.)*
~~ isoliert *(Forts.)*
--- Gesäß
---- längs 5-850.47♦
---- quer 5-850.57♦
--- Hals
---- längs 5-850.40♦
---- quer 5-850.50♦
--- Knie
---- längs 5-850.48♦
---- quer 5-850.58♦
--- Kopf
---- längs 5-850.40♦
---- quer 5-850.50♦
--- Leistenregion
---- längs 5-850.47♦
---- quer 5-850.57♦
--- Oberarm
---- längs 5-850.42♦
---- quer 5-850.52♦
--- Oberschenkel
---- längs 5-850.48♦
---- quer 5-850.58♦
--- Rücken
---- längs 5-850.45♦
---- quer 5-850.55♦
--- Schulter
---- längs 5-850.41♦
---- quer 5-850.51♦
--- Unterarm
---- längs 5-850.43♦
---- quer 5-850.53♦
--- Unterschenkel
---- längs 5-850.49♦
---- quer 5-850.59♦
-- Langfinger 5-840.07♦
- Sinus caroticus 5-380.01♦
- Sinus pilonidalis 5-891
- Skapula, mit Einlegen, Medikamententräger 5-780.9z♦
- Skrotum 5-610.0
- Speicheldrüse, ohne weitere Maßnahmen 5-260.0♦
- Speicheldrüsenausführungsgang, ohne weitere Maßnahmen 5-260.0♦
- Sphincter Oddi
-- durch Umsteigen laparoskopisch – offen chirurgisch 5-518.12
-- laparoskopisch 5-518.11
-- offen 5-518.10
- Sphincter urethrae externus, transurethral 5-585.3
- Sphinkter, pankreatisch, endoskopisch 5-526.1
- Stent
-- A. carotis 5-380.05♦
-- Aorta 5-380.34
- Strecksehne
-- Daumen 5-840.05♦
-- Handgelenk 5-840.03♦
-- Langfinger 5-840.04♦ ►

I

Inzision *(Forts.)*
– Talus, mit Einlegen, Medikamententräger 5-780.9s♦
– Tarsus, mit Einlegen, Medikamententräger 5-780.9u♦
– Thymus 5-078.x
– Tibia
–– distal, mit Einlegen, Medikamententräger 5-780.9n♦
–– proximal, mit Einlegen, Medikamententräger 5-780.9k♦
–– Schaft, mit Einlegen, Medikamententräger 5-780.9m♦
– Trachea 5-313.3
– Tränendrüse, ohne weitere Maßnahmen 5-080.0♦
– Tränenpunkt 5-084.10♦
– Tränensack, ohne weitere Maßnahmen 5-084.00♦
– Tränenwege, ohne weitere Maßnahmen 5-084.10♦
– transoral, mit Abszessdrainage
–– parapharyngeal 5-280.1
–– peritonsillar 5-280.0
–– retropharyngeal 5-280.2
–– Zungengrund 5-280.3
– transurethral, zur Erweiterung, Ureterostium 5-561.2♦
– Truncus brachiocephalicus 5-380.41♦
– Truncus coeliacus 5-380.60
– Tunica vaginalis testis 5-610.0
– Ulna
–– distal, mit Einlegen, Medikamententräger 5-780.99♦
–– proximal, mit Einlegen, Medikamententräger 5-780.97♦
–– Schaft, mit Einlegen, Medikamententräger 5-780.98♦
– Ureter, ureterorenoskopisch 5-560.0♦
– Urethra, Meatus 5-581.0
– Uterus 5-680
– V. axillaris 5-380.94♦
– V. brachiocephalica 5-380.95♦
– V. cava inferior 5-380.97
– V. cava superior 5-380.96
– V. femoralis 5-380.9b♦
– V. gastrica 5-380.9e♦
– V. iliaca communis 5-380.98♦
– V. iliaca externa 5-380.99♦
– V. iliaca interna 5-380.9a♦
– V. jugularis 5-380.91♦
– V. lienalis 5-380.9f
– V. mesenterica inferior 5-380.9h
– V. mesenterica superior 5-380.9g
– V. poplitea 5-380.9c♦
– V. portae 5-380.9d
– V. pulmonalis 5-380.92♦
– V. renalis 5-380.9k♦
– V. subclavia 5-380.93♦
– Varizenknoten 5-385.3♦ ►

Inzision *(Forts.)*
– Vene, oberflächlich
–– abdominal 5-380.a4♦
–– Fuß 5-380.a6♦
–– Hals 5-380.a0♦
–– Hand 5-380.a2♦
–– Kopf, extrakraniell 5-380.a0♦
–– Oberarm 5-380.a1♦
–– Oberschenkel 5-380.a5♦
–– Schulter 5-380.a1♦
–– Thorax 5-380.a3♦
–– Unterarm 5-380.a2♦
–– Unterschenkel 5-380.a6♦
– Verbrennungsschorf
–– Axilla 5-920.06♦
––– mit
–––– Dekompression, Nerv, peripher 5-920.36♦
–––– Fasziotomie 5-920.26♦
–– Bauchregion 5-920.0b
––– mit Fasziotomie 5-920.2b
–– Brustwand 5-920.0a
––– mit Fasziotomie 5-920.2a
–– Dammregion, mit
––– Dekompression, Nerv, peripher 5-920.3m
––– Fasziotomie 5-920.2m
–– Ellenbogen 5-920.07♦
––– mit
–––– Dekompression, Nerv, peripher 5-920.37♦
–––– Fasziotomie 5-920.27♦
–– Fuß 5-920.0g♦
––– mit
–––– Dekompression, Nerv, peripher 5-920.3g♦
–––– Fasziotomie 5-920.2g♦
–– Genitalregion, mit
––– Dekompression, Nerv, peripher 5-920.3c
––– Fasziotomie 5-920.2c
–– Hals 5-920.05
––– mit Fasziotomie 5-920.25
–– Hand 5-920.09♦
––– mit
–––– Dekompression, Nerv, peripher 5-920.39♦
–––– Fasziotomie 5-920.29♦
–– Knie 5-920.0e♦
––– mit
–––– Dekompression, Nerv, peripher 5-920.3e♦
–––– Fasziotomie 5-920.2e♦
–– Leistenregion, mit
––– Dekompression, Nerv, peripher 5-920.3c
––– Fasziotomie 5-920.2c
–– Oberarm 5-920.07♦
––– mit
–––– Dekompression, Nerv, peripher 5-920.37♦
–––– Fasziotomie 5-920.27♦
–– Oberschenkel 5-920.0e♦
––– mit
–––– Dekompression, Nerv, peripher 5-920.3e♦
–––– Fasziotomie 5-920.2e♦
–– Rücken 5-920.0j
––– mit Fasziotomie 5-920.2j ►

Inzision *(Forts.)*
~ Verbrennungsschorf *(Forts.)*
–– Schulter 5-920.06♦
––– mit
–––– Dekompression, Nerv, peripher 5-920.36♦
–––– Fasziotomie 5-920.26♦
–– Skrotum, mit
––– Dekompression, Nerv, peripher 5-920.3k
––– Fasziotomie 5-920.2k
–– Unterarm 5-920.08♦
––– mit
–––– Dekompression, Nerv, peripher 5-920.38♦
–––– Fasziotomie 5-920.28♦
–– Unterschenkel 5-920.0f♦
––– mit
–––– Dekompression, Nerv, peripher 5-920.3f♦
–––– Fasziotomie 5-920.2f♦
– Vesiculae seminales 5-606.0♦
– Vulva 5-710
– Vv. hepaticae 5-380.9j
– Zahnfleisch 5-240.0
– Zungenbändchen 5-259.1
– Zungenkörper 5-250.1
– Zungenrand 5-250.0
– zur Abszessdrainage, glutea: 5-892.1d
– Zwerchfell 5-347.0
– Zysten-, Bartholin-Drüse 5-711.0♦
IONM [Nicht-kontinuierliches intraoperatives Neuromonitoring] *[nur Zusatzkode!]* 5-069.40
IPD – s.a. Intermittierend, Peritonealdialyse, maschinell unterstützt 8-857.0
Ipilimumab, Applikation, parenteral
– 20 mg bis unter 30 mg, bei Patienten unter 15 Jahren 6-006.j0
– 30 mg bis unter 40 mg 6-006.j1
– 40 mg bis unter 50 mg 6-006.j2
– 50 mg bis unter 60 mg 6-006.j3
– 60 mg bis unter 70 mg 6-006.j4
– 70 mg bis unter 80 mg 6-006.j5
– 80 mg bis unter 90 mg 6-006.j6
– 90 mg bis unter 100 mg 6-006.j7
– 100 mg bis unter 120 mg 6-006.j8
– 120 mg bis unter 140 mg 6-006.j9
– 140 mg bis unter 160 mg 6-006.ja
– 160 mg bis unter 180 mg 6-006.jb
– 180 mg bis unter 200 mg 6-006.jc
– 200 mg bis unter 220 mg 6-006.jd
– 220 mg bis unter 240 mg 6-006.je
– 240 mg bis unter 260 mg 6-006.jf
– 260 mg bis unter 300 mg 6-006.jg
– 300 mg bis unter 340 mg 6-006.jh
– 340 mg bis unter 380 mg 6-006.jj
– 380 mg bis unter 420 mg 6-006.jk
– 420 mg bis unter 460 mg 6-006.jm
– 460 mg bis unter 540 mg 6-006.jn
– 540 mg bis unter 620 mg 6-006.jp
– 620 mg bis unter 700 mg 6-006.jq
– 700 mg bis unter 860 mg 6-006.jr
– 860 mg bis unter 1.020 mg 6-006.js
– 1.020 mg bis unter 1.180 mg 6-006.jt ▶

Ipilimumab, Applikation, parenteral *(Forts.)*
– 1.180 mg bis unter 1.340 mg 6-006.ju
– 1.340 mg bis unter 1.500 mg 6-006.jv
– 1.500 mg oder mehr 6-006.jw
IPPV, beim
– Neugeborenen 8-711.10
– Säugling 8-711.11
Iridektomie, chirurgisch, mit Senkung, Augeninnendruck 5-133.0♦
Iridoplastik
– chirurgisch 5-137.1♦
– zur Senkung, Augeninnendruck, mit Laser 5-133.4♦
Iridotomie 5-136.1♦
– durch Laserbehandlung 5-136.1♦
Irinotecan
– Applikation, parenteral
–– 2.000 mg bis unter 2.200 mg 6-001.3d
–– 2.200 mg bis unter 2.400 mg 6-001.3e
–– 2.400 mg bis unter 2.600 mg 6-001.3f
–– 2.600 mg bis unter 2.800 mg 6-001.3g
–– 2.800 mg bis unter 3.000 mg 6-001.3h
–– 3.000 mg oder mehr 6-001.3j
– liposomal, Applikation, parenteral
–– 50 mg bis unter 75 mg 6-009.e0
–– 75 mg bis unter 100 mg 6-009.e1
–– 100 mg bis unter 125 mg 6-009.e2
–– 125 mg bis unter 150 mg 6-009.e3
–– 150 mg bis unter 175 mg 6-009.e4
–– 175 mg bis unter 200 mg 6-009.e5
–– 200 mg bis unter 250 mg 6-009.e6
–– 250 mg bis unter 300 mg 6-009.e7
–– 300 mg bis unter 350 mg 6-009.e8
–– 350 mg bis unter 400 mg 6-009.e9
–– 400 mg bis unter 450 mg 6-009.ea
–– 450 mg bis unter 500 mg 6-009.eb
–– 500 mg bis unter 600 mg 6-009.ec
–– 600 mg bis unter 700 mg 6-009.ed
–– 700 mg bis unter 800 mg 6-009.ee
–– 800 mg bis unter 900 mg 6-009.ef
–– 900 mg bis unter 1.000 mg 6-009.eg
–– 1.000 mg bis unter 1.200 mg 6-009.eh
–– 1.200 mg bis unter 1.400 mg 6-009.ej
–– 1.400 mg bis unter 1.600 mg 6-009.ek
–– 1.600 mg bis unter 1.800 mg 6-009.em
–– 1.800 mg bis unter 2.000 mg 6-009.en
–– 2.000 mg oder mehr 6-009.ep
Iris
– Biopsie, durch Inzision 1-529.0♦
– Destruktion, Gewebe 5-135.3♦
– Exzision
–– Epitheleinwachsung 5-139.3♦
–– Gewebe 5-135.0♦
–– Prolaps 5-136.3♦
– Inzision, durch Laserbehandlung 5-136.1♦
– Naht, Entfernung 5-139.5♦
– Parazentese 5-139.0♦
– Synechiotomie, hintere 5-137.4♦
Irisdiaphragma, Implantation, mit Operation 5-137.6♦

Irisfixiert, Vorderkammerlinse, Einführung
– bei
–– Auge, phak 5-146.16♦
–– Entfernung, Linse, luxiert, aus Glaskörper 5-145.26♦
–– Extraktion, Linse
––– intrakapsulär, über Zugang, sklero-korneal 5-143.06♦
––– über Pars plana 5-145.06♦
–– Wechsel, Linse, alloplastisch 5-146.26♦
– sekundär, bei Auge, aphak 5-146.06♦
Irisprint-Intraokularlinse, patientenindividuell *[nur Zusatzkode!]* 5-149.23♦
Irrigation, transanal 8-126
Isavuconazol, Applikation
– oral
–– 200 mg bis unter 400 mg, bei Patienten unter 10 Jahren 6-008.h0
–– 400 mg bis unter 600 mg, bei Patienten unter 10 Jahren 6-008.h1
–– 600 mg bis unter 800 mg, bei Patienten unter 10 Jahren 6-008.h2
–– 800 mg bis unter 1.000 mg, bei Patienten unter 10 Jahren 6-008.h3
–– 1.000 mg bis unter 1.400 mg 6-008.h4
–– 1.400 mg bis unter 1.800 mg 6-008.h5
–– 1.800 mg bis unter 2.200 mg 6-008.h6
–– 2.200 mg bis unter 2.600 mg 6-008.h7
–– 2.600 mg bis unter 3.000 mg 6-008.h8
–– 3.000 mg bis unter 3.800 mg 6-008.h9
–– 3.800 mg bis unter 4.600 mg 6-008.ha
–– 4.600 mg bis unter 5.400 mg 6-008.hb
–– 5.400 mg bis unter 6.200 mg 6-008.hc
–– 6.200 mg bis unter 7.000 mg 6-008.hd
–– 7.000 mg bis unter 8.600 mg 6-008.he
–– 8.600 mg bis unter 10.200 mg 6-008.hf
–– 10.200 mg bis unter 11.800 mg 6-008.hg
–– 11.800 mg bis unter 13.400 mg 6-008.hh
–– 13.400 mg bis unter 15.000 mg 6-008.hj
–– 15.000 mg bis unter 18.200 mg 6-008.hk
–– 18.200 mg bis unter 21.400 mg 6-008.hm
–– 21.400 mg bis unter 24.600 mg 6-008.hn
–– 24.600 mg bis unter 27.800 mg 6-008.hp
–– 27.800 mg bis unter 31.000 mg 6-008.hq
–– 31.000 mg oder mehr 6-008.hr
– parenteral
–– 100 mg bis unter 200 mg, bei Patienten unter 15 Jahren 6-008.g0
–– 200 mg bis unter 400 mg 6-008.g1
–– 400 mg bis unter 600 mg 6-008.g2
–– 600 mg bis unter 800 mg 6-008.g3
–– 800 mg bis unter 1.000 mg 6-008.g4
–– 1.000 mg bis unter 1.200 mg 6-008.g5
–– 1.200 mg bis unter 1.400 mg 6-008.g6
–– 1.400 mg bis unter 1.600 mg 6-008.g7
–– 1.600 mg bis unter 1.800 mg 6-008.g8
–– 1.800 mg bis unter 2.000 mg 6-008.g9
–– 2.000 mg bis unter 2.200 mg 6-008.ga
–– 2.200 mg bis unter 2.400 mg 6-008.gb
–– 2.400 mg bis unter 2.600 mg 6-008.gc
–– 2.600 mg bis unter 3.000 mg 6-008.gd ►

Isavuconazol, Applikation *(Forts.)*
~ parenteral *(Forts.)*
–– 3.000 mg bis unter 3.400 mg 6-008.ge
–– 3.400 mg bis unter 3.800 mg 6-008.gf
–– 3.800 mg bis unter 4.600 mg 6-008.gg
–– 4.600 mg bis unter 5.400 mg 6-008.gh
–– 5.400 mg bis unter 6.200 mg 6-008.gj
–– 6.200 mg bis unter 7.800 mg 6-008.gk
–– 7.800 mg bis unter 9.400 mg 6-008.gm
–– 9.400 mg bis unter 11.000 mg 6-008.gn
–– 11.000 mg bis unter 14.200 mg 6-008.gp
–– 14.200 mg bis unter 17.400 mg 6-008.gq
–– 17.400 mg bis unter 20.600 mg 6-008.gr
–– 20.600 mg bis unter 27.000 mg 6-008.gs
–– 27.000 mg bis unter 33.400 mg 6-008.gt
–– 33.400 mg bis unter 39.800 mg 6-008.gu
–– 39.800 mg oder mehr 6-008.gv
Isolation
– bei
–– Besiedelung, mit Erreger
––– multiresistent
–––– bis zu 6 Behandlungstage 8-987.10
–––– mindestens
––––– 7 bis höchstens 13 Behandlungstage 8-987.11
––––– 14 bis höchstens 20 Behandlungstage 8-987.12
––––– 21 Behandlungstage 8-987.13
–––– Isoliereinheit, speziell
––––– bis zu 6 Behandlungstage 8-987.00
––––– mindestens
–––––– 7 bis höchstens 13 Behandlungstage 8-987.01
–––––– 14 bis höchstens 20 Behandlungstage 8-987.02
–––––– 21 Behandlungstage 8-987.03
––– nicht-multiresistent, isolationspflichtig
–––– bis zu 4 Behandlungstage 8-98g.10
–––– mindestens
––––– 5 bis höchstens 9 Behandlungstage 8-98g.11
––––– 10 bis höchstens 14 Behandlungstage 8-98g.12
––––– 15 bis höchstens 19 Behandlungstage 8-98g.13
––––– 20 Behandlungstage 8-98g.14
–––– Isoliereinheit, speziell
––––– bis zu 4 Behandlungstage 8-98g.00
––––– mindestens
–––––– 5 bis höchstens 9 Behandlungstage 8-98g.01
–––––– 10 bis höchstens 14 Behandlungstage 8-98g.02
–––––– 15 bis zu 19 Behandlungstage 8-98g.03
–––––– 20 Behandlungstage 8-98g.04
–– Infektion
––– durch
–––– Adenovirus
––––– bis zu 4 Behandlungstage 8-98g.10 ►

Isolation

Isolation *(Forts.)*
~ bei *(Forts.)*
~~ Infektion *(Forts.)*
~~~ durch *(Forts.)*
~~~~ Adenovirus *(Forts.)*
––––– mindestens
–––––– 5 bis höchstens 9 Behandlungstage 8-98g.11
–––––– 10 bis höchstens 14 Behandlungstage 8-98g.12
–––––– 15 bis höchstens 19 Behandlungstage 8-98g.13
–––––– 20 Behandlungstage 8-98g.14
––––– Isoliereinheit, speziell
–––––– bis zu 4 Behandlungstage 8-98g.00
–––––– mindestens
––––––– 5 bis höchstens 9 Behandlungstage 8-98g.01
––––––– 10 bis höchstens 14 Behandlungstage 8-98g.02
––––––– 15 bis höchstens 19 Behandlungstage 8-98g.03
––––––– 20 Behandlungstage 8-98g.04
–––– Coronavirus
––––– bis zu 4 Behandlungstage 8-98g.10
––––– mindestens
–––––– 5 bis höchstens 9 Behandlungstage 8-98g.11
–––––– 10 bis höchstens 14 Behandlungstage 8-98g.12
–––––– 15 bis höchstens 19 Behandlungstage 8-98g.13
–––––– 20 Behandlungstage 8-98g.14
––––– Isoliereinheit, speziell
–––––– bis zu 4 Behandlungstage 8-98g.00
–––––– mindestens
––––––– 5 bis höchstens 9 Behandlungstage 8-98g.01
––––––– 10 bis höchstens 14 Behandlungstage 8-98g.02
––––––– 15 bis höchstens 19 Behandlungstage 8-98g.03
––––––– 20 Behandlungstage 8-98g.04
–––– Norovirus
––––– bis zu 4 Behandlungstage 8-98g.10
––––– mindestens
–––––– 5 bis höchstens 9 Behandlungstage 8-98g.11
–––––– 10 bis höchstens 14 Behandlungstage 8-98g.12
–––––– 15 bis höchstens 19 Behandlungstage 8-98g.13
–––––– 20 Behandlungstage 8-98g.14
––––– Isoliereinheit, speziell
–––––– bis zu 4 Behandlungstage 8-98g.00
–––––– mindestens
––––––– 5 bis höchstens 9 Behandlungstage 8-98g.01
––––––– 10 bis höchstens 14 Behandlungstage 8-98g.02 ►

Isolation *(Forts.)*
~ bei *(Forts.)*
~~ Infektion *(Forts.)*
~~~ durch *(Forts.)*
~~~~ Norovirus *(Forts.)*
~~~~~ Isoliereinheit, speziell *(Forts.)*
~~~~~~ mindestens *(Forts.)*
––––––– 15 bis höchstens 19 Behandlungstage 8-98g.03
––––––– 20 Behandlungstage 8-98g.04
–––– Rotavirus
––––– bis zu 4 Behandlungstage 8-98g.10
––––– mindestens
–––––– 5 bis höchstens 9 Behandlungstage 8-98g.11
–––––– 10 bis höchstens 14 Behandlungstage 8-98g.12
–––––– 15 bis höchstens 19 Behandlungstage 8-98g.13
–––––– 20 Behandlungstage 8-98g.14
––––– Isoliereinheit, speziell
–––––– bis zu 4 Behandlungstage 8-98g.00
–––––– mindestens
––––––– 5 bis höchstens 9 Behandlungstage 8-98g.01
––––––– 10 bis höchstens 14 Behandlungstage 8-98g.02
––––––– 15 bis höchstens 19 Behandlungstage 8-98g.03
––––––– 20 Behandlungstage 8-98g.04
––– mit Erreger
–––– multiresistent
––––– bis zu 6 Behandlungstage 8-987.10
––––– mindestens
–––––– 7 bis höchstens 13 Behandlungstage 8-987.11
–––––– 14 bis höchstens 20 Behandlungstage 8-987.12
–––––– 21 Behandlungstage 8-987.13
––––– Isoliereinheit, speziell
–––––– bis zu 6 Behandlungstage 8-987.00
–––––– mindestens
––––––– 7 bis höchstens 13 Behandlungstage 8-987.01
––––––– 14 bis höchstens 20 Behandlungstage 8-987.02
––––––– 21 Behandlungstage 8-987.03
–––– nicht-multiresistent, isolationspflichtig
––––– bis zu 4 Behandlungstage 8-98g.10
––––– mindestens
–––––– 5 bis höchstens 9 Behandlungstage 8-98g.11
–––––– 10 bis höchstens 14 Behandlungstage 8-98g.12
–––––– 15 bis höchstens 19 Behandlungstage 8-98g.13
–––––– 20 Behandlungstage 8-98g.14
––––– Isoliereinheit, speziell
–––––– bis zu 4 Behandlungstage 8-98g.00 ►

Isolation *(Forts.)*
~ bei *(Forts.)*
~~ Infektion *(Forts.)*
~~~ mit Erreger *(Forts.)*
~~~~ nicht-multiresistent, isolationspflichtig *(Forts.)*
~~~~~ Isoliereinheit, speziell *(Forts.)*
–––––– mindestens
––––––– 5 bis höchstens 9 Behandlungstage 8-98g.01
––––––– 10 bis höchstens 14 Behandlungstage 8-98g.02
––––––– 15 bis zu 19 Behandlungstage 8-98g.03
––––––– 20 Behandlungstage 8-98g.04
––– respiratorisch, durch
–––– Influenzavirus
––––– bis zu 4 Behandlungstage 8-98g.10
––––– mindestens
–––––– 5 bis höchstens 9 Behandlungstage 8-98g.11
–––––– 10 bis höchstens 14 Behandlungstage 8-98g.12
–––––– 15 bis höchstens 19 Behandlungstage 8-98g.13
–––––– 20 Behandlungstage 8-98g.14
––––– Isoliereinheit, speziell
–––––– bis zu 4 Behandlungstage 8-98g.00
–––––– mindestens
––––––– 5 bis höchstens 9 Behandlungstage 8-98g.01
––––––– 10 bis höchstens 14 Behandlungstage 8-98g.02
––––––– 15 bis höchstens 19 Behandlungstage 8-98g.03
––––––– 20 Behandlungstage 8-98g.04
–––– Parainfluenzavirus
––––– bis zu 4 Behandlungstage 8-98g.10
––––– mindestens
–––––– 5 bis höchstens 9 Behandlungstage 8-98g.11
–––––– 10 bis höchstens 14 Behandlungstage 8-98g.12
–––––– 15 bis höchstens 19 Behandlungstage 8-98g.13
–––––– 20 Behandlungstage 8-98g.14
––––– Isoliereinheit, speziell
–––––– bis zu 4 Behandlungstage 8-98g.00
–––––– mindestens
––––––– 5 bis höchstens 9 Behandlungstage 8-98g.01
––––––– 10 bis höchstens 14 Behandlungstage 8-98g.02
––––––– 15 bis höchstens 19 Behandlungstage 8-98g.03
––––––– 20 Behandlungstage 8-98g.04
–––– Respiratory Syncytial Virus
––––– bis zu 4 Behandlungstage 8-98g.10
––––– mindestens
–––––– 5 bis höchstens 9 Behandlungstage 8-98g.11 ►

Isolation *(Forts.)*
~ bei *(Forts.)*
~~ Infektion *(Forts.)*
~~~ respiratorisch, durch *(Forts.)*
~~~~ Respiratory Syncytial Virus *(Forts.)*
~~~~~ mindestens *(Forts.)*
–––––– 10 bis höchstens 14 Behandlungstage 8-98g.12
–––––– 15 bis höchstens 19 Behandlungstage 8-98g.13
–––––– 20 Behandlungstage 8-98g.14
––––– Isoliereinheit, speziell
–––––– bis zu 4 Behandlungstage 8-98g.00
–––––– mindestens
––––––– 5 bis höchstens 9 Behandlungstage 8-98g.01
––––––– 10 bis höchstens 14 Behandlungstage 8-98g.02
––––––– 15 bis höchstens 19 Behandlungstage 8-98g.03
––––––– 20 Behandlungstage 8-98g.04
–––– RSV
––––– bis zu 4 Behandlungstage 8-98g.10
––––– mindestens
–––––– 5 bis höchstens 9 Behandlungstage 8-98g.11
–––––– 10 bis höchstens 14 Behandlungstage 8-98g.12
–––––– 15 bis höchstens 19 Behandlungstage 8-98g.13
–––––– 20 Behandlungstage 8-98g.14
––––– Isoliereinheit, speziell
–––––– bis zu 4 Behandlungstage 8-98g.00
–––––– mindestens
––––––– 5 bis höchstens 9 Behandlungstage 8-98g.01
––––––– 10 bis höchstens 14 Behandlungstage 8-98g.02
––––––– 15 bis höchstens 19 Behandlungstage 8-98g.03
––––––– 20 Behandlungstage 8-98g.04
–– Kolitis, durch Clostridium difficile
––– bis zu 4 Behandlungstage 8-98g.10
––– mindestens
–––– 5 bis höchstens 9 Behandlungstage 8-98g.11
–––– 10 bis höchstens 14 Behandlungstage 8-98g.12
–––– 15 bis höchstens 19 Behandlungstage 8-98g.13
–––– 20 Behandlungstage 8-98g.14
––– Isoliereinheit, speziell
–––– bis zu 4 Behandlungstage 8-98g.00
–––– mindestens
––––– 5 bis höchstens 9 Behandlungstage 8-98g.01
––––– 10 bis höchstens 14 Behandlungstage 8-98g.02
––––– 15 bis höchstens 19 Behandlungstage 8-98g.03
––––– 20 Behandlungstage 8-98g.04 ►

Isolation *(Forts.)*
~ bei *(Forts.)*
-- Tuberkulose
--- bis zu 4 Behandlungstage 8-98g.10
--- mindestens
---- 5 bis höchstens 9 Behandlungstage 8-98g.11
---- 10 bis höchstens 14 Behandlungstage 8-98g.12
---- 15 bis höchstens 19 Behandlungstage 8-98g.13
---- 20 Behandlungstage 8-98g.14
--- Isoliereinheit, speziell
---- bis zu 4 Behandlungstage 8-98g.00
---- mindestens
----- 5 bis höchstens 9 Behandlungstage 8-98g.01
----- 10 bis höchstens 14 Behandlungstage 8-98g.02
----- 15 bis 19 Behandlungstage 8-98g.03
----- 20 Behandlungstage 8-98g.04
– Dickdarmsegment, als selbständiger Eingriff 5-453.2
– Dünndarmsegment, als selbständiger Eingriff 5-453.x
– Ileumschlinge, als selbständiger Eingriff 5-453.1
Isoliert
– Antirefluxplastik, offen, nach Lich-Gregoir 5-568.90♦
– Hohlhand, Fasziektomie, partiell 5-842.2♦
– Patellofemoralgelenk, Luxation, Reposition, geschlossen, ohne Osteosynthese 8-201.h♦
– Plastik, Nasenspitze 5-217.1
Isoperistaltisch, Magen, Resektion, distal, mit Fußpunktanastomose 5-435.1
Isthmektomie, Schilddrüse 5-062.7
Isthmus, Schilddrüse
– Durchtrennung 5-060.0
– Entfernung, bei Entfernung, Lobus, Schilddrüse, vollständig 5-062.7 5-061.0
– Resektion 5-062.7
Isthmus thyreoideae, Durchtrennung 5-060.0
Itraconazol, Applikation, parenteral
– 400 mg bis unter 800 mg, bei Patienten unter 10 Jahren 6-002.c0
– 800 mg bis unter 1.200 mg, bei Patienten unter 10 Jahren 6-002.c1
– 1.200 mg bis unter 1.600 mg 6-002.c2
– 1.600 mg bis unter 2.000 mg 6-002.c3
– 2.000 mg bis unter 2.400 mg 6-002.c4
– 2.400 mg bis unter 2.800 mg 6-002.c5
– 2.800 mg bis unter 3.200 mg 6-002.c6
– 3.200 mg bis unter 3.600 mg 6-002.c7
– 3.600 mg bis unter 4.000 mg 6-002.c8
– 4.000 mg bis unter 4.800 mg 6-002.c9
– 4.800 mg bis unter 5.600 mg 6-002.ca
– 5.600 mg bis unter 6.400 mg 6-002.cb
– 6.400 mg bis unter 7.200 mg 6-002.cc
– 7.200 mg bis unter 8.000 mg 6-002.cd
– 8.000 mg bis unter 8.800 mg 6-002.ce ▶

Itraconazol, Applikation, parenteral *(Forts.)*
– 8.800 mg bis unter 10.400 mg 6-002.cg
– 10.400 mg bis unter 12.000 mg 6-002.ch
– 12.000 mg bis unter 13.600 mg 6-002.cj
– 13.600 mg bis unter 16.800 mg 6-002.ck
– 16.800 mg bis unter 20.000 mg 6-002.cm
– 20.000 mg bis unter 23.200 mg 6-002.cn
– 23.200 mg oder mehr 6-002.cp
Ivacaftor, Applikation, oral 6-006.d
IVF, mit
– ET – s.a. In-vitro-Fertilisation, mit Embryotransfer 9-272.0
– ZIFT – s.a. In-vitro-Fertilisation, mit Zygotentransfer, intratubär 9-272.1♦
IVUS – s.a. Koronargefäß, Ultraschall, intravaskulär 3-05g.0
Ixabepilon, Applikation, parenteral 6-005.f
Ixazomib, Applikation, oral 6-00a.9
Ixekizumab, Applikation, parenteral 6-00a.a

I

– J –

Jaboulay
– Gastroduodenostomie
–– durch Umsteigen laparoskopisch – offen chirurgisch 5-445.02
–– laparoskopisch 5-445.01
–– offen 5-445.00
– Operation – s. Gastroduodenostomie
Jejunal, Ernährungssonde
– Anlegen
–– endoskopisch, über eine liegende PEG-Sonde 8-125.2
–– transnasal 8-125.0
––– endoskopisch 8-125.1
– Wechsel
–– endoskopisch, über eine liegende PEG-Sonde 8-125.2
–– transnasal 8-125.0
––– endoskopisch 8-125.1
Jejunektomie
– laparoskopisch 5-454.51
– offen 5-454.50
Jejunokolostomie 5-459.2
Jejunoplikatio, nach Noble
– durch Umsteigen laparoskopisch – offen chirurgisch 5-469.32
– laparoskopisch 5-469.31
– offen 5-469.30
Jejunoskopie, diagnostisch
– bei
–– Anastomosen, Ösophagus, Magen und Dünndarm 1-635.1
–– axialer Gleithernie 1-635.0
–– Lageanomalie 1-635.x
–– normalem Situs 1-635.0
– über Stoma 1-638.4
Jejunostoma
– Anlegen, im Rahmen eines anderen Eingriffs *[nur Zusatzkode!]* 5-462.0
– doppelläufig
–– Anlegen, als selbständiger Eingriff
––– durch Umsteigen laparoskopisch – offen chirurgisch 5-460.02
––– laparoskopisch 5-460.01
––– offen 5-460.00
–– Rückverlagerung 5-465.0
– endständig, Wiederherstellung, Kontinuität 5-466.0
Jejunostomie
– Anlegen
–– durch Umsteigen laparoskopisch – offen chirurgisch 5-463.12
–– laparoskopisch 5-463.11
–– offen 5-463.10
– Choledocho-
–– durch Umsteigen laparoskopisch – offen chirurgisch 5-512.22
–– endoskopisch 5-512.23 ►

Jejunostomie *(Forts.)*
~ Choledocho- *(Forts.)*
–– laparoskopisch 5-512.21
––– mit Roux-Y-Anastomose 5-512.41
–– mit Roux-Y-Anastomose, durch Umsteigen laparoskopisch – offen chirurgisch 5-512.42
–– offen 5-512.20
––– mit Roux-Y-Anastomose 5-512.40
– Cholezysto-
–– durch Umsteigen laparoskopisch – offen chirurgisch 5-512.22
–– endoskopisch 5-512.23
–– laparoskopisch 5-512.21
––– mit Roux-Y-Anastomose 5-512.41
–– mit Roux-Y-Anastomose, durch Umsteigen laparoskopisch – offen chirurgisch 5-512.42
–– offen 5-512.20
––– mit Roux-Y-Anastomose 5-512.40
– Hepatiko-
–– durch Umsteigen laparoskopisch – offen chirurgisch 5-512.22
–– endoskopisch 5-512.23
–– laparoskopisch 5-512.21
–– offen 5-512.20
– Hepatocholangio-
–– durch Umsteigen laparoskopisch – offen chirurgisch 5-512.22
–– endoskopisch 5-512.23
–– laparoskopisch 5-512.21
–– offen 5-512.20
– Ösophago-, nach Billroth II, bei Gastrektomie, total, mit Reservoirbildung
–– ohne Lymphadenektomie 5-437.11
–– mit Lymphadenektomie, systematisch, Kompartiment II 5-437.13
– Pancreaticocysto- 5-523.2
– Pankreato- 5-523.2
– perkutan-endoskopisch 5-450.3
– Vergrößerung, plastisch 5-464.01
– Verschluss
–– endoskopisch 5-467.21
–– offen 5-467.11
Jejunostomiekatheter
– Entfernung 8-124.1
– Wechsel 8-124.0
Jejunotransversostomie 5-459.2
Jejunozökostomie 5-459.2
Jejunum
– Anastomose
–– Ductus choledochus, biliodigestiv
––– durch Umsteigen laparoskopisch – offen chirurgisch 5-512.22
–––– mit
––––– Interposition, Darmschlinge 5-512.32
––––– Roux-Y-Anastomose 5-512.42
––– endoskopisch 5-512.23
––– laparoskopisch 5-512.21
–––– mit
––––– Interposition, Darmschlinge 5-512.31
––––– Roux-Y-Anastomose 5-512.41 ►

Jejunum *(Forts.)*
~ Anastomose *(Forts.)*
~~ Ductus choledochus, biliodigestiv *(Forts.)*
––– offen 5-512.20
–––– mit
––––– Interposition, Darmschlinge 5-512.30
––––– Roux-Y-Anastomose 5-512.40
–– Ductus hepaticus, biliodigestiv
––– durch Umsteigen laparoskopisch – offen chirurgisch 5-512.22
–––– mit
––––– Interposition, Darmschlinge 5-512.32
––––– Roux-Y-Anastomose 5-512.42
––– endoskopisch 5-512.23
––– laparoskopisch 5-512.21
–––– mit
––––– Interposition, Darmschlinge 5-512.31
––––– Roux-Y-Anastomose 5-512.41
––– offen 5-512.20
–––– mit
––––– Interposition, Darmschlinge 5-512.30
––––– Roux-Y-Anastomose 5-512.40
–– Leberparenchym, biliodigestiv
––– durch Umsteigen laparoskopisch – offen chirurgisch 5-512.22
–––– mit
––––– Interposition, Darmschlinge 5-512.32
––––– Roux-Y-Anastomose 5-512.42
––– endoskopisch 5-512.23
––– laparoskopisch 5-512.21
–––– mit
––––– Interposition, Darmschlinge 5-512.31
––––– Roux-Y-Anastomose 5-512.41
––– offen 5-512.20
–––– mit
––––– Interposition, Darmschlinge 5-512.30
––––– Roux-Y-Anastomose 5-512.40
–– Revision 5-467.51
– Anlegen, Reservoir 5-467.71
– Ausschaltung, als selbständiger Eingriff 5-453.1
– Biopsie, durch Inzision 1-555.2
– Desinvagination, intraabdominal 5-468.01
– Enterolithotomie 5-450.1
– Enterostoma
–– Abtragung, Teil, vorverlagert 5-464.31
–– Einengung, plastisch 5-464.11
–– Erweiterung, plastisch 5-464.01
–– Neueinpflanzung 5-464.21
–– Umwandlung, in
––– Kock-Pouch 5-464.41
––– Stoma, kontinent 5-464.41
– Entfernung, Gallenstein, offen, durch Inzision 5-450.1
– Ernährungsfistel, Anlegen
–– durch Umsteigen laparoskopisch – offen chirurgisch 5-463.12
–– laparoskopisch 5-463.11
–– offen 5-463.10
– Fistelverschluss
–– endoskopisch 5-467.21 ▶

Jejunum *(Forts.)*
~ Fistelverschluss *(Forts.)*
–– offen 5-467.11
– Fremdkörperentfernung 5-450.1
– Hernienkorrektur, parastomal 5-464.51
– Inzision 5-450.1
– Naht, nach Verletzung 5-467.01
– Rekonstruktion, durch
–– Erweiterungsplastik 5-467.31
–– Transplantation, Dünndarm 5-467.61
–– Verschmälerungsplastik 5-467.41
– Reposition, Invagination, offen 5-468.01
– Resektion
–– Dünndarmanastomose
––– durch Umsteigen laparoskopisch – offen chirurgisch 5-454.12
––– laparoskopisch 5-454.11
––– offen 5-454.10
–– durch Umsteigen laparoskopisch – offen chirurgisch 5-454.52
–– laparoskopisch 5-454.51
–– offen 5-454.50
– Retransplantation, während desselben stationären Aufenthaltes 5-467.91
– Revision, Reservoir 5-467.81
– Segmentresektion
–– durch Umsteigen laparoskopisch – offen chirurgisch 5-454.12
–– exteriorisiert 5-464.31
–– laparoskopisch 5-454.11
––– zur Transplantation 5-454.11
–– offen 5-454.10
––– zur Transplantation 5-454.10
–– zur Transplantation, durch Umsteigen laparoskopisch – offen chirurgisch 5-454.12
– Teilresektion
–– durch Umsteigen laparoskopisch – offen chirurgisch 5-454.52
–– laparoskopisch 5-454.51
––– zur Transplantation 5-454.51
–– offen 5-454.50
––– zur Transplantation 5-454.50
–– zur Transplantation, durch Umsteigen laparoskopisch – offen chirurgisch 5-454.52
– tief, Endoskopie, diagnostisch 1-636.0
–– durch motorisierte Spiral-Endoskopie 1-636.2
–– durch Push-and-pull-back-Technik 1-636.1
– Volvulus, Detorsion, intraabdominal 5-468.11
Jejunektomie, durch Umsteigen laparoskopisch – offen chirurgisch 5-454.52
Jetbeatmung, Hochfrequenz-, beim
– Neugeborenen 8-711.10
– Säugling 8-711.11
Jochbein, Reposition, mit Miniplatte 5-760.13♦
Jochbeinkörper
– Fraktur, Reposition
–– geschlossen 5-760.0♦
–– offen, durch
––– Draht 5-760.11♦
––– Fixation, extern 5-760.10♦
––– Materialkombination 5-760.14♦ ▶

J

Jochbeinkörper *(Forts.)*
~ Fraktur, Reposition *(Forts.)*
~~ offen, durch *(Forts.)*
––– Schraube 5-760.12♦
– Mehrfragment-Fraktur, Reposition, offen
–– durch
––– Draht 5-760.21♦
––– Materialkombination 5-760.24♦
––– Platte 5-760.23♦
––– Schraube 5-760.22♦
–– mit externer Fixation 5-760.20♦
– und Jochbogen, Fraktur, Reposition
–– geschlossen 5-760.5♦
–– offen, durch
––– Draht 5-760.61♦
––– externe Fixation 5-760.60♦
––– Materialkombination 5-760.64♦
––– Platte 5-760.63♦
––– Schraube 5-760.62♦
Jochbogen
– Fraktur, Reposition
–– geschlossen 5-760.3♦
–– offen, durch
––– Draht 5-760.41♦
––– externe Fixation 5-760.40♦
––– Materialkombination 5-760.44♦
––– Platte 5-760.43♦
––– Schraube 5-760.42♦
– mit Jochbeinkörper, Fraktur, Reposition
–– geschlossen 5-760.5♦
–– offen, durch
––– Draht 5-760.61♦
––– externe Fixation 5-760.60♦
––– Materialkombination 5-760.64♦
––– Platte 5-760.63♦
––– Schraube 5-760.62♦
Jod-123-Ioflupan, zur SPECT 3-720.10
Jod-131-markiert, Aminosäure, zur Therapie, intravenös 8-530.91
Jod-131-Metajodobenzylguanidin, Applikation, parenteral
– 3 GBq bis unter 4 GBq 6-002.g0
– 4 GBq bis unter 5 GBq 6-002.g1
– 5 GBq bis unter 6 GBq 6-002.g2
– 6 GBq bis unter 7 GBq 6-002.g3
– 7 GBq bis unter 8 GBq 6-002.g4
– 8 GBq bis unter 9 GBq 6-002.g5
– 9 GBq bis unter 10 GBq 6-002.g6
– 10 GBq bis unter 11 GBq 6-002.g7
– 11 GBq oder mehr 6-002.g8
Jod-131-Metomidat, zur Therapie, intravenös 8-530.90
Jod-131-Phenylalanin, zur Therapie, intravenös 8-530.91
Jodbenzamiden, 123- [IBZM], zur SPECT 3-720.11
Jones, Operation – s.a. Konjunktivorhinostomie, mit Röhrchen 5-088.01♦
Judet, Zugang, transiliakal 5-032.c
Jugularis-Katheter, Anlegen 8-831.0
Jumping-man-Plastik
– Augenlid, bei Verbrennung und Verätzung 5-927.03♦
– Axilla 5-906.06♦
–– bei Verbrennung und Verätzung 5-927.06♦
– Bauchregion 5-906.0b
–– bei Verbrennung und Verätzung 5-927.0b
– Brustwand 5-906.0a
–– bei Verbrennung und Verätzung 5-927.0a
– Dammregion, bei Verbrennung und Verätzung 5-927.0m
– Ellenbogen 5-906.07♦
–– bei Verbrennung und Verätzung 5-927.07♦
– Fuß 5-906.0g♦
–– bei Verbrennung und Verätzung 5-927.0g♦
– Genitalregion 5-906.0c
–– bei Verbrennung und Verätzung 5-927.0c
– Gesäß 5-906.0d
–– bei Verbrennung und Verätzung 5-927.0d
– Hals 5-906.05
–– bei Verbrennung und Verätzung 5-927.05
– Hand 5-906.09♦
–– bei Verbrennung und Verätzung 5-927.09♦
– Knie 5-906.0e♦
–– bei Verbrennung und Verätzung 5-927.0e♦
– Kopf 5-906.04
– Kopfhaut, behaart, bei Verbrennung und Verätzung 5-927.0h
– Leistenregion 5-906.0c
–– bei Verbrennung und Verätzung 5-927.0c
– Lippe 5-906.00
– Nase, bei Verbrennung und Verätzung 5-927.01
– Oberarm 5-906.07♦
–– bei Verbrennung und Verätzung 5-927.07♦
– Oberschenkel 5-906.0e♦
–– bei Verbrennung und Verätzung 5-927.0e♦
– Ohr, bei Verbrennung und Verätzung 5-927.02♦
– Rücken 5-906.0a
–– bei Verbrennung und Verätzung 5-927.0j
– Schulter 5-906.06♦
–– bei Verbrennung und Verätzung 5-927.06♦
– Skrotum, bei Verbrennung und Verätzung 5-927.0k
– Unterarm 5-906.08♦
–– bei Verbrennung und Verätzung 5-927.08♦
– Unterschenkel 5-906.0f♦
–– bei Verbrennung und Verätzung 5-927.0f♦
Justieren, Elektrode, Herzschrittmacher
– extern, temporär 8-641
– intern, temporär 8-642

– K –

K-Drahtspickung, Fraktur, Oberarmkopf 5-790.11♦
Kader-Fistel, Anlegen, offen, durch Gastrostomie 5-431.0
Kalibrierung, Harnröhre 1-336
Kalium-Titanyl-Phosphat-Laser, Verwendung *[nur Zusatzkode!]* 5-985.7
Kalkaneus
– Bohrung 5-780.1t♦
– Débridement 5-780.6t♦
– Drahtung, Knochen, zur Extension 8-401.4♦
– Einlegen, Medikamententräger 5-780.4t♦
– Entfernung
–– Bewegungsfixateur 5-787.nt♦
–– Blountklammer 5-787.et♦
–– Draht 5-787.0t♦
–– Fixateur externe 5-787.9t♦
–– Klammer 5-787.et♦
–– Medikamententräger 5-780.5t♦
–– Platte 5-787.3t♦
––– winkelstabil 5-787.kt♦
–– Ringfixateur 5-787.mt♦
–– Schraube 5-787.1t♦
–– Transfixationsnagel 5-787.ct♦
–– Transfixationsschraube 5-787.pt♦
–– Verriegelungsnagel 5-787.8t♦
–– Zuggurtung/Cerclage 5-787.2t♦
– Entnahme
–– Knochentransplantat
––– gefäßgestielt, nicht mikrovaskulär-anastomosiert 5-783.7t♦
––– mikrovaskulär-anastomosiert 5-783.5t♦
––– nicht-gefäßgestielt 5-783.4t♦
–– Knorpel-Knochen-Transplantat 5-783.6t♦
–– Span, kortikospongiös 5-783.2t♦
–– Spongiosa 5-783.0t♦
– Epiphysenlösung, Reposition, geschlossen, durch
–– Bewegungsfixateur 5-790.pt♦
–– Draht 5-790.1t♦
–– Fixateur externe 5-790.6t♦
––– mit interner Osteosynthese 5-790.dt♦
–– Materialkombination 5-790.9t♦
–– Platte 5-790.nt♦
–– Ringfixateur 5-790.mt♦
–– Schraube 5-790.0t♦
–– Transfixationsnagel 5-790.ct♦
–– winkelstabile Platte 5-790.kt♦
–– Zuggurtung/Cerclage 5-790.1t♦
– Epiphyseodese
–– permanent 5-789.2t♦
–– temporär 5-789.1t♦
– Exploration, durch Inzision 5-780.0t♦
– Exzision, partiell
–– endoskopisch 5-782.bt♦
–– mit Weichteilresektion 5-782.1t♦
–– offen 5-782.at♦ ▶

Kalkaneus *(Forts.)*
– Fraktur, Reposition
–– geschlossen
––– durch
–––– Bewegungsfixateur 5-790.pt♦
–––– Draht 5-790.1t♦
–––– Fixateur externe 5-790.6t♦
––––– mit interner Osteosynthese 5-790.dt♦
–––– Materialkombination 5-790.9t♦
–––– Platte 5-790.nt♦
–––– Ringfixateur 5-790.mt♦
–––– Schraube 5-790.0t♦
–––– Transfixationsnagel 5-790.ct♦
–––– Verriegelungsnagel 5-790.4t♦
–––– winkelstabile Platte 5-790.kt♦
–––– Zuggurtung/Cerclage 5-790.1t♦
––– ohne Osteosynthese 8-200.t♦
–– offen
––– durch
–––– Bewegungsfixateur 5-797.nt♦
–––– Blountklammer 5-797.et♦
–––– Draht 5-797.2t♦
–––– Fixateur externe 5-797.4t♦
––––– mit interner Osteosynthese 5-797.5t♦
–––– Klammer 5-797.et♦
–––– Materialkombination 5-797.6t♦
––––– mit Rekonstruktion, Gelenkfläche 5-797.7t♦
–––– Platte 5-797.3t♦
–––– Ringfixateur 5-797.mt♦
–––– Schraube 5-797.1t♦
–––– winkelstabile Platte 5-797.kt♦
–––– Verriegelungsnagel 5-797.pt♦
–––– Zuggurtung/Cerclage 5-797.2t♦
––– ohne Osteosynthese 5-797.ht♦
– Fremdkörperentfernung, durch Inzision 5-780.3t♦
– Implantation
–– Glaskeramik, bioaktiv 5-785.2t♦
–– Knochenersatz
––– alloplastisch, sonstiger
–––– mit Medikamentenzusatz 5-785.7t♦
–––– ohne Medikamentenzusatz 5-785.6t♦
––– keramisch 5-785.2t♦
–––– resorbierbar 5-785.3t♦
––––– mit Antibiotikumzusatz 5-785.5t♦
––– metallisch 5-785.4t♦
–– Zement
––– mit Antibiotikumzusatz 5-785.1t♦
––– ohne Antibiotikumzusatz 5-785.0t♦
– Inzision, mit
–– Drainage 5-780.2t♦
–– Einlegen, Medikamententräger 5-780.9t♦
– Kirschner-Draht, zur Extension 8-401.4♦
– Knochen, frakturgefährdet, Stabilisierung 5-789.bt♦
– Knorpel-Knochen-Transplantation
–– allogen 5-784.6t♦
–– autogen 5-784.5t♦
– Kortikotomie, bei Segmenttransport 5-781.7t♦ ▶

Kalkaneus *(Forts.)*
– Nagelung, Knochen, zur Extension 8-400.4♦
– Osteotomie
–– komplex, mehrdimensional 5-781.8t♦
––– mit Achsenkorrektur 5-781.9t♦
–– ohne Achsenkorrektur 5-781.at♦
–– valgisierend 5-781.0t♦
–– varisierend 5-781.1t♦
– Periost, Naht 5-789.0t♦
– Pseudarthrose, Stabilisierung, ohne weitere Maßnahmen 5-789.ct♦
– Resektion
–– partiell
––– endoskopisch 5-782.bt♦
––– mit
–––– Kontinuitätsdurchtrennung 5-782.2t♦
––––– mit
–––––– Weichteilresektion 5-782.3t♦
–––––– Wiederherstellung, Kontinuität 5-782.4t♦
––––––– mit Weichteilresektion 5-782.5t♦
–––– Weichteilresektion 5-782.1t♦
––– offen 5-782.at♦
–– total 5-782.6t♦
––– mit
–––– Ersatz 5-782.8t♦
––––– und Weichteilresektion 5-782.9t♦
–––– Weichteilresektion 5-782.7t♦
– Revision, Osteosynthesematerial
–– mit Reosteosynthese, durch
––– Bewegungsfixateur 5-78a.nt♦
––– Blountklammer 5-78a.et♦
––– Draht 5-78a.1t♦
––– Fixateur externe 5-78a.8t♦
––– Klammer 5-78a.et♦
––– Materialkombination 5-78a.9t♦
––– Platte 5-78a.2t♦
–––– winkelstabil 5-78a.kt♦
––– Ringfixateur 5-78a.mt♦
––– Schraube 5-78a.0t♦
––– Transfixationsnagel 5-78a.ct♦
––– Transfixationsschraube 5-78a.pt♦
––– Verbundosteosynthese 5-78a.9t♦
––– Zuggurtung/Cerclage 5-78a.1t♦
–– ohne Materialwechsel 5-789.3t♦
– Rotationsosteotomie 5-781.2t♦
–– valgisierend 5-781.5t♦
–– varisierend 5-781.6t♦
– Sequesterotomie 5-780.7t♦
–– mit Einlegen, Medikamententräger 5-780.8t♦
– Steinmann-Nagel, zur Extension 8-400.4♦
– Transplantation
–– Knochen
––– gefäßgestielt, mit mikrovaskulärer Anastomose 5-784.4t♦
––– nicht-gefäßgestielt 5-784.3t♦
–– Knochenmatrix, demineralisiert, human 5-784.bt♦
–– Röhrenknochen, allogen 5-784.9t♦ ▶

Kalkaneus *(Forts.)*
~ Transplantation *(Forts.)*
–– Span, kortikospongiös
––– allogen
–––– endoskopisch 5-784.ft♦
–––– offen 5-784.8t♦
––– autogen
–––– ausgedehnt 5-784.2t♦
–––– endoskopisch 5-784.dt♦
–––– offen 5-784.1t♦
–– Spongiosa
––– allogen
–––– endoskopisch 5-784.et♦
–––– offen 5-784.7t♦
––– autogen
–––– endoskopisch 5-784.ct♦
–––– offen 5-784.0t♦
– Transposition, Knochen, gefäßgestielt 5-784.at♦
– Verkürzungsosteotomie 5-781.3t♦
– Verlängerungsosteotomie 5-781.4t♦
– Wechsel, Medikamententräger 5-780.4t♦

Kallusdistraktion
– Becken 5-789.4d
– Femur
–– distal 5-789.4h♦
–– proximal 5-789.4f♦
– Fibula
–– distal 5-789.4r♦
–– proximal 5-789.4p♦
– Fuß, Phalangen 5-789.4w♦
– Hand, Phalangen 5-789.4c♦
– Humerus
–– distal 5-789.43♦
–– proximal 5-789.41♦
– Kalkaneus 5-789.4t♦
– Klavikula 5-789.40♦
– Metakarpale 5-789.4b♦
– Metatarsale 5-789.4v♦
– Radius
–– distal 5-789.46♦
–– proximal 5-789.44♦
– Schenkelhals 5-789.4e♦
– Skapula 5-789.4z♦
– Talus 5-789.4s♦
– Tarsus 5-789.4u♦
– Tibia
–– distal 5-789.4n♦
–– proximal 5-789.4k♦
– Ulna
–– distal 5-789.49♦
–– proximal 5-789.47♦

Kalotte
– Biopsie, durch Inzision, und Trepanation, Schädelknochen 1-510.7
– Bohrlochtrepanation, als Zugang 5-010.2
– Eröffnung, Schädel
–– kombiniert, als Zugang 5-010.4
–– stereotaktisch geführt, als Zugang 5-010.3
– Gewebe
–– Destruktion 5-016.3 ▶

Kalotte *(Forts.)*
~ Gewebe *(Forts.)*
-- Exzision 5-016.3
-- infektiös, Débridement 5-016.3
- Kraniektomie
-- als Zugang 5-010.10
-- über Mittellinie, als Zugang 5-010.11
- Kraniotomie
-- als Zugang 5-010.00
-- über Mittellinie, als Zugang 5-010.01
- Tumordestruktion 5-016.2
- Tumorexzision 5-016.2
- und Hirnhaut
-- Gewebe
--- Destruktion 5-016.7
--- Exzision 5-016.7
--- infektiös, Débridement 5-016.7
-- Tumordestruktion 5-016 6
-- Tumorexzision 5-016.6
Kaltperfusion, Niere, Teilresektion
- abdominal, offen 5-553.21♦
- laparoskopisch 5-553.23♦
- lumbal, offen 5-553.20♦
- thorakoabdominal 5-553.22♦
Kammerwasser, Auge, Aspiration, diagnostisch 1-840.0♦
Kammerwinkelgestützt, Vorderkammerlinse, Einführung
- bei
-- Auge, phak 5-146.15♦
-- Entfernung, Linse, luxiert, aus Glaskörper 5-145.25♦
-- Extraktion, Linse
--- intrakapsulär, über Zugang
---- korneal 5-143.15♦
---- sklero-korneal 5-143.05♦
--- über Pars plana 5-145.05♦
-- Wechsel, Linse, alloplastisch 5-146.25♦
- sekundär, bei Auge, aphak 5-146.05♦
Kanalikulodakryozystorhinostomie 5-087.2♦
Kanalikuloplastik 5-086.3x♦
Kanalplastik, Gehörgang, äußerer 5-185.x♦
Kanthopexie
- lateral 5-092.2♦
- medial 5-092.1♦
Kanthorrhaphie
- Durchtrennung 5-092.5♦
- mit Lidkantenexzision 5-092.01♦
- ohne Lidkantenexzision 5-092.00♦
- Spaltung 5-092.5♦
Kanthotomie 5-092.3♦
- bei Rekonstruktion, Augenlid, durch Verschiebeplastik, Lidkante 5-096.10♦
Kanüle
- ECMO, Entfernung, offen
-- 1 5-37b.30
-- 2 5-37b.31
-- 3 oder mehr 5-37b.32
- Einsetzen, Nasennebenhöhle, durch
-- natürliches Ostium 8-149.1♦
-- Punktion 8-149.1♦ ►

Kanüle *(Forts.)*
- für ECMO, Implantation, offen
-- Gefäß
--- peripher
---- mit Gefäßprothese
----- 1 5-37b.20
----- 2 5-37b.21
----- 3 oder mehr 5-37b.22
---- ohne Gefäßprothese
----- 1 5-37b.10
----- 2 5-37b.11
----- 3 oder mehr 5-37b.12
--- zentral, 1 5-37b.00
-- Herz
--- 1 5-37b.00
--- 2 5-37b.01
--- 3 oder mehr 5-37b.02
--- und zentrale Gefäße
---- 2 5-37b.01
---- 3 oder mehr 5-37b.02
Kapsel, Durchtrennung, bei Mammaprothese 5-881.2♦
Kapsel- und Bandplastik, zur Weichteilkorrektur, in Höhe
- 1. Zehenstrahl 5-788.40♦
- 2. bis 5. Zehenstrahl, Zehenstrahlen
-- 1 5-788.41♦
-- 2 5-788.42♦
-- 3 5-788.43♦
-- 4 5-788.44♦
Kapselband
- mehrere, Naht, offen 5-807.1♦
- Naht, offen 5-807.0♦
Kapselbandapparat
- dorsal
-- Naht, arthroskopisch, Kniegelenk 5-813.c♦
-- Plastik, arthroskopisch, Kniegelenk 5-813.f♦
- Ellenbogengelenk
-- lateral, Naht 5-807.71♦
-- medial, Naht 5-807.70♦
- Kniegelenk
-- dorsal, Naht, offen 5-802.9♦
-- lateral, Naht, offen 5-802.6♦
--- mit Eingriff, Meniskus 5-802.7♦
-- medial, Naht, offen 5-802.4♦
--- mit Eingriff, Meniskus 5-802.5♦
-- Rekonstruktion, kombiniert, offen 5-802.8♦
- lateral
-- Naht, arthroskopisch, Kniegelenk 5-813.b♦
-- Plastik
--- arthroskopisch, Kniegelenk 5-813.e♦
--- Ellenbogengelenk 5-807.73♦
- medial
-- Naht, arthroskopisch, Kniegelenk 5-813.a♦
-- Plastik
--- arthroskopisch, Kniegelenk 5-813.d♦
--- Ellenbogengelenk 5-807.72♦
Kapselendoskopie
- Dünndarm 1-63a
-- telemetrisch 1-63a ►

K

Kapselendoskopie *(Forts.)*
– Kolon 1-656
–– telemetrisch 1-656
Kapselgewebe, mit Synovialis, Denervierung, elektrothermisch, arthroskopisch
– Akromioklavikulargelenk 5-811.41♦
– Ellenbogengelenk 5-811.4t♦
– Handgelenk 5-811.47♦
– Hüftgelenk 5-811.4g♦
– Humeroglenoidalgelenk 5-811.40♦
– Humeroradialgelenk 5-811.4s♦
– Humeroulnargelenk 5-811.44♦
– Kniegelenk 5-811.4h♦
– Metatarsophalangealgelenk 5-811.4q♦
– Radiokarpalgelenk 5-811.48♦
– Radioulnargelenk
–– distal 5-811.46♦
–– proximal 5-811.45♦
– Sprunggelenk
–– oberes 5-811.4k♦
–– unteres 5-811.4m♦
– Sternoklavikulargelenk 5-811.43♦
– Symphyse 5-811.4f
– Tarsalgelenk 5-811.4n♦
– Tarsometatarsalgelenk 5-811.4p♦
– Thorakoskapulargelenk 5-811.42♦
– Tibiofibulargelenk, proximal 5-811.4j♦
– Ulnokarpalgelenk 5-811.49♦
– Zehengelenk 5-811.4r♦
Kapselplastik
– Schultergelenk
–– hintere, offen 5-805.5♦
–– obere, offen 5-805.b♦
–– oberes, arthroskopisch 5-814.e♦
–– vordere, offen 5-805.4♦
– zur Weichteilkorrektur, in Höhe
–– 1. Zehenstrahl 5-788.40♦
–– 2. bis 5. Zehenstrahl, Zehenstrahlen
––– 1 5-788.41♦
––– 2 5-788.42♦
––– 3 5-788.43♦
––– 4 5-788.44♦
Kapselraffung, Schultergelenk, arthroskopisch, durch Naht, mit Fixation, Glenoid 5-814.5♦
Kapselshift, Schulter, dorsal 5-805.5♦
Kapselspannring, Einführung, Linse 5-149.0♦
Kapsulektomie
– Daumensattelgelenk 5-844.12♦
– Handwurzelgelenk 5-844.10♦
–– mehrere 5-844.11♦
– Interphalangealgelenk 5-844.15♦
–– mehrere, Finger 5-844.16♦
––– mehrere 5-844.17♦
– Metakarpophalangealgelenk 5-844.13♦
–– mehrere 5-844.14♦
Kapsulotomie
– Akromioklavikulargelenk, offen 5-800.01♦
– Ellenbogengelenk, offen 5-800.0t♦
– Handgelenk, offen 5-800.07♦
– Hüftgelenk, offen 5-800.0g♦
– Humeroglenoidalgelenk, offen 5-800.00♦ ►
Kapsulotomie *(Forts.)*
– Humeroradialgelenk, offen 5-800.0s♦
– Humeroulnargelenk, offen 5-800.04♦
– Iliosakralgelenk, offen 5-800.0e♦
– Kniegelenk, offen 5-800.0h♦
– Linse
–– chirurgisch 5-142.1♦
–– durch Laserbehandlung 5-142.2♦
–– Fremdkörperentfernung 5-140.1♦
– Metatarsophalangealgelenk, offen 5-800.0q♦
– Radiokarpalgelenk, offen 5-800.08♦
– Radioulnargelenk
–– distal, offen 5-800.06♦
–– proximal, offen 5-800.05♦
– Sprunggelenk
–– oberes, offen 5-800.0k♦
–– unteres, offen 5-800.0m♦
– Sternoklavikulargelenk, offen 5-800.03♦
– Symphyse, offen 5-800.0f
– Tarsalgelenk, offen 5-800.0n♦
– Tarsometatarsalgelenk, offen 5-800.0p♦
– Thorakoskapulargelenk, offen 5-800.02♦
– Tibiofibulargelenk, proximal, offen 5-800.0j♦
– Ulnokarpalgelenk, offen 5-800.09♦
– Zehengelenk, offen 5-800.0r♦
Kardia
– Resektion, mit
–– Anastomose, ösophagogastral 5-434.1
–– Hochzug, Restmagen 5-434.1
– Sphinkter, Durchtrennung
–– abdominal, offen 5-420.20
–– durch Umsteigen
––– laparoskopisch – offen chirurgisch 5-420.24
––– thorakoskopisch – offen chirurgisch 5-420.25
–– endoskopisch 5-420.26
–– laparoskopisch 5-420.22
–– thorakal, offen 5-420.21
–– thorakoskopisch 5-420.23
– Sprengung, transluminal 5-429.5
Kardial
– Conduit, Ersatz 5-394.7
– Elektrode, Stimulator, Vagusnerv
–– Entfernung 5-059.a2
–– Revision 5-059.92
– Mapping
–– bei Herz, univentrikulär, funktionell/morphologisch 1-268.5
–– Ventrikel
––– links 1-268.4
––– rechts 1-268.3
–– Vorhof
––– gemeinsam 1-268.2
––– links 1-268.1
––– rechts 1-268.0
– Reanimation 8-771
– Stimulationssystem, Vagusnerv
–– Implantation 5-059.c4
–– Wechsel 5-059.c4
– Stimulator, Vagusnerv, Elektrode
–– Implantation 5-059.84 ►

Kardial *(Forts.)*
~ Stimulator, Vagusnerv, Elektrode *(Forts.)*
–– Wechsel 5-059.84
Kardiaplastik
– abdominal, offen 5-448.30
– durch Umsteigen laparoskopisch – offen chirurgisch 5-448.33
– laparoskopisch 5-448.32
– thorakal, offen 5-448.31
Kardiologisch, Telemetrie, funkgesteuert, bei Patienten, stationär behandelt 8-933
Kardiomyoplastie 5-379.6
– Anlegen, präkonditioniert und elektrostimuliert, mit Implantation, Muskelstimulator 5-379.c0
– Revision, präkonditioniert und elektrostimuliert
–– mit Neuanlage, Elektroden 5-379.c3
–– ohne Neuanlage, Elektroden 5-379.c2
Kardiomyotomie
– abdominal, offen 5-420.20
– durch Umsteigen
–– laparoskopisch – offen chirurgisch 5-420.24
–– thorakoskopisch – offen chirurgisch 5-420.25
– endoskopisch 5-420.26
– laparoskopisch 5-420.22
– thorakal, offen 5-420.21
– thorakoskopisch 5-420.23
Kardioösophageal
– Übergang, Biopsie, endoskopisch 1-440.a
– Winkel
–– Rekonstruktion, abdominal, offen 5-448.40
–– Wiederherstellung, abdominal, offen 5-448.40
Kardiopulmonal, Reanimation 8-771
Kardiorespiratorisch
– Polygraphie 1-791
– Polysomnographie 1-790
Kardiotomie 5-370.3
– mit
–– Fremdkörperentfernung 5-370.3
–– Thrombektomie 5-370.3
Kardioversion, Herzrhythmus 8-640.0
Karpaltunnel, Dekompression, und Neurolyse
– endoskopisch 5-056.41♦
– offen 5-056.40♦
Karpometakarpalgelenk
– Luxation, Reposition
–– geschlossen
––– durch
–––– Draht 5-79a.1b♦
–––– Federnagel 5-79a.gb♦
–––– Fixateur externe 5-79a.6b♦
––––– mit interner Osteosynthese 5-79a.7b♦
–––– intramedullären Draht 5-79a.gb♦
–––– Materialkombination 5-79a.8b♦
–––– Schraube 5-79a.0b♦
–––– Zuggurtung/Cerclage 5-79a.1b♦
––– ohne Osteosynthese 8-201.b♦
–– offen
––– durch
–––– Draht 5-79b.1b♦
–––– Federnagel 5-79b.gb♦ ►

Karpometakarpalgelenk *(Forts.)*
~ Luxation, Reposition *(Forts.)*
~~ offen *(Forts.)*
~~~ durch *(Forts.)*
–––– Fixateur externe 5-79b.6b♦
––––– mit interner Osteosynthese 5-79b.7b♦
–––– intramedullären Draht 5-79b.gb♦
–––– Klammer 5-79b.eb♦
–––– Materialkombination 5-79b.8b♦
–––– Platte 5-79b.2b♦
–––– Schraube 5-79b.0b♦
–––– Zuggurtung/Cerclage 5-79b.1b♦
––– ohne Osteosynthese 5-79b.hb♦
– Punktion, perkutan, therapeutisch 8-158.b♦
– Spülung, therapeutisch 8-178.b♦
Karpus
– Biopsie
–– durch Inzision 1-503.3♦
–– ohne Inzision, mit Steuerung durch bildgebende Verfahren 1-481.3♦
–– perkutan 1-480.3♦
– Bohrung 5-780.1a♦
– Débridement 5-780.6a♦
– Einlegen, Medikamententräger 5-780.4a♦
– Entfernung
–– Bewegungsfixateur 5-787.na♦
–– Blountklammer 5-787.ea♦
–– Draht 5-787.0a♦
––– intramedullär 5-787.ga♦
–– ECMES 5-787.ga♦
–– Ender-Nagel 5-787.ga♦
–– ESIN 5-787.ga♦
–– Federnagel 5-787.ga♦
–– Fixateur externe 5-787.9a♦
–– Klammer 5-787.ea♦
–– Medikamententräger 5-780.5a♦
–– Nancy-Nagel 5-787.ga♦
–– Platte 5-787.3a♦
––– winkelstabil 5-787.ka♦
–– Prevot-Nagel 5-787.ga♦
–– Ringfixateur 5-787.ma♦
–– Rush-Pin 5-787.ga♦
–– Schraube 5-787.1a♦
–– TEN 5-787.ga♦
–– Transfixationsnagel 5-787.ca♦
–– Zuggurtung/Cerclage 5-787.2a♦
– Entnahme
–– Knochentransplantat
––– gefäßgestielt, nicht mikrovaskulär-anastomosiert 5-783.7a♦
––– mikrovaskulär-anastomosiert 5-783.5a♦
––– nicht-gefäßgestielt 5-783.4a♦
–– Knorpel-Knochen-Transplantat 5-783.6a♦
–– Spongiosa 5-783.0a♦
– Exploration, durch Inzision 5-780.0a♦
– Exzision, partiell
–– endoskopisch 5-782.ba♦
–– mit Weichteilresektion 5-782.1a♦
–– offen 5-782.aa♦ ►
~~~

Karpus *(Forts.)*
– Fraktur, Reposition
–– geschlossen
––– durch
–––– Bewegungsfixateur 5-790.pa♦
–––– Draht 5-790.1a♦
–––– Fixateur externe 5-790.6a♦
––––– mit interner Osteosynthese 5-790.da♦
–––– Materialkombination 5-790.9a♦
–––– Platte 5-790.na♦
–––– Ringfixateur 5-790.ma♦
–––– Schraube 5-790.0a♦
–––– Transfixationsnagel 5-790.ca♦
–––– winkelstabile Platte 5-790.ka♦
–––– Zuggurtung/Cerclage 5-790.1a♦
––– ohne Osteosynthese 8-200.a♦
–– offen
––– durch
–––– Bewegungsfixateur 5-795.na♦
–––– Blountklammer 5-795.ea♦
–––– Draht 5-795.2a♦
–––– ECMES 5-795.ga♦
–––– Ender-Nagel 5-795.ga♦
–––– ESIN 5-795.ga♦
–––– Federnagel 5-795.ga♦
–––– Fixateur externe 5-795.4a♦
––––– mit interner Osteosynthese 5-795.5a♦
–––– intramedullären Draht 5-795.ga♦
–––– Klammer 5-795.ea♦
–––– Materialkombination 5-795.6a♦
––––– mit Rekonstruktion, Gelenkfläche 5-795.8a♦
–––– Nancy-Nagel 5-795.ga♦
–––– Platte 5-795.3a♦
–––– Prevot-Nagel 5-795.ga♦
–––– Ringfixateur 5-795.ma♦
–––– Rush-Pin 5-795.ga♦
–––– Schraube 5-795.1a♦
–––– TEN 5-795.ga♦
–––– winkelstabile Platte 5-795.ka♦
–––– Zuggurtung/Cerclage 5-795.2a♦
––– ohne Osteosynthese 5-795.ha♦
– Fremdkörperentfernung, durch Inzision 5-780.3a♦
– Hand, Transplantation, Span, kortikospongiös, autogen
–– endoskopisch 5-784.da♦
–– offen 5-784.1a♦
– Implantation
–– Glaskeramik, bioaktiv 5-785.2a♦
–– Knochenersatz
––– alloplastisch, sonstiger
–––– mit Medikamentenzusatz 5-785.7a♦
–––– ohne Medikamentenzusatz 5-785.6a♦
––– keramisch 5-785.2a♦
–––– resorbierbar 5-785.3a♦
––––– mit Antibiotikumzusatz 5-785.5a♦
––– metallisch 5-785.4a♦
–– Zement
––– mit Antibiotikumzusatz 5-785.1a♦
––– ohne Antibiotikumzusatz 5-785.0a♦ ►

Karpus *(Forts.)*
– Inzision, mit
–– Drainage 5-780.2a♦
–– Einlegen, Medikamententräger 5-780.9a♦
– Knochen, frakturgefährdet, Stabilisierung 5-789.ba♦
– Knorpel-Knochen-Transplantation
–– allogen 5-784.6a♦
–– autogen 5-784.5a♦
– Kortikotomie, bei Segmenttransport 5-781.7a♦
– Mehrfragment-Fraktur, Reposition, offen
–– durch
––– Bewegungsfixateur 5-796.na♦
––– Blountklammer 5-796.ea♦
––– Draht 5-796.1a♦
––– ECMES 5-796.ga♦
––– Ender-Nagel 5-796.ga♦
––– ESIN 5-796.ga♦
––– Federnagel 5-796.ga♦
––– Fixateur externe 5-796.3a♦
–––– mit interner Osteosynthese 5-796.4a♦
––– intramedullären Draht 5-796.ga♦
––– Klammer 5-796.ea♦
––– Materialkombination 5-796.5a♦
–––– mit Rekonstruktion, Gelenkfläche 5-796.6a♦
––– Nancy-Nagel 5-796.ga♦
––– Platte 5-796.2a♦
––– Prevot-Nagel 5-796.ga♦
––– Ringfixateur 5-796.ma♦
––– Rush-Pin 5-796.ga♦
––– Schraube 5-796.0a♦
––– TEN 5-796.ga♦
––– winkelstabile Platte 5-796.ka♦
––– Zuggurtung/Cerclage 5-796.1a♦
–– ohne Osteosynthese 5-796.ha♦
– Nadelbiopsie, perkutan 1-480.3♦
– Osteotomie
–– komplex, mehrdimensional 5-781.8a♦
––– mit Achsenkorrektur 5-781.9a♦
–– ohne Achsenkorrektur 5-781.aa♦
–– valgisierend 5-781.0a♦
–– varisierend 5-781.1a♦
– Periost, Naht 5-789.0a♦
– Pseudarthrose, Stabilisierung, ohne weitere Maßnahmen 5-789.ca♦
– Resektion
–– partiell
––– endoskopisch 5-782.ba♦
––– mit
–––– Kontinuitätsdurchtrennung 5-782.2a♦
––––– mit
–––––– Weichteilresektion 5-782.3a♦
–––––– Wiederherstellung, Kontinuität 5-782.4a♦
––––––– mit Weichteilresektion 5-782.5a♦
–––– Weichteilresektion 5-782.1a♦
––– offen 5-782.aa♦ ►

Karpus *(Forts.)*
~ Resektion *(Forts.)*
-- total 5-782.6a♦
--- mit
---- Ersatz 5-782.8a♦
----- und Weichteilresektion 5-782.9a♦
---- Weichteilresektion 5-782.7a♦
- Revision, Osteosynthesematerial
-- mit Reosteosynthese, durch
--- Bewegungsfixateur 5-78a.na♦
--- Blountklammer 5-78a.ea♦
--- Draht 5-78a.1a♦
---- intramedullär 5-78a.ga♦
--- ECMES 5-78a.ga♦
--- Ender-Nagel 5-78a.ga♦
--- ESIN 5-78a.ga♦
--- Federnagel 5-78a.ga♦
--- Fixateur externe 5-78a.8a♦
--- Klammer 5-78a.ea♦
--- Materialkombination 5-78a.9a♦
--- Nancy-Nagel 5-78a.ga♦
--- Platte 5-78a.2a♦
---- winkelstabil 5-78a.ka♦
--- Prevot-Nagel 5-78a.ga♦
--- Ringfixateur 5-78a.ma♦
--- Rush-Pin 5-78a.ga♦
--- Schraube 5-78a.0a♦
--- TEN 5-78a.ga♦
--- Transfixationsnagel 5-78a.ca♦
--- Verbundosteosynthese 5-78a.9a♦
--- Zuggurtung/Cerclage 5-78a.1a♦
-- ohne Materialwechsel 5-789.3a♦
- Rotationsosteotomie 5-781.2a♦
-- valgisierend 5-781.5a♦
-- varisierend 5-781.6a♦
- Sequesterotomie 5-780.7a♦
-- mit Einlegen, Medikamententräger 5-780.8a♦
- Transplantation
-- Knochen
--- gefäßgestielt, mit mikrovaskulärer Anastomose 5-784.4a♦
--- nicht-gefäßgestielt 5-784.3a♦
-- Knochenmatrix, demineralisiert, human 5-784.ba♦
-- Röhrenknochen, allogen 5-784.9a♦
-- Span, kortikospongiös
--- allogen
---- endoskopisch 5-784.fa♦
---- offen 5-784.8a♦
--- autogen, ausgedehnt 5-784.2a♦
-- Spongiosa
--- allogen
---- endoskopisch 5-784.ea♦
---- offen 5-784.7a♦
--- autogen
---- endoskopisch 5-784.ca♦
---- offen 5-784.0a♦
- Transposition, Knochen, gefäßgestielt 5-784.aa♦
- Verkürzungsosteotomie 5-781.3a♦
- Verlängerungsosteotomie 5-781.4a♦ ►

Karpus *(Forts.)*
- Wechsel, Medikamententräger 5-780.4a♦
Karydakis, Operation 5-897.12
Kassetten-EEG, mobil 1-207.3
Katheter
- Anlegen
-- A. pulmonalis 8-832.0
-- Gefäß, zentralvenös 8-831.0
-- großlumig, zur extrakorporalen Blutzirkulation 8-831.5
-- suprapubisch 5-572.1
- Delivery-Assist-, bei neurovaskulären Eingriffen, Verwendung *[nur Zusatzkode!]* 8-83b.p
- Demers-, Implantation 5-399.5
- doppellumig
-- als Kanüle, bei extrakorporaler Zentrifugalpumpe *[nur Zusatzkode!]* 8-839.a5
-- Anwendung, als Kanüle, bei
--- ECMO *[nur Zusatzkode!]* 8-852.4
--- Extrakorporaler Membranoxygenation *[nur Zusatzkode!]* 8-852.4
-- transseptal fixiert, als Kanüle, bei extrakorporaler Zentrifugalpumpe *[nur Zusatzkode!]* 8-839.a6
- Einführhilfe, bei neurovaskulären Eingriffen, Verwendung *[nur Zusatzkode!]* 8-83b.p
- Einführung, operativ, in
-- Arterie 5-399.3
-- Vene 5-399.4
- Einsetzen
-- choledochohepatisch, offen, zur Dekompression 5-514.50
-- Ductus choledochus, endoskopisch 5-513.5
-- interkostal
--- großlumig, zur Drainage 8-144.0♦
--- kleinlumig, zur Drainage, Pleuraraum 8-144.2♦
---- mit dauerhaftem Verweilsystem 8-144.1♦
- Entfernung
-- intrazerebral, zur intraventrikulären Infusion 5-028.8
-- suprapubisch 8-133.1
-- zur
--- epiduralen Infusion 5-038.b
--- intrathekalen
---- Infusion 5-038.b
---- und epiduralen Infusion 5-038.b
- Gastrostomie-, Entfernung 8-123.1
- Implantation
-- permanent, zur
--- epiduralen Dauerinfusion 5-038.21
--- intrathekalen
---- Dauerinfusion 5-038.21
---- und epiduralen Dauerinfusion 5-038.21
-- temporär, zur
--- epiduralen Testinfusion 5-038.20
--- intrathekalen
---- Testinfusion 5-038.20
---- und epiduralen Testinfusion 5-038.20
- intraperitoneal, liegend, Spülung, therapeutisch 8-179.0 ►

K

Katheter *(Forts.)*
– intrazerebral
–– Implantation, zur intraventrikulären Infusion 5-014.a
–– Revision, zur intraventrikulären Infusion 5-014.c
–– Wechsel, zur intraventrikulären Infusion 5-014.a
– Jejunostomie-
–– Entfernung 8-124.1
–– Wechsel 8-124.0
– peripher, zur Liquorableitung
–– Abklemmen, probatorisch 5-024.4
–– Revision 5-024.2
–– Wechsel 5-024.2
– permanent, Wechsel, zur
–– epiduralen Dauerinfusion 5-038.21
–– intrathekalen
––– Dauerinfusion 5-038.21
––– und epiduralen Dauerinfusion 5-038.21
– Revision, zur
–– epiduralen Infusion 5-038.6
–– intrathekalen
––– Infusion 5-038.6
––– und epiduralen Infusion 5-038.6
– Wechsel
–– Gefäß, zentralvenös 8-831.2
–– in A. pulmonalis 8-832.2
–– suprapubisch 8-133.0
–– temporär, zur intrathekalen und/oder epiduralen Testinfusion 5-038.20
– zentral
–– Revision, zur Liquorableitung 5-024.1
–– Wechsel, zur Liquorableitung 5-024.1
– zentralvenös, Implantation, zu Dialysezwecken 5-399.5
Katheter-Ballon-System
– Entfernung, zur Brachytherapie, intrazerebral 5-029.e
– Implantation, zur Brachytherapie, intrazerebral 5-029.d
– zur Brachytherapie, intrazerebral 8-530.c2
Kathetergestützt
– Bestimmung, Herzvolumen, und Austreibungsfraktion 1-279.0
– Densitometrie
–– Gefäß, groß 1-279.4
–– Herz, Ventrikel 1-279.2
–– Myokard 1-279.3
– Funktionsanalyse, Herz, regional, quantitativ 1-279.1
– Kontraktionsanalyse, intrakardial
–– mit Dopplerdraht, Druck und Kontraktilität messend 1-279.51
–– System, dreidimensional 1-279.50
– Messung, Verschlussdruck, Lebervene 1-279.b
– Sondierung, Ductus arteriosus apertus 1-279.6
– Untersuchung, Herz, elektrophysiologisch, nach kurativer Therapie, bei Herzfehler, angeboren 1-265.a
Katheterisierung
– Nasennebenhöhle 8-149.1♦
– Tuba uterina, durch Hysteroskopie 8-149.2♦
Kathetersystem, Aspirationsmikro-, intrakraniell, flexibel, Verwendung *[nur Zusatzkode!]* 8-83b.d
Katheteruntersuchung
– bei Herz, univentrikulär, funktionell/morphologisch
–– mit duktusabhängigem Blutfluss
––– Körperkreislauf 1-277.2
––– Lungenkreislauf 1-277.1
–– ohne Duktusabhängigkeit 1-277.0
– Linksherz- – s.a. Koronarangiographie
–– transarteriell
––– Bypassgefäß 1-275.5
––– mit
–––– Darstellung, Koronarien, mit Druckmessung
––––– Aorta, mit Aortenbogendarstellung 1-275.4
––––– und Ventrikulographie, Ventrikel, links 1-275.2
–––––– Aorta, und Aortenbogendarstellung 1-275.3
––––– Ventrikel, links 1-275.1
–––– Ventrikulographie, mit Druckmessung, Ventrikel, links, mit Darstellung, Aortenbogen 1-275.6
––– ohne Darstellung, Koronarien, ohne weitere Maßnahmen 1-275.0
–– transseptal, mit
––– Druckmessung 1-274.0
–––– mit Messung, Shuntvolumen 1-274.2
––– Oxymetrie 1-274.1
––– Sondierung
–––– Ventrikelseptum 1-274.4
–––– Vorhofseptum 1-274.3
– Rechtsherz-, mit
–– Druckmessung, mit Messung, Shuntvolumen 1-273.2
–– Messung
––– Flussreserve, pulmonal 1-273.5
––– Lungenwasser 1-273.6
–– Oxymetrie 1-273.1
Katheterverweilsystem
– Entfernung
–– Bauchraum 5-549.4
–– Leberarterie 8-839.6
––– und Pfortader, zur Chemotherapie 5-506.2
–– Pfortader 8-839.6
–– venös 5-399.7
– Implantation
–– Bauchraum 5-549.2
–– Leberarterie
––– perkutan 8-839.5
––– und Pfortader, zur Chemotherapie 5-506.0
–– Pfortader, perkutan 8-839.5
–– venös 5-399.5
– Revision
–– Bauchraum 5-549.3 ▶

Katheterverweilsystem *(Forts.)*
~ Revision *(Forts.)*
-- venös 5-399.6
– Wechsel
-- Bauchraum 5-549.3
-- Leberarterie
--- perkutan 8-839.5
--- und Pfortader, zur Chemotherapie 5-506.1
-- Pfortader, perkutan 8-839.5
-- venös 5-399.5
Kaustik, bei Blutstillung, Nase 5-210.0
Kauterisation
– Augenlid 5-091.40♦
– Chalazion 5-091.40♦
– Fossa tonsillaris, postoperativ 5-289.1
– Gewebe
-- Cervix uteri 5-672.10
-- Vagina 5-702.30
-- Vulva 5-712.10
– Konjunktiva 5-112.00♦
– Meibom-Drüse 5-091.40♦
– Ohr, äußeres 5-181.8♦
Kavernosographie 3-615
Kehlkopf, Teilresektion, frontolateral 5-302.7
Kehlkopfverschluss, Eröffnung, intrauterin 5-755.9
Keilbeinhöhle
– Blutstillung
-- bei Elektrokoagulation, durch
--- Ethmoidektomie, von außen, mit Darstellung, Schädelbasis 5-222.11♦
--- Infundibulotomie 5-222.0♦
-- durch Elektrokoagulation bei
--- Ethmoidektomie
---- endonasal 5-222.20♦
----- mit Darstellung, Schädelbasis 5-222.21♦
---- transmaxillär 5-222.30♦
----- mit Darstellung, Schädelbasis 5-222.31♦
---- von außen 5-222.10♦
--- Sphenoidektomie
---- transmaxilloethmoidal 5-222.70♦
----- mit Darstellung, Schädelbasis 5-222.71♦
---- transseptal 5-222.6♦
---- von außen 5-222.50♦
----- mit Darstellung, Schädelbasis 5-222.51♦
--- Sphenoidotomie, endonasal 5-222.4♦
– Eingang, Ballondilatation 5-222.8♦
– Implantat
-- medikamentefreisetzend, selbstexpandierend, bioresorbierbar
--- Einlegen 5-222.9♦
--- Wechsel 5-222.9♦
-- Mometasonfuroat-freisetzend, selbstexpandierend, bioresorbierbar
--- Einlegen 5-222.9♦
--- Wechsel 5-222.9♦ ►

Keilbeinhöhle *(Forts.)*
– Polypentfernung
-- bei
--- Ethmoidektomie
---- endonasal 5-222.20♦
----- mit Darstellung, Schädelbasis 5-222.21♦
---- transmaxillär 5-222.30♦
----- mit Darstellung, Schädelbasis 5-222.31♦
--- Sphenoidektomie
---- transmaxilloethmoidal 5-222.70♦
----- mit Darstellung, Schädelbasis 5-222.71♦
---- transseptal 5-222.6♦
---- von außen 5-222.50♦
----- mit Darstellung, Schädelbasis 5-222.51♦
--- Sphenoidotomie, endonasal 5-222.4♦
-- durch
--- Ethmoidektomie, von außen 5-222.10♦
---- mit Darstellung, Schädelbasis 5-222.11♦
--- Infundibulotomie 5-222.0♦
– Punktion, endonasal 5-220.4♦
Keilexzision
– bei Tumorresektion, Ohrmuschel 5-182.0♦
– Bronchus, ohne Resektion, Lungenparenchym 5-321.0♦
– Leber
-- durch Umsteigen laparoskopisch – offen chirurgisch 5-501.22
-- laparoskopisch 5-501.21
-- offen 5-501.20
-- perkutan 5-501.23
– Ovar
-- durch Umsteigen
--- endoskopisch – offen chirurgisch 5-651.a3♦
--- vaginal – offen chirurgisch 5-651.a4♦
-- endoskopisch 5-651.a2♦
-- laparoskopisch 5-651.a2♦
-- offen 5-651.a0♦
-- vaginal 5-651.a5♦
--- laparoskopisch assistiert 5-651.a1♦
– Zunge 5-250.2
Keilresektion
– bei
-- Ektropium 5-093.1♦
-- Entropium 5-093.1♦
– Lippe 5-273.8
– Lunge
-- 1 Keil
--- offen
---- mit
----- Entfernung, Lymphknoten, einzeln 5-322.d2♦
----- radikaler Lymphadenektomie 5-322.d3♦
---- ohne Lymphadenektomie 5-322.d1♦
--- thorakoskopisch
---- mit
----- Entfernung, Lymphknoten, einzeln 5-322.g2♦
----- Lymphadenektomie, radikal 5-322.g3♦
---- ohne Lymphadenektomie 5-322.g1♦ ►

K

Keilresektion *(Forts.)*
~ Lunge *(Forts.)*
-- 2 bis 5 Keile
--- offen
---- mit
----- Entfernung, Lymphknoten, einzelne 5-322.e5♦
----- Lymphadenektomie, radikal 5-322.e6♦
---- ohne Lymphadenektomie 5-322.e4♦
--- thorakoskopisch
---- mit
----- Entfernung, Lymphknoten, einzelne 5-322.h5♦
----- Lymphadenektomie, radikal 5-322.h6♦
---- ohne Lymphadenektomie 5-322.h4♦
-- 6 bis 9 Keile
--- offen
---- mit
----- Entfernung, Lymphknoten, einzelne 5-322.e8♦
----- Lymphadenektomie, radikal 5-322.e9♦
---- ohne Lymphadenektomie 5-322.e7♦
--- thorakoskopisch
---- mit
----- Entfernung, Lymphknoten, einzelne 5-322.h8♦
----- Lymphadenektomie, radikal 5-322.h9♦
---- ohne Lymphadenektomie 5-322.h7♦
-- 10 bis 19 Keile
--- offen
---- mit
----- Entfernung, Lymphknoten, einzelne 5-322.eb♦
----- Lymphadenektomie, radikal 5-322.ec♦
---- ohne Lymphadenektomie 5-322.ea♦
--- thorakoskopisch
---- mit
----- Entfernung, Lymphknoten, einzelne 5-322.hb♦
----- Lymphadenektomie, radikal 5-322.hc♦
---- ohne Lymphadenektomie 5-322.ha♦
-- 20 oder mehr Keile
--- offen
---- mit
----- Entfernung, Lymphknoten, einzelne 5-322.ee♦
----- Lymphadenektomie, radikal 5-322.ef♦
---- ohne Lymphadenektomie 5-322.ed♦
--- thorakoskopisch
---- mit
----- Entfernung, Lymphknoten, einzelne 5-322.he♦
----- Lymphadenektomie, radikal 5-322.hf♦
---- ohne Lymphadenektomie 5-322.hd♦
- Zunge 5-250.2
KEP [Kognitiv evozierte Potentiale], Registrierung 1-208.7
Kephalhämatompunktion, perkutan, therapeutisch 8-159.4
Keramisch, Knochenersatzmaterial, Verwendung
- mit Anreicherung, Knochenwachstumszellen *[nur Zusatzkode!]* 5-835.b1
- ohne Anreicherung, Knochenwachstumszellen *[nur Zusatzkode!]* 5-835.b0
Keratektomie
- mit EDTA 5-123.21♦
- photorefraktiv 5-126.1♦
- phototherapeutisch 5-123.3♦
-- bei Pterygium conjunctivae 5-122.2♦
- superfiziell 5-123.20♦
Keratinozyten, kultiviert, Hautersatz
- großflächig
-- Axilla 5-902.c6♦
-- Bauchregion 5-902.cb
-- Brustwand 5-902.ca
-- Ellenbogen 5-902.c7♦
-- Fuß 5-902.cg♦
-- Genitalregion 5-902.cc
-- Gesäß 5-902.cd
-- Hals 5-902.c5
-- Hand 5-902.c9♦
-- Knie 5-902.ce♦
-- Kopf 5-902.c4
-- Leistenregion 5-902.cc
-- Lippe 5-902.c0
-- Oberarm 5-902.c7♦
-- Oberschenkel 5-902.ce♦
-- Rücken 5-902.ca
-- Schulter 5-902.c6♦
-- Unterarm 5-902.c8♦
-- Unterschenkel 5-902.cf♦
- kleinflächig
-- Axilla 5-902.b6♦
-- Bauchregion 5-902.bb
-- Brustwand 5-902.ba
-- Ellenbogen 5-902.b7♦
-- Fuß 5-902.bg♦
-- Genitalregion 5-902.bc
-- Gesäß 5-902.bd
-- Hals 5-902.b5
-- Hand 5-902.b9♦
-- Knie 5-902.be♦
-- Kopf 5-902.b4
-- Leistenregion 5-902.bc
-- Lippe 5-902.b0
-- Oberarm 5-902.b7♦
-- Oberschenkel 5-902.be♦
-- Rücken 5-902.ba
-- Schulter 5-902.b6♦
-- Unterarm 5-902.b8♦
-- Unterschenkel 5-902.bf♦
- permanent
-- großflächig
--- Augenlid, bei Verbrennung und Verätzung 5-925.a3♦
--- Axilla, bei Verbrennung und Verätzung 5-925.a6♦
--- Bauchregion, bei Verbrennung und Verätzung 5-925.ab ▶

Keratinozyten, kultiviert, Hautersatz *(Forts.)*
~ permanent *(Forts.)*
~~ großflächig *(Forts.)*
––– Brustwand, bei Verbrennung und Verätzung 5-925.aa
––– Dammregion, bei Verbrennung und Verätzung 5-925.am
––– Ellenbogen, bei Verbrennung und Verätzung 5-925.a7♦
––– Fuß, bei Verbrennung und Verätzung 5-925.ag♦
––– Genitalregion, bei Verbrennung und Verätzung 5-925.ac
––– Gesäß, bei Verbrennung und Verätzung 5-925.ad
––– Hals, bei Verbrennung und Verätzung 5-925.a5
––– Hand, bei Verbrennung und Verätzung 5-925.a9♦
––– Knie, bei Verbrennung und Verätzung 5-925.ae♦
––– Kopfhaut, behaart, bei Verbrennung und Verätzung 5-925.ah
––– Leistenregion, bei Verbrennung und Verätzung 5-925.ac
––– Lippe, bei Verbrennung und Verätzung 5-925.a0
––– Nase, bei Verbrennung und Verätzung 5-925.a1
––– Oberarm, bei Verbrennung und Verätzung 5-925.a7♦
––– Oberschenkel, bei Verbrennung und Verätzung 5-925.ae♦
––– Ohr, bei Verbrennung und Verätzung 5-925.a2♦
––– Rücken, bei Verbrennung und Verätzung 5-925.aj
––– Schulter, bei Verbrennung und Verätzung 5-925.a6♦
––– Skrotum, bei Verbrennung und Verätzung 5-925.ak
––– Unterarm, bei Verbrennung und Verätzung 5-925.a8♦
––– Unterschenkel, bei Verbrennung und Verätzung 5-925.af♦
–– kleinflächig
––– Augenlid, bei Verbrennung und Verätzung 5-925.93♦
––– Axilla, bei Verbrennung und Verätzung 5-925.96♦
––– Bauchregion, bei Verbrennung und Verätzung 5-925.9b
––– Brustwand, bei Verbrennung und Verätzung 5-925.9a
––– Dammregion, bei Verbrennung und Verätzung 5-925.9m
––– Ellenbogen, bei Verbrennung und Verätzung 5-925.97♦
––– Fuß, bei Verbrennung und Verätzung 5-925.9g♦ ►

Keratinozyten, kultiviert, Hautersatz *(Forts.)*
~ permanent *(Forts.)*
~~ kleinflächig *(Forts.)*
––– Genitalregion, bei Verbrennung und Verätzung 5-925.9c
––– Gesäß, bei Verbrennung und Verätzung 5-925.9d
––– Hals, bei Verbrennung und Verätzung 5-925.95
––– Hand, bei Verbrennung und Verätzung 5-925.99♦
––– Knie, bei Verbrennung und Verätzung 5-925.9e♦
––– Kopfhaut, behaart, bei Verbrennung und Verätzung 5-925.9h
––– Leistenregion, bei Verbrennung und Verätzung 5-925.9c
––– Lippe, bei Verbrennung und Verätzung 5-925.90
––– Nase, bei Verbrennung und Verätzung 5-925.91
––– Oberarm, bei Verbrennung und Verätzung 5-925.97♦
––– Oberschenkel, bei Verbrennung und Verätzung 5-925.9e♦
––– Ohr, bei Verbrennung und Verätzung 5-925.92♦
––– Rücken, bei Verbrennung und Verätzung 5-925.9j
––– Schulter, bei Verbrennung und Verätzung 5-925.96♦
––– Skrotum, bei Verbrennung und Verätzung 5-925.9k
––– Unterarm, bei Verbrennung und Verätzung 5-925.98♦
––– Unterschenkel, bei Verbrennung und Verätzung 5-925.9f♦
Keratomileusis 5-126.2♦
Keratoplastik
– anterior, lamellär, mit Autotransplantat 5-125.00♦
– Austausch- 5-125.3♦
– Autorotations- 5-125.2♦
– posterior, lamellär, mit Autotransplantat 5-125.01♦
Keratoprothese
– Entfernung 5-129.5♦
– patientenindividuell, Insertion
–– mit biologischer Beschichtung 5-125.41♦
–– ohne biologische Beschichtung 5-125.40♦
Keratotomie
– nicht-radiär 5-126.01♦
– radiär 5-126.00♦
Keratozentese 5-139.0♦
Kiefer
– Aufbau, durch Anwendung, Distraktor, enoral 5-235.9
– Plastik, bei Lippen-Kieferspalte 5-276.b♦
–– mit Osteoplastik 5-276.c♦
Kiefergelenk
– Arthroskopie, diagnostisch 1-697.0♦ ►

Kiefergelenk *(Forts.)*
– Biopsie
–– arthroskopisch 1-482.0♦ 1-697.0♦
–– durch Inzision 1-504.0♦
–– perkutan 1-483.0♦
––– mit Steuerung durch bildgebende Verfahren 1-484.0♦
– Discus articularis, Exstirpation
–– mit Rekonstruktion
––– durch Weichteilersatz 5-773.23♦
––– mit
–––– alloplastischem Material 5-773.25♦
–––– Knochen 5-773.22♦
–––– Transplantat, Muskel 5-773.24♦
–– ohne Rekonstruktion 5-773.20♦
– Diskoplastik
–– mit Rekonstruktion
––– durch Weichteilersatz 5-773.43♦
––– mit
–––– alloplastischem Material 5-773.45♦
–––– Knochen 5-773.42♦
–––– Transplantat, Muskel 5-773.44♦
–– ohne Rekonstruktion 5-773.40♦
– Entfernung
–– Distraktor 5-779.5
–– Endoprothese 5-779.7♦
– Gelenkkörper, frei, Entfernung
–– arthroskopisch 5-773.71♦
–– offen 5-773.70♦
– Implantation
–– Gelenkkopfprothese 5-773.a2♦
–– Totalendoprothese, mit Komponenten
––– CAD-CAM-gefertigt 5-773.a1♦
––– vorgefertigt 5-773.a0♦
– Kondylektomie
–– hoch 5-773.0♦
–– mit Rekonstruktion, mit
––– alloplastischem Material 5-773.14♦
––– Knochen 5-773.12♦
––– Transplantat, Muskel 5-773.13♦
–– ohne Rekonstruktion 5-773.10♦
– Luxation, Reposition, geschlossen, ohne Osteosynthese 8-201.s♦
– Nadelbiopsie, perkutan 1-483.0♦
– Osteosynthese, durch resorbierbares Schrauben- und Plattensystem *[nur Zusatzkode!]* 5-779.6
– Punktion, perkutan
–– diagnostisch 1-854.0♦
–– therapeutisch 8-158.s♦
– Rekonstruktion, plastisch 5-773.9♦
– Reposition, Diskus 5-773.3♦
– Spülung, therapeutisch 8-178.s♦
– Stabilisierung, bewegungseinschränkend 5-773.6♦
– Synovialektomie 5-773.8♦
– Tuberculum articulare, Gewebe, Resektion 5-773.5♦
Kiefergelenkendoprothese, Wechsel, in
– Gelenkkopfprothese 5-779.22♦
– Totalendoprothese, mit Komponenten
–– CAD-CAM-gefertigt 5-779.21♦ ►
Kiefergelenkendoprothese, Wechsel, in *(Forts.)*
~ Totalendoprothese, mit Komponenten *(Forts.)*
–– vorgefertigt 5-779.20♦
Kieferhälfte, Extraktion, Zahn, sämtliche 5-230.4
Kieferhöhle
– Drainage, durch
–– Punktion, Fossa canina 5-220.2♦
–– scharfe Punktion 5-220.0♦
–– stumpfe Punktion 5-220.1♦
–– transnasale Punktion 5-220.2♦
– Eröffnung, bei Exzision, Veränderung, odontogen, Oberkiefer 5-243.1
– Fensterung, über
–– mittleren Nasengang 5-221.1♦
–– unteren Nasengang 5-221.0♦
– Operation
–– endonasal 5-221.6♦
–– transoral, osteoplastisch 5-221.7♦
– Polypentfernung, über
–– mittleren Nasengang 5-221.1♦
–– unteren Nasengang 5-221.0♦
– Punktion
–– scharf 5-220.0♦
–– stumpf 5-220.1♦
–– über Fossa canina 5-220.2♦
– Radikaloperation, mit Zugang, nach Caldwell-Luc 5-221.4♦
Kieferhöhlenboden, Anheben 5-774.5♦
Kieferknochen
– Knorpel-Knochen-Transplantation, autogen 5-77b.5
– Transplantation
–– humane demineralisierte Knochenmatrix 5-77b.9
–– Knochen
––– gefäßgestielt, mit mikrovaskulärer Anastomose 5-77b.4
––– nicht-gefäßgestielt 5-77b.3
–– Span, kortikospongiös
––– allogen 5-77b.8
––– autogen 5-77b.1
–––– ausgedehnt 5-77b.2
–– Spongiosa, autogen 5-77b.0
– Transposition, Knochen, gefäßgestielt 5-77b.6
Kieferorthopädisch, Gerät, Fixation, operativ 5-249.2
Kieferspalte, Sekundäroperation 5-276.9♦
Kieferwinkelnah
– Inzision, mit Drainage, submandibulär, von außen 5-270.6♦
– Logenabszessinzision, submandibulär 5-270.6♦
Kiemengangreste
– Eingriff, sekundär 5-291.3
– Inzision 5-291.0
Killian, Operation – s.a. Fensterung, Stirnhöhlenboden und Stirnhöhlenvorderwand, von außen 5-223.1♦
Kinn
– Plastik 5-775.6
– Verlagerung 5-776.5

Kipptisch-Untersuchung, zur Abklärung, Synkope 1-266.2
Kirschner-Draht
– Femur, zur Extension 8-401.2♦
– Humerus, zur Extension 8-401.0♦
– Kalkaneus, zur Extension 8-401.4♦
– Olekranon, zur Extension 8-401.1♦
– Phalangen, Hand, zur Extension 8-401.6♦
– Tibia, zur Extension 8-401.3♦
– zur Extension, durch Gipsschiene, mit Fingertraktion 8-401.5♦
Klammer
– Augenlid, Wundverschluss, primär, bei Verbrennung und Verätzung 5-928.13♦
– Axilla, Wundverschluss, primär, bei Verbrennung und Verätzung 5-928.16♦
– Bauchregion, Wundverschluss, primär, bei Verbrennung und Verätzung 5-928.1b
– Brustwand, Wundverschluss, primär, bei Verbrennung und Verätzung 5-928.1a
– Ellenbogen, Wundverschluss, primär, bei Verbrennung und Verätzung 5-928.17♦
– endovaskulär, selbstexpandierend
–– 1 *[nur Zusatzkode!]* 8-83c.a1
–– 2 *[nur Zusatzkode!]* 8-83c.a2
–– 3 *[nur Zusatzkode!]* 8-83c.a3
–– 4 *[nur Zusatzkode!]* 8-83c.a4
–– 5 oder mehr *[nur Zusatzkode!]* 8-83c.a5
– Entfernung
–– Femur
––– distal 5-787.eh♦
––– proximal 5-787.ef♦
–– Fibula
––– distal 5-787.er♦
––– proximal 5-787.ep♦
–– Kalkaneus 5-787.et♦
–– Karpus 5-787.ea♦
–– Klavikula 5-787.e0♦
–– Metakarpus 5-787.eb♦
–– Metatarsus 5-787.ev♦
–– Patella 5-787.ej♦
–– Phalangen
––– Fuß 5-787.ew♦
––– Hand 5-787.ec♦
–– Skapula 5-787.ez♦
–– Talus 5-787.es♦
–– Tarsus 5-787.eu♦
–– Tibia
––– distal 5-787.en♦
––– proximal 5-787.ek♦
– Formgedächtnislegierung
–– 1, Epiphyseodese, wachstumslenkend 5-838.c0
–– 2, Epiphyseodese, wachstumslenkend 5-838.c1
–– 3, Epiphyseodese, wachstumslenkend 5-838.c2
–– 4, Epiphyseodese, wachstumslenkend 5-838.c3
–– 5, Epiphyseodese, wachstumslenkend 5-838.c4 ►

Klammer *(Forts.)*
~ Formgedächtnislegierung *(Forts.)*
–– 6, Epiphyseodese, wachstumslenkend 5-838.c5
–– 7, Epiphyseodese, wachstumslenkend 5-838.c6
–– 8, Epiphyseodese, wachstumslenkend 5-838.c7
–– 9, Epiphyseodese, wachstumslenkend 5-838.c8
–– 10, Epiphyseodese, wachstumslenkend 5-838.c9
–– 11, Epiphyseodese, wachstumslenkend 5-838.ca
–– 12, Epiphyseodese, wachstumslenkend 5-838.cb
–– 13 oder mehr, Epiphyseodese, wachstumslenkend 5-838.cc
– Fuß, Wundverschluss, primär, bei Verbrennung und Verätzung 5-928.1g♦
– Genitalregion, Wundverschluss, primär, bei Verbrennung und Verätzung 5-928.1c
– Gesäß, Wundverschluss, primär, bei Verbrennung und Verätzung 5-928.1d
– Hals, Wundverschluss, primär, bei Verbrennung und Verätzung 5-928.15
– Hand, Wundverschluss, primär, bei Verbrennung und Verätzung 5-928.19♦
– Knie, Wundverschluss, primär, bei Verbrennung und Verätzung 5-928.1e♦
– Kopf, Wundverschluss, primär, bei Verbrennung und Verätzung 5-928.14
– Kopfhaut, behaart, Wundverschluss, primär, bei Verbrennung und Verätzung 5-928.1h
– Leistenregion, Wundverschluss, primär, bei Verbrennung und Verätzung 5-928.1c
– Lippe, Wundverschluss, primär, bei Verbrennung und Verätzung 5-928.10
– mit Dammregion, Wundverschluss, primär, bei Verbrennung und Verätzung 5-928.1m
– Nase, Wundverschluss, primär, bei Verbrennung und Verätzung 5-928.11
– Oberarm, Wundverschluss, primär, bei Verbrennung und Verätzung 5-928.17♦
– Oberschenkel, Wundverschluss, primär, bei Verbrennung und Verätzung 5-928.1e♦
– Ohr, Wundverschluss, primär, bei Verbrennung und Verätzung 5-928.12♦
– Reosteosynthese, bei Revision, Osteosynthesematerial
–– Femur
––– distal 5-78a.eh♦
––– proximal 5-78a.ef♦
–– Fibula
––– distal 5-78a.er♦
––– proximal 5-78a.ep♦
–– Kalkaneus 5-78a.et♦
–– Karpus 5-78a.ea♦
–– Klavikula 5-78a.e0♦
–– Metakarpus 5-78a.eb♦
–– Metatarsus 5-78a.ev♦ ►

K

Klammer *(Forts.)*
~ Reosteosynthese, bei Revision, Osteosynthesematerial *(Forts.)*
–– Patella 5-78a.ej♦
–– Phalangen
––– Fuß 5-78a.ew♦
––– Hand 5-78a.ec♦
–– Skapula 5-78a.ez♦
–– Talus 5-78a.es♦
–– Tarsus 5-78a.eu♦
–– Tibia
––– distal 5-78a.en♦
––– proximal 5-78a.ek♦
– Reposition
–– geschlossen, Luxation
––– Akromioklavikulargelenk 5-79a.e1♦
––– Handgelenk 5-79a.e7♦
––– Handwurzelgelenk 5-79a.ea♦
––– Humeroglenoidalgelenk 5-79a.e0♦
––– Humeroulnargelenk 5-79a.e4♦
––– Kniegelenk 5-79a.eh♦
––– Metatarsophalangealgelenk 5-79a.eq♦
––– Radiokarpalgelenk 5-79a.e8♦
––– Radioulnargelenk
–––– distal 5-79a.e6♦
–––– proximal 5-79a.e5♦
––– Sprunggelenk
–––– oberes 5-79a.ek♦
–––– unteres 5-79a.em♦
––– Sternoklavikulargelenk 5-79a.e3♦
––– Tarsalgelenk 5-79a.en♦
––– Tarsometatarsalgelenk 5-79a.ep♦
––– Tibiofibulargelenk, proximal 5-79a.ej♦
––– Ulnokarpalgelenk 5-79a.e9♦
–– offen
––– Fraktur
–––– Femur
––––– distal 5-793.eh♦
––––– proximal 5-793.ef♦
–––– Fibula
––––– distal 5-793.er♦
––––– proximal 5-793.ep♦
–––– Kalkaneus 5-797.et♦
–––– Karpus 5-795.ea♦
–––– Klavikula 5-795.e0♦
–––– Metakarpus 5-795.eb♦
–––– Metatarsus 5-795.ev♦
–––– Patella 5-793.ej♦
–––– Phalangen
––––– Fuß 5-795.ew♦
––––– Hand 5-795.ec♦
–––– Skapula 5-795.ez♦
–––– Talus 5-797.es♦
–––– Tarsus 5-795.eu♦
–––– Tibia
––––– distal 5-793.en♦
––––– proximal 5-793.ek♦
––– Luxation
–––– Akromioklavikulargelenk 5-79b.e1♦
–––– Handgelenk 5-79b.e7♦
–––– Handwurzelgelenk 5-79b.ea♦ ►

Klammer *(Forts.)*
~ Reposition *(Forts.)*
~~ offen *(Forts.)*
~~~ Luxation *(Forts.)*
–––– Hüftgelenk 5-79b.eg♦
–––– Humeroglenoidalgelenk 5-79b.e0♦
–––– Humeroulnargelenk 5-79b.e4♦
–––– Iliosakralgelenk 5-79b.ee♦
–––– Interphalangealgelenk 5-79b.ed♦
–––– Karpometakarpalgelenk 5-79b.eb♦
–––– Kniegelenk 5-79b.eh♦
–––– Metakarpophalangealgelenk 5-79b.ec♦
–––– Metatarsophalangealgelenk 5-79b.eq♦
–––– Radiokarpalgelenk 5-79b.e8♦
–––– Radioulnargelenk
––––– distal 5-79b.e6♦
––––– proximal 5-79b.e5♦
–––– Sprunggelenk
––––– oberes 5-79b.ek♦
––––– unteres 5-79b.em♦
–––– Sternoklavikulargelenk 5-79b.e3♦
–––– Symphyse 5-79b.ef
–––– Tarsalgelenk 5-79b.en♦
–––– Tarsometatarsalgelenk 5-79b.ep♦
–––– Thorakoskapulargelenk 5-79b.e2♦
–––– Tibiofibulargelenk, proximal 5-79b.ej♦
–––– Ulnokarpalgelenk 5-79b.e9♦
–––– Zehengelenk 5-79b.er♦
––– Mehrfragment-Fraktur
–––– Femur
––––– distal 5-794.eh♦
––––– proximal 5-794.ef♦
–––– Fibula
––––– distal 5-794.er♦
––––– proximal 5-794.ep♦
–––– Karpus 5-796.ea♦
–––– Klavikula 5-796.e0♦
–––– Metakarpus 5-796.eb♦
–––– Metatarsus 5-796.ev♦
–––– Patella 5-794.ej♦
–––– Phalangen
––––– Fuß 5-796.ew♦
––––– Hand 5-796.ec♦
–––– Skapula 5-796.ez♦
–––– Tarsus 5-796.eu♦
–––– Tibia
––––– distal 5-794.en♦
––––– proximal 5-794.ek♦
– Rücken, Wundverschluss, primär, bei Verbrennung und Verätzung 5-928.1j
– Schulter, Wundverschluss, primär, bei Verbrennung und Verätzung 5-928.16♦
– Skrotum, Wundverschluss, primär, bei Verbrennung und Verätzung 5-928.1k
– Unterarm, Wundverschluss, primär, bei Verbrennung und Verätzung 5-928.18♦
– Unterschenkel, Wundverschluss, primär, bei Verbrennung und Verätzung 5-928.1f♦
– zur
–– Absetzung, zur Appendektomie
––– laparoskopisch 5-470.11 ►
~~~

Klammer *(Forts.)*
~ zur *(Forts.)*
~~ Absetzung, zur Appendektomie *(Forts.)*
––– simultan, während einer Laparoskopie aus anderen Gründen 5-471.11
–– Osteosynthese, Knochen *[nur Zusatzkode!]* 5-786.e

Klammern
– endovaskulär, selbstexpandierend, Implantation, perkutan-transluminal
–– Aorta 8-83c.94
–– Aortenisthmus 8-83c.95
–– Ductus arteriosus apertus 8-83c.96
–– Gefäß
––– abdominal 8-83c.99♦
––– extrakraniell 8-83c.91♦
––– Hals 8-83c.91♦
––– intrakraniell 8-83c.90
––– künstlich 8-83c.9e
––– Malformation 8-83c.9d
––– Oberarm 8-83c.92♦
––– Oberschenkel 8-83c.9b♦
––– pelvin 8-83c.99♦
––– Schulter 8-83c.92♦
––– spinal 8-83c.9f
––– thorakal 8-83c.98♦
––– Unterarm 8-83c.93♦
––– Unterschenkel 8-83c.9c♦
––– viszeral 8-83c.9a
–– V. cava 8-83c.97
–– V. portae 8-83c.9g
– Reposition
–– geschlossen, Luxation, Ellenbogengelenk 5-79a.et♦
–– offen, Luxation, Ellenbogengelenk 5-79b.et♦

Klammernahtgerät
– laparoskopisch, für
–– intraabdominale Anwendung *[nur Zusatzkode!]* 5-98c.1
– linear, für
–– offene intraabdominale Anwendung *[nur Zusatzkode!]* 5-98c.0
–– offene intrathorakale Anwendung *[nur Zusatzkode!]* 5-98c.0
– thorakoskopisch, für
–– intrathorakale Anwendung *[nur Zusatzkode!]* 5-98c.1
– zirkulär, für
–– Anwendung am Gastrointestinaltrakt *[nur Zusatzkode!]* 5-98c.2
–– Anwendung am Respirationstrakt *[nur Zusatzkode!]* 5-98c.2
–– Anwendung bei Gefäßanastomosen *[nur Zusatzkode!]* 5-98c.3
– zur Ligatur, Herzohr 5-379.1

Klammersystem, zur Osteosynthese, Wirbelsäule
– 1 Segment 5-83b.10
– 2 Segmente 5-83b.11
– 3 Segmente 5-83b.12
– 4 Segmente 5-83b.14
– 5 Segmente 5-83b.15 ►

Klammersystem, zur Osteosynthese, Wirbelsäule *(Forts.)*
– 6 Segmente 5-83b.16
– 7 bis 10 Segmente 5-83b.17
– 11 oder mehr Segmente 5-83b.18

Klappensystem, endobronchial
– Implantation, endoskopisch, mit
–– 1 Ventil 5-339.50
–– 2 Ventilen 5-339.51
–– 3 Ventilen 5-339.52
–– 4 Ventilen 5-339.53
–– 5 Ventilen 5-339.55
–– 6 Ventilen 5-339.56
–– 7 Ventilen 5-339.57
–– 8 oder mehr Ventilen 5-339.58
– Wechsel, endoskopisch, mit
–– 1 Ventil 5-339.50
–– 2 Ventilen 5-339.51
–– 3 Ventilen 5-339.52
–– 4 Ventilen 5-339.53
–– 5 Ventilen 5-339.55
–– 6 Ventilen 5-339.56
–– 7 Ventilen 5-339.57
–– 8 oder mehr Ventilen 5-339.58

Klavikula
– Bandapparat, Naht, offen, mit Fixation, durch
–– Draht 5-807.6♦
–– Schraube 5-807.6♦
– Biopsie
–– durch Inzision 1-503.0
–– ohne Inzision, mit Steuerung durch bildgebende Verfahren 1-481.0
–– perkutan 1-480.0
– Bohrung 5-780.10♦
– Débridement 5-780.60♦
– Einlegen, Medikamententräger 5-780.40♦
– Entfernung
–– Bewegungsfixateur 5-787.n0♦
–– Draht 5-787.00♦
––– intramedullär 5-787.g0♦
–– ECMES 5-787.g0♦
–– Ender-Nagel 5-787.g0♦
–– ESIN 5-787.g0♦
–– Federnagel 5-787.g0♦
–– Fixateur externe 5-787.90♦
–– Klammer 5-787.e0♦
–– Medikamententräger 5-780.50♦
–– Nancy-Nagel 5-787.g0♦
–– Platte 5-787.30♦
––– winkelstabil 5-787.k0♦
–– Prevot-Nagel 5-787.g0♦
–– Rush-Pin 5-787.g0♦
–– Schraube 5-787.10♦
–– TEN 5-787.g0♦
–– Zuggurtung/Cerclage 5-787.20♦
– Entnahme
–– Knochentransplantat
––– gefäßgestielt, nicht mikrovaskulär-anastomosiert 5-783.70♦
––– mikrovaskulär-anastomosiert 5-783.50♦
––– nicht-gefäßgestielt 5-783.40♦ ►

K

Klavikula *(Forts.)*
~ Entnahme *(Forts.)*
-- Spongiosa 5-783.00♦
- Epiphysenlösung, Reposition, geschlossen, durch
-- Bewegungsfixateur 5-790.p0♦
-- Draht 5-790.10♦
-- ECMES 5-790.20♦
-- Ender-Nagel 5-790.20♦
-- ESIN 5-790.20♦
-- Federnagel 5-790.20♦
-- Fixateur externe 5-790.60♦
--- mit interner Osteosynthese 5-790.d0♦
-- intramedullären Draht 5-790.20♦
-- Materialkombination 5-790.90♦
-- Nancy-Nagel 5-790.20♦
-- Platte 5-790.n0♦
-- Prevot-Nagel 5-790.20♦
-- Rush-Pin 5-790.20♦
-- Schraube 5-790.00♦
-- TEN 5-790.20♦
-- winkelstabile Platte 5-790.k0♦
-- Zuggurtung/Cerclage 5-790.10♦
- Epiphyseodese
-- permanent 5-789.20♦
-- temporär 5-789.10♦
- Epiphyseolyse, therapeutisch 5-789.40♦
- Exploration, durch Inzision 5-780.00♦
- Exzision, partiell
-- endoskopisch 5-782.b0♦
-- mit Weichteilresektion 5-782.10♦
-- offen 5-782.a0♦
- Fraktur, Reposition
-- geschlossen, durch
--- Bewegungsfixateur 5-790.p0♦
--- Draht 5-790.10♦
--- ECMES 5-790.20♦
--- Ender-Nagel 5-790.20♦
--- ESIN 5-790.20♦
--- Federnagel 5-790.20♦
--- Fixateur externe 5-790.60♦
---- mit interner Osteosynthese 5-790.d0♦
--- intramedullären Draht 5-790.20♦
--- Materialkombination 5-790.90♦
--- Nancy-Nagel 5-790.20♦
--- Platte 5-790.n0♦
--- Prevot-Nagel 5-790.20♦
--- Rush-Pin 5-790.20♦
--- Schraube 5-790.00♦
--- TEN 5-790.20♦
--- winkelstabile Platte 5-790.k0♦
--- Zuggurtung/Cerclage 5-790.10♦
-- offen
--- durch
---- Bewegungsfixateur 5-795.n0♦
---- Blountklammer 5-795.e0♦
---- Draht 5-795.20♦
---- ECMES 5-795.g0♦
---- Ender-Nagel 5-795.g0♦
---- ESIN 5-795.g0♦
---- Federnagel 5-795.g0♦ ►

Klavikula *(Forts.)*
~ Fraktur, Reposition *(Forts.)*
~~ offen *(Forts.)*
~~~ durch *(Forts.)*
---- Fixateur externe 5-795.40♦
----- mit interner Osteosynthese 5-795.50♦
---- intramedullären Draht 5-795.g0♦
---- Klammer 5-795.e0♦
---- Materialkombination 5-795.60♦
----- mit Rekonstruktion, Gelenkfläche 5-795.80♦
---- Nancy-Nagel 5-795.g0♦
---- Platte 5-795.30♦
---- Prevot-Nagel 5-795.g0♦
---- Rush-Pin 5-795.g0♦
---- Schraube 5-795.10♦
---- TEN 5-795.g0♦
---- winkelstabile Platte 5-795.k0♦
---- Zuggurtung/Cerclage 5-795.20♦
--- ohne Osteosynthese 5-795.h0♦
- Fremdkörperentfernung, durch Inzision 5-780.30♦
- Implantation
-- Glaskeramik, bioaktiv 5-785.20♦
-- Knochenersatz
--- alloplastisch, sonstiger
---- mit Medikamentenzusatz 5-785.70♦
---- ohne Medikamentenzusatz 5-785.60♦
--- keramisch 5-785.20♦
---- resorbierbar 5-785.30♦
----- mit Antibiotikumzusatz 5-785.50♦
--- metallisch 5-785.40♦
-- Zement
--- mit Antibiotikumzusatz 5-785.10♦
--- ohne Antibiotikumzusatz 5-785.00♦
- Inzision, mit
-- Drainage 5-780.20♦
-- Einlegen, Medikamententräger 5-780.90♦
- Knochen, frakturgefährdet, Stabilisierung 5-789.b0♦
- Knorpel-Knochen-Transplantation
-- allogen 5-784.60♦
-- autogen 5-784.50♦
- Kortikotomie, bei Segmenttransport 5-781.70♦
- Mehrfragment-Fraktur, Reposition, offen
-- durch
--- Bewegungsfixateur 5-796.n0♦
--- Blountklammer 5-796.e0♦
--- Draht 5-796.10♦
--- ECMES 5-796.g0♦
--- Ender-Nagel 5-796.g0♦
--- ESIN 5-796.g0♦
--- Federnagel 5-796.g0♦
--- Fixateur externe 5-796.30♦
---- mit interner Osteosynthese 5-796.40♦
--- intramedullären Draht 5-796.g0♦
--- Klammer 5-796.e0♦
--- Materialkombination 5-796.50♦
---- mit Rekonstruktion, Gelenkfläche 5-796.60♦
--- Nancy-Nagel 5-796.g0♦ ►
~~~

Klavikula *(Forts.)*
~ Mehrfragment-Fraktur, Reposition, offen *(Forts.)*
~~ durch *(Forts.)*
––– Platte 5-796.20♦
––– Prevot-Nagel 5-796.g0♦
––– Rush-Pin 5-796.g0♦
––– Schraube 5-796.00♦
––– TEN 5-796.g0♦
––– winkelstabile Platte 5-796.k0♦
––– Zuggurtung/Cerclage 5-796.10♦
–– ohne Osteosynthese 5-796.h0♦
– Nadelbiopsie, perkutan 1-430.0
– Naht, Bandapparat, offen 5-807.4♦
–– mit Platte 5-807.5♦
– Operation, nach Mumford
–– endoskopisch 5-782.b0♦
–– offen 5-782.a0♦
– Osteotomie
–– komplex, mehrdimensional 5-781.80♦
––– mit Achsenkorrektur 5-781.90♦
–– ohne Achsenkorrektur 5-781.a0♦
–– valgisierend 5-781.00♦
–– varisierend 5-781.10♦
– Periost, Naht 5-789.00♦
– Pseudarthrose, Stabilisierung, ohne weitere Maßnahmen 5-789.c0♦
– Resektion
–– partiell
––– endoskopisch 5-782.b0♦
––– mit
–––– Kontinuitätsdurchtrennung 5-782.20♦
––––– mit
–––––– Weichteilresektion 5-782.30♦
–––––– Wiederherstellung, Kontinuität 5-782.40♦
––––––– mit Weichteilresektion 5-782.50♦
–––– Weichteilresektion 5-782.10♦
––– offen 5-782.a0♦
–– total 5-782.60♦
––– mit
–––– Ersatz 5-782.80♦
––––– und Weichteilresektion 5-782.90♦
–––– Weichteilresektion 5-782.70♦
– Revision, Osteosynthesematerial
–– mit Reosteosynthese, durch
––– Bewegungsfixateur 5-78a.n0♦
––– Draht 5-78a.10♦
–––– intramedullär 5-78a.g0♦
––– ECMES 5-78a.g0♦
––– Ender-Nagel 5-78a.g0♦
––– ESIN 5-78a.g0♦
––– Federnagel 5-78a.g0♦
––– Fixateur externe 5-78a.80♦
––– Klammer 5-78a.e0♦
––– Materialkombination 5-78a.90♦
––– Nancy-Nagel 5-78a.g0♦
––– Platte 5-78a.20♦
–––– winkelstabil 5-78a.k0♦
––– Prevot-Nagel 5-78a.g0♦
––– Rush-Pin 5-78a.g0♦ ►

Klavikula *(Forts.)*
~ Revision, Osteosynthesematerial *(Forts.)*
~~ mit Reosteosynthese, durch *(Forts.)*
––– Schraube 5-78a.00♦
––– TEN 5-78a.g0♦
––– Verbundosteosynthese 5-78a.90♦
––– Zuggurtung/Cerclage 5-78a.10♦
–– ohne Materialwechsel 5-789.30♦
– Rotationsosteotomie 5-781.20♦
–– valgisierend 5-781.50♦
–– varisierend 5-781.60♦
– Sequesterotomie 5-780.70♦
–– mit Einlegen, Medikamententräger 5-780.80♦
– Transplantation
–– Knochen
––– gefäßgestielt, mit mikrovaskulärer Anastomose 5-784.40♦
––– nicht-gefäßgestielt 5-784.30♦
–– Knochenmatrix, demineralisiert, human 5-784.b0♦
–– Röhrenknochen, allogen 5-784.90♦
–– Span, kortikospongiös
––– allogen
–––– endoskopisch 5-784.f0♦
–––– offen 5-784.80♦
––– autogen
–––– ausgedehnt 5-784.20♦
–––– endoskopisch 5-784.d0♦
–––– offen 5-784.10♦
–– Spongiosa
––– allogen
–––– endoskopisch 5-784.e0♦
–––– offen 5-784.70♦
––– autogen
–––– endoskopisch 5-784.c0♦
–––– offen 5-784.00♦
– Transposition, Knochen, gefäßgestielt 5-784.a0♦
– Verkürzungsosteotomie 5-781.30♦
– Verlängerungsosteotomie 5-781.40♦
– Wechsel, Medikamententräger 5-780.40♦

Klebung
– Augenlid, Wundverschluss, primär, bei Verbrennung und Verätzung 5-928.23♦
– Axilla, Wundverschluss, primär, bei Verbrennung und Verätzung 5-928.26♦
– Bauchregion, Wundverschluss, primär, bei Verbrennung und Verätzung 5-928.2b
– Brustwand, Wundverschluss, primär, bei Verbrennung und Verätzung 5-928.2a
– Dammregion, Wundverschluss, primär, bei Verbrennung und Verätzung 5-928.2m
– Ellenbogen, Wundverschluss, primär, bei Verbrennung und Verätzung 5-928.27♦
– Fuß, Wundverschluss, primär, bei Verbrennung und Verätzung 5-928.2g♦
– Genitalregion, Wundverschluss, primär, bei Verbrennung und Verätzung 5-928.2c
– Gesäß, Wundverschluss, primär, bei Verbrennung und Verätzung 5-928.2d ►

K

Klebung *(Forts.)*
– Hals, Wundverschluss, primär, bei Verbrennung und Verätzung 5-928.25
– Hand, Wundverschluss, primär, bei Verbrennung und Verätzung 5-928.29♦
– Knie, Wundverschluss, primär, bei Verbrennung und Verätzung 5-928.2e♦
– Kopfhaut, behaart, Wundverschluss, primär, bei Verbrennung und Verätzung 5-928.2h
– Leistenregion, Wundverschluss, primär, bei Verbrennung und Verätzung 5-928.2c
– Lippe, Wundverschluss, primär, bei Verbrennung und Verätzung 5-928.20
– Nase, Wundverschluss, primär, bei Verbrennung und Verätzung 5-928.21
– Oberarm, Wundverschluss, primär, bei Verbrennung und Verätzung 5-928.27♦
– Oberschenkel, Wundverschluss, primär, bei Verbrennung und Verätzung 5-928.2e♦
– Ohr, Wundverschluss, primär, bei Verbrennung und Verätzung 5-928.22♦
– Rücken, Wundverschluss, primär, bei Verbrennung und Verätzung 5-928.2j
– Schulter, Wundverschluss, primär, bei Verbrennung und Verätzung 5-928.26♦
– Skrotum, Wundverschluss, primär, bei Verbrennung und Verätzung 5-928.2k
– Unterarm, Wundverschluss, primär, bei Verbrennung und Verätzung 5-928.28♦
– Unterschenkel, Wundverschluss, primär, bei Verbrennung und Verätzung 5-928.2f♦
Kleinflächig – s. jeweiliger durchgeführter Eingriff
Kleinhirn
– Biopsie
–– durch Inzision, und Trepanation, Schädelknochen 1-510.3
–– perkutan, mit Steuerung durch bildgebende Verfahren 1-401.3
–– stereotaktisch 1-511.3
– Nadelbiopsie, perkutan, mit Steuerung durch bildgebende Verfahren 1-401.3
Kleinkalibrig, Cholangioskop, zur Cholangioskopie, Gallenwege, therapeutisch, perkutan-transhepatisch *[nur Zusatzkode!]* 5-514.u1
Kleinzehe, Metatarsophalangealgelenk, Arthrodese, offen
– 1 5-808.b2♦
– 2 5-808.b3♦
– 3 5-808.b4♦
– 4 5-808.b5♦
– 5 oder mehr 5-808.b6♦
Kleinzehengelenk, Arthrodese, offen
– 1 5-808.b2♦
– 2 5-808.b3♦
– 3 5-808.b4♦
– 4 5-808.b5♦
– 5 oder mehr 5-808.b6♦
Klinisch
– Obduktion 9-990
– Untersuchung, in Allgemeinanästhesie 1-100
Klinisch-psychosomatisch, Komplexbehandlung, integriert 9-402.1
Klitoridektomie 5-713.1
Klitoris
– Biopsie 1-470.5
–– perkutan 1-470.5
– Rekonstruktion, plastisch 5-713.2
– Teilresektion 5-713.0
Klonalitätsanalyse von
– 1 Zielstruktur in soliden bösartigen Neubildungen 1-995.30
– 2 bis 3 Zielstrukturen in soliden bösartigen Neubildungen 1-995.31
– 4 bis 10 Zielstrukturen in soliden bösartigen Neubildungen 1-995.32
– 11 oder mehr Zielstrukturen in soliden bösartigen Neubildungen 1-995.33
Knie
– Abtragung, Hautblase, bei Verbrennung und Verätzung 5-921.0e♦
– Butterfly-Plastik 5-906.0e♦
–– bei Verbrennung und Verätzung 5-927.0e♦
– Chemical Peeling
–– großflächig 5-913.9e♦
–– kleinflächig 5-913.3e♦
– Composite graft, Entnahme 5-901.2e♦
– Dehnungsplastik, lokal
–– bei Verbrennung und Verätzung 5-926.0e♦
–– großflächig 5-903.5e♦
–– kleinflächig 5-903.0e♦
– Dermabrasion
–– bei Verbrennung und Verätzung 5-921.1e♦
–– hochtourig
––– großflächig, Hautschichten, oberflächlich 5-913.6e♦
––– kleinflächig 5-913.0e♦
– Desilikonisierung, Dermisersatzmaterial 5-91a.0e♦
–– bei Verbrennung und Verätzung 5-929.1e♦
– Desinsertion 5-851.d8♦
– Durchtrennung, Lappenstiel
–– bei Verbrennung und Verätzung 5-929.0e♦
–– Muskel und Faszie 5-857.a8♦
– Einlegen, Medikamententräger, subfaszial 5-850.h8♦
– Entfernung, Medikamententräger, subfaszial 5-850.j8♦
– Entnahme
–– Fernlappen, gestielt 5-904.2e♦
––– bei Verbrennung und Verätzung 5-924.5e♦
–– Lappen
––– fasziokutan, mit mikrovaskulärer Anastomosierung 5-858.08♦
––– frei, mit mikrovaskulärer Anastomosierung 5-904.0e♦
–––– bei Verbrennung und Verätzung 5-924.3e♦
––– myokutan, mit mikrovaskulärer Anastomosierung 5-858.28♦
––– osteofasziokutan, mit mikrovaskulärer Anastomosierung 5-858.38♦ ►

Knie *(Forts.)*
~ Entnahme *(Forts.)*
~~ Lappen *(Forts.)*
––– osteomyokutan, mit mikrovaskulärer Anastomosierung 5-858.38♦
––– regional, gestielt 5-904.1e♦
–––– bei Verbrennung und Verätzung 5-924.4e♦
––– septokutan, mit mikrovaskulärer Anastomosierung 5-858.18♦
–– Vollhaut, bei Verbrennung und Verätzung 5-924.1e♦
– Escharotomie 5-920.0e♦
–– mit
––– Dekompression, Nerv, peripher 5-920.3e♦
––– Fasziotomie 5-920.2e♦
– Explantation, Hautexpander 5-909.1e♦
– Exstirpation
–– Bakerzyste 5-859.28♦
–– Weichteiltumor
––– epifaszial 5-852.88♦
––– subfaszial 5-852.98♦
– Faszie
–– Débridement 5-850.d8♦
–– Defektdeckung, mit
––– allogenem Material 5-856.a8♦
––– autogenem Material 5-856.98♦
–– Doppelung 5-856.38♦
–– Entfernung, Transplantat 5-856.88♦
–– Entnahme, zur Transplantation 5-852.g8♦
–– Exploration 5-850.g8♦
–– Exzision 5-852.a8♦
–– Fremdkörperentfernung, durch Inzision 5-850.a8♦
–– Inzision
––– offen 5-850.68♦
––– perkutan 5-850.78♦
–– Naht 5-856.08♦
–– Revision, Transplantat 5-856.68♦
–– Transplantation
––– allogen 5-856.58♦
––– autogen 5-856.48♦
–– Verkürzung 5-856.28♦
–– Verlängerung 5-856.18♦
–– Wechsel, Transplantat 5-856.78♦
– Faszienlappenplastik 5-857.48♦
–– gefäßgestielt 5-857.58♦
– Fasziotomie
–– bei Verbrennung und Verätzung 5-920.1e♦
–– längs
––– perkutan 5-851.a8♦
––– Segment
–––– mehrere
––––– partiell, offen 5-851.b8♦
––––– total, offen 5-851.c8♦
–––– partiell, offen 5-851.88♦
–––– total, offen 5-851.98♦
–– quer
––– partiell, offen 5-851.58♦
––– perkutan 5-851.78♦
––– total, offen 5-851.68♦
– Fernlappenplastik, gestielt 5-905.2e♦ ►

Knie *(Forts.)*
– Fettgewebe
–– Absaugen 5-911.1e♦
–– Abtragung 5-911.2e♦
– Haut
–– Applikation
––– Ätzmittel, lokal 5-914.0e♦
––– Zytostatika, lokal 5-914.1e♦
–– Durchtrennung, Lappenstiel 5-909.2e♦
–– Einbringen, Material
––– autogen 5-890.1e♦
––– xenogen 5-890.2e♦
–– Einlegen, Medikamententräger, durch Inzision 5-892.3e♦
–– Elektrochemotherapie
––– großflächig 5-915.9e♦
––– kleinflächig 5-915.8e♦
–– Elektrokaustik
––– großflächig 5-915.4e♦
––– kleinflächig 5-915.0e♦
–– Entfernung, Medikamententräger, durch Inzision 5-892.4e♦
–– Exploration 5-892.0e♦
–– Exzision
––– lokal
–––– mit primärem Wundverschluss 5-894.1e♦
–––– ohne primären Wundverschluss 5-894.0e♦
––– radikal
–––– histographisch kontrolliert
––––– mit
–––––– lokaler Lappenplastik 5-895.5e♦
–––––– primärem Wundverschluss 5-895.3e♦
–––––– Transplantation 5-895.5e♦
––––– ohne primären Wundverschluss 5-895.1e♦
–––– mit
––––– lokaler Lappenplastik 5-895.4e♦
––––– primärem Wundverschluss 5-895.2e♦
––––– Transplantation 5-895.4e♦
–––– ohne primären Wundverschluss 5-895.0e♦
––– tangential, bei Verbrennung und Verätzung 5-921.3e♦
–– Fliegenmaden, Anwendung 8-192.3e♦
–– Fremdkörperentfernung
––– durch Inzision 5-892.2e♦
––– ohne Inzision 8-102.8♦
–– Gewebsreduktionsplastik 5-911.0e♦
–– Hochfrequenzchirurgie, bei Verbrennung und Verätzung 5-921.7e♦
–– Infrarotkoagulation
––– großflächig 5-915.7e♦
––– kleinflächig 5-915.3e♦
–– Inzision 5-892.0e♦
––– mit Drainage 5-892.1e♦
–– Kryochirurgie
––– großflächig 5-915.6e♦
––– kleinflächig 5-915.2e♦
–– Laserbehandlung
––– großflächig 5-915.5e♦
––– kleinflächig 5-915.1e♦ ►

K

Knie *(Forts.)*
~ Haut *(Forts.)*
-- Laserdestruktion, bei Verbrennung und Verätzung 5-921.4e♦
-- Naht
--- primär 5-900.0e♦
--- sekundär 5-900.1e♦
-- Radiochirurgie, bei Verbrennung und Verätzung 5-921.6e♦
-- Straffungsoperation 5-911.0e♦
-- Tätowieren 5-890.0e♦
-- Ultraschalldestruktion, bei Verbrennung und Verätzung 5-921.5e♦
-- und Unterhaut
--- Entfernung
---- großflächig, System, zur Vakuumtherapie, ohne Anästhesie 8-192.1e♦
---- kleinflächig, System, zur Vakuumtherapie, ohne Anästhesie 8-192.0e♦
--- Wunde, Entfernung
---- Fibrinbeläge
----- großflächig, ohne Anästhesie 8-192.1e♦
----- kleinflächig, ohne Anästhesie 8-192.0e♦
---- großflächig, Gewebe, ohne Anästhesie 8-192.1e♦
---- kleinflächig, Gewebe, ohne Anästhesie 8-192.0e♦
-- Wiederherstellung, Oberflächenkontinuität
--- primär, durch
---- Gewebekleber 5-900.0e♦
---- Metallklammern 5-900.0e♦
--- sekundär, durch
---- Gewebekleber 5-900.1e♦
---- Metallklammern 5-900.1e♦
-- Wunddébridement, großflächig, mit Einlegen, Medikamententräger 5-896.2e♦
-- Wundtoilette, chirurgisch, großflächig, mit Einlegen, Medikamententräger 5-896.2e♦
- Hautersatz
-- großflächig, durch Keratinozyten, kultiviert 5-902.ce♦
-- kleinflächig, durch Keratinozyten, kultiviert 5-902.be♦
-- permanent
--- großflächig, durch
---- allogene Amnionmembran 5-902.je♦
----- bei Verbrennung und Verätzung 5-925.je♦
---- allogenes Amnion 5-902.je♦
----- bei Verbrennung und Verätzung 5-925.je♦
---- allogenes Hautersatzmaterial 5-902.je♦
----- bei Verbrennung und Verätzung 5-925.je♦
---- allogenes Hauttransplantat 5-902.ge♦
----- bei Verbrennung und Verätzung 5-925.ge♦
---- Dermisersatzmaterial 5-902.ee♦
----- bei Verbrennung und Verätzung 5-925.ee♦ ►

Knie *(Forts.)*
~ Hautersatz *(Forts.)*
~~ permanent *(Forts.)*
~~~ großflächig, durch *(Forts.)*
---- humane azelluläre dermale Matrix 5-902.ge♦
----- bei Verbrennung und Verätzung 5-925.ge♦
---- kultivierte Keratinozyten, bei Verbrennung und Verätzung 5-925.ae♦
--- kleinflächig, durch
---- allogene Amnionmembran, bei Verbrennung und Verätzung 5-925.he♦
---- allogenes Amnion, bei Verbrennung und Verätzung 5-925.he♦
---- allogenes Hautersatzmaterial, bei Verbrennung und Verätzung 5-925.he♦
---- allogenes Hauttransplantat, bei Verbrennung und Verätzung 5-925.fe♦
---- Dermisersatzmaterial 5-902.de♦
----- bei Verbrennung und Verätzung 5-925.de♦
---- humane azelluläre dermale Matrix, bei Verbrennung und Verätzung 5-925.fe♦
---- kultivierte Keratinozyten, bei Verbrennung und Verätzung 5-925.9e♦
- Hautschichten, oberflächlich
-- Ausbürsten
--- großflächig 5-913.7e♦
--- kleinflächig 5-913.1e♦
-- Chemochirurgie
--- großflächig 5-913.9e♦
--- kleinflächig 5-913.3e♦
-- Entfernung, mit scharfem Löffel
--- großflächig 5-913.8e♦
--- kleinflächig 5-913.2e♦
-- Exkochleation
--- großflächig 5-913.8e♦
--- kleinflächig 5-913.2e♦
-- Laserbehandlung
--- großflächig 5-913.ae♦
--- kleinflächig 5-913.4e♦
-- Shaving
--- großflächig 5-913.be♦
--- kleinflächig 5-913.5e♦
- Implantation, Hautexpander 5-909.0e♦
- Insellappenplastik, lokal
-- bei Verbrennung und Verätzung 5-926.3e♦
-- großflächig 5-903.8e♦
-- kleinflächig 5-903.3e♦
- Inzision, Verbrennungsschorf 5-920.0e♦
-- mit
--- Dekompression, Nerv, peripher 5-920.3e♦
--- Fasziotomie 5-920.2e♦
- Jumping-man-Plastik 5-906.0e♦
-- bei Verbrennung und Verätzung 5-927.0e♦
- Kompartmentresektion 5-852.b8♦
-- mit
--- erweiterter Präparation 5-852.d8♦
--- spezieller Gefäß- und Nervenpräparation 5-852.c8♦ ►
~~~

Knie *(Forts.)*
– Lappen
–– frei, Revision, mit mikrovaskulärer Anastomosierung 5-907.5e♦
––– bei Verbrennung und Verätzung 5-928.8e♦
–– regional, gestielt, Revision 5-907.3e♦
––– bei Verbrennung und Verätzung 5-928.6e♦
– Lappenplastik
–– adipofaszial 5-857.28♦
––– gefäßgestielt 5-857.38♦
–– fasziokutan 5-857.08♦
––– gefäßgestielt 5-857.18♦
–– frei, mit mikrovaskulärer Anastomosierung 5-905.0e♦
–– kombiniert 5-906.0e♦
––– bei Verbrennung und Verätzung 5-927.0e♦
–– lokal, Revision, bei Verbrennung und Verätzung 5-928.5e♦
–– mit freiem Hauttransplantat 5-906.1e♦
––– bei Verbrennung und Verätzung 5-927.1e♦
–– myokutan 5-857.68♦
––– gefäßgestielt 5-857.78♦
–– regional, gestielt 5-905.1e♦
––– mit Fernlappen 5-906.2e♦
–––– bei Verbrennung und Verätzung 5-927.2e♦
–––– mit freiem Hauttransplantat 5-906.3e♦
––––– bei Verbrennung und Verätzung 5-927.3e♦
–– Revision, lokal 5-907.2e♦
– Liposuktion 5-911.1e♦
– Mikrograft-Spalthautdeckung, bei Verbrennung und Verätzung 5-925.7e♦
– Muskel
–– Débridement 5-850.b8♦
–– Durchtrennung 5-851.08♦
–– Entfernung, Transplantat 5-853.98♦
–– Entnahme, zur Transplantation 5-852.e8♦
–– Exploration 5-850.e8♦
–– Exzision
––– epifaszial
–––– partiell 5-852.48♦
–––– total 5-852.58♦
––– subfaszial
–––– partiell 5-852.68♦
–––– total 5-852.78♦
–– Fremdkörperentfernung, durch Inzision 5-850.88♦
–– Inzision
––– längs 5-850.08♦
––– quer 5-850.18♦
–– Naht 5-853.18♦
–– Plastik 5-853.48♦
–– Refixation 5-853.08♦
–– Revision, Transplantat 5-853.78♦
–– Spülung, Hohlraum 5-853.x8♦
–– Transplantation 5-853.68♦
–– Transposition 5-853.58♦
–– Verkürzung, und Naht 5-853.38♦
–– Verlängerung, und Naht 5-853.28♦
–– Wechsel, Transplantat 5-853.88♦ ►

Knie *(Forts.)*
– Muskellappenplastik 5-857.88♦
–– gefäßgestielt 5-857.98♦
– Narbenkorrektur 5-894.1e♦
–– nach Hautplastik 5-907.0e♦
– Nekrosektomie, epifaszial, bei Verbrennung und Verätzung 5-921.2e♦
– Resektion
–– Ganglion 5-859.28♦
–– Gewebe, kompartmentübergreifend
––– mit spezieller Gefäß- und Nervenpräparation 5-852.j8♦
––– ohne spezielle Gefäß- und Nervenpräparation 5-852.h8♦
– Revision
–– Fernlappen, gestielt 5-907.4e♦
––– bei Verbrennung und Verätzung 5-928.7e♦
–– Hauttransplantat, frei 5-907.1e♦
––– bei Verbrennung und Verätzung 5-928.4e♦
– Schleimbeutel
–– Inzision 5-859.08♦
–– Resektion, total 5-859.18♦
– Schweißdrüse
–– Exzision
––– ausgedehnt 5-895.6e♦
––– lokal 5-894.2e♦
––– radikal 5-895.6e♦
–– Kürettage
––– ausgedehnt 5-895.6e♦
––– lokal 5-894.2e♦
––– radikal 5-895.6e♦
– Sehne
–– Augmentation 5-854.38♦
–– Débridement 5-850.c8♦
–– Entfernung, Transplantat 5-854.98♦
–– Ersatzplastik 5-854.48♦
––– mit Interponat 5-854.58♦
–– Exploration 5-850.f8♦
–– Exzision
––– partiell 5-852.08♦
––– total 5-852.18♦
–– Fremdkörperentfernung, durch Inzision 5-850.98♦
–– Inzision
––– längs 5-850.28♦
––– quer 5-850.38♦
–– mehrere
––– Tenodese
–––– primär 5-855.98♦
–––– sekundär 5-855.a8♦
––– Tenolyse 5-855.68♦
–– Naht
––– primär 5-855.18♦
––– sekundär 5-855.28♦
–– Reinsertion 5-855.08♦
–– Rekonstruktion, mit Material, alloplastisch 5-854.a8♦
–– Schaffung, Transplantatlager 5-854.68♦
–– Tenodese
––– primär 5-855.78♦
––– sekundär 5-855.88♦ ►

K

Knie *(Forts.)*
~ Sehne *(Forts.)*
–– Tenolyse 5-855.58♦
–– Transplantation 5-854.78♦
–– Transposition 5-854.28♦
–– und Muskel, Exzision
––– epifaszial 5-852.88♦
––– subfaszial 5-852.98♦
–– Verkürzung 5-854.18♦
–– Verlängerung 5-854.08♦
–– Wechsel, Transplantat 5-854.88♦
– Sehnengewebe, Entnahme, zur Transplantation 5-852.f8♦
– Sehnenscheide
–– Durchtrennung
––– längs 5-851.38♦
––– quer 5-851.48♦
–– Exzision
––– partiell 5-852.28♦
––– total 5-852.38♦
–– Inzision, isoliert
––– längs 5-850.48♦
––– quer 5-850.58♦
–– Naht
––– primär 5-855.38♦
––– sekundär 5-855.48♦
–– Spülung 5-855.b8♦
– Spalthaut, Entnahme 5-901.0e♦
–– bei Verbrennung und Verätzung 5-924.0e♦
– Tenotomie
–– offen 5-851.18♦
–– perkutan 5-851.28♦
– Thermoablation, Weichteile, perkutan 5-859.38♦
– Transplantation
–– Composite graft
––– bei Verbrennung und Verätzung 5-925.3e♦
––– frei
–––– großflächig 5-902.7e♦
–––– kleinflächig 5-902.3e♦
–– Fernlappen, gestielt, bei Verbrennung und Verätzung 5-925.6e♦
–– Haut, durch Epithelzellsuspension, nach
––– Aufbereitung mit Bedside-Kit 5-902.9e♦
–––– bei Verbrennung und Verätzung 5-925.be♦
––– labortechnischer Aufbereitung im Schnellverfahren 5-902.ae♦
–––– bei Verbrennung und Verätzung 5-925.ce♦
–– Lappen
––– fasziokutan, mit mikrovaskulärer Anastomosierung 5-858.58♦
––– frei, mit mikrovaskulärer Anastomosierung, bei Verbrennung und Verätzung 5-925.4e♦
––– myokutan, mit mikrovaskulärer Anastomosierung 5-858.78♦
––– osteofasziokutan, mit mikrovaskulärer Anastomosierung 5-858.88♦
––– osteomyokutan, mit mikrovaskulärer Anastomosierung 5-858.88♦
––– regional, gestielt, bei Verbrennung und Verätzung 5-925.5e♦ ►

Knie *(Forts.)*
~ Transplantation *(Forts.)*
~~ Lappen *(Forts.)*
––– septokutan, mit mikrovaskulärer Anastomosierung 5-858.68♦
–– Spalthaut, frei
––– bei Verbrennung und Verätzung 5-925.0e♦
––– großflächig 5-902.4e♦
–––– auf Hautareal, granulierend 5-902.5e♦
––– kleinflächig, auf Hautareal, granulierend 5-902.1e♦
–– Vollhaut
––– bei Verbrennung und Verätzung 5-925.2e♦
––– frei
–––– großflächig 5-902.6e♦
–––– kleinflächig 5-902.2e♦
– Transposition, Sehne, partiell 5-854.28♦
– Transpositionsplastik, lokal
–– bei Verbrennung und Verätzung 5-926.2e♦
–– großflächig 5-903.7e♦
–– kleinflächig 5-903.2e♦
– Verschiebe-Rotationsplastik, lokal
–– bei Verbrennung und Verätzung 5-926.1e♦
–– großflächig 5-903.6e♦
–– kleinflächig 5-903.1e♦
– Vollhaut, Entnahme 5-901.1e♦
– W-Plastik, lokal
–– bei Verbrennung und Verätzung 5-926.5e♦
–– großflächig 5-903.be♦
–– kleinflächig 5-903.ae♦
– Weichteildeckung, temporär
–– großflächig
––– durch
–––– allogene Amnionmembran 5-916.ee♦
––––– bei Verbrennung und Verätzung 5-923.de♦
–––– allogene Hauttransplantation 5-916.5e♦
––––– bei Verbrennung und Verätzung 5-923.5e♦
–––– allogenes Amnion 5-916.ee♦
––––– bei Verbrennung und Verätzung 5-923.de♦
–––– allogenes Hautersatzmaterial 5-916.ee♦
––––– bei Verbrennung und Verätzung 5-923.de♦
–––– humane azelluläre dermale Matrix 5-916.5e♦
––––– bei Verbrennung und Verätzung 5-923.5e♦
–––– hydrolytisch resorbierbare Membran 5-916.ce♦
–––– Kombination mehrerer Verfahren 5-916.9e♦
––––– bei Verbrennung und Verätzung 5-923.9e♦
–––– kultivierte Keratinozyten 5-916.8e♦
––––– bei Verbrennung und Verätzung 5-923.8e♦
–––– xenogenes Hautersatzmaterial 5-916.6e♦
––––– bei Verbrennung und Verätzung 5-923.6e♦ ►

Knie *(Forts.)*
~ Weichteildeckung, temporär *(Forts.)*
~~ großflächig *(Forts.)*
––– mit
–––– alloplastischem Material 5-916.7e♦
––––– bei Verbrennung und Verätzung 5-923.7e♦
–––– hydrolytisch resorbierbarer Membran, bei Verbrennung und Verätzung 5-923.be♦
–– kleinflächig
––– durch
–––– allogene Amnionmembran 5-916.de♦
––––– bei Verbrennung und Verätzung 5-923.ce♦
–––– allogene Hauttransplantation 5-916.0e♦
––––– bei Verbrennung und Verätzung 5-923.0e♦
–––– allogenes Amnion 5-916.de♦
––––– bei Verbrennung und Verätzung 5-923.ce♦
–––– allogenes Hautersatzmaterial 5-916.de♦
––––– bei Verbrennung und Verätzung 5-923.ce♦
–––– humane azelluläre dermale Matrix 5-916.0e♦
––––– bei Verbrennung und Verätzung 5-923.0e♦
–––– hydrolytisch resorbierbare Membran 5-916.be♦
–––– Kombination mehrerer Verfahren 5-916.4e♦
––––– bei Verbrennung und Verätzung 5-923.4e♦
–––– kultivierte Keratinozyten 5-916.3e♦
––––– bei Verbrennung und Verätzung 5-923.3e♦
–––– xenogenes Hautersatzmaterial 5-916.1e♦
––––– bei Verbrennung und Verätzung 5-923.1e♦
––– mit
–––– alloplastischem Material 5-916.2e♦
––––– bei Verbrennung und Verätzung 5-923.2e♦
–––– hydrolytisch resorbierbarer Membran, bei Verbrennung und Verätzung 5-923.ae♦
– Wundverschluss, primär, durch
–– Klammer, bei Verbrennung und Verätzung 5-928.1e♦
–– Klebung, bei Verbrennung und Verätzung 5-928.2e♦
–– Naht, bei Verbrennung und Verätzung 5-928.0e♦
– Z-Plastik, lokal
–– bei Verbrennung und Verätzung 5-926.4e♦
–– großflächig 5-903.9e♦
–– kleinflächig 5-903.4e♦
Kniebereich
– Amputation 5-864.6♦
– Replantation 5-861.1♦
Kniegelenk
– Abrasionsarthroplastik
–– arthroskopisch 5-812.fh♦
–– offen 5-801.hh♦
– Arthrodese, offen 5-808.3♦
– Arthrolyse
–– arthroskopisch 5-810.2h♦
–– offen 5-800.6h♦
– Arthrorise, offen 5-809.1h♦
– Arthroskopie, diagnostisch 1-697.7♦
– Arthrotomie, offen 5-800.0h♦
– Bandrest, Resektion, offen 5-800.ch♦
– Biopsie
–– arthroskopisch 1-482.7♦ 1-697.7♦
–– durch Inzision 1-504.7♦
–– perkutan 1-483.7♦
––– mit Steuerung durch bildgebende Verfahren 1-484.7♦
– Chondrogenese, matrixinduziert, autogen, arthroskopisch 5-812.gh♦
– Chondroplastik
–– arthroskopisch 5-812.eh♦
–– offen 5-801.gh♦
– Chondrozytentransplantation, matrixinduziert, autogen
–– arthroskopisch 5-812.hh♦
–– offen 5-801.kh♦
– Débridement, offen 5-800.3h♦
– Denervierung, elektrothermisch, Synovialis, und Kapselgewebe, arthroskopisch 5-811.4h♦
– Durchtrennung, Band
–– arthroskopisch 5-819.0h♦
–– offen 5-809.0h♦
– Einbringen, Entlastungsfeder, offen 5-809.3h♦
– Einlegen, Medikamententräger
–– arthroskopisch 5-810.7h♦
–– offen 5-800.ah♦
– Entfernung
–– Arthrodesemodul 5-823.j♦
–– Endoprothese
––– femoral und tibial schaftverankert 5-823.m♦
––– mit erweiterter Beugefähigkeit 5-823.d♦
–– Fragment, osteochondral
––– arthroskopisch 5-810.4h♦
––– offen 5-800.8h♦
–– Gelenkersatz, endoprothetisch, ohne Bewegungsfunktion 5-823.j♦
–– Gelenkkörper, frei
––– arthroskopisch 5-810.4h♦
––– offen 5-800.8h♦
–– Implantat, nicht-verankert, interpositionell 5-823.e♦
–– Medikamententräger
––– arthroskopisch 5-810.8h♦
––– offen 5-800.bh♦
–– Oberflächenersatzprothese, bikondylär 5-823.7♦
–– Osteosynthesematerial, arthroskopisch 5-810.3h♦
–– Patellaersatz 5-823.9♦
–– patellofemoraler Ersatz 5-823.9♦ ►

K

Kniegelenk *(Forts.)*
~ Entfernung *(Forts.)*
-- Schlittenprothese, unikondylär 5-823.6♦
-- Sonderprothese 5-823.a♦
-- Verkalkung, periartikulär
--- arthroskopisch 5-810.5h♦
--- offen 5-800.7h♦
- Eröffnung, Knochen, subchondral
-- arthroskopisch 5-812.fh♦
--- mit Einbringen, Implantat, azellulär 5-812.gh♦
---- mit homologem Vollblut angereichert 5-812.mh♦
-- offen 5-801.hh♦
--- mit Einbringen, Implantat, azellulär 5-801.nh♦
---- mit homologem Vollblut angereichert 5-801.ph♦
- Exartikulation 5-864.7♦
- Exzision, Knorpel
-- arthroskopisch 5-812.0h♦
-- offen 5-801.0h♦
- Fettkörper, Resektion, arthroskopisch 5-811.1h♦
- Fixation
-- perkutan, temporär 5-809.4h♦
-- temporär, offen 5-809.2h♦
- Fragment, osteochondral, Refixation
-- arthroskopisch 5-812.3h♦
-- offen 5-801.3h♦
- Fremdkörperentfernung
-- arthroskopisch 5-810.4h♦
-- offen 5-800.8h♦
- Gelenkspülung
-- arthroskopisch, mit Drainage
--- aseptisch 5-810.0h♦
--- septisch 5-810.1h♦
-- offen, mit Drainage
--- aseptisch 5-800.1h♦
--- septisch 5-800.2h♦
- Glättung, Knorpel
-- arthroskopisch 5-812.eh♦
-- mechanisch, offen 5-801.gh♦
- Gleitfläche, femoral, Implantation, Ersatz, isoliert
-- nicht-zementiert 5-822.86♦
-- zementiert 5-822.87♦
- Hybrid-Ersatz, patellofemoral, Implantation 5-822.85♦
- Implantation
-- Arthrodesemodul
--- nicht-zementiert 5-822.f0♦
--- teilzementiert 5-822.f2♦
--- zementiert 5-822.f1♦
-- Endoprothese
--- femoral und tibial schaftverankert
---- nicht-zementiert 5-822.h0♦
---- teilzementiert 5-822.h2♦
---- zementiert 5-822.h1♦
--- Patellarückfläche
---- nicht-zementiert 5-822.80♦ ▶

Kniegelenk *(Forts.)*
~ Implantation *(Forts.)*
~~ Endoprothese *(Forts.)*
~~~ Patellarückfläche *(Forts.)*
---- zementiert 5-822.81♦
--- teilzementiert, mit erweiterter Beugefähigkeit 5-822.j2♦
--- zementiert, mit erweiterter Beugefähigkeit 5-822.j1♦
-- Ersatz, patellofemoral
--- nicht-zementiert 5-822.83♦
--- teilzementiert 5-822.85♦
--- zementiert 5-822.84♦
-- Gelenkersatz, endoprothetisch
--- nicht-zementiert, ohne Bewegungsfunktion 5-822.f0♦
--- teilzementiert, ohne Bewegungsfunktion 5-822.f2♦
--- zementiert, ohne Bewegungsfunktion 5-822.f1♦
-- Gewebekultur, in-vitro-hergestellt
--- arthroskopisch 5-812.ah♦
--- offen 5-801.ch♦
-- Hybrid-Arthrodesemodul, endoprothetisch 5-822.f2♦
-- Hybrid-Endoprothese
--- femoral und tibial schaftverankert 5-822.h2♦
--- mit erweiterter Beugefähigkeit 5-822.j2♦
-- Hybrid-Gelenkersatz, endoprothetisch, ohne Bewegungsfunktion 5-822.f2♦
-- Hybrid-Oberflächenersatzprothese, bikondylär 5-822.g2♦
-- Hybrid-Schlittenprothese, unikondylär 5-822.02♦
-- Hybrid-Sonderprothese 5-822.92♦
-- Hybrid-Teilgelenkersatzprothese, bikompartimentell 5-822.k2♦
-- Hybrid-Tumorprothese 5-822.92♦
-- Implantat, nicht-verankert, interpositionell 5-822.c♦
-- Knorpelersatz, metallisch
--- nicht-patientenindividuell, offen 5-801.mh♦
--- patientenindividuell, offen 5-801.j♦
-- Oberflächenersatzprothese, bikondylär
--- nicht-zementiert 5-822.g0♦
--- teilzementiert 5-822.g2♦
--- zementiert 5-822.g1♦
-- Schlittenprothese, unikondylär
--- nicht-zementiert 5-822.00♦
--- teilzementiert 5-822.02♦
--- zementiert 5-822.01♦
-- Sonderprothese
--- nicht-zementiert 5-822.90♦
--- teilzementiert 5-822.92♦
--- zementiert 5-822.91♦
-- Teilgelenkersatzprothese, bikompartimentell
--- nicht-zementiert 5-822.k0♦
--- teilzementiert 5-822.k2♦
--- zementiert 5-822.k1♦ ▶
~~~

Kniegelenk *(Forts.)*
~ Implantation *(Forts.)*
–– Tumorprothese
––– nicht-zementiert 5-822.90♦
––– teilzementiert 5-822.92♦
––– zementiert 5-822.91♦
– Kapselbandapparat, Rekonstruktion, kombiniert, offen 5-802.8♦
– Kapsulotomie, offen 5-800.9h♦
– Knorpeltransplantat, Entnahme
–– arthroskopisch 5-812.8h♦
–– offen 5-801.ah♦
– Knorpeltransplantation
–– arthroskopisch 5-812.9h♦
–– offen 5-801.bh♦
– Luxation, Reposition
–– geschlossen
––– durch
–––– Draht 5-79a.1h♦
–––– Federnagel 5-79a.gh♦
–––– Fixateur externe 5-79a.5h♦
––––– mit interner Osteosynthese 5-79a.7h♦
–––– intramedullären Draht 5-79a.gh♦
–––– Klammer 5-79a.eh♦
–––– Materialkombination 5-79a.8h♦
–––– Schraube 5-79a.0h♦
–––– Transfixationsnagel 5-79a.ch♦
–––– Zuggurtung/Cerclage 5-79a.1h♦
––– ohne Osteosynthese 8-201.h♦
–– offen
––– durch
–––– Draht 5-79b.1h♦
–––– Federnagel 5-79b.gh♦
–––– Fixateur externe 5-79b.6h♦
–––– intramedullären Draht 5-79b.gh♦
–––– Klammer 5-79b.eh♦
–––– Materialkombination 5-79b.8h♦
–––– Platte 5-79b.2h♦
–––– Schraube 5-79b.0h♦
–––– Transfixationsnagel 5-79b.ch♦
–––– Zuggurtung/Cerclage 5-79b.1h♦
––– ohne Osteosynthese 5-79b.hh♦
– Mikrofrakturierung
–– arthroskopisch 5-812.fh♦
–– offen 5-801.hh♦
– Nadelbiopsie, perkutan 1-483.7♦
– Naht, Kapselbandapparat
–– dorsal, offen 5-802.9♦
–– lateral, offen 5-802.6♦
––– mit Eingriff, Meniskus 5-802.7♦
–– medial, offen 5-802.4♦
––– mit Eingriff, Meniskus 5-802.5♦
– Plastik
–– Band, kombiniert, offen 5-803.8♦
–– Bandapparat
––– dorsolateral, offen 5-803.a♦
––– dorsomedial, offen 5-803.9♦
––– lateral, offen 5-803.7♦
––– medial, offen 5-803.6♦
– Pridie-Bohrung
–– arthroskopisch 5-812.fh♦ ►

Kniegelenk *(Forts.)*
~ Pridie-Bohrung *(Forts.)*
–– offen 5-801.hh♦
– Punktion, perkutan
–– diagnostisch 1-854.7♦
–– therapeutisch 8-158.h♦
– Reposition, Luxation, offen, mit interner Osteosynthese 5-79b.7h♦
– Resektion
–– Band
––– arthroskopisch 5-810.9h♦
––– offen 5-800.ch♦
–– Bandrest, arthroskopisch 5-810.9h♦
–– Ganglion 5-819.2h♦
–– Osteophyt 5-812.kh♦
–– Plica synovialis, arthroskopisch 5-811.0h♦
– Resektionsarthroplastik 5-829.6♦
– Revision, Endoprothese, ohne Wechsel 5-823.0♦
– Sehne, Débridement, arthroskopisch 5-819.1h♦
– Spongiosaplastik, subchondral, offen, mit Fixation, Fragment 5-801.4h♦
– Spülung, therapeutisch 8-178.h♦
– Synovialektomie
–– partiell
––– arthroskopisch 5-811.2h♦
––– offen 5-800.4h♦
–– total
––– arthroskopisch 5-811.3h♦
––– offen 5-800.5h♦
– Teilwechsel
–– Arthrodesemodul
––– mit Wiederherstellung, Gelenkfunktion 5-823.h1♦
––– ohne Wiederherstellung Gelenkfunktion 5-823.h0♦
–– Endoprothese, femoral und tibial schaftverankert
––– Femurteil 5-823.k5♦
–––– mit Kopplungselement 5-823.k5♦
––– Kopplungselement 5-823.k7♦
––– Tibiateil 5-823.k6♦
–––– mit Kopplungselement 5-823.k6♦
–– Oberflächenersatzprothese, bikondylär, Femurteil 5-823.28♦
–– Sonderprothese
––– Femurteil 5-823.41♦
–––– mit Kopplungselement 5-823.41♦
––– Kopplungselement 5-823.43♦
––– Tibiateil 5-823.42♦
–––– mit Kopplungselement 5-823.42♦
– Versorgung, Fraktur, arthroskopisch assistiert *[nur Zusatzkode!]* 5-810.5h♦
– Wechsel
–– Arthrodesemodul
––– mit Wiederherstellung, Gelenkfunktion 5-823.h1♦
––– ohne Wiederherstellung Gelenkfunktion 5-823.h0♦ ►

K

Kniegelenk *(Forts.)*
~ Wechsel *(Forts.)*
–– Endoprothese
––– femoral und tibial schaftverankert, in
–––– Endoprothese, femoral und tibial schaftverankert
––––– nicht-zementiert, andere 5-823.k1♦
––––– teilzementiert, andere 5-823.k2♦
––––– zementiert, andere 5-823.k2♦
–––– Prothese, typgleich 5-823.k0♦
–––– Sonderprothese
––––– nicht-zementiert 5-823.k3♦
––––– teilzementiert 5-823.k4♦
––––– zementiert 5-823.k4♦
––– mit erweiterter Beugefähigkeit, in
–––– Endoprothese
––––– femoral und tibial schaftverankert
–––––– nicht-zementiert 5-823.ba♦
–––––– teilzementiert 5-823.bb♦
–––––– zementiert 5-823.bb♦
––––– mit erweiterter Beugefähigkeit
–––––– teilzementiert 5-823.b9♦
–––––– zementiert 5-823.b9♦
–––– nicht-zementierte Sonderprothese 5-823.b7♦
–––– teilzementierte Sonderprothese 5-823.b8♦
–––– zementierte Sonderprothese 5-823.b8♦
–– Implantat, nicht-verankert, interpositionell 5-823.c♦
–– Inlay
––– Endoprothese, mit erweiterter Beugefähigkeit 5-823.b0♦
––– Oberflächenersatzprothese, bikondylär 5-823.27♦
––– Schlittenprothese, unikondylär 5-823.19♦
–– Medikamententräger
––– arthroskopisch 5-810.7h♦
––– offen 5-800.ah♦
–– Oberflächenersatzprothese, bikondylär
––– in
–––– Endoprothese, femoral und tibial schaftverankert
––––– nicht-zementiert 5-823.2a♦
––––– teilzementiert 5-823.2b♦
––––– zementiert 5-823.2b♦
–––– Oberflächenersatzprothese
––––– nicht-zementiert, andere 5-823.21♦
––––– zementiert, andere 5-823.22♦
–––– Sonderprothese
––––– nicht-zementiert 5-823.25♦
––––– zementiert 5-823.26♦
––– typgleich 5-823.20♦
–– Patellaersatz, in
––– nicht-zementierte Patellarückfläche 5-823.50♦
––– nicht-zementierten Ersatz der femoralen Gleitfläche 5-823.54♦
––– nicht-zementierten patellofemoralen Ersatz 5-823.52♦
––– teilzementierten patellofemoralen Ersatz 5-823.53♦ ▶

Kniegelenk *(Forts.)*
~ Wechsel *(Forts.)*
~~ Patellaersatz, in *(Forts.)*
––– zementierte Patellarückfläche 5-823.51♦
––– zementierten
–––– Ersatz der femoralen Gleitfläche 5-823.55♦
–––– patellofemoralen Ersatz 5-823.53♦
–– patellofemoraler Ersatz am Kniegelenk in
––– nicht-zementierte Patellarückfläche 5-823.50♦
––– nicht-zementierten Ersatz der femoralen Gleitfläche 5-823.54♦
––– nicht-zementierten patellofemoralen Ersatz 5-823.52♦
––– teilzementierten patellofemoralen Ersatz 5-823.53♦
––– zementierte Patellarückfläche 5-823.51♦
––– zementierten Ersatz der femoralen Gleitfläche 5-823.55♦
––– zementierten patellofemoralen Ersatz 5-823.53♦
–– Schlittenprothese, unikondylär, in
––– Endoprothese, femoral und tibial schaftverankert
–––– nicht-zementiert 5-823.1d♦
–––– teilzementiert 5-823.1f♦
–––– zementiert 5-823.1e♦
––– Hybrid-Endoprothese, femoral und tibial schaftverankert 5-823.1f♦
––– Hybrid-Oberflächenersatzprothese, bikondylär 5-823.1c♦
––– Oberflächenersatzprothese
–––– bikondylär
––––– nicht-zementiert, ohne Patellaersatz 5-823.1a♦
––––– teilzementiert 5-823.1c♦
––––– zementiert, ohne Patellaersatz 5-823.1b♦
–––– unikondylär
––––– nicht-zementiert 5-823.10♦
––––– zementiert 5-823.11♦
–– Sonderprothese, typgleich 5-823.40♦
–– Tibiateil, Oberflächenersatzprothese, bikondylär 5-823.29♦
– Zystenexstirpation, offen 5-800.9h♦
Kniegelenkkapsel, Durchtrennung, arthroskopisch 5-813.9♦
Knochen
– Destruktion
–– durch Elektroporation, irreversibel 5-789.9
–– perkutan, durch
––– Kryoablation 5-789.a
––– Mikrowellenablation 5-789.8
––– MRgFUS 5-789.7
––– Radiofrequenzthermoablation 5-789.6
––– Thermoablation, mittels Laser 5-789.5
––– Ultraschall, Magnetresonanz-gesteuert, fokussiert 5-789.7
– Drahtung
–– Femur, zur Extension 8-401.2♦
–– Humerus, zur Extension 8-401.0♦ ▶

Knochen *(Forts.)*
~ Drahtung *(Forts.)*
–– Kalkaneus, zur Extension 8-401.4♦
–– Olekranon, zur Extension 8-401.1♦
–– Phalangen, Hand, zur Extension 8-401.6♦
–– zur Extension, durch Gipsschiene, mit Fingertraktion 8-401.5♦
– Einbringen
–– Fixationsmaterial, bei Operation, Weichteilgewebe 5-869.2
–– Stellschraube, bei Verletzung, Syndesmose, Sprunggelenk 5-869.2
– Einführung, Hörimplantat, mechanisch, aktiv 5-209.e4♦
– Entfernung, Teleskopnagel 5-787.j0
– Eröffnung
–– Akromioklavikulargelenk, subchondral
––– arthroskopisch 5-812.f1♦
–––– mit Einbringen, Implantat, azellulär 5-812.g1♦
––––– mit homologem Vollblut angereichert 5-812.m1♦
––– offen 5-801.h1♦
–––– mit Einbringen, Implantat, azellulär 5-801.n1♦
––––– mit homologem Vollblut angereichert 5-801.p1♦
–– Ellenbogengelenk, subchondral
––– arthroskopisch 5-812.ft♦
–––– mit Einbringen, Implantat, azellulär 5-812.gt♦
––––– mit homologem Vollblut angereichert 5-812.mt♦
––– offen 5-801.ht♦
–––– mit Einbringen, Implantat, azellulär 5-801.nt♦
––––– mit homologem Vollblut angereichert 5-801.pt♦
–– Handgelenk, subchondral
––– arthroskopisch 5-812.f7♦
–––– mit Einbringen, Implantat, azellulär 5-812.g7♦
––––– mit homologem Vollblut angereichert 5-812.m7♦
––– offen 5-801.h7♦
–––– mit Einbringen, Implantat, azellulär 5-801.n7♦
––––– mit homologem Vollblut angereichert 5-801.p7♦
–– Hüftgelenk, subchondral
––– arthroskopisch 5-812.fg♦
–––– mit Einbringen, Implantat, azellulär 5-812.gg♦
––––– mit homologem Vollblut angereichert 5-812.mg♦
––– offen 5-801.hg♦
–––– mit Einbringen, Implantat, azellulär 5-801.ng♦
––––– mit homologem Vollblut angereichert 5-801.pg♦ ▶

Knochen *(Forts.)*
~ Eröffnung *(Forts.)*
–– Humeroglenoidalgelenk, subchondral
––– arthroskopisch 5-812.f0♦
–––– mit Einbringen, Implantat, azellulär 5-812.g0♦
––––– mit homologem Vollblut angereichert 5-812.m0♦
––– offen 5-801.h0♦
–––– mit Einbringen, Implantat, azellulär 5-801.n0♦
––––– mit homologem Vollblut angereichert 5-801.p0♦
–– Humeroradialgelenk, subchondral
––– arthroskopisch 5-812.fs♦
–––– mit Einbringen, Implantat, azellulär 5-812.gs♦
––––– mit homologem Vollblut angereichert 5-812.ms♦
––– offen 5-801.hs♦
–––– mit Einbringen, Implantat, azellulär 5-801.ns♦
––––– mit homologem Vollblut angereichert 5-801.ps♦
–– Humeroulnargelenk, subchondral
––– arthroskopisch 5-812.f4♦
–––– mit Einbringen, Implantat, azellulär 5-812.g4♦
––––– mit homologem Vollblut angereichert 5-812.m4♦
––– offen 5-801.h4♦
–––– mit Einbringen, Implantat, azellulär 5-801.n4♦
––––– mit homologem Vollblut angereichert 5-801.p4♦
–– Iliosakralgelenk, subchondral
––– arthroskopisch 5-812.fe♦
–––– mit Einbringen, Implantat, azellulär 5-812.ge♦
––––– mit homologem Vollblut angereichert 5-812.me♦
––– offen 5-801.he♦
–––– mit Einbringen, Implantat, azellulär 5-801.ne♦
––––– mit homologem Vollblut angereichert 5-801.pe♦
–– Kniegelenk, subchondral
––– arthroskopisch 5-812.fh♦
–––– mit Einbringen, Implantat, azellulär 5-812.gh♦
––––– mit homologem Vollblut angereichert 5-812.mh♦
––– offen 5-801.hh♦
–––– mit Einbringen, Implantat, azellulär 5-801.nh♦
––––– mit homologem Vollblut angereichert 5-801.ph♦ ▶

K

Knochen *(Forts.)*
~ Eröffnung *(Forts.)*
–– Metatarsophalangealgelenk, subchondral
––– arthroskopisch 5-812.fq♦
–––– mit Einbringen, Implantat, azellulär 5-812.gq♦
––––– mit homologem Vollblut angereichert 5-812.mq♦
––– offen 5-801.hq♦
–––– mit Einbringen, Implantat, azellulär 5-801.nq♦
––––– mit homologem Vollblut angereichert 5-801.pq♦
–– Radiokarpalgelenk, subchondral
––– arthroskopisch 5-812.f8♦
–––– mit Einbringen, Implantat, azellulär 5-812.g8♦
––––– mit homologem Vollblut angereichert 5-812.m8♦
––– offen 5-801.h8♦
–––– mit Einbringen, Implantat, azellulär 5-801.n8♦
––––– mit homologem Vollblut angereichert 5-801.p8♦
–– Radioulnargelenk
––– distal, subchondral
–––– arthroskopisch 5-812.f6♦
––––– mit Einbringen, Implantat, azellulär 5-812.g6♦
–––– offen 5-801.h6♦
––––– mit Einbringen, Implantat, azellulär 5-801.n6♦
––– proximal, subchondral
–––– arthroskopisch 5-812.f5♦
––––– mit Einbringen, Implantat, azellulär 5-812.g5♦
–––––– mit homologem Vollblut angereichert 5-812.m5♦
–––– offen 5-801.h5♦
––––– mit Einbringen, Implantat, azellulär 5-801.n5♦
–––––– mit homologem Vollblut angereichert 5-801.p5♦
––– subchondral
–––– arthroskopisch, mit Einbringen, Implantat, azellulär, mit homologem Vollblut angereichert 5-812.m6♦
–––– offen, mit Einbringen, Implantat, azellulär, mit homologem Vollblut angereichert 5-801.p6♦
–– Sprunggelenk
––– oberes, subchondral
–––– arthroskopisch 5-812.fk♦
––––– mit Einbringen, Implantat, azellulär 5-812.gk♦
–––––– mit homologem Vollblut angereichert 5-812.mk♦ ►

Knochen *(Forts.)*
~ Eröffnung *(Forts.)*
~~ Sprunggelenk *(Forts.)*
~~~ oberes, subchondral *(Forts.)*
–––– offen 5-801.hk♦
––––– mit Einbringen, Implantat, azellulär 5-801.nk♦
–––––– mit homologem Vollblut angereichert 5-801.pk♦
––– unteres, subchondral
–––– arthroskopisch 5-812.fm♦
––––– mit Einbringen, Implantat, azellulär 5-812.gm♦
–––––– mit homologem Vollblut angereichert 5-812.mm♦
–––– offen 5-801.hm♦
––––– mit Einbringen, Implantat, azellulär 5-801.nm♦
–––––– mit homologem Vollblut angereichert 5-801.pm♦
–– Sternoklavikulargelenk, subchondral
––– arthroskopisch 5-812.f3♦
–––– mit Einbringen, Implantat, azellulär 5-812.g3♦
––––– mit homologem Vollblut angereichert 5-812.m3♦
––– offen 5-801.h3♦
–––– mit Einbringen, Implantat, azellulär 5-801.n3♦
––––– mit homologem Vollblut angereichert 5-801.p3♦
–– Tarsalgelenk, subchondral
––– arthroskopisch 5-812.fn♦
–––– mit Einbringen, Implantat, azellulär 5-812.gn♦
––––– mit homologem Vollblut angereichert 5-812.mn♦
––– offen 5-801.hn♦
–––– mit Einbringen, Implantat, azellulär 5-801.nn♦
––––– mit homologem Vollblut angereichert 5-801.pn♦
–– Tarsometatarsalgelenk, subchondral
––– arthroskopisch 5-812.fp♦
–––– mit Einbringen, Implantat, azellulär 5-812.gp♦
––––– mit homologem Vollblut angereichert 5-812.mp♦
––– offen 5-801.hp♦
–––– mit Einbringen, Implantat, azellulär 5-801.np♦
––––– mit homologem Vollblut angereichert 5-801.pp♦
–– Tibiofibulargelenk, proximal, subchondral
––– arthroskopisch 5-812.fj♦
–––– mit Einbringen, Implantat, azellulär 5-812.gj♦
––––– mit homologem Vollblut angereichert 5-812.mj♦ ►
~~~

Knochen *(Forts.)*
~ Eröffnung *(Forts.)*
~~ Tibiofibulargelenk, proximal, subchondral *(Forts.)*
––– offen 5-801.hj♦
–––– mit Einbringen, Implantat, azellulär 5-801.nj♦
––––– mit homologem Vollblut angereichert 5-801.pj♦
–– Ulnokarpalgelenk, subchondral
––– arthroskopisch 5-812.f9♦
–––– mit Einbringen, Implantat, azellulär 5-812.g9♦
––––– mit homologem Vollblut angereichert 5-812.m9♦
––– offen 5-801.h9♦
–––– mit Einbringen, Implantat, azellulär 5-801.n9♦
––––– mit homologem Vollblut angereichert 5-801.p9♦
–– Zehengelenk, subchondral
––– arthroskopisch 5-812.fr♦
–––– mit Einbringen, Implantat, azellulär 5-812.gr♦
––––– mit homologem Vollblut angereichert 5-812.mr♦
––– offen 5-801.hr♦
–––– mit Einbringen, Implantat, azellulär 5-801.nr♦
––––– mit homologem Vollblut angereichert 5-801.pr♦
– Extremität
–– Anlegen, System, zur Vakuumtherapie, tiefreichend 5-916.a1♦
–– Wechsel, System, zur Vakuumtherapie, tiefreichend 5-916.a1♦
– Fixationsverfahren, zur Stabilisierung, bei Verletzung, Syndesmose, Sprunggelenk 5-869.2
– frakturgefährdet
–– Beckenknochen, Stabilisierung 5-789.bd
–– Femur
––– distal, Stabilisierung 5-789.bh♦
––– proximal, Stabilisierung 5-789.bf♦
––– Schaft, Stabilisierung 5-789.bg♦
–– Fibula
––– distal, Stabilisierung 5-789.br♦
––– proximal, Stabilisierung 5-789.bp♦
––– Schaft, Stabilisierung 5-789.bq♦
–– Humerus
––– distal, Stabilisierung 5-789.b3♦
––– proximal, Stabilisierung 5-789.b1♦
––– Schaft, Stabilisierung 5-789.b2♦
–– Kalkaneus, Stabilisierung 5-789.bt♦
–– Karpus, Stabilisierung 5-789.ba♦
–– Klavikula, Stabilisierung 5-789.b0♦
–– Metakarpus, Stabilisierung 5-789.bb♦
–– Metatarsus, Stabilisierung 5-789.bv♦
–– Patella, Stabilisierung 5-789.bj♦
–– Phalangen
––– Fuß, Stabilisierung 5-789.bw♦
––– Hand, Stabilisierung 5-789.bc♦ ►

Knochen *(Forts.)*
~ frakturgefährdet *(Forts.)*
–– Radius
––– distal, Stabilisierung 5-789.b6♦
––– proximal, Stabilisierung 5-789.b4♦
––– Schaft, Stabilisierung 5-789.b5♦
–– Schenkelhals, Stabilisierung 5-789.be♦
–– Skapula, Stabilisierung 5-789.bz♦
–– Talus, Stabilisierung 5-789.bs♦
–– Tarsus, Stabilisierung 5-789.bu♦
–– Tibia
––– distal, Stabilisierung 5-789.bn♦
––– proximal, Stabilisierung 5-789.bk♦
––– Schaft, Stabilisierung 5-789.bm♦
–– Ulna
––– distal, Stabilisierung 5-789.b9♦
––– proximal, Stabilisierung 5-789.b7♦
––– Schaft, Stabilisierung 5-789.b8♦
– gefäßgestielt, Transplantation, Kieferknochen, mit mikrovaskulärer Anastomose 5-77b.4
– Gesichtsschädelknochen, Transposition, gefäßgestielt 5-77b.6
– Implantat, bei Plastik, Gingiva 5-241.2
– Implantation
–– Dibotermin alfa
––– 12 mg bis unter 24 mg 6-003.40
––– 24 mg bis unter 36 mg 6-003.41
––– 36 mg oder mehr 6-003.42
–– Eptotermin alfa
––– 3,3 mg bis unter 6,6 mg 6-003.53
––– 6,6 mg bis unter 9,9 mg 6-003.54
––– 9,9 mg oder mehr 6-003.55
– Kieferknochen, Transposition, gefäßgestielt 5-77b.6
– Korrektur, bei Septorhinoplastik, mit
–– distalem
––– allogenem Transplantat 5-218.12
––– autogenem Transplantat 5-218.11
––– xenogenem Transplantat 5-218.12
–– lokalem autogenem Transplantat 5-218.10
– Metastase, Therapie, mit Radionuklid, offen 8-530.1
– mit
–– Knorpel, Korrektur, bei Septorhinoplastik, mit distalem
––– allogenem Transplantat 5-218.22
––– xenogenem Transplantat 5-218.22
–– Rückenmarkhäute
––– Gewebe
–––– Destruktion 5-035.5
–––– Exzision 5-035.5
––– Tumordestruktion 5-035.4
––– Tumorexzision 5-035.4
– Nagelung
–– Femur, zur Extension 8-400.2♦
–– Humerus, zur Extension 8-400.0♦
–– Kalkaneus, zur Extension 8-400.4♦
–– Olekranon, zur Extension 8-400.1♦
–– Tibia, zur Extension 8-400.3♦
– nicht-gefäßgestielt, Transplantation, Kieferknochen 5-77b.3 ►

Knochen *(Forts.)*
– Osteosynthese, durch
–– Bewegungsfixateur *[nur Zusatzkode!]* 5-786.n
–– Blountklammer *[nur Zusatzkode!]* 5-786.e
–– Draht *[nur Zusatzkode!]* 5-786.1
––– intramedullär *[nur Zusatzkode!]* 5-786.g
–– ECMES *[nur Zusatzkode!]* 5-786.g
–– Ender-Nagel *[nur Zusatzkode!]* 5-786.g
–– ESIN *[nur Zusatzkode!]* 5-786.g
–– Federnagel *[nur Zusatzkode!]* 5-786.g
–– Fixateur externe *[nur Zusatzkode!]* 5-786.8
–– Klammer *[nur Zusatzkode!]* 5-786.e
–– Knochentransportsystem, intern
––– motorisiert *[nur Zusatzkode!]* 5-786.j1
––– nicht-motorisiert *[nur Zusatzkode!]* 5-786.j0
–– Kompressionsschraube, dynamisch *[nur Zusatzkode!]* 5-786.4
–– Kondylenplatte *[nur Zusatzkode!]* 5-786.3
–– Marknagel *[nur Zusatzkode!]* 5-786.6
––– mit Gelenkkomponente *[nur Zusatzkode!]* 5-786.5
–– Materialkombination *[nur Zusatzkode!]* 5-786.9
–– Nancy-Nagel *[nur Zusatzkode!]* 5-786.g
–– Platte *[nur Zusatzkode!]* 5-786.2
–– Prevot-Nagel *[nur Zusatzkode!]* 5-786.g
–– Ringfixateur *[nur Zusatzkode!]* 5-786.m
–– Rush-Pin *[nur Zusatzkode!]* 5-786.g
–– Schraube *[nur Zusatzkode!]* 5-786.0
–– Teleskopnagel *[nur Zusatzkode!]* 5-786.j0
–– TEN *[nur Zusatzkode!]* 5-786.g
–– Transfixationsnagel *[nur Zusatzkode!]* 5-786.c
–– Transfixationsschraube *[nur Zusatzkode!]* 5-786.p
–– Verlängerungssystem, intern
––– motorisiert *[nur Zusatzkode!]* 5-786.j1
––– nicht-motorisiert *[nur Zusatzkode!]* 5-786.j0
–– Verriegelungsnagel *[nur Zusatzkode!]* 5-786.7
–– Winkelplatte *[nur Zusatzkode!]* 5-786.3
–– winkelstabile Platte *[nur Zusatzkode!]* 5-786.k
–– Zuggurtung/Cerclage *[nur Zusatzkode!]* 5-786.1
– Plastik, Brustwand 5-346.7
– Teilkörper-Single-Photon-Emissionscomputertomographie, ergänzend zur planaren Szintigraphie 3-724.0
– Transplantation, Brustwand 5-346.7
– und Knorpel, Korrektur, bei Septorhinoplastik, mit
–– distalem autogenem Transplantat 5-218.21
–– lokalem autogenem Transplantat 5-218.20
Knochen- und Gelenkgewebe, Wirbelsäule
– Débridement 5-830.0
– Drainage 5-830.4
Knochenanker
– bereits implantiert, Befestigung, Kupplung, zur Befestigung, Hörgerät, als selbständiger Eingriff 5-209.d♦
– Entfernung, Schädel 5-029.g
– Implantation
–– Schädel, zur Vorbereitung, Einführung, Stimulationselektrode, stereotaktisch 5-029.f
–– zur Befestigung, Hörgerät
––– mit Befestigung, Kupplung, Knochenanker 5-209.31♦
––– ohne Befestigung, Kupplung, Knochenanker 5-209.30♦
Knochendichte, Messung 3-900
Knochenersatz
– alloplastisch, sonstiger
–– mit Medikamentenzusatz, Implantation
––– Beckenknochen 5-785.7d
––– Femur
–––– distal 5-785.7h♦
–––– proximal 5-785.7f♦
–––– Schaft 5-785.7g♦
––– Fibula
–––– distal 5-785.7r♦
–––– proximal 5-785.7p♦
–––– Schaft 5-785.7q♦
––– Humerus
–––– distal 5-785.73♦
–––– proximal 5-785.71♦
–––– Schaft 5-785.72♦
––– Kalkaneus 5-785.7t♦
––– Karpus 5-785.7a♦
––– Klavikula 5-785.70♦
––– Metakarpus 5-785.7b♦
––– Metatarsus 5-785.7v♦
––– Patella 5-785.7j♦
––– Phalangen
–––– Fuß 5-785.7w♦
–––– Hand 5-785.7c♦
––– Radius
–––– distal 5-785.76♦
–––– proximal 5-785.74♦
–––– Schaft 5-785.75♦
––– Schenkelhals 5-785.7e♦
––– Skapula 5-785.7z♦
––– Talus 5-785.7s♦
––– Tarsus 5-785.7u♦
––– Tibia
–––– distal 5-785.7n♦
–––– proximal 5-785.7k♦
–––– Schaft 5-785.7m♦
––– Ulna
–––– distal 5-785.79♦
–––– proximal 5-785.77♦
–––– Schaft 5-785.78♦
–– ohne Medikamentenzusatz, Implantation
––– Beckenknochen 5-785.6d
––– Femur
–––– distal 5-785.6h♦
–––– proximal 5-785.6f♦
–––– Schaft 5-785.6g♦ ►

Knochenersatz *(Forts.)*
~ alloplastisch, sonstiger *(Forts.)*
~~ ohne Medikamentenzusatz, Implantation *(Forts.)*
––– Fibula
–––– distal 5-785.6r♦
–––– proximal 5-785.6p♦
–––– Schaft 5-785.6q♦
––– Humerus
–––– distal 5-785.63♦
–––– proximal 5-785.61♦
–––– Schaft 5-785.62♦
––– Kalkaneus 5-785.6t♦
––– Karpus 5-785.6a♦
––– Klavikula 5-785.60♦
––– Metakarpus 5-785.6b♦
––– Metatarsus 5-785.6v♦
––– Patella 5-785.6j♦
––– Phalangen
–––– Fuß 5-785.6w♦
–––– Hand 5-785.6c♦
––– Radius
–––– distal 5-785.66♦
–––– proximal 5-785.64♦
–––– Schaft 5-785.65♦
––– Schenkelhals 5-785.6e♦
––– Skapula 5-785.6z♦
––– Talus 5-785.6s♦
––– Tarsus 5-785.6u♦
––– Tibia
–––– distal 5-785.6n♦
–––– proximal 5-785.6k♦
–––– Schaft 5-785.6m♦
––– Ulna
–––– distal 5-785.69♦
–––– proximal 5-785.67♦
–––– Schaft 5-785.68♦
– keramisch
–– Implantation
––– Beckenknochen 5-785.2c
––– Femur
–––– distal 5-785.2h♦
–––– proximal 5-785.2f♦
–––– Schaft 5-785.2g♦
––– Fibula
–––– distal 5-785.2r♦
–––– proximal 5-785.2p♦
–––– Schaft 5-785.2q♦
––– Humerus
–––– distal 5-785.23♦
–––– proximal 5-785.21♦
–––– Schaft 5-785.22♦
––– Kalkaneus 5-785.2t♦
––– Karpus 5-785.2a♦
––– Klavikula 5-785.20♦
––– Metakarpus 5-785.2b♦
––– Metatarsus 5-785.2v♦
––– Patella 5-785.2j♦
––– Phalangen
–––– Fuß 5-785.2w♦
–––– Hand 5-785.2c♦ ►

Knochenersatz *(Forts.)*
~ keramisch *(Forts.)*
~~ Implantation *(Forts.)*
––– Radius
–––– distal 5-785.26♦
–––– proximal 5-785.24♦
–––– Schaft 5-785.25♦
––– Schenkelhals 5-785.2e♦
––– Skapula 5-785.2z♦
––– Talus 5-785.2s♦
––– Tarsus 5-785.2u♦
––– Tibia
–––– distal 5-785.2n♦
–––– proximal 5-785.2k♦
–––– Schaft 5-785.2m♦
––– Ulna
–––– distal 5-785.29♦
–––– proximal 5-785.27♦
–––– Schaft 5-785.28♦
–– resorbierbar
––– Implantation
–––– Beckenknochen 5-785.3d
–––– Femur
––––– distal 5-785.3h♦
––––– proximal 5-785.3f♦
––––– Schaft 5-785.3g♦
–––– Fibula
––––– distal 5-785.3r♦
––––– proximal 5-785.3p♦
––––– Schaft 5-785.3q♦
–––– Humerus
––––– distal 5-785.33♦
––––– proximal 5-785.31♦
––––– Schaft 5-785.32♦
–––– Kalkaneus 5-785.3t♦
–––– Karpus 5-785.3a♦
–––– Klavikula 5-785.30♦
–––– Metakarpus 5-785.3b♦
–––– Metatarsus 5-785.3v♦
–––– Patella 5-785.3j♦
–––– Phalangen
––––– Fuß 5-785.3w♦
––––– Hand 5-785.3c♦
–––– Radius
––––– distal 5-785.36♦
––––– proximal 5-785.34♦
––––– Schaft 5-785.35♦
–––– Schenkelhals 5-785.3e♦
–––– Skapula 5-785.3z♦
–––– Talus 5-785.3s♦
–––– Tarsus 5-785.3u♦
–––– Tibia
––––– distal 5-785.3n♦
––––– proximal 5-785.3k♦
––––– Schaft 5-785.3m♦
–––– Ulna
––––– distal 5-785.39♦
––––– proximal 5-785.37♦
––––– Schaft 5-785.38♦
––– mit Antibiotikumzusatz, Implantation
–––– Beckenknochen 5-785.5d ►

K

Knochenersatz *(Forts.)*
~ keramisch *(Forts.)*
~~ resorbierbar *(Forts.)*
~~~ mit Antibiotikumzusatz, Implantation *(Forts.)*
–––– Femur
––––– distal 5-785.5h♦
––––– proximal 5-785.5f♦
––––– Schaft 5-785.5g♦
–––– Fibula
––––– distal 5-785.5r♦
––––– proximal 5-785.5p♦
––––– Schaft 5-785.5q♦
–––– Humerus
––––– distal 5-785.53♦
––––– proximal 5-785.51♦
––––– Schaft 5-785.52♦
–––– Kalkaneus 5-785.5t♦
–––– Karpus 5-785.5a♦
–––– Klavikula 5-785.50♦
–––– Metakarpus 5-785.5b♦
–––– Metatarsus 5-785.5v♦
–––– Patella 5-785.5j♦
–––– Phalangen
––––– Fuß 5-785.5w♦
––––– Hand 5-785.5c♦
–––– Radius
––––– distal 5-785.56♦
––––– proximal 5-785.54♦
––––– Schaft 5-785.55♦
–––– Schenkelhals 5-785.5e♦
–––– Skapula 5-785.5z♦
–––– Talus 5-785.5s♦
–––– Tarsus 5-785.5u♦
–––– Tibia
––––– distal 5-785.5n♦
––––– proximal 5-785.5k♦
––––– Schaft 5-785.5m♦
–––– Ulna
––––– distal 5-785.59♦
––––– proximal 5-785.57♦
––––– Schaft 5-785.58♦
– metallisch, Implantation
–– Beckenknochen 5-785.4d
–– Femur
––– distal 5-785.4h♦
––– proximal 5-785.4f♦
––– Schaft 5-785.4g♦
–– Fibula
––– distal 5-785.4r♦
––– proximal 5-785.4p♦
––– Schaft 5-785.4q♦
–– Humerus
––– distal 5-785.43♦
––– proximal 5-785.41♦
––– Schaft 5-785.42♦
–– Kalkaneus 5-785.4t♦
–– Karpus 5-785.4a♦
–– Klavikula 5-785.40♦
–– Metakarpus 5-785.4b♦
–– Metatarsus 5-785.4v♦ ►

Knochenersatz *(Forts.)*
~ metallisch, Implantation *(Forts.)*
–– Patella 5-785.4j♦
–– Phalangen
––– Fuß 5-785.4w♦
––– Hand 5-785.4c♦
–– Radius
––– distal 5-785.46♦
––– proximal 5-785.44♦
––– Schaft 5-785.45♦
–– Schenkelhals 5-785.4e♦
–– Skapula 5-785.4z♦
–– Talus 5-785.4s♦
–– Tarsus 5-785.4u♦
–– Tibia
––– distal 5-785.4n♦
––– proximal 5-785.4k♦
––– Schaft 5-785.4m♦
–– Ulna
––– distal 5-785.49♦
––– proximal 5-785.47♦
––– Schaft 5-785.48♦
– Revision, ohne Wechsel 5-828.2
Knochenersatzmaterial
– allogen, Verwendung *[nur Zusatzkode!]* 5-931.3
– hypoallergen, Verwendung *[nur Zusatzkode!]* 5-931.0
–– bei Prothesen *[nur Zusatzkode!]* 5-829.e
– keramisch, Verwendung
–– mit Anreicherung, Knochenwachstumszellen *[nur Zusatzkode!]* 5-835.b1
–– ohne Anreicherung, Knochenwachstumszellen *[nur Zusatzkode!]* 5-835.b0
– Kollagenfasern, Verwendung
–– mit Anreicherung, Knochenwachstumszellen *[nur Zusatzkode!]* 5-835.a1
–– ohne Anreicherung, Knochenwachstumszellen *[nur Zusatzkode!]* 5-835.a0
– resorbierbar, Verwendung *[nur Zusatzkode!]* 5-931.1
– teilresorbierbar, Verwendung *[nur Zusatzkode!]* 5-931.1
– Verwendung
–– Composite-Material *[nur Zusatzkode!]* 5-931.1
–– Faserverbundwerkstoff *[nur Zusatzkode!]* 5-931.2
–– Magnesium *[nur Zusatzkode!]* 5-931.1
–– Material, carbonfaserverstärkt *[nur Zusatzkode!]* 5-931.2
–– Titan *[nur Zusatzkode!]* 5-931.0
––– bei Prothesen *[nur Zusatzkode!]* 5-829.e
Knochengewebe, Phalangen, Hand
– Exzision, partiell
–– endoskopisch 5-782.bc♦
–– offen 5-782.ac♦
– Resektion, partiell
–– endoskopisch 5-782.bc♦
–– offen 5-782.ac♦
~~~

Knochenmark
– Biopsie, ohne Inzision 1-424
– Entnahme, Stammzellen, hämatopoetisch, zur
–– allogenen Spende 5-410.01
–– Eigenspende 5-410.00
– Punktion, perkutan, therapeutisch 8-159.1
– Stanzbiopsie 1-424
– Szintigraphie 3-70a.0
– Transplantation, Stammzellen, hämatopoetisch
–– autogen
––– nach In-vitro-Aufbereitung 5-411.02
––– ohne In-vitro-Aufbereitung 5-411.00
–– HLA-identisch, allogen, bei
––– nicht-verwandtem Spender
–––– nach In-vitro-Aufbereitung 5-411.52
–––– ohne In-vitro-Aufbereitung 5-411.50
––– verwandtem Spender
–––– nach In-vitro-Aufbereitung 5-411.42
–––– ohne In-vitro-Aufbereitung 5-411.40
–– nicht-HLA-identisch, allogen, bei
––– nicht-verwandtem Spender
–––– nach In-vitro-Aufbereitung 5-411.32
–––– ohne In-vitro-Aufbereitung 5-411.30
––– verwandtem Spender, nach In-vitro-Aufbereitung bei Differenz in
–––– 1 Antigen 5-411.24
–––– 2 bis 3 Antigenen 5-411.25
Knochenmarkbiopsie, durch Sternalpunktion 1-424
Knochenmatrix, demineralisiert, human
– Transplantation
–– Beckenknochen 5-784.bd
–– Femur
––– distal 5-784.bh♦
––– proximal 5-784.bf♦
––– Schaft 5-784.bg♦
–– Fibula
––– distal 5-784.br♦
––– proximal 5-784.bp♦
––– Schaft 5-784.bq♦
–– Fuß, Phalangen 5-784.bw♦
–– Hand, Phalangen 5-784.bc♦
–– Humerus
––– distal 5-784.b3♦
––– proximal 5-784.b1♦
––– Schaft 5-784.b2♦
–– Kalkaneus 5-784.bt♦
–– Karpus 5-784.ba♦
–– Klavikula 5-784.b0♦
–– Metakarpus 5-784.bb♦
–– Metatarsus 5-784.bv♦
–– Patella 5-784.bj♦
–– Radius
––– distal 5-784.b6♦
––– proximal 5-784.b4♦
––– Schaft 5-784.b5♦
–– Schenkelhals 5-784.be♦
–– Skapula 5-784.bz♦
–– Talus 5-784.bs♦
–– Tarsus 5-784.bu♦ ►

Knochenmatrix, demineralisiert, human *(Forts.)*
~ Transplantation *(Forts.)*
–– Tibia
––– distal 5-784.bn♦
––– proximal 5-784.bk♦
––– Schaft 5-784.bm♦
–– Ulna
––– distal 5-784.b9♦
––– proximal 5-784.b7♦
––– Schaft 5-784.b8♦
– Verwendung
–– mit Anreicherung von Knochenwachstumszellen *[nur Zusatzkode!]* 5-835.c1
–– ohne Anreicherung von Knochenwachstumszellen *[nur Zusatzkode!]* 5-835.c0
Knochenszintigraphie
– Ein-Phasen- 3-705.0
– Mehr-Phasen- 3-705.1
Knochenteilersatz
– Entfernung 5-828.5
– Implantation 5-828.0
– Wechsel 5-828.3
Knochentotalersatz
– Entfernung
–– Femur 5-828.60♦
–– Humerus 5-828.61♦
– Implantation
–– Femur 5-828.10♦
–– Humerus 5-828.11♦
– Wechsel
–– Femur 5-828.40♦
–– Humerus 5-828.41♦
Knochentransplantat
– allogen, Verwendung
–– mit Anreicherung von Knochenwachstumszellen *[nur Zusatzkode!]* 5-835.d1
–– ohne Anreicherung von Knochenwachstumszellen *[nur Zusatzkode!]* 5-835.d0
– bei
–– Hartgaumenplastik
––– primär 5-275.2
––– sekundär 5-275.4
–– Palatoplastik
––– primär 5-275.2
––– sekundär 5-275.4
–– Plastik, Alveolarkamm 5-244.03
–– Senkung, Mundboden 5-244.13
––– mit Vestibulumplastik 5-244.33
– gefäßgestielt, nicht mikrovaskulär-anastomosiert, Entnahme
–– Beckenknochen 5-783.7d
–– Femur
––– distal 5-783.7h♦
––– proximal 5-783.7f♦
––– Schaft 5-783.7g♦
–– Fibula
––– distal 5-783.7r♦
––– proximal 5-783.7p♦
––– Schaft 5-783.7q♦
–– Humerus
––– distal 5-783.73♦ ►

Knochentransplantat *(Forts.)*
~ gefäßgestielt, nicht mikrovaskulär-anastomosiert, Entnahme *(Forts.)*
~~ Humerus *(Forts.)*
––– proximal 5-783.71♦
––– Schaft 5-783.72♦
–– Kalkaneus 5-783.7t♦
–– Karpus 5-783.7a♦
–– Klavikula 5-783.70♦
–– Metakarpus 5-783.7b♦
–– Metatarsus 5-783.7v♦
–– Phalangen
––– Fuß 5-783.7w♦
––– Hand 5-783.7c♦
–– Radius
––– distal 5-783.76♦
––– proximal 5-783.74♦
––– Schaft 5-783.75♦
–– Schenkelhals 5-783.7e♦
–– Talus 5-783.7s♦
–– Tarsus 5-783.7u♦
–– Tibia
––– distal 5-783.7n♦
––– proximal 5-783.7k♦
––– Schaft 5-783.7m♦
–– Ulna
––– distal 5-783.79♦
––– proximal 5-783.77♦
––– Schaft 5-783.78♦
– mikrovaskulär-anastomosiert, Entnahme
–– Beckenknochen 5-783.5d
–– Femur
––– distal 5-783.5h♦
––– proximal 5-783.5f♦
––– Schaft 5-783.5g♦
–– Fibula
––– distal 5-783.5r♦
––– proximal 5-783.5p♦
––– Schaft 5-783.5q♦
–– Humerus
––– distal 5-783.53♦
––– proximal 5-783.51♦
––– Schaft 5-783.52♦
–– Kalkaneus 5-783.5t♦
–– Karpus 5-783.5a♦
–– Klavikula 5-783.50♦
–– Metakarpus 5-783.5b♦
–– Metatarsus 5-783.5v♦
–– Phalangen
––– Fuß 5-783.5w♦
––– Hand 5-783.5c♦
–– Radius
––– distal 5-783.56♦
––– proximal 5-783.54♦
––– Schaft 5-783.55♦
–– Schenkelhals 5-783.5e♦
–– Talus 5-783.5s♦
–– Tarsus 5-783.5u♦
–– Tibia
––– distal 5-783.5n♦
––– proximal 5-783.5k♦ ►

Knochentransplantat *(Forts.)*
~ mikrovaskulär-anastomosiert, Entnahme *(Forts.)*
~~ Tibia *(Forts.)*
––– Schaft 5-783.5m♦
–– Ulna
––– distal 5-783.59♦
––– proximal 5-783.57♦
––– Schaft 5-783.58♦
– nicht-gefäßgestielt, Entnahme
–– Beckenknochen 5-783.4d
–– Femur
––– distal 5-783.4h♦
––– proximal 5-783.4f♦
––– Schaft 5-783.4g♦
–– Fibula
––– distal 5-783.4r♦
––– proximal 5-783.4p♦
––– Schaft 5-783.4q♦
–– Humerus
––– distal 5-783.43♦
––– proximal 5-783.41♦
––– Schaft 5-783.42♦
–– Kalkaneus 5-783.4t♦
–– Karpus 5-783.4a♦
–– Klavikula 5-783.40♦
–– Metakarpus 5-783.4b♦
–– Metatarsus 5-783.4v♦
–– Phalangen
––– Fuß 5-783.4w♦
––– Hand 5-783.4c♦
–– Radius
––– distal 5-783.46♦
––– proximal 5-783.44♦
––– Schaft 5-783.45♦
–– Schenkelhals 5-783.4e♦
–– Talus 5-783.4s♦
–– Tarsus 5-783.4u♦
–– Tibia
––– distal 5-783.4n♦
––– proximal 5-783.4k♦
––– Schaft 5-783.4m♦
–– Ulna
––– distal 5-783.49♦
––– proximal 5-783.47♦
––– Schaft 5-783.48♦
– peptidverstärkt, Verwendung
–– mit Anreicherung von Knochenwachstumszellen *[nur Zusatzkode!]* 5-835.e1
–– ohne Anreicherung von Knochenwachstumszellen *[nur Zusatzkode!]* 5-835.e0
– xenogen, Verwendung
–– mit Anreicherung von Knochenwachstumszellen *[nur Zusatzkode!]* 5-835.e1
–– ohne Anreicherung von Knochenwachstumszellen *[nur Zusatzkode!]* 5-835.e0

Knochentransportsystem, intern
– motorisiert
–– Entfernung 5-787.j1
–– Osteosynthese, Knochen *[nur Zusatzkode!]* 5-786.j1 ►

Knochentransportsystem, intern *(Forts.)*
~ motorisiert *(Forts.)*
–– Reosteosynthese, bei Revision, Osteosynthesematerial 5-78a.j1
– nicht-motorisiert
–– Entfernung 5-787.j0
–– Osteosynthese, Knochen *[nur Zusatzkode!]* 5-786.j0
–– Reosteosynthese, bei Revision, Osteosynthesematerial 5-78a.j0
Knöchern
– Defekt, Glenoid, Rekonstruktion 5-829.r♦
– Dekompression, Orbita, Wand
–– 1 5-169.00♦
–– 2 5-169.01♦
–– 3 5-169.02♦
– Labrumabriss, Schultergelenk, Refixation, arthroskopisch 5-814.2♦
– Limbusabriss, Schultergelenk, Refixation, offen 5-805.1♦
Knorpel
– Entnahme
–– Ohr, zur Transplantation 5-189.0♦
–– Rippe, zur Transplantation 5-349.4
– Exzision
–– Akromioklavikulargelenk
––– arthroskopisch 5-812.01♦
––– offen 5-801.01♦
–– Ellenbogengelenk
––– arthroskopisch 5-812.0t♦
––– offen 5-801.0t♦
–– Handgelenk
––– arthroskopisch 5-812.07♦
––– offen 5-801.07♦
–– Hüftgelenk
––– arthroskopisch 5-812.0g♦
––– offen 5-801.0g♦
–– Humeroglenoidalgelenk
––– arthroskopisch 5-812.00♦
––– offen 5-801.00♦
–– Humeroradialgelenk
––– arthroskopisch 5-812.0s♦
––– offen 5-801.0s♦
–– Humeroulnargelenk
––– arthroskopisch 5-812.04♦
––– offen 5-801.04♦
–– Iliosakralgelenk
––– arthroskopisch 5-812.0e♦
––– offen 5-801.0e♦
–– Kniegelenk
––– arthroskopisch 5-812.0h♦
––– offen 5-801.0h♦
–– Metatarsophalangealgelenk
––– arthroskopisch 5-812.0q♦
––– offen 5-801.0q♦
–– Radiokarpalgelenk
––– arthroskopisch 5-812.08♦
––– offen 5-801.08♦
–– Radioulnargelenk
––– distal
–––– arthroskopisch 5-812.06♦ ►

Knorpel *(Forts.)*
~ Exzision *(Forts.)*
~~ Radioulnargelenk *(Forts.)*
~~~ distal *(Forts.)*
–––– offen 5-801.06♦
––– proximal
–––– arthroskopisch 5-812.05♦
–––– offen 5-801.05♦
–– Sprunggelenk
––– oberes
–––– arthroskopisch 5-812.0k♦
–––– offen 5-801.0k♦
––– unteres
–––– arthroskopisch 5-812.0m♦
–––– offen 5-801.0m♦
–– Sternoklavikulargelenk
––– arthroskopisch 5-812.03♦
––– offen 5-801.03♦
–– Symphyse
––– arthroskopisch 5-812.0f
––– offen 5-801.0f
–– Tarsalgelenk
––– arthroskopisch 5-812.0n♦
––– offen 5-801.0n♦
–– Tarsometatarsalgelenk
––– arthroskopisch 5-812.0p♦
––– offen 5-801.0p♦
–– Tibiofibulargelenk, proximal
––– arthroskopisch 5-812.0j♦
––– offen 5-801.0j♦
–– Ulnokarpalgelenk
––– arthroskopisch 5-812.09♦
––– offen 5-801.09♦
–– Zehengelenk
––– arthroskopisch 5-812.0r♦
––– offen 5-801.0r♦
– Glättung
–– Akromioklavikulargelenk
––– arthroskopisch 5-812.e1♦
––– mechanisch, offen 5-801.g1♦
–– Ellenbogengelenk
––– arthroskopisch 5-812.et♦
––– mechanisch, offen 5-801.gt♦
–– Handgelenk
––– arthroskopisch 5-812.e7♦
––– mechanisch, offen 5-801.g7♦
–– Hüftgelenk
––– arthroskopisch 5-812.eg♦
––– mechanisch, offen 5-801.gg♦
–– Humeroglenoidalgelenk
––– arthroskopisch 5-812.e0♦
––– mechanisch, offen 5-801.g0♦
–– Humeroradialgelenk
––– arthroskopisch 5-812.es♦
––– mechanisch, offen 5-801.gs♦
–– Humeroulnargelenk
––– arthroskopisch 5-812.e4♦
––– mechanisch, offen 5-801.g4♦
–– Iliosakralgelenk
––– arthroskopisch 5-812.ee♦
––– mechanisch, offen 5-801.ge♦ ►
~~~

Knorpel *(Forts.)*
~ Glättung *(Forts.)*
-- Kniegelenk
--- arthroskopisch 5-812.eh♦
--- mechanisch, offen 5-801.gh♦
-- Metatarsophalangealgelenk
--- arthroskopisch 5-812.eq♦
--- mechanisch, offen 5-801.gq♦
-- Radiokarpalgelenk
--- arthroskopisch 5-812.e8♦
--- mechanisch, offen 5-801.g8♦
-- Radioulnargelenk
--- distal
---- arthroskopisch 5-812.e6♦
---- mechanisch, offen 5-801.g6♦
--- proximal
---- arthroskopisch 5-812.e5♦
---- mechanisch, offen 5-801.g5♦
-- Sprunggelenk
--- oberes
---- arthroskopisch 5-812.ek♦
---- mechanisch, offen 5-801.gk♦
--- unteres
---- arthroskopisch 5-812.em♦
---- mechanisch, offen 5-801.gm♦
-- Sternoklavikulargelenk
--- arthroskopisch 5-812.e3♦
--- mechanisch, offen 5-801.g3♦
-- Symphyse, arthroskopisch 5-812.ef
-- Tarsalgelenk
--- arthroskopisch 5-812.en♦
--- mechanisch, offen 5-801.gn♦
-- Tarsometatarsalgelenk
--- arthroskopisch 5-812.ep♦
--- mechanisch, offen 5-801.gp♦
-- Tibiofibulargelenk, proximal
--- arthroskopisch 5-812.ej♦
--- mechanisch, offen 5-801.gj♦
-- Ulnokarpalgelenk
--- arthroskopisch 5-812.e9♦
--- mechanisch, offen 5-801.g9♦
-- Zehengelenk
--- arthroskopisch 5-812.er♦
--- mechanisch, offen 5-801.gr♦
- Korrektur, bei Septorhinoplastik, mit
-- allogenem Transplantat 5-218.02
-- autogenem lokalem Transplantat 5-218.00
-- distalem autogenem Transplantat 5-218.01
-- xenogenem Transplantat 5-218.02
- mit Schleimhaut, Transplantation, kombiniert, zur Rekonstruktion, Augenlid 5-096.23♦
- Transplantation, zur Rekonstruktion, Augenlid 5-096.22♦
- und Knochen, Korrektur, bei Septorhinoplastik, mit
-- distalem
--- allogenem Transplantat 5-218.22
--- autogenem Transplantat 5-218.21
--- xenogenem Transplantat 5-218.22
-- lokalem autogenem Transplantat 5-218.20

Knorpel-Knochen-Transplantat, Entnahme
- Femur
-- distal 5-783.6h♦
-- proximal 5-783.6f♦
- Fibula
-- distal 5-783.6r♦
-- proximal 5-783.6p♦
- Humerus
-- distal 5-783.63♦
-- proximal 5-783.61♦
- Kalkaneus 5-783.6t♦
- Karpus 5-783.6a♦
- Metakarpus 5-783.6b♦
- Metatarsus 5-783.6v♦
- Patella 5-783.6j♦
- Radius
-- distal 5-783.66♦
-- proximal 5-783.64♦
- Talus 5-783.6s♦
- Tarsus 5-783.6u♦
- Tibia
-- distal 5-783.6n♦
-- proximal 5-783.6k♦
- Ulna, distal 5-783.69♦

Knorpel-Knochen-Transplantation
- Beckenknochen
-- allogen 5-784.6d
-- autogen 5-784.5d
- Femur, distal
-- allogen 5-784.6h♦
-- autogen 5-784.5h♦
- Fibula
-- distal
--- allogen 5-784.6r♦
--- autogen 5-784.5r♦
-- proximal
--- allogen 5-784.6p♦
--- autogen 5-784.5p♦
- Gesichtsschädel, autogen 5-77b.5
- Humerus
-- distal
--- allogen 5-784.63♦
--- autogen 5-784.53♦
-- proximal
--- allogen 5-784.61♦
--- autogen 5-784.51♦
- Kalkaneus
-- allogen 5-784.6t♦
-- autogen 5-784.5t♦
- Karpus
-- allogen 5-784.6a♦
-- autogen 5-784.5a♦
- Kieferknochen, autogen 5-77b.5
- Klavikula
-- allogen 5-784.60♦
-- autogen 5-784.50♦
- Metakarpus
-- allogen 5-784.6b♦
-- autogen 5-784.5b♦
- Metatarsus
-- allogen 5-784.6v♦ ►

Knorpel-Knochen-Transplantation *(Forts.)*
~ Metatarsus *(Forts.)*
-- autogen 5-784.5v♦
- Patella
-- allogen 5-784.6j♦
-- autogen 5-784.5j♦
- Phalangen
-- Fuß
--- allogen 5-784.6w♦
--- autogen 5-784.5w♦
-- Hand
--- allogen 5-784.6c♦
--- autogen 5-784.5c♦
- Radius
-- distal
--- allogen 5-784.66♦
--- autogen 5-784.56♦
-- proximal
--- allogen 5-784.64♦
--- autogen 5-784.54♦
- Schenkelhals
-- allogen 5-784.6e♦
-- autogen 5-784.5e♦
- Skapula
-- allogen 5-784.6z♦
-- autogen 5-784.5z♦
- Talus
-- allogen 5-784.6s♦
-- autogen 5-784.5s♦
- Tarsus
-- allogen 5-784.6u♦
-- autogen 5-784.5u♦
- Tibia
-- distal
--- allogen 5-784.6n♦
--- autogen 5-784.5n♦
-- proximal
--- allogen 5-784.6k♦
--- autogen 5-784.5k♦
- Ulna
-- distal
--- allogen 5-784.69♦
--- autogen 5-784.59♦
-- proximal
--- allogen 5-784.67♦
--- autogen 5-784.57♦
Knorpelersatz, metallisch
- nicht-patientenindividuell, Implantation
-- Akromioklavikulargelenk, offen 5-801.m1♦
-- Ellenbogengelenk, offen 5-801.mt♦
-- Handgelenk, offen 5-801.m7♦
-- Hüftgelenk, offen 5-801.mg♦
-- Humeroglenoidalgelenk, offen 5-801.m0♦
-- Humeroradialgelenk, offen 5-801.ms♦
-- Humeroulnargelenk, offen 5-801.m4♦
-- Iliosakralgelenk, offen 5-801.me♦
-- Kniegelenk, offen 5-801.mh♦
-- Metatarsophalangealgelenk, offen 5-801.mq♦
-- Radiokarpalgelenk, offen 5-801.m8♦
-- Radioulnargelenk
--- distal, offen 5-801.m6♦ ►

Knorpelersatz, metallisch *(Forts.)*
~ nicht-patientenindividuell, Implantation *(Forts.)*
~~ Radioulnargelenk *(Forts.)*
--- proximal, offen 5-801.m5♦
-- Sprunggelenk
--- oberes, offen 5-801.mk♦
--- unteres, offen 5-801.mm♦
-- Sternoklavikulargelenk, offen 5-801.m3♦
-- Symphyse, offen 5-801.mf
-- Tarsalgelenk, offen 5-801.mn♦
-- Tarsometatarsalgelenk, offen 5-801.mp♦
-- Thorakoskapulargelenk, offen 5-801.m2♦
-- Tibiofibulargelenk, proximal, offen 5-801.mj♦
-- Ulnokarpalgelenk, offen 5-801.m9♦
-- Zehengelenk, offen 5-801.mr♦
- patientenindividuell, Implantation, Kniegelenk, offen 5-801.j♦
Knorpelersatzmaterial
- allogen, Verwendung *[nur Zusatzkode!]* 5-931.3
- hypoallergen, Verwendung *[nur Zusatzkode!]* 5-931.0
- resorbierbar, Verwendung *[nur Zusatzkode!]* 5-931.1
- teilresorbierbar, Verwendung *[nur Zusatzkode!]* 5-931.1
- Verwendung
-- Composite-Material *[nur Zusatzkode!]* 5-931.1
-- Faserverbundwerkstoff *[nur Zusatzkode!]* 5-931.2
-- Magnesium *[nur Zusatzkode!]* 5-931.1
-- Material, carbonfaserverstärkt *[nur Zusatzkode!]* 5-931.2
-- Titan *[nur Zusatzkode!]* 5-931.0
Knorpeltransplantat
- bei Rekonstruktion, plastisch, Ohrmuschel, Teil 5-186.2♦
- Entnahme
-- Ellenbogengelenk
--- arthroskopisch 5-812.8t♦
--- offen 5-801.at♦
-- Handgelenk
--- arthroskopisch 5-812.87♦
--- offen 5-801.a7♦
-- Hüftgelenk
--- arthroskopisch 5-812.8g♦
--- offen 5-801.ag♦
-- Humeroglenoidalgelenk
--- arthroskopisch 5-812.80♦
--- offen 5-801.a0♦
-- Humeroradialgelenk
--- arthroskopisch 5-812.8s♦
--- offen 5-801.as♦
-- Humeroulnargelenk
--- arthroskopisch 5-812.84♦
--- offen 5-801.a4♦
-- Kniegelenk
--- arthroskopisch 5-812.8h♦
--- offen 5-801.ah♦ ►

K

Knorpeltransplantat *(Forts.)*
~ Entnahme *(Forts.)*
–– Sprunggelenk
––– oberes
–––– arthroskopisch 5-812.8k♦
–––– offen 5-801.ak♦
––– unteres
–––– arthroskopisch 5-812.8m♦
–––– offen 5-801.am♦
Knorpeltransplantation
– Akromioklavikulargelenk
–– arthroskopisch 5-812.91♦
–– offen 5-801.b1♦
– Ellenbogengelenk
–– arthroskopisch 5-812.9t♦
–– offen 5-801.bt♦
– Handgelenk
–– arthroskopisch 5-812.97♦
–– offen 5-801.b7♦
– Hüftgelenk
–– arthroskopisch 5-812.9g♦
–– offen 5-801.bg♦
– Humeroglenoidalgelenk
–– arthroskopisch 5-812.90♦
–– offen 5-801.b0♦
– Humeroradialgelenk
–– arthroskopisch 5-812.9s♦
–– offen 5-801.bs♦
– Humeroulnargelenk
–– arthroskopisch 5-812.94♦
–– offen 5-801.b4♦
– Iliosakralgelenk
–– arthroskopisch 5-812.9e♦
–– offen 5-801.be♦
– Kniegelenk
–– arthroskopisch 5-812.9h♦
–– offen 5-801.bh♦
– Metatarsophalangealgelenk
–– arthroskopisch 5-812.9q♦
–– offen 5-801.bq♦
– Radiokarpalgelenk
–– arthroskopisch 5-812.98♦
–– offen 5-801.b8♦
– Radioulnargelenk
–– distal
––– arthroskopisch 5-812.96♦
––– offen 5-801.b6♦
–– proximal
––– arthroskopisch 5-812.95♦
––– offen 5-801.b5♦
– Sprunggelenk
–– oberes
––– arthroskopisch 5-812.9k♦
––– offen 5-801.bk♦
–– unteres
––– arthroskopisch 5-812.9m♦
––– offen 5-801.bm♦
– Sternoklavikulargelenk
–– arthroskopisch 5-812.93♦
–– offen 5-801.b3♦
– Symphyse, arthroskopisch 5-812.9f ►

Knorpeltransplantation *(Forts.)*
– Tarsalgelenk
–– arthroskopisch 5-812.9n♦
–– offen 5-801.bn♦
– Tarsometatarsalgelenk
–– arthroskopisch 5-812.9p♦
–– offen 5-801.bp♦
– Tibiofibulargelenk, proximal
–– arthroskopisch 5-812.9j♦
–– offen 5-801.bj♦
– Ulnokarpalgelenk
–– arthroskopisch 5-812.99♦
–– offen 5-801.b9♦
– Zehengelenk
–– arthroskopisch 5-812.9r♦
–– offen 5-801.br♦
Knotenersatzverfahren, mit Clip-Fixierung, Anwendung *[nur Zusatzkode!]* 5-98c.6
Knuckle pads, Resektion 5-842.x♦
Koagulation
– Endometriose, am Ovar, offen 5-651.b0♦
– Ohr, äußeres 5-181.8♦
– Tuba uterina
–– laparoskopisch, beidseitig 5-663.02
–– offen, beidseitig 5-663.00
– zur Reinsertion, Retina 5-154.x♦
Kochlea
– Einführung, Implantat, mit
–– Einzelelektrode
––– gehörerhaltend 5-209.25♦
––– nicht-gehörerhaltend 5-209.24♦
–– Elektrode, mehrere 5-209.23♦
– Entfernung, Implantat 5-209.8♦
– Stimulation, akustisch, direkt
–– durch Einführung, Implantat 5-209.f♦
–– Entfernung, Implantat 5-209.h♦
–– Wechsel, Implantat 5-209.g♦
– Wechsel, Implantat 5-209.7♦
Kochleosaccotomie 5-208.0♦
Kock-Pouch, nach Umwandlung, Enterostoma
– Duodenum 5-464.40
– Ileum 5-464.42
– Jejunum 5-464.41
– Kolon 5-464.43
Köpfchenresektion
– Gelenk, Metatarsophalangealgelenk, Digitus II bis V
–– 1 5-788.61♦
–– 2 5-788.62♦
–– 3 5-788.63♦
–– 4 5-788.64♦
– Interphalangealgelenk, Fuß
–– Digitus I 5-788.65♦
–– Digitus II bis V
––– 1 5-788.66♦
––– 2 5-788.67♦
––– 3 5-788.68♦
––– 4 5-788.69♦
––– 5 oder mehr 5-788.6a♦
– Metatarsophalangealgelenk
–– Digitus I 5-788.60♦ ►

Köpfchenresektion *(Forts.)*
~ Metatarsophalangealgelenk *(Forts.)*
–– Digitus II bis V
––– 1 5-788.61♦
––– 2 5-788.62♦
––– 3 5-788.63♦
––– 4 5-788.64♦
Körper, ganz
– Computertomographie, mit Positronenemissionstomographie, mit
–– diagnostischer Computertomographie 3-753.1
–– Niedrigdosis-Computertomographie zur Schwächungskorrektur 3-753.0
– PET/CT, mit Niedrigdosis-Computertomographie, zur Schwächungskorrektur 3-753.0
Körperoberfläche, Brachytherapie, mit umschlossenen Radionukliden 3-524.3
Körperstamm
– Computertomographie, mit Positronenemissionstomographie, mit diagnostischer Computertomographie 3-752.1
– gesamt
–– Computertomographie, mit Positronenemissionstomographie, mit Niedrigdosis-Computertomographie zur Schwächungskorrektur 3-752.0
–– PET 3-742
–– PET/CT
––– mit
–––– Computertomographie, diagnostisch 3-752.1
–––– Niedrigdosis-Computertomographie, zur Schwächungskorrektur 3-752.0
––– und Kopf, mit diagnostischer CT, mit rezeptorgerichteten Peptiden 3-754.10
–– Positronenemissionstomographie 3-742
–– und Kopf, mit PET/CT, Niedrigdosis-CT, zur Schwächungskorrektur, mit rezeptorgerichteten Peptiden 3-754.00
– Sonographie, differenzialdiagnostisch, komplex, bei Neugeborenen und Kleinkindern 3-033.0
Kognitiv
– Potentiale, evoziert, Registrierung 1-208.7
– Verhaltenstherapie
–– Einzeltherapie
––– 1 Tag 9-410.04
––– 2 bis 5 Tage 9-410.05
––– 6 bis 10 Tage 9-410.06
––– 11 oder mehr Tage 9-410.07
–– Gruppentherapie
––– 1 Tag 9-411.04
––– 2 bis 5 Tage 9-411.05
––– 6 bis 10 Tage 9-411.06
––– 11 oder mehr Tage 9-411.07
Kohärenztomographie, optisch
– Gefäß, peripher 3-300.3
– Haut 3-300.2
– Koronargefäß 3-300.1
– Retina 3-300.0♦
Kohlenstoffionentherapie 8-52b
Kolektomie
– durch Umsteigen laparoskopisch – offen chirurgisch 5-456.08
–– mit Proktomukosektomie 5-456.28
– intraabdominal, total, offen, mit Anastomose 5-456.02
– laparoskopisch, mit
–– Anastomose
––– mit Reservoir 5-456.05
––– ohne Reservoir 5-456.06
–– Ileostomie 5-456.07
–– Proktomukosektomie, mit
––– Anastomose
–––– mit Reservoir 5-456.25
–––– ohne
––––– Pouch 5-456.26
––––– Reservoir 5-456.26
––– Ileostomie 5-456.27
– offen, mit
–– Anastomose
––– ileoanal
–––– mit Reservoir 5-456.03
–––– ohne Reservoir 5-456.04
––– ileorektal
–––– mit Reservoir 5-456.01
–––– ohne Reservoir 5-456.02
–– ileoanaler Anastomose, ohne Pouch 5-456.04
–– Ileostomie 5-456.00
–– Proktomukosektomie, mit
––– Anastomose
–––– ileoanal
––––– mit Reservoir 5-456.23
––––– ohne Reservoir 5-456.24
–––– ileorektal
––––– mit Reservoir 5-456.21
––––– ohne Reservoir 5-456.22
––– ileoanaler Anastomose, ohne Pouch 5-456.24
––– Ileostomie 5-456.20
– Prokto-
–– durch Umsteigen laparoskopisch – offen chirurgisch 5-456.18
–– laparoskopisch, mit
––– Anastomose
–––– mit Reservoir 5-456.15
–––– ohne
––––– Pouch 5-456.16
––––– Reservoir 5-456.16
––– Ileostomie 5-456.17
–– offen, mit
––– Anastomose
–––– ileoanal
––––– mit Reservoir 5-456.13
––––– ohne Reservoir 5-456.14
–––– ileorektal
––––– mit Reservoir 5-456.11
––––– ohne Reservoir 5-456.12
––– Ileostomie 5-456.10
Kollagen, Verwendung – s. Verwendung, Material, biologisch

K

Kollagen-Patch, nicht-resorbierbar, Rekonstruktion, Rotatorenmanschette, offen 5-805.a♦
Kollagenfasern, Knochenersatzmaterial, Verwendung
– mit Anreicherung, Knochenwachstumszellen *[nur Zusatzkode!]* 5-835.a1
– ohne Anreicherung, Knochenwachstumszellen *[nur Zusatzkode!]* 5-835.a0
Kollagenmatrix SIS, dreidimensional, Verschluss, Analfistel 5-491.3
Kollagenmatrix Small Intestinal Submucosa, dreidimensional, Verschluss, Analfistel 5-491.3
Kollagenmeniskus
– Entfernung
–– arthroskopisch 5-812.d♦
–– offen 5-801.f♦
– Implantation
–– arthroskopisch 5-812.c♦
–– offen 5-801.e♦
Kollagenplug
– mit Anker, Verwendung, Gefäßverschluss *[nur Zusatzkode!]* 8-83b.c6
– ohne Anker, Verwendung, Gefäßverschluss *[nur Zusatzkode!]* 8-83b.c5
Kollar, Mediastinotomie 5-341.0
– zur Exzision, Thymus 5-077.3
Kollateralband
– mehrere, Naht, offen 5-807.1♦
– Naht, offen 5-807.0♦
Kollateralgefäß
– aortopulmonal
–– Ballonangioplastie, perkutan-transluminal 8-838.02
–– Blade-Angioplastie, perkutan-transluminal 8-838.12
–– Embolisation, selektiv, perkutan-transluminal, mit
––– ablösbarem Ballon 8-838.a2
––– embolisierenden Flüssigkeiten 8-838.82
––– Partikeln oder Metallspiralen 8-838.92
––– Schirm 8-838.b2
–– Fragmentation, Thrombus, perkutan-transluminal 8-838.72
–– Fremdkörperentfernung, perkutan-transluminal 8-838.52
–– Implantation
––– perkutan-transluminal
–––– Cheatham-Platinum-Stent
––––– gecovert 8-838.m2
––––– ungecovert 8-838.k2
–––– Stent
––––– gecovert, großlumig
–––––– 1 8-838.g2
–––––– 2 oder mehr 8-838.h2
––––– ungecovert, großlumig 8-838.e2
–––––– 2 oder mehr 8-838.f2
–––– System, druckreduzierend, intraluminal 8-838.c2
–––– Wachstumsstent
––––– gecovert 8-838.m2
––––– ungecovert 8-838.k2 ►

Kollateralgefäß *(Forts.)*
~ aortopulmonal *(Forts.)*
~~ Implantation *(Forts.)*
––– Stent
–––– mehrere, perkutan-transluminal 8-838.42
–––– perkutan-transluminal 8-838.32
–– Laser-Angioplastie, perkutan-transluminal 8-838.22
–– Thrombolyse, selektiv, perkutan-transluminal 8-838.62
– Gefäß, Sondierung, kathetergestützt 1-279.8
– Herz
–– Sondierung, kathetergestützt 1-279.8
–– Unifokalisierung, Anomalie, kongenital, Korrektur 5-357.8
– Verschluss, an Koronargefäß 5-369.5
Kolokolisch, Anastomose 5-459.3
Kolon
– Anastomose, Revision 5-467.53
– Anlegen, Reservoir 5-467.73
–– laparoskopisch, zur Harnableitung, kutan 5-566.21
–– offen, zur Harnableitung, kutan 5-566.20
– Ausschaltung, als selbständiger Eingriff 5-453.2
– Biopsie, endoskopisch 1-444.7
– Dekompression, offen 5-469.00
– Desinvagination, intraabdominal 5-468.03
– Endosonographie 3-057
– Enterostoma
–– Abtragung, Teil, vorverlagert 5-464.33
–– Einengung, plastisch 5-464.13
–– Erweiterung, plastisch 5-464.03
–– Neueinpflanzung 5-464.23
–– Umwandlung, in
––– Kock-Pouch 5-464.43
––– Stoma, kontinent 5-464.43
– Fistelverschluss
–– endoskopisch 5-467.23
–– offen 5-467.13
– Fremdkörperentfernung 5-450.2
– Hernienkorrektur, parastomal 5-464.53
– Interposition, bei
–– Erweiterungsplastik, Ösophagus, mit Magenhochzug 5-427.24
–– Ösophagektomie
––– abdominozervikal, mit Dissektion, stumpf 5-426.04
––– thorakoabdominal
–––– mit Lymphadenektomie 5-426.24
–––– ohne Lymphadenektomie 5-426.14
–– Rekonstruktion, Ösophaguspassage
––– im
–––– hinteren Mediastinum 5-427.14
–––– Ösophagusbett 5-427.14
––– Retrosternalraum 5-427.04
– Inzision 5-450.2
– Kapselendoskopie 1-656
–– telemetrisch 1-656
– Kontrastuntersuchung 3-13a
– Naht, nach Verletzung 5-467.03 ►

Kolon *(Forts.)*
– Rekonstruktion, durch
–– Erweiterungsplastik 5-467.33
–– Verschmälerungsplastik 5-467.43
– Reposition, Invagination, offen 5-468.03
– Revision, Reservoir 5-467.83
– Segmentresektion, offen, mit Anastomose 5-455.01
– Stufenbiopsie, endoskopisch 1-444.6
– Szintigraphie 3-707.4
–– mit Bestimmung, Kolontransitzeit 3-707.4
– Volvulus, Detorsion, intraabdominal 5-468.13
Kolon-Conduit, Harnableitung, kutan
– laparoskopisch 5-565.11♦
– offen 5-565.10♦
Kolon-Magen-Fistelverschluss
– durch Umsteigen laparoskopisch – offen chirurgisch 5-449.42
– endoskopisch 5-449.43
– laparoskopisch 5-449.41
– offen 5-449.40
Kolorektal, Anastomose 5-459.3
Kolorektosigmoidostomie 5-459.3
Kolorektostomie 5-459.3
Kolorrhaphie 5-467.03
Kolosigmoidostomie 5-459.3
Koloskopie
– diagnostisch, über Stoma 1-652.1
– durch motorisierte Spiral-Endoskopie *[nur Zusatzkode!]* 1-658
– durch Push-and-pull-back-Technik *[nur Zusatzkode!]* 1-657
– partiell, diagnostisch 1-650.0
– Single-Ballon- *[nur Zusatzkode!]* 1-657
– total, diagnostisch
–– bis Zäkum 1-650.1
–– mit Ileoskopie 1-650.2
– zur Fremdkörperentfernung, mit
–– flexiblem Instrument 8-100.9
–– starrem Instrument 8-100.a
Kolostoma
– doppelläufig, Rückverlagerung 5-465.2
– endständig, Wiederherstellung, Kontinuität 5-466.2
Kolostomie
– Anlegen
–– durch Umsteigen laparoskopisch – offen chirurgisch 5-463.22
–– laparoskopisch 5-463.21
–– offen 5-463.20
– Cholezysto-
–– durch Umsteigen laparoskopisch – offen chirurgisch 5-512.x2
–– endoskopisch 5-512.x3
–– laparoskopisch 5-512.x1
–– offen 5-512.x0
– Vergrößerung, plastisch 5-464.03
– Verschluss, endoskopisch 5-467.23
Kolotomie 5-450.2
– offen, mit Polypexzision 5-452.0
Kolovaginal, Fistelverschluss
– abdominal, offen 5-706.20
– durch Umsteigen vaginal – offen chirurgisch 5-706.22
– laparoskopisch 5-706.23
– vaginal 5-706.21
Kolpektomie
– erweitert 5-703.3
– radikal 5-703.3
– subtotal 5-703.1
– total 5-703.2
Kolpokleisis 5-703.0
Kolporrhaphia anterior
– mit alloplastischem Material 5-704.01
– ohne alloplastisches Material 5-704.00
Kolporrhaphia posterior
– mit alloplastischem Material 5-704.11
– ohne alloplastisches Material 5-704.10
Kolposkopie, diagnostisch 1-671
Kolposuspension
– abdominal, offen, nach Burch 5-595.10
–– Modifikation nach Hirsch 5-595.10
– laparoskopisch, nach Burch 5-595.11
–– Modifikation nach Hirsch 5-595.11
– nach Marshall-Marchetti 5-595.0
– offen, nach Burch 5-595.10
–– Modifikation nach Hirsch 5-595.10
Kolpotomie 5-700
Kombination, Resektion, Faltung und Vorlagerung, Augenmuskel
– gerade, verstärkend 5-10a.3♦
– schräg, verstärkend 5-10f.3♦
Kombiniert
– Operation, Augenmuskel, an
–– mindestens 2 geraden und mindestens 2 schrägen Muskeln 5-10k.4♦
–– 2 schrägen Muskeln 5-10k.2♦
–– mindestens 3
––– geraden Muskeln 5-10k.1♦
––– schrägen Muskeln 5-10k.3
– Wendung
–– mit Extraktion, Kind 5-732.2
–– ohne Extraktion, Kind 5-732.1
Kommissurotomie, Mitralklappe, offen 5-350.3
Kompartmentresektion
– Axilla 5-852.b1♦
–– mit
––– erweiterter Präparation 5-852.d1♦
––– spezieller Gefäß- und Nervenpräparation 5-852.c1♦
– Bauchregion 5-852.b6♦
–– mit
––– erweiterter Präparation 5-852.d6♦
––– spezieller Gefäß- und Nervenpräparation 5-852.c6♦
– Brustwand 5-852.b5♦
–– mit
––– erweiterter Präparation 5-852.d5♦
––– spezieller Gefäß und Nervenpräparation 5-852.c5♦ ►

K

Kompartmentresektion *(Forts.)*
– Ellenbogen 5-852.b2♦
–– mit
––– erweiterter Präparation 5-852.d2♦
––– spezieller Gefäß- und Nervenpräparation 5-852.c2♦
– Fuß 5-852.ba♦
–– mit
––– erweiterter Präparation 5-852.da♦
––– spezieller Gefäß- und Nervenpräparation 5-852.ca♦
– Genitalregion 5-852.b7♦
–– mit
––– erweiterter Präparation 5-852.d7♦
––– spezieller Gefäß- und Nervenpräparation 5-852.c7♦
– Gesäß 5-852.b7♦
–– mit
––– erweiterter Präparation 5-852.d7♦
––– spezieller Gefäß- und Nervenpräparation 5-852.c7♦
– Hals 5-852.b0♦
–– mit
––– erweiterter Präparation 5-852.d0♦
––– spezieller Gefäß- und Nervenpräparation 5-852.c0♦
– Knie 5-852.b8♦
–– mit
––– erweiterter Präparation 5-852.d8♦
––– spezieller Gefäß- und Nervenpräparation 5-852.c8♦
– Kopf 5-852.b0♦
–– mit
––– erweiterter Präparation 5-852.d0♦
––– spezieller Gefäß- und Nervenpräparation 5-852.c0♦
– Leistenregion 5-852.b7♦
–– mit
––– erweiterter Präparation 5-852.d7♦
––– spezieller Gefäß- und Nervenpräparation 5-852.c7♦
– Oberarm 5-852.b2♦
–– mit
––– erweiterter Präparation 5-852.d2♦
––– spezieller Gefäß- und Nervenpräparation 5-852.c2♦
– Oberschenkel 5-852.b8♦
–– mit
––– erweiterter Präparation 5-852.d8♦
––– spezieller Gefäß- und Nervenpräparation 5-852.c8♦
– Rücken 5-852.b5♦
–– mit
––– erweiterter Präparation 5-852.d5♦
––– spezieller Gefäß- und Nervenpräparation 5-852.c5♦
– Schulter 5-852.b1♦
–– mit
––– erweiterter Präparation 5-852.d1♦
––– spezieller Gefäß- und Nervenpräparation 5-852.c1♦ ►

Kompartmentresektion *(Forts.)*
– Unterarm 5-852.b3♦
–– mit
––– erweiterter Präparation 5-852.d3♦
––– spezieller Gefäß- und Nervenpräparation 5-852.c3♦
– Unterschenkel 5-852.b9♦
–– mit
––– erweiterter Präparation 5-852.d9♦
––– spezieller Gefäß- und Nervenpräparation 5-852.c9♦

Kompartmentübergreifend, Resektion, Gewebe
– Axilla
–– mit spezieller Gefäß- und Nervenpräparation 5-852.j1♦
–– ohne spezielle Gefäß- und Nervenpräparation 5-852.h1♦
– Bauchregion
–– mit spezieller Gefäß- und Nervenpräparation 5-852.j6♦
–– ohne spezielle Gefäß- und Nervenpräparation 5-852.h6♦
– Brustwand
–– mit spezieller Gefäß- und Nervenpräparation 5-852.j5♦
–– ohne spezielle Gefäß- und Nervenpräparation 5-852.h5♦
– Ellenbogen
–– mit spezieller Gefäß- und Nervenpräparation 5-852.j2♦
–– ohne spezielle Gefäß- und Nervenpräparation 5-852.h2♦
– Fuß
–– mit spezieller Gefäß- und Nervenpräparation 5-852.ja♦
–– ohne spezielle Gefäß- und Nervenpräparation 5-852.ha♦
– Genitalregion
–– mit spezieller Gefäß- und Nervenpräparation 5-852.j7♦
–– ohne spezielle Gefäß- und Nervenpräparation 5-852.h7♦
– Gesäß
–– mit spezieller Gefäß- und Nervenpräparation 5-852.j7♦
–– ohne spezielle Gefäß- und Nervenpräparation 5-852.h7♦
– Hals
–– mit spezieller Gefäß- und Nervenpräparation 5-852.j0♦
–– ohne spezielle Gefäß- und Nervenpräparation 5-852.h0♦
– Knie
–– mit spezieller Gefäß- und Nervenpräparation 5-852.j8♦
–– ohne spezielle Gefäß- und Nervenpräparation 5-852.h8♦
– Kopf
–– mit spezieller Gefäß- und Nervenpräparation 5-852.j0♦ ►

Kompartmentübergreifend, Resektion, Gewebe *(Forts.)*
~ Kopf *(Forts.)*
–– ohne spezielle Gefäß- und Nervenpräparation 5-852.h0♦
– Leistenregion
–– mit spezieller Gefäß- und Nervenpräparation 5-852.j7♦
–– ohne spezielle Gefäß- und Nervenpräparation 5-852.h7♦
– Oberarm
–– mit spezieller Gefäß- und Nervenpräparation 5-852.j2♦
–– ohne spezielle Gefäß- und Nervenpräparation 5-852.h2♦
– Oberschenkel
–– mit spezieller Gefäß- und Nervenpräparation 5-852.j8♦
–– ohne spezielle Gefäß- und Nervenpräparation 5-852.h8♦
– Rücken
–– mit spezieller Gefäß- und Nervenpräparation 5-852.j5♦
–– ohne spezielle Gefäß- und Nervenpräparation 5-852.h5♦
– Schulter
–– mit spezieller Gefäß- und Nervenpräparation 5-852.j1♦
–– ohne spezielle Gefäß- und Nervenpräparation 5-852.h1♦
– Unterarm
–– mit spezieller Gefäß- und Nervenpräparation 5-852.j3♦
–– ohne spezielle Gefäß- und Nervenpräparation 5-852.h3♦
– Unterschenkel
–– mit spezieller Gefäß- und Nervenpräparation 5-852.j9♦
–– ohne spezielle Gefäß- und Nervenpräparation 5-852.h9♦
Komplex
– Bestrahlungsplanung, für Brachytherapie 8-529.6
– Diagnostik
–– bei
––– Erkrankungen
–––– hämatologisch, bei
––––– Jugendlichen 1-940
––––– Kindern 1-940
–––– onkologisch, bei
––––– Jugendlichen 1-940
––––– Kindern 1-940
––– Spina bifida 1-209
–– neuropsychologisch und psychosozial 1-901.1
–– psychologisch und psychosozial 1-901.1
–– psychosomatisch und psychotherapeutisch 1-900.1
–– testpsychologisch 1-902.1 ►
Komplex *(Forts.)*
– Funktionsuntersuchung, endokrinologisch
–– mit invasiver Katheteruntersuchung 1-797.1
–– ohne invasive Katheteruntersuchung 1-797.0
– Rekonstruktion, Nase, innere und äußere, plastisch, mit Transplantat
–– allogen 5-218.42
–– autogen
––– distal 5-218.41
––– lokal 5-218.40
–– xenogen 5-218.42
– Schmerzbehandlung, akut 8-919
Komplexbehandlung (Beschreibung siehe Systematik)
– anthroposophisch-medizinisch 8-975.3
– bei
–– Besiedelung, mit Erreger
––– multiresistent
–––– bis zu 6 Behandlungstage 8-987.10
–––– mindestens
––––– 7 bis zu 13 Behandlungstage 8-987.11
––––– 14 bis zu 20 Behandlungstage 8-987.12
––––– 21 Behandlungstage 8-987.13
–––– Isoliereinheit, speziell
––––– bis zu 6 Behandlungstage 8-987.00
––––– mindestens
–––––– 7 bis zu 13 Behandlungstage 8-987.01
–––––– 14 bis zu 20 Behandlungstage 8-987.02
–––––– 21 Behandlungstage 8-987.03
––– nicht-multiresistent, isolationspflichtig
–––– bis zu 4 Behandlungstage 8-98g.10
–––– mindestens
––––– 5 bis zu 9 Behandlungstage 8-98g.11
––––– 10 bis zu 14 Behandlungstage 8-98g.12
––––– 15 bis zu 19 Behandlungstage 8-98g.13
––––– 20 Behandlungstage 8-98g.14
–––– Isoliereinheit, speziell
––––– bis zu 4 Behandlungstage 8-98g.00
––––– mindestens
–––––– 5 bis zu 9 Behandlungstage 8-98g.01
–––––– 10 bis zu 14 Behandlungstage 8-98g.02
–––––– 15 bis zu 19 Behandlungstage 8-98g.03
–––––– 20 Behandlungstage 8-98g.04
–– Infektion, mit Erreger
––– multiresistent
–––– bis zu 6 Behandlungstage 8-987.10
–––– mindestens
––––– 7 bis zu 13 Behandlungstage 8-987.11
––––– 14 bis zu 20 Behandlungstage 8-987.12
––––– 21 Behandlungstage 8-987.13
–––– Isoliereinheit, speziell
––––– bis zu 6 Behandlungstage 8-987.00
––––– mindestens
–––––– 7 bis zu 13 Behandlungstage 8-987.01
–––––– 14 bis zu 20 Behandlungstage 8-987.02
–––––– 21 Behandlungstage 8-987.03
––– nicht-multiresistent, isolationspflichtig
–––– bis zu 4 Behandlungstage 8-98g.10
–––– mindestens
––––– 5 bis zu 9 Behandlungstage 8-98g.11 ►

K

Komplexbehandlung (Beschreibung siehe Systematik) *(Forts.)*
~ bei *(Forts.)*
~~ Infektion, mit Erreger *(Forts.)*
~~~ nicht-multiresistent, isolationspflichtig *(Forts.)*
~~~~ mindestens *(Forts.)*
––––– 10 bis zu 14 Behandlungstage 8-98g.12
––––– 15 bis zu 19 Behandlungstage 8-98g.13
––––– 20 Behandlungstage 8-98g.14
–––– Isoliereinheit, speziell
––––– bis zu 4 Behandlungstage 8-98g.00
––––– mindestens
–––––– 5 bis zu 9 Behandlungstage 8-98g.01
–––––– 10 bis zu 14 Behandlungstage 8-98g.02
–––––– 15 bis zu 19 Behandlungstage 8-98g.03
–––––– 20 Behandlungstage 8-98g.04
–– schwerbehandelbarer Epilepsie
––– mindestens 7 bis zu 13 Behandlungstage 8-972.0
––– mindestens 14 bis zu 20 Behandlungstage 8-972.1
––– mindestens 21 Behandlungstage 8-972.2
–– Spina bifida 8-973
– chirurgisch, bei schweren Infektionen
–– 7 bis zu 13 Behandlungstage 8-989.0
–– 14 bis zu 20 Behandlungstage 8-989.1
–– 21 bis zu 27 Behandlungstage 8-989.2
–– 28 bis zu 34 Behandlungstage 8-989.3
–– 35 bis zu 41 Behandlungstage 8-989.4
–– 42 bis zu 48 Behandlungstage 8-989.5
–– 49 oder mehr Behandlungstage 8-989.6
– Ernährungsmedizinisch 8-98j
– frührehabilitativ
–– bei Patienten mit Kopf-Hals-Tumor
––– 5 TE 8-553.0
––– mehr als
–––– 5 TE bis höchstens 10 TE 8-553.1
–––– 10 TE bis höchstens 20 TE 8-553.2
–––– 20 TE bis höchstens 30 TE 8-553.3
–––– 30 TE bis höchstens 40 TE 8-553.4
–––– 40 TE bis höchstens 50 TE 8-553.5
–––– 50 TE 8-553.6
–– geriatrisch, über mindestens
––– 7 Behandlungstage und 10 TE 8-550.0
––– 14 Behandlungstage und 20 TE 8-550.1
––– 21 Behandlungstage und 30 TE 8-550.2
– geriatrisch, teilstationär
–– Basisbehandlung 8-98a.0
–– Behandlung, umfassend
––– 60 bis 90 Minuten Therapiezeit pro Tag in Einzel- und/oder Gruppentherapie 8-98a.10
––– mehr als 90 Minuten Therapiezeit pro Tag in Einzel- und/oder Gruppentherapie 8-98a.11
– Hand, speziell
–– bis zu 6 Behandlungstage 8-988.0
–– 7 bis höchstens 13 Behandlungstage 8-988.1
–– 14 bis höchstens 20 Behandlungstage 8-988.2
–– 21 oder mehr Behandlungstage 8-988.3
– intensivmedizinisch
–– 1 bis 184 Aufwandspunkte 8-980.0 ►

Komplexbehandlung (Beschreibung siehe Systematik) *(Forts.)*
~ intensivmedizinisch *(Forts.)*
–– 185 bis 368 Aufwandspunkte 8-980.10
–– 369 bis 552 Aufwandspunkte 8-980.11
–– 553 bis 828 Aufwandspunkte 8-980.20
–– 829 bis 1104 Aufwandspunkte 8-980.21
–– 1105 bis 1380 Aufwandspunkte 8-980.30
–– 1381 bis 1656 Aufwandspunkte 8-980.31
–– 1657 bis 1932 Aufwandspunkte 8-980.40
–– 1933 bis 2208 Aufwandspunkte 8-980.41
–– 2209 bis 2484 Aufwandspunkte 8-980.50
–– 2485 bis 2760 Aufwandspunkte 8-980.51
–– 2761 bis 3220 Aufwandspunkte 8-980.60
–– 3221 bis 3680 Aufwandspunkte 8-980.61
–– 3681 bis 4600 Aufwandspunkte 8-980.7
–– 4601 bis 5520 Aufwandspunkte 8-980.8
–– 5521 bis 7360 Aufwandspunkte 8-980.9
–– 7361 bis 9200 Aufwandspunkte 8-980.a
–– 9201 bis 11040 Aufwandspunkte 8-980.b
–– 11041 bis 13800 Aufwandspunkte 8-980.c
–– 13801 bis 16560 Aufwandspunkte 8-980.d
–– 16561 bis 19320 Aufwandspunkte 8-980.e
–– 19321 oder mehr Aufwandspunkte 8-980.f
–– aufwendig
––– 1 bis 184 Aufwandspunkte 8-98f.0
––– 185 bis 368 Aufwandspunkte 8-98f.10
––– 369 bis 552 Aufwandspunkte 8-98f.11
––– 553 bis 828 Aufwandspunkte 8-98f.20
––– 829 bis 1104 Aufwandspunkte 8-98f.21
––– 1105 bis 1380 Aufwandspunkte 8-98f.30
––– 1381 bis 1656 Aufwandspunkte 8-98f.31
––– 1657 bis 1932 Aufwandspunkte 8-98f.40
––– 1933 bis 2208 Aufwandspunkte 8-98f.41
––– 2209 bis 2484 Aufwandspunkte 8-98f.50
––– 2485 bis 2760 Aufwandspunkte 8-98f.51
––– 2761 bis 3220 Aufwandspunkte 8-98f.60
––– 3221 bis 3680 Aufwandspunkte 8-98f.61
––– 3681 bis 4600 Aufwandspunkte 8-98f.7
––– 4601 bis 5520 Aufwandspunkte 8-98f.8
––– 5521 bis 7360 Aufwandspunkte 8-98f.9
––– 7361 bis 9200 Aufwandspunkte 8-98f.a
––– 9201 bis 11040 Aufwandspunkte 8-98f.b
––– 11041 bis 13800 Aufwandspunkte 8-98f.c
––– 13801 bis 16560 Aufwandspunkte 8-98f.d
––– 16561 bis 19320 Aufwandspunkte 8-98f.e
––– 19321 oder mehr Aufwandspunkte 8-98f.f
–– im Kindesalter
––– 1 bis 196 Aufwandspunkte 8-98d.0
––– 197 bis 392 Aufwandspunkte 8-98d.1
––– 393 bis 588 Aufwandspunkte 8-98d.2
––– 589 bis 784 Aufwandspunkte 8-98d.3
––– 785 bis 980 Aufwandspunkte 8-98d.4
––– 981 bis 1176 Aufwandspunkte 8-98d.5
––– 1177 bis 1470 Aufwandspunkte 8-98d.6
––– 1471 bis 1764 Aufwandspunkte 8-98d.7
––– 1765 bis 2058 Aufwandspunkte 8-98d.8
––– 2059 bis 2352 Aufwandspunkte 8-98d.9
––– 2353 bis 2646 Aufwandspunkte 8-98d.a
––– 2647 bis 2940 Aufwandspunkte 8-98d.b
––– 2941 bis 3430 Aufwandspunkte 8-98d.c ►

Komplexbehandlung (Beschreibung siehe Systematik) *(Forts.)*
~ intensivmedizinisch *(Forts.)*
~~ im Kindesalter *(Forts.)*
––– 3431 bis 3920 Aufwandspunkte 8-98d.d
––– 3921 bis 4410 Aufwandspunkte 8-98d.e
––– 4411 bis 4900 Aufwandspunkte 8-98d.f
––– 4901 bis 5880 Aufwandspunkte 8-98d.g
––– 5881 bis 6860 Aufwandspunkte 8-98d.h
––– 6861 bis 7840 Aufwandspunkte 8-98d.j
––– 7841 bis 9800 Aufwandspunkte 8-98d.k
––– 9801 bis 11760 Aufwandspunkte 8-98d.m
––– 11761 bis 13720 Aufwandspunkte 8-98d.n
––– 13721 bis 16660 Aufwandspunkte 8-98d.p
––– 16661 bis 19600 Aufwandspunkte 8-98d.q
––– 19601 oder mehr Aufwandspunkte 8-98d.r
– klinisch-psychosomatisch, integriert 9-402.1
– klinisch-psychosomatisch-psychotherapeutisch, integriert, bei psychischen, psychosomatischen und Verhaltensstörungen, bei Erwachsenen *[nur Zusatzkode!]* 9-642
– Krisenintervention, psychosomatisch, psychotherapeutisch 9-402.2
– multimodal
–– bei
––– atypischem Parkinson-Syndrom, über mindestens
–––– 7 bis höchstens 13 Behandlungstage 8-97d.0
–––– 14 bis höchstens 20 Behandlungstage 8-97d.1
–––– 21 Behandlungstage 8-97d.2
––– Diabetes mellitus
–––– 7 bis 13 Behandlungstage 8-984.0
–––– 14 bis 20 Behandlungstage 8-984.1
–––– mindestens 21 Behandlungstage 8-984.2
––– Morbus Parkinson, über mindestens
–––– 7 bis höchstens 13 Behandlungstage 8-97d.0
–––– 14 bis höchstens 20 Behandlungstage 8-97d.1
–––– 21 Behandlungstage 8-97d.2
––– sonstiger chronischer Erkrankung
–––– 7 bis 13 Behandlungstage 8-974.0
–––– 14 bis 20 Behandlungstage 8-974.1
–––– mindestens 21 Behandlungstage 8-974.2
–– kinder- und jugendrheumatologisch, mindestens
––– 7 bis höchstens 13 Behandlungstage 8-986.0
––– 14 bis höchstens 20 Behandlungstage 8-986.1
––– 21 Behandlungstage 8-986.2
– multimodal-nichtoperativ, Bewegungssystem 8-977
– naturheilkundlich, mindestens
–– 7 bis höchstens 13 Behandlungstage und weniger als 1.680 Behandlungsminuten 8-975.22
–– 10 bis höchstens 13 Behandlungstage und mindestens 1.680 Behandlungsminuten 8-975.23 ►

Komplexbehandlung (Beschreibung siehe Systematik) *(Forts.)*
~ naturheilkundlich, mindestens *(Forts.)*
–– 14
––– Behandlungstage und mindestens 2.520 Behandlungsminuten 8-975.24
––– bis höchstens 20 Behandlungstage und weniger als 2.520 Behandlungsminuten 8-975.23
–– 21 Behandlungstage 8-975.24
– neurologisch, Schlaganfall, akut
–– auf einer Schlaganfalleinheit
––– mit Möglichkeit zur Durchführung von Thrombektomien und intrakraniellen Eingriffen
–––– über mindestens 24 bis höchstens 48 Stunden 8-981.30
–––– über mehr als 48 bis höchstens 72 Stunden 8-981.31
–––– über mehr als 72 bis höchstens 96 Stunden 8-981.32
–––– über mehr als 96 Stunden 8-981.33
––– ohne (kontinuierliche) Möglichkeit zur Durchführung von Thrombektomien und intrakraniellen Eingriffen
–––– über mindestens 24 bis höchstens 48 Stunden 8-981.20
–––– über mehr als 48 bis höchstens 72 Stunden 8-981.21
–––– über mehr als 72 bis höchstens 96 Stunden 8-981.22
–––– über mehr als 96 Stunden 8-981.23
–– mit anderen Struktur- und Mindestmerkmalen
––– mit Anwendung eines Telekonsildienstes
–––– über mindestens 24 bis höchstens 48 Stunden 8-98b.30
–––– über mehr als 48 bis höchstens 72 Stunden 8-98b.31
–––– über mehr als 72 bis höchstens 96 Stunden 8-98b.32
–––– über mehr als 96 Stunden 8-98b.33
––– ohne Anwendung eines Telekonsildienstes
–––– über mindestens 24 bis höchstens 48 Stunden 8-98b.20
–––– über mehr als 48 bis höchstens 72 Stunden 8-98b.21
–––– über mehr als 72 bis höchstens 96 Stunden 8-98b.22
–––– über mehr als 96 Stunden 8-98b.23
– pädaudiologisch, integriert 9-312
– palliativmedizinisch
–– bis 6 Behandlungstage 8-982.0
–– 7 bis 13 Behandlungstage 8-982.1
–– 14 bis 20 Behandlungstage 8-982.2
–– mindestens 21 Behandlungstage 8-982.3
–– spezialisiert, durch Palliativdienst
––– extern
–––– bis unter 2 Stunden 8-98h.10
–––– 2 bis unter 4 Stunden 8-98h.11
–––– 4 bis unter 6 Stunden 8-98h.12
–––– 6 bis unter 9 Stunden 8-98h.13
–––– 9 bis unter 12 Stunden 8-98h.14 ►

Komplexbehandlung (Beschreibung siehe Systematik) *(Forts.)*
~ palliativmedizinisch *(Forts.)*
~~ spezialisiert, durch Palliativdienst *(Forts.)*
~~~ extern *(Forts.)*
–––– 12 bis unter 15 Stunden 8-98h.15
–––– 15 bis unter 20 Stunden 8-98h.16
–––– 20 bis unter 25 Stunden 8-98h.17
–––– 25 bis unter 35 Stunden 8-98h.18
–––– 35 bis unter 45 Stunden 8-98h.19
–––– 45 bis unter 55 Stunden 8-98h.1a
–––– 55 oder mehr Stunden 8-98h.1b
––– intern
–––– bis unter 2 Stunden 8-98h.00
–––– 2 bis unter 4 Stunden 8-98h.01
–––– 4 bis unter 6 Stunden 8-98h.02
–––– 6 bis unter 9 Stunden 8-98h.03
–––– 9 bis unter 12 Stunden 8-98h.04
–––– 12 bis unter 15 Stunden 8-98h.05
–––– 15 bis unter 20 Stunden 8-98h.06
–––– 20 bis unter 25 Stunden 8-98h.07
–––– 25 bis unter 35 Stunden 8-98h.08
–––– 35 bis unter 45 Stunden 8-98h.09
–––– 45 bis unter 55 Stunden 8-98h.0a
–––– 55 oder mehr Stunden 8-98h.0b
–– stationär, spezialisiert
––– bis zu 6 Behandlungstage 8-98e.0
––– 7 bis höchstens 13 Behandlungstage 8-98e.1
––– 14 bis höchstens 20 Behandlungstage 8-98e.2
––– 21 oder mehr Behandlungstage 8-98e.3
– phoniatrisch, bei Störung
–– Schlucken 9-310
–– Sprache 9-310
–– Sprechen 9-310
–– Stimme 9-310
– phoniatrisch-psychosomatisch, integriert, bei Störung
–– Hören 9-311
–– Schlucken 9-311
–– Sprache 9-311
–– Sprechen 9-311
–– Stimme 9-311
– physikalisch-medizinisch
–– bis 6 Behandlungstage 8-563.0
–– über
––– 7 bis 13 Behandlungstage 8-563.1
––– mindestens 14 Behandlungstage 8-563.2
– präventiv, familienzentriert, multimodal, bei
–– Frühgeborenen, mindestens
––– 2 bis unter 5 Stunden 9-502.0
––– 5 bis unter 15 Stunden 9-502.1
––– 15 bis unter 25 Stunden 9-502.2
––– 25 bis unter 35 Stunden 9-502.3
––– 35 oder mehr Stunden 9-502.4
–– Neugeborenen, mindestens
––– 2 bis unter 5 Stunden 9-502.0
––– 5 bis unter 15 Stunden 9-502.1
––– 15 bis unter 25 Stunden 9-502.2
––– 25 bis unter 35 Stunden 9-502.3
––– 35 oder mehr Stunden 9-502.4 ►

Komplexbehandlung (Beschreibung siehe Systematik) *(Forts.)*
~ präventiv, familienzentriert, multimodal, bei *(Forts.)*
–– Säuglingen, mindestens
––– 2 bis unter 5 Stunden 9-502.0
––– 5 bis unter 15 Stunden 9-502.1
––– 15 bis unter 25 Stunden 9-502.2
––– 25 bis unter 35 Stunden 9-502.3
––– 35 oder mehr Stunden 9-502.4
– psychosomatisch-psychotherapeutisch 9-402.0
– psychosomatisch-psychotherapeutisch, bei psychischen, psychosomatischen und Verhaltensstörungen, bei Erwachsenen 9-634
– psychosozial, integriert
–– mindestens 3 Stunden 9-401.50
–– mehr als
––– 3 bis 5 Stunden 9-401.51
––– 5 bis 8 Stunden 9-401.52
––– 8 Stunden 9-401.53
– psychotherapeutisch
–– bei psychischen, psychosomatischen und Verhaltensstörungen, bei Erwachsenen 9-626
–– multimodal, Liaisondienst
––– 2 bis unter 5 Stunden 9-412.2
––– 5 bis 10 Stunden 9-412.3
––– mehr als 10 Stunden 9-412.4
– rheumatologisch, multimodal
–– 7 bis 13 Behandlungstage 8-983.0
–– 14 bis 20 Behandlungstage 8-983.1
–– mindestens 21 Behandlungstage 8-983.2

Kompressionsschraube, dynamisch
– Entfernung
–– Femur
––– distal 5-787.5h♦
––– proximal 5-787.5f♦
––– Schaft 5-787.5g♦
–– Humerus
––– proximal 5-787.51♦
––– Schaft 5-787.52♦
–– Schenkelhals 5-787.5e♦
–– Tibia, proximal 5-787.5k♦
– Osteosynthese, Knochen *[nur Zusatzkode!]* 5-786.4
– Reosteosynthese, bei Revision, Osteosynthesematerial
–– Femur
––– distal 5-78a.4h♦
––– proximal 5-78a.4f♦
––– Schaft 5-78a.4g♦
–– Humerus
––– proximal 5-78a.41♦
––– Schaft 5-78a.42♦
–– Schenkelhals 5-78a.4e♦
–– Tibia, proximal 5-78a.4k♦
– Reposition
–– geschlossen
––– Epiphysenlösung
–––– Femur
––––– distal 5-790.8h♦
––––– proximal 5-790.8f♦ ►
~~~

Kompressionsschraube, dynamisch *(Forts.)*
~ Reposition *(Forts.)*
~~ geschlossen *(Forts.)*
~~~ Epiphysenlösung *(Forts.)*
---- Humerus, proximal 5-790.81♦
---- Tibia, proximal 5-790.8k♦
--- Fraktur
---- Femur
----- distal 5-790.8h♦
----- proximal 5-790.8f♦
----- Schaft 5-790.8g♦
---- Humerus
----- proximal 5-790.81♦
----- Schaft 5-790.82♦
---- Schenkelhals 5-790.8e♦
---- Tibia, proximal 5-790.8k♦
-- offen
--- Fraktur
---- Femur
----- distal 5-793.5h♦
----- proximal 5-793.5f♦
----- Schaft 5-791.4g♦
---- Humerus
----- proximal 5-793.51♦
----- Schaft 5-791.42♦
---- Schenkelhals 5-793.5e♦
---- Tibia, proximal 5-793.5k♦
--- Mehrfragment-Fraktur
---- Femur
----- distal 5-794.4h♦
----- proximal 5-794.4f♦
----- Schaft 5-792.4g♦
---- Humerus
----- proximal 5-794.41♦
----- Schaft 5-792.42♦
---- Schenkelhals 5-794.4e♦
---- Tibia, proximal 5-794.4k♦
Konditionierung, Gefäß, Entnahme, zur Transplantation
- mit Verwendung von Chelatoren *[nur Zusatzkode!]* 5-93a.1
- ohne Verwendung von Chelatoren *[nur Zusatzkode!]* 5-93a.0
Kondylektomie, Kiefergelenk
- hoch 5-773.0♦
- mit Rekonstruktion, mit
-- alloplastischem Material 5-773.14♦
-- Knochen 5-773.12♦
-- Transplantat, Muskel 5-773.13♦
- ohne Rekonstruktion 5-773.10♦
Kondylenplatte
- Entfernung
-- Femur
--- distal 5-787.4h♦
--- proximal 5-787.4f♦
--- Schaft 5-787.4g♦
-- Humerus
--- distal 5-787.43♦
--- proximal 5-787.41♦
--- Schaft 5-787.42♦
-- Schenkelhals 5-787.4e♦ ►

Kondylenplatte *(Forts.)*
~ Entfernung *(Forts.)*
-- Tibia
--- distal 5-787.4n♦
--- proximal 5-787.4k♦
--- Schaft 5-787.4m♦
- Osteosynthese, Knochen *[nur Zusatzkode!]* 5-786.3
- Reosteosynthese, bei Revision, Osteosynthesematerial
-- Femur
--- distal 5-78a.3h♦
--- proximal 5-78a.3f♦
--- Schaft 5-78a.3g♦
-- Humerus
--- distal 5-78a.33♦
--- proximal 5-78a.31♦
--- Schaft 5-78a.32♦
-- Schenkelhals 5-78a.3e♦
-- Tibia
--- distal 5-78a.3n♦
--- proximal 5-78a.3k♦
--- Schaft 5-78a.3m♦
- Reposition
-- geschlossen, Fraktur
--- Femur
---- distal 5-790.7h♦
---- proximal 5-790.7f♦
---- Schaft 5-790.7g♦
--- Humerus
---- distal 5-790.73♦
---- proximal 5-790.71♦
---- Schaft 5-790.72♦
--- Schenkelhals 5-790.7e♦
--- Tibia
---- distal 5-790.7n♦
---- proximal 5-790.7k♦
---- Schaft 5-790.7m♦
-- offen
--- Fraktur
---- Femur
----- distal 5-793.4h♦
----- proximal 5-793.4f♦
----- Schaft 5-791.3g♦
---- Humerus
----- distal 5-793.43♦
----- proximal 5-793.41♦
----- Schaft 5-791.32♦
---- Schenkelhals 5-793.4e♦
---- Tibia
----- distal 5-793.4n♦
----- proximal 5-793.4k♦
----- Schaft 5-791.3m♦
--- Mehrfragment-Fraktur
---- Femur
----- distal 5-794.3h♦
----- proximal 5-794.3f♦
----- Schaft 5-792.3g♦
---- Humerus
----- distal 5-794.33♦
----- proximal 5-794.31♦ ►

K
~~~

Kondylenplatte *(Forts.)*
~ Reposition *(Forts.)*
~~ offen *(Forts.)*
~~~ Mehrfragment-Fraktur *(Forts.)*
~~~~ Humerus *(Forts.)*
––––– Schaft 5-792.32♦
–––– Schenkelhals 5-794.3e♦
–––– Tibia
––––– distal 5-794.3n♦
––––– proximal 5-794.3k♦
––––– Schaft 5-792.3m♦
Kondylom, Abtragung 5-490.1
Kondylotomie, Mandibula 5-775.0♦
Konfokal, Mikroskopie
– Auge 3-301.1♦
– Endothel 3-301.2
– Harnwege, endoskopisch 3-301.3
– Haut 3-301.2
– Hornhaut 3-301.1♦
– Papilla duodeni major 3-301.0
– Verdauungstrakt, endoskopisch 3-301.0
Kongenital – s. jeweiliger durchgeführter Eingriff
Koniotomie, temporär 5-311.3
Konisation
– Cervix uteri, durch
–– Exzision, mit
––– elektrischem Messer 5-671.03
––– elektrischer Nadel 5-671.03
–– Laserexzision 5-671.00
–– Schlingenexzision 5-671.01
– Messer-
–– Cervix uteri 5-671.02
–– Portio 5-671.02
– Portio, durch
–– Exzision, mit
––– elektrischem Messer 5-671.03
––– elektrischer Nadel 5-671.03
–– Laserexzision 5-671.00
–– Schlingenexzision 5-671.01
Konjunktiva
– Biopsie, ohne Inzision 1-413.0♦
– Entfernung, Trachomfollikel 5-112.1♦
– Fremdkörperentfernung
–– durch Inzision 5-110.1♦
–– oberflächlich, ohne Inzision 8-101.2♦
– Gewebe
–– Exzision
––– mit Plastik 5-112.2♦
––– ohne Plastik 5-112.1♦
–– Periektomie 5-112.4♦
–– Peritomie 5-112.3♦
– Grattage 5-112.1♦
– Inzision, mit Drainage 5-119.0♦
– Kauterisation 5-112.00♦
– Kryokoagulation 5-112.02♦
– Kürettage 5-112.1♦
– Laserkoagulation 5-112.01♦
– Naht 5-115♦
–– Entfernung 5-119.1♦ ►

Konjunktiva *(Forts.)*
– Plastik, mit
–– allogener Transplantation
––– Konjunktiva 5-113.02♦
––– Stammzellen, Limbus 5-113.02♦
–– Transplantation
––– Amnionmembran 5-113.4♦
––– Konjunktiva, Auge
–––– ipsilateral 5-113.00♦
–––– kontralateral 5-113.01♦
––– Mundschleimhaut 5-113.2♦
––– Nasenschleimhaut 5-113.1♦
––– Stammzellen, Limbus, Auge
–––– ipsilateral 5-113.00♦
–––– kontralateral 5-113.01♦
– Skarifikation 5-119.x♦
– Thermokoagulation 5-112.00♦
– und Augenlid, Adhäsiolyse
–– mit Konjunktivaplastik 5-114.1♦
–– ohne Konjunktivaplastik 5-114.0♦
Konjunktiva-Lappen, zur Versorgung, Kornea-verletzung 5-129.1♦
Konjunktivaplastik, bei
– Adhäsiolyse, zwischen Konjunktiva, und Augenlid 5-114.1♦
– Exzision, bei Pterygium conjunctivae 5-122.1♦
Konjunktivodakryozystostomie, mit
– Röhrchen 5-088.11♦
– Schleimhautplastik 5-088.10♦
Konjunktivorhinostomie, mit
– Röhrchen 5-088.01♦
– Schleimhautplastik 5-088.00♦
Konkrement, Entfernung, Tränenpunkt, durch Inzision 5-084.11♦
Konnektor, Einbringen, Endo-Exo-Prothese 5-869.3
Konstruktion
– Gehörgang, äußerer, nicht-bestehend 5-185.1♦
– Introitus vaginae, bei kongenitalen Fehlbildungen 5-716.4
– Neoglottis 5-315.3
– Neourethra
–– einzeitig, bei Harninkontinenz 5-596.1
–– zweizeitig, bei Harninkontinenz
––– erste Sitzung 5-596.2
––– zweite Sitzung 5-596.3
– Penis, plastisch 5-643.2
– Skrotum 5-613.2
– und
–– Anpassung
––– Behandlungshilfe, bei Strahlentherapie 8-527.6
––– Blöcke, individuell, bei Strahlentherapie 8-527.8
––– Fixationsvorrichtung
–––– einfach, bei Strahlentherapie 8-527.0
–––– komplex, bei Strahlentherapie 8-527.2
–––– mit mittlerem Schwierigkeitsgrad, bei Strahlentherapie 8-527.1
––– Viellamellenkollimatoren, bei Strahlentherapie 8-527.8 ►

Konstruktion *(Forts.)*
~ und *(Forts.)*
-- Applikation
--- Applikator, radioaktiv, nicht auf der Körperoberfläche verwendet 8-526.1
--- Auge, radioaktiv, Applikator 8-526.2
--- Moulage, radioaktiv, oberflächlich 8-526.0
- Urethra, plastisch
-- bei weiblicher
--- Epispadie 5-584.9
--- Hypospadie 5-584.a
-- mit
--- Harnblasenschleimhaut, bei männlicher
---- Epispadie 5-644.23
---- Hypospadie 5-645.23
--- Mundschleimhaut, bei männlicher
---- Epispadie 5-644.22
---- Hypospadie 5-645.22
--- Penishaut, bei männlicher
---- Epispadie 5-644.21
---- Hypospadie 5-645.21
--- Präputialhaut, bei männlicher
---- Epispadie 5-644.20
---- Hypospadie 5-645.20
- Vagina
-- mit
--- Darm 5-705.1
--- Dura 5-705.4
--- freiem Hauttransplantat 5-705.0
--- Haut, Penis, gestielt, zur Geschlechtsorganumwandlung 5-705.6
--- Peritoneum 5-705.3
--- Transpositionslappen, myokutan 5-705.2
-- nach Vecchetti 5-705.5
Kontinenzresektion, Sigma, offen, mit terminoterminaler Anastomose 5-455.71
Kontinenztherapie, adjustierbar
- Explantation, System, bei Harninkontinenz 5-596.71
- Revision, System, bei Harninkontinenz 5-596.72
- System, Implantation, bei Harninkontinenz
-- in die Region der bulbären Harnröhre 5-596.75
-- unter den Harnblasenhals 5-596.74
- Wechsel, Ballon, bei Harninkontinenz 5-596.73♦
Kontinenzventil, Revision, Harnableitung, kutan
- laparoskopisch, mit Darmreservoir 5-566.51
- offen, mit Darmreservoir 5-566.50
Kontinuierlich
- Applikation
-- intraarteriell
--- Elektrolytlösung, beim Neugeborenen 8-010.1
--- Medikament, beim Neugeborenen 8-010.1
-- intravenös
--- Elektrolytlösung, beim Neugeborenen 8-010.3
--- Medikament, beim Neugeborenen 8-010.3 ▶

Kontinuierlich *(Forts.)*
- Dialyseverfahren, wegen
-- Funktionsaufnahme, mangelnd, Nierentransplantat
--- bis 24 Stunden *[nur Zusatzkode!]* 8-85a.13
--- mehr als
---- 24 bis 72 Stunden *[nur Zusatzkode!]* 8-85a.14
---- 72 bis 144 Stunden *[nur Zusatzkode!]* 8-85a.15
---- 144 bis 264 Stunden *[nur Zusatzkode!]* 8-85a.16
---- 264 bis 432 Stunden *[nur Zusatzkode!]* 8-85a.17
---- 432 bis 600 Stunden *[nur Zusatzkode!]* 8-85a.19
---- 600 bis 960 Stunden *[nur Zusatzkode!]* 8-85a.1a
---- 960 bis 1.320 Stunden *[nur Zusatzkode!]* 8-85a.1b
---- 1.320 bis 1.680 Stunden *[nur Zusatzkode!]* 8-85a.1c
---- 1.680 bis 2.040 Stunden *[nur Zusatzkode!]* 8-85a.1d
---- 2.040 bis 2.400 Stunden *[nur Zusatzkode!]* 8-85a.1e
---- 2.400 Stunden *[nur Zusatzkode!]* 8-85a.1f
-- Versagen, Nierentransplantat
--- bis 24 Stunden *[nur Zusatzkode!]* 8-85a.13
--- mehr als
---- 24 bis 72 Stunden *[nur Zusatzkode!]* 8-85a.14
---- 72 bis 144 Stunden *[nur Zusatzkode!]* 8-85a.15
---- 144 bis 264 Stunden *[nur Zusatzkode!]* 8-85a.16
---- 264 bis 432 Stunden *[nur Zusatzkode!]* 8-85a.17
---- 432 bis 600 Stunden *[nur Zusatzkode!]* 8-85a.19
---- 600 bis 960 Stunden *[nur Zusatzkode!]* 8-85a.1a
---- 960 bis 1.320 Stunden *[nur Zusatzkode!]* 8-85a.1b
---- 1.320 bis 1.680 Stunden *[nur Zusatzkode!]* 8-85a.1c
---- 1.680 bis 2.040 Stunden *[nur Zusatzkode!]* 8-85a.1d
---- 2.040 bis 2.400 Stunden *[nur Zusatzkode!]* 8-85a.1e
---- 2.400 Stunden *[nur Zusatzkode!]* 8-85a.1f
- Hämodiafiltration, arteriovenös
-- bis 24 Stunden 8-855.13
-- mehr als
--- 24 bis 72 Stunden 8-855.14
--- 72 bis 144 Stunden 8-855.15
--- 144 bis 264 Stunden 8-855.16
--- 264 bis 432 Stunden 8-855.17
--- 432 bis 600 Stunden 8-855.19
--- 600 bis 960 Stunden 8-855.1a
--- 960 bis 1.320 Stunden 8-855.1b ▶

K

Kontinuierlich *(Forts.)*
~ Hämodiafiltration, arteriovenös *(Forts.)*
~~ mehr als *(Forts.)*
––– 1.320 bis 1.680 Stunden 8-855.1c
––– 1.680 bis 2.040 Stunden 8-855.1d
––– 2.040 bis 2.400 Stunden 8-855.1e
––– 2.400 Stunden 8-855.1f
– Hämofiltration, arteriovenös
–– bis 24 Stunden 8-853.13
–– mehr als
––– 24 bis 72 Stunden 8-853.14
––– 72 bis 144 Stunden 8-853.15
––– 144 bis 264 Stunden 8-853.16
––– 264 bis 432 Stunden 8-853.17
––– 432 bis 600 Stunden 8-853.19
––– 600 bis 960 Stunden 8-853.1a
––– 960 bis 1.320 Stunden 8-853.1b
––– 1.320 bis 1.680 Stunden 8-853.1c
––– 1.680 bis 2.040 Stunden 8-853.1d
––– 2.040 bis 2.400 Stunden 8-853.1e
––– 2.400 Stunden 8-853.1f
– Monitoring, N. recurrens, im Rahmen einer anderen Operation *[nur Zusatzkode!]* 5-069.41
– Peritonealdialyse
–– maschinell unterstützt, mit Zusatzgerät
––– bis 24 Stunden 8-857.20
––– mehr als
–––– 24 bis 72 Stunden 8-857.21
–––– 72 bis 144 Stunden 8-857.22
–––– 144 bis 264 Stunden 8-857.23
–––– 264 bis 432 Stunden 8-857.24
–––– 432 bis 600 Stunden 8-857.26
–––– 600 bis 960 Stunden 8-857.27
–––– 960 bis 1.320 Stunden 8-857.28
–––– 1.320 bis 1.680 Stunden 8-857.29
–––– 1.680 bis 2.040 Stunden 8-857.2a
–––– 2.040 bis 2.400 Stunden 8-857.2b
–––– 2.400 Stunden 8-857.2c
–– nicht maschinell unterstützt
––– bis 24 Stunden 8-857.10
––– mehr als
–––– 24 bis 72 Stunden 8-857.11
–––– 72 bis 144 Stunden 8-857.12
–––– 144 bis 264 Stunden 8-857.13
–––– 264 bis 432 Stunden 8-857.14
–––– 432 bis 600 Stunden 8-857.16
–––– 600 bis 960 Stunden 8-857.17
–––– 960 bis 1.320 Stunden 8-857.18
–––– 1.320 bis 1.680 Stunden 8-857.19
–––– 1.680 bis 2.040 Stunden 8-857.1a
–––– 2.040 bis 2.400 Stunden 8-857.1b
–––– 2.400 Stunden 8-857.1c
– Überdruckbeatmung
–– beim
––– Neugeborenen 8-711.10
––– Säugling 8-711.11
–– synchronisiert, beim
––– Neugeborenen 8-711.20
––– Säugling 8-711.21

Kontinuität, Wiederherstellung, bei endständigem
– Ileostoma 5-466.1
– Jejunostoma 5-466.0
– Kolostoma 5-466.2
Kontinuitätsdurchtrennung
– Mandibula, frontal, mit Osteotomie, zur Verlagerung, Untergesicht 5-776.2
– Mandibulaast, aufsteigend
–– bei Osteotomie, zur Verlagerung, Untergesicht 5-776.4♦
–– mit Verlagerung, Unterkiefer, durch Distraktion 5-776.6♦
Kontraktionsanalyse
– intrakardial, kathetergestützt, System, dreidimensional 1-279.50
– kathetergestützt, intrakardial, mit Dopplerdraht, Druck und Kontraktilität messend 1-279.51
Kontrastuntersuchung, Kolon 3-13a
Kontrolle
– Beatmung, maschinell, häuslich
–– invasiv, früher eingeleitet 8-716.11
–– nichtinvasiv, früher eingeleitet 8-716.10
– Bi-Level-Therapie, bei schlafbezogenen Atemstörungen 8-717.1
– CPAP-Therapie, bei schlafbezogenen Atemstörungen 8-717.1
– und Optimierung, Überdrucktherapie
–– nasal, früher eingeleitet, bei schlafbezogenen Atemstörungen 8-717.1
–– oronasal, früher eingeleitet, bei schlafbezogenen Atemstörungen 8-717.1
Kontrolliert, maschinell, Beatmung, beim
– Neugeborenen 8-711.10
– Säugling 8-711.11
Konusexzision, Mamma
– mit
–– Defektdeckung, durch Mobilisation und Adaptation, Brustgewebe, bis zu
––– 1 Quadrant 5-870.91♦
––– 25% 5-870.91♦
–– direkter Adaptation der benachbarten Wundflächen 5-870.90♦
– ohne Adaptation der benachbarten Wundflächen 5-870.90♦
Konvexität, Plastik, Dura 5-021.0
– mit Kranioplastik 5-021.4
Konvulsionstherapie-Grundleistung, Elektro- 8-630.2
Konvulsionstherapie-Therapiesitzung, Elektro- 8-630.3
Kopf
– Abtragung, Hautblase, bei Verbrennung und Verätzung 5-921.04
– Applikation, Ätzmittel, Haut, lokal 5-914.04
– Arterie, extrakraniell
–– Ballonangioplastie, Gefäßprothese, offen 5-380.06♦ 8-836.0e
–– Endarteriektomie, Gefäßprothese 5-381.06♦
–– Fremdkörperentfernung, Gefäßprothese 5-380.06♦ ►

Kopf *(Forts.)*
~ Arterie, extrakraniell *(Forts.)*
-- Inzision, Gefäßprothese 5-380.06♦
-- Thrombektomie, Gefäßprothese 5-380.06♦
-- Thrombendarteriektomie, Gefäßprothese 5-381.06♦
- Butterfly-Plastik 5-906.04
-- bei Verbrennung und Verätzung 5-927.04
- Chemical Peeling
-- großflächig 5-913.94
-- kleinflächig 5-913.34
- Composite graft
-- Entnahme 5-901.24
-- Transplantation, frei, großflächig 5-902.74
- Dehnungsplastik, lokal
-- bei Verbrennung und Verätzung 5-926.04
-- großflächig 5-903.54
-- kleinflächig 5-903.04
- Dermabrasion
-- bei Verbrennung und Verätzung 5-921.14
-- hochtourig, kleinflächig 5-913.04
- Desilikonisierung, Dermisersatzmaterial 5-91a.04
-- bei Verbrennung und Verätzung 5-929.14
- Desinsertion 5-851.d0♦
- Durchtrennung, Lappenstiel
-- bei Verbrennung und Verätzung 5-929.04
-- Muskel und Faszie 5-857.a0♦
- Einlegen, Medikamententräger, subfaszial 5-850.h0♦
- Entfernung, Medikamententräger, subfaszial 5-850.j0♦
- Entnahme
-- Fernlappen, gestielt 5-904.24
-- Lappen
--- fasziokutan, mit mikrovaskulärer Anastomosierung 5-858.00♦
--- frei, mit mikrovaskulärer Anastomosierung 5-904.04
--- myokutan, mit mikrovaskulärer Anastomosierung 5-858.20♦
--- osteofasziokutan, mit mikrovaskulärer Anastomosierung 5-858.30♦
--- osteomyokutan, mit mikrovaskulärer Anastomosierung 5-858.30♦
--- regional, gestielt 5-904.14
--- septokutan, mit mikrovaskulärer Anastomosierung 5-858.10♦
-- Vollhaut 5-901.14
- Explantation, Hautexpander 5-909.14
- Exstirpation, Weichteiltumor
-- epifaszial 5-852.80♦
-- subfaszial 5-852.90♦
- Faszie
-- Débridement 5-850.d0♦
-- Defektdeckung, mit
--- allogenem Material 5-856.a0♦
--- autogenem Material 5-856.90♦
-- Doppelung 5-856.30♦
-- Entfernung, Transplantat 5-856.80♦ ►

Kopf *(Forts.)*
~ Faszie *(Forts.)*
-- Entnahme, zur Transplantation 5-852.g0♦
-- Exploration 5-850.g0♦
-- Exzision 5-852.a0♦
-- Fremdkörperentfernung, durch Inzision 5-850.a0♦
-- Inzision 5-850.60♦
--- perkutan 5-850.70♦
-- Naht 5-856.00♦
-- Revision, Transplantat 5-856.60♦
-- Transplantation
--- allogen 5-856.50♦
--- autogen 5-856.40♦
-- Verkürzung 5-856.20♦
-- Verlängerung 5-856.10♦
-- Wechsel, Transplantat 5-856.70♦
- Faszienlappenplastik 5-857.40♦
-- gefäßgestielt 5-857.50♦
- Fasziotomie
-- längs, perkutan 5-851.a0♦
-- quer
--- partiell, offen 5-851.50♦
--- perkutan 5-851.70♦
--- total, offen 5-851.60♦
-- Segment
--- längs
---- partiell, offen 5-851.80♦
---- total, offen 5-851.90♦
--- mehrere, längs
---- partiell, offen 5-851.b0♦
---- total, offen 5-851.c0♦
- Fernlappenplastik, gestielt 5-905.24
- Fettgewebe
-- Absaugen 5-911.14
-- Abtragung 5-911.24
- Gefäß, extrakraniell
-- Atherektomie, perkutan-transluminal 8-836.31♦
-- Biopsie, durch Inzision 1-587.0♦
-- Blade-Angioplastie, perkutan-transluminal 8-836.11♦
-- Embolektomie, Gefäßprothese 5-380.06♦
-- Embolisation, selektiv, perkutan-transluminal, mit
--- ablösbarem Ballon 8-836.b1♦
--- embolisierender Flüssigkeit 8-836.91♦
--- Metallspiralen 8-836.m1♦
--- Partikeln 8-836.k1♦
--- Schirm 8-836.c1♦
-- Fräsatherektomie, perkutan-transluminal 8-836.31♦
-- Fremdkörperentfernung, perkutan-transluminal 8-836.61♦
-- Kryoplastie, perkutan-transluminal 8-836.r1♦
-- Laser-Angioplastie, perkutan-transluminal 8-836.21♦
-- Rotationsatherektomie, perkutan-transluminal 8-83c.f1♦
-- Rotationsthrombektomie, perkutan-transluminal 8-836.p1♦ ►

Kopf *(Forts.)*
~ Gefäß, extrakraniell *(Forts.)*
–– Scoring-balloon, perkutan-transluminal 8-836.11♦
–– Thrombektomie, perkutan-transluminal 8-836.81♦
–– Thrombolyse, selektiv, perkutan-transluminal 8-836.71♦
– Haut
–– Applikation, Zytostatika, lokal 5-914.14
–– Durchtrennung, Lappenstiel 5-909.24
–– Einbringen, Material
––– autogen 5-890.14
––– xenogen 5-890.24
–– Einlegen, Medikamententräger, durch Inzision 5-892.34
–– Elektrochemotherapie
––– großflächig 5-915.94
––– kleinflächig 5-915.84
–– Elektrokaustik
––– großflächig 5-915.44
––– kleinflächig 5-915.04
–– Entfernung, Medikamententräger, durch Inzision 5-892.44
–– Exploration 5-892.04
–– Exzision
––– lokal, mit primärem Wundverschluss 5-894.14
––– radikal
–––– histographisch kontrolliert
––––– mit
–––––– primärem Wundverschluss 5-895.34
–––––– Transplantation 5-895.54
––––– ohne primären Wundverschluss 5-895.14
–––– mit
––––– lokaler Lappenplastik 5-895.44
–––––– histographisch kontrolliert 5-895.54
––––– primärem Wundverschluss 5-895.24
––––– Transplantation 5-895.44
–––– ohne primären Wundverschluss 5-895.04
––– tangential, bei Verbrennung und Verätzung 5-921.34
–– Fremdkörperentfernung, ohne Inzision 8-102.2
–– Gewebsreduktionsplastik 5-911.04
–– Infrarotkoagulation, großflächig 5-915.74
–– Inzision 5-892.04
––– mit Drainage 5-892.14
–– Kryochirurgie
––– großflächig 5-915.64
––– kleinflächig 5-915.24
–– Laserbehandlung
––– großflächig 5-915.54
––– kleinflächig 5-915.14
–– Laserdestruktion, bei Verbrennung und Verätzung 5-921.44
–– Naht
––– primär 5-900.04
––– sekundär 5-900.14
–– sonstige Teile, Fliegenmaden, Anwendung 8-192.34 ►

Kopf *(Forts.)*
~ Haut *(Forts.)*
–– Straffungsoperation 5-911.04
–– Tätowieren 5-890.04
–– Transpositionsplastik, lokal, kleinflächig 5-903.24
–– und Unterhaut
––– Entfernung
–––– großflächig, System, zur Vakuumtherapie, ohne Anästhesie 8-192.14
–––– kleinflächig, System, zur Vakuumtherapie, ohne Anästhesie 8-192.04
––– Wunde, Entfernung
–––– Fibrinbeläge
––––– großflächig, ohne Anästhesie 8-192.14
––––– kleinflächig, ohne Anästhesie 8-192.04
–––– großflächig, Gewebe, ohne Anästhesie 8-192.14
–––– kleinflächig, Gewebe, ohne Anästhesie 8-192.04
–– Wiederherstellung, Oberflächenkontinuität
––– primär, durch
–––– Gewebekleber 5-900.04
–––– Metallklammern 5-900.04
––– sekundär, durch
–––– Gewebekleber 5-900.14
–––– Metallklammern 5-900.14
–– Wunddébridement, großflächig, mit Einlegen, Medikamententräger 5-896.24
–– Wundtoilette, chirurgisch, großflächig, mit Einlegen, Medikamententräger 5-896.24
– Hautersatz
–– großflächig, durch Keratinozyten, kultiviert 5-902.c4
–– kleinflächig, durch Keratinozyten, kultiviert 5-902.b4
–– permanent
––– großflächig, durch
–––– allogene Amnionmembran 5-902.j4
––––– bei Verbrennung und Verätzung 5-925.j4
–––– allogenes Amnion 5-902.j4
––––– bei Verbrennung und Verätzung 5-925.j4
–––– allogenes Hautersatzmaterial 5-902.j4
––––– bei Verbrennung und Verätzung 5-925.j4
–––– allogenes Hauttransplantat 5-902.g4
––––– bei Verbrennung und Verätzung 5-925.g4
–––– Dermisersatzmaterial 5-902.e4
––––– bei Verbrennung und Verätzung 5-925.e4
–––– humane azelluläre dermale Matrix 5-902.g4
––––– bei Verbrennung und Verätzung 5-925.g4
––– kleinflächig, durch
–––– allogene Amnionmembran 5-902.h4
––––– bei Verbrennung und Verätzung 5-925.h4
–––– allogenes Amnion 5-902.h4
––––– bei Verbrennung und Verätzung 5-925.h4 ►

Kopf *(Forts.)*
~ Hautersatz *(Forts.)*
~~ permanent *(Forts.)*
~~~ kleinflächig, durch *(Forts.)*
–––– allogenes Hautersatzmaterial 5-902.h4
––––– bei Verbrennung und Verätzung 5-925.h4
–––– allogenes Hauttransplantat 5-902.f4
––––– bei Verbrennung und Verätzung 5-925.f4
–––– Dermisersatzmaterial 5-902.d4
––––– bei Verbrennung und Verätzung 5-925.d4
–––– humane azelluläre dermale Matrix 5-902.f4
––––– bei Verbrennung und Verätzung 5-925.f4
– Hautschichten, oberflächlich
–– Ausbürsten
––– großflächig 5-913.74
––– kleinflächig 5-913.14
–– Chemochirurgie
––– großflächig 5-913.94
––– kleinflächig 5-913.34
–– Dermabrasion, hochtourig, großflächig 5-913.64
–– Entfernung, mit scharfem Löffel
––– großflächig 5-913.84
––– kleinflächig 5-913.24
–– Exkochleation
––– großflächig 5-913.84
––– kleinflächig 5-913.24
–– Laserbehandlung
––– großflächig 5-913.a4
––– kleinflächig 5-913.44
–– Shaving
––– großflächig 5-913.b4
––– kleinflächig 5-913.54
– hydrozephal, Punktion, therapeutisch 8-151.1
– Implantation, Hautexpander 5-909.04
– Insellappenplastik, lokal
–– großflächig 5-903.84
–– kleinflächig 5-903.34
– Jumping-man-Plastik 5-906.04
– kindlich, Drehung, mit Zange 5-724
– Kompartmentresektion 5-852.b0♦
–– mit
––– erweiterter Präparation 5-852.d0♦
––– spezieller Gefäß- und Nervenpräparation 5-852.c0♦
– Lappenplastik
–– adipofaszial 5-857.20♦
––– gefäßgestielt 5-857.30♦
–– fasziokutan 5-857.00♦
––– gefäßgestielt 5-857.10♦
–– frei, mit mikrovaskulärer Anastomosierung 5-905.04
–– kombiniert 5-906.04
–– mit freiem Hauttransplantat 5-906.14
–– myokutan 5-857.60♦
––– gefäßgestielt 5-857.70♦ ►

Kopf *(Forts.)*
~ Lappenplastik *(Forts.)*
–– regional, gestielt 5-905.14
––– mit Fernlappen 5-906.24
–––– mit freiem Hauttransplantat 5-906.34
––––– bei Verbrennung und Verätzung 5-927.34
–– Revision, lokal 5-907.24
– Liposuktion 5-911.14
– Mikrograft-Spalthautdeckung, bei Verbrennung und Verätzung 5-925.74
– mit Körperstamm, gesamt
–– mit PET/CT, Niedrigdosis-CT, zur Schwächungskorrektur, mit rezeptorgerichteten Peptiden 3-754.00
–– PET/CT, mit diagnostischer CT, mit rezeptorgerichteten Peptiden 3-754.10
– Muskel
–– Débridement 5-850.b0♦
–– Durchtrennung 5-851.00♦
–– Entfernung, Transplantat 5-853.90♦
–– Entnahme, zur Transplantation 5-852.e0♦
–– Exploration 5-850.e0♦
–– Exzision
––– epifaszial
–––– partiell 5-852.40♦
–––– total 5-852.50♦
––– subfaszial
–––– partiell 5-852.60♦
–––– total 5-852.70♦
–– Fremdkörperentfernung, durch Inzision 5-850.80♦
–– Inzision
––– längs 5-850.00♦
––– quer 5-850.10♦
–– Naht 5-853.10♦
–– Plastik 5-853.40♦
–– Refixation 5-853.00♦
–– Revision, Transplantat 5-853.70♦
–– Spülung, Hohlraum 5-853.x0♦
–– Transplantation 5-853.60♦
–– Transposition 5-853.50♦
–– Verkürzung, und Naht 5-853.30♦
–– Verlängerung, und Naht 5-853.20♦
–– Wechsel, Transplantat 5-853.80♦
– Muskellappenplastik 5-857.80♦
–– gefäßgestielt 5-857.90♦
– Narbenkorrektur 5-894.14
–– nach Hautplastik 5-907.04
– Nekrosektomie, epifaszial, bei Verbrennung und Verätzung 5-921.24
– Resektion
–– Ganglion 5-859.20♦
–– Gewebe, kompartmentübergreifend
––– mit spezieller Gefäß- und Nervenpräparation 5-852.j0♦
––– ohne spezielle Gefäß- und Nervenpräparation 5-852.h0♦ ►
~~~

Kopf *(Forts.)*
– Revision
–– Fernlappen, gestielt 5-907.44
––– bei Verbrennung und Verätzung 5-928.74
–– Hauttransplantat, frei 5-907.14
–– Lappen
––– frei, mit mikrovaskulärer Anastomosierung 5-907.54
–––– bei Verbrennung und Verätzung 5-928.84
––– regional, gestielt 5-907.34
– Schleimbeutel
–– Inzision 5-859.00♦
–– Resektion, total 5-859.10♦
– Schweißdrüse
–– Exzision, radikal 5-895.64
–– Kürettage, radikal 5-895.64
– Sehne
–– Augmentation 5-854.30♦
–– Débridement 5-850.c0♦
–– Entfernung, Transplantat 5-854.90♦
–– Ersatzplastik 5-854.40♦
––– mit Interponat 5-854.50♦
–– Exploration 5-850.f0♦
–– Exzision
––– partiell 5-852.00♦
––– total 5-852.10♦
–– Fremdkörperentfernung, durch Inzision 5-850.90♦
–– Inzision
––– längs 5-850.20♦
––– quer 5-850.30♦
–– mehrere
––– Tenodese
–––– primär 5-855.90♦
–––– sekundär 5-855.a0♦
––– Tenolyse 5-855.60♦
–– Naht
––– primär 5-855.10♦
––– sekundär 5-855.20♦
–– Reinsertion 5-855.00♦
–– Rekonstruktion, mit Material, alloplastisch 5-854.a0♦
–– Schaffung, Transplantatlager 5-854.60♦
–– Tenodese
––– primär 5-855.70♦
––– sekundär 5-855.80♦
–– Tenolyse 5-855.50♦
–– Transplantation 5-854.70♦
–– Transposition 5-854.20♦
–– und Muskel, Exzision
––– epifaszial 5-852.80♦
––– subfaszial 5-852.90♦
–– Verkürzung 5-854.10♦
–– Verlängerung 5-854.00♦
–– Wechsel, Transplantat 5-854.80♦
– Sehnengewebe, Entnahme, zur Transplantation 5-852.f0♦
– Sehnenscheide
–– Durchtrennung
––– längs 5-851.30♦
––– quer 5-851.40♦ ►

Kopf *(Forts.)*
~ Sehnenscheide *(Forts.)*
–– Exzision
––– partiell 5-852.20♦
––– total 5-852.30♦
–– isoliert, Inzision
––– längs 5-850.40♦
––– quer 5-850.50♦
–– Naht
––– primär 5-855.30♦
––– sekundär 5-855.40♦
–– Spülung 5-855.b0♦
– sonstige Teile
–– Schweißdrüse
––– Exzision, lokal 5-894.24
––– Kürettage, lokal 5-894.24
–– Transplantation, Haut, durch Epithelzellsuspension, nach
––– Aufbereitung mit Bedside-Kit 5-902.94
–––– bei Verbrennung und Verätzung 5-925.b4
––– labortechnischer Aufbereitung im Schnellverfahren 5-902.a4
–––– bei Verbrennung und Verätzung 5-925.c4
– Spalthaut, Entnahme 5-901.04
– Tenotomie
–– offen 5-851.10♦
–– perkutan 5-851.20♦
– Thermoablation, Weichteile, perkutan 5-859.30♦
– Transplantation
–– Composite graft, frei, kleinflächig 5-902.34
–– Lappen
––– fasziokutan, mit mikrovaskulärer Anastomosierung 5-858.50♦
––– myokutan, mit mikrovaskulärer Anastomosierung 5-858.70♦
––– osteofasziokutan, mit mikrovaskulärer Anastomosierung 5-858.80♦
––– osteomyokutan, mit mikrovaskulärer Anastomosierung 5-858.80♦
––– regional, gestielt, bei Verbrennung und Verätzung 5-925.54
––– septokutan, mit mikrovaskulärer Anastomosierung 5-858.60♦
–– Spalthaut, frei
––– bei Verbrennung und Verätzung 5-925.04
––– großflächig 5-902.44
–––– auf Hautareal, granulierend 5-902.54
––– kleinflächig 5-902.04
–––– auf Hautareal, granulierend 5-902.14
–– Vollhaut
––– bei Verbrennung und Verätzung 5-925.24
––– frei
–––– großflächig 5-902.64
–––– kleinflächig 5-902.24
– Transposition, Sehne, partiell 5-854.20♦
– Transpositionsplastik, lokal
–– bei Verbrennung und Verätzung 5-926.24
–– großflächig 5-903.74
– Vene, extrakraniell, oberflächlich
–– Embolektomie 5-380.a0♦ ►

Kopf *(Forts.)*
~ Vene, extrakraniell, oberflächlich *(Forts.)*
–– Entnahme, Transplantat 5-386.a0♦
–– Exzision 5-386.a0♦
–– Fremdkörperentfernung 5-380.a0♦
–– Inzision 5-380.a0♦
–– Ligatur 5-389.a0♦
–– Naht 5-388.a0♦
–– Patchplastik 5-395.a0♦
–– Rekonstruktion, plastisch 5-397.a0♦
–– Resektion, und
––– Ersatz 5-383.a0♦
––– Reanastomosierung 5-382.a0♦
–– Thrombektomie 5-380.a0♦
–– Verschluss, operativ 5-389.a0♦
– Verschiebe-Rotationsplastik, lokal
–– bei Verbrennung und Verätzung 5-926.14
–– großflächig 5-903.64
–– kleinflächig 5-903.14
– W-Plastik, lokal
–– bei Verbrennung und Verätzung 5-926.54
–– großflächig 5-903.b4
–– kleinflächig 5-903.a4
– Weichteildeckung, temporär
–– großflächig
––– durch
–––– allogene Amnionmembran, bei Verbrennung und Verätzung 5-923.d4
–––– allogene Hauttransplantation 5-916.54
––––– bei Verbrennung und Verätzung 5-923.54
–––– allogenes Amnion, bei Verbrennung und Verätzung 5-923.d4
–––– allogenes Hautersatzmaterial bei Verbrennung und Verätzung 5-923.d4
–––– humane azelluläre dermale Matrix 5-916.54
–––– hydrolytisch resorbierbare Membran 5-916.c4
–––– xenogenes Hautersatzmaterial 5-916.64
––– mit
–––– alloplastischem Material 5-916.74
––––– bei Verbrennung und Verätzung 5-923.74
–––– hydrolytisch resorbierbarer Membran, bei Verbrennung und Verätzung 5-923.b4
–– kleinflächig
––– durch
–––– allogene Amnionmembran 5-916.d4
––––– bei Verbrennung und Verätzung 5-923.c4
–––– allogene Hauttransplantation 5-916.04
––––– bei Verbrennung und Verätzung 5-923.04
–––– allogenes Amnion 5-916.d4
––––– bei Verbrennung und Verätzung 5-923.c4
–––– allogenes Hautersatzmaterial 5-916.d4
––––– bei Verbrennung und Verätzung 5-923.c4 ►

Kopf *(Forts.)*
~ Weichteildeckung, temporär *(Forts.)*
~~ kleinflächig *(Forts.)*
~~~ durch *(Forts.)*
–––– humane azelluläre dermale Matrix 5-916.04
––––– bei Verbrennung und Verätzung 5-923.04
–––– xenogenes Hautersatzmaterial 5-916.14
––––– bei Verbrennung und Verätzung 5-923.14
––– mit
–––– alloplastischem Material 5-916.24
––––– bei Verbrennung und Verätzung 5-923.24
–––– hydrolytisch resorbierbarer Membran, bei Verbrennung und Verätzung 5-923.a4
– Wundverschluss, primär, durch
–– Klammer, bei Verbrennung und Verätzung 5-928.14
–– Naht, bei Verbrennung und Verätzung 5-928.04
– Z-Plastik, lokal
–– bei Verbrennung und Verätzung 5-926.44
–– großflächig 5-903.94
–– kleinflächig 5-903.44

Kopfgelenk, Injektion, Medikament, zur Schmerztherapie
– mit bildgebenden Verfahren 8-917.10
– ohne bildgebende Verfahren 8-917.00

Kopfhaut
– behaart
–– Abtragung, Hautblase, bei Verbrennung und Verätzung 5-921.0h
–– Butterfly-Plastik, bei Verbrennung und Verätzung 5-927.0h
–– Dehnungsplastik, lokal, bei Verbrennung und Verätzung 5-926.0h
–– Desilikonisierung, Dermisersatzmaterial, bei Verbrennung und Verätzung 5-929.1h
–– Destruktion, durch Ultraschall, bei Verbrennung und Verätzung 5-921.5h
–– Durchtrennung, Lappenstiel, bei Verbrennung und Verätzung 5-929.0h
–– Entnahme
––– Composite graft, bei Verbrennung und Verätzung 5-924.2h
––– Fernlappen, gestielt, bei Verbrennung und Verätzung 5-924.5h
––– Lappen
–––– frei, mit mikrovaskulärer Anastomosierung, bei Verbrennung und Verätzung 5-924.3h
–––– regional, gestielt, bei Verbrennung und Verätzung 5-924.4h
––– Spalthaut, bei Verbrennung und Verätzung 5-924.0h
––– Vollhaut, bei Verbrennung und Verätzung 5-924.1h
–– Exzision, tangential, bei Verbrennung und Verätzung 5-921.3h ►

K
~~~

Kopfhaut *(Forts.)*
~ behaart *(Forts.)*
–– Hautersatz, permanent
––– großflächig, durch
–––– allogene Amnionmembran, bei Verbrennung und Verätzung 5-925.jh
–––– allogenes Amnion, bei Verbrennung und Verätzung 5-925.jh
–––– allogenes Hautersatzmaterial, bei Verbrennung und Verätzung 5-925.jh
–––– allogenes Hauttransplantat, bei Verbrennung und Verätzung 5-925.gh
–––– Dermisersatzmaterial, bei Verbrennung und Verätzung 5-925.eh
–––– humane azelluläre dermale Matrix, bei Verbrennung und Verätzung 5-925.gh
–––– kultivierte Keratinozyten, bei Verbrennung und Verätzung 5-925.ah
––– kleinflächig, durch
–––– allogene Amnionmembran, bei Verbrennung und Verätzung 5-925.hh
–––– allogenes Amnion, bei Verbrennung und Verätzung 5-925.hh
–––– allogenes Hautersatzmaterial, bei Verbrennung und Verätzung 5-925.hh
–––– allogenes Hauttransplantat, bei Verbrennung und Verätzung 5-925.fh
–––– Dermisersatzmaterial, bei Verbrennung und Verätzung 5-925.dh
–––– humane azelluläre dermale Matrix, bei Verbrennung und Verätzung 5-925.fh
–––– kultivierte Keratinozyten, bei Verbrennung und Verätzung 5-925.9h
–– Hochfrequenzchirurgie, bei Verbrennung und Verätzung 5-921.7h
–– Insellappenplastik, lokal, bei Verbrennung und Verätzung 5-926.3h
–– Jumping-man-Plastik, bei Verbrennung und Verätzung 5-927.0h
–– Lappen, regional, gestielt, mit Fernlappen, bei Verbrennung und Verätzung 5-927.2h
–– Lappenplastik
––– kombiniert, bei Verbrennung und Verätzung 5-927.0h
––– lokal, Revision, bei Verbrennung und Verätzung 5-928.5h
––– mit freiem Hauttransplantat, bei Verbrennung und Verätzung 5-927.1h
––– regional, gestielt, mit Fernlappen, mit freiem Hauttransplantat, bei Verbrennung und Verätzung 5-927.3h
–– Laserdestruktion, bei Verbrennung und Verätzung 5-921.4h
–– Mikrograft-Spalthautdeckung, bei Verbrennung und Verätzung 5-925.7h
–– Nekrosektomie, epifaszial, bei Verbrennung und Verätzung 5-921.2h
–– Radiochirurgie, bei Verbrennung und Verätzung 5-921.6h ►

Kopfhaut *(Forts.)*
~ behaart *(Forts.)*
–– Revision
––– Fernlappen, gestielt, bei Verbrennung und Verätzung 5-928.7h
––– Hauttransplantat, frei, bei Verbrennung und Verätzung 5-928.4h
––– Lappen
–––– frei, mit mikrovaskulärer Anastomosierung, bei Verbrennung und Verätzung 5-928.8h
–––– regional, gestielt, bei Verbrennung und Verätzung 5-928.6h
–– Transplantation
––– Composite graft, bei Verbrennung und Verätzung 5-925.3h
––– Fernlappen, gestielt, bei Verbrennung und Verätzung 5-925.6h
––– Haut, durch Epithelzellsuspension, nach
–––– Aufbereitung mit Bedside-Kit, bei Verbrennung und Verätzung 5-925.bh
–––– labortechnischer Aufbereitung im Schnellverfahren, bei Verbrennung und Verätzung 5-925.ch
––– Lappen
–––– frei, bei Verbrennung und Verätzung 5-925.4h
–––– regional, gestielt, bei Verbrennung und Verätzung 5-925.5h
––– Spalthaut, frei, bei Verbrennung und Verätzung 5-925.0h
––– Vollhaut, bei Verbrennung und Verätzung 5-925.2h
–– Transpositionsplastik, lokal, bei Verbrennung und Verätzung 5-926.2h
–– Verschiebe-Rotationsplastik, lokal, bei Verbrennung und Verätzung 5-926.1h
–– W-Plastik, lokal, bei Verbrennung und Verätzung 5-926.5h
–– Weichteildeckung, temporär
––– großflächig
–––– durch
––––– allogene Amnionmembran, bei Verbrennung und Verätzung 5-923.dh
––––– allogene Hauttransplantation, bei Verbrennung und Verätzung 5-923.5h
––––– allogenes Amnion, bei Verbrennung und Verätzung 5-923.dh
––––– allogenes Hautersatzmaterial bei Verbrennung und Verätzung 5-923.dh
––––– alloplastisches Material, bei Verbrennung und Verätzung 5-923.7h
––––– humane azelluläre dermale Matrix, bei Verbrennung und Verätzung 5-923.5h
––––– Kombination mehrerer Verfahren, bei Verbrennung und Verätzung 5-923.9h
––––– kultivierte Keratinozyten, bei Verbrennung und Verätzung 5-923.8h
––––– xenogenes Hautersatzmaterial, bei Verbrennung und Verätzung 5-923.6h ►

Kopfhaut *(Forts.)*
~ behaart *(Forts.)*
~~ Weichteildeckung, temporär *(Forts.)*
~~~ großflächig *(Forts.)*
–––– mit hydrolytisch resorbierbarer Membran, bei Verbrennung und Verätzung 5-923.bh
––– kleinflächig
–––– durch
––––– allogene Amnionmembran, bei Verbrennung und Verätzung 5-923.ch
––––– allogene Hauttransplantation, bei Verbrennung und Verätzung 5-923.0h
––––– allogenes Amnion, bei Verbrennung und Verätzung 5-923.ch
––––– allogenes Hautersatzmaterial bei Verbrennung und Verätzung 5-923.ch
––––– alloplastisches Material, bei Verbrennung und Verätzung 5-923.2h
––––– humane azelluläre dermale Matrix, bei Verbrennung und Verätzung 5-923.0h
––––– Kombination mehrerer Verfahren, bei Verbrennung und Verätzung 5-923.4h
––––– kultivierte Keratinozyten, bei Verbrennung und Verätzung 5-923.3h
––––– xenogenes Hautersatzmaterial, bei Verbrennung und Verätzung 5-923.1h
–––– mit hydrolytisch resorbierbarer Membran, bei Verbrennung und Verätzung 5-923.ah
–– Wundverschluss, primär, durch
––– Klammer, bei Verbrennung und Verätzung 5-928.1h
––– Klebung, bei Verbrennung und Verätzung 5-928.2h
––– Naht, bei Verbrennung und Verätzung 5-928.0h
–– Z-Plastik, lokal, bei Verbrennung und Verätzung 5-926.4h
– Biopsie, ohne Inzision 1-415
– Dermabrasion, behaart, bei Verbrennung und Verätzung 5-921.1h
Kopplungselement
– Endoprothese, femoral und tibial schaftverankert, Teilwechsel, Kniegelenk 5-823.k7♦
– Sonderprothese, Teilwechsel, Kniegelenk 5-823.43♦
Kornea
– Biopsie, ohne Inzision 1-413.1♦
– Deckung, durch
–– Amnionmembran 5-129.2•
–– Konjunktiva 5-129.1♦
– Defektverschluss, mit Gewebekleber 5-129.3♦
– Filterkissen, Korrektur 5-131.40♦
– Fistulektomie 5-123.x♦
– Fremdkörperentfernung
–– durch Inzision 5-120.1♦
–– mit Magnet 5-120.0♦
–– oberflächlich, ohne Inzision 8-101.1♦
– Gewebe, Exzision, bei Pterygium conjunctivae, ohne Plastik 5-122.0♦
– Implantation, Ringsegment, intrastromal 5-126.7♦ ▶
Kornea *(Forts.)*
– Inzision
–– chirurgisch 5-121.0♦
–– durch Laser 5-121.1♦
–– photorefraktiv 5-126.1♦
– Kryokoagulation 5-123.02♦
– Laserkoagulation 5-123.01♦
– Naht 5-124♦
– Operation, bei Pterygium conjunctivae, mit medikamentöser Rezidivprophylaxe 5-122.3♦
– Säuberung, Wundbett, als Revision nach Fremdkörperentfernung 5-120.2♦
– Tätowieren 5-129.0♦
– Thermokoagulation 5-123.00♦
– Transplantation, bei Exzision, Pterygium 5-122.4♦
Korneaepithel
– Chemokauterisation 5-123.0x♦
– Entfernung, mechanisch 5-123.0x♦
– Kürettage 5-123.20♦
Korneaimplantat, künstlich, Entfernung 5-129.5♦
Korneal, Crosslinking 5-126.8♦
Korneokonjunktivoplastik 5-129.1♦
Koronar – s.a. aortokoronar
– Bypass – s. Bypass, Anlegen, aortokoronar
Koronarangiographie
– Bypassgefäß 1-275.5
– CT-
–– mit Bestimmung
––– FFRmyo 3-224.31
––– Flussreserve, myokardial, fraktionell 3-224.31
–– ohne Bestimmung
––– FFRmyo 3-224.30
––– Flussreserve, myokardial, fraktionell 3-224.30
– Druckmessung, Ventrikulographie, Ventrikel, links, und Druckmessung, Aorta, und Darstellung, Aortenbogen 1-275.3
– mit Bestimmung, Druckverhältnisse, intrakoronar, durch Druckdrahtmessung 1-279.a
– ohne weitere Maßnahmen 1-275.0
– und Druckmessung, und Ventrikulographie, Ventrikel, links 1-275.2
Koronararterie – s.a. Koronargefäß
– Anwendung, Embolieprotektionssystem, offen 5-360.0
–– mit Implantation, Stent, Koronararterie
––– eine
–––– 1 5-360.2
–––– 2 5-360.3
––– mehrere, 1 5-360.4
– Atherektomie, perkutan-transluminal 8-837.20
– Ballonangioplastie, perkutan-transluminal 8-837.00
– Ballonangioplastie
–– mit Patch, offen 5-360.1 ▶

K
~~~

Koronararterie – s.a. Koronargefäß *(Forts.)*
~ Ballonangioplastie *(Forts.)*
–– offen 5-360.0
––– mit Implantation, Stent, Koronararterie
–––– eine
––––– 1 5-360.2
––––– 2 5-360.3
–––– mehrere, 1 5-360.4
– Blade-Angioplastie 8-837.q
– Bypass
–– Anlegen 5-363.2
–– Revision 5-363.1
– Cutting-balloon 8-837.q
– Desobliteration, offen 5-360.0
–– mit
––– Implantation, Stent, Koronararterie
–––– eine
––––– 1 5-360.2
––––– 2 5-360.3
–––– mehrere, 1 5-360.4
––– Patch 5-360.1
– eine
–– Einlegen, Stent
––– medikamentefreisetzend, selbstexpandierend, perkutan-transluminal
–––– 1 8-83d.20
–––– 2 8-83d.21
–––– 3 8-83d.23
–––– 4 8-83d.25
–––– 5 8-83d.27
–––– 6 oder mehr 8-83d.29
––– nicht-medikamentefreisetzend, selbstexpandierend, perkutan-transluminal
–––– 1 8-83d.10
–––– 2 8-83d.11
–––– 3 8-83d.13
–––– 4 8-83d.15
–––– 5 8-83d.17
–––– 6 oder mehr 8-83d.19
–– Stent
––– beschichtet, Einlegen, perkutan-transluminal
–––– 1 8-837.w0
–––– 2 8-837.w1
–––– 3 8-837.w3
–––– 4 8-837.w5
–––– 5 8-837.w7
–––– 6 oder mehr 8-837.w9
––– Einlegen, perkutan-transluminal
–––– 2 8-837.k3
–––– 3 8-837.k5
–––– 4 8-837.k7
–––– 5 8-837.k9
–––– mindestens 6 8-837.kb
––– medikamentefreisetzend
–––– bioresorbierbar, Einlegen, perkutan-transluminal
––––– 1 8-83d.00
––––– 2 8-83d.01
––––– 3 8-83d.03
––––– 4 8-83d.05
––––– 5 8-83d.07 ▶

Koronararterie – s.a. Koronargefäß *(Forts.)*
~ eine *(Forts.)*
~~ Stent *(Forts.)*
~~~ medikamentefreisetzend *(Forts.)*
~~~~ bioresorbierbar, Einlegen, perkutan-transluminal *(Forts.)*
––––– 6 oder mehr 8-83d.09
–––– Einlegen, perkutan-transluminal
––––– 1 8-837.m0
––––– 2 8-837.m1
––––– 3 8-837.m3
––––– 4 8-837.m5
––––– 5 8-837.m7
––––– 6 oder mehr 8-837.m9
––– nicht-medikamentefreisetzend, Einlegen, perkutan-transluminal, 1 8-837.k0
– Endarteriektomie, offen 5-360.0
–– mit
––– Implantation, Stent, Koronararterie
–––– eine
––––– 1 5-360.2
––––– 2 5-360.3
–––– mehrere, 1 5-360.4
––– Patch 5-360.1
– fehlmündend, Korrektur 5-357.6
– Implantation, perkutan-transluminal, Stent, gecovert, nicht-medikamentefreisetzend, 1 8-837.p
– Laser-Angioplastie, perkutan-transluminal 8-837.10
– Laserdesobliteration, offen 5-360.0
–– mit
––– Implantation, Stent, Koronararterie
–––– eine
––––– 1 5-360.2
––––– 2 5-360.3
–––– mehrere, 1 5-360.4
––– Patch 5-360.1
– mehrere
–– Atherektomie, perkutan-transluminal 8-837.21
–– Ballonangioplastie, perkutan-transluminal 8-837.01
–– Einlegen, Stent
––– medikamentefreisetzend, selbstexpandierend, perkutan-transluminal
–––– 2 8-83d.22
–––– 3 8-83d.24
–––– 4 8-83d.26
–––– 5 8-83d.28
–––– 6 oder mehr 8-83d.2a
––– nicht-medikamentefreisetzend, selbstexpandierend, perkutan-transluminal
–––– 2 8-83d.12
–––– 3 8-83d.14
–––– 4 8-83d.16
–––– 5 8-83d.18
–––– 6 oder mehr 8-83d.1a
–– Laser-Angioplastie, perkutan-transluminal 8-837.11 ▶

Koronararterie – s.a. Koronargefäß *(Forts.)*
~ mehrere *(Forts.)*
-- Rotablation, perkutan-transluminal 8-837.51
-- Stent
--- beschichtet, Einlegen, perkutan-transluminal
---- 2 8-837.w2
---- 3 8-837.w4
---- 4 8-837.w6
---- 5 8-837.w8
---- 6 oder mehr 8-837.wa
--- Einlegen, perkutan-transluminal
---- 2 8-837.k4
---- 3 8-837.k6
---- 4 8-837.k8
---- 5 8-837.ka
---- mindestens 6 8-837.kc
--- medikamentefreisetzend
---- bioresorbierbar, Einlegen, perkutan-transluminal
----- 2 8-83d.02
----- 3 8-83d.04
----- 4 8-83d.06
----- 5 8-83d.08
----- 6 oder mehr 8-83d.0a
---- Einlegen, perkutan-transluminal
----- 2 8-837.m2
----- 3 8-837.m4
----- 4 8-837.m6
----- 5 8-837.m8
----- 6 oder mehr 8-837.ma
-- Thrombolyse, selektiv, perkutan-transluminal 8-837.61
– Ostiumpatchplastik, mit Endarteriektomie 5-360.1
– Patch 5-363.0
– Reimplantation, bei Resektion, und Ersatz, mit Rohrprothese, Aorta ascendens 5-384.11
-- bei Aneurysma 5-384.12
– Revaskularisation, mit freiem IMA-Transplantat 5-363.4
– Rotablation, perkutan-transluminal 8-837.50
– Scoring-balloon 8-837.q
– Sympathektomie 5-369.4
– Thrombendarteriektomie
-- mit Patch, offen 5-360.1
-- offen 5-360.0
--- mit Implantation, Stent, Koronararterie
---- eine
----- 1 5-360.2
----- 2 5-360.3
---- mehrere, 1 5-360.4
– Thrombolyse, selektiv, perkutan-transluminal 8-837.60
– Transposition 5-363.3
Koronardarstellung, kontralateral
– bei Rekanalisation, Koronargefäß 8-839.90
– und Doppeldrahttechnik, bei Rekanalisation, Koronargefäß 8-839.91
Koronarfistelligatur 5-369.2

Koronargefäß – s.a. Koronararterie
– Anastomosensystem, mechanisch, Anwendung, mit Anastomose
-- 1 *[nur Zusatzkode!]* 5-364.10
-- 2 *[nur Zusatzkode!]* 5-364.11
-- 3 *[nur Zusatzkode!]* 5-364.12
-- 4 *[nur Zusatzkode!]* 5-364.13
-- 5 oder mehr *[nur Zusatzkode!]* 5-364.14
– Aneurysmakorrektur 5-369.1
– Anomalie, kongenital, Operation 5-357.6
– Ballon, medikamentefreisetzend
-- 1 *[nur Zusatzkode!]* 8-83b.b6
-- 2 *[nur Zusatzkode!]* 8-83b.b7
-- 3 *[nur Zusatzkode!]* 8-83b.b8
-- 4 oder mehr *[nur Zusatzkode!]* 8-83b.b9
– Brachytherapie
-- endovaskulär, mit flüssigem Rhenium-188, über ein geschlossenes Ballonsystem 8-530.c0
-- intravaskulär, mit umschlossenen Radionukliden 8-524.60
– Embolisation
-- selektiv, perkutan-transluminal, mit
--- ablösbarem Ballon 8-837.72
--- embolisierenden Flüssigkeiten 8-837.70
--- Partikeln oder Metallspiralen 8-837.71
--- Schirm 8-837.73
-- und Infarzierung, selektiv, perkutan-transluminal, mit
--- ablösbaren Ballons 8-837.72
--- embolisierenden Flüssigkeiten 8-837.70
--- Partikeln oder Metallspiralen 8-837.71
--- Schirm 8-837.73
– Entfernung
-- Implantat, offen 5-379.d
-- Okkluder, offen 5-379.d
-- Stent, offen 5-379.d
– Fremdkörperentfernung, perkutan-transluminal 8-837.4
– Implantation
-- Bifurkationsstent
--- medikamentefreisetzend, perkutan-transluminal 8-837.v
--- nicht-medikamentefreisetzend, perkutan-transluminal 8-837.u
-- OPD-System
--- medikamentefreisetzend, perkutan-transluminal 8-837.v
--- nicht-medikamentefreisetzend, perkutan-transluminal 8-837.u
-- Prothese, perkutan-transluminal 8-837.8
– Infarzierung, selektiv, perkutan-transluminal, mit
-- ablösbarem Ballon 8-837.72
-- embolisierenden Flüssigkeiten 8-837.70
-- Partikeln oder Metallspiralen 8-837.71
-- Schirm 8-837.73
– Kohärenztomographie, optisch 3-300.1
– Naht, nach Verletzung 5-369.0
– OCT [Optische Kohärenztomographie] 3-300.1 ►

K

Koronargefäß – s.a. Koronararterie *(Forts.)*
– Rekanalisation, mit
–– Doppeldrahttechnik, und Koronardarstellung, kontralateral 8-839.91
–– Koronardarstellung, kontralateral 8-839.90
–– Sondierung, retrograd, über Kollateralgefäß
––– mit Externalisation 8-839.93
––– ohne Externalisation 8-839.92
–– Verwendung, Schraubkatheter *[nur Zusatzkode!]* 8-83b.g
– Thrombektomie, perkutan-transluminal 8-837.t
– Ultraschall, intravaskulär 3-05g.0
– Verschluss, Kollateralgefäß 5-369.5
Koronarostium
– Patchplastik, mit Endarteriektomie 5-360.1
– Rekonstruktion 5-369.3
Koronarsinus
– Implantation, Drahtgeflecht, strömungsreduzierend, perkutan-transluminal 8-83d.5
– Kryoablation, bei Herzrhythmusstörungen 8-835.a0
Koronarsinusvene
– Phlebographie 3-611.2
– Subtraktionsangiographie, digital 3-611.2
Korporal, Sectio caesarea
– primär, durch
–– Inzision, längs 5-741.4
–– T-Inzision 5-741.2
– sekundär, durch
–– Inzision, längs 5-741.5
–– T-Inzision 5-741.3
Korrektur
– Absent-Pulmonary-Valve-Syndrom 5-359.8
– Aneurysma-, Koronargefäß 5-369.1
– Anomalie, kongenital, Herz, Unifokalisierung, Kollateralgefäß 5-357.8
– Choanalatresie, transpalatinal 5-219.1♦
– Cor triatriatum 5-359.7
– Defekt, atrioventrikulär, angeboren 5-356.6
– Deformität
–– durch Verfahren, redressierend 8-211♦
–– Wirbelsäule, durch
––– Implantation
–––– Stange, expandierbar, extrakorporal
––––– 1 Implantat 5-838.e0
––––– 2 Implantate 5-838.e1
––––– 3 Implantate 5-838.e2
––––– 4 oder mehr Implantate 5-838.e3
–––– Titanrippe, prothetisch, vertikal expandierbar
––––– 1 Implantat 5-838.d0
––––– 2 Implantate 5-838.d1
––––– 3 Implantate 5-838.d2
––––– 4 oder mehr Implantate 5-838.d3
–––– VEPTR [Vertikale expandierbare prothetische Titanrippe]
––––– 1 Implantat 5-838.d0
––––– 2 Implantate 5-838.d1
––––– 3 Implantate 5-838.d2
––––– 4 oder mehr Implantate 5-838.d3
––– Release, ventral 5-839.7 ►

Korrektur *(Forts.)*
~ Deformität *(Forts.)*
~~ Wirbelsäule, durch *(Forts.)*
––– Verlängerung
–––– Titanrippen, prothetisch, expandierbar, vertikal, operativ 5-838.g
–––– VEPTR [Vertikale expandierbare prothetische Titanrippe], operativ 5-838.g
– Double-outlet-left-ventricle 5-359.4
– Double-outlet-right-ventricle
–– Fallot-Typ 5-359.30
–– vom Nicht-Fallot-Typ 5-359.31
– Fehlbildung, Vagina, mit ortsständigem Gewebe, mit
–– Anorektoplastik, sagittal, posterior, perineal, bei Analatresie 5-495.31
–– PSARP [Posteriore sagittale Anorektoplastik]
––– laparoskopisch, bei Analatresie 5-495.32
––– offen, bei Analatresie 5-495.30
––– perineal, bei Analatresie 5-495.31
– Fehlmündung, Lungenvene
–– partiell 5-359.21
–– total 5-359.20
– Filterkissen
–– Kornea 5-131.40♦
–– Sklera 5-131.40♦
– Gingiva, Schleimhautbänder 5-241.4
– Hernien-
–– Duodenum, parastomal 5-464.50
–– Ileum, parastomal 5-464.52
–– Jejunum, parastomal 5-464.51
–– Kolon, parastomal 5-464.53
– Hühnerbrust 5-346.a2
– Inversio uteri
–– operativ 5-759.2
–– postpartal, manuell 8-516
– Knochen, bei Septorhinoplastik, mit
–– distalem
––– allogenem Transplantat 5-218.12
––– autogenem Transplantat 5-218.11
––– xenogenem Transplantat 5-218.12
–– lokalem autogenem Transplantat 5-218.10
– Knorpel
–– bei Septorhinoplastik, mit
––– allogenem Transplantat 5-218.02
––– autogenem lokalem Transplantat 5-218.00
––– distalem autogenem Transplantat 5-218.01
––– xenogenem Transplantat 5-218.02
–– und Knochen, bei Septorhinoplastik, mit
––– distalem
–––– allogenem Transplantat 5-218.22
–––– autogenem Transplantat 5-218.21
–––– xenogenem Transplantat 5-218.22
––– lokalem autogenem Transplantat 5-218.20
– Koronararterie, fehlmündend 5-357.6
– Kupplung
–– Defibrillator, mit
––– Einkammer-Stimulation
–––– mit atrialer Detektion 5-378.8d
–––– ohne atriale Detektion 5-378.8c ►

Korrektur *(Forts.)*
~ Kupplung *(Forts.)*
~~ Defibrillator, mit *(Forts.)*
--- Stimulation, biventrikulär
---- mit Vorhofelektrode 5-378.8f
---- ohne Vorhofelektrode 5-378.8e
--- subkutaner Elektrode 5-378.8g
--- Zweikammer-Stimulation 5-378.85
-- Ereignis-Rekorder 5-378.87
-- Herzschrittmacher, mit
--- Einkammersystem 5-378.81
--- Zweikammersystem 5-378.82
--- Dreikammersystem
---- mit Vorhofelektrode 5-378.8b
---- ohne Vorhofelektrode 5-378.8a
--- Stimulation, biventrikulär
---- mit Vorhofelektrode 5-378.8b
---- ohne Vorhofelektrode 5-378.8a
- Lidretraktion 5-099.x♦
- Lippen-Kieferspalten- 5-276.b♦
-- mit Osteoplastik 5-276.c♦
- Lippenspalte 5-276.a♦
- Nasenrücken 5-217.2
- Nasenseptum, plastisch
-- mit Resektion 5-214.6
-- ohne Resektion 5-214.5
- Ohrknorpel, bei abstehendem Ohr 5-184.0♦
-- mit Exzision, Weichteile 5-184.2♦
- partiell, Defekt, atrioventrikulär, angeboren 5-356.7
- plastisch
-- bei abstehendem Ohr, mit Exzision, Weichteile 5-184.1♦
-- buried penis 5-643.4
-- concealed penis 5-643.4
-- Penis, vergraben 5-643.4
-- Transposition, penoskrotal 5-643.3
- Polysyndaktylie, Finger, durch Fusion, Anteile, gedoppelt 5-917.5♦
- Rippenbuckel 5-346.a3♦
- Rippental, mit Lösung, Rippe, konkavseitig, mit Thorakoplastik, konkavseitig 5-346.a4♦
- Schneckenohr 5-188.1♦
- Sonde
-- Defibrillator, mit
--- Einkammer-Stimulation
---- mit atrialer Detektion 5-378.3d
---- ohne atriale Detektion 5-378.3c
--- Stimulation, biventrikulär
---- mit Vorhofelektrode 5-378.3f
---- ohne Vorhofelektrode 5-378.3e
--- subkutaner Elektrode 5-378.3g
--- Zweikammer-Stimulation 5-378.35
-- Herzschrittmacher, mit
--- Einkammersystem 5-378.31
--- Zweikammersystem 5-378.32
--- Dreikammersystem
---- mit Vorhofelektrode 5-378.3b
---- ohne Vorhofelektrode 5-378.3a
--- Stimulation, biventrikulär
---- mit Vorhofelektrode 5-378.3b ►

Korrektur *(Forts.)*
~ Sonde *(Forts.)*
~~ Herzschrittmacher, mit *(Forts.)*
~~~ Stimulation, biventrikulär *(Forts.)*
---- ohne Vorhofelektrode 5-378.3a
- Stahlohr 5-188.2♦
- Synechie, Nase 5-211.40
- total, Defekt, atrioventrikulär, angeboren 5-356.8
- Total-, Tetralogie, nach Fallot 5-359.0
- Tränenpunkt, evertiert 5-086.0x♦
- Trichterbrust
-- konventionell 5-346.a0
-- mit Prothese, subkutan 5-346.a1
-- nach D. Nuss 5-346.a6
- Truncus arteriosus 5-359.5
- Wirbelsäule, Deformität, durch Implantation
-- Schrauben-Band-System, wachstumslenkend, und Instrumentierung, mit Schrauben
--- bis zu 9 Wirbelkörper 5-838.f2
--- mehr als 9 Wirbelkörper 5-838.f3
-- Schrauben-Stab-System
--- mitwachsend, und Instrumentierung, mit Schrauben
---- bis zu 7 Wirbelkörper 5-838.f0
---- mehr als 7 Wirbelkörper 5-838.f1
--- wachstumslenkend, und Instrumentierung, mit Schrauben
---- bis zu 7 Wirbelkörper 5-838.f0
---- mehr als 7 Wirbelkörper 5-838.f1
Korrekturarthrodese – s. Arthrodese
Korrekturoperation, bei
- Ektropium, durch
-- horizontale Verkürzung, Augenlid 5-093.2♦
-- Implantation 5-093.4♦
-- Naht 5-093.1♦
-- Operation, Lidretraktor 5-093.3♦
-- Schwenkplastik 5-093.5♦
-- Thermokoagulation 5-093.0♦
-- Transplantation 5-093.4♦
-- Verschiebeplastik 5-093.5♦
- Entropium, durch
-- horizontale Verkürzung, Augenlid 5-093.2♦
-- Implantation 5-093.4♦
-- Naht 5-093.1♦
-- Operation, Lidretraktor 5-093.3♦
-- Schwenkplastik 5-093.5♦
-- Thermokoagulation 5-093.0♦
-- Transplantation 5-093.4♦
-- Verschiebeplastik 5-093.5♦
Korrekturspondylodese
- dorsal, über
-- 1 Segment 5-836.30
-- 2 Segmente 5-836.31
-- 3 Segmente 5-836.34
-- 4 Segmente 5-836.35
-- 5 Segmente 5-836.36
-- 6 Segmente 5-836.37
-- 7 bis 10 Segmente 5-836.38
-- 11 oder mehr Segmente 5-836.39 ►

K
~~~

Korrekturspondylodese *(Forts.)*
– dorsal und ventral kombiniert, interkorporal, über
–– 1 Segment 5-836.40
–– 2 Segmente 5-836.41
–– 3 Segmente 5-836.44
–– 4 Segmente 5-836.45
–– 5 Segmente 5-836.46
–– 6 Segmente 5-836.47
–– 7 bis 10 Segmente 5-836.48
–– 11 oder mehr Segmente 5-836.49
– ventral, über
–– 1 Segment 5-836.50
–– 2 Segmente 5-836.51
–– 3 Segmente 5-836.55
–– 4 Segmente 5-836.56
–– 5 Segmente 5-836.57
–– 6 Segmente 5-836.58
–– 7 bis 10 Segmente 5-836.59
–– 11 oder mehr Segmente 5-836.5a
Korrigierend, Rumpfgips 8-310.2
Kortikospongiös, Span
– autogen
–– ausgedehnt, Transplantation
––– Gesichtsschädel 5-77b.2
––– Kieferknochen 5-77b.2
–– Transplantation
––– Gesichtsschädel 5-77b.1
––– Kieferknochen 5-77b.1
– Transplantation
–– allogen
––– endoskopisch 5-784.f0♦
––– Beckenknochen
–––– endoskopisch 5-784.fd
–––– offen 5-784.8d
––– Femur
–––– distal
––––– endoskopisch 5-784.fh♦
––––– offen 5-784.8h♦
–––– proximal
––––– endoskopisch 5-784.ff♦
––––– offen 5-784.8f♦
–––– Schaft
––––– endoskopisch 5-784.fg♦
––––– offen 5-784.8g♦
––– Fibula
–––– distal
––––– endoskopisch 5-784.fr♦
––––– offen 5-784.8r♦
–––– proximal
––––– endoskopisch 5-784.fp♦
––––– offen 5-784.8p♦
–––– Schaft
––––– endoskopisch 5-784.fq♦
––––– offen 5-784.8q♦
––– Gesichtsschädel 5-77b.8
––– Kieferknochen 5-77b.8
––– Humerus
–––– distal
––––– endoskopisch 5-784.f3♦
––––– offen 5-784.83♦ ►

Kortikospongiös, Span *(Forts.)*
~ Transplantation *(Forts.)*
~~ allogen *(Forts.)*
~~~ Humerus *(Forts.)*
–––– proximal
––––– endoskopisch 5-784.f1♦
––––– offen 5-784.81♦
–––– Schaft
––––– endoskopisch 5-784.f2♦
––––– offen 5-784.82♦
––– Kalkaneus
–––– endoskopisch 5-784.ft♦
–––– offen 5-784.8t♦
––– Karpus
–––– endoskopisch 5-784.fa♦
–––– offen 5-784.8a♦
––– Klavikula, offen 5-784.80♦
––– Metakarpus
–––– endoskopisch 5-784.fb♦
–––– offen 5-784.8b♦
––– Metatarsus
–––– endoskopisch 5-784.fv♦
–––– offen 5-784.8v♦
––– Patella
–––– endoskopisch 5-784.fj♦
–––– offen 5-784.8j♦
––– Phalangen
–––– Fuß
––––– endoskopisch 5-784.fw♦
––––– offen 5-784.8w♦
–––– Hand
––––– endoskopisch 5-784.fc♦
––––– offen 5-784.8c♦
––– Radius
–––– distal
––––– endoskopisch 5-784.f6♦
––––– offen 5-784.86♦
–––– proximal
––––– endoskopisch 5-784.f4♦
––––– offen 5-784.84♦
–––– Schaft
––––– endoskopisch 5-784.f5♦
––––– offen 5-784.85♦
––– Schenkelhals
–––– endoskopisch 5-784.fe♦
–––– offen 5-784.8e♦
––– Skapula
–––– endoskopisch 5-784.fz♦
–––– offen 5-784.8z♦
––– Talus
–––– endoskopisch 5-784.fs♦
–––– offen 5-784.8s♦
––– Tarsus
–––– endoskopisch 5-784.fu♦
–––– offen 5-784.8u♦
––– Tibia
–––– distal
––––– endoskopisch 5-784.fn♦
––––– offen 5-784.8n♦
–––– proximal
––––– endoskopisch 5-784.fk♦ ►
~~~

Kortikospongiös, Span *(Forts.)*
~ Transplantation *(Forts.)*
~~ allogen *(Forts.)*
~~~ Tibia *(Forts.)*
~~~~ proximal *(Forts.)*
----- offen 5-784.8k♦
---- Schaft
----- endoskopisch 5-784.fm♦
----- offen 5-784.8m♦
--- Ulna
---- distal
----- endoskopisch 5-784.f9♦
----- offen 5-784.89♦
---- proximal
----- endoskopisch 5-784.f7♦
----- offen 5-784.87♦
---- Schaft
----- endoskopisch 5-784.f8♦
----- offen 5-784.88♦
-- autogen
--- Beckenknochen
---- endoskopisch 5-784.dd
---- offen 5-784.1d
--- Femur
---- distal
----- endoskopisch 5-784.dh♦
----- offen 5-784.1h♦
---- proximal
----- endoskopisch 5-784.df♦
----- offen 5-784.1f♦
---- Schaft
----- endoskopisch 5-784.cg♦
----- offen 5-784.1g♦
--- Fibula
---- distal
----- endoskopisch 5-784.cr♦
----- offen 5-784.1r♦
---- proximal
----- endoskopisch 5-784.cp♦
----- offen 5-784.1p♦
---- Schaft
----- endoskopisch 5-784.dq♦
----- offen 5-784.1q♦
--- Humerus
---- distal
----- endoskopisch 5-784.d3♦
----- offen 5-784.13♦
---- proximal
----- endoskopisch 5-784.d1♦
----- offen 5-784.11♦
---- Schaft
----- endoskopisch 5-784.d2♦
----- offen 5-784.12♦
--- Kalkaneus
---- endoskopisch 5-784.dt♦
---- offen 5-784.1t♦
--- Karpus, Hand
---- endoskopisch 5-784.da♦
---- offen 5-784.1a♦
--- Klavikula
---- endoskopisch 5-784.d0♦ ►

Kortikospongiös, Span *(Forts.)*
~ Transplantation *(Forts.)*
~~ autogen *(Forts.)*
~~~ Klavikula *(Forts.)*
---- offen 5-784.10♦
--- Metakarpus
---- endoskopisch 5-784.db♦
---- offen 5-784.1b♦
--- Metatarsus
---- endoskopisch 5-784.dv♦
---- offen 5-784.1v♦
--- Patella
---- endoskopisch 5-784.dj♦
---- offen 5-784.1j♦
--- Phalangen
---- Fuß
----- endoskopisch 5-784.dw♦
----- offen 5-784.1w♦
---- Hand
----- endoskopisch 5-784.dc♦
----- offen 5-784.1c♦
--- Radius
---- distal
----- endoskopisch 5-784.d6♦
----- offen 5-784.16♦
---- proximal
----- endoskopisch 5-784.d4♦
----- offen 5-784.14♦
---- Schaft
----- endoskopisch 5-784.d5♦
----- offen 5-784.15♦
--- Schenkelhals
---- endoskopisch 5-784.de♦
---- offen 5-784.1e♦
--- Skapula
---- endoskopisch 5-784.dz♦
---- offen 5-784.1z♦
--- Talus
---- endoskopisch 5-784.ds♦
---- offen 5-784.1s♦
--- Tarsus
---- endoskopisch 5-784.du♦
---- offen 5-784.1u♦
--- Tibia
---- distal
----- endoskopisch 5-784.dn♦
----- offen 5-784.1n♦
---- proximal
----- endoskopisch 5-784.dk♦
----- offen 5-784.1k♦
---- Schaft
----- endoskopisch 5-784.dm♦
----- offen 5-784.1m♦
--- Ulna
---- distal
----- endoskopisch 5-784.d9♦
----- offen 5-784.19♦
---- proximal
----- endoskopisch 5-784.d7♦
----- offen 5-784.17♦ ►
~~~

Kortikospongiös, Span *(Forts.)*
~ Transplantation *(Forts.)*
~~ autogen *(Forts.)*
~~~ Ulna *(Forts.)*
–––– Schaft
––––– endoskopisch 5-784.d8♦
––––– offen 5-784.18♦
– zur Rearthrodese
–– Fußwurzel, Gelenkfach, offen, bei Rezidiv
––– 1 5-808.ae♦
––– 2 oder mehr 5-808.af♦
–– Großzehengrundgelenk, offen, bei Rezidiv 5-808.b8♦
–– Mittelfuß, Gelenkfach, offen, bei Rezidiv
––– 1 5-808.ae♦
––– 2 oder mehr 5-808.af♦
Kortikotomie
– Beckenknochen, bei Segmenttransport 5-781.7d
– Femur
–– distal, bei Segmenttransport 5-781.7h♦
–– proximal, bei Segmenttransport 5-781.7f♦
–– Schaft, bei Segmenttransport 5-781.7g♦
– Fibula
–– distal, bei Segmenttransport 5-781.7r♦
–– proximal, bei Segmenttransport 5-781.7p♦
–– Schaft, bei Segmenttransport 5-781.7q♦
– Humerus
–– distal, bei Segmenttransport 5-781.73♦
–– proximal, bei Segmenttransport 5-781.71♦
–– Schaft, bei Segmenttransport 5-781.72♦
– Kalkaneus, bei Segmenttransport 5-781.7t♦
– Karpus, bei Segmenttransport 5-781.7a♦
– Klavikula, bei Segmenttransport 5-781.70♦
– Metakarpus, bei Segmenttransport 5-781.7b♦
– Phalangen, Hand, bei Segmenttransport 5-781.7c♦
– Radius
–– distal, bei Segmenttransport 5-781.76♦
–– proximal, bei Segmenttransport 5-781.74♦
–– Schaft, bei Segmenttransport 5-781.75♦
– Schenkelhals, bei Segmenttransport 5-781.7e♦
– Skapula, bei Segmenttransport 5-781.7z♦
– Talus, bei Segmenttransport 5-781.7s♦
– Tarsus, bei Segmenttransport 5-781.7u♦
– Tibia
–– distal, bei Segmenttransport 5-781.7n♦
–– proximal, bei Segmenttransport 5-781.7k♦
–– Schaft, bei Segmenttransport 5-781.7m♦
– Ulna
–– distal, bei Segmenttransport 5-781.79♦
–– proximal, bei Segmenttransport 5-781.77♦
–– Schaft, bei Segmenttransport 5-781.78♦
Kranialisation, Stirnhöhle 5-225.3
Kraniektomie
– bifrontal, als Zugang 5-010.12
– Kalotte
–– als Zugang 5-010.10
–– über Mittellinie, als Zugang 5-010.11
– mit Einlegen, Medikamententräger 5-012.7 ►
Kraniektomie *(Forts.)*
– Reoperation, mit Einlegen, Drainage 5-012.6
– subokzipital, als Zugang 5-010.14
– temporal, als Zugang 5-010.13
– zum Wechsel, Medikamententräger 5-012.8
– zur
–– Dekompression 5-012.0
–– Drainage
––– Flüssigkeit, epidural 5-012.1
––– Zyste, epidural, nichtinfektiös 5-012.1
–– Entfernung
––– Material, alloplastisch, Schädelknochen 5-012.5
––– Medikamententräger 5-012.8
–– Entleerung
––– Empyem, epidural 5-012.3
––– Hämatom, epidural 5-012.2
–– Fremdkörperentfernung
––– Epiduralraum 5-012.4
––– Schädelknochen 5-012.4
–– Hämatomdrainage, epidural 5-012.2
Kraniell, Osteosynthese, durch ultraschallgeformtes resorbierbares Material *[nur Zusatzkode!]* 5-020.8
Kraniobukkal, Tasche
– Inzision, mit Drainage 5-076
– Punktion 1-859.x
– Resektion, Gewebe 5-075.2
Kranioplastik
– bei Plastik, Dura
–– am Übergang, kraniozervikal 5-021.7
–– an Konvexität 5-021.4
–– frontobasal 5-021.6
–– laterobasal 5-021.5
– frontoorbital, zur Verlagerung, Schädelknochen 5-020.5
– mit Elevation, Impressionsfraktur
–– geschlossen 5-020.10
–– offen 5-020.11
––– mit Débridement 5-020.12
– Schädelbasis 5-020.4
– Schädeldach, mit
–– Transplantation 5-020.3
–– Transposition 5-020.2
– zur Eröffnung, Schädelnaht 5-020.0
Kraniotomie
– bifrontal, als Zugang 5-010.02
– Kalotte
–– als Zugang 5-010.00
–– über Mittellinie, als Zugang 5-010.01
– mit Einlegen, Medikamententräger 5-012.7
– Reoperation, mit Einlegen, Drainage 5-012.6
– subokzipital, als Zugang 5-010.04
– temporal, als Zugang 5-010.03
– zum Wechsel, Medikamententräger 5-012.8
– zur
–– Dekompression 5-012.0
–– Drainage
––– Flüssigkeit, epidural 5-012.1
––– Zyste, epidural, nichtinfektiös 5-012.1 ►
~~~

Kraniotomie *(Forts.)*
~ zur *(Forts.)*
-- Entfernung
--- Material, alloplastisch, Schädelknochen 5-012.5
--- Medikamententräger 5-012.8
-- Entleerung
--- Empyem, epidural 5-012.3
--- Hämatom, epidural 5-012.2
-- Fremdkörperentfernung
--- Epiduralraum 5-012.4
--- Schädelknochen 5-012.4
-- Hämatomdrainage, epidural 5-012.2
Kraniozervikal, Übergang
- Plastik, Dura 5-021.3
- Zugang
-- lateral 5-030.2
-- transoral 5-030.0
Kreislauf, Unterstützung
- durch Implantation, Pumpe, axial
-- linksventrikulär, transvasal 8-839.46
-- rechtsventrikulär, transvasal 8-839.47
- mit Pumpe, axial, transvasal platziert, Dauer der Behandlung
-- bis unter 48 Stunden 8-83a.30
-- 48 bis unter 96 Stunden 8-83a.31
-- 96 bis unter 144 Stunden 8-83a.34
-- 144 bis unter 192 Stunden 8-83a.35
-- 192 bis unter 240 Stunden 8-83a.36
-- 240 bis unter 288 Stunden 8-83a.37
-- 288 bis unter 384 Stunden 8-83a.38
-- 384 bis unter 480 Stunden 8-83a.39
-- 480 bis unter 576 Stunden 8-83a.3a
-- 576 bis unter 720 Stunden 8-83a.3c
-- 720 oder mehr Stunden 8-83a.3d
Kreuzband
- hinteres
-- Augmentation, arthroskopisch 5-813.k♦
-- Naht
--- arthroskopisch 5-813.1♦
--- offen 5-802.1♦
-- Plastik
--- arthroskopisch, mit
---- allogener Sehne 5-813.h♦
---- alloplastischem Bandersatz 5-813.8♦
---- autogener Patellarsehne 5-813.6♦
---- sonstiger autogener Sehne 5-813.7♦
--- offen, mit
---- alloplastischem Bandersatz 5-803.5♦
---- autogener Patellarsehne 5-803.3♦
---- sonstiger autogener Sehne 5-803.4♦
-- Refixation, knöchern, offen 5-802.3♦
-- Wechsel, arthroskopisch, mit autogener Patellarsehne 5-815.30♦
- Refixation, knöchern, arthroskopisch 5-813.2♦
- vorderes
-- Augmentation, arthroskopisch 5-813.j♦
-- Naht
--- arthroskopisch 5-813.0♦
--- offen 5-802.0♦ ▶

Kreuzband *(Forts.)*
~ vorderes *(Forts.)*
-- Plastik
--- arthroskopisch, mit
---- allogener Sehne 5-813.g♦
---- alloplastischem Bandersatz 5-813.5♦
---- autogener
----- Patellarsehne 5-813.3♦
----- Sehne 5-813.4♦
--- offen, mit
---- alloplastischem Bandersatz 5-803.2♦
---- autogener Patellarsehne 5-803.0♦
---- sonstige autogener Sehne 5-803.1♦
-- Refixation, knöchern, offen 5-802.2♦
Kreuzbandtransplantat
- hinteres
-- Entfernung, arthroskopisch 5-815.1♦
-- Wechsel, arthroskopisch, mit
--- allogener Sehne 5-815.33♦
--- alloplastischem Bandersatz 5-815.32♦
--- sonstiger autogener Sehne 5-815.31♦
- vorderes
-- Entfernung, arthroskopisch 5-815.0♦
-- Wechsel, arthroskopisch, mit
--- allogener Sehne 5-815.23♦
--- alloplastischem Bandersatz 5-815.22♦
--- autogener Patellarsehne 5-815.20♦
--- sonstiger autogener Sehne 5-815.21♦
Krikothyreoidektomie 5-302.3
Krikotracheal, Resektion, Trachea, mit
- Anlegen, Tracheostoma 5-314.31
- End-zu-End-Anastomose 5-314.30
- Plastik 5-314.32
- Stent 5-314.32
Krisenintervention, psychosomatisch, psychotherapeutisch, als Komplexbehandlung 9-402.2
Kriseninterventionell, Behandlung, bei Erwachsenen, durch
- Ärzte oder Psychologen, mehr als
-- 1 bis 1,5 Stunden pro Tag *[nur Zusatzkode!]* 9-641.00
-- 1,5 bis 3 Stunden pro Tag *[nur Zusatzkode!]* 9-641.01
-- 3 bis 4,5 Stunden pro Tag *[nur Zusatzkode!]* 9-641.02
-- 4,5 bis 6 Stunden pro Tag *[nur Zusatzkode!]* 9-641.03
-- 6 Stunden pro Tag *[nur Zusatzkode!]* 9-641.04
- Spezialtherapeuten oder Pflegefachpersonen, mehr als
-- 1 bis 1,5 Stunden pro Tag *[nur Zusatzkode!]* 9-641.10
-- 1,5 bis 3 Stunden pro Tag *[nur Zusatzkode!]* 9-641.11
-- 3 bis 4,5 Stunden pro Tag *[nur Zusatzkode!]* 9-641.12
-- 4,5 bis 6 Stunden pro Tag *[nur Zusatzkode!]* 9-641.13
-- 6 Stunden pro Tag *[nur Zusatzkode!]* 9-641.14

K

Krönlein, Operation – s.a. Orbitotomie, über Zugang, lateral, transossär 5-160.0♦
Krone, als Zahnersatz, prothetisch 5-233.0
Kryoablation
– AV-Knoten, bei Herzrhythmusstörungen 8-835.a1
– endokardial, bei Herzrhythmusstörungen 5-371.33
– epikardial
–– endoskopisch, bei Herzrhythmusstörungen 5-371.53
–– offen, bei Herzrhythmusstörungen 5-371.43
– Koronarsinus, bei Herzrhythmusstörungen 8-835.a0
– Pulmonalvene, bei Herzrhythmusstörungen 8-835.a5
– Ventrikel
–– links, bei Herzrhythmusstörungen 8-835.a4
–– rechts, bei Herzrhythmusstörungen 8-835.a2
– Vorhof
–– links, bei Herzrhythmusstörungen 8-835.a3
–– rechts, bei Herzrhythmusstörungen 8-835.a0
– zur Destruktion
–– Gewebe, Niere
––– laparoskopisch
–––– Kryoablation 5-552.70♦
–––– Mikrowellenablation 5-552.72♦
–––– Radiofrequenzablation 5-552.71♦
––– offen 5-552.40♦
––– perkutan-transrenal 5-552.52♦
–– Knochen, perkutan 5-789.a
–– Lungengewebe, perkutan 5-339.23♦
Kryoablationsnadel, Anwendung
– 1 *[nur Zusatzkode!]* 5-98h.00
– 2 *[nur Zusatzkode!]* 5-98h.01
– 3 *[nur Zusatzkode!]* 5-98h.02
– 4 *[nur Zusatzkode!]* 5-98h.03
– 5 *[nur Zusatzkode!]* 5-98h.04
– 6 *[nur Zusatzkode!]* 5-98h.05
– 7 *[nur Zusatzkode!]* 5-98h.06
– 8 *[nur Zusatzkode!]* 5-98h.07
– 9 *[nur Zusatzkode!]* 5-98h.08
– 10 *[nur Zusatzkode!]* 5-98h.09
– 11 *[nur Zusatzkode!]* 5-98h.0a
– 12 *[nur Zusatzkode!]* 5-98h.0b
– 13 *[nur Zusatzkode!]* 5-98h.0c
– 14 *[nur Zusatzkode!]* 5-98h.0d
– 15 *[nur Zusatzkode!]* 5-98h.0e
– 16 *[nur Zusatzkode!]* 5-98h.0f
– 17 *[nur Zusatzkode!]* 5-98h.0g
– 18 *[nur Zusatzkode!]* 5-98h.0h
– 19 *[nur Zusatzkode!]* 5-98h.0j
– 20 oder mehr *[nur Zusatzkode!]* 5-98h.0k
Kryobiopsie
– Bronchus, endoskopisch 1-430.11♦
– Lunge, endoskopisch 1-430.21♦
–– transbronchial 1-430.21♦
–– transösophageal 1-430.21♦
– Trachea, endoskopisch 1-430.01
– zur Stufenbiopsie, Trachea, Bronchus, Lunge, endoskopisch 1-430.31
Kryochirurgie
– Haut
–– Axilla
––– großflächig 5-915.66♦
––– kleinflächig 5-915.26♦
–– Bauchregion
––– großflächig 5-915.6b
––– kleinflächig 5-915.2b
–– Brustwand
––– großflächig 5-915.6a
––– kleinflächig 5-915.2a
–– Ellenbogen
––– großflächig 5-915.67♦
––– kleinflächig 5-915.27♦
–– Fuß
––– großflächig 5-915.6g♦
––– kleinflächig 5-915.2g♦
–– Genitalregion
––– großflächig 5-915.6c
––– kleinflächig 5-915.2c
–– Gesäß
––– großflächig 5-915.6d
––– kleinflächig 5-915.2d
–– Hals
––– großflächig 5-915.65
––– kleinflächig 5-915.25
–– Hand
––– großflächig 5-915.69♦
––– kleinflächig 5-915.29♦
–– Knie
––– großflächig 5-915.6e♦
––– kleinflächig 5-915.2e♦
–– Kopf
––– großflächig 5-915.64
––– kleinflächig 5-915.24
–– Leistenregion
––– großflächig 5-915.6c
––– kleinflächig 5-915.2c
–– Lippe
––– großflächig 5-915.60
––– kleinflächig 5-915.20
–– Oberarm
––– großflächig 5-915.67♦
––– kleinflächig 5-915.27♦
–– Oberschenkel
––– großflächig 5-915.6e♦
––– kleinflächig 5-915.2e♦
–– Rücken
––– großflächig 5-915.6a
––– kleinflächig 5-915.2a
–– Schulter
––– großflächig 5-915.66♦
––– kleinflächig 5-915.26♦
–– Unterarm
––– großflächig 5-915.68♦
––– kleinflächig 5-915.28♦
–– Unterschenkel
––– großflächig 5-915.6f♦
––– kleinflächig 5-915.2f♦
– Ohr, äußeres 5-181.8♦
Kryochirurgisch, Epilation, Augenlid 5-091.42♦

Kryodenervation, Iliosakralgelenk 5-83a.2
Kryodepletiert, Plasma
– Transfusion
–– 1 TE bis unter 6 TE 8-812.70
–– 6 TE bis unter 11 TE 8-812.71
–– 11 TE bis unter 21 TE 8-812.72
–– 21 TE bis unter 31 TE 8-812.73
–– 31 TE oder mehr 8-812.74
– zur Plasmapherese, therapeutisch
–– 1 8-820.10
–– 2 8-820.11
–– 3 8-820.12
–– 4 8-820.13
–– 5 8-820.14
–– 6 8-820.18
–– 7 8-820.19
–– 8 8-820.1a
–– 9 8-820.1b
–– 10 8-820.1c
–– 11 8-820.1d
–– 12 8-820.1e
–– 13 8-820.1f
–– 14 8-820.1g
–– 15 8-820.1h
–– 16 bis 17 8-820.1j
–– 18 bis 19 8-820.1k
–– 20 bis 21 8-820.1m
–– 22 bis 23 8-820.1n
–– 24 bis 25 8-820.1p
–– 26 bis 28 8-820.1q
–– 29 bis 31 8-820.1r
–– 32 bis 34 8-820.1s
–– 35 bis 39 8-820.1t
–– 40 bis 44 8-820.1u
–– 45 bis 49 8-820.1v
–– 50 oder mehr 8-820.1w
Kryofiltration, bei
– DFPP [Doppelfiltrationsplasmapherese]
–– 1 8-826.10
–– 2 8-826.11
–– 3 8-826.12
–– 4 8-826.13
–– 5 8-826.14
–– 6 8-826.15
–– 7 8-826.16
–– 8 8-826.17
–– 9 8-826.18
–– 10 8-826.19
–– 11 8-826.1a
–– 12 8-826.1b
–– 13 8-826.1c
–– 14 8-826.1d
–– 15 8-826.1e
–– 16 bis 17 8-826.1f
–– 18 bis 19 8-826.1g
–– 20 bis 21 8-826.1h
–– 22 bis 23 8-826.1j
–– 24 bis 25 8-826.1k
–– 26 bis 28 8-826.1m
–– 29 bis 31 8-826.1n
–– 32 bis 34 8-826.1p ►

Kryofiltration, bei *(Forts.)*
~ DFPP [Doppelfiltrationsplasmapherese] *(Forts.)*
–– 35 bis 39 8-826.1q
–– 40 bis 44 8-826.1r
–– 45 bis 49 8-826.1s
–– 50 oder mehr 8-826.1t
– Doppelfiltrationsplasmapherese [DFPP]
–– 1 8-826.10
–– 2 8-826.11
–– 3 8-826.12
–– 4 8-826.13
–– 5 8-826.14
–– 6 8-826.15
–– 7 8-826.16
–– 8 8-826.17
–– 9 8-826.18
–– 10 8-826.19
–– 11 8-826.1a
–– 12 8-826.1b
–– 13 8-826.1c
–– 14 8-826.1d
–– 15 8-826.1e
–– 16 bis 17 8-826.1f
–– 18 bis 19 8-826.1g
–– 20 bis 21 8-826.1h
–– 22 bis 23 8-826.1j
–– 24 bis 25 8-826.1k
–– 26 bis 28 8-826.1m
–– 29 bis 31 8-826.1n
–– 32 bis 34 8-826.1p
–– 35 bis 39 8-826.1q
–– 40 bis 44 8-826.1r
–– 45 bis 49 8-826.1s
–– 50 oder mehr 8-826.1t
Kryohypophysektomie
– partiell 5-075.0
– vollständig 5-075.1
Kryokoagulation
– Augenlid 5-091.42♦
– bei
–– Doppel-Ballon-Enteroskopie, zur Destruktion, Dickdarm, endoskopisch 5-452.93
–– Push-and-pull-back-Technik, zur Destruktion, Dickdarm, endoskopisch 5-452.93
–– Single-Ballon-Enteroskopie, zur Destruktion, Dickdarm, endoskopisch 5-452.93
– Cervix uteri 5-672.13
– Chorioidea 5-155.1♦
– Dickdarm
–– laparoskopisch 5-452.43
–– offen 5-452.33
– Dünndarm
–– laparoskopisch 5-451.53
–– offen 5-451.43
– Gaumen
–– hart 5-272.63
–– weich 5-272.63
– Gaumenmandel 5-289.03
– Konjunktiva 5-112.02♦
– Kornea 5-123.02♦
– Larynx 5-300.33 ►

K

Kryokoagulation *(Forts.)*
– Lippe 5-273.93
– mit Destruktion
–– Dickdarm, endoskopisch, einfach 5-452.83
–– Dünndarm, endoskopisch
––– durch
–––– Doppel-Ballon-Enteroskopie 5-451.a3
–––– Push-and-pull-back-Technik 5-451.a3
–––– Single-Ballon-Enteroskopie 5-451.a3
––– einfach 5-451.93
– Mundboden 5-273.93
– Nasenmuschel, untere 5-215.01♦
– Pharynx 5-292.33
– Rachenmandel 5-289.03
– Retina 5-155.1♦
– Uterus 5-681.63
– Vagina 5-702.33
– Vulva 5-712.13
– Wange 5-273.93
– Zunge 5-250.33
– zur
–– Abrasio corneae 5-123.02♦
–– Blutstillung, Nase 5-210.2
–– Destruktion
––– Magen
–––– endoskopisch 5-433.53
–––– laparoskopisch 5-433.43
–––– offen 5-433.33
––– Ösophagus
–––– endoskopisch 5-422.53
–––– offen 5-422.33
–––– thorakoskopisch 5-422.43
––– Rektum
–––– endoskopisch 5-482.61
–––– endoskopisch-mikrochirurgisch 5-482.62
–––– peranal 5-482.60
––– Uterus 5-681.63
Kryopexie, zur Fixation, Netzhaut 5-154.0♦
Kryoplastie, perkutan-transluminal
– Aorta 8-836.r4
– Aortenisthmus 8-836.r5
– Arterie
–– abdominal 8-836.rh♦
–– Oberschenkel 8-836.rk♦
–– pelvin 8-836.rh♦
– Ductus arteriosus apertus 8-836.r6
– Gefäß
–– extrakraniell, Kopf 8-836.r1♦
–– intrakraniell 8-836.r0
–– künstlich 8-836.re
–– Malformation 8-836.rd
–– Oberarm 8-836.r2♦
–– Schulter 8-836.r2♦
–– spinal 8-836.rf
–– thorakal 8-836.r8♦
–– Unterarm 8-836.r3♦
–– Unterschenkel 8-836.rc♦
–– viszeral 8-836.ra
– V. cava 8-836.r7
– V. portae 8-836.rg ►

Kryoplastie, perkutan-transluminal *(Forts.)*
– Vene
–– abdominal 8-836.rj♦
–– Oberschenkel 8-836.rm♦
–– pelvin 8-836.rj♦
Kryoretinopexie, zur Reinsertion, Retina 5-154.0♦
Kryosonde
– Anwendung, bei Operationen an Larynx und Trachea *[nur Zusatzkode!]* 5-31a.0
– zur Fremdkörperentfernung, durch
–– Bronchoskopie, mit
––– flexiblem Instrument 8-100.41
––– starrem Instrument 8-100.51
–– Tracheoskopie 8-100.31
Kryotherapie
– Augenlid 5-091.42♦
– Corpus ciliare 5-132.1♦
– zur Destruktion, Bronchus, bronchoskopisch 5-320.4♦
Kryptorchismusexploration
– abdominal
–– laparoskopisch 5-625.6♦
–– offen 5-625.5♦
– inguinal 5-625.4♦
KTP-Laser, Verwendung *[nur Zusatzkode!]* 5-985.7
Kühlelementesystem
– Biofeedback kontrollier- und steuerbar, Anwendung, zur Kühlung, nichtinvasiv 8-607.3
– sonstiges, Anwendung, zur Kühlung, nichtinvasiv 8-607.4
Kühlkatheter, speziell, Anwendung
– Hypothermiebehandlung, invasiv 8-607.0
– Kühlung, invasiv 8-607.0
Kühlpadsystem
– Biofeedback kontrollier- und steuerbar, Anwendung, zur Kühlung, nichtinvasiv 8-607.3
– sonstiges, Anwendung, zur Kühlung, nichtinvasiv 8-607.4
Kühlung
– invasiv, durch Anwendung, Kühlkatheter, speziell 8-607.0
– nasopharyngeal, zur Hypothermiebehandlung 8-607.2
– nichtinvasiv, durch Anwendung
–– Kühlelementesystem
––– Biofeedback kontrollier- und steuerbar 8-607.3
––– sonstiges 8-607.4
–– Kühlpadsystem
––– Biofeedback kontrollier- und steuerbar 8-607.3
––– sonstiges 8-607.4
–– Speziallagerungssystem 8-607.1
Künstlerisch, Therapie
– mindestens 50 Minuten bis 2 Stunden 9-401.40
– mehr als
–– 2 bis 4 Stunden 9-401.41
–– 4 Stunden 9-401.42

Kürettage
– Adenoide
–– als Primäreingriff 5-285.0
–– sekundär 5-285.1
– Augenlid 5-090.1♦
– bei Abruptio 5-751
– Endometrium, fraktioniert, diagnostisch 1-471.2
– Konjunktiva 5-112.1♦
– Korneaepithel 5-123.20♦
– Mikro-, Endometrium, diagnostisch 1-471.0
– nach Abort, therapeutisch
–– mit
––– lokaler Medikamentenapplikation 5-690.1
––– Polypentfernung 5-690.2
–– ohne lokale Medikamentenapplikation 5-690.0
– Saug-, axillär, Schweißdrüse 5-911.3♦
– Schweißdrüse
–– Axilla
––– lokal 5-894.26♦
––– radikal 5-895.66♦
–– Bauchregion
––– lokal 5-894.2b
––– radikal 5-895.6b
–– Brustwand
––– lokal 5-894.2a
––– radikal 5-895.6a
–– Ellenbogen
––– lokal 5-894.27♦
––– radikal 5-895.67♦
–– Fuß
––– lokal 5-894.2g♦
––– radikal 5-895.6g♦
–– Genitalregion
––– lokal 5-894.2c
––– radikal 5-895.6c
–– Gesäß
––– lokal 5-894.2d
––– radikal 5-895.6d
–– Hals
––– lokal 5-894.25
––– radikal 5-895.65
–– Hand
––– lokal 5-894.29♦
––– radikal 5-895.69♦
–– Knie
––– ausgedehnt 5-895.6e♦
––– lokal 5-894.2e♦
––– radikal 5-895.6e♦
–– Kopf
––– radikal 5-895.64
––– sonstige Teile, lokal 5-894.24
–– Leistenregion
––– lokal 5-894.2c
––– radikal 5-895.6c
–– Lippe
––– lokal 5-894.20
––– radikal 5-895.60
–– Oberarm
––– lokal 5-894.27♦ ►

Kürettage *(Forts.)*
~ Schweißdrüse *(Forts.)*
~~ Oberarm *(Forts.)*
––– radikal 5-895.67♦
–– Oberschenkel
––– lokal 5-894.2e♦
––– radikal 5-895.6e♦
–– Rücken
––– lokal 5-894.2a
––– radikal 5-895.6a
–– Schulter
––– lokal 5-894.26♦
––– radikal 5-895.66♦
–– Unterarm
––– lokal 5-894.28♦
––– radikal 5-895.68♦
–– Unterschenkel
––– ausgedehnt 5-895.6f♦
––– lokal 5-894.2f♦
––– radikal 5-895.6f♦
– Sklera 5-135.2♦
– Strich-, diagnostisch, am Endometrium 1-471.0
– therapeutisch
–– mit
––– lokaler Medikamentenapplikation 5-690.1
––– Polypentfernung 5-690.2
–– ohne lokale Medikamentenapplikation 5-690.0
– Zahnfleisch, Tasche 5-242.0
– zur
–– Beendigung, Schwangerschaft 5-751
–– Entfernung, Plazentarest 5-756.1
Kuldoskopie
– diagnostisch 1-696
– zur Entfernung, Embryo, intraperitoneal 5-743.3
Kuldotomie 5-700
Kultiviert, Keratinozyten, Hautersatz
– großflächig
–– Axilla 5-902.c6♦
–– Bauchregion 5-902.cb
–– Brustwand 5-902.ca
–– Ellenbogen 5-902.c7♦
–– Fuß 5-902.cg♦
–– Genitalregion 5-902.cc
–– Gesäß 5-902.cd
–– Hals 5-902.c5
–– Hand 5-902.c9♦
–– Knie 5-902.ce♦
–– Kopf 5-902.c4
–– Leistenregion 5-902.cc
–– Lippe 5-902.c0
–– Oberarm 5-902.c7♦
–– Oberschenkel 5-902.ce♦
–– Rücken 5-902.ca
–– Schulter 5-902.c6♦
–– Unterarm 5-902.c8♦
–– Unterschenkel 5-902.cf♦
– kleinflächig
–– Axilla 5-902.b6♦
–– Bauchregion 5-902.bb ►

K

Kultiviert, Keratinozyten, Hautersatz *(Forts.)*
~ kleinflächig *(Forts.)*
–– Brustwand 5-902.ba
–– Ellenbogen 5-902.b7♦
–– Fuß 5-902.bg♦
–– Genitalregion 5-902.bc
–– Gesäß 5-902.bd
–– Hals 5-902.b5
–– Hand 5-902.b9♦
–– Knie 5-902.be♦
–– Kopf 5-902.b4
–– Leistenregion 5-902.bc
–– Lippe 5-902.b0
–– Oberarm 5-902.b7♦
–– Oberschenkel 5-902.be♦
–– Rücken 5-902.ba
–– Schulter 5-902.b6♦
–– Unterarm 5-902.b8♦
–– Unterschenkel 5-902.bf♦
Kunstherz
– Entfernung, offen 5-376.61
– Implantation, offen 5-376.60
Kunstnagel, Implantation, Nagelorgan 5-898.8♦
Kunstprothese, zum Ersatz, Mitralklappe, thorakoskopisch 5-351.24
Kunstprothesen-Aortenklappe, Wechsel
– durch
–– ballonexpandierendes Xenotransplantat mit Fixierungsnähten 5-352.07
–– Kunstprothese 5-352.02
–– nahtfreies selbstexpandierendes Xenotransplantat 5-352.06
– in
–– "mitwachsende Herzklappe" 5-352.08
–– dezellularisiertes Allotransplantat 5-352.08
Kunstprothesen-Mitralklappe, Wechsel, durch Kunstprothese 5-352.12
Kunstprothesen-Pulmonalklappe, Wechsel
– durch
–– biologische klappentragende Gefäßprothese 5-352.25
–– Kunstprothese 5-352.22
–– Xenotransplantat 5-352.21
– in
–– "mitwachsende Herzklappe" 5-352.28
–– dezellularisiertes Allotransplantat 5-352.28
Kunstprothesen-Trikuspidalklappe, Wechsel, durch
– Kunstprothese 5-352.32
– Xenotransplantat 5-352.31
Kunststoffconduit
– Entfernung, endoskopisch, zur biliodigestiven Diversion 5-469.r3
– Implantation, endoskopisch, zur biliodigestiven Diversion 5-469.q3
– Wechsel, endoskopisch, zur biliodigestiven Diversion 5-469.q3
Kunststoffklappe
– Ersatz
–– Aortenklappe 5-351.04
–– Pulmonalklappe 5-351.34 ►

Kunststoffklappe *(Forts.)*
~ Ersatz *(Forts.)*
–– Trikuspidalklappe 5-351.44
– zum Ersatz, Mitralklappe, offen 5-351.14
–– mit Mini-Thorakotomie 5-351.14
Kuppenplastik, zur Trennung, Syndaktylie, Finger, komplett 5-917.20♦
Kupplung
– Befestigung, an bereits implantiertem Knochenanker, zur Befestigung, Hörgerät, als selbständiger Eingriff 5-209.d♦
– Korrektur
–– Defibrillator, mit
––– Einkammer-Stimulation
–––– mit atrialer Detektion 5-378.8d
–––– ohne atriale Detektion 5-378.8c
––– Stimulation, biventrikulär
–––– mit Vorhofelektrode 5-378.8f
–––– ohne Vorhofelektrode 5-378.8e
––– subkutaner Elektrode 5-378.8g
––– Zweikammer-Stimulation 5-378.85
–– Ereignis-Rekorder 5-378.87
–– Herzschrittmacher, mit
––– Einkammersystem 5-378.81
––– Zweikammersystem 5-378.82
––– Dreikammersystem
–––– mit Vorhofelektrode 5-378.8b
–––– ohne Vorhofelektrode 5-378.8a
––– Stimulation, biventrikulär
–––– mit Vorhofelektrode 5-378.8b
–––– ohne Vorhofelektrode 5-378.8a
Kupplungskorrektur, Stimulationssystem, kabellos, kardial 5-378.8j
Kurzschaft-Femurkopfprothese
– Entfernung 5-821.k♦
– nicht-zementiert, Implantation, Hüftgelenk
–– mit Pfannenprothese 5-820.94♦
–– ohne Pfannenprothese 5-820.92♦
– teilzementiert, Implantation, Hüftgelenk, mit Pfannenprothese 5-820.96♦
– Wechsel, in
–– Hybrid-Totalendoprothese 5-821.j1♦
–– Sonderprothese 5-821.j2♦
–– Totalendoprothese
––– nicht-zementiert 5-821.j0♦
––– zementiert 5-821.j1♦
– zementiert, Implantation, Hüftgelenk
–– mit Pfannenprothese 5-820.95♦
–– ohne Pfannenprothese 5-820.93♦
Kurzschaft-Hybrid-Femurkopfprothese, Implantation, Hüftgelenk, mit Pfannenprothese 5-820.96♦
Kurzzeitbehandlung, schmerztherapeutisch, multimodal, interdisziplinär 8-91b
Kutan, Harnableitung
– durch Ureterokutaneostomie, Revision, laparoskopisch 5-564.42♦
– laparoskopisch, mit Ileum-Conduit 5-565.01♦
– offen, mit Ileum-Conduit 5-565.00♦
Kyphoplastie, über
– 1 Wirbelkörper 5-839.a0 ►

Kyphoplastie, über *(Forts.)*
– 2 Wirbelkörper 5-839.a1
– 3 Wirbelkörper 5-839.a2
– 4 oder mehr Wirbelkörper 5-839.a3

– L –

L-Asparaginase aus Erwinia chrysanthemi, Applikation, parenteral
– 2.500 IE bis unter 5.000 IE, bei Patienten unter 15 Jahren 6-003.r0
– 5.000 IE bis unter 10.000 IE 6-003.r1
– 10.000 IE bis unter 15.000 IE 6-003.r2
– 15.000 IE bis unter 20.000 IE 6-003.r3
– 20.000 IE bis unter 25.000 IE 6-003.r4
– 25.000 IE bis unter 30.000 IE 6-003.r5
– 30.000 IE bis unter 35.000 IE 6-003.r6
– 35.000 IE bis unter 40.000 IE 6-003.r7
– 40.000 IE bis unter 45.000 IE 6-003.r8
– 45.000 IE bis unter 50.000 IE 6-003.r9
– 50.000 IE bis unter 60.000 IE 6-003.ra
– 60.000 IE bis unter 70.000 IE 6-003.rb
– 70.000 IE bis unter 80.000 IE 6-003.rc
– 80.000 IE bis unter 90.000 IE 6-003.rd
– 90.000 IE bis unter 100.000 IE 6-003.re
– 100.000 IE bis unter 120.000 IE 6-003.rf
– 120.000 IE bis unter 140.000 IE 6-003.rg
– 140.000 IE bis unter 160.000 IE 6-003.rh
– 160.000 IE bis unter 180.000 IE 6-003.rj
– 180.000 IE bis unter 200.000 IE 6-003.rk
– 200.000 IE bis unter 240.000 IE 6-003.rm
– 240.000 IE bis unter 280.000 IE 6-003.rn
– 280.000 IE bis unter 320.000 IE 6-003.rp
– 320.000 IE bis unter 360.000 IE 6-003.rq
– 360.000 IE bis unter 400.000 IE 6-003.rr
– 400.000 IE oder mehr 6-003.rs
L-Dopa-Gel, zur
– Dosiskontrolle, Behandlung, Morbus Parkinson, in der Spätphase 8-97e.3
– Ersteinstellung, Behandlung, Morbus Parkinson, in der Spätphase 8-97e.2
– Optimierung, Behandlung, Morbus Parkinson, in der Spätphase 8-97e.3
– Therapiekontrolle, Behandlung, Morbus Parkinson, in der Spätphase 8-97e.3
Labien
– Biopsie 1-470.5
–– perkutan 1-470.5
– Vulva, Adhäsiolyse 5-718.0
Labienrissversorgung, durch Naht
– nach Verletzung 5-716.0
– postpartal 5-758.3
Labrum acetabulare
– Glättung, arthroskopisch 5-816.1♦
– Naht, arthroskopisch 5-816.0♦
– Refixation, arthroskopisch 5-816.0♦
– Rekonstruktion, arthroskopisch, durch Transplantat 5-816.2♦
– Teilresektion, mit Glättung, arthroskopisch 5-816.1♦
Labrum glenoidale, Schultergelenk, Refixation, arthroskopisch, durch Naht 5-814.0♦
Labyrinth
– Destruktion
–– transmastoidal 5-208.5♦
–– transtympanal 5-208.4♦
– Exzision, Gewebe 5-205.1♦
– Fisteldeckung 5-209.4♦
– Fistelverschluss 5-209.4♦
Labyrinthektomie
– transmastoidal 5-208.3♦
– transtympanal 5-208.2♦
Laddsches, Band, Durchtrennung
– durch Umsteigen laparoskopisch – offen chirurgisch 5-469.62
– laparoskopisch 5-469.61
– offen 5-469.60
Länge, Stent, peripher
– 100 mm bis unter 150 mm *[nur Zusatzkode!]* 8-83b.f1
– 150 mm bis unter 200 mm *[nur Zusatzkode!]* 8-83b.f2
– 200 mm bis unter 250 mm *[nur Zusatzkode!]* 8-83b.f3
– 250 mm oder mehr *[nur Zusatzkode!]* 8-83b.f4
Läsion, vaskulär, intrakraniell, Exzision 5-025.1
Lagekorrektur
– Aggregat
–– Defibrillator, mit
––– Einkammer-Stimulation
–––– mit atrialer Detektion 5-378.4d
–––– ohne atriale Detektion 5-378.4c
––– Stimulation, biventrikulär
–––– mit Vorhofelektrode 5-378.4f
–––– ohne Vorhofelektrode 5-378.4e
––– subkutaner Elektrode 5-378.4g
––– Zweikammer-Stimulation 5-378.45
–– Ereignis-Rekorder 5-378.47
–– Herzschrittmacher, mit
––– Einkammersystem 5-378.41
––– Zweikammersystem 5-378.42
––– Dreikammersystem
–––– mit Vorhofelektrode 5-378.4b
–––– ohne Vorhofelektrode 5-378.4a
––– Stimulation, biventrikulär
–––– mit Vorhofelektrode 5-378.4b
–––– ohne Vorhofelektrode 5-378.4a
– Applikator, strahlend, Retina 5-156.7♦
– Batterie, Stimulationssystem, kabellos, kardial 5-378.4j
– Elektrode, energieempfangend, endokardial, Stimulationssystem, kabellos 5-378.3j
– Impulsgenerator, intrakardial 5-378.3h
– Transmitter, Stimulationssystem, kabellos, kardial 5-378.4j
– Uterus 5-693♦
Lagerung
– bei
–– Extensionen 8-390.4
–– Schienen 8-390.3
– im
–– Rotationsbett 8-390.0
–– Sandwichbett 8-390.0 ►

Lagerung *(Forts.)*
~ im *(Forts.)*
–– Spezialbett 8-390.0
– Schlingentisch 8-390.2
– Schwergewichtigenbett, elektrisch, programmierbar 8-390.0
– Spezialweichlagerungsbett, für Schwerstbrandverletzte 8-390.6
– therapeutisch-funktionell, Grundlage, neurophysiologisch 8-390.1
– Weichlagerungsbett, mit Lagerungshilfe, automatisch, programmierbar 8-390.5
Lagerungshilfe, automatisch, programmierbar, bei Lagerung, Weichlagerungsbett 8-390.5
Laktosebelastung, oral, unter Notfallbereitschaft 1-760
Lamina papyracea, Teilentfernung, bei Operation
– endonasal, Nasennebenhöhle, mehrere 5-224.60♦
– kombiniert endonasal und von außen, Nasennebenhöhle, mehrere 5-224.70♦
Laminektomie
– Brustwirbelsäule, über
–– 1 Segment 5-031.30
–– 2 Segmente 5-031.31
–– 3 oder mehr Segmente 5-031.32
– Halswirbelsäule, über
–– 1 Segment 5-030.60
–– 2 Segmente 5-030.61
–– 3 oder mehr Segmente 5-030.62
– Lendenwirbelsäule, über
–– 1 Segment 5-032.40
–– 2 Segmente 5-032.41
–– 3 oder mehr Segmente 5-032.42
Laminotomie
– Brustwirbelsäule, über
–– 1 Segment 5-031.10
–– 2 Segmente 5-031.11
–– 3 oder mehr Segmente 5-031.12
– Halswirbelsäule, über
–– 1 Segment 5-030.40
–– 2 Segmente 5-030.41
–– 3 oder mehr Segmente 5-030.42
– Lendenwirbelsäule, über
–– 1 Segment 5-032.20
–– 2 Segmente 5-032.21
–– 3 oder mehr Segmente 5-032.22
Lanadelumab, Applikation, parenteral 6-00c.8
Langerhans-Zellen, Transplantation, durch Injektion 5-528.0
Langfinger
– Beugesehne
–– Débridement 5-840.41♦
–– Entfernung
––– Implantat 5-840.h1♦
––– Sehnenknoten 5-840.51♦
–– Exploration 5-840.s1♦
–– Exzision 5-840.51♦
–– Fremdkörperentfernung 5-840.01♦ ►

Langfinger *(Forts.)*
~ Beugesehne *(Forts.)*
–– Implantation
––– Silastikkabel 5-840.d1♦
––– Silikonstab 5-840.d1♦
–– Inzision 5-840.01♦
–– Naht
––– primär 5-840.61♦
––– sekundär 5-840.71♦
–– Refixation, knöchern 5-840.n1♦
–– Revision, Implantat 5-840.f1♦
–– Schaffung, Transplantatlager 5-840.d1♦
–– Sehnenfachspaltung 5-840.31♦
–– Sehnenkopplung 5-840.m1♦
–– Sehnenplastik 5-840.k1♦
–– Synovialektomie
––– partiell 5-845.01♦
––– total 5-845.11♦
–– Tenodese 5-840.91♦
–– Tenolyse 5-840.81♦
–– Tenotomie
––– offen 5-840.q1♦
––– perkutan 5-840.p1♦
–– Transplantation 5-840.e1♦
–– Transposition 5-840.c1♦
––– partiell 5-840.c1♦
–– Verkürzung 5-840.b1♦
–– Verlängerung 5-840.a1♦
–– Wechsel, Implantat 5-840.g1♦
– Interphalangealgelenk, Band
–– Durchtrennung 5-841.16♦
–– Entfernung, Transplantat 5-841.96♦
–– Exzision
––– partiell 5-841.26♦
––– total 5-841.36♦
–– Inzision 5-841.06♦
–– Naht
––– primär 5-841.46♦
––– sekundär 5-841.56♦
–– Refixation, knöchern 5-841.a6♦
–– Rekonstruktion, plastisch
––– mit autogenem Material 5-841.66♦
––– und Fixation
–––– interligamentär, mit autogenem Material 5-841.76♦
–––– transossär, mit autogenem Material 5-841.86♦
– Metakarpophalangealgelenk, Band
–– Durchtrennung 5-841.14♦
–– Entfernung, Transplantat 5-841.94♦
–– Exzision
––– partiell 5-841.24♦
––– total 5-841.34♦
–– Inzision 5-841.04♦
–– Naht
––– primär 5-841.44♦
––– sekundär 5-841.54♦
–– Refixation, knöchern 5-841.a4♦ ►

L

Langfinger *(Forts.)*
~ Metakarpophalangealgelenk, Band *(Forts.)*
–– Rekonstruktion, plastisch
––– mit autogenem Material 5-841.64♦
–––– und interligamentärer Fixation 5-841.74♦
––– und Fixation, transossär, mit autogenem Material 5-841.84♦
– Ringband, Spaltung 5-841.14♦
– Sehnenscheide
–– Débridement 5-840.47♦
–– Entfernung, Sehnenknoten 5-840.57♦
–– Exploration 5-840.s7♦
–– Exzision 5-840.57♦
–– Fremdkörperentfernung 5-840.07♦
–– Inzision 5-840.07♦
–– Naht
––– primär 5-840.67♦
––– sekundär 5-840.77♦
–– Sehnenfachspaltung 5-840.37♦
–– Sehnenplastik 5-840.k7♦
–– Tenolyse 5-840.87♦
– Strecksehne
–– Débridement 5-840.44♦
–– Entfernung
––– Implantat 5-840.h4♦
––– Sehnenknoten 5-840.54♦
–– Exploration 5-840.s4♦
–– Exzision 5-840.54♦
–– Fremdkörperentfernung 5-840.04♦
–– Implantation
––– Silastikkabel 5-840.d4♦
––– Silikonstab 5-840.d4♦
–– Inzision 5-840.04♦
–– Naht
––– primär 5-840.64♦
––– sekundär 5-840.74♦
–– Refixation, knöchern 5-840.n4♦
–– Revision, Implantat 5-840.f4♦
–– Schaffung, Transplantatlager 5-840.d4♦
–– Sehnenfachspaltung 5-840.34♦
–– Sehnenkopplung 5-840.m4♦
–– Sehnenplastik 5-840.k4♦
–– Synovialektomie
––– partiell 5-845.04♦
––– total 5-845.14♦
–– Tenodese 5-840.94♦
–– Tenolyse 5-840.84♦
–– Tenotomie
––– offen 5-840.q4♦
––– perkutan 5-840.p4♦
–– Transplantation 5-840.e4♦
–– Transposition 5-840.c4♦
––– partiell 5-840.c4♦
–– Verkürzung 5-840.b4♦
–– Verlängerung 5-840.a4♦
–– Wechsel, Implantat 5-840.g4♦
Langschaftprothese
– Entfernung, Hüftgelenk 5-821.e♦
– nicht-zementiert, Implantation, Hüftgelenk 5-820.20♦ ►
Langschaftprothese *(Forts.)*
– teilzementiert, Implantation, Hüftgelenk 5-820.22♦
– Wechsel, Hüftgelenk, in
–– Hybrid-Totalendoprothese 5-821.62♦
–– Langschaftprothese 5-821.63♦
–– Totalendoprothese
––– nicht-zementiert 5-821.60♦
––– teilzementiert 5-821.62♦
––– zementiert 5-821.61♦
–– Tumorprothese 5-821.63♦
– zementiert, Implantation, Hüftgelenk 5-820.21♦
Langzeit-Intensivtherapie
– neuropädiatrisch 9-403.5
–– zum verhaltenstherapeutischen Training 9-403.6
– pädiatrisch-psychosomatisch 9-403.5
–– zum verhaltenstherapeutischen Training 9-403.6
– sozialpädiatrisch 9-403.5
–– zum verhaltenstherapeutischen Training 9-403.6
Langzeit-pH-Metrie
– Magen 1-317.1
– Ösophagus
–– mit Langzeit-Impedanzmessung 1-316.11
–– ohne Langzeit-Impedanzmessung 1-316.10
Langzeitregistrierung, zur Tiefenableitung, polygraphisch, speziell 1-211
Laparoschisisverschluss
– mit
–– allogenem Material 5-537.3
–– alloplastischem Material 5-537.4
–– autogenem Material 5-537.x
–– plastischem Bruchpfortenverschluss 5-537.1
–– xenogenem Material 5-537.3
– ohne plastischen Bruchpfortenverschluss 5-537.0
– temporär 5-537.5
Laparoskopie
– diagnostisch 1-694
–– mittels Ballonsystem 1-694
– Durchführung, ohne Aufbau, Pneumoperitoneum *[nur Zusatzkode!]* 5-986.1
– mit Drainage 5-549.5
– mittels Ballonsystem *[nur Zusatzkode!]* 5-986.1
– Staging-, mit Biopsie, Leber 5-401.b
Laparoskopisch – s. jeweiliger durchgeführter Eingriff
Laparostoma, Verschluss 5-545.1
Laparotomia probatoria 5-541.0
Laparotomie
– explorativ 5-541.0
– mit Drainage 5-541.1
– Second-look- 5-541.3
– Staging- – s.a. Exzision, Lymphknotenstation, abdominal, mehrere, offen, mit Biopsie, Leber 5-401.6
– Unterbauch, mit Bridenlösung 5-469.10
– zur Adhäsiolyse, ausgedehnt 5-469.20

Lappen
– distal, für Septorhinoplastik 5-218.3
– fasziokutan
–– Axilla
––– Entnahme, mit mikrovaskulärer Anastomosierung 5-858.01♦
––– Transplantation, mit mikrovaskulärer Anastomosierung 5-858.51♦
–– Bauchregion
––– Entnahme, mit mikrovaskulärer Anastomosierung 5-858.06♦
––– Transplantation, mit mikrovaskulärer Anastomosierung 5-858.56♦
–– Brustwand
––– Entnahme, mit mikrovaskulärer Anastomosierung 5-858.05♦
––– Transplantation, mit mikrovaskulärer Anastomosierung 5-858.55♦
–– Ellenbogen
––– Entnahme, mit mikrovaskulärer Anastomosierung 5-858.02♦
––– Transplantation, mit mikrovaskulärer Anastomosierung 5-858.52♦
–– Fuß
––– Entnahme, mit mikrovaskulärer Anastomosierung 5-858.0a♦
––– Transplantation, mit mikrovaskulärer Anastomosierung 5-858.5a♦
–– Genitalregion
––– Entnahme, mit mikrovaskulärer Anastomosierung 5-858.07♦
––– Transplantation, mit mikrovaskulärer Anastomosierung 5-858.57♦
–– Gesäß
––– Entnahme, mit mikrovaskulärer Anastomosierung 5-858.07♦
––– Transplantation, mit mikrovaskulärer Anastomosierung 5-858.57♦
–– Hals
––– Entnahme, mit mikrovaskulärer Anastomosierung 5-858.00♦
––– Transplantation, mit mikrovaskulärer Anastomosierung 5-858.50♦
–– Hand
––– Entnahme, mit mikrovaskulärer Anastomosierung 5-858.04♦
––– Transplantation, mit mikrovaskulärer Anastomosierung 5-858.54♦
–– Knie
––– Entnahme, mit mikrovaskulärer Anastomosierung 5-858.08♦
––– Transplantation, mit mikrovaskulärer Anastomosierung 5-858.58♦
–– Kopf
––– Entnahme, mit mikrovaskulärer Anastomosierung 5-858.00♦
––– Transplantation, mit mikrovaskulärer Anastomosierung 5-858.50♦
–– Leistenregion
––– Entnahme, mit mikrovaskulärer Anastomosierung 5-858.07♦ ►

Lappen *(Forts.)*
~ fasziokutan *(Forts.)*
~~ Leistenregion *(Forts.)*
––– Transplantation, mit mikrovaskulärer Anastomosierung 5-858.57♦
–– Oberarm
––– Entnahme, mit mikrovaskulärer Anastomosierung 5-858.02♦
––– Transplantation, mit mikrovaskulärer Anastomosierung 5-858.52♦
–– Oberschenkel
––– Entnahme, mit mikrovaskulärer Anastomosierung 5-858.08♦
––– Transplantation, mit mikrovaskulärer Anastomosierung 5-858.58♦
–– Rücken
––– Entnahme, mit mikrovaskulärer Anastomosierung 5-858.05♦
––– Transplantation, mit mikrovaskulärer Anastomosierung 5-858.55♦
–– Schulter
––– Entnahme, mit mikrovaskulärer Anastomosierung 5-858.01♦
––– Transplantation, mit mikrovaskulärer Anastomosierung 5-858.51♦
–– Unterarm
––– Entnahme, mit mikrovaskulärer Anastomosierung 5-858.03♦
––– Transplantation, mit mikrovaskulärer Anastomosierung 5-858.53♦
–– Unterschenkel
––– Entnahme, mit mikrovaskulärer Anastomosierung 5-858.09♦
––– Transplantation, mit mikrovaskulärer Anastomosierung 5-858.59♦
– frei
–– Entnahme
––– Axilla, mit mikrovaskulärer Anastomosierung 5-904.06♦
–––– bei Verbrennung und Verätzung 5-924.36♦
––– Bauchregion, mit mikrovaskulärer Anastomosierung 5-904.0b
–––– bei Verbrennung und Verätzung 5-924.3b
––– Brustwand, mit mikrovaskulärer Anastomosierung 5-904.0a
–––– bei Verbrennung und Verätzung 5-924.3a
––– Ellenbogen, mit mikrovaskulärer Anastomosierung 5-904.07♦
–––– bei Verbrennung und Verätzung 5-924.37♦
––– Fuß, mit mikrovaskulärer Anastomosierung 5-904.0g♦
–––– bei Verbrennung und Verätzung 5-924.3g♦
––– Genitalregion, mit mikrovaskulärer Anastomosierung 5-904.0c
–––– bei Verbrennung und Verätzung 5-924.3c ►

Lappen *(Forts.)*
~ frei *(Forts.)*
~~ Entnahme *(Forts.)*
––– Gesäß, mit mikrovaskulärer Anastomosierung 5-904.0d
–––– bei Verbrennung und Verätzung 5-924.3d
––– Hals, mit mikrovaskulärer Anastomosierung 5-904.05
–––– bei Verbrennung und Verätzung 5-924.35
––– Hand, mit mikrovaskulärer Anastomosierung 5-904.09♦
–––– bei Verbrennung und Verätzung 5-924.39♦
––– Knie, mit mikrovaskulärer Anastomosierung 5-904.0e♦
–––– bei Verbrennung und Verätzung 5-924.3e♦
––– Kopf, mit mikrovaskulärer Anastomosierung 5-904.04
––– Kopfhaut, behaart, mit mikrovaskulärer Anastomosierung, bei Verbrennung und Verätzung 5-924.3h
––– Leistenregion, mit mikrovaskulärer Anastomosierung 5-904.0c
–––– bei Verbrennung und Verätzung 5-924.3c
––– Lippe, mit mikrovaskulärer Anastomosierung 5-904.00
––– Oberarm, mit mikrovaskulärer Anastomosierung 5-904.07♦
–––– bei Verbrennung und Verätzung 5-924.37♦
––– Oberschenkel, mit mikrovaskulärer Anastomosierung 5-904.0e♦
–––– bei Verbrennung und Verätzung 5-924.3e♦
––– Rücken, mit mikrovaskulärer Anastomosierung 5-904.0a
–––– bei Verbrennung und Verätzung 5-924.3j
––– Schulter, mit mikrovaskulärer Anastomosierung 5-904.06♦
–––– bei Verbrennung und Verätzung 5-924.36♦
––– Unterarm, mit mikrovaskulärer Anastomosierung 5-904.08♦
–––– bei Verbrennung und Verätzung 5-924.38♦
––– Unterschenkel, mit mikrovaskulärer Anastomosierung 5-904.0f♦
–––– bei Verbrennung und Verätzung 5-924.3f♦
–– Revision
––– Augenlid, mit mikrovaskulärer Anastomosierung, bei Verbrennung und Verätzung 5-928.83♦
––– Axilla, mit mikrovaskulärer Anastomosierung 5-907.56♦
–––– bei Verbrennung und Verätzung 5-928.86♦
––– Bauchregion, mit mikrovaskulärer Anastomosierung 5-907.5b
–––– bei Verbrennung und Verätzung 5-928.8b ►

Lappen *(Forts.)*
~ frei *(Forts.)*
~~ Revision *(Forts.)*
––– Brustwand, mit mikrovaskulärer Anastomosierung 5-907.5a
–––– bei Verbrennung und Verätzung 5-928.8a
––– Dammregion, mit mikrovaskulärer Anastomosierung, bei Verbrennung und Verätzung 5-928.8m
––– Ellenbogen, mit mikrovaskulärer Anastomosierung 5-907.57♦
–––– bei Verbrennung und Verätzung 5-928.87♦
––– Fuß, mit mikrovaskulärer Anastomosierung 5-907.5g♦
–––– bei Verbrennung und Verätzung 5-928.8g♦
––– Genitalregion, mit mikrovaskulärer Anastomosierung 5-907.5c
–––– bei Verbrennung und Verätzung 5-928.8c
––– Gesäß, mit mikrovaskulärer Anastomosierung 5-907.5d
–––– bei Verbrennung und Verätzung 5-928.8d
––– Hals, mit mikrovaskulärer Anastomosierung 5-907.55
–––– bei Verbrennung und Verätzung 5-928.85
––– Hand, mit mikrovaskulärer Anastomosierung 5-907.59♦
–––– bei Verbrennung und Verätzung 5-928.89♦
––– Knie, mit mikrovaskulärer Anastomosierung 5-907.5e♦
–––– bei Verbrennung und Verätzung 5-928.8e♦
––– Kopf, mit mikrovaskulärer Anastomosierung 5-907.54
–––– bei Verbrennung und Verätzung 5-928.84
––– Kopfhaut, behaart, mit mikrovaskulärer Anastomosierung, bei Verbrennung und Verätzung 5-928.8h
––– Leistenregion, mit mikrovaskulärer Anastomosierung 5-907.5c
–––– bei Verbrennung und Verätzung 5-928.8c
––– Lippe, mit mikrovaskulärer Anastomosierung 5-907.50
–––– bei Verbrennung und Verätzung 5-928.80
––– Nase, mit mikrovaskulärer Anastomosierung, bei Verbrennung und Verätzung 5-928.81
––– Oberarm, mit mikrovaskulärer Anastomosierung 5-907.57♦
–––– bei Verbrennung und Verätzung 5-928.87♦
––– Oberschenkel, mit mikrovaskulärer Anastomosierung 5-907.5e♦
–––– bei Verbrennung und Verätzung 5-928.8e♦
––– Ohr, mit mikrovaskulärer Anastomosierung, bei Verbrennung und Verätzung 5-928.82♦ ►

Lappen *(Forts.)*
~ frei *(Forts.)*
~~ Revision *(Forts.)*
––– Rücken, mit mikrovaskulärer Anastomosierung 5-907.5a
–––– bei Verbrennung und Verätzung 5-928.8j
––– Schulter, mit mikrovaskulärer Anastomosierung 5-907.56♦
–––– bei Verbrennung und Verätzung 5-928.86♦
––– Skrotum, mit mikrovaskulärer Anastomosierung, bei Verbrennung und Verätzung 5-928.8k
––– Unterarm, mit mikrovaskulärer Anastomosierung 5-907.58♦
–––– bei Verbrennung und Verätzung 5-928.88♦
––– Unterschenkel, mit mikrovaskulärer Anastomosierung 5-907.5f♦
–––– bei Verbrennung und Verätzung 5-928.8f♦
–– Transplantation
––– Augenlid, mit mikrovaskulärer Anastomosierung, bei Verbrennung und Verätzung 5-925.43♦
––– Axilla, mit mikrovaskulärer Anastomosierung, bei Verbrennung und Verätzung 5-925.46♦
––– Bauchregion, mit mikrovaskulärer Anastomosierung, bei Verbrennung und Verätzung 5-925.4b
––– Brustwand, mit mikrovaskulärer Anastomosierung, bei Verbrennung und Verätzung 5-925.4a
––– Dammregion, bei Verbrennung und Verätzung 5-925.4m
––– Ellenbogen, mit mikrovaskulärer Anastomosierung, bei Verbrennung und Verätzung 5-925.47♦
––– Fuß, mit mikrovaskulärer Anastomosierung, bei Verbrennung und Verätzung 5-925.4g♦
––– Genitalregion, mit mikrovaskulärer Anastomosierung, bei Verbrennung und Verätzung 5-925.4c
––– Gesäß, mit mikrovaskulärer Anastomosierung, bei Verbrennung und Verätzung 5-925.4d
––– Hals, mit mikrovaskulärer Anastomosierung, bei Verbrennung und Verätzung 5-925.45
––– Hand, mit mikrovaskulärer Anastomosierung, bei Verbrennung und Verätzung 5-925.49♦
––– Knie, mit mikrovaskulärer Anastomosierung, bei Verbrennung und Verätzung 5-925.4e♦
––– Kopfhaut, behaart, bei Verbrennung und Verätzung 5-925.4h
––– Leistenregion, mit mikrovaskulärer Anastomosierung, bei Verbrennung und Verätzung 5-925.4c ►

Lappen *(Forts.)*
~ frei *(Forts.)*
~~ Transplantation *(Forts.)*
––– Lippe, mit mikrovaskulärer Anastomosierung, bei Verbrennung und Verätzung 5-925.40
––– Nase, mit mikrovaskulärer Anastomosierung, bei Verbrennung und Verätzung 5-925.41
––– Oberarm, mit mikrovaskulärer Anastomosierung, bei Verbrennung und Verätzung 5-925.47♦
––– Oberschenkel, mit mikrovaskulärer Anastomosierung, bei Verbrennung und Verätzung 5-925.4e♦
––– Ohr, mit mikrovaskulärer Anastomosierung, bei Verbrennung und Verätzung 5-925.42♦
––– Rücken, mit mikrovaskulärer Anastomosierung, bei Verbrennung und Verätzung 5-925.4j
––– Schulter, mit mikrovaskulärer Anastomosierung, bei Verbrennung und Verätzung 5-925.46♦
––– Skrotum, bei Verbrennung und Verätzung 5-925.4k
––– Unterarm, mit mikrovaskulärer Anastomosierung, bei Verbrennung und Verätzung 5-925.48♦
––– Unterschenkel, mit mikrovaskulärer Anastomosierung, bei Verbrennung und Verätzung 5-925.4f♦
– gestielt, regional, Transplantation, Lippe, mit mikrovaskulärer Anastomosierung, bei Verbrennung und Verätzung 5-925.50
– Lippe, regional, gestielt, mit Fernlappen, mit freiem Hauttransplantat, bei Verbrennung und Verätzung 5-927.30
– lokal, für Septorhinoplastik 5-218.3
– mukoperiostal, Elevation, bei Extraktion, Zahn, mehrwurzelig 5-230.1 5-241.1
– myokutan
–– Axilla
––– Entnahme, mit mikrovaskulärer Anastomosierung 5-858.21♦
––– Transplantation, mit mikrovaskulärer Anastomosierung 5-858.71♦
–– Bauchregion
––– Entnahme, mit mikrovaskulärer Anastomosierung 5-858.26♦
––– Transplantation, mit mikrovaskulärer Anastomosierung 5-858.76♦
–– bei Rekonstruktion, Mamma, plastisch
––– mit Implantation, Prothese 5-885.7♦
––– ohne Implantation, Prothese 5-885.6♦
–– Brustwand
––– Entnahme, mit mikrovaskulärer Anastomosierung 5-858.25♦
––– Transplantation, mit mikrovaskulärer Anastomosierung 5-858.75♦ ►

L

Lappen *(Forts.)*
~ myokutan *(Forts.)*
–– Ellenbogen
––– Entnahme, mit mikrovaskulärer Anastomosierung 5-858.22♦
––– Transplantation, mit mikrovaskulärer Anastomosierung 5-858.72♦
–– Fuß
––– Entnahme, mit mikrovaskulärer Anastomosierung 5-858.2a♦
––– Transplantation, mit mikrovaskulärer Anastomosierung 5-858.7a♦
–– Genitalregion
––– Entnahme, mit mikrovaskulärer Anastomosierung 5-858.27♦
––– Transplantation, mit mikrovaskulärer Anastomosierung 5-858.77♦
–– Gesäß
––– Entnahme, mit mikrovaskulärer Anastomosierung 5-858.27♦
––– Transplantation, mit mikrovaskulärer Anastomosierung 5-858.77♦
–– Hals
––– Entnahme, mit mikrovaskulärer Anastomosierung 5-858.20♦
––– Transplantation, mit mikrovaskulärer Anastomosierung 5-858.70♦
–– Hand
––– Entnahme, mit mikrovaskulärer Anastomosierung 5-858.24♦
––– Transplantation, mit mikrovaskulärer Anastomosierung 5-858.74♦
–– Knie
––– Entnahme, mit mikrovaskulärer Anastomosierung 5-858.28♦
––– Transplantation, mit mikrovaskulärer Anastomosierung 5-858.78♦
–– Kopf
––– Entnahme, mit mikrovaskulärer Anastomosierung 5-858.20♦
––– Transplantation, mit mikrovaskulärer Anastomosierung 5-858.70♦
–– Leistenregion
––– Entnahme, mit mikrovaskulärer Anastomosierung 5-858.27♦
––– Transplantation, mit mikrovaskulärer Anastomosierung 5-858.77♦
–– Oberarm
––– Entnahme, mit mikrovaskulärer Anastomosierung 5-858.22♦
––– Transplantation, mit mikrovaskulärer Anastomosierung 5-858.72♦
–– Oberschenkel
––– Entnahme, mit mikrovaskulärer Anastomosierung 5-858.28♦
––– Transplantation, mit mikrovaskulärer Anastomosierung 5-858.78♦
–– Rücken
––– Entnahme, mit mikrovaskulärer Anastomosierung 5-858.25♦ ►

Lappen *(Forts.)*
~ myokutan *(Forts.)*
~~ Rücken *(Forts.)*
––– Transplantation, mit mikrovaskulärer Anastomosierung 5-858.75♦
–– Schulter
––– Entnahme, mit mikrovaskulärer Anastomosierung 5-858.21♦
––– Transplantation, mit mikrovaskulärer Anastomosierung 5-858.71♦
–– Unterarm
––– Entnahme, mit mikrovaskulärer Anastomosierung 5-858.23♦
––– Transplantation, mit mikrovaskulärer Anastomosierung 5-858.73♦
–– Unterschenkel
––– Entnahme, mit mikrovaskulärer Anastomosierung 5-858.29♦
––– Transplantation, mit mikrovaskulärer Anastomosierung 5-858.79♦
– osteofasziokutan
–– Axilla
––– Entnahme, mit mikrovaskulärer Anastomosierung 5-858.31♦
––– Transplantation, mit mikrovaskulärer Anastomosierung 5-858.81♦
–– Bauchregion
––– Entnahme, mit mikrovaskulärer Anastomosierung 5-858.36♦
––– Transplantation, mit mikrovaskulärer Anastomosierung 5-858.86♦
–– Brustwand
––– Entnahme, mit mikrovaskulärer Anastomosierung 5-858.35♦
––– Transplantation, mit mikrovaskulärer Anastomosierung 5-858.85♦
–– Ellenbogen
––– Entnahme, mit mikrovaskulärer Anastomosierung 5-858.32♦
––– Transplantation, mit mikrovaskulärer Anastomosierung 5-858.82♦
–– Fuß
––– Entnahme, mit mikrovaskulärer Anastomosierung 5-858.3a♦
––– Transplantation, mit mikrovaskulärer Anastomosierung 5-858.8a♦
–– Genitalregion
––– Entnahme, mit mikrovaskulärer Anastomosierung 5-858.37♦
––– Transplantation, mit mikrovaskulärer Anastomosierung 5-858.87♦
–– Gesäß
––– Entnahme, mit mikrovaskulärer Anastomosierung 5-858.37♦
––– Transplantation, mit mikrovaskulärer Anastomosierung 5-858.87♦
–– Hals
––– Entnahme, mit mikrovaskulärer Anastomosierung 5-858.30♦
––– Transplantation, mit mikrovaskulärer Anastomosierung 5-858.80♦ ►

Lappen *(Forts.)*
~ osteofasziokutan *(Forts.)*
–– Hand
––– Entnahme, mit mikrovaskulärer Anastomosierung 5-858.34♦
––– Transplantation, mit mikrovaskulärer Anastomosierung 5-858.84♦
–– Knie
––– Entnahme, mit mikrovaskulärer Anastomosierung 5-858.38♦
––– Transplantation, mit mikrovaskulärer Anastomosierung 5-858.88♦
–– Kopf
––– Entnahme, mit mikrovaskulärer Anastomosierung 5-858.30♦
––– Transplantation, mit mikrovaskulärer Anastomosierung 5-858.80♦
–– Leistenregion
––– Entnahme, mit mikrovaskulärer Anastomosierung 5-858.37♦
––– Transplantation, mit mikrovaskulärer Anastomosierung 5-858.87♦
–– Oberarm
––– Entnahme, mit mikrovaskulärer Anastomosierung 5-858.32♦
––– Transplantation, mit mikrovaskulärer Anastomosierung 5-858.82♦
–– Oberschenkel
––– Entnahme, mit mikrovaskulärer Anastomosierung 5-858.38♦
––– Transplantation, mit mikrovaskulärer Anastomosierung 5-858.88♦
–– Rücken
––– Entnahme, mit mikrovaskulärer Anastomosierung 5-858.35♦
––– Transplantation, mit mikrovaskulärer Anastomosierung 5-858.85♦
–– Schulter
––– Entnahme, mit mikrovaskulärer Anastomosierung 5-858.31♦
––– Transplantation, mit mikrovaskulärer Anastomosierung 5-858.81♦
–– Unterarm
––– Entnahme, mit mikrovaskulärer Anastomosierung 5-858.33♦
––– Transplantation, mit mikrovaskulärer Anastomosierung 5-858.83♦
–– Unterschenkel
––– Entnahme, mit mikrovaskulärer Anastomosierung 5-858.39♦
––– Transplantation, mit mikrovaskulärer Anastomosierung 5-858.89♦
– osteomyokutan
–– Axilla
––– Entnahme, mit mikrovaskulärer Anastomosierung 5-858.31♦
––– Transplantation, mit mikrovaskulärer Anastomosierung 5-858.81♦
–– Bauchregion
––– Entnahme, mit mikrovaskulärer Anastomosierung 5-858.36♦ ►

Lappen *(Forts.)*
~ osteomyokutan *(Forts.)*
~~ Bauchregion *(Forts.)*
––– Transplantation, mit mikrovaskulärer Anastomosierung 5-858.86♦
–– Brustwand
––– Entnahme, mit mikrovaskulärer Anastomosierung 5-858.35♦
––– Transplantation, mit mikrovaskulärer Anastomosierung 5-858.85♦
–– Ellenbogen
––– Entnahme, mit mikrovaskulärer Anastomosierung 5-858.32♦
––– Transplantation, mit mikrovaskulärer Anastomosierung 5-858.82♦
–– Fuß
––– Entnahme, mit mikrovaskulärer Anastomosierung 5-858.3a♦
––– Transplantation, mit mikrovaskulärer Anastomosierung 5-858.8a♦
–– Genitalregion
––– Entnahme, mit mikrovaskulärer Anastomosierung 5-858.37♦
––– Transplantation, mit mikrovaskulärer Anastomosierung 5-858.87♦
–– Gesäß
––– Entnahme, mit mikrovaskulärer Anastomosierung 5-858.37♦
––– Transplantation, mit mikrovaskulärer Anastomosierung 5-858.87♦
–– Hals
––– Entnahme, mit mikrovaskulärer Anastomosierung 5-858.30♦
––– Transplantation, mit mikrovaskulärer Anastomosierung 5-858.80♦
–– Hand
––– Entnahme, mit mikrovaskulärer Anastomosierung 5-858.34♦
––– Transplantation, mit mikrovaskulärer Anastomosierung 5-858.84♦
–– Knie
––– Entnahme, mit mikrovaskulärer Anastomosierung 5-858.38♦
––– Transplantation, mit mikrovaskulärer Anastomosierung 5-858.88♦
–– Kopf
––– Entnahme, mit mikrovaskulärer Anastomosierung 5-858.30♦
––– Transplantation, mit mikrovaskulärer Anastomosierung 5-858.80♦
–– Leistenregion
––– Entnahme, mit mikrovaskulärer Anastomosierung 5-858.37♦
––– Transplantation, mit mikrovaskulärer Anastomosierung 5-858.87♦
–– Oberarm
––– Entnahme, mit mikrovaskulärer Anastomosierung 5-858.32♦
––– Transplantation, mit mikrovaskulärer Anastomosierung 5-858.82♦ ►

Lappen *(Forts.)*
~ osteomyokutan *(Forts.)*
-- Oberschenkel
--- Entnahme, mit mikrovaskulärer Anastomosierung 5-858.38♦
--- Transplantation, mit mikrovaskulärer Anastomosierung 5-858.88♦
-- Rücken
--- Entnahme, mit mikrovaskulärer Anastomosierung 5-858.35♦
--- Transplantation, mit mikrovaskulärer Anastomosierung 5-858.85♦
-- Schulter
--- Entnahme, mit mikrovaskulärer Anastomosierung 5-858.31♦
--- Transplantation, mit mikrovaskulärer Anastomosierung 5-858.81♦
-- Unterarm
--- Entnahme, mit mikrovaskulärer Anastomosierung 5-858.33♦
--- Transplantation, mit mikrovaskulärer Anastomosierung 5-858.83♦
-- Unterschenkel
--- Entnahme, mit mikrovaskulärer Anastomosierung 5-858.39♦
--- Transplantation, mit mikrovaskulärer Anastomosierung 5-858.89♦
– regional, gestielt
-- Entnahme
--- Axilla 5-904.16♦
---- bei Verbrennung und Verätzung 5-924.46♦
--- Bauchregion 5-904.1b
---- bei Verbrennung und Verätzung 5-924.4b
--- Brustwand 5-904.1a
---- bei Verbrennung und Verätzung 5-924.4a
--- Dammregion, bei Verbrennung und Verätzung 5-924.4m
--- Ellenbogen 5-904.17♦
---- bei Verbrennung und Verätzung 5-924.47♦
--- Fuß 5-904.1g♦
---- bei Verbrennung und Verätzung 5-924.4g♦
--- Genitalregion 5-904.1c
---- bei Verbrennung und Verätzung 5-924.4c
--- Gesäß 5-904.1d
---- bei Verbrennung und Verätzung 5-924.4d
--- Hals 5-904.15
---- bei Verbrennung und Verätzung 5-924.45
--- Hand 5-904.19♦
---- bei Verbrennung und Verätzung 5-924.49♦
--- Knie 5-904.1e♦
---- bei Verbrennung und Verätzung 5-924.4e♦
--- Kopf 5-904.14
--- Kopfhaut, behaart, bei Verbrennung und Verätzung 5-924.4h
--- Leistenregion 5-904.1c
---- bei Verbrennung und Verätzung 5-924.4c
--- Lippe 5-904.10 ►

Lappen *(Forts.)*
~ regional, gestielt *(Forts.)*
~~ Entnahme *(Forts.)*
--- Oberarm 5-904.17♦
---- bei Verbrennung und Verätzung 5-924.47♦
--- Oberschenkel 5-904.1e♦
---- bei Verbrennung und Verätzung 5-924.4e♦
--- Rücken 5-904.1a
---- bei Verbrennung und Verätzung 5-924.4j
--- Schulter 5-904.16♦
---- bei Verbrennung und Verätzung 5-924.46♦
--- Skrotum, bei Verbrennung und Verätzung 5-924.4k
--- Unterarm 5-904.18♦
---- bei Verbrennung und Verätzung 5-924.48♦
--- Unterschenkel 5-904.1f♦
---- bei Verbrennung und Verätzung 5-924.4f♦
-- mit Fernlappen
--- Kopfhaut, behaart, bei Verbrennung und Verätzung 5-927.2h
--- Lippe, bei Verbrennung und Verätzung 5-927.20
-- Revision
--- Augenlid, bei Verbrennung und Verätzung 5-928.63♦
--- Axilla 5-907.36♦
---- bei Verbrennung und Verätzung 5-928.66♦
--- Bauchregion 5-907.3b
---- bei Verbrennung und Verätzung 5-928.6b
--- Brustwand 5-907.3a
---- bei Verbrennung und Verätzung 5-928.6a
--- Dammregion, bei Verbrennung und Verätzung 5-928.6m
--- Ellenbogen 5-907.37♦
---- bei Verbrennung und Verätzung 5-928.67♦
--- Fuß 5-907.3g♦
---- bei Verbrennung und Verätzung 5-928.6g♦
--- Genitalregion 5-907.3c
---- bei Verbrennung und Verätzung 5-928.6c
--- Gesäß 5-907.3d
---- bei Verbrennung und Verätzung 5-928.6d
--- Hals 5-907.35
---- bei Verbrennung und Verätzung 5-928.65
--- Hand 5-907.39♦
---- bei Verbrennung und Verätzung 5-928.69♦
--- Knie 5-907.3e♦
---- bei Verbrennung und Verätzung 5-928.6e♦
--- Kopf 5-907.34
--- Kopfhaut, behaart, bei Verbrennung und Verätzung 5-928.6h
--- Leistenregion 5-907.3c
---- bei Verbrennung und Verätzung 5-928.6c ►

Lappen *(Forts.)*
~ regional, gestielt *(Forts.)*
~~ Revision *(Forts.)*
--- Lippe 5-907.30
---- bei Verbrennung und Verätzung 5-928.60
--- Nase, bei Verbrennung und Verätzung 5-928.61
--- Oberarm 5-907.37♦
---- bei Verbrennung und Verätzung 5-928.67♦
--- Oberschenkel 5-907.3e♦
---- bei Verbrennung und Verätzung 5-928.6e♦
--- Ohr, bei Verbrennung und Verätzung 5-928.62♦
--- Rücken 5-907.3a
---- bei Verbrennung und Verätzung 5-928.6j
--- Schulter 5-907.36♦
---- bei Verbrennung und Verätzung 5-928.66♦
--- Skrotum, bei Verbrennung und Verätzung 5-928.6k
--- Unterarm 5-907.38♦
---- bei Verbrennung und Verätzung 5-928.68♦
--- Unterschenkel 5-907.3f♦
---- bei Verbrennung und Verätzung 5-928.6f♦
-- Transplantation
--- Augenlid, bei Verbrennung und Verätzung 5-925.53♦
--- Axilla, bei Verbrennung und Verätzung 5-925.56♦
--- Bauchregion, bei Verbrennung und Verätzung 5-925.5b
--- Brustwand, bei Verbrennung und Verätzung 5-925.5a
--- Dammregion, bei Verbrennung und Verätzung 5-925.5m
--- Ellenbogen, bei Verbrennung und Verätzung 5-925.57♦
--- Fuß, bei Verbrennung und Verätzung 5-925.5g♦
--- Genitalregion, bei Verbrennung und Verätzung 5-925.5c
--- Gesäß, bei Verbrennung und Verätzung 5-925.5d
--- Hals, bei Verbrennung und Verätzung 5-925.55
--- Hand, bei Verbrennung und Verätzung 5-925.59♦
--- Knie, bei Verbrennung und Verätzung 5-925.5e♦
--- Kopf, bei Verbrennung und Verätzung 5-925.54
--- Kopfhaut, behaart, bei Verbrennung und Verätzung 5-925.5h
--- Leistenregion, bei Verbrennung und Verätzung 5-925.5c
--- Nase, bei Verbrennung und Verätzung 5-925.51
--- Oberarm, bei Verbrennung und Verätzung 5-925.57♦ ►

Lappen *(Forts.)*
~ regional, gestielt *(Forts.)*
~~ Transplantation *(Forts.)*
--- Oberschenkel, bei Verbrennung und Verätzung 5-925.5e♦
--- Ohr, bei Verbrennung und Verätzung 5-925.52♦
--- Rücken, bei Verbrennung und Verätzung 5-925.5j
--- Schulter, bei Verbrennung und Verätzung 5-925.56♦
--- Skrotum, bei Verbrennung und Verätzung 5-925.5k
--- Unterarm, bei Verbrennung und Verätzung 5-925.58♦
--- Unterschenkel, bei Verbrennung und Verätzung 5-925.5f♦
– septokutan
-- Axilla
--- Entnahme, mit mikrovaskulärer Anastomosierung 5-858.11♦
--- Transplantation, mit mikrovaskulärer Anastomosierung 5-858.51♦
-- Bauchregion
--- Entnahme, mit mikrovaskulärer Anastomosierung 5-858.16♦
--- Transplantation, mit mikrovaskulärer Anastomosierung 5-858.66♦
-- Brustwand
--- Entnahme, mit mikrovaskulärer Anastomosierung 5-858.15♦
--- Transplantation, mit mikrovaskulärer Anastomosierung 5-858.65♦
-- Ellenbogen
--- Entnahme, mit mikrovaskulärer Anastomosierung 5-858.12♦
--- Transplantation, mit mikrovaskulärer Anastomosierung 5-858.62♦
-- Fuß
--- Entnahme, mit mikrovaskulärer Anastomosierung 5-858.1a♦
--- Transplantation, mit mikrovaskulärer Anastomosierung 5-858.6a♦
-- Genitalregion
--- Entnahme, mit mikrovaskulärer Anastomosierung 5-858.17♦
--- Transplantation, mit mikrovaskulärer Anastomosierung 5-858.67♦
-- Gesäß
--- Entnahme, mit mikrovaskulärer Anastomosierung 5-858.17♦
--- Transplantation, mit mikrovaskulärer Anastomosierung 5-858.67♦
-- Hals
--- Entnahme, mit mikrovaskulärer Anastomosierung 5-858.10♦
--- Transplantation, mit mikrovaskulärer Anastomosierung 5-858.60♦
-- Hand
--- Entnahme, mit mikrovaskulärer Anastomosierung 5-858.14♦ ►

L

Lappen *(Forts.)*
~ septokutan *(Forts.)*
~~ Hand *(Forts.)*
––– Transplantation, mit mikrovaskulärer Anastomosierung 5-858.64♦
–– Knie
––– Entnahme, mit mikrovaskulärer Anastomosierung 5-858.18♦
––– Transplantation, mit mikrovaskulärer Anastomosierung 5-858.68♦
–– Kopf
––– Entnahme, mit mikrovaskulärer Anastomosierung 5-858.10♦
––– Transplantation, mit mikrovaskulärer Anastomosierung 5-858.60♦
–– Leistenregion
––– Entnahme, mit mikrovaskulärer Anastomosierung 5-858.17♦
––– Transplantation, mit mikrovaskulärer Anastomosierung 5-858.67♦
–– Oberarm
––– Entnahme, mit mikrovaskulärer Anastomosierung 5-858.12♦
––– Transplantation, mit mikrovaskulärer Anastomosierung 5-858.62♦
–– Oberschenkel
––– Entnahme, mit mikrovaskulärer Anastomosierung 5-858.18♦
––– Transplantation, mit mikrovaskulärer Anastomosierung 5-858.68♦
–– Rücken
––– Entnahme, mit mikrovaskulärer Anastomosierung 5-858.15♦
––– Transplantation, mit mikrovaskulärer Anastomosierung 5-858.65♦
–– Schulter
––– Entnahme, mit mikrovaskulärer Anastomosierung 5-858.11♦
––– Transplantation, mit mikrovaskulärer Anastomosierung 5-858.61♦
–– Unterarm
––– Entnahme, mit mikrovaskulärer Anastomosierung 5-858.13♦
––– Transplantation, mit mikrovaskulärer Anastomosierung 5-858.63♦
–– Unterschenkel
––– Entnahme, mit mikrovaskulärer Anastomosierung 5-858.19♦
––– Transplantation, mit mikrovaskulärer Anastomosierung 5-858.69♦
– tarsokonjunktival, Transfer, vom gegenüberliegenden Lid 5-096.31♦
Lappenoperation, mit Plastik, Gingiva 5-241.0
Lappenplastik
– Augenlid
–– kombiniert, bei Verbrennung und Verätzung 5-927.03♦
–– mit freiem Hauttransplantat, bei Verbrennung und Verätzung 5-927.13♦ ►

Lappenplastik *(Forts.)*
~ Augenlid *(Forts.)*
–– regional, gestielt, mit Fernlappen, mit freiem Hauttransplantat, bei Verbrennung und Verätzung 5-927.33♦
– Axilla
–– adipofaszial 5-857.21♦
––– gefäßgestielt 5-857.31♦
–– fasziokutan 5-857.01♦
––– gefäßgestielt 5-857.11♦
–– frei, mit mikrovaskulärer Anastomosierung 5-905.06♦
–– kombiniert 5-906.06♦
–– mit freiem Hauttransplantat 5-906.16♦
––– bei Verbrennung und Verätzung 5-927.16♦
–– myokutan 5-857.61♦
––– gefäßgestielt 5-857.71♦
–– regional, gestielt 5-905.16♦
––– mit Fernlappen 5-906.26♦
–––– mit freiem Hauttransplantat 5-906.36♦
––––– bei Verbrennung und Verätzung 5-927.36♦
–– Revision, lokal 5-907.26♦
– Bauchregion
–– adipofaszial 5-857.26♦
––– gefäßgestielt 5-857.36♦
–– fasziokutan 5-857.06♦
––– gefäßgestielt 5-857.16♦
–– frei, mit mikrovaskulärer Anastomosierung 5-905.0b
–– kombiniert 5-906.0b
–– mit freiem Hauttransplantat 5-906.1b
––– bei Verbrennung und Verätzung 5-927.1b
–– myokutan 5-857.66♦
––– gefäßgestielt 5-857.76♦
–– regional, gestielt 5-905.1b
––– mit Fernlappen 5-906.2b
–––– mit freiem Hauttransplantat 5-906.3b
––––– bei Verbrennung und Verätzung 5-927.3b
–– Revision, lokal 5-907.2b
– Brustwand
–– adipofaszial 5-857.25♦
––– gefäßgestielt 5-857.35♦
–– fasziokutan 5-857.05♦
––– gefäßgestielt 5-857.15♦
–– frei, mit mikrovaskulärer Anastomosierung 5-905.0a
–– kombiniert 5-906.0a
–– mit freiem Hauttransplantat 5-906.1a
––– bei Verbrennung und Verätzung 5-927.1a
–– myokutan 5-857.65♦
––– gefäßgestielt 5-857.75♦
–– regional, gestielt 5-905.1a
––– mit Fernlappen 5-906.2a
–––– mit freiem Hauttransplantat 5-906.3a
––––– bei Verbrennung und Verätzung 5-927.3a
–– Revision, lokal 5-907.2a ►

Lappenplastik *(Forts.)*
– Dammregion
–– mit freiem Hauttransplantat, bei Verbrennung und Verätzung 5-927.1m
–– regional, gestielt, mit Fernlappen, mit freiem Hauttransplantat, bei Verbrennung und Verätzung 5-927.3m
– durch Cross-finger-flap 5-905.19♦
– Ellenbogen
–– adipofaszial 5-857.22♦
––– gefäßgestielt 5-857.32♦
–– fasziokutan 5-857.02♦
––– gefäßgestielt 5-857.12♦
–– frei, mit mikrovaskulärer Anastomosierung 5-905.07♦
–– kombiniert 5-906.07♦
–– mit freiem Hauttransplantat 5-906.17♦
––– bei Verbrennung und Verätzung 5-927.17♦
–– myokutan 5-857.62♦
––– gefäßgestielt 5-857.72♦
–– regional, gestielt 5-905.17♦
––– mit Fernlappen 5-906.27♦
–––– mit freiem Hauttransplantat 5-906.37♦
––––– bei Verbrennung und Verätzung 5-927.37♦
–– Revision, lokal 5-907.27♦
– Faszien-
–– Axilla 5-857.41♦
––– gefäßgestielt 5-857.51♦
–– Bauchregion 5-857.46♦
––– gefäßgestielt 5-857.56♦
–– Brustwand 5-857.45♦
––– gefäßgestielt 5-857.55♦
–– Ellenbogen 5-857.42♦
––– gefäßgestielt 5-857.52♦
–– Fuß 5-857.4a♦
––– gefäßgestielt 5-857.5a♦
–– Genitalregion 5-857.47♦
––– gefäßgestielt 5-857.57♦
–– Gesäß 5-857.47♦
––– gefäßgestielt 5-857.57♦
–– Hals 5-857.40♦
––– gefäßgestielt 5-857.50♦
–– Hand 5-857.44♦
––– gefäßgestielt 5-857.54♦
–– Knie 5-857.48♦
––– gefäßgestielt 5-857.58♦
–– Kopf 5-857.40♦
––– gefäßgestielt 5-857.50♦
–– Leistenregion 5-857.47♦
––– gefäßgestielt 5-857.57♦
–– Oberarm 5-857.42♦
––– gefäßgestielt 5-857.52♦
–– Oberschenkel 5-857.48♦
––– gefäßgestielt 5-857.58♦
–– Rücken 5-857.45♦
––– gefäßgestielt 5-857.55♦
–– Schulter 5-857.41♦
––– gefäßgestielt 5-857.51♦
–– Unterarm 5-857.43♦
––– gefäßgestielt 5-857.53♦ ►

Lappenplastik *(Forts.)*
~ Faszien- *(Forts.)*
–– Unterschenkel 5-857.49♦
––– gefäßgestielt 5-857.59♦
– fasziokutan, lokal, aus dem brustumgebenden Haut- und Weichteilgewebe, zur Defektdeckung, bei
–– Lumpektomie, Mamma 5-870.a4♦
–– Quadrantenresektion, Mamma 5-870.a4♦
–– Resektion, Mamma, partiell 5-870.a4♦
–– Segmentresektion, Mamma 5-870.a4♦
– Fuß
–– adipofaszial 5-857.2a♦
––– gefäßgestielt 5-857.3a♦
–– fasziokutan 5-857.0a♦
––– gefäßgestielt 5-857.1a♦
–– frei, mit mikrovaskulärer Anastomosierung 5-905.0g♦
–– kombiniert 5-906.0g♦
–– mit freiem Hauttransplantat 5-906.1g♦
––– bei Verbrennung und Verätzung 5-927.1g♦
–– myokutan 5-857.6a♦
––– gefäßgestielt 5-857.7a♦
–– regional, gestielt 5-905.1g♦
––– mit Fernlappen 5-906.2g♦
–––– mit freiem Hauttransplantat 5-906.3g♦
––––– bei Verbrennung und Verätzung 5-927.3g♦
–– Revision, lokal 5-907.2g♦
– Genitalregion
–– adipofaszial 5-857.27♦
––– gefäßgestielt 5-857.37♦
–– fasziokutan 5-857.07♦
––– gefäßgestielt 5-857.17♦
–– frei, mit mikrovaskulärer Anastomosierung 5-905.0c
–– kombiniert 5-906.0c
–– mit freiem Hauttransplantat 5-906.1c
––– bei Verbrennung und Verätzung 5-927.1c
–– myokutan 5-857.67♦
––– gefäßgestielt 5-857.77♦
–– regional, gestielt 5-905.1c
––– mit Fernlappen 5-906.2c
–––– mit freiem Hauttransplantat 5-906.3c
––––– bei Verbrennung und Verätzung 5-927.3c
–– Revision, lokal 5-907.2c
– Gesäß
–– adipofaszial 5-857.27♦
––– gefäßgestielt 5-857.37♦
–– fasziokutan 5-857.07♦
––– gefäßgestielt 5-857.17♦
–– frei, mit mikrovaskulärer Anastomosierung 5-905.0d
–– kombiniert 5-906.0d
–– mit freiem Hauttransplantat 5-906.1d
––– bei Verbrennung und Verätzung 5-927.1d
–– myokutan 5-857.67♦
––– gefäßgestielt 5-857.77♦ ►

Lappenplastik *(Forts.)*
~ Gesäß *(Forts.)*
–– regional, gestielt 5-905.1d
––– mit Fernlappen 5-906.2d
–––– mit freiem Hauttransplantat 5-906.3d
––––– bei Verbrennung und Verätzung 5-927.3d
–– Revision, lokal 5-907.2d
– gestielt, zur
–– Haartransplantation 5-912.1
–– Haartransposition 5-912.1
– Hals
–– adipofaszial 5-857.20♦
––– gefäßgestielt 5-857.30♦
–– fasziokutan 5-857.00♦
––– gefäßgestielt 5-857.10♦
–– frei, mit mikrovaskulärer Anastomosierung 5-905.05
–– kombiniert 5-906.05
–– mit freiem Hauttransplantat 5-906.15
––– bei Verbrennung und Verätzung 5-927.15
–– myokutan 5-857.60♦
––– gefäßgestielt 5-857.70♦
–– regional, gestielt 5-905.15
––– mit Fernlappen 5-906.25
–––– mit freiem Hauttransplantat 5-906.35
––––– bei Verbrennung und Verätzung 5-927.35
–– Revision, lokal 5-907.25
– Hand
–– adipofaszial 5-857.24♦
––– gefäßgestielt 5-857.34♦
–– fasziokutan 5-857.04♦
––– gefäßgestielt 5-857.14♦
–– frei, mit mikrovaskulärer Anastomosierung 5-905.09♦
–– kombiniert 5-906.09♦
–– mit freiem Hauttransplantat 5-906.19♦
––– bei Verbrennung und Verätzung 5-927.19♦
–– myokutan 5-857.64♦
––– gefäßgestielt 5-857.74♦
–– regional, gestielt 5-905.19♦
––– mit Fernlappen 5-906.29♦
–––– mit freiem Hauttransplantat 5-906.39♦
––––– bei Verbrennung und Verätzung 5-927.39♦
–– Revision, lokal 5-907.29♦
––– bei Verbrennung und Verätzung 5-928.59♦
– Knie
–– adipofaszial 5-857.28♦
––– gefäßgestielt 5-857.38♦
–– fasziokutan 5-857.08♦
––– gefäßgestielt 5-857.18♦
–– frei, mit mikrovaskulärer Anastomosierung 5-905.0e♦
–– kombiniert 5-906.0e♦
–– mit freiem Hauttransplantat 5-906.1e♦
––– bei Verbrennung und Verätzung 5-927.1e♦
–– myokutan 5-857.68♦
––– gefäßgestielt 5-857.78♦ ►

Lappenplastik *(Forts.)*
~ Knie *(Forts.)*
–– regional, gestielt 5-905.1e♦
––– mit Fernlappen 5-906.2e♦
–––– mit freiem Hauttransplantat 5-906.3e♦
––––– bei Verbrennung und Verätzung 5-927.3e♦
–– Revision, lokal 5-907.2e♦
– kombiniert
–– Axilla, bei Verbrennung und Verätzung 5-927.06♦
–– Bauchregion, bei Verbrennung und Verätzung 5-927.0b
–– Brustwand, bei Verbrennung und Verätzung 5-927.0a
–– Dammregion, bei Verbrennung und Verätzung 5-927.0m
–– Ellenbogen, bei Verbrennung und Verätzung 5-927.07♦
–– Fuß, bei Verbrennung und Verätzung 5-927.0g♦
–– Genitalregion, bei Verbrennung und Verätzung 5-927.0c
–– Gesäß, bei Verbrennung und Verätzung 5-927.0d
–– Hals, bei Verbrennung und Verätzung 5-927.05
–– Hand, bei Verbrennung und Verätzung 5-927.09♦
–– Knie, bei Verbrennung und Verätzung 5-927.0e♦
–– Kopfhaut, behaart, bei Verbrennung und Verätzung 5-927.0h
–– Leistenregion, bei Verbrennung und Verätzung 5-927.0c
–– Nase, bei Verbrennung und Verätzung 5-927.01
–– Oberarm, bei Verbrennung und Verätzung 5-927.07♦
–– Oberschenkel, bei Verbrennung und Verätzung 5-927.0e♦
–– Ohr, bei Verbrennung und Verätzung 5-927.02♦
–– Rücken, bei Verbrennung und Verätzung 5-927.0j
–– Schulter, bei Verbrennung und Verätzung 5-927.06♦
–– Skrotum, bei Verbrennung und Verätzung 5-927.0k
–– Unterarm, bei Verbrennung und Verätzung 5-927.08♦
–– Unterschenkel, bei Verbrennung und Verätzung 5-927.0f♦
– Kopf
–– adipofaszial 5-857.20♦
––– gefäßgestielt 5-857.30♦
–– fasziokutan 5-857.00♦
––– gefäßgestielt 5-857.10♦
–– frei, mit mikrovaskulärer Anastomosierung 5-905.04
–– kombiniert 5-906.04 ►

Lappenplastik *(Forts.)*
~ Kopf *(Forts.)*
-- mit freiem Hauttransplantat 5-906.14
-- myokutan 5-857.60♦
--- gefäßgestielt 5-857.70♦
-- regional, gestielt 5-905.14
--- mit Fernlappen 5-906.24
---- mit freiem Hauttransplantat 5-906.34
----- bei Verbrennung und Verätzung 5-927.34
-- Revision, lokal 5-907.24
- Kopfhaut, behaart
-- mit freiem Hauttransplantat, bei Verbrennung und Verätzung 5-927.1h
-- regional, gestielt, mit Fernlappen, mit freiem Hauttransplantat, bei Verbrennung und Verätzung 5-927.3h
- Leistenregion
-- adipofaszial 5-857.27♦
--- gefäßgestielt 5-857.37♦
-- fasziokutan 5-857.07♦
--- gefäßgestielt 5-857.17♦
-- frei, mit mikrovaskulärer Anastomosierung 5-905.0c
-- kombiniert 5-906.0c
-- mit freiem Hauttransplantat 5-906.1c
--- bei Verbrennung und Verätzung 5-927.1c
-- myokutan 5-857.67♦
--- gefäßgestielt 5-857.77♦
-- regional, gestielt 5-905.1c
--- mit Fernlappen 5-906.2c
---- mit freiem Hauttransplantat 5-906.3c
----- bei Verbrennung und Verätzung 5-927.3c
-- Revision, lokal 5-907.2c
- Lippe
-- frei, mit mikrovaskulärer Anastomosierung 5-905.00
-- kombiniert 5-906.00
--- bei Verbrennung und Verätzung 5-927.00
-- mit freiem Hauttransplantat 5-906.10
--- bei Verbrennung und Verätzung 5-927.10
-- regional, gestielt 5-905.10
--- mit Fernlappen 5-906.20
---- mit freiem Hauttransplantat 5-906.30
-- Revision, lokal 5-907.20
- lokal, Revision
-- Augenlid, bei Verbrennung und Verätzung 5-928.53♦
-- Axilla, bei Verbrennung und Verätzung 5-928.56♦
-- Bauchregion, bei Verbrennung und Verätzung 5-928.5b
-- Brustwand, bei Verbrennung und Verätzung 5-928.5a
-- Dammregion, bei Verbrennung und Verätzung 5-928.5m
-- Ellenbogen, bei Verbrennung und Verätzung 5-928.57♦
-- Fuß, bei Verbrennung und Verätzung 5-928.5g♦ ▶

Lappenplastik *(Forts.)*
~ lokal, Revision *(Forts.)*
-- Genitalregion, bei Verbrennung und Verätzung 5-928.5c
-- Gesäß, bei Verbrennung und Verätzung 5-928.5d
-- Hals, bei Verbrennung und Verätzung 5-928.55
-- Knie, bei Verbrennung und Verätzung 5-928.5e♦
-- Kopfhaut, behaart, bei Verbrennung und Verätzung 5-928.5h
-- Leistenregion, bei Verbrennung und Verätzung 5-928.5c
-- Lippe, bei Verbrennung und Verätzung 5-928.50
-- Nase, bei Verbrennung und Verätzung 5-928.51
-- Oberarm, bei Verbrennung und Verätzung 5-928.57♦
-- Oberschenkel, bei Verbrennung und Verätzung 5-928.5e♦
-- Ohr, bei Verbrennung und Verätzung 5-928.52♦
-- Rücken, bei Verbrennung und Verätzung 5-928.5j
-- Schulter, bei Verbrennung und Verätzung 5-928.56♦
-- Skrotum, bei Verbrennung und Verätzung 5-928.5k
-- Unterarm, bei Verbrennung und Verätzung 5-928.58♦
-- Unterschenkel, bei Verbrennung und Verätzung 5-928.5f♦
- Muskel-
-- Axilla 5-857.81♦
--- gefäßgestielt 5-857.91♦
-- Bauchregion 5-857.86♦
--- gefäßgestielt 5-857.96♦
-- Brustwand 5-857.85♦
--- gefäßgestielt 5-857.95♦
-- Ellenbogen 5-857.82♦
--- gefäßgestielt 5-857.92♦
-- Fuß 5-857.8a♦
--- gefäßgestielt 5-857.9a♦
-- Genitalregion 5-857.87♦
--- gefäßgestielt 5-857.97♦
-- Gesäß 5-857.87♦
--- gefäßgestielt 5-857.97♦
-- Hals 5-857.80♦
--- gefäßgestielt 5-857.90♦
-- Hand 5-857.84♦
--- gefäßgestielt 5-857.94♦
-- Knie 5-857.88♦
--- gefäßgestielt 5-857.98♦
-- Kopf 5-857.80♦
--- gefäßgestielt 5-857.90♦
-- Leistenregion 5-857.87♦
--- gefäßgestielt 5-857.97♦
-- Oberarm 5-857.82♦
--- gefäßgestielt 5-857.92♦ ▶

L

Lappenplastik *(Forts.)*
~ Muskel- *(Forts.)*
–– Oberschenkel 5-857.88♦
––– gefäßgestielt 5-857.98♦
–– Rücken 5-857.85♦
––– gefäßgestielt 5-857.95♦
–– Schulter 5-857.81♦
––– gefäßgestielt 5-857.91♦
–– Unterarm 5-857.83♦
––– gefäßgestielt 5-857.93♦
–– Unterschenkel 5-857.89♦
––– gefäßgestielt 5-857.99♦
– myokutan, lokal, aus dem brustumgebenden Haut- und Weichteilgewebe, zur Defektdeckung, bei
–– Lumpektomie, Mamma 5-870.a4♦
–– Quadrantenresektion, Mamma 5-870.a4♦
–– Resektion, Mamma, partiell 5-870.a4♦
–– Segmentresektion, Mamma 5-870.a4♦
– Nase
–– mit freiem Hauttransplantat, bei Verbrennung und Verätzung 5-927.11
–– regional, gestielt, mit Fernlappen, mit freiem Hauttransplantat, bei Verbrennung und Verätzung 5-927.31
– Oberarm
–– adipofaszial 5-857.22♦
––– gefäßgestielt 5-857.32♦
–– fasziokutan 5-857.02♦
––– gefäßgestielt 5-857.12♦
–– frei, mit mikrovaskulärer Anastomosierung 5-905.07♦
–– kombiniert 5-906.07♦
–– mit freiem Hauttransplantat 5-906.17♦
––– bei Verbrennung und Verätzung 5-927.17♦
–– myokutan 5-857.62♦
––– gefäßgestielt 5-857.72♦
–– regional, gestielt 5-905.17♦
––– mit Fernlappen 5-906.27♦
–––– mit freiem Hauttransplantat 5-906.37♦
––––– bei Verbrennung und Verätzung 5-927.37♦
–– Revision, lokal 5-907.27♦
– Oberschenkel
–– adipofaszial 5-857.28♦
––– gefäßgestielt 5-857.38♦
–– fasziokutan 5-857.08♦
––– gefäßgestielt 5-857.18♦
–– frei, mit mikrovaskulärer Anastomosierung 5-905.0e♦
–– kombiniert 5-906.0e♦
–– mit freiem Hauttransplantat 5-906.1e♦
––– bei Verbrennung und Verätzung 5-927.1e♦
–– myokutan 5-857.68♦
––– gefäßgestielt 5-857.78♦
–– regional, gestielt 5-905.1e♦
––– mit Fernlappen 5-906.2e♦
–––– mit freiem Hauttransplantat 5-906.3e♦
––––– bei Verbrennung und Verätzung 5-927.3e♦
–– Revision, lokal 5-907.2e♦ ►

Lappenplastik *(Forts.)*
– Ohr
–– mit freiem Hauttransplantat, bei Verbrennung und Verätzung 5-927.12♦
–– regional, gestielt, mit Fernlappen, mit freiem Hauttransplantat, bei Verbrennung und Verätzung 5-927.32♦
– regional, gestielt, mit Fernlappen
–– Augenlid, bei Verbrennung und Verätzung 5-927.23♦
–– Axilla, bei Verbrennung und Verätzung 5-927.26♦
–– Bauchregion, bei Verbrennung und Verätzung 5-927.2b
–– Brustwand, bei Verbrennung und Verätzung 5-927.2a
–– Dammregion, bei Verbrennung und Verätzung 5-927.2m
–– Ellenbogen, bei Verbrennung und Verätzung 5-927.27♦
–– Fuß, bei Verbrennung und Verätzung 5-927.2g♦
–– Genitalregion, bei Verbrennung und Verätzung 5-927.2c
–– Gesäß, bei Verbrennung und Verätzung 5-927.2d
–– Hals, bei Verbrennung und Verätzung 5-927.25
–– Hand, bei Verbrennung und Verätzung 5-927.29♦
–– Knie, bei Verbrennung und Verätzung 5-927.2e♦
–– Leistenregion, bei Verbrennung und Verätzung 5-927.2c
–– Nase, bei Verbrennung und Verätzung 5-927.21
–– Oberarm, bei Verbrennung und Verätzung 5-927.27♦
–– Oberschenkel, bei Verbrennung und Verätzung 5-927.2e♦
–– Ohr, bei Verbrennung und Verätzung 5-927.22♦
–– Rücken, bei Verbrennung und Verätzung 5-927.2j
–– Schulter, bei Verbrennung und Verätzung 5-927.26♦
–– Skrotum, bei Verbrennung und Verätzung 5-927.2k
–– Unterarm, bei Verbrennung und Verätzung 5-927.28♦
–– Unterschenkel, bei Verbrennung und Verätzung 5-927.2f♦
– Rücken
–– adipofaszial 5-857.25♦
––– gefäßgestielt 5-857.35♦
–– fasziokutan 5-857.05♦
––– gefäßgestielt 5-857.15♦
–– frei, mit mikrovaskulärer Anastomosierung 5-905.0a
–– kombiniert 5-906.0a ►

Lappenplastik *(Forts.)*
~ Rücken *(Forts.)*
-- mit freiem Hauttransplantat 5-906.1a
--- bei Verbrennung und Verätzung 5-927.1j
-- myokutan 5-857.65♦
--- gefäßgestielt 5-857.75♦
-- regional, gestielt 5-905.1a
--- mit Fernlappen 5-906.2a
---- mit freiem Hauttransplantat 5-906.3a
----- bei Verbrennung und Verätzung 5-927.3j
-- Revision, lokal 5-907.2a
- Schulter
-- adipofaszial 5-857.21♦
--- gefäßgestielt 5-857.31♦
-- fasziokutan 5-857.01♦
--- gefäßgestielt 5-857.11♦
-- frei, mit mikrovaskulärer Anastomosierung 5-905.06♦
-- kombiniert 5-906.06♦
-- mit freiem Hauttransplantat 5-906.16♦
--- bei Verbrennung und Verätzung 5-927.16♦
-- myokutan 5-857.61♦
--- gefäßgestielt 5-857.71♦
-- regional, gestielt 5-905.16♦
--- mit Fernlappen 5-906.26♦
---- mit freiem Hauttransplantat 5-906.36♦
----- bei Verbrennung und Verätzung 5-927.36♦
-- Revision, lokal 5-907.26♦
- Skrotum
-- mit freiem Hauttransplantat, bei Verbrennung und Verätzung 5-927.1k
-- regional, gestielt, mit Fernlappen, mit freiem Hauttransplantat, bei Verbrennung und Verätzung 5-927.3k
- Unterarm
-- adipofaszial 5-857.23♦
--- gefäßgestielt 5-857.33♦
-- fasziokutan 5-857.03♦
--- gefäßgestielt 5-857.13♦
-- frei, mit mikrovaskulärer Anastomosierung 5-905.08♦
-- kombiniert 5-906.08♦
-- mit freiem Hauttransplantat 5-906.18♦
--- bei Verbrennung und Verätzung 5-927.18♦
-- myokutan 5-857.63♦
--- gefäßgestielt 5-857.73♦
-- regional, gestielt 5-905.18♦
--- mit Fernlappen 5-906.28♦
---- mit freiem Hauttransplantat 5-906.38♦
----- bei Verbrennung und Verätzung 5-927.38♦
-- Revision, lokal 5-907.28♦
- Unterschenkel
-- adipofaszial 5-857.29♦
--- gefäßgestielt 5-857.39♦
-- fasziokutan 5-857.09♦
--- gefäßgestielt 5-857.19♦
-- frei, mit mikrovaskulärer Anastomosierung 5-905.0f♦
-- kombiniert 5-906.0f♦ ►

Lappenplastik *(Forts.)*
~ Unterschenkel *(Forts.)*
-- mit freiem Hauttransplantat 5-906.1f♦
--- bei Verbrennung und Verätzung 5-927.1f♦
-- myokutan 5-857.69♦
--- gefäßgestielt 5-857.79♦
-- regional, gestielt 5-905.1f♦
--- mit Fernlappen 5-906.2f♦
---- mit freiem Hauttransplantat 5-906.3f♦
----- bei Verbrennung und Verätzung 5-927.3f♦
-- Revision, lokal 5-907.2f♦
Lappenstiel, Durchtrennung
- Augenlid, bei Verbrennung und Verätzung 5-929.03♦
- Axilla
-- bei Verbrennung und Verätzung 5-929.06♦
-- Haut 5-909.26♦
-- Muskel und Faszie 5-857.a1♦
- Bauchregion
-- bei Verbrennung und Verätzung 5-929.0b
-- Haut 5-909.2b
-- Muskel und Faszie 5-857.a6♦
- Brustwand
-- bei Verbrennung und Verätzung 5-929.0a
-- Haut 5-909.2a
-- Muskel und Faszie 5-857.a5♦
- Dammregion, bei Verbrennung und Verätzung 5-929.0m
- Ellenbogen
-- bei Verbrennung und Verätzung 5-929.07♦
-- Haut 5-909.27♦
-- Muskel und Faszie 5-857.a2♦
- Fuß
-- bei Verbrennung und Verätzung 5-929.0g♦
-- Haut 5-909.2g♦
-- Muskel und Faszie 5-857.aa♦
- Genitalregion
-- bei Verbrennung und Verätzung 5-929.0c
-- Haut 5-909.2c
-- Muskel und Faszie 5-857.a7♦
- Gesäß
-- bei Verbrennung und Verätzung 5-929.0d
-- Haut 5-909.2d
-- Muskel und Faszie 5-857.a7♦
- Hals
-- bei Verbrennung und Verätzung 5-929.05
-- Haut 5-909.25
-- Muskel und Faszie 5-857.a0♦
- Hand
-- bei Verbrennung und Verätzung 5-929.09♦
-- Haut 5-909.29♦
-- Muskel und Faszie 5-857.a4♦
- Knie
-- bei Verbrennung und Verätzung 5-929.0e♦
-- Haut 5-909.2e♦
-- Muskel und Faszie 5-857.a8♦
- Kopf
-- bei Verbrennung und Verätzung 5-929.04
-- Haut 5-909.24
-- Muskel und Faszie 5-857.a0♦ ►

Lappenstiel, Durchtrennung *(Forts.)*
– Kopfhaut, behaart, bei Verbrennung und Verätzung 5-929.0h
– Leistenregion
–– bei Verbrennung und Verätzung 5-929.0c
–– Haut 5-909.2c
–– Muskel und Faszie 5-857.a7♦
– Lippe
–– bei Verbrennung und Verätzung 5-929.00
–– Haut 5-909.20
– Nase, bei Verbrennung und Verätzung 5-929.01
– Oberarm
–– bei Verbrennung und Verätzung 5-929.07♦
–– Haut 5-909.27♦
–– Muskel und Faszie 5-857.a2♦
– Oberschenkel
–– bei Verbrennung und Verätzung 5-929.0e♦
–– Haut 5-909.2e♦
–– Muskel und Faszie 5-857.a8♦
– Ohr, bei Verbrennung und Verätzung 5-929.02♦
– Rücken
–– bei Verbrennung und Verätzung 5-929.0j
–– Haut 5-909.2a
–– Muskel und Faszie 5-857.a5♦
– Schulter
–– bei Verbrennung und Verätzung 5-929.06♦
–– Haut 5-909.26♦
–– Muskel und Faszie 5-857.a1♦
– Skrotum, bei Verbrennung und Verätzung 5-929.0k
– Unterarm
–– bei Verbrennung und Verätzung 5-929.08♦
–– Haut 5-909.28♦
–– Muskel und Faszie 5-857.a3♦
– Unterschenkel
–– bei Verbrennung und Verätzung 5-929.0f♦
–– Haut 5-909.2f♦
–– Muskel und Faszie 5-857.a9♦
Laronidase, Enzymersatztherapie 6-003.7
Larotrectinib, Applikation, oral 6-00c.9
Laryngektomie
– einfach
–– mit Rekonstruktion, mit
––– Fernlappen, gestielt 5-303.05
––– freiem
–––– Darmtransplantat 5-303.06
–––– mikrovaskulär-anastomosiertem Transplantat 5-303.04
––– gestieltem regionalem Lappen 5-303.02
––– lokaler Schleimhaut 5-303.01
––– Magenhochzug 5-303.07
––– Transplantat, nicht-vaskularisiert 5-303.03
–– ohne Rekonstruktion 5-303.00
– Hemi-, supraglottisch, horizontal 5-301.0
– mit Pharyngektomie
–– mit Rekonstruktion, mit
––– Fernlappen, gestielt 5-303.15
––– freiem
–––– Darmtransplantat 5-303.16 ►

Laryngektomie *(Forts.)*
~ mit Pharyngektomie *(Forts.)*
~~ mit Rekonstruktion, mit *(Forts.)*
~~~ freiem *(Forts.)*
–––– mikrovaskulär-anastomosiertem Transplantat 5-303.14
––– gestieltem regionalem Lappen 5-303.12
––– lokaler Schleimhaut 5-303.11
––– Magenhochzug 5-303.17
––– Transplantat, nicht-vaskularisiert 5-303.13
–– ohne Rekonstruktion 5-303.10
–– und Resektion, Schilddrüse
––– mit
–––– freiem Darmtransplantat 5-303.26
–––– Rekonstruktion, mit
––––– Fernlappen, gestielt 5-303.25
––––– freiem mikrovaskulär-anastomosiertem Transplantat 5-303.24
––––– gestieltem regionalem Lappen 5-303.22
––––– lokaler Schleimhaut 5-303.21
––––– Magenhochzug 5-303.27
––––– Transplantat, nicht-vaskularisiert 5-303.23
––– ohne Rekonstruktion 5-303.20
– partiell, durch Laserresektion, endoskopisch 5-302.5
Laryngofissur 5-313.0
Laryngopharyngektomie
– mit Rekonstruktion, mit
–– Fernlappen, gestielt 5-303.15
–– freiem
––– Darmtransplantat 5-303.16
––– mikrovaskulär-anastomosiertem Transplantat 5-303.14
–– gestieltem regionalem Lappen 5-303.12
–– lokaler Schleimhaut 5-303.11
–– Magenhochzug 5-303.17
–– Transplantat, nicht-vaskularisiert 5-303.13
– ohne Rekonstruktion 5-303.10
– und Resektion, Schilddrüse
–– mit
––– freiem Darmtransplantat 5-303.26
––– Rekonstruktion, mit
–––– Fernlappen, gestielt 5-303.25
–––– freiem mikrovaskulär-anastomosiertem Transplantat 5-303.24
–––– gestieltem regionalem Lappen 5-303.22
–––– lokaler Schleimhaut 5-303.21
–––– Magenhochzug 5-303.27
–––– Transplantat, nicht-vaskularisiert 5-303.23
–– ohne Rekonstruktion 5-303.20
Laryngoskopie
– diagnostisch
–– direkt 1-610.0
–– indirekt 1-610.1
– zur Fremdkörperentfernung 8-100.2
Laryngoskopisch
– Arytenoidektomie 5-302.8
– Exzision, Gewebe, Larynx 5-300.1
~~~

Laryngotracheal, Rekonstruktion, plastisch, mit Rippenknorpel 5-319.c
– mit End-zu-End-Anastomose 5-319.c
Laryngozele, Exzision 5-300.0
Larynx
– Adhäsiolyse 5-319.2
– Dilatation 5-319.0
– Elektrokoagulation 5-300.30
– Elektrochemotherapie 5-300.35
– Erweiterungsplastik 5-315.4
– Fistelverschluss 5-315.1
– Fraktur, Naht 5-315.0
– Gewebe, Exzision
–– endolaryngeal 5-300.0
–– laryngoskopisch 5-300.1
–– mikrolaryngoskopisch 5-300.2
– Inzision
–– endolaryngeal 5-313.0
–– laryngoskopisch 5-313.1
–– mikrolaryngoskopisch 5-313.2
– Kryokoagulation 5-300.33
– künstlich
–– Einsetzen, Ventilsystems 5-315.c
–– Entfernung 5-315.b
––– Ventilsystems 5-315.d
–– Implantation 5-315.a
–– Wechsel 5-315.a
––– Ventilsystems 5-315.c
– Laserkoagulation 5-300.31
– Laserresektion, endoskopisch 5-302.5
– Naht, nach Verletzung 5-315.0
– photodynamische Therapie 5-300.34
– Rekonstruktion, plastisch 5-315.5
– Teilresektion
–– frontal, nach Huet 5-302.6
–– frontolateral, nach Leroux-Robert 5-302.7
– Thermokoagulation 5-300.32
– Tumorresektion, durch Mikrolaryngoskopie 5-300.2
Larynx-Pharynx-Resektion, partiell 5-302.4
Laser
– im
–– Grünspektrum, Verwendung *[nur Zusatzkode!]* 5-985.7
–– Spektrum von 490 – 560 nm, Verwendung *[nur Zusatzkode!]* 5-985.7
– mit Oberflächenbehandlung, zur Blepharoplastik 5-097.4♦
– zur
–– Destruktion, Gewebe, Prostata, transurethral, im Rahmen eines anderen Eingriffes *[nur Zusatzkode!]* 5-601.d
–– Durchtrennung, Glaskörpermembran, hintere 5-159.3
–– Inzision, Kornea 5-121.1♦
Laser-Angioplastie
– A. pulmonalis, perkutan-transluminal 8-838.20
– Aorta, perkutan-transluminal 8-836.24
– Aortenisthmus, perkutan-transluminal 8-836.25
– Ductus arteriosus apertus, perkutan-transluminal 8-836.26 ▶
Laser-Angioplastie *(Forts.)*
– Gefäß
–– extrakraniell, Kopf, perkutan-transluminal 8-836.21♦
–– Hals, perkutan-transluminal 8-836.21♦
–– intrakraniell, perkutan-transluminal 8-836.20
–– künstlich
––– Lungenkreislauf, perkutan-transluminal 8-838.25
––– perkutan-transluminal 8-836.2e
–– Malformation, perkutan-transluminal 8-836.2d
–– Oberarm, perkutan-transluminal 8-836.22♦
–– Schulter, perkutan-transluminal 8-836.22♦
–– spinal, perkutan-transluminal 8-836.2f
–– Thorax, perkutan-transluminal 8-836.28♦
–– Unterarm, perkutan-transluminal 8-836.23♦
–– Unterschenkel, perkutan-transluminal 8-836.2c♦
–– viszeral, perkutan-transluminal 8-836.2a
– Kollateralgefäß, aortopulmonal, perkutan-transluminal 8-838.22
– Koronararterie
–– mehrere, perkutan-transluminal 8-837.11
–– perkutan-transluminal 8-837.10
– perkutan-transluminal
–– Arterie
––– abdominal 8-836.2h♦
––– Oberschenkel 8-836.2k♦
––– pelvin 8-836.2h♦
–– Malformation, Gefäß, Lungenkreislauf 8-838.23
–– Vene
––– abdominal 8-836.2j♦
––– Oberschenkel 8-836.2m♦
––– pelvin 8-836.2j♦
– Shunt, aortopulmonal, künstlich, perkutan-transluminal 8-838.24
– V. cava, perkutan-transluminal 8-836.27
– V. portae, perkutan-transluminal 8-836.2g
– V. pulmonalis, perkutan-transluminal 8-838.21♦
Laser-Trabekulotomie, intraokular, zur Senkung, Augeninnendruck 5-133.80♦
Laserablation
– AV-Knoten, bei Herzrhythmusstörungen 8-835.41
– endokardial, bei Herzrhythmusstörungen 5-371.36
– Endometrium 5-681.51
– epikardial
–– endoskopisch, bei Herzrhythmusstörungen 5-371.56
–– offen, bei Herzrhythmusstörungen 5-371.46
– Pulmonalvene, bei Herzrhythmusstörungen 8-835.45
– Ventrikel
–– links, bei Herzrhythmusstörungen 8-835.44
–– rechts, bei Herzrhythmusstörungen 8-835.42 ▶

L

Laserablation *(Forts.)*
– Vorhof
–– links, bei Herzrhythmusstörungen 8-835.43
–– rechts, bei Herzrhythmusstörungen 8-835.40
Laserbehandlung
– Axilla
–– großflächig
––– Haut 5-915.56♦
––– Hautschichten, oberflächlich 5-913.a6♦
–– kleinflächig
––– Haut 5-915.16♦
––– Hautschichten, oberflächlich 5-913.46♦
– Bauchregion
–– großflächig
––– Haut 5-915.5b
––– Hautschichten, oberflächlich 5-913.ab
–– kleinflächig
––– Haut 5-915.1b
––– Hautschichten, oberflächlich 5-913.4b
– bei Pupillenplastik 5-137.0♦
– Brustwand
–– großflächig
––– Haut 5-915.5a
––– Hautschichten, oberflächlich 5-913.aa
–– kleinflächig
––– Haut 5-915.1a
––– Hautschichten, oberflächlich 5-913.4a
– Ellenbogen
–– großflächig
––– Haut 5-915.57♦
––– Hautschichten, oberflächlich 5-913.a7♦
–– kleinflächig
––– Haut 5-915.17♦
––– Hautschichten, oberflächlich 5-913.47♦
– Fuß
–– großflächig
––– Haut 5-915.5g♦
––– Hautschichten, oberflächlich 5-913.ag♦
–– kleinflächig
––– Haut 5-915.1g♦
––– Hautschichten, oberflächlich 5-913.4g♦
– Genitalregion
–– großflächig
––– Haut 5-915.5c
––– Hautschichten, oberflächlich 5-913.ac
–– kleinflächig
––– Haut 5-915.1c
––– Hautschichten, oberflächlich 5-913.4c
– Gesäß
–– großflächig
––– Haut 5-915.5d
––– Hautschichten, oberflächlich 5-913.ad
–– kleinflächig
––– Haut 5-915.1d
––– Hautschichten, oberflächlich 5-913.4d
– Hals
–– großflächig
––– Haut 5-915.55
––– Hautschichten, oberflächlich 5-913.a5
–– kleinflächig
––– Haut 5-915.15 ►

Laserbehandlung *(Forts.)*
~ Hals *(Forts.)*
~~ kleinflächig *(Forts.)*
––– Hautschichten, oberflächlich 5-913.45
– Hand
–– großflächig
––– Haut 5-915.59♦
––– Hautschichten, oberflächlich 5-913.a9♦
–– kleinflächig
––– Haut 5-915.19♦
––– Hautschichten, oberflächlich 5-913.49♦
– Knie
–– großflächig
––– Haut 5-915.5e♦
––– Hautschichten, oberflächlich 5-913.ae♦
–– kleinflächig
––– Haut 5-915.1e♦
––– Hautschichten, oberflächlich 5-913.4e♦
– Kopf
–– großflächig
––– Haut 5-915.54
––– Hautschichten, oberflächlich 5-913.a4
–– kleinflächig
––– Haut 5-915.14
––– Hautschichten, oberflächlich 5-913.44
– Leistenregion
–– großflächig
––– Haut 5-915.5c
––– Hautschichten, oberflächlich 5-913.ac
–– kleinflächig
––– Haut 5-915.1c
––– Hautschichten, oberflächlich 5-913.4c
– Lippe
–– großflächig
––– Haut 5-915.50
––– Hautschichten, oberflächlich 5-913.a0
–– kleinflächig
––– Haut 5-915.10
––– Hautschichten, oberflächlich 5-913.40
– Oberarm
–– großflächig
––– Haut 5-915.57♦
––– Hautschichten, oberflächlich 5-913.a7♦
–– kleinflächig
––– Haut 5-915.17♦
––– Hautschichten, oberflächlich 5-913.47♦
– Oberschenkel
–– großflächig
––– Haut 5-915.5e♦
––– Hautschichten, oberflächlich 5-913.ae♦
–– kleinflächig
––– Haut 5-915.1e♦
––– Hautschichten, oberflächlich 5-913.4e♦
– Rücken
–– großflächig
––– Haut 5-915.5a
––– Hautschichten, oberflächlich 5-913.aa
–– kleinflächig
––– Haut 5-915.1a
––– Hautschichten, oberflächlich 5-913.4a ►

Laserbehandlung *(Forts.)*
– Schulter
–– großflächig
––– Haut 5-915.56♦
––– Hautschichten, oberflächlich 5-913.a6♦
–– kleinflächig
––– Haut 5-915.16♦
––– Hautschichten, oberflächlich 5-913.46♦
– Unterarm
–– großflächig
––– Haut 5-915.58♦
––– Hautschichten, oberflächlich 5-913.a8♦
–– kleinflächig
––– Haut 5-915.18♦
––– Hautschichten, oberflächlich 5-913.48♦
– Unterschenkel
–– großflächig
––– Haut 5-915.5f♦
––– Hautschichten, oberflächlich 5-913.af♦
–– kleinflächig
––– Haut 5-915.1f♦
––– Hautschichten, oberflächlich 5-913.4f♦
– Urethrotomia interna 5-585.2
– zur
–– Inzision, Iris 5-136.1♦
–– Iridotomie 5-136.1♦
–– Kapsulotomie, Linse 5-142.2♦
Laserdesobliteration, Koronararterie, offen 5-360.0
– mit
–– Implantation, Stent, Koronararterie
––– eine
–––– 1 5-360.2
–––– 2 5-360.3
––– mehrere, 1 5-360.4
–– Patch 5-360.1
Laserdestruktion
– Haut
–– Augenlid, bei Verbrennung und Verätzung 5-921.43♦
–– Axilla, bei Verbrennung und Verätzung 5-921.46♦
–– Bauchregion, bei Verbrennung und Verätzung 5-921.4b
–– Brustwand, bei Verbrennung und Verätzung 5-921.4a
–– Dammregion, bei Verbrennung und Verätzung 5-921.4m
–– Ellenbogen, bei Verbrennung und Verätzung 5-921.47♦
–– Fuß, bei Verbrennung und Verätzung 5-921.4g♦
–– Genitalregion, bei Verbrennung und Verätzung 5-921.4c
–– Gesäß, bei Verbrennung und Verätzung 5-921.4d
–– Hals, bei Verbrennung und Verätzung 5-921.45
–– Hand, bei Verbrennung und Verätzung 5-921.49♦ ►

Laserdestruktion *(Forts.)*
~ Haut *(Forts.)*
–– Knie, bei Verbrennung und Verätzung 5-921.4e♦
–– Kopf, bei Verbrennung und Verätzung 5-921.44
–– Leistenregion, bei Verbrennung und Verätzung 5-921.4c
–– Lippe, bei Verbrennung und Verätzung 5-921.40
–– Nase, bei Verbrennung und Verätzung 5-921.41
–– Oberarm, bei Verbrennung und Verätzung 5-921.47♦
–– Oberschenkel, bei Verbrennung und Verätzung 5-921.4e♦
–– Ohr, bei Verbrennung und Verätzung 5-921.42♦
–– Rücken, bei Verbrennung und Verätzung 5-921.4j
–– Schulter, bei Verbrennung und Verätzung 5-921.46♦
–– Skrotum, bei Verbrennung und Verätzung 5-921.4k
–– Unterarm, bei Verbrennung und Verätzung 5-921.48♦
–– Unterschenkel, bei Verbrennung und Verätzung 5-921.4f♦
– Kopfhaut, behaart, bei Verbrennung und Verätzung 5-921.4h
– Leber, lokal
–– durch Umsteigen laparoskopisch – offen chirurgisch 5-501.62
–– laparoskopisch 5-501.61
–– offen 5-501.60
–– perkutan 5-501.63
– Penis 5-641.1
Laserdiskdekompression, perkutan 5-831.8
Laserexzision, zur
– Konisation
–– Cervix uteri 5-671.00
–– Portio 5-671.00
– Rekonisation
–– Cervix uteri 5-671.10
–– Portio 5-671.10
Laseriridotomie, zur Senkung, Augeninnendruck 5-133.6♦
Laserkoagulation
– Augenlid 5-091.41♦
– bei
–– Doppel-Ballon-Enteroskopie, zur Destruktion, Dickdarm, endoskopisch 5-452.91
–– Push-and-pull-back-Technik, zur Destruktion, Dickdarm, endoskopisch 5-452.91
–– Push-Technik, zur Destruktion, Dickdarm, endoskopisch 5-452.81
–– Single-Ballon-Enteroskopie, zur Destruktion, Dickdarm, endoskopisch 5-452.91
– Cervix uteri 5-672.12
– Chorioidea
–– flächig 5-155.4♦ ►

Laserkoagulation *(Forts.)*
~ Chorioidea *(Forts.)*
–– lokal 5-155.3♦
– Concha nasalis inferior 5-215.02♦
– Dickdarm
–– laparoskopisch 5-452.41
–– offen 5-452.31
– Dünndarm
–– laparoskopisch 5-451.51
–– offen 5-451.41
– Gaumen
–– hart 5-272.61
–– weich 5-272.61
– Gaumenmandel 5-289.01
– Konjunktiva 5-112.01♦
– Kornea 5-123.01♦
– Larynx 5-300.31
– Lippe 5-273.91
– Milz 5-419.4
– mit Destruktion
–– Dickdarm, endoskopisch, einfach 5-452.81
–– Dünndarm, endoskopisch
––– durch
–––– Doppel-Ballon-Enteroskopie 5-451.a1
–––– Push-and-pull-back-Technik 5-451.a1
–––– Single-Ballon-Enteroskopie 5-451.a1
––– einfach 5-451.91
– Mundboden 5-273.91
– Nasenmuschel, untere 5-215.02♦
– Pharynx 5-292.31
– Portio uteri 5-672.12
– Rachenmandel 5-289.01
– Retina
–– flächig 5-155.4♦
–– lokal 5-155.3♦
– Uterus 5-681.61
– Vagina 5-702.32
– Vulva 5-712.12
– Wange 5-273.91
– Zunge 5-250.31
– zur
–– Abrasio corneae 5-123.01♦
–– Blutstillung, Nase 5-210.3
–– Destruktion
––– Magen
–––– endoskopisch 5-433.51
–––– laparoskopisch 5-433.41
–––– offen 5-433.31
––– Ösophagus
–––– endoskopisch 5-422.51
–––– offen 5-422.31
–––– thorakoskopisch 5-422.41
––– Rektum
–––– endoskopisch 5-482.41
–––– endoskopisch-mikrochirurgisch 5-482.42
–––– peranal 5-482.40
––– Uterus 5-681.61
Laserlithotripsie, zur Entfernung, Stein
– Gallengänge, endoskopisch 5-513.25
– Pankreasgang, endoskopisch 5-526.25
Laserpolitur, Intraokularlinse 5-142.0♦
Laserresektion
– endoskopisch, mit Laryngektomie, partiell 5-302.5
– Larynx, endoskopisch 5-302.5
Laserretinopexie, zur Fixation, Netzhaut 5-154.2♦
Laserrevaskularisation, transmyokardial 5-363.6
Laserscanning, zur 3D-Oberflächenvermessung 3-302
Lasersklerostomie 5-131.5♦
Lasertherapie
– Chorioidea 5-155.7♦
– Fetus, intrauterin 5-754.4
– Retina 5-155.7♦
– Varizen
–– endovenös 5-385.a1♦
–– lokal 5-385.a0♦
Lasertrabekuloplastik, zur Senkung, Augeninnendruck 5-133.3♦
Laservaporisation
– Prostata, transurethral 5-601.42
– Vulva 5-712.12
Laservaskularisation, transmyokardial, perkutan 8-837.e
Lateral
– Bandapparat, Naht, Sprunggelenk, oberes, offen 5-806.c♦
– Fistelexzision, Hals 5-291.2
– Fixation, Stimmlippe, von außen 5-315.9
– Fraktur, Mittelgesicht, disloziert verheilt, Reosteotomie 5-768.0♦
– Halszyste, Exstirpation 5-291.1
– Hemivulvektomie 5-714.41
– Kanthopexie 5-092.2♦
– Parotidektomie, ohne Entfernung von erkranktem Gewebe im oberen Parapharyngealraum und Infratemporalraum und ohne Fazialismonitoring 5-262.02♦
– Pharyngotomie 5-290.3
– Rekonstruktion, Lidwinkel 5-096.51♦
– release 5-813.9♦
– Spaltung, Retinakulum, offen
–– mit Zügelungsoperation, Patella 5-804.1♦
–– Patella 5-804.0♦
– Sphinkterotomie, Sphincter ani 5-494.1
– Zugang
–– Halswirbelsäule 5-030.8
–– zum Übergang, kraniozervikal 5-030.2
– Zystenexzision, Hals 5-291.1
Laterale, Parotidektomie, ohne Entfernung von erkranktem Gewebe im oberen Parapharyngealraum und Infratemporalraum, mit Fazialismonitoring 5-262.04♦
Lateralfrakturierung, Nasenmuschel
– mittlere 5-215.4♦
– untere 5-215.4♦
Lateralisation
– Concha nasalis inferior 5-215.4♦
– Nasenmuschel, untere 5-215.4♦

Laterobasal, Plastik, Dura 5-021.1
– mit Kranioplastik 5-021.5
Lateroorbital, Entfernung, Osteosynthesematerial 5-779.3♦
Latexballon
– Entfernung, fetoskopisch 5-755.1
– Verschluss, Luftröhre, temporär, fetoskopisch 5-755.0
Latham-Apparat, Fixation, operativ 5-249.2
Latissimus-dorsi-Haut-Muskellappen
– frei, bei Rekonstruktion, Rücken, plastisch 5-857.65♦
– gefäßgestielt, bei Rekonstruktion, Rücken, plastisch 5-857.75♦
Latissimus-dorsi-Lappen, gestielt, bei Rekonstruktion, Mamma, plastisch
– mit Implantation, Prothese 5-885.7♦
– ohne Implantation, Prothese 5-885.6♦
Latissimus-dorsi-Muskellappen
– frei, bei Rekonstruktion, Rücken, plastisch 5-857.85♦
– gefäßgestielt, bei Rekonstruktion, Rücken, plastisch 5-857.95♦
Latissimus-dorsi-Schwenklappenplastik, Mamma 5-885.5♦
Lavage
– Bauchraum, geschlossen, bei liegender Drainage 8-176.0
– bronchoalveolär, bei Tracheobronchoskopie, diagnostisch, mit flexiblem Instrument 1-620.01
– dorsoventral, Abdomen, offen 8-176.2
– Gehörgang, äußerer, therapeutisch 8-171.0♦
– Lunge, therapeutisch, sehr aufwendig 8-173.0
– Mittelohr, therapeutisch 8-171.1♦
– Nasennebenhöhle, therapeutisch 8-172♦
– Pleurahöhle, therapeutisch, sehr aufwendig, mit
–– 1 bis 7 Spülungen 8-173.10
–– 8 bis 14 Spülungen 8-173.11
–– 15 bis 21 Spülungen 8-173.12
–– 22 oder mehr Spülungen 8-173.13
– programmiert, Bauchraum, bei temporärem Bauchdeckenverschluss 8-176.1
– Retroperitonealraum
–– geschlossen, therapeutisch 8-177.0
–– programmiert
––– bei temporärem Bauchdeckenverschluss 8-177.1
––– therapeutisch 8-177.1
– Tränenwege, therapeutisch 8-170.1♦
LBO-Laser, Verwendung *[nur Zusatzkode!]* 5-985.7
LDL-Apherese 8-822
Le-Fort-I-Ebene, Osteotomie
– als Zugang, durch Schädelbasis 5-011.7
– zur Verlagerung, Mittelgesicht, Stück
–– 1
––– mit Distraktion 5-777.31
––– ohne Distraktion 5-777.30
–– 2
––– mit Distraktion 5-777.41 ►

Le-Fort-I-Ebene, Osteotomie *(Forts.)*
~ zur Verlagerung, Mittelgesicht, Stück *(Forts.)*
~~ 2 *(Forts.)*
––– ohne Distraktion 5-777.40
–– 3 oder mehr
––– mit Distraktion 5-777.51
––– ohne Distraktion 5-777.50
Le-Fort-II-Ebene, Osteotomie, zur Verlagerung, Mittelgesicht
– kombiniert mit anderer Osteotomie
–– mit Distraktion 5-777.71
–– ohne Distraktion 5-777.70
– mit Distraktion 5-777.61
– ohne Distraktion 5-777.60
Le-Fort-III-Ebene, Osteotomie, zur Verlagerung, Mittelgesicht
– kombiniert mit Le-Fort-I-Ebene
–– mit Distraktion 5-777.91
–– ohne Distraktion 5-777.90
– mit Distraktion 5-777.81
– ohne Distraktion 5-777.80
Lebend-Organspende
– Hemihepatektomie
–– links, Leber 5-503.4
–– rechts, Leber 5-503.5
– Leber, Bisegmentektomie 5-503.3
– Resektion
–– Leber
––– Segmente (1), 2, 3, 4a und 4b 5-503.4
––– Segmente 2 und 3 5-503.3
––– Segmente 5 bis 8 5-503.5
––– Segmentkombination, sonstige 5-503.6
Leber
– Biopsie
–– bei
––– Exzision, Lymphknotenstation, abdominal, mehrere
–––– laparoskopisch 5-401.b
–––– offen – s.a. Staging-Laparotomie 5-401.6
––– Staging-Laparoskopie 5-401.b
–– durch Exzision 1-551.0
–– perkutan 1-441.0
––– CT-gesteuert 1-442.0
––– mit Steuerung durch bildgebende Verfahren 1-442.0
––– ultraschallgesteuert 1-442.0
–– transarteriell 1-497.3
–– transvenös 1-497.3
– Bisegmentektomie 5-502.4
–– zur Lebend-Organspende 5-503.3
– Blutstillung, durch Umstechung 5-505.0
– Chemosaturation, perkutan, mit Chemotherapeutikum 8-549.01
– Drainage, therapeutisch 8-146.0
– Endosonographie 3-055.1
– Endozystenresektion
–– durch Umsteigen laparoskopisch – offen chirurgisch 5-501.12
–– laparoskopisch 5-501.11
–– offen 5-501.10
–– perkutan 5-501.13 ►

Leber *(Forts.)*
– Entfernung, Gallenstein, laparoskopisch 5-514.21
– Exzision, lokal
–– durch Umsteigen laparoskopisch – offen chirurgisch 5-501.02
–– laparoskopisch 5-501.01
–– offen 5-501.00
– Feinnadelpunktion, endosonographisch 1-448.0
– Funktionstest, mit Applikation
–– ^{13}C-Methacetin 1-762
–– Substrat, ^{13}C-markiert, intravenös 1-762
– Hemihepatektomie
–– links, zur Lebend-Organspende 5-503.4
–– rechts, zur Lebend-Organspende 5-503.5
– Hepatolithotomie, laparoskopisch 5-514.21
– Implantation, Bestrahlungsmarker
–– endoskopisch 5-509.01
–– perkutan 5-509.00
– Injektion
–– Alkohol, lokal, mit Steuerung durch bildgebende Verfahren
––– durch Umsteigen laparoskopisch – offen chirurgisch 5-501.42
––– laparoskopisch 5-501.41
––– offen 5-501.40
––– perkutan 5-501.43
–– therapeutisch 8-020.6
– Inzision
–– mit Drainage 5-500.1
–– ohne weitere Maßnahmen 5-500.0
– Keilexzision
–– durch Umsteigen laparoskopisch – offen chirurgisch 5-501.22
–– laparoskopisch 5-501.21
–– offen 5-501.20
–– perkutan 5-501.23
– Laserdestruktion, lokal
–– durch Umsteigen laparoskopisch – offen chirurgisch 5-501.62
–– laparoskopisch 5-501.61
–– offen 5-501.60
–– perkutan 5-501.63
– Lobektomie, links 5-502.4
–– zur Transplantation 5-503.3
– lokal, Destruktion
–– durch Umsteigen laparoskopisch – offen chirurgisch, durch
––– Elektrochemotherapie 5-501.82
––– Elektroporation, irreversibel 5-501.72
–– laparoskopisch, durch
––– Elektrochemotherapie 5-501.71
––– Elektroporation, irreversibel 5-501.71
––– hochfrequenzinduzierte Thermotherapie 5-501.51
–– perkutan
––– Elektrochemotherapie 5-501.83
––– Elektroporation, irreversibel 5-501.73
––– hochfrequenzinduzierte Thermotherapie 5-501.53 ►

Leber *(Forts.)*
~ lokal, Destruktion *(Forts.)*
–– offen, durch
––– Elektrochemotherapie 5-501.80
––– Elektroporation, irreversibel 5-501.70
– Magnetresonanztomographie, zur Bestimmung, Eisengehalt 3-846
– Mikrowellenablation, lokal
–– durch Umsteigen laparoskopisch – offen chirurgisch 5-501.52
–– laparoskopisch 5-501.51
–– offen 5-501.50
–– perkutan 5-501.53
– Nadelbiopsie
–– durch Inzision 1-551.1
–– perkutan 1-441.0
– Naht 5-505.0
– Organperfusion, perkutan, geschlossen, mit Chemotherapeutika
–– mit externem Blutfilter 8-549.01
–– ohne externen Blutfilter 8-549.00
– Probeexzision 1-551.0
– Projektionsradiographie, mit Kontrastmittel 3-13p
– Punktion, perkutan
–– diagnostisch 1-845
–– therapeutisch 8-154.1
– Radiofrequenzthermoablation, lokal
–– durch Umsteigen laparoskopisch – offen chirurgisch 5-501.52
–– laparoskopisch 5-501.51
–– offen 5-501.50
–– perkutan 5-501.53
– Rekonstruktion, mit Plastik, Omentum 5-505.2
– Resektion
–– atypisch
––– durch Umsteigen laparoskopisch – offen chirurgisch, bei Echinokokkuszyste 5-501.12
––– laparoskopisch, bei Echinokokkuszyste 5-501.11
––– lokal
–––– durch Umsteigen laparoskopisch – offen chirurgisch 5-501.02
–––– laparoskopisch 5-501.01
–––– perkutan 5-501.03
––– offen, bei Echinokokkuszyste 5-501.10
–– nach vorangegangenem In-situ-Split 5-502.8
–– Segmente (1), 2, 3, 4a und 4b, zur Lebend-Organspende 5-503.4
–– Segmente 2 und 3, zur Lebend-Organspende 5-503.3
–– Segmente 5 bis 8, zur Lebend-Organspende 5-503.5
–– Segmentkombination, sonstige, zur Lebend-Organspende 5-503.6
– Retransplantation
–– auxiliär, während desselben stationären Aufenthaltes 5-504.5
–– komplett, während desselben stationären Aufenthaltes 5-504.3 ►

Leber *(Forts.)*
~ Retransplantation *(Forts.)*
–– partiell, während desselben stationären Aufenthaltes 5-504.4
– Segmentresektion 5-502.0
–– Segmente 1 und 4 bis 8 5-502.6
–– Segmente 2, 3, 4a und 4b 5-502.1
–– Segmente 2 und 3 5-502.4
–– Segmente 4 bis 8 5-502.3
–– Segmente 5 bis 8 5-502.2
– Szintigraphie, System, retikuloendothelial, und Milz 3-70a.0
– Tamponade 5-505.1
– Thermotherapie, hochfrequenzinduziert, lokal
–– durch Umsteigen laparoskopisch – offen chirurgisch 5-501.52
–– laparoskopisch 5-501.51
–– offen 5-501.50
–– perkutan 5-501.53
– Transplantation
–– auxiliär 5-504.2
–– Evaluation
––– teilweise, ohne Aufnahme auf eine Warteliste 1-920.14
––– vollständig
–––– mit Aufnahme auf eine Warteliste 1-920.24
–––– ohne Aufnahme auf eine Warteliste 1-920.04
–– komplett 5-504.0
–– partiell 5-504.1
–– Re-Evaluation, mit
––– Aufnahme oder Verbleib auf einer Warteliste 1-920.34
––– Herausnahme aus einer Warteliste 1-920.44
– Trisegmentektomie 5-502.3
– Trisektorektomie 5-502.6
– Zystenpunktion, perkutan, diagnostisch 1-845
Leber-Milz, Szintigraphie, mit Bestimmung, Thrombozytenabbau 3-70a.1
Leberarterie
– Entfernung, Katheterverweilsystem 8-839.6
– Implantation, Katheterverweilsystem, perkutan 8-839.5
– und Pfortader
–– Entfernung, Katheterverweilsystem, zur Chemotherapie 5-506.2
–– Implantation, Katheterverweilsystem, zur Chemotherapie 5-506.0
–– Wechsel, Katheterverweilsystem, zur Chemotherapie 5-506.1
– Wechsel, Katheterverweilsystem, perkutan 8-839.5
Leberassistierung, extrakorporal 8-858
Leberdialyse 8-858
Leberersatztherapie, extrakorporal 8-858
Leberlappen
– links, Retransplantation, zusätzlich zum vorhandenen Organ, während desselben stationären Aufenthaltes 5-504.5
– rechts, Trisegmentektomie 5-502.3
Leberparenchym, Anastomose
– Duodenum, biliodigestiv
–– durch Umsteigen laparoskopisch – offen chirurgisch 5-512.12
–– endoskopisch 5-512.13
–– laparoskopisch 5-512.11
–– offen 5-512.10
– Jejunum, biliodigestiv
–– durch Umsteigen laparoskopisch – offen chirurgisch 5-512.22
––– mit
–––– Interposition, Darmschlinge 5-512.32
–––– Roux-Y-Anastomose 5-512.42
–– endoskopisch 5-512.23
–– laparoskopisch 5-512.21
––– mit
–––– Interposition, Darmschlinge 5-512.31
–––– Roux-Y-Anastomose 5-512.41
–– offen 5-512.20
––– mit
–––– Interposition, Darmschlinge 5-512.30
–––– Roux-Y-Anastomose 5-512.40
– Magen, biliodigestiv
–– durch Umsteigen laparoskopisch – offen chirurgisch 5-512.02
–– endoskopisch 5-512.03
–– laparoskopisch 5-512.01
–– offen 5-512.00
Lebervene, Verschlussdruck, Messung, kathetergestützt 1-279.b
Leckage, Herz, paravalvulär, Verschluss
– perkutan-transluminal 8-83d.7
– transapikal 5-35a.7
Leckageüberwachung, intraoperativ, durch Sondenmessung, bei
– hyperthermer Extremitätenperfusion 3-765
– isolierter Extremitätenperfusion 3-765
Ledipasvir-Sofosbuvir, Applikation, oral 6-007.g
LEER [Laterale erweiterte endopelvine Resektion], Becken, klein, weiblich
– abdominal 5-687.30
– abdominoperineal 5-687.31
Leichenniere, Retransplantation, allogen, während desselben stationären Aufenthaltes 5-555.7
Leichtketten, Elimination, durch Hämodialyse, intermittierend, verlängert 8-854.8
Leiste, Nerv
– Biopsie
–– durch Inzision 1-513.7♦
–– perkutan 1-405.7♦
– Destruktion 5-041.7♦
– Exploration 5-04b.7♦
– Exzision 5-041.7♦
– Inzision 5-040.7♦
– Nadelbiopsie, perkutan 1-405.7♦
– Naht
–– epineural
––– mit Transplantation 5-048.7♦
–––– und Transposition 5-054.7♦ ►

L

Leiste, Nerv *(Forts.)*
~ Naht *(Forts.)*
~~ epineural *(Forts.)*
--- primär 5-044.7♦
---- mit Transposition 5-050.7♦
--- sekundär 5-046.7♦
---- mit Transposition 5-052.7♦
-- interfaszikulär
--- mit Transplantation 5-049.7♦
---- und Transposition 5-055.7♦
--- primär 5-045.7♦
---- mit Transposition 5-051.7♦
--- sekundär 5-047.7♦
---- mit Transposition 5-053.7♦
- Neurolyse, und Dekompression 5-056.7♦
-- mit Transposition 5-057.7♦
Leistenhernie, Reparation
- endoskopisch, durch TEP-Plastik
-- bei Rezidiv, mit
--- allogenem Material 5-530.72♦
--- alloplastischem Material 5-530.72♦
--- xenogenem Material 5-530.72♦
-- mit
--- allogenem Material 5-530.32♦
--- alloplastischem Material 5-530.32♦
--- xenogenem Material 5-530.32♦
- epifaszial
-- anterior, offen, mit
--- allogenem Material 5-530.33♦
---- bei Rezidiv 5-530.73♦
--- alloplastischem Material 5-530.33♦
---- bei Rezidiv 5-530.73♦
--- xenogenem Material 5-530.33♦
---- bei Rezidiv 5-530.73♦
-- offen, mit
--- allogenem Material 5-530.33♦
---- bei Rezidiv 5-530.73♦
--- alloplastischem Material 5-530.33♦
---- bei Rezidiv 5-530.73♦
--- xenogenem Material 5-530.33♦
---- bei Rezidiv 5-530.73♦
- laparoskopisch, durch TAPP-Plastik
-- bei Rezidiv, mit
--- allogenem Material 5-530.71♦
--- alloplastischem Material 5-530.71♦
--- xenogenem Material 5-530.71♦
-- mit
--- allogenem Material 5-530.31♦
--- alloplastischem Material 5-530.31♦
--- xenogenem Material 5-530.31♦
- offen
-- durch
--- Onlay-Technik 5-530.33♦
---- bei Rezidiv 5-530.73♦
--- Plug-Verfahren 5-530.34♦
---- bei Rezidiv 5-530.74♦
--- Sublay-Technik 5-530.34♦
---- bei Rezidiv 5-530.74♦
--- TIPP-Plastik
---- bei Rezidiv, mit
----- allogenem Material 5-530.74♦ ►

Leistenhernie, Reparation *(Forts.)*
~ offen *(Forts.)*
~~ durch *(Forts.)*
~~~ TIPP-Plastik *(Forts.)*
~~~~ bei Rezidiv, mit *(Forts.)*
----- alloplastischem Material 5-530.74♦
----- xenogenem Material 5-530.74♦
---- mit
----- allogenem Material 5-530.34♦
----- alloplastischem Material 5-530.34♦
----- xenogenem Material 5-530.34♦
-- mit Darmresektion, ohne zusätzliche Laparotomie 5-530.4♦
--- bei Rezidiv 5-530.8♦
-- nach
--- Bassini-Kirschner 5-530.1♦
--- Desarda 5-530.1♦
---- bei Rezidiv 5-530.5♦
--- Ferguson-Grob
---- mit
----- Funikulolyse, und Hodenverlagerung 5-530.02♦
----- hoher Bruchsackunterbindung, und Teilresektion 5-530.00♦
----- Hydrozelenwandresektion 5-530.01♦
---- ohne weitere Maßnahmen 5-530.03♦
--- Gilbert 5-530.34♦
---- bei Rezidiv 5-530.74♦
--- Lichtenstein 5-530.33♦
---- bei Rezidiv 5-530.73♦
--- Lotheissen/McVay, bei Rezidiv 5-530.5♦
--- Pellissier 5-530.34♦
---- bei Rezidiv 5-530.74♦
--- Shouldice 5-530.1♦
--- Zimmermann 5-530.1♦
- präperitoneal
-- offen, mit
--- allogenem Material 5-530.34♦
---- bei Rezidiv 5-530.74♦
--- alloplastischem Material 5-530.34♦
---- bei Rezidiv 5-530.74♦
--- xenogenem Material 5-530.34♦
---- bei Rezidiv 5-530.74♦
-- transabdominal, laparoskopisch, mit
--- allogenem Material 5-530.31♦
--- alloplastischem Material 5-530.31♦
--- xenogenem Material 5-530.31♦
- retromuskulär
-- offen, mit
--- allogenem Material 5-530.34♦
---- bei Rezidiv 5-530.74♦
--- alloplastischem Material 5-530.34♦
---- bei Rezidiv 5-530.74♦
--- xenogenem Material 5-530.34♦
---- bei Rezidiv 5-530.74♦
-- posterior, offen, mit
--- allogenem Material 5-530.34♦
---- bei Rezidiv 5-530.74♦
--- alloplastischem Material 5-530.34♦
---- bei Rezidiv 5-530.74♦ ►

Leistenhernie, Reparation *(Forts.)*
~ retromuskulär *(Forts.)*
~~ posterior, offen, mit *(Forts.)*
––– xenogenem Material 5-530.34♦
–––– bei Rezidiv 5-530.74♦
– total extraperitoneal, endoskopisch, mit
–– allogenem Material 5-530.32♦
––– bei Rezidiv 5-530.72♦
–– alloplastischem Material 5-530.32♦
––– bei Rezidiv 5-530.72♦
–– xenogenem Material 5-530.32♦
––– bei Rezidiv 5-530.72♦
– transperitoneal, laparoskopisch, mit
–– allogenem Material 5-530.31♦
––– bei Rezidiv 5-530.71♦
–– alloplastischem Material 5-530.31♦
––– bei Rezidiv 5-530.71♦
–– xenogenem Material 5-530.31♦
––– bei Rezidiv 5-530.71♦
Leistenregion
– Abtragung, Hautblase, bei Verbrennung und Verätzung 5-921.0c
– Butterfly-Plastik 5-906.0c
–– bei Verbrennung und Verätzung 5-927.0c
– Chemical Peeling
–– großflächig 5-913.9c
–– kleinflächig 5-913.3c
– Dehnungsplastik, lokal
–– bei Verbrennung und Verätzung 5-926.0c
–– großflächig 5-903.5c
–– kleinflächig 5-903.0c
– Dermabrasion
–– bei Verbrennung und Verätzung 5-921.1c
–– hochtourig, kleinflächig 5-913.0c
– Desilikonisierung, Dermisersatzmaterial 5-91a.0c
–– bei Verbrennung und Verätzung 5-929.1c
– Desinsertion 5-851.d7♦
– Durchtrennung, Lappenstiel
–– bei Verbrennung und Verätzung 5-929.0c
–– Muskel und Faszie 5-857.a7♦
– Einlegen, Medikamententräger, subfaszial 5-850.h7♦
– Entfernung, Medikamententräger, subfaszial 5-850.j7♦
– Entnahme
–– Composite graft 5-901.2c
–– Fernlappen, gestielt 5-904.2c
––– bei Verbrennung und Verätzung 5-924.5c
–– Lappen
––– fasziokutan, mit mikrovaskulärer Anastomosierung 5-858.07♦
––– frei, mit mikrovaskulärer Anastomosierung 5-904.0c
–––– bei Verbrennung und Verätzung 5-924.3c
––– myokutan, mit mikrovaskulärer Anastomosierung 5-858.27♦
––– osteofasziokutan, mit mikrovaskulärer Anastomosierung 5-858.37♦
––– osteomyokutan, mit mikrovaskulärer Anastomosierung 5-858.37♦ ►

Leistenregion *(Forts.)*
~ Entnahme *(Forts.)*
~~ Lappen *(Forts.)*
––– regional, gestielt 5-904.1c
–––– bei Verbrennung und Verätzung 5-924.4c
––– septokutan, mit mikrovaskulärer Anastomosierung 5-858.17♦
–– Spalthaut 5-901.0c
––– bei Verbrennung und Verätzung 5-924.0c
–– Vollhaut 5-901.1c
––– bei Verbrennung und Verätzung 5-924.1c
– Escharotomie, mit
–– Dekompression, Nerv, peripher 5-920.3c
–– Fasziotomie 5-920.2c
– Explantation, Hautexpander 5-909.1c
– Exstirpation, Weichteiltumor
–– epifaszial 5-852.87♦
–– subfaszial 5-852.97♦
– Faszie
–– Débridement 5-850.d7♦
–– Defektdeckung, mit
––– allogenem Material 5-856.a7♦
––– autogenem Material 5-856.97♦
–– Doppelung 5-856.37♦
–– Entfernung, Transplantat 5-856.87♦
–– Entnahme, zur Transplantation 5-852.g7♦
–– Exploration 5-850.g7♦
–– Exzision 5-852.a7♦
–– Fremdkörperentfernung, durch Inzision 5-850.a7♦
–– Inzision
––– offen 5-850.67♦
––– perkutan 5-850.77♦
–– Naht 5-856.07♦
–– Revision, Transplantat 5-856.67♦
–– Transplantation
––– allogen 5-856.57♦
––– autogen 5-856.47♦
–– Verkürzung 5-856.27♦
–– Verlängerung 5-856.17♦
–– Wechsel, Transplantat 5-856.77♦
– Faszienlappenplastik 5-857.47♦
–– gefäßgestielt 5-857.57♦
– Fasziotomie
–– längs
––– perkutan 5-851.a7♦
––– Segment
–––– mehrere
––––– partiell, offen 5-851.b7♦
––––– total, offen 5-851.c7♦
–––– partiell, offen 5-851.87♦
–––– total, offen 5-851.97♦
–– quer
––– partiell, offen 5-851.57♦
––– perkutan 5-851.77♦
––– total, offen 5-851.67♦
– Fernlappenplastik, gestielt 5-905.2c
– Fettgewebe
–– Absaugen 5-911.1c
–– Abtragung 5-911.2c ►

L

Leistenregion *(Forts.)*
– Haut
–– Applikation
––– Ätzmittel, lokal 5-914.0c
––– Zytostatika, lokal 5-914.1c
–– Durchtrennung, Lappenstiel 5-909.2c
–– Einbringen, Material
––– autogen 5-890.1c
––– xenogen 5-890.2c
–– Einlegen, Medikamententräger, durch Inzision 5-892.3c
–– Elektrochemotherapie
––– großflächig 5-915.9c
––– kleinflächig 5-915.8c
–– Elektrokaustik
––– großflächig 5-915.4c
––– kleinflächig 5-915.05
–– Entfernung, Medikamententräger, durch Inzision 5-892.4c
–– Exploration 5-892.0c
–– Exzision
––– lokal
–––– mit primärem Wundverschluss 5-894.1c
–––– ohne primären Wundverschluss 5-894.0c
––– radikal
–––– histographisch kontrolliert
––––– mit
–––––– lokaler Lappenplastik 5-895.5c
–––––– primärem Wundverschluss 5-895.3c
–––––– Transplantation 5-895.5c
––––– ohne primären Wundverschluss 5-895.1c
–––– mit
––––– lokaler Lappenplastik 5-895.4c
––––– primärem Wundverschluss 5-895.2c
––––– Transplantation 5-895.4c
–––– ohne primären Wundverschluss 5-895.0c
––– tangential, bei Verbrennung und Verätzung 5-921.3c
–– Fliegenmaden, Anwendung 8-192.3c
–– Fremdkörperentfernung
––– durch Inzision 5-892.2c
––– ohne Inzision 8-102.4
–– Gewebsreduktionsplastik 5-911.0c
–– Hochfrequenzchirurgie, bei Verbrennung und Verätzung 5-921.7c
–– Infrarotkoagulation
––– großflächig 5-915.7c
––– kleinflächig 5-915.3c
–– Inzision 5-892.0c
––– mit Drainage 5-892.1c
–– Kryochirurgie
––– großflächig 5-915.6c
––– kleinflächig 5-915.2c
–– Laserbehandlung
––– großflächig 5-915.5c
––– kleinflächig 5-915.1c
–– Laserdestruktion, bei Verbrennung und Verätzung 5-921.4c
–– Naht
––– primär 5-900.0c
––– sekundär 5-900.1c ►

Leistenregion *(Forts.)*
~ Haut *(Forts.)*
–– Radiochirurgie, bei Verbrennung und Verätzung 5-921.6c
–– Straffungsoperation 5-911.0c
–– Tätowieren 5-890.0c
–– Ultraschalldestruktion, bei Verbrennung und Verätzung 5-921.5c
–– und Unterhaut
––– Entfernung
–––– großflächig, System, zur Vakuumtherapie, ohne Anästhesie 8-192.1c
–––– kleinflächig, System, zur Vakuumtherapie, ohne Anästhesie 8-192.0c
––– Wunde, Entfernung
–––– Fibrinbeläge
––––– großflächig, ohne Anästhesie 8-192.1c
––––– kleinflächig, ohne Anästhesie 8-192.0c
–––– großflächig, Gewebe, ohne Anästhesie 8-192.1c
–––– kleinflächig, Gewebe, ohne Anästhesie 8-192.0c
–– Wiederherstellung, Oberflächenkontinuität
––– primär, durch
–––– Gewebekleber 5-900.0c
–––– Metallklammern 5-900.0c
––– sekundär, durch
–––– Gewebekleber 5-900.1c
–––– Metallklammern 5-900.1c
–– Wunddébridement
––– großflächig, mit Einlegen, Medikamententräger 5-896.2c
––– kleinflächig 5-896.0c
–– Wundtoilette, chirurgisch
––– großflächig 5-896.1c
–––– mit Einlegen, Medikamententräger 5-896.2c
––– kleinflächig 5-896.0c
– Hautersatz
–– großflächig, durch Keratinozyten, kultiviert 5-902.cc
–– kleinflächig, durch Keratinozyten, kultiviert 5-902.bc
–– permanent
––– großflächig, durch
–––– allogene Amnionmembran 5-902.jc
––––– bei Verbrennung und Verätzung 5-925.jc
–––– allogenes Amnion 5-902.jc
––––– bei Verbrennung und Verätzung 5-925.jc
–––– allogenes Hautersatzmaterial 5-902.jc
––––– bei Verbrennung und Verätzung 5-925.jc
–––– allogenes Hauttransplantat 5-902.gc
––––– bei Verbrennung und Verätzung 5-925.gc
–––– Dermisersatzmaterial 5-902.ec
––––– bei Verbrennung und Verätzung 5-925.ec
–––– humane azelluläre dermale Matrix 5-902.gc
––––– bei Verbrennung und Verätzung 5-925.gc ►

Leistenregion *(Forts.)*
~ Hautersatz *(Forts.)*
~~ permanent *(Forts.)*
~~~ großflächig, durch *(Forts.)*
---- kultivierte Keratinozyten, bei Verbrennung und Verätzung 5-925.ac
--- kleinflächig, durch
---- allogene Amnionmembran, bei Verbrennung und Verätzung 5-925.hc
---- allogenes Amnion, bei Verbrennung und Verätzung 5-925.hc
---- allogenes Hautersatzmaterial, bei Verbrennung und Verätzung 5-925.hc
---- allogenes Hauttransplantat, bei Verbrennung und Verätzung 5-925.fc
---- Dermisersatzmaterial 5-902.dc
----- bei Verbrennung und Verätzung 5-925.dc
---- humane azelluläre dermale Matrix, bei Verbrennung und Verätzung 5-925.fc
---- kultivierte Keratinozyten, bei Verbrennung und Verätzung 5-925.9c
- Hautschichten, oberflächlich
-- Ausbürsten
--- großflächig 5-913.7c
--- kleinflächig 5-913.1c
-- Chemochirurgie
--- großflächig 5-913.9c
--- kleinflächig 5-913.3c
-- Dermabrasion, hochtourig, großflächig 5-913.6c
-- Entfernung, mit scharfem Löffel
--- großflächig 5-913.8c
--- kleinflächig 5-913.2c
-- Exkochleation
--- großflächig 5-913.8c
--- kleinflächig 5-913.2c
-- Laserbehandlung
--- großflächig 5-913.ac
--- kleinflächig 5-913.4c
-- Shaving
--- großflächig 5-913.bc
--- kleinflächig 5-913.5c
- Implantation, Hautexpander 5-909.0c
- Insellappenplastik, lokal
-- bei Verbrennung und Verätzung 5-926.3c
-- großflächig 5-903.8c
-- kleinflächig 5-903.3c
- Inzision, Verbrennungsschorf, mit
-- Dekompression, Nerv, peripher 5-920.3c
-- Fasziotomie 5-920.2c
- Jumping-man-Plastik 5-906.0c
-- bei Verbrennung und Verätzung 5-927.0c
- Kompartmentresektion 5-852.b7♦
-- mit
--- erweiterter Präparation 5-852.d7♦
--- spezieller Gefäß- und Nervenpräparation 5-852.c7♦
- Lappenplastik
-- adipofaszial 5-857.27♦
--- gefäßgestielt 5-857.37♦ ▶

Leistenregion *(Forts.)*
~ Lappenplastik *(Forts.)*
-- fasziokutan 5-857.07♦
--- gefäßgestielt 5-857.17♦
-- frei, mit mikrovaskulärer Anastomosierung 5-905.0c
-- kombiniert 5-906.0c
--- bei Verbrennung und Verätzung 5-927.0c
-- lokal, Revision 5-907.2c
--- bei Verbrennung und Verätzung 5-928.5c
-- mit freiem Hauttransplantat 5-906.1c
--- bei Verbrennung und Verätzung 5-927.1c
-- myokutan 5-857.67♦
--- gefäßgestielt 5-857.77♦
-- regional, gestielt 5-905.1c
--- mit Fernlappen 5-906.2c
---- bei Verbrennung und Verätzung 5-927.2c
---- mit freiem Hauttransplantat 5-906.3c
----- bei Verbrennung und Verätzung 5-927.3c
- Liposuktion 5-911.1c
- Mikrograft-Spalthautdeckung, bei Verbrennung und Verätzung 5-925.7c
- Muskel
-- Débridement 5-850.b7♦
-- Durchtrennung 5-851.07♦
-- Entfernung, Transplantat 5-853.97♦
-- Entnahme, zur Transplantation 5-852.e7♦
-- Exploration 5-850.e7♦
-- Exzision
--- epifaszial
---- partiell 5-852.47♦
---- total 5-852.57♦
--- subfaszial
---- partiell 5-852.67♦
---- total 5-852.77♦
-- Fremdkörperentfernung, durch Inzision 5-850.87♦
-- Inzision
--- längs 5-850.07♦
--- quer 5-850.17♦
-- Naht 5-853.17♦
-- Plastik 5-853.47♦
-- Refixation 5-853.07♦
-- Revision, Transplantat 5-853.77♦
-- Spülung, Hohlraum 5-853.x7♦
-- Transplantation 5-853.67♦
-- Transposition 5-853.57♦
-- Verkürzung, und Naht 5-853.37♦
-- Verlängerung, und Naht 5-853.27♦
-- Wechsel, Transplantat 5-853.87♦
- Muskellappenplastik 5-857.87♦
-- gefäßgestielt 5-857.97♦
- Narbenkorrektur 5-894.1c
-- nach Hautplastik 5-907.0c
- Nekrosektomie, epifaszial, bei Verbrennung und Verätzung 5-921.2c
- Resektion
-- Ganglion 5-859.27♦ ▶
~~~

Leistenregion *(Forts.)*
~ Resektion *(Forts.)*
–– Gewebe, kompartmentübergreifend
––– mit spezieller Gefäß- und Nervenpräparation 5-852.j7♦
––– ohne spezielle Gefäß- und Nervenpräparation 5-852.h7♦
– Revision
–– Fernlappen, gestielt 5-907.4c
––– bei Verbrennung und Verätzung 5-928.7c
–– Hauttransplantat, frei 5-907.1c
––– bei Verbrennung und Verätzung 5-928.4c
–– Lappen
––– frei, mit mikrovaskulärer Anastomosierung 5-907.5c
–––– bei Verbrennung und Verätzung 5-928.8c
––– regional, gestielt 5-907.3c
–––– bei Verbrennung und Verätzung 5-928.6c
– Schleimbeutel
–– Inzision 5-859.07♦
–– Resektion, total 5-859.17♦
– Schweißdrüse
–– Exzision
––– lokal 5-894.2c
––– radikal 5-895.6c
–– Kürettage
––– lokal 5-894.2c
––– radikal 5-895.6c
– Sehne
–– Augmentation 5-854.37♦
–– Débridement 5-850.c7♦
–– Entfernung, Transplantat 5-854.97♦
–– Ersatzplastik 5-854.47♦
––– mit Interponat 5-854.57♦
–– Exploration 5-850.f7♦
–– Exzision
––– partiell 5-852.07♦
––– total 5-852.17♦
–– Fremdkörperentfernung, durch Inzision 5-850.97♦
–– Inzision
––– längs 5-850.27♦
––– quer 5-850.37♦
–– mehrere
––– Tenodese
–––– primär 5-855.97♦
–––– sekundär 5-855.a7♦
––– Tenolyse 5-855.67♦
–– Naht
––– primär 5-855.17♦
––– sekundär 5-855.27♦
–– Reinsertion 5-855.07♦
–– Rekonstruktion, mit Material, alloplastisch 5-854.a7♦
–– Schaffung, Transplantatlager 5-854.67♦
–– Tenodese
––– primär 5-855.77♦
––– sekundär 5-855.87♦
–– Tenolyse 5-855.57♦
–– Transplantation 5-854.77♦
–– Transposition 5-854.27♦ ►

Leistenregion *(Forts.)*
~ Sehne *(Forts.)*
–– und Muskel, Exzision
––– epifaszial 5-852.87♦
––– subfaszial 5-852.97♦
–– Verkürzung 5-854.17♦
–– Verlängerung 5-854.07♦
–– Wechsel, Transplantat 5-854.87♦
– Sehnengewebe, Entnahme, zur Transplantation 5-852.f7♦
– Sehnenscheide
–– Durchtrennung
––– längs 5-851.37♦
––– quer 5-851.47♦
–– Exzision
––– partiell 5-852.27♦
––– total 5-852.37♦
–– isoliert, Inzision
––– längs 5-850.47♦
––– quer 5-850.57♦
–– Naht
––– primär 5-855.37♦
––– sekundär 5-855.47♦
–– Spülung 5-855.b7♦
– Tenotomie
–– offen 5-851.17♦
–– perkutan 5-851.27♦
– Thermoablation, Weichteile, perkutan 5-859.37♦
– Transplantation
–– Composite graft
––– bei Verbrennung und Verätzung 5-925.3c
––– frei
–––– großflächig 5-902.7c
–––– kleinflächig 5-902.3c
–– Fernlappen, gestielt, bei Verbrennung und Verätzung 5-925.6c
–– Haut, durch Epithelzellsuspension, nach
––– Aufbereitung mit Bedside-Kit 5-902.9c
–––– bei Verbrennung und Verätzung 5-925.bc
––– labortechnischer Aufbereitung im Schnellverfahren 5-902.ac
–––– bei Verbrennung und Verätzung 5-925.cc
–– Lappen
––– fasziokutan, mit mikrovaskulärer Anastomosierung 5-858.57♦
––– frei, mit mikrovaskulärer Anastomosierung, bei Verbrennung und Verätzung 5-925.4c
––– myokutan, mit mikrovaskulärer Anastomosierung 5-858.77♦
––– osteofasziokutan, mit mikrovaskulärer Anastomosierung 5-858.87♦
––– osteomyokutan, mit mikrovaskulärer Anastomosierung 5-858.87♦
––– regional, gestielt, bei Verbrennung und Verätzung 5-925.5c
––– septokutan, mit mikrovaskulärer Anastomosierung 5-858.67♦
–– Spalthaut, frei
––– bei Verbrennung und Verätzung 5-925.0c ►

Leistenregion *(Forts.)*
~ Transplantation *(Forts.)*
~~ Spalthaut, frei *(Forts.)*
––– großflächig 5-902.4c
–––– auf Hautareal, granulierend 5-902.5c
––– kleinflächig 5-902.0c
–––– auf Hautareal, granulierend 5-902.1c
–– Vollhaut
––– bei Verbrennung und Verätzung 5-925.2c
––– frei
–––– großflächig 5-902.6c
–––– kleinflächig 5-902.2c
– Transposition, Sehne, partiell 5-854.27♦
– Transpositionsplastik, lokal
–– bei Verbrennung und Verätzung 5-926.2c
–– großflächig 5-903.7c
–– kleinflächig 5-903.2c
– Verschiebe-Rotationsplastik, lokal
–– bei Verbrennung und Verätzung 5-926.1c
–– großflächig 5-903.6c
–– kleinflächig 5-903.1c
– W-Plastik, lokal
–– bei Verbrennung und Verätzung 5-926.5c
–– großflächig 5-903.bc
–– kleinflächig 5-903.ac
– Weichteildeckung, temporär
–– großflächig
––– durch
–––– allogene Amnionmembran 5-916.ec
––––– bei Verbrennung und Verätzung 5-923.dc
–––– allogene Hauttransplantation 5-916.5c
––––– bei Verbrennung und Verätzung 5-923.5c
–––– allogenes Amnion 5-916.ec
––––– bei Verbrennung und Verätzung 5-923.dc
–––– allogenes Hautersatzmaterial 5-916.ec
––––– bei Verbrennung und Verätzung 5-923.dc
–––– humane azelluläre dermale Matrix 5-916.5c
––––– bei Verbrennung und Verätzung 5-923.5c
–––– hydrolytisch resorbierbare Membran 5-916.cc
–––– Kombination mehrerer Verfahren 5-916.9c
––––– bei Verbrennung und Verätzung 5-923.9c
–––– kultivierte Keratinozyten 5-916.8c
––––– bei Verbrennung und Verätzung 5-923.8c
–––– xenogenes Hautersatzmaterial 5-916.6c
––––– bei Verbrennung und Verätzung 5-923.6c
––– mit
–––– alloplastischem Material 5-916.7c
––––– bei Verbrennung und Verätzung 5-923.7c
–––– hydrolytisch resorbierbarer Membran, bei Verbrennung und Verätzung 5-923.bc ►

Leistenregion *(Forts.)*
~ Weichteildeckung, temporär *(Forts.)*
–– kleinflächig
––– durch
–––– allogene Amnionmembran 5-916.dc
––––– bei Verbrennung und Verätzung 5-923.cc
–––– allogene Hauttransplantation 5-916.0c
––––– bei Verbrennung und Verätzung 5-923.0c
–––– allogenes Amnion 5-916.dc
––––– bei Verbrennung und Verätzung 5-923.cc
–––– allogenes Hautersatzmaterial 5-916.dc
––––– bei Verbrennung und Verätzung 5-923.cc
–––– humane azelluläre dermale Matrix 5-916.0c
––––– bei Verbrennung und Verätzung 5-923.0c
–––– hydrolytisch resorbierbare Membran 5-916.bc
–––– Kombination mehrerer Verfahren 5-916.4c
––––– bei Verbrennung und Verätzung 5-923.4c
–––– kultivierte Keratinozyten 5-916.3c
––––– bei Verbrennung und Verätzung 5-923.3c
–––– xenogenes Hautersatzmaterial 5-916.1c
––––– bei Verbrennung und Verätzung 5-923.1c
––– mit
–––– alloplastischem Material 5-916.2c
––––– bei Verbrennung und Verätzung 5-923.2c
–––– hydrolytisch resorbierbarer Membran, bei Verbrennung und Verätzung 5-923.ac
– Wundverschluss, primär, durch
–– Klammer, bei Verbrennung und Verätzung 5-928.1c
–– Klebung, bei Verbrennung und Verätzung 5-928.2c
–– Naht, bei Verbrennung und Verätzung 5-928.0c
– Z-Plastik, lokal
–– bei Verbrennung und Verätzung 5-926.4c
–– großflächig 5-903.9c
–– kleinflächig 5-903.4c
Leitung, und Überwachung, Geburt, Plazenta, isoliert 9-263
Lenalidomid, Applikation, oral
– 25 mg bis unter 50 mg 6-003.g0
– 50 mg bis unter 75 mg 6-003.g1
– 75 mg bis unter 100 mg 6-003.g2
– 100 mg bis unter 125 mg 6-003.g3
– 125 mg bis unter 150 mg 6-003.g4
– 150 mg bis unter 175 mg 6-003.g5
– 175 mg bis unter 200 mg 6-003.g6
– 200 mg bis unter 225 mg 6-003.g7
– 225 mg bis unter 250 mg 6-003.g8
– 250 mg bis unter 275 mg 6-003.g9 ►

Lenalidomid, Applikation, oral *(Forts.)*
– 275 mg bis unter 300 mg 6-003.ga
– 300 mg bis unter 325 mg 6-003.gb
– 325 mg bis unter 350 mg 6-003.gc
– 350 mg bis unter 400 mg 6-003.gd
– 400 mg bis unter 450 mg 6-003.ge
– 450 mg bis unter 500 mg 6-003.gf
– 500 mg bis unter 600 mg 6-003.gg
– 600 mg bis unter 700 mg 6-003.gh
– 700 mg bis unter 800 mg 6-003.gj
– 800 mg oder mehr 6-003.gk
Lendenwirbelsäule
– Extension 8-412
– Facettenblockade, zur Schmerztherapie
–– mit bildgebenden Verfahren 8-914.12
–– ohne bildgebende Verfahren 8-914.02
– Flavektomie, über
–– 1 Segment 5-032.10
–– 2 Segmente 5-032.11
–– 3 oder mehr Segmente 5-032.12
– Gelenk, Injektion, Medikament, zur Schmerztherapie
–– mit bildgebenden Verfahren 8-917.13
–– ohne bildgebende Verfahren 8-917.03
– Hemilaminektomie, über
–– 1 Segment 5-032.30
–– 2 Segmente 5-032.31
–– 3 oder mehr Segmente 5-032.32
– Injektion, Medikament, zur Schmerztherapie
–– mit bildgebenden Verfahren 8-914.12
–– ohne bildgebende Verfahren 8-914.02
– Laminektomie, über
–– 1 Segment 5-032.40
–– 2 Segmente 5-032.41
–– 3 oder mehr Segmente 5-032.42
– Laminotomie, über
–– 1 Segment 5-032.20
–– 2 Segmente 5-032.21
–– 3 oder mehr Segmente 5-032.22
– Zugang
–– dorsal, über
––– 1 Segment 5-032.00
––– 2 Segmente 5-032.01
––– 3 oder mehr Segmente 5-032.02
–– dorsolateral 5-032.7
–– pararektal, retroperitoneal, kombiniert 5-032.a
–– retroperitoneal 5-032.6
–– thorakoretroperitoneal, kombiniert 5-032.b
–– transperitoneal 5-032.5
Lenograstim, Applikation, parenteral
– 75 Mio. IE bis unter 150 Mio. IE, bei Patienten unter 15 Jahren 6-002.20
– 150 Mio. IE bis unter 225 Mio. IE, bei Patienten unter 15 Jahren 6-002.21
– 225 Mio. IE bis unter 300 Mio. IE, bei Patienten unter 15 Jahren 6-002.22
– 300 Mio. IE bis unter 400 Mio. IE 6-002.23
– 400 Mio. IE bis unter 500 Mio. IE 6-002.24
– 500 Mio. IE bis unter 600 Mio. IE 6-002.25 ►
Lenograstim, Applikation, parenteral *(Forts.)*
– 600 Mio. IE bis unter 800 Mio. IE 6-002.26
– 800 Mio. IE bis unter 1.000 Mio. IE 6-002.27
– 1.000 Mio. IE bis unter 1.200 Mio. IE 6-002.28
– 1.200 Mio. IE bis unter 1.400 Mio. IE 6-002.29
– 1.400 Mio. IE bis unter 1.600 Mio. IE 6-002.2a
– 1.600 Mio. IE bis unter 1.800 Mio. IE 6-002.2b
– 1.800 Mio. IE bis unter 2.000 Mio. IE 6-002.2c
– 2.000 Mio. IE bis unter 2.200 Mio. IE 6-002.2d
– 2.200 Mio. IE bis unter 2.400 Mio. IE 6-002.2e
– 2.400 Mio. IE bis unter 2.600 Mio. IE 6-002.2f
– 2.600 Mio. IE bis unter 2.800 Mio. IE 6-002.2g
– 2.800 Mio. IE bis unter 3.000 Mio. IE 6-002.2h
– 3.000 Mio. IE oder mehr 6-002.2j
Lenvatinib, Applikation, oral 6-008.j
Leroux-Robert, Teilresektion, Larynx, frontolateral 5-302.7
Letermovir, Applikation
– oral 6-00b.c
– parenteral 6-00b.d
Leucinbelastung, oral, unter Notfallbereitschaft 1-760
Levator
– Faltung, bei Blepharoptosis 5-094.1♦
– Plastik
–– Suspensionsoperation, transvaginal 5-593.00
–– Zügeloperation, transvaginal 5-593.00
– Reinsertion, bei Blepharoptosis 5-094.3♦
– Resektion, bei Blepharoptosis 5-094.2♦
Levatorverkürzung, Ptoseoperation 5-094.2♦
Levosimendan, Applikation, parenteral 6-004.d
Lich-Gregoir
– Antirefluxplastik, isoliert, offen 5-568.90♦
– Operation, laparoskopisch – s.a. Antirefluxplastik, Ureter, isoliert, laparoskopisch 5-568.91♦
Lichtenstein
– Reparation
–– Leistenhernie, offen 5-530.33♦
––– bei Rezidiv 5-530.73♦
–– Schenkelhernie, offen 5-531.33♦
––– bei Rezidiv 5-531.73♦
– Verschluss
–– Hernia femoralis, offen 5-531.33♦
––– bei Rezidiv 5-531.73♦
–– Hernia inguinalis, offen 5-530.33♦
––– bei Rezidiv 5-530.73♦
Lichttherapie
– beim Neugeborenen, bei Hyperbilirubinämie 8-560.2
– UV-A1 8-560.3
Lid
– Defektverschluss
–– oberflächlich
––– mit Beteiligung, Lidkante 5-095.01♦
––– ohne Beteiligung, Lidkante 5-095.00♦
–– tief
––– mit Beteiligung, Lidkante 5-095.11♦
––– ohne Beteiligung, Lidkante 5-095.10♦
– Eröffnung, nach Lidrekonstruktion 5-096.6♦
– Rekonstruktion, bei Ektropium 5-093.4♦

Lidkante
– Exzision, bei Tarsorrhaphie 5-092.01♦
– Verschiebeplastik, zur Rekonstruktion, Augenlid, mit
–– Bogenverschiebeplastik 5-096.11♦
–– Kanthotomie 5-096.10♦
Lidlamelle, Reposition, bei
– Ektropium 5-093.6♦
– Entropium 5-093.6♦
Lidplastik, bei
– Ektropium 5-093.5♦
– Entropium 5-093.5♦
Lidrand, Inzision 5-090.0♦
Lidretraktion, Korrektur 5-099.x♦
Lidwinkel, Rekonstruktion
– lateral 5-096.51♦
– medial 5-096.50♦
Lifting, Mamma, mit Brustwarzentransplantat
– frei, als selbständiger Eingriff 5-886.20♦
– gestielt, als selbständiger Eingriff 5-886.21♦
Lig. arteriosum, Durchtrennung, bei Kompression der intrathorakalen Trachea 5-357.9
Lig. coracoacromiale
– Durchtrennung, bei Akromioplastik, offen 5-805.6♦
– Resektion, arthroskopisch 5-814.3♦
Lig. deltoideum, Naht, Sprunggelenk, oberes, offen 5-806.d♦
Lig. patellae, Naht, primär 5-855.18♦
Lig. pulmonale, Lymphknoten
– einzeln, Exzision, thorakoskopisch
–– mit
––– Farbmarkierung 5-401.72
––– Radionuklidmarkierung 5-401.71
–– ohne Markierung 5-401.70
– Entfernung, mediastinoskopisch, mit
–– Farbmarkierung 5-401.72
–– Radionuklidmarkierung 5-401.71
– Exzision, mediastinoskopisch, ohne Markierung 5-401.70
Lig. talofibulare anterior, Periostlappenersatz, offen 5-806.5♦
Ligament
– patellofemoral, medial, Rekonstruktion, offen 5-804.8♦
– Uterus
–– Biopsie 1-470.3♦
––– durch Inzision 1-570.2♦
––– mit Steuerung durch bildgebende Verfahren 1-474.3♦
––– perkutan 1-470.3♦
–––– mit Steuerung durch bildgebende Verfahren 1-474.3♦
–– Nadelbiopsie 1-470.3♦
––– perkutan 1-470.3♦
Ligatur
– A. axillaris 5-389.11♦
– A. brachialis 5-389.12♦
– A. carotis 5-389.00♦
– A. carotis communis, und Sinus caroticus 5-389.01♦ ►

Ligatur *(Forts.)*
– A. carotis externa 5-389.03♦
– A. carotis interna, extrakraniell 5-389.02♦
– A. dorsalis pedis 5-389.82♦
– A. femoralis 5-389.70♦
– A. fibularis 5-389.84♦
– A. gastrica 5-389.62
– A. haemorrhoidalis
–– mit
––– Recto-anal-repair 5-493.71
––– Rekonstruktion, rektoanal 5-493.71
–– ohne
––– Recto-anal-repair 5-493.70
––– Rekonstruktion, rektoanal 5-493.70
– A. hepatica 5-389.61
– A. iliaca 5-389.52♦
– A. iliaca communis 5-389.53♦
– A. iliaca externa 5-389.54♦
– A. iliaca interna 5-389.55♦
– A. lienalis 5-389.63
– A. mesenterica inferior 5-389.66
– A. mesenterica superior 5-389.65
– A. plantaris lateralis 5-389.86♦
– A. plantaris medialis 5-389.85♦
– A. poplitea 5-389.72♦
– A. princeps pollicis 5-389.27♦
– A. profunda femoris 5-389.71♦
– A. pulmonalis 5-389.42♦
– A. radialis 5-389.24♦
– A. renalis 5-389.64♦
– A. subclavia 5-389.40♦
– A. thyreoidea 5-389.0x♦
– A. tibialis anterior 5-389.80♦
– A. tibialis posterior 5-389.83♦
– A. ulnaris 5-389.20♦
– A. vertebralis, extrakraniell 5-389.04♦
– Aa. digitales palmares communes 5-389.23♦
– Aa. lumbales 5-389.51♦
– Aa. recurrentes, Unterschenkel 5-389.81♦
– Aneurysma
–– intrakraniell 5-025.8
–– intraspinal 5-037.2
– Aorta abdominalis 5-389.33
– Aorta ascendens 5-389.30
– Aorta thoracica 5-389.32
– Arcus aortae 5-389.31
– Arcus palmaris profundus 5-389.21♦
– Arcus palmaris superficialis 5-389.22♦
– Arterie
–– Nebenniere 5-389.6x♦
–– zur Blutstillung, Nase 5-210.4
– Bronchus 5-339.1♦
– Ductus deferens 5-636.1♦
– Gefäß
–– intrakraniell 5-025.8
–– intraspinal 5-037.2
– Gewebe, Rektum 5-489.0
– Hämorrhoiden
–– 1 5-493.00
–– 2 5-493.01
–– 3 oder mehr 5-493.02 ►

Ligatur *(Forts.)*
– Herzohr 5-379.1
–– durch
––– Clip 5-379.1
––– Klammernahtgerät 5-379.1
– Koronarfistel- 5-369.2
– offen, zur Blutstillung, Ulkus ventriculi, peptisch 5-449.50
– Pfortader, mit In-situ-Split, bei zweizeitiger Leberresektion 5-502.7
– R. carpalis dorsalis 5-389.26♦
– R. carpalis palmaris 5-389.25♦
– Stent
–– A. carotis 5-389.05♦
–– Aorta 5-389.34
– Truncus brachiocephalicus 5-389.41♦
– Truncus coeliacus 5-389.60
– Ulcus ventriculi, peptisch, offen 5-449.50
– Ureter
–– laparoskopisch 5-569.11♦
–– offen 5-569.10♦
–– transurethral 5-569.12♦
– V. axillaris 5-389.94♦
– V. brachiocephalica 5-389.95♦
– V. cava 5-387.0
– V. cava inferior 5-389.97
– V. cava superior 5-389.96
– V. femoralis 5-389.9b♦
– V. gastrica 5-389.9e♦
– V. iliaca communis 5-389.98♦
– V. iliaca externa 5-389.99♦
– V. iliaca interna 5-389.9a♦
– V. jugularis 5-389.91♦
– V. lienalis 5-389.9f
– V. mesenterica inferior 5-389.9h
– V. mesenterica superior 5-389.9g
– V. poplitea 5-389.9c♦
– V. portae 5-389.9d
– V. pulmonalis 5-389.92♦
– V. renalis 5-389.9k♦
– V. subclavia 5-389.93♦
– Varizen
–– Fundus, Magen
––– durch Umsteigen laparoskopisch – offen chirurgisch 5-449.82
––– endoskopisch 5-449.83
––– laparoskopisch 5-449.81
––– offen 5-449.80
–– Ösophagus 5-429.a
––– endoskopisch 5-429.a
– Vene
–– extrakraniell, oberflächlich, Kopf 5-389.a0♦
–– Nebenniere 5-389.9x♦
–– oberflächlich
––– abdominal 5-389.a4♦
––– Fuß 5-389.a6♦
––– Hals 5-389.a0♦
––– Hand 5-389.a2♦
––– Oberarm 5-389.a1♦
––– Oberschenkel 5-389.a5♦
––– Schulter 5-389.a1♦ ►

Ligatur *(Forts.)*
~ Vene *(Forts.)*
~~ oberflächlich *(Forts.)*
––– Thorax 5-389.a3♦
––– Unterarm 5-389.a2♦
––– Unterschenkel 5-389.a6♦
–– Schilddrüse 5-389.9x♦
– Vv. hepaticae 5-389.9j
– zur Absetzung, zur Appendektomie
–– laparoskopisch 5-470.10
–– simultan, während einer Laparoskopie aus anderen Gründen 5-471.10
Limberg, Operation 5-897.12
Limbus
– Schultergelenk, Refixation, offen, nach Bankart 5-805.0♦
– Stammzellen, Transplantation, allogen, bei Plastik, Konjunktiva 5-113.02♦
Linear
– Klammernahtgerät, für
–– offene intraabdominale Anwendung *[nur Zusatzkode!]* 5-98c.0
–– offene intrathorakale Anwendung *[nur Zusatzkode!]* 5-98c.0
Linearbeschleuniger
– bis zu 6 MeV Photonen oder schnelle Elektronen, Hochvoltstrahlentherapie
–– bis zu 2 Bestrahlungsfelder
––– mit bildgestützter Einstellung 8-522.31
––– ohne bildgestützte Einstellung 8-522.30
–– mehr als 2 Bestrahlungsfelder
––– mit bildgestützter Einstellung 8-522.a1
––– ohne bildgestützte Einstellung 8-522.a0
– mehr als 6 MeV Photonen oder schnelle Elektronen, Hochvoltstrahlentherapie
–– bis zu 2 Bestrahlungsfelder
––– mit bildgestützter Einstellung 8-522.61
––– ohne bildgestützte Einstellung 8-522.60
–– mehr als 2 Bestrahlungsfelder
––– mit bildgestützter Einstellung 8-522.c1
––– ohne bildgestützte Einstellung 8-522.c0
– mit Hochvoltstrahlentherapie, als intensitätsmodulierte Radiotherapie
–– mit bildgestützter Einstellung 8-522.91
–– ohne bildgestützte Einstellung 8-522.90
Lingual
– Frenulektomie 5-259.1
– Thyreoidektomie
–– transoral 5-069.20
–– transzervikal
––– mit Resektion, Zungenbein, medial 5-069.22
––– ohne Resektion, Zungenbein, medial 5-069.21
– Tonsille, Exzision, durch Pharyngotomie 5-284.1
Links-Rechts-Shunt, durch
– Anastomose
–– A. pulmonalis sinistra, zur A. pulmonalis dextra 5-390.5
–– Aorta, zur A. pulmonalis dextra 5-390.1 ►

Links-Rechts-Shunt, durch *(Forts.)*
~ Anastomose *(Forts.)*
–– Aorta descendens, zur A. pulmonalis sinistra 5-390.2
– Anlegen, Conduit, ventrikulär-pulmonalarteriell 5-390.6
– Prothesenshunt
–– peripher, A. pulmonalis, zur Aorta 5-390.4
–– zentral, A. pulmonalis, zur Aorta 5-390.3
Linksherz-Katheteruntersuchung – s.a. Koronarangiographie
– transarteriell
–– Bypassgefäß 1-275.5
–– mit
––– Darstellung, Koronarien, mit Druckmessung
–––– Aorta, mit Aortenbogendarstellung 1-275.4
–––– und Ventrikulographie, Ventrikel, links 1-275.2
––––– Aorta, und Aortenbogendarstellung 1-275.3
–––– Ventrikel, links 1-275.1
––– Ventrikulographie, mit Druckmessung, Ventrikel, links, mit Darstellung, Aortenbogen 1-275.6
–– ohne Darstellung, Koronarien, ohne weitere Maßnahmen 1-275.0
– transseptal, mit
–– Druckmessung 1-274.0
––– mit Messung, Shuntvolumen 1-274.2
–– Oxymetrie 1-274.1
–– Sondierung
––– Ventrikelseptum 1-274.4
––– Vorhofseptum 1-274.3
Linksventrikulär
– Ausflusstrakt, Dilatation, perkutan-transluminal 8-837.g
– Implantation, Sonde, endovaskulär, isoliert 5-377.g0
– Reduktionsplastik, Herz, partiell 5-373.2
– Sonde, Implantation, epikardial, isoliert, offen 5-377.c0
Linse
– alloplastisch, Wechsel, mit Einführung
–– Intraokularlinse
––– monofokal, als
–––– irisfixierte Hinterkammerlinse 5-146.2j♦
–––– kapselfixierte Hinterkammerlinse 5-146.2a♦
–––– sklerafixierte Hinterkammerlinse 5-146.2c♦
–––– sulkusfixierte Hinterkammerlinse 5-146.2b♦
––– Sonderform, als
–––– irisfixierte Hinterkammerlinse 5-146.2k♦
–––– kapselfixierte Hinterkammerlinse 5-146.2e♦
–––– sklerafixierte Hinterkammerlinse 5-146.2g♦
–––– sulkusfixierte Hinterkammerlinse 5-146.2f♦ ►

Linse *(Forts.)*
~ alloplastisch, Wechsel, mit Einführung *(Forts.)*
–– Vorderkammerlinse, kammerwinkelgestützt 5-146.25♦
– Biopsie, durch Inzision 1-529.3♦
– Defektverschluss, mit Gewebekleber 5-149.1♦
– Einführung, Kapselspannring 5-149.0♦
– Extraktion
–– intrakapsulär
––– mit Einführung, Intraokularlinse
–––– monofokal, als
––––– irisfixierte Hinterkammerlinse, über
–––––– kornealen Zugang 5-143.1j♦
–––––– sklero-kornealen Zugang 5-143.0j♦
––––– kapselfixierte Hinterkammerlinse, über
–––––– kornealen Zugang 5-143.1a♦
–––––– sklero-kornealen Zugang 5-143.0a♦
––––– sklerafixierte Hinterkammerlinse, über
–––––– kornealen Zugang 5-143.1c♦
–––––– sklero-kornealen Zugang 5-143.0c♦
––––– sulkusfixierte Hinterkammerlinse, über
–––––– kornealen Zugang 5-143.1b♦
–––––– sklero-kornealen Zugang 5-143.0b♦
–––– Sonderform, als
––––– irisfixierte Hinterkammerlinse, über
–––––– kornealen Zugang 5-143.1k♦
–––––– sklero-kornealen Zugang 5-143.0k♦
––––– kapselfixierte Hinterkammerlinse, über
–––––– kornealen Zugang 5-143.1e♦
–––––– sklero-kornealen Zugang 5-143.0e♦
––––– sklerafixierte Hinterkammerlinse, über
–––––– kornealen Zugang 5-143.1g♦
–––––– sklero-kornealen Zugang 5-143.0g♦
––––– sulkusfixierte Hinterkammerlinse, über
–––––– kornealen Zugang 5-143.1f♦
–––––– sklero-kornealen Zugang 5-143.0f♦
––– über Zugang
–––– korneal
––––– mit Einführung, Vorderkammerlinse, kammerwinkelgestützt 5-143.15♦
––––– ohne Implantation, Linse, alloplastisch 5-143.10♦
–––– sklero-korneal
––––– mit Einführung, Vorderkammerlinse
–––––– irisfixiert 5-143.06♦
–––––– kammerwinkelgestützt 5-143.05♦
––––– ohne Implantation, Linse, alloplastisch 5-143.00♦
–– mit Einführung, Intraokularlinse
––– monofokal, als
–––– irisfixierte Hinterkammerlinse, über Pars plana 5-145.0j♦
–––– kapselfixierte Hinterkammerlinse, über Pars plana 5-145.0a♦
–––– sklerafixierte Hinterkammerlinse, über Pars plana 5-145.0c♦
–––– sulkusfixierte Hinterkammerlinse, über Pars plana 5-145.0b♦
––– Sonderform, als
–––– irisfixierte Hinterkammerlinse, über Pars plana 5-145.0k♦ ►

Linse *(Forts.)*
~ Extraktion *(Forts.)*
~~ mit Einführung, Intraokularlinse *(Forts.)*
~~~ Sonderform, als *(Forts.)*
–––– kapselfixierte Hinterkammerlinse, über Pars plana 5-145.0e♦
–––– sklerafixierte Hinterkammerlinse, über Pars plana 5-145.0g♦
–––– sulkusfixierte Hinterkammerlinse, über Pars plana 5-145.0f♦
–– über Pars plana
––– mit Einführung, Vorderkammerlinse
–––– irisfixiert 5-145.06♦
–––– kammerwinkelgestützt 5-145.05♦
––– ohne Implantation, Linse, alloplastisch 5-145.00♦
– Fremdkörperentfernung, durch Kapsulotomie 5-140.1♦
– Kapsulotomie
–– chirurgisch 5-142.1♦
–– durch Laserbehandlung 5-142.2♦
– luxiert, Entfernung, aus
–– Glaskörper
––– mit Einführung
–––– Intraokularlinse
––––– monofokal, als
–––––– irisfixierte Hinterkammerlinse 5-145.2j♦
–––––– kapselfixierte Hinterkammerlinse 5-145.2a♦
–––––– sklerafixierte Hinterkammerlinse 5-145.2c♦
–––––– sulkusfixierte Hinterkammerlinse 5-145.2b♦
––––– Sonderform, als
–––––– irisfixierte Hinterkammerlinse 5-145.2k♦
–––––– kapselfixierte Hinterkammerlinse 5-145.2e♦
–––––– sklerafixierte Hinterkammerlinse 5-145.2g♦
–––––– sulkusfixierte Hinterkammerlinse 5-145.2f♦
–––– Vorderkammerlinse
––––– irisfixiert 5-145.26♦
––––– kammerwinkelgestützt 5-145.25♦
––– ohne Implantation, Linse, alloplastisch 5-145.20♦
–– Vorderkammer, ohne Implantation, Linse, alloplastisch 5-145.10♦
Linsenkern
– Aspiration
–– mit Einführung, Intraokularlinse
––– monofokal, als
–––– irisfixierte Hinterkammerlinse, über
––––– kornealen Zugang 5-144.4j♦
––––– sklero-kornealen Zugang 5-144.2j♦
–––– kapselfixierte Hinterkammerlinse, über
––––– kornealen Zugang 5-144.4a♦
––––– sklero-kornealen Zugang 5-144.2a♦ ►

Linsenkern *(Forts.)*
~ Aspiration *(Forts.)*
~~ mit Einführung, Intraokularlinse *(Forts.)*
~~~ monofokal, als *(Forts.)*
–––– sklerafixierte Hinterkammerlinse, über
––––– kornealen Zugang 5-144.4c♦
––––– sklero-kornealen Zugang 5-144.2c♦
–––– sulkusfixierte Hinterkammerlinse, über
––––– kornealen Zugang 5-144.4b♦
––––– sklero-kornealen Zugang 5-144.2b♦
––– Sonderform, als
–––– irisfixierte Hinterkammerlinse, über
––––– kornealen Zugang 5-144.4k♦
––––– sklero-kornealen Zugang 5-144.2k♦
–––– kapselfixierte Hinterkammerlinse, über
––––– kornealen Zugang 5-144.4e♦
––––– sklero-kornealen Zugang 5-144.2e♦
–––– sklerafixierte Hinterkammerlinse, über
––––– kornealen Zugang 5-144.4g♦
––––– sklero-kornealen Zugang 5-144.2g♦
–––– sulkusfixierte Hinterkammerlinse, über
––––– kornealen Zugang 5-144.4f♦
––––– sklero-kornealen Zugang 5-144.2f♦
–– über
––– kornealen Zugang
–––– mit Einführung
––––– Linse, alloplastisch, mehrere 5-144.49♦
––––– Vorderkammerlinse
–––––– irisfixiert 5-144.46♦
–––––– kammerwinkelgestützt 5-144.45♦
–––– ohne Implantation, Linse, alloplastisch 5-144.40♦
––– sklero-kornealen Zugang
–––– mit Einführung
––––– Linse, alloplastisch, mehrere 5-144.29♦
––––– Vorderkammerlinse
–––––– irisfixiert 5-144.26♦
–––––– kammerwinkelgestützt 5-144.25♦
–––– ohne Implantation, Linse, alloplastisch 5-144.20♦
– Expression
–– mit Einführung, Intraokularlinse
––– monofokal, als
–––– irisfixierte Hinterkammerlinse, über
––––– kornealen Zugang 5-144.4j♦
––––– sklero-kornealen Zugang 5-144.2j♦
–––– kapselfixierte Hinterkammerlinse, über
––––– kornealen Zugang 5-144.4a♦
––––– sklero-kornealen Zugang 5-144.2a♦
–––– sklerafixierte Hinterkammerlinse, über
––––– kornealen Zugang 5-144.4c♦
––––– sklero-kornealen Zugang 5-144.2c♦
–––– sulkusfixierte Hinterkammerlinse, über
––––– kornealen Zugang 5-144.4b♦
––––– sklero-kornealen Zugang 5-144.2b♦
––– Sonderform, als
–––– irisfixiert Hinterkammerlinse, über
––––– kornealen Zugang 5-144.4k♦
––––– sklero-kornealen Zugang 5-144.2k♦
–––– kapselfixierte Hinterkammerlinse, über
––––– kornealen Zugang 5-144.4e♦ ►

Linsenkern *(Forts.)*
~ Expression *(Forts.)*
~~ mit Einführung, Intraokularlinse *(Forts.)*
~~~ Sonderform, als *(Forts.)*
~~~~ kapselfixierte Hinterkammerlinse, über *(Forts.)*
----- sklero-kornealen Zugang 5-144.2e♦
---- sklerafixierte Hinterkammerlinse, über
----- kornealen Zugang 5-144.4g♦
----- sklero-kornealen Zugang 5-144.2g♦
---- sulkusfixierte Hinterkammerlinse, über
----- kornealen Zugang 5-144.4f♦
----- sklero-kornealen Zugang 5-144.2f♦
-- über
--- kornealen Zugang
---- mit Einführung
----- Linse, alloplastisch, mehrere 5-144.49♦
----- Vorderkammerlinse
------ irisfixiert 5-144.46♦
------ kammerwinkelgestützt 5-144.45♦
---- ohne Implantation, Linse, alloplastisch 5-144.40♦
--- sklero-kornealen Zugang
---- mit Einführung
----- Linse, alloplastisch, mehrere 5-144.29♦
----- Vorderkammerlinse
------ irisfixiert 5-144.26♦
------ kammerwinkelgestützt 5-144.25♦
---- ohne Implantation, Linse, alloplastisch 5-144.20♦
– Verflüssigung
-- mit Einführung, Intraokularlinse
--- monofokal, als
---- irisfixierte Hinterkammerlinse, über
----- kornealen Zugang 5-144.5j♦
----- sklero-kornealen Zugang 5-144.3j♦
---- kapselfixierte Hinterkammerlinse, über
----- kornealen Zugang 5-144.5a♦
----- sklero-kornealen Zugang 5-144.3a♦
---- sklerafixierte Hinterkammerlinse, über
----- kornealen Zugang 5-144.5c♦
----- sklero-kornealen Zugang 5-144.3c♦
---- sulkusfixierte Hinterkammerlinse, über
----- kornealen Zugang 5-144.5b♦
----- sklero-kornealen Zugang 5-144.3b♦
--- Sonderform, als
---- irisfixiert Hinterkammerlinse, über sklero-kornealen Zugang 5-144.3k♦
---- irisfixierte Hinterkammerlinse, über kornealen Zugang 5-144.5k♦
---- kapselfixierte Hinterkammerlinse, über
----- kornealen Zugang 5-144.5e♦
----- sklero-kornealen Zugang 5-144.3e♦
---- sklerafixierte Hinterkammerlinse, über
----- kornealen Zugang 5-144.5g♦
----- sklero-kornealen Zugang 5-144.3g♦
---- sulkusfixierte Hinterkammerlinse, über
----- kornealen Zugang 5-144.5f♦
----- sklero-kornealen Zugang 5-144.3f♦ ►

Linsenkern *(Forts.)*
~ Verflüssigung *(Forts.)*
-- über
--- kornealen Zugang
---- mit Einführung
----- Linse, alloplastisch, mehrere 5-144.59♦
----- Vorderkammerlinse
------ irisfixiert 5-144.56♦
------ kammerwinkelgestützt 5-144.55♦
---- ohne Implantation, Linse, alloplastisch 5-144.50♦
--- sklero-kornealen Zugang
---- mit Einführung
----- Linse, alloplastisch, mehrere 5-144.39♦
----- Vorderkammerlinse
------ irisfixiert 5-144.36♦
------ kammerwinkelgestützt 5-144.35♦
---- ohne Implantation, Linse, alloplastisch 5-144.30♦
Linton-Sonde, Ösophagus, Einsetzen 8-501
Lipegfilgrastim, Applikation, parenteral
– 1 mg bis unter 3 mg, bei Patienten unter 15 Jahren 6-007.70
– 3 mg bis unter 6 mg, bei Patienten unter 15 Jahren 6-007.71
– 6 mg bis unter 12 mg 6-007.72
– 12 mg bis unter 18 mg 6-007.73
– 18 mg bis unter 24 mg 6-007.74
– 24 mg bis unter 30 mg 6-007.75
– 30 mg oder mehr 6-007.76
Liposomal
– Cytarabin-Daunorubicin, Applikation, parenteral 6-00b.6
– Doxorubicin, Applikation, parenteral
-- 10 mg bis unter 20 mg, bei Patienten unter 15 Jahren 6-001.b0
-- 20 mg bis unter 30 mg, bei Patienten unter 15 Jahren 6-001.b1
-- 30 mg bis unter 40 mg 6-001.b2
-- 40 mg bis unter 50 mg 6-001.b3
-- 50 mg bis unter 60 mg 6-001.b4
-- 60 mg bis unter 70 mg 6-001.b5
-- 70 mg bis unter 80 mg 6-001.b6
-- 80 mg bis unter 90 mg 6-001.b7
-- 90 mg bis unter 100 mg 6-001.b8
-- 100 mg bis unter 110 mg 6-001.b9
-- 110 mg bis unter 120 mg 6-001.ba
-- 120 mg bis unter 140 mg 6-001.bb
-- 140 mg bis unter 160 mg 6-001.bc
-- 160 mg bis unter 180 mg 6-001.bd
-- 180 mg bis unter 200 mg 6-001.be
-- 200 mg bis unter 220 mg 6-001.bf
-- 220 mg bis unter 240 mg 6-001.bg
-- 240 mg bis unter 260 mg 6-001.bh
-- 260 mg bis unter 280 mg 6-001.bj
-- 280 mg bis unter 300 mg 6-001.bk
-- 300 mg bis unter 320 mg 6-001.bm
-- 320 mg oder mehr 6-001.bn
– Irinotecan, Applikation, parenteral
-- 50 mg bis unter 75 mg 6-009.e0
-- 75 mg bis unter 100 mg 6-009.e1 ►

Liposomal *(Forts.)*
~ Irinotecan, Applikation, parenteral *(Forts.)*
–– 100 mg bis unter 125 mg 6-009.e2
–– 125 mg bis unter 150 mg 6-009.e3
–– 150 mg bis unter 175 mg 6-009.e4
–– 175 mg bis unter 200 mg 6-009.e5
–– 200 mg bis unter 250 mg 6-009.e6
–– 250 mg bis unter 300 mg 6-009.e7
–– 300 mg bis unter 350 mg 6-009.e8
–– 350 mg bis unter 400 mg 6-009.e9
–– 400 mg bis unter 450 mg 6-009.ea
–– 450 mg bis unter 500 mg 6-009.eb
–– 500 mg bis unter 600 mg 6-009.ec
–– 600 mg bis unter 700 mg 6-009.ed
–– 700 mg bis unter 800 mg 6-009.ee
–– 800 mg bis unter 900 mg 6-009.ef
–– 900 mg bis unter 1.000 mg 6-009.eg
–– 1.000 mg bis unter 1.200 mg 6-009.eh
–– 1.200 mg bis unter 1.400 mg 6-009.ej
–– 1.400 mg bis unter 1.600 mg 6-009.ek
–– 1.600 mg bis unter 1.800 mg 6-009.em
–– 1.800 mg bis unter 2.000 mg 6-009.en
–– 2.000 mg oder mehr 6-009.ep
Liposomales Amphotericin B, Applikation, parenteral
– 23.650 mg bis unter 28.650 mg 6-002.qr
– 28.650 mg bis unter 33.650 mg 6-002.qs
– 33.650 mg bis unter 38.650 mg 6-002.qt
– 38.650 mg bis unter 43.650 mg 6-002.qu
Liposuktion
– Axilla 5-911.16♦
– Bauchregion 5-911.1b
– Brustwand 5-911.1a
– Ellenbogen 5-911.17♦
– Fuß 5-911.1g♦
– Genitalregion 5-911.1c
– Gesäß 5-911.1d
– Hals 5-911.15
– Hand 5-911.19♦
– Knie 5-911.1e♦
– Kopf 5-911.14
– Leistenregion 5-911.1c
– Lippe 5-911.10
– Oberarm 5-911.17♦
– Oberschenkel 5-911.1e♦
– Rücken 5-911.1a
– Schulter 5-911.16♦
– Unterarm 5-911.18♦
– Unterschenkel 5-911.1f♦
Lippe
– Abtragung, Hautblase, bei Verbrennung und Verätzung 5-921.00
– Biopsie, ohne Inzision 1-420.0
– Butterfly-Plastik 5-906.00
–– bei Verbrennung und Verätzung 5-927.00
– Chemical Peeling
–– großflächig 5-913.90
–– kleinflächig 5-913.30
– Dehnungsplastik, lokal
–– bei Verbrennung und Verätzung 5-926.00
–– großflächig 5-903.50 ►

Lippe *(Forts.)*
~ Dehnungsplastik, lokal *(Forts.)*
–– kleinflächig 5-903.00
– Dermabrasion
–– bei Verbrennung und Verätzung 5-921.10
–– hochtourig, kleinflächig 5-913.00
– Desilikonisierung, Dermisersatzmaterial 5-91a.00
–– bei Verbrennung und Verätzung 5-929.10
– Durchtrennung, Lappenstiel, bei Verbrennung und Verätzung 5-929.00
– Elektrochemotherapie 5-273.95
– Elektrokoagulation 5-273.90
– Entnahme
–– Composite graft 5-901.20
–– Fernlappen, gestielt 5-904.20
–– Lappen
––– frei, mit mikrovaskulärer Anastomosierung 5-904.00
––– regional, gestielt 5-904.10
–– Spalthaut 5-901.00
–– Vollhaut 5-901.10
– Epithese, Herstellung, und Anpassung, mit
–– Implantat-Fixation 8-221.x♦
–– Klebe- oder Brillen-Fixation 8-220.x♦
– Explantation, Hautexpander 5-909.10
– Exzision, partiell 5-273.8
– Fernlappenplastik, gestielt 5-905.20
– Fettgewebe
–– Absaugen 5-911.10
–– Abtragung 5-911.20
– Fremdkörperentfernung, ohne Inzision 8-102.0
– Gewebe, Exzision, lokal 5-273.5
– Haut
–– Applikation
––– Ätzmittel, lokal 5-914.00
––– Zytostatika, lokal 5-914.10
–– Durchtrennung, Lappenstiel 5-909.20
–– Einbringen, Material
––– autogen 5-890.10
––– xenogen 5-890.20
–– Einlegen, Medikamententräger, durch Inzision 5-892.30
–– Elektrochemotherapie
––– großflächig 5-915.90
––– kleinflächig 5-915.80
–– Elektrokaustik
––– großflächig 5-915.40
––– kleinflächig 5-915.00
–– Entfernung, Medikamententräger, durch Inzision 5-892.40
–– Exploration 5-892.00
–– Exzision
––– lokal
–––– mit primärem Wundverschluss 5-894.10
–––– ohne primären Wundverschluss 5-894.00
––– radikal
–––– histographisch kontrolliert
––––– mit
–––––– lokaler Lappenplastik 5-895.50 ►

Lippe *(Forts.)*
~ Haut *(Forts.)*
~~ Exzision *(Forts.)*
~~~ radikal *(Forts.)*
~~~~ histographisch kontrolliert *(Forts.)*
~~~~~ mit *(Forts.)*
–––––– primärem Wundverschluss 5-895.30
–––––– Transplantation 5-895.50
––––– ohne primären Wundverschluss 5-895.10
–––– mit
––––– lokaler Lappenplastik 5-895.40
––––– primärem Wundverschluss 5-895.20
––––– Transplantation 5-895.40
–––– ohne primären Wundverschluss 5-895.00
––– tangential, bei Verbrennung und Verätzung 5-921.30
–– Fliegenmaden, Anwendung 8-192.30
–– Fremdkörperentfernung
––– durch Inzision 5-892.20
––– ohne Inzision 8-102.0
–– Gewebsreduktionsplastik 5-911.00
–– Hochfrequenzchirurgie, bei Verbrennung und Verätzung 5-921.70
–– Infrarotkoagulation
––– großflächig 5-915.70
––– kleinflächig 5-915.30
–– Inzision 5-892.00
––– mit Drainage 5-892.10
–– Kryochirurgie
––– großflächig 5-915.60
––– kleinflächig 5-915.20
–– Laserbehandlung
––– großflächig 5-915.50
––– kleinflächig 5-915.10
–– Laserdestruktion, bei Verbrennung und Verätzung 5-921.40
–– Naht
––– primär 5-900.00
––– sekundär 5-900.10
–– Radiochirurgie, bei Verbrennung und Verätzung 5-921.60
–– Straffungsoperation 5-911.00
–– Tätowieren 5-890.00
–– Ultraschalldestruktion, bei Verbrennung und Verätzung 5-921.50
–– und Unterhaut
––– Entfernung
–––– großflächig, System, zur Vakuumtherapie, ohne Anästhesie 8-192.10
–––– kleinflächig, System, zur Vakuumtherapie, ohne Anästhesie 8-192.00
––– Wunde, Entfernung
–––– Fibrinbeläge
––––– großflächig, ohne Anästhesie 8-192.10
––––– kleinflächig, ohne Anästhesie 8-192.00
–––– großflächig, Gewebe, ohne Anästhesie 8-192.10
–––– kleinflächig, Gewebe, ohne Anästhesie 8-192.00 ►

Lippe *(Forts.)*
~ Haut *(Forts.)*
–– Wiederherstellung, Oberflächenkontinuität
––– primär, durch
–––– Gewebekleber 5-900.00
–––– Metallklammern 5-900.00
––– sekundär, durch
–––– Gewebekleber 5-900.10
–––– Metallklammern 5-900.10
–– Wundtoilette, chirurgisch, großflächig, mit Einlegen, Medikamententräger 5-896.20
– Hautersatz
–– großflächig, durch Keratinozyten, kultiviert 5-902.c0
–– kleinflächig, durch Keratinozyten, kultiviert 5-902.b0
–– permanent
––– großflächig, durch
–––– allogene Amnionmembran 5-902.j0
––––– bei Verbrennung und Verätzung 5-925.j0
–––– allogenes Amnion 5-902.j0
––––– bei Verbrennung und Verätzung 5-925.j0
–––– allogenes Hautersatzmaterial 5-902.j0
––––– bei Verbrennung und Verätzung 5-925.j0
–––– allogenes Hauttransplantat 5-902.g0
––––– bei Verbrennung und Verätzung 5-925.g0
–––– Dermisersatzmaterial 5-902.e0
––––– bei Verbrennung und Verätzung 5-925.e0
–––– humane azelluläre dermale Matrix 5-902.g0
––––– bei Verbrennung und Verätzung 5-925.g0
–––– kultivierte Keratinozyten, bei Verbrennung und Verätzung 5-925.a0
––– kleinflächig, durch
–––– allogene Amnionmembran 5-902.h0
––––– bei Verbrennung und Verätzung 5-925.h0
–––– allogenes Amnion 5-902.h0
––––– bei Verbrennung und Verätzung 5-925.h0
–––– allogenes Hautersatzmaterial 5-902.h0
––––– bei Verbrennung und Verätzung 5-925.h0
–––– allogenes Hauttransplantat 5-902.f0
––––– bei Verbrennung und Verätzung 5-925.f0
–––– Dermisersatzmaterial 5-902.d0
––––– bei Verbrennung und Verätzung 5-925.d0
–––– humane azelluläre dermale Matrix 5-902.f0
––––– bei Verbrennung und Verätzung 5-925.f0
–––– kultivierte Keratinozyten, bei Verbrennung und Verätzung 5-925.90
– Hautschichten, oberflächlich
–– Ausbürsten
––– großflächig 5-913.70
––– kleinflächig 5-913.10 ►

L
~~~~~

Lippe *(Forts.)*
~ Hautschichten, oberflächlich *(Forts.)*
–– Chemochirurgie
––– großflächig 5-913.90
––– kleinflächig 5-913.30
–– Dermabrasion, hochtourig, großflächig 5-913.60
–– Entfernung, mit scharfem Löffel
––– großflächig 5-913.80
––– kleinflächig 5-913.20
–– Exkochleation
––– großflächig 5-913.80
––– kleinflächig 5-913.20
–– Laserbehandlung
––– großflächig 5-913.a0
––– kleinflächig 5-913.40
–– Shaving
––– großflächig 5-913.b0
––– kleinflächig 5-913.50
– Implantation, Hautexpander 5-909.00
– Insellappenplastik, lokal
–– bei Verbrennung und Verätzung 5-926.30
–– großflächig 5-903.80
–– kleinflächig 5-903.30
– Jumping-man-Plastik 5-906.00
– Keilresektion 5-273.8
– Kryokoagulation 5-273.93
– Lappen
–– frei, Revision, mit mikrovaskulärer Anastomosierung 5-907.50
––– bei Verbrennung und Verätzung 5-928.80
–– regional, gestielt
––– mit Fernlappen
–––– bei Verbrennung und Verätzung 5-927.20
–––– mit freiem Hauttransplantat, bei Verbrennung und Verätzung 5-927.30
––– Revision, bei Verbrennung und Verätzung 5-928.60
– Lappenplastik
–– frei, mit mikrovaskulärer Anastomosierung 5-905.00
–– kombiniert 5-906.00
––– bei Verbrennung und Verätzung 5-927.00
–– lokal, Revision, bei Verbrennung und Verätzung 5-928.50
–– mit freiem Hauttransplantat 5-906.10
––– bei Verbrennung und Verätzung 5-927.10
–– regional, gestielt 5-905.10
––– mit Fernlappen 5-906.20
–––– mit freiem Hauttransplantat 5-906.30
–– Revision, lokal 5-907.20
– Laserkoagulation 5-273.91
– Liposuktion 5-911.10
– Mikrograft-Spalthautdeckung, bei Verbrennung und Verätzung 5-925.70
– mit Zunge
–– Fusion 5-259.x
–– Vernähung, bei Mikrognathie 5-259.x
– Naht 5-908.0
– Narbenkorrektur 5-894.10
–– nach Hautplastik 5-907.00 ►

Lippe *(Forts.)*
– Nekrosektomie, epifaszial, bei Verbrennung und Verätzung 5-921.20
– photodynamische Therapie 5-273.94
– Plastik, bei Lippenspalte 5-276.a♦
– Revision
–– Fernlappen, gestielt 5-907.40
––– bei Verbrennung und Verätzung 5-928.70
–– Hauttransplantat, frei 5-907.10
––– bei Verbrennung und Verätzung 5-928.40
–– Lappen, regional, gestielt 5-907.30
– Schweißdrüse
–– Exzision
––– lokal 5-894.20
––– radikal 5-895.60
–– Kürettage
––– lokal 5-894.20
––– radikal 5-895.60
– Thermokoagulation 5-273.92
– Transplantation
–– Composite graft
––– bei Verbrennung und Verätzung 5-925.30
––– frei
–––– großflächig 5-902.70
–––– kleinflächig 5-902.30
–– Fernlappen, gestielt, mit mikrovaskulärer Anastomosierung, bei Verbrennung und Verätzung 5-925.60
–– Haut, durch Epithelzellsuspension, nach
––– Aufbereitung mit Bedside-Kit 5-902.90
–––– bei Verbrennung und Verätzung 5-925.b0
––– labortechnischer Aufbereitung im Schnellverfahren 5-902.a0
–––– bei Verbrennung und Verätzung 5-925.c0
–– Lappen
––– frei, mit mikrovaskulärer Anastomosierung, bei Verbrennung und Verätzung 5-925.40
––– gestielt, regional, mit mikrovaskulärer Anastomosierung, bei Verbrennung und Verätzung 5-925.50
–– Spalthaut, frei
––– bei Verbrennung und Verätzung 5-925.00
––– großflächig 5-902.40
–––– auf Hautareal, granulierend 5-902.50
––– kleinflächig 5-902.00
–––– auf Hautareal, granulierend 5-902.10
–– Vollhaut
––– bei Verbrennung und Verätzung 5-925.20
––– frei
–––– großflächig 5-902.60
–––– kleinflächig 5-902.20
– Transpositionsplastik, lokal
–– bei Verbrennung und Verätzung 5-926.20
–– großflächig 5-903.70
–– kleinflächig 5-903.20
– Verschiebe-Rotationsplastik, lokal
–– bei Verbrennung und Verätzung 5-926.10
–– großflächig 5-903.60
–– kleinflächig 5-903.10 ►

Lippe *(Forts.)*
– W-Plastik, lokal
–– bei Verbrennung und Verätzung 5-926.50
–– großflächig 5-903.b0
–– kleinflächig 5-903.a0
– Weichteildeckung, temporär
–– großflächig
––– durch
–––– allogene Amnionmembran 5-916.e0
––––– bei Verbrennung und Verätzung 5-923.d0
–––– allogene Hauttransplantation 5-916.50
––––– bei Verbrennung und Verätzung 5-923.50
–––– allogenes Amnion 5-916.e0
––––– bei Verbrennung und Verätzung 5-923.d0
–––– allogenes Hautersatzmaterial 5-916.e0
––––– bei Verbrennung und Verätzung 5-923.d0
–––– humane azelluläre dermale Matrix 5-916.50
––––– bei Verbrennung und Verätzung 5-923.50
–––– hydrolytisch resorbierbare Membran 5-916.c0
–––– Kombination mehrerer Verfahren 5-916.90
––––– bei Verbrennung und Verätzung 5-923.90
–––– kultivierte Keratinozyten 5-916.80
––––– bei Verbrennung und Verätzung 5-923.80
–––– xenogenes Hautersatzmaterial 5-916.60
––––– bei Verbrennung und Verätzung 5-923.60
––– mit
–––– alloplastischem Material 5-916.70
––––– bei Verbrennung und Verätzung 5-923.70
–––– hydrolytisch resorbierbarer Membran, bei Verbrennung und Verätzung 5-923.b0
–– kleinflächig
––– durch
–––– allogene Amnionmembran 5-916.d0
––––– bei Verbrennung und Verätzung 5-923.c0
–––– allogene Hauttransplantation 5-916.00
––––– bei Verbrennung und Verätzung 5-923.00
–––– allogenes Amnion 5-916.d0
––––– bei Verbrennung und Verätzung 5-923.c0
–––– allogenes Hautersatzmaterial 5-916.d0
––––– bei Verbrennung und Verätzung 5-923.c0
–––– humane azelluläre dermale Matrix 5-916.00
––––– bei Verbrennung und Verätzung 5-923.00 ►

Lippe *(Forts.)*
~ Weichteildeckung, temporär *(Forts.)*
~~ kleinflächig *(Forts.)*
~~~ durch *(Forts.)*
–––– hydrolytisch resorbierbare Membran 5-916.b0
–––– Kombination mehrerer Verfahren 5-916.40
––––– bei Verbrennung und Verätzung 5-923.40
–––– kultivierte Keratinozyten 5-916.30
––––– bei Verbrennung und Verätzung 5-923.30
–––– xenogenes Hautersatzmaterial 5-916.10
––––– bei Verbrennung und Verätzung 5-923.10
––– mit
–––– alloplastischem Material 5-916.20
––––– bei Verbrennung und Verätzung 5-923.20
–––– hydrolytisch resorbierbarer Membran, bei Verbrennung und Verätzung 5-923.a0
– Wundverschluss, primär, durch
–– Klammer, bei Verbrennung und Verätzung 5-928.10
–– Klebung, bei Verbrennung und Verätzung 5-928.20
–– Naht, bei Verbrennung und Verätzung 5-928.00
– Z-Plastik, lokal
–– bei Verbrennung und Verätzung 5-926.40
–– großflächig 5-903.90
–– kleinflächig 5-903.40
– Zystenexzision 5-273.5
Lippen-Kieferspaltenkorrektur 5-276.b♦
– mit Osteoplastik 5-276.c♦
Lippenbändchen
– Exzision 5-279.1
– Spaltung 5-279.1
Lippenfistel, zäkal, Anlegen, im Rahmen eines anderen Eingriffs *[nur Zusatzkode!]* 5-462.2
Lippenspalte
– Korrektur 5-276.a♦
– Operation, sekundär 5-276.7♦
Liquorableitung
– Entfernung, Reservoir 5-024.8
– Implantation, Ventil, weiteres 5-024.0
– Katheter, peripher, Abklemmen, probatorisch 5-024.4
– Revision
–– Katheter, zentral 5-024.1
–– komplett 5-024.3
–– Ventil 5-024.0
– Wechsel
–– Katheter, zentral 5-024.1
–– komplett 5-024.3
–– Ventil 5-024.0
Liquordruck, lumbal, Messung 1-204.1
Liquorentnahme
– aus liegenden Katheter 1-204.5 ►

L
~~~

Liquorentnahme *(Forts.)*
– durch
–– Liquorpunktion, lumbal 1-204.2
–– Punktion, Fontanelle 1-204.4
Liquorfistel, Verschluss, durch Lyoduraplastik 5-021.2
Liquorpunktion
– lumbal, zur Liquorentnahme 1-204.2
– subokzipital, zur Liquorentnahme 1-204.3
Liquorshunt
– Anlegen, mit Ableitung
–– subduroatrial 5-023.02
–– subduroperitoneal 5-023.12
–– subduropleural 5-023.22
–– ventrikuloatrial 5-023.00
–– ventrikuloperitoneal 5-023.10
–– ventrikulopleural 5-023.20
–– zisternoatrial 5-023.01
–– zisternoperitoneal 5-023.11
–– zisternopleural 5-023.21
– Entfernung 5-024.6
– Umwandlung, in Mehrfachableitung 5-024.5
Liquorshuntsensor, telemetrisch
– Implantation *[nur Zusatzkode!]* 5-023.3
– Wechsel *[nur Zusatzkode!]* 5-023.3
Liquorsystem
– Eingriff, stereotaktisch 5-014.3
– Entfernung, Drainage, extern 5-024.7
– intrazystisch, Anlegen, Reservoir 5-022.13
– spinal
–– Anlegen
––– Drainage, extern 5-038.0
––– Reservoir, subkutan 5-038.3
–– Entfernung
––– Drainage, extern 5-038.9
––– Reservoir, subkutan 5-038.c
––– Shunt 5-038.a
–– Implantation, Shunt 5-038.1
–– Revision
––– Reservoir, subkutan 5-038.7
––– Shunt 5-038.5
–– Wechsel
––– Reservoir, subkutan 5-038.7
––– Shunt 5-038.5
– subdural, Anlegen
–– Drainage, extern 5-022.02
–– Reservoir 5-022.12
– Szintigraphie 3-700
– Untersuchung, durch
–– Infusionstest 1-204.6
–– Test, pharmakologisch 1-204.7
– ventrikulär, Anlegen
–– Drainage, extern 5-022.00
–– Reservoir 5-022.10
– zisternal, Anlegen
–– Drainage, extern 5-022.01
–– Reservoir 5-022.11
Lisfranc, Amputation, Mittelfuß 5-865.5♦
Lisfranc-Arthrodese, komplett, offen 5-808.a8♦
Lisfranc-Rearthrodese, komplett, offen, bei Rezidiv 5-808.ad♦
Lithium-Triborat-Laser, Verwendung *[nur Zusatzkode!]* 5-985.7
Lithoplastie
– Aorta, perkutan-transluminal 8-83c.b4
– Gefäß
–– Hals, perkutan-transluminal 8-83c.b1♦
–– Oberarm, perkutan-transluminal 8-83c.b2♦
–– Oberschenkel, perkutan-transluminal 8-83c.bb♦
–– Schulter, perkutan-transluminal 8-83c.b2♦
–– Unterarm, perkutan-transluminal 8-83c.b3♦
–– Unterschenkel, perkutan-transluminal 8-83c.bc♦
– koronar, perkutan-transluminal 8-83d.6
– perkutan-transluminal
–– an Gefäß, extrakraniell 8-83c.b1♦
–– Gefäß
––– abdominal 8-83c.b9♦
––– künstlich 8-83c.be
––– pelvin 8-83c.b9♦
––– thorakal 8-83c.b8♦
––– viszeral 8-83c.ba
Lithotomie, Ductus choledochus, offen 5-514.20
Lithotripsie
– bei Ureterorenoskopie 5-562.5♦
– elektrohydraulisch, zur Entfernung, Stein
–– Gallengänge, endoskopisch 5-513.23
––– und Laseranwendung 5-513.24
–– Pankreasgang, endoskopisch 5-526.23
––– und Laseranwendung 5-526.24
– Entfernung, Stein, Niere, ureterorenoskopisch 5-550.31♦
– Harnblase, transurethral, endoskopisch 5-570.0
– Laser-, zur Entfernung, Stein
–– Gallengänge, endoskopisch 5-513.25
–– Pankreasgang, endoskopisch 5-526.25
– mechanisch, zur Entfernung, Stein, Pankreasgang, endoskopisch 5-526.22
– zur Entfernung, Stein
–– Harnblase
––– perkutan-transvesikal, endoskopisch 5-570.2
––– transurethral, endoskopisch 5-570.0
–– Niere, perkutan-transrenal 5-550.30♦
–– Ureter, perkutan-transrenal 5-562.7♦
–– ureterorenoskopisch 5-562.5♦
Livaditis-Muskelplastik – s.a. Rekonstruktion, Ösophaguspassage, bei Atresie, mit Interposition 5-428.2
– mit Fistelverschluss 5-428.3
Lobektomie
– Bi- – s. Bilobektomie
– Leber, links 5-502.4
–– zur Transplantation 5-503.3
– Lunge
–– einseitig, thorakoskopisch
––– mit bronchoplastischer Erweiterung, ohne radikale Lymphadenektomie 5-324.62 ►

Lobektomie *(Forts.)*
~ Lunge *(Forts.)*
~~ einseitig, thorakoskopisch *(Forts.)*
--- ohne angioplastische oder bronchoplastische Erweiterung
---- mit radikaler Lymphadenektomie 5-324.71
---- ohne radikale Lymphadenektomie 5-324.61
-- mit
--- angioplastischer
---- Erweiterung, mit
----- Brustwandresektion 5-325.24♦
----- intraperikardialer Gefäßresektion 5-325.21♦
----- Ösophagusresektion 5-325.26♦
----- Perikardresektion 5-325.22♦
----- Resektion
------ an mehreren Organen 5-325.28♦
------ Gewebe, Wirbelsäule 5-325.27♦
----- Vorhofresektion 5-325.23♦
----- Zwerchfellresektion 5-325.25♦
---- und bronchoplastischer Erweiterung, mit
----- Brustwandresektion 5-325.34♦
----- intraperikardialer Gefäßresektion 5-325.31♦
----- Ösophagusresektion 5-325.36♦
----- Perikardresektion 5-325.32♦
----- Resektion
------ an mehreren Organen 5-325.38♦
------ Gewebe, Wirbelsäule 5-325.37♦
----- Vorhofresektion 5-325.33♦
----- Zwerchfellresektion 5-325.35♦
--- Bifurkationsresektion, mit
---- Brustwandresektion 5-325.44♦
---- intraperikardialer Gefäßresektion 5-325.41♦
---- Perikardresektion 5-325.42♦
---- Vorhofresektion 5-325.43♦
--- bronchoplastischer Erweiterung, mit
---- Brustwandresektion 5-325.14♦
---- intraperikardialer Gefäßresektion 5-325.11♦
---- Ösophagusresektion 5-325.16♦
---- Perikardresektion 5-325.12♦
---- Resektion
----- an mehreren Organen 5-325.18♦
----- Gewebe, Wirbelsäule 5-325.17♦
---- Vorhofresektion 5-325.13♦
---- Zwerchfellresektion 5-325.15♦
-- offen
--- mit
---- angioplastischer
----- Erweiterung, mit radikaler Lymphadenektomie 5-324.b3♦
----- und bronchoplastischer Erweiterung
------ mit radikaler Lymphadenektomie 5-324.b4♦
------ ohne radikale Lymphadenektomie 5-324.a4♦ ►

Lobektomie *(Forts.)*
~ Lunge *(Forts.)*
~~ offen *(Forts.)*
~~~ mit *(Forts.)*
---- Bifurkationsresektion
----- mit radikaler Lymphadenektomie 5-324.b5♦
----- ohne radikale Lymphadenektomie 5-324.a5♦
---- bronchoplastischer Erweiterung
----- mit radikaler Lymphadenektomie 5-324.b2♦
----- ohne radikale Lymphadenektomie 5-324.a2♦
--- ohne
---- angioplastische oder bronchoplastische Erweiterung
----- mit radikaler Lymphadenektomie 5-324.b1♦
----- ohne radikale Lymphadenektomie 5-324.a1♦
---- radikale Lymphadenektomie, mit angioplastischer Erweiterung 5-324.a3♦
-- ohne angioplastische oder bronchoplastische Erweiterung, mit
--- Brustwandresektion 5-325.04♦
--- intraperikardialer Gefäßresektion 5-325.01♦
--- Ösophagusresektion 5-325.06♦
--- Perikardresektion 5-325.02♦
--- Resektion
---- an mehreren Organen 5-325.08♦
---- Gewebe, Wirbelsäule 5-325.07♦
--- Vorhofresektion 5-325.03♦
--- Zwerchfellresektion 5-325.05♦
- offen, Lunge, zur Lebend-Organspende 5-324.c
- Schilddrüse
-- mit Parathyreoidektomie 5-061.2
-- ohne Parathyreoidektomie 5-061.0
-- vollständig, einseitig, durch transsternalen Zugang 5-064.2
Lobotomie, multipel 5-013.76
Lobus, Schilddrüse, Entfernung, vollständig 5-061.0
- mit Entfernung, Isthmus, Schilddrüse 5-062.7 5-061.0
Löffel, scharf, Entfernung, Hautschichten, oberflächlich
- Axilla
-- großflächig 5-913.86♦
-- kleinflächig 5-913.26♦
- Bauchregion
-- großflächig 5-913.8b
-- kleinflächig 5-913.2b
- Brustwand
-- großflächig 5-913.8a
-- kleinflächig 5-913.2a
- Ellenbogen
-- großflächig 5-913.87♦
-- kleinflächig 5-913.27♦
- Fuß
-- großflächig 5-913.8g♦ ►

L
~~~

Löffel, scharf, Entfernung, Hautschichten, oberflächlich *(Forts.)*
~ Fuß *(Forts.)*
–– kleinflächig 5-913.2g♦
– Genitalregion
–– großflächig 5-913.8c
–– kleinflächig 5-913.2c
– Gesäß
–– großflächig 5-913.8d
–– kleinflächig 5-913.2d
– Hals
–– großflächig 5-913.85
–– kleinflächig 5-913.25
– Hand
–– großflächig 5-913.89♦
–– kleinflächig 5-913.29♦
– Knie
–– großflächig 5-913.8e♦
–– kleinflächig 5-913.2e♦
– Kopf
–– großflächig 5-913.84
–– kleinflächig 5-913.24
– Leistenregion
–– großflächig 5-913.8c
–– kleinflächig 5-913.2c
– Lippe
–– großflächig 5-913.80
–– kleinflächig 5-913.20
– Oberarm
–– großflächig 5-913.87♦
–– kleinflächig 5-913.27♦
– Oberschenkel
–– großflächig 5-913.8e♦
–– kleinflächig 5-913.2e♦
– Rücken
–– großflächig 5-913.8a
–– kleinflächig 5-913.2a
– Schulter
–– großflächig 5-913.86♦
–– kleinflächig 5-913.26♦
– Unterarm
–– großflächig 5-913.88♦
–– kleinflächig 5-913.28♦
– Unterschenkel
–– großflächig 5-913.8f♦
–– kleinflächig 5-913.2f♦
Lösung
– Adhäsion, Zunge 5-259.x
– Briden-
–– bei Laparotomie, Unterbauch 5-469.10
–– Darm
––– durch Umsteigen laparoskopisch – offen chirurgisch 5-469.12
––– laparoskopisch 5-469.11
––– offen 5-469.10
– Goniosynechien 5-137.3♦
– Plazenta, postpartal
–– instrumentell 5-756.1
–– manuell 5-756.0 ►
Lösung *(Forts.)*
– Rippe, konkavseitig, und Korrektur, Rippental, mit Thorakoplastik, konkavseitig 5-346.a4♦
– Synechie
–– Augenkammerwinkel 5-137.3♦
–– hintere, zwischen Iris und Linse 5-137.4♦
–– vordere, zwischen Iris und Kornea 5-137.2♦
– Verklebung, präputial 5-640.5
Logenabszessinzision
– M. sternocleidomastoideus 5-270.9♦
– paranasal 5-270.2♦
– Parotisregion 5-270.4♦
– periorbital 5-270.1♦
– submandibulär 5-270.5
–– kieferwinkelnah 5-270.6♦
– submental 5-270.7
– temporal 5-270.0♦
– Wangenbereich 5-270.3♦
– Zungengrund 5-270.8
Logopädisch, Therapie 9-320
Lokalisation
– Focus, epileptisch, durch
–– Elektroenzephalographie, hochauflösend 1-20d.0
–– hdEEG 1-20d.0
–– Magnetenzephalographie 1-20b.0
–– MEG 1-20b.0
– Hirnareal, funktionell, durch
–– Elektroenzephalographie, hochauflösend 1-20d.1
–– hdEEG 1-20d.1
–– Magnetenzephalographie 1-20b.1
–– MEG 1-20b.1
– Tumor, mit Sondenmessung 3-762
Lokalisationsdiagnostik, mit Lymphszintigraphie, planar, mit Gabe von
– radioaktiv markierten
–– rezeptorgerichteten Substanzen 3-709.01
–– rezeptorspezifischen Substanzen 3-709.01
–– ungerichteten Substanzen 3-709.00
–– unspezifischen Substanzen 3-709.00
– Tc-99m-HSA 3-709.00
– Tc-99m-markierten Kolloiden 3-709.00
– Tc-99m-Tilmanocept 3-709.01
– Technetium-99m-HSA 3-709.00
– Technetium-99m-markierten Kolloiden 3-709.00
– Technetium-99m-Tilmanocept 3-709.01
Lokoregional, Therapie
– arteriell, mit
–– Immunmodulator 8-541.6
–– Material, zytotoxisch 8-541.6
– intraperitoneal, mit
–– Immunmodulator 8-541.3
–– Material, zytotoxisch 8-541.3
– intrathekal, mit
–– Immunmodulator 8-541.0
–– Material, zytotoxisch 8-541.0
– intrazerebral, mit
–– Immunmodulator 8-541.1
–– Material, zytotoxisch 8-541.1 ►

Lokoregional, Therapie *(Forts.)*
– mit
–– Immunmodulator
––– Harnblase 8-541.4
––– Nierenbecken 8-541.5♦
––– Pleurahöhle 8-541.2♦
–– Material, zytotoxisch
––– Harnblase 8-541.4
––– Nierenbecken 8-541.5♦
––– Pleurahöhle 8-541.2♦
Longitudinal, Verlängerung, Darm, nach Bianchi 5-467.a0
Longo, Hämorrhoidenoperation 5-493.5
Lorlatinib, Applikation, oral 6-00c.a
Lost-IUD, Entfernung 5-691
Lotheissen/McVay, Verschluss
– Hernia femoralis, offen 5-531.1♦
–– bei Rezidiv 5-531.5♦
– Hernia inguinalis, offen, bei Rezidiv 5-530.5♦
Luc-de Lima, Operation – s.a. Sanierung, Sinus maxillaris et ethmoidalis, endonasal, transantral 5-224.0♦
Luft, Injektion, Augenkammer, vordere 5-139.2♦
Luftröhre, Verschluss, temporär, fetoskopisch, durch Latexballon 5-755.0
Luftröhrenverschluss, Eröffnung, intrauterin 5-755.9
Lumacaftor-Ivacaftor, Applikation, oral 6-008.k
Lumbal
– Adrenalorrhaphie, offen 5-073.10♦
– Adrenalotomie, offen, mit Drainage 5-073.00♦
– Debulking-Operation, retroperitoneal, offen 5-590.80
– Dekapsulation, Niere, offen 5-559.10♦
– Dilatation, Nephrostoma, rekonstruktiv, offen 5-557.a0♦
– Drainage
–– pelvin 5-590.30
–– perirenal, offen 5-590.10
–– retroperitoneal, offen 5-590.20
– Exploration, Nebennierenregion, offen 5-070.2♦
– Exzision, Gewebe, retroperitoneal, offen 5-590.50
– Fistelverschluss, Niere, offen 5-557.20♦
– Freilegung, Niere, offen, zur Exploration 5-559.00♦
– Inzision, perirenal, offen 5-590.00
– Liquordruck, Messung 1-204.1
– Liquorpunktion, zur Liquorentnahme 1-204.2
– Naht
–– Nebenniere, offen 5-073.10♦
–– Niere, offen, nach Verletzung 5-557.00♦
– Nephrektomie
–– offen
––– mit Ureterektomie 5-554.b0♦
––– Niere, transplantiert 5-554.70
––– ohne weitere Maßnahmen 5-554.a0♦
––– postmortal, zur Transplantation 5-554.90
––– zur Transplantation, bei einem Lebendspender 5-554.80 ►

Lumbal *(Forts.)*
~ Nephrektomie *(Forts.)*
–– radikal 5-554.40♦
––– offen, mit
–––– Ureterektomie 5-554.50♦
–––– Ureterexhairese, endoskopisch 5-554.60♦
– Nephropexie, offen 5-559.20♦
– Plastik, Nierenbecken, offen 5-557.40♦
– Pyelopyelostomie, offen 5-557.70♦
– Rekonstruktion, Niere, plastisch, offen 5-557.10♦
– Resektion
–– Gewebe, retroperitoneal, offen, ohne sichere Organzuordnung 5-590.80
–– Nebenniere, offen 5-072.00♦
–– Ureter
––– partiell, offen 5-563.00♦
––– Stumpf, offen 5-563.20♦
–– V. spermatica, und A. spermatica, bei Varikozele 5-630.2♦
– Revision, Niere, offen 5-559.30♦
– Teilresektion, Niere, offen 5-553.00♦
–– mit Ureterektomie 5-553.10♦
– Transureteropyelostomie, offen 5-557.80♦
– Ureterektomie, offen 5-563.10♦
– Ureterokalikostomie, offen 5-557.50♦
– Ureteropyelostomie, offen 5-557.60♦
– Varikozelenoperation 5-630.2♦
– Verschluss, Nephrostoma, offen 5-557.90♦
Lumbalpunktion
– therapeutisch 8-151.4
– zur
–– Entfernung, Farbstoff 8-151.4
–– Liquorentnahme 1-204.2
Lumbosakral
– Sympathektomie 5-043.2
– Sympathikolyse, perkutan, mit Steuerung durch bildgebende Verfahren 5-04a.2
Lumbotomie
– explorativ 5-541.5♦
– Re- 5-541.6♦
Lumpektomie, Mamma
– mit
–– Defektdeckung, durch
––– Fernlappenplastik, frei, mit mikrochirurgischem Gefäßanschluss 5-870.a7♦
––– gestielt Fernlappenplastik 5-870.a6♦
––– Lappenplastik
–––– fasziokutan, lokal, aus dem brustumgebenden Haut- und Weichteilgewebe 5-870.a4♦
–––– myokutan, lokal, aus dem brustumgebenden Haut- und Weichteilgewebe 5-870.a4♦
––– Mobilisation und Adaptation, Brustgewebe
–––– bis zu
––––– 1 Quadrant 5-870.a1♦
––––– 25% 5-870.a1♦
–––– mehr als
––––– 1 Quadrant 5-870.a2♦
––––– 25% 5-870.a2♦
––– tumoradaptierte
–––– Mammareduktionsplastik 5-870.a5♦ ►

Lumpektomie, Mamma *(Forts.)*
~ mit *(Forts.)*
~~ Defektdeckung, durch *(Forts.)*
~~~ tumoradaptierte *(Forts.)*
–––– Mastopexie 5-870.a3♦
–– direkter Adaptation der benachbarten Wundflächen 5-870.a0♦
– ohne Adaptation der benachbarten Wundflächen 5-870.a0♦
Lunge
– Aspirationsbiopsie, diagnostisch 1-431.0♦
– Bilobektomie
–– mit
––– angioplastischer
–––– Erweiterung, mit
––––– Brustwandresektion 5-325.74
––––– intraperikardialer Gefäßresektion 5-325.71
––––– Ösophagusresektion 5-325.76
––––– Perikardresektion 5-325.72
––––– Resektion
–––––– an mehreren Organen 5-325.78
–––––– Gewebe, Wirbelsäule 5-325.77
––––– Vorhofresektion 5-325.73
––––– Zwerchfellresektion 5-325.75
–––– und bronchoplastischer Erweiterung, mit
––––– Brustwandresektion 5-325.84
––––– intraperikardialer Gefäßresektion 5-325.81
––––– Ösophagusresektion 5-325.86
––––– Perikardresektion 5-325.82
––––– Resektion
–––––– an mehreren Organen 5-325.88
–––––– Gewebe, Wirbelsäule 5-325.87
––––– Vorhofresektion 5-325.83
––––– Zwerchfellresektion 5-325.85
––– Bifurkationsresektion, mit
–––– Brustwandresektion 5-325.94
–––– intraperikardialer Gefäßresektion 5-325.91
–––– Ösophagusresektion 5-325.96
–––– Perikardresektion 5-325.92
–––– Resektion
––––– an mehreren Organen 5-325.98
––––– Gewebe, Wirbelsäule 5-325.97
–––– Vorhofresektion 5-325.93
–––– Zwerchfellresektion 5-325.95
––– bronchoplastischer Erweiterung, mit
–––– Brustwandresektion 5-325.64
–––– intraperikardialer Gefäßresektion 5-325.61
–––– Ösophagusresektion 5-325.66
–––– Perikardresektion 5-325.62
–––– Resektion
––––– an mehreren Organen 5-325.68
––––– Gewebe, Wirbelsäule 5-325.67
–––– Vorhofresektion 5-325.63
–––– Zwerchfellresektion 5-325.65
–– offen
––– mit radikaler Lymphadenektomie
–––– mit Erweiterung
––––– angioplastisch 5-324.33
–––––– und bronchoplastisch 5-324.34 ►

Lunge *(Forts.)*
~ Bilobektomie *(Forts.)*
~~ offen *(Forts.)*
~~~ mit radikaler Lymphadenektomie *(Forts.)*
~~~~ mit Erweiterung *(Forts.)*
––––– bronchoplastisch 5-324.32
–––– ohne Erweiterung, angioplastisch oder bronchoplastisch 5-324.31
––– ohne radikale Lymphadenektomie
–––– mit
––––– angioplastischer Erweiterung 5-324.23
––––– Erweiterung, bronchoplastisch 5-324.22
–––– ohne Erweiterung, angioplastisch oder bronchoplastisch 5-324.21
–– ohne angioplastische
––– oder bronchoplastische Erweiterung, mit
–––– Ösophagusresektion 5-325.56
–––– Perikardresektion 5-325.52
–––– Resektion
––––– an mehreren Organen 5-325.58
––––– Gewebe, Wirbelsäule 5-325.57
–––– Zwerchfellresektion 5-325.55
––– und bronchoplastische Erweiterung, mit
–––– Brustwandresektion 5-325.54
–––– intraperikardialer Gefäßresektion 5-325.51
–––– Vorhofresektion 5-325.53
–– thorakoskopisch
––– mit radikaler Lymphadenektomie, ohne Erweiterung, angioplastisch oder bronchoplastisch 5-324.91
––– ohne radikale Lymphadenektomie, ohne Erweiterung, angioplastisch oder bronchoplastisch 5-324.81
– Biopsie
–– computertomographie-gesteuert, durch Stanzbiopsie
––– mit Clip-Markierung, Biopsieregion 1-432.02♦
––– ohne Clip-Markierung, Biopsieregion 1-432.01♦
–– durch Inzision 1-581.3♦
–– perkutan 1-431.0♦
––– durch
–––– Feinnadelaspiration, mit Steuerung durch bildgebende Verfahren 1-432.00♦
–––– Stanzbiopsie, mit Clip-Markierung, Biopsieregion, mit Steuerung durch bildgebende Verfahren 1-432.02♦
––– radiologisch gesteuert, durch
–––– Feinnadelaspiration 1-432.00♦
–––– Stanzbiopsie
––––– mit Clip-Markierung der Biopsieregion 1-432.02♦
––––– ohne Clip-Markierung der Biopsieregion 1-432.01♦
– Bisegmentresektion
–– offen
––– mit
–––– Entfernung, Lymphknoten, einzeln 5-323.62♦ ►
~~~~

Lunge *(Forts.)*
~ Bisegmentresektion *(Forts.)*
~~ offen *(Forts.)*
~~~ mit *(Forts.)*
---- Lymphadenektomie, radikal 5-323.63♦
--- ohne Lymphadenektomie 5-323.61♦
-- thorakoskopisch
--- mit
---- Entfernung, Lymphknoten, einzeln 5-323.72♦
---- Lymphadenektomie, radikal 5-323.73♦
--- ohne Lymphadenektomie 5-323.71♦
- Bronchus, Trachea, Stufenbiopsie, endoskopisch, durch
-- Kryobiopsie 1-430.31
-- Zangenbiopsie 1-430.30
- Computertomographie, mit Single-Photon-Emissionscomputertomographie, mit
-- diagnostischer Computertomographie 3-732.1
-- Niedrigdosis-Computertomographie zur Schwächungskorrektur 3-732.0
- Dampfablation, thermisch, bronchoskopisch 5-339.21♦
- Dekortikation
-- offen 5-344.0♦
-- thorakoskopisch 5-344.3♦
- Destruktion, perkutan, durch Thermoablation 5-339.20♦
- Enukleation
-- 1 Läsion
--- offen
---- mit
----- Entfernung, Lymphknoten, einzelne 5-322.c5♦
----- radikaler Lymphadenektomie 5-322.c6♦
---- ohne Lymphadenektomie 5-322.c4♦
--- thorakoskopisch
---- mit
----- Entfernung, Lymphknoten, einzelne 5-322.f5♦
----- Lymphadenektomie, radikal 5-322.f6♦
---- ohne Lymphadenektomie 5-322.f4♦
-- 2 bis 5 Läsionen
--- offen
---- mit
----- Entfernung, Lymphknoten, einzelne 5-322.c8♦
----- radikaler Lymphadenektomie 5-322.c9♦
---- ohne Lymphadenektomie 5-322.c7♦
--- thorakoskopisch
---- mit
----- Entfernung, Lymphknoten, einzelne 5-322.f8♦
----- Lymphadenektomie, radikal 5-322.f9♦
---- ohne Lymphadenektomie 5-322.f7♦
-- 6 bis 9 Läsionen
--- offen
---- mit
----- Entfernung, Lymphknoten, einzelne 5-322.cb♦ ►

Lunge *(Forts.)*
~ Enukleation *(Forts.)*
~~ 6 bis 9 Läsionen *(Forts.)*
~~~ offen *(Forts.)*
~~~~ mit *(Forts.)*
----- radikaler Lymphadenektomie 5-322.cc♦
---- ohne Lymphadenektomie 5-322.ca♦
--- thorakoskopisch
---- mit
----- Entfernung, Lymphknoten, einzelne 5-322.fb♦
----- Lymphadenektomie, radikal 5-322.fc♦
---- ohne Lymphadenektomie 5-322.fa♦
-- 10 bis 19 Läsionen
--- offen
---- mit
----- Entfernung, Lymphknoten, einzelne 5-322.ce♦
----- Lymphadenektomie, radikal 5-322.cf♦
---- ohne Lymphadenektomie 5-322.cd♦
--- thorakoskopisch
---- mit
----- Entfernung, Lymphknoten, einzelne 5-322.fe♦
----- Lymphadenektomie, radikal 5-322.ff♦
---- ohne Lymphadenektomie 5-322.fd♦
-- 20 oder mehr Läsionen
--- offen
---- mit
----- Entfernung, Lymphknoten, einzelne 5-322.ch♦
----- radikaler Lymphadenektomie 5-322.cj♦
---- ohne Lymphadenektomie 5-322.cg♦
--- thorakoskopisch
---- mit
----- Entfernung, Lymphknoten, einzelne 5-322.fh♦
----- Lymphadenektomie, radikal 5-322.fj♦
---- ohne Lymphadenektomie 5-322.fg♦
- Feinnadelaspiration, mit Steuerung durch bildgebende Verfahren 1-432.00♦
- Gewebe, Destruktion, perkutan, durch Elektroporation, irreversibel 5-339.22♦
- Herz-, Retransplantation, während desselben stationären Aufenthaltes 5-375.4
- Implantation, Bestrahlungsmarker
-- bronchoskopisch 5-339.91
-- laparoskopisch 5-339.94
-- ösophagoskopisch und/oder gastroskopisch 5-339.92
-- perkutan 5-339.90
-- thorakoskopisch 5-339.93
- Inzision 5-331♦
- Keilresektion
-- 1 Keil
--- offen
---- mit
----- Entfernung, Lymphknoten, einzeln 5-322.d2♦
----- radikaler Lymphadenektomie 5-322.d3♦
---- ohne Lymphadenektomie 5-322.d1♦ ►

L
~~~~

Lunge *(Forts.)*
~ Keilresektion *(Forts.)*
~~ 1 Keil *(Forts.)*
––– thorakoskopisch
–––– mit
––––– Entfernung, Lymphknoten, einzeln 5-322.g2♦
––––– Lymphadenektomie, radikal 5-322.g3♦
–––– ohne Lymphadenektomie 5-322.g1♦
–– 2 bis 5 Keile
––– offen
–––– mit
––––– Entfernung, Lymphknoten, einzelne 5-322.e5♦
––––– Lymphadenektomie, radikal 5-322.e6♦
–––– ohne Lymphadenektomie 5-322.e4♦
––– thorakoskopisch
–––– mit
––––– Entfernung, Lymphknoten, einzelne 5-322.h5♦
––––– Lymphadenektomie, radikal 5-322.h6♦
–––– ohne Lymphadenektomie 5-322.h4♦
–– 6 bis 9 Keile
––– offen
–––– mit
––––– Entfernung, Lymphknoten, einzelne 5-322.e8♦
––––– Lymphadenektomie, radikal 5-322.e9♦
–––– ohne Lymphadenektomie 5-322.e7♦
––– thorakoskopisch
–––– mit
––––– Entfernung, Lymphknoten, einzelne 5-322.h8♦
––––– Lymphadenektomie, radikal 5-322.h9♦
–––– ohne Lymphadenektomie 5-322.h7♦
–– 10 bis 19 Keile
––– offen
–––– mit
––––– Entfernung, Lymphknoten, einzelne 5-322.eb♦
––––– Lymphadenektomie, radikal 5-322.ec♦
–––– ohne Lymphadenektomie 5-322.ea♦
––– thorakoskopisch
–––– mit
––––– Entfernung, Lymphknoten, einzelne 5-322.hb♦
––––– Lymphadenektomie, radikal 5-322.hc♦
–––– ohne Lymphadenektomie 5-322.ha♦
–– 20 oder mehr Keile
––– offen
–––– mit
––––– Entfernung, Lymphknoten, einzelne 5-322.ee♦
––––– Lymphadenektomie, radikal 5-322.ef♦
–––– ohne Lymphadenektomie 5-322.ed♦
––– thorakoskopisch
–––– mit
––––– Entfernung, Lymphknoten, einzelne 5-322.he♦
––––– Lymphadenektomie, radikal 5-322.hf♦
–––– ohne Lymphadenektomie 5-322.hd♦ ►

Lunge *(Forts.)*
– Kryobiopsie, endoskopisch 1-430.21♦
–– transbronchial 1-430.21♦
–– transösophageal 1-430.21♦
– Lavage, therapeutisch, sehr aufwendig 8-173.0
– Lobektomie
–– einseitig, thorakoskopisch
––– mit bronchoplastischer Erweiterung, ohne radikale Lymphadenektomie 5-324.62
––– ohne angioplastische oder bronchoplastische Erweiterung
–––– mit radikaler Lymphadenektomie 5-324.71
–––– ohne radikale Lymphadenektomie 5-324.61
–– mit
––– angioplastischer
–––– Erweiterung, mit
––––– Brustwandresektion 5-325.24♦
––––– intraperikardialer Gefäßresektion 5-325.21♦
––––– Ösophagusresektion 5-325.26♦
––––– Perikardresektion 5-325.22♦
––––– Resektion
–––––– an mehreren Organen 5-325.28♦
–––––– Gewebe, Wirbelsäule 5-325.27♦
––––– Vorhofresektion 5-325.23♦
––––– Zwerchfellresektion 5-325.25♦
–––– und bronchoplastischer Erweiterung, mit
––––– Brustwandresektion 5-325.34♦
––––– intraperikardialer Gefäßresektion 5-325.31♦
––––– Ösophagusresektion 5-325.36♦
––––– Perikardresektion 5-325.32♦
––––– Resektion
–––––– an mehreren Organen 5-325.38♦
–––––– Gewebe, Wirbelsäule 5-325.37♦
––––– Vorhofresektion 5-325.33♦
––––– Zwerchfellresektion 5-325.35♦
––– Bifurkationsresektion, mit
–––– Brustwandresektion 5-325.44♦
–––– intraperikardialer Gefäßresektion 5-325.41♦
–––– Perikardresektion 5-325.42♦
–––– Vorhofresektion 5-325.43♦
––– bronchoplastischer Erweiterung, mit
–––– Brustwandresektion 5-325.14♦
–––– intraperikardialer Gefäßresektion 5-325.11♦
–––– Ösophagusresektion 5-325.16♦
–––– Perikardresektion 5-325.12♦
–––– Resektion
––––– an mehreren Organen 5-325.18♦
––––– Gewebe, Wirbelsäule 5-325.17♦
–––– Vorhofresektion 5-325.13♦
–––– Zwerchfellresektion 5-325.15♦
–– offen
––– mit
–––– angioplastischer
––––– Erweiterung, mit radikaler Lymphadenektomie 5-324.b3♦ ►

Lunge *(Forts.)*
~ Lobektomie *(Forts.)*
~~ offen *(Forts.)*
~~~ mit *(Forts.)*
~~~~ angioplastischer *(Forts.)*
––––– und bronchoplastischer Erweiterung
–––––– mit radikaler Lymphadenektomie 5-324.b4♦
–––––– ohne radikale Lymphadenektomie 5-324.a4♦
–––– Bifurkationsresektion
––––– mit radikaler Lymphadenektomie 5-324.b5♦
––––– ohne radikale Lymphadenektomie 5-324.a5♦
–––– bronchoplastischer Erweiterung
––––– mit radikaler Lymphadenektomie 5-324.b2♦
––––– ohne radikale Lymphadenektomie 5-324.a2♦
––– ohne
–––– angioplastische oder bronchoplastische Erweiterung
––––– mit radikaler Lymphadenektomie 5-324.b1♦
––––– ohne radikale Lymphadenektomie 5-324.a1♦
–––– radikale Lymphadenektomie, mit angioplastischer Erweiterung 5-324.a3♦
––– zur Lebend-Organspende 5-324.c
–– ohne angioplastische oder bronchoplastische Erweiterung, mit
––– Brustwandresektion 5-325.04♦
––– intraperikardialer Gefäßresektion 5-325.01♦
––– Ösophagusresektion 5-325.06♦
––– Perikardresektion 5-325.02♦
––– Resektion
–––– an mehreren Organen 5-325.08♦
–––– Gewebe, Wirbelsäule 5-325.07♦
––– Vorhofresektion 5-325.03♦
––– Zwerchfellresektion 5-325.05♦
– Nadelbiopsie, perkutan 1-431.0♦
– Naht
–– offen, nach Verletzung 5-334.0♦
–– thorakoskopisch, nach Verletzung 5-334.1♦
– Perfusions-Single-Photon-Emissionscomputertomographie 3-722.0
– Perfusions-SPECT 3-722.0
– Perfusionsszintigraphie 3-703.0
– Punktion, perkutan, therapeutisch 8-152.2♦
– Rekonstruktion, plastisch 5-334.3♦
– Reoperation *[nur Zusatzkode!]* 5-349.6
– Resektion, bei Resektion, Gewebe, Mediastinum 5-342.12
–– mit
––– Gefäßersatz 5-342.15
––– Teilresektion, Perikard 5-342.16
– Retransplantation
–– komplett, während desselben stationären Aufenthaltes 5-335.30♦ ►

Lunge *(Forts.)*
~ Retransplantation *(Forts.)*
–– partiell, während desselben stationären Aufenthaltes 5-335.31♦
– Segmentresektion
–– offen
––– mit
–––– Entfernung, Lymphknoten, einzeln 5-323.42♦
–––– radikaler Lymphadenektomie 5-323.43♦
––– ohne Lymphadenektomie 5-323.41♦
–– thorakoskopisch
––– mit
–––– Entfernung, Lymphknoten, einzeln 5-323.52♦
–––– Lymphadenektomie, radikal 5-323.53♦
––– ohne Lymphadenektomie 5-323.51♦
– SPECT/CT, mit
–– Computertomographie, diagnostisch 3-732.1
–– Niedrigdosis-Computertomographie, zur Schwächungskorrektur 3-732.0
– Spülung, therapeutisch, sehr aufwendig 8-173.0
– Stanzbiopsie
–– mit Clip-Markierung, Biopsieregion, mit Steuerung durch bildgebende Verfahren 1-432.02♦
–– ohne Clip-Markierung, Biopsieregion, mit Steuerung durch bildgebende Verfahren 1-432.01♦
– Teilresektion, bei Resektion, Gewebe, Mediastinum, mit Teilresektion, Perikard, mit Gefäßersatz 5-342.18
– Transplantation
–– Evaluation
––– teilweise, ohne Aufnahme auf eine Warteliste 1-920.12
––– vollständig
–––– mit Aufnahme auf eine Warteliste 1-920.22
–––– ohne Aufnahme auf eine Warteliste 1-920.02
–– komplett 5-335.20♦
–– partiell 5-335.21♦
–– Re-Evaluation, mit
––– Aufnahme oder Verbleib auf einer Warteliste 1-920.32
––– Herausnahme aus einer Warteliste 1-920.42
– Unterstützung, pumpenlos, extrakorporal
–– bis unter 6 Tage 8-852.20
–– 6 bis unter 12 Tage 8-852.21
–– 12 bis unter 18 Tage 8-852.22
–– 18 bis unter 30 Tage 8-852.23
–– 30 bis unter 42 Tage 8-852.24
–– 42 Tage oder mehr 8-852.25
– Ventilations-Single-Photon-Emissionscomputertomographie 3-722.1
–– mit Perfusions-Single-Photon-Emissionscomputertomographie 3-722.2
– Ventilations-SPECT 3-722.1
–– mit Perfusions-SPECT 3-722.2 ►

Lunge *(Forts.)*
– Ventilationsszintigraphie 3-703.1
–– mit Perfusionsszintigraphie 3-703.2
– Zangenbiopsie, endoskopisch 1-430.20♦
–– transbronchial 1-430.20♦
–– transösophageal 1-430.20♦
Lungengewebe, Destruktion, perkutan, durch Kryoablation 5-339.23♦
Lungenkollaps, durch
– Phreniektomie 5-041.5
– Phrenikotomie 5-040.5
Lungenkreislauf, Gefäß
– künstlich
–– Ballonangioplastie, perkutan-transluminal 8-838.05
–– Blade-Angioplastie, perkutan-transluminal 8-838.15
–– Embolisation, selektiv, perkutan-transluminal, mit
––– ablösbarem Ballon 8-838.a5
––– embolisierenden Flüssigkeiten 8-838.85
––– Partikeln oder Metallspiralen 8-838.95
––– Schirm 8-838.b5
–– Fragmentation, Thrombus, perkutan-transluminal 8-838.75
–– Fremdkörperentfernung, perkutan-transluminal 8-838.55
–– Implantation
––– perkutan-transluminal
–––– Cheatham-Platinum-Stent
––––– gecovert 8-838.m5
––––– ungecovert 8-838.k5
–––– System, druckreduzierend, intraluminal 8-838.c5
–––– Wachstumsstent
––––– gecovert 8-838.m5
––––– ungecovert 8-838.k5
––– Stent
–––– mehrere, perkutan-transluminal 8-838.45
–––– perkutan-transluminal 8-838.35
–– Laser-Angioplastie, perkutan-transluminal 8-838.25
–– Rotationsthrombektomie, perkutan-transluminal 8-838.d5
–– Thrombolyse, selektiv, perkutan-transluminal 8-838.65
– Malformation
–– Ballonangioplastie, perkutan-transluminal 8-838.03
–– Blade-Angioplastie, perkutan-transluminal 8-838.13
–– Embolisation, selektiv, perkutan-transluminal, mit
––– ablösbarem Ballon 8-838.a3
––– embolisierenden Flüssigkeiten 8-838.83
––– Partikeln oder Metallspiralen 8-838.93
––– Schirm 8-838.b3
–– Fragmentation, Thrombus, perkutan-transluminal 8-838.73
–– Fremdkörperentfernung, perkutan-transluminal 8-838.53 ▶

Lungenkreislauf, Gefäß *(Forts.)*
~ Malformation *(Forts.)*
–– Implantation, perkutan-transluminal
––– Cheatham-Platinum-Stent
–––– gecovert, 1 8-838.m3
–––– ungecovert, 1 8-838.k3
––– Stent
–––– 1 8-838.33
–––– gecovert, großlumig
––––– 1 8-838.g3
––––– 2 oder mehr 8-838.h3
–––– mehrere 8-838.43
–––– ungecovert, großlumig
––––– 1 8-838.e3
––––– 2 oder mehr 8-838.f3
––– System, druckreduzierend, intraluminal 8-838.c3
––– Wachstumsstent
–––– gecovert, 1 8-838.m3
–––– ungecovert, 1 8-838.k3
–– Laser-Angioplastie, perkutan-transluminal 8-838.23
–– Thrombolyse, selektiv, perkutan-transluminal 8-838.63
Lungenlappen
– Retransplantation, während desselben stationären Aufenthaltes 5-335.31♦
– Transplantation 5-335.21♦
Lungenmittellappen, rechts, Wedge resection 5-322.d1♦
Lungenparenchym, Fistelverschluss
– offen 5-334.7♦
– thorakoskopisch 5-334.8♦
Lungenvene, Fehlmündung
– partiell, Korrektur 5-359.21
– total, Korrektur 5-359.20
Lutetium-177-PSMA-Liganden, zur Therapie, intravenös 8-530.d0
Luxiert, Linse, Entfernung, aus
– Glaskörper
–– mit Einführung, Vorderkammerlinse
––– irisfixiert 5-145.26♦
––– kammerwinkelgestützt 5-145.25♦
–– ohne Implantation, Linse, alloplastisch 5-145.20♦
– Vorderkammer, ohne Implantation, Linse, alloplastisch 5-145.10♦
LWS – s. Lendenwirbelsäule
Lymphabfluss aus Tumor, Darstellung, mit Lymphszintigraphie, planar, mit Gabe von radioaktiv markierten
– rezeptorgerichteten Substanzen 3-709.01
– rezeptorspezifischen Substanzen 3-709.01
– ungerichteten Substanzen 3-709.00
– unspezifischen Substanzen 3-709.00
Lymphadenektomie
– abdominal
–– radikal
––– laparoskopisch
–––– als selbständiger Eingriff 5-404.n ▶

Lymphadenektomie *(Forts.)*
~ abdominal *(Forts.)*
~~ radikal *(Forts.)*
~~~ laparoskopisch *(Forts.)*
---- im Rahmen einer anderen Operation *[nur Zusatzkode!]* 5-407.7
--- offen, als selbständiger Eingriff 5-404.m
-- regional
--- laparoskopisch
---- als selbständiger Eingriff 5-402.h
---- im Rahmen einer anderen Operation *[nur Zusatzkode!]* 5-406.b
--- offen
---- als selbständiger Eingriff 5-402.g
---- im Rahmen einer anderen Operation *[nur Zusatzkode!]* 5-406.a
-- systematisch
--- laparoskopisch, im Rahmen einer anderen Operation *[nur Zusatzkode!]* 5-407.7
--- offen, im Rahmen einer anderen Operation *[nur Zusatzkode!]* 5-407 6
--- radikal, im Rahmen einer anderen Operation *[nur Zusatzkode!]* 5-407 6
- axillär
-- radikal
--- Level 1
---- 2 und 3
----- als selbständiger Eingriff 5-404.03♦
----- im Rahmen einer anderen Operation *[nur Zusatzkode!]* 5-407.03♦
---- als selbständiger Eingriff 5-404.01♦
---- im Rahmen einer anderen Operation *[nur Zusatzkode!]* 5-407.01♦
--- Level 1 und 2
---- als selbständiger Eingriff 5-404.02♦
---- im Rahmen einer anderen Operation *[nur Zusatzkode!]* 5-407.02♦
--- ohne Zuordnung eines Levels
---- als selbständiger Eingriff 5-404.00♦
---- im Rahmen einer anderen Operation *[nur Zusatzkode!]* 5-407.00♦
-- regional
--- Level 1
---- 2 und 3
----- als selbständiger Eingriff 5-402.13♦
----- im Rahmen einer anderen Operation *[nur Zusatzkode!]* 5-406.13♦
---- als selbständiger Eingriff 5-402.11♦
---- im Rahmen einer anderen Operation *[nur Zusatzkode!]* 5-406.11♦
--- Level 1 und 2
---- als selbständiger Eingriff 5-402.12♦
---- im Rahmen einer anderen Operation *[nur Zusatzkode!]* 5-406.12♦
--- ohne Zuordnung eines
---- Levels, im Rahmen einer anderen Operation *[nur Zusatzkode!]* 5-406.10♦
---- Levels als selbständiger Eingriff 5-402.10♦ ►

Lymphadenektomie *(Forts.)*
~ axillär *(Forts.)*
-- systematisch
--- Level 1
---- 2 und 3
----- als selbständiger Eingriff 5-404.03♦
----- im Rahmen einer anderen Operation *[nur Zusatzkode!]* 5-407.03♦
---- als selbständiger Eingriff 5-404.01♦
---- im Rahmen einer anderen Operation *[nur Zusatzkode!]* 5-407.01♦
--- Level 1 und 2
---- als selbständiger Eingriff 5-404.02♦
---- im Rahmen einer anderen Operation *[nur Zusatzkode!]* 5-407.02♦
--- ohne Zuordnung eines Levels
---- als selbständiger Eingriff 5-404.00♦
---- im Rahmen einer anderen Operation *[nur Zusatzkode!]* 5-407.00♦
- bei Ösophagektomie, thorakoabdominal
-- mit Interposition, Kolon 5-426.24
-- ohne Wiederherstellung, Kontinuität 5-425.2
- iliakal
-- radikal, im Rahmen einer anderen Operation *[nur Zusatzkode!]* 5-407.2♦
-- regional
--- im Rahmen einer anderen Operation *[nur Zusatzkode!]* 5-406.3♦
--- laparoskopisch, als selbständiger Eingriff 5-402.8♦
--- offen, als selbständiger Eingriff 5-402.3♦
-- systematisch, im Rahmen einer anderen Operation *[nur Zusatzkode!]* 5-407.2♦
-- und paraaortal, radikal, laparoskopisch, als selbständiger Eingriff 5-404.e♦
- inguinal
-- radikal
--- als selbständiger Eingriff 5-404.h♦
--- im Rahmen einer anderen Operation *[nur Zusatzkode!]* 5-407.4♦
-- regional
--- im Rahmen einer anderen Operation *[nur Zusatzkode!]* 5-406.4♦
--- laparoskopisch, als selbständiger Eingriff 5-402.9♦
--- offen, als selbständiger Eingriff 5-402.4♦
-- systematisch, im Rahmen einer anderen Operation *[nur Zusatzkode!]* 5-407.4♦
- mediastinal
-- radikal
--- im Rahmen einer anderen Operation *[nur Zusatzkode!]* 5-407.1
--- offen, als selbständiger Eingriff 5-404.1
--- thorakoskopisch, als selbständiger Eingriff 5-404.8
-- regional
--- im Rahmen einer anderen Operation *[nur Zusatzkode!]* 5-406.7
--- offen, als selbständiger Eingriff 5-402.c
--- thorakoskopisch, als selbständiger Eingriff 5-402.d ►

L
~~~

Lymphadenektomie *(Forts.)*
~ mediastinal *(Forts.)*
–– systematisch, im Rahmen einer anderen Operation *[nur Zusatzkode!]* 5-407.1
– mesenterial, regional, im Rahmen einer anderen Operation *[nur Zusatzkode!]* 5-406.9♦
– obturatorisch, regional
–– im Rahmen einer anderen Operation *[nur Zusatzkode!]* 5-406.6♦
–– laparoskopisch, als selbständiger Eingriff 5-402.b♦
–– offen, als selbständiger Eingriff 5-402.6♦
– paraaortal
–– bei Exstirpation
––– Uterus, radikal 5-685.2
––– Zervixstumpf, radikal 5-686.2
–– radikal, im Rahmen einer anderen Operation *[nur Zusatzkode!]* 5-407.2♦
–– regional
––– im Rahmen einer anderen Operation *[nur Zusatzkode!]* 5-406.2
––– laparoskopisch, als selbständiger Eingriff 5-402.7
––– offen, als selbständiger Eingriff 5-402.2
–– systematisch, im Rahmen einer anderen Operation *[nur Zusatzkode!]* 5-407.2♦
– parakaval
–– radikal, im Rahmen einer anderen Operation *[nur Zusatzkode!]* 5-407.2♦
–– systematisch, im Rahmen einer anderen Operation *[nur Zusatzkode!]* 5-407.2♦
– pelvin
–– bei Exstirpation
––– Uterus, radikal 5-685.1
––– Zervixstumpf, radikal 5-686.1
–– radikal
––– im Rahmen einer anderen Operation *[nur Zusatzkode!]* 5-407.3♦
––– laparoskopisch, als selbständiger Eingriff 5-404.g♦
––– offen, als selbständiger Eingriff 5-404.f♦
–– regional
––– im Rahmen einer anderen Operation *[nur Zusatzkode!]* 5-406.5♦
––– laparoskopisch, als selbständiger Eingriff 5-402.a♦
––– offen, als selbständiger Eingriff 5-402.5♦
–– systematisch, im Rahmen einer anderen Operation *[nur Zusatzkode!]* 5-407.3♦
–– und paraaortal, bei Exstirpation
––– Uterus, radikal 5-685.3
––– Zervixstumpf, radikal 5-686.3
– peribronchial
–– radikal
––– im Rahmen einer anderen Operation *[nur Zusatzkode!]* 5-407.5♦
––– offen, als selbständiger Eingriff 5-404.j♦
––– thorakoskopisch, als selbständiger Eingriff 5-404.k♦ ►

Lymphadenektomie *(Forts.)*
~ peribronchial *(Forts.)*
–– regional
––– im Rahmen einer anderen Operation *[nur Zusatzkode!]* 5-406.8♦
––– offen, als selbständiger Eingriff 5-402.e♦
––– thorakoskopisch, als selbständiger Eingriff 5-402.f♦
–– systematisch, im Rahmen einer anderen Operation *[nur Zusatzkode!]* 5-407.5♦
– radikal, bei
–– Bisegmentresektion, Lunge
––– offen 5-323.63♦
––– thorakoskopisch 5-323.73♦
–– Segmentresektion, Lunge, thorakoskopisch 5-323.53♦
– regional, bei Prostatovesikulektomie, radikal, laparoskopisch 5-604.42
– retroperitoneal
–– radikal
––– im Rahmen einer anderen Operation *[nur Zusatzkode!]* 5-407.2♦
––– laparoskopisch, als selbständiger Eingriff 5-404.e♦
––– offen, als selbständiger Eingriff 5-404.d♦
–– systematisch, im Rahmen einer anderen Operation *[nur Zusatzkode!]* 5-407.2♦
– zervikal
–– radikal
––– erweitert, Regionen
–––– 4 5-403.30♦
–––– 5 5-403.31♦
–––– 6 5-403.32♦
––– modifiziert, Regionen
–––– 4 5-403.20♦
–––– 5 5-403.21♦
–––– 6 5-403.22♦
––– Regionen
–––– 4 5-403.10♦
–––– 5 5-403.11♦
–––– 6 5-403.12♦
–– regional
––– als selbständiger Eingriff 5-402.0♦
––– im Rahmen einer anderen Operation *[nur Zusatzkode!]* 5-406.0♦
–– selektiv, Regionen
––– 1 5-403.00♦
––– 2 5-403.01♦
––– 3 5-403.02♦
––– 4 5-403.03♦
––– 5 5-403.04♦
––– 6 5-403.05♦
Lymphangiom, Exzision 5-401.c
Lymphgefäß
– Axilla, Exzision, einzeln, mit Farbmarkierung 5-401.12♦
– Entnahme, Oberschenkel, zur Transplantation 5-401.f0♦
– Inzision 5-400
– Transplantation
–– axillär 5-408.60♦ ►

Lymphgefäß *(Forts.)*
~ Transplantation *(Forts.)*
–– inguinal 5-408.61♦
– Transposition
–– axillär 5-408.60♦
–– inguinal 5-408.61♦
Lymphknoten
– abdominal, einzeln, Exzision
–– laparoskopisch 5-401.j
–– offen 5-401.h
– Ausräumung, mehrere einer Region, abdominal, laparoskopisch, im Rahmen einer anderen Operation *[nur Zusatzkode!]* 5-406.b
– Axilla
–– Biopsie
––– durch Inzision 1-586.2♦
––– perkutan 1-425.2♦
–––– mit Steuerung durch bildgebende Verfahren 1-426.2♦
–– einzeln, Exzision, mit Farbmarkierung 5-401.12♦
–– Exzision
––– mit Radionuklidmarkierung 5-401.11♦
––– ohne Markierung 5-401.10♦
–– Nadelbiopsie, perkutan 1-425.2♦
– axillär, Exzision, einzeln, mit kombinierter Radionuklid- und Farbmarkierung 5-401.13♦
– einer oder mehrere, Implantation, Bestrahlungsmarker
–– endoskopisch 5-408.91
–– perkutan 5-408.90
– einzeln, Entfernung, bei Bisegmentresektion, Lunge
–– offen 5-323.62♦
–– thorakoskopisch 5-323.72♦
– erkrankt, Destruktion, perkutan, durch Thermoablation 5-408.5
– iliakal
–– Biopsie
––– durch Inzision 1-586.5♦
––– perkutan 1-425.5♦
–––– mit Steuerung durch bildgebende Verfahren 1-426.5♦
–– einzeln, Exzision
––– laparoskopisch
–––– mit
––––– Farbmarkierung 5-401.92♦
––––– kombinierter Radionuklid- und Farbmarkierung 5-401.93♦
––––– Radionuklidmarkierung 5-401.91♦
–––– ohne Markierung 5-401.90♦
––– offen
–––– mit
––––– Farbmarkierung 5-401.42♦
––––– kombinierter Radionuklid- und Farbmarkierung 5-401.43♦
––––– Radionuklidmarkierung 5-401.41♦
–––– ohne Markierung 5-401.40♦
–– Nadelbiopsie, perkutan 1-425.5♦ ►

Lymphknoten *(Forts.)*
– inguinal
–– Biopsie
––– durch Inzision 1-586.6♦
––– perkutan 1-425.7♦
–––– mit Steuerung durch bildgebende Verfahren 1-426.7♦
–– einzeln, Exzision
––– laparoskopisch
–––– mit
––––– Farbmarkierung 5-401.a2♦
––––– kombinierter Radionuklid- und Farbmarkierung 5-401.a3♦
––––– Radionuklidmarkierung 5-401.a1♦
–––– ohne Markierung 5-401.a0♦
––– offen
–––– mit
––––– Farbmarkierung 5-401.52♦
––––– kombinierter Radionuklid- und Farbmarkierung 5-401.53♦
––––– Radionuklidmarkierung 5-401.51♦
–––– ohne Markierung 5-401.50♦
–– Nadelbiopsie, perkutan 1-425.7♦
– Inzision 5-400
– Ligamentum pulmonale
–– einzeln, Exzision, thorakoskopisch
––– mit
–––– Farbmarkierung 5-401.72
–––– Radionuklidmarkierung 5-401.71
––– ohne Markierung 5-401.70
–– Entfernung, mediastinoskopisch, mit
––– Farbmarkierung 5-401.72
––– Radionuklidmarkierung 5-401.71
–– Exzision, mediastinoskopisch, ohne Markierung 5-401.70
– mediastinal
–– Biopsie
––– durch Inzision 1-586.3
––– perkutan 1-425.3
–––– mit Steuerung durch bildgebende Verfahren 1-426.3
–– einzeln, Exzision
––– offen
–––– mit
––––– Farbmarkierung 5-401.22
––––– kombinierter Radionuklid- und Farbmarkierung 5-401.23
––––– Radionuklidmarkierung 5-401.21
–––– ohne Markierung 5-401.20
––– thorakoskopisch
–––– mit
––––– Farbmarkierung 5-401.72
––––– kombinierter Radionuklid- und Farbmarkierung 5-401.73
––––– Radionuklidmarkierung 5-401.71
–––– ohne Markierung 5-401.70
–– Entfernung
––– mediastinoskopisch, mit
–––– Farbmarkierung 5-401.72
–––– Radionuklidmarkierung 5-401.71 ►

Lymphknoten *(Forts.)*
~ mediastinal *(Forts.)*
~~ Entfernung *(Forts.)*
––– radikal, mediastinoskopisch, als selbständiger Eingriff 5-404.8
––– regional, mediastinoskopisch, als selbständiger Eingriff 5-402.d
–– Exzision, mediastinoskopisch, ohne Markierung 5-401.70
–– Nadelbiopsie, perkutan 1-425.3
– mehrere, Ausräumung
–– abdominal, offen, im Rahmen einer anderen Operation *[nur Zusatzkode!]* 5-406.a
–– iliakal, Region, 1, im Rahmen einer anderen Operation *[nur Zusatzkode!]* 5-406.3♦
–– inguinal, Region, 1, im Rahmen einer anderen Operation *[nur Zusatzkode!]* 5-406.4♦
–– mediastinal, Region, 1, im Rahmen einer anderen Operation *[nur Zusatzkode!]* 5-406.7
–– mesenterial, Region, 1, im Rahmen einer anderen Operation *[nur Zusatzkode!]* 5-406.9♦
–– obturatorisch, Region, 1, im Rahmen einer anderen Operation *[nur Zusatzkode!]* 5-406.6♦
–– paraaortal, Region, 1, im Rahmen einer anderen Operation *[nur Zusatzkode!]* 5-406.2
–– pelvin, Region, 1, im Rahmen einer anderen Operation *[nur Zusatzkode!]* 5-406.5♦
–– peribronchial, Region, 1, im Rahmen einer anderen Operation *[nur Zusatzkode!]* 5-406.8♦
–– zervikal, Region, 1, im Rahmen einer anderen Operation *[nur Zusatzkode!]* 5-406.0♦
– mesenterial
–– Biopsie
––– durch Inzision 1-586.8♦
––– mit Steuerung durch bildgebende Verfahren 1-426.a♦
––– perkutan mit Steuerung durch bildgebende Verfahren 1-426.a♦
– paraaortal
–– Biopsie
––– durch Inzision 1-586.4
––– perkutan 1-425.4
–––– mit Steuerung durch bildgebende Verfahren 1-426.4
–– einzeln, Exzision
––– laparoskopisch
–––– mit
––––– Farbmarkierung 5-401.82
––––– kombinierter Radionuklid- und Farbmarkierung 5-401.83
––––– Radionuklidmarkierung 5-401.81
–––– ohne Markierung 5-401.80
––– offen
–––– mit
––––– Farbmarkierung 5-401.32
––––– kombinierter Radionuklid- und Farbmarkierung 5-401.33
––––– Radionuklidmarkierung 5-401.31
–––– ohne Markierung 5-401.30
–– Nadelbiopsie, perkutan 1-425.4 ►

Lymphknoten *(Forts.)*
– paraösophageal
–– einzeln, Exzision, thorakoskopisch
––– mit
–––– Farbmarkierung 5-401.72
–––– Radionuklidmarkierung 5-401.71
––– ohne Markierung 5-401.70
–– Entfernung, mediastinoskopisch
––– mit
–––– Farbmarkierung 5-401.72
–––– Radionuklidmarkierung 5-401.71
––– ohne Markierung 5-401.70
– parasternal, einzeln, Exzision, offen
–– mit
––– Farbmarkierung 5-401.g2♦
––– kombinierter Radionuklid- und Farbmarkierung 5-401.g3♦
––– Radionuklidmarkierung 5-401.g1♦
–– ohne Markierung 5-401.g0♦
– paratracheal
–– einzeln, Exzision, thorakoskopisch
––– mit
–––– Farbmarkierung 5-401.72
–––– Radionuklidmarkierung 5-401.71
––– ohne Markierung 5-401.70
–– Entfernung, mediastinoskopisch
––– mit
–––– Farbmarkierung 5-401.72
–––– Radionuklidmarkierung 5-401.71
––– ohne Markierung 5-401.70
– pelvin
–– Biopsie
––– durch Inzision 1-586.7♦
––– perkutan 1-425.6♦
–––– mit Steuerung durch bildgebende Verfahren 1-426.6♦
–– Nadelbiopsie, perkutan 1-425.6♦
– peribronchial, einzeln, Exzision
–– offen 5-401.d♦
–– thorakoskopisch 5-401.e♦
– Probeexzision, aus Halsbereich, ohne Markierung 5-401.00♦
– subkarinal
–– einzeln, Exzision, thorakoskopisch
––– mit
–––– Farbmarkierung 5-401.72
–––– Radionuklidmarkierung 5-401.71
––– ohne Markierung 5-401.70
–– Entfernung, mediastinoskopisch
––– mit
–––– Farbmarkierung 5-401.72
–––– Radionuklidmarkierung 5-401.71
––– ohne Markierung 5-401.70
– submental, Exstirpation 5-401.00♦
– supraklavikulär
–– Biopsie
––– durch Inzision 1-586.1♦
––– perkutan 1-425.1♦
–––– mit Steuerung durch bildgebende Verfahren 1-426.1♦
–– Exstirpation 5-401.00♦ ►

Lymphknoten *(Forts.)*
~ supraklavikulär *(Forts.)*
–– Nadelbiopsie, perkutan 1-425.1♦
– tracheobronchial
–– einzeln, Exzision, thorakoskopisch
––– mit
–––– Farbmarkierung 5-401.72
–––– Radionuklidmarkierung 5-401.71
––– ohne Markierung 5-401.70
–– Entfernung, mediastinoskopisch
––– mit
–––– Farbmarkierung 5-401.72
–––– Radionuklidmarkierung 5-401.71
––– ohne Markierung 5-401.70
– zervikal
–– Biopsie
––– durch Inzision 1-586.0♦
––– perkutan 1-425.0♦
–––– mit Steuerung durch bildgebende Verfahren 1-426.0♦
–– einzeln, Exzision, mit Radionuklidmarkierung 5-401.01♦
–– Exzision 5-401.00♦
––– einzeln, mit kombinierter Radionuklid- und Farbmarkierung 5-401.03♦
–– Nadelbiopsie, perkutan 1-425.0♦
Lymphknotenpaket, Axilla, Exstirpation, ohne Markierung 5-401.10♦
Lymphknotenstation, abdominal, mehrere, Exzision
– laparoskopisch, mit Biopsie, Leber 5-401.b
– offen, mit Biopsie, Leber – s.a. Staging-Laparotomie 5-401.6
Lymphödem
– Beseitigung, durch Anastomose 5-408.0
– Drainage
–– laparoskopisch 5-408.4
–– offen 5-408.3
Lymphographie, Extremität 3-620
– 2 3-621
Lymphovenös, Anastomose 5-408.0
Lymphozele
– Biopsie
–– endosonographisch gesteuert 1-494.b
–– perkutan 1-493.b
––– mit Steuerung durch bildgebende Verfahren 1-494.b
– Inzision 5-408.1
– Nadelbiopsie, perkutan 1-493.b
– Punktion, perkutan, therapeutisch 8-159.2
– Resektion
–– laparoskopisch 5-408.81
–– offen 5-408.80
– Teilresektion
–– laparoskopisch 5-408.81
–– offen 5-408.80
Lymphozyten
– allogen, Entnahme, aus peripherem Blut, zur Transfusion 5-410.31 ►

Lymphozyten *(Forts.)*
– Transfusion
–– mit
––– pilzspezifischer In-vitro-Aufbereitung
–––– 1–5 TE 8-802.22
–––– mehr als 5 TE 8-802.32
––– tumorspezifischer In-vitro-Aufbereitung
–––– mit gentechnischer In-vitro-Aufbereitung
––––– 1–5 TE 8-802.23
––––– mehr als 5 TE 8-802.33
––– virusspezifischer In-vitro-Aufbereitung
–––– 1–5 TE 8-802.21
–––– mehr als 5 TE 8-802.31
–– nach erneuter Gewinnung
––– vom gleichen Spender, nach Transplantation von hämatopoetischen Stammzellen
–––– mit
––––– depletierender In-vitro-Aufbereitung 8-802.75
––––– gentechnischer In-vitro-Aufbereitung 8-802.74
––––– pilzspezifischer In-vitro-Aufbereitung 8-802.72
––––– tumorspezifischer In-vitro-Aufbereitung 8-802.73
––––– virusspezifischer In-vitro-Aufbereitung 8-802.71
–––– ohne In-vitro-Aufbereitung 8-802.70
––– von einem anderen Spender, nach Transplantation von hämatopoetischen Stammzellen
–––– mit
––––– depletierender In-vitro-Aufbereitung 8-802.84
––––– pilzspezifischer In-vitro-Aufbereitung 8-802.82
––––– tumorspezifischer In-vitro-Aufbereitung 8-802.83
––––– virusspezifischer In-vitro-Aufbereitung 8-802.81
–––– ohne In-vitro-Aufbereitung 8-802.80
–– ohne
––– erneute Gewinnung vom gleichen Spender, nach Transplantation von hämatopoetischen Stammzellen
–––– mit
––––– depletierender In-vitro-Aufbereitung 8-802.46
––––– gentechnischer In-vitro-Aufbereitung 8-802.45
––––– pilzspezifischer In-vitro-Aufbereitung 8-802.43
––––– tumorspezifischer In-vitro-Aufbereitung 8-802.44
––––– virusspezifischer In-vitro-Aufbereitung 8-802.42
–––– ohne In-vitro-Aufbereitung 8-802.40
––– In-vitro-Aufbereitung
–––– 1–5 TE 8-802.20
–––– mehr als 5 TE 8-802.30

L

Lymphszintigraphie, planar, zur
– Darstellung, Lymphabfluss aus Tumor, mit Gabe von radioaktiv markierten
–– rezeptorgerichteten Substanzen 3-709.01
–– rezeptorspezifischen Substanzen 3-709.01
–– ungerichteten Substanzen 3-709.00
–– unspezifischen Substanzen 3-709.00
– Lokalisationsdiagnostik, mit Gabe von
–– radioaktiv markierten
––– rezeptorgerichteten Substanzen 3-709.01
––– rezeptorspezifischen Substanzen 3-709.01
––– ungerichteten Substanzen 3-709.00
––– unspezifischen Substanzen 3-709.00
–– Tc-99m-HSA 3-709.00
–– Tc-99m-markierten Kolloiden 3-709.00
–– Tc-99m-Tilmanocept 3-709.01
–– Technetium-99m-HSA 3-709.00
–– Technetium-99m-markierten Kolloiden 3-709.00
–– Technetium-99m-Tilmanocept 3-709.01
Lynch, Operation – s.a. Sanierung, Sinus frontalis et ethmoidalis, kombiniert, endonasal, von außen 5-224.1♦
Lyoduraplastik, bei Verschluss, Liquorfistel 5-021.2

– M –

M. constrictor pharyngis, Myotomie
– mit Pharyngotomie 5-299.01
– ohne Pharyngotomie 5-299.00
M. gracilis, Transposition, bei Analinkontinenz 5-496.5
M. levator, Plikatur, bei Blepharoptosis 5-094.1♦
M. levator palpebrae
– Myektomie, bei Ptosis 5-094.2♦
– Tenonektomie 5-094.2♦
– Verkürzung 5-094.2♦
M. levator palpebrae superior, Verkürzung 5-094.2♦
M. pectoralis major
– Resektion, komplett, bei Mastektomie, radikal, erweitert 5-874.5♦
– Teilresektion, bei Mastektomie, radikal, erweitert 5-874.0♦
M. pectoralis minor
– Resektion, komplett, bei Mastektomie, radikal, erweitert 5-874.6♦
– Teilresektion, bei Mastektomie, radikal, erweitert 5-874.4♦
M. rectus superior, Transplantat, Sehne, bei Blepharoptosis 5-094.x♦
M. sternocleidomastoideus
– Fremdkörperentfernung 5-270.9♦
– Inzision, mit Drainage, äußere 5-270.9♦
– Logenabszessinzision 5-270.9♦
M. tarsalis superior, Ektomie, zur Verlängerung, Oberlid 5-098.03♦
M.-frontalis-Verfahren, bei Behebung, Blepharoptosis, mit Faszienschlinge 5-094.4♦
M.-orbicularis-Schlinge, bei Behebung, Blepharoptosis 5-094.x♦
M.-pectoralis-Faszie, Resektion, bei Mastektomie 5-872.1♦
Macitentan, Applikation, oral
– 20 mg bis unter 40 mg, bei Patienten unter 15 Jahren 6-007.h0
– 40 mg bis unter 60 mg, bei Patienten unter 15 Jahren 6-007.h1
– 60 mg bis unter 80 mg 6-007.h2
– 80 mg bis unter 100 mg 6-007.h3
– 100 mg bis unter 120 mg 6-007.h4
– 120 mg bis unter 140 mg 6-007.h5
– 140 mg bis unter 160 mg 6-007.h6
– 160 mg bis unter 200 mg 6-007.h7
– 200 mg bis unter 240 mg 6-007.h8
– 240 mg bis unter 280 mg 6-007.h9
– 280 mg bis unter 320 mg 6-007.ha
– 320 mg bis unter 360 mg 6-007.hb
– 360 mg bis unter 400 mg 6-007.hc
– 400 mg bis unter 480 mg 6-007.hd
– 480 mg bis unter 560 mg 6-007.he
– 560 mg bis unter 640 mg 6-007.hf
– 640 mg bis unter 720 mg 6-007.hg
– 720 mg bis unter 800 mg 6-007.hh ►

Macitentan, Applikation, oral *(Forts.)*
– 800 mg bis unter 880 mg 6-007.hj
– 880 mg oder mehr 6-007.hk
Magen
– 2/3-Resektion, mit
–– Gastroduodenostomie, nach Billroth I 5-435.0
–– Gastrojejunostomie 5-435.1
––– durch Roux-Y-Anastomose 5-435.2
–– Rekonstruktion, durch Gastroduodenostomia oralis partialis inferior nach Billroth I 5-435.0
–– Wiederherstellung, Kontinuität, durch Gastroduodenostomie, nach Billroth I 5-435.0
– 4/5-Resektion – s. Resektion, Magen, subtotal
– Anastomose
–– Ductus choledochus, biliodigestiv
––– durch Umsteigen laparoskopisch – offen chirurgisch 5-512.02
––– endoskopisch 5-512.03
––– laparoskopisch 5-512.01
––– offen 5-512.00
–– Ductus hepaticus, biliodigestiv
––– durch Umsteigen laparoskopisch – offen chirurgisch 5-512.02
––– endoskopisch 5-512.03
––– laparoskopisch 5-512.01
––– offen 5-512.00
–– Leberparenchym, biliodigestiv
––– durch Umsteigen laparoskopisch – offen chirurgisch 5-512.02
––– endoskopisch 5-512.03
––– laparoskopisch 5-512.01
––– offen 5-512.00
– Ballondilatation 5-449.73
– Biopsie
–– durch Inzision 1-554
–– endoskopisch 1-440.a
– Blutstillung, endoskopisch, durch Auftragen
–– absorbierende Substanz 5-449.t3
–– Peptid-Hydrogel-bildende Substanz 5-449.v3
– Bougierung
–– durch Umsteigen laparoskopisch – offen chirurgisch 5-449.b2
–– endoskopisch 5-449.b3
–– laparoskopisch 5-449.b1
–– offen 5-449.b0
– Clippen
–– durch Umsteigen laparoskopisch – offen chirurgisch 5-449.d2
–– endoskopisch 5-449.d3
–– laparoskopisch 5-449.d1
–– offen 5-449.d0
– Destruktion
–– endoskopisch
––– durch
–––– Elektrochemotherapie 5-433.58
–––– Elektrokoagulation 5-433.50
–––– Elektroporation, irreversibel 5-433.57
–––– Kryokoagulation 5-433.53
–––– Laserkoagulation 5-433.51
–––– Mikrowellenablation 5-433.56
–––– Radiofrequenzablation 5-433.55 ►

M

Magen *(Forts.)*
~ Destruktion *(Forts.)*
~~ endoskopisch *(Forts.)*
~~~ durch *(Forts.)*
–––– Thermokoagulation 5-433.52
––– photodynamische Therapie 5-433.54
–– laparoskopisch
––– durch
–––– Elektrochemotherapie 5-433.48
–––– Elektrokoagulation 5-433.40
–––– Elektroporation, irreversibel 5-433.47
–––– Kryokoagulation 5-433.43
–––– Laserkoagulation 5-433.41
–––– Mikrowellenablation 5-433.46
–––– Radiofrequenzablation 5-433.45
–––– Thermokoagulation 5-433.42
––– photodynamische Therapie 5-433.44
–– offen
––– durch
–––– Elektrochemotherapie 5-433.38
–––– Elektrokoagulation 5-433.30
–––– Elektroporation, irreversibel 5-433.37
–––– Kryokoagulation 5-433.33
–––– Laserkoagulation 5-433.31
–––– Mikrowellenablation 5-433.36
–––– Radiofrequenzablation 5-433.35
–––– Thermokoagulation 5-433.32
––– photodynamische Therapie 5-433.34
– Dilatation
–– durch Umsteigen laparoskopisch – offen chirurgisch 5-449.72
–– endoskopisch 5-449.73
–– laparoskopisch 5-449.71
–– offen 5-449.70
– Dissektion, submukosal, endoskopisch 5-433.24
– Divertikelexzision, offen 5-433.0
– Divertikulektomie, offen 5-433.0
– EFTR 5-433.25
– Endo-Loop
–– durch Umsteigen laparoskopisch – offen chirurgisch 5-449.c2
–– endoskopisch 5-449.c3
–– laparoskopisch 5-449.c1
–– offen 5-449.c0
– Endoskopie, diagnostisch
–– durch Inzision 1-695.0
–– intraoperativ 1-695.0
– Endosonographie 3-053
– Entfernung
–– Antirefluxsystem mit Widerlager, durch Umsteigen laparoskopisch – offen chirurgisch 5-44a.22
–– Antirefluxsystem mit Widerlager, laparoskopisch 5-44a.21
–– Antirefluxsystem mit Widerlager, offen 5-44a.20
–– Clip, endoskopisch, durch Desintegration, elektrisch 5-449.u3 ►

Magen *(Forts.)*
~ Entfernung *(Forts.)*
–– Prothese
––– nicht-selbstexpandierend
–––– durch Umsteigen laparoskopisch – offen chirurgisch, 1 5-449.m2
–––– endoskopisch, 1 5-449.m3
–––– laparoskopisch, 1 5-449.m1
–––– offen, 1 5-449.m0
––– selbstexpandierend
–––– durch Umsteigen laparoskopisch – offen chirurgisch 5-449.j2
–––– endoskopisch 5-449.j3
–––– laparoskopisch 5-449.j1
–––– offen 5-449.j0
– ESD [Endoskopische submukosale Dissektion] 5-433.24
– Exploration, durch Inzision 5-430.0
– Exzision
–– laparoskopisch 5-433.1
–– lokal
––– endoskopisch 5-433.20
––– offen 5-433.0
–– Vollwand, endoskopisch 5-433.25
– Fremdkörperentfernung, durch Inzision 5-430.0
– Fundoplicatio, abdominal, offen 5-448.40
– Fundus
–– Sperroperation
––– durch Umsteigen laparoskopisch – offen chirurgisch 5-449.22
––– endoskopisch 5-449.23
––– laparoskopisch 5-449.21
––– offen 5-449.20
–– Varizen
––– Ligatur
–––– durch Umsteigen laparoskopisch – offen chirurgisch 5-449.82
–––– laparoskopisch 5-449.81
––– Sklerosierung
–––– durch Umsteigen laparoskopisch – offen chirurgisch 5-449.02
–––– laparoskopisch 5-449.01
–––– offen 5-449.00
––– Umstechung
–––– durch Umsteigen laparoskopisch – offen chirurgisch 5-449.12
–––– laparoskopisch 5-449.11
– Fundusektomie 5-434.0
– Geweberaffung, endoskopisch, durch Clip, ringförmig, auf Endoskop aufgesteckt 5-449.s3
– Gewebeverschluss, endoskopisch, durch Clip, ringförmig, auf Endoskop aufgesteckt 5-449.s3
– Hemifundoplicatio
–– abdominal, offen 5-448.50
–– durch Umsteigen laparoskopisch – offen chirurgisch 5-448.53
–– endoskopisch 5-448.54
–– laparoskopisch 5-448.52
–– mit Hiatusnaht
––– abdominal, offen 5-448.60 ►
~~~

Magen *(Forts.)*
~ Hemifundoplicatio *(Forts.)*
~~ mit Hiatusnaht *(Forts.)*
––– durch Umsteigen laparoskopisch – offen chirurgisch 5-448.63
––– laparoskopisch 5-448.62
––– thorakal, offen 5-448.61
–– thorakal, offen 5-448.51
– Implantation
–– Antirefluxsystem mit Widerlager, durch Umsteigen laparoskopisch – offen chirurgisch 5-44a.12
–– Antirefluxsystem mit Widerlager, laparoskopisch 5-44a.11
–– Antirefluxsystem mit Widerlager, offen 5-44a.10
–– Bestrahlungsmarker, endoskopisch 5-449.w3
–– Prothese
––– nicht-selbstexpandierend
–––– durch Umsteigen laparoskopisch – offen chirurgisch, 1 5-449.k2
–––– endoskopisch, 1 5-449.k3
–––– laparoskopisch, 1 5-449.k1
–––– offen, 1 5-449.k0
––– selbstexpandierend
–––– durch Umsteigen laparoskopisch – offen chirurgisch 5-449.h2
–––– endoskopisch 5-449.h3
–––– laparoskopisch 5-449.h1
–––– offen 5-449.h0
– Injektion
–– endoskopisch 5-449.e3
–– Fibrinkleber
––– durch Umsteigen laparoskopisch – offen chirurgisch 5-449.e2
––– endoskopisch 5-449.e3
––– laparoskopisch 5-449.e1
––– offen 5-449.e0
–– laparoskopisch 5-449.e1
–– mit Umsteigen laparoskopisch – offen chirurgisch 5-449.e2
–– offen 5-449.e0
– Langzeit-pH-Metrie 1-317.1
– Mukosa, Resektion, endoskopisch 5-433.23
– Naht
–– abdominal, offen, nach Verletzung 5-448.00
–– durch Umsteigen laparoskopisch – offen chirurgisch, nach Verletzung 5-448.03
–– laparoskopisch, nach Verletzung 5-448.02
–– thorakal, offen, nach Verletzung 5-448.01
– pH-Metrie, einfach 1-317.0
– Plikatur
–– durch Umsteigen laparoskopisch – offen chirurgisch 5-448.f2
–– endoskopisch 5-448.f3
–– laparoskopisch 5-448.f1
–– offen 5-448.f0
– Polyp, mindestens 2 cm Durchmesser, Entfernung
–– 1 *[nur Zusatzkode!]* 5-433.60
–– 2 oder mehr *[nur Zusatzkode!]* 5-433.61 ►

Magen *(Forts.)*
– Polypektomie, endoskopisch, mit Schlinge
–– 1–2 Polypen 5-433.21
–– 3 oder mehr Polypen 5-433.22
– Punktionsbiopsie, diagnostisch 1-440.a
– Rekonstruktion
–– abdominal, offen, durch
––– Fistelverschluss 5-448.10
––– Gastropexie 5-448.20
––– Kardiaplastik 5-448 30
––– Verschluss, Gastrostomie 5-448.10
–– durch Umsteigen laparoskopisch – offen chirurgisch, durch
––– Fistelverschluss 5-448.13
––– Gastropexie 5-448.23
–– laparoskopisch, durch
––– Fistelverschluss 5-448.12
––– Gastropexie 5-448.22
––– Verschluss, Gastrostomie 5-448.12
–– thorakal, offen, durch
––– Fistelverschluss 5-448.11
––– Gastropexie 5-448.21
––– Verschluss, Gastrostomie 5-448.11
– Resektion
–– isoperistaltisch, distal, mit Fußpunktanastomose 5-435.1
–– partiell
––– mit Gastroduodenostomie, termino-terminal 5-435.0
––– nach Billroth II 5-435.1
–– subtotal, mit
––– Gastrojejunostomie
–––– durch Roux-Y-Anastomose
––––– mit
–––––– Exzision, Lymphknoten, einzeln, Kompartiment II oder III 5-436.12
–––––– Lymphadenektomie, systematisch
––––––– Kompartiment II 5-436.13
––––––– Kompartiment II und partiell III 5-436.14
––––––– Kompartiment II und III 5-436.15
––––– ohne Lymphadenektomie 5-436.11
–––– nach Billroth II
––––– mit
–––––– Exzision, Lymphknoten, einzeln, Kompartiment II oder III 5-436.02
–––––– Lymphadenektomie, systematisch
––––––– Kompartiment II 5-436.03
––––––– Kompartiment II und partiell III 5-436.04
––––––– Kompartiment II und III 5-436.05
––––– ohne Lymphadenektomie 5-436.01
––– Interposition, Dünndarm
–––– mit
––––– Exzision, Lymphknoten, einzeln, Kompartiment II oder III 5-436.22
––––– Lymphadenektomie, systematisch
–––––– Kompartiment II 5-436.23
–––––– Kompartiment II und partiell III 5-436.24
–––––– Kompartiment II und III 5-436.25 ►

M

Magen *(Forts.)*
~ Resektion *(Forts.)*
~~ subtotal, mit *(Forts.)*
~~~ Interposition, Dünndarm *(Forts.)*
–––– ohne Lymphadenektomie 5-436.21
––– Rekonstruktion, nach Y-Roux, ohne Lymphadenektomie 5-436.11
– Revision
–– durch Umsteigen laparoskopisch – offen chirurgisch, Antirefluxsystem mit Widerlager 5-44a.22
–– laparoskopisch, Antirefluxsystem mit Widerlager 5-44a.21
–– offen, Antirefluxsystem mit Widerlager 5-44a.20
– Segmentresektion 5-434.0
– Spiegelung, bei
–– Anastomosen, Ösophagus und Magen 1-631.1
–– axialer Gleithernie 1-631.0
–– Lageanomalie 1-631.x
–– normalem Situs 1-631.0
– Spülung 8-120
– Stapling, Varizen, endoskopisch 5-449.d3
– Stentfixierung, endoskopisch, durch einen auf ein Endoskop aufgesteckten ringförmigen Clip 5-44a.0
– Szintigraphie 3-707.2
–– mit Bestimmung, Passagezeit 3-707.2
– Teilresektion, bei
–– Duodenopankreatektomie, partiell 5-524.1
–– Pankreatektomie, total 5-525.0
– Ulkus, Exzision 5-433.0
– Varizen, Fundus
–– Ligatur
––– endoskopisch 5-449.83
––– offen 5-449.80
–– Sklerosierung, endoskopisch 5-449.03
–– Umstechung
––– endoskopisch 5-449.13
––– offen 5-449.10
– Volvulus, Beseitigung
–– durch Umsteigen laparoskopisch – offen chirurgisch 5-449.32
–– endoskopisch 5-449.33
–– laparoskopisch 5-449.31
–– offen 5-449.30
– Wechsel
–– durch Umsteigen laparoskopisch – offen chirurgisch, Antirefluxsystem mit Widerlager 5-44a.12
–– laparoskopisch, Antirefluxsystem mit Widerlager 5-44a.11
–– offen, Antirefluxsystem mit Widerlager 5-44a.10
– Wechsel, Prothese
–– nicht-selbstexpandierend
––– durch Umsteigen laparoskopisch – offen chirurgisch, 1 5-449.k2
––– endoskopisch, 1 5-449.k3
––– laparoskopisch, 1 5-449.k1 ►

Magen *(Forts.)*
~ Wechsel, Prothese *(Forts.)*
~~ nicht-selbstexpandierend *(Forts.)*
––– offen, 1 5-449.k0
–– selbstexpandierend
––– durch Umsteigen laparoskopisch – offen chirurgisch 5-449.h2
––– endoskopisch 5-449.h3
––– laparoskopisch 5-449.h1
––– offen 5-449.h0
Magen-Darm-Passage 3-13b
– fraktioniert 3-13b
Magen-Fistelverschluss, Kolon-
– durch Umsteigen laparoskopisch – offen chirurgisch 5-449.42
– endoskopisch 5-449.43
– laparoskopisch 5-449.41
– offen 5-449.40
Magenballon
– Einlegen, endoskopisch 8-127.0
– Entfernung, endoskopisch 8-127.1
Magenband
– anpassbar
–– Implantation
––– abdominal, offen 5-448.c0
––– durch Umsteigen laparoskopisch – offen chirurgisch 5-448.c3
––– laparoskopisch 5-448.c2
––– thorakal, offen 5-448.c1
–– Wechsel
––– abdominal, offen 5-448.c0
––– durch Umsteigen laparoskopisch – offen chirurgisch 5-448.c3
––– laparoskopisch 5-448.c2
––– thorakal, offen 5-448.c1
– disloziert, Neufixierung
–– abdominal, offen 5-448.d0
–– durch Umsteigen laparoskopisch – offen chirurgisch 5-448.d3
–– laparoskopisch 5-448.d2
–– thorakal, offen 5-448.d1
– Entfernung
–– abdominal, offen 5-448.e0
–– durch Umsteigen laparoskopisch – offen chirurgisch 5-448.e3
–– laparoskopisch 5-448.e2
–– thorakal, offen 5-448.e1
– nicht-anpassbar
–– Implantation
––– abdominal, offen 5-448.b0
––– durch Umsteigen laparoskopisch – offen chirurgisch 5-448.b3
––– laparoskopisch 5-448.b2
––– thorakal, offen 5-448.b1
–– Wechsel
––– abdominal, offen 5-448.b0
––– durch Umsteigen laparoskopisch – offen chirurgisch 5-448.b3
––– laparoskopisch 5-448.b2
––– thorakal, offen 5-448.b1
~~~

Magenband-Slippage
– abdominal, offen 5-448.d0
– durch Umsteigen laparoskopisch – offen chirurgisch 5-448.d3
– laparoskopisch 5-448.d2
– thorakal, offen 5-448.d1
Magenfistel, Anlegen, durch
– Direktpunktionstechnik, mit Gastropexie 5-431.21
– Fadendurchzugsmethode 5-431.20
Magenhochzug
– bei
–– Erweiterungsplastik, Ösophagus
––– mit Interposition
–––– Dünndarm, frei 5-427.23
–––– Kolon 5-427.24
––– und Anastomose, zervikal 5-427.22
–– Pharyngoplastik 5-293.5
– und Anastomose
–– kollar, bei Ösophagektomie, transmediastinal, mit Dissektion, stumpf 5-426.02
–– intrathorakal, bei
––– Erweiterungsplastik, Ösophagus 5-427.21
––– Ösophagektomie
–––– abdominozervikal, mit Dissektion, stumpf 5-426.01
–––– thorakoabdominal
––––– mit Lymphadenektomie 5-426.21
––––– ohne Lymphadenektomie 5-426.11
––– Rekonstruktion, Ösophaguspassage
–––– im Ösophagusbett 5-427.11
–––– Retrosternalraum 5-427.01
–– zervikal, bei
––– Ösophagektomie, thorakoabdominal
–––– ohne Lymphadenektomie 5-426.12
–––– total, mit Lymphadenektomie 5-426.22
––– Rekonstruktion, Ösophaguspassage
–––– im Ösophagusbett 5-427.12
–––– Retrosternalraum 5-427.02
Magenöffnung, künstlich, Verschluss, abdominal, offen 5-448.10
Magenreservoir, Anlegen
– laparoskopisch, zur kutanen Harnableitung 5-566.31
– offen, zur kutanen Harnableitung 5-566.30
Magenschrittmacher
– Aggregat
–– Entfernung 5-449.q
–– Revision 5-449.q
– Implantation, mit Implantation, Sonde
–– durch Umsteigen laparoskopisch – offen chirurgisch 5-449.n2
–– laparoskopisch 5-449.n1
–– offen 5-449.n0
– Sonde
–– Entfernung
––– durch Umsteigen laparoskopisch – offen chirurgisch 5-449.p2
––– laparoskopisch 5-449.p1
––– offen 5-449.p0 ►

Magenschrittmacher *(Forts.)*
~ Sonde *(Forts.)*
–– Revision
––– durch Umsteigen laparoskopisch – offen chirurgisch 5-449.p2
––– laparoskopisch 5-449.p1
––– offen 5-449.p0
– Wechsel
–– mit Wechsel, Sonde
––– durch Umsteigen laparoskopisch – offen chirurgisch 5-449.n2
––– laparoskopisch 5-449.n1
––– offen 5-449.n0
–– ohne Wechsel, Sonde 5-449.n3
Magenstumpf-Vagotomie, bei Rezidivoperation 5-444.3
Magenwand, Exzision, endoskopisch 5-433.20
Magnesium, Verwendung
– Knochenersatzmaterial *[nur Zusatzkode!]* 5-931.1
– Knorpelersatzmaterial *[nur Zusatzkode!]* 5-931.1
– Osteosynthesematerial *[nur Zusatzkode!]* 5-931.1
Magnetenzephalographie, zur Lokalisation
– Focus, epileptisch 1-20b.0
– Hirnareal, funktionell 1-20b.1
Magnetisch
– Analsphinkter, künstlich
–– Implantation 5-496.91
–– Wechsel, Komponente 5-496.a5
– Nanopartikel
–– Instillation, stereotaktisch
––– Gehirn, als selbständiger Eingriff 5-014.d
––– Hirnhaut, als selbständiger Eingriff 5-014.d
–– zur Thermotherapie 8-651
Magnetokardiographie 1-269
Magnetresonanz-Arthrographie 3-844
Magnetresonanz-Cholangiopankreatikographie
– mit Sekretin-Unterstützung 3-843.1
– ohne Sekretin-Unterstützung 3-843.0
Magnetresonanz-Elastographie 3-845
Magnetresonanz-gesteuert
– Ultraschall
–– fokussiert
––– bis unter 1 Stunde *[nur Zusatzkode!]* 8-660.0
––– 1 bis unter 2 Stunden *[nur Zusatzkode!]* 8-660.1
––– 2 bis unter 3 Stunden *[nur Zusatzkode!]* 8-660.2
––– 3 bis unter 4 Stunden *[nur Zusatzkode!]* 8-660.3
––– 4 bis unter 5 Stunden *[nur Zusatzkode!]* 8-660.4
––– 5 Stunden oder mehr *[nur Zusatzkode!]* 8-660.5
––– zur Destruktion, Knochen, perkutan 5-789.7
–– zur Destruktion, Gewebe, Prostata 5-601.a
– Ultraschallkoagulation, Uterus, fokussiert 5-681.65

M

Magnetresonanz-gesteuerte fokussierte Ultraschallkoagulation, zur Destruktion, Uterus 5-681.65
Magnetresonanz-Myelographie 3-841
Magnetresonanz-Sialographie 3-842
Magnetresonanz-Ventrikulographie 3-840
Magnetresonanztomographie
– Abdomen
–– mit Kontrastmittel 3-825
–– nativ 3-804
– Becken
–– mit Kontrastmittel 3-82a
–– nativ 3-805
– Fetus
–– mit Kontrastmittel 3-82b
–– nativ 3-80b
– Gefäß, peripher
–– mit Kontrastmittel 3-828
–– nativ 3-808
– Hals
–– mit Kontrastmittel 3-821
–– nativ 3-801
– Herz
–– mit Kontrastmittel
––– in Ruhe 3-824.0
––– unter
–––– pharmakologischer Belastung 3-824.2
–––– physischer Belastung 3-824.1
–– nativ
––– in Ruhe 3-803.0
––– unter
–––– pharmakologischer Belastung 3-803.2
–––– physischer Belastung 3-803.1
– Leber, zur Bestimmung, Eisengehalt 3-846
– Mamma
–– mit Kontrastmittel 3-827
–– nativ 3-807
– Muskel-Skelett-System
–– mit Kontrastmittel 3-826
–– nativ 3-806
– Rückenmark
–– mit Kontrastmittel 3-823
–– nativ 3-802
– Schädel
–– mit Kontrastmittel 3-820
–– nativ 3-800
– Thorax
–– mit Kontrastmittel 3-822
–– nativ 3-809
– Wirbelsäule
–– mit Kontrastmittel 3-823
–– nativ 3-802
Magnetstimulation
– navigiert, transkraniell [nTMS]
–– für
––– Motormapping 1-20c.0
––– Speechmapping 1-20c.1
–– zur Identifizierung, Hirnareal, für
––– Motorik 1-20c.0
––– Sprache 1-20c.1 ►

Magnetstimulation *(Forts.)*
– transkraniell, repetitiv [rTMS]
–– Grundleistung 8-632.0
–– Therapiesitzung 8-632.1
Makro-EMG [Elektromyographie] 1-205
Makrostomie, Operation 5-276.8♦
Makularotation 5-156.3♦
Mamillenerhaltend, Mastektomie, mit Resektion, Drüsengewebe, komplett
– mit Straffung, Hautmantel 5-877.21♦
– ohne weitere Maßnahmen 5-877.20♦
Mamma
– Abszessdrainage, durch Inzision 5-881.1♦
– Biopsie
–– blind, durch Feinnadelaspiration 1-493.30♦
–– durch Inzision 1-501♦
–– endosonographisch gesteuert, durch Feinnadelaspiration 1-494.30♦
–– perkutan
––– mit Steuerung durch bildgebende Verfahren 1-494.30♦
––– radiologisch gesteuert, durch Feinnadelaspiration 1-494.30♦
––– ultraschallgesteuert 1-494.30♦
– Destruktion, lokal
–– mit
––– Defektdeckung, durch Mobilisation und Adaptation, Brustgewebe, bis zu
–––– 1 Quadrant 5-870.61♦
–––– 25% 5-870.61♦
––– direkter Adaptation der benachbarten Wundflächen 5-870.60♦
–– ohne Adaptation der benachbarten Wundflächen 5-870.60♦
– Drainage 5-881.1♦
– Duktektomie
–– mit
––– Defektdeckung, durch Mobilisation und Adaptation, Brustgewebe, bis zu
–––– 1 Quadrant 5-870.21♦
–––– 25% 5-870.21♦
––– direkter Adaptation der benachbarten Wundflächen 5-870.20♦
–– ohne Adaptation der benachbarten Wundflächen 5-870.20♦
– Entfernung
–– Hautexpander 5-889.6♦
–– Prothese 5-889.0♦
––– mit Exzision, Kapselfibrose 5-889.1♦
–––– mit Prothesenwechsel, und Formung einer neuen Tasche
––––– mit gewebeverstärkendem Material 5-889.31♦
––––– ohne gewebeverstärkendes Material 5-889.30♦
–––– und Prothesenwechsel
––––– mit gewebeverstärkendem Material 5-889.21♦
––––– ohne gewebeverstärkendes Material 5-889.20♦
–– Prothesenventil 5-889.7♦ ►

Mamma *(Forts.)*
– Exzision
–– durch
––– Rotationsmesser
–––– mit Clip-Markierung, Biopsieregion 5-870.71♦
–––– ohne Clip-Markierung, Biopsieregion 5-870.70♦
––– Vakuumbiopsie
–––– mit Clip-Markierung, Biopsieregion 5-870.71♦
–––– ohne Clip-Markierung, Biopsieregion 5-870.70♦
–– lokal
––– mit
–––– Defektdeckung, durch Mobilisation und Adaptation, Brustgewebe, bis zu
––––– 1 Quadrant 5-870.91♦
––––– 25% 5-870.91♦
–––– direkter Adaptation der benachbarten Wundflächen 5-870.90♦
––– ohne Adaptation der benachbarten Wundflächen 5-870.90♦
– Exzisionsbiopsie
–– mit
––– Defektdeckung, durch Mobilisation und Adaptation, Brustgewebe, bis zu
–––– 1 Quadrant 5-870.91♦
–––– 25% 5-870.91♦
––– direkter Adaptation der benachbarten Wundflächen 5-870.90♦
–– ohne Adaptation der benachbarten Wundflächen 5-870.90♦
– Feinnadelaspiration, perkutan 1-493.30♦
–– mit Steuerung durch bildgebende Verfahren 1-494.30♦
– Gewebe, ektopisch, Exzision 5-879.0♦
– Implantation, Hautexpander
–– mit gewebeverstärkendem Material 5-889.51♦
–– ohne gewebeverstärkendes Material 5-889.50♦
– Inzision 5-881.0♦
– Konusexzision
–– mit
––– Defektdeckung, durch Mobilisation und Adaptation, Brustgewebe, bis zu
–––– 1 Quadrant 5-870.91♦
–––– 25% 5-870.91♦
––– direkter Adaptation der benachbarten Wundflächen 5-870.90♦
–– ohne Adaptation der benachbarten Wundflächen 5-870.90♦
– Latissimus-dorsi-Schwenklappenplastik 5-885.5♦
– Lifting, mit Brustwarzentransplantat
–– frei, als selbständiger Eingriff 5-886.20♦
–– gestielt, als selbständiger Eingriff 5-886.21♦ ►

Mamma *(Forts.)*
– Lumpektomie
–– mit
––– Defektdeckung, durch
–––– Fernlappenplastik, frei, mit mikrochirurgischem Gefäßanschluss 5-870.a7♦
–––– gestielt Fernlappenplastik 5-870.a6♦
–––– Lappenplastik
––––– fasziokutan, lokal, aus dem brustumgebenden Haut- und Weichteilgewebe 5-870.a4♦
––––– myokutan, lokal, aus dem brustumgebenden Haut- und Weichteilgewebe 5-870.a4♦
–––– Mobilisation und Adaptation, Brustgewebe
––––– bis zu
–––––– 1 Quadrant 5-870.a1♦
–––––– 25% 5-870.a1♦
––––– mehr als
–––––– 1 Quadrant 5-870.a2♦
–––––– 25% 5-870.a2♦
–––– tumoradaptierte
––––– Mammareduktionsplastik 5-870.a5♦
––––– Mastopexie 5-870.a3♦
––– direkter Adaptation der benachbarten Wundflächen 5-870.a0♦
–– ohne Adaptation der benachbarten Wundflächen 5-870.a0♦
– Magnetresonanztomographie
–– mit Kontrastmittel 3-827
–– nativ 3-807
– Nadelbiopsie, perkutan, durch Feinnadelaspiration 1-493.30♦
– Naht, nach Verletzung 5-886.0♦
– Präparatradiographie 3-100.1
– Probeexzision 1-501♦
– Prothese, Wechsel
–– mit gewebeverstärkendem Material 5-889.41♦
–– ohne gewebeverstärkendes Material 5-889.40♦
– Quadrantenresektion
–– mit
––– Defektdeckung, durch
–––– Fernlappenplastik, frei, mit mikrochirurgischem Gefäßanschluss 5-870.a7♦
–––– gestielt Fernlappenplastik 5-870.a6♦
–––– Lappenplastik
––––– fasziokutan, lokal, aus dem brustumgebenden Haut- und Weichteilgewebe 5-870.a4♦
––––– myokutan, lokal, aus dem brustumgebenden Haut- und Weichteilgewebe 5-870.a4♦
–––– Mobilisation und Adaptation, Brustgewebe
––––– bis zu
–––––– 1 Quadrant 5-870.a1♦
–––––– 25% 5-870.a1♦
––––– mehr als
–––––– 1 Quadrant 5-870.a2♦
–––––– 25% 5-870.a2♦ ►

Mamma *(Forts.)*
~ Quadrantenresektion *(Forts.)*
~~ mit *(Forts.)*
~~~ Defektdeckung, durch *(Forts.)*
–––– tumoradaptierte
––––– Mammareduktionsplastik 5-870.a5♦
––––– Mastopexie 5-870.a3♦
––– direkter Adaptation der benachbarten Wundflächen 5-870.a0♦
–– ohne Adaptation der benachbarten Wundflächen 5-870.a0♦
– Reduktionsplastik
–– mit Transplantation, Brustwarze
––– frei 5-884.1♦
––– gestielt 5-884.2♦
–– ohne Transplantation, Brustwarze 5-884.0♦
– Rekonstruktion, plastisch
–– mit
––– Deep inferior epigastric perforator Flap 5-885.9♦
––– DIEP-Flap 5-885.9♦
––– freiem
–––– Haut-Muskel-Transplantat 5-885.3♦
–––– lipokutanem Transplantat, mit mikrovaskulärer Anastomosierung 5-885.9♦
––– gestieltem
–––– Latissimus-dorsi-Lappen
––––– mit Implantation, Prothese 5-885.7♦
––––– ohne Implantation, Prothese 5-885.6♦
–––– TRAM-Flap
––––– mit Implantation, Prothese 5-885.7♦
––––– ohne Implantation, Prothese 5-885.6♦
––– Haut-Muskel-Transplantat, gestielt
–––– mit Implantation, Prothese 5-885.7♦
–––– ohne Implantation, Prothese 5-885.6♦
––– Muskeltransplantat, gestielt 5-885.5♦
––– Omentumlappen 5-885.8♦
––– SIEP-Flap 5-885.9♦
––– Superficial inferior epigastric perforator Flap 5-885.9♦
––– Transplantat, Haut, gestielt 5-885.4♦
––– Transplantation
–––– Haut 5-885.0♦
–––– Spalthaut 5-885.1♦
–––– Vollhaut 5-885.2♦
–– primär, mit Alloprothese
––– mit gewebeverstärkendem Material 5-886.51♦
––– ohne gewebeverstärkendes Material 5-886.50♦
––– subkutan
–––– mit gewebeverstärkendem Material 5-886.31♦
–––– ohne gewebeverstärkendes Material 5-886.30♦
––– subpektoral
–––– mit gewebeverstärkendem Material 5-886.41♦
–––– ohne gewebeverstärkendes Material 5-886.40♦ ►

Mamma *(Forts.)*
~ Rekonstruktion, plastisch *(Forts.)*
–– sekundär, mit Alloprothese
––– mit gewebeverstärkendem Material 5-886.81♦
––– ohne gewebeverstärkendes Material 5-886.80♦
––– subkutan
–––– mit gewebeverstärkendem Material 5-886.61♦
–––– ohne gewebeverstärkendes Material 5-886.60♦
––– subpektoral
–––– mit gewebeverstärkendem Material 5-886.71♦
–––– ohne gewebeverstärkendes Material 5-886.70♦
– Resektion, partiell
–– mit
––– Defektdeckung, durch
–––– Fernlappenplastik, frei, mit mikrochirurgischem Gefäßanschluss 5-870.a7♦
–––– gestielte Fernlappenplastik 5-870.a6♦
–––– Lappenplastik
––––– fasziokutan, lokal, aus dem brustumgebenden Haut- und Weichteilgewebe 5-870.a4♦
––––– myokutan, lokal, aus dem brustumgebenden Haut- und Weichteilgewebe 5-870.a4♦
–––– Mobilisation und Adaptation, Brustgewebe
––––– bis zu
–––––– 1 Quadrant 5-870.a1♦
–––––– 25% 5-870.a1♦
––––– mehr als
–––––– 1 Quadrant 5-870.a2♦
–––––– 25% 5-870.a2♦
–––– tumoradaptierte
––––– Mammareduktionsplastik 5-870.a5♦
––––– Mastopexie 5-870.a3♦
––– direkter Adaptation der benachbarten Wundflächen 5-870.a0♦
–– ohne Adaptation der benachbarten Wundflächen 5-870.a0♦
– Segmentresektion
–– mit
––– Defektdeckung, durch
–––– Fernlappenplastik, frei, mit mikrochirurgischem Gefäßanschluss 5-870.a7♦
–––– gestielt Fernlappenplastik 5-870.a6♦
–––– Lappenplastik
––––– fasziokutan, lokal, aus dem brustumgebenden Haut- und Weichteilgewebe 5-870.a4♦
––––– myokutan, lokal, aus dem brustumgebenden Haut- und Weichteilgewebe 5-870.a4♦
–––– Mobilisation und Adaptation, Brustgewebe
––––– bis zu
–––––– 1 Quadrant 5-870.a1♦
–––––– 25% 5-870.a1♦ ►
~~~

Mamma *(Forts.)*
~ Segmentresektion *(Forts.)*
~~ mit *(Forts.)*
~~~ Defektdeckung, durch *(Forts.)*
~~~~ Mobilisation und Adaptation, Brustgewebe *(Forts.)*
––––– mehr als
–––––– 1 Quadrant 5-870.a2♦
–––––– 25% 5-870.a2♦
–––– tumoradaptierte
––––– Mammareduktionsplastik 5-870.a5♦
––––– Mastopexie 5-870.a3♦
––– direkter Adaptation der benachbarten Wundflächen 5-870.a0♦
–– ohne Adaptation der benachbarten Wundflächen 5-870.a0♦
– Stanzbiopsie
–– durch Feinnadelaspiration 1-493.30♦
–– endosonographisch gesteuert
––– mit Clip-Markierung, Biopsieregion 1-494.32♦
––– ohne Clip-Markierung, Biopsieregion 1-494.31♦
–– perkutan
––– mit Clip-Markierung, Biopsieregion 1-493.32♦
–––– mit Steuerung durch bildgebende Verfahren 1-494.32♦
––– ohne Clip-Markierung, Biopsieregion 1-493.31♦
–––– mit Steuerung durch bildgebende Verfahren 1-494.31♦
–– unter sonographischer Kontrolle 1-494.30♦
– Tumorektomie
–– mit
––– Defektdeckung, durch Mobilisation und Adaptation, Brustgewebe, bis zu
–––– 1 Quadrant 5-870.91♦
–––– 25% 5-870.91♦
––– direkter Adaptation der benachbarten Wundflächen 5-870.90♦
–– ohne Adaptation der benachbarten Wundflächen 5-870.90♦
Mammaprothese, Durchtrennung, Kapsel 5-881.2♦
Mammareduktionsplastik, tumoradaptiert, zur Defektdeckung, bei
– Lumpektomie, Mamma 5-870.a5♦
– Quadrantenresektion, Mamma 5-870.a5♦
– Resektion, Mamma, partiell 5-870.a5♦
– Segmentresektion, Mamma 5-870.a5♦
Mammastanze, perkutan, durch Feinnadelaspiration 1-493.30♦
Mammographie
– eine Ebene 3-100.0
– mehrere Ebenen 3-100.0
Mandibula
– Auflagerungsplastik
–– partiell 5-775.1
–– total 5-775.2 ►

Mandibula *(Forts.)*
– Augmentation, plastisch, durch Knochentransplantat, autogen, mit mittels CAD-Verfahren geplanten und hergestellten Schablonen 5-775.9
– Entfernung, Schienenverband 5-769.5
– Fraktur, disloziert verheilt, Reosteotomie 5-768.3♦
– frontal, Kontinuitätsdurchtrennung, mit Osteotomie, zur Verlagerung, Untergesicht 5-776.2
– Gesichtsschädelknochen, frakturgefährdet, Stabilisierung, durch
–– Platte 5-779.92♦
–– sonstiges Osteosynthesematerial 5-779.93♦
– Interpositionsplastik
–– ohne horizontale Kontinuitätsdurchtrennung 5-775.3
–– partiell, mit vertikaler Kontinuitätsdurchtrennung 5-775.4
–– subtotal, mit vertikaler Kontinuitätsdurchtrennung 5-775.5
– Kondylotomie 5-775.0♦
– Maßnahme, zur Okklusionssicherung 5-769.1
– partiell, und Wange, Resektion, ohne Kontinuitätsdurchtrennung, mit Rekonstruktion, mit
–– Fernlappen, gestielt 5-278.23♦
–– Lappen, gestielt
––– regional 5-278.20♦
––– und mikrovaskulär-anastomosiert 5-278.25♦
–– Transplantat
––– mikrovaskulär-anastomosiert, frei 5-278.22♦
–––– 2 5-278.24♦
––– nicht-vaskularisiert 5-278.21♦
– Rekonstruktion, plastisch
–– durch
––– Einbringen, Folie/Membran 5-775.8
––– Knochentransplantat, autogen, mit mittels CAD-Verfahren geplanten und hergestellten Schablonen 5-775.9
–– mit
––– computerassistiert vorgefertigtem Implantat bei
–––– einfachem Defekt 5-775.71
–––– großem Defekt 5-775.72
––– einfachem alloplastischem Implantat 5-775.70
– Resektion, partiell
–– mit Kontinuitätsdurchtrennung
––– bei
–––– Glossektomie, mit Rekonstruktion, mit
––––– Fernlappen, gestielt 5-252.43
––––– Lappen, regional, gestielt 5-252.40
––––– Transplantat, mikrovaskulär-anastomosiert, frei 5-252.42
–––– Resektion, Mundboden, mit Rekonstruktion, mit
––––– Fernlappen, gestielt 5-277.33
––––– Lappen, gestielt, regional 5-277.30
––––– Transplantat, nicht-vaskularisiert 5-277.31 ►

Mandibula *(Forts.)*
~ Resektion, partiell *(Forts.)*
~~ mit Kontinuitätsdurchtrennung *(Forts.)*
––– mit Rekonstruktion
–––– alloplastisch 5-772.13
–––– mit Transplantat
––––– mikrovaskulär-anastomosiert 5-772.12
––––– nicht-vaskularisiert 5-772.11
––– ohne Rekonstruktion 5-772.10
–– ohne Kontinuitätsdurchtrennung
––– bei
–––– Glossektomie, mit Rekonstruktion, mit
––––– Fernlappen, gestielt 5-252.33
––––– Lappen, regional, gestielt 5-252.30
–––– Resektion, Mundboden, mit Rekonstruktion, mit
––––– Fernlappen, gestielt 5-277.23
––––– Transplantat, nicht-vaskularisiert 5-277.21
––– mit Rekonstruktion
–––– alloplastisch 5-772.03
–––– mit
––––– mikrovaskulär-anastomosiertem Transplantat 5-772.02
––––– Transplantat, nicht-vaskularisiert 5-772.01
––– ohne Rekonstruktion 5-772.00
– Teilresektion, mit Resektion, Wange, mit Kontinuitätsdurchtrennung, mit Rekonstruktion, mit
–– Fernlappen, gestielt 5-278.33♦
–– Lappen, gestielt
––– regional 5-278.30♦
––– und mikrovaskulär-anastomosiert 5-278.35♦
–– Transplantat
––– mikrovaskulär-anastomosiert, frei 5-278.32♦
–––– 2 5-278.34♦
––– nicht-vaskularisiert 5-278.31♦
– und Maxilla, Maßnahme, zur Okklusionssicherung 5-769.2
– Verlagerung, durch Distraktion, nach Osteotomie, Mandibulaast, horizontal 5-776.7♦
Mandibulaast
– aufsteigend, Kontinuitätsdurchtrennung, mit Verlagerung, Unterkiefer, durch Distraktion 5-776.6♦
– horizontal, Osteotomie, Verlagerung, Mandibula, durch Distraktion 5-776.7♦
Mandibulektomie
– Hemi-
–– mit Rekonstruktion
––– alloplastisch 5-772.23
––– mit
–––– mikrovaskulär-anastomosiertem Transplantat 5-772.22
–––– Transplantat, nicht-vaskularisiert 5-772.21
–– ohne Rekonstruktion 5-772.20
– radikal
–– mit Rekonstruktion
––– alloplastisch 5-772.43 ►

Mandibulektomie *(Forts.)*
~ radikal *(Forts.)*
~~ mit Rekonstruktion *(Forts.)*
––– mit
–––– mikrovaskulär-anastomosiertem Transplantat 5-772.42
–––– Transplantat, nicht-vaskularisiert 5-772.41
–– ohne Rekonstruktion 5-772.40
– total
–– mit Rekonstruktion
––– alloplastisch 5-772.33
––– mit Transplantat
–––– mikrovaskulär-anastomosiert 5-772.32
–––– nicht-vaskularisiert 5-772.31
–– ohne Rekonstruktion 5-772.30
Mandibulotomie, temporär, bei
– Glossektomie
–– mit Rekonstruktion, mit
––– Fernlappen, gestielt 5-252.13
––– Lappen, regional, gestielt 5-252.10
––– Transplantat
–––– mikrovaskulär-anastomosiert, frei 5-252.12
–––– nicht-vaskularisiert 5-252.11
–– partiell, mit Rekonstruktion, mit
––– Fernlappen, gestielt 5-251.13
––– Lappen, regional, gestielt 5-251.10
––– Transplantat
–––– mikrovaskulär-anastomosiert, frei 5-251.12
–––– nicht-vaskularisiert 5-251.11
– Resektion
–– Mundboden, mit Rekonstruktion, mit
––– Fernlappen, gestielt 5-277.13
––– Lappen, regional, gestielt 5-277.10
––– Transplantat
–––– mikrovaskulär-anastomosiert, frei 5-277.12
–––– nicht-vaskularisiert 5-277.11
–– Wange, mit Rekonstruktion, mit
––– Fernlappen, gestielt 5-278.13♦
––– Lappen, regional, gestielt 5-278.10♦
––– Transplantat
–––– mikrovaskulär-anastomosiert, frei, 2 5-278.14♦
–––– nicht-vaskularisiert 5-278.11♦
Manipulation, Elektrode, Herzschrittmacher
– extern, temporär 8-641
– intern, temporär 8-642
Manometrie
– anorektal 1-315
– Dickdarm 1-319
–– mit Barostat 1-319
– Dünndarm 1-318
– Gallengänge 1-314
– Ösophagus
–– Durchzugsmanometrie 1-313.0
–– hochauflösend 1-313.1
– Pankreasgang 1-314
– Rhino- 1-245

Manschette
– Rektum, Exzision, Vollwand, zirkulär
–– intraperitoneal, endoskopisch-mikrochirurgisch 5-482.a
–– peranal 5-482.90
– Resektion, Rektum, zirkulär
–– endoskopisch 5-482.91
–– endoskopisch-mikrochirurgisch 5-482.92
–– intraperitoneal, endoskopisch-mikrochirurgisch 5-482.a
–– peranal 5-482.90
Manschettenpleuropneumonektomie, mit Resektion
– an mehreren Organen 5-328.48
– Brustwand 5-328.44
– Gefäß, intraperikardial 5-328.41
– Gewebe, Wirbelsäule 5-328.47
– Ösophagus 5-328.46
– Perikard 5-328.42
– Vorhof 5-328.43
– Zwerchfell 5-328.45
Manschettenpneumonektomie, mit Resektion
– an mehreren Organen 5-328.18
– Brustwand 5-328.14
– Gefäß, intraperikardial 5-328.11
– Gewebe, Wirbelsäule 5-328.17
– Ösophagus 5-328.16
– Perikard 5-328.12
– Vorhof 5-328.13
– Zwerchfell 5-328.15
Manschettenresektion
– Rektum, peranal, zirkulär, mit Stapler 5-482.b0
– unter Sphinktererhaltung, Rektum
–– anterior
––– durch Umsteigen laparoskopisch – offen chirurgisch, mit
–––– Anastomose 5-484.08
–––– Enterostoma und Blindverschluss 5-484.09
––– laparoskopisch, mit
–––– Anastomose 5-484.05
–––– Enterostoma und Blindverschluss 5-484.06
––– offen, mit
–––– Anastomose 5-484.01
–––– Enterostoma und Blindverschluss 5-484.02
–– posterior
––– durch Umsteigen laparoskopisch – offen chirurgisch, mit
–––– Anastomose 5-484.18
–––– Enterostoma und Blindverschluss 5-484.19
––– laparoskopisch, mit
–––– Anastomose 5-484.15
–––– Enterostoma und Blindverschluss 5-484.16
––– offen, mit
–––– Anastomose 5-484.11
–––– Enterostoma und Blindverschluss 5-484.12
Manualhilfe
– bei Partus 8-515
– nach Bracht, bei Spontanpartus, bei Beckenendlage 5-727.0
Manuell
– Entfernung, Plazenta, zurückgeblieben 5-756.0
– Extraktion, bei Beckenendlage 5-725.0
– Korrektur, Inversio uteri, postpartal 8-516
– Lösung, Plazenta, postpartal 5-756.0
Mapping, kardial
– bei Herz, univentrikulär, funktionell/morphologisch 1-268.5
– Ventrikel
–– links 1-268.4
–– rechts 1-268.3
– Vorhof
–– gemeinsam 1-268.2
–– links 1-268.1
–– rechts 1-268.0
Mappingverfahren
– dreidimensional, elektroanatomisch, Anwendung, bei Ablation, bei Herzrhythmusstörungen *[nur Zusatzkode!]* 8-835.8
– hochauflösend, multipolar, dreidimensional, elektroanatomisch, Anwendung, bei Ablation, bei Herzrhythmusstörungen *[nur Zusatzkode!]* 8-835.j
– rotordetektierend, elektroanatomisch, Anwendung, bei Ablation, bei Herzrhythmusstörungen *[nur Zusatzkode!]* 8-835.g
Mariske, Abtragung 5-490.1
Markierungsplättchen
– Entfernung, Retina, für Strahlentherapie 5-156.6♦
– Fixierung, Retina, für Strahlentherapie 5-156.5♦
Marknagel
– Entfernung
–– Femur
––– distal 5-787.6h♦
––– proximal 5-787.6f♦
––– Schaft 5-787.6g♦
–– Fibula
––– distal 5-787.6r♦
––– proximal 5-787.6p♦
––– Schaft 5-787.6q♦
–– Humerus
––– distal 5-787.63♦
––– proximal 5-787.61♦
––– Schaft 5-787.62♦
–– Radius
––– distal 5-787.66♦
––– proximal 5-787.64♦
––– Schaft 5-787.65♦
–– Schenkelhals 5-787.6e♦
–– Tibia
––– distal 5-787.6n♦
––– proximal 5-787.6k♦
––– Schaft 5-787.6m♦
–– Ulna
––– distal 5-787.69♦ ►

M

Marknagel *(Forts.)*
~ Entfernung *(Forts.)*
~~ Ulna *(Forts.)*
––– proximal 5-787.67♦
––– Schaft 5-787.68♦
– mit
–– Aufbohren, Markhöhle, Reposition, geschlossen
––– Epiphysenlösung
–––– Femur
––––– distal 5-790.3h♦
––––– proximal 5-790.3f♦
–––– Fibula
––––– distal 5-790.3r♦
––––– proximal 5-790.3p♦
–––– Humerus
––––– distal 5-790.33♦
––––– proximal 5-790.31♦
–––– Radius
––––– distal 5-790.36♦
––––– proximal 5-790.34♦
–––– Tibia
––––– distal 5-790.3n♦
––––– proximal 5-790.3k♦
–––– Ulna
––––– distal 5-790.39♦
––––– proximal 5-790.37♦
––– Fraktur
–––– Femur
––––– distal 5-790.3h♦
––––– proximal 5-790.3f♦
––––– Schaft 5-790.3g♦
–––– Fibula
––––– distal 5-790.3r♦
––––– proximal 5-790.3p♦
––––– Schaft 5-790.3q♦
–––– Humerus
––––– distal 5-790.33♦
––––– proximal 5-790.31♦
––––– Schaft 5-790.32♦
–––– Radius
––––– distal 5-790.36♦
––––– proximal 5-790.34♦
––––– Schaft 5-790.35♦
–––– Schenkelhals 5-790.3e♦
–––– Tibia
––––– distal 5-790.3n♦
––––– proximal 5-790.3k♦
––––– Schaft 5-790.3m♦
–––– Ulna
––––– distal 5-790.39♦
––––– proximal 5-790.37♦
––––– Schaft 5-790.38♦
–– Gelenkkomponente
––– Entfernung
–––– Femur
––––– distal 5-787.7h♦
––––– proximal 5-787.7f♦
––––– Schaft 5-787.7g♦
–––– Fibula
––––– distal 5-787.7r♦ ►

Marknagel *(Forts.)*
~ mit *(Forts.)*
~~ Gelenkkomponente *(Forts.)*
~~~ Entfernung *(Forts.)*
~~~~ Fibula *(Forts.)*
––––– proximal 5-787.7p♦
––––– Schaft 5-787.7q♦
–––– Humerus
––––– distal 5-787.73♦
––––– proximal 5-787.71♦
––––– Schaft 5-787.72♦
–––– Radius
––––– proximal 5-787.74♦
––––– Schaft 5-787.75♦
–––– Schenkelhals 5-787.7e♦
–––– Tibia
––––– distal 5-787.7n♦
––––– proximal 5-787.7k♦
––––– Schaft 5-787.7m♦
–––– Ulna
––––– distal 5-787.79♦
––––– proximal 5-787.77♦
––––– Schaft 5-787.78♦
––– Osteosynthese, Knochen *[nur Zusatzkode!]* 5-786.5
––– Reosteosynthese, bei Revision, Osteosynthesematerial
–––– Femur
––––– distal 5-78a.5h♦
––––– proximal 5-78a.5f♦
––––– Schaft 5-78a.5g♦
–––– Fibula
––––– distal 5-78a.5r♦
––––– proximal 5-78a.5p♦
––––– Schaft 5-78a.5q♦
–––– Humerus
––––– distal 5-78a.53♦
––––– proximal 5-78a.51♦
––––– Schaft 5-78a.52♦
–––– Radius
––––– proximal 5-78a.54♦
––––– Schaft 5-78a.55♦
–––– Schenkelhals 5-78a.5e♦
–––– Tibia
––––– distal 5-78a.5n♦
––––– proximal 5-78a.5k♦
––––– Schaft 5-78a.5m♦
–––– Ulna
––––– distal 5-78a.59♦
––––– proximal 5-78a.57♦
––––– Schaft 5-78a.58♦
––– Reposition
–––– geschlossen
––––– Epiphysenlösung
–––––– Femur
––––––– distal 5-790.5h♦
––––––– proximal 5-790.5f♦
–––––– Fibula
––––––– distal 5-790.5r♦
––––––– proximal 5-790.5p♦
–––––– Humerus, proximal 5-790.51♦ ►

Marknagel *(Forts.)*
~ mit *(Forts.)*
~~ Gelenkkomponente *(Forts.)*
~~~ Reposition *(Forts.)*
~~~~ geschlossen *(Forts.)*
~~~~~ Epiphysenlösung *(Forts.)*
–––––– Radius, proximal 5-790.54♦
–––––– Tibia
––––––– distal 5-790.5n♦
––––––– proximal 5-790.5k♦
–––––– Ulna
––––––– distal 5-790.59♦
––––––– proximal 5-790.57♦
––––– Fraktur
–––––– Femur
––––––– distal 5-790.5h♦
––––––– proximal 5-790.5f♦
––––––– Schaft 5-790.5g♦
–––––– Fibula
––––––– distal 5-790.5r♦
––––––– proximal 5-790.5p♦
––––––– Schaft 5-790.5q♦
–––––– Humerus
––––––– proximal 5-790.51♦
––––––– Schaft 5-790.52♦
–––––– Radius
––––––– proximal 5-790.54♦
––––––– Schaft 5-790.55♦
–––––– Schenkelhals 5-790.5e♦
–––––– Tibia
––––––– distal 5-790.5n♦
––––––– proximal 5-790.5k♦
––––––– Schaft 5-790.5m♦
–––––– Ulna
––––––– distal 5-790.59♦
––––––– proximal 5-790.57♦
––––––– Schaft 5-790.58♦
–––– offen
––––– Fraktur
–––––– Femur
––––––– distal 5-793.ah♦
––––––– proximal 5-793.af♦
––––––– Schaft 5-791.5g♦
–––––– Fibula
––––––– distal 5-793.ar♦
––––––– proximal 5-793.ap♦
––––––– Schaft 5-791.5q♦
–––––– Humerus
––––––– distal 5-793.a3♦
––––––– proximal 5-793.a1♦
––––––– Schaft 5-791.52♦
–––––– Radius
––––––– proximal 5-793.a4♦
––––––– Schaft 5-791.55♦
–––––– Schenkelhals 5-793.ae♦
–––––– Tibia
––––––– distal 5-793.an♦
––––––– proximal 5-793.ak♦
––––––– Schaft 5-791.5m♦
–––––– Ulna
––––––– distal 5-793.a9♦ ►

Marknagel *(Forts.)*
~ mit *(Forts.)*
~~ Gelenkkomponente *(Forts.)*
~~~ Reposition *(Forts.)*
~~~~ offen *(Forts.)*
~~~~~ Fraktur *(Forts.)*
~~~~~~ Ulna *(Forts.)*
––––––– proximal 5-793.a7♦
––––––– Schaft 5-791.58♦
––––– Mehrfragment-Fraktur
–––––– Femur
––––––– distal 5-794.ah♦
––––––– proximal 5-794.af♦
––––––– Schaft 5-792.5g♦
–––––– Fibula
––––––– distal 5-794.ar♦
––––––– proximal 5-794.ap♦
––––––– Schaft 5-792.5q♦
–––––– Humerus
––––––– distal 5-794.a3♦
––––––– proximal 5-794.a1♦
––––––– Schaft 5-792.52♦
–––––– Radius
––––––– proximal 5-794.a4♦
––––––– Schaft 5-792.55♦
–––––– Schenkelhals 5-794.ae♦
–––––– Tibia
––––––– distal 5-794.an♦
––––––– proximal 5-794.ak♦
––––––– Schaft 5-792.5m♦
–––––– Ulna
––––––– distal 5-794.a9♦
––––––– proximal 5-794.a7♦
––––––– Schaft 5-792.58♦
– Osteosynthese, Knochen *[nur Zusatzkode!]* 5-786.6
– Reosteosynthese, bei Revision, Osteosynthesematerial
–– Femur
––– distal 5-78a.6h♦
––– proximal 5-78a.6f♦
––– Schaft 5-78a.6g♦
–– Fibula
––– distal 5-78a.6r♦
––– proximal 5-78a.6p♦
––– Schaft 5-78a.6q♦
–– Humerus
––– distal 5-78a.63♦
––– proximal 5-78a.61♦
––– Schaft 5-78a.62♦
–– Radius
––– distal 5-78a.66♦
––– proximal 5-78a.64♦
––– Schaft 5-78a.65♦
–– Schenkelhals 5-78a.6e♦
–– Tibia
––– distal 5-78a.6n♦
––– proximal 5-78a.6k♦
––– Schaft 5-78a.6m♦
–– Ulna
––– distal 5-78a.69♦ ►

M
~~~~~~

Marknagel *(Forts.)*
~ Reosteosynthese, bei Revision, Osteosynthesematerial *(Forts.)*
~~ Ulna *(Forts.)*
––– proximal 5-78a.67♦
––– Schaft 5-78a.68♦
– Reposition, offen
–– Fraktur
––– Femur
–––– distal 5-793.bh♦
–––– proximal 5-793.bf♦
–––– Schaft 5-791.6g♦
––– Fibula
–––– distal 5-793.br♦
–––– proximal 5-793.bp♦
–––– Schaft 5-791.6q♦
––– Humerus
–––– distal 5-793.b3♦
–––– proximal 5-793.b1♦
–––– Schaft 5-791.62♦
––– Radius
–––– distal 5-793.b6♦
–––– proximal 5-793.b4♦
–––– Schaft 5-791.65♦
––– Schenkelhals 5-793.be♦
––– Tibia
–––– distal 5-793.bn♦
–––– proximal 5-793.bk♦
–––– Schaft 5-791.6m♦
––– Ulna
–––– distal 5-793.b9♦
–––– proximal 5-793.b7♦
–––– Schaft 5-791.68♦
–– Mehrfragment-Fraktur
––– Femur
–––– distal 5-794.bh♦
–––– proximal 5-794.bf♦
–––– Schaft 5-792.6g♦
––– Fibula
–––– distal 5-794.br♦
–––– proximal 5-794.bp♦
–––– Schaft 5-792.6q♦
––– Humerus
–––– distal 5-794.b3♦
–––– proximal 5-794.b1♦
–––– Schaft 5-792.62♦
––– Radius
–––– distal 5-794.b6♦
–––– proximal 5-794.b4♦
–––– Schaft 5-792.65♦
––– Schenkelhals 5-794.be♦
––– Tibia
–––– distal 5-794.bn♦
–––– proximal 5-794.bk♦
–––– Schaft 5-792.6m♦
––– Ulna
–––– distal 5-794.b9♦
–––– proximal 5-794.b7♦
–––– Schaft 5-792.68♦
Marshall-Marchetti, Kolposuspension 5-595.0
Marshall-Marchetti-Krantz, Urethropubopexie 5-595.0
Marsupialisation
– Abszess, Bartholin-Drüse 5-711.1♦
– Ductus parotideus 5-261.0♦
– Ductus submandibularis 5-261.1♦
– Glandula sublingualis 5-261.2♦
– Ranula 5-261.2♦
– Sinus maxillaris 5-221.x♦
– Stenon-Gang 5-261.0♦
– Wharton-Gang 5-261.1♦
– Zysten-
–– Bartholin-Drüse 5-711.1♦
–– Milz 5-412
–– Pankreas 5-522
–– Speicheldrüse 5-261.2♦
Maschinell
– Autotransfusion
–– mit Bestrahlung 8-803.3
–– ohne Bestrahlung 8-803.2
– Beatmung
–– assistiert, beim
––– Neugeborenen 8-711.20
––– Säugling 8-711.21
–– intermittierend, beim
––– Neugeborenen 8-711.20
––– Säugling 8-711.21
–– kontrolliert, beim
––– Neugeborenen 8-711.10
––– Säugling 8-711.11
–– mit Negativdrucksystem, beim
––– Neugeborenen 8-711.30
––– Säugling 8-711.31
Maske, Anlegen, zur Beatmung, maschinell 8-706
Mason
– Gastroplastik, vertikal
–– abdominal, offen 5-448.a0
–– durch Umsteigen laparoskopisch – offen chirurgisch 5-448.a3
–– laparoskopisch 5-448.a2
–– thorakal, offen 5-448.a1
Massage, Herz, offen 5-379.0
Masseninfusion, Volumenersatzmittel, beim Neugeborenen 8-811.1
Massentransfusion, Vollblut 8-800.1
Mastektomie 5-872.0♦
– hautsparend, mit Resektion, Drüsengewebe, komplett
–– mit
––– Hautmantelstraffung, und Bildung, Corium-Cutis-Lappens, gestielt 5-877.12♦
––– Straffung, Hautmantel 5-877.11♦
–– ohne weitere Maßnahmen 5-877.10♦
– mamillenerhaltend, mit Resektion, Drüsengewebe, komplett
–– mit
––– Hautmantelstraffung, und Bildung, Corium-Cutis-Lappens, gestielt 5-877.22♦
––– Straffung, Hautmantel 5-877.21♦
–– ohne weitere Maßnahmen 5-877.20♦ ►

Mastektomie 5-872.0♦ *(Forts.)*
– mit Resektion, M.-pectoralis-Faszie 5-872.1♦
– ohne Resektion, M.-pectoralis-Faszie 5-872.0♦
– radikal, erweitert, mit
–– Resektion
––– M. pectoralis major, komplett 5-874.5♦
––– M. pectoralis minor, komplett 5-874.6♦
––– Mm. pectorales majores et minores, komplett 5-874.2♦
–– Teilresektion
––– M. pectoralis major 5-874.0♦
––– M. pectoralis minor 5-874.4♦
––– Mm. pectorales majores et minores 5-874.1♦
––– Muskulatur, Thoraxwand 5-874.7♦
––– Thoraxwand
–––– oberflächlich 5-874.7♦
–––– tief 5-874.8♦
– subkutan 5-877.0♦
Mastoid
– Einführung, Implantat, Gesicht, Epithese 5-77a.00♦
– Exzision, Gewebe 5-205.4♦
– Fistelverschluss 5-209.5♦
– Revision 5-209.6♦
Mastoidektomie
– einfach 5-203.0♦
– mit
–– Freilegung, Fazialiskanal
––– mit Dekompression, Nerv 5-203.71♦
––– ohne Dekompression, Nerv 5-203.70♦
–– Tympanoplastik
––– mit Implantation
–––– Auto-Ossikel 5-195.b1♦
–––– Homoio-Ossikel 5-195.b3♦
–––– Prothese
––––– allogen 5-195.b3♦
––––– alloplastisch 5-195.b2♦
––––– autogen 5-195.b1♦
––––– xenogen 5-195.b3♦
––– ohne Implantation, Prothese 5-195.b0♦
– radikal 5-203.1♦
Mastopexie
– mit Brustwarzentransplantat
–– frei, als selbständiger Eingriff 5-886.20♦
–– gestielt, als selbständiger Eingriff 5-886.21♦
– tumoradaptiert, zur Defektdeckung, bei
–– Lumpektomie, Mamma 5-870.a3♦
–– Quadrantenresektion, Mamma 5-870.a3♦
–– Resektion, Mamma, partiell 5-870.a3♦
–– Segmentresektion, Mamma 5-870.a3♦
Material
– alloplastisch
–– für Gewebeersatz und Gewebeverstärkung, Entfernung
––– laparoskopisch 5-549.81
––– offen 5-549.80
–– zur
––– Suspensionsoperation, bei Harninkontinenz, beim Mann 5-598.0 ►

Material *(Forts.)*
~ alloplastisch *(Forts.)*
~~ zur *(Forts.)*
––– Zügeloperation, bei Harninkontinenz, beim Mann 5-598.0
– autogen, Implantation
–– Daumensattelgelenk 5-844.82♦
–– Handwurzelgelenk 5-844.80♦
––– mehrere 5-844.81♦
–– Interphalangealgelenk 5-844.85♦
––– mehrere
–––– ein Finger 5-844.86♦
–––– mehrere Finger 5-844.87♦
–– Metakarpophalangealgelenk 5-844.83♦
––– mehrere 5-844.84♦
– biologisch, Verwendung, für Gewebeersatz, und Gewebeverstärkung
–– allogen
––– weniger als 10 cm² *[nur Zusatzkode!]* 5-932.80
––– 10 cm² bis unter 50 cm² *[nur Zusatzkode!]* 5-932.81
––– 50 cm² bis unter 100 cm² *[nur Zusatzkode!]* 5-932.82
––– 100 cm² bis unter 200 cm² *[nur Zusatzkode!]* 5-932.83
––– 200 cm² bis unter 300 cm² *[nur Zusatzkode!]* 5-932.84
––– 300 cm² bis unter 400 cm² *[nur Zusatzkode!]* 5-932.85
––– 400 cm² bis unter 500 cm² *[nur Zusatzkode!]* 5-932.86
––– 500 cm² bis unter 750 cm² *[nur Zusatzkode!]* 5-932.87
––– 750 cm² bis unter 1.000 cm² *[nur Zusatzkode!]* 5-932.88
––– 1.000 cm² oder mehr *[nur Zusatzkode!]* 5-932.89
–– xenogen
––– weniger als 10 cm² *[nur Zusatzkode!]* 5-932.90
––– 10 cm² bis unter 50 cm² *[nur Zusatzkode!]* 5-932.91
––– 50 cm² bis unter 100 cm² *[nur Zusatzkode!]* 5-932.92
––– 100 cm² bis unter 200 cm² *[nur Zusatzkode!]* 5-932.93
––– 200 cm² bis unter 300 cm² *[nur Zusatzkode!]* 5-932.94
––– 300 cm² bis unter 400 cm² *[nur Zusatzkode!]* 5-932.95
––– 400 cm² bis unter 500 cm² *[nur Zusatzkode!]* 5-932.96
––– 500 cm² bis unter 750 cm² *[nur Zusatzkode!]* 5-932.97
––– 750 cm² bis unter 1.000 cm² *[nur Zusatzkode!]* 5-932.98
––– 1.000 cm² oder mehr *[nur Zusatzkode!]* 5-932.99 ►

Material *(Forts.)*
– carbonfaserverstärkt, Verwendung
–– Knochenersatzmaterial *[nur Zusatzkode!]* 5-931.2
–– Knorpelersatzmaterial *[nur Zusatzkode!]* 5-931.2
–– Osteosynthesematerial *[nur Zusatzkode!]* 5-931.2
– Knorpel
–– weniger als 10 cm² *[nur Zusatzkode!]* 5-932.80
–– 10 cm² bis unter 50 cm² *[nur Zusatzkode!]* 5-932.81
–– 50 cm² bis unter 100 cm² *[nur Zusatzkode!]* 5-932.82
–– 100 cm² bis unter 200 cm² *[nur Zusatzkode!]* 5-932.83
–– 200 cm² bis unter 300 cm² *[nur Zusatzkode!]* 5-932.84
–– 300 cm² bis unter 400 cm² *[nur Zusatzkode!]* 5-932.85
–– 400 cm² bis unter 500 cm² *[nur Zusatzkode!]* 5-932.86
–– 500 cm² bis unter 750 cm² *[nur Zusatzkode!]* 5-932.87
–– 750 cm² bis unter 1.000 cm² *[nur Zusatzkode!]* 5-932.88
–– 1.000 cm² oder mehr *[nur Zusatzkode!]* 5-932.89
– nicht-resorbierbar
–– mit
––– Beschichtung, antimikrobiell, Verwendung, für Gewebeersatz, und Gewebeverstärkung
–––– weniger als 10 cm² *[nur Zusatzkode!]* 5-932.50
–––– 10 cm² bis unter 50 cm² *[nur Zusatzkode!]* 5-932.51
–––– 50 cm² bis unter 100 cm² *[nur Zusatzkode!]* 5-932.52
–––– 100 cm² bis unter 200 cm² *[nur Zusatzkode!]* 5-932.53
–––– 200 cm² bis unter 300 cm² *[nur Zusatzkode!]* 5-932.54
–––– 300 cm² bis unter 400 cm² *[nur Zusatzkode!]* 5-932.55
–––– 400 cm² bis unter 500 cm² *[nur Zusatzkode!]* 5-932.56
–––– 500 cm² bis unter 750 cm² *[nur Zusatzkode!]* 5-932.57
–––– 750 cm² bis unter 1.000 cm² *[nur Zusatzkode!]* 5-932.58
––– Titanbeschichtung, Verwendung, für Gewebeersatz, und Gewebeverstärkung
–––– weniger als 10 cm² *[nur Zusatzkode!]* 5-932.60
–––– 10 cm² bis unter 50 cm² *[nur Zusatzkode!]* 5-932.61
–––– 50 cm² bis unter 100 cm² *[nur Zusatzkode!]* 5-932.62
–––– 100 cm² bis unter 200 cm² *[nur Zusatzkode!]* 5-932.63 ►

Material *(Forts.)*
~ nicht-resorbierbar *(Forts.)*
~~ mit *(Forts.)*
~~~ Titanbeschichtung, Verwendung, für Gewebeersatz, und Gewebeverstärkung *(Forts.)*
–––– 200 cm² bis unter 300 cm² *[nur Zusatzkode!]* 5-932.64
–––– 300 cm² bis unter 400 cm² *[nur Zusatzkode!]* 5-932.65
–––– 400 cm² bis unter 500 cm² *[nur Zusatzkode!]* 5-932.66
–––– 500 cm² bis unter 750 cm² *[nur Zusatzkode!]* 5-932.67
–––– 750 cm² bis unter 1.000 cm² *[nur Zusatzkode!]* 5-932.68
–––– 1.000 cm² oder mehr *[nur Zusatzkode!]* 5-932.69
–– ohne Beschichtung, Verwendung, für Gewebeersatz, und Gewebeverstärkung
––– weniger als 10 cm² *[nur Zusatzkode!]* 5-932.40
––– 10 cm² bis unter 50 cm² *[nur Zusatzkode!]* 5-932.41
––– 50 cm² bis unter 100 cm² *[nur Zusatzkode!]* 5-932.42
––– 100 cm² bis unter 200 cm² *[nur Zusatzkode!]* 5-932.43
––– 200 cm² bis unter 300 cm² *[nur Zusatzkode!]* 5-932.44
––– 300 cm² bis unter 400 cm² *[nur Zusatzkode!]* 5-932.45
––– 400 cm² bis unter 500 cm² *[nur Zusatzkode!]* 5-932.46
––– 500 cm² bis unter 750 cm² *[nur Zusatzkode!]* 5-932.47
––– 750 cm² bis unter 1.000 cm² *[nur Zusatzkode!]* 5-932.48
––– 1.000 cm² oder mehr *[nur Zusatzkode!]* 5-932.49
– radioaktiv, Explantation
–– Gehirn, als selbständiger Eingriff 5-014.64
–– Hirnhaut, als selbständiger Eingriff 5-014.64
–– Schädel, als selbständiger Eingriff 5-014.64
– synthetisch
–– resorbierbar, Verwendung, für Gewebeersatz, und Gewebeverstärkung
––– weniger als 10 cm² *[nur Zusatzkode!]* 5-932.10
––– 10 cm² bis unter 50 cm² *[nur Zusatzkode!]* 5-932.11
––– 50 cm² bis unter 100 cm² *[nur Zusatzkode!]* 5-932.12
––– 100 cm² bis unter 200 cm² *[nur Zusatzkode!]* 5-932.13
––– 200 cm² bis unter 300 cm² *[nur Zusatzkode!]* 5-932.14
––– 300 cm² bis unter 400 cm² *[nur Zusatzkode!]* 5-932.15
––– 400 cm² bis unter 500 cm² *[nur Zusatzkode!]* 5-932.16 ►
~~~

Material *(Forts.)*
~ synthetisch *(Forts.)*
~~ resorbierbar, Verwendung, für Gewebeersatz, und Gewebeverstärkung *(Forts.)*
--- 500 cm² bis unter 750 cm² *[nur Zusatzkode!]* 5-932.17
--- 750 cm² bis unter 1.000 cm² *[nur Zusatzkode!]* 5-932.18
--- 1.000 cm² oder mehr *[nur Zusatzkode!]* 5-932.19
-- teilresorbierbar, Verwendung, für Gewebeersatz, und Gewebeverstärkung
--- weniger als 10 cm² *[nur Zusatzkode!]* 5-932.10
--- 10 cm² bis unter 50 cm² *[nur Zusatzkode!]* 5-932.11
--- 50 cm² bis unter 100 cm² *[nur Zusatzkode!]* 5-932.12
--- 100 cm² bis unter 200 cm² *[nur Zusatzkode!]* 5-932.13
--- 200 cm² bis unter 300 cm² *[nur Zusatzkode!]* 5-932.14
--- 300 cm² bis unter 400 cm² *[nur Zusatzkode!]* 5-932.15
--- 400 cm² bis unter 500 cm² *[nur Zusatzkode!]* 5-932.16
--- 500 cm² bis unter 750 cm² *[nur Zusatzkode!]* 5-932.17
--- 750 cm² bis unter 1.000 cm² *[nur Zusatzkode!]* 5-932.18
--- 1.000 cm² oder mehr *[nur Zusatzkode!]* 5-932.19
– xenogen, Verwendung – s. Verwendung, Material, biologisch
– zytotoxisch
-- Harnblase, Therapie, lokoregional 8-541.4
-- Instillation, arteriell 8-541.6
-- Nierenbecken, Therapie, lokoregional 8-541.5♦
-- Pleurahöhle, Therapie, lokoregional 8-541.2♦
-- Therapie, lokoregional, arteriell 8-541.6
Materialkombination
– Reosteosynthese, bei Revision, Osteosynthesematerial
-- Beckenknochen 5-78a.9d
-- Femur
--- distal 5-78a.9h♦
--- proximal 5-78a.9f♦
--- Schaft 5-78a.9g♦
-- Fibula
--- distal 5-78a.9r♦
--- proximal 5-78a.9p♦
--- Schaft 5-78a.9q♦
-- Humerus
--- distal 5-78a.93♦
--- proximal 5-78a.91♦
--- Schaft 5-78a.92♦
-- Kalkaneus 5-78a.9t♦
-- Karpus 5-78a.9a♦
-- Klavikula 5-78a.90♦
-- Metakarpus 5-78a.9b♦ ►

Materialkombination *(Forts.)*
~ Reosteosynthese, bei Revision, Osteosynthesematerial *(Forts.)*
-- Metatarsus 5-78a.9v♦
-- Patella 5-78a.9j♦
-- Phalangen
--- Fuß 5-78a.9w♦
--- Hand 5-78a.9c♦
-- Radius
--- distal 5-78a.96♦
--- proximal 5-78a.94♦
--- Schaft 5-78a.95♦
-- Schenkelhals 5-78a.9e♦
-- Skapula 5-78a.9z♦
-- Talus 5-78a.9s♦
-- Tarsus 5-78a.9u♦
-- Tibia
--- distal 5-78a.9n♦
--- proximal 5-78a.9k♦
--- Schaft 5-78a.9m♦
-- Ulna
--- distal 5-78a.99♦
--- proximal 5-78a.97♦
--- Schaft 5-78a.98♦
– Reposition
-- geschlossen, Luxation, Ellenbogengelenk 5-79a.8t♦
-- offen, Luxation, Ellenbogengelenk 5-79b.8t♦
Matrixinduziert
– Chondrogenese, autogen, arthroskopisch
-- Akromioklavikulargelenk 5-812.g1♦
-- Ellenbogengelenk 5-812.gt♦
-- Handgelenk 5-812.g7♦
-- Hüftgelenk 5-812.gg♦
-- Humeroglenoidalgelenk 5-812.g0♦
-- Humeroradialgelenk 5-812.gs♦
-- Humeroulnargelenk 5-812.g4♦
-- Iliosakralgelenk 5-812.ge♦
-- Kniegelenk 5-812.gh♦
-- Metatarsophalangealgelenk 5-812.gq♦
-- Radiokarpalgelenk 5-812.g8♦
-- Radioulnargelenk
--- distal 5-812.g6♦
--- proximal 5-812.g5♦
-- Sprunggelenk
--- oberes 5-812.gk♦
--- unteres 5-812.gm♦
-- Sternoklavikulargelenk 5-812.g3♦
-- Tarsalgelenk 5-812.gn♦
-- Tarsometatarsalgelenk 5-812.gp♦
-- Tibiofibulargelenk, proximal 5-812.gj♦
-- Ulnokarpalgelenk 5-812.g9♦
-- Zehengelenk 5-812.gr♦
– Chondrozytentransplantation, autogen
-- Akromioklavikulargelenk
--- arthroskopisch 5-812.h1♦
--- offen 5-801.k1♦
-- Bandscheibe, über Segmente
--- 1 5-839.m0
--- 2 5-839.m1
--- 3 oder mehr 5-839.m2 ►

M

Matrixinduziert *(Forts.)*
~ Chondrozytentransplantation, autogen *(Forts.)*
–– Ellenbogengelenk
––– arthroskopisch 5-812.ht♦
––– offen 5-801.kt♦
–– Handgelenk
––– arthroskopisch 5-812.h7♦
––– offen 5-801.k7♦
–– Hüftgelenk
––– arthroskopisch 5-812.hg♦
––– offen 5-801.kg♦
–– Humeroglenoidalgelenk
––– arthroskopisch 5-812.h0♦
––– offen 5-801.k0♦
–– Humeroradialgelenk
––– arthroskopisch 5-812.hs♦
––– offen 5-801.ks♦
–– Humeroulnargelenk
––– arthroskopisch 5-812.h4♦
––– offen 5-801.k4♦
–– Iliosakralgelenk
––– arthroskopisch 5-812.he♦
––– offen 5-801.ke♦
–– Kniegelenk
––– arthroskopisch 5-812.hh♦
––– offen 5-801.kh♦
–– Metatarsophalangealgelenk
––– arthroskopisch 5-812.hq♦
––– offen 5-801.kq♦
–– Radiokarpalgelenk
––– arthroskopisch 5-812.h8♦
––– offen 5-801.k8♦
–– Radioulnargelenk
––– distal
–––– arthroskopisch 5-812.h6♦
–––– offen 5-801.k6♦
––– proximal
–––– arthroskopisch 5-812.h5♦
–––– offen 5-801.k5♦
–– Sprunggelenk
––– oberes
–––– arthroskopisch 5-812.hk♦
–––– offen 5-801.kk♦
––– unteres
–––– arthroskopisch 5-812.hm♦
–––– offen 5-801.km♦
–– Sternoklavikulargelenk
––– arthroskopisch 5-812.h3♦
––– offen 5-801.k3♦
–– Symphyse, arthroskopisch 5-812.hf
–– Tarsalgelenk
––– arthroskopisch 5-812.hn♦
––– offen 5-801.kn♦
–– Tarsometatarsalgelenk
––– arthroskopisch 5-812.hp♦
––– offen 5-801.kp♦
–– Tibiofibulargelenk, proximal
––– arthroskopisch 5-812.hj♦
––– offen 5-801.kj♦
–– Ulnokarpalgelenk
––– arthroskopisch 5-812.h9♦ ►

Matrixinduziert *(Forts.)*
~ Chondrozytentransplantation, autogen *(Forts.)*
~~ Ulnokarpalgelenk *(Forts.)*
––– offen 5-801.k9♦
–– Zehengelenk
––– arthroskopisch 5-812.hr♦
––– offen 5-801.kr♦
– Transplantation, Hepatozyten, autogen 8-862.1
Maxilla
– Auflagerungsplastik
–– partiell 5-774.0
–– total 5-774.1
– Augmentation, plastisch, durch Knochentransplantat, autogen, mit mittels CAD-Verfahren geplanten und hergestellten Schablonen 5-774.8
– Entfernung, Schienenverband 5-769.4
– Fraktur, Reposition
–– geschlossen 5-761.0
–– offen, durch
––– Draht 5-761.11
––– externe Fixation 5-761.10
––– Materialkombination 5-761.14
––– Platte 5-761.13
––– Schraube 5-761.12
– Gesichtsschädelknochen, frakturgefährdet, Stabilisierung, durch
–– Platte 5-779.90♦
–– sonstiges Osteosynthesematerial 5-779.91♦
– Interpositionsplastik
–– ohne horizontale Kontinuitätsdurchtrennung 5-774.2
–– partiell, mit vertikaler Kontinuitätsdurchtrennung 5-774.3
–– subtotal, mit vertikaler Kontinuitätsdurchtrennung 5-774.4
– Maßnahme, zur Okklusionssicherung 5-769.0
– Rekonstruktion, plastisch
–– durch
––– Einbringen, Folie/Membran 5-774.6
––– Knochentransplantat, autogen, mit mittels CAD-Verfahren geplanten und hergestellten Schablonen 5-774.8
–– mit
––– computerassistiert vorgefertigtem Implantat bei
–––– einfachem Defekt 5-774.71
–––– großem Defekt 5-774.72
––– einfachem alloplastischem Implantat 5-774.70
– Resektion
–– partiell
––– mit Rekonstruktion
–––– mit Transplantat
––––– mikrovaskulär-anastomosiert 5-771.12
––––– nicht-vaskularisiert 5-771.11
–––– Weich- und Hartgewebe 5-771.13
––– ohne Rekonstruktion 5-771.10 ►

Maxilla *(Forts.)*
~ Resektion *(Forts.)*
–– total
––– mit Rekonstruktion
–––– mit Transplantat
––––– mikrovaskulär-anastomosiert 5-771.22
––––– nicht-vaskularisiert 5-771.21
–––– Weich- und Hartgewebe 5-771.23
––– ohne Rekonstruktion 5-771.20
– Teilresektion, bei Resektion, Wange, mit Rekonstruktion, mit
–– Fernlappen, gestielt 5-278.43♦
–– Lappen, gestielt
––– regional 5-278.40♦
––– und mikrovaskulär-anastomosiert 5-278.45♦
–– Transplantat
––– mikrovaskulär-anastomosiert, frei 5-278.42♦
–––– 2 5-278.44♦
––– nicht-vaskularisiert 5-278.41♦
– und Mandibula, Maßnahme, zur Okklusionssicherung 5-769.2
Mayo, Verschluss
– Hernia epigastrica, offen, durch Fasziendoppelung 5-535.1
– Hernia umbilicalis, offen, durch Fasziendoppelung 5-534.1
– Narbenhernie, offen, durch Fasziendoppelung 5-536.10
MAZE-Verfahren, zur
– Destruktion, Gewebe, Herz 5-373.5
– Exzision, Gewebe, Herz 5-373.5
McDonald, Cerclage, Cervix uteri 5-674.0
Meatoglanduloplastik, bei Hypospadia coronaria 5-645.0
Meatoplastik, Gehörgang, bei Atresie 5-185.1♦
Meatotomie, Urethra 5-581.0
Meatus, Urethra, Inzision 5-581.0
Meatusplastik, Urethra 5-581.1
Mechanisch, Anastomosensystem, Anwendung
– Aorta, mit Anastomose, bei Operationen an den Koronargefäßen
–– 1 *[nur Zusatzkode!]* 5-364.00
–– 2 *[nur Zusatzkode!]* 5-364.01
–– 3 oder mehr *[nur Zusatzkode!]* 5-364.02
– Koronargefäß, mit Anastomose
–– 1 *[nur Zusatzkode!]* 5-364.10
–– 2 *[nur Zusatzkode!]* 5-364.11
–– 3 *[nur Zusatzkode!]* 5-364.12
–– 4 *[nur Zusatzkode!]* 5-364.13
–– 5 oder mehr *[nur Zusatzkode!]* 5-364.14
Meckel-Divertikel
– Abtragung, Dünndarm, offen 5-451.1
– Biopsie, durch Inzision 1-555.1
– Exzision
–– endoskopisch 5-451.70
–– laparoskopisch 5-451.2
–– offen 5-451.1
Medial
– Bandapparat, Naht, Sprunggelenk, oberes, offen 5-806.d♦ ►

Medial *(Forts.)*
– Fraktur, Orbitawand, Reposition, offen 5-766.2♦
– Kanthopexie 5-092.1♦
– Rekonstruktion, Lidwinkel 5-096.50♦
– Zungenbein, Resektion, bei Zystenexzision, Hals, median 5-065.1
Medialisation
– Concha nasalis inferior 5-215.5♦
– Nasenmuschel, untere 5-215.5♦
Median
– Fistelexstirpation, Hals 5-065.2
– Fistelexzision, Hals
–– mit Resektion, Zungenbein, medial 5-065.3
–– ohne Resektion, Zungenbein, medial 5-065.2
– Pharyngotomie 5-290.0
–– transhyoidal 5-290.2
–– translingual 5-290.1
– Zystenexzision, Hals
–– mit Resektion, Zungenbein, medial 5-065.1
–– ohne Resektion, Zungenbein, medial 5-065.0
Mediandrainage, Anlegen, Stirnhöhle 5-223.6
Mediastinal
– Ausräumung, Lymphknoten, mehrere, Region, 1, im Rahmen einer anderen Operation *[nur Zusatzkode!]* 5-406.7
– Lymphadenektomie
–– radikal
––– im Rahmen einer anderen Operation *[nur Zusatzkode!]* 5-407.1
––– offen, als selbständiger Eingriff 5-404.1
––– thorakoskopisch, als selbständiger Eingriff 5-404.8
–– regional
––– im Rahmen einer anderen Operation *[nur Zusatzkode!]* 5-406.7
––– offen, als selbständiger Eingriff 5-402.c
––– thorakoskopisch, als selbständiger Eingriff 5-402.d
–– systematisch, im Rahmen einer anderen Operation *[nur Zusatzkode!]* 5-407.1
– Lymphknoten
–– Biopsie
––– durch Inzision 1-586.3
––– perkutan 1-425.3
–––– mit Steuerung durch bildgebende Verfahren 1-426.3
–– einzeln, Exzision
––– offen
–––– mit
––––– Farbmarkierung 5-401.22
––––– kombinierter Radionuklid- und Farbmarkierung 5-401.23
––––– Radionuklidmarkierung 5-401.21
–––– ohne Markierung 5-401.20
––– thorakoskopisch
–––– mit
––––– Farbmarkierung 5-401.72
––––– kombinierter Radionuklid- und Farbmarkierung 5-401.73
––––– Radionuklidmarkierung 5-401.71 ►

M

Mediastinal *(Forts.)*
~ Lymphknoten *(Forts.)*
~~ einzeln, Exzision *(Forts.)*
~~~ thorakoskopisch *(Forts.)*
---- ohne Markierung 5-401.70
-- Entfernung
--- mediastinoskopisch, mit
---- Farbmarkierung 5-401.72
---- Radionuklidmarkierung 5-401.71
--- radikal, mediastinoskopisch, als selbständiger Eingriff 5-404.8
--- regional, mediastinoskopisch, als selbständiger Eingriff 5-402.d
-- Exzision, mediastinoskopisch, ohne Markierung 5-401.70
-- Nadelbiopsie, perkutan 1-425.3
- Sentinel-Lymphonodektomie
-- mediastinoskopisch, mit
--- Farbmarkierung 5-401.72
--- Radionuklidmarkierung 5-401.71
-- offen, mit
--- Farbmarkierung 5-401.22
--- kombinierter Radionuklid- und Farbmarkierung 5-401.23
--- Radionuklidmarkierung 5-401.21
-- thorakoskopisch, mit
--- Farbmarkierung 5-401.72
--- kombinierter Radionuklid- und Farbmarkierung 5-401.73
--- Radionuklidmarkierung 5-401.71
Mediastinoskopie
- diagnostisch 1-691.1
- mit Exzision
-- Gewebe, Mediastinum 5-342.02
-- Thymus 5-077.0
Mediastinotomie, kollar 5-341.0
- zur Exzision, Thymus 5-077.3
Mediastinum
- Anlegen, System, zur Vakuumtherapie, tiefreichend 5-916.a2
- Biopsie
-- durch Inzision 1-581.0
-- endosonographisch gesteuert 1-494.2
-- perkutan 1-493.2
--- mit Steuerung durch bildgebende Verfahren 1-494.2
- Blutstillung, durch Inzision, extrapleural, durch
-- Resternotomie 5-341.32
-- Sternotomie 5-341.22
- Gewebe
-- Destruktion 5-342.2
-- Exzision
--- durch
---- Mediastinoskopie 5-342.02
---- Thorakoskopie 5-342.03
--- offen 5-342.01
-- Resektion
--- mit
---- Gefäßersatz, prothetisch 5-342.14 ►

Mediastinum *(Forts.)*
~ Gewebe *(Forts.)*
~~ Resektion *(Forts.)*
~~~ mit *(Forts.)*
---- Resektion, Lunge 5-342.12
----- mit
------ Gefäßersatz 5-342.15
------ Teilresektion, Perikard 5-342.16
---- Teilresektion
----- Brustwand 5-342.19
----- Lunge, mit Teilresektion, Perikard, mit Gefäßersatz 5-342.18
----- Perikard 5-342.13
------ und Ersatz, Gefäß 5-342.17
--- ohne Resektion, an mediastinalen Organen 5-342.11
- Inzision
-- extrapleural, durch
--- Resternotomie, zur
---- Hämatomausräumung 5-341.33
---- Spülung 5-341.31
---- Stabilisierung 5-341.30
--- Sternotomie, zur
---- Hämatomausräumung 5-341.23
---- Spülung 5-341.21
---- Stabilisierung 5-341.20
-- transpleural 5-341.1
- Nadelbiopsie, perkutan 1-493.2
- Reoperation *[nur Zusatzkode!]* 5-349.6
- Wechsel, System, zur Vakuumtherapie, tiefreichend 5-916.a2
Medikament
- Applikation, intraventrikulär, ohne Medikamentenpumpe 8-019
- Applikation, intrathekal, ohne Medikamentenpumpe 8-019
- Injektion, Augenabschnitt, hinterer 5-156.9♦
- Instillation, stereotaktisch
-- Gehirn, als selbständiger Eingriff 5-014.8
-- Hirnhaut, als selbständiger Eingriff 5-014.8
Medikamentenbeladen, Partikel *[nur Zusatzkode!]* 8-83b.10
- röntgendicht *[nur Zusatzkode!]* 8-83b.14
Medikamentendosis, Anpassung
- intrathekal, postoperativ, nach Anlegen
-- der implantierten programmierbaren Medikamentenpumpe, mit kontinuierlicher Abgabe, bei variablem Tagesprofil 8-011.32
-- Medikamentenpumpe
--- extern 8-011.30
--- implantiert, mit Flussrate, konstant 8-011.31
- intraventrikulär, postoperativ, nach Anlegen
-- der implantierten programmierbaren Medikamentenpumpe, mit kontinuierlicher Abgabe, bei variablem Tagesprofil 8-011.32
-- Medikamentenpumpe
--- extern 8-011.30
--- implantiert, mit Flussrate, konstant 8-011.31
Medikamentengabe, subkonjunktival 8-020.0♦
Medikamenteninfusion, intraperitoneal, durch Implantation, Medikamentenpumpe 5-549.9

Medikamentenpumpe
– Entfernung, zur
–– epiduralen Infusion 5-038.d
–– intrathekalen
––– Infusion 5-038.d
––– und epiduralen Infusion 5-038.d
–– intraventrikulären Infusion 5-028.6
– Implantation
–– implantierbar, mit Okklusionsüberwachung, integriert, elektronisch 5-399.b2
–– zur Medikamenteninfusion, intraperitoneal 5-549.9
– implantierbar
–– Entfernung 5-399.d
–– Implantation
––– mit konstanter Flussrate 5-399.b0
––– programmierbar, mit kontinuierlicher Abgabe, bei variablem Tagesprofil 5-399.b1
–– Revision 5-399.c
–– Wechsel
––– mit konstanter Flussrate 5-399.b0
––– programmierbar, mit kontinuierlicher Abgabe, bei variablem Tagesprofil 5-399.b1
– implantiert, programmierbar
–– intrathekal, mit kontinuierlicher Abgabe, Wiederbefüllung, und Programmierung, bei variablem Tagesprofil 8-011.2
–– intraventrikulär, mit kontinuierlicher Abgabe, Wiederbefüllung, und Programmierung, bei variablem Tagesprofil 8-011.2
– intrathekal, implantiert, Wiederbefüllung, mit konstanter Flussrate 8-011.1
– intraventrikulär, implantiert, Wiederbefüllung, mit konstanter Flussrate 8-011.1
– Revision, zur
–– epiduralen Infusion 5-038.8
–– intrathekalen
––– Infusion 5-038.8
––– und epiduralen Infusion 5-038.8
–– intraventrikulären Infusion 5-028.4
– vollimplantierbar
–– Implantation, mit
––– konstanter Flussrate zur
–––– epiduralen Infusion 5-038.40
–––– intrathekalen
––––– Infusion 5-038.40
––––– und epiduralen Infusion 5-038.40
–––– intraventrikulären Infusion 5-028.10
––– programmierbarem variablen Tagesprofil zur
–––– epiduralen Infusion 5-038.41
–––– intrathekalen
––––– Infusion 5-038.41
––––– und epiduralen Infusion 5-038.41
–––– intraventrikulären Infusion 5-028.11
–– Wechsel, mit
––– konstanter Flussrate zur
–––– epiduralen Infusion 5-038.40
–––– intrathekalen
––––– Infusion 5-038.40
––––– und epiduralen Infusion 5-038.40
–––– intraventrikulären Infusion 5-028.10 ►

Medikamentenpumpe *(Forts.)*
~ vollimplantierbar *(Forts.)*
~~ Wechsel, mit *(Forts.)*
––– programmierbarem variablen Tagesprofil zur
–––– epiduralen Infusion 5-038.41
–––– intrathekalen
––––– Infusion 5-038.41
––––– und epiduralen Infusion 5-038.41
–––– intraventrikulären Infusion 5-028.11
– Wechsel, implantierbar, mit Okklusionsüberwachung, integriert, elektronisch 5-399.b2
Medikamententräger
– Einbringen, Wirbelsäule, durch Inzision 5-830.7
– Einlegen
–– Akromioklavikulargelenk
––– arthroskopisch 5-810.71♦
––– offen 5-800.a1♦
–– Beckenknochen 5-780.4d
–– bei
––– Kraniektomie 5-012.7
––– Kraniotomie 5-012.7
–– Daumensattelgelenk 5-844.22♦
–– Ellenbogengelenk
––– arthroskopisch 5-810.7t♦
––– offen 5-800.at♦
–– extrabulbär 5-169.3♦
–– Faszie, Finger 5-842.a0♦
––– mehrere 5-842.a1♦
–– Femur
––– distal 5-780.4h♦
––– proximal 5-780.4f♦
––– Schaft 5-780.4g♦
–– Fibula
––– distal 5-780.4r♦
––– proximal 5-780.4p♦
––– Schaft 5-780.4q♦
–– Handgelenk
––– arthroskopisch 5-810.77♦
––– offen 5-800.a7♦
–– Handwurzelgelenk 5-844.20♦
––– mehrere 5-844.21♦
–– Haut
––– Axilla, durch Inzision 5-892.36♦
––– Bauchregion, durch Inzision 5-892.3b
––– Brustwand, durch Inzision 5-892.3a
––– Ellenbogen, durch Inzision 5-892.37♦
––– Fuß, durch Inzision 5-892.3g♦
––– Genitalregion, durch Inzision 5-892.3c
––– Gesäß, durch Inzision 5-892.3d
––– Hals, durch Inzision 5-892.35
––– Hand, durch Inzision 5-892.39♦
––– Knie, durch Inzision 5-892.3e♦
––– Kopf, durch Inzision 5-892.34
––– Leistenregion, durch Inzision 5-892.3c
––– Lippe, durch Inzision 5-892.30
––– Oberarm, durch Inzision 5-892.37♦
––– Oberschenkel, durch Inzision 5-892.3e♦
––– Rücken, durch Inzision 5-892.3a
––– Schulter, durch Inzision 5-892.36♦
––– Skrotum, durch Inzision 5-892.3c ►

M

Medikamententräger *(Forts.)*
~ Einlegen *(Forts.)*
~~ Haut *(Forts.)*
––– Unterarm, durch Inzision 5-892.38♦
––– Unterschenkel, durch Inzision 5-892.3f♦
–– Hüftgelenk
––– arthroskopisch 5-810.7g♦
––– offen 5-800.ag♦
–– Humeroglenoidalgelenk
––– arthroskopisch 5-810.70♦
––– offen 5-800.a0♦
–– Humeroradialgelenk
––– arthroskopisch 5-810.7s♦
––– offen 5-800.as♦
–– Humeroulnargelenk
––– arthroskopisch 5-810.74♦
––– offen 5-800.a4♦
–– Humerus
––– distal 5-780.43♦
––– proximal 5-780.41♦
––– Schaft 5-780.42♦
–– Iliosakralgelenk
––– arthroskopisch 5-810.7e♦
––– offen 5-800.ae♦
–– Interphalangealgelenk 5-844.25♦
––– mehrere, Finger
–––– einer 5-844.26♦
–––– mehrere 5-844.27♦
–– intraokular 5-169.2♦
–– Kalkaneus 5-780.4t♦
–– Karpus 5-780.4a♦
–– Klavikula 5-780.40♦
–– Kniegelenk
––– arthroskopisch 5-810.7h♦
––– offen 5-800.ah♦
–– Metakarpophalangealgelenk 5-844.23♦
––– mehrere 5-844.24♦
–– Metakarpus 5-780.4b♦
–– Metatarsophalangealgelenk
––– arthroskopisch 5-810.7q♦
––– offen 5-800.aq♦
–– Metatarsus 5-780.4v♦
–– Muskel, Hand 5-843.d♦
–– Patella 5-780.4j♦
–– Phalangen
––– Fuß 5-780.4w♦
––– Hand 5-780.4c♦
–– Radiokarpalgelenk
––– arthroskopisch 5-810.78♦
––– offen 5-800.a8♦
–– Radioulnargelenk
––– distal
–––– arthroskopisch 5-810.76♦
–––– offen 5-800.a6♦
––– proximal
–––– arthroskopisch 5-810.75♦
–––– offen 5-800.a5♦
–– Radius
––– distal 5-780.46♦
––– proximal 5-780.44♦
––– Schaft 5-780.45♦ ►

Medikamententräger *(Forts.)*
~ Einlegen *(Forts.)*
–– Schenkelhals 5-780.4e♦
–– Skapula 5-780.4z♦
–– Sprunggelenk
––– oberes
–––– arthroskopisch 5-810.7k♦
–––– offen 5-800.ak♦
––– unteres
–––– arthroskopisch 5-810.7m♦
–––– offen 5-800.am♦
–– Sternoklavikulargelenk
––– arthroskopisch 5-810.73♦
––– offen 5-800.a3♦
–– subfaszial
––– Axilla 5-850.h1♦
––– Bauchregion 5-850.h6♦
––– Brustwand 5-850.h5♦
––– Ellenbogen 5-850.h2♦
––– Fuß 5-850.ha♦
––– Genitalregion 5-850.h7♦
––– Gesäß 5-850.h7♦
––– Hals 5-850.h0♦
––– Knie 5-850.h8♦
––– Kopf 5-850.h0♦
––– Leistenregion 5-850.h7♦
––– Oberarm 5-850.h2♦
––– Oberschenkel 5-850.h8♦
––– Rücken 5-850.h5♦
––– Schulter 5-850.h1♦
––– Unterarm 5-850.h3♦
––– Unterschenkel 5-850.h9♦
–– Symphyse
––– arthroskopisch 5-810.7f
––– offen 5-800.af
–– Talus 5-780.4s♦
–– Tarsalgelenk
––– arthroskopisch 5-810.7n♦
––– offen 5-800.an♦
–– Tarsometatarsalgelenk
––– arthroskopisch 5-810.7p♦
––– offen 5-800.ap♦
–– Tarsus 5-780.4u♦
–– Thorakoskapulargelenk
––– arthroskopisch 5-810.72♦
––– offen 5-800.a2♦
–– Tibia
––– distal 5-780.4n♦
––– proximal 5-780.4k♦
––– Schaft 5-780.4m♦
–– Tibiofibulargelenk, proximal
––– arthroskopisch 5-810.7j♦
––– offen 5-800.aj♦
–– Ulna
––– distal 5-780.49♦
––– proximal 5-780.47♦
––– Schaft 5-780.48♦
–– Ulnokarpalgelenk
––– arthroskopisch 5-810.79♦
––– offen 5-800.a9♦ ►

Medikamententräger *(Forts.)*
~ Einlegen *(Forts.)*
-- Zehengelenk
--- arthroskopisch 5-810.7r♦
--- offen 5-800.ar♦
– Entfernung
-- Akromioklavikulargelenk
--- arthroskopisch 5-810.81♦
--- offen 5-800.b1♦
-- Beckenknochen 5-780.5d
-- durch
--- Kraniektomie 5-012.8
--- Kraniotomie 5-012.8
-- Ellenbogengelenk
--- arthroskopisch 5-810.8t♦
--- offen 5-800.bt♦
-- Faszie, Finger 5-842.b0♦
--- mehrere 5-842.b1♦
-- Femur
--- distal 5-780.5h♦
--- proximal 5-780.5f♦
--- Schaft 5-780.5g♦
-- Fibula
--- distal 5-780.5r♦
--- proximal 5-780.5p♦
--- Schaft 5-780.5q♦
-- Handgelenk
--- arthroskopisch 5-810.87♦
--- offen 5-800.b7♦
-- Haut
--- Axilla, durch Inzision 5-892.46♦
--- Bauchregion, durch Inzision 5-892.4b
--- Brustwand, durch Inzision 5-892.4a
--- Ellenbogen, durch Inzision 5-892.47♦
--- Fuß, durch Inzision 5-892.4g♦
--- Genitalregion, durch Inzision 5-892.4c
--- Gesäß, durch Inzision 5-892.4d
--- Hals, durch Inzision 5-892.45
--- Hand, durch Inzision 5-892.49♦
--- Knie, durch Inzision 5-892.4e♦
--- Leistenregion, durch Inzision 5-892.4c
--- Lippe, durch Inzision 5-892.40
--- Oberarm, durch Inzision 5-892.47♦
--- Oberschenkel, durch Inzision 5-892.4e♦
--- Rücken, durch Inzision 5-892.4a
--- Schulter, durch Inzision 5-892.46♦
--- Skrotum, durch Inzision 5-892.4c
--- Unterarm, durch Inzision 5-892.48♦
--- Unterschenkel, durch Inzision 5-892.4f♦
-- Hüftgelenk
--- arthroskopisch 5-810.8g♦
--- offen 5-800.bg♦
-- Humeroglenoidalgelenk
--- arthroskopisch 5-810.80♦
--- offen 5-800.b0♦
-- Humeroradialgelenk
--- arthroskopisch 5-810.8s♦
--- offen 5-800.bs♦
-- Humeroulnargelenk
--- arthroskopisch 5-810.84♦
--- offen 5-800.b4♦ ►

Medikamententräger *(Forts.)*
~ Entfernung *(Forts.)*
-- Humerus
--- distal 5-780.53♦
--- proximal 5-780.51♦
--- Schaft 5-780.52♦
-- Iliosakralgelenk
--- arthroskopisch 5-810.8e♦
--- offen 5-800.be♦
-- Kalkaneus 5-780.5t♦
-- Karpus 5-780.5a♦
-- Klavikula 5-780.50♦
-- Kniegelenk
--- arthroskopisch 5-810.8h♦
--- offen 5-800.bh♦
-- Metakarpus 5-780.5b♦
-- Metatarsophalangealgelenk
--- arthroskopisch 5-810.8q♦
--- offen 5-800.bq♦
-- Metatarsus 5-780.5v♦
-- Muskel, Hand 5-843.e♦
-- Patella 5-780.5j♦
-- Phalangen
--- Fuß 5-780.5w♦
--- Hand 5-780.5c♦
-- Radiokarpalgelenk
--- arthroskopisch 5-810.88♦
--- offen 5-800.b8♦
-- Radioulnargelenk
--- distal
---- arthroskopisch 5-810.86♦
---- offen 5-800.b6♦
--- proximal
---- arthroskopisch 5-810.85♦
---- offen 5-800.b5♦
-- Radius
--- distal 5-780.56♦
--- proximal 5-780.54♦
--- Schaft 5-780.55♦
-- Schenkelhals 5-780.5e♦
-- Skapula 5-780.5z♦
-- Sprunggelenk
--- oberes
---- arthroskopisch 5-810.8k♦
---- offen 5-800.bk♦
--- unteres
---- arthroskopisch 5-810.8m♦
---- offen 5-800.bm♦
-- Sternoklavikulargelenk
--- arthroskopisch 5-810.83♦
--- offen 5-800.b3♦
-- subfaszial
--- Axilla 5-850.j1♦
--- Bauchregion 5-850.j6♦
--- Brustwand 5-850.j5♦
--- Ellenbogen 5-850.j2♦
--- Fuß 5-850.ja♦
--- Genitalregion 5-850.j7♦
--- Gesäß 5-850.j7♦
--- Hals 5-850.j0♦
--- Knie 5-850.j8♦ ►

M

Medikamententräger *(Forts.)*
~ Entfernung *(Forts.)*
~~ subfaszial *(Forts.)*
––– Kopf 5-850.j0♦
––– Leistenregion 5-850.j7♦
––– Oberarm 5-850.j2♦
––– Oberschenkel 5-850.j8♦
––– Rücken 5-850.j5♦
––– Schulter 5-850.j1♦
––– Unterarm 5-850.j3♦
––– Unterschenkel 5-850.j9♦
–– Symphyse
––– arthroskopisch 5-810.8f
––– offen 5-800.bf
–– Talus 5-780.5s♦
–– Tarsalgelenk
––– arthroskopisch 5-810.8n♦
––– offen 5-800.bn♦
–– Tarsometatarsalgelenk
––– arthroskopisch 5-810.8p♦
––– offen 5-800.bp♦
–– Tarsus 5-780.5u♦
–– Thorakoskapulargelenk
––– arthroskopisch 5-810.82♦
––– offen 5-800.b2♦
–– Tibia
––– distal 5-780.5n♦
––– proximal 5-780.5k♦
––– Schaft 5-780.5m♦
–– Tibiofibulargelenk, proximal
––– arthroskopisch 5-810.8j♦
––– offen 5-800.bj♦
–– Ulna
––– distal 5-780.59♦
––– proximal 5-780.57♦
––– Schaft 5-780.58♦
–– Ulnokarpalgelenk
––– arthroskopisch 5-810.89♦
––– offen 5-800.b9♦
–– Zehengelenk
––– arthroskopisch 5-810.8r♦
––– offen 5-800.br♦
– Wechsel
–– Akromioklavikulargelenk
––– arthroskopisch 5-810.71♦
––– offen 5-800.a1♦
–– Beckenknochen 5-780.4d
–– durch Kraniotomie 5-012.8
–– Ellenbogengelenk
––– arthroskopisch 5-810.7t♦
––– offen 5-800.at♦
–– Femur
––– distal 5-780.4h♦
––– proximal 5-780.4f♦
––– Schaft 5-780.4g♦
–– Fibula
––– distal 5-780.4r♦
––– proximal 5-780.4p♦
––– Schaft 5-780.4q♦
–– Handgelenk
––– arthroskopisch 5-810.77♦ ►

Medikamententräger *(Forts.)*
~ Wechsel *(Forts.)*
~~ Handgelenk *(Forts.)*
––– offen 5-800.a7♦
–– Hüftgelenk
––– arthroskopisch 5-810.7g♦
––– offen 5-800.ag♦
–– Humeroglenoidalgelenk
––– arthroskopisch 5-810.70♦
––– offen 5-800.a0♦
–– Humeroradialgelenk
––– arthroskopisch 5-810.7s♦
––– offen 5-800.as♦
–– Humeroulnargelenk
––– arthroskopisch 5-810.74♦
––– offen 5-800.a4♦
–– Humerus
––– distal 5-780.43♦
––– proximal 5-780.41♦
––– Schaft 5-780.42♦
–– Iliosakralgelenk
––– arthroskopisch 5-810.7e♦
––– offen 5-800.ae♦
–– Kalkaneus 5-780.4t♦
–– Karpus 5-780.4a♦
–– Klavikula 5-780.40♦
–– Kniegelenk
––– arthroskopisch 5-810.7h♦
––– offen 5-800.ah♦
–– Metakarpus 5-780.4b♦
–– Metatarsophalangealgelenk
––– arthroskopisch 5-810.7q♦
––– offen 5-800.aq♦
–– Metatarsus 5-780.4v♦
–– mit Kraniektomie 5-012.8
–– Patella 5-780.4j♦
–– Phalangen
––– Fuß 5-780.4w♦
––– Hand 5-780.4c♦
–– Radiokarpalgelenk
––– arthroskopisch 5-810.78♦
––– offen 5-800.a8♦
–– Radioulnargelenk
––– distal
–––– arthroskopisch 5-810.76♦
–––– offen 5-800.a6♦
––– proximal
–––– arthroskopisch 5-810.75♦
–––– offen 5-800.a5♦
–– Radius
––– distal 5-780.46♦
––– proximal 5-780.44♦
––– Schaft 5-780.45♦
–– Schenkelhals 5-780.4e♦
–– Skapula 5-780.4z♦
–– Sprunggelenk
––– oberes
–––– arthroskopisch 5-810.7k♦
–––– offen 5-800.ak♦
––– unteres
–––– arthroskopisch 5-810.7m♦ ►

Medikamententräger *(Forts.)*
~ Wechsel *(Forts.)*
~~ Sprunggelenk *(Forts.)*
~~~ unteres *(Forts.)*
---- offen 5-800.am♦
-- Sternoklavikulargelenk
--- arthroskopisch 5-810.73♦
--- offen 5-800.a3♦
-- Symphyse
--- arthroskopisch 5-810.7f
--- offen 5-800.af
-- Talus 5-780.4s♦
-- Tarsalgelenk
--- arthroskopisch 5-810.7n♦
--- offen 5-800.an♦
-- Tarsometatarsalgelenk
--- arthroskopisch 5-810.7p♦
--- offen 5-800.ap♦
-- Tarsus 5-780.4u♦
-- Thorakoskapulargelenk
--- arthroskopisch 5-810.72♦
--- offen 5-800.a2♦
-- Tibia
--- distal 5-780.4n♦
--- proximal 5-780.4k♦
--- Schaft 5-780.4m♦
-- Tibiofibulargelenk, proximal
--- arthroskopisch 5-810.7j♦
--- offen 5-800.aj♦
-- Ulna
--- distal 5-780.49♦
--- proximal 5-780.47♦
--- Schaft 5-780.48♦
-- Ulnokarpalgelenk
--- arthroskopisch 5-810.79♦
--- offen 5-800.a9♦
-- Zehengelenk
--- arthroskopisch 5-810.7r♦
--- offen 5-800.ar♦
Medikamentös
- Behandlung, lokal
-- abdominal, offen, bei Tubargravidität 5-744.50♦
-- endoskopisch, bei Tubargravidität 5-744.52♦
-- laparoskopisch, bei Tubargravidität 5-744.52♦
- Provokationstest, nicht-kathetergestützt, zur Erkennung, Arrhythmie, Herz 1-266.3
- Therapie, Fetus, intrauterin 5-754.2
MEG [Magnetenzephalographie], zur Lokalisation
- Focus, epileptisch 1-20b.0
- Hirnareal, funktionell 1-20b.1
Mega-Endoprothese
- Implantation Schaftkomponente, mit Pfannenkomponente, modular, bei knöcherner Defektsituation *[nur Zusatzkode!]* 5-829.k4 ►

Mega-Endoprothese *(Forts.)*
- Implantation Schaftkomponente
-- bei knöcherner Defektsituation *[nur Zusatzkode!]* 5-829.k2
--- mit
---- Knochenersatz *[nur Zusatzkode!]* 5-829.k2
---- Knochenteilersatz *[nur Zusatzkode!]* 5-829.k2
-- mit Pfannenkomponente, modular, bei knöcherner Defektsituation *[nur Zusatzkode!]* 5-829.k4
--- mit
---- Knochenersatz *[nur Zusatzkode!]* 5-829.k4
---- Knochenteilersatz *[nur Zusatzkode!]* 5-829.k4
--- Teilwechsel in, bei knöcherner Defektsituation *[nur Zusatzkode!]* 5-829.k4
---- mit
----- Knochenersatz *[nur Zusatzkode!]* 5-829.k4
----- Knochenteilersatz *[nur Zusatzkode!]* 5-829.k4
--- Wechsel in, bei knöcherner Defektsituation *[nur Zusatzkode!]* 5-829.k4
---- mit
----- Knochenersatz *[nur Zusatzkode!]* 5-829.k4
----- Knochenteilersatz *[nur Zusatzkode!]* 5-829.k4
- Teilwechsel in Schaftkomponente
-- bei knöcherner Defektsituation *[nur Zusatzkode!]* 5-829.k2
--- mit
---- Knochenersatz *[nur Zusatzkode!]* 5-829.k2
---- Knochenteilersatz *[nur Zusatzkode!]* 5-829.k2
-- mit Pfannenkomponente, modular, bei knöcherner Defektsituation
--- mit
---- Knochenersatz *[nur Zusatzkode!]* 5-829.k4
---- Knochenteilersatz *[nur Zusatzkode!]* 5-829.k4
- Wechsel in Schaftkomponente
-- bei knöcherner Defektsituation *[nur Zusatzkode!]* 5-829.k2
--- mit
---- Knochenersatz *[nur Zusatzkode!]* 5-829.k2
---- Knochenteilersatz *[nur Zusatzkode!]* 5-829.k2
-- mit Pfannenkomponente, modular, bei knöcherner Defektsituation
--- mit
---- Knochenersatz *[nur Zusatzkode!]* 5-829.k4
---- Knochenteilersatz *[nur Zusatzkode!]* 5-829.k4
~~~

Mehr-Phasen-Knochenszintigraphie 3-705.1
Mehr-Phasen-Szintigraphie, Muskel-Skelett-System 3-705.1
Mehrdimensional
– Osteotomie, Os metatarsale I 5-788.5e♦
–– bei Rezidiv 5-788.5j♦
– Reosteotomie, Os metatarsale I 5-788.5j♦
Mehrfacheingriff
– Mittelfußstrahl
–– 2, und Zehenstrahl, einzeitig *[nur Zusatzkode!]* 5-86a.10
–– 3, und Zehenstrahl, einzeitig *[nur Zusatzkode!]* 5-86a.11
–– 4, und Zehenstrahl, einzeitig *[nur Zusatzkode!]* 5-86a.12
–– 5, und Zehenstrahl, einzeitig *[nur Zusatzkode!]* 5-86a.13
–– 6 oder mehr, und Zehenstrahl, einzeitig *[nur Zusatzkode!]* 5-86a.14
– Mittelhandstrahl
–– 2, und Fingerstrahl, einzeitig *[nur Zusatzkode!]* 5-86a.00
–– 3, und Fingerstrahl, einzeitig *[nur Zusatzkode!]* 5-86a.01
–– 4, und Fingerstrahl, einzeitig *[nur Zusatzkode!]* 5-86a.02
–– 5, und Fingerstrahl, einzeitig *[nur Zusatzkode!]* 5-86a.03
–– 6 oder mehr, und Fingerstrahl, einzeitig *[nur Zusatzkode!]* 5-86a.04
Mehrfachverletzung, Versorgung *[nur Zusatzkode!]* 5-981
Mehrkanalig, EMG-Ableitung 1-205
Mehrkanalstimulator
– Nervensystem, peripher, nicht-wiederaufladbar, vollimplantierbar
–– Implantation
––– mit Implantation, Neurostimulationselektrode 5-059.c1
––– ohne Implantation, Neurostimulationselektrode 5-059.g1
–– Wechsel
––– mit Wechsel, Neurostimulationselektrode 5-059.c1
––– ohne Wechsel, Neurostimulationselektrode 5-059.d1
– vollimplantierbar
–– Implantation
––– mit Akkumulator, wiederaufladbar
–––– Nervensystem, peripher
––––– mit Implantation, Neurostimulationselektrode 5-059.cc
––––– ohne Implantation einer Neurostimulationselektrode 5-059.g3
–––– zur
––––– epiduralen Rückenmarkstimulation
–––––– mit Implantation, Neurostimulationselektrode 5-039.e2
–––––– ohne Implantation einer Neurostimulationselektrode 5-039.n2 ►

Mehrkanalstimulator *(Forts.)*
~ vollimplantierbar *(Forts.)*
~~ Implantation *(Forts.)*
~~~ mit Akkumulator, wiederaufladbar *(Forts.)*
~~~~ zur *(Forts.)*
––––– Hirnstimulation, ohne Implantation einer Neurostimulationselektrode 5-028.c2
––– zur Hirnstimulation, mit Akkumulator, wiederaufladbar, mit Implantation, Neurostimulationselektrode 5-028.92
–– mit Energieübertragung, induktiv elektromagnetisch
––– Implantation, Nervensystem, peripher
–––– mit Implantation, Neurostimulationselektrode 5-059.cd
–––– ohne Implantation, Neurostimulationselektrode 5-059.g4
––– Wechsel, Nervensystem, peripher
–––– mit Wechsel, Neurostimulationselektrode 5-059.cd
–––– ohne Wechsel, Neurostimulationselektrode 5-059.dd
–– Wechsel, mit Akkumulator, wiederaufladbar
––– Nervensystem, peripher
–––– mit Wechsel, Neurostimulationselektrode 5-059.cc
–––– ohne Wechsel einer Neurostimulationselektrode 5-059.dc
––– zur
–––– epiduralen Rückenmarkstimulation
––––– mit Wechsel, Neurostimulationselektrode 5-039.e2
––––– ohne Wechsel einer Neurostimulationselektrode 5-039.f2
–––– Hirnstimulation, ohne Wechsel einer Neurostimulationselektrode 5-028.a2
– Wechsel, vollimplantierbar, mit Akkumulator, wiederaufladbar, zur Hirnstimulation, mit Wechsel, Neurostimulationselektrode 5-028.92
– zur
–– epiduralen Rückenmarkstimulation, nicht-wiederaufladbar, vollimplantierbar
––– Implantation
–––– mit Implantation, Neurostimulationselektrode 5-039.e1
–––– ohne Implantation, Neurostimulationselektrode 5-039.n1
––– Wechsel
–––– mit Wechsel, Neurostimulationselektrode 5-039.e1
–––– ohne Wechsel, Neurostimulationselektrode 5-039.f1
–– Hirnstimulation, nicht-wiederaufladbar, vollimplantierbar
––– Implantation
–––– mit Implantation, Neurostimulationselektrode 5-028.91
–––– ohne Implantation, Neurostimulationselektrode 5-028.c1 ►

Mehrkanalstimulator *(Forts.)*
~ zur *(Forts.)*
~~ Hirnstimulation, nicht-wiederaufladbar, vollimplantierbar *(Forts.)*
--- Wechsel
---- mit Wechsel, Neurostimulationselektrode 5-028.91
---- ohne Wechsel, Neurostimulationselektrode 5-028.a1
-- Stimulation von Spinalganglien
--- nicht-wiederaufladbar, vollimplantierbar
---- Implantation, mit Implantation, Neurostimulationselektrode 5-039.k1
---- Wechsel
----- mit Wechsel, Neurostimulationselektrode 5-039.k1
----- ohne Wechsel, Neurostimulationselektrode 5-039.m1
--- vollimplantierbar, nicht-wiederaufladbar, Implantation, ohne Implantation einer Neurostimulationselektrode 5-039.q1
Mehrschicht-Flechtstent, Implantation, perkutan-transluminal
- A. carotis, zur Strömungslaminierung, bei Aneurysma
-- 1 8-84b.0h♦
-- 2 8-84b.2h♦
-- 3 8-84b.3h♦
-- 4 8-84b.4h♦
-- 5 8-84b.5h♦
-- 6 oder mehr 8-84b.6h♦
- A. carotis communis, zur Strömungslaminierung, bei Aneurysma
-- 1 8-84b.0j♦
-- 2 8-84b.2j♦
-- 3 8-84b.3j♦
-- 4 8-84b.4j♦
-- 5 8-84b.5j♦
-- 6 oder mehr 8-84b.6j♦
- A. carotis externa, zur Strömungslaminierung, bei Aneurysma
-- 1 8-84b.0n♦
-- 2 8-84b.2n♦
-- 3 8-84b.3n♦
-- 4 8-84b.4n♦
-- 5 8-84b.5n♦
-- 6 oder mehr 8-84b.6n♦
- A. carotis interna, extrakraniell
-- mit A. carotis communis, zur Strömungslaminierung, bei Aneurysma
--- 1 8-84b.0m♦
--- 2 8-84b.2m♦
--- 3 8-84b.3m♦
--- 4 8-84b.4m♦
--- 5 8-84b.5m♦
--- 6 oder mehr 8-84b.6m♦
-- zur Strömungslaminierung, bei Aneurysma
--- 1 8-84b.0k♦
--- 2 8-84b.2k♦
--- 3 8-84b.3k♦
--- 4 8-84b.4k♦ ►

Mehrschicht-Flechtstent, Implantation, perkutan-transluminal *(Forts.)*
~ A. carotis interna, extrakraniell *(Forts.)*
~~ zur Strömungslaminierung, bei Aneurysma *(Forts.)*
--- 5 8-84b.5k♦
--- 6 oder mehr 8-84b.6k♦
- A. vertebralis, extrakraniell, zur Strömungslaminierung, bei Aneurysma
-- 1 8-84b.0p♦
-- 2 8-84b.2p♦
-- 3 8-84b.3p♦
-- 4 8-84b.4p♦
-- 5 8-84b.5p♦
-- 6 oder mehr 8-84b.6p♦
- Aorta, zur Strömungslaminierung, bei Aneurysma
-- 1 8-84b.04
-- 2 8-84b.24
-- 3 8-84b.34
-- 4 8-84b.44
-- 5 8-84b.54
-- 6 oder mehr 8-84b.64
- Aortenisthmus, zur Strömungslaminierung, bei Aneurysma
-- 1 8-84b.05
-- 2 8-84b.25
-- 3 8-84b.35
-- 4 8-84b.45
-- 5 8-84b.55
-- 6 oder mehr 8-84b.65
- Arterie
-- abdominal, zur Strömungslaminierung, bei Aneurysma
--- 1 8-84b.0q♦
--- 2 8-84b.2q♦
--- 3 8-84b.3q♦
--- 4 8-84b.4q♦
--- 5 8-84b.5q♦
--- 6 oder mehr 8-84b.6q♦
-- Oberschenkel, zur Strömungslaminierung, bei Aneurysma
--- 1 8-84b.0s♦
--- 2 8-84b.2s♦
--- 3 8-84b.3s♦
--- 4 8-84b.4s♦
--- 5 8-84b.5s♦
--- 6 oder mehr 8-84b.6s♦
-- pelvin, zur Strömungslaminierung, bei Aneurysma
--- 1 8-84b.0q♦
--- 2 8-84b.2q♦
--- 3 8-84b.3q♦
--- 4 8-84b.4q♦
--- 5 8-84b.5q♦
--- 6 oder mehr 8-84b.6q♦
- Ductus arteriosus apertus, zur Strömungslaminierung, bei Aneurysma
-- 1 8-84b.06
-- 2 8-84b.26
-- 3 8-84b.36 ►

M

Mehrschicht-Flechtstent, Implantation, perkutan-transluminal *(Forts.)*
~ Ductus arteriosus apertus, zur Strömungslaminierung, bei Aneurysma *(Forts.)*
–– 4 8-84b.46
–– 5 8-84b.56
–– 6 oder mehr 8-84b.66
– Gefäß
–– intrakraniell, zur Strömungslaminierung, bei Aneurysma
––– 1 8-84b.00
––– 2 8-84b.20
––– 3 8-84b.30
––– 4 8-84b.40
––– 5 8-84b.50
––– 6 oder mehr 8-84b.60
–– künstlich, zur Strömungslaminierung, bei Aneurysma
––– 1 8-84b.0e
––– 2 8-84b.2e
––– 3 8-84b.3e
––– 4 8-84b.4e
––– 5 8-84b.5e
––– 6 oder mehr 8-84b.6e
–– Malformation, zur Strömungslaminierung, bei Aneurysma
––– 1 8-84b.0d
––– 2 8-84b.2d
––– 3 8-84b.3d
––– 4 8-84b.4d
––– 5 8-84b.5d
––– 6 oder mehr 8-84b.6d
–– Oberarm, zur Strömungslaminierung, bei Aneurysma
––– 1 8-84b.02♦
––– 2 8-84b.22♦
––– 3 8-84b.32♦
––– 4 8-84b.42♦
––– 5 8-84b.52♦
––– 6 oder mehr 8-84b.62♦
–– Schulter, zur Strömungslaminierung, bei Aneurysma
––– 1 8-84b.02♦
––– 2 8-84b.22♦
––– 3 8-84b.32♦
––– 4 8-84b.42♦
––– 5 8-84b.52♦
––– 6 oder mehr 8-84b.62♦
–– spinal, zur Strömungslaminierung, bei Aneurysma
––– 1 8-84b.0f
––– 2 8-84b.2f
––– 3 8-84b.3f
––– 4 8-84b.4f
––– 5 8-84b.5f
––– 6 oder mehr 8-84b.6f
–– thorakal, zur Strömungslaminierung, bei Aneurysma
––– 1 8-84b.08♦
––– 2 8-84b.28♦
––– 3 8-84b.38♦ ▶

Mehrschicht-Flechtstent, Implantation, perkutan-transluminal *(Forts.)*
~ Gefäß *(Forts.)*
~~ thorakal, zur Strömungslaminierung, bei Aneurysma *(Forts.)*
––– 4 8-84b.48♦
––– 5 8-84b.58♦
––– 6 oder mehr 8-84b.68♦
–– Unterarm, zur Strömungslaminierung, bei Aneurysma
––– 1 8-84b.03♦
––– 2 8-84b.23♦
––– 3 8-84b.33♦
––– 4 8-84b.43♦
––– 5 8-84b.53♦
––– 6 oder mehr 8-84b.63♦
–– Unterschenkel, zur Strömungslaminierung, bei Aneurysma
––– 1 8-84b.0c♦
––– 2 8-84b.2c♦
––– 3 8-84b.3c♦
––– 4 8-84b.4c♦
––– 5 8-84b.5c♦
––– 6 oder mehr 8-84b.6c♦
–– viszeral, zur Strömungslaminierung, bei Aneurysma
––– 1 8-84b.0a
––– 2 8-84b.2a
––– 3 8-84b.3a
––– 4 8-84b.4a
––– 5 8-84b.5a
––– 6 oder mehr 8-84b.6a
– V. cava, zur Strömungslaminierung, bei Aneurysma
–– 1 8-84b.07
–– 2 8-84b.27
–– 3 8-84b.37
–– 4 8-84b.47
–– 5 8-84b.57
–– 6 oder mehr 8-84b.67
– V. portae, zur Strömungslaminierung, bei Aneurysma
–– 1 8-84b.0g
–– 2 8-84b.2g
–– 3 8-84b.3g
–– 4 8-84b.4g
–– 5 8-84b.5g
–– 6 oder mehr 8-84b.6g
– Vene
–– abdominal, zur Strömungslaminierung, bei Aneurysma
––– 1 8-84b.0r♦
––– 2 8-84b.2r♦
––– 3 8-84b.3r♦
––– 4 8-84b.4r♦
––– 5 8-84b.5r♦
––– 6 oder mehr 8-84b.6r♦
–– Oberschenkel, zur Strömungslaminierung, bei Aneurysma
––– 1 8-84b.0t♦
––– 2 8-84b.2t♦ ▶

Mehrschicht-Flechtstent, Implantation, perkutan-transluminal *(Forts.)*
~ Vene *(Forts.)*
~~ Oberschenkel, zur Strömungslaminierung, bei Aneurysma *(Forts.)*
––– 3 8-84b.3t♦
––– 4 8-84b.4t♦
––– 5 8-84b.5t♦
––– 6 oder mehr 8-84b.6t♦
–– pelvin, zur Strömungslaminierung, bei Aneurysma
––– 1 8-84b.0r♦
––– 2 8-84b.2r♦
––– 3 8-84b.3r♦
––– 4 8-84b.4r♦
––– 5 8-84b.5r♦
––– 6 oder mehr 8-84b.6r♦
Meibom-Drüse, Kauterisation 5-091.40♦
Membran
– intraluminal, Dünndarm, Exzision 5-451.0
– nicht-resorbierbar, Verwendung, zur Prophylaxe, Adhäsionen *[nur Zusatzkode!]* 5-933.0
– resorbierbar, Verwendung, zur Prophylaxe, Adhäsionen *[nur Zusatzkode!]* 5-933.1
– subdural
–– Entfernung 5-013.0
–– Fensterung 5-013.0
– teilresorbierbar, Verwendung, zur Prophylaxe, Adhäsionen *[nur Zusatzkode!]* 5-933.1
Membrane-peeling, bei Pars-plana-Vitrektomie, mit Glaskörperersatz, durch
– andere Gase 5-158.22♦
– Elektrolytlösung 5-158.20♦
– Luft 5-158.21♦
– Medikamente 5-158.26♦
– Silikonölauffüllung 5-158.24♦
– Silikonölentfernung 5-158.25♦
– Silikonölimplantation 5-158.23♦
– Silikonölwechsel 5-158.24♦
Membranpumpe
– Dauer der Behandlung
–– bis unter 48 Stunden 8-83a.40
–– 48 bis unter 96 Stunden 8-83a.41
–– 96 bis unter 144 Stunden 8-83a.42
–– 144 bis unter 192 Stunden 8-83a.43
–– 192 bis unter 240 Stunden 8-83a.44
–– 240 bis unter 288 Stunden 8-83a.45
–– 288 bis unter 384 Stunden 8-83a.46
–– 384 bis unter 480 Stunden 8-83a.47
–– 480 oder mehr Stunden 8-83a.48
– mit integrierter Gegenpulsation, pulsatil, parakorporal, Entfernung 8-839.b4
– pulsatil, mit integrierter Gegenpulsation, parakorporal
–– Implantation, endovaskulär, Ventrikel
––– links 8-839.b0
––– rechts 8-839.b1
–– Wechsel, endovaskulär, Ventrikel
––– links 8-839.b2
––– rechts 8-839.b3
Meningen, Biopsie 1-401.5
Meningomyelozele, spinal, Verschluss 5-036.2
Meningomyelozystozele, spinal, Verschluss 5-036.3
Meningozele, spinal, Verschluss 5-036.0
Meningozystozele, spinal, Verschluss 5-036.1
Meniskus
– aus Polyurethan
–– Entfernung, arthroskopisch 5-812.d♦
–– Implantation, arthroskopisch 5-812.c♦
– Eingriff, bei Naht, Kapselbandapparat
–– lateral, Kniegelenk, offen 5-802.7♦
–– medial, Kniegelenk, offen 5-802.5♦
– Ganglion, Exzision, offen 5-801.8♦
– künstlich
–– Entfernung
––– arthroskopisch 5-812.d♦
––– offen 5-801.f♦
–– Implantation
––– arthroskopisch 5-812.c♦
––– offen 5-801.e♦
– Naht
–– arthroskopisch 5-812.7♦
–– offen 5-801.7♦
– Polyurethan
–– Entfernung, offen 5-801.f♦
–– Implantation, offen 5-801.e♦
– Refixation
–– arthroskopisch 5-812.7♦
–– offen 5-801.7♦
– Resektion
–– partiell
––– arthroskopisch 5-812.5♦
––– offen 5-801.5♦
–– total
––– arthroskopisch 5-812.6♦
––– offen 5-801.6♦
– Transplantation
–– arthroskopisch 5-812.p♦
–– offen 5-801.9♦
– Trimming, offen 5-801.5♦
Meniskusglättung, arthroskopisch 5-812.5♦
MEP [Motorisch evozierte Potentiale], Registrierung 1-208.4
Mesenchymal, Stammzelltherapie, peripher, mit Stammzellen, aus
– Fettgewebe 8-863.01
– Knochenmark oder Blut 8-863.00
Mesenterial
– Ausräumung, Lymphknoten, mehrere, Region, 1, im Rahmen einer anderen Operation *[nur Zusatzkode!]* 5-406.9♦
– Lymphadenektomie, regional, im Rahmen einer anderen Operation *[nur Zusatzkode!]* 5-406.9♦
Mesenterialvene
– Phlebographie 3-612.3
– Subtraktionsangiographie, digital 3-612.3
Mesenterikoportal, Shunt, Anlegen 5-391.3
Mesenterium
– Biopsie, durch Inzision 1-559.2
– Naht, nach Verletzung 5-546.1
– Resektion 5-543.1

M

MESH-Radiofrequenzablation *[nur Zusatzkode!]* 8-835.9
Meshgraft – s. Spalthaut
Mesokaval, Shunt, Anlegen 5-391.2
Mesometrial, Resektion, Uterus, total
– mit Lymphadenektomie
–– paraaortal 5-685.42
–– pelvin 5-685.41
––– und paraaortal 5-685.43
– ohne Lymphadenektomie 5-685.40
Messer, elektrisch, zur Exzision, zur
– Konisation
–– Cervix uteri 5-671.03
–– Portio 5-671.03
– Rekonisation
–– Cervix uteri 5-671.13
–– Portio 5-671.13
Messerkonisation
– Cervix uteri 5-671.02
– Portio 5-671.02
Messerrekonisation
– Cervix uteri 5-671.12
– Portio 5-671.12
Messfunktion für Kontraktilität Herzmuskel, zusätzlich, mit Defibrillator *[nur Zusatzkode!]* 5-377.f2
Messsonde, intrakraniell
– Entfernung 5-029.c
– Implantation, zur
–– Druckmessung, intrakraniell 5-029.10
–– kombinierten Messung, Druck, intrakraniell, und Sauerstoffsättigung, Hirngewebe 5-029.11
–– Messung
––– Blutfluss, zerebral 5-029.13
––– Sauerstoffsättigung, Hirngewebe 5-029.10
––– Stoffwechsel, Gehirn, Gewebe 5-029.12
–– Mikrodialyse, zerebral 5-029.12
–– Thermodiffusions-Flussmessung 5-029.13
– Revision 5-029.6
– Wechsel, zur
–– Druckmessung, intrakraniell 5-029.10
–– kombinierten Messung, Druck, intrakraniell, und Sauerstoffsättigung, Hirngewebe 5-029.11
–– Messung
––– Blutfluss, zerebral 5-029.13
––– Sauerstoffsättigung, Hirngewebe 5-029.10
––– Stoffwechsel, Gehirn, Gewebe 5-029.12
–– Mikrodialyse, zerebral 5-029.12
–– Thermodiffusions-Flussmessung 5-029.13
Messung
– Anpressdruck, bei Ablation, bei Herzrhythmusstörungen *[nur Zusatzkode!]* 8-835.h
– Blutfluss
–– Gefäß, intraoperativ *[nur Zusatzkode!]* 5-98e
–– zerebral, durch
––– Implantation, Messsonde, intrakraniell 5-029.13 ►

Messung *(Forts.)*
~ Blutfluss *(Forts.)*
~~ zerebral, durch *(Forts.)*
––– Wechsel, Messsonde, intrakraniell 5-029.13
– FeNO (fraktioniertes exhaliertes Stickstoffmonoxid) 1-716
– Flussreserve, pulmonal, bei Rechtsherz-Katheteruntersuchung 1-273.5
– fraktioniertes exhaliertes Stickstoffmonoxid 1-716
– FRC [Funktionelle Residualkapazität], mit Helium-Verdünnungsmethode 1-713
– Ganzkörper-, mit Ganzkörper-Inkorporationsmessplatz 3-764
– Hirndruck 1-204.0
– kathetergestützt, Verschlussdruck, Lebervene 1-279.b
– Knochendichte 3-900
– Liquordruck, lumbal 1-204.1
– Lungenwasser, bei Rechtsherz-Katheteruntersuchung 1-273.6
– nichtinvasiv, Sauerstoffsättigung, hirnkapillär, regional 8-923.1
–– durch Nahinfrarot-Spektroskopie 8-923.1
– Pulmonalarteriendruck, bei Monitoring, Atmung, Herz, Kreislauf 8-932
– Reaktivität, bronchial 1-714
– Residualkapazität, funktionell, mit Helium-Verdünnungsmethode 1-713
– Sauerstoffsättigung, Hirngewebe, durch
–– Implantation, Messsonde, intrakraniell 5-029.10
–– Wechsel, Messsonde, intrakraniell 5-029.10
– Stoffwechsel, Gehirn, Gewebe, durch
–– Implantation, Messsonde, intrakraniell 5-029.12
–– Wechsel, Messsonde, intrakraniell 5-029.12
– szintigraphisch
–– Eisenresorption 3-70b.3
–– Erythropoese 3-70a.4
–– Ferrokinetik 3-70a.4
– Teilkörper-Inkorporations- 3-763
– Urethradruckprofil 1-335
Metakarpale – s. Metakarpus
Metakarpophalangealgelenk
– Arthrolyse 5-844.53♦
– Arthrotomie 5-844.03♦
– Daumen, Band
–– Durchtrennung 5-841.15♦
–– Entfernung, Transplantat 5-841.95♦
–– Exzision
––– partiell 5-841.25♦
––– total 5-841.35♦
–– Inzision 5-841.05♦
–– Naht
––– primär 5-841.45♦
––– sekundär 5-841.55♦
–– Refixation, knöchern 5-841.a5♦
–– Rekonstruktion, plastisch
––– mit autogenem Material 5-841.65♦ ►

Metakarpophalangealgelenk *(Forts.)*
~ Daumen, Band *(Forts.)*
~~ Rekonstruktion, plastisch *(Forts.)*
––– und Fixation
–––– interligamentär, mit autogenem Material 5-841.75♦
–––– transossär, mit autogenem Material 5-841.85♦
– Débridement 5-844.33♦
– Einlegen, Medikamententräger 5-844.23♦
– Exzision, Gewebe 5-844.13♦
– Fremdkörperentfernung 5-844.73♦
– Gelenkfläche, Glättung 5-844.43♦
– Gelenkkörper, frei, Entfernung 5-844.63♦
– Gelenkmobilisation 5-844.53♦
– Gelenkspülung, mit Drainage 5-844.23♦
– Implantation
–– Material, autogen 5-844.83♦
–– Swanson-Endoprothese 5-847.53♦
– Kapsulektomie 5-844.13♦
– Langfinger, Band
–– Durchtrennung 5-841.14♦
–– Entfernung, Transplantat 5-841.94♦
–– Exzision
––– partiell 5-841.24♦
––– total 5-841.34♦
–– Inzision 5-841.04♦
–– Naht
––– primär 5-841.44♦
––– sekundär 5-841.54♦
–– Refixation, knöchern 5-841.a4♦
–– Rekonstruktion, plastisch
––– mit autogenem Material 5-841.64♦
–––– und interligamentärer Fixation 5-841.74♦
––– und Fixation, transossär, mit autogenem Material 5-841.84♦
– Luxation, Reposition
–– geschlossen
––– durch
–––– Draht 5-79a.1c♦
–––– Federnagel 5-79a.gc♦
–––– Fixateur externe 5-79a.6c♦
––––– mit interner Osteosynthese 5-79a.7c♦
–––– intramedullären Draht 5-79a.gc♦
–––– Materialkombination 5-79a.8c♦
–––– Schraube 5-79a.0c♦
–––– Zuggurtung/Cerclage 5-79a.1c♦
––– ohne Osteosynthese 8-201.c♦
–– offen
––– durch
–––– Draht 5-79b.1c♦
–––– Federnagel 5-79b.gc♦
–––– Fixateur externe 5-79b.6c♦
––––– mit interner Osteosynthese 5-79b.7c♦
–––– intramedullären Draht 5-79b.gc♦
–––– Klammer 5-79b.ec♦
–––– Materialkombination 5-79b.8c♦
–––– Platte 5-79b.2c♦
–––– Schraube 5-79b.0c♦
–––– Zuggurtung/Cerclage 5-79b.1c♦
––– ohne Osteosynthese 5-79b.hc♦ ►

Metakarpophalangealgelenk *(Forts.)*
– mehrere
–– Arthrolyse 5-844.54♦
–– Arthrotomie 5-844.04♦
–– Débridement 5-844.34♦
–– Einlegen, Medikamententräger 5-844.24♦
–– Exzision, Gewebe 5-844.14♦
–– Fremdkörperentfernung 5-844.74♦
–– Gelenkfläche, Glättung 5-844.44♦
–– Gelenkkörper, frei, Entfernung 5-844.64♦
–– Gelenkmobilisation 5-844.54♦
–– Gelenkspülung, mit Drainage 5-844.24♦
–– Implantation
––– Material, autogen 5-844.84♦
––– Swanson-Endoprothese 5-847.54♦
–– Kapsulektomie 5-844.14♦
–– Resektionsarthroplastik
––– durch Rekonstruktion, mit
–––– alloplastischem Material 5-847.54♦
––––– und Rekonstruktion, Kapselbandapparat 5-847.64♦
–––– autogenem Material 5-847.04♦
––––– mit Sehneninterposition und Sehnenaufhängung 5-847.34♦
––––– und
–––––– Rekonstruktion, Gelenkfläche 5-847.44♦
–––––– Sehnenaufhängung 5-847.24♦
–––– xenogenem Material 5-847.74♦
––– mit autogener Sehneninterposition 5-847.14♦
–– Synovialektomie 5-845.6♦
– Punktion, perkutan, therapeutisch 8-158.c♦
– Resektionsarthroplastik
–– durch Rekonstruktion, mit
––– alloplastischem Material 5-847.53♦
–––– und Rekonstruktion, Kapselbandapparat 5-847.63♦
––– autogenem Material 5-847.03♦
–––– mit Sehneninterposition und Sehnenaufhängung 5-847.33♦
–––– und
––––– Rekonstruktion, Gelenkfläche 5-847.43♦
––––– Sehnenaufhängung 5-847.23♦
––– xenogenem Material 5-847.73♦
–– mit autogener Sehneninterposition 5-847.13♦
– Spülung, therapeutisch 8-178.c♦
– Synovialektomie 5-845.5♦
Metakarpus
– Biopsie
–– durch Inzision 1-503.3♦
–– ohne Inzision, mit Steuerung durch bildgebende Verfahren 1-481.3♦
–– perkutan 1-480.3♦
– Bohrung 5-780.1b♦
– Débridement 5-780.6b♦
– Einlegen, Medikamententräger 5-780.4b♦
– Entfernung
–– Bewegungsfixateur 5-787.nb♦
–– Draht 5-787.0b♦
––– intramedullär 5-787.gb♦ ►

M

Metakarpus *(Forts.)*
~ Entfernung *(Forts.)*
–– ECMES 5-787.gb♦
–– Ender-Nagel 5-787.gb♦
–– ESIN 5-787.gb♦
–– Federnagel 5-787.gb♦
–– Fixateur externe 5-787.9b♦
–– Klammer 5-787.eb♦
–– Medikamententräger 5-780.5b♦
–– Nancy-Nagel 5-787.gb♦
–– Platte 5-787.3b♦
––– winkelstabil 5-787.kb♦
–– Prevot-Nagel 5-787.gb♦
–– Ringfixateur 5-787.mb♦
–– Rush-Pin 5-787.gb♦
–– Schraube 5-787.1b♦
–– TEN 5-787.gb♦
–– Transfixationsnagel 5-787.cb♦
–– Verriegelungsnagel 5-787.8b♦
–– Zuggurtung/Cerclage 5-787.2b♦
– Entnahme
–– Knochentransplantat
––– gefäßgestielt, nicht mikrovaskulär-anastomosiert 5-783.7b♦
––– mikrovaskulär-anastomosiert 5-783.5b♦
––– nicht-gefäßgestielt 5-783.4b♦
–– Knorpel-Knochen-Transplantat 5-783.6b♦
–– Spongiosa 5-783.0b♦
– Epiphysenlösung, Reposition, geschlossen, durch
–– Bewegungsfixateur 5-790.pb♦
–– Draht 5-790.1b♦
––– intramedullär 5-790.2b♦
–– ECMES 5-790.2b♦
–– Ender-Nagel 5-790.2b♦
–– ESIN 5-790.2b♦
–– Federnagel 5-790.2b♦
–– Fixateur externe 5-790.6b♦
––– mit interner Osteosynthese 5-790.db♦
–– Materialkombination 5-790.9b♦
–– Nancy-Nagel 5-790.2b♦
–– Platte 5-790.nb♦
–– Prevot-Nagel 5-790.2b♦
–– Ringfixateur 5-790.mb♦
–– Rush-Pin 5-790.2b♦
–– Schraube 5-790.0b♦
–– TEN 5-790.2b♦
–– Transfixationsnagel 5-790.cb♦
–– winkelstabile Platte 5-790.kb♦
–– Zuggurtung/Cerclage 5-790.1b♦
– Epiphyseodese
–– permanent 5-789.2b♦
–– temporär 5-789.1b♦
– Exploration, durch Inzision 5-780.0b♦
– Exzision, partiell
–– endoskopisch 5-782.bb♦
–– mit Weichteilresektion 5-782.1b♦
–– offen 5-782.ab♦ ►

Metakarpus *(Forts.)*
– Fraktur, Reposition
–– geschlossen
––– durch
–––– Bewegungsfixateur 5-790.pb♦
–––– Draht 5-790.1b♦
–––– ECMES 5-790.2b♦
–––– Ender-Nagel 5-790.2b♦
–––– ESIN 5-790.2b♦
–––– Federnagel 5-790.2b♦
–––– Fixateur externe 5-790.6b♦
––––– mit interner Osteosynthese 5-790.db♦
–––– intramedullären Draht 5-790.2b♦
–––– Materialkombination 5-790.9b♦
–––– Nancy-Nagel 5-790.2b♦
–––– Platte 5-790.nb♦
–––– Prevot-Nagel 5-790.2b♦
–––– Ringfixateur 5-790.mb♦
–––– Rush-Pin 5-790.2b♦
–––– Schraube 5-790.0b♦
–––– TEN 5-790.2b♦
–––– Transfixationsnagel 5-790.cb♦
–––– Verriegelungsnagel 5-790.4b♦
–––– winkelstabile Platte 5-790.kb♦
–––– Zuggurtung/Cerclage 5-790.1b♦
––– ohne Osteosynthese 8-200.b♦
–– offen
––– durch
–––– Bewegungsfixateur 5-795.nb♦
–––– Blountklammer 5-795.eb♦
–––– Draht 5-795.2b♦
–––– ECMES 5-795.gb♦
–––– Ender-Nagel 5-795.gb♦
–––– ESIN 5-795.gb♦
–––– Federnagel 5-795.gb♦
–––– Fixateur externe 5-795.4b♦
––––– mit interner Osteosynthese 5-795.5b♦
–––– intramedullären Draht 5-795.gb♦
–––– Klammer 5-795.eb♦
–––– Materialkombination 5-795.6b♦
––––– mit Rekonstruktion, Gelenkfläche 5-795.8b♦
–––– Nancy-Nagel 5-795.gb♦
–––– Platte 5-795.3b♦
–––– Prevot-Nagel 5-795.gb♦
–––– Ringfixateur 5-795.mb♦
–––– Rush-Pin 5-795.gb♦
–––– Schraube 5-795.1b♦
–––– TEN 5-795.gb♦
–––– Verriegelungsnagel 5-795.pb♦
–––– winkelstabile Platte 5-795.kb♦
–––– Zuggurtung/Cerclage 5-795.2b♦
––– ohne Osteosynthese 5-795.hb♦
– Fremdkörperentfernung, durch Inzision 5-780.3b♦
– Implantation
–– Glaskeramik, bioaktiv 5-785.2b♦
–– Knochenersatz
––– alloplastisch, sonstiger
–––– mit Medikamentenzusatz 5-785.7b♦
–––– ohne Medikamentenzusatz 5-785.6b♦ ►

Metakarpus *(Forts.)*
~ Implantation *(Forts.)*
~~ Knochenersatz *(Forts.)*
--- keramisch 5-785.2b♦
---- resorbierbar 5-785.3b♦
----- mit Antibiotikumzusatz 5-785.5b♦
--- metallisch 5-785.4b♦
-- Zement
--- mit Antibiotikumzusatz 5-785.1b♦
--- ohne Antibiotikumzusatz 5-785.0b♦
- Inzision, mit
-- Drainage 5-780.2b♦
-- Einlegen, Medikamententräger 5-780.9b♦
- Knochen, frakturgefährdet, Stabilisierung 5-789.bb♦
- Knorpel-Knochen-Transplantation
-- allogen 5-784.6b♦
-- autogen 5-784.5b♦
- Kortikotomie, bei Segmenttransport 5-781.7b♦
- Mehrfragment-Fraktur, Reposition, offen
-- durch
--- Bewegungsfixateur 5-796.nb♦
--- Blountklammer 5-796.eb♦
--- Draht 5-796.1b♦
--- ECMES 5-796.gb♦
--- Ender-Nagel 5-796.gb♦
--- ESIN 5-796.gb♦
--- Federnagel 5-796.gb♦
--- Fixateur externe 5-796.3b♦
---- mit interner Osteosynthese 5-796.4b♦
--- intramedullären Draht 5-796.gb♦
--- Klammer 5-796.eb♦
--- Materialkombination 5-796.5b♦
---- mit Rekonstruktion, Gelenkfläche 5-796.6b♦
--- Nancy-Nagel 5-796.gb♦
--- Platte 5-796.2b♦
--- Prevot-Nagel 5-796.gb♦
--- Ringfixateur 5-796.mb♦
--- Rush-Pin 5-796.gb♦
--- Schraube 5-796.0b♦
--- TEN 5-796.gb♦
--- Verriegelungsnagel 5-796.pb♦
--- winkelstabile Platte 5-796.kb♦
--- Zuggurtung/Cerclage 5-796.1b♦
-- ohne Osteosynthese 5-796.hb♦
- Nadelbiopsie, perkutan 1-480.3♦
- Osteotomie
-- komplex, mehrdimensional 5-781.8b♦
--- mit Achsenkorrektur 5-781.9b♦
-- ohne Achsenkorrektur 5-781.ab♦
-- valgisierend 5-781.0b♦
-- varisierend 5-781.1b♦
- Periost, Naht 5-789.0b♦
- Pseudarthrose, Stabilisierung ohne weitere Maßnahmen 5-789.cb♦
- Resektion
-- partiell
--- endoskopisch 5-782.bb♦ ►

Metakarpus *(Forts.)*
~ Resektion *(Forts.)*
~~ partiell *(Forts.)*
--- mit
---- Kontinuitätsdurchtrennung 5-782.2b♦
----- mit
------ Weichteilresektion 5-782.3b♦
------ Wiederherstellung, Kontinuität 5-782.4b♦
------- mit Weichteilresektion 5-782.5b♦
---- Weichteilresektion 5-782.1b♦
--- offen 5-782.ab♦
-- total 5-782.6b♦
--- mit
---- Ersatz 5-782.8b♦
----- und Weichteilresektion 5-782.9b♦
---- Weichteilresektion 5-782.7b♦
- Revision, Osteosynthesematerial
-- mit Reosteosynthese, durch
--- Bewegungsfixateur 5-78a.nb♦
--- Draht 5-78a.1b♦
---- intramedullär 5-78a.gb♦
--- ECMES 5-78a.gb♦
--- Ender-Nagel 5-78a.gb♦
--- ESIN 5-78a.gb♦
--- Federnagel 5-78a.gb♦
--- Fixateur externe 5-78a.8b♦
--- Klammer 5-78a.eb♦
--- Materialkombination 5-78a.9b♦
--- Nancy-Nagel 5-78a.gb♦
--- Platte 5-78a.2b♦
---- winkelstabil 5-78a.kb♦
--- Prevot-Nagel 5-78a.gb♦
--- Ringfixateur 5-78a.mb♦
--- Rush-Pin 5-78a.gb♦
--- Schraube 5-78a.0b♦
--- TEN 5-78a.gb♦
--- Transfixationsnagel 5-78a.cb♦
--- Verbundosteosynthese 5-78a.9b♦
--- Verriegelungsnagel 5-78a.7b♦
--- Zuggurtung/Cerclage 5-78a.1b♦
-- ohne Materialwechsel 5-789.3b♦
- Rotationsosteotomie 5-781.2b♦
-- valgisierend 5-781.5b♦
-- varisierend 5-781.6b♦
- Sequesterotomie 5-780.7b♦
-- mit Einlegen, Medikamententräger 5-780.8b♦
- Transplantation
-- Knochen
--- gefäßgestielt, mit mikrovaskulärer Anastomose 5-784.4b♦
--- nicht-gefäßgestielt 5-784.3b♦
-- Knochenmatrix, demineralisiert, human 5-784.bb♦
-- Röhrenknochen, allogen 5-784.9b♦
-- Span, kortikospongiös
--- allogen
---- endoskopisch 5-784.fb♦
---- offen 5-784.8b♦
--- autogen
---- ausgedehnt 5-784.2b♦ ►

M

Metakarpus *(Forts.)*
~ Transplantation *(Forts.)*
~~ Span, kortikospongiös *(Forts.)*
~~~ autogen *(Forts.)*
---- endoskopisch 5-784.db♦
---- offen 5-784.1b♦
-- Spongiosa
--- allogen
---- endoskopisch 5-784.eb♦
---- offen 5-784.7b♦
--- autogen
---- endoskopisch 5-784.cb♦
---- offen 5-784.0b♦
– Transposition, Knochen, gefäßgestielt 5-784.ab♦
– Verkürzungsosteotomie 5-781.3b♦
– Verlängerungsosteotomie 5-781.4b♦
– Wechsel, Medikamententräger 5-780.4b♦
Metallische bioresorbierbare Stents *[nur Zusatzkode!]* 8-83b.m1
Metallspirale
– 1 *[nur Zusatzkode!]* 8-836.n1
– 2 *[nur Zusatzkode!]* 8-836.n2
– 3 *[nur Zusatzkode!]* 8-836.n3
– 4 *[nur Zusatzkode!]* 8-836.n4
– 5 *[nur Zusatzkode!]* 8-836.n5
– 6 *[nur Zusatzkode!]* 8-836.n6
– 7 *[nur Zusatzkode!]* 8-836.n7
– 8 *[nur Zusatzkode!]* 8-836.n8
– 9 *[nur Zusatzkode!]* 8-836.n9
– 10 *[nur Zusatzkode!]* 8-836.na
– 11 *[nur Zusatzkode!]* 8-836.nb
– 12 *[nur Zusatzkode!]* 8-836.nc
– 13 *[nur Zusatzkode!]* 8-836.nd
– 14 *[nur Zusatzkode!]* 8-836.ne
– 15 *[nur Zusatzkode!]* 8-836.nf
– 16 *[nur Zusatzkode!]* 8-836.ng
– 17 *[nur Zusatzkode!]* 8-836.nh
– 18 *[nur Zusatzkode!]* 8-836.nj
– 19 *[nur Zusatzkode!]* 8-836.nk
– 20 *[nur Zusatzkode!]* 8-836.nm
– 21 *[nur Zusatzkode!]* 8-836.np
– 22 *[nur Zusatzkode!]* 8-836.nq
– 23 *[nur Zusatzkode!]* 8-836.nr
– 24 *[nur Zusatzkode!]* 8-836.ns
– 25 *[nur Zusatzkode!]* 8-836.nt
– 26 *[nur Zusatzkode!]* 8-836.nu
– 27 *[nur Zusatzkode!]* 8-836.nv
– 28 oder mehr *[nur Zusatzkode!]* 8-836.nw
– ablösbar, zur selektiven Embolisation *[nur Zusatzkode!]* 8-83b.36
– besonders klein, zur Embolisation, selektiv *[nur Zusatzkode!]* 8-83b.3b
– großvolumig, zur Embolisation, selektiv *[nur Zusatzkode!]* 8-83b.35
– normallang, Hydrogel-beschichtet, zur selektiven Embolisation *[nur Zusatzkode!]* 8-83b.30
– überlang
-- bioaktiv, zur selektiven Embolisation *[nur Zusatzkode!]* 8-83b.32 ►

Metallspirale *(Forts.)*
~ überlang *(Forts.)*
-- nicht-bioaktiv, zur selektiven Embolisation *[nur Zusatzkode!]* 8-83b.33
Metatarsalen
– bis zu zwei, Amputation, innere 5-865.90♦
– mehr als zwei, Amputation, innere 5-865.91♦
– und Phalangen
-- bis zu zwei, Amputation, innere 5-865.90♦
-- mehr als zwei, Amputation, innere 5-865.91♦
Metatarsophalangealgelenk
– Abrasionsarthroplastik
-- arthroskopisch 5-812.fq♦
-- offen 5-801.hq♦
– Arthrolyse
-- arthroskopisch 5-810.2q♦
-- offen 5-800.6q♦
– Arthrorise, offen 5-809.1q♦
– Arthrotomie, offen 5-800.0q♦
– Band, Resektion
-- arthroskopisch 5-810.9q♦
-- offen 5-800.cq♦
– Chondrogenese, matrixinduziert, autogen, arthroskopisch 5-812.gq♦
– Chondroplastik
-- arthroskopisch 5-812.eq♦
-- offen 5-801.gq♦
– Chondrozytentransplantation, matrixinduziert, autogen
-- arthroskopisch 5-812.hq♦
-- offen 5-801.kq♦
– Débridement, offen 5-800.3q♦
– Denervierung, elektrothermisch, Synovialis, und Kapselgewebe, arthroskopisch 5-811.4q♦
– Digitus I
-- Arthroplastik 5-788.60♦
--- mit Weichteileingriff, Gelenk 5-788.60♦
-- Basisresektion 5-788.60♦
-- Köpfchenresektion 5-788.60♦
-- Resektionsarthroplastik 5-788.60♦
-- Umformung, plastisch 5-788.60♦
– Digitus II bis V
-- Arthroplastik, Gelenk
--- 1 5-788.61♦
--- 2 5-788.62♦
--- 3 5-788.63♦
--- 4 5-788.64♦
-- Basisresektion, Gelenk
--- 1 5-788.61♦
--- 2 5-788.62♦
--- 3 5-788.63♦
--- 4 5-788.64♦
-- Gelenk, Arthroplastik
--- 1, mit Weichteileingriff, Gelenk 5-788.61♦
--- 2, mit Weichteileingriff, Gelenk 5-788.62♦
--- 3, mit Weichteileingriff, Gelenk 5-788.63♦
--- 4, mit Weichteileingriff, Gelenk 5-788.64♦
-- Köpfchenresektion, Gelenk
--- 1 5-788.61♦
--- 2 5-788.62♦
--- 3 5-788.63♦ ►
~~~

Metatarsophalangealgelenk *(Forts.)*
~ Digitus II bis V *(Forts.)*
~~ Köpfchenresektion, Gelenk *(Forts.)*
––– 4 5-788.64♦
–– Resektionsarthroplastik, Gelenk
––– 1 5-788.61♦
––– 2 5-788.62♦
––– 3 5-788.63♦
––– 4 5-788.64♦
–– Umformung, plastisch, Gelenk
––– 1 5-788.61♦
––– 2 5-788.62♦
––– 3 5-788.63♦
––– 4 5-788.64♦
– Durchtrennung, Band
–– arthroskopisch 5-819.0q♦
–– offen 5-809.0q♦
– Einlegen, Medikamententräger
–– arthroskopisch 5-810.7q♦
–– offen 5-800.aq♦
– Entfernung
–– Fragment, osteochondral
––– arthroskopisch 5-810.4q♦
––– offen 5-800.8q♦
–– Medikamententräger
––– arthroskopisch 5-810.8q♦
––– offen 5-800.bq♦
–– Osteosynthesematerial, arthroskopisch 5-810.3q♦
–– Verkalkung, periartikulär
––– arthroskopisch 5-810.5q♦
––– offen 5-800.7q♦
– Eröffnung, Knochen, subchondral
–– arthroskopisch 5-812.fq♦
––– mit Einbringen, Implantat, azellulär 5-812.gq♦
–––– mit homologem Vollblut angereichert 5-812.mq♦
–– offen 5-801.hq♦
––– mit Einbringen, Implantat, azellulär 5-801.nq♦
–––– mit homologem Vollblut angereichert 5-801.pq♦
– Exzision, Knorpel
–– arthroskopisch 5-812.0q♦
–– offen 5-801.0q♦
– Fixation
–– perkutan, temporär 5-809.4q♦
–– temporär, offen 5-809.2q♦
– Fragment, osteochondral, Refixation
–– arthroskopisch 5-812.3q♦
–– offen 5-801.3q♦
– Fremdkörperentfernung
–– arthroskopisch 5-810.4q♦
–– offen 5-800.8q♦
– Gelenkkörper, frei, Entfernung
–– arthroskopisch 5-810.4q♦
–– offen 5-800.8q♦
– Gelenkspülung
–– arthroskopisch, mit Drainage
––– aseptisch 5-810.0q♦ ►

Metatarsophalangealgelenk *(Forts.)*
~ Gelenkspülung *(Forts.)*
~~ arthroskopisch, mit Drainage *(Forts.)*
––– septisch 5-810.1q♦
–– offen, mit Drainage
––– aseptisch 5-800.1q♦
––– septisch 5-800.2q♦
– Glättung, Knorpel
–– arthroskopisch 5-812.eq♦
–– mechanisch, offen 5-801.gq♦
– Implantation
–– Gewebekultur, in-vitro-hergestellt
––– arthroskopisch 5-812.aq♦
––– offen 5-801.cq♦
–– Knorpelersatz, metallisch, nicht-patientenindividuell, offen 5-801.mq♦
– Kapsulotomie, offen 5-800.0q♦
– Kleinzehe, Arthrodese, offen
–– 1 5-808.b2♦
–– 2 5-808.b3♦
–– 3 5-808.b4♦
–– 4 5-808.b5♦
–– 5 oder mehr 5-808.b6♦
– Knorpeltransplantation
–– arthroskopisch 5-812.9q♦
–– offen 5-801.bq♦
– Luxation, Reposition
–– geschlossen
––– durch
–––– Draht 5-79a.1q♦
–––– Federnagel 5-79a.gq♦
–––– Fixateur externe 5-79a.6q♦
––––– mit interner Osteosynthese 5-79a.7q♦
–––– intramedullären Draht 5-79a.gq♦
–––– Klammer 5-79a.eq♦
–––– Materialkombination 5-79a.8q♦
–––– Schraube 5-79a.0q♦
–––– Zuggurtung/Cerclage 5-79a.1q♦
––– ohne Osteosynthese 8-201.q♦
–– offen
––– durch
–––– Draht 5-79b.1q♦
–––– Federnagel 5-79b.gq♦
–––– Fixateur externe 5-79b.6q♦
–––– intramedullären Draht 5-79b.gq♦
–––– Klammer 5-79b.eq♦
–––– Materialkombination 5-79b.8q♦
–––– Platte 5-79b.2q♦
–––– Schraube 5-79b.0q♦
–––– Zuggurtung/Cerclage 5-79b.1q♦
––– ohne Osteosynthese 5-79b.hq♦
– Mikrofrakturierung
–– arthroskopisch 5-812.fq♦
–– offen 5-801.hq♦
– Naht, Platte, plantar
–– 1 5-788.70♦
–– 2 oder mehr 5-788.71♦
– Plastik, Platte, plantar
–– 1 5-788.72♦
–– 2 oder mehr 5-788.73♦ ►

M

Metatarsophalangealgelenk *(Forts.)*
– Pridie-Bohrung
–– arthroskopisch 5-812.fq♦
–– offen 5-801.hq♦
– Punktion, perkutan, therapeutisch 8-158.q♦
– Reposition, Luxation, offen, mit interner Osteosynthese 5-79b.7q♦
– Resektion
–– Bandrest
––– arthroskopisch 5-810.9q♦
––– offen 5-800.cq♦
–– Osteophyt 5-812.kq♦
– Spongiosaplastik, subchondral, offen, mit Fixation, Fragment 5-801.4q♦
– Spülung, therapeutisch 8-178.q♦
– Synovialektomie
–– partiell
––– arthroskopisch 5-811.2q♦
––– offen 5-800.4q♦
–– total
––– arthroskopisch 5-811.3q♦
––– offen 5-800.5q♦
– Versorgung, Fraktur, arthroskopisch assistiert *[nur Zusatzkode!]* 5-810.6q♦
– Wechsel, Medikamententräger
–– arthroskopisch 5-810.7q♦
–– offen 5-800.aq♦
– Zystenexstirpation, offen 5-800.9q♦
Metatarsus
– Biopsie
–– durch Inzision 1-503.8♦
–– ohne Inzision, mit Steuerung durch bildgebende Verfahren 1-481.8♦
–– perkutan 1-480.8♦
– Bohrung 5-780.1v♦
– Débridement 5-780.6v♦
– Einlegen, Medikamententräger 5-780.4v♦
– Entfernung
–– Bewegungsfixateur 5-787.nv♦
–– Blountklammer 5-787.ev♦
–– Draht 5-787.0v♦
––– intramedullär 5-787.gv♦
–– ECMES 5-787.gv♦
–– Ender-Nagel 5-787.gv♦
–– ESIN 5-787.gv♦
–– Federnagel 5-787.gv♦
–– Fixateur externe 5-787.9v♦
–– Klammer 5-787.ev♦
–– Medikamententräger 5-780.5v♦
–– Nancy-Nagel 5-787.gv♦
–– Platte 5-787.3v♦
––– winkelstabil 5-787.kv♦
–– Prevot-Nagel 5-787.gv♦
–– Ringfixateur 5-787.mv♦
–– Rush-Pin 5-787.gv♦
–– Schraube 5-787.1v♦
–– TEN 5-787.gv♦
–– Transfixationsschraube 5-787.pv♦
–– Verriegelungsnagel 5-787.8v♦
–– Zuggurtung/Cerclage 5-787.2v♦ ►

Metatarsus *(Forts.)*
– Entnahme
–– Knochentransplantat
––– gefäßgestielt, nicht mikrovaskulär-anastomosiert 5-783.7v♦
––– mikrovaskulär-anastomosiert 5-783.5v♦
––– nicht-gefäßgestielt 5-783.4v♦
–– Knorpel-Knochen-Transplantat 5-783.6v♦
–– Span, kortikospongiös 5-783.2v♦
–– Spongiosa 5-783.0v♦
– Epiphysenlösung, Reposition, geschlossen, durch
–– Bewegungsfixateur 5-790.pv♦
–– Draht 5-790.1v♦
–– ECMES 5-790.2v♦
–– Ender-Nagel 5-790.2v♦
–– ESIN 5-790.2v♦
–– Federnagel 5-790.2v♦
–– Fixateur externe 5-790.6v♦
––– mit interner Osteosynthese 5-790.dv♦
–– intramedullären Draht 5-790.2v♦
–– Materialkombination 5-790.9v♦
–– Nancy-Nagel 5-790.2v♦
–– Platte 5-790.nv♦
–– Prevot-Nagel 5-790.2v♦
–– Ringfixateur 5-790.mv♦
–– Rush-Pin 5-790.2v♦
–– Schraube 5-790.0v♦
–– TEN 5-790.2v♦
–– winkelstabile Platte 5-790.kv♦
–– Zuggurtung/Cerclage 5-790.1v♦
– Epiphyseodese
–– permanent 5-789.2v♦
–– temporär 5-789.1v♦
– Exploration, durch Inzision 5-780.0v♦
– Fraktur, Reposition
–– geschlossen
––– durch
–––– Bewegungsfixateur 5-790.pv♦
–––– Draht 5-790.1v♦
–––– ECMES 5-790.2v♦
–––– Ender-Nagel 5-790.2v♦
–––– ESIN 5-790.2v♦
–––– Federnagel 5-790.2v♦
–––– Fixateur externe 5-790.6v♦
––––– mit interner Osteosynthese 5-790.dv♦
–––– intramedullären Draht 5-790.2v♦
–––– Materialkombination 5-790.9v♦
–––– Nancy-Nagel 5-790.2v♦
–––– Platte 5-790.nv♦
–––– Prevot-Nagel 5-790.2v♦
–––– Ringfixateur 5-790.mv♦
–––– Rush-Pin 5-790.2v♦
–––– Schraube 5-790.0v♦
–––– TEN 5-790.2v♦
–––– Verriegelungsnagel 5-790.4v♦
–––– winkelstabile Platte 5-790.kv♦
–––– Zuggurtung/Cerclage 5-790.1v♦
––– ohne Osteosynthese 8-200.v♦ ►

Metatarsus *(Forts.)*
~ Fraktur, Reposition *(Forts.)*
-- offen
--- durch
---- Bewegungsfixateur 5-795.nv♦
---- Blountklammer 5-795.ev♦
---- Draht 5-795.2v♦
---- ECMES 5-795.gv♦
---- Ender-Nagel 5-795.gv♦
---- ESIN 5-795.gv♦
---- Federnagel 5-795.gv♦
---- Fixateur externe 5-795.4v♦
----- mit interner Osteosynthese 5-795.5v♦
---- intramedullären Draht 5-795.gv♦
---- Klammer 5-795.ev♦
---- Materialkombination 5-795.6v♦
----- mit Rekonstruktion, Gelenkfläche 5-795.8v♦
---- Nancy-Nagel 5-795.gv♦
---- Platte 5-795.3v♦
---- Prevot-Nagel 5-795.gv♦
---- Ringfixateur 5-795.mv♦
---- Rush-Pin 5-795.gv♦
---- Schraube 5-795.1v♦
---- TEN 5-795.gv♦
---- Verriegelungsnagel 5-795.pv♦
---- winkelstabile Platte 5-795.kv♦
---- Zuggurtung/Cerclage 5-795.2v♦
--- ohne Osteosynthese 5-795.hv♦
- Fremdkörperentfernung, durch Inzision 5-780.3v♦
- Implantation
-- Glaskeramik, bioaktiv 5-785.2v♦
-- Knochenersatz
--- alloplastisch, sonstiger
---- mit Medikamentenzusatz 5-785.7v♦
---- ohne Medikamentenzusatz 5-785.6v♦
--- keramisch 5-785.2v♦
---- resorbierbar 5-785.3v♦
----- mit Antibiotikumzusatz 5-785.5v♦
--- metallisch 5-785.4v♦
-- Zement
--- mit Antibiotikumzusatz 5-785.1v♦
--- ohne Antibiotikumzusatz 5-785.0v♦
- Inzision, mit
-- Drainage 5-780.2v♦
-- Einlegen, Medikamententräger 5-780.9v♦
- Knochen, frakturgefährdet, Stabilisierung 5-789.bv♦
- Knorpel-Knochen-Transplantation
-- allogen 5-784.6v♦
-- autogen 5-784.5v♦
- Mehrfragment-Fraktur, Reposition, offen
-- durch
--- Bewegungsfixateur 5-796.nv♦
--- Blountklammer 5-796.ev♦
--- Draht 5-796.1v♦
--- ECMES 5-796.gv♦
--- Ender-Nagel 5-796.gv♦
--- ESIN 5-796.gv♦
--- Federnagel 5-796.gv♦ ►

Metatarsus *(Forts.)*
~ Mehrfragment-Fraktur, Reposition, offen *(Forts.)*
~~ durch *(Forts.)*
--- Fixateur externe 5-796.3v♦
---- mit interner Osteosynthese 5-796.4v♦
--- intramedullären Draht 5-796.gv♦
--- Klammer 5-796.ev♦
--- Materialkombination 5-796.5v♦
---- mit Rekonstruktion, Gelenkfläche 5-796.6v♦
--- Nancy-Nagel 5-796.gv♦
--- Platte 5-796.2v♦
--- Prevot-Nagel 5-796.gv♦
--- Ringfixateur 5-796.mv♦
--- Rush-Pin 5-796.gv♦
--- Schraube 5-796.0v♦
--- TEN 5-796.gv♦
--- Verriegelungsnagel 5-796.pv♦
--- winkelstabile Platte 5-796.kv♦
--- Zuggurtung/Cerclage 5-796.1v♦
-- ohne Osteosynthese 5-796.hv♦
- Nadelbiopsie, perkutan 1-480.8♦
- Periost, Naht 5-789.0v♦
- Pseudarthrose, Stabilisierung, ohne weitere Maßnahmen 5-789.cv♦
- Revision, Osteosynthesematerial
-- mit Reosteosynthese, durch
--- Bewegungsfixateur 5-78a.nv♦
--- Blountklammer 5-78a.ev♦
--- Draht 5-78a.1v♦
---- intramedullär 5-78a.gv♦
--- ECMES 5-78a.gv♦
--- Ender-Nagel 5-78a.gv♦
--- ESIN 5-78a.gv♦
--- Federnagel 5-78a.gv♦
--- Fixateur externe 5-78a.8v♦
--- Klammer 5-78a.ev♦
--- Materialkombination 5-78a.9v♦
--- Nancy-Nagel 5-78a.gv♦
--- Platte 5-78a.2v♦
---- winkelstabil 5-78a.kv♦
--- Prevot-Nagel 5-78a.gv♦
--- Ringfixateur 5-78a.mv♦
--- Rush-Pin 5-78a.gv♦
--- Schraube 5-78a.0v♦
--- TEN 5-78a.gv♦
--- Transfixationsschraube 5-78a.pv♦
--- Verbundosteosynthese 5-78a.9v♦
--- Verriegelungsnagel 5-78a.7v♦
--- Zuggurtung/Cerclage 5-78a.1v♦
-- ohne Materialwechsel 5-789.3v♦
- Sequesterotomie 5-780.7v♦
-- mit Einlegen, Medikamententräger 5-780.8v♦
- Transplantation
-- Knochen
--- gefäßgestielt, mit mikrovaskulärer Anastomose 5-784.4v♦
--- nicht-gefäßgestielt 5-784.3v♦
-- Knochenmatrix, demineralisiert, human 5-784.bv♦ ►

Metatarsus *(Forts.)*
~ Transplantation *(Forts.)*
-- Röhrenknochen, allogen 5-784.9v♦
-- Span, kortikospongiös
--- allogen
---- endoskopisch 5-784.fv♦
---- offen 5-784.8v♦
--- autogen
---- ausgedehnt 5-784.2v♦
---- endoskopisch 5-784.dv♦
---- offen 5-784.1v♦
-- Spongiosa
--- allogen
---- endoskopisch 5-784.ev♦
---- offen 5-784.7v♦
--- autogen
---- endoskopisch 5-784.cv♦
---- offen 5-784.0v♦
- Transposition, Knochen, gefäßgestielt 5-784.av♦
- Wechsel, Medikamententräger 5-780.4v♦
Metreleptin, Applikation, parenteral 6-00b.e
Metroplastik, zur Rekonstruktion, Uterus
- abdominal, offen 5-695.30
- durch Umsteigen
-- endoskopisch – offen chirurgisch 5-695.33
-- vaginal – offen chirurgisch 5-695.34
- endoskopisch 5-695.32
- laparoskopisch 5-695.32
- vaginal 5-695.35
-- laparoskopisch assistiert 5-695.31
Metz-Stavenhagen, Operation – s.a. Korrektur, Rippental, mit Lösung, Rippe, konkavseitig, mit Thorakoplastik, konkavseitig 5-346.a4♦
MIBG, Applikation, parenteral
- 3 GBq bis unter 4 GBq 6-002.g0
- 4 GBq bis unter 5 GBq 6-002.g1
- 5 GBq bis unter 6 GBq 6-002.g2
- 6 GBq bis unter 7 GBq 6-002.g3
- 7 GBq bis unter 8 GBq 6-002.g4
- 8 GBq bis unter 9 GBq 6-002.g5
- 9 GBq bis unter 10 GBq 6-002.g6
- 10 GBq bis unter 11 GBq 6-002.g7
- 11 GBq oder mehr 6-002.g8
Micafungin, Applikation, parenteral
- 75 mg bis unter 150 mg, bei Patienten unter 15 Jahren 6-004.50
- 150 mg bis unter 250 mg 6-004.51
- 250 mg bis unter 350 mg 6-004.52
- 350 mg bis unter 450 mg 6-004.53
- 450 mg bis unter 550 mg 6-004.54
- 550 mg bis unter 650 mg 6-004.55
- 650 mg bis unter 750 mg 6-004.56
- 750 mg bis unter 850 mg 6-004.57
- 850 mg bis unter 950 mg 6-004.58
- 950 mg bis unter 1.150 mg 6-004.59
- 1.150 mg bis unter 1.350 mg 6-004.5a
- 1.350 mg bis unter 1.550 mg 6-004.5b
- 1.550 mg bis unter 1.950 mg 6-004.5c
- 1.950 mg bis unter 2.350 mg 6-004.5d
- 2.350 mg bis unter 2.750 mg 6-004.5e ►

Micafungin, Applikation, parenteral *(Forts.)*
- 2.750 mg bis unter 3.150 mg 6-004.5f
- 3.150 mg bis unter 3.950 mg 6-004.5g
- 3.950 mg bis unter 4.750 mg 6-004.5h
- 4.750 mg bis unter 5.550 mg 6-004.5j
- 5.550 mg bis unter 6.350 mg 6-004.5k
- 6.350 mg bis unter 7.950 mg 6-004.5m
- 7.950 mg bis unter 9.550 mg 6-004.5n
- 9.550 mg bis unter 11.150 mg 6-004.5p
- 11.150 mg bis unter 12.750 mg 6-004.5q
- 12.750 mg bis unter 14.350 mg 6-004.5r
- 14.350 mg bis unter 15.950 mg 6-004.5s
- 15.950 mg bis unter 17.550 mg 6-004.5t
- 17.550 mg oder mehr 6-004.5u
Midfacedegloving, bei Exzision, Gewebe, Nase, innere 5-212.4
Midostaurin, Applikation, oral 6-00a.b
Mifamurtid, Applikation, parenteral
- 1,0 mg bis unter 1,5 mg, bei Patienten unter 15 Jahren 6-005.g0
- 1,5 mg bis unter 2,0 mg, bei Patienten unter 15 Jahren 6-005.g1
- 2,0 mg bis unter 2,5 mg, bei Patienten unter 15 Jahren 6-005.g2
- 2,5 mg bis unter 3,0 mg, bei Patienten unter 15 Jahren 6-005.g3
- 3,0 mg bis unter 4,0 mg 6-005.g4
- 4,0 mg bis unter 5,0 mg 6-005.g5
- 5,0 mg bis unter 6,0 mg 6-005.g6
- 6,0 mg bis unter 8,0 mg 6-005.g7
- 8,0 mg bis unter 12,0 mg 6-005.g8
- 12,0 mg bis unter 16,0 mg 6-005.g9
- 16,0 mg bis unter 20,0 mg 6-005.ga
- 20,0 mg bis unter 24,0 mg 6-005.gb
- 24,0 mg bis unter 28,0 mg 6-005.gc
- 28,0 mg bis unter 32,0 mg 6-005.gd
- 32,0 mg bis unter 36,0 mg 6-005.ge
- 36,0 mg bis unter 40,0 mg 6-005.gf
- 40,0 mg bis unter 44,0 mg 6-005.gg
- 44,0 mg bis unter 48,0 mg 6-005.gh
- 48,0 mg oder mehr 6-005.gj
Migalastat, Applikation, oral 6-009.f
Miglustat, Applikation, oral 6-006.8
Mikro-Dissektions-System, zur perkutanen Passage organisierter Verschlüsse *[nur Zusatzkode!]* 8-83b.a0
Mikrochirurgisch, Technik *[nur Zusatzkode!]* 5-984
Mikrodialyse, zerebral, durch
- Implantation, Messsonde, intrakraniell 5-029.12
- Wechsel, Messsonde, intrakraniell 5-029.12
Mikrodrahtgestützt, Thrombektomiesystem, mit kontinuierlicher Aspiration
- 1, zur
-- Fremdkörperentfernung *[nur Zusatzkode!]* 8-83b.80
-- Thrombektomie *[nur Zusatzkode!]* 8-83b.80
- 2, zur
-- Fremdkörperentfernung *[nur Zusatzkode!]* 8-83b.82 ►

Mikrodrahtgestützt, Thrombektomiesystem, mit kontinuierlicher Aspiration *(Forts.)*
~ 2, zur *(Forts.)*
–– Thrombektomie *[nur Zusatzkode!]* 8-83b.82
– 3 oder mehr, zur
–– Fremdkörperentfernung *[nur Zusatzkode!]* 8-83b.83
–– Thrombektomie *[nur Zusatzkode!]* 8-83b.83
Mikrodrahtretriever-System
– 1, zur
–– Fremdkörperentfernung *[nur Zusatzkode!]* 8-83b.80
–– Thrombektomie *[nur Zusatzkode!]* 8-83b.80
– 2, zur
–– Fremdkörperentfernung *[nur Zusatzkode!]* 8-83b.82
–– Thrombektomie *[nur Zusatzkode!]* 8-83b.82
– 3 oder mehr, zur
–– Fremdkörperentfernung *[nur Zusatzkode!]* 8-83b.83
–– Thrombektomie *[nur Zusatzkode!]* 8-83b.83
Mikroelektrode, intrazerebral, Implantation, temporär, zur
– monolokulären Ableitung und Stimulation 5-014.90
– multilokulären Ableitung und Stimulation
–– 1 bis 5 5-014.94
–– 6 bis 10 5-014.95
–– 11 oder mehr 5-014.96
Mikrofrakturierung
– Akromioklavikulargelenk
–– arthroskopisch 5-812.f1♦
–– offen 5-801.h1♦
– Ellenbogengelenk
–– arthroskopisch 5-812.ft♦
–– offen 5-801.ht♦
– Handgelenk
–– arthroskopisch 5-812.f7♦
–– offen 5-801.h7♦
– Hüftgelenk
–– arthroskopisch 5-812.fg♦
–– offen 5-801.hg♦
– Humeroglenoidalgelenk
–– arthroskopisch 5-812.f0♦
–– offen 5-801.h0♦
– Humeroradialgelenk
–– arthroskopisch 5-812.fs♦
–– offen 5-801.hs♦
– Humeroulnargelenk
–– arthroskopisch 5-812.f4♦
–– offen 5-801.h4♦
– Iliosakralgelenk
–– arthroskopisch 5-812.fe♦
–– offen 5-801.he♦
– Kniegelenk
–– arthroskopisch 5-812.fh♦
–– offen 5-801.hh♦
– Metatarsophalangealgelenk
–– arthroskopisch 5-812.fq♦
–– offen 5-801.hq♦ ►

Mikrofrakturierung *(Forts.)*
– Radiokarpalgelenk
–– arthroskopisch 5-812.f8♦
–– offen 5-801.h8♦
– Radioulnargelenk
–– distal
––– arthroskopisch 5-812.f6♦
––– offen 5-801.h6♦
–– proximal
––– arthroskopisch 5-812.f5♦
––– offen 5-801.h5♦
– Sprunggelenk
–– oberes
––– arthroskopisch 5-812.fk♦
––– offen 5-801.hk♦
–– unteres
––– arthroskopisch 5-812.fm♦
––– offen 5-801.hm♦
– Sternoklavikulargelenk
–– arthroskopisch 5-812.f3♦
–– offen 5-801.h3♦
– Tarsalgelenk
–– arthroskopisch 5-812.fn♦
–– offen 5-801.hn♦
– Tarsometatarsalgelenk
–– arthroskopisch 5-812.fp♦
–– offen 5-801.hp♦
– Tibiofibulargelenk, proximal
–– arthroskopisch 5-812.fj♦
–– offen 5-801.hj♦
– Ulnokarpalgelenk
–– arthroskopisch 5-812.f9♦
–– offen 5-801.h9♦
– Zehengelenk
–– arthroskopisch 5-812.fr♦
–– offen 5-801.hr♦
Mikrograft-Spalthautdeckung
– Augenlid, bei Verbrennung und Verätzung 5-925.73♦
– Axilla, bei Verbrennung und Verätzung 5-925.76♦
– Bauchregion, bei Verbrennung und Verätzung 5-925.7b
– Brustwand, bei Verbrennung und Verätzung 5-925.7a
– Dammregion, bei Verbrennung und Verätzung 5-925.7m
– Ellenbogen, bei Verbrennung und Verätzung 5-925.77♦
– Fuß, bei Verbrennung und Verätzung 5-925.7g♦
– Genitalregion, bei Verbrennung und Verätzung 5-925.7c
– Gesäß, bei Verbrennung und Verätzung 5-925.7d
– Hals, bei Verbrennung und Verätzung 5-925.75
– Hand, bei Verbrennung und Verätzung 5-925.79♦
– Knie, bei Verbrennung und Verätzung 5-925.7e♦ ►

Mikrograft-Spalthautdeckung *(Forts.)*
– Kopf, bei Verbrennung und Verätzung 5-925.74
– Kopfhaut, behaart, bei Verbrennung und Verätzung 5-925.7h
– Leistenregion, bei Verbrennung und Verätzung 5-925.7c
– Lippe, bei Verbrennung und Verätzung 5-925.70
– Nase, bei Verbrennung und Verätzung 5-925.71
– Oberarm, bei Verbrennung und Verätzung 5-925.77♦
– Oberschenkel, bei Verbrennung und Verätzung 5-925.7e♦
– Ohr, bei Verbrennung und Verätzung 5-925.72♦
– Rücken, bei Verbrennung und Verätzung 5-925.7j
– Schulter, bei Verbrennung und Verätzung 5-925.76♦
– Skrotum, bei Verbrennung und Verätzung 5-925.7k
– Unterarm, bei Verbrennung und Verätzung 5-925.78♦
– Unterschenkel, bei Verbrennung und Verätzung 5-925.7f♦
Mikrographisch, Chirurgie – s. jeweilige Operation
Mikroinjektion, adventitiell, mit Ballon
– 1 *[nur Zusatzkode!]* 8-83b.be
– 2 *[nur Zusatzkode!]* 8-83b.bf
– 3 *[nur Zusatzkode!]* 8-83b.bg
– 4 oder mehr *[nur Zusatzkode!]* 8-83b.bh
Mikrokathetersystem
– 2 *[nur Zusatzkode!]* 8-83b.70
– 3 *[nur Zusatzkode!]* 8-83b.71
– 4 *[nur Zusatzkode!]* 8-83b.72
– 5 *[nur Zusatzkode!]* 8-83b.73
– 6 *[nur Zusatzkode!]* 8-83b.74
– 7 oder mehr *[nur Zusatzkode!]* 8-83b.75
– Aspirations-, intrakraniell, flexibel, Verwendung *[nur Zusatzkode!]* 8-83b.d
Mikrokürettage, Endometrium, diagnostisch 1-471.0
Mikrolaryngoskopie
– diagnostisch 1-610.2
– mit
–– Polypentfernung 5-300.2
–– Probeexzision
––– Glottis 1-421.1
––– Subglottis 1-421.2
––– Supraglottis 1-421.0
–– Stripping, Stimmband 5-300.7
–– Tumorresektion
––– Larynx 5-300.2
––– Stimmband 5-300.5
––– Taschenband 5-300.2
Mikrolaryngoskopisch
– Arytenoidektomie 5-302.9
– Dekortikation, Stimmlippe 5-300.5 ►

Mikrolaryngoskopisch *(Forts.)*
– Exzision, Gewebe, Larynx 5-300.2
– Inzision, Larynx 5-313.2
– Stripping, Stimmlippe 5-300.7
Mikroskopie
– Auge, konfokal 3-301.1♦
– Endothel, konfokal 3-301.2
– Harnwege, konfokal, endoskopisch 3-301.3
– Haut, konfokal 3-301.2
– Hornhaut, konfokal 3-301.1♦
– Papilla duodeni major, konfokal 3-301.0
– Verdauungstrakt, konfokal, endoskopisch 3-301.0
Mikrosphäre
– Rhenium-188-markiert, zur Radionuklidtherapie, intravaskulär, selektiv [SIRT] 8-530.a6
– Yttrium-90-markiert, zur Radionuklidtherapie, intravaskulär, selektiv [SIRT] 8-530.a5
Mikrospirale
– ablösbar, zur selektiven Embolisation *[nur Zusatzkode!]* 8-83b.36
– aus Hydrogel, zur selektiven Embolisation *[nur Zusatzkode!]* 8-83b.39
Mikrostent, selbstexpandierend, Implantation, perkutan-transluminal, Gefäß
– intrakraniell
–– 1 8-844.00
–– 2 8-844.10
–– 3 8-844.20
–– 4 8-844.30
–– 5 8-844.40
–– 6 oder mehr 8-844.50
– Unterarm
–– 1 8-844.03♦
–– 2 8-844.13♦
–– 3 8-844.23♦
–– 4 8-844.33♦
–– 5 8-844.43♦
–– 6 oder mehr 8-844.53♦
– Unterschenkel
–– 1 8-844.0c♦
–– 2 8-844.1c♦
–– 3 8-844.2c♦
–– 4 8-844.3c♦
–– 5 8-844.4c♦
–– 6 oder mehr 8-844.5c♦
Mikrovaskulär, Dekompression, Nerv, intrakraniell
– mit Implantation, Material
–– alloplastisch 5-018.2
–– autogen 5-018.1
– ohne Implantat 5-018.0
Mikrowellenablation
– AV-Knoten, bei Herzrhythmusstörungen 8-835.41
– endokardial, bei Herzrhythmusstörungen 5-371.34
– epikardial
–– endoskopisch, bei Herzrhythmusstörungen 5-371.54 ►

Mikrowellenablation *(Forts.)*
~ epikardial *(Forts.)*
–– offen, bei Herzrhythmusstörungen 5-371.44
– Leber, lokal
–– durch Umsteigen laparoskopisch – offen chirurgisch 5-501.52
–– laparoskopisch 5-501.51
–– offen 5-501.50
–– perkutan 5-501.53
– Pulmonalvene, bei Herzrhythmusstörungen 8-835.45
– Ventrikel
–– links, bei Herzrhythmusstörungen 8-835.44
–– rechts, bei Herzrhythmusstörungen 8-835.42
– Vorhof
–– links, bei Herzrhythmusstörungen 8-835.43
–– rechts, bei Herzrhythmusstörungen 8-835.40
– zur Destruktion
–– Gallengänge, endoskopisch 5-513.43
–– Harnblase, Gewebe
––– perkutan, durch
–––– Mikrowellenablation 5-57a.1
–––– Radiofrequenzablation 5-57a.0
–– Knochen, perkutan 5-789.8
–– Magen
––– endoskopisch 5-433.56
––– laparoskopisch 5-433.46
––– offen 5-433.36
–– Nebenniere 5-073.41
–– Niere, Gewebe
––– Mikrowellenablation 5-552.55♦
––– Radiofrequenzablation 5-552.54♦
–– Ösophagus, endoskopisch 5-422.56
–– Prostata, Gewebe, transurethral 5-601.31
–– Rektum
––– endoskopisch 5-482.d1
––– endoskopisch-mikrochirurgisch 5-482.d2
––– peranal 5-482.d0
Miktionszystourethrographie 3-13e
Milchgang, Endoskopie, diagnostisch 1-682♦
Milchzahn, Extraktion 5-230.0
Milligan-Morgan
– Hämorrhoidektomie
–– 1 Segment 5-493.20
–– 2 Segmente 5-493.21
–– 3 oder mehr Segmente 5-493.22
– Hämorrhoidenexzision
–– 1 Segment 5-493.20
–– 2 Segmente 5-493.21
–– 3 oder mehr Segmente 5-493.22
Milz
– Aspirationsbiopsie, diagnostisch 1-425.8
– Autotransplantation 5-419.1
– Biopsie
–– durch Inzision 1-585.0
–– perkutan 1-425.8
––– mit Steuerung durch bildgebende Verfahren 1-426.8
– Drainage, therapeutisch 8-154.0 ►

Milz *(Forts.)*
– Exstirpation
–– durch Umsteigen laparoskopisch – offen chirurgisch 5-413.12
–– laparoskopisch 5-413.11
–– offen 5-413.10
– Exzision
–– partiell
––– durch Umsteigen laparoskopisch – offen chirurgisch 5-413.02
––– laparoskopisch 5-413.01
––– offen 5-413.00
–– total
––– durch Umsteigen laparoskopisch – offen chirurgisch 5-413.12
––– laparoskopisch 5-413.11
––– offen 5-413.10
– Fixierung 5-419.x
– Gewebe
–– Autotransplantation 5-419.1
–– Exzision
––– durch Umsteigen laparoskopisch – offen chirurgisch 5-413.02
––– laparoskopisch 5-413.01
––– offen 5-413.00
– Implantation, Vicrylnetz 5-419.5
– Infrarotkoagulation 5-419.3
– Injektion, Fibrinkleber 5-419.2
– Inzision 5-412
– Laserkoagulation 5-419.4
– mit Leber, Szintigraphie, retikuloendothelial, System 3-70a.0
– Nadelbiopsie, perkutan 1-425.8
– Naht, nach Verletzung 5-419.0
– Punktion
–– diagnostisch 1-425.8
–– perkutan, therapeutisch 8-154.0
– Rekonstruktion, plastisch 5-419.x
– Thermokoagulation 5-419.3
– Zystenexzision
–– durch Umsteigen laparoskopisch – offen chirurgisch 5-413.02
–– laparoskopisch 5-413.01
–– offen 5-413.00
– Zystenmarsupialisation 5-412
Milzerhaltend, Blutstillung, mit Implantation, Vicrylnetz 5-419.5
Milzvene
– Phlebographie 3-612.2
– Subtraktionsangiographie, digital 3-612.2
Minervagips 8-310.4
Mini-Thorakotomie, zum Anlegen, Thoraxdrainage, großlumig 8-144.0♦
Minimalassessment, mit Screening
– geriatrisch, multidimensional 1-770
– multidimensional, palliativmedizinisch 1-773
Minimalisiert, Herz-Lungen-Maschine, Anwendung
– bis unter 48 Stunden 8-852.30
– 48 bis unter 96 Stunden 8-852.31
– 96 bis unter 144 Stunden 8-852.33 ►

M

Minimalisiert, Herz-Lungen-Maschine, Anwendung *(Forts.)*
– 144 bis unter 192 Stunden 8-852.34
– 192 bis unter 240 Stunden 8-852.35
– 240 bis unter 288 Stunden 8-852.36
– 288 bis unter 384 Stunden 8-852.37
– 384 bis unter 480 Stunden 8-852.38
– 480 bis unter 576 Stunden 8-852.39
– 576 bis unter 768 Stunden 8-852.3b
– 768 bis unter 960 Stunden 8-852.3c
– 960 bis unter 1.152 Stunden 8-852.3d
– 1.152 oder mehr Stunden 8-852.3e
Miniplatte, Reposition, Jochbein 5-760.13♦
Minitracheotomie, temporär 5-311.2
Misgav-Ladach-Sectio
– primär 5-749.10
– sekundär 5-749.11
Misslungen
– Extraktion, Forzeps 5-733.0
– Vakuumextraktion 5-733.1
– Wendung
–– äußere, Fetus 8-510.1
–– innere 5-733.2
–– kombiniert 5-733.3
– Zangenentbindung 5-733.0
Mitralklappe
– Anuloplastik 5-353.1
–– transarteriell 5-35a.43
–– transvenös 5-35a.44
–– über Koronarsinus 5-35a.45
– Anuloraphie, perkutan, mit
–– Band 5-35a.44
–– Naht 5-35a.43
–– Spange 5-35a.45
– Ballonvalvuloplastie, perkutan-transluminal 8-837.a1
– Ballonvalvulotomie, perkutan-transluminal 8-837.a1
– Clip-Rekonstruktion, transvenös 5-35a.41
– Entkalkung 5-354.14
– Ersatz
–– durch
––– Allotransplantat, bei Anomalie, kongenital 5-358.11
––– Autotransplantat, und
–––– Allotransplantat
––––– bei Anomalie, kongenital 5-358.16
––––– mit Erweiterungsplastik, Ausflusstrakt, linksventrikulär, bei Anomalie, kongenital 5-358.17
–––– Xenotransplantat, bei
––––– Anomalie, kongenital 5-358.16
––––– Erweiterungsplastik, Ausflusstrakt, linksventrikulär, bei Anomalie, kongenital 5-358.17
––– Bioprothese, bei Anomalie, kongenital 5-358.12
––– klappentragendes Conduit, bei Anomalie, kongenital 5-358.15
––– Kunststoffklappe, bei Anomalie, kongenital 5-358.14 ▶

Mitralklappe *(Forts.)*
~ Ersatz *(Forts.)*
~~ durch *(Forts.)*
––– Xenotransplantat
–––– bei Anomalie, kongenital 5-358.12
–––– stentless, bei Anomalie, kongenital 5-358.13
–– Implantation
––– endovaskulär 5-35a.30
––– transapikal
–––– mit Verwendung eines perkutanen apikalen Zugangs- und Verschlusssystems 5-35a.32
–––– ohne Verwendung eines perkutanen apikalen Zugangs- und Verschlusssystems 5-35a.31
–– offen
––– durch
–––– Allotransplantat 5-351.11
–––– Bioprothese 5-351.12
–––– Doppelflügelklappe 5-351.14
–––– Kunststoffklappe 5-351.14
–––– Xenotransplantat 5-351.12
––––– stentless 5-351.13
––– mit Mini-Thorakotomie, durch
–––– Allotransplantat 5-351.11
–––– Bioprothese 5-351.12
–––– Doppelflügelklappe 5-351.14
–––– Kunststoffklappe 5-351.14
–––– Xenotransplantat 5-351.12
––––– stentless 5-351.13
–– thorakoskopisch, durch
––– Allotransplantat 5-351.21
––– Bioprothese 5-351.22
––– Kunstprothese 5-351.24
––– Xenotransplantat 5-351.22
–––– stentless 5-351.23
– Exploration, mit Thrombektomie 5-354.11
– Kommissurotomie, offen 5-350.3
– Kunstprothesen-, Wechsel, durch Kunstprothese 5-352.12
– mechanisch, Ersatz, durch Doppelflügelklappe 5-352.12
– Prothese, Refixation 5-354.13
– Rekonstruktion
–– bei Anomalie, kongenital 5-358.10
–– Chordae tendineae 5-354.12
–– mit Clip
––– 1, transvenös *[nur Zusatzkode!]* 5-35a.60
––– 2, transvenös *[nur Zusatzkode!]* 5-35a.61
––– 3, transvenös *[nur Zusatzkode!]* 5-35a.62
––– 4, transvenös *[nur Zusatzkode!]* 5-35a.63
––– 5 oder mehr, transvenös *[nur Zusatzkode!]* 5-35a.64
–– Papillarmuskel 5-354.12
–– Segel 5-353.2
–– ventrikulär, transarteriell 5-35a.40
– Segelplastik
–– endovaskulär
––– transarteriell 5-35a.40
––– transvenös 5-35a.41 ▶

Mitralklappe *(Forts.)*
~ Segelplastik *(Forts.)*
-- mit Clip
--- 1, transvenös *[nur Zusatzkode!]* 5-35a.60
--- 2, transvenös *[nur Zusatzkode!]* 5-35a.61
--- 3, transvenös *[nur Zusatzkode!]* 5-35a.62
--- 4, transvenös *[nur Zusatzkode!]* 5-35a.63
--- 5 oder mehr, transvenös *[nur Zusatzkode!]* 5-35a.64
-- transapikal 5-35a.42
--- mittels Implantation, Neochordae 5-35a.42
---- aus PTFE 5-35a.42
-- ventrikulär, transarteriell 5-35a.40
- Valvulotomie
-- geschlossen 5-350.2
-- offen 5-350.3
- Wechsel
-- Kunststoffklappe, durch Xenotransplantat 5-352.11
-- Xenotransplantat, durch
--- Kunststoffklappe 5-352.10
--- Xenotransplantat 5-352.13
Mittelfuß
- Amputation
-- nach Lisfranc 5-865.5♦
-- transmetatarsal 5-865.6♦
- Arthrodese, Gelenkfach, offen
-- 1 5-808.a4♦
-- 2 5-808.a5♦
-- 3 5-808.a6♦
-- 4 5-808.a7♦
-- 5 oder mehr 5-808.a8♦
- Rearthrodese, Gelenkfach
-- mit Span, kortikospongiös, offen, bei Rezidiv
--- 1 5-808.ae♦
--- 2 oder mehr 5-808.af♦
-- offen, bei Rezidiv
--- 1 5-808.a9♦
--- 2 5-808.aa♦
--- 3 5-808.ab♦
--- 4 5-808.ac♦
--- 5 oder mehr 5-808.ad♦
- Sehne
-- Augmentation 5-854.3c♦
-- Entfernung, Transplantat 5-854.9c♦
-- Ersatzplastik 5-854.4c♦
--- mit Interponat 5-854.5c♦
-- Rekonstruktion, mit Material, alloplastisch 5-854.ac♦
-- Schaffung, Transplantatlager 5-854.6c♦
-- Transplantation 5-854.7c♦
-- Transposition 5-854.2c♦
-- Verkürzung 5-854.1c♦
-- Verlängerung 5-854.0c♦
-- Wechsel, Transplantat 5-854.8c♦
- Transposition, Sehne, partiell 5-854.2c♦
Mittelfußbereich, Replantation 5-861.4♦
Mittelfußstrahl
- 2, und Zehenstrahl, Mehrfacheingriff, einzeitig *[nur Zusatzkode!]* 5-86a.10 ►

Mittelfußstrahl *(Forts.)*
- 3, und Zehenstrahl, Mehrfacheingriff, einzeitig *[nur Zusatzkode!]* 5-86a.11
- 4, und Zehenstrahl, Mehrfacheingriff, einzeitig *[nur Zusatzkode!]* 5-86a.12
- 5, und Zehenstrahl, Mehrfacheingriff, einzeitig *[nur Zusatzkode!]* 5-86a.13
- 6 oder mehr, und Zehenstrahl, Mehrfacheingriff, einzeitig *[nur Zusatzkode!]* 5-86a.14
Mittelgesicht
- Fraktur
-- lateral, disloziert verheilt, Reosteotomie 5-768.0♦
-- zentral, disloziert verheilt, Reosteotomie 5-768.1
-- zentrolateral
--- disloziert verheilt, Reosteotomie 5-768.2
--- Reposition
---- geschlossen 5-762.0
---- offen, durch
----- Draht 5-762.11
----- externe Fixation 5-762.10
----- Materialkombination 5-762.14
----- Platte 5-762.13
----- Schraube 5-762.12
- Mehrfragment-Fraktur, zentrolateral
-- Reposition
--- geschlossen 5-763.0
--- offen, durch
---- Draht 5-763.11
---- externe Fixation 5-763.10
---- Materialkombination 5-763.14
---- Platte 5-763.13
---- Schraube 5-763.12
-- und
--- andere, Reposition
---- geschlossen 5-763.6
---- offen, durch
----- Draht 5-763.71
----- externe Fixation 5-763.70
----- Materialkombination 5-763.74
----- Platte 5-763.73
----- Schraube 5-763.72
--- lateral, Reposition
---- geschlossen 5-763.2
---- offen, durch
----- Draht 5-763.31
----- externe Fixation 5-763.30
----- Materialkombination 5-763.34
----- Platte 5-763.33
----- Schraube 5-763.32
--- zentral, Reposition, offen, durch
---- Draht 5-763.51
---- externe Fixation 5-763.50
---- Materialkombination 5-763.54
---- Platte 5-763.53
-- zentral, Reposition, geschlossen 5-763.4
- Verlagerung, durch Osteotomie
-- Alveolarkammbereich
--- frontal
---- mit Distraktion 5-777.01 ►

M

Mittelgesicht *(Forts.)*
~ Verlagerung, durch Osteotomie *(Forts.)*
~~ Alveolarkammbereich *(Forts.)*
~~~ frontal *(Forts.)*
–––– ohne Distraktion 5-777.00
–––– und seitlich, Segment, mehrere
––––– mit Distraktion 5-777.21
––––– ohne Distraktion 5-777.20
––– seitlich
–––– mit Distraktion 5-777.11♦
–––– ohne Distraktion 5-777.10♦
–– Le-Fort-I-Ebene, Stück
––– 1
–––– mit Distraktion 5-777.31
–––– ohne Distraktion 5-777.30
––– 2
–––– mit Distraktion 5-777.41
–––– ohne Distraktion 5-777.40
––– 3 oder mehr
–––– mit Distraktion 5-777.51
–––– ohne Distraktion 5-777.50
–– Le-Fort-II-Ebene
––– kombiniert mit anderer Osteotomie
–––– mit Distraktion 5-777.71
–––– ohne Distraktion 5-777.70
––– mit Distraktion 5-777.61
––– ohne Distraktion 5-777.60
–– Le-Fort-III-Ebene
––– kombiniert mit Le-Fort-I-Ebene
–––– mit Distraktion 5-777.91
–––– ohne Distraktion 5-777.90
––– mit Distraktion 5-777.81
––– ohne Distraktion 5-777.80
Mittelgradig komplex und intensiv, Blockchemotherapie
– 1 Tag, mit Medikament
–– 1 8-543.11
–– 2 8-543.12
–– 3 8-543.13
–– 4 8-543.14
–– 5 8-543.15
–– 6 8-543.16
–– 7 oder mehr 8-543.17
– 2 Tage, mit Medikament
–– 1 8-543.21
–– 2 8-543.22
–– 3 8-543.23
–– 4 8-543.24
–– 5 8-543.25
–– 6 8-543.26
–– 7 oder mehr 8-543.27
– 3 Tage, mit Medikament
–– 1 8-543.31
–– 2 8-543.32
–– 3 8-543.33
–– 4 8-543.34
–– 5 8-543.35
–– 6 8-543.36
–– 7 oder mehr 8-543.37
– 4 Tage, mit Medikament
–– 1 8-543.41 ►
Mittelgradig komplex und intensiv, Blockchemotherapie *(Forts.)*
~ 4 Tage, mit Medikament *(Forts.)*
–– 2 8-543.42
–– 3 8-543.43
–– 4 8-543.44
–– 5 8-543.45
–– 6 8-543.46
–– 7 oder mehr 8-543.47
– 5 Tage, mit Medikament
–– 1 8-543.51
–– 2 8-543.52
–– 3 8-543.53
–– 4 8-543.54
–– 5 8-543.55
–– 6 8-543.56
–– 7 oder mehr 8-543.57
– 6 Tage, mit Medikament
–– 1 8-543.61
–– 2 8-543.62
–– 3 8-543.63
–– 4 8-543.64
–– 5 8-543.65
–– 6 8-543.66
–– 7 oder mehr 8-543.67
– 7 Tage, mit Medikament
–– 1 8-543.71
–– 2 8-543.72
–– 3 8-543.73
–– 4 8-543.74
–– 5 8-543.75
–– 6 8-543.76
–– 7 oder mehr 8-543.77
– 8 Tage, mit Medikament
–– 1 8-543.81
–– 2 8-543.82
–– 3 8-543.83
–– 4 8-543.84
–– 5 8-543.85
–– 6 8-543.86
–– 7 oder mehr 8-543.87
– 9 Tage oder mehr, mit Medikament
–– 1 8-543.91
–– 2 8-543.92
–– 3 8-543.93
–– 4 8-543.94
–– 5 8-543.95
–– 6 8-543.96
–– 7 oder mehr 8-543.97
Mittelhand
– Amputation 5-863.2♦
– Band
–– Durchtrennung 5-841.13♦
–– Entfernung, Transplantat 5-841.93♦
–– Exzision
––– partiell 5-841.23♦
––– total 5-841.33♦
–– Inzision 5-841.03♦
–– Naht
––– primär 5-841.43♦
––– sekundär 5-841.53♦ ►
~~~

Mittelhand *(Forts.)*
~ Band *(Forts.)*
–– Refixation, knöchern 5-841.a3♦
–– Rekonstruktion, plastisch
––– mit autogenem Material 5-841.63♦
–––– und transossärer Fixation 5-841.83♦
––– und Fixation, interligamentär, mit autogenem Material 5-841.73♦
– Replantation 5-860.4♦
Mittelhandknochen, Fraktur, Spickdrahtosteosynthese 5-790.1b♦
Mittelhandstrahl
– 2, und Fingerstrahl, Mehrfacheingriff, einzeitig *[nur Zusatzkode!]* 5-86a.00
– 3, und Fingerstrahl, Mehrfacheingriff, einzeitig *[nur Zusatzkode!]* 5-86a.01
– 4, und Fingerstrahl, Mehrfacheingriff, einzeitig *[nur Zusatzkode!]* 5-86a.02
– 5, und Fingerstrahl, Mehrfacheingriff, einzeitig *[nur Zusatzkode!]* 5-86a.03
– 6 oder mehr, und Fingerstrahl, Mehrfacheingriff, einzeitig *[nur Zusatzkode!]* 5-86a.04
Mittelliniennaht, zur Rekonstruktion, Sinus pilonidalis, plastisch 5-897.10
Mittelohr
– Aspiration, diagnostisch 1-859.x
– Biopsie, durch Inzision 1-532.0♦
– Lavage, therapeutisch 8-171.1♦
– Radikalhöhle, Verkleinerung 5-204.0♦
– Spülung, therapeutisch 8-171.1♦
MLC – s. Viellamellenkollimatoren
Mm. pectorales majores et minores
– Resektion, komplett, bei Mastektomie, radikal, erweitert 5-874.2♦
– Teilresektion, bei Mastektomie, radikal, erweitert 5-874.1♦
Mobilisation Corpus cavernosum, und Verlagerung, Urethra, nach ventral, bei männlicher Epispadie 5-644.1
Mobilisation und Adaptation, Brustgewebe
– bis zu
–– 1 Quadrant, zur Defektdeckung, bei
––– Destruktion, Mamma, lokal 5-870.61♦
––– Duktektomie, Mamma 5-870.21♦
––– Exzision, Mamma, lokal 5-870.91♦
––– Exzisionsbiopsie, Mamma 5-870.91♦
––– Konusexzision, Mamma 5-870.91♦
––– Lumpektomie, Mamma 5-870.a1♦
––– Quadrantenresektion, Mamma 5-870.a1♦
––– Resektion, Mamma, partiell 5-870.a1♦
––– Segmentresektion, Mamma 5-870.a1♦
––– Tumorektomie, Mamma 5-870.91♦
–– 25%, zur Defektdeckung, bei
––– Destruktion, Mamma, lokal 5-870.61♦
––– Duktektomie, Mamma 5-870.21♦
––– Exzision, Mamma, lokal 5-870.91♦
––– Exzisionsbiopsie, Mamma 5-870.91♦
––– Konusexzision, Mamma 5-870.91♦
––– Lumpektomie, Mamma 5-870.a1♦
––– Quadrantenresektion, Mamma 5-870.a1♦
––– Resektion, Mamma, partiell 5-870.a1♦ ►

Mobilisation und Adaptation, Brustgewebe *(Forts.)*
~ bis zu *(Forts.)*
~~ 25%, zur Defektdeckung, bei *(Forts.)*
––– Segmentresektion, Mamma 5-870.a1♦
––– Tumorektomie, Mamma 5-870.91♦
– mehr als
–– 1 Quadrant, zur Defektdeckung, bei
––– Lumpektomie, Mamma 5-870.a2♦
––– Quadrantenresektion, Mamma 5-870.a2♦
––– Resektion, Mamma, partiell 5-870.a2♦
––– Segmentresektion, Mamma 5-870.a2♦
–– 25%, zur Defektdeckung, bei
––– Lumpektomie, Mamma 5-870.a2♦
––– Quadrantenresektion, Mamma 5-870.a2♦
––– Resektion, Mamma, partiell 5-870.a2♦
––– Segmentresektion, Mamma 5-870.a2♦
Mode-switch, Testung, durch Induktion, Vorhofflimmern 1-266.0
Modellierballon
– 1 *[nur Zusatzkode!]* 8-83b.50
– 2 oder mehr *[nur Zusatzkode!]* 8-83b.51
Modellierend, Osteotomie, Gesichtsschädelknochen 5-770.7
Modular
– Endoprothese, Implantation, nach Explantation *[nur Zusatzkode!]* 5-829.n
– Pfannenkomponente
–– bei
––– Implantation
–––– Endoprothese, bei knöcherner Defektsituation *[nur Zusatzkode!]* 5-829.k0
––––– mit
–––––– Knochenersatz *[nur Zusatzkode!]* 5-829.k0
–––––– Knochenteilersatz *[nur Zusatzkode!]* 5-829.k0
–––– Mega-Endoprothese, bei knöcherner Defektsituation *[nur Zusatzkode!]* 5-829.k4
––––– mit
–––––– Knochenersatz *[nur Zusatzkode!]* 5-829.k4
–––––– Knochenteilersatz *[nur Zusatzkode!]* 5-829.k4
––– Teilwechsel in
–––– Endoprothese, bei knöcherner Defektsituation *[nur Zusatzkode!]* 5-829.k0
––––– mit
–––––– Knochenersatz *[nur Zusatzkode!]* 5-829.k0
–––––– Knochenteilersatz *[nur Zusatzkode!]* 5-829.k0
–––– Mega-Endoprothese, bei knöcherner Defektsituation *[nur Zusatzkode!]* 5-829.k4
––––– mit
–––––– Knochenersatz *[nur Zusatzkode!]* 5-829.k4
–––––– Knochenteilersatz *[nur Zusatzkode!]* 5-829.k4 ►

M

Modular *(Forts.)*
~ Pfannenkomponente *(Forts.)*
~~ bei *(Forts.)*
––– Wechsel in
–––– Endoprothese, bei knöcherner Defektsituation *[nur Zusatzkode!]* 5-829.k0
––––– mit
–––––– Knochenersatz *[nur Zusatzkode!]* 5-829.k0
–––––– Knochenteilersatz *[nur Zusatzkode!]* 5-829.k0
–––– Mega-Endoprothese, bei knöcherner Defektsituation *[nur Zusatzkode!]* 5-829.k4
––––– mit
–––––– Knochenersatz *[nur Zusatzkode!]* 5-829.k4
–––––– Knochenteilersatz *[nur Zusatzkode!]* 5-829.k4
–– und Schaftkomponente
––– bei
–––– Implantation, Endoprothese, mit einer dem Knochendefekt entsprechenden Länge und Dicke *[nur Zusatzkode!]* 5-829.k4
––––– mit
–––––– Knochenersatz *[nur Zusatzkode!]* 5-829.k4
–––––– Knochenteilersatz *[nur Zusatzkode!]* 5-829.k4
–––– Teilwechsel in, Endoprothese, mit einer dem Knochendefekt entsprechenden Länge und Dicke *[nur Zusatzkode!]* 5-829.k4
––––– mit
–––––– Knochenersatz *[nur Zusatzkode!]* 5-829.k4
–––––– Knochenteilersatz *[nur Zusatzkode!]* 5-829.k4
–––– Wechsel in, Endoprothese, mit einer dem Knochendefekt entsprechenden Länge und Dicke *[nur Zusatzkode!]* 5-829.k4
––––– mit
–––––– Knochenersatz *[nur Zusatzkode!]* 5-829.k4
–––––– Knochenteilersatz *[nur Zusatzkode!]* 5-829.k4
––– ohne eine dem Knochendefekt entsprechende Länge und Dicke, bei
–––– Implantation, Endoprothese *[nur Zusatzkode!]* 5-829.k3
––––– mit
–––––– Knochenersatz *[nur Zusatzkode!]* 5-829.k3
–––––– Knochenteilersatz *[nur Zusatzkode!]* 5-829.k3
–––– Teilwechsel in, Endoprothese *[nur Zusatzkode!]* 5-829.k3
––––– mit
–––––– Knochenersatz *[nur Zusatzkode!]* 5-829.k3
–––––– Knochenteilersatz *[nur Zusatzkode!]* 5-829.k3 ►

Modular *(Forts.)*
~ Pfannenkomponente *(Forts.)*
~~ und Schaftkomponente *(Forts.)*
~~~ ohne eine dem Knochendefekt entsprechende Länge und Dicke, bei *(Forts.)*
–––– Wechsel in, Endoprothese *[nur Zusatzkode!]* 5-829.k3
––––– mit
–––––– Knochenersatz *[nur Zusatzkode!]* 5-829.k3
–––––– Knochenteilersatz *[nur Zusatzkode!]* 5-829.k3
– Schaftkomponente
–– bei
––– Implantation, Endoprothese, mit einer dem Knochendefekt entsprechenden Länge und Dicke *[nur Zusatzkode!]* 5-829.k2
–––– mit
––––– Knochenersatz *[nur Zusatzkode!]* 5-829.k2
––––– Knochenteilersatz *[nur Zusatzkode!]* 5-829.k2
––– Teilwechsel in, Endoprothese, mit einer dem Knochendefekt entsprechenden Länge und Dicke *[nur Zusatzkode!]* 5-829.k2
–––– mit
––––– Knochenersatz *[nur Zusatzkode!]* 5-829.k2
––––– Knochenteilersatz *[nur Zusatzkode!]* 5-829.k2
––– Wechsel in, Endoprothese, mit einer dem Knochendefekt entsprechenden Länge und Dicke *[nur Zusatzkode!]* 5-829.k2
–––– mit
––––– Knochenersatz *[nur Zusatzkode!]* 5-829.k2
––––– Knochenteilersatz *[nur Zusatzkode!]* 5-829.k2
–– ohne eine dem Knochendefekt entsprechende Länge und Dicke, bei
––– Implantation, Endoprothese *[nur Zusatzkode!]* 5-829.k1
–––– mit
––––– Knochenersatz *[nur Zusatzkode!]* 5-829.k1
––––– Knochenteilersatz *[nur Zusatzkode!]* 5-829.k1
––– Teilwechsel in, Endoprothese, mit
–––– Knochenersatz *[nur Zusatzkode!]* 5-829.k1
–––– Knochenteilersatz *[nur Zusatzkode!]* 5-829.k1
––– Wechsel in, Endoprothese *[nur Zusatzkode!]* 5-829.k1
–––– mit
––––– Knochenersatz *[nur Zusatzkode!]* 5-829.k1
––––– Knochenteilersatz *[nur Zusatzkode!]* 5-829.k1
~~~

Molekularbiologisch-mikrobiologisch, Diagnostik, zur Erregeridentifikation, schnell
– mit Resistenzbestimmung 1-931.1
– ohne Resistenzbestimmung 1-931.0
Molekulargenetisch
– Identifikation, MRD-Marker, patientenspezifisch 1-991.0
– Quantifizierung, Resttumorlast, patientenspezifisch 1-991.1
Monitoring
– Atmung, Herz, Kreislauf
–– mit Messung
––– Pulmonalarteriendruck 8-932
––– Venendruck, zentral
–––– mit Messung, kontinuierlich, reflektionsspektrometrisch, Sauerstoffsättigung, zentralvenös 8-931.1
–––– ohne Messung, kontinuierlich, reflektionsspektrometrisch, Sauerstoffsättigung, zentralvenös 8-931.0
–– ohne Messung, Pulmonalarteriendruck und zentraler Venendruck 8-930
– EEG-, mehr als 24 Stunden 8-920
– Gewebetransfer, frei, mit Implantation, Dopplersonde 5-909.3
– infektiologisch-mikrobiologisch, bei Immunsuppression 1-930.0
– invasiv, Sauerstoffsättigung, hirnvenös 8-923.0
– mittels evozierter Potentiale 8-921
– MRD [Minimal residual disease] 1-991.1
– N. recurrens
–– kontinuierlich, im Rahmen einer anderen Operation *[nur Zusatzkode!]* 5-069.41
–– nicht-kontinuierlich, im Rahmen einer anderen Operation *[nur Zusatzkode!]* 5-069.40
– neurologisch, invasiv 8-924
– neurophysiologisch, intraoperativ
–– bis 4 Stunden, mit
––– Elektrode, kortikal
–––– weniger als 8 8-925.02
––––– und Potentiale, evoziert 8-925.03
–––– 8 oder mehr 8-925.04
––– Potentiale, evoziert 8-925.01
––– Stimulationselektrode 8-925.00
–– mehr als
––– 4 Stunden bis 8 Stunden, mit
–––– Elektrode, kortikal
––––– weniger als 8 8-925.22
–––––– und Potentiale, evoziert 8-925.23
––––– 8 oder mehr 8-925.24
–––– Potentiale, evoziert 8-925.21
–––– Stimulationselektrode 8-925.20
––– 8 Stunden bis 12 Stunden, mit
–––– Elektrode, kortikal
––––– weniger als 8 8-925.32
–––––– und Potentiale, evoziert 8-925.33
––––– 8 oder mehr 8-925.34
–––– Potentiale, evoziert 8-925.31
–––– Stimulationselektrode 8-925.30 ►

Monitoring *(Forts.)*
~ neurophysiologisch, intraoperativ *(Forts.)*
~~ mehr als *(Forts.)*
––– 12 Stunden, mit
–––– Elektrode, kortikal
––––– weniger als 8 8-925.42
–––––– und Potentiale, evoziert 8-925.43
––––– 8 oder mehr 8-925.44
–––– Potentiale, evoziert 8-925.41
–––– Stimulationselektrode 8-925.40
– nichtinvasiv, Sauerstoffsättigung, hirnvenös 8-923.1
– Ovulationszyklus, zur Behandlung, Infertilität, weiblich 9-278.1
– Sauerstoffsättigung, Hirngewebe 8-924
– Venendruck, zentral
–– mit Messung, kontinuierlich, reflektionsspektrometrisch, Sauerstoffsättigung, zentralvenös 8-931.1
–– ohne Messung, kontinuierlich, reflektionsspektrometrisch, Sauerstoffsättigung, zentralvenös 8-931.0
Monolobulär
– Ausschaltung, Herd, epileptogen, durch Exzision, Gewebe, intrazerebral 5-015.20
– Destruktion, Gewebe, intrazerebral 5-015.20
– Exzision, Gewebe, intrazerebral 5-015.20
Monotherapie, physikalisch, funktionsorientiert 8-561.1
Morcellieren, Uterus, als Vorbereitung, zur Exstirpation, Uterus 5-681.4
Morgagni-Hydatidenexzision 5-631.2♦
Motivationsbehandlung, Abhängigkeitskranker
– bis zu 6 Behandlungstage 8-985.0
– mindestens
–– 7 bis höchstens 13 Behandlungstage 8-985.1
–– 14 bis höchstens 20 Behandlungstage 8-985.2
–– 21 Behandlungstage 8-985.3
Motorisch, Potentiale, evoziert, Registrierung 1-208.4
Motormapping, durch Magnetstimulation, navigiert, transkraniell [nTMS] 1-20c.0
Moulage, radioaktiv, oberflächlich, Konstruktion, und Applikation 8-526.0
MPFL [Mediales patellofemorales Ligament], Rekonstruktion, offen 5-804.8♦
MRCP [Magnetresonanz-Cholangiopankreatikographie]
– mit Sekretin-Unterstützung 3-843.1
– ohne Sekretin-Unterstützung 3-843.0
MRD [Minimal residual disease (Resttumorlast)], Monitoring 1-991.1
MRD-Marker, patientenspezifisch, Identifikation, molekulargenetisch 1-991.0
MRgFUS [Magnetresonanz-gesteuerter fokussierter Ultraschall]
– bis unter 1 Stunde *[nur Zusatzkode!]* 8-660.0
– 1 bis unter 2 Stunden *[nur Zusatzkode!]* 8-660.1
– 2 bis unter 3 Stunden *[nur Zusatzkode!]* 8-660.2 ►

M

MRgFUS [Magnetresonanz-gesteuerter fokussierter Ultraschall] *(Forts.)*
– 3 bis unter 4 Stunden *[nur Zusatzkode!]* 8-660.3
– 4 bis unter 5 Stunden *[nur Zusatzkode!]* 8-660.4
– 5 Stunden oder mehr *[nur Zusatzkode!]* 8-660.5
– Uterus 5-681.65
– zur Destruktion
–– Knochen, perkutan 5-789.7
–– Uterus 5-681.65
MRT – s. Magnetresonanztomographie
MRT-fähig
– Defibrillator *[nur Zusatzkode!]* 5-934.1
– Ereignis-Rekorder *[nur Zusatzkode!]* 5-934.2
– Herzschrittmacher, Verwendung *[nur Zusatzkode!]* 5-934.0
MSLT – s.a. Schlaflatenztest, multipel 1-795
Müller-Muskel, Ektomie, zur Verlängerung, Oberlid 5-098.03♦
Mündung, Speichelgang, Transplantation 5-263.2♦
Mukokutan, Anastomose, bei Tracheotomie, permanent 5-312.2
Mukoperiostal, Lappen, Elevation, bei Extraktion, Zahn, mehrwurzelig 5-230.1 5-241.1
Mukosa
– Magen, Resektion, endoskopisch 5-433.23
– Ösophagus, Resektion, endoskopisch 5-422.23
– Rektum, Resektion, endoskopisch 5-482.01
– Resektion
–– Dickdarm
––– einfach, endoskopisch 5-452.63
––– endoskopisch, durch
–––– Doppel-Ballon-Enteroskopie 5-452.73
–––– motorisierte Spiral-Endoskopie 5-452.b3
–––– Push-and-pull-back-Technik 5-452.73
–––– Push-Technik 5-452.63
–––– Single-Ballon-Enteroskopie 5-452.73
–– Dünndarm
––– einfach, endoskopisch 5-451.73
––– endoskopisch, durch
–––– Doppel-Ballon-Enteroskopie 5-451.83
–––– motorisierte Spiral-Endoskopie 5-451.c3
–––– Push-and-pull-back-Technik 5-451.83
–––– Push-Technik 5-451.73
–––– Single-Ballon-Enteroskopie 5-451.83
–– extraanal, zur Rekonstruktion, Rektum 5-486.6
Mukosektomie, Prokto-, bei Kolektomie
– durch Umsteigen laparoskopisch – offen chirurgisch 5-456.28
– laparoskopisch, mit
–– Anastomose, mit Reservoir 5-456.25
–– Ileostomie 5-456.27
– offen, mit
–– Anastomose
––– ileoanal, mit Reservoir 5-456.23
––– ileorektal
–––– mit Reservoir 5-456.21 ►

Mukosektomie, Prokto-, bei Kolektomie *(Forts.)*
~ offen, mit *(Forts.)*
~~ Anastomose *(Forts.)*
~~~ ileorektal *(Forts.)*
–––– ohne Reservoir 5-456.22
–– Ileostomie 5-456.20
Multidimensional, Screening, und Minimalassessment, geriatrisch 1-770
Multifokal, Intraokularlinse *[nur Zusatzkode!]* 5-149.20♦
Multifunktionselektrode
– temporär, Implantation, perkutan
–– an Spinalganglien, zur gepulsten Radiofrequenzbehandlung 5-039.38
–– in
––– Epiduralraum, zur gepulsten Radiofrequenzbehandlung 5-039.38
––– Spinalraum, zur gepulsten Radiofrequenzbehandlung 5-039.38
– zur Radiofrequenzbehandlung, Ganglien, gepulst 5-059.f1
Multilayer-Stent, Implantation, perkutan-transluminal
– A. carotis, zur Strömungslaminierung, bei Aneurysma
–– 1 8-84b.0h♦
–– 2 8-84b.2h♦
–– 3 8-84b.3h♦
–– 4 8-84b.4h♦
–– 5 8-84b.5h♦
–– 6 oder mehr 8-84b.6h♦
– A. carotis communis, zur Strömungslaminierung, bei Aneurysma
–– 1 8-84b.0j♦
–– 2 8-84b.2j♦
–– 3 8-84b.3j♦
–– 4 8-84b.4j♦
–– 5 8-84b.5j♦
–– 6 oder mehr 8-84b.6j♦
– A. carotis externa, zur Strömungslaminierung, bei Aneurysma
–– 1 8-84b.0n♦
–– 2 8-84b.2n♦
–– 3 8-84b.3n♦
–– 4 8-84b.4n♦
–– 5 8-84b.5n♦
–– 6 oder mehr 8-84b.6n♦
– A. carotis interna, extrakraniell
–– mit A. carotis communis, zur Strömungslaminierung, bei Aneurysma
––– 1 8-84b.0m♦
––– 2 8-84b.2m♦
––– 3 8-84b.3m♦
––– 4 8-84b.4m♦
––– 5 8-84b.5m♦
––– 6 oder mehr 8-84b.6m♦
–– zur Strömungslaminierung, bei Aneurysma
––– 1 8-84b.0k♦
––– 2 8-84b.2k♦
––– 3 8-84b.3k♦
––– 4 8-84b.4k♦ ►
~~~

Multilayer-Stent, Implantation, perkutan-transluminal *(Forts.)*
~ A. carotis interna, extrakraniell *(Forts.)*
~~ zur Strömungslaminierung, bei Aneurysma *(Forts.)*
--- 5 8-84b.5k♦
--- 6 oder mehr 8-84b.6k♦
– A. vertebralis, extrakraniell, zur Strömungslaminierung, bei Aneurysma
-- 1 8-84b.0p♦
-- 2 8-84b.2p♦
-- 3 8-84b.3p♦
-- 4 8-84b.4p♦
-- 5 8-84b.5p♦
-- 6 oder mehr 8-84b.6p♦
– Aorta, zur Strömungslaminierung, bei Aneurysma
-- 1 8-84b.04
-- 2 8-84b.24
-- 3 8-84b.34
-- 4 8-84b.44
-- 5 8-84b.54
-- 6 oder mehr 8-84b.64
– Aortenisthmus, zur Strömungslaminierung, bei Aneurysma
-- 1 8-84b.05
-- 2 8-84b.25
-- 3 8-84b.35
-- 4 8-84b.45
-- 5 8-84b.55
-- 6 oder mehr 8-84b.65
– Arterie
-- abdominal, zur Strömungslaminierung, bei Aneurysma
--- 1 8-84b.0q♦
--- 2 8-84b.2q♦
--- 3 8-84b.3q♦
--- 4 8-84b.4q♦
--- 5 8-84b.5q♦
--- 6 oder mehr 8-84b.6q♦
-- Oberschenkel, zur Strömungslaminierung, bei Aneurysma
--- 1 8-84b.0s♦
--- 2 8-84b.2s♦
--- 3 8-84b.3s♦
--- 4 8-84b.4s♦
--- 5 8-84b.5s♦
--- 6 oder mehr 8-84b.6s♦
-- pelvin, zur Strömungslaminierung, bei Aneurysma
--- 1 8-84b.0q♦
--- 2 8-84b.2q♦
--- 3 8-84b.3q♦
--- 4 8-84b.4q♦
--- 5 8-84b.5q♦
--- 6 oder mehr 8-84b.6q♦
– Ductus arteriosus apertus, zur Strömungslaminierung, bei Aneurysma
-- 1 8-84b.06
-- 2 8-84b.26
-- 3 8-84b.36 ►

Multilayer-Stent, Implantation, perkutan-transluminal *(Forts.)*
~ Ductus arteriosus apertus, zur Strömungslaminierung, bei Aneurysma *(Forts.)*
-- 4 8-84b.46
-- 5 8-84b.56
-- 6 oder mehr 8-84b.66
– Gefäß
-- intrakraniell, zur Strömungslaminierung, bei Aneurysma
--- 1 8-84b.00
--- 2 8-84b.20
--- 3 8-84b.30
--- 4 8-84b.40
--- 5 8-84b.50
--- 6 oder mehr 8-84b.60
-- künstlich, zur Strömungslaminierung, bei Aneurysma
--- 1 8-84b.0e
--- 2 8-84b.2e
--- 3 8-84b.3e
--- 4 8-84b.4e
--- 5 8-84b.5e
--- 6 oder mehr 8-84b.6e
-- Malformation, zur Strömungslaminierung, bei Aneurysma
--- 1 8-84b.0d
--- 2 8-84b.2d
--- 3 8-84b.3d
--- 4 8-84b.4d
--- 5 8-84b.5d
--- 6 oder mehr 8-84b.6d
-- Oberarm, zur Strömungslaminierung, bei Aneurysma
--- 1 8-84b.02♦
--- 2 8-84b.22♦
--- 3 8-84b.32♦
--- 4 8-84b.42♦
--- 5 8-84b.52♦
--- 6 oder mehr 8-84b.62♦
-- Schulter, zur Strömungslaminierung, bei Aneurysma
--- 1 8-84b.02♦
--- 2 8-84b.22♦
--- 3 8-84b.32♦
--- 4 8-84b.42♦
--- 5 8-84b.52♦
--- 6 oder mehr 8-84b.62♦
-- spinal, zur Strömungslaminierung, bei Aneurysma
--- 1 8-84b.0f
--- 2 8-84b.2f
--- 3 8-84b.3f
--- 4 8-84b.4f
--- 5 8-84b.5f
--- 6 oder mehr 8-84b.6f
-- thorakal, zur Strömungslaminierung, bei Aneurysma
--- 1 8-84b.08♦
--- 2 8-84b.28♦
--- 3 8-84b.38♦ ►

M

Multilayer-Stent, Implantation, perkutan-transluminal *(Forts.)*
~ Gefäß *(Forts.)*
~~ thorakal, zur Strömungslaminierung, bei Aneurysma *(Forts.)*
––– 4 8-84b.48♦
––– 5 8-84b.58♦
––– 6 oder mehr 8-84b.68♦
–– Unterarm, zur Strömungslaminierung, bei Aneurysma
––– 1 8-84b.03♦
––– 2 8-84b.23♦
––– 3 8-84b.33♦
––– 4 8-84b.43♦
––– 5 8-84b.53♦
––– 6 oder mehr 8-84b.63♦
–– Unterschenkel, zur Strömungslaminierung, bei Aneurysma
––– 1 8-84b.0c♦
––– 2 8-84b.2c♦
––– 3 8-84b.3c♦
––– 4 8-84b.4c♦
––– 5 8-84b.5c♦
––– 6 oder mehr 8-84b.6c♦
–– viszeral, zur Strömungslaminierung, bei Aneurysma
––– 1 8-84b.0a
––– 2 8-84b.2a
––– 3 8-84b.3a
––– 4 8-84b.4a
––– 5 8-84b.5a
––– 6 oder mehr 8-84b.6a
– V. cava, zur Strömungslaminierung, bei Aneurysma
–– 1 8-84b.07
–– 2 8-84b.27
–– 3 8-84b.37
–– 4 8-84b.47
–– 5 8-84b.57
–– 6 oder mehr 8-84b.67
– V. portae, zur Strömungslaminierung, bei Aneurysma
–– 1 8-84b.0g
–– 2 8-84b.2g
–– 3 8-84b.3g
–– 4 8-84b.4g
–– 5 8-84b.5g
–– 6 oder mehr 8-84b.6g
– Vene
–– abdominal, zur Strömungslaminierung, bei Aneurysma
––– 1 8-84b.0r♦
––– 2 8-84b.2r♦
––– 3 8-84b.3r♦
––– 4 8-84b.4r♦
––– 5 8-84b.5r♦
––– 6 oder mehr 8-84b.6r♦
–– Oberschenkel, zur Strömungslaminierung, bei Aneurysma
––– 1 8-84b.0t♦
––– 2 8-84b.2t♦ ►

Multilayer-Stent, Implantation, perkutan-transluminal *(Forts.)*
~ Vene *(Forts.)*
~~ Oberschenkel, zur Strömungslaminierung, bei Aneurysma *(Forts.)*
––– 3 8-84b.3t♦
––– 4 8-84b.4t♦
––– 5 8-84b.5t♦
––– 6 oder mehr 8-84b.6t♦
–– pelvin, zur Strömungslaminierung, bei Aneurysma
––– 1 8-84b.0r♦
––– 2 8-84b.2r♦
––– 3 8-84b.3r♦
––– 4 8-84b.4r♦
––– 5 8-84b.5r♦
––– 6 oder mehr 8-84b.6r♦

Multilobulär
– Ausschaltung, Herd, epileptogen, durch Exzision, Gewebe, intrazerebral 5-015.21
– Destruktion, Gewebe, intrazerebral 5-015.21
– Exzision, Gewebe, intrazerebral 5-015.21
– Transsektion, subpial, multipel 5-013.75

Multimodal
– Behandlung, stationär, zur Tabakentwöhnung 9-501
– interdisziplinär
–– Kurzzeitbehandlung, schmerztherapeutisch 8-91b
–– Schmerztherapie
––– mindestens
–––– 7 bis höchstens 13 Behandlungstage, mit
––––– bis zu 20 TE 8-918.00
––––– mindestens 21 TE, davon
–––––– weniger als 5 TE psychotherapeutische Verfahren 8-918.01
–––––– mindestens 5 TE psychotherapeutische Verfahren 8-918.02
–––– 14 bis höchstens 20 Behandlungstage, mit
––––– bis zu 41 TE 8-918.10
––––– mindestens
–––––– 42 bis höchstens 55 TE, davon
––––––– weniger als 10 TE psychotherapeutische Verfahren 8-918.11
––––––– mindestens 10 TE psychotherapeutische Verfahren 8-918.12
–––––– 56 TE, davon
––––––– weniger als 14 TE psychotherapeutische Verfahren 8-918.13
––––––– mindestens 14 TE psychotherapeutische Verfahren 8-918.14
–––– 21 Behandlungstage, mit
––––– bis zu 83 TE 8-918.20
––––– mindestens 84 TE, davon
–––––– weniger als 21 TE psychotherapeutische Verfahren 8-918.21
–––––– mindestens 21 TE psychotherapeutische Verfahren 8-918.22 ►

Multimodal *(Forts.)*
~ interdisziplinär *(Forts.)*
~~ Schmerztherapie *(Forts.)*
––– teilstationär
–––– Basisbehandlung, mit 2
––––– übenden oder sonstigen Verfahren 8-91c.00
––––– Verfahren
–––––– davon ein ärztlich oder psychologisch psychotherapeutisches Verfahren von mindestens 60 Minuten 8-91c.01
–––––– zusätzlich ein ärztliches oder psychotherapeutisches Einzelgespräch von mindestens 30 Minuten 8-91c.02
–––– Behandlung, umfassend, mit 3
––––– übenden oder sonstigen Verfahren 8-91c.10
––––– Verfahren
–––––– davon ein ärztlich oder psychologisch psychotherapeutisches Verfahren von mindestens 60 Minuten 8-91c.11
–––––– zusätzlich ein ärztliches oder psychotherapeutisches Einzelgespräch von mindestens 30 Minuten 8-91c.12
–––– Intensivbehandlung, mit 4 oder mehr
––––– übenden oder sonstigen Verfahren 8-91c.20
––––– Verfahren
–––––– davon ein
––––––– ärztlich
–––––––– oder psychologisch psychotherapeutisches Verfahren von mindestens 60 Minuten 8-91c.21
–––––––– psychotherapeutisches Verfahren von mindestens 60 Minuten, zusätzlich ein Einzelgespräch von mindestens 30 Minuten 8-91c.23
––––––– psychologisch psychotherapeutisches Verfahren von mindestens 60 Minuten, zusätzlich ein Einzelgespräch von mindestens 30 Minuten 8-91c.23
–––––– zusätzlich ein ärztliches oder psychotherapeutisches Einzelgespräch von mindestens 30 Minuten 8-91c.22
– Komplexbehandlung
–– bei
––– atypischem Parkinson-Syndrom, über mindestens
–––– 7 bis höchstens 13 Behandlungstage 8-97d.0
–––– 14 bis höchstens 20 Behandlungstage 8-97d.1
–––– 21 Behandlungstage 8-97d.2
––– Diabetes mellitus
–––– 7 bis 13 Behandlungstage 8-984.0
–––– 14 bis 20 Behandlungstage 8-984.1
–––– mindestens 21 Behandlungstage 8-984.2
––– Morbus Parkinson, über mindestens
–––– 7 bis höchstens 13 Behandlungstage 8-97d.0 ►

Multimodal *(Forts.)*
~ Komplexbehandlung *(Forts.)*
~~ bei *(Forts.)*
~~~ Morbus Parkinson, über mindestens *(Forts.)*
–––– 14 bis höchstens 20 Behandlungstage 8-97d.1
–––– 21 Behandlungstage 8-97d.2
––– sonstiger chronischer Erkrankung
–––– 7 bis 13 Behandlungstage 8-974.0
–––– 14 bis 20 Behandlungstage 8-974.1
–––– mindestens 21 Behandlungstage 8-974.2
–– kinder- und jugendrheumatologisch, mindestens
––– 7 bis höchstens 13 Behandlungstage 8-986.0
––– 14 bis höchstens 20 Behandlungstage 8-986.1
––– 21 Behandlungstage 8-986.2
–– psychotherapeutisch, Liaisondienst
––– 2 bis unter 5 Stunden 9-412.2
––– 5 bis 10 Stunden 9-412.3
––– mehr als 10 Stunden 9-412.4
–– rheumatologisch
––– 7 bis 13 Behandlungstage 8-983.0
––– 14 bis 20 Behandlungstage 8-983.1
––– mindestens 21 Behandlungstage 8-983.2
Multimodal-nichtoperativ, Komplexbehandlung, Bewegungssystem 8-977
Multipel – s. jeweiliger durchgeführter Eingriff
Multipolar, Mappingverfahren, hochauflösend, dreidimensional, elektroanatomisch, Anwendung, bei Ablation, bei Herzrhythmusstörungen *[nur Zusatzkode!]* 8-835.j
Mumford, Operation, Klavikula
– endoskopisch 5-782.b0♦
– offen 5-782.a0♦
Mund, Blutstillung, operativ 5-279.0
Mund-Antrum-Verbindung, akut, Verschluss 5-225.5♦
Mundboden
– Biopsie
–– durch Inzision 1-545.3
–– ohne Inzision 1-420.6
– Elektrochemotherapie 5-273.95
– Elektrokoagulation 5-273.90
– Exzision
–– lokal 5-273.3
–– partiell 5-273.6
– Fistelverschluss 5-274.2
– Kryokoagulation 5-273.93
– Laserkoagulation 5-273 91
– Naht, nach Verletzung 5-274.0
– Phlegmone, Inzision, von außen 5-270.8
– photodynamische Therapie 5-273.94
– Rekonstruktion, plastisch 5-274.1
– Resektion
–– mit
––– Mandibulotomie, temporär, mit Rekonstruktion, mit
–––– Fernlappen, gestielt 5-277.13
–––– Lappen, regional, gestielt 5-277.10 ►

M
~~~

Mundboden *(Forts.)*
~ Resektion *(Forts.)*
~~ mit *(Forts.)*
~~~ Mandibulotomie, temporär, mit Rekonstruktion, mit *(Forts.)*
–––– Transplantat
––––– mikrovaskulär-anastomosiert, frei 5-277.12
––––– nicht-vaskularisiert 5-277.11
––– Resektion, Mandibula, partiell
–––– mit Kontinuitätsdurchtrennung, mit Rekonstruktion, mit
––––– Fernlappen, gestielt 5-277.33
––––– Lappen, gestielt, regional 5-277.30
––––– Transplantat
–––––– mikrovaskulär-anastomosiert, frei 5-277.32
–––––– nicht-vaskularisiert 5-277.31
–––– ohne Kontinuitätsdurchtrennung, mit Rekonstruktion, mit
––––– Fernlappen, gestielt 5-277.23
––––– Lappen, regional, gestielt 5-277.20
––––– Transplantat
–––––– mikrovaskulär-anastomosiert, frei 5-277.22
–––––– nicht-vaskularisiert 5-277.21
–– transoral, mit Rekonstruktion, mit
––– Fernlappen, gestielt 5-277.03
––– Lappen, regional, gestielt 5-277.00
––– Transplantat
–––– mikrovaskulär-anastomosiert, frei 5-277.02
–––– nicht-vaskularisiert 5-277.01
– Senkung
–– mit
––– Hauttransplantat 5-244.11
––– Knochentransplantat 5-244.13
––– Schleimhauttransplantat 5-244.12
––– Vestibulumplastik
–––– mit
––––– Hauttransplantat 5-244.31
––––– Knochentransplantat 5-244.33
––––– Schleimhauttransplantat 5-244.32
–––– ohne Transplantat 5-244.30
–– ohne Transplantat 5-244.10
– Teilresektion 5-273.6
– Thermokoagulation 5-273.92
– Tumorexzision 5-273.3
– Zystenexstirpation 5-273.3
Mundhöhle
– Endosonographie 3-050
– Inzision, mit Drainage
–– sublingual 5-273.2
–– submukös, vestibulär 5-273.0
–– subperiostal, vestibulär 5-273.1
Mundschleimhaut, Transplantation, bei Plastik, Konjunktiva 5-113.2♦
Mundwinkel
– Naht 5-908.0
– Rekonstruktion, plastisch 5-908.3♦
Muschelenden, hintere, Abtragung, mit Conchotomie 5-215.1♦
Muskel – s.a. M. oder s.a. Mm.
– Axilla
–– Débridement 5-850.b1♦
–– Durchtrennung 5-851.01♦
–– Entfernung, Transplantat 5-853.91♦
–– Entnahme, zur Transplantation 5-852.e1♦
–– Exploration 5-850.e1♦
–– Exzision
––– epifaszial
–––– partiell 5-852.41♦
–––– total 5-852.51♦
––– subfaszial
–––– partiell 5-852.61♦
–––– total 5-852.71♦
–– Fremdkörperentfernung, durch Inzision 5-850.81♦
–– Inzision
––– längs 5-850.01♦
––– quer 5-850.11♦
–– Naht 5-853.11♦
–– Plastik 5-853.41♦
–– Refixation 5-853.01♦
–– Revision, Transplantat 5-853.71♦
–– Spülung, Hohlraum 5-853.x1♦
–– Transplantation 5-853.61♦
–– Transposition 5-853.51♦
–– Verkürzung, und Naht 5-853.31♦
–– Verlängerung, und Naht 5-853.21♦
–– Wechsel, Transplantat 5-853.81♦
– Bauchregion
–– Débridement 5-850.b6♦
–– Durchtrennung 5-851.06♦
–– Entfernung, Transplantat 5-853.96♦
–– Entnahme, zur Transplantation 5-852.e6♦
–– Exploration 5-850.e6♦
–– Exzision
––– epifaszial
–––– partiell 5-852.46♦
–––– total 5-852.56♦
––– subfaszial
–––– partiell 5-852.66♦
–––– total 5-852.76♦
–– Fremdkörperentfernung, durch Inzision 5-850.86♦
–– Inzision
––– längs 5-850.06♦
––– quer 5-850.16♦
–– Naht 5-853.16♦
–– Plastik 5-853.46♦
–– Refixation 5-853.06♦
–– Revision, Transplantat 5-853.76♦
–– Spülung, Hohlraum 5-853.x6♦
–– Transplantation 5-853.66♦
–– Transposition 5-853.56♦
–– Verkürzung, und Naht 5-853.36♦
–– Verlängerung, und Naht 5-853.26♦
–– Wechsel, Transplantat 5-853.86♦
– Brustwand
–– Débridement 5-850.b5♦ ►
~~~

Muskel – s.a. M. oder s.a. Mm. *(Forts.)*
~ Brustwand *(Forts.)*
–– Durchtrennung 5-851.05♦
–– Entfernung, Transplantat 5-853.95♦
–– Entnahme, zur Transplantation 5-852.e5♦
–– Exploration 5-850.e5♦
–– Exzision
––– epifaszial
–––– partiell 5-852.45♦
–––– total 5-852.55♦
––– subfaszial
–––– partiell 5-852.65♦
–––– total 5-852.75♦
–– Fremdkörperentfernung, durch Inzision 5-850.85♦
–– Inzision
––– längs 5-850.05♦
––– quer 5-850.15♦
–– Naht 5-853.15♦
–– Plastik 5-853.45♦
–– Refixation 5-853.05♦
–– Revision, Transplantat 5-853.75♦
–– Spülung, Hohlraum 5-853.x5♦
–– Transplantation 5-853.65♦
–– Transposition 5-853.55♦
–– Verkürzung, und Naht 5-853.35♦
–– Verlängerung, und Naht 5-853.25♦
–– Wechsel, Transplantat 5-853.85♦
– Débridement, bei Verbrennung und Verätzung 5-922.0
– Ellenbogen
–– Débridement 5-850.b2♦
–– Durchtrennung 5-851.02♦
–– Entfernung, Transplantat 5-853.92♦
–– Entnahme, zur Transplantation 5-852.e2♦
–– Exploration 5-850.e2♦
–– Exzision
––– epifaszial
–––– partiell 5-852.42♦
–––– total 5-852.52♦
––– subfaszial
–––– partiell 5-852.62♦
–––– total 5-852.72♦
–– Fremdkörperentfernung, durch Inzision 5-850.82♦
–– Inzision
––– längs 5-850.02♦
––– quer 5-850.12♦
–– Naht 5-853.12♦
–– Plastik 5-853.42♦
–– Refixation 5-853.02♦
–– Revision, Transplantat 5-853.72♦
–– Transplantation 5-853.62♦
–– Transposition 5-853.52♦
–– Verkürzung, und Naht 5-853.32♦
–– Verlängerung, und Naht 5-853.22♦
–– Wechsel, Transplantat 5-853.82♦
– Fuß
–– Débridement 5-850.ba♦
–– Durchtrennung 5-851.0a♦
–– Entfernung, Transplantat 5-853.9a♦ ►

Muskel – s.a. M. oder s.a. Mm. *(Forts.)*
~ Fuß *(Forts.)*
–– Entnahme, zur Transplantation 5-852.ea♦
–– Exploration 5-850.ea♦
–– Exzision
––– epifaszial
–––– partiell 5-852.4a♦
–––– total 5-852.5a♦
––– subfaszial
–––– partiell 5-852.6a♦
–––– total 5-852.7a♦
–– Fremdkörperentfernung, durch Inzision 5-850.8a♦
–– Inzision
––– längs 5-850.0a♦
––– quer 5-850.1a♦
–– Naht 5-853.1a♦
–– Plastik 5-853.4a♦
–– Refixation 5-853.0a♦
–– Revision, Transplantat 5-853.7a♦
–– Spülung, Hohlraum 5-853.xa♦
–– Transplantation 5-853.6a♦
–– Transposition 5-853.5a♦
–– Verkürzung, und Naht 5-853.3a♦
–– Verlängerung, und Naht 5-853.2a♦
–– Wechsel, Transplantat 5-853.8a♦
– Genitalregion
–– Débridement 5-850.b7♦
–– Durchtrennung 5-851.07♦
–– Entfernung, Transplantat 5-853.97♦
–– Entnahme, zur Transplantation 5-852.e7♦
–– Exploration 5-850.e7♦
–– Exzision
––– epifaszial
–––– partiell 5-852.47♦
–––– total 5-852.57♦
––– subfaszial
–––– partiell 5-852.67♦
–––– total 5-852.77♦
–– Fremdkörperentfernung, durch Inzision 5-850.87♦
–– Inzision
––– längs 5-850.07♦
––– quer 5-850.17♦
–– Naht 5-853.17♦
–– Plastik 5-853.47♦
–– Refixation 5-853.07♦
–– Revision, Transplantat 5-853.77♦
–– Spülung, Hohlraum 5-853.x7♦
–– Transplantation 5-853.67♦
–– Transposition 5-853.57♦
–– Verkürzung, und Naht 5-853.37♦
–– Verlängerung, und Naht 5-853.27♦
–– Wechsel, Transplantat 5-853.87♦
– Gesäß
–– Débridement 5-850.b7♦
–– Durchtrennung 5-851.07♦
–– Entnahme, zur Transplantation 5-852.e7♦
–– Exploration 5-850.e7♦ ►

Muskel – s.a. M. oder s.a. Mm. *(Forts.)*
~ Gesäß *(Forts.)*
–– Exzision
––– epifaszial
–––– partiell 5-852.47♦
–––– total 5-852.57♦
––– subfaszial
–––– partiell 5-852.67♦
–––– total 5-852.77♦
–– Fremdkörperentfernung, durch Inzision 5-850.87♦
–– Inzision
––– längs 5-850.07♦
––– quer 5-850.17♦
–– Naht 5-853.17♦
–– Plastik 5-853.47♦
–– Refixation 5-853.07♦
–– Revision, Transplantat 5-853.77♦
–– Spülung, Hohlraum 5-853.x7♦
–– Transplantat, Entfernung 5-853.97♦
–– Transplantation 5-853.67♦
–– Transposition 5-853.57♦
–– Verkürzung, und Naht 5-853.37♦
–– Verlängerung, und Naht 5-853.27♦
–– Wechsel, Transplantat 5-853.87♦
– Hals
–– Débridement 5-850.b0♦
–– Durchtrennung 5-851.00♦
–– Entfernung, Transplantat 5-853.90♦
–– Entnahme, zur Transplantation 5-852.e0♦
–– Exploration 5-850.e0♦
–– Exzision
––– epifaszial
–––– partiell 5-852.40♦
–––– total 5-852.50♦
––– subfaszial
–––– partiell 5-852.60♦
–––– total 5-852.70♦
–– Fremdkörperentfernung, durch Inzision 5-850.80♦
–– Inzision
––– längs 5-850.00♦
––– quer 5-850.10♦
–– Naht 5-853.10♦
–– Plastik 5-853.40♦
–– Refixation 5-853.00♦
–– Revision, Transplantat 5-853.70♦
–– Spülung, Hohlraum 5-853.x0♦
–– Transplantation 5-853.60♦
–– Transposition 5-853.50♦
–– Verkürzung, und Naht 5-853.30♦
–– Verlängerung, und Naht 5-853.20♦
–– Wechsel, Transplantat 5-853.80♦
– Hand
–– Desinsertion 5-843.3♦
–– Drainage 5-843.0♦
–– Durchtrennung
––– partiell 5-843.1♦
––– total 5-843.2♦
–– Einlegen, Medikamententräger 5-843.d♦ ►

Muskel – s.a. M. oder s.a. Mm. *(Forts.)*
~ Hand *(Forts.)*
–– Entfernung, Medikamententräger 5-843.e♦
–– Exploration 5-843.c♦
–– Exzision
––– partiell 5-843.4♦
––– total 5-843.5♦
–– Inzision 5-843.0♦
–– Naht 5-843.6♦
–– Reinsertion 5-843.7♦
–– Transplantation 5-843.9♦
–– Transposition 5-843.8♦
–– Verkürzung 5-843.b♦
–– Verlängerung 5-843.a♦
– Knie
–– Débridement 5-850.b8♦
–– Durchtrennung 5-851.08♦
–– Entfernung, Transplantat 5-853.98♦
–– Entnahme, zur Transplantation 5-852.e8♦
–– Exploration 5-850.e8♦
–– Exzision
––– epifaszial
–––– partiell 5-852.48♦
–––– total 5-852.58♦
––– subfaszial
–––– partiell 5-852.68♦
–––– total 5-852.78♦
–– Fremdkörperentfernung, durch Inzision 5-850.88♦
–– Inzision
––– längs 5-850.08♦
––– quer 5-850.18♦
–– Naht 5-853.18♦
–– Plastik 5-853.48♦
–– Refixation 5-853.08♦
–– Revision, Transplantat 5-853.78♦
–– Spülung, Hohlraum 5-853.x8♦
–– Transplantation 5-853.68♦
–– Transposition 5-853.58♦
–– Verkürzung, und Naht 5-853.38♦
–– Verlängerung, und Naht 5-853.28♦
–– Wechsel, Transplantat 5-853.88♦
– Kopf
–– Débridement 5-850.b0♦
–– Durchtrennung 5-851.00♦
–– Entfernung, Transplantat 5-853.90♦
–– Entnahme, zur Transplantation 5-852.e0♦
–– Exploration 5-850.e0♦
–– Exzision
––– epifaszial
–––– partiell 5-852.40♦
–––– total 5-852.50♦
––– subfaszial
–––– partiell 5-852.60♦
–––– total 5-852.70♦
–– Fremdkörperentfernung, durch Inzision 5-850.80♦
–– Inzision
––– längs 5-850.00♦
––– quer 5-850.10♦
–– Naht 5-853.10♦ ►

Muskel – s.a. M. oder s.a. Mm. *(Forts.)*
~ Kopf *(Forts.)*
–– Plastik 5-853.40♦
–– Refixation 5-853.00♦
–– Revision, Transplantat 5-853.70♦
–– Spülung, Hohlraum 5-853.x0♦
–– Transplantation 5-853.60♦
–– Transposition 5-853.50♦
–– Verkürzung, und Naht 5-853.30♦
–– Verlängerung, und Naht 5-853.20♦
–– Wechsel, Transplantat 5-853.80♦
– Leistenregion
–– Débridement 5-850.b7♦
–– Durchtrennung 5-851.07♦
–– Entfernung, Transplantat 5-853.97♦
–– Entnahme, zur Transplantation 5-852.e7♦
–– Exploration 5-850.e7♦
–– Exzision
––– epifaszial
–––– partiell 5-852.47♦
–––– total 5-852.57♦
––– subfaszial
–––– partiell 5-852.67♦
–––– total 5-852.77♦
–– Fremdkörperentfernung, durch Inzision 5-850.87♦
–– Inzision
––– längs 5-850.07♦
––– quer 5-850.17♦
–– Naht 5-853.17♦
–– Plastik 5-853.47♦
–– Refixation 5-853.07♦
–– Revision, Transplantat 5-853.77♦
–– Spülung, Hohlraum 5-853.x7♦
–– Transplantation 5-853.67♦
–– Transposition 5-853.57♦
–– Verkürzung, und Naht 5-853.37♦
–– Verlängerung, und Naht 5-853.27♦
–– Wechsel, Transplantat 5-853.87♦
– mit Sehne
–– Axilla, Exzision
––– epifaszial 5-852.81♦
––– subfaszial 5-852.91♦
–– Bauchregion, Exzision
––– epifaszial 5-852.86♦
––– subfaszial 5-852.96♦
–– Brustwand, Exzision
––– epifaszial 5-852.85♦
––– subfaszial 5-852.95♦
–– Ellenbogen, Exzision
––– epifaszial 5-852.82♦
––– subfaszial 5-852.92♦
–– Fuß, Exzision
––– epifaszial 5-852.8a♦
––– subfaszial 5-852.9a♦
–– Genitalregion, Exzision
––– epifaszial 5-852.87♦
––– subfaszial 5-852.97♦
–– Gesäß, Exzision
––– epifaszial 5-852.87♦
––– subfaszial 5-852.97♦ ►

Muskel – s.a. M. oder s.a. Mm. *(Forts.)*
~ mit Sehne *(Forts.)*
–– Hals, Exzision
––– epifaszial 5-852.80♦
––– subfaszial 5-852.90♦
–– Knie, Exzision
––– epifaszial 5-852.88♦
––– subfaszial 5-852.98♦
–– Kopf, Exzision
––– epifaszial 5-852.80♦
––– subfaszial 5-852.90♦
–– Leistenregion, Exzision
––– epifaszial 5-852.87♦
––– subfaszial 5-852.97♦
–– Oberarm, Exzision
––– epifaszial 5-852.82♦
––– subfaszial 5-852.92♦
–– Oberschenkel, Exzision
––– epifaszial 5-852.88♦
––– subfaszial 5-852.98♦
–– Rücken, Exzision
––– epifaszial 5-852.85♦
––– subfaszial 5-852.95♦
–– Schulter, Exzision
––– epifaszial 5-852.81♦
––– subfaszial 5-852.91♦
–– Unterarm, Exzision
––– epifaszial 5-852.83♦
––– subfaszial 5-852.93♦
–– Unterschenkel, Exzision
––– epifaszial 5-852.89♦
––– subfaszial 5-852.99♦
– Oberarm
–– Débridement 5-850.b2♦
–– Durchtrennung 5-851.02♦
–– Entfernung, Transplantat 5-853.92♦
–– Entnahme, zur Transplantation 5-852.e2♦
–– Exploration 5-850.e2♦
–– Exzision
––– epifaszial
–––– partiell 5-852.42♦
–––– total 5-852.52♦
––– subfaszial
–––– partiell 5-852.62♦
–––– total 5-852.72♦
–– Fremdkörperentfernung, durch Inzision 5-850.82♦
–– Inzision
––– längs 5-850.02♦
––– quer 5-850.12♦
–– Naht 5-853.12♦
–– Refixation 5-853.02♦
–– Revision, Transplantat 5-853.72♦
–– Spülung, Hohlraum 5-853.x2♦
–– Transplantation 5-853.62♦
–– Transposition 5-853.52♦
–– Verkürzung, und Naht 5-853.32♦
–– Verlängerung, und Naht 5-853.22♦
–– Wechsel, Transplantat 5-853.82♦
– Oberschenkel
–– Débridement 5-850.b8♦ ►

Muskel – s.a. M. oder s.a. Mm. *(Forts.)*
~ Oberschenkel *(Forts.)*
–– Durchtrennung 5-851.08♦
–– Entfernung, Transplantat 5-853.98♦
–– Entnahme, zur Transplantation 5-852.e8♦
–– Exploration 5-850.e8♦
–– Exzision
––– epifaszial
–––– partiell 5-852.48♦
–––– total 5-852.58♦
––– subfaszial
–––– partiell 5-852.68♦
–––– total 5-852.78♦
–– Fremdkörperentfernung, durch Inzision 5-850.88♦
–– Inzision
––– längs 5-850.08♦
––– quer 5-850.18♦
–– Naht 5-853.18♦
–– Plastik 5-853.48♦
–– Refixation 5-853.08♦
–– Revision, Transplantat 5-853.78♦
–– Spülung, Hohlraum 5-853.x8♦
–– Transplantation 5-853.68♦
–– Transposition 5-853.58♦
–– Verkürzung, und Naht 5-853.38♦
–– Verlängerung, und Naht 5-853.28♦
–– Wechsel, Transplantat 5-853.88♦
– Plastik, bei Amputation, Finger 5-863.4♦
– Rücken
–– Débridement 5-850.b5♦
–– Durchtrennung 5-851.05♦
–– Entfernung, Transplantat 5-853.95♦
–– Entnahme, zur Transplantation 5-852.e5♦
–– Exploration 5-850.e5♦
–– Exzision
––– epifaszial
–––– partiell 5-852.45♦
–––– total 5-852.55♦
––– subfaszial
–––– partiell 5-852.65♦
–––– total 5-852.75♦
–– Fremdkörperentfernung, durch Inzision 5-850.85♦
–– Inzision
––– längs 5-850.05♦
––– quer 5-850.15♦
–– Naht 5-853.15♦
–– Plastik 5-853.45♦
–– Refixation 5-853.05♦
–– Revision, Transplantat 5-853.75♦
–– Spülung, Hohlraum 5-853.x5♦
–– Transplantation 5-853.65♦
–– Transposition 5-853.55♦
–– Verkürzung, und Naht 5-853.35♦
–– Verlängerung, und Naht 5-853.25♦
–– Wechsel, Transplantat 5-853.85♦
– Schulter
–– Débridement 5-850.b1♦
–– Durchtrennung 5-851.01♦
–– Entfernung, Transplantat 5-853.91♦ ►

Muskel – s.a. M. oder s.a. Mm. *(Forts.)*
~ Schulter *(Forts.)*
–– Entnahme, zur Transplantation 5-852.e1♦
–– Exploration 5-850.e1♦
–– Exzision
––– epifaszial
–––– partiell 5-852.41♦
–––– total 5-852.51♦
––– subfaszial
–––– partiell 5-852.61♦
–––– total 5-852.71♦
–– Fremdkörperentfernung, durch Inzision 5-850.81♦
–– Inzision
––– längs 5-850.01♦
––– quer 5-850.11♦
–– Naht 5-853.11♦
–– Plastik 5-853.41♦
–– Refixation 5-853.01♦
–– Revision, Transplantat 5-853.71♦
–– Spülung, Hohlraum 5-853.x1♦
–– Transplantation 5-853.61♦
–– Transposition 5-853.51♦
–– Verkürzung, und Naht 5-853.31♦
–– Verlängerung, und Naht 5-853.21♦
–– Wechsel, Transplantat 5-853.81♦
– Teilresektion, bei Exzision, Analkanal, tief 5-492.02
– Transposition, zur Deckung, plastisch, bei Revision, Insuffizienz, Bronchusstumpf 5-321.41♦
– Unterarm
–– Débridement 5-850.b3♦
–– Durchtrennung 5-851.03♦
–– Entfernung, Transplantat 5-853.93♦
–– Entnahme, zur Transplantation 5-852.e3♦
–– Exploration 5-850.e3♦
–– Exzision
––– epifaszial
–––– partiell 5-852.43♦
–––– total 5-852.53♦
––– subfaszial
–––– partiell 5-852.63♦
–––– total 5-852.73♦
–– Fremdkörperentfernung, durch Inzision 5-850.83♦
–– Inzision
––– längs 5-850.03♦
––– quer 5-850.13♦
–– Naht 5-853.13♦
–– Plastik 5-853.43♦
–– Refixation 5-853.03♦
–– Revision, Transplantat 5-853.73♦
–– Spülung, Hohlraum 5-853.x3♦
–– Transplantation 5-853.63♦
–– Transposition 5-853.53♦
–– Verkürzung, und Naht 5-853.33♦
–– Verlängerung, und Naht 5-853.23♦
–– Wechsel, Transplantat 5-853.83♦
– Unterschenkel
–– Débridement 5-850.b9♦
–– Durchtrennung 5-851.09♦ ►

Muskel – s.a. M. oder s.a. Mm. *(Forts.)*
~ Unterschenkel *(Forts.)*
–– Entfernung, Transplantat 5-853.99♦
–– Entnahme, zur Transplantation 5-852.e9♦
–– Exploration 5-850.e9♦
–– Exzision
––– epifaszial
–––– partiell 5-852.49♦
–––– total 5-852.59♦
––– subfaszial
–––– partiell 5-852.69♦
–––– total 5-852.79♦
–– Fremdkörperentfernung, durch Inzision 5-850.89♦
–– Inzision
––– längs 5-850.09♦
––– quer 5-850.19♦
–– Naht 5-853.19♦
–– Plastik 5-853.49♦
–– Refixation 5-853.09♦
–– Revision, Transplantat 5-853.79♦
–– Spülung, Hohlraum 5-853.x9♦
–– Transplantation 5-853.69♦
–– Transposition 5-853.59♦
–– Verkürzung, und Naht 5-853.39♦
–– Verlängerung, und Naht 5-853.29♦
–– Wechsel, Transplantat 5-853.89♦
Muskel-Skelett-System
– Computertomographie
–– mit Kontrastmittel 3-227
–– nativ 3-205
– Ein-Phasen-Szintigraphie 3-705.0
– Magnetresonanztomographie
–– mit Kontrastmittel 3-826
–– nativ 3-806
– Mehr-Phasen-Szintigraphie 3-705.1
Muskel-Venen-Interponat
– Rekonstruktion, Nerv an
–– Arm 5-058.50♦
–– Bein 5-058.52♦
–– Fuß 5-058.53♦
–– Hand 5-058.51♦
Muskelbrücke, koronar, Inzision 5-357.6
Muskellappenplastik
– Axilla 5-857.81♦
–– gefäßgestielt 5-857.91♦
– Bauchregion 5-857.86♦
–– gefäßgestielt 5-857.96♦
– Brustwand 5-857.85♦
–– gefäßgestielt 5-857.95♦
– Ellenbogen 5-857.82♦
–– gefäßgestielt 5-857.92♦
– Fuß 5-857.8a♦
–– gefäßgestielt 5-857.9a♦
– Genitalregion 5-857.87♦
–– gefäßgestielt 5-857.97♦
– Gesäß 5-857.87♦
–– gefäßgestielt 5-857.97♦
– Hals 5-857.80♦
–– gefäßgestielt 5-857.90♦ ►

Muskellappenplastik *(Forts.)*
– Hand 5-857.84♦
–– gefäßgestielt 5-857.94♦
– Knie 5-857.88♦
–– gefäßgestielt 5-857.98♦
– Kopf 5-857.80♦
–– gefäßgestielt 5-857.90♦
– Leistenregion 5-857.87♦
–– gefäßgestielt 5-857.97♦
– Oberarm 5-857.82♦
–– gefäßgestielt 5-857.92♦
– Oberschenkel 5-857.88♦
–– gefäßgestielt 5-857.98♦
– Rücken 5-857.85♦
–– gefäßgestielt 5-857.95♦
– Schulter 5-857.81♦
–– gefäßgestielt 5-857.91♦
– Unterarm 5-857.83♦
–– gefäßgestielt 5-857.93♦
– Unterschenkel 5-857.89♦
–– gefäßgestielt 5-857.99♦
Muskeln und Weichteile
– Ellenbogen
–– Biopsie
––– durch Inzision 1-502.2♦
––– perkutan 1-491.2♦
–––– mit Steuerung durch bildgebende Verfahren 1-492.2♦
–– Nadelbiopsie, perkutan 1-491.2♦
– Fuß
–– Biopsie
––– durch Inzision 1-502.7♦
––– perkutan 1-491.7♦
–––– mit Steuerung durch bildgebende Verfahren 1-492.7♦
–– Nadelbiopsie, perkutan 1-491.7♦
– Hals
–– Biopsie
––– durch Inzision 1-502.0
––– perkutan 1-491.0
–––– mit Steuerung durch bildgebende Verfahren 1-492.0
–– Nadelbiopsie, perkutan 1-491.0
– Hand
–– Biopsie
––– durch Inzision 1-502.3♦
––– perkutan 1-491.3♦
–––– mit Steuerung durch bildgebende Verfahren 1-492.3♦
–– Nadelbiopsie, perkutan 1-491.3♦
– Oberarm
–– Biopsie
––– durch Inzision 1-502.2♦
––– perkutan 1-491.2♦
–––– mit Steuerung durch bildgebende Verfahren 1-492.2♦
–– Nadelbiopsie, perkutan 1-491.2♦
– Oberschenkel
–– Biopsie
––– durch Inzision 1-502.5♦ ►

Muskeln und Weichteile *(Forts.)*
~ Oberschenkel *(Forts.)*
~~ Biopsie *(Forts.)*
––– perkutan 1-491.5♦
–––– mit Steuerung durch bildgebende Verfahren 1-492.5♦
–– Nadelbiopsie, perkutan 1-491.5♦
– Rumpf
–– Biopsie
––– durch Inzision 1-502.4
––– perkutan 1-491.4
–––– mit Steuerung durch bildgebende Verfahren 1-492.4
–– Nadelbiopsie, perkutan 1-491.4
– Schulter, Nadelbiopsie, perkutan 1-491.1♦
– Schulterregion, Biopsie
–– durch Inzision 1-502.1♦
–– perkutan 1-491.1♦
––– mit Steuerung durch bildgebende Verfahren 1-492.1♦
– Unterarm
–– Biopsie
––– durch Inzision 1-502.3♦
––– perkutan 1-491.3♦
–––– mit Steuerung durch bildgebende Verfahren 1-492.3♦
–– Nadelbiopsie, perkutan 1-491.3♦
– Unterschenkel
–– Biopsie
––– durch Inzision 1-502.6♦
––– perkutan 1-491.6♦
–––– mit Steuerung durch bildgebende Verfahren 1-492.6♦
–– Nadelbiopsie, perkutan 1-491.6♦
Muskelplastik
– bei Exartikulation, Finger 5-863.6♦
– Livaditis- – s.a. Rekonstruktion, Ösophaguspassage, bei Atresie, mit Interposition 5-428.2
–– mit Fistelverschluss 5-428.3
Muskelstimulator, Wechsel, bei Kardiomyoplastie, präkonditioniert und elektrostimuliert 5-379.c1
Muskeltransplantat, gestielt, zur Rekonstruktion, Mamma, plastisch 5-885.5♦
Muskeltransposition, zur Deckung
– Bronchusstumpf, plastisch *[nur Zusatzkode!]* 5-339.61♦
– plastisch
–– Anastomose
––– bronchial, an Lunge und Bronchien *[nur Zusatzkode!]* 5-339.61♦
––– vaskulär, an Lunge und Bronchien *[nur Zusatzkode!]* 5-339.61♦
–– Naht
––– bronchial, an Lunge und Bronchien *[nur Zusatzkode!]* 5-339.61♦
––– vaskulär, an Lunge und Bronchien *[nur Zusatzkode!]* 5-339.61♦
Muskelumscheidung
– Aneurysma, intrakraniell 5-026.1 ►
Muskelumscheidung *(Forts.)*
– zur Rekonstruktion, Gefäß, intrakraniell 5-026.1
Muskulär
– Gegenpulsation 8-650
– Resektion, subvalvulär
–– Aortenklappe 5-354.03
–– Pulmonalklappe 5-354.23
Muskulatur, Thoraxwand, Teilresektion, bei Mastektomie, radikal, erweitert 5-874.7♦
Muttermund, Verschluss
– Gravidität 5-674.1
– total 5-674.1
MWT – s.a. Wachbleibetest, multipel 1-795
Myektomie
– Augenmuskel
–– gerade, schwächend 5-10b.2♦
–– schräg, schwächend 5-10g.2♦
– Harnblase 5-574.4
– M. levator palpebrae, bei Ptosis 5-094.2♦
Myelographie 3-130
– Magnetresonanz- 3-841
Myelozele, Meningo-, spinal, Verschluss 5-036.2
Myogen, Potentiale
– evoziert, vestibulär, Registrierung 1-208.9
– okulär, evoziert, vestibulär, Registrierung 1-208.9
– zervikal, evoziert, vestibulär, Registrierung 1-208.9
Myokard
– Biopsie
–– endosonographisch gesteuert 1-494.0
–– perkutan 1-493.0
––– mit Steuerung durch bildgebende Verfahren 1-494.0
––– radiologisch gesteuert 1-494.0
–– transarteriell 1-497.2
–– transvenös 1-497.2
– Densitometrie, kathetergestützt 1-279.3
– Nadelbiopsie, perkutan 1-493.0
– Naht, nach Verletzung 5-374.3
– Rekonstruktion, plastisch
–– mit
––– Implantat 5-374.5
––– Verankerungssystem, myokardial 5-374.8
–––– als Hybrideingriff 5-37a.1
–– ohne Implantat 5-374.4
– Szintigraphie
–– in Ruhe
––– mit EKG-Triggerung 3-721.01
––– ohne EKG-Triggerung 3-721.00
–– unter
––– pharmakologischer Belastung
–––– mit EKG-Triggerung 3-721.21
–––– ohne EKG-Triggerung 3-721.20
––– physischer Belastung
–––– mit EKG-Triggerung 3-721.11
–––– ohne EKG-Triggerung 3-721.10
Myokardial, Verankerungssystem, zur Rekonstruktion, Myokard, plastisch 5-374.8
– als Hybrideingriff 5-37a.1

Myokardmodulierend, System
– Implantation
–– mit Vorhofelektrode 5-379.80
–– ohne Vorhofelektrode 5-379.82
– Revision, mit Vorhofelektrode 5-379.81
myokardmodulierend, System, Revision, ohne Vorhofelektrode 5-379.83
Myokardmodulierend, System, Wechsel
– mit Vorhofelektrode 5-379.80
– ohne Vorhofelektrode 5-379.82
Myokardunterstützungssystem
– Entfernung, äußeres 5-379.7
– Implantation, äußeres 5-379.7
Myokutan
– Lappen
–– Axilla
––– Entnahme, mit mikrovaskulärer Anastomosierung 5-858.21♦
––– Transplantation, mit mikrovaskulärer Anastomosierung 5-858.71♦
–– Bauchregion
––– Entnahme, mit mikrovaskulärer Anastomosierung 5-858.26♦
––– Transplantation, mit mikrovaskulärer Anastomosierung 5-858.76♦
–– bei Rekonstruktion, Mamma, plastisch
––– mit Implantation, Prothese 5-885.7♦
––– ohne Implantation, Prothese 5-885.6♦
–– Brustwand
––– Entnahme, mit mikrovaskulärer Anastomosierung 5-858.25♦
––– Transplantation, mit mikrovaskulärer Anastomosierung 5-858.75♦
–– Ellenbogen
––– Entnahme, mit mikrovaskulärer Anastomosierung 5-858.22♦
––– Transplantation, mit mikrovaskulärer Anastomosierung 5-858.72♦
–– Fuß
––– Entnahme, mit mikrovaskulärer Anastomosierung 5-858.2a♦
––– Transplantation, mit mikrovaskulärer Anastomosierung 5-858.7a♦
–– Genitalregion
––– Entnahme, mit mikrovaskulärer Anastomosierung 5-858.27♦
––– Transplantation, mit mikrovaskulärer Anastomosierung 5-858.77♦
–– Gesäß
––– Entnahme, mit mikrovaskulärer Anastomosierung 5-858.27♦
––– Transplantation, mit mikrovaskulärer Anastomosierung 5-858.77♦
–– Hals
––– Entnahme, mit mikrovaskulärer Anastomosierung 5-858.20♦
––– Transplantation, mit mikrovaskulärer Anastomosierung 5-858.70♦
–– Hand
––– Entnahme, mit mikrovaskulärer Anastomosierung 5-858.24♦ ►

Myokutan *(Forts.)*
~ Lappen *(Forts.)*
~~ Hand *(Forts.)*
––– Transplantation, mit mikrovaskulärer Anastomosierung 5-858.74♦
–– Knie
––– Entnahme, mit mikrovaskulärer Anastomosierung 5-858.28♦
––– Transplantation, mit mikrovaskulärer Anastomosierung 5-858.78♦
–– Kopf
––– Entnahme, mit mikrovaskulärer Anastomosierung 5-858.20♦
––– Transplantation, mit mikrovaskulärer Anastomosierung 5-858.70♦
–– Leistenregion
––– Entnahme, mit mikrovaskulärer Anastomosierung 5-858.27♦
––– Transplantation, mit mikrovaskulärer Anastomosierung 5-858.77♦
–– Oberarm
––– Entnahme, mit mikrovaskulärer Anastomosierung 5-858.22♦
––– Transplantation, mit mikrovaskulärer Anastomosierung 5-858.72♦
–– Oberschenkel
––– Entnahme, mit mikrovaskulärer Anastomosierung 5-858.28♦
––– Transplantation, mit mikrovaskulärer Anastomosierung 5-858.78♦
–– Rücken
––– Entnahme, mit mikrovaskulärer Anastomosierung 5-858.25♦
––– Transplantation, mit mikrovaskulärer Anastomosierung 5-858.75♦
–– Schulter
––– Entnahme, mit mikrovaskulärer Anastomosierung 5-858.21♦
––– Transplantation, mit mikrovaskulärer Anastomosierung 5-858.71♦
–– Unterarm
––– Entnahme, mit mikrovaskulärer Anastomosierung 5-858.23♦
––– Transplantation, mit mikrovaskulärer Anastomosierung 5-858.73♦
–– Unterschenkel
––– Entnahme, mit mikrovaskulärer Anastomosierung 5-858.29♦
––– Transplantation, mit mikrovaskulärer Anastomosierung 5-858.79♦
– Lappenplastik
–– Axilla 5-857.61♦
––– gefäßgestielt 5-857.71♦
–– Bauchregion 5-857.66♦
––– gefäßgestielt 5-857.76♦
–– Brustwand 5-857.65♦
––– gefäßgestielt 5-857.75♦
–– Ellenbogen 5-857.62♦
––– gefäßgestielt 5-857.72♦
–– Fuß 5-857.6a♦
––– gefäßgestielt 5-857.7a♦ ►

M

Myokutan *(Forts.)*
~ Lappenplastik *(Forts.)*
-- Genitalregion 5-857.67♦
--- gefäßgestielt 5-857.77♦
-- Gesäß 5-857.67♦
--- gefäßgestielt 5-857.77♦
-- Hals 5-857.60♦
--- gefäßgestielt 5-857.70♦
-- Hand 5-857.64♦
--- gefäßgestielt 5-857.74♦
-- Knie 5-857.68♦
--- gefäßgestielt 5-857.78♦
-- Kopf 5-857.60♦
--- gefäßgestielt 5-857.70♦
-- Leistenregion 5-857.67♦
--- gefäßgestielt 5-857.77♦
-- Oberarm 5-857.62♦
--- gefäßgestielt 5-857.72♦
-- Oberschenkel 5-857.68♦
--- gefäßgestielt 5-857.78♦
-- Rücken 5-857.65♦
--- gefäßgestielt 5-857.75♦
-- Schulter 5-857.61♦
--- gefäßgestielt 5-857.71♦
-- Unterarm 5-857.63♦
--- gefäßgestielt 5-857.73♦
-- Unterschenkel 5-857.69♦
--- gefäßgestielt 5-857.79♦
- Transpositionslappen, zur
-- Konstruktion, Vagina 5-705.2
-- Rekonstruktion, Vagina 5-705.2
Myopexie, Augenmuskel
- einfach 5-10c.0♦
- gerade
-- 2 5-10k.8♦
-- mindestens 2, mit Operation, Augenmuskel, mindestens 1 weiterer 5-10k.9♦
- kombiniert mit weiteren Maßnahmen am selben Muskel 5-10c.1♦
Myotomie
- Augenmuskel
-- gerade
--- partiell, schwächend 5-10b.3♦
--- schwächend 5-10b.2♦
-- schräg
--- partiell, schwächend 5-10g.3♦
--- schwächend 5-10g.2♦
- Dickdarm
-- durch Umsteigen laparoskopisch – offen chirurgisch 5-469.42
-- laparoskopisch 5-469.41
-- offen 5-469.40
- M. constrictor pharyngis
-- mit Pharyngotomie 5-299.01
-- ohne Pharyngotomie 5-299.00
Myringoplastik
- endaural 5-194.0♦
- retroaurikulär 5-194.1♦
Myringotomie
- mit Einlegen, Paukendrainage 5-200.5♦
- ohne Einlegen, Drainage 5-200.4♦

– N –

N-BCA, zur Venenokklusion, Varizen 5-385.e♦
N-Butyl-2-Cyanoacrylat, zur Venenokklusion, Varizen 5-385.e♦
N. facialis, Resektion
– bei
–– Parotidektomie, komplett, ohne Entfernung von erkranktem Gewebe im oberen Parapharyngealraum und Infratemporalraum 5-262.24♦
–– Sialoadenektomie, Parotis, ohne Entfernung von erkranktem Gewebe im oberen Parapharyngealraum und Infratemporalraum 5-262.24♦
– und Rekonstruktion, bei Parotidektomie, komplett 5-262.3♦
N. obturatorius, Exzision, als gefäßgestieltes Transplantat 5-042.4♦
N. opticus, Gewebe, Exzision 5-168.1♦
N. recurrens, Monitoring
– kontinuierlich, im Rahmen einer anderen Operation *[nur Zusatzkode!]* 5-069.41
– nicht-kontinuierlich, im Rahmen einer anderen Operation *[nur Zusatzkode!]* 5-069.40
N. saphenus, Exzision, als gefäßgestieltes Transplantat 5-042.3♦
N. spinalis, Exzision, als gefäßgestieltes Transplantat 5-042.5♦
N. suralis, Exzision, als
– freies Transplantat 5-042.0♦
– gefäßgestieltes Transplantat 5-042.2♦
N. sympathicus
– Biopsie, perkutan 1-405.5
– Nadelbiopsie, perkutan 1-405.5
N. trigeminus
– Durchtrennung, intrakraniell 5-017.00
– Neurotomie, intrakraniell 5-017.00
N. vestibulocochlearis
– Durchtrennung, intrakraniell 5-017.01
– Neurotomie, intrakraniell 5-017.01
Nabel
– Biopsie
–– durch Inzision 1-589.1
–– endosonographisch gesteuert 1-494.5
–– perkutan 1-493.5
––– mit Steuerung durch bildgebende Verfahren 1-494.5
– Destruktion 5-542.3
– Exzision 5-542.0
– Nadelbiopsie, perkutan 1-493.5
Nabelhernie, Reparation
– durch
–– EMILOS-Technik 5-534.39
–– eTEP-Technik 5-534.39
–– MILOS-Technik 5-534.39
–– TES-Technik 5-534.39 ►
Nabelhernie, Reparation *(Forts.)*
– offen
–– durch
––– Fasziendopplung, nach Mayo 5-534.1
––– Onlay-Technik 5-534.34
––– Sublay-Technik 5-534.35
–– mit Verwendung von
––– intraperitonealem Onlay-Mesh 5-534.33
––– IPOM 5-534.33
–– nach Spitzy
––– mit
–––– Abtragen des Ductus omphaloentericus 5-534.02
–––– Abtragen des Urachus 5-534.02
–––– Exstirpation einer Nabelzyste 5-534.01
––– ohne weitere Maßnahmen 5-534.03
– total extraperitoneal, endoskopisch
–– assistiert, durch
––– Onlay-Technik 5-534.38
––– Sublay-Technik 5-534.39
–– durch
––– Onlay-Technik 5-534.38
––– Sublay-Technik 5-534.39
– transperitoneal, laparoskopisch
–– durch Sublay-Technik 5-534.37
–– mit Verwendung von
––– intraperitonealem Onlay-Mesh 5-534.36
––– IPOM 5-534.36
Nabelschnur
– prolabiert, Rückverlagerung, zur Unterstützung, Geburt 5-739.2
– Punktion, bei
–– Amniozentese, therapeutisch 5-753.1
–– Punktion, Amnion, therapeutisch 5-753.1
Nabelschnurgefäß, Biopsie, ohne Inzision, mit Steuerung durch bildgebende Verfahren 1-473.3
Nachblutungsstillung, nach Tonsillektomie 5-289.1
Nachkürettage, Plazentarest 5-756.1
Nachprogrammierung
– Neurostimulator, implantiert, zur
–– Hirnstimulation 8-631.0
–– peripheren Nervenstimulation
––– mit pharmakologischer Anpassung 8-631.21
––– ohne pharmakologische Anpassung 8-631.20
–– Rückenmarkstimulation
––– mit pharmakologischer Anpassung 8-631.11
––– ohne pharmakologische Anpassung 8-631.10
– System, zur Stimulation, Hypoglossusnerv 8-631.31
Nachresektion, nach
– Billroth I, Resektion 5-447.0
– Billroth II, Resektion 5-447.3
Nachsorge, lebenslang, Behandlung, bei Querschnittlähmung 8-976.2
Nachsorgeorganisation
– mindestens 50 Minuten bis 2 Stunden 9-401.22 ►

Nachsorgeorganisation *(Forts.)*
– mehr als
–– 2 bis 4 Stunden 9-401.23
–– 4 bis 6 Stunden 9-401.25
–– 6 Stunden 9-401.26
Nachstar, Absaugen 5-142.3♦
Nachtdruckmessung, mit Tagesdruckmessung, Augeninnendruck, über 24 Stunden 1-220.0
Nachweis, szintigraphisch, Meckel-Divertikel 3-707.5
Nadel
– elektrisch, zur Exzision, zur
–– Konisation
––– Cervix uteri 5-671.03
––– Portio 5-671.03
–– Rekonisation
––– Cervix uteri 5-671.13
––– Portio 5-671.13
– zur Elektroporation, irreversibel, Anwendung
–– 1 *[nur Zusatzkode!]* 5-98h.10
–– 2 *[nur Zusatzkode!]* 5-98h.11
–– 3 *[nur Zusatzkode!]* 5-98h.12
–– 4 *[nur Zusatzkode!]* 5-98h.13
–– 5 *[nur Zusatzkode!]* 5-98h.14
–– 6 *[nur Zusatzkode!]* 5-98h.15
–– 7 oder mehr *[nur Zusatzkode!]* 5-98h.1m
Nadel-EMG, ausführlich 1-205
Nadelbiopsie
– Bauchwand, perkutan 1-493.5
– Becken, perkutan 1-480.5
– Beckenperitoneum, perkutan 1-493.7
– Brustwand, perkutan 1-493.4
– Corpus pineale, perkutan 1-406.1
– Ductus deferens, perkutan 1-463.6♦
– Ellenbogengelenk, perkutan 1-483.2♦
– Epididymis, perkutan 1-463.5♦
– Femur, perkutan 1-480.6♦
– Fibula, perkutan 1-480.7♦
– Fingergelenk, perkutan 1-483.b♦
– Funiculus spermaticus, perkutan 1-463.7♦
– Gallenblase, perkutan 1-441.1
– Gallengänge, perkutan, mit Steuerung durch bildgebende Verfahren 1-442.30
– Ganglien, intrakraniell, perkutan, mit Steuerung durch bildgebende Verfahren 1-401.4
– Gelenk
–– sonstige, Fuß, perkutan 1-483.9♦
–– Thorax, perkutan 1-483.4♦
–– Wirbelsäule, perkutan 1-483.5♦
– Gewebe
–– periprostatisch, perkutan 1-493.a
–– perivesikal, perkutan 1-493.9
–– retroperitoneal, perkutan 1-493.8
– Großhirn, perkutan, mit Steuerung durch bildgebende Verfahren 1-401.0
–– zur Entnahme, Petrophaga lorioti neurotica gigantissima 1-401.0
– Handgelenk, perkutan 1-483.3♦
– Hirnhaut, perkutan, mit Steuerung durch bildgebende Verfahren 1-401.5 ►

Nadelbiopsie *(Forts.)*
– Hirnnerv
–– extrakraniell, perkutan 1-405.0♦
–– intrakraniell, perkutan, mit Steuerung durch bildgebende Verfahren 1-401.4
– Hirnstamm, perkutan, mit Steuerung durch bildgebende Verfahren 1-401.2
– Hoden, perkutan 1-463.4♦
– Hüftgelenk, perkutan 1-483.6♦
– Humerus, perkutan 1-480.1♦
– Hypophyse, perkutan 1-406.0
– Karpus, perkutan 1-480.3♦
– Kiefergelenk, perkutan 1-483.0♦
– Klavikula, perkutan 1-480.0
– Kleinhirn, perkutan, mit Steuerung durch bildgebende Verfahren 1-401.3
– Kniegelenk, perkutan 1-483.7♦
– Leber
–– durch Inzision 1-551.1
–– perkutan 1-441.0
– Lunge, perkutan 1-431.0♦
– Lymphknoten
–– Axilla, perkutan 1-425.2♦
–– iliakal, perkutan 1-425.5♦
–– inguinal, perkutan 1-425.7♦
–– mediastinal, perkutan 1-425.3
–– paraaortal, perkutan 1-425.4
–– pelvin, perkutan 1-425.6♦
–– supraklavikulär, perkutan 1-425.1♦
–– zervikal, perkutan 1-425.0♦
– Lymphozele, perkutan 1-493.b
– Mamma, perkutan, durch Feinnadelaspiration 1-493.30♦
– Mediastinum, perkutan 1-493.2
– Metakarpus, perkutan 1-480.3♦
– Metatarsus, perkutan 1-480.8♦
– Milz, perkutan 1-425.8
– Muskeln und Weichteile
–– Ellenbogen, perkutan 1-491.2♦
–– Fuß, perkutan 1-491.7♦
–– Hals, perkutan 1-491.0
–– Hand, perkutan 1-491.3♦
–– Oberarm, perkutan 1-491.2♦
–– Oberschenkel, perkutan 1-491.5♦
–– Rumpf, perkutan 1-491.4
–– Schulter, perkutan 1-491.1♦
–– Unterarm, perkutan 1-491.3♦
–– Unterschenkel, perkutan 1-491.6♦
– Myokard, perkutan 1-493.0
– N. sympathicus, perkutan 1-405.5
– Nabel, perkutan 1-493.5
– Nebenniere, perkutan 1-406.5♦
– Nebenschilddrüse, perkutan 1-406.3♦
– Nerv
–– Arm, perkutan 1-405.3♦
–– Beckenboden, perkutan 1-405.7♦
–– Bein, perkutan 1-405.8♦
–– Fuß, perkutan 1-405.9♦
–– Hand, perkutan 1-405.4♦
–– Leiste, perkutan 1-405.7♦
–– Rumpf, perkutan 1-405.5 ►

Nadelbiopsie *(Forts.)*
~ Nerv *(Forts.)*
–– Schulter, perkutan 1-405.2♦
– Niere, perkutan 1-463.0♦
– Ovar 1-470.0♦
–– perkutan 1-470.0♦
– Pankreas, perkutan 1-441.2
– Patella, perkutan 1-480.6♦
– Penis, perkutan 1-463.3
– Perikard, perkutan 1-493.1
– Perineum
–– bei der Frau 1-470.6
––– perkutan 1-470.6
–– beim Mann, perkutan 1-463.9
– Peritoneum, perkutan 1-493.6
– Phalangen
–– Fuß, perkutan 1-480.8♦
–– Hand, perkutan 1-480.3♦
– Pleura, perkutan 1-431.1♦
– Plexus brachialis, perkutan 1-405.1♦
– Plexus lumbosacralis, perkutan 1-405.6♦
– Radius, perkutan 1-480.2♦
– Rippe, perkutan 1-480.0
– Rückenmark, perkutan 1-404.0
– Rückenmarkhäute, perkutan 1-404.2
– Rückenmarknerv, intraspinal, perkutan 1-404.1
– Schilddrüse, perkutan 1-406.2
– Schleimbeutel, perkutan 1-483.a
– Schultergelenk, perkutan 1-483.1♦
– Skapula, perkutan 1-480.0
– Skrotum, perkutan 1-463.8
– Spinalganglien, intraspinal, perkutan 1-404.1
– Sprunggelenk, oberes, perkutan 1-483.8♦
– Stammganglien, perkutan, mit Steuerung durch bildgebende Verfahren 1-401.1
– Sternum, perkutan 1-480.0
– Tarsus, perkutan 1-480.8♦
– Thymus, perkutan 1-425.9
– Tibia, perkutan 1-480.7♦
– Tuba uterina 1-470.1♦
–– perkutan 1-470.1♦
– Ulna, perkutan 1-480.2♦
– Urozele, perkutan 1-493.c♦
– Uterus 1-470.2
–– gravide 1-470.2
––– perkutan 1-470.2
–– Ligament 1-470.3♦
––– perkutan 1-470.3♦
–– perkutan 1-470.2
– Vagina 1-470.4
–– perkutan 1-470.4
– Vesiculae seminales, perkutan 1-463.2♦
– Virchow-Drüse, perkutan 1-425.1♦
– Vulva 1-470.5
–– perkutan 1-470.5
– Wirbelsäule, perkutan 1-480.4
– Zwerchfell, perkutan 1-431.2
Nadelsuspension, paraurethral, abdominal 5-595.3
Nadelsystem, speziell, Verwendung, zur Rekanalisation, subintimal, zur perkutanen Passage organisierter Verschlüsse *[nur Zusatzkode!]* 8-83b.a1
Nagel
– Exzision
–– partiell 5-898.4♦
–– total 5-898.5♦
– Plastik 5-898.9♦
– Trepanation 5-898.2♦
Nagelbett
– Abtragung, komplett 5-898.6♦
– Gewebe, Exzision 5-898.6♦
– Naht 5-898.3♦
– Transplantation 5-898.7♦
Nagelmatrix, Ausrottung 5-898.a♦
Nagelorgan, Inzision 5-898.0♦
– mit Drainage 5-898.1♦
Nagelung, Knochen
– Femur, zur Extension 8-400.2♦
– Humerus, zur Extension 8-400.0♦
– Kalkaneus, zur Extension 8-400.4♦
– Olekranon, zur Extension 8-400.1♦
– Tibia, zur Extension 8-400.3♦
Nahinfrarot-Spektroskopie, zur Messung, nichtinvasiv, Sauerstoffsättigung, hirnkapillär, regional 8-923.1
Nahrungsaufnahmegetriggert, Gastrostimulator
– Aggregat
–– Entfernung 5-449.q
–– Revision 5-449.q
– Implantation, mit Implantation, Sonde
–– durch Umsteigen laparoskopisch – offen chirurgisch 5-449.n2
–– laparoskopisch 5-449.n1
–– offen 5-449.n0
– Sonde
–– Entfernung
––– durch Umsteigen laparoskopisch – offen chirurgisch 5-449.p2
––– laparoskopisch 5-449.p1
––– offen 5-449.p0
–– Revision
––– durch Umsteigen laparoskopisch – offen chirurgisch 5-449.p2
––– laparoskopisch 5-449.p1
––– offen 5-449.p0
– Wechsel
–– mit Wechsel, Sonde
––– durch Umsteigen laparoskopisch – offen chirurgisch 5-449.n2
––– laparoskopisch 5-449.n1
––– offen 5-449.n0
–– ohne Wechsel, Sonde 5-449.n3
Naht
– A. axillaris 5-388.11♦
– A. brachialis 5-388.12♦
– A. carotis 5-388.00♦
– A. carotis communis, und Sinus caroticus 5-388.01♦
– A. carotis externa 5-388.03♦ ►

N

Naht *(Forts.)*
– A. carotis interna, extrakraniell 5-388.02♦
– A. dorsalis pedis 5-388.82♦
– A. femoralis 5-388.70♦
– A. fibularis 5-388.84♦
– A. gastrica 5-388.62
– A. hepatica 5-388.61
– A. iliaca 5-388.52♦
– A. iliaca communis 5-388.53♦
– A. iliaca externa 5-388.54♦
– A. iliaca interna 5-388.55♦
– A. lienalis 5-388.63
– A. mesenterica inferior 5-388.66
– A. mesenterica superior 5-388.65
– A. poplitea 5-388.72♦
– A. profunda femoris 5-388.71♦
– A. pulmonalis 5-388.42♦
– A. radialis 5-388.24♦
– A. renalis 5-388.64♦
– A. subclavia 5-388.40♦
– A. tibialis anterior 5-388.80♦
– A. tibialis posterior 5-388.83♦
– A. ulnaris 5-388.20♦
– A. vertebralis, extrakraniell 5-388.04♦
– Aa. digitales palmares communes 5-388.23♦
– Aa. lumbales 5-388.51♦
– Achillessehne 5-855.19♦
– Aneurysma, intrakraniell, nach Verletzung 5-026.0
– Anus, und Sphinkterapparat, nach Verletzung 5-496.0
– Aorta abdominalis 5-388.33
– Aorta ascendens 5-388.30
– Aorta thoracica 5-388.32
– Arcus aortae 5-388.31
– Arcus palmaris profundus 5-388.21♦
– Arcus palmaris superficialis 5-388.22♦
– arthroskopisch, Discus triangularis 5-812.n0♦
– Augenlid, Wundverschluss, primär, bei Verbrennung und Verätzung 5-928.03♦
– Augenmuskel, schräg, Entfernung 5-10j.1♦
– Avulsion, Augenlid 5-095.2♦
– Axilla
–– Haut
––– primär 5-900.06♦
––– sekundär 5-900.16♦
–– Wundverschluss, primär, bei Verbrennung und Verätzung 5-928.06♦
– Band
–– fibular
––– mehrere, Sprunggelenk, oberes, offen 5-806.c♦
––– Sprunggelenk, oberes, offen 5-806.c♦
–– Handwurzelgelenk, anderes
––– primär 5-841.42♦
––– sekundär 5-841.52♦
–– Interphalangealgelenk
––– Daumen
–––– primär 5-841.47♦
–––– sekundär 5-841.57♦ ►

Naht *(Forts.)*
~ Band *(Forts.)*
~~ Interphalangealgelenk *(Forts.)*
––– Langfinger
–––– primär 5-841.46♦
–––– sekundär 5-841.56♦
–– Metakarpophalangealgelenk
––– Daumen
–––– primär 5-841.45♦
–––– sekundär 5-841.55♦
––– Langfinger
–––– primär 5-841.44♦
–––– sekundär 5-841.54♦
–– Mittelhand
––– primär 5-841.43♦
––– sekundär 5-841.53♦
–– Sprunggelenk, unteres, offen 5-806.8♦
– Bandapparat
–– Klavikula, offen 5-807.4♦
––– mit
–––– Fixation, durch
––––– Draht 5-807.6♦
––––– Schraube 5-807.6♦
–––– Platte 5-807.5♦
–– lateral, Sprunggelenk, oberes, offen 5-806.c♦
–– medial, Sprunggelenk, oberes, offen 5-806.d♦
– Bauchregion
–– Haut
––– primär 5-900.0b
––– sekundär 5-900.1b
–– Wundverschluss, primär, bei Verbrennung und Verätzung 5-928.0b
– Bauchwand, nach Verletzung 5-546.0
– bei
–– Episiotomie, als selbständige Maßnahme 5-738.2
–– M.-frontalis-Verfahren, bei Behebung, Blepharoptosis 5-094.4♦
–– Palatoplastik, nach Verletzung 5-275.0
– Beugesehne
–– Daumen
––– primär 5-840.62♦
––– sekundär 5-840.72♦
–– Handgelenk, primär 5-840.60♦
–– Langfinger
––– primär 5-840.61♦
––– sekundär 5-840.71♦
– Bizepssehne, lang, Schultergelenk, arthroskopisch 5-814.8♦
– bronchial, Deckung, plastisch, mit
–– Fett, perikardial, an Lunge und Bronchien *[nur Zusatzkode!]* 5-339.66♦
–– Muskeltransposition, an Lunge und Bronchien *[nur Zusatzkode!]* 5-339.61♦
–– Omentum majus, an Lunge und Bronchien *[nur Zusatzkode!]* 5-339.60♦
–– Perikard, an Lunge und Bronchien *[nur Zusatzkode!]* 5-339.62♦
–– Pleura, an Lunge und Bronchien *[nur Zusatzkode!]* 5-339.65♦ ►

Naht *(Forts.)*
~ bronchial, Deckung, plastisch, mit *(Forts.)*
–– V. azygos, an Lunge und Bronchien *[nur Zusatzkode!]* 5-339.64♦
–– Zwerchfell, an Lunge und Bronchien *[nur Zusatzkode!]* 5-339.63♦
– Bronchus, nach Verletzung 5-334.2♦
– Brustwand
–– Haut
––– primär 5-900.0a
––– sekundär 5-900.1a
–– offen, nach Verletzung 5-346.0
–– thorakoskopisch, nach Verletzung 5-346.1
–– Wundverschluss, primär, bei Verbrennung und Verätzung 5-928.0a
– Brustwarze, nach Verletzung 5-882.0♦
– Cervix uteri, nach Verletzung 5-675.0
– Damm, postpartal 5-758.3
– Dammregion, Wundverschluss, primär, bei Verbrennung und Verätzung 5-928.0m
– Ductus deferens, nach Verletzung 5-637.0♦
– Ductus hepaticus, nach Verletzung 5-516.0
– Duodenum, nach Verletzung 5-467.00
– Ektropium, Korrekturoperation 5-093.1♦
– Ellenbogen
–– Haut
––– primär 5-900.07♦
––– sekundär 5-900.17♦
–– Wundverschluss, primär, bei Verbrennung und Verätzung 5-928.07♦
– Entfernung
–– Augenkammer, vordere 5-139.5♦
–– Augenlid 5-099.1♦
–– Augenmuskel, gerade 5-10e.1♦
–– Corpus ciliare 5-139.5♦
–– Hornhaut 5-129.4♦
–– Iris 5-139.5♦
–– Konjunktiva 5-119.1♦
–– Sklera 5-139.5♦
– Entropium, Korrekturoperation 5-093.1♦
– Epididymis, nach Verletzung 5-637.0♦
– epineural
–– Hirnnerv, extrakraniell
––– mit Transplantation 5-048.0♦
–––– und Transposition 5-054.0♦
––– primär 5-044.0♦
–––– mit Transposition 5-050.0♦
––– sekundär 5-046.0♦
–––– mit Transposition 5-052.0♦
–– Nerv
––– Arm
–––– mit Transplantation 5-048.3♦
––––– und Transposition 5-054.3♦
–––– primär 5-044.3♦
––––– mit Transposition 5-050.3♦
–––– sekundär 5-046.3♦
––––– mit Transposition 5-052.3♦
––– Beckenboden, mit Transplantation 5-048.7♦
––– Bein
–––– mit Transplantation 5-048.8♦
––––– und Transposition 5-054.8♦ ►

Naht *(Forts.)*
~ epineural *(Forts.)*
~~ Nerv *(Forts.)*
~~~ Bein *(Forts.)*
–––– primär 5-044.8♦
–––– sekundär, mit Transposition 5-052.8♦
––– Fuß, primär 5-044.9♦
–––– mit Transposition 5-050.9♦
––– Hand
–––– mit Transplantation 5-048.4♦
––––– und Transposition 5-054.4♦
–––– primär 5-044.4♦
––––– mit Transposition 5-050.4♦
–––– sekundär 5-046.4♦
––––– mit Transposition 5-052.4♦
––– Leiste, mit Transplantation 5-048.7♦
––– Schulter, mit Transplantation 5-048.2♦
–––– und Transposition 5-054.2♦
–– Plexus brachialis
––– mit Transplantation 5-048.1♦
–––– und Transposition 5-054.1♦
––– primär 5-044.1♦
–––– mit Transposition 5-050.1♦
– Faszie
–– Axilla 5-856.01♦
–– Bauchregion 5-856.06♦
–– Brustwand 5-856.05♦
–– Ellenbogen 5-856.02♦
–– Fuß 5-856.0a♦
–– Genitalregion 5-856.07♦
–– Gesäß 5-856.07♦
–– Hals 5-856.00♦
–– Knie 5-856.08♦
–– Kopf 5-856.00♦
–– Leistenregion 5-856.07♦
–– Oberarm 5-856.02♦
–– Oberschenkel 5-856.08♦
–– Rücken 5-856.05♦
–– Schulter 5-856.01♦
–– Unterarm 5-856.03♦
–– Unterschenkel 5-856.09♦
– Fossa adenoidea, nach Verletzung 5-294.0
– Fossa tonsillaris, nach Verletzung 5-294.0
– Fraktur, Larynx 5-315.0
– Funiculus spermaticus, nach Verletzung 5-634.0♦
– Fuß
–– Haut
––– primär 5-900.0g♦
––– sekundär 5-900.1g♦
–– Wundverschluss, primär, bei Verbrennung und Verätzung 5-928.0g♦
– Gallenblase 5-519.0
– Gallengänge, nach Verletzung 5-516.0
– Genitalregion
–– Haut
––– primär 5-900.0c
––– sekundär 5-900.1c
–– Wundverschluss, primär, bei Verbrennung und Verätzung 5-928.0c ►
~~~

Naht *(Forts.)*
– Gesäß
–– Haut
––– primär 5-900.0d
––– sekundär 5-900.1d
–– Wundverschluss, primär, bei Verbrennung und Verätzung 5-928.0d
– Hals
–– Haut, sekundär 5-900.15
–– Wundverschluss, primär, bei Verbrennung und Verätzung 5-928.05
– Hand
–– Haut
––– primär 5-900.09♦
––– sekundär 5-900.19♦
–– Wundverschluss, primär, bei Verbrennung und Verätzung 5-928.09♦
– Handgelenk, Beugesehne, sekundär 5-840.70♦
– Harnblase
–– laparoskopisch, nach Verletzung 5-578.01
–– offen 5-578.00
– Haut
–– und Muskulatur, Perineum, Vulva 5-758.4
––– Sphincter ani
–––– nach Ruptur, post partum 5-758.5
–––– Rektum, nach Ruptur, post partum 5-758.6
–– Unterarm
––– primär 5-900.08♦
––– sekundär 5-900.18♦
–– Unterschenkel
––– primär 5-900.0f♦
––– sekundär 5-900.1f♦
– Hirnnerv, extrakraniell, interfaszikulär, sekundär, mit Transposition 5-053.0♦
– Hoden, nach Verletzung 5-627.2♦
– Ileum, nach Verletzung 5-467.02
– interfaszikulär
–– Hirnnerv, extrakraniell
––– mit Transplantation 5-049.0♦
–––– und Transposition 5-055.0♦
––– primär 5-045.0♦
–––– mit Transposition 5-051.0♦
––– sekundär 5-047.0♦
–– Nerv
––– Arm
–––– mit Transplantation 5-049.3♦
––––– und Transposition 5-055.3♦
–––– primär 5-045.3♦
––––– mit Transposition 5-051.3♦
–––– sekundär 5-047.3♦
––––– mit Transposition 5-053.3♦
––– Beckenboden, primär 5-045.7♦
––– Bein
–––– mit Transplantation 5-049.8♦
–––– primär 5-045.8♦
––– Hand
–––– mit Transplantation 5-049.4♦
––––– und Transposition 5-055.4♦
–––– primär 5-045.4♦
––––– mit Transposition 5-051.4♦
–––– sekundär 5-047.4♦ ►

Naht *(Forts.)*
~ interfaszikulär *(Forts.)*
~~ Nerv *(Forts.)*
––– Leiste, primär 5-045.7♦
––– Rumpf
–––– primär 5-045.5
–––– sekundär, mit Transposition 5-053.5
––– Schulter
–––– mit Transplantation 5-049.2♦
–––– primär 5-045.2♦
––––– mit Transposition 5-051.2♦
–– Plexus brachialis
––– mit Transplantation 5-049.1♦
–––– und Transposition 5-055.1♦
––– sekundär 5-047.1♦
–––– mit Transposition 5-053.1♦
– Jejunum, nach Verletzung 5-467.01
– Kapselband
–– mehrere, offen 5-807.1♦
–– offen 5-807.0♦
– Kapselbandapparat
–– dorsal, arthroskopisch, Kniegelenk 5-813.c♦
–– Ellenbogengelenk
––– lateral 5-807.71♦
––– medial 5-807.70♦
–– Kniegelenk
––– dorsal, offen 5-802.9♦
––– lateral, offen, mit Eingriff, Meniskus 5-802.7♦
––– medial, offen 5-802.4♦
–––– mit Eingriff, Meniskus 5-802.5♦
–– lateral
––– arthroskopisch, Kniegelenk 5-813.b♦
––– Kniegelenk, offen 5-802.6♦
–– medial, arthroskopisch, Kniegelenk 5-813.a♦
– Knie
–– Haut
––– primär 5-900.0e♦
––– sekundär 5-900.1e♦
–– Wundverschluss, primär, bei Verbrennung und Verätzung 5-928.0e♦
– Kollateralband
–– mehrere, offen 5-807.1♦
–– offen 5-807.0♦
– Kolon, nach Verletzung 5-467.03
– Konjunktiva 5-115♦
– Kopf
–– Haut
––– primär 5-900.04
––– sekundär 5-900.14
–– Wundverschluss, primär, bei Verbrennung und Verätzung 5-928.04
– Kopfhaut, behaart, Wundverschluss, primär, bei Verbrennung und Verätzung 5-928.0h
– Kornea 5-124♦
– Koronargefäß, nach Verletzung 5-369.0
– Kreuzband
–– hinteres
––– arthroskopisch 5-813.1♦
––– offen 5-802.1♦ ►

Naht *(Forts.)*
~ Kreuzband *(Forts.)*
-- vorderes
--- arthroskopisch 5-813.0♦
--- offen 5-802.0♦
– Labrum acetabulare, arthroskopisch 5-816.0♦
– Larynx, nach Verletzung 5-315.0
– Leber 5-505.0
– Leistenregion
-- Haut
--- primär 5-900.0c
--- sekundär 5-900.1c
-- Wundverschluss, primär, bei Verbrennung und Verätzung 5-928.0c
– Lig. deltoideum, Sprunggelenk, oberes, offen 5-806.d♦
– Lippe 5-908.0
-- Haut
--- primär 5-900.00
--- sekundär 5-900.10
-- Wundverschluss, primär, bei Verbrennung und Verätzung 5-928.00
– Lunge
-- offen, nach Verletzung 5-334.0♦
-- thorakoskopisch, nach Verletzung 5-334.1♦
– Magen
-- abdominal, offen, nach Verletzung 5-448.00
-- durch Umsteigen laparoskopisch – offen chirurgisch, nach Verletzung 5-448.03
-- laparoskopisch, nach Verletzung 5-448.02
-- thorakal, offen, nach Verletzung 5-448.01
– Mamma, nach Verletzung 5-886.0♦
– Meniskus
-- arthroskopisch 5-812.7♦
-- offen 5-801.7♦
– Mesenterium, nach Verletzung 5-546.1
– Milz, nach Verletzung 5-419.0
– mit
-- Verkürzung, Muskel
--- Axilla 5-853.31♦
--- Bauchregion 5-853.36♦
--- Brustwand 5-853.35♦
--- Ellenbogen 5-853.32♦
--- Fuß 5-853.3a♦
--- Genitalregion 5-853.37♦
--- Gesäß 5-853.37♦
--- Hals 5-853.30♦
--- Knie 5-853.38♦
--- Kopf 5-853.30♦
--- Leistenregion 5-853.37♦
--- Oberarm 5-853.32♦
--- Oberschenkel 5-853.38♦
--- Rücken 5-853.35♦
--- Schulter 5-853.31♦
--- Unterarm 5-853.33♦
--- Unterschenkel 5-853.39♦
-- Verlängerung, Muskel
--- Axilla 5-853.21♦
--- Bauchregion 5-853.26♦
--- Brustwand 5-853.25♦
--- Ellenbogen 5-853.22♦ ►

Naht *(Forts.)*
~ mit *(Forts.)*
~~ Verlängerung, Muskel *(Forts.)*
--- Fuß 5-853.2a♦
--- Genitalregion 5-853.27♦
--- Gesäß 5-853.27♦
--- Hals 5-853.20♦
--- Knie 5-853.28♦
--- Kopf 5-853.20♦
--- Leistenregion 5-853.27♦
--- Oberarm 5-853.22♦
--- Oberschenkel 5-853.28♦
--- Rücken 5-853.25♦
--- Schulter 5-853.21♦
--- Unterarm 5-853.23♦
--- Unterschenkel 5-853.29♦
– Mundboden, nach Verletzung 5-274.0
– Mundwinkel 5-908.0
– Muskel
-- Axilla 5-853.11♦
-- Bauchregion 5-853.16♦
-- Brustwand 5-853.15♦
-- Ellenbogen 5-853.12♦
-- Fuß 5-853.1a♦
-- Genitalregion 5-853.17♦
-- Gesäß 5-853.17♦
-- Hals 5-853.10♦
-- Hand 5-843.6♦
-- Knie 5-853.18♦
-- Kopf 5-853.10♦
-- Leistenregion 5-853.17♦
-- Oberarm 5-853.12♦
-- Oberschenkel 5-853.18♦
-- Rücken 5-853.15♦
-- Schulter 5-853.11♦
-- Unterarm 5-853.13♦
-- Unterschenkel 5-853.19♦
– Myokard, nach Verletzung 5-374.3
– Nagelbett 5-898.3♦
– Nase 5-219.x
-- Wundverschluss, primär, bei Verbrennung und Verätzung 5-928.01
– Nebenniere
-- abdominal, offen 5-073.11♦
-- laparoskopisch 5-073.13♦
-- lumbal, offen 5-073.10♦
-- thorakoabdominal 5-073.12♦
– Nebenschilddrüse, nach Verletzung 5-069.01
– Nerv
-- Beckenboden
--- epineural
---- mit Transplantation, und Transposition 5-054.7♦
---- primär 5-044.7♦
----- mit Transposition 5-050.7♦
---- sekundär 5-046.7♦
----- mit Transposition 5-052.7♦
--- interfaszikulär
---- mit Transplantation 5-049.7♦
----- und Transposition 5-055.7♦
---- primär, mit Transposition 5-051.7♦ ►

N

Naht *(Forts.)*
~ Nerv *(Forts.)*
~~ Beckenboden *(Forts.)*
~~~ interfaszikulär *(Forts.)*
–––– sekundär 5-047.7♦
––––– mit Transposition 5-053.7♦
–– Bein
––– epineural
–––– primär, mit Transposition 5-050.8♦
–––– sekundär 5-046.8♦
––– interfaszikulär
–––– mit Transplantation, und Transposition 5-055.8♦
–––– primär, mit Transposition 5-051.8♦
–––– sekundär 5-047.8♦
––––– mit Transposition 5-053.8♦
–– Fuß
––– epineural
–––– mit Transplantation 5-048.9♦
––––– und Transposition 5-054.9♦
–––– sekundär 5-046.9♦
––––– mit Transposition 5-052.9♦
––– interfaszikulär
–––– mit Transplantation 5-049.9♦
––––– und Transposition 5-055.9♦
–––– primär 5-045.9♦
––––– mit Transposition 5-051.9♦
–––– sekundär 5-047.9♦
––––– mit Transposition 5-053.9♦
–– Hand, interfaszikulär, sekundär, mit Transposition 5-053.4♦
–– Leiste
––– epineural
–––– mit Transplantation, und Transposition 5-054.7♦
–––– primär 5-044.7♦
––––– mit Transposition 5-050.7♦
–––– sekundär 5-046.7♦
––––– mit Transposition 5-052.7♦
––– interfaszikulär
–––– mit Transplantation 5-049.7♦
––––– und Transposition 5-055.7♦
–––– primär, mit Transposition 5-051.7♦
–––– sekundär 5-047.7♦
––––– mit Transposition 5-053.7♦
–– Rumpf
––– epineural
–––– mit Transplantation 5-048.5
––––– und Transposition 5-054.5
–––– primär 5-044.5
––––– mit Transposition 5-050.5
–––– sekundär 5-046.5
––––– mit Transposition 5-052.5
––– interfaszikulär
–––– mit Transplantation 5-049.5
––––– und Transposition 5-055.5
–––– primär, mit Transposition 5-051.5
–––– sekundär 5-047.5 ►

Naht *(Forts.)*
~ Nerv *(Forts.)*
–– Schulter
––– epineural
–––– primär 5-044.2♦
––––– mit Transposition 5-050.2♦
–––– sekundär 5-046.2♦
––––– mit Transposition 5-052.2♦
––– interfaszikulär
–––– mit Transplantation, und Transposition 5-055.2♦
–––– sekundär 5-047.2♦
––––– mit Transposition 5-053.2♦
– Niere
–– abdominal, offen, nach Verletzung 5-557.01♦
–– laparoskopisch, nach Verletzung 5-557.03♦
–– lumbal, offen, nach Verletzung 5-557.00♦
–– thorakoabdominal, nach Verletzung 5-557.02♦
– Oberarm
–– Haut
––– primär 5-900.07♦
––– sekundär 5-900.17♦
–– Wundverschluss, primär, bei Verbrennung und Verätzung 5-928.07♦
– Oberschenkel
–– Haut
––– primär 5-900.0e♦
––– sekundär 5-900.1e♦
–– Wundverschluss, primär, bei Verbrennung und Verätzung 5-928.0e♦
– Ösophagus, primär
–– endoskopisch 5-429.41
–– offen 5-429.40
– offen
–– mit Stabilisierung, Bandapparat, radioulnar, distal 5-807.31♦
–– ohne Stabilisierung distaler radioulnarer Bandapparat 5-807.30♦
–– Retinakulum, medial, Patella 5-804.7♦
– Ohr
–– äußeres 5-183.0♦
–– Wundverschluss, primär, bei Verbrennung und Verätzung 5-928.02♦
– Omentum majus, nach Verletzung 5-546.1
– Omentum minus, nach Verletzung 5-546.1
– Pankreas
–– durch Umsteigen laparoskopisch – offen chirurgisch 5-529.m2
–– laparoskopisch 5-529.m1
–– offen 5-529.m0
– Penis, nach Verletzung 5-643.0
– Perikard, nach Verletzung 5-374.0
– Perineum, Vulva, Haut 5-758.3
– Periost
–– Beckenknochen 5-789.0d
–– Femur
––– distal 5-789.0h♦
––– proximal 5-789.0f♦
––– Schaft 5-789.0g♦ ►
~~~

Naht *(Forts.)*
~ Periost *(Forts.)*
-- Fibula
--- distal 5-789.0r♦
--- proximal 5-789.0p♦
--- Schaft 5-789.0q♦
-- Humerus
--- distal 5-789.03♦
--- proximal 5-789.01♦
--- Schaft 5-789.02♦
-- Kalkaneus 5-789.0t♦
-- Karpus 5-789.0a♦
-- Klavikula 5-789.00♦
-- Metakarpus 5-789.0b♦
-- Metatarsus 5-789.0v♦
-- Patella 5-789.0j♦
-- Phalangen
--- Fuß 5-789.0w♦
--- Hand 5-789.0c♦
-- Radius
--- distal 5-789.06♦
--- proximal 5-789.04♦
--- Schaft 5-789.05♦
-- Schenkelhals 5-789.0e♦
-- Skapula 5-789.0z♦
-- Talus 5-789.0s♦
-- Tarsus 5-789.0u♦
-- Tibia
--- distal 5-789.0n♦
--- proximal 5-789.0k♦
--- Schaft 5-789.0m♦
-- Ulna
--- distal 5-789.09♦
--- proximal 5-789.07♦
--- Schaft 5-789.08♦
- Pharynx, nach Verletzung 5-294.0
- Platte, plantar, Metatarsophalangealgelenk
-- 1 5-788.70♦
-- 2 oder mehr 5-788.71♦
- Plexus brachialis
-- epineural, sekundär 5-046.1♦
--- mit Transposition 5-052.1♦
-- interfaszikulär, primär 5-045.1♦
--- mit Transposition 5-051.1♦
- Plexus lumbosacralis
-- epineural
--- mit Transplantation 5-048.6♦
---- und Transposition 5-054.6♦
--- primär 5-044.6♦
---- mit Transposition 5-050.6♦
--- sekundär 5-046.6♦
---- mit Transposition 5-052.6♦
-- interfaszikulär
--- mit Transplantation 5-049.6♦
---- und Transposition 5-055.6♦
--- primär 5-045.6♦
---- mit Transposition 5-051.6♦
--- sekundär 5-047.6♦
---- mit Transposition 5-053.6♦
- primär, Haut, Hals 5-900.05 ►

Naht *(Forts.)*
- Radiokarpalband
-- primär 5-841.40♦
-- sekundär 5-841.50♦
- Rektum 5-486.0
-- nach Verletzung 5-486.0
- Retinaculum flexorum
-- primär 5-841.41♦
-- sekundär 5-841.51♦
- Revision, Sklera 5-138.13♦
- Ringband, radioulnar, offen 5-807.2♦
- Riss, Zervix 5-675.0
- Rotatorenmanschette, Schultergelenk, Rekonstruktion, offen 5-805.7♦
- Rücken
-- Haut
--- primär 5-900.0a
--- sekundär 5-900.1a
-- Wundverschluss, primär, bei Verbrennung und Verätzung 5-928.0j
- Scheide, postpartal 5-758.2
- Schilddrüse, nach Verletzung 5-069.00
- Schulter
-- Haut
--- primär 5-900.06♦
--- sekundär 5-900.16♦
-- Wundverschluss, primär, bei Verbrennung und Verätzung 5-928.06♦
- Sehne
-- Axilla
--- primär 5-855.11♦
--- sekundär 5-855.21♦
-- Bauchregion
--- primär 5-855.16♦
--- sekundär 5-855.26♦
-- Brustwand
--- primär 5-855.15♦
--- sekundär 5-855.25♦
-- Ellenbogen
--- primär 5-855.12♦
--- sekundär 5-855.22♦
-- Fuß
--- primär 5-855.1a♦
--- sekundär 5-855.2a♦
-- Genitalregion
--- primär 5-855.17♦
--- sekundär 5-855.27♦
-- Gesäß
--- primär 5-855.17♦
--- sekundär 5-855.27♦
-- Hals
--- primär 5-855.10♦
--- sekundär 5-855.20♦
-- Knie
--- primär 5-855.18♦
--- sekundär 5-855.28♦
-- Kopf
--- primär 5-855.10♦
--- sekundär 5-855.20♦
-- Leistenregion
--- primär 5-855.17♦ ►

Naht *(Forts.)*
~ Sehne *(Forts.)*
~~ Leistenregion *(Forts.)*
--- sekundär 5-855.27♦
-- Oberarm
--- primär 5-855.12♦
--- sekundär 5-855.22♦
-- Oberschenkel
--- primär 5-855.18♦
--- sekundär 5-855.28♦
-- Rücken
--- primär 5-855.15♦
--- sekundär 5-855.25♦
-- Schulter
--- primär 5-855.11♦
--- sekundär 5-855.21♦
-- Unterarm
--- primär 5-855.13♦
--- sekundär 5-855.23♦
-- Unterschenkel
--- primär 5-855.19♦
--- sekundär 5-855.29♦
- Sehnenscheide
-- Axilla
--- primär 5-855.31♦
--- sekundär 5-855.41♦
-- Bauchregion
--- primär 5-855.36♦
--- sekundär 5-855.46♦
-- Brustwand
--- primär 5-855.35♦
--- sekundär 5-855.45♦
-- Daumen
--- primär 5-840.68♦
--- sekundär 5-840.78♦
-- Ellenbogen
--- primär 5-855.32♦
--- sekundär 5-855.42♦
-- Fuß
--- primär 5-855.3a♦
--- sekundär 5-855.4a♦
-- Genitalregion
--- primär 5-855.37♦
--- sekundär 5-855.47♦
-- Gesäß
--- primär 5-855.37♦
--- sekundär 5-855.47♦
-- Hals
--- primär 5-855.30♦
--- sekundär 5-855.40♦
-- Handgelenk
--- primär 5-840.66♦
--- sekundär 5-840.76♦
-- Hohlhand
--- primär 5-840.69♦
--- sekundär 5-840.79♦
-- Knie
--- primär 5-855.38♦
--- sekundär 5-855.48♦
-- Kopf
--- primär 5-855.30♦ ►

Naht *(Forts.)*
~ Sehnenscheide *(Forts.)*
~~ Kopf *(Forts.)*
--- sekundär 5-855.40♦
-- Langfinger
--- primär 5-840.67♦
--- sekundär 5-840.77♦
-- Leistenregion
--- primär 5-855.37♦
--- sekundär 5-855.47♦
-- Oberarm
--- primär 5-855.32♦
--- sekundär 5-855.42♦
-- Oberschenkel
--- primär 5-855.38♦
--- sekundär 5-855.48♦
-- Rücken
--- primär 5-855.35♦
--- sekundär 5-855.45♦
-- Schulter
--- primär 5-855.31♦
--- sekundär 5-855.41♦
-- Unterarm
--- primär 5-855.33♦
--- sekundär 5-855.43♦
-- Unterschenkel
--- primär 5-855.39♦
--- sekundär 5-855.49♦
- sekundär, nach
-- Episiotomie 5-738.2
-- Revision, Bauchdecke 5-545.0
- Sklera, primär 5-138.10♦
- Skrotum
-- nach Verletzung 5-613.0
-- Wundverschluss, primär, bei Verbrennung und Verätzung 5-928.0k
- Speicheldrüse, nach Verletzung 5-263.00♦
- Speicheldrüsenausführungsgang, nach Verletzung 5-263.01♦
- Stent, A. carotis 5-388.05♦
- Strecksehne
-- Daumen
--- primär 5-840.65♦
--- sekundär 5-840.75♦
-- Handgelenk
--- primär 5-840.63♦
--- sekundär 5-840.73♦
-- Langfinger
--- primär 5-840.64♦
--- sekundär 5-840.74♦
- Syndesmose
-- offen 5-806.3♦
-- Sprunggelenk, oberes, offen 5-806.3♦
- Thymus 5-078.x
- Trachea, nach Verletzung 5-316.0
- Truncus brachiocephalicus 5-388.41♦
- Truncus coeliacus 5-388.60
- Tunica vaginalis testis, nach Verletzung 5-613.0
- Ulcus ventriculi, peptisch
-- endoskopisch 5-449.53 ►

Naht *(Forts.)*
~ Ulcus ventriculi, peptisch *(Forts.)*
-- offen 5-449.50
- Unterarm, Wundverschluss, primär, bei Verbrennung und Verätzung 5-928.08♦
- Unterschenkel, Wundverschluss, primär, bei Verbrennung und Verätzung 5-928.0f♦
- Ureter
-- laparoskopisch 5-568.01♦
--- nach Verletzung 5-568.01♦
-- offen 5-568.00♦
--- nach Verletzung 5-568.00♦
- Uterus
-- durch Umsteigen
--- endoskopisch – offen chirurgisch, nach Verletzung 5-695.03
--- vaginal – offen chirurgisch, nach Verletzung 5-695.04
-- endoskopisch, nach Verletzung 5-695.02
-- laparoskopisch, nach Verletzung 5-695.02
-- offen 5-695.00
--- nach Verletzung 5-695.00
-- vaginal
--- laparoskopisch assistiert, nach Verletzung 5-695.01
--- nach Verletzung 5-695.05
- V. axillaris 5-388.94♦
- V. brachiocephalica 5-388.95♦
- V. cava inferior 5-388.97
- V. cava superior 5-388.96
- V. femoralis 5-388.9b♦
- V. gastrica 5-388.9e♦
- V. iliaca communis 5-388.98♦
- V. iliaca externa 5-388.99♦
- V. iliaca interna 5-388.9a♦
- V. jugularis 5-388.91♦
- V. lienalis 5-388.9f
- V. mesenterica inferior 5-388.9h
- V. mesenterica superior 5-388.9g
- V. poplitea 5-388.9c♦
- V. portae 5-388.9d
- V. pulmonalis 5-388.92♦
- V. renalis 5-388.9k♦
- V. subclavia 5-388.93♦
- Vagina 5-706.0
- vaskulär, Deckung, plastisch, mit
-- Fett, perikardial, an Lunge und Bronchien *[nur Zusatzkode!]* 5-339.66♦
-- Muskeltransposition, an Lunge und Bronchien *[nur Zusatzkode!]* 5-339.61♦
-- Omentum majus, an Lunge und Bronchien *[nur Zusatzkode!]* 5-339.60♦
-- Perikard, an Lunge und Bronchien *[nur Zusatzkode!]* 5-339.62♦
-- Pleura, an Lunge und Bronchien *[nur Zusatzkode!]* 5-339.65♦
-- V. azygos, an Lunge und Bronchien *[nur Zusatzkode!]* 5-339.64♦
-- Zwerchfell, an Lunge und Bronchien *[nur Zusatzkode!]* 5-339.63♦ ►

Naht *(Forts.)*
- Vene
-- extrakraniell, oberflächlich, Kopf 5-388.a0♦
-- oberflächlich
--- abdominal 5-388.a4♦
--- Fuß 5-388.a6♦
--- Hals 5-388.a0♦
--- Hand 5-388.a2♦
--- Oberarm 5-388.a1♦
--- Oberschenkel 5-388.a5♦
--- Schulter 5-388.a1♦
--- Unterarm 5-388.a2♦
--- Unterschenkel 5-388.a6♦
- Vulva, nach Verletzung 5-716.0
- Vv. hepaticae 5-388.9j
- Weichteile, Gesicht
-- einschichtig, nach Verletzung 5-778.0
-- mehrschichtig, nach Verletzung 5-778.1
- Zahnfleisch 5-242.4
- Zervix, postpartal 5-758.0
- zum Verschluss, Bandscheibendefekt, über
-- 1 Segment 5-839.n0
-- 2 Segmente 5-839.n1
-- 3 oder mehr Segmente 5-839.n2
- Zunge, nach Verletzung 5-253.0
- zur Korrektur, Filterkissen
-- Kornea 5-131.40♦
-- Sklera 5-131.40♦
- Zwerchfell
-- offen, nach Verletzung 5-347.1
-- thorakoskopisch, nach Verletzung 5-347.2

Nahtlos, Vitrektomie, transkonjunktival, mit Einmalinstrument *[nur Zusatzkode!]* 5-159.4

Nahtsystem
- endoskopisch, Anwendung *[nur Zusatzkode!]* 5-98c.5
- Verwendung, Verschluss, Gefäß *[nur Zusatzkode!]* 8-83b.c2

Nancy-Nagel
- Entfernung
-- Femur
--- distal 5-787.gh♦
--- proximal 5-787.gf♦
--- Schaft 5-787.gg♦
-- Fibula
--- distal 5-787.gr♦
--- proximal 5-787.gp♦
--- Schaft 5-787.gq♦
-- Humerus
--- distal 5-787.g3♦
--- proximal 5-787.g1♦
--- Schaft 5-787.g2♦
-- Karpus 5-787.ga♦
-- Klavikula 5-787.g0♦
-- Metakarpus 5-787.gb♦
-- Metatarsus 5-787.gv♦
-- Phalangen
--- Fuß 5-787.gw♦
--- Hand 5-787.gc♦
-- Radius
--- distal 5-787.g6♦ ►

N

Nancy-Nagel *(Forts.)*
~ Entfernung *(Forts.)*
~~ Radius *(Forts.)*
––– proximal 5-787.g4♦
––– Schaft 5-787.g5♦
–– Schenkelhals 5-787.ge♦
–– Skapula 5-787.gz♦
–– Tarsus 5-787.gu♦
–– Tibia
––– distal 5-787.gn♦
––– proximal 5-787.gk♦
––– Schaft 5-787.gm♦
–– Ulna
––– distal 5-787.g9♦
––– proximal 5-787.g7♦
––– Schaft 5-787.g8♦
– Reosteosynthese, bei Revision, Osteosynthesematerial
–– Femur
––– distal 5-78a.gh♦
––– proximal 5-78a.gf♦
––– Schaft 5-78a.gg♦
–– Fibula
––– distal 5-78a.gr♦
––– proximal 5-78a.gp♦
––– Schaft 5-78a.gq♦
–– Humerus
––– distal 5-78a.g3♦
––– proximal 5-78a.g1♦
––– Schaft 5-78a.g2♦
–– Karpus 5-78a.ga♦
–– Klavikula 5-78a.g0♦
–– Metakarpus 5-78a.gb♦
–– Metatarsus 5-78a.gv♦
–– Phalangen
––– Fuß 5-78a.gw♦
––– Hand 5-78a.gc♦
–– Radius
––– distal 5-78a.g6♦
––– proximal 5-78a.g4♦
––– Schaft 5-78a.g5♦
–– Schenkelhals 5-78a.ge♦
–– Skapula 5-78a.gz♦
–– Tarsus 5-78a.gu♦
–– Tibia
––– distal 5-78a.gn♦
––– proximal 5-78a.gk♦
––– Schaft 5-78a.gm♦
–– Ulna
––– distal 5-78a.g9♦
––– proximal 5-78a.g7♦
––– Schaft 5-78a.g8♦
– Reposition
–– geschlossen
––– Epiphysenlösung
–––– Femur
––––– distal 5-790.2h♦
––––– proximal 5-790.2f♦
–––– Fibula
––––– distal 5-790.2r♦
––––– proximal 5-790.2p♦ ►

Nancy-Nagel *(Forts.)*
~ Reposition *(Forts.)*
~~ geschlossen *(Forts.)*
~~~ Epiphysenlösung *(Forts.)*
–––– Humerus
––––– distal 5-790.23♦
––––– proximal 5-790.21♦
–––– Klavikula 5-790.20♦
–––– Metakarpus 5-790.2b♦
–––– Metatarsus 5-790.2v♦
–––– Phalangen
––––– Fuß 5-790.2w♦
––––– Hand 5-790.2c♦
–––– Radius
––––– distal 5-790.26♦
––––– proximal 5-790.24♦
–––– Skapula 5-790.2z♦
–––– Tibia
––––– distal 5-790.2n♦
––––– proximal 5-790.2k♦
–––– Ulna
––––– distal 5-790.29♦
––––– proximal 5-790.27♦
––– Fraktur
–––– Femur
––––– distal 5-790.2h♦
––––– proximal 5-790.2f♦
––––– Schaft 5-790.2g♦
–––– Fibula
––––– distal 5-790.2r♦
––––– proximal 5-790.2p♦
––––– Schaft 5-790.2q♦
–––– Humerus
––––– distal 5-790.23♦
––––– proximal 5-790.21♦
––––– Schaft 5-790.22♦
–––– Klavikula 5-790.20♦
–––– Metakarpus 5-790.2b♦
–––– Metatarsus 5-790.2v♦
–––– Phalangen
––––– Fuß 5-790.2w♦
––––– Hand 5-790.2c♦
–––– Radius
––––– distal 5-790.26♦
––––– proximal 5-790.24♦
––––– Schaft 5-790.25♦
–––– Schenkelhals 5-790.2e♦
–––– Skapula 5-790.2z♦
–––– Tibia
––––– distal 5-790.2n♦
––––– proximal 5-790.2k♦
––––– Schaft 5-790.2m♦
–––– Ulna
––––– distal 5-790.29♦
––––– proximal 5-790.27♦
––––– Schaft 5-790.28♦
–– offen
––– Fraktur
–––– Femur
––––– distal 5-793.gh♦
––––– proximal 5-793.gf♦ ►
~~~

Nancy-Nagel *(Forts.)*
~ Reposition *(Forts.)*
~~ offen *(Forts.)*
~~~ Fraktur *(Forts.)*
~~~~ Femur *(Forts.)*
––––– Schaft 5-791.gg♦
–––– Fibula
––––– distal 5-793.gr♦
––––– proximal 5-793.gp♦
––––– Schaft 5-791.gq♦
–––– Humerus
––––– distal 5-793.g3♦
––––– proximal 5-793.g1♦
––––– Schaft 5-791.g2♦
–––– Karpus 5-795.ga♦
–––– Klavikula 5-795.g0♦
–––– Metakarpus 5-795.gb♦
–––– Metatarsus 5-795.gv♦
–––– Phalangen
––––– Fuß 5-795.gw♦
––––– Hand 5-795.gc♦
–––– Radius
––––– distal 5-793.g6♦
––––– proximal 5-793.g4♦
––––– Schaft 5-791.g5♦
–––– Schenkelhals 5-793.ge♦
–––– Skapula 5-795.gz♦
–––– Tarsus 5-795.gu♦
–––– Tibia
––––– distal 5-793.gn♦
––––– proximal 5-793.gk♦
––––– Schaft 5-791.gm♦
–––– Ulna
––––– distal 5-793.g9♦
––––– proximal 5-793.g7♦
––––– Schaft 5-791.g8♦
––– Mehrfragment-Fraktur
–––– Femur
––––– distal 5-794.gh♦
––––– proximal 5-794.gf♦
––––– Schaft 5-792.gg♦
–––– Fibula
––––– distal 5-794.gr♦
––––– proximal 5-794.gp♦
––––– Schaft 5-792.gq♦
–––– Humerus
––––– distal 5-794.g3♦
––––– proximal 5-794.g1♦
––––– Schaft 5-792.g2♦
–––– Karpus 5-796.ga♦
–––– Klavikula 5-796.g0♦
–––– Metakarpus 5-796.gb♦
–––– Metatarsus 5-796.gv♦
–––– Phalangen
––––– Fuß 5-796.gw♦
––––– Hand 5-796.gc♦
–––– Radius
––––– distal 5-794.g6♦
––––– proximal 5-794.g4♦
––––– Schaft 5-792.g5♦
–––– Schenkelhals 5-794.ge♦ ►

Nancy-Nagel *(Forts.)*
~ Reposition *(Forts.)*
~~ offen *(Forts.)*
~~~ Mehrfragment-Fraktur *(Forts.)*
–––– Skapula 5-796.gz♦
–––– Tarsus 5-796.gu♦
–––– Tibia
––––– distal 5-794.gn♦
––––– proximal 5-794.gk♦
––––– Schaft 5-792.gm♦
–––– Ulna
––––– distal 5-794.g9♦
––––– proximal 5-794.g7♦
––––– Schaft 5-792.g8♦
– zur Osteosynthese, Knochen *[nur Zusatzkode!]* 5-786.g
Nanopartikel, magnetisch
– Instillation, stereotaktisch
–– Gehirn, als selbständiger Eingriff 5-014.d
–– Hirnhaut, als selbständiger Eingriff 5-014.d
– zur Thermotherapie 8-651
Naravzevic, Resektion, Rippenbuckel 5-346.a3♦
Narbe, Exzision
– Gaumenmandel 5-289.3
– Rachenmandel 5-289.3
Narbengewebe, periostal, Gesichtsschädelknochen, Exzision, nach Dekortikation 5-770.6
Narbenhernie, Verschluss – s.a. Narbenhernienreparation
– durch
–– EMILOS-Technik
––– bei einer horizontalen Defektbreite von weniger als 10 cm 5-536.4c
––– bei einer horizontalen Defektbreite von 10 cm oder mehr 5-536.4n
–– eTEP-Technik
––– bei einer horizontalen Defektbreite von weniger als 10 cm 5-536.4c
––– bei einer horizontalen Defektbreite von 10 cm oder mehr 5-536.4n
–– MILOS-Technik
––– bei einer horizontalen Defektbreite von weniger als 10 cm 5-536.4c
––– bei einer horizontalen Defektbreite von 10 cm oder mehr 5-536.4n
–– TES-Technik
––– bei einer horizontalen Defektbreite von weniger als 10 cm 5-536.4c
––– bei einer horizontalen Defektbreite von 10 cm oder mehr 5-536.4n
– mit autogenem Material 5-536.x
– offen
–– durch
––– Fasziendoppelung, nach Mayo 5-536.10
––– Komponentenseparation, mit
–––– allogenem Material 5-536.48
–––– xenogenem Material 5-536.48 ►

N
~~~

Narbenhernie, Verschluss – s.a. Narbenhernienreparation *(Forts.)*
~ offen *(Forts.)*
–– mit
––– allogenem Material
–––– als Bauchwandersatz
–––– bei einer horizontalen Defektbreite von weniger als 10 cm 5-536.44
–––– bei einer horizontalen Defektbreite von 10 cm oder mehr 5-536.4d
–––– durch Komponentenseparation
––––– bei einer horizontalen Defektbreite von weniger als 10 cm 5-536.48
––––– bei einer horizontalen Defektbreite von 10 cm oder mehr 5-536.4h
––––– nach Ramirez bei einer horizontalen Defektbreite von weniger als 10 cm 5-536.48
––––– nach Ramirez bei einer horizontalen Defektbreite von 10 cm oder mehr 5-536.4h
––– alloplastischem Material
–––– als Bauchwandersatz
––––– bei einer horizontalen Defektbreite von weniger als 10 cm 5-536.44
––––– bei einer horizontalen Defektbreite von 10 cm oder mehr 5-536.4d
–––– als Bauchwandverstärkung durch Onlay-Technik
––––– bei einer horizontalen Defektbreite von weniger als 10 cm 5-536.46
––––– bei einer horizontalen Defektbreite von 10 cm oder mehr 5-536.4f
–––– als Bauchwandverstärkung durch Sublay-Technik
––––– bei einer horizontalen Defektbreite von weniger als 10 cm 5-536.47
––––– bei einer horizontalen Defektbreite von 10 cm oder mehr 5-536.4g
–––– durch Komponentenseparation
––––– bei einer horizontalen Defektbreite von weniger als 10 cm 5-536.48
––––– bei einer horizontalen Defektbreite von 10 cm oder mehr 5-536.4h
––––– nach Ramirez bei einer horizontalen Defektbreite von weniger als 10 cm 5-536.48
––––– nach Ramirez bei einer horizontalen Defektbreite von 10 cm oder mehr 5-536.4h
–––– mit Verwendung von intraperitonealem Onlay-Mesh als Bauchwandverstärkung
––––– bei einer horizontalen Defektbreite von weniger als 10 cm 5-536.45
––––– bei einer horizontalen Defektbreite von 10 cm oder mehr 5-536.4e
–––– mit Verwendung von IPOM als Bauchwandverstärkung
––––– bei einer horizontalen Defektbreite von weniger als 10 cm 5-536.45
––––– bei einer horizontalen Defektbreite von 10 cm oder mehr 5-536.4e ►

Narbenhernie, Verschluss – s.a. Narbenhernienreparation *(Forts.)*
~ offen *(Forts.)*
~~ mit *(Forts.)*
~~~ alloplastischem Material *(Forts.)*
–––– mit xenogenem Material als Bauchwandersatz
––––– bei einer horizontalen Defektbreite von weniger als 10 cm 5-536.44
––––– bei einer horizontalen Defektbreite von 10 cm oder mehr 5-536.4d
–––– mit xenogenem Material durch Komponentenseparation
––––– bei einer horizontalen Defektbreite von weniger als 10 cm 5-536.48
––––– bei einer horizontalen Defektbreite von 10 cm oder mehr 5-536.4h
––––– nach Ramirez bei einer horizontalen Defektbreite von weniger als 10 cm 5-536.48
––––– nach Ramirez bei einer horizontalen Defektbreite von 10 cm oder mehr 5-536.4h
––– plastischem Bruchpfortenverschluss, ohne alloplastisches, allogenes oder xenogenes Material 5-536.10
–––– mit Komponentenseparation 5-536.11
–– nach Ramirez
––– mit plastischem Bruchpfortenverschluss, ohne alloplastisches, allogenes oder xenogenes Material, durch Komponentenseparation 5-536.11
–– ohne plastischen Bruchpfortenverschluss 5-536.0
– total extraperitoneal, endoskopisch
–– assistiert, durch
––– Onlay-Technik
–––– bei einer horizontalen Defektbreite von 10 cm oder mehr 5-536.4m
–––– bei einer horizontalen Defektbreite von weniger als 10 cm 5-536.4b
––– Sublay-Technik
–––– bei einer horizontalen Defektbreite von 10 cm oder mehr 5-536.4n
–––– bei einer horizontalen Defektbreite von weniger als 10 cm 5-536.4c
–– durch
––– Onlay-Technik
–––– bei einer horizontalen Defektbreite von 10 cm oder mehr 5-536.4m
–––– bei einer horizontalen Defektbreite von weniger als 10 cm 5-536.4b
––– Sublay-Technik
–––– bei einer horizontalen Defektbreite von 10 cm oder mehr 5-536.4n
–––– bei einer horizontalen Defektbreite von weniger als 10 cm 5-536.4c
~~~

Narbenhernienreparation – s.a. Narbenhernie, Verschluss
– durch
–– EMILOS-Technik
––– bei einer horizontalen Defektbreite von weniger als 10 cm 5-536.4c
––– bei einer horizontalen Defektbreite von 10 cm oder mehr 5-536.4n
–– e-TEP-Technik
––– bei einer horizontalen Defektbreite von weniger als 10 cm 5-536.4c
––– bei einer horizontalen Defektbreite von 10 cm oder mehr 5-536.4n
–– MILOS-Technik
––– bei einer horizontalen Defektbreite von weniger als 10 cm 5-536.4c
––– bei einer horizontalen Defektbreite von 10 cm oder mehr 5-536.4n
–– TES-Technik
––– bei einer horizontalen Defektbreite von weniger als 10 cm 5-536.4c
––– bei einer horizontalen Defektbreite von 10 cm oder mehr 5-536.4n
– endoskopisch assistiert, total, extraperitoneal durch
–– Onlay-Technik
––– bei einer horizontalen Defektbreite von weniger als 10 cm 5-536.4b
––– bei einer horizontalen Defektbreite von 10 cm oder mehr 5-536.4m
–– Sublay-Technik
––– bei einer horizontalen Defektbreite von weniger als 10 cm 5-536.4c
––– bei einer horizontalen Defektbreite von 10 cm oder mehr 5-536.4n
– endoskopisch, total, extraperitoneal durch
–– Onlay-Technik
––– bei einer horizontalen Defektbreite von weniger als 10 cm 5-536.4b
––– bei einer horizontalen Defektbreite von 10 cm oder mehr 5-536.4m
–– Sublay-Technik
––– bei einer horizontalen Defektbreite von weniger als 10 cm 5-536.4c
––– bei einer horizontalen Defektbreite von 10 cm oder mehr 5-536.4n
– laparoskopisch, transperitoneal durch
–– Sublay-Technik
––– bei einer horizontalen Defektbreite von weniger als 10 cm 5-536.4a
––– bei einer horizontalen Defektbreite von 10 cm oder mehr 5-536.4k
– laparoskopisch, transperitonealer Verschluss durch
–– Sublay-Technik
––– bei einer horizontalen Defektbreite von weniger als 10 cm 5-536.4a
––– bei einer horizontalen Defektbreite von 10 cm oder mehr 5-536.4k ►

Narbenhernienreparation – s.a. Narbenhernie, Verschluss *(Forts.)*
~ laparoskopisch, transperitonealer Verschluss durch *(Forts.)*
–– intraperitonealem IPOM
––– bei einer horizontalen Defektbreite von weniger als 10 cm 5-536.49
––– bei einer horizontalen Defektbreite von 10 cm oder mehr 5-536.4j
–– intraperitonealem Onlay-Mesh
––– bei einer horizontalen Defektbreite von weniger als 10 cm 5-536.49
––– bei einer horizontalen Defektbreite von 10 cm oder mehr 5-536.4j
– laparoskopisch, transperitonealer Verschluss mit Verwendung von
–– intraperitonealem IPOM
––– bei einer horizontalen Defektbreite von weniger als 10 cm 5-536.49
––– bei einer horizontalen Defektbreite von 10 cm oder mehr 5-536.4j
–– intraperitonealem Onlay-Mesh
––– bei einer horizontalen Defektbreite von weniger als 10 cm 5-536.49
––– bei einer horizontalen Defektbreite von 10 cm oder mehr 5-536.4j
– laparoskopisch, transperitoneal mit Verwendung von
–– intraperitonealem IPOM
––– bei einer horizontalen Defektbreite von weniger als 10 cm 5-536.49
––– bei einer horizontalen Defektbreite von 10 cm oder mehr 5-536.4j
–– intraperitonealem Onlay-Mesh
––– bei einer horizontalen Defektbreite von weniger als 10 cm 5-536.49
––– bei einer horizontalen Defektbreite von 10 cm oder mehr 5-536.4j
– offen
–– mit allogenem Material als Bauchwandersatz
––– bei einer horizontalen Defektbreite von weniger als 10 cm 5-536.44
––– bei einer horizontalen Defektbreite von 10 cm oder mehr 5-536.4d
–– mit allogenem Material durch Komponentenseparation
––– bei einer horizontalen Defektbreite von weniger als 10 cm 5-536.48
––– bei einer horizontalen Defektbreite von 10 cm oder mehr 5-536.4h
––– nach Ramirez bei einer horizontalen Defektbreite von weniger als 10 cm 5-536.48
––– nach Ramirez bei einer horizontalen Defektbreite von 10 cm oder mehr 5-536.4h
–– mit alloplastischem Material als Bauchwandersatz
––– bei einer horizontalen Defektbreite von weniger als 10 cm 5-536.44
––– bei einer horizontalen Defektbreite von 10 cm oder mehr 5-536.4d ►

N

Narbenhernienreparation – s.a. Narbenhernie, Verschluss *(Forts.)*
~ offen *(Forts.)*
–– mit alloplastischem Material als Bauchwandverstärkung durch Onlay-Technik
––– bei einer horizontalen Defektbreite von weniger als 10 cm 5-536.46
––– bei einer horizontalen Defektbreite von 10 cm oder mehr 5-536.4f
–– mit alloplastischem Material als Bauchwandverstärkung durch Sublay-Technik
––– bei einer horizontalen Defektbreite von weniger als 10 cm 5-536.47
––– bei einer horizontalen Defektbreite von 10 cm oder mehr 5-536.4g
–– mit alloplastischem Material durch Komponentenseparation
––– bei einer horizontalen Defektbreite von weniger als 10 cm 5-536.48
––– bei einer horizontalen Defektbreite von 10 cm oder mehr 5-536.4h
––– nach Ramirez bei einer horizontalen Defektbreite von weniger als 10 cm 5-536.48
––– nach Ramirez bei einer horizontalen Defektbreite von 10 cm oder mehr 5-536.4h
–– mit Verwendung von intraperitonealem Onlay-Mesh als Bauchwandverstärkung
––– bei einer horizontalen Defektbreite von weniger als 10 cm 5-536.45
––– bei einer horizontalen Defektbreite von 10 cm oder mehr 5-536.4e
–– mit Verwendung von IPOM als Bauchwandverstärkung
––– bei einer horizontalen Defektbreite von weniger als 10 cm 5-536.45
––– bei einer horizontalen Defektbreite von 10 cm oder mehr 5-536.4e
–– mit xenogenem Material als Bauchwandverstärkung
––– bei einer horizontalen Defektbreite von weniger als 10 cm 5-536.44
––– bei einer horizontalen Defektbreite von 10 cm oder mehr 5-536.4d
–– mit xenogenem Material durch Komponentenseparation
––– bei einer horizontalen Defektbreite von weniger als 10 cm 5-536.48
––– bei einer horizontalen Defektbreite von 10 cm oder mehr 5-536.4h
––– nach Ramirez bei einer horizontalen Defektbreite von weniger als 10 cm 5-536.48
––– nach Ramirez bei einer horizontalen Defektbreite von 10 cm oder mehr 5-536.4h

Narbenkorrektur
– Axilla 5-894.16♦
–– nach Hautplastik 5-907.06♦
– Bauchregion 5-894.1b
–– nach Hautplastik 5-907.0b
– Brustwand 5-894.1a
–– nach Hautplastik 5-907.0a ►

Narbenkorrektur *(Forts.)*
– Ellenbogen 5-894.17♦
–– nach Hautplastik 5-907.07♦
– Fuß 5-894.1g♦
–– nach Hautplastik 5-907.0g♦
– Genitalregion 5-894.1c
–– nach Hautplastik 5-907.0c
– Gesäß 5-894.1d
–– nach Hautplastik 5-907.0d
– Hals 5-894.15
–– nach Hautplastik 5-907.05
– Hand 5-894.19♦
–– nach Hautplastik 5-907.09♦
– Knie 5-894.1e♦
–– nach Hautplastik 5-907.0e♦
– Kopf 5-894.14
–– nach Hautplastik 5-907.04
– Leistenregion 5-894.1c
–– nach Hautplastik 5-907.0c
– Lippe 5-894.10
–– nach Hautplastik 5-907.00
– Oberarm 5-894.17♦
–– nach Hautplastik 5-907.07♦
– Oberschenkel 5-894.1e♦
–– nach Hautplastik 5-907.0e♦
– Rücken 5-894.1a
–– nach Hautplastik 5-907.0a
– Schulter 5-894.16♦
–– nach Hautplastik 5-907.06♦
– Unterarm 5-894.18♦
–– nach Hautplastik 5-907.08♦
– Unterschenkel 5-894.1f♦
–– nach Hautplastik 5-907.0f♦

Nase
– Abszessdrainage 5-211.3
– Abtragung, Hautblase, bei Verbrennung und Verätzung 5-921.01
– äußere
–– Dermabrasion 5-212.0
–– Destruktion, Gewebe 5-212.5
–– Exzision
––– Gewebe 5-212.0
–––– histographisch kontrolliert 5-212.1
––– mit mikrographischer Chirurgie 5-212.1
–– Shaving 5-212.0
– amputiert, Replantation 5-218.x
– Blutstillung, durch
–– Ätzung 5-210.0
–– Dermatoplastik, Vestibulum nasi 5-210.5
–– Elektrokoagulation 5-210.1
–– Kaustik 5-210.0
–– Kryokoagulation 5-210.2
–– Laserkoagulation 5-210.3
–– Ligatur, Arterie 5-210.4
–– Tamponade 8-500
– Butterfly-Plastik, bei Verbrennung und Verätzung 5-927.01
– Dehnungsplastik, lokal, bei Verbrennung und Verätzung 5-926.01
– Dermabrasion, bei Verbrennung und Verätzung 5-921.11 ►

Nase *(Forts.)*
– Desilikonisierung, Dermisersatzmaterial, bei Verbrennung und Verätzung 5-929.11
– Durchtrennung, Lappenstiel, bei Verbrennung und Verätzung 5-929.01
– Einführung, Implantat, Gesicht, Epithese 5-77a.02
– Entfernung, Tamponade 8-506
– Entnahme, Composite graft, bei Verbrennung und Verätzung 5-924.21
– Epithese, Herstellung, und Anpassung, mit
–– Implantat-Fixation 8-221.2
–– Klebe- oder Brillen-Fixation 8-220.2
– Fistelexstirpation 5-219.0
– Fistelverschluss 5-219.0
– Fraktur, Reposition
–– geschlossen 5-216.0
–– offen
––– endonasal 5-216.1
––– von außen 5-216.2
– Fremdkörperentfernung 8-101.4
– Hämatomdrainage
–– mit Einnähen, Septumstützfolien 5-211.11
–– ohne Einnähen, Septumstützfolien 5-211.10
– Haut
–– Exzision, tangential, bei Verbrennung und Verätzung 5-921.31
–– Hochfrequenzchirurgie, bei Verbrennung und Verätzung 5-921.71
–– Laserdestruktion, bei Verbrennung und Verätzung 5-921.41
–– Radiochirurgie, bei Verbrennung und Verätzung 5-921.61
–– Ultraschalldestruktion, bei Verbrennung und Verätzung 5-921.51
– Hautersatz, permanent
–– großflächig, durch
––– allogene Amnionmembran, bei Verbrennung und Verätzung 5-925.j1
––– allogenes Amnion, bei Verbrennung und Verätzung 5-925.j1
––– allogenes Hautersatzmaterial, bei Verbrennung und Verätzung 5-925.j1
––– allogenes Hauttransplantat, bei Verbrennung und Verätzung 5-925.g1
––– Dermisersatzmaterial, bei Verbrennung und Verätzung 5-925.e1
––– humane azelluläre dermale Matrix, bei Verbrennung und Verätzung 5-925.g1
––– kultivierte Keratinozyten, bei Verbrennung und Verätzung 5-925.a1
–– kleinflächig, durch
–––– allogene Amnionmembran, bei Verbrennung und Verätzung 5-925.h1
–––– allogenes Amnion, bei Verbrennung und Verätzung 5-925.h1
–––– allogenes Hautersatzmaterial, bei Verbrennung und Verätzung 5-925.h1
–––– allogenes Hauttransplantat, bei Verbrennung und Verätzung 5-925.f1 ►

Nase *(Forts.)*
~ Hautersatz, permanent *(Forts.)*
~~ kleinflächig, durch *(Forts.)*
~~~ kultivierte Keratinozyten, bei Verbrennung und Verätzung 5-925.a1 *(Forts.)*
–––– Dermisersatzmaterial, bei Verbrennung und Verätzung 5-925.d1
–––– humane azelluläre dermale Matrix, bei Verbrennung und Verätzung 5-925.f1
––– kultivierte Keratinozyten, bei Verbrennung und Verätzung 5-925.91
– innere
–– Destruktion, Gewebe 5-212.6
–– Exzision, Gewebe
––– durch laterale Rhinotomie 5-212.3
––– endonasal 5-212.2
––– mit Midfacedegloving 5-212.4
–– und äußere, Rekonstruktion, plastisch, komplex, mit Transplantat
––– allogen 5-218.42
––– autogen
–––– distal 5-218.41
–––– lokal 5-218.40
––– xenogen 5-218.42
– Insellappenplastik, lokal, bei Verbrennung und Verätzung 5-926.31
– Inzision, Haut 5-211.x
– Jumping-man-Plastik, bei Verbrennung und Verätzung 5-927.01
– Lappen
–– frei, Revision, mit mikrovaskulärer Anastomosierung, bei Verbrennung und Verätzung 5-928.81
–– regional, gestielt, Revision, bei Verbrennung und Verätzung 5-928.61
– Lappenplastik
–– kombiniert, bei Verbrennung und Verätzung 5-927.01
–– lokal, Revision, bei Verbrennung und Verätzung 5-928.51
–– mit freiem Hauttransplantat, bei Verbrennung und Verätzung 5-927.11
–– regional, gestielt, mit Fernlappen
––– bei Verbrennung und Verätzung 5-927.21
––– mit freiem Hauttransplantat, bei Verbrennung und Verätzung 5-927.31
– Mikrograft-Spalthautdeckung, bei Verbrennung und Verätzung 5-925.71
– Naht 5-219.x
– Nekrosektomie, epifaszial, bei Verbrennung und Verätzung 5-921.21
– Polypektomie 5-212.2
– Rekonstruktion, plastisch, mehrere, Teile 5-217.3
– Resektion
–– partiell 5-213.0
––– histographisch kontrolliert 5-213.1
–– subtotal 5-213.2
––– histographisch kontrolliert 5-213.3
––– mit mikrographischer Chirurgie 5-213.3 ►

N
~~~

Nase *(Forts.)*
~ Resektion *(Forts.)*
-- total 5-213.4
--- histographisch kontrolliert 5-213.5
--- mit mikrographischer Chirurgie 5-213.5
– Revision
-- Fernlappen, gestielt, bei Verbrennung und Verätzung 5-928.71
-- Hauttransplantat, frei, bei Verbrennung und Verätzung 5-928.41
– Synechie
-- Durchtrennung
--- mit Einnähen, Septumstützfolie 5-211.41
--- ohne Einnähen, Septumstützfolie 5-211.40
-- Korrektur 5-211.40
– Transplantation
-- Composite graft, bei Verbrennung und Verätzung 5-925.31
-- Fernlappen, gestielt, bei Verbrennung und Verätzung 5-925.61
-- Haut, durch Epithelzellsuspension, nach
--- Aufbereitung mit Bedside-Kit, bei Verbrennung und Verätzung 5-925.b1
--- labortechnischer Aufbereitung im Schnellverfahren, bei Verbrennung und Verätzung 5-925.c1
-- Lappen
--- frei, mit mikrovaskulärer Anastomosierung, bei Verbrennung und Verätzung 5-925.41
--- regional, gestielt, bei Verbrennung und Verätzung 5-925.51
-- Spalthaut, frei, bei Verbrennung und Verätzung 5-925.01
-- Vollhaut, bei Verbrennung und Verätzung 5-925.21
– Transpositionsplastik, lokal, bei Verbrennung und Verätzung 5-926.21
– Verschiebe-Rotationsplastik, lokal, bei Verbrennung und Verätzung 5-926.11
– W-Plastik, lokal, bei Verbrennung und Verätzung 5-926.51
– Weichteildeckung, temporär
-- großflächig
--- durch
---- allogene Amnionmembran, bei Verbrennung und Verätzung 5-923.d1
---- allogene Hauttransplantation, bei Verbrennung und Verätzung 5-923.51
---- allogenes Amnion, bei Verbrennung und Verätzung 5-923.d1
---- allogenes Hautersatzmaterial bei Verbrennung und Verätzung 5-923.d1
---- humane azelluläre dermale Matrix bei Verbrennung und Verätzung 5-923.51
---- Kombination mehrerer Verfahren, bei Verbrennung und Verätzung 5-923.91
---- kultivierte Keratinozyten, bei Verbrennung und Verätzung 5-923.81
---- xenogenes Hautersatzmaterial, bei Verbrennung und Verätzung 5-923.61 ►

Nase *(Forts.)*
~ Weichteildeckung, temporär *(Forts.)*
~~ großflächig *(Forts.)*
--- mit
---- alloplastischem Material, bei Verbrennung und Verätzung 5-923.71
---- hydrolytisch resorbierbarer Membran, bei Verbrennung und Verätzung 5-923.b1
-- kleinflächig
--- durch
---- allogene Amnionmembran, bei Verbrennung und Verätzung 5-923.c1
---- allogene Hauttransplantation, bei Verbrennung und Verätzung 5-923.01
---- allogenes Amnion, bei Verbrennung und Verätzung 5-923.c1
---- allogenes Hautersatzmaterial bei Verbrennung und Verätzung 5-923.c1
---- humane azelluläre dermale Matrix bei Verbrennung und Verätzung 5-923.01
---- Kombination mehrerer Verfahren, bei Verbrennung und Verätzung 5-923.41
---- kultivierte Keratinozyten, bei Verbrennung und Verätzung 5-923.31
---- xenogenes Hautersatzmaterial, bei Verbrennung und Verätzung 5-923.11
--- mit
---- alloplastischem Material, bei Verbrennung und Verätzung 5-923.21
---- hydrolytisch resorbierbarer Membran, bei Verbrennung und Verätzung 5-923.a1
– Wundverschluss, primär, durch
-- Klammer, bei Verbrennung und Verätzung 5-928.11
-- Klebung, bei Verbrennung und Verätzung 5-928.21
-- Naht, bei Verbrennung und Verätzung 5-928.01
– Z-Plastik, lokal, bei Verbrennung und Verätzung 5-926.41
Nasenbein, Reposition, geschlossen 5-216.0
Naseneingang
– Tumorexzision 5-212.2
– Tumorresektion 5-212.2
Nasenflügel, Rekonstruktion, plastisch 5-217.1
Naseninnenraum, Biopsie
– durch Inzision 1-537
– ohne Inzision 1-414.0
Nasenmuschel
– mittlere, Lateralfrakturierung 5-215.4♦
– untere
-- Diathermie 5-215.00♦
-- Elektrokaustik 5-215.00♦
-- Kryokoagulation 5-215.01♦
-- Laserkoagulation 5-215.02♦
-- Lateralfrakturierung 5-215.4♦
-- Lateralisation 5-215.4♦
-- Medialisation 5-215.5♦
-- Resektion, submukös 5-215.3♦

Nasennebenhöhle
– Biopsie
–– durch Inzision 1-538♦
–– ohne Inzision 1-414.1
– Einsetzen, Kanüle, durch
–– natürliches Ostium 8-149.1♦
–– Punktion 8-149.1♦
– Endoskopie, diagnostisch 1-699.0
– Eröffnung, endonasal 5-22[illegible].x♦
– Fistelverschluss 5-225.x♦
– Katheterisierung 8-149.1♦
– Lavage, therapeutisch 8-172♦
– mehrere
–– Ballondilatation, Eingang 5-224.8♦
–– Operation
––– endonasal, mit
–––– Abszessentlastung 5-224.62♦
–––– Darstellung, Schädelbasis 5-224.63♦
–––– Schlitzung, Periorbita 5-224.61♦
–––– Teilentfernung, Lamina papyracea 5-224.60♦
–––– Versorgung, Schädelbasis 5-224.64♦
––– kombiniert endonasal und von außen, mit
–––– Darstellung, Schädelbasis 5-224.73♦
–––– Entlastung, Abszess 5-224.72♦
–––– Schlitzung, Periorbita 5-224.71♦
–––– Teilentfernung, Lamina papyracea 5-224.70♦
–––– Versorgung, Schädelbasis 5-224.74♦
––– radikal 5-224.4♦
–––– transfazial und transmandibulär, mit Einbruch in die Flügelgaumengrube 5-224.5♦
– Rekonstruktion, plastisch, durch Rekonstruktion, Stirnbein 5-225.0
– Spülung, therapeutisch 8-172♦
Nasenrücken
– Korrektur 5-217.2
– Rekonstruktion, plastisch 5-217.2
Nasensattel, knorpelig, Ausgleich 5-217.2
Nasenschleimhaut, Transplantation, bei Plastik, Konjunktiva 5-113.1♦
Nasenseptum
– Abszessausräumung 5-211.20
– Abszessdrainage
–– mit Einnähen von Septumstützfolien 5-211.21
–– ohne Einnähen von Septumstützfolien 5-211.20
– Dermatoplastik, bei Septumperforation 5-214.4
– Hämatomausräumung 5-211.0
– Hämatomdrainage 5-211.0
– Inzision 5-211.x
– Korrektur, plastisch
–– mit Resektion 5-214.6
–– ohne Resektion 5-214.5
– Rekonstruktion, plastisch, mit
–– Austauschplastik 5-214.70
–– Transplantat
––– allogen 5-214.72
––– autogen
–––– distal 5-214.71
–––– lokal 5-214.70 ►

Nasenseptum *(Forts.)*
~ Rekonstruktion, plastisch, mit *(Forts.)*
~~ Transplantat *(Forts.)*
––– xenogen 5-214.72
– Resektion, submukös 5-214.0
– Unterfütterung 5-214.3
Nasenspitze, Plastik, isoliert 5-217.1
Nasensteg
– Plastik 5-217.0
– Rekonstruktion, plastisch 5-217.0
Nasobiliär
– Drainage, Einsetzen, endoskopisch 5-513.5
– Verweilsonde, Einlegen 5-513.5
Nasoethmoid, Fraktur, Reposition, offen, durch
– Draht 5-761.41
– externe Fixation 5-761.40
– Materialkombination 5-761.44
– Platte 5-761.43
– Schraube 5-761.42
Nasolabial
– Fistulektomie 5-219.0
– Zystenexzision 5-273.5
Nasolakrimal, Ringsonde, Implantation 5-088.2♦
Nasopharyngeal
– Fistulektomie 5-219.0
– Kühlung, zur Hypothermiebehandlung 8-607.2
Nasopharynx, Biopsie
– durch Inzision 1-548
– ohne Inzision 1-422.2
Natalizumab, Applikation, parenteral
– 300 mg bis unter 600 mg 6-003.f0
– 600 mg bis unter 900 mg 6-003.f1
– 900 mg oder mehr 6-003.f2
Nativ
– Computertomographie
–– Abdomen 3-207
–– Becken 3-206
–– Gefäß, peripher 3-208
–– Hals 3-201
–– Herz 3-204
–– Muskel-Skelett-System 3-205
–– Rückenmark 3-203
–– Schädel 3-200
–– Thorax 3-202
–– Wirbelsäule 3-203
– Magnetresonanztomographie
–– Abdomen 3-804
–– Becken 3-805
–– Fetus 3-80b
–– Gefäß, peripher 3-808
–– Hals 3-801
–– Herz
––– in Ruhe 3-803.0
––– unter
–––– pharmakologischer Belastung 3-803.2
–––– physischer Belastung 3-803.1
–– Mamma 3-807
–– Muskel-Skelett-System 3-806
–– Rückenmark 3-802
–– Schädel 3-800
–– Thorax 3-809 ►

N

Nativ *(Forts.)*
~ Magnetresonanztomographie *(Forts.)*
–– Wirbelsäule 3-802
Natural-Killer-Zellen, Transfusion, nach Ex-vivo-Kultur 8-802.51
Naturheilkundlich, Komplexbehandlung, mindestens
– 7 bis höchstens 13 Behandlungstage und weniger als 1.680 Behandlungsminuten 8-975.22
– 10 bis höchstens 13 Behandlungstage und mindestens 1.680 Behandlungsminuten 8-975.23
– 14
–– Behandlungstage und mindestens 2.520 Behandlungsminuten 8-975.24
–– bis höchstens 20 Behandlungstage und weniger als 2.520 Behandlungsminuten 8-975.23
– 21 Behandlungstage 8-975.24
NAVA [Neurally Adjusted Ventilatory Assist], Anwendung *[nur Zusatzkode!]* 8-719.0
– mit Einlage, Spezialsonde, gastral *[nur Zusatzkode!]* 8-719.0
Navigationssystem
– diagnostisch
–– elektromagnetisch, Anwendung *[nur Zusatzkode!]* 1-999.01
–– optisch, Anwendung *[nur Zusatzkode!]* 1-999.03
–– radiologisch, Anwendung *[nur Zusatzkode!]* 1-999.00
–– sonographisch, Anwendung *[nur Zusatzkode!]* 1-999.02
– elektromagnetisch, Anwendung *[nur Zusatzkode!]* 5-988.1
– optisch, Anwendung *[nur Zusatzkode!]* 5-988.3
– radiologisch, Anwendung *[nur Zusatzkode!]* 5-988.0
– sonographisch, Anwendung *[nur Zusatzkode!]* 5-988.2
Navigiert, Magnetstimulation, transkraniell [nTMS]
– für
–– Motormapping 1-20c.0
–– Speechmapping 1-20c.1
– zur Identifizierung, Hirnareal, für
–– Motorik 1-20c.0
–– Sprache 1-20c.1
Nebenhoden
– Gewebe, Entnahme, zur Aufbereitung für die künstliche Insemination 5-639.3♦
– Punktion, perkutan, diagnostisch 1-847.1♦
Nebenmilz, Exstirpation 5-413.x
Nebenniere
– Biopsie
–– durch Inzision 1-584♦
–– endosonographisch 1-408.0♦
–– offen 1-584♦
–– perkutan 1-406.5♦
––– mit Steuerung durch bildgebende Verfahren 1-407.5♦ ►
Nebenniere *(Forts.)*
– Destruktion, durch
–– Elektroporation, irreversibel 5-073.42
–– Mikrowellenablation 5-073.41
–– Radiofrequenzablation 5-073.40
– Drainage
–– abdominal, offen 5-073.01♦
–– laparoskopisch 5-073.03♦
–– lumbal, offen 5-073.00♦
–– thorakoabdominal 5-073.02♦
– Durchtrennung, Nerv, afferent
–– abdominal, offen 5-073.x1♦
–– laparoskopisch 5-073.x3♦
–– lumbal, offen 5-073.x0♦
–– thorakoabdominal 5-073.x2♦
– Gewebe
–– Autotransplantation
––– abdominal, offen 5-073.21♦
––– laparoskopisch 5-073.23♦
––– lumbal, offen 5-073.20♦
––– thorakoabdominal 5-073.22♦
–– Exzision
––– abdominal, offen 5-071.01♦
––– laparoskopisch 5-071.03♦
––– lumbal, offen 5-071.00♦
––– thorakoabdominal 5-071.02♦
–– Reimplantation
––– abdominal, offen 5-073.21♦
––– laparoskopisch 5-073.23♦
––– lumbal, offen 5-073.20♦
––– thorakoabdominal 5-073.22♦
– Inzision
–– abdominal, offen 5-073.01♦
–– laparoskopisch 5-073.03♦
–– lumbal, offen 5-073.00♦
–– thorakoabdominal 5-073.02♦
– Ligatur
–– Arterie 5-389.6x♦
–– Vene 5-389.9x♦
– Nadelbiopsie, perkutan 1-406.5♦
– Naht
–– abdominal, offen 5-073.11♦
–– laparoskopisch 5-073.13♦
–– lumbal, offen 5-073.10♦
–– thorakoabdominal 5-073.12♦
– Rekonstruktion, plastisch
–– abdominal, offen 5-073.11♦
–– laparoskopisch 5-073.13♦
–– lumbal, offen 5-073.10♦
–– thorakoabdominal 5-073.12♦
– Resektion
–– abdominal, offen 5-072.01♦
––– mit Ovariektomie 5-072.11♦
–– laparoskopisch 5-072.03♦
––– mit Ovariektomie 5-072.13♦
–– lumbal, offen 5-072.00♦
––– mit Ovariektomie 5-072.10♦
–– Rest
––– abdominal, offen 5-072.21♦
––– laparoskopisch 5-072.23♦
––– lumbal, offen 5-072.20♦ ►

Nebenniere *(Forts.)*
~ Resektion *(Forts.)*
~~ Rest *(Forts.)*
––– thorakoabdominal 5-072.22♦
–– thorakoabdominal 5-072.02♦
––– mit Ovariektomie 5-072 12♦
– Szintigraphie 3-702.1
– Untersuchung, endosonographisch 3-05a
Nebennierenregion, Exploration
– abdominal, offen 5-070.3♦
– laparoskopisch 5-070.5♦
– lumbal, offen 5-070.2♦
– thorakoabdominal 5-070.4♦
Nebenschilddrüse
– Biopsie
–– durch Inzision 1-582.1♦
–– perkutan 1-406.3♦
––– mit Steuerung durch bildgebende Verfahren 1-407.3♦
– Gewebe, Exzision
–– durch Sternotomie 5-068.0
–– partiell 5-066.0♦
– Nadelbiopsie, perkutan 1-4C6.3♦
– Naht, nach Verletzung 5-069.01
– Rekonstruktion, plastisch 5-069.11
– Replantation
–– heterotop 5-069.31
–– orthotop 5-069.30
– Resektion, partiell, bei Reexploration 5-066.1♦
– Szintigraphie 3-702.0
Necitumumab, Applikation, parenteral 6-009.g
Neck dissection
– radikal
–– erweitert, Regionen
––– 4 5-403.30♦
––– 5 5-403.31♦
––– 6 5-403.32♦
–– modifiziert, Regionen
––– 4 5-403.20♦
––– 5 5-403.21♦
––– 6 5-403.22♦
–– Regionen
––– 4 5-403.10♦
––– 5 5-403.11♦
––– 6 5-403.12♦
– selektiv, Regionen
–– 1 5-403.00♦
–– 2 5-403.01♦
–– 3 5-403.02♦
–– 4 5-403.03♦
–– 5 5-403.04♦
–– 6 5-403.05♦
Negativdrucksystem, bei Beatmung, maschinell, beim
– Neugeborenen 8-711.30
– Säugling 8-711.31
Nekrosektomie
– epifaszial
–– Augenlid, bei Verbrennung und Verätzung 5-921.23♦ ►

Nekrosektomie *(Forts.)*
~ epifaszial *(Forts.)*
–– Axilla, bei Verbrennung und Verätzung 5-921.26♦
–– Bauchregion, bei Verbrennung und Verätzung 5-921.2b
–– Brustwand, bei Verbrennung und Verätzung 5-921.2a
–– Dammregion, bei Verbrennung und Verätzung 5-921.2m
–– Ellenbogen, bei Verbrennung und Verätzung 5-921.27♦
–– Fuß, bei Verbrennung und Verätzung 5-921.2g♦
–– Genitalregion, bei Verbrennung und Verätzung 5-921.2c
–– Gesäß, bei Verbrennung und Verätzung 5-921.2d
–– Hals, bei Verbrennung und Verätzung 5-921.25
–– Hand, bei Verbrennung und Verätzung 5-921.29♦
–– Knie, bei Verbrennung und Verätzung 5-921.2e♦
–– Kopf, bei Verbrennung und Verätzung 5-921.24
–– Kopfhaut, behaart, bei Verbrennung und Verätzung 5-921.2h
–– Leistenregion, bei Verbrennung und Verätzung 5-921.2c
–– Lippe, bei Verbrennung und Verätzung 5-921.20
–– Nase, bei Verbrennung und Verätzung 5-921.21
–– Oberarm, bei Verbrennung und Verätzung 5-921.27♦
–– Oberschenkel, bei Verbrennung und Verätzung 5-921.2e♦
–– Ohr, bei Verbrennung und Verätzung 5-921.22♦
–– Rücken, bei Verbrennung und Verätzung 5-921.2j
–– Schulter, bei Verbrennung und Verätzung 5-921.26♦
–– Skrotum, bei Verbrennung und Verätzung 5-921.2k
–– Unterarm, bei Verbrennung und Verätzung 5-921.28♦
–– Unterschenkel, bei Verbrennung und Verätzung 5-921.2f♦
– Ferse 5-896.1g♦
– und Débridement, Unterschenkel 5-896.1f♦
Nekrosenentfernung, Pankreas
– transduodenal, endoskopisch
–– mit Einlegen eines
––– Kunststoffstents 5-529.s1
––– nicht-selbstexpandierenden Stents 5-529.s1
––– selbstexpandierenden Stents 5-529.s2
–– ohne Einlegen eines Stents 5-529.s0 ►

N

Nekrosenentfernung, Pankreas *(Forts.)*
– transgastral, endoskopisch
–– mit Implantation eines
––– Kunststoffstents 5-529.p1
––– nicht-selbstexpandierenden Stents 5-529.p1
––– selbstexpandierenden Stents 5-529.p2
–– ohne Einlegen eines Stents 5-529.p0
Nelarabin, Applikation, parenteral
– 1.500 mg bis unter 2.000 mg 6-003.e3
– 2.000 mg bis unter 2.500 mg 6-003.e4
– 2.500 mg bis unter 3.000 mg 6-003.e5
– 3.000 mg bis unter 3.500 mg 6-003.e6
– 3.500 mg bis unter 4.000 mg 6-003.e7
– 4.000 mg bis unter 4.500 mg 6-003.e8
– 4.500 mg bis unter 5.000 mg 6-003.e9
– 5.000 mg bis unter 6.000 mg 6-003.ea
– 6.000 mg bis unter 7.000 mg 6-003.eb
– 7.000 mg bis unter 8.000 mg 6-003.ec
– 8.000 mg bis unter 9.000 mg 6-003.ed
– 9.000 mg bis unter 10.000 mg 6-003.ee
– 10.000 mg bis unter 12.000 mg 6-003.ef
– 12.000 mg bis unter 14.000 mg 6-003.eg
– 14.000 mg bis unter 16.000 mg 6-003.eh
– 16.000 mg bis unter 20.000 mg 6-003.ej
– 20.000 mg bis unter 24.000 mg 6-003.ek
– 24.000 mg bis unter 28.000 mg 6-003.em
– 28.000 mg bis unter 32.000 mg 6-003.en
– 32.000 mg bis unter 36.000 mg 6-003.ep
– 36.000 mg oder mehr 6-003.eq
– bei Patienten unter 15 Jahren
–– 150 mg bis unter 600 mg 6-003.e0
–– 600 mg bis unter 1.050 mg 6-003.e1
–– 1.050 mg bis unter 1.500 mg 6-003.e2
Neochordae
– aus PTFE, Implantation, bei Plastik, Segel, Mitralklappe, transapikal 5-35a.42
– Implantation, bei Plastik, Segel, Mitralklappe, transapikal 5-35a.42
Neodym-YAG-Laser, Verwendung *[nur Zusatzkode!]* 5-985.6
Neoglottis
– Konstruktion 5-315.3
– Revision 5-315.7
Neourethra, Konstruktion
– einzeitig, bei Harninkontinenz 5-596.1
– zweizeitig, bei Harninkontinenz
–– erste Sitzung 5-596.2
–– zweite Sitzung 5-596.3
Nephrektomie
– abdominal
–– offen
––– bei
–––– einem Lebendspender, zur Transplantation 5-554.81
–––– transplantierter Niere 5-554.71
––– mit Ureterektomie 5-554.b1♦
––– ohne weitere Maßnahmen 5-554.a1♦
––– postmortal, zur Transplantation 5-554.91
––– radikal, mit
–––– Ureterektomie 5-554.51♦ ►

Nephrektomie *(Forts.)*
~ abdominal *(Forts.)*
~~ offen *(Forts.)*
~~~ radikal, mit *(Forts.)*
–––– Ureterexhairese, endoskopisch 5-554.61♦
–– radikal 5-554.41♦
– laparoskopisch
–– mit Ureterektomie 5-554.b3♦
–– Niere, transplantiert 5-554.73
–– ohne weitere Maßnahmen 5-554.a3♦
–– radikal 5-554.43♦
––– mit
–––– Ureterektomie 5-554.53♦
–––– Ureterexhairese, endoskopisch 5-554.63♦
–– zur Transplantation, bei einem Lebendspender 5-554.83
– lumbal
–– offen
––– mit Ureterektomie 5-554.b0♦
––– Niere, transplantiert 5-554.70
––– ohne weitere Maßnahmen 5-554.a0♦
––– postmortal, zur Transplantation 5-554.90
––– radikal, mit
–––– Ureterektomie 5-554.50♦
–––– Ureterexhairese, endoskopisch 5-554.60♦
––– zur Transplantation, bei einem Lebendspender 5-554.80
–– radikal 5-554.40♦
– Niere, transplantiert, thorakoabdominal 5-554.72
– postmortal
–– laparoskopisch, zur Transplantation 5-554.93
–– thorakoabdominal, zur Transplantation 5-554.92
– thorakoabdominal
–– mit Ureterektomie 5-554.b2♦
–– ohne weitere Maßnahmen 5-554.a2♦
–– radikal 5-554.42♦
––– mit
–––– Ureterektomie 5-554.52♦
–––– Ureterexhairese, endoskopisch 5-554.62♦
–– zur Transplantation, bei einem Lebendspender 5-554.82
Nephrolitholapaxie
– antegrad-nephroskopisch 5-550.20♦
– perkutan-transrenal 5-550.20♦
– ureterorenoskopisch 5-550.21♦
Nephropexie
– abdominal, offen 5-559.21♦
– laparoskopisch 5-559.23♦
– lumbal, offen 5-559.20♦
– thorakoabdominal 5-559.22♦
Nephropyelokalikotomie, offen 5-551.5♦
Nephrostoma
– rekonstruktiv, Dilatation
–– abdominal, offen 5-557.a1♦
–– laparoskopisch 5-557.a3♦
–– lumbal, offen 5-557.a0♦
–– thorakoabdominal 5-557.a2♦
– Verschluss
–– abdominal, offen 5-557.91♦ ►
~~~

Nephrostoma *(Forts.)*
~ Verschluss *(Forts.)*
-- laparoskopisch 5-557.93♦
-- lumbal, offen 5-557.90♦
-- thorakoabdominal 5-557.92♦
Nephrostomie
– antegrad-nephroskopisch 5-550.1♦
– offen 5-551.1♦
– perkutan-transrenal 5-550.1♦
Nephrostomiekanal, Dilatation, operativ, mit Einlegen, Nephrostomiekatheter, dicklumig 5-550.6♦
Nephrostomiekatheter
– dicklumig, Einlegen, bei Dilatation, Nephrostomiekanal, operativ 5-550.6♦
– Entfernung 8-138.1♦
– Wechsel, ohne operative Dilatation 8-138.0♦
Nephrotomie
– antegrad-nephroskopisch 5-550.0♦
– offen 5-551.0♦
– perkutan-transrenal 5-550.0♦
Neratinib, Applikation, oral 6-00c.b
Nerv – s.a. N. oder s.a. Nerven
– afferent, Durchtrennung, Nebenniere
-- abdominal, offen 5-073.x1♦
-- laparoskopisch 5-073.x3♦
-- lumbal, offen 5-073.x0♦
-- thorakoabdominal 5-073.x2♦
– Anastomose
-- akzessorio-fazial 5-058.1♦
-- faziofazial 5-058.2
-- hypoglosso-fazial 5-058.0♦
-- interkosto-faszikulär 5-058.3
– Arm
-- Biopsie
--- durch Inzision 1-513.3♦
--- perkutan 1-405.3♦
-- Destruktion 5-041.3♦
-- Exploration 5-04b.3♦
-- Exzision 5-041.3♦
-- Inzision 5-040.3♦
-- Nadelbiopsie, perkutan 1-405.3♦
-- Naht
--- epineural
---- mit Transplantation 5-048.3♦
----- und Transposition 5-054.3♦
---- primär 5-044.3♦
----- mit Transposition 5-050.3♦
---- sekundär 5-046.3♦
----- mit Transposition 5-052.3♦
--- interfaszikulär
---- mit Transplantation 5-049.3♦
----- und Transposition 5-055.3♦
---- primär 5-045.3♦
----- mit Transposition 5-051.3♦
---- sekundär 5-047.3♦
----- mit Transposition 5-053.3♦
-- Neurolyse, und Dekompression 5-056.3♦
--- mit Transposition 5-057.3♦
-- Rekonstruktion, mittels
--- Muskel-Venen-Interponat 5-058.50♦ ►

Nerv – s.a. N. oder s.a. Nerven *(Forts.)*
~ Arm *(Forts.)*
~~ Rekonstruktion, mittels *(Forts.)*
--- Nerven-Conduit 5-058.40♦
--- Nervenröhrchen 5-058.40♦
– Beckenboden
-- Biopsie
--- durch Inzision 1-513.7♦
--- perkutan 1-405.7♦
-- Destruktion 5-041.7♦
-- Exploration 5-04b.7♦
-- Exzision 5-041.7♦
-- Inzision 5-040.7♦
-- Nadelbiopsie, perkutan 1-405.7♦
-- Naht
--- epineural
---- mit Transplantation 5-048.7♦
----- und Transposition 5-054.7♦
---- primär 5-044.7♦
----- mit Transposition 5-050.7♦
---- sekundär 5-046.7♦
----- mit Transposition 5-052.7♦
--- interfaszikulär
---- mit Transplantation 5-049.7♦
----- und Transposition 5-055.7♦
---- primär 5-045.7♦
----- mit Transposition 5-051.7♦
---- sekundär 5-047.7♦
----- mit Transposition 5-053.7♦
-- Neurolyse, und Dekompression 5-056.7♦
--- mit Transposition 5-057.7♦
– Bein
-- Biopsie
--- durch Inzision 1-513.8♦
--- perkutan 1-405.8♦
-- Destruktion 5-041.8♦
-- Exploration 5-04b.8♦
-- Exzision 5-041.8♦
-- Inzision 5-040.8♦
-- Nadelbiopsie, perkutan 1-405.8♦
-- Naht
--- epineural
---- mit Transplantation 5-048.8♦
----- und Transposition 5-054.8♦
---- primär 5-044.8♦
----- mit Transposition 5-050.8♦
---- sekundär 5-046.8♦
----- mit Transposition 5-052.8♦
--- interfaszikulär
---- mit Transplantation 5-049.8♦
----- und Transposition 5-055.8♦
---- primär 5-045.8♦
----- mit Transposition 5-051.8♦
---- sekundär 5-047.8♦
----- mit Transposition 5-053.8♦
-- Neurolyse, und Dekompression 5-056.8♦
--- mit Transposition 5-057.8♦
-- Rekonstruktion, mittels
--- Muskel-Venen-Interponat 5-058.52♦
--- Nerven-Conduit 5-058.42♦
--- Nervenröhrchen 5-058.42♦ ►

Nerv – s.a. N. oder s.a. Nerven *(Forts.)*
– Dekompression, bei Mastoidektomie, mit Freilegung, Fazialiskanal 5-203.71♦
– Fuß
–– Biopsie
––– durch Inzision 1-513.9♦
––– perkutan 1-405.9♦
–– Destruktion 5-041.9♦
–– Exploration 5-04b.9♦
–– Exzision 5-041.9♦
–– Inzision 5-040.9♦
–– Nadelbiopsie, perkutan 1-405.9♦
–– Naht
––– epineural
–––– mit Transplantation 5-048.9♦
––––– und Transposition 5-054.9♦
–––– primär 5-044.9♦
––––– mit Transposition 5-050.9♦
–––– sekundär 5-046.9♦
––––– mit Transposition 5-052.9♦
––– interfaszikulär
–––– mit Transplantation 5-049.9♦
––––– und Transposition 5-055.9♦
–––– primär 5-045.9♦
––––– mit Transposition 5-051.9♦
–––– sekundär 5-047.9♦
––––– mit Transposition 5-053.9♦
–– Neurolyse, und Dekompression 5-056.9♦
––– mit Transposition 5-057.9♦
–– Rekonstruktion, mittels
––– Muskel-Venen-Interponat 5-058.53♦
––– Nerven-Conduit 5-058.43♦
––– Nervenröhrchen 5-058.43♦
– Hand
–– Biopsie
––– durch Inzision 1-513.4♦
––– perkutan 1-405.4♦
–– Dekompression, mit Neurolyse, offen 5-056.40♦
–– Destruktion 5-041.4♦
–– Exploration 5-04b.4♦
–– Exzision 5-041.4♦
–– Inzision 5-040.4♦
–– Nadelbiopsie, perkutan 1-405.4♦
–– Naht
––– epineural
–––– mit Transplantation 5-048.4♦
––––– und Transposition 5-054.4♦
–––– primär 5-044.4♦
––––– mit Transposition 5-050.4♦
–––– sekundär 5-046.4♦
––––– mit Transposition 5-052.4♦
––– interfaszikulär
–––– mit Transplantation 5-049.4♦
––––– und Transposition 5-055.4♦
–––– primär 5-045.4♦
––––– mit Transposition 5-051.4♦
–––– sekundär 5-047.4♦
––––– mit Transposition 5-053.4♦
–– Neurolyse, und Dekompression
––– endoskopisch 5-056.41♦ ►

Nerv – s.a. N. oder s.a. Nerven *(Forts.)*
~ Hand *(Forts.)*
~~ Neurolyse, und Dekompression *(Forts.)*
––– mit Transposition 5-057.4♦
–– Rekonstruktion, mittels
––– Muskel-Venen-Interponat 5-058.51♦
––– Nerven-Conduit 5-058.41♦
––– Nervenröhrchen 5-058.41♦
– intrakraniell, Dekompression, mikrovaskulär
–– mit Implantation, Material
––– alloplastisch 5-018.2
––– autogen 5-018.1
–– ohne Implantat 5-018.0
– Leiste
–– Biopsie
––– durch Inzision 1-513.7♦
––– perkutan 1-405.7♦
–– Destruktion 5-041.7♦
–– Exploration 5-04b.7♦
–– Exzision 5-041.7♦
–– Inzision 5-040.7♦
–– Nadelbiopsie, perkutan 1-405.7♦
–– Naht
––– epineural
–––– mit Transplantation 5-048.7♦
––––– und Transposition 5-054.7♦
–––– primär 5-044.7♦
––––– mit Transposition 5-050.7♦
–––– sekundär 5-046.7♦
––––– mit Transposition 5-052.7♦
––– interfaszikulär
–––– mit Transplantation 5-049.7♦
––––– und Transposition 5-055.7♦
–––– primär 5-045.7♦
––––– mit Transposition 5-051.7♦
–––– sekundär 5-047.7♦
––––– mit Transposition 5-053.7♦
–– Neurolyse, und Dekompression 5-056.7♦
––– mit Transposition 5-057.7♦
– Plexus brachialis
–– Exploration 5-04b.1♦
–– Inzision 5-040.1♦
– Plexus lumbosacralis
–– Exploration 5-04b.6♦
–– Inzision 5-040.6♦
– Rumpf
–– Biopsie
––– durch Inzision 1-513.5
––– perkutan 1-405.5
–– Destruktion 5-041.5
–– Exploration 5-04b.5
–– Exzision 5-041.5
–– Inzision 5-040.5
–– Nadelbiopsie, perkutan 1-405.5
–– Naht
––– epineural
–––– mit Transplantation 5-048.5
––––– und Transposition 5-054.5
–––– primär 5-044.5
––––– mit Transposition 5-050.5 ►

Nerv – s.a. N. oder s.a. Nerven *(Forts.)*
~ Rumpf *(Forts.)*
~~ Naht *(Forts.)*
~~~ epineural *(Forts.)*
---- sekundär 5-046.5
----- mit Transposition 5-052.5
--- interfaszikulär
---- mit Transplantation 5-049.5
----- und Transposition 5-055.5
---- primär 5-045.5
----- mit Transposition 5-051.5
---- sekundär 5-047.5
----- mit Transposition 5-053.5
-- Neurolyse, und Dekompression 5-056.5
--- mit Transposition 5-057.5
- Schulter
-- Biopsie
--- durch Inzision 1-513.2♦
--- perkutan 1-405.2♦
-- Destruktion 5-041.2♦
-- Exploration 5-04b.2♦
-- Exzision 5-041.2♦
-- Inzision 5-040.2♦
-- Nadelbiopsie, perkutan 1-405.2♦
-- Naht
--- epineural
---- mit Transplantation 5-048.2♦
----- und Transposition 5-054.2♦
---- primär 5-044.2♦
----- mit Transposition 5-050.2♦
---- sekundär 5-046.2♦
----- mit Transposition 5-052.2♦
--- interfaszikulär
---- mit Transplantation 5-049.2♦
----- und Transposition 5-055.2♦
---- primär 5-045.2♦
----- mit Transposition 5-051.2♦
---- sekundär 5-047.2♦
----- mit Transposition 5-053.2♦
-- Neurolyse, und Dekompression 5-056.2♦
--- mit Transposition 5-057.2♦
Nerven, Gesichtsschädelknochen, Gesichtsweichteile, Transplantation, simultan
- subtotal 5-779.8
- total 5-779.8
Nerven-Conduit, zur Rekonstruktion, Nerv
- Arm 5-058.40♦
- Bein 5-058.42♦
- Fuß 5-058.43♦
- Hand 5-058.41♦
Nervenmonitoring, bei Exzision
- Gewebe, Paraganglien 5-398.2
- Glomus caroticum 5-398.2
Nervenröhrchen, zur Rekonstruktion, Nerv
- Arm 5-058.40♦
- Bein 5-058.42♦
- Fuß 5-058.43♦
- Hand 5-058.41♦
Nervensystem
- Funktionsdiagnostik, invasiv, mit
-- pharmakologischer Testung 1-203.2 ►
Nervensystem *(Forts.)*
~ Funktionsdiagnostik, invasiv, mit *(Forts.)*
-- Stimulationselektrode
--- spinal 1-203.1
--- zerebral 1-203.0
- peripher
-- Entfernung
--- Neurostimulationselektrode 5-059.a0
---- mehrere 5-059.a1
--- Neurostimulator 5-059.2
-- Implantation
--- Elektrode
---- permanent 5-059.82
---- temporär, zur Teststimulation 5-059.80
--- Elektroden, mehrere
---- permanent 5-059.83
---- temporär, zur Teststimulation 5-059.81
--- Mehrkanalstimulator, vollimplantierbar, mit Akkumulator, wiederaufladbar
---- mit Implantation, Neurostimulationselektrode 5-059.cc
---- ohne Implantation einer Neurostimulationselektrode 5-059.g3
-- Revision
--- Neurostimulationselektrode 5-059.90
---- mehrere 5-059.91
--- Neurostimulator 5-059.1
-- Wechsel
--- Elektrode, permanent 5-059.82
--- Elektroden, mehrere, permanent 5-059.83
--- Mehrkanalstimulator, vollimplantierbar, mit Akkumulator, wiederaufladbar
---- mit Wechsel, Neurostimulationselektrode 5-059.cc
---- ohne Wechsel einer Neurostimulationselektrode 5-059.dc
- sympathisch, Injektion, Medikament, zur Schmerztherapie
-- am
--- lumbalen Grenzstrang
---- mit bildgebenden Verfahren 8-916.12
---- ohne bildgebende Verfahren 8-916.02
--- Plexus coeliacus
---- mit bildgebenden Verfahren 8-916.13
---- ohne bildgebende Verfahren 8-916.03
--- Plexus hypogastricus
---- mit bildgebenden Verfahren 8-916.13
---- ohne bildgebende Verfahren 8-916.03
--- thorakalen Grenzstrang
---- mit bildgebenden Verfahren 8-916.11
---- ohne bildgebende Verfahren 8-916.01
--- zervikalen Grenzstrang
---- mit bildgebenden Verfahren 8-916.10
---- ohne bildgebende Verfahren 8-916.00
-- an den prävertebralen Ganglien
--- mit bildgebenden Verfahren 8-916.13
--- ohne bildgebende Verfahren 8-916.03
Nerventransplantat, Entfernung 5-059.3
Nervenwurzel
- intraspinal
-- Destruktion, Gewebe 5-035.7 ►

N
~~~

Nervenwurzel *(Forts.)*
~ intraspinal *(Forts.)*
–– Exzision, Gewebe 5-035.7
–– Tumordestruktion 5-035.6
–– Tumorexzision 5-035.6
– Rückenmark, Durchtrennung 5-034.7
Netz, alloplastisch
– Durchtrennung
–– abdominal, als Revision, nach Operation wegen
––– Harninkontinenz 5-599.02
––– Prolaps 5-599.02
–– perineal
––– abdominal, kombiniert, als Revision, nach Operation wegen
–––– Harninkontinenz 5-599.04
–––– Prolaps 5-599.04
––– als Revision, nach Operation wegen
–––– Harninkontinenz 5-599.01
–––– Prolaps 5-599.01
–– vaginal
––– abdominal, kombiniert, als Revision, nach Operation wegen
–––– Harninkontinenz 5-599.03
–––– Prolaps 5-599.03
––– als Revision, nach Operation wegen
–––– Harninkontinenz 5-599.00
–––– Prolaps 5-599.00
– Resektion
–– abdominal, als Revision, nach Operation wegen
––– Harninkontinenz 5-599.02
––– Prolaps 5-599.02
–– perineal
––– abdominal, kombiniert, als Revision, nach Operation wegen
–––– Harninkontinenz 5-599.04
–––– Prolaps 5-599.04
––– als Revision, nach Operation wegen
–––– Harninkontinenz 5-599.01
–––– Prolaps 5-599.01
–– vaginal
––– abdominal, kombiniert, als Revision, nach Operation wegen
–––– Harninkontinenz 5-599.03
–––– Prolaps 5-599.03
––– als Revision, nach Operation wegen
–––– Harninkontinenz 5-599.00
–––– Prolaps 5-599.00
– Teilresektion
–– abdominal, als Revision, nach Operation wegen
––– Harninkontinenz 5-599.02
––– Prolaps 5-599.02
–– perineal
––– abdominal, kombiniert, als Revision, nach Operation wegen
–––– Harninkontinenz 5-599.04
–––– Prolaps 5-599.04
––– als Revision, nach Operation wegen
–––– Harninkontinenz 5-599.01 ►

Netz, alloplastisch *(Forts.)*
~ Teilresektion *(Forts.)*
~~ perineal *(Forts.)*
~~~ als Revision, nach Operation wegen *(Forts.)*
–––– Prolaps 5-599.01
–– vaginal
––– abdominal, kombiniert, als Revision, nach Operation wegen
–––– Harninkontinenz 5-599.03
–––– Prolaps 5-599.03
––– als Revision, nach Operation wegen
–––– Harninkontinenz 5-599.00
–––– Prolaps 5-599.00
Netzhaut
– Endodiathermie 5-155.0♦
– Endokryokoagulation 5-155.1♦
– Endolaserkoagulation
–– flächig 5-155.4♦
–– lokal 5-155.3♦
– Fixation, durch
–– Cerclage 5-152.2♦
–– Endotamponade 5-154.3♦
–– Gastamponade 5-154.3♦
–– Kryopexie 5-154.0♦
–– Laserretinopexie 5-154.2♦
–– permanente Plombe 5-152.0♦
–– schwere Flüssigkeiten 5-154.4♦
–– temporäre Plombe 5-152.1♦
– Rotation 5-156.3♦
Netzhautprothese
– epiretinal, Implantation 5-156.a1♦
– subretinal, Implantation 5-156.a0♦
Neueinpflanzung, Enterostoma
– Duodenum 5-464.20
– Ileum 5-464.22
– Jejunum 5-464.21
– Kolon 5-464.23
Neufixierung, Magenband, disloziert
– abdominal, offen 5-448.d0
– durch Umsteigen laparoskopisch – offen chirurgisch 5-448.d3
– laparoskopisch 5-448.d2
– thorakal, offen 5-448.d1
Neural reguliert, Beatmungsunterstützung, Anwendung *[nur Zusatzkode!]* 8-719.0
– mit Einlage, Spezialsonde, gastral *[nur Zusatzkode!]* 8-719.0
Neuroelektrodensystem, subdural, temporär, Implantation
– mit 1 bis 31 Kontakten pro System
–– 1 bis 5 Neuroelektrodensysteme 5-028.b0
–– 6 bis 10 Neuroelektrodensysteme 5-028.b1
–– 11 oder mehr Neuroelektrodensysteme 5-028.b2
– mit 32 oder mehr Kontakten pro System
–– 1 Neuroelektrodensystem 5-028.b3
–– 2 Neuroelektrodensysteme oder mehr 5-028.b4
Neurographie 1-206
~~~

Neurologisch
– Komplexbehandlung, Schlaganfall, akut
–– auf einer Schlaganfalleinheit
––– mit Möglichkeit zur Durchführung von Thrombektomien und intrakraniellen Eingriffen
–––– über mindestens 24 bis höchstens 48 Stunden 8-981.30
–––– über mehr als 48 bis höchstens 72 Stunden 8-981.31
–––– über mehr als 72 bis höchstens 96 Stunden 8-981.32
–––– über mehr als 96 Stunden 8-981.33
––– ohne (kontinuierliche) Möglichkeit zur Durchführung von Thrombektomien und intrakraniellen Eingriffen
–––– über mindestens 24 bis höchstens 48 Stunden 8-981.20
–––– über mehr als 48 bis höchstens 72 Stunden 8-981.21
–––– über mehr als 72 bis höchstens 96 Stunden 8-981.22
–––– über mehr als 96 Stunden 8-981.23
–– mit anderen Struktur- und Mindestmerkmalen
––– mit Anwendung eines Telekonsildienstes
–––– über mindestens 24 bis höchstens 48 Stunden 8-98b.30
–––– über mehr als 48 bis höchstens 72 Stunden 8-98b.31
–––– über mehr als 72 bis höchstens 96 Stunden 8-98b.32
–––– über mehr als 96 Stunden 8-98b.33
––– ohne Anwendung eines Telekonsildienstes
–––– über mindestens 24 bis höchstens 48 Stunden 8-98b.20
–––– über mehr als 48 bis höchstens 72 Stunden 8-98b.21
–––– über mehr als 72 bis höchstens 96 Stunden 8-98b.22
–––– über mehr als 96 Stunden 8-98b.23
– Monitoring, invasiv 8-924
– Polysomnographie 1-790
– Untersuchung
–– Behandelbarkeit, operativ, Bewegungsstörungen 1-20a.21
–– Pharmakosensitivität, mit quantitativer Testung, bei Bewegungsstörungen 1-20a.20
Neurolyse
– mehrere
–– bei Fasziektomie, mit Arteriolyse, mehrere, Finger 5-842.70♦
–– mit Arteriolyse, mehrere, bei Fasziektomie, Finger, mehrere 5-842.71♦
–– und Fasziektomie, Finger 5-842.50♦
––– mehrere 5-842.51♦
– und
–– Dekompression
––– Hirnnerv, extrakraniell 5-056.0♦
–––– mit Transposition 5-057.0♦ ►

Neurolyse *(Forts.)*
~ und *(Forts.)*
~~ Dekompression *(Forts.)*
––– Nerv
–––– Arm 5-056.3♦
––––– mit Transposition 5-057.3♦
–––– Beckenboden 5-056.7♦
––––– mit Transposition 5-057.7♦
–––– Bein 5-056.8♦
––––– mit Transposition 5-057.8♦
–––– Fuß 5-056.9♦
––––– mit Transposition 5-057.9♦
–––– Hand
––––– endoskopisch 5-056.41♦
––––– mit Transposition 5-057.4♦
––––– offen 5-056.40♦
–––– Leiste 5-056.7♦
––––– mit Transposition 5-057.7♦
–––– Rumpf 5-056.5
––––– mit Transposition 5-057.5
–––– Schulter 5-056.2♦
––––– mit Transposition 5-057.2♦
––– Plexus brachialis 5-056.1♦
–––– mit Transposition 5-057.1♦
––– Plexus lumbosacralis 5-056.6♦
–––– mit Transposition 5-057.6♦
–– Fasziektomie
––– Finger 5-842.40♦
–––– mehrere 5-842.41♦
––– mit Arteriolyse, Finger 5-842.60♦
–––– mehrere 5-842.61♦
Neuromuskulär, Frequenzbelastung 1-205
Neuropädiatrisch
– Diagnostik, komplex
–– mit
––– Diagnostik, genetisch, erweitert 1-942.2
––– Labordiagnostik
–––– autoimmunentzündlich 1-942.1
––––– mit Diagnostik, genetisch, erweitert 1-942.3
–––– infektiologisch 1-942.1
––––– mit Diagnostik, genetisch, erweitert 1-942.3
–––– neurometabolisch 1-942.1
––––– mit Diagnostik, genetisch, erweitert 1-942.3
––––– und
–––––– autoimmunentzündlich 1-942.1
––––––– mit Diagnostik, genetisch, erweitert 1-942.3
–––––– infektiologisch 1-942.1
––––––– mit Diagnostik, genetisch, erweitert 1-942.3
–– ohne weitere Maßnahmen 1-942.0
– Langzeit-Intensivtherapie 9-403.5
–– zum verhaltenstherapeutischen Training 9-403.6
– Therapie
–– als integrierte Blockbehandlung 9-403.8
–– begleitend 9-403.0 ►

N

Neuropädiatrisch *(Forts.)*
~ Therapie *(Forts.)*
-- Blockbehandlung 9-403.1
--- erweitert 9-403.2
-- Gruppen-Setting 9-403.7
-- Intensivtherapie 9-403.3
--- erweitert 9-403.4
Neurophysiologisch
- Monitoring, intraoperativ
-- bis 4 Stunden, mit
--- Elektrode, kortikal
---- weniger als 8 8-925.02
----- und Potentiale, evoziert 8-925.03
---- 8 oder mehr 8-925.04
--- Potentiale, evoziert 8-925.01
--- Stimulationselektrode 8-925.00
-- mehr als
--- 4 Stunden bis 8 Stunden, mit
---- Elektrode, kortikal
----- weniger als 8 8-925.22
------ und Potentiale, evoziert 8-925.23
----- 8 oder mehr 8-925.24
---- Potentiale, evoziert 8-925.21
---- Stimulationselektrode 8-925.20
--- 8 Stunden bis 12 Stunden, mit
---- Elektrode, kortikal
----- weniger als 8 8-925.32
------ und Potentiale, evoziert 8-925.33
----- 8 oder mehr 8-925.34
---- Potentiale, evoziert 8-925.31
---- Stimulationselektrode 8-925.30
--- 12 Stunden, mit
---- Elektrode, kortikal
----- weniger als 8 8-925.42
------ und Potentiale, evoziert 8-925.43
----- 8 oder mehr 8-925.44
---- Potentiale, evoziert 8-925.41
---- Stimulationselektrode 8-925.40
- Testverfahren, apparativ, zur Schmerzdiagnostik, bei chronischen Schmerzzuständen 1-912
Neuroprothese
- Entfernung 5-029.b
-- peripher 5-059.7
- Implantation 5-029.4
-- peripher 5-059.5x
- peripher, Implantation, zur Elektrostimulation der motorischen Anteile des N. peronaeus communis 5-059.50
- Revision 5-029.8
-- peripher 5-059.6
- Wechsel 5-029.4
Neuropsychologisch
- Therapie, über
-- mindestens 50 Minuten bis 2 Stunden 9-404.0
-- mehr als
--- 2 Stunden bis 4 Stunden 9-404.1
--- 4 Stunden 9-404.2
- und psychosozial, Diagnostik
-- einfach 1-901.0
-- komplex 1-901.1
Neurostimulationselektrode
- Entfernung 5-028.7
-- für
--- ein System zur
---- Hypoglossusnerv-Stimulation 5-059.a4
---- Phrenikusnerv-Stimulation 5-059.a5
--- System zur Barorezeptoraktivierung 5-059.a3♦
-- Nervensystem, peripher 5-059.a0
- Implantation
-- für System zur Barorezeptoraktivierung 5-059.85♦
-- mit Implantation
--- Einkanalstimulator
---- Nervensystem, peripher, nicht-wiederaufladbar, vollimplantierbar 5-059.c0
---- zur
----- epiduralen Rückenmarkstimulation, nicht-wiederaufladbar, vollimplantierbar 5-039.e0
----- Hirnstimulation, nicht-wiederaufladbar, vollimplantierbar 5-028.90
----- Stimulation von Spinalganglien, nicht-wiederaufladbar, vollimplantierbar 5-039.k0
--- Mehrkanalstimulator
---- Nervensystem, peripher, nicht-wiederaufladbar, vollimplantierbar 5-059.c1
---- vollimplantierbar, mit
----- Akkumulator, wiederaufladbar
------ Nervensystem, peripher 5-059.cc
------ zur epiduralen Rückenmarkstimulation 5-039.e2
----- Energieübertragung, induktiv elektromagnetisch, Nervensystem, peripher 5-059.cd
---- zur
----- epiduralen Rückenmarkstimulation, nicht-wiederaufladbar, vollimplantierbar 5-039.e1
----- Hirnstimulation, nicht-wiederaufladbar, vollimplantierbar 5-028.91
----- Stimulation von Spinalganglien, nicht-wiederaufladbar, vollimplantierbar 5-039.k1
-- permanent, zur kortikalen Dauerstimulation 5-028.21
-- temporär, zur kortikalen Teststimulation 5-028.20
- mehrere
-- Entfernung, Nervensystem, peripher 5-059.a1
-- Revision, Nervensystem, peripher 5-059.91
- Revision
-- für
--- ein System zur
---- Hypoglossusnerv-Stimulation 5-059.94
---- Phrenikusnerv-Stimulation 5-059.95
--- System zur Barorezeptoraktivierung 5-059.93♦
-- Nervensystem, peripher 5-059.90
-- permanent, zur Dauerstimulation 5-028.5 ►

Neurostimulationselektrode *(Forts.)*
– Wechsel
–– für System zur Barorezeptoraktivierung 5-059.85♦
–– mit Wechsel
––– Einkanalstimulator
–––– Nervensystem, peripher, nicht-wiederaufladbar, vollimplantierbar 5-059.c0
–––– zur
––––– epiduralen Rückenmarkstimulation, nicht-wiederaufladbar, vollimplantierbar 5-039.e0
––––– Hirnstimulation, nicht-wiederaufladbar, vollimplantierbar 5-028.90
––––– Stimulation von Spinalganglien, nicht-wiederaufladbar, vollimplantierbar 5-039.k0
––– Mehrkanalstimulator
–––– Nervensystem, peripher nicht-wiederaufladbar, vollimplantierbar 5-059.c1
–––– vollimplantierbar, mit
––––– Akkumulator, wiederaufladbar
–––––– Nervensystem, peripher 5-059.cc
–––––– zur
––––––– epiduralen Rückenmarkstimulation 5-039.e2
––––––– Hirnstimulation 5-028.92
––––– Energieübertragung, induktiv elektromagnetisch, Nervensystem, peripher 5-059.cd
–––– zur
––––– epiduralen Rückenmarkstimulation, nicht-wiederaufladbar, vollimplantierbar 5-039.e1
––––– Hirnstimulation, nicht-wiederaufladbar, vollimplantierbar 5-028.91
––––– Stimulation von Spinalganglien, nicht-wiederaufladbar, vollimplantierbar 5-039.k1
–– permanent, zur kortikalen Dauerstimulation 5-028.21
Neurostimulator
– Entfernung
–– Nervensystem, peripher 5-059.2
–– zur
––– epiduralen Rückenmarkstimulation 5-039.d
––– Hirnstimulation 5-028.6
––– Vorderwurzelstimulation 5-039.d
– extrakorporal
–– Anlegen, zur
––– Rückenmarkstimulation, epidural 8-631.5
––– Stimulation, Nervensystem, peripher 8-631.5
–– Wechsel, zur
––– Rückenmarkstimulation, epidural 8-631.5
––– Stimulation, Nervensystem, peripher 8-631.5
– Ganzkörper-MRT-fähig, Verwendung *[nur Zusatzkode!]* 5-934.3
– implantiert, Nachprogrammierung, zur
–– Hirnstimulation 8-631.0 ►
Neurostimulator *(Forts.)*
~ implantiert, Nachprogrammierung, zur *(Forts.)*
–– peripheren Nervenstimulation
––– mit pharmakologischer Anpassung 8-631.21
––– ohne pharmakologische Anpassung 8-631.20
–– Rückenmarkstimulation
––– mit pharmakologischer Anpassung 8-631.11
––– ohne pharmakologische Anpassung 8-631.10
– Revision
–– Nervensystem, peripher 5-059.1
–– zur
––– epiduralen Rückenmarkstimulation 5-039.b
––– Hirnstimulation 5-028.3
––– Vorderwurzelstimulation 5-039.b
– teilimplantierbar
–– Anlegen, zur
––– Rückenmarkstimulation, epidural 8-631.5
––– Stimulation, Nervensystem, peripher 8-631.5
–– Wechsel, zur
––– Rückenmarkstimulation, epidural 8-631.5
––– Stimulation, Nervensystem, peripher 8-631.5
– zur Vorderwurzelstimulation
–– Implantation
––– mit Implantation, Elektrode, subdural 5-039.g
––– ohne Implantation, Elektrode, subdural 5-039.p
–– Wechsel
––– mit Wechsel, Elektrode, subdural 5-039.g
––– ohne Wechsel, Elektrode, subdural 5-039.h
Neurotomie
– N. trigeminus, intrakraniell 5-017.00
– N. vestibulocochlearis, intrakraniell 5-017.01
NGS – s. Hochdurchsatz-Sequenzierungsverfahren
Nicht-fluoreszenzgestützt
– Exzision, Harnblase, transurethral 5-573.20
– Resektion, Harnblase, transurethral 5-573.40
Nicht-invers, Schulterendoprothese, teilgekoppelt, Implantation 5-824.20♦
Nicht-komplex, Chemotherapie
– 1 Tag, mit Medikament
–– 1 8-542.11
–– 2 8-542.12
–– 3 8-542.13
–– 4 oder mehr 8-542.14
– 2 Tage, mit Medikament
–– 1 8-542.21
–– 2 8-542.22
–– 3 8-542.23
–– 4 oder mehr 8-542.24
– 3 Tage, mit Medikament
–– 1 8-542.31
–– 2 8-542.32
–– 3 8-542.33
–– 4 oder mehr 8-542.34 ►

N

Nicht-komplex, Chemotherapie *(Forts.)*
– 4 Tage, mit Medikament
–– 1 8-542.41
–– 2 8-542.42
–– 3 8-542.43
–– 4 oder mehr 8-542.44
– 5 Tage, mit Medikament
–– 1 8-542.51
–– 2 8-542.52
–– 3 8-542.53
–– 4 oder mehr 8-542.54
– 6 Tage, mit Medikament
–– 1 8-542.61
–– 2 8-542.62
–– 3 8-542.63
–– 4 oder mehr 8-542.64
– 7 Tage, mit Medikament
–– 1 8-542.71
–– 2 8-542.72
–– 3 8-542.73
–– 4 oder mehr 8-542.74
– 8 Tage, mit Medikament
–– 1 8-542.81
–– 2 8-542.82
–– 3 8-542.83
–– 4 oder mehr 8-542.84
– 9 Tage oder mehr, mit Medikament
–– 1 8-542.91
–– 2 8-542.92
–– 3 8-542.93
–– 4 oder mehr 8-542.94
Nicht-kontinuierlich, Monitoring, N. recurrens, im Rahmen einer anderen Operation *[nur Zusatzkode!]* 5-069.40
Nicht-radiär, Elektrokeratotomie 5-126.01♦
Nicht-resorbierbar, Membran, Verwendung, zur Prophylaxe, Adhäsionen *[nur Zusatzkode!]* 5-933.0
Nicht-sphärisch, Partikel *[nur Zusatzkode!]* 8-83b.12
Nicht-zementiert, Oberflächenersatzprothese, Implantation, Hüftgelenk 5-820.80♦
Niedrigdosis-Computertomographie
– mit PET/CT
–– Körper, ganz, zur Schwächungskorrektur 3-753.0
–– Körperstamm, gesamt, zur Schwächungskorrektur 3-752.0
– zur Schwächungskorrektur, bei SPECT/CT
–– Lunge 3-732.0
–– Skelettsystem 3-733.0
Niedrigdosis-CT, mit Kopf, mit Körperstamm, gesamt, PET/CT, zur Schwächungskorrektur, mit rezeptorgerichteten Peptiden 3-754.00
Niere
– Autotransplantation 5-555.3
–– nach Resektion, extrakorporal 5-555.4
– Biopsie
–– durch Inzision 1-560.0♦ ►

Niere *(Forts.)*
~ Biopsie *(Forts.)*
–– perkutan 1-463.0♦
––– mit Steuerung durch bildgebende Verfahren 1-465.0♦
––– ultraschallgesteuert 1-465.0♦
– Dekapsulation
–– abdominal, offen 5-559.11♦
–– laparoskopisch 5-559.13♦
–– lumbal, offen 5-559.10♦
–– thorakoabdominal 5-559.12♦
– Drainage, therapeutisch 8-147.0♦
– En-bloc-Transplantation 5-555.5
– Entfernung, Stein, perkutan-transrenal, mit Lithotripsie 5-550.30♦
– Fistelverschluss
–– abdominal, offen 5-557.21♦
–– laparoskopisch 5-557.23♦
–– lumbal, offen 5-557.20♦
–– thorakoabdominal 5-557.22♦
– Freilegung
–– abdominal, offen, zur Exploration 5-559.01♦
–– laparoskopisch, zur Exploration 5-559.03♦
–– lumbal, offen, zur Exploration 5-559.00♦
–– thorakoabdominal, zur Exploration 5-559.02♦
– Gewebe
–– Destruktion
––– laparoskopisch
–––– Kryoablation 5-552.70♦
–––– Mikrowellenablation 5-552.72♦
–––– Radiofrequenzablation 5-552.71♦
––– offen, durch
–––– HIFU [Hochintensiver fokussierter Ultraschall] 5-552.41♦
–––– Kryoablation 5-552.40♦
–––– Mikrowellenablation 5-552.43♦
–––– Radiofrequenzablation 5-552.42♦
–––– Ultraschallablation 5-552.41♦
––– perkutan-transrenal, durch
–––– Elektroporation, irreversibel 5-552.51♦
–––– HIFU [Hochintensiver fokussierter Ultraschall] 5-552.53♦
–––– Kryoablation 5-552.52♦
–––– Mikrowellenablation 5-552.55♦
–––– Radiofrequenzablation 5-552.54♦
–––– Thermoablation 5-552.50♦
–––– Ultraschallablation 5-552.53♦
––– ureterorenoskopisch 5-552.6♦
–– Exzision
––– laparoskopisch 5-552.3♦
––– offen 5-552.0♦
––– perkutan-transrenal 5-552.1♦
––– ureterorenoskopisch 5-552.2♦
– Hufeisen-, Trennung
–– abdominal, offen 5-557.31
–– laparoskopisch 5-557.33
–– lumbal, offen 5-557.30
–– thorakoabdominal 5-557.32
– Lebendspender, Retransplantation, allogen, während desselben stationären Aufenthaltes 5-555.6 ►

Niere *(Forts.)*
– Nadelbiopsie, perkutan 1-463.0♦
– Naht
–– abdominal, offen, nach Verletzung 5-557.01♦
–– laparoskopisch, nach Verletzung 5-557.03♦
–– lumbal, offen, nach Verletzung 5-557.00♦
–– thorakoabdominal, nach Verletzung 5-557.02♦
– Punktion, perkutan
–– diagnostisch 1-846.0♦
–– therapeutisch 8-155.0♦
– Rekonstruktion, plastisch
–– abdominal, offen 5-557.11♦
–– laparoskopisch 5-557.13♦
–– lumbal, offen 5-557.10♦
–– thorakoabdominal 5-557.12♦
– Retransplantation, En-bloc-Transplantat, während desselben stationären Aufenthaltes 5-555.8
– Revision
–– abdominal, offen 5-559.31♦
–– laparoskopisch 5-559.33♦
–– lumbal, offen 5-559.30♦
–– thorakoabdominal 5-559.32♦
– Stein
–– Entfernung
––– perkutan-transrenal 5-550.20♦
–––– mit Desintegration 5-550.30♦
––– ureterorenoskopisch 5-550.21♦
–––– mit
––––– Desintegration 5-550.31♦
––––– Lithotripsie 5-550.31♦
–– Stoßwellenlithotripsie, extrakorporal 8-110.2♦
– Szintigraphie
–– dynamisch 3-706.1
––– mit
–––– Bestimmung, Clearance 3-706.1
–––– Reflux, Prüfung 3-706.1
–––– Stimulation, Diurese 3-706.1
–– statisch 3-706.0
– Teilresektion
–– abdominal, offen 5-553.01♦
––– mit
–––– Kaltperfusion 5-553.21♦
–––– Ureterektomie 5-553.11♦
–– laparoskopisch 5-553.03♦
––– mit
–––– Kaltperfusion 5-553.23♦
–––– Ureterektomie 5-553.13♦
–– lumbal, offen 5-553.00♦
––– mit
–––– Kaltperfusion 5-553.20♦
–––– Ureterektomie 5-553.10♦
–– thorakoabdominal 5-553.02♦
––– mit
–––– Kaltperfusion 5-553.22♦
–––– Ureterektomie 5-553.12♦
– Transplantation
–– allogen
––– Lebendspender 5-555.0 ▶

Niere *(Forts.)*
~ Transplantation *(Forts.)*
~~ allogen *(Forts.)*
––– Leichenniere 5-555.1
–– Evaluation
––– teilweise, ohne Aufnahme auf eine Warteliste 1-920.10
––– vollständig
–––– mit Aufnahme auf eine Warteliste 1-920.20
–––– ohne Aufnahme auf eine Warteliste 1-920.00
–– Re-Evaluation, mit
––– Aufnahme oder Verbleib auf einer Warteliste 1-920.30
––– Herausnahme aus einer Warteliste 1-920.40
–– syngen 5-555.2
– transplantiert, Nephrektomie
–– laparoskopisch 5-554.73
–– lumbal, offen 5-554.70
–– thorakoabdominal 5-554.72
– Tumorenukleation, offen 5-552.0♦
– Zystenpunktion
–– offen 5-551.6♦
–– perkutan, diagnostisch 1-846.0♦
Nierenbecken
– Biopsie
–– perkutan-nephroskopisch 1-461.0♦
–– perkutan-zystoskopisch 1-462.0♦
–– transurethral 1-460.0♦
– Immunmodulator, Therapie, lokoregional 8-541.5♦
– Instillation
–– Immunmodulator 8-541.5♦
–– Material, zytotoxisch 8-541.5♦
– Plastik
–– abdominal, offen 5-557.41♦
–– laparoskopisch 5-557.43♦
–– lumbal, offen 5-557.40♦
–– thorakoabdominal 5-557.42♦
– Punktion, perkutan
–– diagnostisch 1-846.1♦
–– therapeutisch 8-155.1♦
– Zystenpunktion, perkutan, diagnostisch 1-846.1♦
Nierentransplantat
– Funktionsaufnahme, mangelnd, Dialyseverfahren, kontinuierlich
–– bis 24 Stunden *[nur Zusatzkode!]* 8-85a.13
–– mehr als
––– 24 bis 72 Stunden *[nur Zusatzkode!]* 8-85a.14
––– 72 bis 144 Stunden *[nur Zusatzkode!]* 8-85a.15
––– 144 bis 264 Stunden *[nur Zusatzkode!]* 8-85a.16
––– 264 bis 432 Stunden *[nur Zusatzkode!]* 8-85a.17
––– 432 bis 600 Stunden *[nur Zusatzkode!]* 8-85a.19 ▶

N

Nierentransplantat *(Forts.)*
~ Funktionsaufnahme, mangelnd, Dialyseverfahren, kontinuierlich *(Forts.)*
~~ mehr als *(Forts.)*
––– 600 bis 960 Stunden *[nur Zusatzkode!]* 8-85a.1a
––– 960 bis 1.320 Stunden *[nur Zusatzkode!]* 8-85a.1b
––– 1.320 bis 1.680 Stunden *[nur Zusatzkode!]* 8-85a.1c
––– 1.680 bis 2.040 Stunden *[nur Zusatzkode!]* 8-85a.1d
––– 2.040 bis 2.400 Stunden *[nur Zusatzkode!]* 8-85a.1e
––– 2.400 Stunden *[nur Zusatzkode!]* 8-85a.1f
– Versagen, Dialyseverfahren, kontinuierlich
–– bis 24 Stunden *[nur Zusatzkode!]* 8-85a.13
–– mehr als
––– 24 bis 72 Stunden *[nur Zusatzkode!]* 8-85a.14
––– 72 bis 144 Stunden *[nur Zusatzkode!]* 8-85a.15
––– 144 bis 264 Stunden *[nur Zusatzkode!]* 8-85a.16
––– 264 bis 432 Stunden *[nur Zusatzkode!]* 8-85a.17
––– 432 bis 600 Stunden *[nur Zusatzkode!]* 8-85a.19
––– 600 bis 960 Stunden *[nur Zusatzkode!]* 8-85a.1a
––– 960 bis 1.320 Stunden *[nur Zusatzkode!]* 8-85a.1b
––– 1.320 bis 1.680 Stunden *[nur Zusatzkode!]* 8-85a.1c
––– 1.680 bis 2.040 Stunden *[nur Zusatzkode!]* 8-85a.1d
––– 2.040 bis 2.400 Stunden *[nur Zusatzkode!]* 8-85a.1e
––– 2.400 Stunden *[nur Zusatzkode!]* 8-85a.1f
Nierenvene
– Phlebographie 3-612.1
– Subtraktionsangiographie, digital 3-612.1
Nilotinib, Applikation, oral 6-004.6
Niraparib, Applikation, oral 6-00a.c
Nissen, Fundoplicatio, abdominal, offen 5-448.40
Nitinol, Verwendung, Osteosynthese *[nur Zusatzkode!]* 5-937
Nitinolimplantat, intraaneurysmal, zur Embolisation, intrakraniell, selektiv 8-83c.8
Nitinolspirale, Einlegen, endobronchial, bronchoskopisch
– 1 bis 2 5-339.80
– 3 bis 4 5-339.81
– 5 bis 6 5-339.82
– 7 bis 8 5-339.83
– 9 bis 10 5-339.84
– 11 bis 12 5-339.85
– 13 bis 14 5-339.86
– 15 bis 16 5-339.87
– 17 oder mehr 5-339.88
Nitinolstent, aus Einzeldrähten verwoben, Implantation
– perkutan-transluminal
–– Arterie
––– abdominal
–––– 1 8-84d.0q♦
–––– 2 8-84d.1q♦
–––– 3 8-84d.2q♦
–––– 4 8-84d.3q♦
–––– 5 8-84d.4q♦
–––– 6 oder mehr 8-84d.5q♦
––– Oberschenkel
–––– 1 8-84d.0s♦
–––– 2 8-84d.1s♦
–––– 3 8-84d.2s♦
–––– 4 8-84d.3s♦
–––– 5 8-84d.4s♦
–––– 6 oder mehr 8-84d.5s♦
––– pelvin
–––– 1 8-84d.0q♦
–––– 2 8-84d.1q♦
–––– 3 8-84d.2q♦
–––– 4 8-84d.3q♦
–––– 5 8-84d.4q♦
–––– 6 oder mehr 8-84d.5q♦
–– Gefäß
––– künstlich
–––– 1 8-84d.0e
–––– 2 8-84d.1e
–––– 3 8-84d.2e
–––– 4 8-84d.3e
–––– 5 8-84d.4e
–––– 6 oder mehr 8-84d.5e
––– Oberarm
–––– 1 8-84d.02♦
–––– 2 8-84d.12♦
–––– 3 8-84d.22♦
–––– 4 8-84d.32♦
–––– 5 8-84d.42♦
–––– 6 oder mehr 8-84d.52♦
––– Schulter
–––– 1 8-84d.02♦
–––– 2 8-84d.12♦
–––– 3 8-84d.22♦
–––– 4 8-84d.32♦
–––– 5 8-84d.42♦
–––– 6 oder mehr 8-84d.52♦
––– thorakal
–––– 1 8-84d.08♦
–––– 2 8-84d.18♦
–––– 3 8-84d.28♦
–––– 4 8-84d.38♦
–––– 5 8-84d.48♦
–––– 6 oder mehr 8-84d.58♦
––– Unterschenkel
–––– 1 8-84d.0c♦
–––– 2 8-84d.1c♦
–––– 3 8-84d.2c♦
–––– 4 8-84d.3c♦
–––– 5 8-84d.4c♦
–––– 6 oder mehr 8-84d.5c♦ ►

Nitinolstent, aus Einzeldrähten verwoben, Implantation *(Forts.)*
– transluminal
–– Arterie
––– abdominal
–––– 1 8-84d.0q♦
–––– 2 8-84d.1q♦
–––– 3 8-84d.2q♦
–––– 4 8-84d.3q♦
–––– 5 8-84d.4q♦
–––– 6 oder mehr 8-84d.5q♦
––– Oberschenkel
–––– 1 8-84d.0s♦
–––– 2 8-84d.1s♦
–––– 3 8-84d.2s♦
–––– 4 8-84d.3s♦
–––– 5 8-84d.4s♦
–––– 6 oder mehr 8-84d.5s♦
––– pelvin
–––– 1 8-84d.0q♦
–––– 2 8-84d.1q♦
–––– 3 8-84d.2q♦
–––– 4 8-84d.3q♦
–––– 5 8-84d.4q♦
–––– 6 oder mehr 8-84d.5q♦
–– Gefäß
––– künstlich
–––– 1 8-84d.0e
–––– 2 8-84d.1e
–––– 3 8-84d.2e
–––– 4 8-84d.3e
–––– 5 8-84d.4e
–––– 6 oder mehr 8-84d.5e
––– Oberarm
–––– 1 8-84d.02♦
–––– 2 8-84d.12♦
–––– 3 8-84d.22♦
–––– 4 8-84d.32♦
–––– 5 8-84d.42♦
–––– 6 oder mehr 8-84d.52♦
––– Schulter
–––– 1 8-84d.02♦
–––– 2 8-84d.12♦
–––– 3 8-84d.22♦
–––– 4 8-84d.32♦
–––– 5 8-84d.42♦
–––– 6 oder mehr 8-84d.52♦
––– thorakal
–––– 1 8-84d.08♦
–––– 2 8-84d.18♦
–––– 3 8-84d.28♦
–––– 4 8-84d.38♦
–––– 5 8-84d.48♦
–––– 6 oder mehr 8-84d.58♦
––– Unterschenkel
–––– 1 8-84d.0c♦
–––– 2 8-84d.1c♦
–––– 3 8-84d.2c♦
–––– 4 8-84d.3c♦
–––– 5 8-84d.4c♦
–––– 6 oder mehr 8-84d.5c♦

Nivolumab, Applikation, parenteral
– 20 mg bis unter 40 mg, bei Patienten unter 15 Jahren 6-008.m0
– 40 mg bis unter 80 mg 6-008.m1
– 80 mg bis unter 120 mg 6-008.m2
– 120 mg bis unter 160 mg 6-008.m3
– 160 mg bis unter 200 mg 6-008.m4
– 200 mg bis unter 240 mg 6-008.m5
– 240 mg bis unter 280 mg 6-008.m6
– 280 mg bis unter 320 mg 6-008.m7
– 320 mg bis unter 400 mg 6-008.m8
– 400 mg bis unter 480 mg 6-008.m9
– 480 mg bis unter 560 mg 6-008.ma
– 560 mg bis unter 640 mg 6-008.mb
– 640 mg bis unter 720 mg 6-008.mc
– 720 mg bis unter 800 mg 6-008.md
– 800 mg bis unter 960 mg 6-008.me
– 960 mg bis unter 1.120 mg 6-008.mf
– 1.120 mg bis unter 1.280 mg 6-008.mg
– 1.280 mg bis unter 1.440 mg 6-008.mh
– 1.440 mg bis unter 1.760 mg 6-008.mj
– 1.760 mg bis unter 2.080 mg 6-008.mk
– 2.080 mg bis unter 2.400 mg 6-008.mm
– 2.400 mg bis unter 2.720 mg 6-008.mn
– 2.720 mg bis unter 3.360 mg 6-008.mp
– 3.360 mg bis unter 4.000 mg 6-008.mq
– 4.000 mg oder mehr 6-008.mr
Noble, Jejunoplikatio
– durch Umsteigen laparoskopisch – offen chirurgisch 5-469.32
– laparoskopisch 5-469.31
– offen 5-469.30
Normalkalibrig, Cholangioskop, zur Cholangioskopie, Gallenwege, therapeutisch, perkutan-transhepatisch *[nur Zusatzkode!]* 5-514.u0
Normovolämisch, Hämodilution, im Rahmen einer Operation 8-803.1
Norwood, Operation 5-359.67
Notfallintubation 8-701
Notfalltracheotomie 5-311.0
Novolimus-freisetzend
– OPD-System, mit
–– biologisch abbaubarer Polymerbeschichtung *[nur Zusatzkode!]* 8-83b.0d
–– sonstigem Polymer *[nur Zusatzkode!]* 8-83b.0e
– Stent, mit
–– biologisch abbaubarer Polymerbeschichtung *[nur Zusatzkode!]* 8-83b.0d
–– sonstigem Polymer *[nur Zusatzkode!]* 8-83b.0e
NSM [Nipple sparing mastectomy], mit Resektion, Drüsengewebe, komplett
– mit Straffung, Hautmantel 5-877.21♦
–– mit Bildung, Corium-Cutis-Lappen, gestielt 5-877.22♦
– ohne weitere Maßnahmen 5-877.20♦
nTMS [navigierte transkranielle Magnetstimulation]
– Identifizierung, Hirnareal, für
–– Motorik 1-20c.0 ►

N

nTMS [navigierte transkranielle Magnetstimulation] *(Forts.)*
~ Identifizierung, Hirnareal, für *(Forts.)*
–– Sprache 1-20c.1
– Motormapping 1-20c.0
– Speechmapping 1-20c.1
Nukleolyse, Chemo- 5-831.8
Nukleus, Augmentation, mit Implantat, über
– 1 Segment 5-839.j0
– 2 Segmente 5-839.j1
– 3 oder mehr Segmente 5-839.j2
Nusinersen, Applikation, intrathekal 6-00a.d
Nystagmographie
– Elektro-, bei Schwindelsyndrom 1-20a.30
– Video-, bei Schwindelsyndrom 1-20a.30

– O –

OAE [Otoakustische Emissionen], Registrierung 1-208.8
Obduktion
– klinisch 9-990
– zur Qualitätssicherung 9-990
Oberarm
– Abtragung, Hautblase, bei Verbrennung und Verätzung 5-921.07♦
– Amputation 5-862.2♦
– Arterie
–– Ballonangioplastie, Gefäßprothese, offen 5-380.13♦ 8-836.0e
–– Embolektomie, Gefäßprothese 5-380.13♦
–– Fremdkörperentfernung, Gefäßprothese 5-380.13♦
–– Inzision, Gefäßprothese 5-380.13♦
–– Thrombektomie, Gefäßprothese 5-380.13♦
– Butterfly-Plastik 5-906.07♦
–– bei Verbrennung und Verätzung 5-927.07♦
– Chemical Peeling
–– großflächig 5-913.97♦
–– kleinflächig 5-913.37♦
– Dehnungsplastik, lokal
–– bei Verbrennung und Verätzung 5-926.07♦
–– großflächig 5-903.57♦
–– kleinflächig 5-903.07♦
– Dermabrasion, bei Verbrennung und Verätzung 5-921.17♦
– Desilikonisierung, Dermisersatzmaterial 5-91a.07♦
–– bei Verbrennung und Verätzung 5-929.17♦
– Desinsertion 5-851.d2♦
– Durchtrennung, Lappenstiel
–– bei Verbrennung und Verätzung 5-929.07♦
–– Muskel und Faszie 5-857.a2♦
– Einlegen, Medikamententräger, subfaszial 5-850.h2♦
– Entfernung, Medikamententräger, subfaszial 5-850.j2♦
– Entnahme
–– Composite graft 5-901.27♦
–– Fernlappen, gestielt 5-904 27♦
––– bei Verbrennung und Verätzung 5-924.57♦
–– Lappen
––– fasziokutan, mit mikrovaskulärer Anastomosierung 5-858.02♦
––– frei, mit mikrovaskulärer Anastomosierung 5-904.07♦
–––– bei Verbrennung und Verätzung 5-924.37♦
––– myokutan, mit mikrovaskulärer Anastomosierung 5-858.22♦
––– osteofasziokutan, mit mikrovaskulärer Anastomosierung 5-858.32♦
––– osteomyokutan, mit mikrovaskulärer Anastomosierung 5-858.32♦ ►

Oberarm *(Forts.)*
~ Entnahme *(Forts.)*
~~ Lappen *(Forts.)*
––– regional, gestielt 5-904.17♦
–––– bei Verbrennung und Verätzung 5-924.47♦
––– septokutan, mit mikrovaskulärer Anastomosierung 5-858.12♦
–– Spalthaut 5-901.07♦
––– bei Verbrennung und Verätzung 5-924.07♦
–– Vollhaut 5-901.17♦
––– bei Verbrennung und Verätzung 5-924.17♦
– Escharotomie 5-920.07♦
–– mit
––– Dekompression, Nerv, peripher 5-920.37♦
––– Fasziotomie 5-920.27♦
– Explantation, Hautexpander 5-909.17♦
– Exstirpation, Weichteiltumor
–– epifaszial 5-852.82♦
–– subfaszial 5-852.92♦
– Faszie
–– Débridement 5-850.d2♦
–– Defektdeckung, mit
––– allogenem Material 5-856.a2♦
––– autogenem Material 5-856.92♦
–– Doppelung 5-856.32♦
–– Entfernung, Transplantat 5-856.82♦
–– Entnahme, zur Transplantation 5-852.g2♦
–– Exploration 5-850.g2♦
–– Exzision 5-852.a2♦
–– Fremdkörperentfernung, durch Inzision 5-850.a2♦
–– Inzision
––– offen 5-850.62♦
––– perkutan 5-850.72♦
–– Naht 5-856.02♦
–– Revision, Transplantat 5-856.62♦
–– Transplantation
––– allogen 5-856.52♦
––– autogen 5-856.42♦
–– Verkürzung 5-856.22♦
–– Verlängerung 5-856.12♦
–– Wechsel, Transplantat 5-856.72♦
– Faszienlappenplastik 5-857.42♦
–– gefäßgestielt 5-857.52♦
– Fasziotomie
–– bei Verbrennung und Verätzung 5-920.17♦
–– längs
––– perkutan 5-851.a2♦
––– Segment
–––– mehrere
––––– partiell, offen 5-851.b2♦
––––– total, offen 5-851.c2♦
–––– partiell, offen 5-851.82♦
–––– total, offen 5-851.92♦
–– quer
––– partiell, offen 5-851.52♦
––– perkutan 5-851.72♦
––– total, offen 5-851.62♦
– Fernlappenplastik, gestielt 5-905.27♦ ►

O

Oberarm *(Forts.)*
– Fettgewebe
–– Absaugen 5-911.17♦
–– Abtragung 5-911.27♦
– Gefäß
–– Anlegen, AV-Fistel, endovaskulär, durch magnetgeführte Hochfrequenzenergie 8-83c.c2♦
–– Atherektomie, perkutan-transluminal 8-836.32♦
–– Ballonangioplastie, perkutan-transluminal 8-836.02♦
–– Blade-Angioplastie, perkutan-transluminal 8-836.12♦
–– Embolisation, selektiv, perkutan-transluminal, mit
––– ablösbarem Ballon 8-836.b2♦
––– embolisierender Flüssigkeit 8-836.92♦
––– Metallspiralen 8-836.m2♦
––– Partikeln 8-836.k2♦
––– Schirm 8-836.c2♦
–– Endosonographie, intravaskulär 3-05e.0♦
–– Fräsatherektomie, perkutan-transluminal 8-836.32♦
–– Fremdkörperentfernung, perkutan-transluminal 8-836.62♦
–– Implantation
––– Flow-Diverter, perkutan-transluminal, zur Strömungslaminierung, bei Aneurysma
–––– 1 8-84b.02♦
–––– 2 8-84b.22♦
–––– 3 8-84b.32♦
–––– 4 8-84b.42♦
–––– 5 8-84b.52♦
–––– 6 oder mehr 8-84b.62♦
––– Mehrschicht-Flechtstent, perkutan-transluminal, zur Strömungslaminierung, bei Aneurysma
–––– 1 8-84b.02♦
–––– 2 8-84b.22♦
–––– 3 8-84b.32♦
–––– 4 8-84b.42♦
–––– 5 8-84b.52♦
–––– 6 oder mehr 8-84b.62♦
––– Multilayer-Stent, perkutan-transluminal, zur Strömungslaminierung, bei Aneurysma
–––– 1 8-84b.02♦
–––– 2 8-84b.22♦
–––– 3 8-84b.32♦
–––– 4 8-84b.42♦
–––– 5 8-84b.52♦
–––– 6 oder mehr 8-84b.62♦
––– perkutan-transluminal
–––– Cheatham-Platinum-Stent
––––– gecovert
–––––– 1 8-846.02♦
–––––– 2 oder mehr 8-846.12♦
––––– ungecovert
–––––– 1 8-845.02♦
–––––– 2 oder mehr 8-845.12♦ ►

Oberarm *(Forts.)*
~ Gefäß *(Forts.)*
~~ Implantation *(Forts.)*
~~~ perkutan-transluminal *(Forts.)*
–––– Klammern, endovaskulär, selbstexpandierend 8-83c.92♦
–––– Nitinolstent, aus Einzeldrähten verwoben
––––– 1 8-84d.02♦
––––– 2 8-84d.12♦
––––– 3 8-84d.22♦
––––– 4 8-84d.32♦
––––– 5 8-84d.42♦
––––– 6 oder mehr 8-84d.52♦
–––– Stent
––––– bioresorbierbar
–––––– 1 8-843.02♦
–––––– 2 8-843.12♦
–––––– 3 8-843.22♦
–––––– 4 8-843.32♦
–––––– 5 8-843.42♦
–––––– 6 oder mehr 8-843.52♦
––––– gecovert
–––––– großlumig, andere
––––––– 1 8-84a.02♦
––––––– 2 oder mehr 8-84a.12♦
–––––– medikamentefreisetzend
––––––– 1 8-848.02♦
––––––– 2 8-848.12♦
––––––– 3 8-848.22♦
––––––– 4 8-848.32♦
––––––– 5 8-848.42♦
––––––– 6 oder mehr 8-848.52♦
–––––– nicht-medikamentefreisetzend
––––––– 1 8-842.02♦
––––––– 2 8-842.12♦
––––––– 3 8-842.22♦
––––––– 4 8-842.32♦
––––––– 5 8-842.42♦
––––––– 6 oder mehr 8-842.52♦
––––– medikamentefreisetzend
–––––– 1 8-841.02♦
–––––– 2 8-841.12♦
–––––– 3 8-841.22♦
–––––– 4 8-841.32♦
–––––– 5 8-841.42♦
–––––– 6 oder mehr 8-841.52♦
––––– nicht-medikamentefreisetzend
–––––– 1 8-840.02♦
–––––– 2 8-840.12♦
–––––– 3 8-840.22♦
–––––– 4 8-840.32♦
–––––– 5 8-840.42♦
–––––– 6 oder mehr 8-840.52♦
––––– ungecovert, großlumig, andere
–––––– 1 8-849.02♦
–––––– 2 oder mehr 8-849.12♦
––– Stent, perkutan-transluminal, zur Strömungslaminierung, bei Aneurysma
–––– 1 8-84b.02♦
–––– 2 8-84b.22♦
–––– 3 8-84b.32♦ ►
~~~

Oberarm *(Forts.)*
~ Gefäß *(Forts.)*
~~ Implantation *(Forts.)*
~~~ Stent, perkutan-transluminal, zur Strömungslaminierung, bei Aneurysma *(Forts.)*
---- 4 8-84b.42♦
---- 5 8-84b.52♦
---- 6 oder mehr 8-84b.62♦
--- transluminal, Nitinolstent, aus Einzeldrähten verwoben
---- 1 8-84d.02♦
---- 2 8-84d.12♦
---- 3 8-84d.22♦
---- 4 8-84d.32♦
---- 5 8-84d.42♦
---- 6 oder mehr 8-84d.52♦
-- Kryoplastie, perkutan-transluminal 8-836.r2♦
-- Laser-Angioplastie, perkutan-transluminal 8-836.22♦
-- Lithoplastie, perkutan-transluminal 8-83c.b2♦
-- Rotationsatherektomie, perkutan-transluminal 8-83c.f2♦
-- Rotationsthrombektomie, perkutan-transluminal 8-836.p2♦
-- Scoring-balloon, perkutan-transluminal 8-836.12♦
-- Thrombektomie, perkutan-transluminal 8-836.82♦
-- Thrombolyse, selektiv, perkutan-transluminal 8-836.72♦
- Gefäßprothese, Arterie
-- Endarteriektomie 5-381.13♦
-- Thrombendarteriektomie 5-381.13♦
- Haut
-- Applikation
--- Ätzmittel, lokal 5-914.07♦
--- Zytostatika, lokal 5-914.17♦
-- Biopsie, ohne Inzision 1-490.2♦
-- Durchtrennung, Lappenstiel 5-909.27♦
-- Einbringen, Material
--- autogen 5-890.17♦
--- xenogen 5-890.27♦
-- Einlegen, Medikamententräger, durch Inzision 5-892.37♦
-- Elektrochemotherapie
--- großflächig 5-915.97♦
--- kleinflächig 5-915.87♦
-- Elektrokaustik
--- großflächig 5-915.47♦
--- kleinflächig 5-915.07♦
-- Entfernung, Medikamententräger, durch Inzision 5-892.47♦
-- Exploration 5-892.07♦
-- Exzision
--- lokal
---- mit primärem Wundverschluss 5-894.17♦
---- ohne primären Wundverschluss 5-894.07♦
--- radikal
---- histographisch kontrolliert
----- mit
------ lokaler Lappenplastik 5-895.57♦ ►

Oberarm *(Forts.)*
~ Haut *(Forts.)*
~~ Exzision *(Forts.)*
~~~ radikal *(Forts.)*
~~~~ histographisch kontrolliert *(Forts.)*
~~~~~ mit *(Forts.)*
------ primärem Wundverschluss 5-895.37♦
------ Transplantation 5-895.57♦
----- ohne primären Wundverschluss 5-895.17♦
---- mit
----- lokaler Lappenplastik 5-895.47♦
----- primärem Wundverschluss 5-895.27♦
----- Transplantation 5-895.47♦
---- ohne primären Wundverschluss 5-895.07♦
--- tangential, bei Verbrennung und Verätzung 5-921.37♦
-- Fliegenmaden, Anwendung 8-192.37♦
-- Fremdkörperentfernung
--- durch Inzision 5-892.27♦
--- ohne Inzision 8-102.5♦
-- Gewebsreduktionsplastik 5-911.07♦
-- Hochfrequenzchirurgie, bei Verbrennung und Verätzung 5-921.77♦
-- Infrarotkoagulation
--- großflächig 5-915.77♦
--- kleinflächig 5-915.37♦
-- Inzision 5-892.07♦
--- mit Drainage 5-892.17♦
-- Kryochirurgie
--- großflächig 5-915.67♦
--- kleinflächig 5-915.27♦
-- Laserbehandlung
--- großflächig 5-915.57♦
--- kleinflächig 5-915.17♦
-- Laserdestruktion, bei Verbrennung und Verätzung 5-921.47♦
-- Naht
--- primär 5-900.07♦
--- sekundär 5-900.17♦
-- Radiochirurgie, bei Verbrennung und Verätzung 5-921.67♦
-- Straffungsoperation 5-911.07♦
-- Tätowieren 5-890.07♦
-- Ultraschalldestruktion, bei Verbrennung und Verätzung 5-921.57♦
-- und Unterhaut
--- Entfernung
---- großflächig, System, zur Vakuumtherapie, ohne Anästhesie 8-192.17♦
---- kleinflächig, System, zur Vakuumtherapie, ohne Anästhesie 8-192.07♦
--- Wunde, Entfernung
---- Fibrinbeläge
----- großflächig, ohne Anästhesie 8-192.17♦
----- kleinflächig, ohne Anästhesie 8-192.07♦
---- großflächig, Gewebe, ohne Anästhesie 8-192.17♦
---- kleinflächig, Gewebe, ohne Anästhesie 8-192.07♦ ►

O

Oberarm *(Forts.)*
~ Haut *(Forts.)*
–– Wiederherstellung, Oberflächenkontinuität
––– primär, durch
–––– Gewebekleber 5-900.07♦
–––– Metallklammern 5-900.07♦
––– sekundär, durch
–––– Gewebekleber 5-900.17♦
–––– Metallklammern 5-900.17♦
–– Wundtoilette, chirurgisch, großflächig, mit Einlegen, Medikamententräger 5-896.27♦
– Hautersatz
–– großflächig, durch Keratinozyten, kultiviert 5-902.c7♦
–– kleinflächig, durch Keratinozyten, kultiviert 5-902.b7♦
–– permanent
––– großflächig, durch
–––– allogene Amnionmembran 5-902.j7♦
––––– bei Verbrennung und Verätzung 5-925.j7♦
–––– allogenes Amnion 5-902.j7♦
––––– bei Verbrennung und Verätzung 5-925.j7♦
–––– allogenes Hautersatzmaterial 5-902.j7♦
––––– bei Verbrennung und Verätzung 5-925.j7♦
–––– allogenes Hauttransplantat 5-902.g7♦
––––– bei Verbrennung und Verätzung 5-925.g7♦
–––– Dermisersatzmaterial 5-902.e7♦
––––– bei Verbrennung und Verätzung 5-925.e7♦
–––– humane azelluläre dermale Matrix 5-902.g7♦
––––– bei Verbrennung und Verätzung 5-925.g7♦
–––– kultivierte Keratinozyten, bei Verbrennung und Verätzung 5-925.a7♦
––– kleinflächig, durch
–––– allogene Amnionmembran 5-902.h7♦
––––– bei Verbrennung und Verätzung 5-925.h7♦
–––– allogenes Amnion 5-902.h7♦
––––– bei Verbrennung und Verätzung 5-925.h7♦
–––– allogenes Hautersatzmaterial 5-902.h7♦
––––– bei Verbrennung und Verätzung 5-925.h7♦
–––– allogenes Hauttransplantat 5-902.f7♦
––––– bei Verbrennung und Verätzung 5-925.f7♦
–––– Dermisersatzmaterial 5-902.d7♦
––––– bei Verbrennung und Verätzung 5-925.d7♦
–––– humane azelluläre dermale Matrix 5-902.f7♦
––––– bei Verbrennung und Verätzung 5-925.f7♦
–––– kultivierte Keratinozyten, bei Verbrennung und Verätzung 5-925.97♦ ►

Oberarm *(Forts.)*
– Hautschichten, oberflächlich
–– Ausbürsten
––– großflächig 5-913.77♦
––– kleinflächig 5-913.17♦
–– Chemochirurgie
––– großflächig 5-913.97♦
––– kleinflächig 5-913.37♦
–– Dermabrasion, hochtourig
––– großflächig 5-913.67♦
––– kleinflächig 5-913.07♦
–– Entfernung, mit scharfem Löffel
––– großflächig 5-913.87♦
––– kleinflächig 5-913.27♦
–– Exkochleation
––– großflächig 5-913.87♦
––– kleinflächig 5-913.27♦
–– Laserbehandlung
––– großflächig 5-913.a7♦
––– kleinflächig 5-913.47♦
–– Shaving
––– großflächig 5-913.b7♦
––– kleinflächig 5-913.57♦
– Implantation, Hautexpander 5-909.07♦
– Insellappenplastik, lokal
–– bei Verbrennung und Verätzung 5-926.37♦
–– großflächig 5-903.87♦
–– kleinflächig 5-903.37♦
– Inzision, Verbrennungsschorf 5-920.07♦
–– mit
––– Dekompression, Nerv, peripher 5-920.37♦
––– Fasziotomie 5-920.27♦
– Jumping-man-Plastik 5-906.07♦
–– bei Verbrennung und Verätzung 5-927.07♦
– Kompartmentresektion 5-852.b2♦
–– mit
––– erweiterter Präparation 5-852.d2♦
––– spezieller Gefäß- und Nervenpräparation 5-852.c2♦
– Lappen
–– frei, Revision, mit mikrovaskulärer Anastomosierung 5-907.57♦
––– bei Verbrennung und Verätzung 5-928.87♦
–– regional, gestielt, Revision, bei Verbrennung und Verätzung 5-928.67♦
– Lappenplastik
–– adipofaszial 5-857.22♦
––– gefäßgestielt 5-857.32♦
–– fasziokutan 5-857.02♦
––– gefäßgestielt 5-857.12♦
–– frei, mit mikrovaskulärer Anastomosierung 5-905.07♦
–– kombiniert 5-906.07♦
––– bei Verbrennung und Verätzung 5-927.07♦
–– lokal, Revision 5-907.27♦
––– bei Verbrennung und Verätzung 5-928.57♦
–– mit freiem Hauttransplantat 5-906.17♦
––– bei Verbrennung und Verätzung 5-927.17♦
–– myokutan 5-857.62♦
––– gefäßgestielt 5-857.72♦ ►

Oberarm *(Forts.)*
~ Lappenplastik *(Forts.)*
-- regional, gestielt 5-905.17♦
--- mit Fernlappen 5-906.27♦
---- bei Verbrennung und Verätzung 5-927.27♦
---- mit freiem Hauttransplantat 5-906.37♦
----- bei Verbrennung und Verätzung 5-927.37♦
– Liposuktion 5-911.17♦
– Mikrograft-Spalthautdeckung, bei Verbrennung und Verätzung 5-925.77♦
– Muskel
-- Débridement 5-850.b2♦
-- Durchtrennung 5-851.02♦
-- Entfernung, Transplantat 5-853.92♦
-- Entnahme, zur Transplantation 5-852.e2♦
-- Exploration 5-850.e2♦
-- Exzision
--- epifaszial
---- partiell 5-852.42♦
---- total 5-852.52♦
--- subfaszial
---- partiell 5-852.62♦
---- total 5-852.72♦
-- Fremdkörperentfernung, durch Inzision 5-850.82♦
-- Inzision
--- längs 5-850.02♦
--- quer 5-850.12♦
-- Naht 5-853.12♦
-- Refixation 5-853.02♦
-- Revision, Transplantat 5-853.72♦
-- Spülung, Hohlraum 5-853.x2♦
-- Transplantation 5-853.62♦
-- Transposition 5-853.52♦
-- Verkürzung, und Naht 5-853.32♦
-- Verlängerung, und Naht 5-853.22♦
-- Wechsel, Transplantat 5-853.82♦
– Muskellappenplastik 5-857.82♦
-- gefäßgestielt 5-857.92♦
– Muskeln und Weichteile
-- Biopsie
--- durch Inzision 1-502.2♦
--- perkutan 1-491.2♦
---- mit Steuerung durch bildgebende Verfahren 1-492.2♦
-- Nadelbiopsie, perkutan 1-491.2♦
– Narbenkorrektur 5-894.17♦
-- nach Hautplastik 5-907.07♦
– Nekrosektomie, epifaszial, bei Verbrennung und Verätzung 5-921.27♦
– Replantation 5-860.0♦
– Resektion, Gewebe, kompartmentübergreifend
-- mit spezieller Gefäß- und Nervenpräparation 5-852.j2♦
-- ohne spezielle Gefäß- und Nervenpräparation 5-852.h2♦ ►

Oberarm *(Forts.)*
– Revision
-- Fernlappen, gestielt 5-907.47♦
--- bei Verbrennung und Verätzung 5-928.77♦
-- Hauttransplantat, frei 5-907.17♦
--- bei Verbrennung und Verätzung 5-928.47♦
-- Lappen, regional, gestielt 5-907.37♦
– Schleimbeutel, Inzision 5-859.02♦
– Schweißdrüse
-- Exzision
--- lokal 5-894.27♦
--- radikal 5-895.67♦
-- Kürettage
--- lokal 5-894.27♦
--- radikal 5-895.67♦
– Sehne
-- Augmentation 5-854.32♦
-- Débridement 5-850.c2♦
-- Entfernung, Transplantat 5-854.92♦
-- Ersatzplastik 5-854.42♦
--- mit Interponat 5-854.52♦
-- Exploration 5-850.f2♦
-- Exzision
--- partiell 5-852.02♦
--- total 5-852.12♦
-- Fremdkörperentfernung, durch Inzision 5-850.92♦
-- Inzision
--- längs 5-850.22♦
--- quer 5-850.32♦
-- mehrere
--- Tenodese
---- primär 5-855.92♦
---- sekundär 5-855.a2♦
--- Tenolyse 5-855.62♦
-- Naht
--- primär 5-855.12♦
--- sekundär 5-855.22♦
-- Reinsertion 5-855.02♦
-- Rekonstruktion, mit Material, alloplastisch 5-854.a2♦
-- Schaffung, Transplantatlager 5-854.62♦
-- Tenodese
--- primär 5-855.72♦
--- sekundär 5-855.82♦
-- Tenolyse 5-855.52♦
-- Transplantation 5-854.72♦
-- Transposition 5-854.22♦
-- und Muskel, Exzision
--- epifaszial 5-852.82♦
--- subfaszial 5-852.92♦
-- Verkürzung 5-854.12♦
-- Verlängerung 5-854.02♦
-- Wechsel, Transplantat 5-854.82♦
– Sehnengewebe, Entnahme, zur Transplantation 5-852.f2♦
– Sehnenscheide
-- Durchtrennung
--- längs 5-851.32♦
--- quer 5-851.42♦ ►

O

Oberarm *(Forts.)*
~ Sehnenscheide *(Forts.)*
–– Exzision
––– partiell 5-852.22♦
––– total 5-852.32♦
–– isoliert, Inzision
––– längs 5-850.42♦
––– quer 5-850.52♦
–– Naht
––– primär 5-855.32♦
––– sekundär 5-855.42♦
–– Spülung 5-855.b2♦
– Tenotomie
–– offen 5-851.12♦
–– perkutan 5-851.22♦
– Transplantation
–– Composite graft
––– bei Verbrennung und Verätzung 5-925.37♦
––– frei
–––– großflächig 5-902.77♦
–––– kleinflächig 5-902.37♦
–– Fernlappen, gestielt, bei Verbrennung und Verätzung 5-925.67♦
–– Haut, durch Epithelzellsuspension, nach
––– Aufbereitung mit Bedside-Kit 5-902.97♦
–––– bei Verbrennung und Verätzung 5-925.b7♦
––– labortechnischer Aufbereitung im Schnellverfahren 5-902.a7♦
–––– bei Verbrennung und Verätzung 5-925.c7♦
–– Lappen
––– fasziokutan, mit mikrovaskulärer Anastomosierung 5-858.52♦
––– frei, mit mikrovaskulärer Anastomosierung, bei Verbrennung und Verätzung 5-925.47♦
––– myokutan, mit mikrovaskulärer Anastomosierung 5-858.72♦
––– osteofasziokutan, mit mikrovaskulärer Anastomosierung 5-858.82♦
––– osteomyokutan, mit mikrovaskulärer Anastomosierung 5-858.82♦
––– regional, gestielt, bei Verbrennung und Verätzung 5-925.57♦
––– septokutan, mit mikrovaskulärer Anastomosierung 5-858.62♦
–– Spalthaut, frei
––– bei Verbrennung und Verätzung 5-925.07♦
––– großflächig 5-902.47♦
–––– auf Hautareal, granulierend 5-902.57♦
––– kleinflächig 5-902.07♦
–––– auf Hautareal, granulierend 5-902.17♦
–– Vollhaut
––– bei Verbrennung und Verätzung 5-925.27♦
––– frei
–––– großflächig 5-902.67♦
–––– kleinflächig 5-902.27♦
– Transposition, Sehne, partiell 5-854.22♦
– Transpositionsplastik, lokal
–– bei Verbrennung und Verätzung 5-926.27♦
–– großflächig 5-903.77♦
–– kleinflächig 5-903.27♦ ►

Oberarm *(Forts.)*
– Vene, oberflächlich
–– Embolektomie 5-380.a1♦
–– Entnahme, Transplantat 5-386.a1♦
–– Exzision 5-386.a1♦
–– Fremdkörperentfernung 5-380.a1♦
–– Inzision 5-380.a1♦
–– Ligatur 5-389.a1♦
–– Naht 5-388.a1♦
–– Patchplastik 5-395.a1♦
–– Rekonstruktion, plastisch 5-397.a1♦
–– Resektion, und
––– Ersatz 5-383.a1♦
––– Reanastomosierung 5-382.a1♦
–– Thrombektomie 5-380.a1♦
–– Verschluss, operativ 5-389.a1♦
– Verschiebe-Rotationsplastik, lokal
–– bei Verbrennung und Verätzung 5-926.17♦
–– großflächig 5-903.67♦
–– kleinflächig 5-903.17♦
– W-Plastik, lokal
–– bei Verbrennung und Verätzung 5-926.57♦
–– großflächig 5-903.b7♦
–– kleinflächig 5-903.a7♦
– Weichteildeckung, temporär
–– großflächig
––– durch
–––– allogene Amnionmembran 5-916.e7♦
––––– bei Verbrennung und Verätzung 5-923.d7♦
–––– allogene Hauttransplantation 5-916.57♦
––––– bei Verbrennung und Verätzung 5-923.57♦
–––– allogenes Amnion 5-916.e7♦
––––– bei Verbrennung und Verätzung 5-923.d7♦
–––– allogenes Hautersatzmaterial 5-916.e7♦
––––– bei Verbrennung und Verätzung 5-923.d7♦
–––– humane azelluläre dermale Matrix 5-916.57♦
––––– bei Verbrennung und Verätzung 5-923.57♦
–––– hydrolytisch resorbierbare Membran 5-916.c7♦
–––– Kombination mehrerer Verfahren 5-916.97♦
––––– bei Verbrennung und Verätzung 5-923.97♦
–––– kultivierte Keratinozyten 5-916.87♦
––––– bei Verbrennung und Verätzung 5-923.87♦
–––– xenogenes Hautersatzmaterial 5-916.67♦
––––– bei Verbrennung und Verätzung 5-923.67♦
––– mit
–––– alloplastischem Material 5-916.77♦
––––– bei Verbrennung und Verätzung 5-923.77♦ ►

Oberarm *(Forts.)*
~ Weichteildeckung, temporär *(Forts.)*
~~ großflächig *(Forts.)*
~~~ mit *(Forts.)*
---- hydrolytisch resorbierbarer Membran, bei Verbrennung und Verätzung 5-923.b7♦
-- kleinflächig
--- durch
---- allogene Amnionmembran 5-916.d7♦
----- bei Verbrennung und Verätzung 5-923.c7♦
---- allogene Hauttransplantation 5-916.07♦
----- bei Verbrennung und Verätzung 5-923.07♦
---- allogenes Amnion 5-916.d7♦
----- bei Verbrennung und Verätzung 5-923.c7♦
---- allogenes Hautersatzmaterial 5-916.d7♦
----- bei Verbrennung und Verätzung 5-923.c7♦
---- humane azelluläre dermale Matrix 5-916.07♦
----- bei Verbrennung und Verätzung 5-923.07♦
---- hydrolytisch resorbierbare Membran 5-916.b7♦
---- Kombination mehrerer Verfahren 5-916.47♦
----- bei Verbrennung und Verätzung 5-923.47♦
---- kultivierte Keratinozyten 5-916.37♦
----- bei Verbrennung und Verätzung 5-923.37♦
---- xenogenes Hautersatzmaterial 5-916.17♦
----- bei Verbrennung und Verätzung 5-923.17♦
--- mit
---- alloplastischem Material 5-916.27♦
----- bei Verbrennung und Verätzung 5-923.27♦
---- hydrolytisch resorbierbarer Membran, bei Verbrennung und Verätzung 5-923.a7♦
- Wundverschluss, primär, durch
-- Klammer, bei Verbrennung und Verätzung 5-928.17♦
-- Klebung, bei Verbrennung und Verätzung 5-928.27♦
-- Naht, bei Verbrennung und Verätzung 5-928.07♦
- Z-Plastik, lokal
-- bei Verbrennung und Verätzung 5-926.47♦
-- großflächig 5-903.97♦
-- kleinflächig 5-903.47♦
Oberarmkopf, Fraktur, K-Drahtspickung 5-790.11♦
Oberarmkopfprothese, Implantation 5-824.01♦
Oberarmregion, Amputation, Revision 5-866.0♦
Obere – s. jeweiliger durchgeführter Eingriff
Oberfläche, bioaktiv
- als Beschichtung von Gefäßprothesen *[nur Zusatzkode!]* 5-938.0 ▶

Oberfläche, bioaktiv *(Forts.)*
- bei Stent, gecovert *[nur Zusatzkode!]* 8-83b.e1
Oberflächenapplikator, zur Brachytherapie 8-525.4
Oberflächenbehandlung, mit Laser, zur Blepharoplastik 5-097.4♦
Oberflächenelektrodenträger
- Implantation, zur Stimulation, Hirnstamm, auditorisch 5-028.23
- und Träger für penetrierende Elektroden
-- Implantation, zur Stimulation, Hirnstamm oder Mittelhirn, auditorisch 5-028.24
-- Wechsel, zur Stimulation, Hirnstamm oder Mittelhirn, auditorisch 5-028.24
- Wechsel, zur Stimulation, Hirnstamm, auditorisch 5-028.23
Oberflächenersatzprothese
- bikondylär
-- Entfernung, Kniegelenk 5-823.7♦
-- Implantation, Kniegelenk
--- nicht-zementiert 5-822.g0♦
--- teilzementiert 5-822.g2♦
--- zementiert 5-822.g1♦
-- Wechsel
--- Inlay, Kniegelenk 5-823.27♦
--- Kniegelenk
---- in
----- Endoprothese, femoral und tibial schaftverankert
------ nicht-zementiert 5-823.2a♦
------ teilzementiert 5-823.2b♦
------ zementiert 5-823.2b♦
----- Oberflächenersatzprothese
------ nicht-zementiert, andere 5-823.21♦
------ zementiert, andere 5-823.22♦
----- Sonderprothese
------ nicht-zementiert 5-823.25♦
------ zementiert 5-823.26♦
---- typgleich 5-823.20♦
--- Tibiateil, Kniegelenk 5-823.29♦
- Entfernung
-- Hüftgelenk 5-821.h♦
-- Humerus, proximal 5-825.g♦
- Hybrid-, Implantation, Hüftgelenk 5-820.82♦
- Implantation
-- Hüftgelenk
--- nicht-zementiert 5-820.80♦
--- teilzementiert 5-820.82♦
--- zementiert 5-820.81♦
-- Humerus
--- distal 5-824.60♦
--- proximal 5-824.00♦
- Kniegelenk, bikondylär, Teilwechsel, Femurteil 5-823.28♦
- Wechsel
-- Hüftgelenk, in
--- Hybrid-Oberflächenersatzprothese 5-821.g2♦
--- Hybrid-Totalendoprothese 5-821.g4♦
--- nicht-zementierte
---- Oberflächenersatzprothese 5-821.g0♦ ▶

O
~~~

Oberflächenersatzprothese *(Forts.)*
~ Wechsel *(Forts.)*
~~ Hüftgelenk, in *(Forts.)*
~~~ nicht-zementierte *(Forts.)*
–––– Totalendoprothese 5-821.g3♦
––– Sonderprothese 5-821.g5♦
––– teilzementierte Oberflächenersatzprothese 5-821.g2♦
––– zementierte
–––– Oberflächenersatzprothese 5-821.g1♦
–––– Totalendoprothese 5-821.g4♦
–– Humerus, proximal 5-825.f♦
Oberflächenstrahlentherapie
– bis zu 2 Bestrahlungsfelder 8-520.0
– 3 oder mehr Bestrahlungsfelder 8-520.1
Oberflächenvermessung, 3D-
– durch Laserscanning 3-302
– Schädel, durch Photogrammetrie 3-310
Oberkiefer, Exzision, Veränderung, odontogen
– mit Eröffnung
–– Kieferhöhle 5-243.1
–– Nasenboden 5-243.2
– ohne Eröffnung, Kieferhöhle 5-243.0
Oberlid
– Blepharoplastik 5-097.1♦
– Ersatz, durch Plastik, Unterlid 5-096.42♦
– Rhytidektomie 5-097.1♦
– Verlängerung
–– durch
––– Ektomie
–––– M. tarsalis superior 5-098.03♦
–––– Müller-Muskel 5-098.03♦
––– Rezession, Oberlidretraktor 5-098.02♦
–– mit
––– Transplantat 5-098.01♦
––– Z-Plastik 5-098.00♦
Oberlippe
– Fremdkörperentfernung 5-270.3♦
– Inzision, mit Drainage, von außen 5-270.3♦
– Rekonstruktion, plastisch 5-908.1
Oberschenkel
– Abtragung, Hautblase, bei Verbrennung und Verätzung 5-921.0e♦
– Amputation 5-864.3♦
–– distal 5-864.5♦
–– hohe 5-864.4♦
–– mittlerer 5-864.5♦
–– proximal 5-864.4♦
– Arterie
–– Atherektomie, perkutan-transluminal 8-836.3k♦
–– Ballonangioplastie
––– Gefäßprothese, offen 5-380.73♦ 8-836.0e
––– perkutan-transluminal 8-836.0s♦
–– Blade-Angioplastie, perkutan-transluminal 8-836.1k♦
–– Cutting-balloon, perkutan-transluminal 8-836.1k♦
–– Embolektomie, Gefäßprothese 5-380.73♦ ►

Oberschenkel *(Forts.)*
~ Arterie *(Forts.)*
–– Embolisation, selektiv, perkutan-transluminal, mit
––– ablösbarem Ballon 8-836.bk♦
––– embolisierender Flüssigkeit 8-836.9k♦
––– Metallspiralen 8-836.mk♦
––– Partikeln 8-836.kk♦
–– Fräsatherektomie, perkutan-transluminal 8-836.3k♦
–– Fremdkörperentfernung
––– Gefäßprothese 5-380.73♦
––– perkutan-transluminal 8-836.6k♦
–– Implantation
––– Flow-Diverter, perkutan-transluminal, zur Strömungslaminierung, bei Aneurysma
–––– 1 8-84b.0s♦
–––– 2 8-84b.2s♦
–––– 3 8-84b.3s♦
–––– 4 8-84b.4s♦
–––– 5 8-84b.5s♦
–––– 6 oder mehr 8-84b.6s♦
––– Mehrschicht-Flechtstent, perkutan-transluminal, zur Strömungslaminierung, bei Aneurysma
–––– 1 8-84b.0s♦
–––– 2 8-84b.2s♦
–––– 3 8-84b.3s♦
–––– 4 8-84b.4s♦
–––– 5 8-84b.5s♦
–––– 6 oder mehr 8-84b.6s♦
––– Multilayer-Stent, perkutan-transluminal, zur Strömungslaminierung, bei Aneurysma
–––– 1 8-84b.0s♦
–––– 2 8-84b.2s♦
–––– 3 8-84b.3s♦
–––– 4 8-84b.4s♦
–––– 5 8-84b.5s♦
–––– 6 oder mehr 8-84b.6s♦
––– perkutan-transluminal
–––– Cheatham-Platinum-Stent
––––– gecovert
–––––– 1 8-846.0s♦
–––––– 2 oder mehr 8-846.1s♦
––––– ungecovert
–––––– 1 8-845.0s♦
–––––– 2 oder mehr 8-845.1s♦
–––– Nitinolstent, aus Einzeldrähten verwoben
––––– 1 8-84d.0s♦
––––– 2 8-84d.1s♦
––––– 3 8-84d.2s♦
––––– 4 8-84d.3s♦
––––– 5 8-84d.4s♦
––––– 6 oder mehr 8-84d.5s♦
–––– Stent
––––– bioresorbierbar
–––––– 1 8-843.0s♦
–––––– 2 8-843.1s♦
–––––– 3 8-843.2s♦
–––––– 4 8-843.3s♦
–––––– 5 8-843.4s♦ ►
~~~

Oberschenkel *(Forts.)*
~ Arterie *(Forts.)*
~~ Implantation *(Forts.)*
~~~ perkutan-transluminal *(Forts.)*
~~~~ Stent *(Forts.)*
~~~~~ bioresorbierbar *(Forts.)*
------ 6 oder mehr 8-843.5s♦
----- gecovert
------ großlumig, andere
------- 1 8-84a.0s♦
------- 2 oder mehr 8-84a.1s♦
------ medikamentefreisetzend
------- 1 8-848.0s♦
------- 2 8-848.1s♦
------- 3 8-848.2s♦
------- 4 8-848.3s♦
------- 5 8-848.4s♦
------- 6 oder mehr 8-848.5s♦
------ nicht-medikamentefreisetzend
------- 1 8-842.0s♦
------- 2 8-842.1s♦
------- 3 8-842.2s♦
------- 4 8-842.3s♦
------- 5 8-842.4s♦
------- 6 oder mehr 8-842.5s♦
----- medikamentefreisetzend
------ 1 8-841.0s♦
------ 2 8-841.1s♦
------ 3 8-841.2s♦
------ 4 8-841.3s♦
------ 5 8-841.4s♦
------ 6 oder mehr 8-841.5s♦
----- nicht-medikamentefreisetzend
------ 1 8-840.0s♦
------ 2 8-840.1s♦
------ 3 8-840.2s♦
------ 4 8-840.3s♦
------ 5 8-840.4s♦
------ 6 oder mehr 8-840.5s♦
----- ungecovert, großlumig, andere
------ 1 8-849.0s♦
------ 2 oder mehr 8-849.1s♦
--- Stent, perkutan-transluminal, zur Strömungslaminierung, bei Aneurysma
---- 1 8-84b.0s♦
---- 2 8-84b.2s♦
---- 3 8-84b.3s♦
---- 4 8-84b.4s♦
---- 5 8-84b.5s♦
---- 6 oder mehr 8-84b.6s♦
--- transluminal, Nitinolstent aus Einzeldrähten verwoben
---- 1 8-84d.0s♦
---- 2 8-84d.1s♦
---- 3 8-84d.2s♦
---- 4 8-84d.3s♦
---- 5 8-84d.4s♦
---- 6 oder mehr 8-84d.5s♦
-- Inzision, Gefäßprothese 5-380.73♦ ►

Oberschenkel *(Forts.)*
~ Arterie *(Forts.)*
-- Kryoplastie, perkutan-transluminal 8-836.rk♦
-- Laser-Angioplastie, perkutan-transluminal 8-836.2k♦
-- Patchplastik, Gefäßprothese 5-395.73♦
-- Rotationsthrombektomie, perkutan-transluminal 8-836.pk♦
-- Scoring-balloon, perkutan-transluminal 8-836.1k♦
-- Thrombektomie
--- Gefäßprothese 5-380.73♦
--- perkutan-transluminal 8-836.8k♦
-- Thrombolyse, selektiv, perkutan-transluminal 8-836.7k♦
- Butterfly-Plastik 5-906.0e♦
-- bei Verbrennung und Verätzung 5-927.0e♦
- Chemical Peeling
-- großflächig 5-913.9e♦
-- kleinflächig 5-913.3e♦
- Dehnungsplastik, lokal
-- bei Verbrennung und Verätzung 5-926.0e♦
-- großflächig 5-903.5e♦
-- kleinflächig 5-903.0e♦
- Dermabrasion
-- bei Verbrennung und Verätzung 5-921.1e♦
-- hochtourig
--- großflächig, Hautschichten, oberflächlich 5-913.6e♦
--- kleinflächig 5-913.0e♦
- Desilikonisierung, Dermisersatzmaterial 5-91a.0e♦
-- bei Verbrennung und Verätzung 5-929.1e♦
- Desinsertion 5-851.d8♦
- Durchtrennung, Lappenstiel
-- bei Verbrennung und Verätzung 5-929.0e♦
-- Muskel und Faszie 5-857.a8♦
- Einlegen, Medikamententräger, subfaszial 5-850.h8♦
- Entfernung, Medikamententräger, subfaszial 5-850.j8♦
- Entnahme
-- Composite graft 5-901.2e♦
-- Fernlappen, gestielt 5-904.2e♦
--- bei Verbrennung und Verätzung 5-924.5e♦
-- Lappen
--- fasziokutan, mit mikrovaskulärer Anastomosierung 5-858.08♦
--- frei, mit mikrovaskulärer Anastomosierung 5-904.0e♦
---- bei Verbrennung und Verätzung 5-924.3e♦
--- myokutan, mit mikrovaskulärer Anastomosierung 5-858.28♦
--- osteofasziokutan, mit mikrovaskulärer Anastomosierung 5-858.38♦
--- osteomyokutan, mit mikrovaskulärer Anastomosierung 5-858.38♦
--- regional, gestielt 5-904.1e♦
---- bei Verbrennung und Verätzung 5-924.4e♦
--- septokutan, mit mikrovaskulärer Anastomosierung 5-858.18♦ ►

O
~~~~~

Oberschenkel *(Forts.)*
~ Entnahme *(Forts.)*
–– Lymphgefäß, zur Transplantation 5-401.f0♦
–– Spalthaut 5-901.0e♦
––– bei Verbrennung und Verätzung 5-924.0e♦
–– Vollhaut 5-901.1e♦
––– bei Verbrennung und Verätzung 5-924.1e♦
– Escharotomie 5-920.0e♦
–– mit
––– Dekompression, Nerv, peripher 5-920.3e♦
––– Fasziotomie 5-920.2e♦
– Explantation, Hautexpander 5-909.1e♦
– Exstirpation, Weichteiltumor
–– epifaszial 5-852.88♦
–– subfaszial 5-852.98♦
– Faszie
–– Débridement 5-850.d8♦
–– Defektdeckung, mit
––– allogenem Material 5-856.a8♦
––– autogenem Material 5-856.98♦
–– Doppelung 5-856.38♦
–– Entnahme, zur Transplantation 5-852.g8♦
–– Exploration 5-850.g8♦
–– Exzision 5-852.a8♦
–– Fremdkörperentfernung, durch Inzision 5-850.a8♦
–– Inzision
––– offen 5-850.68♦
––– perkutan 5-850.78♦
–– Naht 5-856.08♦
–– Revision, Transplantat 5-856.68♦
–– Transplantat, Entfernung 5-856.88♦
–– Transplantation
––– allogen 5-856.58♦
––– autogen 5-856.48♦
–– Verkürzung 5-856.28♦
–– Verlängerung 5-856.18♦
–– Wechsel, Transplantat 5-856.78♦
– Faszienlappenplastik 5-857.48♦
–– gefäßgestielt 5-857.58♦
– Fasziotomie
–– bei Verbrennung und Verätzung 5-920.1e♦
–– längs
––– perkutan 5-851.a8♦
––– Segment
–––– mehrere
––––– partiell, offen 5-851.b8♦
––––– total, offen 5-851.c8♦
–––– partiell, offen 5-851.88♦
–––– total, offen 5-851.98♦
–– quer
––– partiell, offen 5-851.58♦
––– perkutan 5-851.78♦
––– total, offen 5-851.68♦
– Fernlappenplastik, gestielt 5-905.2e♦
– Fettgewebe
–– Absaugen 5-911.1e♦
–– Abtragung 5-911.2e♦ ►

Oberschenkel *(Forts.)*
– Gefäß
–– Anlegen, AV-Fistel
––– endovaskulär, durch
–––– Einlage von Stent-Grafts zur Arterialisierung tiefer Venen 8-83c.gb♦
–––– Gleichstrom 8-83c.db♦
–––– magnetgeführte Hochfrequenzenergie 8-83c.cb♦
––– mit Nitinolkoppler, nahtlos, endovaskulär 8-83c.eb♦
–– Biopsie, durch Inzision 1-587.5♦
–– Endosonographie, intravaskulär 3-05e.6♦
–– Implantation, perkutan-transluminal, Klammern, endovaskulär, selbstexpandierend 8-83c.9b♦
–– Lithoplastie, perkutan-transluminal 8-83c.bb♦
–– Rotationsatherektomie, perkutan-transluminal 8-83c.fb♦
– Gefäßprothese, Arterie
–– Endarteriektomie 5-381.73♦
–– Thrombendarteriektomie 5-381.73♦
– Haut
–– Applikation
––– Ätzmittel, lokal 5-914.0e♦
––– Zytostatika, lokal 5-914.1e♦
–– Biopsie, ohne Inzision 1-490.5♦
–– Durchtrennung, Lappenstiel 5-909.2e♦
–– Einbringen, Material
––– autogen 5-890.1e♦
––– xenogen 5-890.2e♦
–– Einlegen, Medikamententräger, durch Inzision 5-892.3e♦
–– Elektrochemotherapie
––– großflächig 5-915.9e♦
––– kleinflächig 5-915.8e♦
–– Elektrokaustik
––– großflächig 5-915.4e♦
––– kleinflächig 5-915.0e♦
–– Entfernung, Medikamententräger, durch Inzision 5-892.4e♦
–– Exploration 5-892.0e♦
–– Exzision
––– lokal
–––– mit primärem Wundverschluss 5-894.1e♦
–––– ohne primären Wundverschluss 5-894.0e♦
––– radikal
–––– histographisch kontrolliert
––––– mit
–––––– lokaler Lappenplastik 5-895.5e♦
–––––– primärem Wundverschluss 5-895.3e♦
–––––– Transplantation 5-895.5e♦
––––– ohne primären Wundverschluss 5-895.1e♦
–––– mit
––––– lokaler Lappenplastik 5-895.4e♦
––––– primärem Wundverschluss 5-895.2e♦
––––– Transplantation 5-895.4e♦
–––– ohne primären Wundverschluss 5-895.0e♦
––– tangential, bei Verbrennung und Verätzung 5-921.3e♦ ►

Oberschenkel *(Forts.)*
~ Haut *(Forts.)*
-- Fliegenmaden, Anwendung 8-192.3e♦
-- Fremdkörperentfernung
--- durch Inzision 5-892.2e♦
--- ohne Inzision 8-102.8♦
-- Gewebsreduktionsplastik 5-911.0e♦
-- Hochfrequenzchirurgie, bei Verbrennung und Verätzung 5-921.7e♦
-- Infrarotkoagulation
--- großflächig 5-915.7e♦
--- kleinflächig 5-915.3e♦
-- Inzision 5-892.0e♦
--- mit Drainage 5-892.1e♦
-- Kryochirurgie
--- großflächig 5-915.6e♦
--- kleinflächig 5-915.2e♦
-- Laserbehandlung
--- großflächig 5-915.5e♦
--- kleinflächig 5-915.1e♦
-- Laserdestruktion, bei Verbrennung und Verätzung 5-921.4e♦
-- Naht
--- primär 5-900.0e♦
--- sekundär 5-900.1e♦
-- Radiochirurgie, bei Verbrennung und Verätzung 5-921.6e♦
-- Straffungsoperation 5-911.0e♦
-- Tätowieren 5-890.0e♦
-- Ultraschalldestruktion, bei Verbrennung und Verätzung 5-921.5e♦
-- und Unterhaut
--- Entfernung
---- großflächig, System, zur Vakuumtherapie, ohne Anästhesie 8-192.1e♦
---- kleinflächig, System, zur Vakuumtherapie, ohne Anästhesie 8-192.0e♦
--- Wunde, Entfernung
---- Fibrinbeläge
----- großflächig, ohne Anästhesie 8-192.1e♦
----- kleinflächig, ohne Anästhesie 8-192.0e♦
---- großflächig, Gewebe, ohne Anästhesie 8-192.1e♦
---- kleinflächig, Gewebe, ohne Anästhesie 8-192.0e♦
-- Wiederherstellung, Oberflächenkontinuität
--- primär, durch
---- Gewebekleber 5-900.0e♦
---- Metallklammern 5-900.0e♦
--- sekundär, durch
---- Gewebekleber 5-900.1e♦
---- Metallklammern 5-900.1e♦
-- Wunddébridement, großflächig, mit Einlegen, Medikamententräger 5-896.2e♦
-- Wundtoilette, chirurgisch, großflächig, mit Einlegen, Medikamententräger 5-896.2e♦
- Hautersatz
-- großflächig, durch Keratinozyten, kultiviert 5-902.ce♦
-- kleinflächig, durch Keratinozyten, kultiviert 5-902.be♦ ►

Oberschenkel *(Forts.)*
~ Hautersatz *(Forts.)*
-- permanent
--- großflächig, durch
---- allogene Amnionmembran 5-902.je♦
----- bei Verbrennung und Verätzung 5-925.je♦
---- allogenes Amnion 5-902.je♦
----- bei Verbrennung und Verätzung 5-925.je♦
---- allogenes Hautersatzmaterial 5-902.je♦
----- bei Verbrennung und Verätzung 5-925.je♦
---- allogenes Hauttransplantat 5-902.ge♦
----- bei Verbrennung und Verätzung 5-925.ge♦
---- Dermisersatzmaterial 5-902.ee♦
----- bei Verbrennung und Verätzung 5-925.ee♦
---- humane azelluläre dermale Matrix 5-902.ge♦
----- bei Verbrennung und Verätzung 5-925.ge♦
---- kultivierte Keratinozyten, bei Verbrennung und Verätzung 5-925.ae♦
--- kleinflächig, durch
---- allogene Amnionmembran 5-902.he♦
----- bei Verbrennung und Verätzung 5-925.he♦
---- allogenes Amnion 5-902.he♦
----- bei Verbrennung und Verätzung 5-925.he♦
---- allogenes Hautersatzmaterial 5-902.he♦
----- bei Verbrennung und Verätzung 5-925.he♦
---- allogenes Hauttransplantat 5-902.fe♦
----- bei Verbrennung und Verätzung 5-925.fe♦
---- Dermisersatzmaterial 5-902.de♦
----- bei Verbrennung und Verätzung 5-925.de♦
---- humane azelluläre dermale Matrix 5-902.fe♦
----- bei Verbrennung und Verätzung 5-925.fe♦
---- kultivierte Keratinozyten, bei Verbrennung und Verätzung 5-925.9e♦
- Hautschichten, oberflächlich
-- Ausbürsten
--- großflächig 5-913.7e♦
--- kleinflächig 5-913.1e♦
-- Chemochirurgie
--- großflächig 5-913.9e♦
--- kleinflächig 5-913.3e♦
-- Entfernung, mit scharfem Löffel
--- großflächig 5-913.8e♦
--- kleinflächig 5-913.2e♦
-- Exkochleation
--- großflächig 5-913.8e♦
--- kleinflächig 5-913.2e♦ ►

O

Oberschenkel *(Forts.)*
~ Hautschichten, oberflächlich *(Forts.)*
–– Laserbehandlung
––– großflächig 5-913.ae♦
––– kleinflächig 5-913.4e♦
–– Shaving
––– großflächig 5-913.be♦
––– kleinflächig 5-913.5e♦
– Implantation, Hautexpander 5-909.0e♦
– Insellappenplastik, lokal
–– bei Verbrennung und Verätzung 5-926.3e♦
–– großflächig 5-903.8e♦
–– kleinflächig 5-903.3e♦
– Inzision, Verbrennungsschorf 5-920.0e♦
–– mit
––– Dekompression, Nerv, peripher 5-920.3e♦
––– Fasziotomie 5-920.2e♦
– Jumping-man-Plastik 5-906.0e♦
–– bei Verbrennung und Verätzung 5-927.0e♦
– Kompartmentresektion 5-852.b8♦
–– mit
––– erweiterter Präparation 5-852.d8♦
––– spezieller Gefäß- und Nervenpräparation 5-852.c8♦
– Lappen
–– frei, Revision, mit mikrovaskulärer Anastomosierung, bei Verbrennung und Verätzung 5-928.8e♦
–– regional, gestielt, Revision 5-907.3e♦
––– bei Verbrennung und Verätzung 5-928.6e♦
– Lappenplastik
–– adipofaszial 5-857.28♦
––– gefäßgestielt 5-857.38♦
–– fasziokutan 5-857.08♦
––– gefäßgestielt 5-857.18♦
–– frei, mit mikrovaskulärer Anastomosierung 5-905.0e♦
–– kombiniert 5-906.0e♦
––– bei Verbrennung und Verätzung 5-927.0e♦
–– lokal, Revision, bei Verbrennung und Verätzung 5-928.5e♦
–– mit freiem Hauttransplantat 5-906.1e♦
––– bei Verbrennung und Verätzung 5-927.1e♦
–– myokutan 5-857.68♦
––– gefäßgestielt 5-857.78♦
–– regional, gestielt 5-905.1e♦
––– mit Fernlappen 5-906.2e♦
–––– bei Verbrennung und Verätzung 5-927.2e♦
–––– mit freiem Hauttransplantat 5-906.3e♦
––––– bei Verbrennung und Verätzung 5-927.3e♦
–– Revision, lokal 5-907.2e♦
– Liposuktion 5-911.1e♦
– Mikrograft-Spalthautdeckung, bei Verbrennung und Verätzung 5-925.7e♦
– Muskel
–– Débridement 5-850.b8♦
–– Durchtrennung 5-851.08♦
–– Entfernung, Transplantat 5-853.98♦
–– Entnahme, zur Transplantation 5-852.e8♦
–– Exploration 5-850.e8♦ ►

Oberschenkel *(Forts.)*
~ Muskel *(Forts.)*
–– Exzision
––– epifaszial
–––– partiell 5-852.48♦
–––– total 5-852.58♦
––– subfaszial
–––– partiell 5-852.68♦
–––– total 5-852.78♦
–– Fremdkörperentfernung, durch Inzision 5-850.88♦
–– Inzision
––– längs 5-850.08♦
––– quer 5-850.18♦
–– Naht 5-853.18♦
–– Plastik 5-853.48♦
–– Refixation 5-853.08♦
–– Revision, Transplantat 5-853.78♦
–– Spülung, Hohlraum 5-853.x8♦
–– Transplantation 5-853.68♦
–– Transposition 5-853.58♦
–– Verkürzung, und Naht 5-853.38♦
–– Verlängerung, und Naht 5-853.28♦
–– Wechsel, Transplantat 5-853.88♦
– Muskellappenplastik 5-857.88♦
–– gefäßgestielt 5-857.98♦
– Muskeln und Weichteile
–– Biopsie
––– durch Inzision 1-502.5♦
––– perkutan 1-491.5♦
–––– mit Steuerung durch bildgebende Verfahren 1-492.5♦
–– Nadelbiopsie, perkutan 1-491.5♦
– Narbenkorrektur 5-894.1e♦
–– nach Hautplastik 5-907.0e♦
– Nekrosektomie, epifaszial, bei Verbrennung und Verätzung 5-921.2e♦
– primär, Wundverschluss, durch Klammer, bei Verbrennung und Verätzung 5-928.1e♦
– Replantation 5-861.0♦
– Resektion, Gewebe, kompartmentübergreifend
–– mit spezieller Gefäß- und Nervenpräparation 5-852.j8♦
–– ohne spezielle Gefäß- und Nervenpräparation 5-852.h8♦
– Revision
–– Fernlappen, gestielt 5-907.4e♦
––– bei Verbrennung und Verätzung 5-928.7e♦
–– Hauttransplantat, frei 5-907.1e♦
––– bei Verbrennung und Verätzung 5-928.4e♦
–– Lappen, frei, mit mikrovaskulärer Anastomosierung 5-907.5e♦
– Schleimbeutel, Inzision 5-859.08♦
– Schweißdrüse
–– Exzision
––– lokal 5-894.2e♦
––– radikal 5-895.6e♦
–– Kürettage
––– lokal 5-894.2e♦
––– radikal 5-895.6e♦ ►

Oberschenkel *(Forts.)*
– Sehne
–– Augmentation 5-854.38♦
–– Débridement 5-850.c8♦
–– Entfernung, Transplantat 5-854.98♦
–– Ersatzplastik 5-854.48♦
––– mit Interponat 5-854.58♦
–– Exploration 5-850.f8♦
–– Exzision
––– partiell 5-852.08♦
––– total 5-852.18♦
–– Fremdkörperentfernung, durch Inzision 5-850.98♦
–– Inzision
––– längs 5-850.28♦
––– quer 5-850.38♦
–– mehrere
––– Tenodese
–––– primär 5-855.98♦
–––– sekundär 5-855.a8♦
––– Tenolyse 5-855.68♦
–– Naht
––– primär 5-855.18♦
––– sekundär 5-855.28♦
–– Reinsertion 5-855.08♦
–– Rekonstruktion, mit Material, alloplastisch 5-854.a8♦
–– Schaffung, Transplantatlager 5-854.68♦
–– Tenodese
––– primär 5-855.78♦
––– sekundär 5-855.88♦
–– Tenolyse 5-855.58♦
–– Transplantation 5-854.78♦
–– Transposition 5-854.28♦
–– und Muskel, Exzision
––– epifaszial 5-852.88♦
––– subfaszial 5-852.98♦
–– Verkürzung 5-854.18♦
–– Verlängerung 5-854.08♦
–– Wechsel, Transplantat 5-854.88♦
– Sehnengewebe, Entnahme, zur Transplantation 5-852.f8♦
– Sehnenscheide
–– Durchtrennung
––– längs 5-851.38♦
––– quer 5-851.48♦
–– Exzision
––– partiell 5-852.28♦
––– total 5-852.38♦
–– isoliert, Inzision
––– längs 5-850.48♦
––– quer 5-850.58♦
–– Naht
––– primär 5-855.38♦
––– sekundär 5-855.48♦
–– Spülung 5-855.b8♦
– Tenotomie
–– offen 5-851.18♦
–– perkutan 5-851.28♦ ▶

Oberschenkel *(Forts.)*
– Transplantation
–– Composite graft
––– bei Verbrennung und Verätzung 5-925.3e♦
––– frei
–––– großflächig 5-902.7e♦
–––– kleinflächig 5-902.3e♦
–– Fernlappen, gestielt, bei Verbrennung und Verätzung 5-925.6e♦
–– Haut, durch Epithelzellsuspension, nach
––– Aufbereitung mit Bedside-Kit 5-902.9e♦
–––– bei Verbrennung und Verätzung 5-925.be♦
––– labortechnischer Aufbereitung im Schnellverfahren 5-902.ae♦
–––– bei Verbrennung und Verätzung 5-925.ce♦
–– Lappen
––– fasziokutan, mit mikrovaskulärer Anastomosierung 5-858.58♦
––– frei, mit mikrovaskulärer Anastomosierung, bei Verbrennung und Verätzung 5-925.4e♦
––– myokutan, mit mikrovaskulärer Anastomosierung 5-858.78♦
––– osteofasziokutan, mit mikrovaskulärer Anastomosierung 5-858.88♦
––– osteomyokutan, mit mikrovaskulärer Anastomosierung 5-858.88♦
––– regional, gestielt, bei Verbrennung und Verätzung 5-925.5e♦
––– septokutan, mit mikrovaskulärer Anastomosierung 5-858.68♦
–– Spalthaut, frei
––– bei Verbrennung und Verätzung 5-925.0e♦
––– großflächig 5-902.4e♦
–––– auf Hautareal, granulierend 5-902.5e♦
––– kleinflächig, auf Hautareal, granulierend 5-902.1e♦
–– Vollhaut
––– bei Verbrennung und Verätzung 5-925.2e♦
––– frei
–––– großflächig 5-902.6e♦
–––– kleinflächig 5-902.2e♦
– Transposition, Sehne, partiell 5-854.28♦
– Transpositionsplastik, lokal
–– bei Verbrennung und Verätzung 5-926.2e♦
–– großflächig 5-903.7e♦
–– kleinflächig 5-903.2e♦
– Vene
–– Atherektomie, perkutan-transluminal 8-836.3m♦
–– Ballonangioplastie, perkutan-transluminal 8-836.0t♦
–– Blade-Angioplastie, perkutan-transluminal 8-836.1m♦
–– Cutting-balloon, perkutan-transluminal 8-836.1m♦
–– Embolisation, selektiv, perkutan-transluminal, mit
––– ablösbarem Ballon 8-836.bm♦
––– embolisierender Flüssigkeit 8-836.9m♦
––– Metallspiralen 8-836.mm♦
––– Partikeln 8-836.km♦ ▶

O

Oberschenkel *(Forts.)*
~ Vene *(Forts.)*
–– Fräsatherektomie, perkutan-transluminal 8-836.3m♦
–– Fremdkörperentfernung, perkutan-transluminal 8-836.6m♦
–– Implantation
––– Flow-Diverter, perkutan-transluminal, zur Strömungslaminierung, bei Aneurysma
–––– 1 8-84b.0t♦
–––– 2 8-84b.2t♦
–––– 3 8-84b.3t♦
–––– 4 8-84b.4t♦
–––– 5 8-84b.5t♦
–––– 6 oder mehr 8-84b.6t♦
––– Mehrschicht-Flechtstent, perkutan-transluminal, zur Strömungslaminierung, bei Aneurysma
–––– 1 8-84b.0t♦
–––– 2 8-84b.2t♦
–––– 3 8-84b.3t♦
–––– 4 8-84b.4t♦
–––– 5 8-84b.5t♦
–––– 6 oder mehr 8-84b.6t♦
––– Multilayer-Stent, perkutan-transluminal, zur Strömungslaminierung, bei Aneurysma
–––– 1 8-84b.0t♦
–––– 2 8-84b.2t♦
–––– 3 8-84b.3t♦
–––– 4 8-84b.4t♦
–––– 5 8-84b.5t♦
–––– 6 oder mehr 8-84b.6t♦
––– perkutan-transluminal
–––– Cheatham-Platinum-Stent
––––– gecovert
–––––– 1 8-846.0t♦
–––––– 2 oder mehr 8-846.1t♦
––––– ungecovert
–––––– 1 8-845.0t♦
–––––– 2 oder mehr 8-845.1t♦
–––– Stent
––––– bioresorbierbar
–––––– 1 8-843.0t♦
–––––– 2 8-843.1t♦
–––––– 3 8-843.2t♦
–––––– 4 8-843.3t♦
–––––– 5 8-843.4t♦
–––––– 6 oder mehr 8-843.5t♦
––––– gecovert
–––––– großlumig, andere
––––––– 1 8-84a.0t♦
––––––– 2 oder mehr 8-84a.1t♦
–––––– medikamentefreisetzend
––––––– 1 8-848.0t♦
––––––– 2 8-848.1t♦
––––––– 3 8-848.2t♦
––––––– 4 8-848.3t♦
––––––– 5 8-848.4t♦
––––––– 6 oder mehr 8-848.5t♦
–––––– nicht-medikamentefreisetzend
––––––– 1 8-842.0t♦ ►

Oberschenkel *(Forts.)*
~ Vene *(Forts.)*
~~ Implantation *(Forts.)*
~~~ perkutan-transluminal *(Forts.)*
~~~~ Stent *(Forts.)*
~~~~~ gecovert *(Forts.)*
~~~~~~ nicht-medikamentefreisetzend *(Forts.)*
––––––– 2 8-842.1t♦
––––––– 3 8-842.2t♦
––––––– 4 8-842.3t♦
––––––– 5 8-842.4t♦
––––––– 6 oder mehr 8-842.5t♦
––––– medikamentefreisetzend
–––––– 1 8-841.0t♦
–––––– 2 8-841.1t♦
–––––– 3 8-841.2t♦
–––––– 4 8-841.3t♦
–––––– 5 8-841.4t♦
–––––– 6 oder mehr 8-841.5t♦
––––– nicht-medikamentefreisetzend
–––––– 1 8-840.0t♦
–––––– 2 8-840.1t♦
–––––– 3 8-840.2t♦
–––––– 4 8-840.3t♦
–––––– 5 8-840.4t♦
–––––– 6 oder mehr 8-840.5t♦
––––– ungecovert, großlumig, andere
–––––– 1 8-849.0t♦
–––––– 2 oder mehr 8-849.1t♦
––– Stent, perkutan-transluminal, zur Strömungslaminierung, bei Aneurysma
–––– 1 8-84b.0t♦
–––– 2 8-84b.2t♦
–––– 3 8-84b.3t♦
–––– 4 8-84b.4t♦
–––– 5 8-84b.5t♦
–––– 6 oder mehr 8-84b.6t♦
–– Kryoplastie, perkutan-transluminal 8-836.rm♦
–– Laser-Angioplastie, perkutan-transluminal 8-836.2m♦
–– oberflächlich
––– Ballonangioplastie, offen 5-380.a5♦ 8-836.0t♦
––– Embolektomie 5-380.a5♦
––– Entnahme
–––– endoskopisch, zur Transplantation 5-38b.a5♦
–––– Transplantat 5-386.a5♦
––– Exzision 5-386.a5♦
––– Fremdkörperentfernung 5-380.a5♦
––– Inzision 5-380.a5♦
––– Ligatur 5-389.a5♦
––– Naht 5-388.a5♦
––– Patchplastik 5-395.a5♦
––– Rekonstruktion, plastisch 5-397.a5♦
––– Resektion, und
–––– Ersatz 5-383.a5♦
–––– Reanastomosierung 5-382.a5♦
––– Thrombektomie 5-380.a5♦
––– Valvuloplastie, extraluminal 5-397.a5♦
––– Verschluss, operativ 5-389.a5♦ ►

Oberschenkel *(Forts.)*
~ Vene *(Forts.)*
–– Rotationsthrombektomie, perkutan-transluminal 8-836.pm♦
–– Scoring-balloon, perkutan-transluminal 8-836.1m♦
–– Thrombektomie, perkutan-transluminal 8-836.8m♦
–– Thrombolyse, selektiv, perkutan-transluminal 8-836.7m♦
– Verschiebe-Rotationsplastik, lokal
–– bei Verbrennung und Verätzung 5-926.1e♦
–– großflächig 5-903.6e♦
–– kleinflächig 5-903.1e♦
– W-Plastik, lokal
–– bei Verbrennung und Verätzung 5-926.5e♦
–– großflächig 5-903.be♦
–– kleinflächig 5-903.ae♦
– Weichteildeckung, temporär
–– großflächig
––– durch
–––– allogene Amnionmembran 5-916.ee♦
––––– bei Verbrennung und Verätzung 5-923.de♦
–––– allogene Hauttransplantation 5-916.5e♦
––––– bei Verbrennung und Verätzung 5-923.5e♦
–––– allogenes Amnion 5-916.ee♦
––––– bei Verbrennung und Verätzung 5-923.de♦
–––– allogenes Hautersatzmaterial 5-916.ee♦
––––– bei Verbrennung und Verätzung 5-923.de♦
–––– humane azelluläre dermale Matrix 5-916.5e♦
––––– bei Verbrennung und Verätzung 5-923.5e♦
–––– hydrolytisch resorbierbare Membran 5-916.ce♦
–––– Kombination mehrerer Verfahren 5-916.9e♦
––––– bei Verbrennung und Verätzung 5-923.9e♦
–––– kultivierte Keratinozyten 5-916.8e♦
––––– bei Verbrennung und Verätzung 5-923.8e♦
–––– xenogenes Hautersatzmaterial 5-916.6e♦
––––– bei Verbrennung und Verätzung 5-923.6e♦
––– mit
–––– alloplastischem Material 5-916.7e♦
––––– bei Verbrennung und Verätzung 5-923.7e♦
–––– hydrolytisch resorbierbarer Membran, bei Verbrennung und Verätzung 5-923.be♦
–– kleinflächig
––– durch
–––– allogene Amnionmembran 5-916.de♦
––––– bei Verbrennung und Verätzung 5-923.ce♦ ►

Oberschenkel *(Forts.)*
~ Weichteildeckung, temporär *(Forts.)*
~~ kleinflächig *(Forts.)*
~~~ durch *(Forts.)*
–––– allogene Hauttransplantation 5-916.0e♦
––––– bei Verbrennung und Verätzung 5-923.0e♦
–––– allogenes Amnion 5-916.de♦
––––– bei Verbrennung und Verätzung 5-923.ce♦
–––– allogenes Hautersatzmaterial 5-916.de♦
––––– bei Verbrennung und Verätzung 5-923.ce♦
–––– humane azelluläre dermale Matrix 5-916.0e♦
––––– bei Verbrennung und Verätzung 5-923.0e♦
–––– hydrolytisch resorbierbare Membran 5-916.be♦
–––– Kombination mehrerer Verfahren 5-916.4e♦
––––– bei Verbrennung und Verätzung 5-923.4e♦
–––– kultivierte Keratinozyten 5-916.3e♦
––––– bei Verbrennung und Verätzung 5-923.3e♦
–––– xenogenes Hautersatzmaterial 5-916.1e♦
––––– bei Verbrennung und Verätzung 5-923.1e♦
––– mit
–––– alloplastischem Material 5-916.2e♦
––––– bei Verbrennung und Verätzung 5-923.2e♦
–––– hydrolytisch resorbierbarer Membran, bei Verbrennung und Verätzung 5-923.ae♦
– Wundverschluss, primär, durch
–– Klebung, bei Verbrennung und Verätzung 5-928.2e♦
–– Naht, bei Verbrennung und Verätzung 5-928.0e♦
– Z-Plastik, lokal
–– bei Verbrennung und Verätzung 5-926.4e♦
–– großflächig 5-903.9e♦
–– kleinflächig 5-903.4e♦
Oberschenkelregion, Revision, Amputation 5-866.3♦
Obinutuzumab, Applikation, parenteral
– 1.000 mg bis unter 2.000 mg 6-007.j0
– 2.000 mg bis unter 3.000 mg 6-007.j1
– 3.000 mg bis unter 4.000 mg 6-007.j2
– 4.000 mg bis unter 5.000 mg 6-007.j3
– 5.000 mg bis unter 6.000 mg 6-007.j4
– 6.000 mg bis unter 7.000 mg 6-007.j5
– 7.000 mg bis unter 8.000 mg 6-007.j6
– 8.000 mg bis unter 9.000 mg 6-007.j7
– 9.000 mg bis unter 10.000 mg 6-007.j8
– 10.000 mg oder mehr 6-007.j9
Obliteration, Tränenpunkt
– permanent 5-089.01♦
– temporär 5-089.00♦
~~~

Obturator-Bypass, extraanatomisch, Anlegen 5-393.47♦
Obturatorisch
– Ausräumung, Lymphknoten, mehrere, Region, 1, im Rahmen einer anderen Operation *[nur Zusatzkode!]* 5-406.6♦
– Lymphadenektomie, regional
–– im Rahmen einer anderen Operation *[nur Zusatzkode!]* 5-406.6♦
–– laparoskopisch, als selbständiger Eingriff 5-402.b♦
–– offen, als selbständiger Eingriff 5-402.6♦
Ocrelizumab, Applikation, parenteral
– 300 mg bis unter 600 mg 6-00a.e0
– 600 mg bis unter 900 mg 6-00a.e1
– 900 mg bis unter 1.200 mg 6-00a.e2
– 1.200 mg bis unter 1.500 mg 6-00a.e3
– 1.500 mg bis unter 1.800 mg 6-00a.e4
– 1.800 mg oder mehr 6-00a.e5
Ocriplasmin, Applikation, parenteral 6-007.8
OCT [Optische Kohärenztomographie]
– Gefäß, peripher 3-300.3
– Haut 3-300.2
– intrakardial 3-300.1
– Koronargefäß 3-300.1
– Retina 3-300.0♦
Odontektomie 5-230.x
Odontogen, Veränderung
– Oberkiefer, Exzision, mit Eröffnung, Nasenboden 5-243.2
– Unterkiefer, Exzision, mit Darstellung
–– N. alveolaris inferior 5-243.4
–– N. lingualis 5-243.5
ÖGD – s. Ösophagogastroduodenoskopie
Ösophagektomie
– abdominozervikal
–– mit Dissektion, stumpf, mit
––– Interposition
–––– Dünndarm, frei 5-426.03
–––– Kolon 5-426.04
––– Magenhochzug, und Anastomose, intrathorakal 5-426.01
––– Schlauchmagen, und Anastomose, zervikal 5-426.02
–– ohne Wiederherstellung, Kontinuität, mit stumpfer Dissektion 5-425.0
– En-bloc-, mit
–– Interposition, Kolon 5-426.24
–– Magenhochzug, mit Anastomose, zervikal 5-426.22
– thorakoabdominal
–– mit Lymphadenektomie
––– mit
–––– Interposition
––––– Dünndarm, frei 5-426.23
––––– Kolon 5-426.24
–––– Magenhochzug, und Anastomose, intrathorakal 5-426.21
––– ohne Wiederherstellung, Kontinuität 5-425.2 ►
Ösophagektomie *(Forts.)*
~ thorakoabdominal *(Forts.)*
–– ohne Lymphadenektomie
––– mit
–––– Interposition
––––– Dünndarm, frei 5-426.13
––––– Kolon 5-426.14
–––– Magenhochzug, und Anastomose
––––– intrathorakal 5-426.11
––––– zervikal 5-426.12
––– ohne Wiederherstellung, Kontinuität 5-425.1
–– total, mit Lymphadenektomie, mit Magenhochzug, und Anastomose, zervikal 5-426.22
– transmediastinal, ohne Wiederherstellung, Kontinuität, mit stumpfer Dissektion 5-425.0
Ösophagogastral, Anastomose, bei Resektion, Kardia 5-434.1
Ösophagogastroduodenoskopie
– diagnostisch
–– bei
––– Anastomosen, Ösophagus, Magen und Duodenum 1-632.1
––– axialer Gleithernie 1-632.0
––– Lageanomalie 1-632.x
––– normalem Situs 1-632.0
–– über Stoma 1-638.1
– mit Stufenbiopsie 1-440.9
– zur Fremdkörperentfernung 8-100.8
Ösophagogastromyotomie
– abdominal, offen 5-420.20
– durch Umsteigen
–– laparoskopisch – offen chirurgisch 5-420.24
–– thorakoskopisch – offen chirurgisch 5-420.25
– endoskopisch 5-420.26
– laparoskopisch 5-420.22
– thorakal, offen 5-420.21
– thorakoskopisch 5-420.23
Ösophagogastroplastik, abdominal, offen 5-448.30
Ösophagogastroskopie, diagnostisch, bei
– Anastomosen, Ösophagus und Magen 1-631.1
– axialer Gleithernie 1-631.0
– Lageanomalie 1-631.x
– normalem Situs 1-631.0
Ösophagographie 3-137
Ösophagojejunostomie
– abdominozervikal, mit Interposition, Dünndarm 5-426.03
– durch Roux-Y-Anastomose, bei Gastrektomie, total
–– mit Reservoirbildung
––– mit
–––– Exzision, Lymphknoten, einzeln, Kompartiment II oder III 5-437.32
–––– Lymphadenektomie, systematisch
––––– Kompartiment II 5-437.33
––––– Kompartiment II und partiell III 5-437.34
––––– Kompartiment II und III 5-437.35
––– ohne Lymphadenektomie 5-437.31 ►

Ösophagojejunostomie *(Forts.)*
~ durch Roux-Y-Anastomose, bei Gastrektomie, total *(Forts.)*
-- ohne Reservoirbildung
--- mit
---- Exzision, Lymphknoten, einzeln Kompartiment II oder III 5-437.22
---- Lymphadenektomie, systematisch
----- Kompartiment II 5-437.23
----- Kompartiment II und partiell III 5-437.24
----- Kompartiment II und III 5-437.25
--- ohne Lymphadenektomie 5-437.21
- nach Billroth II, bei Gastrektomie, total
-- mit Reservoirbildung
--- mit
---- Exzision, Lymphknoten, einzeln, Kompartiment II oder III 5-437.12
---- Lymphadenektomie, systematisch
----- Kompartiment II 5-437.13
----- Kompartiment II und partiell III 5-437.14
----- Kompartiment II und III 5-437.15
--- ohne Lymphadenektomie 5-437.11
-- ohne Reservoirbildung
--- mit
---- Exzision, Lymphknoten, einzeln, Kompartiment II oder III 5-437.02
---- Lymphadenektomie, systematisch
----- Kompartiment II 5-437.03
----- Kompartiment II und partiell III 5-437.04
----- Kompartiment II und III 5-437.05
--- ohne Lymphadenektomie 5-437.01
- thorakoabdominal, mit Interposition, Dünndarm 5-426.13
Ösophagokolostomie, antethorakal, mit Interposition, Kolon 5-427.x4
Ösophagomyotomie
- abdominal, offen 5-420.00
- durch Umsteigen
-- laparoskopisch – offen chirurgisch 5-420.04
-- thorakoskopisch – offen chirurgisch 5-420.05
- endoskopisch 5-420.06
- laparoskopisch 5-420.02
- pharyngozervikal
-- abdominal, offen 5-420.10
-- durch Umsteigen
--- laparoskopisch – offen chirurgisch 5-420.14
--- thorakoskopisch – offen chirurgisch 5-420.15
-- endoskopisch 5-420.16
-- laparoskopisch 5-420.12
-- thorakal, offen 5-420.11
-- thorakoskopisch 5-420.13
- thorakal, offen 5-420.01
- thorakoskopisch 5-420.03
Ösophagoskopie
- diagnostisch
-- mit
--- flexiblem Instrument 1-630.0 ►

Ösophagoskopie *(Forts.)*
~ diagnostisch *(Forts.)*
~~ mit *(Forts.)*
--- starrem Instrument 1-630.1
-- über Stoma 1-638.0
- zur Fremdkörperentfernung, mit
-- flexiblem Instrument 8-100.6
-- starrem Instrument 8-100.7
Ösophagostomie, zervikal, bei Speichelfistel 5-421.0
Ösophagotracheal
- Fistelverschluss, chirurgisch angelegt 5-429.n
- kongenital, H-Fistel-Unterbindung 5-428.7
Ösophagotrachealfistel, Anlegen 5-429.0
Ösophagus
- Anastomose
-- intrathorakal, mit Interposition, Dickdarm 5-426.14
-- prästernal, mit Interposition, Dickdarm 5-427.x4
- Antireflux-Stimulationssystem
-- Entfernung 5-429.t
-- Implantation 5-429.r
-- Wechsel
--- Aggregat 5-429.s2
--- komplett 5-429.s0
--- Sonde 5-429.s1
- Antirefluxverfahren, endoskopisch, mit
-- Implantationstechnik 5-429.m2
-- Injektionstechnik 5-429.m1
-- Klammertechniken 5-429.m0
-- Nahttechniken 5-429.m0
-- Radiofrequenzablation 5-429.m3
- Ballondilatation 5-429.7
- Biopsie
-- durch Inzision 1-559.0
-- endoskopisch 1-440.a
- Blutstillung
-- durch Tamponade 8-501
-- endoskopisch, durch Auftragen
--- absorbierende Substanz 5-429.v0
--- Peptid-Hydrogel-bildende Substanz 5-429.v1
- Bougierung 5-429.8
- Clippen, endoskopisch 5-429.d
- Destruktion
-- endoskopisch
--- durch
---- Elektrochemotherapie 5-422.58
---- Elektrokoagulation 5-422.50
---- Elektroporation, irreversibel 5-422.57
---- Kryokoagulation 5-422.53
---- Laserkoagulation 5-422.51
---- Mikrowellenablation 5-422.56
---- Radiofrequenzablation 5-422.55
---- Thermokoagulation 5-422.52
--- photodynamische Therapie 5-422.54
-- offen
--- durch
---- Elektrokoagulation 5-422.30
---- Kryokoagulation 5-422.33 ►

O

Ösophagus *(Forts.)*
~ Destruktion *(Forts.)*
~~ offen *(Forts.)*
~~~ durch *(Forts.)*
–––– Laserkoagulation 5-422.31
–––– Thermokoagulation 5-422.32
––– photodynamische Therapie 5-422.34
–– thorakoskopisch
––– durch
–––– Elektrokoagulation 5-422.40
–––– Kryokoagulation 5-422.43
–––– Laserkoagulation 5-422.41
–––– Thermokoagulation 5-422.42
––– photodynamische Therapie 5-422.44
– Dissektion, submukosal, endoskopisch 5-422.24
– Durchzugsmanometrie 1-313.0
– Einlegen, Applikator, strahlend, endoskopisch 5-429.h
– Elektroporation, zur Destruktion, irreversibel, endoskopisch 5-422.57
– Elongation, zur Vorbereitung, Ösophagusanastomose, sekundär 5-428.6
– Endo-Loop 5-429.c
– Endosonographie 3-051
– Entfernung
–– Clip, endoskopisch, durch Desintegration, elektrisch 5-429.w
–– Prothese
––– nicht-selbstexpandierend 5-429.k2
––– selbstexpandierend 5-429.j2
– Erweiterungsplastik, mit Magenhochzug
–– mit Interposition
––– Dünndarm, frei 5-427.23
––– Kolon 5-427.24
–– und Anastomose
––– intrathorakal 5-427.21
––– zervikal 5-427.22
– ESD [Endoskopische submukosale Dissektion] 5-422.24
– Gewebe, Exzision
–– endoskopisch 5-422.20
–– offen 5-422.0
–– thorakoskopisch 5-422.1
– Geweberaffung, endoskopisch, durch Clip, ringförmig, auf Endoskop aufgesteckt 5-429.u
– Gewebeverschluss, endoskopisch, durch Clip, ringförmig, auf Endoskop aufgesteckt 5-429.u
– Impedanz-Planimetrie 1-313.2
– Implantation
–– Bestrahlungsmarker, endoskopisch 5-42a.00
–– Prothese
––– nicht-selbstexpandierend
–––– endoskopisch, 1 5-429.k1
–––– offen, 1 5-429.k0
––– selbstexpandierend
–––– mit Antirefluxventil
––––– endoskopisch
–––––– 1 5-429.jc
–––––– 2 5-429.je
–––––– 3 oder mehr 5-429.jg ►

Ösophagus *(Forts.)*
~ Implantation *(Forts.)*
~~ Prothese *(Forts.)*
~~~ selbstexpandierend *(Forts.)*
~~~~ mit Antirefluxventil *(Forts.)*
––––– offen
–––––– 1 5-429.jb
–––––– 2 5-429.jd
–––––– 3 oder mehr 5-429.jf
–––– ohne Antirefluxventil
––––– endoskopisch
–––––– 1 5-429.j1
–––––– 2 5-429.j4
–––––– 3 oder mehr 5-429.ja
––––– offen
–––––– 1 5-429.j0
–––––– 2 5-429.j3
–––––– 3 oder mehr 5-429.j9
– Injektion
–– endoskopisch 5-429.e
–– Fibrinkleber, endoskopisch 5-429.e
– Langzeit-pH-Metrie
–– mit Langzeit-Impedanzmessung 1-316.11
–– ohne Langzeit-Impedanzmessung 1-316.10
– Manometrie
–– Durchzugs- 1-313.0
–– hochauflösend 1-313.1
– Mukosa, Resektion, endoskopisch 5-422.23
– Naht, primär
–– endoskopisch 5-429.41
–– offen 5-429.40
– pH-Metrie, einfach 1-316.0
– Polyp, mindestens 2 cm Durchmesser, Entfernung
–– 1 *[nur Zusatzkode!]* 5-422.60
–– 2 oder mehr *[nur Zusatzkode!]* 5-422.61
– Polypektomie, endoskopisch, mit Schlinge
–– 1–2 Polypen 5-422.21
–– 3 oder mehr Polypen 5-422.22
– Rekonstruktion, endoskopisch, Passage, kombiniert antegrad-retrogrades Verfahren 5-42a.1
– Resektion
–– abdominal, partiell
––– mit Wiederherstellung, Kontinuität 5-424.2
––– ohne Wiederherstellung, Kontinuität 5-423.3
–– bei
––– Manschettenpleuropneumonektomie 5-328.46
––– Manschettenpneumonektomie 5-328.16
––– Pleuropneumonektomie 5-328.36
––– Pneumonektomie 5-328.06
–– partiell, bei Gastrektomie, total, mit Interposition
––– Dickdarm
–––– mit
––––– Exzision, Lymphknoten, einzeln, Kompartiment II oder III 5-438.32
––––– Lymphadenektomie, systematisch
–––––– Kompartiment II 5-438.33 ►
~~~~

Ösophagus *(Forts.)*
~ Resektion *(Forts.)*
~~ partiell, bei Gastrektomie, total, mit Interposition *(Forts.)*
~~~ Dickdarm *(Forts.)*
~~~~ mit *(Forts.)*
~~~~~ Lymphadenektomie, systematisch *(Forts.)*
–––––– Kompartiment II und partiell III 5-438.34
–––––– Kompartiment II und III 5-438.35
–––– ohne Lymphadenektomie 5-438.31
––– Dünndarm
–––– mit
––––– Exzision, Lymphknoten, einzeln, Kompartiment II oder III 5-438.22
––––– Lymphadenektomie, systematisch
–––––– Kompartiment II 5-438.23
–––––– Kompartiment II und partiell III 5-438.24
–––––– Kompartiment II und III 5-438.25
–––– ohne Lymphadenektomie 5-438.21
–– subtotal, bei Gastrektomie, total, mit Interposition
––– Dickdarm
–––– mit
––––– Exzision, Lymphknoten, einzeln, Kompartiment II oder III 5-438.12
––––– Lymphadenektomie, systematisch
–––––– Kompartiment II 5-438.13
–––––– Kompartiment II und partiell III 5-438.14
–––––– Kompartiment II und III 5-438.15
–––– ohne Lymphadenektomie 5-438.11
––– Dünndarm
–––– mit
––––– Exzision, Lymphknoten, einzeln, Kompartiment II oder III 5-438.02
––––– Lymphadenektomie, systematisch
–––––– Kompartiment II 5-438.03
–––––– Kompartiment II und partiell III 5-438.04
–––––– Kompartiment II und III 5-438.05
–––– ohne Lymphadenektomie 5-438.01
–– thorakal, partiell
––– mit Wiederherstellung, Kontinuität 5-424.0
––– ohne Wiederherstellung, Kontinuität 5-423.1
–– thorakoabdominal, partiell
––– mit Wiederherstellung, Kontinuität
–––– mit
––––– proximaler Magenresektion und
–––––– Hochzug des Restmagens durch Thorakotomie 5-424.12
–––––– transhiatalem Hochzug des Restmagens 5-424.11
––––– Resektion von Kardia und Fundus und
–––––– Hochzug des Restmagens durch Thorakotomie 5-424.12
–––––– transhiatalem Hochzug des Restmagens 5-424.11 ►

Ösophagus *(Forts.)*
~ Resektion *(Forts.)*
~~ thorakoabdominal, partiell *(Forts.)*
~~~ mit Wiederherstellung, Kontinuität *(Forts.)*
–––– ohne proximale Magenresektion 5-424.10
––– ohne Wiederherstellung, Kontinuität 5-423.2
–– total, bei Gastrektomie, total, mit Interposition
––– Dickdarm
–––– mit
––––– Exzision, Lymphknoten, einzeln, Kompartiment II oder III 5-438.12
––––– Lymphadenektomie, systematisch
–––––– Kompartiment II 5-438.13
–––––– Kompartiment II und partiell III 5-438.14
–––––– Kompartiment II und III 5-438.15
–––– ohne Lymphadenektomie 5-438.11
––– Dünndarm
–––– mit
––––– Exzision, Lymphknoten, einzeln, Kompartiment II oder III 5-438.02
––––– Lymphadenektomie, systematisch
–––––– Kompartiment II 5-438.03
–––––– Kompartiment II und partiell III 5-438.04
–––––– Kompartiment II und III 5-438.05
–––– ohne Lymphadenektomie 5-438.01
–– zervikal, partiell, ohne Wiederherstellung, Kontinuität 5-423.0
– Sperroperation 5-429.3
– Stentfixierung, endoskopisch, durch einen auf ein Endoskop aufgesteckten ringförmigen Clip 5-42a.2
– Stufenbiopsie, endoskopisch 1-440.9
– Szintigraphie 3-707.1
–– mit Bestimmung, Passagezeit 3-707.1
– Tubus, Einlegen, bei Gastrotomie 5-430.1
– Varizen
–– Banding 5-429.a
–– Ligatur 5-429.a
––– endoskopisch 5-429.a
–– Sklerosierung 5-429.1
––– endoskopisch 5-429.1
–– Umstechung 5-429.2
– Wechsel, Prothese
–– nicht-selbstexpandierend
––– endoskopisch, 1 5-429.k1
––– offen, 1 5-429.k0
–– selbstexpandierend
––– mit Antirefluxventil
–––– endoskopisch
––––– 1 5-429.jc
––––– 2 5-429.je
––––– 3 oder mehr 5-429.jg
–––– offen
––––– 1 5-429.jb
––––– 2 5-429.jd
––––– 3 oder mehr 5-429.jf ►

O

Ösophagus *(Forts.)*
~ Wechsel, Prothese *(Forts.)*
~~ selbstexpandierend *(Forts.)*
––– ohne Antirefluxventil
–––– endoskopisch
––––– 1 5-429.j1
––––– 2 5-429.j4
––––– 3 oder mehr 5-429.ja
–––– offen
––––– 1 5-429.j0
––––– 2 5-429.j3
––––– 3 oder mehr 5-429.j9
Ösophaguspassage, Rekonstruktion
– bei Atresie, mit Interposition 5-428.2
– durch Fadeneinlage, transmediastinal
–– bei Atresie 5-428.4
–– und Fistelverschluss, bei Atresie 5-428.5
– endoskopisch, kombiniert antegrad-retrogrades Verfahren 5-42a.1
– im
–– hinteren Mediastinum, mit
––– Interposition
–––– Dünndarm, frei 5-427.13
–––– Kolon 5-427.14
––– Schlauchmagen, und Anastomose
–––– intrathorakal 5-427.11
–––– zervikal 5-427.12
–– Ösophagusbett, mit
––– Interposition
–––– Dünndarm, frei 5-427.13
–––– Kolon 5-427.14
––– Magenhochzug, und Anastomose
–––– intrathorakal 5-427.11
–––– zervikal 5-427.12
– mit Interposition, und Fistelverschluss, bei Atresie 5-428.3
– retropleural, mit ösophago-ösophagealer Anastomose
–– bei Atresie 5-428.0
–– und Fistelverschluss, bei Atresie 5-428.1
– Retrosternalraum, mit
–– Interposition
––– Dünndarm, frei 5-427.03
––– Kolon 5-427.04
–– Magenhochzug, und Anastomose
––– intrathorakal 5-427.01
––– zervikal 5-427.02
– transpleural, mit ösophago-ösophagealer Anastomose
–– bei Atresie 5-428.0
–– und Fistelverschluss, bei Atresie 5-428.1
Ofatumumab, Applikation, parenteral
– 300 mg bis unter 600 mg 6-006.40
– 600 mg bis unter 900 mg 6-006.41
– 900 mg bis unter 1.200 mg 6-006.42
– 1.200 mg bis unter 1.500 mg 6-006.43
– 1.500 mg bis unter 2.000 mg 6-006.44
– 2.000 mg bis unter 4.000 mg 6-006.45
– 4.000 mg bis unter 6.000 mg 6-006.46
– 6.000 mg bis unter 8.000 mg 6-006.47
– 8.000 mg bis unter 10.000 mg 6-006.48 ►
Ofatumumab, Applikation, parenteral *(Forts.)*
– 10.000 mg bis unter 12.000 mg 6-006.49
– 12.000 mg bis unter 14.000 mg 6-006.4a
– 14.000 mg bis unter 16.000 mg 6-006.4b
– 16.000 mg bis unter 18.000 mg 6-006.4c
– 18.000 mg bis unter 20.000 mg 6-006.4d
– 20.000 mg bis unter 22.000 mg 6-006.4e
– 22.000 mg bis unter 24.000 mg 6-006.4f
– 24.000 mg oder mehr 6-006.4g
Offen – s. jeweiliger durchgeführter Eingriff
Offenhalten, Atemwege, obere, durch
– nasopharyngealen Tubus 8-700.1
– oropharyngealen Tubus 8-700.0
Ohr
– abstehend
–– Concharotation 5-184.3♦
–– Korrektur
––– Ohrknorpel 5-184.0♦
–––– mit Exzision, Weichteile 5-184.2♦
––– plastisch, mit Exzision, Weichteile 5-184.1♦
– Abtragung, Hautblase, bei Verbrennung und Verätzung 5-921.02♦
– äußeres
–– Destruktion, Gewebe 5-181.8♦
–– Hämatomausräumung 5-181.2♦
–– Inzision, retroaurikulär 5-180.3♦
–– Naht 5-183.0♦
–– Polypentfernung, Gehörgang 5-181.7♦
–– Reduktionsplastik 5-188.0♦
–– Replantation 5-183.1♦
–– Tumorresektion, Gehörgang 5-181.7♦
– amputiert, Reinsertion 5-183.1♦
– Anlegen, Radikalhöhle 5-203.1♦
– Butterfly-Plastik, bei Verbrennung und Verätzung 5-927.02♦
– Dehnungsplastik, lokal, bei Verbrennung und Verätzung 5-926.02♦
– Dermabrasion, bei Verbrennung und Verätzung 5-921.12♦
– Desilikonisierung, Dermisersatzmaterial, bei Verbrennung und Verätzung 5-929.12♦
– Durchtrennung, Lappenstiel, bei Verbrennung und Verätzung 5-929.02♦
– Einführung, Implantat, Gesicht, Epithese 5-77a.00♦
– Entnahme
–– Composite graft, bei Verbrennung und Verätzung 5-924.22♦
–– Knorpel, zur Transplantation 5-189.0♦
– Epithese, Herstellung, und Anpassung, mit
–– Implantat-Fixation 8-221.0♦
–– Klebe- oder Brillen-Fixation 8-220.0♦
– Haut
–– Exzision, tangential, bei Verbrennung und Verätzung 5-921.32♦
–– Hochfrequenzchirurgie, bei Verbrennung und Verätzung 5-921.72♦
–– Laserdestruktion, bei Verbrennung und Verätzung 5-921.42♦
–– Radiochirurgie, bei Verbrennung und Verätzung 5-921.62♦ ►

Ohr *(Forts.)*
~ Haut *(Forts.)*
–– Ultraschalldestruktion, bei Verbrennung und Verätzung 5-921.52♦
– Hautersatz, permanent
–– großflächig, durch
––– allogene Amnionmembran, bei Verbrennung und Verätzung 5-925.j2♦
––– allogenes Amnion, bei Verbrennung und Verätzung 5-925.j2♦
––– allogenes Hautersatzmaterial, bei Verbrennung und Verätzung 5-925.j2♦
––– allogenes Hauttransplantat, bei Verbrennung und Verätzung 5-925.g2♦
––– Dermisersatzmaterial, bei Verbrennung und Verätzung 5-925.e2♦
––– humane azelluläre dermale Matrix, bei Verbrennung und Verätzung 5-925.g2♦
––– kultivierte Keratinozyten, bei Verbrennung und Verätzung 5-925.a2♦
–– kleinflächig, durch
––– allogene Amnionmembran, bei Verbrennung und Verätzung 5-925.h2♦
––– allogenes Amnion, bei Verbrennung und Verätzung 5-925.h2♦
––– allogenes Hautersatzmaterial, bei Verbrennung und Verätzung 5-925.h2♦
––– allogenes Hauttransplantat, bei Verbrennung und Verätzung 5-925.f2♦
––– Dermisersatzmaterial, bei Verbrennung und Verätzung 5-925.d2♦
––– humane azelluläre dermale Matrix, bei Verbrennung und Verätzung 5-925.f2♦
––– kultivierte Keratinozyten, bei Verbrennung und Verätzung 5-925.92♦
– Insellappenplastik, lokal, bei Verbrennung und Verätzung 5-926.32♦
– Jumping-man-Plastik, bei Verbrennung und Verätzung 5-927.02♦
– Lappen
–– frei, Revision, mit mikrovaskulärer Anastomosierung, bei Verbrennung und Verätzung 5-928.82♦
–– regional, gestielt, Revision, bei Verbrennung und Verätzung 5-928.62♦
– Lappenplastik
–– kombiniert, bei Verbrennung und Verätzung 5-927.02♦
–– lokal, Revision, bei Verbrennung und Verätzung 5-928.52♦
–– mit freiem Hauttransplantat, bei Verbrennung und Verätzung 5-927.12♦
–– regional, gestielt, mit Fernlappen
––– bei Verbrennung und Verätzung 5-927.22♦
––– mit freiem Hauttransplantat, bei Verbrennung und Verätzung 5-927.32♦
– Mikrograft-Spalthautdeckung, bei Verbrennung und Verätzung 5-925.72♦
– Nekrosektomie, epifaszial, bei Verbrennung und Verätzung 5-921.22♦ ►

Ohr *(Forts.)*
– Revision
–– Fernlappen, gestielt, bei Verbrennung und Verätzung 5-928.72♦
–– Hauttransplantat, frei, bei Verbrennung und Verätzung 5-928.42♦
– Stahl-, Korrektur 5-188.2♦
– Transplantation
–– Composite graft, bei Verbrennung und Verätzung 5-925.32♦
–– Fernlappen, gestielt, bei Verbrennung und Verätzung 5-925.62♦
–– Haut, durch Epithelzellsuspension, nach
––– Aufbereitung mit Bedside-Kit, bei Verbrennung und Verätzung 5-925.b2♦
––– labortechnischer Aufbereitung im Schnellverfahren, bei Verbrennung und Verätzung 5-925.c2♦
–– Lappen
––– frei, mit mikrovaskulärer Anastomosierung, bei Verbrennung und Verätzung 5-925.42♦
––– regional, gestielt, bei Verbrennung und Verätzung 5-925.52♦
–– Spalthaut, frei, bei Verbrennung und Verätzung 5-925.02♦
–– Vollhaut, bei Verbrennung und Verätzung 5-925.22♦
– Transpositionsplastik, lokal, bei Verbrennung und Verätzung 5-926.22♦
– Verschiebe-Rotationsplastik, lokal, bei Verbrennung und Verätzung 5-926.12♦
– W-Plastik, lokal, bei Verbrennung und Verätzung 5-926.52♦
– Weichteildeckung, temporär
–– großflächig
––– durch
–––– allogene Amnionmembran, bei Verbrennung und Verätzung 5-923.d2♦
–––– allogene Hauttransplantation, bei Verbrennung und Verätzung 5-923.52♦
–––– allogenes Amnion, bei Verbrennung und Verätzung 5-923.d2♦
–––– allogenes Hautersatzmaterial bei Verbrennung und Verätzung 5-923.d2♦
–––– humane azelluläre dermale Matrix bei Verbrennung und Verätzung 5-923.52♦
–––– Kombination mehrerer Verfahren, bei Verbrennung und Verätzung 5-923.92♦
–––– kultivierte Keratinozyten, bei Verbrennung und Verätzung 5-923.82♦
–––– xenogenes Hautersatzmaterial, bei Verbrennung und Verätzung 5-923.62♦
––– mit
–––– alloplastischem Material, bei Verbrennung und Verätzung 5-923.72♦
–––– hydrolytisch resorbierbarer Membran, bei Verbrennung und Verätzung 5-923.b2♦
–– kleinflächig
––– durch
–––– allogene Amnionmembran, bei Verbrennung und Verätzung 5-923.c2♦ ►

Ohr *(Forts.)*
~ Weichteildeckung, temporär *(Forts.)*
~~ kleinflächig *(Forts.)*
~~~ durch *(Forts.)*
–––– allogene Hauttransplantation, bei Verbrennung und Verätzung 5-923.02♦
–––– allogenes Amnion, bei Verbrennung und Verätzung 5-923.c2♦
–––– allogenes Hautersatzmaterial bei Verbrennung und Verätzung 5-923.c2♦
–––– humane azelluläre dermale Matrix bei Verbrennung und Verätzung 5-923.02♦
–––– Kombination mehrerer Verfahren, bei Verbrennung und Verätzung 5-923.42♦
–––– kultivierte Keratinozyten, bei Verbrennung und Verätzung 5-923.32♦
–––– xenogenes Hautersatzmaterial, bei Verbrennung und Verätzung 5-923.12♦
––– mit
–––– alloplastischem Material, bei Verbrennung und Verätzung 5-923.22♦
–––– hydrolytisch resorbierbarer Membran, bei Verbrennung und Verätzung 5-923.a2♦
– Wundverschluss, primär, durch
–– Klammer, bei Verbrennung und Verätzung 5-928.12♦
–– Klebung, bei Verbrennung und Verätzung 5-928.22♦
–– Naht, bei Verbrennung und Verätzung 5-928.02♦
– Z-Plastik, lokal, bei Verbrennung und Verätzung 5-926.42♦
Ohrknorpel, Korrektur, bei abstehendem Ohr 5-184.0♦
– mit Exzision, Weichteile 5-184.2♦
Ohrläppchen, Plastik 5-188.3♦
Ohrmuschel
– Biopsie, ohne Inzision 1-410♦
– Entfernung 5-182.2♦
– Exzision, Gewebe 5-181.0♦
–– histographisch kontrolliert 5-181.1♦
– Inzision 5-180.0♦
– Rekonstruktion, plastisch, mit
–– alloplastischem Material 5-187.4♦
–– Galea-Lappen 5-187.1♦
–– Gewebeexpander 5-187.0♦
–– Knorpeltransplantat 5-187.2♦
–– mikrovaskulärem Lappen 5-187.3♦
– Resektion 5-182.2♦
–– partiell 5-182.0♦
––– histographisch kontrolliert 5-182.1♦
–– total, histographisch kontrolliert 5-182.3♦
– Teil, Rekonstruktion, plastisch, mit
–– Galea-Lappen 5-186.1♦
–– Gewebeexpander 5-186.0♦
–– Knorpeltransplantat 5-186.2♦
–– mikrovaskulärem Lappen 5-186.3♦
– teilabgerissen, Replantation 5-183.1♦
– Tumorresektion 5-181.0♦
–– durch Keilexzision 5-182.0♦
– Wundversorgung 5-183.0♦
Ohrmuschelrückseite, Entnahme, Vollhaut 5-901.14
Ohrradikalhöhle, Anlegen, mit Tympanoplastik
– mit Implantation
–– Auto-Ossikel 5-195.c1♦
–– Homoio-Ossikel 5-195.c3♦
–– Prothese
––– allogen 5-195.c3♦
––– alloplastisch 5-195.c2♦
––– autogen 5-195.c1♦
––– xenogen 5-195.c3♦
– ohne Implantation, Prothese 5-195.c0♦
Okkluder
– kardial
–– 1 *[nur Zusatzkode!]* 8-83b.r0
–– 2 *[nur Zusatzkode!]* 8-83b.r1
–– 3 oder mehr *[nur Zusatzkode!]* 8-83b.r2
– kardial, valvulär
–– 1 *[nur Zusatzkode!]* 8-83b.r0
–– 2 *[nur Zusatzkode!]* 8-83b.r1
–– 3 oder mehr *[nur Zusatzkode!]* 8-83b.r2
– Entfernung
–– Herz, offen 5-379.d
–– Koronargefäß, offen 5-379.d
Okklusion
– Blutgefäß, atraumatisch, temporär, mit Polymer, viskös, mit Umkehrphase *[nur Zusatzkode!]* 5-39a.1
– Gefäß, Uterusarterie, temporär, transvaginal, dopplersonographisch-gesteuert 5-681.7
Okklusionssicherung, Maßnahme
– Mandibula 5-769.1
– Maxilla 5-769.0
–– und Mandibula 5-769.2
Okklusivverband, mit
– Sauerstofftherapie 8-191.6
– Wunddébridement, enzymatisch, bei Verbrennungen, Körperoberfläche
–– bis unter 500 cm² 8-191.70
–– 500 cm² bis unter 1.000 cm² 8-191.71
–– 1.000 cm² bis unter 1.500 cm² 8-191.72
–– 1.500 cm² bis unter 2.000 cm² 8-191.73
–– 2.000 cm² bis unter 2.500 cm² 8-191.74
–– 2.500 cm² bis unter 3.000 cm² 8-191.75
–– 3.000 cm² bis unter 3.500 cm² 8-191.76
–– 3.500 cm² bis unter 4.000 cm² 8-191.77
–– 4.000 cm² bis unter 4.500 cm² 8-191.78
–– 4.500 cm² oder mehr 8-191.79
Okulär, myogen, Potentiale, evoziert, vestibulär, Registrierung 1-208.9
Olaparib, Applikation, oral 6-009.0
Olaratumab, Applikation, parenteral 6-009.h
Olekranon
– Drahtung, Knochen, zur Extension 8-401.1♦
– Kirschner-Draht, zur Extension 8-401.1♦
– Nagelung, Knochen, zur Extension 8-400.1♦
– Steinmann-Nagel, zur Extension 8-400.1♦
Olfaktometrie 1-247
Ombitasvir-Paritaprevir-Ritonavir, Applikation, oral 6-009.1
~~~

Omentum
– bei Rekonstruktion, Brustwand, plastisch 5-346.b
– Biopsie
–– durch Inzision 1-559.3
–– geschlossen, mit Steuerung durch bildgebende Verfahren 1-494.6
– Plastik 5-546.3
–– bei Rekonstruktion, Leber 5-505.2
– Resektion
–– partiell 5-543.20
–– subtotal 5-543.21
–– total 5-543.21
– zur Umscheidung, bei Ureterolyse, offen 5-569.50♦
Omentum majus
– Naht, nach Verletzung 5-546.1
– zur Deckung
–– Bronchusstumpf, plastisch *[nur Zusatzkode!]* 5-339.60♦
–– plastisch
––– Anastomose
–––– bronchial, an Lunge und Bronchien *[nur Zusatzkode!]* 5-339.60♦
–––– vaskulär, an Lunge und Bronchien *[nur Zusatzkode!]* 5-339.60♦
––– bei Revision, Insuffizienz, Bronchusstumpf 5-321.40♦
––– Naht
–––– bronchial, an Lunge und Bronchien *[nur Zusatzkode!]* 5-339.60♦
–––– vaskulär, an Lunge und Bronchien *[nur Zusatzkode!]* 5-339.60♦
Omentum minus, Naht, nach Verletzung 5-546.1
Omentumlappen, bei Rekonstruktion, Mamma, plastisch 5-885.8♦
Omphalektomie 5-542.2
Omphalozele, Verschluss
– mit
–– allogenem Material 5-537.3
–– alloplastischem Material 5-537.4
–– autogenem Material 5-537.x
–– plastischem Bruchpfortenverschluss 5-537.1
–– xenogenem Material 5-537.3
– ohne plastischen Bruchpfortenverschluss 5-537.0
– temporär 5-537.5
Onlay-Technik, mit
– Reparation, Narbenhernie, offen, mit alloplastischem Material, als Bauchwandverstärkung 5-536.46
– Verschluss, Narbenhernie, offen, mit alloplastischem Material, als Bauchwandverstärkung 5-536.46
OP – s. Operation
OP-Roboter
– komplex, Anwendung *[nur Zusatzkode!]* 5-987.0
– sonstiger, Anwendung *[nur Zusatzkode!]* 5-987.x
OP-Simulation, Gesichtsbereich, Anwendung, bei skelettverlagernder Operation *[nur Zusatzkode!]* 5-779.4
OPD-System [Ostium Protection Device]
– ABT-578-(Zotarolimus-)freisetzend, mit Polymer *[nur Zusatzkode!]* 8-83b.00
– Biolimus-A9-freisetzend
–– mit Polymer *[nur Zusatzkode!]* 8-83b.01
–– ohne Polymer *[nur Zusatzkode!]* 8-83b.0f
– Everolimus-freisetzend, mit
–– biologisch abbaubarer Polymerbeschichtung *[nur Zusatzkode!]* 8-83b.0b
–– sonstigem Polymer *[nur Zusatzkode!]* 8-83b.0c
– medikamentefreisetzend, Implantation, Koronargefäß, perkutan-transluminal 8-837.v
– nicht-medikamentefreisetzend, Implantation, Koronargefäß, perkutan-transluminal 8-837.u
– Novolimus-freisetzend, mit
–– biologisch abbaubarer Polymerbeschichtung *[nur Zusatzkode!]* 8-83b.0d
–– sonstigem Polymer *[nur Zusatzkode!]* 8-83b.0e
– Paclitaxel-freisetzend
–– mit
––– biologisch abbaubarer Polymerbeschichtung *[nur Zusatzkode!]* 8-83b.05
––– sonstigem Polymer *[nur Zusatzkode!]* 8-83b.06
–– ohne Polymer *[nur Zusatzkode!]* 8-83b.03
– Pimecrolimus-freisetzend, mit biologisch abbaubarer Polymerbeschichtung *[nur Zusatzkode!]* 8-83b.0a
– Sirolimus-freisetzend
–– mit Polymer *[nur Zusatzkode!]* 8-83b.08
–– ohne Polymer *[nur Zusatzkode!]* 8-83b.07
– Tacrolimus-freisetzend *[nur Zusatzkode!]* 8-83b.09
Operation
– Cleft-lift-, zur Rekonstruktion, Sinus pilonidalis, plastisch 5-897.12
– De-la-Torre-
–– durch Umsteigen laparoskopisch – offen chirurgisch, mit
––– Anastomose 5-484.28
––– Enterostoma und Blindverschluss 5-484.29
–– laparoskopisch, mit
––– Anastomose 5-484.25
––– Enterostoma und Blindverschluss 5-484.26
–– offen, mit
––– Anastomose 5-484.21
––– Enterostoma und Blindverschluss 5-484.22
–– peranal 5-484.27
– Delay-, vor Rekonstruktion, Brust, autogen 5-399.f
– Klavikula, nach Mumford
–– endoskopisch 5-782.b0♦
–– offen 5-782.a0♦
– nach
–– Ali-Krogius 5-804.1♦ ►

Operation *(Forts.)*
~ nach *(Forts.)*
–– Batista – s.a. Reduktionsplastik, Herz, linksventrikulär, partiell 5-373.2
–– Belsey
––– durch Umsteigen laparoskopisch – offen chirurgisch – s.a. Kardiaplastik, durch Umsteigen laparoskopisch – offen chirurgisch 5-448.33
––– laparoskopisch – s.a. Kardiaplastik, laparoskopisch 5-448.32
––– thorakal, offen – s.a. Kardiaplastik, thorakal, offen 5-448.31
–– Bilhaut-Cloquet – s.a. Korrektur, Polysyndaktylie, Finger, durch Fusion, Anteile, gedoppelt 5-917.5♦
–– Blalock-Hanlon – s.a. Herstellung, Septumdefekt, Herz 5-355.1
–– Crawford – s.a. Frontalissuspension, bei Blepharoptosis 5-094.4♦
–– D`Ombrain – s.a. Konjunktivaplastik, bei Exzision, bei Pterygium conjunctivae 5-122.1♦
–– Damus-Kay-Stansel 5-359.66
–– Douglas – s.a. Vernähung, Zunge, mit Lippe, bei Mikrognathie 5-259.x
–– Dufourmentel 5-897.12
–– Eisenhammer – s.a. Durchtrennung, Sphincter ani, lateral 5-494.1
–– Fasanella-Servatt – s.a. Resektion, Tarsus, bei Blepharoptosis 5-094.0♦
–– Fontan
––– mit Tunnel
–––– extrakardial 5-359.64
–––– intrakardial 5-359.63
––– sonstige 5-359.65
–– Fredet-Ramstedt – s. Pyloromyotomie
–– Glenn
––– beidseitig 5-359.62
––– bidirektional 5-359.61
––– unidirektional 5-359.60
–– Hartmann
––– I 5-455.72
––– II 5-466.2
–– Hutchinson – s. Desinvagination
–– Jaboulay – s. Gastroduodenostomie
–– Jones – s.a. Konjunktivorhinostomie, mit Röhrchen 5-088.01♦
–– Karydakis 5-897.12
–– Killian – s.a. Fensterung, Stirnhöhlenboden und Stirnhöhlenvorderwand, von außen 5-223.1♦
–– Krönlein – s.a. Orbitotomie, über Zugang, lateral, transossär 5-160.0♦
–– Lich-Gregoir, laparoskopisch – s.a. Antirefluxplastik, Ureter, isoliert, laparoskopisch 5-568.91♦
–– Limberg 5-897.12
–– Luc-de Lima – s.a. Sanierung, Sinus maxillaris et ethmoidalis, endonasal und transantral 5-224.0♦ ►

Operation *(Forts.)*
~ nach *(Forts.)*
–– Lynch – s.a. Sanierung, Sinus frontalis et ethmoidalis, kombiniert, endonasal und von außen 5-224.1♦
–– Metz-Stavenhagen – s.a. Korrektur, Rippental, mit Lösung, Rippe, konkavseitig, mit Thorakoplastik, konkavseitig 5-346.a4♦
–– Norwood 5-359.67
–– Pena und de Vries
––– laparoskopisch 5-495.12
––– offen 5-495.10
––– perineal 5-495.11
–– Philipps-Child
––– durch Umsteigen laparoskopisch – offen chirurgisch 5-469.32
––– laparoskopisch 5-469.31
––– offen 5-469.30
–– Raz – s.a. Nadelsuspension, paraurethral, abdominal 5-595.3
–– Rehn-Delorme – s.a. Rekonstruktion, Rektum, durch Resektion, Mukosa, extraanal 5-486.6
–– Riedel – s.a. Stirnhöhle, Operation, radikal, von außen, mit Resektion, Stirnhöhlenboden und Stirnhöhlenvorderwand 5-223.2♦
–– Ritter-Jansen – s.a. Fensterung, Stirnhöhle, Boden, von außen 5-223.0♦
–– Ross – s.a. Ersatz, Aortenklappe, durch Autotransplantation 5-354.0c
––– bei kongenitaler Klappenanomalie 5-358.06
–– Ross-Konno, bei kongenitaler Klappenanomalie 5-358.07
–– Sistrunk 5-065.1
–– Stagnara – s.a. Korrektur, Rippental, mit Lösung, Rippe, konkavseitig, mit Thorakoplastik, konkavseitig 5-346.a4♦
–– Stallard – s.a. Konjunktivodakryozystostomie, mit Schleimhautplastik 5-088.10♦
–– Stamey-Pereyra – s.a. Nadelsuspension, paraurethral, abdominal 5-595.3
–– Summerskill – s.a. Dakryozystorhinostomie, transkutan, mit Intubation 5-087.01♦
–– Toti – s.a. Dakryozystorhinostomie 5-087.00♦
–– Wertheim, radikal, offen, ohne Lymphadenektomie 5-685.00
–– Whipple 5-524.1
–– Winkelmann 5-611♦
Optikusscheide, Fensterung 5-168.0♦
Optimierung
– Beatmung, maschinell, häuslich
–– invasiv, früher eingeleitet 8-716.11
–– nichtinvasiv, früher eingeleitet 8-716.10
– Behandlung, Morbus Parkinson, in der Spätphase, mit
–– Apomorphin 8-97e.1
–– L-Dopa-Gel 8-97e.3
– Bi-Level-Therapie, bei schlafbezogenen Atemstörungen 8-717.1
– CPAP-Therapie, bei schlafbezogenen Atemstörungen 8-717.1

Optisch
– Kohärenztomographie
–– Haut 3-300.2
–– Koronargefäß 3-300.1
–– Retina 3-300.0♦
– Navigationssystem, Anwendung *[nur Zusatzkode!]* 5-988.3
Orbita
– Biopsie, durch Inzision 1-529.7♦
– Dekompression, knöchern, Wand
–– 1 5-169.00♦
–– 2 5-169.01♦
–– 3 5-169.02♦
– Destruktion 5-164.0♦
– Einführung, Implantat, Gesicht, Epithese 5-77a.01♦
– Entfernung, Fettgewebe, Prolaps 5-097.3♦
– Epithese, Herstellung, und Anpassung, mit
–– Implantat-Fixation 8-221.1♦
–– Klebe- oder Brillen-Fixation 8-220.1♦
– Exenteration
–– mit Erhalt, Lidhaut
––– mit
–––– Einführung, Material, alloplastisch 5-164.33♦
–––– Transplantation
––––– Gewebe, sonstiges 5-164.32♦
––––– Haut 5-164.31♦
––– ohne Einführung
–––– Gewebe 5-164.30♦
–––– Material, alloplastisch 5-164.30♦
–– ohne Erhalt, Lidhaut
––– mit
–––– Einführung, Material, alloplastisch 5-164.43♦
–––– Transplantation
––––– Gewebe, sonstiges 5-164.42♦
––––– Haut 5-164.41♦
–––– Transposition, Gewebe, sonstiges 5-164.42♦
––– ohne Einführung
–––– Gewebe 5-164.40♦
–––– Material, alloplastisch 5-164.40♦
– Exploration 5-169.x♦
– Exzision, Gewebe, erkrankt, total 5-164.2♦
– Fremdkörperentfernung
–– durch Inzision 5-161.2♦
–– mit Magnet 5-161.0♦
– Photokoagulation 5-164.0♦
– Punktion, diagnostisch 1-840.2♦
– Rekonstruktion, plastisch
–– mit
––– Hauttransplantat 5-166.02♦
––– Material
–––– alloplastisch 5-166.04♦
–––– autogen 5-166.03♦
––– Schleimhauttransplantat 5-166.01♦
–– ohne Transplantat 5-166.00♦
– Resektion, Fettgewebe 5-169.1♦
– Teilexzision, Gewebe, erkrankt 5-164.1♦ ►

Orbita *(Forts.)*
– und Orbitainnenhaut, Exzision, total 5-164.2♦
– Versorgung, Wunde 5-169.x♦
Orbitaboden
– Fraktur, Reposition, offen
–– transantral 5-766.4♦
––– kombiniert 5-766.6♦
–– transkonjunktival 5-766.5♦
–– von außen 5-766.3♦
– Plastik, von außen 5-766.3♦
Orbitadach, Fraktur, Reposition, offen 5-766.0♦
Orbitahöhle, Revision 5-166.3♦
Orbitaimplantat
– alloplastisch
–– Einführung
––– außerhalb der Tenonschen Kapsel, bei
–––– Entfernung, Augapfel 5-163.20♦
–––– Enukleation 5-163.20♦
––– in die Tenonsche Kapsel, bei Entfernung, Augapfel 5-163.10♦
––– sekundär
–––– außerhalb der Tenonschen Kapsel 5-165.10♦
–––– in die Tenonsche Kapsel 5-165.00♦
–– ummantelt, Einführung
––– außerhalb der Tenonschen Kapsel, bei
–––– Entfernung, Augapfel 5-163.21♦
–––– Enukleation 5-163.21♦
––– in die Tenonsche Kapsel, bei
–––– Entfernung, Augapfel 5-163.11♦
–––– Enukleation 5-163.11♦
––– sekundär
–––– außerhalb der Tenonschen Kapsel 5-165.11♦
–––– in die Tenonsche Kapsel 5-165.01♦
– Einführung, in die Skleraschale, bei
–– Entfernung, Augeninhalt 5-162.1♦
–– Eviszeration 5-162.1♦
– Entfernung 5-165.4♦
– mit Haut-Fettgewebe-Transplantat, Einführung, sekundär, in die Tenonsche Kapsel 5-165.02♦
– Revision 5-165.2♦
– Wechsel
–– in Bulbusplatzhalter, aus nicht-resorbierbarem mikroporösem Material, mit fibrovaskulärer Integration
––– mit Titannetz 5-165.34♦
––– ohne Titannetz 5-165.33♦
–– mit Einführung
––– Haut-Fettgewebe-Transplantat 5-165.32♦
––– Implantat, alloplastisch 5-165.30♦
–––– ummantelt 5-165.31♦
Orbitainnenhaut
– Destruktion 5-164.0♦
– Exzision, Gewebe, erkrankt, total 5-164.2♦
– mit Orbita, Exzision, total 5-164.2♦
– Teilexzision, Gewebe, erkrankt 5-164.1♦
Orbitawand
– Fraktur
–– lateral, Reposition, offen 5-766.1♦
–– medial, Reposition, offen 5-766.2♦ ►

O

Orbitawand *(Forts.)*
– Rekonstruktion, mit
–– alloplastischem Material 5-167.2♦
–– Galea-Lappen 5-167.3♦
–– Implantat 5-167.1♦
–– Lappen, mikrovaskulär 5-167.4♦
–– Metallplatte 5-167.1♦
–– Osteoplastik 5-167.0♦
Orbitotomie, über Zugang
– lateral, transossär 5-160.0♦
– transethmoidal 5-160.4♦
– transfrontal 5-160.1♦
– transkonjunktival, anterior 5-160.2♦
– transkutan, anterior 5-160.3♦
Orchidektomie
– bei Inguinalhoden, ohne Epididymektomie 5-622.2♦
– inguinal, radikal 5-622.5
– laparoskopisch, bei Abdominalhoden 5-622.4♦
– mit
–– Entfernung, Resthoden, bei
––– Inguinalhoden 5-622.7♦
––– Skrotalhoden 5-622.8♦
–– Epididymektomie, bei Inguinalhoden 5-622.6♦
– offen, bei Abdominalhoden 5-622.3♦
– radikal, mit Epididymektomie, und Resektion, Samenstrang 5-622.5
– skrotal
–– mit Epididymektomie 5-622.1♦
–– ohne Epididymektomie 5-622.0♦
Orchidopexie
– mit Funikulolyse 5-624.4♦
– skrotal 5-624.5♦
Organ, parenchymatös, und Tumor, Elastographie 3-034
Organkonservierung
– mit Ex-vivo-Perfusion, kontinuierlich, Anwendung
–– mit Organfunktionsüberwachung *[nur Zusatzkode!]* 5-939.2
–– ohne Organfunktionsüberwachung *[nur Zusatzkode!]* 5-939.1
– ohne Anwendung einer Ex-vivo-Perfusion *[nur Zusatzkode!]* 5-939.0
Organperfusion, Leber, perkutan, geschlossen, mit Chemotherapeutika
– mit externem Blutfilter 8-549.01
– ohne externen Blutfilter 8-549.00
Organspende, postmortal, Aufrechterhaltung, Homöostase 8-978
Oroantral
– Fistelverschluss 5-225.5♦
– Verbindung, Verschluss 5-225.5♦
Oronasal, Fistulektomie 5-219.0
Oropharynx, Biopsie, durch Inzision 1-546
Orthodontisch, Apparatur, Anbringen 5-249.2
Orthotop
– Replantation, Nebenschilddrüse 5-069.30
– Transplantation, Herz 5-375.0
Orthovoltstrahlentherapie
– bis zu 2 Bestrahlungsfelder 8-521.0
– 3 oder mehr Bestrahlungsfelder 8-521.1
Os coccygis, Zugang
– dorsal 5-032.8
– pararektal, retroperitoneal, kombiniert 5-032.a
– thorakoretroperitoneal, kombiniert 5-032.b
– ventral 5-032.9
Os hyoideum, Resektion, bei Exzision
– Ductus thyreoglossus 5-065.3
– Sinus thyreoglossus 5-065.1
Os metatarsale, Os metatarsale II bis V
– Osteotomie
–– 1 5-788.52♦
–– 2 5-788.53♦
–– 3 5-788.54♦
–– 4 5-788.55♦
– Resektion
–– 1 5-788.06♦
–– 2 5-788.07♦
–– 3 5-788.08♦
–– 4 5-788.09♦
–– Exostose
––– 1 5-788.06♦
––– 2 5-788.07♦
––– 3 5-788.08♦
––– 4 5-788.09♦
Os metatarsale I
– distal
–– Osteotomie 5-788.5c♦
––– bei Rezidiv 5-788.5f♦
–– Reosteotomie 5-788.5f♦
– Doppel-Reosteotomie 5-788.5h♦
– Doppelosteotomie 5-788.51♦
–– bei Rezidiv 5-788.5h♦
– Resektion, Exostose 5-788.00♦
– Osteotomie, mehrdimensional 5-788.5e♦
–– bei Rezidiv 5-788.5j♦
– proximal
–– Osteotomie 5-788.5d♦
––– bei Rezidiv 5-788.5g♦
–– Reosteotomie 5-788.5g♦
– Reosteotomie, mehrdimensional 5-788.5j♦
Os metatarsale II bis V, Os metatarsale
– Osteotomie
–– 1 5-788.52♦
–– 2 5-788.53♦
–– 3 5-788.54♦
–– 4 5-788.55♦
– Resektion
–– 1 5-788.06♦
–– 2 5-788.07♦
–– 3 5-788.08♦
–– 4 5-788.09♦
–– Exostose
––– 1 5-788.06♦
––– 2 5-788.07♦
––– 3 5-788.08♦
––– 4 5-788.09♦
Os sacrum, Zugang
– dorsal 5-032.8 ►

Os sacrum, Zugang *(Forts.)*
– pararektal, retroperitoneal, kombiniert 5-032.a
– thorakoretroperitoneal, kombiniert 5-032.b
– ventral 5-032.9
Osimertinib, Applikation, oral 6-00b.f
Ossär, Stammzelltherapie
– mit
–– Anreicherung von Stammzellfraktionen 8-860.31
–– kultureller Vermehrung 8-860.31
– ohne Anreicherung von Stammzellfraktionen oder kulturelle Vermehrung 8-860.30
Osteofasziokutan, Lappen
– Axilla
–– Entnahme, mit mikrovaskulärer Anastomosierung 5-858.31♦
–– Transplantation, mit mikrovaskulärer Anastomosierung 5-858.81♦
– Bauchregion
–– Entnahme, mit mikrovaskulärer Anastomosierung 5-858.36♦
–– Transplantation, mit mikrovaskulärer Anastomosierung 5-858.86♦
– Brustwand
–– Entnahme, mit mikrovaskulärer Anastomosierung 5-858.35♦
–– Transplantation, mit mikrovaskulärer Anastomosierung 5-858.85♦
– Ellenbogen
–– Entnahme, mit mikrovaskulärer Anastomosierung 5-858.32♦
–– Transplantation, mit mikrovaskulärer Anastomosierung 5-858.82♦
– Fuß
–– Entnahme, mit mikrovaskulärer Anastomosierung 5-858.3a♦
–– Transplantation, mit mikrovaskulärer Anastomosierung 5-858.8a♦
– Genitalregion
–– Entnahme, mit mikrovaskulärer Anastomosierung 5-858.37♦
–– Transplantation, mit mikrovaskulärer Anastomosierung 5-858.87♦
– Gesäß
–– Entnahme, mit mikrovaskulärer Anastomosierung 5-858.37♦
–– Transplantation, mit mikrovaskulärer Anastomosierung 5-858.87♦
– Hals
–– Entnahme, mit mikrovaskulärer Anastomosierung 5-858.30♦
–– Transplantation, mit mikrovaskulärer Anastomosierung 5-858.80♦
– Hand
–– Entnahme, mit mikrovaskulärer Anastomosierung 5-858.34♦
–– Transplantation, mit mikrovaskulärer Anastomosierung 5-858.84♦
– Knie
–– Entnahme, mit mikrovaskulärer Anastomosierung 5-858.38♦ ►

Osteofasziokutan, Lappen *(Forts.)*
~ Knie *(Forts.)*
–– Transplantation, mit mikrovaskulärer Anastomosierung 5-858.88♦
– Kopf
–– Entnahme, mit mikrovaskulärer Anastomosierung 5-858.30♦
–– Transplantation, mit mikrovaskulärer Anastomosierung 5-858.80♦
– Leistenregion
–– Entnahme, mit mikrovaskulärer Anastomosierung 5-858.37♦
–– Transplantation, mit mikrovaskulärer Anastomosierung 5-858.87♦
– Oberarm
–– Entnahme, mit mikrovaskulärer Anastomosierung 5-858.32♦
–– Transplantation, mit mikrovaskulärer Anastomosierung 5-858.82♦
– Oberschenkel
–– Entnahme, mit mikrovaskulärer Anastomosierung 5-858.38♦
–– Transplantation, mit mikrovaskulärer Anastomosierung 5-858.88♦
– Rücken
–– Entnahme, mit mikrovaskulärer Anastomosierung 5-858.35♦
–– Transplantation, mit mikrovaskulärer Anastomosierung 5-858.85♦
– Schulter
–– Entnahme, mit mikrovaskulärer Anastomosierung 5-858.31♦
–– Transplantation, mit mikrovaskulärer Anastomosierung 5-858.81♦
– Unterarm
–– Entnahme, mit mikrovaskulärer Anastomosierung 5-858.33♦
–– Transplantation, mit mikrovaskulärer Anastomosierung 5-858.83♦
– Unterschenkel
–– Entnahme, mit mikrovaskulärer Anastomosierung 5-858.39♦
–– Transplantation, mit mikrovaskulärer Anastomosierung 5-858.89♦
Osteoklasie 8-213♦
Osteomyokutan, Lappen
– Axilla
–– Entnahme, mit mikrovaskulärer Anastomosierung 5-858.31♦
–– Transplantation, mit mikrovaskulärer Anastomosierung 5-858.81♦
– Bauchregion
–– Entnahme, mit mikrovaskulärer Anastomosierung 5-858.36♦
–– Transplantation, mit mikrovaskulärer Anastomosierung 5-858.86♦
– Brustwand
–– Entnahme, mit mikrovaskulärer Anastomosierung 5-858.35♦
–– Transplantation, mit mikrovaskulärer Anastomosierung 5-858.85♦ ►

O

Osteomyokutan, Lappen *(Forts.)*
– Ellenbogen
–– Entnahme, mit mikrovaskulärer Anastomosierung 5-858.32♦
–– Transplantation, mit mikrovaskulärer Anastomosierung 5-858.82♦
– Fuß
–– Entnahme, mit mikrovaskulärer Anastomosierung 5-858.3a♦
–– Transplantation, mit mikrovaskulärer Anastomosierung 5-858.8a♦
– Genitalregion
–– Entnahme, mit mikrovaskulärer Anastomosierung 5-858.37♦
–– Transplantation, mit mikrovaskulärer Anastomosierung 5-858.87♦
– Gesäß
–– Entnahme, mit mikrovaskulärer Anastomosierung 5-858.37♦
–– Transplantation, mit mikrovaskulärer Anastomosierung 5-858.87♦
– Hals
–– Entnahme, mit mikrovaskulärer Anastomosierung 5-858.30♦
–– Transplantation, mit mikrovaskulärer Anastomosierung 5-858.80♦
– Hand
–– Entnahme, mit mikrovaskulärer Anastomosierung 5-858.34♦
–– Transplantation, mit mikrovaskulärer Anastomosierung 5-858.84♦
– Knie
–– Entnahme, mit mikrovaskulärer Anastomosierung 5-858.38♦
–– Transplantation, mit mikrovaskulärer Anastomosierung 5-858.88♦
– Kopf
–– Entnahme, mit mikrovaskulärer Anastomosierung 5-858.30♦
–– Transplantation, mit mikrovaskulärer Anastomosierung 5-858.80♦
– Leistenregion
–– Entnahme, mit mikrovaskulärer Anastomosierung 5-858.37♦
–– Transplantation, mit mikrovaskulärer Anastomosierung 5-858.87♦
– Oberarm
–– Entnahme, mit mikrovaskulärer Anastomosierung 5-858.32♦
–– Transplantation, mit mikrovaskulärer Anastomosierung 5-858.82♦
– Oberschenkel
–– Entnahme, mit mikrovaskulärer Anastomosierung 5-858.38♦
–– Transplantation, mit mikrovaskulärer Anastomosierung 5-858.88♦
– Rücken
–– Entnahme, mit mikrovaskulärer Anastomosierung 5-858.35♦
–– Transplantation, mit mikrovaskulärer Anastomosierung 5-858.85♦ ►

Osteomyokutan, Lappen *(Forts.)*
– Schulter
–– Entnahme, mit mikrovaskulärer Anastomosierung 5-858.31♦
–– Transplantation, mit mikrovaskulärer Anastomosierung 5-858.81♦
– Unterarm
–– Entnahme, mit mikrovaskulärer Anastomosierung 5-858.33♦
–– Transplantation, mit mikrovaskulärer Anastomosierung 5-858.83♦
– Unterschenkel
–– Entnahme, mit mikrovaskulärer Anastomosierung 5-858.39♦
–– Transplantation, mit mikrovaskulärer Anastomosierung 5-858.89♦
Osteoplastik, zur Rekonstruktion, Orbitawand 5-167.0♦
Osteoplastisch, Operation
– Kieferhöhle, transoral 5-221.7♦
– Stirnhöhle 5-223.3♦
Osteosynthese
– DHS-, bei Fraktur
–– pertrochantär 5-793.5f♦
–– Schenkelhals 5-793.5e♦
– durch T-Platte, bei Fraktur, Radius, distal 5-793.36♦
– Gesichtsschädelknochen, durch resorbierbares Schrauben- und Plattensystem *[nur Zusatzkode!]* 5-779.6
– Kiefergelenk, durch resorbierbares Schrauben- und Plattensystem *[nur Zusatzkode!]* 5-779.6
– Knochen, durch
–– Bewegungsfixateur *[nur Zusatzkode!]* 5-786.n
–– Blountklammer *[nur Zusatzkode!]* 5-786.e
–– Draht *[nur Zusatzkode!]* 5-786.1
––– intramedullär *[nur Zusatzkode!]* 5-786.g
–– ECMES *[nur Zusatzkode!]* 5-786.g
–– Ender-Nagel *[nur Zusatzkode!]* 5-786.g
–– ESIN *[nur Zusatzkode!]* 5-786.g
–– Federnagel *[nur Zusatzkode!]* 5-786.g
–– Fixateur externe *[nur Zusatzkode!]* 5-786.8
–– Klammer *[nur Zusatzkode!]* 5-786.e
–– Knochentransportsystem, intern
––– motorisiert *[nur Zusatzkode!]* 5-786.j1
––– nicht-motorisiert *[nur Zusatzkode!]* 5-786.j0
–– Kompressionsschraube, dynamisch *[nur Zusatzkode!]* 5-786.4
–– Kondylenplatte *[nur Zusatzkode!]* 5-786.3
–– Marknagel *[nur Zusatzkode!]* 5-786.6
––– mit Gelenkkomponente *[nur Zusatzkode!]* 5-786.5
–– Materialkombination *[nur Zusatzkode!]* 5-786.9
–– Nancy-Nagel *[nur Zusatzkode!]* 5-786.g
–– Platte *[nur Zusatzkode!]* 5-786.2
–– Prevot-Nagel *[nur Zusatzkode!]* 5-786.g
–– Ringfixateur *[nur Zusatzkode!]* 5-786.m
–– Rush-Pin *[nur Zusatzkode!]* 5-786.g ►

Osteosynthese *(Forts.)*
~ Knochen, durch *(Forts.)*
-- Schraube *[nur Zusatzkode!]* 5-786.0
-- Teleskopnagel *[nur Zusatzkode!]* 5-786.j0
-- TEN *[nur Zusatzkode!]* 5-786.g
-- Transfixationsnagel *[nur Zusatzkode!]* 5-786.c
-- Transfixationsschraube *[nur Zusatzkode!]* 5-786.p
-- Verlängerungssystem, intern
--- motorisiert *[nur Zusatzkode!]* 5-786.j1
--- nicht-motorisiert *[nur Zusatzkode!]* 5-786.j0
-- Verriegelungsnagel *[nur Zusatzkode!]* 5-786.7
-- Winkelplatte *[nur Zusatzkode!]* 5-786.3
-- winkelstabile Platte *[nur Zusatzkode!]* 5-786.k
-- Zuggurtung/Cerclage *[nur Zusatzkode!]* 5-786.1
- kraniell, durch ultraschallgeformtes resorbierbares Material *[nur Zusatzkode!]* 5-020.8
- Ponte-Osteosynthese, Wirbelsäule 5-832.5
- Verwendung
-- Formgedächtnislegierung *[nur Zusatzkode!]* 5-937
-- Nitinol *[nur Zusatzkode!]* 5-937
- Wirbelsäule, durch
-- Cage, intervertebral
--- 1 Segment 5-83b.70
--- 2 Segmente 5-83b.71
--- 3 Segmente 5-83b.72
--- 4 Segmente 5-83b.74
--- 5 Segmente 5-83b.75
--- 6 Segmente 5-83b.76
--- 7 bis 10 Segmente 5-83b.77
--- 11 oder mehr Segmente 5-83b.78
--- distrahierbar
---- 1 Segment 5-83b.70
---- 2 Segmente 5-83b.71
---- 3 Segmente 5-83b.72
---- 4 Segmente 5-83b.74
---- 5 Segmente 5-83b.75
---- 6 Segmente 5-83b.76
---- 7 bis 10 Segmente 5-83b.77
---- 11 oder mehr Segmente 5-83b.78
--- mit osteosynthetischer Fixierung
---- 1 Segment 5-83b.70
---- 2 Segmente 5-83b.71
---- 3 Segmente 5-83b.72
---- 4 Segmente 5-83b.74
---- 5 Segmente 5-83b.75
---- 6 Segmente 5-83b.76
---- 7 bis 10 Segmente 5-83b.77
---- 11 oder mehr Segmente 5-83b.78
--- stufenlos distrahierbar
---- 1 Segment 5-83b.70
---- 2 Segmente 5-83b.71
---- 3 Segmente 5-83b.72
---- 4 Segmente 5-83b.74
---- 5 Segmente 5-83b.75 ►

Osteosynthese *(Forts.)*
~ Wirbelsäule, durch *(Forts.)*
~~ Cage, intervertebral *(Forts.)*
~~~ stufenlos distrahierbar *(Forts.)*
---- 6 Segmente 5-83b.76
---- 7 bis 10 Segmente 5-83b.77
---- 11 oder mehr Segmente 5-83b.78
-- Drahtcerclage
--- 1 Segment 5-83b.00
--- 2 Segmente 5-83b.01
--- 3 Segmente 5-83b.02
--- 4 Segmente 5-83b.04
--- 5 Segmente 5-83b.05
--- 6 Segmente 5-83b.06
--- 7 bis 10 Segmente 5-83b.07
--- 11 oder mehr Segmente 5-83b.08
-- Fixateur externe
--- 1 Segment 5-83b.80
--- 2 Segmente 5-83b.81
--- 3 Segmente 5-83b.82
--- 4 Segmente 5-83b.84
--- 5 Segmente 5-83b.85
--- 6 Segmente 5-83b.86
--- 7 bis 10 Segmente 5-83b.87
--- 11 oder mehr Segmente 5-83b.88
-- Hakenplatte
--- 1 Segment 5-83b.60
--- 2 Segmente 5-83b.61
--- 3 Segmente 5-83b.62
--- 4 Segmente 5-83b.64
--- 5 Segmente 5-83b.65
--- 6 Segmente 5-83b.66
--- 7 bis 10 Segmente 5-83b.67
--- 11 oder mehr Segmente 5-83b.68
-- Klammersystem
--- 1 Segment 5-83b.10
--- 2 Segmente 5-83b.11
--- 3 Segmente 5-83b.12
--- 4 Segmente 5-83b.14
--- 5 Segmente 5-83b.15
--- 6 Segmente 5-83b.16
--- 7 bis 10 Segmente 5-83b.17
--- 11 oder mehr Segmente 5-83b.18
-- Schraube
--- 1 Segment 5-83b.20
--- 2 Segmente 5-83b.21
--- 3 Segmente 5-83b.22
--- 4 Segmente 5-83b.24
--- 5 Segmente 5-83b.25
--- 6 Segmente 5-83b.26
--- 7 bis 10 Segmente 5-83b.27
--- 11 oder mehr Segmente 5-83b.28
-- Schrauben-Platten-System
--- dorsal
---- 1 Segment 5-83b.40
---- 2 Segmente 5-83b.41
---- 3 Segmente 5-83b.42
---- 4 Segmente 5-83b.44
---- 5 Segmente 5-83b.45
---- 6 Segmente 5-83b.46
---- 7 bis 10 Segmente 5-83b.47 ►
~~~

Osteosynthese *(Forts.)*
~ Wirbelsäule, durch *(Forts.)*
~~ Schrauben-Platten-System *(Forts.)*
~~~ dorsal *(Forts.)*
–––– 11 oder mehr Segmente 5-83b.48
––– ventral
–––– 1 Segment 5-83b.30
–––– 2 Segmente 5-83b.31
–––– 3 Segmente 5-83b.32
–––– 4 Segmente 5-83b.34
–––– 5 Segmente 5-83b.35
–––– 6 Segmente 5-83b.36
–––– 7 bis 10 Segmente 5-83b.37
–––– 11 oder mehr Segmente 5-83b.38
–– Schrauben-Stab-System
––– 1 Segment 5-83b.50
––– 2 Segmente 5-83b.51
––– 3 Segmente 5-83b.52
––– 4 Segmente 5-83b.54
––– 5 Segmente 5-83b.55
––– 6 Segmente 5-83b.56
––– 7 bis 10 Segmente 5-83b.57
––– 11 oder mehr Segmente 5-83b.58
Osteosynthesematerial
– allogen, Verwendung *[nur Zusatzkode!]* 5-931.3
– beschichtet, mit
–– Hydroxylapatitbeschichtung, Verwendung *[nur Zusatzkode!]* 5-935.x
–– Medikamentenbeschichtung, Verwendung *[nur Zusatzkode!]* 5-935.0
–– Silberbeschichtung, Verwendung *[nur Zusatzkode!]* 5-935.x
– Bewegungsorgane, Augmentation *[nur Zusatzkode!]* 5-86a.3
– Entfernung
–– Akromioklavikulargelenk, arthroskopisch 5-810.31♦
–– Ellenbogengelenk, arthroskopisch 5-810.3t♦
–– Gesichtsschädelknochen 5-779.3♦
–– Handgelenk, arthroskopisch 5-810.37♦
–– Hüftgelenk, arthroskopisch 5-810.3g♦
–– Humeroglenoidalgelenk, arthroskopisch 5-810.30♦
–– Humeroradialgelenk, arthroskopisch 5-810.3s♦
–– Humeroulnargelenk, arthroskopisch 5-810.34♦
–– Iliosakralgelenk, arthroskopisch 5-810.3e♦
–– infraorbital 5-779.3♦
–– Kniegelenk, arthroskopisch 5-810.3h♦
–– lateroorbital 5-779.3♦
–– Metatarsophalangealgelenk, arthroskopisch 5-810.3q♦
–– Radiokarpalgelenk, arthroskopisch 5-810.38♦
–– Radioulnargelenk
––– distal, arthroskopisch 5-810.36♦
––– proximal, arthroskopisch 5-810.35♦
–– Sprunggelenk
––– oberes, arthroskopisch 5-810.3k♦
––– unteres, arthroskopisch 5-810.3m♦ ►

Osteosynthesematerial *(Forts.)*
~ Entfernung *(Forts.)*
–– Sternoklavikulargelenk, arthroskopisch 5-810.33♦
–– Symphyse, arthroskopisch 5-810.3f
–– Tarsalgelenk, arthroskopisch 5-810.3n♦
–– Tarsometatarsalgelenk, arthroskopisch 5-810.3p♦
–– Tibiofibulargelenk, proximal, arthroskopisch 5-810.3j♦
–– Ulnokarpalgelenk, arthroskopisch 5-810.39♦
–– Wirbelsäule 5-839.0
–– Zehengelenk, arthroskopisch 5-810.3r♦
– hypoallergen, Verwendung *[nur Zusatzkode!]* 5-931.0
–– bei Prothesen *[nur Zusatzkode!]* 5-829.e
– resorbierbar, Verwendung *[nur Zusatzkode!]* 5-931.1
– Revision
–– Beckenknochen, ohne Materialwechsel 5-789.3d
–– Femur
––– distal, ohne Materialwechsel 5-789.3h♦
––– proximal, ohne Materialwechsel 5-789.3f♦
––– Schaft, ohne Materialwechsel 5-789.3g♦
–– Fibula
––– distal, ohne Materialwechsel 5-789.3r♦
––– proximal, ohne Materialwechsel 5-789.3p♦
––– Schaft, ohne Materialwechsel 5-789.3q♦
–– Humerus
––– distal, ohne Materialwechsel 5-789.33♦
––– proximal, ohne Materialwechsel 5-789.31♦
––– Schaft, ohne Materialwechsel 5-789.32♦
–– Kalkaneus, ohne Materialwechsel 5-789.3t♦
–– Karpus, ohne Materialwechsel 5-789.3a♦
–– Klavikula, ohne Materialwechsel 5-789.30♦
–– Metakarpus, ohne Materialwechsel 5-789.3b♦
–– Metatarsus, ohne Materialwechsel 5-789.3v♦
–– Patella, ohne Materialwechsel 5-789.3j♦
–– Phalangen
––– Fuß, ohne Materialwechsel 5-789.3w♦
––– Hand, ohne Materialwechsel 5-789.3c♦
–– Radius
––– distal, ohne Materialwechsel 5-789.36♦
––– proximal, ohne Materialwechsel 5-789.34♦
––– Schaft, ohne Materialwechsel 5-789.35♦
–– Schenkelhals, ohne Materialwechsel 5-789.3e♦
–– Skapula, ohne Materialwechsel 5-789.3z♦
–– Talus, ohne Materialwechsel 5-789.3s♦
–– Tarsus, ohne Materialwechsel 5-789.3u♦
–– Tibia
––– distal, ohne Materialwechsel 5-789.3n♦
––– proximal, ohne Materialwechsel 5-789.3k♦
––– Schaft, ohne Materialwechsel 5-789.3m♦
–– Ulna
––– distal, ohne Materialwechsel 5-789.39♦
––– proximal, ohne Materialwechsel 5-789.37♦
––– Schaft, ohne Materialwechsel 5-789.38♦
– teilresorbierbar, Verwendung *[nur Zusatzkode!]* 5-931.1 ►
~~~

Osteosynthesematerial *(Forts.)*
– thermomechanisch, Verwendung *[nur Zusatzkode!]* 5-937
– Thorax, Entfernung 5-349.3
– Verwendung
–– Composite-Material *[nur Zusatzkode!]* 5-931.1
–– Faserverbundwerkstoff *[nur Zusatzkode!]* 5-931.2
–– Magnesium *[nur Zusatzkode!]* 5-931.1
–– Material, carbonfaserverstärkt *[nur Zusatzkode!]* 5-931.2
–– Titan *[nur Zusatzkode!]* 5-931.0
––– bei Prothesen *[nur Zusatzkode!]* 5-829.e
Osteotomie
– Alveolarkamm 5-240.2
– Alveolarkammbereich
–– frontal
––– und seitlich, Segment, mehrere, zur Verlagerung, Mittelgesicht
–––– mit Distraktion 5-777.21
–––– ohne Distraktion 5-777.20
––– zur Verlagerung
–––– Mittelgesicht
––––– mit Distraktion 5-777.01
––––– ohne Distraktion 5-777.00
–––– Untergesicht 5-776.0
–– seitlich, zur Verlagerung
––– Mittelgesicht
–––– mit Distraktion 5-777.11♦
–––– ohne Distraktion 5-777.10♦
––– Untergesicht 5-776.1♦
– Beckenknochen
–– einfach, bei Arthroplastik, Hüftgelenk 5-829.00♦
–– komplex, mehrdimensional 5-781.8d
––– mit Achsenkorrektur 5-781.9d
–– ohne Achsenkorrektur 5-781.ad
–– valgisierend 5-781.0d
–– varisierend 5-781.1d
– bei Freilegung, Zahn 5-245.1
– Digitus I 5-788.56♦
– Femur
–– distal
––– komplex, mehrdimensional 5-781.8h♦
–––– mit Achsenkorrektur 5-781.9h♦
––– ohne Achsenkorrektur 5-781.ah♦
––– valgisierend 5-781.0h♦
––– varisierend 5-781.1h♦
–– proximal
––– komplex, mehrdimensional 5-781.8f♦
–––– mit Achsenkorrektur 5-781.9f♦
––– ohne Achsenkorrektur 5-781.af♦
––– valgisierend 5-781.0f♦
––– varisierend 5-781.1f♦
–– Schaft
––– komplex, mehrdimensional 5-781.8g♦
–––– mit Achsenkorrektur 5-781.9g♦
––– ohne Achsenkorrektur 5-781.ag♦
––– valgisierend 5-781.0g♦
––– varisierend 5-781.1g♦ ►

Osteotomie *(Forts.)*
– Fibula
–– distal
––– komplex, mehrdimensional 5-781.8r♦
–––– mit Achsenkorrektur 5-781.9r♦
––– ohne Achsenkorrektur 5-781.ar♦
––– valgisierend 5-781.0r♦
––– varisierend 5-781.1r♦
–– proximal
––– komplex, mehrdimensional 5-781.8p♦
–––– mit Achsenkorrektur 5-781.9p♦
––– ohne Achsenkorrektur 5-781.ap♦
––– valgisierend 5-781.0p♦
––– varisierend 5-781.1p♦
–– Schaft
––– komplex, mehrdimensional 5-781.8q♦
–––– mit Achsenkorrektur 5-781.9q♦
––– ohne Achsenkorrektur 5-781.aq♦
––– valgisierend 5-781.0q♦
––– varisierend 5-781.1q♦
– Gesichtsschädelknochen, modellierend 5-770.7
– Humerus
–– distal
––– komplex, mehrdimensional 5-781.83♦
–––– mit Achsenkorrektur 5-781.93♦
––– ohne Achsenkorrektur 5-781.a3♦
––– valgisierend 5-781.03♦
––– varisierend 5-781.13♦
–– proximal
––– komplex, mehrdimensional 5-781.81♦
–––– mit Achsenkorrektur 5-781.91♦
––– ohne Achsenkorrektur 5-781.a1♦
––– valgisierend 5-781.01♦
––– varisierend 5-781.11♦
–– Schaft
––– komplex, mehrdimensional 5-781.82♦
–––– mit Achsenkorrektur 5-781.92♦
––– ohne Achsenkorrektur 5-781.a2♦
––– valgisierend 5-781.02♦
––– varisierend 5-781.12♦
– Kalkaneus
–– komplex, mehrdimensional 5-781.8t♦
––– mit Achsenkorrektur 5-781.9t♦
–– ohne Achsenkorrektur 5-781.at♦
–– valgisierend 5-781.0t♦
–– varisierend 5-781.1t♦
– Karpus
–– komplex, mehrdimensional 5-781.8a♦
––– mit Achsenkorrektur 5-781.9a♦
–– ohne Achsenkorrektur 5-781.aa♦
–– valgisierend 5-781.0a♦
–– varisierend 5-781.1a♦
– Klavikula
–– komplex, mehrdimensional 5-781.80♦
––– mit Achsenkorrektur 5-781.90♦
–– ohne Achsenkorrektur 5-781.a0♦
–– valgisierend 5-781.00♦
–– varisierend 5-781.10♦
– Le-Fort-I-Ebene, als Zugang, durch Schädelbasis 5-011.7 ►

Osteotomie *(Forts.)*
– Mandibulaast, horizontal, Verlagerung, Mandibula, durch Distraktion 5-776.7♦
– Metakarpus
–– komplex, mehrdimensional 5-781.8b♦
––– mit Achsenkorrektur 5-781.9b♦
–– ohne Achsenkorrektur 5-781.ab♦
–– valgisierend 5-781.0b♦
–– varisierend 5-781.1b♦
– mit
–– Kontinuitätsdurchtrennung, Mandibula, frontal, zur Verlagerung, Untergesicht 5-776.2
–– Verlagerung, Alveolarfortsatz, durch horizontale Distraktion 5-776.9♦
– Os metatarsale, Os metatarsale II bis V
–– 1 5-788.52♦
–– 2 5-788.53♦
–– 3 5-788.54♦
–– 4 5-788.55♦
– Os metatarsale I
–– distal 5-788.5c♦
––– bei Rezidiv 5-788.5f♦
–– mehrdimensional 5-788.5e♦
––– bei Rezidiv 5-788.5j♦
–– proximal 5-788.5d♦
––– bei Rezidiv 5-788.5g♦
– Phalangen, Hand
–– komplex, mehrdimensional 5-781.8c♦
––– mit Achsenkorrektur 5-781.9c♦
–– ohne Achsenkorrektur 5-781.ac♦
–– valgisierend 5-781.0c♦
–– varisierend 5-781.1c♦
– Phalanx, Digitus II bis V
–– 1 5-788.57♦
–– 2 5-788.58♦
–– 3 5-788.59♦
–– 4 5-788.5a♦
–– 5 oder mehr 5-788.5b♦
– Radius
–– distal
––– komplex, mehrdimensional 5-781.86♦
–––– mit Achsenkorrektur 5-781.96♦
––– ohne Achsenkorrektur 5-781.a6♦
––– valgisierend 5-781.06♦
––– varisierend 5-781.16♦
–– proximal
––– komplex, mehrdimensional 5-781.84♦
–––– mit Achsenkorrektur 5-781.94♦
––– ohne Achsenkorrektur 5-781.a4♦
––– valgisierend 5-781.04♦
––– varisierend 5-781.14♦
–– Schaft
––– komplex, mehrdimensional 5-781.85♦
–––– mit Achsenkorrektur 5-781.95♦
––– ohne Achsenkorrektur 5-781.a5♦
––– valgisierend 5-781.05♦
––– varisierend 5-781.15♦
– Rippe 5-340.7♦
–– mit Osteosynthese 5-340.8♦ ►

Osteotomie *(Forts.)*
– Rotations-
–– Becken
––– valgisierend 5-781.5d
––– varisierend 5-781.6d
–– Beckenknochen 5-781.2d
–– Femur
––– distal 5-781.2h♦
–––– valgisierend 5-781.5h♦
–––– varisierend 5-781.6h♦
––– proximal 5-781.2f♦
–––– valgisierend 5-781.5f♦
–––– varisierend 5-781.6f♦
––– Schaft 5-781.2g♦
–––– valgisierend 5-781.5g♦
–––– varisierend 5-781.6g♦
–– Fibula
––– distal 5-781.2r♦
–––– valgisierend 5-781.5r♦
–––– varisierend 5-781.6r♦
––– proximal 5-781.2p♦
–––– valgisierend 5-781.5p♦
–––– varisierend 5-781.6p♦
––– Schaft 5-781.2q♦
–––– valgisierend 5-781.5q♦
–––– varisierend 5-781.6q♦
–– Humerus
––– distal 5-781.23♦
–––– valgisierend 5-781.53♦
–––– varisierend 5-781.63♦
––– proximal 5-781.21♦
–––– valgisierend 5-781.51♦
–––– varisierend 5-781.61♦
––– Schaft 5-781.22♦
–––– valgisierend 5-781.52♦
–––– varisierend 5-781.62♦
–– Kalkaneus 5-781.2t♦
––– valgisierend 5-781.5t♦
––– varisierend 5-781.6t♦
–– Karpus 5-781.2a♦
––– valgisierend 5-781.5a♦
––– varisierend 5-781.6a♦
–– Klavikula 5-781.20♦
––– valgisierend 5-781.50♦
––– varisierend 5-781.60♦
–– Metakarpus 5-781.2b♦
––– valgisierend 5-781.5b♦
––– varisierend 5-781.6b♦
–– Phalangen, Hand 5-781.2c♦
––– valgisierend 5-781.5c♦
––– varisierend 5-781.6c♦
–– Radius
––– distal 5-781.26♦
–––– valgisierend 5-781.56♦
–––– varisierend 5-781.66♦
––– proximal 5-781.24♦
–––– valgisierend 5-781.54♦
–––– varisierend 5-781.64♦
––– Schaft 5-781.25♦
–––– valgisierend 5-781.55♦
–––– varisierend 5-781.65♦ ►

Osteotomie *(Forts.)*
~ Rotations- *(Forts.)*
-- Schenkelhals 5-781.2e♦
--- valgisierend 5-781.5e♦
--- varisierend 5-781.6e♦
-- Skapula 5-781.2z♦
--- valgisierend 5-781.5z♦
--- varisierend 5-781.6z♦
-- Talus 5-781.2s♦
--- valgisierend 5-781.5s♦
--- varisierend 5-781.6s♦
-- Tarsus 5-781.2u♦
--- valgisierend 5-781.5u♦
--- varisierend 5-781.6u♦
-- Tibia
--- distal 5-781.2n♦
---- valgisierend 5-781.5n♦
---- varisierend 5-781.6n♦
--- proximal 5-781.2k♦
---- valgisierend 5-781.5k♦
---- varisierend 5-781.6k♦
--- Schaft 5-781.2m♦
---- valgisierend 5-781.5m♦
---- varisierend 5-781.6m♦
-- Ulna
--- distal 5-781.29♦
---- valgisierend 5-781.59♦
---- varisierend 5-781.69♦
--- proximal 5-781.27♦
---- valgisierend 5-781.57♦
---- varisierend 5-781.67♦
--- Schaft 5-781.28♦
---- valgisierend 5-781.58♦
---- varisierend 5-781.68♦
- Schenkelhals
-- komplex, mehrdimensional 5-781.8e♦
--- mit Achsenkorrektur 5-781.9e♦
-- ohne Achsenkorrektur 5-781.ae♦
-- valgisierend 5-781.0e♦
-- varisierend 5-781.1e♦
- Skapula
-- komplex, mehrdimensional 5-781.8z♦
--- mit Achsenkorrektur 5-781.9z♦
-- ohne Achsenkorrektur 5-781.az♦
-- valgisierend 5-781.0z♦
-- varisierend 5-781.1z♦
- Sternum 5-340.9
- Talus
-- komplex, mehrdimensional 5-781.8s♦
--- mit Achsenkorrektur 5-781.9s♦
-- ohne Achsenkorrektur 5-781.as♦
-- valgisierend 5-781.0s♦
-- varisierend 5-781.1s♦
- Tarsus
-- komplex, mehrdimensional 5-781.8u♦
--- mit Achsenkorrektur 5-781.9u♦
-- ohne Achsenkorrektur 5-781.au♦
-- valgisierend 5-781.0u♦
-- varisierend 5-781.1u♦ ►

Osteotomie *(Forts.)*
- Tibia
-- distal
--- komplex, mehrdimensional 5-781.8n♦
---- mit Achsenkorrektur 5-781.9n♦
--- ohne Achsenkorrektur 5-781.an♦
--- valgisierend 5-781.0n♦
--- varisierend 5-781.1n♦
-- proximal
--- komplex, mehrdimensional 5-781.8k♦
---- mit Achsenkorrektur 5-781.9k♦
--- ohne Achsenkorrektur 5-781.ak♦
--- valgisierend 5-781.0k♦
--- varisierend 5-781.1k♦
-- Schaft
--- komplex, mehrdimensional 5-781.8m♦
---- mit Achsenkorrektur 5-781.9m♦
--- ohne Achsenkorrektur 5-781.am♦
--- valgisierend 5-781.0m♦
--- varisierend 5-781.1m♦
- Ulna
-- distal
--- komplex, mehrdimensional 5-781.89♦
---- mit Achsenkorrektur 5-781.99♦
--- ohne Achsenkorrektur 5-781.a9♦
--- valgisierend 5-781.09♦
--- varisierend 5-781.19♦
-- proximal
--- komplex, mehrdimensional 5-781.87♦
---- mit Achsenkorrektur 5-781.97♦
--- ohne Achsenkorrektur 5-781.a7♦
--- valgisierend 5-781.07♦
--- varisierend 5-781.17♦
-- Schaft
--- komplex, mehrdimensional 5-781.88♦
---- mit Achsenkorrektur 5-781.98♦
--- ohne Achsenkorrektur 5-781.a8♦
--- valgisierend 5-781.08♦
--- varisierend 5-781.18♦
- Verkürzungs-
-- Becken 5-781.3d
-- Femur
--- distal 5-781.3h♦
--- proximal 5-781.3f♦
--- Schaft 5-781.3g♦
-- Fibula
--- distal 5-781.3r♦
--- proximal 5-781.3p♦
--- Schaft 5-781.3q♦
-- Humerus
--- distal 5-781.33♦
--- proximal 5-781.31♦
--- Schaft 5-781.32♦
-- Kalkaneus 5-781.3t♦
-- Karpus 5-781.3a♦
-- Klavikula 5-781.30♦
-- Metakarpus 5-781.3b♦
-- Phalangen, Hand 5-781.3c♦
-- Radius
--- distal 5-781.36♦
--- proximal 5-781.34♦ ►

O

Osteotomie *(Forts.)*
~ Verkürzungs- *(Forts.)*
~~ Radius *(Forts.)*
––– Schaft 5-781.35♦
–– Schenkelhals 5-781.3e♦
–– Skapula 5-781.3z♦
–– Talus 5-781.3s♦
–– Tarsus 5-781.3u♦
–– Tibia
––– distal 5-781.3n♦
––– proximal 5-781.3k♦
––– Schaft 5-781.3m♦
–– Ulna
––– distal 5-781.39♦
––– proximal 5-781.37♦
––– Schaft 5-781.38♦
– Verlängerungs-
–– Becken 5-781.4d
–– Femur
––– distal 5-781.4h♦
––– proximal 5-781.4f♦
––– Schaft 5-781.4g♦
–– Fibula
––– distal 5-781.4r♦
––– proximal 5-781.4p♦
––– Schaft 5-781.4q♦
–– Humerus
––– distal 5-781.43♦
––– proximal 5-781.41♦
––– Schaft 5-781.42♦
–– Kalkaneus 5-781.4t♦
–– Karpus 5-781.4a♦
–– Klavikula 5-781.40♦
–– Metakarpus 5-781.4b♦
–– Phalangen, Hand 5-781.4c♦
–– Radius
––– distal 5-781.46♦
––– proximal 5-781.44♦
––– Schaft 5-781.45♦
–– Schenkelhals 5-781.4e♦
–– Skapula 5-781.4z♦
–– Talus 5-781.4s♦
–– Tarsus 5-781.4u♦
–– Tibia
––– distal 5-781.4n♦
––– proximal 5-781.4k♦
––– Schaft 5-781.4m♦
–– Ulna
––– distal 5-781.49♦
––– proximal 5-781.47♦
––– Schaft 5-781.48♦
– Wirbelsäule
–– nach Schwab, Grad
––– 1 5-832.4
––– 2 5-832.5
––– 3 5-832.1
––– 4 5-832.1
––– 5 5-832.2
––– 6 5-832.7
–– nach Smith-Petersen 5-832.4
– Pedikelsubstraktionsosteotomie 5-832.1 ►

Osteotomie *(Forts.)*
– zur
–– Entfernung, Zahnwurzel, frakturiert 5-231.50
––– mehrere
–––– aus einem
––––– Kiefer 5-231.52
––––– Quadranten 5-231.51
–––– Kiefer, beide 5-231.53
–– Verlagerung
––– Mittelgesicht
–––– Le-Fort-I-Ebene, Stück
––––– 1
–––––– mit Distraktion 5-777.31
–––––– ohne Distraktion 5-777.30
––––– 2
–––––– mit Distraktion 5-777.41
–––––– ohne Distraktion 5-777.40
––––– 3 oder mehr
–––––– mit Distraktion 5-777.51
–––––– ohne Distraktion 5-777.50
–––– Le-Fort-II-Ebene
––––– kombiniert mit anderer Osteotomie
–––––– mit Distraktion 5-777.71
–––––– ohne Distraktion 5-777.70
––––– mit Distraktion 5-777.61
––––– ohne Distraktion 5-777.60
–––– Le-Fort-III-Ebene
––––– kombiniert mit Le-Fort-I-Ebene
–––––– mit Distraktion 5-777.91
–––––– ohne Distraktion 5-777.90
––––– mit Distraktion 5-777.81
––––– ohne Distraktion 5-777.80
––– Untergesicht, mit Kontinuitätsdurchtrennung, Mandibulaast
–––– aufsteigend 5-776.4♦
–––– horizontal 5-776.3♦
Ostium, Ureter, Injektion
– laparoskopisch, bei Insuffizienz 5-569.61♦
– offen, bei Insuffizienz 5-569.60♦
– transurethral, bei Insuffizienz 5-569.62♦
Ostiumpatchplastik, Koronararterie, mit Endarteriektomie 5-360.1
Oszillationsbeatmung 8-714.1
– Hochfrequenz-, beim
–– Neugeborenen 8-711.10
–– Säugling 8-711.11
Othämatomausräumung 5-181.2♦
Otoakustisch, Emissionen, Registrierung 1-208.8
Otobasis, Exzision, Gewebe 5-205.3♦
Otoplastik, äußere, mit Rekonstruktion, durch Knorpel 5-186.2♦
Otoskopie, zur
– Biopsie, Gehörgang, äußerer, ohne Inzision 1-411♦
– Fremdkörperentfernung 8-100.0♦
Otserom, Ausräumung 5-181.2♦
Ovar
– Adhäsiolyse
–– abdominal, offen, ohne mikrochirurgische Versorgung 5-657.70♦ ►

Ovar *(Forts.)*
~ Adhäsiolyse *(Forts.)*
-- durch Umsteigen
--- endoskopisch – offen chirurgisch, ohne mikrochirurgische Versorgung 5-657.73♦
--- vaginal – offen chirurgisch, ohne mikrochirurgische Versorgung 5-657.74♦
-- endoskopisch, ohne mikrochirurgische Versorgung 5-657.72♦
-- laparoskopisch, ohne mikrochirurgische Versorgung 5-657.72♦
-- mit mikrochirurgischer Versorgung 5-658.7♦
-- vaginal
--- laparoskopisch assistiert, ohne mikrochirurgische Versorgung 5-657.71♦
--- ohne mikrochirurgische Versorgung 5-657.75♦
– Beseitigung, Torsion
-- abdominal, offen 5-656.a0♦
-- durch Umsteigen
--- endoskopisch – offen chirurgisch 5-656.a3♦
--- vaginal – offen chirurgisch 5-656.a4♦
-- endoskopisch 5-656.a2♦
-- vaginal 5-656.a5♦
--- laparoskopisch assistiert 5-656.a1♦
– Biopsie 1-470.0♦
-- durch Inzision 1-570.0♦
-- laparoskopisch 1-570.0♦
-- mit Steuerung durch bildgebende Verfahren 1-474.0♦
-- perkutan 1-470.0♦
--- mit Steuerung durch bildgebende Verfahren 1-474.0♦
– Destruktion, Endometrioseherd
-- abdominal, offen 5-651.b0♦
-- durch Umsteigen
--- endoskopisch – offen chirurgisch 5-651.b3♦
--- vaginal – offen chirurgisch 5-651.b4♦
-- endoskopisch 5-651.b2♦
-- vaginal 5-651.b5♦
--- laparoskopisch assistiert 5-651.b1♦
– Exzisionsbiopsie
-- abdominal, offen 5-651.80♦
-- durch Umsteigen
--- endoskopisch – offen chirurgisch 5-651.83♦
--- vaginal – offen chirurgisch 5-651.84♦
-- endoskopisch 5-651.82♦
-- laparoskopisch 5-651.82♦
-- vaginal 5-651.85♦
--- laparoskopisch assistiert 5-651.81♦
– Inzision
-- durch Umsteigen
--- endoskopisch – offen chirurgisch 5-650.5♦
--- vaginal – offen chirurgisch 5-650.6♦
-- endoskopisch 5-650.4♦
-- laparoskopisch 5-650.4♦
-- offen 5-650.2♦
-- vaginal 5-650.7♦
--- laparoskopisch assistiert 5-650.3♦ ▶

Ovar *(Forts.)*
– Keilexzision
-- durch Umsteigen
--- endoskopisch – offen chirurgisch 5-651.a3♦
--- vaginal – offen chirurgisch 5-651.a4♦
-- endoskopisch 5-651.a2♦
-- laparoskopisch 5-651.a2♦
-- offen 5-651.a0♦
-- vaginal 5-651.a5♦
--- laparoskopisch assistiert 5-651.a1♦
– Nadelbiopsie 1-470.0♦
-- perkutan 1-470.0♦
– Probeexzision 1-570.0♦
– Punktion, perkutan
-- diagnostisch 1-851♦
-- therapeutisch 8-157.0♦
– Rekonstruktion
-- endoskopisch 5-656.82♦
-- laparoskopisch 5-656.82♦
-- plastisch
--- abdominal, offen 5-656.80♦
--- durch Umsteigen
---- endoskopisch – offen chirurgisch 5-656.83♦
---- vaginal – offen chirurgisch 5-656.84♦
--- vaginal 5-656.85♦
---- laparoskopisch assistiert 5-656.81♦
– Replantation
-- abdominal, offen 5-656.b0♦
-- durch Umsteigen
--- endoskopisch – offen chirurgisch 5-656.b3♦
--- vaginal – offen chirurgisch 5-656.b4♦
-- endoskopisch 5-656.b2♦
-- laparoskopisch 5-656.b2♦
-- vaginal 5-656.b5♦
--- laparoskopisch assistiert 5-656.b1♦
– Tumorausschälung
-- durch Umsteigen
--- endoskopisch – offen chirurgisch 5-651.93♦
--- vaginal – offen chirurgisch 5-651.94♦
-- endoskopisch 5-651.92♦
-- laparoskopisch 5-651.92♦
-- offen 5-651.90♦
-- vaginal 5-651.95♦
--- laparoskopisch assistiert 5-651.91♦
– und Tuba uterina, Adhäsiolyse
-- abdominal, kombiniert, offen, ohne mikrochirurgische Versorgung 5-657.90♦
-- kombiniert
--- durch Umsteigen
---- endoskopisch – offen chirurgisch, ohne mikrochirurgische Versorgung 5-657.93♦
---- vaginal – offen chirurgisch, ohne mikrochirurgische Versorgung 5-657.94♦
--- endoskopisch, ohne mikrochirurgische Versorgung 5-657.92♦
--- laparoskopisch, ohne mikrochirurgische Versorgung 5-657.92♦
--- mit mikrochirurgischer Versorgung 5-658.9♦ ▶

O

Ovar *(Forts.)*
~ und Tuba uterina, Adhäsiolyse *(Forts.)*
–– vaginal, kombiniert
––– laparoskopisch assistiert, ohne mikrochirurgische Versorgung 5-657.91♦
––– ohne mikrochirurgische Versorgung 5-657.95♦
– Zystenexstirpation, offen 5-651.90♦
– Zystenexzision
–– abdominal, offen 5-651.90♦
–– durch Umsteigen
––– endoskopisch – offen chirurgisch 5-651.93♦
––– vaginal – offen chirurgisch 5-651.94♦
–– endoskopisch 5-651.92♦
–– laparoskopisch 5-651.92♦
–– vaginal 5-651.95♦
––– laparoskopisch assistiert 5-651.91♦
– Zystenpunktion
–– abdominal, offen, mit Zystenwandexzision 5-651.80♦
–– endoskopisch, mit Zystenwandexzision 5-651.82♦
–– laparoskopisch, mit Zystenwandexzision 5-651.82♦
–– mit Zystenwandexzision, durch Umsteigen
––– endoskopisch – offen chirurgisch 5-651.83♦
––– vaginal – offen chirurgisch 5-651.84♦
–– perkutan, diagnostisch 1-851♦
–– vaginal
––– laparoskopisch assistiert, mit Zystenwandexzision 5-651.81♦
––– mit Zystenwandexzision 5-651.85♦
Ovarektomie – s. Ovariektomie
Ovariektomie
– bei Adrenalektomie
–– abdominal, offen 5-072.11♦
–– laparoskopisch 5-072.13♦
–– lumbal, offen 5-072.10♦
–– thorakoabdominal 5-072.12♦
– einseitig
–– endoskopisch, mit Salpingektomie, beidseitig 5-653.22
–– laparoskopisch
––– assistiert, vaginal, mit Salpingektomie, beidseitig 5-653.21
––– mit Salpingektomie, beidseitig 5-653.22
–– mit Salpingektomie, beidseitig, durch Umsteigen
––– endoskopisch – offen chirurgisch 5-653.23
––– vaginal – offen chirurgisch 5-653.24
–– offen, mit Salpingektomie, beidseitig 5-653.20
– laparoskopisch 5-652.62♦
– offen 5-652.60♦
– partiell
–– durch Umsteigen
––– endoskopisch – offen chirurgisch 5-652.53♦
––– vaginal – offen chirurgisch 5-652.54♦
–– endoskopisch 5-652.52♦
–– laparoskopisch 5-652.52♦
–– offen 5-652.50♦ ►

Ovariektomie *(Forts.)*
~ partiell *(Forts.)*
–– vaginal 5-652.55♦
––– laparoskopisch assistiert 5-652.51♦
– Rest-
–– durch Umsteigen
––– endoskopisch – offen chirurgisch 5-652.43♦
––– vaginal – offen chirurgisch 5-652.44♦
–– endoskopisch 5-652.42♦
–– laparoskopisch 5-652.42♦
–– offen 5-652.40♦
–– vaginal 5-652.45♦
––– laparoskopisch assistiert 5-652.41♦
– Salpingo- – s.a. Salpingoovariektomie
–– abdominal, ohne weitere Maßnahmen 5-653.30♦
–– beidseitig, bei
––– Exstirpation, Uterus
–––– abdominal 5-683.20
–––– durch Umsteigen
––––– endoskopisch – offen chirurgisch 5-683.24
––––– vaginal – offen chirurgisch 5-683.25
–––– endoskopisch 5-683.23
–––– offen 5-683.20
–––– vaginal 5-683.21
––––– laparoskopisch assistiert 5-683.22
––– Hysterektomie, offen 5-683.20
–– durch Umsteigen
––– endoskopisch – offen chirurgisch, ohne weitere Maßnahmen 5-653.33♦
––– vaginal – offen chirurgisch, ohne weitere Maßnahmen 5-653.34♦
–– einseitig, bei
––– Exstirpation, Uterus
–––– abdominal 5-683.10
–––– durch Umsteigen
––––– endoskopisch – offen chirurgisch 5-683.14
––––– vaginal – offen chirurgisch 5-683.15
–––– endoskopisch 5-683.13
–––– offen 5-683.10
–––– vaginal 5-683.11
––––– laparoskopisch assistiert 5-683.12
––– offen Hysterektomie 5-683.10
–– endoskopisch, ohne weitere Maßnahmen 5-653.32♦
–– laparoskopisch, ohne weitere Maßnahmen 5-653.32♦
–– offen, ohne weitere Maßnahmen 5-653.30♦
–– vaginal
––– laparoskopisch assistiert, ohne weitere Maßnahmen 5-653.31♦
––– ohne weitere Maßnahmen 5-653.35♦
– total
–– abdominal, offen 5-652.60♦
–– durch Umsteigen
––– endoskopisch – offen chirurgisch 5-652.63♦
––– vaginal – offen chirurgisch 5-652.64♦
–– endoskopisch 5-652.62♦ ►

Ovariektomie *(Forts.)*
~ total *(Forts.)*
-- vaginal 5-652.65♦
--- laparoskopisch assistiert 5-652.61♦
Ovariopexie
- abdominal, offen 5-656.90♦
- durch Umsteigen
-- endoskopisch – offen chirurgisch 5-656.93♦
-- vaginal – offen chirurgisch 5-656.94♦
- endoskopisch 5-656.92♦
- laparoskopisch 5-656.92♦
- vaginal 5-656.95♦
-- laparoskopisch assistiert 5-656.91♦
oVEMP [Okuläre vestibulär evozierte myogene Potentiale], Registrierung 1-208.9
Ovulationszyklus, Monitoring, zur Behandlung, Infertilität, weiblich 9-278.1
Ovumaspiration
- laparoskopisch 9-271.1♦
-- mit Gametentransfer, intratubär 9-271.3♦
- transvaginal 9-271.2♦
Oxygenation, hyperbar
- bis unter 145 Minuten
-- mit Intensivüberwachung 8-721.1
-- ohne Intensivüberwachung 8-721.0
- 145 bis 280 Minuten
-- mit Intensivüberwachung 8-721.2
-- ohne Intensivüberwachung 8-721.4
- mehr als 280 Minuten, mit Intensivüberwachung 8-721.3
Oxymetrie, bei
- Linksherz-Katheteruntersuchung, transseptal 1-274.1
- Rechtsherz-Katheteruntersuchung 1-273.1

O

– P –

Paarberatung
– mindestens 50 Minuten bis 2 Stunden 9-401.10
– mehr als
–– 2 bis 4 Stunden 9-401.11
–– 4 Stunden 9-401.12
Paclitaxel, Applikation, parenteral
– 1.320 mg bis unter 1.500 mg 6-001.f7
– 1.500 mg bis unter 1.680 mg 6-001.f8
– 1.680 mg bis unter 1.860 mg 6-001.f9
– 1.860 mg bis unter 2.040 mg 6-001.fa
– 2.040 mg bis unter 2.220 mg 6-001.fb
– 2.220 mg bis unter 2.400 mg 6-001.fc
– 2.400 mg oder mehr 6-001.fd
Paclitaxel, als an Albumin gebundene Nanopartikel, Applikation, parenteral
– 150 mg bis unter 300 mg 6-005.d0
– 300 mg bis unter 450 mg 6-005.d1
– 450 mg bis unter 600 mg 6-005.d2
– 600 mg bis unter 750 mg 6-005.d3
– 750 mg bis unter 900 mg 6-005.d4
– 900 mg bis unter 1.050 mg 6-005.d5
– 1.050 mg bis unter 1.200 mg 6-005.d6
– 1.200 mg bis unter 1.350 mg 6-005.d7
– 1.350 mg bis unter 1.500 mg 6-005.d8
– 1.500 mg bis unter 1.650 mg 6-005.d9
– 1.650 mg bis unter 1.800 mg 6-005.da
– 1.800 mg bis unter 1.950 mg 6-005.db
– 1.950 mg bis unter 2.100 mg 6-005.dc
– 2.100 mg bis unter 2.250 mg 6-005.dd
– 2.250 mg bis unter 2.400 mg 6-005.de
– 2.400 mg bis unter 2.550 mg 6-005.df
– 2.550 mg bis unter 2.700 mg 6-005.dg
– 2.700 mg bis unter 2.850 mg 6-005.dh
– 2.850 mg bis unter 3.000 mg 6-005.dj
– 3.000 mg oder mehr 6-005.dk
Paclitaxel-freisetzend
– OPD-System
–– mit
––– biologisch abbaubarer Polymerbeschichtung *[nur Zusatzkode!]* 8-83b.05
––– sonstigem Polymer *[nur Zusatzkode!]* 8-83b.06
–– ohne Polymer *[nur Zusatzkode!]* 8-83b.03
– Stent
–– mit
––– biologisch abbaubarer Polymerbeschichtung *[nur Zusatzkode!]* 8-83b.05
––– sonstigem Polymer *[nur Zusatzkode!]* 8-83b.06
–– ohne Polymer *[nur Zusatzkode!]* 8-83b.03
Pädaudiologisch, Komplexbehandlung, integriert 9-312
Pädaudiometrie 1-242
Pädiatrisch
– psychosomatisch
–– Langzeit-Intensivtherapie 9-403.5
––– zum verhaltenstherapeutischen Training 9-403.6
–– Therapie
––– begleitend 9-403.0
––– Blockbehandlung 9-403.1
–––– erweitert 9-403.2
–––– integriert 9-403.8
––– Gruppen-Setting 9-403.7
––– Intensivtherapie 9-403.3
–––– erweitert 9-403.4
Pässler, Rahmennaht, Achillessehne, perkutan 5-855.19♦
Palatektomie 5-272.2
Palatopharyngoplastik 5-294.4
– Uvulo- 5-294.4
Palatoplastik
– durch Naht, nach Verletzung 5-275.0
– primär
–– mit Knochentransplantat 5-275.2
–– ohne Knochentransplantat 5-275.1
– sekundär
–– mit Knochentransplantat 5-275.4
–– ohne Knochentransplantat 5-275.3
Palbociclib, Applikation, oral 6-009.j
Palifermin, Applikation, parenteral
– 1,25 mg bis unter 2,5 mg, bei Patienten unter 15 Jahren 6-003.20
– 2,5 mg bis unter 3,75 mg, bei Patienten unter 15 Jahren 6-003.21
– 3,75 mg bis unter 5,0 mg, bei Patienten unter 15 Jahren 6-003.22
– 5,0 mg bis unter 10,0 mg 6-003.23
– 10,0 mg bis unter 15,0 mg 6-003.24
– 15,0 mg bis unter 20,0 mg 6-003.25
– 20,0 mg bis unter 25,0 mg 6-003.26
– 25,0 mg bis unter 30,0 mg 6-003.27
– 30,0 mg bis unter 35,0 mg 6-003.28
– 35,0 mg bis unter 40,0 mg 6-003.29
– 40,0 mg bis unter 50,0 mg 6-003.2a
– 50,0 mg oder mehr 6-003.2b
Paliperidon, Applikation, parenteral
– 75 mg bis unter 125 mg 6-006.a0
– 125 mg bis unter 175 mg 6-006.a1
– 175 mg bis unter 250 mg 6-006.a2
– 250 mg bis unter 325 mg 6-006.a3
– 325 mg bis unter 400 mg 6-006.a4
– 400 mg bis unter 475 mg 6-006.a5
– 475 mg bis unter 550 mg 6-006.a6
– 550 mg bis unter 625 mg 6-006.a7
– 625 mg bis unter 700 mg 6-006.a8
– 700 mg bis unter 775 mg 6-006.a9
– 775 mg bis unter 850 mg 6-006.aa
– 850 mg bis unter 925 mg 6-006.ab
– 925 mg bis unter 1.000 mg 6-006.ac
– 1.000 mg bis unter 1.075 mg 6-006.ad
– 1.075 mg bis unter 1.150 mg 6-006.ae
– 1.150 mg bis unter 1.225 mg 6-006.af
– 1.225 mg oder mehr 6-006.ag

Palivizumab, Applikation, parenteral
– 15 mg bis unter 30 mg, bei Patienten unter 3 Jahren 6-004.00
– 30 mg bis unter 45 mg, bei Patienten unter 3 Jahren 6-004.01
– 45 mg bis unter 60 mg, bei Patienten unter 3 Jahren 6-004.02
– 60 mg bis unter 75 mg, bei Patienten unter 3 Jahren 6-004.03
– 75 mg bis unter 90 mg, bei Patienten unter 3 Jahren 6-004.04
– 90 mg bis unter 120 mg, bei Patienten unter 3 Jahren 6-004.05
– 120 mg bis unter 150 mg, bei Patienten unter 3 Jahren 6-004.06
– 150 mg bis unter 180 mg, bei Patienten unter 3 Jahren 6-004.07
– 180 mg bis unter 240 mg, bei Patienten unter 3 Jahren 6-004.08
– 240 mg bis unter 300 mg, bei Patienten unter 3 Jahren 6-004.09
– 300 mg bis unter 360 mg, bei Patienten unter 3 Jahren 6-004.0a
– 360 mg bis unter 420 mg, bei Patienten unter 3 Jahren 6-004.0b
– 420 mg bis unter 480 mg, bei Patienten unter 3 Jahren 6-004.0c
– 480 mg bis unter 540 mg, bei Patienten unter 3 Jahren 6-004.0d
– 540 mg bis unter 600 mg, bei Patienten unter 3 Jahren 6-004.0e
– 600 mg oder mehr, bei Patienten unter 3 Jahren 6-004.0f
Palliativ
– Anlegen, Anus praeter, doppelläufig, offen, Aszendensbereich 5-460.20
– Seit-zu-Seit-Ileotransversostomie 5-459.2
Palliativmedizinisch
– Basisassessment, standardisiert 1-774
– Komplexbehandlung
–– bis 6 Behandlungstage 8-982.0
–– 7 bis 13 Behandlungstage 8-982.1
–– 14 bis 20 Behandlungstage 8-982.2
–– mindestens 21 Behandlungstage 8-982.3
–– spezialisiert, durch Palliativdienst
––– extern
–––– bis unter 2 Stunden 8-98h.10
–––– 2 bis unter 4 Stunden 8-98h.11
–––– 4 bis unter 6 Stunden 8-98h.12
–––– 6 bis unter 9 Stunden 8-98h.13
–––– 9 bis unter 12 Stunden 8-98h.14
–––– 12 bis unter 15 Stunden 8-98h.15
–––– 15 bis unter 20 Stunden 8-98h.16
–––– 20 bis unter 25 Stunden 8-98h.17
–––– 25 bis unter 35 Stunden 8-98h.18
–––– 35 bis unter 45 Stunden 8-98h.19
–––– 45 bis unter 55 Stunden 8-98h.1a
–––– 55 oder mehr Stunden 8-98h.1b
––– intern
–––– bis unter 2 Stunden 8-98h.00
–––– 2 bis unter 4 Stunden 8-98h.01 ►

Palliativmedizinisch *(Forts.)*
~ Komplexbehandlung *(Forts.)*
~~ spezialisiert, durch Palliativdienst *(Forts.)*
~~~ intern *(Forts.)*
–––– 4 bis unter 6 Stunden 8-98h.02
–––– 6 bis unter 9 Stunden 8-98h.03
–––– 9 bis unter 12 Stunden 8-98h.04
–––– 12 bis unter 15 Stunden 8-98h.05
–––– 15 bis unter 20 Stunden 8-98h.06
–––– 20 bis unter 25 Stunden 8-98h.07
–––– 25 bis unter 35 Stunden 8-98h.08
–––– 35 bis unter 45 Stunden 8-98h.09
–––– 45 bis unter 55 Stunden 8-98h.0a
–––– 55 oder mehr Stunden 8-98h.0b
–– stationär, spezialisiert
––– bis zu 6 Behandlungstage 8-98e.0
––– 7 bis höchstens 13 Behandlungstage 8-98e.1
––– 14 bis höchstens 20 Behandlungstage 8-98e.2
––– 21 oder mehr Behandlungstage 8-98e.3
– Screening, multidimensional, und Minimalassessment 1-773
Pallidotomie 5-013.71
Panaritium ossale, Ausräumung, Hand 5-780.6c♦
Pancreaticocystojejunostomie 5-523.2
Panitumumab, Applikation, parenteral
– 180 mg bis unter 300 mg 6-004.70
– 300 mg bis unter 420 mg 6-004.71
– 420 mg bis unter 540 mg 6-004.72
– 540 mg bis unter 660 mg 6-004.73
– 660 mg bis unter 780 mg 6-004.74
– 780 mg bis unter 900 mg 6-004.75
– 900 mg bis unter 1.020 mg 6-004.76
– 1.020 mg bis unter 1.260 mg 6-004.77
– 1.260 mg bis unter 1.500 mg 6-004.78
– 1.500 mg bis unter 1.740 mg 6-004.79
– 1.740 mg bis unter 1.980 mg 6-004.7a
– 1.980 mg bis unter 2.220 mg 6-004.7b
– 2.220 mg bis unter 2.460 mg 6-004.7c
– 2.460 mg oder mehr 6-004.7d
Pankreas
– Aspiration, perkutan, diagnostisch 1-859.1
– Biopsie
–– durch Inzision 1-553
–– endoskopisch 1-440.8
–– perkutan 1-441.2
––– mit Steuerung durch bildgebende Verfahren 1-442.2
– Blutstillung
–– durch Umsteigen laparoskopisch – offen chirurgisch 5-529.c2
–– laparoskopisch 5-529.c1
–– offen 5-529.c0
– Destruktion
–– Gewebe, lokal
––– mit Spülung 5-521.2
––– ohne Spülung 5-521.1
–– lokal, durch
––– Elektrochemotherapie 5-521.5
––– Elektroporation, irreversibel 5-521.3 ►

P
~~~

Pankreas *(Forts.)*
– Drainage 5-520.1
–– therapeutisch 8-146.2
– Einmal-Duodenoskop, Verwendung bei
–– diagnostischer retrograder Darstellung der
––– Pankreaswege *[nur Zusatzkode!]* 1-647
–– endoskopischen Operationen
––– am Pankreasgang *[nur Zusatzkode!]* 5-526.m
– Endosonographie 3-056
– Exzision, lokal 5-521.0
– Feinnadelpunktion, endosonographisch 1-447
– Funktionstest, mit Aspiration, Duodenalsaft, über Duodenalsonde 1-761
– Gewebe, Transplantation, durch Injektion 5-528.0
– Implantation, Bestrahlungsmarker
–– endoskopisch 5-529.q1
–– perkutan 5-529.q0
– Inzision, ohne weitere Maßnahmen 5-520.0
– Material, alloplastisch, Entfernung
–– durch Umsteigen laparoskopisch – offen chirurgisch 5-529.b2
–– laparoskopisch 5-529.b1
–– offen 5-529.b0
– Nadelbiopsie, perkutan 1-441.2
– Naht
–– durch Umsteigen laparoskopisch – offen chirurgisch 5-529.m2
–– laparoskopisch 5-529.m1
–– offen 5-529.m0
– Nekrosenentfernung
–– transduodenal, endoskopisch
––– mit Einlegen eines
–––– Kunststoffstents 5-529.s1
–––– nicht-selbstexpandierenden Stents 5-529.s1
–––– selbstexpandierenden Stents 5-529.s2
––– ohne Einlegen eines Stents 5-529.s0
–– transgastral, endoskopisch
––– mit Implantation eines
–––– Kunststoffstents 5-529.p1
–––– nicht-selbstexpandierenden Stents 5-529.p1
–––– selbstexpandierenden Stents 5-529.p2
––– ohne Einlegen eines Stents 5-529.p0
– Papillotomie, laparoskopisch 5-529.11
– Pseudozystenpunktion, diagnostisch, perkutan 1-859.1
– Punktion, perkutan
–– diagnostisch 1-859.1
–– therapeutisch 8-154.3
– Radiofrequenzablation, lokal
–– offen 5-521.40
–– transduodenal, endoskopisch 5-521.41
–– transgastral, endoskopisch 5-521.41
– Rekonstruktion, plastisch
–– durch Umsteigen laparoskopisch – offen chirurgisch 5-529.f2
–– laparoskopisch 5-529.f1
–– offen 5-529.f0 ►

Pankreas *(Forts.)*
– Resektion
–– links
––– offen, ohne Anastomose 5-524.00
––– subtotal
–––– durch Umsteigen laparoskopisch – offen chirurgisch 5-524.02
–––– offen 5-524.00
–– linksseitig
––– laparoskopisch, ohne Anastomose 5-524.01
––– ohne Anastomose, durch Umsteigen laparoskopisch – offen chirurgisch 5-524.02
–– subtotal, links, laparoskopisch 5-524.01
– Retransplantation
–– Gewebe 5-528.3
–– Segment, während desselben stationären Aufenthaltes 5-528.4
–– während desselben stationären Aufenthaltes 5-528.5
– Revision
–– durch Umsteigen laparoskopisch – offen chirurgisch, als selbständiger Eingriff 5-529.d2
–– laparoskopisch, als selbständiger Eingriff 5-529.d1
–– offen, als selbständiger Eingriff 5-529.d0
– Segmentresektion 5-524.4
– Stein
–– Entfernung, durch Inzision 5-520.2
–– Stoßwellenlithotripsie, extrakorporal 8-112.0
– Transplantat, Entfernung, durch Pankreatektomie, total 5-525.3
– Transplantation 5-528.2
–– Evaluation
––– teilweise, ohne Aufnahme auf eine Warteliste 1-920.15
––– vollständig
–––– mit Aufnahme auf eine Warteliste 1-920.25
–––– ohne Aufnahme auf eine Warteliste 1-920.05
–– Re-Evaluation, mit
––– Aufnahme oder Verbleib auf einer Warteliste 1-920.35
––– Herausnahme aus einer Warteliste 1-920.45
– Zystendrainage
–– durch Katheter 5-520.1
–– transduodenal
––– endoskopisch
–––– mit Einlegen eines
––––– Kunststoffstents 5-529.r2
––––– nicht-selbstexpandierenden Stents 5-529.r2
––––– selbstexpandierenden Stents 5-529.r3
–––– ohne Einlegen eines Stents 5-529.r1
––– offen 5-529.r0
–– transgastral
––– endoskopisch
–––– mit Implantation eines
––––– Kunststoffstents 5-529.n3
––––– nicht-selbstexpandierenden Stents 5-529.n3 ►

Pankreas *(Forts.)*
~ Zystendrainage *(Forts.)*
~~ transgastral *(Forts.)*
~~~ endoskopisch *(Forts.)*
~~~~ mit Implantation eines *(Forts.)*
––––– selbstexpandierenden Stents 5-529.n4
–––– ohne
––––– Einlegen eines Stents 5-529.n2
––––– Implantation eines Stents 5-529.n2
––– offen 5-529.n0
– Zystenmarsupialisation 5-522
– Zystenpunktion, diagnostisch, perkutan 1-859.1
Pankreas-Inseltransplantation, durch Injektion 5-528.0
Pankreasgang
– Blutstillung
–– durch Umsteigen laparoskopisch – offen chirurgisch 5-529.c2
–– endoskopisch 5-526.c
–– laparoskopisch 5-529.c1
–– offen 5-529.c0
– Bougierung, endoskopisch 5-526.d
– Darstellung, retrograd, diagnostisch 1-641
– Destruktion, Gewebe, endoskopisch 5-526.4
– Dilatation
–– durch Umsteigen laparoskopisch – offen chirurgisch 5-529.a2
–– endoskopisch 5-526.a
–– laparoskopisch 5-529.a1
–– offen 5-529.a0
– Einlegen, Drainage, endoskopisch 5-526.5
– Einmal-Duodenoskop, Verwendung bei
–– diagnostischer retrograder Darstellung der
––– Pankreaswege *[nur Zusatzkode!]* 1-647
–– endoskopischen Operationen
––– am Pankreasgang *[nur Zusatzkode!]* 5-526.m
– Endoskopie
–– diagnostisch
––– bei Besonderheit, anatomisch *[nur Zusatzkode!]* 1-646
––– direkt 1-644
–– direkt, therapeutisch *[nur Zusatzkode!]* 5-526.j
–– duktal – s. Endoskopie, Pankreasgang, direkt
– Exzision, endoskopisch 5-526.3
– Implantation, Prothese
–– nicht-selbstexpandierend
––– durch Umsteigen laparoskopisch – offen chirurgisch, 1 5-529.h2
––– endoskopisch, 1 5-526.e1
––– laparoskopisch, 1 5-529.h1
––– offen, 1 5-529.h0
–– selbstexpandierend
––– durch Umsteigen laparoskopisch – offen chirurgisch 5-529.g2
––– endoskopisch 5-526.e0
––– laparoskopisch 5-529.g1
––– offen 5-529.g0
– Manometrie 1-314 ▶

Pankreasgang *(Forts.)*
– Material, alloplastisch, Entfernung
–– durch Umsteigen laparoskopisch – offen chirurgisch 5-529.b2
–– endoskopisch 5-526.b
–– laparoskopisch 5-529.b1
–– offen 5-529.b0
– Operation
–– endoskopisch, bei Besonderheit, anatomisch *[nur Zusatzkode!]* 5-526.h
–– mit Zugang, durch Endoskopie, retrograd *[nur Zusatzkode!]* 5-526.g
– Papille, Inzision
–– durch Umsteigen laparoskopisch – offen chirurgisch 5-529.12
–– endoskopisch 5-526.1
–– laparoskopisch 5-529.11
–– offen 5-529.10
– Papillotomie, endoskopisch 5-526.1
– Punktion, endoskopisch transgastral 5-526.k
– Revision
–– durch Umsteigen laparoskopisch – offen chirurgisch, als selbständiger Eingriff 5-529.d2
–– laparoskopisch, als selbständiger Eingriff 5-529.d1
–– offen, als selbständiger Eingriff 5-529.d0
– Stein, Entfernung, endoskopisch, mit
–– Ballonkatheter 5-526.21
–– Körbchen 5-526.20
–– Laserlithotripsie 5-526.25
–– Lithotripsie
––– elektrohydraulisch 5-526.23
–––– und Laseranwendung 5-526.24
––– mechanisch 5-526.22
– Wechsel, Prothese
–– nicht-selbstexpandierend
––– durch Umsteigen laparoskopisch – offen chirurgisch, 1 5-529.k2
––– endoskopisch, 1 5-526.f1
––– laparoskopisch, 1 5-529.k1
––– offen, 1 5-529.k0
–– selbstexpandierend
––– durch Umsteigen laparoskopisch – offen chirurgisch 5-529.j2
––– endoskopisch 5-526.f0
––– laparoskopisch 5-529.j1
––– offen 5-529.j0
Pankreaskopf, Resektion
– duodenumerhaltend 5-524.3
– pyloruserhaltend 5-524.2
Pankreasschwanz, Resektion
– durch Umsteigen laparoskopisch – offen chirurgisch 5-524.02
– laparoskopisch 5-524.01
– offen 5-524.00
Pankreassegment, Transplantation 5-528.1
Pankreatektomie, total
– duodenumerhaltend 5-525.2
– mit Teilresektion, Magen 5-525.0
– postmortal, zur Transplantation 5-525.4
– pyloruserhaltend 5-525.1 ▶

P

Pankreatektomie, total *(Forts.)*
– zur Entfernung, Transplantat, Pankreas 5-525.3
Pankreatikoskopie, peroral 1-644
Pankreatisch
– Sphinkter, Inzision, endoskopisch 5-526.1
– Sphinkterotomie, endoskopisch 5-526.1
Pankreatoduodenostomie 5-523.1
Pankreatogastrostomie 5-523.0
Pankreatoileostomie 5-523.x
Pankreatojejunostomie 5-523.2
Pankreatolithotomie 5-520.2
– laparoskopisch 5-529.21
Panobinostat, Applikation, oral 6-009.2
Pansinusoperation, endonasal 5-224.63♦
Papilla duodeni major
– Biopsie
–– durch Inzision 1-552.2
–– endoskopisch 1-440.7
–– perkutan, mit Steuerung durch bildgebende Verfahren 1-442.4
– Dilatation
–– durch Umsteigen laparoskopisch – offen chirurgisch 5-518.02
–– laparoskopisch 5-518.01
–– offen 5-518.00
– Exzision
–– durch Umsteigen laparoskopisch – offen chirurgisch 5-518.52
––– mit Replantation, Ductus choledochus 5-518.42
–– laparoskopisch, mit Replantation, Ductus choledochus 5-518.41
–– offen 5-518.50
––– mit Replantation, Ductus choledochus 5-518.40
– Gewebe, Destruktion
–– durch Umsteigen laparoskopisch – offen chirurgisch 5-518.32
–– laparoskopisch 5-518.31
–– offen 5-518.30
– Inzision
–– durch Umsteigen laparoskopisch – offen chirurgisch 5-518.12
–– endoskopisch 5-513.1
–– laparoskopisch 5-518.11
–– mit Duodenotomie
––– durch Umsteigen laparoskopisch – offen chirurgisch 5-518.22
––– laparoskopisch 5-518.21
––– offen 5-518.20
–– offen 5-518.10
– Mikroskopie, konfokal 3-301.0
– Papillotomie
–– durch Umsteigen laparoskopisch – offen chirurgisch 5-518.12
–– laparoskopisch 5-518.11
–– offen 5-518.10
– Rekonstruktion, plastisch
–– durch Umsteigen laparoskopisch – offen chirurgisch 5-518.62
–– laparoskopisch 5-518.61 ►

Papilla duodeni major *(Forts.)*
~ Rekonstruktion, plastisch *(Forts.)*
–– offen 5-518.60
Papillarmuskel, Rekonstruktion
– Mitralklappe 5-354.12
– Trikuspidalklappe 5-354.32
Papille
– Gallengang, Exzision, endoskopisch 5-513.30
– Pankreasgang, Inzision
–– durch Umsteigen laparoskopisch – offen chirurgisch 5-529.12
–– endoskopisch 5-526.1
–– laparoskopisch 5-529.11
–– offen 5-529.10
Papillektomie
– anal, endoskopisch 5-492.2
– Gallengang, endoskopisch 5-513.31
Papillotomie
– durch Umsteigen laparoskopisch – offen chirurgisch 5-529.12
– endoskopisch 5-513.1
– offen 5-529.10
– Pankreas, laparoskopisch 5-529.11
– Pankreasgang, endoskopisch 5-526.1
– Papilla duodeni major
–– durch Umsteigen laparoskopisch – offen chirurgisch 5-518.12
–– laparoskopisch 5-518.11
–– offen 5-518.10
– transduodenal, endoskopisch 5-513.1
Paraaortal
– Ausräumung, Lymphknoten, mehrere, Region, 1, im Rahmen einer anderen Operation *[nur Zusatzkode!]* 5-406.2
– Lymphadenektomie
–– radikal, im Rahmen einer anderen Operation *[nur Zusatzkode!]* 5-407.2♦
–– regional
––– im Rahmen einer anderen Operation *[nur Zusatzkode!]* 5-406.2
––– laparoskopisch, als selbständiger Eingriff 5-402.7
––– offen, als selbständiger Eingriff 5-402.2
–– systematisch, im Rahmen einer anderen Operation *[nur Zusatzkode!]* 5-407.2♦
– Lymphknoten
–– Biopsie
––– durch Inzision 1-586.4
––– perkutan 1-425.4
–––– mit Steuerung durch bildgebende Verfahren 1-426.4
–– einzeln, Exzision
––– laparoskopisch
–––– mit
––––– Farbmarkierung 5-401.82
––––– kombinierter Radionuklid- und Farbmarkierung 5-401.83
––––– Radionuklidmarkierung 5-401.81
–––– ohne Markierung 5-401.80 ►

Paraaortal *(Forts.)*
~ Lymphknoten *(Forts.)*
~~ einzeln, Exzision *(Forts.)*
––– offen
–––– mit
––––– Farbmarkierung 5-401.32
––––– kombinierter Radionuklid- und Farbmarkierung 5-401.33
––––– Radionuklidmarkierung 5-401.31
–––– ohne Markierung 5-401.30
–– Nadelbiopsie, perkutan 1-425.4
– Sentinel-Lymphonodektomie
–– laparoskopisch, mit
––– Farbmarkierung 5-401.82
––– kombinierter Radionuklid- und Farbmarkierung 5-401.83
––– Radionuklidmarkierung 5-401.81
–– offen, mit
––– Farbmarkierung 5-401.32
––– kombinierter Radionuklid- und Farbmarkierung 5-401.33
––– Radionuklidmarkierung 5-401.31
Paraganglien
– Exploration 5-398.0
– Exzision, Gewebe, mit Nervenmonitoring 5-398.2
Parakaval, Lymphadenektomie
– radikal, im Rahmen einer anderen Operation *[nur Zusatzkode!]* 5-407.2♦
– systematisch, im Rahmen einer anderen Operation *[nur Zusatzkode!]* 5-407.2♦
Parakorporal, Pumpe
– biventrikulär
–– Entfernung, offen 5-376.81
–– Implantation, offen 5-376.80
– Dauer der Behandlung
–– bis unter 48 Stunden 8-83a.40
–– 48 bis unter 96 Stunden 8-83a.41
–– 96 bis unter 144 Stunden 8-83a.42
–– 144 bis unter 192 Stunden 8-83a.43
–– 192 bis unter 240 Stunden 8-83a.44
–– 240 bis unter 288 Stunden 8-83a.45
–– 288 bis unter 384 Stunden 8-83a.46
–– 384 bis unter 480 Stunden 8-83a.47
–– 480 oder mehr Stunden 8-83a.48
– univentrikulär
–– Entfernung, offen 5-376.71
–– Implantation, offen 5-376.70
–– Pumpenwechsel, isoliert, nicht offen 5-376.72
Parameter
– Apoptose, Analyse, zur Chemosensibilitätstestung, prätherapeutisch, mit Ex-vivo-Zellkultursystem 1-990.2
– Bestimmung, quantitativ, bei Verfahren, bildgebend *[nur Zusatzkode!]* 3-993
– Metabolismus, Analyse, zur Chemosensibilitätstestung, prätherapeutisch, mit Ex-vivo-Zellkultursystem 1-990.1
Parametrien
– anhängend, und Zervix, große Teile, Entfernung
–– abdominal, offen 5-689.00 ►

Parametrien *(Forts.)*
~ anhängend, und Zervix, große Teile, Entfernung *(Forts.)*
–– durch Umsteigen
––– endoskopisch – offen chirurgisch 5-689.04
––– vaginal – offen chirurgisch 5-689.05
–– endoskopisch 5-689.03
–– laparoskopisch 5-689.03
–– offen 5-689.00
–– vaginal 5-689.01
––– laparoskopisch assistiert 5-689.02
– Biopsie 1-570.2♦
– Gewebe
–– Destruktion
––– abdominal, offen 5-692.10♦
––– durch Umsteigen
–––– endoskopisch – offen chirurgisch 5-692.13♦
–––– vaginal – offen chirurgisch 5-692.14♦
––– endoskopisch 5-692.12♦
––– laparoskopisch 5-692.12♦
––– vaginal 5-692.15♦
–––– laparoskopisch assistiert 5-692.11♦
–– Exzision
––– durch Umsteigen
–––– endoskopisch – offen chirurgisch 5-692.03♦
–––– vaginal – offen chirurgisch 5-692.04♦
––– endoskopisch 5-692.02♦
––– laparoskopisch 5-692.02♦
––– offen 5-692.00♦
––– vaginal 5-692.05♦
–––– laparoskopisch assistiert 5-692.01♦
– Probeexzision 1-570.2♦
– Rekonstruktion, plastisch 5-693♦
– Tumorentfernung, offen 5-692.00♦
Parametrium, Tumorentfernung, offen 5-692.00♦
Paranasal
– Fremdkörperentfernung, Gesicht 5-270.2♦
– Inzision, mit Drainage, äußere 5-270.2♦
– Logenabszessinzision 5-270.2♦
Paraösophageal
– Lymphknoten
–– einzeln, Exzision, thorakoskopisch
––– mit
–––– Farbmarkierung 5-401.72
–––– Radionuklidmarkierung 5-401.71
––– ohne Markierung 5-401.70
–– Entfernung, mediastinoskopisch
––– mit
–––– Farbmarkierung 5-401.72
–––– Radionuklidmarkierung 5-401.71
––– ohne Markierung 5-401.70
– Sentinel-Lymphonodektomie
–– mediastinoskopisch, mit
––– Farbmarkierung 5-401.72
––– Radionuklidmarkierung 5-401.71
–– thorakoskopisch, mit
––– Farbmarkierung 5-401.72
––– Radionuklidmarkierung 5-401.71

P

Parapharyngeal
– Abszessdrainage, durch Inzision, transoral 5-280.1
– Abszessspaltung 5-280.1
Paraphimose, Reposition, in Narkose 5-640.4
Pararektal, retroperitoneal, Zugang
– Lendenwirbelsäule, kombiniert 5-032.a
– Os coccygis, kombiniert 5-032.a
– Os sacrum, kombiniert 5-032.a
Paraskapular-Fasziokutan-Lappen, gefäßgestielt, mit Rekonstruktion, Rücken, plastisch 5-857.15♦
Paraskapular-Haut-Fett-Lappen, gefäßgestielt, bei Rekonstruktion, Rücken, plastisch 5-857.35♦
Paraspinös
– Extensionslimitierung, mit Implantat, über
–– 1 Segment 5-839.k0
–– 2 Segmente 5-839.k1
–– 3 oder mehr Segmente 5-839.k2
– Fixierung, mit Implantat, über
–– 1 Segment 5-839.k0
–– 2 Segmente 5-839.k1
–– 3 oder mehr Segmente 5-839.k2
– Flexionslimitierung, mit Implantat, über
–– 1 Segment 5-839.k0
–– 2 Segmente 5-839.k1
–– 3 oder mehr Segmente 5-839.k2
Parasternal
– Lymphknoten, einzeln, Exzision, offen
–– mit
––– Farbmarkierung 5-401.g2♦
––– kombinierter Radionuklid- und Farbmarkierung 5-401.g3♦
––– Radionuklidmarkierung 5-401.g1♦
–– ohne Markierung 5-401.g0♦
– Sentinel-Lymphonodektomie, offen, mit
–– Farbmarkierung 5-401.g2♦
–– kombinierter Radionuklid- und Farbmarkierung 5-401.g3♦
–– Radionuklidmarkierung 5-401.g1♦
Parastomal, Hernienkorrektur
– Duodenum 5-464.50
– Ileum 5-464.52
– Jejunum 5-464.51
– Kolon 5-464.53
Parathyreoidea, Biopsie 1-406.3♦
Parathyreoidektomie
– bei
–– Hemithyreoidektomie 5-061.2
–– Thyreoidektomie 5-063.2
– durch Sternotomie
–– mit
––– Autotransplantation 5-068.2
––– Replantation 5-068.2
–– ohne Replantation 5-068.1
– mit
–– Replantation 5-067.1
–– Sondenmessung 3-761
– ohne Replantation 5-067.0
– partiell 5-066.0♦
Paratracheal
– Lymphknoten
–– einzeln, Exzision, thorakoskopisch
––– mit
–––– Farbmarkierung 5-401.72
–––– Radionuklidmarkierung 5-401.71
––– ohne Markierung 5-401.70
–– Entfernung, mediastinoskopisch
––– mit
–––– Farbmarkierung 5-401.72
–––– Radionuklidmarkierung 5-401.71
––– ohne Markierung 5-401.70
– Sentinel-Lymphonodektomie
–– mediastinoskopisch, mit
––– Farbmarkierung 5-401.72
––– Radionuklidmarkierung 5-401.71
–– thorakoskopisch, mit
––– Farbmarkierung 5-401.72
––– Radionuklidmarkierung 5-401.71
Paraurethral
– Injektionsbehandlung, mit
–– Dextranomer-Hyaluronsäure-Gel 5-596.00
–– Polyacrylamid-Hydrogel 5-596.01
–– Silikon-Elastomer, nicht-resorbierbar 5-596.02
– Nadelsuspension, abdominal 5-595.3
– Stammzelltherapie
–– mit
––– Anreicherung, Stammzellfraktionen 8-860.21
––– kultureller Vermehrung 8-860.21
–– ohne
––– Anreicherung, Stammzellfraktionen 8-860.20
––– kulturelle Vermehrung 8-860.20
– Urethrokolposuspension
–– abdominal, offen, mit Fixation, Scheide, lateral
––– mit alloplastischem Material 5-595.21
––– ohne alloplastisches Material 5-595.20
–– laparoskopisch, mit Fixation, Scheide, lateral
––– mit alloplastischem Material 5-595.23
––– ohne alloplastisches Material 5-595.22
–– offen, mit Fixation, Scheide, lateral
––– mit alloplastischem Material 5-595.21
––– ohne alloplastisches Material 5-595.20
–– vaginal, mit Fixation, Scheide, lateral
––– mit alloplastischem Material 5-595.25
––– ohne alloplastisches Material 5-595.24
– Urethropubopexie 5-595.0
Paravalvulär, Herz, Leckage, Verschluss
– perkutan-transluminal 8-83d.7
– transapikal 5-35a.7
Parazentese
– Augenkammer, vordere 5-139.0♦
– Bauch, perkutan, diagnostisch 1-853.0
– Corpus ciliare 5-139.0♦
– Iris 5-139.0♦
– mit Einlegen, Paukendrainage 5-200.5♦
– ohne Einlegen, Drainage 5-200.4♦
– Sklera 5-139.0♦

Parazervikal, Denervation, Uterus 5-694
Parenchymatös, Organ, und Tumor, Elastographie 3-034
Parenteral
– Ernährung, komplett, als medizinische Nebenbehandlung
–– 7 bis höchstens 13 Behandlungstage 8-018.0
–– 14 bis höchstens 20 Behandlungstage 8-018.1
–– mindestens 21 Behandlungstage 8-018.2
– Ernährungstherapie, als medizinische Hauptbehandlung 8-016
Parietal
– Peritonektomie
–– lokal 5-543.42
–– partiell 5-543.40
– Pleurektomie, subtotal, offen 5-344.12♦
Parks, Exzision, Hämorrhoiden
– 1 Segment, mit plastischer Rekonstruktion 5-493.60
– 2 Segmente, mit plastischer Rekonstruktion 5-493.61
– 3 oder mehr Segmente, mit plastischer Rekonstruktion 5-493.62
Parodont, Drainage 5-240.1
Parodontalschiene
– Anbringen 5-249.2
– Anpassung 5-249.2
– Einsetzen 5-249.2
Parotidektomie
– komplett, mit
–– Resektion
––– N. facialis
–––– mit Entfernung, Gewebe, erkrankt, im
––––– Infratemporalraum 5-262.25♦
––––– oberen Parapharyngealraum 5-262.25♦
–––––– und Infratemporalraum 5-262.25♦
–––– ohne Entfernung von erkranktem Gewebe im oberen Parapharyngealraum und Infratemporalraum 5-262.24♦
––– und Rekonstruktion, N. facialis 5-262.3♦
–– Teilresektion, N. facialis
––– mit Entfernung, Gewebe, erkrankt, im
–––– Infratemporalraum 5-262.23♦
–––– oberen Parapharyngealraum 5-262.23♦
––––– und Infratemporalraum 5-262.23♦
––– ohne Entfernung von erkranktem Gewebe im oberen Parapharyngealraum und Infratemporalraum 5-262.22♦
– lateral
–– mit Entfernung, Gewebe, erkrankt, im
––– Infratemporalraum
–––– mit Fazialismonitoring 5-262.05♦
–––– ohne Fazialismonitoring 5-262.03♦
––– oberen Parapharyngealraum
–––– mit Fazialismonitoring 5-262.05♦
–––– ohne Fazialismonitoring 5-262.03♦
–––– und Infratemporalraum
––––– mit Fazialismonitoring 5-262.05♦
––––– ohne Fazialismonitoring 5-262.03♦ ►

Parotidektomie *(Forts.)*
~ lateral *(Forts.)*
–– ohne Entfernung von erkranktem Gewebe im oberen Parapharyngealraum und Infratemporalraum
––– mit Fazialismonitoring 5-262.04♦
––– und ohne Fazialismonitoring 5-262.02♦
– partiell
–– mit Entfernung, Gewebe, erkrankt, im
––– Infratemporalraum
–––– mit Fazialismonitoring 5-262.05♦
–––– ohne Fazialismonitoring 5-262.03♦
––– oberen Parapharyngealraum
–––– mit Fazialismonitoring 5-262.05♦
–––– ohne Fazialismonitoring 5-262.03♦
–––– und Infratemporalraum
––––– mit Fazialismonitoring 5-262.05♦
––––– ohne Fazialismonitoring 5-262.03♦
–– ohne Entfernung von erkranktem Gewebe im oberen Parapharyngealraum und Infratemporalraum
––– mit Fazialismonitoring 5-262.04♦
––– und ohne Fazialismonitoring 5-262.02♦
– total
–– mit Entfernung, Gewebe, erkrankt, im
––– Infratemporalraum
–––– mit Fazialismonitoring 5-262.15♦
–––– ohne Fazialismonitoring 5-262.13♦
––– oberen Parapharyngealraum
–––– mit Fazialismonitoring 5-262.15♦
–––– ohne Fazialismonitoring 5-262.13♦
–––– und Infratemporalraum
––––– mit Fazialismonitoring 5-262.15♦
––––– ohne Fazialismonitoring 5-262.13♦
–– ohne Entfernung von erkranktem Gewebe im oberen Parapharyngealraum und Infratemporalraum
––– mit Fazialismonitoring 5-262.14♦
––– und ohne Fazialismonitoring 5-262.12♦
Parotis
– Sialoadenektomie
–– mit
––– Erhalt, N. facialis, ohne Entfernung von erkranktem Gewebe im oberen Parapharyngealraum und Infratemporalraum
–––– mit intraoperativem Fazialismonitoring 5-262.14♦
–––– und ohne intraoperatives Fazialismonitoring 5-262.12♦
––– Resektion
–––– N. facialis, ohne Entfernung von erkranktem Gewebe im oberen Parapharyngealraum und Infratemporalraum 5-262.24♦
–––– und Rekonstruktion, N. facialis 5-262.3♦
––– Teilresektion, N. facialis, ohne Entfernung von erkranktem Gewebe im oberen Parapharyngealraum und Infratemporalraum 5-262.22♦ ►

P

Parotis *(Forts.)*
~ Sialoadenektomie *(Forts.)*
–– ohne Entfernung von erkranktem Gewebe im oberen Parapharyngealraum und Infratemporalraum und ohne intraoperatives Fazialismonitoring 5-262.02♦
–– partiell, ohne Entfernung von erkranktem Gewebe im oberen Parapharyngealraum und Infratemporalraum, mit intraoperativem Fazialismonitoring 5-262.04♦
– Tumorexzision 5-261.3♦
Parotisregion
– Fremdkörperentfernung, von außen 5-270.4♦
– Inzision, mit Drainage, äußere 5-270.4♦
– Logenabszessinzision 5-270.4♦
Parovarialzystenexzision
– abdominal, offen 5-659.20♦
– durch Umsteigen
–– endoskopisch – offen chirurgisch 5-659.23♦
–– vaginal – offen chirurgisch 5-659.24♦
– endoskopisch 5-659.22♦
– laparoskopisch 5-659.22♦
– vaginal 5-659.25♦
–– laparoskopisch assistiert 5-659.21♦
Pars membranacea, Urethra, Rekonstruktion, nach Verletzung 5-584.0
Pars prostatica, Urethra, Rekonstruktion, nach Verletzung 5-584.0
Pars-plana-Vitrektomie – s.a. Vitrektomie
– mit
–– Entfernung, Membran
––– epiretinal, mit
–––– Glaskörperersatz, durch
––––– Elektrolytlösung 5-158.20♦
––––– Gas 5-158.22♦
––––– Luft 5-158.21♦
––––– Medikamente 5-158.26♦
––––– Silikonölimplantation 5-158.23♦
–––– Silikonölentfernung 5-158.25♦
–––– Silikonölwechsel 5-158.24♦
––– netzhautabhebend, mit
–––– Glaskörperersatz, durch
––––– Elektrolytlösung 5-158.40♦
––––– Gas 5-158.42♦
––––– Luft 5-158.41♦
––––– Medikamente 5-158.46♦
––––– Silikonölimplantation 5-158.43♦
–––– Silikonölentfernung 5-158.45♦
–––– Silikonölwechsel 5-158.44♦
––– subretinal, mit
–––– Glaskörperersatz, durch
––––– Elektrolytlösung 5-158.30♦
––––– Gas 5-158.32♦
––––– Luft 5-158.31♦
––––– Medikamente 5-158.36♦
––––– Silikonölimplantation 5-158.33♦
–––– Silikonölauffüllung 5-158.34♦
–––– Silikonölentfernung 5-158.35♦
–––– Silikonölwechsel 5-158.34♦ ►

Pars-plana-Vitrektomie – s.a. Vitrektomie *(Forts.)*
~ mit *(Forts.)*
–– Glaskörperersatz, durch
––– Elektrolytlösung, ohne chirurgische Manipulation, Netzhaut 5-158.10♦
––– Gas, ohne chirurgische Manipulation, Netzhaut 5-158.12♦
––– Luft, ohne chirurgische Manipulation, Netzhaut 5-158.11♦
––– Medikamente, ohne chirurgische Manipulation an der Netzhaut 5-158.16♦
––– Silikonölimplantation, ohne chirurgische Manipulation, Netzhaut 5-158.13♦
–– Silikonölentfernung, ohne chirurgische Manipulation, Netzhaut 5-158.15♦
–– Silikonölwechsel, ohne Manipulation, Netzhaut, chirurgisch 5-158.14♦
– vordere, mit Glaskörperersatz
–– durch Medikamente 5-158.06♦
–– mit
––– Silikonölauffüllung 5-158.04♦
––– Silikonölwechsel 5-158.04♦
Partiell – s. jeweiliger durchgeführter Eingriff
Partikel
– medikamentenbeladen *[nur Zusatzkode!]* 8-83b.10
– nicht-sphärisch *[nur Zusatzkode!]* 8-83b.12
– radioaktiv *[nur Zusatzkode!]* 8-83b.11
– röntgendicht, medikamentenbeladen *[nur Zusatzkode!]* 8-83b.14
– sphärisch, sonstige *[nur Zusatzkode!]* 8-83b.13
Partitionierungsimplantat, ventrikulär, Implantation, transarteriell, Herz 5-37a.0
Partus
– assistiert, mit Spezialhandgriffen, bei Beckenendlage 5-727.1
– mit Manualhilfe 8-515
Parvektomie, mit Crossektomie 5-385.72♦
Passage, Magen-Darm 3-13b
– fraktioniert 3-13b
Patch
– Koronararterie 5-363.0
– Perikard, Entnahme 5-372.6
– zur Endarteriektomie, Koronararterie, offen 5-360.1
Patchplastik
– A. axillaris 5-395.11♦
– A. brachialis 5-395.12♦
– A. carotis 5-395.00♦
– A. carotis communis, und Sinus caroticus 5-395.01♦
– A. carotis externa 5-395.03♦
– A. carotis interna, extrakraniell 5-395.02♦
– A. dorsalis pedis 5-395.82♦
– A. femoralis 5-395.70♦
– A. fibularis 5-395.84♦
– A. gastrica 5-395.62
– A. hepatica 5-395.61
– A. iliaca 5-395.52♦
– A. iliaca communis 5-395.53♦ ►

Patchplastik *(Forts.)*
– A. iliaca externa 5-395.54♦
– A. iliaca interna 5-395.55♦
– A. lienalis 5-395.63
– A. mesenterica inferior 5-395.66
– A. mesenterica superior 5-395.65
– A. poplitea 5-395.72♦
– A. profunda femoris 5-395.71♦
– A. pulmonalis 5-395.42♦
– A. radialis 5-395.24♦
– A. renalis 5-395.64♦
– A. subclavia 5-395.40♦
– A. tibialis anterior 5-395.80♦
– A. tibialis posterior 5-395.83♦
– A. ulnaris 5-395.20♦
– A. vertebralis, extrakraniell 5-395.04♦
– Aorta abdominalis 5-395.33
– Aorta thoracica 5-395.32
– Gefäßprothese, Arterie
–– abdominal 5-395.56♦
–– Fuß 5-395.87♦
–– Oberschenkel 5-395.73♦
–– pelvin 5-395.56♦
–– Unterschenkel 5-395.87♦
– Koronarostium, mit Endarteriektomie 5-360.1
– Profunda 5-395.71♦
– Truncus brachiocephalicus 5-395.41♦
– Truncus coeliacus 5-395.60
– V. axillaris 5-395.94♦
– V. brachiocephalica 5-395.95♦
– V. cava inferior 5-395.97
– V. cava superior 5-395.96
– V. femoralis 5-395.9b♦
– V. gastrica 5-395.9e♦
– V. iliaca communis 5-395.98♦
– V. iliaca externa 5-395.99♦
– V. iliaca interna 5-395.9a♦
– V. jugularis 5-395.91♦
– V. lienalis 5-395.9f
– V. mesenterica inferior 5-395.9h
– V. mesenterica superior 5-395.9g
– V. poplitea 5-395.9c♦
– V. portae 5-395.9d
– V. pulmonalis 5-395.92♦
– V. renalis 5-395.9k♦
– V. subclavia 5-395.93♦
– Vene, oberflächlich
–– extrakraniell, Kopf 5-395.a0♦
–– Hals 5-395.a0♦
–– Hand 5-395.a2♦
–– Oberarm 5-395.a1♦
–– Oberschenkel 5-395.a5♦
–– Schulter 5-395.a1♦
–– Unterarm 5-395.a2♦
– Vv. hepaticae 5-395.9j
Patella
– Biopsie
–– durch Inzision 1-503.6♦
–– ohne Inzision, mit Steuerung durch bildgebende Verfahren 1-481.6♦
–– perkutan 1-480.6♦ ►

Patella *(Forts.)*
– Bohrung 5-780.1j♦
– Débridement 5-780.6j♦
– Denervation, arthroskopisch 5-811.4h♦
– Einlegen, Medikamententräger 5-780.4j♦
– Entfernung
–– Bewegungsfixateur 5-787.nj♦
–– Draht 5-787.0j♦
–– Fixateur externe 5-787 9j♦
–– Klammer 5-787.ej♦
–– Medikamententräger 5-780.5j♦
–– Platte 5-787.3j♦
––– winkelstabil 5-787.kj♦
–– Schraube 5-787.1j♦
–– Zuggurtung/Cerclage 5-787.2j♦
– Entnahme
–– Knorpel-Knochen-Transplantat 5-783.6j♦
–– Spongiosa 5-783.0j♦
– Exploration, durch Inzision 5-780.0j♦
– Fraktur, Reposition
–– geschlossen
––– durch
–––– Bewegungsfixateur 5-790.pj♦
–––– Draht 5-790.1j♦
–––– Fixateur externe 5-790.6j♦
––––– mit interner Osteosynthese 5-790.dj♦
–––– Materialkombination 5-790.9j♦
–––– Platte 5-790.nj♦
–––– Schraube 5-790.0j♦
–––– winkelstabile Platte 5-790.kj♦
–––– Zuggurtung/Cerclage 5-790.1j♦
––– ohne Osteosynthese 8-200.j♦
–– offen
––– durch
–––– Bewegungsfixateur 5-793.nj♦
–––– Blountklammer 5-793.ej♦
–––– Draht 5-793.2j♦
–––– Fixateur externe 5-793.6j♦
––––– mit interner Osteosynthese 5-793.7j♦
–––– Klammer 5-793.ej♦
–––– Materialkombination 5-793.8j♦
––––– mit Rekonstruktion, Gelenkfläche 5-793.9j♦
–––– Platte 5-793.3j♦
–––– Schraube 5-793.1j♦
–––– winkelstabile Platte 5-793.kj♦
–––– Zuggurtung/Cerclage 5-793.2j♦
––– ohne Osteosynthese 5-793.hj♦
– Fremdkörperentfernung, durch Inzision 5-780.3j♦
– Implantation
–– Glaskeramik, bioaktiv 5-785.2j♦
–– Knochenersatz
––– alloplastisch, sonstiger
–––– mit Medikamentenzusatz 5-785.7j♦
–––– ohne Medikamentenzusatz 5-785.6j♦
––– keramisch 5-785.2j♦
–––– resorbierbar 5-785.3j♦
––––– mit Antibiotikumzusatz 5-785.5j♦
––– metallisch 5-785.4j♦ ►

P

Patella *(Forts.)*
~ Implantation *(Forts.)*
–– Zement
––– mit Antibiotikumzusatz 5-785.1j♦
––– ohne Antibiotikumzusatz 5-785.0j♦
– Inzision, mit
–– Drainage 5-780.2j♦
–– Einlegen, Medikamententräger 5-780.9j♦
– Knochen, frakturgefährdet, Stabilisierung 5-789.bj♦
– Knorpel-Knochen-Transplantation
–– allogen 5-784.6j♦
–– autogen 5-784.5j♦
– Mehrfragment-Fraktur, Reposition, offen
–– durch
––– Bewegungsfixateur 5-794.nj♦
––– Blountklammer 5-794.ej♦
––– Draht 5-794.1j♦
––– Fixateur externe 5-794.5j♦
–––– mit interner Osteosynthese 5-794.6j♦
––– Klammer 5-794.ej♦
––– Materialkombination 5-794.7j♦
–––– mit Rekonstruktion, Gelenkfläche 5-794.8j♦
––– Platte 5-794.2j♦
––– Schraube 5-794.0j♦
––– winkelstabile Platte 5-794.kj♦
––– Zuggurtung/Cerclage 5-794.1j♦
–– ohne Osteosynthese 5-794.hj♦
– Nadelbiopsie, perkutan 1-480.6♦
– Naht, Periost 5-789.0j♦
– Pseudarthrose, Stabilisierung, ohne weitere Maßnahmen 5-789.cj♦
– Retinakulum
–– medial, Naht, offen 5-804.7♦
–– Spaltung, lateral, offen 5-804.0♦
– Revision, Osteosynthesematerial
–– mit Reosteosynthese, durch
––– Bewegungsfixateur 5-78a.nj♦
––– Draht 5-78a.1j♦
––– Fixateur externe 5-78a.8j♦
––– Klammer 5-78a.ej♦
––– Materialkombination 5-78a.9j♦
––– Platte 5-78a.2j♦
–––– winkelstabil 5-78a.kj♦
––– Schraube 5-78a.0j♦
––– Verbundosteosynthese 5-78a.9j♦
––– Zuggurtung/Cerclage 5-78a.1j♦
–– ohne Materialwechsel 5-789.3j♦
– Sequesterotomie 5-780.7j♦
–– mit Einlegen, Medikamententräger 5-780.8j♦
– Teilresektion, offen 5-804.5♦
– Transplantation
–– Knochen
––– gefäßgestielt, mit mikrovaskulärer Anastomose 5-784.4j♦
––– nicht-gefäßgestielt 5-784.3j♦
–– Knochenmatrix, demineralisiert, human 5-784.bj♦
–– Röhrenknochen, allogen 5-784.9j♦ ►

Patella *(Forts.)*
~ Transplantation *(Forts.)*
–– Span, kortikospongiös
––– allogen
–––– endoskopisch 5-784.fj♦
–––– offen 5-784.8j♦
––– autogen
–––– ausgedehnt 5-784.2j♦
–––– endoskopisch 5-784.dj♦
–––– offen 5-784.1j♦
–– Spongiosa
––– allogen, offen 5-784.7j♦
––– autogen
–––– endoskopisch 5-784.cj♦
–––– offen 5-784.0j♦
– Transposition, Knochen, gefäßgestielt 5-784.aj♦
– Wechsel, Medikamententräger 5-780.4j♦
– Zügelungsoperation, bei Spaltung, Retinakulum, lateral, offen 5-804.1♦
Patellaersatz
– Entfernung, Kniegelenk 5-823.9♦
– Wechsel, Kniegelenk, in
–– nicht-zementierte Patellarückfläche 5-823.50♦
–– nicht-zementierten Ersatz der femoralen Gleitfläche 5-823.54♦
–– nicht-zementierten patellofemoralen Ersatz 5-823.52♦
–– teilzementierten patellofemoralen Ersatz 5-823.53♦
–– zementierte Patellarückfläche 5-823.51♦
–– zementierten Ersatz der femoralen Gleitfläche 5-823.55♦
–– zementierten patellofemoralen Ersatz 5-823.53♦
Patellaosteotomie, offen 5-804.4♦
Patellarsehnenansatz, Verlagerung, offen 5-804.2♦
– mit Knochenspan 5-804.3♦
– nach
–– Bandi 5-804.2♦
–– Elmslie 5-804.2♦
Patellarückfläche, Implantation, Endoprothese
– nicht-zementiert, Kniegelenk 5-822.80♦
– zementiert, Kniegelenk 5-822.81♦
Patellektomie, offen 5-804.6♦
Patellofemoral
– Ersatz
–– nicht-zementiert, Implantation, Kniegelenk 5-822.83♦
–– teilzementiert, Implantation, Kniegelenk 5-822.85♦
–– Wechsel am Kniegelenk in
––– nicht-zementierte Patellarückfläche 5-823.50♦
––– nicht-zementierten Ersatz der femoralen Gleitfläche 5-823.54♦
––– nicht-zementierten patellofemoralen Ersatz 5-823.52♦ ►

Patellofemoral *(Forts.)*
~ Ersatz *(Forts.)*
~~ Wechsel am Kniegelenk in *(Forts.)*
––– teilzementierten patellofemoralen Ersatz 5-823.53♦
––– zementierte Patellarückfläche 5-823.51♦
––– zementierten Ersatz der femoralen Gleitfläche 5-823.55♦
––– zementierten patellofemoralen Ersatz 5-823.53♦
–– zementiert, Implantation, Kniegelenk 5-822.84♦
– Hybrid-Ersatz, Implantation, Kniegelenk 5-822.85♦
Patellofemoralgelenk, Luxation, Reposition, geschlossen, isoliert, ohne Osteosynthese 8-201.h♦
Pathogeninaktiviert
– Apherese-Thrombozytenkonzentrat, Transfusion
–– 1 8-800.d0
–– 2 8-800.d1
–– 3 8-800.d2
–– 4 8-800.d3
–– 5 8-800.d4
–– 6 bis unter 8 8-800.d5
–– 8 bis unter 10 8-800.d6
–– 10 bis unter 12 8-800.d7
–– 12 bis unter 14 8-800.d8
–– 14 bis unter 16 8-800.d9
–– 16 bis unter 18 8-800.da
–– 18 bis unter 20 8-800.db
–– 20 bis unter 24 8-800.dc
–– 24 bis unter 28 8-800.dd
–– 28 bis unter 32 8-800.de
–– 32 bis unter 36 8-800.df
–– 36 bis unter 40 8-800.dg
–– 40 bis unter 46 8-800.dh
–– 46 bis unter 52 8-800.dj
–– 52 bis unter 58 8-800.dk
–– 58 bis unter 64 8-800.dm
–– 64 bis unter 70 8-800.dn
–– 70 bis unter 78 8-800.dp
–– 78 bis unter 86 8-800.dq
–– 86 bis unter 94 8-800.dr
–– 94 bis unter 102 8-800.ds
–– 102 bis unter 110 8-800.dt
–– 110 bis unter 118 8-800.du
–– 118 bis unter 126 8-800.dv
–– 126 bis unter 134 8-800.dz
–– 134 bis unter 146 8-800.j0
–– 146 bis unter 158 8-800.j1
–– 158 bis unter 170 8-800.j2
–– 170 bis unter 182 8-800.j3
–– 182 bis unter 194 8-800.j4
–– 194 bis unter 210 8-800.j5
–– 210 bis unter 226 8-800.j6
–– 226 bis unter 242 8-800.j7
–– 242 bis unter 258 8-800.j8
–– 258 bis unter 274 8-800.j9
–– 274 bis unter 294 8-800.ja ►

Pathogeninaktiviert *(Forts.)*
~ Apherese-Thrombozytenkonzentrat, Transfusion *(Forts.)*
–– 294 bis unter 314 8-800.jb
–– 314 bis unter 334 8-800.jc
–– 334 bis unter 354 8-800.jd
–– 354 bis unter 374 8-800.je
–– 374 oder mehr 8-800.jf
– FFP, Transfusion
–– 1 TE bis unter 6 TE 8-812.80
–– 6 TE bis unter 11 TE 8-812.81
–– 11 TE bis unter 21 TE 8-812.82
–– 21 TE bis unter 31 TE 8-812.83
–– 31 TE oder mehr 8-812.84
– Fresh Frozen Plasma, Transfusion
–– 1 TE bis unter 6 TE 8-812.80
–– 6 TE bis unter 11 TE 8-812.81
–– 11 TE bis unter 21 TE 8-812.82
–– 21 TE bis unter 31 TE 8-812.83
–– 31 TE oder mehr 8-812.84
– Frischplasma, gefroren, Transfusion
–– 1 TE bis unter 6 TE 8-812.80
–– 6 TE bis unter 11 TE 8-812.81
–– 11 TE bis unter 21 TE 8-812.82
–– 21 TE bis unter 31 TE 8-812.83
–– 31 TE oder mehr 8-812.84
– Plasma
–– gefroren, zur Plasmapherese, therapeutisch
––– 1 8-820.20
––– 2 8-820.21
––– 3 8-820.22
––– 4 8-820.23
––– 5 8-820.24
––– 6 8-820.25
––– 7 8-820.26
––– 8 8-820.27
––– 9 8-820.28
––– 10 8-820.29
––– 11 8-820.2a
––– 12 8-820.2b
––– 13 8-820.2c
––– 14 8-820.2d
––– 15 8-820.2e
––– 16 bis 17 8-820.2f
––– 18 bis 19 8-820.2g
––– 20 bis 21 8-820.2h
––– 22 bis 23 8-820.2j
––– 24 bis 25 8-820.2k
––– 26 bis 28 8-820.2m
––– 29 bis 31 8-820.2n
––– 32 bis 34 8-820.2p
––– 35 bis 39 8-820.2q
––– 40 bis 44 8-820.2r
––– 45 bis 49 8-820.2s
––– 50 oder mehr 8-820.2t
–– Transfusion
––– 1 TE bis unter 6 TE 8-812.80
––– 6 TE bis unter 11 TE 8-812.81
––– 11 TE bis unter 21 TE 8-812.82
––– 21 TE bis unter 31 TE 8-812.83
––– 31 TE oder mehr 8-812.84 ►

Pathogeninaktiviert *(Forts.)*
– Thrombozytenkonzentrat, Transfusion
–– 1 8-800.h0
–– 2 8-800.h1
–– 3 8-800.h2
–– 4 8-800.h3
–– 5 8-800.h4
–– 6 bis unter 8 8-800.h5
–– 8 bis unter 10 8-800.h6
–– 10 bis unter 12 8-800.h7
–– 12 bis unter 14 8-800.h8
–– 14 bis unter 16 8-800.h9
–– 16 bis unter 18 8-800.ha
–– 18 bis unter 20 8-800.hb
–– 20 bis unter 24 8-800.hc
–– 24 bis unter 28 8-800.hd
–– 28 bis unter 32 8-800.he
–– 32 bis unter 36 8-800.hf
–– 36 bis unter 40 8-800.hg
–– 40 bis unter 46 8-800.hh
–– 46 bis unter 52 8-800.hj
–– 52 bis unter 58 8-800.hk
–– 58 bis unter 64 8-800.hm
–– 64 bis unter 70 8-800.hn
–– 70 bis unter 78 8-800.hp
–– 78 bis unter 86 8-800.hq
–– 86 bis unter 94 8-800.hr
–– 94 bis unter 102 8-800.hs
–– 102 bis unter 110 8-800.ht
–– 110 bis unter 118 8-800.hu
–– 118 bis unter 126 8-800.hv
–– 126 bis unter 134 8-800.hz
–– 134 bis unter 146 8-800.n0
–– 146 bis unter 158 8-800.n1
–– 158 bis unter 170 8-800.n2
–– 170 bis unter 182 8-800.n3
–– 182 bis unter 194 8-800.n4
–– 194 bis unter 210 8-800.n5
–– 210 bis unter 226 8-800.n6
–– 226 bis unter 242 8-800.n7
–– 242 bis unter 258 8-800.n8
–– 258 bis unter 274 8-800.n9
–– 274 bis unter 294 8-800.na
–– 294 bis unter 314 8-800.nb
–– 314 bis unter 334 8-800.nc
–– 334 bis unter 354 8-800.nd
–– 354 bis unter 374 8-800.ne
–– 374 oder mehr 8-800.nf
Pathogenreduziert, Poolplasma, zellfrei, zur Plasmapherese, therapeutisch
– 1 8-820.20
– 2 8-820.21
– 3 8-820.22
– 4 8-820.23
– 5 8-820.24
– 6 8-820.25
– 7 8-820.26
– 8 8-820.27
– 9 8-820.28
– 10 8-820.29
– 11 8-820.2a ▶

Pathogenreduziert, Poolplasma, zellfrei, zur Plasmapherese, therapeutisch *(Forts.)*
– 12 8-820.2b
– 13 8-820.2c
– 14 8-820.2d
– 15 8-820.2e
– 16 bis 17 8-820.2f
– 18 bis 19 8-820.2g
– 20 bis 21 8-820.2h
– 22 bis 23 8-820.2j
– 24 bis 25 8-820.2k
– 26 bis 28 8-820.2m
– 29 bis 31 8-820.2n
– 32 bis 34 8-820.2p
– 35 bis 39 8-820.2q
– 40 bis 44 8-820.2r
– 45 bis 49 8-820.2s
– 50 oder mehr 8-820.2t
Patientenbezogen, Thrombozytenkonzentrat, Transfusion
– 1 8-800.60
– 2 8-800.61
– 3 bis unter 5 8-800.62
– 5 bis unter 7 8-800.63
– 7 bis unter 9 8-800.64
– 9 bis unter 11 8-800.65
– 11 bis unter 13 8-800.66
– 13 bis unter 15 8-800.67
– 15 bis unter 17 8-800.68
– 17 bis unter 19 8-800.69
– 19 bis unter 23 8-800.6a
– 23 bis unter 27 8-800.6b
– 27 bis unter 31 8-800.6c
– 31 bis unter 35 8-800.6d
– 35 bis unter 39 8-800.6e
– 39 bis unter 43 8-800.6g
– 43 bis unter 47 8-800.6h
– 47 bis unter 51 8-800.6j
– 51 bis unter 55 8-800.6k
– 55 bis unter 59 8-800.6m
– 59 bis unter 63 8-800.6n
– 63 bis unter 67 8-800.6p
– 67 bis unter 71 8-800.6q
– 71 bis unter 79 8-800.6s
– 79 bis unter 87 8-800.6t
– 87 bis unter 95 8-800.6u
– 9 5 bis unter 103 8-800.6v
– 103 bis unter 111 8-800.6w
– 111 oder mehr 8-800.6z
Patientenindividuell
– angefertigt, Implantat
–– Implantation
––– bei
–––– angeborener Deformität *[nur Zusatzkode!]* 5-829.m
–––– erworbener Deformität *[nur Zusatzkode!]* 5-829.m
–––– knöcherner Defektsituation *[nur Zusatzkode!]* 5-829.m ▶

Patientenindividuell *(Forts.)*
~ angefertigt, Implantat *(Forts.)*
~~ Implantation *(Forts.)*
––– ohne knöcherne Defektsituation, oder angeborene oder erworbene Deformität *[nur Zusatzkode!]* 5-829.p
–– Teilwechsel
––– bei
–––– angeborener Deformität *[nur Zusatzkode!]* 5-829.m
–––– erworbener Deformität *[nur Zusatzkode!]* 5-829.m
–––– knöcherner Defektsituation *[nur Zusatzkode!]* 5-829.m
––– ohne knöcherne Defektsituation, oder angeborene oder erworbene Deformität *[nur Zusatzkode!]* 5-829.p
–– Wechsel
––– bei
–––– angeborener Deformität *[nur Zusatzkode!]* 5-829.m
–––– erworbener Deformität *[nur Zusatzkode!]* 5-829.m
–––– knöcherner Defektsituation *[nur Zusatzkode!]* 5-829.m
––– ohne knöcherne Defektsituation, oder angeborene oder erworbene Deformität *[nur Zusatzkode!]* 5-829.p
– Irisprint-Intraokularlinse *[nur Zusatzkode!]* 5-149.23♦
Patientenschulung
– Basis- 9-500.0
– grundlegend 9-500.1
– umfassend 9-500.2
Patientenspezifisch, Quantifizierung, Resttumorlast, molekulargenetisch 1-991.1
Patisiran, Applikation, parenteral 6-00b.g
Paukendrainage
– Einlegen, bei
–– Myringotomie 5-200.5♦
–– Parazentese 5-200.5♦
– Entfernung 5-201♦
Paukenhöhle, Exzision, Gewebe 5-205.0♦
Paukenröhrchen
– Einlegen, bei Parazentese 5-200.5♦
– Entfernung 5-201♦
Pazopanib, Applikation, oral 6-005.a
PE – s. Probeexzision
PECLA [Pumpless extracorporeal lung assist]
– bis unter 6 Tage 8-852.20
– 6 bis unter 12 Tage 8-852.21
– 12 bis unter 18 Tage 8-852.22
– 18 bis unter 30 Tage 8-852.23
– 30 bis unter 42 Tage 8-852.24
– 42 Tage oder mehr 8-852.25
PEG [perkutan-endoskopische Gastrostomie]
– Anlegen, durch
–– Direktpunktionstechnik, mit Gastropexie 5-431.21
–– Fadendurchzugsmethode 5-431.20 ►

PEG [perkutan-endoskopische Gastrostomie] *(Forts.)*
– durch
–– Direktpunktionstechnik, mit Gastropexie 5-431.21
–– Fadendurchzugsmethode 5-431.20
– Entfernung 8-123.1
– Wechsel 8-123.0
PEG-Hydrogel, Injektion, transperineal, als protektive Maßnahme, vor Prostatabestrahlung 5-609.90
Pegaptanib, Applikation, intravitreal 6-003.d
Pegfilgrastim, Applikation, parenteral
– 1 mg bis unter 3 mg, bei Patienten unter 15 Jahren 6-002.70
– 3 mg bis unter 6 mg, bei Patienten unter 15 Jahren 6-002.71
– 6 mg bis unter 12 mg 6-002.72
– 12 mg bis unter 18 mg 6-002.73
– 18 mg bis unter 24 mg 6-002.74
– 24 mg bis unter 30 mg 6-002.75
– 30 mg oder mehr 6-002.76
PEJ – s.a. Jejunostomie, perkutan-endoskopisch 5-450.3
– Entfernung 8-124.1
– Wechsel 8-124.0
Pektopexie
– Scheidenstumpf
–– durch Umsteigen laparoskopisch – offen chirurgisch, mit alloplastischem Material
––– mit tiefer Netzeinlage 5-704.4v
––– ohne tiefe Netzeinlage 5-704.4u
–– laparoskopisch, mit alloplastischem Material
––– mit tiefer Netzeinlage 5-704.4t
––– ohne tiefe Netzeinlage 5-704.4s
–– offen, mit alloplastischem Material
––– mit tiefer Netzeinlage 5-704.4r
––– ohne tiefe Netzeinlage 5-704.4q
– Uterus
–– durch Umsteigen laparoskopisch – offen chirurgisch, mit alloplastischem Material
––– mit tiefer Netzeinlage 5-704.6p
––– ohne tiefe Netzeinlage 5-704.6n
–– laparoskopisch, mit alloplastischem Material
––– mit tiefer Netzeinlage 5-704.6m
––– ohne tiefe Netzeinlage 5-704.6k
–– offen, mit alloplastischem Material
––– mit tiefer Netzeinlage 5-704.6j
––– ohne tiefe Netzeinlage 5-704.6h
– Zervixstumpf
–– durch Umsteigen laparoskopisch – offen chirurgisch, mit alloplastischem Material
––– mit tiefer Netzeinlage 5-704.5v
––– ohne tiefe Netzeinlage 5-704.5u
–– laparoskopisch, mit alloplastischem Material
––– mit tiefer Netzeinlage 5-704.5t
––– ohne tiefe Netzeinlage 5-704.5s
–– offen, mit alloplastischem Material
––– mit tiefer Netzeinlage 5-704.5r
––– ohne tiefe Netzeinlage 5-704.5q

Pellissier, Verschluss
– Hernia femoralis, offen 5-531.34♦
–– bei Rezidiv 5-531.74♦
– Hernia inguinalis, offen 5-530.34♦
–– bei Rezidiv 5-530.74♦
Pelvektomie, Hemi- 5-864.0♦
– inkomplett 5-864.1♦
Pelvin
– Arterie
–– Atherektomie, perkutan-transluminal 8-836.3h♦
–– Ballonangioplastie, perkutan-transluminal 8-836.0q♦
–– Blade-Angioplastie, perkutan-transluminal 8-836.1h♦
–– Cutting-balloon, perkutan-transluminal 8-836.1h♦
–– Embolisation, selektiv, perkutan-transluminal, mit
––– ablösbarem Ballon 8-836.bh♦
––– embolisierender Flüssigkeit 8-836.9h♦
––– Metallspiralen 8-836.mh♦
––– Partikeln 8-836.kh♦
–– Fräsatherektomie, perkutan-transluminal 8-836.3h♦
–– Gefäßprothese
––– Ballonangioplastie, offen 5-380.56♦ 8-836.0e
––– Embolektomie 5-380.56♦
––– Fremdkörperentfernung 5-380.56♦
––– Inzision 5-380.56♦
––– Thrombektomie 5-380.56♦
–– Implantation
––– Flow-Diverter, perkutan-transluminal, zur Strömungslaminierung, bei Aneurysma
–––– 1 8-84b.0q♦
–––– 2 8-84b.2q♦
–––– 3 8-84b.3q♦
–––– 4 8-84b.4q♦
–––– 5 8-84b.5q♦
–––– 6 oder mehr 8-84b.6q♦
––– Mehrschicht-Flechtstent, perkutan-transluminal, zur Strömungslaminierung, bei Aneurysma
–––– 1 8-84b.0q♦
–––– 2 8-84b.2q♦
–––– 3 8-84b.3q♦
–––– 4 8-84b.4q♦
–––– 5 8-84b.5q♦
–––– 6 oder mehr 8-84b.6q♦
––– Multilayer-Stent, perkutan-transluminal, zur Strömungslaminierung, bei Aneurysma
–––– 1 8-84b.0q♦
–––– 2 8-84b.2q♦
–––– 3 8-84b.3q♦
–––– 4 8-84b.4q♦
–––– 5 8-84b.5q♦
–––– 6 oder mehr 8-84b.6q♦ ►

Pelvin *(Forts.)*
~ Arterie *(Forts.)*
~~ Implantation *(Forts.)*
––– perkutan-transluminal
–––– Cheatham-Platinum-Stent
––––– gecovert
–––––– 1 8-846.0q♦
–––––– 2 oder mehr 8-846.1q♦
––––– ungecovert
–––––– 1 8-845.0q♦
–––––– 2 oder mehr 8-845.1q♦
–––– Nitinolstent, aus Einzeldrähten verwoben
––––– 1 8-84d.0q♦
––––– 2 8-84d.1q♦
––––– 3 8-84d.2q♦
––––– 4 8-84d.3q♦
––––– 5 8-84d.4q♦
––––– 6 oder mehr 8-84d.5q♦
–––– Stent
––––– bioresorbierbar
–––––– 1 8-843.0q♦
–––––– 2 8-843.1q♦
–––––– 3 8-843.2q♦
–––––– 4 8-843.3q♦
–––––– 5 8-843.4q♦
–––––– 6 oder mehr 8-843.5q♦
––––– gecovert
–––––– großlumig, andere
––––––– 1 8-84a.0q♦
––––––– 2 oder mehr 8-84a.1q♦
–––––– medikamentefreisetzend
––––––– 1 8-848.0q♦
––––––– 2 8-848.1q♦
––––––– 3 8-848.2q♦
––––––– 4 8-848.3q♦
––––––– 5 8-848.4q♦
––––––– 6 oder mehr 8-848.5q♦
–––––– nicht-medikamentefreisetzend
––––––– 1 8-842.0q♦
––––––– 2 8-842.1q♦
––––––– 3 8-842.2q♦
––––––– 4 8-842.3q♦
––––––– 5 8-842.4q♦
––––––– 6 oder mehr 8-842.5q♦
––––– medikamentefreisetzend
–––––– 1 8-841.0q♦
–––––– 2 8-841.1q♦
–––––– 3 8-841.2q♦
–––––– 4 8-841.3q♦
–––––– 5 8-841.4q♦
–––––– 6 oder mehr 8-841.5q♦
––––– nicht-medikamentefreisetzend
–––––– 1 8-840.0q♦
–––––– 2 8-840.1q♦
–––––– 3 8-840.2q♦
–––––– 4 8-840.3q♦
–––––– 5 8-840.4q♦
–––––– 6 oder mehr 8-840.5q♦
––––– ungecovert, großlumig, andere
–––––– 1 8-849.0q♦
–––––– 2 oder mehr 8-849.1q♦ ►

Pelvin *(Forts.)*
~ Arterie *(Forts.)*
~~ Implantation *(Forts.)*
––– Stent, perkutan-transluminal, zur Strömungslaminierung, bei Aneurysma
–––– 1 8-84b.0q♦
–––– 2 8-84b.2q♦
–––– 3 8-84b.3q♦
–––– 4 8-84b.4q♦
–––– 5 8-84b.5q♦
–––– 6 oder mehr 8-84b.6q♦
––– transluminal, Nitinolstent, aus Einzeldrähten verwoben
–––– 1 8-84d.0q♦
–––– 2 8-84d.1q♦
–––– 3 8-84d.2q♦
–––– 4 8-84d.3q♦
–––– 5 8-84d.4q♦
–––– 6 oder mehr 8-84d.5q♦
–– Kryoplastie, perkutan-transluminal 8-836.rh♦
–– Laser-Angioplastie, perkutan-transluminal 8-836.2h♦
–– Rotationsthrombektomie, perkutan-transluminal 8-836.ph♦
–– Scoring-balloon, perkutan-transluminal 8-836.1h♦
–– Thrombektomie, perkutan-transluminal 8-836.8h♦
–– Thrombolyse, selektiv, perkutan-transluminal 8-836.7h♦
– Ausräumung, Lymphknoten, mehrere, Region, 1, im Rahmen einer anderen Operation *[nur Zusatzkode!]* 5-406.5♦
– Drainage
–– abdominal, offen 5-590.31
–– laparoskopisch 5-590.33
–– lumbal 5-590.30
–– perkutan 8-148.3
–– therapeutisch 8-148.3
–– thorakoabdominal 5-590.32
– Gefäß
–– Endosonographie, intravaskulär 3-05e.4♦
–– Implantation, perkutan-transluminal, Klammern, endovaskulär, selbstexpandierend 8-83c.99♦
–– Lithoplastie, perkutan-transluminal 8-83c.b9♦
–– Rotationsatherektomie, perkutan-transluminal 8-83c.f9♦
– Gefäßprothese, Arterie
–– Endarteriektomie 5-381.56♦
–– Thrombendarteriektomie 5-381.56♦
– Lymphadenektomie
–– radikal
––– im Rahmen einer anderen Operation *[nur Zusatzkode!]* 5-407.3♦
––– laparoskopisch, als selbständiger Eingriff 5-404.g♦
––– offen, als selbständiger Eingriff 5-404.f♦
–– regional
––– im Rahmen einer anderen Operation *[nur Zusatzkode!]* 5-406.5♦ ►

Pelvin *(Forts.)*
~ Lymphadenektomie *(Forts.)*
~~ regional *(Forts.)*
––– laparoskopisch, als selbständiger Eingriff 5-402.a♦
––– offen, als selbständiger Eingriff 5-402.5♦
–– systematisch, im Rahmen einer anderen Operation *[nur Zusatzkode!]* 5-407.3♦
– Lymphknoten
–– Biopsie
––– durch Inzision 1-586.7♦
––– perkutan 1-425.6♦
–––– mit Steuerung durch bildgebende Verfahren 1-426.6♦
–– Nadelbiopsie, perkutan 1-425.6♦
– Vene
–– Atherektomie, perkutan-transluminal 8-836.3j♦
–– Ballonangioplastie, perkutan-transluminal 8-836.0r♦
–– Blade-Angioplastie, perkutan-transluminal 8-836.1j♦
–– Cutting-balloon, perkutan-transluminal 8-836.1j♦
–– Embolisation, selektiv, perkutan-transluminal, mit
––– ablösbarem Ballon 8-836.bj♦
––– embolisierender Flüssigkeit 8-836.9j♦
––– Metallspiralen 8-836 mj♦
––– Partikeln 8-836.kj♦
–– Fräsatherektomie, perkutan-transluminal 8-836.3j♦
–– Implantation
––– Flow-Diverter, perkutan-transluminal, zur Strömungslaminierung, bei Aneurysma
–––– 1 8-84b.0r♦
–––– 2 8-84b.2r♦
–––– 3 8-84b.3r♦
–––– 4 8-84b.4r♦
–––– 5 8-84b.5r♦
–––– 6 oder mehr 8-84b.6r♦
––– Mehrschicht-Flechtstent, perkutan-transluminal, zur Strömungslaminierung, bei Aneurysma
–––– 1 8-84b.0r♦
–––– 2 8-84b.2r♦
–––– 3 8-84b.3r♦
–––– 4 8-84b.4r♦
–––– 5 8-84b.5r♦
–––– 6 oder mehr 8-84b.6r♦
––– Multilayer-Stent, perkutan-transluminal, zur Strömungslaminierung, bei Aneurysma
–––– 1 8-84b.0r♦
–––– 2 8-84b.2r♦
–––– 3 8-84b.3r♦
–––– 4 8-84b.4r♦
–––– 5 8-84b.5r♦
–––– 6 oder mehr 8-84b.6r♦ ►

Pelvin *(Forts.)*
~ Vene *(Forts.)*
~~ Implantation *(Forts.)*
––– perkutan-transluminal
–––– Cheatham-Platinum-Stent
––––– gecovert
–––––– 1 8-846.0r♦
–––––– 2 oder mehr 8-846.1r♦
––––– ungecovert
–––––– 1 8-845.0r♦
–––––– 2 oder mehr 8-845.1r♦
–––– Stent
––––– bioresorbierbar
–––––– 1 8-843.0r♦
–––––– 2 8-843.1r♦
–––––– 3 8-843.2r♦
–––––– 4 8-843.3r♦
–––––– 5 8-843.4r♦
–––––– 6 oder mehr 8-843.5r♦
––––– gecovert
–––––– großlumig, andere
––––––– 1 8-84a.0r♦
––––––– 2 oder mehr 8-84a.1r♦
–––––– medikamentefreisetzend
––––––– 1 8-848.0r♦
––––––– 2 8-848.1r♦
––––––– 3 8-848.2r♦
––––––– 4 8-848.3r♦
––––––– 5 8-848.4r♦
––––––– 6 oder mehr 8-848.5r♦
–––––– nicht-medikamentefreisetzend
––––––– 1 8-842.0r♦
––––––– 2 8-842.1r♦
––––––– 3 8-842.2r♦
––––––– 4 8-842.3r♦
––––––– 5 8-842.4r♦
––––––– 6 oder mehr 8-842.5r♦
––––– medikamentefreisetzend
–––––– 1 8-841.0r♦
–––––– 2 8-841.1r♦
–––––– 3 8-841.2r♦
–––––– 4 8-841.3r♦
–––––– 5 8-841.4r♦
–––––– 6 oder mehr 8-841.5r♦
––––– nicht-medikamentefreisetzend
–––––– 1 8-840.0r♦
–––––– 2 8-840.1r♦
–––––– 3 8-840.2r♦
–––––– 4 8-840.3r♦
–––––– 5 8-840.4r♦
–––––– 6 oder mehr 8-840.5r♦
––––– ungecovert, großlumig, andere
–––––– 1 8-849.0r♦
–––––– 2 oder mehr 8-849.1r♦
––– Stent, perkutan-transluminal, zur Strömungslaminierung, bei Aneurysma
–––– 1 8-84b.0r♦
–––– 2 8-84b.2r♦
–––– 3 8-84b.3r♦
–––– 4 8-84b.4r♦
–––– 5 8-84b.5r♦ ►

Pelvin *(Forts.)*
~ Vene *(Forts.)*
~~ Implantation *(Forts.)*
~~~ Stent, perkutan-transluminal, zur Strömungslaminierung, bei Aneurysma *(Forts.)*
–––– 6 oder mehr 8-84b.6r♦
–– Kryoplastie, perkutan-transluminal 8-836.rj♦
–– Laser-Angioplastie, perkutan-transluminal 8-836.2j♦
–– Rotationsthrombektomie, perkutan-transluminal 8-836.pj♦
–– Scoring-balloon, perkutan-transluminal 8-836.1j♦
–– Thrombektomie, perkutan-transluminal 8-836.8j♦
–– Thrombolyse, selektiv, perkutan-transluminal 8-836.7j♦
Pelviskopie, diagnostisch 1-694
Pembrolizumab, Applikation, parenteral
– 20 mg bis unter 40 mg, bei Patienten unter 15 Jahren 6-009.30
– 40 mg bis unter 60 mg, bei Patienten unter 15 Jahren 6-009.31
– 60 mg bis unter 80 mg, bei Patienten unter 15 Jahren 6-009.32
– 80 mg bis unter 100 mg 6-009.33
– 100 mg bis unter 120 mg 6-009.34
– 120 mg bis unter 140 mg 6-009.35
– 140 mg bis unter 160 mg 6-009.36
– 160 mg bis unter 200 mg 6-009.37
– 200 mg bis unter 240 mg 6-009.38
– 240 mg bis unter 280 mg 6-009.39
– 280 mg bis unter 320 mg 6-009.3a
– 320 mg bis unter 360 mg 6-009.3b
– 360 mg bis unter 400 mg 6-009.3c
– 400 mg bis unter 440 mg 6-009.3d
– 440 mg bis unter 520 mg 6-009.3e
– 520 mg bis unter 600 mg 6-009.3f
– 600 mg bis unter 680 mg 6-009.3g
– 680 mg bis unter 760 mg 6-009.3h
– 760 mg bis unter 840 mg 6-009.3j
– 840 mg bis unter 920 mg 6-009.3k
– 920 mg bis unter 1.000 mg 6-009.3m
– 1.000 mg bis unter 1.080 mg 6-009.3n
– 1.080 mg bis unter 1.240 mg 6-009.3p
– 1.240 mg bis unter 1.400 mg 6-009.3q
– 1.400 mg bis unter 1.560 mg 6-009.3r
– 1.560 mg bis unter 1.880 mg 6-009.3s
– 1.880 mg bis unter 2.200 mg 6-009.3t
– 2.200 mg oder mehr 6-009.3u
Pemetrexed, Applikation, parenteral
– 600 mg bis unter 700 mg 6-001.c0
– 700 mg bis unter 800 mg 6-001.c1
– 800 mg bis unter 900 mg 6-001.c2
– 900 mg bis unter 1.000 mg 6-001.c3
– 1.000 mg bis unter 1.100 mg 6-001.c4
– 1.100 mg bis unter 1.200 mg 6-001.c5
– 1.200 mg bis unter 1.400 mg 6-001.c6
– 1.400 mg bis unter 1.600 mg 6-001.c7
– 1.600 mg bis unter 1.800 mg 6-001.c8
– 1.800 mg bis unter 2.000 mg 6-001.c9 ►
~~~

Pemetrexed, Applikation, parenteral *(Forts.)*
– 2.000 mg bis unter 2.200 mg 6-001.ca
– 2.200 mg bis unter 2.400 mg 6-001.cb
– 2.400 mg bis unter 2.600 mg 6-001.cc
– 2.600 mg bis unter 2.800 mg 6-001.cd
– 2.800 mg bis unter 3.000 mg 6-001.ce
– 3.000 mg bis unter 3.300 mg 6-001.cf
– 3.300 mg bis unter 3.600 mg 6-001.cg
– 3.600 mg bis unter 3.900 mg 6-001.ch
– 3.900 mg oder mehr 6-001.cj
Pena und de Vries, Operation
– offen 5-495.10
– perineal 5-495.11
Penis
– Adhäsiolyse 5-649.1
– Amputation
–– partiell 5-642.0
–– total 5-642.1
–– zur Emaskulation 5-642.2
– Biopsie, perkutan 1-463.3
–– mit Steuerung durch bildgebende Verfahren 1-465.3
– Corpus cavernosum, Shuntoperation 5-649.4
– Fremdkörperentfernung 5-649.0
– Gewebe
–– Destruktion 5-641.1
–– Exzision 5-641.0
– Haut, Exzision
–– lokal
––– mit primärem Wundverschluss 5-894.1c
––– ohne primären Wundverschluss 5-894.0c
–– radikal
––– histographisch kontrolliert
–––– mit
––––– lokaler Lappenplastik 5-895.5c
––––– primärem Wundverschluss 5-895.3c
––––– Transplantation 5-895.5c
–––– ohne primären Wundverschluss 5-895.1c
––– mit
–––– lokaler Lappenplastik 5-895.4c
–––– primärem Wundverschluss 5-895.2c
–––– Transplantation 5-895.4c
––– ohne primären Wundverschluss 5-895.0c
– Injektion, therapeutisch 8-020.2
– Inzision 5-649.0
– Konstruktion, plastisch 5-643.2
– Laserdestruktion 5-641.1
– Nadelbiopsie, perkutan 1-463.3
– Naht, nach Verletzung 5-643.0
– Plastik, Frenulum 5-640.3
– Rekonstruktion, plastisch 5-643.2
– Replantation 5-649.9
– Revaskularisierungsoperation 5-649.3
– Schaft
–– Biopsie, durch Inzision 1-564.1
–– Streckung 5-643.1
– Sperroperation, venös 5-649.2
– Stoßwellentherapie, extrakorporal 8-119.0
– vergraben, Korrektur, plastisch 5-643.4
Penishaut, zur Rekonstruktion, Urethra, plastisch, einzeitig 5-584.71
Penisprothese
– Entfernung 5-649.8
– hydraulisch
–– Implantation 5-649.51
–– Wechsel
––– isoliert
–––– Ballon 5-649.b3
–––– Pumpe 5-649.b2
–––– Reservoir 5-649.b3
–––– Schwellkörperimplantat 5-649.b4
–––– Zylinder 5-649.b4
––– vollständig, in
–––– hydraulische Prothese 5-649.b1
–––– semirigide Prothese 5-649.b0
– Revision 5-649.6
– semirigide
–– Implantation 5-649.50
–– Wechsel, in
––– hydraulische Prothese 5-649.a1
––– semirigide Prothese 5-649.a0
Penoskrotal, Transposition, Korrektur, plastisch 5-643.3
PentaRay, Anwendung, bei Ablation, bei Herzrhythmusstörungen *[nur Zusatzkode!]* 8-835.j
Peptid-Hydrogel-bildend, Substanz, Auftragen, zur Blutstillung
– Darm, endoskopisch 5-469.w3
– Magen, endoskopisch 5-449.v3
– Ösophagus, endoskopisch 5-429.v1
– Rektum, endoskopisch 5-489.k1
Peptidverstärkt, Knochentransplantat, Verwendung
– mit Anreicherung von Knochenwachstumszellen *[nur Zusatzkode!]* 5-835.e1
– ohne Anreicherung von Knochenwachstumszellen *[nur Zusatzkode!]* 5-835.e0
Peranal
– Dilatation, Rektum 5-489.2
– Exzision
–– Gewebe, Rektum, submukosal 5-482.10
–– Vollwand, Rektum
––– lokal 5-482.80
––– Manschette, zirkulär 5-482.90
––– Segment, zirkulär 5-482.90
––– semizirkulär, mit Stapler 5-482.b1
––– zirkulär 5-482.90
–––– mit Stapler 5-482.b0
– Manschettenresektion, Rektum, zirkulär, mit Stapler 5-482.b0
– Resektion
–– Manschette, Rektum, zirkulär 5-482.90
–– Rektum, tubulär, unter Belassen, Paraproktium 5-484.27
– Schlingenresektion, Rektum 5-482.00
– Segmentresektion, Rektum, zirkulär, mit Stapler 5-482.b0
– Sklerosierung, Gewebe, Rektum 5-489.1
Perforierend, Transplantation, Hornhaut, HLA-typisiert 5-125.11♦
Perfusion, Extremitäten-, isoliert 8-859♦

P

Perfusions-Single-Photon-Emissionscomputer-tomographie
– Lunge 3-722.0
– und Ventilations-Single-Photon-Emissionscomputertomographie, Lunge 3-722.2
Perfusions-SPECT [Single Photon-Emissions-computertomographie]
– Lunge 3-722.0
– und Ventilations-SPECT, Lunge 3-722.2
Perfusionsmarker, zur
– Single-Photon-Emissionscomputertomographie, Gehirn 3-720.0
– SPECT, Gehirn 3-720.0
Perfusionsszintigraphie
– Lunge 3-703.0
– und Ventilationsszintigraphie, Lunge 3-703.2
Perianal
– Abszessspaltung 5-490.0
– Fremdkörperentfernung, ohne Inzision 8-101.a
– Thrombosenexzision 5-490.1
– Thromboseninzision 5-490.0
Perianalgewebe, Umschneiden 5-490.0
Perianalregion
– Biopsie, ohne Inzision 1-449.2
– Exzision, Gewebe 5-490.1
– Inzision 5-490.0
Peribronchial
– Ausräumung, Lymphknoten, mehrere, Region, 1, im Rahmen einer anderen Operation *[nur Zusatzkode!]* 5-406.8♦
– Lymphadenektomie
–– radikal
––– im Rahmen einer anderen Operation *[nur Zusatzkode!]* 5-407.5♦
––– offen, als selbständiger Eingriff 5-404.j♦
––– thorakoskopisch, als selbständiger Eingriff 5-404.k♦
–– regional
––– im Rahmen einer anderen Operation *[nur Zusatzkode!]* 5-406.8♦
––– offen, als selbständiger Eingriff 5-402.e♦
––– thorakoskopisch, als selbständiger Eingriff 5-402.f♦
–– systematisch, im Rahmen einer anderen Operation *[nur Zusatzkode!]* 5-407.5♦
– Lymphknoten, einzeln, Exzision
–– offen 5-401.d♦
–– thorakoskopisch 5-401.e♦
Periduralkatheter, Anlegen, zur Schmerztherapie 8-910
Periektomie, Gewebe, Konjunktiva 5-112.4♦
Perikard
– Absaugen, offen, mit Drainage 5-370.0
– Adhäsiolyse 5-370.2
– Biopsie
–– durch Inzision 1-580.1
–– endosonographisch gesteuert 1-494.1
–– perkutan 1-493.1
––– mit Steuerung durch bildgebende Verfahren 1-494.1
––– radiologisch gesteuert 1-494.1 ▶

Perikard *(Forts.)*
– Destruktion, Gewebe 5-372.7
– Drainage
–– offen 5-370.0
–– perkutan, therapeutisch 8-152.0
– Exzision, lokal
–– offen 5-372.0
–– thorakoskopisch 5-372.1
– Fensterung
–– offen 5-372.2
–– thorakoskopisch 5-372.3
– Nadelbiopsie, perkutan 1-493.1
– Naht, nach Verletzung 5-374.0
– Patch, Entnahme 5-372.6
– Punktion
–– diagnostisch 1-842
–– perkutan, therapeutisch 8-152.0
– Rekonstruktion, plastisch
–– mit Implantat 5-374.2
–– ohne Implantat 5-374.1
– Reoperation 5-379.5
– Resektion, bei
–– Manschettenpleuropneumonektomie 5-328.42
–– Manschettenpneumonektomie 5-328.12
–– Pleuropneumonektomie 5-328.32
––– mit Resektion, Lunge, gegenseitig 5-328.52
–– Pneumonektomie 5-328.02
––– mit Resektion, Lunge, gegenseitig 5-328.22
– Teilresektion, bei Resektion, Gewebe, Mediastinum 5-342.13
–– mit
––– Resektion, Lunge 5-342.16
––– Teilresektion, Lunge, mit Gefäßersatz 5-342.18
–– und Ersatz, Gefäß 5-342.17
– zur Deckung
–– Bronchusstumpf, plastisch *[nur Zusatzkode!]* 5-339.62♦
–– plastisch
––– Anastomose
–––– bronchial, an Lunge und Bronchien *[nur Zusatzkode!]* 5-339.62♦
–––– vaskulär, an Lunge und Bronchien *[nur Zusatzkode!]* 5-339.62♦
––– bei Revision, Insuffizienz, Bronchusstumpf 5-321.42♦
––– Naht
–––– bronchial, an Lunge und Bronchien *[nur Zusatzkode!]* 5-339.62♦
–––– vaskulär, an Lunge und Bronchien *[nur Zusatzkode!]* 5-339.62♦
Perikardektomie
– partiell 5-372.3
–– offen 5-372.2
– subtotal 5-372.4
– total 5-372.5
Perikardiotomie 5-370.1
Perikardiozentese 1-842
Perilymphe, Aspiration, diagnostisch 1-859.x

Perineal
– Destruktion, Gewebe, Prostata, offen 5-603.2
– Durchtrennung
–– abdominal, kombiniert
––– Band, alloplastisch, als Revision, nach Operation wegen
–––– Harninkontinenz 5-599.04
–––– Prolaps 5-599.04
––– Netz, alloplastisch, als Revision, nach Operation wegen
–––– Harninkontinenz 5-599.04
–––– Prolaps 5-599.04
–– Band, alloplastisch, als Revision, nach Operation wegen
––– Harninkontinenz 5-599.01
––– Prolaps 5-599.01
–– Netz, alloplastisch, als Revision, nach Operation wegen
––– Harninkontinenz 5-599.01
––– Prolaps 5-599.01
– Exzision, Gewebe, Prostata, offen 5-603.2
– Inzision, Prostata 5-600.1
– Plastik, Anus 5-495.6
– Prostatovesikulektomie, radikal
–– gefäß- und nervenerhaltend
––– mit regionaler Lymphadenektomie, laparoskopisch 5-604.32
––– ohne regionale Lymphadenektomie 5-604.31
–– mit regionaler Lymphadenektomie, laparoskopisch 5-604.22
–– ohne regionale Lymphadenektomie 5-604.21
– PSARP [Posteriore sagittale Anorektoplastik], bei Analatresie 5-495.11
– Resektion
–– abdominal, kombiniert
––– Band, alloplastisch, als Revision, nach Operation wegen
–––– Harninkontinenz 5-599.04
–––– Prolaps 5-599.04
––– Netz, alloplastisch, als Revision, nach Operation wegen
–––– Harninkontinenz 5-599.04
–––– Prolaps 5-599.04
–– Band, alloplastisch, als Revision, nach Operation wegen
––– Harninkontinenz 5-599.01
––– Prolaps 5-599.01
–– Netz, alloplastisch, als Revision, nach Operation wegen
––– Harninkontinenz 5-599.01
––– Prolaps 5-599.01
–– ohne Sphinktererhaltung, Rektum 5-485.5
– Teilresektion
–– abdominal, kombiniert
––– Band, alloplastisch, als Revision, nach Operation wegen
–––– Harninkontinenz 5-599.04
–––– Prolaps 5-599.04 ►

Perineal *(Forts.)*
~ Teilresektion *(Forts.)*
~~ abdominal, kombiniert *(Forts.)*
––– Netz, alloplastisch, als Revision, nach Operation wegen
–––– Harninkontinenz 5-599.04
–––– Prolaps 5-599.04
–– Band, alloplastisch, als Revision, nach Operation wegen
––– Harninkontinenz 5-599.01
––– Prolaps 5-599.01
–– Netz, alloplastisch, als Revision, nach Operation wegen
––– Harninkontinenz 5-599.01
––– Prolaps 5-599.01
– Umwandlung, Vagina duplex, in Organ, unpaarig 5-495.31
Perineorektal, Fistelverschluss 5-486.2
Perineosigmoidal, Fistelverschluss, offen 5-467.13
Perineum
– Biopsie
–– bei der Frau 1-470.6
––– durch Inzision 1-574
––– mit Steuerung durch bildgebende Verfahren, perkutan 1-474.6
––– perkutan 1-470.6
–– beim Mann
––– durch Inzision 1-566
––– perkutan 1-463.9
– Entleerung, Hämatom, postpartal 5-759.1
– Fistelverschluss 5-716.5
– Nadelbiopsie
–– bei der Frau 1-470.6
––– perkutan 1-470.6
–– beim Mann, perkutan 1-463.9
– Rekonstruktion, mikrochirurgisch, plastisch, bei kongenitalen Fehlbildungen 5-716.2
– und Vulva, Rekonstruktion, plastisch 5-716.1
– Vulva, Haut
–– Naht 5-758.3
–– und Muskulatur
––– Naht 5-758.4
––– Sphincter ani
–––– Naht, nach Ruptur, post partum 5-758.5
–––– Rektum, Naht, nach Ruptur, post partum 5-758.6
Periorbita, Schlitzung
– bei Operation, endonasal, Nasennebenhöhle, mehrere 5-224.61♦
– mit Operation, Nasennebenhöhle, mehrere, kombiniert endonasal und von außen 5-224.71♦
Periorbital
– Fremdkörperentfernung, Gesicht 5-270.1♦
– Inzision, mit Drainage, äußere 5-270.1♦
– Logenabszessinzision 5-270.1♦
Periost, Naht
– Beckenknochen 5-789.0d
– Femur
–– distal 5-789.0h♦
–– proximal 5-789.0f♦ ►

P

Periost, Naht *(Forts.)*
~ Femur *(Forts.)*
–– Schaft 5-789.0g♦
– Fibula
–– distal 5-789.0r♦
–– proximal 5-789.0p♦
–– Schaft 5-789.0q♦
– Humerus
–– distal 5-789.03♦
–– proximal 5-789.01♦
–– Schaft 5-789.02♦
– Kalkaneus 5-789.0t♦
– Karpus 5-789.0a♦
– Klavikula 5-789.00♦
– Metakarpus 5-789.0b♦
– Metatarsus 5-789.0v♦
– Patella 5-789.0j♦
– Phalangen
–– Fuß 5-789.0w♦
–– Hand 5-789.0c♦
– Radius
–– distal 5-789.06♦
–– proximal 5-789.04♦
–– Schaft 5-789.05♦
– Schenkelhals 5-789.0e♦
– Skapula 5-789.0z♦
– Talus 5-789.0s♦
– Tarsus 5-789.0u♦
– Tibia
–– distal 5-789.0n♦
–– proximal 5-789.0k♦
–– Schaft 5-789.0m♦
– Ulna
–– distal 5-789.09♦
–– proximal 5-789.07♦
–– Schaft 5-789.08♦
Periostlappen, bei Außenbandplastik, Sprunggelenk, oberes 5-806.5♦
Peripher – s. jeweiliger durchgeführter Eingriff
Periproktitisch, Abszessspaltung 5-490.0
Periprostatisch, Gewebe
– Biopsie
–– durch Inzision 1-563.1
–– endosonographisch gesteuert 1-494.a
–– perkutan 1-493.a
––– mit Steuerung durch bildgebende Verfahren 1-494.a
– Exzision 5-607.2
– Inzision 5-607.0
–– mit Drainage 5-607.1
– Nadelbiopsie, perkutan 1-493.a
Perirektal, Gewebe, Biopsie, durch Inzision 1-557.1
Perirenal
– Drainage
–– abdominal, offen 5-590.11
–– laparoskopisch 5-590.13
–– lumbal, offen 5-590.10
–– perkutan 8-148.2
–– therapeutisch 8-148.2
–– thorakoabdominal 5-590.12 ►
Perirenal *(Forts.)*
– Gewebe
–– Biopsie, durch Inzision 1-560.1♦
–– Exzision
––– abdominal, offen 5-590.41
––– laparoskopisch 5-590.43
––– lumbal, offen 5-590.40
––– perkutan 5-590.44
––– thorakoabdominal 5-590.42
– Inzision
–– abdominal
––– laparoskopisch 5-590.03
––– offen 5-590.01
–– lumbal, offen 5-590.00
–– perkutan 5-590.04
–– thorakoabdominal 5-590.02
Peritomie, Gewebe, Konjunktiva 5-112.3♦
Peritonealdialyse
– maschinell unterstützt
–– intermittierend 8-857.0
–– kontinuierlich, mit Zusatzgerät
––– bis 24 Stunden 8-857.20
––– mehr als
–––– 24 bis 72 Stunden 8-857.21
–––– 72 bis 144 Stunden 8-857.22
–––– 144 bis 264 Stunden 8-857.23
–––– 264 bis 432 Stunden 8-857.24
–––– 432 bis 600 Stunden 8-857.26
–––– 600 bis 960 Stunden 8-857.27
–––– 960 bis 1.320 Stunden 8-857.28
–––– 1.320 bis 1.680 Stunden 8-857.29
–––– 1.680 bis 2.040 Stunden 8-857.2a
–––– 2.040 bis 2.400 Stunden 8-857.2b
–––– 2.400 Stunden 8-857.2c
– nicht maschinell unterstützt, kontinuierlich
–– bis 24 Stunden 8-857.10
–– mehr als
––– 24 bis 72 Stunden 8-857.11
––– 72 bis 144 Stunden 8-857.12
––– 144 bis 264 Stunden 8-857.13
––– 264 bis 432 Stunden 8-857.14
––– 432 bis 600 Stunden 8-857.16
––– 600 bis 960 Stunden 8-857.17
––– 960 bis 1.320 Stunden 8-857.18
––– 1.320 bis 1.680 Stunden 8-857.19
––– 1.680 bis 2.040 Stunden 8-857.1a
––– 2.040 bis 2.400 Stunden 8-857.1b
––– 2.400 Stunden 8-857.1c
Peritoneallavage, diagnostisch 1-853.0
Peritonealraum, Drainage, therapeutisch 8-148.0
Peritonektomie
– parietal
–– lokal 5-543.42
–– partiell 5-543.40
– subtotal 5-543.41
– total 5-543.41
Peritoneo-vaskulär, Shunt, Anlegen 5-549.1
Peritoneoskopie, diagnostisch 1-694
Peritoneovenös, Shunt, Implantation 5-549.1
Peritoneovesikal, Anlegen, Shunt, mit Implantation, Pumpe, wiederaufladbar 5-549.6

Peritoneum
– Becken, weiblich, Adhäsiolyse
–– abdominal, offen, ohne mikrochirurgische Versorgung 5-657.60
–– durch Umsteigen
––– endoskopisch – offen chirurgisch, ohne mikrochirurgische Versorgung 5-657.63
––– vaginal – offen chirurgisch, ohne mikrochirurgische Versorgung 5-657.64
–– endoskopisch, ohne mikrochirurgische Versorgung 5-657.62
–– laparoskopisch, ohne mikrochirurgische Versorgung 5-657.62
–– mit mikrochirurgischer Versorgung 5-658.6
–– vaginal
––– laparoskopisch assistiert, ohne mikrochirurgische Versorgung 5-657.61
––– ohne mikrochirurgische Versorgung 5-657.65
– Biopsie
–– durch Inzision 1-559.4
–– endosonographisch gesteuert 1-494.6
–– geschlossen, mit Steuerung durch bildgebende Verfahren 1-494.6
–– perkutan 1-493.6
––– mit Steuerung durch bildgebende Verfahren 1-494.6
– Gewebe, Destruktion 5-543.3
– Nadelbiopsie, perkutan 1-493.6
– Probeexzision 1-559.4
– zur
–– Konstruktion, Vagina 5-705.3
–– Rekonstruktion, Vagina 5-705.3
Peritonsillar
– Abszessdrainage, durch Inzision, transoral 5-280.0
– Abszessspaltung 5-280.0
Perityphlitisch, Abszessdrainage, durch Inzision 5-479.0
Periureteral, Gewebe, Biopsie, durch Inzision 1-562.1♦
Periurethral, Gewebe
– Adhäsiolyse 5-589.4
– Biopsie, durch Inzision 1-561.1
– Exzision 5-589.3
– Inzision 5-589.2
Perivesikal, Gewebe
– Biopsie
–– durch Inzision 1-562.3
–– endosonographisch gesteuert 1-494.9
–– perkutan 1-493.9
––– mit Steuerung durch bildgebende Verfahren 1-494.9
– Exzision 5-591.1
– Inzision 5-591.0
– Nadelbiopsie, perkutan 1-493.9
Perizystektomie
– durch Umsteigen laparoskopisch – offen chirurgisch 5-501.02
– laparoskopisch 5-501.01
– offen 5-501.00 ►
Perizystektomie *(Forts.)*
– perkutan 5-501.03
Perkutan – s. jeweiliger durchgeführter Eingriff
Perkutan-endoskopisch, Jejunostomie 5-450.3
Perkutan-nephroskopisch, Biopsie
– Nierenbecken 1-461.0♦
– Ureter 1-461.1♦
Perkutan-transhepatisch
– Cholangiographie 3-13c.1
– Einlegen, Drainage, Gallengänge 5-514.53
– Entfernung, Material, alloplastisch, Gallengänge 5-514.b3
– Exzision, Gewebe, Gallengänge 5-514.33
– Inzision, Ductus choledochus 5-514.03
– Rendezvous-Manöver, Gallengänge 5-514.53
– Revision, Gallengänge, als selbständiger Eingriff 5-514.d3
Perkutan-transluminal – s. jeweiliger durchgeführter Eingriff
Perkutan-transrenal
– Ballondilatation, Ureter 5-560.5♦
– Bougierung, Ureter, zur Erweiterung 5-560.6♦
– Destruktion, Gewebe, Niere, durch Elektroporation, irreversibel 5-552.51♦
– Einlegen
–– Harnleiterkatheter 8-137.01♦
–– Harnleiterschiene 8-137.01♦
–– Ureterkatheter 8-137.01♦
–– Ureterschiene 8-137.01♦
– Entfernung, Stein
–– Niere 5-550.20♦
–– Ureter 5-562.6♦
––– mit
–––– Desintegration 5-562.7♦
–––– Lithotripsie 5-562.7♦
– Exzision, Gewebe, Niere 5-552.1♦
– Implantation, Metallstent, permanent, Ureter 5-560.70♦
– Inzision, zur Erweiterung, Ureter 5-560.4♦
– Nephrolitholapaxie 5-550.20♦
– Nephrostomie 5-550.1♦
– Nephrotomie 5-550.0♦
– Pyeloplastik, durch
–– Erweiterung, Übergang, pyelo-ureteral 5-550.4♦
–– Zystenpunktion 5-550.5♦
– Wechsel
–– Ureterkatheter 8-137.11♦
–– Ureterschiene 8-137.11♦
Perkutan-transvesikal
– Destruktion, Gewebe, Urethra 5-582.4
– Entfernung, Stein, Harnblase, endoskopisch 5-570.1
–– mit
––– Desintegration 5-570.2
––– Lithotripsie 5-570.2
– Fremdkörperentfernung, Harnblase, endoskopisch 5-570.3
– Resektion
–– Gewebe, Urethra 5-582.2
–– Urethraklappe 5-582.2 ►

P

Perkutan-transvesikal *(Forts.)*
~ Resektion *(Forts.)*
-- zur Erweiterung, Ureterostium 5-561.4♦
Perkutan-zystoskopisch, Biopsie
- Harnblase 1-462.2
- Nierenbecken 1-462.0♦
- Prostata 1-462.4
- Ureter 1-462.1♦
- Urethra 1-462.3
Permanent
- Katheter, Wechsel, zur
-- epiduralen Dauerinfusion 5-038.21
-- intrathekalen
--- Dauerinfusion 5-038.21
--- und epiduralen Dauerinfusion 5-038.21
- Tracheostoma, Anlegen 5-312.0
- Tracheotomie 5-312.0
-- mit Anastomose, mukokutan 5-312.2
- Verschluss, Tränenpunkt 5-089.01♦
Peronäus-Sehnenersatz, bei Außenbandplastik, Sprunggelenk, oberes 5-806.4♦
Peronealsehne, Fesselung, Sprunggelenk, oberes, offen 5-806.7♦
Peroral, Pankreatikoskopie 1-644
Pertrochantär, Fraktur, mit
- DHS-Osteosynthese 5-793.5f♦
- Implantation, Hüftschraube, dynamisch 5-793.5f♦
Pertubation
- Hydro-, zur Insufflation, Tuba uterina 5-667.2
- zur Insufflation, Tuba uterina 5-667.0
Pertuzumab, Applikation, parenteral
- 420 mg bis unter 840 mg 6-007.90
- 840 mg bis unter 1.260 mg 6-007.91
- 1.260 mg bis unter 1.680 mg 6-007.92
- 1.680 mg bis unter 2.100 mg 6-007.93
- 2.100 mg bis unter 2.520 mg 6-007.94
- 2.520 mg bis unter 2.940 mg 6-007.95
- 2.940 mg bis unter 3.360 mg 6-007.96
- 3.360 mg bis unter 3.780 mg 6-007.97
- 3.780 mg bis unter 4.200 mg 6-007.98
- 4.200 mg bis unter 4.620 mg 6-007.99
- 4.620 mg bis unter 5.040 mg 6-007.9a
- 5.040 mg bis unter 5.460 mg 6-007.9b
- 5.460 mg bis unter 5.880 mg 6-007.9c
- 5.880 mg bis unter 6.300 mg 6-007.9d
- 6.300 mg oder mehr 6-007.9e
PES [Pharyngeale elektrische Stimulation] 8-633
pESS-Technik, Weichteil- und Knochenabtragung, bei Operationen an Nase, Nasennebenhöhlen und Gesichtsschädelknochen *[nur Zusatzkode!]* 5-98f
PET
- Gehirn 3-740
- Herz 3-741
- Körperstamm, gesamt 3-742
PET/CT
- ganzer Körper, mit Computertomographie, diagnostisch 3-753.1
- Gehirn 3-750 ►

PET/CT *(Forts.)*
- Herz 3-751
- Körper, ganz, mit Niedrigdosis-Computertomographie, zur Schwächungskorrektur 3-753.0
- Körperstamm, gesamt
-- mit
--- Computertomographie, diagnostisch 3-752.1
--- Niedrigdosis-Computertomographie, zur Schwächungskorrektur 3-752.0
-- und Kopf, mit
--- diagnostischer CT, mit rezeptorgerichteten Peptiden 3-754.10
--- Niedrigdosis-CT, zur Schwächungskorrektur, mit rezeptorgerichteten Peptiden 3-754.00
Petrosektomie 5-203.9♦
Pfannenboden, Plastik, Hüftgelenk 5-829.h♦
Pfannendachplastik, Hüftgelenk 5-829.1♦
Pfannenrand, Schultergelenk, Plastik
- hintere, offen 5-805.3♦
- vordere, offen 5-805.2♦
Pflegebedürftig, Pflegegrad
- 1 9-984.6
- 2 9-984.7
- 3 9-984.8
- 4 9-984.9
- 5 9-984.a
Pflegegrad
- 1, pflegebedürftig 9-984.6
- 2, pflegebedürftig 9-984.7
- 3, pflegebedürftig 9-984.8
- 4, pflegebedürftig 9-984.9
- 5, pflegebedürftig 9-984.a
Pfortader
- Entfernung, Katheterverweilsystem 8-839.6
- Implantation, Katheterverweilsystem, perkutan 8-839.5
- Ligatur, mit In-situ-Split, bei zweizeitiger Leberresektion 5-502.7
- mit Leberarterie
-- Entfernung, Katheterverweilsystem, zur Chemotherapie 5-506.2
-- Implantation, Katheterverweilsystem, zur Chemotherapie 5-506.0
-- Wechsel, Katheterverweilsystem, zur Chemotherapie 5-506.1
- Phlebographie 3-612.5
- Subtraktionsangiographie, digital 3-612.5
- Wechsel, Katheterverweilsystem, perkutan 8-839.5
pH-Metrie
- Langzeit-, Magen 1-317.1
- Magen, einfach 1-317.0
- Ösophagus, einfach 1-316.0
Phänotypisch, Resistenzbestimmung
- Hepatitis-B-Viren, gegen antiretrovirale Substanzen 1-930.4
- HI-Viren, gegen antiretrovirale Substanzen 1-930.4

Phakoemulsifikation
– mit Einführung, Intraokularlinse
–– monofokal, als
––– irisfixierte Hinterkammerlinse, über
–––– kornealen Zugang 5-144.5j♦
–––– sklero-kornealen Zugang 5-144.3j♦
––– kapselfixierte Hinterkammerlinse, über
–––– kornealen Zugang 5-144.5a♦
–––– sklero-kornealen Zugang 5-144.3a♦
––– sklerafixierte Hinterkammerlinse, über
–––– kornealen Zugang 5-144.5c♦
–––– sklero-kornealen Zugang 5-144.3c♦
––– sulkusfixierte Hinterkammerlinse, über
–––– kornealen Zugang 5-144.5b♦
–––– sklero-kornealen Zugang 5-144.3b♦
–– Sonderform, als
––– irisfixierte Hinterkammerlinse, über
–––– kornealen Zugang 5-144.5k♦
–––– sklero-kornealen Zugang 5-144.3k♦
––– kapselfixierte Hinterkammerlinse, über
–––– kornealen Zugang 5-144.5e♦
–––– sklero-kornealen Zugang 5-144.3e♦
––– sklerafixierte Hinterkammerlinse, über
–––– kornealen Zugang 5-144.5g♦
–––– sklero-kornealen Zugang 5-144.3g♦
––– sulkusfixierte Hinterkammerlinse, über
–––– kornealen Zugang 5-144.5f♦
–––– sklero-kornealen Zugang 5-144.3f♦
– über
–– kornealen Zugang
––– mit Einführung
–––– Linse, alloplastisch, mehrere 5-144.59♦
–––– Vorderkammerlinse
––––– irisfixiert 5-144.56♦
––––– kammerwinkelgestützt 5-144.55♦
––– ohne Implantation, Linse, alloplastisch 5-144.50♦
–– sklero-kornealen Zugang
––– mit Einführung
–––– Linse, alloplastisch, mehrere 5-144.39♦
–––– Vorderkammerlinse
––––– irisfixiert 5-144.36♦
––––– kammerwinkelgestützt 5-144.35♦
––– ohne Implantation, Linse, alloplastisch 5-144.30♦
Phalangen
– Fuß
–– Biopsie
––– durch Inzision 1-503.8♦
––– ohne Inzision, mit Steuerung durch bildgebende Verfahren 1-481.8♦
––– perkutan 1-480.8♦
–– Bohrung 5-780.1w♦
–– Débridement 5-780.6w♦
–– Einlegen, Medikamententräger 5-780.4w♦
–– Entfernung
––– Bewegungsfixateur 5-787.nw♦
––– Blountklammer 5-787.ew♦
––– Draht 5-787.0w♦
–––– intramedullär 5-787.gw♦
––– ECMES 5-787.gw♦ ►
Phalangen *(Forts.)*
~ Fuß *(Forts.)*
~~ Entfernung *(Forts.)*
––– Ender-Nagel 5-787.gw♦
––– ESIN 5-787.gw♦
––– Federnagel 5-787.gw♦
––– Fixateur externe 5-787.9w♦
––– Klammer 5-787.ew♦
––– Medikamententräger 5-780.5w♦
––– Nancy-Nagel 5-787.gw♦
––– Platte 5-787.3w♦
–––– winkelstabil 5-787.kw♦
––– Prevot-Nagel 5-787.gw♦
––– Rush-Pin 5-787.gw♦
––– Schraube 5-787.1w♦
––– TEN 5-787.gw♦
––– Zuggurtung/Cerclage 5-787.2w♦
–– Entnahme
––– Knochentransplantat
–––– gefäßgestielt, nicht mikrovaskulär-anastomosiert 5-783.7w♦
–––– mikrovaskulär-anastomosiert 5-783.5w♦
–––– nicht-gefäßgestielt 5-783.4w♦
––– Spongiosa 5-783.0w♦
–– Epiphysenlösung, Reposition, geschlossen, durch
––– Bewegungsfixateur 5-790.pw♦
––– Draht 5-790.1w♦
––– ECMES 5-790.2w♦
––– Ender-Nagel 5-790.2w♦
––– ESIN 5-790.2w♦
––– Federnagel 5-790.2w♦
––– Fixateur externe 5-790.6w♦
–––– mit interner Osteosynthese 5-790.dw♦
––– intramedullären Draht 5-790.2w♦
––– Materialkombination 5-790.9w♦
––– Nancy-Nagel 5-790.2w♦
––– Platte 5-790.nw♦
––– Prevot-Nagel 5-790.2w♦
––– Rush-Pin 5-790.2w♦
––– Schraube 5-790.0w♦
––– TEN 5-790.2w♦
––– winkelstabile Platte 5-790.kw♦
––– Zuggurtung/Cerclage 5-790.1w♦
–– Epiphyseodese
––– permanent 5-789.2w♦
––– temporär 5-789.1w♦
–– Epiphyseolyse, therapeutisch 5-789.4w♦
–– Exploration, durch Inzision 5-780.0w♦
–– Fraktur, Reposition
––– geschlossen
–––– durch
––––– Bewegungsfixateur 5-790.pw♦
––––– Draht 5-790.1w♦
––––– ECMES 5-790.2w♦
––––– Ender-Nagel 5-790.2w♦
––––– ESIN 5-790.2w♦
––––– Federnagel 5-790.2w♦
––––– Fixateur externe 5-790.6w♦
–––––– mit interner Osteosynthese 5-790.dw♦
––––– intramedullären Draht 5-790.2w♦ ►

P

Phalangen *(Forts.)*
~ Fuß *(Forts.)*
~~ Fraktur, Reposition *(Forts.)*
~~~ geschlossen *(Forts.)*
~~~~ durch *(Forts.)*
––––– Materialkombination 5-790.9w♦
––––– Nancy-Nagel 5-790.2w♦
––––– Platte 5-790.nw♦
––––– Prevot-Nagel 5-790.2w♦
––––– Rush-Pin 5-790.2w♦
––––– Schraube 5-790.0w♦
––––– TEN 5-790.2w♦
––––– winkelstabile Platte 5-790.kw♦
––––– Zuggurtung/Cerclage 5-790.1w♦
–––– ohne Osteosynthese 8-200.w♦
––– offen
–––– durch
––––– Bewegungsfixateur 5-795.nw♦
––––– Blountklammer 5-795.ew♦
––––– Draht 5-795.2w♦
––––– ECMES 5-795.gw♦
––––– Ender-Nagel 5-795.gw♦
––––– ESIN 5-795.gw♦
––––– Federnagel 5-795.gw♦
––––– Fixateur externe 5-795.4w♦
–––––– mit interner Osteosynthese 5-795.5w♦
––––– intramedullären Draht 5-795.gw♦
––––– Klammer 5-795.ew♦
––––– Materialkombination 5-795.6w♦
–––––– mit Rekonstruktion, Gelenkfläche 5-795.8w♦
––––– Nancy-Nagel 5-795.gw♦
––––– Platte 5-795.3w♦
––––– Prevot-Nagel 5-795.gw♦
––––– Rush-Pin 5-795.gw♦
––––– Schraube 5-795.1w♦
––––– TEN 5-795.gw♦
––––– winkelstabile Platte 5-795.kw♦
––––– Zuggurtung/Cerclage 5-795.2w♦
–––– ohne Osteosynthese 5-795.hw♦
–– Fremdkörperentfernung, durch Inzision 5-780.3w♦
–– Implantation
––– Glaskeramik, bioaktiv 5-785.2w♦
––– Knochenersatz
–––– alloplastisch, sonstiger
––––– mit Medikamentenzusatz 5-785.7w♦
––––– ohne Medikamentenzusatz 5-785.6w♦
–––– keramisch 5-785.2w♦
––––– resorbierbar 5-785.3w♦
–––––– mit Antibiotikumzusatz 5-785.5w♦
–––– metallisch 5-785.4w♦
––– Zement
–––– mit Antibiotikumzusatz 5-785.1w♦
–––– ohne Antibiotikumzusatz 5-785.0w♦
–– Inzision, mit
––– Drainage 5-780.2w♦
––– Einlegen, Medikamententräger 5-780.9w♦
–– Knochen, frakturgefährdet, Stabilisierung 5-789.bw♦ ►

Phalangen *(Forts.)*
~ Fuß *(Forts.)*
–– Knorpel-Knochen-Transplantation
––– allogen 5-784.6w♦
––– autogen 5-784.5w♦
–– Mehrfragment-Fraktur, Reposition, offen
––– durch
–––– Bewegungsfixateur 5-796.nw♦
–––– Blountklammer 5-796.ew♦
–––– Draht 5-796.1w♦
–––– ECMES 5-796.gw♦
–––– Ender-Nagel 5-796.gw♦
–––– ESIN 5-796.gw♦
–––– Federnagel 5-796.gw♦
–––– Fixateur externe 5-796.3w♦
––––– mit interner Osteosynthese 5-796.4w♦
–––– intramedullären Draht 5-796.gw♦
–––– Klammer 5-796.ew♦
–––– Materialkombination 5-796.5w♦
––––– mit Rekonstruktion, Gelenkfläche 5-796.6w♦
–––– Nancy-Nagel 5-796.gw♦
–––– Platte 5-796.2w♦
–––– Prevot-Nagel 5-796.gw♦
–––– Rush-Pin 5-796.gw♦
–––– Schraube 5-796.0w♦
–––– TEN 5-796.gw♦
–––– winkelstabile Platte 5-796.kw♦
–––– Zuggurtung/Cerclage 5-796.1w♦
––– ohne Osteosynthese 5-796.hw♦
–– Nadelbiopsie, perkutan 1-480.8♦
–– Periost, Naht 5-789.0w♦
–– Pseudarthrose, Stabilisierung, ohne weitere Maßnahmen 5-789.cw♦
–– Revision, Osteosynthesematerial
––– mit Reosteosynthese, durch
–––– Bewegungsfixateur 5-78a.nw♦
–––– Blountklammer 5-78a.ew♦
–––– Draht 5-78a.1w♦
––––– intramedullär 5-78a.gw♦
–––– ECMES 5-78a.gw♦
–––– Ender-Nagel 5-78a.gw♦
–––– ESIN 5-78a.gw♦
–––– Federnagel 5-78a.gw♦
–––– Fixateur externe 5-78a.8w♦
–––– Klammer 5-78a.ew♦
–––– Materialkombination 5-78a.9w♦
–––– Nancy-Nagel 5-78a.gw♦
–––– Platte 5-78a.2w♦
––––– winkelstabil 5-78a.kw♦
–––– Prevot-Nagel 5-78a.gw♦
–––– Rush-Pin 5-78a.gw♦
–––– Schraube 5-78a.0w♦
–––– TEN 5-78a.gw♦
–––– Verbundosteosynthese 5-78a.9w♦
–––– Zuggurtung/Cerclage 5-78a.1w♦
––– ohne Materialwechsel 5-789.3w♦
–– Sequesterotomie 5-780.7w♦
––– mit Einlegen, Medikamententräger 5-780.8w♦ ►

Phalangen *(Forts.)*
~ Fuß *(Forts.)*
-- Transplantation
--- Knochen
---- gefäßgestielt, mit mikrovaskulärer Anastomose 5-784.4w♦
---- nicht-gefäßgestielt 5-784.3w♦
--- Knochenmatrix, demineralisiert, human 5-784.bw♦
--- Röhrenknochen, allogen 5-784.9w♦
--- Span, kortikospongiös
---- allogen
----- endoskopisch 5-784.fw♦
----- offen 5-784.8w♦
---- autogen
----- ausgedehnt 5-784.2w♦
----- endoskopisch 5-784.dw♦
----- offen 5-784.1w♦
--- Spongiosa
---- allogen
----- endoskopisch 5-784.ew♦
----- offen 5-784.7w♦
---- autogen
----- endoskopisch 5-784.cw♦
----- offen 5-784.0w♦
-- Transposition, Knochen, gefäßgestielt 5-784.aw♦
-- Wechsel, Medikamententräger 5-780.4w♦
~ Hand
-- Biopsie
--- durch Inzision 1-503.3♦
--- ohne Inzision, mit Steuerung durch bildgebende Verfahren 1-481.3♦
--- perkutan 1-480.3♦
-- Bohrung 5-780.1c♦
-- Débridement 5-780.6c♦
-- Drahtung, Knochen, zur Extension 8-401.6♦
-- Einlegen, Medikamententräger 5-780.4c♦
-- Entfernung
--- Bewegungsfixateur 5-787.nc♦
--- Draht 5-787.0c♦
---- intramedullär 5-787.gc♦
--- ECMES 5-787.gc♦
--- Ender-Nagel 5-787.gc♦
--- ESIN 5-787.gc♦
--- Federnagel 5-787.gc♦
--- Fixateur externe 5-787.9c♦
--- Klammer 5-787.ec♦
--- Medikamententräger 5-780.5c♦
--- Nancy-Nagel 5-787.gc♦
--- Platte 5-787.3c♦
---- winkelstabil 5-787.kc♦
--- Prevot-Nagel 5-787.gc♦
--- Rush-Pin 5-787.gc♦
--- Schraube 5-787.1c♦
--- TEN 5-787.gc♦
--- Zuggurtung/Cerclage 5-787.2c♦
-- Entnahme
--- Knochentransplantat
---- gefäßgestielt, nicht mikrovaskulär-anastomosiert 5-783.7c♦ ▶

Phalangen *(Forts.)*
~ Hand *(Forts.)*
~~ Entnahme *(Forts.)*
~~~ Knochentransplantat *(Forts.)*
---- mikrovaskulär-anastomosiert 5-783.5c♦
---- nicht-gefäßgestielt 5-783.4c♦
--- Spongiosa 5-783.0c♦
-- Epiphysenlösung, Reposition, geschlossen, durch
--- Bewegungsfixateur 5-790.pc♦
--- Draht 5-790.1c♦
--- ECMES 5-790.2c♦
--- Ender-Nagel 5-790.2c♦
--- ESIN 5-790.2c♦
--- Federnagel 5-790.2c♦
--- Fixateur externe 5-790.6c♦
---- mit interner Osteosynthese 5-790.dc♦
--- intramedullären Draht 5-790.2c♦
--- Materialkombination 5-790.9c♦
--- Nancy-Nagel 5-790.2c♦
--- Platte 5-790.nc♦
--- Prevot-Nagel 5-790.2c♦
--- Rush-Pin 5-790.2c♦
--- Schraube 5-790.0c♦
--- TEN 5-790.2c♦
--- winkelstabile Platte 5-790.kc♦
--- Zuggurtung/Cerclage 5-790.1c♦
-- Epiphyseodese
--- permanent 5-789.2c♦
--- temporär 5-789.1c♦
-- Epiphyseolyse, therapeutisch 5-789.4c♦
-- Exploration, durch Inzision 5-780.0c♦
-- Exzision, partiell, mit Weichteilresektion 5-782.1c♦
-- Fraktur, Reposition
--- geschlossen
---- durch
----- Bewegungsfixateur 5-790.pc♦
----- Draht 5-790.1c♦
----- ECMES 5-790.2c♦
----- Ender-Nagel 5-790.2c♦
----- ESIN 5-790.2c♦
----- Federnagel 5-790.2c♦
----- Fixateur externe 5-790.6c♦
------ mit interner Osteosynthese 5-790.dc♦
----- intramedullären Draht 5-790.2c♦
----- Materialkombination 5-790.9c♦
----- Nancy-Nagel 5-790.2c♦
----- Platte 5-790.nc♦
----- Prevot-Nagel 5-790.2c♦
----- Rush-Pin 5-790.2c♦
----- Schraube 5-790.0c♦
----- TEN 5-790.2c♦
----- winkelstabile Platte 5-790.kc♦
----- Zuggurtung/Cerclage 5-790.1c♦
---- ohne Osteosynthese 8-200.c♦
--- offen
---- durch
----- Bewegungsfixateur 5-795.nc♦
----- Blountklammer 5-795.ec♦
----- Draht 5-795.2c♦ ▶

P
~~~

Phalangen *(Forts.)*
~ Hand *(Forts.)*
~~ Fraktur, Reposition *(Forts.)*
~~~ offen *(Forts.)*
~~~~ durch *(Forts.)*
––––– ECMES 5-795.gc♦
––––– Ender-Nagel 5-795.gc♦
––––– ESIN 5-795.gc♦
––––– Federnagel 5-795.gc♦
––––– Fixateur externe 5-795.4c♦
–––––– mit interner Osteosynthese 5-795.5c♦
––––– intramedullären Draht 5-795.gc♦
––––– Klammer 5-795.ec♦
––––– Materialkombination 5-795.6c♦
–––––– mit Rekonstruktion, Gelenkfläche 5-795.8c♦
––––– Nancy-Nagel 5-795.gc♦
––––– Platte 5-795.3c♦
––––– Prevot-Nagel 5-795.gc♦
––––– Rush-Pin 5-795.gc♦
––––– Schraube 5-795.1c♦
––––– TEN 5-795.gc♦
––––– winkelstabile Platte 5-795.kc♦
––––– Zuggurtung/Cerclage 5-795.2c♦
–––– ohne Osteosynthese 5-795.hc♦
–– Fremdkörperentfernung, durch Inzision 5-780.3c♦
–– Implantation
––– Glaskeramik, bioaktiv 5-785.2c♦
––– Knochenersatz
–––– alloplastisch, sonstiger
––––– mit Medikamentenzusatz 5-785.7c♦
––––– ohne Medikamentenzusatz 5-785.6c♦
–––– keramisch 5-785.2c♦
––––– resorbierbar 5-785.3c♦
–––––– mit Antibiotikumzusatz 5-785.5c♦
–––– metallisch 5-785.4c♦
––– Zement
–––– mit Antibiotikumzusatz 5-785.1c♦
–––– ohne Antibiotikumzusatz 5-785.0c♦
–– Inzision, mit
––– Drainage 5-780.2c♦
––– Einlegen, Medikamententräger 5-780.9c♦
–– Kirschner-Draht, zur Extension 8-401.6♦
–– Knochen, frakturgefährdet, Stabilisierung 5-789.bc♦
–– Knochengewebe
––– Exzision, partiell
–––– endoskopisch 5-782.bc♦
–––– offen 5-782.ac♦
––– Resektion, partiell
–––– endoskopisch 5-782.bc♦
–––– offen 5-782.ac♦
–– Knorpel-Knochen-Transplantation
––– allogen 5-784.6c♦
––– autogen 5-784.5c♦
–– Kortikotomie, bei Segmenttransport 5-781.7c♦
–– Mehrfragment-Fraktur, Reposition, offen
––– durch
–––– Bewegungsfixateur 5-796.nc♦ ►

Phalangen *(Forts.)*
~ Hand *(Forts.)*
~~ Mehrfragment-Fraktur, Reposition, offen *(Forts.)*
~~~ durch *(Forts.)*
–––– Blountklammer 5-796.ec♦
–––– Draht 5-796.1c♦
–––– ECMES 5-796.gc♦
–––– Ender-Nagel 5-796.gc♦
–––– ESIN 5-796.gc♦
–––– Federnagel 5-796.gc♦
–––– Fixateur externe 5-796.3c♦
––––– mit interner Osteosynthese 5-796.4c♦
–––– intramedullären Draht 5-796.gc♦
–––– Klammer 5-796.ec♦
–––– Materialkombination 5-796.5c♦
––––– mit Rekonstruktion, Gelenkfläche 5-796.6c♦
–––– Nancy-Nagel 5-796.gc♦
–––– Platte 5-796.2c♦
–––– Prevot-Nagel 5-796.gc♦
–––– Rush-Pin 5-796.gc♦
–––– Schraube 5-796.0c♦
–––– TEN 5-796.gc♦
–––– winkelstabile Platte 5-796.kc♦
–––– Zuggurtung/Cerclage 5-796.1c♦
––– ohne Osteosynthese 5-796.hc♦
–– Nadelbiopsie, perkutan 1-480.3♦
–– Osteotomie
––– komplex, mehrdimensional 5-781.8c♦
–––– mit Achsenkorrektur 5-781.9c♦
––– ohne Achsenkorrektur 5-781.ac♦
––– valgisierend 5-781.0c♦
––– varisierend 5-781.1c♦
–– Periost, Naht 5-789.0c♦
–– proximal, Transplantation, Span, kortikospongiös, autogen, offen 5-784.1c♦
–– Pseudarthrose, Stabilisierung, ohne weitere Maßnahmen 5-789.cc♦
–– Resektion
––– partiell, mit
–––– Kontinuitätsdurchtrennung 5-782.2c♦
––––– mit
–––––– Weichteilresektion 5-782.3c♦
–––––– Wiederherstellung, Kontinuität 5-782.4c♦
––––––– mit Weichteilresektion 5-782.5c♦
–––– Weichteilresektion 5-782.1c♦
––– total 5-782.6c♦
–––– mit
––––– Ersatz 5-782.8c♦
–––––– und Weichteilresektion 5-782.9c♦
––––– Weichteilresektion 5-782.7c♦
–– Revision, Osteosynthesematerial
––– mit Reosteosynthese, durch
–––– Bewegungsfixateur 5-78a.nc♦
–––– Draht 5-78a.1c♦
––––– intramedullär 5-78a.gc♦
–––– ECMES 5-78a.gc♦
–––– Ender-Nagel 5-78a.gc♦
–––– ESIN 5-78a.gc♦ ►
~~~

Phalangen *(Forts.)*
~ Hand *(Forts.)*
~~ Revision, Osteosynthesematerial *(Forts.)*
~~~ mit Reosteosynthese, durch *(Forts.)*
–––– Federnagel 5-78a.gc♦
–––– Fixateur externe 5-78a.8c♦
–––– Klammer 5-78a.ec♦
–––– Materialkombination 5-78a.9c♦
–––– Nancy-Nagel 5-78a.gc♦
–––– Platte 5-78a.2c♦
––––– winkelstabil 5-78a.kc♦
–––– Prevot-Nagel 5-78a.gc♦
–––– Rush-Pin 5-78a.gc♦
–––– Schraube 5-78a.0c♦
–––– TEN 5-78a.gc♦
–––– Verbundosteosynthese 5-78a.9c♦
–––– Zuggurtung/Cerclage 5-78a.1c♦
––– ohne Materialwechsel 5-789.3c♦
–– Rotationsosteotomie 5-781.2c♦
––– valgisierend 5-781.5c♦
––– varisierend 5-781.6c♦
–– Sequesterotomie 5-780.7c♦
––– mit Einlegen, Medikamententräger 5-780.8c♦
–– Transplantation
––– Knochen
–––– gefäßgestielt, mit mikrovaskulärer Anastomose 5-784.4c♦
–––– nicht-gefäßgestielt 5-784.3c♦
––– Knochenmatrix, demineralisiert, human 5-784.bc♦
––– Röhrenknochen, allogen 5-784.9c♦
––– Span, kortikospongiös
–––– allogen
––––– endoskopisch 5-784.fc♦
––––– offen 5-784.8c♦
–––– autogen
––––– ausgedehnt 5-784.2c♦
––––– endoskopisch 5-784.dc♦
––– Spongiosa
–––– allogen
––––– endoskopisch 5-784.ec♦
––––– offen 5-784.7c♦
–––– autogen
––––– endoskopisch 5-784.cc♦
––––– offen 5-784.0c♦
–– Transposition, Knochen, gefäßgestielt 5-784.ac♦
–– Verkürzungsosteotomie 5-781.3c♦
–– Verlängerungsosteotomie 5-781.4c♦
–– Wechsel, Medikamententräger 5-780.4c♦
Phalanx, Digitus II bis V
– Osteotomie
–– 1 5-788.57♦
–– 2 5-788.58♦
–– 3 5-788.59♦
–– 4 5-788.5a♦
–– 5 oder mehr 5-788.5b♦
– Resektion
–– 1 5-788.0b♦
–– 2 5-788.0c♦ ►
Phalanx, Digitus II bis V *(Forts.)*
~ Resektion *(Forts.)*
–– 3 5-788.0d♦
–– 4 5-788.0e♦
–– 5 oder mehr 5-788.0f♦
–– Exostose
––– 1 5-788.0b♦
––– 2 5-788.0c♦
––– 3 5-788.0d♦
––– 4 5-788.0e♦
––– 5 oder mehr 5-788.0f♦
Pharmakosensitivität, Untersuchung, neurologisch, mit quantitativer Testung, bei Bewegungsstörungen 1-20a.20
Pharyngeal, Stimulation, elektrisch 8-633
Pharyngektomie
– bei Laryngektomie
–– ohne Rekonstruktion 5-303.10
–– und Resektion, Schilddrüse
––– mit freiem Darmtransplantat 5-303.26
––– ohne Rekonstruktion 5-303.20
– Laryngo-
–– mit Rekonstruktion, mit
––– Fernlappen, gestielt 5-303.15
––– freiem
–––– Darmtransplantat 5-303.16
–––– mikrovaskulär-anastomosiertem Transplantat 5-303.14
––– gestieltem regionalem Lappen 5-303.12
––– lokaler Schleimhaut 5-303.11
––– Magenhochzug 5-303.17
––– Transplantat, nicht-vaskularisiert 5-303.13
–– ohne Rekonstruktion 5-303.10
–– und Resektion, Schilddrüse
––– mit
–––– freiem Darmtransplantat 5-303.26
–––– Rekonstruktion, mit
––––– Fernlappen, gestielt 5-303.25
––––– freiem mikrovaskulär-anastomosiertem Transplantat 5-303.24
––––– gestieltem regionalem Lappen 5-303.22
––––– lokaler Schleimhaut 5-303.21
––––– Magenhochzug 5-303.27
––––– Transplantat, nicht-vaskularisiert 5-303.23
––– ohne Rekonstruktion 5-303.20
– und Laryngektomie
–– mit Rekonstruktion, mit
––– Fernlappen, gestielt 5-303.15
––– freiem
–––– Darmtransplantat 5-303.16
–––– mikrovaskulär-anastomosiertem Transplantat 5-303.14
––– gestieltem regionalem Lappen 5-303.12
––– lokaler Schleimhaut 5-303.11
––– Magenhochzug 5-303.17
––– Transplantat, nicht-vaskularisiert 5-303.13
–– und Resektion, Schilddrüse, mit Rekonstruktion, mit
––– Fernlappen, gestielt 5-303.25 ►
~~~

Pharyngektomie *(Forts.)*
~ und Laryngektomie *(Forts.)*
~~ und Resektion, Schilddrüse, mit Rekonstruktion, mit *(Forts.)*
--- freiem mikrovaskulär-anastomosiertem Transplantat 5-303.24
--- gestieltem regionalem Lappen 5-303.22
--- lokaler Schleimhaut 5-303.21
--- Magenhochzug 5-303.27
--- Transplantat, nicht-vaskularisiert 5-303.23
Pharyngographie 3-134
Pharyngoplastik
– mit
-- Darmtransplantat, frei 5-293.4
-- Hautlappen, frei 5-293.3
-- Lappen, myokutan, gestielt 5-293.1
-- lokaler Schleimhaut 5-293.0
-- Magenhochzug 5-293.5
-- Transplantat, mikrovaskulär-anastomosiert 5-293.2
– Palato- 5-294.4
– Uvulopalato- 5-294.4
– Velo- 5-275.8
Pharyngorrhaphie 5-294.0
Pharyngoskopie
– diagnostisch
-- direkt
--- mit flexiblem Endoskop im Schlaf 1-611.01
---- unter Sedierung 1-611.01
--- mit Schlafendoskopie 1-611.01
--- ohne weitere Maßnahmen 1-611.00
-- indirekt 1-611.1
– mit Fremdkörperentfernung 8-100.x♦
Pharyngotomie
– bei
-- Glossektomie
--- mit Rekonstruktion, mit
---- Fernlappen, gestielt 5-252.23
---- Lappen, regional, gestielt 5-252.20
---- Transplantat
----- mikrovaskulär-anastomosiert, frei 5-252.22
----- nicht-vaskularisiert 5-252.21
--- partiell, mit Rekonstruktion, mit
---- Fernlappen, gestielt 5-251.23
---- Lappen, regional, gestielt 5-251.20
---- Transplantat
----- mikrovaskulär-anastomosiert, frei 5-251.22
----- nicht-vaskularisiert 5-251.21
-- Myotomie, M. constrictor pharyngis 5-299.01
-- Tonsillektomie, radikal 5-281.3
– lateral 5-290.3
-- zur Fremdkörperentfernung, Pharynx 5-290.3
– median 5-290.0
-- transhyoidal 5-290.2
-- translingual 5-290.1
– mit
-- Destruktion, Zungengrundtonsille 5-284.1
-- Exzision, Zungengrundtonsille 5-284.1 ►

Pharyngotomie *(Forts.)*
~ mit *(Forts.)*
-- Resektion, Pharynx
--- partiell, mit Rekonstruktion, mit
---- Fernlappen, gestielt 5-295.15
---- freiem mikrovaskulär-anastomosiertem Transplantat 5-295.14
---- gestieltem regionalem Lappen 5-295.12
---- lokaler Schleimhaut 5-295.11
---- Transplantat, nicht-vaskularisiert 5-295.13
--- radikal, mit Rekonstruktion, mit
---- Fernlappen, gestielt 5-296.15
---- freiem
----- Darmtransplantat 5-296.16
----- mikrovaskulär-anastomosiertem Transplantat 5-296.14
---- gestieltem regionalem Lappen 5-296.12
---- lokaler Schleimhaut 5-296.11
---- Magenhochzug 5-296.17
---- Transplantat, nicht-vaskularisiert 5-296.13
Pharyngozervikal, Ösophagomyotomie
– abdominal, offen 5-420.10
– durch Umsteigen
-- laparoskopisch – offen chirurgisch 5-420.14
-- thorakoskopisch – offen chirurgisch 5-420.15
– endoskopisch 5-420.16
– laparoskopisch 5-420.12
– thorakal, offen 5-420.11
– thorakoskopisch 5-420.13
Pharynx
– Adhäsiolyse 5-294.3
– Aufhängung, Divertikel 5-299.x
– Durchtrennung, Gewebe, kongenital 5-291.0
– Elektrokoagulation 5-292.30
– Elektrochemotherapie 5-292.35
– Exzision, lokal 5-292.0
– Fistelverschluss 5-294.1
– Fremdkörperentfernung
-- durch
--- laterale Pharyngotomie 5-290.3
--- mediane
---- Pharyngotomie 5-290.0
---- transhyoidale Pharyngotomie 5-290.2
---- translinguale Pharyngotomie 5-290.1
-- ohne Inzision 8-101.5
– Invagination, Divertikel 5-299.x
– Kryokoagulation 5-292.33
– Laserkoagulation 5-292.31
– Naht, nach Verletzung 5-294.0
– photodynamische Therapie 5-292.34
– Resektion
-- partiell
--- durch
---- Pharyngotomie
----- mit Rekonstruktion, mit
------ Fernlappen, gestielt 5-295.15
------ freiem mikrovaskulär-anastomosiertem Transplantat 5-295.14
------ gestieltem regionalem Lappen 5-295.12
------ lokaler Schleimhaut 5-295.11 ►

Pharynx *(Forts.)*
~ Resektion *(Forts.)*
~~ partiell *(Forts.)*
~~~ durch *(Forts.)*
~~~~ Pharyngotomie *(Forts.)*
~~~~~ mit Rekonstruktion, mit *(Forts.)*
–––––– Transplantat, nicht-vaskularisiert 5-295.13
––––– ohne Rekonstruktion 5-295.10
–––– Spaltung, Gaumen, weich und hart
––––– mit Rekonstruktion, mit
–––––– Fernlappen, gestielt 5-295.25
–––––– freiem mikrovaskulär-anastomosiertem Transplantat 5-295.24
–––––– gestieltem regionalem Lappen 5-295.22
–––––– lokaler Schleimhaut 5-295.21
–––––– Transplantat, nicht-vaskularisiert 5-295.23
––––– ohne Rekonstruktion 5-295.20
––– transmandibulär
–––– mit Rekonstruktion, mit
––––– Fernlappen, gestielt 5-295.35
––––– freiem mikrovaskulär-anastomosiertem Transplantat 5-295.34
––––– gestieltem regionalem Lappen 5-295.32
––––– lokaler Schleimhaut 5-295.31
––––– Transplantat, nicht-vaskularisiert 5-295.33
–––– ohne Rekonstruktion 5-295.30
––– transoral
–––– mit Rekonstruktion, mit
––––– Fernlappen, gestielt 5-295.05
––––– freiem mikrovaskulär-anastomosiertem Transplantat 5-295.04
––––– gestieltem regionalem Lappen 5-295.02
––––– lokaler Schleimhaut 5-295.01
––––– Transplantat, nicht-vaskularisiert 5-295.03
–––– ohne Rekonstruktion 5-295.00
–– radikal
––– durch
–––– Pharyngotomie
––––– mit Rekonstruktion, mit
–––––– Fernlappen, gestielt 5-296.15
–––––– freiem
––––––– Darmtransplantat 5-296.16
––––––– mikrovaskulär-anastomosiertem Transplantat 5-296.14
–––––– gestieltem regionalem Lappen 5-296.12
–––––– lokaler Schleimhaut 5-296.11
–––––– Magenhochzug 5-296.17
–––––– Transplantat, nicht-vaskularisiert 5-296.13
––––– ohne Rekonstruktion 5-296.10
–––– Spaltung, Gaumen, weich und hart
––––– mit Rekonstruktion, mit
–––––– Fernlappen, gestielt 5-296.25
–––––– freiem
––––––– Darmtransplantat 5-296.26
––––––– mikrovaskulär-anastomosiertem Transplantat 5-296.24 ►

Pharynx *(Forts.)*
~ Resektion *(Forts.)*
~~ radikal *(Forts.)*
~~~ durch *(Forts.)*
~~~~ Spaltung, Gaumen, weich und hart *(Forts.)*
~~~~~ mit Rekonstruktion, mit *(Forts.)*
–––––– gestieltem regionalem Lappen 5-296.22
–––––– lokaler Schleimhaut 5-296.21
–––––– Magenhochzug 5-296.27
–––––– Transplantat, nicht-vaskularisiert 5-296.23
––––– ohne Rekonstruktion 5-296.20
––– transmandibulär
–––– mit Rekonstruktion, mit
––––– Fernlappen, gestielt 5-296.35
––––– freiem
–––––– Darmtransplantat 5-296.36
–––––– mikrovaskulär-anastomosiertem Transplantat 5-296.34
––––– gestieltem regionalem Lappen 5-296.32
––––– lokaler Schleimhaut 5-296.31
––––– Magenhochzug 5-296.37
––––– Transplantat, nicht-vaskularisiert 5-296.33
–––– ohne Rekonstruktion 5-296.30
––– transoral
–––– mit Rekonstruktion, mit
––––– Fernlappen, gestielt 5-296.05
––––– freiem
–––––– Darmtransplantat 5-296.06
–––––– mikrovaskulär-anastomosiertem Transplantat 5-296.04
––––– gestieltem regionalem Lappen 5-296.02
––––– lokaler Schleimhaut 5-296.01
––––– Magenhochzug 5-296.07
––––– Transplantat, nicht-vaskularisiert 5-296.03
–––– ohne Rekonstruktion 5-296.00
– Thermokoagulation 5-292.32
Phasentest, Radiojod-2- 3-70b.0
Phasenverschoben, Radiofrequenzablation, bipolar
– AV-Knoten, bei Herzrhythmusstörungen 8-835.b1
– Pulmonalvene, bei Herzrhythmusstörungen 8-835.b5
– Ventrikel
–– links, bei Herzrhythmusstörungen 8-835.b4
–– rechts, bei Herzrhythmusstörungen 8-835.b2
– Vorhof
–– links, bei Herzrhythmusstörungen 8-835.b3
–– rechts, bei Herzrhythmusstörungen 8-835.b0
Phenylpropionsäurebelastung, oral, unter Notfallbereitschaft 1-760
Philipps-Child, Operation
– durch Umsteigen laparoskopisch – offen chirurgisch 5-469.32
– laparoskopisch 5-469.31
– offen 5-469.30

P

Phlebographie
– Gefäß
–– Extremität 3-613♦
––– mit Darstellung, Abflussbereich 3-614♦
–– intrakraniell 3-610
– Hohlvene
–– obere 3-611.0
–– untere 3-612.0
– Iliakalvene 3-612.4
– Koronarsinusvene 3-611.2
– Mesenterialvene 3-612.3
– Milzvene 3-612.2
– Nierenvene 3-612.1
– Pfortader 3-612.5
– Pulmonalvene 3-611.1
Phoniatrie 1-243
Phoniatrisch, Komplexbehandlung, bei Störung
– Schlucken 9-310
– Sprache 9-310
– Sprechen 9-310
– Stimme 9-310
Phoniatrisch-psychosomatisch, Komplexbehandlung, integriert, bei Störung
– Hören 9-311
– Schlucken 9-311
– Sprache 9-311
– Sprechen 9-311
– Stimme 9-311
Photochemotherapie 8-560.1
Photodynamische Therapie
– Chorioidea 5-155.6♦
– Destruktion
–– Bronchus, bronchoskopisch 5-320.3♦
–– Dickdarm, endoskopisch, einfach 5-452.84
–– Dünndarm, endoskopisch, einfach 5-451.94
–– Gallengänge
––– durch Umsteigen laparoskopisch – offen chirurgisch 5-514.r2
––– endoskopisch 5-513.41
––– laparoskopisch 5-514.r1
––– offen 5-514.r0
––– perkutan-transhepatisch 5-514.r3
–– Magen
––– endoskopisch 5-433.54
––– laparoskopisch 5-433.44
––– offen 5-433.34
–– Ösophagus
––– endoskopisch 5-422.54
––– offen 5-422.34
––– thorakoskopisch 5-422.44
–– Rektum
––– endoskopisch 5-482.71
–––– endoskopisch-mikrochirurgisch 5-482.72
––– peranal 5-482.70
–– Uterus 5-681.64
– Dickdarm
–– Destruktion, endoskopisch, durch
––– Doppel-Ballon-Enteroskopie 5-452.94
––– Push-and-pull-back-Technik 5-452.94
––– Push-Technik 5-452.84
––– Single-Ballon-Enteroskopie 5-452.94 ►

Photodynamische Therapie *(Forts.)*
~ Dickdarm *(Forts.)*
–– laparoskopisch 5-452.44
–– offen 5-452.34
– Dünndarm
–– Destruktion, endoskopisch, durch
––– Doppel-Ballon-Enteroskopie 5-451.a4
––– Push-and-pull-back-Technik 5-451.a4
––– Push-Technik 5-451.94
––– Single-Ballon-Enteroskopie 5-451.a4
–– laparoskopisch 5-451.54
–– offen 5-451.44
– Gaumen
–– hart 5-272.64
–– weich 5-272.64
– Gaumenmandel 5-289.04
– Larynx 5-300.34
– Lippe 5-273.94
– Mundboden 5-273.94
– PDT [Photodynamische Therapie] 8-560.4
– Pharynx 5-292.34
– Rachenmandel 5-289.04
– Retina 5-155.6♦
– Uterus 5-681.64
– Wange 5-273.94
– Zunge 5-250.34
Photogrammetrie, zur 3D-Oberflächenvermessung, Schädel 3-310
Photokoagulation
– Chorioidea 5-155.2♦
– Corpus ciliare
–– transskleral, zur Senkung, Augeninnendruck 5-132.22♦
–– zur Senkung, Augeninnendruck
––– endoskopisch 5-132.21♦
––– offen 5-132.20♦
– Orbita 5-164.0♦
– Retina 5-155.2♦
– zur Versorgung, Retinariss 5-155.2♦
– Zyklo-, transskleral, zur Senkung, Augeninnendruck 5-132.22♦
Photopherese 8-824
Photorefraktiv
– Inzision, Kornea 5-126.1♦
– Keratektomie 5-126.1♦
Phototherapeutisch, Keratektomie 5-123.3♦
– bei Pterygium conjunctivae 5-122.2♦
Phreniektomie, für Lungenkollaps 5-041.5
Phrenikotomie, für Lungenkollaps 5-040.5
Phrenikusnerv-Stimulation, System
– Ersteinstellung 8-631.4
– Implantation, mit Implantation, Neurostimulationselektrode 5-059.cb
– Wechsel
–– mit Wechsel, Neurostimulationselektrode 5-059.cb
–– ohne Wechsel, Neurostimulationselektrode 5-059.db
Physikalisch
– Monotherapie, funktionsorientiert 8-561.1 ►

Physikalisch *(Forts.)*
– Therapie, funktionsorientiert, kombiniert 8-561.2
Physikalisch-medizinisch, Komplexbehandlung
– über
–– 7 bis 13 Behandlungstage 8-563.1
–– mindestens 14 Behandlungstage 8-563.2
– bis 6 Behandlungstage 8-563.0
PIC-Katheter [peripher eingeführter zentralvenöser Katheter]
– Anlegen 8-831.0
– Wechsel 8-831.2
Pigmentepithel, mit Aderhaut, Transplantation 5-157.3♦
Pilonidalfistelgang, Exzision 5-897.0
Pimecrolimus-freisetzend
– OPD-System, mit biologisch abbaubarer Polymerbeschichtung *[nur Zusatzkode!]* 8-83b.0a
– Stent, mit biologisch abbaubarer Polymerbeschichtung *[nur Zusatzkode!]* 8-83b.0a
Pinealektomie 5-074.0
Pinealotomie, mit Drainage 5-074.0
PIPAC 5-549.b
Pirogoff, Amputation, Fuß 5-865.3♦
Piston, Implantation, Prothese, mit
– Fensterung, Promontorium 5-198.2♦
– Stapesplastik 5-197.2♦
Pixantron, Applikation, parenteral
– 50 mg bis unter 75 mg 6-006.e0
– 75 mg bis unter 100 mg 6-006.e1
– 100 mg bis unter 125 mg 6-006.e2
– 125 mg bis unter 150 mg 6-006.e3
– 150 mg bis unter 175 mg 6-006.e4
– 175 mg bis unter 200 mg 6-006.e5
– 200 mg bis unter 225 mg 6-006.e6
– 225 mg bis unter 250 mg 6-006.e7
– 250 mg bis unter 275 mg 6-006.e8
– 275 mg bis unter 300 mg 6-006.e9
– 300 mg bis unter 350 mg 6-006.ea
– 350 mg bis unter 400 mg 6-006.eb
– 400 mg bis unter 450 mg 6-006.ec
– 450 mg bis unter 500 mg 6-006.ed
– 500 mg bis unter 550 mg 6-006.ee
– 550 mg bis unter 600 mg 6-006.ef
– 600 mg bis unter 700 mg 6-006.eg
– 700 mg bis unter 800 mg 6-006.eh
– 800 mg bis unter 900 mg 6-006.ej
– 900 mg bis unter 1.000 mg 6-006.ek
– 1.000 mg oder mehr 6-006.em
Planar, Lymphszintigraphie, zur
– Darstellung, Lymphabfluss aus Tumor, mit Gabe von radioaktiv markierten
–– rezeptorgerichteten Substanzen 3-709.01
–– rezeptorspezifischen Substanzen 3-709.01
–– ungerichteten Substanzen 3-709.00
–– unspezifischen Substanzen 3-709.00
– Lokalisationsdiagnostik, mit Gabe von
–– radioaktiv markierten
––– rezeptorgerichteten Substanzen 3-709.01
––– rezeptorspezifischen Substanzen 3-709.01
––– ungerichteten Substanzen 3-709.00 ►

Planar, Lymphszintigraphie, zur *(Forts.)*
~ Lokalisationsdiagnostik, mit Gabe von *(Forts.)*
~~ radioaktiv markierten *(Forts.)*
––– unspezifischen Substanzen 3-709.00
–– Tc-99m-HSA 3-709.00
–– Tc-99m-markierten Kolloiden 3-709.00
–– Tc-99m-Tilmanocept 3-709.01
–– Technetium-99m-HSA 3-709.00
–– Technetium-99m-markierten Kolloiden 3-709.00
–– Technetium-99m-Tilmanocept 3-709.01
Plantar, Platte, Metatarsophalangealgelenk
– Naht
–– 1 5-788.70♦
–– 2 oder mehr 5-788.71♦
– Plastik
–– 1 5-788.72♦
–– 2 oder mehr 5-788.73♦
Planung
– computergestützt, Wirbelsäulenoperation
–– mit Verwendung von patientenindividuell
––– angepasstem Zielinstrumentarium *[nur Zusatzkode!]* 5-83w.22
––– angepassten Implantaten *[nur Zusatzkode!]* 5-83w.21
–––– und Zielinstrumentarium *[nur Zusatzkode!]* 5-83w.23
–– ohne Verwendung von patientenindividuell angepassten Implantaten oder Zielinstrumentarium *[nur Zusatzkode!]* 5-83w.20
– Hyperthermie, computergestützt 8-604
– Operation, Extremitätenknochen, computergestützt
–– mit Verwendung von patientenindividuell angepassten Implantaten *[nur Zusatzkode!]* 5-86a.21
–– ohne Verwendung von patientenindividuell angepassten Implantaten *[nur Zusatzkode!]* 5-86a.20
– und Management, Fertilitätsbehandlung 9-278.0
Plasma
– kryodepletiert
–– Transfusion
––– 1 TE bis unter 6 TE 8-812.70
––– 6 TE bis unter 11 TE 8-812.71
––– 11 TE bis unter 21 TE 8-812.72
––– 21 TE bis unter 31 TE 8-812.73
––– 31 TE oder mehr 8-812.74
–– zur Plasmapherese, therapeutisch
––– 1 8-820.10
––– 2 8-820.11
––– 3 8-820.12
––– 4 8-820.13
––– 5 8-820.14
––– 6 8-820.18
––– 7 8-820.19
––– 8 8-820.1a
––– 9 8-820.1b
––– 10 8-820.1c
––– 11 8-820.1d ►

P

Plasma *(Forts.)*
~ kryodepletiert *(Forts.)*
~~ zur Plasmapherese, therapeutisch *(Forts.)*
––– 12 8-820.1e
––– 13 8-820.1f
––– 14 8-820.1g
––– 15 8-820.1h
––– 16 bis 17 8-820.1j
––– 18 bis 19 8-820.1k
––– 20 bis 21 8-820.1m
––– 22 bis 23 8-820.1n
––– 24 bis 25 8-820.1p
––– 26 bis 28 8-820.1q
––– 29 bis 31 8-820.1r
––– 32 bis 34 8-820.1s
––– 35 bis 39 8-820.1t
––– 40 bis 44 8-820.1u
––– 45 bis 49 8-820.1v
––– 50 oder mehr 8-820.1w
– normal
–– Transfusion
––– 1 TE bis unter 6 TE 8-812.60
––– 6 TE bis unter 11 TE 8-812.61
––– 11 TE bis unter 21 TE 8-812.62
––– 21 TE bis unter 31 TE 8-812.63
––– 31 TE oder mehr 8-812.64
–– zur Plasmapherese, therapeutisch
––– 1 8-820.00
––– 2 8-820.01
––– 3 8-820.02
––– 4 8-820.03
––– 5 8-820.04
––– 6 8-820.08
––– 7 8-820.09
––– 8 8-820.0a
––– 9 8-820.0b
––– 10 8-820.0c
––– 11 8-820.0d
––– 12 8-820.0e
––– 13 8-820.0f
––– 14 8-820.0g
––– 15 8-820.0h
––– 16 bis 17 8-820.0j
––– 18 bis 19 8-820.0k
––– 20 bis 21 8-820.0m
––– 22 bis 23 8-820.0n
––– 24 bis 25 8-820.0p
––– 26 bis 28 8-820.0q
––– 29 bis 31 8-820.0r
––– 32 bis 34 8-820.0s
––– 35 bis 39 8-820.0t
––– 40 bis 44 8-820.0u
––– 45 bis 49 8-820.0v
––– 50 oder mehr 8-820.0w
– pathogeninaktiviert
–– gefroren, zur Plasmapherese, therapeutisch
––– 1 8-820.20
––– 2 8-820.21
––– 3 8-820.22
––– 4 8-820.23
––– 5 8-820.24 ►

Plasma *(Forts.)*
~ pathogeninaktiviert *(Forts.)*
~~ gefroren, zur Plasmapherese, therapeutisch *(Forts.)*
––– 6 8-820.25
––– 7 8-820.26
––– 8 8-820.27
––– 9 8-820.28
––– 10 8-820.29
––– 11 8-820.2a
––– 12 8-820.2b
––– 13 8-820.2c
––– 14 8-820.2d
––– 15 8-820.2e
––– 16 bis 17 8-820.2f
––– 18 bis 19 8-820.2g
––– 20 bis 21 8-820.2h
––– 22 bis 23 8-820.2j
––– 24 bis 25 8-820.2k
––– 26 bis 28 8-820.2m
––– 29 bis 31 8-820.2n
––– 32 bis 34 8-820.2p
––– 35 bis 39 8-820.2q
––– 40 bis 44 8-820.2r
––– 45 bis 49 8-820.2s
––– 50 oder mehr 8-820.2t
–– Transfusion
––– 1 TE bis unter 6 TE 8-812.80
––– 6 TE bis unter 11 TE 8-812.81
––– 11 TE bis unter 21 TE 8-812.82
––– 21 TE bis unter 31 TE 8-812.83
––– 31 TE oder mehr 8-812.84
Plasmapherese, therapeutisch, mit
– Albumin
–– 1 8-820.00
–– 2 8-820.01
–– 3 8-820.02
–– 4 8-820.03
–– 5 8-820.04
–– 6 8-820.08
–– 7 8-820.09
–– 8 8-820.0a
–– 9 8-820.0b
–– 10 8-820.0c
–– 11 8-820.0d
–– 12 8-820.0e
–– 13 8-820.0f
–– 14 8-820.0g
–– 15 8-820.0h
–– 16 bis 17 8-820.0j
–– 18 bis 19 8-820.0k
–– 20 bis 21 8-820.0m
–– 22 bis 23 8-820.0n
–– 24 bis 25 8-820.0p
–– 26 bis 28 8-820.0q
–– 29 bis 31 8-820.0r
–– 32 bis 34 8-820.0s
–– 35 bis 39 8-820.0t
–– 40 bis 44 8-820.0u
–– 45 bis 49 8-820.0v
–– 50 oder mehr 8-820.0w ►

Plasmapherese, therapeutisch, mit *(Forts.)*
– Apheresefrischplasma, pathogenreduziert, zellfrei, vom Einzelspender
–– 1 8-820.20
–– 2 8-820.21
–– 3 8-820.22
–– 4 8-820.23
–– 5 8-820.24
–– 6 8-820.25
–– 7 8-820.26
–– 8 8-820.27
–– 9 8-820.28
–– 10 8-820.29
–– 11 8-820.2a
–– 12 8-820.2b
–– 13 8-820.2c
–– 14 8-820.2d
–– 15 8-820.2e
–– 16 bis 17 8-820.2f
–– 18 bis 19 8-820.2g
–– 20 bis 21 8-820.2h
–– 22 bis 23 8-820.2j
–– 24 bis 25 8-820.2k
–– 26 bis 28 8-820.2m
–– 29 bis 31 8-820.2n
–– 32 bis 34 8-820.2p
–– 35 bis 39 8-820.2q
–– 40 bis 44 8-820.2r
–– 45 bis 49 8-820.2s
–– 50 oder mehr 8-820.2t
– kryodepletiertem Plasma
–– 1 8-820.10
–– 2 8-820.11
–– 3 8-820.12
–– 4 8-820.13
–– 5 8-820.14
–– 6 8-820.18
–– 7 8-820.19
–– 8 8-820.1a
–– 9 8-820.1b
–– 10 8-820.1c
–– 11 8-820.1d
–– 12 8-820.1e
–– 13 8-820.1f
–– 14 8-820.1g
–– 15 8-820.1h
–– 16 bis 17 8-820.1j
–– 18 bis 19 8-820.1k
–– 20 bis 21 8-820.1m
–– 22 bis 23 8-820.1n
–– 24 bis 25 8-820.1p
–– 26 bis 28 8-820.1q
–– 29 bis 31 8-820.1r
–– 32 bis 34 8-820.1s
–– 35 bis 39 8-820.1t
–– 40 bis 44 8-820.1u
–– 45 bis 49 8-820.1v
–– 50 oder mehr 8-820.1w
– normalem Plasma
–– 1 8-820.00
–– 2 8-820.01 ►

Plasmapherese, therapeutisch, mit *(Forts.)*
~ normalem Plasma *(Forts.)*
–– 3 8-820.02
–– 4 8-820.03
–– 5 8-820.04
–– 6 8-820.08
–– 7 8-820.09
–– 8 8-820.0a
–– 9 8-820.0b
–– 10 8-820.0c
–– 11 8-820.0d
–– 12 8-820.0e
–– 13 8-820.0f
–– 14 8-820.0g
–– 15 8-820.0h
–– 16 bis 17 8-820.0j
–– 18 bis 19 8-820.0k
–– 20 bis 21 8-820.0m
–– 22 bis 23 8-820.0n
–– 24 bis 25 8-820.0p
–– 26 bis 28 8-820.0q
–– 29 bis 31 8-820.0r
–– 32 bis 34 8-820.0s
–– 35 bis 39 8-820.0t
–– 40 bis 44 8-820.0u
–– 45 bis 49 8-820.0v
–– 50 oder mehr 8-820.0w
– Plasma, pathogeninaktiviert, gefroren
–– 1 8-820.20
–– 2 8-820.21
–– 3 8-820.22
–– 4 8-820.23
–– 5 8-820.24
–– 6 8-820.25
–– 7 8-820.26
–– 8 8-820.27
–– 9 8-820.28
–– 10 8-820.29
–– 11 8-820.2a
–– 12 8-820.2b
–– 13 8-820.2c
–– 14 8-820.2d
–– 15 8-820.2e
–– 16 bis 17 8-820.2f
–– 18 bis 19 8-820.2g
–– 20 bis 21 8-820.2h
–– 22 bis 23 8-820.2j
–– 24 bis 25 8-820.2k
–– 26 bis 28 8-820.2m
–– 29 bis 31 8-820.2n
–– 32 bis 34 8-820.2p
–– 35 bis 39 8-820.2q
–– 40 bis 44 8-820.2r
–– 45 bis 49 8-820.2s
–– 50 oder mehr 8-820.2t
– Poolplasma, pathogenreduziert, zellfrei
–– 1 8-820.20
–– 2 8-820.21
–– 3 8-820.22
–– 4 8-820.23
–– 5 8-820.24 ►

Plasmapherese, therapeutisch, mit *(Forts.)*
~ Poolplasma, pathogenreduziert, zellfrei *(Forts.)*
-- 6 8-820.25
-- 7 8-820.26
-- 8 8-820.27
-- 9 8-820.28
-- 10 8-820.29
-- 11 8-820.2a
-- 12 8-820.2b
-- 13 8-820.2c
-- 14 8-820.2d
-- 15 8-820.2e
-- 16 bis 17 8-820.2f
-- 18 bis 19 8-820.2g
-- 20 bis 21 8-820.2h
-- 22 bis 23 8-820.2j
-- 24 bis 25 8-820.2k
-- 26 bis 28 8-820.2m
-- 29 bis 31 8-820.2n
-- 32 bis 34 8-820.2p
-- 35 bis 39 8-820.2q
-- 40 bis 44 8-820.2r
-- 45 bis 49 8-820.2s
-- 50 oder mehr 8-820.2t
Plastik
– Alveolarkamm 5-244.00
-- mit
--- Hauttransplantat 5-244.01
--- Knochentransplantat 5-244.03
--- Schleimhauttransplantat 5-244.02
-- ohne Transplantat 5-244.00
– Anus, perineal 5-495.6
– Band, Kniegelenk, kombiniert, offen 5-803.8♦
– bei
-- Exzision, Gewebe, Konjunktiva 5-112.2♦
-- Resektion
--- krikotracheal, Trachea 5-314.32
--- Trachea 5-314.13
– Borggreve- 5-869.0
– Douglas- 5-707.1
– Dura
-- am Übergang, kraniozervikal 5-021.3
--- mit Kranioplastik 5-021.7
-- an Konvexität 5-021.0
--- mit Kranioplastik 5-021.4
-- frontobasal 5-021.2
--- mit Kranioplastik 5-021.6
-- laterobasal 5-021.1
--- mit Kranioplastik 5-021.5
-- spinal 5-036.8
– Enterozele
-- durch Umsteigen vaginal – offen chirurgisch
--- mit alloplastischem Material 5-707.32
--- ohne alloplastisches Material 5-707.22
-- offen
--- mit alloplastischem Material 5-707.30
--- ohne alloplastisches Material 5-707.20
-- vaginal
--- mit alloplastischem Material 5-707.31
--- ohne alloplastisches Material 5-707.21 ►

Plastik *(Forts.)*
– Ersatz-, Sehne
-- Axilla 5-854.41♦
--- mit Interponat 5-854.51♦
-- Bauchregion 5-854.46♦
--- mit Interponat 5-854.56♦
-- Brustwand 5-854.45♦
--- mit Interponat 5-854.55♦
-- Ellenbogen 5-854.42♦
--- mit Interponat 5-854.52♦
-- Fußwurzel, mit Interponat 5-854.5b♦
-- Genitalregion 5-854.47♦
--- mit Interponat 5-854.57♦
-- Gesäß 5-854.47♦
--- mit Interponat 5-854.57♦
-- Hals 5-854.40♦
--- mit Interponat 5-854.50♦
-- Knie 5-854.48♦
--- mit Interponat 5-854.58♦
-- Kopf 5-854.40♦
--- mit Interponat 5-854.50♦
-- Leistenregion 5-854.47♦
--- mit Interponat 5-854.57♦
-- Mittelfuß, mit Interponat 5-854.5c♦
-- Oberarm 5-854.42♦
--- mit Interponat 5-854.52♦
-- Oberschenkel 5-854.48♦
--- mit Interponat 5-854.58♦
-- Rücken 5-854.45♦
--- mit Interponat 5-854.55♦
-- Rückfuß, mit Interponat 5-854.5b♦
-- Schulter 5-854.41♦
--- mit Interponat 5-854.51♦
-- Unterarm 5-854.43♦
--- mit Interponat 5-854.53♦
-- Unterschenkel 5-854.49♦
--- mit Interponat 5-854.59♦
-- Zehe, mit Interponat 5-854.5c♦
– Erweiterungs-, Larynx 5-315.4
– Fimbrien, Tuba uterina
-- abdominal, offen 5-666.90♦
-- durch Umsteigen
--- endoskopisch – offen chirurgisch 5-666.93♦
--- vaginal – offen chirurgisch 5-666.94♦
-- endoskopisch 5-666.92♦
-- laparoskopisch 5-666.92♦
-- vaginal 5-666.95♦
--- laparoskopisch assistiert 5-666.91♦
– Frenulum
-- Penis 5-640.3
-- und Plastik, Präputium 5-640.3
– Frenulum linguae 5-259.2
– Gaumen, hart, primär, ohne Knochentransplantat 5-275.1
– Gaumensegel
-- primär 5-275.9
-- sekundär 5-275.a
– Gingiva
-- durch Lappenoperation 5-241.0 ►

Plastik *(Forts.)*
~ Gingiva *(Forts.)*
–– mit
––– Implantat
–––– alloplastisch 5-241.3
–––– Knochen 5-241.2
––– Schleimhauttransplantat 5-241.1
– Harnblasenhals
–– laparoskopisch 5-578.41
–– offen 5-578.40
– Haut, bei Amputation, Finger 5-863.4♦
– Hinterwand, Vagina
–– mit alloplastischem Material 5-704.11
–– ohne alloplastisches Material 5-704.10
– Introitus vaginae, Erweiterung 5-716.3
– Kapselbandapparat
–– dorsal, arthroskopisch, Kniegelenk 5-813.f♦
–– lateral
––– arthroskopisch, Kniegelenk 5-813.e♦
––– Ellenbogengelenk 5-807.73♦
–– medial
––– arthroskopisch, Kniegelenk 5-813.d♦
––– Ellenbogengelenk 5-807.72♦
– Kiefer, bei Lippen-Kieferspalte 5-276.b♦
–– mit Osteoplastik 5-276.c♦
– Kinn 5-775.6
– Kniegelenk, Bandapparat
–– dorsolateral, offen 5-803.a♦
–– dorsomedial, offen 5-803.9♦
–– lateral, offen 5-803.7♦
–– medial, offen 5-803.6♦
– Knochen, Brustwand 5-346.7
– Konjunktiva, mit Transplantation
–– Amnionmembran 5-113.4♦
–– Konjunktiva
––– allogen 5-113.02♦
––– Auge
–––– ipsilateral 5-113.00♦
–––– kontralateral 5-113.01♦
–– Mundschleimhaut 5-113.2♦
–– Nasenschleimhaut 5-113.1♦
–– Stammzellen, Limbus
––– allogen 5-113.02♦
––– Auge
–––– ipsilateral 5-113.00♦
–––– kontralateral 5-113.01♦
– Kreuzband
–– hinteres
––– arthroskopisch, mit
–––– allogener Sehne 5-813.h♦
–––– alloplastischem Bandersatz 5-813.8♦
–––– autogener Patellarsehne 5-813.6♦
–––– sonstiger autogener Sehne 5-813.7♦
––– offen, mit
–––– alloplastischem Bandersatz 5-803.5♦
–––– autogener Patellarsehne 5-803.3♦
–––– sonstiger autogener Sehne 5-803.4♦
–– vorderes
––– arthroskopisch, mit
–––– allogener Sehne 5-813.g♦
–––– alloplastischem Bandersatz 5-813.5♦ ►

Plastik *(Forts.)*
~ Kreuzband *(Forts.)*
~~ vorderes *(Forts.)*
~~~ arthroskopisch, mit *(Forts.)*
–––– autogener
––––– Patellarsehne 5-813.3♦
––––– Sehne 5-813.4♦
––– offen, mit
–––– alloplastischem Bandersatz 5-803.2♦
–––– autogener Patellarsehne 5-803.0♦
–––– sonstige autogener Sehne 5-803.1♦
– Levator
–– Suspensionsoperation, transvaginal 5-593.00
–– Zügeloperation, transvaginal 5-593.00
– Lippe, bei Lippenspalte 5-276.a♦
– Livaditis-Muskel- – s.a. Rekonstruktion, Ösophaguspassage, bei Atresie, mit Interposition 5-428.2
– Meatoglandulo-, bei Hypospadia coronaria 5-645.0
– Muskel
–– Axilla 5-853.41♦
–– Bauchregion 5-853.46♦
–– bei Amputation, Finger 5-863.4♦
–– Brustwand 5-853.45♦
–– Ellenbogen 5-853.42♦
–– Fuß 5-853.4a♦
–– Genitalregion 5-853.47♦
–– Gesäß 5-853.47♦
–– Hals 5-853.40♦
–– Knie 5-853.48♦
–– Kopf 5-853.40♦
–– Leistenregion 5-853.47♦
–– Oberschenkel 5-853.48♦
–– Rücken 5-853.45♦
–– Schulter 5-853.41♦
–– Unterarm 5-853.43♦
–– Unterschenkel 5-853.49♦
– Nagel 5-898.9♦
– Nasenspitze, isoliert 5-217.1
– Nasensteg 5-217.0
– Nierenbecken
–– abdominal, offen 5-557.41♦
–– laparoskopisch 5-557.43♦
–– lumbal, offen 5-557.40♦
–– thorakoabdominal 5-557.42♦
– Ohrläppchen 5-188.3♦
– Omentum 5-546.3
–– bei Rekonstruktion, Leber 5-505.2
– Orbitaboden, von außen 5-766.3♦
– Palatopharyngo- 5-294.4
– Pfannenboden, Hüftgelenk 5-829.h♦
– Pfannenrand, Schultergelenk
–– hintere, offen 5-805.3♦
–– vordere, offen 5-805.2♦
– Pharyngo-, mit lokaler Schleimhaut 5-293.0
– Platte, plantar, Metatarsophalangealgelenk
–– 1 5-788.72♦
–– 2 oder mehr 5-788.73♦
– Portio uteri 5-675.2
–– zur Rekonstruktion, Cervix uteri 5-675.2 ►

P
~~~

Plastik *(Forts.)*
– Präputium, mit Plastik, Frenulum 5-640.3
– Pyloro- 5-432.1
– Scheide
–– hintere, mit alloplastischem Material 5-704.11
–– vordere, mit alloplastischem Material 5-704.01
– Scheidendamm-, hintere, ohne alloplastisches Material 5-704.10
– Segel, Mitralklappe
–– endovaskulär
––– transarteriell 5-35a.40
––– transvenös 5-35a.41
–– mit Clip
––– 1, transvenös *[nur Zusatzkode!]* 5-35a.60
––– 2, transvenös *[nur Zusatzkode!]* 5-35a.61
––– 3, transvenös *[nur Zusatzkode!]* 5-35a.62
––– 4, transvenös *[nur Zusatzkode!]* 5-35a.63
––– 5 oder mehr, transvenös *[nur Zusatzkode!]* 5-35a.64
–– transapikal 5-35a.42
––– mittels Implantation, Neochordae 5-35a.42
–––– aus PTFE 5-35a.42
–– ventrikulär, transarteriell 5-35a.40
– Segel, Trikuspidalklappe
–– mit Clip
––– 1, transvenös *[nur Zusatzkode!]* 5-35a.60
––– 2, transvenös *[nur Zusatzkode!]* 5-35a.61
––– 3, transvenös *[nur Zusatzkode!]* 5-35a.62
––– 4, transvenös *[nur Zusatzkode!]* 5-35a.63
––– 5 oder mehr, transvenös *[nur Zusatzkode!]* 5-35a.64
– Septorhino-, mit Korrektur
–– Knochen, mit
––– distalem
–––– allogenem Transplantat 5-218.12
–––– autogenem Transplantat 5-218.11
–––– xenogenem Transplantat 5-218.12
––– lokalem autogenem Transplantat 5-218.10
–– Knorpel
––– mit
–––– allogenem Transplantat 5-218.02
–––– autogenem lokalem Transplantat 5-218.00
–––– distalem autogenem Transplantat 5-218.01
–––– xenogenem Transplantat 5-218.02
––– und Knochen, mit
–––– distalem
––––– allogenem Transplantat 5-218.22
––––– autogenem Transplantat 5-218.21
––––– xenogenem Transplantat 5-218.22
–––– lokalem autogenem Transplantat 5-218.20
– Sphinkter, Anus 5-496.3
– Sprunggelenk, oberes, Bandapparat, lateral, offen, mit
–– alloplastischem Bandersatz 5-806.6♦
–– autogener Sehne 5-806.4♦
– Stapes-
–– mit Implantation, Prothese
––– alloplastisch 5-197.2♦
––– autogen 5-197.1♦ ►

Plastik *(Forts.)*
~ Stapes- *(Forts.)*
~~ mit Implantation, Prothese *(Forts.)*
––– nach
–––– Piston 5-197.2♦
–––– Schuknecht 5-197.1♦
–– ohne Implantation, Prothese 5-197.0♦
– Stimmlippe, Revision 5-315.8
– Tenon- 5-113.3♦
– Tuber-, mit
–– Hauttransplantat 5-244.41
–– Knochentransplantat 5-244.43
– Unterlid, mit Ersatz, Oberlid 5-096.42♦
– Uvulopalatopharyngo- 5-294.4
– Velopharyngo- 5-275.8
– Venenklappe 5-399.8
– Vestibulum-, mit Knochentransplantat 5-244.23
– Viskokanalo-, mit Senkung, Augeninnendruck 5-134.2♦
– Vorderwand, Vagina
–– mit alloplastischem Material 5-704.01
–– ohne alloplastisches Material 5-704.00
– Zungenfrenulum 5-259.2
– zur Beseitigung, Trachealstenose 5-316.61
– Zwerchfell
–– komplett
––– mit alloplastischem Material 5-347.51
––– ohne alloplastisches Material 5-347.50
–– partiell
––– mit alloplastischem Material 5-347.41
––– ohne alloplastisches Material 5-347.40

Plastisch – s. jeweiliger durchgeführter Eingriff

Platte
– dorsal, Reposition, offen, Fraktur
–– Azetabulum 5-799.4♦
–– Hüftkopf 5-799.4♦
– Entfernung
–– Beckenknochen 5-787.3d
–– Femur
––– distal 5-787.3h♦
––– proximal 5-787.3f♦
––– Schaft 5-787.3g♦
–– Fibula
––– distal 5-787.3r♦
––– proximal 5-787.3p♦
––– Schaft 5-787.3q♦
–– Humerus
––– distal 5-787.33♦
––– proximal 5-787.31♦
––– Schaft 5-787.32♦
–– Kalkaneus 5-787.3t♦
–– Karpus 5-787.3a♦
–– Klavikula 5-787.30♦
–– Metakarpus 5-787.3b♦
–– Metatarsus 5-787.3v♦
–– Patella 5-787.3j♦
–– Phalangen
––– Fuß 5-787.3w♦
––– Hand 5-787.3c♦
–– Radius
––– distal 5-787.36♦ ►

Platte *(Forts.)*
~ Entfernung *(Forts.)*
~~ Radius *(Forts.)*
––– proximal 5-787.34♦
––– Schaft 5-787.35♦
–– Schenkelhals 5-787.3e♦
–– Skapula 5-787.3z♦
–– Talus 5-787.3s♦
–– Tarsus 5-787.3u♦
–– Tibia
––– distal 5-787.3n♦
––– proximal 5-787.3k♦
––– Schaft 5-787.3m♦
–– Ulna
––– distal 5-787.39♦
––– proximal 5-787.37♦
––– Schaft 5-787.38♦
– Metall-, Rekonstruktion, Orbitawand 5-167.1♦
– mit Reposition, geschlossen
–– Epiphysenlösung, Radius, proximal 5-790.n4♦
–– Fraktur
––– Fibula, proximal 5-790.np♦
––– Patella 5-790.nj♦
––– Radius, proximal 5-790.n4♦
– Naht, Bandapparat, Klavikula, offen 5-807.5♦
– Osteosynthese, Knochen *[nur Zusatzkode!]* 5-786.2
– Radius, proximal, Fraktur, Reposition, offen 5-793.34♦
– Reosteosynthese, bei Revision, Osteosynthesematerial
–– Beckenknochen 5-78a.2d
–– Femur
––– distal 5-78a.2h♦
––– proximal 5-78a.2f♦
––– Schaft 5-78a.2g♦
–– Fibula
––– distal 5-78a.2r♦
––– proximal 5-78a.2p♦
––– Schaft 5-78a.2q♦
–– Humerus
––– distal 5-78a.23♦
––– proximal 5-78a.21♦
––– Schaft 5-78a.22♦
–– Kalkaneus 5-78a.2t♦
–– Karpus 5-78a.2a♦
–– Klavikula 5-78a.20♦
–– Metakarpus 5-78a.2b♦
–– Metatarsus 5-78a.2v♦
–– Patella 5-78a.2j♦
–– Phalangen
––– Fuß 5-78a.2w♦
––– Hand 5-78a.2c♦
–– Radius
––– distal 5-78a.26♦
––– proximal 5-78a.24♦
––– Schaft 5-78a.25♦
–– Schenkelhals 5-78a.2e♦
–– Skapula 5-78a.2z♦
–– Talus 5-78a.2s♦ ►

Platte *(Forts.)*
~ Reosteosynthese, bei Revision, Osteosynthesematerial *(Forts.)*
–– Tarsus 5-78a.2u♦
–– Tibia
––– distal 5-78a.2n♦
––– proximal 5-78a.2k♦
––– Schaft 5-78a.2m♦
–– Ulna
––– distal 5-78a.29♦
––– proximal 5-78a.27♦
––– Schaft 5-78a.28♦
– Reposition
–– geschlossen
––– Epiphysenlösung
–––– Beckenknochen 5-790.nd
–––– Femur
––––– distal 5-790.nh♦
––––– proximal 5-790.nf♦
–––– Fibula
––––– distal 5-790.nr♦
––––– proximal 5-790.np♦
–––– Humerus
––––– distal 5-790.n3♦
––––– proximal 5-790.n1♦
–––– Kalkaneus 5-790.nt♦
–––– Klavikula 5-790.n0♦
–––– Metakarpus 5-790.nb♦
–––– Metatarsus 5-790.nv♦
–––– Phalangen
––––– Fuß 5-790.nw♦
––––– Hand 5-790.nc♦
–––– Radius, distal 5-790.n6♦
–––– Skapula 5-790.nz♦
–––– Talus 5-790.ns♦
–––– Tarsus 5-790.nu♦
–––– Tibia
––––– distal 5-790.nn♦
––––– proximal 5-790.nk♦
–––– Ulna
––––– distal 5-790.n9♦
––––– proximal 5-790.n7♦
––– Fraktur
–––– Beckenknochen 5-790.nd
–––– Femur
––––– distal 5-790.nh♦
––––– proximal 5-790.nf♦
––––– Schaft 5-790.ng♦
–––– Fibula
––––– distal 5-790.nr♦
––––– Schaft 5-790.nq♦
–––– Humerus
––––– distal 5-790.n3♦
––––– proximal 5-790.n1♦
––––– Schaft 5-790.n2♦
–––– Kalkaneus 5-790.nt♦
–––– Karpus 5-790.na♦
–––– Klavikula 5-790.n0♦
–––– Metakarpus 5-790.nb♦
–––– Metatarsus 5-790.nv♦ ►

P

Platte *(Forts.)*
~ Reposition *(Forts.)*
~~ geschlossen *(Forts.)*
~~~ Fraktur *(Forts.)*
---- Phalangen
----- Fuß 5-790.nw♦
----- Hand 5-790.nc♦
---- Radius
----- distal 5-790.n6♦
----- Schaft 5-790.n5♦
---- Schenkelhals 5-790.ne♦
---- Skapula 5-790.nz♦
---- Talus 5-790.ns♦
---- Tarsus 5-790.nu♦
---- Tibia
----- distal 5-790.nn♦
----- proximal 5-790.nk♦
----- Schaft 5-790.nm♦
---- Ulna
----- distal 5-790.n9♦
----- proximal 5-790.n7♦
----- Schaft 5-790.n8♦
-- offen
--- Fibula, Schaft, Fraktur 5-791.2q♦
--- Fraktur
---- Beckenring
----- hinterer 5-798.5
----- vorderer 5-798.4
---- Corpus mandibulae 5-764.13♦
---- Femur
----- distal 5-793.3h♦
----- proximal 5-793.3f♦
----- Schaft 5-791.2g♦
---- Fibula
----- distal 5-793.3r♦
----- proximal 5-793.3p♦
---- Humerus
----- distal 5-793.33♦
----- proximal 5-793.31♦
----- Schaft 5-791.22♦
---- Jochbeinkörper, und Jochbogen 5-760.63♦
---- Jochbogen 5-760.43♦
---- Kalkaneus 5-797.3t♦
---- Karpus 5-795.3a♦
---- Klavikula 5-795.30♦
---- Maxilla 5-761.13
---- Metakarpus 5-795.3b♦
---- Metatarsus 5-795.3v♦
---- Mittelgesicht, zentrolateral 5-762.13
---- Nasoethmoid 5-761.43
---- Patella 5-793.3j♦
---- Phalangen
----- Fuß 5-795.3w♦
----- Hand 5-795.3c♦
---- Processus alveolaris mandibulae 5-764.43
---- Processus alveolaris maxillae 5-761.33
---- Processus articularis mandibulae 5-765.73♦
---- R. mandibulae 5-765.33♦
---- Radius
----- distal 5-793.36♦ ►

Platte *(Forts.)*
~ Reposition *(Forts.)*
~~ offen *(Forts.)*
~~~ Fraktur *(Forts.)*
~~~~ Radius *(Forts.)*
----- Schaft 5-791.25♦
---- Schenkelhals 5-793.3e♦
---- Skapula 5-795.3z♦
---- Talus 5-797.3s♦
---- Tarsus 5-795.3u♦
---- Tibia
----- distal 5-793.3n♦
----- proximal 5-793.3k♦
----- Schaft 5-791.2m♦
---- Ulna
----- distal 5-793.39♦
----- proximal 5-793.37♦
----- Schaft 5-791.28♦
--- Luxation
---- Akromioklavikulargelenk 5-79b.21♦
---- Ellenbogengelenk 5-79b.2t♦
---- Handgelenk 5-79b.27♦
---- Handwurzelgelenk 5-79b.2a♦
---- Hüftgelenk 5-79b.2g♦
---- Humeroglenoidalgelenk 5-79b.20♦
---- Humeroulnargelenk 5-79b.24♦
---- Iliosakralgelenk 5-79b.2e♦
---- Interphalangealgelenk 5-79b.2d♦
---- Karpometakarpalgelenk 5-79b.2b♦
---- Kniegelenk 5-79b.2h♦
---- Metakarpophalangealgelenk 5-79b.2c♦
---- Metatarsophalangealgelenk 5-79b.2q♦
---- Radiokarpalgelenk 5-79b.28♦
---- Radioulnargelenk
----- distal 5-79b.26♦
----- proximal 5-79b.25♦
---- Sprunggelenk
----- oberes 5-79b.2k♦
----- unteres 5-79b.2m♦
---- Sternoklavikulargelenk 5-79b.23♦
---- Symphyse 5-79b.2f
---- Tarsalgelenk 5-79b.2n♦
---- Tarsometatarsalgelenk 5-79b.2p♦
---- Thorakoskapulargelenk 5-79b.22♦
---- Tibiofibulargelenk, proximal 5-79b.2j♦
---- Ulnokarpalgelenk 5-79b.29♦
---- Zehengelenk 5-79b.2r♦
--- Mehrfragment-Fraktur
---- Corpus mandibulae 5-764.23♦
---- Femur
----- distal 5-794.2h♦
----- proximal 5-794.2f♦
----- Schaft 5-792.2g♦
---- Fibula
----- distal 5-794.2r♦
----- proximal 5-794.2p♦
----- Schaft 5-792.2q♦
---- Humerus
----- distal 5-794.23♦
----- proximal 5-794.21♦
----- Schaft 5-792.22♦ ►
~~~~

Platte *(Forts.)*
~ Reposition *(Forts.)*
~~ offen *(Forts.)*
~~~ Mehrfragment-Fraktur *(Forts.)*
---- Jochbeinkörper 5-760.23♦
---- Karpus 5-796.2a♦
---- Klavikula 5-796.20♦
---- Metakarpus 5-796.2b♦
---- Metatarsus 5-796.2v♦
---- Mittelgesicht, zentrolateral 5-763.13
----- und
------ andere 5-763.73
------ lateral 5-763.33
------ zentral 5-763.53
---- Patella 5-794.2j♦
---- Phalangen
----- Fuß 5-796.2w♦
----- Hand 5-796.2c♦
---- R. mandibulae 5-765.43♦
---- Radius
----- distal 5-794.26♦
----- proximal 5-794.24♦
----- Schaft 5-792.25♦
---- Schenkelhals 5-794.2e♦
---- Skapula 5-796.2z♦
---- Tarsus 5-796.2u♦
---- Tibia
----- distal 5-794.2n♦
----- proximal 5-794.2k♦
----- Schaft 5-792.2m♦
---- Ulna
----- distal 5-794.29♦
----- proximal 5-794.27♦
----- Schaft 5-792.28♦
--- transoral
---- Fraktur
----- Processus articularis mandibulae 5-765.63♦
----- R. mandibulae 5-765.13♦
---- Mehrfragment-Fraktur, R. mandibulae 5-765.23♦
- ventral, Reposition, offen, Fraktur
-- Azetabulum 5-799.3♦
-- Hüftkopf 5-799.3♦
- Versorgung, offen, Sprengung, Symphyse 5-798.4
- winkelstabil
-- Entfernung
--- Beckenknochen 5-787.kd
--- Femur
---- distal 5-787.kh♦
---- proximal 5-787.kf♦
---- Schaft 5-787.kg♦
--- Fibula
---- distal 5-787.kr♦
---- proximal 5-787.kp♦
---- Schaft 5-787.kq♦
--- Humerus
---- distal 5-787.k3♦
---- proximal 5-787.k1♦
---- Schaft 5-787.k2♦ ►

Platte *(Forts.)*
~ winkelstabil *(Forts.)*
~~ Entfernung *(Forts.)*
--- Kalkaneus 5-787.kt♦
--- Karpus 5-787.ka♦
--- Klavikula 5-787.k0♦
--- Metakarpus 5-787.kb♦
--- Metatarsus 5-787.kv♦
--- Patella 5-787.kj♦
--- Phalangen
---- Fuß 5-787.kw♦
---- Hand 5-787.kc♦
--- Radius
---- distal 5-787.k6♦
---- proximal 5-787.k4♦
---- Schaft 5-787.k5♦
--- Schenkelhals 5-787.ke♦
--- Skapula 5-787.kz♦
--- Talus 5-787.ks♦
--- Tarsus 5-787.ku♦
--- Tibia
---- distal 5-787.kn♦
---- proximal 5-787.kk♦
---- Schaft 5-787.km♦
--- Ulna
---- distal 5-787.k9♦
---- proximal 5-787.k7♦
---- Schaft 5-787.k8♦
-- Reosteosynthese, bei Revision, Osteosynthesematerial
--- Beckenknochen 5-78a.kd
--- Femur
---- distal 5-78a.kh♦
---- proximal 5-78a.kf♦
---- Schaft 5-78a.kg♦
--- Fibula
---- distal 5-78a.kr♦
---- proximal 5-78a.kp♦
---- Schaft 5-78a.kq♦
--- Humerus
---- distal 5-78a.k3♦
---- proximal 5-78a.k1♦
---- Schaft 5-78a.k2♦
--- Kalkaneus 5-78a.kt♦
--- Karpus 5-78a.ka♦
--- Klavikula 5-78a.k0♦
--- Metakarpus 5-78a.kb♦
--- Metatarsus 5-78a.kv♦
--- Patella 5-78a.kj♦
--- Phalangen
---- Fuß 5-78a.kw♦
---- Hand 5-78a.kc♦
--- Radius
---- distal 5-78a.k6♦
---- proximal 5-78a.k4♦
---- Schaft 5-78a.k5♦
--- Schenkelhals 5-78a.ke♦
--- Skapula 5-78a.kz♦
--- Talus 5-78a.ks♦
--- Tarsus 5-78a.ku♦ ►

P
~~~

Platte *(Forts.)*
~ winkelstabil *(Forts.)*
~~ Reosteosynthese, bei Revision, Osteosynthesematerial *(Forts.)*
––– Tibia
–––– distal 5-78a.kn♦
–––– proximal 5-78a.kk♦
–––– Schaft 5-78a.km♦
––– Ulna
–––– distal 5-78a.k9♦
–––– proximal 5-78a.k7♦
–––– Schaft 5-78a.k8♦
–– Reposition
––– geschlossen
–––– Epiphysenlösung
––––– Beckenknochen 5-790.kd
––––– Femur
–––––– distal 5-790.kh♦
–––––– proximal 5-790.kf♦
––––– Fibula
–––––– distal 5-790.kr♦
–––––– proximal 5-790.kp♦
––––– Humerus
–––––– distal 5-790.k3♦
–––––– proximal 5-790.k1♦
––––– Kalkaneus 5-790.kt♦
––––– Klavikula 5-790.k0♦
––––– Metakarpus 5-790.kb♦
––––– Metatarsus 5-790.kv♦
––––– Phalangen
–––––– Fuß 5-790.kw♦
–––––– Hand 5-790.kc♦
––––– Radius
–––––– distal 5-790.k6♦
–––––– proximal 5-790.k4♦
––––– Skapula 5-790.kz♦
––––– Talus 5-790.ks♦
––––– Tarsus 5-790.ku♦
––––– Tibia
–––––– distal 5-790.kn♦
–––––– proximal 5-790.kk♦
––––– Ulna
–––––– distal 5-790.k9♦
–––––– proximal 5-790.k7♦
–––– Fraktur
––––– Beckenknochen 5-790.kd
––––– Femur
–––––– distal 5-790.kh♦
–––––– proximal 5-790.kf♦
–––––– Schaft 5-790.kg♦
––––– Fibula
–––––– distal 5-790.kr♦
–––––– proximal 5-790.kp♦
–––––– Schaft 5-790.kq♦
––––– Humerus
–––––– distal 5-790.k3♦
–––––– proximal 5-790.k1♦
–––––– Schaft 5-790.k2♦
––––– Kalkaneus 5-790.kt♦
––––– Karpus 5-790.ka♦
––––– Klavikula 5-790.k0♦ ►

Platte *(Forts.)*
~ winkelstabil *(Forts.)*
~~ Reposition *(Forts.)*
~~~ geschlossen *(Forts.)*
~~~~ Fraktur *(Forts.)*
––––– Metakarpus 5-790.kb♦
––––– Metatarsus 5-790.kv♦
––––– Patella 5-790.kj♦
––––– Phalangen
–––––– Fuß 5-790.kw♦
–––––– Hand 5-790.kc♦
––––– Radius
–––––– distal 5-790.k6♦
–––––– proximal 5-790.k4♦
–––––– Schaft 5-790.k5♦
––––– Schenkelhals 5-790.ke♦
––––– Skapula 5-790.kz♦
––––– Talus 5-790.ks♦
––––– Tarsus 5-790.ku♦
––––– Tibia
–––––– distal 5-790.kn♦
–––––– proximal 5-790.kk♦
–––––– Schaft 5-790.km♦
––––– Ulna
–––––– distal 5-790.k9♦
–––––– proximal 5-790.k7♦
–––––– Schaft 5-790.k8♦
––– offen
–––– Fraktur
––––– Femur
–––––– distal 5-793.kh♦
–––––– proximal 5-793.kf♦
–––––– Schaft 5-791.kg♦
––––– Fibula
–––––– distal 5-793.kr♦
–––––– proximal 5-793.kp♦
–––––– Schaft 5-791.kq♦
––––– Humerus
–––––– distal 5-793.k3♦
–––––– proximal 5-793.k1♦
–––––– Schaft 5-791.k2♦
––––– Kalkaneus 5-797.kt♦
––––– Karpus 5-795.ka♦
––––– Klavikula 5-795.k0♦
––––– Metakarpus 5-795.kb♦
––––– Metatarsus 5-795.kv♦
––––– Patella 5-793.kj♦
––––– Phalangen
–––––– Fuß 5-795.kw♦
–––––– Hand 5-795.kc♦
––––– Radius
–––––– distal 5-793.k6♦
–––––– proximal 5-793.k4♦
–––––– Schaft 5-791.k5♦
––––– Schenkelhals 5-793.ke♦
––––– Skapula 5-795.kz♦
––––– Talus 5-797.ks♦
––––– Tarsus 5-795.ku♦
––––– Tibia
–––––– distal 5-793.kn♦
–––––– proximal 5-793.kk♦ ►

Platte *(Forts.)*
~ winkelstabil *(Forts.)*
~~ Reposition *(Forts.)*
~~~ offen *(Forts.)*
~~~~ Fraktur *(Forts.)*
~~~~~ Tibia *(Forts.)*
–––––– Schaft 5-791.km♦
––––– Ulna
–––––– distal 5-793.k9♦
–––––– proximal 5-793.k7♦
–––––– Schaft 5-791.k8♦
–––– Mehrfragment-Fraktur
––––– Femur
–––––– distal 5-794.kh♦
–––––– proximal 5-794.kf♦
–––––– Schaft 5-792.kg♦
––––– Fibula
–––––– distal 5-794.kr♦
–––––– proximal 5-794.kp♦
–––––– Schaft 5-792.kq♦
––––– Humerus
–––––– distal 5-794.k3♦
–––––– proximal 5-794.k1♦
–––––– Schaft 5-792.k2♦
––––– Karpus 5-796.ka♦
––––– Klavikula 5-796.k0♦
––––– Metakarpus 5-796.kb♦
––––– Metatarsus 5-796.kv♦
––––– Patella 5-794.kj♦
––––– Phalangen
–––––– Fuß 5-796.kw♦
–––––– Hand 5-796.kc♦
––––– Radius
–––––– distal 5-794.k6♦
–––––– proximal 5-794.k4♦
–––––– Schaft 5-792.k5♦
––––– Schenkelhals 5-794.ke♦
––––– Skapula 5-796.kz♦
––––– Tarsus 5-796.ku♦
––––– Tibia
–––––– distal 5-794.kn♦
–––––– proximal 5-794.kk♦
–––––– Schaft 5-792.km♦
––––– Ulna
–––––– distal 5-794.k9♦
–––––– proximal 5-794.k7♦
–––––– Schaft 5-792.k8♦
–– zur Osteosynthese, Knochen *[nur Zusatzkode!]* 5-786.k
– zur Stabilisierung, Gesichtsschädelknochen, frakturgefährdet
–– Mandibula 5-779.92♦
–– Maxilla 5-779.90♦
Plattenelektrode
– epidural
–– Entfernung 5-039.a4
–– mehrere
––– Entfernung 5-039.a5
––– Revision 5-039.c3
–– Revision 5-039.c2 ►

Plattenelektrode *(Forts.)*
– Implantation, offen, zur epiduralen Dauerstimulation 5-039.36
– mehrere
–– Implantation, offen, zur epiduralen Dauerstimulation 5-039.37
–– Wechsel, offen, zur epiduralen Dauerstimulation 5-039.37
– Wechsel, offen, zur epiduralen Dauerstimulation 5-039.36
Plattenimplantat, nahtfixiert, episkleral , bei Filtrationsoperation, zur Senkung, Augeninnendruck 5-131.64♦
Platzbauch, Verschluss, Bauchdecke 5-545.0
Platzhalter
– Einsetzen, bei Durchtrennung, Symblepharon 5-114.x♦
– Entfernung, nach Larynxrekonstruktion 5-319.4
– Wechsel, nach Larynxrekonstruktion 5-319.3
Plazenta
– Geburt, isoliert, Überwachung, und Leitung 9-263
– Gefäß, Hochfrequenzablation, intrauterin 5-754.6
– Lösung, postpartal
–– instrumentell 5-756.1
–– manuell 5-756.0
– zurückgeblieben, Entfernung
–– instrumentell 5-756.1
–– manuell 5-756.0
Plerixafor, Applikation, parenteral
– 2,5 mg bis unter 5,0 mg 6-005.e0
– 5,0 mg bis unter 10,0 mg 6-005.e1
– 10,0 mg bis unter 15,0 mg 6-005.e2
– 15,0 mg bis unter 20,0 mg 6-005.e3
– 20,0 mg bis unter 25,0 mg 6-005.e4
– 25,0 mg bis unter 30,0 mg 6-005.e5
– 30,0 mg bis unter 35,0 mg 6-005.e6
– 35,0 mg bis unter 40,0 mg 6-005.e7
– 40,0 mg bis unter 45,0 mg 6-005.e8
– 45,0 mg bis unter 50,0 mg 6-005.e9
– 50,0 mg bis unter 60,0 mg 6-005.ea
– 60,0 mg bis unter 70,0 mg 6-005.eb
– 70,0 mg bis unter 80,0 mg 6-005.ec
– 80,0 mg bis unter 100,0 mg 6-005.ed
– 100,0 mg bis unter 120,0 mg 6-005.ee
– 120,0 mg bis unter 140,0 mg 6-005.ef
– 140,0 mg bis unter 160,0 mg 6-005.eg
– 160,0 mg bis unter 180,0 mg 6-005.eh
– 180,0 mg bis unter 200,0 mg 6-005.ej
– 200,0 mg bis unter 220,0 mg 6-005.ek
– 220,0 mg bis unter 240,0 mg 6-005.em
– 240,0 mg oder mehr 6-005.en
Plethysmographie, Ganzkörper- 1-710
– mit Applikation pharmakodynamisch wirksamer Substanzen 1-710
Pleura
– Adhäsiolyse
–– offen 5-333.0♦
–– thorakoskopisch 5-333.1♦ ►

P
~~~~~

Pleura *(Forts.)*
– Biopsie
–– durch Inzision 1-581.4♦
–– perkutan 1-431.1♦
––– mit Steuerung durch bildgebende Verfahren 1-432.1♦
––– radiologisch gesteuert 1-432.1♦
––– ultraschallgesteuert 1-432.1♦
– Empyem, Destruktion
–– offen, Pleurahöhle 5-340.a♦
–– thorakoskopisch, Pleurahöhle 5-340.b♦
– Nadelbiopsie, perkutan 1-431.1♦
– Reoperation *[nur Zusatzkode!]* 5-349.6
– viszeral, Resektion
–– offen 5-344.0♦
–– thorakoskopisch 5-344.3♦
– zur Deckung
–– Bronchusstumpf, plastisch *[nur Zusatzkode!]* 5-339.65♦
–– plastisch
––– Anastomose
–––– bronchial, an Lunge und Bronchien *[nur Zusatzkode!]* 5-339.65♦
–––– vaskulär, an Lunge und Bronchien *[nur Zusatzkode!]* 5-339.65♦
––– bei Revision, Insuffizienz, Bronchusstumpf 5-321.45♦
––– Naht
–––– bronchial, an Lunge und Bronchien *[nur Zusatzkode!]* 5-339.65♦
–––– vaskulär, an Lunge und Bronchien *[nur Zusatzkode!]* 5-339.65♦

Pleurahöhle
– Destruktion, Empyem, Pleura
–– offen 5-340.a♦
–– thorakoskopisch 5-340.b♦
– Drainage
–– offen 5-340.0♦
–– therapeutisch
––– großlumig 8-144.0♦
––– kleinlumig 8-144.2♦
–––– mit
––––– dauerhaftem Verweilsystem 8-144.1♦
––––– Einführung, Drainage, über Hohlnadel 8-144.2♦
– Entfernung, Gewebe, erkrankt
–– offen 5-340.a♦
–– thorakoskopisch 5-340.b♦
– Hämatomausräumung
–– offen 5-340.a♦
–– thorakoskopisch 5-340.b♦
– Immunmodulator, Therapie, lokoregional 8-541.2♦
– Instillation
–– Immunmodulator 8-541.2♦
–– Material, zytotoxisch 8-541.2♦
– Lavage, therapeutisch, sehr aufwendig, mit
–– 1 bis 7 Spülungen 8-173.10
–– 8 bis 14 Spülungen 8-173.11
–– 15 bis 21 Spülungen 8-173.12
–– 22 oder mehr Spülungen 8-173.13 ►

Pleurahöhle *(Forts.)*
– Punktion, perkutan
–– diagnostisch 1-844♦
–– therapeutisch 8-152.1♦
– Spülung, therapeutisch, sehr aufwendig, mit
–– 1 bis 7 Spülungen 8-173.10
–– 8 bis 14 Spülungen 8-173.11
–– 15 bis 21 Spülungen 8-173.12
–– 22 oder mehr Spülungen 8-173.13

Pleurakatheter, Anlegen 8-144.2♦

Pleuraspalt, Verödung
– durch Instillation 5-345.6♦
– offen
–– durch Poudrage 5-345.2♦
–– mit Dekortikation 5-345.1♦
–– ohne Dekortikation 5-345.0♦
– thorakoskopisch
–– durch Poudrage 5-345.5♦
–– mit Dekortikation 5-345.4♦
–– ohne Dekortikation 5-345.3♦

Pleurektomie
– offen, lokal, partiell 5-344.10♦
– partiell, lokal, thorakoskopisch 5-344.40♦
– subtotal
–– parietal
––– offen 5-344.12♦
––– thorakoskopisch 5-344.42♦
–– viszeral, offen 5-344.11♦
– total
–– offen 5-344.2♦
–– thorakoskopisch 5-344.5♦
– viszeral
–– subtotal, thorakoskopisch 5-344.41♦
–– und parietal kombiniert, subtotal
––– offen 5-344.13♦
––– thorakoskopisch 5-344.43♦

Pleurodese
– durch Instillation 5-345.6♦
– offen
–– durch Poudrage 5-345.2♦
–– mit Dekortikation 5-345.1♦
–– ohne Dekortikation 5-345.0♦
– thorakoskopisch
–– durch Poudrage 5-345.5♦
–– mit Dekortikation 5-345.4♦
–– ohne Dekortikation 5-345.3♦

Pleurolyse
– offen 5-333.0♦
– thorakoskopisch 5-333.1♦

Pleuropneumonektomie
– Manschetten-, mit Resektion
–– an mehreren Organen 5-328.48
–– Brustwand 5-328.44
–– Gefäß, intraperikardial 5-328.41
–– Gewebe, Wirbelsäule 5-328.47
–– Ösophagus 5-328.46
–– Perikard 5-328.42
–– Vorhof 5-328.43
–– Zwerchfell 5-328.45
– mit
–– radikaler Lymphadenektomie 5-327.5 ►

Pleuropneumonektomie *(Forts.)*
~ mit *(Forts.)*
-- Resektion
--- an mehreren Organen 5-328.38
--- Brustwand 5-328.34
--- Gefäß, intraperikardial 5-328.31
--- Gewebe, Wirbelsäule 5-328.37
--- Lunge, gegenseitig, mit
---- radikaler Lymphadenektomie 5-327.7
---- Resektion
----- Gefäß, intraperikardial 5-328.51
----- Perikard 5-328.52
----- Vorhof 5-328.53
--- Ösophagus 5-328.36
--- Perikard 5-328.32
--- Vorhof 5-328.33
--- Zwerchfell 5-328.35
-- Zwerchfell- und Perikardresektion 5-328.6
- ohne Lymphadenektomie, radikal 5-327.4
Pleurotomie, explorativ 5-340.1
Plexus brachialis
- Biopsie
-- durch Inzision 1-513.1♦
-- perkutan 1-405.1♦
- Gewebe
-- Destruktion 5-041.1♦
-- Exzision 5-041.1♦
- Nadelbiopsie, perkutan 1-405.1♦
- Naht
-- epineural
--- mit Transplantation 5-048.1♦
---- und Transposition 5-054.1♦
--- primär 5-044.1♦
---- mit Transposition 5-050.1♦
--- sekundär 5-046.1♦
---- mit Transposition 5-052.1♦
-- interfaszikulär
--- mit Transplantation 5-049.1♦
---- und Transposition 5-055.1♦
--- primär 5-045.1♦
---- mit Transposition 5-051.1♦
--- sekundär 5-047.1♦
---- mit Transposition 5-053.1♦
- Nerv
-- Exploration 5-04b.1♦
-- Inzision 5-040.1♦
- Neurolyse, und Dekompression 5-056.1♦
-- mit Transposition 5-057.1♦
Plexus cervicalis, Exzision, als freies Transplantat 5-042.1♦
Plexus lumbosacralis
- Biopsie
-- durch Inzision 1-513.6♦
-- perkutan 1-405.6♦
- Gewebe
-- Destruktion 5-041.6♦
-- Exzision 5-041.6♦
- Nadelbiopsie, perkutan 1-405.6♦ ▶

Plexus lumbosacralis *(Forts.)*
- Naht
-- epineural
--- mit Transplantation 5-048.6♦
---- und Transposition 5-054.6♦
--- primär 5-044.6♦
---- mit Transposition 5-050.6♦
--- sekundär 5-046.6♦
---- mit Transposition 5-052.6♦
-- interfaszikulär
--- mit Transplantation 5-049.6♦
---- und Transposition 5-055.6♦
--- primär 5-045.6♦
---- mit Transposition 5-051.6♦
--- sekundär 5-047.6♦
---- mit Transposition 5-053.6♦
- Nerv
-- Exploration 5-04b.6♦
-- Inzision 5-040.6♦
- Neurolyse, und Dekompression 5-056.6♦
-- mit Transposition 5-057.6♦
Plexus tympanicus, Resektion 5-209.0♦
Plica synovialis, Resektion
- Handgelenk, arthroskopisch 5-811.07♦
- Kniegelenk, arthroskopisch 5-811.0h♦
Plikatur
- M. levator, bei Blepharoptosis 5-094.1♦
- Magen
-- durch Umsteigen laparoskopisch – offen chirurgisch 5-448.f2
-- endoskopisch 5-448.f3
-- laparoskopisch 5-448.f1
-- offen 5-448.f0
Plombe
- Entfernung, Auge 5-153.2♦
- Revision, Auge 5-153.0♦
- Wechsel, Auge 5-153.1♦
Plug
- kardial
-- 1 *[nur Zusatzkode!]* 8-83b.r0
-- 2 *[nur Zusatzkode!]* 8-83b.r1
-- 3 oder mehr *[nur Zusatzkode!]* 8-83b.r2
- kardial, valvulär
-- 1 *[nur Zusatzkode!]* 8-83b.r0
-- 2 *[nur Zusatzkode!]* 8-83b.r1
-- 3 oder mehr *[nur Zusatzkode!]* 8-83b.r2
- resorbierbar
-- mit Anker, Verwendung, Gefäßverschluss *[nur Zusatzkode!]* 8-83b.c6
-- ohne Anker, Verwendung, Gefäßverschluss *[nur Zusatzkode!]* 8-83b.c5
Plug-Technik, Verschluss, Analfistel 5-491.3
PMR – s.a. Laservaskularisation, transmyokardial, perkutan 8-837.e
Pneumektomie – s. Pneumonektomie
Pneumologisch, Polysomnographie 1-790
Pneumonektomie
- Manschetten-, mit Resektion
-- an mehreren Organen 5-328.18
-- Brustwand 5-328.14
-- Gefäß, intraperikardial 5-328.11 ▶

P

Pneumonektomie *(Forts.)*
~ Manschetten-, mit Resektion *(Forts.)*
–– Gewebe, Wirbelsäule 5-328.17
–– Ösophagus 5-328.16
–– Perikard 5-328.12
–– Vorhof 5-328.13
–– Zwerchfell 5-328.15
– Manschettenpleuro-, mit Resektion
–– an mehreren Organen 5-328.48
–– Brustwand 5-328.44
–– Gewebe, Wirbelsäule 5-328.47
–– Zwerchfell 5-328.45
– mit
–– radikaler Lymphadenektomie 5-327.1
–– Resektion
––– an mehreren Organen 5-328.08
––– Brustwand 5-328.04
––– Gefäß, intraperikardial 5-328.01
––– Gewebe, Wirbelsäule 5-328.07
––– Lunge, gegenseitig
–––– mit
––––– radikaler Lymphadenektomie 5-327.3
––––– Resektion
–––––– Gefäß, intraperikardial 5-328.21
–––––– Perikard 5-328.22
–––––– Vorhof 5-328.23
–––– ohne radikale Lymphadenektomie 5-327.2
––– Ösophagus 5-328.06
––– Perikard 5-328.02
––– Vorhof 5-328.03
––– Zwerchfell 5-328.05
– ohne radikale Lymphadenektomie 5-327.0
– Pleuro-
–– mit
––– radikaler Lymphadenektomie 5-327.5
––– Resektion
–––– an mehreren Organen 5-328.38
–––– Brustwand 5-328.34
–––– Gefäß, intraperikardial 5-328.31
–––– Gewebe, Wirbelsäule 5-328.37
–––– Lunge, gegenseitig, mit
––––– radikaler Lymphadenektomie 5-327.7
––––– Resektion
–––––– Gefäß, intraperikardial 5-328.51
–––––– Perikard 5-328.52
–––––– Vorhof 5-328.53
–––– Ösophagus 5-328.36
–––– Perikard 5-328.32
–––– Vorhof 5-328.33
–––– Zwerchfell 5-328.35
––– Zwerchfell- und Perikardresektion 5-328.6
–– ohne Lymphadenektomie, radikal 5-327.4
– postmortal, zur Transplantation 5-327.8
POCS [Perorale Cholangioskopie], Gallenwege
– distal der Hepatikusgabel 1-643.2
– proximal der Hepatikusgabel 1-643.3
Polatuzumab Vedotin, Applikation, parenteral 6-00c.c
Pollizisation, Finger
– mit Rekonstruktion, Metakarpale I 5-849.81♦
– ohne Rekonstruktion, Metakarpale I 5-849.80♦
Polyacrylamid-Hydrogel, zur Injektionsbehandlung, paraurethral 5-596.01
Polyester, Verwendung
– mit
–– Beschichtung, antimikrobiell – s. Verwendung, Material, nicht-resorbierbar, mit antimikrobieller Beschichtung
–– Titanbeschichtung – s. Verwendung, Material, nicht-resorbierbar, mit Titanbeschichtung
– ohne Beschichtung – s. Verwendung, Material, nicht-resorbierbar, ohne Beschichtung
Polyethylenglykol-Hydrogel [PEG-Hydrogel], Injektion, transperineal, als protektive Maßnahme, vor Prostatabestrahlung 5-609.90
Polyglycolid, Verwendung – s. Verwendung, Material, resorbierbar, synthetisch
Polyglykolsäure-Pfropf, extravaskulär, ohne Anker, Verwendung, Gefäßverschluss *[nur Zusatzkode!]* 8-83b.c5
Polygraphie, kardiorespiratorisch 1-791
Polygraphisch, Tiefenableitung, speziell, mit Langzeitregistrierung 1-211
Polymer, viskös, mit Umkehrphase, zur Okklusion, Blutgefäß, atraumatisch, temporär *[nur Zusatzkode!]* 5-39a.1
Polymer-basiert, Stent, bioresorbierbar *[nur Zusatzkode!]* 8-83b.m0
Polymerbeschichtung, biologisch abbaubar, bei
– OPD-System, pimecrolimus-freisetzend *[nur Zusatzkode!]* 8-83b.0a
– Stent, pimecrolimus-freisetzend *[nur Zusatzkode!]* 8-83b.0a
Polymerdichtung mit äußerer Sperrscheibe, zum Gefäßverschluss *[nur Zusatzkode!]* 8-83b.c4
Polymerisierend, Hydrogelschaum, Einführung, bronchoskopisch, Subsegment, pulmonal
– 1 5-339.70
– 2 5-339.71
– 3 5-339.72
– 4 oder mehr 5-339.73
Polyp, mindestens 2 cm Durchmesser, Entfernung
– Dickdarm
–– 1 *[nur Zusatzkode!]* 5-452.a0
–– 2 *[nur Zusatzkode!]* 5-452.a1
–– 3 *[nur Zusatzkode!]* 5-452.a2
–– 4 *[nur Zusatzkode!]* 5-452.a3
–– 5 *[nur Zusatzkode!]* 5-452.a4
–– 6 *[nur Zusatzkode!]* 5-452.a5
–– 7 *[nur Zusatzkode!]* 5-452.a6
–– 8 *[nur Zusatzkode!]* 5-452.a7
–– 9 *[nur Zusatzkode!]* 5-452.a8
–– 10 oder mehr *[nur Zusatzkode!]* 5-452.a9
– Dünndarm
–– 1 *[nur Zusatzkode!]* 5-451.b0
–– 2 oder mehr *[nur Zusatzkode!]* 5-451.b1
– Magen
–– 1 *[nur Zusatzkode!]* 5-433.60
–– 2 oder mehr *[nur Zusatzkode!]* 5-433.61
– Ösophagus
–– 1 *[nur Zusatzkode!]* 5-422.60 ►

Polyp, mindestens 2 cm Durchmesser, Entfernung *(Forts.)*
~ Ösophagus *(Forts.)*
–– 2 oder mehr *[nur Zusatzkode!]* 5-422.61
– Rektum
–– 1 *[nur Zusatzkode!]* 5-482.f0
–– 2 *[nur Zusatzkode!]* 5-482.f1
–– 3 *[nur Zusatzkode!]* 5-482.f2
–– 4 *[nur Zusatzkode!]* 5-482.f3
–– 5 *[nur Zusatzkode!]* 5-482.f4
–– 6 *[nur Zusatzkode!]* 5-482.f5
–– 7 *[nur Zusatzkode!]* 5-482.f6
–– 8 *[nur Zusatzkode!]* 5-482.f7
–– 9 *[nur Zusatzkode!]* 5-482.f8
–– 10 oder mehr *[nur Zusatzkode!]* 5-482.f9
Polypabtragung
– anal, lokal 5-492.00
– Urethral-
–– offen 5-582.0
–– perkutan-transvesikal 5-582.2
–– transurethral 5-582.1
Polypektomie
– Dickdarm
–– einfach, endoskopisch, mit Schlinge
––– 1–2 Polypen 5-452.61
––– 3 oder mehr Polypen 5-452.62
–– endoskopisch, mit Schlinge, durch
––– Doppel-Ballon-Enteroskopie
–––– 1–2 Polypen 5-452.71
–––– 3 oder mehr Polypen 5-452.72
––– motorisierte Spiral-Endoskopie
–––– 1–2 Polypen 5-452.b1
–––– 3 oder mehr Polypen 5-452.b2
––– Push-and-pull-back-Technik
–––– 1–2 Polypen 5-452.71
–––– 3 oder mehr Polypen 5-452.72
––– Push-Technik
–––– 1–2 Polypen 5-452.61
–––– 3 oder mehr Polypen 5-452.62
––– Single-Ballon-Enteroskopie
–––– 1–2 Polypen 5-452.71
–––– 3 oder mehr Polypen 5-452.72
– Dünndarm
–– einfach, endoskopisch, mit Schlinge
––– 1–2 Polypen 5-451.71
––– 3 oder mehr Polypen 5-451.72
–– endoskopisch, mit Schlinge, durch
––– Doppel-Ballon-Enteroskopie
–––– 1–2 Polypen 5-451.81
–––– 3 oder mehr Polypen 5-451.82
––– motorisierte Spiral-Endoskopie
–––– 1–2 Polypen 5-451.c1
–––– 3 oder mehr Polypen 5-451.c2
––– Push-and-pull-back-Technik
–––– 1–2 Polypen 5-451.81
–––– 3 oder mehr Polypen 5-451.82
––– Push-Technik
–––– 1–2 Polypen 5-451.71
–––– 3 oder mehr Polypen 5-451.72
––– Single-Ballon-Enteroskopie
–––– 1–2 Polypen 5-451.81 ►

Polypektomie *(Forts.)*
~ Dünndarm *(Forts.)*
~~ endoskopisch, mit Schlinge, durch *(Forts.)*
~~~ Single-Ballon-Enteroskopie *(Forts.)*
–––– 3 oder mehr Polypen 5-451.82
– Magen, endoskopisch, mit Schlinge
–– 1–2 Polypen 5-433.21
–– 3 oder mehr Polypen 5-433.22
– Nase 5-212.2
– Ösophagus, endoskopisch, mit Schlinge
–– 1–2 Polypen 5-422.21
–– 3 oder mehr Polypen 5-422.22
– offen, durch Kolotomie 5-452.0
– Rektum, endoskopisch, mit Schlinge 5-482.01
Polypentfernung
– durch
–– Abortkürettage, therapeutisch 5-690.2
–– Abrasio, nach Abort 5-690.2
–– Abrasio uteri, therapeutisch 5-690.2
–– Kürettage
––– nach Abort, therapeutisch 5-690.2
––– therapeutisch 5-690.2
–– Mikrolaryngoskopie 5-300.2
– Gehörgang, Ohr, äußeres 5-181.7♦
– Keilbeinhöhle
–– bei
––– Ethmoidektomie
–––– endonasal 5-222.20♦
––––– mit Darstellung, Schädelbasis 5-222.21♦
–––– transmaxillär 5-222.30♦
––––– mit Darstellung, Schädelbasis 5-222.31♦
––– Sphenoidektomie
–––– transmaxilloethmoical 5-222.70♦
––––– mit Darstellung, Schädelbasis 5-222.71♦
–––– transseptal 5-222.6♦
–––– von außen 5-222.50♦
––––– mit Darstellung, Schädelbasis 5-222.51♦
––– Sphenoidotomie, endonasal 5-222.4♦
–– durch
––– Ethmoidektomie, von außen 5-222.10♦
–––– mit Darstellung, Schädelbasis 5-222.11♦
––– Infundibulotomie 5-222.0♦
– Kieferhöhle, über
–– mittleren Nasengang 5-221.1♦
–– unteren Nasengang 5-221.0♦
– Stirnhöhle
–– endonasal 5-223.5♦
–– mit Fensterung, Stirnhöhlenboden, von außen 5-223.0♦
–– von außen, mit Fensterung, Stirnhöhlenboden, und Stirnhöhlenvorderwand 5-223.1♦
Polypresektion
– Rektum, peranal, mit Schlinge 5-482.00
– Urethra, transurethral 5-582.1
Polypropylen, Verwendung
– mit
–– Beschichtung, antimikrobiell – s. Verwendung, Material, nicht-resorbierbar, mit antimikrobieller Beschichtung
–– Titanbeschichtung – s. Verwendung, Material, nicht-resorbierbar, mit Titanbeschichtung ►

P
~~~

Polypropylen, Verwendung *(Forts.)*
– ohne Beschichtung – s. Verwendung, Material, nicht-resorbierbar, ohne Beschichtung
Polypropylen-Adsorptionsfilter, für Zellapherese, mit Adsorption, Granulozyten, Monozyten und Lymphozyten 8-825.1
Polysomnographie
– kardiorespiratorisch 1-790
– neurologisch 1-790
– pneumologisch 1-790
Polysyndaktylie, Finger, Korrektur, durch Fusion, Anteile, gedoppelt 5-917.5♦
Polytrauma, Versorgung, Operation, Bewegungsorgan *[nur Zusatzkode!]* 5-982.0
– Bauchraum, Thorax
–– Gesichtsschädel *[nur Zusatzkode!]* 5-982.1
–– ZNS *[nur Zusatzkode!]* 5-982.2
Polytrimethylencarbonat, Verwendung – s. Verwendung, Material, resorbierbar, synthetisch
Polyurethan, Meniskus
– Entfernung, offen 5-801.f♦
– Implantation, offen 5-801.e♦
Pomalidomid, Applikation, oral 6-007.a
Ponatinib, Applikation, oral 6-007.b
Ponte-Osteosynthese, Wirbelsäule 5-832.5
Poolplasma, pathogenreduziert, zellfrei, zur Plasmapherese, therapeutisch
– 1 8-820.20
– 2 8-820.21
– 3 8-820.22
– 4 8-820.23
– 5 8-820.24
– 6 8-820.25
– 7 8-820.26
– 8 8-820.27
– 9 8-820.28
– 10 8-820.29
– 11 8-820.2a
– 12 8-820.2b
– 13 8-820.2c
– 14 8-820.2d
– 15 8-820.2e
– 16 bis 17 8-820.2f
– 18 bis 19 8-820.2g
– 20 bis 21 8-820.2h
– 22 bis 23 8-820.2j
– 24 bis 25 8-820.2k
– 26 bis 28 8-820.2m
– 29 bis 31 8-820.2n
– 32 bis 34 8-820.2p
– 35 bis 39 8-820.2q
– 40 bis 44 8-820.2r
– 45 bis 49 8-820.2s
– 50 oder mehr 8-820.2t
Popliteal, Aneurysmaresektion, mit Veneninterponat 5-383.72♦
Popliteocrural
– Bypass, Anlegen 5-393.61♦
– Shunt, Anlegen 5-393.61♦
Popliteopedal
– Bypass, Anlegen 5-393.62♦ ►
Popliteopedal *(Forts.)*
– Shunt, Anlegen 5-393.62♦
POPS [Perorale Pankreatikoskopie] 1-644
Port, Explantation 5-399.7
Portio
– Konisation, durch
–– Exzision, mit
––– elektrischem Messer 5-671.03
––– elektrischer Nadel 5-671.03
–– Laserexzision 5-671.00
–– Schlingenexzision 5-671.01
– Messerkonisation 5-671.02
– Messerrekonisation 5-671.12
– Rekonisation, durch
–– Exzision, mit
––– elektrischem Messer 5-671.13
––– elektrischer Nadel 5-671.13
–– Laserexzision 5-671.10
–– Schlingenexzision 5-671.11
Portio uteri
– Laserkoagulation 5-672.12
– Plastik 5-675.2
–– zur Rekonstruktion, Cervix uteri 5-675.2
– Probeexzision 1-571.1
Portokaval, Shunt, Anlegen 5-391.1
Portosystemisch, Shunt
– Angioplastie, perkutan 8-839.81
– Ballonangioplastie, perkutan 8-839.81
– mit Stent
–– gecovert, Anlegen, perkutan
––– 1 8-839.88
––– 2 oder mehr 8-839.8a
–– ungecovert, Anlegen, perkutan
––– 1 8-839.87
––– 2 oder mehr 8-839.89
– Revision, mit Einlegen, Stent 8-839.86
– Thrombektomie, perkutan 8-839.83
– Thrombolyse, perkutan 8-839.82
– Verkleinerung, perkutan 8-839.84
– Verschluss, perkutan 8-839.85
Portsystem
– Entfernung 5-399.7
– Implantation 5-399.5
– implantiert, subkutan, mit Amnioninfusion, kontinuierlich 5-754.7
– Revision 5-399.6
– Wechsel 5-399.5
Posaconazol, Applikation
– oral
–– 600 mg bis unter 900 mg, als Tablette, bei Patienten unter 10 Jahren 6-007.p0
–– 900 mg bis unter 1.200 mg, als Tablette, bei Patienten unter 10 Jahren 6-007.p1
–– 1.000 mg bis unter 2.000 mg, als Suspension, bei Patienten unter 10 Jahren 6-007.00
–– 1.200 mg bis unter 1.500 mg, als Tablette, bei Patienten unter 10 Jahren 6-007.p2
–– 1.500 mg bis unter 2.100 mg, als Tablette 6-007.p3
–– 2.000 mg bis unter 3.000 mg, als Suspension, bei Patienten unter 10 Jahren 6-007.01 ►

Posaconazol, Applikation *(Forts.)*
~ oral *(Forts.)*
–– 2.100 mg bis unter 2.700 mg, als Tablette 6-007.p4
–– 2.700 mg bis unter 3.300 mg, als Tablette 6-007.p5
–– 3.000 mg bis unter 4.200 mg, als Suspension 6-007.02
–– 3.300 mg bis unter 3.900 mg, als Tablette 6-007.p6
–– 3.900 mg bis unter 4.500 mg, als Tablette 6-007.p7
–– 4.200 mg bis unter 5.400 mg, als Suspension 6-007.03
–– 4.500 mg bis unter 5.700 mg, als Tablette 6-007.p8
–– 5.400 mg bis unter 6.600 mg, als Suspension 6-007.04
–– 5.700 mg bis unter 6.900 mg, als Tablette 6-007.p9
–– 6.600 mg bis unter 7.800 mg, als Suspension 6-007.05
–– 6.900 mg bis unter 8.100 mg, als Tablette 6-007.pa
–– 7.800 mg bis unter 9.000 mg, als Suspension 6-007.06
–– 8.100 mg bis unter 9.300 mg, als Tablette 6-007.pb
–– 9.000 mg bis unter 11.400 mg, als Suspension 6-007.07
–– 9.300 mg bis unter 10.500 mg, als Tablette 6-007.pc
–– 10.500 mg bis unter 12.900 mg, als Tablette 6-007.pd
–– 11.400 mg bis unter 13.800 mg, als Suspension 6-007.08
–– 12.900 mg bis unter 15.300 mg, als Tablette 6-007.pe
–– 13.800 mg bis unter 16.200 mg, als Suspension 6-007.09
–– 15.300 mg bis unter 17.700 mg, als Tablette 6-007.pf
–– 16.200 mg bis unter 18.600 mg, als Suspension 6-007.0a
–– 17.700 mg bis unter 20.100 mg, als Tablette 6-007.pg
–– 18.600 mg bis unter 21.000 mg, als Suspension 6-007.0b
–– 20.100 mg bis unter 22.500 mg, als Tablette 6-007.ph
–– 21.000 mg bis unter 25.800 mg, als Suspension 6-007.0c
–– 22.500 mg bis unter 27.300 mg, als Tablette 6-007.pj
–– 25.800 mg bis unter 30.600 mg, als Suspension 6-007.0d
–– 27.300 mg bis unter 32.100 mg, als Tablette 6-007.pk
–– 30.600 mg bis unter 35.400 mg, als Suspension 6-007.0e ►

Posaconazol, Applikation *(Forts.)*
~ oral *(Forts.)*
–– 32.100 mg bis unter 36.900 mg, als Tablette 6-007.pm
–– 35.400 mg bis unter 40.200 mg, als Suspension 6-007.0f
–– 36.900 mg bis unter 41.700 mg, als Tablette 6-007.pn
–– 40.200 mg bis unter 45.000 mg, als Suspension 6-007.0g
–– 41.700 mg bis unter 46.500 mg, als Tablette 6-007.pp
–– 45.000 mg bis unter 54.600 mg, als Suspension 6-007.0h
–– 46.500 mg oder mehr, als Tablette 6-007.pq
–– 54.600 mg bis unter 64.200 mg, als Suspension 6-007.0j
–– 64.200 mg bis unter 73.800 mg, als Suspension 6-007.0k
–– 73.800 mg bis unter 83.400 mg, als Suspension 6-007.0m
–– 83.400 mg bis unter 93.000 mg, als Suspension 6-007.0n
–– 93.000 mg oder mehr, als Suspension 6-007.0p
– parenteral
–– 300 mg bis unter 600 mg, bei Patienten unter 15 Jahren 6-007.k0
–– 600 mg bis unter 900 mg 6-007.k1
–– 900 mg bis unter 1.200 mg 6-007.k2
–– 1.200 mg bis unter 1.500 mg 6-007.k3
–– 1.500 mg bis unter 1.800 mg 6-007.k4
–– 1.800 mg bis unter 2.100 mg 6-007.k5
–– 2.100 mg bis unter 2.400 mg 6-007.k6
–– 2.400 mg bis unter 2.700 mg 6-007.k7
–– 2.700 mg bis unter 3.000 mg 6-007.k8
–– 3.000 mg bis unter 3.300 mg 6-007.k9
–– 3.300 mg bis unter 3.600 mg 6-007.ka
–– 3.600 mg bis unter 3.900 mg 6-007.kb
–– 3.900 mg bis unter 4.200 mg 6-007.kc
–– 4.200 mg bis unter 4.800 mg 6-007.kd
–– 4.800 mg bis unter 5.400 mg 6-007.ke
–– 5.400 mg bis unter 6.000 mg 6-007.kf
–– 6.000 mg bis unter 7.200 mg 6-007.kg
–– 7.200 mg bis unter 8.400 mg 6-007.kh
–– 8.400 mg bis unter 9.600 mg 6-007.kj
–– 9.600 mg bis unter 12.000 mg 6-007.kk
–– 12.000 mg bis unter 14.400 mg 6-007.km
–– 14.400 mg bis unter 16.800 mg 6-007.kn
–– 16.800 mg bis unter 21.600 mg 6-007.kp
–– 21.600 mg bis unter 26.400 mg 6-007.kq
–– 26.400 mg bis unter 31.200 mg 6-007.kr
–– 31.200 mg bis unter 40.800 mg 6-007.ks
–– 40.800 mg bis unter 50.400 mg 6-007.kt
–– 50.400 mg bis unter 60.000 mg 6-007.ku
–– 60.000 mg oder mehr 6-007.kv
Positivanreicherung, Stammzellen, hämatopoetisch, In-vitro-Aufbereitung
– aus
–– Knochenmark, bei Transplantation *[nur Zusatzkode!]* 5-411.70 ►

P

Positivanreicherung, Stammzellen, hämatopoetisch, In-vitro-Aufbereitung *(Forts.)*
~ aus *(Forts.)*
–– peripherem Blut, bei Transfusion *[nur Zusatzkode!]* 5-411.70
– bei Entnahme, aus
–– Knochenmark, zur Transplantation *[nur Zusatzkode!]* 5-410.20
–– peripherem Blut, zur Transplantation *[nur Zusatzkode!]* 5-410.20
Positronenemissionstomographie
– Gehirn 3-740
– Herz 3-741
– Körperstamm, gesamt 3-742
– mit
–– Computertomographie
––– Gehirn 3-750
––– Herz 3-751
––– Körper, ganz, mit
–––– diagnostischer Computertomographie 3-753.1
–––– Niedrigdosis-Computertomographie zur Schwächungskorrektur 3-753.0
––– Körperstamm
–––– gesamt
––––– mit Niedrigdosis-Computertomographie zur Schwächungskorrektur 3-752.0
––––– und Kopf, mit diagnostischer CT, mit rezeptorgerichteten Peptiden 3-754.10
–––– mit diagnostischer Computertomographie 3-752.1
–– Niedrigdosis-CT, Körperstamm, gesamt, und Kopf, zur Schwächungskorrektur, mit rezeptorgerichteten Peptiden 3-754.00
Posterior
– Anorektoplastik, sagittal, laparoskopisch, bei Analatresie 5-495.12
– Sklerotomie 5-138.x♦
– Sphinkterotomie, anal 5-494.x
Postmortal
– Entnahme
–– Gewebe, Herz, zur Transplantation 5-379.3
–– Herz, zur Transplantation 5-379.2
–– Herz-Lunge, zur Transplantation 5-379.4
–– Hornhaut, zur Transplantation 5-123.4♦
– Hepatektomie, zur Transplantation 5-503.0
– Nephrektomie
–– abdominal, offen, zur Transplantation 5-554.91
–– lumbal, offen, zur Transplantation 5-554.90
– Organspende, Aufrechterhaltung, Homöostase 8-978
– Resektion, Dünndarm, zur Transplantation 5-454.7
Postnatal
– Routineversorgung, beim Neugeborenen 9-262.0
– Versorgung, beim Risiko-Neugeborenen 9-262.1
Postoperativ
– Medikamentendosis-Anpassung
–– intrathekal, nach Anlegen der implantierten programmierbaren Medikamentenpumpe, mit kontinuierlicher Abgabe, bei variablem Tagesprofil 8-011.32
–– intraventrikulär, nach Anlegen der implantierten programmierbaren Medikamentenpumpe, mit kontinuierlicher Abgabe, bei variablem Tagesprofil 8-011.32
– Wunddehiszenz, Verschluss, sekundär, Bauchwand 5-545.0
Postpartal
– Entleerung, Hämatom
–– Perineum 5-759.1
–– Vagina 5-759.1
–– Vulva 5-759.1
– Exstirpation, Uterus 5-757
– Korrektur, Inversio uteri, manuell 8-516
– Lösung, Plazenta
–– instrumentell 5-756.1
–– manuell 5-756.0
– Naht
–– Damm 5-758.3
–– Scheide 5-758.2
–– Zervix 5-758.0
– Tamponade, Uterus, und Vagina
–– mit Einführung, Tamponade-Ballon 5-759.01
–– ohne Einführung, Tamponade-Ballon 5-759.00
Posturographie, bei Schwindelsyndromen 1-20a.33
Potentiale
– evoziert
–– akustisch, Registrierung 1-208.0
–– als Monitoring 8-921
–– Elektrode, kortikal, weniger als 8
––– Monitoring, neurophysiologisch, intraoperativ
–––– bis 4 Stunden 8-925.03
–––– mehr als
––––– 4 Stunden bis 8 Stunden 8-925.23
––––– 8 Stunden bis 12 Stunden 8-925.33
––––– 12 Stunden 8-925.43
––– Sprachmonitoring, bei Wacheingriff
–––– bis 4 Stunden 8-925.03
–––– mehr als
––––– 4 Stunden bis 8 Stunden 8-925.23
––––– 8 Stunden bis 12 Stunden 8-925.33
––––– 12 Stunden 8-925.43
–– früh-akustisch, Registrierung 1-208.1
–– früh-somatosensorisch, Registrierung 1-208.3
–– kognitiv, Registrierung 1-208.7
–– Monitoring, neurophysiologisch, intraoperativ
––– bis 4 Stunden 8-925.01
––– mehr als
–––– 4 Stunden bis 8 Stunden 8-925.21
–––– 8 Stunden bis 12 Stunden 8-925.31
–––– 12 Stunden 8-925.41
–– motorisch, Registrierung 1-208.4
–– somatosensorisch, Registrierung 1-208.2 ►

Potentiale *(Forts.)*
~ evoziert *(Forts.)*
-- spät-akustisch, Registrierung 1-208.5
-- Sprachmonitoring
--- bis 4 Stunden, bei Wacheingriff 8-925.01
--- mehr als
---- 4 Stunden bis 8 Stunden, bei Wacheingriff 8-925.21
---- 8 Stunden bis 12 Stunden, bei Wacheingriff 8-925.31
---- 12 Stunden, bei Wacheingriff 8-925.41
-- visuell, Registrierung 1-208.6
-- zur Epilepsiediagnostik 1-212.3
- myogen
-- evoziert, vestibulär, Registrierung 1-208.9
-- okulär, evoziert, vestibulär, Registrierung 1-208.9
-- zervikal, evoziert, vestibulär, Registrierung 1-208.9
Potenzerhaltend, Zystektomie, radikal, offen
- mit Urethrektomie, beim Mann 5-576.50
- ohne Urethrektomie, beim Mann 5-576.30
Potts-Smith, Anastomose – s.a. Anastomose, Aorta descendens, zur A. pulmonalis sinistra, als Links-Rechts-Shunt 5-390.2
Pouch, bei
- Kolektomie
-- laparoskopisch, mit
--- Anastomose 5-456.05
--- Proktomukosektomie, mit Anastomose 5-456.25
-- offen, mit
--- Anastomose
---- ileoanal 5-456.03
---- ileorektal 5-456.01
--- Proktomukosektomie, mit Anastomose
---- ileoanal 5-456.23
---- ileorektal 5-456.21
- Proktokolektomie
-- laparoskopisch, mit Anastomose 5-456.15
-- offen, mit Anastomose
--- ileoanal 5-456.13
--- ileorektal 5-456.11
Pouchoskopie, diagnostisch, mit
- flexiblem Instrument 1-654.0
- starrem Instrument 1-654.1
Poudrage, bei
- Pleurodese
-- offen 5-345.2♦
-- thorakoskopisch 5-345.5♦
- Verödung, Pleuraspalt
-- offen 5-345.2♦
-- thorakoskopisch 5-345.5♦
Prä-ECMO [Extrakorporale Membranoxygenation] 8-852.1
Präaurikulär
- Exzision 5-181.3♦
-- histographisch kontrolliert 5-181.4♦
- Fistelexzision 5-181.3♦
- Inzision 5-180.2♦
Präparation
- extrazerebral, und Abklippen, Gefäß, intrakraniell 5-025.4
- intrazerebral, und Abklippen, Gefäß, intrakraniell 5-025.3
- retroperitoneal
-- mit Salpingoovariektomie
--- beidseitig, bei
---- Exstirpation, Uterus 5-683.7
---- Hysterektomie 5-683.7
--- einseitig, bei
---- Exstirpation, Uterus 5-683.6
---- Hysterektomie 5-683.6
-- ohne Salpingoovariektomie, bei
--- Exstirpation, Uterus 5-683.5
--- Hysterektomie 5-683.5
- und
-- Destruktion
--- extrazerebral, Gefäß, intrakraniell 5-025.6
--- Gefäß, intraspinal 5-037.1
--- intrazerebral, Gefäß, intrakraniell 5-025.5
-- Resektion, Gefäß
--- intrakraniell 5-025.2
--- intraspinal 5-037.0
Präparatradiographie, Mamma 3-100.1
Präputial, Verklebung, Lösung 5-640.5
Präputiolyse 5-640.5
Präputium
- Frenulotomie 5-640.0
- Plastik, mit Plastik, Frenulum 5-640.3
- Spaltung, dorsal 5-640.1
Präsakral, Drainage
- durch perinealen Zugang, nach Rektumexstirpation 5-549.7
- nach Rektumexstirpation 5-549.7
Prevot-Nagel
- Entfernung
-- Femur
--- distal 5-787.gh♦
--- proximal 5-787.gf♦
--- Schaft 5-787.gg♦
-- Fibula
--- distal 5-787.gr♦
--- proximal 5-787.gp♦
--- Schaft 5-787.gq♦
-- Humerus
--- distal 5-787.g3♦
--- proximal 5-787.g1♦
--- Schaft 5-787.g2♦
-- Karpus 5-787.ga♦
-- Klavikula 5-787.g0♦
-- Metakarpus 5-787.gb♦
-- Metatarsus 5-787.gv♦
-- Phalangen
--- Fuß 5-787.gw♦
--- Hand 5-787.gc♦
-- Radius
--- distal 5-787.g6♦
--- proximal 5-787.g4♦
--- Schaft 5-787.g5♦
-- Schenkelhals 5-787.ge♦ ►

P

Prevot-Nagel *(Forts.)*
~ Entfernung *(Forts.)*
-- Skapula 5-787.gz♦
-- Tarsus 5-787.gu♦
-- Tibia
--- distal 5-787.gn♦
--- proximal 5-787.gk♦
--- Schaft 5-787.gm♦
-- Ulna
--- distal 5-787.g9♦
--- proximal 5-787.g7♦
--- Schaft 5-787.g8♦
– Reosteosynthese, bei Revision, Osteosynthesematerial
-- Femur
--- distal 5-78a.gh♦
--- proximal 5-78a.gf♦
--- Schaft 5-78a.gg♦
-- Fibula
--- distal 5-78a.gr♦
--- proximal 5-78a.gp♦
--- Schaft 5-78a.gq♦
-- Humerus
--- distal 5-78a.g3♦
--- proximal 5-78a.g1♦
--- Schaft 5-78a.g2♦
-- Karpus 5-78a.ga♦
-- Klavikula 5-78a.g0♦
-- Metakarpus 5-78a.gb♦
-- Metatarsus 5-78a.gv♦
-- Phalangen
--- Fuß 5-78a.gw♦
--- Hand 5-78a.gc♦
-- Radius
--- distal 5-78a.g6♦
--- proximal 5-78a.g4♦
--- Schaft 5-78a.g5♦
-- Schenkelhals 5-78a.ge♦
-- Skapula 5-78a.gz♦
-- Tarsus 5-78a.gu♦
-- Tibia
--- distal 5-78a.gn♦
--- proximal 5-78a.gk♦
--- Schaft 5-78a.gm♦
-- Ulna
--- distal 5-78a.g9♦
--- proximal 5-78a.g7♦
--- Schaft 5-78a.g8♦
– Reposition
-- geschlossen
--- Epiphysenlösung
---- Femur
----- distal 5-790.2h♦
----- proximal 5-790.2f♦
---- Fibula
----- distal 5-790.2r♦
----- proximal 5-790.2p♦
---- Humerus
----- distal 5-790.23♦
----- proximal 5-790.21♦
---- Klavikula 5-790.20♦ ►

Prevot-Nagel *(Forts.)*
~ Reposition *(Forts.)*
~~ geschlossen *(Forts.)*
~~~ Epiphysenlösung *(Forts.)*
---- Metakarpus 5-790.2b♦
---- Metatarsus 5-790.2v♦
---- Phalangen
----- Fuß 5-790.2w♦
----- Hand 5-790.2c♦
---- Radius
----- distal 5-790.26♦
----- proximal 5-790.24♦
---- Skapula 5-790.2z♦
---- Tibia
----- distal 5-790.2n♦
----- proximal 5-790.2k♦
---- Ulna
----- distal 5-790.29♦
----- proximal 5-790.27♦
--- Fraktur
---- Femur
----- distal 5-790.2h♦
----- proximal 5-790.2f♦
----- Schaft 5-790.2g♦
---- Fibula
----- distal 5-790.2r♦
----- proximal 5-790.2p♦
----- Schaft 5-790.2q♦
---- Humerus
----- distal 5-790.23♦
----- proximal 5-790.21♦
----- Schaft 5-790.22♦
---- Klavikula 5-790.20♦
---- Metakarpus 5-790.2b♦
---- Metatarsus 5-790.2v♦
---- Phalangen
----- Fuß 5-790.2w♦
----- Hand 5-790.2c♦
---- Radius
----- distal 5-790.26♦
----- proximal 5-790.24♦
----- Schaft 5-790.25♦
---- Schenkelhals 5-790.2e♦
---- Skapula 5-790.2z♦
---- Tibia
----- distal 5-790.2n♦
----- proximal 5-790.2k♦
----- Schaft 5-790.2m♦
---- Ulna
----- distal 5-790.29♦
----- proximal 5-790.27♦
----- Schaft 5-790.28♦
-- offen
--- Fraktur
---- Femur
----- distal 5-793.gh♦
----- proximal 5-793.gf♦
----- Schaft 5-791.gg♦
---- Fibula
----- distal 5-793.gr♦
----- proximal 5-793.gp♦ ►
~~~

Prevot-Nagel *(Forts.)*
~ Reposition *(Forts.)*
~~ offen *(Forts.)*
~~~ Fraktur *(Forts.)*
~~~~ Fibula *(Forts.)*
––––– Schaft 5-791.gq♦
–––– Humerus
––––– distal 5-793.g3♦
––––– proximal 5-793.g1♦
––––– Schaft 5-791.g2♦
–––– Karpus 5-795.ga♦
–––– Klavikula 5-795.g0♦
–––– Metakarpus 5-795.gb♦
–––– Metatarsus 5-795.gv♦
–––– Phalangen
––––– Fuß 5-795.gw♦
––––– Hand 5-795.gc♦
–––– Radius
––––– distal 5-793.g6♦
––––– proximal 5-793.g4♦
––––– Schaft 5-791.g5♦
–––– Schenkelhals 5-793.ge♦
–––– Skapula 5-795.gz♦
–––– Tarsus 5-795.gu♦
–––– Tibia
––––– distal 5-793.gn♦
––––– proximal 5-793.gk♦
––––– Schaft 5-791.gm♦
–––– Ulna
––––– distal 5-793.g9♦
––––– proximal 5-793.g7♦
––––– Schaft 5-791.g8♦
––– Mehrfragment-Fraktur
–––– Femur
––––– distal 5-794.gh♦
––––– proximal 5-794.gf♦
––––– Schaft 5-792.gg♦
–––– Fibula
––––– distal 5-794.gr♦
––––– proximal 5-794.gp♦
––––– Schaft 5-792.gq♦
–––– Humerus
––––– distal 5-794.g3♦
––––– proximal 5-794.g1♦
––––– Schaft 5-792.g2♦
–––– Karpus 5-796.ga♦
–––– Klavikula 5-796.g0♦
–––– Metakarpus 5-796.gb♦
–––– Metatarsus 5-796.gv♦
–––– Phalangen
––––– Fuß 5-796.gw♦
––––– Hand 5-796.gc♦
–––– Radius
––––– distal 5-794.g6♦
––––– proximal 5-794.g4♦
––––– Schaft 5-792.g5♦
–––– Schenkelhals 5-794.ge♦
–––– Skapula 5-796.gz♦
–––– Tarsus 5-796.gu♦
–––– Tibia
––––– distal 5-794.gn♦ ►

Prevot-Nagel *(Forts.)*
~ Reposition *(Forts.)*
~~ offen *(Forts.)*
~~~ Mehrfragment-Fraktur *(Forts.)*
~~~~ Tibia *(Forts.)*
––––– proximal 5-794.gk♦
––––– Schaft 5-792.gm♦
–––– Ulna
––––– distal 5-794.g9♦
––––– proximal 5-794.g7♦
––––– Schaft 5-792.g8♦
– zur Osteosynthese, Knochen *[nur Zusatzkode!]* 5-786.g
Pridie-Bohrung
– Akromioklavikulargelenk
–– arthroskopisch 5-812.f1♦
–– offen 5-801.h1♦
– Ellenbogengelenk
–– arthroskopisch 5-812.ft♦
–– offen 5-801.ht♦
– Handgelenk
–– arthroskopisch 5-812.f7♦
–– offen 5-801.h7♦
– Hüftgelenk
–– arthroskopisch 5-812.fg♦
–– offen 5-801.hg♦
– Humeroglenoidalgelenk
–– arthroskopisch 5-812.f0♦
–– offen 5-801.h0♦
– Humeroradialgelenk
–– arthroskopisch 5-812.fs♦
–– offen 5-801.hs♦
– Humeroulnargelenk
–– arthroskopisch 5-812.f4♦
–– offen 5-801.h4♦
– Iliosakralgelenk
–– arthroskopisch 5-812.fe♦
–– offen 5-801.he♦
– Kniegelenk
–– arthroskopisch 5-812.fh♦
–– offen 5-801.hh♦
– Metatarsophalangealgelenk
–– arthroskopisch 5-812.fq♦
–– offen 5-801.hq♦
– Radiokarpalgelenk
–– arthroskopisch 5-812.f8♦
–– offen 5-801.h8♦
– Radioulnargelenk
–– distal
––– arthroskopisch 5-812.f6♦
––– offen 5-801.h6♦
–– proximal
––– arthroskopisch 5-812.f5♦
––– offen 5-801.h5♦
– Sprunggelenk
–– oberes
––– arthroskopisch 5-812.fk♦
––– offen 5-801.hk♦
–– unteres
––– arthroskopisch 5-812.fm♦
––– offen 5-801.hm♦ ►

Pridie-Bohrung *(Forts.)*
– Sternoklavikulargelenk
–– arthroskopisch 5-812.f3♦
–– offen 5-801.h3♦
– Tarsalgelenk
–– arthroskopisch 5-812.fn♦
–– offen 5-801.hn♦
– Tarsometatarsalgelenk
–– arthroskopisch 5-812.fp♦
–– offen 5-801.hp♦
– Tibiofibulargelenk, proximal
–– arthroskopisch 5-812.fj♦
–– offen 5-801.hj♦
– Ulnokarpalgelenk
–– arthroskopisch 5-812.f9♦
–– offen 5-801.h9♦
– Zehengelenk
–– arthroskopisch 5-812.fr♦
–– offen 5-801.hr♦
Primär – s. jeweiliger durchgeführter Eingriff
– ballonexpandierbar, Implantat, bei Implantation, endovaskulär, Ersatz, Aortenklappe 5-35a.03
– selbstexpandierend, Implantat, bei Implantation, endovaskulär, Ersatz, Aortenklappe 5-35a.04
Probeexzision
– Brustwand 1-589.0
– durch
–– Epipharyngoskopie 1-422.2
–– Hypopharyngoskopie 1-422.1
–– Rhinoskopie 1-414.0
– Glottis, durch Mikrolaryngoskopie 1-421.1
– Leber 1-551.0
– Lymphknoten, aus Halsbereich, ohne Markierung 5-401.00♦
– Mamma 1-501♦
– Ovar 1-570.0♦
– Parametrien 1-570.2♦
– Peritoneum 1-559.4
– Portio uteri 1-571.1
– Scheide 1-572
– Scheidenwand, hintere 5-702.1
– Sigma 1-556.3
– Subglottis, durch Mikrolaryngoskopie 1-421.2
– Supraglottis, durch Mikrolaryngoskopie 1-421.0
– Tuba uterina 1-570.1♦
– Uterus 1-571.0
Probelaparotomie 5-541.0
Probethorakotomie 5-340.1
Processus alveolaris mandibulae, Fraktur, Reposition
– geschlossen 5-764.3
– offen, durch
–– Draht 5-764.41
–– externe Fixation 5-764.40
–– Materialkombinationen 5-764.44
–– Platte 5-764.43
–– Schraube 5-764.42
Processus alveolaris maxillae, Fraktur, Reposition
– geschlossen 5-761.2 ►

Processus alveolaris maxillae, Fraktur, Reposition *(Forts.)*
– offen, durch
–– Draht 5-761.31
–– externe Fixation 5-761.30
–– Materialkombinationen 5-761.34
–– Platte 5-761.33
–– Schraube 5-761.32
Processus articularis mandibulae, Fraktur, Reposition
– durch operative
–– Extensionsbehandlung 5-765.8♦
–– Funktionsbehandlung 5-765.8♦
– geschlossen 5-765.5♦
– offen
–– durch
––– Draht 5-765.71♦
––– externe Fixation 5-765.70♦
––– Materialkombination 5-765.74♦
––– Platte 5-765.73♦
––– Schraube 5-765.72♦
–– transoral, durch
––– Draht 5-765.61♦
––– externe Fixation 5-765.60♦
––– Materialkombination 5-765.64♦
––– Platte 5-765.63♦
––– Schraube 5-765.62♦
Profunda, Patchplastik 5-395.71♦
Programmierbar
– Lagerungshilfe, automatisch, bei Lagerung, Weichlagerungsbett 8-390.5
– Schwergewichtigenbett, elektrisch, Lagerung 8-390.0
Programmiert
– Lavage
–– Bauchraum, bei temporärem Bauchdeckenverschluss 8-176.1
–– Retroperitonealraum, bei temporärem Bauchdeckenverschluss 8-177.1
– Relaparotomie 5-541.3
Programmierung, mit Wiederbefüllung, Medikamentenpumpe, implantiert, programmierbar
– intrathekal, mit kontinuierlicher Abgabe, bei variablem Tagesprofil 8-011.2
– intraventrikulär, mit kontinuierlicher Abgabe, bei variablem Tagesprofil 8-011.2
Projektionsradiographie, Leber, mit Kontrastmittel 3-13p
Proktokolektomie
– durch Umsteigen laparoskopisch – offen chirurgisch 5-456.18
– laparoskopisch, mit
–– Anastomose
––– mit Reservoir 5-456.15
––– ohne
–––– Pouch 5-456.16
–––– Reservoir 5-456.16
–– Ileostomie 5-456.17 ►

Proktokolektomie *(Forts.)*
– offen, mit
–– Anastomose
––– ileoanal
–––– mit Reservoir 5-456.13
–––– ohne Reservoir 5-456.14
––– ileorektal
–––– mit Reservoir 5-456.11
–––– ohne Reservoir 5-456.12
–– Ileostomie 5-456.10
Proktomukosektomie, bei Kolektomie
– durch Umsteigen laparoskopisch – offen chirurgisch 5-456.28
– laparoskopisch, mit
–– Anastomose
––– mit Reservoir 5-456.25
––– ohne Reservoir 5-456.26
–– Ileostomie 5-456.27
– offen, mit
–– Anastomose
––– ileoanal
–––– mit Reservoir 5-456.23
–––– ohne Reservoir 5-456.24
––– ileorektal
–––– mit Reservoir 5-456.21
–––– ohne Reservoir 5-456.22
–– Ileostomie 5-456.20
Proktorrhaphie, nach Verletzung 5-496.0
Proktoskopie, diagnostisch 1-553
– über Stoma 1-652.3
Proktotomie 5-490.0
Prolabiert, Iris, Exzision 5-136.3♦
Promontorium, Fensterung
– mit Implantation, Prothese
–– alloplastisch 5-198.2♦
–– autogen 5-198.1♦
–– nach
––– Piston 5-198.2♦
––– Schuknecht 5-198.1♦
– ohne Implantation, Prothese 5-198.0♦
Prophylaxe, Adhäsionen, durch Verwendung, Membran
– nicht-resorbierbar *[nur Zusatzkode!]* 5-933.0
– resorbierbar *[nur Zusatzkode!]* 5-933.1
– teilresorbierbar *[nur Zusatzkode!]* 5-933.1
Prostata
– Biopsie
–– durch Inzision 1-563.0
–– perkutan-zystoskopisch 1-462.4
–– transurethral 1-460.4
– Blutstillung
–– offen 5-609.1
–– transurethral 5-609.0
– Destruktion, retropubisch, laparoskopisch 5-603.11
– Exzision, retropubisch, laparoskopisch 5-603.11
– Gewebe
–– Destruktion
––– durch Ultraschall, Magnetresonanz-gesteuert 5-601.a ►

Prostata *(Forts.)*
~ Gewebe *(Forts.)*
~~ Destruktion *(Forts.)*
––– perineal, offen 5-603.2
––– perkutan, durch
–––– Elektroporation, irreversibel 5-602.6
–––– Hitze 5-602.0
–––– Kälte 5-602.3
–––– Nanopartikel, magnetisch 5-602.4
–––– Strahlenträger 5-602.2
–––– Therapie, photodynamisch, lasergesteuert, nicht-thermisch, transperineal 5-602.5
–––– Ultraschall 5-602.1
––– retropubisch, offen 5-603.10
––– suprapubisch-transvesikal
–––– endoskopisch extraperitoneal 5-603.01
–––– offen 5-603.00
––– transrektal, durch
–––– Elektroporation, irreversibel 5-602.6
–––– Hitze 5-602.0
–––– Kälte 5-602.3
–––– Nanopartikel, magnetisch 5-602.4
–––– Strahlenträger 5-602.2
–––– Ultraschall 5-602.1
––– transurethral, durch
–––– Hyperthermie 5-601.34
–––– Kälte 5-601.2
–––– Laser, im Rahmen eines anderen Eingriffes *[nur Zusatzkode!]* 5-601.d
–––– Mikrowellenablation 5-601.31
–––– Radiofrequenzablation 5-601.30
–––– Thermotherapie 5-601.33
–––– Wasserdampfablation 5-601.32
–– Elektroresektion, transurethral 5-601.0
––– im Rahmen eines anderen Eingriffes *[nur Zusatzkode!]* 5-601.b
––– mit Trokarzystostomie 5-601.1
–– Exzision
––– perineal, offen 5-603.2
––– retropubisch, offen 5-603.10
––– suprapubisch-transvesikal
–––– endoskopisch extraperitoneal 5-603.01
–––– offen 5-603.00
––– transurethral, durch fokussierten Wasserstrahl 5-601.9
–– Vaporisation, elektrisch, transurethral 5-601.6
––– im Rahmen eines anderen Eingriffes *[nur Zusatzkode!]* 5-601.c
– Holmium-Laser-Enukleation, transurethral 5-601.70
– Holmium-Laser-Resektion, transurethral 5-601.71
– Implantation, Bestrahlungsmarker
–– perineal 5-609.a0
–– transrektal 5-609.a1
– Inzision
–– perineal 5-600.1
–– transrektal 5-600.2
–– transurethral 5-600.0
– Laservaporisation, transurethral 5-601.42 ►

P

Prostata *(Forts.)*
– Punktion, perkutan
–– diagnostisch 1-847.4
–– therapeutisch 8-156.2
– Rekonstruktion, nach Verletzung 5-609.2
– Resektion, transurethral 5-601.1
– Revision 5-609.7
– Saugbiopsie
–– perkutan 1-463.11
––– mit Steuerung durch bildgebende Verfahren 1-465.a
–– transrektal 1-464.1
– Stanzbiopsie
–– extensiv 1-464.01
––– perkutan mit Steuerung durch bildgebende Verfahren 1-465.91
–– perkutan 1-463.10
––– mit Steuerung durch bildgebende Verfahren
–––– weniger als 20 Zylinder 1-465.90
–––– 20 oder mehr Zylinder 1-465.91
––– ultraschallgesteuert
–––– weniger als 20 Zylinder 1-465.90
–––– 20 oder mehr Zylinder 1-465.91
–– transrektal
––– weniger als 20 Zylinder 1-464.00
–––– mit Steuerung durch bildgebende Verfahren 1-466.00
––– 20 oder mehr Zylinder 1-464.01
–––– mit Steuerung durch bildgebende Verfahren 1-466.01
– Thulium-Laser-Enukleation, transurethral 5-601.72
– Thulium-Laser-Resektion, transurethral 5-601.73
– und Harnorgane, Stufenbiopsie, transurethral 1-460.5
Prostatagewebe-Retraktor, Implantation, transurethral
– 1 5-609.80
– 2 5-609.81
– 3 5-609.82
– 4 5-609.83
– 5 5-609.84
– 6 5-609.85
– 7 5-609.86
– 8 oder mehr 5-609.87
Prostatisch, Harnröhre
– Dilatation, ohne Bougierung 5-609.3
– Implantation, Stent 5-609.4
– Stent
–– Entfernung 5-609.6
–– Wechsel 5-609.5
Prostatovesikulektomie
– perineal, radikal
–– gefäß- und nervenerhaltend
––– mit regionaler Lymphadenektomie, laparoskopisch 5-604.32
––– ohne regionale Lymphadenektomie 5-604.31
–– mit regionaler Lymphadenektomie, laparoskopisch 5-604.22 ►

Prostatovesikulektomie *(Forts.)*
~ perineal, radikal *(Forts.)*
–– ohne regionale Lymphadenektomie 5-604.21
– radikal, laparoskopisch
–– gefäß- und nervenerhaltend
––– mit regionaler Lymphadenektomie 5-604.52
––– ohne regionale Lymphadenektomie 5-604.51
–– mit regionaler Lymphadenektomie 5-604.42
–– ohne regionale Lymphadenektomie 5-604.41
– retropubisch, radikal
–– gefäß- und nervenerhaltend
––– mit regionaler Lymphadenektomie 5-604.12
––– ohne regionale Lymphadenektomie 5-604.11
–– mit regionaler Lymphadenektomie 5-604.02
–– ohne regionale Lymphadenektomie 5-604.01
Protein, mit Molekularmasse bis 60.000, Elimination, durch Hämodialyse, intermittierend, verlängert 8-854.8
Protein C, human, Applikation, parenteral
– bis unter 1.000 IE 8-812.90
– 1.000 IE bis unter 2.000 IE 8-812.91
– 2.000 IE bis unter 3.000 IE 8-812.92
– 3.000 IE bis unter 4.000 IE 8-812.93
– 4.000 IE bis unter 5.000 IE 8-812.94
– 5.000 IE bis unter 10.000 IE 8-812.95
– 10.000 IE bis unter 15.000 IE 8-812.96
– 15.000 IE bis unter 20.000 IE 8-812.97
– 20.000 IE bis unter 25.000 IE 8-812.98
– 25.000 IE bis unter 30.000 IE 8-812.9a
– 30.000 IE bis unter 40.000 IE 8-812.9b
– 40.000 IE bis unter 50.000 IE 8-812.9c
– 50.000 IE bis unter 70.000 IE 8-812.9d
– 70.000 IE oder mehr 8-812.9e
Prothese – s.a. Art der Prothese
– allogen, Implantation, mit Tympanoplastik
–– mit
––– Anlegen, Ohrradikalhöhle 5-195.c3♦
––– Antrotomie 5-195.b3♦
––– Attikoantrotomie 5-195.a3♦
––– Attikotomie 5-195.a3♦
––– Mastoidektomie 5-195.b3♦
–– Typ II bis V 5-195.93♦
– alloplastisch, Implantation, mit
–– Fensterung, Promontorium 5-198.2♦
–– Stapesplastik 5-197.2♦
–– Tympanoplastik
––– mit
–––– Anlegen, Ohrradikalhöhle 5-195.c2♦
–––– Antrotomie 5-195.b2♦
–––– Attikoantrotomie 5-195.a2♦
–––– Attikotomie 5-195.a2♦
–––– Mastoidektomie 5-195.b2♦
––– Typ II bis V 5-195.92♦
– autogen, Implantation, mit
–– Fensterung, Promontorium 5-198.1♦
–– Stapesplastik 5-197.1♦
–– Tympanoplastik
––– mit
–––– Anlegen, Ohrradikalhöhle 5-195.c1♦ ►

Prothese – s.a. Art der Prothese *(Forts.)*
~ autogen, Implantation, mit *(Forts.)*
~~ Tympanoplastik *(Forts.)*
~~~ mit *(Forts.)*
---- Antrotomie 5-195.b1♦
---- Attikoantrotomie 5-195.a1♦
---- Attikotomie 5-195.a1♦
---- Mastoidektomie 5-195.b1♦
--- Typ II bis V 5-195.91♦
– Entfernung
-- Mamma 5-889.0♦
--- mit Exzision, Kapselfibrose 5-889.1♦
---- mit Prothesenwechsel, und Formung einer neuen Tasche
----- mit gewebeverstärkendem Material 5-889.31♦
----- ohne gewebeverstärkendes Material 5-889.30♦
---- und Prothesenwechsel
----- mit gewebeverstärkendem Material 5-889.21♦
----- ohne gewebeverstärkendes Material 5-889.20♦
-- nach Larynxrekonstruktion 5-319.4
– Implantation
-- bei Resektion, Trachea 5-316.4
-- Bronchialsystem, durch Inzision 5-330.2♦
-- Koronargefäß, perkutan-transluminal 8-837.8
-- nach
--- Piston, mit
---- Fensterung, Promontorium 5-198.2♦
---- Stapesplastik 5-197.2♦
--- Schuknecht
---- bei Fensterung, Promontorium 5-198.1♦
---- mit Stapesplastik 5-197.1♦
– Mamma, Wechsel
-- mit gewebeverstärkendem Material 5-889.41♦
-- ohne gewebeverstärkendes Material 5-889.40♦
– nicht-selbstexpandierend
-- Entfernung
--- Darm
---- durch Umsteigen laparoskopisch – offen chirurgisch, 1 5-469.p2
---- endoskopisch, 1 5-469.p3
---- laparoskopisch, 1 5-469.p1
---- offen, 1 5-469.p0
--- Magen
---- durch Umsteigen laparoskopisch – offen chirurgisch, 1 5-449.m2
---- endoskopisch, 1 5-449.m3
---- laparoskopisch, 1 5-449.m1
---- offen, 1 5-449.m0
--- Ösophagus 5-429.k2
--- Rektum, endoskopisch, 1 5-489.h1
-- Implantation
--- Darm
---- durch Umsteigen laparoskopisch – offen chirurgisch, 1 5-469.n2
---- endoskopisch, 1 5-469.n3 ►

Prothese – s.a. Art der Prothese *(Forts.)*
~ nicht-selbstexpandierend *(Forts.)*
~~ Implantation *(Forts.)*
~~~ Darm *(Forts.)*
---- laparoskopisch, 1 5-469.n1
---- offen, 1 5-469.n0
--- Gallengänge
---- durch Umsteigen laparoskopisch – offen chirurgisch
----- 1 5-514.g2
----- 2 oder mehr 5-514.h2
---- endoskopisch
----- 1 5-513.f0
----- 2 oder mehr 5-513.f1
---- laparoskopisch
----- 1 5-514.g1
----- 2 oder mehr 5-514.h1
---- offen
----- 1 5-514.g0
----- 2 oder mehr 5-514.h0
---- perkutan-transhepatisch
----- 1 5-514.g3
----- 2 oder mehr 5-514.h3
--- Magen
---- durch Umsteigen laparoskopisch – offen chirurgisch, 1 5-449.k2
---- endoskopisch, 1 5-449.k3
---- laparoskopisch, 1 5-449.k1
---- offen, 1 5-449.k0
--- Ösophagus
---- endoskopisch, 1 5-429.k1
---- offen, 1 5-429.k0
--- Pankreasgang
---- durch Umsteigen laparoskopisch – offen chirurgisch, 1 5-529.h2
---- endoskopisch, 1 5-526.e1
---- laparoskopisch, 1 5-529.h1
---- offen, 1 5-529.h0
--- Rektum, endoskopisch, 1 5-489.g1
-- Wechsel
--- Darm
---- durch Umsteigen laparoskopisch – offen chirurgisch, 1 5-469.n2
---- endoskopisch, 1 5-469.n3
---- laparoskopisch, 1 5-469.n1
---- offen, 1 5-469.n0
--- Gallengänge
---- durch Umsteigen laparoskopisch – offen chirurgisch 5-514.k2
---- endoskopisch
----- 1 5-513.h0
----- 2 oder mehr 5-513.h1
---- laparoskopisch 5-514.k1
---- offen 5-514.k0
---- perkutan-transhepatisch 5-514.k3
--- Magen
---- durch Umsteigen laparoskopisch – offen chirurgisch, 1 5-449.k2
---- endoskopisch, 1 5-449.k3
---- laparoskopisch, 1 5-449.k1
---- offen, 1 5-449.k0 ►

P

Prothese – s.a. Art der Prothese *(Forts.)*
~ nicht-selbstexpandierend *(Forts.)*
~~ Wechsel *(Forts.)*
––– Ösophagus
–––– endoskopisch, 1 5-429.k1
–––– offen, 1 5-429.k0
––– Pankreasgang
–––– durch Umsteigen laparoskopisch – offen chirurgisch, 1 5-529.k2
–––– endoskopisch, 1 5-526.f1
–––– laparoskopisch, 1 5-529.k1
–––– offen, 1 5-529.k0
––– Rektum, endoskopisch, 1 5-489.g1
– Pulmonalklappe, Refixation 5-354.25
– Refixation
–– Aortenklappe 5-354.05
–– Mitralklappe 5-354.13
– selbstexpandierend
–– auf ein Kauterisierungssystem vorgeladen, Verwendung *[nur Zusatzkode!]* 5-549.a
–– Entfernung
––– Darm
–––– durch Umsteigen laparoskopisch – offen chirurgisch 5-469.m2
–––– endoskopisch 5-469.m3
–––– laparoskopisch 5-469.m1
–––– offen 5-469.m0
––– Magen
–––– durch Umsteigen laparoskopisch – offen chirurgisch 5-449.j2
–––– endoskopisch 5-449.j3
–––– laparoskopisch 5-449.j1
–––– offen 5-449.j0
––– Ösophagus 5-429.j2
––– Rektum, endoskopisch 5-489.h0
–– Implantation
––– Darm
–––– durch Umsteigen laparoskopisch – offen chirurgisch 5-469.k2
–––– endoskopisch 5-469.k3
–––– laparoskopisch 5-469.k1
–––– offen 5-469.k0
––– Magen
–––– durch Umsteigen laparoskopisch – offen chirurgisch 5-449.h2
–––– endoskopisch 5-449.h3
–––– laparoskopisch 5-449.h1
–––– offen 5-449.h0
––– Pankreasgang
–––– durch Umsteigen laparoskopisch – offen chirurgisch 5-529.g2
–––– endoskopisch 5-526.e0
–––– laparoskopisch 5-529.g1
–––– offen 5-529.g0
––– Rektum, endoskopisch 5-489.g0
–– mit Antirefluxventil
––– Implantation, Ösophagus
–––– endoskopisch
––––– 1 5-429.jc
––––– 2 5-429.je
––––– 3 oder mehr 5-429.jg ►

Prothese – s.a. Art der Prothese *(Forts.)*
~ selbstexpandierend *(Forts.)*
~~ mit Antirefluxventil *(Forts.)*
~~~ Implantation, Ösophagus *(Forts.)*
–––– offen
––––– 1 5-429.jb
––––– 2 5-429.jd
––––– 3 oder mehr 5-429.jf
––– Wechsel, Ösophagus
–––– endoskopisch
––––– 1 5-429.jc
––––– 2 5-429.je
––––– 3 oder mehr 5-429.jg
–––– offen
––––– 1 5-429.jb
––––– 2 5-429.jd
––––– 3 oder mehr 5-429.jf
–– ohne Antirefluxventil
––– Implantation, Ösophagus
–––– endoskopisch
––––– 1 5-429.j1
––––– 2 5-429.j4
––––– 3 oder mehr 5-429.ja
–––– offen
––––– 1 5-429.j0
––––– 2 5-429.j3
––––– 3 oder mehr 5-429.j9
––– Wechsel, Ösophagus
–––– endoskopisch
––––– 1 5-429.j1
––––– 2 5-429.j4
––––– 3 oder mehr 5-429.ja
–––– offen
––––– 1 5-429.j0
––––– 2 5-429.j3
––––– 3 oder mehr 5-429.j9
–– Wechsel
––– Darm
–––– durch Umsteigen laparoskopisch – offen chirurgisch 5-469.k2
–––– endoskopisch 5-469.k3
–––– laparoskopisch 5-469.k1
–––– offen 5-469.k0
––– Magen
–––– durch Umsteigen laparoskopisch – offen chirurgisch 5-449.h2
–––– endoskopisch 5-449.h3
–––– laparoskopisch 5-449.h1
–––– offen 5-449.h0
––– Pankreasgang
–––– durch Umsteigen laparoskopisch – offen chirurgisch 5-529.j2
–––– endoskopisch 5-526.f0
–––– laparoskopisch 5-529.j1
–––– offen 5-529.j0
––– Rektum, endoskopisch 5-489.g0
– subkutan, bei Korrektur, Trichterbrust 5-346.a1
– Trikuspidalklappe, Refixation 5-354.33
– Wechsel, nach Rekonstruktion, Larynx 5-319.3 ►
~~~

Prothese – s.a. Art der Prothese *(Forts.)*
– xenogen, Implantation, mit Tympanoplastik
–– mit
––– Anlegen, Ohrradikalhöhle 5-195.c3♦
––– Antrotomie 5-195.b3♦
––– Attikoantrotomie 5-195.a3♦
––– Attikotomie 5-195.a3♦
––– Mastoidektomie 5-195.b3♦
–– Typ II bis V 5-195.93♦
Prothesenshunt
– peripher, A. pulmonalis, zur Aorta, als Links-Rechts-Shunt 5-390.4
– zentral, A. pulmonalis, zur Aorta, als Links-Rechts-Shunt 5-390.3
Prothesenventil, Entfernung, Mamma 5-889.7♦
Prothetisch
– Gefäßersatz, bei Resektion, Gewebe, Mediastinum 5-342.14
– Zahnersatz, durch
–– Brücke 5-233.1
–– Krone 5-233.0
–– Zahnersatz, herausnehmbar 5-233.2
Prothrombinkomplex, Transfusion
– 500 IE bis unter 1.500 IE 8-812.50
– 1.500 IE bis unter 2.500 IE 8-812.51
– 2.500 IE bis unter 3.500 IE 8-812.52
– 3.500 IE bis unter 4.500 IE 8-812.53
– 4.500 IE bis unter 5.500 IE 8-812.54
– 5.500 IE bis unter 6.500 IE 8-812.55
– 6.500 IE bis unter 7.500 IE 8-812.56
– 7.500 IE bis unter 8.500 IE 8-812.57
– 8.500 IE bis unter 9.500 IE 8-812.58
– 9.500 IE bis unter 10.500 IE 8-812.59
– 10.500 IE bis unter 15.500 IE 8-812.5a
– 15.500 IE bis unter 20.500 IE 8-812.5b
– 20.500 IE bis unter 25.500 IE 8-812.5c
– 25.500 IE bis unter 30.500 IE 8-812.5d
– 30.500 IE bis unter 40.500 IE 8-812.5f
– 40.500 IE bis unter 50.500 IE 8-812.5g
– 50.500 IE bis unter 60.500 IE 8-812.5h
– 60.500 IE bis unter 80.500 IE 8-812.5j
– 80.500 IE bis unter 100.500 IE 8-812.5k
– 100.500 IE bis unter 120.500 IE 8-812.5m
– 120.500 IE bis unter 140.500 IE 8-812.5n
– 140.500 IE bis unter 160.500 IE 8-812.5p
– 160.500 IE bis unter 200.500 IE 8-812.5q
– 200.500 IE oder mehr 8-812.5r
Protonentherapie
– mit bildgestützter Einstellung
–– bis zu 2 Bestrahlungsfelder 8-52a.01
–– mehr als 2 Bestrahlungsfelder 8-52a.11
– ohne bildgestützte Einstellung
–– bis zu 2 Bestrahlungsfelder 8-52a.00
–– mehr als 2 Bestrahlungsfelder 8-52a.10
Provokation, bei Routine-EEG 1-207.0
Provokationstest, medikamentös, nicht-kathetergestützt, zur Erkennung, Arrhythmie, Herz 1-266.3
Provokationstestung, allergologisch
– bronchial 1-700
– durch Stichprovokation 1-700 ▶
Provokationstestung, allergologisch *(Forts.)*
– intravenös 1-700
– kutan 1-700
– nasal 1-700
– oral 1-700
– spezifisch 1-700
Proximal – s. jeweiliger durchgeführter Eingriff
PSARP [Posteriore sagittale Anorektoplastik]
– laparoskopisch
–– bei Analatresie 5-495.12
–– mit
––– Fistelverschluss, zum Urogenitaltrakt, bei Analatresie 5-495.22
––– Korrektur, Fehlbildung, Vagina, mit ortsständigem Gewebe, bei Analatresie 5-495.32
– offen
–– bei Analatresie 5-495.10
–– mit
––– Fistelverschluss, zum Urogenitaltrakt, bei Analatresie 5-495.20
––– Korrektur, Fehlbildung, Vagina, mit ortsständigem Gewebe, bei Analatresie 5-495.30
– perineal
–– bei Analatresie 5-495.11
–– mit
––– Fistelverschluss, zum Urogenitaltrakt, bei Analatresie 5-495.21
––– Korrektur, Fehlbildung, Vagina, mit ortsständigem Gewebe, bei Analatresie 5-495.31
Pseudarthrose
– Beckenknochen, Stabilisierung, ohne weitere Maßnahmen 5-789.cd
– Femur
–– distal, Stabilisierung, ohne weitere Maßnahmen 5-789.ch♦
–– proximal, Stabilisierung, ohne weitere Maßnahmen 5-789.cf♦
–– Schaft, Stabilisierung, ohne weitere Maßnahmen 5-789.cg♦
– Fibula
–– distal, Stabilisierung, ohne weitere Maßnahmen 5-789.cr♦
–– proximal, Stabilisierung, ohne weitere Maßnahmen 5-789.cp♦
–– Schaft, Stabilisierung, ohne weitere Maßnahmen 5-789.cq♦
– Humerus
–– distal, Stabilisierung, ohne weitere Maßnahmen 5-789.c3♦
–– proximal, Stabilisierung, ohne weitere Maßnahmen 5-789.c1♦
–– Schaft, Stabilisierung, ohne weitere Maßnahmen 5-789.c2♦
– Kalkaneus, Stabilisierung, ohne weitere Maßnahmen 5-789.ct♦
– Karpus, Stabilisierung, ohne weitere Maßnahmen 5-789.ca♦ ▶

P

Pseudarthrose *(Forts.)*
– Klavikula, Stabilisierung, ohne weitere Maßnahmen 5-789.c0♦
– Metakarpus, Stabilisierung, ohne weitere Maßnahmen 5-789.cb♦
– Metatarsus, Stabilisierung, ohne weitere Maßnahmen 5-789.cv♦
– Patella, Stabilisierung, ohne weitere Maßnahmen 5-789.cj♦
– Phalangen
–– Fuß, Stabilisierung, ohne weitere Maßnahmen 5-789.cw♦
–– Hand, Stabilisierung, ohne weitere Maßnahmen 5-789.cc♦
– Radius
–– distal, Stabilisierung, ohne weitere Maßnahmen 5-789.c6♦
–– proximal, Stabilisierung, ohne weitere Maßnahmen 5-789.c4♦
–– Schaft, Stabilisierung, ohne weitere Maßnahmen 5-789.c5♦
– Schenkelhals, Stabilisierung, ohne weitere Maßnahmen 5-789.ce♦
– Skapula, Stabilisierung, ohne weitere Maßnahmen 5-789.cz♦
– Talus, Stabilisierung, ohne weitere Maßnahmen 5-789.cs♦
– Tarsus, Stabilisierung, ohne weitere Maßnahmen 5-789.cu♦
– Tibia
–– distal, Stabilisierung, ohne weitere Maßnahmen 5-789.cn♦
–– proximal, Stabilisierung, ohne weitere Maßnahmen 5-789.ck♦
–– Schaft, Stabilisierung, ohne weitere Maßnahmen 5-789.cm♦
– Ulna
–– distal, Stabilisierung, ohne weitere Maßnahmen 5-789.c9♦
–– proximal, Stabilisierung, ohne weitere Maßnahmen 5-789.c7♦
–– Schaft, Stabilisierung, ohne weitere Maßnahmen 5-789.c8♦
Pseudophakos, Entfernung
– Hinterkammer 5-147.3♦
– Vorderkammer 5-147.2♦
Pseudozystenpunktion, Pankreas, diagnostisch, perkutan 1-859.1
Psychiatrisch-psychotherapeutisch, Behandlung
– im besonderen Setting, an mindestens
–– 1 bis höchstens 7 Tagen *[nur Zusatzkode!]* 9-643.0
–– 8 bis höchstens 14 Tagen *[nur Zusatzkode!]* 9-643.1
–– 15 bis höchstens 21 Tagen *[nur Zusatzkode!]* 9-643.2
–– 22 bis höchstens 28 Tagen *[nur Zusatzkode!]* 9-643.3
–– 29 bis höchstens 35 Tagen *[nur Zusatzkode!]* 9-643.4 ►
Psychiatrisch-psychotherapeutisch, Behandlung *(Forts.)*
~ im besonderen Setting, an mindestens *(Forts.)*
–– 36 bis höchstens 42 Tagen *[nur Zusatzkode!]* 9-643.5
–– 43 bis höchstens 49 Tagen *[nur Zusatzkode!]* 9-643.6
–– 50 Tagen *[nur Zusatzkode!]* 9-643.7
– im besonderen kombinierten Eltern-Kind-Setting bei therapiebedürftigem Elternteil und therapiebedürftigem Kind an mindestens
–– 1 bis höchstens 7 Tagen *[nur Zusatzkode!]* 9-64a.0
–– 8 bis höchstens 14 Tagen *[nur Zusatzkode!]* 9-64a.1
–– 15 bis höchstens 21 Tagen *[nur Zusatzkode!]* 9-64a.2
–– 22 bis höchstens 28 Tagen *[nur Zusatzkode!]* 9-64a.3
–– 29 bis höchstens 35 Tagen *[nur Zusatzkode!]* 9-64a.4
–– 36 bis höchstens 42 Tagen *[nur Zusatzkode!]* 9-64a.5
–– 43 bis höchstens 49 Tagen *[nur Zusatzkode!]* 9-64a.6
–– 50 Tagen *[nur Zusatzkode!]* 9-64a.7
Psychologisch und psychosozial, Diagnostik
– einfach 1-901.0
– komplex 1-901.1
Psychosomatisch
– psychotherapeutisch, Krisenintervention, als Komplexbehandlung 9-402.2
– Therapie, pädiatrisch, als integrierte Blockbehandlung 9-403.8
– und psychotherapeutisch, Diagnostik
–– einfach 1-900.0
–– komplex 1-900.1
Psychosozial, Komplexbehandlung, integriert
– mindestens 3 Stunden 9-401.50
– mehr als
–– 3 bis 5 Stunden 9-401.51
–– 5 bis 8 Stunden 9-401.52
–– 8 Stunden 9-401.53
Psychotherapeutisch
– Komplexbehandlung, multimodal, Liaisondienst
–– 2 bis unter 5 Stunden 9-412.2
–– 5 bis 10 Stunden 9-412.3
–– mehr als 10 Stunden 9-412.4
– psychosomatisch, Krisenintervention, als Komplexbehandlung 9-402.2
Psychotherapie, tiefenpsychologisch fundiert
– Einzeltherapie
–– 1 Tag 9-410.14
–– 2 bis 5 Tage 9-410.15
–– 6 bis 10 Tage 9-410.16
–– 11 oder mehr Tage 9-410.17
– Gruppentherapie
–– 1 Tag 9-411.14
–– 2 bis 5 Tage 9-411.15
–– 6 bis 10 Tage 9-411.16
–– 11 oder mehr Tage 9-411.17

PTC [Perkutan-transhepatische Cholangiographie] 3-13c.1
PTE – s.a. Thrombendarteriektomie, pulmonal 5-381.42♦
Pterygium, Transposition 5-122.x♦
PTFE-Shunt [Polytetrafluoroethylen], Implantation
– mit Abstrom in den rechten Vorhof 5-392.31
– ohne Abstrom in den rechten Vorhof 5-392.30
Ptoseoperation, durch
– Levatorverkürzung 5-094.2♦
– Verschmälerung, Tarsus 5-094.0♦
Ptyalithotomie
– Speicheldrüse 5-260.20♦
– Speicheldrüsenausführungsgang 5-260.21♦
Pubokokzygeusplastik, Suspensionsoperation, transvaginal 5-593.01
Pulmonal
– Subsegment, Einführung, bronchoskopisch, Hydrogelschaum, polymerisierend
–– 1 5-339.70
–– 2 5-339.71
–– 3 5-339.72
–– 4 oder mehr 5-339.73
– Thrombendarteriektomie 5-381.42♦
Pulmonalarterie – s.a. A. pulmonalis
– Implantation, Drucksensor, perkutan-transluminal 8-838.j
– Rotationsthrombektomie, perkutan-transluminal 8-838.d0
Pulmonalarteriell, Banding
– nicht-telemetrisch adjustierbar, zentral 5-390.70
– telemetrisch adjustierbar, zentral 5-390.71
Pulmonalisangiographie 1-276.0
Pulmonalklappe
– Anuloplastik 5-353.3
– Ballonvalvuloplastie, perkutan-transluminal 8-837.a2
– Ballonvalvulotomie, perkutan-transluminal 8-837.a2
– Entkalkung 5-354.26
– Ersatz, durch
–– "mitwachsende Herzklappe", bei Anomalie, kongenital 5-358.29
–– Allotransplantat 5-351.31
––– bei Anomalie, kongenital 5-358.21
–––– dezellularisiert 5-358.29
––– dezellularisiert 5-351.37
–– Autotransplantat, und
––– Allotransplantat, bei
–––– Anomalie, kongenital 5-358.26
–––– Erweiterungsplastik, Ausflusstrakt, linksventrikulär, bei Anomalie, kongenital 5-358.27
––– Xenotransplantat, bei
–––– Anomalie, kongenital 5-358.26
–––– Erweiterungsplastik, Ausflusstrakt, linksventrikulär, bei Anomalie, kongenital 5-358.27 ►

Pulmonalklappe *(Forts.)*
~ Ersatz, durch *(Forts.)*
–– Bioprothese 5-351.32
––– bei Anomalie, kongenital 5-358.22
–– Herzklappe, "mitwachsend" 5-351.37
–– klappentragendes Conduit, bei Anomalie, kongenital 5-358.25
–– Kunstprothese, bei Anomalie, kongenital 5-358.24
–– Kunststoffklappe 5-351.34
–– Xenotransplantat 5-351.32
––– bei Anomalie, kongenital 5-358.22
––– stentless 5-351.33
–––– bei Anomalie, kongenital 5-358.23
– Exploration, mit Thrombektomie 5-354.21
– Implantation
–– Ersatz, endovaskulär 5-35a.1
–– Gefäßprothese, klappentragend
––– biologisch 5-354.29
––– mechanisch 5-354.28
– Kunstprothesen-, Wechsel, durch
–– biologische klappentragende Gefäßprothese 5-352.25
–– Kunstprothese 5-352.22
–– Xenotransplantat 5-352.21
– mit Xenotransplantat, Wechsel, in
–– "mitwachsende Herzklappe" 5-352.28
–– dezellularisiertes Allotransplantat 5-352.28
– Prothese, Refixation 5-354.25
– Rekonstruktion, bei Anomalie, kongenital 5-358.20
– Resektion
–– fibrös, subvalvulär 5-354.22
–– muskulär, subvalvulär 5-354.23
–– supravalvulär 5-354.24
– Valvulotomie
–– geschlossen 5-350.4
–– offen 5-350.5
– Wechsel
–– Kunstprothese, durch Gefäßprothese, mechanisch, klappentragend 5-352.24
–– Xenotransplantat, durch
––– Gefäßprothese
–––– biologisch, klappentragend 5-352.25
–––– mechanisch, klappentragend 5-352.24
––– Kunstprothese 5-352.20
––– Xenotransplantat 5-352.23
Pulmonalvene – s.a. V. pulmonalis
– Kryoablation, bei Herzrhythmusstörungen 8-835.a5
– Laserablation, bei Herzrhythmusstörungen 8-835.45
– Mikrowellenablation, bei Herzrhythmusstörungen 8-835.45
– Phlebographie 3-611.1
– Radiofrequenzablation
–– gekühlt, bei Herzrhythmusstörungen 8-835.35
–– konventionell, bei
––– Herzrhythmusstörungen 8-835.25
––– Tachyarrhythmie 8-835.25 ►

P

Pulmonalvene – s.a. V. pulmonalis *(Forts.)*
~ Radiofrequenzablation *(Forts.)*
–– phasenverschoben, bipolar, bei Herzrhythmusstörungen 8-835.b5
– Subtraktionsangiographie, digital 3-611.1
– Ultraschallablation, bei Herzrhythmusstörungen 8-835.45
Pulpektomie 5-237.0
Pulpotomie 5-237.0
Pulsatil, Membranpumpe, mit integrierter Gegenpulsation, parakorporal
– Entfernung 8-839.b4
– Implantation, endovaskulär, Ventrikel
–– links 8-839.b0
–– rechts 8-839.b1
– Wechsel, endovaskulär, Ventrikel
–– links 8-839.b2
–– rechts 8-839.b3
Pulswellenkonturanalyse, Einsatz, zur Bestimmung, Herzzeitvolumen 8-932
Pumpe
– axial
–– linksventrikulär
––– Entfernung, zur Unterstützung, Kreislauf 8-839.48
––– Implantation, transvasal, zur Unterstützung, Kreislauf 8-839.46
–– rechtsventrikulär
––– Entfernung, zur Unterstützung, Kreislauf 8-839.49
––– Implantation, transvasal, zur Unterstützung, Kreislauf 8-839.47
–– transvasal platziert, zur Unterstützung, Kreislauf, Dauer der Behandlung
––– bis unter 48 Stunden 8-83a.30
––– 48 bis unter 96 Stunden 8-83a.31
––– 96 bis unter 144 Stunden 8-83a.34
––– 144 bis unter 192 Stunden 8-83a.35
––– 192 bis unter 240 Stunden 8-83a.36
––– 240 bis unter 288 Stunden 8-83a.37
––– 288 bis unter 384 Stunden 8-83a.38
––– 384 bis unter 480 Stunden 8-83a.39
––– 480 bis unter 576 Stunden 8-83a.3a
––– 576 bis unter 720 Stunden 8-83a.3c
––– 720 oder mehr Stunden 8-83a.3d
– extern
–– biventrikulär, herzunterstützend
––– Entfernung, offen 5-376.31
––– Implantation, offen 5-376.30
––– Pumpenwechsel
–––– beide Pumpen, isoliert, nicht offen 5-376.34
–––– isoliert, nicht offen 5-376.33
–– univentrikulär, herzunterstützend
––– Entfernung
–––– offen, mit Sternotomie 5-376.21
–––– transapikal, offen 5-376.24
––– Implantation
–––– offen, mit Sternotomie 5-376.20
–––– transapikal, offen 5-376.23 ►

Pumpe *(Forts.)*
~ extern *(Forts.)*
~~ univentrikulär, herzunterstützend *(Forts.)*
––– Pumpenwechsel, isoliert, nicht offen 5-376.22
– extrakorporal
–– biventrikulär, Dauer der Behandlung
––– bis unter 48 Stunden 8-83a.20
––– 48 bis unter 96 Stunden 8-83a.21
––– 96 bis unter 144 Stunden 8-83a.23
––– 144 bis unter 192 Stunden 8-83a.24
––– 192 bis unter 240 Stunden 8-83a.25
––– 240 bis unter 288 Stunden 8-83a.26
––– 288 bis unter 384 Stunden 8-83a.27
––– 384 bis unter 480 Stunden 8-83a.28
––– 480 bis unter 576 Stunden 8-83a.29
––– 576 oder mehr Stunden 8-83a.2a
–– univentrikulär, Dauer der Behandlung
––– bis unter 48 Stunden 8-83a.10
––– 48 bis unter 96 Stunden 8-83a.11
––– 96 bis unter 144 Stunden 8-83a.13
––– 144 bis unter 192 Stunden 8-83a.14
––– 192 bis unter 240 Stunden 8-83a.15
––– 240 bis unter 288 Stunden 8-83a.16
––– 288 bis unter 384 Stunden 8-83a.17
––– 384 bis unter 480 Stunden 8-83a.18
––– 480 bis unter 576 Stunden 8-83a.19
––– 576 oder mehr Stunden 8-83a.1a
– intern
–– biventrikulär, herzunterstützend
––– Entfernung, offen 5-376.51
––– Implantation, offen 5-376.50
–– univentrikulär, herzunterstützend
––– Entfernung, offen 5-376.41
––– Implantation, offen 5-376.40
– parakorporal
–– biventrikulär
––– Entfernung, offen 5-376.81
––– Implantation, offen 5-376.80
––– Pumpenwechsel
–––– beide Pumpen, isoliert, nicht offen 5-376.84
–––– isoliert, nicht offen 5-376.83
–– Dauer der Behandlung
––– bis unter 48 Stunden 8-83a.40
––– 48 bis unter 96 Stunden 8-83a.41
––– 96 bis unter 144 Stunden 8-83a.42
––– 144 bis unter 192 Stunden 8-83a.43
––– 192 bis unter 240 Stunden 8-83a.44
––– 240 bis unter 288 Stunden 8-83a.45
––– 288 bis unter 384 Stunden 8-83a.46
––– 384 bis unter 480 Stunden 8-83a.47
––– 480 oder mehr Stunden 8-83a.48
–– univentrikulär
––– Entfernung, offen 5-376.71
––– Implantation, offen 5-376.70
– univentrikulär, parakorporal, Pumpenwechsel, isoliert, nicht offen 5-376.72
– Wechsel, isoliert
–– Penisprothese, hydraulisch 5-649.b2
–– Sphinkter, Harnblase, artifiziell 5-597.33 ►

Pumpe *(Forts.)*
– zur Liquorableitung, Revision 5-024.9
Pumpenlos, Unterstützung, Lunge, extrakorporal
– bis unter 6 Tage 8-852.20
– 6 bis unter 12 Tage 8-852.21
– 12 bis unter 18 Tage 8-852.22
– 18 bis unter 30 Tage 8-852.23
– 30 bis unter 42 Tage 8-852.24
– 42 Tage oder mehr 8-852.25
Pumpensystem, zur Sogbehandlung, kontinuierlich, bei Vakuumtherapie
– bei offener Wunde
–– bis zu 7 Tage 8-190.20
–– 8 bis 14 Tage 8-190.21
–– 15 bis 21 Tage 8-190.22
–– mehr als 21 Tage 8-190.23
– nach chirurgischem Wundverschluss
–– bis zu 7 Tage 8-190.40
–– 8 bis 14 Tage 8-190.41
–– 15 bis 21 Tage 8-190.42
–– mehr als 21 Tage 8-190.43
–– zur Prophylaxe von Komplikationen
––– bis zu 7 Tage 8-190.40
––– 8 bis 14 Tage 8-190.41
––– 15 bis 21 Tage 8-190.42
––– mehr als 21 Tage 8-190.43
Pumpenwechsel
– beide Pumpen, isoliert, nicht offen
–– Pumpe
––– extern, biventrikulär, herzunterstützend 5-376.34
––– parakorporal, biventrikulär 5-376.84
–– Zentrifugalpumpe, biventrikulär, herzunterstützend 5-376.34
– isoliert, nicht offen
–– Pumpe
––– extern
–––– biventrikulär, herzunterstützend 5-376.33
–––– univentrikulär, herzunterstützend 5-376.22
––– parakorporal, biventrikulär 5-376.83
––– univentrikulär, parakorporal 5-376.72
–– Zentrifugalpumpe
––– biventrikulär, herzunterstützend 5-376.33
––– univentrikulär, herzunterstützend 5-376.22
Punchbiopsie – s.a. Biopsie
Punktion
– Akromioklavikulargelenk, perkutan, therapeutisch 8-158.1♦
– Amnion
–– diagnostisch 1-852
–– therapeutisch, mit
––– anschließender Auffüllung 5-753.0
––– Fetozid 5-753.2
––– Punktion, Nabelschnur 5-753.1
– Aszites
–– Fetus, zur Erleichterung, Geburt 5-734.1
–– perkutan, diagnostisch 1-853.2
– Augenkammer
–– hintere, perkutan, therapeutisch 8-151.6♦
–– vordere
––– diagnostisch 1-840.0♦ ►

Punktion *(Forts.)*
~ Augenkammer *(Forts.)*
~~ vordere *(Forts.)*
––– perkutan, therapeutisch 8-151.5♦
– Augenlinse 1-840.x♦
– Bauchhöhle, perkutan, therapeutisch 8-153
– Beckenkamm, zur Entnahme, Knochenmark 1-424
– Douglas-, perkutan, diagnostisch 1-853.1
– durch Fontanelle, subdural, diagnostisch 1-841
– Ellenbogengelenk, perkutan, diagnostisch 1-854.2♦
– Feinnadel-, Leber, endosonographisch 1-448.0
– Fingergelenk, perkutan, therapeutisch 8-158.d♦
– Follikel-, perkutan, unter sonographischer Kontrolle 9-271.0♦
– Fontanelle, zur Liquorentnahme 1-204.4
– Gallenblase, perkutan, therapeutisch 8-154.2
– Gallengänge, transgastral oder transduodenal, endoskopisch 5-513.r
– Gelenk
–– Rippe, perkutan, therapeutisch 8-158.t♦
–– sonstige, Fuß, perkutan, diagnostisch 1-854.9♦
–– Symphyse, perkutan, therapeutisch 8-158.f
–– Thorax, perkutan, diagnostisch 1-854.4♦
–– Wirbelsäule, perkutan
––– diagnostisch 1-854.5♦
––– therapeutisch 8-158.t♦
– Glaskörper, diagnostisch 1-840.1♦
– Handgelenk, perkutan
–– diagnostisch 1-854.3♦
–– therapeutisch 8-158.7♦
– Handwurzelgelenk, perkutan, therapeutisch 8-158.a♦
– Harnblase, perkutan
–– diagnostisch 1-846.3
–– therapeutisch 8-155.2
– Hoden, perkutan, diagnostisch 1-847.0♦
– Hohlraum, intrakraniell, diagnostisch 1-841
– Hüftgelenk, perkutan
–– diagnostisch 1-854.6♦
–– therapeutisch 8-158.g♦
– Humeroglenoidalgelenk, perkutan, therapeutisch 8-158.0♦
– Humeroulnargelenk, perkutan, therapeutisch 8-158.4♦
– Hydrocele testis, perkutan, diagnostisch 1-847.2♦
– Hydrozelen-, Geschlechtsorgan, männlich, perkutan, therapeutisch 8-155.0♦
– Hydrozephalus, Fetus, zur Erleichterung, Geburt 5-734.0
– Hypophyse 1-859.x
– Iliosakralgelenk, perkutan, therapeutisch 8-158.e♦
– Interphalangealgelenk, perkutan, therapeutisch 8-158.d♦
– Karpometakarpalgelenk, perkutan, therapeutisch 8-158.b♦
– Keilbeinhöhle, endonasal 5-220.4♦ ►

P

Punktion *(Forts.)*
– Kephalhämatom-, perkutan, therapeutisch 8-159.4
– Kiefergelenk, perkutan
–– diagnostisch 1-854.0♦
–– therapeutisch 8-158.s♦
– Kieferhöhle
–– scharf 5-220.0♦
–– stumpf 5-220.1♦
–– über Fossa canina 5-220.2♦
– Kniegelenk, perkutan
–– diagnostisch 1-854.7♦
–– therapeutisch 8-158.h♦
– Knochenmark, perkutan, therapeutisch 8-159.1
– Kopf, hydrozephal
–– diagnostisch 1-841
–– therapeutisch 8-151.1
– Kraniopharyngeom 1-859.x
– Leber, perkutan
–– diagnostisch 1-845
–– therapeutisch 8-154.1
– Lunge, perkutan, therapeutisch 8-152.2♦
– Lymphozele, perkutan, therapeutisch 8-159.2
– Metakarpophalangealgelenk, perkutan, therapeutisch 8-158.c♦
– Metatarsophalangealgelenk, perkutan, therapeutisch 8-158.q♦
– Milz
–– diagnostisch 1-425.8
–– perkutan, therapeutisch 8-154.0
– Nabelschnur, bei
–– Amniozentese, therapeutisch 5-753.1
–– Punktion, Amnion, therapeutisch 5-753.1
– Nebenhoden, perkutan, diagnostisch 1-847.1♦
– Niere, perkutan
–– diagnostisch 1-846.0♦
–– therapeutisch 8-155.0♦
– Nierenbecken, perkutan
–– diagnostisch 1-846.1♦
–– therapeutisch 8-155.1♦
– Orbita, diagnostisch 1-840.2♦
– Ovar, perkutan
–– diagnostisch 1-851♦
–– therapeutisch 8-157.0♦
– Pankreas, perkutan
–– diagnostisch 1-859.1
–– therapeutisch 8-154.3
– Perikard
–– diagnostisch 1-842
–– perkutan, therapeutisch 8-152.0
– Pleurahöhle, perkutan
–– diagnostisch 1-844♦
–– therapeutisch 8-152.1♦
– Prostata, perkutan
–– diagnostisch 1-847.4
–– therapeutisch 8-156.2
– Pseudozysten-, Pankreas, diagnostisch, perkutan 1-859.1
– Radiokarpalgelenk, perkutan, therapeutisch 8-158.8♦ ►

Punktion *(Forts.)*
– Radioulnargelenk
–– distal, perkutan, therapeutisch 8-158.6♦
–– proximal, perkutan, therapeutisch 8-158.5♦
– Rathke-Tasche 1-859.x
– Schilddrüse, diagnostisch 1-859.0
– Schleimbeutel, perkutan
–– diagnostisch 1-854.a
–– therapeutisch 8-159.0♦
– Schultergelenk, perkutan, diagnostisch 1-854.1♦
– Spermatozele, perkutan
–– diagnostisch 1-847.3♦
–– therapeutisch 8-156.1♦
– Sprunggelenk
–– oberes, perkutan
––– diagnostisch 1-854.8♦
––– therapeutisch 8-158.k♦
–– unteres, perkutan, therapeutisch 8-158.m♦
– Sternoklavikulargelenk, perkutan, therapeutisch 8-158.3♦
– Stirnhöhle, nach Beck 5-220.3♦
– subokzipital, diagnostisch 1-204.2
– Tarsalgelenk, perkutan, therapeutisch 8-158.n♦
– Tarsometatarsalgelenk, perkutan, therapeutisch 8-158.p♦
– Tasche, kraniobukkal 1-859.x
– Thorakoskapulargelenk, perkutan, therapeutisch 8-158.2♦
– Tibiofibulargelenk, proximal, perkutan, therapeutisch 8-158.j♦
– transnasal, Kieferhöhle, Drainage 5-220.2♦
– Ulnokarpalgelenk, perkutan, therapeutisch 8-158.9♦
– Ureter, perkutan, diagnostisch 1-846.2♦
– Urinom, perkutan, therapeutisch 8-159.3♦
– Uterus, perkutan, therapeutisch 8-157.1
– Ventrikel, Zentralnervensystem, perkutan, therapeutisch 8-151.1
– Ventrikelshunt, Zentralnervensystem, perkutan, therapeutisch 8-151.2
– Vesicula seminalis, perkutan, therapeutisch 8-156.3♦
– Vesiculae seminales, perkutan, diagnostisch 1-847.5♦
– Zehengelenk, perkutan, therapeutisch 8-158.r♦
– Zisterne, Zentralnervensystem, perkutan, therapeutisch 8-151.0
– zum Einsetzen, Kanüle, Nasennebenhöhle 8-149.1♦
– Zysten-
–– bei Pyeloplastik, perkutan-transrenal 5-550.5♦
–– Harnblase, perkutan, diagnostisch 1-846.3
–– Leber, perkutan, diagnostisch 1-845
–– Niere
––– offen 5-551.6♦
––– perkutan, diagnostisch 1-846.0♦
–– Nierenbecken, perkutan, diagnostisch 1-846.1♦ ►

Punktion *(Forts.)*
~ Zysten- *(Forts.)*
-- Ovar
--- abdominal, offen, mit Zystenwandexzision 5-651.80♦
--- endoskopisch, mit Zystenwandexzision 5-651.82♦
--- laparoskopisch, mit Zystenwandexzision 5-651.82♦
--- mit Zystenwandexzision, durch Umsteigen
---- endoskopisch – offen chirurgisch 5-651.83♦
---- vaginal – offen chirurgisch 5-651.84♦
--- perkutan, diagnostisch 1-851♦
--- vaginal
---- laparoskopisch assistiert, mit Zystenwandexzision 5-651.81♦
---- mit Zystenwandexzision 5-651.85♦
-- Pankreas, diagnostisch, perkutan 1-859.1
-- Rückenmark, perkutan, therapeutisch 8-151.3
-- Ureter, perkutan, diagnostisch 1-846.2♦
Punktionsbiopsie, Magen, diagnostisch 1-440.a
Punktionstracheotomie, temporär 5-311.1
Pupillarmembran, Entfernung 5-137.5♦
Pupille
– Erweiterung, chirurgisch, temporär 5-137.7♦
– Formung, chirurgisch 5-137.1♦
Pupillenplastik, durch Laserbehandlung 5-137.0♦
Pupillotomie 5-136.1♦
Push-and-pull-back-Technik
– durch
-- Elektrokoagulation, zur Destruktion, Dickdarm, endoskopisch 5-452.90
-- Kryokoagulation, zur Destruktion, Dickdarm, endoskopisch 5-452.93
-- Laserkoagulation, zur Destruktion, Dickdarm, endoskopisch 5-452.91
-- Thermokoagulation, zur Destruktion, Dickdarm, endoskopisch 5-452.92
– Intestinoskopie, diagnostisch 1-636.1
– mit
-- Destruktion
--- Dickdarm, endoskopisch, photodynamische Therapie 5-452.94
--- Dünndarm, endoskopisch
---- durch
----- Elektrokoagulation 5-451.a0
----- Kryokoagulation 5-451.a3
----- Laserkoagulation 5-451.a1
----- Thermokoagulation 5-451.a2
---- photodynamische Therapie 5-451.a4
-- Polypektomie
--- Dickdarm, endoskopisch, mit Schlinge
---- 1–2 Polypen 5-452.71
---- 3 oder mehr Polypen 5-452.72
--- Dünndarm, endoskopisch, mit Schlinge
---- 1–2 Polypen 5-451.81
---- 3 oder mehr Polypen 5-451.82 ►

Push-and-pull-back-Technik *(Forts.)*
– zur
-- Dissektion, submukosal, Dickdarm, endoskopisch 5-452.74
-- Endoskopie, Darm *[nur Zusatzkode!]* 5-469.v
-- ESD, Dickdarm 5-452.74
-- Exzision
--- Dickdarm, endoskopisch 5-452.70
--- Dünndarm, endoskopisch 5-451.80
-- Ileokoloskopie *[nur Zusatzkode!]* 1-657
-- Koloskopie *[nur Zusatzkode!]* 1-657
-- Resektion, Mukosa
--- Dickdarm, endoskopisch 5-452.73
--- Dünndarm, endoskopisch 5-451.83
Push-Technik
– durch
-- Elektrokoagulation, zur Destruktion, Dickdarm, endoskopisch 5-452.80
-- Laserkoagulation, zur Destruktion, Dickdarm, endoskopisch 5-452.81
-- Thermokoagulation, zur Destruktion, Dickdarm, endoskopisch 5-452.82
– Intestinoskopie, diagnostisch 1-636.0
– mit
-- Destruktion
--- Dickdarm, endoskopisch, photodynamische Therapie 5-452.84
--- Dünndarm, endoskopisch, photodynamische Therapie 5-451.94
-- Elektrokoagulation, Dünndarm, endoskopisch 5-451.90
-- Kryokoagulation
--- Dickdarm, endoskopisch 5-452.83
--- Dünndarm, endoskopisch 5-451.93
-- Laserkoagulation, Dünndarm, endoskopisch 5-451.91
-- Polypektomie
--- Dickdarm, endoskopisch, mit Schlinge
---- 1–2 Polypen 5-452.61
---- 3 oder mehr Polypen 5-452.62
--- Dünndarm, endoskopisch, mit Schlinge
---- 1–2 Polypen 5-451.71
---- 3 oder mehr Polypen 5-451.72
-- Thermokoagulation, Dünndarm, endoskopisch 5-451.92
– zur
-- Dissektion, submukosal, Dickdarm, endoskopisch 5-452.64
-- ESD, Dickdarm 5-452.64
-- Exzision
--- Dickdarm, endoskopisch 5-452.60
--- Dünndarm, endoskopisch 5-451.70
-- Resektion, Mukosa
--- Dickdarm, endoskopisch 5-452.63
--- Dünndarm, endoskopisch 5-451.73
PUVA [Psoralen plus UV-A] – s.a. Photochemotherapie 8-560.1

P

PVDF [Polyvinylidenfluorid], Verwendung
– mit
–– Beschichtung, antimikrobiell – s. Verwendung, Material, nicht-resorbierbar, mit antimikrobieller Beschichtung
–– Titanbeschichtung – s. Verwendung, Material, nicht-resorbierbar, mit Titanbeschichtung
– ohne Beschichtung – s. Verwendung, Material, nicht-resorbierbar, ohne Beschichtung
Pyelokalikotomie, offen 5-551.4♦
Pyeloplastik
– antegrad-nephroskopisch, durch
–– Erweiterung, Übergang, pyeloureteral 5-550.4♦
–– Zystenpunktion 5-550.5♦
– perkutan-transrenal, durch
–– Erweiterung, Übergang, pyelo-ureteral 5-550.4♦
–– Zystenpunktion 5-550.5♦
Pyelopyelostomie
– abdominal, offen 5-557.71♦
– laparoskopisch 5-557.73♦
– lumbal, offen 5-557.70♦
– thorakoabdominal 5-557.72♦
Pyeloskopie, diagnostisch
– durch Inzision 1-693.0♦
– intraoperativ 1-693.0♦
Pyelostomie
– offen 5-551.3♦
– Uretero-
–– abdominal, offen 5-557.61♦
–– lumbal, offen 5-557.60♦
Pyelotomie, offen 5-551.2♦
Pyloromyotomie
– durch Umsteigen laparoskopisch – offen chirurgisch 5-432.02
– endoskopisch 5-432.03
– laparoskopisch 5-432.01
– offen 5-432.00
Pyloroplastik 5-432.1
– bei Vagotomie
–– gastrisch, selektiv 5-444.12
–– proximal, selektiv 5-444.22
Pylorus
– Dilatation, durch Inzision 5-432.1
– Resektion, mit Gastroduodenostomie 5-432.2
Pyloruserhaltend
– Pankreatektomie, total 5-525.1
– Resektion, Pankreaskopf 5-524.2
Pyramidenspitze, Exzision, Gewebe 5-205.2♦
Pyruvatbelastung, intravenös, unter Notfallbereitschaft 1-760

– Q –

Quadrantenresektion, Mamma
– mit
–– Defektdeckung, durch
––– Fernlappenplastik, frei, mit mikrochirurgischem Gefäßanschluss 5-870.a7♦
––– gestielt Fernlappenplastik 5-870.a6♦
––– Lappenplastik
–––– fasziokutan, lokal, aus dem brustumgebenden Haut- und Weichteilgewebe 5-870.a4♦
–––– myokutan, lokal, aus dem brustumgebenden Haut- und Weichteilgewebe 5-870.a4♦
––– Mobilisation und Adaptation, Brustgewebe
–––– bis zu
––––– 1 Quadrant 5-870.a1♦
––––– 25% 5-870.a1♦
–––– mehr als
––––– 1 Quadrant 5-870.a2♦
––––– 25% 5-870.a2♦
––– tumoradaptierte
–––– Mammareduktionsplastik 5-870.a5♦
–––– Mastopexie 5-870.a3♦
–– direkter Adaptation der benachbarten Wundflächen 5-870.a0♦
– ohne Adaptation der benachbarten Wundflächen 5-870.a0♦
Qualifiziert, Entzug
– mindestens
–– 7 bis höchstens 13 Behandlungstage 8-985.1
–– 14 bis höchstens 20 Behandlungstage 8-985.2
–– 21 Behandlungstage 8-985.3
– bis 6 Behandlungstage 8-985.0
Qualitätssicherung, mit Obduktion 9-990
Quantifizierung, Resttumorlast, molekulargenetisch, patientenspezifisch 1-991.1
Quantitativ
– Bestimmung, Parameter, bei Verfahren, bildgebend *[nur Zusatzkode!]* 3-993
– Funktionsanalyse, Herz, regional, kathetergestützt 1-279.1
– Virus-Nukleinsäurebestimmung 1-930.1
Quengelbehandlung 8-212♦
Querkolon – s.a. Colon transversum
– Anlegen, Anus praeter, doppelläufig, als selbständiger Eingriff
–– durch Umsteigen laparoskopisch – offen chirurgisch 5-460.32
–– laparoskopisch 5-460.31
–– offen 5-460.30

Q

– R –

R. carpalis dorsalis
– Embolektomie 5-380.26♦
– Entnahme, Transplantat 5-386.26♦
– Exzision 5-386.26♦
– Fremdkörperentfernung 5-380.26♦
– Inzision 5-380.26♦
– Ligatur 5-389.26♦
– Rekonstruktion, plastisch 5-397.26♦
– Thrombektomie 5-380.26♦
– Verschluss, operativ 5-389.26♦
R. carpalis palmaris
– Embolektomie 5-380.25♦
– Entnahme, Transplantat 5-386.25♦
– Exzision 5-386.25♦
– Fremdkörperentfernung 5-380.25♦
– Inzision 5-380.25♦
– Ligatur 5-389.25♦
– Rekonstruktion, plastisch 5-397.25♦
– Thrombektomie 5-380.25♦
– Verschluss, operativ 5-389.25♦
R. mandibulae
– Fraktur, Reposition
–– durch operative
––– Extensionsbehandlung 5-765.8♦
––– Funktionsbehandlung 5-765.8♦
–– geschlossen 5-765.0♦
–– offen
––– durch
–––– Draht 5-765.31♦
–––– externe Fixation 5-765.30♦
–––– Materialkombination 5-765.34♦
–––– Platte 5-765.33♦
–––– Schraube 5-765.32♦
––– transoral, durch
–––– Draht 5-765.11♦
–––– externe Fixation 5-765.10♦
–––– Materialkombination 5-765.14♦
–––– Platte 5-765.13♦
–––– Schraube 5-765.12♦
– Mehrfragment-Fraktur, Reposition, offen
–– durch
––– Draht 5-765.41♦
––– externe Fixation 5-765.40♦
––– Materialkombination 5-765.44♦
––– Platte 5-765.43♦
––– Schraube 5-765.42♦
–– transoral, durch
––– Draht 5-765.21♦
––– externe Fixation 5-765.20♦
––– Materialkombination 5-765.24♦
––– Platte 5-765.23♦
––– Schraube 5-765.22♦
RA-PA-ECMO, bei Rechtsherzunterstützung
– unter 48 Stunden 8-852.60
– 48 bis unter 96 Stunden 8-852.61
– 96 bis unter 144 Stunden 8-852.63
– 144 bis unter 192 Stunden 8-852.64 ►
RA-PA-ECMO, bei Rechtsherzunterstützung *(Forts.)*
– 192 bis unter 240 Stunden 8-852.65
– 240 bis unter 288 Stunden 8-852.66
– 288 bis unter 384 Stunden 8-852.67
– 384 bis unter 480 Stunden 8-852.68
– 480 bis unter 576 Stunden 8-852.69
– 576 bis unter 768 Stunden 8-852.6b
– 768 bis unter 960 Stunden 8-852.6c
– 960 bis unter 1.152 Stunden 8-852.6d
– 1.152 oder mehr Stunden 8-852.6e
Rachenmandel
– Elektrokoagulation 5-289.00
– Exzision, Narbe 5-289.3
– Gewebe, Exzision 5-289.4
– Kryokoagulation 5-289.03
– Laserkoagulation 5-289.01
– photodynamische Therapie 5-289.04
– Thermokoagulation 5-289.02
Radiär
– Elektrokeratotomie 5-126.00♦
– Keratotomie 5-126.00♦
Radialisation, Hand, bei kongenitaler Anomalie 5-848.1♦
Radikal – s. jeweiliger durchgeführter Eingriff
Radikalhöhle
– Anlegen, Ohr 5-203.1♦
– Mittelohr, Verkleinerung 5-204.0♦
Radikalhöhleneingang, Erweiterungsplastik 5-204.3♦
Radikulodekompression, bei Exzision, Bandscheibe 5-831.2
Radikulotomie 5-034.7
Radioaktiv
– Antikörper
–– Therapie, intravenös 8-530.7
–– zur Radionuklidtherapie
––– intraarteriell 8-530.a2
––– intrakavitär 8-530.b1
– Material, Explantation
–– Gehirn, als selbständiger Eingriff 5-014.64
–– Hirnhaut, als selbständiger Eingriff 5-014.64
–– Schädel, als selbständiger Eingriff 5-014.64
– Partikel *[nur Zusatzkode!]* 8-83b.11
Radiochirurgie
– Haut
–– Augenlid, bei Verbrennung und Verätzung 5-921.63♦
–– Axilla, bei Verbrennung und Verätzung 5-921.66♦
–– Bauchregion, bei Verbrennung und Verätzung 5-921.6b
–– Brustwand, bei Verbrennung und Verätzung 5-921.6a
–– Dammregion, bei Verbrennung und Verätzung 5-921.6m
–– Ellenbogen, bei Verbrennung und Verätzung 5-921.67♦
–– Fuß, bei Verbrennung und Verätzung 5-921.6g♦ ►

Radiochirurgie *(Forts.)*
~ Haut *(Forts.)*
–– Genitalregion, bei Verbrennung und Verätzung 5-921.6c
–– Gesäß, bei Verbrennung und Verätzung 5-921.6d
–– Hals, bei Verbrennung und Verätzung 5-921.65
–– Hand, bei Verbrennung und Verätzung 5-921.69♦
–– Knie, bei Verbrennung und Verätzung 5-921.6e♦
–– Leistenregion, bei Verbrennung und Verätzung 5-921.6c
–– Lippe, bei Verbrennung und Verätzung 5-921.60
–– Nase, bei Verbrennung und Verätzung 5-921.61
–– Oberarm, bei Verbrennung und Verätzung 5-921.67♦
–– Ohr, bei Verbrennung und Verätzung 5-921.62♦
–– Rücken, bei Verbrennung und Verätzung 5-921.6j
–– Schulter, bei Verbrennung und Verätzung 5-921.66♦
–– Skrotum, bei Verbrennung und Verätzung 5-921.6k
–– Unterarm, bei Verbrennung und Verätzung 5-921.68♦
–– Unterschenkel, bei Verbrennung und Verätzung 5-921.6f♦
– Kopfhaut, behaart, bei Verbrennung und Verätzung 5-921.6h
Radioembolisation, intraarteriell, mit sonstigen Substanzen 8-530.a7
Radiofrequenz-System, mechanisch, perkutanen Passage organisierter Verschlüsse *[nur Zusatzkode!]* 8-83b.a2
Radiofrequenzablation
– bipolar
–– endokardial, bei Herzrhythmusstörungen 5-371.32
–– epikardial
––– endoskopisch, bei Herzrhythmusstörungen 5-371.52
––– offen, bei Herzrhythmusstörungen 5-371.42
– Destruktion, Bronchus, bronchoskopisch, zur Denervierung, mit
–– 1 Katheter 5-320.60♦
–– 2 oder mehr Kathetern 5-320.61♦
– gekühlt
–– AV-Knoten, bei Herzrhythmusstörungen 8-835.31
–– Pulmonalvene, bei Herzrhythmusstörungen 8-835.35
–– Ventrikel
––– links, bei Herzrhythmusstörungen 8-835.34
––– rechts, bei Herzrhythmusstörungen 8-835.32 ►

Radiofrequenzablation *(Forts.)*
~ gekühlt *(Forts.)*
–– Vorhof
––– links, bei Herzrhythmusstörungen 8-835.33
––– rechts, bei Herzrhythmusstörungen 8-835.30
– Gewebe, Uterus
–– mit Ultraschallführung, intrauterin 5-681.68
–– ohne intrauterine Ultraschallführung 5-681.67
– konventionell
–– AV-Knoten, bei Herzrhythmusstörungen 8-835.21
–– Pulmonalvene, bei
––– Herzrhythmusstörungen 8-835.25
––– Tachyarrhythmie 8-835.25
–– Ventrikel
––– links, bei Herzrhythmusstörungen 8-835.24
––– rechts, bei Herzrhythmusstörungen 8-835.22
–– Vorhof
––– links, bei Herzrhythmusstörungen 8-835.23
––– rechts, bei Herzrhythmusstörungen 8-835.20
– MESH- *[nur Zusatzkode!]* 8-835.9
– mit Ultraschallführung, intrauterin, zur Destruktion, Gewebe, Uterus 5-681.68
– Pankreas, lokal
–– offen 5-521.40
–– transduodenal, endoskopisch 5-521.41
–– transgastral, endoskopisch 5-521.41
– phasenverschoben, bipolar
–– AV-Knoten, bei Herzrhythmusstörungen 8-835.b1
–– Pulmonalvene, bei Herzrhythmusstörungen 8-835.b5
–– Ventrikel
––– links, bei Herzrhythmusstörungen 8-835.b4
––– rechts, bei Herzrhythmusstörungen 8-835.b2
–– Vorhof
––– links, bei Herzrhythmusstörungen 8-835.b3
––– rechts, bei Herzrhythmusstörungen 8-835.b0
– unipolar
–– gekühlt
––– endokardial, bei Herzrhythmusstörungen 5-371.31
––– epikardial
–––– endoskopisch, bei Herzrhythmusstörungen 5-371.51
–––– offen, bei Herzrhythmusstörungen 5-371.41
–– konventionell
––– endokardial, bei Herzrhythmusstörungen 5-371.30
––– epikardial
–––– endoskopisch, bei Herzrhythmusstörungen 5-371.50
–––– offen bei Herzrhythmusstörungen 5-371.40
– Varizen, endoluminal 5-385.b♦
– zur Destruktion
–– Bronchialmuskulatur, bronchoskopisch 5-320.5♦ ►

R

Radiofrequenzablation *(Forts.)*
~ zur Destruktion *(Forts.)*
–– Gallengänge
––– durch Umsteigen laparoskopisch – offen chirurgisch 5-514.s2
––– endoskopisch 5-513.42
––– laparoskopisch 5-514.s1
––– offen 5-514.s0
––– perkutan-transhepatisch 5-514.s3
–– Gewebe
––– Prostata, transurethral 5-601.30
––– Uterus, ohne intrauterine Ultraschallführung 5-681.67
–– Harnblase
––– perkutan, durch
–––– Mikrowellenablation 5-57a.1
–––– Radiofrequenzablation 5-57a.0
–– Magen
––– endoskopisch 5-433.55
––– laparoskopisch 5-433.45
––– offen 5-433.35
–– Nebenniere 5-073.40
–– Niere, Gewebe, perkutan-transrenal
––– Radiofrequenzablation 5-552.54♦
–– Ösophagus, endoskopisch 5-422.55
–– perkutan, Wirbelkörper, Gewebe, knöchern
––– 1 5-839.h0
––– 2 5-839.h1
––– 3 5-839.h2
––– 4 oder mehr 5-839.h3
–– Rektum
––– endoskopisch 5-482.c1
––– endoskopisch-mikrochirurgisch 5-482.c2
––– peranal 5-482.c0
Radiofrequenzbehandlung, Ganglien, gepulst, durch
– Multifunktionselektrode 5-059.f1
– Radiofrequenzkanüle 5-059.f0
Radiofrequenzkanüle, zur Radiofrequenzbehandlung, Ganglien, gepulst 5-059.f0
Radiofrequenzspektroskopie, Brustgewebe 3-902
Radiofrequenzthermoablation
– Leber, lokal
–– durch Umsteigen laparoskopisch – offen chirurgisch 5-501.52
–– laparoskopisch 5-501.51
–– offen 5-501.50
–– perkutan 5-501.53
– zur Destruktion, Knochen, perkutan 5-789.6
Radiojod-2-Phasentest 3-70b.0
Radiojodtherapie
– 5 oder mehr GBq I-131
–– mit Gabe von rekombinantem Thyreotropin 8-531.21
–– ohne Gabe von rekombinantem Thyreotropin 8-531.20
– bis 1,2 GBq I-131
–– mit Gabe von rekombinantem Thyreotropin 8-531.01 ►
Radiojodtherapie *(Forts.)*
~ bis 1,2 GBq I-131 *(Forts.)*
–– ohne Gabe von rekombinantem Thyreotropin 8-531.00
– über; 1,2 bis unter 5 GBq I-131
–– mit Gabe von rekombinantem Thyreotropin 8-531.11
–– ohne Gabe von rekombinantem Thyreotropin 8-531.10
Radiokarpalband
– Durchtrennung 5-841.10♦
– Entfernung, Transplantat 5-841.90♦
– Exzision
–– partiell 5-841.20♦
–– total 5-841.30♦
– Inzision 5-841.00♦
– Naht
–– primär 5-841.40♦
–– sekundär 5-841.50♦
– Refixation, knöchern 5-841.a0♦
– Rekonstruktion, plastisch
–– mit autogenem Material 5-841.60♦
–– und Fixation
––– interligamentär, mit autogenem Material 5-841.70♦
––– transossär, mit autogenem Material 5-841.80♦
Radiokarpalgelenk
– Abrasionsarthroplastik
–– arthroskopisch 5-812.f8♦
–– offen 5-801.h8♦
– Arthrolyse
–– arthroskopisch 5-810.28♦
–– offen 5-800.68♦
– Arthrorise, offen 5-809.18♦
– Arthrotomie, offen 5-800.08♦
– Band, Resektion
–– arthroskopisch 5-810.98♦
–– offen 5-800.c8♦
– Bandrest, Resektion, offen 5-800.c8♦
– Chondrogenese, matrixinduziert, autogen, arthroskopisch 5-812.g8♦
– Chondroplastik
–– arthroskopisch 5-812.e8♦
–– offen 5-801.g8♦
– Chondrozytentransplantation, matrixinduziert, autogen
–– arthroskopisch 5-812.h8♦
–– offen 5-801.k8♦
– Débridement, offen 5-800.38♦
– Denervierung, elektrothermisch, Synovialis, und Kapselgewebe, arthroskopisch 5-811.48♦
– Durchtrennung, Band
–– arthroskopisch 5-819.08♦
–– offen 5-809.08♦
– Einlegen, Medikamententräger
–– arthroskopisch 5-810.78♦
–– offen 5-800.a8♦
– Entfernung
–– Fragment, osteochondral
––– arthroskopisch 5-810.48♦ ►

Radiokarpalgelenk *(Forts.)*
~ Entfernung *(Forts.)*
~~ Fragment, osteochondral *(Forts.)*
––– offen 5-800.88♦
–– Medikamententräger
––– arthroskopisch 5-810.88♦
––– offen 5-800.b8♦
–– Osteosynthesematerial, arthroskopisch 5-810.38♦
–– Verkalkung, periartikulär
––– arthroskopisch 5-810.58♦
––– offen 5-800.78♦
– Eröffnung, Knochen, subchondral
–– arthroskopisch 5-812.f8♦
––– mit Einbringen, Implantat, azellulär 5-812.g8♦
–––– mit homologem Vollblut angereichert 5-812.m8♦
–– offen 5-801.h8♦
––– mit Einbringen, Implantat, azellulär 5-801.n8♦
–––– mit homologem Vollblut angereichert 5-801.p8♦
– Exzision, Knorpel
–– arthroskopisch 5-812.08♦
–– offen 5-801.08♦
– Fixation
–– perkutan, temporär 5-809.48♦
–– temporär, offen 5-809.28♦
– Fragment, osteochondral, Refixation
–– arthroskopisch 5-812.38♦
–– offen 5-801.38♦
– Fremdkörperentfernung
–– arthroskopisch 5-810.48♦
–– offen 5-800.88♦
– Gelenkkörper, frei, Entfernung
–– arthroskopisch 5-810.48♦
–– offen 5-800.88♦
– Gelenkspülung
–– arthroskopisch, mit Drainage
––– aseptisch 5-810.08♦
––– septisch 5-810.18♦
–– offen, mit Drainage
––– aseptisch 5-800.18♦
––– septisch 5-800.28♦
– Glättung, Knorpel
–– arthroskopisch 5-812.e8♦
–– mechanisch, offen 5-801.g8♦
– Implantation
–– Gewebekultur, in-vitro-hergestellt
––– arthroskopisch 5-812.a8♦
––– offen 5-801.c8♦
–– Knorpelersatz, metallisch, nicht-patientenindividuell, offen 5-801.m8♦
– Kapsulotomie, offen 5-800.08♦
– Knorpeltransplantation
–– arthroskopisch 5-812.98♦
–– offen 5-801.b8♦ ▶

Radiokarpalgelenk *(Forts.)*
– Luxation, Reposition
–– geschlossen
––– durch
–––– Draht 5-79a.18♦
–––– Federnagel 5-79a.g8♦
–––– Fixateur externe 5-79a.68♦
––––– mit interner Osteosynthese 5-79a.78♦
–––– intramedullären Draht 5-79a.g8♦
–––– Klammer 5-79a.e8♦
–––– Materialkombination 5-79a.88♦
–––– Schraube 5-79a.08♦
–––– Zuggurtung/Cerclage 5-79a.18♦
––– ohne Osteosynthese 8-201.8♦
–– offen
––– durch
–––– Draht 5-79b.18♦
–––– Federnagel 5-79b.g8♦
–––– Fixateur externe 5-79b.68♦
––––– mit interner Osteosynthese 5-79b.78♦
–––– intramedullären Draht 5-79b.g8♦
–––– Klammer 5-79b.e8♦
–––– Materialkombination 5-79b.88♦
–––– Platte 5-79b.28♦
–––– Schraube 5-79b.08♦
–––– Zuggurtung/Cerclage 5-79b.18♦
––– ohne Osteosynthese 5-79b.h8♦
– Mikrofrakturierung
–– arthroskopisch 5-812.f8♦
–– offen 5-801.h8♦
– Pridie-Bohrung
–– arthroskopisch 5-812.f8♦
–– offen 5-801.h8♦
– Punktion, perkutan, therapeutisch 8-158.8♦
– Resektion
–– Bandrest, arthroskopisch 5-810.98♦
–– Osteophyt 5-812.k8♦
– Spongiosaplastik, subchondral, offen 5-801.48♦
–– mit Fixation, Fragment 5-801.48♦
– Spülung, therapeutisch 8-178.8♦
– Synovialektomie
–– partiell
––– arthroskopisch 5-811.28♦
––– offen 5-800.48♦
–– total
––– arthroskopisch 5-811.38♦
––– offen 5-800.58♦
– Versorgung, Fraktur, arthroskopisch assistiert *[nur Zusatzkode!]* 5-810.68♦
– Wechsel, Medikamententräger
–– arthroskopisch 5-810.78♦
–– offen 5-800.a8♦
– Zystenexstirpation, offen 5-800.98♦
Radiologisch
– gesteuert, Biopsie, perkutan
–– Lunge, durch
––– Feinnadelaspiration 1-432.00♦
––– Stanzbiopsie
–––– mit Clip-Markierung der Biopsieregion 1-432.02♦ ▶

R

Radiologisch *(Forts.)*
~ gesteuert, Biopsie, perkutan *(Forts.)*
~~ Lunge, durch *(Forts.)*
~~~ Stanzbiopsie *(Forts.)*
---- ohne Clip-Markierung der Biopsieregion 1-432.01♦
-- Mamma, durch Feinnadelaspiration 1-494.30♦
-- Myokard 1-494.0
-- Perikard 1-494.1
-- Pleura 1-432.1♦
-- Zwerchfell 1-432.2
– Navigationssystem, Anwendung *[nur Zusatzkode!]* 5-988.0
Radionuklid
– offen
-- Instillation, im Gelenk 8-530.3
-- mit Therapie, systemisch 8-530.5
-- zur Therapie
--- blutbildende Organe 8-530.2
--- epidermal 8-530.8
--- Metastase, Knochen 8-530.1
– umschlossen, Entfernung, unter Anästhesie 8-525.3
Radionuklidmarkierung, bei
– Exstirpation, Halslymphknoten 5-401.01♦
– Exzision, Lymphknoten
-- iliakal, einzeln
--- laparoskopisch 5-401.91♦
--- offen 5-401.41♦
-- inguinal, einzeln
--- laparoskopisch 5-401.a1♦
--- offen 5-401.51♦
-- Lig. pulmonale, einzeln, thorakoskopisch 5-401.71
-- mediastinal, einzeln
--- offen 5-401.21
--- thorakoskopisch 5-401.71
-- paraaortal, einzeln
--- laparoskopisch 5-401.81
--- offen 5-401.31
-- paraösophageal, einzeln, thorakoskopisch 5-401.71
-- parasternal, einzeln, offen 5-401.g1♦
-- paratracheal, einzeln, thorakoskopisch 5-401.71
-- subkarinal, einzeln, thorakoskopisch 5-401.71
-- tracheobronchial, einzeln, thorakoskopisch 5-401.71
-- zervikal, einzeln 5-401.01♦
Radionuklidtherapie
– intraarteriell, mit
-- Antikörper, radioaktiv 8-530.a2
-- sonstigen Substanzen 8-530.a4
– intrakavitär, mit
-- Antikörper, radioaktiv 8-530.b1
-- sonstigen Substanzen 8-530.b3
– intravaskulär, selektiv
-- mit Holmium-166-markierten Mikrosphären 8-530.a8 ►

Radionuklidtherapie *(Forts.)*
~ intravaskulär, selektiv *(Forts.)*
-- (SIRT), mit Mikrosphäre
--- Rhenium-188-markiert 8-530.a6
--- Yttrium-90-markiert 8-530.a5
Radionuklidventrikulographie, Herz
– in Ruhe 3-704.0
– unter
-- pharmakologischer Belastung 3-704.2
-- physischer Belastung 3-704.1
Radiorezeptortherapie
– intraarteriell, mit Somatostatinanalogon, DOTA-konjugiert 8-530.a0
– intravenös, mit Somatostatinanalogon, Chelator-konjugiert, aus
-- nicht patientenindividueller Herstellung 8-530.62
-- patientenindividueller Eigenherstellung 8-530.61
Radiotherapie
– beta-strahlend, zur Destruktion, Läsion, chorioretinal 5-155.80♦
– gamma-strahlend, zur Destruktion, Läsion, chorioretinal 5-155.81♦
– intensitätsmoduliert, Bestrahlungsplanung 8-529.3
Radioulnar
– Arthrodese, distal, offen 5-808.6♦
– Bandapparat, distal, Stabilisierung, durch Naht, offen 5-807.31♦
– Ringband, Naht, offen 5-807.2♦
Radioulnargelenk
– distal
-- Abrasionsarthroplastik
--- arthroskopisch 5-812.f6♦
--- offen 5-801.h6♦
-- Arthrolyse
--- arthroskopisch 5-810.26♦
--- offen 5-800.66♦
-- Arthrorise, offen 5-809.16♦
-- Arthrotomie, offen 5-800.06♦
-- Band, Resektion
--- arthroskopisch 5-810.96♦
--- offen 5-800.c6♦
-- Bandrest, Resektion, offen 5-800.c6♦
-- Chondrogenese, matrixinduziert, autogen, arthroskopisch 5-812.g6♦
-- Chondroplastik
--- arthroskopisch 5-812.e6♦
--- offen 5-801.g6♦
-- Chondrozytentransplantation, matrixinduziert, autogen
--- arthroskopisch 5-812.h6♦
--- offen 5-801.k6♦
-- Débridement, offen 5-800.36♦
-- Denervierung, elektrothermisch, Synovialis, und Kapselgewebe, arthroskopisch 5-811.46♦
-- Durchtrennung, Band
--- arthroskopisch 5-819.06♦
--- offen 5-809.06♦ ►
~~~

Radioulnargelenk *(Forts.)*
~ distal *(Forts.)*
-- Einlegen, Medikamententräger
--- arthroskopisch 5-810.76♦
--- offen 5-800.a6♦
-- Entfernung
--- Fragment, osteochondral
---- arthroskopisch 5-810.46♦
---- offen 5-800.86♦
--- Medikamententräger
---- arthroskopisch 5-810.86♦
---- offen 5-800.b6♦
--- Osteosynthesematerial, arthroskopisch 5-810.36♦
--- Verkalkung, periartikulär
---- arthroskopisch 5-810.55♦
---- offen 5-800.76♦
-- Eröffnung, Knochen, subchondral
--- arthroskopisch 5-812.f6♦
---- mit Einbringen, Implantat, azellulär 5-812.g6♦
--- offen 5-801.h6♦
---- mit Einbringen, Implantat, azellulär 5-801.n6♦
-- Exzision, Knorpel
--- arthroskopisch 5-812.06♦
--- offen 5-801.06♦
-- Fixation
--- perkutan, temporär 5-809.46♦
--- temporär, offen 5-809.26♦
-- Fragment, osteochondral, Refixation
--- arthroskopisch 5-812.36♦
--- offen 5-801.36♦
-- Fremdkörperentfernung
--- arthroskopisch 5-810.46♦
--- offen 5-800.86♦
-- Gelenkkörper, frei, Entfernung
--- arthroskopisch 5-810.46♦
--- offen 5-800.86♦
-- Gelenkspülung
--- arthroskopisch, mit Drainage
---- aseptisch 5-810.06♦
---- septisch 5-810.16♦
--- offen, mit
---- aseptischer Drainage 5-800.16♦
---- septischer Drainage 5-800.26♦
-- Glättung, Knorpel
--- arthroskopisch 5-812.e6♦
--- mechanisch, offen 5-801.g6♦
-- Implantation
--- Gewebekultur, in-vitro-hergestellt
---- arthroskopisch 5-812.a6♦
---- offen 5-801.c6♦
--- Knorpelersatz, metallisch, nicht-patientenindividuell, offen 5-801.m6♦
-- Kapsulotomie, offen 5-800.06♦
-- Knorpeltransplantation
--- arthroskopisch 5-812.96♦
--- offen 5-801.b6♦ ►

Radioulnargelenk *(Forts.)*
~ distal *(Forts.)*
-- Luxation, Reposition
--- geschlossen
---- durch
----- Draht 5-79a.16♦
----- Federnagel 5-79a g6♦
----- Fixateur externe 5-79a.66♦
------ mit interner Osteosynthese 5-79a.76♦
----- intramedullären Draht 5-79a.g6♦
----- Klammer 5-79a.e6♦
----- Materialkombination 5-79a.86♦
----- Schraube 5-79a.06♦
----- Zuggurtung/Cerclage 5-79a.16♦
---- ohne Osteosynthese 8-201.6♦
--- offen
---- durch
----- Draht 5-79b.16♦
----- Federnagel 5-79b.g6♦
----- Fixateur externe 5-79b.66♦
------ mit interner Osteosynthese 5-79b.76♦
----- intramedullären Draht 5-79b.g6♦
----- Klammer 5-79b.e6♦
----- Materialkombination 5-79b.86♦
----- Platte 5-79b.26♦
----- Schraube 5-79b.06♦
----- Zuggurtung/Cerclage 5-79b.16♦
---- ohne Osteosynthese 5-79b.h6♦
-- Mikrofrakturierung
--- arthroskopisch 5-812.f6♦
--- offen 5-801.h6♦
-- Pridie-Bohrung
--- arthroskopisch 5-812.f6♦
--- offen 5-801.h6♦
-- Punktion, perkutan, therapeutisch 8-158.6♦
-- Resektion
--- Bandrest, arthroskopisch 5-810.96♦
--- Osteophyt 5-812.k6♦
-- Spongiosaplastik, subchondral, offen, mit Fixation, Fragment 5-801.46♦
-- Spülung, therapeutisch 8-178.6♦
-- Synovialektomie
--- partiell
---- arthroskopisch 5-811.26♦
---- offen 5-800.46♦
--- total
---- arthroskopisch 5-811.36♦
---- offen 5-800.56♦
-- Versorgung, Fraktur, arthroskopisch assistiert *[nur Zusatzkode!]* 5-810.66♦
-- Wechsel, Medikamententräger
--- arthroskopisch 5-810.76♦
--- offen 5-800.a6♦
-- Zystenexstirpation, offen 5-800.96♦
- Eröffnung, Knochen, subchondral
-- arthroskopisch, mit Einbringen, Implantat, azellulär, mit homologem Vollblut angereichert 5-812.m6♦
-- offen, mit Einbringen, Implantat, azellulär, mit homologem Vollblut angereichert 5-801.p6♦ ►

R

Radioulnargelenk *(Forts.)*
– proximal
–– Abrasionsarthroplastik
––– arthroskopisch 5-812.f5♦
––– offen 5-801.h5♦
–– Arthrolyse
––– arthroskopisch 5-810.25♦
––– offen 5-800.65♦
–– Arthrorise, offen 5-809.15♦
–– Arthrotomie, offen 5-800.05♦
–– Band, Resektion, arthroskopisch 5-810.95♦
–– Bandrest, Resektion, arthroskopisch 5-810.95♦
–– Chondrogenese, matrixinduziert, autogen, arthroskopisch 5-812.g5♦
–– Chondroplastik
––– arthroskopisch 5-812.e5♦
––– offen 5-801.g5♦
–– Chondrozytentransplantation, matrixinduziert, autogen
––– arthroskopisch 5-812.h5♦
––– offen 5-801.k5♦
–– Débridement, offen 5-800.35♦
–– Denervierung, elektrothermisch, Synovialis, und Kapselgewebe, arthroskopisch 5-811.45♦
–– Durchtrennung, Band
––– arthroskopisch 5-819.05♦
––– offen 5-809.05♦
–– Einlegen, Medikamententräger
––– arthroskopisch 5-810.75♦
––– offen 5-800.a5♦
–– Entfernung
––– Fragment, osteochondral
–––– arthroskopisch 5-810.45♦
–––– offen 5-800.85♦
––– Medikamententräger
–––– arthroskopisch 5-810.85♦
–––– offen 5-800.b5♦
––– Osteosynthesematerial, arthroskopisch 5-810.35♦
––– Verkalkung, periartikulär
–––– arthroskopisch 5-810.55♦
–––– offen 5-800.75♦
–– Eröffnung, Knochen, subchondral
––– arthroskopisch 5-812.f5♦
–––– mit Einbringen, Implantat, azellulär 5-812.g5♦
––––– mit homologem Vollblut angereichert 5-812.m5♦
––– offen 5-801.h5♦
–––– mit Einbringen, Implantat, azellulär 5-801.n5♦
––––– mit homologem Vollblut angereichert 5-801.p5♦
–– Exzision, Knorpel
––– arthroskopisch 5-812.05♦
––– offen 5-801.05♦
–– Fixation
––– perkutan, temporär 5-809.45♦
––– temporär, offen 5-809.25♦ ►

Radioulnargelenk *(Forts.)*
~ proximal *(Forts.)*
–– Fragment, osteochondral, Refixation
––– arthroskopisch 5-812.35♦
––– offen 5-801.35♦
–– Fremdkörperentfernung
––– arthroskopisch 5-810.45♦
––– offen 5-800.85♦
–– Gelenkkörper, frei, Entfernung
––– arthroskopisch 5-810.45♦
––– offen 5-800.85♦
–– Gelenkspülung
––– arthroskopisch, mit Drainage
–––– aseptisch 5-810.05♦
–––– septisch 5-810.15♦
––– offen, mit Drainage
–––– aseptisch 5-800.15♦
–––– septisch 5-800.25♦
–– Glättung, Knorpel
––– arthroskopisch 5-812.e5♦
––– mechanisch, offen 5-801.g5♦
–– Implantation
––– Gewebekultur, in-vitro-hergestellt
–––– arthroskopisch 5-812.a5♦
–––– offen 5-801.c5♦
––– Knorpelersatz, metallisch, nicht-patientenindividuell, offen 5-801.m5♦
–– Kapsulotomie, offen 5-800.05♦
–– Knorpeltransplantation
––– arthroskopisch 5-812.95♦
––– offen 5-801.b5♦
–– Luxation, Reposition
––– geschlossen
–––– durch
––––– Draht 5-79a.15♦
––––– Federnagel 5-79a.g5♦
––––– Fixateur externe 5-79a.65♦
–––––– mit interner Osteosynthese 5-79a.75♦
––––– intramedullären Draht 5-79a.g5♦
––––– Klammer 5-79a.e5♦
––––– Materialkombination 5-79a.85♦
––––– Schraube 5-79a.05♦
––––– Zuggurtung/Cerclage 5-79a.15♦
–––– ohne Osteosynthese 8-201.5♦
––– offen
–––– durch
––––– Draht 5-79b.15♦
––––– Federnagel 5-79b.g5♦
––––– Fixateur externe 5-79b.65♦
–––––– mit interner Osteosynthese 5-79b.75♦
––––– intramedullären Draht 5-79b.g5♦
––––– Klammer 5-79b.e5♦
––––– Materialkombination 5-79b.85♦
––––– Platte 5-79b.25♦
––––– Schraube 5-79b.05♦
––––– Zuggurtung/Cerclage 5-79b.15♦
–––– ohne Osteosynthese 5-79b.h5♦
–– Mikrofrakturierung
––– arthroskopisch 5-812.f5♦
––– offen 5-801.h5♦ ►

Radioulnargelenk *(Forts.)*
~ proximal *(Forts.)*
-- Pridie-Bohrung
--- arthroskopisch 5-812.f5♦
--- offen 5-801.h5♦
-- Punktion, perkutan, therapeutisch 8-158.5♦
-- Resektion
--- Band, offen 5-800.c5♦
--- Bandrest, offen 5-800.c5♦
--- Osteophyt 5-812.k5♦
-- Sehne, Débridement, arthroskopisch 5-819.15♦
-- Spongiosaplastik, subchondral, offen, mit Fixation, Fragment 5-801.45♦
-- Spülung, therapeutisch 8-178.5♦
-- Synovialektomie
--- partiell
---- arthroskopisch 5-811.25♦
---- offen 5-800.45♦
--- total
---- arthroskopisch 5-811.35♦
---- offen 5-800.55♦
-- Versorgung, Fraktur, arthroskopisch assistiert *[nur Zusatzkode!]* 5-810.65♦
-- Wechsel, Medikamententräger
--- arthroskopisch 5-810.75♦
--- offen 5-800.a5♦
-- Zystenexstirpation, offen 5-800.95♦
Radius
- Biopsie
-- durch Inzision 1-503.2♦
-- ohne Inzision, mit Steuerung durch bildgebende Verfahren 1-481.2♦
-- perkutan 1-480.2♦
- distal
-- Bohrung 5-780.16♦
-- Débridement 5-780.66♦
-- Einlegen, Medikamententräger 5-780.46♦
-- Entfernung
--- Bewegungsfixateur 5-787.n6♦
--- Draht 5-787.06♦
---- intramedullär 5-787.g6♦
--- ECMES 5-787.g6♦
--- Ender-Nagel 5-787.g6♦
--- ESIN 5-787.g6♦
--- Federnagel 5-787.g6♦
--- Fixateur externe 5-787.96♦
--- Marknagel 5-787.66♦
--- Medikamententräger 5-780.56♦
--- Nancy-Nagel 5-787.g6♦
--- Platte 5-787.36♦
---- winkelstabil 5-787.k6♦
--- Prevot-Nagel 5-787.g6♦
--- Ringfixateur 5-787.m6♦
--- Rush-Pin 5-787.g6♦
--- Schraube 5-787.16♦
--- TEN 5-787.g6♦
--- Transfixationsnagel 5-787.c6♦
--- Verriegelungsnagel 5-787.86♦
--- Zuggurtung/Cerclage 5-787.26♦ ►

Radius *(Forts.)*
~ distal *(Forts.)*
-- Entnahme
--- Knochentransplantat
---- gefäßgestielt, nicht mikrovaskulär-anastomosiert 5-783.76♦
---- mikrovaskulär-anastomosiert 5-783.56♦
---- nicht-gefäßgestielt 5-783.46♦
--- Knorpel-Knochen-Transplantat 5-783.66♦
--- Span, kortikospongiös 5-783.26♦
--- Spongiosa 5-783.06♦
-- Epiphysenlösung, Reposition
--- geschlossen, durch
---- Bewegungsfixateur 5-790.p6♦
---- Draht 5-790.16♦
----- intramedullär 5-790.26♦
---- ECMES 5-790.26♦
---- Ender-Nagel 5-790.26♦
---- ESIN 5-790.26♦
---- Federnagel 5-790.26♦
---- Fixateur externe 5-790.66♦
----- mit interner Osteosynthese 5-790.d6♦
---- Marknagel, mit Aufbohren, Markhöhle 5-790.36♦
---- Materialkombination 5-790.96♦
---- Nancy-Nagel 5-790.26♦
---- Platte 5-790.n6♦
---- Prevot-Nagel 5-790.26♦
---- Ringfixateur 5-790.m6♦
---- Rush-Pin 5-790.26♦
---- Schraube 5-790.06♦
---- TEN 5-790.26♦
---- winkelstabile Platte 5-790.k6♦
---- Zuggurtung/Cerclage 5-790.16♦
--- offen, ohne Osteosynthese 5-793.06♦
-- Epiphyseodese
--- permanent 5-789.26♦
--- temporär 5-789.16♦
-- Epiphyseolyse, therapeutisch 5-789.46♦
-- Exploration, durch Inzision 5-780.06♦
-- Exzision, partiell
--- endoskopisch 5-782.b6♦
--- mit Weichteilresektion 5-782.16♦
--- offen 5-782.a6♦
-- Fraktur
--- Osteosynthese, durch T-Platte 5-793.36♦
--- Reposition
---- geschlossen
----- durch
------ Bewegungsfixateur 5-790.p6♦
------ Draht 5-790.16♦
------ ECMES 5-790.26♦
------ Ender-Nagel 5-790.26♦
------ ESIN 5-790.26♦
------ Federnagel 5-790.26♦
------ Fixateur externe 5-790.66♦
------- mit interner Osteosynthese 5-790.d6♦
------ intramedullären Draht 5-790.26♦
------ Marknagel, mit Aufbohren, Markhöhle 5-790.36♦
------ Materialkombination 5-790.96♦ ►

R

Radius *(Forts.)*
~ distal *(Forts.)*
~~ Fraktur *(Forts.)*
~~~ Reposition *(Forts.)*
~~~~ geschlossen *(Forts.)*
~~~~~ durch *(Forts.)*
–––––– Nancy-Nagel 5-790.26♦
–––––– Platte 5-790.n6♦
–––––– Prevot-Nagel 5-790.26♦
–––––– Ringfixateur 5-790.m6♦
–––––– Rush-Pin 5-790.26♦
–––––– Schraube 5-790.06♦
–––––– TEN 5-790.26♦
–––––– Verriegelungsnagel 5-790.46♦
–––––– winkelstabile Platte 5-790.k6♦
–––––– Zuggurtung/Cerclage 5-790.16♦
––––– ohne Osteosynthese 8-200.6♦
–––– offen
––––– durch
–––––– Bewegungsfixateur 5-793.n6♦
–––––– Draht 5-793.26♦
–––––– ECMES 5-793.g6♦
–––––– Ender-Nagel 5-793.g6♦
–––––– ESIN 5-793.g6♦
–––––– Federnagel 5-793.g6♦
–––––– Fixateur externe 5-793.66♦
––––––– mit interner Osteosynthese 5-793.76♦
–––––– intramedullären Draht 5-793.g6♦
–––––– Marknagel 5-793.b6♦
–––––– Materialkombination 5-793.86♦
––––––– mit Rekonstruktion, Gelenkfläche 5-793.96♦
–––––– Nancy-Nagel 5-793.g6♦
–––––– Platte 5-793.36♦
–––––– Prevot-Nagel 5-793.g6♦
–––––– Ringfixateur 5-793.m6♦
–––––– Rush-Pin 5-793.g6♦
–––––– Schraube 5-793.16♦
–––––– TEN 5-793.g6♦
–––––– Transfixationsnagel 5-793.c6♦
–––––– winkelstabile Platte 5-793.k6♦
–––––– Zuggurtung/Cerclage 5-793.26♦
––––– ohne Osteosynthese 5-793.h6♦
–––– und Spickung 5-790.16♦
–– Fremdkörperentfernung, durch Inzision 5-780.36♦
–– Implantation
––– Glaskeramik, bioaktiv 5-785.26♦
––– Knochenersatz
–––– alloplastisch, sonstiger
––––– mit Medikamentenzusatz 5-785.76♦
––––– ohne Medikamentenzusatz 5-785.66♦
–––– keramisch 5-785.26♦
––––– resorbierbar 5-785.36♦
–––––– mit Antibiotikumzusatz 5-785.56♦
–––– metallisch 5-785.46♦
––– Zement
–––– mit Antibiotikumzusatz 5-785.16♦
–––– ohne Antibiotikumzusatz 5-785.06♦
–– Inzision, mit
––– Drainage 5-780.26♦ ►

Radius *(Forts.)*
~ distal *(Forts.)*
~~ Inzision, mit *(Forts.)*
––– Einlegen, Medikamententräger 5-780.96♦
–– Knochen, frakturgefährdet, Stabilisierung 5-789.b6♦
–– Knorpel-Knochen-Transplantation
––– allogen 5-784.66♦
––– autogen 5-784.56♦
–– Kortikotomie, bei Segmenttransport 5-781.76♦
–– Mehrfragment-Fraktur, Reposition, offen
––– durch
–––– Bewegungsfixateur 5-794.n6♦
–––– Draht 5-794.16♦
–––– ECMES 5-794.g6♦
–––– Ender-Nagel 5-794.g6♦
–––– ESIN 5-794.g6♦
–––– Federnagel 5-794.g6♦
–––– Fixateur externe 5-794.56♦
––––– mit interner Osteosynthese 5-794.66♦
–––– intramedullären Draht 5-794.g6♦
–––– Marknagel 5-794.b6♦
–––– Materialkombination 5-794.76♦
––––– mit Rekonstruktion, Gelenkfläche 5-794.86♦
–––– Nancy-Nagel 5-794.g6♦
–––– Platte 5-794.26♦
–––– Prevot-Nagel 5-794.g6♦
–––– Ringfixateur 5-794.m6♦
–––– Rush-Pin 5-794.g6♦
–––– Schraube 5-794.06♦
–––– TEN 5-794.g6♦
–––– Transfixationsnagel 5-794.c6♦
–––– winkelstabile Platte 5-794.k6♦
–––– Zuggurtung/Cerclage 5-794.16♦
––– ohne Osteosynthese 5-794.h6♦
–– Osteotomie
––– komplex, mehrdimensional 5-781.86♦
–––– mit Achsenkorrektur 5-781.96♦
––– ohne Achsenkorrektur 5-781.a6♦
––– valgisierend 5-781.06♦
––– varisierend 5-781.16♦
–– Periost, Naht 5-789.06♦
–– Pseudarthrose, Stabilisierung, ohne weitere Maßnahmen 5-789.c6♦
–– Resektion, partiell
––– endoskopisch 5-782.b6♦
––– mit
–––– Kontinuitätsdurchtrennung 5-782.26♦
––––– mit
–––––– Weichteilresektion 5-782.36♦
–––––– Wiederherstellung, Kontinuität 5-782.46♦
––––––– mit Weichteilresektion 5-782.56♦
–––– Weichteilresektion 5-782.16♦
––– offen 5-782.a6♦
–– Revision, Osteosynthesematerial
––– mit Reosteosynthese, durch
–––– Bewegungsfixateur 5-78a.n6♦ ►
~~~~~

Radius *(Forts.)*
~ distal *(Forts.)*
~~ Revision, Osteosynthesematerial *(Forts.)*
~~~ mit Reosteosynthese, durch *(Forts.)*
---- Draht 5-78a.16♦
----- intramedullär 5-78a.g6♦
---- ECMES 5-78a.g6♦
---- Ender-Nagel 5-78a.g6♦
---- ESIN 5-78a.g6♦
---- Federnagel 5-78a.g6♦
---- Fixateur externe 5-78a.86♦
---- Marknagel 5-78a.66♦
---- Materialkombination 5-78a.96♦
---- Nancy-Nagel 5-78a.g6♦
---- Platte 5-78a.26♦
----- winkelstabil 5-78a.k6♦
---- Prevot-Nagel 5-78a.g6♦
---- Ringfixateur 5-78a.m6♦
---- Rush-Pin 5-78a.g6♦
---- Schraube 5-78a.06♦
---- TEN 5-78a.g6♦
---- Transfixationsnagel 5-78a.c6♦
---- Verbundosteosynthese 5-78a.96♦
---- Verriegelungsnagel 5-78a.76♦
---- Zuggurtung/Cerclage 5-78a.16♦
--- ohne Materialwechsel 5-789.36♦
-- Rotationsosteotomie 5-781.26♦
--- valgisierend 5-781.56♦
--- varisierend 5-781.66♦
-- Sequesterotomie 5-780.76♦
--- mit Einlegen, Medikamententräger 5-780.86♦
-- Transplantation
--- Knochen
---- gefäßgestielt, mit mikrovaskulärer Anastomose 5-784.46♦
---- nicht-gefäßgestielt 5-784.36♦
--- Knochenmatrix, demineralisiert, human 5-784.b6♦
--- Span, kortikospongiös
---- allogen
----- endoskopisch 5-784.f6♦
----- offen 5-784.86♦
---- autogen
----- ausgedehnt 5-784.26♦
----- endoskopisch 5-784.d6♦
----- offen 5-784.16♦
--- Spongiosa
---- allogen
----- endoskopisch 5-784.e6♦
----- offen 5-784.76♦
---- autogen
----- endoskopisch 5-784.c6♦
----- offen 5-784.06♦
-- Transposition, Knochen, gefäßgestielt 5-784.a6♦
-- Verkürzungsosteotomie 5-781.36♦
-- Verlängerungsosteotomie 5-781.46♦
-- Wechsel, Medikamententräger 5-780.46♦
- Nadelbiopsie, perkutan 1-480.2♦ ►

Radius *(Forts.)*
- proximal
-- Bohrung 5-780.14♦
-- Débridement 5-780.64♦
-- Einlegen, Medikamententräger 5-780.44♦
-- Entfernung
--- Bewegungsfixateur 5-787.n4♦
--- Draht 5-787.04♦
---- intramedullär 5-787.g4♦
--- ECMES 5-787.g4♦
--- Ender-Nagel 5-787.g4♦
--- ESIN 5-787.g4♦
--- Federnagel 5-787.g4♦
--- Fixateur externe 5-787.94♦
--- Marknagel 5-787.64♦
---- mit Gelenkkomponente 5-787.74♦
--- Medikamententräger 5-780.54♦
--- Nancy-Nagel 5-787.g4♦
--- Platte 5-787.34♦
---- winkelstabil 5-787.k4♦
--- Prevot-Nagel 5-787.g4♦
--- Ringfixateur 5-787.m4♦
--- Rush-Pin 5-787.g4♦
--- Schraube 5-787.14♦
--- TEN 5-787.g4♦
--- Transfixationsnagel 5-787.c4♦
--- Verriegelungsnagel 5-787.84♦
--- Zuggurtung/Cerclage 5-787.24♦
-- Entnahme
--- Knochentransplantat
---- gefäßgestielt, nicht mikrovaskulär-anastomosiert 5-783.74♦
---- mikrovaskulär-anastomosiert 5-783.54♦
---- nicht-gefäßgestielt 5-783.44♦
--- Knorpel-Knochen-Transplantat 5-783.64♦
--- Spongiosa 5-783.04♦
-- Epiphysenlösung, Reposition
--- geschlossen, durch
---- Bewegungsfixateur 5-790.p4♦
---- Draht 5-790.14♦
---- ECMES 5-790.24♦
---- Ender-Nagel 5-790.24♦
---- ESIN 5-790.24♦
---- Federnagel 5-790.24♦
---- Fixateur externe 5-790.64♦
----- mit interner Osteosynthese 5-790.d4♦
---- intramedullären Draht 5-790.24♦
---- Marknagel, mit
----- Aufbohren, Markhöhle 5-790.34♦
----- Gelenkkomponente 5-790.54♦
---- Materialkombination 5-790.94♦
---- Nancy-Nagel 5-790.24♦
---- Platte 5-790.n4♦
---- Prevot-Nagel 5-790.24♦
---- Ringfixateur 5-790.m4♦
---- Rush-Pin 5-790.24♦
---- Schraube 5-790.04♦
---- TEN 5-790.24♦
---- winkelstabile Platte 5-790.k4♦
---- Zuggurtung/Cerclage 5-790.14♦
--- offen, ohne Osteosynthese 5-793.04♦ ►

R
~~~

Radius *(Forts.)*
~ proximal *(Forts.)*
-- Epiphyseodese
--- permanent 5-789.24♦
--- temporär 5-789.14♦
-- Epiphyseolyse, therapeutisch 5-789.44♦
-- Exploration, durch Inzision 5-780.04♦
-- Exzision, partiell
--- endoskopisch 5-782.b4♦
--- mit Weichteilresektion 5-782.14♦
--- offen 5-782.a4♦
-- Fraktur, Reposition
--- geschlossen
---- durch
----- Bewegungsfixateur 5-790.p4♦
----- Draht 5-790.14♦
----- ECMES 5-790.24♦
----- Ender-Nagel 5-790.24♦
----- ESIN 5-790.24♦
----- Federnagel 5-790.24♦
----- Fixateur externe 5-790.64♦
------ mit interner Osteosynthese 5-790.d4♦
----- intramedullären Draht 5-790.24♦
----- Marknagel, mit
------ Aufbohren, Markhöhle 5-790.34♦
------ Gelenkkomponente 5-790.54♦
----- Materialkombination 5-790.94♦
----- Nancy-Nagel 5-790.24♦
----- Platte 5-790.n4♦
----- Prevot-Nagel 5-790.24♦
----- Ringfixateur 5-790.m4♦
----- Rush-Pin 5-790.24♦
----- Schraube 5-790.04♦
----- TEN 5-790.24♦
----- Verriegelungsnagel 5-790.44♦
----- winkelstabile Platte 5-790.k4♦
----- Zuggurtung/Cerclage 5-790.14♦
---- ohne Osteosynthese 8-200.4♦
--- offen
---- durch
----- Bewegungsfixateur 5-793.n4♦
----- Draht 5-793.24♦
----- ECMES 5-793.g4♦
----- Ender-Nagel 5-793.g4♦
----- ESIN 5-793.g4♦
----- Federnagel 5-793.g4♦
----- Fixateur externe 5-793.64♦
------ mit interner Osteosynthese 5-793.74♦
----- intramedullären Draht 5-793.g4♦
----- Marknagel 5-793.b4♦
------ mit Gelenkkomponente 5-793.a4♦
----- Materialkombination 5-793.84♦
------ mit Rekonstruktion, Gelenkfläche 5-793.94♦
----- Nancy-Nagel 5-793.g4♦
----- Platte 5-793.34♦
----- Prevot-Nagel 5-793.g4♦
----- Ringfixateur 5-793.m4♦
----- Rush-Pin 5-793.g4♦
----- Schraube 5-793.14♦
----- TEN 5-793.g4♦ ►

Radius *(Forts.)*
~ proximal *(Forts.)*
~~ Fraktur, Reposition *(Forts.)*
~~~ offen *(Forts.)*
~~~~ durch *(Forts.)*
----- Transfixationsnagel 5-793.c4♦
----- winkelstabile Platte 5-793.k4♦
----- Zuggurtung/Cerclage 5-793.24♦
---- ohne Osteosynthese 5-793.h4♦
-- Fremdkörperentfernung, durch Inzision 5-780.34♦
-- Implantation
--- Glaskeramik, bioaktiv 5-785.24♦
--- Knochenersatz
---- alloplastisch, sonstiger
----- mit Medikamentenzusatz 5-785.74♦
----- ohne Medikamentenzusatz 5-785.64♦
---- keramisch 5-785.24♦
----- resorbierbar 5-785.34♦
------ mit Antibiotikumzusatz 5-785.54♦
---- metallisch 5-785.44♦
--- Zement
---- mit Antibiotikumzusatz 5-785.14♦
---- ohne Antibiotikumzusatz 5-785.04♦
-- Inzision, mit
--- Drainage 5-780.24♦
--- Einlegen, Medikamententräger 5-780.94♦
-- Knochen, frakturgefährdet, Stabilisierung 5-789.b4♦
-- Knorpel-Knochen-Transplantation
--- allogen 5-784.64♦
--- autogen 5-784.54♦
-- Kortikotomie, bei Segmenttransport 5-781.74♦
-- Mehrfragment-Fraktur, Reposition, offen
--- durch
---- Bewegungsfixateur 5-794.n4♦
---- Draht 5-794.14♦
---- ECMES 5-794.g4♦
---- Ender-Nagel 5-794.g4♦
---- ESIN 5-794.g4♦
---- Federnagel 5-794.g4♦
---- Fixateur externe 5-794.54♦
----- mit interner Osteosynthese 5-794.64♦
---- intramedullären Draht 5-794.g4♦
---- Marknagel 5-794.b4♦
----- mit Gelenkkomponente 5-794.a4♦
---- Materialkombination 5-794.74♦
----- mit Rekonstruktion, Gelenkfläche 5-794.84♦
---- Nancy-Nagel 5-794.g4♦
---- Platte 5-794.24♦
---- Prevot-Nagel 5-794.g4♦
---- Ringfixateur 5-794.m4♦
---- Rush-Pin 5-794.g4♦
---- Schraube 5-794.04♦
---- TEN 5-794.g4♦
---- Transfixationsnagel 5-794.c4♦
---- winkelstabile Platte 5-794.k4♦
---- Zuggurtung/Cerclage 5-794.14♦
--- ohne Osteosynthese 5-794.h4♦ ►

Radius *(Forts.)*
~ proximal *(Forts.)*
-- Osteotomie
--- komplex, mehrdimensional 5-781.84♦
---- mit Achsenkorrektur 5-781.94♦
--- ohne Achsenkorrektur 5-781.a4♦
--- valgisierend 5-781.04♦
--- varisierend 5-781.14♦
-- Periost, Naht 5-789.04♦
-- Pseudarthrose, Stabilisierung, ohne weitere Maßnahmen 5-789.c4♦
-- Resektion, partiell
--- endoskopisch 5-782.b4♦
--- mit
---- Kontinuitätsdurchtrennung 5-782.24♦
----- mit
------ Weichteilresektion 5-782.34♦
------ Wiederherstellung, Kontinuität 5-782.44♦
------- mit Weichteilresektion 5-782.54♦
---- Weichteilresektion 5-782.14♦
--- offen 5-782.a4♦
-- Revision, Osteosynthesematerial
--- mit Reosteosynthese, durch
---- Bewegungsfixateur 5-78a.n4♦
---- Draht 5-78a.14♦
----- intramedullär 5-78a.g4♦
---- ECMES 5-78a.g4♦
---- Ender-Nagel 5-78a.g4♦
---- ESIN 5-78a.g4♦
---- Federnagel 5-78a.g4♦
---- Fixateur externe 5-78a.84♦
---- Marknagel 5-78a.64♦
----- mit Gelenkkomponente 5-78a.54♦
---- Materialkombination 5-78a.94♦
---- Nancy-Nagel 5-78a.g4♦
---- Platte 5-78a.24♦
----- winkelstabil 5-78a.k4♦
---- Prevot-Nagel 5-78a.g4♦
---- Ringfixateur 5-78a.m4♦
---- Rush-Pin 5-78a.g4♦
---- Schraube 5-78a.04♦
---- TEN 5-78a.g4♦
---- Transfixationsnagel 5-78a.c4♦
---- Verbundosteosynthese 5-78a.94♦
---- Verriegelungsnagel 5-78a.74♦
---- Zuggurtung/Cerclage 5-78a.14♦
--- ohne Materialwechsel 5-789.34♦
-- Rotationsosteotomie 5-781.24♦
--- valgisierend 5-781.54♦
--- varisierend 5-781.64♦
-- Sequesterotomie 5-780.74♦
--- mit Einlegen, Medikamententräger 5-780.84♦
-- Transplantation
--- Knochen
---- gefäßgestielt, mit mikrovaskulärer Anastomose 5-784.44♦
---- nicht-gefäßgestielt 5-784.34♦
--- Knochenmatrix, demineralisiert, human 5-784.b4♦ ►

Radius *(Forts.)*
~ proximal *(Forts.)*
~~ Transplantation *(Forts.)*
--- Span, kortikospongiös
---- allogen
----- endoskopisch 5-784.f4♦
----- offen 5-784.84♦
---- autogen
----- ausgedehnt 5-784.24♦
----- endoskopisch 5-784.d4♦
----- offen 5-784.14♦
--- Spongiosa
---- allogen
----- endoskopisch 5-784.e4♦
----- offen 5-784.74♦
---- autogen
----- endoskopisch 5-784.c4♦
----- offen 5-784.04♦
-- Transposition, Knochen, gefäßgestielt 5-784.a4♦
-- Verkürzungsosteotomie 5-781.34♦
-- Verlängerungsosteotomie 5-781.44♦
-- Wechsel, Medikamententräger 5-780.44♦
- Schaft
-- Bohrung 5-780.15♦
-- Débridement 5-780.65♦
-- Einlegen, Medikamententräger 5-780.45♦
-- Entfernung
--- Bewegungsfixateur 5-787.n5♦
--- Draht 5-787.05♦
---- intramedullär 5-787.g5♦
--- ECMES 5-787.g5♦
--- Ender-Nagel 5-787.g5♦
--- ESIN 5-787.g5♦
--- Federnagel 5-787.g5♦
--- Fixateur externe 5-787.95♦
--- Marknagel 5-787.65♦
---- mit Gelenkkomponente 5-787.75♦
--- Medikamententräger 5-780.55♦
--- Nancy-Nagel 5-787.g5♦
--- Platte 5-787.35♦
---- winkelstabil 5-787.k5♦
--- Prevot-Nagel 5-787.g5♦
--- Ringfixateur 5-787.m5♦
--- Rush-Pin 5-787.g5♦
--- Schraube 5-787.15♦
--- TEN 5-787.g5♦
--- Transfixationsnagel 5-787.c5♦
--- Verriegelungsnagel 5-787.85♦
--- Zuggurtung/Cerclage 5-787.25♦
-- Entnahme
--- Knochentransplantat
---- gefäßgestielt, nicht mikrovaskulär-anastomosiert 5-783.75♦
---- mikrovaskulär-anastomosiert 5-783.55♦
---- nicht-gefäßgestielt 5-783.45♦
--- Spongiosa 5-783.05♦
-- Exploration, durch Inzision 5-780.05♦
-- Exzision, partiell
--- endoskopisch 5-782.b5♦
--- mit Weichteilresektion 5-782.15♦ ►

R

Radius *(Forts.)*
~ Schaft *(Forts.)*
~~ Exzision, partiell *(Forts.)*
––– offen 5-782.a5♦
–– Fraktur, Reposition
––– geschlossen
–––– durch
––––– Bewegungsfixateur 5-790.p5♦
––––– Draht 5-790.15♦
–––––– intramedullär 5-790.25♦
––––– ECMES 5-790.25♦
––––– Ender-Nagel 5-790.25♦
––––– ESIN 5-790.25♦
––––– Federnagel 5-790.25♦
––––– Fixateur externe 5-790.65♦
–––––– mit interner Osteosynthese 5-790.d5♦
––––– Marknagel, mit
–––––– Aufbohren, Markhöhle 5-790.35♦
–––––– Gelenkkomponente 5-790.55♦
––––– Materialkombination 5-790.95♦
––––– Nancy-Nagel 5-790.25♦
––––– Platte 5-790.n5♦
––––– Prevot-Nagel 5-790.25♦
––––– Ringfixateur 5-790.m5♦
––––– Rush-Pin 5-790.25♦
––––– Schraube 5-790.05♦
––––– TEN 5-790.25♦
––––– Verriegelungsnagel 5-790.45♦
––––– winkelstabile Platte 5-790.k5♦
––––– Zuggurtung/Cerclage 5-790.15♦
–––– ohne Osteosynthese 8-200.5♦
––– offen
–––– durch
––––– Bewegungsfixateur 5-791.n5♦
––––– Draht 5-791.15♦
––––– ECMES 5-791.g5♦
––––– Ender-Nagel 5-791.g5♦
––––– ESIN 5-791.g5♦
––––– Federnagel 5-791.g5♦
––––– Fixateur externe 5-791.85♦
–––––– mit interner Osteosynthese 5-791.d5♦
––––– intramedullären Draht 5-791.g5♦
––––– Marknagel 5-791.65♦
–––––– mit Gelenkkomponente 5-791.55♦
––––– Materialkombination 5-791.95♦
––––– Nancy-Nagel 5-791.g5♦
––––– Platte 5-791.25♦
––––– Prevot-Nagel 5-791.g5♦
––––– Ringfixateur 5-791.m5♦
––––– Rush-Pin 5-791.g5♦
––––– Schraube 5-791.05♦
––––– TEN 5-791.g5♦
––––– Transfixationsnagel 5-791.c5♦
––––– Verriegelungsnagel 5-791.75♦
––––– winkelstabile Platte 5-791.k5♦
––––– Zuggurtung/Cerclage 5-791.15♦
–––– ohne Osteosynthese 5-791.h5♦
–– Fremdkörperentfernung, durch Inzision 5-780.35♦
–– Implantation
––– Glaskeramik, bioaktiv 5-785.25♦ ►

Radius *(Forts.)*
~ Schaft *(Forts.)*
~~ Implantation *(Forts.)*
––– Knochenersatz
–––– alloplastisch, sonstiger
––––– mit Medikamentenzusatz 5-785.75♦
––––– ohne Medikamentenzusatz 5-785.65♦
–––– keramisch 5-785.25♦
––––– resorbierbar 5-785.35♦
–––––– mit Antibiotikumzusatz 5-785.55♦
–––– metallisch 5-785.45♦
––– Zement
–––– mit Antibiotikumzusatz 5-785.15♦
–––– ohne Antibiotikumzusatz 5-785.05♦
–– Inzision, mit
––– Drainage 5-780.25♦
––– Einlegen, Medikamententräger 5-780.95♦
–– Knochen, frakturgefährdet, Stabilisierung 5-789.b5♦
–– Kortikotomie, bei Segmenttransport 5-781.75♦
–– Mehrfragment-Fraktur, Reposition, offen
––– durch
–––– Bewegungsfixateur 5-792.n5♦
–––– Draht 5-792.15♦
–––– ECMES 5-792.g5♦
–––– Ender-Nagel 5-792.g5♦
–––– ESIN 5-792.g5♦
–––– Federnagel 5-792.g5♦
–––– Fixateur externe 5-792.85♦
–––– intramedullären Draht 5-792.g5♦
–––– Marknagel 5-792.65♦
––––– mit Gelenkkomponente 5-792.55♦
–––– Materialkombination 5-792.95♦
–––– Nancy-Nagel 5-792.g5♦
–––– Platte 5-792.25♦
–––– Prevot-Nagel 5-792.g5♦
–––– Ringfixateur 5-792.m5♦
–––– Rush-Pin 5-792.g5♦
–––– Schraube 5-792.05♦
–––– TEN 5-792.g5♦
–––– Verriegelungsnagel 5-792.75♦
–––– winkelstabile Platte 5-792.k5♦
–––– Zuggurtung/Cerclage 5-792.15♦
––– ohne Osteosynthese 5-792.h5♦
–– Osteotomie
––– komplex, mehrdimensional 5-781.85♦
–––– mit Achsenkorrektur 5-781.95♦
––– ohne Achsenkorrektur 5-781.a5♦
––– valgisierend 5-781.05♦
––– varisierend 5-781.15♦
–– Periost, Naht 5-789.05♦
–– Pseudarthrose, Stabilisierung, ohne weitere Maßnahmen 5-789.c5♦
–– Resektion
––– partiell
–––– endoskopisch 5-782.b5♦
–––– mit
––––– Kontinuitätsdurchtrennung 5-782.25♦
–––––– mit
––––––– Weichteilresektion 5-782.35♦ ►

Radius *(Forts.)*
~ Schaft *(Forts.)*
~~ Resektion *(Forts.)*
~~~ partiell *(Forts.)*
~~~~ mit *(Forts.)*
~~~~~ Kontinuitätsdurchtrennung 5-782.25♦ *(Forts.)*
~~~~~~ mit *(Forts.)*
––––––– Wiederherstellung, Kontinuität 5-782.45♦
–––––––– mit Weichteilresektion 5-782.55♦
––––– Weichteilresektion 5-782.15♦
–––– offen 5-782.a5♦
––– total 5-782.65♦
–––– mit
––––– Ersatz 5-782.85♦
–––––– und Weichteilresektion 5-782.95♦
––––– Weichteilresektion 5-782.75♦
–– Revision, Osteosynthesematerial
––– mit Reosteosynthese, durch
–––– Bewegungsfixateur 5-78a.n5♦
–––– Draht 5-78a.15♦
––––– intramedullär 5-78a.g5♦
–––– ECMES 5-78a.g5♦
–––– Ender-Nagel 5-78a.g5♦
–––– ESIN 5-78a.g5♦
–––– Federnagel 5-78a.g5♦
–––– Fixateur externe 5-78a.85♦
–––– Marknagel 5-78a.65♦
––––– mit Gelenkkomponente 5-78a.55♦
–––– Materialkombination 5-78a.95♦
–––– Nancy-Nagel 5-78a.g5♦
–––– Platte 5-78a.25♦
––––– winkelstabil 5-78a.k5♦
–––– Prevot-Nagel 5-78a.g5♦
–––– Ringfixateur 5-78a.m5♦
–––– Rush-Pin 5-78a.g5♦
–––– Schraube 5-78a.05♦
–––– TEN 5-78a.g5♦
–––– Transfixationsnagel 5-78a.c5♦
–––– Verbundosteosynthese 5-78a.95♦
–––– Verriegelungsnagel 5-78a.75♦
–––– Zuggurtung/Cerclage 5-78a.15♦
––– ohne Materialwechsel 5-789.35♦
–– Rotationsosteotomie 5-781.25♦
––– valgisierend 5-781.55♦
––– varisierend 5-781.65♦
–– Sequesterotomie 5-780.75♦
––– mit Einlegen, Medikamententräger 5-780.85♦
–– Transplantation
––– Knochen
–––– gefäßgestielt, mit mikrovaskulärer Anastomose 5-784.45♦
–––– nicht-gefäßgestielt 5-784.35♦
––– Knochenmatrix, demineralisiert, human 5-784.b5♦
––– Röhrenknochen, allogen 5-784.95♦
––– Span, kortikospongiös
–––– allogen
––––– endoskopisch 5-784.f5♦ ►

Radius *(Forts.)*
~ Schaft *(Forts.)*
~~ Transplantation *(Forts.)*
~~~ Span, kortikospongiös *(Forts.)*
~~~~ allogen *(Forts.)*
––––– offen 5-784.85♦
–––– autogen
––––– ausgedehnt 5-784.25♦
––––– endoskopisch 5-784.d5♦
––––– offen 5-784.15♦
––– Spongiosa
–––– allogen
––––– endoskopisch 5-784.e5♦
––––– offen 5-784.75♦
–––– autogen
––––– endoskopisch 5-784.c5♦
––––– offen 5-784.05♦
–– Transposition, Knochen, gefäßgestielt 5-784.a5♦
–– Verkürzungsosteotomie 5-781.35♦
–– Verlängerungsosteotomie 5-781.45♦
–– Wechsel, Medikamententräger 5-780.45♦

Radiuskopfprothese
– Entfernung 5-825.9♦
– Implantation 5-824.3♦
– Wechsel 5-825.3♦

Raffung
– Aortenklappe 5-353.0
– Faszie
–– Axilla 5-856.21♦
–– Bauchregion 5-856.26♦
–– Brustwand 5-856.25♦
–– Ellenbogen 5-856.22♦
–– Fuß 5-856.2a♦
–– Genitalregion 5-856.27♦
–– Gesäß 5-856.27♦
–– Hals 5-856.20♦
–– Knie 5-856.28♦
–– Kopf 5-856.20♦
–– Leistenregion 5-856.27♦
–– Oberarm 5-856.22♦
–– Oberschenkel 5-856.28♦
–– Rücken 5-856.25♦
–– Schulter 5-856.21♦
–– Unterarm 5-856.23♦
–– Unterschenkel 5-856.29♦
– Hymen 5-706.1
– Übergang, urethrovesikal 5-592
– Zwerchfell
–– mit alloplastischem Material 5-347.41
–– ohne alloplastisches Material 5-347.40

Rahmennaht, Achillessehne, perkutan, nach Pässler 5-855.19♦

Ramirez, Verschluss, Narbenhernie, offen
– durch Komponentenseparation, mit
–– allogenem Material 5-536.48
–– alloplastischem Material 5-536.48
–– xenogenem Material 5-536.48
– mit plastischem Bruchpfortenverschluss, ohne alloplastisches, allogenes oder xenogenes Material, durch Komponentenseparation 5-536.11

R

Ramucirumab, Applikation, parenteral
– 300 mg bis unter 450 mg 6-007.m0
– 450 mg bis unter 600 mg 6-007.m1
– 600 mg bis unter 750 mg 6-007.m2
– 750 mg bis unter 900 mg 6-007.m3
– 900 mg bis unter 1.050 mg 6-007.m4
– 1.050 mg bis unter 1.200 mg 6-007.m5
– 1.200 mg bis unter 1.500 mg 6-007.m6
– 1.500 mg bis unter 1.800 mg 6-007.m7
– 1.800 mg bis unter 2.100 mg 6-007.m8
– 2.100 mg bis unter 2.400 mg 6-007.m9
– 2.400 mg bis unter 2.700 mg 6-007.ma
– 2.700 mg bis unter 3.000 mg 6-007.mb
– 3.000 mg bis unter 3.600 mg 6-007.mc
– 3.600 mg bis unter 4.200 mg 6-007.md
– 4.200 mg bis unter 4.800 mg 6-007.me
– 4.800 mg bis unter 5.400 mg 6-007.mf
– 5.400 mg bis unter 6.000 mg 6-007.mg
– 6.000 mg bis unter 6.600 mg 6-007.mh
– 6.600 mg bis unter 7.200 mg 6-007.mj
– 7.200 mg bis unter 7.800 mg 6-007.mk
– 7.800 mg bis unter 8.400 mg 6-007.mm
– 8.400 mg oder mehr 6-007.mn
Ranibizumab, Applikation, intravitreal 6-003.c
Ranula
– Exzision, Gewebe 5-261.5♦
– Marsupialisation 5-261.2♦
Rasburicase, Applikation, parenteral 6-004.c
Rathke-Tasche
– Inzision, mit Drainage 5-076
– Punktion 1-859.x
– Resektion, Gewebe 5-075.2
Raum, intrakraniell, extradural, Aspiration, diagnostisch 1-841
Rautenexzision, zur Invertierung, Tränenpunkt 5-086.01♦
Ravulizumab, Applikation, parenteral 6-00c.d
Raz, Operation – s.a. Nadelsuspension, paraurethral, abdominal 5-595.3
Re-Evaluation, zur Transplantation
– Dünndarm, mit
–– Aufnahme oder Verbleib auf einer Warteliste 1-920.36
–– Herausnahme aus einer Warteliste 1-920.46
– Herz, mit
–– Aufnahme oder Verbleib auf einer Warteliste 1-920.31
–– Herausnahme aus einer Warteliste 1-920.41
– Herz-Lunge, mit
–– Aufnahme oder Verbleib auf einer Warteliste 1-920.33
–– Herausnahme aus einer Warteliste 1-920.43
– Leber, mit
–– Aufnahme oder Verbleib auf einer Warteliste 1-920.34
–– Herausnahme aus einer Warteliste 1-920.44
– Lunge, mit
–– Aufnahme oder Verbleib auf einer Warteliste 1-920.32
–– Herausnahme aus einer Warteliste 1-920.42 ►

Re-Evaluation, zur Transplantation *(Forts.)*
– Niere, mit
–– Aufnahme oder Verbleib auf einer Warteliste 1-920.30
–– Herausnahme aus einer Warteliste 1-920.40
– Pankreas, mit
–– Aufnahme oder Verbleib auf einer Warteliste 1-920.35
–– Herausnahme aus einer Warteliste 1-920.45
Re-Tracheotomie 5-312.1
Readenotomie, ohne Tonsillektomie 5-285.1
Reaktivität, bronchial, Messung 1-714
Reanastomose
– mit Resektion, Striktur, Urethra 5-584.6
– Ureter
–– laparoskopisch 5-568.11♦
–– offen 5-568.10♦
– zur Rekonstruktion, Ureter
–– laparoskopisch 5-568.11♦
–– offen 5-568.10♦
Reanastomosierung, bei Resektion
– A. axillaris 5-382.11♦
– A. brachialis 5-382.12♦
– A. carotis 5-382.00♦
– A. carotis communis, und Sinus caroticus 5-382.01♦
– A. carotis externa 5-382.03♦
– A. carotis interna, extrakraniell 5-382.02♦
– A. dorsalis pedis 5-382.82♦
– A. femoralis 5-382.70♦
– A. fibularis 5-382.84♦
– A. gastrica 5-382.62
– A. hepatica 5-382.61
– A. iliaca communis 5-382.53♦
– A. iliaca externa 5-382.54♦
– A. iliaca interna 5-382.55♦
– A. lienalis 5-382.63
– A. mesenterica inferior 5-382.66
– A. mesenterica superior 5-382.65
– A. poplitea 5-382.72♦
– A. profunda femoris 5-382.71♦
– A. pulmonalis 5-382.42♦
– A. radialis 5-382.24♦
– A. renalis 5-382.64♦
– A. subclavia 5-382.40♦
– A. tibialis anterior 5-382.80♦
– A. tibialis posterior 5-382.83♦
– A. ulnaris 5-382.20♦
– A. vertebralis, extrakraniell 5-382.04♦
– Aorta abdominalis 5-382.33
– Aorta ascendens 5-382.30
– Aorta thoracica 5-382.32
– Truncus brachiocephalicus 5-382.41♦
– Truncus coeliacus 5-382.60
– V. axillaris 5-382.94♦
– V. brachiocephalica 5-382.95♦
– V. cava inferior 5-382.97
– V. cava superior 5-382.96
– V. femoralis 5-382.9b♦
– V. iliaca communis 5-382.98♦
– V. iliaca externa 5-382.99♦ ►

Reanastomosierung, bei Resektion *(Forts.)*
– V. iliaca interna 5-382.9a♦
– V. jugularis 5-382.91♦
– V. poplitea 5-382.9c♦
– V. pulmonalis 5-382.92♦
– V. subclavia 5-382.93♦
– Vene, oberflächlich
–– extrakraniell, Kopf 5-382.a0♦
–– Fuß 5-382.a6♦
–– Hals 5-382.a0♦
–– Hand 5-382.a2♦
–– Oberarm 5-382.a1♦
–– Oberschenkel 5-382.a5♦
–– Schulter 5-382.a1♦
–– Unterarm 5-382.a2♦
–– Unterschenkel 5-382.a6♦
Reanimation
– kardial 8-771
– kardiopulmonal 8-771
– operativ 8-772
Rearthrodese
– Fußwurzel, Gelenkfach
–– mit Span, kortikospongiös, offen, bei Rezidiv
––– 1 5-808.ae♦
––– 2 oder mehr 5-808.af♦
–– offen, bei Rezidiv
––– 1 5-808.a9♦
––– 2 5-808.aa♦
––– 3 5-808.ab♦
––– 4 5-808.ac♦
––– 5 oder mehr 5-808.ad♦
– Großzehengrundgelenk
–– mit Span, kortikospongiös, offen, bei Rezidiv 5-808.b8♦
–– offen, bei Rezidiv 5-808.b7♦
– Lisfranc-, offen, komplett, bei Rezidiv 5-808.ad♦
– Mittelfuß, Gelenkfach
–– mit Span, kortikospongiös, offen, bei Rezidiv
––– 1 5-808.ae♦
––– 2 oder mehr 5-808.af♦
–– offen, bei Rezidiv
––– 1 5-808.a9♦
––– 2 5-808.aa♦
––– 3 5-808.ab♦
––– 4 5-808.ac♦
––– 5 oder mehr 5-808.ad♦
Rechtsatrial, Implantation, Sonde, endovaskulär, isoliert 5-377.g2
Rechtsherz-Katheteruntersuchung, mit
– Druckmessung, mit Messung, Shuntvolumen 1-273.2
– Messung
–– Flussreserve, pulmonal 1-273.5
–– Lungenwasser 1-273.6
– Oxymetrie 1-273.1
Rechtsventrikulär
– Ausflusstrakt
–– Dilatation, perkutan-transluminal 8-837.f
–– Implantation, Stent, perkutan-transluminal 8-837.h ▶
Rechtsventrikulär *(Forts.)*
– Druckmessung, nichtinvasiv, mit Verwendung, Defibrillator, mit Drucksensor, zusätzlich *[nur Zusatzkode!]* 5-377.f1
– Implantation, Sonde, endovaskulär, isoliert 5-377.g1
– Sonde, Implantation, epikardial, isoliert, offen 5-377.c1
Recto-anal-repair, bei Ligatur, A. haemorrhoidalis 5-493.71
Rectotomia posterior
– unter Sphinktererhaltung
–– durch Umsteigen laparoskopisch – offen chirurgisch, mit
––– Anastomose 5-484.18
––– Enterostoma und Blindverschluss 5-484.19
–– laparoskopisch, mit
––– Anastomose 5-484.15
––– Enterostoma und Blindverschluss 5-484.16
–– offen, mit
––– Anastomose 5-484.11
––– Enterostoma und Blindverschluss 5-484.12
– zur Rektopexie 5-486.5
Redressierend, Verfahren, zur Korrektur, Deformität 8-211♦
Reduktion
– Ptosen-Überkorrektur 5-094.x♦
– Volumen, Bandscheibe, perkutan 5-831.8
Reduktionsplastik
– Bauchregion 5-911.0b
– Harnblase
–– laparoskopisch 5-578.51
–– offen 5-578.50
– Herz, linksventrikulär, partiell 5-373.2
– Mamma
–– mit Transplantation, Brustwarze
––– frei 5-884.1♦
––– gestielt 5-884.2♦
–– ohne Transplantation, Brustwarze 5-884.0♦
– Ohr, äußeres 5-188.0♦
– Zunge 5-253.2
Reexploration, mit
– Resektion
–– Nebenschilddrüse, partiell 5-066.1♦
–– Schilddrüse, partiell 5-062.6♦
– Thyreoidektomie 5-063.4
Refixation
– Augenmuskel
–– gerade 5-10e.3♦
–– schräg 5-10j.3♦
– Band
–– Handwurzelgelenk, anderes, knöchern 5-841.a2♦
–– Interphalangealgelenk
––– Daumen, knöchern 5-841.a7♦
––– Langfinger, knöchern 5-841.a6♦
–– Metakarpophalangealgelenk
––– Daumen, knöchern 5-841.a5♦
––– Langfinger, knöchern 5-841.a4♦
–– Mittelhand, knöchern 5-841.a3♦ ▶

R

Refixation *(Forts.)*
– Beugesehne
–– Daumen, knöchern 5-840.n2♦
–– Handgelenk, knöchern 5-840.n0♦
–– Langfinger, knöchern 5-840.n1♦
– Discus triangularis
–– kapsulär, arthroskopisch 5-812.n0♦
–– knöchern, arthroskopisch 5-812.n1♦
– Fragment, osteochondral
–– Akromioklavikulargelenk
––– arthroskopisch 5-812.31♦
––– offen 5-801.31♦
–– Ellenbogengelenk
––– arthroskopisch 5-812.3t♦
––– offen 5-801.3t♦
–– Handgelenk
––– arthroskopisch 5-812.37♦
––– offen 5-801.37♦
–– Hüftgelenk
––– arthroskopisch 5-812.3g♦
––– offen 5-801.3g♦
–– Humeroglenoidalgelenk
––– arthroskopisch 5-812.30♦
––– offen 5-801.30♦
–– Humeroradialgelenk
––– arthroskopisch 5-812.3s♦
––– offen 5-801.3s♦
–– Humeroulnargelenk
––– arthroskopisch 5-812.34♦
––– offen 5-801.34♦
–– Iliosakralgelenk
––– arthroskopisch 5-812.3e♦
––– offen 5-801.3e♦
–– Kniegelenk
––– arthroskopisch 5-812.3h♦
––– offen 5-801.3h♦
–– Metatarsophalangealgelenk
––– arthroskopisch 5-812.3q♦
––– offen 5-801.3q♦
–– Radiokarpalgelenk
––– arthroskopisch 5-812.38♦
––– offen 5-801.38♦
–– Radioulnargelenk
––– distal
–––– arthroskopisch 5-812.36♦
–––– offen 5-801.36♦
––– proximal
–––– arthroskopisch 5-812.35♦
–––– offen 5-801.35♦
–– Sprunggelenk
––– oberes
–––– arthroskopisch 5-812.3k♦
–––– offen 5-801.3k♦
––– unteres
–––– arthroskopisch 5-812.3m♦
–––– offen 5-801.3m♦
–– Sternoklavikulargelenk
––– arthroskopisch 5-812.33♦
––– offen 5-801.33♦
–– Symphyse
––– arthroskopisch 5-812.3f ►

Refixation *(Forts.)*
~ Fragment, osteochondral *(Forts.)*
~~ Symphyse *(Forts.)*
––– offen 5-801.3f
–– Tarsalgelenk
––– arthroskopisch 5-812.3n♦
––– offen 5-801.3n♦
–– Tarsometatarsalgelenk
––– arthroskopisch 5-812.3p♦
––– offen 5-801.3p♦
–– Tibiofibulargelenk, proximal
––– arthroskopisch 5-812.3j♦
––– offen 5-801.3j♦
–– Ulnokarpalgelenk
––– arthroskopisch 5-812.39♦
––– offen 5-801.39♦
–– Zehengelenk
––– arthroskopisch 5-812.3r♦
––– offen 5-801.3r♦
– Innenband, Knie, offen 5-802.4♦
– Kreuzband
–– hinteres, knöchern, offen 5-802.3♦
–– knöchern, arthroskopisch 5-813.2♦
–– vorderes, knöchern, offen 5-802.2♦
– Labrum acetabulare, arthroskopisch 5-816.0♦
– Labrum glenoidale, Schultergelenk, arthroskopisch, durch Naht 5-814.0♦
– Labrumabriss, knöchern, Schultergelenk, arthroskopisch 5-814.2♦
– Limbus, Schultergelenk, offen, nach Bankart 5-805.0♦
– Limbusabriss, knöchern, Schultergelenk, offen 5-805.1♦
– Meniskus
–– arthroskopisch 5-812.7♦
–– offen 5-801.7♦
– Muskel
–– Axilla 5-853.01♦
–– Bauchregion 5-853.06♦
–– Brustwand 5-853.05♦
–– Ellenbogen 5-853.02♦
–– Fuß 5-853.0a♦
–– Genitalregion 5-853.07♦
–– Gesäß 5-853.07♦
–– Hals 5-853.00♦
–– Knie 5-853.08♦
–– Kopf 5-853.00♦
–– Leistenregion 5-853.07♦
–– Oberarm 5-853.02♦
–– Oberschenkel 5-853.08♦
–– Rücken 5-853.05♦
–– Schulter 5-853.01♦
–– Unterarm 5-853.03♦
–– Unterschenkel 5-853.09♦
– Prothese
–– Aortenklappe 5-354.05
–– Mitralklappe 5-354.13
–– Pulmonalklappe 5-354.25
–– Trikuspidalklappe 5-354.33
– Radiokarpalband, knöchern 5-841.a0♦ ►

Refixation *(Forts.)*
– Retinaculum flexorum, knöchern 5-841.a1♦
– Strecksehne
–– Daumen, knöchern 5-840.n5♦
–– Handgelenk, knöchern 5-840.n3♦
–– Langfinger, knöchern 5-840.n4♦
– Tränendrüse 5-082.0♦
Regelbehandlung, bei psychischen, psychosomatischen und Verhaltensstörungen, bei
– Erwachsenen 9-607
– Jugendlichen 9-656
– Kindern 9-656
Regional, Lymphadenektomie
– abdominal
–– laparoskopisch, als selbständiger Eingriff 5-402.h
–– offen, als selbständiger Eingriff 5-402.g
– iliakal
–– laparoskopisch, als selbständiger Eingriff 5-402.8♦
–– offen, als selbständiger Eingriff 5-402.3♦
– inguinal
–– laparoskopisch, als selbständiger Eingriff 5-402.9♦
–– offen, als selbständiger Eingriff 5-402.4♦
– mediastinal
–– offen, als selbständiger Eingriff 5-402.c
–– thorakoskopisch, als selbständiger Eingriff 5-402.d
– obturatorisch
–– laparoskopisch, als selbständiger Eingriff 5-402.b♦
–– offen, als selbständiger Eingriff 5-402.6♦
– paraaortal
–– laparoskopisch, als selbständiger Eingriff 5-402.7
–– offen, als selbständiger Eingriff 5-402.2
– pelvin
–– laparoskopisch, als selbständiger Eingriff 5-402.a♦
–– offen, als selbständiger Eingriff 5-402.5♦
– peribronchial
–– offen, als selbständiger Eingriff 5-402.e♦
–– thorakoskopisch, als selbständiger Eingriff 5-402.f♦
Registrierung
– Emissionen, otoakustisch 1-208.8
– Potentiale
–– evoziert
––– akustisch 1-208.0
––– früh-akustisch 1-208.1
––– früh-somatosensorisch 1-208.3
––– kognitiv 1-208.7
––– motorisch 1-208.4
––– somatosensorisch 1-208.2
––– spät-akustisch 1-208.5
––– visuell 1-208.6
–– myogen
––– evoziert, vestibulär 1-208.9
––– okulär, evoziert, vestibulär 1-208.9
––– zervikal, evoziert, vestibulär 1-208.9
Regorafenib, Applikation, oral 6-007.c
Rehn-Delorme, Operation – s.a. Rekonstruktion, Rektum, durch Resektion, Mukosa, extraanal 5-486.6
Reimplantation
– Gehörgangswand, hintere 5-204.1♦
– Gewebe, Nebenniere
–– abdominal, offen 5-073.21♦
–– laparoskopisch 5-073.23♦
–– lumbal, offen 5-073.20♦
–– thorakoabdominal 5-073.22♦
– Koronararterie, bei Resektion, und Ersatz, mit Rohrprothese, Aorta ascendens 5-384.11
–– bei Aneurysma 5-384.12
Reinsertion
– Bizepssehne 5-855.02♦
– Levator, bei Blepharoptosis 5-094.3♦
– Muskel, Hand 5-843.7♦
– Ohr, amputiert 5-183.1♦
– Retina, durch
–– Koagulation 5-154.x♦
–– Kryoretinopexie 5-154.0♦
– Sehne
–– Axilla 5-855.01♦
–– Bauchregion 5-855.06♦
–– Brustwand 5-855.05♦
–– Ellenbogen 5-855.02♦
–– Fuß 5-855.0a♦
–– Genitalregion 5-855.07♦
–– Gesäß 5-855.07♦
–– Hals 5-855.00♦
–– Knie 5-855.08♦
–– Kopf 5-855.00♦
–– Leistenregion 5-855.07♦
–– Oberarm 5-855.02♦
–– Oberschenkel 5-855.08♦
–– Rücken 5-855.05♦
–– Schulter 5-855.01♦
–– Unterarm 5-855.03♦
–– Unterschenkel 5-855.09♦
Reizleitungssystem
– Ventrikel
–– Destruktion, Gewebe 5-373.8
–– Exzision, Gewebe 5-373.6
– Vorhof, Destruktion, Gewebe 5-373.7
Rekanalisation
– Koronargefäß, mit
–– Doppeldrahttechnik, und Koronardarstellung, kontralateral 8-839.91
–– Koronardarstellung, kontralateral 8-839.90
–– Sondierung, retrograd, über Kollateralgefäß
––– mit Externalisation 8-839.93
––– ohne Externalisation 8-839.92
–– Verwendung, Schraubkatheter *[nur Zusatzkode!]* 8-83b.g
– subintimal, durch Verwendung, Nadelsystem, speziell, zur perkutanen Passage organisierter Verschlüsse *[nur Zusatzkode!]* 8-83b.a1

Rekonisation
– Cervix uteri, durch
–– Exzision, mit
––– elektrischem Messer 5-671.13
––– elektrischer Nadel 5-671.13
–– Laserexzision 5-671.10
–– Schlingenexzision 5-671.11
– Messer-
–– Cervix uteri 5-671.12
–– Portio 5-671.12
– Portio, durch
–– Exzision, mit
––– elektrischem Messer 5-671.13
––– elektrischer Nadel 5-671.13
–– Laserexzision 5-671.10
–– Schlingenexzision 5-671.11
Rekonstruktion
– A. axillaris, plastisch 5-397.11♦
– A. brachialis, plastisch 5-397.12♦
– A. carotis, plastisch 5-397.00♦
– A. carotis communis, und Sinus caroticus, plastisch 5-397.01♦
– A. carotis externa, plastisch 5-397.03♦
– A. carotis interna, extrakraniell, plastisch 5-397.02♦
– A. dorsalis pedis, plastisch 5-397.82♦
– A. femoralis, plastisch 5-397.70♦
– A. fibularis, plastisch 5-397.84♦
– A. gastrica, plastisch 5-397.62
– A. hepatica, plastisch 5-397.61
– A. iliaca, plastisch 5-397.52♦
– A. iliaca communis, plastisch 5-397.53♦
– A. iliaca externa, plastisch 5-397.54♦
– A. iliaca interna, plastisch 5-397.55♦
– A. lienalis, plastisch 5-397.63
– A. mesenterica inferior, plastisch 5-397.66
– A. mesenterica superior, plastisch 5-397.65
– A. plantaris lateralis, plastisch 5-397.86♦
– A. plantaris medialis, plastisch 5-397.85♦
– A. poplitea, plastisch 5-397.72♦
– A. princeps pollicis, plastisch 5-397.27♦
– A. profunda femoris, plastisch 5-397.71♦
– A. pulmonalis, plastisch 5-397.42♦
– A. radialis, plastisch 5-397.24♦
– A. renalis, plastisch 5-397.64♦
– A. subclavia, plastisch 5-397.40♦
– A. tibialis anterior, plastisch 5-397.80♦
– A. tibialis posterior, plastisch 5-397.83♦
– A. ulnaris, plastisch 5-397.20♦
– A. vertebralis, extrakraniell, plastisch 5-397.04♦
– Aa. digitales palmares communes, plastisch 5-397.23♦
– Aa. lumbales, plastisch 5-397.51♦
– Aa. recurrentes, Unterschenkel, plastisch 5-397.81♦
– Aneurysma, intrakraniell, durch kombinierte Verfahren 5-026.3
– Anus
–– durch Grazilisplastik 5-496.5 ►

Rekonstruktion *(Forts.)*
~ Anus *(Forts.)*
–– und Sphinkterapparat, durch
––– Cerclage 5-496.1
––– Erweiterungsplastik 5-496.4
––– Sphinkteromyektomie 5-496.2
– Aorta abdominalis, plastisch 5-397.33
– Aorta ascendens, plastisch 5-397.30
– Aorta thoracica, plastisch 5-397.32
– Aortenklappe
–– bei Anomalie, kongenital 5-358.00
–– nach David 5-354.04
– Aortenwurzel, mit Implantation, Gefäßprothese, nach
–– David 5-354.0a
–– Yacoub 5-354.0b
– Arcus aortae, plastisch 5-397.31
– Arcus palmaris profundus, plastisch 5-397.21♦
– Arcus palmaris superficialis, plastisch 5-397.22♦
– Augapfel
–– primär 5-166.1♦
–– sekundär 5-166.2♦
– Augenlid, durch
–– Hautrotation 5-096.02♦
–– Hauttransplantat 5-096.20♦
–– Rotationsplastik, Wange 5-096.40♦
–– Schwenklappenplastik 5-096.41♦
–– Schwenkung, Haut 5-096.01♦
–– Tarsokonjunktival-Transplantat
––– frei 5-096.31♦
––– gestielt 5-096.30♦
––– tarsomarginal 5-096.32♦
–– Transplantation
––– Knorpel 5-096.22♦
––– Material, alloplastisch 5-096.24♦
––– Schleimhaut 5-096.21♦
––– Schleimhaut, und Knorpel, kombiniert 5-096.23♦
–– Verschiebeplastik, Lidkante, mit
––– Bogenverschiebeplastik 5-096.11♦
––– Kanthotomie 5-096.10♦
–– Verschiebung, Haut 5-096.00♦
– AV-Klappe, bei Anomalie, kongenital 5-358.40
– Band
–– Handwurzelgelenk, anderes, plastisch
––– mit autogenem Material 5-841.62♦
––– und Fixation
–––– interligamentär, mit autogenem Material 5-841.72♦
–––– transossär, mit autogenem Material 5-841.82♦
–– Interphalangealgelenk
––– Daumen, plastisch, mit autogenem Material 5-841.67♦
–––– und
––––– interligamentärer Fixation 5-841.77♦
––––– transossärer Fixation 5-841.87♦
––– Langfinger, plastisch
–––– mit autogenem Material 5-841.66♦ ►

Rekonstruktion *(Forts.)*
~ Band *(Forts.)*
~~ Interphalangealgelenk *(Forts.)*
~~~ Langfinger, plastisch *(Forts.)*
–––– und Fixation
––––– interligamentär, mit autogenem Material 5-841.76♦
––––– transossär, mit autogenem Material 5-841.86♦
–– Metakarpophalangealgelenk
––– Daumen, plastisch
–––– mit autogenem Material 5-841.65♦
–––– und Fixation
––––– interligamentär, mit autogenem Material 5-841.75♦
––––– transossär, mit autogenem Material 5-841.85♦
––– Langfinger, plastisch
–––– mit autogenem Material 5-841.64♦
––––– und interligamentärer Fixation 5-841.74♦
–––– und Fixation, transossär, mit autogenem Material 5-841.84♦
–– Mittelhand, plastisch
––– mit autogenem Material 5-841.63♦
–––– und transossärer Fixation 5-841.83♦
––– und Fixation, interligamentär, mit autogenem Material 5-841.73♦
– Bronchus, plastisch 5-334.4♦
– Brustwand, plastisch, mit Omentum 5-346.b
– Brustwarze, plastisch, durch
–– Tätowieren 5-882.6♦
–– Transplantation, Haut 5-882.5♦
– Canaliculus lacrimalis, plastisch 5-086.3x♦
– Cervix uteri 5-675.1
–– durch Plastik, Portio uteri 5-675.2
–– nach Ruptur, post partum 5-758.0
–– plastisch 5-675.1
– Chordae tendineae
–– Mitralklappe 5-354.12
–– Trikuspidalklappe 5-354.32
– Defekt, Glenoid, knöchern 5-829.r♦
– Discus triangularis, arthroskopisch, durch Transplantat 5-812.n2♦
– Ductus deferens, durch
–– Epididymovasostomie 5-637.3♦
–– Vasovasostomie 5-637.1♦
– Ductus hepaticus, plastisch 5-516.1
– Ductus nasolacrimalis 5-088.2♦
– Ductus pancreaticus, plastisch
–– durch Umsteigen laparoskopisch – offen chirurgisch 5-529.e2
–– laparoskopisch 5-529.e1
–– offen 5-529.e0
– Duodenum, durch
–– Erweiterungsplastik 5-467.30
–– Transplantation, Dünndarm 5-467.60
–– Verschmälerungsplastik 5-467.40
– Epididymis, durch Epididymovasostomie 5-637.3♦
– Epikanthusfalte, plastisch, mit
–– Doppel-Z-Plastik 5-092.41♦ ►

Rekonstruktion *(Forts.)*
~ Epikanthusfalte, plastisch, mit *(Forts.)*
–– V-Y-Plastik 5-092.40♦
– Funiculus spermaticus, plastisch 5-634.1♦
– Gallengänge, plastisch 5-516.1
– Gefäß, intrakraniell, durch
–– kombinierte Verfahren 5-026.3
–– Muskelumscheidung 5-026.1
–– Naht, nach Verletzung 5-026.0
–– Umscheidung, mit alloplastischem Material 5-026.2
– Gehörgang, bestehender, äußerer 5-185.2♦
– Gehörgangswand, hintere, mit Knorpel 5-204.2♦
– Gelenk, bei Resektion, Syndaktylie, Finger, Anteile, gedoppelt 5-917.41♦
– Gesichtsschädel
–– bis zu 2 Regionen, mit
––– CAD-Implantat 5-020.65
–––– aus nicht-resorbierbarem mikroporösem Material, mit fibrovaskulärer Integration 5-020.6b
––– Implantat, computerassistiert vorgefertigt 5-020.65
–––– aus nicht-resorbierbarem mikroporösem Material, mit fibrovaskulärer Integration 5-020.6b
–– ab 3 Regionen, mit
––– CAD-Implantat 5-020.66
–––– aus nicht-resorbierbarem mikroporösem Material, mit fibrovaskulärer Integration 5-020.6c
––– Implantat, computerassistiert vorgefertigt 5-020.66
–––– aus nicht-resorbierbarem mikroporösem Material, mit fibrovaskulärer Integration 5-020.6c
–– mit
––– einfachem Implantat 5-020.61
––– Transplantation 5-020.60
– Harnblase
–– laparoskopisch, mit
––– Ileozäkum 5-577.21
––– Ileum 5-577.01
––– Kolon 5-577.11
––– Magen 5-577.31
–– nach Ruptur, post partum 5-758.7
–– offen, mit
––– Ileozäkum 5-577.20
––– Ileum 5-577.00
––– Kolon 5-577.10
––– Magen 5-577.30
– Hirnschädel
–– mit Beteiligung
––– Gesichtsschädel, ab 3 Regionen, mit
–––– CAD-Implantat 5-020.68
––––– aus nicht-resorbierbarem mikroporösem Material, mit fibrovaskulärer Integration 5-020.6e ►

R
~~~

Rekonstruktion *(Forts.)*
~ Hirnschädel *(Forts.)*
~~ mit Beteiligung *(Forts.)*
~~~ Gesichtsschädel, ab 3 Regionen, mit *(Forts.)*
–––– fibrovaskulärer Integration, mit Implantat, computerassistiert vorgefertigt, aus nicht-resorbierbarem mikroporösem Material 5-020.6e
–––– Implantat, computerassistiert vorgefertigt 5-020.68
––– Orbita
–––– bis zu 2 Regionen, mit
––––– CAD-Implantat 5-020.67
–––––– aus nicht-resorbierbarem mikroporösem Material, mit fibrovaskulärer Integration 5-020.6d
––––– Implantat, computerassistiert vorgefertigt, aus nicht-resorbierbarem mikroporösem Material, mit fibrovaskulärer Integration 5-020.6d
–––– Temporalregion oder frontalem Sinus, bis zu 2 Regionen, mit Implantat, computerassistiert vorgefertigt 5-020.67
––– Sinus frontalis, bis zu 2 Regionen, mit
–––– CAD-Implantat 5-020.67
––––– aus nicht-resorbierbarem mikroporösem Material, mit fibrovaskulärer Integration 5-020.6d
–––– Implantat, computerassistiert vorgefertigt, aus nicht-resorbierbarem mikroporösem Material, mit fibrovaskulärer Integration 5-020.6d
––– Temporalregion, bis zu 2 Regionen, mit
–––– CAD-Implantat 5-020.67
––––– aus nicht-resorbierbarem mikroporösem Material, mit fibrovaskulärer Integration 5-020.6d
–––– Implantat, computerassistiert vorgefertigt, aus nicht-resorbierbarem mikroporösem Material, mit fibrovaskulärer Integration 5-020.6d
–– ohne Beteiligung, Gesichtsschädel, mit
––– alloplastischem Material, mit einfachem Implantat 5-020.70
––– CAD-Implantat, aus nicht-resorbierbarem mikroporösem Material, mit fibrovaskulärer Integration, bei
–––– einfachem Defekt 5-020.74
–––– großem Defekt 5-020.75
––– computerassistiert vorgefertigtem Implantat, bei
–––– einfachem Defekt 5-020.71
–––– großem Defekt 5-020.72
–– und Gesichtsschädel, mit
––– einfachem Implantat 5-020.61
––– Transplantation 5-020.60
– Hoden, nach Verletzung 5-627.2♦
– Ileum, durch
–– Erweiterungsplastik 5-467.32
–– Transplantation, Dünndarm 5-467.62
–– Verschmälerungsplastik 5-467.42 ►

Rekonstruktion *(Forts.)*
– Jejunum, durch
–– Erweiterungsplastik 5-467.31
–– Transplantation, Dünndarm 5-467.61
–– Verschmälerungsplastik 5-467.41
– Kapselbandapparat, Kniegelenk, kombiniert, offen 5-802.8♦
– kardioösophageal, Winkel, abdominal, offen 5-448.40
– Kiefergelenk, plastisch 5-773.9♦
– Klitoris, plastisch 5-713.2
– Kolon, durch
–– Erweiterungsplastik 5-467.33
–– Verschmälerungsplastik 5-467.43
– Koronarostium 5-369.3
– Labrum acetabulare, arthroskopisch, durch Transplantat 5-816.2♦
– laryngotracheal, plastisch, mit Rippenknorpel 5-319.c
–– mit End-zu-End-Anastomose 5-319.c
– Larynx, plastisch 5-315.5
– Leber, mit Plastik, Omentum 5-505.2
– Lid, bei Ektropium 5-093.4♦
– Lidwinkel
–– lateral 5-096.51♦
–– medial 5-096.50♦
– Ligament, patellofemoral, medial, offen 5-804.8♦
– Lunge, plastisch 5-334.3♦
– Magen
–– abdominal, offen, durch
––– Fistelverschluss 5-448.10
––– Gastropexie 5-448.20
––– Kardiaplastik 5-448.30
––– Verschluss, Gastrostomie 5-448.10
–– durch Umsteigen laparoskopisch – offen chirurgisch, durch
––– Fistelverschluss 5-448.13
––– Gastropexie 5-448.23
–– laparoskopisch, durch
––– Fistelverschluss 5-448.12
––– Gastropexie 5-448.22
––– Verschluss, Gastrostomie 5-448.12
–– thorakal, offen, durch
––– Fistelverschluss 5-448.11
––– Gastropexie 5-448.21
––– Verschluss, Gastrostomie 5-448.11
– Mamma, plastisch
–– mit
––– Deep inferior epigastric perforator Flap 5-885.9♦
––– DIEP-Flap 5-885.9♦
––– freiem
–––– Haut-Muskel-Transplantat 5-885.3♦
–––– lipokutanem Transplantat, mit mikrovaskulärer Anastomosierung 5-885.9♦
––– gestieltem
–––– Latissimus-dorsi-Lappen
––––– mit Implantation, Prothese 5-885.7♦
––––– ohne Implantation, Prothese 5-885.6♦ ►
~~~

Rekonstruktion *(Forts.)*
~ Mamma, plastisch *(Forts.)*
~~ mit *(Forts.)*
~~~ gestieltem *(Forts.)*
---- TRAM-Flap
----- mit Implantation, Prothese 5-885.7♦
----- ohne Implantation, Prothese 5-885.6♦
--- Haut-Muskel-Transplantat, gestielt
---- mit Implantation, Prothese 5-885.7♦
---- ohne Implantation, Prothese 5-885.6♦
--- Muskeltransplantat, gestielt 5-885.5♦
--- Omentumlappen 5-885.8♦
--- SIEP-Flap 5-885.9♦
--- Superficial inferior epigastric perforator Flap 5-885.9♦
--- Transplantat, Haut, gestielt 5-885.4♦
--- Transplantation
---- Haut 5-885.0♦
---- Spalthaut 5-885.1♦
---- Vollhaut 5-885.2♦
-- primär, mit Alloprothese
--- mit gewebeverstärkendem Material 5-886.51♦
--- ohne gewebeverstärkendes Material 5-886.50♦
--- subkutan
---- mit gewebeverstärkendem Material 5-886.31♦
---- ohne gewebeverstärkendes Material 5-886.30♦
--- subpektoral
---- mit gewebeverstärkendem Material 5-886.41♦
---- ohne gewebeverstärkendes Material 5-886.40♦
-- sekundär, mit Alloprothese
--- mit gewebeverstärkendem Material 5-886.81♦
--- ohne gewebeverstärkendes Material 5-886.80♦
--- subkutan
---- mit gewebeverstärkendem Material 5-886.61♦
---- ohne gewebeverstärkendes Material 5-886.60♦
--- subpektoral
---- mit gewebeverstärkendem Material 5-886.71♦
---- ohne gewebeverstärkendes Material 5-886.70♦
- Mandibula, plastisch
-- durch Einbringen, Folie/Membran 5-775.8
-- mit
--- computerassistiert vorgefertigtem Implantat bei
---- einfachem Defekt 5-775.71
---- großem Defekt 5-775.72
--- einfachem alloplastischem Implantat 5-775.70 ►

Rekonstruktion *(Forts.)*
- Maxilla, plastisch
-- durch Einbringen, Folie/Membran 5-774.6
-- mit
--- computerassistiert vorgefertigtem Implantat bei
---- einfachem Defekt 5-774.71
---- großem Defekt 5-774.72
--- einfachem alloplastischem Implantat 5-774.70
- Milz, plastisch 5-419.x
- Mitralklappe
-- bei Anomalie, kongenital 5-358.10
-- ventrikulär, transarteriell 5-35a.40
- MPFL, offen 5-804.8♦
- Mundboden, plastisch 5-274.1
- Mundwinkel, plastisch 5-908.3♦
- Myokard, plastisch
-- mit
--- Implantat 5-374.5
--- Verankerungssystem, myokardial 5-374.8
---- als Hybrideingriff 5-37a.1
-- ohne Implantat 5-374.4
- nach
-- Bifurkationsresektion, Bronchus 5-321.2
-- Emmet-Riss 5-675.1
-- Resektion, N. facialis, bei Parotidektomie, komplett 5-262.3♦
- Nase
-- innere und äußere, plastisch, komplex, mit Transplantat
--- allogen 5-218.42
--- autogen
---- distal 5-218.41
---- lokal 5-218.40
--- xenogen 5-218.42
-- plastisch, mehrere, Teile 5-217.3
- Nasenflügel, plastisch 5-217.1
- Nasennebenhöhle, plastisch, durch Rekonstruktion, Stirnbein 5-225.0
- Nasenrücken, plastisch 5-217.2
- Nasenseptum, plastisch, mit
-- Austauschplastik 5-214.70
-- Transplantat
--- allogen 5-214.72
--- autogen
---- distal 5-214.71
---- lokal 5-214.70
--- xenogen 5-214.72
- Nasensteg, plastisch 5-217.0
- Nebenniere, plastisch
-- abdominal, offen 5-073.11♦
-- laparoskopisch 5-073.13♦
-- lumbal, offen 5-073.10♦
-- thorakoabdominal 5-073.12♦
- Nebenschilddrüse, plastisch 5-069.11
- Nerv
-- Arm, mittels
--- Muskel-Venen-Interponat 5-058.50♦
--- Nerven-Conduit 5-058.40♦
--- Nervenröhrchen 5-058.40♦ ►

R
~~~

Rekonstruktion *(Forts.)*
~ Nerv *(Forts.)*
-- Bein, mittels
--- Muskel-Venen-Interponat 5-058.52♦
--- Nerven-Conduit 5-058.42♦
--- Nervenröhrchen 5-058.42♦
-- Fuß, mittels
--- Muskel-Venen-Interponat 5-058.53♦
--- Nerven-Conduit 5-058.43♦
--- Nervenröhrchen 5-058.43♦
-- Hand, mittels
--- Muskel-Venen-Interponat 5-058.51♦
--- Nerven-Conduit 5-058.41♦
--- Nervenröhrchen 5-058.41♦
- Niere, plastisch
-- abdominal, offen 5-557.11♦
-- laparoskopisch 5-557.13♦
-- lumbal, offen 5-557.10♦
-- thorakoabdominal 5-557.12♦
- Oberlippe, plastisch 5-908.1
- Ösophaguspassage
-- bei Atresie, mit Interposition 5-428.2
-- durch Fadeneinlage, transmediastinal
--- bei Atresie 5-428.4
--- und Fistelverschluss, bei Atresie 5-428.5
-- endoskopisch, kombiniert antegrad-retrogrades Verfahren 5-42a.1
-- im
--- hinteren Mediastinum, mit
---- Interposition
----- Dünndarm, frei 5-427.13
----- Kolon 5-427.14
---- Schlauchmagen, und Anastomose
----- intrathorakal 5-427.11
----- zervikal 5-427.12
--- Ösophagusbett, mit
---- Interposition
----- Dünndarm, frei 5-427.13
----- Kolon 5-427.14
---- Magenhochzug, und Anastomose
----- intrathorakal 5-427.11
----- zervikal 5-427.12
-- mit Interposition, und Fistelverschluss, bei Atresie 5-428.3
-- retropleural, mit ösophago-ösophagealer Anastomose
--- bei Atresie 5-428.0
--- und Fistelverschluss, bei Atresie 5-428.1
-- Retrosternalraum, mit
--- Interposition
---- Dünndarm, frei 5-427.03
---- Kolon 5-427.04
--- Magenhochzug, und Anastomose
---- intrathorakal 5-427.01
---- zervikal 5-427.02
-- transpleural, mit ösophago-ösophagealer Anastomose
--- bei Atresie 5-428.0
--- und Fistelverschluss, bei Atresie 5-428.1 ►

Rekonstruktion *(Forts.)*
- Ohrmuschel
-- plastisch, mit
--- alloplastischem Material 5-187.4♦
--- Galea-Lappen 5-187.1♦
--- Gewebeexpander 5-187.0♦
--- Knorpeltransplantat 5-187.2♦
--- mikrovaskulärem Lappen 5-187.3♦
-- Teil, plastisch, mit
--- Galea-Lappen 5-186.1♦
--- Gewebeexpander 5-186.0♦
--- Knorpeltransplantat 5-186.2♦
--- mikrovaskulärem Lappen 5-186.3♦
- Orbita, plastisch
-- mit
--- Hauttransplantat 5-166.02♦
--- Material
---- alloplastisch 5-166.04♦
---- autogen 5-166.03♦
--- Schleimhauttransplantat 5-166.01♦
-- ohne Transplantat 5-166.00♦
- Orbitawand, mit
-- alloplastischem Material 5-167.2♦
-- Galea-Lappen 5-167.3♦
-- Implantat 5-167.1♦
-- Lappen, mikrovaskulär 5-167.4♦
-- Metallplatte 5-167.1♦
-- Osteoplastik 5-167.0♦
- Ovar
-- endoskopisch 5-656.82♦
-- laparoskopisch 5-656.82♦
-- plastisch
--- abdominal, offen 5-656.80♦
--- durch Umsteigen
---- endoskopisch – offen chirurgisch 5-656.83♦
---- vaginal – offen chirurgisch 5-656.84♦
--- vaginal 5-656.85♦
---- laparoskopisch assistiert 5-656.81♦
- Pankreas, plastisch
-- durch Umsteigen laparoskopisch – offen chirurgisch 5-529.f2
-- laparoskopisch 5-529.f1
-- offen 5-529.f0
- Papilla duodeni major, plastisch
-- durch Umsteigen laparoskopisch – offen chirurgisch 5-518.62
-- laparoskopisch 5-518.61
-- offen 5-518.60
- Papillarmuskel
-- Mitralklappe 5-354.12
-- Trikuspidalklappe 5-354.32
- Parametrien, plastisch 5-693♦
- Pars membranacea, Urethra, nach Verletzung 5-584.0
- Pars prostatica, Urethra, nach Verletzung 5-584.0
- Penis, plastisch 5-643.2
- Perikard, plastisch
-- mit Implantat 5-374.2
-- ohne Implantat 5-374.1 ►

Rekonstruktion *(Forts.)*
– Perineum, mikrochirurgisch, plastisch, bei kongenitalen Fehlbildungen 5-716.2
– plastisch
–– Bauchwand
––– mit Implantation von
–––– allogenem Material, in
––––– Onlay-Technik 5-546.21
––––– Sublay-Technik 5-546.22
–––– alloplastischem Material, in
––––– Onlay-Technik 5-546.21
––––– Sublay-Technik 5-546.22
–––– xenogenem Material, in
––––– Onlay-Technik 5-546.21
––––– Sublay-Technik 5-546.22
––– ohne Implantation von alloplastischem allogenem oder xenogenem Material 5-546.20
–– Mandibula, durch Knochentransplantat, autogen, mit mittels CAD-Verfahren geplanten und hergestellten Schablonen 5-775.9
–– Maxilla, durch Knochentransplantat, autogen, mit mittels CAD-Verfahren geplanten und hergestellten Schablonen 5-774.8
– Prostata, nach Verletzung 5-609.2
– Pulmonalklappe, bei Anomalie, kongenital 5-358.20
– R. carpalis dorsalis, plastisch 5-397.26♦
– R. carpalis palmaris, plastisch 5-397.25♦
– Radiokarpalband, plastisch
–– mit autogenem Material 5-841.60♦
–– und Fixation
––– interligamentär, mit autogenem Material 5-841.70♦
––– transossär, mit autogenem Material 5-841.80♦
– rektoanal, bei Ligatur, A. haemorrhoidalis 5-493.71
– Rektum
–– durch Resektion, Mukosa, extraanal 5-486.6
–– plastisch 5-486.1
–– Sphincter ani, nach Ruptur, post partum 5-758.8
– Rektusdiastase
–– mit Implantation von
––– allogenem Material, in
–––– Onlay-Technik 5-546.21
–––– Sublay-Technik 5-546.22
––– alloplastischem Material, in
–––– Onlay-Technik 5-546.21
–––– Sublay-Technik 5-546.22
––– xenogenem Material, in
–––– Onlay-Technik 5-546.21
–––– Sublay-Technik 5-546.22
–– ohne Implantation von alloplastischem, allogenem oder xenogenem Material 5-546.20
– Retinaculum flexorum, plastisch
–– mit autogenem Material 5-841.61♦
––– und transossärer Fixation 5-841.81♦
–– und Fixation, interligamentär, mit autogenem Material 5-841.71♦ ►

Rekonstruktion *(Forts.)*
– Rotatorenmanschette
–– arthroskopisch, mit
––– Dermistransplantat 5-814.61♦
––– Fascia-lata-Transplantat 5-814.62♦
––– Sehnentransplantat 5-814.60♦
–– offen, durch
––– Implantat 5-805.a♦
––– Kollagen-Patch, nicht-resorbierbar 5-805.a♦
––– Transplantat 5-805.9♦
–– Schultergelenk
––– arthroskopisch 5-814.4♦
–––– mit Débridement 5-814.4♦
––– offen, durch
–––– Naht 5-805.7♦
–––– Verlagerung, Sehne 5-805.8♦
– Rücken, plastisch, mit
–– Latissimus-dorsi-Haut-Muskellappen
––– frei 5-857.65♦
––– gefäßgestielt 5-857.75♦
–– Latissimus-dorsi-Muskellappen
––– frei 5-857.85♦
––– gefäßgestielt 5-857.95♦
–– Paraskapular-Fasziokutan-Lappen, gefäßgestielt 5-857.15♦
–– Paraskapular-Haut-Fett-Lappen, gefäßgestielt 5-857.35♦
– Schilddrüse, plastisch 5-069.10
– Schultereckgelenk, offen, mit Vicrylband, und Bandnaht 5-807.4♦
– Segel
–– Mitralklappe 5-353.2
–– Trikuspidalklappe 5-353.5
– Sehne, mit Material, alloplastisch
–– Axilla 5-854.a1♦
–– Bauchregion 5-854.a6♦
–– Brustwand 5-854.a5♦
–– Ellenbogen 5-854.a2♦
–– Fußwurzel 5-854.ab♦
–– Genitalregion 5-854.a7♦
–– Gesäß 5-854.a7♦
–– Hals 5-854.a0♦
–– Knie 5-854.a8♦
–– Kopf 5-854.a0♦
–– Leistenregion 5-854.a7♦
–– Mittelfuß 5-854.ac♦
–– Oberarm 5-854.a2♦
–– Oberschenkel 5-854.a8♦
–– Rücken 5-854.a5♦
–– Rückfuß 5-854.ab♦
–– Schulter 5-854.a1♦
–– Unterarm 5-854.a3♦
–– Unterschenkel 5-854.a9♦
–– Zehe 5-854.ac♦
– Seitenband, bei Trennung, Syndaktylie, Finger, komplett 5-917.21♦
– Sinus pilonidalis, plastisch, durch
–– Cleft-lift-Operation 5-897.12
–– Dehnungsplastik 5-897.10
–– Mittelliniennaht 5-897.10
–– Transpositionsplastik 5-897.11 ►

R

Rekonstruktion *(Forts.)*
~ Sinus pilonidalis, plastisch, durch *(Forts.)*
–– Verschiebe-Rotationsplastik 5-897.12
–– VY-Plastik 5-897.11
– Skrotum 5-613.2
–– plastisch 5-613.1
– Sofort-, Weichteile, Gesicht, plastisch 5-778.2
– Sphincter Oddi, plastisch
–– durch Umsteigen laparoskopisch – offen chirurgisch 5-518.62
–– laparoskopisch 5-518.61
–– offen 5-518.60
– Sphinkterapparat
–– primär, nach Exzision, Analfistel 5-496.3
–– sekundär, nach Exzision, Analfistel 5-496.3
– Stent
–– A. carotis, plastisch 5-397.05♦
–– Aorta, plastisch 5-397.34
– Stimmlippe, plastisch 5-315.6
– Stirnhöhle
–– Hinterwand, plastisch 5-225.2
–– Vorderwand, plastisch 5-225.1
– Symblepharon, plastisch, mit freiem Transplantat 5-114.1♦
– Thymus, plastisch 5-078.x
– Trachea
–– bei Ruptur, mit End-zu-End-Anastomose 5-316.8
–– plastisch
––– intrathorakal 5-316.52
––– zervikal 5-316.50
–––– mit Tracheostomie 5-316.51
– Tränenkanal, mit
–– Intubation, sonstige 5-086.31♦
–– Ringintubation 5-086.30♦
– Tränenpunkt 5-086.2♦
– Tränenwege, endoskopisch 5-088.3♦
– Trikuspidalklappe
–– bei Anomalie, kongenital 5-358.30
– Trommelfell, mit Knorpelpalisaden 5-194.0♦
– Truncus brachiocephalicus, plastisch 5-397.41♦
– Truncus coeliacus, plastisch 5-397.60
– Trunkusklappe, bei Anomalie, kongenital 5-358.50
– Tunica vaginalis testis, plastisch 5-613.1
– Unterlippe, plastisch 5-908.2
– Unterschenkel, plastisch, mit
–– Gastroknemius-Muskellappen, gefäßgestielt 5-857.99♦
–– Soleus-Muskellappen, gefäßgestielt 5-857.99♦
– Ureter, durch
–– Reanastomose
––– laparoskopisch 5-568.11♦
––– offen 5-568.10♦
–– Transureteroureterostomie
––– laparoskopisch 5-568.a1♦
––– offen 5-568.a0♦
– Urethra
–– durch Anastomose, nach Verletzung 5-584.5
–– nach Ruptur, post partum 5-758.7 ►

Rekonstruktion *(Forts.)*
~ Urethra *(Forts.)*
–– plastisch
––– bei weiblicher
–––– Epispadie 5-584.9
–––– Hypospadie 5-584.a
––– einzeitig, mit
–––– Harnblasenschleimhaut 5-584.73
–––– Mundschleimhaut 5-584.72
–––– Penishaut 5-584.71
–––– Präputialhaut 5-584.70
––– mit in-vitro-hergestelltem Gewebe aus autogener Mundschleimhaut
–––– einzeitig 5-584.74
–––– zweizeitig, erste Sitzung 5-584.84
––– sekundär, bei männlicher Hypospadie 5-645.3
––– zweizeitig, mit
–––– Harnblasenschleimhaut, erste Sitzung 5-584.83
–––– Mundschleimhaut, erste Sitzung 5-584.82
–––– Penishaut, erste Sitzung 5-584.81
–––– Präputialhaut, erste Sitzung 5-584.80
–– Teil, distal, nach Verletzung 5-584.1
– Uterus
–– abdominal, offen, durch Metroplastik 5-695.30
–– durch Umsteigen
––– endoskopisch – offen chirurgisch, durch Metroplastik 5-695.33
––– vaginal – offen chirurgisch, durch Metroplastik 5-695.34
–– endoskopisch, durch Metroplastik 5-695.32
–– laparoskopisch, durch Metroplastik 5-695.32
–– nach Ruptur, post partum 5-758.1
–– plastisch
––– durch Umsteigen
–––– endoskopisch – offen chirurgisch 5-695.13
–––– vaginal – offen chirurgisch 5-695.14
––– endoskopisch 5-695.12
––– laparoskopisch 5-695.12
––– offen 5-695.10
––– vaginal 5-695.15
–––– laparoskopisch assistiert 5-695.11
–– vaginal
––– durch Metroplastik 5-695.35
––– laparoskopisch assistiert, durch Metroplastik 5-695.31
– V. axillaris, plastisch 5-397.94♦
– V. brachiocephalica, plastisch 5-397.95♦
– V. cava inferior, plastisch 5-397.97
– V. cava superior, plastisch 5-397.96
– V. femoralis, plastisch 5-397.9b♦
– V. gastrica, plastisch 5-397.9e♦
– V. iliaca communis, plastisch 5-397.98♦
– V. iliaca externa, plastisch 5-397.99♦
– V. iliaca interna, plastisch 5-397.9a♦
– V. jugularis, plastisch 5-397.91♦
– V. lienalis, plastisch 5-397.9f
– V. mesenterica inferior, plastisch 5-397.9h
– V. mesenterica superior, plastisch 5-397.9g ►

Rekonstruktion *(Forts.)*
– V. poplitea, plastisch 5-397.9c♦
– V. portae, plastisch 5-397.9d
– V. pulmonalis, plastisch 5-397.92♦
– V. renalis, plastisch 5-397.9k♦
– V. subclavia, plastisch 5-397.93♦
– Vagina
–– mit
––– Darm 5-705.1
––– Dura 5-705.4
––– freiem Hauttransplantat 5-705.0
––– Peritoneum 5-705.3
––– Transpositionslappen, myokutan 5-705.2
–– nach
––– Ruptur, post partum 5-758.2
––– Vecchetti 5-705.5
– Vene, oberflächlich
–– abdominal, plastisch 5-397.a4♦
–– extrakraniell, Kopf, plastisch 5-397.a0♦
–– Fuß, plastisch 5-397.a6♦
–– Hals, plastisch 5-397.a0♦
–– Hand, plastisch 5-397.a2♦
–– Oberarm, plastisch 5-397.a1♦
–– Oberschenkel, plastisch 5-397.a5♦
–– Schulter, plastisch 5-397.a1♦
–– thorakal, plastisch 5-397.a3♦
–– Unterarm, plastisch 5-397.a2♦
–– Unterschenkel, plastisch 5-397.a6♦
– Vulva
–– mikrochirurgisch, plastisch, bei kongenitalen Fehlbildung 5-716.2
–– und Perineum, plastisch 5-716.1
– Vv. hepaticae, plastisch 5-397.9j
– Warzenhof, Brustwarze, plastisch 5-882.8♦
– Zunge, plastisch 5-253.1
Rekonstruktionstechnik, 3D-, virtuell *[nur Zusatzkode!]* 3-994
Rektoanal, Rekonstruktion, bei Ligatur, A. haemorrhoidalis 5-493.71
Rektokutan, Fistelverschluss 5-486.2
Rektolabial, Fistelverschluss 5-486.2
Rektopexie
– abdominal
–– laparoskopisch 5-486.4
–– offen 5-486.3
– durch Rectotomia posterior 5-486.5
Rektorrhaphie 5-486.0
Rektosigmoidoskopie, starr, mit Biopsie 1-444.7
Rektosigmoidostomie 5-459.3
Rektoskopie
– diagnostisch
–– mit
––– flexiblem Instrument 1-654.0
––– starrem Instrument 1-654.1
–– über Stoma 1-652.4
– mit Biopsie 1-444.7
– zur Fremdkörperentfernung, mit
–– flexiblem Instrument 8-100.9
–– starrem Instrument 8-100.a
Rektostomie, Verschluss 5-489.x
Rektotomie 5-480
Rektovaginal, Fistelverschluss
– abdominal, offen 5-706.20
– durch Umsteigen vaginal – offen chirurgisch 5-706.22
– laparoskopisch 5-706.23
– vaginal 5-706.21
Rektovulvär, Fistelverschluss 5-486.2
Rektum
– Abtragung, Adenom, peranal, mit Schlinge 5-482.00
– Amputation, abdominoperineal, offen 5-485.01
– Biopsie
–– durch Inzision 1-557.0
–– endoskopisch 1-444.7
– Blutstillung
–– durch Tamponade 8-502
–– endoskopisch, durch
––– absorbierende Substanz 5-489.k0
––– Peptid-Hydrogel-bildende Substanz 5-489.k1
– Bougierung, endoskopisch 5-489.b
– Clippen, endoskopisch 5-489.d
– Destruktion
–– endoskopisch
––– durch
–––– Elektrochemotherapie 5-482.h1
–––– Elektrokoagulation 5-482.31
–––– Elektroporation, irreversibel 5-482.e1
–––– Kryokoagulation 5-482.61
–––– Laserkoagulation 5-482.41
–––– Mikrowellenablation 5-482.d1
–––– Radiofrequenzablation 5-482.c1
–––– Thermokoagulation 5-482.51
––– endoskopisch-mikrochirurgisch, photodynamische Therapie 5-482.72
––– photodynamische Therapie 5-482.71
–– endoskopisch-mikrochirurgisch, durch
––– Elektrochemotherapie 5-482.h2
––– Elektrokoagulation 5-482.32
––– Elektroporation, irreversibel 5-482.e2
––– Kryokoagulation 5-482.62
––– Laserkoagulation 5-482.42
––– Mikrowellenablation 5-482.d2
––– Radiofrequenzablation 5-482.c2
––– Thermokoagulation 5-482.52
–– peranal
––– durch
–––– Elektrochemotherapie 5-482.h0
–––– Elektrokoagulation 5-482.30
–––– Elektroporation, irreversibel 5-482.e0
–––– Kryokoagulation 5-482.60
–––– Laserkoagulation 5-482.40
–––– Mikrowellenablation 5-482.d0
–––– Radiofrequenzablation 5-482.c0
–––– Thermokoagulation 5-482.50
––– photodynamische Therapie 5-482.70
– Dilatation, peranal 5-489.2
– Endo-Loop 5-489.c
– Endosonographie 3-058 ►

R

Rektum *(Forts.)*
– Entfernung
–– Clip, endoskopisch, durch Desintegration, elektrisch 5-489.m
–– Prothese
––– nicht-selbstexpandierend, endoskopisch, 1 5-489.h1
––– selbstexpandierend, endoskopisch 5-489.h0
– ESD 5-482.g
– Exzision, Vollwand
–– lokal
––– endoskopisch 5-482.81
––– endoskopisch-mikrochirurgisch 5-482.82
––– peranal 5-482.80
–– Segment
––– endoskopisch 5-482.91
––– endoskopisch-mikrochirurgisch 5-482.92
––– intraperitoneal, endoskopisch-mikrochirurgisch 5-482.a
–– semizirkulär, peranal, mit Stapler 5-482.b1
–– zirkulär
––– endoskopisch 5-482.91
––– endoskopisch-mikrochirurgisch 5-482.92
––– intraperitoneal, endoskopisch-mikrochirurgisch 5-482.a
––– peranal 5-482.90
–––– mit Stapler 5-482.b0
– Fistelexzision, mit innerer Fistelöffnung oberhalb der Linea dentata, mit plastischer Rekonstruktion Rektumwand 5-486.7
– Fremdkörperentfernung 5-480
– Gewebe
–– Dissektion, submukosal, endoskopisch 5-482.g
–– Exzision, submukosal
––– endoskopisch 5-482.11
––– endoskopisch-mikrochirurgisch 5-482.12
––– peranal 5-482.10
–– Ligatur 5-489.0
–– Sklerosierung, peranal 5-489.1
– Geweberaffung, endoskopisch, durch Clip, ringförmig, auf Endoskop aufgesteckt 5-489.j
– Gewebeverschluss, endoskopisch, durch Clip, ringförmig, auf Endoskop aufgesteckt 5-489.j
– Implantation
–– Bestrahlungsmarker 5-489.n
–– Prothese
––– nicht-selbstexpandierend, endoskopisch, 1 5-489.g1
––– selbstexpandierend, endoskopisch 5-489.g0
– Injektion
–– endoskopisch 5-489.e
–– Fibrinkleber, endoskopisch 5-489.e
– Inzision 5-480
– Manschette, Exzision, Vollwand, zirkulär
–– intraperitoneal, endoskopisch-mikrochirurgisch 5-482.a
–– peranal 5-482.90
– Manschettenresektion
–– peranal, zirkulär, mit Stapler 5-482.b0 ►

Rektum *(Forts.)*
~ Manschettenresektion *(Forts.)*
–– unter Sphinktererhaltung
––– anterior
–––– durch Umsteigen laparoskopisch – offen chirurgisch, mit
––––– Anastomose 5-484.08
––––– Enterostoma und Blindverschluss 5-484.09
–––– laparoskopisch, mit
––––– Anastomose 5-484.05
––––– Enterostoma und Blindverschluss 5-484.06
–––– offen, mit
––––– Anastomose 5-484.01
––––– Enterostoma und Blindverschluss 5-484.02
––– posterior
–––– durch Umsteigen laparoskopisch – offen chirurgisch, mit
––––– Anastomose 5-484.18
––––– Enterostoma und Blindverschluss 5-484.19
–––– laparoskopisch, mit
––––– Anastomose 5-484.15
––––– Enterostoma und Blindverschluss 5-484.16
–––– offen, mit
––––– Anastomose 5-484.11
––––– Enterostoma und Blindverschluss 5-484.12
– Mukosa, Resektion, endoskopisch 5-482.01
– Naht 5-486.0
–– nach Verletzung 5-486.0
– Perineum, Vulva, Sphincter ani, Haut und Muskulatur, Naht, nach Ruptur, post partum 5-758.6
– Polyp, mindestens 2 cm Durchmesser, Entfernung
–– 1 *[nur Zusatzkode!]* 5-482.f0
–– 2 *[nur Zusatzkode!]* 5-482.f1
–– 3 *[nur Zusatzkode!]* 5-482.f2
–– 4 *[nur Zusatzkode!]* 5-482.f3
–– 5 *[nur Zusatzkode!]* 5-482.f4
–– 6 *[nur Zusatzkode!]* 5-482.f5
–– 7 *[nur Zusatzkode!]* 5-482.f6
–– 8 *[nur Zusatzkode!]* 5-482.f7
–– 9 *[nur Zusatzkode!]* 5-482.f8
–– 10 oder mehr *[nur Zusatzkode!]* 5-482.f9
– Rekonstruktion
–– durch Resektion, Mukosa, extraanal 5-486.6
–– plastisch 5-486.1
– Resektion
–– Manschette, zirkulär
––– endoskopisch 5-482.91
––– endoskopisch-mikrochirurgisch 5-482.92
––– intraperitoneal, endoskopisch-mikrochirurgisch 5-482.a
––– peranal 5-482.90 ►

Rektum *(Forts.)*
~ Resektion *(Forts.)*
-- ohne Sphinktererhaltung
--- abdominoperineal
---- kombiniert offen-laparoskopisch 5-485.02
---- mit Entfernung, Nachbarorgan 5-485.1
---- offen 5-485.01
--- abdominosakral
---- kombiniert offen-laparoskopisch 5-485.22
---- mit Entfernung, Nachbarorgan 5-485.3
---- offen 5-485.21
--- perineal 5-485.5
--- sakroperineal 5-485.4
-- tubulär, peranal, unter Belassen, Paraproktium 5-484.27
-- unter Sphinktererhaltung
--- anterior
---- durch Umsteigen laparoskopisch – offen chirurgisch, mit
----- Anastomose 5-484.38
----- Enterostoma und Blindverschluss 5-484.39
---- laparoskopisch, mit
----- Anastomose 5-484.35
----- Enterostoma und Blindverschluss 5-484.36
---- offen, mit
----- Anastomose 5-484.31
----- Enterostoma und Blindverschluss 5-484.32
---- tief
----- durch Umsteigen laparoskopisch – offen chirurgisch, mit
------ Anastomose 5-484.53
------- peranal 5-484.68
-------- durch Klammernahtgerät 5-484.58
------ Enterostoma und Blindverschluss 5-484.59
----- laparoskopisch, mit
------ Anastomose 5-484.55
------- peranal 5-484.65
-------- durch Klammernahtgerät 5-484.55
------ Enterostoma und Blindverschluss 5-484.56
----- offen, mit
------ Anastomose 5-484.51
------- peranal 5-484.61
-------- durch Klammernahtgerät 5-484.51
------ Enterostoma und Blindverschluss 5-484.52
--- tubulär
---- durch Umsteigen laparoskopisch – offen chirurgisch, unter Belassen, Paraproktium, mit
----- Anastomose 5-484.28
----- Enterostoma und Blindverschluss 5-484.29
---- laparoskopisch, unter Belassen, Paraproktium, mit
----- Anastomose 5-484.25 ►

Rektum *(Forts.)*
~ Resektion *(Forts.)*
~~ unter Sphinktererhaltung *(Forts.)*
~~~ tubulär *(Forts.)*
~~~~ laparoskopisch, unter Belassen, Paraproktium, mit *(Forts.)*
----- Enterostoma und Blindverschluss 5-484.26
---- offen, unter Belassen, Paraproktium, mit
----- Anastomose 5-484.21
----- Enterostoma und Blindverschluss 5-484.22
- Schlingenresektion
-- endoskopisch 5-482.01
-- endoskopisch-mikrochirurgisch 5-482.02
-- peranal 5-482.00
- Segment, Exzision, Vollwand, zirkulär
-- intraperitoneal, endoskopisch-mikrochirurgisch 5-482.a
-- peranal 5-482.90
- Segmentresektion, peranal, zirkulär, mit Stapler 5-482.b0
- Sphincter ani, Rekonstruktion, nach Ruptur, post partum 5-758.8
- Stentfixierung, endoskopisch, durch einen auf ein Endoskop aufgesteckten ringförmigen Clip 5-489.p
- Wechsel, Prothese
-- nicht-selbstexpandierend, endoskopisch, 1 5-489.g1
-- selbstexpandierend, endoskopisch 5-489.g0
Rektum-Haut-Fistelverschluss 5-486.2
Rektumstumpf, Anastomose, Dünndarm 5-459.2
Rektusscheide, Inzision, offen 5-850.66♦
Relaparotomie 5-541.2
- programmiert 5-541.3
Release, ventral, bei Korrektur, Deformität, Wirbelsäule 5-839.7
Relumbotomie 5-541.6♦
Remastoidektomie 5-209.6♦
Remodeling, Aortenklappe 5-353.x
Remodellierend, Drahtgeflecht, temporär, Verwendung, bei neurovaskulären Eingriffen *[nur Zusatzkode!]* 8-83b.q
Remote Navigation, Anwendung *[nur Zusatzkode!]* 8-990
Rendezvous-Manöver, Gallengänge
- durch Umsteigen laparoskopisch – offen chirurgisch 5-514.52
- laparoskopisch 5-514.51
- offen 5-514.50
- perkutan-transhepatisch 5-514.53
Renoskopie, Uretero-
- diagnostisch
-- durch Inzision 1-693.1♦
-- über Stoma 1-668.2♦
- zur Fremdkörperentfernung 8-100.c♦
Renovesikal, Ureter, künstlich
- Entfernung 5-568.j
- Implantation, subkutan 5-568.h
- Wechsel, subkutan 5-568.h

R

Reoperation *[nur Zusatzkode!]* 5-983
– Bandscheibe, bei Rezidiv 5-831.6
–– mit Radikulolyse 5-831.7
– Bronchus *[nur Zusatzkode!]* 5-349.6
– Brustwand *[nur Zusatzkode!]* 5-349.6
– Herz 5-379.5
– Kraniektomie, mit Einlegen, Drainage 5-012.6
– Kraniotomie, mit Einlegen, Drainage 5-012.6
– Lunge *[nur Zusatzkode!]* 5-349.6
– Mediastinum *[nur Zusatzkode!]* 5-349.6
– Perikard 5-379.5
– Pleura *[nur Zusatzkode!]* 5-349.6
– Zwerchfell *[nur Zusatzkode!]* 5-349.6
Reosteotomie
– Doppel-, Os metatarsale I 5-788.5h♦
– Fraktur
–– Mandibula, disloziert verheilt 5-768.3♦
–– Mittelgesicht
––– lateral, disloziert verheilt 5-768.0♦
––– zentral, disloziert verheilt 5-768.1
––– zentrolateral, disloziert verheilt 5-768.2
– Os metatarsale I
–– distal 5-788.5f♦
–– mehrdimensional 5-788.5j♦
–– proximal 5-788.5g♦
Reparation
– Hernie
–– abdominal, andere
––– endoskopisch, durch TEP-Plastik, mit
–––– allogenem Material 5-539.32
–––– alloplastischem Material 5-539.32
–––– xenogenem Material 5-539.32
––– laparoskopisch, durch TAPP-Plastik, mit
–––– allogenem Material 5-539.31
–––– alloplastischem Material 5-539.31
–––– xenogenem Material 5-539.31
–– epigastrisch
––– durch
–––– EMILOS-Technik 5-535.39
–––– eTEP-Technik 5-535.39
–––– MILOS-Technik 5-535.39
–––– TES-Technik 5-535.39
––– offen
–––– durch
––––– Onlay-Technik 5-535.34
––––– Sublay-Technik 5-535.35
–––– mit Verwendung von
––––– intraperitonealem Onlay-Mesh 5-535.33
––––– IPOM 5-535.33
––– total extraperitoneal, endoskopisch
–––– assistiert, durch
––––– Onlay-Technik 5-535.38
––––– Sublay-Technik 5-535.39
–––– durch
––––– Onlay-Technik 5-535.38
––––– Sublay-Technik 5-535.39
––– transperitoneal, laparoskopisch
–––– durch Sublay-Technik 5-535.37
–––– mit Verwendung von
––––– intraperitonealem Onlay-Mesh 5-535.36
––––– IPOM 5-535.36 ►

Reparation *(Forts.)*
– Leistenhernie
–– endoskopisch, durch TEP-Plastik
––– bei Rezidiv, mit
–––– allogenem Material 5-530.72♦
–––– alloplastischem Material 5-530.72♦
–––– xenogenem Material 5-530.72♦
––– mit
–––– allogenem Material 5-530.32♦
–––– alloplastischem Material 5-530.32♦
–––– xenogenem Material 5-530.32♦
–– epifaszial
––– anterior, offen, mit
–––– allogenem Material 5-530.33♦
––––– bei Rezidiv 5-530.73♦
–––– alloplastischem Material 5-530.33♦
––––– bei Rezidiv 5-530.73♦
–––– xenogenem Material 5-530.33♦
––––– bei Rezidiv 5-530.73♦
––– offen, mit
–––– allogenem Material 5-530.33♦
––––– bei Rezidiv 5-530.73♦
–––– alloplastischem Material 5-530.33♦
––––– bei Rezidiv 5-530.73♦
–––– xenogenem Material 5-530.33♦
––––– bei Rezidiv 5-530.73♦
–– laparoskopisch, durch TAPP-Plastik
––– bei Rezidiv, mit
–––– allogenem Material 5-530.71♦
–––– alloplastischem Material 5-530.71♦
–––– xenogenem Material 5-530.71♦
––– mit
–––– allogenem Material 5-530.31♦
–––– alloplastischem Material 5-530.31♦
–––– xenogenem Material 5-530.31♦
–– offen
––– durch
–––– Onlay-Technik 5-530.33♦
––––– bei Rezidiv 5-530.73♦
–––– Plug-Verfahren 5-530.34♦
––––– bei Rezidiv 5-530.74♦
–––– Sublay-Technik 5-530.34♦
––––– bei Rezidiv 5-530.74♦
–––– TIPP-Plastik
––––– bei Rezidiv, mit
–––––– allogenem Material 5-530.74♦
–––––– alloplastischem Material 5-530.74♦
–––––– xenogenem Material 5-530.74♦
––––– mit
–––––– allogenem Material 5-530.34♦
–––––– alloplastischem Material 5-530.34♦
–––––– xenogenem Material 5-530.34♦
––– mit Darmresektion, ohne zusätzliche Laparotomie 5-530.4♦
–––– bei Rezidiv 5-530.8♦
––– nach
–––– Bassini-Kirschner 5-530.1♦
–––– Desarda 5-530.1♦
––––– bei Rezidiv 5-530.5♦ ►

Reparation *(Forts.)*
~ Leistenhernie *(Forts.)*
~~ offen *(Forts.)*
~~~ nach *(Forts.)*
---- Ferguson-Grob
----- mit
------ Funikulolyse, und Hodenverlagerung 5-530.02♦
------ hoher Bruchsackunterbindung, und Teilresektion 5-530.00♦
------ Hydrozelenwandresektion 5-530.01♦
----- ohne weitere Maßnahmen 5-530.03♦
---- Gilbert 5-530.34♦
----- bei Rezidiv 5-530.74♦
---- Lichtenstein 5-530.33♦
----- bei Rezidiv 5-530.73♦
---- Lotheissen-McVay, bei Rezidiv 5-530.5♦
---- Pellissier 5-530.34♦
----- bei Rezidiv 5-530.74♦
---- Shouldice 5-530.1♦
---- Zimmermann 5-530.1♦
-- präperitoneal
--- offen, mit
---- allogenem Material 5-530.34♦
----- bei Rezidiv 5-530.74♦
---- alloplastischem Material 5-530.34♦
----- bei Rezidiv 5-530.74♦
---- xenogenem Material 5-530.34♦
----- bei Rezidiv 5-530.74♦
--- transabdominal, laparoskopisch, mit
---- allogenem Material 5-530.31♦
---- alloplastischem Material 5-530.31♦
---- xenogenem Material 5-530.31♦
-- retromuskulär
--- offen, mit
---- allogenem Material 5-530.34♦
----- bei Rezidiv 5-530.74♦
---- alloplastischem Material 5-530.34♦
----- bei Rezidiv 5-530.74♦
---- xenogenem Material 5-530.34♦
----- bei Rezidiv 5-530.74♦
--- posterior, offen, mit
---- allogenem Material 5-530.34♦
----- bei Rezidiv 5-530.74♦
---- alloplastischem Material 5-530.34♦
----- bei Rezidiv 5-530.74♦
---- xenogenem Material 5-530.34♦
----- bei Rezidiv 5-530.74♦
-- total extraperitoneal, endoskopisch, mit
--- allogenem Material 5-530.32♦
---- bei Rezidiv 5-530.72♦
--- alloplastischem Material 5-530.32♦
---- bei Rezidiv 5-530.72♦
--- xenogenem Material 5-530.32♦
---- bei Rezidiv 5-530.72♦
-- transperitoneal, laparoskopisch, mit
--- allogenem Material 5-530.31♦
---- bei Rezidiv 5-530.71♦
--- alloplastischem Material 5-530.31♦
---- bei Rezidiv 5-530.71♦ ►

Reparation *(Forts.)*
~ Leistenhernie *(Forts.)*
~~ transperitoneal, laparoskopisch, mit *(Forts.)*
--- xenogenem Material 5-530.31♦
---- bei Rezidiv 5-530.71♦
- Nabelhernie
-- durch
--- EMILOS-Technik 5-534.39
--- eTEP-Technik 5-534.39
--- TES-Technik 5-534.39
-- offen
--- durch
---- Fasziendopplung, nach Mayo 5-534.1
---- Onlay-Technik 5-534.34
---- Sublay-Technik 5-534.35
--- mit Verwendung von
---- intraperitonealem Onlay-Mesh 5-534.33
---- IPOM 5-534.33
--- nach Spitzy
---- mit
----- Abtragen des Ductus omphaloentericus 5-534.02
----- Abtragen des Urachus 5-534.02
----- Exstirpation einer Nabelzyste 5-534.01
---- ohne weitere Maßnahmen 5-534.03
-- total extraperitoneal, endoskopisch
--- assistiert, durch
---- Onlay-Technik 5-534.38
---- Sublay-Technik 5-534.39
--- durch
---- Onlay-Technik 5-534.38
---- Sublay-Technik 5-534.39
-- transperitoneal, laparoskopisch
--- durch Sublay-Technik 5-534.37
--- mit Verwendung von
---- intraperitonealem Onlay-Mesh 5-534.36
---- IPOM 5-534.36
- Narbenhernie
-- durch
--- EMILOS-Technik
--- bei einer horizontalen Defektbreite von weniger als 10 cm 5-536.4c
--- bei einer horizontalen Defektbreite von 10 cm oder mehr 5-536.4n
--- eTEP-Technik
--- bei einer horizontalen Defektbreite von weniger als 10 cm 5-536.4c
--- bei einer horizontalen Defektbreite von 10 cm oder mehr 5-536.4n
--- MILOS-Technik
--- bei einer horizontalen Defektbreite von weniger als 10 cm 5-536.4c
--- bei einer horizontalen Defektbreite von 10 cm oder mehr 5-536.4n
--- TES-Technik
--- bei einer horizontalen Defektbreite von weniger als 10 cm 5-536.4c
--- bei einer horizontalen Defektbreite von 10 cm oder mehr 5-536.4n ►

R
~~~

Reparation *(Forts.)*
~ Narbenhernie *(Forts.)*
–– offen
––– durch
–––– Fasziendopplung, nach Mayo 5-536.10
–––– Komponentenseparation, mit
––––– allogenem Material 5-536.48
––––– alloplastischem Material 5-536.48
––––– xenogenem Material 5-536.48
––– mit
–––– allogenem Material, als Bauchwandersatz 5-536.44
–––– alloplastischem Material, als
––––– Bauchwandersatz 5-536.44
––––– Bauchwandverstärkung, durch
–––––– Onlay-Technik 5-536.46
–––––– Sublay-Technik 5-536.47
–––– Verwendung von
––––– intraperitonealem Onlay-Mesh, als Bauchwandverstärkung 5-536.45
––––– IPOM, als Bauchwandverstärkung 5-536.45
–––– xenogenem Material, als Bauchwandersatz 5-536.44
––– nach Ramirez, durch Komponentenseparation, mit
–––– allogenem Material 5-536.48
–––– alloplastischem Material 5-536.48
–––– xenogenem Material 5-536.48
–– total extraperitoneal, endoskopisch
––– assistiert, durch
–––– Onlay-Technik
––––– bei einer horizontalen Defektbreite von 10 cm und mehr 5-536.4m
––––– bei einer horizontalen Defektbreite von weniger als 10 cm 5-536.4b
–––– Sublay-Technik
––––– bei einer horizontalen Defektbreite von 10 cm und mehr 5-536.4n
––––– bei einer horizontalen Defektbreite von weniger als 10 cm 5-536.4c
––– durch
–––– Onlay-Technik
––––– bei einer horizontalen Defektbreite von 10 cm und mehr 5-536.4m
––––– bei einer horizontalen Defektbreite von weniger als 10 cm 5-536.4b
–––– Sublay-Technik
––––– bei einer horizontalen Defektbreite von 10 cm und mehr 5-536.4n
––––– bei einer horizontalen Defektbreite von weniger als 10 cm 5-536.4c
–– transperitoneal, laparoskopisch
––– durch Sublay-Technik 5-536.4a
––– mit Verwendung von
–––– intraperitonealem Onlay-Mesh 5-536.49
–––– IPOM 5-536.49
– Schenkelhernie
–– endoskopisch, durch TEP-Plastik
––– bei Rezidiv, mit
–––– allogenem Material 5-531.72♦ ►

Reparation *(Forts.)*
~ Schenkelhernie *(Forts.)*
~~ endoskopisch, durch TEP-Plastik *(Forts.)*
~~~ bei Rezidiv, mit *(Forts.)*
–––– alloplastischem Material 5-531.72♦
–––– xenogenem Material 5-531.72♦
––– mit
–––– allogenem Material 5-531.32♦
–––– alloplastischem Material 5-531.32♦
–––– xenogenem Material 5-531.32♦
–– epifaszial
––– anterior, offen, mit
–––– allogenem Material 5-531.33♦
––––– bei Rezidiv 5-531.73♦
–––– alloplastischem Material 5-531.33♦
––––– bei Rezidiv 5-531.73♦
–––– xenogenem Material 5-531.33♦
––––– bei Rezidiv 5-531.73♦
––– offen, mit
–––– allogenem Material 5-531.33♦
––––– bei Rezidiv 5-531.73♦
–––– alloplastischem Material 5-531.33♦
––––– bei Rezidiv 5-531.73♦
–––– xenogenem Material 5-531.33♦
––––– bei Rezidiv 5-531.73♦
–– laparoskopisch, durch TAPP-Plastik
––– bei Rezidiv, mit
–––– allogenem Material 5-531.71♦
–––– alloplastischem Material 5-531.71♦
–––– xenogenem Material 5-531.71♦
––– mit
–––– allogenem Material 5-531.31♦
–––– alloplastischem Material 5-531.31♦
–––– xenogenem Material 5-531.31♦
–– offen
––– durch
–––– Onlay-Technik 5-531.33♦
––––– bei Rezidiv 5-531.73♦
–––– Plug-Verfahren 5-531.34♦
––––– bei Rezidiv 5-531.74♦
–––– Sublay-Technik 5-531.34♦
––––– bei Rezidiv 5-531.74♦
–––– TIPP-Plastik
––––– bei Rezidiv, mit
–––––– allogenem Material 5-531.74♦
–––––– alloplastischem Material 5-531.74♦
–––––– xenogenem Material 5-531.74♦
––––– mit
–––––– allogenem Material 5-531.34♦
–––––– alloplastischem Material 5-531.34♦
–––––– xenogenem Material 5-531.34♦
––– mit Darmresektion, ohne zusätzliche Laparotomie 5-531.4♦
–––– bei Rezidiv 5-531.8♦
––– nach
–––– Fabricius 5-531.0♦
–––– Gilbert 5-531.34♦
––––– bei Rezidiv 5-531.74♦
–––– Lichtenstein 5-531.33♦
––––– bei Rezidiv 5-531.73♦ ►
~~~

Reparation *(Forts.)*
~ Schenkelhernie *(Forts.)*
~~ offen *(Forts.)*
~~~ nach *(Forts.)*
---- Lotheissen/McVay 5-531.1♦
----- bei Rezidiv 5-531.5♦
---- Pellissier 5-531.34♦
----- bei Rezidiv 5-531.74♦
---- Shouldice 5-531.1♦
-- präperitoneal, offen, mit
--- allogenem Material 5-531.34♦
---- bei Rezidiv 5-531.74♦
--- alloplastischem Material 5-531.34♦
---- bei Rezidiv 5-531.74♦
--- xenogenem Material 5-531.34♦
---- bei Rezidiv 5-531.74♦
-- retromuskulär
--- offen, mit
---- allogenem Material 5-531.34♦
----- bei Rezidiv 5-531.74♦
---- alloplastischem Material 5-531.34♦
----- bei Rezidiv 5-531.74♦
---- xenogenem Material 5-531.34♦
----- bei Rezidiv 5-531.74♦
--- posterior, offen, mit
---- allogenem Material 5-531.34♦
----- bei Rezidiv 5-531.74♦
---- alloplastischem Material 5-531.34♦
----- bei Rezidiv 5-531.74♦
---- xenogenem Material 5-531.34♦
----- bei Rezidiv 5-531.74♦
-- total extraperitoneal, endoskopisch, mit
--- allogenem Material 5-531.32♦
---- bei Rezidiv 5-531.72♦
--- alloplastischem Material 5-531.32♦
---- bei Rezidiv 5-531.72♦
--- xenogenem Material 5-531.32♦
---- bei Rezidiv 5-531.72♦
-- transperitoneal, laparoskopisch, mit
--- allogenem Material 5-531.31♦
---- bei Rezidiv 5-531.71♦
--- alloplastischem Material 5-531.31♦
---- bei Rezidiv 5-531.71♦
--- xenogenem Material 5-531.31♦
---- bei Rezidiv 5-531.71♦
- Zwerchfellhernie
-- abdominal, offen, mit alloplastischem Material 5-538.40
--- bei Rezidiv 5-538.90
-- laparoskopisch, mit alloplastischem Material 5-538.41
-- mit
--- allogenem Material 5-538.3
---- bei Rezidiv 5-538.8
--- alloplastischem Material, laparoskopisch, bei Rezidiv 5-538.91
--- autogenem Material 5-538.x
---- bei Rezidiv 5-538.x
--- xenogenem Material 5-538.3
---- bei Rezidiv 5-538.8 ►

Reparation *(Forts.)*
~ Zwerchfellhernie *(Forts.)*
-- offen
--- mit plastischem Bruchpfortenverschluss 5-538.1
---- bei Rezidiv 5-538.6
--- ohne plastischen Bruchpfortenverschluss 5-538.0
---- bei Rezidiv 5-538.5
-- thorakoabdominal, offen, mit alloplastischem Material 5-538.44
--- bei Rezidiv 5-538.94
-- thorakoskopisch, mit alloplastischem Material 5-538.45
--- bei Rezidiv 5-538.95
-- transthorakal, offen, mit alloplastischem Material 5-538.43
--- bei Rezidiv 5-538.93
Repetitiv, Magnetstimulation, transkraniell
- Grundleistung 8-632.0
- Therapiesitzung 8-632.1
Replantation
- bei Parathyreoidektomie 5-067.1
-- durch Sternotomie 5-068.2
- Brustwarze 5-882.4♦
- Daumen 5-860.5♦
- Ductus choledochus, bei Exzision, Papilla duodeni major, offen 5-518.40
- Ellenbogenbereich 5-860.1♦
- Finger 5-860.6♦
- Fußwurzel 5-861.3♦
- Handgelenk 5-860.3♦
- Kniebereich 5-861.1♦
- Mittelfußbereich 5-861.4♦
- Mittelhand 5-860.4♦
- Nase, amputiert 5-218.x
- Nebenschilddrüse
-- heterotop 5-069.31
-- orthotop 5-069.30
- Oberarm 5-860.0♦
- Oberschenkel 5-861.0♦
- Ohr, äußeres 5-183.1♦
- Ohrmuschel, teilabgerissen 5-183.1♦
- Ovar
-- abdominal, offen 5-656.b0♦
-- durch Umsteigen
--- endoskopisch – offen chirurgisch 5-656.b3♦
--- vaginal – offen chirurgisch 5-656.b4♦
-- endoskopisch 5-656.b2♦
-- laparoskopisch 5-656.b2♦
-- vaginal 5-656.b5♦
--- laparoskopisch assistiert 5-656.b1♦
- Penis 5-649.9
- Unterarm 5-860.2♦
- Unterschenkel 5-861.2♦
- Zahn 5-235.0
- Zehe 5-861.5♦
Reposition
- Diskus, Kiefergelenk 5-773.3♦
- endoskopisch, Vorderwand, Stirnhöhle 5-767.1 ►

R
~~~

Reposition *(Forts.)*
– Fraktur
–– durch intraossäre instrumentelle Aufrichtung *[nur Zusatzkode!]* 5-79c.0
–– Processus articularis mandibulae, durch operative
––– Extensionsbehandlung 5-765.8♦
––– Funktionsbehandlung 5-765.8♦
–– R. mandibulae, durch operative
––– Extensionsbehandlung 5-765.8♦
––– Funktionsbehandlung 5-765.8♦
– geschlossen
–– Epiphysenlösung
––– Beckenknochen, durch
–––– Beckenzwinge 5-790.6d
–––– Bewegungsfixateur 5-790.pd
–––– Draht 5-790.1d
–––– Fixateur externe 5-790.6d
––––– mit interner Osteosynthese 5-790.dd
–––– Materialkombination 5-790.9d
–––– Platte 5-790.nd
–––– Ringfixateur 5-790.md
–––– Schraube 5-790.0d
–––– Transfixationsnagel 5-790.cd
–––– winkelstabile Platte 5-790.kd
–––– Zuggurtung/Cerclage 5-790.1d
––– Femur
–––– distal, durch
––––– Bewegungsfixateur 5-790.ph♦
––––– Draht 5-790.1h♦
––––– ECMES 5-790.2h♦
––––– Ender-Nagel 5-790.2h♦
––––– ESIN 5-790.2h♦
––––– Federnagel 5-790.2h♦
––––– Fixateur externe 5-790.6h♦
–––––– mit interner Osteosynthese 5-790.dh♦
––––– intramedullären Draht 5-790.2h♦
––––– Kompressionsschraube, dynamisch 5-790.8h♦
––––– Marknagel, mit
–––––– Aufbohren, Markhöhle 5-790.3h♦
–––––– Gelenkkomponente 5-790.5h♦
––––– Materialkombination 5-790.9h♦
––––– Nancy-Nagel 5-790.2h♦
––––– Platte 5-790.nh♦
––––– Prevot-Nagel 5-790.2h♦
––––– Ringfixateur 5-790.mh♦
––––– Rush-Pin 5-790.2h♦
––––– Schraube 5-790.0h♦
––––– TEN 5-790.2h♦
––––– Transfixationsnagel 5-790.ch♦
––––– winkelstabile Platte 5-790.kh♦
––––– Zuggurtung/Cerclage 5-790.1h♦
–––– proximal, durch
––––– Bewegungsfixateur 5-790.pf♦
––––– Draht 5-790.1f♦
––––– ECMES 5-790.2f♦
––––– Ender-Nagel 5-790.2f♦
––––– ESIN 5-790.2f♦
––––– Federnagel 5-790.2f♦ ►

Reposition *(Forts.)*
~ geschlossen *(Forts.)*
~~ Epiphysenlösung *(Forts.)*
~~~ Femur *(Forts.)*
~~~~ proximal, durch *(Forts.)*
––––– Fixateur externe 5-790.6f♦
–––––– mit interner Osteosynthese 5-790.df♦
––––– intramedullären Draht 5-790.2f♦
––––– Kompressionsschraube, dynamisch 5-790.8f♦
––––– Marknagel, mit
–––––– Aufbohren, Markhöhle 5-790.3f♦
–––––– Gelenkkomponente 5-790.5f♦
––––– Materialkombination 5-790.9f♦
––––– Nancy-Nagel 5-790.2f♦
––––– Platte 5-790.nf♦
––––– Prevot-Nagel 5-790.2f♦
––––– Ringfixateur 5-790.mf♦
––––– Rush-Pin 5-790.2f♦
––––– Schraube 5-790.0f♦
––––– TEN 5-790.2f♦
––––– Transfixationsnagel 5-790.cf♦
––––– winkelstabile Platte 5-790.kf♦
––––– Zuggurtung/Cerclage 5-790.1f♦
––– Fibula
–––– distal, durch
––––– Bewegungsfixateur 5-790.pr♦
––––– Draht 5-790.1r♦
––––– ECMES 5-790.2r♦
––––– Ender-Nagel 5-790.2r♦
––––– ESIN 5-790.2r♦
––––– Federnagel 5-790.2r♦
––––– Fixateur externe 5-790.6r♦
–––––– mit interner Osteosynthese 5-790.dr♦
––––– intramedullären Draht 5-790.2r♦
––––– Marknagel, mit
–––––– Aufbohren, Markhöhle 5-790.3r♦
–––––– Gelenkkomponente 5-790.5r♦
––––– Materialkombination 5-790.9r♦
––––– Nancy-Nagel 5-790.2r♦
––––– Platte 5-790.nr♦
––––– Prevot-Nagel 5-790.2r♦
––––– Ringfixateur 5-790.mr♦
––––– Rush-Pin 5-790.2r♦
––––– Schraube 5-790.0r♦
––––– TEN 5-790.2r♦
––––– winkelstabile Platte 5-790.kr♦
––––– Zuggurtung/Cerclage 5-790.1r♦
–––– proximal, durch
––––– Bewegungsfixateur 5-790.pp♦
––––– Draht 5-790.1p♦
–––––– intramedullär 5-790.2p♦
––––– ECMES 5-790.2p♦
––––– Ender-Nagel 5-790.2p♦
––––– ESIN 5-790.2p♦
––––– Federnagel 5-790.2p♦
––––– Fixateur externe 5-790.6p♦
–––––– mit interner Osteosynthese 5-790.dp♦
––––– Marknagel, mit
–––––– Aufbohren, Markhöhle 5-790.3p♦
–––––– Gelenkkomponente 5-790.5p♦ ►

Reposition *(Forts.)*
~ geschlossen *(Forts.)*
~~ Epiphysenlösung *(Forts.)*
~~~ Fibula *(Forts.)*
~~~~ proximal, durch *(Forts.)*
----- Materialkombination 5-790.9p♦
----- Nancy-Nagel 5-790.2p♦
----- Platte 5-790.np♦
----- Prevot-Nagel 5-790.2p♦
----- Ringfixateur 5-790.mp♦
----- Rush-Pin 5-790.2p♦
----- Schraube 5-790.0p♦
----- TEN 5-790.2p♦
----- winkelstabile Platte 5-790.kp♦
----- Zuggurtung/Cerclage 5-790.1p♦
--- Humerus
---- distal, durch
----- Bewegungsfixateur 5-790.p3♦
----- Draht 5-790.13♦
----- ECMES 5-790.23♦
----- Ender-Nagel 5-790.23♦
----- ESIN 5-790.23♦
----- Federnagel 5-790.23♦
----- Fixateur externe 5-790.63♦
------ mit interner Osteosynthese 5-790.d3♦
----- intramedullären Draht 5-790.23♦
----- Marknagel, mit Aufbohren, Markhöhle 5-790.33♦
----- Materialkombination 5-790.93♦
----- Nancy-Nagel 5-790.23♦
----- Platte 5-790.n3♦
----- Prevot-Nagel 5-790.23♦
----- Ringfixateur 5-790.m3♦
----- Rush-Pin 5-790.23♦
----- Schraube 5-790.03♦
----- TEN 5-790.23♦
----- winkelstabile Platte 5-790.k3♦
----- Zuggurtung/Cerclage 5-790.13♦
---- proximal, durch
----- Bewegungsfixateur 5-790.p1♦
----- Draht 5-790.11♦
------ intramedullär 5-790.21♦
----- ECMES 5-790.21♦
----- Ender-Nagel 5-790.21♦
----- ESIN 5-790.21♦
----- Federnagel 5-790.21♦
----- Fixateur externe 5-790.61♦
------ mit interner Osteosynthese 5-790.d1♦
----- Kompressionsschraube, dynamisch 5-790.81♦
----- Marknagel, mit
------ Aufbohren, Markhöhle 5-790.31♦
------ Gelenkkomponente 5-790.51♦
----- Materialkombination 5-790.91♦
----- Nancy-Nagel 5-790.21♦
----- Platte 5-790.n1♦
----- Prevot-Nagel 5-790.21♦
----- Ringfixateur 5-790.m1♦
----- Rush-Pin 5-790.21♦
----- Schraube 5-790.01♦
----- TEN 5-790.21♦ ►

Reposition *(Forts.)*
~ geschlossen *(Forts.)*
~~ Epiphysenlösung *(Forts.)*
~~~ Humerus *(Forts.)*
~~~~ proximal, durch *(Forts.)*
----- winkelstabile Platte 5-790.k1♦
----- Zuggurtung/Cerclage 5-790.11♦
--- Kalkaneus, durch
---- Bewegungsfixateur 5-790.pt♦
---- Draht 5-790.1t♦
---- Fixateur externe 5-790.6t♦
----- mit interner Osteosynthese 5-790.dt♦
---- Materialkombination 5-790.9t♦
---- Platte 5-790.nt♦
---- Ringfixateur 5-790.mt♦
---- Schraube 5-790.0t♦
---- Transfixationsnagel 5-790.ct♦
---- winkelstabile Platte 5-790.kt♦
---- Zuggurtung/Cerclage 5-790.1t♦
--- Klavikula, durch
---- Bewegungsfixateur 5-790.p0♦
---- Draht 5-790.10♦
---- ECMES 5-790.20♦
---- Ender-Nagel 5-790.20♦
---- ESIN 5-790.20♦
---- Federnagel 5-790.20♦
---- Fixateur externe 5-790.60♦
----- mit interner Osteosynthese 5-790.d0♦
---- intramedullären Draht 5-790.20♦
---- Materialkombination 5-790.90♦
---- Nancy-Nagel 5-790.20♦
---- Platte 5-790.n0♦
---- Prevot-Nagel 5-790.20♦
---- Rush-Pin 5-790.20♦
---- Schraube 5-790.00♦
---- TEN 5-790.20♦
---- winkelstabile Platte 5-790.k0♦
---- Zuggurtung/Cerclage 5-790.10♦
--- Metakarpus, durch
---- Bewegungsfixateur 5-790.pb♦
---- Draht 5-790.1b♦
----- intramedullär 5-790.2b♦
---- ECMES 5-790.2b♦
---- Ender-Nagel 5-790.2b♦
---- ESIN 5-790.2b♦
---- Federnagel 5-790.2b♦
---- Fixateur externe 5-790.6b♦
----- mit interner Osteosynthese 5-790.db♦
---- Materialkombination 5-790.9b♦
---- Nancy-Nagel 5-790.2b♦
---- Platte 5-790.nb♦
---- Prevot-Nagel 5-790.2b♦
---- Ringfixateur 5-790.mb♦
---- Rush-Pin 5-790.2b♦
---- Schraube 5-790.0b♦
---- TEN 5-790.2b♦
---- Transfixationsnagel 5-790.cb♦
---- winkelstabile Platte 5-790.kb♦
---- Zuggurtung/Cerclage 5-790.1b♦
--- Metatarsus, durch
---- Bewegungsfixateur 5-790.pv♦ ►

Reposition *(Forts.)*
~ geschlossen *(Forts.)*
~~ Epiphysenlösung *(Forts.)*
~~~ Metatarsus, durch *(Forts.)*
–––– Draht 5-790.1v♦
––––– intramedullär 5-790.2v♦
–––– ECMES 5-790.2v♦
–––– Ender-Nagel 5-790.2v♦
–––– ESIN 5-790.2v♦
–––– Federnagel 5-790.2v♦
–––– Fixateur externe 5-790.6v♦
––––– mit interner Osteosynthese 5-790.dv♦
–––– Materialkombination 5-790.9v♦
–––– Nancy-Nagel 5-790.2v♦
–––– Platte 5-790.nv♦
–––– Prevot-Nagel 5-790.2v♦
–––– Ringfixateur 5-790.mv♦
–––– Rush-Pin 5-790.2v♦
–––– Schraube 5-790.0v♦
–––– TEN 5-790.2v♦
–––– winkelstabile Platte 5-790.kv♦
–––– Zuggurtung/Cerclage 5-790.1v♦
––– Phalangen
–––– Fuß, durch
––––– Bewegungsfixateur 5-790.pw♦
––––– Draht 5-790.1w♦
––––– ECMES 5-790.2w♦
––––– Ender-Nagel 5-790.2w♦
––––– ESIN 5-790.2w♦
––––– Federnagel 5-790.2w♦
––––– Fixateur externe 5-790.6w♦
–––––– mit interner Osteosynthese 5-790.dw♦
––––– intramedullären Draht 5-790.2w♦
––––– Materialkombination 5-790.9w♦
––––– Nancy-Nagel 5-790.2w♦
––––– Platte 5-790.nw♦
––––– Prevot-Nagel 5-790.2w♦
––––– Rush-Pin 5-790.2w♦
––––– Schraube 5-790.0w♦
––––– TEN 5-790.2w♦
––––– winkelstabile Platte 5-790.kw♦
––––– Zuggurtung/Cerclage 5-790.1w♦
–––– Hand, durch
––––– Bewegungsfixateur 5-790.pc♦
––––– Draht 5-790.1c♦
––––– ECMES 5-790.2c♦
––––– Ender-Nagel 5-790.2c♦
––––– ESIN 5-790.2c♦
––––– Federnagel 5-790.2c♦
––––– Fixateur externe 5-790.6c♦
–––––– mit interner Osteosynthese 5-790.dc♦
––––– intramedullären Draht 5-790.2c♦
––––– Materialkombination 5-790.9c♦
––––– Nancy-Nagel 5-790.2c♦
––––– Platte 5-790.nc♦
––––– Prevot-Nagel 5-790.2c♦
––––– Rush-Pin 5-790.2c♦
––––– Schraube 5-790.0c♦
––––– TEN 5-790.2c♦
––––– winkelstabile Platte 5-790.kc♦
––––– Zuggurtung/Cerclage 5-790.1c♦ ►

Reposition *(Forts.)*
~ geschlossen *(Forts.)*
~~ Epiphysenlösung *(Forts.)*
––– Radius
–––– distal, durch
––––– Bewegungsfixateur 5-790.p6♦
––––– Draht 5-790.16♦
–––––– intramedullär 5-790.26♦
––––– ECMES 5-790.26♦
––––– Ender-Nagel 5-790.26♦
––––– ESIN 5-790.26♦
––––– Federnagel 5-790.26♦
––––– Fixateur externe 5-790.66♦
–––––– mit interner Osteosynthese 5-790.d6♦
––––– Marknagel, mit Aufbohren, Markhöhle 5-790.36♦
––––– Materialkombination 5-790.96♦
––––– Nancy-Nagel 5-790.26♦
––––– Platte 5-790.n6♦
––––– Prevot-Nagel 5-790.26♦
––––– Ringfixateur 5-790.m6♦
––––– Rush-Pin 5-790.26♦
––––– Schraube 5-790.06♦
––––– TEN 5-790.26♦
––––– winkelstabile Platte 5-790.k6♦
––––– Zuggurtung/Cerclage 5-790.16♦
–––– proximal, durch
––––– Bewegungsfixateur 5-790.p4♦
––––– Draht 5-790.14♦
––––– ECMES 5-790.24♦
––––– Ender-Nagel 5-790.24♦
––––– ESIN 5-790.24♦
––––– Federnagel 5-790.24♦
––––– Fixateur externe 5-790.64♦
–––––– mit interner Osteosynthese 5-790.d4♦
––––– intramedullären Draht 5-790.24♦
––––– Marknagel, mit
–––––– Aufbohren, Markhöhle 5-790.34♦
–––––– Gelenkkomponente 5-790.54♦
––––– Materialkombination 5-790.94♦
––––– Nancy-Nagel 5-790.24♦
––––– Platte 5-790.n4♦
––––– Prevot-Nagel 5-790.24♦
––––– Ringfixateur 5-790.m4♦
––––– Rush-Pin 5-790.24♦
––––– Schraube 5-790.04♦
––––– TEN 5-790.24♦
––––– winkelstabile Platte 5-790.k4♦
––––– Zuggurtung/Cerclage 5-790.14♦
––– Skapula, durch
–––– Bewegungsfixateur 5-790.pz♦
–––– ECMES 5-790.2z♦
–––– Ender-Nagel 5-790.2z♦
–––– ESIN 5-790.2z♦
–––– Federnagel 5-790.2z♦
–––– Fixateur externe 5-790.6z♦
––––– mit interner Osteosynthese 5-790.dz♦
–––– intramedullären Draht 5-790.2z♦
–––– Materialkombination 5-790.9z♦
–––– Nancy-Nagel 5-790.2z♦
–––– Platte 5-790.nz♦ ►
~~~

Reposition *(Forts.)*
~ geschlossen *(Forts.)*
~~ Epiphysenlösung *(Forts.)*
~~~ Skapula, durch *(Forts.)*
---- Prevot-Nagel 5-790.2z♦
---- Rush-Pin 5-790.2z♦
---- Schraube 5-790.0z♦
---- TEN 5-790.2z♦
---- winkelstabile Platte 5-790.kz♦
--- Talus, durch
---- Bewegungsfixateur 5-790.ps♦
---- Draht 5-790.1s♦
---- Fixateur externe 5-790.6s♦
----- mit interner Osteosynthese 5-790.ds♦
---- Materialkombination 5-790.9s♦
---- Platte 5-790.ns♦
---- Ringfixateur 5-790.ms♦
---- Schraube 5-790.0s♦
---- Transfixationsnagel 5-790.cs♦
---- winkelstabile Platte 5-790.ks♦
---- Zuggurtung/Cerclage 5-790.1s♦
--- Tarsus, durch
---- Bewegungsfixateur 5-790.pu♦
---- Draht 5-790.1u♦
---- Fixateur externe 5-790.6u♦
----- mit interner Osteosynthese 5-790.du♦
---- Materialkombination 5-790.9u♦
---- Platte 5-790.nu♦
---- Ringfixateur 5-790.mu♦
---- Schraube 5-790.0u♦
---- winkelstabile Platte 5-790.ku♦
---- Zuggurtung/Cerclage 5-790.1u♦
--- Tibia
---- distal, durch
----- Bewegungsfixateur 5-790.pn♦
----- Draht 5-790.1n♦
----- ECMES 5-790.2n♦
----- Ender-Nagel 5-790.2n♦
----- ESIN 5-790.2n♦
----- Federnagel 5-790.2n♦
----- Fixateur externe 5-790.6n♦
------ mit interner Osteosynthese 5-790.dn♦
----- intramedullären Draht 5-790.2n♦
----- Marknagel, mit
------ Aufbohren, Markhöhle 5-790.3n♦
------ Gelenkkomponente 5-790.5n♦
----- Materialkombination 5-790.9n♦
----- Nancy-Nagel 5-790.2n♦
----- Platte 5-790.nn♦
----- Prevot-Nagel 5-790.2n♦
----- Ringfixateur 5-790.mn♦
----- Rush-Pin 5-790.2n♦
----- Schraube 5-790.0n♦
----- TEN 5-790.2n♦
----- Transfixationsnagel 5-790.cn♦
----- winkelstabile Platte 5-790.kn♦
----- Zuggurtung/Cerclage 5-790.1n♦
---- proximal, durch
----- Bewegungsfixateur 5-790.pk♦
----- Draht 5-790.1k♦
------ intramedullär 5-790.2k♦ ►

Reposition *(Forts.)*
~ geschlossen *(Forts.)*
~~ Epiphysenlösung *(Forts.)*
~~~ Tibia *(Forts.)*
~~~~ proximal, durch *(Forts.)*
----- ECMES 5-790.2k♦
----- Ender-Nagel 5-790.2k♦
----- ESIN 5-790.2k♦
----- Federnagel 5-790.2k♦
----- Fixateur externe 5-790.6k♦
------ mit interner Osteosynthese 5-790.dk♦
----- Kompressionsschraube, dynamisch 5-790.8k♦
----- Marknagel, mit
------ Aufbohren, Markhöhle 5-790.3k♦
------ Gelenkkomponente 5-790.5k♦
----- Materialkombination 5-790.9k♦
----- Nancy-Nagel 5-790.2k♦
----- Platte 5-790.nk♦
----- Prevot-Nagel 5-790.2k♦
----- Ringfixateur 5-790.mk♦
----- Rush-Pin 5-790.2k♦
----- Schraube 5-790.0k♦
----- TEN 5-790.2k♦
----- Transfixationsnagel 5-790.ck♦
----- winkelstabile Platte 5-790.kk♦
----- Zuggurtung/Cerclage 5-790.1k♦
--- Ulna
---- distal, durch
----- Bewegungsfixateur 5-790.p9♦
----- Draht 5-790.19♦
----- ECMES 5-790.29♦
----- Ender-Nagel 5-790.29♦
----- ESIN 5-790.29♦
----- Federnagel 5-790.29♦
----- Fixateur externe 5-790.69♦
------ mit interner Osteosynthese 5-790.d9♦
----- intramedullären Draht 5-790.29♦
----- Marknagel, mit
------ Aufbohren, Markhöhle 5-790.39♦
------ Gelenkkomponente 5-790.59♦
----- Materialkombination 5-790.99♦
----- Nancy-Nagel 5-790.29♦
----- Platte 5-790.n9♦
----- Prevot-Nagel 5-790.29♦
----- Ringfixateur 5-790.m9♦
----- Rush-Pin 5-790.29♦
----- Schraube 5-790.09♦
----- TEN 5-790.29♦
----- winkelstabile Platte 5-790.k9♦
----- Zuggurtung/Cerclage 5-790.19♦
---- proximal, durch
----- Bewegungsfixateur 5-790.p7♦
----- Draht 5-790.17♦
----- ECMES 5-790.27♦
----- Ender-Nagel 5-790.27♦
----- ESIN 5-790.27♦
----- Federnagel 5-790.27♦
----- Fixateur externe 5-790.67♦
------ mit interner Osteosynthese 5-790.d7♦
----- intramedullären Draht 5-790.27♦ ►
~~~~

Reposition *(Forts.)*
~ geschlossen *(Forts.)*
~~ Epiphysenlösung *(Forts.)*
~~~ Ulna *(Forts.)*
~~~~ proximal, durch *(Forts.)*
––––– Marknagel, mit
–––––– Aufbohren, Markhöhle 5-790.37♦
–––––– Gelenkkomponente 5-790.57♦
––––– Materialkombination 5-790.97♦
––––– Nancy-Nagel 5-790.27♦
––––– Platte 5-790.n7♦
––––– Prevot-Nagel 5-790.27♦
––––– Ringfixateur 5-790.m7♦
––––– Rush-Pin 5-790.27♦
––––– Schraube 5-790.07♦
––––– TEN 5-790.27♦
––––– winkelstabile Platte 5-790.k7♦
––––– Zuggurtung/Cerclage 5-790.17♦
–– Fraktur
––– Beckenknochen
–––– durch
––––– Beckenzwinge 5-790.6d
––––– Bewegungsfixateur 5-790.pd
––––– Draht 5-790.1d
––––– Fixateur externe 5-790.6d
–––––– mit interner Osteosynthese 5-790.dd
––––– Materialkombination 5-790.9d
––––– Platte 5-790.nd
––––– Ringfixateur 5-790.md
––––– Schraube 5-790.0d
––––– Transfixationsnagel 5-790.cd
––––– winkelstabile Platte 5-790.kd
––––– Zuggurtung/Cerclage 5-790.1d
–––– ohne Osteosynthese 8-200.d
––– Corpus mandibulae 5-764.0♦
––– Femur
–––– distal
––––– durch
–––––– Bewegungsfixateur 5-790.ph♦
–––––– Draht 5-790.1h♦
–––––– ECMES 5-790.2h♦
–––––– Ender-Nagel 5-790.2h♦
–––––– ESIN 5-790.2h♦
–––––– Federnagel 5-790.2h♦
–––––– Fixateur externe 5-790.6h♦
––––––– mit interner Osteosynthese 5-790.dh♦
–––––– intramedullären Draht 5-790.2h♦
–––––– Kompressionsschraube, dynamisch 5-790.8h♦
–––––– Kondylenplatte 5-790.7h♦
–––––– Marknagel, mit
––––––– Aufbohren, Markhöhle 5-790.3h♦
––––––– Gelenkkomponente 5-790.5h♦
–––––– Materialkombination 5-790.9h♦
–––––– Nancy-Nagel 5-790.2h♦
–––––– Platte 5-790.nh♦
–––––– Prevot-Nagel 5-790.2h♦
–––––– Ringfixateur 5-790.mh♦
–––––– Rush-Pin 5-790.2h♦
–––––– Schraube 5-790.0h♦
–––––– TEN 5-790.2h♦ ►

Reposition *(Forts.)*
~ geschlossen *(Forts.)*
~~ Fraktur *(Forts.)*
~~~ Femur *(Forts.)*
~~~~ distal *(Forts.)*
~~~~~ durch *(Forts.)*
–––––– Transfixationsnagel 5-790.ch♦
–––––– Verriegelungsnagel 5-790.4h♦
–––––– Winkelplatte 5-790.7h♦
–––––– winkelstabile Platte 5-790.kh♦
–––––– Zuggurtung/Cerclage 5-790.1h♦
––––– ohne Osteosynthese 8-200.h♦
–––– proximal
––––– durch
–––––– Bewegungsfixateur 5-790.pf♦
–––––– Draht 5-790.1f♦
–––––– dynamische Kompressionsschraube 5-790.8f♦
–––––– ECMES 5-790.2f♦
–––––– Ender-Nagel 5-790.2f♦
–––––– ESIN 5-790.2f♦
–––––– Federnagel 5-790.2f♦
–––––– Fixateur externe 5-790.6f♦
––––––– mit interner Osteosynthese 5-790.df♦
–––––– intramedullären Draht 5-790.2f♦
–––––– Kondylenplatte 5-790.7f♦
–––––– Marknagel, mit
––––––– Aufbohren, Markhöhle 5-790.3f♦
––––––– Gelenkkomponente 5-790.5f♦
–––––– Materialkombination 5-790.9f♦
–––––– Nancy-Nagel 5-790.2f♦
–––––– Platte 5-790.nf♦
–––––– Prevot-Nagel 5-790.2f♦
–––––– Ringfixateur 5-790.mf♦
–––––– Rush-Pin 5-790.2f♦
–––––– Schraube 5-790.0f♦
–––––– TEN 5-790.2f♦
–––––– Transfixationsnagel 5-790.cf♦
–––––– Verriegelungsnagel 5-790.4f♦
–––––– Winkelplatte 5-790.7f♦
–––––– winkelstabile Platte 5-790.kf♦
–––––– Zuggurtung/Cerclage 5-790.1f♦
––––– ohne Osteosynthese 8-200.f♦
–––– Schaft
––––– durch
–––––– Bewegungsfixateur 5-790.pg♦
–––––– Draht 5-790.1g♦
–––––– dynamische Kompressionsschraube 5-790.8g♦
–––––– ECMES 5-790.2g♦
–––––– Ender-Nagel 5-790.2g♦
–––––– ESIN 5-790.2g♦
–––––– Federnagel 5-790.2g♦
–––––– Fixateur externe 5-790.6g♦
––––––– mit interner Osteosynthese 5-790.dg♦
–––––– intramedullären Draht 5-790.2g♦
–––––– Kondylenplatte 5-790.7g♦
–––––– Marknagel, mit
––––––– Aufbohren, Markhöhle 5-790.3g♦
––––––– Gelenkkomponente 5-790.5g♦
–––––– Materialkombination 5-790.9g♦ ►
~~~~~

Reposition *(Forts.)*
~ geschlossen *(Forts.)*
~~ Fraktur *(Forts.)*
~~~ Femur *(Forts.)*
~~~~ Schaft *(Forts.)*
~~~~~ durch *(Forts.)*
------ Nancy-Nagel 5-790.2g♦
------ Platte 5-790.ng♦
------ Prevot-Nagel 5-790.2g♦
------ Ringfixateur 5-790.mg♦
------ Rush-Pin 5-790.2g♦
------ Schraube 5-790.0g♦
------ TEN 5-790.2g♦
------ Transfixationsnagel 5-790.cg♦
------ Verriegelungsnagel 5-790.4g♦
------ Winkelplatte 5-790.7g♦
------ winkelstabile Platte 5-790.kg♦
------ Zuggurtung/Cerclage 5-790.1g♦
----- ohne Osteosynthese 8-200.g♦
--- Fibula
---- distal
----- durch
------ Bewegungsfixateur 5-790.pr♦
------ Draht 5-790.1r♦
------ ECMES 5-790.2r♦
------ Ender-Nagel 5-790.2r♦
------ ESIN 5-790.2r♦
------ Federnagel 5-790.2r♦
------ Fixateur externe 5-790.6r♦
------- mit interner Osteosynthese 5-790.dr♦
------ intramedullären Draht 5-790.2r♦
------ Marknagel, mit
------- Aufbohren, Markhöhle 5-790.3r♦
------- Gelenkkomponente 5-790.5r♦
------ Materialkombination 5-790.9r♦
------ Nancy-Nagel 5-790.2r♦
------ Platte 5-790.nr♦
------ Prevot-Nagel 5-790.2r♦
------ Ringfixateur 5-790.mr♦
------ Rush-Pin 5-790.2r♦
------ Schraube 5-790.0r♦
------ TEN 5-790.2r♦
------ Verriegelungsnagel 5-790.4r♦
------ winkelstabile Platte 5-790.kr♦
------ Zuggurtung/Cerclage 5-790.1r♦
----- ohne Osteosynthese 8-200.r♦
---- proximal
----- durch
------ Bewegungsfixateur 5-790.pp♦
------ Draht 5-790.1p♦
------- intramedullär 5-790.2p♦
------ ECMES 5-790.2p♦
------ Ender-Nagel 5-790.2p♦
------ ESIN 5-790.2p♦
------ Federnagel 5-790.2p♦
------ Fixateur externe 5-790.6p♦
------- mit interner Osteosynthese 5-790.dp♦
------ Marknagel, mit
------- Aufbohren, Markhöhle 5-790.3p♦
------- Gelenkkomponente 5-790.5p♦
------ Materialkombination 5-790.9p♦ ►

Reposition *(Forts.)*
~ geschlossen *(Forts.)*
~~ Fraktur *(Forts.)*
~~~ Fibula *(Forts.)*
~~~~ proximal *(Forts.)*
~~~~~ durch *(Forts.)*
------ Nancy-Nagel 5-790.2p♦
------ Platte 5-790.np♦
------ Prevot-Nagel 5-790.2p♦
------ Ringfixateur 5-790.mp♦
------ Rush-Pin 5-790.2p♦
------ Schraube 5-790.0p♦
------ TEN 5-790.2p♦
------ Verriegelungsnagel 5-790.4p♦
------ winkelstabile Platte 5-790.kp♦
------ Zuggurtung/Cerclage 5-790.1p♦
----- ohne Osteosynthese 8-200.p♦
---- Schaft
----- durch
------ Bewegungsfixateur 5-790.pq♦
------ Draht 5-790.1q♦
------ ECMES 5-790.2q♦
------ Ender-Nagel 5-790.2q♦
------ ESIN 5-790.2q♦
------ Federnagel 5-790.2q♦
------ Fixateur externe 5-790.6q♦
------- mit interner Osteosynthese 5-790.dq♦
------ intramedullären Draht 5-790.2q♦
------ Marknagel, mit
------- Aufbohren, Markhöhle 5-790.3q♦
------- Gelenkkomponente 5-790.5q♦
------ Materialkombination 5-790.9q♦
------ Nancy-Nagel 5-790.2q♦
------ Platte 5-790.nq♦
------ Prevot-Nagel 5-790.2q♦
------ Ringfixateur 5-790.mq♦
------ Rush-Pin 5-790.2q♦
------ Schraube 5-790.0q♦
------ TEN 5-790.2q♦
------ Verriegelungsnagel 5-790.4q♦
------ winkelstabile Platte 5-790.kq♦
------ Zuggurtung/Cerclage 5-790.1q♦
----- ohne Osteosynthese 8-200.q♦
--- Humerus
---- distal
----- durch
------ Bewegungsfixateur 5-790.p3♦
------ Draht 5-790.13♦
------ ECMES 5-790.23♦
------ Ender-Nagel 5-790.23♦
------ ESIN 5-790.23♦
------ Federnagel 5-790.23♦
------ Fixateur externe 5-790.63♦
------- mit interner Osteosynthese 5-790.d3♦
------ intramedullären Draht 5-790.23♦
------ Kondylenplatte 5-790.73♦
------ Marknagel, mit Aufbohren, Markhöhle 5-790.33♦
------ Materialkombination 5-790.93♦
------ Nancy-Nagel 5-790.23♦
------ Platte 5-790.n3♦ ►

R

Reposition *(Forts.)*
~ geschlossen *(Forts.)*
~~ Fraktur *(Forts.)*
~~~ Humerus *(Forts.)*
~~~~ distal *(Forts.)*
~~~~~ durch *(Forts.)*
------ Prevot-Nagel 5-790.23♦
------ Ringfixateur 5-790.m3♦
------ Rush-Pin 5-790.23♦
------ Schraube 5-790.03♦
------ TEN 5-790.23♦
------ Verriegelungsnagel 5-790.43♦
------ Winkelplatte 5-790.73♦
------ winkelstabile Platte 5-790.k3♦
------ Zuggurtung/Cerclage 5-790.13♦
----- ohne Osteosynthese 8-200.3♦
---- proximal
----- durch
------ Bewegungsfixateur 5-790.p1♦
------ Draht 5-790.11♦
------ ECMES 5-790.21♦
------ Ender-Nagel 5-790.21♦
------ ESIN 5-790.21♦
------ Federnagel 5-790.21♦
------ Fixateur externe 5-790.61♦
------- mit interner Osteosynthese 5-790.d1♦
------ intramedullären Draht 5-790.21♦
------ Kompressionsschraube, dynamisch 5-790.81♦
------ Kondylenplatte 5-790.71♦
------ Marknagel, mit
------- Aufbohren, Markhöhle 5-790.31♦
------- Gelenkkomponente 5-790.51♦
------ Materialkombination 5-790.91♦
------ Nancy-Nagel 5-790.21♦
------ Platte 5-790.n1♦
------ Prevot-Nagel 5-790.21♦
------ Ringfixateur 5-790.m1♦
------ Rush-Pin 5-790.21♦
------ Schraube 5-790.01♦
------ TEN 5-790.21♦
------ Verriegelungsnagel 5-790.41♦
------ Winkelplatte 5-790.71♦
------ winkelstabile Platte 5-790.k1♦
------ Zuggurtung/Cerclage 5-790.11♦
----- ohne Osteosynthese 8-200.1♦
---- Schaft
----- durch
------ Bewegungsfixateur 5-790.p2♦
------ Draht 5-790.12♦
------ dynamische Kompressionsschraube 5-790.82♦
------ ECMES 5-790.22♦
------ Ender-Nagel 5-790.22♦
------ ESIN 5-790.22♦
------ Federnagel 5-790.22♦
------ Fixateur externe 5-790.62♦
------- mit interner Osteosynthese 5-790.d2♦
------ intramedullären Draht 5-790.22♦
------ Kondylenplatte 5-790.72♦ ►

Reposition *(Forts.)*
~ geschlossen *(Forts.)*
~~ Fraktur *(Forts.)*
~~~ Humerus *(Forts.)*
~~~~ Schaft *(Forts.)*
~~~~~ durch *(Forts.)*
------ Marknagel, mit
------- Aufbohren, Markhöhle 5-790.32♦
------- Gelenkkomponente 5-790.52♦
------ Materialkombination 5-790.92♦
------ Nancy-Nagel 5-790.22♦
------ Platte 5-790.n2♦
------ Prevot-Nagel 5-790.22♦
------ Ringfixateur 5-790.m2♦
------ Rush-Pin 5-790.22♦
------ Schraube 5-790.02♦
------ TEN 5-790.22♦
------ Verriegelungsnagel 5-790.42♦
------ Winkelplatte 5-790.72♦
------ winkelstabile Platte 5-790.k2♦
------ Zuggurtung/Cerclage 5-790.12♦
----- ohne Osteosynthese 8-200.2♦
--- Jochbeinkörper 5-760.0♦
---- und Jochbogen 5-760.5♦
--- Jochbogen 5-760.3♦
--- Kalkaneus
---- durch
----- Bewegungsfixateur 5-790.pt♦
----- Draht 5-790.1t♦
----- Fixateur externe 5-790.6t♦
------ mit interner Osteosynthese 5-790.dt♦
----- Materialkombination 5-790.9t♦
----- Platte 5-790.nt♦
----- Ringfixateur 5-790.mt♦
----- Schraube 5-790.0t♦
----- Transfixationsnagel 5-790.ct♦
----- winkelstabile Platte 5-790.kt♦
----- Zuggurtung/Cerclage 5-790.1t♦
---- ohne Osteosynthese 8-200.t♦
--- Karpus
---- durch
----- Bewegungsfixateur 5-790.pa♦
----- Draht 5-790.1a♦
----- Fixateur externe 5-790.6a♦
------ mit interner Osteosynthese 5-790.da♦
----- Materialkombination 5-790.9a♦
----- Platte 5-790.na♦
----- Ringfixateur 5-790.ma♦
----- Schraube 5-790.0a♦
----- Transfixationsnagel 5-790.ca♦
----- winkelstabile Platte 5-790.ka♦
----- Zuggurtung/Cerclage 5-790.1a♦
---- ohne Osteosynthese 8-200.a♦
--- Klavikula, durch
---- Bewegungsfixateur 5-790.p0♦
---- Draht 5-790.10♦
---- ECMES 5-790.20♦
---- Ender-Nagel 5-790.20♦
---- ESIN 5-790.20♦
---- Federnagel 5-790.20♦ ►

Reposition *(Forts.)*
~ geschlossen *(Forts.)*
~~ Fraktur *(Forts.)*
~~~ Klavikula, durch *(Forts.)*
---- Fixateur externe 5-790.60♦
----- mit interner Osteosynthese 5-790.d0♦
---- intramedullären Draht 5-790.20♦
---- Materialkombination 5-790.90♦
---- Nancy-Nagel 5-790.20♦
---- Platte 5-790.n0♦
---- Prevot-Nagel 5-790.20♦
---- Rush-Pin 5-790.20♦
---- Schraube 5-790.00♦
---- TEN 5-790.20♦
---- winkelstabile Platte 5-790.k0♦
---- Zuggurtung/Cerclage 5-790.10♦
--- Maxilla 5-761.0
--- Metakarpus
---- durch
----- Bewegungsfixateur 5-790.pb♦
----- Draht 5-790.1b♦
----- ECMES 5-790.2b♦
----- Ender-Nagel 5-790.2b♦
----- ESIN 5-790.2b♦
----- Federnagel 5-790.2b♦
----- Fixateur externe 5-790.6b♦
------ mit interner Osteosynthese 5-790.db♦
----- intramedullären Draht 5-790.2b♦
----- Materialkombination 5-790.9b♦
----- Nancy-Nagel 5-790.2b♦
----- Platte 5-790.nb♦
----- Prevot-Nagel 5-790.2b♦
----- Ringfixateur 5-790.mb♦
----- Rush-Pin 5-790.2b♦
----- Schraube 5-790.0b♦
----- TEN 5-790.2b♦
----- Transfixationsnagel 5-790.cb♦
----- Verriegelungsnagel 5-790.4b♦
----- winkelstabile Platte 5-790.kb♦
----- Zuggurtung/Cerclage 5-790.1b♦
---- ohne Osteosynthese 8-200.b♦
--- Metatarsus
---- durch
----- Bewegungsfixateur 5-790.pv♦
----- Draht 5-790.1v♦
----- ECMES 5-790.2v♦
----- Ender-Nagel 5-790.2v♦
----- ESIN 5-790.2v♦
----- Federnagel 5-790.2v♦
----- Fixateur externe 5-790.6v♦
------ mit interner Osteosynthese 5-790.dv♦
----- intramedullären Draht 5-790.2v♦
----- Materialkombination 5-790.9v♦
----- Nancy-Nagel 5-790.2v♦
----- Platte 5-790.nv♦
----- Prevot-Nagel 5-790.2v♦
----- Ringfixateur 5-790.mv♦
----- Rush-Pin 5-790.2v♦
----- Schraube 5-790.0v♦
----- TEN 5-790.2v♦
----- Verriegelungsnagel 5-790.4v♦ ►

Reposition *(Forts.)*
~ geschlossen *(Forts.)*
~~ Fraktur *(Forts.)*
~~~ Metatarsus *(Forts.)*
~~~~ durch *(Forts.)*
----- winkelstabile Platte 5-790.kv♦
----- Zuggurtung/Cerclage 5-790.1v♦
---- ohne Osteosynthese 8-200.v♦
--- Mittelgesicht, zentrolateral 5-762.0
--- Nase 5-216.0
--- Patella
---- durch
----- Bewegungsfixateur 5-790.pj♦
----- Draht 5-790.1j♦
----- Fixateur externe 5-790.6j♦
------ mit interner Osteosynthese 5-790.dj♦
----- Materialkombination 5-790.9j♦
----- Platte 5-790.nj♦
----- Schraube 5-790.0j♦
----- winkelstabile Platte 5-790.kj♦
----- Zuggurtung/Cerclage 5-790.1j♦
---- ohne Osteosynthese 8-200.j♦
--- Phalangen
---- Fuß
----- durch
------ Bewegungsfixateur 5-790.pw♦
------ Draht 5-790.1w♦
------ ECMES 5-790.2w♦
------ Ender-Nagel 5-790.2w♦
------ ESIN 5-790.2w♦
------ Federnagel 5-790.2w♦
------ Fixateur externe 5-790.6w♦
------- mit interner Osteosynthese 5-790.dw♦
------ intramedullären Draht 5-790.2w♦
------ Materialkombination 5-790.9w♦
------ Nancy-Nagel 5-790.2w♦
------ Platte 5-790.nw♦
------ Prevot-Nagel 5-790.2w♦
------ Rush-Pin 5-790.2w♦
------ Schraube 5-790.0w♦
------ TEN 5-790.2w♦
------ winkelstabile Platte 5-790.kw♦
------ Zuggurtung/Cerclage 5-790.1w♦
----- ohne Osteosynthese 8-200.w♦
---- Hand
----- durch
------ Bewegungsfixateur 5-790.pc♦
------ Draht 5-790.1c♦
------ ECMES 5-790.2c♦
------ Ender-Nagel 5-790.2c♦
------ ESIN 5-790.2c♦
------ Federnagel 5-790.2c♦
------ Fixateur externe 5-790.6c♦
------- mit interner Osteosynthese 5-790.dc♦
------ intramedullären Draht 5-790.2c♦
------ Materialkombination 5-790.9c♦
------ Nancy-Nagel 5-790.2c♦
------ Platte 5-790.nc♦
------ Prevot-Nagel 5-790.2c♦
------ Rush-Pin 5-790.2c♦
------ Schraube 5-790.0c♦ ►

R
~~~~

Reposition *(Forts.)*
~ geschlossen *(Forts.)*
~~ Fraktur *(Forts.)*
~~~ Phalangen *(Forts.)*
~~~~ Hand *(Forts.)*
~~~~~ durch *(Forts.)*
–––––– TEN 5-790.2c♦
–––––– winkelstabile Platte 5-790.kc♦
–––––– Zuggurtung/Cerclage 5-790.1c♦
––––– ohne Osteosynthese 8-200.c♦
––– Processus alveolaris mandibulae 5-764.3
––– Processus alveolaris maxillae 5-761.2
––– Processus articularis mandibulae 5-765.5♦
––– R. mandibulae 5-765.0♦
––– Radius
–––– distal
––––– durch
–––––– Bewegungsfixateur 5-790.p6♦
–––––– Draht 5-790.16♦
–––––– ECMES 5-790.26♦
–––––– Ender-Nagel 5-790.26♦
–––––– ESIN 5-790.26♦
–––––– Federnagel 5-790.26♦
–––––– Fixateur externe 5-790.66♦
––––––– mit interner Osteosynthese 5-790.d6♦
–––––– intramedullären Draht 5-790.26♦
–––––– Marknagel, mit Aufbohren, Markhöhle 5-790.36♦
–––––– Materialkombination 5-790.96♦
–––––– Nancy-Nagel 5-790.26♦
–––––– Platte 5-790.n6♦
–––––– Prevot-Nagel 5-790.26♦
–––––– Ringfixateur 5-790.m6♦
–––––– Rush-Pin 5-790.26♦
–––––– Schraube 5-790.06♦
–––––– TEN 5-790.26♦
–––––– Verriegelungsnagel 5-790.46♦
–––––– winkelstabile Platte 5-790.k6♦
–––––– Zuggurtung/Cerclage 5-790.16♦
––––– ohne Osteosynthese 8-200.6♦
–––– proximal
––––– durch
–––––– Bewegungsfixateur 5-790.p4♦
–––––– Draht 5-790.14♦
–––––– ECMES 5-790.24♦
–––––– Ender-Nagel 5-790.24♦
–––––– ESIN 5-790.24♦
–––––– Federnagel 5-790.24♦
–––––– Fixateur externe 5-790.64♦
––––––– mit interner Osteosynthese 5-790.d4♦
–––––– intramedullären Draht 5-790.24♦
–––––– Marknagel, mit
––––––– Aufbohren, Markhöhle 5-790.34♦
––––––– Gelenkkomponente 5-790.54♦
–––––– Materialkombination 5-790.94♦
–––––– Nancy-Nagel 5-790.24♦
–––––– Platte 5-790.n4♦
–––––– Prevot-Nagel 5-790.24♦
–––––– Ringfixateur 5-790.m4♦
–––––– Rush-Pin 5-790.24♦
–––––– Schraube 5-790.04♦ ►

Reposition *(Forts.)*
~ geschlossen *(Forts.)*
~~ Fraktur *(Forts.)*
~~~ Radius *(Forts.)*
~~~~ proximal *(Forts.)*
~~~~~ durch *(Forts.)*
–––––– TEN 5-790.24♦
–––––– Verriegelungsnagel 5-790.44♦
–––––– winkelstabile Platte 5-790.k4♦
–––––– Zuggurtung/Cerclage 5-790.14♦
––––– ohne Osteosynthese 8-200.4♦
–––– Schaft
––––– durch
–––––– Bewegungsfixateur 5-790.p5♦
–––––– Draht 5-790.15♦
––––––– intramedullär 5-790.25♦
–––––– ECMES 5-790.25♦
–––––– Ender-Nagel 5-790.25♦
–––––– ESIN 5-790.25♦
–––––– Federnagel 5-790.25♦
–––––– Fixateur externe 5-790.65♦
––––––– mit interner Osteosynthese 5-790.d5♦
–––––– Marknagel, mit
––––––– Aufbohren, Markhöhle 5-790.35♦
––––––– Gelenkkomponente 5-790.55♦
–––––– Materialkombination 5-790.95♦
–––––– Nancy-Nagel 5-790.25♦
–––––– Platte 5-790.n5♦
–––––– Prevot-Nagel 5-790.25♦
–––––– Ringfixateur 5-790.m5♦
–––––– Rush-Pin 5-790.25♦
–––––– Schraube 5-790.05♦
–––––– TEN 5-790.25♦
–––––– Verriegelungsnagel 5-790.45♦
–––––– winkelstabile Platte 5-790.k5♦
–––––– Zuggurtung/Cerclage 5-790.15♦
––––– ohne Osteosynthese 8-200.5♦
––– Schenkelhals
–––– durch
––––– Bewegungsfixateur 5-790.pe♦
––––– Draht 5-790.1e♦
––––– dynamische Kompressionsschraube 5-790.8e♦
––––– ECMES 5-790.2e♦
––––– Ender-Nagel 5-790.2e♦
––––– ESIN 5-790.2e♦
––––– Federnagel 5-790.2e♦
––––– Fixateur externe 5-790.6e♦
–––––– mit interner Osteosynthese 5-790.de♦
––––– intramedullären Draht 5-790.2e♦
––––– Kondylenplatte 5-790.7e♦
––––– Marknagel, mit
–––––– Aufbohren, Markhöhle 5-790.3e♦
–––––– Gelenkkomponente 5-790.5e♦
––––– Materialkombination 5-790.9e♦
––––– Nancy-Nagel 5-790.2e♦
––––– Platte 5-790.ne♦
––––– Prevot-Nagel 5-790.2e♦
––––– Rush-Pin 5-790.2e♦
––––– Schraube 5-790.0e♦
––––– TEN 5-790.2e♦ ►

Reposition *(Forts.)*
~ geschlossen *(Forts.)*
~~ Fraktur *(Forts.)*
~~~ Schenkelhals *(Forts.)*
~~~~ durch *(Forts.)*
----- Transfixationsnagel 5-790.ce♦
----- Verriegelungsnagel 5-790.4e♦
----- Winkelplatte 5-790.7e♦
----- winkelstabile Platte 5-790.ke♦
----- Zuggurtung/Cerclage 5-790.1e♦
---- ohne Osteosynthese 8-200.e♦
--- Skapula
---- durch
----- Bewegungsfixateur 5-790.pz♦
----- Draht 5-790.1z♦
----- ECMES 5-790.2z♦
----- Ender-Nagel 5-790.2z♦
----- ESIN 5-790.2z♦
----- Federnagel 5-790.2z♦
----- Fixateur externe 5-790.6z♦
------ mit interner Osteosynthese 5-790.dz♦
----- intramedullären Draht 5-790.2z♦
----- Materialkombination 5-790.9z♦
----- Nancy-Nagel 5-790.2z♦
----- Platte 5-790.nz♦
----- Prevot-Nagel 5-790.2z♦
----- Rush-Pin 5-790.2z♦
----- Schraube 5-790.0z♦
----- TEN 5-790.2z♦
----- winkelstabile Platte 5-790.kz♦
----- Zuggurtung/Cerclage 5-790.1z♦
---- und Klavikula, ohne Osteosynthese 8-200.0♦
--- Talus
---- durch
----- Bewegungsfixateur 5-790.ps♦
----- Draht 5-790.1s♦
----- Fixateur externe 5-790.6s♦
------ mit interner Osteosynthese 5-790.ds♦
----- Materialkombination 5-790.9s♦
----- Platte 5-790.ns♦
----- Ringfixateur 5-790.ms♦
----- Schraube 5-790.0s♦
----- Transfixationsnagel 5-790.cs♦
----- winkelstabile Platte 5-790.ks♦
----- Zuggurtung/Cerclage 5-790.1s♦
---- ohne Osteosynthese 8-200.s♦
--- Tarsus
---- durch
----- Bewegungsfixateur 5-790.pu♦
----- Draht 5-790.1u♦
----- Fixateur externe 5-790.6u♦
------ mit interner Osteosynthese 5-790.du♦
----- Materialkombination 5-790.9u♦
----- Platte 5-790.nu♦
----- Ringfixateur 5-790.mu♦
----- Schraube 5-790.0u♦
----- winkelstabile Platte 5-790.ku♦
----- Zuggurtung/Cerclage 5-790.1u♦
---- ohne Osteosynthese 8-200.u♦ ►

Reposition *(Forts.)*
~ geschlossen *(Forts.)*
~~ Fraktur *(Forts.)*
--- Tibia
---- distal
----- durch
------ Bewegungsfixateur 5-790.pn♦
------ Draht 5-790.1n♦
------ ECMES 5-790.2n♦
------ Ender-Nagel 5-790.2n♦
------ ESIN 5-790.2n♦
------ Federnagel 5-790.2n♦
------ Fixateur externe 5-790.6n♦
------- mit interner Osteosynthese 5-790.dn♦
------ intramedullären Draht 5-790.2n♦
------ Kondylenplatte 5-790.7n♦
------ Marknagel, mit
------- Aufbohren, Markhöhle 5-790.3n♦
------- Gelenkkomponente 5-790.5n♦
------ Materialkombination 5-790.9n♦
------ Nancy-Nagel 5-790.2n♦
------ Platte 5-790.nn♦
------ Prevot-Nagel 5-790.2n♦
------ Ringfixateur 5-790.mn♦
------ Rush-Pin 5-790.2n♦
------ Schraube 5-790.0n♦
------ TEN 5-790.2n♦
------ Transfixationsnagel 5-790.cn♦
------ Verriegelungsnagel 5-790.4n♦
------ Winkelplatte 5-790.7n♦
------ winkelstabile Platte 5-790.kn♦
------ Zuggurtung/Cerclage 5-790.1n♦
----- ohne Osteosynthese 8-200.n♦
---- proximal
----- durch
------ Bewegungsfixateur 5-790.pk♦
------ Draht 5-790.1k♦
------- intramedullär 5-790.2k♦
------ ECMES 5-790.2k♦
------ Ender-Nagel 5-790.2k♦
------ ESIN 5-790.2k♦
------ Federnagel 5-790.2k♦
------ Fixateur externe 5-790.6k♦
------- mit interner Osteosynthese 5-790.dk♦
------ Kompressionsschraube, dynamisch 5-790.8k♦
------ Kondylenplatte 5-790.7k♦
------ Marknagel, mit
------- Aufbohren, Markhöhle 5-790.3k♦
------- Gelenkkomponente 5-790.5k♦
------ Materialkombination 5-790.9k♦
------ Nancy-Nagel 5-790.2k♦
------ Platte 5-790.nk♦
------ Prevot-Nagel 5-790.2k♦
------ Ringfixateur 5-790.mk♦
------ Rush-Pin 5-790.2k♦
------ Schraube 5-790.0k♦
------ TEN 5-790.2k♦
------ Transfixationsnagel 5-790.ck♦
------ Verriegelungsnagel 5-790.4k♦
------ Winkelplatte 5-790.7k♦ ►

Reposition *(Forts.)*
~ geschlossen *(Forts.)*
~~ Fraktur *(Forts.)*
~~~ Tibia *(Forts.)*
~~~~ proximal *(Forts.)*
~~~~~ durch *(Forts.)*
–––––– winkelstabile Platte 5-790.kk♦
–––––– Zuggurtung/Cerclage 5-790.1k♦
––––– ohne Osteosynthese 8-200.k♦
–––– Schaft
––––– durch
–––––– Bewegungsfixateur 5-790.pm♦
–––––– Draht 5-790.1m♦
––––––– intramedullär 5-790.2m♦
–––––– ECMES 5-790.2m♦
–––––– Ender-Nagel 5-790.2m♦
–––––– ESIN 5-790.2m♦
–––––– Federnagel 5-790.2m♦
–––––– Fixateur externe 5-790.6m♦
––––––– mit interner Osteosynthese 5-790.dm♦
–––––– Kondylenplatte 5-790.7m♦
–––––– Marknagel, mit
––––––– Aufbohren, Markhöhle 5-790.3m♦
––––––– Gelenkkomponente 5-790.5m♦
–––––– Materialkombination 5-790.9m♦
–––––– Nancy-Nagel 5-790.2m♦
–––––– Platte 5-790.nm♦
–––––– Prevot-Nagel 5-790.2m♦
–––––– Ringfixateur 5-790.mm♦
–––––– Rush-Pin 5-790.2m♦
–––––– Schraube 5-790.0m♦
–––––– TEN 5-790.2m♦
–––––– Transfixationsnagel 5-790.cm♦
–––––– Verriegelungsnagel 5-790.4m♦
–––––– Winkelplatte 5-790.7m♦
–––––– winkelstabile Platte 5-790.km♦
–––––– Zuggurtung/Cerclage 5-790.1m♦
––––– ohne Osteosynthese 8-200.m♦
––– Ulna
–––– distal
––––– durch
–––––– Bewegungsfixateur 5-790.p9♦
–––––– Draht 5-790.19♦
–––––– ECMES 5-790.29♦
–––––– Ender-Nagel 5-790.29♦
–––––– ESIN 5-790.29♦
–––––– Federnagel 5-790.29♦
–––––– Fixateur externe 5-790.69♦
––––––– mit interner Osteosynthese 5-790.d9♦
–––––– intramedullären Draht 5-790.29♦
–––––– Marknagel, mit
––––––– Aufbohren, Markhöhle 5-790.39♦
––––––– Gelenkkomponente 5-790.59♦
–––––– Materialkombination 5-790.99♦
–––––– Nancy-Nagel 5-790.29♦
–––––– Platte 5-790.n9♦
–––––– Prevot-Nagel 5-790.29♦
–––––– Ringfixateur 5-790.m9♦
–––––– Rush-Pin 5-790.29♦
–––––– Schraube 5-790.09♦
–––––– TEN 5-790.29♦ ►

Reposition *(Forts.)*
~ geschlossen *(Forts.)*
~~ Fraktur *(Forts.)*
~~~ Ulna *(Forts.)*
~~~~ distal *(Forts.)*
~~~~~ durch *(Forts.)*
–––––– Verriegelungsnagel 5-790.49♦
–––––– winkelstabile Platte 5-790.k9♦
–––––– Zuggurtung/Cerclage 5-790.19♦
––––– ohne Osteosynthese 8-200.9♦
–––– proximal
––––– durch
–––––– Bewegungsfixateur 5-790.p7♦
–––––– Draht 5-790.17♦
–––––– ECMES 5-790.27♦
–––––– Ender-Nagel 5-790.27♦
–––––– ESIN 5-790.27♦
–––––– Federnagel 5-790.27♦
–––––– Fixateur externe 5-790.67♦
––––––– mit interner Osteosynthese 5-790.d7♦
–––––– intramedullären Draht 5-790.27♦
–––––– Marknagel, mit
––––––– Aufbohren, Markhöhle 5-790.37♦
––––––– Gelenkkomponente 5-790.57♦
–––––– Materialkombination 5-790.97♦
–––––– Nancy-Nagel 5-790.27♦
–––––– Platte 5-790.n7♦
–––––– Prevot-Nagel 5-790.27♦
–––––– Ringfixateur 5-790.m7♦
–––––– Rush-Pin 5-790.27♦
–––––– Schraube 5-790.07♦
–––––– TEN 5-790.27♦
–––––– Verriegelungsnagel 5-790.47♦
–––––– winkelstabile Platte 5-790.k7♦
–––––– Zuggurtung/Cerclage 5-790.17♦
––––– ohne Osteosynthese 8-200.7♦
–––– Schaft
––––– durch
–––––– Bewegungsfixateur 5-790.p8♦
–––––– Draht 5-790.18♦
––––––– intramedullär 5-790.28♦
–––––– ECMES 5-790.28♦
–––––– Ender-Nagel 5-790.28♦
–––––– ESIN 5-790.28♦
–––––– Federnagel 5-790.28♦
–––––– Fixateur externe 5-790.68♦
––––––– mit interner Osteosynthese 5-790.d8♦
–––––– Marknagel, mit
––––––– Aufbohren, Markhöhle 5-790.38♦
––––––– Gelenkkomponente 5-790.58♦
–––––– Materialkombination 5-790.98♦
–––––– Nancy-Nagel 5-790.28♦
–––––– Platte 5-790.n8♦
–––––– Prevot-Nagel 5-790.28♦
–––––– Ringfixateur 5-790.m8♦
–––––– Rush-Pin 5-790.28♦
–––––– Schraube 5-790.08♦
–––––– TEN 5-790.28♦
–––––– Verriegelungsnagel 5-790.48♦
–––––– winkelstabile Platte 5-790.k8♦
–––––– Zuggurtung/Cerclage 5-790.18♦ ►

Reposition *(Forts.)*
~ geschlossen *(Forts.)*
~~ Fraktur *(Forts.)*
~~~ Ulna *(Forts.)*
~~~~ Schaft *(Forts.)*
----- ohne Osteosynthese 8-200.8♦
--- Wirbelsäule
---- mit Immobilisation
----- bei Beteiligung, Rückenmark, ohne Osteosynthese 8-202.2
----- ohne Osteosynthese 8-202.1
---- ohne Osteosynthese 8-202.0
-- Luxation
--- Akromioklavikulargelenk
---- durch
----- Draht 5-79a.11♦
----- Federnagel 5-79a.g1♦
----- Fixateur externe 5-79a.61♦
------ mit interner Osteosynthese 5-79a.71♦
----- intramedullären Draht 5-79a.g1♦
----- Klammer 5-79a.e1♦
----- Materialkombination 5-79a.81♦
----- Schraube 5-79a.01♦
----- Zuggurtung/Cerclage 5-79a.11♦
---- ohne Osteosynthese 8-201.1♦
--- Ellenbogengelenk
---- durch
----- Blountklammern 5-79a.et♦
----- Draht 5-79a.1t♦
----- Federnagel 5-79a.gt♦
----- Fixateur externe 5-79a.6t♦
----- Fixateur externe mit interner Osteosynthese 5-79a.7t♦
----- intramedullären Draht 5-79a.gt♦
----- Klammern 5-79a.et♦
----- Materialkombination 5-79a.8t♦
----- Schraube 5-79a.0t♦
----- Verbundosteosynthese 5-79a.8t♦
----- Zuggurtung/Cerclage 5-79a.1t♦
---- ohne Osteosynthese 8-201.u♦
--- Handgelenk
---- durch
----- Draht 5-79a.17♦
----- Federnagel 5-79a.g7♦
----- Fixateur externe 5-79a.67♦
------ mit interner Osteosynthese 5-79a.77♦
----- intramedullären Draht 5-79a.g7♦
----- Klammer 5-79a.e7♦
----- Materialkombination 5-79a.87♦
----- Schraube 5-79a.07♦
----- Zuggurtung/Cerclage 5-79a.17♦
---- ohne Osteosynthese 8-201.7♦
--- Handwurzelgelenk
---- durch
----- Draht 5-79a.1a♦
----- Fixateur externe 5-79a.6a♦
------ mit interner Osteosynthese 5-79a.7a♦
----- Klammer 5-79a.ea♦
----- Materialkombination 5-79a.8a♦
----- Schraube 5-79a.0a♦
----- Zuggurtung/Cerclage 5-79a.1a♦ ►

Reposition *(Forts.)*
~ geschlossen *(Forts.)*
~~ Luxation *(Forts.)*
~~~ Handwurzelgelenk *(Forts.)*
---- ohne Osteosynthese 8-201.a♦
--- Hüftgelenk
---- durch
----- Draht 5-79a.1g♦
----- Federnagel 5-79a.gg♦
----- Fixateur externe 5-79a.6g♦
------ mit interner Osteosynthese 5-79a.7g♦
----- intramedullären Draht 5-79a.gg♦
----- Materialkombination 5-79a.8g♦
----- Schraube 5-79a.0g♦
----- Zuggurtung/Cerclage 5-79a.1g♦
---- ohne Osteosynthese 8-201.g♦
--- Humeroglenoidalgelenk
---- durch
----- Draht 5-79a.10♦
----- Federnagel 5-79a.g0♦
----- Fixateur externe 5-79a.60♦
------ mit interner Osteosynthese 5-79a.70♦
----- intramedullären Draht 5-79a.g0♦
----- Klammer 5-79a.e0♦
----- Materialkombination 5-79a.80♦
----- Schraube 5-79a.00♦
----- Zuggurtung/Cerclage 5-79a.10♦
---- ohne Osteosynthese 8-201.0♦
--- Humeroradialgelenk
---- durch
----- Blountklammern 5-79a.es♦
----- Draht 5-79a.1s♦
----- Federnagel 5-79a.gs♦
----- Fixateur externe 5-79a.6s♦
----- Fixateur externe mit interner Osteosynthese 5-79a.7s♦
----- intramedullären Draht 5-79a.gs♦
----- Klammern 5-79a.es♦
----- Materialkombination 5-79a.8s♦
----- Schraube 5-79a.0s♦
----- Verbundosteosynthese 5-79a.8s♦
----- Zuggurtung/Cerclage 5-79a.1s♦
---- ohne Osteosynthese 8-201.t♦
--- Humeroulnargelenk
---- durch
----- Draht 5-79a.14♦
----- Federnagel 5-79a.g4♦
----- Fixateur externe 5-79a.64♦
------ mit interner Osteosynthese 5-79a.74♦
----- intramedullären Draht 5-79a.g4♦
----- Klammer 5-79a.e4♦
----- Materialkombination 5-79a.84♦
----- Schraube 5-79a.04♦
----- Zuggurtung/Cerclage 5-79a.14♦
---- ohne Osteosynthese 8-201.4♦
--- Iliosakralgelenk
---- durch
----- Draht 5-79a.1e♦
----- Fixateur externe 5-79a.6e♦
------ mit interner Osteosynthese 5-79a.7e♦
----- Materialkombination 5-79a.8e♦ ►
~~~

Reposition *(Forts.)*
~ geschlossen *(Forts.)*
~~ Luxation *(Forts.)*
~~~ Iliosakralgelenk *(Forts.)*
~~~~ durch *(Forts.)*
––––– Schraube 5-79a.0e♦
––––– Zuggurtung/Cerclage 5-79a.1e♦
–––– ohne Osteosynthese 8-201.e♦
––– Interphalangealgelenk
–––– durch
––––– Draht 5-79a.1d♦
––––– Federnagel 5-79a.gd♦
––––– Fixateur externe 5-79a.6d♦
–––––– mit interner Osteosynthese 5-79a.7d♦
––––– intramedullären Draht 5-79a.gd♦
––––– Materialkombination 5-79a.8d♦
––––– Schraube 5-79a.0d♦
––––– Zuggurtung/Cerclage 5-79a.1d♦
–––– ohne Osteosynthese 8-201.d♦
––– Karpometakarpalgelenk
–––– durch
––––– Draht 5-79a.1b♦
––––– Federnagel 5-79a.gb♦
––––– Fixateur externe 5-79a.6b♦
–––––– mit interner Osteosynthese 5-79a.7b♦
––––– intramedullären Draht 5-79a.gb♦
––––– Materialkombination 5-79a.8b♦
––––– Schraube 5-79a.0b♦
––––– Zuggurtung/Cerclage 5-79a.1b♦
–––– ohne Osteosynthese 8-201.b♦
––– Kiefergelenk, ohne Osteosynthese 8-201.s♦
––– Kniegelenk
–––– durch
––––– Draht 5-79a.1h♦
––––– Federnagel 5-79a.gh♦
––––– Fixateur externe 5-79a.6h♦
–––––– mit interner Osteosynthese 5-79a.7h♦
––––– intramedullären Draht 5-79a.gh♦
––––– Klammer 5-79a.eh♦
––––– Materialkombination 5-79a.8h♦
––––– Schraube 5-79a.0h♦
––––– Transfixationsnagel 5-79a.ch♦
––––– Zuggurtung/Cerclage 5-79a.1h♦
–––– ohne Osteosynthese 8-201.h♦
––– Metakarpophalangealgelenk
–––– durch
––––– Draht 5-79a.1c♦
––––– Federnagel 5-79a.gc♦
––––– Fixateur externe 5-79a.6c♦
–––––– mit interner Osteosynthese 5-79a.7c♦
––––– intramedullären Draht 5-79a.gc♦
––––– Materialkombination 5-79a.8c♦
––––– Schraube 5-79a.0c♦
––––– Zuggurtung/Cerclage 5-79a.1c♦
–––– ohne Osteosynthese 8-201.c♦
––– Metatarsophalangealgelenk
–––– durch
––––– Draht 5-79a.1q♦
––––– Federnagel 5-79a.gq♦ ►

Reposition *(Forts.)*
~ geschlossen *(Forts.)*
~~ Luxation *(Forts.)*
~~~ Metatarsophalangealgelenk *(Forts.)*
~~~~ durch *(Forts.)*
––––– Fixateur externe 5-79a.6q♦
–––––– mit interner Osteosynthese 5-79a.7q♦
––––– intramedullären Draht 5-79a.gq♦
––––– Klammer 5-79a.eq♦
––––– Materialkombination 5-79a.8q♦
––––– Schraube 5-79a.0q♦
––––– Zuggurtung/Cerclage 5-79a.1q♦
–––– ohne Osteosynthese 8-201.q♦
––– Patellofemoralgelenk, geschlossen, isoliert, ohne Osteosynthese 8-201.h♦
––– Radiokarpalgelenk
–––– durch
––––– Draht 5-79a.18♦
––––– Federnagel 5-79a.g8♦
––––– Fixateur externe 5-79a.68♦
–––––– mit interner Osteosynthese 5-79a.78♦
––––– intramedullären Draht 5-79a.g8♦
––––– Klammer 5-79a.e8♦
––––– Materialkombination 5-79a.88♦
––––– Schraube 5-79a.08♦
––––– Zuggurtung/Cerclage 5-79a.18♦
–––– ohne Osteosynthese 8-201.8♦
––– Radioulnargelenk
–––– distal
––––– durch
–––––– Draht 5-79a.16♦
–––––– Federnagel 5-79a.g6♦
–––––– Fixateur externe 5-79a.66♦
––––––– mit interner Osteosynthese 5-79a.76♦
–––––– intramedullären Draht 5-79a.g6♦
–––––– Klammer 5-79a.e6♦
–––––– Materialkombination 5-79a.86♦
–––––– Schraube 5-79a.06♦
–––––– Zuggurtung/Cerclage 5-79a.16♦
––––– ohne Osteosynthese 8-201.6♦
–––– proximal
––––– durch
–––––– Draht 5-79a.15♦
–––––– Federnagel 5-79a.g5♦
–––––– Fixateur externe 5-79a.65♦
––––––– mit interner Osteosynthese 5-79a.75♦
–––––– intramedullären Draht 5-79a.g5♦
–––––– Klammer 5-79a.e5♦
–––––– Materialkombination 5-79a.85♦
–––––– Schraube 5-79a.05♦
–––––– Zuggurtung/Cerclage 5-79a.15♦
––––– ohne Osteosynthese 8-201.5♦
––– Sprunggelenk
–––– oberes
––––– durch
–––––– Draht 5-79a.1k♦
–––––– Federnagel 5-79a.gk♦
–––––– Fixateur externe 5-79a.6k♦
––––––– mit interner Osteosynthese 5-79a.7k♦
–––––– intramedullären Draht 5-79a.gk♦
–––––– Klammer 5-79a.ek♦ ►

Reposition *(Forts.)*
~ geschlossen *(Forts.)*
~~ Luxation *(Forts.)*
~~~ Sprunggelenk *(Forts.)*
~~~~ oberes *(Forts.)*
~~~~~ durch *(Forts.)*
------ Materialkombination 5-79a.8k♦
------ Schraube 5-79a.0k♦
------ Transfixationsnagel 5-79a.ck♦
------ Zuggurtung/Cerclage 5-79a.1k♦
----- ohne Osteosynthese 8-201.k♦
---- unteres
----- durch
------ Draht 5-79a.1m♦
------ Federnagel 5-79a.gm♦
------ Fixateur externe 5-79a.6m♦
------- mit interner Osteosynthese 5-79a.7m♦
------ intramedullären Draht 5-79a.gm♦
------ Klammer 5-79a.em♦
------ Materialkombination 5-79a.8m♦
------ Schraube 5-79a.0m♦
------ Transfixationsnagel 5-79a.cm♦
------ Zuggurtung/Cerclage 5-79a.1m♦
----- ohne Osteosynthese 8-201.m♦
--- Sternoklavikulargelenk
---- durch
----- Draht 5-79a.13♦
----- Federnagel 5-79a.g3♦
----- Fixateur externe 5-79a.63♦
------ mit interner Osteosynthese 5-79a.73♦
----- intramedullären Draht 5-79a.g3♦
----- Klammer 5-79a.e3♦
----- Materialkombination 5-79a.83♦
----- Schraube 5-79a.03♦
----- Zuggurtung/Cerclage 5-79a.13♦
---- ohne Osteosynthese 8-201.3♦
--- Symphyse
---- durch
----- Draht 5-79a.1f
----- Fixateur externe 5-79a.6f
------ mit interner Osteosynthese 5-79a.7f
----- Materialkombination 5-79a.8f
----- Schraube 5-79a.0f
----- Zuggurtung/Cerclage 5-79a.1f
---- ohne Osteosynthese 8-201.f
--- Tarsalgelenk
---- durch
----- Draht 5-79a.1n♦
----- Federnagel 5-79a.gn♦
----- Fixateur externe 5-79a.6n♦
------ mit interner Osteosynthese 5-79a.7n♦
----- intramedullären Draht 5-79a.gn♦
----- Klammer 5-79a.en♦
----- Materialkombination 5-79a.8n♦
----- Schraube 5-79a.0n♦
----- Zuggurtung/Cerclage 5-79a.1n♦
---- ohne Osteosynthese 8-201.n♦
--- Tarsometatarsalgelenk
---- durch
----- Draht 5-79a.1p♦
----- Federnagel 5-79a.gp♦ ►

Reposition *(Forts.)*
~ geschlossen *(Forts.)*
~~ Luxation *(Forts.)*
~~~ Tarsometatarsalgelenk *(Forts.)*
~~~~ durch *(Forts.)*
----- Fixateur externe 5-79a.6p♦
------ mit interner Osteosynthese 5-79a.7p♦
----- intramedullären Draht 5-79a.gp♦
----- Klammer 5-79a.ep♦
----- Materialkombination 5-79a.8p♦
----- Schraube 5-79a.0p♦
----- Zuggurtung/Cerclage 5-79a.1p♦
---- ohne Osteosynthese 8-201.p♦
--- temporomandibulär 5-779.0♦
--- Thorakoskapulargelenk
---- durch
----- Draht 5-79a.12♦
----- Fixateur externe 5-79a.62♦
------ mit interner Osteosynthese 5-79a.72♦
----- Materialkombination 5-79a.82♦
----- Zuggurtung/Cerclage 5-79a.12♦
---- ohne Osteosynthese 8-201.2♦
--- Tibiofibulargelenk, proximal
---- durch
----- Draht 5-79a.1j♦
----- Federnagel 5-79a.gj♦
----- Fixateur externe 5-79a.6j♦
------ mit interner Osteosynthese 5-79a.7j♦
----- intramedullären Draht 5-79a.gj♦
----- Klammer 5-79a.ej♦
----- Materialkombination 5-79a.8j♦
----- Schraube 5-79a.0j♦
----- Zuggurtung/Cerclage 5-79a.1j♦
---- ohne Osteosynthese 8-201.j♦
--- Ulnokarpalgelenk
---- durch
----- Draht 5-79a.19♦
----- Federnagel 5-79a.g9♦
----- Fixateur externe 5-79a.69♦
------ mit interner Osteosynthese 5-79a.79♦
----- intramedullären Draht 5-79a.g9♦
----- Klammer 5-79a.e9♦
----- Materialkombination 5-79a.89♦
----- Schraube 5-79a.09♦
----- Zuggurtung/Cerclage 5-79a.19♦
---- ohne Osteosynthese 8-201.9♦
--- Wirbelsäule
---- mit Immobilisation
----- bei Beteiligung, Rückenmark, ohne Osteosynthese 8-202.2
----- ohne Osteosynthese 8-202.1
---- ohne Osteosynthese 8-202.0
--- Zehengelenk
---- durch
----- Draht 5-79a.1r♦
----- Federnagel 5-79a.gr♦
----- Fixateur externe 5-79a.6r♦
------ mit interner Osteosynthese 5-79a.7r♦
----- intramedullären Draht 5-79a.gr♦
----- Materialkombination 5-79a.8r♦
----- Schraube 5-79a.0r♦ ►

R
~~~~

Reposition *(Forts.)*
~ geschlossen *(Forts.)*
~~ Luxation *(Forts.)*
~~~ Zehengelenk *(Forts.)*
~~~~ durch *(Forts.)*
––––– Zuggurtung/Cerclage 5-79a.1r♦
–––– ohne Osteosynthese 8-201.r♦
–– Mehrfragment-Fraktur, Mittelgesicht, zentrolateral 5-763.0
––– und
–––– andere 5-763.6
–––– lateral 5-763.2
––– zentral 5-763.4
–– Nasenbein 5-216.0
– Invagination
–– Duodenum, offen 5-468.00
–– Ileum, offen 5-468.02
–– Jejunum, offen 5-468.01
–– Kolon, offen 5-468.03
– Jochbein, mit Miniplatte 5-760.13♦
– Lidlamelle, bei
–– Ektropium 5-093.6♦
–– Entropium 5-093.6♦
– Luxation, offen
–– Hüftgelenk, mit interner Osteosynthese 5-79b.7g♦
–– Kniegelenk, mit interner Osteosynthese 5-79b.7h♦
–– Metatarsophalangealgelenk, mit interner Osteosynthese 5-79b.7q♦
–– Sprunggelenk, oberes, mit interner Osteosynthese 5-79b.7k♦
–– Tibiofibulargelenk, proximal, mit interner Osteosynthese 5-79b.7j♦
–– Zehengelenk, mit interner Osteosynthese 5-79b.7r♦
– offen
–– endonasal, Fraktur, Nase 5-216.1
–– Epiphysenlösung
––– Femur
–––– distal, ohne Osteosynthese 5-793.0h♦
–––– proximal, ohne Osteosynthese 5-793.0f♦
––– Fibula
–––– distal, ohne Osteosynthese 5-793.0r♦
–––– proximal, ohne Osteosynthese 5-793.0p♦
––– Humerus
–––– distal, ohne Osteosynthese 5-793.03♦
–––– proximal, ohne Osteosynthese 5-793.01♦
––– Radius
–––– distal, ohne Osteosynthese 5-793.06♦
–––– proximal, ohne Osteosynthese 5-793.04♦
––– Schenkelhals, ohne Osteosynthese 5-793.0e♦
––– Tibia
–––– distal, ohne Osteosynthese 5-793.0n♦
–––– proximal, ohne Osteosynthese 5-793.0k♦
––– Ulna
–––– distal, ohne Osteosynthese 5-793.09♦
–––– proximal, ohne Osteosynthese 5-793.07♦ ▶

Reposition *(Forts.)*
~ offen *(Forts.)*
–– Fraktur
––– Azetabulum, durch
–––– dorsale
––––– Materialkombination 5-799.5♦
––––– und ventrale Materialkombination 5-799.7♦
–––– Platte
––––– dorsal 5-799.4♦
––––– ventral 5-799.3♦
–––– Ringfixateur 5-799.m♦
–––– Schraube
––––– dorsal 5-799.2♦
––––– ventral 5-799.1♦
–––– ventrale Materialkombination 5-799.6♦
––– Beckenrand
–––– durch
––––– Beckenzwinge 5-798.6
––––– Draht 5-798.0
––––– Fixateur externe 5-798.6
––––– Fixateur interne 5-798.7
––––– Gewindestange 5-798.8
––––– Materialkombination 5-798.9
––––– Ringfixateur 5-798.m
––––– Schraube 5-798.2
––––– Zuggurtung/Cerclage 5-798.1
–––– ohne Osteosynthese 5-798.h
––– Beckenring
–––– durch
––––– Beckenzwinge 5-798.6
––––– Draht 5-798.0
––––– Fixateur externe 5-798.6
––––– Fixateur interne 5-798.7
––––– Gewindestange 5-798.8
––––– Materialkombination 5-798.9
––––– Ringfixateur 5-798.m
––––– Zuggurtung/Cerclage 5-798.1
–––– hinterer, durch
––––– Platte 5-798.5
––––– Schraube 5-798.3
–––– ohne Osteosynthese 5-798.h
–––– vorderer, durch Platte 5-798.4
––– Corpus mandibulae, durch
–––– Draht 5-764.11♦
–––– externe Fixation 5-764.10♦
–––– Materialkombination 5-764.14♦
–––– Platte 5-764.13♦
–––– Schraube 5-764.12♦
––– Femur
–––– distal
––––– durch
–––––– Bewegungsfixateur 5-793.nh♦
–––––– Blountklammer 5-793.eh♦
–––––– Draht 5-793.2h♦
––––––– intramedullär 5-793.gh♦
–––––– dynamische Kompressionsschraube 5-793.5h♦
–––––– ECMES 5-793.gh♦
–––––– Ender-Nagel 5-793.gh♦
–––––– ESIN 5-793.gh♦ ▶

Reposition *(Forts.)*
~ offen *(Forts.)*
~~ Fraktur *(Forts.)*
~~~ Femur *(Forts.)*
~~~~ distal *(Forts.)*
~~~~~ durch *(Forts.)*
–––––– Federnagel 5-793.gh♦
–––––– Fixateur externe 5-793.6h♦
––––––– mit interner Osteosynthese 5-793.7h♦
–––––– Klammer 5-793.eh♦
–––––– Kondylenplatte 5-793.4h♦
–––––– Marknagel 5-793.bh♦
––––––– mit Gelenkkomponente 5-793.ah♦
–––––– Materialkombination 5-793.8h♦
––––––– mit Rekonstruktion, Gelenkfläche 5-793.9h♦
–––––– Nancy-Nagel 5-793.gh♦
–––––– Platte 5-793.3h♦
–––––– Prevot-Nagel 5-793.gh♦
–––––– Ringfixateur 5-793 mh♦
–––––– Rush-Pin 5-793.gh♦
–––––– Schraube 5-793.1h♦
–––––– TEN 5-793.gh♦
–––––– Transfixationsnagel 5-793.ch♦
–––––– Winkelplatte 5-793.4h♦
–––––– winkelstabile Platte 5-793.kh♦
–––––– Zuggurtung/Cerclage 5-793.2h♦
––––– ohne Osteosynthese 5-793.hh♦
–––– proximal
––––– durch
–––––– Bewegungsfixateur 5-793.nf♦
–––––– Blountklammer 5-793.ef♦
–––––– Draht 5-793.2f♦
––––––– intramedullär 5-793.gf♦
–––––– dynamische Kompressionsschraube 5-793.5f♦
–––––– ECMES 5-793.gf♦
–––––– Ender-Nagel 5-793.gf♦
–––––– ESIN 5-793.gf♦
–––––– Federnagel 5-793.gf♦
–––––– Fixateur externe 5-793.6f♦
––––––– mit interner Osteosynthese 5-793.7f♦
–––––– Klammer 5-793.ef♦
–––––– Kondylenplatte 5-793.4f♦
–––––– Marknagel 5-793.bf♦
––––––– mit Gelenkkomponente 5-793.af♦
–––––– Materialkombination 5-793.8f♦
––––––– mit Rekonstruktion, Gelenkfläche 5-793.9f♦
–––––– Nancy-Nagel 5-793.gf♦
–––––– Platte 5-793.3f♦
–––––– Prevot-Nagel 5-793.gf♦
–––––– Ringfixateur 5-793.mf♦
–––––– Rush-Pin 5-793.gf♦
–––––– Schraube 5-793.1f♦
–––––– TEN 5-793.gf♦
–––––– Transfixationsnagel 5-793.cf♦
–––––– Winkelplatte 5-793.4f♦
–––––– winkelstabile Platte 5-793.kf♦
–––––– Zuggurtung/Cerclage 5-793.2f♦
––––– ohne Osteosynthese 5-793.hf♦ ►

Reposition *(Forts.)*
~ offen *(Forts.)*
~~ Fraktur *(Forts.)*
~~~ Femur *(Forts.)*
–––– Schaft
––––– durch
–––––– Bewegungsfixateur 5-791.ng♦
–––––– Draht 5-791.1g♦
–––––– dynamische Kompressionsschraube 5-791.4g♦
–––––– ECMES 5-791.gg♦
–––––– Ender-Nagel 5-791.gg♦
–––––– ESIN 5-791.gg♦
–––––– Federnagel 5-791.gg♦
–––––– Fixateur externe 5-791.8g♦
––––––– mit interner Osteosynthese 5-791.dg♦
–––––– intramedullären Draht 5-791.gg♦
–––––– Kondylenplatte 5-791.3g♦
–––––– Marknagel 5-791.6g♦
––––––– mit Gelenkkomponente 5-791.5g♦
–––––– Materialkombination 5-791.9g♦
–––––– Nancy-Nagel 5-791.gg♦
–––––– Platte 5-791.2g♦
–––––– Prevot-Nagel 5-791.gg♦
–––––– Ringfixateur 5-791.mg♦
–––––– Rush-Pin 5-791.gg♦
–––––– Schraube 5-791.0g♦
–––––– TEN 5-791.gg♦
–––––– Transfixationsnagel 5-791.cg♦
–––––– Verriegelungsnagel 5-791.7g♦
–––––– Winkelplatte 5-791.3g♦
–––––– winkelstabile Platte 5-791.kg♦
–––––– Zuggurtung/Cerclage 5-791.1g♦
––––– ohne Osteosynthese 5-791.hg♦
––– Fibula
–––– distal
––––– durch
–––––– Bewegungsfixateur 5-793.nr♦
–––––– Blountklammer 5-793.er♦
–––––– Draht 5-793.2r♦
–––––– ECMES 5-793.gr♦
–––––– Ender-Nagel 5-793.gr♦
–––––– ESIN 5-793.gr♦
–––––– Federnagel 5-793.gr♦
–––––– Fixateur externe 5-793.6r♦
––––––– mit interner Osteosynthese 5-793.7r♦
–––––– intramedullären Draht 5-793.gr♦
–––––– Klammer 5-793.er♦
–––––– Marknagel 5-793.br♦
––––––– mit Gelenkkomponente 5-793.ar♦
–––––– Materialkombination 5-793.8r♦
––––––– mit Rekonstruktion, Gelenkfläche 5-793.9r♦
–––––– Nancy-Nagel 5-793.gr♦
–––––– Platte 5-793.3r♦
–––––– Prevot-Nagel 5-793.gr♦
–––––– Ringfixateur 5-793.mr♦
–––––– Rush-Pin 5-793.gr♦
–––––– Schraube 5-793.1r♦
–––––– TEN 5-793.gr♦
–––––– Transfixationsnagel 5-793.cr♦ ►

Reposition *(Forts.)*
~ offen *(Forts.)*
~~ Fraktur *(Forts.)*
~~~ Fibula *(Forts.)*
~~~~ distal *(Forts.)*
~~~~~ durch *(Forts.)*
–––––– winkelstabile Platte 5-793.kr♦
–––––– Zuggurtung/Cerclage 5-793.2r♦
––––– ohne Osteosynthese 5-793.hr♦
–––– proximal
––––– durch
–––––– Bewegungsfixateur 5-793.np♦
–––––– Blountklammer 5-793.ep♦
–––––– Draht 5-793.2p♦
–––––– ECMES 5-793.gp♦
–––––– Ender-Nagel 5-793.gp♦
–––––– ESIN 5-793.gp♦
–––––– Federnagel 5-793.gp♦
–––––– Fixateur externe 5-793.6p♦
––––––– mit interner Osteosynthese 5-793.7p♦
–––––– intramedullären Draht 5-793.gp♦
–––––– Klammer 5-793.ep♦
–––––– Marknagel 5-793.bp♦
––––––– mit Gelenkkomponente 5-793.ap♦
–––––– Materialkombination 5-793.8p♦
––––––– mit Rekonstruktion, Gelenkfläche 5-793.9p♦
–––––– Nancy-Nagel 5-793.gp♦
–––––– Platte 5-793.3p♦
–––––– Prevot-Nagel 5-793.gp♦
–––––– Ringfixateur 5-793.mp♦
–––––– Rush-Pin 5-793.gp♦
–––––– Schraube 5-793.1p♦
–––––– TEN 5-793.gp♦
–––––– Transfixationsnagel 5-793.cp♦
–––––– winkelstabile Platte 5-793.kp♦
–––––– Zuggurtung/Cerclage 5-793.2p♦
––––– ohne Osteosynthese 5-793.hp♦
–––– Schaft
––––– durch
–––––– Bewegungsfixateur 5-791.nq♦
–––––– Draht 5-791.1q♦
–––––– ECMES 5-791.gq♦
–––––– Ender-Nagel 5-791.gq♦
–––––– ESIN 5-791.gq♦
–––––– Federnagel 5-791.gq♦
–––––– Fixateur externe 5-791.8q♦
––––––– mit interner Osteosynthese 5-791.dq♦
–––––– intramedullären Draht 5-791.gq♦
–––––– Marknagel 5-791.6q♦
––––––– mit Gelenkkomponente 5-791.5q♦
–––––– Materialkombination 5-791.9q♦
–––––– Nancy-Nagel 5-791.gq♦
–––––– Platte 5-791.2q♦
–––––– Prevot-Nagel 5-791.gq♦
–––––– Ringfixateur 5-791.mq♦
–––––– Rush-Pin 5-791.gq♦
–––––– Schraube 5-791.0q♦
–––––– TEN 5-791.gq♦
–––––– Transfixationsnagel 5-791.cq♦
–––––– Verriegelungsnagel 5-791.7q♦ ►

Reposition *(Forts.)*
~ offen *(Forts.)*
~~ Fraktur *(Forts.)*
~~~ Fibula *(Forts.)*
~~~~ Schaft *(Forts.)*
~~~~~ durch *(Forts.)*
–––––– winkelstabile Platte 5-791.kq♦
–––––– Zuggurtung/Cerclage 5-791.1q♦
––––– ohne Osteosynthese 5-791.hq♦
––– Hinterwand, Stirnhöhle 5-767.3
––– Hüftkopf, durch
–––– dorsale
––––– Materialkombination 5-799.5♦
––––– und ventrale Materialkombination 5-799.7♦
–––– Platte
––––– dorsal 5-799.4♦
––––– ventral 5-799.3♦
–––– Ringfixateur 5-799.m♦
–––– Schraube
––––– dorsal 5-799.2♦
––––– ventral 5-799.1♦
–––– ventrale Materialkombination 5-799.6♦
––– Humerus
–––– distal
––––– durch
–––––– Bewegungsfixateur 5-793.n3♦
–––––– Draht 5-793.23♦
–––––– ECMES 5-793.g3♦
–––––– Ender-Nagel 5-793.g3♦
–––––– ESIN 5-793.g3♦
–––––– Federnagel 5-793.g3♦
–––––– Fixateur externe 5-793.63♦
––––––– mit interner Osteosynthese 5-793.73♦
–––––– intramedullären Draht 5-793.g3♦
–––––– Kondylenplatte 5-793.43♦
–––––– Marknagel 5-793.b3♦
––––––– mit Gelenkkomponente 5-793.a3♦
–––––– Materialkombination 5-793.83♦
––––––– mit Rekonstruktion, Gelenkfläche 5-793.93♦
–––––– Nancy-Nagel 5-793.g3♦
–––––– Platte 5-793.33♦
–––––– Prevot-Nagel 5-793.g3♦
–––––– Ringfixateur 5-793.m3♦
–––––– Rush-Pin 5-793.g3♦
–––––– Schraube 5-793.13♦
–––––– TEN 5-793.g3♦
–––––– Transfixationsnagel 5-793.c3♦
–––––– Winkelplatte 5-793.43♦
–––––– winkelstabile Platte 5-793.k3♦
–––––– Zuggurtung/Cerclage 5-793.23♦
––––– ohne Osteosynthese 5-793.h3♦
–––– proximal
––––– durch
–––––– Bewegungsfixateur 5-793.n1♦
–––––– Draht 5-793.21♦
–––––– dynamische Kompressionsschraube 5-793.51♦
–––––– ECMES 5-793.g1♦
–––––– Ender-Nagel 5-793.g1♦ ►

Reposition *(Forts.)*
~ offen *(Forts.)*
~~ Fraktur *(Forts.)*
~~~ Humerus *(Forts.)*
~~~~ proximal *(Forts.)*
~~~~~ durch *(Forts.)*
------ ESIN 5-793.g1♦
------ Federnagel 5-793.g1♦
------ Fixateur externe 5-793.61♦
------- mit interner Osteosynthese 5-793.71♦
------ intramedullären Draht 5-793.g1♦
------ Kondylenplatte 5-793.41♦
------ Marknagel 5-793.b1♦
------- mit Gelenkkomponente 5-793.a1♦
------ Materialkombination 5-793.81♦
------- mit Rekonstruktion, Gelenkfläche 5-793.91♦
------ Nancy-Nagel 5-793.g1♦
------ Platte 5-793.31♦
------ Prevot-Nagel 5-793.g1♦
------ Ringfixateur 5-793.m1♦
------ Rush-Pin 5-793.g1♦
------ Schraube 5-793.11♦
------ TEN 5-793.g1♦
------ Transfixationsnagel 5-793.c1♦
------ Winkelplatte 5-793.41♦
------ winkelstabile Platte 5-793.k1♦
------ Zuggurtung/Cerclage 5-793.21♦
----- ohne Osteosynthese 5-793.h1♦
---- Schaft
----- durch
------ Bewegungsfixateur 5-791.n2♦
------ Draht 5-791.12♦
------ ECMES 5-791.g2♦
------ Ender-Nagel 5-791.g2♦
------ ESIN 5-791.g2♦
------ Federnagel 5-791.g2♦
------ Fixateur externe 5-791.82♦
------- mit interner Osteosynthese 5-791.d2♦
------ intramedullären Draht 5-791.g2♦
------ Kompressionsschraube, dynamisch 5-791.42♦
------ Kondylenplatte 5-791.32♦
------ Marknagel 5-791.62♦
------- mit Gelenkkomponente 5-791.52♦
------ Materialkombination 5-791.92♦
------ Nancy-Nagel 5-791.g2♦
------ Platte 5-791.22♦
------ Prevot-Nagel 5-791.g2♦
------ Ringfixateur 5-791.m2♦
------ Rush-Pin 5-791.g2♦
------ Schraube 5-791.02♦
------ TEN 5-791.g2♦
------ Transfixationsnagel 5-791.c2♦
------ Verriegelungsnagel 5-791.72♦
------ Winkelplatte 5-791.32♦
------ winkelstabile Platte 5-791.k2♦
------ Zuggurtung/Cerclage 5-791.12♦
----- ohne Osteosynthese 5-791.h2♦ ►

Reposition *(Forts.)*
~ offen *(Forts.)*
~~ Fraktur *(Forts.)*
--- Jochbeinkörper
---- durch
----- Draht 5-760.11♦
----- Fixation, extern 5-760.10♦
----- Materialkombination 5-760.14♦
----- Schraube 5-760.12♦
---- und Jochbogen, durch
----- Draht 5-760.61♦
----- externe Fixation 5-760.60♦
----- Materialkombination 5-760.64♦
----- Platte 5-760.63♦
----- Schraube 5-760.62♦
--- Jochbogen, durch
---- Draht 5-760.41♦
---- externe Fixation 5-760.40♦
---- Materialkombination 5-760.44♦
---- Platte 5-760.43♦
---- Schraube 5-760.42♦
--- Kalkaneus
---- durch
----- Bewegungsfixateur 5-797.nt♦
----- Blountklammer 5-797.et♦
----- Draht 5-797.2t♦
----- Fixateur externe 5-797.4t♦
------ mit interner Osteosynthese 5-797.5t♦
----- Klammer 5-797.et♦
----- Materialkombination 5-797.6t♦
------ mit Rekonstruktion, Gelenkfläche 5-797.7t♦
----- Platte 5-797.3t♦
----- Ringfixateur 5-797.mt♦
----- Schraube 5-797.1t♦
----- winkelstabile Platte 5-797.kt♦
----- Verriegelungsnagel 5-797.pt♦
----- Zuggurtung/Cerclage 5-797.2t♦
---- ohne Osteosynthese 5-797.ht♦
--- Karpus
---- durch
----- Bewegungsfixateur 5-795.na♦
----- Blountklammer 5-795.ea♦
----- Draht 5-795.2a♦
----- ECMES 5-795.ga♦
----- Ender-Nagel 5-795.ga♦
----- ESIN 5-795.ga♦
----- Federnagel 5-795.ga♦
----- Fixateur externe 5-795.4a♦
------ mit interner Osteosynthese 5-795.5a♦
----- intramedullären Draht 5-795.ga♦
----- Klammer 5-795.ea♦
----- Materialkombination 5-795.6a♦
------ mit Rekonstruktion, Gelenkfläche 5-795.8a♦
----- Nancy-Nagel 5-795.ga♦
----- Platte 5-795.3a♦
----- Prevot-Nagel 5-795.ga♦
----- Ringfixateur 5-795.ma♦
----- Rush-Pin 5-795.ga♦
----- Schraube 5-795.1a♦ ►

R
~~~~~

Reposition *(Forts.)*
~ offen *(Forts.)*
~~ Fraktur *(Forts.)*
~~~ Karpus *(Forts.)*
~~~~ durch *(Forts.)*
––––– TEN 5-795.ga♦
––––– winkelstabile Platte 5-795.ka♦
––––– Zuggurtung/Cerclage 5-795.2a♦
–––– ohne Osteosynthese 5-795.ha♦
––– Klavikula
–––– durch
––––– Bewegungsfixateur 5-795.n0♦
––––– Blountklammer 5-795.e0♦
––––– Draht 5-795.20♦
––––– ECMES 5-795.g0♦
––––– Ender-Nagel 5-795.g0♦
––––– ESIN 5-795.g0♦
––––– Federnagel 5-795.g0♦
––––– Fixateur externe 5-795.40♦
–––––– mit interner Osteosynthese 5-795.50♦
––––– intramedullären Draht 5-795.g0♦
––––– Klammer 5-795.e0♦
––––– Materialkombination 5-795.60♦
–––––– mit Rekonstruktion, Gelenkfläche 5-795.80♦
––––– Nancy-Nagel 5-795.g0♦
––––– Platte 5-795.30♦
––––– Prevot-Nagel 5-795.g0♦
––––– Rush-Pin 5-795.g0♦
––––– Schraube 5-795.10♦
––––– TEN 5-795.g0♦
––––– winkelstabile Platte 5-795.k0♦
––––– Zuggurtung/Cerclage 5-795.20♦
–––– ohne Osteosynthese 5-795.h0♦
––– Maxilla, durch
–––– Draht 5-761.11
–––– externe Fixation 5-761.10
–––– Materialkombination 5-761.14
–––– Platte 5-761.13
–––– Schraube 5-761.12
––– Metakarpus
–––– durch
––––– Bewegungsfixateur 5-795.nb♦
––––– Blountklammer 5-795.eb♦
––––– Draht 5-795.2b♦
––––– ECMES 5-795.gb♦
––––– Ender-Nagel 5-795.gb♦
––––– ESIN 5-795.gb♦
––––– Federnagel 5-795.gb♦
––––– Fixateur externe 5-795.4b♦
–––––– mit interner Osteosynthese 5-795.5b♦
––––– intramedullären Draht 5-795.gb♦
––––– Klammer 5-795.eb♦
––––– Materialkombination 5-795.6b♦
–––––– mit Rekonstruktion, Gelenkfläche 5-795.8b♦
––––– Nancy-Nagel 5-795.gb♦
––––– Platte 5-795.3b♦
––––– Prevot-Nagel 5-795.gb♦
––––– Ringfixateur 5-795.mb♦
––––– Rush-Pin 5-795.gb♦ ►

Reposition *(Forts.)*
~ offen *(Forts.)*
~~ Fraktur *(Forts.)*
~~~ Metakarpus *(Forts.)*
~~~~ durch *(Forts.)*
––––– Schraube 5-795.1b♦
––––– TEN 5-795.gb♦
––––– Verriegelungsnagel 5-795.pb♦
––––– winkelstabile Platte 5-795.kb♦
––––– Zuggurtung/Cerclage 5-795.2b♦
–––– ohne Osteosynthese 5-795.hb♦
––– Metatarsus
–––– durch
––––– Bewegungsfixateur 5-795.nv♦
––––– Blountklammer 5-795.ev♦
––––– Draht 5-795.2v♦
––––– ECMES 5-795.gv♦
––––– Ender-Nagel 5-795.gv♦
––––– ESIN 5-795.gv♦
––––– Federnagel 5-795.gv♦
––––– Fixateur externe 5-795.4v♦
–––––– mit interner Osteosynthese 5-795.5v♦
––––– intramedullären Draht 5-795.gv♦
––––– Klammer 5-795.ev♦
––––– Materialkombination 5-795.6v♦
–––––– mit Rekonstruktion, Gelenkfläche 5-795.8v♦
––––– Nancy-Nagel 5-795.gv♦
––––– Platte 5-795.3v♦
––––– Prevot-Nagel 5-795.gv♦
––––– Ringfixateur 5-795.mv♦
––––– Rush-Pin 5-795.gv♦
––––– Schraube 5-795.1v♦
––––– TEN 5-795.gv♦
––––– Verriegelungsnagel 5-795.pv♦
––––– winkelstabile Platte 5-795.kv♦
––––– Zuggurtung/Cerclage 5-795.2v♦
–––– ohne Osteosynthese 5-795.hv♦
––– Mittelgesicht, zentrolateral, durch
–––– Draht 5-762.11
–––– externe Fixation 5-762.10
–––– Materialkombination 5-762.14
–––– Platte 5-762.13
–––– Schraube 5-762.12
––– Nase, von außen 5-216.2
––– Nasoethmoid, durch
–––– Draht 5-761.41
–––– externe Fixation 5-761.40
–––– Materialkombination 5-761.44
–––– Platte 5-761.43
–––– Schraube 5-761.42
––– Orbitaboden, von außen 5-766.3♦
––– Orbitadach 5-766.0♦
––– Orbitawand
–––– lateral 5-766.1♦
–––– medial 5-766.2♦
––– Patella
–––– durch
––––– Bewegungsfixateur 5-793.nj♦
––––– Blountklammer 5-793.ej♦
––––– Draht 5-793.2j♦ ►

Reposition *(Forts.)*
~ offen *(Forts.)*
~~ Fraktur *(Forts.)*
~~~ Patella *(Forts.)*
~~~~ durch *(Forts.)*
––––– Fixateur externe 5-793.6j♦
–––––– mit interner Osteosynthese 5-793.7j♦
––––– Klammer 5-793.ej♦
––––– Materialkombination 5-793.8j♦
–––––– mit Rekonstruktion, Gelenkfläche 5-793.9j♦
––––– Platte 5-793.3j♦
––––– Schraube 5-793.1j♦
––––– winkelstabile Platte 5-793.kj♦
––––– Zuggurtung/Cerclage 5-793.2j♦
–––– ohne Osteosynthese 5-793.hj♦
––– Phalangen
–––– Fuß
––––– durch
–––––– Bewegungsfixateur 5-795.nw♦
–––––– Blountklammer 5-795.ew♦
–––––– Draht 5-795.2w♦
–––––– ECMES 5-795.gw♦
–––––– Ender-Nagel 5-795.gw♦
–––––– ESIN 5-795.gw♦
–––––– Federnagel 5-795.gw♦
–––––– Fixateur externe 5-795.4w♦
––––––– mit interner Osteosynthese 5-795.5w♦
–––––– intramedullären Draht 5-795.gw♦
–––––– Klammer 5-795.ew♦
–––––– Materialkombination 5-795.6w♦
––––––– mit Rekonstruktion, Gelenkfläche 5-795.8w♦
–––––– Nancy-Nagel 5-795.gw♦
–––––– Platte 5-795.3w♦
–––––– Prevot-Nagel 5-795.gw♦
–––––– Rush-Pin 5-795.gw♦
–––––– Schraube 5-795.1w♦
–––––– TEN 5-795.gw♦
–––––– winkelstabile Platte 5-795.kw♦
–––––– Zuggurtung/Cerclage 5-795.2w♦
––––– ohne Osteosynthese 5-795.hw♦
–––– Hand
––––– durch
–––––– Bewegungsfixateur 5-795.nc♦
–––––– Blountklammer 5-795.ec♦
–––––– Draht 5-795.2c♦
–––––– ECMES 5-795.gc♦
–––––– Ender-Nagel 5-795.gc♦
–––––– ESIN 5-795.gc♦
–––––– Federnagel 5-795.gc♦
–––––– Fixateur externe 5-795.4c♦
––––––– mit interner Osteosynthese 5-795.5c♦
–––––– intramedullären Draht 5-795.gc♦
–––––– Klammer 5-795.ec♦
–––––– Materialkombination 5-795.6c♦
––––––– mit Rekonstruktion, Gelenkfläche 5-795.8c♦
–––––– Nancy-Nagel 5-795.gc♦
–––––– Platte 5-795.3c♦
–––––– Prevot-Nagel 5-795.gc♦ ►

Reposition *(Forts.)*
~ offen *(Forts.)*
~~ Fraktur *(Forts.)*
~~~ Phalangen *(Forts.)*
~~~~ Hand *(Forts.)*
~~~~~ durch *(Forts.)*
–––––– Rush-Pin 5-795.gc♦
–––––– Schraube 5-795.1c♦
–––––– TEN 5-795.gc♦
–––––– winkelstabile Platte 5-795.kc♦
–––––– Zuggurtung/Cerclage 5-795.2c♦
––––– ohne Osteosynthese 5-795.hc♦
––– Processus alveolaris mandibulae, durch
–––– Draht 5-764.41
–––– externe Fixation 5-764.40
–––– Materialkombinationen 5-764.44
–––– Platte 5-764.43
–––– Schraube 5-764.42
––– Processus alveolaris maxillae, durch
–––– Draht 5-761.31
–––– externe Fixation 5-761.30
–––– Materialkombinationen 5-761.34
–––– Platte 5-761.33
–––– Schraube 5-761.32
––– Processus articularis mandibulae, durch
–––– Draht 5-765.71♦
–––– externe Fixation 5-765.70♦
–––– Materialkombination 5-765.74♦
–––– Platte 5-765.73♦
–––– Schraube 5-765.72♦
––– R. mandibulae, durch
–––– Draht 5-765.31♦
–––– externe Fixation 5-765.30♦
–––– Materialkombination 5-765.34♦
–––– Platte 5-765.33♦
–––– Schraube 5-765.32♦
––– Radius
–––– distal
––––– durch
–––––– Bewegungsfixateur 5-793.n6♦
–––––– Draht 5-793.26♦
–––––– ECMES 5-793.g6♦
–––––– Ender-Nagel 5-793.g6♦
–––––– ESIN 5-793.g6♦
–––––– Federnagel 5-793.g6♦
–––––– Fixateur externe 5-793.66♦
––––––– mit interner Osteosynthese 5-793.76♦
–––––– intramedullären Draht 5-793.g6♦
–––––– Marknagel 5-793.b6♦
–––––– Materialkombination 5-793.86♦
––––––– mit Rekonstruktion, Gelenkfläche 5-793.96♦
–––––– Nancy-Nagel 5-793.g6♦
–––––– Platte 5-793.36♦
–––––– Prevot-Nagel 5-793.g6♦
–––––– Ringfixateur 5-793.m6♦
–––––– Rush-Pin 5-793.g6♦
–––––– Schraube 5-793.16♦
–––––– TEN 5-793.g6♦
–––––– Transfixationsnagel 5-793.c6♦
–––––– winkelstabile Platte 5-793.k6♦ ►

R
~~~~~

Reposition *(Forts.)*
~ offen *(Forts.)*
~~ Fraktur *(Forts.)*
~~~ Radius *(Forts.)*
~~~~ distal *(Forts.)*
~~~~~ durch *(Forts.)*
–––––– Zuggurtung/Cerclage 5-793.26♦
––––– ohne Osteosynthese 5-793.h6♦
–––– proximal
––––– durch
–––––– Bewegungsfixateur 5-793.n4♦
–––––– Draht 5-793.24♦
–––––– ECMES 5-793.g4♦
–––––– Ender-Nagel 5-793.g4♦
–––––– ESIN 5-793.g4♦
–––––– Federnagel 5-793.g4♦
–––––– Fixateur externe 5-793.64♦
––––––– mit interner Osteosynthese 5-793.74♦
–––––– intramedullären Draht 5-793.g4♦
–––––– Marknagel 5-793.b4♦
––––––– mit Gelenkkomponente 5-793.a4♦
–––––– Materialkombination 5-793.84♦
––––––– mit Rekonstruktion, Gelenkfläche 5-793.94♦
–––––– Nancy-Nagel 5-793.g4♦
–––––– Platte 5-793.34♦
–––––– Prevot-Nagel 5-793.g4♦
–––––– Ringfixateur 5-793.m4♦
–––––– Rush-Pin 5-793.g4♦
–––––– Schraube 5-793.14♦
–––––– TEN 5-793.g4♦
–––––– Transfixationsnagel 5-793.c4♦
–––––– winkelstabile Platte 5-793.k4♦
–––––– Zuggurtung/Cerclage 5-793.24♦
––––– ohne Osteosynthese 5-793.h4♦
–––– Schaft
––––– durch
–––––– Bewegungsfixateur 5-791.n5♦
–––––– Draht 5-791.15♦
–––––– ECMES 5-791.g5♦
–––––– Ender-Nagel 5-791.g5♦
–––––– ESIN 5-791.g5♦
–––––– Federnagel 5-791.g5♦
–––––– Fixateur externe 5-791.85♦
––––––– mit interner Osteosynthese 5-791.d5♦
–––––– intramedullären Draht 5-791.g5♦
–––––– Marknagel 5-791.65♦
––––––– mit Gelenkkomponente 5-791.55♦
–––––– Materialkombination 5-791.95♦
–––––– Nancy-Nagel 5-791.g5♦
–––––– Platte 5-791.25♦
–––––– Prevot-Nagel 5-791.g5♦
–––––– Ringfixateur 5-791.m5♦
–––––– Rush-Pin 5-791.g5♦
–––––– Schraube 5-791.05♦
–––––– TEN 5-791.g5♦
–––––– Transfixationsnagel 5-791.c5♦
–––––– Verriegelungsnagel 5-791.75♦
–––––– winkelstabile Platte 5-791.k5♦
–––––– Zuggurtung/Cerclage 5-791.15♦
––––– ohne Osteosynthese 5-791.h5♦ ►

Reposition *(Forts.)*
~ offen *(Forts.)*
~~ Fraktur *(Forts.)*
––– Schenkelhals
–––– durch
––––– Bewegungsfixateur 5-793.ne♦
––––– Draht 5-793.2e♦
––––– dynamische Kompressionsschraube 5-793.5e♦
––––– ECMES 5-793.ge♦
––––– Ender-Nagel 5-793.ge♦
––––– ESIN 5-793.ge♦
––––– Federnagel 5-793.ge♦
––––– Fixateur externe 5-793.6e♦
–––––– mit interner Osteosynthese 5-793.7e♦
––––– intramedullären Draht 5-793.ge♦
––––– Kondylenplatte 5-793.4e♦
––––– Marknagel 5-793.be♦
–––––– mit Gelenkkomponente 5-793.ae♦
––––– Materialkombination 5-793.8e♦
–––––– mit Rekonstruktion, Gelenkfläche 5-793.9e♦
––––– Nancy-Nagel 5-793.ge♦
––––– Platte 5-793.3e♦
––––– Prevot-Nagel 5-793.ge♦
––––– Ringfixateur 5-793.me♦
––––– Rush-Pin 5-793.ge♦
––––– Schraube 5-793.1e♦
––––– TEN 5-793.ge♦
––––– Transfixationsnagel 5-793.ce♦
––––– Winkelplatte 5-793.4e♦
––––– winkelstabile Platte 5-793.ke♦
––––– Zuggurtung/Cerclage 5-793.2e♦
–––– ohne Osteosynthese 5-793.he♦
––– Skapula
–––– durch
––––– Bewegungsfixateur 5-795.nz♦
––––– Blountklammer 5-795.ez♦
––––– Draht 5-795.2z♦
––––– ECMES 5-795.gz♦
––––– Ender-Nagel 5-795.gz♦
––––– ESIN 5-795.gz♦
––––– Federnagel 5-795.gz♦
––––– Fixateur externe 5-795.4z♦
–––––– mit interner Osteosynthese 5-795.5z♦
––––– intramedullären Draht 5-795.gz♦
––––– Klammer 5-795.ez♦
––––– Materialkombination 5-795.6z♦
–––––– mit Rekonstruktion, Gelenkfläche 5-795.8z♦
––––– Nancy-Nagel 5-795.gz♦
––––– Platte 5-795.3z♦
––––– Prevot-Nagel 5-795.gz♦
––––– Rush-Pin 5-795.gz♦
––––– Schraube 5-795.1z♦
––––– TEN 5-795.gz♦
––––– winkelstabile Platte 5-795.kz♦
––––– Zuggurtung/Cerclage 5-795.2z♦
–––– ohne Osteosynthese 5-795.hz♦
––– Sternum 5-349.0 ►
~~~~~

Reposition *(Forts.)*
~ offen *(Forts.)*
~~ Fraktur *(Forts.)*
––– Stirnhöhle, Hinterwand, und Vorderwand 5-767.4
––– Talus
–––– durch
––––– Bewegungsfixateur 5-797.ns♦
––––– Blountklammer 5-797.es♦
––––– Draht 5-797.2s♦
––––– Fixateur externe 5-797.4s♦
–––––– mit interner Osteosynthese 5-797.5s♦
––––– Klammer 5-797.es♦
––––– Materialkombination 5-797.6s♦
–––––– mit Rekonstruktion, Gelenkfläche 5-797.7s♦
––––– Platte 5-797.3s♦
––––– Ringfixateur 5-797.ms♦
––––– Schraube 5-797.1s♦
––––– winkelstabile Platte 5-797.ks♦
––––– Zuggurtung/Cerclage 5-797.2s♦
–––– ohne Osteosynthese 5-797.hs♦
––– Tarsus
–––– durch
––––– Bewegungsfixateur 5-795.nu♦
––––– Blountklammer 5-795.eu♦
––––– Draht 5-795.2u♦
––––– ECMES 5-795.gu♦
––––– Ender-Nagel 5-795.gu♦
––––– ESIN 5-795.gu♦
––––– Federnagel 5-795.gu♦
––––– Fixateur externe 5-795.4u♦
–––––– mit interner Osteosynthese 5-795.5u♦
––––– intramedullären Draht 5-795.gu♦
––––– Klammer 5-795.eu♦
––––– Materialkombination 5-795.6u♦
–––––– mit Rekonstruktion, Gelenkfläche 5-795.8u♦
––––– Nancy-Nagel 5-795.gu♦
––––– Platte 5-795.3u♦
––––– Prevot-Nagel 5-795.gu♦
––––– Ringfixateur 5-795.mu♦
––––– Rush-Pin 5-795.gu♦
––––– Schraube 5-795.1u♦
––––– TEN 5-795.gu♦
––––– winkelstabile Platte 5-795.ku♦
––––– Zuggurtung/Cerclage 5-795.2u♦
–––– ohne Osteosynthese 5-795.hu♦
––– Tibia
–––– distal
––––– durch
–––––– Bewegungsfixateur 5-793.nn♦
–––––– Blountklammer 5-793.en♦
–––––– Draht 5-793.2n♦
–––––– ECMES 5-793.gn♦
–––––– Ender-Nagel 5-793.gn♦
–––––– ESIN 5-793.gn♦
–––––– Federnagel 5-793.gn♦
–––––– Fixateur externe 5-793.6n♦
––––––– mit interner Osteosynthese 5-793.7n♦
–––––– intramedullären Draht 5-793.gn♦ ►

Reposition *(Forts.)*
~ offen *(Forts.)*
~~ Fraktur *(Forts.)*
~~~ Tibia *(Forts.)*
~~~~ distal *(Forts.)*
~~~~~ durch *(Forts.)*
–––––– Klammer 5-793.en♦
–––––– Kondylenplatte 5-793.4n♦
–––––– Marknagel 5-793.bn♦
––––––– mit Gelenkkomponente 5-793.an♦
–––––– Materialkombination 5-793.8n♦
––––––– mit Rekonstruktion, Gelenkfläche 5-793.9n♦
–––––– Nancy-Nagel 5-793.gn♦
–––––– Platte 5-793.3n♦
–––––– Prevot-Nagel 5-793.gn♦
–––––– Ringfixateur 5-793.mn♦
–––––– Rush-Pin 5-793.gn♦
–––––– Schraube 5-793.1n♦
–––––– TEN 5-793.gn♦
–––––– Transfixationsnagel 5-793.cn♦
–––––– Winkelplatte 5-793.4n♦
–––––– winkelstabile Platte 5-793.kn♦
–––––– Zuggurtung/Cerclage 5-793.2n♦
––––– ohne Osteosynthese 5-793.hn♦
–––– proximal
––––– durch
–––––– Bewegungsfixateur 5-793.nk♦
–––––– Blountklammer 5-793.ek♦
–––––– Draht 5-793.2k♦
–––––– dynamische Kompressionsschraube 5-793.5k♦
–––––– ECMES 5-793.gk♦
–––––– Ender-Nagel 5-793.gk♦
–––––– ESIN 5-793.gk♦
–––––– Federnagel 5-793.gk♦
–––––– Fixateur externe 5-793.6k♦
––––––– mit interner Osteosynthese 5-793.7k♦
–––––– intramedullären Draht 5-793.gk♦
–––––– Klammer 5-793.ek♦
–––––– Kondylenplatte 5-793.4k♦
–––––– Marknagel 5-793.bk♦
––––––– mit Gelenkkomponente 5-793.ak♦
–––––– Materialkombination 5-793.8k♦
––––––– mit Rekonstruktion, Gelenkfläche 5-793.9k♦
–––––– Nancy-Nagel 5-793.gk♦
–––––– Platte 5-793.3k♦
–––––– Prevot-Nagel 5-793.gk♦
–––––– Ringfixateur 5-793.mk♦
–––––– Rush-Pin 5-793.gk♦
–––––– Schraube 5-793.1k♦
–––––– TEN 5-793.gk♦
–––––– Transfixationsnagel 5-793.ck♦
–––––– Winkelplatte 5-793.4k♦
–––––– winkelstabile Platte 5-793.kk♦
–––––– Zuggurtung/Cerclage 5-793.2k♦
––––– ohne Osteosynthese 5-793.hk♦
–––– Schaft
––––– durch
–––––– Bewegungsfixateur 5-791.nm♦ ►

R
~~~~~

Reposition *(Forts.)*
~ offen *(Forts.)*
~~ Fraktur *(Forts.)*
~~~ Tibia *(Forts.)*
~~~~ Schaft *(Forts.)*
~~~~~ durch *(Forts.)*
–––––– Draht 5-791.1m♦
–––––– ECMES 5-791.gm♦
–––––– Ender-Nagel 5-791.gm♦
–––––– ESIN 5-791.gm♦
–––––– Federnagel 5-791.gm♦
–––––– Fixateur externe 5-791.8m♦
––––––– mit interner Osteosynthese 5-791.dm♦
–––––– intramedullären Draht 5-791.gm♦
–––––– Kondylenplatte 5-791.3m♦
–––––– Marknagel 5-791.6m♦
––––––– mit Gelenkkomponente 5-791.5m♦
–––––– Materialkombination 5-791.9m♦
–––––– Nancy-Nagel 5-791.gm♦
–––––– Platte 5-791.2m♦
–––––– Prevot-Nagel 5-791.gm♦
–––––– Ringfixateur 5-791.mm♦
–––––– Rush-Pin 5-791.gm♦
–––––– Schraube 5-791.0m♦
–––––– TEN 5-791.gm♦
–––––– Transfixationsnagel 5-791.cm♦
–––––– Verriegelungsnagel 5-791.7m♦
–––––– Winkelplatte 5-791.3m♦
–––––– winkelstabile Platte 5-791.km♦
–––––– Zuggurtung/Cerclage 5-791.1m♦
––––– ohne Osteosynthese 5-791.hm♦
––– Ulna
–––– distal
––––– durch
–––––– Bewegungsfixateur 5-793.n9♦
–––––– Draht 5-793.29♦
–––––– ECMES 5-793.g9♦
–––––– Ender-Nagel 5-793.g9♦
–––––– ESIN 5-793.g9♦
–––––– Federnagel 5-793.g9♦
–––––– Fixateur externe 5-793.69♦
––––––– mit interner Osteosynthese 5-793.79♦
–––––– intramedullären Draht 5-793.g9♦
–––––– Marknagel 5-793.b9♦
––––––– mit Gelenkkomponente 5-793.a9♦
–––––– Materialkombination 5-793.89♦
––––––– mit Rekonstruktion, Gelenkfläche 5-793.99♦
–––––– Nancy-Nagel 5-793.g9♦
–––––– Platte 5-793.39♦
–––––– Prevot-Nagel 5-793.g9♦
–––––– Ringfixateur 5-793.m9♦
–––––– Rush-Pin 5-793.g9♦
–––––– Schraube 5-793.19♦
–––––– TEN 5-793.g9♦
–––––– Transfixationsnagel 5-793.c9♦
–––––– winkelstabile Platte 5-793.k9♦
–––––– Zuggurtung/Cerclage 5-793.29♦
––––– ohne Osteosynthese 5-793.h9♦ ►

Reposition *(Forts.)*
~ offen *(Forts.)*
~~ Fraktur *(Forts.)*
~~~ Ulna *(Forts.)*
–––– proximal
––––– durch
–––––– Bewegungsfixateur 5-793.n7♦
–––––– Draht 5-793.27♦
–––––– ECMES 5-793.g7♦
–––––– Ender-Nagel 5-793.g7♦
–––––– ESIN 5-793.g7♦
–––––– Federnagel 5-793.g7♦
–––––– Fixateur externe 5-793.67♦
––––––– mit interner Osteosynthese 5-793.77♦
–––––– intramedullären Draht 5-793.g7♦
–––––– Marknagel 5-793.b7♦
––––––– mit Gelenkkomponente 5-793.a7♦
–––––– Materialkombination 5-793.87♦
––––––– mit Rekonstruktion, Gelenkfläche 5-793.97♦
–––––– Nancy-Nagel 5-793.g7♦
–––––– Platte 5-793.37♦
–––––– Prevot-Nagel 5-793.g7♦
–––––– Ringfixateur 5-793.m7♦
–––––– Rush-Pin 5-793.g7♦
–––––– Schraube 5-793.17♦
–––––– TEN 5-793.g7♦
–––––– Transfixationsnagel 5-793.c7♦
–––––– winkelstabile Platte 5-793.k7♦
–––––– Zuggurtung/Cerclage 5-793.27♦
––––– ohne Osteosynthese 5-793.h7♦
–––– Schaft
––––– durch
–––––– Bewegungsfixateur 5-791.n8♦
–––––– Draht 5-791.18♦
–––––– ECMES 5-791.g8♦
–––––– Ender-Nagel 5-791.g8♦
–––––– ESIN 5-791.g8♦
–––––– Federnagel 5-791.g8♦
–––––– Fixateur externe 5-791.88♦
––––––– mit interner Osteosynthese 5-791.d8♦
–––––– intramedullären Draht 5-791.g8♦
–––––– Marknagel 5-791.68♦
––––––– mit Gelenkkomponente 5-791.58♦
–––––– Materialkombination 5-791.98♦
–––––– Nancy-Nagel 5-791.g8♦
–––––– Platte 5-791.28♦
–––––– Prevot-Nagel 5-791.g8♦
–––––– Ringfixateur 5-791.m8♦
–––––– Rush-Pin 5-791.g8♦
–––––– Schraube 5-791.08♦
–––––– TEN 5-791.g8♦
–––––– Transfixationsnagel 5-791.c8♦
–––––– Verriegelungsnagel 5-791.78♦
–––––– winkelstabile Platte 5-791.k8♦
–––––– Zuggurtung/Cerclage 5-791.18♦
––––– ohne Osteosynthese 5-791.h8♦
–– Luxation
––– Akromioklavikulargelenk
–––– durch
––––– Draht 5-79b.11♦ ►

Reposition *(Forts.)*
~ offen *(Forts.)*
~~ Luxation *(Forts.)*
~~~ Akromioklavikulargelenk *(Forts.)*
~~~~ durch *(Forts.)*
––––– Federnagel 5-79b.g1♦
––––– Fixateur externe 5-79b.61♦
–––––– mit interner Osteosynthese 5-79b.71♦
––––– intramedullären Draht 5-79b.g1♦
––––– Klammer 5-79b.e1♦
––––– Materialkombination 5-79b.81♦
––––– Platte 5-79b.21♦
––––– Schraube 5-79b.01♦
––––– Zuggurtung/Cerclage 5-79b.11♦
–––– ohne Osteosynthese 5-79b.h1♦
––– Ellenbogengelenk
–––– durch
––––– Blountklammern 5-79b.et♦
––––– Draht 5-79b.1t♦
––––– Federnagel 5-79b.gt♦
––––– Fixateur externe 5-79b.6t♦
––––– Fixateur externe mit interner Osteosynthese 5-79b.7t♦
––––– intramedullären Draht 5-79b.gt♦
––––– Klammern 5-79b.et♦
––––– Materialkombination 5-79b.8t♦
––––– Platte 5-79b.2t♦
––––– Schraube 5-79b.0t♦
––––– Verbundosteosynthese 5-79b.8t♦
––––– Zuggurtung/Cerclage 5-79b.1t♦
–––– ohne Osteosynthese 5-79b.ht♦
––– Handgelenk
–––– durch
––––– Draht 5-79b.17♦
––––– Federnagel 5-79b.g7♦
––––– Fixateur externe 5-79b.67♦
–––––– mit interner Osteosynthese 5-79b.77♦
––––– intramedullären Draht 5-79b.g7♦
––––– Klammer 5-79b.e7♦
––––– Materialkombination 5-79b.87♦
––––– Platte 5-79b.27♦
––––– Schraube 5-79b.07♦
––––– Zuggurtung/Cerclage 5-79b.17♦
–––– ohne Osteosynthese 5-79b.h7♦
––– Handwurzelgelenk
–––– durch
––––– Draht 5-79b.1a♦
––––– Federnagel 5-79b.ga♦
––––– Fixateur externe 5-79b.6a♦
–––––– mit interner Osteosynthese 5-79b.7a♦
––––– intramedullären Draht 5-79b.ga♦
––––– Klammer 5-79b.ea♦
––––– Materialkombination 5-79b.8a♦
––––– Platte 5-79b.2a♦
––––– Schraube 5-79b.0a♦
––––– Zuggurtung/Cerclage 5-79b.1a♦
–––– ohne Osteosynthese 5-79b.ha♦
––– Hüftgelenk
–––– durch
––––– Draht 5-79b.1g♦
––––– Federnagel 5-79b.gg♦ ►

Reposition *(Forts.)*
~ offen *(Forts.)*
~~ Luxation *(Forts.)*
~~~ Hüftgelenk *(Forts.)*
~~~~ durch *(Forts.)*
––––– Fixateur externe 5-79b.6g♦
––––– intramedullären Draht 5-79b.gg♦
––––– Klammer 5-79b.eg♦
––––– Materialkombination 5-79b.8g♦
––––– Platte 5-79b.2g♦
––––– Schraube 5-79b.0g♦
––––– Zuggurtung/Cerclage 5-79b.1g♦
–––– ohne Osteosynthese 5-79b.hg♦
––– Humeroglenoidalgelenk
–––– durch
––––– Draht 5-79b.10♦
––––– Federnagel 5-79b g0♦
––––– Fixateur externe 5-79b.60♦
–––––– mit interner Osteosynthese 5-79b.70♦
––––– intramedullären Draht 5-79b.g0♦
––––– Klammer 5-79b.e0♦
––––– Materialkombination 5-79b.80♦
––––– Platte 5-79b.20♦
––––– Schraube 5-79b.00♦
––––– Zuggurtung/Cerclage 5-79b.10♦
–––– ohne Osteosynthese 5-79b.h0♦
––– Humeroradialgelenk
–––– durch
––––– Blountklammern 5-79b.es♦
––––– Draht 5-79b.1s♦
––––– Federnagel 5-79b.gs♦
––––– Fixateur externe 5-79b.6s♦
––––– Fixateur externe mit interner Osteosynthese 5-79b.7s♦
––––– intramedullären Draht 5-79b.gs♦
––––– Klammern 5-79b.es♦
––––– Materialkombination 5-79b.8s♦
––––– Platte 5-79b.2s♦
––––– Schraube 5-79b.0s♦
––––– Verbundosteosynthese 5-79b.8s♦
––––– Zuggurtung/Cerclage 5-79b.1s♦
–––– ohne Osteosynthese 5-79b.hs♦
––– Humeroulnargelenk
–––– durch
––––– Draht 5-79b.14♦
––––– Federnagel 5-79b.g4♦
––––– Fixateur externe 5-79b.64♦
–––––– mit interner Osteosynthese 5-79b.74♦
––––– intramedullären Draht 5-79b.g4♦
––––– Klammer 5-79b.e4♦
––––– Materialkombination 5-79b.84♦
––––– Platte 5-79b.24♦
––––– Schraube 5-79b.04♦
––––– Zuggurtung/Cerclage 5-79b.14♦
–––– ohne Osteosynthese 5-79b.h4♦
––– Iliosakralgelenk
–––– durch
––––– Draht 5-79b.1e♦
––––– Fixateur externe 5-79b.6e♦
–––––– mit interner Osteosynthese 5-79b.7e♦
––––– Klammer 5-79b.ee♦ ►

Reposition *(Forts.)*
~ offen *(Forts.)*
~~ Luxation *(Forts.)*
~~~ Iliosakralgelenk *(Forts.)*
~~~~ durch *(Forts.)*
––––– Materialkombination 5-79b.8e♦
––––– Platte 5-79b.2e♦
––––– Schraube 5-79b.0e♦
––––– Zuggurtung/Cerclage 5-79b.1e♦
–––– ohne Osteosynthese 5-79b.he♦
––– Interphalangealgelenk
–––– durch
––––– Draht 5-79b.1d♦
––––– Federnagel 5-79b.gd♦
––––– Fixateur externe 5-79b.6d♦
–––––– mit interner Osteosynthese 5-79b.7d♦
––––– intramedullären Draht 5-79b.gd♦
––––– Klammer 5-79b.ed♦
––––– Materialkombination 5-79b.8d♦
––––– Platte 5-79b.2d♦
––––– Schraube 5-79b.0d♦
––––– Zuggurtung/Cerclage 5-79b.1d♦
–––– ohne Osteosynthese 5-79b.hd♦
––– Karpometakarpalgelenk
–––– durch
––––– Draht 5-79b.1b♦
––––– Federnagel 5-79b.gb♦
––––– Fixateur externe 5-79b.6b♦
–––––– mit interner Osteosynthese 5-79b.7b♦
––––– intramedullären Draht 5-79b.gb♦
––––– Klammer 5-79b.eb♦
––––– Materialkombination 5-79b.8b♦
––––– Platte 5-79b.2b♦
––––– Schraube 5-79b.0b♦
––––– Zuggurtung/Cerclage 5-79b.1b♦
–––– ohne Osteosynthese 5-79b.hb♦
––– Kniegelenk
–––– durch
––––– Draht 5-79b.1h♦
––––– Federnagel 5-79b.gh♦
––––– Fixateur externe 5-79b.6h♦
––––– intramedullären Draht 5-79b.gh♦
––––– Klammer 5-79b.eh♦
––––– Materialkombination 5-79b.8h♦
––––– Platte 5-79b.2h♦
––––– Schraube 5-79b.0h♦
––––– Transfixationsnagel 5-79b.ch♦
––––– Zuggurtung/Cerclage 5-79b.1h♦
–––– ohne Osteosynthese 5-79b.hh♦
––– Metakarpophalangealgelenk
–––– durch
––––– Draht 5-79b.1c♦
––––– Federnagel 5-79b.gc♦
––––– Fixateur externe 5-79b.6c♦
–––––– mit interner Osteosynthese 5-79b.7c♦
––––– intramedullären Draht 5-79b.gc♦
––––– Klammer 5-79b.ec♦
––––– Materialkombination 5-79b.8c♦
––––– Platte 5-79b.2c♦
––––– Schraube 5-79b.0c♦
––––– Zuggurtung/Cerclage 5-79b.1c♦ ►

Reposition *(Forts.)*
~ offen *(Forts.)*
~~ Luxation *(Forts.)*
~~~ Metakarpophalangealgelenk *(Forts.)*
–––– ohne Osteosynthese 5-79b.hc♦
––– Metatarsophalangealgelenk
–––– durch
––––– Draht 5-79b.1q♦
––––– Federnagel 5-79b.gq♦
––––– Fixateur externe 5-79b.6q♦
––––– intramedullären Draht 5-79b.gq♦
––––– Klammer 5-79b.eq♦
––––– Materialkombination 5-79b.8q♦
––––– Platte 5-79b.2q♦
––––– Schraube 5-79b.0q♦
––––– Zuggurtung/Cerclage 5-79b.1q♦
–––– ohne Osteosynthese 5-79b.hq♦
––– Radiokarpalgelenk
–––– durch
––––– Draht 5-79b.18♦
––––– Federnagel 5-79b.g8♦
––––– Fixateur externe 5-79b.68♦
–––––– mit interner Osteosynthese 5-79b.78♦
––––– intramedullären Draht 5-79b.g8♦
––––– Klammer 5-79b.e8♦
––––– Materialkombination 5-79b.88♦
––––– Platte 5-79b.28♦
––––– Schraube 5-79b.08♦
––––– Zuggurtung/Cerclage 5-79b.18♦
–––– ohne Osteosynthese 5-79b.h8♦
––– Radioulnargelenk
–––– distal
––––– durch
–––––– Draht 5-79b.16♦
–––––– Federnagel 5-79b.g6♦
–––––– Fixateur externe 5-79b.66♦
––––––– mit interner Osteosynthese 5-79b.76♦
–––––– intramedullären Draht 5-79b.g6♦
–––––– Klammer 5-79b.e6♦
–––––– Materialkombination 5-79b.86♦
–––––– Platte 5-79b.26♦
–––––– Schraube 5-79b.06♦
–––––– Zuggurtung/Cerclage 5-79b.16♦
––––– ohne Osteosynthese 5-79b.h6♦
–––– proximal
––––– durch
–––––– Draht 5-79b.15♦
–––––– Federnagel 5-79b.g5♦
–––––– Fixateur externe 5-79b.65♦
––––––– mit interner Osteosynthese 5-79b.75♦
–––––– intramedullären Draht 5-79b.g5♦
–––––– Klammer 5-79b.e5♦
–––––– Materialkombination 5-79b.85♦
–––––– Platte 5-79b.25♦
–––––– Schraube 5-79b.05♦
–––––– Zuggurtung/Cerclage 5-79b.15♦
––––– ohne Osteosynthese 5-79b.h5♦
––– Sprunggelenk
–––– oberes
––––– durch
–––––– Draht 5-79b.1k♦ ►
~~~

Reposition *(Forts.)*
~ offen *(Forts.)*
~~ Luxation *(Forts.)*
~~~ Sprunggelenk *(Forts.)*
~~~~ oberes *(Forts.)*
~~~~~ durch *(Forts.)*
–––––– Federnagel 5-79b.gk♦
–––––– Fixateur externe 5-79b.6k♦
–––––– intramedullären Draht 5-79b.gk♦
–––––– Klammer 5-79b.ek♦
–––––– Materialkombination 5-79b.8k♦
–––––– Platte 5-79b.2k♦
–––––– Schraube 5-79b.0k♦
–––––– Transfixationsnagel 5-79b.ck♦
–––––– Zuggurtung/Cerclage 5-79b.1k♦
––––– ohne Osteosynthese 5-79b.hk♦
–––– unteres
––––– durch
–––––– Draht 5-79b.1m♦
–––––– Federnagel 5-79b.gm♦
–––––– Fixateur externe 5-79b.6m♦
––––––– mit interner Osteosynthese 5-79b.7m♦
–––––– intramedullären Draht 5-79b.gm♦
–––––– Klammer 5-79b.em♦
–––––– Materialkombination 5-79b.8m♦
–––––– Platte 5-79b.2m♦
–––––– Schraube 5-79b.0m♦
–––––– Transfixationsnagel 5-79b.cm♦
–––––– Zuggurtung/Cerclage 5-79b.1m♦
––––– ohne Osteosynthese 5-79b.hm♦
––– Sternoklavikulargelenk
–––– durch
––––– Draht 5-79b.13♦
––––– Federnagel 5-79b.g3♦
––––– Fixateur externe 5-79b.63♦
–––––– mit interner Osteosynthese 5-79b.73♦
––––– intramedullären Draht 5-79b.g3♦
––––– Klammer 5-79b.e3♦
––––– Materialkombination 5-79b.83♦
––––– Platte 5-79b.23♦
––––– Schraube 5-79b.03♦
––––– Zuggurtung/Cerclage 5-79b.13♦
–––– ohne Osteosynthese 5-79b.h3♦
––– Symphyse
–––– durch
––––– Draht 5-79b.1f
––––– Fixateur externe 5-79b.6f
–––––– mit interner Osteosynthese 5-79b.7f
––––– Klammer 5-79b.ef
––––– Materialkombination 5-79b.8f
––––– Platte 5-79b.2f
––––– Schraube 5-79b.0f
––––– Zuggurtung/Cerclage 5-79b.1f
–––– ohne Osteosynthese 5-79b.hf
––– Tarsalgelenk
–––– durch
––––– Draht 5-79b.1n♦
––––– Fixateur externe 5-79b.6n♦
–––––– mit interner Osteosynthese 5-79b.7n♦
––––– Klammer 5-79b.en♦
––––– Materialkombination 5-79b.8n♦ ►

Reposition *(Forts.)*
~ offen *(Forts.)*
~~ Luxation *(Forts.)*
~~~ Tarsalgelenk *(Forts.)*
~~~~ durch *(Forts.)*
––––– Platte 5-79b.2n♦
––––– Schraube 5-79b.0n♦
––––– Zuggurtung/Cerclage 5-79b.1n♦
–––– ohne Osteosynthese 5-79b.hn♦
––– Tarsometatarsalgelenk
–––– durch
––––– Draht 5-79b.1p♦
––––– Federnagel 5-79b.gp♦
––––– Fixateur externe 5-79b.6p♦
–––––– mit interner Osteosynthese 5-79b.7p♦
––––– intramedullären Draht 5-79b.gp♦
––––– Klammer 5-79b.ep♦
––––– Materialkombination 5-79b.8p♦
––––– Platte 5-79b.2p♦
––––– Schraube 5-79b.0p♦
––––– Zuggurtung/Cerclage 5-79b.1p♦
–––– ohne Osteosynthese 5-79b.hp♦
––– temporomandibulär 5-779.1♦
––– Thorakoskapulargelenk
–––– durch
––––– Draht 5-79b.12♦
––––– Fixateur externe 5-79b.62♦
–––––– mit interner Osteosynthese 5-79b.72♦
––––– Klammer 5-79b.e2♦
––––– Materialkombination 5-79b.82♦
––––– Platte 5-79b.22♦
––––– Schraube 5-79b.02♦
––––– Zuggurtung/Cerclage 5-79b.12♦
–––– ohne Osteosynthese 5-79b.h2♦
––– Tibiofibulargelenk, proximal
–––– durch
––––– Draht 5-79b.1j♦
––––– Federnagel 5-79b.gj♦
––––– Fixateur externe 5-79b.6j♦
––––– intramedullären Draht 5-79b.gj♦
––––– Klammer 5-79b.ej♦
––––– Materialkombination 5-79b.8j♦
––––– Platte 5-79b.2j♦
––––– Schraube 5-79b.0j♦
––––– Transfixationsnagel 5-79b.cj♦
––––– Zuggurtung/Cerclage 5-79b.1j♦
–––– ohne Osteosynthese 5-79b.hj♦
––– Ulnokarpalgelenk
–––– durch
––––– Draht 5-79b.19♦
––––– Federnagel 5-79b.g9♦
––––– Fixateur externe 5-79b.69♦
–––––– mit interner Osteosynthese 5-79b.79♦
––––– intramedullären Draht 5-79b.g9♦
––––– Klammer 5-79b.e9♦
––––– Materialkombination 5-79b.89♦
––––– Platte 5-79b.29♦
––––– Schraube 5-79b.09♦
––––– Zuggurtung/Cerclage 5-79b.19♦
–––– ohne Osteosynthese 5-79b.h9♦ ►
~~~~

Reposition *(Forts.)*
~ offen *(Forts.)*
~~ Luxation *(Forts.)*
~~~ Zehengelenk
~~~~ durch
~~~~~ Draht 5-79b.1r♦
~~~~~ Federnagel 5-79b.gr♦
~~~~~ Fixateur externe 5-79b.6r♦
~~~~~ intramedullären Draht 5-79b.gr♦
~~~~~ Klammer 5-79b.er♦
~~~~~ Materialkombination 5-79b.8r♦
~~~~~ Platte 5-79b.2r♦
~~~~~ Schraube 5-79b.0r♦
~~~~~ Zuggurtung/Cerclage 5-79b.1r♦
~~~~ ohne Osteosynthese 5-79b.hr♦
~~ Mehrfragment-Fraktur
~~~ Corpus mandibulae, durch
~~~~ Draht 5-764.21♦
~~~~ externe Fixation 5-764.20♦
~~~~ Materialkombination 5-764.24♦
~~~~ Platte 5-764.23♦
~~~~ Schraube 5-764.22♦
~~~ Femur
~~~~ distal
~~~~~ durch
~~~~~~ Bewegungsfixateur 5-794.nh♦
~~~~~~ Blountklammer 5-794.eh♦
~~~~~~ Draht 5-794.1h♦
~~~~~~ dynamische Kompressionsschraube 5-794.4h♦
~~~~~~ ECMES 5-794.gh♦
~~~~~~ Ender-Nagel 5-794.gh♦
~~~~~~ ESIN 5-794.gh♦
~~~~~~ Federnagel 5-794.gh♦
~~~~~~ Fixateur externe 5-794.5h♦
~~~~~~~ mit interner Osteosynthese 5-794.6h♦
~~~~~~ intramedullären Draht 5-794.gh♦
~~~~~~ Klammer 5-794.eh♦
~~~~~~ Kondylenplatte 5-794.3h♦
~~~~~~ Marknagel 5-794.bh♦
~~~~~~~ mit Gelenkkomponente 5-794.ah♦
~~~~~~ Materialkombination 5-794.7h♦
~~~~~~~ mit Rekonstruktion, Gelenkfläche 5-794.8h♦
~~~~~~ Nancy-Nagel 5-794.gh♦
~~~~~~ Platte 5-794.2h♦
~~~~~~ Prevot-Nagel 5-794.gh♦
~~~~~~ Ringfixateur 5-794.mh♦
~~~~~~ Rush-Pin 5-794.gh♦
~~~~~~ Schraube 5-794.0h♦
~~~~~~ TEN 5-794.gh♦
~~~~~~ Transfixationsnagel 5-794.ch♦
~~~~~~ Winkelplatte 5-794.3h♦
~~~~~~ winkelstabile Platte 5-794.kh♦
~~~~~~ Zuggurtung/Cerclage 5-794.1h♦
~~~~~ ohne Osteosynthese 5-794.hh♦
~~~~ proximal
~~~~~ durch
~~~~~~ Bewegungsfixateur 5-794.nf♦
~~~~~~ Blountklammer 5-794.ef♦
~~~~~~ Draht 5-794.1f♦ ►

**Reposition** *(Forts.)*
~ offen *(Forts.)*
~~ Mehrfragment-Fraktur *(Forts.)*
~~~ Femur *(Forts.)*
~~~~ proximal *(Forts.)*
~~~~~ durch *(Forts.)*
~~~~~~ dynamische Kompressionsschraube 5-794.4f♦
~~~~~~ ECMES 5-794.gf♦
~~~~~~ Ender-Nagel 5-794.gf♦
~~~~~~ ESIN 5-794.gf♦
~~~~~~ Federnagel 5-794.gf♦
~~~~~~ Fixateur externe 5-794.5f♦
~~~~~~~ mit interner Osteosynthese 5-794.6f♦
~~~~~~ intramedullären Draht 5-794.gf♦
~~~~~~ Klammer 5-794.ef♦
~~~~~~ Kondylenplatte 5-794.3f♦
~~~~~~ Marknagel 5-794.bf♦
~~~~~~~ mit Gelenkkomponente 5-794.af♦
~~~~~~ Materialkombination 5-794.7f♦
~~~~~~~ mit Rekonstruktion, Gelenkfläche 5-794.8f♦
~~~~~~ Nancy-Nagel 5-794.gf♦
~~~~~~ Platte 5-794.2f♦
~~~~~~ Prevot-Nagel 5-794.gf♦
~~~~~~ Ringfixateur 5-794.mf♦
~~~~~~ Rush-Pin 5-794.gf♦
~~~~~~ Schraube 5-794.0f♦
~~~~~~ TEN 5-794.gf♦
~~~~~~ Transfixationsnagel 5-794.cf♦
~~~~~~ Winkelplatte 5-794.3f♦
~~~~~~ winkelstabile Platte 5-794.kf♦
~~~~~~ Zuggurtung/Cerclage 5-794.1f♦
~~~~~ ohne Osteosynthese 5-794.hf♦
~~~~ Schaft
~~~~~ durch
~~~~~~ Bewegungsfixateur 5-792.ng♦
~~~~~~ Draht 5-792.1g♦
~~~~~~ dynamische Kompressionsschraube 5-792.4g♦
~~~~~~ ECMES 5-792.gg♦
~~~~~~ Ender-Nagel 5-792.gg♦
~~~~~~ ESIN 5-792.gg♦
~~~~~~ Federnagel 5-792.gg♦
~~~~~~ Fixateur externe 5-792.8g♦
~~~~~~ intramedullären Draht 5-792.gg♦
~~~~~~ Kondylenplatte 5-792.3g♦
~~~~~~ Marknagel 5-792.6g♦
~~~~~~~ mit Gelenkkomponente 5-792.5g♦
~~~~~~ Materialkombination 5-792.9g♦
~~~~~~ Nancy-Nagel 5-792.gg♦
~~~~~~ Platte 5-792.2g♦
~~~~~~ Prevot-Nagel 5-792.gg♦
~~~~~~ Ringfixateur 5-792.mg♦
~~~~~~ Rush-Pin 5-792.gg♦
~~~~~~ Schraube 5-792.0g♦
~~~~~~ TEN 5-792.gg♦
~~~~~~ Verriegelungsnagel 5-792.7g♦
~~~~~~ Winkelplatte 5-792.3g♦
~~~~~~ winkelstabile Platte 5-792.kg♦
~~~~~~ Zuggurtung/Cerclage 5-792.1g♦ ►

**Reposition** *(Forts.)*
~ offen *(Forts.)*
~~ Mehrfragment-Fraktur *(Forts.)*
~~~ Femur *(Forts.)*
~~~~ Schaft *(Forts.)*
––––– ohne Osteosynthese 5-792.hg♦
––– Fibula
–––– distal
––––– durch
–––––– Bewegungsfixateur 5-794.nr♦
–––––– Blountklammer 5-794.er♦
–––––– Draht 5-794.1r♦
–––––– ECMES 5-794.gr♦
–––––– Ender-Nagel 5-794.gr♦
–––––– ESIN 5-794.gr♦
–––––– Federnagel 5-794.gr♦
–––––– Fixateur externe 5-794.5r♦
––––––– mit interner Osteosynthese 5-794.6r♦
–––––– intramedullären Draht 5-794.gr♦
–––––– Klammer 5-794.er♦
–––––– Marknagel 5-794.br♦
––––––– mit Gelenkkomponente 5-794.ar♦
–––––– Materialkombination 5-794.7r♦
––––––– mit Rekonstruktion, Gelenkfläche 5-794.8r♦
–––––– Nancy-Nagel 5-794.gr♦
–––––– Platte 5-794.2r♦
–––––– Prevot-Nagel 5-794.gr♦
–––––– Ringfixateur 5-794.mr♦
–––––– Rush-Pin 5-794.gr♦
–––––– Schraube 5-794.0r♦
–––––– TEN 5-794.gr♦
–––––– Transfixationsnagel 5-794.cr♦
–––––– winkelstabile Platte 5-794.kr♦
–––––– Zuggurtung/Cerclage 5-794.1r♦
––––– ohne Osteosynthese 5-794.hr♦
–––– proximal
––––– durch
–––––– Bewegungsfixateur 5-794.np♦
–––––– Blountklammer 5-794.ep♦
–––––– Draht 5-794.1p♦
–––––– ECMES 5-794.gp♦
–––––– Ender-Nagel 5-794.gp♦
–––––– ESIN 5-794.gp♦
–––––– Federnagel 5-794.gp♦
–––––– Fixateur externe 5-794.5p♦
––––––– mit interner Osteosynthese 5-794.6p♦
–––––– intramedullären Draht 5-794.gp♦
–––––– Klammer 5-794.ep♦
–––––– Marknagel 5-794.bp♦
––––––– mit Gelenkkomponente 5-794.ap♦
–––––– Materialkombination 5-794.7p♦
––––––– mit Rekonstruktion, Gelenkfläche 5-794.8p♦
–––––– Nancy-Nagel 5-794.gp♦
–––––– Platte 5-794.2p♦
–––––– Prevot-Nagel 5-794.gp♦
–––––– Ringfixateur 5-794.mp♦
–––––– Rush-Pin 5-794.gp♦
–––––– Schraube 5-794.0p♦
–––––– TEN 5-794.gp♦ ►

**Reposition** *(Forts.)*
~ offen *(Forts.)*
~~ Mehrfragment-Fraktur *(Forts.)*
~~~ Fibula *(Forts.)*
~~~~ proximal *(Forts.)*
~~~~~ durch *(Forts.)*
–––––– Transfixationsnagel 5-794.cp♦
–––––– winkelstabile Platte 5-794.kp♦
–––––– Zuggurtung/Cerclage 5-794.1p♦
––––– ohne Osteosynthese 5-794.hp♦
–––– Schaft
––––– durch
–––––– Bewegungsfixateur 5-792.nq♦
–––––– Draht 5-792.1q♦
–––––– ECMES 5-792.gq♦
–––––– Ender-Nagel 5-792.gq♦
–––––– ESIN 5-792.gq♦
–––––– Federnagel 5-792.gq♦
–––––– Fixateur externe 5-792.8q♦
–––––– intramedullären Draht 5-792.gq♦
–––––– Marknagel 5-792.6q♦
––––––– mit Gelenkkomponente 5-792.5q♦
–––––– Materialkombination 5-792.9q♦
–––––– Nancy-Nagel 5-792.gq♦
–––––– Platte 5-792.2q♦
–––––– Prevot-Nagel 5-792.gq♦
–––––– Ringfixateur 5-792.mq♦
–––––– Rush-Pin 5-792.gq♦
–––––– Schraube 5-792.0q♦
–––––– TEN 5-792.gq♦
–––––– Verriegelungsnagel 5-792.7q♦
–––––– winkelstabile Platte 5-792.kq♦
–––––– Zuggurtung/Cerclage 5-792.1q♦
––––– ohne Osteosynthese 5-792.hq♦
––– Humerus
–––– distal
––––– durch
–––––– Bewegungsfixateur 5-794.n3♦
–––––– Draht 5-794.13♦
–––––– ECMES 5-794.g3♦
–––––– Ender-Nagel 5-794.g3♦
–––––– ESIN 5-794.g3♦
–––––– Federnagel 5-794.g3♦
–––––– Fixateur externe 5-794.53♦
––––––– mit interner Osteosynthese 5-794.63♦
–––––– intramedullären Draht 5-794.g3♦
–––––– Kondylenplatte 5-794.33♦
–––––– Marknagel 5-794.b3♦
––––––– mit Gelenkkomponente 5-794.a3♦
–––––– Materialkombination 5-794.73♦
––––––– mit Rekonstruktion, Gelenkfläche 5-794.83♦
–––––– Nancy-Nagel 5-794.g3♦
–––––– Platte 5-794.23♦
–––––– Prevot-Nagel 5-794.g3♦
–––––– Ringfixateur 5-794.m3♦
–––––– Rush-Pin 5-794.g3♦
–––––– Schraube 5-794.03♦
–––––– TEN 5-794.g3♦
–––––– Transfixationsnagel 5-794.c3♦
–––––– Winkelplatte 5-794.33♦ ►

R
~~~~~

Reposition *(Forts.)*
~ offen *(Forts.)*
~~ Mehrfragment-Fraktur *(Forts.)*
~~~ Humerus *(Forts.)*
~~~~ distal *(Forts.)*
~~~~~ durch *(Forts.)*
–––––– winkelstabile Platte 5-794.k3♦
–––––– Zuggurtung/Cerclage 5-794.13♦
––––– ohne Osteosynthese 5-794.h3♦
–––– proximal
––––– durch
–––––– Bewegungsfixateur 5-794.n1♦
–––––– Draht 5-794.11♦
–––––– dynamische Kompressionsschraube 5-794.41♦
–––––– ECMES 5-794.g1♦
–––––– Ender-Nagel 5-794.g1♦
–––––– ESIN 5-794.g1♦
–––––– Federnagel 5-794.g1♦
–––––– Fixateur externe 5-794.51♦
––––––– mit interner Osteosynthese 5-794.61♦
–––––– intramedullären Draht 5-794.g1♦
–––––– Kondylenplatte 5-794.31♦
–––––– Marknagel 5-794.b1♦
––––––– mit Gelenkkomponente 5-794.a1♦
–––––– Materialkombination 5-794.71♦
––––––– mit Rekonstruktion, Gelenkfläche 5-794.81♦
–––––– Nancy-Nagel 5-794.g1♦
–––––– Platte 5-794.21♦
–––––– Prevot-Nagel 5-794.g1♦
–––––– Ringfixateur 5-794.m1♦
–––––– Rush-Pin 5-794.g1♦
–––––– Schraube 5-794.01♦
–––––– TEN 5-794.g1♦
–––––– Transfixationsnagel 5-794.c1♦
–––––– Winkelplatte 5-794.31♦
–––––– winkelstabile Platte 5-794.k1♦
–––––– Zuggurtung/Cerclage 5-794.11♦
––––– ohne Osteosynthese 5-794.h1♦
–––– Schaft
––––– durch
–––––– Bewegungsfixateur 5-792.n2♦
–––––– Draht 5-792.12♦
–––––– ECMES 5-792.g2♦
–––––– Ender-Nagel 5-792.g2♦
–––––– ESIN 5-792.g2♦
–––––– Federnagel 5-792.g2♦
–––––– Fixateur externe 5-792.82♦
–––––– intramedullären Draht 5-792.g2♦
–––––– Kompressionsschraube, dynamisch 5-792.42♦
–––––– Kondylenplatte 5-792.32♦
–––––– Marknagel 5-792.62♦
––––––– mit Gelenkkomponente 5-792.52♦
–––––– Materialkombination 5-792.92♦
–––––– Nancy-Nagel 5-792.g2♦
–––––– Platte 5-792.22♦
–––––– Prevot-Nagel 5-792.g2♦
–––––– Ringfixateur 5-792.m2♦
–––––– Rush-Pin 5-792.g2♦ ►

Reposition *(Forts.)*
~ offen *(Forts.)*
~~ Mehrfragment-Fraktur *(Forts.)*
~~~ Humerus *(Forts.)*
~~~~ Schaft *(Forts.)*
~~~~~ durch *(Forts.)*
–––––– Schraube 5-792.02♦
–––––– TEN 5-792.g2♦
–––––– Verriegelungsnagel 5-792.72♦
–––––– Winkelplatte 5-792.32♦
–––––– winkelstabile Platte 5-792.k2♦
–––––– Zuggurtung/Cerclage 5-792.12♦
––––– ohne Osteosynthese 5-792.h2♦
––– Jochbeinkörper
–––– durch
––––– Draht 5-760.21♦
––––– Materialkombination 5-760.24♦
––––– Platte 5-760.23♦
––––– Schraube 5-760.22♦
–––– mit externer Fixation 5-760.20♦
––– Karpus
–––– durch
––––– Bewegungsfixateur 5-796.na♦
––––– Blountklammer 5-796.ea♦
––––– Draht 5-796.1a♦
––––– ECMES 5-796.ga♦
––––– Ender-Nagel 5-796.ga♦
––––– ESIN 5-796.ga♦
––––– Federnagel 5-796.ga♦
––––– Fixateur externe 5-796.3a♦
–––––– mit interner Osteosynthese 5-796.4a♦
––––– intramedullären Draht 5-796.ga♦
––––– Klammer 5-796.ea♦
––––– Materialkombination 5-796.5a♦
–––––– mit Rekonstruktion, Gelenkfläche 5-796.6a♦
––––– Nancy-Nagel 5-796.ga♦
––––– Platte 5-796.2a♦
––––– Prevot-Nagel 5-796.ga♦
––––– Ringfixateur 5-796.ma♦
––––– Rush-Pin 5-796.ga♦
––––– Schraube 5-796.0a♦
––––– TEN 5-796.ga♦
––––– winkelstabile Platte 5-796.ka♦
––––– Zuggurtung/Cerclage 5-796.1a♦
–––– ohne Osteosynthese 5-796.ha♦
––– Klavikula
–––– durch
––––– Bewegungsfixateur 5-796.n0♦
––––– Blountklammer 5-796.e0♦
––––– Draht 5-796.10♦
––––– ECMES 5-796.g0♦
––––– Ender-Nagel 5-796.g0♦
––––– ESIN 5-796.g0♦
––––– Federnagel 5-796.g0♦
––––– Fixateur externe 5-796.30♦
–––––– mit interner Osteosynthese 5-796.40♦
––––– intramedullären Draht 5-796.g0♦
––––– Klammer 5-796.e0♦ ►

Reposition *(Forts.)*
~ offen *(Forts.)*
~~ Mehrfragment-Fraktur *(Forts.)*
~~~ Klavikula *(Forts.)*
~~~~ durch *(Forts.)*
––––– Materialkombination 5-796.50♦
–––––– mit Rekonstruktion, Gelenkfläche 5-796.60♦
––––– Nancy-Nagel 5-796.g0♦
––––– Platte 5-796.20♦
––––– Prevot-Nagel 5-796.g0♦
––––– Rush-Pin 5-796.g0♦
––––– Schraube 5-796.00♦
––––– TEN 5-796.g0♦
––––– winkelstabile Platte 5-796.k0♦
––––– Zuggurtung/Cerclage 5-796.10♦
–––– ohne Osteosynthese 5-796.h0♦
––– Metakarpus
–––– durch
––––– Bewegungsfixateur 5-796.nb♦
––––– Blountklammer 5-796.eb♦
––––– Draht 5-796.1b♦
––––– ECMES 5-796.gb♦
––––– Ender-Nagel 5-796.gb♦
––––– ESIN 5-796.gb♦
––––– Federnagel 5-796.gb♦
––––– Fixateur externe 5-796.3b♦
–––––– mit interner Osteosynthese 5-796.4b♦
––––– intramedullären Draht 5-796.gb♦
––––– Klammer 5-796.eb♦
––––– Materialkombination 5-796.5b♦
–––––– mit Rekonstruktion, Gelenkfläche 5-796.6b♦
––––– Nancy-Nagel 5-796.gb♦
––––– Platte 5-796.2b♦
––––– Prevot-Nagel 5-796.gb♦
––––– Ringfixateur 5-796.mb♦
––––– Rush-Pin 5-796.gb♦
––––– Schraube 5-796.0b♦
––––– TEN 5-796.gb♦
––––– Verriegelungsnagel 5-796.pb♦
––––– winkelstabile Platte 5-796.kb♦
––––– Zuggurtung/Cerclage 5-796.1b♦
–––– ohne Osteosynthese 5-796.hb♦
––– Metatarsus
–––– durch
––––– Bewegungsfixateur 5-796.nv♦
––––– Blountklammer 5-796.ev♦
––––– Draht 5-796.1v♦
––––– ECMES 5-796.gv♦
––––– Ender-Nagel 5-796.gv♦
––––– ESIN 5-796.gv♦
––––– Federnagel 5-796.gv♦
––––– Fixateur externe 5-796.3v♦
–––––– mit interner Osteosynthese 5-796.4v♦
––––– intramedullären Draht 5-796.gv♦
––––– Klammer 5-796.ev♦
––––– Materialkombination 5-796.5v♦
–––––– mit Rekonstruktion, Gelenkfläche 5-796.6v♦
––––– Nancy-Nagel 5-796.gv♦ ►

Reposition *(Forts.)*
~ offen *(Forts.)*
~~ Mehrfragment-Fraktur *(Forts.)*
~~~ Metatarsus *(Forts.)*
~~~~ durch *(Forts.)*
––––– Platte 5-796.2v♦
––––– Prevot-Nagel 5-796.gv♦
––––– Ringfixateur 5-796.mv♦
––––– Rush-Pin 5-796.gv♦
––––– Schraube 5-796.0v♦
––––– TEN 5-796.gv♦
––––– Verriegelungsnagel 5-796.pv♦
––––– winkelstabile Platte 5-796.kv♦
––––– Zuggurtung/Cerclage 5-796.1v♦
–––– ohne Osteosynthese 5-796.hv♦
––– Mittelgesicht, zentrolateral
–––– durch
––––– Draht 5-763.11
––––– externe Fixation 5-763.10
––––– Materialkombination 5-763.14
––––– Platte 5-763.13
––––– Schraube 5-763.12
–––– und
––––– andere, durch
–––––– Draht 5-763.71
–––––– externe Fixation 5-763.70
–––––– Materialkombination 5-763.74
–––––– Platte 5-763.73
–––––– Schraube 5-763.72
––––– lateral, durch
–––––– Draht 5-763.31
–––––– externe Fixation 5-763.30
–––––– Materialkombination 5-763.34
–––––– Platte 5-763.33
–––––– Schraube 5-763.32
––––– zentral, durch
–––––– Draht 5-763.51
–––––– externe Fixation 5-763.50
–––––– Materialkombination 5-763.54
–––––– Platte 5-763.53
–––––– Schraube 5-763.52
––– Patella
–––– durch
––––– Bewegungsfixateur 5-794.nj♦
––––– Blountklammer 5-794.ej♦
––––– Draht 5-794.1j♦
––––– Fixateur externe 5-794.5j♦
–––––– mit interner Osteosynthese 5-794.6j♦
––––– Klammer 5-794.ej♦
––––– Materialkombination 5-794.7j♦
–––––– mit Rekonstruktion, Gelenkfläche 5-794.8j♦
––––– Platte 5-794.2j♦
––––– Schraube 5-794.0j♦
––––– winkelstabile Platte 5-794.kj♦
––––– Zuggurtung/Cerclage 5-794.1j♦
–––– ohne Osteosynthese 5-794.hj♦
––– Phalangen
–––– Fuß
––––– durch
–––––– Bewegungsfixateur 5-796.nw♦ ►

Reposition *(Forts.)*
~ offen *(Forts.)*
~~ Mehrfragment-Fraktur *(Forts.)*
~~~ Phalangen *(Forts.)*
~~~~ Fuß *(Forts.)*
~~~~~ durch *(Forts.)*
–––––– Blountklammer 5-796.ew♦
–––––– Draht 5-796.1w♦
–––––– ECMES 5-796.gw♦
–––––– Ender-Nagel 5-796.gw♦
–––––– ESIN 5-796.gw♦
–––––– Federnagel 5-796.gw♦
–––––– Fixateur externe 5-796.3w♦
––––––– mit interner Osteosynthese 5-796.4w♦
–––––– intramedullären Draht 5-796.gw♦
–––––– Klammer 5-796.ew♦
–––––– Materialkombination 5-796.5w♦
––––––– mit Rekonstruktion, Gelenkfläche 5-796.6w♦
–––––– Nancy-Nagel 5-796.gw♦
–––––– Platte 5-796.2w♦
–––––– Prevot-Nagel 5-796.gw♦
–––––– Rush-Pin 5-796.gw♦
–––––– Schraube 5-796.0w♦
–––––– TEN 5-796.gw♦
–––––– winkelstabile Platte 5-796.kw♦
–––––– Zuggurtung/Cerclage 5-796.1w♦
––––– ohne Osteosynthese 5-796.hw♦
–––– Hand
––––– durch
–––––– Bewegungsfixateur 5-796.nc♦
–––––– Blountklammer 5-796.ec♦
–––––– Draht 5-796.1c♦
–––––– ECMES 5-796.gc♦
–––––– Ender-Nagel 5-796.gc♦
–––––– ESIN 5-796.gc♦
–––––– Federnagel 5-796.gc♦
–––––– Fixateur externe 5-796.3c♦
––––––– mit interner Osteosynthese 5-796.4c♦
–––––– intramedullären Draht 5-796.gc♦
–––––– Klammer 5-796.ec♦
–––––– Materialkombination 5-796.5c♦
––––––– mit Rekonstruktion, Gelenkfläche 5-796.6c♦
–––––– Nancy-Nagel 5-796.gc♦
–––––– Platte 5-796.2c♦
–––––– Prevot-Nagel 5-796.gc♦
–––––– Rush-Pin 5-796.gc♦
–––––– Schraube 5-796.0c♦
–––––– TEN 5-796.gc♦
–––––– winkelstabile Platte 5-796.kc♦
–––––– Zuggurtung/Cerclage 5-796.1c♦
––––– ohne Osteosynthese 5-796.hc♦
––– R. mandibulae, durch
–––– Draht 5-765.41♦
–––– externe Fixation 5-765.40♦
–––– Materialkombination 5-765.44♦
–––– Platte 5-765.43♦
–––– Schraube 5-765.42♦ ►

Reposition *(Forts.)*
~ offen *(Forts.)*
~~ Mehrfragment-Fraktur *(Forts.)*
––– Radius
–––– distal
––––– durch
–––––– Bewegungsfixateur 5-794.n6♦
–––––– Draht 5-794.16♦
–––––– ECMES 5-794.g6♦
–––––– Ender-Nagel 5-794.g6♦
–––––– ESIN 5-794.g6♦
–––––– Federnagel 5-794.g6♦
–––––– Fixateur externe 5-794.56♦
––––––– mit interner Osteosynthese 5-794.66♦
–––––– intramedullären Draht 5-794.g6♦
–––––– Marknagel 5-794.b6♦
–––––– Materialkombination 5-794.76♦
––––––– mit Rekonstruktion, Gelenkfläche 5-794.86♦
–––––– Nancy-Nagel 5-794.g6♦
–––––– Platte 5-794.26♦
–––––– Prevot-Nagel 5-794.g6♦
–––––– Ringfixateur 5-794.m6♦
–––––– Rush-Pin 5-794.g6♦
–––––– Schraube 5-794.06♦
–––––– TEN 5-794.g6♦
–––––– Transfixationsnagel 5-794.c6♦
–––––– winkelstabile Platte 5-794.k6♦
–––––– Zuggurtung/Cerclage 5-794.16♦
––––– ohne Osteosynthese 5-794.h6♦
–––– proximal
––––– durch
–––––– Bewegungsfixateur 5-794.n4♦
–––––– Draht 5-794.14♦
–––––– ECMES 5-794.g4♦
–––––– Ender-Nagel 5-794.g4♦
–––––– ESIN 5-794.g4♦
–––––– Federnagel 5-794.g4♦
–––––– Fixateur externe 5-794.54♦
––––––– mit interner Osteosynthese 5-794.64♦
–––––– intramedullären Draht 5-794.g4♦
–––––– Marknagel 5-794.b4♦
––––––– mit Gelenkkomponente 5-794.a4♦
–––––– Materialkombination 5-794.74♦
––––––– mit Rekonstruktion, Gelenkfläche 5-794.84♦
–––––– Nancy-Nagel 5-794.g4♦
–––––– Platte 5-794.24♦
–––––– Prevot-Nagel 5-794.g4♦
–––––– Ringfixateur 5-794.m4♦
–––––– Rush-Pin 5-794.g4♦
–––––– Schraube 5-794.04♦
–––––– TEN 5-794.g4♦
–––––– Transfixationsnagel 5-794.c4♦
–––––– winkelstabile Platte 5-794.k4♦
–––––– Zuggurtung/Cerclage 5-794.14♦
––––– ohne Osteosynthese 5-794.h4♦
–––– Schaft
––––– durch
–––––– Bewegungsfixateur 5-792.n5♦
–––––– Draht 5-792.15♦ ►
~~~~~

Reposition *(Forts.)*
~ offen *(Forts.)*
~~ Mehrfragment-Fraktur *(Forts.)*
~~~ Radius *(Forts.)*
~~~~ Schaft *(Forts.)*
~~~~~ durch *(Forts.)*
–––––– ECMES 5-792.g5♦
–––––– Ender-Nagel 5-792.g5♦
–––––– ESIN 5-792.g5♦
–––––– Federnagel 5-792.g5♦
–––––– Fixateur externe 5-792.85♦
–––––– intramedullären Draht 5-792.g5♦
–––––– Marknagel 5-792.65♦
––––––– mit Gelenkkomponente 5-792.55♦
–––––– Materialkombination 5-792.95♦
–––––– Nancy-Nagel 5-792.g5♦
–––––– Platte 5-792.25♦
–––––– Prevot-Nagel 5-792.g5♦
–––––– Ringfixateur 5-792.m5♦
–––––– Rush-Pin 5-792.g5♦
–––––– Schraube 5-792.05♦
–––––– TEN 5-792.g5♦
–––––– Verriegelungsnagel 5-792.75♦
–––––– winkelstabile Platte 5-792.k5♦
–––––– Zuggurtung/Cerclage 5-792.15♦
––––– ohne Osteosynthese 5-792.h5♦
––– Schenkelhals
–––– durch
––––– Bewegungsfixateur 5-794.ne♦
––––– Draht 5-794.1e♦
––––– dynamische Kompressionsschraube 5-794.4e♦
––––– ECMES 5-794.ge♦
––––– Ender-Nagel 5-794.ge♦
––––– ESIN 5-794.ge♦
––––– Federnagel 5-794.ge♦
––––– Fixateur externe 5-794.5e♦
–––––– mit interner Osteosynthese 5-794.6e♦
––––– intramedullären Draht 5-794.ge♦
––––– Kondylenplatte 5-794.3e♦
––––– Marknagel 5-794.be♦
–––––– mit Gelenkkomponente 5-794.ae♦
––––– Materialkombination 5-794.7e♦
–––––– mit Rekonstruktion, Gelenkfläche 5-794.8e♦
––––– Nancy-Nagel 5-794.ge♦
––––– Platte 5-794.2e♦
––––– Prevot-Nagel 5-794.ge♦
––––– Ringfixateur 5-794.me♦
––––– Rush-Pin 5-794.ge♦
––––– Schraube 5-794.0e♦
––––– TEN 5-794.ge♦
––––– Transfixationsnagel 5-794.ce♦
––––– Winkelplatte 5-794.3e♦
––––– winkelstabile Platte 5-794.ke♦
––––– Zuggurtung/Cerclage 5-794.1e♦
–––– ohne Osteosynthese 5-794.he♦
––– Skapula
–––– durch
––––– Bewegungsfixateur 5-796.nz♦
––––– Blountklammer 5-796.ez♦ ►

Reposition *(Forts.)*
~ offen *(Forts.)*
~~ Mehrfragment-Fraktur *(Forts.)*
~~~ Skapula *(Forts.)*
~~~~ durch *(Forts.)*
––––– Draht 5-796.1z♦
––––– ECMES 5-796.gz♦
––––– Ender-Nagel 5-796.gz♦
––––– ESIN 5-796.gz♦
––––– Federnagel 5-796.gz♦
––––– Fixateur externe 5-796.3z♦
–––––– mit interner Osteosynthese 5-796.4z♦
––––– intramedullären Draht 5-796.gz♦
––––– Klammer 5-796.ez♦
––––– Materialkombination 5-796.5z♦
–––––– mit Rekonstruktion, Gelenkfläche 5-796.6z♦
––––– Nancy-Nagel 5-796.gz♦
––––– Platte 5-796.2z♦
––––– Prevot-Nagel 5-796.gz♦
––––– Rush-Pin 5-796.gz♦
––––– Schraube 5-796.0z♦
––––– TEN 5-796.gz♦
––––– winkelstabile Platte 5-796.kz♦
––––– Zuggurtung/Cerclage 5-796.1z♦
–––– ohne Osteosynthese 5-796.hz♦
––– Tarsus
–––– durch
––––– Bewegungsfixateur 5-796.nu♦
––––– Blountklammer 5-796.eu♦
––––– Draht 5-796.1u♦
––––– ECMES 5-796.gu♦
––––– Ender-Nagel 5-796.gu♦
––––– ESIN 5-796.gu♦
––––– Federnagel 5-796.gu♦
––––– Fixateur externe 5-796.3u♦
–––––– mit interner Osteosynthese 5-796.4u♦
––––– intramedullären Draht 5-796.gu♦
––––– Klammer 5-796.eu♦
––––– Materialkombination 5-796.5u♦
–––––– mit Rekonstruktion, Gelenkfläche 5-796.6u♦
––––– Nancy-Nagel 5-796.gu♦
––––– Platte 5-796.2u♦
––––– Prevot-Nagel 5-796.gu♦
––––– Ringfixateur 5-796.mu♦
––––– Rush-Pin 5-796.gu♦
––––– Schraube 5-796.0u♦
––––– TEN 5-796.gu♦
––––– winkelstabile Platte 5-796.ku♦
––––– Zuggurtung/Cerclage 5-796.1u♦
–––– ohne Osteosynthese 5-796.hu♦
––– Tibia
–––– distal
––––– durch
–––––– Bewegungsfixateur 5-794.nn♦
–––––– Blountklammer 5-794.en♦
–––––– Draht 5-794.1n♦
–––––– ECMES 5-794.gn♦
–––––– Ender-Nagel 5-794.gn♦
–––––– ESIN 5-794.gn♦ ►

R
~~~~

Reposition *(Forts.)*
~ offen *(Forts.)*
~~ Mehrfragment-Fraktur *(Forts.)*
~~~ Tibia *(Forts.)*
~~~~ distal *(Forts.)*
~~~~~ durch *(Forts.)*
–––––– Federnagel 5-794.gn♦
–––––– Fixateur externe 5-794.5n♦
––––––– mit interner Osteosynthese 5-794.6n♦
–––––– intramedullären Draht 5-794.gn♦
–––––– Klammer 5-794.en♦
–––––– Kondylenplatte 5-794.3n♦
–––––– Marknagel 5-794.bn♦
––––––– mit Gelenkkomponente 5-794.an♦
–––––– Materialkombination 5-794.7n♦
––––––– mit Rekonstruktion, Gelenkfläche 5-794.8n♦
–––––– Nancy-Nagel 5-794.gn♦
–––––– Platte 5-794.2n♦
–––––– Prevot-Nagel 5-794.gn♦
–––––– Ringfixateur 5-794.mn♦
–––––– Rush-Pin 5-794.gn♦
–––––– Schraube 5-794.0n♦
–––––– TEN 5-794.gn♦
–––––– Transfixationsnagel 5-794.cn♦
–––––– Winkelplatte 5-794.3n♦
–––––– winkelstabile Platte 5-794.kn♦
–––––– Zuggurtung/Cerclage 5-794.1n♦
––––– ohne Osteosynthese 5-794.hn♦
–––– proximal
––––– durch
–––––– Bewegungsfixateur 5-794.nk♦
–––––– Blountklammer 5-794.ek♦
–––––– Draht 5-794.1k♦
–––––– dynamische Kompressionsschraube 5-794.4k♦
–––––– ECMES 5-794.gk♦
–––––– Ender-Nagel 5-794.gk♦
–––––– ESIN 5-794.gk♦
–––––– Federnagel 5-794.gk♦
–––––– Fixateur externe 5-794.5k♦
––––––– mit interner Osteosynthese 5-794.6k♦
–––––– intramedullären Draht 5-794.gk♦
–––––– Klammer 5-794.ek♦
–––––– Kondylenplatte 5-794.3k♦
–––––– Marknagel 5-794.bk♦
––––––– mit Gelenkkomponente 5-794.ak♦
–––––– Materialkombination 5-794.7k♦
––––––– mit Rekonstruktion, Gelenkfläche 5-794.8k♦
–––––– Nancy-Nagel 5-794.gk♦
–––––– Platte 5-794.2k♦
–––––– Prevot-Nagel 5-794.gk♦
–––––– Ringfixateur 5-794.mk♦
–––––– Rush-Pin 5-794.gk♦
–––––– Schraube 5-794.0k♦
–––––– TEN 5-794.gk♦
–––––– Transfixationsnagel 5-794.ck♦
–––––– Winkelplatte 5-794.3k♦
–––––– winkelstabile Platte 5-794.kk♦
–––––– Zuggurtung/Cerclage 5-794.1k♦ ►

Reposition *(Forts.)*
~ offen *(Forts.)*
~~ Mehrfragment-Fraktur *(Forts.)*
~~~ Tibia *(Forts.)*
~~~~ proximal *(Forts.)*
––––– ohne Osteosynthese 5-794.hk♦
–––– Schaft
––––– durch
–––––– Bewegungsfixateur 5-792.nm♦
–––––– Draht 5-792.1m♦
–––––– ECMES 5-792.gm♦
–––––– Ender-Nagel 5-792.gm♦
–––––– ESIN 5-792.gm♦
–––––– Federnagel 5-792.gm♦
–––––– Fixateur externe 5-792.8m♦
–––––– intramedullären Draht 5-792.gm♦
–––––– Kondylenplatte 5-792.3m♦
–––––– Marknagel 5-792.6m♦
––––––– mit Gelenkkomponente 5-792.5m♦
–––––– Materialkombination 5-792.9m♦
–––––– Nancy-Nagel 5-792.gm♦
–––––– Platte 5-792.2m♦
–––––– Prevot-Nagel 5-792.gm♦
–––––– Ringfixateur 5-792.mm♦
–––––– Rush-Pin 5-792.gm♦
–––––– Schraube 5-792.0m♦
–––––– TEN 5-792.gm♦
–––––– Verriegelungsnagel 5-792.7m♦
–––––– Winkelplatte 5-792.3m♦
–––––– winkelstabile Platte 5-792.km♦
–––––– Zuggurtung/Cerclage 5-792.1m♦
––––– ohne Osteosynthese 5-792.hm♦
––– Ulna
–––– distal
––––– durch
–––––– Bewegungsfixateur 5-794.n9♦
–––––– Draht 5-794.19♦
–––––– ECMES 5-794.g9♦
–––––– Ender-Nagel 5-794.g9♦
–––––– ESIN 5-794.g9♦
–––––– Federnagel 5-794.g9♦
–––––– Fixateur externe 5-794.59♦
––––––– mit interner Osteosynthese 5-794.69♦
–––––– intramedullären Draht 5-794.g9♦
–––––– Marknagel 5-794.b9♦
––––––– mit Gelenkkomponente 5-794.a9♦
–––––– Materialkombination 5-794.79♦
––––––– mit Rekonstruktion, Gelenkfläche 5-794.89♦
–––––– Nancy-Nagel 5-794.g9♦
–––––– Platte 5-794.29♦
–––––– Prevot-Nagel 5-794.g9♦
–––––– Ringfixateur 5-794.m9♦
–––––– Rush-Pin 5-794.g9♦
–––––– Schraube 5-794.09♦
–––––– TEN 5-794.g9♦
–––––– Transfixationsnagel 5-794.c9♦
–––––– winkelstabile Platte 5-794.k9♦
–––––– Zuggurtung/Cerclage 5-794.19♦
––––– ohne Osteosynthese 5-794.h9♦ ►
~~~~

Reposition *(Forts.)*
~ offen *(Forts.)*
~~ Mehrfragment-Fraktur *(Forts.)*
~~~ Ulna *(Forts.)*
–––– proximal
––––– durch
–––––– Bewegungsfixateur 5-794.n7♦
–––––– Draht 5-794.17♦
–––––– ECMES 5-794.g7♦
–––––– Ender-Nagel 5-794.g7♦
–––––– ESIN 5-794.g7♦
–––––– Federnagel 5-794.g7♦
–––––– Fixateur externe 5-794.57♦
––––––– mit interner Osteosynthese 5-794.67♦
–––––– intramedullären Draht 5-794.g7♦
–––––– Marknagel 5-794.b7♦
––––––– mit Gelenkkomponente 5-794.a7♦
–––––– Materialkombination 5-794.77♦
––––––– mit Rekonstruktion, Gelenkfläche 5-794.87♦
–––––– Nancy-Nagel 5-794.g7♦
–––––– Platte 5-794.27♦
–––––– Prevot-Nagel 5-794.g7♦
–––––– Ringfixateur 5-794.m7♦
–––––– Rush-Pin 5-794.g7♦
–––––– Schraube 5-794.07♦
–––––– TEN 5-794.g7♦
–––––– Transfixationsnagel 5-794.c7♦
–––––– winkelstabile Platte 5-794.k7♦
–––––– Zuggurtung/Cerclage 5-794.17♦
––––– ohne Osteosynthese 5-794.h7♦
–––– Schaft
––––– durch
–––––– Bewegungsfixateur 5-792.n8♦
–––––– Draht 5-792.18♦
–––––– ECMES 5-792.g8♦
–––––– Ender-Nagel 5-792.g8♦
–––––– ESIN 5-792.g8♦
–––––– Federnagel 5-792.g8♦
–––––– Fixateur externe 5-792.88♦
–––––– intramedullären Draht 5-792.g8♦
–––––– Marknagel 5-792.68♦
––––––– mit Gelenkkomponente 5-792.58♦
–––––– Materialkombination 5-792.98♦
–––––– Nancy-Nagel 5-792.g8♦
–––––– Platte 5-792.28♦
–––––– Prevot-Nagel 5-792.g8♦
–––––– Ringfixateur 5-792.m8♦
–––––– Rush-Pin 5-792.g8♦
–––––– Schraube 5-792.08♦
–––––– TEN 5-792.g8♦
–––––– Verriegelungsnagel 5-792.78♦
–––––– winkelstabile Platte 5-792.k8♦
–––––– Zuggurtung/Cerclage 5-792.18♦
––––– ohne Osteosynthese 5-792.h8♦
–– Stirnhöhle, Vorderwand 5-767.0
–– transantral, Fraktur, Orbitaboden 5-766.4♦
––– kombiniert 5-766.6♦
–– transkonjunktival, Orbitaboden, Fraktur 5-766.5♦ ►

Reposition *(Forts.)*
~ offen *(Forts.)*
–– transoral
––– Fraktur
–––– Processus articularis mandibulae, durch
––––– Draht 5-765.61♦
––––– externe Fixation 5-765.60♦
––––– Materialkombination 5-765.64♦
––––– Platte 5-765.63♦
––––– Schraube 5-765.62♦
–––– R. mandibulae, durch
––––– Draht 5-765.11♦
––––– externe Fixation 5-765.10♦
––––– Materialkombination 5-765.14♦
––––– Platte 5-765.13♦
––––– Schraube 5-765.12♦
––– Mehrfragment-Fraktur, R. mandibulae, durch
–––– Draht 5-765.21♦
–––– externe Fixation 5-765.20♦
–––– Materialkombination 5-765.24♦
–––– Platte 5-765.23♦
–––– Schraube 5-765.22♦
– Paraphimose, in Narkose 5-640.4
– Stein, Ureter 5-562.9♦
– und
–– Osteosynthese, offen, bei Rippenserienfraktur, mit Thorax, instabil – s. Stabilisierung, Thoraxwand, offen
–– Spickung, bei Fraktur, Radius, distal 5-790.16♦
– Volvulus, Ileum 5-468.12
Repositionierung
– Elektrode, Herzschrittmacher, intern, temporär 8-642
– Röhrchen, Tränenwege 5-089.1♦
Reprogrammierung, Herzschrittmacher, permanent 1-266.0
Resectio *[nur Zusatzkode!]* 5-749.0
Resektion – s.a. Teilresektion, Segmentresektion
– 1. Rippe 5-343.5♦
–– transaxillär 5-343.5♦
– 2/3-, Magen, mit
–– Gastroduodenostomie, nach Billroth I 5-435.0
–– Gastrojejunostomie 5-435.1
––– durch Roux-Y-Anastomose 5-435.2
–– Rekonstruktion, durch Gastroduodenostomia oralis partialis inferior nach Billroth I 5-435.0
–– Wiederherstellung, Kontinuität, durch Gastroduodenostomie, nach Billroth I 5-435.0
– A. axillaris, und Reanastomosierung 5-382.11♦
– A. brachialis, und Reanastomosierung 5-382.12♦
– A. carotis, und Reanastomosierung 5-382.00♦
– A. carotis communis, und Sinus caroticus, und Reanastomosierung 5-382.01♦
– A. carotis externa, und Reanastomosierung 5-382.03♦
– A. carotis interna, extrakraniell, und Reanastomosierung 5-382.02♦ ►

R
~~~

Resektion – s.a. Teilresektion, Segmentresektion *(Forts.)*
– A. dorsalis pedis, und Reanastomosierung 5-382.82♦
– A. femoralis, und Reanastomosierung 5-382.70♦
– A. fibularis, und Reanastomosierung 5-382.84♦
– A. gastrica, und Reanastomosierung 5-382.62
– A. hepatica, und Reanastomosierung 5-382.61
– A. iliaca communis, und Reanastomosierung 5-382.53♦
– A. iliaca externa, und Reanastomosierung 5-382.54♦
– A. iliaca interna, und Reanastomosierung 5-382.55♦
– A. lienalis, und Reanastomosierung 5-382.63
– A. mesenterica inferior, und Reanastomosierung 5-382.66
– A. mesenterica superior, und Reanastomosierung 5-382.65
– A. poplitea, und Reanastomosierung 5-382.72♦
– A. profunda femoris, und Reanastomosierung 5-382.71♦
– A. pulmonalis, und Reanastomosierung 5-382.42♦
– A. radialis, und Reanastomosierung 5-382.24♦
– A. renalis, und Reanastomosierung 5-382.64♦
– A. subclavia, und Reanastomosierung 5-382.40♦
– A. tibialis anterior, und Reanastomosierung 5-382.80♦
– A. tibialis posterior, und Reanastomosierung 5-382.83♦
– A. ulnaris, und Reanastomosierung 5-382.20♦
– A. vertebralis, extrakraniell, und Reanastomosierung 5-382.04♦
– abdominal
–– Band, alloplastisch, als Revision, nach Operation wegen
––– Harninkontinenz 5-599.02
––– Prolaps 5-599.02
–– Netz, alloplastisch, als Revision, nach Operation wegen
––– Harninkontinenz 5-599.02
––– Prolaps 5-599.02
– Alveolarkamm
–– mit Rekonstruktion
––– mit Transplantat
–––– mikrovaskulär-anastomosiert 5-771.02
–––– nicht-vaskularisiert 5-771.01
––– Weich- und Hartgewebe 5-771.03
–– ohne Rekonstruktion 5-771.00
– Anastomose, zwischen Dünndarm und Dickdarm
–– durch Umsteigen laparoskopisch – offen chirurgisch 5-455.07
–– laparoskopisch, mit
––– Anastomose 5-455.05
––– Enterostoma 5-455.06
–– offen, mit
––– Anastomose 5-455.01 ►

Resektion – s.a. Teilresektion, Segmentresektion *(Forts.)*
~ Anastomose, zwischen Dünndarm und Dickdarm *(Forts.)*
~~ offen, mit *(Forts.)*
––– Anastomosen-Anus praeter 5-455.04
––– Enterostoma und Blindverschluss 5-455.02
––– zwei Enterostomata 5-455.03
– Aneurysma-
–– A. axillaris 5-382.11♦
–– A. brachialis 5-382.12♦
–– A. carotis communis, und Sinus caroticus 5-382.01♦
–– A. carotis interna, extrakraniell 5-382.02♦
–– A. dorsalis pedis 5-382.82♦
–– A. femoralis 5-382.70♦
–– A. fibularis 5-382.84♦
–– A. gastrica 5-382.62
–– A. hepatica 5-382.61
–– A. iliaca communis 5-382.53♦
–– A. iliaca externa 5-382.54♦
–– A. iliaca interna 5-382.55♦
–– A. lienalis 5-382.63
–– A. mesenterica inferior 5-382.66
–– A. mesenterica superior 5-382.65
–– A. poplitea 5-382.72♦
–– A. profunda femoris 5-382.71♦
–– A. pulmonalis 5-382.42♦
–– A. radialis 5-382.24♦
–– A. renalis 5-382.64♦
–– A. subclavia 5-382.40♦
–– A. tibialis anterior 5-382.80♦
–– A. tibialis posterior 5-382.83♦
–– A. ulnaris 5-382.20♦
–– A. vertebralis, extrakraniell 5-382.04♦
–– Aorta abdominalis 5-382.33
–– Aorta ascendens 5-382.30
–– Aorta thoracica 5-382.32
–– mit Interponat, femorofemoral 5-383.70♦
–– popliteal, mit Veneninterponat 5-383.72♦
–– Truncus brachiocephalicus 5-382.41♦
–– Truncus coeliacus 5-382.60
–– V. axillaris 5-382.94♦
–– V. brachiocephalica 5-382.95♦
–– V. cava inferior 5-382.97
–– V. cava superior 5-382.96
–– V. femoralis 5-382.9b♦
–– V. iliaca communis 5-382.98♦
–– V. iliaca externa 5-382.99♦
–– V. iliaca interna 5-382.9a♦
–– V. jugularis 5-382.91♦
–– V. poplitea 5-382.9c♦
–– V. pulmonalis 5-382.92♦
–– V. subclavia 5-382.93♦
–– Ventrikel, Herz 5-373.4
–– Vorhof 5-373.3
– Anteil, intrakraniell, Ganglien 5-017.1
– Anteile, gedoppelt, bei Syndaktylie, Zehe 5-918.3♦
– Aorta abdominalis, und Reanastomosierung 5-382.33 ►

Resektion – s.a. Teilresektion, Segmentresektion *(Forts.)*
– Aorta ascendens, und Reanastomosierung 5-382.30
– Aorta thoracica, und Reanastomosierung 5-382.32
– Aortenklappe
–– subvalvulär
––– fibrös 5-354.02
––– muskulär 5-354.03
–– supravalvulär 5-354.04
– Aponeurose, bei Blepharoptosis 5-094.2♦
– Augenmuskel
–– gerade, verstärkend 5-10a.0♦
–– schräg, verstärkend 5-10f.0♦
– Band
–– Akromioklavikulargelenk
––– arthroskopisch 5-810.91♦
––– offen 5-800.c1♦
–– Ellenbogengelenk
––– arthroskopisch 5-810.9t♦
––– offen 5-800.ct♦
–– Handgelenk
––– arthroskopisch 5-810.97♦
––– offen 5-800.c7♦
–– Hüftgelenk
––– arthroskopisch 5-810.9g♦
––– offen 5-800.cg♦
–– Humeroglenoidalgelenk
––– arthroskopisch 5-810.90♦
––– offen 5-800.c0♦
–– Humeroradialgelenk
––– arthroskopisch 5-810.9s♦
––– offen 5-800.cs♦
–– Humeroulnargelenk
––– arthroskopisch 5-810.94♦
––– offen 5-800.c4♦
–– Iliosakralgelenk
––– arthroskopisch 5-810.9e♦
––– offen 5-800.ce♦
–– Kniegelenk
––– arthroskopisch 5-810.9h♦
––– offen 5-800.ch♦
–– Metatarsophalangealgelenk
––– arthroskopisch 5-810.9q♦
––– offen 5-800.cq♦
–– Radiokarpalgelenk
––– arthroskopisch 5-810.98♦
––– offen 5-800.c8♦
–– Radioulnargelenk
––– distal
–––– arthroskopisch 5-810.96♦
–––– offen 5-800.c6♦
––– proximal
–––– arthroskopisch 5-810.95♦
–––– offen 5-800.c5♦
–– Sprunggelenk
––– oberes
–––– arthroskopisch 5-810.9k♦
–––– offen 5-800.ck♦ ►

Resektion – s.a. Teilresektion, Segmentresektion *(Forts.)*
~ Band *(Forts.)*
~~ Sprunggelenk *(Forts.)*
––– unteres
–––– arthroskopisch 5-810.9m♦
–––– offen 5-800.cm♦
–– Sternoklavikulargelenk
––– arthroskopisch 5-810.93♦
––– offen 5-800.c3♦
–– Symphyse
––– arthroskopisch 5-810.9f
––– offen 5-800.cf
–– Tarsalgelenk
––– arthroskopisch 5-810.9n♦
––– offen 5-800.cn♦
–– Tarsometatarsalgelenk
––– arthroskopisch 5-810.9p♦
––– offen 5-800.cp♦
–– Thorakoskapulargelenk, offen 5-800.c2♦
–– Tibiofibulargelenk, proximal
––– arthroskopisch 5-810.9j♦
––– offen 5-800.cj♦
–– Ulnokarpalgelenk
––– arthroskopisch 5-810.99♦
––– offen 5-800.c9♦
–– Zehengelenk
––– arthroskopisch 5-810.9r♦
––– offen 5-800.cr♦
– Bandrest
–– Akromioklavikulargelenk
––– arthroskopisch 5-810.91♦
––– offen 5-800.c1♦
–– Ellenbogengelenk
––– arthroskopisch 5-810.9t♦
––– offen 5-800.ct♦
–– Handgelenk
––– arthroskopisch 5-810.97♦
––– offen 5-800.c7♦
–– Hüftgelenk
––– arthroskopisch 5-810.9g♦
––– offen 5-800.cg♦
–– Humeroglenoidalgelenk
––– arthroskopisch 5-810.90♦
––– offen 5-800.c0♦
–– Humeroradialgelenk
––– arthroskopisch 5-810.9s♦
––– offen 5-800.cs♦
–– Humeroulnargelenk
––– arthroskopisch 5-810.94♦
––– offen 5-800.c4♦
–– Iliosakralgelenk
––– arthroskopisch 5-810.9e♦
––– offen 5-800.ce♦
–– Kniegelenk
––– arthroskopisch 5-810.9h♦
––– offen 5-800.ch♦
–– Metatarsophalangealgelenk
––– arthroskopisch 5-810.9q♦
––– offen 5-800.cq♦ ►

R

Resektion – s.a. Teilresektion, Segmentresektion *(Forts.)*
~ Bandrest *(Forts.)*
–– Radiokarpalgelenk
––– arthroskopisch 5-810.98♦
––– offen 5-800.c8♦
–– Radioulnargelenk
––– distal
–––– arthroskopisch 5-810.96♦
–––– offen 5-800.c6♦
––– proximal
–––– arthroskopisch 5-810.95♦
–––– offen 5-800.c5♦
–– Sprunggelenk
––– oberes
–––– arthroskopisch 5-810.9k♦
–––– offen 5-800.ck♦
––– unteres
–––– arthroskopisch 5-810.9m♦
–––– offen 5-800.cm♦
–– Sternoklavikulargelenk
––– arthroskopisch 5-810.93♦
––– offen 5-800.c3♦
–– Symphyse
––– arthroskopisch 5-810.9f
––– offen 5-800.cf
–– Tarsalgelenk
––– arthroskopisch 5-810.9n♦
––– offen 5-800.cn♦
–– Tarsometatarsalgelenk
––– arthroskopisch 5-810.9p♦
––– offen 5-800.cp♦
–– Thorakoskapulargelenk, offen 5-800.c2♦
–– Tibiofibulargelenk, proximal
––– arthroskopisch 5-810.9j♦
––– offen 5-800.cj♦
–– Ulnokarpalgelenk
––– arthroskopisch 5-810.99♦
––– offen 5-800.c9♦
–– Zehengelenk
––– arthroskopisch 5-810.9r♦
––– offen 5-800.cr♦
– Beckenknochen
–– partiell
––– endoskopisch 5-782.bd
––– mit
–––– Kontinuitätsdurchtrennung 5-782.2d
––––– mit
–––––– Weichteilresektion 5-782.3d
–––––– Wiederherstellung, Kontinuität 5-782.4d
––––––– mit Weichteilresektion 5-782.5d
–––– Weichteilresektion 5-782.1d
––– offen 5-782.ad
–– total 5-782.6d
––– mit
–––– Ersatz 5-782.8d
––––– und Weichteilresektion 5-782.9d
–––– Weichteilresektion 5-782.7d
– Billroth I
–– Nachresektion 5-447.0 ►

Resektion – s.a. Teilresektion, Segmentresektion *(Forts.)*
~ Billroth I *(Forts.)*
–– Umwandlung, in Roux-Y-Anastomose 5-447.2
– Billroth II
–– Nachresektion 5-447.3
–– Umwandlung, in Roux-Y-Anastomose 5-447.5
– Billroth I, Umwandlung, in Billroth II 5-447.1
– Billroth II, Umwandlung, in Billroth I 5-447.4
– Bronchus, mit End-zu-End-Anastomose 5-321.1♦
– Brustwand, bei
–– Manschettenpleuropneumonektomie 5-328.44
–– Manschettenpneumonektomie 5-328.14
–– Pleuropneumonektomie 5-328.34
–– Pneumonektomie 5-328.04
– Choanalatresie
–– endonasal 5-219.2♦
–– transpalatinal 5-219.1♦
– Choanalpolyp 5-212.2
– Coecum, mit Colon ascendens, mit
–– Colon transversum, mit
––– Colon descendens, mit rechter und linker Flexur
–––– durch Umsteigen laparoskopisch – offen chirurgisch 5-455.c7
–––– laparoskopisch, mit
––––– Anastomose 5-455.c5
––––– Enterostoma 5-455.c6
–––– offen, mit
––––– Anastomose 5-455.c1
––––– Anastomosen-Anus praeter 5-455.c4
––––– Enterostoma und Blindverschluss 5-455.c2
––––– zwei Enterostomata 5-455.c3
––– rechter
–––– Flexur
––––– durch Umsteigen laparoskopisch – offen chirurgisch 5-455.97
––––– laparoskopisch, mit
–––––– Anastomose 5-455.95
–––––– Enterostoma 5-455.96
––––– offen, mit
–––––– Anastomose 5-455.91
–––––– Anastomosen-Anus praeter 5-455.94
–––––– Enterostoma und Blindverschluss 5-455.92
–––––– zwei Enterostomata 5-455.93
–––– und linker Flexur
––––– durch Umsteigen laparoskopisch – offen chirurgisch 5-455.97
––––– laparoskopisch, mit
–––––– Anastomose 5-455.95
–––––– Enterostoma 5-455.96
––––– offen, mit
–––––– Anastomosen-Anus praeter 5-455.94
–––––– Enterostoma und Blindverschluss 5-455.92
–––––– zwei Enterostomata 5-455.93 ►

Resektion – s.a. Teilresektion, Segmentresektion *(Forts.)*
~ Coecum, mit Colon ascendens, mit *(Forts.)*
–– rechter Flexur
––– durch Umsteigen laparoskopisch – offen chirurgisch 5-455.47
––– laparoskopisch, mit
–––– Anastomose 5-455.45
–––– Enterostoma 5-455.46
––– offen, mit
–––– Anastomose 5-455.41
–––– Anastomosen-Anus praeter 5-455.44
–––– Enterostoma und Blindverschluss 5-455.42
–––– zwei Enterostomata 5-455.43
– Colon ascendens, mit Coecum
–– mit
––– Colon transversum, mit
–––– Colon descendens, mit rechter und linker Flexur
––––– durch Umsteigen laparoskopisch – offen chirurgisch 5-455.c7
––––– laparoskopisch, mit
–––––– Anastomose 5-455.c5
–––––– Enterostoma 5-455.c6
––––– offen, mit
–––––– Anastomose 5-455.c1
–––––– Anastomosen-Anus praeter 5-455.c4
–––––– Enterostoma und Blindverschluss 5-455.c2
–––––– zwei Enterostomata 5-455.c3
–––– rechter
––––– Flexur
–––––– durch Umsteigen laparoskopisch – offen chirurgisch 5-455.97
–––––– laparoskopisch, mit
––––––– Anastomose 5-455.95
––––––– Enterostoma 5-455.96
–––––– offen, mit
––––––– Anastomose 5-455.91
––––––– Anastomosen-Anus praeter 5-455.94
––––––– Enterostoma und Blindverschluss 5-455.92
––––––– zwei Enterostomata 5-455.93
––––– und linker Flexur
–––––– durch Umsteigen laparoskopisch – offen chirurgisch 5-455.97
–––––– laparoskopisch, mit
––––––– Anastomose 5-455.95
––––––– Enterostoma 5-455.96
–––––– offen, mit
––––––– Anastomosen-Anus praeter 5-455.94
––––––– Enterostoma und Blindverschluss 5-455.92
––––––– zwei Enterostomata 5-455.93
––– rechter Flexur
–––– durch Umsteigen laparoskopisch – offen chirurgisch 5-455.47
–––– laparoskopisch, mit
––––– Anastomose 5-455.45
––––– Enterostoma 5-455.46 ►

Resektion – s.a. Teilresektion, Segmentresektion *(Forts.)*
~ Colon ascendens, mit Coecum *(Forts.)*
~~ mit *(Forts.)*
~~~ rechter Flexur *(Forts.)*
–––– offen, mit
––––– Anastomose 5-455.41
––––– Anastomosen-Anus praeter 5-455.44
––––– Enterostoma und Blindverschluss 5-455.42
––––– zwei Enterostomata 5-455.43
–– und Colon transversum, mit rechter und linker Flexur, offen, mit Anastomose 5-455.91
– Colon descendens
–– mit
––– Colon
–––– sigmoideum
––––– durch Umsteigen laparoskopisch – offen chirurgisch 5-455.b7
––––– laparoskopisch, mit
–––––– Anastomose 5-455.b5
–––––– Enterostoma 5-455.b6
––––– mit
–––––– Colon transversum, mit
––––––– linker Flexur
–––––––– durch Umsteigen laparoskopisch – offen chirurgisch 5-455.d7
–––––––– laparoskopisch, mit
––––––––– Anastomose 5-455.d5
––––––––– Enterostoma 5-455.d6
–––––––– offen, mit
––––––––– Anastomose 5-455.d1
––––––––– Anastomosen-Anus praeter 5-455.d4
––––––––– Enterostoma und Blindverschluss 5-455.d2
––––––––– zwei Enterostomata 5-455.d3
––––––– rechter und linker Flexur
–––––––– durch Umsteigen laparoskopisch – offen chirurgisch 5-455.d7
–––––––– laparoskopisch, mit
––––––––– Anastomose 5-455.d5
––––––––– Enterostoma 5-455.d6
–––––––– offen, mit
––––––––– Anastomose 5-455.d1
––––––––– Anastomosen-Anus praeter 5-455.d4
––––––––– Enterostoma und Blindverschluss 5-455.d2
––––––––– zwei Enterostomata 5-455.d3
–––––– linker Flexur
––––––– durch Umsteigen laparoskopisch – offen chirurgisch 5-455.b7
––––––– laparoskopisch, mit
–––––––– Anastomose 5-455.b5
–––––––– Enterostoma 5-455.b6
––––––– offen, mit
–––––––– Anastomose 5-455.b1
–––––––– Anastomosen-Anus praeter 5-455.b4
–––––––– Enterostoma und Blindverschluss 5-455.b2 ►

R
~~~

Resektion – s.a. Teilresektion, Segmentresektion *(Forts.)*
~ Colon descendens *(Forts.)*
~~ mit *(Forts.)*
~~~ Colon *(Forts.)*
~~~~ sigmoideum *(Forts.)*
~~~~~ mit *(Forts.)*
~~~~~~ linker Flexur *(Forts.)*
~~~~~~~ offen, mit *(Forts.)*
-------- zwei Enterostomata 5-455.b3
----- offen, mit
------ Anastomosen-Anus praeter 5-455.b4
------ Enterostoma und Blindverschluss 5-455.b2
------ zwei Enterostomata 5-455.b3
---- transversum, mit
----- Colon ascendens, mit Coecum, mit rechter und linker Flexur
------ durch Umsteigen laparoskopisch – offen chirurgisch 5-455.c7
------ laparoskopisch, mit
------- Anastomose 5-455.c5
------- Enterostoma 5-455.c6
------ offen, mit
------- Anastomose 5-455.c1
------- Anastomosen-Anus praeter 5-455.c4
------- Enterostoma und Blindverschluss 5-455.c2
------- zwei Enterostomata 5-455.c3
----- linker Flexur
------ durch Umsteigen laparoskopisch – offen chirurgisch 5-455.a7
------ laparoskopisch, mit
------- Anastomose 5-455.a5
------- Enterostoma 5-455.a6
------ offen, mit
------- Anastomose 5-455.a1
------- Anastomosen-Anus praeter 5-455.a4
------- Enterostoma und Blindverschluss 5-455.a2
------- zwei Enterostomata 5-455.a3
----- rechter und linker Flexur
------ durch Umsteigen laparoskopisch – offen chirurgisch 5-455.a7
------ laparoskopisch, mit
------- Anastomose 5-455.a5
------- Enterostoma 5-455.a6
------ offen, mit
------- Anastomose 5-455.a1
------- Anastomosen-Anus praeter 5-455.a4
------- Enterostoma und Blindverschluss 5-455.a2
------- zwei Enterostomata 5-455.a3
--- linker Flexur
---- durch Umsteigen laparoskopisch – offen chirurgisch 5-455.67
---- laparoskopisch, mit
----- Anastomose 5-455.65
----- Enterostoma 5-455.66
---- offen, mit
----- Anastomose 5-455.61 ►

Resektion – s.a. Teilresektion, Segmentresektion *(Forts.)*
~ Colon descendens *(Forts.)*
~~ mit *(Forts.)*
~~~ linker Flexur *(Forts.)*
~~~~ offen, mit *(Forts.)*
----- Anastomosen-Anus praeter 5-455.64
----- Enterostoma und Blindverschluss 5-455.62
----- zwei Enterostomata 5-455.63
-- und Colon sigmoideum, offen, mit Anastomose 5-455.b1
– Colon sigmoideum
-- durch Umsteigen laparoskopisch – offen chirurgisch 5-455.77
-- laparoskopisch, mit
--- Anastomose 5-455.75
--- Enterostoma 5-455.76
-- mit Colon descendens
--- durch Umsteigen laparoskopisch – offen chirurgisch 5-455.b7
--- laparoskopisch, mit
---- Anastomose 5-455.b5
---- Enterostoma 5-455.b6
--- mit
---- Colon transversum, mit
----- linker Flexur
------ durch Umsteigen laparoskopisch – offen chirurgisch 5-455.d7
------ laparoskopisch, mit
------- Anastomose 5-455.d5
------- Enterostoma 5-455.d6
------ offen, mit
------- Anastomose 5-455.d1
------- Anastomosen-Anus praeter 5-455.d4
------- Enterostoma und Blindverschluss 5-455.d2
------- zwei Enterostomata 5-455.d3
----- rechter und linker Flexur
------ durch Umsteigen laparoskopisch – offen chirurgisch 5-455.d7
------ laparoskopisch, mit
------- Anastomose 5-455.d5
------- Enterostoma 5-455.d6
------ offen, mit
------- Anastomose 5-455.d1
------- Anastomosen-Anus praeter 5-455.d4
------- Enterostoma und Blindverschluss 5-455.d2
------- zwei Enterostomata 5-455.d3
---- linker Flexur
----- durch Umsteigen laparoskopisch – offen chirurgisch 5-455.b7
----- laparoskopisch, mit
------ Anastomose 5-455.b5
------ Enterostoma 5-455.b6
----- offen, mit
------ Anastomose 5-455.b1
------ Anastomosen-Anus praeter 5-455.b4
------ Enterostoma und Blindverschluss 5-455.b2 ►
~~~~

Resektion – s.a. Teilresektion, Segmentresektion *(Forts.)*
~ Colon sigmoideum *(Forts.)*
~~ mit Colon descendens *(Forts.)*
~~~ mit *(Forts.)*
~~~~ linker Flexur *(Forts.)*
~~~~~ offen, mit *(Forts.)*
–––––– zwei Enterostomata 5-455.b3
––– offen, mit
–––– Anastomosen-Anus praeter 5-455.b4
–––– Enterostoma und Blindverschluss 5-455.b2
–––– zwei Enterostomata 5-455.b3
–– offen, mit
––– Anastomose 5-455.71
––– Anastomosen-Anus praeter 5-455.74
––– Enterostoma und Blindverschluss 5-455.72
––– zwei Enterostomata 5-455.73
– Colon transversum
–– durch Umsteigen laparoskopisch – offen chirurgisch 5-455.57
–– laparoskopisch, mit
––– Anastomose 5-455.55
––– Enterostoma 5-455.56
–– mit
––– Colon
–––– ascendens, mit Coecum, mit
––––– Colon descendens, mit rechter und linker Flexur
–––––– durch Umsteigen laparoskopisch – offen chirurgisch 5-455.c7
–––––– laparoskopisch, mit
––––––– Anastomose 5-455.c5
––––––– Enterostoma 5-455.c6
–––––– offen, mit
––––––– Anastomose 5-455.c1
––––––– Anastomosen-Anus praeter 5-455.c4
––––––– Enterostoma und Blindverschluss 5-455.c2
––––––– zwei Enterostomata 5-455.c3
––––– rechter
–––––– Flexur
––––––– durch Umsteigen laparoskopisch – offen chirurgisch 5-455.97
––––––– laparoskopisch, mit
–––––––– Anastomose 5-455.95
–––––––– Enterostoma 5-455.96
––––––– offen, mit
–––––––– Anastomose 5-455.91
–––––––– Anastomosen-Anus praeter 5-455.94
–––––––– Enterostoma und Blindverschluss 5-455.92
–––––––– zwei Enterostomata 5-455.93
–––––– und linker Flexur
––––––– durch Umsteigen laparoskopisch – offen chirurgisch 5-455.97
––––––– laparoskopisch, mit
–––––––– Anastomose 5-455.95
–––––––– Enterostoma 5-455.96 ►

Resektion – s.a. Teilresektion, Segmentresektion *(Forts.)*
~ Colon transversum *(Forts.)*
~~ mit *(Forts.)*
~~~ Colon *(Forts.)*
~~~~ ascendens, mit Coecum, mit *(Forts.)*
~~~~~ rechter *(Forts.)*
~~~~~~ und linker Flexur *(Forts.)*
––––––– offen, mit
–––––––– Anastomosen-Anus praeter 5-455.94
–––––––– Enterostoma und Blindverschluss 5-455.92
–––––––– zwei Enterostomata 5-455.93
–––– descendens, mit
––––– Colon sigmoideum, mit
–––––– linker Flexur
––––––– durch Umsteigen laparoskopisch – offen chirurgisch 5-455.d7
––––––– laparoskopisch, mit
–––––––– Anastomose 5-455.d5
–––––––– Enterostoma 5-455.d6
––––––– offen, mit
–––––––– Anastomose 5-455.d1
–––––––– Anastomosen-Anus praeter 5-455.d4
–––––––– Enterostoma und Blindverschluss 5-455.d2
–––––––– zwei Enterostomata 5-455.d3
–––––– rechter und linker Flexur
––––––– durch Umsteigen laparoskopisch – offen chirurgisch 5-455.d7
––––––– laparoskopisch, mit
–––––––– Anastomose 5-455.d5
–––––––– Enterostoma 5-455.d6
––––––– offen, mit
–––––––– Anastomose 5-455.d1
–––––––– Anastomosen-Anus praeter 5-455.d4
–––––––– Enterostoma und Blindverschluss 5-455.d2
–––––––– zwei Enterostomata 5-455.d3
––––– linker Flexur
–––––– durch Umsteigen laparoskopisch – offen chirurgisch 5-455.a7
–––––– laparoskopisch, mit
––––––– Anastomose 5-455.a5
––––––– Enterostoma 5-455.a6
–––––– offen, mit
––––––– Anastomose 5-455.a1
––––––– Anastomosen-Anus praeter 5-455.a4
––––––– Enterostoma und Blindverschluss 5-455.a2
––––––– zwei Enterostomata 5-455.a3
––––– rechter und linker Flexur
–––––– durch Umsteigen laparoskopisch – offen chirurgisch 5-455.a7
–––––– laparoskopisch, mit
––––––– Anastomose 5-455.a5
––––––– Enterostoma 5-455.a6
–––––– offen, mit
––––––– Anastomose 5-455.a1 ►
~~~~~~

Resektion – s.a. Teilresektion, Segmentresektion *(Forts.)*
~ Colon transversum *(Forts.)*
~~ mit *(Forts.)*
~~~ Colon *(Forts.)*
~~~~ descendens, mit *(Forts.)*
~~~~~ rechter und linker Flexur *(Forts.)*
~~~~~~ offen, mit *(Forts.)*
––––––– Anastomosen-Anus praeter 5-455.a4
––––––– Enterostoma und Blindverschluss 5-455.a2
––––––– zwei Enterostomata 5-455.a3
––– rechter und linker Flexur
–––– durch Umsteigen laparoskopisch – offen chirurgisch 5-455.57
–––– laparoskopisch, mit
––––– Anastomose 5-455.55
––––– Enterostoma 5-455.56
–––– offen, mit
––––– Anastomose 5-455.51
––––– Anastomosen-Anus praeter 5-455.54
––––– Enterostoma und Blindverschluss 5-455.52
––––– zwei Enterostomata 5-455.53
–– offen, mit
––– Anastomose 5-455.51
––– Anastomosen-Anus praeter 5-455.54
––– Enterostoma und Blindverschluss 5-455.52
––– zwei Enterostomata 5-455.53
– Concha nasalis inferior, submukös 5-215.3♦
– Dens, Wirbelsäule 5-832.3
– Dickdarmanastomose
–– durch Umsteigen laparoskopisch – offen chirurgisch 5-455.07
–– laparoskopisch, mit
––– Anastomose 5-455.05
––– Enterostoma 5-455.06
–– offen, mit
––– Anastomose 5-455.01
––– Anastomosen-Anus praeter 5-455.04
––– Enterostoma und Blindverschluss 5-455.02
––– zwei Enterostomata 5-455.03
– Digitus I 5-788.0a♦
– Discus triangularis
–– arthroskopisch 5-812.b♦
–– offen 5-801.d♦
– Ductus deferens 5-636.2♦
– Dünndarm, postmortal, zur Transplantation 5-454.7
– Dünndarmanastomose
–– Duodenum
––– durch Umsteigen laparoskopisch – offen chirurgisch 5-454.02
––– laparoskopisch 5-454.01
––– offen 5-454.00
–– Ileum
––– durch Umsteigen laparoskopisch – offen chirurgisch 5-454.22
––– laparoskopisch 5-454.21
––– offen 5-454.20 ►

Resektion – s.a. Teilresektion, Segmentresektion *(Forts.)*
~ Dünndarmanastomose *(Forts.)*
–– Jejunum
––– durch Umsteigen laparoskopisch – offen chirurgisch 5-454.12
––– laparoskopisch 5-454.11
––– offen 5-454.10
– Duodenum
–– durch Umsteigen laparoskopisch – offen chirurgisch 5-454.42
–– laparoskopisch 5-454.41
–– offen 5-454.40
– endopelvin, Becken, klein, weiblich, erweitert, lateral
–– abdominal 5-687.30
–– abdominoperineal 5-687.31
– Endozysten-, Leber
–– durch Umsteigen laparoskopisch – offen chirurgisch 5-501.12
–– laparoskopisch 5-501.11
–– offen 5-501.10
–– perkutan 5-501.13
– Exostose
–– Digitus I 5-788.0a♦
–– Os metatarsale, Os metatarsale II bis V
––– 1 5-788.06♦
––– 2 5-788.07♦
––– 3 5-788.08♦
––– 4 5-788.09♦
–– Os metatarsale I 5-788.00♦
–– Phalanx, Digitus II bis V
––– 1 5-788.0b♦
––– 2 5-788.0c♦
––– 3 5-788.0d♦
––– 4 5-788.0e♦
––– 5 oder mehr 5-788.0f♦
– Faltung und Vorlagerung, Kombination, Augenmuskel
–– gerade, verstärkend 5-10a.3♦
–– schräg, verstärkend 5-10f.3♦
– Felsenbein
–– partiell 5-203.a♦
–– total 5-203.9♦
– Femur
–– distal, partiell
––– endoskopisch 5-782.bh♦
––– mit
–––– Kontinuitätsdurchtrennung 5-782.2h♦
––––– mit
–––––– Weichteilresektion 5-782.3h♦
–––––– Wiederherstellung, Kontinuität 5-782.4h♦
––––––– mit Weichteilresektion 5-782.5h♦
–––– Weichteilresektion 5-782.1h♦
––– offen 5-782.ah♦
–– proximal, partiell
––– endoskopisch 5-782.bf♦ ►

Resektion – s.a. Teilresektion, Segmentresektion *(Forts.)*
~ Femur *(Forts.)*
~~ proximal, partiell *(Forts.)*
––– mit
–––– Kontinuitätsdurchtrennung 5-782.2f♦
––––– mit
–––––– Weichteilresektion 5-782.3f♦
–––––– Wiederherstellung, Kontinuität 5-782.4f♦
––––––– mit Weichteilresektion 5-782.5f♦
–––– Weichteilresektion 5-782.1f♦
––– offen 5-782.af♦
–– Schaft
––– partiell
–––– endoskopisch 5-782.bg♦
–––– mit
––––– Kontinuitätsdurchtrennung 5-782.2g♦
–––––– mit
––––––– Weichteilresektion 5-782.3g♦
––––––– Wiederherstellung, Kontinuität 5-782.4g♦
–––––––– mit Weichteilresektion 5-782.5g♦
––––– Weichteilresektion 5-782.1g♦
–––– offen 5-782.ag♦
––– total 5-782.6g♦
–––– mit
––––– Ersatz 5-782.8g♦
–––––– und Weichteilresektion 5-782.9g♦
––––– Weichteilresektion 5-782.7g♦
– Fettgewebe, Orbita 5-169.1♦
– Fettkörper
–– Hüftgelenk, arthroskopisch 5-811.1g♦
–– Kniegelenk, arthroskopisch 5-811.1h♦
– Fibula
–– distal, partiell
––– endoskopisch 5-782.br♦
––– mit
–––– Kontinuitätsdurchtrennung 5-782.2r♦
––––– mit
–––––– Weichteilresektion 5-782.3r♦
–––––– Wiederherstellung, Kontinuität 5-782.4r♦
––––––– mit Weichteilresektion 5-782.5r♦
–––– Weichteilresektion 5-782.1r♦
––– offen 5-782.ar♦
–– proximal, partiell
––– endoskopisch 5-782.bp♦
––– mit
–––– Kontinuitätsdurchtrennung 5-782.2p♦
––––– mit
–––––– Weichteilresektion 5-782.3p♦
–––––– Wiederherstellung, Kontinuität 5-782.4p♦
––––––– mit Weichteilresektion 5-782.5p♦
–––– Weichteilresektion 5-782.1p♦
––– offen 5-782.ap♦
–– Schaft
––– partiell
–––– endoskopisch 5-782.bq♦ ►

Resektion – s.a. Teilresektion, Segmentresektion *(Forts.)*
~ Fibula *(Forts.)*
~~ Schaft *(Forts.)*
~~~ partiell *(Forts.)*
–––– mit
––––– Kontinuitätsdurchtrennung 5-782.2q♦
–––––– mit
––––––– Weichteilresektion 5-782.3q♦
––––––– Wiederherstellung, Kontinuität 5-782.4q♦
–––––––– mit Weichteilresektion 5-782.5q♦
––––– Weichteilresektion 5-782.1q♦
–––– offen 5-782.aq♦
––– total 5-782.6q♦
–––– mit
––––– Ersatz 5-782.8q♦
–––––– und Weichteilresektion 5-782.9q♦
––––– Weichteilresektion 5-782.7q♦
– Fingerknöchelpolster 5-842.x♦
– Gallengänge, mit Anastomose, biliodigestiv, zum
–– Duodenum
––– durch Umsteigen laparoskopisch – offen chirurgisch 5-515.2 5-512.12
––– endoskopisch 5-515.2 5-512.13
––– laparoskopisch 5-515.2 5-512.11
––– offen 5-515.2 5-512.10
–– Jejunum
––– durch Umsteigen laparoskopisch – offen chirurgisch 5-515.2 5-512.22
––– endoskopisch 5-515.2 5-512.23
––– laparoskopisch 5-515.2 5-512.21
––– mit
–––– Interposition, Darmschlinge
––––– durch Umsteigen laparoskopisch – offen chirurgisch 5-515.2 5-512.32
––––– laparoskopisch 5-515.2 5-512.31
––––– offen 5-515.2 5-512.30
–––– Roux-Y-Anastomose
––––– durch Umsteigen laparoskopisch – offen chirurgisch 5-515.2 5-512.32
––––– laparoskopisch 5-515.2 5-512.31
––––– offen 5-515.2 5-512.30
––– offen 5-515.2 5-512.20
–– Magen
––– durch Umsteigen laparoskopisch – offen chirurgisch 5-515.2 5-512.02
––– endoskopisch 5-515.2 5-512.03
––– laparoskopisch 5-515.2 5-512.01
––– offen 5-515.2 5-512.00
– Ganglion
–– Bauchregion 5-859.26♦
–– Brustwand 5-859.25♦
–– Ellenbogen 5-859.22♦
–– Fuß 5-859.2a♦
–– Genitalregion 5-859.27♦
–– Gesäß 5-859.27♦
–– Hals 5-859.20♦
–– Hand 5-859.24♦
–– Humeroglenoidalgelenk 5-819.20♦ ►

R
~~~

Resektion – s.a. Teilresektion, Segmentresektion *(Forts.)*
~ Ganglion *(Forts.)*
–– Knie 5-859.28♦
–– Kniegelenk 5-819.2h♦
–– Kopf 5-859.20♦
–– Leistenregion 5-859.27♦
–– Rücken 5-859.25♦
–– Schulter 5-859.21♦
–– Unterarm 5-859.23♦
–– Unterschenkel 5-859.29♦
– Gefäß, intraperikardial, bei
–– Manschettenpleuropneumonektomie 5-328.41
–– Manschettenpneumonektomie 5-328.11
–– Pleuropneumonektomie 5-328.31
–– Pneumonektomie 5-328.01
– Gesichtsschädelknochen
–– mehrere
––– partiell
–––– mit Rekonstruktion
––––– mit
–––––– mikrovaskulär-anastomosiertem Transplantat 5-771.52
–––––– Transplantat, nicht-vaskularisiert 5-771.51
––––– Weich- und Hartgewebe 5-771.53
–––– ohne Rekonstruktion 5-771.50
––– radikal
–––– mit Rekonstruktion
––––– mit
–––––– mikrovaskulär-anastomosiertem Transplantat 5-771.82
–––––– Transplantat, nicht-vaskularisiert 5-771.81
––––– Weich- und Hartgewebe 5-771.83
–––– ohne Rekonstruktion 5-771.80
––– total
–––– mit Rekonstruktion
––––– mit
–––––– mikrovaskulär-anastomosiertem Transplantat 5-771.62
–––––– Transplantat, nicht-vaskularisiert 5-771.61
––––– Weich- und Hartgewebe 5-771.63
–––– ohne Rekonstruktion 5-771.60
–– radikal
––– mit Rekonstruktion
–––– mit
––––– mikrovaskulär-anastomosiertem Transplantat 5-771.72
––––– Transplantat, nicht-vaskularisiert 5-771.71
–––– Weich- und Hartgewebe 5-771.73
––– ohne Rekonstruktion 5-771.70
– Gewebe
–– Axilla, kompartmentübergreifend
––– mit spezieller Gefäß- und Nervenpräparation 5-852.j1♦
––– ohne spezielle Gefäß- und Nervenpräparation 5-852.h1♦ ►

Resektion – s.a. Teilresektion, Segmentresektion *(Forts.)*
~ Gewebe *(Forts.)*
–– Bauchregion, kompartmentübergreifend
––– mit spezieller Gefäß- und Nervenpräparation 5-852.j6♦
––– ohne spezielle Gefäß- und Nervenpräparation 5-852.h6♦
–– Beckenwand, ohne sichere Organzuordnung 5-547.1
–– Brustwand, kompartmentübergreifend
––– mit spezieller Gefäß- und Nervenpräparation 5-852.j5♦
––– ohne spezielle Gefäß- und Nervenpräparation 5-852.h5♦
–– Corpus pineale
––– mit Präparation, Nachbargewebe, infiltriert 5-074.1
––– ohne Präparation, Nachbargewebe, infiltriert 5-074.0
–– Ellenbogen, kompartmentübergreifend
––– mit spezieller Gefäß- und Nervenpräparation 5-852.j2♦
––– ohne spezielle Gefäß- und Nervenpräparation 5-852.h2♦
–– Fuß, kompartmentübergreifend
––– mit spezieller Gefäß- und Nervenpräparation 5-852.ja♦
––– ohne spezielle Gefäß- und Nervenpräparation 5-852.ha♦
–– Gallengänge, mit End-zu-End-Anastomose 5-515.1
–– Genitalregion, kompartmentübergreifend
––– mit spezieller Gefäß- und Nervenpräparation 5-852.j7♦
––– ohne spezielle Gefäß- und Nervenpräparation 5-852.h7♦
–– Gesäß, kompartmentübergreifend
––– mit spezieller Gefäß- und Nervenpräparation 5-852.j7♦
––– ohne spezielle Gefäß- und Nervenpräparation 5-852.h7♦
–– Hals, kompartmentübergreifend
––– mit spezieller Gefäß- und Nervenpräparation 5-852.j0♦
––– ohne spezielle Gefäß- und Nervenpräparation 5-852.h0♦
–– Hypophyse
––– extrasellär 5-075.2
–––– mit Präparation, Nachbargewebe, infiltriert 5-075.3
––– kombiniert intra- und extrasellär 5-075.4
–– intraperitoneal, ohne sichere Organzuordnung 5-547.0
–– Knie, kompartmentübergreifend
––– mit spezieller Gefäß- und Nervenpräparation 5-852.j8♦
––– ohne spezielle Gefäß- und Nervenpräparation 5-852.h8♦ ►

Resektion – s.a. Teilresektion, Segmentresektion *(Forts.)*
~ Gewebe *(Forts.)*
–– Kopf, kompartmentübergreifend
––– mit spezieller Gefäß- und Nervenpräparation 5-852.j0♦
––– ohne spezielle Gefäß- und Nervenpräparation 5-852.h0♦
–– Kraniopharyngeom 5-075.2
–– Leistenregion, kompartmentübergreifend
––– mit spezieller Gefäß- und Nervenpräparation 5-852.j7♦
––– ohne spezielle Gefäß- und Nervenpräparation 5-852.h7♦
–– Mediastinum
––– mit
–––– Gefäßersatz, prothetisch 5-342.14
–––– Resektion, Lunge 5-342.12
––––– mit
–––––– Gefäßersatz 5-342.15
–––––– Teilresektion, Perikard 5-342.16
–––– Teilresektion
––––– Brustwand 5-342.19
––––– Lunge, mit Teilresektion, Perikard, mit Gefäßersatz 5-342.18
––––– Perikard 5-342.13
–––––– und Ersatz, Gefäß 5-342.17
––– ohne Resektion, an mediastinalen Organen 5-342.11
–– Oberarm, kompartmentübergreifend
––– mit spezieller Gefäß- und Nervenpräparation 5-852.j2♦
––– ohne spezielle Gefäß- und Nervenpräparation 5-852.h2♦
–– Oberschenkel, kompartmentübergreifend
––– mit spezieller Gefäß- und Nervenpräparation 5-852.j8♦
––– ohne spezielle Gefäß- und Nervenpräparation 5-852.h8♦
–– Rathke-Tasche 5-075.2
–– retroperitoneal
––– abdominal, offen, ohne sichere Organzuordnung 5-590.81
––– laparoskopisch, ohne sichere Organzuordnung 5-590.83
––– lumbal, offen, ohne sichere Organzuordnung 5-590.80
––– perkutan, ohne sichere Organzuordnung 5-590.84
––– thorakoabdominal, ohne sichere Organzuordnung 5-590.82
–– Rücken, kompartmentübergreifend
––– mit spezieller Gefäß- und Nervenpräparation 5-852.j5♦
––– ohne spezielle Gefäß- und Nervenpräparation 5-852.h5♦
–– Schulter, kompartmentübergreifend
––– mit spezieller Gefäß- und Nervenpräparation 5-852.j1♦
––– ohne spezielle Gefäß- und Nervenpräparation 5-852.h1♦ ▶

Resektion – s.a. Teilresektion, Segmentresektion *(Forts.)*
~ Gewebe *(Forts.)*
–– Skrotum
––– partiell 5-612.1
––– radikal 5-612.3
––– total 5-612.2
–– Tasche, kraniobukkal 5-075.2
–– Tuberculum articulare, Kiefergelenk 5-773.5♦
–– Unterarm, kompartmentübergreifend
––– mit spezieller Gefäß- und Nervenpräparation 5-852.j3♦
––– ohne spezielle Gefäß- und Nervenpräparation 5-852.h3♦
–– Unterschenkel, kompartmentübergreifend
––– mit spezieller Gefäß- und Nervenpräparation 5-852.j9♦
––– ohne spezielle Gefäß- und Nervenpräparation 5-852.h9♦
–– Urethra, perkutan-transvesikal 5-582.2
–– Wirbelsäule, bei
––– Manschettenpleuropneumonektomie 5-328.47
––– Manschettenpneumonektomie 5-328.17
––– Pleuropneumonektomie 5-328.37
––– Pneumonektomie 5-328.07
– Girdlestone-, Hüftgelenk, primär 5-829.2♦
– Glandula sublingualis 5-262.5♦
– Glandula submandibularis
–– mit intraoperativem, Monitoring R. marginalis N. facialis 5-262.41♦
–– ohne intraoperatives Monitoring des R. marginalis N. facialis 5-262.40♦
– Halsrippe 5-343.5♦
– Harnblase
–– nicht-fluoreszenzgestützt, transurethral 5-573.40
–– subtotal
––– laparoskopisch, mit Ureterneoimplantation
–––– beidseitig 5-575.91
–––– einseitig 5-575.81
––– offen, mit Ureterneoimplantation
–––– beidseitig 5-575.90
–––– einseitig 5-575.80
–– supratrigonal
––– laparoskopisch
–––– mit Ureterneoimplantation
––––– beidseitig 5-575.71
––––– einseitig 5-575.61
–––– ohne Ureterneoimplantation 5-575.41
––– offen
–––– mit Ureterneoimplantation
––––– beidseitig 5-575.70
––––– einseitig 5-575.60
–––– ohne Ureterneoimplantation 5-575.40
–– transurethral, fluoreszenzgestützt, mit Hexaminolävulinsäure 5-573.41
– Hirnnerv, intrakraniell 5-017.1
– Humerus
–– distal, partiell
––– endoskopisch 5-782.b3♦ ▶

Resektion – s.a. Teilresektion, Segmentresektion *(Forts.)*
~ Humerus *(Forts.)*
~~ distal, partiell *(Forts.)*
––– mit
–––– Kontinuitätsdurchtrennung 5-782.23♦
––––– mit
–––––– Weichteilresektion 5-782.33♦
–––––– Wiederherstellung, Kontinuität 5-782.43♦
––––––– mit Weichteilresektion 5-782.53♦
–––– Weichteilresektion 5-782.13♦
––– offen 5-782.a3♦
–– proximal, partiell
––– endoskopisch 5-782.b1♦
––– mit
–––– Kontinuitätsdurchtrennung 5-782.21♦
––––– mit
–––––– Weichteilresektion 5-782.31♦
–––––– Wiederherstellung, Kontinuität 5-782.41♦
––––––– mit Weichteilresektion 5-782.51♦
–––– Weichteilresektion 5-782.11♦
––– offen 5-782.a1♦
–– Schaft
––– partiell
–––– endoskopisch 5-782.b2♦
–––– mit
––––– Kontinuitätsdurchtrennung 5-782.22♦
–––––– mit
––––––– Weichteilresektion 5-782.32♦
––––––– Wiederherstellung, Kontinuität 5-782.42♦
–––––––– mit Weichteilresektion 5-782.52♦
––––– Weichteilresektion 5-782.12♦
–––– offen 5-782.a2♦
––– total 5-782.62♦
–––– mit
––––– Ersatz 5-782.82♦
–––––– und Weichteilresektion 5-782.92♦
––––– Weichteilresektion 5-782.72♦
– Hypophyse, intrasellär
–– partiell 5-075.0
–– total 5-075.1
– Ileozäkal-
–– durch Umsteigen laparoskopisch – offen chirurgisch 5-455.27
–– laparoskopisch, mit
––– Anastomose 5-455.25
––– Enterostoma 5-455.26
–– offen, mit
––– Anastomose 5-455.21
––– Anastomosen-Anus praeter 5-455.24
––– Enterostoma und Blindverschluss 5-455.22
––– zwei Enterostomata 5-455.23
– Ileum
–– durch Umsteigen laparoskopisch – offen chirurgisch 5-454.62
–– laparoskopisch 5-454.61
–– offen 5-454.60
– Isthmus, Schilddrüse 5-062.7 ►

Resektion – s.a. Teilresektion, Segmentresektion *(Forts.)*
– Jejunum
–– durch Umsteigen laparoskopisch – offen chirurgisch 5-454.52
–– laparoskopisch 5-454.51
–– offen 5-454.50
– Kalkaneus
–– partiell
––– endoskopisch 5-782.bt♦
––– mit
–––– Kontinuitätsdurchtrennung 5-782.2t♦
––––– mit
–––––– Weichteilresektion 5-782.3t♦
–––––– Wiederherstellung, Kontinuität 5-782.4t♦
––––––– mit Weichteilresektion 5-782.5t♦
–––– Weichteilresektion 5-782.1t♦
––– offen 5-782.at♦
–– total 5-782.6t♦
––– mit
–––– Ersatz 5-782.8t♦
––––– und Weichteilresektion 5-782.9t♦
–––– Weichteilresektion 5-782.7t♦
– Kardia, mit
–– Anastomose, ösophagogastral 5-434.1
–– Hochzug, Restmagen 5-434.1
– Karpus
–– partiell
––– endoskopisch 5-782.ba♦
––– mit
–––– Kontinuitätsdurchtrennung 5-782.2a♦
––––– mit
–––––– Weichteilresektion 5-782.3a♦
–––––– Wiederherstellung, Kontinuität 5-782.4a♦
––––––– mit Weichteilresektion 5-782.5a♦
–––– Weichteilresektion 5-782.1a♦
––– offen 5-782.aa♦
–– total 5-782.6a♦
––– mit
–––– Ersatz 5-782.8a♦
––––– und Weichteilresektion 5-782.9a♦
–––– Weichteilresektion 5-782.7a♦
– Karzinom, Gaumenbogen 5-272.1
– Klavikula
–– partiell
––– endoskopisch 5-782.b0♦
––– mit
–––– Kontinuitätsdurchtrennung 5-782.20♦
––––– mit
–––––– Weichteilresektion 5-782.30♦
–––––– Wiederherstellung, Kontinuität 5-782.40♦
––––––– mit Weichteilresektion 5-782.50♦
–––– Weichteilresektion 5-782.10♦
––– offen 5-782.a0♦
–– total 5-782.60♦
––– mit
–––– Ersatz 5-782.80♦
––––– und Weichteilresektion 5-782.90♦ ►

Resektion – s.a. Teilresektion, Segmentresektion *(Forts.)*
~ Klavikula *(Forts.)*
~~ total 5-782.60♦ *(Forts.)*
~~~ mit *(Forts.)*
–––– Weichteilresektion 5-782.70♦
– Knochengewebe, Phalangen, Hand, partiell
–– endoskopisch 5-782.bc♦
–– offen 5-782.ac♦
– Knuckle pads 5-842.x♦
– Kompartment-
–– Axilla 5-852.b1♦
––– mit
–––– erweiterter Präparation 5-852.d1♦
–––– spezieller Gefäß- und Nervenpräparation 5-852.c1♦
–– Bauchregion 5-852.b6♦
––– mit
–––– erweiterter Präparation 5-852.d6♦
–––– spezieller Gefäß- und Nervenpräparation 5-852.c6♦
–– Brustwand 5-852.b5♦
––– mit
–––– erweiterter Präparation 5-852.d5♦
–––– spezieller Gefäß und Nervenpräparation 5-852.c5♦
–– Ellenbogen 5-852.b2♦
––– mit
–––– erweiterter Präparation 5-852.d2♦
–––– spezieller Gefäß- und Nervenpräparation 5-852.c2♦
–– Fuß 5-852.ba♦
––– mit
–––– erweiterter Präparation 5-852.da♦
–––– spezieller Gefäß- und Nervenpräparation 5-852.ca♦
–– Genitalregion 5-852.b7♦
––– mit
–––– erweiterter Präparation 5-852.d7♦
–––– spezieller Gefäß- und Nervenpräparation 5-852.c7♦
–– Gesäß 5-852.b7♦
––– mit
–––– erweiterter Präparation 5-852.d7♦
–––– spezieller Gefäß- und Nervenpräparation 5-852.c7♦
–– Hals 5-852.b0♦
––– mit
–––– erweiterter Präparation 5-852.d0♦
–––– spezieller Gefäß- und Nervenpräparation 5-852.c0♦
–– Knie 5-852.b8♦
––– mit
–––– erweiterter Präparation 5-852.d8♦
–––– spezieller Gefäß- und Nervenpräparation 5-852.c8♦
–– Kopf 5-852.b0♦
––– mit
–––– erweiterter Präparation 5-852.d0♦
–––– spezieller Gefäß- und Nervenpräparation 5-852.c0♦ ►

Resektion – s.a. Teilresektion, Segmentresektion *(Forts.)*
~ Kompartment- *(Forts.)*
–– Leistenregion 5-852.b7♦
––– mit
–––– erweiterter Präparation 5-852.d7♦
–––– spezieller Gefäß- und Nervenpräparation 5-852.c7♦
–– Oberarm 5-852.b2♦
––– mit
–––– erweiterter Präparation 5-852.d2♦
–––– spezieller Gefäß- und Nervenpräparation 5-852.c2♦
–– Oberschenkel 5-852.b8♦
––– mit
–––– erweiterter Präparation 5-852.d8♦
–––– spezieller Gefäß- und Nervenpräparation 5-852.c8♦
–– Rücken 5-852.b5♦
––– mit
–––– erweiterter Präparation 5-852.d5♦
–––– spezieller Gefäß- und Nervenpräparation 5-852.c5♦
–– Schulter 5-852.b1♦
––– mit
–––– erweiterter Präparation 5-852.d1♦
–––– spezieller Gefäß- und Nervenpräparation 5-852.c1♦
–– Unterarm 5-852.b3♦
––– mit
–––– erweiterter Präparation 5-852.d3♦
–––– spezieller Gefäß- und Nervenpräparation 5-852.c3♦
–– Unterschenkel 5-852.b9♦
––– mit
–––– erweiterter Präparation 5-852.d9♦
–––– spezieller Gefäß- und Nervenpräparation 5-852.c9♦
– krikotracheal, Trachea, mit
–– Anlegen, Tracheostoma 5-314.31
–– End-zu-End-Anastomose 5-314.30
–– Plastik 5-314.32
–– Stent 5-314.32
– Larynx-Pharynx-, partiell 5-302.4
– Leber
–– atypisch
––– durch Umsteigen laparoskopisch – offen chirurgisch, bei Echinokokkuszyste 5-501.12
––– laparoskopisch, bei Echinokokkuszyste 5-501.11
––– lokal
–––– durch Umsteigen laparoskopisch – offen chirurgisch 5-501.02
–––– laparoskopisch 5-501.01
–––– perkutan 5-501.03
––– offen, bei Echinokokkuszyste 5-501.10
–– nach vorangegangenem In-situ-Split 5-502.8
–– Segmente (1), 2, 3, 4a und 4b, zur Lebend-Organspende 5-503.4 ►

R
~~~

Resektion – s.a. Teilresektion, Segmentresektion *(Forts.)*
~ Leber *(Forts.)*
–– Segmente 2 und 3, zur Lebend-Organspende 5-503.3
–– Segmente 5 bis 8, zur Lebend-Organspende 5-503.5
–– Segmentkombination, sonstige, zur Lebend-Organspende 5-503.6
– Lebersegmente
–– 1 und 4 bis 8 5-502.6
–– 2
––– 3, 4a und 4b 5-502.1
––– und 3 5-502.4
–– 4 bis 8 5-502.3
–– 5 bis 8 5-502.2
– Levator, bei Blepharoptosis 5-094.2♦
– Lig. coracoacromiale, arthroskopisch 5-814.3♦
– Lymphozele
–– laparoskopisch 5-408.81
–– offen 5-408.80
– M. pectoralis major, komplett, bei Mastektomie, radikal, erweitert 5-874.5♦
– M. pectoralis minor, komplett, bei Mastektomie, radikal, erweitert 5-874.6♦
– M.-pectoralis-Faszie, bei Mastektomie 5-872.1♦
– Magen
–– isoperistaltisch, distal, mit Fußpunktanastomose 5-435.1
–– partiell
––– mit Gastroduodenostomie, termino-terminal 5-435.0
––– nach Billroth II 5-435.1
–– subtotal, mit
––– Gastrojejunostomie
–––– durch Roux-Y-Anastomose
––––– mit
–––––– Exzision, Lymphknoten, einzeln, Kompartiment II oder III 5-436.12
–––––– Lymphadenektomie, systematisch
––––––– Kompartiment II 5-436.13
––––––– Kompartiment II und partiell III 5-436.14
––––––– Kompartiment II und III 5-436.15
––––– ohne Lymphadenektomie 5-436.11
–––– nach Billroth II
––––– mit
–––––– Exzision, Lymphknoten, einzeln, Kompartiment II oder III 5-436.02
–––––– Lymphadenektomie, systematisch
––––––– Kompartiment II 5-436.03
––––––– Kompartiment II und partiell III 5-436.04
––––––– Kompartiment II und III 5-436.05
––––– ohne Lymphadenektomie 5-436.01
––– Interposition, Dünndarm
–––– mit
––––– Exzision, Lymphknoten, einzeln, Kompartiment II oder III 5-436.22 ►

Resektion – s.a. Teilresektion, Segmentresektion *(Forts.)*
~ Magen *(Forts.)*
~~ subtotal, mit *(Forts.)*
~~~ Interposition, Dünndarm *(Forts.)*
~~~~ mit *(Forts.)*
––––– Lymphadenektomie, systematisch
–––––– Kompartiment II 5-436.23
–––––– Kompartiment II und partiell III 5-436.24
–––––– Kompartiment II und III 5-436.25
–––– ohne Lymphadenektomie 5-436.21
––– Rekonstruktion, nach Y-Roux, ohne Lymphadenektomie 5-436.11
– Mamma, partiell
–– mit
––– Defektdeckung, durch
–––– Fernlappenplastik, frei, mit mikrochirurgischem Gefäßanschluss 5-870.a7♦
–––– gestielte Fernlappenplastik 5-870.a6♦
–––– Lappenplastik
––––– fasziokutan, lokal, aus dem brustumgebenden Haut- und Weichteilgewebe 5-870.a4♦
––––– myokutan, lokal, aus dem brustumgebenden Haut- und Weichteilgewebe 5-870.a4♦
–––– Mobilisation und Adaptation, Brustgewebe
––––– bis zu
–––––– 1 Quadrant 5-870.a1♦
–––––– 25% 5-870.a1♦
––––– mehr als
–––––– 1 Quadrant 5-870.a2♦
–––––– 25% 5-870.a2♦
–––– tumoradaptierte
––––– Mammareduktionsplastik 5-870.a5♦
––––– Mastopexie 5-870.a3♦
––– direkter Adaptation der benachbarten Wundflächen 5-870.a0♦
–– ohne Adaptation der benachbarten Wundflächen 5-870.a0♦
– Mandibula, partiell
–– mit Kontinuitätsdurchtrennung
––– bei Glossektomie, mit Rekonstruktion, mit
–––– Fernlappen, gestielt 5-252.43
–––– Lappen, regional, gestielt 5-252.40
–––– Transplantat
––––– mikrovaskulär-anastomosiert, frei 5-252.42
––––– nicht-vaskularisiert 5-252.41
––– mit Rekonstruktion
–––– alloplastisch 5-772.13
–––– mit Transplantat
––––– mikrovaskulär-anastomosiert 5-772.12
––––– nicht-vaskularisiert 5-772.11
––– ohne Rekonstruktion 5-772.10
–– ohne Kontinuitätsdurchtrennung
––– bei Glossektomie, mit Rekonstruktion, mit
–––– Fernlappen, gestielt 5-252.33
–––– Lappen, regional, gestielt 5-252.30 ►

Resektion – s.a. Teilresektion, Segmentresektion *(Forts.)*
~ Mandibula, partiell *(Forts.)*
~~ ohne Kontinuitätsdurchtrennung *(Forts.)*
~~~ bei Glossektomie, mit Rekonstruktion, mit *(Forts.)*
–––– Transplantat
––––– mikrovaskulär-anastomosiert, frei 5-252.32
––––– nicht-vaskularisiert 5-252.31
––– mit Rekonstruktion
–––– alloplastisch 5-772.03
–––– mit
––––– mikrovaskulär-anastomosiertem Transplantat 5-772.02
––––– Transplantat, nicht-vaskularisiert 5-772.01
––– ohne Rekonstruktion 5-772.00
– Manschette, Rektum, zirkulär
–– endoskopisch 5-482.91
–– endoskopisch-mikrochirurgisch 5-482.92
–– intraperitoneal, endoskopisch-mikrochirurgisch 5-482.a
–– peranal 5-482.90
– Maxilla
–– partiell
––– mit Rekonstruktion
–––– mit Transplantat
––––– mikrovaskulär-anastomosiert 5-771.12
––––– nicht-vaskularisiert 5-771.11
–––– Weich- und Hartgewebe 5-771.13
––– ohne Rekonstruktion 5-771.10
–– total
––– mit Rekonstruktion
–––– mit Transplantat
––––– mikrovaskulär-anastomosiert 5-771.22
––––– nicht-vaskularisiert 5-771.21
–––– Weich- und Hartgewebe 5-771.23
––– ohne Rekonstruktion 5-771.20
– Meniskus
–– partiell
––– arthroskopisch 5-812.5♦
––– offen 5-801.5♦
–– total
––– arthroskopisch 5-812.6♦
––– offen 5-801.6♦
– Mesenterium 5-543.1
– Metakarpus
–– partiell
––– endoskopisch 5-782.bb♦
––– mit
–––– Kontinuitätsdurchtrennung 5-782.2b♦
––––– mit
–––––– Weichteilresektion 5-782.3b♦
–––––– Wiederherstellung, Kontinuität 5-782.4b♦
––––––– mit Weichteilresektion 5-782.5b♦
–––– Weichteilresektion 5-782.1b♦
––– offen 5-782.ab♦ ►

Resektion – s.a. Teilresektion, Segmentresektion *(Forts.)*
~ Metakarpus *(Forts.)*
–– total 5-782.6b♦
––– mit
–––– Ersatz 5-782.8b♦
––––– und Weichteilresektion 5-782.9b♦
–––– Weichteilresektion 5-782.7b♦
– mit Präparation, Gefäß
–– intrakraniell 5-025.2
–– intraspinal 5-037.0
– Mm. pectorales majores et minores, komplett, bei Mastektomie, radikal, erweitert 5-874.2♦
– Mukosa
–– Dickdarm
––– einfach, endoskopisch 5-452.63
––– endoskopisch, durch
–––– Doppel-Ballon-Enteroskopie 5-452.73
–––– motorisierte Spiral-Endoskopie 5-452.b3
–––– Push-and-pull-back-Technik 5-452.73
–––– Push-Technik 5-452.63
–––– Single-Ballon-Enteroskopie 5-452.73
–– Dünndarm
––– einfach, endoskopisch 5-451.73
––– endoskopisch, durch
–––– Doppel-Ballon-Enteroskopie 5-451.83
–––– motorisierte Spiral-Endoskopie 5-452.c3
–––– Push-and-pull-back-Technik 5-451.83
–––– Push-Technik 5-451.73
–––– Single-Ballon-Enteroskopie 5-451.83
–– extraanal, zur Rekonstruktion, Rektum 5-486.6
–– Magen, endoskopisch 5-433.23
–– Ösophagus, endoskopisch 5-422.23
–– Rektum, endoskopisch 5-482.01
– Mundboden
–– mit
––– Mandibulotomie, temporär, mit Rekonstruktion, mit
–––– Fernlappen, gestielt 5-277.13
–––– Lappen, regional, gestielt 5-277.10
–––– Transplantat
––––– mikrovaskulär-anastomosiert, frei 5-277.12
––––– nicht-vaskularisiert 5-277.11
––– Resektion, Mandibula, partiell
–––– mit Kontinuitätsdurchtrennung, mit Rekonstruktion, mit
––––– Fernlappen, gestielt 5-277.33
––––– Lappen, gestielt, regional 5-277.30
––––– Transplantat
–––––– mikrovaskulär-anastomosiert, frei 5-277.32
–––––– nicht-vaskularisiert 5-277.31
–––– ohne Kontinuitätsdurchtrennung, mit Rekonstruktion, mit
––––– Fernlappen, gestielt 5-277.23
––––– Lappen, regional, gestielt 5-277.20
––––– Transplantat
–––––– mikrovaskulär-anastomosiert, frei 5-277.22 ►

R
~~~

Resektion – s.a. Teilresektion, Segmentresektion *(Forts.)*
~ Mundboden *(Forts.)*
~~ mit *(Forts.)*
~~~ Resektion, Mandibula, partiell *(Forts.)*
~~~~ ohne Kontinuitätsdurchtrennung, mit Rekonstruktion, mit *(Forts.)*
~~~~~ Transplantat *(Forts.)*
–––––– nicht-vaskularisiert 5-277.21
–– transoral, mit Rekonstruktion, mit
––– Fernlappen, gestielt 5-277.03
––– Lappen, regional, gestielt 5-277.00
––– Transplantat
–––– mikrovaskulär-anastomosiert, frei 5-277.02
–––– nicht-vaskularisiert 5-277.01
– N. facialis, bei
–– Parotidektomie, komplett, ohne Entfernung von erkranktem Gewebe im oberen Parapharyngealraum und Infratemporalraum 5-262.24♦
–– Sialoadenektomie, Parotis, ohne Entfernung von erkranktem Gewebe im oberen Parapharyngealraum und Infratemporalraum 5-262.24♦
– Nase
–– partiell 5-213.0
––– histographisch kontrolliert 5-213.1
–– subtotal 5-213.2
––– histographisch kontrolliert 5-213.3
––– mit mikrographischer Chirurgie 5-213.3
–– total 5-213.4
––– histographisch kontrolliert 5-213.5
––– mit mikrographischer Chirurgie 5-213.5
– Nasenmuschel, untere, submukös 5-215.3♦
– Nasenseptum, submukös 5-214.0
– Nebenniere
–– abdominal, offen 5-072.01♦
––– mit Ovariektomie 5-072.11♦
–– laparoskopisch 5-072.03♦
––– mit Ovariektomie 5-072.13♦
–– lumbal, offen 5-072.00♦
––– mit Ovariektomie 5-072.10♦
–– Rest
––– abdominal, offen 5-072.21♦
––– laparoskopisch 5-072.23♦
––– lumbal, offen 5-072.20♦
––– thorakoabdominal 5-072.22♦
–– thorakoabdominal 5-072.02♦
––– mit Ovariektomie 5-072.12♦
– Nebenschilddrüse, partiell, bei Reexploration 5-066.1♦
– Ösophagus
–– abdominal, partiell
––– mit Wiederherstellung, Kontinuität 5-424.2
––– ohne Wiederherstellung, Kontinuität 5-423.3
–– bei
––– Manschettenpleuropneumonektomie 5-328.46
––– Manschettenpneumonektomie 5-328.16 ►

Resektion – s.a. Teilresektion, Segmentresektion *(Forts.)*
~ Ösophagus *(Forts.)*
~~ bei *(Forts.)*
––– Pleuropneumonektomie 5-328.36
––– Pneumonektomie 5-328.06
–– partiell, bei Gastrektomie, total, mit Interposition
––– Dickdarm
–––– mit
––––– Exzision, Lymphknoten, einzeln, Kompartiment II oder III 5-438.32
––––– Lymphadenektomie, systematisch
–––––– Kompartiment II 5-438.33
–––––– Kompartiment II und partiell III 5-438.34
–––––– Kompartiment II und III 5-438.35
–––– ohne Lymphadenektomie 5-438.31
––– Dünndarm
–––– mit
––––– Exzision, Lymphknoten, einzeln, Kompartiment II oder III 5-438.22
––––– Lymphadenektomie, systematisch
–––––– Kompartiment II 5-438.23
–––––– Kompartiment II und partiell III 5-438.24
–––––– Kompartiment II und III 5-438.25
–––– ohne Lymphadenektomie 5-438.21
–– subtotal, bei Gastrektomie, total, mit Interposition
––– Dickdarm
–––– mit
––––– Exzision, Lymphknoten, einzeln, Kompartiment II oder III 5-438.12
––––– Lymphadenektomie, systematisch
–––––– Kompartiment II 5-438.13
–––––– Kompartiment II und partiell III 5-438.14
–––––– Kompartiment II und III 5-438.15
–––– ohne Lymphadenektomie 5-438.11
––– Dünndarm
–––– mit
––––– Exzision, Lymphknoten, einzeln, Kompartiment II oder III 5-438.02
––––– Lymphadenektomie, systematisch
–––––– Kompartiment II 5-438.03
–––––– Kompartiment II und partiell III 5-438.04
–––––– Kompartiment II und III 5-438.05
–––– ohne Lymphadenektomie 5-438.01
–– thorakal, partiell
––– mit Wiederherstellung, Kontinuität 5-424.0
––– ohne Wiederherstellung, Kontinuität 5-423.1
–– thorakoabdominal, partiell
––– mit Wiederherstellung der Kontinuität
–––– mit
––––– proximaler Magenresektion und
–––––– Hochzug des Restmagens durch Thorakotomie 5-424.12 ►
~~~~~

Resektion – s.a. Teilresektion, Segmentresektion *(Forts.)*
~ Ösophagus *(Forts.)*
~~ thorakoabdominal, partiell *(Forts.)*
~~~ mit Wiederherstellung der Kontinuität *(Forts.)*
~~~~ mit *(Forts.)*
~~~~~ proximaler Magenresektion und *(Forts.)*
–––––– transhiatalem Hochzug des Restmagens 5-424.11
––––– Resektion von Kardia und Fundus und
–––––– Hochzug des Restmagens durch Thorakotomie 5-424.12
–––––– transhiatalem Hochzug des Restmagens 5-424.11
–––– ohne proximale Magenresektion 5-424.10
––– ohne Wiederherstellung, Kontinuität 5-423.2
–– total, bei Gastrektomie, total, mit Interposition
––– Dickdarm
–––– mit
––––– Exzision, Lymphknoten, einzeln, Kompartiment II oder III 5-438.12
––––– Lymphadenektomie, systematisch
–––––– Kompartiment II 5-438.13
–––––– Kompartiment II und partiell III 5-438.14
–––––– Kompartiment II und III 5-438.15
–––– ohne Lymphadenektomie 5-438.11
––– Dünndarm
–––– mit
––––– Exzision, Lymphknoten, einzeln, Kompartiment II oder III 5-438.02
––––– Lymphadenektomie, systematisch
–––––– Kompartiment II 5-438.03
–––––– Kompartiment II und partiell III 5-438.04
–––––– Kompartiment II und III 5-438.05
–––– ohne Lymphadenektomie 5-438.01
–– zervikal, partiell, ohne Wiederherstellung, Kontinuität 5-423.0
– ohne Sphinktererhaltung, Rektum
–– abdominoperineal
––– kombiniert offen-laparoskopisch 5-485.02
––– mit Entfernung, Nachbarorgan 5-485.1
––– offen 5-485.01
–– abdominosakral
––– kombiniert offen-laparoskopisch 5-485.22
––– mit Entfernung, Nachbarorgan 5-485.3
––– offen 5-485.21
–– perineal 5-485.5
–– sakroperineal 5-485.4
– Ohrmuschel 5-182.2♦
–– partiell 5-182.0♦
––– histographisch kontrolliert 5-182.1♦
–– total, histographisch kontrolliert 5-182.3♦
– Omentum
–– partiell 5-543.20
–– subtotal 5-543.21
–– total 5-543.21 ►

Resektion – s.a. Teilresektion, Segmentresektion *(Forts.)*
– Os hyoideum, bei Exzision
–– Ductus thyreoglossus 5-065.3
–– Sinus thyreoglossus 5-065.1
– Os metatarsale, Os metatarsale II bis V
–– 1 5-788.06♦
–– 2 5-788.07♦
–– 3 5-788.08♦
–– 4 5-788.09♦
– Osteophyt
–– Akromioklavikulargelenk 5-812.k1♦
–– Ellenbogengelenk 5-812.kt♦
–– Handgelenk 5-812.k7♦
–– Hüftgelenk 5-812.kg♦
–– Humeroglenoidalgelenk 5-812.k0♦
–– Humeroradialgelenk 5-812.ks♦
–– Humeroulnargelenk 5-812.k4♦
–– Iliosakralgelenk 5-812.ke♦
–– Kniegelenk 5-812.kh♦
–– Metatarsophalangealgelenk 5-812.kq♦
–– Radiokarpalgelenk 5-812.k8♦
–– Radioulnargelenk
––– distal 5-812.k6♦
––– proximal 5-812.k5♦
–– Sprunggelenk
––– oberes 5-812.kk♦
––– unteres 5-812.km♦
–– Sternoklavikulargelenk 5-812.k3♦
–– Symphyse 5-812.kf
–– Tarsalgelenk 5-812.kn♦
–– Tarsometatarsalgelenk 5-812.kp♦
–– Thorakoskapulargelenk 5-812.k2♦
–– Tibiofibulargelenk, proximal 5-812.kj♦
–– Ulnokarpalgelenk 5-812.k9♦
–– Zehengelenk 5-812.kr♦
– Pankreas
–– links
––– offen, ohne Anastomose 5-524.00
––– subtotal
–––– durch Umsteigen laparoskopisch – offen chirurgisch 5-524.02
–––– offen 5-524.00
–– linksseitig
––– laparoskopisch, ohne Anastomose 5-524.01
––– ohne Anastomose, durch Umsteigen laparoskopisch – offen chirurgisch 5-524.02
–– subtotal, links, laparoskopisch 5-524.01
– Pankreaskopf
–– duodenumerhaltend 5-524.3
–– pyloruserhaltend 5-524.2
– Pankreasschwanz
–– durch Umsteigen laparoskopisch – offen chirurgisch 5-524.02
–– laparoskopisch 5-524.01
–– offen 5-524.00
– partiell, endoskopisch, bei
–– Cam-Deformität 5-782.be♦
–– Pinzer-Deformität 5-782.bd ►

R
~~~~~

Resektion – s.a. Teilresektion, Segmentresektion *(Forts.)*
– Perikard, bei
–– Manschettenpleuropneumonektomie 5-328.42
–– Manschettenpneumonektomie 5-328.12
–– Pleuropneumonektomie 5-328.32
––– mit Resektion, Lunge, gegenseitig 5-328.52
–– Pneumonektomie 5-328.02
––– mit Resektion, Lunge, gegenseitig 5-328.22
– perineal
–– abdominal, kombiniert
––– Band, alloplastisch, als Revision, nach Operation wegen
–––– Harninkontinenz 5-599.04
–––– Prolaps 5-599.04
––– Netz, alloplastisch, als Revision, nach Operation wegen
–––– Harninkontinenz 5-599.04
–––– Prolaps 5-599.04
–– Band, alloplastisch, als Revision, nach Operation wegen
––– Harninkontinenz 5-599.01
––– Prolaps 5-599.01
–– Netz, alloplastisch, als Revision, nach Operation wegen
––– Harninkontinenz 5-599.01
––– Prolaps 5-599.01
– Phalangen, Hand
–– partiell, mit
––– Kontinuitätsdurchtrennung 5-782.2c♦
–––– mit
––––– Weichteilresektion 5-782.3c♦
––––– Wiederherstellung, Kontinuität 5-782.4c♦
–––––– mit Weichteilresektion 5-782.5c♦
––– Weichteilresektion 5-782.1c♦
–– total 5-782.6c♦
––– mit
–––– Ersatz 5-782.8c♦
––––– und Weichteilresektion 5-782.9c♦
–––– Weichteilresektion 5-782.7c♦
– Phalanx, Digitus II bis V
–– 1 5-788.0b♦
–– 2 5-788.0c♦
–– 3 5-788.0d♦
–– 4 5-788.0e♦
–– 5 oder mehr 5-788.0f♦
– Pharynx
–– partiell
––– durch
–––– Pharyngotomie
––––– mit Rekonstruktion, mit
–––––– Fernlappen, gestielt 5-295.15
–––––– freiem mikrovaskulär-anastomosiertem Transplantat 5-295.14
–––––– gestieltem regionalem Lappen 5-295.12
–––––– lokaler Schleimhaut 5-295.11
–––––– Transplantat, nicht-vaskularisiert 5-295.13
––––– ohne Rekonstruktion 5-295.10 ►

Resektion – s.a. Teilresektion, Segmentresektion *(Forts.)*
~ Pharynx *(Forts.)*
~~ partiell *(Forts.)*
~~~ durch *(Forts.)*
–––– Spaltung, Gaumen, weich und hart
––––– mit Rekonstruktion, mit
–––––– Fernlappen, gestielt 5-295.25
–––––– freiem mikrovaskulär-anastomosiertem Transplantat 5-295.24
–––––– gestieltem regionalem Lappen 5-295.22
–––––– lokaler Schleimhaut 5-295.21
–––––– Transplantat, nicht-vaskularisiert 5-295.23
––––– ohne Rekonstruktion 5-295.20
––– transmandibulär
–––– mit Rekonstruktion, mit
––––– Fernlappen, gestielt 5-295.35
––––– freiem mikrovaskulär-anastomosiertem Transplantat 5-295.34
––––– gestieltem regionalem Lappen 5-295.32
––––– lokaler Schleimhaut 5-295.31
––––– Transplantat, nicht-vaskularisiert 5-295.33
–––– ohne Rekonstruktion 5-295.30
––– transoral
–––– mit Rekonstruktion, mit
––––– Fernlappen, gestielt 5-295.05
––––– freiem mikrovaskulär-anastomosiertem Transplantat 5-295.04
––––– gestieltem regionalem Lappen 5-295.02
––––– lokaler Schleimhaut 5-295.01
––––– Transplantat, nicht-vaskularisiert 5-295.03
–––– ohne Rekonstruktion 5-295.00
–– radikal
––– durch
–––– Pharyngotomie
––––– mit Rekonstruktion, mit
–––––– Fernlappen, gestielt 5-296.15
–––––– freiem
––––––– Darmtransplantat 5-296.16
––––––– mikrovaskulär-anastomosiertem Transplantat 5-296.14
–––––– gestieltem regionalem Lappen 5-296.12
–––––– lokaler Schleimhaut 5-296.11
–––––– Magenhochzug 5-296.17
–––––– Transplantat, nicht-vaskularisiert 5-296.13
––––– ohne Rekonstruktion 5-296.10
–––– Spaltung, Gaumen, weich und hart
––––– mit Rekonstruktion, mit
–––––– Fernlappen, gestielt 5-296.25
–––––– freiem
––––––– Darmtransplantat 5-296.26
––––––– mikrovaskulär-anastomosiertem Transplantat 5-296.24
–––––– gestieltem regionalem Lappen 5-296.22
–––––– lokaler Schleimhaut 5-296.21
–––––– Magenhochzug 5-296.27 ►
~~~

Resektion – s.a. Teilresektion, Segmentresektion *(Forts.)*
~ Pharynx *(Forts.)*
~~ radikal *(Forts.)*
~~~ durch *(Forts.)*
~~~~ Spaltung, Gaumen, weich und hart *(Forts.)*
~~~~~ mit Rekonstruktion, mit *(Forts.)*
------ Transplantat, nicht-vaskularisiert 5-296.23
----- ohne Rekonstruktion 5-296.20
--- transmandibulär
---- mit Rekonstruktion, mit
----- Fernlappen, gestielt 5-296.35
----- freiem
------ Darmtransplantat 5-296.36
------ mikrovaskulär-anastomosiertem Transplantat 5-296.34
----- gestieltem regionalem Lappen 5-296.32
----- lokaler Schleimhaut 5-296.31
----- Magenhochzug 5-296.37
----- Transplantat, nicht-vaskularisiert 5-296.33
---- ohne Rekonstruktion 5-296.30
--- transoral
---- mit Rekonstruktion, mit
----- freiem
------ Darmtransplantat 5-296.06
------ mikrovaskulär-anastomosiertem Transplantat 5-296.04
----- gestieltem Fernlappen 5-296.05
----- gestieltem regionalem Lappen 5-296.02
----- lokaler Schleimhaut 5-296.01
----- Magenhochzug 5-296.07
----- Transplantat, nicht-vaskularisiert 5-296.03
---- ohne Rekonstruktion 5-296.00
– Pleura, viszeral
-- offen 5-344.0♦
-- thorakoskopisch 5-344.3♦
– Plexus tympanicus 5-209.0♦
– Plica synovialis
-- Handgelenk, arthroskopisch 5-811.07♦
-- Kniegelenk, arthroskopisch 5-811.0h♦
– Prostata, transurethral 5-601.1
– Pulmonalklappe
-- fibrös, subvalvulär 5-354.22
-- muskulär, subvalvulär 5-354.23
-- supravalvulär 5-354.24
– Pylorus, mit Gastroduodenostomie 5-432.2
– Radius
-- distal, partiell
--- endoskopisch 5-782.b6♦
--- mit
---- Kontinuitätsdurchtrennung 5-782.26♦
----- mit
------ Weichteilresektion 5-782.36♦
------ Wiederherstellung, Kontinuität 5-782.46♦
------- mit Weichteilresektion 5-782.56♦
---- Weichteilresektion 5-782.16♦
--- offen 5-782.a6♦ ►

Resektion – s.a. Teilresektion, Segmentresektion *(Forts.)*
~ Radius *(Forts.)*
-- proximal, partiell
--- endoskopisch 5-782.b4♦
--- mit
---- Kontinuitätsdurchtrennung 5-782.24♦
----- mit
------ Weichteilresektion 5-782.34♦
------ Wiederherstellung, Kontinuität 5-782.44♦
------- mit Weichteilresektion 5-782.54♦
---- Weichteilresektion 5-782.14♦
--- offen 5-782.a4♦
-- Schaft
--- partiell
---- endoskopisch 5-782.b5♦
---- mit
----- Kontinuitätsdurchtrennung 5-782.25♦
------ mit
------- Weichteilresektion 5-782.35♦
------- Wiederherstellung, Kontinuität 5-782.45♦
-------- mit Weichteilresektion 5-782.55♦
----- Weichteilresektion 5-782.15♦
---- offen 5-782.a5♦
--- total 5-782.65♦
---- mit
----- Ersatz 5-782.85♦
------ und Weichteilresektion 5-782.95♦
----- Weichteilresektion 5-782.75♦
– Rektum, tubulär, peranal, unter Belassen, Paraproktium 5-484.27
– Rektumanteil, intraperitoneal, bei Resektion, Sigma
-- durch Umsteigen laparoskopisch – offen chirurgisch 5-455.77
-- laparoskopisch, mit
--- Anastomose 5-455.75
--- Enterostoma 5-455.76
-- offen, mit
--- Anastomose 5-455.71
--- Anastomosen-Anus praeter 5-455.74
– Rippe
-- komplett 5-343.4♦
--- mit Rekonstruktion 5-346.62♦
--- zur Transplantation 5-343.4♦
-- partiell 5-343.2♦
--- mit Rekonstruktion 5-346.60♦
--- zur Transplantation 5-343.2♦
– Rippenbuckel, nach Naravzevic 5-346.a3♦
– Rippenköpfchen, konkavseitig 5-346.a5♦
– Schenkelhals, partiell
-- endoskopisch 5-782.be♦
-- mit
--- Kontinuitätsdurchtrennung 5-782.2e♦
---- mit
----- Weichteilresektion 5-782.3e♦
----- Wiederherstellung, Kontinuität 5-782.4e♦
------ mit Weichteilresektion 5-782.5e♦ ►

R
~~~~~

Resektion – s.a. Teilresektion, Segmentresektion *(Forts.)*
~ Schenkelhals, partiell *(Forts.)*
~~ mit *(Forts.)*
––– Weichteilresektion 5-782.1e♦
–– offen 5-782.ae♦
– Schilddrüse
–– Lappen, subtotal 5-062.8♦
–– mit
––– Laryngektomie, mit Pharyngektomie, mit Rekonstruktion, mit freiem mikrovaskulär-anastomosiertem Transplantat 5-303.24
––– Laryngopharyngektomie
–––– mit
––––– freiem Darmtransplantat 5-303.26
––––– Rekonstruktion, mit
–––––– Fernlappen, gestielt 5-303.25
–––––– freiem mikrovaskulär-anastomosiertem Transplantat 5-303.24
–––––– gestieltem regionalem Lappen 5-303.22
–––––– lokaler Schleimhaut 5-303.21
–––––– Magenhochzug 5-303.27
–––––– Transplantat, nicht-vaskularisiert 5-303.23
–––– ohne Rekonstruktion 5-303.20
––– Pharyngektomie
–––– bei Laryngektomie
––––– mit freiem Darmtransplantat 5-303.26
––––– ohne Rekonstruktion 5-303.20
–––– und Laryngektomie, mit Rekonstruktion, mit
––––– Fernlappen, gestielt 5-303.25
––––– gestieltem regionalem Lappen 5-303.22
––––– lokaler Schleimhaut 5-303.21
––––– Magenhochzug 5-303.27
––––– Transplantat, nicht-vaskularisiert 5-303.23
–– partiell
––– bei Reexploration 5-062.6♦
––– durch transsternalen Zugang 5-064.1♦
–– subtotal 5-062.8♦
––– durch Sternotomie 5-064.1♦
––– einseitig, mit
–––– Exzision, Knoten, Gegenseite 5-062.4
–––– Hemithyreoidektomie, Gegenseite 5-062.5
– Schleimbeutel
–– Bauchregion, total 5-859.16♦
–– Brustwand, total 5-859.15♦
–– Ellenbogen, total 5-859.12♦
–– Fuß, total 5-859.1a♦
–– Genitalregion, total 5-859.17♦
–– Gesäß, total 5-859.17♦
–– Hals, total 5-859.10♦
–– Hand, total 5-859.14♦
–– Knie, total 5-859.18♦
–– Kopf, total 5-859.10♦
–– Leistenregion, total 5-859.17♦
–– Rücken, total 5-859.15♦
–– Schulter, total 5-859.11♦
–– Unterarm, total 5-859.13♦
–– Unterschenkel, total 5-859.19♦ ►

Resektion – s.a. Teilresektion, Segmentresektion *(Forts.)*
– Schlingen-, Rektum
–– endoskopisch 5-482.01
–– endoskopisch-mikrochirurgisch 5-482.02
–– peranal 5-482.00
– Schnürring
–– Extremität
––– obere, mit Rekonstruktion, plastisch, bei kongenitaler Anomalie 5-868.10♦
––– untere, mit Rekonstruktion, plastisch, bei kongenitaler Anomalie 5-868.11♦
–– Fuß, mit Rekonstruktion, plastisch, bei kongenitaler Anomalie 5-867.0♦
–– Hand, mit Rekonstruktion, plastisch, bei kongenitaler Anomalie 5-848.2♦
– Sigma
–– durch Umsteigen laparoskopisch – offen chirurgisch 5-455.77
–– laparoskopisch, mit
––– Anastomose 5-455.75
––– Enterostoma 5-455.76
––– Resektion, Rektumanteil, intraperitoneal, mit
–––– Anastomose 5-455.75
–––– Enterostoma 5-455.76
–– mit Resektion, Rektumanteil, intraperitoneal
––– durch Umsteigen laparoskopisch – offen chirurgisch 5-455.77
––– offen, mit Enterostoma und Blindverschluss 5-455.72
–– offen, mit
––– Anastomose 5-455.71
––– Anastomosen-Anus praeter 5-455.74
––– Enterostoma und Blindverschluss 5-455.72
––– Resektion, Rektumanteil, intraperitoneal, mit
–––– Anastomose 5-455.71
–––– Anastomosen-Anus praeter 5-455.74
–––– zwei Enterostomata 5-455.73
––– zwei Enterostomata 5-455.73
– Skapula
–– partiell
––– endoskopisch 5-782.bz♦
––– mit
–––– Kontinuitätsdurchtrennung 5-782.2z♦
––––– mit
–––––– Weichteilresektion 5-782.3z♦
–––––– Wiederherstellung, Kontinuität 5-782.4z♦
––––––– mit Weichteilresektion 5-782.5z♦
–––– Weichteilresektion 5-782.1z♦
––– offen 5-782.az♦
–– total 5-782.6z♦
––– mit
–––– Ersatz 5-782.8z♦
––––– und Weichteilresektion 5-782.9z♦
–––– Weichteilresektion 5-782.7z♦
– Sklera, tief, zur Senkung, Augeninnendruck
–– mit Einbringen von Medikamenten zur Fibrosehemmung 5-134.11♦
–– ohne Einbringen von Medikamenten zur Fibrosehemmung 5-134.10♦ ►

Resektion – s.a. Teilresektion, Segmentresektion *(Forts.)*
– Speicheldrüse, klein 5-262.6
– Sternum
–– komplett 5-343.6
––– mit Rekonstruktion 5-345.63
–– partiell 5-343.3
––– mit Rekonstruktion 5-345.61
– Stirnhöhlenboden, und Stirnhöhlenvorderwand, bei Operation, radikal, von außen 5-223.2♦
– Strahl
–– 2, zur Verschmälerung, Hand 5-863.8♦
–– 3, zur Verschmälerung, Hand 5-863.9♦
–– 4, zur Verschmälerung, Hand 5-863.9♦
–– 5, zur Verschmälerung, Hand 5-863.7♦
– Striktur, Urethra, bei Reanastomose 5-584.6
– Struma, subtotal 5-062.8♦
–– einseitig, mit
––– Exzision, Knoten, Gegenseite 5-062.4
––– Hemithyreoidektomie, Gegenseite 5-062.5
– Strumalappen, subtotal 5-062.8♦
– Stumpf, Ureter
–– abdominal, offen 5-563.21♦
–– laparoskopisch 5-563.22♦
–– lumbal, offen 5-563.20♦
– Syndaktylie, Finger, Anteile, gedoppelt
–– mit Rekonstruktion, Gelenk 5-917.41♦
–– ohne Gelenkrekonstruktion 5-917.40♦
– Talus
–– partiell
––– endoskopisch 5-782.bs♦
––– mit
–––– Kontinuitätsdurchtrennung 5-782.2s♦
––––– mit
–––––– Weichteilresektion 5-782.3s♦
–––––– Wiederherstellung, Kontinuität 5-782.4s♦
––––––– mit Weichteilresektion 5-782.5s♦
–––– Weichteilresektion 5-782.1s♦
––– offen 5-782.as♦
–– total 5-782.6s♦
––– mit
–––– Ersatz 5-782.8s♦
––––– und Weichteilresektion 5-782.9s♦
–––– Weichteilresektion 5-782.7s♦
– Tarsus
–– bei Blepharoptosis 5-094.0♦
–– partiell
––– endoskopisch 5-782.bu♦
––– mit
–––– Kontinuitätsdurchtrennung 5-782.2u♦
––––– mit
–––––– Weichteilresektion 5-782.3u♦
–––––– Wiederherstellung, Kontinuität 5-782.4u♦
––––––– mit Weichteilresektion 5-782.5u♦
–––– Weichteilresektion 5-782.1u♦
––– offen 5-782.au♦ ►

Resektion – s.a. Teilresektion, Segmentresektion *(Forts.)*
~ Tarsus *(Forts.)*
–– total 5-782.6u♦
––– mit
–––– Ersatz 5-782.8u♦
––––– und Weichteilresektion 5-782.9u♦
–––– Weichteilresektion 5-782.7u♦
– Thymus 5-077.4
– Tibia
–– distal, partiell
––– endoskopisch 5-782.bn♦
––– mit
–––– Kontinuitätsdurchtrennung 5-782.2n♦
––––– mit
–––––– Weichteilresektion 5-782.3n♦
–––––– Wiederherstellung, Kontinuität 5-782.4n♦
––––––– mit Weichteilresektion 5-782.5n♦
–––– Weichteilresektion 5-782.1n♦
––– offen 5-782.an♦
–– proximal, partiell
––– endoskopisch 5-782.bk♦
––– mit
–––– Kontinuitätsdurchtrennung 5-782.2k♦
––––– mit
–––––– Weichteilresektion 5-782.3k♦
–––––– Wiederherstellung, Kontinuität 5-782.4k♦
––––––– mit Weichteilresektion 5-782.5k♦
–––– Weichteilresektion 5-782.1k♦
––– offen 5-782.ak♦
–– Schaft
––– partiell
–––– endoskopisch 5-782.bm♦
–––– mit
––––– Kontinuitätsdurchtrennung 5-782.2m♦
–––––– mit
––––––– Weichteilresektion 5-782.3m♦
––––––– Wiederherstellung, Kontinuität 5-782.4m♦
–––––––– mit Weichteilresektion 5-782.5m♦
––––– Weichteilresektion 5-782.1m♦
–––– offen 5-782.am♦
––– total 5-782.6m♦
–––– mit
––––– Ersatz 5-782.8m♦
–––––– und Weichteilresektion 5-782.9m♦
––––– Weichteilresektion 5-782.7m♦
– Trachea, mit
–– Anlegen, Tracheostoma 5-314.12
–– End-zu-End-Anastomose 5-314.11
–– Implantation, Prothese 5-316.4
–– Plastik 5-314.13
–– Stent 5-314.13
– Tränendrüse, total 5-081.1♦
– Transplantat, Dünndarm 5-454.8
– Transversum
–– durch Umsteigen laparoskopisch – offen chirurgisch 5-455.57 ►

Resektion – s.a. Teilresektion, Segmentresektion *(Forts.)*
~ Transversum *(Forts.)*
–– laparoskopisch, mit
––– Anastomose 5-455.55
––– Enterostoma 5-455.56
–– mit
––– Hemikolektomie
–––– links
––––– durch Umsteigen laparoskopisch – offen chirurgisch 5-455.a7
––––– laparoskopisch, mit
–––––– Anastomose 5-455.a5
–––––– Enterostoma 5-455.a6
––––– mit rechter Flexur
–––––– durch Umsteigen laparoskopisch – offen chirurgisch 5-455.a7
–––––– laparoskopisch, mit
––––––– Anastomose 5-455.a5
––––––– Enterostoma 5-455.a6
–––––– offen, mit
––––––– Anastomose 5-455.a1
––––––– Anastomosen-Anus praeter 5-455.a4
––––––– Enterostoma und Blindverschluss 5-455.a2
––––––– zwei Enterostomata 5-455.a3
––––– offen, mit
–––––– Anastomose 5-455.a1
–––––– Anastomosen-Anus praeter 5-455.a4
–––––– Enterostoma und Blindverschluss 5-455.a2
–––––– zwei Enterostomata 5-455.a3
–––– rechts
––––– durch Umsteigen laparoskopisch – offen chirurgisch 5-455.97
––––– laparoskopisch, mit
–––––– Anastomose 5-455.95
–––––– Enterostoma 5-455.96
––––– mit linker Flexur
–––––– durch Umsteigen laparoskopisch – offen chirurgisch 5-455.97
–––––– laparoskopisch, mit
––––––– Anastomose 5-455.95
––––––– Enterostoma 5-455.96
–––––– offen, mit
––––––– Anastomose 5-455.91
––––––– Anastomosen-Anus praeter 5-455.94
––––––– Enterostoma und Blindverschluss 5-455.92
––––––– zwei Enterostomata 5-455.93
––––– offen, mit
–––––– Anastomose 5-455.91
–––––– Anastomosen-Anus praeter 5-455.94
–––––– Enterostoma und Blindverschluss 5-455.92
–––––– zwei Enterostomata 5-455.93
––––– und links
–––––– durch Umsteigen laparoskopisch – offen chirurgisch 5-455.c7
–––––– laparoskopisch, mit
––––––– Anastomose 5-455.c5 ►

Resektion – s.a. Teilresektion, Segmentresektion *(Forts.)*
~ Transversum *(Forts.)*
~~ mit *(Forts.)*
~~~ Hemikolektomie *(Forts.)*
~~~~ rechts *(Forts.)*
~~~~~ und links *(Forts.)*
~~~~~~ laparoskopisch, mit *(Forts.)*
––––––– Enterostoma 5-455.c6
–––––– offen, mit
––––––– Anastomose 5-455.c1
––––––– Anastomosen-Anus praeter 5-455.c4
––––––– Enterostoma und Blindverschluss 5-455.c2
––––––– zwei Enterostomata 5-455.c3
––– rechter und linker Flexur
–––– durch Umsteigen laparoskopisch – offen chirurgisch 5-455.57
–––– laparoskopisch, mit
––––– Anastomose 5-455.55
––––– Enterostoma 5-455.56
–––– offen, mit
––––– Anastomose 5-455.51
––––– Anastomosen-Anus praeter 5-455.54
––––– Enterostoma und Blindverschluss 5-455.52
––––– zwei Enterostomata 5-455.53
––– Sigma, mit Hemikolektomie, links
–––– durch Umsteigen laparoskopisch – offen chirurgisch 5-455.d7
–––– laparoskopisch, mit
––––– Anastomose 5-455.d5
––––– Enterostoma 5-455.d6
–––– mit rechter Flexur
––––– durch Umsteigen laparoskopisch – offen chirurgisch 5-455.d7
––––– laparoskopisch, mit
–––––– Anastomose 5-455.d5
–––––– Enterostoma 5-455.d6
––––– offen, mit
–––––– Anastomose 5-455.d1
–––––– Anastomosen-Anus praeter 5-455.d4
–––––– Enterostoma und Blindverschluss 5-455.d2
–––––– zwei Enterostomata 5-455.d3
–––– offen, mit
––––– Anastomose 5-455.d1
––––– Anastomosen-Anus praeter 5-455.d4
––––– Enterostoma und Blindverschluss 5-455.d2
––––– zwei Enterostomata 5-455.d3
–– offen, mit
––– Anastomose 5-455.51
––– Anastomosen-Anus praeter 5-455.54
––– Enterostoma und Blindverschluss 5-455.52
––– zwei Enterostomata 5-455.53
– Truncus brachiocephalicus, und Reanastomosierung 5-382.41♦
– Truncus coeliacus, und Reanastomosierung 5-382.60 ►

Resektion – s.a. Teilresektion, Segmentresektion *(Forts.)*
– Tumor-
–– Ganglien, intrakraniell 5-017.1
–– Gehörgang, Ohr, äußeres 5-181.7♦
–– Glomus caroticum 5-398.1
–– Hirnnerv, intrakraniell 5-017.1
–– Larynx, durch Mikrolaryngoskopie 5-300.2
–– Naseneingang 5-212.2
–– Ohrmuschel 5-181.0♦
––– durch Keilexzision 5-182.0♦
–– Stimmband, durch Mikrolaryngoskopie 5-300.5
–– Taschenband, durch Mikrolaryngoskopie 5-300.2
–– Uvula 5-272.0
– Ulna
–– distal, partiell
––– endoskopisch 5-782.b9♦
––– mit
–––– Kontinuitätsdurchtrennung 5-782.29♦
––––– mit
–––––– Weichteilresektion 5-782.39♦
–––––– Wiederherstellung, Kontinuität 5-782.49♦
––––––– mit Weichteilresektion 5-782.59♦
–––– Weichteilresektion 5-782.19♦
––– offen 5-782.a9♦
–– proximal, partiell
––– endoskopisch 5-782.b7♦
––– mit
–––– Kontinuitätsdurchtrennung 5-782.27♦
––––– mit
–––––– Weichteilresektion 5-782.37♦
–––––– Wiederherstellung, Kontinuität 5-782.47♦
––––––– mit Weichteilresektion 5-782.57♦
–––– Weichteilresektion 5-782.17♦
––– offen 5-782.a7♦
–– Schaft
––– partiell
–––– endoskopisch 5-782.b8♦
–––– mit
––––– Kontinuitätsdurchtrennung 5-782.28♦
–––––– mit
––––––– Weichteilresektion 5-782.38♦
––––––– Wiederherstellung, Kontinuität 5-782.48♦
–––––––– mit Weichteilresektion 5-782.58♦
––––– Weichteilresektion 5-782.18♦
–––– offen 5-782.a8♦
––– total 5-782.68♦
–––– mit
––––– Ersatz 5-782.88♦
–––––– und Weichteilresektion 5-782.98♦
––––– Weichteilresektion 5-782.78♦
– und
–– Ersatz
––– A. axillaris 5-383.11♦
––– A. brachialis 5-383.12♦
––– A. carotis 5-383.00♦ ►

Resektion – s.a. Teilresektion, Segmentresektion *(Forts.)*
~ und *(Forts.)*
~~ Ersatz *(Forts.)*
––– A. carotis communis, und Sinus caroticus 5-383.01♦
––– A. carotis externa 5-383.03♦
––– A. carotis interna, extrakraniell 5-383.02♦
––– A. femoralis 5-383.70♦
––– A. fibularis 5-383.84♦
––– A. gastrica 5-383.62
––– A. hepatica 5-383.61
––– A. iliaca 5-383.52♦
––– A. iliaca communis 5-383.53♦
––– A. iliaca externa 5-383.54♦
––– A. iliaca interna 5-383.55♦
––– A. lienalis 5-383.63
––– A. mesenterica inferior 5-383.66
––– A. mesenterica superior 5-383.65
––– A. poplitea 5-383.72♦
––– A. profunda femoris 5-383.71♦
––– A. pulmonalis 5-383.42♦
––– A. radialis 5-383.24♦
––– A. renalis 5-383.64♦
––– A. subclavia 5-383.40♦
––– A. tibialis anterior 5-383.80♦
––– A. tibialis posterior 5-383.83♦
––– A. ulnaris 5-383.20♦
––– mit
–––– Bifurkationsprothese
––––– bifemoral, Aorta abdominalis 5-384.55
–––––– bei Aneurysma 5-384.56
–––––– infrarenal 5-384.75
––––––– bei Aneurysma 5-384.76
––––– biiliakal, Aorta abdominalis 5-384.53
–––––– bei Aneurysma 5-384.54
–––––– infrarenal 5-384.73
––––––– bei Aneurysma 5-384.74
–––– Hybridprothese
––––– Aorta ascendens 5-384.8
––––– Aorta descendens 5-384.8
––––– Aortenbogen 5-384.8
–––– Rohrprothese
––––– Aorta abdominalis 5-384.51
–––––– bei Aneurysma 5-384.52
–––––– infrarenal 5-384.71
––––––– bei Aneurysma 5-384.72
–––––– suprarenal 5-384.61
––––––– bei Aneurysma 5-384.62
––––– Aorta ascendens 5-384.01
–––––– bei Aneurysma 5-384.02
–––––– mit Reimplantation, Koronararterie 5-384.11
––––––– bei Aneurysma 5-384.12
––––– Aorta thoracica 5-384.31
–––––– bei Aneurysma 5-384.32
––––– Aorta thoracoabdominalis 5-384.41
–––––– bei Aneurysma 5-384.42
––––– Aortenbogen
–––––– absteigender Teil 5-384.e1
––––––– bei Aneurysma 5-384.e2 ►

R

Resektion – s.a. Teilresektion, Segmentresektion *(Forts.)*
~ und *(Forts.)*
~~ Ersatz *(Forts.)*
~~~ mit *(Forts.)*
~~~~ Rohrprothese *(Forts.)*
~~~~~ Aortenbogen *(Forts.)*
–––––– aufsteigender Teil 5-384.d1
––––––– bei Aneurysma 5-384.d2
–––––– gesamt 5-384.f1
––––––– bei Aneurysma 5-384.f2
––– Truncus brachiocephalicus 5-383.41♦
––– Truncus coeliacus 5-383.60
––– V. axillaris 5-383.94♦
––– V. brachiocephalica 5-383.95♦
––– V. cava inferior 5-383.97
––– V. cava superior 5-383.96
––– V. femoralis 5-383.9b♦
––– V. gastrica 5-383.9e♦
––– V. iliaca communis 5-383.98♦
––– V. iliaca externa 5-383.99♦
––– V. iliaca interna 5-383.9a♦
––– V. jugularis 5-383.91♦
––– V. lienalis 5-383.9f
––– V. mesenterica inferior 5-383.9h
––– V. mesenterica superior 5-383.9g
––– V. poplitea 5-383.9c♦
––– V. portae 5-383.9d
––– V. pulmonalis 5-383.92♦
––– V. renalis 5-383.9k♦
––– V. subclavia 5-383.93♦
––– Vene, oberflächlich
–––– Fuß 5-383.a6♦
–––– Hals 5-383.a0♦
–––– Hand 5-383.a2♦
–––– Kopf, extrakraniell 5-383.a0♦
–––– Oberarm 5-383.a1♦
–––– Oberschenkel 5-383.a5♦
–––– Schulter 5-383.a1♦
–––– Unterarm 5-383.a2♦
–––– Unterschenkel 5-383.a6♦
––– Vv. hepaticae 5-383.9j
–– Interposition, mit
––– Hybridprothese
–––– Aorta ascendens 5-384.8
–––– Aorta descendens 5-384.8
–––– Aortenbogen 5-384.8
––– Rohrprothese, Aortenbogen
–––– absteigender Teil 5-384.e1
––––– bei Aneurysma 5-384.e2
–––– aufsteigender Teil 5-384.d1
––––– bei Aneurysma 5-384.d2
–––– gesamt 5-384.f1
––––– bei Aneurysma 5-384.f2
–– Reanastomosierung, Vene, oberflächlich, Hals 5-382.a0♦
–– Rekonstruktion, N. facialis, bei Parotidektomie, komplett 5-262.3♦ ►

Resektion – s.a. Teilresektion, Segmentresektion *(Forts.)*
– unter Sphinktererhaltung, Rektum
–– anterior
––– durch Umsteigen laparoskopisch – offen chirurgisch, mit
–––– Anastomose 5-484.38
–––– Enterostoma und Blindverschluss 5-484.39
––– laparoskopisch, mit
–––– Anastomose 5-484.35
–––– Enterostoma und Blindverschluss 5-484.36
––– offen, mit
–––– Anastomose 5-484.31
–––– Enterostoma und Blindverschluss 5-484.32
––– tief
–––– durch Umsteigen laparoskopisch – offen chirurgisch, mit
––––– Anastomose 5-484.58
–––––– peranal 5-484.68
––––––– durch Klammernahtgerät 5-484.58
––––– Enterostoma und Blindverschluss 5-484.59
–––– laparoskopisch, mit
––––– Anastomose 5-484.55
–––––– peranal 5-484.65
––––––– durch Klammernahtgerät 5-484.55
––––– Enterostoma und Blindverschluss 5-484.56
–––– offen, mit
––––– Anastomose 5-484.51
–––––– peranal 5-484.61
––––––– durch Klammernahtgerät 5-484.51
––––– Enterostoma und Blindverschluss 5-484.52
–– tubulär
––– durch Umsteigen laparoskopisch – offen chirurgisch, unter Belassen, Paraproktium, mit
–––– Anastomose 5-484.28
–––– Enterostoma und Blindverschluss 5-484.29
––– laparoskopisch, unter Belassen, Paraproktium, mit
–––– Anastomose 5-484.25
–––– Enterostoma und Blindverschluss 5-484.26
––– offen, unter Belassen, Paraproktium, mit
–––– Anastomose 5-484.21
–––– Enterostoma und Blindverschluss 5-484.22
– Ureter, partiell
–– abdominal, offen 5-563.01♦
–– laparoskopisch 5-563.02♦
–– lumbal, offen 5-563.00♦
– Urethra, transurethral 5-582.1
– Urethraklappe
–– perkutan-transvesikal 5-582.2
–– transurethral 5-582.1 ►
~~~~~

Resektion – s.a. Teilresektion, Segmentresektion *(Forts.)*
– Uterus, mesometrial, total
–– mit Lymphadenektomie
––– paraaortal 5-685.42
––– pelvin 5-685.41
–––– und paraaortal 5-685.43
–– ohne Lymphadenektomie 5-685.40
– V. axillaris, und Reanastomosierung 5-382.94♦
– V. brachiocephalica, und Reanastomosierung 5-382.95♦
– V. cava inferior, und Reanastomosierung 5-382.97
– V. cava superior, und Reanastomosierung 5-382.96
– V. femoralis, und Reanastomosierung 5-382.9b♦
– V. gastrica, mit Reanastomosierung 5-382.9e♦
– V. iliaca communis, und Reanastomosierung 5-382.98♦
– V. iliaca externa, und Reanastomosierung 5-382.99♦
– V. iliaca interna, und Reanastomosierung 5-382.9a♦
– V. jugularis, und Reanastomosierung 5-382.91♦
– V. lienalis, mit Reanastomosierung 5-382.9f
– V. mesenterica inferior, mit Reanastomosierung 5-382.9h
– V. mesenterica superior, mit Reanastomosierung 5-382.9g
– V. poplitea, und Reanastomosierung 5-382.9c♦
– V. portae, mit Reanastomosierung 5-382.9d
– V. pulmonalis, und Reanastomosierung 5-382.92♦
– V. renalis, mit Reanastomosierung 5-382.9k♦
– V. spermatica
–– abdominal, laparoskopisch 5-630.4♦
–– und A. spermatica
––– abdominal
–––– laparoskopisch 5-630.4♦
–––– offen 5-630.3♦
––– inguinal 5-630.1♦
––– lumbal, bei Varikozele 5-630.2♦
– V. subclavia, und Reanastomosierung 5-382.93♦
– vaginal
–– abdominal, kombiniert
––– Band, alloplastisch, als Revision, nach Operation wegen
–––– Harninkontinenz 5-599.03
–––– Prolaps 5-599.03
––– Netz, alloplastisch, als Revision, nach Operation wegen
–––– Harninkontinenz 5-599.03
–––– Prolaps 5-599.03
–– Band, alloplastisch, als Revision, nach Operation wegen
––– Harninkontinenz 5-599.00
––– Prolaps 5-599.00 ►

Resektion – s.a. Teilresektion, Segmentresektion *(Forts.)*
~ vaginal *(Forts.)*
–– Netz, alloplastisch, als Revision, nach Operation wegen
––– Harninkontinenz 5-599.00
––– Prolaps 5-599.00
– Vene, oberflächlich
–– extrakraniell, Kopf, und Reanastomosierung 5-382.a0♦
–– Fuß, und Reanastomosierung 5-382.a6♦
–– Hand, und Reanastomosierung 5-382.a2♦
–– Oberarm, und Reanastomosierung 5-382.a1♦
–– Oberschenkel, und Reanastomosierung 5-382.a5♦
–– Schulter, und Reanastomosierung 5-382.a1♦
–– Unterarm, und Reanastomosierung 5-382.a2♦
–– Unterschenkel, und Reanastomosierung 5-382.a6♦
– Vorhof, bei
–– Manschettenpleuropneumonektomie 5-328.43
–– Manschettenpneumonektomie 5-328.13
–– Pleuropneumonektomie 5-328.33
––– mit Resektion, Lunge, gegenseitig 5-328.53
–– Pneumonektomie 5-328.03
––– mit Resektion, Lunge, gegenseitig 5-328.23
– Vv. hepaticae, mit Reanastomosierung 5-382.9j
– Wange
–– mit
––– Mandibulotomie, temporär, mit Rekonstruktion, mit
–––– Fernlappen, gestielt 5-278.13♦
–––– Lappen
––––– gestielt, und mikrovaskulär-anastomosiert 5-278.15♦
––––– regional, gestielt 5-278.10♦
–––– Transplantat
––––– mikrovaskulär-anastomosiert, frei 5-278.12♦
–––––– 2 5-278.14♦
––––– nicht-vaskularisiert 5-278.11♦
––– Teilresektion
–––– Mandibula, mit Kontinuitätsdurchtrennung, mit Rekonstruktion, mit
––––– Fernlappen, gestielt 5-278.33♦
––––– Lappen, gestielt
–––––– regional 5-278.30♦
–––––– und mikrovaskulär-anastomosiert 5-278.35♦
––––– Transplantat
–––––– mikrovaskulär-anastomosiert, frei 5-278.32♦
––––––– 2 5-278.34♦
–––––– nicht-vaskularisiert 5-278.31♦
–––– Maxilla, mit Rekonstruktion, mit
––––– Fernlappen, gestielt 5-278.43♦
––––– Lappen, gestielt
–––––– regional 5-278.40♦
–––––– und mikrovaskulär-anastomosiert 5-278.45♦ ►

Resektion – s.a. Teilresektion, Segmentresektion *(Forts.)*
~ Wange *(Forts.)*
~~ mit *(Forts.)*
~~~ Teilresektion *(Forts.)*
~~~~ Maxilla, mit Rekonstruktion, mit *(Forts.)*
––––– Transplantat
–––––– mikrovaskulär-anastomosiert, frei 5-278.42♦
––––––– 2 5-278.44♦
–––––– nicht-vaskularisiert 5-278.41♦
–– transoral, mit Rekonstruktion, mit
––– Fernlappen, gestielt 5-278.03♦
––– Lappen, gestielt
–––– regional 5-278.00♦
–––– und mikrovaskulär-anastomosiert 5-278.05♦
––– Transplantat
–––– mikrovaskulär-anastomosiert, frei 5-278.02♦
––––– 2 5-278.04♦
–––– nicht-vaskularisiert 5-278.01♦
–– und Mandibula, partiell, ohne Kontinuitätsdurchtrennung, mit Rekonstruktion, mit
––– Fernlappen, gestielt 5-278.23♦
––– Lappen, gestielt
–––– regional 5-278.20♦
–––– und mikrovaskulär-anastomosiert 5-278.25♦
––– Transplantat
–––– mikrovaskulär-anastomosiert, frei 5-278.22♦
––––– 2 5-278.24♦
–––– nicht-vaskularisiert 5-278.21♦
– Wurzelspitze
–– Frontzahnbereich
––– mit Wurzelkanalbehandlung
–––– orthograd 5-237.11
–––– retrograd 5-237.12
––– ohne Wurzelkanalbehandlung 5-237.10
–– Seitenzahnbereich
––– mit Wurzelkanalbehandlung
–––– orthograd 5-237.21
–––– retrograd 5-237.22
––– ohne Wurzelkanalbehandlung 5-237.20
– Zäkum
–– durch Umsteigen laparoskopisch – offen chirurgisch 5-455.37
–– laparoskopisch, mit Anastomose 5-455.35
–– offen, mit Anastomose 5-455.31
– Zahnapex, vollständig retiniert 5-231.20
– Zahnwurzel
–– residual 5-231.50
–– teilweise retiniert 5-231.10
–– vollständig retiniert 5-231.20
– Zehenstrahl 5-865.8♦
– Zunge, partiell
–– durch
––– Pharyngotomie, mit Rekonstruktion, mit
–––– Fernlappen, gestielt 5-251.23
–––– Lappen, regional, gestielt 5-251.20 ►

Resektion – s.a. Teilresektion, Segmentresektion *(Forts.)*
~ Zunge, partiell *(Forts.)*
~~ durch *(Forts.)*
~~~ Pharyngotomie, mit Rekonstruktion, mit *(Forts.)*
–––– Transplantat
––––– mikrovaskulär-anastomosiert, frei 5-251.22
––––– nicht-vaskularisiert 5-251.21
––– temporäre Mandibulotomie, mit Rekonstruktion, mit
–––– Fernlappen, gestielt 5-251.13
–––– Lappen, regional, gestielt 5-251.10
–––– Transplantat
––––– mikrovaskulär-anastomosiert, frei 5-251.12
––––– nicht-vaskularisiert 5-251.11
–– transoral, mit Rekonstruktion, mit
––– Fernlappen, gestielt 5-251.03
––– Lappen, regional, gestielt 5-251.00
––– Transplantat
–––– mikrovaskulär-anastomosiert, frei 5-251.02
–––– nicht-vaskularisiert 5-251.01
– Zungenbein, medial, bei
–– Exzision
––– Ductus thyreoglossus, als sekundärer Eingriff 5-065.5
––– Zungengrundschilddrüse, transzervikal 5-069.22
–– Fistelexzision, Hals, median 5-065.3
–– Zystenexzision, Hals, median 5-065.1
– Zungengrund, bei Hemilaryngektomie, supraglottisch, horizontal 5-301.1
– zur Erweiterung, Ureterostium
–– laparoskopisch 5-561.8♦
–– offen 5-561.3♦
–– perkutan-transvesikal 5-561.4♦
–– transurethral 5-561.5♦
– Zwerchfell, bei
–– Manschettenpleuropneumonektomie 5-328.45
–– Manschettenpneumonektomie 5-328.15
–– Pleuropneumonektomie 5-328.35
–– Pneumonektomie 5-328.05

Resektionsarthroplastik
– Daumensattelgelenk
–– durch Rekonstruktion, mit
––– alloplastischem Material 5-847.52♦
–––– und Rekonstruktion, Kapselbandapparat 5-847.62♦
––– autogenem Material 5-847.02♦
–––– mit Sehneninterposition, und Sehnenaufhängung 5-847.32♦
–––– und
––––– Rekonstruktion, Gelenkfläche 5-847.42♦
––––– Sehnenaufhängung 5-847.22♦
––– xenogenem Material 5-847.72♦
–– mit autogener Sehneninterposition 5-847.12♦
– Ellenbogengelenk 5-829.4♦
– Fuß, Gelenk, sonstige 5-829.8♦ ►
~~~

Resektionsarthroplastik *(Forts.)*
– Gelenk, Metatarsophalangealgelenk, Digitus II bis V
–– 1 5-788.61♦
–– 2 5-788.62♦
–– 3 5-788.63♦
–– 4 5-788.64♦
– Handgelenk 5-829.5♦
– Handwurzelgelenk
–– durch Rekonstruktion, mit
––– alloplastischem Material 5-847.50♦
–––– und Rekonstruktion, Kapselbandapparat 5-847.60♦
––– autogenem Material 5-847.00♦
–––– mit Sehneninterposition und Sehnenaufhängung 5-847.30♦
–––– und
––––– Rekonstruktion, Gelenkfläche 5-847.40♦
––––– Sehnenaufhängung 5-847.20♦
––––– Sehneninterposition 5-847.10♦
––– xenogenem Material 5-847.70♦
–– mehrere, durch Rekonstruktion, mit
––– alloplastischem Material 5-847.51♦
–––– und Rekonstruktion, Kapselbandapparat 5-847.61♦
––– autogenem Material 5-847.01♦
–––– mit Sehneninterposition und Sehnenaufhängung 5-847.31♦
–––– und
––––– Rekonstruktion, Gelenkfläche 5-847.41♦
––––– Sehnenaufhängung 5-847.21♦
––––– Sehneninterposition 5-847.11♦
––– xenogenem Material 5-847.71♦
– Interphalangealgelenk
–– durch Rekonstruktion, mit
––– alloplastischem Material 5-847.55♦
–––– und Rekonstruktion, Kapselbandapparat 5-847.65♦
––– autogenem Material 5-847.05♦
–––– mit Sehneninterposition und Sehnenaufhängung 5-847.35♦
–––– und
––––– Rekonstruktion, Gelenkfläche 5-847.45♦
––––– Sehnenaufhängung 5-847.25♦
––––– Sehneninterposition 5-847.15♦
––– xenogenem Material 5-847.75♦
–– Fuß
––– Digitus I 5-788.65♦
––– Digitus II bis V
–––– 1 5-788.66♦
–––– 2 5-788.67♦
–––– 3 5-788.68♦
–––– 4 5-788.69♦
–––– 5 oder mehr 5-788.6a♦
–– mehrere
––– durch Rekonstruktion, mit
–––– alloplastischem Material 5-847.56♦
––––– und Rekonstruktion, Kapselbandapparat 5-847.66♦ ►

Resektionsarthroplastik *(Forts.)*
~ Interphalangealgelenk *(Forts.)*
~~ mehrere *(Forts.)*
~~~ durch Rekonstruktion, mit *(Forts.)*
–––– autogenem Material und
––––– Rekonstruktion, Gelenkfläche 5-847.46♦
––––– Sehneninterposition 5-847.16♦
––– ein Finger, durch Rekonstruktion, mit xenogenem Material 5-847.76♦
––– Finger
–––– durch Rekonstruktion, mit autogenem Material 5-847.06♦
––––– mit Sehneninterposition und Sehnenaufhängung 5-847.36♦
––––– und Sehnenaufhängung 5-847.26♦
–––– mehrere, durch Rekonstruktion, mit
––––– alloplastischem Material 5-847.57♦
–––––– und Rekonstruktion, Kapselbandapparat 5-847.67♦
––––– autogenem Material 5-847.07♦
–––––– und
––––––– Rekonstruktion, Gelenkfläche 5-847.47♦
––––––– Sehnenaufhängung 5-847.27♦
––––––– Sehneninterposition 5-847.17♦
–––––––– und Sehnenaufhängung 5-847.37♦
––– mehrere Finger, durch Rekonstruktion, mit xenogenem Material 5-847.77♦
– Kniegelenk 5-829.6♦
– Metakarpophalangealgelenk
–– durch Rekonstruktion, mit
––– alloplastischem Material 5-847.53♦
–––– und Rekonstruktion, Kapselbandapparat 5-847.63♦
––– autogenem Material 5-847.03♦
–––– mit Sehneninterposition und Sehnenaufhängung 5-847.33♦
–––– und
––––– Rekonstruktion, Gelenkfläche 5-847.43♦
––––– Sehnenaufhängung 5-847.23♦
––– xenogenem Material 5-847.73♦
–– mehrere
––– durch Rekonstruktion, mit
–––– alloplastischem Material 5-847.54♦
––––– und Rekonstruktion, Kapselbandapparat 5-847.64♦
–––– autogenem Material 5-847.04♦
––––– mit Sehneninterposition und Sehnenaufhängung 5-847.34♦
––––– und
–––––– Rekonstruktion, Gelenkfläche 5-847.44♦
–––––– Sehnenaufhängung 5-847.24♦
–––– xenogenem Material 5-847.74♦
––– mit autogener Sehneninterposition 5-847.14♦
–– mit autogener Sehneninterposition 5-847.13♦
– Metatarsophalangealgelenk, Digitus I 5-788.60♦
– Schultergelenk 5-829.3♦
– Sprunggelenk 5-829.7♦
~~~

Reservoir
– Anlegen
–– am Liquorsystem
––– intrazystisch 5-022.13
––– subdural 5-022.12
––– ventrikulär 5-022.10
––– zisternal 5-022.11
–– Duodenum 5-467.70
–– Jejunum 5-467.71
–– Kolon 5-467.73
––– laparoskopisch, zur Harnableitung, kutan 5-566.21
––– offen, zur Harnableitung, kutan 5-566.20
– bei
–– Kolektomie
––– laparoskopisch, mit
–––– Anastomose 5-456.05
–––– Proktomukosektomie, mit Anastomose 5-456.25
––– offen, mit
–––– Anastomose
––––– ileoanal 5-456.03
––––– ileorektal 5-456.01
–––– Proktomukosektomie, mit Anastomose
––––– ileoanal 5-456.23
––––– ileorektal 5-456.21
–– Proktokolektomie
––– laparoskopisch, mit Anastomose 5-456.15
––– offen, mit Anastomose, ileoanal 5-456.13
– Bildung, aus Dünndarm, bei Ureterosigmoideostomie
–– laparoskopisch 5-567.4♦
–– offen 5-567.3♦
– Entfernung
–– durch Umsteigen laparoskopisch – offen chirurgisch, mit
––– Blindverschluss und endständigem
–––– Ileostoma 5-467.be 5-467.b2
–––– Jejunostoma 5-467.be 5-467.b2
–––– Kolostoma 5-467.be 5-467.b3
––– Exstirpation des
–––– Anus und endständigem Ileostoma 5-467.be 5-467.b4
–––– Anus und endständigem Jejunostoma 5-467.be 5-467.b4
–––– Anus und endständigem Kolostoma 5-467.be 5-467.b5
––– ileoanaler Anastomose 5-467.be 5-467.b0
––– jejunoanaler Anastomose 5-467.be 5-467.b0
––– koloanaler Anastomose 5-467.be 5-467.b1
––– Neuanlage eines Reservoirs 5-467.be 5-467.b6
–– laparoskopisch, mit
––– Blindverschluss und endständigem
–––– Ileostoma 5-467.b9
–––– Jejunostoma 5-467.b9
–––– Kolostoma 5-467.ba
––– Exstirpation des Anus und endständigem Jejunostoma 5-467.bb ▶

Reservoir *(Forts.)*
~ Entfernung *(Forts.)*
~~ laparoskopisch, mit *(Forts.)*
––– jejunoanaler oder ileoanaler Anastomose 5-467.b7
––– koloanaler Anastomose 5-467.b8
––– Neuanlage eines Reservoirs 5-467.bd
–– offen
––– laparoskopisch, kombiniert, mit Exstirpation des Anus und endständigem Ileostoma 5-467.bb
––– laparoskopisch, kombiniert, mit Exstirpation des Anus und endständigem Kolostoma 5-467.bc
––– mit
–––– Blindverschluss und endständigem
––––– Ileostoma 5-467.b2
––––– Jejunostoma 5-467.b2
––––– Kolostoma 5-467.b3
–––– Exstirpation des
––––– Anus und endständigem Ileostoma 5-467.b4
––––– Anus und endständigem Jejunostoma 5-467.b4
––––– Anus und endständigem Kolostoma 5-467.b5
–––– ileoanaler Anastomose 5-467.b0
–––– jejunoanaler Anastomose 5-467.b0
–––– koloanaler Anastomose 5-467.b1
–––– Neuanlage eines Reservoirs 5-467.b6
– Liquorableitung, Entfernung 5-024.8
– Revision
–– Duodenum 5-467.80
–– Jejunum 5-467.81
–– Kolon 5-467.83
– subkutan
–– Anlegen, Liquorsystem, spinal 5-038.3
–– Entfernung, Liquorsystem, spinal 5-038.c
–– Revision, Liquorsystem, spinal 5-038.7
–– Wechsel, Liquorsystem, spinal 5-038.7
– Wechsel, isoliert
–– Penisprothese, hydraulisch 5-649.b3
–– Sphinkter, Harnblase, artifiziell 5-597.36
Reservoirbildung, aus Dickdarm, bei Ureterosigmoideostomie
– laparoskopisch 5-567.2♦
– offen 5-567.1♦
Residual, Zahnwurzel, Resektion 5-231.50
Residualkapazität, funktionell, Messung, mit Helium-Verdünnungsmethode 1-713
Resistenzbestimmung
– genotypisch
–– Hepatitis-B-Viren, gegen antiretrovirale Substanzen 1-930.4
–– HI-Viren, gegen antiretrovirale Substanzen 1-930.4
– phänotypisch
–– Hepatitis-B-Viren, gegen antiretrovirale Substanzen 1-930.4
–– HI-Viren, gegen antiretrovirale Substanzen 1-930.4

Resorbierbar
– Knochenersatzmaterial, Verwendung *[nur Zusatzkode!]* 5-931.1
– Knorpelersatzmaterial, Verwendung *[nur Zusatzkode!]* 5-931.1
– Membran, Verwendung, zur Prophylaxe, Adhäsionen *[nur Zusatzkode!]* 5-933.1
– Osteosynthesematerial, Verwendung *[nur Zusatzkode!]* 5-931.1
Rest-Adrenalektomie
– abdominal, offen 5-072.21♦
– laparoskopisch 5-072.23♦
– lumbal, offen 5-072.20♦
– thorakoabdominal 5-072.22♦
Rest-Ovariektomie
– durch Umsteigen
–– endoskopisch – offen chirurgisch 5-652.43♦
–– vaginal – offen chirurgisch 5-652.44♦
– endoskopisch 5-652.42♦
– laparoskopisch 5-652.42♦
– offen 5-652.40♦
– vaginal 5-652.45♦
–– laparoskopisch assistiert 5-652.41♦
Rest-Salpingektomie
– abdominal, offen 5-661.40♦
– durch Umsteigen
–– endoskopisch – offen chirurgisch 5-661.43♦
–– vaginal – offen chirurgisch 5-661.44♦
– endoskopisch 5-661.42♦
– laparoskopisch 5-661.42♦
– vaginal 5-661.45♦
–– laparoskopisch assistiert 5-661.41♦
Rest-Tonsillektomie 5-281.4
Resternotomie, zur Inzision
– extrapleural, zur Blutstillung, Mediastinum 5-341.32
– Mediastinum, extrapleural, zur
–– Hämatomausräumung 5-341.33
–– Spülung 5-341.31
–– Stabilisierung 5-341.30
Resthoden, Entfernung, mit Orchidektomie, bei
– Inguinalhoden 5-622.7♦
– Skrotalhoden 5-622.8♦
Restmagen
– Gastrektomie, total
–– mit
––– Exzision, Lymphknoten, einzeln, Kompartiment II oder III 5-437.62
––– Lymphadenektomie, systematisch
–––– Kompartiment II 5-437.63
–––– Kompartiment II und partiell III 5-437.64
–––– Kompartiment II und III 5-437.65
–– ohne Lymphadenektomie 5-437.61
– Hochzug, bei Resektion, Kardia 5-434.1
Resttumorlast, Quantifizierung, molekulargenetisch, patientenspezifisch 1-991.1
Resynchronisationstherapie
– durch Stimulationssystem, kabellos – s.a. Stimulationssystem, kabellos, kardial ▶

Resynchronisationstherapie *(Forts.)*
– Testung/Nachprogrammierung von
–– Systemen für die kardiale Resynchronisationstherapie [CRT] bei Kindern und Jugendlichen 8-644
Retikuloendothelial, System, Szintigraphie, Leber, und Milz 3-70a.0
Retina
– Biopsie, durch Inzision 1-529.4♦
– Brachytherapie, durch Aufnähen, Applikator
–– beta-strahlend 5-155.80♦
–– gamma-strahlend 5-155.81♦
– Diathermie 5-155.0♦
– Elektrokoagulation, zur Destruktion, Läsion 5-155.0♦
– Elektrolyse, zur Destruktion, Läsion 5-155.0♦
– Entfernung
–– Applikator, strahlend 5-156.8♦
–– Markierungsplättchen, für Strahlentherapie 5-156.6♦
– Fixierung, Markierungsplättchen, für Strahlentherapie 5-156.5♦
– Fulguration 5-155.0♦
– Kohärenztomographie, optisch 3-300.0♦
– Kryokoagulation 5-155.1♦
– Lagekorrektur, Applikator, strahlend 5-156.7♦
– Laserkoagulation
–– flächig 5-155.4♦
–– lokal 5-155.3♦
– Lasertherapie 5-155.7♦
– OCT [Optische Kohärenztomographie] 3-300.0♦
– photodynamische Therapie 5-155.6♦
– Photokoagulation 5-155.2♦
– Reinsertion, durch
–– Koagulation 5-154.x♦
–– Kryoretinopexie 5-154.0♦
– Thermotherapie, transpupillar 5-155.5♦
– Wiederanheftung, durch Elektrokoagulation 5-154.x♦
– Zellen, Transplantation 5-156.2♦
Retinaculum flexorum
– Durchtrennung 5-841.11♦
– Entfernung, Transplantat 5-841.91♦
– Exzision
–– partiell 5-841.21♦
–– total 5-841.31♦
– Inzision 5-841.01♦
– Naht
–– primär 5-841.41♦
–– sekundär 5-841.51♦
– Refixation, knöchern 5-841.a1♦
– Rekonstruktion, plastisch
–– mit autogenem Material 5-841.61♦
––– und transossärer Fixation 5-841.81♦
–– und Fixation, interligamentär, mit autogenem Material 5-841.71♦
Retinakulum, Spaltung
– Hand 5-841.11♦
– lateral, offen
–– mit Zügelungsoperation, Patella 5-804.1♦ ▶

R

Retinakulum, Spaltung *(Forts.)*
~ lateral, offen *(Forts.)*
–– Patella 5-804.0♦
Retinareinsertion, durch Cerclage 5-152.2♦
Retinektomie 5-156.1♦
Retinotomie 5-156.0♦
Retransfusion
– Eigenblut 8-803.0
– Stammzellen, hämatopoetisch, peripher gewonnen, während desselben stationären Aufenthaltes *[nur Zusatzkode!]* 8-805.7
Retransplantation
– allogen, Niere, Lebendspender, während desselben stationären Aufenthaltes 5-555.6
– Duodenum, während desselben stationären Aufenthaltes 5-467.90
– Gewebe, Pankreas 5-528.3
– Herz, während desselben stationären Aufenthaltes 5-375.3
– Herz-Lunge, während desselben stationären Aufenthaltes 5-375.4
– Hornhaut, während desselben stationären Aufenthaltes 5-125.5♦
– Ileum, während desselben stationären Aufenthaltes 5-467.92
– Jejunum, während desselben stationären Aufenthaltes 5-467.91
– Leber
–– auxiliär, während desselben stationären Aufenthaltes 5-504.5
–– komplett, während desselben stationären Aufenthaltes 5-504.3
–– partiell, während desselben stationären Aufenthaltes 5-504.4
– Leberlappen, links, zusätzlich zum vorhandenen Organ, während desselben stationären Aufenthaltes 5-504.5
– Leichenniere, allogen, während desselben stationären Aufenthaltes 5-555.7
– Lunge
–– komplett, während desselben stationären Aufenthaltes 5-335.30♦
–– partiell, während desselben stationären Aufenthaltes 5-335.31♦
– Lungenlappen, während desselben stationären Aufenthaltes 5-335.31♦
– Niere, En-bloc-Transplantat, während desselben stationären Aufenthaltes 5-555.8
– Pankreas
–– Segment, während desselben stationären Aufenthaltes 5-528.4
–– während desselben stationären Aufenthaltes 5-528.5
– Split-Leber, während desselben stationären Aufenthaltes 5-504.4
– Stammzellen, hämatopoetisch, aus dem Knochenmark, während desselben stationären Aufenthaltes *[nur Zusatzkode!]* 5-411.6
Retroaurikulär
– Entnahme, Vollhaut 5-901.14 ►

Retroaurikulär *(Forts.)*
– Exzision 5-181.5♦
–– histographisch kontrolliert 5-181.6♦
– Inzision, Ohr, äußeres 5-180.3♦
– Myringoplastik 5-194.1♦
– Tympanoplastik, Typ I 5-194.1♦
Retrobulbär, Injektion, Substanz, therapeutisch 8-020.0♦
Retrograd
– Cholangiographie 1-640
–– endoskopisch 1-640
– Darstellung
–– Gallengänge
––– diagnostisch 1-640
––– und Pankreasgang, diagnostisch 1-642
–– Pankreasgang, diagnostisch 1-641
– Endoskopie, als Zugang *[nur Zusatzkode!]* 1-645
– Urographie 3-13d.5♦
Retroperitoneal
– Debulking-Operation
–– abdominal, offen 5-590.81
–– laparoskopisch 5-590.83
–– lumbal, offen 5-590.80
–– perkutan 5-590.84
–– thorakoabdominal 5-590.82
– Drainage
–– abdominal, offen 5-590.21
–– laparoskopisch 5-590.23
–– lumbal, offen 5-590.20
–– thorakoabdominal 5-590.22
– extrapleural, Zugang, Brustwirbelsäule, kombiniert 5-031.9
– Gewebe
–– Biopsie
––– durch Inzision 1-559.5
––– endosonographisch gesteuert 1-494.8
––– perkutan 1-493.8
–––– mit Steuerung durch bildgebende Verfahren 1-494.8
–– Exzision 5-590.53
––– abdominal, offen 5-590.51
––– lumbal, offen 5-590.50
––– perkutan 5-590.54
––– thorakoabdominal 5-590.52
–– Nadelbiopsie, perkutan 1-493.8
–– Resektion
––– abdominal, offen, ohne sichere Organzuordnung 5-590.81
––– laparoskopisch, ohne sichere Organzuordnung 5-590.83
––– lumbal, offen, ohne sichere Organzuordnung 5-590.80
––– perkutan, ohne sichere Organzuordnung 5-590.84
––– thorakoabdominal, ohne sichere Organzuordnung 5-590.82
– Lymphadenektomie
–– radikal
––– im Rahmen einer anderen Operation *[nur Zusatzkode!]* 5-407.2♦ ►

Retroperitoneal *(Forts.)*
~ Lymphadenektomie *(Forts.)*
~~ radikal *(Forts.)*
––– laparoskopisch, als selbständiger Eingriff 5-404.e♦
––– offen, als selbständiger Eingriff 5-404.d♦
–– systematisch, im Rahmen einer anderen Operation *[nur Zusatzkode!]* 5-407.2♦
– pararektal, Zugang
–– Lendenwirbelsäule, kombiniert 5-032.a
–– Os coccygis, kombiniert 5-032.a
–– Os sacrum, kombiniert 5-032.a
– transpleural, Zugang, Brustwirbelsäule, kombiniert 5-031.8
– Zugang, Lendenwirbelsäule 5-032.6
Retroperitonealraum
– Drainage, therapeutisch 8-148.1
– Endosonographie 3-05a
– Lavage
–– geschlossen, therapeutisch 8-177.0
–– programmiert
––– bei temporärem Bauchdeckenverschluss 8-177.1
––– therapeutisch 8-177.1
– Spülung, therapeutisch
–– am offenen Retroperitoneum 8-177.2
–– bei
––– liegender Drainage 8-177.0
––– temporärem Wundverschluss 8-177.1
Retropharyngeal, Abszessdrainage, durch Inzision, transoral 5-280.2
Retropleural
– Rekonstruktion, Ösophaguspassage, mit ösophago-ösophagealer Anastomose
–– bei Atresie 5-428.0
–– und Fistelverschluss, bei Atresie 5-428.1
– Zugang, Brustwirbelsäule 5-031.6
Retropubisch
– Destruktion
–– Gewebe, Prostata, offen 5-603.10
–– Prostata, laparoskopisch 5-603.11
– Exzision
–– Gewebe, Prostata, offen 5-603.10
–– Prostata, laparoskopisch 5-603.11
– Prostatovesikulektomie, radikal
–– gefäß- und nervenerhaltend
––– mit regionaler Lymphadenektomie 5-604.12
––– ohne regionale Lymphadenektomie 5-604.11
–– mit regionaler Lymphadenektomie 5-604.02
–– ohne regionale Lymphadenektomie 5-604.01
– Urethrokolposuspension
–– abdominal, offen, mit Fixation, Scheide, lateral
––– mit alloplastischem Material 5-595.21
––– ohne alloplastisches Material 5-595.20
–– laparoskopisch, mit Fixation, Scheide, lateral
––– mit alloplastischem Material 5-595.23
––– ohne alloplastisches Material 5-595.22
–– offen, mit Fixation, Scheide, lateral
––– mit alloplastischem Material 5-595.21 ►

Retropubisch *(Forts.)*
~ Urethrokolposuspension *(Forts.)*
~~ offen, mit Fixation, Scheide, lateral *(Forts.)*
––– ohne alloplastisches Material 5-595.20
–– vaginal, mit Fixation, Scheide, lateral
––– mit alloplastischem Material 5-595.25
––– ohne alloplastisches Material 5-595.24
– Urethropubopexie, abdominal 5-595.0
Revaskularisation
– Herz, mit freiem A.-mammaria-interna-Transplantat 5-363.4
– Koronararterie, mit freiem IMA-Transplantat 5-363.4
– Laser-, transmyokardial 5-363.6
Revaskularisierungsoperation, Penis 5-649.3
Revision
– Aggregat
–– Gastrostimulator, nahrungsaufnahmegetriggert 5-449.q
–– Magenschrittmacher 5-449.q
– Amputation
–– Fußregion 5-866.5♦
–– Hand 5-866.2♦
–– Hüftregion 5-866.3♦
–– Oberarmregion 5-866.0♦
–– Oberschenkelregion 5-866.3♦
–– Schulterregion 5-866.0♦
–– Unterarmregion 5-866.1♦
–– Unterschenkelregion 5-866.4♦
– Anastomose
–– Duodenum 5-467.50
–– Gallengänge 5-519.3
–– gastrointestinal, mit Dünndarminterponat 5-447.7
–– Gefäß, an einem
––– arteriovenösen Shunt 5-394.12
––– Implantat 5-394.10
––– Transplantat 5-394.11
–– Ileum 5-467.52
–– Jejunum 5-467.51
–– Kolon 5-467.53
– Antirefluxsystem, magnetisch
–– durch Umsteigen laparoskopisch – offen chirurgisch 5-429.q2
–– laparoskopisch 5-429.q1
–– offen 5-429.q0
– Bauchdecke, mit Naht, sekundär 5-545.0
– Bauchwand 5-540.0
– Bypass, Koronararterie 5-363.1
– Cerclage, Auge 5-153.0♦
– Choledochus, bei Cholezystektomie
–– konventionell 5-511.02
–– laparoskopisch 5-511.12
– Darminterponat
–– laparoskopisch, zur kutanen Harnableitung 5-565.41♦
–– offen, zur kutanen Harnableitung 5-565.40♦
– Drucksensor, interkostal, zur Detektion des Atemsignals 5-059.94
– Dünndarminterponat 5-447.7 ►

R

Revision *(Forts.)*
– Elektrode
–– intrazerebral, permanent, zur Dauerstimulation 5-014.b0
–– mehrere
––– intrazerebral, permanent, zur Dauerstimulation 5-014.b1
––– Spinalganglion 5-039.c7
––– subdural 5-039.c5
–– Spinalganglion 5-039.c6
–– Stimulator, Vagusnerv 5-059.92
––– kardial 5-059.92
–– subdural 5-039.c4
– Endoprothese
–– Bandscheibe, ohne Wechsel 5-839.2
–– Daumensattelgelenk, ohne Wechsel 5-825.03♦
–– Ellenbogengelenk, ohne Wechsel 5-825.01♦
–– Fingergelenk, ohne Wechsel 5-825.04♦
–– Gelenk, Extremität, untere, ohne Wechsel 5-827.0♦
–– Handgelenk, ohne Wechsel 5-825.02♦
–– Hüftgelenk 5-821.0♦
–– Kniegelenk, ohne Wechsel 5-823.0♦
–– Schultergelenk, ohne Wechsel 5-825.00♦
– Fernlappen, gestielt
–– Augenlid, bei Verbrennung und Verätzung 5-928.73♦
–– Axilla 5-907.46♦
––– bei Verbrennung und Verätzung 5-928.76♦
–– Bauchregion 5-907.4b
––– bei Verbrennung und Verätzung 5-928.7b
–– Brustwand 5-907.4a
––– bei Verbrennung und Verätzung 5-928.7a
–– Dammregion, bei Verbrennung und Verätzung 5-928.7m
–– Ellenbogen 5-907.47♦
––– bei Verbrennung und Verätzung 5-928.77♦
–– Fuß 5-907.4g♦
––– bei Verbrennung und Verätzung 5-928.7g♦
–– Genitalregion 5-907.4c
––– bei Verbrennung und Verätzung 5-928.7c
–– Gesäß 5-907.4d
––– bei Verbrennung und Verätzung 5-928.7d
–– Hals 5-907.45
––– bei Verbrennung und Verätzung 5-928.75
–– Hand 5-907.49♦
––– bei Verbrennung und Verätzung 5-928.79♦
–– Knie 5-907.4e♦
––– bei Verbrennung und Verätzung 5-928.7e♦
–– Kopf 5-907.44
––– bei Verbrennung und Verätzung 5-928.74
–– Kopfhaut, behaart, bei Verbrennung und Verätzung 5-928.7h
–– Leistenregion 5-907.4c
––– bei Verbrennung und Verätzung 5-928.7c
–– Lippe 5-907.40
––– bei Verbrennung und Verätzung 5-928.70
–– Nase, bei Verbrennung und Verätzung 5-928.71 ►

Revision *(Forts.)*
~ Fernlappen, gestielt *(Forts.)*
–– Oberarm 5-907.47♦
––– bei Verbrennung und Verätzung 5-928.77♦
–– Oberschenkel 5-907.4e♦
––– bei Verbrennung und Verätzung 5-928.7e♦
–– Ohr, bei Verbrennung und Verätzung 5-928.72♦
–– Rücken 5-907.4a
––– bei Verbrennung und Verätzung 5-928.7j
–– Schulter 5-907.46♦
––– bei Verbrennung und Verätzung 5-928.76♦
–– Skrotum, bei Verbrennung und Verätzung 5-928.7k
–– Unterarm 5-907.48♦
––– bei Verbrennung und Verätzung 5-928.78♦
–– Unterschenkel 5-907.4f♦
––– bei Verbrennung und Verätzung 5-928.7f♦
– Filterkissen 5-131.40♦
– Fistel-, Wirbelsäule
–– durch Inzision 5-830.5
–– mit Sequesterotomie, durch Inzision 5-830.6
– Gallengänge
–– bei
––– Cholezystektomie
–––– laparoskopisch 5-511.12
–––– simultan, während einer Laparotomie aus anderen Gründen 5-511.42
––– Endogalle 5-511.12
––– Zystektomie, Chole-, durch Umsteigen laparoskopisch – offen chirurgisch 5-511.22
–– durch Umsteigen laparoskopisch – offen chirurgisch, als selbständiger Eingriff 5-514.d2
–– laparoskopisch, als selbständiger Eingriff 5-514.d1
–– mit Cholezystektomie, simultan, während einer Laparoskopie aus anderen Gründen 5-511.52
–– offen, als selbständiger Eingriff 5-514.d0
–– operativ, bei Cholezystektomie, offen 5-511.02
–– perkutan-transhepatisch, als selbständiger Eingriff 5-514.d3
– Gastroduodenostomie, mit Jejunuminterponat 5-447.7
– Gastroenterostomie
–– durch Umsteigen laparoskopisch – offen chirurgisch 5-445.32
–– laparoskopisch 5-445.31
–– offen 5-445.30
– Harnableitung, kutan
–– abdominal, offen, durch Ureterokutaneostomie 5-564.41♦
–– laparoskopisch, mit Darmreservoir 5-566.81
–– lumbal, offen, durch Ureterokutaneostomie 5-564.40♦
–– offen, mit
––– Darminterponat 5-565.20♦
––– Darmreservoir 5-566.80
– Harnblase
–– laparoskopisch 5-579.71 ►

Revision *(Forts.)*
~ Harnblase *(Forts.)*
–– offen 5-579.70
–– perkutan 5-579.73
–– transurethral 5-579.72
–– über Stoma 5-579.74
– Hauttransplantat, frei
–– Augenlid, bei Verbrennung und Verätzung 5-928.43♦
–– Axilla 5-907.16♦
––– bei Verbrennung und Verätzung 5-928.46♦
–– Bauchregion 5-907.1b
––– bei Verbrennung und Verätzung 5-928.4b
–– Brustwand 5-907.1a
––– bei Verbrennung und Verätzung 5-928.4a
–– Dammregion, bei Verbrennung und Verätzung 5-928.4m
–– Ellenbogen 5-907.17♦
––– bei Verbrennung und Verätzung 5-928.47♦
–– Fuß 5-907.1g♦
––– bei Verbrennung und Verätzung 5-928.4g♦
–– Genitalregion 5-907.1c
––– bei Verbrennung und Verätzung 5-928.4c
–– Gesäß 5-907.1d
––– bei Verbrennung und Verätzung 5-928.4d
–– Hals 5-907.15
––– bei Verbrennung und Verätzung 5-928.45
–– Hand 5-907.19♦
––– bei Verbrennung und Verätzung 5-928.49♦
–– Knie 5-907.1e♦
––– bei Verbrennung und Verätzung 5-928.4e♦
–– Kopf 5-907.14
–– Kopfhaut, behaart, bei Verbrennung und Verätzung 5-928.4h
–– Leistenregion 5-907.1c
––– bei Verbrennung und Verätzung 5-928.4c
–– Lippe 5-907.10
––– bei Verbrennung und Verätzung 5-928.40
–– Nase, bei Verbrennung und Verätzung 5-928.41
–– Oberarm 5-907.17♦
––– bei Verbrennung und Verätzung 5-928.47♦
–– Oberschenkel 5-907.1e♦
––– bei Verbrennung und Verätzung 5-928.4e♦
–– Ohr, bei Verbrennung und Verätzung 5-928.42♦
–– Rücken 5-907.1a
––– bei Verbrennung und Verätzung 5-928.4j
–– Schulter 5-907.16♦
––– bei Verbrennung und Verätzung 5-928.46♦
–– Skrotum, bei Verbrennung und Verätzung 5-928.4k
–– Unterarm 5-907.18♦
––– bei Verbrennung und Verätzung 5-928.48♦
–– Unterschenkel 5-907.1f♦
––– bei Verbrennung und Verätzung 5-928.4f♦
– Hinterkammerlinse, alloplastisch 5-147.1♦
– Ileumreservoir 5-467.82
– Implantat
–– Beugesehne
––– Daumen 5-840.f2♦ ►

Revision *(Forts.)*
~ Implantat *(Forts.)*
~~ Beugesehne *(Forts.)*
––– Handgelenk 5-840.f0♦
––– Langfinger 5-840.f1♦
–– Strecksehne
––– Daumen 5-840.f5♦
––– Handgelenk 5-840.f3♦
––– Langfinger 5-840.f4♦
–– vaskulär 5-394.2
– Insuffizienz, Bronchusstumpf, mit
–– Deckung, plastisch, mit
––– Fett, perikardial 5-321.46♦
––– Omentum majus 5-321.40♦
––– Perikard 5-321.42♦
––– Pleura 5-321.45♦
––– Transposition, Muskel 5-321.41♦
––– V. azygos 5-321.44♦
––– Zwerchfell 5-321.43♦
–– Resektion, partiell, ohne plastische Deckung 5-321.3♦
– Kardiomyoplastie, präkonditioniert und elektrostimuliert
–– mit Neuanlage, Elektroden 5-379.c3
–– ohne Neuanlage, Elektroden 5-379.c2
– Katheter
–– intrazerebral, zur intraventrikulären Infusion 5-014.c
–– peripher, zur Liquorableitung 5-024.2
–– zentral, zur Liquorableitung 5-024.1
–– zur
––– epiduralen Infusion 5-038.6
––– intrathekalen
–––– Infusion 5-038.6
–––– und epiduralen Infusion 5-038.6
– Katheterverweilsystem
–– Bauchraum 5-549.3
–– venös 5-399.6
– Knochenersatz, ohne Wechsel 5-828.2
– Kontinenzventil, Harnableitung, kutan
–– laparoskopisch, mit Darmreservoir 5-566.51
–– offen, mit Darmreservoir 5-566.50
– laparoskopisch, Harnableitung, kutan, durch Ureterokutaneostomie 5-564.42♦
– Lappen
–– frei
––– Augenlid, mit mikrovaskulärer Anastomosierung, bei Verbrennung und Verätzung 5-928.83♦
––– Axilla, mit mikrovaskulärer Anastomosierung 5-907.56♦
–––– bei Verbrennung und Verätzung 5-928.86♦
––– Bauchregion, mit mikrovaskulärer Anastomosierung 5-907.5b
–––– bei Verbrennung und Verätzung 5-928.8b ►

R

Revision *(Forts.)*
~ Lappen *(Forts.)*
~~ frei *(Forts.)*
––– Brustwand, mit mikrovaskulärer Anastomosierung 5-907.5a
–––– bei Verbrennung und Verätzung 5-928.8a
––– Dammregion, mit mikrovaskulärer Anastomosierung, bei Verbrennung und Verätzung 5-928.8m
––– Ellenbogen, mit mikrovaskulärer Anastomosierung 5-907.57♦
–––– bei Verbrennung und Verätzung 5-928.87♦
––– Fuß, mit mikrovaskulärer Anastomosierung 5-907.5g♦
–––– bei Verbrennung und Verätzung 5-928.8g♦
––– Genitalregion, mit mikrovaskulärer Anastomosierung 5-907.5c
–––– bei Verbrennung und Verätzung 5-928.8c
––– Gesäß, mit mikrovaskulärer Anastomosierung 5-907.5d
–––– bei Verbrennung und Verätzung 5-928.8d
––– Hals, mit mikrovaskulärer Anastomosierung 5-907.55
–––– bei Verbrennung und Verätzung 5-928.85
––– Hand, mit mikrovaskulärer Anastomosierung 5-907.59♦
–––– bei Verbrennung und Verätzung 5-928.89♦
––– Knie, mit mikrovaskulärer Anastomosierung 5-907.5e♦
–––– bei Verbrennung und Verätzung 5-928.8e♦
––– Kopf, mit mikrovaskulärer Anastomosierung 5-907.54
–––– bei Verbrennung und Verätzung 5-928.84
––– Kopfhaut, behaart, mit mikrovaskulärer Anastomosierung, bei Verbrennung und Verätzung 5-928.8h
––– Leistenregion, mit mikrovaskulärer Anastomosierung 5-907.5c
–––– bei Verbrennung und Verätzung 5-928.8c
––– Lippe, mit mikrovaskulärer Anastomosierung 5-907.50
–––– bei Verbrennung und Verätzung 5-928.80
––– Nase, mit mikrovaskulärer Anastomosierung, bei Verbrennung und Verätzung 5-928.81
––– Oberarm, mit mikrovaskulärer Anastomosierung 5-907.57♦
–––– bei Verbrennung und Verätzung 5-928.87♦
––– Oberschenkel, mit mikrovaskulärer Anastomosierung 5-907.5e♦
–––– bei Verbrennung und Verätzung 5-928.8e♦
––– Ohr, mit mikrovaskulärer Anastomosierung, bei Verbrennung und Verätzung 5-928.82♦ ►

Revision *(Forts.)*
~ Lappen *(Forts.)*
~~ frei *(Forts.)*
––– Rücken, mit mikrovaskulärer Anastomosierung 5-907.5a
–––– bei Verbrennung und Verätzung 5-928.8j
––– Schulter, mit mikrovaskulärer Anastomosierung 5-907.56♦
–––– bei Verbrennung und Verätzung 5-928.86♦
––– Skrotum, mit mikrovaskulärer Anastomosierung, bei Verbrennung und Verätzung 5-928.8k
––– Unterarm, mit mikrovaskulärer Anastomosierung 5-907.58♦
–––– bei Verbrennung und Verätzung 5-928.88♦
––– Unterschenkel, mit mikrovaskulärer Anastomosierung 5-907.5f♦
–––– bei Verbrennung und Verätzung 5-928.8f♦
–– regional, gestielt
––– Augenlid, bei Verbrennung und Verätzung 5-928.63♦
––– Axilla 5-907.36♦
–––– bei Verbrennung und Verätzung 5-928.66♦
––– Bauchregion 5-907.3b
–––– bei Verbrennung und Verätzung 5-928.6b
––– Brustwand 5-907.3a
–––– bei Verbrennung und Verätzung 5-928.6a
––– Dammregion, bei Verbrennung und Verätzung 5-928.6m
––– Ellenbogen 5-907.37♦
–––– bei Verbrennung und Verätzung 5-928.67♦
––– Fuß 5-907.3g♦
–––– bei Verbrennung und Verätzung 5-928.6g♦
––– Genitalregion 5-907.3c
–––– bei Verbrennung und Verätzung 5-928.6c
––– Gesäß 5-907.3d
–––– bei Verbrennung und Verätzung 5-928.6d
––– Hals 5-907.35
–––– bei Verbrennung und Verätzung 5-928.65
––– Hand 5-907.39♦
–––– bei Verbrennung und Verätzung 5-928.69♦
––– Knie 5-907.3e♦
–––– bei Verbrennung und Verätzung 5-928.6e♦
––– Kopf 5-907.34
––– Kopfhaut, behaart, bei Verbrennung und Verätzung 5-928.6h
––– Leistenregion 5-907.3c
–––– bei Verbrennung und Verätzung 5-928.6c
––– Lippe 5-907.30
–––– bei Verbrennung und Verätzung 5-928.60
––– Nase, bei Verbrennung und Verätzung 5-928.61
––– Oberarm 5-907.37♦
–––– bei Verbrennung und Verätzung 5-928.67♦ ►

Revision *(Forts.)*
~ Lappen *(Forts.)*
~~ regional, gestielt *(Forts.)*
––– Oberschenkel 5-907.3e♦
–––– bei Verbrennung und Verätzung 5-928.6e♦
––– Ohr, bei Verbrennung und Verätzung 5-928.62♦
––– Rücken 5-907.3a
–––– bei Verbrennung und Verätzung 5-928.6j
––– Schulter 5-907.36♦
–––– bei Verbrennung und Verätzung 5-928.66♦
––– Skrotum, bei Verbrennung und Verätzung 5-928.6k
––– Unterarm 5-907.38♦
–––– bei Verbrennung und Verätzung 5-928.68♦
––– Unterschenkel 5-907.3f♦
–––– bei Verbrennung und Verätzung 5-928.6f♦
– Lappenplastik, lokal
–– Augenlid, bei Verbrennung und Verätzung 5-928.53♦
–– Axilla 5-907.26♦
––– bei Verbrennung und Verätzung 5-928.56♦
–– Bauchregion 5-907.2b
––– bei Verbrennung und Verätzung 5-928.5b
–– Brustwand 5-907.2a
––– bei Verbrennung und Verätzung 5-928.5a
–– Dammregion, bei Verbrennung und Verätzung 5-928.5m
–– Ellenbogen 5-907.27♦
––– bei Verbrennung und Verätzung 5-928.57♦
–– Fuß 5-907.2g♦
––– bei Verbrennung und Verätzung 5-928.5g♦
–– Genitalregion 5-907.2c
––– bei Verbrennung und Verätzung 5-928.5c
–– Gesäß 5-907.2d
––– bei Verbrennung und Verätzung 5-928.5d
–– Hals 5-907.25
––– bei Verbrennung und Verätzung 5-928.55
–– Hand 5-907.29♦
––– bei Verbrennung und Verätzung 5-928.59♦
–– Knie 5-907.2e♦
––– bei Verbrennung und Verätzung 5-928.5e♦
–– Kopf 5-907.24
–– Kopfhaut, behaart, bei Verbrennung und Verätzung 5-928.5h
–– Leistenregion 5-907.2c
––– bei Verbrennung und Verätzung 5-928.5c
–– Lippe 5-907.20
––– bei Verbrennung und Verätzung 5-928.50
–– Nase, bei Verbrennung und Verätzung 5-928.51
–– Oberarm 5-907.27♦
––– bei Verbrennung und Verätzung 5-928.57♦
–– Oberschenkel 5-907.2e♦
––– bei Verbrennung und Verätzung 5-928.5e♦
–– Ohr, bei Verbrennung und Verätzung 5-928.52♦ ►

Revision *(Forts.)*
~ Lappenplastik, lokal *(Forts.)*
–– Rücken 5-907.2a
––– bei Verbrennung und Verätzung 5-928.5j
–– Schulter 5-907.26♦
––– bei Verbrennung und Verätzung 5-928.56♦
–– Skrotum, bei Verbrennung und Verätzung 5-928.5k
–– Unterarm 5-907.28♦
––– bei Verbrennung und Verätzung 5-928.58♦
–– Unterschenkel 5-907.2f♦
––– bei Verbrennung und Verätzung 5-928.5f♦
– Liquorableitung, komplett 5-024.3
– Mastoid 5-209.6♦
– Medikamentenpumpe
–– implantierbar 5-399.c
–– zur
––– epiduralen Infusion 5-038.8
––– intrathekalen
–––– Infusion 5-038.8
–––– und epiduralen Infusion 5-038.8
––– intraventrikulären Infusion 5-028.4
– Messsonde, intrakraniell 5-029.6
– mit Entfernung, Gewebe, erkrankt, nach
–– axillärer Lymphadenektomie 5-408.71♦
–– inguinaler Lymphadenektomie 5-408.72♦
–– zervikaler Lymphadenektomie 5-408.70♦
– nach
–– Enukleation, Augenhöhle 5-166.3♦
–– Resektion, Magen, mit Umwandlung, durch Interposition, Dünndarm 5-447.6
– Naht, Sklera 5-138.13♦
– Neoglottis 5-315.7
– Neuroprothese 5-029.8
–– peripher 5-059.6
– Neurostimulationselektrode
–– für
––– ein System zur
–––– Hypoglossusnerv-Stimulation 5-059.94
–––– Phrenikusnerv-Stimulation 5-059.95
––– System zur Barorezeptoraktivierung 5-059.93♦
–– mehrere, Nervensystem, peripher 5-059.91
–– Nervensystem, peripher 5-059.90
–– permanent, zur Dauerstimulation 5-028.5
– Neurostimulator
–– Nervensystem, peripher 5-059.1
–– zur
––– epiduralen Rückenmarkstimulation 5-039.b
––– Hirnstimulation 5-028.3
––– Vorderwurzelstimulation 5-039.b
– Niere
–– abdominal, offen 5-559.31♦
–– laparoskopisch 5-559.33♦
–– lumbal, offen 5-559.30♦
–– thorakoabdominal 5-559.32♦
– Operation, Wirbelsäule 5-839.5
– Operationswunde, Schilddrüse 5-060.3
– Orbitahöhle 5-166.3♦
– Orbitaimplantat 5-165.2♦ ►

R

Revision *(Forts.)*
– Osteosynthesematerial
–– Beckenknochen, ohne Materialwechsel 5-789.3d
–– Femur
––– distal, ohne Materialwechsel 5-789.3h♦
––– proximal, ohne Materialwechsel 5-789.3f♦
––– Schaft, ohne Materialwechsel 5-789.3g♦
–– Fibula
––– distal, ohne Materialwechsel 5-789.3r♦
––– proximal, ohne Materialwechsel 5-789.3p♦
––– Schaft, ohne Materialwechsel 5-789.3q♦
–– Humerus
––– distal, ohne Materialwechsel 5-789.33♦
––– proximal, ohne Materialwechsel 5-789.31♦
––– Schaft, ohne Materialwechsel 5-789.32♦
–– Kalkaneus, ohne Materialwechsel 5-789.3t♦
–– Karpus, ohne Materialwechsel 5-789.3a♦
–– Klavikula, ohne Materialwechsel 5-789.30♦
–– Metakarpus, ohne Materialwechsel 5-789.3b♦
–– Metatarsus, ohne Materialwechsel 5-789.3v♦
–– mit Reosteosynthese, durch
––– Bewegungsfixateur
–––– Beckenknochen 5-78a.nd
–––– Femur
––––– distal 5-78a.nh♦
––––– proximal 5-78a.nf♦
––––– Schaft 5-78a.ng♦
–––– Fibula
––––– distal 5-78a.nr♦
––––– proximal 5-78a.np♦
––––– Schaft 5-78a.nq♦
–––– Humerus
––––– distal 5-78a.n3♦
––––– proximal 5-78a.n1♦
––––– Schaft 5-78a.n2♦
–––– Kalkaneus 5-78a.nt♦
–––– Karpus 5-78a.na♦
–––– Klavikula 5-78a.n0♦
–––– Metakarpus 5-78a.nb♦
–––– Metatarsus 5-78a.nv♦
–––– Patella 5-78a.nj♦
–––– Phalangen
––––– Fuß 5-78a.nw♦
––––– Hand 5-78a.nc♦
–––– Radius
––––– distal 5-78a.n6♦
––––– proximal 5-78a.n4♦
––––– Schaft 5-78a.n5♦
–––– Schenkelhals 5-78a.ne♦
–––– Skapula 5-78a.nz♦
–––– Talus 5-78a.ns♦
–––– Tarsus 5-78a.nu♦
–––– Tibia
––––– distal 5-78a.nn♦
––––– proximal 5-78a.nk♦
––––– Schaft 5-78a.nm♦
–––– Ulna
––––– distal 5-78a.n9♦
––––– proximal 5-78a.n7♦
––––– Schaft 5-78a.n8♦ ►

Revision *(Forts.)*
~ Osteosynthesematerial *(Forts.)*
~~ mit Reosteosynthese, durch *(Forts.)*
––– Blountklammer
–––– Femur
––––– distal 5-78a.eh♦
––––– proximal 5-78a.ef♦
–––– Fibula
––––– distal 5-78a.er♦
––––– proximal 5-78a.ep♦
–––– Kalkaneus 5-78a.et♦
–––– Karpus 5-78a.ea♦
–––– Metatarsus 5-78a.ev♦
–––– Phalangen, Fuß 5-78a.ew♦
–––– Tarsus 5-78a.eu♦
–––– Tibia
––––– distal 5-78a.en♦
––––– proximal 5-78a.ek♦
––– DHS
–––– Schenkelhals 5-78a.4e♦
–––– Trochanter 5-78a.4f♦
––– Draht
–––– Beckenknochen 5-78a.1d
–––– Femur
––––– distal 5-78a.1h♦
––––– proximal 5-78a.1f♦
––––– Schaft 5-78a.1g♦
–––– Fibula
––––– distal 5-78a.1r♦
––––– proximal 5-78a.1p♦
––––– Schaft 5-78a.1q♦
–––– Humerus
––––– distal 5-78a.13♦
––––– proximal 5-78a.11♦
––––– Schaft 5-78a.12♦
–––– intramedullär
––––– Femur
–––––– distal 5-78a.gh♦
–––––– proximal 5-78a.gf♦
–––––– Schaft 5-78a.gg♦
––––– Fibula
–––––– distal 5-78a.gr♦
–––––– proximal 5-78a.gp♦
–––––– Schaft 5-78a.gq♦
––––– Humerus
–––––– distal 5-78a.g3♦
–––––– proximal 5-78a.g1♦
–––––– Schaft 5-78a.g2♦
––––– Karpus 5-78a.ga♦
––––– Klavikula 5-78a.g0♦
––––– Metakarpus 5-78a.gb♦
––––– Metatarsus 5-78a.gv♦
––––– Phalangen
–––––– Fuß 5-78a.gw♦
–––––– Hand 5-78a.gc♦
––––– Radius
–––––– distal 5-78a.g6♦
–––––– proximal 5-78a.g4♦
–––––– Schaft 5-78a.g5♦
––––– Schenkelhals 5-78a.ge♦
––––– Skapula 5-78a.gz♦ ►

Revision *(Forts.)*
~ Osteosynthesematerial *(Forts.)*
~~ mit Reosteosynthese, durch *(Forts.)*
~~~ Draht *(Forts.)*
~~~~ intramedullär *(Forts.)*
––––– Tarsus 5-78a.gu♦
––––– Tibia
–––––– distal 5-78a.gn♦
–––––– proximal 5-78a.gk♦
–––––– Schaft 5-78a.gm♦
––––– Ulna
–––––– distal 5-78a.g9♦
–––––– proximal 5-78a.g7♦
–––––– Schaft 5-78a.g8♦
–––– Kalkaneus 5-78a.1t♦
–––– Karpus 5-78a.1a♦
–––– Klavikula 5-78a.10♦
–––– Metakarpus 5-78a.1b♦
–––– Metatarsus 5-78a.1v♦
–––– Patella 5-78a.1j♦
–––– Phalangen
––––– Fuß 5-78a.1w♦
––––– Hand 5-78a.1c♦
–––– Radius
––––– distal 5-78a.16♦
––––– proximal 5-78a.14♦
––––– Schaft 5-78a.15♦
–––– Schenkelhals 5-78a.1e♦
–––– Skapula 5-78a.1z♦
–––– Talus 5-78a.1s♦
–––– Tarsus 5-78a.1u♦
–––– Tibia
––––– distal 5-78a.1n♦
––––– proximal 5-78a.1k♦
––––– Schaft 5-78a.1m♦
–––– Ulna
––––– distal 5-78a.19♦
––––– proximal 5-78a.17♦
––––– Schaft 5-78a.18♦
––– ECMES
–––– Femur
––––– distal 5-78a.gh♦
––––– proximal 5-78a.gf♦
––––– Schaft 5-78a.gg♦
–––– Fibula
––––– distal 5-78a.gr♦
––––– proximal 5-78a.gp♦
––––– Schaft 5-78a.gq♦
–––– Humerus
––––– distal 5-78a.g3♦
––––– proximal 5-78a.g1♦
––––– Schaft 5-78a.g2♦
–––– Karpus 5-78a.ga♦
–––– Klavikula 5-78a.g0♦
–––– Metakarpus 5-78a.gb♦
–––– Metatarsus 5-78a.gv♦
–––– Phalangen
––––– Fuß 5-78a.gw♦
––––– Hand 5-78a.gc♦
–––– Radius
––––– distal 5-78a.g6♦ ►

Revision *(Forts.)*
~ Osteosynthesematerial *(Forts.)*
~~ mit Reosteosynthese, durch *(Forts.)*
~~~ ECMES *(Forts.)*
~~~~ Radius *(Forts.)*
––––– proximal 5-78a.g4♦
––––– Schaft 5-78a.g5♦
–––– Schenkelhals 5-78a.ge♦
–––– Skapula 5-78a.gz♦
–––– Tarsus 5-78a.gu♦
–––– Tibia
––––– distal 5-78a.gn♦
––––– proximal 5-78a.gk♦
––––– Schaft 5-78a.gm♦
–––– Ulna
––––– distal 5-78a.g9♦
––––– proximal 5-78a.g7♦
––––– Schaft 5-78a.g8♦
––– Ender-Nagel
–––– Femur
––––– distal 5-78a.gh♦
––––– proximal 5-78a.gf♦
––––– Schaft 5-78a.gg♦
–––– Fibula
––––– distal 5-78a.gr♦
––––– proximal 5-78a.gp♦
––––– Schaft 5-78a.gq♦
–––– Humerus
––––– distal 5-78a.g3♦
––––– proximal 5-78a.g1♦
––––– Schaft 5-78a.g2♦
–––– Karpus 5-78a.ga♦
–––– Klavikula 5-78a.g0♦
–––– Metakarpus 5-78a.gb♦
–––– Metatarsus 5-78a.gv♦
–––– Phalangen
––––– Fuß 5-78a.gw♦
––––– Hand 5-78a.gc♦
–––– Radius
––––– distal 5-78a.g6♦
––––– proximal 5-78a.g4♦
––––– Schaft 5-78a.g5♦
–––– Schenkelhals 5-78a.ge♦
–––– Skapula 5-78a.gz♦
–––– Tarsus 5-78a.gu♦
–––– Tibia
––––– distal 5-78a.gn♦
––––– proximal 5-78a.gk♦
––––– Schaft 5-78a.gm♦
–––– Ulna
––––– distal 5-78a.g9♦
––––– proximal 5-78a.g7♦
––––– Schaft 5-78a.g8♦
––– ESIN
–––– Femur
––––– distal 5-78a.gh♦
––––– Schaft 5-78a.gg♦
–––– Fibula
––––– distal 5-78a.gr♦
––––– Schaft 5-78a.gq♦ ►

R

Revision *(Forts.)*
~ Osteosynthesematerial *(Forts.)*
~~ mit Reosteosynthese, durch *(Forts.)*
~~~ ESIN *(Forts.)*
–––– Humerus
––––– distal 5-78a.g3♦
––––– Schaft 5-78a.g2♦
–––– Karpus 5-78a.ga♦
–––– Metakarpus 5-78a.gb♦
–––– Metatarsus 5-78a.gv♦
–––– Phalangen
––––– Fuß 5-78a.gw♦
––––– Hand 5-78a.gc♦
–––– Radius
––––– distal 5-78a.g6♦
––––– Schaft 5-78a.g5♦
–––– Schenkelhals 5-78a.ge♦
–––– Skapula 5-78a.gz♦
–––– Tarsus 5-78a.gu♦
–––– Tibia
––––– distal 5-78a.gn♦
––––– Schaft 5-78a.gm♦
–––– Ulna
––––– distal 5-78a.g9♦
––––– Schaft 5-78a.g8♦
–––– Femur, proximal 5-78a.gf♦
–––– Fibula, proximal 5-78a.gp♦
–––– Humerus, proximal 5-78a.g1♦
–––– Klavikula 5-78a.g0♦
–––– Radius, proximal 5-78a.g4♦
–––– Tibia, proximal 5-78a.gk♦
–––– Ulna, proximal 5-78a.g7♦
––– Federnagel
–––– Femur
––––– distal 5-78a.gh♦
––––– proximal 5-78a.gf♦
––––– Schaft 5-78a.gg♦
–––– Fibula
––––– distal 5-78a.gr♦
––––– proximal 5-78a.gp♦
––––– Schaft 5-78a.gq♦
–––– Humerus
––––– distal 5-78a.g3♦
––––– proximal 5-78a.g1♦
––––– Schaft 5-78a.g2♦
–––– Karpus 5-78a.ga♦
–––– Klavikula 5-78a.g0♦
–––– Metakarpus 5-78a.gb♦
–––– Metatarsus 5-78a.gv♦
–––– Phalangen
––––– Fuß 5-78a.gw♦
––––– Hand 5-78a.gc♦
–––– Radius
––––– distal 5-78a.g6♦
––––– proximal 5-78a.g4♦
––––– Schaft 5-78a.g5♦
–––– Schenkelhals 5-78a.ge♦
–––– Skapula 5-78a.gz♦
–––– Tarsus 5-78a.gu♦
–––– Tibia
––––– distal 5-78a.gn♦ ►

Revision *(Forts.)*
~ Osteosynthesematerial *(Forts.)*
~~ mit Reosteosynthese, durch *(Forts.)*
~~~ Federnagel *(Forts.)*
~~~~ Tibia *(Forts.)*
––––– proximal 5-78a.gk♦
––––– Schaft 5-78a.gm♦
–––– Ulna
––––– distal 5-78a.g9♦
––––– proximal 5-78a.g7♦
––––– Schaft 5-78a.g8♦
––– Fixateur externe
–––– Beckenknochen 5-78a.8d
–––– Femur
––––– distal 5-78a.8h♦
––––– proximal 5-78a.8f♦
––––– Schaft 5-78a.8g♦
–––– Fibula
––––– distal 5-78a.8r♦
––––– proximal 5-78a.8p♦
––––– Schaft 5-78a.8q♦
–––– Humerus
––––– distal 5-78a.83♦
––––– proximal 5-78a.81♦
––––– Schaft 5-78a.82♦
–––– Kalkaneus 5-78a.8t♦
–––– Karpus 5-78a.8a♦
–––– Klavikula 5-78a.80♦
–––– Metakarpus 5-78a.8b♦
–––– Metatarsus 5-78a.8v♦
–––– Patella 5-78a.8j♦
–––– Phalangen
––––– Fuß 5-78a.8w♦
––––– Hand 5-78a.8c♦
–––– Radius
––––– distal 5-78a.86♦
––––– proximal 5-78a.84♦
––––– Schaft 5-78a.85♦
–––– Schenkelhals 5-78a.8e♦
–––– Skapula 5-78a.8z♦
–––– Talus 5-78a.8s♦
–––– Tarsus 5-78a.8u♦
–––– Tibia
––––– distal 5-78a.8n♦
––––– proximal 5-78a.8k♦
––––– Schaft 5-78a.8m♦
–––– Ulna
––––– distal 5-78a.89♦
––––– proximal 5-78a.87♦
––––– Schaft 5-78a.88♦
––– Hüftschraube, dynamisch
–––– Schenkelhals 5-78a.4e♦
–––– Trochanter 5-78a.4f♦
––– Klammer
–––– Femur
––––– distal 5-78a.eh♦
––––– proximal 5-78a.ef♦
–––– Fibula
––––– distal 5-78a.er♦
––––– proximal 5-78a.ep♦
–––– Kalkaneus 5-78a.et♦ ►
~~~~

Revision *(Forts.)*
~ Osteosynthesematerial *(Forts.)*
~~ mit Reosteosynthese, durch *(Forts.)*
~~~ Klammer *(Forts.)*
---- Karpus 5-78a.ea♦
---- Klavikula 5-78a.e0♦
---- Metakarpus 5-78a.eb♦
---- Metatarsus 5-78a.ev♦
---- Patella 5-78a.ej♦
---- Phalangen
----- Fuß 5-78a.ew♦
----- Hand 5-78a.ec♦
---- Skapula 5-78a.ez♦
---- Talus 5-78a.es♦
---- Tarsus 5-78a.eu♦
---- Tibia
----- distal 5-78a.en♦
----- proximal 5-78a.ek♦
--- Knochentransportsystem, intern
---- motorisiert 5-78a.j1
---- nicht-motorisiert 5-78a.j0
--- Kompressionsschraube, dynamisch
---- Femur
----- distal 5-78a.4h♦
----- proximal 5-78a.4f♦
----- Schaft 5-78a.4g♦
---- Humerus
----- proximal 5-78a.41♦
----- Schaft 5-78a.42♦
---- Schenkelhals 5-78a.4e♦
---- Tibia, proximal 5-78a.4k♦
--- Kondylenplatte
---- Femur
----- distal 5-78a.3h♦
----- proximal 5-78a.3f♦
----- Schaft 5-78a.3g♦
---- Humerus
----- distal 5-78a.33♦
----- proximal 5-78a.31♦
----- Schaft 5-78a.32♦
---- Schenkelhals 5-78a.3e♦
---- Tibia
----- distal 5-78a.3n♦
----- proximal 5-78a.3k♦
----- Schaft 5-78a.3m♦
--- Marknagel
---- Femur
----- distal 5-78a.6h♦
----- proximal 5-78a.6f♦
----- Schaft 5-78a.6g♦
---- Fibula
----- distal 5-78a.6r♦
----- proximal 5-78a.6p♦
----- Schaft 5-78a.6q♦
---- Humerus
----- distal 5-78a.63♦
----- proximal 5-78a.61♦
----- Schaft 5-78a.62♦
---- mit Gelenkkomponente
----- Femur
------ distal 5-78a.5h♦ ►

Revision *(Forts.)*
~ Osteosynthesematerial *(Forts.)*
~~ mit Reosteosynthese, durch *(Forts.)*
~~~ Marknagel *(Forts.)*
~~~~ mit Gelenkkomponente *(Forts.)*
~~~~~ Femur *(Forts.)*
------ proximal 5-78a.5f♦
------ Schaft 5-78a.5g♦
----- Fibula
------ distal 5-78a.5r♦
------ proximal 5-78a.5p♦
------ Schaft 5-78a.5q♦
----- Humerus
------ distal 5-78a.53♦
------ proximal 5-78a.51♦
------ Schaft 5-78a.52♦
----- Radius
------ proximal 5-78a.54♦
------ Schaft 5-78a.55♦
----- Schenkelhals 5-78a.5e♦
----- Tibia
------ distal 5-78a.5n♦
------ proximal 5-78a.5k♦
------ Schaft 5-78a.5m♦
----- Ulna
------ distal 5-78a.59♦
------ proximal 5-78a.57♦
------ Schaft 5-78a.58♦
---- Radius
----- distal 5-78a.66♦
----- proximal 5-78a.64♦
----- Schaft 5-78a.65♦
---- Schenkelhals 5-78a.6e♦
---- Tibia
----- distal 5-78a.6n♦
----- proximal 5-78a.6k♦
----- Schaft 5-78a.6m♦
---- Ulna
----- distal 5-78a.69♦
----- proximal 5-78a.67♦
----- Schaft 5-78a.68♦
--- Materialkombination
---- Beckenknochen 5-78a.9d
---- Femur
----- distal 5-78a.9h♦
----- proximal 5-78a.9f♦
----- Schaft 5-78a.9g♦
---- Fibula
----- distal 5-78a.9r♦
----- proximal 5-78a.9p♦
----- Schaft 5-78a.9q♦
---- Humerus
----- distal 5-78a.93♦
----- proximal 5-78a.91♦
----- Schaft 5-78a.92♦
---- Kalkaneus 5-78a.9t♦
---- Karpus 5-78a.9a♦
---- Klavikula 5-78a.90♦
---- Metakarpus 5-78a.9b♦
---- Metatarsus 5-78a.9v♦
---- Patella 5-78a.9j♦ ►

R

Revision *(Forts.)*
~ Osteosynthesematerial *(Forts.)*
~~ mit Reosteosynthese, durch *(Forts.)*
~~~ Materialkombination *(Forts.)*
---- Phalangen
----- Fuß 5-78a.9w♦
----- Hand 5-78a.9c♦
---- Radius
----- distal 5-78a.96♦
----- proximal 5-78a.94♦
----- Schaft 5-78a.95♦
---- Schenkelhals 5-78a.9e♦
---- Skapula 5-78a.9z♦
---- Talus 5-78a.9s♦
---- Tarsus 5-78a.9u♦
---- Tibia
----- distal 5-78a.9n♦
----- proximal 5-78a.9k♦
----- Schaft 5-78a.9m♦
---- Ulna
----- distal 5-78a.99♦
----- proximal 5-78a.97♦
----- Schaft 5-78a.98♦
--- Nancy-Nagel
---- Femur
----- distal 5-78a.gh♦
----- proximal 5-78a.gf♦
----- Schaft 5-78a.gg♦
---- Fibula
----- distal 5-78a.gr♦
----- proximal 5-78a.gp♦
----- Schaft 5-78a.gq♦
---- Humerus
----- distal 5-78a.g3♦
----- proximal 5-78a.g1♦
----- Schaft 5-78a.g2♦
---- Karpus 5-78a.ga♦
---- Klavikula 5-78a.g0♦
---- Metakarpus 5-78a.gb♦
---- Metatarsus 5-78a.gv♦
---- Phalangen
----- Fuß 5-78a.gw♦
----- Hand 5-78a.gc♦
---- Radius
----- distal 5-78a.g6♦
----- proximal 5-78a.g4♦
----- Schaft 5-78a.g5♦
---- Schenkelhals 5-78a.ge♦
---- Skapula 5-78a.gz♦
---- Tarsus 5-78a.gu♦
---- Tibia
----- distal 5-78a.gn♦
----- proximal 5-78a.gk♦
----- Schaft 5-78a.gm♦
---- Ulna
----- distal 5-78a.g9♦
----- proximal 5-78a.g7♦
----- Schaft 5-78a.g8♦
--- Platte
---- Beckenknochen 5-78a.2d ▶

Revision *(Forts.)*
~ Osteosynthesematerial *(Forts.)*
~~ mit Reosteosynthese, durch *(Forts.)*
~~~ Platte *(Forts.)*
---- Femur
----- distal 5-78a.2h♦
----- proximal 5-78a.2f♦
----- Schaft 5-78a.2g♦
---- Fibula
----- distal 5-78a.2r♦
----- proximal 5-78a.2p♦
----- Schaft 5-78a.2q♦
---- Humerus
----- distal 5-78a.23♦
----- proximal 5-78a.21♦
----- Schaft 5-78a.22♦
---- Kalkaneus 5-78a.2t♦
---- Karpus 5-78a.2a♦
---- Klavikula 5-78a.20♦
---- Metakarpus 5-78a.2b♦
---- Metatarsus 5-78a.2v♦
---- Patella 5-78a.2j♦
---- Phalangen
----- Fuß 5-78a.2w♦
----- Hand 5-78a.2c♦
---- Radius
----- distal 5-78a.26♦
----- proximal 5-78a.24♦
----- Schaft 5-78a.25♦
---- Schenkelhals 5-78a.2e♦
---- Skapula 5-78a.2z♦
---- Talus 5-78a.2s♦
---- Tarsus 5-78a.2u♦
---- Tibia
----- distal 5-78a.2n♦
----- proximal 5-78a.2k♦
----- Schaft 5-78a.2m♦
---- Ulna
----- distal 5-78a.29♦
----- proximal 5-78a.27♦
----- Schaft 5-78a.28♦
---- winkelstabil
----- Beckenknochen 5-78a.kd
----- Femur
------ distal 5-78a.kh♦
------ proximal 5-78a.kf♦
------ Schaft 5-78a.kg♦
----- Fibula
------ distal 5-78a.kr♦
------ proximal 5-78a.kp♦
------ Schaft 5-78a.kq♦
----- Humerus
------ distal 5-78a.k3♦
------ proximal 5-78a.k1♦
------ Schaft 5-78a.k2♦
----- Kalkaneus 5-78a.kt♦
----- Karpus 5-78a.ka♦
----- Klavikula 5-78a.k0♦
----- Metakarpus 5-78a.kb♦
----- Metatarsus 5-78a.kv♦
----- Patella 5-78a.kj♦ ▶

Revision *(Forts.)*
~ Osteosynthesematerial *(Forts.)*
~~ mit Reosteosynthese, durch *(Forts.)*
~~~ Platte *(Forts.)*
~~~~ winkelstabil *(Forts.)*
------ Phalangen
------- Fuß 5-78a.kw♦
------- Hand 5-78a.kc♦
------ Radius
------- distal 5-78a.k6♦
------- proximal 5-78a.k4♦
------- Schaft 5-78a.k5♦
------ Schenkelhals 5-78a.ke♦
------ Skapula 5-78a.kz♦
------ Talus 5-78a.ks♦
------ Tarsus 5-78a.ku♦
------ Tibia
------- distal 5-78a.kn♦
------- proximal 5-78a.kk♦
------- Schaft 5-78a.km♦
------ Ulna
------- distal 5-78a.k9♦
------- proximal 5-78a.k7♦
------- Schaft 5-78a.k8♦
--- Prevot-Nagel
---- Femur
------ distal 5-78a.gh♦
------ proximal 5-78a.gf♦
------ Schaft 5-78a.gg♦
---- Fibula
------ distal 5-78a.gr♦
------ proximal 5-78a.gp♦
------ Schaft 5-78a.gq♦
---- Humerus
------ distal 5-78a.g3♦
------ proximal 5-78a.g1♦
------ Schaft 5-78a.g2♦
---- Karpus 5-78a.ga♦
---- Klavikula 5-78a.g0♦
---- Metakarpus 5-78a.gb♦
---- Metatarsus 5-78a.gv♦
---- Phalangen
------ Fuß 5-78a.gw♦
------ Hand 5-78a.gc♦
---- Radius
------ distal 5-78a.g6♦
------ proximal 5-78a.g4♦
------ Schaft 5-78a.g5♦
---- Schenkelhals 5-78a.ge♦
---- Skapula 5-78a.gz♦
---- Tarsus 5-78a.gu♦
---- Tibia
------ distal 5-78a.gn♦
------ proximal 5-78a.gk♦
------ Schaft 5-78a.gm♦
---- Ulna
------ distal 5-78a.g9♦
------ proximal 5-78a.g7♦
------ Schaft 5-78a.g8♦
--- Ringfixateur
---- Beckenknochen 5-78a.md ►

Revision *(Forts.)*
~ Osteosynthesematerial *(Forts.)*
~~ mit Reosteosynthese, durch *(Forts.)*
~~~ Ringfixateur *(Forts.)*
---- Femur
------ distal 5-78a.mh♦
------ proximal 5-78a.mf♦
------ Schaft 5-78a.mg♦
---- Fibula
------ distal 5-78a.mr♦
------ proximal 5-78a.mp♦
------ Schaft 5-78a.mq♦
---- Humerus
------ distal 5-78a.m3♦
------ proximal 5-78a.m1♦
------ Schaft 5-78a.m2♦
---- Kalkaneus 5-78a.mt♦
---- Karpus 5-78a.ma♦
---- Metakarpus 5-78a.mb♦
---- Metatarsus 5-78a.mv♦
---- Radius
------ distal 5-78a.m6♦
------ proximal 5-78a.m4♦
------ Schaft 5-78a.m5♦
---- Schenkelhals 5-78a.me♦
---- Talus 5-78a.ms♦
---- Tarsus 5-78a.mu♦
---- Tibia
------ distal 5-78a.mn♦
------ proximal 5-78a.mk♦
------ Schaft 5-78a.mm♦
---- Ulna
------ distal 5-78a.m9♦
------ proximal 5-78a.m7♦
------ Schaft 5-78a.m8♦
--- Rush-Pin
---- Femur
------ distal 5-78a.gh♦
------ proximal 5-78a.gf♦
------ Schaft 5-78a.gg♦
---- Fibula
------ distal 5-78a.gr♦
------ proximal 5-78a.gp♦
------ Schaft 5-78a.gq♦
---- Humerus
------ distal 5-78a.g3♦
------ proximal 5-78a.g1♦
------ Schaft 5-78a.g2♦
---- Karpus 5-78a.ga♦
---- Klavikula 5-78a.g0♦
---- Metakarpus 5-78a.gb♦
---- Metatarsus 5-78a.gv♦
---- Phalangen
------ Fuß 5-78a.gw♦
------ Hand 5-78a.gc♦
---- Radius
------ distal 5-78a.g6♦
------ proximal 5-78a.g4♦
------ Schaft 5-78a.g5♦
---- Schenkelhals 5-78a.ge♦
---- Skapula 5-78a.gz♦ ►

R
~~~

Revision *(Forts.)*
~ Osteosynthesematerial *(Forts.)*
~~ mit Reosteosynthese, durch *(Forts.)*
~~~ Rush-Pin *(Forts.)*
---- Tarsus 5-78a.gu♦
---- Tibia
----- distal 5-78a.gn♦
----- proximal 5-78a.gk♦
----- Schaft 5-78a.gm♦
---- Ulna
----- distal 5-78a.g9♦
----- proximal 5-78a.g7♦
----- Schaft 5-78a.g8♦
--- Schraube
---- Beckenknochen 5-78a.0d
---- Femur
----- distal 5-78a.0h♦
----- proximal 5-78a.0f♦
----- Schaft 5-78a.0g♦
---- Fibula
----- distal 5-78a.0r♦
----- proximal 5-78a.0p♦
----- Schaft 5-78a.0q♦
---- Humerus
----- distal 5-78a.03♦
----- proximal 5-78a.01♦
----- Schaft 5-78a.02♦
---- Kalkaneus 5-78a.0t♦
---- Karpus 5-78a.0a♦
---- Klavikula 5-78a.00♦
---- Metakarpus 5-78a.0b♦
---- Metatarsus 5-78a.0v♦
---- Patella 5-78a.0j♦
---- Phalangen
----- Fuß 5-78a.0w♦
----- Hand 5-78a.0c♦
---- Radius
----- distal 5-78a.06♦
----- proximal 5-78a.04♦
----- Schaft 5-78a.05♦
---- Schenkelhals 5-78a.0e♦
---- Skapula 5-78a.0z♦
---- Talus 5-78a.0s♦
---- Tarsus 5-78a.0u♦
---- Tibia
----- distal 5-78a.0n♦
----- proximal 5-78a.0k♦
----- Schaft 5-78a.0m♦
---- Ulna
----- distal 5-78a.09♦
----- proximal 5-78a.07♦
----- Schaft 5-78a.08♦
--- Teleskopnagel 5-78a.j0
--- TEN
---- Femur
----- distal 5-78a.gh♦
----- proximal 5-78a.gf♦
----- Schaft 5-78a.gg♦
---- Fibula
----- distal 5-78a.gr♦
----- proximal 5-78a.gp♦ ►

Revision *(Forts.)*
~ Osteosynthesematerial *(Forts.)*
~~ mit Reosteosynthese, durch *(Forts.)*
~~~ TEN *(Forts.)*
~~~~ Fibula *(Forts.)*
----- Schaft 5-78a.gq♦
---- Humerus
----- distal 5-78a.g3♦
----- proximal 5-78a.g1♦
----- Schaft 5-78a.g2♦
---- Karpus 5-78a.ga♦
---- Klavikula 5-78a.g0♦
---- Metakarpus 5-78a.gb♦
---- Metatarsus 5-78a.gv♦
---- Phalangen
----- Fuß 5-78a.gw♦
----- Hand 5-78a.gc♦
---- Radius
----- distal 5-78a.g6♦
----- proximal 5-78a.g4♦
----- Schaft 5-78a.g5♦
---- Schenkelhals 5-78a.ge♦
---- Skapula 5-78a.gz♦
---- Tarsus 5-78a.gu♦
---- Tibia
----- distal 5-78a.gn♦
----- proximal 5-78a.gk♦
----- Schaft 5-78a.gm♦
---- Ulna
----- distal 5-78a.g9♦
----- proximal 5-78a.g7♦
----- Schaft 5-78a.g8♦
--- Transfixationsnagel
---- Beckenknochen 5-78a.cd
---- Femur
----- distal 5-78a.ch♦
----- proximal 5-78a.cf♦
----- Schaft 5-78a.cg♦
---- Fibula
----- distal 5-78a.cr♦
----- proximal 5-78a.cp♦
----- Schaft 5-78a.cq♦
---- Humerus
----- distal 5-78a.c3♦
----- proximal 5-78a.c1♦
----- Schaft 5-78a.c2♦
---- Kalkaneus 5-78a.ct♦
---- Karpus 5-78a.ca♦
---- Metakarpus 5-78a.cb♦
---- Radius
----- distal 5-78a.c6♦
----- proximal 5-78a.c4♦
----- Schaft 5-78a.c5♦
---- Schenkelhals 5-78a.ce♦
---- Talus 5-78a.cs♦
---- Tibia
----- distal 5-78a.cn♦
----- proximal 5-78a.ck♦
----- Schaft 5-78a.cm♦
---- Ulna
----- distal 5-78a.c9♦ ►
~~~~

Revision *(Forts.)*
~ Osteosynthesematerial *(Forts.)*
~~ mit Reosteosynthese, durch *(Forts.)*
~~~ Transfixationsnagel *(Forts.)*
~~~~ Ulna *(Forts.)*
––––– proximal 5-78a.c7♦
––––– Schaft 5-78a.c8♦
––– Transfixationsschraube
–––– Kalkaneus 5-78a.pt♦
–––– Metatarsus 5-78a.pv♦
–––– Talus 5-78a.ps♦
–––– Tarsus 5-78a.pu♦
––– Verbundosteosynthese
–––– Beckenknochen 5-78a.9d
–––– Femur
––––– distal 5-78a.9h♦
––––– proximal 5-78a.9f♦
––––– Schaft 5-78a.9g♦
–––– Fibula
––––– distal 5-78a.9r♦
––––– proximal 5-78a.9p♦
––––– Schaft 5-78a.9q♦
–––– Humerus
––––– distal 5-78a.93♦
––––– proximal 5-78a.91♦
––––– Schaft 5-78a.92♦
–––– Kalkaneus 5-78a.9t♦
–––– Karpus 5-78a.9a♦
–––– Klavikula 5-78a.90♦
–––– Metakarpus 5-78a.9b♦
–––– Metatarsus 5-78a.9v♦
–––– Patella 5-78a.9j♦
–––– Phalangen
––––– Fuß 5-78a.9w♦
––––– Hand 5-78a.9c♦
–––– Radius
––––– distal 5-78a.96♦
––––– proximal 5-78a.94♦
––––– Schaft 5-78a.95♦
–––– Schenkelhals 5-78a.9e♦
–––– Skapula 5-78a.9z♦
–––– Talus 5-78a.9s♦
–––– Tarsus 5-78a.9u♦
–––– Tibia
––––– distal 5-78a.9n♦
––––– proximal 5-78a.9k♦
––––– Schaft 5-78a.9m♦
–––– Ulna
––––– distal 5-78a.99♦
––––– proximal 5-78a.97♦
––––– Schaft 5-78a.98♦
––– Verlängerungssystem, intern
–––– motorisiert 5-78a.j1
–––– nicht-motorisiert 5-78a.j0
––– Verriegelungsnagel
–––– Femur
––––– distal 5-78a.7h♦
––––– proximal 5-78a.7f♦
––––– Schaft 5-78a.7g♦
–––– Fibula
––––– distal 5-78a.7r♦ ►

Revision *(Forts.)*
~ Osteosynthesematerial *(Forts.)*
~~ mit Reosteosynthese, durch *(Forts.)*
~~~ Verriegelungsnagel *(Forts.)*
~~~~ Fibula *(Forts.)*
––––– proximal 5-78a.7p♦
––––– Schaft 5-78a.7q♦
–––– Humerus
––––– distal 5-78a.73♦
––––– proximal 5-78a.71♦
––––– Schaft 5-78a.72♦
–––– Kalkaneus 5-78a.7t♦
–––– Metakarpus 5-78a.7b♦
–––– Metatarsus 5-78a.7v♦
–––– Radius
––––– distal 5-78a.76♦
––––– proximal 5-78a.74♦
––––– Schaft 5-78a.75♦
–––– Schenkelhals 5-78a.7e♦
–––– Tibia
––––– distal 5-78a.7n♦
––––– proximal 5-78a.7k♦
––––– Schaft 5-78a.7m♦
–––– Ulna
––––– distal 5-78a.79♦
––––– proximal 5-78a.77♦
––––– Schaft 5-78a.78♦
––– Winkelplatte
–––– Femur
––––– distal 5-78a.3h♦
––––– proximal 5-78a.3f♦
––––– Schaft 5-78a.3g♦
–––– Humerus
––––– distal 5-78a.33♦
––––– proximal 5-78a.31♦
––––– Schaft 5-78a.32♦
–––– Schenkelhals 5-78a.3e♦
–––– Tibia
––––– distal 5-78a.3n♦
––––– proximal 5-78a.3k♦
––––– Schaft 5-78a.3m♦
––– Zuggurtung/Cerclage
–––– Beckenknochen 5-78a.1d
–––– Femur
––––– distal 5-78a.1h♦
––––– proximal 5-78a.1f♦
––––– Schaft 5-78a.1g♦
–––– Fibula
––––– distal 5-78a.1r♦
––––– proximal 5-78a.1p♦
––––– Schaft 5-78a.1q♦
–––– Humerus
––––– distal 5-78a.13♦
––––– proximal 5-78a.11♦
––––– Schaft 5-78a.12♦
–––– Kalkaneus 5-78a.1t♦
–––– Karpus 5-78a.1a♦
–––– Klavikula 5-78a.10♦
–––– Metakarpus 5-78a.1b♦
–––– Metatarsus 5-78a.1v♦
–––– Patella 5-78a.1j♦ ►

Revision *(Forts.)*
~ Osteosynthesematerial *(Forts.)*
~~ mit Reosteosynthese, durch *(Forts.)*
~~~ Zuggurtung/Cerclage *(Forts.)*
–––– Phalangen
––––– Fuß 5-78a.1w♦
––––– Hand 5-78a.1c♦
–––– Radius
––––– distal 5-78a.16♦
––––– proximal 5-78a.14♦
––––– Schaft 5-78a.15♦
–––– Schenkelhals 5-78a.1e♦
–––– Skapula 5-78a.1z♦
–––– Talus 5-78a.1s♦
–––– Tarsus 5-78a.1u♦
–––– Tibia
––––– distal 5-78a.1n♦
––––– proximal 5-78a.1k♦
––––– Schaft 5-78a.1m♦
–––– Ulna
––––– distal 5-78a.19♦
––––– proximal 5-78a.17♦
––––– Schaft 5-78a.18♦
–– Patella, ohne Materialwechsel 5-789.3j♦
–– Phalangen
––– Fuß, ohne Materialwechsel 5-789.3w♦
––– Hand, ohne Materialwechsel 5-789.3c♦
–– Radius
––– distal, ohne Materialwechsel 5-789.36♦
––– proximal, ohne Materialwechsel 5-789.34♦
––– Schaft, ohne Materialwechsel 5-789.35♦
–– Schenkelhals, ohne Materialwechsel 5-789.3e♦
–– Skapula, ohne Materialwechsel 5-789.3z♦
–– Talus, ohne Materialwechsel 5-789.3s♦
–– Tarsus, ohne Materialwechsel 5-789.3u♦
–– Tibia
––– distal, ohne Materialwechsel 5-789.3n♦
––– proximal, ohne Materialwechsel 5-789.3k♦
––– Schaft, ohne Materialwechsel 5-789.3m♦
–– Ulna
––– distal, ohne Materialwechsel 5-789.39♦
––– proximal, ohne Materialwechsel 5-789.37♦
––– Schaft, ohne Materialwechsel 5-789.38♦
– Pankreas
–– durch Umsteigen laparoskopisch – offen chirurgisch, als selbständiger Eingriff 5-529.d2
–– laparoskopisch, als selbständiger Eingriff 5-529.d1
–– offen, als selbständiger Eingriff 5-529.d0
– Pankreasgang
–– durch Umsteigen laparoskopisch – offen chirurgisch, als selbständiger Eingriff 5-529.d2
–– laparoskopisch, als selbständiger Eingriff 5-529.d1
–– offen, als selbständiger Eingriff 5-529.d0
– Penisprothese 5-649.6
– Plastik, Stimmlippe 5-315.8
– Plattenelektrode, epidural 5-039.c2
–– mehrere 5-039.c3
– Plombe, Auge 5-153.0♦ ►

Revision *(Forts.)*
– Portsystem 5-399.6
– Prostata 5-609.7
– Pumpe, zur Liquorableitung 5-024.9
– Reservoir
–– Duodenum 5-467.80
–– Jejunum 5-467.81
–– Kolon 5-467.83
–– subkutan, Liquorsystem, spinal 5-038.7
– Roux-Y-Anastomose 5-447.7
– Shunt
–– arteriovenös 5-394.5
–– Liquorsystem, spinal 5-038.5
–– portosystemisch, mit Einlegen, Stent 8-839.86
– Sickerkissen, nach Senkung, Augeninnendruck 5-131.40♦
– Sonde
–– Gastrostimulator, nahrungsaufnahmegetriggert
––– durch Umsteigen laparoskopisch – offen chirurgisch 5-449.p2
––– laparoskopisch 5-449.p1
––– offen 5-449.p0
–– Magenschrittmacher
––– durch Umsteigen laparoskopisch – offen chirurgisch 5-449.p2
––– laparoskopisch 5-449.p1
––– offen 5-449.p0
– Sphinkter, Harnblase, artifiziell 5-597.4
– Stabelektrode, epidural 5-039.c0
–– mehrere 5-039.c1
– Stapedektomie
–– mit Wiedereröffnung, Fenster, oval
––– mit Implantation, Prothese
–––– alloplastisch 5-192.12♦
–––– autogen 5-192.11♦
––– ohne Implantation, Prothese 5-192.10♦
–– ohne Wiedereröffnung, Fenster, oval
––– mit Implantation, Prothese
–––– alloplastisch 5-192.02♦
–––– autogen 5-192.01♦
––– ohne Implantation, Prothese 5-192.00♦
– Stoma
–– Harnableitung, kutan
––– laparoskopisch, mit Darmreservoir 5-566.41
––– offen, mit Darmreservoir 5-566.40
–– laparoskopisch, Harnableitung, kutan, mit Darminterponat 5-565.21♦
– System
–– myokardmodulierend
––– mit Vorhofelektrode 5-379.81
––– ohne Vorhofelektrode 5-379.83
–– zur adjustierbaren Kontinenztherapie, bei Harninkontinenz 5-596.72
– TIPS, mit Einlegen, Stent 8-839.86
– Transplantat
–– Faszie
––– Axilla 5-856.61♦
––– Bauchregion 5-856.66♦
––– Brustwand 5-856.65♦
––– Ellenbogen 5-856.62♦ ►
~~~

Revision *(Forts.)*
~ Transplantat *(Forts.)*
~~ Faszie *(Forts.)*
––– Fuß 5-856.6a♦
––– Genitalregion 5-856.67♦
––– Gesäß 5-856.67♦
––– Hals 5-856.60♦
––– Knie 5-856.68♦
––– Kopf 5-856.60♦
––– Leistenregion 5-856.67♦
––– Oberarm 5-856.62♦
––– Oberschenkel 5-856.68♦
––– Rücken 5-856.65♦
––– Schulter 5-856.61♦
––– Unterarm 5-856.63♦
––– Unterschenkel 5-856.69♦
–– Muskel
––– Axilla 5-853.71♦
––– Bauchregion 5-853.76♦
––– Brustwand 5-853.75♦
––– Ellenbogen 5-853.72♦
––– Fuß 5-853.7a♦
––– Genitalregion 5-853.77♦
––– Gesäß 5-853.77♦
––– Hals 5-853.70♦
––– Knie 5-853.78♦
––– Kopf 5-853.70♦
––– Leistenregion 5-853.77♦
––– Oberarm 5-853.72♦
––– Oberschenkel 5-853.78♦
––– Rücken 5-853.75♦
––– Schulter 5-853.71♦
––– Unterarm 5-853.73♦
––– Unterschenkel 5-853.79♦
–– vaskuläres Transplantat 5-394.8
– Ureter
–– laparoskopisch 5-569.71♦
–– offen 5-569.70♦
–– transurethral 5-569.72♦
– Ureter-Darm-Anastomose
–– bei interner Harnableitung 5-567.8♦
–– laparoskopisch, bei
––– kontinenter kutaner Harnableitung 5-566.a1♦
––– nicht-kontinenter kutaner Harnableitung 5-565.31♦
–– offen, bei
––– kontinenter kutaner Harnableitung 5-566.a0♦
––– nicht-kontinenter kutaner Harnableitung 5-565.30♦
– Ventil, Liquorableitung 5-024.0
– Vorderkammerlinse, alloplastisch 5-147.0♦
– Zystostomie 5-572.4
Rezession, Oberlidretraktor, zur Verlängerung, Oberlid 5-098.02♦
Rezidiv – s. jeweiliger durchgeführter Eingriff
Rezidivcrossektomie
– V. saphena magna 5-385.d0♦
–– isoliert 5-385.d0♦ ►
Rezidivcrossektomie *(Forts.)*
– V. saphena parva 5-385.d1♦
–– isoliert 5-385.d1♦
– Vv. saphenae magnae et parvae 5-385.d2♦
–– isoliert 5-385.d2♦
Rhenium-188
– flüssig, zur Brachytherapie, endovaskulär
–– Gefäß, peripher, über ein geschlossenes Ballonsystem 8-530.c1
–– Koronargefäß, über ein geschlossenes Ballonsystem 8-530.c0
– zur Therapie, epidermal 8-530.8
Rhenium-188-markiert, Mikrosphäre, zur Radionuklidtherapie, intravaskulär, selektiv [SIRT] 8-530.a6
Rheumatologisch, Komplexbehandlung, multimodal
– 7 bis 13 Behandlungstage 8-983.0
– 14 bis 20 Behandlungstage 8-983.1
– mindestens 21 Behandlungstage 8-983.2
Rhinomanometrie 1-245
Rhinoplastik, mit Korrektur
– Knochen, mit
–– distalem
––– allogenem Transplantat 5-218.12
––– autogenem Transplantat 5-218.11
––– xenogenem Transplantat 5-218.12
–– lokalem autogenem Transplantat 5-218.10
– Knorpel
–– mit
––– allogenem Transplantat 5-218.02
––– distalem autogenem Transplantat 5-218.01
––– lokalem autogenem Transplantat 5-218.00
––– xenogenem Transplantat 5-218.02
–– und Knochen, mit
––– distalem
–––– allogenem Transplantat 5-218.22
–––– autogenem Transplantat 5-218.21
–––– xenogenem Transplantat 5-218.22
––– lokalem autogenem Transplantat 5-218.20
Rhinoskopie
– diagnostisch 1-612
– mit Probeexzision 1-414.0
– zur Fremdkörperentfernung 8-100.1
Rhinostomie
– Canaliculo- 5-087.2♦
– Dakryozysto-
–– endonasal 5-087.1♦
–– transkutan
––– mit Intubation 5-087.01♦
––– ohne Intubation 5-087.00♦
– Konjunktivo-, mit
–– Röhrchen 5-088.01♦
–– Schleimhautplastik 5-088.00♦
Rhinotomie, lateral, mit Exzision, Gewebe, Nase, innere 5-212.3
Rhizotomie 5-034.7
Rhythmia, Anwendung, bei Ablation, bei Herzrhythmusstörungen *[nur Zusatzkode!]* 8-835.8
Rhytidektomie
– Oberlid 5-097.1♦ ►

R

Rhytidektomie *(Forts.)*
– Unterlid 5-097.2♦
Ribociclib, Applikation, oral 6-00a.f
Riedel, Operation – s.a. Stirnhöhle, Operation, radikal, von außen, mit Resektion, Stirnhöhlenboden und Stirnhöhlenvorderwand 5-223.2♦
Ringband
– Daumen, Spaltung 5-841.15♦
– Langfinger, Spaltung 5-841.14♦
– radioulnar, Naht, offen 5-807.2♦
Ringfixateur
– Entfernung
–– Beckenknochen 5-787.md
–– Femur
––– distal 5-787.mh♦
––– proximal 5-787.mf♦
––– Schaft 5-787.mg♦
–– Fibula
––– distal 5-787.mr♦
––– proximal 5-787.mp♦
––– Schaft 5-787.mq♦
–– Humerus
––– distal 5-787.m3♦
––– proximal 5-787.m1♦
––– Schaft 5-787.m2♦
–– Kalkaneus 5-787.mt♦
–– Karpus 5-787.ma♦
–– Metakarpus 5-787.mb♦
–– Metatarsus 5-787.mv♦
–– Radius
––– distal 5-787.m6♦
––– proximal 5-787.m4♦
––– Schaft 5-787.m5♦
–– Schenkelhals 5-787.me♦
–– Talus 5-787.ms♦
–– Tarsus 5-787.mu♦
–– Tibia
––– distal 5-787.mn♦
––– proximal 5-787.mk♦
––– Schaft 5-787.mm♦
–– Ulna
––– distal 5-787.m9♦
––– proximal 5-787.m7♦
––– Schaft 5-787.m8♦
– nach Ilisarov, bei Umstellung, Tibia, distal, valgisierend, diaphysär 5-781.0n♦ 5-786.m
– Reosteosynthese, bei Revision, Osteosynthesematerial
–– Beckenknochen 5-78a.md
–– Femur
––– distal 5-78a.mh♦
––– proximal 5-78a.mf♦
––– Schaft 5-78a.mg♦
–– Fibula
––– distal 5-78a.mr♦
––– proximal 5-78a.mp♦
––– Schaft 5-78a.mq♦
–– Humerus
––– distal 5-78a.m3♦
––– proximal 5-78a.m1♦
––– Schaft 5-78a.m2♦ ►

Ringfixateur *(Forts.)*
~ Reosteosynthese, bei Revision, Osteosynthesematerial *(Forts.)*
–– Kalkaneus 5-78a.mt♦
–– Karpus 5-78a.ma♦
–– Metakarpus 5-78a.mb♦
–– Metatarsus 5-78a.mv♦
–– Radius
––– distal 5-78a.m6♦
––– proximal 5-78a.m4♦
––– Schaft 5-78a.m5♦
–– Schenkelhals 5-78a.me♦
–– Talus 5-78a.ms♦
–– Tarsus 5-78a.mu♦
–– Tibia
––– distal 5-78a.mn♦
––– proximal 5-78a.mk♦
––– Schaft 5-78a.mm♦
–– Ulna
––– distal 5-78a.m9♦
––– proximal 5-78a.m7♦
––– Schaft 5-78a.m8♦
– Reposition
–– geschlossen
––– Epiphysenlösung
–––– Beckenknochen 5-790.md
–––– Femur
––––– distal 5-790.mh♦
––––– proximal 5-790.mf♦
–––– Fibula
––––– distal 5-790.mr♦
––––– proximal 5-790.mp♦
–––– Humerus
––––– distal 5-790.m3♦
––––– proximal 5-790.m1♦
–––– Kalkaneus 5-790.mt♦
–––– Metakarpus 5-790.mb♦
–––– Metatarsus 5-790.mv♦
–––– Radius
––––– distal 5-790.m6♦
––––– proximal 5-790.m4♦
–––– Talus 5-790.ms♦
–––– Tarsus 5-790.mu♦
–––– Tibia
––––– distal 5-790.mn♦
––––– proximal 5-790.mk♦
–––– Ulna
––––– distal 5-790.m9♦
––––– proximal 5-790.m7♦
––– Fraktur
–––– Beckenknochen 5-790.md
–––– Femur
––––– distal 5-790.mh♦
––––– proximal 5-790.mf♦
––––– Schaft 5-790.mg♦
–––– Fibula
––––– distal 5-790.mr♦
––––– proximal 5-790.mp♦
––––– Schaft 5-790.mq♦
–––– Humerus
––––– distal 5-790.m3♦ ►

Ringfixateur *(Forts.)*
~ Reposition *(Forts.)*
~~ geschlossen *(Forts.)*
~~~ Fraktur *(Forts.)*
~~~~ Humerus *(Forts.)*
––––– proximal 5-790.m1♦
––––– Schaft 5-790.m2♦
–––– Kalkaneus 5-790.mt♦
–––– Karpus 5-790.ma♦
–––– Metakarpus 5-790.mb♦
–––– Metatarsus 5-790.mv♦
–––– Radius
––––– distal 5-790.m6♦
––––– proximal 5-790.m4♦
––––– Schaft 5-790.m5♦
–––– Talus 5-790.ms♦
–––– Tarsus 5-790.mu♦
–––– Tibia
––––– distal 5-790.mn♦
––––– proximal 5-790.mk♦
––––– Schaft 5-790.mm♦
–––– Ulna
––––– distal 5-790.m9♦
––––– proximal 5-790.m7♦
––––– Schaft 5-790.m8♦
–– offen
––– Fraktur
–––– Azetabulum 5-799.m♦
–––– Beckenrand 5-798.m
–––– Beckenring 5-798.m
–––– Femur
––––– distal 5-793.mh♦
––––– proximal 5-793.mf♦
––––– Schaft 5-791.mg♦
–––– Fibula
––––– distal 5-793.mr♦
––––– proximal 5-793.mp♦
––––– Schaft 5-791.mq♦
–––– Hüftkopf 5-799.m♦
–––– Humerus
––––– distal 5-793.m3♦
––––– proximal 5-793.m1♦
––––– Schaft 5-791.m2♦
–––– Kalkaneus 5-797.mt♦
–––– Karpus 5-795.ma♦
–––– Metakarpus 5-795.mb♦
–––– Metatarsus 5-795.mv♦
–––– Radius
––––– distal 5-793.m6♦
––––– proximal 5-793.m4♦
––––– Schaft 5-791.m5♦
–––– Schenkelhals 5-793.me♦
–––– Talus 5-797.ms♦
–––– Tarsus 5-795.mu♦
–––– Tibia
––––– distal 5-793.mn♦
––––– proximal 5-793.mk♦
––––– Schaft 5-791.mm♦
–––– Ulna
––––– distal 5-793.m9♦
––––– proximal 5-793.m7♦ ►

Ringfixateur *(Forts.)*
~ Reposition *(Forts.)*
~~ offen *(Forts.)*
~~~ Fraktur *(Forts.)*
~~~~ Ulna *(Forts.)*
––––– Schaft 5-791.m8♦
––– Mehrfragment-Fraktur
–––– Femur
––––– distal 5-794.mh♦
––––– proximal 5-794.mf♦
––––– Schaft 5-792.mg♦
–––– Fibula
––––– distal 5-794.mr♦
––––– proximal 5-794.mp♦
––––– Schaft 5-792.mq♦
–––– Humerus
––––– distal 5-794.m3♦
––––– proximal 5-794.m1♦
––––– Schaft 5-792.m2♦
–––– Karpus 5-796.ma♦
–––– Metakarpus 5-796.mb♦
–––– Metatarsus 5-796.mv♦
–––– Radius
––––– distal 5-794.m6♦
––––– proximal 5-794.m4♦
––––– Schaft 5-792.m5♦
–––– Schenkelhals 5-794.me♦
–––– Tarsus 5-796.mu♦
–––– Tibia
––––– distal 5-794.mn♦
––––– proximal 5-794.mk♦
––––– Schaft 5-792.mm♦
–––– Ulna
––––– distal 5-794.m9♦
––––– proximal 5-794.m7♦
––––– Schaft 5-792.m8♦
– Versorgung, offen, Sprengung, Symphyse 5-798.m
– zur Osteosynthese, Knochen *[nur Zusatzkode!]* 5-786.m
Ringintubation, bei Rekonstruktion, Tränenkanal 5-086.30♦
Ringsegment, intrastromal, Implantation, Kornea 5-126.7♦
Ringsonde, nasolakrimal, Implantation 5-088.2♦
Ringureterokutaneostomie
– abdominal, offen, zur Harnableitung, kutan 5-564.21♦
– laparoskopisch, zur Harnableitung, kutan 5-564.22♦
– lumbal, offen, zur Harnableitung, kutan 5-564.20♦
Riociguat, Applikation, oral
– 6 mg bis unter 12 mg, bei Patienten unter 15 Jahren 6-008.00
– 12 mg bis unter 18 mg, bei Patienten unter 15 Jahren 6-008.01
– 18 mg bis unter 24 mg 6-008.02
– 24 mg bis unter 30 mg 6-008.03
– 30 mg bis unter 36 mg 6-008.04
– 36 mg bis unter 42 mg 6-008.05 ►

R

Riociguat, Applikation, oral *(Forts.)*
– 42 mg bis unter 48 mg 6-008.06
– 48 mg bis unter 60 mg 6-008.07
– 60 mg bis unter 72 mg 6-008.08
– 72 mg bis unter 84 mg 6-008.09
– 84 mg bis unter 96 mg 6-008.0a
– 96 mg bis unter 108 mg 6-008.0b
– 108 mg bis unter 120 mg 6-008.0c
– 120 mg bis unter 144 mg 6-008.0d
– 144 mg bis unter 168 mg 6-008.0e
– 168 mg bis unter 192 mg 6-008.0f
– 192 mg bis unter 216 mg 6-008.0g
– 216 mg bis unter 240 mg 6-008.0h
– 240 mg bis unter 264 mg 6-008.0j
– 264 mg oder mehr 6-008.0k
Rippe
– Biopsie
–– durch Inzision 1-503.0
–– ohne Inzision, mit Steuerung durch bildgebende Verfahren 1-481.0
–– perkutan 1-480.0
– Entnahme, Knorpel, zur Transplantation 5-349.4
– Gelenk
–– Punktion, perkutan, therapeutisch 8-158.t♦
–– Spülung, therapeutisch 8-178.t♦
– Lösung, konkavseitig, und Korrektur, Rippental, mit Thorakoplastik, konkavseitig 5-346.a4♦
– Nadelbiopsie, perkutan 1-480.0
– Osteotomie 5-340.7♦
–– mit Osteosynthese 5-340.8♦
– Resektion
–– komplett 5-343.4♦
––– mit Rekonstruktion 5-346.62♦
––– zur Transplantation 5-343.4♦
–– partiell 5-343.2♦
––– mit Rekonstruktion 5-346.60♦
––– zur Transplantation 5-343.2♦
– Sequesterotomie 5-349.1
–– mit Einlegen, Medikamententräger 5-349.2
Rippenbuckel
– Korrektur 5-346.a3♦
– Resektion, nach Naravzevic 5-346.a3♦
Rippenknorpel, zur Rekonstruktion
– laryngotracheal, plastisch 5-319.c
–– mit End-zu-End-Anastomose 5-319.c
– Nasenseptum, plastisch 5-214.71
Rippenköpfchen, Resektion, konkavseitig 5-346.a5♦
Rippenserienfraktur, mit instabilem Thorax, offene Reposition und Osteosynthese – s. offene einseitige/zweiseitige Stabilisierung der Thoraxwand
Rippental, Korrektur, mit Lösung, Rippe, konkavseitig, mit Thorakoplastik, konkavseitig 5-346.a4♦
Risankizumab, Applikation, parenteral 6-00c.e
Risikogeburt, Überwachung, und Leitung 9-261
Ritter-Jansen, Operation – s.a. Fensterung, Stirnhöhle, Boden, von außen 5-223.0♦
Rituximab, Applikation
– intravenös
–– 150 mg bis unter 250 mg 6-001.h0
–– 250 mg bis unter 350 mg 6-001.h1
–– 350 mg bis unter 450 mg 6-001.h2
–– 450 mg bis unter 550 mg 6-001.h3
–– 550 mg bis unter 650 mg 6-001.h4
–– 650 mg bis unter 750 mg 6-001.h5
–– 750 mg bis unter 850 mg 6-001.h6
–– 850 mg bis unter 950 mg 6-001.h7
–– 950 mg bis unter 1.050 mg 6-001.h8
–– 1.050 mg bis unter 1.250 mg 6-001.h9
–– 1.250 mg bis unter 1.450 mg 6-001.ha
–– 1.450 mg bis unter 1.650 mg 6-001.hb
–– 1.650 mg bis unter 1.850 mg 6-001.hc
–– 1.850 mg bis unter 2.050 mg 6-001.hd
–– 2.050 mg bis unter 2.450 mg 6-001.he
–– 2.450 mg bis unter 2.850 mg 6-001.hf
–– 2.850 mg bis unter 3.250 mg 6-001.hg
–– 3.250 mg bis unter 3.650 mg 6-001.hh
–– 3.650 mg oder mehr 6-001.hj
– subkutan
–– 1.400 mg bis unter 2.800 mg 6-001.j0
–– 2.800 mg bis unter 4.200 mg 6-001.j1
–– 4.200 mg bis unter 5.600 mg 6-001.j2
–– 5.600 mg bis unter 7.000 mg 6-001.j3
–– 7.000 mg bis unter 8.400 mg 6-001.j4
–– 8.400 mg oder mehr 6-001.j5
Roboterarm, Anwendung *[nur Zusatzkode!]* 5-987.1
Röhrchen
– Entfernung, Tränenwege 5-089.2♦
– Repositionierung, Tränenwege 5-089.1♦
– Wechsel, Tränenwege 5-089.1♦
Röhrenknochen
– lang, Stoßwellentherapie, extrakorporal, Extremität
–– obere 8-115.3♦
–– untere 8-115.5♦
– Transplantation
–– Becken, allogen 5-784.9d
–– Femur, Schaft, allogen 5-784.9g♦
–– Fibula, Schaft, allogen 5-784.9q♦
–– Humerus, Schaft, allogen 5-784.92♦
–– Kalkaneus, allogen 5-784.9t♦
–– Karpus, allogen 5-784.9a♦
–– Patella, allogen 5-784.9j♦
–– Radius, Schaft, allogen 5-784.95♦
–– Talus, allogen 5-784.9s♦
–– Tarsus, allogen 5-784.9u♦
–– Tibia, Schaft, allogen 5-784.9m♦
–– Ulna, Schaft, allogen 5-784.98♦
Röntgendicht, Partikel, medikamentenbeladen *[nur Zusatzkode!]* 8-83b.14
Röntgenstrahlung, zur Strahlentherapie, intraoperativ 8-52d
Rohrprothese
– mit Resektion, und
–– Ersatz
––– Aorta abdominalis 5-384.51
–––– infrarenal 5-384.71 ►

Rohrprothese *(Forts.)*
~ mit Resektion, und *(Forts.)*
~~ Ersatz *(Forts.)*
~~~ Aorta abdominalis 5-384.51 *(Forts.)*
---- suprarenal 5-384.61
----- bei Aneurysma 5-384.62
--- Aorta ascendens
---- bei Aneurysma 5-384.02
---- mit Reimplantation, Koronararterie 5-384.11
----- bei Aneurysma 5-384.12
--- Aorta thoracica 5-384.31
---- bei Aneurysma 5-384.32
--- Aorta thoracoabdominalis 5-384.41
--- Aortenbogen
---- absteigender Teil 5-384.e1
----- bei Aneurysma 5-384.e2
---- aufsteigender Teil 5-384.d1
----- bei Aneurysma 5-384.d2
---- gesamt 5-384.f1
----- bei Aneurysma 5-384.f2
-- Interposition, Aortenbogen
--- absteigender Teil 5-384.e1
---- bei Aneurysma 5-384.e2
--- aufsteigender Teil 5-384 d1
---- bei Aneurysma 5-384.d2
--- gesamt 5-384.f1
---- bei Aneurysma 5-384.f2
– Resektion, und Ersatz, Aorta ascendens 5-384.01
Rollerball
– Ablation, Endometrium 5-681.50
– und Schlingenresektion, Ablation, Endometrium 5-681.50
Romiplostim, Applikation, parenteral
– 100 µg bis unter 200 µg, bei Patienten unter 15 Jahren 6-005.90
– 200 µg bis unter 300 µg 6-005.91
– 300 µg bis unter 400 µg 6-005.92
– 400 µg bis unter 500 µg 6-005.93
– 500 µg bis unter 600 µg 6-005.94
– 600 µg bis unter 700 µg 6-005.95
– 700 µg bis unter 800 µg 6-005.96
– 800 µg bis unter 900 µg 6-005.97
– 900 µg bis unter 1.000 µg 6-005.98
– 1.000 µg bis unter 1.200 µg 6-005.99
– 1.200 µg bis unter 1.400 µg 6-005.9a
– 1.400 µg bis unter 1.600 µg 6-005.9b
– 1.600 µg bis unter 1.800 µg 6-005.9c
– 1.800 µg bis unter 2.000 µg 6-005.9d
– 2.000 µg bis unter 2.400 µg 6-005.9e
– 2.400 µg bis unter 2.800 µg 6-005.9f
– 2.800 µg bis unter 3.200 µg 6-005.9g
– 3.200 µg bis unter 3.600 µg 6-005.9h
– 3.600 µg bis unter 4.000 µg 6-005.9j
– 4.000 µg bis unter 4.400 µg 6-005.9k
– 4.400 µg bis unter 4.800 µg 6-005.9m
– 4.800 µg bis unter 5.200 µg 6-005.9n
– 5.200 µg bis unter 5.600 µg 6-005.9p
– 5.600 µg oder mehr 6-005.9q
Ropeginterferon alfa-2b, Applikation, parenteral 6-00c.f
Ross-Konno-Operation, bei kongenitaler Klappenanomalie 5-358.07
Ross-Operation – s.a. Ersatz, Aortenklappe, durch Autotransplantation 5-354.0c
– bei kongenitaler Klappenanomalie 5-358.06
Rotablation, Koronararterie
– mehrere, perkutan-transluminal 8-837.51
– perkutan-transluminal 8-837.50
Rotation
– Makula- 5-156.3♦
– Netzhaut 5-156.3♦
Rotationsablation, endoluminal, mit gleichzeitiger Sklerosierung 5-385.c♦
Rotationsatherektomie
– Aorta, perkutan-transluminal 8-83c.f4
– Aortenisthmus, perkutan-transluminal 8-83c.f5
– Ductus arteriosus apertus, perkutan-transluminal 8-83c.f6
– Gefäß
-- extrakraniell, Kopf, perkutan-transluminal 8-83c.f1♦
-- Hals, perkutan-transluminal 8-83c.f1♦
-- intrakraniell, perkutan-transluminal 8-83c.f0
-- künstlich, perkutan-transluminal 8-83c.fe
-- Malformation, perkutan-transluminal 8-83c.fd
-- Oberarm, perkutan-transluminal 8-83c.f2♦
-- Oberschenkel, perkutan-transluminal 8-83c.fb♦
-- pelvin, perkutan-transluminal 8-83c.f9♦
-- Schulter, perkutan-transluminal 8-83c.f2♦
-- spinal, perkutan-transluminal 8-83c.ff
-- Thorax, perkutan-transluminal 8-83c.f8♦
-- Unterarm, perkutan-transluminal 8-83c.f3♦
-- Unterschenkel, perkutan-transluminal 8-83c.fc♦
-- viszeral, perkutan-transluminal 8-83c.fa
– perkutan-transluminal, Gefäß, abdominal 8-83c.f9♦
– V. cava, perkutan-transluminal 8-83c.f7
– V. portae, perkutan-transluminal 8-83c.fg
Rotationsbett, Lagerung 8-390.0
Rotationsmesser, Exzision, Mamma
– mit Clip-Markierung, Biopsieregion 5-870.71♦
– ohne Clip-Markierung, Biopsieregion 5-870.70♦
Rotationsosteotomie
– Becken
-- valgisierend 5-781.5d
-- varisierend 5-781.6d
– Beckenknochen 5-781.2d
– Femur
-- distal 5-781.2h♦
--- valgisierend 5-781.5h♦
--- varisierend 5-781.6h♦
-- proximal 5-781.2f♦
--- valgisierend 5-781.5f♦
--- varisierend 5-781.6f♦ ►

R
~~~

Rotationsosteotomie *(Forts.)*
~ Femur *(Forts.)*
–– Schaft 5-781.2g♦
––– valgisierend 5-781.5g♦
––– varisierend 5-781.6g♦
– Fibula
–– distal 5-781.2r♦
––– valgisierend 5-781.5r♦
––– varisierend 5-781.6r♦
–– proximal 5-781.2p♦
––– valgisierend 5-781.5p♦
––– varisierend 5-781.6p♦
–– Schaft 5-781.2q♦
––– valgisierend 5-781.5q♦
––– varisierend 5-781.6q♦
– Humerus
–– distal 5-781.23♦
––– valgisierend 5-781.53♦
––– varisierend 5-781.63♦
–– proximal 5-781.21♦
––– valgisierend 5-781.51♦
––– varisierend 5-781.61♦
–– Schaft 5-781.22♦
––– valgisierend 5-781.52♦
––– varisierend 5-781.62♦
– Kalkaneus 5-781.2t♦
–– valgisierend 5-781.5t♦
–– varisierend 5-781.6t♦
– Karpus 5-781.2a♦
–– valgisierend 5-781.5a♦
–– varisierend 5-781.6a♦
– Klavikula 5-781.20♦
–– valgisierend 5-781.50♦
–– varisierend 5-781.60♦
– Metakarpus 5-781.2b♦
–– valgisierend 5-781.5b♦
––varisierend 5-781.6b♦
– Phalangen, Hand 5-781.2c♦
–– valgisierend 5-781.5c♦
–– varisierend 5-781.6c♦
– Radius
–– distal 5-781.26♦
––– valgisierend 5-781.56♦
––– varisierend 5-781.66♦
–– proximal 5-781.24♦
––– valgisierend 5-781.54♦
––– varisierend 5-781.64♦
–– Schaft 5-781.25♦
––– valgisierend 5-781.55♦
––– varisierend 5-781.65♦
– Schenkelhals 5-781.2e♦
–– valgisierend 5-781.5e♦
–– varisierend 5-781.6e♦
– Skapula 5-781.2z♦
–– valgisierend 5-781.5z♦
–– varisierend 5-781.6z♦
– Talus 5-781.2s♦
–– valgisierend 5-781.5s♦
–– varisierend 5-781.6s♦
– Tarsus 5-781.2u♦
–– valgisierend 5-781.5u♦ ►

Rotationsosteotomie *(Forts.)*
~ Tarsus 5-781.2u♦ *(Forts.)*
–– varisierend 5-781.6u♦
– Tibia
–– distal 5-781.2n♦
––– valgisierend 5-781.5n♦
––– varisierend 5-781.6n♦
–– proximal 5-781.2k♦
––– valgisierend 5-781.5k♦
––– varisierend 5-781.6k♦
–– Schaft 5-781.2m♦
––– valgisierend 5-781.5m♦
––– varisierend 5-781.6m♦
– Ulna
–– distal 5-781.29♦
––– valgisierend 5-781.59♦
––– varisierend 5-781.69♦
–– proximal 5-781.27♦
––– valgisierend 5-781.57♦
––– varisierend 5-781.67♦
–– Schaft 5-781.28♦
––– valgisierend 5-781.58♦
––– varisierend 5-781.68♦
Rotationsplastik, Wange, zur Rekonstruktion, Augenlid 5-096.40♦
Rotationsthrombektomie
– Lungenkreislauf, Gefäß, künstlich, perkutan-transluminal 8-838.d5
– perkutan-transluminal
–– Aorta 8-836.p4
–– Aortenisthmus 8-836.p5
–– Arterie
––– abdominal 8-836.ph♦
––– Oberschenkel 8-836.pk♦
––– pelvin 8-836.ph♦
–– Ductus arteriosus apertus 8-836.p6
–– Gefäß
––– extrakraniell, Kopf 8-836.p1♦
––– intrakraniell 8-836.p0
––– künstlich 8-836.pe
––– Malformation 8-836.pd
––– Oberarm 8-836.p2♦
––– Schulter 8-836.p2♦
––– spinal 8-836.pf
––– Thorax 8-836.p8♦
––– Unterarm 8-836.p3♦
––– Unterschenkel 8-836.pc♦
––– viszeral 8-836.pa
–– V. cava 8-836.p7
–– V. portae 8-836.pg
–– Vene
––– abdominal 8-836.pj♦
––– Oberschenkel 8-836.pm♦
––– pelvin 8-836.pj♦
– Pulmonalarterie, perkutan-transluminal 8-838.d0
Rotatorenmanschette
– Rekonstruktion
–– arthroskopisch, mit
––– Dermistransplantat 5-814.61♦
––– Fascia-lata-Transplantat 5-814.62♦ ►

Rotatorenmanschette *(Forts.)*
~ Rekonstruktion *(Forts.)*
~~ arthroskopisch, mit *(Forts.)*
––– Sehnentransplantat 5-814.60♦
–– offen, durch
––– Implantat 5-805.a♦
––– Kollagen-Patch, nicht-resorbierbar 5-805.a♦
––– Transplantat 5-805.9♦
– Schultergelenk, Rekonstruktion
–– arthroskopisch 5-814.4♦
––– mit Débridement 5-814.4♦
–– offen, durch
––– Naht 5-805.7♦
––– Verlagerung, Sehne 5-805.8♦
Rotordetektierend, Mappingverfahren, elektroanatomisch, Anwendung, bei Ablation, bei Herzrhythmusstörungen *[nur Zusatzkode!]* 8-835.g
Routine-EEG 1-207.0
Routineversorgung, postnatal, beim Neugeborenen 9-262.0
Roux-Y-Anastomose
– bei
–– Choledochojejunostomie
––– durch Umsteigen laparoskopisch – offen chirurgisch 5-512.42
––– laparoskopisch 5-512.41
––– offen 5-512.40
–– Cholezystojejunostomie
––– durch Umsteigen laparoskopisch – offen chirurgisch 5-512.42
––– laparoskopisch 5-512.41
––– offen 5-512.40
– mit Gastroenterostomie
–– laparoskopisch, ohne Magenresektion, mit
––– Staplernaht, mit Gastrojejunostomie 5-445.41
––– Transsektion, mit Gastrojejunostomie 5-445.41
–– offen, ohne Magenresektion, mit
––– Staplernaht, mit Gastrojejunostomie 5-445.40
––– Transsektion, mit Gastrojejunostomie 5-445.40
–– ohne Magenresektion, mit
––– Staplernaht, mit Gastrojejunostomie, durch Umsteigen laparoskopisch – offen chirurgisch 5-445.42
––– Transsektion, mit Gastrojejunostomie, durch Umsteigen laparoskopisch – offen chirurgisch 5-445.42
– nach Umwandlung
–– Billroth I, Resektion 5-447.2
–– Billroth II, Resektion 5-447.5
– Revision 5-447.7
– zur
–– Anastomose
––– biliodigestiv
–––– Ductus choledochus, Jejunum
––––– durch Umsteigen laparoskopisch – offen chirurgisch 5-512.42 ►

Roux-Y-Anastomose *(Forts.)*
~ zur *(Forts.)*
~~ Anastomose *(Forts.)*
~~~ biliodigestiv *(Forts.)*
~~~~ Ductus choledochus, Jejunum *(Forts.)*
––––– laparoskopisch 5-512.41
––––– offen 5-512.40
–––– Ductus hepaticus, Jejunum
––––– durch Umsteigen laparoskopisch – offen chirurgisch 5-512.42
––––– laparoskopisch 5-512.41
––––– offen 5-512.40
–––– Leberparenchym, Jejunum
––––– durch Umsteigen laparoskopisch – offen chirurgisch 5-512.42
––––– laparoskopisch 5-512.41
––––– offen 5-512.40
––– Ductus pancreaticus, zum Jejunum 5-527.3
–– Gastrojejunostomie, bei
––– 2/3-Resektion, Magen 5-435.2
––– Resektion, Magen, subtotal
–––– mit
––––– Exzision, Lymphknoten, einzeln, Kompartiment II oder III 5-436.12
––––– Lymphadenektomie, systematisch
–––––– Kompartiment II 5-436.13
–––––– Kompartiment II und partiell III 5-436.14
–––––– Kompartiment II und III 5-436.15
–––– ohne Lymphadenektomie 5-436.11
–– Ösophagojejunostomie, bei Gastrektomie, total
––– mit Reservoirbildung
–––– mit
––––– Exzision, Lymphknoten, einzeln, Kompartiment II oder III 5-437.32
––––– Lymphadenektomie, systematisch
–––––– Kompartiment II 5-437.33
–––––– Kompartiment II und partiell III 5-437.34
–––––– Kompartiment II und III 5-437.35
–––– ohne Lymphadenektomie 5-437.31
––– ohne Reservoirbildung
–––– mit
––––– Exzision, Lymphknoten, einzeln Kompartiment II oder III 5-437.22
––––– Lymphadenektomie, systematisch
–––––– Kompartiment II 5-437.23
–––––– Kompartiment II und partiell III 5-437.24
–––––– Kompartiment II und III 5-437.25
–––– ohne Lymphadenektomie 5-437.21
rTMS [repetitive transkranielle Magnetstimulation]
– Grundleistung 8-632.0
– Therapiesitzung 8-632.1
Rucaparib, Applikation, oral 6-00c.g
Rücken
– Abtragung, Hautblase, bei Verbrennung und Verätzung 5-921.0j ►

Rücken *(Forts.)*
– Butterfly-Plastik 5-906.0a
–– bei Verbrennung und Verätzung 5-927.0j
– Chemical Peeling
–– großflächig 5-913.9a
–– kleinflächig 5-913.3a
– Dehnungsplastik, lokal
–– bei Verbrennung und Verätzung 5-926.0j
–– großflächig 5-903.5a
–– kleinflächig 5-903.0a
– Dermabrasion
–– bei Verbrennung und Verätzung 5-921.1j
–– hochtourig, kleinflächig 5-913.0a
– Desilikonisierung, Dermisersatzmaterial 5-91a.0a
–– bei Verbrennung und Verätzung 5-929.1j
– Desinsertion 5-851.d5♦
– Durchtrennung, Lappenstiel
–– bei Verbrennung und Verätzung 5-929.0j
–– Muskel und Faszie 5-857.a5♦
– Einlegen, Medikamententräger, subfaszial 5-850.h5♦
– Entfernung, Medikamententräger, subfaszial 5-850.j5♦
– Entnahme
–– Composite graft 5-901.2a
–– Fernlappen, gestielt 5-904.2a
––– bei Verbrennung und Verätzung 5-924.5j
–– Lappen
––– fasziokutan, mit mikrovaskulärer Anastomosierung 5-858.05♦
––– frei, mit mikrovaskulärer Anastomosierung 5-904.0a
–––– bei Verbrennung und Verätzung 5-924.3j
––– myokutan, mit mikrovaskulärer Anastomosierung 5-858.25♦
––– osteofasziokutan, mit mikrovaskulärer Anastomosierung 5-858.35♦
––– osteomyokutan, mit mikrovaskulärer Anastomosierung 5-858.35♦
––– regional, gestielt 5-904.1a
–––– bei Verbrennung und Verätzung 5-924.4j
––– septokutan, mit mikrovaskulärer Anastomosierung 5-858.15♦
–– Spalthaut 5-901.0a
––– bei Verbrennung und Verätzung 5-924.0j
–– Vollhaut 5-901.1a
––– bei Verbrennung und Verätzung 5-924.1j
– Escharotomie 5-920.0j
–– mit Fasziotomie 5-920.2j
– Explantation, Hautexpander 5-909.1a
– Exstirpation, Weichteiltumor
–– epifaszial 5-852.85♦
–– subfaszial 5-852.95♦
– Faszie
–– Débridement 5-850.d5♦
–– Defektdeckung, mit
––– allogenem Material 5-856.a5♦
––– autogenem Material 5-856.95♦
–– Doppelung 5-856.35♦
–– Entfernung, Transplantat 5-856.85♦ ►

Rücken *(Forts.)*
~ Faszie *(Forts.)*
–– Entnahme, zur Transplantation 5-852.g5♦
–– Exploration 5-850.g5♦
–– Exzision 5-852.a5♦
–– Fremdkörperentfernung, durch Inzision 5-850.a5♦
–– Inzision
––– offen 5-850.65♦
––– perkutan 5-850.75♦
–– Naht 5-856.05♦
–– Revision, Transplantat 5-856.65♦
–– Transplantation
––– allogen 5-856.55♦
––– autogen 5-856.45♦
–– Verkürzung 5-856.25♦
–– Verlängerung 5-856.15♦
–– Wechsel, Transplantat 5-856.75♦
– Faszienlappenplastik 5-857.45♦
–– gefäßgestielt 5-857.55♦
– Fasziotomie
–– bei Verbrennung und Verätzung 5-920.1j
–– längs, perkutan 5-851.a5♦
–– quer
––– partiell, offen 5-851.55♦
––– perkutan 5-851.75♦
––– total, offen 5-851.65♦
–– Segment
––– längs
–––– partiell, offen 5-851.85♦
–––– total, offen 5-851.95♦
––– mehrere, längs
–––– partiell, offen 5-851.b5♦
–––– total, offen 5-851.c5♦
– Fernlappenplastik, gestielt 5-905.2a
– Fettgewebe
–– Absaugen 5-911.1a
–– Abtragung 5-911.2a
– Haut
–– Applikation
––– Ätzmittel, lokal 5-914.0a
––– Zytostatika, lokal 5-914.1a
–– Durchtrennung, Lappenstiel 5-909.2a
–– Einbringen, Material
––– autogen 5-890.1a
––– xenogen 5-890.2a
–– Einlegen, Medikamententräger, durch Inzision 5-892.3a
–– Elektrochemotherapie
––– großflächig 5-915.9a
––– kleinflächig 5-915.8a
–– Elektrokaustik
––– großflächig 5-915.4a
––– kleinflächig 5-915.0a
–– Entfernung, Medikamententräger, durch Inzision 5-892.4a
–– Exploration 5-892.0a
–– Exzision
––– lokal
–––– mit primärem Wundverschluss 5-894.1a ►

Rücken *(Forts.)*
~ Haut *(Forts.)*
~~ Exzision *(Forts.)*
~~~ lokal *(Forts.)*
–––– ohne primären Wundverschluss 5-894.0a
––– radikal
–––– histographisch kontrolliert
––––– mit
–––––– lokaler Lappenplastik 5-895.5a
–––––– primärem Wundverschluss 5-895.3a
–––––– Transplantation 5-895.5a
––––– ohne primären Wundverschluss 5-895.1a
–––– mit
––––– lokaler Lappenplastik 5-895.4a
––––– primärem Wundverschluss 5-895.2a
––––– Transplantation 5-895.4a
–––– ohne primären Wundverschluss 5-895.0a
––– tangential, bei Verbrennung und Verätzung 5-921.3j
–– Fliegenmaden, Anwendung 8-192.3a
–– Fremdkörperentfernung, durch Inzision 5-892.2a
–– Gewebsreduktionsplastik 5-911.0a
–– Hochfrequenzchirurgie, bei Verbrennung und Verätzung 5-921.7j
–– Infrarotkoagulation
––– großflächig 5-915.7a
––– kleinflächig 5-915.3a
–– Inzision 5-892.0a
––– mit Drainage 5-892.1a
–– Kryochirurgie
––– großflächig 5-915.6a
––– kleinflächig 5-915.2a
–– Laserbehandlung
––– großflächig 5-915.5a
––– kleinflächig 5-915.1a
–– Laserdestruktion, bei Verbrennung und Verätzung 5-921.4j
–– Naht
––– primär 5-900.0a
––– sekundär 5-900.1a
–– Radiochirurgie, bei Verbrennung und Verätzung 5-921.6j
–– Straffungsoperation 5-911.0a
–– Tätowieren 5-890.0a
–– Ultraschalldestruktion, bei Verbrennung und Verätzung 5-921.5j
–– und Unterhaut
––– Entfernung
–––– großflächig, System, zur Vakuumtherapie, ohne Anästhesie 8-192.1a
–––– kleinflächig, System, zur Vakuumtherapie, ohne Anästhesie 8-192.0a
––– Wunde, Entfernung
–––– Fibrinbeläge
––––– großflächig, ohne Anästhesie 8-192.1a
––––– kleinflächig, ohne Anästhesie 8-192.0a
–––– großflächig, Gewebe, ohne Anästhesie 8-192.1a
–––– kleinflächig, Gewebe, ohne Anästhesie 8-192.0a ►

Rücken *(Forts.)*
~ Haut *(Forts.)*
–– Wiederherstellung, Oberflächenkontinuität
––– primär, durch
–––– Gewebekleber 5-900.0a
–––– Metallklammern 5-900.0a
––– sekundär, durch
–––– Gewebekleber 5-900.1a
–––– Metallklammern 5-900.1a
–– Wunddébridement, großflächig, mit Einlegen, Medikamententräger 5-896.2a
–– Wundtoilette, chirurgisch, großflächig, mit Einlegen, Medikamententräger 5-896.2a
– Hautersatz
–– großflächig, durch Keratinozyten, kultiviert 5-902.ca
–– kleinflächig, durch Keratinozyten, kultiviert 5-902.ba
–– permanent
––– großflächig, durch
–––– allogene Amnionmembran 5-902.ja
––––– bei Verbrennung und Verätzung 5-925.jj
–––– allogenes Amnion 5-902.ja
––––– bei Verbrennung und Verätzung 5-925.jj
–––– allogenes Hautersatzmaterial 5-902.ja
––––– bei Verbrennung und Verätzung 5-925.jj
–––– allogenes Hauttransplantat 5-902.ga
––––– bei Verbrennung und Verätzung 5-925.gj
–––– Dermisersatzmaterial 5-902.ea
––––– bei Verbrennung und Verätzung 5-925.ej
–––– humane azelluläre dermale Matrix 5-902.ga
––––– bei Verbrennung und Verätzung 5-925.gj
–––– kultivierte Keratinozyten, bei Verbrennung und Verätzung 5-925.aj
––– kleinflächig, durch
–––– allogene Amnionmembran 5-902.ha
––––– bei Verbrennung und Verätzung 5-925.hj
–––– allogenes Amnion 5-902.ha
––––– bei Verbrennung und Verätzung 5-925.hj
–––– allogenes Hautersatzmaterial 5-902.ha
––––– bei Verbrennung und Verätzung 5-925.hj
–––– allogenes Hauttransplantat 5-902.fa
––––– bei Verbrennung und Verätzung 5-925.fj
–––– Dermisersatzmaterial 5-902.da
––––– bei Verbrennung und Verätzung 5-925.dj
–––– humane azelluläre dermale Matrix 5-902.fa
––––– bei Verbrennung und Verätzung 5-925.fj
–––– kultivierte Keratinozyten, bei Verbrennung und Verätzung 5-925.9j
– Hautschichten, oberflächlich
–– Ausbürsten
––– großflächig 5-913.7a
––– kleinflächig 5-913.1a
–– Chemochirurgie
––– großflächig 5-913.9a
––– kleinflächig 5-913.3a
–– Dermabrasion, hochtourig, großflächig 5-913.6a ►

R
~~~

Rücken *(Forts.)*
~ Hautschichten, oberflächlich *(Forts.)*
–– Entfernung, mit scharfem Löffel
––– großflächig 5-913.8a
––– kleinflächig 5-913.2a
–– Exkochleation
––– großflächig 5-913.8a
––– kleinflächig 5-913.2a
–– Laserbehandlung
––– großflächig 5-913.aa
––– kleinflächig 5-913.4a
–– Shaving
––– großflächig 5-913.ba
––– kleinflächig 5-913.5a
– Implantation, Hautexpander 5-909.0a
– Insellappenplastik, lokal
–– bei Verbrennung und Verätzung 5-926.3j
–– großflächig 5-903.8a
–– kleinflächig 5-903.3a
– Inzision, Verbrennungsschorf 5-920.0j
–– mit Fasziotomie 5-920.2j
– Jumping-man-Plastik 5-906.0a
–– bei Verbrennung und Verätzung 5-927.0j
– Kompartmentresektion 5-852.b5♦
–– mit
––– erweiterter Präparation 5-852.d5♦
––– spezieller Gefäß- und Nervenpräparation 5-852.c5♦
– Lappen
–– frei, Revision, mit mikrovaskulärer Anastomosierung, bei Verbrennung und Verätzung 5-928.8j
–– regional, gestielt, Revision 5-907.3a
––– bei Verbrennung und Verätzung 5-928.6j
– Lappenplastik
–– adipofaszial 5-857.25♦
––– gefäßgestielt 5-857.35♦
–– fasziokutan 5-857.05♦
––– gefäßgestielt 5-857.15♦
–– frei, mit mikrovaskulärer Anastomosierung 5-905.0a
–– kombiniert 5-906.0a
––– bei Verbrennung und Verätzung 5-927.0j
–– lokal, Revision, bei Verbrennung und Verätzung 5-928.5j
–– mit freiem Hauttransplantat 5-906.1a
––– bei Verbrennung und Verätzung 5-927.1j
–– myokutan 5-857.65♦
––– gefäßgestielt 5-857.75♦
–– regional, gestielt 5-905.1a
––– mit Fernlappen 5-906.2a
–––– bei Verbrennung und Verätzung 5-927.2j
–––– mit freiem Hauttransplantat 5-906.3a
––––– bei Verbrennung und Verätzung 5-927.3j
–– Revision, lokal 5-907.2a
– Liposuktion 5-911.1a
– Mikrograft-Spalthautdeckung, bei Verbrennung und Verätzung 5-925.7j
– Muskel
–– Débridement 5-850.b5♦
–– Durchtrennung 5-851.05♦ ►

Rücken *(Forts.)*
~ Muskel *(Forts.)*
–– Entfernung, Transplantat 5-853.95♦
–– Entnahme, zur Transplantation 5-852.e5♦
–– Exploration 5-850.e5♦
–– Exzision
––– epifaszial
–––– partiell 5-852.45♦
–––– total 5-852.55♦
––– subfaszial
–––– partiell 5-852.65♦
–––– total 5-852.75♦
–– Fremdkörperentfernung, durch Inzision 5-850.85♦
–– Inzision
––– längs 5-850.05♦
––– quer 5-850.15♦
–– Naht 5-853.15♦
–– Plastik 5-853.45♦
–– Refixation 5-853.05♦
–– Revision, Transplantat 5-853.75♦
–– Spülung, Hohlraum 5-853.x5♦
–– Transplantation 5-853.65♦
–– Transposition 5-853.55♦
–– Verkürzung, und Naht 5-853.35♦
–– Verlängerung, und Naht 5-853.25♦
–– Wechsel, Transplantat 5-853.85♦
– Muskellappenplastik 5-857.85♦
–– gefäßgestielt 5-857.95♦
– Narbenkorrektur 5-894.1a
–– nach Hautplastik 5-907.0a
– Nekrosektomie, epifaszial, bei Verbrennung und Verätzung 5-921.2j
– offen
–– Abdeckung, intrauterin, operativ 5-755.7
–– Verschluss, intrauterin, operativ 5-755.7
– Rekonstruktion, plastisch, mit
–– Latissimus-dorsi-Haut-Muskellappen
––– frei 5-857.65♦
––– gefäßgestielt 5-857.75♦
–– Latissimus-dorsi-Muskellappen
––– frei 5-857.85♦
––– gefäßgestielt 5-857.95♦
–– Paraskapular-Fasziokutan-Lappen, gefäßgestielt 5-857.15♦
–– Paraskapular-Haut-Fett-Lappen, gefäßgestielt 5-857.35♦
– Resektion
–– Ganglion 5-859.25♦
–– Gewebe, kompartmentübergreifend
––– mit spezieller Gefäß- und Nervenpräparation 5-852.j5♦
––– ohne spezielle Gefäß- und Nervenpräparation 5-852.h5♦
– Revision
–– Fernlappen, gestielt 5-907.4a
––– bei Verbrennung und Verätzung 5-928.7j
–– Hauttransplantat, frei 5-907.1a
––– bei Verbrennung und Verätzung 5-928.4j
–– Lappen, frei, mit mikrovaskulärer Anastomosierung 5-907.5a ►

Rücken *(Forts.)*
– Schleimbeutel
–– Inzision 5-859.05♦
–– Resektion, total 5-859.15♦
– Schweißdrüse
–– Exzision
––– lokal 5-894.2a
––– radikal 5-895.6a
–– Kürettage
––– lokal 5-894.2a
––– radikal 5-895.6a
– Sehne
–– Augmentation 5-854.35♦
–– Débridement 5-850.c5♦
–– Entfernung, Transplantat 5-854.95♦
–– Ersatzplastik 5-854.45♦
––– mit Interponat 5-854.55♦
–– Exploration 5-850.f5♦
–– Exzision
––– partiell 5-852.05♦
––– total 5-852.15♦
–– Fremdkörperentfernung, durch Inzision 5-850.95♦
–– Inzision
––– längs 5-850.25♦
––– quer 5-850.35♦
–– mehrere
––– Tenodese
–––– primär 5-855.95♦
–––– sekundär 5-855.a5♦
––– Tenolyse 5-855.65♦
–– Naht
––– primär 5-855.15♦
––– sekundär 5-855.25♦
–– Reinsertion 5-855.05♦
–– Rekonstruktion, mit Material, alloplastisch 5-854.a5♦
–– Schaffung, Transplantatlager 5-854.65♦
–– Tenodese
––– primär 5-855.75♦
––– sekundär 5-855.85♦
–– Tenolyse 5-855.55♦
–– Transplantation 5-854.75♦
–– Transposition 5-854.25♦
–– und Muskel, Exzision
––– epifaszial 5-852.85♦
––– subfaszial 5-852.95♦
–– Verkürzung 5-854.15♦
–– Verlängerung 5-854.05♦
–– Wechsel, Transplantat 5-854.85♦
– Sehnengewebe, Entnahme, zur Transplantation 5-852.f5♦
– Sehnenscheide
–– Durchtrennung
––– längs 5-851.35♦
––– quer 5-851.45♦
–– Exzision
––– partiell 5-852.25♦
––– total 5-852.35♦
–– isoliert, Inzision
––– längs 5-850.45♦ ►

Rücken *(Forts.)*
~ Sehnenscheide *(Forts.)*
~~ isoliert, Inzision *(Forts.)*
––– quer 5-850.55♦
–– Naht
––– primär 5-855.35♦
––– sekundär 5-855.45♦
–– Spülung 5-855.b5♦
– Tenotomie
–– offen 5-851.15♦
–– perkutan 5-851.25♦
– Thermoablation, Weichteile, perkutan 5-859.35♦
– Transplantation
–– Composite graft
––– bei Verbrennung und Verätzung 5-925.3j
––– frei
–––– großflächig 5-902.7a
–––– kleinflächig 5-902.3a
–– Fernlappen, gestielt, bei Verbrennung und Verätzung 5-925.6j
–– Haut, durch Epithelzellsuspension, nach
––– Aufbereitung mit Bedside-Kit 5-902.9a
–––– bei Verbrennung und Verätzung 5-925.bj
––– labortechnischer Aufbereitung im Schnellverfahren 5-902.aa
–––– bei Verbrennung und Verätzung 5-925.cj
–– Lappen
––– fasziokutan, mit mikrovaskulärer Anastomosierung 5-858.55♦
––– frei, mit mikrovaskulärer Anastomosierung, bei Verbrennung und Verätzung 5-925.4j
––– myokutan, mit mikrovaskulärer Anastomosierung 5-858.75♦
––– osteofasziokutan, mit mikrovaskulärer Anastomosierung 5-858.35♦
––– osteomyokutan, mit mikrovaskulärer Anastomosierung 5-858.35♦
––– regional, gestielt, bei Verbrennung und Verätzung 5-925.5j
––– septokutan, mit mikrovaskulärer Anastomosierung 5-858.65♦
–– Spalthaut, frei
––– bei Verbrennung und Verätzung 5-925.0j
––– großflächig 5-902.4a
–––– auf Hautareal, granulierend 5-902.5a
––– kleinflächig 5-902.0a
–––– auf Hautareal, granulierend 5-902.1a
–– Vollhaut
––– bei Verbrennung und Verätzung 5-925.2j
––– frei
–––– großflächig 5-902.6a
–––– kleinflächig 5-902.2a
– Transposition, Sehne, partiell 5-854.25♦
– Transpositionsplastik, lokal
–– bei Verbrennung und Verätzung 5-926.2j
–– großflächig 5-903.7a
–– kleinflächig 5-903.2a
– Verschiebe-Rotationsplastik, lokal
–– bei Verbrennung und Verätzung 5-926.1j
–– großflächig 5-903.6a ►

R

Rücken *(Forts.)*
~ Verschiebe-Rotationsplastik, lokal *(Forts.)*
-- kleinflächig 5-903.1a
- W-Plastik, lokal
-- bei Verbrennung und Verätzung 5-926.5j
-- großflächig 5-903.ba
-- kleinflächig 5-903.aa
- Weichteildeckung, temporär
-- großflächig
--- durch
---- allogene Amnionmembran 5-916.ea
----- bei Verbrennung und Verätzung 5-923.dj
---- allogene Hauttransplantation 5-916.5a
----- bei Verbrennung und Verätzung 5-923.5j
---- allogenes Amnion 5-916.ea
----- bei Verbrennung und Verätzung 5-923.dj
---- allogenes Hautersatzmaterial 5-916.ea
----- bei Verbrennung und Verätzung 5-923.dj
---- humane azelluläre dermale Matrix 5-916.5a
----- bei Verbrennung und Verätzung 5-923.5j
---- hydrolytisch resorbierbare Membran 5-916.ca
---- Kombination mehrerer Verfahren 5-916.9a
----- bei Verbrennung und Verätzung 5-923.9j
---- kultivierte Keratinozyten 5-916.8a
----- bei Verbrennung und Verätzung 5-923.8j
---- xenogenes Hautersatzmaterial 5-916.6a
----- bei Verbrennung und Verätzung 5-923.6j
--- mit
---- alloplastischem Material 5-916.7a
----- bei Verbrennung und Verätzung 5-923.7j
---- hydrolytisch resorbierbarer Membran, bei Verbrennung und Verätzung 5-923.bj
-- kleinflächig
--- durch
---- allogene Amnionmembran 5-916.da
----- bei Verbrennung und Verätzung 5-923.cj
---- allogene Hauttransplantation 5-916.0a
----- bei Verbrennung und Verätzung 5-923.0j
---- allogenes Amnion 5-916.da
----- bei Verbrennung und Verätzung 5-923.cj
---- allogenes Hautersatzmaterial 5-916.da
----- bei Verbrennung und Verätzung 5-923.cj
---- humane azelluläre dermale Matrix 5-916.0a
----- bei Verbrennung und Verätzung 5-923.0j
---- hydrolytisch resorbierbare Membran 5-916.ba
---- Kombination mehrerer Verfahren 5-916.4a
----- bei Verbrennung und Verätzung 5-923.4j
---- kultivierte Keratinozyten 5-916.3a
----- bei Verbrennung und Verätzung 5-923.3j
---- xenogenes Hautersatzmaterial 5-916.1a
----- bei Verbrennung und Verätzung 5-923.1j
--- mit
---- alloplastischem Material 5-916.2a
----- bei Verbrennung und Verätzung 5-923.2j
---- hydrolytisch resorbierbarer Membran, bei Verbrennung und Verätzung 5-923.aj ►

Rücken *(Forts.)*
- Wundverschluss, primär, durch
-- Klammer, bei Verbrennung und Verätzung 5-928.1j
-- Klebung, bei Verbrennung und Verätzung 5-928.2j
-- Naht, bei Verbrennung und Verätzung 5-928.0j
- Z-Plastik, lokal
-- bei Verbrennung und Verätzung 5-926.4j
-- großflächig 5-903.9a
-- kleinflächig 5-903.4a

Rückenmark
- Adhäsiolyse, Sekundäreingriff 5-036.6
- Arterie, Subtraktionsangiographie, digital 3-60a
- Biopsie
-- durch Inzision 1-512.0
-- perkutan 1-404.0
- Computertomographie, nativ 3-203
- Entleerung
-- Abszess, intramedullär 5-034.5
-- Empyem, subdural 5-034.2
-- Hämatom
--- intramedullär 5-034.4
--- subdural 5-034.1
- Fistelverschluss 5-036.5
- Flüssigkeit
-- intramedullär, Drainage 5-034.3
-- subdural, Drainage 5-034.0
- Gefäß, Arteriographie 3-60a
- Gewebe, intramedullär
-- Destruktion 5-035.1
-- Exzision 5-035.1
- Magnetresonanztomographie
-- mit Kontrastmittel 3-823
-- nativ 3-802
- mit Wirbelsäule, Computertomographie, mit Kontrastmittel 3-223
- Nadelbiopsie, perkutan 1-404.0
- Nervenwurzel, Durchtrennung 5-034.7
- Tumordestruktion, intramedullär 5-035.0
- Tumorexzision, intramedullär 5-035.0
- Zystenpunktion, perkutan, therapeutisch 8-151.3

Rückenmarkhäute
- Adhäsiolyse, Sekundäreingriff 5-036.6
- Biopsie
-- durch Inzision 1-512.2
-- perkutan 1-404.2
- Entleerung
-- Abszess, intramedullär 5-034.5
-- Empyem, subdural 5-034.2
-- Hämatom
--- intramedullär 5-034.4
--- subdural 5-034.1
- Fistelverschluss 5-036.5
- Flüssigkeit
-- intramedullär, Drainage 5-034.3
-- subdural, Drainage 5-034.0
- Gewebe
-- Destruktion 5-035.3 ►

Rückenmarkhäute *(Forts.)*
~ Gewebe *(Forts.)*
-- Exzision 5-035.3
– Nadelbiopsie, perkutan 1-404.2
– Tumordestruktion 5-035.2
– Tumorexzision 5-035.2
– und Knochen
-- Gewebe
--- Destruktion 5-035.5
--- Exzision 5-035.5
-- Tumordestruktion 5-035.4
-- Tumorexzision 5-035.4
Rückenmarkkanal
– Biopsie, durch Inzision 1-512.3
– Eröffnung, diagnostisch, durch Inzision 1-512.3
Rückenmarknerv
– Biopsie, intraspinal
-- durch Inzision 1-512.1
-- perkutan 1-404.1
– Nadelbiopsie, intraspinal, perkutan 1-404.1
Rückfuß, Sehne
– Augmentation 5-854.3b♦
– Entfernung, Transplantat 5-854.9b♦
– Ersatzplastik 5-854.4b♦
-- mit Interponat 5-854.5b♦
– Rekonstruktion, mit Material, alloplastisch 5-854.ab♦
– Schaffung, Transplantatlager 5-854.6b♦
– Transplantation 5-854.7b♦
– Transposition 5-854.2b♦
– Verkürzung 5-854.1b♦
– Verlängerung 5-854.0b♦
– Wechsel, Transplantat 5-854.8b♦
Rückholbar, Vena-cava-inferior-Filter, Einführung, perkutan 8-839.11
Rücklagerung
– Augenmuskel
-- gerade
--- durch Schlinge, schwächend 5-10b.1♦
--- einfach, schwächend 5-10b.0♦
-- schräg
--- durch Schlinge, schwächend 5-10g.1♦
--- einfach, schwächend 5-10g.0♦
– Funiculus spermaticus, bei Torsion 5-634.2♦
– schwächend, mit Interponat, Augenmuskel, gerade 5-10b.4♦
Rückverlagerung
– Ileostoma, doppelläufig 5-465.1
– Jejunostoma, doppelläufig 5-465.0
– Kolostoma, doppelläufig 5-465.2
– Nabelschnur, prolabiert, zur Unterstützung, Geburt 5-739.2
Rumpf
– Haut
-- Biopsie, ohne Inzision 1-490.4
-- Fremdkörperentfernung, ohne Inzision 8-102.3
– Muskeln und Weichteile
-- Biopsie
--- durch Inzision 1-502.4 ►

Rumpf *(Forts.)*
~ Muskeln und Weichteile *(Forts.)*
~~ Biopsie *(Forts.)*
--- perkutan 1-491.4
---- mit Steuerung durch bildgebende Verfahren 1-492.4
-- Nadelbiopsie, perkutan 1-491.4
– Nerv
-- Biopsie
--- durch Inzision 1-513.5
--- perkutan 1-405.5
-- Destruktion 5-041.5
-- Exploration 5-04b.5
-- Exzision 5-041.5
-- Inzision 5-040.5
-- Nadelbiopsie, perkutan 1-405.5
-- Naht
--- epineural
---- mit Transplantation 5-048.5
----- und Transposition 5-054.5
---- primär 5-044.5
----- mit Transposition 5-050.5
---- sekundär 5-046.5
----- mit Transposition 5-052.5
--- interfaszikulär
---- mit Transplantation 5-049.5
----- und Transposition 5-055.5
---- primär 5-045.5
----- mit Transposition 5-051.5
---- sekundär 5-047.5
----- mit Transposition 5-053.5
-- Neurolyse, und Dekompression 5-056.5
--- mit Transposition 5-057.5
Rumpfgips, korrigierend 8-310.2
Rush-Pin
– Entfernung
-- Femur
--- distal 5-787.gh♦
--- proximal 5-787.gf♦
--- Schaft 5-787.gg♦
-- Fibula
--- distal 5-787.gr♦
--- proximal 5-787.gp♦
--- Schaft 5-787.gq♦
-- Humerus
--- distal 5-787.g3♦
--- proximal 5-787.g1♦
--- Schaft 5-787.g2♦
-- Karpus 5-787.ga♦
-- Klavikula 5-787.g0♦
-- Metakarpus 5-787.gb♦
-- Metatarsus 5-787.gv♦
-- Phalangen
--- Fuß 5-787.gw♦
--- Hand 5-787.gc♦
-- Radius
--- distal 5-787.g6♦
--- proximal 5-787.g4♦
--- Schaft 5-787.g5♦
-- Schenkelhals 5-787.ge♦
-- Skapula 5-787.gz♦ ►

R

Rush-Pin *(Forts.)*
~ Entfernung *(Forts.)*
–– Tarsus 5-787.gu♦
–– Tibia
––– distal 5-787.gn♦
––– proximal 5-787.gk♦
––– Schaft 5-787.gm♦
–– Ulna
––– distal 5-787.g9♦
––– proximal 5-787.g7♦
––– Schaft 5-787.g8♦
– Reosteosynthese, bei Revision, Osteosynthese-material
–– Femur
––– distal 5-78a.gh♦
––– proximal 5-78a.gf♦
––– Schaft 5-78a.gg♦
–– Fibula
––– distal 5-78a.gr♦
––– proximal 5-78a.gp♦
––– Schaft 5-78a.gq♦
–– Humerus
––– distal 5-78a.g3♦
––– proximal 5-78a.g1♦
––– Schaft 5-78a.g2♦
–– Karpus 5-78a.ga♦
–– Klavikula 5-78a.g0♦
–– Metakarpus 5-78a.gb♦
–– Metatarsus 5-78a.gv♦
–– Phalangen
––– Fuß 5-78a.gw♦
––– Hand 5-78a.gc♦
–– Radius
––– distal 5-78a.g6♦
––– proximal 5-78a.g4♦
––– Schaft 5-78a.g5♦
–– Schenkelhals 5-78a.ge♦
–– Skapula 5-78a.gz♦
–– Tarsus 5-78a.gu♦
–– Tibia
––– distal 5-78a.gn♦
––– proximal 5-78a.gk♦
––– Schaft 5-78a.gm♦
–– Ulna
––– distal 5-78a.g9♦
––– proximal 5-78a.g7♦
––– Schaft 5-78a.g8♦
– Reposition
–– geschlossen
––– Epiphysenlösung
–––– Femur
––––– distal 5-790.2h♦
––––– proximal 5-790.2f♦
–––– Fibula
––––– distal 5-790.2r♦
––––– proximal 5-790.2p♦
–––– Humerus
––––– distal 5-790.23♦
––––– proximal 5-790.21♦
–––– Klavikula 5-790.20♦
–––– Metakarpus 5-790.2b♦ ►

Rush-Pin *(Forts.)*
~ Reposition *(Forts.)*
~~ geschlossen *(Forts.)*
~~~ Epiphysenlösung *(Forts.)*
–––– Metatarsus 5-790.2v♦
–––– Phalangen
––––– Fuß 5-790.2w♦
––––– Hand 5-790.2c♦
–––– Radius
––––– distal 5-790.26♦
––––– proximal 5-790.24♦
–––– Skapula 5-790.2z♦
–––– Tibia
––––– distal 5-790.2n♦
––––– proximal 5-790.2k♦
–––– Ulna
––––– distal 5-790.29♦
––––– proximal 5-790.27♦
––– Fraktur
–––– Femur
––––– distal 5-790.2h♦
––––– proximal 5-790.2f♦
––––– Schaft 5-790.2g♦
–––– Fibula
––––– distal 5-790.2r♦
––––– proximal 5-790.2p♦
––––– Schaft 5-790.2q♦
–––– Humerus
––––– distal 5-790.23♦
––––– proximal 5-790.21♦
––––– Schaft 5-790.22♦
–––– Klavikula 5-790.20♦
–––– Metakarpus 5-790.2b♦
–––– Metatarsus 5-790.2v♦
–––– Phalangen
––––– Fuß 5-790.2w♦
––––– Hand 5-790.2c♦
–––– Radius
––––– distal 5-790.26♦
––––– proximal 5-790.24♦
––––– Schaft 5-790.25♦
–––– Schenkelhals 5-790.2e♦
–––– Skapula 5-790.2z♦
–––– Tibia
––––– distal 5-790.2n♦
––––– proximal 5-790.2k♦
––––– Schaft 5-790.2m♦
–––– Ulna
––––– distal 5-790.29♦
––––– proximal 5-790.27♦
––––– Schaft 5-790.28♦
–– offen
––– Fraktur
–––– Femur
––––– distal 5-793.gh♦
––––– proximal 5-793.gf♦
––––– Schaft 5-791.gg♦
–––– Fibula
––––– distal 5-793.gr♦
––––– proximal 5-793.gp♦
––––– Schaft 5-791.gq♦ ►
~~~

Rush-Pin *(Forts.)*
~ Reposition *(Forts.)*
~~ offen *(Forts.)*
~~~ Fraktur *(Forts.)*
---- Humerus
----- distal 5-793.g3♦
----- proximal 5-793.g1♦
----- Schaft 5-791.g2♦
---- Karpus 5-795.ga♦
---- Klavikula 5-795.g0♦
---- Metakarpus 5-795.gb♦
---- Metatarsus 5-795.gv♦
---- Phalangen
----- Fuß 5-795.gw♦
----- Hand 5-795.gc♦
---- Radius
----- distal 5-793.g6♦
----- proximal 5-793.g4♦
----- Schaft 5-791.g5♦
---- Schenkelhals 5-793.ge♦
---- Skapula 5-795.gz♦
---- Tarsus 5-795.gu♦
---- Tibia
----- distal 5-793.gn♦
----- proximal 5-793.gk♦
----- Schaft 5-791.gm♦
---- Ulna
----- distal 5-793.g9♦
----- proximal 5-793.g7♦
----- Schaft 5-791.g8♦
--- Mehrfragment-Fraktur
---- Femur
----- distal 5-794.gh♦
----- proximal 5-794.gf♦
----- Schaft 5-792.gg♦
---- Fibula
----- distal 5-794.gr♦
----- proximal 5-794.gp♦
----- Schaft 5-792.gq♦
---- Humerus
----- distal 5-794.g3♦
----- proximal 5-794.g1♦
----- Schaft 5-792.g2♦
---- Karpus 5-796.ga♦
---- Klavikula 5-796.g0♦
---- Metakarpus 5-796.gb♦
---- Metatarsus 5-796.gv♦
---- Phalangen
----- Fuß 5-796.gw♦
----- Hand 5-796.gc♦
---- Radius
----- distal 5-794.g6♦
----- proximal 5-794.g4♦
----- Schaft 5-792.g5♦
---- Schenkelhals 5-794.ge♦
---- Skapula 5-796.gz♦
---- Tarsus 5-796.gu♦
---- Tibia
----- distal 5-794.gn♦
----- proximal 5-794.gk♦
----- Schaft 5-792.gm♦ ▶

Rush-Pin *(Forts.)*
~ Reposition *(Forts.)*
~~ offen *(Forts.)*
~~~ Mehrfragment-Fraktur *(Forts.)*
---- Ulna
----- distal 5-794.g9♦
----- proximal 5-794.g7♦
----- Schaft 5-792.g8♦
– zur Osteosynthese, Knochen *[nur Zusatzkode!]* 5-786.g
Ruxolitinib, Applikation, oral 6-009.4

R

– S –

S-CPPV, beim
– Neugeborenen 8-711.20
– Säugling 8-711.21
S-IPPV, beim
– Neugeborenen 8-711.20
– Säugling 8-711.21
Saccotomie, Kochleo- 5-208.0♦
Saccus endolymphaticus
– Dekompression, mit Shunt 5-208.1♦
– Drainage, mit Shunt 5-208.1♦
SAEP [Spät-akustisch evozierte Potentiale], Registrierung 1-208.5
Säuberung, Wundbett, Kornea, als Revision nach Fremdkörperentfernung 5-120.2♦
Sagittal
– Anorektoplastik
–– anterior, laparoskopisch, bei Analatresie 5-495.02
–– posterior, laparoskopisch, bei Analatresie 5-495.12
– Spaltung, Gesichtsschädelknochen 5-770.0
Sakroperineal, Resektion, ohne Sphinktererhaltung, Rektum 5-485.4
Salpingektomie
– beidseitig, bei Ovariektomie, einseitig
–– durch Umsteigen
––– endoskopisch – offen chirurgisch 5-653.23
––– vaginal – offen chirurgisch 5-653.24
–– endoskopisch 5-653.22
–– laparoskopisch 5-653.22
–– offen 5-653.20
–– vaginal 5-653.25
––– laparoskopisch assistiert 5-653.21
– partiell
–– abdominal, offen
––– bei Extrauteringravidität 5-744.20♦
–––– mit Rekonstruktion 5-744.30♦
––– zur Sterilisation 5-663.40
–– durch Umsteigen
––– endoskopisch – offen chirurgisch 5-661.53♦
–––– bei Extrauteringravidität 5-744.23♦
–––– mit Rekonstruktion, bei Extrauteringravidität 5-744.33♦
–––– zur Sterilisation 5-663.43
––– vaginal – offen chirurgisch 5-661.54♦
–––– bei Extrauteringravidität 5-744.24♦
–––– mit Rekonstruktion, bei Extrauteringravidität 5-744.34♦
–– endoskopisch 5-661.52♦
––– bei Extrauteringravidität, mit Rekonstruktion 5-744.32♦
–– laparoskopisch 5-661.52♦
––– bei Extrauteringravidität 5-744.22♦
–––– mit Rekonstruktion 5-744.32♦
––– zur Sterilisation 5-663.42 ►

Salpingektomie *(Forts.)*
~ partiell *(Forts.)*
–– offen 5-661.50♦
––– bei Extrauteringravidität, Tube, rechts 5-744.20♦
–– vaginal 5-661.55♦
––– bei Extrauteringravidität 5-744.25♦
––– laparoskopisch assistiert 5-661.51♦
–––– bei Extrauteringravidität 5-744.21♦
–––– mit Rekonstruktion, bei Extrauteringravidität 5-744.31♦
–––– zur Sterilisation 5-663.41
––– mit Rekonstruktion, bei Extrauteringravidität 5-744.35♦
––– zur Sterilisation 5-663.45
–– zur Sterilisation, durch Umsteigen vaginal – offen chirurgisch 5-663.44
– Rest-
–– abdominal, offen 5-661.40♦
–– durch Umsteigen
––– endoskopisch – offen chirurgisch 5-661.43♦
––– vaginal – offen chirurgisch 5-661.44♦
–– endoskopisch 5-661.42♦
–– laparoskopisch 5-661.42♦
–– vaginal 5-661.45♦
––– laparoskopisch assistiert 5-661.41♦
– total
–– abdominal, offen, bei Extrauteringravidität 5-744.40♦
–– durch Umsteigen
––– endoskopisch – offen chirurgisch 5-661.63♦
–––– bei Extrauteringravidität 5-744.43♦
––– vaginal – offen chirurgisch 5-661.64♦
–––– bei Extrauteringravidität 5-744.44♦
–– endoskopisch 5-661.62♦
––– bei Extrauteringravidität 5-744.42♦
–– laparoskopisch 5-661.62♦
––– bei Extrauteringravidität 5-744.42♦
–– offen 5-661.60♦
–– vaginal 5-661.65♦
––– bei Extrauteringravidität 5-744.45♦
––– laparoskopisch assistiert 5-661.61♦
–––– bei Extrauteringravidität 5-744.41♦
Salpingoovariektomie
– abdominal, ohne weitere Maßnahmen 5-653.30♦
– beidseitig, bei
–– Exstirpation, Uterus
––– abdominal 5-683.20
––– durch Umsteigen
–––– endoskopisch – offen chirurgisch 5-683.24
–––– vaginal – offen chirurgisch 5-683.25
––– endoskopisch 5-683.23
––– offen 5-683.20
––– vaginal 5-683.21
–––– laparoskopisch assistiert 5-683.22
–– Hysterektomie, offen 5-683.20
– durch Umsteigen
–– endoskopisch – offen chirurgisch, ohne weitere Maßnahmen 5-653.33♦ ►

Salpingoovariektomie *(Forts.)*
~ durch Umsteigen *(Forts.)*
–– vaginal – offen chirurgisch, ohne weitere Maßnahmen 5-653.34♦
– einseitig, bei
–– Exstirpation, Uterus
––– abdominal 5-683.10
––– durch Umsteigen
–––– endoskopisch – offen chirurgisch 5-683.14
–––– vaginal – offen chirurgisch 5-683.15
––– endoskopisch 5-683.13
––– offen 5-683.10
––– vaginal 5-683.11
–––– laparoskopisch assistiert 5-683.12
–– Hysterektomie, offen 5-683.10
– endoskopisch, ohne weitere Maßnahmen 5-653.32♦
– laparoskopisch, ohne weitere Maßnahmen 5-653.32♦
– offen, ohne weitere Maßnahmen 5-653.30♦
– vaginal
–– laparoskopisch assistiert, ohne weitere Maßnahmen 5-653.31♦
–– ohne weitere Maßnahmen 5-653.35♦
Salpingoskopie, Hystero-, diagnostisch 1-673
Salpingotomie
– abdominal, offen, bei Extrauteringravidität, mit Rekonstruktion 5-744.10♦
– durch Umsteigen
–– endoskopisch – offen chirurgisch 5-660.5♦
––– bei Extrauteringravidität 5-744.03♦
––– mit Rekonstruktion, bei Extrauteringravidität 5-744.13♦
–– vaginal – offen chirurgisch 5-660.6♦
––– bei Extrauteringravidität 5-744.04♦
–––– mit Rekonstruktion 5-744.14♦
– endoskopisch 5-660.4♦
–– bei Extrauteringravidität 5-744.02♦
– laparoskopisch 5-660.4♦
–– bei Extrauteringravidität 5-744.02♦
–– mit Rekonstruktion, bei Extrauteringravidität 5-744.12♦
– offen 5-660.2♦
–– bei Extrauteringravidität 5-744.00♦
– vaginal 5-660.7♦
–– bei Extrauteringravidität 5-744.05♦
––– mit Rekonstruktion 5-744.15♦
–– laparoskopisch assistiert 5-660.3♦
––– bei Extrauteringravidität 5-744.01♦
–––– mit Rekonstruktion 5-744.11♦
Salpingouterostomie, Tuba uterina
– abdominal, offen 5-666.b0♦
– durch Umsteigen
–– endoskopisch – offen chirurgisch 5-666.b3♦
–– vaginal – offen chirurgisch 5-666.b4♦
– endoskopisch 5-666.b2♦
– laparoskopisch 5-666.b2♦
– vaginal 5-666.b5♦
–– laparoskopisch assistiert 5-666.b1♦
Sandwichbett, Lagerung 8-390.0
Sanierung
– Sinus frontalis et ethmoidalis, kombiniert endonasal und von außen 5-224.1♦
– Sinus maxillaris et ethmoidalis, kombiniert endonasal und transantral 5-224.0♦
– transmaxilloethmoidal, Sinus maxillaris, ethmoidalis et sphenoidalis 5-224.2♦
– Zahn
–– durch
––– adhäsive Füllungstechnik 5-232.00
––– Aufbaufüllung 5-232.30
––– compositeadhäsive Füllungstechnik 5-232.10
––– Inlay 5-232.20
–– mehrere
––– aus einem
–––– Kiefer, durch
––––– adhäsive Füllungstechnik 5-232.02
––––– Aufbaufüllung 5-232.32
––––– compositeadhäsive Füllungstechnik 5-232.12
––––– Inlay 5-232.22
–––– Quadranten, durch
––––– adhäsive Füllungstechnik 5-232.01
––––– Aufbaufüllung 5-232.31
––––– compositeadhäsive Füllungstechnik 5-232.11
––––– Inlay 5-232.21
––– Kiefer beide, durch
–––– adhäsive Füllungstechnik 5-232.03
–––– Aufbaufüllung 5-232.33
–––– compositeadhäsive Füllungstechnik 5-232.13
–––– Inlay 5-232.23
Saphena-magna-Bypass, Anlegen
– femoroanterior 5-393.55♦
– femorofibular 5-393.55♦
– femorotruncal 5-393.55♦
Saphenektomie, mit Crossektomie 5-385.70♦
Sargramostim, Applikation, parenteral
– 2 mg bis unter 3 mg 6-001.40
– 3 mg bis unter 4 mg 6-001.41
– 4 mg bis unter 5 mg 6-001.42
– 5 mg bis unter 6 mg 6-001.43
– 6 mg bis unter 7 mg 6-001.44
– 7 mg bis unter 8 mg 6-001.45
– 8 mg bis unter 9 mg 6-001.46
– 9 mg bis unter 10 mg 6-001.47
– 10 mg bis unter 11 mg 6-001.48
– 11 mg bis unter 12 mg 6-001.49
– 12 mg bis unter 13 mg 6-001.4a
– 13 mg bis unter 14 mg 6-001.4b
– 14 mg bis unter 15 mg 6-001.4c
– 15 mg bis unter 16 mg 6-001.4d
– 16 mg bis unter 17 mg 6-001.4e
– 17 mg bis unter 18 mg 6-001.4f
– 18 mg bis unter 19 mg 6-001.4g
– 19 mg bis unter 20 mg 6-001.4h
– 20 mg bis unter 22 mg 6-001.4j
– 22 mg bis unter 24 mg 6-001.4k
– 24 mg bis unter 26 mg 6-001.4m ►

Sargramostim, Applikation, parenteral *(Forts.)*
– 26 mg bis unter 28 mg 6-001.4n
– 28 mg bis unter 30 mg 6-001.4p
– 30 mg oder mehr 6-001.4q
Sarilumab, Applikation, parenteral 6-00a.g
Sauerstoffsättigung
– Hirngewebe
–– Messung, durch
––– Implantation, Messsonde, intrakraniell 5-029.10
––– Wechsel, Messsonde, intrakraniell 5-029.10
–– mit Druck, intrakraniell, Messung, kombiniert, mit
––– Implantation, Messsonde, intrakraniell 5-029.11
––– Wechsel, Messsonde, intrakraniell 5-029.11
–– Monitoring 8-924
– hirnkapillär, regional, Messung, nichtinvasiv 8-923.1
–– durch Nahinfrarot-Spektroskopie 8-923.1
– hirnvenös, Monitoring
–– invasiv 8-923.0
–– nichtinvasiv 8-923.1
Sauerstofftherapie, bei Okklusivverband 8-191.6
Sauerstoffzufuhr, beim Neugeborenen, mehr als 4 Stunden 8-720
Saugbiopsie – s.a. Biopsie
– Prostata
–– perkutan 1-463.11
––– mit Steuerung durch bildgebende Verfahren 1-465.a
–– transrektal 1-464.1
Saugkürettage, axillär, Schweißdrüse 5-911.3♦
Schädel
– 3D-Oberflächenvermessung, durch Photogrammetrie 3-310
– Computertomographie
–– mit Kontrastmittel 3-220
–– nativ 3-200
– Entfernung, Knochenanker 5-029.g
– Eröffnung
–– kombiniert, über Kalotte, als Zugang 5-010.4
–– stereotaktisch geführt, über Kalotte, als Zugang 5-010.3
– Explantation, Material, radioaktiv, als selbständiger Eingriff 5-014.64
– Implantation
–– Knochenanker, zur Vorbereitung, Einführung, Stimulationselektrode, stereotaktisch 5-029.f
–– Strahler
––– entfernbar, in
–––– einer Ebene, als selbständiger Eingriff 5-014.60
–––– mehreren Ebenen, als selbständiger Eingriff 5-014.61
––– nicht-entfernbar, in
–––– einer Ebene, als selbständiger Eingriff 5-014.62
–––– mehreren Ebenen, als selbständiger Eingriff 5-014.63 ►

Schädel *(Forts.)*
– Magnetresonanztomographie
–– mit Kontrastmittel 3-820
–– nativ 3-800
Schädelbasis
– Biopsie, durch Inzision, und Trepanation 1-510.8
– Darstellung
–– bei
––– Ethmoidektomie, von außen 5-222.11♦
––– Sphenoidektomie, transmaxilloethmoidal 5-222.71♦
–– mit Operation, Nasennebenhöhle, mehrere
––– endonasal 5-224.63♦
––– kombiniert endonasal und von außen 5-224.73♦
– Gewebe
–– Destruktion, Schädelgrube
––– hintere 5-016.12
––– mehrere 5-016.13
––– mittlere 5-016.11
––– vordere 5-016.10
–– Exzision, Schädelgrube
––– hintere 5-016.12
––– mehrere 5-016.13
––– mittlere 5-016.11
––– vordere 5-016.10
– Kranioplastik 5-020.4
– Tumordestruktion
–– hintere Schädelgrube 5-016.02
–– mehrere Schädelgruben 5-016.03
–– mittlere Schädelgrube 5-016.01
–– vordere Schädelgrube 5-016.00
– Tumorexzision
–– hintere Schädelgrube 5-016.02
–– mehrere Schädelgruben 5-016.03
–– mittlere Schädelgrube 5-016.01
–– vordere Schädelgrube 5-016.00
– und Hirnhaut
–– Gewebe
––– Destruktion, Schädelgrube
–––– hintere 5-016.52
–––– mehrere 5-016.53
–––– mittlere 5-016.51
–––– vordere 5-016.50
––– Exzision, Schädelgrube
–––– hintere 5-016.52
–––– mehrere 5-016.53
–––– mittlere 5-016.51
–––– vordere 5-016.50
–– Tumorgewebe
––– Destruktion, Schädelgrube
–––– hintere 5-016.42
–––– mehrere 5-016.43
–––– mittlere 5-016.41
–––– vordere 5-016.40
––– Exzision, Schädelgrube
–––– hintere 5-016.42
–––– mehrere 5-016.43
–––– mittlere 5-016.41
–––– vordere 5-016.40 ►

Schädelbasis *(Forts.)*
– Versorgung
–– bei Operation, Nasennebenhöhle, mehrere, endonasal 5-224.64♦
–– mit Operation, Nasennebenhöhle, mehrere, kombiniert endonasal und von außen 5-224.74♦
– Zugang, durch Osteotomie, Le-Fort-I-Ebene 5-011.7
Schädeldach, Kranioplastik, mit
– Transplantation 5-020.3
– Transposition 5-020.2
Schädelgrube
– hintere
–– Destruktion
––– Gewebe, Schädelbasis, und Hirnhaut 5-016.52
––– Tumorgewebe, Schädelbasis, und Hirnhaut 5-016.42
–– Exzision
––– Gewebe, Schädelbasis, und Hirnhaut 5-016.52
––– Tumorgewebe, Schädelbasis, und Hirnhaut 5-016.42
– mehrere
–– Destruktion
––– Gewebe, Schädelbasis, und Hirnhaut 5-016.53
––– Tumorgewebe, Schädelbasis, und Hirnhaut 5-016.43
–– Exzision
––– Gewebe, Schädelbasis, und Hirnhaut 5-016.53
––– Tumorgewebe, Schädelbasis, und Hirnhaut 5-016.43
– mittlere
–– Destruktion
––– Gewebe, Schädelbasis 5-016.11
–––– und Hirnhaut 5-016.51
––– Tumorgewebe, Schädelbasis, und Hirnhaut 5-016.41
–– Exzision
––– Gewebe, Schädelbasis 5-016.11
–––– und Hirnhaut 5-016.51
––– Tumorgewebe, Schädelbasis, und Hirnhaut 5-016.41
– vordere
–– Destruktion
––– Gewebe, Schädelbasis, und Hirnhaut 5-016.50
––– Tumorgewebe, Schädelbasis, und Hirnhaut 5-016.40
–– Exzision
––– Gewebe, Schädelbasis, und Hirnhaut 5-016.50
––– Tumorgewebe, Schädelbasis, und Hirnhaut 5-016.40
Schädelkalotte
– Extension, mit Crutchfield-Klemme 8-410.1
– Halotraktion 8-410.0
Schädelknochen
– Entfernung, Material, alloplastisch, durch
–– Kraniektomie 5-012.5
–– Kraniotomie 5-012.5
– Fremdkörperentfernung, durch
–– Kraniektomie 5-012.4
–– Kraniotomie 5-012.4
– Inzision, zur intrakraniellen Dekompression 5-012.0
Schädelnaht, Eröffnung, durch Kranioplastik 5-020.0
Schaffung, Transplantatlager
– Beugesehne
–– Daumen 5-840.d2♦
–– Handgelenk 5-840.d0♦
–– Langfinger 5-840.d1♦
– Sehne
–– Axilla 5-854.61♦
–– Bauchregion 5-854.66♦
–– Brustwand 5-854.65♦
–– Ellenbogen 5-854.62♦
–– Fußwurzel 5-854.6b♦
–– Genitalregion 5-854.67♦
–– Gesäß 5-854.67♦
–– Hals 5-854.60♦
–– Knie 5-854.68♦
–– Kopf 5-854.60♦
–– Leistenregion 5-854.67♦
–– Mittelfuß 5-854.6c♦
–– Oberarm 5-854.62♦
–– Oberschenkel 5-854.68♦
–– Rücken 5-854.65♦
–– Rückfuß 5-854.6b♦
–– Schulter 5-854.61♦
–– Unterarm 5-854.63♦
–– Unterschenkel 5-854.69♦
–– Zehe 5-854.6c♦
– Strecksehne
–– Daumen 5-840.d5♦
–– Handgelenk 5-840.d3♦
–– Langfinger 5-840.d4♦
Schaft
– Aufrichtung, bei männlicher
–– Epispadie 5-644.0
–– Hypospadie 5-645.1
– Penis
–– Biopsie, durch Inzision 1-564.1
–– Streckung 5-643.1
Schaftverankert, Teilprothese, Implantation, Humerus, distal 5-824.61♦
Scheide
– Fixation, lateral, bei Urethrokolposuspension
–– paraurethral
––– abdominal, offen
–––– mit alloplastischem Material 5-595.21
–––– ohne alloplastisches Material 5-595.20
––– laparoskopisch
–––– mit alloplastischem Material 5-595.23
–––– ohne alloplastisches Material 5-595.22
––– offen
–––– mit alloplastischem Material 5-595.21 ►

S

Scheide *(Forts.)*
~ Fixation, lateral, bei Urethrokolposuspension *(Forts.)*
~~ paraurethral *(Forts.)*
~~~ offen *(Forts.)*
---- ohne alloplastisches Material 5-595.20
--- vaginal
---- mit alloplastischem Material 5-595.25
---- ohne alloplastisches Material 5-595.24
-- retropubisch
--- abdominal, offen
---- mit alloplastischem Material 5-595.21
---- ohne alloplastisches Material 5-595.20
--- laparoskopisch
---- mit alloplastischem Material 5-595.23
---- ohne alloplastisches Material 5-595.22
--- offen
---- mit alloplastischem Material 5-595.21
---- ohne alloplastisches Material 5-595.20
--- vaginal
---- mit alloplastischem Material 5-595.25
---- ohne alloplastisches Material 5-595.24
- Naht, postpartal 5-758.2
- Plastik
-- hintere
--- mit alloplastischem Material 5-704.11
--- ohne alloplastisches Material 5-704.10
-- vordere
--- mit alloplastischem Material 5-704.01
--- ohne alloplastisches Material 5-704.00
- Probeexzision 1-572
Scheidendammplastik, hintere, ohne alloplastisches Material 5-704.10
Scheidenfistelverschluss, Harnblasen-
- durch Umsteigen
-- vaginal – offen chirurgisch 5-706.44
-- vesikal – offen chirurgisch 5-706.44
- laparoskopisch 5-706.43
- offen 5-706.40
- transvesikal 5-706.42
- vaginal 5-706.41
Scheidenstumpf
- Fixation
-- abdominal, offen
--- mit alloplastischem Material, mit
---- beidseitiger Fixation am Lig. pectineale
----- mit tiefer Netzeinlage 5-704.4r
----- ohne tiefe Netzeinlage 5-704.4q
---- lateraler Fixation am Lig. sacrouterinum 5-704.49
---- medianer Fixation am
----- Os sacrum 5-704.48
----- Promontorium 5-704.48
--- ohne alloplastisches Material, mit
---- lateraler Fixation am Lig. sacrouterinum 5-704.47
---- medianer Fixation am
----- Os sacrum 5-704.46
----- Promontorium 5-704.46 ►

Scheidenstumpf *(Forts.)*
~ Fixation *(Forts.)*
-- durch Umsteigen
--- laparoskopisch – offen chirurgisch
---- mit alloplastischem Material 5-704.4m
----- mit beidseitiger Fixation am Lig. pectineale
------ mit tiefer Netzeinlage 5-704.4v
------ ohne tiefe Netzeinlage 5-704.4u
---- ohne alloplastisches Material 5-704.4h
--- vaginal – laparoskopisch
---- mit alloplastischem Material 5-704.4p
---- ohne alloplastisches Material 5-704.4k
--- vaginal – offen chirurgisch
---- mit alloplastischem Material 5-704.4n
---- ohne alloplastisches Material 5-704.4j
-- laparoskopisch
--- mit alloplastischem Material, mit
---- beidseitiger Fixation am Lig. pectineale
----- mit tiefer Netzeinlage 5-704.4t
----- ohne tiefe Netzeinlage 5-704.4s
---- lateraler Fixation am Lig. sacrouterinum 5-704.4d
---- medianer Fixation am
----- Os sacrum 5-704.4c
----- Promontorium 5-704.4c
--- ohne alloplastisches Material, mit
---- lateraler Fixation am Lig. sacrouterinum 5-704.4b
---- medianer Fixation am
----- Os sacrum 5-704.4a
----- Promontorium 5-704.4a
-- offen
--- mit alloplastischem Material, mit
---- beidseitiger Fixation am Lig. pectineale
----- mit tiefer Netzeinlage 5-704.4r
----- ohne tiefe Netzeinlage 5-704.4q
---- lateraler Fixation am Lig. sacrouterinum 5-704.49
---- medianer Fixation am
----- Os sacrum 5-704.48
----- Promontorium 5-704.48
--- ohne alloplastisches Material, mit
---- lateraler Fixation am Lig. sacrouterinum 5-704.47
---- medianer Fixation am
----- Os sacrum 5-704.46
----- Promontorium 5-704.46
-- vaginal
--- mit alloplastischem Material 5-704.4g
---- mit Fixation am
----- Lig. sacrospinale 5-704.4g
----- Lig. sacrotuberale 5-704.4g
----- Lig. sacrouterinum 5-704.4g
--- ohne alloplastisches Material, mit Fixation am
---- Lig. sacrospinale 5-704.4f
---- Lig. sacrotuberale 5-704.4f
---- Lig. sacrouterinum 5-704.4e ►
~~~

Scheidenstumpf *(Forts.)*
– Pektopexie
–– durch Umsteigen laparoskopisch – offen chirurgisch, mit alloplastischem Material
––– mit tiefer Netzeinlage 5-704.4v
––– ohne tiefe Netzeinlage 5-704.4u
–– laparoskopisch, mit alloplastischem Material
––– mit tiefer Netzeinlage 5-704.4t
––– ohne tiefe Netzeinlage 5-704.4s
–– offen, mit alloplastischem Material
––– mit tiefer Netzeinlage 5-704.4r
––– ohne tiefe Netzeinlage 5-704.4q
Scheidenwand, hintere, Probeexzision 5-702.1
Schenkelhals
– Bohrung 5-780.1e♦
– Débridement 5-780.6e♦
– Einlegen, Medikamententräger 5-780.4e♦
– Entfernung
–– Bewegungsfixateur 5-787.ne♦
–– DHS 5-787.5e♦
–– Draht 5-787.0e♦
––– intramedullär 5-787.ge♦
–– ECMES 5-787.ge♦
–– Ender-Nagel 5-787.ge♦
–– ESIN 5-787.ge♦
–– Federnagel 5-787.ge♦
–– Fixateur externe 5-787.9e♦
–– Kompressionsschraube, dynamisch 5-787.5e♦
–– Kondylenplatte 5-787.4e♦
–– Marknagel 5-787.6e♦
––– mit Gelenkkomponente 5-787.7e♦
–– Medikamententräger 5-780.5e♦
–– Nancy-Nagel 5-787.ge♦
–– Platte 5-787.3e♦
––– winkelstabil 5-787.ke♦
–– Prevot-Nagel 5-787.ge♦
–– Ringfixateur 5-787.me♦
–– Rush-Pin 5-787.ge♦
–– Schraube 5-787.1e♦
–– TEN 5-787.ge♦
–– Transfixationsnagel 5-787.ce♦
–– Verriegelungsnagel 5-787.8e♦
–– Winkelplatte 5-787.4e♦
–– Zuggurtung/Cerclage 5-787.2e♦
– Entnahme
–– Knochentransplantat
––– gefäßgestielt, nicht mikrovaskulär-anastomosiert 5-783.7e♦
––– mikrovaskulär-anastomosiert 5-783.5e♦
––– nicht-gefäßgestielt 5-783.4e♦
–– Spongiosa 5-783.0e♦
– Epiphysenlösung, Reposition, offen, ohne Osteosynthese 5-793.0e♦
– Epiphyseodese
–– permanent 5-789.2e♦
–– temporär 5-789.1e♦
– Exploration, durch Inzision 5-780.0e♦
– Exzision, partiell
–– endoskopisch 5-782.be♦
–– mit Weichteilresektion 5-782.1e♦
–– offen 5-782.ae♦ ►

Schenkelhals *(Forts.)*
– Fraktur
–– mit
––– DHS-Osteosynthese 5-793.5e♦
––– Implantation, Hüftschraube, dynamisch 5-793.5e♦
–– Reposition
––– geschlossen
–––– durch
––––– Bewegungsfixateur 5-790.pe♦
––––– Draht 5-790.1e♦
––––– dynamische Kompressionsschraube 5-790.8e♦
––––– ECMES 5-790.2e♦
––––– Ender-Nagel 5-790.2e♦
––––– ESIN 5-790.2e♦
––––– Federnagel 5-790.2e♦
––––– Fixateur externe 5-790.6e♦
–––––– mit interner Osteosynthese 5-790.de♦
––––– intramedullären Draht 5-790.2e♦
––––– Kondylenplatte 5-790.7e♦
––––– Marknagel, mit
–––––– Aufbohren, Markhöhle 5-790.3e♦
–––––– Gelenkkomponente 5-790.5e♦
––––– Materialkombination 5-790.9e♦
––––– Nancy-Nagel 5-790.2e♦
––––– Platte 5-790.ne♦
––––– Prevot-Nagel 5-790.2e♦
––––– Rush-Pin 5-790.2e♦
––––– Schraube 5-790.0e♦
––––– TEN 5-790.2e♦
––––– Transfixationsnagel 5-790.ce♦
––––– Verriegelungsnagel 5-790.4e♦
––––– Winkelplatte 5-790.7e♦
––––– winkelstabile Platte 5-790.ke♦
––––– Zuggurtung/Cerclage 5-790.1e♦
–––– ohne Osteosynthese 8-200.e♦
––– offen
–––– durch
––––– Bewegungsfixateur 5-793.ne♦
––––– Draht 5-793.2e♦
––––– dynamische Kompressionsschraube 5-793.5e♦
––––– ECMES 5-793.ge♦
––––– Ender-Nagel 5-793.ge♦
––––– ESIN 5-793.ge♦
––––– Federnagel 5-793.ge♦
––––– Fixateur externe 5-793.6e♦
–––––– mit interner Osteosynthese 5-793.7e♦
––––– intramedullären Draht 5-793.ge♦
––––– Kondylenplatte 5-793.4e♦
––––– Marknagel 5-793.be♦
–––––– mit Gelenkkomponente 5-793.ae♦
––––– Materialkombination 5-793.8e♦
–––––– mit Rekonstruktion, Gelenkfläche 5-793.9e♦
––––– Nancy-Nagel 5-793.ge♦
––––– Platte 5-793.3e♦
––––– Prevot-Nagel 5-793.ge♦
––––– Ringfixateur 5-793.me♦
––––– Rush-Pin 5-793.ge♦ ►

S

Schenkelhals *(Forts.)*
~ Fraktur *(Forts.)*
~~ Reposition *(Forts.)*
~~~ offen *(Forts.)*
~~~~ durch *(Forts.)*
––––– Schraube 5-793.1e♦
––––– TEN 5-793.ge♦
––––– Transfixationsnagel 5-793.ce♦
––––– Winkelplatte 5-793.4e♦
––––– winkelstabile Platte 5-793.ke♦
––––– Zuggurtung/Cerclage 5-793.2e♦
–––– ohne Osteosynthese 5-793.he♦
– Fremdkörperentfernung, durch Inzision 5-780.3e♦
– Implantation
–– Glaskeramik, bioaktiv 5-785.2e♦
–– Knochenersatz
––– alloplastisch, sonstiger
–––– mit Medikamentenzusatz 5-785.7e♦
–––– ohne Medikamentenzusatz 5-785.6e♦
––– keramisch 5-785.2e♦
–––– resorbierbar 5-785.3e♦
––––– mit Antibiotikumzusatz 5-785.5e♦
––– metallisch 5-785.4e♦
–– Zement
––– mit Antibiotikumzusatz 5-785.1e♦
––– ohne Antibiotikumzusatz 5-785.0e♦
– Inzision, mit
–– Drainage 5-780.2e♦
–– Einlegen, Medikamententräger 5-780.9e♦
– Knochen, frakturgefährdet, Stabilisierung 5-789.be♦
– Knorpel-Knochen-Transplantation
–– allogen 5-784.6e♦
–– autogen 5-784.5e♦
– Kortikotomie, bei Segmenttransport 5-781.7e♦
– Mehrfragment-Fraktur, Reposition, offen
–– durch
––– Bewegungsfixateur 5-794.ne♦
––– Draht 5-794.1e♦
––– dynamische Kompressionsschraube 5-794.4e♦
––– ECMES 5-794.ge♦
––– Ender-Nagel 5-794.ge♦
––– ESIN 5-794.ge♦
––– Federnagel 5-794.ge♦
––– Fixateur externe 5-794.5e♦
–––– mit interner Osteosynthese 5-794.6e♦
––– intramedullären Draht 5-794.ge♦
––– Kondylenplatte 5-794.3e♦
––– Marknagel 5-794.be♦
–––– mit Gelenkkomponente 5-794.ae♦
––– Materialkombination 5-794.7e♦
–––– mit Rekonstruktion, Gelenkfläche 5-794.8e♦
––– Nancy-Nagel 5-794.ge♦
––– Platte 5-794.2e♦
––– Prevot-Nagel 5-794.ge♦
––– Ringfixateur 5-794.me♦
––– Rush-Pin 5-794.ge♦
––– Schraube 5-794.0e♦ ►

Schenkelhals *(Forts.)*
~ Mehrfragment-Fraktur, Reposition, offen *(Forts.)*
~~ durch *(Forts.)*
––– TEN 5-794.ge♦
––– Transfixationsnagel 5-794.ce♦
––– Winkelplatte 5-794.3e♦
––– winkelstabile Platte 5-794.ke♦
––– Zuggurtung/Cerclage 5-794.1e♦
–– ohne Osteosynthese 5-794.he♦
– Osteotomie
–– komplex, mehrdimensional 5-781.8e♦
––– mit Achsenkorrektur 5-781.9e♦
–– ohne Achsenkorrektur 5-781.ae♦
–– valgisierend 5-781.0e♦
–– varisierend 5-781.1e♦
– Periost, Naht 5-789.0e♦
– Pseudarthrose, Stabilisierung, ohne weitere Maßnahmen 5-789.ce♦
– Resektion, partiell
–– endoskopisch 5-782.be♦
–– mit
––– Kontinuitätsdurchtrennung 5-782.2e♦
–––– mit
––––– Weichteilresektion 5-782.3e♦
––––– Wiederherstellung, Kontinuität 5-782.4e♦
–––––– mit Weichteilresektion 5-782.5e♦
––– Weichteilresektion 5-782.1e♦
–– offen 5-782.ae♦
– Revision, Osteosynthesematerial
–– mit Reosteosynthese, durch
––– Bewegungsfixateur 5-78a.ne♦
––– DHS 5-78a.4e♦
––– Draht 5-78a.1e♦
–––– intramedullär 5-78a.ge♦
––– ECMES 5-78a.ge♦
––– Ender-Nagel 5-78a.ge♦
––– ESIN 5-78a.ge♦
––– Federnagel 5-78a.ge♦
––– Fixateur externe 5-78a.8e♦
––– Hüftschraube, dynamisch 5-78a.4e♦
––– Kompressionsschraube, dynamisch 5-78a.4e♦
––– Kondylenplatte 5-78a.3e♦
––– Marknagel 5-78a.6e♦
–––– mit Gelenkkomponente 5-78a.5e♦
––– Materialkombination 5-78a.9e♦
––– Nancy-Nagel 5-78a.ge♦
––– Platte 5-78a.2e♦
–––– winkelstabil 5-78a.ke♦
––– Prevot-Nagel 5-78a.ge♦
––– Ringfixateur 5-78a.me♦
––– Rush-Pin 5-78a.ge♦
––– Schraube 5-78a.0e♦
––– TEN 5-78a.ge♦
––– Transfixationsnagel 5-78a.ce♦
––– Verbundosteosynthese 5-78a.9e♦
––– Verriegelungsnagel 5-78a.7e♦
––– Winkelplatte 5-78a.3e♦
––– Zuggurtung/Cerclage 5-78a.1e♦ ►

Schenkelhals *(Forts.)*
~ Revision, Osteosynthesematerial *(Forts.)*
–– ohne Materialwechsel 5-789.3e♦
– Rotationsosteotomie 5-781.2e♦
–– valgisierend 5-781.5e♦
–– varisierend 5-781.6e♦
– Sequesterotomie 5-780.7e♦
–– mit Einlegen, Medikamententräger 5-780.8e♦
– Transplantation
–– Knochen
––– gefäßgestielt, mit mikrovaskulärer Anastomose 5-784.4e♦
––– nicht-gefäßgestielt 5-784.3e♦
–– Knochenmatrix, demineralisiert, human 5-784.be♦
–– Span, kortikospongiös
––– allogen
–––– endoskopisch 5-784.fe♦
–––– offen 5-784.8e♦
––– autogen
–––– ausgedehnt 5-784.2e♦
–––– endoskopisch 5-784.de♦
–––– offen 5-784.1e♦
–– Spongiosa
––– allogen
–––– endoskopisch 5-784.ee♦
–––– offen 5-784.7e♦
––– autogen
–––– endoskopisch 5-784.ce♦
–––– offen 5-784.0e♦
– Transposition, Knochen, gefäßgestielt 5-784.ae♦
– Verkürzungsosteotomie 5-781.3e♦
– Verlängerungsosteotomie 5-781.4e♦
– Wechsel, Medikamententräger 5-780.4e♦
Schenkelhalserhaltend, Femurkopfprothese
– Entfernung 5-821.k♦
– Wechsel, in
–– Hybrid-Totalendoprothese 5-821.j1♦
–– Sonderprothese 5-821.j2♦
–– Totalendoprothese
––– nicht-zementiert 5-821.j0♦
––– zementiert 5-821.j1♦
Schenkelhernie, Reparation
– endoskopisch, durch TEP-Plastik
–– bei Rezidiv, mit
––– allogenem Material 5-531.72♦
––– alloplastischem Material 5-531.72♦
––– xenogenem Material 5-531.72♦
–– mit
––– allogenem Material 5-531.32♦
––– alloplastischem Material 5-531.32♦
––– xenogenem Material 5-531.32♦
– epifaszial
–– anterior, offen, mit
––– allogenem Material 5-531.33♦
–––– bei Rezidiv 5-531.73♦
––– alloplastischem Material 5-531.33♦
–––– bei Rezidiv 5-531.73♦
––– xenogenem Material 5-531.33♦
–––– bei Rezidiv 5-531.73♦ ►

Schenkelhernie, Reparation *(Forts.)*
~ epifaszial *(Forts.)*
–– offen, mit
––– allogenem Material 5-531.33♦
–––– bei Rezidiv 5-531.73♦
––– alloplastischem Material 5-531.33♦
–––– bei Rezidiv 5-531.73♦
––– xenogenem Material 5-531.33♦
–––– bei Rezidiv 5-531.73♦
– laparoskopisch, durch TAPP-Plastik
–– bei Rezidiv, mit
––– allogenem Material 5-531.71♦
––– alloplastischem Material 5-531.71♦
––– xenogenem Material 5-531.71♦
–– mit
––– allogenem Material 5-531.31♦
––– alloplastischem Material 5-531.31♦
––– xenogenem Material 5-531.31♦
– offen
–– durch
––– Onlay-Technik 5-531.33♦
–––– bei Rezidiv 5-531.73♦
––– Plug-Verfahren 5-531.34♦
–––– bei Rezidiv 5-531.74♦
––– Sublay-Technik 5-531.34♦
–––– bei Rezidiv 5-531.74♦
––– TIPP-Plastik
–––– bei Rezidiv, mit
––––– allogenem Material 5-531.74♦
––––– alloplastischem Material 5-531.74♦
––––– xenogenem Material 5-531.74♦
–––– mit
––––– allogenem Material 5-531.34♦
––––– alloplastischem Material 5-531.34♦
––––– xenogenem Material 5-531.34♦
–– mit Darmresektion, ohne zusätzliche Laparotomie 5-531.4♦
––– bei Rezidiv 5-531.8♦
–– nach
––– Fabricius 5-531.0♦
––– Gilbert 5-531.34♦
–––– bei Rezidiv 5-531.74♦
––– Lichtenstein 5-531.33♦
–––– bei Rezidiv 5-531.73♦
––– Lotheissen/McVay 5-531.1♦
–––– bei Rezidiv 5-531.5♦
––– Pellissier 5-531.34♦
–––– bei Rezidiv 5-531.74♦
––– Shouldice 5-531.1♦
– präperitoneal, offen, mit
–– allogenem Material 5-531.34♦
––– bei Rezidiv 5-531.74♦
–– alloplastischem Material 5-531.34♦
––– bei Rezidiv 5-531.74♦
–– xenogenem Material 5-531.34♦
––– bei Rezidiv 5-531.74♦
– retromuskulär
–– offen, mit
––– allogenem Material 5-531.34♦
–––– bei Rezidiv 5-531.74♦ ►

Schenkelhernie, Reparation *(Forts.)*
~ retromuskulär *(Forts.)*
~~ offen, mit *(Forts.)*
––– alloplastischem Material 5-531.34♦
–––– bei Rezidiv 5-531.74♦
––– xenogenem Material 5-531.34♦
–––– bei Rezidiv 5-531.74♦
–– posterior, offen, mit
––– allogenem Material 5-531.34♦
–––– bei Rezidiv 5-531.74♦
––– alloplastischem Material 5-531.34♦
–––– bei Rezidiv 5-531.74♦
––– xenogenem Material 5-531.34♦
–––– bei Rezidiv 5-531.74♦
– total extraperitoneal, endoskopisch, mit
–– allogenem Material 5-531.32♦
––– bei Rezidiv 5-531.72♦
–– alloplastischem Material 5-531.32♦
––– bei Rezidiv 5-531.72♦
–– xenogenem Material 5-531.32♦
––– bei Rezidiv 5-531.72♦
– transperitoneal, laparoskopisch, mit
–– allogenem Material 5-531.31♦
––– bei Rezidiv 5-531.71♦
–– alloplastischem Material 5-531.31♦
––– bei Rezidiv 5-531.71♦
–– xenogenem Material 5-531.31♦
––– bei Rezidiv 5-531.71♦
Schichtenübergreifend, Débridement, Weichteile, Bewegungsorgan 5-869.1
Schiene
– bronchial
–– Entfernung 5-339.4♦
–– Wechsel, in
––– Kunststoffschiene 5-339.31♦
––– Metallschiene 5-339.32♦
––– Schiene, hybrid/dynamisch 5-339.30♦
– dynamisch, Einlegen, bei Dilatation, Trachea, endoskopisch 5-319.13
– Einlegen
–– Kunststoff, bei Dilatation, Trachea, endoskopisch 5-319.14
–– Metall, bei Dilatation, Trachea, endoskopisch 5-319.15
– Implantation
–– Kunststoff, bei Wechsel, Stent, tracheal 5-319.61
–– Metall, bei Wechsel, Stent, tracheal 5-319.62
– tracheal, Entfernung 5-319.7
– Wechsel, tracheal, mit
–– Einlegen, Schiene, Kunststoff 5-319.61
–– Implantation, Stent
––– dynamisch 5-319.60
––– Metall 5-319.62
Schienenverband, Entfernung
– Mandibula 5-769.5
– Maxilla 5-769.4
Schienung
– Harnröhre 5-589.0
– Trommelfell 5-194.2♦
Schilddrüse
– Abszessdrainage 5-060.1
– Aspiration, diagnostisch 1-859.0
– Aspirationsbiopsie 1-406.2
– Biopsie
–– durch Inzision 1-582.0
–– offen 1-582.0
–– perkutan 1-406.2
––– mit Steuerung durch bildgebende Verfahren 1-407.2
– Exploration 5-060.2
–– mit Biopsie 5-060.2
– Exzision, Gewebe 5-062.0♦
–– durch Sternotomie 5-064.0♦
– Fremdkörperentfernung, durch Inzision 5-060.x
– Hämatomdrainage, durch Inzision 5-060.1
– Inzision
–– mit Drainage 5-060.1
–– ohne weitere Maßnahmen 5-060.0
– Isthmektomie 5-062.7
– Isthmus
–– Durchtrennung 5-060.0
–– Entfernung, bei Entfernung, Lobus, Schilddrüse, vollständig 5-062.7 5-061.0
–– Resektion 5-062.7
– Knoten, Exzision 5-062.1♦
– Lappen, Resektion, subtotal 5-062.8♦
– Ligatur, Vene 5-389.9x♦
– Lobektomie
–– mit Parathyreoidektomie 5-061.2
–– ohne Parathyreoidektomie 5-061.0
–– vollständig, einseitig, durch transsternalen Zugang 5-064.2
– Lobus, Entfernung, vollständig 5-061.0
–– mit Entfernung, Isthmus, Schilddrüse 5-062.7 5-061.0
– Nadelbiopsie, perkutan 1-406.2
– Naht, nach Verletzung 5-069.00
– Punktion, diagnostisch 1-859.0
– Rekonstruktion, plastisch 5-069.10
– Resektion
–– mit
––– Laryngopharyngektomie
–––– mit freiem Darmtransplantat 5-303.26
–––– ohne Rekonstruktion 5-303.20
––– Pharyngektomie, bei Laryngektomie
–––– mit freiem Darmtransplantat 5-303.26
–––– ohne Rekonstruktion 5-303.20
–– partiell
––– bei Reexploration 5-062.6♦
––– durch transsternalen Zugang 5-064.1♦
–– subtotal 5-062.8♦
––– durch Sternotomie 5-064.1♦
––– einseitig, mit
–––– Exzision, Knoten, Gegenseite 5-062.4
–––– Hemithyreoidektomie, Gegenseite 5-062.5
– Revision, Operationswunde 5-060.3
– Szintigraphie 3-701
– Teilresektion 5-062.8♦
– Wunde, Wiedereröffnung 5-060.3
Schillingtest 3-70b.1

Schlaf-EEG 1-207.1
Schlaflatenztest, multipel 1-795
Schlauchendoprothese
– Entfernung, endoskopisch, zur biliodigestiven Diversion 5-469.r3
– Implantation, endoskopisch, zur biliodigestiven Diversion 5-469.q3
– Wechsel, endoskopisch, zur biliodigestiven Diversion 5-469.q3
Schlauchmagen
– bei
–– Erweiterungsplastik, Ösophagus
––– mit Interposition
–––– Dünndarm, frei 5-427.23
–––– Kolon 5-427.24
––– und Anastomose, zervikal 5-427.22
–– Rekonstruktion, Ösophaguspassage, im hinteren Mediastinum, und Anastomose
––– intrathorakal 5-427.11
––– zervikal 5-427.12
– Herstellung
–– als vorbereitender Eingriff, Diversion, biliopankreatisch, mit Duodenal-Switch (erste Sitzung), durch Umsteigen laparoskopisch – offen chirurgisch 5-434.52
–– durch Umsteigen laparoskopisch – offen chirurgisch 5-434.52
–– laparoskopisch 5-434.51
––– als vorbereitender Eingriff für eine biliopankreatische Diversion, mit Duodenal-Switch (erste Sitzung) 5-434.51
–– offen 5-434.50
––– als vorbereitender Eingriff für eine biliopankreatische Diversion, mit Duodenal-Switch (erste Sitzung) 5-434.50
– und Anastomose
–– intrathorakal, bei
––– En-bloc-Ösophagektomie 5-426.21
––– Erweiterungsplastik, Ösophagus 5-427.21
––– Ösophagektomie
–––– thorakoabdominal, ohne Lymphadenektomie 5-426.11
–––– transmediastinal, mit Dissektion, stumpf 5-426.01
––– Rekonstruktion, Ösophaguspassage, Mediastinum, vorderes 5-427.01
–– zervikal, bei
––– En-bloc-Ösophagektomie 5-426.22
––– Ösophagektomie
–––– abdominozervikal, mit Dissektion, stumpf 5-426.02
–––– thorakoabdominal
––––– ohne Lymphadenektomie 5-426.12
––––– total, mit Lymphadenektomie 5-426.22
––– Rekonstruktion, Ösophaguspassage, Mediastinum, vorderes 5-427.02
Schleim, Ersatzharnblase, Entfernung
– laparoskopisch 5-579.21
– offen 5-579.20
– perkutan 5-579.23
– transurethral 5-579.22 ►

Schleim, Ersatzharnblase, Entfernung *(Forts.)*
– über ein Stoma 5-579.24
Schleimbeutel
– Axilla, Inzision 5-859.01♦
– Bauchregion
–– Inzision 5-859.06♦
–– Resektion, total 5-859.16♦
– Biopsie
–– durch Inzision 1-504.a
–– perkutan 1-483.a
––– mit Steuerung durch bildgebende Verfahren 1-484.a
– Brustwand
–– Inzision 5-859.05♦
–– Resektion, total 5-859.15♦
– Ellenbogen
–– Inzision 5-859.02♦
–– Resektion, total 5-859.12♦
– Fuß
–– Inzision 5-859.0a♦
–– Resektion, total 5-859.1a♦
– Genitalregion
–– Inzision 5-859.07♦
–– Resektion, total 5-859.17♦
– Gesäß
–– Inzision 5-859.07♦
–– Resektion, total 5-859.17♦
– Hals
–– Inzision 5-859.00♦
–– Resektion, total 5-859.10♦
– Hand
–– Exzision 5-849.0♦
–– Inzision 5-859.04♦
–– Resektion, total 5-859.14♦
– Injektion, therapeutisch 8-020.5♦
– Knie
–– Inzision 5-859.08♦
–– Resektion, total 5-859.18♦
– Kopf
–– Inzision 5-859.00♦
–– Resektion, total 5-859.10♦
– Leistenregion
–– Inzision 5-859.07♦
–– Resektion, total 5-859.17♦
– Nadelbiopsie, perkutan 1-483.a
– Oberarm, Inzision 5-859.02♦
– Oberschenkel, Inzision 5-859.08♦
– Punktion, perkutan
–– diagnostisch 1-854.a
–– therapeutisch 8-159.0♦
– Rücken
–– Inzision 5-859.05♦
–– Resektion, total 5-859.15♦
– Schulter
–– Inzision 5-859.01♦
–– Resektion, total 5-859.11♦
– Unterarm
–– Inzision 5-859.03♦
–– Resektion, total 5-859.13♦
– Unterschenkel
–– Inzision 5-859.09♦ ►

S

Schleimbeutel *(Forts.)*
~ Unterschenkel *(Forts.)*
–– Resektion, total 5-859.19♦
Schleimhaut
– Transplantation, zur Rekonstruktion, Augenlid 5-096.21♦
– und Knorpel, Transplantation, kombiniert, zur Rekonstruktion, Augenlid 5-096.23♦
Schleimhaut-Verschiebelappen, zum Septumperforationsverschluss 5-214.4
Schleimhautbänder, Gingiva, Korrektur 5-241.4
Schleimhautplastik, mit Konjunktivodakryozystostomie 5-088.10♦
Schleimhauttransplantat
– bei
–– Plastik
––– Alveolarkamm 5-244.02
––– Gingiva 5-241.1
–– Rekonstruktion, plastisch Orbita 5-166.01♦
–– Senkung, Mundboden 5-244.12
––– mit Vestibulumplastik 5-244.32
–– Tuberplastik 5-244.42
–– Vestibulumplastik 5-244.22
– Entnahme
–– Gaumen, hart 5-242.5
–– Wange 5-242.6
Schlinge
– perkutan epikardial eingebracht, zur Embolieprotektion, zum Verschluss, Herzohr, links 8-837.s1
– Polypektomie
–– Dickdarm
––– einfach, endoskopisch
–––– 1–2 Polypen 5-452.61
–––– 3 oder mehr Polypen 5-452.62
––– endoskopisch, durch
–––– Doppel-Ballon-Enteroskopie
––––– 1–2 Polypen 5-452.71
––––– 3 oder mehr Polypen 5-452.72
–––– motorisierte Spiral-Endoskopie
––––– 1–2 Polypen 5-452.b1
––––– 3 oder mehr Polypen 5-452.b2
–––– Push-and-pull-back-Technik
––––– 1–2 Polypen 5-452.71
––––– 3 oder mehr Polypen 5-452.72
–––– Push-Technik
––––– 1–2 Polypen 5-452.61
––––– 3 oder mehr Polypen 5-452.62
–––– Single-Ballon-Enteroskopie
––––– 1–2 Polypen 5-452.71
––––– 3 oder mehr Polypen 5-452.72
–– Dünndarm
––– einfach, endoskopisch
–––– 1–2 Polypen 5-451.71
–––– 3 oder mehr Polypen 5-451.72
––– endoskopisch, durch
–––– Doppel-Ballon-Enteroskopie
––––– 1–2 Polypen 5-451.81
––––– 3 oder mehr Polypen 5-451.82
–––– motorisierte Spiral-Endoskopie
––––– 1–2 Polypen 5-451.c1 ►

Schlinge *(Forts.)*
~ Polypektomie *(Forts.)*
~~ Dünndarm *(Forts.)*
~~~ endoskopisch, durch *(Forts.)*
~~~~ motorisierte Spiral-Endoskopie *(Forts.)*
––––– 3 oder mehr Polypen 5-451.c2
–––– Push-and-pull-back-Technik
––––– 1–2 Polypen 5-451.81
––––– 3 oder mehr Polypen 5-451.82
–––– Push-Technik
––––– 1–2 Polypen 5-451.71
––––– 3 oder mehr Polypen 5-451.72
–––– Single-Ballon-Enteroskopie
––––– 1–2 Polypen 5-451.81
––––– 3 oder mehr Polypen 5-451.82
–– Magen, endoskopisch
––– 1–2 Polypen 5-433.21
––– 3 oder mehr Polypen 5-433.22
–– Ösophagus, endoskopisch
––– 1–2 Polypen 5-422.21
––– 3 oder mehr Polypen 5-422.22
Schlingenabtragung, zur Biopsie, Bronchus, endoskopisch 1-430.12♦
Schlingenextraktion, Stein, Ureter 5-562.2♦
Schlingenexzision, zur
– Konisation
–– Cervix uteri 5-671.01
–– Portio 5-671.01
– Rekonisation
–– Cervix uteri 5-671.11
–– Portio 5-671.11
Schlingenligatur, zur Absetzung, zur Appendektomie
– laparoskopisch 5-470.10
– simultan, während einer Laparoskopie aus anderen Gründen 5-471.10
Schlingenoperation, urethrovesikal, suprapubisch, mit
– Dura 5-594.2
– Faszie 5-594.0
– Muskulatur 5-594.1
Schlingenresektion
– Ablation, Endometrium 5-681.50
– mit Rollerball, Ablation, Endometrium 5-681.50
– Rektum
–– endoskopisch 5-482.01
–– endoskopisch-mikrochirurgisch 5-482.02
–– peranal 5-482.00
Schlingentisch, Lagerung 8-390.2
Schlittenprothese, unikondylär
– Entfernung, Kniegelenk 5-823.6♦
– Implantation, Kniegelenk
–– nicht-zementiert 5-822.00♦
–– teilzementiert 5-822.02♦
–– zementiert 5-822.01♦
– Wechsel
–– Inlay, Kniegelenk 5-823.19♦ ►

Schlittenprothese, unikondylär *(Forts.)*
~ Wechsel *(Forts.)*
-- Kniegelenk, in
--- Endoprothese, femoral und tibial schaftverankert
---- nicht-zementiert 5-823.1d♦
---- teilzementiert 5-823.1f♦
---- zementiert 5-823.1e♦
--- Hybrid-Endoprothese, femoral und tibial schaftverankert 5-823.1f♦
--- Hybrid-Oberflächenersatzprothese, bikondylär 5-823.1c♦
--- Oberflächenersatzprothese
---- bikondylär
----- nicht-zementiert, ohne Patellaersatz 5-823.1a♦
----- teilzementiert 5-823.1c♦
----- zementiert, ohne Patellaersatz 5-823.1b♦
---- unikondylär
----- nicht-zementiert 5-823.10♦
----- zementiert 5-823.11♦
Schlitzung
- Periorbita
-- bei Operation, endonasal, Nasennebenhöhle, mehrere 5-224.61♦
-- mit Operation, Nasennebenhöhle, mehrere, kombiniert endonasal und von außen 5-224.71♦
- Speicheldrüse, ohne weitere Maßnahmen 5-260.0♦
- Speicheldrüsenausführungsgang, ohne weitere Maßnahmen 5-260.0♦
Schlotterkamm, Operation 5-242.1
Schlucken
- Evaluation, mit flexiblem Endoskop 1-613
- Störung, Komplexbehandlung
-- phoniatrisch 9-310
-- phoniatrisch-psychosomatisch, integriert 9-311
Schlüsselbein – s. Klavikula
Schmerzbehandlung, akut, komplex 8-919
Schmerzdiagnostik
- durch Testverfahren, apparativ, neurophysiologisch, bei chronischen Schmerzzuständen 1-912
- interventionell, apparativ-überwacht, erweitert, mit standardisierter Erfolgskontrolle, bei chronischen Schmerzzuständen 1-911
Schmerztherapeutisch, Kurzzeitbehandlung, multimodal, interdisziplinär 8-91b
Schmerztherapie
- durch
-- Facettenblockade, an
--- Brustwirbelsäule
---- mit bildgebenden Verfahren 8-914.11
---- ohne bildgebende Verfahren 8-914.01
--- Halswirbelsäule
---- mit bildgebenden Verfahren 8-914.10
---- ohne bildgebende Verfahren 8-914.00
--- Lendenwirbelsäule
---- mit bildgebenden Verfahren 8-914.12 ►

Schmerztherapie *(Forts.)*
~ durch *(Forts.)*
~~ Facettenblockade, an *(Forts.)*
~~~ Lendenwirbelsäule *(Forts.)*
---- ohne bildgebende Verfahren 8-914.02
-- Infusion
--- epidural 8-910
--- subarachnoidal 8-911
-- Injektion
--- epidural 8-910
--- Medikament, an
---- Brustwirbelsäule
----- Gelenk
------ mit bildgebenden Verfahren 8-917.12
------ ohne bildgebende Verfahren 8-917.02
----- mit bildgebenden Verfahren 8-914.11
----- ohne bildgebende Verfahren 8-914.01
---- Halswirbelsäule
----- Gelenk
------ mit bildgebenden Verfahren 8-917.11
------ ohne bildgebende Verfahren 8-917.01
----- mit bildgebenden Verfahren 8-914.10
----- ohne bildgebende Verfahren 8-914.00
---- Hirnnerv, extrakraniell 8-913
---- Kopfgelenk
----- mit bildgebenden Verfahren 8-917.10
----- ohne bildgebende Verfahren 8-917.00
---- Lendenwirbelsäule
----- Gelenk
------ mit bildgebenden Verfahren 8-917.13
------ ohne bildgebende Verfahren 8-917.03
----- mit bildgebenden Verfahren 8-914.12
----- ohne bildgebende Verfahren 8-914.02
---- Nervensystem, sympathisch
----- am
------ lumbalen Grenzstrang
------- mit bildgebenden Verfahren 8-916.12
------- ohne bildgebende Verfahren 8-916.02
------ Plexus coeliacus
------- mit bildgebenden Verfahren 8-916.13
------- ohne bildgebende Verfahren 8-916.03
------ Plexus hypogastricus
------- mit bildgebenden Verfahren 8-916.13
------- ohne bildgebende Verfahren 8-916.03
------ thorakalen Grenzstrang
------- mit bildgebenden Verfahren 8-916.11
------- ohne bildgebende Verfahren 8-916.01
------ zervikalen Grenzstrang
------- mit bildgebenden Verfahren 8-916.10
------- ohne bildgebende Verfahren 8-916.00
----- an den prävertebralen Ganglien
------ mit bildgebenden Verfahren 8-916.13
------ ohne bildgebende Verfahren 8-916.03
--- subarachnoidal 8-911
- multimodal, interdisziplinär
-- mindestens
--- 7 bis höchstens 13 Behandlungstage, mit
---- bis zu 20 TE 8-918.00
---- mindestens 21 TE, davon
----- weniger als 5 TE psychotherapeutische Verfahren 8-918.01 ►
~~~

Schmerztherapie *(Forts.)*
~ multimodal, interdisziplinär *(Forts.)*
~~ mindestens *(Forts.)*
~~~ 7 bis höchstens 13 Behandlungstage, mit *(Forts.)*
~~~~ mindestens 21 TE, davon *(Forts.)*
––––– mindestens 5 TE psychotherapeutische Verfahren 8-918.02
––– 14 bis höchstens 20 Behandlungstage, mit
–––– bis zu 41 TE 8-918.10
–––– mindestens
––––– 42 bis höchstens 55 TE, davon
–––––– weniger als 10 TE psychotherapeutische Verfahren 8-918.11
–––––– mindestens 10 TE psychotherapeutische Verfahren 8-918.12
––––– 56 TE, davon
–––––– weniger als 14 TE psychotherapeutische Verfahren 8-918.13
–––––– mindestens 14 TE psychotherapeutische Verfahren 8-918.14
––– 21 Behandlungstage, mit
–––– bis zu 83 TE 8-918.20
–––– mindestens 84 TE, davon
––––– weniger als 21 TE psychotherapeutische Verfahren 8-918.21
––––– mindestens 21 TE psychotherapeutische Verfahren 8-918.22
–– teilstationär
––– Basisbehandlung, mit
–––– 2 übenden oder sonstigen Verfahren 8-91c.00
–––– 2 Verfahren
––––– davon ein ärztlich- oder psychologisch-psychotherapeutisches Verfahren von mindestens 60 Minuten 8-91c.01
––––– zusätzlich ein ärztliches oder psychotherapeutisches Einzelgespräch von mindestens 30 Minuten 8-91c.02
––– Behandlung, umfassend, mit
–––– 3 übenden oder sonstigen Verfahren 8-91c.10
–––– 3 Verfahren
––––– davon ein ärztlich- oder psychologisch-psychotherapeutisches Verfahren von mindestens 60 Minuten 8-91c.11
––––– zusätzlich ein ärztliches oder psychotherapeutisches Einzelgespräch von mindestens 30 Minuten 8-91c.12
––– Intensivbehandlung, mit
–––– 4 oder mehr übenden oder sonstigen Verfahren 8-91c.20
–––– 4 oder mehr Verfahren
––––– davon ein ärztlich- oder psychologisch-psychotherapeutisches Verfahren von mindestens 60 Minuten 8-91c.21
––––– davon ein ärztlich psychotherapeutisches Verfahren von mindestens 60 Minuten, zusätzlich ein Einzelgespräch von mindestens 30 Minuten 8-91c.23 ►

Schmerztherapie *(Forts.)*
~ multimodal, interdisziplinär *(Forts.)*
~~ teilstationär *(Forts.)*
~~~ Intensivbehandlung, mit *(Forts.)*
~~~~ 4 oder mehr Verfahren *(Forts.)*
––––– davon ein psychologisch-psychotherapeutisches Verfahren von mindestens 60 Minuten, zusätzlich ein Einzelgespräch von mindestens 30 Minuten 8-91c.23
––––– zusätzlich ein ärztliches oder psychotherapeutisches Einzelgespräch von mindestens 30 Minuten 8-91c.22
Schneckenohr, Korrektur 5-188.1♦
Schnittblock, CAD-CAM-, patientenindividuell hergestellt, Verwendung *[nur Zusatzkode!]* 5-98d.0
Schnürring, Resektion
– Extremität
–– obere, mit Rekonstruktion, plastisch, bei kongenitaler Anomalie 5-868.10♦
–– untere, mit Rekonstruktion, plastisch, bei kongenitaler Anomalie 5-868.11♦
– Fuß, mit Rekonstruktion, plastisch, bei kongenitaler Anomalie 5-867.0♦
– Hand, mit Rekonstruktion, plastisch, bei kongenitaler Anomalie 5-848.2♦
Schraube
– dorsal, Reposition, offen, Fraktur
–– Azetabulum 5-799.2♦
–– Hüftkopf 5-799.2♦
– Entfernung
–– Beckenknochen 5-787.1d
–– Femur
––– distal 5-787.1h♦
––– proximal 5-787.1f♦
––– Schaft 5-787.1g♦
–– Fibula
––– distal 5-787.1r♦
––– proximal 5-787.1p♦
––– Schaft 5-787.1q♦
–– Humerus
––– distal 5-787.13♦
––– proximal 5-787.11♦
––– Schaft 5-787.12♦
–– Kalkaneus 5-787.1t♦
–– Karpus 5-787.1a♦
–– Klavikula 5-787.10♦
–– Metakarpus 5-787.1b♦
–– Metatarsus 5-787.1v♦
–– Patella 5-787.1j♦
–– Phalangen
––– Fuß 5-787.1w♦
––– Hand 5-787.1c♦
–– Radius
––– distal 5-787.16♦
––– proximal 5-787.14♦
––– Schaft 5-787.15♦
–– Schenkelhals 5-787.1e♦
–– Skapula 5-787.1z♦
–– Talus 5-787.1s♦
–– Tarsus 5-787.1u♦ ►

Schraube *(Forts.)*
~ Entfernung *(Forts.)*
-- Tibia
--- distal 5-787.1n♦
--- proximal 5-787.1k♦
--- Schaft 5-787.1m♦
-- Ulna
--- distal 5-787.19♦
--- proximal 5-787.17♦
--- Schaft 5-787.18♦
- Osteosynthese, Knochen *[nur Zusatzkode!]* 5-786.0
- Reosteosynthese, bei Revision, Osteosynthesematerial
-- Beckenknochen 5-78a.0d
-- Femur
--- distal 5-78a.0h♦
--- proximal 5-78a.0f♦
--- Schaft 5-78a.0g♦
-- Fibula
--- distal 5-78a.0r♦
--- proximal 5-78a.0p♦
--- Schaft 5-78a.0q♦
-- Humerus
--- distal 5-78a.03♦
--- proximal 5-78a.01♦
--- Schaft 5-78a.02♦
-- Kalkaneus 5-78a.0t♦
-- Karpus 5-78a.0a♦
-- Klavikula 5-78a.00♦
-- Metakarpus 5-78a.0b♦
-- Metatarsus 5-78a.0v♦
-- Patella 5-78a.0j♦
-- Phalangen
--- Fuß 5-78a.0w♦
--- Hand 5-78a.0c♦
-- Radius
--- distal 5-78a.06♦
--- proximal 5-78a.04♦
--- Schaft 5-78a.05♦
-- Schenkelhals 5-78a.0e♦
-- Skapula 5-78a.0z♦
-- Talus 5-78a.0s♦
-- Tarsus 5-78a.0u♦
-- Tibia
--- distal 5-78a.0n♦
--- proximal 5-78a.0k♦
--- Schaft 5-78a.0m♦
-- Ulna
--- distal 5-78a.09♦
--- proximal 5-78a.07♦
--- Schaft 5-78a.08♦
- Reposition
-- geschlossen
--- Epiphysenlösung
---- Beckenknochen 5-790.0d
---- Femur
----- distal 5-790.0h♦
----- proximal 5-790.0f♦
---- Fibula
----- distal 5-790.0r♦ ►

Schraube *(Forts.)*
~ Reposition *(Forts.)*
~~ geschlossen *(Forts.)*
~~~ Epiphysenlösung *(Forts.)*
~~~~ Fibula *(Forts.)*
----- proximal 5-790.0p♦
---- Humerus
----- distal 5-790.03♦
----- proximal 5-790.01♦
---- Kalkaneus 5-790.0t♦
---- Klavikula 5-790.00♦
---- Metakarpus 5-790.0b♦
---- Metatarsus 5-790.0v♦
---- Phalangen
----- Fuß 5-790.0w♦
----- Hand 5-790.0c♦
---- Radius
----- distal 5-790.06♦
----- proximal 5-790.04♦
---- Skapula 5-790.0z♦
---- Talus 5-790.0s♦
---- Tarsus 5-790.0u♦
---- Tibia
----- distal 5-790.0n♦
----- proximal 5-790.0k♦
---- Ulna
----- distal 5-790.09♦
----- proximal 5-790.07♦
--- Fraktur
---- Beckenknochen 5-790.0d
---- Femur
----- distal 5-790.0h♦
----- proximal 5-790.0f♦
----- Schaft 5-790.0g♦
---- Fibula
----- distal 5-790.0r♦
----- proximal 5-790.0p♦
----- Schaft 5-790.0q♦
---- Humerus
----- distal 5-790.03♦
----- proximal 5-790.01♦
----- Schaft 5-790.02♦
---- Kalkaneus 5-790.0t♦
---- Karpus 5-790.0a♦
---- Klavikula 5-790.00♦
---- Metakarpus 5-790.0b♦
---- Metatarsus 5-790.0v♦
---- Patella 5-790.0j♦
---- Phalangen
----- Fuß 5-790.0w♦
----- Hand 5-790.0c♦
---- Radius
----- distal 5-790.06♦
----- proximal 5-790.04♦
----- Schaft 5-790.05♦
---- Schenkelhals 5-790.0e♦
---- Skapula 5-790.0z♦
---- Talus 5-790.0s♦
---- Tarsus 5-790.0u♦
---- Tibia
----- distal 5-790.0n♦ ►

S

Schraube *(Forts.)*
~ Reposition *(Forts.)*
~~ geschlossen *(Forts.)*
~~~ Fraktur *(Forts.)*
~~~~ Tibia *(Forts.)*
––––– proximal 5-790.0k♦
––––– Schaft 5-790.0m♦
–––– Ulna
––––– distal 5-790.09♦
––––– proximal 5-790.07♦
––––– Schaft 5-790.08♦
––– Luxation
–––– Akromioklavikulargelenk 5-79a.01♦
–––– Ellenbogengelenk 5-79a.0t♦
–––– Handgelenk 5-79a.07♦
–––– Handwurzelgelenk 5-79a.0a♦
–––– Hüftgelenk 5-79a.0g♦
–––– Humeroglenoidalgelenk 5-79a.00♦
–––– Humeroulnargelenk 5-79a.04♦
–––– Iliosakralgelenk 5-79a.0e♦
–––– Interphalangealgelenk 5-79a.0d♦
–––– Karpometakarpalgelenk 5-79a.0b♦
–––– Kniegelenk 5-79a.0h♦
–––– Metakarpophalangealgelenk 5-79a.0c♦
–––– Metatarsophalangealgelenk 5-79a.0q♦
–––– Radiokarpalgelenk 5-79a.08♦
–––– Radioulnargelenk
––––– distal 5-79a.06♦
––––– proximal 5-79a.05♦
–––– Sprunggelenk
––––– oberes 5-79a.0k♦
––––– unteres 5-79a.0m♦
–––– Sternoklavikulargelenk 5-79a.03♦
–––– Symphyse 5-79a.0f
–––– Tarsalgelenk 5-79a.0n♦
–––– Tarsometatarsalgelenk 5-79a.0p♦
–––– Tibiofibulargelenk, proximal 5-79a.0j♦
–––– Ulnokarpalgelenk 5-79a.09♦
–––– Zehengelenk 5-79a.0r♦
–– offen
––– Fraktur
–––– Beckenrand 5-798.2
–––– Beckenring, hinterer 5-798.3
–––– Corpus mandibulae 5-764.12♦
–––– Femur
––––– distal 5-793.1h♦
––––– proximal 5-793.1f♦
––––– Schaft 5-791.0g♦
–––– Fibula
––––– distal 5-793.1r♦
––––– proximal 5-793.1p♦
––––– Schaft 5-791.0q♦
–––– Humerus
––––– distal 5-793.13♦
––––– proximal 5-793.11♦
––––– Schaft 5-791.02♦
–––– Jochbeinkörper 5-760.12♦
––––– und Jochbogen 5-760.62♦
–––– Jochbogen 5-760.42♦
–––– Kalkaneus 5-797.1t♦
–––– Karpus 5-795.1a♦ ►

Schraube *(Forts.)*
~ Reposition *(Forts.)*
~~ offen *(Forts.)*
~~~ Fraktur *(Forts.)*
–––– Klavikula 5-795.10♦
–––– Maxilla 5-761.12
–––– Metakarpus 5-795.1b♦
–––– Metatarsus 5-795.1v♦
–––– Mittelgesicht, zentrolateral 5-762.12
–––– Nasoethmoid 5-761.42
–––– Patella 5-793.1j♦
–––– Phalangen
––––– Fuß 5-795.1w♦
––––– Hand 5-795.1c♦
–––– Processus alveolaris mandibulae 5-764.42
–––– Processus alveolaris maxillae 5-761.32
–––– Processus articularis mandibulae 5-765.72♦
–––– R. mandibulae 5-765.32♦
–––– Radius
––––– distal 5-793.16♦
––––– proximal 5-793.14♦
––––– Schaft 5-791.05♦
–––– Schenkelhals 5-793.1e♦
–––– Skapula 5-795.1z♦
–––– Talus 5-797.1s♦
–––– Tarsus 5-795.1u♦
–––– Tibia
––––– distal 5-793.1n♦
––––– proximal 5-793.1k♦
––––– Schaft 5-791.0m♦
–––– Ulna
––––– distal 5-793.19♦
––––– proximal 5-793.17♦
––––– Schaft 5-791.08♦
––– Luxation
–––– Akromioklavikulargelenk 5-79b.01♦
–––– Ellenbogengelenk 5-79b.0t♦
–––– Handgelenk 5-79b.07♦
–––– Handwurzelgelenk 5-79b.0a♦
–––– Hüftgelenk 5-79b.0g♦
–––– Humeroglenoidalgelenk 5-79b.00♦
–––– Humeroulnargelenk 5-79b.04♦
–––– Iliosakralgelenk 5-79b.0e♦
–––– Interphalangealgelenk 5-79b.0d♦
–––– Karpometakarpalgelenk 5-79b.0b♦
–––– Kniegelenk 5-79b.0h♦
–––– Metakarpophalangealgelenk 5-79b.0c♦
–––– Metatarsophalangealgelenk 5-79b.0q♦
–––– Radiokarpalgelenk 5-79b.08♦
–––– Radioulnargelenk
––––– distal 5-79b.06♦
––––– proximal 5-79b.05♦
–––– Sprunggelenk
––––– oberes 5-79b.0k♦
––––– unteres 5-79b.0m♦
–––– Sternoklavikulargelenk 5-79b.03♦
–––– Symphyse 5-79b.0f
–––– Tarsalgelenk 5-79b.0n♦
–––– Tarsometatarsalgelenk 5-79b.0p♦
–––– Thorakoskapulargelenk 5-79b.02♦ ►
~~~

Schraube *(Forts.)*
~ Reposition *(Forts.)*
~~ offen *(Forts.)*
~~~ Luxation *(Forts.)*
–––– Tibiofibulargelenk, proximal 5-79b.0j♦
–––– Ulnokarpalgelenk 5-79b.09♦
–––– Zehengelenk 5-79b.0r♦
––– Mehrfragment-Fraktur
–––– Corpus mandibulae 5-764.22♦
–––– Femur
––––– distal 5-794.0h♦
––––– proximal 5-794.0f♦
––––– Schaft 5-792.0g♦
–––– Fibula
––––– distal 5-794.0r♦
––––– proximal 5-794.0p♦
––––– Schaft 5-792.0q♦
–––– Humerus
––––– distal 5-794.03♦
––––– proximal 5-794.01♦
––––– Schaft 5-792.02♦
–––– Jochbeinkörper 5-760.22♦
–––– Karpus 5-796.0a♦
–––– Klavikula 5-796.00♦
–––– Metakarpus 5-796.0b♦
–––– Metatarsus 5-796.0v♦
–––– Mittelgesicht, zentrolateral 5-763.12
––––– und
–––––– andere 5-763.72
–––––– lateral 5-763.32
–––––– zentral 5-763.52
–––– Patella 5-794.0j♦
–––– Phalangen
––––– Fuß 5-796.0w♦
––––– Hand 5-796.0c♦
–––– R. mandibulae 5-765.42♦
–––– Radius
––––– distal 5-794.06♦
––––– proximal 5-794.04♦
––––– Schaft 5-792.05♦
–––– Schenkelhals 5-794.0e♦
–––– Skapula 5-796.0z♦
–––– Tarsus 5-796.0u♦
–––– Tibia
––––– distal 5-794.0n♦
––––– proximal 5-794.0k♦
––––– Schaft 5-792.0m♦
–––– Ulna
––––– distal 5-794.09♦
––––– proximal 5-794.07♦
––––– Schaft 5-792.08♦
––– transoral
–––– Fraktur
––––– Processus articularis mandibulae 5-765.62♦
––––– R. mandibulae 5-765.12♦
–––– Mehrfragment-Fraktur, R. mandibulae 5-765.22♦
– ventral, Reposition, offen, Fraktur
–– Azetabulum 5-799.1♦
–– Hüftkopf 5-799.1♦ ►

Schraube *(Forts.)*
– zur
–– Fixation, Naht, Bandapparat, Klavikula, offen 5-807.6♦
–– Osteosynthese, Wirbelsäule
––– 1 Segment 5-83b.20
––– 2 Segmente 5-83b.21
––– 3 Segmente 5-83b.22
––– 4 Segmente 5-83b.24
––– 5 Segmente 5-83b.25
––– 6 Segmente 5-83b.26
––– 7 bis 10 Segmente 5-83b.27
––– 11 oder mehr Segmente 5-83b.28
Schrauben- und Plattensystem, resorbierbar, Osteosynthese
– Gesichtsschädelknochen *[nur Zusatzkode!]* 5-779.6
– Kiefergelenk *[nur Zusatzkode!]* 5-779.6
Schrauben-Band-System, wachstumslenkend, Implantation, und Instrumentierung, mit Schrauben, zur Korrektur, Deformität, Wirbelsäule
– bis zu 9 Wirbelkörper 5-838.f2
– mehr als 9 Wirbelkörper 5-838.f3
Schrauben-Platten-System
– dorsal, zur Osteosynthese, Wirbelsäule
–– 1 Segment 5-83b.40
–– 2 Segmente 5-83b.41
–– 3 Segmente 5-83b.42
–– 4 Segmente 5-83b.44
–– 5 Segmente 5-83b.45
–– 6 Segmente 5-83b.46
–– 7 bis 10 Segmente 5-83b.47
–– 11 oder mehr Segmente 5-83b.48
– ventral, zur Osteosynthese, Wirbelsäule
–– 1 Segment 5-83b.30
–– 2 Segmente 5-83b.31
–– 3 Segmente 5-83b.32
–– 4 Segmente 5-83b.34
–– 5 Segmente 5-83b.35
–– 6 Segmente 5-83b.36
–– 7 bis 10 Segmente 5-83b.37
–– 11 oder mehr Segmente 5-83b.38
Schrauben-Stab-System
– mitwachsend, Implantation, und Instrumentierung, mit Schrauben, zur Korrektur, Deformität, Wirbelsäule
–– bis zu 7 Wirbelkörper 5-838.f0
–– mehr als 7 Wirbelkörper 5-838.f1
– wachstumslenkend, Implantation, und Instrumentierung, mit Schrauben, zur Korrektur, Deformität, Wirbelsäule
–– bis zu 7 Wirbelkörper 5-838.f0
–– mehr als 7 Wirbelkörper 5-838.f1
– zur Osteosynthese, Wirbelsäule
–– 1 Segment 5-83b.50
–– 2 Segmente 5-83b.51
–– 3 Segmente 5-83b.52
–– 4 Segmente 5-83b.54
–– 5 Segmente 5-83b.55
–– 6 Segmente 5-83b.56
–– 7 bis 10 Segmente 5-83b.57 ►

S
~~~

Schrauben-Stab-System *(Forts.)*
~ zur Osteosynthese, Wirbelsäule *(Forts.)*
–– 11 oder mehr Segmente 5-83b.58
Schraubenlager, Wirbelsäule, Augmentation *[nur Zusatzkode!]* 5-83w.0
Schraubkatheter, Verwendung, zur Rekanalisation, Koronargefäß *[nur Zusatzkode!]* 8-83b.g
Schrittmacher – s.a. Herzschrittmacher
– Testung/Nachprogrammierung von
–– internen Schrittmachern bei Kindern und Jugendlichen 8-644
– Zwerchfell-
–– Entfernung 5-347.7
–– permanent
––– Implantation
–––– mit Implantation, Elektrode 5-347.62
–––– ohne Implantation, Elektrode 5-347.63
––– Wechsel
–––– mit Wechsel, Elektrode 5-347.62
–––– ohne Wechsel, Elektrode 5-347.63
–– temporär
––– Implantation, mit Implantation, Elektrode 5-347.60
––– Wechsel
–––– mit Wechsel, Elektrode 5-347.60
–––– ohne Wechsel, Elektrode 5-347.61
Schrumpfung, Schultergelenkkapsel, arthroskopisch, durch
– Elektrokauter 5-814.d♦
– Energiequellen 5-814.d♦
Schuknecht, Implantation, Prothese
– bei Fensterung, Promontorium 5-198.1♦
– mit Stapesplastik 5-197.1♦
Schulter
– Abtragung, Hautblase, bei Verbrennung und Verätzung 5-921.06♦
– Arterie
–– Ballonangioplastie, Gefäßprothese, offen 5-380.13♦ 8-836.0e
–– Embolektomie, Gefäßprothese 5-380.13♦
–– Fremdkörperentfernung, Gefäßprothese 5-380.13♦
–– Inzision, Gefäßprothese 5-380.13♦
–– Thrombektomie, Gefäßprothese 5-380.13♦
– Butterfly-Plastik 5-906.06♦
–– bei Verbrennung und Verätzung 5-927.06♦
– Chemical Peeling
–– großflächig 5-913.96♦
–– kleinflächig 5-913.36♦
– Dehnungsplastik, lokal
–– bei Verbrennung und Verätzung 5-926.06♦
–– großflächig 5-903.56♦
–– kleinflächig 5-903.06♦
– Dermabrasion
–– bei Verbrennung und Verätzung 5-921.16♦
–– hochtourig, kleinflächig 5-913.06♦
– Desilikonisierung, Dermisersatzmaterial 5-91a.06♦
–– bei Verbrennung und Verätzung 5-929.16♦
– Desinsertion 5-851.d1♦ ►

Schulter *(Forts.)*
– Durchtrennung, Lappenstiel
–– bei Verbrennung und Verätzung 5-929.06♦
–– Muskel und Faszie 5-857.a1♦
– Einlegen, Medikamententräger, subfaszial 5-850.h1♦
– Entfernung, Medikamententräger, subfaszial 5-850.j1♦
– Entnahme
–– Composite graft 5-901.26♦
–– Fernlappen, gestielt 5-904.26♦
––– bei Verbrennung und Verätzung 5-924.56♦
–– Lappen
––– fasziokutan, mit mikrovaskulärer Anastomosierung 5-858.01♦
––– frei, mit mikrovaskulärer Anastomosierung 5-904.06♦
–––– bei Verbrennung und Verätzung 5-924.36♦
––– myokutan, mit mikrovaskulärer Anastomosierung 5-858.21♦
––– osteofasziokutan, mit mikrovaskulärer Anastomosierung 5-858.31♦
––– osteomyokutan, mit mikrovaskulärer Anastomosierung 5-858.31♦
––– regional, gestielt 5-904.16♦
–––– bei Verbrennung und Verätzung 5-924.46♦
––– septokutan, mit mikrovaskulärer Anastomosierung 5-858.11♦
–– Spalthaut 5-901.06♦
––– bei Verbrennung und Verätzung 5-924.06♦
–– Vollhaut 5-901.16♦
––– bei Verbrennung und Verätzung 5-924.16♦
– Escharotomie 5-920.06♦
–– mit
––– Dekompression, Nerv, peripher 5-920.36♦
––– Fasziotomie 5-920.26♦
– Exartikulation 5-862.1♦
– Explantation, Hautexpander 5-909.16♦
– Exstirpation, Weichteiltumor
–– epifaszial 5-852.81♦
–– subfaszial 5-852.91♦
– Faszie
–– Débridement 5-850.d1♦
–– Defektdeckung, mit
––– allogenem Material 5-856.a1♦
––– autogenem Material 5-856.91♦
–– Doppelung 5-856.31♦
–– Entfernung, Transplantat 5-856.81♦
–– Entnahme, zur Transplantation 5-852.g1♦
–– Exploration 5-850.g1♦
–– Exzision 5-852.a1♦
–– Fremdkörperentfernung, durch Inzision 5-850.a1♦
–– Inzision
––– offen 5-850.61♦
––– perkutan 5-850.71♦
–– Naht 5-856.01♦
–– Raffung 5-856.21♦
–– Revision, Transplantat 5-856.61♦ ►

Schulter *(Forts.)*
~ Faszie *(Forts.)*
-- Transplantation
--- allogen 5-856.51♦
--- autogen 5-856.41♦
-- Verkürzung 5-856.21♦
-- Verlängerung 5-856.11♦
-- Wechsel, Transplantat 5-856.71♦
- Faszienlappenplastik 5-857 41♦
-- gefäßgestielt 5-857.51♦
- Fasziotomie
-- bei Verbrennung und Verätzung 5-920.16♦
-- längs, perkutan 5-851.a1♦
-- quer
--- partiell, offen 5-851.51♦
--- perkutan 5-851.71♦
--- total, offen 5-851.61♦
-- Segment
--- längs
---- partiell, offen 5-851.81♦
---- total, offen 5-851.91♦
--- mehrere, längs
---- partiell, offen 5-851.b1♦
---- total, offen 5-851.c1♦
- Fernlappenplastik, gestielt 5-905.26♦
- Fettgewebe
-- Absaugen 5-911.16♦
-- Abtragung 5-911.26♦
- Gefäß
-- Anlegen, AV-Fistel, endovaskulär, durch
--- Gleichstrom 8-83c.d2♦
--- magnetgeführte Hochfrequenzenergie 8-83c.c2♦
-- Atherektomie, perkutan-transluminal 8-836.32♦
-- Ballonangioplastie, perkutan-transluminal 8-836.02♦
-- Biopsie, durch Inzision 1-587.1♦
-- Blade-Angioplastie, perkutan-transluminal 8-836.12♦
-- Embolisation, selektiv, perkutan-transluminal, mit
--- ablösbarem Ballon 8-836.b2♦
--- embolisierender Flüssigkeit 8-836.92♦
--- Metallspiralen 8-836.m2♦
--- Partikeln 8-836.k2♦
--- Schirm 8-836.c2♦
-- Endosonographie, intravaskulär 3-05e.0♦
-- Fräsatherektomie, perkutan-transluminal 8-836.32♦
-- Fremdkörperentfernung, perkutan-transluminal 8-836.62♦
-- Implantation
--- Flow-Diverter, perkutan-transluminal, zur Strömungslaminierung, bei Aneurysma
---- 1 8-84b.02♦
---- 2 8-84b.22♦
---- 3 8-84b.32♦
---- 4 8-84b.42♦
---- 5 8-84b.52♦
---- 6 oder mehr 8-84b.62♦ ►

Schulter *(Forts.)*
~ Gefäß *(Forts.)*
~~ Implantation *(Forts.)*
--- Mehrschicht-Flechtstent, perkutan-transluminal, zur Strömungslaminierung, bei Aneurysma
---- 1 8-84b.02♦
---- 2 8-84b.22♦
---- 3 8-84b.32♦
---- 4 8-84b.42♦
---- 5 8-84b.52♦
---- 6 oder mehr 8-84b.62♦
--- Multilayer-Stent, perkutan-transluminal, zur Strömungslaminierung, bei Aneurysma
---- 1 8-84b.02♦
---- 2 8-84b.22♦
---- 3 8-84b.32♦
---- 4 8-84b.42♦
---- 5 8-84b.52♦
---- 6 oder mehr 8-84b.62♦
--- perkutan-transluminal
---- Cheatham-Platinum-Stent
----- gecovert
------ 1 8-846.02♦
------ 2 oder mehr 8-846.12♦
----- ungecovert
------ 1 8-845.02♦
------ 2 oder mehr 8-845.12♦
---- Klammern, endovaskulär, selbstexpandierend 8-83c.92♦
---- Nitinolstent, aus Einzeldrähten verwoben
----- 1 8-84d.02♦
----- 2 8-84d.12♦
----- 3 8-84d.22♦
----- 4 8-84d.32♦
----- 5 8-84d.42♦
----- 6 oder mehr 8-84d.52♦
---- Stent
----- bioresorbierbar
------ 1 8-843.02♦
------ 2 8-843.12♦
------ 3 8-843.22♦
------ 4 8-843.32♦
------ 5 8-843.42♦
------ 6 oder mehr 8-843.52♦
----- gecovert
------ großlumig, andere
------- 1 8-84a.02♦
------- 2 oder mehr 8-84a.12♦
------ medikamentefreisetzend
------- 1 8-848.02♦
------- 2 8-848.12♦
------- 3 8-848.22♦
------- 4 8-848.32♦
------- 5 8-848.42♦
------- 6 oder mehr 8-848.52♦
------ nicht-medikamentefreisetzend
------- 1 8-842.02♦
------- 2 8-842.12♦
------- 3 8-842.22♦
------- 4 8-842.32♦ ►

S

Schulter *(Forts.)*
~ Gefäß *(Forts.)*
~~ Implantation *(Forts.)*
~~~ perkutan-transluminal *(Forts.)*
~~~~ Stent *(Forts.)*
~~~~~ gecovert *(Forts.)*
~~~~~~ nicht-medikamentefreisetzend *(Forts.)*
––––––– 5 8-842.42♦
––––––– 6 oder mehr 8-842.52♦
––––– medikamentefreisetzend
–––––– 1 8-841.02♦
–––––– 2 8-841.12♦
–––––– 3 8-841.22♦
–––––– 4 8-841.32♦
–––––– 5 8-841.42♦
–––––– 6 oder mehr 8-841.52♦
––––– nicht-medikamentefreisetzend
–––––– 1 8-840.02♦
–––––– 2 8-840.12♦
–––––– 3 8-840.22♦
–––––– 4 8-840.32♦
–––––– 5 8-840.42♦
–––––– 6 oder mehr 8-840.52♦
––––– ungecovert, großlumig, andere
–––––– 1 8-849.02♦
–––––– 2 oder mehr 8-849.12♦
––– Stent, perkutan-transluminal, zur Strömungslaminierung, bei Aneurysma
–––– 1 8-84b.02♦
–––– 2 8-84b.22♦
–––– 3 8-84b.32♦
–––– 4 8-84b.42♦
–––– 5 8-84b.52♦
–––– 6 oder mehr 8-84b.62♦
––– transluminal, Nitinolstent, aus Einzeldrähten verwoben
–––– 1 8-84d.02♦
–––– 2 8-84d.12♦
–––– 3 8-84d.22♦
–––– 4 8-84d.32♦
–––– 5 8-84d.42♦
–––– 6 oder mehr 8-84d.52♦
–– Kryoplastie, perkutan-transluminal 8-836.r2♦
–– Laser-Angioplastie, perkutan-transluminal 8-836.22♦
–– Lithoplastie, perkutan-transluminal 8-83c.b2♦
–– Rotationsatherektomie, perkutan-transluminal 8-83c.f2♦
–– Rotationsthrombektomie, perkutan-transluminal 8-836.p2♦
–– Scoring-balloon, perkutan-transluminal 8-836.12♦
–– Thrombektomie, perkutan-transluminal 8-836.82♦
–– Thrombolyse, selektiv, perkutan-transluminal 8-836.72♦
– Gefäßprothese, Arterie
–– Endarteriektomie 5-381.13♦
–– Thrombendarteriektomie 5-381.13♦ ►

Schulter *(Forts.)*
– Haut
–– Applikation
––– Ätzmittel, lokal 5-914.06♦
––– Zytostatika, lokal 5-914.16♦
–– Durchtrennung, Lappenstiel 5-909.26♦
–– Einbringen, Material
––– autogen 5-890.16♦
––– xenogen 5-890.26♦
–– Einlegen, Medikamententräger, durch Inzision 5-892.36♦
–– Elektrochemotherapie
––– großflächig 5-915.96♦
––– kleinflächig 5-915.86♦
–– Elektrokaustik
––– großflächig 5-915.46♦
––– kleinflächig 5-915.06♦
–– Entfernung, Medikamententräger, durch Inzision 5-892.46♦
–– Exploration 5-892.06♦
–– Exzision
––– lokal
–––– mit primärem Wundverschluss 5-894.16♦
–––– ohne primären Wundverschluss 5-894.06♦
––– radikal
–––– histographisch kontrolliert
––––– mit
–––––– lokaler Lappenplastik 5-895.56♦
–––––– primärem Wundverschluss 5-895.36♦
–––––– Transplantation 5-895.56♦
––––– ohne primären Wundverschluss 5-895.16♦
–––– mit
––––– lokaler Lappenplastik 5-895.46♦
––––– primärem Wundverschluss 5-895.26♦
––––– Transplantation 5-895.46♦
–––– ohne primären Wundverschluss 5-895.06♦
––– tangential, bei Verbrennung und Verätzung 5-921.36♦
–– Fliegenmaden, Anwendung 8-192.36♦
–– Fremdkörperentfernung
––– durch Inzision 5-892.26♦
––– ohne Inzision 8-102.3
–– Gewebsreduktionsplastik 5-911.06♦
–– Hochfrequenzchirurgie, bei Verbrennung und Verätzung 5-921.76♦
–– Infrarotkoagulation
––– großflächig 5-915.76♦
––– kleinflächig 5-915.36♦
–– Inzision 5-892.06♦
––– mit Drainage 5-892.16♦
–– Kryochirurgie
––– großflächig 5-915.66♦
––– kleinflächig 5-915.26♦
–– Laserbehandlung
––– großflächig 5-915.56♦
––– kleinflächig 5-915.16♦
–– Laserdestruktion, bei Verbrennung und Verätzung 5-921.46♦
–– Naht
––– primär 5-900.06♦ ►

Schulter *(Forts.)*
~ Haut *(Forts.)*
~~ Naht *(Forts.)*
––– sekundär 5-900.16♦
–– Radiochirurgie, bei Verbrennung und Verätzung 5-921.66♦
–– Straffungsoperation 5-911.06♦
–– Tätowieren 5-890.06♦
–– Ultraschalldestruktion, bei Verbrennung und Verätzung 5-921.56♦
–– und Unterhaut
––– Entfernung
–––– großflächig, System, zur Vakuumtherapie, ohne Anästhesie 8-192.16♦
–––– kleinflächig, System, zur Vakuumtherapie, ohne Anästhesie 8-192.06♦
––– Wunde, Entfernung
–––– Fibrinbeläge
––––– großflächig, ohne Anästhesie 8-192.16♦
––––– kleinflächig, ohne Anästhesie 8-192.06♦
–––– großflächig, Gewebe, ohne Anästhesie 8-192.16♦
–––– kleinflächig, Gewebe, ohne Anästhesie 8-192.06♦
–– Wiederherstellung, Oberflächenkontinuität
––– primär, durch
–––– Gewebekleber 5-900.05♦
–––– Metallklammern 5-900.06♦
––– sekundär, durch
–––– Gewebekleber 5-900.15♦
–––– Metallklammern 5-900.16♦
–– Wundtoilette, chirurgisch, großflächig, mit Einlegen, Medikamententräger 5-896.26♦
– Hautersatz
–– großflächig, durch Keratinozyten, kultiviert 5-902.c6♦
–– kleinflächig, durch Keratinozyten, kultiviert 5-902.b6♦
–– permanent
––– großflächig, durch
–––– allogene Amnionmembran 5-902.j6♦
––––– bei Verbrennung und Verätzung 5-925.j6♦
–––– allogenes Amnion 5-902.j6♦
––––– bei Verbrennung und Verätzung 5-925.j6♦
–––– allogenes Hautersatzmaterial 5-902.j6♦
––––– bei Verbrennung und Verätzung 5-925.j6♦
–––– allogenes Hauttransplantat 5-902.g6♦
––––– bei Verbrennung und Verätzung 5-925.g6♦
–––– Dermisersatzmaterial 5-902.e6♦
––––– bei Verbrennung und Verätzung 5-925.e6♦
–––– humane azelluläre dermale Matrix 5-902.g6♦
––––– bei Verbrennung und Verätzung 5-925.g6♦
–––– kultivierte Keratinozyten, bei Verbrennung und Verätzung 5-925.a6♦ ►

Schulter *(Forts.)*
~ Hautersatz *(Forts.)*
~~ permanent *(Forts.)*
––– kleinflächig, durch
–––– allogene Amnionmembran 5-902.h6♦
––––– bei Verbrennung und Verätzung 5-925.h6♦
–––– allogenes Amnion 5-902.h6♦
––––– bei Verbrennung und Verätzung 5-925.h6♦
–––– allogenes Hautersatzmaterial 5-902.h6♦
––––– bei Verbrennung und Verätzung 5-925.h6♦
–––– allogenes Hauttransplantat 5-902.f6♦
––––– bei Verbrennung und Verätzung 5-925.f6♦
–––– Dermisersatzmaterial 5-902.d6♦
––––– bei Verbrennung und Verätzung 5-925.d6♦
–––– humane azelluläre dermale Matrix 5-902.f6♦
––––– bei Verbrennung und Verätzung 5-925.f6♦
–––– kultivierte Keratinozyten, bei Verbrennung und Verätzung 5-925.96♦
– Hautschichten, oberflächlich
–– Ausbürsten
––– großflächig 5-913.76♦
––– kleinflächig 5-913.16♦
–– Chemochirurgie
––– großflächig 5-913.96♦
––– kleinflächig 5-913.36♦
–– Dermabrasion, hochtourig, großflächig 5-913.66♦
–– Entfernung, mit scharfem Löffel
––– großflächig 5-913.86♦
––– kleinflächig 5-913.26♦
–– Exkochleation
––– großflächig 5-913.86♦
––– kleinflächig 5-913.26♦
–– Laserbehandlung
––– großflächig 5-913.a6♦
––– kleinflächig 5-913.46♦
–– Shaving
––– großflächig 5-913.b6♦
––– kleinflächig 5-913.56♦
– Implantation
–– Endoprothese, teilgekoppelt, konventionell 5-824.20♦
–– Hautexpander 5-909.05♦
– Insellappenplastik, lokal
–– bei Verbrennung und Verätzung 5-926.36♦
–– großflächig 5-903.86♦
–– kleinflächig 5-903.36♦
– Inzision, Verbrennungsschorf 5-920.06♦
–– mit
––– Dekompression, Nerv, peripher 5-920.36♦
––– Fasziotomie 5-920.26♦
– Jumping-man-Plastik 5-906.06♦
–– bei Verbrennung und Verätzung 5-927.06♦ ►

S

Schulter *(Forts.)*
– Kompartmentresektion 5-852.b1♦
–– mit
––– erweiterter Präparation 5-852.d1♦
––– spezieller Gefäß- und Nervenpräparation 5-852.c1♦
– Lappenplastik
–– adipofaszial 5-857.21♦
––– gefäßgestielt 5-857.31♦
–– fasziokutan 5-857.01♦
––– gefäßgestielt 5-857.11♦
–– frei, mit mikrovaskulärer Anastomosierung 5-905.06♦
–– kombiniert 5-906.06♦
––– bei Verbrennung und Verätzung 5-927.06♦
–– lokal, Revision, bei Verbrennung und Verätzung 5-928.56♦
–– mit freiem Hauttransplantat 5-906.16♦
––– bei Verbrennung und Verätzung 5-927.16♦
–– myokutan 5-857.61♦
––– gefäßgestielt 5-857.71♦
–– regional, gestielt 5-905.16♦
––– mit Fernlappen 5-906.26♦
–––– bei Verbrennung und Verätzung 5-927.26♦
–––– mit freiem Hauttransplantat 5-906.36♦
––––– bei Verbrennung und Verätzung 5-927.36♦
–– Revision, lokal 5-907.26♦
– Liposuktion 5-911.16♦
– Mikrograft-Spalthautdeckung, bei Verbrennung und Verätzung 5-925.76♦
– Muskel
–– Débridement 5-850.b1♦
–– Durchtrennung 5-851.01♦
–– Entfernung, Transplantat 5-853.91♦
–– Entnahme, zur Transplantation 5-852.e1♦
–– Exploration 5-850.e1♦
–– Exzision
––– epifaszial
–––– partiell 5-852.41♦
–––– total 5-852.51♦
––– subfaszial
–––– partiell 5-852.61♦
–––– total 5-852.71♦
–– Fremdkörperentfernung, durch Inzision 5-850.81♦
–– Inzision
––– längs 5-850.01♦
––– quer 5-850.11♦
–– Naht 5-853.11♦
–– Plastik 5-853.41♦
–– Refixation 5-853.01♦
–– Revision, Transplantat 5-853.71♦
–– Spülung, Hohlraum 5-853.x1♦
–– Transplantation 5-853.61♦
–– Transposition 5-853.51♦
–– Verkürzung, und Naht 5-853.31♦
–– Verlängerung, und Naht 5-853.21♦
–– Wechsel, Transplantat 5-853.81♦ ►

Schulter *(Forts.)*
– Muskellappenplastik 5-857.81♦
–– gefäßgestielt 5-857.91♦
– Muskeln und Weichteile, Nadelbiopsie, perkutan 1-491.1♦
– Narbenkorrektur 5-894.16♦
–– nach Hautplastik 5-907.06♦
– Nekrosektomie, epifaszial, bei Verbrennung und Verätzung 5-921.26♦
– Nerv
–– Biopsie
––– durch Inzision 1-513.2♦
––– perkutan 1-405.2♦
–– Destruktion 5-041.2♦
–– Exploration 5-04b.2♦
–– Exzision 5-041.2♦
–– Inzision 5-040.2♦
–– Nadelbiopsie, perkutan 1-405.2♦
–– Naht
––– epineural
–––– mit Transplantation 5-048.2♦
––––– und Transposition 5-054.2♦
–––– primär 5-044.2♦
––––– mit Transposition 5-050.2♦
–––– sekundär 5-046.2♦
––––– mit Transposition 5-052.2♦
––– interfaszikulär
–––– mit Transplantation 5-049.2♦
––––– und Transposition 5-055.2♦
–––– primär 5-045.2♦
––––– mit Transposition 5-051.2♦
–––– sekundär 5-047.2♦
––––– mit Transposition 5-053.2♦
–– Neurolyse, und Dekompression 5-056.2♦
––– mit Transposition 5-057.2♦
– Oberarm, Anlegen, AV-Fistel, endovaskulär, durch Gleichstrom 8-83c.d2♦
– Resektion
–– Ganglion 5-859.21♦
–– Gewebe, kompartmentübergreifend
––– mit spezieller Gefäß- und Nervenpräparation 5-852.j1♦
––– ohne spezielle Gefäß- und Nervenpräparation 5-852.h1♦
– Revision
–– Fernlappen, gestielt 5-907.46♦
––– bei Verbrennung und Verätzung 5-928.76♦
–– Hauttransplantat, frei 5-907.16♦
––– bei Verbrennung und Verätzung 5-928.46♦
–– Lappen
––– frei, mit mikrovaskulärer Anastomosierung 5-907.56♦
–––– bei Verbrennung und Verätzung 5-928.86♦
––– regional, gestielt 5-907.36♦
–––– bei Verbrennung und Verätzung 5-928.66♦
– Schleimbeutel
–– Inzision 5-859.01♦
–– Resektion, total 5-859.11♦ ►

Schulter *(Forts.)*
– Schweißdrüse
–– Exzision, radikal 5-895.66♦
–– Kürettage
––– lokal 5-894.26♦
––– radikal 5-895.66♦
– Sehne
–– Augmentation 5-854.31♦
–– Débridement 5-850.c1♦
–– Entfernung, Transplantat 5-854.91♦
–– Ersatzplastik 5-854.41♦
––– mit Interponat 5-854.51♦
–– Exploration 5-850.f1♦
–– Exzision
––– partiell 5-852.01♦
––– total 5-852.11♦
–– Fremdkörperentfernung, durch Inzision 5-850.91♦
–– Inzision
––– längs 5-850.21♦
––– quer 5-850.31♦
–– mehrere
––– Tenodese
–––– primär 5-855.91♦
–––– sekundär 5-855.a1♦
––– Tenolyse 5-855.61♦
–– Naht
––– primär 5-855.11♦
––– sekundär 5-855.21♦
–– Reinsertion 5-855.01♦
–– Rekonstruktion, mit Material, alloplastisch 5-854.a1♦
–– Schaffung, Transplantatlager 5-854.61♦
–– Tenodese
––– primär 5-855.71♦
––– sekundär 5-855.81♦
–– Tenolyse 5-855.51♦
–– Transplantation 5-854.71♦
–– Transposition 5-854.21♦
–– und Muskel, Exzision
––– epifaszial 5-852.81♦
––– subfaszial 5-852.91♦
–– Verkürzung 5-854.11♦
–– Verlängerung 5-854.01♦
–– Wechsel, Transplantat 5-854.81♦
– Sehnengewebe, Entnahme, zur Transplantation 5-852.f1♦
– Sehnenscheide
–– Durchtrennung
––– längs 5-851.31♦
––– quer 5-851.41♦
–– Exzision
––– partiell 5-852.21♦
––– total 5-852.31♦
–– isoliert, Inzision
––– längs 5-850.41♦
––– quer 5-850.51♦
–– Naht
––– primär 5-855.31♦
––– sekundär 5-855.41♦
–– Spülung 5-855.b1♦ ►

Schulter *(Forts.)*
– Tenotomie
–– offen 5-851.11♦
–– perkutan 5-851.21♦
– Thermoablation, Weichteile, perkutan 5-859.31♦
– Transplantation
–– Composite graft
––– bei Verbrennung und Verätzung 5-925.36♦
––– frei
–––– großflächig 5-902.76♦
–––– kleinflächig 5-902.36♦
–– Fernlappen, gestielt, bei Verbrennung und Verätzung 5-925.66♦
–– Haut, durch Epithelzellsuspension, nach
––– Aufbereitung mit Bedside-Kit 5-902.96♦
–––– bei Verbrennung und Verätzung 5-925.b6♦
––– labortechnischer Aufbereitung im Schnellverfahren 5-902.a6♦
–––– bei Verbrennung und Verätzung 5-925.c6♦
–– Lappen
––– fasziokutan, mit mikrovaskulärer Anastomosierung 5-858.51♦
––– frei, mit mikrovaskulärer Anastomosierung, bei Verbrennung und Verätzung 5-925.46♦
––– myokutan, mit mikrovaskulärer Anastomosierung 5-858.71♦
––– osteofasziokutan, mit mikrovaskulärer Anastomosierung 5-858.81♦
––– osteomyokutan, mit mikrovaskulärer Anastomosierung 5-858.81♦
––– regional, gestielt, bei Verbrennung und Verätzung 5-925.56♦
––– septokutan, mit mikrovaskulärer Anastomosierung 5-858.61♦
–– Spalthaut, frei
––– bei Verbrennung und Verätzung 5-925.06♦
––– großflächig 5-902.46♦
–––– auf Hautareal, granulierend 5-902.56♦
––– kleinflächig 5-902.06♦
–––– auf Hautareal, granulierend 5-902.16♦
–– Vollhaut
––– bei Verbrennung und Verätzung 5-925.26♦
––– frei
–––– großflächig 5-902.66♦
–––– kleinflächig 5-902.26♦
– Transposition, Sehne, partiell 5-854.21♦
– Transpositionsplastik, lokal
–– bei Verbrennung und Verätzung 5-926.26♦
–– großflächig 5-903.76♦
–– kleinflächig 5-903.26♦
– Vene, oberflächlich
–– Ballonangioplastie, offen 5-380.a1♦ 8-836.02♦
–– Embolektomie 5-380.a1♦
–– Entnahme, Transplantat 5-386.a1♦
–– Exzision 5-386.a1♦
–– Fremdkörperentfernung 5-380.a1♦
–– Inzision 5-380.a1♦
–– Ligatur 5-389.a1♦ ►

S

Schulter *(Forts.)*
~ Vene, oberflächlich *(Forts.)*
-- Naht 5-388.a1♦
-- Patchplastik 5-395.a1♦
-- Rekonstruktion, plastisch 5-397.a1♦
-- Resektion, und
--- Ersatz 5-383.a1♦
--- Reanastomosierung 5-382.a1♦
-- Thrombektomie 5-380.a1♦
-- Verschluss, operativ 5-389.a1♦
- Verschiebe-Rotationsplastik, lokal
-- bei Verbrennung und Verätzung 5-926.16♦
-- großflächig 5-903.66♦
-- kleinflächig 5-903.16♦
- W-Plastik, lokal
-- bei Verbrennung und Verätzung 5-926.56♦
-- großflächig 5-903.b6♦
-- kleinflächig 5-903.a6♦
- Weichteildeckung, temporär
-- großflächig
--- durch
---- allogene Amnionmembran 5-916.e6♦
----- bei Verbrennung und Verätzung 5-923.d6♦
---- allogene Hauttransplantation 5-916.56♦
----- bei Verbrennung und Verätzung 5-923.56♦
---- allogenes Amnion 5-916.e6♦
----- bei Verbrennung und Verätzung 5-923.d6♦
---- allogenes Hautersatzmaterial 5-916.e6♦
----- bei Verbrennung und Verätzung 5-923.d6♦
---- humane azelluläre dermale Matrix 5-916.56♦
----- bei Verbrennung und Verätzung 5-923.56♦
---- allogene Hauttransplantation 5-916.56♦
----- bei Verbrennung und Verätzung 5-923.56♦
---- hydrolytisch resorbierbare Membran 5-916.c6♦
---- Kombination mehrerer Verfahren 5-916.96♦
----- bei Verbrennung und Verätzung 5-923.96♦
---- kultivierte Keratinozyten 5-916.86♦
----- bei Verbrennung und Verätzung 5-923.86♦
---- xenogenes Hautersatzmaterial 5-916.66♦
----- bei Verbrennung und Verätzung 5-923.66♦
--- mit
---- alloplastischem Material 5-916.76♦
----- bei Verbrennung und Verätzung 5-923.76♦
---- hydrolytisch resorbierbarer Membran, bei Verbrennung und Verätzung 5-923.b6♦ ►

Schulter *(Forts.)*
~ Weichteildeckung, temporär *(Forts.)*
-- kleinflächig
--- durch
---- allogene Amnionmembran 5-916.d6♦
----- bei Verbrennung und Verätzung 5-923.c6♦
---- allogene Hauttransplantation 5-916.06♦
----- bei Verbrennung und Verätzung 5-923.06♦
---- allogenes Amnion 5-916.d6♦
----- bei Verbrennung und Verätzung 5-923.c6♦
---- allogenes Hautersatzmaterial 5-916.d6♦
----- bei Verbrennung und Verätzung 5-923.c6♦
---- humane azelluläre dermale Matrix 5-916.06♦
----- bei Verbrennung und Verätzung 5-923.06♦
---- hydrolytisch resorbierbare Membran 5-916.b6♦
---- Kombination mehrerer Verfahren 5-916.46♦
----- bei Verbrennung und Verätzung 5-923.46♦
---- kultivierte Keratinozyten 5-916.36♦
----- bei Verbrennung und Verätzung 5-923.36♦
---- xenogenes Hautersatzmaterial 5-916.16♦
----- bei Verbrennung und Verätzung 5-923.16♦
--- mit
---- alloplastischem Material 5-916.26♦
----- bei Verbrennung und Verätzung 5-923.26♦
---- hydrolytisch resorbierbarer Membran, bei Verbrennung und Verätzung 5-923.a6♦
- Wundverschluss, primär, durch
-- Klammer, bei Verbrennung und Verätzung 5-928.16♦
-- Klebung, bei Verbrennung und Verätzung 5-928.26♦
-- Naht, bei Verbrennung und Verätzung 5-928.06♦
- Z-Plastik, lokal
-- bei Verbrennung und Verätzung 5-926.46♦
-- großflächig 5-903.96♦
-- kleinflächig 5-903.46♦

Schultereckgelenk
- Band, Augmentation, offen, mit Vicrylkordel 5-807.4♦
- Rekonstruktion, offen, mit Vicrylband, und Bandnaht 5-807.4♦

Schulterendoprothese, teilgekoppelt
- invers, Implantation 5-824.21♦
- nicht-invers, Implantation 5-824.20♦

Schultergelenk
- Adhäsiolyse, arthroskopisch 5-810.20♦
- Arthrodese, offen 5-808.4♦
- Arthroskopie, diagnostisch 1-697.1♦ ►

Schultergelenk *(Forts.)*
– Biopsie
–– arthroskopisch 1-482.1♦ 1-697.1♦
–– durch Inzision 1-504.1♦
–– perkutan 1-483.1♦
––– mit Steuerung durch bildgebende Verfahren 1-484.1♦
– Bizepssehne, lang
–– Naht, arthroskopisch 5-814.8♦
–– Tenodese, arthroskopisch 5-814.9♦
–– Tenotomie, arthroskopisch 5-814.7♦
– Bursektomie, arthroskopisch 5-814.3♦
– Dekompression, subakromial, arthroskopisch 5-814.3♦
– Einbringen, Abstandshalter, arthroskopisch 5-814.c♦
– Entfernung, Totalendoprothese 5-825.8♦
– Implantation, Totalendoprothese
–– invers 5-824.21♦
–– konventionell 5-824.20♦
–– nicht-invers 5-824.20♦
– Kapselplastik
–– hintere, offen 5-805.5♦
–– obere, offen 5-805.b♦
–– vordere, offen 5-805.4♦
– Kapselraffung, arthroskopisch, durch Naht, mit Fixation, Glenoid 5-814.5♦
– Labrum glenoidale, Refixation, arthroskopisch, durch Naht 5-814.0♦
– Labrumabriss, knöchern, Refixation, arthroskopisch 5-814.2♦
– Limbusabriss, knöchern, Refixation, offen 5-805.1♦
– Nadelbiopsie, perkutan 1-483.1♦
– oberes, Kapselplastik, arthroskopisch 5-814.e♦
– Pfannenrand, Plastik
–– hintere, offen 5-805.3♦
–– vordere, offen 5-805.2♦
– Punktion, perkutan, diagnostisch 1-854.1♦
– Raum, subakromial, Erweiterung, arthroskopisch 5-814.3♦
– Resektionsarthroplastik 5-829.3♦
– Revision, Endoprothese, ohne Wechsel 5-825.00♦
– Rotatorenmanschette, Rekonstruktion
–– arthroskopisch 5-814.4♦
––– mit Débridement 5-814.4♦
–– offen, durch
––– Naht 5-805.7♦
––– Verlagerung, Sehne 5-805.8♦
– Totalendoprothese, Wechsel
–– Glenoidteil 5-825.k0♦
–– Humerusteil 5-825.k1♦
– Wechsel
–– Humeruskopfprothese, in
––– inverse Totalendoprothese 5-825.12♦
––– konventionelle Totalendoprothese 5-825.11♦ ►

Schultergelenk *(Forts.)*
~ Wechsel *(Forts.)*
–– Totalendoprothese, in
––– eine inverse Totalendoprothese 5-825.21♦
––– konventionelle Totalendoprothese 5-825.20♦
Schultergelenkkapsel, Schrumpfung, arthroskopisch, durch
– Elektrokauter 5-814.d♦
– Energiequellen 5-814.d♦
Schultergürtel, Amputation, interthorakoskapulär 5-862.0♦
Schulterregion
– Amputation, Revision 5-866.0♦
– Haut, Biopsie, ohne Inzision 1-490.1♦
– Muskeln und Weichteile, Biopsie
–– durch Inzision 1-502.1♦
–– perkutan 1-491.1♦
––– mit Steuerung durch bildgebende Verfahren 1-492.1♦
– Stoßwellentherapie, extrakorporal 8-115.0♦
Schuster-Plastik – s.a. Bauchwand, Defektverschluss, kongenital, temporär 5-537.5
Schwangerschaft, Beendigung
– durch Injektion, intraamnial 5-750
– mit Kürettage 5-751
Schweißdrüse
– Axilla
–– Exzision
––– lokal 5-894.26♦
––– radikal 5-895.66♦
–– Kürettage
––– lokal 5-894.26♦
––– radikal 5-895.66♦
– Bauchregion
–– Exzision
––– lokal 5-894.2b
––– radikal 5-895.6b
–– Kürettage
––– lokal 5-894.2b
––– radikal 5-895.6b
– Brustwand
–– Exzision
––– lokal 5-894.2a
––– radikal 5-895.6a
–– Kürettage
––– lokal 5-894.2a
––– radikal 5-895.6a
– Ellenbogen
–– Exzision
––– lokal 5-894.27♦
––– radikal 5-895.67♦
–– Kürettage
––– lokal 5-894.27♦
––– radikal 5-895.67♦
– Fuß
–– Exzision
––– lokal 5-894.2g♦
––– radikal 5-895.6g♦
–– Kürettage
––– lokal 5-894.2g♦ ►

S

Schweißdrüse *(Forts.)*
~ Fuß *(Forts.)*
~~ Kürettage *(Forts.)*
––– radikal 5-895.6g♦
– Genitalregion
–– Exzision
––– lokal 5-894.2c
––– radikal 5-895.6c
–– Kürettage
––– lokal 5-894.2c
––– radikal 5-895.6c
– Gesäß
–– Exzision
––– ausgedehnt 5-895.6d
––– lokal 5-894.2d
––– radikal 5-895.6d
–– Kürettage
––– lokal 5-894.2d
––– radikal 5-895.6d
– Hals
–– Exzision
––– lokal 5-894.25
––– radikal 5-895.65
–– Kürettage
––– lokal 5-894.25
––– radikal 5-895.65
– Hand
–– Exzision
––– lokal 5-894.29♦
––– radikal 5-895.69♦
–– Kürettage
––– lokal 5-894.29♦
––– radikal 5-895.69♦
– Knie
–– Exzision
––– ausgedehnt 5-895.6e♦
––– lokal 5-894.2e♦
––– radikal 5-895.6e♦
–– Kürettage
––– ausgedehnt 5-895.6e♦
––– lokal 5-894.2e♦
––– radikal 5-895.6e♦
– Kopf
–– Exzision, radikal 5-895.64
–– Kürettage, radikal 5-895.64
–– sonstige Teile
––– Exzision, lokal 5-894.24
––– Kürettage, lokal 5-894.24
– Leistenregion
–– Exzision
––– lokal 5-894.2c
––– radikal 5-895.6c
–– Kürettage
––– lokal 5-894.2c
––– radikal 5-895.6c
– Lippe
–– Exzision
––– lokal 5-894.20
––– radikal 5-895.60
–– Kürettage
––– lokal 5-894.20 ►

Schweißdrüse *(Forts.)*
~ Lippe *(Forts.)*
~~ Kürettage *(Forts.)*
––– radikal 5-895.60
– Oberarm
–– Exzision
––– lokal 5-894.27♦
––– radikal 5-895.67♦
–– Kürettage
––– lokal 5-894.27♦
––– radikal 5-895.67♦
– Oberschenkel
–– Exzision
––– lokal 5-894.2e♦
––– radikal 5-895.6e♦
–– Kürettage
––– lokal 5-894.2e♦
––– radikal 5-895.6e♦
– Rücken
–– Exzision
––– lokal 5-894.2a
––– radikal 5-895.6a
–– Kürettage
––– lokal 5-894.2a
––– radikal 5-895.6a
– Saugkürettage, axillär 5-911.3♦
– Schulter
–– Exzision, radikal 5-895.66♦
–– Kürettage
––– lokal 5-894.26♦
––– radikal 5-895.66♦
– Unterarm
–– Exzision
––– lokal 5-894.28♦
––– radikal 5-895.68♦
–– Kürettage
––– lokal 5-894.28♦
––– radikal 5-895.68♦
– Unterschenkel
–– Exzision
––– lokal 5-894.2f♦
––– radikal 5-895.6f♦
–– Kürettage
––– ausgedehnt 5-895.6f♦
––– lokal 5-894.2f♦
––– radikal 5-895.6f♦
Schwellendurchtrennung, Zenker-Divertikel, endoskopisch 5-299.2
Schwellkörperimplantat, Wechsel, isoliert, Penisprothese, hydraulisch 5-649.b4
Schwenklappenplastik
– Latissimus-dorsi-, Mamma 5-885.5♦
– zur Rekonstruktion, Augenlid 5-096.41♦
Schwenkplastik, Korrekturoperation, bei
– Ektropium 5-093.5♦
– Entropium 5-093.5♦
Schwenkung, Haut, zur Rekonstruktion, Augenlid 5-096.01♦
Schwergewichtigenbett, elektrisch, programmierbar, Lagerung 8-390.0

Schwerstbrandverletzte, Lagerung, Spezialweichlagerungsbett 8-390.6
Scopinaro, Diversion, biliopankreatisch
– durch Umsteigen laparoskopisch – offen chirurgisch 5-434.32
– laparoskopisch 5-434.31
– offen 5-434.30
Scoring-balloon
– Koronararterie 8-837.q
– perkutan-transluminal
–– Aorta 8-836.14
–– Aortenisthmus 8-836.15
–– Arterie
––– abdominal 8-836.1h♦
––– Oberschenkel 8-836.1k♦
––– pelvin 8-836.1h♦
–– Ductus arteriosus apertus 8-836.16
–– Gefäß
––– extrakraniell, Kopf 8-836.11♦
––– Hals 8-836.11♦
––– intrakraniell 8-836.10
––– künstlich 8-836.1e
––– Malformation 8-836.1d
––– Oberarm 8-836.12♦
––– Schulter 8-836.12♦
––– spinal 8-836.1f
––– Thorax 8-836.18♦
––– Unterarm 8-836.13♦
––– Unterschenkel 8-836.1c♦
––– viszeral 8-836.1a
–– V. cava 8-836.17
–– V. portae 8-836.1g
–– Vene
––– abdominal 8-836.1j♦
––– Oberschenkel 8-836.1m♦
––– pelvin 8-836.1j♦
Scraping
– Korneaepithel 5-123.20♦
– Trachomfollikel, Konjunktiva 5-112.1♦
Screening
– multidimensional, palliativmedizinisch, und Minimalassessment 1-773
– und Minimalassessment, geriatrisch, multidimensional 1-770
Sechs-Minuten-Gehtest, nach Guyatt 1-715
Second-look-Laparotomie 5-541.3
Sectio, Misgav-Ladach-
– primär 5-749.10
– sekundär 5-749.11
Sectio alta
– ohne weitere Maßnahmen 5-571.0
– zur
–– Ausräumung, Tamponade, Harnblase 5-571.3
–– Entfernung, Stein, Harnblase 5-571.1
–– Fremdkörperentfernung, Harnblase 5-571.2
Sectio caesarea
– korporal
–– primär, durch
––– Inzision, längs 5-741.4
––– T-Inzision 5-741.2 ►

Sectio caesarea *(Forts.)*
~ korporal *(Forts.)*
–– sekundär, durch
––– Inzision, längs 5-741.5
––– T-Inzision 5-741.3
– primär 5-740.0
– sekundär 5-740.1
– suprazervikal
–– primär 5-741.0
–– sekundär 5-741.1
Sectio caesarea extraperitonealis
– primär 5-742.0
– sekundär 5-742.1
Secukinumab, Applikation, parenteral 6-009.5
Sedierung
– Analgo-, Patient, bis zur Vollendung des 18. Lebensjahres *[nur Zusatzkode!]* 8-903
– Patient, bis zur Vollendung des 18. Lebensjahres *[nur Zusatzkode!]* 8-903
Segel
– Plastik, Mitralklappe
–– endovaskulär
––– transarteriell 5-35a.40
––– transvenös 5-35a.41
–– mit Clip
––– 1, transvenös *[nur Zusatzkode!]* 5-35a.60
––– 2, transvenös *[nur Zusatzkode!]* 5-35a.61
––– 3, transvenös *[nur Zusatzkode!]* 5-35a.62
––– 4, transvenös *[nur Zusatzkode!]* 5-35a.63
––– 5 oder mehr, transvenös *[nur Zusatzkode!]* 5-35a.64
–– transapikal 5-35a.42
––– mittels Implantation, Neochordae 5-35a.42
–––– aus PTFE 5-35a.42
–– ventrikulär, transarteriell 5-35a.40
– Plastik, Trikuspidalklappe
–– mit Clip
––– 1, transvenös *[nur Zusatzkode!]* 5-35a.60
––– 2, transvenös *[nur Zusatzkode!]* 5-35a.61
––– 3, transvenös *[nur Zusatzkode!]* 5-35a.62
––– 4, transvenös *[nur Zusatzkode!]* 5-35a.63
––– 5 oder mehr, transvenös *[nur Zusatzkode!]* 5-35a.64
– Rekonstruktion
–– Mitralklappe 5-353.2
–– Trikuspidalklappe 5-353.5
Segment, Rektum, Exzision, Vollwand, zirkulär
– intraperitoneal, endoskopisch-mikrochirurgisch 5-482.a
– peranal 5-482.90
Segmentresektion
– Dickdarm
–– durch Umsteigen laparoskopisch – offen chirurgisch 5-455.07
–– laparoskopisch, mit
––– Anastomose 5-455.05
––– Enterostoma 5-455.06
–– multipel
––– durch Umsteigen laparoskopisch – offen chirurgisch 5-455.17 ►

S

Segmentresektion *(Forts.)*
~ Dickdarm *(Forts.)*
~~ multipel *(Forts.)*
––– laparoskopisch, mit
–––– Anastomose 5-455.15
–––– Enterostoma 5-455.16
––– offen, mit
–––– Anastomose 5-455.11
–––– Anastomosen-Anus praeter 5-455.14
–––– Enterostoma und Blindverschluss 5-455.12
–––– zwei Enterostomata 5-455.13
–– offen, mit
––– Anastomose 5-455.01
––– Anastomosen-Anus praeter 5-455.04
––– Enterostoma und Blindverschluss 5-455.02
––– zwei Enterostomata 5-455.03
– Dünndarm, multipel
–– durch Umsteigen laparoskopisch – offen chirurgisch 5-454.32
–– laparoskopisch 5-454.31
–– offen 5-454.30
– Duodenum
–– durch Umsteigen laparoskopisch – offen chirurgisch 5-454.02
–– exteriorisiert 5-464.30
–– laparoskopisch 5-454.01
––– zur Transplantation 5-454.01
–– offen 5-454.00
––– zur Transplantation 5-454.00
–– zur Transplantation, durch Umsteigen laparoskopisch – offen chirurgisch 5-454.02
– Ileum
–– durch Umsteigen laparoskopisch – offen chirurgisch 5-454.22
–– exteriorisiert 5-464.32
–– laparoskopisch 5-454.21
––– zur Transplantation 5-454.21
–– offen 5-454.20
––– zur Transplantation 5-454.20
–– zur Transplantation, durch Umsteigen laparoskopisch – offen chirurgisch 5-454.22
– Jejunum
–– durch Umsteigen laparoskopisch – offen chirurgisch 5-454.12
–– exteriorisiert 5-464.31
–– laparoskopisch 5-454.11
––– zur Transplantation 5-454.11
–– offen 5-454.10
––– zur Transplantation 5-454.10
–– zur Transplantation, durch Umsteigen laparoskopisch – offen chirurgisch 5-454.12
– Kolon, offen, mit Anastomose 5-455.01
– Leber 5-502.0
–– Segmente 1 und 4 bis 8 5-502.6
–– Segmente 2, 3, 4a und 4b 5-502.1
–– Segmente 2 und 3 5-502.4
–– Segmente 4 bis 8 5-502.3
–– Segmente 5 bis 8 5-502.2 ►

Segmentresektion *(Forts.)*
– Lunge
–– offen
––– mit
–––– Entfernung, Lymphknoten, einzeln 5-323.42♦
–––– radikaler Lymphadenektomie 5-323.43♦
––– ohne Lymphadenektomie 5-323.41♦
–– thorakoskopisch
––– mit
–––– Entfernung, Lymphknoten, einzeln 5-323.52♦
–––– Lymphadenektomie, radikal 5-323.53♦
––– ohne Lymphadenektomie 5-323.51♦
– Magen 5-434.0
– Mamma
–– mit
––– Defektdeckung, durch
–––– Fernlappenplastik, frei, mit mikrochirurgischem Gefäßanschluss 5-870.a7♦
–––– gestielt Fernlappenplastik 5-870.a6♦
–––– Lappenplastik
––––– fasziokutan, lokal, aus dem brustumgebenden Haut- und Weichteilgewebe 5-870.a4♦
––––– myokutan, lokal, aus dem brustumgebenden Haut- und Weichteilgewebe 5-870.a4♦
–––– Mobilisation und Adaptation, Brustgewebe
––––– bis zu
–––––– 1 Quadrant 5-870.a1♦
–––––– 25% 5-870.a1♦
––––– mehr als
–––––– 1 Quadrant 5-870.a2♦
–––––– 25% 5-870.a2♦
–––– tumoradaptierte
––––– Mammareduktionsplastik 5-870.a5♦
––––– Mastopexie 5-870.a3♦
––– direkter Adaptation der benachbarten Wundflächen 5-870.a0♦
–– ohne Adaptation der benachbarten Wundflächen 5-870.a0♦
– Pankreas 5-524.4
– Rektum, peranal, zirkulär, mit Stapler 5-482.b0

SeHCA-Test [Selen-Homotaurocholsäure-Test] 3-70b.2

Sehne
– Axilla
–– Augmentation 5-854.31♦
–– Débridement 5-850.c1♦
–– Entfernung, Transplantat 5-854.91♦
–– Ersatzplastik 5-854.41♦
––– mit Interponat 5-854.51♦
–– Exploration 5-850.f1♦
–– Exzision
––– partiell 5-852.01♦
––– total 5-852.11♦
–– Fremdkörperentfernung, durch Inzision 5-850.91♦
–– Inzision
––– längs 5-850.21♦ ►

Sehne *(Forts.)*
~ Axilla *(Forts.)*
~~ Inzision *(Forts.)*
––– quer 5-850.31♦
–– Naht
––– primär 5-855.11♦
––– sekundär 5-855.21♦
–– Reinsertion 5-855.01♦
–– Schaffung, Transplantatlager 5-854.61♦
–– Tenodese
––– primär 5-855.71♦
––– sekundär 5-855.81♦
–– Tenolyse 5-855.51♦
–– Transplantation 5-854.71♦
–– Transposition 5-854.21♦
––– partiell 5-854.21♦
–– Verkürzung 5-854.11♦
–– Verlängerung 5-854.01♦
–– Wechsel, Transplantat 5-854.81♦
– Bauchregion
–– Augmentation 5-854.36♦
–– Débridement 5-850.c6♦
–– Entfernung, Transplantat 5-854.96♦
–– Ersatzplastik 5-854.46♦
––– mit Interponat 5-854.56♦
–– Exploration 5-850.f6♦
–– Exzision
––– partiell 5-852.06♦
––– total 5-852.16♦
–– Fremdkörperentfernung, durch Inzision 5-850.96♦
–– Inzision
––– längs 5-850.26♦
––– quer 5-850.36♦
–– Naht
––– primär 5-855.16♦
––– sekundär 5-855.26♦
–– Reinsertion 5-855.06♦
–– Schaffung, Transplantatlager 5-854.66♦
–– Tenolyse 5-855.56♦
–– Transplantation 5-854.76♦
–– Verkürzung 5-854.16♦
–– Verlängerung 5-854.06♦
–– Wechsel, Transplantat 5-854.86♦
– Brustwand
–– Augmentation 5-854.35♦
–– Débridement 5-850.c5♦
–– Entfernung, Transplantat 5-854.95♦
–– Ersatzplastik 5-854.45♦
––– mit Interponat 5-854.55♦
–– Exploration 5-850.f5♦
–– Exzision
––– partiell 5-852.05♦
––– total 5-852.15♦
–– Fremdkörperentfernung, durch Inzision 5-850.95♦
–– Inzision
––– längs 5-850.25♦
––– quer 5-850.35♦
–– Naht
––– primär 5-855.15♦ ►

Sehne *(Forts.)*
~ Brustwand *(Forts.)*
~~ Naht *(Forts.)*
––– sekundär 5-855.25♦
–– Reinsertion 5-855.05♦
–– Schaffung, Transplantatlager 5-854.65♦
–– Tenodese
––– primär 5-855.75♦
––– sekundär 5-855.85♦
–– Tenolyse 5-855.55♦
–– Transplantation 5-854.75♦
–– Transposition 5-854.25♦
––– partiell 5-854.25♦
–– Verkürzung 5-854.15♦
–– Verlängerung 5-854.05♦
–– Wechsel, Transplantat 5-854.85♦
– Débridement, bei Verbrennung und Verätzung 5-922.1
– Ellenbogen
–– Augmentation 5-854.32♦
–– Débridement 5-850.c2♦
–– Entfernung, Transplantat 5-854.92♦
–– Ersatzplastik 5-854.42♦
––– mit Interponat 5-854.52♦
–– Exploration 5-850.f2♦
–– Exzision
––– partiell 5-852.02♦
––– total 5-852.12♦
–– Fremdkörperentfernung, durch Inzision 5-850.92♦
–– Inzision
––– längs 5-850.22♦
––– quer 5-850.32♦
–– Naht
––– primär 5-855.12♦
––– sekundär 5-855.22♦
–– Reinsertion 5-855.02♦
–– Schaffung, Transplantatlager 5-854.62♦
–– Tenodese
––– primär 5-855.72♦
––– sekundär 5-855.82♦
–– Tenolyse 5-855.52♦
–– Transplantation 5-854.72♦
–– Transposition 5-854.22♦
––– partiell 5-854.22♦
–– Verkürzung 5-854.12♦
–– Verlängerung 5-854.02♦
–– Wechsel, Transplantat 5-854.82♦
– Ellenbogengelenk, Débridement, arthroskopisch 5-819.1t♦
– Fuß
–– Débridement 5-850.ca♦
–– Exploration 5-850.fa♦
–– Exzision
––– partiell 5-852.0a♦
––– total 5-852.1a♦
–– Fremdkörperentfernung, durch Inzision 5-850.9a♦
–– Inzision
––– längs 5-850.2a♦
––– quer 5-850.3a♦ ►

S

Sehne *(Forts.)*
~ Fuß *(Forts.)*
–– Naht
––– primär 5-855.1a♦
––– sekundär 5-855.2a♦
–– Reinsertion 5-855.0a♦
–– Tenodese
––– primär 5-855.7a♦
––– sekundär 5-855.8a♦
–– Tenolyse 5-855.5a♦
– Fußwurzel
–– Augmentation 5-854.3b♦
–– Entfernung, Transplantat 5-854.9b♦
–– Ersatzplastik 5-854.4b♦
––– mit Interponat 5-854.5b♦
–– Schaffung, Transplantatlager 5-854.6b♦
–– Transplantation 5-854.7b♦
–– Transposition 5-854.2b♦
––– partiell 5-854.2b♦
–– Verkürzung 5-854.1b♦
–– Verlängerung 5-854.0b♦
–– Wechsel, Transplantat 5-854.8b♦
– Genitalregion
–– Augmentation 5-854.37♦
–– Débridement 5-850.c7♦
–– Entfernung, Transplantat 5-854.97♦
–– Ersatzplastik 5-854.47♦
––– mit Interponat 5-854.57♦
–– Exploration 5-850.f7♦
–– Exzision
––– partiell 5-852.07♦
––– total 5-852.17♦
–– Fremdkörperentfernung, durch Inzision 5-850.97♦
–– Inzision
––– längs 5-850.27♦
––– quer 5-850.37♦
–– Naht
––– primär 5-855.17♦
––– sekundär 5-855.27♦
–– Reinsertion 5-855.07♦
–– Schaffung, Transplantatlager 5-854.67♦
–– Tenodese
––– primär 5-855.77♦
––– sekundär 5-855.87♦
–– Tenolyse 5-855.57♦
–– Transplantation 5-854.77♦
–– Transposition 5-854.27♦
––– partiell 5-854.27♦
–– Verkürzung 5-854.17♦
–– Verlängerung 5-854.07♦
–– Wechsel, Transplantat 5-854.87♦
– Gesäß
–– Augmentation 5-854.37♦
–– Débridement 5-850.c7♦
–– Entfernung, Transplantat 5-854.97♦
–– Ersatzplastik 5-854.47♦
––– mit Interponat 5-854.57♦
–– Exploration 5-850.f7♦
–– Exzision
––– partiell 5-852.07♦ ►

Sehne *(Forts.)*
~ Gesäß *(Forts.)*
~~ Exzision *(Forts.)*
––– total 5-852.17♦
–– Fremdkörperentfernung, durch Inzision 5-850.97♦
–– Inzision
––– längs 5-850.27♦
––– quer 5-850.37♦
–– Naht
––– primär 5-855.17♦
––– sekundär 5-855.27♦
–– Reinsertion 5-855.07♦
–– Schaffung, Transplantatlager 5-854.67♦
–– Tenodese
––– primär 5-855.77♦
––– sekundär 5-855.87♦
–– Tenolyse 5-855.57♦
–– Transplantation 5-854.77♦
–– Transposition 5-854.27♦
––– partiell 5-854.27♦
–– Verkürzung 5-854.17♦
–– Verlängerung 5-854.07♦
–– Wechsel, Transplantat 5-854.87♦
– Hals
–– Augmentation 5-854.30♦
–– Débridement 5-850.c0♦
–– Entfernung, Transplantat 5-854.90♦
–– Ersatzplastik 5-854.40♦
––– mit Interponat 5-854.50♦
–– Exploration 5-850.f0♦
–– Exzision
––– partiell 5-852.00♦
––– total 5-852.10♦
–– Fremdkörperentfernung, durch Inzision 5-850.90♦
–– Inzision
––– längs 5-850.20♦
––– quer 5-850.30♦
–– Naht
––– primär 5-855.10♦
––– sekundär 5-855.20♦
–– Reinsertion 5-855.00♦
–– Schaffung, Transplantatlager 5-854.60♦
–– Tenodese
––– primär 5-855.70♦
––– sekundär 5-855.80♦
–– Tenolyse 5-855.50♦
–– Transplantation 5-854.70♦
–– Transposition 5-854.20♦
––– partiell 5-854.20♦
–– Verkürzung 5-854.10♦
–– Verlängerung 5-854.00♦
–– Wechsel, Transplantat 5-854.80♦
– Humeroglenoidalgelenk, Débridement, arthroskopisch 5-819.10♦
– Humeroradialgelenk, Débridement, arthroskopisch 5-819.1s♦
– Humeroulnargelenk, Débridement, arthroskopisch 5-819.14♦
– Injektion, therapeutisch 8-020.4♦ ►

Sehne *(Forts.)*
– Knie
–– Augmentation 5-854.38♦
–– Débridement 5-850.c8♦
–– Entfernung, Transplantat 5-854.98♦
–– Ersatzplastik 5-854.48♦
––– mit Interponat 5-854.58♦
–– Exploration 5-850.f8♦
–– Exzision
––– partiell 5-852.08♦
––– total 5-852.18♦
–– Fremdkörperentfernung, durch Inzision 5-850.98♦
–– Inzision
––– längs 5-850.28♦
––– quer 5-850.38♦
–– Naht
––– primär 5-855.18♦
––– sekundär 5-855.28♦
–– Reinsertion 5-855.08♦
–– Schaffung, Transplantatlager 5-854.68♦
–– Tenodese
––– primär 5-855.78♦
––– sekundär 5-855.88♦
–– Tenolyse 5-855.58♦
–– Transplantation 5-854.78♦
–– Transposition 5-854.28♦
––– partiell 5-854.28♦
–– Verkürzung 5-854.18♦
–– Verlängerung 5-854.08♦
–– Wechsel, Transplantat 5-854.88♦
– Kniegelenk, Débridement, arthroskopisch 5-819.1h♦
– Kopf
–– Augmentation 5-854.30♦
–– Débridement 5-850.c0♦
–– Entfernung, Transplantat 5-854.90♦
–– Ersatzplastik 5-854.40♦
––– mit Interponat 5-854.50♦
–– Exploration 5-850.f0♦
–– Exzision
––– partiell 5-852.00♦
––– total 5-852.10♦
–– Fremdkörperentfernung, durch Inzision 5-850.90♦
–– Inzision
––– längs 5-850.20♦
––– quer 5-850.30♦
–– Naht
––– primär 5-855.10♦
––– sekundär 5-855.20♦
–– Reinsertion 5-855.00♦
–– Schaffung, Transplantatlager 5-854.60♦
–– Tenodese
––– primär 5-855.70♦
––– sekundär 5-855.80♦
–– Tenolyse 5-855.50♦
–– Transplantation 5-854.70♦
–– Transposition 5-854.20♦
––– partiell 5-854.20♦
–– Verkürzung 5-854.10♦ ►

Sehne *(Forts.)*
~ Kopf *(Forts.)*
–– Verlängerung 5-854.00♦
–– Wechsel, Transplantat 5-854.80♦
– Leistenregion
–– Augmentation 5-854.37♦
–– Débridement 5-850.c7♦
–– Entfernung, Transplantat 5-854.97♦
–– Ersatzplastik 5-854.47♦
––– mit Interponat 5-854.57♦
–– Exploration 5-850.f7♦
–– Exzision
––– partiell 5-852.07♦
––– total 5-852.17♦
–– Fremdkörperentfernung, durch Inzision 5-850.97♦
–– Inzision
––– längs 5-850.27♦
––– quer 5-850.37♦
–– Naht
––– primär 5-855.17♦
––– sekundär 5-855.27♦
–– Reinsertion 5-855.07♦
–– Schaffung, Transplantatlager 5-854.67♦
–– Tenodese
––– primär 5-855.77♦
––– sekundär 5-855.87♦
–– Tenolyse 5-855.57♦
–– Transplantation 5-854.77♦
–– Transposition 5-854.27♦
––– partiell 5-854.27♦
–– Verkürzung 5-854.17♦
–– Verlängerung 5-854.07♦
–– Wechsel, Transplantat 5-854.87♦
– M. rectus superior, Transplantat, bei Blepharoptosis 5-094.x♦
– mehrere
–– Axilla
––– Tenodese
–––– primär 5-855.91♦
–––– sekundär 5-855.a1♦
––– Tenolyse 5-855.61♦
–– Bauchregion, Tenolyse 5-855.66♦
–– Brustwand
––– Tenodese
–––– primär 5-855.95♦
–––– sekundär 5-855.a5♦
––– Tenolyse 5-855.65♦
–– Ellenbogen
––– Tenodese
–––– primär 5-855.92♦
–––– sekundär 5-855.a2♦
––– Tenolyse 5-855.62♦
–– Fuß
––– Tenodese
–––– primär 5-855.9a♦
–––– sekundär 5-855.aa♦
––– Tenolyse 5-855.6a♦
–– Genitalregion
––– Tenodese
–––– primär 5-855.97♦ ►

Sehne *(Forts.)*
~ mehrere *(Forts.)*
~~ Genitalregion *(Forts.)*
~~~ Tenodese *(Forts.)*
–––– sekundär 5-855.a7♦
––– Tenolyse 5-855.67♦
–– Gesäß
––– Tenodese
–––– primär 5-855.97♦
–––– sekundär 5-855.a7♦
––– Tenolyse 5-855.67♦
–– Hals
––– Tenodese
–––– primär 5-855.90♦
–––– sekundär 5-855.a0♦
––– Tenolyse 5-855.60♦
–– Knie
––– Tenodese
–––– primär 5-855.98♦
–––– sekundär 5-855.a8♦
––– Tenolyse 5-855.68♦
–– Kopf
––– Tenodese
–––– primär 5-855.90♦
–––– sekundär 5-855.a0♦
––– Tenolyse 5-855.60♦
–– Leistenregion
––– Tenodese
–––– primär 5-855.97♦
–––– sekundär 5-855.a7♦
––– Tenolyse 5-855.67♦
–– Oberarm
––– Tenodese
–––– primär 5-855.92♦
–––– sekundär 5-855.a2♦
––– Tenolyse 5-855.62♦
–– Oberschenkel
––– Tenodese
–––– primär 5-855.98♦
–––– sekundär 5-855.a8♦
––– Tenolyse 5-855.68♦
–– Rücken
––– Tenodese
–––– primär 5-855.95♦
–––– sekundär 5-855.a5♦
––– Tenolyse 5-855.65♦
–– Schulter
––– Tenodese
–––– primär 5-855.91♦
–––– sekundär 5-855.a1♦
––– Tenolyse 5-855.61♦
–– Unterarm
––– Tenodese
–––– primär 5-855.93♦
–––– sekundär 5-855.a3♦
––– Tenolyse 5-855.63♦
–– Unterschenkel
––– Tenodese
–––– primär 5-855.99♦
–––– sekundär 5-855.a9♦
––– Tenolyse 5-855.69♦ ►

Sehne *(Forts.)*
– Mittelfuß
–– Augmentation 5-854.3c♦
–– Entfernung, Transplantat 5-854.9c♦
–– Ersatzplastik 5-854.4c♦
––– mit Interponat 5-854.5c♦
–– Schaffung, Transplantatlager 5-854.6c♦
–– Transplantation 5-854.7c♦
–– Transposition 5-854.2c♦
––– partiell 5-854.2c♦
–– Verkürzung 5-854.1c♦
–– Verlängerung 5-854.0c♦
–– Wechsel, Transplantat 5-854.8c♦
– Oberarm
–– Augmentation 5-854.32♦
–– Débridement 5-850.c2♦
–– Entfernung, Transplantat 5-854.92♦
–– Ersatzplastik 5-854.42♦
––– mit Interponat 5-854.52♦
–– Exploration 5-850.f2♦
–– Exzision
––– partiell 5-852.02♦
––– total 5-852.12♦
–– Fremdkörperentfernung, durch Inzision 5-850.92♦
–– Inzision
––– längs 5-850.22♦
––– quer 5-850.32♦
–– Naht
––– primär 5-855.12♦
––– sekundär 5-855.22♦
–– Reinsertion 5-855.02♦
–– Schaffung, Transplantatlager 5-854.62♦
–– Tenodese
––– primär 5-855.72♦
––– sekundär 5-855.82♦
–– Tenolyse 5-855.52♦
–– Transplantation 5-854.72♦
–– Transposition 5-854.22♦
––– partiell 5-854.22♦
–– Verkürzung 5-854.12♦
–– Verlängerung 5-854.02♦
–– Wechsel, Transplantat 5-854.82♦
– Oberschenkel
–– Augmentation 5-854.38♦
–– Débridement 5-850.c8♦
–– Entfernung, Transplantat 5-854.98♦
–– Ersatzplastik 5-854.48♦
––– mit Interponat 5-854.58♦
–– Exploration 5-850.f8♦
–– Exzision
––– partiell 5-852.08♦
––– total 5-852.18♦
–– Fremdkörperentfernung, durch Inzision 5-850.98♦
–– Inzision
––– längs 5-850.28♦
––– quer 5-850.38♦
–– Naht
––– primär 5-855.18♦
––– sekundär 5-855.28♦ ►
~~~

Sehne *(Forts.)*
~ Oberschenkel *(Forts.)*
-- Reinsertion 5-855.08♦
-- Schaffung, Transplantatlager 5-854.68♦
-- Tenodese
--- primär 5-855.78♦
--- sekundär 5-855.88♦
-- Tenolyse 5-855.58♦
-- Transplantation 5-854.78♦
-- Transposition 5-854.28♦
--- partiell 5-854.28♦
-- Verkürzung 5-854.18♦
-- Verlängerung 5-854.08♦
-- Wechsel, Transplantat 5-854.88♦
- Radioulnargelenk, proximal, Débridement, arthroskopisch 5-819.15♦
- Rekonstruktion, mit Material, alloplastisch
-- Axilla 5-854.a1♦
-- Bauchregion 5-854.a6♦
-- Brustwand 5-854.a5♦
-- Ellenbogen 5-854.a2♦
-- Fußwurzel 5-854.ab♦
-- Genitalregion 5-854.a7♦
-- Gesäß 5-854.a7♦
-- Hals 5-854.a0♦
-- Knie 5-854.a8♦
-- Kopf 5-854.a0♦
-- Leistenregion 5-854.a7♦
-- Mittelfuß 5-854.ac♦
-- Oberarm 5-854.a2♦
-- Oberschenkel 5-854.a8♦
-- Rücken 5-854.a5♦
-- Rückfuß 5-854.ab♦
-- Schulter 5-854.a1♦
-- Unterarm 5-854.a3♦
-- Unterschenkel 5-854.a9♦
-- Zehe 5-854.ac♦
- Rücken
-- Augmentation 5-854.35♦
-- Débridement 5-850.c5♦
-- Entfernung, Transplantat 5-854.95♦
-- Ersatzplastik 5-854.45♦
--- mit Interponat 5-854.55♦
-- Exploration 5-850.f5♦
-- Exzision
--- partiell 5-852.05♦
--- total 5-852.15♦
-- Fremdkörperentfernung, durch Inzision 5-850.95♦
-- Inzision
--- längs 5-850.25♦
--- quer 5-850.35♦
-- Naht
--- primär 5-855.15♦
--- sekundär 5-855.25♦
-- Reinsertion 5-855.05♦
-- Schaffung, Transplantatlager 5-854.65♦
-- Tenodese
--- primär 5-855.75♦
--- sekundär 5-855.85♦
-- Tenolyse 5-855.55♦ ►

Sehne *(Forts.)*
~ Rücken *(Forts.)*
-- Transplantation 5-854.75♦
-- Transposition 5-854.25♦
--- partiell 5-854.25♦
-- Verkürzung 5-854.15♦
-- Verlängerung 5-854.05♦
-- Wechsel, Transplantat 5-854.85♦
- Rückfuß
-- Augmentation 5-854.3b♦
-- Entfernung, Transplantat 5-854.9b♦
-- Ersatzplastik 5-854.4b♦
--- mit Interponat 5-854.5b♦
-- Schaffung, Transplantatlager 5-854.6b♦
-- Transplantation 5-854.7b♦
-- Transposition 5-854.2b♦
--- partiell 5-854.2b♦
-- Verkürzung 5-854.1b♦
-- Verlängerung 5-854.0b♦
-- Wechsel, Transplantat 5-854.8b♦
- Schulter
-- Augmentation 5-854.31♦
-- Débridement 5-850.c1♦
-- Entfernung, Transplantat 5-854.91♦
-- Ersatzplastik 5-854.41♦
--- mit Interponat 5-854.51♦
-- Exploration 5-850.f1♦
-- Exzision
--- partiell 5-852.01♦
--- total 5-852.11♦
-- Fremdkörperentfernung, durch Inzision 5-850.91♦
-- Inzision
--- längs 5-850.21♦
--- quer 5-850.31♦
-- Naht
--- primär 5-855.11♦
--- sekundär 5-855.21♦
-- Reinsertion 5-855.01♦
-- Schaffung, Transplantatlager 5-854.61♦
-- Tenodese
--- primär 5-855.71♦
--- sekundär 5-855.81♦
-- Tenolyse 5-855.51♦
-- Transplantation 5-854.71♦
-- Transposition 5-854.21♦
--- partiell 5-854.21♦
-- Verkürzung 5-854.11♦
-- Verlängerung 5-854.01♦
-- Wechsel, Transplantat 5-854.81♦
- Sprunggelenk, oberes, Débridement, arthroskopisch 5-819.1k♦
- Transplantation, frei, zur Stabilisierung, Akromioklavikulargelenk, arthroskopisch 5-814.b♦
- und Muskel
-- Axilla, Exzision
--- epifaszial 5-852.81♦
--- subfaszial 5-852.91♦
-- Bauchregion, Exzision
--- epifaszial 5-852.86♦
--- subfaszial 5-852.96♦ ►

Sehne *(Forts.)*
~ und Muskel *(Forts.)*
–– Brustwand, Exzision
––– epifaszial 5-852.85♦
––– subfaszial 5-852.95♦
–– Ellenbogen, Exzision
––– epifaszial 5-852.82♦
––– subfaszial 5-852.92♦
–– Fuß, Exzision
––– epifaszial 5-852.8a♦
––– subfaszial 5-852.9a♦
–– Genitalregion, Exzision
––– epifaszial 5-852.87♦
––– subfaszial 5-852.97♦
–– Gesäß, Exzision
––– epifaszial 5-852.87♦
––– subfaszial 5-852.97♦
–– Hals, Exzision
––– epifaszial 5-852.80♦
––– subfaszial 5-852.90♦
–– Knie, Exzision
––– epifaszial 5-852.88♦
––– subfaszial 5-852.98♦
–– Kopf, Exzision
––– epifaszial 5-852.80♦
––– subfaszial 5-852.90♦
–– Leistenregion, Exzision
––– epifaszial 5-852.87♦
––– subfaszial 5-852.97♦
–– Oberarm, Exzision
––– epifaszial 5-852.82♦
––– subfaszial 5-852.92♦
–– Oberschenkel, Exzision
––– epifaszial 5-852.88♦
––– subfaszial 5-852.98♦
–– Rücken, Exzision
––– epifaszial 5-852.85♦
––– subfaszial 5-852.95♦
–– Schulter, Exzision
––– epifaszial 5-852.81♦
––– subfaszial 5-852.91♦
–– Unterarm, Exzision
––– epifaszial 5-852.83♦
––– subfaszial 5-852.93♦
–– Unterschenkel, Exzision
––– epifaszial 5-852.89♦
––– subfaszial 5-852.99♦
– Unterarm
–– Augmentation 5-854.33♦
–– Débridement 5-850.c3♦
–– Entfernung, Transplantat 5-854.93♦
–– Ersatzplastik 5-854.43♦
––– mit Interponat 5-854.53♦
–– Exploration 5-850.f3♦
–– Exzision
––– partiell 5-852.03♦
––– total 5-852.13♦
–– Fremdkörperentfernung, durch Inzision 5-850.93♦
–– Inzision
––– längs 5-850.23♦ ►

Sehne *(Forts.)*
~ Unterarm *(Forts.)*
~~ Inzision *(Forts.)*
––– quer 5-850.33♦
–– Naht
––– primär 5-855.13♦
––– sekundär 5-855.23♦
–– Reinsertion 5-855.03♦
–– Schaffung, Transplantatlager 5-854.63♦
–– Tenodese
––– primär 5-855.73♦
––– sekundär 5-855.83♦
–– Tenolyse 5-855.53♦
–– Transplantation 5-854.73♦
–– Transposition 5-854.23♦
––– partiell 5-854.23♦
–– Verkürzung 5-854.13♦
–– Verlängerung 5-854.03♦
–– Wechsel, Transplantat 5-854.83♦
– Unterschenkel
–– Augmentation 5-854.39♦
–– Débridement 5-850.c9♦
–– Entfernung, Transplantat 5-854.99♦
–– Ersatzplastik 5-854.49♦
––– mit Interponat 5-854.59♦
–– Exploration 5-850.f9♦
–– Exzision
––– partiell 5-852.09♦
––– total 5-852.19♦
–– Fremdkörperentfernung, durch Inzision 5-850.99♦
–– Inzision
––– längs 5-850.29♦
––– quer 5-850.39♦
–– Naht
––– primär 5-855.19♦
––– sekundär 5-855.29♦
–– Reinsertion 5-855.09♦
–– Schaffung, Transplantatlager 5-854.69♦
–– Tenodese
––– primär 5-855.79♦
––– sekundär 5-855.89♦
–– Tenolyse 5-855.59♦
–– Transplantation 5-854.79♦
–– Transposition 5-854.29♦
––– partiell 5-854.29♦
–– Verkürzung 5-854.19♦
–– Verlängerung 5-854.09♦
–– Wechsel, Transplantat 5-854.89♦
– Verlagerung, zur Rekonstruktion, Rotatorenmanschette, Schultergelenk, offen 5-805.8♦
– Zehe
–– Augmentation 5-854.3c♦
–– Entfernung, Transplantat 5-854.9c♦
–– Ersatzplastik 5-854.4c♦
––– mit Interponat 5-854.5c♦
–– Schaffung, Transplantatlager 5-854.6c♦
–– Transplantation 5-854.7c♦
–– Transposition 5-854.2c♦
––– partiell 5-854.2c♦
–– Verkürzung 5-854.1c♦ ►

Sehne *(Forts.)*
~ Zehe *(Forts.)*
-- Verlängerung 5-854.0c♦
-- Wechsel, Transplantat 5-854.8c♦
Sehnenfachspaltung
– Beugesehne
-- Daumen 5-840.32♦
-- Handgelenk 5-840.30♦
-- Langfinger 5-840.31♦
– Sehnenscheide
-- Daumen 5-840.38♦
-- Handgelenk 5-840.36♦
-- Hohlhand 5-840.39♦
-- Langfinger 5-840.37♦
– Strecksehne
-- Daumen 5-840.35♦
-- Handgelenk 5-840.33♦
-- Langfinger 5-840.34♦
Sehnengewebe
– Axilla, Entnahme, zur Transplantation 5-852.f1♦
– Bauchregion, Entnahme, zur Transplantation 5-852.f6♦
– Brustwand, Entnahme, zur Transplantation 5-852.f5♦
– Ellenbogen, Entnahme, zur Transplantation 5-852.f2♦
– Fuß, Entnahme, zur Transplantation 5-852.fa♦
– Genitalregion, Entnahme, zur Transplantation 5-852.f7♦
– Gesäß, Entnahme, zur Transplantation 5-852.f7♦
– Hals, Entnahme, zur Transplantation 5-852.f0♦
– Knie, Entnahme, zur Transplantation 5-852.f8♦
– Kopf, Entnahme, zur Transplantation 5-852.f0♦
– Leistenregion, Entnahme, zur Transplantation 5-852.f7♦
– Oberarm, Entnahme, zur Transplantation 5-852.f2♦
– Oberschenkel, Entnahme, zur Transplantation 5-852.f8♦
– Rücken, Entnahme, zur Transplantation 5-852.f5♦
– Schulter, Entnahme, zur Transplantation 5-852.f1♦
– Unterarm, Entnahme, zur Transplantation 5-852.f3♦
– Unterschenkel, Entnahme, zur Transplantation 5-852.f9♦
Sehnenknoten, Entfernung
– Beugesehne
-- Daumen 5-840.52♦
-- Handgelenk 5-840.50♦
-- Langfinger 5-840.51♦
– Sehnenscheide
-- Daumen 5-840.58♦
-- Handgelenk 5-840.56♦
-- Hohlhand 5-840.59♦
-- Langfinger 5-840.57♦
– Strecksehne
-- Daumen 5-840.55♦ ►
Sehnenknoten, Entfernung *(Forts.)*
~ Strecksehne *(Forts.)*
-- Handgelenk 5-840.53♦
-- Langfinger 5-840.54♦
Sehnenkopplung
– Beugesehne
-- Daumen 5-840.m2♦
-- Handgelenk 5-840.m0♦
-- Langfinger 5-840.m1♦
– Strecksehne
-- Daumen 5-840.m5♦
-- Handgelenk 5-840.m3♦
-- Langfinger 5-840.m4♦
Sehnenplastik
– Beugesehne
-- Daumen 5-840.k2♦
-- Handgelenk 5-840.k0♦
-- Langfinger 5-840.k1♦
– Sehnenscheide
-- Daumen 5-840.k8♦
-- Handgelenk 5-840.k6♦
-- Hohlhand 5-840.k9♦
-- Langfinger 5-840.k7♦
– Strecksehne
-- Daumen 5-840.k5♦
-- Handgelenk 5-840.k3♦
-- Langfinger 5-840.k4♦
Sehnenscheide
– Axilla
-- Durchtrennung
--- längs 5-851.31♦
--- quer 5-851.41♦
-- Exzision
--- partiell 5-852.21♦
--- total 5-852.31♦
-- Naht
--- primär 5-855.31♦
--- sekundär 5-855.41♦
-- Spülung 5-855.b1♦
– Bauchregion
-- Naht
--- primär 5-855.36♦
--- sekundär 5-855.46♦
-- Spülung 5-855.b6♦
– Brustwand
-- Durchtrennung
--- längs 5-851.35♦
--- quer 5-851.45♦
-- Exzision
--- partiell 5-852.25♦
--- total 5-852.35♦
-- Naht
--- primär 5-855.35♦
--- sekundär 5-855.45♦
-- Spülung 5-855.b5♦
– Daumen
-- Débridement 5-840.48♦
-- Entfernung, Sehnenknoten 5-840.58♦
-- Exploration 5-840.s8♦
-- Exzision 5-840.58♦
-- Fremdkörperentfernung 5-840.08♦ ►

S

Sehnenscheide *(Forts.)*
~ Daumen *(Forts.)*
-- Inzision 5-840.08♦
-- Naht
--- primär 5-840.68♦
--- sekundär 5-840.78♦
-- Sehnenfachspaltung 5-840.38♦
-- Sehnenplastik 5-840.k8♦
-- Tenolyse 5-840.88♦
- Ellenbogen
-- Durchtrennung
--- längs 5-851.32♦
--- quer 5-851.42♦
-- Exzision
--- partiell 5-852.22♦
--- total 5-852.32♦
-- Naht
--- primär 5-855.32♦
--- sekundär 5-855.42♦
-- Spülung 5-855.b2♦
- Fuß
-- Durchtrennung
--- längs 5-851.3a♦
--- quer 5-851.4a♦
-- Exzision
--- partiell 5-852.2a♦
--- total 5-852.3a♦
-- Naht
--- primär 5-855.3a♦
--- sekundär 5-855.4a♦
-- Spülung 5-855.ba♦
- Genitalregion
-- Durchtrennung
--- längs 5-851.37♦
--- quer 5-851.47♦
-- Exzision
--- partiell 5-852.27♦
--- total 5-852.37♦
-- Naht
--- primär 5-855.37♦
--- sekundär 5-855.47♦
-- Spülung 5-855.b7♦
- Gesäß
-- Durchtrennung
--- längs 5-851.37♦
--- quer 5-851.47♦
-- Exzision
--- partiell 5-852.27♦
--- total 5-852.37♦
-- Naht
--- primär 5-855.37♦
--- sekundär 5-855.47♦
-- Spülung 5-855.b7♦
- Hals
-- Durchtrennung
--- längs 5-851.30♦
--- quer 5-851.40♦
-- Exzision
--- partiell 5-852.20♦
--- total 5-852.30♦ ►

Sehnenscheide *(Forts.)*
~ Hals *(Forts.)*
-- Naht
--- primär 5-855.30♦
--- sekundär 5-855.40♦
-- Spülung 5-855.b0♦
- Handgelenk
-- Débridement 5-840.46♦
-- Entfernung, Sehnenknoten 5-840.56♦
-- Exploration 5-840.s6♦
-- Exzision 5-840.56♦
-- Fremdkörperentfernung 5-840.06♦
-- Inzision 5-840.06♦
-- Naht
--- primär 5-840.66♦
--- sekundär 5-840.76♦
-- Sehnenfachspaltung 5-840.36♦
-- Sehnenplastik 5-840.k6♦
-- Tenolyse 5-840.86♦
- Hohlhand
-- Débridement 5-840.49♦
-- Entfernung, Sehnenknoten 5-840.59♦
-- Exploration 5-840.s9♦
-- Exzision 5-840.59♦
-- Fremdkörperentfernung 5-840.09♦
-- Inzision 5-840.09♦
-- Naht
--- primär 5-840.69♦
--- sekundär 5-840.79♦
-- Sehnenfachspaltung 5-840.39♦
-- Sehnenplastik 5-840.k9♦
-- Tenolyse 5-840.89♦
- isoliert
-- Axilla, Inzision
--- längs 5-850.41♦
--- quer 5-850.51♦
-- Brustwand, Inzision
--- längs 5-850.45♦
--- quer 5-850.55♦
-- Ellenbogen, Inzision
--- längs 5-850.42♦
--- quer 5-850.52♦
-- Fuß, Inzision
--- längs 5-850.4a♦
--- quer 5-850.5a♦
-- Genitalregion, Inzision
--- längs 5-850.47♦
--- quer 5-850.57♦
-- Gesäß, Inzision
--- längs 5-850.47♦
--- quer 5-850.57♦
-- Hals, Inzision
--- längs 5-850.40♦
--- quer 5-850.50♦
-- Knie, Inzision
--- längs 5-850.48♦
--- quer 5-850.58♦
-- Kopf, Inzision
--- längs 5-850.40♦
--- quer 5-850.50♦ ►

Sehnenscheide *(Forts.)*
~ isoliert *(Forts.)*
–– Leistenregion, Inzision
––– längs 5-850.47♦
––– quer 5-850.57♦
–– Oberarm, Inzision
––– längs 5-850.42♦
––– quer 5-850.52♦
–– Oberschenkel, Inzision
––– längs 5-850.48♦
––– quer 5-850.58♦
–– Rücken, Inzision
––– längs 5-850.45♦
––– quer 5-850.55♦
–– Schulter, Inzision
––– längs 5-850.41♦
––– quer 5-850.51♦
–– Unterarm, Inzision
––– längs 5-850.43♦
––– quer 5-850.53♦
–– Unterschenkel, Inzision
––– längs 5-850.49♦
––– quer 5-850.59♦
– Knie
–– Durchtrennung
––– längs 5-851.38♦
––– quer 5-851.48♦
–– Exzision
––– partiell 5-852.28♦
––– total 5-852.38♦
–– Naht
––– primär 5-855.38♦
––– sekundär 5-855.48♦
–– Spülung 5-855.b8♦
– Kopf
–– Durchtrennung
––– längs 5-851.30♦
––– quer 5-851.40♦
–– Exzision
––– partiell 5-852.20♦
––– total 5-852.30♦
–– Naht
––– primär 5-855.30♦
––– sekundär 5-855.40♦
–– Spülung 5-855.b0♦
– Langfinger
–– Débridement 5-840.47♦
–– Entfernung, Sehnenknoten 5-840.57♦
–– Exploration 5-840.s7♦
–– Exzision 5-840.57♦
–– Fremdkörperentfernung 5-840.07♦
–– Inzision 5-840.07♦
–– Naht
––– primär 5-840.67♦
––– sekundär 5-840.77♦
–– Sehnenfachspaltung 5-840.37♦
–– Sehnenplastik 5-840.k7♦
–– Tenolyse 5-840.87♦
– Leistenregion
–– Durchtrennung
––– längs 5-851.37♦ ►

Sehnenscheide *(Forts.)*
~ Leistenregion *(Forts.)*
~~ Durchtrennung *(Forts.)*
––– quer 5-851.47♦
–– Exzision
––– partiell 5-852.27♦
––– total 5-852.37♦
–– Naht
––– primär 5-855.37♦
––– sekundär 5-855.47♦
–– Spülung 5-855.b7♦
– Oberarm
–– Durchtrennung
––– längs 5-851.32♦
––– quer 5-851.42♦
–– Exzision
––– partiell 5-852.22♦
––– total 5-852.32♦
–– Naht
––– primär 5-855.32♦
––– sekundär 5-855.42♦
–– Spülung 5-855.b2♦
– Oberschenkel
–– Durchtrennung
––– längs 5-851.38♦
––– quer 5-851.48♦
–– Exzision
––– partiell 5-852.28♦
––– total 5-852.38♦
–– Naht
––– primär 5-855.38♦
––– sekundär 5-855.48♦
–– Spülung 5-855.b8♦
– Rücken
–– Durchtrennung
––– längs 5-851.35♦
––– quer 5-851.45♦
–– Exzision
––– partiell 5-852.25♦
––– total 5-852.35♦
–– Naht
––– primär 5-855.35♦
––– sekundär 5-855.45♦
–– Spülung 5-855.b5♦
– Schulter
–– Durchtrennung
––– längs 5-851.31♦
––– quer 5-851.41♦
–– Exzision
––– partiell 5-852.21♦
––– total 5-852.31♦
–– Naht
––– primär 5-855.31♦
––– sekundär 5-855.41♦
–– Spülung 5-855.b1♦
– Unterarm
–– Durchtrennung
––– längs 5-851.33♦
––– quer 5-851.43♦
–– Exzision
––– partiell 5-852.23♦ ►

Sehnenscheide *(Forts.)*
~ Unterarm *(Forts.)*
~~ Exzision *(Forts.)*
––– total 5-852.33♦
–– Naht
––– primär 5-855.33♦
––– sekundär 5-855.43♦
–– Spülung 5-855.b3♦
– Unterschenkel
–– Durchtrennung
––– längs 5-851.39♦
––– quer 5-851.49♦
–– Exzision
––– partiell 5-852.29♦
––– total 5-852.39♦
–– Naht
––– primär 5-855.39♦
––– sekundär 5-855.49♦
–– Spülung 5-855.b9♦
Seit-zu-Seit-Ileotransversostomie, palliativ 5-459.2
Seit-zu-Seit-Umgehungsanastomose, Dünndarm 5-459.0
Seitenastvarizen, Exhairese 5-385.96♦
Seitenband, Rekonstruktion, bei Trennung, Syndaktylie, Finger, komplett 5-917.21♦
Seitenzahnbereich, Resektion, Wurzelspitze
– mit Wurzelkanalbehandlung
–– orthograd 5-237.21
–– retrograd 5-237.22
– ohne Wurzelkanalbehandlung 5-237.20
Sekretin-Test 1-761
Sekundärnaht – s. Naht, Lokalisation
Selbstexpandierend
– Implantat
–– Entfernung, intersphinktärer Raum 5-496.c2
–– Implantation, intersphinktärer Raum 5-496.c0
–– Wechsel, intersphinktärer Raum 5-496.c1
– Klammer, endovaskulär
–– 1 *[nur Zusatzkode!]* 8-83c.a1
–– 2 *[nur Zusatzkode!]* 8-83c.a2
–– 3 *[nur Zusatzkode!]* 8-83c.a3
–– 4 *[nur Zusatzkode!]* 8-83c.a4
–– 5 oder mehr *[nur Zusatzkode!]* 8-83c.a5
– Prothese, auf ein Kauterisierungssystem vorgeladen, Verwendung *[nur Zusatzkode!]* 5-549.a
– Stent, auf ein Kauterisierungssystem vorgeladen, Verwendung *[nur Zusatzkode!]* 5-549.a
Selektiv
– Embolisation
–– durch
––– Ethylenvinylalkohol-Copolymer *[nur Zusatzkode!]* 8-83b.22
––– Hybrid-Mikrospiralen *[nur Zusatzkode!]* 8-83b.3a
–– mit
––– Alkoholkopolymer, flüssig *[nur Zusatzkode!]* 8-83b.21
––– Ethiodol *[nur Zusatzkode!]* 8-83b.25
––– gecovert Vascular Plug *[nur Zusatzkode!]* 8-83b.38 ►

Selektiv *(Forts.)*
~ Embolisation *(Forts.)*
~~ mit *(Forts.)*
––– Gefäßverschlusskörper, großlumig
–––– gecovert *[nur Zusatzkode!]* 8-83b.38
–––– nicht-gecovert *[nur Zusatzkode!]* 8-83b.34
––– Infusionssystem, katheterbasiert, mit dynamischer expandierbarer Spitze *[nur Zusatzkode!]* 8-83b.k
––– Metallspirale, großvolumig *[nur Zusatzkode!]* 8-83b.35
–– perkutan-transluminal
––– Gefäß
–––– intrakraniell, mit embolisierender Flüssigkeit 8-836.90
–––– viszeral, mit embolisierender Flüssigkeit 8-836.9a
––– Koronargefäß, mit embolisierenden Flüssigkeiten 8-837.70
–– und Infarzierung, perkutan-transluminal, Koronargefäß, mit
––– ablösbaren Ballons 8-837.72
––– embolisierenden Flüssigkeiten 8-837.70
––– Partikeln oder Metallspiralen 8-837.71
––– Schirm 8-837.73
– Infarzierung, perkutan-transluminal, Koronargefäß, mit embolisierenden Flüssigkeiten 8-837.70
– Lymphadenektomie, zervikal, Regionen
–– 1 5-403.00♦
–– 2 5-403.01♦
–– 3 5-403.02♦
–– 4 5-403.03♦
–– 5 5-403.04♦
–– 6 5-403.05♦
– Neck dissection, Regionen
–– 1 5-403.00♦
–– 2 5-403.01♦
–– 3 5-403.02♦
–– 4 5-403.03♦
–– 5 5-403.04♦
–– 6 5-403.05♦
– Radionuklidtherapie, intravaskulär (SIRT), mit Mikrosphäre
–– Rhenium-188-markiert 8-530.a6
–– Yttrium-90-markiert 8-530.a5
– Ultraviolettphototherapie 8-560.0
– Vagotomie
–– gastrisch
––– mit Pyloroplastik 5-444.12
––– ohne Pyloroplastik 5-444.11
–– proximal
––– mit Pyloroplastik 5-444.22
––– ohne Pyloroplastik 5-444.21
Selexipag, Applikation, oral 6-009.k
Sella turcica, Einsetzen, Tamponade 5-076
Semirigide, Penisprothese
– Implantation 5-649.50
– Wechsel, in
–– hydraulische Prothese 5-649.a1 ►

Semirigide, Penisprothese *(Forts.)*
~ Wechsel, in *(Forts.)*
-- semirigide Prothese 5-649.a0
Semitendinosusersatzplastik, Kreuzband, vorderes, offen 5-803.1♦
Semitendinosussehne, Plastik, Kreuzband, vorderes, arthroskopisch 5-813.4♦
Semizirkulär, Exzision, Vollwand, Rektum, peranal, mit Stapler 5-482.b1
Sengstaken-Sonde, Ösophagus, Einsetzen 8-501
Senkung
- Augeninnendruck, durch
-- Aspiration, Trabekelwerk, bei Pseudoexfoliationsglaukom 5-133.7♦
-- Elektroablations-Trabekulotomie, intraokular 5-133.81♦
-- Filtrationsoperation, mit
--- Implantat
---- nahtfixiert, mit Abfluss unter die Bindehaut 5-131.64♦
---- nicht-nahtfixiert, mit Abfluss
----- in den
------ Kammerwinkel 5-131.61♦
------ suprachorioidealen Raum 5-131.62♦
----- unter die Bindehaut 5-131.63♦
--- Plattenimplantat, nahtfixiert, episkleral 5-131.64♦
-- Gonioplastik, mit Laser 5-133.4♦
-- Goniotomie 5-131.8♦
-- Implantation, Shunt
--- Trabekelwerk 5-131.61♦
--- trabekulär 5-131.61♦
-- Iridektomie, chirurgisch 5-133.0♦
-- Iridoplastik, mit Laser 5-133.4♦
-- Laser-Trabekulotomie, intraokular 5-133.80♦
-- Laseriridotomie 5-133.6♦
-- Lasertrabekuloplastik 5-133.3♦
-- Photokoagulation, Corpus ciliare
--- endoskopisch 5-132.21♦
--- offen 5-132.20♦
--- transskleral 5-132.22♦
-- Resektion, Sklera, tief
--- mit Einbringen von Medikamenten zur Fibrosehemmung 5-134.11♦
--- ohne Einbringen von Medikamenten zur Fibrosehemmung 5-134.10♦
-- Sklerektomie, tief
--- mit Einbringen von Medikamenten zur Fibrosehemmung 5-134.11♦
--- ohne Einbringen von Medikamenten zur Fibrosehemmung 5-134.10♦
-- Trabekulotomie 5-131.7♦
--- intraokular, mit Trabektom 5-133.81♦
-- Viskokanaloplastik 5-134.2♦
-- Viskokanalostomie
--- mit Einbringen von Medikamenten zur Fibrosehemmung 5-134.01♦
--- ohne Einbringen von Medikamenten zur Fibrosehemmung 5-134.00♦
-- Zyklodialyse 5-133.5♦ ►

Senkung *(Forts.)*
~ Augeninnendruck, durch *(Forts.)*
-- Zyklophotokoagulation
--- endoskopisch 5-132.21♦
--- offen 5-132.20♦
--- transskleral 5-132.22♦
- Mundboden
-- mit
--- Hauttransplantat 5-244.11
--- Knochentransplantat 5-244.13
--- Schleimhauttransplantat 5-244.12
--- Vestibulumplastik
---- mit
----- Hauttransplantat 5-244.31
----- Knochentransplantat 5-244.33
----- Schleimhauttransplantat 5-244.32
---- ohne Transplantat 5-244.30
-- ohne Transplantat 5-244.10
Sentinel-Lymphonodektomie
- Axilla, mit
-- Farbmarkierung 5-401.12♦
-- Radionuklidmarkierung 5-401.11♦
- axillär, mit kombinierter Radionuklid- und Farbmarkierung 5-401.13♦
- iliakal
-- laparoskopisch, mit
--- Farbmarkierung 5-401.92♦
--- kombinierter Radionuklid- und Farbmarkierung 5-401.93♦
--- Radionuklidmarkierung 5-401.91♦
-- offen, mit
--- Farbmarkierung 5-401.42♦
--- kombinierter Radionuklid- und Farbmarkierung 5-401.43♦
--- Radionuklidmarkierung 5-401.41♦
- inguinal
-- laparoskopisch, mit
--- Farbmarkierung 5-401.a2♦
--- kombinierter Radionuklid- und Farbmarkierung 5-401.a3♦
--- Radionuklidmarkierung 5-401.a1♦
-- mit Farbmarkierung 5-401.52♦
-- offen, mit
--- kombinierter Radionuklid- und Farbmarkierung 5-401.53♦
--- Radionuklidmarkierung 5-401.51♦
- mediastinal
-- mediastinoskopisch, mit
--- Farbmarkierung 5-401.72
--- Radionuklidmarkierung 5-401.71
-- offen, mit
--- Farbmarkierung 5-401.22
--- kombinierter Radionuklid- und Farbmarkierung 5-401.23
--- Radionuklidmarkierung 5-401.21
-- thorakoskopisch, mit
--- Farbmarkierung 5-401.72
--- kombinierter Radionuklid- und Farbmarkierung 5-401.73
--- Radionuklidmarkierung 5-401.71 ►

S

Sentinel-Lymphonodektomie *(Forts.)*
– paraaortal
–– laparoskopisch, mit
––– Farbmarkierung 5-401.82
––– kombinierter Radionuklid- und Farbmarkierung 5-401.83
––– Radionuklidmarkierung 5-401.81
–– offen, mit
––– Farbmarkierung 5-401.32
––– kombinierter Radionuklid- und Farbmarkierung 5-401.33
––– Radionuklidmarkierung 5-401.31
– paraösophageal
–– mediastinoskopisch, mit
––– Farbmarkierung 5-401.72
––– Radionuklidmarkierung 5-401.71
–– thorakoskopisch, mit
––– Farbmarkierung 5-401.72
––– Radionuklidmarkierung 5-401.71
– parasternal, offen, mit
–– Farbmarkierung 5-401.g2♦
–– kombinierter Radionuklid- und Farbmarkierung 5-401.g3♦
–– Radionuklidmarkierung 5-401.g1♦
– paratracheal
–– mediastinoskopisch, mit
––– Farbmarkierung 5-401.72
––– Radionuklidmarkierung 5-401.71
–– thorakoskopisch, mit
––– Farbmarkierung 5-401.72
––– Radionuklidmarkierung 5-401.71
– subkarinal
–– mediastinoskopisch, mit
––– Farbmarkierung 5-401.72
––– Radionuklidmarkierung 5-401.71
–– thorakoskopisch, mit
––– Farbmarkierung 5-401.72
––– Radionuklidmarkierung 5-401.71
– tracheobronchial
–– mediastinoskopisch, mit
––– Farbmarkierung 5-401.72
––– Radionuklidmarkierung 5-401.71
–– thorakoskopisch, mit
––– Farbmarkierung 5-401.72
––– Radionuklidmarkierung 5-401.71
– zervikal, mit
–– Farbmarkierung 5-401.02♦
–– kombinierter Radionuklid- und Farbmarkierung 5-401.03♦
–– Radionuklidmarkierung 5-401.01♦
Septisch – s. jeweiliger durchgeführter Eingriff
Septokutan, Lappen
– Axilla
–– Entnahme, mit mikrovaskulärer Anastomosierung 5-858.11♦
–– Transplantation, mit mikrovaskulärer Anastomosierung 5-858.61♦
– Bauchregion
–– Entnahme, mit mikrovaskulärer Anastomosierung 5-858.16♦ ►

Septokutan, Lappen *(Forts.)*
~ Bauchregion *(Forts.)*
–– Transplantation, mit mikrovaskulärer Anastomosierung 5-858.66♦
– Brustwand
–– Entnahme, mit mikrovaskulärer Anastomosierung 5-858.15♦
–– Transplantation, mit mikrovaskulärer Anastomosierung 5-858.65♦
– Ellenbogen
–– Entnahme, mit mikrovaskulärer Anastomosierung 5-858.12♦
–– Transplantation, mit mikrovaskulärer Anastomosierung 5-858.62♦
– Fuß
–– Entnahme, mit mikrovaskulärer Anastomosierung 5-858.1a♦
–– Transplantation, mit mikrovaskulärer Anastomosierung 5-858.6a♦
– Genitalregion
–– Entnahme, mit mikrovaskulärer Anastomosierung 5-858.17♦
–– Transplantation, mit mikrovaskulärer Anastomosierung 5-858.67♦
– Gesäß
–– Entnahme, mit mikrovaskulärer Anastomosierung 5-858.17♦
–– Transplantation, mit mikrovaskulärer Anastomosierung 5-858.67♦
– Hals
–– Entnahme, mit mikrovaskulärer Anastomosierung 5-858.10♦
–– Transplantation, mit mikrovaskulärer Anastomosierung 5-858.60♦
– Hand
–– Entnahme, mit mikrovaskulärer Anastomosierung 5-858.14♦
–– Transplantation, mit mikrovaskulärer Anastomosierung 5-858.64♦
– Knie
–– Entnahme, mit mikrovaskulärer Anastomosierung 5-858.18♦
–– Transplantation, mit mikrovaskulärer Anastomosierung 5-858.68♦
– Kopf
–– Entnahme, mit mikrovaskulärer Anastomosierung 5-858.10♦
–– Transplantation, mit mikrovaskulärer Anastomosierung 5-858.60♦
– Leistenregion
–– Entnahme, mit mikrovaskulärer Anastomosierung 5-858.17♦
–– Transplantation, mit mikrovaskulärer Anastomosierung 5-858.67♦
– Oberarm
–– Entnahme, mit mikrovaskulärer Anastomosierung 5-858.12♦
–– Transplantation, mit mikrovaskulärer Anastomosierung 5-858.62♦ ►

Septokutan, Lappen *(Forts.)*
– Oberschenkel
–– Entnahme, mit mikrovaskulärer Anastomosierung 5-858.18♦
–– Transplantation, mit mikrovaskulärer Anastomosierung 5-858.68♦
– Rücken
–– Entnahme, mit mikrovaskulärer Anastomosierung 5-858.15♦
–– Transplantation, mit mikrovaskulärer Anastomosierung 5-858.65♦
– Schulter
–– Entnahme, mit mikrovaskulärer Anastomosierung 5-858.11♦
–– Transplantation, mit mikrovaskulärer Anastomosierung 5-858.61♦
– Unterarm
–– Entnahme, mit mikrovaskulärer Anastomosierung 5-858.13♦
–– Transplantation, mit mikrovaskulärer Anastomosierung 5-858.63♦
– Unterschenkel
–– Entnahme, mit mikrovaskulärer Anastomosierung 5-858.19♦
–– Transplantation, mit mikrovaskulärer Anastomosierung 5-858.69♦
Septorhinoplastik, mit
– Korrektur
–– Knochen, mit
––– distalem
–––– allogenem Transplantat 5-218.12
–––– autogenem Transplantat 5-218.11
–––– xenogenem Transplantat 5-218.12
––– lokalem autogenem Transplantat 5-218.10
–– Knorpel
––– mit
–––– allogenem Transplantat 5-218.02
–––– autogenem lokalem Transplantat 5-218.00
–––– distalem autogenem Transplantat 5-218.01
–––– xenogenem Transplantat 5-218.02
––– und Knochen, mit
–––– distalem
––––– allogenem Transplantat 5-218.22
––––– autogenem Transplantat 5-218.21
––––– xenogenem Transplantat 5-218.22
–––– lokalem autogenem Transplantat 5-218.20
– Lappen
–– distal 5-218.3
–– lokal 5-218.3
Septum, Uterus, kongenital, Exzision
– hysteroskopisch 5-681.11
–– laparoskopisch assistiert 5-681.12
–– sonographisch assistiert 5-681.13
– vaginal 5-681.10
Septumperforationsverschluss, mit Schleimhaut-Verschiebelappen 5-214.4
Septumstützfolie, Einnähen, bei Durchtrennung, Synechie, Nase 5-211.41
Sequenzszintigraphie, hepatobiliär 3-707.6
Sequester, frei, Entfernung, bei
– Diskektomie
–– offen 5-831.0
–– perkutan, mit Endoskopie 5-831.5
– Exzision
–– Bandscheibe 5-831.0
––– perkutan, mit Endoskopie 5-831.5
–– Gewebe, Bandscheibe, extraforaminal gelegen 5-831.3
Sequesterotomie
– Beckenknochen 5-780.7d
–– mit Einlegen, Medikamententräger 5-780.8d
– Femur
–– distal 5-780.7h♦
––– mit Einlegen, Medikamententräger 5-780.8h♦
–– proximal 5-780.7f♦
––– mit Einlegen, Medikamententräger 5-780.8f♦
–– Schaft 5-780.7g♦
––– mit Einlegen, Medikamententräger 5-780.8g♦
– Fibula
–– distal 5-780.7r♦
––– mit Einlegen, Medikamententräger 5-780.8r♦
–– proximal 5-780.7p♦
––– mit Einlegen, Medikamententräger 5-780.8p♦
–– Schaft 5-780.7q♦
––– mit Einlegen, Medikamententräger 5-780.8q♦
– Gesichtsschädelknochen, mit
–– Débridement, und Drainage 5-770.10
–– Einlegen, Medikamententräger 5-770.12
–– Entfernung, Sequester 5-770.11
– Humerus
–– distal 5-780.73♦
––– mit Einlegen, Medikamententräger 5-780.83♦
–– proximal 5-780.71♦
––– mit Einlegen, Medikamententräger 5-780.81♦
–– Schaft 5-780.72♦
––– mit Einlegen, Medikamententräger 5-780.82♦
– Kalkaneus 5-780.7t♦
–– mit Einlegen, Medikamententräger 5-780.8t♦
– Karpus 5-780.7a♦
–– mit Einlegen, Medikamententräger 5-780.8a♦
– Klavikula 5-780.70♦
–– mit Einlegen, Medikamententräger 5-780.80♦
– Metakarpus 5-780.7b♦
–– mit Einlegen, Medikamententräger 5-780.8b♦
– Metatarsus 5-780.7v♦
–– mit Einlegen, Medikamententräger 5-780.8v♦
– Patella 5-780.7j♦
–– mit Einlegen, Medikamententräger 5-780.8j♦ ▶

Sequesterotomie *(Forts.)*
– Phalangen
–– Fuß 5-780.7w♦
––– mit Einlegen, Medikamententräger 5-780.8w♦
–– Hand 5-780.7c♦
––– mit Einlegen, Medikamententräger 5-780.8c♦
– Radius
–– distal 5-780.76♦
––– mit Einlegen, Medikamententräger 5-780.86♦
–– proximal 5-780.74♦
––– mit Einlegen, Medikamententräger 5-780.84♦
–– Schaft 5-780.75♦
––– mit Einlegen, Medikamententräger 5-780.85♦
– Rippe 5-349.1
–– mit Einlegen, Medikamententräger 5-349.2
– Schenkelhals 5-780.7e♦
–– mit Einlegen, Medikamententräger 5-780.8e♦
– Skapula 5-780.7z♦
–– mit Einlegen, Medikamententräger 5-780.8z♦
– Sternum 5-349.1
–– mit Einlegen, Medikamententräger 5-349.2
– Talus 5-780.7s♦
–– mit Einlegen, Medikamententräger 5-780.8s♦
– Tarsus 5-780.7u♦
–– mit Einlegen, Medikamententräger 5-780.8u♦
– Tibia
–– distal 5-780.7n♦
––– mit Einlegen, Medikamententräger 5-780.8n♦
–– proximal 5-780.7k♦
––– mit Einlegen, Medikamententräger 5-780.8k♦
–– Schaft 5-780.7m♦
––– mit Einlegen, Medikamententräger 5-780.8m♦
– Ulna
–– distal 5-780.79♦
––– mit Einlegen, Medikamententräger 5-780.89♦
–– proximal 5-780.77♦
––– mit Einlegen, Medikamententräger 5-780.87♦
–– Schaft 5-780.78♦
––– mit Einlegen, Medikamententräger 5-780.88♦
– Wirbelsäule 5-830.1
–– Fistelrevision, durch Inzision 5-830.6
Seriell
– Austausch, Fruchtwasser 5-754.5
– Enteroplastie, transvers 5-467.a1
– Vergleich, von mehr als 2
–– PET-Untersuchungen *[nur Zusatzkode!]* 3-998
–– PET/CT-Untersuchungen *[nur Zusatzkode!]* 3-998
sFlt-1-Apherese [Lösliche, FMS-ähnliche Tyrosinkinase 1] 8-827
Shaldon-Katheter, Anlegen 8-831.5
Shape Memory Alloy Staple
– 1, Epiphyseodese, wachstumslenkend 5-838.c0
– 2, Epiphyseodese, wachstumslenkend 5-838.c1
– 3, Epiphyseodese, wachstumslenkend 5-838.c2
– 4, Epiphyseodese, wachstumslenkend 5-838.c3
– 5, Epiphyseodese, wachstumslenkend 5-838.c4
– 6, Epiphyseodese, wachstumslenkend 5-838.c5
– 7, Epiphyseodese, wachstumslenkend 5-838.c6
– 8, Epiphyseodese, wachstumslenkend 5-838.c7
– 9, Epiphyseodese, wachstumslenkend 5-838.c8
– 10, Epiphyseodese, wachstumslenkend 5-838.c9
– 11, Epiphyseodese, wachstumslenkend 5-838.ca
– 12, Epiphyseodese, wachstumslenkend 5-838.cb
– 13 oder mehr, Epiphyseodese, wachstumslenkend 5-838.cc
Shavertechnik, zur Weichteil- und Knochenabtragung, bei Operationen an Nase, Nasennebenhöhlen und Gesichtsschädelknochen *[nur Zusatzkode!]* 5-98f
Shaving
– großflächig, Hautschichten, oberflächlich
–– Axilla 5-913.b6♦
–– Bauchregion 5-913.bb
–– Brustwand 5-913.ba
–– Ellenbogen 5-913.b7♦
–– Fuß 5-913.bg♦
–– Genitalregion 5-913.bc
–– Gesäß 5-913.bd
–– Hals 5-913.b5
–– Hand 5-913.b9♦
–– Knie 5-913.be♦
–– Kopf 5-913.b4
–– Leistenregion 5-913.bc
–– Lippe 5-913.b0
–– Oberarm 5-913.b7♦
–– Oberschenkel 5-913.be♦
–– Rücken 5-913.ba
–– Schulter 5-913.b6♦
–– Unterarm 5-913.b8♦
–– Unterschenkel 5-913.bf♦
– kleinflächig, Hautschichten, oberflächlich
–– Axilla 5-913.56♦
–– Bauchregion 5-913.5b
–– Brustwand 5-913.5a
–– Ellenbogen 5-913.57♦
–– Fuß 5-913.5g♦
–– Genitalregion 5-913.5c
–– Gesäß 5-913.5d
–– Hals 5-913.55
–– Hand 5-913.59♦
–– Knie 5-913.5e♦
–– Kopf 5-913.54
–– Leistenregion 5-913.5c
–– Lippe 5-913.50
–– Oberarm 5-913.57♦ ►

Shaving *(Forts.)*
~ kleinflächig, Hautschichten, oberflächlich *(Forts.)*
-- Oberschenkel 5-913.5e♦
-- Rücken 5-913.5a
-- Schulter 5-913.56♦
-- Unterarm 5-913.58♦
-- Unterschenkel 5-913.5f♦
- Korneaepithel 5-123.20♦
- Nase, äußere 5-212.0
Shirodkar, Cerclage, Cervix uteri 5-674.0
Shouldice, Verschluss
- Hernia femoralis, offen 5-531.1♦
- Hernia inguinalis, offen 5-530.1♦
Shunt
- Anlegen
-- A. axillaris 5-393.15♦
-- A. carotis 5-393.00♦
--- zur A. carotis 5-393.01
--- zur A. subclavia 5-393.02♦
--- zur A. vertebralis 5-393.03♦
-- A. renalis 5-393.48♦
-- A. subclavia 5-393.11♦
-- Aorta, zur
--- A. carotis 5-393.30♦
--- A. subclavia 5-393.31♦
-- aortoiliakal 5-393.33♦
-- aortomesenterial 5-393.39
-- aortopopliteal 5-393.38♦
-- aortorenal 5-393.3a♦
-- Arterie
--- Extremität, obere 5-393.2♦
--- Unterschenkel 5-393.7♦
--- viszeral 5-393.49♦
-- peritoneovesikal, mit Implantation, Pumpe, wiederaufladbar 5-549.6
- aortoaortal, Anlegen 5-393.32
- aortofemoral, Anlegen 5-393.36♦
- aortoiliofemoral, Anlegen 5-393.35
- aortopulmonal, künstlich
-- Ballonangioplastie, perkutan-transluminal 8-838.04
-- Blade-Angioplastie, perkutan-transluminal 8-838.14
-- Cutting-balloon, perkutan-transluminal 8-838.14
-- Embolisation, selektiv, perkutan-transluminal, mit
--- ablösbarem Ballon 8-838.a4
--- embolisierenden Flüssigkeiten 8-838.84
--- Partikeln oder Metallspiralen 8-838.94
--- Schirm 8-838.b4
-- Fragmentation, Thrombus, perkutan-transluminal 8-838.74
-- Fremdkörperentfernung, perkutan-transluminal 8-838.54
-- Implantation
--- perkutan-transluminal
---- Cheatham-Platinum-Stent
----- gecovert 8-838.m4
----- ungecovert 8-838.k4 ►

Shunt *(Forts.)*
~ aortopulmonal, künstlich *(Forts.)*
~~ Implantation *(Forts.)*
~~~ perkutan-transluminal *(Forts.)*
---- Stent, großlumig
----- gecovert
------ 1 8-838.g4
------ 2 oder mehr 8-838.h4
----- ungecovert
------ 1 8-838.e4
------ 2 oder mehr 8-838.f4
---- System, druckreduzierend, intraluminal 8-838.c4
---- Wachstumsstent
----- gecovert 8-838.m4
----- ungecovert 8-838.k4
--- Stent
---- mehrere, perkutan-transluminal 8-838.44
---- perkutan-transluminal 8-838.34
-- Laser-Angioplastie, perkutan-transluminal 8-838.24
-- Thrombolyse, selektiv, perkutan-transluminal 8-838.64
- arterioarteriell, temporär, intraoperativ, Anlegen 5-393.9
- arteriovenös
-- äußerer, Anlegen 5-392.0
-- Revision 5-394.5
-- temporär, Anlegen, intraoperativ 5-392.4
-- Verschluss 5-394.6
- Aufhebung 5-394.6
- axilloaxillär, extraanatomisch, Anlegen 5-393.16♦
- axillobifemoral, Anlegen 5-393.18♦
- axillofemoral, Anlegen 5-393.17♦
- bei
-- Dekompression, Saccus endolymphaticus 5-208.1♦
-- Drainage, Saccus endolymphaticus 5-208.1♦
- enterokolisch, vom
-- Dickdarm zum Dickdarm 5-459.3
-- Dünndarm zum Dickdarm 5-459.2
- Entfernung, Liquorsystem, spinal 5-038.a
- Explantation 5-394.4
- extraanatomisch, A. subclavia, Anlegen 5-393.12♦
- femorocrural, Anlegen 5-393.55♦
- femorofemoral, Anlegen 5-393.57♦
- femoropedal, Anlegen 5-393.56♦
- femoropopliteal, Anlegen 5-393.52♦
-- oberhalb des Kniegelenk 5-393.53♦
-- unterhalb des Kniegelenk 5-393.54♦
- fetoamnial, Anlegen, intrauterin 5-754.3
- Gefäß, operativ angelegt, Sondierung, kathetergestützt 1-279.7
- Herz, operativ angelegt, Sondierung, kathetergestützt 1-279.7
- iliocrural, Anlegen 5-393.46♦
- iliofemoral, Anlegen 5-393.42♦
- ilioiliakal, Anlegen 5-393.41♦ ►

S
~~~

Shunt *(Forts.)*
– iliopopliteal, Anlegen 5-393.43♦
–– oberhalb des Kniegelenkes 5-393.44♦
–– unterhalb des Kniegelenkes 5-393.45♦
– Implantation
–– Liquorsystem, spinal 5-038.1
–– mit Ableitung
––– subduroatrial 5-023.02
––– subduroperitoneal 5-023.12
––– subduropleural 5-023.22
––– ventrikuloatrial 5-023.00
––– ventrikuloperitoneal 5-023.10
––– ventrikulopleural 5-023.20
––– zisternoatrial 5-023.01
––– zisternoperitoneal 5-023.11
––– zisternopleural 5-023.21
–– peritoneovenös 5-549.1
–– trabekulär, zur Senkung, Augeninnendruck 5-131.61♦
– mesenterikoportal, Anlegen 5-391.3
– mesokaval, Anlegen 5-391.2
– peritoneo-vaskulär, Anlegen 5-549.1
– popliteocrural, Anlegen 5-393.61♦
– popliteopedal, Anlegen 5-393.62♦
– portokaval, Anlegen 5-391.1
– portosystemisch
–– Angioplastie, perkutan 8-839.81
–– Ballonangioplastie, perkutan 8-839.81
–– mit Stent
––– gecovert, Anlegen, perkutan
–––– 1 8-839.88
–––– 2 oder mehr 8-839.8a
––– ungecovert, Anlegen, perkutan
–––– 1 8-839.87
–––– 2 oder mehr 8-839.89
–– Revision, mit Einlegen, Stent 8-839.86
–– Thrombektomie, perkutan 8-839.83
–– Thrombolyse, perkutan 8-839.82
–– Verkleinerung, perkutan 8-839.84
–– Verschluss, perkutan 8-839.85
– Revision, Liquorsystem, spinal 5-038.5
– splenorenal, Anlegen 5-391.0
– subclaviabifemoral, Anlegen 5-393.14♦
– subclaviafemoral, Anlegen 5-393.13♦
– venös, Anlegen 5-393.8
– vom
–– Dickdarm zum Dickdarm 5-459.3
–– Dünndarm zum Dünndarm 5-459.0
– Wechsel, Liquorsystem, spinal 5-038.5
Shuntoperation, Corpus cavernosum, Penis 5-649.4
Sialendoskopie
– diagnostisch
–– Glandula parotis 1-683♦
–– Glandula submandibularis 1-683♦
– Glandula parotis, mit
–– Dilatation 5-269.20♦
–– Entfernung, Stein, mit Lithotripsie, intraduktal 5-269.22♦
– Glandula submandibularis, mit
–– Dilatation 5-269.20♦ ►

Sialendoskopie *(Forts.)*
~ Glandula submandibularis, mit *(Forts.)*
–– Entfernung, Stein, mit Lithotripsie, intraduktal 5-269.22♦
– mit
–– Entfernung, Stein
––– Glandula parotis 5-269.21♦
––– Glandula submandibularis 5-269.21♦
–– Fremdkörperentfernung
––– Glandula parotis 5-269.21♦
––– Glandula submandibularis 5-269.21♦
Sialoadenektomie
– Glandula sublingualis 5-262.5♦
– Glandula submandibularis
–– mit intraoperativem Monitoring, R. marginalis, N. facialis 5-262.41♦
–– ohne intraoperatives Monitoring, R. marginalis, N. facialis 5-262.40♦
– Parotis
–– mit
––– Erhalt, N. facialis
–––– mit Entfernung, Gewebe, erkrankt, im
––––– Infratemporalraum
–––––– mit intraoperativem Fazialismonitoring 5-262.15♦
–––––– ohne intraoperatives Fazialismonitoring 5-262.13♦
––––– oberen Parapharyngealraum
–––––– mit intraoperativem Fazialismonitoring 5-262.15♦
–––––– ohne intraoperatives Fazialismonitoring 5-262.13♦
–––––– und Infratemporalraum
––––––– mit intraoperativem Fazialismonitoring 5-262.15♦
––––––– ohne intraoperatives Fazialismonitoring 5-262.13♦
–––– ohne Entfernung von erkranktem Gewebe im oberen Parapharyngealraum und Infratemporalraum
––––– mit intraoperativem Fazialismonitoring 5-262.14♦
––––– und ohne intraoperatives Fazialismonitoring 5-262.12♦
––– Resektion
–––– N. facialis
––––– mit Entfernung, Gewebe, erkrankt, im
–––––– Infratemporalraum 5-262.25♦
–––––– oberen Parapharyngealraum 5-262.25♦
––––––– und Infratemporalraum 5-262.25♦
––––– ohne Entfernung von erkranktem Gewebe im oberen Parapharyngealraum und Infratemporalraum 5-262.24♦
–––– und Rekonstruktion, N. facialis 5-262.3♦
––– Teilresektion, N. facialis
–––– mit Entfernung, Gewebe, erkrankt, im
––––– Infratemporalraum 5-262.23♦
––––– oberen Parapharyngealraum 5-262.23♦
–––––– und Infratemporalraum 5-262.23♦ ►

Sialoadenektomie *(Forts.)*
~ Parotis *(Forts.)*
~~ mit *(Forts.)*
~~~ Teilresektion, N. facialis *(Forts.)*
---- ohne Entfernung von erkranktem Gewebe im oberen Parapharyngealraum und Infratemporalraum 5-262.22♦
-- ohne Entfernung von erkranktem Gewebe im oberen Parapharyngealraum und Infratemporalraum und ohne intraoperatives Fazialismonitoring 5-262.02♦
-- partiell, ohne Entfernung von erkranktem Gewebe im oberen Parapharyngealraum und Infratemporalraum, mit intraoperativem Fazialismonitoring 5-262.04♦
– partiell, Parotis, mit Entfernung, Gewebe, erkrankt, im
-- Infratemporalraum
--- mit intraoperativem Fazialismonitoring 5-262.05♦
--- ohne intraoperatives Fazialismonitoring 5-262.03♦
-- oberen Parapharyngealraum
--- mit intraoperativem Fazialismonitoring 5-262.05♦
--- ohne intraoperatives Fazialismonitoring 5-262.03♦
--- und Infratemporalraum
---- mit intraoperativem Fazialismonitoring 5-262.05♦
---- ohne intraoperatives Fazialismonitoring 5-262.03♦
– Speicheldrüse, klein 5-262.6
Sialoadenolithotomie
– Speicheldrüse 5-260.20♦
– Speicheldrüsenausführungsgang 5-260.21♦
Sialoadenotomie 5-260.0♦
Sialographie, Magnetresonanz- 3-842
Sialolithotomie
– Speicheldrüse 5-260.20♦
– Speicheldrüsenausführungsgang 5-260.21♦
Siamesisch, Zwilling, Trennung 5-868.0
Sicherung, Blutabstrom, venös, bei
– Lappenplastik, durch Anwendung, Blutegel 8-85b
– replantierten Gliedmaßenabschnitten, durch Anwendung, Blutegel 8-85b
Sickerkissen, Revision, nach Senkung, Augeninnendruck 5-131.40♦
Siebbein
– Eröffnung, endonasal 5-222.20♦
– Implantat
-- medikamentefreisetzend, selbstexpandierend, bioresorbierbar
--- Einlegen 5-222.9♦
--- Wechsel 5-222.9♦
-- Mometasonfuroat-freisetzend, selbstexpandierend, bioresorbierbar
--- Einlegen 5-222.9♦
--- Wechsel 5-222.9♦
SIEP-Flap [Superficial inferior epigastric perforator], bei Rekonstruktion, Mamma, plastisch 5-885.9♦
Sigma
– Biopsie 1-556.3
-- endoskopisch 1-444.7
– Kontinenzresektion, offen, mit termino-terminaler Anastomose 5-455.71
– Probeexzision 1-556.3
– Resektion
-- durch Umsteigen laparoskopisch – offen chirurgisch 5-455.77
-- laparoskopisch, mit
--- Anastomose 5-455.75
--- Enterostoma 5-455.76
--- Resektion, Rektumanteil, intraperitoneal, mit
---- Anastomose 5-455.75
---- Enterostoma 5-455.76
-- mit Resektion, Rektumanteil, intraperitoneal
--- durch Umsteigen laparoskopisch – offen chirurgisch 5-455.77
--- offen, mit Enterostoma und Blindverschluss 5-455.72
-- offen, mit
--- Anastomose 5-455.71
--- Anastomosen-Anus praeter 5-455.74
--- Enterostoma und Blindverschluss 5-455.72
--- Resektion, Rektumanteil, intraperitoneal, mit
---- Anastomose 5-455.71
---- Anastomosen-Anus praeter 5-455.74
---- zwei Enterostomata 5-455.73
--- zwei Enterostomata 5-455.73
Sigma-Conduit, Harnableitung, kutan
– laparoskopisch 5-565.11♦
– offen 5-565.10♦
Sigmoidektomie
– durch Umsteigen laparoskopisch – offen chirurgisch 5-455.77
– laparoskopisch, mit
-- Anastomose 5-455.75
-- Enterostoma 5-455.76
– offen, mit
-- Anastomose 5-455.71
-- Anastomosen-Anus praeter 5-455.74
-- Enterostoma und Blindverschluss 5-455.72
-- zwei Enterostomata 5-455.73
Sigmoideoskopie, diagnostisch 1-651
– über Stoma 1-652.2
Sigmoideostoma
– Anlegen, im Rahmen eines anderen Eingriffs *[nur Zusatzkode!]* 5-462.6
– doppelläufig, Anlegen, als selbständiger Eingriff
-- durch Umsteigen laparoskopisch – offen chirurgisch 5-460.52
-- laparoskopisch 5-460.51
-- offen 5-460.50 ►

S
~~~

Sigmoideostoma *(Forts.)*
– endständig, Anlegen
–– durch Umsteigen laparoskopisch – offen chirurgisch, als selbständiger Eingriff 5-461.42
–– laparoskopisch, als selbständiger Eingriff 5-461.41
–– offen, als selbständiger Eingriff 5-461.40
Sigmoidoproktostomie 5-459.3
Sigmoidorektostomie 5-459.3
Sigmoidosigmoidostomie 5-459.3
Sigmoidoskopie, mit Biopsie 1-444.7
Sigmoidostomie
– Anlegen
–– durch Umsteigen laparoskopisch – offen chirurgisch 5-463.22
–– laparoskopisch 5-463.21
–– offen 5-463.20
– Verschluss, endoskopisch 5-467.23
Sigmoidotomie 5-450.2
Silastikkabel, Implantation
– Beugesehne
–– Daumen 5-840.d2♦
–– Handgelenk 5-840.d0♦
–– Langfinger 5-840.d1♦
– Strecksehne
–– Daumen 5-840.d5♦
–– Handgelenk 5-840.d3♦
–– Langfinger 5-840.d4♦
Silbercarbonat-Beschichtung, Verwendung – s. Verwendung, Material, nicht-resorbierbar, mit antimikrobieller Beschichtung
Silikon-Elastomer, nicht-resorbierbar, zur Injektionsbehandlung, paraurethral 5-596.02
Silikonölauffüllung
– bei Pars-plana-Vitrektomie
–– mit Entfernung
––– Membran
–––– netzhautabhebend 5-158.44♦
–––– subretinal 5-158.34♦
––– Membranen, epiretinal 5-158.24♦
–– ohne Manipulation, Netzhaut, chirurgisch 5-158.14♦
– mit Pars-plana-Vitrektomie, vordere, mit Glaskörperersatz 5-158.04♦
Silikonölentfernung, bei
– Abtragung, Glaskörperprolaps 5-159.15♦
– Entfernung, Glaskörperstrang 5-159.25♦
– Pars-plana-Vitrektomie
–– mit Entfernung, Membran
––– epiretinal 5-158.25♦
––– netzhautabhebend 5-158.45♦
––– subretinal 5-158.35♦
–– ohne chirurgische Manipulation, Netzhaut 5-158.15♦
– Vitrektomie, vordere 5-159.05♦
–– über Pars plana 5-158.05♦
Silikonölwechsel
– bei Pars-plana-Vitrektomie
–– mit Entfernung, Membran
––– epiretinal 5-158.24♦
––– netzhautabhebend 5-158.44♦ ►

Silikonölwechsel *(Forts.)*
~ bei Pars-plana-Vitrektomie *(Forts.)*
~~ mit Entfernung, Membran *(Forts.)*
––– subretinal 5-158.34♦
–– vordere, mit Glaskörperersatz 5-158.04♦
– mit Pars-plana-Vitrektomie, ohne Manipulation, Netzhaut, chirurgisch 5-158.14♦
Silikonstab, Implantation
– Beugesehne
–– Daumen 5-840.d2♦
–– Handgelenk 5-840.d0♦
–– Langfinger 5-840.d1♦
– Strecksehne
–– Daumen 5-840.d5♦
–– Handgelenk 5-840.d3♦
–– Langfinger 5-840.d4♦
Siltuximab, Applikation, parenteral 6-008.1
Simeprevir, Applikation, oral 6-008.2
Simulation
– Brachytherapie, CT-gesteuert 8-528.7
– CT-gesteuert, für die externe Bestrahlung 8-528.6
Simulator, bei Feldfestlegung
– Bestrahlung, extern
–– mit 3D-Plan 8-528.9
–– ohne 3D-Plan 8-528.8
– Brachytherapie
–– mit 3D-Plan 8-528.9
–– ohne 3D-Plan 8-528.8
Simultan
– Appendektomie
–– mit Absetzung, durch
––– Klammer, während einer Laparoskopie aus anderen Gründen 5-471.11
––– Ligatur, während einer Laparoskopie aus anderen Gründen 5-471.10
––– Schlingenligatur, während einer Laparoskopie aus anderen Gründen 5-471.10
––– Stapler, während einer Laparoskopie aus anderen Gründen 5-471.11
–– während Laparotomie, aus anderen Gründen 5-471.0
– Cholezystektomie
–– mit Revision, Gallengänge, während einer
––– Laparoskopie aus anderen Gründen 5-511.52
––– Laparotomie aus anderen Gründen 5-511.42
–– ohne Revision, Gallengänge, während einer
––– Laparoskopie aus anderen Gründen 5-511.51
––– Laparotomie aus anderen Gründen 5-511.41
Single-Ballon-Enteroskopie
– durch
–– Elektrokoagulation, zur Destruktion, Dickdarm, endoskopisch 5-452.90
–– Kryokoagulation, zur Destruktion, Dickdarm, endoskopisch 5-452.93
–– Laserkoagulation, zur Destruktion, Dickdarm, endoskopisch 5-452.91
–– Thermokoagulation, zur Destruktion, Dickdarm, endoskopisch 5-452.92 ►

Single-Ballon-Enteroskopie *(Forts.)*
– mit
–– Destruktion
––– Dickdarm, endoskopisch, photodynamische Therapie 5-452.94
––– Dünndarm, endoskopisch
–––– durch
––––– Elektrokoagulation 5-451.a0
––––– Kryokoagulation 5-451.a3
––––– Laserkoagulation 5-451.a1
––––– Thermokoagulation 5-451.a2
–––– photodynamische Therapie 5-451.a4
–– Polypektomie
––– Dickdarm, endoskopisch, mit Schlinge
–––– 1–2 Polypen 5-452.71
–––– 3 oder mehr Polypen 5-452.72
––– Dünndarm, endoskopisch, mit Schlinge
–––– 1–2 Polypen 5-451.81
–––– 3 oder mehr Polypen 5-451.82
– zur
–– Dissektion, submukosal, Dickdarm, endoskopisch 5-452.74
–– ESD, Dickdarm 5-452.74
–– Exzision
––– Dickdarm, endoskopisch 5-452.70
––– Dünndarm, endoskopisch 5-451.80
–– Resektion, Mukosa
––– Dickdarm, endoskopisch 5-452.73
––– Dünndarm, endoskopisch 5-451.83
Single-Ballon-Intestinoskopie, diagnostisch 1-636.1
Single-Ballon-Koloskopie *[nur Zusatzkode!]* 1-657
Single-breath- und Steady-state-Verfahren, zur Bestimmung, CO-Diffusionskapazität 1-711
Single-Photon-Emissionscomputertomographie
– Gehirn, mit
–– Dopamin-Rezeptor-Ligand 3-720.11
–– Dopamin-Transporter-Ligand 3-720.10
–– Perfusionsmarker 3-720.0
– mit Computertomographie
–– Gehirn 3-730
–– Herz 3-731
–– Lunge, mit
––– diagnostischer Computertomographie 3-732.1
––– Niedrigdosis-Computertomographie zur Schwächungskorrektur 3-732.0
–– Skelettsystem, mit
––– diagnostischer Computertomographie 3-733.1
––– Niedrigdosis-Computertomographie zur Schwächungskorrektur 3-733.0
– Perfusions-
–– Lunge 3-722.0
–– und Ventilations-Single-Photon-Emissionscomputertomographie, Lunge 3-722.2
– Ventilations-, Lunge 3-722.1
–– mit Perfusions-Single-Photon-Emissionscomputertomographie 3-722.2
Single-Port-System, Einsatz, bei laparoskopischen Operationen *[nur Zusatzkode!]* 5-986.2
Sinugraphie 3-13n
Sinus caroticus
– Ballonangioplastie, offen 5-380.01♦ 8-836.0k♦
– Embolektomie 5-380.01♦
– Fremdkörperentfernung 5-380.01♦
– Inzision 5-380.01♦
– mit A. carotis communis
–– Aneurysmaresektion 5-382.01♦
–– Endarteriektomie 5-381.01♦
–– Entnahme, Transplantat 5-386.01♦
–– Exzision 5-386.01♦
–– Ligatur 5-389.01♦
–– Naht 5-388.01♦
–– Patchplastik 5-395.01♦
–– Rekonstruktion, plastisch 5-397.01♦
–– Resektion, und
––– Ersatz 5-383.01♦
––– Reanastomosierung 5-382.01♦
–– Thrombendarteriektomie 5-381.01♦
–– Transposition 5-396.01♦
–– Verschluss, operativ 5-389.01♦
– Thrombektomie 5-380.01♦
Sinus frontalis et ethmoidalis, Sanierung, kombiniert endonasal und von außen 5-224.1♦
Sinus maxillaris
– ethmoidalis et sphenoidalis, Sanierung, transmaxilloethmoidal 5-224.2♦
– Marsupialisation 5-221.x♦
Sinus maxillaris et ethmoidalis, Sanierung, kombiniert endonasal und transantral 5-224.0♦
Sinus pilonidalis
– Cleft-lift-Operation, zur Rekonstruktion, plastisch 5-897.12
– Dehnungsplastik, zur Rekonstruktion, plastisch 5-897.10
– Exzision 5-897.0
– Inzision 5-891
– Mittelliniennaht, zur Rekonstruktion, plastisch 5-897.10
– Transpositionsplastik, zur Rekonstruktion, plastisch 5-897.11
– Verschiebe-Rotationsplastik, zur Rekonstruktion, plastisch 5-897.12
– VY-Plastik, zur Rekonstruktion, plastisch 5-897.11
Sinus thyreoglossus, Exzision, mit Resektion, Os hyoideum 5-065.1
Sinuskopie, diagnostisch 1-699.0
Sinuslifting 5-774.5♦
Sirolimus-freisetzend
– OPD-System
–– mit Polymer *[nur Zusatzkode!]* 8-83b.08
–– ohne Polymer *[nur Zusatzkode!]* 8-83b.07
– Stent
–– mit Polymer *[nur Zusatzkode!]* 8-83b.08
–– ohne Polymer *[nur Zusatzkode!]* 8-83b.07
SIRT, mit Holmium-166-markierten Mikrosphären 8-530.a8
Sistrunk, Operation 5-065.1

S

Skapula
– Biopsie
–– durch Inzision 1-503.0
–– ohne Inzision, mit Steuerung durch bildgebende Verfahren 1-481.0
–– perkutan 1-480.0
– Bohrung 5-780.1z♦
– Débridement 5-780.6z♦
– Einlegen, Medikamententräger 5-780.4z♦
– Entfernung
–– Bewegungsfixateur 5-787.nz♦
–– Draht 5-787.0z♦
––– intramedullär 5-787.gz♦
–– ECMES 5-787.gz♦
–– Ender-Nagel 5-787.gz♦
–– ESIN 5-787.gz♦
–– Federnagel 5-787.gz♦
–– Fixateur externe 5-787.9z♦
–– Klammer 5-787.ez♦
–– Medikamententräger 5-780.5z♦
–– Nancy-Nagel 5-787.gz♦
–– Platte 5-787.3z♦
––– winkelstabil 5-787.kz♦
–– Prevot-Nagel 5-787.gz♦
–– Rush-Pin 5-787.gz♦
–– Schraube 5-787.1z♦
–– TEN 5-787.gz♦
–– Zuggurtung/Cerclage 5-787.2z♦
– Entnahme
–– Span, kortikospongiös 5-783.2z♦
–– Spongiosa 5-783.0z♦
– Epiphysenlösung, Reposition, geschlossen, durch
–– Bewegungsfixateur 5-790.pz♦
–– ECMES 5-790.2z♦
–– Ender-Nagel 5-790.2z♦
–– ESIN 5-790.2z♦
–– Federnagel 5-790.2z♦
–– Fixateur externe 5-790.6z♦
––– mit interner Osteosynthese 5-790.dz♦
–– intramedullären Draht 5-790.2z♦
–– Materialkombination 5-790.9z♦
–– Nancy-Nagel 5-790.2z♦
–– Platte 5-790.nz♦
–– Prevot-Nagel 5-790.2z♦
–– Rush-Pin 5-790.2z♦
–– Schraube 5-790.0z♦
–– TEN 5-790.2z♦
–– winkelstabile Platte 5-790.kz♦
– Epiphyseodese
–– permanent 5-789.2z♦
–– temporär 5-789.1z♦
– Epiphyseolyse, therapeutisch 5-789.4z♦
– Exploration, durch Inzision 5-780.0z♦
– Exzision, partiell
–– endoskopisch 5-782.bz♦
–– mit Weichteilresektion 5-782.1z♦
–– offen 5-782.az♦
– Fraktur, Reposition
–– geschlossen, durch
––– Bewegungsfixateur 5-790.pz♦ ►

Skapula *(Forts.)*
~ Fraktur, Reposition *(Forts.)*
~~ geschlossen, durch *(Forts.)*
––– Draht 5-790.1z♦
––– ECMES 5-790.2z♦
––– Ender-Nagel 5-790.2z♦
––– ESIN 5-790.2z♦
––– Federnagel 5-790.2z♦
––– Fixateur externe 5-790.6z♦
–––– mit interner Osteosynthese 5-790.dz♦
––– intramedullären Draht 5-790.2z♦
––– Materialkombination 5-790.9z♦
––– Nancy-Nagel 5-790.2z♦
––– Platte 5-790.nz♦
––– Prevot-Nagel 5-790.2z♦
––– Rush-Pin 5-790.2z♦
––– Schraube 5-790.0z♦
––– TEN 5-790.2z♦
––– winkelstabile Platte 5-790.kz♦
––– Zuggurtung/Cerclage 5-790.1z♦
–– offen
––– durch
–––– Bewegungsfixateur 5-795.nz♦
–––– Blountklammer 5-795.ez♦
–––– Draht 5-795.2z♦
–––– ECMES 5-795.gz♦
–––– Ender-Nagel 5-795.gz♦
–––– ESIN 5-795.gz♦
–––– Federnagel 5-795.gz♦
–––– Fixateur externe 5-795.4z♦
––––– mit interner Osteosynthese 5-795.5z♦
–––– intramedullären Draht 5-795.gz♦
–––– Klammer 5-795.ez♦
–––– Materialkombination 5-795.6z♦
––––– mit Rekonstruktion, Gelenkfläche 5-795.8z♦
–––– Nancy-Nagel 5-795.gz♦
–––– Platte 5-795.3z♦
–––– Prevot-Nagel 5-795.gz♦
–––– Rush-Pin 5-795.gz♦
–––– Schraube 5-795.1z♦
–––– TEN 5-795.gz♦
–––– winkelstabile Platte 5-795.kz♦
–––– Zuggurtung/Cerclage 5-795.2z♦
––– ohne Osteosynthese 5-795.hz♦
– Fremdkörperentfernung, durch Inzision 5-780.3z♦
– Implantation
–– Glaskeramik, bioaktiv 5-785.2z♦
–– Knochenersatz
––– alloplastisch, sonstiger
–––– mit Medikamentenzusatz 5-785.7z♦
–––– ohne Medikamentenzusatz 5-785.6z♦
––– keramisch 5-785.2z♦
–––– resorbierbar 5-785.3z♦
––––– mit Antibiotikumzusatz 5-785.5z♦
––– metallisch 5-785.4z♦
–– Zement
––– mit Antibiotikumzusatz 5-785.1z♦
––– ohne Antibiotikumzusatz 5-785.0z♦ ►

Skapula *(Forts.)*
– Inzision, mit
–– Drainage 5-780.2z♦
–– Einlegen, Medikamententräger 5-780.9z♦
– Knochen, frakturgefährdet, Stabilisierung 5-789.bz♦
– Knorpel-Knochen-Transplantation
–– allogen 5-784.6z♦
–– autogen 5-784.5z♦
– Kortikotomie, bei Segmenttransport 5-781.7z♦
– Mehrfragment-Fraktur, Reposition, offen
–– durch
––– Bewegungsfixateur 5-796.nz♦
––– Blountklammer 5-796.ez♦
––– Draht 5-796.1z♦
––– ECMES 5-796.gz♦
––– Ender-Nagel 5-796.gz♦
––– ESIN 5-796.gz♦
––– Federnagel 5-796.gz♦
––– Fixateur externe 5-796.3z♦
–––– mit interner Osteosynthese 5-796.4z♦
––– intramedullären Draht 5-796.gz♦
––– Klammer 5-796.ez♦
––– Materialkombination 5-796.5z♦
–––– mit Rekonstruktion, Gelenkfläche 5-796.6z♦
––– Nancy-Nagel 5-796.gz♦
––– Platte 5-796.2z♦
––– Prevot-Nagel 5-796.gz♦
––– Rush-Pin 5-796.gz♦
––– Schraube 5-796.0z♦
––– TEN 5-796.gz♦
––– winkelstabile Platte 5-796.kz♦
––– Zuggurtung/Cerclage 5-796.1z♦
–– ohne Osteosynthese 5-796.hz♦
– Nadelbiopsie, perkutan 1-480.0
– Osteotomie
–– komplex, mehrdimensional 5-781.8z♦
––– mit Achsenkorrektur 5-781.9z♦
–– ohne Achsenkorrektur 5-781.az♦
–– valgisierend 5-781.0z♦
–– varisierend 5-781.1z♦
– Periost, Naht 5-789.0z♦
– Pseudarthrose, Stabilisierung, ohne weitere Maßnahmen 5-789.cz♦
– Resektion
–– partiell
––– endoskopisch 5-782.bz♦
––– mit
–––– Kontinuitätsdurchtrennung 5-782.2z♦
––––– mit
–––––– Weichteilresektion 5-782.3z♦
–––––– Wiederherstellung, Kontinuität 5-782.4z♦
––––––– mit Weichteilresektion 5-782.5z♦
–––– Weichteilresektion 5-782.1z♦
––– offen 5-782.az♦
–– total 5-782.6z♦
––– mit
–––– Ersatz 5-782.8z♦
––––– und Weichteilresektion 5-782.9z♦ ►

Skapula *(Forts.)*
~ Resektion *(Forts.)*
~~ total 5-782.6z♦ *(Forts.)*
~~~ mit *(Forts.)*
–––– Weichteilresektion 5-782.7z♦
– Revision, Osteosynthesematerial
–– mit Reosteosynthese, durch
––– Bewegungsfixateur 5-78a.nz♦
––– Draht 5-78a.1z♦
–––– intramedullär 5-78a.gz♦
––– ECMES 5-78a.gz♦
––– Ender-Nagel 5-78a.gz♦
––– ESIN 5-78a.gz♦
––– Federnagel 5-78a.gz♦
––– Fixateur externe 5-78a.8z♦
––– Klammer 5-78a.ez♦
––– Materialkombination 5-78a.9z♦
––– Nancy-Nagel 5-78a.gz♦
––– Platte 5-78a.2z♦
–––– winkelstabil 5-78a.kz♦
––– Prevot-Nagel 5-78a.gz♦
––– Rush-Pin 5-78a.gz♦
––– Schraube 5-78a.0z♦
––– TEN 5-78a.gz♦
––– Verbundosteosynthese 5-78a.9z♦
––– Zuggurtung/Cerclage 5-78a.1z♦
–– ohne Materialwechsel 5-789.3z♦
– Rotationsosteotomie 5-781.2z♦
–– valgisierend 5-781.5z♦
–– varisierend 5-781.6z♦
– Sequesterotomie 5-780.7z♦
–– mit Einlegen, Medikamententräger 5-780.8z♦
– Transplantation
–– Knochen
––– gefäßgestielt, mit mikrovaskulärer Anastomose 5-784.4z♦
––– nicht-gefäßgestielt 5-784.3z♦
–– Knochenmatrix, demineralisiert, human 5-784.bz♦
–– Röhrenknochen, allogen 5-784.9z♦
–– Span, kortikospongiös
––– allogen
–––– endoskopisch 5-784.fz♦
–––– offen 5-784.8z♦
––– autogen
–––– ausgedehnt 5-784.2z♦
–––– endoskopisch 5-784.dz♦
–––– offen 5-784.1z♦
–– Spongiosa
––– allogen
–––– endoskopisch 5-784.ez♦
–––– offen 5-784.7z♦
––– autogen
–––– endoskopisch 5-784.cz♦
–––– offen 5-784.0z♦
– Transposition, Knochen, gefäßgestielt 5-784.az♦
– und Klavikula, Fraktur, Reposition, geschlossen, ohne Osteosynthese 8-200.0♦
– Verkürzungsosteotomie 5-781.3z♦
– Verlängerungsosteotomie 5-781.4z♦ ►

S
~~~

Skapula *(Forts.)*
– Wechsel, Medikamententräger 5-780.4z♦
Skarifikation, Konjunktiva 5-119.x♦
Skelettsystem
– Computertomographie, mit Single-Photon-Emissionscomputertomographie, mit
–– diagnostischer Computertomographie 3-733.1
–– Niedrigdosis-Computertomographie zur Schwächungskorrektur 3-733.0
– SPECT/CT, mit
–– Computertomographie, diagnostisch 3-733.1
–– Niedrigdosis-Computertomographie, zur Schwächungskorrektur 3-733.0
Sklera
– Biopsie, durch Inzision 1-529.2♦
– Entfernung, Fremdkörper-, durch Inzision 5-138.01♦
– Epitheleinwachsung, Exzision 5-139.3♦
– Filterkissen, Korrektur 5-131.40♦
– Fremdkörperentfernung
–– mit Magnet 5-138.00♦
–– oberflächlich, ohne Inzision 8-101.0♦
– Gewebe
–– Destruktion 5-135.5♦
–– Exzision 5-135.2♦
– Kürettage 5-135.2♦
– Naht
–– Entfernung 5-139.5♦
–– primär 5-138.10♦
– Parazentese 5-139.0♦
– Resektion, tief, zur Senkung, Augeninnendruck
–– mit Einbringen von Medikamenten zur Fibrosehemmung 5-134.11♦
–– ohne Einbringen von Medikamenten zur Fibrosehemmung 5-134.10♦
– Revision, Naht 5-138.13♦
Skleradeckel, Verschluss, sekundär 5-131.41♦
Skleradeckelfaden, Öffnen 5-131.42♦
Sklerektomie, tief, zur Senkung, Augeninnendruck
– mit Einbringen von Medikamenten zur Fibrosehemmung 5-134.11♦
– ohne Einbringen von Medikamenten zur Fibrosehemmung 5-134.10♦
Skleroplastik 5-138.x♦
Sklerosierung
– bei Varikozelenoperation 5-630.0♦
– Ductus deferens 5-636.0♦
– Gewebe, Rektum, peranal 5-489.1
– Hämorrhoiden- 5-493.1
– V. spermatica, skrotal 5-630.0♦
– Varizen
–– Fundus, Magen
––– durch Umsteigen laparoskopisch – offen chirurgisch 5-449.02
––– endoskopisch 5-449.03
––– laparoskopisch 5-449.01
––– offen 5-449.00
–– Ösophagus 5-429.1
––– endoskopisch 5-429.1
Sklerostomie, Laser- 5-131.5♦
Sklerotherapie
– Destruktion, Hämorrhoiden 5-493.1
– Varizen, lokal, durch Injektion 5-385.0♦
Sklerotomie
– explorativ 5-138.x♦
– posterior 5-138.x♦
– vordere 5-138.x♦
Skrotal
– Inzision 5-610.0
– Orchidektomie
–– mit Epididymektomie 5-622.1♦
–– ohne Epididymektomie 5-622.0♦
– Orchidopexie 5-624.5♦
– Sklerosierung, V. spermatica 5-630.0♦
Skrotum
– Abtragung, Hautblase, bei Verbrennung und Verätzung 5-921.0k
– Biopsie, perkutan 1-463.8
– Butterfly-Plastik, bei Verbrennung und Verätzung 5-927.0k
– Dehnungsplastik, lokal, bei Verbrennung und Verätzung 5-926.0k
– Dermabrasion, bei Verbrennung und Verätzung 5-921.1k
– Desilikonisierung, Dermisersatzmaterial, bei Verbrennung und Verätzung 5-929.1k
– Drainage 5-610.1
– Durchtrennung, Lappenstiel, bei Verbrennung und Verätzung 5-929.0k
– Entnahme
–– Fernlappen, gestielt, bei Verbrennung und Verätzung 5-924.5k
–– Lappen, regional, gestielt, bei Verbrennung und Verätzung 5-924.4k
–– Spalthaut, bei Verbrennung und Verätzung 5-924.0k
–– Vollhaut, bei Verbrennung und Verätzung 5-924.1k
– Escharotomie, mit
–– Dekompression, Nerv, peripher 5-920.3k
–– Fasziotomie 5-920.2k
– Fistelexzision 5-612.0
– Fremdkörperentfernung, durch Inzision 5-610.2
– Gewebe, Resektion
–– partiell 5-612.1
–– radikal 5-612.3
–– total 5-612.2
– Haut
–– Einlegen, Medikamententräger, durch Inzision 5-892.3c
–– Entfernung, Medikamententräger, durch Inzision 5-892.4c
–– Exploration 5-892.0c
–– Exzision
––– lokal
–––– mit primärem Wundverschluss 5-894.1c
–––– ohne primären Wundverschluss 5-894.0c
––– radikal
–––– histographisch kontrolliert
––––– mit
–––––– lokaler Lappenplastik 5-895.5c ►

Skrotum *(Forts.)*
~ Haut *(Forts.)*
~~ Exzision *(Forts.)*
~~~ radikal *(Forts.)*
~~~~ histographisch kontrolliert *(Forts.)*
~~~~~ mit *(Forts.)*
------ primärem Wundverschluss 5-895.3c
------ Transplantation 5-895.5c
----- ohne primären Wundverschluss 5-895.1c
---- mit
----- lokaler Lappenplastik 5-895.4c
----- primärem Wundverschluss 5-895.2c
----- Transplantation 5-895.4c
---- ohne primären Wundverschluss 5-895.0c
--- tangential, bei Verbrennung und Verätzung 5-921.3k
-- Fremdkörperentfernung, durch Inzision 5-892.2c
-- Hochfrequenzchirurgie, bei Verbrennung und Verätzung 5-921.7k
-- Inzision 5-892.0c
--- mit Drainage 5-892.1c
-- Laserdestruktion, bei Verbrennung und Verätzung 5-921.4k
-- Radiochirurgie, bei Verbrennung und Verätzung 5-921.6k
-- Ultraschalldestruktion, bei Verbrennung und Verätzung 5-921.5k
– Hautersatz, permanent
-- großflächig, durch
--- allogene Amnionmembran, bei Verbrennung und Verätzung 5-925.jk
--- allogenes Amnion, bei Verbrennung und Verätzung 5-925.jk
--- allogenes Hautersatzmaterial, bei Verbrennung und Verätzung 5-925.jk
--- allogenes Hauttransplantat, bei Verbrennung und Verätzung 5-925.gk
--- Dermisersatzmaterial, bei Verbrennung und Verätzung 5-925.ek
--- humane azelluläre dermale Matrix, bei Verbrennung und Verätzung 5-925.gk
--- kultivierte Keratinozyten, bei Verbrennung und Verätzung 5-925.ak
-- kleinflächig, durch
--- allogene Amnionmembran, bei Verbrennung und Verätzung 5-925.hk
--- allogenes Amnion, bei Verbrennung und Verätzung 5-925.hk
--- allogenes Hautersatzmaterial, bei Verbrennung und Verätzung 5-925.hk
--- allogenes Hauttransplantat, bei Verbrennung und Verätzung 5-925.fk
--- Dermisersatzmaterial, bei Verbrennung und Verätzung 5-925.dk
--- humane azelluläre dermale Matrix, bei Verbrennung und Verätzung 5-925.fk
--- kultivierte Keratinozyten, bei Verbrennung und Verätzung 5-925.9k
– Insellappenplastik, lokal, bei Verbrennung und Verätzung 5-926.3k ▶

Skrotum *(Forts.)*
– Inzision 5-610.0
-- Verbrennungsschorf, mit
--- Dekompression, Nerv, peripher 5-920.3k
--- Fasziotomie 5-920.2k
– Jumping-man-Plastik, bei Verbrennung und Verätzung 5-927.0k
– Konstruktion 5-613.2
– Lappen
-- frei, Revision, mit mikrovaskulärer Anastomosierung, bei Verbrennung und Verätzung 5-928.8k
-- regional, gestielt, Revision, bei Verbrennung und Verätzung 5-928.6k
– Lappenplastik
-- kombiniert, bei Verbrennung und Verätzung 5-927.0k
-- lokal, Revision, bei Verbrennung und Verätzung 5-928.5k
-- mit freiem Hauttransplantat, bei Verbrennung und Verätzung 5-927.1k
-- regional, gestielt, mit Fernlappen
--- bei Verbrennung und Verätzung 5-927.2k
--- mit freiem Hauttransplantat, bei Verbrennung und Verätzung 5-927.3k
– Mikrograft-Spalthautdeckung, bei Verbrennung und Verätzung 5-925.7k
– Nadelbiopsie, perkutan 1-463.8
– Naht, nach Verletzung 5-613.0
– Nekrosektomie, epifaszial, bei Verbrennung und Verätzung 5-921.2k
– Rekonstruktion 5-613.2
-- plastisch 5-613.1
– Revision
-- Fernlappen, gestielt, bei Verbrennung und Verätzung 5-928.7k
-- Hauttransplantat, frei, bei Verbrennung und Verätzung 5-928.4k
– Transplantation
-- Composite graft, bei Verbrennung und Verätzung 5-925.3k
-- Fernlappen, gestielt, bei Verbrennung und Verätzung 5-925.6k
-- Haut, durch Epithelzellsuspension, nach
--- Aufbereitung mit Bedside-Kit, bei Verbrennung und Verätzung 5-925.bk
--- labortechnischer Aufbereitung im Schnellverfahren, bei Verbrennung und Verätzung 5-925.ck
-- Lappen
--- frei, bei Verbrennung und Verätzung 5-925.4k
--- regional, gestielt, bei Verbrennung und Verätzung 5-925.5k
-- Spalthaut, frei, bei Verbrennung und Verätzung 5-925.0k
-- Vollhaut, bei Verbrennung und Verätzung 5-925.2k
– Transpositionsplastik, lokal, bei Verbrennung und Verätzung 5-926.2k ▶

S
~~~~~

Skrotum *(Forts.)*
– Verschiebe-Rotationsplastik, lokal, bei Verbrennung und Verätzung 5-926.1k
– W-Plastik, lokal, bei Verbrennung und Verätzung 5-926.5k
– Weichteildeckung, temporär
–– großflächig
––– durch
–––– allogene Amnionmembran, bei Verbrennung und Verätzung 5-923.dk
–––– allogene Hauttransplantation, bei Verbrennung und Verätzung 5-923.5k
–––– allogenes Amnion, bei Verbrennung und Verätzung 5-923.dk
–––– allogenes Hautersatzmaterial bei Verbrennung und Verätzung 5-923.dk
–––– humane azelluläre dermale Matrix bei Verbrennung und Verätzung 5-923.5k
–––– Kombination mehrerer Verfahren, bei Verbrennung und Verätzung 5-923.9k
–––– kultivierte Keratinozyten, bei Verbrennung und Verätzung 5-923.8k
–––– xenogenes Hautersatzmaterial, bei Verbrennung und Verätzung 5-923.6k
––– mit
–––– alloplastischem Material, bei Verbrennung und Verätzung 5-923.7k
–––– hydrolytisch resorbierbarer Membran, bei Verbrennung und Verätzung 5-923.bk
–– kleinflächig
––– durch
–––– allogene Amnionmembran, bei Verbrennung und Verätzung 5-923.ck
–––– allogene Hauttransplantation, bei Verbrennung und Verätzung 5-923.0k
–––– allogenes Amnion, bei Verbrennung und Verätzung 5-923.ck
–––– allogenes Hautersatzmaterial bei Verbrennung und Verätzung 5-923.ck
–––– humane azelluläre dermale Matrix bei Verbrennung und Verätzung 5-923.0k
–––– Kombination mehrerer Verfahren, bei Verbrennung und Verätzung 5-923.4k
–––– kultivierte Keratinozyten, bei Verbrennung und Verätzung 5-923.3k
–––– xenogenes Hautersatzmaterial, bei Verbrennung und Verätzung 5-923.1k
––– mit
–––– alloplastischem Material, bei Verbrennung und Verätzung 5-923.2k
–––– hydrolytisch resorbierbarer Membran, bei Verbrennung und Verätzung 5-923.ak
– Wundverschluss, primär, durch
–– Klammer, bei Verbrennung und Verätzung 5-928.1k
–– Klebung, bei Verbrennung und Verätzung 5-928.2k
–– Naht, bei Verbrennung und Verätzung 5-928.0k
– Z-Plastik, lokal, bei Verbrennung und Verätzung 5-926.4k

Sleeve Resection
– durch Umsteigen laparoskopisch – offen chirurgisch 5-434.52
–– als vorbereitender Eingriff für eine biliopankreatische Diversion, (erste Sitzung), mit Duodenal-Switch 5-434.52
– laparoskopisch 5-434.51
–– als vorbereitender Eingriff für eine biliopankreatische Diversion, mit Duodenal-Switch (erste Sitzung) 5-434.51
– offen 5-434.50
–– als vorbereitender Eingriff für eine biliopankreatische Diversion, mit Duodenal-Switch (erste Sitzung) 5-434.50

SMA-Staple [Shape Memory Alloy]
– 1, Epiphyseodese, wachstumslenkend 5-838.c0
– 2, Epiphyseodese, wachstumslenkend 5-838.c1
– 3, Epiphyseodese, wachstumslenkend 5-838.c2
– 4, Epiphyseodese, wachstumslenkend 5-838.c3
– 5, Epiphyseodese, wachstumslenkend 5-838.c4
– 6, Epiphyseodese, wachstumslenkend 5-838.c5
– 7, Epiphyseodese, wachstumslenkend 5-838.c6
– 8, Epiphyseodese, wachstumslenkend 5-838.c7
– 9, Epiphyseodese, wachstumslenkend 5-838.c8
– 10, Epiphyseodese, wachstumslenkend 5-838.c9
– 11, Epiphyseodese, wachstumslenkend 5-838.ca
– 12, Epiphyseodese, wachstumslenkend 5-838.cb
– 13 oder mehr, Epiphyseodese, wachstumslenkend 5-838.cc

Smith-Petersen-Osteotomie, Wirbelsäule 5-832.4

Sofortrekonstruktion, Weichteile, Gesicht, plastisch 5-778.2

Sofosbuvir, Applikation, oral 6-008.3

Sofosbuvir-Velpatasvir, Applikation, oral 6-009.m

Sofosbuvir-Velpatasvir-Voxilaprevir, Applikation, oral 6-00a.h

Sogbehandlung, kontinuierlich, mit
– Pumpensystem, bei Vakuumtherapie
–– bei offener Wunde
––– bis zu 7 Tage 8-190.20
––– 8 bis 14 Tage 8-190.21
––– 15 bis 21 Tage 8-190.22
––– mehr als 21 Tage 8-190.23
–– nach chirurgischem Wundverschluss
––– bis zu 7 Tage 8-190.40
––– 8 bis 14 Tage 8-190.41
––– 15 bis 21 Tage 8-190.42
––– mehr als 21 Tage 8-190.43
––– zur Prophylaxe von Komplikationen
–––– bis zu 7 Tage 8-190.40
–––– 8 bis 14 Tage 8-190.41
–––– 15 bis 21 Tage 8-190.42
–––– mehr als 21 Tage 8-190.43
– sonstigen Systemen, bei Vakuumtherapie, bei offener Wunde
–– bis zu 7 Tage 8-190.30 ►

Sogbehandlung, kontinuierlich, mit *(Forts.)*
~ sonstigen Systemen, bei Vakuumtherapie, bei offener Wunde *(Forts.)*
–– 8 bis 14 Tage 8-190.31
–– 15 bis 21 Tage 8-190.32
–– mehr als 21 Tage 8-190.33
– Unterdruckflasche, bei Vakuumtherapie
–– bis zu 7 Tage 8-190.30
–– 8 bis 14 Tage 8-190.31
–– 15 bis 21 Tage 8-190.32
–– mehr als 21 Tage 8-190.33
–– bei offener Wunde
––– bis zu 7 Tage 8-190.30
––– 8 bis 14 Tage 8-190.31
––– 15 bis 21 Tage 8-190.32
––– mehr als 21 Tage 8-190.33
Solephototherapie 8-560.5
Soleus-Muskellappen, gefäßgestielt, bei Rekonstruktion, Unterschenkel, plastisch 5-857.99♦
Somatosensorisch, Potentiale, evoziert, Registrierung 1-208.2
Somatostatinanalogon
– Chelator-konjugiert, zur Radiorezeptortherapie, intravenös, aus
–– nicht patientenindividueller Herstellung 8-530.62
–– patientenindividueller Eigenherstellung 8-530.61
– DOTA-konjugiert, zur Radiorezeptortherapie, intraarteriell 8-530.a0
Sonde
– Entfernung
–– Defibrillator 5-378.19
–– durch Einsatz
––– Dissektionsgerät, elektrochirurgisch *[nur Zusatzkode!]* 5-378.a2
––– Excimer-Laser *[nur Zusatzkode!]* 5-378.a0
–– Herzschrittmacher 5-378.18
–– Synchronisationssystem 5-378.1a
– Gastrostimulator, nahrungsaufnahmegetriggert
–– Entfernung
––– durch Umsteigen laparoskopisch – offen chirurgisch 5-449.p2
––– laparoskopisch 5-449.p1
––– offen 5-449.p0
–– Revision
––– durch Umsteigen laparoskopisch – offen chirurgisch 5-449.p2
––– laparoskopisch 5-449.p1
––– offen 5-449.p0
– Implantation
–– Defibrillator, epithorakal, isoliert, offen 5-377.c2
–– durch Umsteigen laparoskopisch – offen chirurgisch, mit Implantation, Gastrostimulator, nahrungsaufnahmegetriggert 5-449.n2
–– epikardial
––– linksventrikulär, isoliert, offen 5-377.c0
––– rechtsventrikulär, isoliert, offen 5-377.c1
–– Herzschrittmacher, epithorakal, isoliert, offen 5-377.c2 ►

Sonde *(Forts.)*
~ Implantation *(Forts.)*
–– laparoskopisch, mit
––– Implantation, Gastrostimulator, nahrungsaufnahmegetriggert 5-449.n1
––– Magenschrittmacher, Implantation 5-449.n1
–– linksventrikulär, endovaskulär, isoliert 5-377.g0
–– mit Implantation, Magenschrittmacher, durch Umsteigen laparoskopisch – offen chirurgisch 5-449.n2
–– offen, mit Implantation
––– Gastrostimulator, nahrungsaufnahmegetriggert 5-449.n0
––– Magenschrittmacher 5-449.n0
–– rechtsatrial, endovaskulär, isoliert 5-377.g2
–– rechtsventrikulär, endovaskulär, isoliert 5-377.g1
–– zur externen
––– Präkonditionierung, für die Kardiomyoplastie, an Brustwand und Rücken 5-859.45♦
––– Prästimulation, für die Kardiomyoplastie, an Brustwand und Rücken 5-859.45♦
– Korrektur
–– Defibrillator, mit
––– Einkammer-Stimulation
–––– mit atrialer Detektion 5-378.3d
–––– ohne atriale Detektion 5-378.3c
––– Stimulation, biventrikulär
–––– mit Vorhofelektrode 5-378.3f
–––– ohne Vorhofelektrode 5-378.3e
––– subkutaner Elektrode 5-378.3g
––– Zweikammer-Stimulation 5-378.35
–– Herzschrittmacher, mit
––– Einkammersystem 5-378.31
––– Zweikammersystem 5-378.32
––– Dreikammersystem
–––– mit Vorhofelektrode 5-378.3b
–––– ohne Vorhofelektrode 5-378.3a
––– Stimulation, biventrikulär
–––– mit Vorhofelektrode 5-378.3b
–––– ohne Vorhofelektrode 5-378.3a
– Magenschrittmacher
–– Entfernung
––– durch Umsteigen laparoskopisch – offen chirurgisch 5-449.p2
––– laparoskopisch 5-449.p1
––– offen 5-449.p0
–– Revision
––– durch Umsteigen laparoskopisch – offen chirurgisch 5-449.p2
––– laparoskopisch 5-449.p1
––– offen 5-449.p0
– mit Aggregat
–– Entfernung
––– Defibrillator, mit
–––– Einkammer-Stimulation
––––– mit atrialer Detektion 5-378.2d
––––– ohne atriale Detektion 5-378.2c
–––– Stimulation, biventrikulär
––––– mit Vorhofelektrode 5-378.2f ►

S

Sonde *(Forts.)*
~ mit Aggregat *(Forts.)*
~~ Entfernung *(Forts.)*
~~~ Defibrillator, mit *(Forts.)*
~~~~ Stimulation, biventrikulär *(Forts.)*
––––– ohne Vorhofelektrode 5-378.2e
–––– subkutaner Elektrode 5-378.2g
–––– Zweikammer-Stimulation 5-378.25
––– Herzschrittmacher, mit
–––– Einkammersystem 5-378.21
–––– Zweikammersystem 5-378.22
–––– Dreikammersystem
––––– mit Vorhofelektrode 5-378.2b
––––– ohne Vorhofelektrode 5-378.2a
–––– Stimulation, biventrikulär
––––– mit Vorhofelektrode 5-378.2b
––––– ohne Vorhofelektrode 5-378.2a
–– Wechsel
––– Defibrillator, mit
–––– Einkammer-Stimulation
––––– mit atrialer Detektion 5-378.6d
––––– ohne atriale Detektion 5-378.6c
–––– Ereignis-Rekorder 5-378.67
–––– Stimulation, biventrikulär
––––– mit Vorhofelektrode 5-378.6f
––––– ohne Vorhofelektrode 5-378.6e
–––– subkutaner Elektrode 5-378.6g
–––– Zweikammer-Stimulation 5-378.65
––– Herzschrittmacher 5-378.60
–––– mit
––––– Einkammersystem 5-378.61
––––– Zweikammersystem 5-378.62
––––– Dreikammersystem
–––––– mit Vorhofelektrode 5-378.6b
–––––– ohne Vorhofelektrode 5-378.6a
––––– Stimulation, biventrikulär
–––––– mit Vorhofelektrode 5-378.6b
–––––– ohne Vorhofelektrode 5-378.6a
– Wechsel
–– Antireflux-Stimulationssystem, Ösophagus 5-429.s1
–– Defibrillator, mit
––– Einkammer-Stimulation
–––– mit atrialer Detektion 5-378.7d
–––– ohne atriale Detektion 5-378.7c
––– Stimulation, biventrikulär
–––– mit Vorhofelektrode 5-378.7f
–––– ohne Vorhofelektrode 5-378.7e
––– subkutaner Elektrode 5-378.7g
––– Zweikammer-Stimulation 5-378.75
–– durch Umsteigen laparoskopisch – offen chirurgisch
––– mit Wechsel, Gastrostimulator, nahrungsaufnahmegetriggert 5-449.n2
––– ohne Wechsel
–––– Gastrostimulator, nahrungsaufnahmegetriggert 5-449.n6
–––– Magenschrittmacher 5-449.n6
–– Herzschrittmacher 5-378.70
––– mit
–––– Einkammersystem 5-378.71 ►

Sonde *(Forts.)*
~ Wechsel *(Forts.)*
~~ Herzschrittmacher 5-378.70 *(Forts.)*
~~~ mit *(Forts.)*
–––– Zweikammersystem 5-378.72
–––– Dreikammersystem
––––– mit Vorhofelektrode 5-378.7b
––––– ohne Vorhofelektrode 5-378.7a
–––– Stimulation, biventrikulär
––––– mit Vorhofelektrode 5-378.7b
––––– ohne Vorhofelektrode 5-378.7a
–– laparoskopisch
––– mit
–––– Magenschrittmacher, Wechsel 5-449.n1
–––– Wechsel, Gastrostimulator, nahrungsaufnahmegetriggert 5-449.n1
––– ohne Wechsel
–––– Gastrostimulator, nahrungsaufnahmegetriggert 5-449.n5
–––– Magenschrittmacher 5-449.n5
–– mit Wechsel, Magenschrittmacher, durch Umsteigen laparoskopisch – offen chirurgisch 5-449.n2
–– offen
––– mit Wechsel
–––– Gastrostimulator, nahrungsaufnahmegetriggert 5-449.n0
–––– Magenschrittmacher 5-449.n0
––– ohne Wechsel
–––– Gastrostimulator, nahrungsaufnahmegetriggert 5-449.n4
–––– Magenschrittmacher 5-449.n4
Sondenmessung
– bei
–– Parathyreoidektomie 3-761
–– Sentinel Lymphnode Exstirpation 3-760
–– SLNE 3-760
– zur
–– Leckageüberwachung, intraoperativ, bei
––– hyperthermer Extremitätenperfusion 3-765
––– isolierter Extremitätenperfusion 3-765
–– Lokalisation, Tumor 3-762
Sonderprothese
– Entfernung, Kniegelenk 5-823.a♦
– Hüftgelenk
–– Entfernung 5-821.e♦
–– Wechsel, in
––– Hybrid-Totalendoprothese 5-821.62♦
––– Sonderprothese 5-821.63♦
––– Totalendoprothese
–––– nicht-zementiert 5-821.60♦
–––– teilzementiert 5-821.62♦
–––– zementiert 5-821.61♦
– nicht-zementiert, Implantation
–– Hüftgelenk 5-820.20♦
–– Kniegelenk 5-822.90♦
– Teilwechsel
–– Femurteil
––– Kniegelenk 5-823.41♦
––– mit Kopplungselement, Kniegelenk 5-823.41♦ ►
~~~

Sonderprothese *(Forts.)*
~ Teilwechsel *(Forts.)*
-- Kopplungselement, Kniegelenk 5-823.43♦
-- Tibiateil
--- Kniegelenk 5-823.42♦
--- mit Kopplungselement, Kniegelenk 5-823.42♦
- teilzementiert, Implantation
-- Hüftgelenk 5-820.22♦
-- Kniegelenk 5-822.92♦
- Wechsel, Kniegelenk, typgleich 5-823.40♦
- zementiert, Implantation
-- Hüftgelenk 5-820.21♦
-- Kniegelenk 5-822.91♦
Sondierung
- kathetergestützt
-- Ductus arteriosus apertus 1-279.6
-- Kollateralgefäß
--- Gefäß 1-279.8
--- Herz 1-279.8
-- Shunt
--- Gefäß, operativ angelegt 1-279.7
--- Herz, operativ angelegt 1-279.7
- Speichelgang, zur Entfernung, Konkrement, mit Inzision 5-260.21♦
- Tränenwege, therapeutisch 8-149.0♦
-- mit Intubation 8-149.3♦
- Ventrikelseptum, bei Linksherz-Katheteruntersuchung, transseptal 1-274.4
- Vorhofseptum, bei Linksherz-Katheteruntersuchung, transseptal 1-274.3
Sonidegib, Applikation, oral 6-00c.h
Sonographie – s.a. Endosonographie
- differenzialdiagnostisch, komplex, mit
-- High-End-Echokardiographie 3-034
-- Kontrastmittel 3-030
-- TDI und Speckle Tracking 3-034
-- Tissue Doppler Imaging und Verformungsanalyse von Gewebe 3-034
- Gefäßsystem, differenzialdiagnostisch, komplex, mit quantitativer Auswertung 3-035
- Körperstamm, differenzialdiagnostisch, komplex, bei Neugeborenen und Kleinkindern 3-033.0
- laparoskopisch – s.a. Endosonographie, Bauchhöhle 3-059
- Tumor, Weichteile, differenzialdiagnostisch, komplex, mit quantitativer Vermessung 3-036
- vaginal 3-05d
Sonographisch
- Erkrankungs- und Fehlbildungsdiagnostik, komplex, beim Fetus 3-032
- Navigationssystem, Anwendung *[nur Zusatzkode!]* 5-988.2
Sorafenib, Applikation, oral
- 2.400 mg bis unter 3.200 mg 6-003.b0
- 3.200 mg bis unter 4.000 mg 6-003.b1
- 4.000 mg bis unter 4.800 mg 6-003.b2
- 4.800 mg bis unter 5.600 mg 6-003.b3
- 5.600 mg bis unter 6.400 mg 6-003.b4
- 6.400 mg bis unter 7.200 mg 6-003.b5 ►
Sorafenib, Applikation, oral *(Forts.)*
- 7.200 mg bis unter 8.000 mg 6-003.b6
- 8.000 mg bis unter 9.600 mg 6-003.b7
- 9.600 mg bis unter 11.200 mg 6-003.b8
- 11.200 mg bis unter 12.800 mg 6-003.b9
- 12.800 mg bis unter 14.400 mg 6-003.ba
- 14.400 mg bis unter 16.000 mg 6-003.bb
- 16.000 mg bis unter 19.200 mg 6-003.bc
- 19.200 mg bis unter 22.400 mg 6-003.bd
- 22.400 mg bis unter 25.600 mg 6-003.be
- 25.600 mg bis unter 28.800 mg 6-003.bf
- 28.800 mg bis unter 32.000 mg 6-003.bg
- 32.000 mg oder mehr 6-003.bh
Sozialpädiatrisch
- Langzeit-Intensivtherapie 9-403.5
-- zum verhaltenstherapeutischen Training 9-403.6
- Therapie
-- als integrierte Blockbehandlung 9-403.8
-- begleitend 9-403.0
-- Blockbehandlung 9-403.1
--- erweitert 9-403.2
-- Gruppen-Setting 9-403.7
-- Intensivtherapie 9-403.3
--- erweitert 9-403.4
Sozialrechtlich, Beratung
- mindestens 50 Minuten bis 2 Stunden 9-401.00
- mehr als
-- 2 bis 4 Stunden 9-401.01
-- 4 Stunden 9-401.02
Spät-akustisch, Potentiale, evoziert, Registrierung 1-208.5
Spalthaut
- Entnahme
-- Axilla 5-901.06♦
--- bei Verbrennung und Verätzung 5-924.06♦
-- Bauchregion 5-901.0b
--- bei Verbrennung und Verätzung 5-924.0b
-- Brustwand 5-901.0a
--- bei Verbrennung und Verätzung 5-924.0a
-- Dammregion, bei Verbrennung und Verätzung 5-924.0m
-- Ellenbogen, bei Verbrennung und Verätzung 5-924.07♦
-- Fuß 5-901.0g♦
-- Genitalregion 5-901.0c
--- bei Verbrennung und Verätzung 5-924.0c
-- Gesäß 5-901.0d
--- bei Verbrennung und Verätzung 5-924.0d
-- Hals 5-901.05
-- Hand 5-901.09♦
-- Knie 5-901.0e♦
--- bei Verbrennung und Verätzung 5-924.0e♦
-- Kopf 5-901.04
-- Kopfhaut, behaart, bei Verbrennung und Verätzung 5-924.0h
-- Leistenregion 5-901.0c
--- bei Verbrennung und Verätzung 5-924.0c
-- Lippe 5-901.00 ►

S

Spalthaut *(Forts.)*
~ Entnahme *(Forts.)*
–– Oberarm 5-901.07♦
––– bei Verbrennung und Verätzung 5-924.07♦
–– Oberschenkel 5-901.0e♦
––– bei Verbrennung und Verätzung 5-924.0e♦
–– Rücken 5-901.0a
––– bei Verbrennung und Verätzung 5-924.0j
–– Schulter 5-901.06♦
––– bei Verbrennung und Verätzung 5-924.06♦
–– Skrotum, bei Verbrennung und Verätzung 5-924.0k
–– Unterarm 5-901.08♦
––– bei Verbrennung und Verätzung 5-924.08♦
–– Unterschenkel 5-901.0f♦
––– bei Verbrennung und Verätzung 5-924.0f♦
– Transplantation
–– Augenlid, frei, bei Verbrennung und Verätzung 5-925.03♦
–– Axilla, frei
––– bei Verbrennung und Verätzung 5-925.06♦
––– großflächig 5-902.46♦
–––– auf Hautareal, granulierend 5-902.56♦
––– kleinflächig 5-902.06♦
–––– auf Hautareal, granulierend 5-902.16♦
–– Bauchregion, frei
––– bei Verbrennung und Verätzung 5-925.0b
––– großflächig 5-902.4b
–––– auf Hautareal, granulierend 5-902.5b
––– kleinflächig 5-902.0b
–––– auf Hautareal, granulierend 5-902.1b
–– bei Rekonstruktion, Mamma, plastisch 5-885.1♦
–– Brustwand, frei
––– bei Verbrennung und Verätzung 5-925.0a
––– großflächig 5-902.4a
–––– auf Hautareal, granulierend 5-902.5a
––– kleinflächig 5-902.0a
–––– auf Hautareal, granulierend 5-902.1a
–– Dammregion, frei, bei Verbrennung und Verätzung 5-925.0m
–– Ellenbogen, frei
––– bei Verbrennung und Verätzung 5-925.07♦
––– großflächig 5-902.47♦
–––– auf Hautareal, granulierend 5-902.57♦
––– kleinflächig 5-902.07♦
–––– auf Hautareal, granulierend 5-902.17♦
–– Fuß, frei
––– bei Verbrennung und Verätzung 5-925.0g♦
––– großflächig 5-902.4g♦
–––– auf Hautareal, granulierend 5-902.5g♦
––– kleinflächig 5-902.0g♦
–––– auf Hautareal, granulierend 5-902.1g♦
–– Genitalregion, frei
––– bei Verbrennung und Verätzung 5-925.0c
––– großflächig 5-902.4c
–––– auf Hautareal, granulierend 5-902.5c
––– kleinflächig 5-902.0c
–––– auf Hautareal, granulierend 5-902.1c ►

Spalthaut *(Forts.)*
~ Transplantation *(Forts.)*
–– Gesäß, frei
––– bei Verbrennung und Verätzung 5-925.0d
––– großflächig 5-902.4d
–––– auf Hautareal, granulierend 5-902.5d
––– kleinflächig 5-902.0d
–––– auf Hautareal, granulierend 5-902.1d
–– Hals, frei
––– bei Verbrennung und Verätzung 5-925.05
––– großflächig 5-902.45
–––– auf Hautareal, granulierend 5-902.55
––– kleinflächig 5-902.05
–––– auf Hautareal, granulierend 5-902.15
–– Hand, frei
––– bei Verbrennung und Verätzung 5-925.09♦
––– großflächig 5-902.49♦
–––– auf Hautareal, granulierend 5-902.59♦
––– kleinflächig 5-902.09♦
–––– auf Hautareal, granulierend 5-902.19♦
–– Knie, frei
––– bei Verbrennung und Verätzung 5-925.0e♦
––– großflächig 5-902.4e♦
–––– auf Hautareal, granulierend 5-902.5e♦
––– kleinflächig 5-902.0e♦
–––– auf Hautareal, granulierend 5-902.1e♦
–– Kopf, frei
––– bei Verbrennung und Verätzung 5-925.04
––– großflächig 5-902.44
–––– auf Hautareal, granulierend 5-902.54
––– kleinflächig 5-902.04
–––– auf Hautareal, granulierend 5-902.14
–– Kopfhaut, behaart, frei, bei Verbrennung und Verätzung 5-925.0h
–– Leistenregion, frei
––– bei Verbrennung und Verätzung 5-925.0c
––– großflächig 5-902.4c
–––– auf Hautareal, granulierend 5-902.5c
––– kleinflächig 5-902.0c
–––– auf Hautareal, granulierend 5-902.1c
–– Lippe, frei
––– bei Verbrennung und Verätzung 5-925.00
––– großflächig 5-902.40
–––– auf Hautareal, granulierend 5-902.50
––– kleinflächig 5-902.00
–––– auf Hautareal, granulierend 5-902.10
–– Nase, frei, bei Verbrennung und Verätzung 5-925.01
–– Oberarm, frei
––– bei Verbrennung und Verätzung 5-925.07♦
––– großflächig 5-902.47♦
–––– auf Hautareal, granulierend 5-902.57♦
––– kleinflächig 5-902.07♦
–––– auf Hautareal, granulierend 5-902.17♦
–– Oberschenkel, frei
––– bei Verbrennung und Verätzung 5-925.0e♦
––– großflächig 5-902.4e♦
–––– auf Hautareal, granulierend 5-902.5e♦
––– kleinflächig 5-902.0e♦
–––– auf Hautareal, granulierend 5-902.1e♦ ►

Spalthaut *(Forts.)*
~ Transplantation *(Forts.)*
–– Ohr, frei, bei Verbrennung und Verätzung 5-925.02♦
–– Rücken, frei
––– bei Verbrennung und Verätzung 5-925.0j
––– großflächig 5-902.4a
–––– auf Hautareal, granulierend 5-902.5a
––– kleinflächig 5-902.0a
–––– auf Hautareal, granulierend 5-902.1a
–– Schulter, frei
––– bei Verbrennung und Verätzung 5-925.06♦
––– großflächig 5-902.46♦
–––– auf Hautareal, granulierend 5-902.56♦
––– kleinflächig 5-902.06♦
–––– auf Hautareal, granulierend 5-902.16♦
–– Skrotum, frei, bei Verbrennung und Verätzung 5-925.0k
–– Unterarm, frei
––– bei Verbrennung und Verätzung 5-925.08♦
––– großflächig 5-902.48♦
–––– auf Hautareal, granulierend 5-902.58♦
––– kleinflächig 5-902.08♦
–––– auf Hautareal, granulierend 5-902.18♦
–– Unterschenkel, frei
––– bei Verbrennung und Verätzung 5-925.0f♦
––– großflächig 5-902.4f♦
–––– auf Hautareal, granulierend 5-902.5f♦
––– kleinflächig 5-902.0f♦
–––– auf Hautareal, granulierend 5-902.1f♦
Spalthautdeckung, Mikrograft-
– Augenlid, bei Verbrennung und Verätzung 5-925.73♦
– Axilla, bei Verbrennung und Verätzung 5-925.76♦
– Bauchregion, bei Verbrennung und Verätzung 5-925.7b
– Brustwand, bei Verbrennung und Verätzung 5-925.7a
– Dammregion, bei Verbrennung und Verätzung 5-925.7m
– Ellenbogen, bei Verbrennung und Verätzung 5-925.77♦
– Fuß, bei Verbrennung und Verätzung 5-925.7g♦
– Genitalregion, bei Verbrennung und Verätzung 5-925.7c
– Gesäß, bei Verbrennung und Verätzung 5-925.7d
– Hals, bei Verbrennung und Verätzung 5-925.75
– Hand, bei Verbrennung und Verätzung 5-925.79♦
– Knie, bei Verbrennung und Verätzung 5-925.7e♦
– Kopf, bei Verbrennung und Verätzung 5-925.74
– Kopfhaut, behaart, bei Verbrennung und Verätzung 5-925.7h
– Leistenregion, bei Verbrennung und Verätzung 5-925.7c ►

Spalthautdeckung, Mikrograft- *(Forts.)*
– Lippe, bei Verbrennung und Verätzung 5-925.70
– Nase, bei Verbrennung und Verätzung 5-925.71
– Oberarm, bei Verbrennung und Verätzung 5-925.77♦
– Oberschenkel, bei Verbrennung und Verätzung 5-925.7e♦
– Ohr, bei Verbrennung und Verätzung 5-925.72♦
– Rücken, bei Verbrennung und Verätzung 5-925.7j
– Schulter, bei Verbrennung und Verätzung 5-925.76♦
– Skrotum, bei Verbrennung und Verätzung 5-925.7k
– Unterarm, bei Verbrennung und Verätzung 5-925.78♦
– Unterschenkel, bei Verbrennung und Verätzung 5-925.7f♦
Spaltung
– Abszess-
–– anal 5-490.0
–– parapharyngeal 5-280.1
–– perianal 5-490.0
–– periproktitisch 5-490.0
–– peritonsillar 5-280.0
– Blepharorrhaphie 5-092.5♦
– Fistel-, anal 5-491.0
– Frenulum, labial 5-279.1
– Gaumen, weich
–– bei Zugang, transoral, durch Schädelbasis 5-011.4
–– und hart
––– bei Zugang, transoral, durch Schädelbasis 5-011.5
––– mit Resektion, Pharynx
–––– partiell
––––– mit Rekonstruktion, mit
–––––– Fernlappen, gestielt 5-295.25
–––––– freiem mikrovaskulär-anastomosiertem Transplantat 5-295.24
–––––– gestieltem regionalem Lappen 5-295.22
–––––– lokaler Schleimhaut 5-295.21
–––––– Transplantat, nicht-vaskularisiert 5-295.23
––––– ohne Rekonstruktion 5-295.20
–––– radikal
––––– mit Rekonstruktion, mit
–––––– Fernlappen, gestielt 5-295.25
–––––– freiem
––––––– Darmtransplantat 5-296.26
––––––– mikrovaskulär-anastomosiertem Transplantat 5-296.24
–––––– gestieltem regionalem Lappen 5-296.22
–––––– lokaler Schleimhaut 5-296.21
–––––– Magenhochzug 5-296.27
–––––– Transplantat, nicht-vaskularisiert 5-296.23
––––– ohne Rekonstruktion 5-296.20 ►

S

Spaltung *(Forts.)*
– Kanthorrhaphie 5-092.5♦
– Lippenbändchen 5-279.1
– Präputium, dorsal 5-640.1
– Retinakulum
–– Hand 5-841.11♦
–– lateral, offen
––– mit Zügelungsoperation, Patella 5-804.1♦
––– Patella 5-804.0♦
– Ringband
–– Daumen 5-841.15♦
–– Langfinger 5-841.14♦
– sagittal, Gesichtsschädelknochen 5-770.0
– Tarsorrhaphie 5-092.5♦
– Tränenkanal 5-084.10♦
– Tränenpunkt 5-084.10♦
– Zwerchfell 5-347.0
Span, kortikospongiös
– autogen
–– ausgedehnt, Transplantation
––– Gesichtsschädel 5-77b.2
––– Kieferknochen 5-77b.2
–– Transplantation
––– Gesichtsschädel 5-77b.1
––– Kieferknochen 5-77b.1
––– Wirbelsäule *[nur Zusatzkode!]* 5-835.9
– Entnahme
–– aus mehreren Entnahmestellen 5-783.3
–– Beckenknochen 5-783.2d
–– Femur, distal 5-783.2h♦
–– Fibula
––– distal 5-783.2r♦
––– proximal 5-783.2p♦
––– Schaft 5-783.2q♦
–– Humerus
––– distal 5-783.23♦
––– proximal 5-783.21♦
–– Kalkaneus 5-783.2t♦
–– Metatarsus 5-783.2v♦
–– Radius, distal 5-783.26♦
–– Skapula 5-783.2z♦
–– Tibia
––– distal 5-783.2n♦
––– proximal 5-783.2k♦
–– Ulna
––– distal 5-783.29♦
––– proximal 5-783.27♦
––– Schaft 5-783.28♦
– Transplantation
–– allogen
––– Beckenknochen
–––– endoskopisch 5-784.fd
–––– offen 5-784.8d
––– Femur
–––– distal
––––– endoskopisch 5-784.fh♦
––––– offen 5-784.8h♦
–––– proximal
––––– endoskopisch 5-784.ff♦
––––– offen 5-784.8f♦ ►

Span, kortikospongiös *(Forts.)*
~ Transplantation *(Forts.)*
~~ allogen *(Forts.)*
~~~ Femur *(Forts.)*
–––– Schaft
––––– endoskopisch 5-784.fg♦
––––– offen 5-784.8g♦
––– Fibula
–––– distal
––––– endoskopisch 5-784.fr♦
––––– offen 5-784.8r♦
–––– proximal
––––– endoskopisch 5-784.fp♦
––––– offen 5-784.8p♦
–––– Schaft
––––– endoskopisch 5-784.fq♦
––––– offen 5-784.8q♦
––– Gesichtsschädel 5-77b.8
––– Humerus
–––– distal
––––– endoskopisch 5-784.f3♦
––––– offen 5-784.83♦
–––– proximal
––––– endoskopisch 5-784.f1♦
––––– offen 5-784.81♦
–––– Schaft
––––– endoskopisch 5-784.f2♦
––––– offen 5-784.82♦
––– Kalkaneus
–––– endoskopisch 5-784.ft♦
–––– offen 5-784.8t♦
––– Karpus
–––– endoskopisch 5-784.fa♦
–––– offen 5-784.8a♦
––– Kieferknochen 5-77b.8
––– Klavikula
–––– endoskopisch 5-784.f0♦
–––– offen 5-784.80♦
––– Metakarpus
–––– endoskopisch 5-784.fb♦
–––– offen 5-784.8b♦
––– Metatarsus
–––– endoskopisch 5-784.fv♦
–––– offen 5-784.8v♦
––– Patella
–––– endoskopisch 5-784.fj♦
–––– offen 5-784.8j♦
––– Phalangen
–––– Fuß
––––– endoskopisch 5-784.fw♦
––––– offen 5-784.8w♦
–––– Hand
––––– endoskopisch 5-784.fc♦
––––– offen 5-784.8c♦
––– Radius
–––– distal
––––– endoskopisch 5-784.f6♦
––––– offen 5-784.86♦
–––– proximal
––––– endoskopisch 5-784.f4♦
––––– offen 5-784.84♦ ►
~~~

Span, kortikospongiös *(Forts.)*
~ Transplantation *(Forts.)*
~~ allogen *(Forts.)*
~~~ Radius *(Forts.)*
–––– Schaft
––––– endoskopisch 5-784.f5♦
––––– offen 5-784.85♦
––– Schenkelhals
–––– endoskopisch 5-784.fe♦
–––– offen 5-784.8e♦
––– Skapula
–––– endoskopisch 5-784.fz♦
–––– offen 5-784.8z♦
––– Talus
–––– endoskopisch 5-784.fs♦
–––– offen 5-784.8s♦
––– Tarsus
–––– endoskopisch 5-784.fu♦
–––– offen 5-784.8u♦
––– Tibia
–––– distal
––––– endoskopisch 5-784.fn♦
––––– offen 5-784.8n♦
–––– proximal
––––– endoskopisch 5-784.fk♦
––––– offen 5-784.8k♦
–––– Schaft
––––– endoskopisch 5-784.fm♦
––––– offen 5-784.8m♦
––– Ulna
–––– distal
––––– endoskopisch 5-784.f9♦
––––– offen 5-784.89♦
–––– proximal
––––– endoskopisch 5-784.f7♦
––––– offen 5-784.87♦
–––– Schaft
––––– endoskopisch 5-784.f8♦
––––– offen 5-784.88♦
–– autogen
––– ausgedehnt
–––– Beckenknochen 5-784.2d
–––– Femur
––––– distal 5-784.2h♦
––––– proximal 5-784.2f♦
––––– Schaft 5-784.2g♦
–––– Fibula
––––– distal 5-784.2r♦
––––– proximal 5-784.2p♦
––––– Schaft 5-784.2q♦
–––– Humerus
––––– distal 5-784.23♦
––––– proximal 5-784.21♦
––––– Schaft 5-784.22♦
–––– Kalkaneus 5-784.2t♦
–––– Karpus 5-784.2a♦
–––– Klavikula 5-784.20♦
–––– Metakarpus 5-784.2b♦
–––– Metatarsus 5-784.2v♦
–––– Patella 5-784.2j♦ ►

Span, kortikospongiös *(Forts.)*
~ Transplantation *(Forts.)*
~~ autogen *(Forts.)*
~~~ ausgedehnt *(Forts.)*
–––– Phalangen
––––– Fuß 5-784.2w♦
––––– Hand 5-784.2c♦
–––– Radius
––––– distal 5-784.26♦
––––– proximal 5-784.24♦
––––– Schaft 5-784.25♦
–––– Schenkelhals 5-784.2e♦
–––– Skapula 5-784.2z♦
–––– Talus 5-784.2s♦
–––– Tarsus 5-784.2u♦
–––– Tibia
––––– distal 5-784.2n♦
––––– proximal 5-784.2k♦
––––– Schaft 5-784.2m♦
–––– Ulna
––––– distal 5-784.29♦
––––– proximal 5-784.27♦
––––– Schaft 5-784.28♦
––– Beckenknochen
–––– endoskopisch 5-784.dd
–––– offen 5-784.1d
––– Femur
–––– distal
––––– endoskopisch 5-784.dh♦
––––– offen 5-784.1h♦
–––– proximal
––––– endoskopisch 5-784.df♦
––––– offen 5-784.1f♦
–––– Schaft
––––– endoskopisch 5-784.dg♦
––––– offen 5-784.1g♦
––– Fibula
–––– distal
––––– endoskopisch 5-784.dr♦
––––– offen 5-784.1r♦
–––– proximal
––––– endoskopisch 5-784.dp♦
––––– offen 5-784.1p♦
–––– Schaft
––––– endoskopisch 5-784.dq♦
––––– offen 5-784.1q♦
––– Humerus
–––– distal
––––– endoskopisch 5-784.d3♦
––––– offen 5-784.13♦
–––– proximal
––––– endoskopisch 5-784.d1♦
––––– offen 5-784.11♦
–––– Schaft
––––– endoskopisch 5-784.d2♦
––––– offen 5-784.12♦
––– Kalkaneus
–––– endoskopisch 5-784.dt♦
–––– offen 5-784.1t♦
––– Karpus, Hand
–––– endoskopisch 5-784.da♦ ►

S

Span, kortikospongiös *(Forts.)*
~ Transplantation *(Forts.)*
~~ autogen *(Forts.)*
~~~ Karpus, Hand *(Forts.)*
–––– offen 5-784.1a♦
––– Klavikula
–––– endoskopisch 5-784.d0♦
–––– offen 5-784.10♦
––– Metakarpus
–––– endoskopisch 5-784.db♦
–––– offen 5-784.1b♦
––– Metatarsus
–––– endoskopisch 5-784.dv♦
–––– offen 5-784.1v♦
––– Patella
–––– endoskopisch 5-784.dj♦
–––– offen 5-784.1j♦
––– Phalangen
–––– Fuß
––––– endoskopisch 5-784.dw♦
––––– offen 5-784.1w♦
–––– Hand
––––– endoskopisch 5-784.dc♦
––––– offen 5-784.1c♦
––– Radius
–––– distal
––––– endoskopisch 5-784.d6♦
––––– offen 5-784.16♦
–––– proximal
––––– endoskopisch 5-784.d4♦
––––– offen 5-784.14♦
–––– Schaft
––––– endoskopisch 5-784.d5♦
––––– offen 5-784.15♦
––– Schenkelhals
–––– endoskopisch 5-784.de♦
–––– offen 5-784.1e♦
––– Skapula
–––– endoskopisch 5-784.dz♦
–––– offen 5-784.1z♦
––– Talus
–––– endoskopisch 5-784.ds♦
–––– offen 5-784.1s♦
––– Tarsus
–––– endoskopisch 5-784.du♦
–––– offen 5-784.1u♦
––– Tibia
–––– distal
––––– endoskopisch 5-784.dn♦
––––– offen 5-784.1n♦
–––– proximal
––––– endoskopisch 5-784.dk♦
––––– offen 5-784.1k♦
–––– Schaft
––––– endoskopisch 5-784.dm♦
––––– offen 5-784.1m♦
––– Ulna
–––– distal
––––– endoskopisch 5-784.d9♦
––––– offen 5-784.19♦ ►

Span, kortikospongiös *(Forts.)*
~ Transplantation *(Forts.)*
~~ autogen *(Forts.)*
~~~ Ulna *(Forts.)*
–––– proximal
––––– endoskopisch 5-784.d7♦
––––– offen 5-784.17♦
–––– Schaft
––––– endoskopisch 5-784.d8♦
––––– offen 5-784.18♦
– zur Rearthrodese
–– Fußwurzel, Gelenkfach, offen, bei Rezidiv
––– 1 5-808.ae♦
––– 2 oder mehr 5-808.af♦
–– Großzehengrundgelenk, offen, bei Rezidiv 5-808.b8♦
–– Mittelfuß, Gelenkfach, offen, bei Rezidiv
––– 1 5-808.ae♦
––– 2 oder mehr 5-808.af♦
Spange, zur Anuloraphie, Mitralklappe, perkutan 5-35a.45
Spasmolyse, intraarteriell
– bei zerebrovaskulären Vasospasmen, Gefäß
–– 1 8-83c.60
–– 2 8-83c.61
–– 3 oder mehr 8-83c.62
– Gefäß, sonstiges
–– 1 8-83c.70
–– 2 8-83c.71
–– 3 oder mehr 8-83c.72
SPECT – s.a. Single-Photon-Emissionscomputertomographie
– Gehirn, mit Perfusionsmarker 3-720.0
– mit
–– 123-Jodbenzamiden [IBZM] 3-720.11
–– Jod-123-Ioflupan 3-720.10
– Perfusions-
–– Lunge 3-722.0
–– und Ventilations-SPECT, Lunge 3-722.2
– Ventilations-, Lunge 3-722.1
–– mit Perfusions-SPECT 3-722.2
SPECT/CT
– Gehirn 3-730
– Herz 3-731
– Lunge, mit
–– Computertomographie, diagnostisch 3-732.1
–– Niedrigdosis-Computertomographie, zur Schwächungskorrektur 3-732.0
– Skelettsystem, mit
–– Computertomographie, diagnostisch 3-733.1
–– Niedrigdosis-Computertomographie, zur Schwächungskorrektur 3-733.0
Speechmapping
– durch Magnetstimulation, navigiert, transkraniell 1-20c.1
– nTMS 1-20c.1
Speicheldrüse
– Biopsie
–– durch Inzision 1-542♦
–– ohne Inzision 1-420.7♦
– Destruktion 5-269.1♦ ►

Speicheldrüse *(Forts.)*
– Drainage 5-260.10♦
– Elektrochemotherapie 5-269.3♦
– Exploration, chirurgisch 5-260.0♦
– Fistelverschluss 5-263.10♦
– Fistulektomie 5-263.10♦
– Inzision, ohne weitere Maßnahmen 5-260.0♦
– klein
–– Exzision, Gewebe 5-261.6
–– Resektion 5-262.6
– Naht, nach Verletzung 5-263.00♦
– Ptyalithotomie 5-260.20♦
– Schlitzung, ohne weitere Maßnahmen 5-260.0♦
– Sialoadenolithotomie 5-260.20♦
– Sialolithotomie 5-260.20♦
– Speichelstein, Entfernung 5-260.20♦
– Stein, Stoßwellenlithotripsie, extrakorporal 8-112.1♦
– Szintigraphie 3-707.0
–– mit Bestimmung, Uptake, und Exkretion 3-707.0
– Zystenmarsupialisation 5-261.2♦
Speicheldrüsenausführungsgang
– Biopsie
–– durch Inzision 1-542♦
–– ohne Inzision 1-420.7♦
– Drainage 5-260.11♦
– Elektrochemotherapie 5-269.3♦
– Fistelverschluss 5-263.11♦
– Fistulektomie 5-263.11♦
– Inzision, ohne weitere Maßnahmen 5-260.0♦
– Naht, nach Verletzung 5-263.01♦
– Ptyalithotomie 5-260.21♦
– Schlitzung, ohne weitere Maßnahmen 5-260.0♦
– Sialoadenolithotomie 5-260.21♦
– Sialolithotomie 5-260.21♦
– Speichelstein, Entfernung 5-260.21♦
– Verlagerung 5-263.2♦
Speichelgang
– Dilatation 5-269.x♦
– Sondierung, zur Entfernung, Konkrement, mit Inzision 5-260.21♦
– Transplantation, Mündung 5-263.2♦
Speichelgangöffnung, Transplantation 5-263.2♦
Speichelstein, Entfernung
– Speicheldrüse 5-260.20♦
– Speicheldrüsenausführungsgang 5-260.21♦
Spektroskopie
– Elektroimpedanz-, Haut 3-901
– Nahinfrarot-, zur Messung, nichtinvasiv, Sauerstoffsättigung, hirnkapillär, regional 8-923.1
Spende
– allogen, Entnahme, Stammzellen, hämatopoetisch, aus
–– Knochenmark 5-410.01
–– peripherem Blut 5-410.11
– Eigenblut 8-803.0
Spenderstuhlsuspension, Applikation, koloskopisch 8-129.0
Spermatozele
– Anlegen, artifiziell 5-637.5♦ ▶

Spermatozele *(Forts.)*
– Aspiration, perkutan, diagnostisch 1-847.3♦
– Exzision 5-631.1♦
– Punktion, perkutan
–– diagnostisch 1-847.3♦
–– therapeutisch 8-156.1♦
Sperroperation
– Fundus, Magen
–– durch Umsteigen laparoskopisch – offen chirurgisch 5-449.22
–– endoskopisch 5-449.23
–– laparoskopisch 5-449.21
–– offen 5-449.20
– Ösophagus 5-429.3
– Penis, venös 5-649.2
Spezialbett, Lagerung 8-390.0
Spezialisiert, Komplexbehandlung, palliativmedizinisch, durch Palliativdienst
– extern
–– bis unter 2 Stunden 8-98h.10
–– 2 bis unter 4 Stunden 8-98h.11
–– 4 bis unter 6 Stunden 8-98h.12
–– 6 bis unter 9 Stunden 8-98h.13
–– 9 bis unter 12 Stunden 8-98h.14
–– 12 bis unter 15 Stunden 8-98h.15
–– 15 bis unter 20 Stunden 8-98h.16
–– 20 bis unter 25 Stunden 8-98h.17
–– 25 bis unter 35 Stunden 8-98h.18
–– 35 bis unter 45 Stunden 8-98h.19
–– 45 bis unter 55 Stunden 8-98h.1a
–– 55 oder mehr Stunden 8-98h.1b
– intern
–– bis unter 2 Stunden 8-98h.00
–– 2 bis unter 4 Stunden 8-98h.01
–– 4 bis unter 6 Stunden 8-98h.02
–– 6 bis unter 9 Stunden 8-98h.03
–– 9 bis unter 12 Stunden 8-98h.04
–– 12 bis unter 15 Stunden 8-98h.05
–– 15 bis unter 20 Stunden 8-98h.06
–– 20 bis unter 25 Stunden 8-98h.07
–– 25 bis unter 35 Stunden 8-98h.08
–– 35 bis unter 45 Stunden 8-98h.09
–– 45 bis unter 55 Stunden 8-98h.0a
–– 55 oder mehr Stunden 8-98h.0b
Speziallagerungssystem, Anwendung
– Hypothermiebehandlung, nichtinvasiv 8-607.1
– Kühlung, nichtinvasiv 8-607.1
Spezialweichlagerungsbett, Lagerung, für Schwerstbrandverletzte 8-390.6
Speziell – s. jeweiliger durchgeführter Eingriff
Spezifisch, Provokationstestung, allergologisch 1-700
Sphärisch, Partikel, sonstige *[nur Zusatzkode!]* 8-83b.13
Sphenoidektomie
– transmaxilloethmoidal
–– mit Darstellung, Schädelbasis 5-222.71♦
–– ohne Darstellung, Schädelbasis 5-222.70♦
– transseptal 5-222.6♦
– von außen
–– mit Darstellung, Schädelbasis 5-222.51♦ ▶

S

Sphenoidektomie *(Forts.)*
~ von außen *(Forts.)*
–– ohne Darstellung, Schädelbasis 5-222.50♦
Sphenoidotomie, endonasal 5-222.4♦
Sphincter – s.a. Sphinkter
Sphincter ani
– Durchtrennung
–– lateral 5-494.1
–– medial 5-494.2
– Perineum, Vulva
–– Haut und Muskulatur, Naht, nach Ruptur, post partum 5-758.5
–– Rektum, Haut und Muskulatur, Naht, nach Ruptur, post partum 5-758.6
– Rektum, Rekonstruktion, nach Ruptur, post partum 5-758.8
– Sphinkterotomie, lateral 5-494.1
Sphincter Oddi
– Biopsie
–– durch Inzision 1-552.2
–– endoskopisch 1-440.7
–– perkutan, mit Steuerung durch bildgebende Verfahren 1-442.4
– Destruktion
–– durch Umsteigen laparoskopisch – offen chirurgisch 5-518.52
–– offen 5-518.50
– Dilatation
–– durch Umsteigen laparoskopisch – offen chirurgisch 5-518.02
–– laparoskopisch 5-518.01
–– offen 5-518.00
– Durchtrennung, endoskopisch 5-513.1
– Exzision
–– durch Umsteigen laparoskopisch – offen chirurgisch 5-518.52
–– offen 5-518.50
– Gewebe, Destruktion, laparoskopisch 5-518.51
– Inzision
–– durch Umsteigen laparoskopisch – offen chirurgisch 5-518.12
–– laparoskopisch 5-518.11
–– mit Duodenotomie
––– durch Umsteigen laparoskopisch – offen chirurgisch 5-518.22
––– laparoskopisch 5-518.21
––– offen 5-518.20
–– offen 5-518.10
– Rekonstruktion, plastisch
–– durch Umsteigen laparoskopisch – offen chirurgisch 5-518.62
–– laparoskopisch 5-518.61
–– offen 5-518.60
Sphincter pancreaticus, Durchtrennung, endoskopisch 5-526.1
Sphincter urethrae externus, Inzision, transurethral 5-585.3
Sphinkter – s.a. Sphincter
– Anal-, künstlich
–– Entfernung 5-496.b ►
Sphinkter – s.a. Sphincter *(Forts.)*
~ Anal-, künstlich *(Forts.)*
–– Wechsel
––– Ballon 5-496.a2
––– Cuff 5-496.a0
––– Verbindungspumpe 5-496.a1
– Anus, Plastik 5-496.3
– Harnblase, artifiziell
–– Entfernung 5-597.2
–– Implantation, am
––– Blasenhals 5-597.02
––– Bulbus, mit
–––– 1 Cuff 5-597.00
–––– 2 Cuffs 5-597.01
–– Revision 5-597.4
–– Wechsel
––– isoliert
–––– Ballon 5-597.36
–––– Cuff
––––– 1 5-597.34
––––– 2 5-597.35
–––– Pumpe 5-597.33
–––– Reservoir 5-597.36
––– vollständig, am
–––– Blasenhals 5-597.32
–––– Bulbus, mit
––––– 1 Cuff 5-597.30
––––– 2 Cuffs 5-597.31
– Kardia, Durchtrennung
–– abdominal, offen 5-420.20
–– durch Umsteigen
––– laparoskopisch – offen chirurgisch 5-420.24
––– thorakoskopisch – offen chirurgisch 5-420.25
–– endoskopisch 5-420.26
–– laparoskopisch 5-420.22
–– thorakal, offen 5-420.21
–– thorakoskopisch 5-420.23
– pankreatisch, Inzision, endoskopisch 5-526.1
Sphinkterapparat
– mit Anus
–– Naht, nach Verletzung 5-496.0
–– Rekonstruktion, durch
––– Cerclage 5-496.1
––– Erweiterungsplastik 5-496.4
––– Sphinkteromyektomie 5-496.2
– Rekonstruktion
–– primär, nach Exzision, Analfistel 5-496.3
–– sekundär, nach Exzision, Analfistel 5-496.3
Sphinkteromyektomie, zur Rekonstruktion, Anus, und Sphinkterapparat 5-496.2
Sphinkterorrhaphie, anal 5-496.0
Sphinkterotomie
– anal, posterior 5-494.x
– lateral, Sphincter ani 5-494.1
– medial 5-494.2
– pankreatisch, endoskopisch 5-526.1
Spickdrahtosteosynthese, bei Fraktur
– Humerus, subkapital 5-790.11♦
– Mittelhandknochen 5-790.1b♦

Spickung, mit Reposition, bei Fraktur, Radius, distal 5-790.16♦
Spiegelung, Magen, bei
– Anastomosen, Ösophagus und Magen 1-631.1
– axialer Gleithernie 1-631.0
– Lageanomalie 1-631.x
– normalem Situs 1-631.0
Spina bifida aperta, Verschluss 5-036.0
Spina scapulae, Translokations-Rotations-Elevations-Osteotomie 5-829.3♦
Spinal
– Arteriographie 3-60a
– Gefäß
–– Atherektomie, perkutan-transluminal 8-836.3f
–– Ballonangioplastie, perkutan-transluminal 8-836.0f
–– Blade-Angioplastie, perkutan-transluminal 8-836.1f
–– Embolisation, selektiv, perkutan-transluminal, mit
––– ablösbarem Ballon 8-836.bf
––– embolisierender Flüssigkeit 8-836.9f
––– Metallspiralen 8-836.mf
––– Partikeln 8-836.kf
––– Schirm 8-836.cf
–– Fräsatherektomie, perkutan-transluminal 8-836.3f
–– Fremdkörperentfernung, perkutan-transluminal 8-836.6f
–– Implantation
––– Flow-Diverter, perkutan-transluminal, zur Strömungslaminierung, bei Aneurysma
–––– 1 8-84b.0f
–––– 2 8-84b.2f
–––– 3 8-84b.3f
–––– 4 8-84b.4f
–––– 5 8-84b.5f
–––– 6 oder mehr 8-84b.6f
––– Mehrschicht-Flechtstent, perkutan-transluminal, zur Strömungslaminierung, bei Aneurysma
–––– 1 8-84b.0f
–––– 2 8-84b.2f
–––– 3 8-84b.3f
–––– 4 8-84b.4f
–––– 5 8-84b.5f
–––– 6 oder mehr 8-84b.6f
––– Multilayer-Stent, perkutan-transluminal, zur Strömungslaminierung, bei Aneurysma
–––– 1 8-84b.0f
–––– 2 8-84b.2f
–––– 3 8-84b.3f
–––– 4 8-84b.4f
–––– 5 8-84b.5f
–––– 6 oder mehr 8-84b.6f
––– perkutan-transluminal
–––– Cheatham-Platinum-Stent
––––– gecovert
–––––– 1 8-846.0f
–––––– 2 oder mehr 8-846.1f ►

Spinal *(Forts.)*
~ Gefäß *(Forts.)*
~~ Implantation *(Forts.)*
~~~ perkutan-transluminal *(Forts.)*
~~~~ Cheatham-Platinum-Stent *(Forts.)*
––––– ungecovert
–––––– 1 8-845.0f
–––––– 2 oder mehr 8-845.1f
–––– Klammern, endovaskulär, selbstexpandierend 8-83c.9f
–––– Stent
––––– bioresorbierbar
–––––– 1 8-843.0f
–––––– 2 8-843.1f
–––––– 3 8-843.2f
–––––– 4 8-843.3f
–––––– 5 8-843.4f
–––––– 6 oder mehr 8-843.5f
––––– gecovert
–––––– großlumig, andere
––––––– 1 8-84a.0f
––––––– 2 oder mehr 8-84a.1f
–––––– medikamentefreisetzend
––––––– 1 8-848.0f
––––––– 2 8-848.1f
––––––– 3 8-848.2f
––––––– 4 8-848.3f
––––––– 5 8-848.4f
––––––– 6 oder mehr 8-848.5f
–––––– nicht-medikamentefreisetzend
––––––– 1 8-842.0f
––––––– 2 8-842.1f
––––––– 3 8-842.2f
––––––– 4 8-842.3f
––––––– 5 8-842.4f
––––––– 6 oder mehr 8-842.5f
––––– medikamentefreisetzend
–––––– 1 8-841.0f
–––––– 2 8-841.1f
–––––– 3 8-841.2f
–––––– 4 8-841.3f
–––––– 5 8-841.4f
–––––– 6 oder mehr 8-841.5f
––––– nicht-medikamentefreisetzend
–––––– 1 8-840.0f
–––––– 2 8-840.1f
–––––– 3 8-840.2f
–––––– 4 8-840.3f
–––––– 5 8-840.4f
–––––– 6 oder mehr 8-840.5f
––––– ungecovert, großlumig, andere
–––––– 1 8-849.0f
–––––– 2 oder mehr 8-849.1f
––– Stent, perkutan-transluminal, zur Strömungslaminierung, bei Aneurysma
–––– 1 8-84b.0f
–––– 2 8-84b.2f
–––– 3 8-84b.3f
–––– 4 8-84b.4f
–––– 5 8-84b.5f
–––– 6 oder mehr 8-84b.6f ►

S

Spinal *(Forts.)*
~ Gefäß *(Forts.)*
–– Kryoplastie, perkutan-transluminal 8-836.rf
–– Laser-Angioplastie, perkutan-transluminal 8-836.2f
–– Rotationsatherektomie, perkutan-transluminal 8-83c.ff
–– Rotationsthrombektomie, perkutan-transluminal 8-836.pf
–– Scoring-balloon, perkutan-transluminal 8-836.1f
–– Thrombektomie, perkutan-transluminal 8-836.8f
–– Thrombolyse, selektiv, perkutan-transluminal 8-836.7f
– Liquorsystem
–– Anlegen, Drainage, extern 5-038.0
–– Entfernung
––– Drainage, extern 5-038.9
––– Reservoir, subkutan 5-038.c
––– Shunt 5-038.a
–– Implantation, Shunt 5-038.1
–– Reservoir, subkutan, Wechsel 5-038.7
–– Revision
––– Reservoir, subkutan 5-038.7
––– Shunt 5-038.5
–– Shunt, Wechsel 5-038.5
– Meningomyelozele, Verschluss 5-036.2
– Meningomyelozystozele, Verschluss 5-036.3
– Meningozele, Verschluss 5-036.0
– Meningozystozele, Verschluss 5-036.1
– Plastik, Dura 5-036.8
– Spül-Saug-Drainage, Spülung, therapeutisch 8-179.2
– Stimulationselektrode, bei Funktionsdiagnostik, invasiv, Nervensystem 1-203.1
Spinalganglien
– Biopsie, intraspinal
–– durch Inzision 1-512.1
–– perkutan 1-404.1
– Entfernung, Neurostimulator zur Spinalganglienstimulation 5-039.r
– Implantation, Multifunktionselektrode, temporär, perkutan, zur gepulsten Radiofrequenzbehandlung 5-039.38
– Nadelbiopsie, intraspinal, perkutan 1-404.1
– Stimulation, durch
–– Implantation, Elektrode 5-039.j0
–– Wechsel, Elektrode 5-039.j0
Spinalganglion
– Elektrode, mehrere
–– Entfernung 5-039.a9
–– Revision 5-039.c7
– Entfernung, Elektrode 5-039.a8
– Revision, Elektrode 5-039.c6
Spinalkanal
– Dekompression 5-033.0
–– knöchern, über
––– 1 Segment 5-839.60
––– 2 Segmente 5-839.61
––– 3 Segmente 5-839.62 ►

Spinalkanal *(Forts.)*
~ Dekompression 5-033.0 *(Forts.)*
~~ knöchern, über *(Forts.)*
––– 4 oder mehr Segmente 5-839.63
– Drainage, Flüssigkeit, epidural 5-033.1
– Entleerung
–– Empyem, epidural 5-033.3
–– Hämatom, epidural 5-033.2
– Epiduralraum, Fremdkörperentfernung 5-033.4
Spinalraum, Implantation, Multifunktionselektrode, temporär, perkutan, zur gepulsten Radiofrequenzbehandlung 5-039.38
Spindelexzision, zur Invertierung, Tränenpunkt 5-086.01♦
Spinös, Fixierung, mit Implantat, über
– 1 Segment 5-839.k0
– 2 Segmente 5-839.k1
– 3 oder mehr Segmente 5-839.k2
Spiral-Endoskopie, motorisiert
– Darm *[nur Zusatzkode!]* 5-46a.1
– Dickdarm
–– EFTR 5-452.b5
–– endoskopische Destruktion durch
––– Elektrokoagulation 5-452.c0
––– Kryokoagulation 5-452.c3
––– Laserkoagulation 5-452.c1
––– photodynamische Therapie 5-452.c4
––– Thermokoagulation 5-452.c2
–– endoskopische Exzision 5-452.b0
–– endoskopische Mukosaresektion 5-452.73
–– endoskopische Polypektomie mit Schlinge von
––– 1 bis 2 Polypen 5-452.b1
––– 3 oder mehr 2 Polypen 5-452.b2
–– endoskopische Vollwandexzision 5-452.b5
–– ESD 5-452.b4
–– submukosale Dissektion 5-452.b4
– Dünndarm 1-451.636.2
–– diagnostische Intestinoskopie 1-636.2
–– EFTR 5-451.c4
–– endoskopische Destruktion durch
––– Elektrokoagulation 5-451.d0
––– Kryokoagulation 5-451.d3
––– Laserkoagulation 5-451.d1
––– photodynamische Therapie 5-451.d4
––– Thermokoagulation 5-451.d2
–– endoskopische Exzision 5-451.c0
–– endoskopische Mukosaresektion 5-451.c3
–– endoskopische Polypektomie mit Schlinge von
––– 1 bis 2 Polypen 5-451.c1
––– 3 oder mehr 2 Polypen 5-451.c2
–– endoskopische Vollwandexzision 5-451.c4
– Ileokoloskopie *[nur Zusatzkode!]* 1-658
– Ileum
–– diagnostische Endoskopie 1-636.2
– Jejunum
–– tief, diagnostische Intestinoskopie 1-636.2
– Intestinum
diagnostische Intestinoskopie 1-636.2
– Koloskopie *[nur Zusatzkode!]* 1-658

Spiroergometrie 1-712
Spitzy
– Amputation, Fuß 5-865.2♦
– Verschluss, Hernia umbilicalis, offen
–– mit
––– Abtragen des Ductus omphaloentericus 5-534.02
––– Abtragen des Urachus 5-534.02
––– Exstirpation einer Nabelzyste 5-534.01
–– ohne weitere Maßnahmen 5-534.03
Splenektomie
– partiell
–– durch Umsteigen laparoskopisch – offen chirurgisch 5-413.02
–– laparoskopisch 5-413.01
–– offen 5-413.00
– total
–– durch Umsteigen laparoskopisch – offen chirurgisch 5-413.12
–– laparoskopisch 5-413.11
–– offen 5-413.10
Splenopexie 5-419.x
Splenoplastik 5-419.x
Splenoportographie, indirekt 3-604
Splenorenal, Shunt, Anlegen 5-391.0
Splenorrhaphie, nach Verletzung 5-419.0
Splenotomie 5-412
Split-Leber
– Retransplantation, während desselben stationären Aufenthaltes 5-504.4
– Transplantation 5-504.1
Spondylodese
– dorsal, über
–– 1 Segment 5-836.30
–– 2 Segmente 5-836.31
–– 3 Segmente 5-836.34
–– 4 Segmente 5-836.35
–– 5 Segmente 5-836.36
–– 6 Segmente 5-836.37
–– 7 bis 10 Segmente 5-836.38
–– 11 oder mehr Segmente 5-836.39
– dorsal und ventral kombiniert, interkorporal, über
–– 1 Segment 5-836.40
–– 2 Segmente 5-836.41
–– 3 Segmente 5-836.44
–– 4 Segmente 5-836.45
–– 5 Segmente 5-836.46
–– 6 Segmente 5-836.47
–– 7 bis 10 Segmente 5-836.48
–– 11 oder mehr Segmente 5-836.49
– ventral, über
–– 1 Segment 5-836.50
–– 2 Segmente 5-836.51
–– 3 Segmente 5-836.55
–– 4 Segmente 5-836.56
–– 5 Segmente 5-836.57
–– 6 Segmente 5-836.58
–– 7 bis 10 Segmente 5-836.59
–– 11 oder mehr Segmente 5-836.5a
Spondylophyten, Exzision 5-832.0
Spongioplastie, über
– 1 Wirbelkörper 5-839.90
– 2 Wirbelkörper 5-839.91
– 3 Wirbelkörper 5-839.92
– 4 oder mehr Wirbelkörper 5-839.93
Spongiosa
– Anlagerung, periostal, autolog, bei Gingivoplastik 5-241.2
– Entnahme
–– aus mehreren Entnahmestellen 5-783.1
–– Beckenknochen 5-783.0d
–– Femur
––– distal 5-783.0h♦
––– proximal 5-783.0f♦
––– Schaft 5-783.0g♦
–– Fibula
––– distal 5-783.0r♦
––– proximal 5-783.0p♦
––– Schaft 5-783.0q♦
–– Humerus
––– distal 5-783.03♦
––– proximal 5-783.01♦
––– Schaft 5-783.02♦
–– Kalkaneus 5-783.0t♦
–– Karpus 5-783.0a♦
–– Klavikula 5-783.00♦
–– Metakarpus 5-783.0b♦
–– Metatarsus 5-783.0v♦
–– Patella 5-783.0j♦
–– Phalangen
––– Fuß 5-783.0w♦
––– Hand 5-783.0c♦
–– Radius
––– distal 5-783.06♦
––– proximal 5-783.04♦
––– Schaft 5-783.05♦
–– Schenkelhals 5-783.0e♦
–– Skapula 5-783.0z♦
–– Talus 5-783.0s♦
–– Tarsus 5-783.0u♦
–– Tibia
––– distal 5-783.0n♦
––– proximal 5-783.0k♦
––– Schaft 5-783.0m♦
–– Ulna
––– distal 5-783.09♦
––– proximal 5-783.07♦
––– Schaft 5-783.08♦
– Transplantation
–– allogen
––– Beckenknochen
–––– endoskopisch 5-784.ed
–––– offen 5-784.7d
––– Femur
–––– distal
––––– endoskopisch 5-784.eh♦
––––– offen 5-784.7h♦
–––– proximal
––––– endoskopisch 5-784.ef♦
––––– offen 5-784.7f♦ ►

Spongiosa *(Forts.)*
~ Transplantation *(Forts.)*
~~ allogen *(Forts.)*
~~~ Femur *(Forts.)*
–––– Schaft
––––– endoskopisch 5-784.eg♦
––––– offen 5-784.7g♦
––– Fibula
–––– distal
––––– endoskopisch 5-784.er♦
––––– offen 5-784.7r♦
–––– proximal
––––– endoskopisch 5-784.ep♦
––––– offen 5-784.7p♦
–––– Schaft
––––– endoskopisch 5-784.eq♦
––––– offen 5-784.7q♦
––– Humerus
–––– distal
––––– endoskopisch 5-784.e3♦
––––– offen 5-784.73♦
–––– proximal
––––– endoskopisch 5-784.e1♦
––––– offen 5-784.71♦
–––– Schaft
––––– endoskopisch 5-784.e2♦
––––– offen 5-784.72♦
––– Kalkaneus
–––– endoskopisch 5-784.et♦
–––– offen 5-784.7t♦
––– Karpus
–––– endoskopisch 5-784.ea♦
–––– offen 5-784.7a♦
––– Klavikula
–––– endoskopisch 5-784.e0♦
–––– offen 5-784.70♦
––– Metakarpus
–––– endoskopisch 5-784.eb♦
–––– offen 5-784.7b♦
––– Metatarsus
–––– endoskopisch 5-784.ev♦
–––– offen 5-784.7v♦
––– Patella
–––– endoskopisch 5-784.ej♦
–––– offen 5-784.7j♦
––– Phalangen
–––– Fuß
––––– endoskopisch 5-784.ew♦
––––– offen 5-784.7w♦
–––– Hand
––––– endoskopisch 5-784.ec♦
––––– offen 5-784.7c♦
––– Radius
–––– distal
––––– endoskopisch 5-784.e6♦
––––– offen 5-784.76♦
–––– proximal
––––– endoskopisch 5-784.e4♦
––––– offen 5-784.74♦
–––– Schaft
––––– endoskopisch 5-784.e5♦ ►

Spongiosa *(Forts.)*
~ Transplantation *(Forts.)*
~~ allogen *(Forts.)*
~~~ Radius *(Forts.)*
~~~~ Schaft *(Forts.)*
––––– offen 5-784.75♦
––– Schenkelhals
–––– endoskopisch 5-784.ee♦
–––– offen 5-784.7e♦
––– Skapula
–––– endoskopisch 5-784.ez♦
–––– offen 5-784.7z♦
––– Talus
–––– endoskopisch 5-784.es♦
–––– offen 5-784.7s♦
––– Tarsus
–––– endoskopisch 5-784.eu♦
–––– offen 5-784.7u♦
––– Tibia
–––– distal
––––– endoskopisch 5-784.en♦
––––– offen 5-784.7n♦
–––– proximal
––––– endoskopisch 5-784.ek♦
––––– offen 5-784.7k♦
–––– Schaft
––––– endoskopisch 5-784.em♦
––––– offen 5-784.7m♦
––– Ulna
–––– distal
––––– endoskopisch 5-784.e9♦
––––– offen 5-784.79♦
–––– proximal
––––– endoskopisch 5-784.e7♦
––––– offen 5-784.77♦
–––– Schaft
––––– endoskopisch 5-784.e8♦
––––– offen 5-784.78♦
–– autogen
––– Beckenknochen
–––– endoskopisch 5-784.cd
–––– offen 5-784.0d
––– Femur
–––– distal
––––– endoskopisch 5-784.ch♦
––––– offen 5-784.0h♦
–––– proximal
––––– endoskopisch 5-784.cf♦
––––– offen 5-784.0f♦
–––– Schaft
––––– endoskopisch 5-784.cg♦
––––– offen 5-784.0g♦
––– Fibula
–––– distal
––––– endoskopisch 5-784.cr♦
––––– offen 5-784.0r♦
–––– proximal
––––– endoskopisch 5-784.cp♦
––––– offen 5-784.0p♦
–––– Schaft
––––– endoskopisch 5-784.cq♦ ►
~~~~

Spongiosa *(Forts.)*
~ Transplantation *(Forts.)*
~~ autogen *(Forts.)*
~~~ Fibula *(Forts.)*
~~~~ Schaft *(Forts.)*
––––– offen 5-784.0q♦
––– Gesichtsschädel 5-77b.0
––– Humerus
–––– distal
––––– endoskopisch 5-784.c3♦
––––– offen 5-784.03♦
–––– proximal
––––– endoskopisch 5-784.c1♦
––––– offen 5-784.01♦
–––– Schaft
––––– endoskopisch 5-784.c2♦
––––– offen 5-784.02♦
––– Kalkaneus
–––– endoskopisch 5-784.ct♦
–––– offen 5-784.0t♦
––– Karpus
–––– endoskopisch 5-784.ca♦
–––– offen 5-784.0a♦
––– Kieferknochen 5-77b.0
––– Klavikula
–––– endoskopisch 5-784.c0♦
–––– offen 5-784.00♦
––– Metakarpus
–––– endoskopisch 5-784.cb♦
–––– offen 5-784.0b♦
––– Metatarsus
–––– endoskopisch 5-784.cv♦
–––– offen 5-784.0v♦
––– Patella
–––– endoskopisch 5-784.cj♦
–––– offen 5-784.0j♦
––– Phalangen
–––– Fuß
––––– endoskopisch 5-784.cw♦
––––– offen 5-784.0w♦
–––– Hand
––––– endoskopisch 5-784.cc♦
––––– offen 5-784.0c♦
––– Radius
–––– distal
––––– endoskopisch 5-784.c6♦
––––– offen 5-784.06♦
–––– proximal
––––– endoskopisch 5-784.c4♦
––––– offen 5-784.04♦
–––– Schaft
––––– endoskopisch 5-784.c5♦
––––– offen 5-784.05♦
––– Schenkelhals
–––– endoskopisch 5-784.ce♦
–––– offen 5-784.0e♦
––– Skapula
–––– endoskopisch 5-784.cz♦
–––– offen 5-784.0z♦
––– Talus
–––– endoskopisch 5-784.cs♦ ►

Spongiosa *(Forts.)*
~ Transplantation *(Forts.)*
~~ autogen *(Forts.)*
~~~ Talus *(Forts.)*
–––– offen 5-784.0s♦
––– Tarsus
–––– endoskopisch 5-784.cu♦
–––– offen 5-784.0u♦
––– Tibia
–––– distal
––––– endoskopisch 5-784.cn♦
––––– offen 5-784.0n♦
–––– proximal
––––– endoskopisch 5-784.ck♦
––––– offen 5-784.0k♦
–––– Schaft
––––– endoskopisch 5-784.cm♦
––––– offen 5-784.0m♦
––– Ulna
–––– distal
––––– endoskopisch 5-784.c9♦
––––– offen 5-784.09♦
–––– proximal
––––– endoskopisch 5-784.c7♦
––––– offen 5-784.07♦
–––– Schaft
––––– endoskopisch 5-784.c8♦
––––– offen 5-784.08♦
––– Wirbelsäule *[nur Zusatzkode!]* 5-835.9
Spongiosaplastik
– subchondral
–– Akromioklavikulargelenk, offen, mit Fixation, Fragment 5-801.41♦
–– Ellenbogengelenk, offen, mit Fixation, Fragment 5-801.4t♦
–– Handgelenk, offen, mit Fixation, Fragment 5-801.47♦
–– Hüftgelenk, offen, mit Fixation, Fragment 5-801.4g♦
–– Humeroglenoidalgelenk, offen, mit Fixation, Fragment 5-801.40♦
–– Humeroradialgelenk, offen, mit Fixation, Fragment 5-801.4s♦
–– Humeroulnargelenk, offen, mit Fixation, Fragment 5-801.44♦
–– Iliosakralgelenk, offen, mit Fixation, Fragment 5-801.4e♦
–– Kniegelenk, offen, mit Fixation, Fragment 5-801.4h♦
–– Metatarsophalangealgelenk, offen, mit Fixation, Fragment 5-801.4q♦
–– offen
––– Radiokarpalgelenk, mit Fixation, Fragment 5-801.48♦
––– Sternoklavikulargelenk, mit Fixation, Fragment 5-801.43♦
–– Radiokarpalgelenk, offen 5-801.48♦
–– Radioulnargelenk
––– distal, offen, mit Fixation, Fragment 5-801.46♦ ►

S
~~~

Spongiosaplastik *(Forts.)*
~ subchondral *(Forts.)*
~~ Radioulnargelenk *(Forts.)*
––– proximal, offen, mit Fixation, Fragment 5-801.45♦
–– Sprunggelenk
––– oberes, offen, mit Fixation, Fragment 5-801.4k♦
––– unteres, offen, mit Fixation, Fragment 5-801.4m♦
–– Sternoklavikulargelenk, offen 5-801.43♦
–– Symphyse, offen, mit Fixation, Fragment 5-801.4f
–– Tarsalgelenk, offen, mit Fixation, Fragment 5-801.4n♦
–– Tarsometatarsalgelenk, offen, mit Fixation, Fragment 5-801.4p♦
–– Tibiofibulargelenk, proximal, offen, mit Fixation, Fragment 5-801.4j♦
–– Ulnokarpalgelenk, offen, mit Fixation, Fragment 5-801.49♦
–– Zehengelenk, offen, mit Fixation, Fragment 5-801.4r♦
– und Arthrodese
–– Handwurzelgelenk 5-846.1♦
––– mehrere 5-846.3♦
–– Interphalangealgelenk
––– Hand 5-846.5♦
––– mehrere, Hand 5-846.7♦
Spontan, Entbindung
– assistiert, mit Instrumentenhilfe, bei Beckenendlage 5-727.2
– Beckenendlage 5-727.0
– kombiniert, mit Spezialhandgriffen, und Instrumentenhilfe, bei Beckenendlage 5-727.3
Spontanpartus, bei Beckenendlage, mit Manualhilfe, nach Bracht 5-727.0
Sprache, Störung, Komplexbehandlung
– phoniatrisch 9-310
– phoniatrisch-psychosomatisch, integriert 9-311
Sprachmonitoring
– bis 4 Stunden, bei Wacheingriff, mit
–– Elektrode, kortikal
––– weniger als 8 8-925.02
––– weniger als 8, und Potentiale, evoziert 8-925.03
––– 8 oder mehr 8-925.04
–– Potentiale, evoziert 8-925.01
–– Stimulationselektrode 8-925.00
– mehr als
–– 4 Stunden bis 8 Stunden, bei Wacheingriff, mit
––– Elektrode, kortikal
–––– weniger als 8 8-925.22
–––– weniger als 8, und Potentiale, evoziert 8-925.23
–––– 8 oder mehr 8-925.24
––– Potentiale, evoziert 8-925.21
––– Stimulationselektrode 8-925.20 ►

Sprachmonitoring *(Forts.)*
~ mehr als *(Forts.)*
–– 8 Stunden bis 12 Stunden, bei Wacheingriff, mit
––– Elektrode, kortikal
–––– weniger als 8 8-925.32
–––– weniger als 8, und Potentiale, evoziert 8-925.33
–––– 8 oder mehr 8-925.34
––– Potentiale, evoziert 8-925.31
––– Stimulationselektrode 8-925.30
–– 12 Stunden, bei Wacheingriff, mit
––– Elektrode, kortikal
–––– weniger als 8 8-925.42
–––– weniger als 8, und Potentiale, evoziert 8-925.43
–––– 8 oder mehr 8-925.44
––– Potentiale, evoziert 8-925.41
––– Stimulationselektrode 8-925.40
Sprechen, Störung, Komplexbehandlung
– phoniatrisch 9-310
– phoniatrisch-psychosomatisch, integriert 9-311
Spreizer, interspinös
– Entfernung, über
–– 1 Segment 5-839.d0
–– 2 Segmente 5-839.d2
–– 3 oder mehr Segmente 5-839.d3
– Implantation, über
–– 1 Segment 5-839.b0
–– 2 Segmente 5-839.b2
–– 3 oder mehr Segmente 5-839.b3
– Wechsel, über
–– 1 Segment 5-839.c0
–– 2 Segmente 5-839.c2
–– 3 oder mehr Segmente 5-839.c3
Sprengung
– Fruchtblase, künstlich 5-730
– Kardia, transluminal 5-429.5
Sprunggelenk
– Bandapparat, lateral, Bandplastik, arthroskopisch
–– mit ortsständigem Gewebe 5-819.4♦
–– nach Broström-Gould 5-819.4♦
– Endoprothese
–– Gleitkern, Teilwechsel 5-827.13♦
–– nicht-zementiert, Implantation 5-826.00♦
–– Talusteil, Teilwechsel 5-827.14♦
–– Tibiateil, Teilwechsel 5-827.12♦
–– Wechsel, in
––– nicht-zementierte Sprunggelenkendoprothese 5-827.10♦
––– zementierte Sprunggelenkendoprothese 5-827.11♦
–– zementiert, Implantation 5-826.01♦
– Entfernung, Endoprothese 5-827.5♦
– Fixation, unteres, perkutan, temporär 5-809.4m♦
– oberes
–– Abrasionsarthroplastik
––– arthroskopisch 5-812.fk♦
––– offen 5-801.hk♦ ►

Sprunggelenk *(Forts.)*
~ oberes *(Forts.)*
–– Arthrodese, offen, ohne weiteres Gelenk 5-808.70♦
–– Arthrolyse
––– arthroskopisch 5-810.2k♦
––– offen 5-800.6k♦
–– Arthrorise, offen 5-809.1k♦
–– Arthroskopie, diagnostisch 1-697.8♦
–– Arthrotomie, offen 5-800.0k♦
–– Außenbandplastik
––– autogener Sehne 5-806.4♦
––– Periostlappen 5-806.5♦
–– Band, Resektion
––– arthroskopisch 5-810.9k♦
––– offen 5-800.ck♦
–– Bandapparat
––– lateral, Bandplastik, offen
–––– mit
––––– Gewebe, ortsständig 5-806.5♦
––––– Periostlappen 5-806.5♦
–––– nach Broström-Gould 5-806.5♦
––– medial, Bandplastik, offen 5-806.9♦
–– Bandrest, Resektion, offen 5-800.ck♦
–– Biopsie
––– arthroskopisch 1-482.8♦ 1-697.8♦
––– durch Inzision 1-504.8♦
––– perkutan 1-483.8♦
–––– mit Steuerung durch bildgebende Verfahren 1-484.8♦
–– Chondrogenese, matrixinduziert, autogen, arthroskopisch 5-812.gk♦
–– Chondroplastik
––– arthroskopisch 5-812.ek♦
––– offen 5-801.gk♦
–– Chondrozytentransplantation, matrixinduziert, autogen
––– arthroskopisch 5-812.hk♦
––– offen 5-801.kk♦
–– Débridement, offen 5-800.3k♦
–– Denervierung, elektrothermisch, Synovialis, und Kapselgewebe, arthroskopisch 5-811.4k♦
–– Durchtrennung, Band
––– arthroskopisch 5-819.0k♦
––– offen 5-809.0k♦
–– Einlegen, Medikamententräger
––– arthroskopisch 5-810.7k♦
––– offen 5-800.ak♦
–– Entfernung
––– Fragment, osteochondral
–––– arthroskopisch 5-810.4k♦
–––– offen 5-800.8k♦
––– Medikamententräger
–––– arthroskopisch 5-810.8k♦
–––– offen 5-800.bk♦
––– Osteosynthesematerial, arthroskopisch 5-810.3k♦
––– Verkalkung, periartikulär
–––– arthroskopisch 5-810.5k♦
–––– offen 5-800.7k♦ ►

Sprunggelenk *(Forts.)*
~ oberes *(Forts.)*
–– Entnahme, Knorpeltransplantat
––– arthroskopisch 5-812.8k♦
––– offen 5-801.ak♦
–– Eröffnung, Knochen, subchondral
––– arthroskopisch 5-812.fk♦
–––– mit Einbringen, Implantat, azellulär 5-812.gk♦
––––– mit homologem Vollblut angereichert 5-812.mk♦
––– offen 5-801.hk♦
–––– mit Einbringen, Implantat, azellulär 5-801.nk♦
––––– mit homologem Vollblut angereichert 5-801.pk♦
–– Exzision, Knorpel
––– arthroskopisch 5-812.0k♦
––– offen 5-801.0k♦
–– Fesselung, Peronealsehne, offen 5-806.7♦
–– Fixation
––– perkutan, temporär 5-809.4k♦
––– temporär, offen 5-809.2k♦
–– Fragment, osteochondral, Refixation
––– arthroskopisch 5-812.3k♦
––– offen 5-801.3k♦
–– Fremdkörperentfernung
––– arthroskopisch 5-810.4k♦
––– offen 5-800.8k♦
–– Gelenkkörper, frei, Entfernung
––– arthroskopisch 5-810.4k♦
––– offen 5-800.8k♦
–– Gelenkspülung
––– arthroskopisch, mit Drainage
–––– aseptisch 5-810.0k♦
–––– septisch 5-810.1k♦
––– offen, mit Drainage
–––– aseptisch 5-800.1k♦
–––– septisch 5-800.2k♦
–– Glättung, Knorpel
––– arthroskopisch 5-812.ek♦
––– mechanisch, offen 5-801.gk♦
–– Implantation
––– Gewebekultur, in-vitro-hergestellt
–––– arthroskopisch 5-812.ak♦
–––– offen 5-801.ck♦
––– Knorpelersatz, metallisch, nicht-patientenindividuell, offen 5-801.mk♦
–– Kapsulotomie, offen 5-800.0k♦
–– Knorpeltransplantation
––– arthroskopisch 5-812.9k♦
––– offen 5-801.bk♦
–– Luxation, Reposition
––– geschlossen
–––– durch
––––– Draht 5-79a.1k♦
––––– Federnagel 5-79a.gk♦
––––– Fixateur externe 5-79a.6k♦
–––––– mit interner Osteosynthese 5-79a.7k♦
––––– intramedullären Draht 5-79a.gk♦
––––– Klammer 5-79a.ek♦ ►

S

Sprunggelenk *(Forts.)*
~ oberes *(Forts.)*
~~ Luxation, Reposition *(Forts.)*
~~~ geschlossen *(Forts.)*
~~~~ durch *(Forts.)*
––––– Materialkombination 5-79a.8k♦
––––– Schraube 5-79a.0k♦
––––– Transfixationsnagel 5-79a.ck♦
––––– Zuggurtung/Cerclage 5-79a.1k♦
–––– ohne Osteosynthese 8-201.k♦
––– offen
–––– durch
––––– Draht 5-79b.1k♦
––––– Federnagel 5-79b.gk♦
––––– Fixateur externe 5-79b.6k♦
––––– intramedullären Draht 5-79b.gk♦
––––– Klammer 5-79b.ek♦
––––– Materialkombination 5-79b.8k♦
––––– Platte 5-79b.2k♦
––––– Schraube 5-79b.0k♦
––––– Transfixationsnagel 5-79b.ck♦
––––– Zuggurtung/Cerclage 5-79b.1k♦
–––– ohne Osteosynthese 5-79b.hk♦
–– Mikrofrakturierung
––– arthroskopisch 5-812.fk♦
––– offen 5-801.hk♦
–– Nadelbiopsie, perkutan 1-483.8♦
–– Naht
––– Band, fibular
–––– mehrere, offen 5-806.c♦
–––– offen 5-806.c♦
––– Bandapparat
–––– lateral, offen 5-806.c♦
–––– medial, offen 5-806.d♦
––– Lig. deltoideum, offen 5-806.d♦
–– Plastik, Bandapparat, lateral, offen, mit
––– alloplastischem Bandersatz 5-806.6♦
––– autogener Sehne 5-806.4♦
–– Pridie-Bohrung
––– arthroskopisch 5-812.fk♦
––– offen 5-801.hk♦
–– Punktion, perkutan
––– diagnostisch 1-854.8♦
––– therapeutisch 8-158.k♦
–– Reposition, Luxation, offen, mit interner Osteosynthese 5-79b.7k♦
–– Resektion
––– Bandrest, arthroskopisch 5-810.9k♦
––– Osteophyt 5-812.kk♦
–– Sehne, Débridement, arthroskopisch 5-819.1k♦
–– Spongiosaplastik, subchondral, offen, mit Fixation, Fragment 5-801.4k♦
–– Spülung, therapeutisch 8-178.k♦
–– Syndesmose
––– Bandplastik, offen 5-806.a♦
––– Naht, offen 5-806.3♦
–– Synovialektomie
––– partiell
–––– arthroskopisch 5-811.2k♦
–––– offen 5-800.4k♦ ►

Sprunggelenk *(Forts.)*
~ oberes *(Forts.)*
~~ Synovialektomie *(Forts.)*
––– total
–––– arthroskopisch 5-811.3k♦
–––– offen 5-800.5k♦
–– und unteres, Arthrodese, offen 5-808.71♦
––– mit Chopartgelenk 5-808.72♦
–– Versorgung, Fraktur, arthroskopisch assistiert *[nur Zusatzkode!]* 5-810.6k♦
–– Wechsel, Medikamententräger
––– arthroskopisch 5-810.7k♦
––– offen 5-800.ak♦
–– Zystenexstirpation, offen 5-800.9k♦
– Resektionsarthroplastik 5-829.7♦
– Syndesmose, Verletzung
–– Einbringen, Stellschraube, Knochen 5-869.2
–– Stabilisierung, durch Fixationsverfahren, Knochen 5-869.2
– unteres
–– Abrasionsarthroplastik
––– arthroskopisch 5-812.fm♦
––– offen 5-801.hm♦
–– Arthrolyse
––– arthroskopisch 5-810.2m♦
––– offen 5-800.6m♦
–– Arthrorise, offen 5-809.1m♦
–– Arthrotomie, offen 5-800.0m♦
–– Band
––– Naht, offen 5-806.8♦
––– Resektion
–––– arthroskopisch 5-810.9m♦
–––– offen 5-800.cm♦
–– Bandplastik, offen 5-806.b♦
–– Bandrest, Resektion, offen 5-800.cm♦
–– Chondrogenese, matrixinduziert, autogen, arthroskopisch 5-812.gm♦
–– Chondroplastik
––– arthroskopisch 5-812.em♦
––– offen 5-801.gm♦
–– Chondrozytentransplantation, matrixinduziert, autogen
––– arthroskopisch 5-812.hm♦
––– offen 5-801.km♦
–– Débridement, offen 5-800.3m♦
–– Denervierung, elektrothermisch, Synovialis, und Kapselgewebe, arthroskopisch 5-811.4m♦
–– Durchtrennung, Band
––– arthroskopisch 5-819.0m♦
––– offen 5-809.0m♦
–– Einlegen, Medikamententräger
––– arthroskopisch 5-810.7m♦
––– offen 5-800.am♦
–– Entfernung
––– Fragment, osteochondral
–––– arthroskopisch 5-810.4m♦
–––– offen 5-800.8m♦
––– Medikamententräger
–––– arthroskopisch 5-810.8m♦
–––– offen 5-800.bm♦ ►

Sprunggelenk *(Forts.)*
~ unteres *(Forts.)*
~~ Entfernung *(Forts.)*
––– Osteosynthesematerial, arthroskopisch 5-810.3m♦
––– Verkalkung, periartikulär
–––– arthroskopisch 5-810.5m♦
–––– offen 5-800.7m♦
–– Entnahme, Knorpeltransplantat
––– arthroskopisch 5-812.8m♦
––– offen 5-801.am♦
–– Eröffnung, Knochen, subchondral
––– arthroskopisch 5-812.fm♦
–––– mit Einbringen, Implantat, azellulär 5-812.gm♦
––––– mit homologem Vollblut angereichert 5-812.mm♦
––– offen 5-801.hm♦
–––– mit Einbringen, Implantat, azellulär 5-801.nm♦
––––– mit homologem Vollblut angereichert 5-801.pm♦
–– Exzision, Knorpel
––– arthroskopisch 5-812.0m♦
––– offen 5-801.0m♦
–– Fixation, temporär, offen 5-809.2m♦
–– Fragment, osteochondral, Refixation
––– arthroskopisch 5-812.3m♦
––– offen 5-801.3m♦
–– Fremdkörperentfernung
––– arthroskopisch 5-810.4m♦
––– offen 5-800.8m♦
–– Gelenkkörper, frei, Entfernung
––– arthroskopisch 5-810.4m♦
––– offen 5-800.8m♦
–– Gelenkspülung
––– arthroskopisch, mit Drainage
–––– aseptisch 5-810.0m♦
–––– septisch 5-810.1m♦
––– offen, mit Drainage
–––– aseptisch 5-800.1m♦
–––– septisch 5-800.2m♦
–– Glättung, Knorpel
––– arthroskopisch 5-812.em♦
––– mechanisch, offen 5-801.gm♦
–– Implantation
––– Gewebekultur, in-vitro-hergestellt
–––– arthroskopisch 5-812.am♦
–––– offen 5-801.cm♦
––– Knorpelersatz, metallisch, nicht-patientenindividuell, offen 5-801.mm♦
–– Kapsulotomie, offen 5-800.0m♦
–– Knorpeltransplantation
––– arthroskopisch 5-812.9m♦
––– offen 5-801.bm♦
–– Luxation, Reposition
––– geschlossen
–––– durch
––––– Draht 5-79a.1m♦
––––– Federnagel 5-79a.gm♦ ►

Sprunggelenk *(Forts.)*
~ unteres *(Forts.)*
~~ Luxation, Reposition *(Forts.)*
~~~ geschlossen *(Forts.)*
~~~~ durch *(Forts.)*
––––– Fixateur externe 5-79a.6m♦
–––––– mit interner Osteosynthese 5-79a.7m♦
––––– intramedullären Draht 5-79a.gm♦
––––– Klammer 5-79a.em♦
––––– Materialkombination 5-79a.8m♦
––––– Schraube 5-79a.0m♦
––––– Transfixationsnagel 5-79a.cm♦
––––– Zuggurtung/Cerclage 5-79a.1m♦
–––– ohne Osteosynthese 8-201.m♦
––– offen
–––– durch
––––– Draht 5-79b.1m♦
––––– Federnagel 5-79b.gm♦
––––– Fixateur externe 5-79b.6m♦
–––––– mit interner Osteosynthese 5-79b.7m♦
––––– intramedullären Draht 5-79b.gm♦
––––– Klammer 5-79b.em♦
––––– Materialkombination 5-79b.8m♦
––––– Platte 5-79b.2m♦
––––– Schraube 5-79b.0m♦
––––– Transfixationsnagel 5-79b.cm♦
––––– Zuggurtung/Cerclage 5-79b.1m♦
–––– ohne Osteosynthese 5-79b.hm♦
–– Mikrofrakturierung
––– arthroskopisch 5-812.fm♦
––– offen 5-801.hm♦
–– Pridie-Bohrung
––– arthroskopisch 5-812.fm♦
––– offen 5-801.hm♦
–– Punktion, perkutan, therapeutisch 8-158.m♦
–– Resektion
––– Bandrest, arthroskopisch 5-810.9m♦
––– Osteophyt 5-812.km♦
–– Spongiosaplastik, subchondral, offen, mit Fixation, Fragment 5-801.4m♦
–– Sprunggelenkskammer, Arthrodese, offen
––– 1 5-808.80♦
––– 2 5-808.81♦
––– 3 5-808.82♦
–– Spülung, therapeutisch 8-178.m♦
–– Synovialektomie
––– partiell
–––– arthroskopisch 5-811.2m♦
–––– offen 5-800.4m♦
––– total
–––– arthroskopisch 5-811.3m♦
–––– offen 5-800.5m♦
–– Triple-Arthrodese, offen 5-808.82♦
–– Versorgung, Fraktur, arthroskopisch assistiert *[nur Zusatzkode!]* 5-810.6m♦
–– Wechsel, Medikamententräger
––– arthroskopisch 5-810.7m♦
––– offen 5-800.am♦
–– Zystenexstirpation, offen 5-800.9m♦

S

Sprunggelenkskammer, Arthrodese, offen, Sprunggelenk, unteres
– 1 5-808.80♦
– 2 5-808.81♦
– 3 5-808.82♦
Spül-Saug-Drainage
– intrakraniell, Spülung, therapeutisch 8-179.1
– spinal, Spülung, therapeutisch 8-179.2
Spülung
– Abdomen, offen, therapeutisch 8-176.2
– Akromioklavikulargelenk, therapeutisch 8-178.1♦
– Augenkammer, vordere
–– mit
––– Einbringen, Medikament 5-139.12♦
––– Entfernung, Silikonöl 5-139.11♦
–– ohne weitere Maßnahmen 5-139.10♦
– Bauchraum, therapeutisch, bei
–– liegender Drainage 8-176.0
–– temporärem Bauchdeckenverschluss 8-176.1
– Darm 8-121
– Ductus nasolacrimalis 8-170.1♦
– durch Inzision, Mediastinum, extrapleural, durch
–– Resternotomie 5-341.31
–– Sternotomie 5-341.21
– Gehörgang, äußerer, therapeutisch 8-171.0♦
– Gelenk
–– Rippe, therapeutisch 8-178.t♦
–– Wirbelsäule, therapeutisch 8-178.t♦
– Handgelenk, therapeutisch 8-178.7♦
– Handwurzelgelenk, therapeutisch 8-178.a♦
– Harnblase
–– einmalig 8-132.1
–– intermittierend 8-132.2
–– kontinuierlich 8-132.3
– Hohlraum, Muskel
–– Axilla 5-853.x1♦
–– Bauchregion 5-853.x6♦
–– Brustwand 5-853.x5♦
–– Fuß 5-853.xa♦
–– Genitalregion 5-853.x7♦
–– Gesäß 5-853.x7♦
–– Hals 5-853.x0♦
–– Knie 5-853.x8♦
–– Kopf 5-853.x0♦
–– Leistenregion 5-853.x7♦
–– Oberarm 5-853.x2♦
–– Oberschenkel 5-853.x8♦
–– Rücken 5-853.x5♦
–– Schulter 5-853.x1♦
–– Unterarm 5-853.x3♦
–– Unterschenkel 5-853.x9♦
– Hüftgelenk, therapeutisch 8-178.g♦
– Humeroglenoidalgelenk, therapeutisch 8-178.0♦
– Humeroulnargelenk, therapeutisch 8-178.4♦
– Iliosakralgelenk, therapeutisch 8-178.e♦
– Interphalangealgelenk, therapeutisch 8-178.d♦
– Karpometakarpalgelenk, therapeutisch 8-178.b♦ ►

Spülung *(Forts.)*
– Kiefergelenk, therapeutisch 8-178.s♦
– Kniegelenk, therapeutisch 8-178.h♦
– Lunge, therapeutisch, sehr aufwendig 8-173.0
– Magen 8-120
– Metakarpophalangealgelenk, therapeutisch 8-178.c♦
– Metatarsophalangealgelenk, therapeutisch 8-178.q♦
– Mittelohr, therapeutisch 8-171.1♦
– Nasennebenhöhle, therapeutisch 8-172♦
– Pleurahöhle, therapeutisch, sehr aufwendig, mit
–– 1 bis 7 Spülungen 8-173.10
–– 8 bis 14 Spülungen 8-173.11
–– 15 bis 21 Spülungen 8-173.12
–– 22 oder mehr Spülungen 8-173.13
– Radiokarpalgelenk, therapeutisch 8-178.8♦
– Radioulnargelenk
–– distal, therapeutisch 8-178.6♦
–– proximal, therapeutisch 8-178.5♦
– Retroperitonealraum, therapeutisch
–– am offenen Retroperitoneum 8-177.2
–– bei
––– liegender Drainage 8-177.0
––– temporärem Wundverschluss 8-177.1
– Sehnenscheide
–– Axilla 5-855.b1♦
–– Bauchregion 5-855.b6♦
–– Brustwand 5-855.b5♦
–– Ellenbogen 5-855.b2♦
–– Fuß 5-855.ba♦
–– Genitalregion 5-855.b7♦
–– Gesäß 5-855.b7♦
–– Hals 5-855.b0♦
–– Knie 5-855.b8♦
–– Kopf 5-855.b0♦
–– Leistenregion 5-855.b7♦
–– Oberarm 5-855.b2♦
–– Oberschenkel 5-855.b8♦
–– Rücken 5-855.b5♦
–– Schulter 5-855.b1♦
–– Unterarm 5-855.b3♦
–– Unterschenkel 5-855.b9♦
– Sprunggelenk
–– oberes, therapeutisch 8-178.k♦
–– unteres, therapeutisch 8-178.m♦
– Sternoklavikulargelenk, therapeutisch 8-178.3♦
– Symphyse, therapeutisch 8-178.f
– Tarsalgelenk, therapeutisch 8-178.n♦
– Tarsometatarsalgelenk, therapeutisch 8-178.p♦
– therapeutisch, über
–– liegenden intraperitonealen Katheter 8-179.0
–– Spül-Saug-Drainage
––– intrakraniell 8-179.1
––– spinal 8-179.2
– Thorakoskapulargelenk, therapeutisch 8-178.2♦
– Tibiofibulargelenk, proximal, therapeutisch 8-178.j♦
– Tränenkanal 8-170.1♦
– Tränenwege, therapeutisch 8-170.1♦
– Ulnokarpalgelenk, therapeutisch 8-178.9♦ ►

Spülung *(Forts.)*
– Zehengelenk, therapeutisch 8-178.r♦
SSEP [Somatosensorisch evozierte Potentiale], Registrierung 1-208.2
SSM [Skin sparing mastectomy], mit Resektion, Drüsengewebe, komplett
– mit Straffung, Hautmantel 5-877.11♦
–– mit Bildung, Corium-Cutis-Lappen, gestielt 5-877.12♦
– ohne weitere Maßnahmen 5-877.10♦
Stabelektrode, epidural
– Entfernung 5-039.a2
– mehrere
–– Entfernung 5-039.a3
–– Revision 5-039.c1
– Revision 5-039.c0
Stabilisierung
– Akromioklavikulargelenk, arthroskopisch 5-814.b♦
–– durch Transplantation, Sehne, frei 5-814.b♦
– Bandapparat, radioulnar, distal, durch Naht, offen 5-807.31♦
– durch
–– Fixationsverfahren, Knochen, bei Verletzung, Syndesmose, Sprunggelenk 5-869.2
–– Platte, Gesichtsschädelknochen, frakturgefährdet
––– Mandibula 5-779.92♦
––– Maxilla 5-779.90♦
–– sonstiges Osteosynthesematerial, Gesichtsschädelknochen, frakturgefährdet
––– Mandibula 5-779.93♦
––– Maxilla 5-779.91♦
– dynamisch, Wirbelsäule *[nur Zusatzkode!]* 5-83w.1
– Halswirbelsäule, mit Halo-Fixateur 8-410.0
– Kiefergelenk, bewegungseinschränkend 5-773.6♦
– Knochen, frakturgefährdet
–– Beckenknochen 5-789.bd
–– Femur
––– distal 5-789.bh♦
––– proximal 5-789.bf♦
––– Schaft 5-789.bg♦
–– Fibula
––– distal 5-789.br♦
––– proximal 5-789.bp♦
––– Schaft 5-789.bq♦
–– Humerus
––– distal 5-789.b3♦
––– proximal 5-789.b1♦
––– Schaft 5-789.b2♦
–– Kalkaneus 5-789.bt♦
–– Karpus 5-789.ba♦
–– Klavikula 5-789.b0♦
–– Metakarpus 5-789.bb♦
–– Metatarsus 5-789.bv♦
–– Patella 5-789.bj♦
–– Phalangen
––– Fuß 5-789.bw♦
––– Hand 5-789.bc♦ ►

Stabilisierung *(Forts.)*
~ Knochen, frakturgefährdet *(Forts.)*
–– Radius
––– distal 5-789.b6♦
––– proximal 5-789.b4♦
––– Schaft 5-789.b5♦
–– Schenkelhals 5-789.be♦
–– Skapula 5-789.bz♦
–– Talus 5-789.bs♦
–– Tarsus 5-789.bu♦
–– Tibia
––– distal 5-789.bn♦
––– proximal 5-789.bk♦
––– Schaft 5-789.bm♦
–– Ulna
––– distal 5-789.b9♦
––– proximal 5-789.b7♦
––– Schaft 5-789.b8♦
– Pseudarthrose, ohne weitere Maßnahmen
–– Beckenknochen 5-789.cd
–– Femur
––– distal 5-789.ch♦
––– proximal 5-789.cf♦
––– Schaft 5-789.cg♦
–– Fibula
––– distal 5-789.cr♦
––– proximal 5-789.cp♦
––– Schaft 5-789.cq♦
–– Humerus
––– distal 5-789.c3♦
––– proximal 5-789.c1♦
––– Schaft 5-789.c2♦
–– Kalkaneus 5-789.ct♦
–– Karpus 5-789.ca♦
–– Klavikula 5-789.c0♦
–– Metakarpus 5-789.cb♦
–– Metatarsus 5-789.cv♦
–– Patella 5-789.cj♦
–– Phalangen
––– Fuß 5-789.cw♦
––– Hand 5-789.cc♦
–– Radius
––– distal 5-789.c6♦
––– proximal 5-789.c4♦
––– Schaft 5-789.c5♦
–– Schenkelhals 5-789.ce♦
–– Skapula 5-789.cz♦
–– Talus 5-789.cs♦
–– Tarsus 5-789.cu♦
–– Tibia
––– distal 5-789.cn♦
––– proximal 5-789.ck♦
––– Schaft 5-789.cm♦
–– Ulna
––– distal 5-789.c9♦
––– proximal 5-789.c7♦
––– Schaft 5-789.c8♦
– Thoraxwand, offen
–– einseitig
––– durch Metallbügel 5-346.cx ►

S

Stabilisierung *(Forts.)*
~ Thoraxwand, offen *(Forts.)*
~~ einseitig *(Forts.)*
––– mit Reposition und Osteosynthese, Rippe
–––– 1 5-346.c0
–––– 2 5-346.c1
–––– 3 bis 5 5-346.c2
–––– 6 oder mehr 5-346.c3
–– zweiseitig
––– durch Metallbügel 5-346.dx
––– mit Reposition und Osteosynthese, Rippe
–––– 2 5-346.d0
–––– 3 bis 4 5-346.d1
–––– 5 bis 8 5-346.d2
–––– 9 oder mehr 5-346.d3
– Zahn
–– endodontisch 5-235.5
–– transdental 5-235.6
Staging-Laparoskopie, mit Biopsie, Leber 5-401.b
Staging-Laparotomie – s.a. Exzision, Lymphknotenstation, abdominal, mehrere, offen, mit Biopsie, Leber 5-401.6
Stagnara, Operation – s.a. Korrektur, Rippental, mit Lösung, Rippe, konkavseitig, mit Thorakoplastik, konkavseitig 5-346.a4♦
Stahlohr, Korrektur 5-188.2♦
Stallard, Operation – s.a. Konjunktivodakryozystostomie, mit Schleimhautplastik 5-088.10♦
Stamey-Pereyra, Operation – s.a. Nadelsuspension, paraurethral, abdominal 5-595.3
Stammganglien
– Biopsie
–– durch Inzision, und Trepanation, Schädelknochen 1-510.1
–– perkutan, mit Steuerung durch bildgebende Verfahren 1-401.1
–– stereotaktisch 1-511.1
– Nadelbiopsie, perkutan, mit Steuerung durch bildgebende Verfahren 1-401.1
Stammzellboost, Transfusion, nach Transplantation, Stammzellen, hämatopoetisch, peripher gewonnen
– nach In-vitro-Aufbereitung 8-805.62
– ohne In-vitro-Aufbereitung 8-805.60
Stammzellen
– aus
–– Fettgewebe, zur Stammzelltherapie, mesenchymal, peripher 8-863.01
–– Knochenmark oder Blut, zur Stammzelltherapie, mesenchymal, peripher 8-863.00
– hämatopoetisch
–– Entnahme, aus
––– Knochenmark
–––– und peripherem Blut, zur Transplantation mit In-vitro-Aufbereitung durch Positivanreicherung *[nur Zusatzkode!]* 5-410.20
–––– zur
––––– allogenen Spende 5-410.01
––––– Eigenspende 5-410.00 ►

Stammzellen *(Forts.)*
~ hämatopoetisch *(Forts.)*
~~ Entnahme, aus *(Forts.)*
––– peripherem Blut, zur
–––– allogenen Spende 5-410.11
–––– Eigenspende 5-410.10
–– peripher gewonnen
––– Retransfusion, während desselben stationären Aufenthaltes *[nur Zusatzkode!]* 8-805.7
––– Transfusion
–––– autogen
––––– nach In-vitro-Aufbereitung 8-805.03
––––– ohne In-vitro-Aufbereitung 8-805.00
–––– HLA-identisch, allogen, bei
––––– nicht-verwandtem Spender
–––––– nach In-vitro-Aufbereitung 8-805.52
–––––– ohne In-vitro-Aufbereitung 8-805.50
––––– verwandtem Spender
–––––– nach In-vitro-Aufbereitung 8-805.42
–––––– ohne In-vitro-Aufbereitung 8-805.40
–––– nicht-HLA-identisch, allogen, bei
––––– nicht-verwandtem Spender, nach In-vitro-Aufbereitung 8-805.32
––––– verwandtem Spender, nach In-vitro-Aufbereitung, bei Differenz in
–––––– 1 Antigen 8-805.24
–––––– 2 bis 3 Antigenen 8-805.25
–– Retransplantation, aus dem Knochenmark, während desselben stationären Aufenthaltes *[nur Zusatzkode!]* 5-411.6
–– Transfusion
––– nicht-HLA-identisch, allogen, bei nicht-verwandtem Spender, ohne In-vitro-Aufbereitung 8-805.30
––– peripher gewonnen, nicht-HLA-identisch, allogen, bei verwandtem Spender, ohne In-vitro-Aufbereitung, bei Differenz in
–––– 1 Antigen 8-805.26
–––– 2 bis 3 Antigenen 8-805.27
–– Transplantation
––– autogen, aus Knochenmark
–––– nach In-vitro-Aufbereitung 5-411.02
–––– ohne In-vitro-Aufbereitung 5-411.00
––– HLA-identisch, allogen, aus Knochenmark, bei
–––– nicht-verwandtem Spender
––––– nach In-vitro-Aufbereitung 5-411.52
––––– ohne In-vitro-Aufbereitung 5-411.50
–––– verwandtem Spender
––––– nach In-vitro-Aufbereitung 5-411.42
––––– ohne In-vitro-Aufbereitung 5-411.40
––– Knochenmark, nicht-HLA-identisch, allogen, bei verwandtem Spender, ohne In-vitro-Aufbereitung, bei Differenz in
–––– 1 Antigen 5-411.26
–––– 2 bis 3 Antigenen 5-411.27
––– nicht-HLA-identisch, allogen, aus Knochenmark, bei
–––– nicht-verwandtem Spender
––––– nach In-vitro-Aufbereitung 5-411.32
––––– ohne In-vitro-Aufbereitung 5-411.30 ►

Stammzellen *(Forts.)*
~ hämatopoetisch *(Forts.)*
~~ Transplantation *(Forts.)*
~~~ nicht-HLA-identisch, allogen, aus Knochenmark, bei *(Forts.)*
---- verwandtem Spender, nach In-vitro-Aufbereitung bei Differenz in
----- 1 Antigen 5-411.24
----- 2 bis 3 Antigenen 5-411.25
– Transplantation, Limbus
-- allogen, bei Plastik, Konjunktiva 5-113.02♦
-- Auge
--- ipsilateral, bei Plastik, Konjunktiva 5-113.00♦
--- kontralateral, bei Plastik, Konjunktiva 5-113.01♦
Stammzelltherapie
– intraarteriell 8-860.4
– intrakoronar
-- mit
--- Anreicherung, Stammzellfraktionen 8-860.11
--- kultureller Vermehrung 8-860.11
-- ohne
--- Anreicherung, Stammzellfraktionen 8-860.10
--- kulturelle Vermehrung 8-860.10
– intramuskulär 8-860.4
– intramyokardial
-- mit
--- Anreicherung, Stammzellfraktionen 8-860.01
--- kultureller Vermehrung 8-860.01
-- ohne
--- Anreicherung, Stammzellfraktionen 8-860.00
--- kulturelle Vermehrung 8-860.00
– mesenchymal, peripher, mit Stammzellen, aus
-- Fettgewebe 8-863.01
-- Knochenmark oder Blut 8-863.00
– ossär
-- mit
--- Anreicherung von Stammzellfraktionen 8-860.31
--- kultureller Vermehrung 8-860.31
-- ohne Anreicherung von Stammzellfraktionen oder kulturelle Vermehrung 8-860.30
– paraurethral
-- mit
--- Anreicherung, Stammzellfraktionen 8-860.21
--- kultureller Vermehrung 8-860.21
-- ohne
--- Anreicherung, Stammzellfraktionen 8-860.20
--- kulturelle Vermehrung 8-860.20
– peripher 8-860.4
Stanzbiopsie – s.a. Biopsie
– Haar-, Transplantation, frei 5-912.0
– Knochenmark 1-424 ►

Stanzbiopsie – s.a. Biopsie *(Forts.)*
– Lunge
-- mit Clip-Markierung, Biopsieregion, mit Steuerung durch bildgebende Verfahren 1-432.02♦
-- ohne Clip-Markierung, Biopsieregion, mit Steuerung durch bildgebende Verfahren 1-432.01♦
– Mamma
-- durch Feinnadelaspiration 1-493.30♦
-- endosonographisch gesteuert
--- mit Clip-Markierung, Biopsieregion 1-494.32♦
--- ohne Clip-Markierung, Biopsieregion 1-494.31♦
-- perkutan
--- mit Clip-Markierung, Biopsieregion 1-493.32♦
---- mit Steuerung durch bildgebende Verfahren 1-494.32♦
--- ohne Clip-Markierung, Biopsieregion 1-493.31♦
---- mit Steuerung durch bildgebende Verfahren 1-494.31♦
-- unter sonographischer Kontrolle 1-494.30♦
– Prostata
-- extensiv 1-464.01
--- mit Steuerung durch bildgebende Verfahren 1-466.01
--- perkutan mit Steuerung durch bildgebende Verfahren 1-465.91
-- perkutan 1-463.10
--- mit Steuerung durch bildgebende Verfahren
---- weniger als 20 Zylinder 1-465.90
---- 20 oder mehr Zylinder 1-465.91
--- ultraschallgesteuert
---- weniger als 20 Zylinder 1-465.90
---- 20 oder mehr Zylinder 1-465.91
-- transrektal
--- weniger als 20 Zylinder 1-464.00
---- mit Steuerung durch bildgebende Verfahren 1-466.00
--- 20 oder mehr Zylinder 1-464.01
---- mit Steuerung durch bildgebende Verfahren 1-466.01
Stanze, Beckenkamm, zur Entnahme, Knochenmark 1-424
Stapedektomie, Revision
– mit Wiedereröffnung, Fenster, oval
-- mit Implantation, Prothese
--- alloplastisch 5-192.12♦
--- autogen 5-192.11♦
-- ohne Implantation, Prothese 5-192.10♦
– ohne Wiedereröffnung, Fenster, oval
-- mit Implantation, Prothese
--- alloplastisch 5-192.02♦
--- autogen 5-192.01♦
-- ohne Implantation, Prothese 5-192.00♦
Stapesplastik
– mit Implantation, Prothese
-- alloplastisch 5-197.2♦ ►

S
~~~

Stapesplastik *(Forts.)*
~ mit Implantation, Prothese *(Forts.)*
–– autogen 5-197.1♦
–– nach
––– Piston 5-197.2♦
––– Schuknecht 5-197.1♦
– ohne Implantation, Prothese 5-197.0♦
Stapler
– bei Exzision, Vollwand, Rektum
–– semizirkulär, peranal 5-482.b1
–– zirkulär, peranal 5-482.b0
– zur
–– Absetzung, zur Appendektomie
––– laparoskopisch 5-470.11
––– simultan, während einer Laparoskopie aus anderen Gründen 5-471.11
–– Behandlung, operativ, Hämorrhoiden 5-493.5
–– Manschettenresektion, Rektum, peranal, zirkulär 5-482.b0
–– Segmentresektion, Rektum, peranal, zirkulär 5-482.b0
Stapling, Varizen, Magen, endoskopisch 5-449.d3
Starr
– Instrument, zur
–– Bronchoskopie, diagnostisch
––– mit Luftstrommessung, katheterbasiert 1-620.11
––– ohne weitere Maßnahmen 1-620.10
–– Tracheobronchoskopie, diagnostisch
––– mit Luftstrommessung, katheterbasiert 1-620.11
––– ohne weitere Maßnahmen 1-620.10
– Rektosigmoidoskopie, mit Biopsie 1-444.7
Stationär
– Behandlung, vor
–– Dünndarmtransplantation
––– 10 bis 29 Behandlungstage 8-979.06
––– 30 bis 49 Behandlungstage 8-979.16
––– 50 oder mehr Behandlungstage 8-979.26
–– Entbindung, im selben Aufenthalt
––– 3 bis 6 Tage 9-280.0
––– 7 bis 13 Tage 9-280.1
––– 14 bis 27 Tage 9-280.2
––– 28 bis 55 Tage 9-280.3
––– 56 oder mehr Tage 9-280.4
–– Herz-Lungen-Transplantation
––– 10 bis 29 Behandlungstage 8-979.03
––– 30 bis 49 Behandlungstage 8-979.13
––– 50 oder mehr Behandlungstage 8-979.23
–– Herztransplantation
––– 10 bis 29 Behandlungstage 8-979.01
––– 30 bis 49 Behandlungstage 8-979.11
––– 50 oder mehr Behandlungstage 8-979.21
–– Lebertransplantation
––– 10 bis 29 Behandlungstage 8-979.04
––– 30 bis 49 Behandlungstage 8-979.14
––– 50 oder mehr Behandlungstage 8-979.24
–– Lungentransplantation
––– 10 bis 29 Behandlungstage 8-979.02
––– 30 bis 49 Behandlungstage 8-979.12 ►

Stationär *(Forts.)*
~ Behandlung, vor *(Forts.)*
~~ Lungentransplantation *(Forts.)*
––– 50 oder mehr Behandlungstage 8-979.22
–– Nierentransplantation
––– 10 bis 29 Behandlungstage 8-979.00
––– 30 bis 49 Behandlungstage 8-979.10
––– 50 oder mehr Behandlungstage 8-979.20
–– Pankreastransplantation
––– 10 bis 29 Behandlungstage 8-979.05
––– 30 bis 49 Behandlungstage 8-979.15
––– 50 oder mehr Behandlungstage 8-979.25
– Komplexbehandlung, palliativmedizinisch, spezialisiert
–– bis zu 6 Behandlungstage 8-98e.0
–– 7 bis höchstens 13 Behandlungstage 8-98e.1
–– 14 bis höchstens 20 Behandlungstage 8-98e.2
–– 21 oder mehr Behandlungstage 8-98e.3
Stationsäquivalent, psychiatrisch
– Behandlung, bei
–– Erwachsenen, mit
––– bis zu 30 Minuten Therapiezeit am Patienten pro Tag, durch
–––– Ärzte 9-701.00
–––– Pflegefachpersonen 9-701.30
–––– Psychologen 9-701.10
–––– Spezialtherapeuten 9-701.20
––– mehr als
–––– 30 bis 60 Minuten Therapiezeit am Patienten pro Tag, durch
––––– Ärzte 9-701.01
––––– Pflegefachpersonen 9-701.31
––––– Psychologen 9-701.11
––––– Spezialtherapeuten 9-701.21
–––– 60 bis 90 Minuten Therapiezeit am Patienten pro Tag, durch
––––– Ärzte 9-701.02
––––– Pflegefachpersonen 9-701.32
––––– Psychologen 9-701.12
––––– Spezialtherapeuten 9-701.22
–––– 90 bis 120 Minuten Therapiezeit am Patienten pro Tag, durch
––––– Ärzte 9-701.03
––––– Pflegefachpersonen 9-701.33
––––– Psychologen 9-701.13
––––– Spezialtherapeuten 9-701.23
–––– 120 bis 180 Minuten Therapiezeit am Patienten pro Tag, durch
––––– Ärzte 9-701.04
––––– Pflegefachpersonen 9-701.34
––––– Psychologen 9-701.14
––––– Spezialtherapeuten 9-701.24
–––– 180 bis 240 Minuten Therapiezeit am Patienten pro Tag, durch
––––– Ärzte 9-701.05
––––– Pflegefachpersonen 9-701.35
––––– Psychologen 9-701.15
––––– Spezialtherapeuten 9-701.25
–––– 240 Minuten Therapiezeit am Patienten pro Tag, durch
––––– Ärzte 9-701.06 ►

Stationsäquivalent, psychiatrisch *(Forts.)*
~ Behandlung, bei *(Forts.)*
~~ Erwachsenen, mit *(Forts.)*
~~~ mehr als *(Forts.)*
~~~~ 240 Minuten Therapiezeit am Patienten pro Tag, durch *(Forts.)*
––––– Pflegefachpersonen 9-701.36
––––– Psychologen 9-701.16
––––– Spezialtherapeuten 9-701.26
–– Jugendlichen, mit
––– bis zu 30 Minuten Therapiezeit am Patienten pro Tag, durch
–––– Ärzte 9-801.00
–––– pädagogisch-pflegerische Fachpersonen 9-801.30
–––– Psychologen 9-801.10
–––– Spezialtherapeuten 9-801.20
––– mehr als
–––– 30 bis 60 Minuten Therapiezeit am Patienten pro Tag, durch
––––– Ärzte 9-801.01
––––– pädagogisch-pflegerische Fachpersonen 9-801.31
––––– Psychologen 9-801.11
––––– Spezialtherapeuten 9-801.21
–––– 60 bis 90 Minuten Therapiezeit am Patienten pro Tag, durch
––––– Ärzte 9-801.02
––––– pädagogisch-pflegerische Fachpersonen 9-801.32
––––– Psychologen 9-801.12
––––– Spezialtherapeuten 9-801.22
–––– 90 bis 120 Minuten Therapiezeit am Patienten pro Tag, durch
––––– Ärzte 9-801.03
––––– pädagogisch-pflegerische Fachpersonen 9-801.33
––––– Psychologen 9-801.13
––––– Spezialtherapeuten 9-801.23
–––– 120 bis 180 Minuten Therapiezeit am Patienten pro Tag, durch
––––– Ärzte 9-801.04
––––– pädagogisch-pflegerische Fachpersonen 9-801.34
––––– Psychologen 9-801.14
––––– Spezialtherapeuten 9-801.24
–––– 180 bis 240 Minuten Therapiezeit am Patienten pro Tag, durch
––––– Ärzte 9-801.05
––––– pädagogisch-pflegerische Fachpersonen 9-801.35
––––– Psychologen 9-801.15
––––– Spezialtherapeuten 9-801.25
–––– 240 Minuten Therapiezeit am Patienten pro Tag, durch
––––– Ärzte 9-801.06
––––– pädagogisch-pflegerische Fachpersonen 9-801.36
––––– Psychologen 9-801.16
––––– Spezialtherapeuten 9-801.26 ►

Stationsäquivalent, psychiatrisch *(Forts.)*
~ Behandlung, bei *(Forts.)*
–– Kindern, mit
––– bis zu 30 Minuten Therapiezeit am Patienten pro Tag, durch
–––– Ärzte 9-801.00
–––– pädagogisch-pflegerische Fachpersonen 9-801.30
–––– Psychologen 9-801.10
–––– Spezialtherapeuten 9-801.20
––– mehr als
–––– 30 bis 60 Minuten Therapiezeit am Patienten pro Tag, durch
––––– Ärzte 9-801.01
––––– pädagogisch-pflegerische Fachpersonen 9-801.31
––––– Psychologen 9-801.11
––––– Spezialtherapeuten 9-801.21
–––– 60 bis 90 Minuten Therapiezeit am Patienten pro Tag, durch
––––– Ärzte 9-801.02
––––– pädagogisch-pflegerische Fachpersonen 9-801.32
––––– Psychologen 9-801.12
–––– 90 bis 120 Minuten Therapiezeit am Patienten pro Tag, durch
––––– Ärzte 9-801.03
––––– pädagogisch-pflegerische Fachpersonen 9-801.33
––––– Psychologen 9-801.13
––––– Spezialtherapeuten 9-801.23
–––– 120 bis 180 Minuten Therapiezeit am Patienten pro Tag, durch
––––– Ärzte 9-801.04
––––– pädagogisch-pflegerische Fachpersonen 9-801.34
––––– Psychologen 9-801.14
––––– Spezialtherapeuten 9-801.24
–––– 180 bis 240 Minuten Therapiezeit am Patienten pro Tag, durch
––––– Ärzte 9-801.05
––––– pädagogisch-pflegerische Fachpersonen 9-801.35
––––– Psychologen 9-801.15
––––– Spezialtherapeuten 9-801.25
–––– 240 Minuten Therapiezeit am Patienten pro Tag, durch
––––– Ärzte 9-801.06
––––– pädagogisch-pflegerische Fachpersonen 9-801.36
––––– Psychologen 9-801.16
––––– Spezialtherapeuten 9-801.26
– Behandlung, bei Kindern, mit mehr als 60 bis 90 Minuten Therapiezeit am Patienten pro Tag, durch Spezialtherapeuten 9-801.22

Statisch, Szintigraphie, Niere 3-706.0

Steel, Ventralversetzung, M. glutaeus minimus und medius 5-853.67♦

Steigbügel, Einführung, Hörimplantat, mechanisch, aktiv 5-209.e2♦

S

Stein
– Ductus pancreaticus, Entfernung
–– durch Umsteigen laparoskopisch – offen chirurgisch 5-529.22
–– laparoskopisch 5-529.21
–– offen 5-529.20
– Entfernung
–– Niere, perkutan-transrenal, mit
––– Desintegration 5-550.30♦
––– Lithotripsie 5-550.30♦
–– Tränenwege, durch Inzision 5-084.11♦
–– ureterorenoskopisch 5-562.4♦
––– mit Desintegration 5-562.5♦
– Ersatzharnblase, Entfernung
–– laparoskopisch 5-579.01
–– offen 5-579.00
–– perkutan 5-579.03
–– transurethral 5-579.02
–– über ein Stoma 5-579.04
– Gallenblase, Stoßwellenlithotripsie, extrakorporal 8-111.0
– Gallengänge
–– Entfernung
––– durch Umsteigen laparoskopisch – offen chirurgisch 5-514.22
––– endoskopisch, mit
–––– Ballonkatheter 5-513.21
–––– Körbchen 5-513.20
–––– Laserlithotripsie 5-513.25
–––– Lithotripsie
––––– elektrohydraulisch 5-513.23
–––––– und Laseranwendung 5-513.24
––––– mechanisch 5-513.22
––– laparoskopisch 5-514.21
––– offen 5-514.20
––– perkutan-transhepatisch 5-514.23
–– Stoßwellenlithotripsie, extrakorporal 8-111.1
– Glandula parotis, Entfernung, bei Sialendoskopie 5-269.21♦
– Glandula submandibularis, Entfernung, bei Sialendoskopie 5-269.21♦
– Harnblase
–– Entfernung
––– durch Sectio alta 5-571.1
––– perkutan-transvesikal, endoskopisch 5-570.1
–––– mit
––––– Desintegration 5-570.2
––––– Lithotripsie 5-570.2
––– transurethral, endoskopisch, mit
–––– Desintegration 5-570.0
–––– Lithotripsie 5-570.0
–– Extraktion, transurethral, mit Dormia-Körbchen 5-562.8♦
–– Stoßwellenlithotripsie, extrakorporal 8-110.0
– Niere
–– Entfernung
––– perkutan-transrenal 5-550.20♦
––– ureterorenoskopisch 5-550.21♦
–– Stoßwellenlithotripsie, extrakorporal 8-110.2♦ ►

Stein *(Forts.)*
– Pankreas
–– Entfernung, durch Inzision 5-520.2
–– Stoßwellenlithotripsie, extrakorporal 8-112.0
– Pankreasgang, Entfernung, endoskopisch, mit
–– Ballonkatheter 5-526.21
–– Körbchen 5-526.20
–– Laserlithotripsie 5-526.25
–– Lithotripsie
––– elektrohydraulisch 5-526.23
–––– und Laseranwendung 5-526.24
––– mechanisch 5-526.22
– Speicheldrüse, Stoßwellenlithotripsie, extrakorporal 8-112.1♦
– Tränensack, Entfernung 5-084.01♦
– Ureter
–– Entfernung
––– durch
–––– Urethrostomie, offen 5-580.1
–––– Urethrotomie, offen 5-580.0
––– perkutan-transrenal 5-562.6♦
–––– mit
––––– Desintegration 5-562.7♦
––––– Lithotripsie 5-562.7♦
–– Reposition 5-562.9♦
–– Schlingenextraktion 5-562.2♦
–– Stoßwellenlithotripsie, extrakorporal 8-110.1♦

Steinmann-Nagel
– Femur, zur Extension 8-400.2♦
– Humerus, zur Extension 8-400.0♦
– Kalkaneus, zur Extension 8-400.4♦
– Olekranon, zur Extension 8-400.1♦
– Tibia, zur Extension 8-400.3♦

Steißbein, Fistelexzision 5-897.0

Stellatumblockade 8-916.01

Stellschraube, Einbringen, Knochen, bei Verletzung, Syndesmose, Sprunggelenk 5-869.2

Stenon-Gang
– Dilatation 5-269.x♦
– Marsupialisation 5-261.0♦
– Unterbindung 5-269.0♦

Stenose, Aortenisthmus, kongenital, Operation 5-357.1

Stent
– A. carotis
–– Ballonangioplastie, offen 5-380.05♦ 8-836.0h♦
–– Embolektomie 5-380.05♦
–– Endarteriektomie 5-381.05♦
–– Exzision 5-386.05♦
–– Fremdkörperentfernung 5-380.05♦
–– Inzision 5-380.05♦
–– Naht 5-388.05♦
–– Rekonstruktion, plastisch 5-397.05♦
–– Thrombektomie 5-380.05♦
–– Verschluss, operativ 5-389.05♦
– ABT-578-(Zotarolimus-)freisetzend, mit Polymer *[nur Zusatzkode!]* 8-83b.00 ►

Stent *(Forts.)*
– antikörperbeschichtet
–– mit Freisetzung, Medikament, antiproliferativ *[nur Zusatzkode!]* 8-83b.e2
–– ohne antiproliferative Funktion *[nur Zusatzkode!]* 8-83b.e0
– Aorta
–– Ballonangioplastie, offen 5-380.34 8-836.04
–– Embolektomie 5-380.34
–– Exzision 5-386.34
–– Fremdkörperentfernung 5-380.34
–– Inzision 5-380.34
–– Rekonstruktion, plastisch 5-397.34
–– Thrombektomie 5-380.34
–– Verschluss, operativ 5-389.34
– bei Resektion
–– krikotracheal, Trachea 5-314.32
–– Trachea 5-314.13
– beschichtet, Einlegen, perkutan-transluminal, Koronararterie
–– eine
––– 1 8-837.w0
––– 2 8-837.w1
––– 3 8-837.w3
––– 4 8-837.w5
––– 5 8-837.w7
––– 6 oder mehr 8-837.w9
–– mehrere
––– 2 8-837.w2
––– 3 8-837.w4
––– 4 8-837.w6
––– 5 8-837.w8
––– 6 oder mehr 8-837.wa
– Biolimus-A9-freisetzend
–– mit Polymer *[nur Zusatzkode!]* 8-83b.01
–– ohne Polymer *[nur Zusatzkode!]* 8-83b.0f
– bioresorbierbar, Implantation, perkutan-transluminal
–– A. carotis
––– 1 8-843.0h♦
––– 2 8-843.1h♦
––– 3 8-843.2h♦
––– 4 8-843.3h♦
––– 5 8-843.4h♦
––– 6 oder mehr 8-843.5h♦
–– A. carotis communis
––– 1 8-843.0j♦
––– 2 8-843.1j♦
––– 3 8-843.2j♦
––– 4 8-843.3j♦
––– 5 8-843.4j♦
––– 6 oder mehr 8-843.5j♦
–– A. carotis externa
––– 1 8-843.0n♦
––– 2 8-843.1n♦
––– 3 8-843.2n♦
––– 4 8-843.3n♦
––– 5 8-843.4n♦
––– 6 oder mehr 8-843.5n♦
–– A. carotis interna, extrakraniell
––– 1 8-843.0k♦ ►

Stent *(Forts.)*
~ bioresorbierbar, Implantation, perkutan-transluminal *(Forts.)*
~~ A. carotis interna, extrakraniell *(Forts.)*
––– 2 8-843.1k♦
––– 3 8-843.2k♦
––– 4 8-843.3k♦
––– 5 8-843.4k♦
––– 6 oder mehr 8-843.5k♦
––– mit A. carotis communis
–––– 1 8-843.0m♦
–––– 2 8-843.1m♦
–––– 3 8-843.2m♦
–––– 4 8-843.3m♦
–––– 5 8-843.4m♦
–––– 6 oder mehr 8-843.5m♦
–– A. vertebralis, extrakraniell
––– 1 8-843.0p♦
––– 2 8-843.1p♦
––– 3 8-843.2p♦
––– 4 8-843.3p♦
––– 5 8-843.4p♦
––– 6 oder mehr 8-843.5p♦
–– Aorta
––– 1 8-843.04
––– 2 8-843.14
––– 3 8-843.24
––– 4 8-843.34
––– 5 8-843.44
––– 6 oder mehr 8-843.54
–– Aortenisthmus
––– 1 8-843.05
––– 2 8-843.15
––– 3 8-843.25
––– 4 8-843.35
––– 5 8-843.45
––– 6 oder mehr 8-843.55
–– Arterie
––– abdominal
–––– 1 8-843.0q♦
–––– 2 8-843.1q♦
–––– 3 8-843.2q♦
–––– 4 8-843.3q♦
–––– 5 8-843.4q♦
–––– 6 oder mehr 8-843.5q♦
––– Oberschenkel
–––– 1 8-843.0s♦
–––– 2 8-843.1s♦
–––– 3 8-843.2s♦
–––– 4 8-843.3s♦
–––– 5 8-843.4s♦
–––– 6 oder mehr 8-843.5s♦
––– pelvin
–––– 1 8-843.0q♦
–––– 2 8-843.1q♦
–––– 3 8-843.2q♦
–––– 4 8-843.3q♦
–––– 5 8-843.4q♦
–––– 6 oder mehr 8-843.5q♦
–– Ductus arteriosus apertus
––– 1 8-843.06 ►

Stent *(Forts.)*
~ bioresorbierbar, Implantation, perkutan-transluminal *(Forts.)*
~~ Ductus arteriosus apertus *(Forts.)*
––– 2 8-843.16
––– 3 8-843.26
––– 4 8-843.36
––– 5 8-843.46
––– 6 oder mehr 8-843.56
–– Gefäß
––– intrakraniell
–––– 1 8-843.00
–––– 2 8-843.10
–––– 3 8-843.20
–––– 4 8-843.30
–––– 5 8-843.40
–––– 6 oder mehr 8-843.50
––– künstlich
–––– 1 8-843.0e
–––– 2 8-843.1e
–––– 3 8-843.2e
–––– 4 8-843.3e
–––– 5 8-843.4e
–––– 6 oder mehr 8-843.5e
––– Malformation
–––– 1 8-843.0d
–––– 2 8-843.1d
–––– 3 8-843.2d
–––– 4 8-843.3d
–––– 5 8-843.4d
–––– 6 oder mehr 8-843.5d
––– Oberarm
–––– 1 8-843.02♦
–––– 2 8-843.12♦
–––– 3 8-843.22♦
–––– 4 8-843.32♦
–––– 5 8-843.42♦
–––– 6 oder mehr 8-843.52♦
––– Schulter
–––– 1 8-843.02♦
–––– 2 8-843.12♦
–––– 3 8-843.22♦
–––– 4 8-843.32♦
–––– 5 8-843.42♦
–––– 6 oder mehr 8-843.52♦
––– spinal
–––– 1 8-843.0f
–––– 2 8-843.1f
–––– 3 8-843.2f
–––– 4 8-843.3f
–––– 5 8-843.4f
–––– 6 oder mehr 8-843.5f
––– thorakal
–––– 1 8-843.08♦
–––– 2 8-843.18♦
–––– 3 8-843.28♦
–––– 4 8-843.38♦
–––– 5 8-843.48♦
–––– 6 oder mehr 8-843.58♦
––– Unterarm
–––– 1 8-843.03♦ ►

Stent *(Forts.)*
~ bioresorbierbar, Implantation, perkutan-transluminal *(Forts.)*
~~ Gefäß *(Forts.)*
~~~ Unterarm *(Forts.)*
–––– 2 8-843.13♦
–––– 3 8-843.23♦
–––– 4 8-843.33♦
–––– 5 8-843.43♦
–––– 6 oder mehr 8-843.53♦
––– Unterschenkel
–––– 1 8-843.0c♦
–––– 2 8-843.1c♦
–––– 3 8-843.2c♦
–––– 4 8-843.3c♦
–––– 5 8-843.4c♦
–––– 6 oder mehr 8-843.5c♦
––– viszeral
–––– 1 8-843.0a
–––– 2 8-843.1a
–––– 3 8-843.2a
–––– 4 8-843.3a
–––– 5 8-843.4a
–––– 6 oder mehr 8-843.5a
–– V. cava
––– 1 8-843.07
––– 2 8-843.17
––– 3 8-843.27
––– 4 8-843.37
––– 5 8-843.47
––– 6 oder mehr 8-843.57
–– V. portae
––– 1 8-843.0g
––– 2 8-843.1g
––– 3 8-843.2g
––– 4 8-843.3g
––– 5 8-843.4g
––– 6 oder mehr 8-843.5g
–– Vene
––– abdominal
–––– 1 8-843.0r♦
–––– 2 8-843.1r♦
–––– 3 8-843.2r♦
–––– 4 8-843.3r♦
–––– 5 8-843.4r♦
–––– 6 oder mehr 8-843.5r♦
––– Oberschenkel
–––– 1 8-843.0t♦
–––– 2 8-843.1t♦
–––– 3 8-843.2t♦
–––– 4 8-843.3t♦
–––– 5 8-843.4t♦
–––– 6 oder mehr 8-843.5t♦
––– pelvin
–––– 1 8-843.0r♦
–––– 2 8-843.1r♦
–––– 3 8-843.2r♦
–––– 4 8-843.3r♦
–––– 5 8-843.4r♦
–––– 6 oder mehr 8-843.5r♦ ►
~~~

Stent *(Forts.)*
– bronchial
–– Entfernung 5-339.4♦
–– Wechsel, in
––– Kunststoffstent 5-339.31♦
––– Metallstent 5-339.32♦
––– Stent, hybrid/dynamisch 5-339.30♦
– dynamisch, Implantation, bei Dilatation, Trachea, endoskopisch 5-319.13
– Einlegen
–– bei Revision
––– Shunt, portosystemisch 8-839.86
––– TIPS 8-839.86
–– perkutan-transluminal, Koronararterie
––– eine
–––– 2 8-837.k3
–––– 3 8-837.k5
–––– 4 8-837.k7
–––– 5 8-837.k9
–––– mindestens 6 8-837.kb
––– mehrere
–––– 2 8-837.k4
–––– 3 8-837.k6
–––– 4 8-837.k8
–––– 5 8-837.ka
–––– mindestens 6 8-837.kc
– Einsetzen, Gallengänge, endoskopisch 5-513.f0
– Entfernung
–– Herz, offen 5-379.d
–– Koronargefäß, offen 5-379.d
–– transurethral, Ureter, zur Erweiterung 5-560.8♦
– Everolimus-freisetzend, mit
–– biologisch abbaubarer Polymerbeschichtung *[nur Zusatzkode!]* 8-83b.0b
–– sonstigem Polymer *[nur Zusatzkode!]* 8-83b.0c
– Extraktion, Gallengänge
–– durch Umsteigen laparoskopisch – offen chirurgisch 5-514.b2
–– laparoskopisch 5-514.b1
–– offen 5-514.b0
–– perkutan-transhepatisch 5-514.b3
– gecovert
–– großlumig
––– andere, Implantation, perkutan-transluminal
–––– A. carotis
––––– 1 8-84a.0h♦
––––– 2 oder mehr 8-84a.1h♦
–––– A. carotis communis
––––– 1 8-84a.0j♦
––––– 2 oder mehr 8-84a.1j♦
–––– A. carotis externa
––––– 1 8-84a.0n♦
––––– 2 oder mehr 8-84a.1n♦
–––– A. carotis interna, extrakraniell
––––– 1 8-84a.0k♦
––––– 2 oder mehr 8-84a.1k♦
–––– A. carotis interna, extrakraniell, mit A. carotis communis
––––– 1 8-84a.0m♦ ►

Stent *(Forts.)*
~ gecovert *(Forts.)*
~~ großlumig *(Forts.)*
~~~ andere, Implantation, perkutan-transluminal *(Forts.)*
~~~~ A. carotis interna, extrakraniell, mit A. carotis communis *(Forts.)*
––––– 2 oder mehr 8-84a.1m♦
–––– A. vertebralis, extrakraniell
––––– 1 8-84a.0p♦
––––– 2 oder mehr 8-84a.1p♦
–––– Aorta
––––– 1 8-84a.04
––––– 2 oder mehr 8-84a.14
–––– Aortenisthmus
––––– 1 8-84a.05
––––– 2 oder mehr 8-84a.15
–––– Arterie
––––– abdominal
–––––– 1 8-84a.0q♦
–––––– 2 oder mehr 8-84a.1q♦
––––– Oberschenkel
–––––– 1 8-84a.0s♦
–––––– 2 oder mehr 8-84a.1s♦
––––– pelvin
–––––– 1 8-84a.0q♦
–––––– 2 oder mehr 8-84a.1q♦
–––– Ductus arteriosus apertus
––––– 1 8-84a.06
––––– 2 oder mehr 8-84a.16
–––– Gefäß
––––– intrakraniell
–––––– 1 8-84a.00
–––––– 2 oder mehr 8-84a.10
––––– künstlich
–––––– 1 8-84a.0e
–––––– 2 oder mehr 8-84a.1e
––––– Malformation
–––––– 1 8-84a.0d
–––––– 2 oder mehr 8-84a.1d
––––– Oberarm
–––––– 1 8-84a.02♦
–––––– 2 oder mehr 8-84a.12♦
––––– Schulter
–––––– 1 8-84a.02♦
–––––– 2 oder mehr 8-84a.12♦
––––– spinal
–––––– 1 8-84a.0f
–––––– 2 oder mehr 8-84a.1f
––––– thorakal
–––––– 1 8-84a.08♦
–––––– 2 oder mehr 8-84a.18♦
––––– Unterarm
–––––– 1 8-84a.03♦
–––––– 2 oder mehr 8-84a.13♦
––––– Unterschenkel
–––––– 1 8-84a.0c♦
–––––– 2 oder mehr 8-84a.1c♦
––––– viszeral
–––––– 1 8-84a.0a
–––––– 2 oder mehr 8-84a.1a ►

S

Stent *(Forts.)*
~ gecovert *(Forts.)*
~~ großlumig *(Forts.)*
~~~ andere, Implantation, perkutan-transluminal *(Forts.)*
---- V. cava
----- 1 8-84a.07
----- 2 oder mehr 8-84a.17
---- V. portae
----- 1 8-84a.0g
----- 2 oder mehr 8-84a.1g
---- Vene
----- abdominal
------ 1 8-84a.0r♦
------ 2 oder mehr 8-84a.1r♦
----- Oberschenkel
------ 1 8-84a.0t♦
------ 2 oder mehr 8-84a.1t♦
----- pelvin
------ 1 8-84a.0r♦
------ 2 oder mehr 8-84a.1r♦
--- Implantation, perkutan-transluminal
---- A. pulmonalis
----- 1 8-838.g0
----- 2 oder mehr 8-838.h0
---- Gefäß, künstlich, Lungenkreislauf
----- 1 8-838.g5
----- 2 oder mehr 8-838.h5
---- Kollateralgefäß, aortopulmonal
----- 1 8-838.g2
----- 2 oder mehr 8-838.h2
---- Malformation, Gefäß, Lungenkreislauf
----- 1 8-838.g3
----- 2 oder mehr 8-838.h3
---- Shunt, künstlich, aortopulmonal
----- 1 8-838.g4
----- 2 oder mehr 8-838.h4
---- V. pulmonalis
----- 1 8-838.g1♦
----- 2 oder mehr 8-838.h1♦
-- medikamentefreisetzend, Implantation, perkutan-transluminal
--- A. carotis
---- 1 8-848.0h♦
---- 2 8-848.1h♦
---- 3 8-848.2h♦
---- 4 8-848.3h♦
---- 5 8-848.4h♦
---- 6 oder mehr 8-848.5h♦
--- A. carotis communis
---- 1 8-848.0j♦
---- 2 8-848.1j♦
---- 3 8-848.2j♦
---- 4 8-848.3j♦
---- 5 8-848.4j♦
---- 6 oder mehr 8-848.5j♦
--- A. carotis externa
---- 1 8-848.0n♦
---- 2 8-848.1n♦
---- 3 8-848.2n♦
---- 4 8-848.3n♦ ►

Stent *(Forts.)*
~ gecovert *(Forts.)*
~~ medikamentefreisetzend, Implantation, perkutan-transluminal *(Forts.)*
~~~ A. carotis externa *(Forts.)*
---- 5 8-848.4n♦
---- 6 oder mehr 8-848.5n♦
--- A. carotis interna, extrakraniell
---- 1 8-848.0k♦
---- 2 8-848.1k♦
---- 3 8-848.2k♦
---- 4 8-848.3k♦
---- 5 8-848.4k♦
---- 6 oder mehr 8-848.5k♦
---- mit A. carotis communis
----- 1 8-848.0m♦
----- 2 8-848.1m♦
----- 3 8-848.2m♦
----- 4 8-848.3m♦
----- 5 8-848.4m♦
----- 6 oder mehr 8-848.5m♦
--- A. vertebralis, extrakraniell
---- 1 8-848.0p♦
---- 2 8-848.1p♦
---- 3 8-848.2p♦
---- 4 8-848.3p♦
---- 5 8-848.4p♦
---- 6 oder mehr 8-848.5p♦
--- Arterie
---- abdominal
----- 1 8-848.0q♦
----- 2 8-848.1q♦
----- 3 8-848.2q♦
----- 4 8-848.3q♦
----- 5 8-848.4q♦
----- 6 oder mehr 8-848.5q♦
---- Oberschenkel
----- 1 8-848.0s♦
----- 2 8-848.1s♦
----- 3 8-848.2s♦
----- 4 8-848.3s♦
----- 5 8-848.4s♦
----- 6 oder mehr 8-848.5s♦
---- pelvin
----- 1 8-848.0q♦
----- 2 8-848.1q♦
----- 3 8-848.2q♦
----- 4 8-848.3q♦
----- 5 8-848.4q♦
----- 6 oder mehr 8-848.5q♦
--- Ductus arteriosus apertus
---- 1 8-848.06
---- 2 8-848.16
---- 3 8-848.26
---- 4 8-848.36
---- 5 8-848.46
---- 6 oder mehr 8-848.56
--- Gefäß
---- intrakraniell
----- 1 8-848.00
----- 2 8-848.10 ►

Stent *(Forts.)*
~ gecovert *(Forts.)*
~~ medikamentefreisetzend, Implantation, perkutan-transluminal *(Forts.)*
~~~ Gefäß *(Forts.)*
~~~~ intrakraniell *(Forts.)*
––––– 3 8-848.20
––––– 4 8-848.30
––––– 5 8-848.40
––––– 6 oder mehr 8-848.50
–––– künstlich
––––– 1 8-848.0e
––––– 2 8-848.1e
––––– 3 8-848.2e
––––– 4 8-848.3e
––––– 5 8-848.4e
––––– 6 oder mehr 8-848.5e
–––– Malformation
––––– 1 8-848.0d
––––– 2 8-848.1d
––––– 3 8-848.2d
––––– 4 8-848.3d
––––– 5 8-848.4d
––––– 6 oder mehr 8-848.5d
–––– Oberarm
––––– 1 8-848.02♦
––––– 2 8-848.12♦
––––– 3 8-848.22♦
––––– 4 8-848.32♦
––––– 5 8-848.42♦
––––– 6 oder mehr 8-848.52♦
–––– Schulter
––––– 1 8-848.02♦
––––– 2 8-848.12♦
––––– 3 8-848.22♦
––––– 4 8-848.32♦
––––– 5 8-848.42♦
––––– 6 oder mehr 8-848.52♦
–––– spinal
––––– 1 8-848.0f
––––– 2 8-848.1f
––––– 3 8-848.2f
––––– 4 8-848.3f
––––– 5 8-848.4f
––––– 6 oder mehr 8-848.5f
–––– thorakal
––––– 1 8-848.08♦
––––– 2 8-848.18♦
––––– 3 8-848.28♦
––––– 4 8-848.38♦
––––– 5 8-848.48♦
––––– 6 oder mehr 8-848.58♦
–––– Unterarm
––––– 1 8-848.03♦
––––– 2 8-848.13♦
––––– 3 8-848.23♦
––––– 4 8-848.33♦
––––– 5 8-848.43♦
––––– 6 oder mehr 8-848.53♦
–––– Unterschenkel
––––– 1 8-848.0c♦ ►

Stent *(Forts.)*
~ gecovert *(Forts.)*
~~ medikamentefreisetzend, Implantation, perkutan-transluminal *(Forts.)*
~~~ Gefäß *(Forts.)*
~~~~ Unterschenkel *(Forts.)*
––––– 2 8-848.1c♦
––––– 3 8-848.2c♦
––––– 4 8-848.3c♦
––––– 5 8-848.4c♦
––––– 6 oder mehr 8-848.5c♦
–––– viszeral
––––– 1 8-848.0a
––––– 2 8-848.1a
––––– 3 8-848.2a
––––– 4 8-848.3a
––––– 5 8-848.4a
––––– 6 oder mehr 8-848.5a
––– V. cava
–––– 1 8-848.07
–––– 2 8-848.17
–––– 3 8-848.27
–––– 4 8-848.37
–––– 5 8-848.47
–––– 6 oder mehr 8-848.57
––– V. portae
–––– 1 8-848.0g
–––– 2 8-848.1g
–––– 3 8-848.2g
–––– 4 8-848.3g
–––– 5 8-848.4g
–––– 6 oder mehr 8-848.5g
––– Vene
–––– abdominal
––––– 1 8-848.0r♦
––––– 2 8-848.1r♦
––––– 3 8-848.2r♦
––––– 4 8-848.3r♦
––––– 5 8-848.4r♦
––––– 6 oder mehr 8-848.5r♦
–––– Oberschenkel
––––– 1 8-848.0t♦
––––– 2 8-848.1t♦
––––– 3 8-848.2t♦
––––– 4 8-848.3t♦
––––– 5 8-848.4t♦
––––– 6 oder mehr 8-848.5t♦
–––– pelvin
––––– 1 8-848.0r♦
––––– 2 8-848.1r♦
––––– 3 8-848.2r♦
––––– 4 8-848.3r♦
––––– 5 8-848.4r♦
––––– 6 oder mehr 8-848.5r♦
–– mit
––– Oberfläche, bioaktiv *[nur Zusatzkode!]* 8-83b.e1
––– Shunt, portosystemisch, Anlegen, perkutan
–––– 1 8-839.88
–––– 2 oder mehr 8-839.8a ►

S

Stent *(Forts.)*
~ gecovert *(Forts.)*
~~ mit *(Forts.)*
––– TIPS, Anlegen, perkutan
–––– 1 8-839.88
–––– 2 oder mehr 8-839.8a
–– nicht-medikamentefreisetzend, Implantation, perkutan-transluminal
––– A. carotis
–––– 1 8-842.0h♦
–––– 2 8-842.1h♦
–––– 3 8-842.2h♦
–––– 4 8-842.3h♦
–––– 5 8-842.4h♦
–––– 6 oder mehr 8-842.5h♦
––– A. carotis communis
–––– 1 8-842.0j♦
–––– 2 8-842.1j♦
–––– 3 8-842.2j♦
–––– 4 8-842.3j♦
–––– 5 8-842.4j♦
–––– 6 oder mehr 8-842.5j♦
––– A. carotis externa
–––– 1 8-842.0n♦
–––– 2 8-842.1n♦
–––– 3 8-842.2n♦
–––– 4 8-842.3n♦
–––– 5 8-842.4n♦
–––– 6 oder mehr 8-842.5n♦
––– A. carotis interna, extrakraniell
–––– 1 8-842.0k♦
–––– 2 8-842.1k♦
–––– 3 8-842.2k♦
–––– 4 8-842.3k♦
–––– 5 8-842.4k♦
–––– 6 oder mehr 8-842.5k♦
–––– mit A. carotis communis
––––– 1 8-842.0m♦
––––– 2 8-842.1m♦
––––– 3 8-842.2m♦
––––– 4 8-842.3m♦
––––– 5 8-842.4m♦
––––– 6 oder mehr 8-842.5m♦
––– A. vertebralis, extrakraniell
–––– 1 8-842.0p♦
–––– 2 8-842.1p♦
–––– 3 8-842.2p♦
–––– 4 8-842.3p♦
–––– 5 8-842.4p♦
–––– 6 oder mehr 8-842.5p♦
––– Arterie
–––– abdominal
––––– 1 8-842.0q♦
––––– 2 8-842.1q♦
––––– 3 8-842.2q♦
––––– 4 8-842.3q♦
––––– 5 8-842.4q♦
––––– 6 oder mehr 8-842.5q♦
–––– Oberschenkel
––––– 1 8-842.0s♦
––––– 2 8-842.1s♦ ►

Stent *(Forts.)*
~ gecovert *(Forts.)*
~~ nicht-medikamentefreisetzend, Implantation, perkutan-transluminal *(Forts.)*
~~~ Arterie *(Forts.)*
~~~~ Oberschenkel *(Forts.)*
––––– 3 8-842.2s♦
––––– 4 8-842.3s♦
––––– 5 8-842.4s♦
––––– 6 oder mehr 8-842.5s♦
–––– pelvin
––––– 1 8-842.0q♦
––––– 2 8-842.1q♦
––––– 3 8-842.2q♦
––––– 4 8-842.3q♦
––––– 5 8-842.4q♦
––––– 6 oder mehr 8-842.5q♦
––– Ductus arteriosus apertus
–––– 1 8-842.06
–––– 2 8-842.16
–––– 3 8-842.26
–––– 4 8-842.36
–––– 5 8-842.46
–––– 6 oder mehr 8-842.56
––– Gefäß
–––– intrakraniell
––––– 1 8-842.00
––––– 2 8-842.10
––––– 3 8-842.20
––––– 4 8-842.30
––––– 5 8-842.40
––––– 6 oder mehr 8-842.50
–––– künstlich
––––– 1 8-842.0e
––––– 2 8-842.1e
––––– 3 8-842.2e
––––– 4 8-842.3e
––––– 5 8-842.4e
––––– 6 oder mehr 8-842.5e
–––– Malformation
––––– 1 8-842.0d
––––– 2 8-842.1d
––––– 3 8-842.2d
––––– 4 8-842.3d
––––– 5 8-842.4d
––––– 6 oder mehr 8-842.5d
–––– Oberarm
––––– 1 8-842.02♦
––––– 2 8-842.12♦
––––– 3 8-842.22♦
––––– 4 8-842.32♦
––––– 5 8-842.42♦
––––– 6 oder mehr 8-842.52♦
–––– Schulter
––––– 1 8-842.02♦
––––– 2 8-842.12♦
––––– 3 8-842.22♦
––––– 4 8-842.32♦
––––– 5 8-842.42♦
––––– 6 oder mehr 8-842.52♦ ►

Stent *(Forts.)*
~ gecovert *(Forts.)*
~~ nicht-medikamentefreisetzend, Implantation, perkutan-transluminal *(Forts.)*
~~~ Gefäß *(Forts.)*
---- spinal
----- 1 8-842.0f
----- 2 8-842.1f
----- 3 8-842.2f
----- 4 8-842.3f
----- 5 8-842.4f
----- 6 oder mehr 8-842.5f
---- thorakal
----- 1 8-842.08♦
----- 2 8-842.18♦
----- 3 8-842.28♦
----- 4 8-842.38♦
----- 5 8-842.48♦
----- 6 oder mehr 8-842.58♦
---- Unterarm
----- 1 8-842.03♦
----- 2 8-842.13♦
----- 3 8-842.23♦
----- 4 8-842.33♦
----- 5 8-842.43♦
----- 6 oder mehr 8-842.53♦
---- Unterschenkel
----- 1 8-842.0c♦
----- 2 8-842.1c♦
----- 3 8-842.2c♦
----- 4 8-842.3c♦
----- 5 8-842.4c♦
----- 6 oder mehr 8-842.5c♦
---- viszeral
----- 1 8-842.0a
----- 2 8-842.1a
----- 3 8-842.2a
----- 4 8-842.3a
----- 5 8-842.4a
----- 6 oder mehr 8-842.5a
--- Koronararterie, 1 8-837.p
--- V. cava
---- 1 8-842.07
---- 2 8-842.17
---- 3 8-842.27
---- 4 8-842.37
---- 5 8-842.47
---- 6 oder mehr 8-842.57
--- V. portae
---- 1 8-842.0g
---- 2 8-842.1g
---- 3 8-842.2g
---- 4 8-842.3g
---- 5 8-842.4g
---- 6 oder mehr 8-842.5g
--- Vene
---- abdominal
----- 1 8-842.0r♦
----- 2 8-842.1r♦
----- 3 8-842.2r♦
----- 4 8-842.3r♦ ►

Stent *(Forts.)*
~ gecovert *(Forts.)*
~~ nicht-medikamentefreisetzend, Implantation, perkutan-transluminal *(Forts.)*
~~~ Vene *(Forts.)*
~~~~ abdominal *(Forts.)*
----- 5 8-842.4r♦
----- 6 oder mehr 8-842.5r♦
---- Oberschenkel
----- 1 8-842.0t♦
----- 2 8-842.1t♦
----- 3 8-842.2t♦
----- 4 8-842.3t♦
----- 5 8-842.4t♦
----- 6 oder mehr 8-842.5t♦
---- pelvin
----- 1 8-842.0r♦
----- 2 8-842.1r♦
----- 3 8-842.2r♦
----- 4 8-842.3r♦
----- 5 8-842.4r♦
----- 6 oder mehr 8-842.5r♦
- Harnröhre, prostatisch
-- Entfernung 5-609.6
-- Wechsel 5-609.5
- Implantation
-- A. pulmonalis, perkutan-transluminal 8-838.30
-- aus
--- Kunststoff, bei Dilatation, Bronchus, bronchoskopisch 5-339.04♦
--- Metall, mit Dilatation, Bronchus, bronchoskopisch 5-339.05♦
-- Ausflusstrakt, rechtsventrikulär, perkutan-transluminal 8-837.h
-- dynamisch, bei Dilatation, Bronchus, bronchoskopisch 5-339.03♦
-- Gefäß, künstlich, Lungenkreislauf, perkutan-transluminal 8-838.35
-- in Harnröhre, prostatisch 5-609.4
-- Kollateralgefäß, aortopulmonal, perkutan-transluminal 8-838.32
-- Kunststoff, bei Dilatation, Trachea, endoskopisch 5-319.14
-- Metall, bei
--- Dilatation, Trachea, endoskopisch 5-319.15
--- Wechsel, Stent, tracheal 5-319.62
-- perkutan-transluminal
--- A. carotis, zur Strömungslaminierung, bei Aneurysma
---- 1 8-84b.0h♦
---- 2 8-84b.2h♦
---- 3 8-84b.3h♦
---- 4 8-84b.4h♦
---- 5 8-84b.5h♦
---- 6 oder mehr 8-84b.6h♦
--- A. carotis communis, zur Strömungslaminierung, bei Aneurysma
---- 1 8-84b.0j♦
---- 2 8-84b.2j♦
---- 3 8-84b.3j♦ ►

S
~~~~

Stent *(Forts.)*
~ Implantation *(Forts.)*
~~ perkutan-transluminal *(Forts.)*
~~~ A. carotis communis, zur Strömungslaminierung, bei Aneurysma *(Forts.)*
–––– 4 8-84b.4j♦
–––– 5 8-84b.5j♦
–––– 6 oder mehr 8-84b.6j♦
––– A. carotis externa, zur Strömungslaminierung, bei Aneurysma
–––– 1 8-84b.0n♦
–––– 2 8-84b.2n♦
–––– 3 8-84b.3n♦
–––– 4 8-84b.4n♦
–––– 5 8-84b.5n♦
–––– 6 oder mehr 8-84b.6n♦
––– A. carotis interna, extrakraniell
–––– mit A. carotis communis, zur Strömungslaminierung, bei Aneurysma
––––– 1 8-84b.0m♦
––––– 2 8-84b.2m♦
––––– 3 8-84b.3m♦
––––– 4 8-84b.4m♦
––––– 5 8-84b.5m♦
––––– 6 oder mehr 8-84b.6m♦
–––– zur Strömungslaminierung, bei Aneurysma
––––– 1 8-84b.0k♦
––––– 2 8-84b.2k♦
––––– 3 8-84b.3k♦
––––– 4 8-84b.4k♦
––––– 5 8-84b.5k♦
––––– 6 oder mehr 8-84b.6k♦
––– A. vertebralis, extrakraniell, zur Strömungslaminierung, bei Aneurysma
–––– 1 8-84b.0p♦
–––– 2 8-84b.2p♦
–––– 3 8-84b.3p♦
–––– 4 8-84b.4p♦
–––– 5 8-84b.5p♦
–––– 6 oder mehr 8-84b.6p♦
––– Aorta, zur Strömungslaminierung, bei Aneurysma
–––– 1 8-84b.04
–––– 2 8-84b.24
–––– 3 8-84b.34
–––– 4 8-84b.44
–––– 5 8-84b.54
–––– 6 oder mehr 8-84b.64
––– Aortenisthmus, zur Strömungslaminierung, bei Aneurysma
–––– 1 8-84b.05
–––– 2 8-84b.25
–––– 3 8-84b.35
–––– 4 8-84b.45
–––– 5 8-84b.55
–––– 6 oder mehr 8-84b.65
––– Arterie
–––– abdominal, zur Strömungslaminierung, bei Aneurysma
––––– 1 8-84b.0q♦
––––– 2 8-84b.2q♦ ►

Stent *(Forts.)*
~ Implantation *(Forts.)*
~~ perkutan-transluminal *(Forts.)*
~~~ Arterie *(Forts.)*
~~~~ abdominal, zur Strömungslaminierung, bei Aneurysma *(Forts.)*
––––– 3 8-84b.3q♦
––––– 4 8-84b.4q♦
––––– 5 8-84b.5q♦
––––– 6 oder mehr 8-84b.6q♦
–––– Oberschenkel, zur Strömungslaminierung, bei Aneurysma
––––– 1 8-84b.0s♦
––––– 2 8-84b.2s♦
––––– 3 8-84b.3s♦
––––– 4 8-84b.4s♦
––––– 5 8-84b.5s♦
––––– 6 oder mehr 8-84b.6s♦
–––– pelvin, zur Strömungslaminierung, bei Aneurysma
––––– 1 8-84b.0q♦
––––– 2 8-84b.2q♦
––––– 3 8-84b.3q♦
––––– 4 8-84b.4q♦
––––– 5 8-84b.5q♦
––––– 6 oder mehr 8-84b.6q♦
––– Ductus arteriosus apertus, zur Strömungslaminierung, bei Aneurysma
–––– 1 8-84b.06
–––– 2 8-84b.26
–––– 3 8-84b.36
–––– 4 8-84b.46
–––– 5 8-84b.56
–––– 6 oder mehr 8-84b.66
––– Gefäß
–––– intrakraniell, zur Strömungslaminierung, bei Aneurysma
––––– 1 8-84b.00
––––– 2 8-84b.20
––––– 3 8-84b.30
––––– 4 8-84b.40
––––– 5 8-84b.50
––––– 6 oder mehr 8-84b.60
–––– künstlich, zur Strömungslaminierung, bei Aneurysma
––––– 1 8-84b.0e
––––– 2 8-84b.2e
––––– 3 8-84b.3e
––––– 4 8-84b.4e
––––– 5 8-84b.5e
––––– 6 oder mehr 8-84b.6e
–––– Malformation, zur Strömungslaminierung, bei Aneurysma
––––– 1 8-84b.0d
––––– 2 8-84b.2d
––––– 3 8-84b.3d
––––– 4 8-84b.4d
––––– 5 8-84b.5d
––––– 6 oder mehr 8-84b.6d ►
~~~~

Stent *(Forts.)*
~ Implantation *(Forts.)*
~~ perkutan-transluminal *(Forts.)*
~~~ Gefäß *(Forts.)*
–––– Oberarm, zur Strömungslaminierung, bei Aneurysma
––––– 1 8-84b.02♦
––––– 2 8-84b.22♦
––––– 3 8-84b.32♦
––––– 4 8-84b.42♦
––––– 5 8-84b.52♦
––––– 6 oder mehr 8-84b.62♦
–––– Schulter, zur Strömungslaminierung, bei Aneurysma
––––– 1 8-84b.02♦
––––– 2 8-84b.22♦
––––– 3 8-84b.32♦
––––– 4 8-84b.42♦
––––– 5 8-84b.52♦
––––– 6 oder mehr 8-84b.62♦
–––– spinal, zur Strömungslaminierung, bei Aneurysma
––––– 1 8-84b.0f
––––– 2 8-84b.2f
––––– 3 8-84b.3f
––––– 4 8-84b.4f
––––– 5 8-84b.5f
––––– 6 oder mehr 8-84b.6f
–––– thorakal, zur Strömungslaminierung, bei Aneurysma
––––– 1 8-84b.08♦
––––– 2 8-84b.28♦
––––– 3 8-84b.38♦
––––– 4 8-84b.48♦
––––– 5 8-84b.58♦
––––– 6 oder mehr 8-84b.68♦
–––– Unterarm, zur Strömungslaminierung, bei Aneurysma
––––– 1 8-84b.03♦
––––– 2 8-84b.23♦
––––– 3 8-84b.33♦
––––– 4 8-84b.43♦
––––– 5 8-84b.53♦
––––– 6 oder mehr 8-84b.63♦
–––– Unterschenkel, zur Strömungslaminierung, bei Aneurysma
––––– 1 8-84b.0c♦
––––– 2 8-84b.2c♦
––––– 3 8-84b.3c♦
––––– 4 8-84b.4c♦
––––– 5 8-84b.5c♦
––––– 6 oder mehr 8-84b.6c♦
–––– viszeral, zur Strömungslaminierung, bei Aneurysma
––––– 1 8-84b.0a
––––– 2 8-84b.2a
––––– 3 8-84b.3a
––––– 4 8-84b.4a
––––– 5 8-84b.5a
––––– 6 oder mehr 8-84b.6a ►

Stent *(Forts.)*
~ Implantation *(Forts.)*
~~ perkutan-transluminal *(Forts.)*
––– Malformation, Gefäß, Lungenkreislauf
–––– 1 8-838.33
–––– mehrere 8-838.43
––– V. cava, zur Strömungslaminierung, bei Aneurysma
–––– 1 8-84b.07
–––– 2 8-84b.27
–––– 3 8-84b.37
–––– 4 8-84b.47
–––– 5 8-84b.57
–––– 6 oder mehr 8-84b.67
––– V. portae, zur Strömungslaminierung, bei Aneurysma
–––– 1 8-84b.0g
–––– 2 8-84b.2g
–––– 3 8-84b.3g
–––– 4 8-84b.4g
–––– 5 8-84b.5g
–––– 6 oder mehr 8-84b.6g
––– Vene
–––– abdominal, zur Strömungslaminierung, bei Aneurysma
––––– 1 8-84b.0r♦
––––– 2 8-84b.2r♦
––––– 3 8-84b.3r♦
––––– 4 8-84b.4r♦
––––– 5 8-84b.5r♦
––––– 6 oder mehr 8-84b.6r♦
–––– Oberschenkel, zur Strömungslaminierung, bei Aneurysma
––––– 1 8-84b.0t♦
––––– 2 8-84b.2t♦
––––– 3 8-84b.3t♦
––––– 4 8-84b.4t♦
––––– 5 8-84b.5t♦
––––– 6 oder mehr 8-84b.6t♦
–––– pelvin, zur Strömungslaminierung, bei Aneurysma
––––– 1 8-84b.0r♦
––––– 2 8-84b.2r♦
––––– 3 8-84b.3r♦
––––– 4 8-84b.4r♦
––––– 5 8-84b.5r♦
––––– 6 oder mehr 8-84b.6r♦
–– Shunt, aortopulmonal, künstlich, perkutan-transluminal 8-838.34
–– Tränenwege 5-088.4♦
–– Urethra 5-589.0
–– V. pulmonalis, perkutan-transluminal 8-838.31♦
– Ligatur
–– A. carotis 5-389.05♦
–– Aorta 5-389.34
– medikamentefreisetzend
–– bioresorbierbar, Einlegen, perkutan-transluminal, Koronararterie
––– eine
–––– 1 8-83d.00 ►

S
~~~

Stent *(Forts.)*
~ medikamentefreisetzend *(Forts.)*
~~ bioresorbierbar, Einlegen, perkutan-transluminal, Koronararterie *(Forts.)*
~~~ eine *(Forts.)*
---- 2 8-83d.01
---- 3 8-83d.03
---- 4 8-83d.05
---- 5 8-83d.07
---- 6 oder mehr 8-83d.09
--- mehrere
---- 2 8-83d.02
---- 3 8-83d.04
---- 4 8-83d.06
---- 5 8-83d.08
---- 6 oder mehr 8-83d.0a
-- Einlegen, perkutan-transluminal, Koronararterie
--- eine
---- 1 8-837.m0
---- 2 8-837.m1
---- 3 8-837.m3
---- 4 8-837.m5
---- 5 8-837.m7
---- 6 oder mehr 8-837.m9
--- mehrere
---- 2 8-837.m2
---- 3 8-837.m4
---- 4 8-837.m6
---- 5 8-837.m8
---- 6 oder mehr 8-837.ma
-- Implantation, perkutan-transluminal
--- A. carotis
---- 1 8-841.0h♦
---- 2 8-841.1h♦
---- 3 8-841.2h♦
---- 4 8-841.3h♦
---- 5 8-841.4h♦
---- 6 oder mehr 8-841.5h♦
--- A. carotis communis
---- 1 8-841.0j♦
---- 2 8-841.1j♦
---- 3 8-841.2j♦
---- 4 8-841.3j♦
---- 5 8-841.4j♦
---- 6 oder mehr 8-841.5j♦
--- A. carotis externa
---- 1 8-841.0n♦
---- 2 8-841.1n♦
---- 3 8-841.2n♦
---- 4 8-841.3n♦
---- 5 8-841.4n♦
---- 6 oder mehr 8-841.5n♦
--- A. carotis interna, extrakraniell
---- 1 8-841.0k♦
---- 2 8-841.1k♦
---- 3 8-841.2k♦
---- 4 8-841.3k♦
---- 5 8-841.4k♦
---- 6 oder mehr 8-841.5k♦ ►

Stent *(Forts.)*
~ medikamentefreisetzend *(Forts.)*
~~ Implantation, perkutan-transluminal *(Forts.)*
~~~ A. carotis interna, extrakraniell *(Forts.)*
---- mit A. carotis communis
----- 1 8-841.0m♦
----- 2 8-841.1m♦
----- 3 8-841.2m♦
----- 4 8-841.3m♦
----- 5 8-841.4m♦
----- 6 oder mehr 8-841.5m♦
--- A. vertebralis, extrakraniell
---- 1 8-841.0p♦
---- 2 8-841.1p♦
---- 3 8-841.2p♦
---- 4 8-841.3p♦
---- 5 8-841.4p♦
---- 6 oder mehr 8-841.5p♦
--- Aorta
---- 1 8-841.04
---- 2 8-841.14
---- 3 8-841.24
---- 4 8-841.34
---- 5 8-841.44
---- 6 oder mehr 8-841.54
--- Aortenisthmus
---- 1 8-841.05
---- 2 8-841.15
---- 3 8-841.25
---- 4 8-841.35
---- 5 8-841.45
---- 6 oder mehr 8-841.55
--- Arterie
---- abdominal
----- 1 8-841.0q♦
----- 2 8-841.1q♦
----- 3 8-841.2q♦
----- 4 8-841.3q♦
----- 5 8-841.4q♦
----- 6 oder mehr 8-841.5q♦
---- Oberschenkel
----- 1 8-841.0s♦
----- 2 8-841.1s♦
----- 3 8-841.2s♦
----- 4 8-841.3s♦
----- 5 8-841.4s♦
----- 6 oder mehr 8-841.5s♦
---- pelvin
----- 1 8-841.0q♦
----- 2 8-841.1q♦
----- 3 8-841.2q♦
----- 4 8-841.3q♦
----- 5 8-841.4q♦
----- 6 oder mehr 8-841.5q♦
--- Ductus arteriosus apertus
---- 1 8-841.06
---- 2 8-841.16
---- 3 8-841.26
---- 4 8-841.36
---- 5 8-841.46
---- 6 oder mehr 8-841.56 ►

Stent *(Forts.)*
~ medikamentefreisetzend *(Forts.)*
~~ Implantation, perkutan-transluminal *(Forts.)*
––– Gefäß
–––– intrakraniell
––––– 1 8-841.00
––––– 2 8-841.10
––––– 3 8-841.20
––––– 4 8-841.30
––––– 5 8-841.40
––––– 6 oder mehr 8-841.50
–––– künstlich
––––– 1 8-841.0e
––––– 2 8-841.1e
––––– 3 8-841.2e
––––– 4 8-841.3e
––––– 5 8-841.4e
––––– 6 oder mehr 8-841.5e
–––– Malformation
––––– 1 8-841.0d
––––– 2 8-841.1d
––––– 3 8-841.2d
––––– 4 8-841.3d
––––– 5 8-841.4d
––––– 6 oder mehr 8-841.5d
–––– Oberarm
––––– 1 8-841.02♦
––––– 2 8-841.12♦
––––– 3 8-841.22♦
––––– 4 8-841.32♦
––––– 5 8-841.42♦
––––– 6 oder mehr 8-841.52♦
–––– Schulter
––––– 1 8-841.02♦
––––– 2 8-841.12♦
––––– 3 8-841.22♦
––––– 4 8-841.32♦
––––– 5 8-841.42♦
––––– 6 oder mehr 8-841.52♦
–––– spinal
––––– 1 8-841.0f
––––– 2 8-841.1f
––––– 3 8-841.2f
––––– 4 8-841.3f
––––– 5 8-841.4f
––––– 6 oder mehr 8-841.5f
–––– thorakal
––––– 1 8-841.08♦
––––– 2 8-841.18♦
––––– 3 8-841.28♦
––––– 4 8-841.38♦
––––– 5 8-841.48♦
––––– 6 oder mehr 8-841.58♦
–––– Unterarm
––––– 1 8-841.03♦
––––– 2 8-841.13♦
––––– 3 8-841.23♦
––––– 4 8-841.33♦
––––– 5 8-841.43♦
––––– 6 oder mehr 8-841.53♦ ►

Stent *(Forts.)*
~ medikamentefreisetzend *(Forts.)*
~~ Implantation, perkutan-transluminal *(Forts.)*
~~~ Gefäß *(Forts.)*
–––– Unterschenkel
––––– 1 8-841.0c♦
––––– 2 8-841.1c♦
––––– 3 8-841.2c♦
––––– 4 8-841.3c♦
––––– 5 8-841.4c♦
––––– 6 oder mehr 8-841.5c♦
–––– viszeral
––––– 1 8-841.0a
––––– 2 8-841.1a
––––– 3 8-841.2a
––––– 4 8-841.3a
––––– 5 8-841.4a
––––– 6 oder mehr 8-841.5a
––– V. cava
–––– 1 8-841.07
–––– 2 8-841.17
–––– 3 8-841.27
–––– 4 8-841.37
–––– 5 8-841.47
–––– 6 oder mehr 8-841.57
––– V. portae
–––– 1 8-841.0g
–––– 2 8-841.1g
–––– 3 8-841.2g
–––– 4 8-841.3g
–––– 5 8-841.4g
–––– 6 oder mehr 8-841.5g
––– Vene
–––– abdominal
––––– 1 8-841.0r♦
––––– 2 8-841.1r♦
––––– 3 8-841.2r♦
––––– 4 8-841.3r♦
––––– 5 8-841.4r♦
––––– 6 oder mehr 8-841.5r♦
–––– Oberschenkel
––––– 1 8-841.0t♦
––––– 2 8-841.1t♦
––––– 3 8-841.2t♦
––––– 4 8-841.3t♦
––––– 5 8-841.4t♦
––––– 6 oder mehr 8-841.5t♦
–––– pelvin
––––– 1 8-841.0r♦
––––– 2 8-841.1r♦
––––– 3 8-841.2r♦
––––– 4 8-841.3r♦
––––– 5 8-841.4r♦
––––– 6 oder mehr 8-841.5r♦
–– selbstexpandierend, Einlegen, perkutan-transluminal, Koronararterie
––– eine
–––– 1 8-83d.20
–––– 2 8-83d.21
–––– 3 8-83d.23
–––– 4 8-83d.25 ►
~~~

Stent *(Forts.)*
~ medikamentefreisetzend *(Forts.)*
~~ selbstexpandierend, Einlegen, perkutan-transluminal, Koronararterie *(Forts.)*
~~~ eine *(Forts.)*
–––– 5 8-83d.27
–––– 6 oder mehr 8-83d.29
––– mehrere
–––– 2 8-83d.22
–––– 3 8-83d.24
–––– 4 8-83d.26
–––– 5 8-83d.28
–––– 6 oder mehr 8-83d.2a
– mehrere, Implantation
–– A. pulmonalis, perkutan-transluminal 8-838.40
–– Gefäß, künstlich, Lungenkreislauf, perkutan-transluminal 8-838.45
–– Kollateralgefäß, aortopulmonal, perkutan-transluminal 8-838.42
–– Shunt, aortopulmonal, künstlich, perkutan-transluminal 8-838.44
–– V. pulmonalis, perkutan-transluminal 8-838.41♦
– metallisch, bioresorbierbar *[nur Zusatzkode!]* 8-83b.m1
– nicht-medikamentefreisetzend
–– Einlegen, perkutan-transluminal, Koronararterie, eine, 1 8-837.k0
–– Implantation, perkutan-transluminal
––– A. carotis
–––– 1 8-840.0h♦
–––– 2 8-840.1h♦
–––– 3 8-840.2h♦
–––– 4 8-840.3h♦
–––– 5 8-840.4h♦
–––– 6 oder mehr 8-840.5h♦
––– A. carotis communis
–––– 1 8-840.0j♦
–––– 2 8-840.1j♦
–––– 3 8-840.2j♦
–––– 4 8-840.3j♦
–––– 5 8-840.4j♦
–––– 6 oder mehr 8-840.5j♦
––– A. carotis externa
–––– 1 8-840.0n♦
–––– 2 8-840.1n♦
–––– 3 8-840.2n♦
–––– 4 8-840.3n♦
–––– 5 8-840.4n♦
–––– 6 oder mehr 8-840.5n♦
––– A. carotis interna, extrakraniell
–––– 1 8-840.0k♦
–––– 2 8-840.1k♦
–––– 3 8-840.2k♦
–––– 4 8-840.3k♦
–––– 5 8-840.4k♦
–––– 6 oder mehr 8-840.5k♦
–––– mit A. carotis communis
––––– 1 8-840.0m♦
––––– 2 8-840.1m♦ ►

Stent *(Forts.)*
~ nicht-medikamentefreisetzend *(Forts.)*
~~ Implantation, perkutan-transluminal *(Forts.)*
~~~ A. carotis interna, extrakraniell *(Forts.)*
~~~~ mit A. carotis communis *(Forts.)*
––––– 3 8-840.2m♦
––––– 4 8-840.3m♦
––––– 5 8-840.4m♦
––––– 6 oder mehr 8-840.5m♦
––– A. vertebralis, extrakraniell
–––– 1 8-840.0p♦
–––– 2 8-840.1p♦
–––– 3 8-840.2p♦
–––– 4 8-840.3p♦
–––– 5 8-840.4p♦
–––– 6 oder mehr 8-840.5p♦
––– Aorta
–––– 1 8-840.04
–––– 2 8-840.14
–––– 3 8-840.24
–––– 4 8-840.34
–––– 5 8-840.44
–––– 6 oder mehr 8-840.54
––– Aortenisthmus
–––– 1 8-840.05
–––– 2 8-840.15
–––– 3 8-840.25
–––– 4 8-840.35
–––– 5 8-840.45
–––– 6 oder mehr 8-840.55
––– Arterie
–––– abdominal
––––– 1 8-840.0q♦
––––– 2 8-840.1q♦
––––– 3 8-840.2q♦
––––– 4 8-840.3q♦
––––– 5 8-840.4q♦
––––– 6 oder mehr 8-840.5q♦
–––– Oberschenkel
––––– 1 8-840.0s♦
––––– 2 8-840.1s♦
––––– 3 8-840.2s♦
––––– 4 8-840.3s♦
––––– 5 8-840.4s♦
––––– 6 oder mehr 8-840.5s♦
–––– pelvin
––––– 1 8-840.0q♦
––––– 2 8-840.1q♦
––––– 3 8-840.2q♦
––––– 4 8-840.3q♦
––––– 5 8-840.4q♦
––––– 6 oder mehr 8-840.5q♦
––– Ductus arteriosus apertus
–––– 1 8-840.06
–––– 2 8-840.16
–––– 3 8-840.26
–––– 4 8-840.36
–––– 5 8-840.46
–––– 6 oder mehr 8-840.56 ►
~~~~

Stent *(Forts.)*
~ nicht-medikamentefreisetzend *(Forts.)*
~~ Implantation, perkutan-transluminal *(Forts.)*
––– Gefäß
–––– intrakraniell
––––– 1 8-840.00
––––– 2 8-840.10
––––– 3 8-840.20
––––– 4 8-840.30
––––– 5 8-840.40
––––– 6 oder mehr 8-840.50
–––– künstlich
––––– 1 8-840.0e
––––– 2 8-840.1e
––––– 3 8-840.2e
––––– 4 8-840.3e
––––– 5 8-840.4e
––––– 6 oder mehr 8-840.5e
–––– Malformation
––––– 1 8-840.0d
––––– 2 8-840.1d
––––– 3 8-840.2d
––––– 4 8-840.3d
––––– 5 8-840.4d
––––– 6 oder mehr 8-840.5d
–––– Oberarm
––––– 1 8-840.02♦
––––– 2 8-840.12♦
––––– 3 8-840.22♦
––––– 4 8-840.32♦
––––– 5 8-840.42♦
––––– 6 oder mehr 8-840.52♦
–––– Schulter
––––– 1 8-840.02♦
––––– 2 8-840.12♦
––––– 3 8-840.22♦
––––– 4 8-840.32♦
––––– 5 8-840.42♦
––––– 6 oder mehr 8-840.52♦
–––– spinal
––––– 1 8-840.0f
––––– 2 8-840.1f
––––– 3 8-840.2f
––––– 4 8-840.3f
––––– 5 8-840.4f
––––– 6 oder mehr 8-840.5f
–––– thorakal
––––– 1 8-840.08♦
––––– 2 8-840.18♦
––––– 3 8-840.28♦
––––– 4 8-840.38♦
––––– 5 8-840.48♦
––––– 6 oder mehr 8-840.58♦
–––– Unterarm
––––– 1 8-840.03♦
––––– 2 8-840.13♦
––––– 3 8-840.23♦
––––– 4 8-840.33♦
––––– 5 8-840.43♦
––––– 6 oder mehr 8-840.53♦ ►

Stent *(Forts.)*
~ nicht-medikamentefreisetzend *(Forts.)*
~~ Implantation, perkutan-transluminal *(Forts.)*
~~~ Gefäß *(Forts.)*
–––– Unterschenkel
––––– 1 8-840.0c♦
––––– 2 8-840.1c♦
––––– 3 8-840.2c♦
––––– 4 8-840.3c♦
––––– 5 8-840.4c♦
––––– 6 oder mehr 8-840.5c♦
–––– viszeral
––––– 1 8-840.0a
––––– 2 8-840.1a
––––– 3 8-840.2a
––––– 4 8-840.3a
––––– 5 8-840.4a
––––– 6 oder mehr 8-840.5a
––– V. cava
–––– 1 8-840.07
–––– 2 8-840.17
–––– 3 8-840.27
–––– 4 8-840.37
–––– 5 8-840.47
–––– 6 oder mehr 8-840.57
––– V. portae
–––– 1 8-840.0g
–––– 2 8-840.1g
–––– 3 8-840.2g
–––– 4 8-840.3g
–––– 5 8-840.4g
–––– 6 oder mehr 8-840.5g
––– Vene
–––– abdominal
––––– 1 8-840.0r♦
––––– 2 8-840.1r♦
––––– 3 8-840.2r♦
––––– 4 8-840.3r♦
––––– 5 8-840.4r♦
––––– 6 oder mehr 8-840.5r♦
–––– Oberschenkel
––––– 1 8-840.0t♦
––––– 2 8-840.1t♦
––––– 3 8-840.2t♦
––––– 4 8-840.3t♦
––––– 5 8-840.4t♦
––––– 6 oder mehr 8-840.5t♦
–––– pelvin
––––– 1 8-840.0r♦
––––– 2 8-840.1r♦
––––– 3 8-840.2r♦
––––– 4 8-840.3r♦
––––– 5 8-840.4r♦
––––– 6 oder mehr 8-840.5r♦
–– selbstexpandierend, Einlegen, perkutan-transluminal, Koronararterie
––– eine
–––– 1 8-83d.10
–––– 2 8-83d.11
–––– 3 8-83d.13
–––– 4 8-83d.15 ►

S
~~~

Stent *(Forts.)*
~ nicht-medikamentefreisetzend *(Forts.)*
~~ selbstexpandierend, Einlegen, perkutan-transluminal, Koronararterie *(Forts.)*
~~~ eine *(Forts.)*
–––– 5 8-83d.17
–––– 6 oder mehr 8-83d.19
––– mehrere
–––– 2 8-83d.12
–––– 3 8-83d.14
–––– 4 8-83d.16
–––– 5 8-83d.18
–––– 6 oder mehr 8-83d.1a
– Novolimus-freisetzend, mit
–– biologisch abbaubarer Polymerbeschichtung *[nur Zusatzkode!]* 8-83b.0d
–– sonstigem Polymer *[nur Zusatzkode!]* 8-83b.0e
– Paclitaxel-freisetzend
–– mit
––– biologisch abbaubarer Polymerbeschichtung *[nur Zusatzkode!]* 8-83b.05
––– sonstigem Polymer *[nur Zusatzkode!]* 8-83b.06
–– ohne Polymer *[nur Zusatzkode!]* 8-83b.03
– peripher, Länge
–– 100 mm bis unter 150 mm *[nur Zusatzkode!]* 8-83b.f1
–– 150 mm bis unter 200 mm *[nur Zusatzkode!]* 8-83b.f2
–– 200 mm bis unter 250 mm *[nur Zusatzkode!]* 8-83b.f3
–– 250 mm oder mehr *[nur Zusatzkode!]* 8-83b.f4
– Pimecrolimus-freisetzend, mit biologisch abbaubarer Polymerbeschichtung *[nur Zusatzkode!]* 8-83b.0a
– Polymer-basiert, bioresorbierbar *[nur Zusatzkode!]* 8-83b.m0
– selbstexpandierend, auf ein Kauterisierungssystem vorgeladen, Verwendung *[nur Zusatzkode!]* 5-549.a
– Sirolimus-freisetzend
–– mit Polymer *[nur Zusatzkode!]* 8-83b.08
–– ohne Polymer *[nur Zusatzkode!]* 8-83b.07
– Tacrolimus-freisetzend *[nur Zusatzkode!]* 8-83b.09
– tracheal, Entfernung 5-319.7
– ungecovert
–– großlumig
––– andere, Implantation, perkutan-transluminal
–––– A. carotis
––––– 1 8-849.0h♦
––––– 2 oder mehr 8-849.1h♦
–––– A. carotis communis
––––– 1 8-849.0j♦
––––– 2 oder mehr 8-849.1j♦
–––– A. carotis externa
––––– 1 8-849.0n♦
––––– 2 oder mehr 8-849.1n♦ ►

Stent *(Forts.)*
~ ungecovert *(Forts.)*
~~ großlumig *(Forts.)*
~~~ andere, Implantation, perkutan-transluminal *(Forts.)*
–––– A. carotis interna, extrakraniell
––––– 1 8-849.0k♦
––––– 2 oder mehr 8-849.1k♦
–––– A. carotis interna, extrakraniell, mit A. carotis communis
––––– 1 8-849.0m♦
––––– 2 oder mehr 8-849.1m♦
–––– A. vertebralis, extrakraniell
––––– 1 8-849.0p♦
––––– 2 oder mehr 8-849.1p♦
–––– Aorta
––––– 1 8-849.04
––––– 2 oder mehr 8-849.14
–––– Aortenisthmus
––––– 1 8-849.05
––––– 2 oder mehr 8-849.15
–––– Arterie
––––– abdominal
–––––– 1 8-849.0q♦
–––––– 2 oder mehr 8-849.1q♦
––––– Oberschenkel
–––––– 1 8-849.0s♦
–––––– 2 oder mehr 8-849.1s♦
––––– pelvin
–––––– 1 8-849.0q♦
–––––– 2 oder mehr 8-849.1q♦
–––– Ductus arteriosus apertus
––––– 1 8-849.06
––––– 2 oder mehr 8-849.16
–––– Gefäß
––––– intrakraniell
–––––– 1 8-849.00
–––––– 2 oder mehr 8-849.10
––––– künstlich
–––––– 1 8-849.0e
–––––– 2 oder mehr 8-849.1e
––––– Malformation
–––––– 1 8-849.0d
–––––– 2 oder mehr 8-849.1d
––––– Oberarm
–––––– 1 8-849.02♦
–––––– 2 oder mehr 8-849.12♦
––––– Schulter
–––––– 1 8-849.02♦
–––––– 2 oder mehr 8-849.12♦
––––– spinal
–––––– 1 8-849.0f
–––––– 2 oder mehr 8-849.1f
––––– thorakal
–––––– 1 8-849.08♦
–––––– 2 oder mehr 8-849.18♦
––––– Unterarm
–––––– 1 8-849.03♦
–––––– 2 oder mehr 8-849.13♦
––––– Unterschenkel
–––––– 1 8-849.0c♦ ►

Stent *(Forts.)*
~ ungecovert *(Forts.)*
~~ großlumig *(Forts.)*
~~~ andere, Implantation, perkutan-transluminal *(Forts.)*
~~~~ Gefäß *(Forts.)*
~~~~~ Unterschenkel *(Forts.)*
------ 2 oder mehr 8-849.1c♦
----- viszeral
------ 1 8-849.0a
------ 2 oder mehr 8-849.1a
---- V. cava
----- 1 8-849.07
----- 2 oder mehr 8-849.17
---- V. portae
----- 1 8-849.0g
----- 2 oder mehr 8-849.1g
---- Vene
----- abdominal
------ 1 8-849.0r♦
------ 2 oder mehr 8-849.1r♦
----- Oberschenkel
------ 1 8-849.0t♦
------ 2 oder mehr 8-849.1t♦
----- pelvin
------ 1 8-849.0r♦
------ 2 oder mehr 8-849.1r♦
--- Implantation, perkutan-transluminal
---- A. pulmonalis
----- 1 8-838.e0
----- 2 oder mehr 8-838.f0
---- Gefäß, künstlich, Lungenkreislauf
----- 1 8-838.e5
----- 2 oder mehr 8-838.f5
---- Kollateralgefäß, aortopulmonal 8-838.e2
----- 2 oder mehr 8-838.f2
---- Malformation, Gefäß, Lungenkreislauf
----- 1 8-838.e3
----- 2 oder mehr 8-838.f3
---- Shunt, künstlich, aortopulmonal
----- 1 8-838.e4
----- 2 oder mehr 8-838.f4
---- V. pulmonalis
----- 1 8-838.e1♦
----- 2 oder mehr 8-838.f1♦
-- mit
--- Shunt, portosystemisch, Anlegen, perkutan
---- 1 8-839.87
---- 2 oder mehr 8-839.89
--- TIPS, Anlegen, perkutan
---- 1 8-839.87
---- 2 oder mehr 8-839.89
-- selbstexpandierend
--- Einlegen
---- Gallengänge, durch Umsteigen laparoskopisch – offen chirurgisch
----- 1 5-517.02
----- 2 5-517.12
----- 3 5-517.22
----- 4 oder mehr 5-517.32 ►

Stent *(Forts.)*
~ ungecovert *(Forts.)*
~~ selbstexpandierend *(Forts.)*
~~~ Einlegen *(Forts.)*
---- laparoskopisch, Gallengänge
----- 1 5-517.01
----- 2 5-517.11
----- 3 5-517.21
----- 4 oder mehr 5-517.31
---- offen, Gallengänge
----- 1 5-517.00
----- 2 5-517.10
----- 3 5-517.20
----- 4 oder mehr 5-517.30
---- perkutan-transhepatisch, Gallengänge
----- 1 5-517.03
----- 2 5-517.13
----- 3 5-517.23
----- 4 oder mehr 5-517.33
--- Implantation, endoskopisch, Gallengänge
---- 1 5-513.m0
---- 2 5-513.m1
---- 3 oder mehr 5-513.m2
--- Wechsel
---- endoskopisch, Gallengänge
----- 1 5-513.m0
----- 2 5-513.m1
----- 3 oder mehr 5-513.m2
---- Gallengänge, durch Umsteigen laparoskopisch – offen chirurgisch
----- 1 5-517.02
----- 2 5-517.12
----- 3 5-517.22
----- 4 oder mehr 5-517.32
---- laparoskopisch, Gallengänge
----- 1 5-517.01
----- 2 5-517.11
----- 3 5-517.21
----- 4 oder mehr 5-517.31
---- offen, Gallengänge
----- 1 5-517.00
----- 2 5-517.10
----- 3 5-517.20
----- 4 oder mehr 5-517.30
---- perkutan-transhepatisch, Gallengänge
----- 1 5-517.03
----- 2 5-517.13
----- 3 5-517.23
----- 4 oder mehr 5-517.33
– Urethra, Entfernung 5-589.1
– Wechsel, tracheal, mit Implantation
-- Schiene, Metall 5-319.62
-- Stent
--- dynamisch 5-319.60
--- Kunststoff 5-319.61
– zur Beseitigung, Trachealstenose 5-316.61
Stent-Angioplastie, temporär
– perkutan-transluminal
-- an intrakraniellen Gefäßen bei zerebrovaskulären Vasospasmen 8-83c.h0 ►

S

Stent-Angioplastie, temporär *(Forts.)*
– transluminal
–– an intrakraniellen Gefäßen bei zerebrovaskulären Vasospasmen 8-83c.h0
Stent-Prothese
– Aorta abdominalis, Implantation
–– endovaskulär
––– mit Öffnung
–––– 1 5-38a.c1
–––– 2 5-38a.c2
–––– 3 oder mehr 5-38a.c3
––– ohne Öffnung 5-38a.c0
–– perkutan-transluminal
––– mit Öffnung
–––– 1 5-38a.c1
–––– 2 5-38a.c2
–––– 3 oder mehr 5-38a.c3
––– ohne Öffnung 5-38a.c0
– Aorta thoracica, Implantation
–– endovaskulär
––– mit Öffnung
–––– 1 5-38a.7b
–––– 2 5-38a.7c
–––– 3 oder mehr 5-38a.7d
––– ohne Öffnung 5-38a.70
–– perkutan-transluminal
––– mit Öffnung
–––– 1 5-38a.7b
–––– 2 5-38a.7c
–––– 3 oder mehr 5-38a.7d
––– ohne Öffnung 5-38a.70
– Aorta thoracoabdominalis, Implantation
–– endovaskulär
––– mit Öffnung
–––– 1 5-38a.8c
––––– und iliakaler Y-Prothese 5-38a.8c 5-38a.41♦
–––– 2 5-38a.8d
––––– und iliakaler Y-Prothese 5-38a.8d 5-38a.41♦
–––– 3 5-38a.8e
––––– und iliakaler Y-Prothese 5-38a.8e 5-38a.41♦
–––– 4 oder mehr 5-38a.8f
––––– und iliakaler Y-Prothese 5-38a.8f 5-38a.41♦
––– ohne Öffnung 5-38a.80
–– perkutan-transluminal
––– mit Öffnung
–––– 1 5-38a.8c
––––– und iliakaler Y-Prothese 5-38a.8c 5-38a.41♦
–––– 2 5-38a.8d
––––– und iliakaler Y-Prothese 5-38a.8d 5-38a.41♦
–––– 3 5-38a.8e
––––– und iliakaler Y-Prothese 5-38a.8e 5-38a.41♦
–––– 4 oder mehr 5-38a.8f
––––– und iliakaler Y-Prothese 5-38a.8f 5-38a.41♦ ►

Stent-Prothese *(Forts.)*
~ Aorta thoracoabdominalis, Implantation *(Forts.)*
~~ perkutan-transluminal *(Forts.)*
––– ohne Öffnung 5-38a.80
– aortal
–– großlumig, Verwendung
––– 2 *[nur Zusatzkode!]* 5-38a.v0
––– 3 *[nur Zusatzkode!]* 5-38a.v1
––– 4 oder mehr *[nur Zusatzkode!]* 5-38a.v2
–– Verwendung
––– 2 *[nur Zusatzkode!]* 5-38a.v0
––– 3 *[nur Zusatzkode!]* 5-38a.v1
––– 4 oder mehr *[nur Zusatzkode!]* 5-38a.v2
––– als unterste Stent-Prothese *[nur Zusatzkode!]* 5-38a.u0
– aortobiiliakal, Verwendung, als unterste Stent-Prothese *[nur Zusatzkode!]* 5-38a.u2
– aortomonoiliakal, Verwendung, als unterste Stent-Prothese *[nur Zusatzkode!]* 5-38a.u1
– gecovert, selbstexpandierend
–– Einlegen
––– Gallengänge, durch Umsteigen laparoskopisch – offen chirurgisch
–––– 1 5-517.42
–––– 2 5-517.52
–––– 3 5-517.62
–––– 4 oder mehr 5-517.72
––– laparoskopisch, Gallengänge
–––– 1 5-517.41
–––– 2 5-517.51
–––– 3 5-517.61
–––– 4 oder mehr 5-517.71
––– offen, Gallengänge
–––– 1 5-517.40
–––– 2 5-517.50
–––– 3 5-517.60
–––– 4 oder mehr 5-517.70
––– perkutan-transhepatisch, Gallengänge
–––– 1 5-517.43
–––– 2 5-517.53
–––– 3 5-517.63
–––– 4 oder mehr 5-517.73
–– Implantation, endoskopisch, Gallengänge
––– 1 5-513.n0
––– 2 5-513.n1
––– 3 oder mehr 5-513.n2
–– Wechsel
––– endoskopisch, Gallengänge
–––– 1 5-513.n0
–––– 2 5-513.n1
–––– 3 oder mehr 5-513.n2
––– Gallengänge, durch Umsteigen laparoskopisch – offen chirurgisch
–––– 1 5-517.42
–––– 2 5-517.52
–––– 3 5-517.62
–––– 4 oder mehr 5-517.72
––– laparoskopisch, Gallengänge
–––– 1 5-517.41
–––– 2 5-517.51
–––– 3 5-517.61 ►

Stent-Prothese *(Forts.)*
~ gecovert, selbstexpandierend *(Forts.)*
~~ Wechsel *(Forts.)*
~~~ laparoskopisch, Gallengänge *(Forts.)*
---- 4 oder mehr 5-517.71
--- offen, Gallengänge
---- 1 5-517.40
---- 2 5-517.50
---- 3 5-517.60
---- 4 oder mehr 5-517.70
--- perkutan-transhepatisch, Gallengänge
---- 1 5-517.43
---- 2 5-517.53
---- 3 5-517.63
---- 4 oder mehr 5-517.73
- iliakal, Implantation
-- endovaskulär
--- Arterie, Becken, ohne Seitenarm
---- 1 5-38a.43
---- 2 5-38a.44
---- 3 5-38a.46
---- 4 5-38a.47
---- 5 5-38a.48
---- 6 oder mehr 5-38a.49
--- mit einem Seitenarm, in Arterien des Wenn 5-38a.41♦
-- perkutan-transluminal
--- Arterie, Becken, ohne Seitenarm 5-38a.43
---- 2 5-38a.44
---- 3 5-38a.46
---- 4 5-38a.47
---- 5 5-38a.48
---- 6 oder mehr 5-38a.49
--- mit einem Seitenarm, in Arterien des Beckens 5-38a.41♦
- Implantation
-- endovaskulär
--- Aorta 5-38a.0
--- Aorta abdominalis, mit Versorgung Gefäßabgang, in
---- Chimney-Technik
----- 1 5-38a.c4
----- 2 oder mehr 5-38a.c5
---- Parallelgraft-Technik
----- 1 5-38a.c4
----- 2 oder mehr 5-38a.c5
---- Periskop-Technik
----- 1 5-38a.c4
----- 2 oder mehr 5-38a.c5
---- Sandwich-Technik
----- 1 5-38a.c4
----- 2 oder mehr 5-38a.c5
---- Schnorchel-Technik
----- 1 5-38a.c4
----- 2 oder mehr 5-38a.c5
--- Aorta thoracica, mit Versorgung Gefäßabgang, in
---- Chimney-Technik
----- 1 5-38a.7e
----- 2 oder mehr 5-38a.7f ►

Stent-Prothese *(Forts.)*
~ Implantation *(Forts.)*
~~ endovaskulär *(Forts.)*
~~~ Aorta thoracica, mit Versorgung Gefäßabgang, in *(Forts.)*
---- Parallelgraft-Technik
----- 1 5-38a.7e
----- 2 oder mehr 5-38a.7f
---- Periskop-Technik
----- 1 5-38a.7e
----- 2 oder mehr 5-38a.7f
---- Sandwich-Technik
----- 1 5-38a.7e
----- 2 oder mehr 5-38a.7f
---- Schnorchel-Technik
----- 1 5-38a.7e
----- 2 oder mehr 5-38a.7f
---- mit Versorgung Gefäßabgang, in
----- Chimney-Technik
------ 1 5-38a.8g
------- und Y-Prothese, iliakal 5-38a.8g 5-38a.41♦
------ 2 oder mehr 5-38a.8h
------- und Y-Prothese, iliakal 5-38a.8h 5-38a.41♦
----- Parallelgraft-Technik
------ 1 5-38a.8g
------ 2 oder mehr 5-38a.8h
----- Periskop-Technik
------ 1 5-38a.8g
------ 2 oder mehr 5-38a.8h
----- Sandwich-Technik
------ 1 5-38a.8g
------ 2 oder mehr 5-38a.8h
----- Schnorchel-Technik
------ 1 5-38a.8g
------ 2 oder mehr 5-38a.8h
--- Arterie, Becken, mit Versorgung Gefäßabgang, in
---- Chimney-Technik, 1 5-38a.42♦
---- Parallelgraft-Technik, 1 5-38a.42♦
---- Periskop-Technik, 1 5-38a.42♦
---- Sandwich-Technik, 1 5-38a.42♦
---- Schnorchel-Technik, 1 5-38a.42♦
--- V. cava 5-38a.9
-- perkutan-transluminal
--- Aorta 5-38a.0
--- Aorta abdominalis, mit Versorgung Gefäßabgang, in
---- Chimney-Technik
----- 1 5-38a.c4
----- 2 oder mehr 5-38a.c5
---- Parallelgraft-Technik
----- 1 5-38a.c4
----- 2 oder mehr 5-38a.c5
---- Periskop-Technik
----- 1 5-38a.c4
----- 2 oder mehr 5-38a.c5
---- Sandwich-Technik
----- 1 5-38a.c4
----- 2 oder mehr 5-38a.c5 ►

S

Stent-Prothese *(Forts.)*
~ Implantation *(Forts.)*
~~ perkutan-transluminal *(Forts.)*
~~~ Aorta abdominalis, mit Versorgung Gefäßabgang, in *(Forts.)*
–––– Schnorchel-Technik
––––– 1 5-38a.c4
––––– 2 oder mehr 5-38a.c5
––– Aorta thoracica, mit Versorgung Gefäßabgang, in
–––– Chimney-Technik
––––– 1 5-38a.7e
––––– 2 oder mehr 5-38a.7f
–––– Parallelgraft-Technik
––––– 1 5-38a.7e
––––– 2 oder mehr 5-38a.7f
–––– Periskop-Technik
––––– 1 5-38a.7e
––––– 2 oder mehr 5-38a.7f
–––– Sandwich-Technik
––––– 1 5-38a.7e
––––– 2 oder mehr 5-38a.7f
–––– Schnorchel-Technik
––––– 1 5-38a.7e
––––– 2 oder mehr 5-38a.7f
––– Aorta thoracoabdominalis, mit Versorgung Gefäßabgang, in
–––– Chimney-Technik
––––– 1 5-38a.8g
–––––– und Y-Prothese, iliakal 5-38a.8g 5-38a.41♦
––––– 2 oder mehr 5-38a.8h
–––––– und Y-Prothese, iliakal 5-38a.8h 5-38a.41♦
–––– Parallelgraft-Technik
––––– 1 5-38a.8g
––––– 2 oder mehr 5-38a.8h
–––– Periskop-Technik
––––– 1 5-38a.8g
––––– 2 oder mehr 5-38a.8h
–––– Sandwich-Technik
––––– 1 5-38a.8g
––––– 2 oder mehr 5-38a.8h
–––– Schnorchel-Technik
––––– 1 5-38a.8g
––––– 2 oder mehr 5-38a.8h
–––– Chimney-Technik, 1 5-38a.42♦
–––– Parallelgraft-Technik, 1 5-38a.42♦
–––– Periskop-Technik, 1 5-38a.42♦
–––– Sandwich-Technik, 1 5-38a.42♦
–––– Schnorchel-Technik, 1 5-38a.42♦
– patientenindividuell hergestellt, Verwendung *[nur Zusatzkode!]* 5-38a.w
Stentretriever-System
– 1, zur
–– Fremdkörperentfernung *[nur Zusatzkode!]* 8-83b.84
–– Thrombektomie *[nur Zusatzkode!]* 8-83b.84
– 2, zur
–– Fremdkörperentfernung *[nur Zusatzkode!]* 8-83b.85 ►

Stentretriever-System *(Forts.)*
~ 2, zur *(Forts.)*
–– Thrombektomie *[nur Zusatzkode!]* 8-83b.85
– 3 oder mehr, zur
–– Fremdkörperentfernung *[nur Zusatzkode!]* 8-83b.86
–– Thrombektomie *[nur Zusatzkode!]* 8-83b.86
STEP [Serielle transverse Enteroplastie] 5-467.a1
Stereotaktisch
– Abszessentleerung
–– endoskopisch, intrakraniell
––– mit geräteassoziierter mechanischer Fragmentation 5-014.22
––– ohne geräteassoziierte mechanische Fragmentation 5-014.21
–– offen, intrakraniell 5-014.20
– Bestrahlung
–– extrazerebral, fraktioniert 8-523.11
–– zerebral
––– einzeitig 8-523.00
––– fraktioniert 8-523.10
– Biopsie
–– Corpus pineale 1-515.1
–– Ganglien, intrakraniell 1-511.4
–– Gefäß, intrakraniell 1-511.5
–– Großhirn
––– 1 bis 5 Entnahmestellen 1-511.00
––– mehr als 5 Entnahmestellen 1-511.01
–– Hirnhaut 1-511.6
–– Hirnnerv, intrakraniell 1-511.4
–– Hirnstamm 1-511.2
–– Hypophyse 1-515.0
–– Kleinhirn 1-511.3
–– Stammganglien 1-511.1
– Einführung, Stimulationselektrode, Vorbereitung, mit Implantation, Knochenanker, Schädel 5-029.f
– Eingriff, Liquorsystem 5-014.3
– Entleerung, Flüssigkeit, intrakraniell 5-014.0
– Hochvoltstrahlentherapie, extrazerebral, einzeitig 8-523.01
– Implantation, Gewebe
–– Gehirn 5-014.7
–– Hirnhaut 5-014.7
– Instillation
–– Medikament
––– Gehirn, als selbständiger Eingriff 5-014.8
––– Hirnhaut, als selbständiger Eingriff 5-014.8
–– Nanopartikel, magnetisch
––– Gehirn, als selbständiger Eingriff 5-014.d
––– Hirnhaut, als selbständiger Eingriff 5-014.d
– Unterbrechung, Bahnsystem, Gehirn 5-014.4
Stereotaxiering, Anbringen, bei Strahlentherapie 8-527.7
Sterilisation, durch
– Elektrokoagulation, Tuba uterina
–– abdominal, offen 5-663.00
–– durch Umsteigen
––– endoskopisch – offen chirurgisch 5-663.03
––– vaginal – offen chirurgisch 5-663.04
–– endoskopisch 5-663.02 ►
~~~

Sterilisation, durch *(Forts.)*
~ Elektrokoagulation, Tuba uterina *(Forts.)*
–– laparoskopisch 5-663.02
–– vaginal 5-663.05
––– laparoskopisch assistiert 5-663.01
– Fimbriektomie
–– abdominal, offen 5-663.30
–– durch Umsteigen
––– endoskopisch – offen chirurgisch 5-663.33
––– vaginal – offen chirurgisch 5-663.34
–– endoskopisch 5-663.32
–– laparoskopisch 5-663.32
–– vaginal 5-663.35
––– laparoskopisch assistiert 5-663.31
– Salpingektomie, partiell
–– abdominal, offen 5-663.40
–– durch Umsteigen
––– endoskopisch – offen chirurgisch 5-663.43
––– vaginal – offen chirurgisch 5-663.44
–– laparoskopisch 5-663.42
–– vaginal 5-663.45
––– laparoskopisch assistiert 5-663.41
– Unterbindung, mit
–– Destruktion, Tuba uterina
––– durch Umsteigen
–––– endoskopisch – offen chirurgisch 5-663.53
–––– vaginal – offen chirurgisch 5-663.54
––– laparoskopisch 5-663.52
––– offen 5-663.50
––– vaginal 5-663.55
–––– laparoskopisch assistiert 5-663.51
–– Durchtrennung, Tuba uterina
––– durch Umsteigen vaginal – offen chirurgisch 5-663.54
––– vaginal 5-663.55
– Verschluss, Tuba uterina
–– abdominal, offen, durch
––– Clip 5-663.10
––– Fallopian ring 5-663.20
–– durch Umsteigen
––– endoskopisch – offen chirurgisch, durch
–––– Clip 5-663.13
–––– Fallopian ring 5-663.23
––– vaginal – offen chirurgisch, durch
–––– Clip 5-663.14
–––– Fallopian ring 5-663.24
–– endoskopisch, durch
––– Clip 5-663.12
––– Fallopian ring 5-663.22
–– laparoskopisch, durch
––– Clip 5-663.12
––– Fallopian ring 5-663.22
–– vaginal
––– durch
–––– Clip 5-663.15
–––– Fallopian ring 5-663.25
––– laparoskopisch assistiert, durch
–––– Clip 5-663.11
–––– Fallopian ring 5-663.21
Sternalpunktion, für Knochenmarkbiopsie 1-424

Sternoklavikulargelenk
– Abrasionsarthroplastik
–– arthroskopisch 5-812.f3♦
–– offen 5-801.h3♦
– Arthrolyse
–– arthroskopisch 5-810.23♦
–– offen 5-800.63♦
– Arthrorise, offen 5-809.13♦
– Arthrotomie, offen 5-800.03♦
– Band, Resektion
–– arthroskopisch 5-810.93♦
–– offen 5-800.c3♦
– Biopsie, arthroskopisch 1-482.3♦ 1-697.4♦
– Chondrogenese, matrixinduziert, autogen, arthroskopisch 5-812.g3♦
– Chondroplastik
–– arthroskopisch 5-812.e3♦
–– offen 5-801.g3♦
– Chondrozytentransplantation, matrixinduziert, autogen
–– arthroskopisch 5-812.h3♦
–– offen 5-801.k3♦
– Débridement, offen 5-800.33♦
– Denervierung, elektrothermisch, Synovialis, und Kapselgewebe, arthroskopisch 5-811.43♦
– Durchtrennung, Band
–– arthroskopisch 5-819.03♦
–– offen 5-809.03♦
– Einlegen, Medikamententräger
–– arthroskopisch 5-810.73♦
–– offen 5-800.a3♦
– Entfernung
–– Fragment, osteochondral
––– arthroskopisch 5-810.43♦
––– offen 5-800.83♦
–– Medikamententräger
––– arthroskopisch 5-810.83♦
––– offen 5-800.b3♦
–– Osteosynthesematerial, arthroskopisch 5-810.33♦
–– Verkalkung, periartikulär
––– arthroskopisch 5-810.53♦
––– offen 5-800.73♦
– Eröffnung, Knochen, subchondral
–– arthroskopisch 5-812.f3♦
––– mit Einbringen, Implantat, azellulär 5-812.g3♦
–––– mit homologem Vollblut angereichert 5-812.m3♦
–– offen 5-801.h3♦
––– mit Einbringen, Implantat, azellulär 5-801.n3♦
–––– mit homologem Vollblut angereichert 5-801.p3♦
– Exzision, Knorpel
–– arthroskopisch 5-812.03♦
–– offen 5-801.03♦
– Fixation
–– perkutan, temporär 5-809.43♦
–– temporär, offen 5-809.23♦ ►

S

Sternoklavikulargelenk *(Forts.)*
– Fragment, osteochondral, Refixation
–– arthroskopisch 5-812.33♦
–– offen 5-801.33♦
– Fremdkörperentfernung
–– arthroskopisch 5-810.43♦
–– offen 5-800.83♦
– Gelenkkörper, frei, Entfernung
–– arthroskopisch 5-810.43♦
–– offen 5-800.83♦
– Gelenkspülung
–– arthroskopisch, mit Drainage
––– aseptisch 5-810.03♦
––– septisch 5-810.13♦
–– offen, mit Drainage
––– aseptisch 5-800.13♦
––– septisch 5-800.23♦
– Glättung, Knorpel
–– arthroskopisch 5-812.e3♦
–– mechanisch, offen 5-801.g3♦
– Implantation
–– Gewebekultur, in-vitro-hergestellt
––– arthroskopisch 5-812.a3♦
––– offen 5-801.c3♦
–– Knorpelersatz, metallisch, nicht-patientenindividuell, offen 5-801.m3♦
– Kapsulotomie, offen 5-800.03♦
– Knorpeltransplantation
–– arthroskopisch 5-812.93♦
–– offen 5-801.b3♦
– Luxation, Reposition
–– geschlossen
––– durch
–––– Draht 5-79a.13♦
–––– Federnagel 5-79a.g3♦
–––– Fixateur externe 5-79a.63♦
––––– mit interner Osteosynthese 5-79a.73♦
–––– intramedullären Draht 5-79a.g3♦
–––– Klammer 5-79a.e3♦
–––– Materialkombination 5-79a.83♦
–––– Schraube 5-79a.03♦
–––– Zuggurtung/Cerclage 5-79a.13♦
––– ohne Osteosynthese 8-201.3♦
–– offen
––– durch
–––– Draht 5-79b.13♦
–––– Federnagel 5-79b.g3♦
–––– Fixateur externe 5-79b.63♦
––––– mit interner Osteosynthese 5-79b.73♦
–––– intramedullären Draht 5-79b.g3♦
–––– Klammer 5-79b.e3♦
–––– Materialkombination 5-79b.83♦
–––– Platte 5-79b.23♦
–––– Schraube 5-79b.03♦
–––– Zuggurtung/Cerclage 5-79b.13♦
––– ohne Osteosynthese 5-79b.h3♦
– Mikrofrakturierung
–– arthroskopisch 5-812.f3♦
–– offen 5-801.h3♦
– Pridie-Bohrung
–– arthroskopisch 5-812.f3♦ ►

Sternoklavikulargelenk *(Forts.)*
~ Pridie-Bohrung *(Forts.)*
–– offen 5-801.h3♦
– Punktion, perkutan, therapeutisch 8-158.3♦
– Resektion
–– Bandrest
––– arthroskopisch 5-810.93♦
––– offen 5-800.c3♦
–– Osteophyt 5-812.k3♦
– Spongiosaplastik, subchondral, offen 5-801.43♦
–– mit Fixation, Fragment 5-801.43♦
– Spülung, therapeutisch 8-178.3♦
– Synovialektomie
–– partiell
––– arthroskopisch 5-811.23♦
––– offen 5-800.43♦
–– total
––– arthroskopisch 5-811.33♦
––– offen 5-800.53♦
– Versorgung, Fraktur, arthroskopisch assistiert *[nur Zusatzkode!]* 5-810.63♦
– Wechsel, Medikamententräger
–– arthroskopisch 5-810.73♦
–– offen 5-800.a3♦
– Zystenexstirpation, offen 5-800.93♦
Sternotomie
– bei
–– Entfernung
––– Pumpe, extern, univentrikulär, herzunterstützend, offen 5-376.21
––– Zentrifugalpumpe, univentrikulär, herzunterstützend, offen 5-376.21
–– Parathyreoidektomie
––– mit
–––– Autotransplantation 5-068.2
–––– Replantation 5-068.2
––– ohne Replantation 5-068.1
–– Zugang, Brustwirbelsäule, obere, ventral 5-031.4
– zur
–– Exzision
––– Gewebe
–––– Nebenschilddrüse 5-068.0
–––– Schilddrüse 5-064.0♦
––– Thymus 5-077.2
–– Hemithyreoidektomie 5-064.2
–– Implantation, offen
––– Pumpe, extern, univentrikulär, herzunterstützend 5-376.20
––– Zentrifugalpumpe, univentrikulär, herzunterstützend 5-376.20
–– Inzision
––– extrapleural, zur Blutstillung, Mediastinum 5-341.22
––– Mediastinum, extrapleural, zur
–––– Hämatomausräumung 5-341.23
–––– Spülung 5-341.21
–––– Stabilisierung 5-341.20
–– Resektion, Schilddrüse, subtotal 5-064.1♦
–– Thyreoidektomie 5-064.3

Sternum
– Anlegen, System, zur Vakuumtherapie, tiefreichend 5-916.a2
– Biopsie
–– durch Inzision 1-503.0
–– ohne Inzision, mit Steuerung durch bildgebende Verfahren 1-481.0
–– perkutan 1-480.0
– Fraktur, Reposition, offen 5-349.0
– Nadelbiopsie, perkutan 1-480.0
– Osteotomie 5-340.9
– Resektion
–– komplett 5-343.6
––– mit Rekonstruktion 5-346.63
–– partiell 5-343.3
––– mit Rekonstruktion 5-346.61
– Sequesterotomie 5-349.1
–– mit Einlegen, Medikamententräger 5-349.2
– Wechsel, System, zur Vakuumtherapie, tiefreichend 5-916.a2
Steuerung, endovaskulär, endoskopisch, Anwendung, bei Laserablation, bei Herzrhythmusstörungen *[nur Zusatzkode!]* 8-835.e
Stichprovokation, mit Provokationstestung, allergologisch 1-700
Stickstoffmonoxid-Therapie, inhalativ
– unter 48 Stunden 8-714.00
– 48 bis unter 96 Stunden 8-714.01
– 96 Stunden oder mehr 8-714.02
Stimmband
– Stripping, durch Mikrolaryngoskopie 5-300.7
– Tumorresektion, durch Mikrolaryngoskopie 5-300.5
Stimme, Störung, Komplexbehandlung
– phoniatrisch 9-310
– phoniatrisch-psychosomatisch, integriert 9-311
Stimmlippe
– Dekortikation
–– durch Thyreotomie 5-300.4
–– mikrolaryngoskopisch 5-300.5
– Fixation, lateral, von außen 5-315.9
– Injektion 5-310.0
– Plastik, Revision 5-315.8
– Rekonstruktion, plastisch 5-315.6
– Stripping
–– durch Thyreotomie 5-300.6
–– mikrolaryngoskopisch 5-300.7
Stimmprothese
– Einlegen 5-319.9
– Entfernung 5-319.a
– Wechsel 5-319.9
Stimulation
– elektrisch, pharyngeal 8-633
– Herzrhythmus, elektrisch
–– intraoperativ 8-643
–– temporär
––– extern 8-641
––– intern 8-642
– Hypoglossusnerv, durch System
–– Ersteinstellung 8-631.30
–– Nachprogrammierung 8-631.31 ►

Stimulation *(Forts.)*
– Kochlea, akustisch, direkt
–– durch Einführung, Implantat 5-209.f♦
–– Entfernung, Implantat 5-209.h♦
–– Wechsel, Implantat 5-209.g♦
– Spinalganglien, durch
–– Implantation, Elektrode 5-039.j0
–– Wechsel, Elektrode 5-039.j0
Stimulationselektrode
– Einführung, stereotaktisch, Vorbereitung, mit Implantation, Knochenanker, Schädel 5-029.f
– Monitoring, neurophysiologisch, intraoperativ
–– bis 4 Stunden 8-925.00
–– mehr als
––– 4 Stunden bis 8 Stunden 8-925.20
––– 8 Stunden bis 12 Stunden 8-925.30
––– 12 Stunden 8-925.40
– spinal, bei Funktionsdiagnostik, invasiv, Nervensystem 1-203.1
– Sprachmonitoring
–– bis 4 Stunden, bei Wacheingriff 8-925.00
–– mehr als
––– 4 Stunden bis 8 Stunden, bei Wacheingriff 8-925.20
––– 8 Stunden bis 12 Stunden, bei Wacheingriff 8-925.30
––– 12 Stunden, bei Wacheingriff 8-925.40
– zerebral, bei Funktionsdiagnostik, invasiv, Nervensystem 1-203.0
Stimulationsfunktion, quadripolar, bei Verwendung, Defibrillator *[nur Zusatzkode!]* 5-377.f4
Stimulationssystem
– kabellos
–– Entfernung, Elektrode, energieempfangend, endokardial 5-378.1b
–– Implantation, Elektrode, energieempfangend, endokardial, endokardial, linksventrikulär 5-377.m1
–– kardial
––– Entfernung
–––– Batterie 5-378.0j
–––– Transmitter 5-378.0j
––– Implantation, Transmitter 5-377.m0
––– Kupplungskorrektur 5-378.8j
––– Lagekorrektur
–––– Batterie 5-378.4j
–––– Transmitter 5-378.4j
––– Wechsel
–––– Batterie 5-378.5j
–––– Transmitter 5-378.5j
–– Lagekorrektur, Elektrode, energieempfangend, endokardial 5-378.3j
–– Wechsel, Elektrode, energieempfangend, endokardial 5-378.7j
–– zur
––– CRT – s. Stimulationssystem, kabellos, kardial
––– Resynchronisationstherapie – s. Stimulationssystem, kabellos, kardial
– Vagusnerv, kardial
–– Implantation 5-059.c4 ►

S

Stimulationssystem *(Forts.)*
~ Vagusnerv, kardial *(Forts.)*
–– Wechsel 5-059.c4
––– isoliert, Sensor, Herzkammer, rechts 5-059.e
––– ohne Wechsel, Vagusnervelektrode 5-059.d4
Stimulator
– biochemisch, Implantation, für Knochenwachstum 5-828.70
– Vagusnerv, Elektrode
–– Entfernung 5-059.a2
–– Implantation 5-059.84
–– kardial
––– Entfernung 5-059.a2
––– Implantation 5-059.84
––– Revision 5-059.92
––– Wechsel 5-059.84
–– Revision 5-059.92
–– Wechsel 5-059.84
Stirn, Epithese, Herstellung, und Anpassung, mit
– Implantat-Fixation 8-221.x♦
– Klebe- oder Brillen-Fixation 8-220.x♦
Stirnbein, Rekonstruktion, zur Rekonstruktion, Nasennebenhöhle, plastisch 5-225.0
Stirnhöhle
– Anlegen, Mediandrainage 5-223.6
– Eingang, Ballondilatation 5-223.7♦
– Hinterwand
–– Fraktur, Reposition, offen 5-767.3
–– und Vorderwand, Fraktur, Reposition, offen 5-767.4
– Implantat
–– medikamentefreisetzend, selbstexpandierend, bioresorbierbar
––– Einlegen 5-223.8♦
––– Wechsel 5-223.8♦
–– Mometasonfuroat-freisetzend, selbstexpandierend, bioresorbierbar
––– Einlegen 5-223.8♦
––– Wechsel 5-223.8♦
– Kranialisation 5-225.3
– Operation
–– endonasal 5-223.5♦
–– osteoplastisch 5-223.3♦
– Polypentfernung
–– endonasal 5-223.5♦
–– mit Fensterung, Stirnhöhlenboden, von außen 5-223.0♦
– Punktion, nach Beck 5-220.3♦
– Rekonstruktion
–– Hinterwand, plastisch 5-225.2
–– Vorderwand, plastisch 5-225.1
– Vorderwand
–– Impressionsfraktur, Hebung 5-767.2
–– Reposition
––– endoskopisch 5-767.1
––– offen 5-767.0
Stirnhöhlenboden
– Fensterung
–– und Stirnhöhlenvorderwand, von außen 5-223.1♦
–– von außen 5-223.0♦
– und Stirnhöhlenvorderwand
–– Fensterung, bei Polypentfernung, Stirnhöhle, von außen 5-223.1♦
–– Resektion, bei Operation, radikal, von außen 5-223.2♦
Stirnhöhlenvorderwand, mit Stirnhöhlenboden
– Fensterung
–– bei Polypentfernung, Stirnhöhle, von außen 5-223.1♦
–– von außen 5-223.1♦
– Resektion, bei Operation, radikal, von außen 5-223.2♦
Störung
– Hören, Komplexbehandlung, phoniatrisch-psychosomatisch, integriert 9-311
– Schlucken, Komplexbehandlung
–– phoniatrisch 9-310
–– phoniatrisch-psychosomatisch, integriert 9-311
– Sprache, Komplexbehandlung
–– phoniatrisch 9-310
–– phoniatrisch-psychosomatisch, integriert 9-311
– Sprechen, Komplexbehandlung
–– phoniatrisch 9-310
–– phoniatrisch-psychosomatisch, integriert 9-311
– Stimme, Komplexbehandlung
–– phoniatrisch 9-310
–– phoniatrisch-psychosomatisch, integriert 9-311
Stoffwechsel, Gehirn, Gewebe, Messung, durch
– Implantation, Messsonde, intrakraniell 5-029.12
– Wechsel, Messsonde, intrakraniell 5-029.12
Stoma
– Revision, Harnableitung, kutan
–– laparoskopisch, mit Darmreservoir 5-566.41
–– offen, mit Darmreservoir 5-566.40
– Verschluss, Gallenblase 5-519.x
Stoßwellenlithotripsie, extrakorporal, Stein
– Gallenblase 8-111.0
– Gallengänge 8-111.1
– Harnblase 8-110.0
– Niere 8-110.2♦
– Pankreas 8-112.0
– Speicheldrüse 8-112.1♦
– Ureter 8-110.1♦
Stoßwellentherapie, extrakorporal
– Ellenbogen 8-115.1♦
– Fuß 8-115.2♦
– Hand 8-115.4♦
– Penis 8-119.0
– Röhrenknochen, lang, Extremität
–– obere 8-115.3♦
–– untere 8-115.5♦ ►

Stoßwellentherapie, extrakorporal *(Forts.)*
– Schulterregion 8-115.0♦
Straffung
– arthroskopisch, Discus triangularis 5-812.n0♦
– Augenlid, bei Entropium, durch
–– horizontale Verkürzung 5-093.2♦
–– Naht 5-093.1♦
Straffungsoperation
– Bauchregion 5-911.0b
– Gesicht 5-910♦
– Haut
–– Axilla 5-911.06♦
–– Brustwand 5-911.0a
–– Ellenbogen 5-911.07♦
–– Fuß 5-911.0g♦
–– Genitalregion 5-911.0c
–– Gesäß 5-911.0d
–– Hals 5-911.05
–– Hand 5-911.09♦
–– Knie 5-911.0e♦
–– Kopf 5-911.04
–– Leistenregion 5-911.0c
–– Lippe 5-911.00
–– Oberarm 5-911.07♦
–– Oberschenkel 5-911.0e♦
–– Rücken 5-911.0a
–– Schulter 5-911.06♦
–– Unterarm 5-911.08♦
–– Unterschenkel 5-911.0f♦
Strahlentherapie
– Ganzhauthochvolt- 8-523.5
– Halbkörperhochvolt- 8-523.3
– Hochvolt-
–– bis zu 2 Bestrahlungsfelder, mit
––– Linearbeschleuniger
–––– bis zu 6 MeV Photonen oder schnelle Elektronen
––––– mit bildgestützter Einstellung 8-522.31
––––– ohne bildgestützte Einstellung 8-522.30
–––– mehr als 6 MeV Photonen oder schnelle Elektronen
––––– mit bildgestützter Einstellung 8-522.61
––––– ohne bildgestützte Einstellung 8-522.60
––– Telekobaltgerät 8-522.0
–– 3 bis 4 Bestrahlungsfelder, mit Telekobaltgerät 8-522.1
–– 5 oder mehr Bestrahlungsfelder, mit Telekobaltgerät 8-522.2
–– 3D-geplant, mit Linearbeschleuniger
––– bis zu 6 MeV Photonen oder schnelle
–––– Elektronen, mit bildgestützter Einstellung 8-522.b1
–––– Elektronen, ohne bildgestützte Einstellung 8-522.b0
––– mehr als 6 MeV Photonen oder schnelle Elektronen
–––– mit bildgestützter Einstellung 8-522.d1
–––– ohne bildgestützte Einstellung 8-522.d0
–– 3D-geplante Bestrahlung, mit Telekobaltgerät 8-522.2
–– intraoperativ 8-523.6 ►

Strahlentherapie *(Forts.)*
~ Hochvolt- *(Forts.)*
–– mehr als 2 Bestrahlungsfelder, mit Linearbeschleuniger
––– bis zu 6 MeV Photonen oder schnelle Elektronen
–––– mit bildgestützter Einstellung 8-522.a1
–––– ohne bildgestützte Einstellung 8-522.a0
––– mehr als 6 MeV Photonen oder schnelle Elektronen
–––– mit bildgestützter Einstellung 8-522.c1
–––– ohne bildgestützte Einstellung 8-522.c0
–– mit Linearbeschleuniger, als intensitätsmodulierte Radiotherapie
––– mit bildgestützter Einstellung 8-522.91
––– ohne bildgestützte Einstellung 8-522.90
–– stereotaktisch, extrazerebral, einzeitig 8-523.01
–– zur Großfeldbestrahlung 8-523.7
– intraoperativ, mit Röntgenstrahlung 8-52d
– Konstruktion, und Anpassung, Behandlungshilfe 8-527.6
– Oberflächen-
–– bis zu 2 Bestrahlungsfelder 8-520.0
–– 3 oder mehr Bestrahlungsfelder 8-520.1
– Orthovolt-
–– bis zu 2 Bestrahlungsfelder 8-521.0
–– 3 oder mehr Bestrahlungsfelder 8-521.1
Strahler
– entfernbar
–– Implantation
––– Gehirn, in
–––– einer Ebene, als selbständiger Eingriff 5-014.60
–––– mehreren Ebenen, als selbständiger Eingriff 5-014.61
––– Hirnhaut, in
–––– einer Ebene, als selbständiger Eingriff 5-014.60
–––– mehreren Ebenen, als selbständiger Eingriff 5-014.61
––– in einer Ebene, Brachytherapie, interstitiell, mit
–––– gepulster Dosisleistung 8-525.01
–––– niedriger Dosisleistung 8-525.00
––– Schädel, in
–––– einer Ebene, als selbständiger Eingriff 5-014.60
–––– mehreren Ebenen, als selbständiger Eingriff 5-014.61
–– Volumenimplantation, in mehreren Ebenen, Brachytherapie, interstitiell, mit
––– gepulster Dosisleistung 8-525.11
––– niedriger Dosisleistung 8-525.10
– nicht-entfernbar, Implantation
–– Gehirn, in
––– einer Ebene, als selbständiger Eingriff 5-014.62
––– mehreren Ebenen, als selbständiger Eingriff 5-014.63 ►

Strahler *(Forts.)*
~ nicht-entfernbar, Implantation *(Forts.)*
–– Hirnhaut, in
––– einer Ebene, als selbständiger Eingriff 5-014.62
––– mehreren Ebenen, als selbständiger Eingriff 5-014.63
–– Schädel, in
––– einer Ebene, als selbständiger Eingriff 5-014.62
––– mehreren Ebenen, als selbständiger Eingriff 5-014.63
– permanent, Implantation, Brachytherapie, interstitiell
–– bis zu 10 Quellen 8-525.20
–– mit 11 oder mehr Quellen 8-525.21
Strecksehne
– Daumen
–– Débridement 5-840.45♦
–– Entfernung
––– Implantat 5-840.h5♦
––– Sehnenknoten 5-840.55♦
–– Exploration 5-840.s5♦
–– Exzision 5-840.55♦
–– Fremdkörperentfernung 5-840.05♦
–– Implantation
––– Silastikkabel 5-840.d5♦
––– Silikonstab 5-840.d5♦
–– Inzision 5-840.05♦
–– Naht
––– primär 5-840.65♦
––– sekundär 5-840.75♦
–– Refixation, knöchern 5-840.n5♦
–– Revision, Implantat 5-840.f5♦
–– Schaffung, Transplantatlager 5-840.d5♦
–– Sehnenfachspaltung 5-840.35♦
–– Sehnenkopplung 5-840.m5♦
–– Sehnenplastik 5-840.k5♦
–– Synovialektomie
––– partiell 5-845.05♦
––– total 5-845.15♦
–– Tenodese 5-840.95♦
–– Tenolyse 5-840.85♦
–– Tenotomie
––– offen 5-840.q5♦
––– perkutan 5-840.p5♦
–– Transplantation 5-840.e5♦
–– Transposition 5-840.c5♦
––– partiell 5-840.c5♦
–– Verkürzung 5-840.b5♦
–– Verlängerung 5-840.a5♦
–– Wechsel, Implantat 5-840.g5♦
– Handgelenk
–– Débridement 5-840.43♦
–– Entfernung
––– Implantat 5-840.h3♦
––– Sehnenknoten 5-840.53♦
–– Exploration 5-840.s3♦
–– Exzision 5-840.53♦
–– Fremdkörperentfernung 5-840.03♦ ►

Strecksehne *(Forts.)*
~ Handgelenk *(Forts.)*
–– Implantation
––– Silastikkabel 5-840.d3♦
––– Silikonstab 5-840.d3♦
–– Inzision 5-840.03♦
–– Naht
––– primär 5-840.63♦
––– sekundär 5-840.73♦
–– Refixation, knöchern 5-840.n3♦
–– Revision, Implantat 5-840.f3♦
–– Schaffung, Transplantatlager 5-840.d3♦
–– Sehnenfachspaltung 5-840.33♦
–– Sehnenkopplung 5-840.m3♦
–– Sehnenplastik 5-840.k3♦
–– Synovialektomie
––– partiell 5-845.03♦
––– total 5-845.13♦
–– Tenodese 5-840.93♦
–– Tenolyse 5-840.83♦
–– Tenotomie
––– offen 5-840.q3♦
––– perkutan 5-840.p3♦
–– Transplantation 5-840.e3♦
–– Transposition 5-840.c3♦
––– partiell 5-840.c3♦
–– Verkürzung 5-840.b3♦
–– Verlängerung 5-840.a3♦
–– Wechsel, Implantat 5-840.g3♦
– Langfinger
–– Débridement 5-840.44♦
–– Entfernung
––– Implantat 5-840.h4♦
––– Sehnenknoten 5-840.54♦
–– Exploration 5-840.s4♦
–– Exzision 5-840.54♦
–– Fremdkörperentfernung 5-840.04♦
–– Implantation
––– Silastikkabel 5-840.d4♦
––– Silikonstab 5-840.d4♦
–– Inzision 5-840.04♦
–– Naht
––– primär 5-840.64♦
––– sekundär 5-840.74♦
–– Refixation, knöchern 5-840.n4♦
–– Revision, Implantat 5-840.f4♦
–– Schaffung, Transplantatlager 5-840.d4♦
–– Sehnenfachspaltung 5-840.34♦
–– Sehnenkopplung 5-840.m4♦
–– Sehnenplastik 5-840.k4♦
–– Synovialektomie
––– partiell 5-845.04♦
––– total 5-845.14♦
–– Tenodese 5-840.94♦
–– Tenolyse 5-840.84♦
–– Tenotomie
––– offen 5-840.q4♦
––– perkutan 5-840.p4♦
–– Transplantation 5-840.e4♦
–– Transposition 5-840.c4♦
––– partiell 5-840.c4♦ ►

Strecksehne *(Forts.)*
~ Langfinger *(Forts.)*
–– Verkürzung 5-840.b4♦
–– Verlängerung 5-840.a4♦
–– Wechsel, Implantat 5-840.g4♦
Streckung, Penis, Schaft 5-643.1
Streifenlichtscan, zur Form- und Oberflächendarstellung, metrisch 3-310
Streptozocin, Applikation, parenteral 6-00b.h
Stress-Echokardiographie
– ergometrisch, transthorakal, differenzialdiagnostisch 3-031
– pharmakologisch, transthorakal, differenzialdiagnostisch 3-031
– transthorakal, differenzialdiagnostisch, komplex 3-031
–– mit Kontrastmittel 3-031
Strichabrasio, diagnostisch, am Endometrium 1-471.0
Strichkürettage, diagnostisch, am Endometrium 1-471.0
Strikturdurchtrennung, Ductus nasolacrimalis 5-085.3♦
Stripping
– Stimmband, durch Mikrolaryngoskopie 5-300.7
– Stimmlippe
–– durch Thyreotomie 5-300.6
–– mikrolaryngoskopisch 5-300.7
– V. saphena magna, mit Crossektomie 5-385.70♦
– V. saphena parva, mit Crossektomie 5-385.72♦
– Vv. saphenae magnae et parvae, mit Crossektomie 5-385.74♦
Strömungslaminierung, mit Implantation
– Flow-Diverter, perkutan-transluminal
–– A. carotis, bei Aneurysma
––– 1 8-84b.0h♦
––– 2 8-84b.2h♦
––– 3 8-84b.3h♦
––– 4 8-84b.4h♦
––– 5 8-84b.5h♦
––– 6 oder mehr 8-84b.6h♦
–– A. carotis communis, bei Aneurysma
––– 1 8-84b.0j♦
––– 2 8-84b.2j♦
––– 3 8-84b.3j♦
––– 4 8-84b.4j♦
––– 5 8-84b.5j♦
––– 6 oder mehr 8-84b.6j♦
–– A. carotis externa, bei Aneurysma
––– 1 8-84b.0n♦
––– 2 8-84b.2n♦
––– 3 8-84b.3n♦
––– 4 8-84b.4n♦
––– 5 8-84b.5n♦
––– 6 oder mehr 8-84b.6n♦
–– A. carotis interna, extrakraniell
––– bei Aneurysma
–––– 1 8-84b.0k♦
–––– 2 8-84b.2k♦
–––– 3 8-84b.3k♦ ►
Strömungslaminierung, mit Implantation *(Forts.)*
~ Flow-Diverter, perkutan-transluminal *(Forts.)*
~~ A. carotis interna, extrakraniell *(Forts.)*
~~~ bei Aneurysma *(Forts.)*
–––– 4 8-84b.4k♦
–––– 5 8-84b.5k♦
–––– 6 oder mehr 8-84b.6k♦
––– mit A. carotis communis, bei Aneurysma
–––– 1 8-84b.0m♦
–––– 2 8-84b.2m♦
–––– 3 8-84b.3m♦
–––– 4 8-84b.4m♦
–––– 5 8-84b.5m♦
–––– 6 oder mehr 8-84b.6m♦
–– A. vertebralis, extrakraniell, bei Aneurysma
––– 1 8-84b.0p♦
––– 2 8-84b.2p♦
––– 3 8-84b.3p♦
––– 4 8-84b.4p♦
––– 5 8-84b.5p♦
––– 6 oder mehr 8-84b.6p♦
–– Aorta, bei Aneurysma
––– 1 8-84b.04
––– 2 8-84b.24
––– 3 8-84b.34
––– 4 8-84b.44
––– 5 8-84b.54
––– 6 oder mehr 8-84b.64
–– Aortenisthmus, bei Aneurysma
––– 1 8-84b.05
––– 2 8-84b.25
––– 3 8-84b.35
––– 4 8-84b.45
––– 5 8-84b.55
––– 6 oder mehr 8-84b.65
–– Arterie
––– abdominal, bei Aneurysma
–––– 1 8-84b.0q♦
–––– 2 8-84b.2q♦
–––– 3 8-84b.3q♦
–––– 4 8-84b.4q♦
–––– 5 8-84b.5q♦
–––– 6 oder mehr 8-84b.6q♦
––– Oberschenkel, bei Aneurysma
–––– 1 8-84b.0s♦
–––– 2 8-84b.2s♦
–––– 3 8-84b.3s♦
–––– 4 8-84b.4s♦
–––– 5 8-84b.5s♦
–––– 6 oder mehr 8-84b.6s♦
––– pelvin, bei Aneurysma
–––– 1 8-84b.0q♦
–––– 2 8-84b.2q♦
–––– 3 8-84b.3q♦
–––– 4 8-84b.4q♦
–––– 5 8-84b.5q♦
–––– 6 oder mehr 8-84b.6q♦
–– Ductus arteriosus apertus, bei Aneurysma
––– 1 8-84b.06
––– 2 8-84b.26 ►
~~~

Strömungslaminierung, mit Implantation
(*Forts.*)
~ Flow-Diverter, perkutan-transluminal *(Forts.)*
~~ Ductus arteriosus apertus, bei Aneurysma
(Forts.)
––– 3 8-84b.36
––– 4 8-84b.46
––– 5 8-84b.56
––– 6 oder mehr 8-84b.66
–– Gefäß
––– intrakraniell, bei Aneurysma
–––– 1 8-84b.00
–––– 2 8-84b.20
–––– 3 8-84b.30
–––– 4 8-84b.40
–––– 5 8-84b.50
–––– 6 oder mehr 8-84b.60
––– künstlich, bei Aneurysma
–––– 1 8-84b.0e
–––– 2 8-84b.2e
–––– 3 8-84b.3e
–––– 4 8-84b.4e
–––– 5 8-84b.5e
–––– 6 oder mehr 8-84b.6e
––– Malformation, bei Aneurysma
–––– 1 8-84b.0d
–––– 2 8-84b.2d
–––– 3 8-84b.3d
–––– 4 8-84b.4d
–––– 5 8-84b.5d
–––– 6 oder mehr 8-84b.6d
––– Oberarm, bei Aneurysma
–––– 1 8-84b.02♦
–––– 2 8-84b.22♦
–––– 3 8-84b.32♦
–––– 4 8-84b.42♦
–––– 5 8-84b.52♦
–––– 6 oder mehr 8-84b.62♦
––– Schulter, bei Aneurysma
–––– 1 8-84b.02♦
–––– 2 8-84b.22♦
–––– 3 8-84b.32♦
–––– 4 8-84b.42♦
–––– 5 8-84b.52♦
–––– 6 oder mehr 8-84b.62♦
––– spinal, bei Aneurysma
–––– 1 8-84b.0f
–––– 2 8-84b.2f
–––– 3 8-84b.3f
–––– 4 8-84b.4f
–––– 5 8-84b.5f
–––– 6 oder mehr 8-84b.6f
––– thorakal, bei Aneurysma
–––– 1 8-84b.08♦
–––– 2 8-84b.28♦
–––– 3 8-84b.38♦
–––– 4 8-84b.48♦
–––– 5 8-84b.58♦
–––– 6 oder mehr 8-84b.68♦
––– Unterarm, bei Aneurysma
–––– 1 8-84b.03♦ ►

Strömungslaminierung, mit Implantation
(*Forts.*)
~ Flow-Diverter, perkutan-transluminal *(Forts.)*
~~ Gefäß *(Forts.)*
~~~ Unterarm, bei Aneurysma *(Forts.)*
–––– 2 8-84b.23♦
–––– 3 8-84b.33♦
–––– 4 8-84b.43♦
–––– 5 8-84b.53♦
–––– 6 oder mehr 8-84b.63♦
––– Unterschenkel, bei Aneurysma
–––– 1 8-84b.0c♦
–––– 2 8-84b.2c♦
–––– 3 8-84b.3c♦
–––– 4 8-84b.4c♦
–––– 5 8-84b.5c♦
–––– 6 oder mehr 8-84b.6c♦
––– viszeral, bei Aneurysma
–––– 1 8-84b.0a
–––– 2 8-84b.2a
–––– 3 8-84b.3a
–––– 4 8-84b.4a
–––– 5 8-84b.5a
–––– 6 oder mehr 8-84b.6a
–– V. cava, bei Aneurysma
––– 1 8-84b.07
––– 2 8-84b.27
––– 3 8-84b.37
––– 4 8-84b.47
––– 5 8-84b.57
––– 6 oder mehr 8-84b.67
–– V. portae, bei Aneurysma
––– 1 8-84b.0g
––– 2 8-84b.2g
––– 3 8-84b.3g
––– 4 8-84b.4g
––– 5 8-84b.5g
––– 6 oder mehr 8-84b.6g
–– Vene
––– abdominal, bei Aneurysma
–––– 1 8-84b.0r♦
–––– 2 8-84b.2r♦
–––– 3 8-84b.3r♦
–––– 4 8-84b.4r♦
–––– 5 8-84b.5r♦
–––– 6 oder mehr 8-84b.6r♦
––– Oberschenkel, bei Aneurysma
–––– 1 8-84b.0t♦
–––– 2 8-84b.2t♦
–––– 3 8-84b.3t♦
–––– 4 8-84b.4t♦
–––– 5 8-84b.5t♦
–––– 6 oder mehr 8-84b.6t♦
––– pelvin, bei Aneurysma
–––– 1 8-84b.0r♦
–––– 2 8-84b.2r♦
–––– 3 8-84b.3r♦
–––– 4 8-84b.4r♦
–––– 5 8-84b.5r♦
–––– 6 oder mehr 8-84b.6r♦ ►
~~~

Strömungslaminierung, mit Implantation *(Forts.)*
– Mehrschicht-Flechtstent, perkutan-transluminal
–– A. carotis, bei Aneurysma
––– 1 8-84b.0h♦
––– 2 8-84b.2h♦
––– 3 8-84b.3h♦
––– 4 8-84b.4h♦
––– 5 8-84b.5h♦
––– 6 oder mehr 8-84b.6h♦
–– A. carotis communis, bei Aneurysma
––– 1 8-84b.0j♦
––– 2 8-84b.2j♦
––– 3 8-84b.3j♦
––– 4 8-84b.4j♦
––– 5 8-84b.5j♦
––– 6 oder mehr 8-84b.6j♦
–– A. carotis externa, bei Aneurysma
––– 1 8-84b.0n♦
––– 2 8-84b.2n♦
––– 3 8-84b.3n♦
––– 4 8-84b.4n♦
––– 5 8-84b.5n♦
––– 6 oder mehr 8-84b.6n♦
–– A. carotis interna, extrakraniell
––– bei Aneurysma
–––– 1 8-84b.0k♦
–––– 2 8-84b.2k♦
–––– 3 8-84b.3k♦
–––– 4 8-84b.4k♦
–––– 5 8-84b.5k♦
–––– 6 oder mehr 8-84b.6k♦
––– mit A. carotis communis, bei Aneurysma
–––– 1 8-84b.0m♦
–––– 2 8-84b.2m♦
–––– 3 8-84b.3m♦
–––– 4 8-84b.4m♦
–––– 5 8-84b.5m♦
–––– 6 oder mehr 8-84b.6m♦
–– A. vertebralis, extrakraniell, bei Aneurysma
––– 1 8-84b.0p♦
––– 2 8-84b.2p♦
––– 3 8-84b.3p♦
––– 4 8-84b.4p♦
––– 5 8-84b.5p♦
––– 6 oder mehr 8-84b.6p♦
–– Aorta, bei Aneurysma
––– 1 8-84b.04
––– 2 8-84b.24
––– 3 8-84b.34
––– 4 8-84b.44
––– 5 8-84b.54
––– 6 oder mehr 8-84b.64
–– Aortenisthmus, bei Aneurysma
––– 1 8-84b.05
––– 2 8-84b.25
––– 3 8-84b.35
––– 4 8-84b.45
––– 5 8-84b.55
––– 6 oder mehr 8-84b.65 ►

Strömungslaminierung, mit Implantation *(Forts.)*
– Mehrschicht-Flechtstent, perkutan-transluminal *(Forts.)*
–– Arterie
––– abdominal, bei Aneurysma
–––– 1 8-84b.0q♦
–––– 2 8-84b.2q♦
–––– 3 8-84b.3q♦
–––– 4 8-84b.4q♦
–––– 5 8-84b.5q♦
–––– 6 oder mehr 8-84b.6q♦
––– Oberschenkel, bei Aneurysma
–––– 1 8-84b.0s♦
–––– 2 8-84b.2s♦
–––– 3 8-84b.3s♦
–––– 4 8-84b.4s♦
–––– 5 8-84b.5s♦
–––– 6 oder mehr 8-84b.6s♦
––– pelvin, bei Aneurysma
–––– 1 8-84b.0q♦
–––– 2 8-84b.2q♦
–––– 3 8-84b.3q♦
–––– 4 8-84b.4q♦
–––– 5 8-84b.5q♦
–––– 6 oder mehr 8-84b.6q♦
–– Ductus arteriosus apertus, bei Aneurysma
––– 1 8-84b.06
––– 2 8-84b.26
––– 3 8-84b.36
––– 4 8-84b.46
––– 5 8-84b.56
––– 6 oder mehr 8-84b.66
–– Gefäß
––– intrakraniell, bei Aneurysma
–––– 1 8-84b.00
–––– 2 8-84b.20
–––– 3 8-84b.30
–––– 4 8-84b.40
–––– 5 8-84b.50
–––– 6 oder mehr 8-84b.60
––– künstlich, bei Aneurysma
–––– 1 8-84b.0e
–––– 2 8-84b.2e
–––– 3 8-84b.3e
–––– 4 8-84b.4e
–––– 5 8-84b.5e
–––– 6 oder mehr 8-84b.6e
––– Malformation, bei Aneurysma
–––– 1 8-84b.0d
–––– 2 8-84b.2d
–––– 3 8-84b.3d
–––– 4 8-84b.4d
–––– 5 8-84b.5d
–––– 6 oder mehr 8-84b.6d
––– Oberarm, bei Aneurysma
–––– 1 8-84b.02♦
–––– 2 8-84b.22♦
–––– 3 8-84b.32♦
–––– 4 8-84b.42♦
–––– 5 8-84b.52♦ ►

S

Strömungslaminierung, mit Implantation *(Forts.)*
~ Mehrschicht-Flechtstent, perkutan-transluminal *(Forts.)*
~~ Gefäß *(Forts.)*
~~~ Oberarm, bei Aneurysma *(Forts.)*
---- 6 oder mehr 8-84b.62♦
--- Schulter, bei Aneurysma
---- 1 8-84b.02♦
---- 2 8-84b.22♦
---- 3 8-84b.32♦
---- 4 8-84b.42♦
---- 5 8-84b.52♦
---- 6 oder mehr 8-84b.62♦
--- spinal, bei Aneurysma
---- 1 8-84b.0f
---- 2 8-84b.2f
---- 3 8-84b.3f
---- 4 8-84b.4f
---- 5 8-84b.5f
---- 6 oder mehr 8-84b.6f
--- thorakal, bei Aneurysma
---- 1 8-84b.08♦
---- 2 8-84b.28♦
---- 3 8-84b.38♦
---- 4 8-84b.48♦
---- 5 8-84b.58♦
---- 6 oder mehr 8-84b.68♦
--- Unterarm, bei Aneurysma
---- 1 8-84b.03♦
---- 2 8-84b.23♦
---- 3 8-84b.33♦
---- 4 8-84b.43♦
---- 5 8-84b.53♦
---- 6 oder mehr 8-84b.63♦
--- Unterschenkel, bei Aneurysma
---- 1 8-84b.0c♦
---- 2 8-84b.2c♦
---- 3 8-84b.3c♦
---- 4 8-84b.4c♦
---- 5 8-84b.5c♦
---- 6 oder mehr 8-84b.6c♦
--- viszeral, bei Aneurysma
---- 1 8-84b.0a
---- 2 8-84b.2a
---- 3 8-84b.3a
---- 4 8-84b.4a
---- 5 8-84b.5a
---- 6 oder mehr 8-84b.6a
-- V. cava, bei Aneurysma
--- 1 8-84b.07
--- 2 8-84b.27
--- 3 8-84b.37
--- 4 8-84b.47
--- 5 8-84b.57
--- 6 oder mehr 8-84b.67
-- V. portae, bei Aneurysma
--- 1 8-84b.0g
--- 2 8-84b.2g
--- 3 8-84b.3g
--- 4 8-84b.4g ►

Strömungslaminierung, mit Implantation *(Forts.)*
~ Mehrschicht-Flechtstent, perkutan-transluminal *(Forts.)*
~~ V. portae, bei Aneurysma *(Forts.)*
--- 5 8-84b.5g
--- 6 oder mehr 8-84b.6g
-- Vene
--- abdominal, bei Aneurysma
---- 1 8-84b.0r♦
---- 2 8-84b.2r♦
---- 3 8-84b.3r♦
---- 4 8-84b.4r♦
---- 5 8-84b.5r♦
---- 6 oder mehr 8-84b.6r♦
--- Oberschenkel, bei Aneurysma
---- 1 8-84b.0t♦
---- 2 8-84b.2t♦
---- 3 8-84b.3t♦
---- 4 8-84b.4t♦
---- 5 8-84b.5t♦
---- 6 oder mehr 8-84b.6t♦
--- pelvin, bei Aneurysma
---- 1 8-84b.0r♦
---- 2 8-84b.2r♦
---- 3 8-84b.3r♦
---- 4 8-84b.4r♦
---- 5 8-84b.5r♦
---- 6 oder mehr 8-84b.6r♦
- Multilayer-Stent, perkutan-transluminal
-- A. carotis, bei Aneurysma
--- 1 8-84b.0h♦
--- 2 8-84b.2h♦
--- 3 8-84b.3h♦
--- 4 8-84b.4h♦
--- 5 8-84b.5h♦
--- 6 oder mehr 8-84b.6h♦
-- A. carotis communis, bei Aneurysma
--- 1 8-84b.0j♦
--- 2 8-84b.2j♦
--- 3 8-84b.3j♦
--- 4 8-84b.4j♦
--- 5 8-84b.5j♦
--- 6 oder mehr 8-84b.6j♦
-- A. carotis externa, bei Aneurysma
--- 1 8-84b.0n♦
--- 2 8-84b.2n♦
--- 3 8-84b.3n♦
--- 4 8-84b.4n♦
--- 5 8-84b.5n♦
--- 6 oder mehr 8-84b.6n♦
-- A. carotis interna, extrakraniell
--- bei Aneurysma
---- 1 8-84b.0k♦
---- 2 8-84b.2k♦
---- 3 8-84b.3k♦
---- 4 8-84b.4k♦
---- 5 8-84b.5k♦
---- 6 oder mehr 8-84b.6k♦
--- mit A. carotis communis, bei Aneurysma
---- 1 8-84b.0m♦ ►
~~~

Strömungslaminierung, mit Implantation *(Forts.)*
~ Multilayer-Stent, perkutan-transluminal *(Forts.)*
~~ A. carotis interna, extrakraniell *(Forts.)*
~~~ mit A. carotis communis, bei Aneurysma *(Forts.)*
–––– 2 8-84b.2m♦
–––– 3 8-84b.3m♦
–––– 4 8-84b.4m♦
–––– 5 8-84b.5m♦
–––– 6 oder mehr 8-84b.6m♦
–– A. vertebralis, extrakraniell, bei Aneurysma
––– 1 8-84b.0p♦
––– 2 8-84b.2p♦
––– 3 8-84b.3p♦
––– 4 8-84b.4p♦
––– 5 8-84b.5p♦
––– 6 oder mehr 8-84b.6p♦
–– Aorta, bei Aneurysma
––– 1 8-84b.04
––– 2 8-84b.24
––– 3 8-84b.34
––– 4 8-84b.44
––– 5 8-84b.54
––– 6 oder mehr 8-84b.64
–– Aortenisthmus, bei Aneurysma
––– 1 8-84b.05
––– 2 8-84b.25
––– 3 8-84b.35
––– 4 8-84b.45
––– 5 8-84b.55
––– 6 oder mehr 8-84b.65
–– Arterie
––– abdominal, bei Aneurysma
–––– 1 8-84b.0q♦
–––– 2 8-84b.2q♦
–––– 3 8-84b.3q♦
–––– 4 8-84b.4q♦
–––– 5 8-84b.5q♦
–––– 6 oder mehr 8-84b.6q♦
––– Oberschenkel, bei Aneurysma
–––– 1 8-84b.0s♦
–––– 2 8-84b.2s♦
–––– 3 8-84b.3s♦
–––– 4 8-84b.4s♦
–––– 5 8-84b.5s♦
–––– 6 oder mehr 8-84b.6s♦
––– pelvin, bei Aneurysma
–––– 1 8-84b.0q♦
–––– 2 8-84b.2q♦
–––– 3 8-84b.3q♦
–––– 4 8-84b.4q♦
–––– 5 8-84b.5q♦
–––– 6 oder mehr 8-84b.6q♦
–– Ductus arteriosus apertus, bei Aneurysma
––– 1 8-84b.06
––– 2 8-84b.26
––– 3 8-84b.36
––– 4 8-84b.46
––– 5 8-84b.56
––– 6 oder mehr 8-84b.66 ►

Strömungslaminierung, mit Implantation *(Forts.)*
~ Multilayer-Stent, perkutan-transluminal *(Forts.)*
–– Gefäß
––– intrakraniell, bei Aneurysma
–––– 1 8-84b.00
–––– 2 8-84b.20
–––– 3 8-84b.30
–––– 4 8-84b.40
–––– 5 8-84b.50
–––– 6 oder mehr 8-84b.60
––– künstlich, bei Aneurysma
–––– 1 8-84b.0e
–––– 2 8-84b.2e
–––– 3 8-84b.3e
–––– 4 8-84b.4e
–––– 5 8-84b.5e
–––– 6 oder mehr 8-84b.6e
––– Malformation, bei Aneurysma
–––– 1 8-84b.0d
–––– 2 8-84b.2d
–––– 3 8-84b.3d
–––– 4 8-84b.4d
–––– 5 8-84b.5d
–––– 6 oder mehr 8-84b.6d
––– Oberarm, bei Aneurysma
–––– 1 8-84b.02♦
–––– 2 8-84b.22♦
–––– 3 8-84b.32♦
–––– 4 8-84b.42♦
–––– 5 8-84b.52♦
–––– 6 oder mehr 8-84b.62♦
––– Schulter, bei Aneurysma
–––– 1 8-84b.02♦
–––– 2 8-84b.22♦
–––– 3 8-84b.32♦
–––– 4 8-84b.42♦
–––– 5 8-84b.52♦
–––– 6 oder mehr 8-84b.62♦
––– spinal, bei Aneurysma
–––– 1 8-84b.0f
–––– 2 8-84b.2f
–––– 3 8-84b.3f
–––– 4 8-84b.4f
–––– 5 8-84b.5f
–––– 6 oder mehr 8-84b.6f
––– thorakal, bei Aneurysma
–––– 1 8-84b.08♦
–––– 2 8-84b.28♦
–––– 3 8-84b.38♦
–––– 4 8-84b.48♦
–––– 5 8-84b.58♦
–––– 6 oder mehr 8-84b.68♦
––– Unterarm, bei Aneurysma
–––– 1 8-84b.03♦
–––– 2 8-84b.23♦
–––– 3 8-84b.33♦
–––– 4 8-84b.43♦
–––– 5 8-84b.53♦
–––– 6 oder mehr 8-84b.63♦ ►
~~~

Strömungslaminierung, mit Implantation *(Forts.)*
~ Multilayer-Stent, perkutan-transluminal *(Forts.)*
~~ Gefäß *(Forts.)*
––– Unterschenkel, bei Aneurysma
–––– 1 8-84b.0c♦
–––– 2 8-84b.2c♦
–––– 3 8-84b.3c♦
–––– 4 8-84b.4c♦
–––– 5 8-84b.5c♦
–––– 6 oder mehr 8-84b.6c♦
––– viszeral, bei Aneurysma
–––– 1 8-84b.0a
–––– 2 8-84b.2a
–––– 3 8-84b.3a
–––– 4 8-84b.4a
–––– 5 8-84b.5a
–––– 6 oder mehr 8-84b.6a
–– V. cava, bei Aneurysma
––– 1 8-84b.07
––– 2 8-84b.27
––– 3 8-84b.37
––– 4 8-84b.47
––– 5 8-84b.57
––– 6 oder mehr 8-84b.67
–– V. portae, bei Aneurysma
––– 1 8-84b.0g
––– 2 8-84b.2g
––– 3 8-84b.3g
––– 4 8-84b.4g
––– 5 8-84b.5g
––– 6 oder mehr 8-84b.6g
–– Vene
––– abdominal, bei Aneurysma
–––– 1 8-84b.0r♦
–––– 2 8-84b.2r♦
–––– 3 8-84b.3r♦
–––– 4 8-84b.4r♦
–––– 5 8-84b.5r♦
–––– 6 oder mehr 8-84b.6r♦
––– Oberschenkel, bei Aneurysma
–––– 1 8-84b.0t♦
–––– 2 8-84b.2t♦
–––– 3 8-84b.3t♦
–––– 4 8-84b.4t♦
–––– 5 8-84b.5t♦
–––– 6 oder mehr 8-84b.6t♦
––– pelvin, bei Aneurysma
–––– 1 8-84b.0r♦
–––– 2 8-84b.2r♦
–––– 3 8-84b.3r♦
–––– 4 8-84b.4r♦
–––– 5 8-84b.5r♦
–––– 6 oder mehr 8-84b.6r♦
– Stent, perkutan-transluminal
–– A. carotis, bei Aneurysma
––– 1 8-84b.0h♦
––– 2 8-84b.2h♦
––– 3 8-84b.3h♦
––– 4 8-84b.4h♦
––– 5 8-84b.5h♦ ►

Strömungslaminierung, mit Implantation *(Forts.)*
~ Stent, perkutan-transluminal *(Forts.)*
~~ A. carotis, bei Aneurysma *(Forts.)*
––– 6 oder mehr 8-84b.6h♦
–– A. carotis communis, bei Aneurysma
––– 1 8-84b.0j♦
––– 2 8-84b.2j♦
––– 3 8-84b.3j♦
––– 4 8-84b.4j♦
––– 5 8-84b.5j♦
––– 6 oder mehr 8-84b.6j♦
–– A. carotis externa, bei Aneurysma
––– 1 8-84b.0n♦
––– 2 8-84b.2n♦
––– 3 8-84b.3n♦
––– 4 8-84b.4n♦
––– 5 8-84b.5n♦
––– 6 oder mehr 8-84b.6n♦
–– A. carotis interna, extrakraniell
––– bei Aneurysma
–––– 1 8-84b.0k♦
–––– 2 8-84b.2k♦
–––– 3 8-84b.3k♦
–––– 4 8-84b.4k♦
–––– 5 8-84b.5k♦
–––– 6 oder mehr 8-84b.6k♦
––– mit A. carotis communis, bei Aneurysma
–––– 1 8-84b.0m♦
–––– 2 8-84b.2m♦
–––– 3 8-84b.3m♦
–––– 4 8-84b.4m♦
–––– 5 8-84b.5m♦
–––– 6 oder mehr 8-84b.6m♦
–– A. vertebralis, extrakraniell, bei Aneurysma
––– 1 8-84b.0p♦
––– 2 8-84b.2p♦
––– 3 8-84b.3p♦
––– 4 8-84b.4p♦
––– 5 8-84b.5p♦
––– 6 oder mehr 8-84b.6p♦
–– Aorta, bei Aneurysma
––– 1 8-84b.04
––– 2 8-84b.24
––– 3 8-84b.34
––– 4 8-84b.44
––– 5 8-84b.54
––– 6 oder mehr 8-84b.64
–– Aortenisthmus, bei Aneurysma
––– 1 8-84b.05
––– 2 8-84b.25
––– 3 8-84b.35
––– 4 8-84b.45
––– 5 8-84b.55
––– 6 oder mehr 8-84b.65
–– Arterie
––– abdominal, bei Aneurysma
–––– 1 8-84b.0q♦
–––– 2 8-84b.2q♦
–––– 3 8-84b.3q♦
–––– 4 8-84b.4q♦ ►

Strömungslaminierung, mit Implantation *(Forts.)*
~ Stent, perkutan-transluminal *(Forts.)*
~~ Arterie *(Forts.)*
~~~ abdominal, bei Aneurysma *(Forts.)*
–––– 5 8-84b.5q♦
–––– 6 oder mehr 8-84b.6q♦
––– Oberschenkel, bei Aneurysma
–––– 1 8-84b.0s♦
–––– 2 8-84b.2s♦
–––– 3 8-84b.3s♦
–––– 4 8-84b.4s♦
–––– 5 8-84b.5s♦
–––– 6 oder mehr 8-84b.6s♦
––– pelvin, bei Aneurysma
–––– 1 8-84b.0q♦
–––– 2 8-84b.2q♦
–––– 3 8-84b.3q♦
–––– 4 8-84b.4q♦
–––– 5 8-84b.5q♦
–––– 6 oder mehr 8-84b.6q♦
–– Ductus arteriosus apertus, bei Aneurysma
––– 1 8-84b.06
––– 2 8-84b.26
––– 3 8-84b.36
––– 4 8-84b.46
––– 5 8-84b.56
––– 6 oder mehr 8-84b.66
–– Gefäß
––– intrakraniell, bei Aneurysma
–––– 1 8-84b.00
–––– 2 8-84b.20
–––– 3 8-84b.30
–––– 4 8-84b.40
–––– 5 8-84b.50
–––– 6 oder mehr 8-84b.60
––– künstlich, bei Aneurysma
–––– 1 8-84b.0e
–––– 2 8-84b.2e
–––– 3 8-84b.3e
–––– 4 8-84b.4e
–––– 5 8-84b.5e
–––– 6 oder mehr 8-84b.6e
––– Malformation, bei Aneurysma
–––– 1 8-84b.0d
–––– 2 8-84b.2d
–––– 3 8-84b.3d
–––– 4 8-84b.4d
–––– 5 8-84b.5d
–––– 6 oder mehr 8-84b.6d
––– Oberarm, bei Aneurysma
–––– 1 8-84b.02♦
–––– 2 8-84b.22♦
–––– 3 8-84b.32♦
–––– 4 8-84b.42♦
–––– 5 8-84b.52♦
–––– 6 oder mehr 8-84b.62♦
––– Schulter, bei Aneurysma
–––– 1 8-84b.02♦
–––– 2 8-84b.22♦
–––– 3 8-84b.32♦ ►

Strömungslaminierung, mit Implantation *(Forts.)*
~ Stent, perkutan-transluminal *(Forts.)*
~~ Gefäß *(Forts.)*
~~~ Schulter, bei Aneurysma *(Forts.)*
–––– 4 8-84b.42♦
–––– 5 8-84b.52♦
–––– 6 oder mehr 8-84b.62♦
––– spinal, bei Aneurysma
–––– 1 8-84b.0f
–––– 2 8-84b.2f
–––– 3 8-84b.3f
–––– 4 8-84b.4f
–––– 5 8-84b.5f
–––– 6 oder mehr 8-84b.6f
––– thorakal, bei Aneurysma
–––– 1 8-84b.08♦
–––– 2 8-84b.28♦
–––– 3 8-84b.38♦
–––– 4 8-84b.48♦
–––– 5 8-84b.58♦
–––– 6 oder mehr 8-84b.68♦
––– Unterarm, bei Aneurysma
–––– 1 8-84b.03♦
–––– 2 8-84b.23♦
–––– 3 8-84b.33♦
–––– 4 8-84b.43♦
–––– 5 8-84b.53♦
–––– 6 oder mehr 8-84b.63♦
––– Unterschenkel, bei Aneurysma
–––– 1 8-84b.0c♦
–––– 2 8-84b.2c♦
–––– 3 8-84b.3c♦
–––– 4 8-84b.4c♦
–––– 5 8-84b.5c♦
–––– 6 oder mehr 8-84b.6c♦
––– viszeral, bei Aneurysma
–––– 1 8-84b.0a
–––– 2 8-84b.2a
–––– 3 8-84b.3a
–––– 4 8-84b.4a
–––– 5 8-84b.5a
–––– 6 oder mehr 8-84b.6a
–– V. cava, bei Aneurysma
––– 1 8-84b.07
––– 2 8-84b.27
––– 3 8-84b.37
––– 4 8-84b.47
––– 5 8-84b.57
––– 6 oder mehr 8-84b.67
–– V. portae, bei Aneurysma
––– 1 8-84b.0g
––– 2 8-84b.2g
––– 3 8-84b.3g
––– 4 8-84b.4g
––– 5 8-84b.5g
––– 6 oder mehr 8-84b.6g
–– Vene
––– abdominal, bei Aneurysma
–––– 1 8-84b.0r♦
–––– 2 8-84b.2r♦ ►

S

Strömungslaminierung, mit Implantation (*Forts.*)
~ Stent, perkutan-transluminal (*Forts.*)
~~ Vene (*Forts.*)
~~~ abdominal, bei Aneurysma (*Forts.*)
---- 3 8-84b.3r♦
---- 4 8-84b.4r♦
---- 5 8-84b.5r♦
---- 6 oder mehr 8-84b.6r♦
--- Oberschenkel, bei Aneurysma
---- 1 8-84b.0t♦
---- 2 8-84b.2t♦
---- 3 8-84b.3t♦
---- 4 8-84b.4t♦
---- 5 8-84b.5t♦
---- 6 oder mehr 8-84b.6t♦
--- pelvin, bei Aneurysma
---- 1 8-84b.0r♦
---- 2 8-84b.2r♦
---- 3 8-84b.3r♦
---- 4 8-84b.4r♦
---- 5 8-84b.5r♦
---- 6 oder mehr 8-84b.6r♦
Strömungsreduzierend, Drahtgeflecht, Implantation, Koronarsinus, perkutan-transluminal 8-83d.5
Struma, Resektion, subtotal 5-062.8♦
– einseitig, mit
–– Exzision, Knoten, Gegenseite 5-062.4
–– Hemithyreoidektomie, Gegenseite 5-062.5
Strumalappen, Resektion, subtotal 5-062.8♦
Stufenbiopsie
– bei Ösophagogastroduodenoskopie 1-440.9
– endoskopisch
–– Trachea, Bronchus, Lunge, durch
––– Kryobiopsie 1-430.31
––– Zangenbiopsie 1-430.30
–– Verdauungstrakt, unterer 1-444.6
– Geschlechtsorgan, männlich, perkutan 1-465.8
– Harnorgane, männlich, perkutan 1-465.8
– Kolon, endoskopisch 1-444.6
– Ösophagus, endoskopisch 1-440.9
– transurethral, Harnorgane, und Prostata 1-460.5
– Verdauungstrakt, oberer, endoskopisch 1-440.9
Stuhldrainagesystem, Anwendung 8-128
Stuhltransplantation, koloskopisch, bei Enterokolitis, schwer 8-129.0
Subakromial, Dekompression, Schultergelenk, arthroskopisch 5-814.3♦
Subakut – s. jeweiliger durchgeführter Eingriff
Subanodermal, Fistelexzision, anal 5-491.16
Subarachnoidal
– Infusion, zur Schmerztherapie 8-911
– Injektion, zur Schmerztherapie 8-911
Subarachnoidalraum, Aspiration
– diagnostisch 1-841
– über früher implantierten Katheter 1-204.5
Subchondral, Spongiosaplastik
– Akromioklavikulargelenk, offen, mit Fixation, Fragment 5-801.41♦ ►
Subchondral, Spongiosaplastik (*Forts.*)
– Ellenbogengelenk, offen, mit Fixation, Fragment 5-801.4t♦
– Handgelenk, offen, mit Fixation, Fragment 5-801.47♦
– Hüftgelenk, offen, mit Fixation, Fragment 5-801.4g♦
– Humeroglenoidalgelenk, offen, mit Fixation, Fragment 5-801.40♦
– Humeroradialgelenk, offen, mit Fixation, Fragment 5-801.4s♦
– Humeroulnargelenk, offen, mit Fixation, Fragment 5-801.44♦
– Iliosakralgelenk, offen, mit Fixation, Fragment 5-801.4e♦
– Kniegelenk, offen, mit Fixation, Fragment 5-801.4h♦
– Metatarsophalangealgelenk, offen, mit Fixation, Fragment 5-801.4q♦
– Radiokarpalgelenk, offen 5-801.48♦
– Radioulnargelenk
–– distal, offen, mit Fixation, Fragment 5-801.46♦
–– proximal, offen, mit Fixation, Fragment 5-801.45♦
– Sprunggelenk
–– oberes, offen, mit Fixation, Fragment 5-801.4k♦
–– unteres, offen, mit Fixation, Fragment 5-801.4m♦
– Sternoklavikulargelenk, offen 5-801.43♦
– Symphyse, offen, mit Fixation, Fragment 5-801.4f
– Tarsalgelenk, offen, mit Fixation, Fragment 5-801.4n♦
– Tarsometatarsalgelenk, offen, mit Fixation, Fragment 5-801.4p♦
– Tibiofibulargelenk, proximal, offen, mit Fixation, Fragment 5-801.4j♦
– Ulnokarpalgelenk, offen, mit Fixation, Fragment 5-801.49♦
– Zehengelenk, offen, mit Fixation, Fragment 5-801.4r♦
Subclaviabifemoral
– Bypass, Anlegen 5-393.14♦
– Shunt, Anlegen 5-393.14♦
Subclaviafemoral
– Bypass, Anlegen 5-393.13♦
– Shunt, Anlegen 5-393.13♦
Subclaviakatheter, Anlegen 8-831.0
Subclavial, Bypass, mit Bypass, aortocarotidal Anlegen 5-393.30♦ 5-393.11♦
Subdural
– EEG-Ableitung, extrazerebral 1-211
– Elektrode
–– Entfernung 5-039.a6
–– Implantation
––– bei Implantation, Neurostimulator, zur Vorderwurzelstimulation 5-039.g
––– zur Vorderwurzelstimulation 5-039.8 ►
~~~

Subdural *(Forts.)*
~ Elektrode *(Forts.)*
-- mehrere
--- Entfernung 5-039.a7
--- Revision 5-039.c5
-- Revision 5-039.c4
-- Wechsel
--- bei Wechsel, Neurostimulator, zur Vorderwurzelstimulation 5-039.g
--- zur Vorderwurzelstimulation 5-039.8
- Entleerung
-- Empyem 5-013.2
--- Rückenmark 5-034.2
--- Rückenmarkhäute 5-034.2
-- Hämatom 5-013.1
--- Rückenmark 5-034.1
--- Rückenmarkhäute 5-034.1
- Flüssigkeit
-- Drainage 5-013.0
-- Rückenmark, Drainage 5-034.0
-- Rückenmarkhäute, Drainage 5-034.0
- Hämatomdrainage 5-013.1
- intrazerebral, kombiniert, EEG-Ableitung 1-211
- Membran
-- Entfernung 5-013.0
-- Fensterung 5-013.0
- Punktion, durch Fontanelle, diagnostisch 1-841
Subduralraum, Aspiration
- diagnostisch 1-841
- über früher implantierten Katheter 1-204.5
Subduroatrial, Ableitung, bei Anlegen, Liquorshunt 5-023.02
Subduroperitoneal, Ableitung bei Anlegen, Liquorshunt 5-023.12
Subduropleural, Ableitung, bei Anlegen, Liquorshunt 5-023.22
Subdurozisternostomie 5-022.22
Subfaszial
- Anlegen, System, zur Vakuumtherapie, Bauchwand, tiefreichend 5-916.a5
- Exstirpation, Weichteiltumor
-- Axilla 5-852.91♦
-- Bauchregion 5-852.96♦
-- Brustwand 5-852.95♦
-- Ellenbogen 5-852.92♦
-- Fuß 5-852.9a♦
-- Genitalregion 5-852.97♦
-- Gesäß 5-852.97♦
-- Hals 5-852.90♦
-- Knie 5-852.98♦
-- Kopf 5-852.90♦
-- Leistenregion 5-852.97♦
-- Oberarm 5-852.92♦
-- Oberschenkel 5-852.98♦
-- Rücken 5-852.95♦
-- Schulter 5-852.91♦
-- Unterarm 5-852.93♦
-- Unterschenkel 5-852.99♦ ►

Subfaszial *(Forts.)*
- Exzision
-- Muskel
--- Axilla
---- partiell 5-852.61♦
---- total 5-852.71♦
--- Bauchregion
---- partiell 5-852.66♦
---- total 5-852.76♦
--- Brustwand
---- partiell 5-852.65♦
---- total 5-852.75♦
--- Ellenbogen
---- partiell 5-852.62♦
---- total 5-852.72♦
--- Fuß
---- partiell 5-852.6a♦
---- total 5-852.7a♦
--- Genitalregion
---- partiell 5-852.67♦
---- total 5-852.77♦
--- Gesäß
---- partiell 5-852.67♦
---- total 5-852.77♦
--- Hals
---- partiell 5-852.60♦
---- total 5-852.70♦
--- Knie
---- partiell 5-852.68♦
---- total 5-852.78♦
--- Kopf
---- partiell 5-852.60♦
---- total 5-852.70♦
--- Leistenregion
---- partiell 5-852.67♦
---- total 5-852.77♦
--- Oberarm
---- partiell 5-852.62♦
---- total 5-852.72♦
--- Oberschenkel
---- partiell 5-852.68♦
---- total 5-852.78♦
--- Rücken
---- partiell 5-852.65♦
---- total 5-852.75♦
--- Schulter
---- partiell 5-852.61♦
---- total 5-852.71♦
--- Unterarm
---- partiell 5-852.63♦
---- total 5-852.73♦
--- Unterschenkel
---- partiell 5-852.69♦
---- total 5-852.79♦
-- Sehne, und Muskel
--- Axilla 5-852.91♦
--- Bauchregion 5-852.96♦
--- Brustwand 5-852.95♦
--- Ellenbogen 5-852.92♦
--- Fuß 5-852.9a♦
--- Genitalregion 5-852.97♦ ►

S

Subfaszial *(Forts.)*
~ Exzision *(Forts.)*
~~ Sehne, und Muskel *(Forts.)*
––– Gesäß 5-852.97♦
––– Hals 5-852.90♦
––– Knie 5-852.98♦
––– Kopf 5-852.90♦
––– Leistenregion 5-852.97♦
––– Oberarm 5-852.92♦
––– Oberschenkel 5-852.98♦
––– Rücken 5-852.95♦
––– Schulter 5-852.91♦
––– Unterarm 5-852.93♦
––– Unterschenkel 5-852.99♦
– Medikamententräger
–– Einlegen
––– Axilla 5-850.h1♦
––– Bauchregion 5-850.h6♦
––– Brustwand 5-850.h5♦
––– Ellenbogen 5-850.h2♦
––– Fuß 5-850.ha♦
––– Genitalregion 5-850.h7♦
––– Gesäß 5-850.h7♦
––– Hals 5-850.h0♦
––– Knie 5-850.h8♦
––– Kopf 5-850.h0♦
––– Leistenregion 5-850.h7♦
––– Oberarm 5-850.h2♦
––– Oberschenkel 5-850.h8♦
––– Rücken 5-850.h5♦
––– Schulter 5-850.h1♦
––– Unterarm 5-850.h3♦
––– Unterschenkel 5-850.h9♦
–– Entfernung
––– Axilla 5-850.j1♦
––– Bauchregion 5-850.j6♦
––– Brustwand 5-850.j5♦
––– Ellenbogen 5-850.j2♦
––– Fuß 5-850.ja♦
––– Genitalregion 5-850.j7♦
––– Gesäß 5-850.j7♦
––– Hals 5-850.j0♦
––– Knie 5-850.j8♦
––– Kopf 5-850.j0♦
––– Leistenregion 5-850.j7♦
––– Oberarm 5-850.j2♦
––– Oberschenkel 5-850.j8♦
––– Rücken 5-850.j5♦
––– Schulter 5-850.j1♦
––– Unterarm 5-850.j3♦
––– Unterschenkel 5-850.j9♦
– Wechsel, System, zur Vakuumtherapie, Bauchwand, tiefreichend 5-916.a5
Subglottis
– Biopsie
–– durch Inzision 1-549.2
–– ohne Inzision 1-421.2
– Probeexzision, durch Mikrolaryngoskopie 1-421.2
Subintimal, Rekanalisation, durch Verwendung, Nadelsystem, speziell, zur perkutanen Passage organisierter Verschlüsse *[nur Zusatzkode!]* 8-83b.a1
Subkapital, Humerus, Fraktur, Spickdrahtosteosynthese 5-790.11♦
Subkarinal
– Lymphknoten
–– einzeln, Exzision, thorakoskopisch
––– mit
–––– Farbmarkierung 5-401.72
–––– Radionuklidmarkierung 5-401.71
––– ohne Markierung 5-401.70
–– Entfernung, mediastinoskopisch
––– mit
–––– Farbmarkierung 5-401.72
–––– Radionuklidmarkierung 5-401.71
––– ohne Markierung 5-401.70
– Sentinel-Lymphonodektomie
–– mediastinoskopisch, mit
––– Farbmarkierung 5-401.72
––– Radionuklidmarkierung 5-401.71
–– thorakoskopisch, mit
––– Farbmarkierung 5-401.72
––– Radionuklidmarkierung 5-401.71
Subkonjunktival, Injektion, therapeutisch 8-020.0♦
Subkutan
– Fistelexzision, anal 5-491.10
– Harrington-Instrumentation, Wirbelsäule 5-838.3
– Mastektomie 5-877.0♦
– Reservoir
–– Entfernung, Liquorsystem, spinal 5-038.c
–– Revision, Liquorsystem, spinal 5-038.7
–– Wechsel, Liquorsystem, spinal 5-038.7
Sublingual, Inzision, mit Drainage, Mundhöhle 5-273.2
Submammär, Alloprothese, Implantation
– mit gewebeverstärkendem Material zur Vergrößerung der Mamma 5-883.11♦
– ohne gewebeverstärkendes Material zur Vergrößerung der Mamma 5-883.10♦
Submandibulär
– Fremdkörperentfernung
–– kieferwinkelnah, von außen 5-270.6♦
–– von außen 5-270.5
– Inzision, mit Drainage
–– kieferwinkelnah, von außen 5-270.6♦
–– von außen 5-270.5
– Logenabszessinzision 5-270.5
–– kieferwinkelnah 5-270.6♦
Submental
– Fremdkörperentfernung, von außen 5-270.7
– Inzision, mit Drainage, äußere 5-270.7
– Logenabszessinzision 5-270.7
– Lymphknoten, Exstirpation 5-401.00♦
– Zugang, bei Exzision, Thyreoidea lingualis 5-069.21
Submukös
– Fistelexzision, anal 5-491.15 ►

Submukös *(Forts.)*
– Resektion
–– Concha nasalis inferior 5-215.3♦
–– Nasenmuschel, untere 5-215.3♦
–– Nasenseptum 5-214.0
Submukosal
– Dissektion
–– Dickdarm
––– einfach, endoskopisch 5-452.64
––– endoskopisch, durch
–––– Doppel-Ballon-Enteroskopie 5-452.74
–––– Push-and-pull-back-Technik 5-452.74
–––– Push-Technik 5-452.64
–––– Single-Ballon-Enteroskopie 5-452.74
–– Dünndarm, endoskopisch 5-451.74
–– Magen, endoskopisch 5-433.24
–– Ösophagus, endoskopisch 5-422.24
–– Rektum, endoskopisch, Gewebe 5-482.g
– Exzision, peranal, am Rektum 5-482.10
Subokzipital
– Kraniektomie, als Zugang 5-010.14
– Kraniotomie, als Zugang 5-010.04
– Liquorpunktion, zur Liquorentnahme 1-204.3
– Punktion, diagnostisch 1-204.2
Subpektoral, Alloprothese, Implantation
– mit gewebeverstärkendem Material zur Vergrößerung der Mamma 5-883.21♦
– ohne gewebeverstärkendes Material zur Vergrößerung der Mamma 5-883.20♦
Subperiostal
– Implantat, Entfernung, Zahn 5-235.8
– Implantation, Zahn 5-235.3
Subpial, Transsektion
– multilobulär, multipel 5-013.75
– unilobulär, multipel 5-013.74
Subretinal
– Applikation, Voretigen Neparvovec 6-00b.p
– Drainage 5-157.0♦
– Gewebe, Exzision 5-157.1♦
Subsegment, pulmonal, Einführung, bronchoskopisch, Hydrogelschaum, polymerisierend
– 1 5-339.70
– 2 5-339.71
– 3 5-339.72
– 4 oder mehr 5-339.73
Subtraktionsangiographie, digital
– Aortenbogen 3-602
– Arterie
–– Abdomen 3-604
–– Becken 3-605
–– Extremität
––– obere 3-606♦
––– untere 3-607♦
–– Hals 3-601
–– intrakraniell 3-600
–– Rückenmark 3-60a
–– Thorax 3-603
– Hohlvene
–– obere 3-611.0
–– untere 3-612.0
– Iliakalvene 3-612.4 ►
Subtraktionsangiographie, digital *(Forts.)*
– Koronarsinusvene 3-611.2
– Mesenterialvene 3-612.3
– Milzvene 3-612.2
– Nierenvene 3-612.1
– Pfortader 3-612.5
– Pulmonalvene 3-611.1
– Vene
–– Extremität 3-613♦
––– mit Darstellung des Abflussbereiches 3-614♦
–– intrakraniell 3-610
Subvalvulär, Resektion
– Aortenklappe
–– fibrös 5-354.02
–– muskulär 5-354.03
– Pulmonalklappe
–– fibrös 5-354.22
–– muskulär 5-354.23
Sulcus buccolabialis, Vertiefung
– mit
–– Hauttransplantat 5-244.11
–– Knochentransplantat 5-244.13
–– Schleimhauttransplantat 5-244.12
– ohne Transplantat 5-244.10
Sulcus lingualis, Vertiefung
– mit
–– Hauttransplantat 5-244.11
–– Knochentransplantat 5-244.13
–– Schleimhauttransplantat 5-244.12
– ohne Transplantat 5-244.10
Summerskill, Operation – s.a. Dakryozystorhinostomie, transkutan mit Intubation 5-087.01♦
Sunitinib, Applikation, oral
– 150 mg bis unter 200 mg 6-003.a0
– 200 mg bis unter 250 mg 6-003.a1
– 250 mg bis unter 300 mg 6-003.a2
– 300 mg bis unter 350 mg 6-003.a3
– 350 mg bis unter 400 mg 6-003.a4
– 400 mg bis unter 450 mg 6-003.a5
– 450 mg bis unter 500 mg 6-003.a6
– 500 mg bis unter 600 mg 6-003.a7
– 600 mg bis unter 700 mg 6-003.a8
– 700 mg bis unter 800 mg 6-003.a9
– 800 mg bis unter 900 mg 6-003.aa
– 900 mg bis unter 1.100 mg 6-003.ab
– 1.100 mg bis unter 1.300 mg 6-003.ac
– 1.300 mg bis unter 1.500 mg 6-003.ad
– 1.500 mg oder mehr 6-003.ae
SUP – s.a. Ultraviolettphototherapie, selektiv 8-560.0
Superfiziell, Keratektomie 5-123.20♦
Superselektiv, Arteriographie 3-608
Supportiv, Therapie
– mindestens 50 Minuten bis 2 Stunden 9-401.30
– mehr als
–– 2 bis 4 Stunden 9-401.31
–– 4 Stunden 9-401.32
Supraglottis
– Biopsie
–– durch Inzision 1-549.0 ►

Supraglottis *(Forts.)*
~ Biopsie *(Forts.)*
–– ohne Inzision 1-421.0
– Probeexzision, durch Mikrolaryngoskopie 1-421.0
Supraglottisch, Hemilaryngektomie, horizontal 5-301.0
– mit Resektion, Zungengrund 5-301.1
Supraklavikulär, Lymphknoten
– Biopsie
–– durch Inzision 1-586.1♦
–– perkutan 1-425.1♦
––– mit Steuerung durch bildgebende Verfahren 1-426.1♦
– Exstirpation 5-401.00♦
– Nadelbiopsie, perkutan 1-425.1♦
Suprakondylär, Umstellung, Femur, valgisierend, in unilateraler Technik 5-781.0h♦
Suprapubisch
– Katheter
–– Anlegen 5-572.1
–– Entfernung 8-133.1
–– Wechsel 8-133.0
– Zügeloperation
–– adjustierbar, mit alloplastischem Material 5-594.31
–– nicht-adjustierbar, mit alloplastischem Material 5-594.30
–– urethrovesikal, mit
––– Dura 5-594.2
––– Faszie 5-594.0
––– Muskulatur 5-594.1
Suprapubisch-transvesikal
– Destruktion, Gewebe, Prostata
–– endoskopisch extraperitoneal 5-603.01
–– offen 5-603.00
– Exzision, Gewebe, Prostata
–– endoskopisch extraperitoneal 5-603.01
–– offen 5-603.00
Suprasphinktär, Fistelexzision, anal 5-491.13
Supratrigonal, Resektion, Harnblase
– laparoskopisch
–– mit Ureterneoimplantation
––– beidseitig 5-575.71
––– einseitig 5-575.61
–– ohne Ureterneoimplantation 5-575.41
– offen
–– mit Ureterneoimplantation
––– beidseitig 5-575.70
––– einseitig 5-575.60
–– ohne Ureterneoimplantation 5-575.40
Supravaginal, Exstirpation, Uterus, subtotal
– abdominal, offen 5-682.10
– durch Umsteigen
–– endoskopisch – offen chirurgisch 5-682.13
–– vaginal – offen chirurgisch 5-682.14
– endoskopisch 5-682.12
– laparoskopisch 5-682.12
– vaginal 5-682.15
–– laparoskopisch assistiert 5-682.11
Supravalvulär, Resektion
– Aortenklappe 5-354.04
– Pulmonalklappe 5-354.24
Suprazervikal
– Exstirpation, Uterus, subtotal
–– abdominal, offen 5-682.00
–– durch Umsteigen
––– endoskopisch – offen chirurgisch 5-682.03
––– vaginal – offen chirurgisch 5-682.04
–– endoskopisch 5-682.02
–– laparoskopisch 5-682.02
–– vaginal 5-682.05
––– laparoskopisch assistiert 5-682.01
– Sectio caesarea
–– primär 5-741.0
–– sekundär 5-741.1
Surfactant, Gabe, beim Neugeborenen 6-003.9
Suspension, Frontalis-, bei Blepharoptosis 5-094.4♦
Suspensionsoperation
– mit
–– Band, transobturatorisch, bei Harninkontinenz, beim Mann 5-598.0
–– Material, alloplastisch, bei Harninkontinenz, beim Mann 5-598.0
–– TOT [Transobturatorisches Band], bei Harninkontinenz, beim Mann 5-598.0
– transvaginal
–– durch
––– Faszienzügelplastik 5-593.02
––– Plastik, Levator 5-593.00
––– Pubokokzygeusplastik 5-593.01
–– mit
––– Dura 5-593.10
––– Faszie 5-593.11
––– transobturatorischem Band 5-593.20
Swanson-Endoprothese, Implantation, Metakarpophalangealgelenk 5-847.53♦
– mehrere 5-847.54♦
Switch-Operation
– arteriell 5-359.11
– atrial 5-359.10
– Double- 5-359.12
Syme, Amputation, Unterschenkel, tief 5-865.0♦
Sympathektomie
– Koronararterie 5-369.4
– lumbosakral 5-043.2
– thorakal 5-043.1
– Tympano- 5-209.0♦
– zervikal 5-043.0
Sympathikolyse
– lumbosakral, perkutan, mit Steuerung durch bildgebende Verfahren 5-04a.2
– thorakal, perkutan, mit Steuerung durch bildgebende Verfahren 5-04a.1
– zervikal, perkutan, mit Steuerung durch bildgebende Verfahren 5-04a.0
Symphyse
– Arthrodese, offen 5-808.1
– Arthrolyse
–– arthroskopisch 5-810.2f ►

Symphyse *(Forts.)*
~ Arthrolyse *(Forts.)*
–– offen 5-800.6f
– Arthrorise, offen 5-809.1f
– Arthrotomie, offen 5-800.0f
– Band, Resektion
–– arthroskopisch 5-810.9f
–– offen 5-800.cf
– Bandrest, Resektion, offen 5-800.cf
– Chondroplastik, arthroskopisch 5-812.ef
– Chondrozytentransplantation, matrixinduziert, autogen, arthroskopisch 5-812.hf
– Débridement, offen 5-800.3f
– Denervierung, elektrothermisch, Synovialis, und Kapselgewebe, arthroskopisch 5-811.4f
– Durchtrennung, Band
–– arthroskopisch 5-819.0f
–– offen 5-809.0f
– Einlegen, Medikamententräger
–– arthroskopisch 5-810.7f
–– offen 5-800.af
– Entfernung
–– Fragment, osteochondral, offen 5-800.8f
–– Medikamententräger
––– arthroskopisch 5-810.8f
––– offen 5-800.bf
–– Osteosynthesematerial, arthroskopisch 5-810.3f
–– Verkalkung, periartikulär
––– arthroskopisch 5-810.5f
––– offen 5-800.7f
– Exzision, Knorpel
–– arthroskopisch 5-812.0f
–– offen 5-801.0f
– Fixation
–– perkutan, temporär 5-809.4f
–– temporär, offen 5-809.2f
– Fragment, osteochondral, Refixation
–– arthroskopisch 5-812.3f
–– offen 5-801.3f
– Fremdkörperentfernung, offen 5-800.8f
– Gelenk, Punktion, perkutan, therapeutisch 8-158.f
– Gelenkkörper, frei, Entfernung, offen 5-800.8f
– Gelenkmobilisation, arthroskopisch 5-810.2f
– Gelenkspülung
–– arthroskopisch, mit Drainage
––– aseptisch 5-810.0f
––– septisch 5-810.1f
–– offen, mit Drainage
––– aseptisch 5-800.1f
––– septisch 5-800.2f
– Glättung, Knorpel, arthroskopisch 5-812.ef
– Implantation
–– Gewebekultur, in-vitro-hergestellt, arthroskopisch 5-812.af
–– Knorpelersatz, metallisch, nicht-patientenindividuell, offen 5-801.mf
– Kapsulotomie, offen 5-800.cf
– Knorpeltransplantation, arthroskopisch 5-812.9f ►

Symphyse *(Forts.)*
– Luxation, Reposition
–– geschlossen
––– durch
–––– Draht 5-79a.1f
–––– Fixateur externe 5-79a.6f
––––– mit interner Osteosynthese 5-79a.7f
–––– Materialkombination 5-79a.8f
–––– Schraube 5-79a.0f
–––– Zuggurtung/Cerclage 5-79a.1f
––– ohne Osteosynthese 8-201.f
–– offen
––– durch
–––– Draht 5-79b.1f
–––– Fixateur externe 5-79b.6f
––––– mit interner Osteosynthese 5-79b.7f
–––– Klammer 5-79b.ef
–––– Materialkombination 5-79b.8f
–––– Platte 5-79b.2f
–––– Schraube 5-79b.0f
–––– Zuggurtung/Cerclage 5-79b.1f
––– ohne Osteosynthese 5-79b.hf
– Resektion
–– Bandrest, arthroskopisch 5-810.9f
–– Osteophyt 5-812.kf
– Spongiosaplastik, subchondral, offen, mit Fixation, Fragment 5-801.4f
– Sprengung, Versorgung, offen
–– durch
––– Beckenzwinge 5-798.6
––– Draht 5-798.0
––– Fixateur externe 5-798.6
––– Fixateur interne 5-798.7
––– Gewindestange 5-798.8
––– Materialkombination 5-798.9
––– Platte 5-798.4
––– Ringfixateur 5-798.m
––– Zuggurtung/Cerclage 5-798.1
–– ohne Osteosynthese 5-798.h
– Spülung, therapeutisch 8-178.f
– Synovialektomie
–– partiell, offen 5-800.4f
–– total, offen 5-800.5f
– Versorgung, Fraktur, arthroskopisch assistiert *[nur Zusatzkode!]* 5-810.6f
– Wechsel, Medikamententräger
–– arthroskopisch 5-810.7f
–– offen 5-800.af
– Zystenexstirpation, offen 5-800.9f
Symphyseotomie, zur Unterstützung, Geburt 5-739.1
Synchronisationssystem, Entfernung, Sonde 5-378.1a
Synchronisiert, Überdruckbeatmung
– intermittierend, beim
–– Neugeborenen 8-711.20
–– Säugling 8-711.21
– kontinuierlich, beim
–– Neugeborenen 8-711.20
–– Säugling 8-711.21

S

Syndaktylie
– Finger
–– Anteile, gedoppelt
––– Resektion, ohne Gelenkrekonstruktion 5-917.40♦
––– Teilresektion 5-917.3♦
–– komplett, Trennung, mit
––– Kuppenplastik 5-917.20♦
––– Rekonstruktion, Seitenband 5-917.21♦
–– partiell, Trennung, mit Verschiebeplastik 5-917.10♦
–– Resektion, Anteile, gedoppelt, mit Rekonstruktion, Gelenk 5-917.41♦
– Poly-, Finger, Korrektur, durch Fusion, Anteile, gedoppelt 5-917.5♦
– Zehe
–– Resektion, Anteile, gedoppelt 5-918.3♦
–– Teilresektion, Anteile, gedoppelt 5-918.2♦
–– Trennung
––– komplett 5-918.1♦
––– partiell 5-918.0♦
Syndesmose
– Naht, offen 5-806.3♦
– Sprunggelenk
–– oberes
––– Bandplastik, offen 5-806.a♦
––– Naht, offen 5-806.3♦
–– Verletzung
––– Einbringen, Stellschraube, Knochen 5-869.2
––– Stabilisierung, durch Fixationsverfahren, Knochen 5-869.2
Syndromdiagnose, bei Epilepsie, kompliziert 1-213
Synechie
– Augenkammerwinkel, Lösung 5-137.3♦
– Endometrium, Uterus, Exzision, hysteroskopisch 5-681.01
– hintere, Lösung, zwischen Iris und Linse 5-137.4♦
– Nase
–– Durchtrennung
––– mit Einnähen, Septumstützfolie 5-211.41
––– ohne Einnähen, Septumstützfolie 5-211.40
–– Korrektur 5-211.40
– vordere, Lösung, zwischen Iris und Kornea 5-137.2♦
Synechiolyse, zwischen Iris und
– Kornea 5-137.2♦
– Linse 5-137.4♦
Synechiotomie, Iris, hintere 5-137.4♦
Syngen
– Implantat *[nur Zusatzkode!]* 5-930.1
– Transplantat *[nur Zusatzkode!]* 5-930.1
– Transplantation, Niere 5-555.2
Synovialektomie
– Akromioklavikulargelenk
–– partiell
––– arthroskopisch 5-811.21♦
––– offen 5-800.41♦
–– total
––– arthroskopisch 5-811.31♦ ►

Synovialektomie *(Forts.)*
~ Akromioklavikulargelenk *(Forts.)*
~~ total *(Forts.)*
––– offen 5-800.51♦
– Beugesehne
–– Daumen
––– partiell 5-845.02♦
––– total 5-845.12♦
–– Handgelenk
––– partiell 5-845.00♦
––– total 5-845.10♦
–– Langfinger
––– partiell 5-845.01♦
––– total 5-845.11♦
– Daumensattelgelenk 5-845.4♦
– Ellenbogengelenk
–– partiell
––– arthroskopisch 5-811.2t♦
––– offen 5-800.4t♦
–– total
––– arthroskopisch 5-811.3t♦
––– offen 5-800.5t♦
– Handgelenk
–– partiell
––– arthroskopisch 5-811.27♦
––– offen 5-800.47♦
–– total
––– arthroskopisch 5-811.37♦
––– offen 5-800.57♦
– Handwurzelgelenk 5-845.2♦
–– mehrere 5-845.3♦
– Hüftgelenk
–– partiell
––– arthroskopisch 5-811.2g♦
––– offen 5-800.4g♦
–– total
––– arthroskopisch 5-811.3g♦
––– offen 5-800.5g♦
– Humeroglenoidalgelenk
–– partiell
––– arthroskopisch 5-811.20♦
––– offen 5-800.40♦
–– total
––– arthroskopisch 5-811.30♦
––– offen 5-800.50♦
– Humeroradialgelenk
–– partiell
––– arthroskopisch 5-811.2s♦
––– offen 5-800.4s♦
–– total
––– arthroskopisch 5-811.3s♦
––– offen 5-800.5s♦
– Humeroulnargelenk
–– partiell
––– arthroskopisch 5-811.24♦
––– offen 5-800.44♦
–– total
––– arthroskopisch 5-811.34♦
––– offen 5-800.54♦ ►

Synovialektomie *(Forts.)*
– Iliosakralgelenk
–– partiell
––– arthroskopisch 5-811.2e♦
––– offen 5-800.4e♦
–– total
––– arthroskopisch 5-811.3e♦
––– offen 5-800.5e♦
– Interphalangealgelenk
–– Hand 5-845.7♦
–– mehrere, Finger 5-845.8♦
––– mehrere 5-845.9♦
– Kiefergelenk 5-773.8♦
– Kniegelenk
–– partiell
––– arthroskopisch 5-811.2h♦
––– offen 5-800.4h♦
–– total
––– arthroskopisch 5-811.3h♦
––– offen 5-800.5h♦
– Metakarpophalangealgelenk 5-845.5♦
–– mehrere 5-845.6♦
– Metatarsophalangealgelenk
–– partiell
––– arthroskopisch 5-811.2q♦
––– offen 5-800.4q♦
–– total
––– arthroskopisch 5-811.3q♦
––– offen 5-800.5q♦
– Radiokarpalgelenk
–– partiell
––– arthroskopisch 5-811.28♦
––– offen 5-800.48♦
–– total
––– arthroskopisch 5-811.38♦
––– offen 5-800.58♦
– Radioulnargelenk
–– distal
––– partiell
–––– arthroskopisch 5-811.26♦
–––– offen 5-800.46♦
––– total
–––– arthroskopisch 5-811.36♦
–––– offen 5-800.56♦
–– proximal
––– partiell
–––– arthroskopisch 5-811.25♦
–––– offen 5-800.45♦
––– total
–––– arthroskopisch 5-811.35♦
–––– offen 5-800.55♦
– Sprunggelenk
–– oberes
––– partiell
–––– arthroskopisch 5-811.2k♦
–––– offen 5-800.4k♦
––– total
–––– arthroskopisch 5-811.3k♦
–––– offen 5-800.5k♦ ►

Synovialektomie *(Forts.)*
~ Sprunggelenk *(Forts.)*
–– unteres
––– partiell
–––– arthroskopisch 5-811.2m♦
–––– offen 5-800.4m♦
––– total
–––– arthroskopisch 5-811.3m♦
–––– offen 5-800.5m♦
– Sternoklavikulargelenk
–– partiell
––– arthroskopisch 5-811.23♦
––– offen 5-800.43♦
–– total
––– arthroskopisch 5-811.33♦
––– offen 5-800.53♦
– Strecksehne
–– Daumen
––– partiell 5-845.05♦
––– total 5-845.15♦
–– Handgelenk
––– partiell 5-845.03♦
––– total 5-845.13♦
–– Langfinger
––– partiell 5-845.04♦
––– total 5-845.14♦
– Symphyse
–– partiell, offen 5-800.4f
–– total, offen 5-800.5f
– Tarsalgelenk
–– partiell
––– arthroskopisch 5-811.2n♦
––– offen 5-800.4n♦
–– total
––– arthroskopisch 5-811.3n♦
––– offen 5-800.5n♦
– Tarsometatarsalgelenk
–– partiell
––– arthroskopisch 5-811.2p♦
––– offen 5-800.4p♦
–– total
––– arthroskopisch 5-811.3p♦
––– offen 5-800.5p♦
– Thorakoskapulargelenk
–– partiell, offen 5-800.42♦
–– total, offen 5-800.52♦
– Tibiofibulargelenk, proximal
–– partiell
––– arthroskopisch 5-811.2j♦
––– offen 5-800.4j♦
–– total
––– arthroskopisch 5-811.3j♦
––– offen 5-800.5j♦
– Ulnokarpalgelenk
–– partiell
––– arthroskopisch 5-811.29♦
––– offen 5-800.49♦
–– total
––– arthroskopisch 5-811.39♦
––– offen 5-800.59♦ ►

S

Synovialektomie *(Forts.)*
– Zehengelenk
–– partiell
––– arthroskopisch 5-811.2r♦
––– offen 5-800.4r♦
–– total
––– arthroskopisch 5-811.3r♦
––– offen 5-800.5r♦
Synovialis, und Kapselgewebe, Denervierung, elektrothermisch, arthroskopisch
– Akromioklavikulargelenk 5-811.41♦
– Ellenbogengelenk 5-811.4t♦
– Handgelenk 5-811.47♦
– Hüftgelenk 5-811.4g♦
– Humeroglenoidalgelenk 5-811.40♦
– Humeroradialgelenk 5-811.4s♦
– Humeroulnargelenk 5-811.44♦
– Kniegelenk 5-811.4h♦
– Metatarsophalangealgelenk 5-811.4q♦
– Radiokarpalgelenk 5-811.48♦
– Radioulnargelenk
–– distal 5-811.46♦
–– proximal 5-811.45♦
– Sprunggelenk
–– oberes 5-811.4k♦
–– unteres 5-811.4m♦
– Sternoklavikulargelenk 5-811.43♦
– Symphyse 5-811.4f
– Tarsalgelenk 5-811.4n♦
– Tarsometatarsalgelenk 5-811.4p♦
– Thorakoskapulargelenk 5-811.42♦
– Tibiofibulargelenk, proximal 5-811.4j♦
– Ulnokarpalgelenk 5-811.49♦
– Zehengelenk 5-811.4r♦
Synoviorthese, chemisch 8-020.b♦
System
– Barorezeptoraktivierung
–– Implantation, mit Implantation, Neurostimulationselektrode 5-059.c6
–– Wechsel, mit Wechsel, Neurostimulationselektrode 5-059.c6
– dreidimensional, Kontraktionsanalyse, intrakardial, kathetergestützt 1-279.50
– druckreduzierend, intraluminal, Implantation, perkutan-transluminal, in
–– A. pulmonalis 8-838.c0
–– Gefäß, künstlich, Lungenkreislauf 8-838.c5
–– Kollateralgefäß, aortopulmonal 8-838.c2
–– Shunt, aortopulmonal, künstlich 8-838.c4
–– V. pulmonalis 8-838.c1♦
– Ersteinstellung, zur Stimulation, Hypoglossusnerv 8-631.30
– Explantation, zur adjustierbaren Kontinenztherapie, bei Harninkontinenz 5-596.71
– Hypoglossusnerv-Stimulation
–– Implantation, mit Implantation, Neurostimulationselektrode 5-059.c7
–– Wechsel, mit Wechsel, Neurostimulationselektrode 5-059.c7 ►

System *(Forts.)*
– Implantation, zur Überwachung, Abstoßungsreaktion, nichtinvasiv, nach Herztransplantation 5-377.b
– myokardmodulierend
–– Implantation
––– mit Vorhofelektrode 5-379.80
––– ohne Vorhofelektrode 5-379.82
–– Revision
––– mit Vorhofelektrode 5-379.81
––– ohne Vorhofelektrode 5-379.83
–– Wechsel
––– mit Vorhofelektrode 5-379.80
––– ohne Vorhofelektrode 5-379.82
– Nachprogrammierung, zur Stimulation, Hypoglossusnerv 8-631.31
– Phrenikusnerv-Stimulation
–– Implantation, mit Implantation, Neurostimulationselektrode 5-059.cb
–– Wechsel
––– mit Wechsel, Neurostimulationselektrode 5-059.cb
––– ohne Wechsel, Neurostimulationselektrode 5-059.db
– retikuloendothelial, Szintigraphie, Leber, und Milz 3-70a.0
– Revision, zur adjustierbaren Kontinenztherapie, bei Harninkontinenz 5-596.72
– zur
–– Barorezeptoraktivierung, Wechsel, ohne Wechsel, Karotis-Elektrode 5-059.d6
–– Hypoglossusnerv-Stimulation, Wechsel, ohne Wechsel einer Neurostimulationselektrode 5-059.d7
–– Kontinenztherapie, adjustierbar, Implantation, bei Harninkontinenz
––– in die Region der bulbären Harnröhre 5-596.75
––– unter den Harnblasenhals 5-596.74
–– Phrenikusnerv-Stimulation, Ersteinstellung 8-631.4
–– Vakuumtherapie
––– Anlegen
–––– Abdomen, offen 5-916.a3
–––– Bauchwand, tiefreichend, subfaszial 5-916.a5
–––– Bereich von Nähten
––––– der Faszien 5-916.a5
––––– des Peritoneums 5-916.a5
–––– endoösophageal 5-916.a6
–––– endorektal 5-916.a4
–––– Haut und Unterhaut 5-916.a0
–––– tiefreichend
––––– Gelenk, Extremität 5-916.a1♦
––––– Knochen, Extremität 5-916.a1♦
––––– Mediastinum 5-916.a2
––––– Sternum 5-916.a2
––––– subfaszial, Extremität 5-916.a1♦
––––– Thorax 5-916.a2
––– Wechsel
–––– Abdomen, offen 5-916.a3 ►

System *(Forts.)*
~ zur *(Forts.)*
~~ Vakuumtherapie *(Forts.)*
~~~ Wechsel *(Forts.)*
---- Bauchwand, tiefreichend, subfaszial 5-916.a5
---- Bereich von Nähten
----- der Faszien 5-916.a5
----- des Peritoneums 5-916.a5
---- endoösophageal 5-916.a6
---- endorektal 5-916.a4
---- Haut und Unterhaut 5-916.a0
---- tiefreichend
----- Gelenk, Extremität 5-916.a1♦
----- Knochen, Extremität 5-916.a1♦
----- Mediastinum 5-916.a2
----- Sternum 5-916.a2
----- subfaszial, Extremität 5-916.a1♦
----- Thorax 5-916.a2
Systemisch
- Therapie, mit Radionuklid, offen 8-530.5
- Thrombolyse 8-020.8
Systemumstellung
- Defibrillator
-- auf
--- Defibrillator, mit subkutaner Elektrode 5-378.ce
--- Herzschrittmacher, mit
---- Einkammersystem 5-378.ca
---- Zweikammersystem 5-378.cb
---- Dreikammersystem
----- mit Vorhofelektrode 5-378.cd
----- ohne Vorhofelektrode 5-378.cc
---- Stimulation, biventrikulär
----- mit Vorhofelektrode 5-378.cd
----- ohne Vorhofelektrode 5-378.cc
--- Impulsgenerator, intrakardial 5-378.cm
-- mit
--- Einkammer-Stimulation, auf Defibrillator, mit
---- Stimulation, biventrikulär
----- mit Vorhofelektrode 5-378.c2
----- ohne Vorhofelektrode 5-378.c1
---- Zweikammer-Stimulation 5-378.c0
--- Stimulation, biventrikulär, auf Defibrillator, mit
---- Einkammer-Stimulation
----- mit atrialer Detektion 5-378.c8
----- ohne atriale Detektion 5-378.c7
---- Zweikammer-Stimulation 5-378.c9
--- subkutaner Elektrode, auf Defibrillator, mit
---- Stimulation, biventrikulär
----- mit
------ atrialer Detektion 5-378.cg
------ Vorhofelektrode 5-378.ck
----- ohne
------ atriale Detektion 5-378.cf
------ Vorhofelektrode 5-378.cj
---- Zweikammer-Stimulation 5-378.ch ►

Systemumstellung *(Forts.)*
~ Defibrillator *(Forts.)*
~~ mit *(Forts.)*
--- Zweikammer-Stimulation, auf Defibrillator, mit
---- Einkammer-Stimulation
----- mit atrialer Detektion 5-378.c4
----- ohne atriale Detektion 5-378.c3
---- Stimulation, biventrikulär
----- mit Vorhofelektrode 5-378.c6
----- ohne Vorhofelektrode 5-378.c5
- Herzschrittmacher
-- auf
--- Defibrillator, mit
---- Einkammer-Stimulation
----- mit atrialer Detektion 5-378.b9
----- ohne atriale Detektion 5-378.b8
---- Zweikammer-Stimulation 5-378.ba
---- Stimulation, biventrikulär
----- mit Vorhofelektrode 5-378.bc
----- ohne Vorhofelektrode 5-378.bb
---- subkutaner Elektrode 5-378.bd
--- Impulsgenerator, intrakardial 5-378.be
-- mit
--- Einkammersystem, auf Herzschrittmacher, mit
---- Zweikammersystem 5-378.b0
---- Dreikammersystem
----- mit Vorhofelektrode 5-378.b2
----- ohne Vorhofelektrode 5-378.b1
---- Stimulation, biventrikulär
----- mit Vorhofelektrode 5-378.b2
----- ohne Vorhofelektrode 5-378.b1
--- Zweikammersystem, auf Herzschrittmacher, mit
---- Einkammersystem 5-378.b3
---- Dreikammersystem
----- mit Vorhofelektrode 5-378.b5
----- ohne Vorhofelektrode 5-378.b4
---- Stimulation, biventrikulär
----- mit Vorhofelektrode 5-378.b5
----- ohne Vorhofelektrode 5-378.b4
--- Dreikammersystem, auf Herzschrittmacher, mit
---- Einkammersystem 5-378.b6
---- Zweikammersystem 5-378.b7
--- Stimulation, biventrikulär, auf Herzschrittmacher, mit
---- Einkammersystem 5-378.b6
---- Zweikammersystem 5-378.b7
- Impulsgenerator, intrakardial, auf
-- Defibrillator, mit
--- Einkammer-Stimulation
---- mit atrialer Detektion 5-378.d5
---- ohne atriale Detektion 5-378.d4
--- Zweikammer-Stimulation 5-378.d6
--- Stimulation, biventrikulär
---- mit Vorhofelektrode 5-378.d8
---- ohne Vorhofelektrode 5-378.d7
--- subkutaner Elektrode 5-378.d9 ►
~~~

Systemumstellung *(Forts.)*
~ Impulsgenerator, intrakardial, auf *(Forts.)*
–– Herzschrittmacher, mit
––– Einkammersystem 5-378.d0
––– Zweikammersystem 5-378.d1
––– Dreikammersystem
–––– mit Vorhofelektrode 5-378.d3
–––– ohne Vorhofelektrode 5-378.d2
––– Stimulation, biventrikulär
–––– mit Vorhofelektrode 5-378.d3
–––– ohne Vorhofelektrode 5-378.d2
Szintigraphie
– Blutgefäß, durch Applikation
–– intraarteriell, mit Evaluation, zur Radionuklidtherapie, intravaskulär, selektiv (SIRT), mit
––– Eiweißpartikeln, Technetium-99m-markiert 3-708.00
––– Mikrosphären, Holmium-166-markiert 3-708.01
––– sonstigen Substanzen 3-708.02
–– intravenös 3-708.1
– dynamisch, Niere 3-706.1
–– mit
––– Bestimmung, Clearance 3-706.1
––– Reflux, Prüfung 3-706.1
––– Stimulation, Diurese 3-706.1
– Ein-Phasen-, Muskel-Skelett-System 3-705.0
– Ganzkörper-
–– mit Radiojod
––– mit Gabe von rekombinantem Thyreotropin 3-70c.01
––– ohne Gabe von rekombinantem Thyreotropin 3-70c.00
–– zur Entzündungsdiagnostik 3-70c.2
– Gehirn 3-700
– Intestinum 3-707.3
–– mit Blutungsdiagnostik, intestinal 3-707.3
– Knochenmark 3-70a.0
– Kolon 3-707.4
–– mit Bestimmung, Kolontransitzeit 3-707.4
– Leber-Milz, mit Bestimmung, Thrombozytenabbau 3-70a.1
– Liquorsystem 3-700
– Lymph-, planar, zur
–– Darstellung, Lymphabfluss aus Tumor, mit Gabe von radioaktiv markierten
––– rezeptorgerichteten Substanzen 3-709.01
––– rezeptorspezifischen Substanzen 3-709.01
––– ungerichteten Substanzen 3-709.00
––– unspezifischen Substanzen 3-709.00
–– Lokalisationsdiagnostik, mit Gabe von
––– radioaktiv markierten
–––– rezeptorspezifischen Substanzen 3-709.01
–––– unspezifischen Substanzen 3-709.00
––– Tc-99m-HSA 3-709.00
––– Tc-99m-markierten Kolloiden 3-709.00
––– Tc-99m-Tilmanocept 3-709.01
– Magen 3-707.2
–– mit Bestimmung, Passagezeit 3-707.2
– Mehr-Phasen-, Muskel-Skelett-System 3-705.1 ►

Szintigraphie *(Forts.)*
– Myokard
–– in Ruhe
––– mit EKG-Triggerung 3-721.01
––– ohne EKG-Triggerung 3-721.00
–– unter
––– pharmakologischer Belastung
–––– mit EKG-Triggerung 3-721.21
–––– ohne EKG-Triggerung 3-721.20
––– physischer Belastung
–––– mit EKG-Triggerung 3-721.11
–––– ohne EKG-Triggerung 3-721.10
– Nebenniere 3-702.1
– Nebenschilddrüse 3-702.0
– Ösophagus 3-707.1
–– mit Bestimmung, Passagezeit 3-707.1
– Schilddrüse 3-701
– Speicheldrüse 3-707.0
–– mit Bestimmung, Uptake, und Exkretion 3-707.0
– statisch, Niere 3-706.0
– System, retikuloendothelial, Leber, und Milz 3-70a.0
– Teilkörper-, Herz, mit rezeptorgerichteten Substanzen, zur Lokalisationsdiagnostik 3-70d.0
– Tumor-, mit
–– I-123-MIBG 3-70c.13
–– Jod-123-MIBG 3-70c.13
–– Tc-99m-Octreotid 3-70c.11
–– Tc-99m-PSMA 3-70c.10
–– Tc-In-111-Octreotid 3-70c.12
–– Technetium-99m-Octreotid 3-70c.11
–– Technetium-99m-PSMA 3-70c.10
–– Technetium-Indium-111-Octreotid 3-70c.12
– zur Diagnostik, irreversibler Hirnfunktionsausfall 3-708.1
Szintigraphisch
– Bestimmung
–– Blutvolumen 3-70a.3
–– Erythrozytenüberlebenszeit, und Bestimmung, Erythrozytenabbauort 3-70a.2
–– Lymphabfluss, Extremität, quantitativ 3-709.x
–– Thrombozytenüberlebenszeit 3-70a.1
– Messung
–– Eisenresorption 3-70b.3
–– Erythropoese 3-70a.4
–– Ferrokinetik 3-70a.4
– Nachweis, Meckel-Divertikel 3-707.5

– T –

T- und B-Zell-Depletion, Stammzellen, hämatopoetisch, In-vitro-Aufbereitung
– aus
–– Knochenmark, bei Transplantation *[nur Zusatzkode!]* 5-411.71
–– peripherem Blut, bei Transfusion *[nur Zusatzkode!]* 5-411.71
– bei Entnahme, aus
–– Knochenmark, zur Transplantation *[nur Zusatzkode!]* 5-410.21
–– peripherem Blut, zur Transplantation *[nur Zusatzkode!]* 5-410.21
T-Drainage, bei Cholangiographie 3-13c.2
T-Inzision, zur Sectio caesarea, korporal
– primär 5-741.2
– sekundär 5-741.3
T-Zell-Depletion, Stammzellen, hämatopoetisch, In-vitro-Aufbereitung
– aus
–– Knochenmark, bei Transplantation *[nur Zusatzkode!]* 5-411.71
–– peripherem Blut, bei Transfusion *[nur Zusatzkode!]* 5-411.71
– bei Entnahme, aus
–– Knochenmark, zur Transplantation *[nur Zusatzkode!]* 5-410.21
–– peripherem Blut, zur Transplantation *[nur Zusatzkode!]* 5-410.21
T-Zellen
– allogen, genetisch modifiziert, mit HSV-TK Mut2, Transfusion
–– nach erneuter Gewinnung vom gleichen Spender, nach Transplantation von hämatopoetischen Stammzellen 8-802.74
–– ohne erneute Gewinnung vom gleichen Spender, nach Transplantation von hämatopoetischen Stammzellen 8-802.45
– autogen, Entnahme, aus peripherem Blut, zur
–– Ex-vivo-Kultur und tumorspezifischen In-vitro-Aufbereitung, zur Transfusion 5-410.30
–– Herstellung von CAR-T-Zellen, zur Transfusion 5-410.30
– Transfusion, nach Ex-vivo-Kultur 8-802.50
Tacrolimus-freisetzend
– OPD-System *[nur Zusatzkode!]* 8-83b.09
– Stent *[nur Zusatzkode!]* 8-83b.09
Tänie, Dickdarm, frei, Einkerbung, quer
– durch Umsteigen laparoskopisch – offen chirurgisch 5-469.42
– laparoskopisch 5-469.41
– offen 5-469.40
Tätowieren
– Haut
–– Axilla 5-890.06♦
–– Bauchregion 5-890.0b
–– Brustwand 5-890.0a
–– Ellenbogen 5-890.07♦ ►
Tätowieren *(Forts.)*
~ Haut *(Forts.)*
–– Fuß 5-890.0g♦
–– Genitalregion 5-890.0c
–– Gesäß 5-890.0d
–– Hals 5-890.05
–– Hand 5-890.09♦
–– Knie 5-890.0e♦
–– Kopf 5-890.04
–– Leistenregion 5-890.0c
–– Lippe 5-890.00
–– Oberarm 5-890.07♦
–– Oberschenkel 5-890.0e♦
–– Rücken 5-890.0a
–– Schulter 5-890.06♦
–– Unterarm 5-890.08♦
–– Unterschenkel 5-890.0f♦
– Kornea 5-129.0♦
– zur Rekonstruktion, Brustwarze, plastisch 5-882.6♦
Tafamidis, Applikation, oral 6-006.9
Tagesdruckmessung, und Nachtdruckmessung, Augeninnendruck, über 24 Stunden 1-220.0
Tagesklinisch, Behandlung, halbtägig, bei
– Erwachsenen *[nur Zusatzkode!]* 9-644.2
– Jugendlichen *[nur Zusatzkode!]* 9-691.2
– Kindern *[nur Zusatzkode!]* 9-691.2
Talimogen Laherparepvec, Applikation 6-00b.j
Talo-calcanear, Arthrodese, offen 5-808.80♦
Talo-calcaneo-cuboidal, Arthrodese, offen 5-808.81♦
Talo-navicular, Arthrodese, offen 5-808.80♦
Talo-naviculo-calcanear, Arthrodese, offen 5-808.81♦
Talus
– Bohrung 5-780.1s♦
– Débridement 5-780.6s♦
– Einlegen, Medikamententräger 5-780.4s♦
– Entfernung
–– Bewegungsfixateur 5-787.ns♦
–– Draht 5-787.0s♦
–– Fixateur externe 5-787.9s♦
–– Klammer 5-787.es♦
–– Medikamententräger 5-780.5s♦
–– Platte 5-787.3s♦
––– winkelstabil 5-787.ks♦
–– Ringfixateur 5-787.ms♦
–– Schraube 5-787.1s♦
–– Transfixationsnagel 5-787.cs♦
–– Transfixationsschraube 5-787.ps♦
–– Zuggurtung/Cerclage 5-787.2s♦
– Entnahme
–– Knochentransplantat
––– gefäßgestielt, nicht mikrovaskulär-anastomosiert 5-783.7s♦
––– mikrovaskulär-anastomosiert 5-783.5s♦
––– nicht-gefäßgestielt 5-783.4s♦
–– Knorpel-Knochen-Transplantat 5-783.6s♦
–– Spongiosa 5-783.0s♦ ►

T

Talus *(Forts.)*
– Epiphysenlösung, Reposition, geschlossen, durch
–– Bewegungsfixateur 5-790.ps♦
–– Draht 5-790.1s♦
–– Fixateur externe 5-790.6s♦
––– mit interner Osteosynthese 5-790.ds♦
–– Materialkombination 5-790.9s♦
–– Platte 5-790.ns♦
–– Ringfixateur 5-790.ms♦
–– Schraube 5-790.0s♦
–– Transfixationsnagel 5-790.cs♦
–– winkelstabile Platte 5-790.ks♦
–– Zuggurtung/Cerclage 5-790.1s♦
– Epiphyseodese
–– permanent 5-789.2s♦
–– temporär 5-789.1s♦
– Exploration, durch Inzision 5-780.0s♦
– Exzision, partiell
–– endoskopisch 5-782.bs♦
–– mit Weichteilresektion 5-782.1s♦
–– offen 5-782.as♦
– Fraktur, Reposition
–– geschlossen
––– durch
–––– Bewegungsfixateur 5-790.ps♦
–––– Draht 5-790.1s♦
–––– Fixateur externe 5-790.6s♦
––––– mit interner Osteosynthese 5-790.ds♦
–––– Materialkombination 5-790.9s♦
–––– Platte 5-790.ns♦
–––– Ringfixateur 5-790.ms♦
–––– Schraube 5-790.0s♦
–––– Transfixationsnagel 5-790.cs♦
–––– winkelstabile Platte 5-790.ks♦
–––– Zuggurtung/Cerclage 5-790.1s♦
––– ohne Osteosynthese 8-200.s♦
–– offen
––– durch
–––– Bewegungsfixateur 5-797.ns♦
–––– Blountklammer 5-797.es♦
–––– Draht 5-797.2s♦
–––– Fixateur externe 5-797.4s♦
––––– mit interner Osteosynthese 5-797.5s♦
–––– Klammer 5-797.es♦
–––– Materialkombination 5-797.6s♦
––––– mit Rekonstruktion, Gelenkfläche 5-797.7s♦
–––– Platte 5-797.3s♦
–––– Ringfixateur 5-797.ms♦
–––– Schraube 5-797.1s♦
–––– winkelstabile Platte 5-797.ks♦
–––– Zuggurtung/Cerclage 5-797.2s♦
––– ohne Osteosynthese 5-797.hs♦
– Fremdkörperentfernung, durch Inzision 5-780.3s♦
– Implantation
–– Glaskeramik, bioaktiv 5-785.2s♦
–– Knochenersatz
––– alloplastisch, sonstiger
–––– mit Medikamentenzusatz 5-785.7s♦ ►

Talus *(Forts.)*
~ Implantation *(Forts.)*
~~ Knochenersatz *(Forts.)*
~~~ alloplastisch, sonstiger *(Forts.)*
–––– ohne Medikamentenzusatz 5-785.6s♦
––– keramisch 5-785.2s♦
–––– resorbierbar 5-785.3s♦
––––– mit Antibiotikumzusatz 5-785.5s♦
––– metallisch 5-785.4s♦
–– Zement
––– mit Antibiotikumzusatz 5-785.1s♦
––– ohne Antibiotikumzusatz 5-785.0s♦
– Inzision, mit
–– Drainage 5-780.2s♦
–– Einlegen, Medikamententräger 5-780.9s♦
– Knochen, frakturgefährdet, Stabilisierung 5-789.bs♦
– Knorpel-Knochen-Transplantation
–– allogen 5-784.6s♦
–– autogen 5-784.5s♦
– Kortikotomie, bei Segmenttransport 5-781.7s♦
– Osteotomie
–– komplex, mehrdimensional 5-781.8s♦
––– mit Achsenkorrektur 5-781.9s♦
–– ohne Achsenkorrektur 5-781.as♦
–– valgisierend 5-781.0s♦
–– varisierend 5-781.1s♦
– Periost, Naht 5-789.0s♦
– Pseudarthrose, Stabilisierung, ohne weitere Maßnahmen 5-789.cs♦
– Resektion
–– partiell
––– endoskopisch 5-782.bs♦
––– mit
–––– Kontinuitätsdurchtrennung 5-782.2s♦
––––– mit
–––––– Weichteilresektion 5-782.3s♦
–––––– Wiederherstellung, Kontinuität 5-782.4s♦
––––––– mit Weichteilresektion 5-782.5s♦
–––– Weichteilresektion 5-782.1s♦
––– offen 5-782.as♦
–– total 5-782.6s♦
––– mit
–––– Ersatz 5-782.8s♦
––––– und Weichteilresektion 5-782.9s♦
–––– Weichteilresektion 5-782.7s♦
– Revision, Osteosynthesematerial
–– mit Reosteosynthese, durch
––– Bewegungsfixateur 5-78a.ns♦
––– Draht 5-78a.1s♦
––– Fixateur externe 5-78a.8s♦
––– Klammer 5-78a.es♦
––– Materialkombination 5-78a.9s♦
––– Platte 5-78a.2s♦
–––– winkelstabil 5-78a.ks♦
––– Ringfixateur 5-78a.ms♦
––– Schraube 5-78a.0s♦
––– Transfixationsnagel 5-78a.cs♦
––– Transfixationsschraube 5-78a.ps♦
––– Verbundosteosynthese 5-78a.9s♦ ►
~~~

Talus *(Forts.)*
~ Revision, Osteosynthesematerial *(Forts.)*
~~ mit Reosteosynthese, durch *(Forts.)*
––– Zuggurtung/Cerclage 5-78a.1s♦
–– ohne Materialwechsel 5-789.3s♦
– Rotationsosteotomie 5-781.2s♦
–– valgisierend 5-781.5s♦
–– varisierend 5-781.6s♦
– Sequesterotomie 5-780.7s♦
–– mit Einlegen, Medikamententräger 5-780.8s♦
– Transplantation
–– Knochen
––– gefäßgestielt, mit mikrovaskulärer Anastomose 5-784.4s♦
––– nicht-gefäßgestielt 5-784.3s♦
–– Knochenmatrix, demineralisiert, human 5-784.bs♦
–– Röhrenknochen, allogen 5-784.9s♦
–– Span, kortikospongiös
––– allogen
–––– endoskopisch 5-784.fs♦
–––– offen 5-784.8s♦
––– autogen
–––– ausgedehnt 5-784.2s♦
–––– endoskopisch 5-784.ds♦
–––– offen 5-784.1s♦
–– Spongiosa
––– allogen
–––– endoskopisch 5-784.es♦
–––– offen 5-784.7s♦
––– autogen
–––– endoskopisch 5-784.cs♦
–––– offen 5-784.0s♦
– Transposition, Knochen, gefäßgestielt 5-784.as♦
– Verkürzungsosteotomie 5-781.3s♦
– Verlängerungsosteotomie 5-781.4s♦
– Wechsel, Medikamententräger 5-780.4s♦
Talusteil, Endoprothese, Sprunggelenk, Teilwechsel 5-827.14♦
Tamponade
– Ausräumung, Harnblase
–– durch
––– Sectio alta 5-571.3
––– Zystotomie 5-571.3
–– transurethral, operativ 5-570.4
– Bellocq- – s.a. Tamponade, zur Blutstillung, Nase 8-500
–– Entfernung – s.a. Entfernung, Tamponade, Nase 8-506
– Einsetzen, Sella turcica 5-076
– Entfernung
–– bei Blutung 8-506
–– Nase 8-506
– Leber 5-505.1
– Uterus, und Vagina, postpartal
–– mit Einführung, Tamponade-Ballon 5-759.01
–– ohne Einführung, Tamponade-Ballon 5-759.00
– Wechsel, bei Blutung 8-506 ►

Tamponade *(Forts.)*
– zur Blutstillung
–– Nase 8-500
–– Ösophagus 8-501
–– Rektum 8-502
–– Uterus, nichtgeburtshilflich 8-503
–– vaginal 8-504
Tangential, Exzision
– Haut
–– Augenlid, bei Verbrennung und Verätzung 5-921.33♦
–– Axilla, bei Verbrennung und Verätzung 5-921.36♦
–– Bauchregion, bei Verbrennung und Verätzung 5-921.3b
–– Brustwand, bei Verbrennung und Verätzung 5-921.3a
–– Dammregion, bei Verbrennung und Verätzung 5-921.3m
–– Ellenbogen, bei Verbrennung und Verätzung 5-921.37♦
–– Fuß, bei Verbrennung und Verätzung 5-921.3g♦
–– Genitalregion, bei Verbrennung und Verätzung 5-921.3c
–– Gesäß, bei Verbrennung und Verätzung 5-921.3d
–– Hals, bei Verbrennung und Verätzung 5-921.35
–– Hand, bei Verbrennung und Verätzung 5-921.39♦
–– Knie, bei Verbrennung und Verätzung 5-921.3e♦
–– Kopf, bei Verbrennung und Verätzung 5-921.34
–– Leistenregion, bei Verbrennung und Verätzung 5-921.3c
–– Lippe, bei Verbrennung und Verätzung 5-921.30
–– Nase, bei Verbrennung und Verätzung 5-921.31
–– Oberarm, bei Verbrennung und Verätzung 5-921.37♦
–– Oberschenkel, bei Verbrennung und Verätzung 5-921.3e♦
–– Ohr, bei Verbrennung und Verätzung 5-921.32♦
–– Rücken, bei Verbrennung und Verätzung 5-921.3j
–– Schulter, bei Verbrennung und Verätzung 5-921.36♦
–– Skrotum, bei Verbrennung und Verätzung 5-921.3k
–– Unterarm, bei Verbrennung und Verätzung 5-921.38♦
–– Unterschenkel, bei Verbrennung und Verätzung 5-921.3f♦
– Kopfhaut, behaart, bei Verbrennung und Verätzung 5-921.3h
Targeted lung denervation, mit
– 1 Katheter 5-320.60♦ ►

Targeted lung denervation, mit *(Forts.)*
– 2 oder mehr Kathetern 5-320.61♦
Tarsalgelenk
– Abrasionsarthroplastik
–– arthroskopisch 5-812.fn♦
–– offen 5-801.hn♦
– Arthrolyse
–– arthroskopisch 5-810.2n♦
–– offen 5-800.6n♦
– Arthrorise, offen 5-809.1n♦
– Arthrotomie, offen 5-800.0n♦
– Band, Resektion
–– arthroskopisch 5-810.9n♦
–– offen 5-800.cn♦
– Bandrest, Resektion, offen 5-800.cn♦
– Chondrogenese, matrixinduziert, autogen, arthroskopisch 5-812.gn♦
– Chondroplastik
–– arthroskopisch 5-812.en♦
–– offen 5-801.gn♦
– Chondrozytentransplantation, matrixinduziert, autogen
–– arthroskopisch 5-812.hn♦
–– offen 5-801.kn♦
– Débridement, offen 5-800.3n♦
– Denervierung, elektrothermisch, Synovialis, und Kapselgewebe, arthroskopisch 5-811.4n♦
– Durchtrennung, Band
–– arthroskopisch 5-819.0n♦
–– offen 5-809.0n♦
– Einlegen, Medikamententräger
–– arthroskopisch 5-810.7n♦
–– offen 5-800.an♦
– Entfernung
–– Fragment, osteochondral
––– arthroskopisch 5-810.4n♦
––– offen 5-800.8n♦
–– Medikamententräger
––– arthroskopisch 5-810.8n♦
––– offen 5-800.bn♦
–– Osteosynthesematerial, arthroskopisch 5-810.3n♦
–– Verkalkung, periartikulär
––– arthroskopisch 5-810.5n♦
––– offen 5-800.7n♦
– Eröffnung, Knochen, subchondral
–– arthroskopisch 5-812.fn♦
––– mit Einbringen, Implantat, azellulär 5-812.gn♦
–––– mit homologem Vollblut angereichert 5-812.mn♦
–– offen 5-801.hn♦
––– mit Einbringen, Implantat, azellulär 5-801.nn♦
–––– mit homologem Vollblut angereichert 5-801.pn♦
– Exzision, Knorpel
–– arthroskopisch 5-812.0n♦
–– offen 5-801.0n♦
– Fixation
–– perkutan, temporär 5-809.4n♦ ►

Tarsalgelenk *(Forts.)*
~ Fixation *(Forts.)*
–– temporär, offen 5-809.2n♦
– Fragment, osteochondral, Refixation
–– arthroskopisch 5-812.3n♦
–– offen 5-801.3n♦
– Fremdkörperentfernung
–– arthroskopisch 5-810.4n♦
–– offen 5-800.8n♦
– Gelenkkörper, frei, Entfernung
–– arthroskopisch 5-810.4n♦
–– offen 5-800.8n♦
– Gelenkspülung
–– arthroskopisch, mit Drainage
––– aseptisch 5-810.0n♦
––– septisch 5-810.1n♦
–– offen, mit Drainage
––– aseptisch 5-800.1n♦
––– septisch 5-800.2n♦
– Glättung, Knorpel
–– arthroskopisch 5-812.en♦
–– mechanisch, offen 5-801.gn♦
– Implantation
–– Gewebekultur, in-vitro-hergestellt
––– arthroskopisch 5-812.an♦
––– offen 5-801.cn♦
–– Knorpelersatz, metallisch, nicht-patientenindividuell, offen 5-801.mn♦
– Kapsulotomie, offen 5-800.0n♦
– Knorpeltransplantation
–– arthroskopisch 5-812.9n♦
–– offen 5-801.bn♦
– Luxation, Reposition
–– geschlossen
––– durch
–––– Draht 5-79a.1n♦
–––– Federnagel 5-79a.gn♦
–––– Fixateur externe 5-79a.6n♦
––––– mit interner Osteosynthese 5-79a.7n♦
–––– intramedullären Draht 5-79a.gn♦
–––– Klammer 5-79a.en♦
–––– Materialkombination 5-79a.8n♦
–––– Schraube 5-79a.0n♦
–––– Zuggurtung/Cerclage 5-79a.1n♦
––– ohne Osteosynthese 8-201.n♦
–– offen
––– durch
–––– Draht 5-79b.1n♦
–––– Fixateur externe 5-79b.6n♦
––––– mit interner Osteosynthese 5-79b.7n♦
–––– Klammer 5-79b.en♦
–––– Materialkombination 5-79b.8n♦
–––– Platte 5-79b.2n♦
–––– Schraube 5-79b.0n♦
–––– Zuggurtung/Cerclage 5-79b.1n♦
––– ohne Osteosynthese 5-79b.hn♦
– Mikrofrakturierung
–– arthroskopisch 5-812.fn♦
–– offen 5-801.hn♦
– Pridie-Bohrung
–– arthroskopisch 5-812.fn♦ ►

Tarsalgelenk *(Forts.)*
~ Pridie-Bohrung *(Forts.)*
–– offen 5-801.hn♦
– Punktion, perkutan, therapeutisch 8-158.n♦
– Resektion
–– Bandrest, arthroskopisch 5-810.9n♦
–– Osteophyt 5-812.kn♦
– Spongiosaplastik, subchondral, offen, mit Fixation, Fragment 5-801.4n♦
– Spülung, therapeutisch 8-178.n♦
– Synovialektomie
–– partiell
––– arthroskopisch 5-811.2n♦
––– offen 5-800.4n♦
–– total
––– arthroskopisch 5-811.3n♦
––– offen 5-800.5n♦
– Versorgung, Fraktur, arthroskopisch assistiert *[nur Zusatzkode!]* 5-810.6n♦
– Wechsel, Medikamententräger
–– arthroskopisch 5-810.7n♦
–– offen 5-800.an♦
– Zystenexstirpation, offen 5-800.9n♦
Tarsokonjunktival, Lappen, Transfer, vom gegenüberliegenden Lid 5-095.31♦
Tarsokonjunktival-Transplantat
– frei, zur Rekonstruktion, Augenlid 5-096.31♦
– gestielt, zur Rekonstruktion, Augenlid 5-096.30♦
– tarsomarginal, zur Rekonstruktion, Augenlid 5-096.32♦
Tarsometatarsalgelenk
– Abrasionsarthroplastik
–– arthroskopisch 5-812.fp♦
–– offen 5-801.hp♦
– Arthrolyse
–– arthroskopisch 5-810.2p♦
–– offen 5-800.6p♦
– Arthrorise, offen 5-809.1p♦
– Arthrotomie, offen 5-800.0p♦
– Band, Resektion
–– arthroskopisch 5-810.9p♦
–– offen 5-800.cp♦
– Bandrest, Resektion, offen 5-800.cp♦
– Chondrogenese, matrixinduziert, autogen, arthroskopisch 5-812.gp♦
– Chondroplastik
–– arthroskopisch 5-812.ep♦
–– offen 5-801.gp♦
– Chondrozytentransplantation, matrixinduziert, autogen
–– arthroskopisch 5-812.hp♦
–– offen 5-801.kp♦
– Débridement, offen 5-800.3p♦
– Denervierung, elektrothermisch, Synovialis, und Kapselgewebe, arthroskopisch 5-811.4p♦
– Durchtrennung, Band
–– arthroskopisch 5-819.0p♦
–– offen 5-809.0p♦
– Einlegen, Medikamententräger
–– arthroskopisch 5-810.7p♦ ▶

Tarsometatarsalgelenk *(Forts.)*
~ Einlegen, Medikamententräger *(Forts.)*
–– offen 5-800.ap♦
– Entfernung
–– Fragment, osteochondral
––– arthroskopisch 5-810.4p♦
––– offen 5-800.8p♦
–– Medikamententräger
––– arthroskopisch 5-810.8p♦
––– offen 5-800.bp♦
–– Osteosynthesematerial, arthroskopisch 5-810.3p♦
–– Verkalkung, periartikulär
––– arthroskopisch 5-810.5p♦
––– offen 5-800.7p♦
– Eröffnung, Knochen, subchondral
–– arthroskopisch 5-812.fp♦
––– mit Einbringen, Implantat, azellulär 5-812.gp♦
–––– mit homologem Vollblut angereichert 5-812.mp♦
–– offen 5-801.hp♦
––– mit Einbringen, Implantat, azellulär 5-801.np♦
–––– mit homologem Vollblut angereichert 5-801.pp♦
– Exzision, Knorpel
–– arthroskopisch 5-812.0p♦
–– offen 5-801.0p♦
– Fixation
–– perkutan, temporär 5-809.4p♦
–– temporär, offen 5-809.2p♦
– Fragment, osteochondral, Refixation
–– arthroskopisch 5-812.3p♦
–– offen 5-801.3p♦
– Fremdkörperentfernung
–– arthroskopisch 5-810.4p♦
–– offen 5-800.8p♦
– Gelenkkörper, frei, Entfernung
–– arthroskopisch 5-810.4p♦
–– offen 5-800.8p♦
– Gelenkmobilisation, arthroskopisch 5-810.2p♦
– Gelenkspülung
–– arthroskopisch, mit Drainage
––– aseptisch 5-810.0p♦
––– septisch 5-810.1p♦
–– offen, mit Drainage
––– aseptisch 5-800.1p♦
––– septisch 5-800.2p♦
– Glättung, Knorpel
–– arthroskopisch 5-812.ep♦
–– mechanisch, offen 5-801.gp♦
– Implantation
–– Gewebekultur, in-vitro-hergestellt
––– arthroskopisch 5-812.ap♦
––– offen 5-801.cp♦
–– Knorpelersatz, metallisch, nicht-patientenindividuell, offen 5-801.mp♦
– Kapsulotomie, offen 5-800.0p♦
– Knorpeltransplantation
–– arthroskopisch 5-812.9p♦ ▶

T

Tarsometatarsalgelenk *(Forts.)*
~ Knorpeltransplantation *(Forts.)*
-- offen 5-801.bp♦
- Luxation, Reposition
-- geschlossen
--- durch
---- Draht 5-79a.1p♦
---- Federnagel 5-79a.gp♦
---- Fixateur externe 5-79a.6p♦
----- mit interner Osteosynthese 5-79a.7p♦
---- intramedullären Draht 5-79a.gp♦
---- Klammer 5-79a.ep♦
---- Materialkombination 5-79a.8p♦
---- Schraube 5-79a.0p♦
---- Zuggurtung/Cerclage 5-79a.1p♦
--- ohne Osteosynthese 8-201.p♦
-- offen
--- durch
---- Draht 5-79b.1p♦
---- Federnagel 5-79b.gp♦
---- Fixateur externe 5-79b.6p♦
----- mit interner Osteosynthese 5-79b.7p♦
---- intramedullären Draht 5-79b.gp♦
---- Klammer 5-79b.ep♦
---- Materialkombination 5-79b.8p♦
---- Platte 5-79b.2p♦
---- Schraube 5-79b.0p♦
---- Zuggurtung/Cerclage 5-79b.1p♦
--- ohne Osteosynthese 5-79b.hp♦
- Mikrofrakturierung
-- arthroskopisch 5-812.fp♦
-- offen 5-801.hp♦
- Pridie-Bohrung
-- arthroskopisch 5-812.fp♦
-- offen 5-801.hp♦
- Punktion, perkutan, therapeutisch 8-158.p♦
- Resektion
-- Bandrest, arthroskopisch 5-810.9p♦
-- Osteophyt 5-812.kp♦
- Spongiosaplastik, subchondral, offen, mit Fixation, Fragment 5-801.4p♦
- Spülung, therapeutisch 8-178.p♦
- Synovialektomie
-- partiell
--- arthroskopisch 5-811.2p♦
--- offen 5-800.4p♦
-- total
--- arthroskopisch 5-811.3p♦
--- offen 5-800.5p♦
- Versorgung, Fraktur, arthroskopisch assistiert *[nur Zusatzkode!]* 5-810.6p♦
- Wechsel, Medikamententräger
-- arthroskopisch 5-810.7p♦
-- offen 5-800.ap♦
- Zystenexstirpation, offen 5-800.9p♦
Tarsoplastik, zur Behebung, Blepharoptosis 5-094.x♦
Tarsorrhaphie
- Eröffnung 5-092.5♦
- mit Exzision, Lidkante 5-092.01♦
- ohne Exzision, Lidkante 5-092.00♦ ►

Tarsorrhaphie *(Forts.)*
- Spaltung 5-092.5♦
Tarsus
- Amputation, innere 5-865.92♦
- Biopsie
-- durch Inzision 1-503.8♦
-- ohne Inzision, mit Steuerung durch bildgebende Verfahren 1-481.8♦
-- perkutan 1-480.8♦
- Bohrung 5-780.1u♦
- Débridement 5-780.6u♦
- Einlegen, Medikamententräger 5-780.4u♦
- Entfernung
-- Bewegungsfixateur 5-787.nu♦
-- Blountklammer 5-787.eu♦
-- Draht 5-787.0u♦
--- intramedullär 5-787.gu♦
-- ECMES 5-787.gu♦
-- Ender-Nagel 5-787.gu♦
-- ESIN 5-787.gu♦
-- Federnagel 5-787.gu♦
-- Fixateur externe 5-787.9u♦
-- Klammer 5-787.eu♦
-- Medikamententräger 5-780.5u♦
-- Nancy-Nagel 5-787.gu♦
-- Platte 5-787.3u♦
--- winkelstabil 5-787.ku♦
-- Prevot-Nagel 5-787.gu♦
-- Ringfixateur 5-787.mu♦
-- Rush-Pin 5-787.gu♦
-- Schraube 5-787.1u♦
-- TEN 5-787.gu♦
-- Transfixationsschraube 5-787.pu♦
-- Zuggurtung/Cerclage 5-787.2u♦
- Entnahme
-- Knochentransplantat
--- gefäßgestielt, nicht mikrovaskulär-anastomosiert 5-783.7u♦
--- mikrovaskulär-anastomosiert 5-783.5u♦
--- nicht-gefäßgestielt 5-783.4u♦
-- Knorpel-Knochen-Transplantat 5-783.6u♦
-- Spongiosa 5-783.0u♦
- Epiphysenlösung, Reposition, geschlossen, durch
-- Bewegungsfixateur 5-790.pu♦
-- Draht 5-790.1u♦
-- Fixateur externe 5-790.6u♦
--- mit interner Osteosynthese 5-790.du♦
-- Materialkombination 5-790.9u♦
-- Platte 5-790.nu♦
-- Ringfixateur 5-790.mu♦
-- Schraube 5-790.0u♦
-- winkelstabile Platte 5-790.ku♦
-- Zuggurtung/Cerclage 5-790.1u♦
- Epiphyseodese, permanent 5-789.2u♦
- Exploration, durch Inzision 5-780.0u♦
- Exzision, partiell
-- endoskopisch 5-782.bu♦
-- mit Weichteilresektion 5-782.1u♦
-- offen 5-782.au♦ ►

Tarsus *(Forts.)*
– Fraktur, Reposition
–– geschlossen
––– durch
–––– Bewegungsfixateur 5-790.pu♦
–––– Draht 5-790.1u♦
–––– Fixateur externe 5-790.6u♦
––––– mit interner Osteosynthese 5-790.du♦
–––– Materialkombination 5-790.9u♦
–––– Platte 5-790.nu♦
–––– Ringfixateur 5-790.mu♦
–––– Schraube 5-790.0u♦
–––– winkelstabile Platte 5-790.ku♦
–––– Zuggurtung/Cerclage 5-790.1u♦
––– ohne Osteosynthese 8-200.u♦
–– offen
––– durch
–––– Bewegungsfixateur 5-795.nu♦
–––– Blountklammer 5-795.eu♦
–––– Draht 5-795.2u♦
–––– ECMES 5-795.gu♦
–––– Ender-Nagel 5-795.gu♦
–––– ESIN 5-795.gu♦
–––– Federnagel 5-795.gu♦
–––– Fixateur externe 5-795.4u♦
––––– mit interner Osteosynthese 5-795.5u♦
–––– intramedullären Draht 5-795.gu♦
–––– Klammer 5-795.eu♦
–––– Materialkombination 5-795.6u♦
––––– mit Rekonstruktion, Gelenkfläche 5-795.8u♦
–––– Nancy-Nagel 5-795.gu♦
–––– Platte 5-795.3u♦
–––– Prevot-Nagel 5-795.gu♦
–––– Ringfixateur 5-795.mu♦
–––– Rush-Pin 5-795.gu♦
–––– Schraube 5-795.1u♦
–––– TEN 5-795.gu♦
–––– winkelstabile Platte 5-795.ku♦
–––– Zuggurtung/Cerclage 5-795.2u♦
––– ohne Osteosynthese 5-795.hu♦
– Fremdkörperentfernung, durch Inzision 5-780.3u♦
– Implantation
–– Glaskeramik, bioaktiv 5-785.2u♦
–– Knochenersatz
––– alloplastisch, sonstiger
–––– mit Medikamentenzusatz 5-785.7u♦
–––– ohne Medikamentenzusatz 5-785.6u♦
––– keramisch 5-785.2u♦
–––– resorbierbar 5-785.3u♦
––––– mit Antibiotikumzusatz 5-785.5u♦
––– metallisch 5-785.4u♦
–– Zement
––– mit Antibiotikumzusatz 5-785.1u♦
––– ohne Antibiotikumzusatz 5-785.0u♦
– Inzision, mit
–– Drainage 5-780.2u♦
–– Einlegen, Medikamententräger 5-780.9u♦
– Kallusdistraktion 5-789.4u♦ ►

Tarsus *(Forts.)*
– Knochen, frakturgefährdet, Stabilisierung 5-789.bu♦
– Knorpel-Knochen-Transplantation
–– allogen 5-784.6u♦
–– autogen 5-784.5u♦
– Kortikotomie, bei Segmenttransport 5-781.7u♦
– Mehrfragment-Fraktur, Reposition, offen
–– durch
––– Bewegungsfixateur 5-796.nu♦
––– Blountklammer 5-796.eu♦
––– Draht 5-796.1u♦
––– ECMES 5-796.gu♦
––– Ender-Nagel 5-796.gu♦
––– ESIN 5-796.gu♦
––– Federnagel 5-796.gu♦
––– Fixateur externe 5-796.3u♦
–––– mit interner Osteosynthese 5-796.4u♦
––– intramedullären Draht 5-796.gu♦
––– Klammer 5-796.eu♦
––– Materialkombination 5-796.5u♦
–––– mit Rekonstruktion, Gelenkfläche 5-796.6u♦
––– Nancy-Nagel 5-796.gu♦
––– Platte 5-796.2u♦
––– Prevot-Nagel 5-796.gu♦
––– Ringfixateur 5-796.mu♦
––– Rush-Pin 5-796.gu♦
––– Schraube 5-796.0u♦
––– TEN 5-796.gu♦
––– winkelstabile Platte 5-796.ku♦
––– Zuggurtung/Cerclage 5-796.1u♦
–– ohne Osteosynthese 5-796.hu♦
– Nadelbiopsie, perkutan 1-480.8♦
– Osteotomie
–– komplex, mehrdimensional 5-781.8u♦
––– mit Achsenkorrektur 5-781.9u♦
–– ohne Achsenkorrektur 5-781.au♦
–– valgisierend 5-781.0u♦
–– varisierend 5-781.1u♦
– Periost, Naht 5-789.0u♦
– Pseudarthrose, Stabilisierung, ohne weitere Maßnahmen 5-789.cu♦
– Resektion
–– bei Blepharoptosis 5-094.0♦
–– partiell
––– endoskopisch 5-782.bu♦
––– mit
–––– Kontinuitätsdurchtrennung 5-782.2u♦
––––– mit
–––––– Weichteilresektion 5-782.3u♦
–––––– Wiederherstellung, Kontinuität 5-782.4u♦
––––––– mit Weichteilresektion 5-782.5u♦
–––– Weichteilresektion 5-782.1u♦
––– offen 5-782.au♦
–– total 5-782.6u♦
––– mit
–––– Ersatz 5-782.8u♦
––––– und Weichteilresektion 5-782.9u♦
–––– Weichteilresektion 5-782.7u♦ ►

Tarsus *(Forts.)*
– Revision, Osteosynthesematerial
–– mit Reosteosynthese, durch
––– Bewegungsfixateur 5-78a.nu♦
––– Blountklammer 5-78a.eu♦
––– Draht 5-78a.1u♦
–––– intramedullär 5-78a.gu♦
––– ECMES 5-78a.gu♦
––– Ender-Nagel 5-78a.gu♦
––– ESIN 5-78a.gu♦
––– Federnagel 5-78a.gu♦
––– Fixateur externe 5-78a.8u♦
––– Klammer 5-78a.eu♦
––– Materialkombination 5-78a.9u♦
––– Nancy-Nagel 5-78a.gu♦
––– Platte 5-78a.2u♦
–––– winkelstabil 5-78a.ku♦
––– Prevot-Nagel 5-78a.gu♦
––– Ringfixateur 5-78a.mu♦
––– Rush-Pin 5-78a.gu♦
––– Schraube 5-78a.0u♦
––– TEN 5-78a.gu♦
––– Transfixationsschraube 5-78a.pu♦
––– Verbundosteosynthese 5-78a.9u♦
––– Zuggurtung/Cerclage 5-78a.1u♦
–– ohne Materialwechsel 5-789.3u♦
– Rotationsosteotomie 5-781.2u♦
–– valgisierend 5-781.5u♦
–– varisierend 5-781.6u♦
– Sequesterotomie 5-780.7u♦
–– mit Einlegen, Medikamententräger 5-780.8u♦
– Transplantation
–– Knochen
––– gefäßgestielt, mit mikrovaskulärer Anastomose 5-784.4u♦
––– nicht-gefäßgestielt 5-784.3u♦
–– Knochenmatrix, demineralisiert, human 5-784.bu♦
–– Röhrenknochen, allogen 5-784.9u♦
–– Span, kortikospongiös
––– allogen
–––– endoskopisch 5-784.fu♦
–––– offen 5-784.8u♦
––– autogen
–––– ausgedehnt 5-784.2u♦
–––– endoskopisch 5-784.du♦
–––– offen 5-784.1u♦
–– Spongiosa
––– allogen
–––– endoskopisch 5-784.eu♦
–––– offen 5-784.7u♦
––– autogen
–––– endoskopisch 5-784.cu♦
–––– offen 5-784.0u♦
– Transposition, Knochen, gefäßgestielt 5-784.au♦
– Verkürzungsosteotomie 5-781.3u♦
– Verlängerungsosteotomie 5-781.4u♦
– Verschmälerung, Ptoseoperation 5-094.0♦
– Wechsel, Medikamententräger 5-780.4u♦

Tasche, kraniobukkal
– Inzision, mit Drainage 5-076
– Punktion 1-859.x
– Resektion, Gewebe 5-075.2
Taschenband, Tumorresektion, durch Mikrolaryngoskopie 5-300.2
Taschenfalten, Injektion 5-310.1
Taschenrekonstruktion, Aortenklappe 5-353.7
TDI [Tissue Doppler Imaging] und Speckle Tracking, zur Sonographie, differenzialdiagnostisch, komplex 3-034
TEA – s. Thrombendarteriektomie
Technik, mikrochirurgisch *[nur Zusatzkode!]* 5-984
Teduglutid, Applikation, parenteral 6-008.4
TEE – s.a. Echokardiographie, transösophageal 3-052
Teilentfernung, Lamina papyracea, bei Operation
– endonasal, Nasennebenhöhle, mehrere 5-224.60♦
– kombiniert endonasal und von außen, Nasennebenhöhle, mehrere 5-224.70♦
Teilexzision, Gewebe, erkrankt
– Orbita 5-164.1♦
– Orbitainnenhaut 5-164.1♦
Teilgekoppelt, Schulterendoprothese
– invers, Implantation 5-824.21♦
– nicht-invers, Implantation 5-824.20♦
Teilgelenkersatzprothese, bikompartimentell
– Entfernung 5-823.g♦
– Femuranteil, Teilwechsel 5-823.f2♦
– nicht-zementiert, Implantation, Kniegelenk 5-822.k0♦
– teilzementiert, Implantation, Kniegelenk 5-822.k2♦
– Tibiaanteil, Teilwechsel 5-823.f1♦
– Wechsel
–– in
––– Endoprothese, femoral und tibial schaftverankert
–––– nicht-zementiert 5-823.fg♦
–––– teilzementiert 5-823.fh♦
–––– zementiert 5-823.fh♦
––– Oberflächenersatzprothese, bikondylär
–––– nicht-zementiert 5-823.fe♦
–––– teilzementiert 5-823.ff♦
–––– zementiert 5-823.ff♦
––– Teilgelenkersatzprothese, bikompartimentell 5-823.fd♦
–– Inlay 5-823.f0♦
– zementiert, Implantation, Kniegelenk 5-822.k1♦
Teilimplantierbar, Neurostimulator
– Anlegen, zur
–– Rückenmarkstimulation, epidural 8-631.5
–– Stimulation, Nervensystem, peripher 8-631.5
– Wechsel, zur
–– Rückenmarkstimulation, epidural 8-631.5
–– Stimulation, Nervensystem, peripher 8-631.5
Teilkörper-Inkorporationsmessung 3-763

Teilkörper-Single-Photon-Emissionscomputertomographie
– Herz, ergänzend zur planaren Szintigraphie 3-724.1
– Knochen, ergänzend zur planaren Szintigraphie 3-724.0
Teilkörper-Szintigraphie, Herz, mit rezeptorgerichteten Substanzen, zur Lokalisationsdiagnostik 3-70d.0
Teilkörperhyperthermie, im Rahmen einer onkologischen Therapie 8-601
Teilprothese
– Humerus, distal, Entfernung 5-825.n♦
– Implantation, Humerusgelenkfläche, distal, Teilersatz 5-824.60♦
– schaftverankert, Implantation, Humerus, distal 5-824.61♦
– Wechsel, Humerus, distal, in
–– gekoppelte Totalendoprothese am Humeroulnargelenk
––– mit Ersatz des Radiuskopfes 5-825.m3♦
––– ohne Ersatz des Radiuskopfes 5-825.m2♦
–– Oberflächenersatzprothese 5-825.m0♦
–– schaftverankerte Prothese 5-825.m1♦
–– Teilprothese zum Teilersatz der distalen Humerusgelenkfläche 5-825.m0♦
–– Totalendoprothese am Humeroradialgelenk 5-825.m6♦
–– ungekoppelte Totalendoprothese am Humeroulnargelenk
––– mit Ersatz des Radiuskopfes 5-825.m5♦
––– ohne Ersatz des Radiuskopfes 5-825.m4♦
Teilresektion
– abdominal
–– Band, alloplastisch, als Revision, nach Operation wegen
––– Harninkontinenz 5-599.02
––– Prolaps 5-599.02
–– Netz, alloplastisch, als Revision, nach Operation wegen
––– Harninkontinenz 5-599.02
––– Prolaps 5-599.02
– Anteile, gedoppelt, bei Syndaktylie, Zehe 5-918.2♦
– Brustwand
–– bei Resektion, Gewebe, Mediastinum 5-342.19
–– mit Deckung, plastisch, mit
––– alloplastischem Material 5-346.81
––– autogenem Material 5-346.80
–– ohne plastische Deckung 5-343.7
– Duodenum
–– durch Umsteigen laparoskopisch – offen chirurgisch 5-454.42
––– zur Transplantation 5-454.42
–– laparoskopisch 5-454.41
––– zur Transplantation 5-454.41
–– offen 5-454.40
––– zur Transplantation 5-454.40
– Gaumen, weich 5-272.1 ►

Teilresektion *(Forts.)*
– Harnblase
–– laparoskopisch
––– mit Ureterneoimplantation
–––– beidseitig 5-575.31
–––– einseitig 5-575.21
––– ohne Ureterneoimplantation 5-575.01
–– offen
––– mit Ureterneoimplantation
–––– beidseitig 5-575.30
–––– einseitig 5-575.20
––– ohne Ureterneoimplantation 5-575.00
– Ileum
–– durch Umsteigen laparoskopisch – offen chirurgisch 5-454.62
–– laparoskopisch 5-454.61
––– zur Transplantation 5-454.61
–– offen 5-454.60
––– zur Transplantation 5-454.60
–– zur Transplantation, durch Umsteigen laparoskopisch – offen chirurgisch 5-454.62
– Jejunum
–– durch Umsteigen laparoskopisch – offen chirurgisch 5-454.52
–– laparoskopisch 5-454.51
––– zur Transplantation 5-454.51
–– offen 5-454.50
––– zur Transplantation 5-454.50
–– zur Transplantation, durch Umsteigen laparoskopisch – offen chirurgisch 5-454.52
– Kehlkopf, frontolateral 5-302.7
– Klitoris 5-713.0
– Labrum acetabulare, mit Glättung, arthroskopisch 5-816.1♦
– Larynx
–– frontal, nach Huet 5-302.6
–– frontolateral, nach Leroux-Robert 5-302.7
– Lunge, bei Resektion, Gewebe, Mediastinum, mit Teilresektion, Perikard, mit Gefäßersatz 5-342.18
– Lymphozele
–– laparoskopisch 5-408.81
–– offen 5-408.80
– M. pectoralis major, bei Mastektomie, radikal, erweitert 5-874.0♦
– M. pectoralis minor, bei Mastektomie, radikal, erweitert 5-874.4♦
– Magen, bei
–– Duodenopankreatektomie, partiell 5-524.1
–– Pankreatektomie, total 5-525.0
– Mandibula, mit Resektion, Wange, mit Kontinuitätsdurchtrennung, mit Rekonstruktion, mit
–– Fernlappen, gestielt 5-278.33♦
–– Lappen, gestielt
––– regional 5-278.30♦
––– und mikrovaskulär-anastomosiert 5-278.35♦
–– Transplantat
––– mikrovaskulär-anastomosiert, frei 5-278.32♦
–––– 2 5-278.34♦
––– nicht-vaskularisiert 5-278.31♦ ►

T

Teilresektion *(Forts.)*
– Maxilla, bei Resektion, Wange, mit Rekonstruktion, mit
–– Fernlappen, gestielt 5-278.43♦
–– Lappen, gestielt
––– regional 5-278.40♦
––– und mikrovaskulär-anastomosiert 5-278.45♦
–– Transplantat
––– mikrovaskulär-anastomosiert, frei 5-278.42♦
–––– 2 5-278.44♦
––– nicht-vaskularisiert 5-278.41♦
– Mm. pectorales majores et minores, bei Mastektomie, radikal, erweitert 5-874.1♦
– Mundboden 5-273.6
– Muskel, bei Exzision, Analkanal, tief 5-492.02
– Niere
–– abdominal, offen 5-553.01♦
––– mit
–––– Kaltperfusion 5-553.21♦
–––– Ureterektomie 5-553.11♦
–– laparoskopisch 5-553.03♦
––– mit
–––– Kaltperfusion 5-553.23♦
–––– Ureterektomie 5-553.13♦
–– lumbal, offen 5-553.00♦
––– mit
–––– Kaltperfusion 5-553.20♦
–––– Ureterektomie 5-553.10♦
–– thorakoabdominal 5-553.02♦
––– mit
–––– Kaltperfusion 5-553.22♦
–––– Ureterektomie 5-553.12♦
– Patella, offen 5-804.5♦
– Perikard, bei Resektion, Gewebe, Mediastinum 5-342.13
–– mit Resektion, Lunge 5-342.16
– perineal
–– abdominal, kombiniert
––– Band, alloplastisch, als Revision, nach Operation wegen
–––– Harninkontinenz 5-599.04
–––– Prolaps 5-599.04
––– Netz, alloplastisch, als Revision, nach Operation wegen
–––– Harninkontinenz 5-599.04
–––– Prolaps 5-599.04
–– Band, alloplastisch, als Revision, nach Operation wegen
––– Harninkontinenz 5-599.01
––– Prolaps 5-599.01
–– Netz, alloplastisch, als Revision, nach Operation wegen
––– Harninkontinenz 5-599.01
––– Prolaps 5-599.01
– Schilddrüse 5-062.8♦
– Syndaktylie, Finger, Anteile, gedoppelt 5-917.3♦
– Thoraxwand
–– Muskulatur, bei Mastektomie, radikal, erweitert 5-874.7♦ ►

Teilresektion *(Forts.)*
~ Thoraxwand *(Forts.)*
–– oberflächlich, bei Mastektomie, radikal, erweitert 5-874.7♦
–– tief, bei Mastektomie, radikal, erweitert 5-874.8♦
– Uvula 5-272.1
– vaginal
–– abdominal, kombiniert
––– Band, alloplastisch, als Revision, nach Operation wegen
–––– Harninkontinenz 5-599.03
–––– Prolaps 5-599.03
––– Netz, alloplastisch, als Revision, nach Operation wegen
–––– Harninkontinenz 5-599.03
–––– Prolaps 5-599.03
–– Band, alloplastisch, als Revision, nach Operation wegen
––– Harninkontinenz 5-599.00
––– Prolaps 5-599.00
–– Netz, alloplastisch, als Revision, nach Operation wegen
––– Harninkontinenz 5-599.00
––– Prolaps 5-599.00
Teilresorbierbar, Membran, Verwendung, zur Prophylaxe, Adhäsionen *[nur Zusatzkode!]* 5-933.1
Teilstationär
– Augenuntersuchung, bei Kindern und Jugendlichen, mit Notwendigkeit der Bewegungslosigkeit 1-221
– Beobachtung, bei Vergiftungen unbekannten Ausmaßes, bei Kindern bis zur Vollendung des 10. Lebensjahres 8-934
– operative Dilatation der Vagina bei Kindern und Jugendlichen 5-709.0
– pädiatrische Behandlung
–– mit Notwendigkeit der Bewegungslosigkeit *[nur Zusatzkode!]* 9-985.1
–– ohne Notwendigkeit der Bewegungslosigkeit *[nur Zusatzkode!]* 9-985.0
– pädiatrische Diagnostik mit Notwendigkeit der Bewegungslosigkeit *[nur Zusatzkode!]* 1-999.3
– Schmerztherapie, multimodal, interdisziplinär
–– Basisbehandlung, mit 2
––– übenden oder sonstigen Verfahren 8-91c.00
––– Verfahren
–––– davon ein ärztlich- oder psychologisch-psychotherapeutisches Verfahren von mindestens 60 Minuten 8-91c.01
–––– zusätzlich ein ärztliches oder psychotherapeutisches Einzelgespräch von mindestens 30 Minuten 8-91c.02
–– Behandlung, umfassend, mit 3
––– übenden oder sonstigen Verfahren 8-91c.10
––– Verfahren
–––– davon ein ärztlich- oder psychologisch-psychotherapeutisches Verfahren von mindestens 60 Minuten 8-91c.11 ►

Teilstationär *(Forts.)*
~ Schmerztherapie, multimodal, interdisziplinär *(Forts.)*
~~ Behandlung, umfassend, mit 3 *(Forts.)*
~~~ Verfahren *(Forts.)*
---- zusätzlich ein ärztliches oder psychotherapeutisches Einzelgespräch von mindestens 30 Minuten 8-91c.12
-- Intensivbehandlung, mit 4 oder mehr
--- übenden oder sonstigen Verfahren 8-91c.20
---- davon ein
----- ärztlich
------ oder psychologisch psychotherapeutisches Verfahren von mindestens 60 Minuten 8-91c.21
------ psychotherapeutisches Verfahren von mindestens 60 Minuten, zusätzlich ein Einzelgespräch von mindestens 30 Minuten 8-91c.23
----- psychologisch psychotherapeutisches Verfahren von mindestens 60 Minuten, zusätzlich ein Einzelgespräch von mindestens 30 Minuten 8-91c.23
---- zusätzlich ein ärztliches oder psychotherapeutisches Einzelgespräch von mindestens 30 Minuten 8-91c.22
– Testung/Nachprogrammierung von
-- implantierten Defibrillatoren bei Kindern und Jugendlichen 8-644
-- internen Schrittmachern bei Kindern und Jugendlichen 8-644
-- Systemen für die kardiale Resynchronisationstherapie [CRT] bei Kindern und Jugendlichen 8-644
Teilwechsel
– Arthrodesemodul, Kniegelenk
-- mit Wiederherstellung, Gelenkfunktion 5-823.h1♦
-- ohne Wiederherstellung Gelenkfunktion 5-823.h0♦
– Endoprothese, femoral und tibial schaftverankert
-- Femurteil
--- Kniegelenk 5-823.k5♦
--- mit Kopplungselement, Kniegelenk 5-823.k5♦
-- Kopplungselement, Kniegelenk 5-823.k7♦
-- Tibiateil
--- Kniegelenk 5-823.k6♦
--- mit Kopplungselement, Kniegelenk 5-823.k6♦
– Femurteil, Oberflächenersatzprothese, bikondylär, Kniegelenk 5-823.28♦
– Gelenkersatz, endoprothetisch, ohne Bewegungsfunktion Kniegelenk
-- mit Wiederherstellung, Gelenkfunktion 5-823.h1♦
-- ohne Wiederherstellung Gelenkfunktion 5-823.h0♦
– Gleitkern, Endoprothese, Sprunggelenk 5-827.13♦ ►

Teilwechsel *(Forts.)*
– in
-- CAD-CAM-Prothese
--- bei
---- angeborener Deformität *[nur Zusatzkode!]* 5-829.m
---- erworbener Deformität *[nur Zusatzkode!]* 5-829.m
---- knöcherner Defektsituation *[nur Zusatzkode!]* 5-829.m
--- ohne knöcherne Defektsituation, oder angeborene oder erworbene Deformität *[nur Zusatzkode!]* 5-829.p
-- Endoprothese, mit
--- Pfannenkomponente, modular
---- bei knöcherner Defektsituation *[nur Zusatzkode!]* 5-829.k0
----- mit
------ Knochenersatz *[nur Zusatzkode!]* 5-829.k0
------ Knochenteilersatz *[nur Zusatzkode!]* 5-829.k0
---- und Schaftkomponente, modular
----- mit einer dem Knochendefekt entsprechenden Länge und Dicke *[nur Zusatzkode!]* 5-829.k4
------ mit
------- Knochenersatz *[nur Zusatzkode!]* 5-829.k4
------- Knochenteilersatz *[nur Zusatzkode!]* 5-829.k4
----- ohne eine dem Knochendefekt entsprechende Länge und Dicke *[nur Zusatzkode!]* 5-829.k3
------ mit
------- Knochenersatz *[nur Zusatzkode!]* 5-829.k3
------- Knochenteilersatz *[nur Zusatzkode!]* 5-829.k3
--- Schaftkomponente, modular
---- mit einer dem Knochendefekt entsprechenden Länge und Dicke *[nur Zusatzkode!]* 5-829.k2
----- mit
------ Knochenersatz *[nur Zusatzkode!]* 5-829.k2
------ Knochenteilersatz *[nur Zusatzkode!]* 5-829.k2
---- ohne eine dem Knochendefekt entsprechende Länge und Dicke
----- mit
------ Knochenersatz *[nur Zusatzkode!]* 5-829.k1
------ Knochenteilersatz *[nur Zusatzkode!]* 5-829.k1
-- Mega-Endoprothese
--- bei knöcherner Defektsituation *[nur Zusatzkode!]* 5-829.k2
---- mit
----- Knochenersatz *[nur Zusatzkode!]* 5-829.k2 ►

T
~~~

Teilwechsel *(Forts.)*
~ in *(Forts.)*
~~ Mega-Endoprothese *(Forts.)*
~~~ bei knöcherner Defektsituation *[nur Zusatzkode!]* 5-829.k2 *(Forts.)*
~~~~ mit *(Forts.)*
––––– Knochenteilersatz *[nur Zusatzkode!]* 5-829.k2
––– mit Pfannenkomponente, modular, bei knöcherner Defektsituation *[nur Zusatzkode!]* 5-829.k4
–––– mit
––––– Knochenersatz *[nur Zusatzkode!]* 5-829.k4
––––– Knochenteilersatz *[nur Zusatzkode!]* 5-829.k4
–– patientenindividuell angefertigtes Implantat
––– bei
–––– angeborener Deformität *[nur Zusatzkode!]* 5-829.m
–––– erworbener Deformität *[nur Zusatzkode!]* 5-829.m
–––– knöcherner Defektsituation *[nur Zusatzkode!]* 5-829.m
––– ohne knöcherne Defektsituation, oder angeborene oder erworbene Deformität *[nur Zusatzkode!]* 5-829.p
– Sonderprothese
–– Femurteil
––– Kniegelenk 5-823.41♦
––– mit Kopplungselement, Kniegelenk 5-823.41♦
–– Kopplungselement, Kniegelenk 5-823.43♦
–– Tibiateil
––– Kniegelenk 5-823.42♦
––– mit Kopplungselement, Kniegelenk 5-823.42♦
– Talusteil, Endoprothese, Sprunggelenk 5-827.14♦
– Teilgelenkersatzprothese, bikompartimentell
–– Femuranteil 5-823.f2♦
–– Tibiaanteil 5-823.f1♦
– Tibiateil, Endoprothese, Sprunggelenk 5-827.12♦
Teilzementiert, Oberflächenersatzprothese, Implantation, Hüftgelenk 5-820.82♦
Telaprevir, Applikation, oral 6-009.6
Telemanipulator, Bypass, aortokoronar, zweifach, mit
– autogenen Arterien 5-362.53
– Xenotransplantat 5-362.55
Telemetrie, kardiologisch, funkgesteuert, bei Patienten, stationär behandelt 8-933
Telemetrisch
– Kapselendoskopie
–– Dünndarm 1-63a
–– Kolon 1-656
– Liquorshuntsensor
–– Implantation *[nur Zusatzkode!]* 5-023.3
–– Wechsel *[nur Zusatzkode!]* 5-023.3
Teleskopnagel
– Entfernung, Knochen 5-787.j0
– Reosteosynthese, bei Revision, Osteosynthesematerial 5-78a.j0
– zur Osteosynthese, Knochen *[nur Zusatzkode!]* 5-786.j0
Temozolomid, Applikation
– oral
–– 200 mg bis unter 350 mg, bei Patienten unter 5 Jahren 6-002.e0
–– 350 mg bis unter 500 mg, bei Patienten unter 5 Jahren 6-002.e1
–– 500 mg bis unter 750 mg, bei Patienten unter 5 Jahren 6-002.e2
–– 750 mg bis unter 1.000 mg, bei Patienten unter 5 Jahren 6-002.e3
–– 1.000 mg bis unter 1.250 mg 6-002.e4
–– 1.250 mg bis unter 1.500 mg 6-002.e5
–– 1.500 mg bis unter 1.750 mg 6-002.e6
–– 1.750 mg bis unter 2.000 mg 6-002.e7
–– 2.000 mg bis unter 2.250 mg 6-002.e8
–– 2.250 mg bis unter 2.500 mg 6-002.e9
–– 2.500 mg bis unter 2.750 mg 6-002.ea
–– 2.750 mg bis unter 3.000 mg 6-002.eb
–– 3.000 mg bis unter 3.500 mg 6-002.ec
–– 3.500 mg bis unter 4.000 mg 6-002.ed
–– 4.000 mg bis unter 4.500 mg 6-002.ee
–– 4.500 mg bis unter 5.000 mg 6-002.ef
–– 5.000 mg bis unter 5.500 mg 6-002.eg
–– 5.500 mg bis unter 6.000 mg 6-002.eh
–– 6.000 mg bis unter 7.000 mg 6-002.ej
–– 7.000 mg oder mehr 6-002.ek
– parenteral 6-005.c
Temporär
– Drahtgeflecht, remodellierend, Verwendung, bei neurovaskulären Eingriffen *[nur Zusatzkode!]* 8-83b.q
– Druckerhöhung, intraokular 5-169.4♦
– Epiphyseodese
–– Femur
––– distal 5-789.1h♦
––– proximal 5-789.1f♦
–– Humerus, distal 5-789.13♦
–– Klavikula 5-789.10♦
–– Metatarsus 5-789.1v♦
–– Schenkelhals 5-789.1e♦
–– Tibia
––– distal 5-789.1n♦
––– proximal 5-789.1k♦
– Fixation, Gelenk, Hand, sonstige 5-849.1♦
– Tracheotomie 5-311.0
– Verschluss
–– Bauchdecke, Anlegen 5-541.4
–– Tränenpunkt 5-089.00♦
––– Entfernung 5-089.4♦
Temporal
– Fremdkörperentfernung, Gesicht 5-270.0♦
– Inzision, mit Drainage, äußere 5-270.0♦
– Kraniektomie, als Zugang 5-010.13
– Kraniotomie, als Zugang 5-010.03
– Logenabszessinzision 5-270.0♦

Temporomandibulär, Luxation, Reposition
– geschlossen 5-779.0♦
– offen 5-779.1♦
Temsirolimus, Applikation, parenteral
– 10,0 mg bis unter 17,5 mg, bei Patienten unter 15 Jahren 6-004.e0
– 17,5 mg bis unter 25,0 mg, bei Patienten unter 15 Jahren 6-004.e1
– 25,0 mg bis unter 50,0 mg 6-004.e2
– 50,0 mg bis unter 75,0 mg 6-004.e3
– 75,0 mg bis unter 100,0 mg 6-004.e4
– 100,0 mg bis unter 150,0 mg 6-004.e5
– 150,0 mg bis unter 200,0 mg 6-004.e6
– 200,0 mg bis unter 250,0 mg 6-004.e7
– 250,0 mg bis unter 325,0 mg 6-004.e8
– 325,0 mg bis unter 400,0 mg 6-004.e9
– 400,0 mg bis unter 475,0 mg 6-004.ea
– 475,0 mg bis unter 550,0 mg 6-004.eb
– 550,0 mg oder mehr 6-004.ec
TEN [Titanic elastic nail]
– Entfernung
–– Femur
––– distal 5-787.gh♦
––– proximal 5-787.gf♦
––– Schaft 5-787.gg♦
–– Fibula
––– distal 5-787.gr♦
––– proximal 5-787.gp♦
––– Schaft 5-787.gq♦
–– Humerus
––– distal 5-787.g3♦
––– proximal 5-787.g1♦
––– Schaft 5-787.g2♦
–– Karpus 5-787.ga♦
–– Klavikula 5-787.g0♦
–– Metakarpus 5-787.gb♦
–– Metatarsus 5-787.gv♦
–– Phalangen
––– Fuß 5-787.gw♦
––– Hand 5-787.gc♦
–– Radius
––– distal 5-787.g6♦
––– proximal 5-787.g4♦
––– Schaft 5-787.g5♦
–– Schenkelhals 5-787.ge♦
–– Skapula 5-787.gz♦
–– Tarsus 5-787.gu♦
–– Tibia
––– distal 5-787.gn♦
––– proximal 5-787.gk♦
––– Schaft 5-787.gm♦
–– Ulna
––– distal 5-787.g9♦
––– proximal 5-787.g7♦
––– Schaft 5-787.g8♦
– Reosteosynthese, bei Revision, Osteosynthesematerial
–– Femur
––– distal 5-78a.gh♦
––– proximal 5-78a.gf♦
––– Schaft 5-78a.gg♦ ►

TEN [Titanic elastic nail] *(Forts.)*
~ Reosteosynthese, bei Revision, Osteosynthesematerial *(Forts.)*
–– Fibula
––– distal 5-78a.gr♦
––– proximal 5-78a.gp♦
––– Schaft 5-78a.gq♦
–– Humerus
––– distal 5-78a.g3♦
––– proximal 5-78a.g1♦
––– Schaft 5-78a.g2♦
–– Karpus 5-78a.ga♦
–– Klavikula 5-78a.g0♦
–– Metakarpus 5-78a.gb♦
–– Metatarsus 5-78a.gv♦
–– Phalangen
––– Fuß 5-78a.gw♦
––– Hand 5-78a.gc♦
–– Radius
––– distal 5-78a.g6♦
––– proximal 5-78a.g4♦
––– Schaft 5-78a.g5♦
–– Schenkelhals 5-78a.ge♦
–– Skapula 5-78a.gz♦
–– Tarsus 5-78a.gu♦
–– Tibia
––– distal 5-78a.gn♦
––– proximal 5-78a.gk♦
––– Schaft 5-78a.gm♦
–– Ulna
––– distal 5-78a.g9♦
––– proximal 5-78a.g7♦
––– Schaft 5-78a.g8♦
– Reposition
–– geschlossen
––– Epiphysenlösung
–––– Femur
––––– distal 5-790.2h♦
––––– proximal 5-790.2f♦
–––– Fibula
––––– distal 5-790.2r♦
––––– proximal 5-790.2p♦
–––– Humerus
––––– distal 5-790.23♦
––––– proximal 5-790.21♦
–––– Klavikula 5-790.20♦
–––– Metakarpus 5-790 2b♦
–––– Metatarsus 5-790.2v♦
–––– Phalangen
––––– Fuß 5-790.2w♦
––––– Hand 5-790.2c♦
–––– Radius
––––– distal 5-790.26♦
––––– proximal 5-790.24♦
–––– Skapula 5-790.2z♦
–––– Tibia
––––– distal 5-790.2n♦
––––– proximal 5-790.2k♦
–––– Ulna
––––– distal 5-790.29♦
––––– proximal 5-790.27♦ ►

T

TEN [Titanic elastic nail] *(Forts.)*
~ Reposition *(Forts.)*
~~ geschlossen *(Forts.)*
––– Fraktur
–––– Femur
––––– distal 5-790.2h♦
––––– proximal 5-790.2f♦
––––– Schaft 5-790.2g♦
–––– Fibula
––––– distal 5-790.2r♦
––––– proximal 5-790.2p♦
––––– Schaft 5-790.2q♦
–––– Humerus
––––– distal 5-790.23♦
––––– proximal 5-790.21♦
––––– Schaft 5-790.22♦
–––– Klavikula 5-790.20♦
–––– Metakarpus 5-790.2b♦
–––– Metatarsus 5-790.2v♦
–––– Phalangen
––––– Fuß 5-790.2w♦
––––– Hand 5-790.2c♦
–––– Radius
––––– distal 5-790.26♦
––––– proximal 5-790.24♦
––––– Schaft 5-790.25♦
–––– Schenkelhals 5-790.2e♦
–––– Skapula 5-790.2z♦
–––– Tibia
––––– distal 5-790.2n♦
––––– proximal 5-790.2k♦
––––– Schaft 5-790.2m♦
–––– Ulna
––––– distal 5-790.29♦
––––– proximal 5-790.27♦
––––– Schaft 5-790.28♦
–– offen
––– Fraktur
–––– Femur
––––– distal 5-793.gh♦
––––– proximal 5-793.gf♦
––––– Schaft 5-791.gg♦
–––– Fibula
––––– distal 5-793.gr♦
––––– proximal 5-793.gp♦
––––– Schaft 5-791.gq♦
–––– Humerus
––––– distal 5-793.g3♦
––––– proximal 5-793.g1♦
––––– Schaft 5-791.g2♦
–––– Karpus 5-795.ga♦
–––– Klavikula 5-795.g0♦
–––– Metakarpus 5-795.gb♦
–––– Metatarsus 5-795.gv♦
–––– Phalangen
––––– Fuß 5-795.gw♦
––––– Hand 5-795.gc♦
–––– Radius
––––– distal 5-793.g6♦
––––– proximal 5-793.g4♦
––––– Schaft 5-791.g5♦ ►

TEN [Titanic elastic nail] *(Forts.)*
~ Reposition *(Forts.)*
~~ offen *(Forts.)*
~~~ Fraktur *(Forts.)*
–––– Schenkelhals 5-793.ge♦
–––– Skapula 5-795.gz♦
–––– Tarsus 5-795.gu♦
–––– Tibia
––––– distal 5-793.gn♦
––––– proximal 5-793.gk♦
––––– Schaft 5-791.gm♦
–––– Ulna
––––– distal 5-793.g9♦
––––– proximal 5-793.g7♦
––––– Schaft 5-791.g8♦
––– Mehrfragment-Fraktur
–––– Femur
––––– distal 5-794.gh♦
––––– proximal 5-794.gf♦
––––– Schaft 5-792.gg♦
–––– Fibula
––––– distal 5-794.gr♦
––––– proximal 5-794.gp♦
––––– Schaft 5-792.gq♦
–––– Humerus
––––– distal 5-794.g3♦
––––– proximal 5-794.g1♦
––––– Schaft 5-792.g2♦
–––– Karpus 5-796.ga♦
–––– Klavikula 5-796.g0♦
–––– Metakarpus 5-796.gb♦
–––– Metatarsus 5-796.gv♦
–––– Phalangen
––––– Fuß 5-796.gw♦
––––– Hand 5-796.gc♦
–––– Radius
––––– distal 5-794.g6♦
––––– proximal 5-794.g4♦
––––– Schaft 5-792.g5♦
–––– Schenkelhals 5-794.ge♦
–––– Skapula 5-796.gz♦
–––– Tarsus 5-796.gu♦
–––– Tibia
––––– distal 5-794.gn♦
––––– proximal 5-794.gk♦
––––– Schaft 5-792.gm♦
–––– Ulna
––––– distal 5-794.g9♦
––––– proximal 5-794.g7♦
––––– Schaft 5-792.g8♦
– zur Osteosynthese, Knochen *[nur Zusatzkode!]* 5-786.g
Tenektomie, Augenmuskel
– gerade, schwächend 5-10b.2♦
– schräg, schwächend 5-10g.2♦
Tenodese
– Beugesehne
–– Daumen 5-840.92♦
–– Handgelenk 5-840.90♦
–– Langfinger 5-840.91♦ ►
~~~

Tenodese *(Forts.)*
– Bizepssehne, lang, Schultergelenk, arthroskopisch 5-814.9♦
– Sehne
–– Axilla
––– primär 5-855.71♦
––– sekundär 5-855.81♦
–– Brustwand
––– primär 5-855.75♦
––– sekundär 5-855.85♦
–– Ellenbogen
––– primär 5-855.72♦
––– sekundär 5-855.82♦
–– Fuß
––– primär 5-855.7a♦
––– sekundär 5-855.8a♦
–– Genitalregion
––– primär 5-855.77♦
––– sekundär 5-855.87♦
–– Gesäß
––– primär 5-855.77♦
––– sekundär 5-855.87♦
–– Hals
––– primär 5-855.70♦
––– sekundär 5-855.80♦
–– Knie
––– primär 5-855.78♦
––– sekundär 5-855.88♦
–– Kopf
––– primär 5-855.70♦
––– sekundär 5-855.80♦
–– Leistenregion
––– primär 5-855.77♦
––– sekundär 5-855.87♦
–– mehrere
––– Axilla
–––– primär 5-855.91♦
–––– sekundär 5-855.a1♦
––– Brustwand
–––– primär 5-855.95♦
–––– sekundär 5-855.a5♦
––– Ellenbogen
–––– primär 5-855.92♦
–––– sekundär 5-855.a2♦
––– Fuß
–––– primär 5-855.9a♦
–––– sekundär 5-855.aa♦
––– Genitalregion
–––– primär 5-855.97♦
–––– sekundär 5-855.a7♦
––– Gesäß
–––– primär 5-855.97♦
–––– sekundär 5-855.a7♦
––– Hals
–––– primär 5-855.90♦
–––– sekundär 5-855.a0♦
––– Knie
–––– primär 5-855.98♦
–––– sekundär 5-855.a8♦
––– Kopf
–––– primär 5-855.90♦ ►

Tenodese *(Forts.)*
~ Sehne *(Forts.)*
~~ mehrere *(Forts.)*
~~~ Kopf *(Forts.)*
–––– sekundär 5-855.a0♦
––– Leistenregion
–––– primär 5-855.97♦
–––– sekundär 5-855.a7♦
––– Oberarm
–––– primär 5-855.92♦
–––– sekundär 5-855.a2♦
––– Oberschenkel
–––– primär 5-855.98♦
–––– sekundär 5-855.a8♦
––– Rücken
–––– primär 5-855.95♦
–––– sekundär 5-855.a5♦
––– Schulter
–––– primär 5-855.91♦
–––– sekundär 5-855.a1♦
––– Unterarm
–––– primär 5-855.93♦
–––– sekundär 5-855.a3♦
––– Unterschenkel
–––– primär 5-855.99♦
–––– sekundär 5-855.a9♦
–– Oberarm
––– primär 5-855.72♦
––– sekundär 5-855.82♦
–– Oberschenkel
––– primär 5-855.78♦
––– sekundär 5-855.88♦
–– Rücken
––– primär 5-855.75♦
––– sekundär 5-855.85♦
–– Schulter
––– primär 5-855.71♦
––– sekundär 5-855.81♦
–– Unterarm
––– primär 5-855.73♦
––– sekundär 5-855.83♦
–– Unterschenkel
––– primär 5-855.79♦
––– sekundär 5-855.89♦
– Strecksehne
–– Daumen 5-840.95♦
–– Handgelenk 5-840.93♦
–– Langfinger 5-840.94♦
Tenolyse
– Beugesehne
–– Daumen 5-840.82♦
–– Handgelenk 5-840.80♦
–– Langfinger 5-840.81♦
– Sehne
–– Axilla 5-855.51♦
–– Bauchregion 5-855.56♦
–– Brustwand 5-855.55♦
–– Ellenbogen 5-855.52♦
–– Fuß 5-855.5a♦
–– Genitalregion 5-855.57♦
–– Gesäß 5-855.57♦ ►

T
~~~

Tenolyse *(Forts.)*
~ Sehne *(Forts.)*
-- Hals 5-855.50♦
-- Knie 5-855.58♦
-- Kopf 5-855.50♦
-- Leistenregion 5-855.57♦
-- mehrere
--- Axilla 5-855.61♦
--- Bauchregion 5-855.66♦
--- Brustwand 5-855.65♦
--- Ellenbogen 5-855.62♦
--- Fuß 5-855.6a♦
--- Genitalregion 5-855.67♦
--- Gesäß 5-855.67♦
--- Hals 5-855.60♦
--- Knie 5-855.68♦
--- Kopf 5-855.60♦
--- Leistenregion 5-855.67♦
--- Oberarm 5-855.62♦
--- Oberschenkel 5-855.68♦
--- Rücken 5-855.65♦
--- Schulter 5-855.61♦
--- Unterarm 5-855.63♦
--- Unterschenkel 5-855.69♦
-- Oberarm 5-855.52♦
-- Oberschenkel 5-855.58♦
-- Rücken 5-855.55♦
-- Schulter 5-855.51♦
-- Unterarm 5-855.53♦
-- Unterschenkel 5-855.59♦
- Sehnenscheide
-- Daumen 5-840.88♦
-- Handgelenk 5-840.86♦
-- Hohlhand 5-840.89♦
-- Langfinger 5-840.87♦
- Strecksehne
-- Daumen 5-840.85♦
-- Handgelenk 5-840.83♦
-- Langfinger 5-840.84♦
Tenonektomie, M. levator palpebrae 5-094.2♦
Tenonplastik 5-113.3♦
Tenotomie
- Augenmuskel
-- gerade
--- partiell, schwächend 5-10b.3♦
--- schwächend 5-10b.2♦
-- schräg
--- partiell, schwächend 5-10g.3♦
--- schwächend 5-10g.2♦
- Axilla
-- offen 5-851.11♦
-- perkutan 5-851.21♦
- Bauchregion
-- offen 5-851.16♦
-- perkutan 5-851.26♦
- Beugesehne
-- Daumen
--- offen 5-840.q2♦
--- perkutan 5-840.p2♦
-- Handgelenk
--- offen 5-840.q0♦ ►

Tenotomie *(Forts.)*
~ Beugesehne *(Forts.)*
~~ Handgelenk *(Forts.)*
--- perkutan 5-840.p0♦
-- Langfinger
--- offen 5-840.q1♦
--- perkutan 5-840.p1♦
- Bizepssehne, lang, Schultergelenk, arthroskopisch 5-814.7♦
- Brustwand
-- offen 5-851.15♦
-- perkutan 5-851.25♦
- Ellenbogen
-- offen 5-851.12♦
-- perkutan 5-851.22♦
- Fuß
-- offen 5-851.1a♦
-- perkutan 5-851.2a♦
- Genitalregion
-- offen 5-851.17♦
-- perkutan 5-851.27♦
- Gesäß
-- offen 5-851.17♦
-- perkutan 5-851.27♦
- Hals
-- offen 5-851.10♦
-- perkutan 5-851.20♦
- Knie
-- offen 5-851.18♦
-- perkutan 5-851.28♦
- Kopf
-- offen 5-851.10♦
-- perkutan 5-851.20♦
- Leistenregion
-- offen 5-851.17♦
-- perkutan 5-851.27♦
- Oberarm
-- offen 5-851.12♦
-- perkutan 5-851.22♦
- Oberschenkel
-- offen 5-851.18♦
-- perkutan 5-851.28♦
- Rücken
-- offen 5-851.15♦
-- perkutan 5-851.25♦
- Schulter
-- offen 5-851.11♦
-- perkutan 5-851.21♦
- Strecksehne
-- Daumen
--- offen 5-840.q5♦
--- perkutan 5-840.p5♦
-- Handgelenk
--- offen 5-840.q3♦
--- perkutan 5-840.p3♦
-- Langfinger
--- offen 5-840.q4♦
--- perkutan 5-840.p4♦
- Unterarm
-- offen 5-851.13♦
-- perkutan 5-851.23♦ ►

Tenotomie *(Forts.)*
– Unterschenkel
–– offen 5-851.19♦
–– perkutan 5-851.29♦
Tension free vaginal tape, Zügeloperation, transvaginal 5-593.20
TEP – s. Totalendoprothese
Test
– Schilling- 3-70b.1
– SeHCA- [Selen-Homotaurocholsäure-Test] 3-70b.2
Testpsychologisch, Diagnostik
– einfach 1-902.0
– komplex 1-902.1
Testung, Mode-switch, durch Induktion, Vorhofflimmern 1-266.0
Testverfahren, apparativ, neurophysiologisch, zur Schmerzdiagnostik, bei chronischen Schmerzzuständen 1-912
Tezacaftor-Ivacaftor, Applikation, oral 6-00b.k
Thalamotomie 5-013.72
Thenarlappenplastik, gestielt 5-905.19♦
Therapeutisch – s. jeweiliger durchgeführter Eingriff
Therapie
– antiretroviral, hochaktiv, bei HIV-Erkrankung, mit
–– 2 bis 4 Einzelsubstanzen 8-548.0
–– 5 oder mehr Einzelsubstanzen 8-548.1
– blutbildende Organe, mit Radionuklid, offen 8-530.2
– epidermal, mit
–– Radionuklid, offen 8-530.8
–– Rhenium-188 8-530.8
– Fetus
–– durch Drainage, Amnion 5-754.11
–– intrauterin
––– durch Transfusion 5-754.0
––– medikamentös 5-754.2
– intraarteriell, mit
–– radioaktiv markierten metabolischen Substanzen 8-530.a3
–– sonstigen radioaktiven rezeptorgerichteten Substanzen 8-530.a1
– intrakavitär, mit
–– radioaktiv markierten metabolischen Substanzen 8-530.b2
–– radioaktiven rezeptorgerichteten Substanzen 8-530.b0
– intravenös, mit
–– Aminosäure, jod-131-markiert 8-530.91
–– Antikörper, radioaktiv 8-530.7
–– Jod-131-Metomidat 8-530.90
–– Jod-131-Phenylalanin 8-530.91
–– Lutetium-177-PSMA-Liganden 8-530.d0
– künstlerisch
–– mindestens 50 Minuten bis 2 Stunden 9-401.40
–– mehr als
––– 2 bis 4 Stunden 9-401.41
––– 4 Stunden 9-401.42 ►

Therapie *(Forts.)*
– logopädisch 9-320
– lokoregional
–– arteriell, mit
––– Immunmodulator 8-541.6
––– Material, zytotoxisch 8-541.6
–– intraperitoneal, mit
––– Immunmodulator 8-541.3
––– Material, zytotoxisch 8-541.3
–– intrathekal, mit
––– Immunmodulator 8-541.0
––– Material, zytotoxisch 8-541.0
–– intrazerebral, mit
––– Immunmodulator 8-541.1
––– Material, zytotoxisch 8-541.1
–– mit
––– Immunmodulator
–––– Harnblase 8-541.4
–––– Nierenbecken 8-541.5♦
–––– Pleurahöhle 8-541.2♦
––– Material, zytotoxisch
–––– Harnblase 8-541.4
–––– Nierenbecken 8-541.5♦
–––– Pleurahöhle 8-541.2♦
– Metastase, Knochen, mit Radionuklid, offen 8-530.1
– neuropädiatrisch
–– als integrierte Blockbehandlung 9-403.8
–– begleitend 9-403.0
–– Blockbehandlung 9-403.1
––– erweitert 9-403.2
–– Gruppen-Setting 9-403.7
–– Intensivtherapie 9-403.3
––– erweitert 9-403.4
– neuropsychologisch, über
–– mindestens 50 Minuten bis 2 Stunden 9-404.0
–– mehr als
––– 2 Stunden bis 4 Stunden 9-404.1
––– 4 Stunden 9-404.2
– pädiatrisch-psychosomatisch
–– begleitend 9-403.0
–– Blockbehandlung 9-403.1
––– erweitert 9-403.2
–– Gruppen-Setting 9-403.7
–– Intensivtherapie 9-403.3
––– erweitert 9-403.4
– photodynamisch, lasergesteuert, nicht-thermisch, transperineal, zur Destruktion, Gewebe, Prostata, perkutan 5-602.5
– physikalisch, funktionsorientiert, kombiniert 8-561.2
– psychosomatisch, pädiatrisch, als integrierte Blockbehandlung 9-403.8
– sozialpädiatrisch
–– als integrierte Blockbehandlung 9-403.8
–– begleitend 9-403.0
–– Blockbehandlung 9-403.1
––– erweitert 9-403.2
–– Gruppen-Setting 9-403.7
–– Intensivtherapie 9-403.3
––– erweitert 9-403.4 ►

Therapie *(Forts.)*
– Störung
–– Schlucken, organisch und funktionell 9-320
–– Sprache, organisch und funktionell 9-320
–– Sprechen, organisch und funktionell 9-320
–– Stimme, organisch und funktionell 9-320
– supportiv
–– mindestens 50 Minuten bis 2 Stunden 9-401.30
–– mehr als
––– 2 bis 4 Stunden 9-401.31
––– 4 Stunden 9-401.32
– systemisch, mit Radionuklid, offen 8-530.5
Therapiekontrolle, Behandlung, Morbus Parkinson, in der Spätphase, mit
– Apomorphin 8-97e.1
– L-Dopa-Gel 8-97e.3
Therapieplanung, mit Dosimetrie, bei bildgebenden Verfahren *[nur Zusatzkode!]* 3-995
Therapiesitzung, rTMS [repetitive transkranielle Magnetstimulation] 8-632.1
Therapieverfahren, fluoreszenzgestützt *[nur Zusatzkode!]* 5-989
Thermisch, Dampfablation, Lunge, bronchoskopisch 5-339.21♦
Thermoablation
– mit Destruktion, Lymphknoten, erkrankt, perkutan 5-408.5
– mittels Laser, zur Destruktion, Knochen, perkutan 5-789.5
– Weichteile
–– Bauchregion, perkutan 5-859.36♦
–– Brustwand, perkutan 5-859.35♦
–– Ellenbogen, perkutan 5-859.32♦
–– Fuß, perkutan 5-859.3a♦
–– Genitalregion, perkutan 5-859.37♦
–– Gesäß, perkutan 5-859.37♦
–– Hals, perkutan 5-859.30♦
–– Knie, perkutan 5-859.38♦
–– Kopf, perkutan 5-859.30♦
–– Leistenregion, perkutan 5-859.37♦
–– Rücken, perkutan 5-859.35♦
–– Schulter, perkutan 5-859.31♦
–– Unterarm, perkutan 5-859.33♦
–– Unterschenkel, perkutan 5-859.39♦
– zur Destruktion
–– Gewebe, Niere, perkutan-transrenal 5-552.50♦
–– Lunge, perkutan 5-339.20♦
Thermochirurgisch, Epilation, Augenlid 5-091.40♦
Thermodiffusions-Flussmessung, durch
– Implantation, Messsonde, intrakraniell 5-029.13
– Wechsel, Messsonde, intrakraniell 5-029.13
Thermokauterisation, zur Invertierung, Tränenpunkt 5-086.00♦
Thermokoagulation
– Augenlid 5-091.40♦ ►

Thermokoagulation *(Forts.)*
– bei
–– Doppel-Ballon-Enteroskopie, zur Destruktion, Dickdarm, endoskopisch 5-452.92
–– Push-and-pull-back-Technik, zur Destruktion, Dickdarm, endoskopisch 5-452.92
–– Push-Technik, zur Destruktion, Dickdarm, endoskopisch 5-452.82
–– Single-Ballon-Enteroskopie, zur Destruktion, Dickdarm, endoskopisch 5-452.92
– Dickdarm
–– laparoskopisch 5-452.42
–– offen 5-452.32
– Dünndarm
–– laparoskopisch 5-451.52
–– offen 5-451.42
– Gaumen
–– hart 5-272.62
–– weich 5-272.62
– Gaumenmandel 5-289.02
– Iliosakralgelenk 5-83a.2
– Konjunktiva 5-112.00♦
– Kornea 5-123.00♦
– Korrekturoperation, bei
–– Ektropium 5-093.0♦
–– Entropium 5-093.0♦
– Larynx 5-300.32
– Lippe 5-273.92
– Milz 5-419.3
– mit Destruktion
–– Dickdarm, endoskopisch, einfach 5-452.82
–– Dünndarm, endoskopisch
––– durch
–––– Doppel-Ballon-Enteroskopie 5-451.a2
–––– Push-and-pull-back-Technik 5-451.a2
–––– Single-Ballon-Enteroskopie 5-451.a2
––– einfach 5-451.92
– Mundboden 5-273.92
– Pharynx 5-292.32
– Rachenmandel 5-289.02
– Uterus 5-681.62
– Wange 5-273.92
– Zunge 5-250.32
– zur
–– Abrasio corneae 5-123.00♦
–– Destruktion
––– Magen
–––– endoskopisch 5-433.52
–––– laparoskopisch 5-433.42
–––– offen 5-433.32
––– Ösophagus
–––– endoskopisch 5-422.52
–––– offen 5-422.32
–––– thorakoskopisch 5-422.42
––– Rektum
–––– endoskopisch 5-482.51
–––– endoskopisch-mikrochirurgisch 5-482.52
–––– peranal 5-482.50
––– Uterus 5-681.62
Thermomodulation, Bandscheibe
– 1 Segment, zur Schmerztherapie 5-83a.10 ►

Thermomodulation, Bandscheibe *(Forts.)*
– 2 Segmente, zur Schmerztherapie 5-83a.11
– 3 oder mehr Segmente, zur Schmerztherapie 5-83a.12
Thermoplastie, zur Destruktion, Bronchus, bronchial 5-320.5♦
Thermotherapie
– Chorioidea, transpupillar 5-155.5♦
– Leber, hochfrequenzinduziert, lokal
–– durch Umsteigen laparoskopisch – offen chirurgisch 5-501.52
–– laparoskopisch 5-501.51
–– offen 5-501.50
–– perkutan 5-501.53
– mit Nanopartikel, magnetisch 8-651
– Retina, transpupillar 5-155.5♦
Thiotepa, Applikation, parenteral
– 50 mg bis unter 100 mg, bei Patienten unter 15 Jahren 6-007.n0
– 100 mg bis unter 150 mg, bei Patienten unter 15 Jahren 6-007.n1
– 150 mg bis unter 200 mg 6-007.n2
– 200 mg bis unter 250 mg 6-007.n3
– 250 mg bis unter 300 mg 6-007.n4
– 300 mg bis unter 350 mg 6-007.n5
– 350 mg bis unter 400 mg 6-007.n6
– 400 mg bis unter 500 mg 6-007.n7
– 500 mg bis unter 600 mg 6-007.n8
– 600 mg bis unter 700 mg 6-007.n9
– 700 mg bis unter 800 mg 6-007.na
– 800 mg bis unter 900 mg 6-007.nb
– 900 mg bis unter 1.000 mg 6-007.nc
– 1.000 mg bis unter 1.200 mg 6-007.nd
– 1.200 mg bis unter 1.400 mg 6-007.ne
– 1.400 mg bis unter 1.600 mg 6-007.nf
– 1.600 mg bis unter 1.800 mg 6-007.ng
– 1.800 mg bis unter 2.000 mg 6-007.nh
– 2.000 mg bis unter 2.200 mg 6-007.nj
– 2.200 mg bis unter 2.400 mg 6-007.nk
– 2.400 mg bis unter 2.600 mg 6-007.nm
– 2.600 mg bis unter 2.800 mg 6-007.nn
– 2.800 mg oder mehr 6-007.np
Thorakal
– Arterie, Gefäßprothese
–– Ballonangioplastie, offen 5-380.43♦ 8-836.0e
–– Embolektomie 5-380.43♦
–– Fremdkörperentfernung 5-380.43♦
–– Inzision 5-380.43♦
–– Thrombektomie 5-380.43♦
– Gefäß
–– Implantation
––– Flow-Diverter, perkutan-transluminal, zur Strömungslaminierung, bei Aneurysma
–––– 1 8-84b.08♦
–––– 2 8-84b.28♦
–––– 3 8-84b.38♦
–––– 4 8-84b.48♦
–––– 5 8-84b.58♦
–––– 6 oder mehr 8-84b.68♦ ►

Thorakal *(Forts.)*
~ Gefäß *(Forts.)*
~~ Implantation *(Forts.)*
––– Mehrschicht-Flechtstent, perkutan-transluminal, zur Strömungslaminierung, bei Aneurysma
–––– 1 8-84b.08♦
–––– 2 8-84b.28♦
–––– 3 8-84b.38♦
–––– 4 8-84b.48♦
–––– 5 8-84b.58♦
–––– 6 oder mehr 8-84b.68♦
––– Multilayer-Stent, perkutan-transluminal, zur Strömungslaminierung, bei Aneurysma
–––– 1 8-84b.08♦
–––– 2 8-84b.28♦
–––– 3 8-84b.38♦
–––– 4 8-84b.48♦
–––– 5 8-84b.58♦
–––– 6 oder mehr 8-84b.68♦
––– perkutan-transluminal
–––– Cheatham-Platinum-Stent
––––– gecovert
–––––– 1 8-846.08♦
–––––– 2 oder mehr 8-846.18♦
––––– ungecovert
–––––– 1 8-845.08♦
–––––– 2 oder mehr 8-845.18♦
–––– Klammern, endovaskulär, selbstexpandierend 8-83c.98♦
–––– Nitinolstent, aus Einzeldrähten verwoben
––––– 1 8-84d.08♦
––––– 2 8-84d.18♦
––––– 3 8-84d.28♦
––––– 4 8-84d.38♦
––––– 5 8-84d.48♦
––––– 6 oder mehr 8-84d.58♦
–––– Stent
––––– bioresorbierbar
–––––– 1 8-843.08♦
–––––– 2 8-843.18♦
–––––– 3 8-843.28♦
–––––– 4 8-843.38♦
–––––– 5 8-843.48♦
–––––– 6 oder mehr 8-843.58♦
––––– gecovert
–––––– großlumig, andere
––––––– 1 8-84a.08♦
––––––– 2 oder mehr 8-84a.18♦
–––––– medikamentefreisetzend
––––––– 1 8-848.08♦
––––––– 2 8-848.18♦
––––––– 3 8-848.28♦
––––––– 4 8-848.38♦
––––––– 5 8-848.48♦
––––––– 6 oder mehr 8-848.58♦
–––––– nicht-medikamentefreisetzend
––––––– 1 8-842.08♦
––––––– 2 8-842.18♦
––––––– 3 8-842.28♦
––––––– 4 8-842.38♦ ►

T

Thorakal *(Forts.)*
~ Gefäß *(Forts.)*
~~ Implantation *(Forts.)*
~~~ perkutan-transluminal *(Forts.)*
~~~~ Stent *(Forts.)*
~~~~~ gecovert *(Forts.)*
~~~~~~ nicht-medikamentefreisetzend *(Forts.)*
––––––– 5 8-842.48♦
––––––– 6 oder mehr 8-842.58♦
––––– medikamentefreisetzend
–––––– 1 8-841.08♦
–––––– 2 8-841.18♦
–––––– 3 8-841.28♦
–––––– 4 8-841.38♦
–––––– 5 8-841.48♦
–––––– 6 oder mehr 8-841.58♦
––––– nicht-medikamentefreisetzend
–––––– 1 8-840.08♦
–––––– 2 8-840.18♦
–––––– 3 8-840.28♦
–––––– 4 8-840.38♦
–––––– 5 8-840.48♦
–––––– 6 oder mehr 8-840.58♦
––––– ungecovert, großlumig, andere
–––––– 1 8-849.08♦
–––––– 2 oder mehr 8-849.18♦
––– Stent, perkutan-transluminal, zur Strömungslaminierung, bei Aneurysma
–––– 1 8-84b.08♦
–––– 2 8-84b.28♦
–––– 3 8-84b.38♦
–––– 4 8-84b.48♦
–––– 5 8-84b.58♦
–––– 6 oder mehr 8-84b.68♦
––– transluminal, Nitinolstent, aus Einzeldrähten verwoben
–––– 1 8-84d.08♦
–––– 2 8-84d.18♦
–––– 3 8-84d.28♦
–––– 4 8-84d.38♦
–––– 5 8-84d.48♦
–––– 6 oder mehr 8-84d.58♦
–– Lithoplastie, perkutan-transluminal 8-83c.b8♦
– Gefäßprothese, Arterie
–– Endarteriektomie 5-381.43♦
–– Thrombendarteriektomie 5-381.43♦
– Kardiomyotomie, offen 5-420.21
– Ösophagogastromyotomie, offen 5-420.21
– Ösophagus, Resektion, partiell
–– mit Wiederherstellung, Kontinuität 5-424.0
–– ohne Wiederherstellung, Kontinuität 5-423.1
– Sympathektomie 5-043.1
– Sympathikolyse, perkutan, mit Steuerung durch bildgebende Verfahren 5-04a.1
Thorakoabdominal
– Adrenalorrhaphie 5-073.12♦
– Adrenalotomie, mit Drainage 5-073.02♦
– Debulking-Operation, retroperitoneal 5-590.82
– Dekapsulation, Niere 5-559.12♦
– Dilatation, Nephrostoma, rekonstruktiv 5-557.a2♦ ►

Thorakoabdominal *(Forts.)*
– Drainage
–– pelvin 5-590.32
–– perirenal 5-590.12
–– retroperitoneal 5-590.22
– Exploration, Nebennierenregion 5-070.4♦
– Exzision, Gewebe
–– perirenal 5-590.42
–– retroperitoneal 5-590.52
– Fistelverschluss, Niere 5-557.22♦
– Freilegung, Niere, zur Exploration 5-559.02♦
– Inzision, perirenal 5-590.02
– Naht
–– Nebenniere 5-073.12♦
–– Niere, nach Verletzung 5-557.02♦
– Nephrektomie
–– mit Ureterektomie 5-554.b2♦
–– Niere, transplantiert 5-554.72
–– ohne weitere Maßnahmen 5-554.a2♦
–– postmortal, zur Transplantation 5-554.92
–– radikal 5-554.42♦
––– mit
–––– Ureterektomie 5-554.52♦
–––– Ureterexhairese, endoskopisch 5-554.62♦
–– zur Transplantation, bei einem Lebendspender 5-554.82
– Nephropexie 5-559.22♦
– Ösophagektomie
–– mit Lymphadenektomie
––– mit
–––– Interposition
––––– Dünndarm, frei 5-426.23
––––– Kolon 5-426.24
–––– Magenhochzug, und Anastomose, intrathorakal 5-426.21
––– ohne Wiederherstellung, Kontinuität 5-425.2
–– ohne Lymphadenektomie
––– mit
–––– Interposition
––––– Dünndarm, frei 5-426.13
––––– Kolon 5-426.14
–––– Magenhochzug, und Anastomose
––––– intrathorakal 5-426.11
––––– zervikal 5-426.12
––– ohne Wiederherstellung, Kontinuität 5-425.1
–– total, mit Lymphadenektomie, mit Magenhochzug, und Anastomose, zervikal 5-426.22
– Plastik, Nierenbecken 5-557.42♦
– Pyelopyelostomie 5-557.72♦
– Rekonstruktion, Niere, plastisch 5-557.12♦
– Resektion
–– Gewebe, retroperitoneal, ohne sichere Organzuordnung 5-590.82
–– Nebenniere 5-072.02♦
––– mit Ovariektomie 5-072.12♦
––– Rest 5-072.22♦
–– Ösophagus, partiell, ohne Wiederherstellung, Kontinuität 5-423.2
– Revision, Niere 5-559.32♦ ►

Thorakoabdominal *(Forts.)*
– Teilresektion, Niere 5-553.02♦
–– mit Ureterektomie 5-553.12♦
– Transureteropyelostomie 5-557.82♦
– Ureterokalikostomie 5-557.52♦
– Ureteropyelostomie 5-557.62♦
– Verschluss, Nephrostoma 5-557.92♦
Thorakoplastik
– komplett 5-346.91
– konkavseitig, bei Lösung, Rippe, konkavseitig, und Korrektur, Rippental 5-346.a4♦
– partiell 5-346.90
Thorakoretroperitoneal, Zugang
– Lendenwirbelsäule, kombiniert 5-032.b
– Os coccygis, kombiniert 5-032.b
– Os sacrum, kombiniert 5-032.b
Thorakoskapulargelenk
– Arthrolyse
–– arthroskopisch 5-810.22♦
–– offen 5-800.62♦
– Arthrorise, offen 5-809.12♦
– Arthrotomie, offen 5-800.02♦
– Band, Resektion, offen 5-800.c2♦
– Débridement, offen 5-800.32♦
– Denervierung, elektrothermisch, Synovialis, und Kapselgewebe, arthroskopisch 5-811.42♦
– Einlegen, Medikamententräger
–– arthroskopisch 5-810.72♦
–– offen 5-800.a2♦
– Entfernung
–– Fragment, osteochondral, offen 5-800.82♦
–– Medikamententräger
––– arthroskopisch 5-810.82♦
––– offen 5-800.b2♦
–– Verkalkung, periartikulär
––– arthroskopisch 5-810.52♦
––– offen 5-800.72♦
– Fixation
–– perkutan, temporär 5-809.42♦
–– temporär, offen 5-809.22♦
– Fremdkörperentfernung, offen 5-800.82♦
– Gelenkkörper, frei, Entfernung, offen 5-800.82♦
– Gelenkmobilisation, arthroskopisch 5-810.22♦
– Gelenkspülung
–– arthroskopisch, mit Drainage
––– aseptisch 5-810.02♦
––– septisch 5-810.12♦
–– offen, mit Drainage
––– aseptisch 5-800.12♦
––– septisch 5-800.22♦
– Implantation, Knorpelersatz, metallisch, nicht-patientenindividuell, offen 5-801.m2♦
– Kapsulotomie, offen 5-800.02♦
– Luxation, Reposition
–– geschlossen
––– durch
–––– Draht 5-79a.12♦
–––– Fixateur externe 5-79a.62♦
––––– mit interner Osteosynthese 5-79a.72♦
–––– Materialkombination 5-79a.82♦ ►

Thorakoskapulargelenk *(Forts.)*
~ Luxation, Reposition *(Forts.)*
~~ geschlossen *(Forts.)*
~~~ durch *(Forts.)*
–––– Zuggurtung/Cerclage 5-79a.12♦
––– ohne Osteosynthese 8-201.2♦
–– offen
––– durch
–––– Draht 5-79b.12♦
–––– Fixateur externe 5-79b.62♦
––––– mit interner Osteosynthese 5-79b.72♦
–––– Klammer 5-79b.e2♦
–––– Materialkombination 5-79b.82♦
–––– Platte 5-79b.22♦
–––– Schraube 5-79b.02♦
–––– Zuggurtung/Cerclage 5-79b.12♦
––– ohne Osteosynthese 5-79b.h2♦
– Punktion, perkutan, therapeutisch 8-158.2♦
– Resektion
–– Bandrest, offen 5-800.c2♦
–– Osteophyt 5-812.k2♦
– Spülung, therapeutisch 8-178.2♦
– Synovialektomie
–– partiell, offen 5-800.42♦
–– total, offen 5-800.52♦
– Versorgung, Fraktur, arthroskopisch assistiert *[nur Zusatzkode!]* 5-810.62♦
– Wechsel, Medikamententräger
–– arthroskopisch 5-810.72♦
–– offen 5-800.a2♦
– Zystenexstirpation, offen 5-800.92♦
Thorakoskopie
– diagnostisch 1-691.0
– explorativ 1-691.0
– zur
–– Destruktion, Gewebe, Bronchus 5-320.2♦
–– Exzision, Gewebe
––– Bronchus 5-320.2♦
––– Mediastinum 5-342.03
–– Fremdkörperentfernung 5-340.5♦
–– Hämatomausräumung 5-340.d♦
Thorakoskopisch – s. jeweiliger durchgeführter Eingriff
Thorakotomie
– explorativ 5-340.1
– Mini-, zum Anlegen, großlumig Thoraxdrainage 8-144.0♦
– mit Exzision, Thymus 5-077.1
– Verschluss, sekundär 5-346.4
– zur
–– Destruktion, Gewebe, Bronchus 5-320.1♦
–– Exzision, Gewebe, Bronchus 5-320.1♦
–– Fremdkörperentfernung 5-340.2♦
–– Hämatomausräumung 5-340.c♦
Thorax
– Anlegen, System, zur Vakuumtherapie, tiefreichend 5-916.a2
– Arterie, Subtraktionsangiographie, digital 3-603
– Arteriographie, Gefäß 3-603 ►

T
~~~

Thorax *(Forts.)*
– Atherektomie, Gefäß, perkutan-transluminal 8-836.38♦
– Ballonangioplastie, Vene, oberflächlich, offen 5-380.a3♦ 8-836.08♦
– Blade-Angioplastie, Gefäß, perkutan-transluminal 8-836.18♦
– Computertomographie
–– mit Kontrastmittel 3-222
–– nativ 3-202
– Embolektomie, Vene, oberflächlich 5-380.a3♦
– Entfernung, Osteosynthesematerial 5-349.3
– Exzision, Vene, oberflächlich 5-386.a3♦
– Fräsatherektomie, Gefäß, perkutan-transluminal 8-836.38♦
– Fremdkörperentfernung, Vene, oberflächlich 5-380.a3♦
– Gefäß
–– Ballonangioplastie, perkutan-transluminal 8-836.08♦
–– Biopsie, durch Inzision 1-587.2
–– Embolisation, selektiv, perkutan-transluminal, mit
––– ablösbarem Ballon 8-836.b8♦
––– embolisierender Flüssigkeit 8-836.98♦
––– Metallspiralen 8-836.m8♦
––– Partikeln 8-836.k8♦
––– Schirm 8-836.c8♦
–– Fremdkörperentfernung, perkutan-transluminal 8-836.68♦
–– Laser-Angioplastie, perkutan-transluminal 8-836.28♦
–– Rotationsthrombektomie, perkutan-transluminal 8-836.p8♦
–– Thrombektomie, perkutan-transluminal 8-836.88♦
–– Thrombolyse, selektiv, perkutan-transluminal 8-836.78♦
– Gelenk
–– Arthroskopie, diagnostisch 1-697.4♦
–– Biopsie
––– durch Inzision 1-504.4♦
––– perkutan 1-483.4♦
–––– mit Steuerung durch bildgebende Verfahren 1-484.4♦
–– Nadelbiopsie, perkutan 1-483.4♦
–– Punktion, perkutan, diagnostisch 1-854.4♦
– instabil, bei Rippenserienfraktur, Reposition und Osteosynthese, offen – s. Stabilisierung, Thoraxwand, offen
– Inzision, Vene, oberflächlich 5-380.a3♦
– Ligatur, Vene, oberflächlich 5-389.a3♦
– Magnetresonanztomographie
–– mit Kontrastmittel 3-822
–– nativ 3-809
– Rotationsatherektomie, Gefäß, perkutan-transluminal 8-83c.f8♦
– Scoring-balloon, Gefäß, perkutan-transluminal 8-836.18♦
– Verschluss, Vene, oberflächlich, operativ 5-389.a3♦ ►

Thorax *(Forts.)*
– Wechsel, System, zur Vakuumtherapie, tiefreichend 5-916.a2
Thorax-Arm-Abduktionsgips 8-310.1♦
Thoraxdrainage, Anlegen
– großlumig 8-144.0♦
–– durch Mini-Thorakotomie 8-144.0♦
– kleinlumig 8-144.2♦
–– mit dauerhaftem Verweilsystem 8-144.1♦
Thoraxwand
– Muskulatur, Teilresektion, bei Mastektomie, radikal, erweitert 5-874.7♦
– Stabilisierung, offen
–– einseitig
––– durch Metallbügel 5-346.cx
––– mit Reposition und Osteosynthese, Rippe
–––– 1 5-346.c0
–––– 2 5-346.c1
–––– 3 bis 5 5-346.c2
–––– 6 oder mehr 5-346.c3
–– zweiseitig
––– durch Metallbügel 5-346.dx
––– mit Reposition und Osteosynthese, Rippe
–––– 2 5-346.d0
–––– 3 bis 4 5-346.d1
–––– 5 bis 8 5-346.d2
–––– 9 oder mehr 5-346.d3
– Teilresektion
–– oberflächlich, bei Mastektomie, radikal, erweitert 5-874.7♦
–– tief, bei Mastektomie, radikal, erweitert 5-874.8♦
Thrombektomie
– A. axillaris 5-380.11♦
– A. brachialis 5-380.12♦
– A. carotis 5-380.00♦
– A. carotis communis 5-380.01♦
– A. carotis externa 5-380.03♦
– A. carotis interna, extrakraniell 5-380.02♦
– A. dorsalis pedis 5-380.82♦
– A. femoralis 5-380.70♦
– A. fibularis 5-380.84♦
– A. gastrica 5-380.62
– A. hepatica 5-380.61
– A. iliaca 5-380.52♦
– A. iliaca communis 5-380.53♦
– A. iliaca externa 5-380.54♦
– A. iliaca interna 5-380.55♦
– A. lienalis 5-380.63
– A. mesenterica inferior 5-380.66
– A. mesenterica superior 5-380.65
– A. plantaris lateralis 5-380.86♦
– A. plantaris medialis 5-380.85♦
– A. poplitea 5-380.72♦
– A. princeps pollicis 5-380.27♦
– A. profunda femoris 5-380.71♦
– A. pulmonalis 5-380.42♦
– A. radialis 5-380.24♦
– A. renalis 5-380.64♦
– A. subclavia 5-380.40♦
– A. tibialis anterior 5-380.80♦ ►

Thrombektomie *(Forts.)*
– A. tibialis posterior 5-380.83♦
– A. ulnaris 5-380.20♦
– A. vertebralis, extrakraniell 5-380.04♦
– Aa. digitales palmares communes 5-380.23♦
– Aa. lumbales 5-380.51♦
– Aa. recurrentes, Unterschenkel 5-380.81♦
– Aorta abdominalis 5-380.33
– Aorta ascendens 5-380.30
– Aorta thoracica 5-380.32
– Arcus aortae 5-380.31
– Arcus palmaris profundus 5-380.21♦
– Arcus palmaris superficialis 5-380.22♦
– bei
–– Exploration
––– Aortenklappe 5-354.01
––– Mitralklappe 5-354.11
––– Pulmonalklappe 5-354.21
––– Trikuspidalklappe 5-354.31
–– Kardiotomie 5-370.3
– durch Thrombektomiesystem, mikrodrahtgestützt, mit kontinuierlicher Aspiration
–– 1 *[nur Zusatzkode!]* 8-83b.80
–– 2 *[nur Zusatzkode!]* 8-83b.82
–– 3 oder mehr *[nur Zusatzkode!]* 8-83b.83
– Gefäßprothese
–– Aorta 5-380.35
–– Arterie
––– abdominal 5-380.56♦
––– extrakraniell
–––– Hals 5-380.06♦
–––– Kopf 5-380.06♦
––– Fuß 5-380.87♦
––– Hand 5-380.28♦
––– Oberarm 5-380.13♦
––– Oberschenkel 5-380.73♦
––– pelvin 5-380.56♦
––– Schulter 5-380.13♦
––– thorakal 5-380.43♦
––– Unterarm 5-380.28♦
––– Unterschenkel 5-380.87♦
––– Vene
–––– oberflächlich 5-380.a7♦
–––– tief 5-380.9m♦
––– viszeral 5-380.67
– mit
–– Hochdruck-Wasserjet-Katheter *[nur Zusatzkode!]* 8-83b.4
–– Mikrodrahtretriever-System
––– 1 *[nur Zusatzkode!]* 8-83b.80
––– 2 *[nur Zusatzkode!]* 8-83b.82
––– 3 oder mehr *[nur Zusatzkode!]* 8-83b.83
–– Stentretriever-System
––– 1 *[nur Zusatzkode!]* 8-83b.84
––– 2 *[nur Zusatzkode!]* 8-83b.85
––– 3 oder mehr *[nur Zusatzkode!]* 8-83b.86
– perkutan-transluminal
–– an
––– Aorta 8-836.84
––– Aortenisthmus 8-836.85
––– Ductus arteriosus apertus 8-836.86 ►

Thrombektomie *(Forts.)*
~ perkutan-transluminal *(Forts.)*
~~ an *(Forts.)*
––– Gefäß
–––– extrakraniell Kopf 8-836.81♦
–––– Hals 8-836.81♦
–––– intrakraniell 8-836.80
–––– künstlich 8-836.8e
–––– Malformation 8-836.8d
–––– Oberarm 8-836.82♦
–––– Schulter 8-836.82♦
–––– spinal 8-836.8f
–––– Thorax 8-836.88♦
–––– Unterarm 8-836.83♦
–––– Unterschenkel 8-836.8c♦
–––– viszeral 8-836.8a
––– Koronargefäß 8-837.t
––– V. cava 8-836.87
––– V. portae 8-836.8g
–– Arterie
––– abdominal 8-836.8h♦
––– Oberschenkel 8-836.8k♦
––– pelvin 8-836.8h♦
–– Vene
––– abdominal 8-836.8j♦
––– Oberschenkel 8-836.8m♦
––– pelvin 8-836.8j♦
– R. carpalis dorsalis 5-380.26♦
– R. carpalis palmaris 5-380.25♦
– Shunt, portosystemisch, perkutan 8-839.83
– Sinus caroticus 5-380.01♦
– Stent
–– A. carotis 5-380.05♦
–– Aorta 5-380.34
– TIPS, perkutan 8-839.83
– Truncus brachiocephalicus 5-380.41♦
– Truncus coeliacus 5-380.60
– V. axillaris 5-380.94♦
– V. brachiocephalica 5-380.95♦
– V. cava inferior 5-380.97
– V. cava superior 5-380.96
– V. femoralis 5-380.9b♦
– V. gastrica 5-380.9e♦
– V. iliaca communis 5-380.98♦
– V. iliaca externa 5-380.99♦
– V. iliaca interna 5-380.9a♦
– V. jugularis 5-380.91♦
– V. lienalis 5-380.9f
– V. mesenterica inferior 5-380.9h
– V. mesenterica superior 5-380.9g
– V. poplitea 5-380.9c♦
– V. portae 5-380.9d
– V. pulmonalis 5-380.92♦
– V. renalis 5-380.9k♦
– V. subclavia 5-380.93♦
– Vene, oberflächlich
–– abdominal 5-380.a4♦
–– extrakraniell, Kopf 5-380.a0♦
–– Fuß 5-380.a6♦
–– Hals 5-380.a0♦
–– Hand 5-380.a2♦ ►

Thrombektomie *(Forts.)*
~ Vene, oberflächlich *(Forts.)*
–– Oberarm 5-380.a1♦
–– Oberschenkel 5-380.a5♦
–– Schulter 5-380.a1♦
–– thorakal 5-380.a3♦
–– Unterarm 5-380.a2♦
–– Unterschenkel 5-380.a6♦
– Vv. hepaticae 5-380.9j
Thrombektomiesystem
– hydrodynamisch, Verwendung *[nur Zusatzkode!]* 8-83b.4
– mikrodrahtgestützt, mit kontinuierlicher Aspiration
–– 1, zur
––– Fremdkörperentfernung *[nur Zusatzkode!]* 8-83b.80
––– Thrombektomie *[nur Zusatzkode!]* 8-83b.80
–– 2, zur
––– Fremdkörperentfernung *[nur Zusatzkode!]* 8-83b.82
––– Thrombektomie *[nur Zusatzkode!]* 8-83b.82
–– 3 oder mehr, zur
––– Fremdkörperentfernung *[nur Zusatzkode!]* 8-83b.83
––– Thrombektomie *[nur Zusatzkode!]* 8-83b.83
Thrombendarteriektomie
– A. axillaris 5-381.11♦
– A. brachialis 5-381.12♦
– A. carotis 5-381.00♦
–– Stent 5-381.05♦
– A. carotis communis, und Sinus caroticus 5-381.01♦
– A. carotis externa 5-381.03♦
– A. carotis interna, extrakraniell 5-381.02♦
– A. dorsalis pedis 5-381.82♦
– A. femoralis 5-381.70♦
– A. fibularis 5-381.84♦
– A. gastrica 5-381.62
– A. hepatica 5-381.61
– A. iliaca 5-381.52♦
– A. iliaca communis 5-381.53♦
– A. iliaca externa 5-381.54♦
– A. iliaca interna 5-381.55♦
– A. lienalis 5-381.63
– A. mesenterica inferior 5-381.66
– A. mesenterica superior 5-381.65
– A. poplitea 5-381.72♦
– A. profunda femoris 5-381.71♦
– A. radialis 5-381.24♦
– A. renalis 5-381.64♦
– A. subclavia 5-381.40♦
– A. tibialis anterior 5-381.80♦
– A. tibialis posterior 5-381.83♦
– A. ulnaris 5-381.20♦
– A. vertebralis, extrakraniell 5-381.04♦
– Aa. lumbales 5-381.51♦
– Aorta abdominalis 5-381.33 ►

Thrombendarteriektomie *(Forts.)*
– Aorta ascendens 5-381.30
– Aorta thoracica 5-381.32
– Arcus aortae 5-381.31
– Gefäßprothese
–– Aorta 5-381.35
–– Arterie
––– abdominal 5-381.56♦
––– extrakraniell
–––– Hals 5-381.06♦
–––– Kopf 5-381.06♦
––– Fuß 5-381.87♦
––– Hand 5-381.28♦
––– Oberarm 5-381.13♦
––– Oberschenkel 5-381.73♦
––– pelvin 5-381.56♦
––– Schulter 5-381.13♦
––– thorakal 5-381.43♦
––– Unterarm 5-381.28♦
––– Unterschenkel 5-381.87♦
––– viszeral 5-381.67
– Koronararterie
–– mit Patch, offen 5-360.1
–– offen 5-360.0
––– mit Implantation, Stent, Koronararterie
–––– eine
––––– 1 5-360.2
––––– 2 5-360.3
–––– mehrere, 1 5-360.4
– pulmonal 5-381.42♦
– Truncus brachiocephalicus 5-381.41♦
– Truncus coeliacus 5-381.60
Thrombin, Injektion, nach Anwendung, Katheter in Arterie 8-020.c
Thrombolyse
– intraventrikulär, Hirnventrikel, über Drainagekatheter 8-020.d
– intrazerebral, über Drainagekatheter 8-020.d
– selektiv, perkutan-transluminal
–– A. pulmonalis 8-838.60
–– Aorta 8-836.74
–– Aortenisthmus 8-836.75
–– Arterie
––– abdominal 8-836.7h♦
––– Oberschenkel 8-836.7k♦
––– pelvin 8-836.7h♦
–– Ductus arteriosus apertus 8-836.76
–– Gefäß
––– extrakraniell, Kopf 8-836.71♦
––– Hals 8-836.71♦
––– intrakraniell 8-836.70
––– künstlich 8-836.7e
–––– Lungenkreislauf 8-838.65
––– Malformation 8-836.7d
––– Oberarm 8-836.72♦
––– Schulter 8-836.72♦
––– spinal 8-836.7f
––– Thorax 8-836.78♦
––– Unterarm 8-836.73♦
––– Unterschenkel 8-836.7c♦
––– viszeral 8-836.7a ►

Thrombolyse *(Forts.)*
~ selektiv, perkutan-transluminal *(Forts.)*
-- Kollateralgefäß, aortopulmonal 8-838.62
-- Koronararterie 8-837.60
--- mehrere 8-837.61
-- Malformation, Gefäß, Lungenkreislauf 8-838.63
-- Shunt, aortopulmonal, künstlich 8-838.64
-- V. cava 8-836.77
-- V. portae 8-836.7g
-- V. pulmonalis 8-838.61♦
-- Vene
--- abdominal 8-836.7j♦
--- Oberschenkel 8-836.7m♦
--- pelvin 8-836.7j♦
- Shunt, portosystemisch, perkutan 8-839.82
- systemisch 8-020.8
- TIPS, perkutan 8-839.82
Thrombolysesystem, ultraschallgestützt, Verwendung *[nur Zusatzkode!]* 8-83b.j
Thrombosenexzision, perianal 5-490.1
Thromboseninzision, perianal 5-490.0
Thrombozytenabbau, Bestimmung, mit Szintigraphie, Leber-Milz 3-70a.1
Thrombozytenkonzentrat
- Apherese-, pathogeninaktiviert, Transfusion
-- 1 8-800.d0
-- 2 8-800.d1
-- 3 8-800.d2
-- 4 8-800.d3
-- 5 8-800.d4
-- 6 bis unter 8 8-800.d5
-- 8 bis unter 10 8-800.d6
-- 10 bis unter 12 8-800.d7
-- 12 bis unter 14 8-800.d8
-- 14 bis unter 16 8-800.d9
-- 16 bis unter 18 8-800.da
-- 18 bis unter 20 8-800.db
-- 20 bis unter 24 8-800.dc
-- 24 bis unter 28 8-800.dd
-- 28 bis unter 32 8-800.de
-- 32 bis unter 36 8-800.df
-- 36 bis unter 40 8-800.dg
-- 40 bis unter 46 8-800.dh
-- 46 bis unter 52 8-800.dj
-- 52 bis unter 58 8-800.dk
-- 58 bis unter 64 8-800.dm
-- 64 bis unter 70 8-800.dn
-- 70 bis unter 78 8-800.dp
-- 78 bis unter 86 8-800.dq
-- 86 bis unter 94 8-800.dr
-- 94 bis unter 102 8-800.ds
-- 102 bis unter 110 8-800.dt
-- 110 bis unter 118 8-800.du
-- 118 bis unter 126 8-800.dv
-- 126 bis unter 134 8-800.dz
-- 134 bis unter 146 8-800.j0
-- 146 bis unter 158 8-800.j1
-- 158 bis unter 170 8-800.j2
-- 170 bis unter 182 8-800.j3
-- 182 bis unter 194 8-800.j4 ►

Thrombozytenkonzentrat *(Forts.)*
~ Apherese-, pathogeninaktiviert, Transfusion *(Forts.)*
-- 194 bis unter 210 8-800.j5
-- 210 bis unter 226 8-800.j6
-- 226 bis unter 242 8-800.j7
-- 242 bis unter 258 8-800.j8
-- 258 bis unter 274 8-800.j9
-- 274 bis unter 294 8-800.ja
-- 294 bis unter 314 8-800.jb
-- 314 bis unter 334 8-800.jc
-- 334 bis unter 354 8-800.jd
-- 354 bis unter 374 8-800.je
-- 374 oder mehr 8-800.jf
- autogen, durch
-- Filtration gewonnen, Applikation, lokal 8-861.01
-- Zentrifugation gewonnen, Applikation, lokal 8-861.00
- pathogeninaktiviert, Transfusion
-- 1 8-800.h0
-- 2 8-800.h1
-- 3 8-800.h2
-- 4 8-800.h3
-- 5 8-800.h4
-- 6 bis unter 8 8-800.h5
-- 8 bis unter 10 8-800.h6
-- 10 bis unter 12 8-800.h7
-- 12 bis unter 14 8-800.h8
-- 14 bis unter 16 8-800.h9
-- 16 bis unter 18 8-800.ha
-- 18 bis unter 20 8-800.hb
-- 20 bis unter 24 8-800.hc
-- 24 bis unter 28 8-800.hd
-- 28 bis unter 32 8-800.he
-- 32 bis unter 36 8-800.hf
-- 36 bis unter 40 8-800.hg
-- 40 bis unter 46 8-800.hh
-- 46 bis unter 52 8-800.hj
-- 52 bis unter 58 8-800.hk
-- 58 bis unter 64 8-800.hm
-- 64 bis unter 70 8-800.hn
-- 70 bis unter 78 8-800.hp
-- 78 bis unter 86 8-800.hq
-- 86 bis unter 94 8-800.hr
-- 94 bis unter 102 8-800.hs
-- 102 bis unter 110 8-800.ht
-- 110 bis unter 118 8-800.hu
-- 118 bis unter 126 8-800.hv
-- 126 bis unter 134 8-800.hz
-- 134 bis unter 146 8-800.n0
-- 146 bis unter 158 8-800.n1
-- 158 bis unter 170 8-800.n2
-- 170 bis unter 182 8-800.n3
-- 182 bis unter 194 8-800.n4
-- 194 bis unter 210 8-800.n5
-- 210 bis unter 226 8-800.n6
-- 226 bis unter 242 8-800.n7
-- 242 bis unter 258 8-800.n8
-- 258 bis unter 274 8-800.n9
-- 274 bis unter 294 8-800.na ►

T

Thrombozytenkonzentrat *(Forts.)*
~ pathogeninaktiviert, Transfusion *(Forts.)*
–– 294 bis unter 314 8-800.nb
–– 314 bis unter 334 8-800.nc
–– 334 bis unter 354 8-800.nd
–– 354 bis unter 374 8-800.ne
–– 374 oder mehr 8-800.nf
– patientenbezogen, Transfusion
–– 1 8-800.60
–– 2 8-800.61
–– 3 bis unter 5 8-800.62
–– 5 bis unter 7 8-800.63
–– 7 bis unter 9 8-800.64
–– 9 bis unter 11 8-800.65
–– 11 bis unter 13 8-800.66
–– 13 bis unter 15 8-800.67
–– 15 bis unter 17 8-800.68
–– 17 bis unter 19 8-800.69
–– 19 bis unter 23 8-800.6a
–– 23 bis unter 27 8-800.6b
–– 27 bis unter 31 8-800.6c
–– 31 bis unter 35 8-800.6d
–– 35 bis unter 39 8-800.6e
–– 39 bis unter 43 8-800.6g
–– 43 bis unter 47 8-800.6h
–– 47 bis unter 51 8-800.6j
–– 51 bis unter 55 8-800.6k
–– 55 bis unter 59 8-800.6m
–– 59 bis unter 63 8-800.6n
–– 63 bis unter 67 8-800.6p
–– 67 bis unter 71 8-800.6q
–– 71 bis unter 79 8-800.6s
–– 79 bis unter 87 8-800.6t
–– 87 bis unter 95 8-800.6u
–– 95 bis unter 103 8-800.6v
–– 103 bis unter 111 8-800.6w
–– 111 oder mehr 8-800.6z
– Transfusion
–– 1 8-800.g0
–– 2 8-800.g1
–– 3 8-800.g2
–– 4 8-800.g3
–– 5 8-800.g4
–– 6 bis unter 8 8-800.g5
–– 8 bis unter 10 8-800.g6
–– 10 bis unter 12 8-800.g7
–– 12 bis unter 14 8-800.g8
–– 14 bis unter 16 8-800.g9
–– 16 bis unter 18 8-800.ga
–– 18 bis unter 20 8-800.gb
–– 20 bis unter 24 8-800.gc
–– 24 bis unter 28 8-800.gd
–– 28 bis unter 32 8-800.ge
–– 32 bis unter 36 8-800.gf
–– 36 bis unter 40 8-800.gg
–– 40 bis unter 46 8-800.gh
–– 46 bis unter 52 8-800.gj
–– 52 bis unter 58 8-800.gk
–– 58 bis unter 64 8-800.gm
–– 64 bis unter 70 8-800.gn
–– 70 bis unter 78 8-800.gp ►

Thrombozytenkonzentrat *(Forts.)*
~ Transfusion *(Forts.)*
–– 78 bis unter 86 8-800.gq
–– 86 bis unter 94 8-800.gr
–– 94 bis unter 102 8-800.gs
–– 102 bis unter 110 8-800.gt
–– 110 bis unter 118 8-800.gu
–– 118 bis unter 126 8-800.gv
–– 126 bis unter 134 8-800.gz
–– 134 bis unter 146 8-800.m0
–– 146 bis unter 158 8-800.m1
–– 158 bis unter 170 8-800.m2
–– 170 bis unter 182 8-800.m3
–– 182 bis unter 194 8-800.m4
–– 194 bis unter 210 8-800.m5
–– 210 bis unter 226 8-800.m6
–– 226 bis unter 242 8-800.m7
–– 242 bis unter 258 8-800.m8
–– 258 bis unter 274 8-800.m9
–– 274 bis unter 294 8-800.ma
–– 294 bis unter 314 8-800.mb
–– 314 bis unter 334 8-800.mc
–– 334 bis unter 354 8-800.md
–– 354 bis unter 374 8-800.me
–– 374 oder mehr 8-800.mf
Thrombozytenüberlebenszeit, Bestimmung, szintigraphisch 3-70a.1
Thulium-Laser, Verwendung *[nur Zusatzkode!]* 5-985.8
Thulium-Laser-Enukleation, Prostata, transurethral 5-601.72
Thulium-Laser-Resektion, Prostata, transurethral 5-601.73
Thymektomie 5-077.4
Thymopexie 5-078.x
Thymus
– Biopsie
–– durch Inzision 1-581.1
–– perkutan 1-425.9
––– mit Steuerung durch bildgebende Verfahren 1-426.9
– Exploration 5-078.x
– Exzision
–– durch
––– Mediastinoskopie 5-077.0
––– Mediastinotomie, kollar 5-077.3
––– Sternotomie 5-077.2
––– Thorakotomie 5-077.1
–– thorakoskopisch 5-077.5
– Gewebe, Transplantation 5-078.0
– Inzision 5-078.x
– Nadelbiopsie, perkutan 1-425.9
– Naht 5-078.x
– Rekonstruktion, plastisch 5-078.x
– Resektion 5-077.4
Thyreoidea lingualis, Exzision
– durch
–– submentalen Zugang 5-069.21
–– transoralen Zugang 5-069.20
– transzervikal, mit Resektion, Zungenbein, medial 5-069.22

Thyreoidektomie
– bei Reexploration 5-063.4
– Crico- 5-302.3
– durch
–– Sternotomie 5-064.3
–– transsternalen Zugang 5-064.3
– lingual
–– transoral 5-069.20
–– transzervikal
––– mit Resektion, Zungenbein, medial 5-069.22
––– ohne Resektion, Zungenbein, medial 5-069.21
– mit Parathyreoidektomie 5-063.2
– ohne Parathyreoidektomie 5-063.0
Thyreoidorrhaphie 5-069.00
Thyreoidotomie 5-060.0
Thyreoplastik 5-310.2
Thyreotomie 5-313.0
– mit
–– Chordektomie 5-302.2
–– Dekortikation, Stimmlippe 5-300.4
– zum Stripping, Stimmlippe 5-300.6
Tibia
– Biopsie
–– durch Inzision 1-503.7♦
–– ohne Inzision, mit Steuerung durch bildgebende Verfahren 1-481.7♦
–– perkutan 1-480.7♦
– distal
–– Bohrung 5-780.1n♦
–– Débridement 5-780.6n♦
–– Einlegen, Medikamententräger 5-780.4n♦
–– Entfernung
––– Bewegungsfixateur 5-787.nn♦
––– Blountklammer 5-787.en♦
––– Draht 5-787.0n♦
–––– intramedullär 5-787.gn♦
––– ECMES 5-787.gn♦
––– Ender-Nagel 5-787.gn♦
––– ESIN 5-787.gn♦
––– Federnagel 5-787.gn♦
––– Fixateur externe 5-787.9n♦
––– Klammer 5-787.en♦
––– Kondylenplatte 5-787.4n♦
––– Marknagel 5-787.6n♦
–––– mit Gelenkkomponente 5-787.7n♦
––– Medikamententräger 5-780.5n♦
––– Nancy-Nagel 5-787.gn♦
––– Platte 5-787.3n♦
–––– winkelstabil 5-787.kn♦
––– Prevot-Nagel 5-787.gn♦
––– Ringfixateur 5-787.mn♦
––– Rush-Pin 5-787.gn♦
––– Schraube 5-787.1n♦
––– TEN 5-787.gn♦
––– Transfixationsnagel 5-787.cn♦
––– Verriegelungsnagel 5-787.8n♦
––– Winkelplatte 5-787.4n♦
––– Zuggurtung/Cerclage 5-787.2n♦ ►

Tibia *(Forts.)*
~ distal *(Forts.)*
–– Entnahme
––– Knochentransplantat
–––– gefäßgestielt, nicht mikrovaskulär-anastomosiert 5-783.7n♦
–––– mikrovaskulär-anastomosiert 5-783.5n♦
–––– nicht-gefäßgestielt 5-783.4n♦
––– Knorpel-Knochen-Transplantat 5-783.6n♦
––– Span, kortikospongiös 5-783.2n♦
––– Spongiosa 5-783.0n♦
–– Epiphysenlösung, Reposition
––– geschlossen, durch
–––– Bewegungsfixateur 5-790.pn♦
–––– Draht 5-790.1n♦
–––– ECMES 5-790.2n♦
–––– Ender-Nagel 5-790.2n♦
–––– ESIN 5-790.2n♦
–––– Federnagel 5-790.2n♦
–––– Fixateur externe 5-790.6n♦
––––– mit interner Osteosynthese 5-790.dn♦
–––– intramedullären Draht 5-790.2n♦
–––– Marknagel, mit
––––– Aufbohren, Markhöhle 5-790.3n♦
––––– Gelenkkomponente 5-790.5n♦
–––– Materialkombination 5-790.9n♦
–––– Nancy-Nagel 5-790.2n♦
–––– Platte 5-790.nn♦
–––– Prevot-Nagel 5-790.2n♦
–––– Ringfixateur 5-790.mn♦
–––– Rush-Pin 5-790.2n♦
–––– Schraube 5-790.0n♦
–––– TEN 5-790.2n♦
–––– Transfixationsnagel 5-790.cn♦
–––– winkelstabile Platte 5-790.kn♦
–––– Zuggurtung/Cerclage 5-790.1n♦
––– offen, ohne Osteosynthese 5-793.0n♦
–– Epiphyseodese
––– permanent 5-789.2n♦
––– temporär 5-789.1n♦
–– Epiphyseolyse, therapeutisch 5-789.4n♦
–– Exploration, durch Inzision 5-780.0n♦
–– Exzision, partiell
––– endoskopisch 5-782.bn♦
––– mit Weichteilresektion 5-782.1n♦
––– offen 5-782.an♦
–– Fraktur, Reposition
––– geschlossen
–––– durch
––––– Bewegungsfixateur 5-790.pn♦
––––– Draht 5-790.1n♦
––––– ECMES 5-790.2n♦
––––– Ender-Nagel 5-790.2n♦
––––– ESIN 5-790.2n♦
––––– Federnagel 5-790.2n♦
––––– Fixateur externe 5-790.6n♦
–––––– mit interner Osteosynthese 5-790.dn♦
––––– intramedullären Draht 5-790.2n♦
––––– Kondylenplatte 5-790.7n♦
––––– Marknagel, mit
–––––– Aufbohren, Markhöhle 5-790.3n♦ ►

T

Tibia *(Forts.)*
~ distal *(Forts.)*
~~ Fraktur, Reposition *(Forts.)*
~~~ geschlossen *(Forts.)*
~~~~ durch *(Forts.)*
~~~~~ Marknagel, mit *(Forts.)*
–––––– Gelenkkomponente 5-790.5n♦
––––– Materialkombination 5-790.9n♦
––––– Nancy-Nagel 5-790.2n♦
––––– Platte 5-790.nn♦
––––– Prevot-Nagel 5-790.2n♦
––––– Ringfixateur 5-790.mn♦
––––– Rush-Pin 5-790.2n♦
––––– Schraube 5-790.0n♦
––––– TEN 5-790.2n♦
––––– Transfixationsnagel 5-790.cn♦
––––– Verriegelungsnagel 5-790.4n♦
––––– Winkelplatte 5-790.7n♦
––––– winkelstabile Platte 5-790.kn♦
––––– Zuggurtung/Cerclage 5-790.1n♦
–––– ohne Osteosynthese 8-200.n♦
––– offen
–––– durch
––––– Bewegungsfixateur 5-793.nn♦
––––– Blountklammer 5-793.en♦
––––– Draht 5-793.2n♦
––––– ECMES 5-793.gn♦
––––– Ender-Nagel 5-793.gn♦
––––– ESIN 5-793.gn♦
––––– Federnagel 5-793.gn♦
––––– Fixateur externe 5-793.6n♦
–––––– mit interner Osteosynthese 5-793.7n♦
––––– intramedullären Draht 5-793.gn♦
––––– Klammer 5-793.en♦
––––– Kondylenplatte 5-793.4n♦
––––– Marknagel 5-793.bn♦
–––––– mit Gelenkkomponente 5-793.an♦
––––– Materialkombination 5-793.8n♦
–––––– mit Rekonstruktion, Gelenkfläche 5-793.9n♦
––––– Nancy-Nagel 5-793.gn♦
––––– Platte 5-793.3n♦
––––– Prevot-Nagel 5-793.gn♦
––––– Ringfixateur 5-793.mn♦
––––– Rush-Pin 5-793.gn♦
––––– Schraube 5-793.1n♦
––––– TEN 5-793.gn♦
––––– Transfixationsnagel 5-793.cn♦
––––– Winkelplatte 5-793.4n♦
––––– winkelstabile Platte 5-793.kn♦
––––– Zuggurtung/Cerclage 5-793.2n♦
–––– ohne Osteosynthese 5-793.hn♦
–– Fremdkörperentfernung, durch Inzision 5-780.3n♦
–– Implantation
––– Glaskeramik, bioaktiv 5-785.2n♦
––– Knochenersatz
–––– alloplastisch, sonstiger
––––– mit Medikamentenzusatz 5-785.7n♦
––––– ohne Medikamentenzusatz 5-785.6n♦ ►

Tibia *(Forts.)*
~ distal *(Forts.)*
~~ Implantation *(Forts.)*
~~~ Knochenersatz *(Forts.)*
–––– keramisch 5-785.2n♦
––––– resorbierbar 5-785.3n♦
–––––– mit Antibiotikumzusatz 5-785.5n♦
–––– metallisch 5-785.4n♦
––– Zement
–––– mit Antibiotikumzusatz 5-785.1n♦
–––– ohne Antibiotikumzusatz 5-785.0n♦
–– Inzision, mit
––– Drainage 5-780.2n♦
––– Einlegen, Medikamententräger 5-780.9n♦
–– Knochen, frakturgefährdet, Stabilisierung 5-789.bn♦
–– Knorpel-Knochen-Transplantation
––– allogen 5-784.6n♦
––– autogen 5-784.5n♦
–– Kortikotomie, bei Segmenttransport 5-781.7n♦
–– Mehrfragment-Fraktur, Reposition, offen
––– durch
–––– Bewegungsfixateur 5-794.nn♦
–––– Blountklammer 5-794.en♦
–––– Draht 5-794.1n♦
–––– ECMES 5-794.gn♦
–––– Ender-Nagel 5-794.gn♦
–––– ESIN 5-794.gn♦
–––– Federnagel 5-794.gn♦
–––– Fixateur externe 5-794.5n♦
––––– mit interner Osteosynthese 5-794.6n♦
–––– intramedullären Draht 5-794.gn♦
–––– Klammer 5-794.en♦
–––– Kondylenplatte 5-794.3n♦
–––– Marknagel 5-794.bn♦
––––– mit Gelenkkomponente 5-794.an♦
–––– Materialkombination 5-794.7n♦
––––– mit Rekonstruktion, Gelenkfläche 5-794.8n♦
–––– Nancy-Nagel 5-794.gn♦
–––– Platte 5-794.2n♦
–––– Prevot-Nagel 5-794.gn♦
–––– Ringfixateur 5-794.mn♦
–––– Rush-Pin 5-794.gn♦
–––– Schraube 5-794.0n♦
–––– TEN 5-794.gn♦
–––– Transfixationsnagel 5-794.cn♦
–––– Winkelplatte 5-794.3n♦
–––– winkelstabile Platte 5-794.kn♦
–––– Zuggurtung/Cerclage 5-794.1n♦
––– ohne Osteosynthese 5-794.hn♦
–– Osteotomie
––– komplex, mehrdimensional 5-781.8n♦
–––– mit Achsenkorrektur 5-781.9n♦
––– ohne Achsenkorrektur 5-781.an♦
––– valgisierend 5-781.0n♦
––– varisierend 5-781.1n♦
–– Periost, Naht 5-789.0n♦
–– proximal, Transplantation, Spongiosa, autogen, offen 5-784.0n♦ ►

Tibia *(Forts.)*
~ distal *(Forts.)*
-- Pseudarthrose, Stabilisierung, ohne weitere Maßnahmen 5-789.cn♦
-- Resektion, partiell
--- endoskopisch 5-782.bn♦
--- mit
---- Kontinuitätsdurchtrennung 5-782.2n♦
----- mit
------ Weichteilresektion 5-782.3n♦
------ Wiederherstellung, Kontinuität 5-782.4n♦
------- mit Weichteilresektion 5-782.5n♦
---- Weichteilresektion 5-782.1n♦
--- offen 5-782.an♦
-- Revision, Osteosynthesematerial
--- mit Reosteosynthese, durch
---- Bewegungsfixateur 5-78a.nn♦
---- Blountklammer 5-78a.en♦
---- Draht 5-78a.1n♦
----- intramedullär 5-78a.gn♦
---- ECMES 5-78a.gn♦
---- Ender-Nagel 5-78a.gn♦
---- ESIN 5-78a.gn♦
---- Federnagel 5-78a.gn♦
---- Fixateur externe 5-78a.8n♦
---- Klammer 5-78a.en♦
---- Kondylenplatte 5-78a.3n♦
---- Marknagel 5-78a.6n♦
----- mit Gelenkkomponente 5-78a.5n♦
---- Materialkombination 5-78a.9n♦
---- Nancy-Nagel 5-78a.gn♦
---- Platte 5-78a.2n♦
----- winkelstabil 5-78a.kn♦
---- Prevot-Nagel 5-78a.gn♦
---- Ringfixateur 5-78a.mn♦
---- Rush-Pin 5-78a.gn♦
---- Schraube 5-78a.0n♦
---- TEN 5-78a.gn♦
---- Transfixationsnagel 5-78a.cn♦
---- Verbundosteosynthese 5-78a.9n♦
---- Verriegelungsnagel 5-78a.7n♦
---- Winkelplatte 5-78a.3n♦
---- Zuggurtung/Cerclage 5-78a.1n♦
--- ohne Materialwechsel 5-789.3n♦
-- Rotationsosteotomie 5-781.2n♦
--- valgisierend 5-781.5n♦
--- varisierend 5-781.6n♦
-- Sequesterotomie 5-780.7n♦
--- mit Einlegen, Medikamententräger 5-780.8n♦
-- Transplantation
--- Knochen
---- gefäßgestielt, mit mikrovaskulärer Anastomose 5-784.4n♦
---- nicht-gefäßgestielt 5-784.3n♦
--- Knochenmatrix, demineralisiert, human 5-784.bn♦
--- Span, kortikospongiös
---- allogen
----- endoskopisch 5-784.fn♦ ►

Tibia *(Forts.)*
~ distal *(Forts.)*
~~ Transplantation *(Forts.)*
~~~ Span, kortikospongiös *(Forts.)*
~~~~ allogen *(Forts.)*
----- offen 5-784.8n♦
---- autogen
----- ausgedehnt 5-784.2n♦
----- endoskopisch 5-784.dn♦
----- offen 5-784.1n♦
--- Spongiosa
---- allogen
----- endoskopisch 5-784.en♦
----- offen 5-784.7n♦
---- autogen, endoskopisch 5-784.cn♦
-- Transposition, Knochen, gefäßgestielt 5-784.an♦
-- Verkürzungsosteotomie 5-781.3n♦
-- Verlängerungsosteotomie 5-781.4n♦
-- Wechsel, Medikamententräger 5-780.4n♦
- Drahtung, Knochen, zur Extension 8-401.3♦
- Kirschner-Draht, zur Extension 8-401.3♦
- Nadelbiopsie, perkutan 1-480.7♦
- Nagelung, Knochen, zur Extension 8-400.3♦
- proximal
-- Bohrung 5-780.1k♦
-- Débridement 5-780.6k♦
-- Einlegen, Medikamententräger 5-780.4k♦
-- Entfernung
--- Bewegungsfixateur 5-787.nk♦
--- Blountklammer 5-787.ek♦
--- Draht 5-787.0k♦
---- intramedullär 5-787.gk♦
--- ECMES 5-787.gk♦
--- Ender-Nagel 5-787.gk♦
--- ESIN 5-787.gk♦
--- Federnagel 5-787.gk♦
--- Fixateur externe 5-787.9k♦
--- Klammer 5-787.ek♦
--- Kompressionsschraube, dynamisch 5-787.5k♦
--- Kondylenplatte 5-787.4k♦
--- Marknagel 5-787.6k♦
---- mit Gelenkkomponente 5-787.7k♦
--- Medikamententräger 5-780.5k♦
--- Nancy-Nagel 5-787.gk♦
--- Platte 5-787.3k♦
---- winkelstabil 5-787.kk♦
--- Prevot-Nagel 5-787.gk♦
--- Ringfixateur 5-787.mk♦
--- Rush-Pin 5-787.gk♦
--- Schraube 5-787.1k♦
--- TEN 5-787.gk♦
--- Transfixationsnagel 5-787.ck♦
--- Verriegelungsnagel 5-787.8k♦
--- Winkelplatte 5-787.4k♦
--- Zuggurtung/Cerclage 5-787.2k♦
-- Entnahme
--- Knochentransplantat
---- gefäßgestielt, nicht mikrovaskulär-anastomosiert 5-783.7k♦ ►

T

Tibia *(Forts.)*
~ proximal *(Forts.)*
~~ Entnahme *(Forts.)*
~~~ Knochentransplantat *(Forts.)*
---- mikrovaskulär-anastomosiert 5-783.5k♦
---- nicht-gefäßgestielt 5-783.4k♦
--- Knorpel-Knochen-Transplantat 5-783.6k♦
--- Span, kortikospongiös 5-783.2k♦
--- Spongiosa 5-783.0k♦
-- Epiphysenlösung, Reposition
--- geschlossen, durch
---- Bewegungsfixateur 5-790.pk♦
---- Draht 5-790.1k♦
----- intramedullär 5-790.2k♦
---- ECMES 5-790.2k♦
---- Ender-Nagel 5-790.2k♦
---- ESIN 5-790.2k♦
---- Federnagel 5-790.2k♦
---- Fixateur externe 5-790.6k♦
----- mit interner Osteosynthese 5-790.dk♦
---- Kompressionsschraube, dynamisch 5-790.8k♦
---- Marknagel, mit
----- Aufbohren, Markhöhle 5-790.3k♦
----- Gelenkkomponente 5-790.5k♦
---- Materialkombination 5-790.9k♦
---- Nancy-Nagel 5-790.2k♦
---- Platte 5-790.nk♦
---- Prevot-Nagel 5-790.2k♦
---- Ringfixateur 5-790.mk♦
---- Rush-Pin 5-790.2k♦
---- Schraube 5-790.0k♦
---- TEN 5-790.2k♦
---- Transfixationsnagel 5-790.ck♦
---- winkelstabile Platte 5-790.kk♦
---- Zuggurtung/Cerclage 5-790.1k♦
--- offen, ohne Osteosynthese 5-793.0k♦
-- Epiphyseodese
--- permanent 5-789.2k♦
--- temporär 5-789.1k♦
-- Epiphyseolyse, therapeutisch 5-789.4k♦
-- Exploration, durch Inzision 5-780.0k♦
-- Exzision, partiell
--- endoskopisch 5-782.bk♦
--- mit Weichteilresektion 5-782.1k♦
--- offen 5-782.ak♦
-- Fraktur, Reposition
--- geschlossen
---- durch
----- Bewegungsfixateur 5-790.pk♦
----- Draht 5-790.1k♦
------ intramedullär 5-790.2k♦
----- ECMES 5-790.2k♦
----- Ender-Nagel 5-790.2k♦
----- ESIN 5-790.2k♦
----- Federnagel 5-790.2k♦
----- Fixateur externe 5-790.6k♦
------ mit interner Osteosynthese 5-790.dk♦
----- Kompressionsschraube, dynamisch 5-790.8k♦
----- Kondylenplatte 5-790.7k♦ ►

Tibia *(Forts.)*
~ proximal *(Forts.)*
~~ Fraktur, Reposition *(Forts.)*
~~~ geschlossen *(Forts.)*
~~~~ durch *(Forts.)*
----- Marknagel, mit
------ Aufbohren, Markhöhle 5-790.3k♦
------ Gelenkkomponente 5-790.5k♦
----- Materialkombination 5-790.9k♦
----- Nancy-Nagel 5-790.2k♦
----- Platte 5-790.nk♦
----- Prevot-Nagel 5-790.2k♦
----- Ringfixateur 5-790.mk♦
----- Rush-Pin 5-790.2k♦
----- Schraube 5-790.0k♦
----- TEN 5-790.2k♦
----- Transfixationsnagel 5-790.ck♦
----- Verriegelungsnagel 5-790.4k♦
----- Winkelplatte 5-790.7k♦
----- winkelstabile Platte 5-790.kk♦
----- Zuggurtung/Cerclage 5-790.1k♦
---- ohne Osteosynthese 8-200.k♦
--- offen
---- durch
----- Bewegungsfixateur 5-793.nk♦
----- Blountklammer 5-793.ek♦
----- Draht 5-793.2k♦
----- dynamische Kompressionsschraube 5-793.5k♦
----- ECMES 5-793.gk♦
----- Ender-Nagel 5-793.gk♦
----- ESIN 5-793.gk♦
----- Federnagel 5-793.gk♦
----- Fixateur externe 5-793.6k♦
------ mit interner Osteosynthese 5-793.7k♦
----- intramedullären Draht 5-793.gk♦
----- Klammer 5-793.ek♦
----- Kondylenplatte 5-793.4k♦
----- Marknagel 5-793.bk♦
------ mit Gelenkkomponente 5-793.ak♦
----- Materialkombination 5-793.8k♦
------ mit Rekonstruktion, Gelenkfläche 5-793.9k♦
----- Nancy-Nagel 5-793.gk♦
----- Platte 5-793.3k♦
----- Prevot-Nagel 5-793.gk♦
----- Ringfixateur 5-793.mk♦
----- Rush-Pin 5-793.gk♦
----- Schraube 5-793.1k♦
----- TEN 5-793.gk♦
----- Transfixationsnagel 5-793.ck♦
----- Winkelplatte 5-793.4k♦
----- winkelstabile Platte 5-793.kk♦
----- Zuggurtung/Cerclage 5-793.2k♦
---- ohne Osteosynthese 5-793.hk♦
-- Fremdkörperentfernung, durch Inzision 5-780.3k♦
-- Implantation
--- Glaskeramik, bioaktiv 5-785.2k♦ ►
~~~~

Tibia *(Forts.)*
~ proximal *(Forts.)*
~~ Implantation *(Forts.)*
--- Knochenersatz
---- alloplastisch, sonstiger
----- mit Medikamentenzusatz 5-785.7k♦
----- ohne Medikamentenzusatz 5-785.6k♦
---- keramisch 5-785.2k♦
----- resorbierbar 5-785.3k♦
------ mit Antibiotikumzusatz 5-785.5k♦
---- metallisch 5-785.4k♦
--- Zement
---- mit Antibiotikumzusatz 5-785.1k♦
---- ohne Antibiotikumzusatz 5-785.0k♦
-- Inzision, mit
--- Drainage 5-780.2k♦
--- Einlegen, Medikamententräger 5-780.9k♦
-- Knochen, frakturgefährdet, Stabilisierung 5-789.bk♦
-- Knorpel-Knochen-Transplantation
--- allogen 5-784.6k♦
--- autogen 5-784.5k♦
-- Kortikotomie, bei Segmenttransport 5-781.7k♦
-- Mehrfragment-Fraktur, Reposition, offen
--- durch
---- Bewegungsfixateur 5-794.nk♦
---- Blountklammer 5-794.ek♦
---- Draht 5-794.1k♦
---- dynamische Kompressionsschraube 5-794.4k♦
---- ECMES 5-794.gk♦
---- Ender-Nagel 5-794.gk♦
---- ESIN 5-794.gk♦
---- Federnagel 5-794.gk♦
---- Fixateur externe 5-794.5k♦
----- mit interner Osteosynthese 5-794.6k♦
---- intramedullären Draht 5-794.gk♦
---- Klammer 5-794.ek♦
---- Kondylenplatte 5-794.3k♦
---- Marknagel 5-794.bk♦
----- mit Gelenkkomponente 5-794.ak♦
---- Materialkombination 5-794.7k♦
----- mit Rekonstruktion, Gelenkfläche 5-794.8k♦
---- Nancy-Nagel 5-794.gk♦
---- Platte 5-794.2k♦
---- Prevot-Nagel 5-794.gk♦
---- Ringfixateur 5-794.mk♦
---- Rush-Pin 5-794.gk♦
---- Schraube 5-794.0k♦
---- TEN 5-794.gk♦
---- Transfixationsnagel 5-794.ck♦
---- Winkelplatte 5-794.3k♦
---- winkelstabile Platte 5-794.kk♦
---- Zuggurtung/Cerclage 5-794.1k♦
--- ohne Osteosynthese 5-794.hk♦
-- Osteotomie
--- komplex, mehrdimensional 5-781.8k♦
---- mit Achsenkorrektur 5-781.9k♦
--- ohne Achsenkorrektur 5-781.ak♦ ▶

Tibia *(Forts.)*
~ proximal *(Forts.)*
~~ Osteotomie *(Forts.)*
--- valgisierend 5-781.0k♦
--- varisierend 5-781.1k♦
-- Periost, Naht 5-789.0k♦
-- Pseudarthrose, Stabilisierung, ohne weitere Maßnahmen 5-789.ck♦
-- Resektion, partiell
--- endoskopisch 5-782.bk♦
--- mit
---- Kontinuitätsdurchtrennung 5-782.2k♦
----- mit
------ Weichteilresektion 5-782.3k♦
------ Wiederherstellung, Kontinuität 5-782.4k♦
------- mit Weichteilresektion 5-782.5k♦
---- Weichteilresektion 5-782.1k♦
--- offen 5-782.ak♦
-- Revision, Osteosynthesematerial
--- mit Reosteosynthese, durch
---- Bewegungsfixateur 5-78a.nk♦
---- Blountklammer 5-78a.ek♦
---- Draht 5-78a.1k♦
----- intramedullär 5-78a.gk♦
---- ECMES 5-78a.gk♦
---- Ender-Nagel 5-78a.gk♦
---- ESIN 5-78a.gk♦
---- Federnagel 5-78a.gk♦
---- Fixateur externe 5-78a.8k♦
---- Klammer 5-78a.ek♦
---- Kompressionsschraube, dynamisch 5-78a.4k♦
---- Kondylenplatte 5-78a.3k♦
---- Marknagel 5-78a.5k♦
----- mit Gelenkkomponente 5-78a.5k♦
---- Materialkombination 5-78a.9k♦
---- Nancy-Nagel 5-78a.gk♦
---- Platte 5-78a.2k♦
----- winkelstabil 5-78a.kk♦
---- Prevot-Nagel 5-78a.gk♦
---- Ringfixateur 5-78a.mk♦
---- Rush-Pin 5-78a.gk♦
---- Schraube 5-78a.0k♦
---- TEN 5-78a.gk♦
---- Transfixationsnagel 5-78a.ck♦
---- Verbundosteosynthese 5-78a.9k♦
---- Verriegelungsnagel 5-78a.7k♦
---- Winkelplatte 5-78a.3k♦
---- Zuggurtung/Cerclage 5-78a.1k♦
--- ohne Materialwechsel 5-789.3k♦
-- Rotationsosteotomie 5-781.2k♦
--- valgisierend 5-781.5k♦
--- varisierend 5-781.6k♦
-- Sequesterotomie 5-780.7k♦
--- mit Einlegen, Medikamententräger 5-780.8k♦
-- Transplantation
--- Knochen
---- gefäßgestielt, mit mikrovaskulärer Anastomose 5-784.4k♦ ▶

T

Tibia *(Forts.)*
~ proximal *(Forts.)*
~~ Transplantation *(Forts.)*
~~~ Knochen *(Forts.)*
–––– nicht-gefäßgestielt 5-784.3k♦
––– Knochenmatrix, demineralisiert, human 5-784.bk♦
––– Span, kortikospongiös
–––– allogen
––––– endoskopisch 5-784.fk♦
––––– offen 5-784.8k♦
–––– autogen
––––– ausgedehnt 5-784.2k♦
––––– endoskopisch 5-784.dk♦
––––– offen 5-784.1k♦
––– Spongiosa
–––– allogen
––––– endoskopisch 5-784.ek♦
––––– offen 5-784.7k♦
–––– autogen
––––– endoskopisch 5-784.ck♦
––––– offen 5-784.0k♦
–– Transposition, Knochen, gefäßgestielt 5-784.ak♦
–– Verkürzungsosteotomie 5-781.3k♦
–– Verlängerungsosteotomie 5-781.4k♦
–– Wechsel, Medikamententräger 5-780.4k♦
– Schaft
–– Bohrung 5-780.1m♦
–– Débridement 5-780.6m♦
–– Einlegen, Medikamententräger 5-780.4m♦
–– Entfernung
––– Bewegungsfixateur 5-787.nm♦
––– Draht 5-787.0m♦
–––– intramedullär 5-787.gm♦
––– ECMES 5-787.gm♦
––– Ender-Nagel 5-787.gm♦
––– ESIN 5-787.gm♦
––– Federnagel 5-787.gm♦
––– Fixateur externe 5-787.9m♦
––– Kondylenplatte 5-787.4m♦
––– Marknagel 5-787.6m♦
–––– mit Gelenkkomponente 5-787.7m♦
––– Medikamententräger 5-780.5m♦
––– Nancy-Nagel 5-787.gm♦
––– Platte 5-787.3m♦
–––– winkelstabil 5-787.km♦
––– Prevot-Nagel 5-787.gm♦
––– Ringfixateur 5-787.mm♦
––– Rush-Pin 5-787.gm♦
––– Schraube 5-787.1m♦
––– TEN 5-787.gm♦
––– Transfixationsnagel 5-787.cm♦
––– Verriegelungsnagel 5-787.8m♦
––– Winkelplatte 5-787.4m♦
––– Zuggurtung/Cerclage 5-787.2m♦
–– Entnahme
––– Knochentransplantat
–––– gefäßgestielt, nicht mikrovaskulär-anastomosiert 5-783.7m♦ ►

Tibia *(Forts.)*
~ Schaft *(Forts.)*
~~ Entnahme *(Forts.)*
~~~ Knochentransplantat *(Forts.)*
–––– mikrovaskulär-anastomosiert 5-783.5m♦
–––– nicht-gefäßgestielt 5-783.4m♦
––– Spongiosa 5-783.0m♦
–– Exploration, durch Inzision 5-780.0m♦
–– Exzision, partiell
––– endoskopisch 5-782.bm♦
––– mit Weichteilresektion 5-782.1m♦
––– offen 5-782.am♦
–– Fraktur, Reposition
––– geschlossen
–––– durch
––––– Bewegungsfixateur 5-790.pm♦
––––– Draht 5-790.1m♦
–––––– intramedullär 5-790.2m♦
––––– ECMES 5-790.2m♦
––––– Ender-Nagel 5-790.2m♦
––––– ESIN 5-790.2m♦
––––– Federnagel 5-790.2m♦
––––– Fixateur externe 5-790.6m♦
–––––– mit interner Osteosynthese 5-790.dm♦
––––– Kondylenplatte 5-790.7m♦
––––– Marknagel, mit
–––––– Aufbohren, Markhöhle 5-790.3m♦
–––––– Gelenkkomponente 5-790.5m♦
––––– Materialkombination 5-790.9m♦
––––– Nancy-Nagel 5-790.2m♦
––––– Platte 5-790.nm♦
––––– Prevot-Nagel 5-790.2m♦
––––– Ringfixateur 5-790.mm♦
––––– Rush-Pin 5-790.2m♦
––––– Schraube 5-790.0m♦
––––– TEN 5-790.2m♦
––––– Transfixationsnagel 5-790.cm♦
––––– Verriegelungsnagel 5-790.4m♦
––––– Winkelplatte 5-790.7m♦
––––– winkelstabile Platte 5-790.km♦
––––– Zuggurtung/Cerclage 5-790.1m♦
–––– ohne Osteosynthese 8-200.m♦
––– offen
–––– durch
––––– Bewegungsfixateur 5-791.nm♦
––––– Draht 5-791.1m♦
––––– ECMES 5-791.gm♦
––––– Ender-Nagel 5-791.gm♦
––––– ESIN 5-791.gm♦
––––– Federnagel 5-791.gm♦
––––– Fixateur externe 5-791.8m♦
–––––– mit interner Osteosynthese 5-791.dm♦
––––– intramedullären Draht 5-791.gm♦
––––– Kondylenplatte 5-791.3m♦
––––– Marknagel 5-791.6m♦
–––––– mit Gelenkkomponente 5-791.5m♦
––––– Materialkombination 5-791.9m♦
––––– Nancy-Nagel 5-791.gm♦
––––– Platte 5-791.2m♦
––––– Prevot-Nagel 5-791.gm♦
––––– Ringfixateur 5-791.mm♦ ►

Tibia *(Forts.)*
~ Schaft *(Forts.)*
~~ Fraktur, Reposition *(Forts.)*
~~~ offen *(Forts.)*
~~~~ durch *(Forts.)*
----- Rush-Pin 5-791.gm♦
----- Schraube 5-791.0m♦
----- TEN 5-791.gm♦
----- Transfixationsnagel 5-791.cm♦
----- Verriegelungsnagel 5-791.7m♦
----- Winkelplatte 5-791.3m♦
----- winkelstabile Platte 5-791.km♦
----- Zuggurtung/Cerclage 5-791.1m♦
---- ohne Osteosynthese 5-791.hm♦
-- Fremdkörperentfernung, durch Inzision 5-780.3m♦
-- Implantation
--- Glaskeramik, bioaktiv 5-785.2m♦
--- Knochenersatz
---- alloplastisch, sonstiger
----- mit Medikamentenzusatz 5-785.7m♦
----- ohne Medikamentenzusatz 5-785.6m♦
---- keramisch 5-785.2m♦
----- resorbierbar 5-785.3m♦
------ mit Antibiotikumzusatz 5-785.5m♦
---- metallisch 5-785.4m♦
--- Zement
---- mit Antibiotikumzusatz 5-785.1m♦
---- ohne Antibiotikumzusatz 5-785.0m♦
-- Inzision, mit
--- Drainage 5-780.2m♦
--- Einlegen, Medikamententräger 5-780.9m♦
-- Knochen, frakturgefährdet, Stabilisierung 5-789.bm♦
-- Kortikotomie, bei Segmenttransport 5-781.7m♦
-- Mehrfragment-Fraktur, Reposition, offen
--- durch
---- Bewegungsfixateur 5-792.nm♦
---- Draht 5-792.1m♦
---- ECMES 5-792.gm♦
---- Ender-Nagel 5-792.gm♦
---- ESIN 5-792.gm♦
---- Federnagel 5-792.gm♦
---- Fixateur externe 5-792.8m♦
---- intramedullären Draht 5-792.gm♦
---- Kondylenplatte 5-792.3m♦
---- Marknagel 5-792.6m♦
----- mit Gelenkkomponente 5-792.5m♦
---- Materialkombination 5-792.9m♦
---- Nancy-Nagel 5-792.gm♦
---- Platte 5-792.2m♦
---- Prevot-Nagel 5-792.gm♦
---- Ringfixateur 5-792.mm♦
---- Rush-Pin 5-792.gm♦
---- Schraube 5-792.0m♦
---- TEN 5-792.gm♦
---- Verriegelungsnagel 5-792.7m♦
---- Winkelplatte 5-792.3m♦
---- winkelstabile Platte 5-792.km♦
---- Zuggurtung/Cerclage 5-792.1m♦ ►

Tibia *(Forts.)*
~ Schaft *(Forts.)*
~~ Mehrfragment-Fraktur, Reposition, offen *(Forts.)*
--- ohne Osteosynthese 5-792.hm♦
-- Osteotomie
--- komplex, mehrdimensional 5-781.8m♦
---- mit Achsenkorrektur 5-781.9m♦
--- ohne Achsenkorrektur 5-781.am♦
--- valgisierend 5-781.0m♦
--- varisierend 5-781.1m♦
-- Periost, Naht 5-789.0m♦
-- Pseudarthrose, Stabilisierung, ohne weitere Maßnahmen 5-789.cm♦
-- Resektion
--- partiell
---- endoskopisch 5-782.bm♦
---- mit
----- Kontinuitätsdurchtrennung 5-782.2m♦
------ mit
------- Weichteilresektion 5-782.3m♦
------- Wiederherstellung, Kontinuität 5-782.4m♦
-------- mit Weichteilresektion 5-782.5m♦
----- Weichteilresektion 5-782.1m♦
---- offen 5-782.am♦
--- total 5-782.6m♦
---- mit
----- Ersatz 5-782.8m♦
------ und Weichteilresektion 5-782.9m♦
----- Weichteilresektion 5-782.7m♦
-- Revision, Osteosynthesematerial
--- mit Reosteosynthese, durch
---- Bewegungsfixateur 5-78a.nm♦
---- Draht 5-78a.1m♦
----- intramedullär 5-78a.gm♦
---- ECMES 5-78a.gm♦
---- Ender-Nagel 5-78a.gm♦
---- ESIN 5-78a.gm♦
---- Federnagel 5-78a.gm♦
---- Fixateur externe 5-78a.8m♦
---- Kondylenplatte 5-78a.3m♦
---- Marknagel 5-78a.6m♦
----- mit Gelenkkomponente 5-78a.5m♦
---- Materialkombination 5-78a.9m♦
---- Nancy-Nagel 5-78a.gm♦
---- Platte 5-78a.2m♦
----- winkelstabil 5-78a.km♦
---- Prevot-Nagel 5-78a.gm♦
---- Ringfixateur 5-78a.mm♦
---- Rush-Pin 5-78a.gm♦
---- Schraube 5-78a.0m♦
---- TEN 5-78a.gm♦
---- Transfixationsnagel 5-78a.cm♦
---- Verbundosteosynthese 5-78a.9m♦
---- Verriegelungsnagel 5-78a.7m♦
---- Winkelplatte 5-78a.3m♦
---- Zuggurtung/Cerclage 5-78a.1m♦
--- ohne Materialwechsel 5-789.3m♦
-- Rotationsosteotomie 5-781.2m♦
--- valgisierend 5-781.5m♦ ►

T

Tibia *(Forts.)*
~ Schaft *(Forts.)*
~~ Rotationsosteotomie 5-781.2m♦ *(Forts.)*
––– varisierend 5-781.6m♦
–– Sequesterotomie 5-780.7m♦
––– mit Einlegen, Medikamententräger 5-780.8m♦
–– Transplantation
––– Knochen
–––– gefäßgestielt, mit mikrovaskulärer Anastomose 5-784.4m♦
–––– nicht-gefäßgestielt 5-784.3m♦
––– Knochenmatrix, demineralisiert, human 5-784.bm♦
––– Röhrenknochen, allogen 5-784.9m♦
––– Span, kortikospongiös
–––– allogen
––––– endoskopisch 5-784.fm♦
––––– offen 5-784.8m♦
–––– autogen
––––– ausgedehnt 5-784.2m♦
––––– endoskopisch 5-784.dm♦
––––– offen 5-784.1m♦
––– Spongiosa
–––– allogen
––––– endoskopisch 5-784.em♦
––––– offen 5-784.7m♦
–––– autogen
––––– endoskopisch 5-784.cm♦
––––– offen 5-784.0m♦
–– Transposition, Knochen, gefäßgestielt 5-784.am♦
–– Verkürzungsosteotomie 5-781.3m♦
–– Verlängerungsosteotomie 5-781.4m♦
–– Wechsel, Medikamententräger 5-780.4m♦
– Steinmann-Nagel, zur Extension 8-400.3♦
Tibiateil
– Endoprothese
–– femoral und tibial schaftverankert, Teilwechsel, Kniegelenk 5-823.k6♦
–– Sprunggelenk, Teilwechsel 5-827.12♦
– mit Kopplungselement
–– Endoprothese, femoral und tibial schaftverankert, Teilwechsel, Kniegelenk 5-823.k6♦
–– Sonderprothese, Teilwechsel, Kniegelenk 5-823.42♦
– Sonderprothese, Teilwechsel, Kniegelenk 5-823.42♦
– Wechsel, Kniegelenk, Oberflächenersatzprothese, bikondylär 5-823.29♦
Tibio-kalkanear, Arthrodese, offen 5-808.71♦
– mit Chopartgelenk 5-808.72♦
Tibio-tarsal, Arthrodese, offen 5-808.71♦
– mit Chopartgelenk 5-808.72♦
Tibiofibulargelenk, proximal
– Abrasionsarthroplastik
–– arthroskopisch 5-812.fj♦
–– offen 5-801.hj♦
– Arthrolyse
–– arthroskopisch 5-810.2j♦
–– offen 5-800.6j♦ ►

Tibiofibulargelenk, proximal *(Forts.)*
– Arthrorise, offen 5-809.1j♦
– Arthrotomie, offen 5-800.0j♦
– Band, Resektion
–– arthroskopisch 5-810.9j♦
–– offen 5-800.cj♦
– Bandrest, Resektion, offen 5-800.cj♦
– Chondrogenese, matrixinduziert, autogen, arthroskopisch 5-812.gj♦
– Chondroplastik
–– arthroskopisch 5-812.ej♦
–– offen 5-801.gj♦
– Chondrozytentransplantation, matrixinduziert, autogen
–– arthroskopisch 5-812.hj♦
–– offen 5-801.kj♦
– Débridement, offen 5-800.3j♦
– Denervierung, elektrothermisch, Synovialis, und Kapselgewebe, arthroskopisch 5-811.4j♦
– Durchtrennung, Band
–– arthroskopisch 5-819.0j♦
–– offen 5-809.0j♦
– Einlegen, Medikamententräger
–– arthroskopisch 5-810.7j♦
–– offen 5-800.aj♦
– Entfernung
–– Fragment, osteochondral
––– arthroskopisch 5-810.4j♦
––– offen 5-800.8j♦
–– Medikamententräger
––– arthroskopisch 5-810.8j♦
––– offen 5-800.bj♦
–– Osteosynthesematerial, arthroskopisch 5-810.3j♦
–– Verkalkung, periartikulär
––– arthroskopisch 5-810.5j♦
––– offen 5-800.7j♦
– Eröffnung, Knochen, subchondral
–– arthroskopisch 5-812.fj♦
––– mit Einbringen, Implantat, azellulär 5-812.gj♦
–––– mit homologem Vollblut angereichert 5-812.mj♦
–– offen 5-801.hj♦
––– mit Einbringen, Implantat, azellulär 5-801.nj♦
–––– mit homologem Vollblut angereichert 5-801.pj♦
– Exzision, Knorpel
–– arthroskopisch 5-812.0j♦
–– offen 5-801.0j♦
– Fixation
–– perkutan, temporär 5-809.4j♦
–– temporär, offen 5-809.2j♦
– Fragment, osteochondral, Refixation
–– arthroskopisch 5-812.3j♦
–– offen 5-801.3j♦
– Fremdkörperentfernung
–– arthroskopisch 5-810.4j♦
–– offen 5-800.8j♦ ►

Tibiofibulargelenk, proximal *(Forts.)*
– Gelenkkörper, frei, Entfernung
–– arthroskopisch 5-810.4j♦
–– offen 5-800.8j♦
– Gelenkmobilisation, arthroskopisch 5-810.2j♦
– Gelenkspülung
–– arthroskopisch, mit Drainage
––– aseptisch 5-810.0j♦
––– septisch 5-810.1j♦
–– offen, mit Drainage
––– aseptisch 5-800.1j♦
––– septisch 5-800.2j♦
– Glättung, Knorpel
–– arthroskopisch 5-812.ej♦
–– mechanisch, offen 5-801.gj♦
– Implantation
–– Gewebekultur, in-vitro-hergestellt
––– arthroskopisch 5-812.aj♦
––– offen 5-801.cj♦
–– Knorpelersatz, metallisch, nicht-patientenindividuell, offen 5-801.mj♦
– Kapsulotomie, offen 5-800.0j♦
– Knorpeltransplantation
–– arthroskopisch 5-812.9j♦
–– offen 5-801.bj♦
– Luxation, Reposition
–– geschlossen
––– durch
–––– Draht 5-79a.1j♦
–––– Federnagel 5-79a.gj♦
–––– Fixateur externe 5-79a.6j♦
––––– mit interner Osteosynthese 5-79a.7j♦
–––– intramedullären Draht 5-79a.gj♦
–––– Klammer 5-79a.ej♦
–––– Materialkombination 5-79a.8j♦
–––– Schraube 5-79a.0j♦
–––– Zuggurtung/Cerclage 5-79a.1j♦
––– ohne Osteosynthese 8-201.j♦
–– offen
––– durch
–––– Draht 5-79b.1j♦
–––– Federnagel 5-79b.gj♦
–––– Fixateur externe 5-79b.6j♦
–––– intramedullären Draht 5-79b.gj♦
–––– Klammer 5-79b.ej♦
–––– Materialkombination 5-79b.8j♦
–––– Platte 5-79b.2j♦
–––– Schraube 5-79b.0j♦
–––– Transfixationsnagel 5-79b.cj♦
–––– Zuggurtung/Cerclage 5-79b.1j♦
––– ohne Osteosynthese 5-79b.hj♦
– Mikrofrakturierung
–– arthroskopisch 5-812.fj♦
–– offen 5-801.hj♦
– Pridie-Bohrung
–– arthroskopisch 5-812.fj♦
–– offen 5-801.hj♦
– Punktion, perkutan, therapeutisch 8-158.j♦
– Reposition, Luxation, offen, mit interner Osteosynthese 5-79b.7j♦ ►

Tibiofibulargelenk, proximal *(Forts.)*
– Resektion
–– Bandrest, arthroskopisch 5-810.9j♦
–– Osteophyt 5-812.kj♦
– Spongiosaplastik, subchondral, offen, mit Fixation, Fragment 5-801.4j♦
– Spülung, therapeutisch 8-178.j♦
– Synovialektomie
–– partiell
––– arthroskopisch 5-811.2j♦
––– offen 5-800.4j♦
–– total
––– arthroskopisch 5-811.3j♦
––– offen 5-800.5j♦
– Versorgung, Fraktur, arthroskopisch assistiert *[nur Zusatzkode!]* 5-810.6j♦
– Wechsel, Medikamententräger
–– arthroskopisch 5-810.7j♦
–– offen 5-800.aj♦
– Zystenexstirpation, offen 5-800.9j♦
Tiefenableitung, polygraphisch, speziell, mit Langzeitregistrierung 1-211
Tiefenhyperthermie, im Rahmen einer onkologischen Therapie 8-600.1
Tiefenpsychologisch fundiert, Psychotherapie
– Einzeltherapie
–– 1 Tag 9-410.14
–– 2 bis 5 Tage 9-410.15
–– 6 bis 10 Tage 9-410.16
–– 11 oder mehr Tage 9-410.17
– Gruppentherapie
–– 1 Tag 9-411.14
–– 2 bis 5 Tage 9-411.15
–– 6 bis 10 Tage 9-411.16
–– 11 oder mehr Tage 9-411.17
Tildrakizumab, Applikation, parenteral 6-00b.m
TIPS [Transjugular intrahepatic portosystemic shunt]
– Angioplastie, perkutan 8-839.81
– Ballonangioplastie, perkutan 8-839.81
– mit Stent
–– gecovert, Anlegen, perkutan
––– 1 8-839.88
––– 2 oder mehr 8-839.8a
–– ungecovert, Anlegen, perkutan
––– 1 8-839.87
––– 2 oder mehr 8-839.89
– Revision, mit Einlegen, Stent 8-839.86
– Thrombektomie, perkutan 8-839.83
– Thrombolyse, perkutan 8-839.82
– Verkleinerung, perkutan 8-839.84
– Verschluss, perkutan 8-839.85
Tirofiban, Applikation, parenteral
– 1,50 mg bis unter 3,00 mg 6-002.j0
– 3,00 mg bis unter 6,25 mg 6-002.j1
– 6,25 mg bis unter 12,50 mg 6-002.j2
– 12,50 mg bis unter 18,75 mg 6-002.j3
– 18,75 mg bis unter 25,00 mg 6-002.j4
– 25,00 mg bis unter 31,25 mg 6-002.j5
– 31,25 mg bis unter 37,50 mg 6-002.j6
– 37,50 mg bis unter 50,00 mg 6-002.j7 ►

T

Tirofiban, Applikation, parenteral *(Forts.)*
– 50,00 mg bis unter 62,50 mg 6-002.j8
– 62,50 mg bis unter 75,00 mg 6-002.j9
– 75,00 mg oder mehr 6-002.ja
Tissue Doppler Imaging und Verformungsanalyse von Gewebe, zur Sonographie, differenzialdiagnostisch, komplex 3-034
Titan, Verwendung
– Knochenersatzmaterial *[nur Zusatzkode!]* 5-931.0
–– bei Prothesen *[nur Zusatzkode!]* 5-829.e
– Knorpelersatzmaterial *[nur Zusatzkode!]* 5-931.0
– Osteosynthesematerial *[nur Zusatzkode!]* 5-931.0
–– bei Prothesen *[nur Zusatzkode!]* 5-829.e
Titanbeschichtung, bei Material, nicht-resorbierbar, Verwendung, für Gewebeersatz, und Gewebeverstärkung
– weniger als 10 cm² *[nur Zusatzkode!]* 5-932.60
– 10 cm² bis unter 50 cm² *[nur Zusatzkode!]* 5-932.61
– 50 cm² bis unter 100 cm² *[nur Zusatzkode!]* 5-932.62
– 100 cm² bis unter 200 cm² *[nur Zusatzkode!]* 5-932.63
– 200 cm² bis unter 300 cm² *[nur Zusatzkode!]* 5-932.64
– 300 cm² bis unter 400 cm² *[nur Zusatzkode!]* 5-932.65
– 400 cm² bis unter 500 cm² *[nur Zusatzkode!]* 5-932.66
– 500 cm² bis unter 750 cm² *[nur Zusatzkode!]* 5-932.67
– 750 cm² bis unter 1.000 cm² *[nur Zusatzkode!]* 5-932.68
– 1.000 cm² oder mehr *[nur Zusatzkode!]* 5-932.69
Titankorb, zum Ersatz, Wirbelkörper
– mit System zur intravertebralen instrumentellen Wirbelkörperaufrichtung 5-839.a0
– ohne System zur intravertebralen instrumentellen Wirbelkörperaufrichtung 5-839.90
Titanrippen, prothetisch, expandierbar, vertikal, Verlängerung, operativ, zur Korrektur, Deformität, Wirbelsäule 5-838.g
Tivozanib, Applikation, oral 6-00a.j
TMLR – s.a. Laserrevaskularisation, transmyokardial 5-363.6
TMMR [Totale mesometriale Resektion], Uterus
– mit Lymphadenektomie
–– paraaortal 5-685.42
–– pelvin 5-685.41
––– und paraaortal 5-685.43
– ohne Lymphadenektomie 5-685.40
Tocilizumab, Applikation
– intravenös
–– 80 mg bis unter 200 mg, bei Patienten unter 15 Jahren 6-005.m0 ►

Tocilizumab, Applikation *(Forts.)*
~ intravenös *(Forts.)*
–– 200 mg bis unter 320 mg, bei Patienten unter 15 Jahren 6-005.m1
–– 320 mg bis unter 480 mg 6-005.m2
–– 480 mg bis unter 640 mg 6-005.m3
–– 640 mg bis unter 800 mg 6-005.m4
–– 800 mg bis unter 960 mg 6-005.m5
–– 960 mg bis unter 1.120 mg 6-005.m6
–– 1.120 mg bis unter 1.280 mg 6-005.m7
–– 1.280 mg bis unter 1.440 mg 6-005.m8
–– 1.440 mg bis unter 1.600 mg 6-005.m9
–– 1.600 mg bis unter 1.760 mg 6-005.ma
–– 1.760 mg bis unter 1.920 mg 6-005.mb
–– 1.920 mg bis unter 2.080 mg 6-005.mc
–– 2.080 mg bis unter 2.400 mg 6-005.me
–– 2.400 mg bis unter 2.720 mg 6-005.mf
–– 2.720 mg bis unter 3.040 mg 6-005.mg
–– 3.040 mg bis unter 3.360 mg 6-005.mh
–– 3.360 mg bis unter 3.680 mg 6-005.mj
–– 3.680 mg bis unter 4.000 mg 6-005.mk
–– 4.000 mg bis unter 4.640 mg 6-005.mn
–– 4.640 mg bis unter 5.280 mg 6-005.mp
–– 5.280 mg bis unter 5.920 mg 6-005.mq
–– 5.920 mg bis unter 6.560 mg 6-005.mr
–– 6.560 mg bis unter 7.200 mg 6-005.ms
–– 7.200 mg bis unter 7.840 mg 6-005.mt
–– 7.840 mg bis unter 8.480 mg 6-005.mu
–– 8.480 mg oder mehr 6-005.mv
– subkutan
–– 162 mg bis unter 324 mg, bei Patienten unter 15 Jahren 6-005.n0
–– 324 mg bis unter 486 mg 6-005.n1
–– 486 mg bis unter 648 mg 6-005.n2
–– 648 mg bis unter 810 mg 6-005.n3
–– 810 mg bis unter 972 mg 6-005.n4
–– 972 mg bis unter 1.134 mg 6-005.n5
–– 1.134 mg bis unter 1.296 mg 6-005.n6
–– 1.296 mg bis unter 1.458 mg 6-005.n7
–– 1.458 mg bis unter 1.620 mg 6-005.n8
–– 1.620 mg bis unter 1.782 mg 6-005.n9
–– 1.782 mg bis unter 1.944 mg 6-005.na
–– 1.944 mg bis unter 2.106 mg 6-005.nb
–– 2.106 mg bis unter 2.268 mg 6-005.nc
–– 2.268 mg oder mehr 6-005.nd
Tomographie, Positronenemissions-, mit Körperstamm, Computertomographie, mit diagnostischer Computertomographie 3-752.1
Tonsille
– Biopsie, ohne Inzision 1-422.01♦
– Fremdkörperentfernung, durch Inzision 5-289.x
– lingual, Exzision
–– durch Pharyngotomie 5-284.1
–– transoral 5-284.0
Tonsillektomie
– Abszess- 5-281.1
– mit
–– Adenotomie, mit Dissektionstechnik 5-282.0
–– Dissektionstechnik 5-281.0
– Nachblutungsstillung 5-289.1 ►

Tonsillektomie *(Forts.)*
– radikal
–– durch Pharyngotomie 5-281.3
–– transoral 5-281.2
– transoral, partiell 5-281.5
–– mit Adenotomie 5-282.1
– Tumor-, transoral 5-281.2
Tonsillotomie 5-281.5
– mit Adenotomie 5-282.1
Topotecan, Applikation, parenteral
– 30,0 mg bis unter 40,0 mg 6-002.4c
– 40,0 mg bis unter 50,0 mg 6-002.4d
– 50,0 mg bis unter 60,0 mg 6-002.4e
– 60,0 mg bis unter 70,0 mg 6-002.4f
– 70,0 mg oder mehr 6-002.4g
Torisch, Intraokularlinse *[nur Zusatzkode!]* 5-149.21♦
Torsion, Funiculus spermaticus, Rücklagerung 5-634.2♦
TOT [Transobturatorisches Band], zur Suspensionsoperation, bei Harninkontinenz, beim Mann 5-598.0
Total – s. jeweiliger durchgeführter Eingriff
Totalendoprothese
– Entfernung
–– Ellenbogengelenk 5-825.a♦
–– Hüftgelenk 5-821.7♦
–– Schultergelenk 5-825.8♦
– Hybrid-, Implantation, Hüftgelenk 5-820.02♦
– Implantation
–– Hüftgelenk
––– nicht-zementiert 5-820.00♦
––– teilzementiert 5-820.02♦
––– zementiert 5-820.01♦
–– Humeroradialgelenk, ungekoppelt 5-824.52♦
–– Humeroulnargelenk
––– gekoppelt
–––– mit Ersatz des Radiuskopfes 5-824.41♦
–––– ohne Ersatz des Radiuskopfes 5-824.40♦
––– ungekoppelt
–––– mit Ersatz des Radiuskopfes 5-824.51♦
–––– ohne Ersatz des Radiuskopfes 5-824.50♦
–– Kiefergelenk, mit Komponenten
––– CAD-CAM-gefertigt 5-773.a1♦
––– vorgefertigt 5-773.a0♦
–– Schultergelenk
––– invers 5-824.21♦
––– konventionell 5-824.20♦
––– nicht-invers 5-824.20♦
– Schultergelenk, Wechsel
–– Glenoidteil 5-825.k0♦
–– Humerusteil 5-825.k1♦
– Wechsel
–– Ellenbogengelenk 5-825.4♦
–– Hüftgelenk
––– nicht-zementiert, in
–––– Hybrid-Totalendoprothese 5-821.42♦
–––– Langschaftprothese 5-821.43♦
–––– Sonderprothese 5-821.43♦
–––– Totalendoprothese
––––– nicht-zementiert 5-821.40♦ ►

Totalendoprothese *(Forts.)*
~ Wechsel *(Forts.)*
~~ Hüftgelenk *(Forts.)*
~~~ nicht-zementiert, in *(Forts.)*
~~~~ Totalendoprothese *(Forts.)*
––––– teilzementiert 5-821.42♦
––––– zementiert 5-821.41♦
–––– Tumorprothese 5-821.43♦
––– teilzementiert, in
–––– Langschaftprothese, teilzementiert 5-821.53♦
–––– Sonderprothese, teilzementiert 5-821.53♦
–––– Totalendoprothese
––––– nicht-zementiert 5-821.50♦
––––– teilzementiert 5-821.52♦
––––– zementiert 5-821.51♦
–––– Tumorprothese, teilzementiert 5-821.53♦
––– zementiert, in
–––– Hybridendoprothese 5-821.32♦
–––– Langschaftprothese 5-821.33♦
–––– Sonderprothese 5-821.33♦
–––– Totalendoprothese
––––– nicht-zementiert 5-821.30♦
––––– zementiert 5-821.31♦
–––– Tumorprothese 5-821.33♦
–– Schultergelenk, in
––– eine inverse Totalendoprothese 5-825.21♦
––– konventionelle Totalendoprothese 5-825.20♦
Toti, Operation – s.a. Dakryozystorhinostomie 5-087.00♦
Trabectedin, Applikation, parenteral
– 0,25 mg bis unter 0,50 mg, bei Patienten unter 15 Jahren 6-004.a0
– 0,50 mg bis unter 0,75 mg, bei Patienten unter 15 Jahren 6-004.a1
– 0,75 mg bis unter 1,00 mg, bei Patienten unter 15 Jahren 6-004.a2
– 1,00 mg bis unter 1,25 mg, bei Patienten unter 15 Jahren 6-004.a3
– 1,25 mg bis unter 1,50 mg 6-004.a4
– 1,50 mg bis unter 1,75 mg 6-004.a5
– 1,75 mg bis unter 2,00 mg 6-004.a6
– 2,00 mg bis unter 2,25 mg 6-004.a7
– 2,25 mg bis unter 2,50 mg 6-004.a8
– 2,50 mg bis unter 2,75 mg 6-004.a9
– 2,75 mg bis unter 3,00 mg 6-004.aa
– 3,00 mg bis unter 3,25 mg 6-004.ab
– 3,25 mg bis unter 3,50 mg 6-004.ac
– 3,50 mg bis unter 4,00 mg 6-004.ad
– 4,00 mg bis unter 4,50 mg 6-004.ae
– 4,50 mg bis unter 5,00 mg 6-004.af
– 5,00 mg bis unter 5,50 mg 6-004.ag
– 5,50 mg bis unter 6,00 mg 6-004.ah
– 6,00 mg bis unter 7,00 mg 6-004.ak
– 7,00 mg bis unter 8,00 mg 6-004.am
– 8,00 mg bis unter 9,00 mg 6-004.an
– 9,00 mg bis unter 10,00 mg 6-004.ap
– 10,00 mg bis unter 12,00 mg 6-004.aq
– 12,00 mg bis unter 14,00 mg 6-004.ar
– 14,00 mg bis unter 16,00 mg 6-004.as ►

Trabectedin, Applikation, parenteral *(Forts.)*
– 16,00 mg bis unter 20,00 mg 6-004.at
– 20,00 mg bis unter 24,00 mg 6-004.au
– 24,00 mg oder mehr 6-004.av
Trabekelwerk
– Aspiration, zur Senkung, Augeninnendruck, bei Pseudoexfoliationsglaukom 5-133.7♦
– Implantation, Shunt, zur Senkung, Augeninnendruck 5-131.61♦
Trabekulektomie
– mit Einbringen, Medikament, zur Fibrosehemmung 5-131.01♦
– ohne adjuvante medikamentöse Therapie 5-131.00♦
Trabekulodialyse 5-133.5♦
Trabekulotomie
– intraokular, mit Trabektom, zur Senkung, Augeninnendruck 5-133.81♦
– zur Senkung, Augeninnendruck 5-131.7♦
Trachea
– Adhäsiolyse 5-319.2
– Bronchus, Lunge, Stufenbiopsie, endoskopisch, durch
–– Kryobiopsie 1-430.31
–– Zangenbiopsie 1-430.30
– Destruktion
–– offen 5-314.20
–– thorakoskopisch 5-314.21
–– tracheobronchoskopisch 5-314.22
– Dilatation, endoskopisch
–– mit
––– Einlegen, Hybrid-Schiene 5-319.13
––– Implantation, Stent
–––– Kunststoff 5-319.14
–––– Metall 5-319.15
–– ohne
––– Einlegen, Schiene 5-319.11
––– Implantation, Stent 5-319.11
– Exzision
–– offen 5-314.00
–– thorakoskopisch 5-314.01
–– tracheobronchoskopisch 5-314.02
– Fistelverschluss 5-316.1
– Injektion
–– endoskopisch 5-319.b
–– Fibrinkleber, endoskopisch 5-319.b
– Inzision 5-313.3
– krikotracheal, Resektion, mit Stent 5-314.32
– Kryobiopsie, endoskopisch 1-430.01
– Naht, nach Verletzung 5-316.0
– Rekonstruktion
–– bei Ruptur, mit End-zu-End-Anastomose 5-316.8
–– plastisch
––– intrathorakal 5-316.52
––– zervikal 5-316.50
–––– mit Tracheostomie 5-316.51
– Resektion
–– krikotracheal, mit
––– Anlegen, Tracheostoma 5-314.31
––– End-zu-End-Anastomose 5-314.30 ►

Trachea *(Forts.)*
~ Resektion *(Forts.)*
~~ krikotracheal, mit *(Forts.)*
––– Plastik 5-314.32
–– mit
––– Anlegen, Tracheostoma 5-314.12
––– End-zu-End-Anastomose 5-314.11
––– Implantation, Prothese 5-316.4
––– Plastik 5-314.13
––– Stent 5-314.13
– Transplantation
–– intrathorakal 5-316.52
–– zervikal 5-316.50
––– mit Tracheostomie 5-316.51
– Zangenbiopsie, endoskopisch 1-430.00
Tracheal
– Schiene, Entfernung 5-319.7
– Stent
–– Entfernung 5-319.7
–– Wechsel, mit Implantation
––– Schiene, Metall 5-319.62
––– Stent, Kunststoff 5-319.61
Trachealstenose, Beseitigung, mit
– End-zu-End-Anastomose 5-316.60
– Plastik 5-316.61
– Stent 5-316.61
Trachelektomie, radikal
– abdominal, offen 5-689.00
– durch Umsteigen
–– endoskopisch – offen chirurgisch 5-689.04
–– vaginal – offen chirurgisch 5-689.05
– endoskopisch 5-689.03
– laparoskopisch 5-689.03
– offen 5-689.00
– vaginal 5-689.01
–– laparoskopisch assistiert 5-689.02
Tracheobronchial
– Lymphknoten
–– einzeln, Exzision, thorakoskopisch
––– mit
–––– Farbmarkierung 5-401.72
–––– Radionuklidmarkierung 5-401.71
––– ohne Markierung 5-401.70
–– Entfernung, mediastinoskopisch
––– mit
–––– Farbmarkierung 5-401.72
–––– Radionuklidmarkierung 5-401.71
––– ohne Markierung 5-401.70
– Sentinel-Lymphonodektomie
–– mediastinoskopisch, mit
––– Farbmarkierung 5-401.72
––– Radionuklidmarkierung 5-401.71
–– thorakoskopisch, mit
––– Farbmarkierung 5-401.72
––– Radionuklidmarkierung 5-401.71
Tracheobronchoskopie, diagnostisch, mit
– Autofluoreszenzlicht 1-620.2
– bronchoalveolärer Lavage, mit flexiblem Instrument 1-620.01
– flexiblem Instrument, ohne weitere Maßnahmen 1-620.00 ►

Tracheobronchoskopie, diagnostisch, mit *(Forts.)*
– Instrument
–– flexibel, mit
––– Alveoloskopie 1-620.02
––– Luftstrommessung, katheterbasiert 1-620.03
–– starr
––– mit Luftstrommessung, katheterbasiert 1-620.11
––– ohne weitere Maßnahmen 1-620.10
Tracheobronchoskopisch, Destruktion, Trachea 5-314.22
Tracheopexie 5-316.7
Tracheoskopie
– diagnostisch
–– durch Inzision 1-690.1
–– mit Autofluoreszenzlicht 1-620.2
– mit Fremdkörperentfernung, mit
–– Kryosonde 8-100.31
–– Zange 8-100.30
Tracheostoma
– Anlegen
–– bei Resektion
––– krikotracheal, Trachea 5-314.31
––– Trachea 5-314.12
–– permanent 5-312.0
– Erweiterung, plastisch 5-316.3
– Verschluss 5-316.2
Tracheostomie, bei Rekonstruktion, Trachea, plastisch, zervikal 5-316.51
Tracheotomie
– Mini-, temporär 5-311.2
– Notfall- 5-311.0
– permanent 5-312.0
–– mit Anastomose, mukokutan 5-312.2
– Punktions-, temporär 5-311.1
– Re- 5-312.1
– temporär 5-311.0
– Verschluss, plastisch 5-316.2
Tractus thyreoglossus, Drainage, durch Inzision 5-060.1
Träger für penetrierende Elektroden, mit Oberflächenelektrodenträger
– Implantation, zur Stimulation, Hirnstamm oder Mittelhirn, auditorisch 5-028.24
– Wechsel, zur Stimulation, Hirnstamm oder Mittelhirn, auditorisch 5-028.24
Tränendrüse
– Biopsie 1-529.8♦
–– durch Inzision 1-522♦
– Exzision
–– komplett 5-081.1♦
–– partiell 5-081.0♦
– Fistelexzision 5-081.0♦
– Fistulektomie 5-081.0♦
– Inzision
–– mit Drainage 5-080.2♦
–– ohne weitere Maßnahmen 5-080.0♦
– Refixation 5-082.0♦
– Resektion, total 5-081.1♦
Tränendrüsenausführungsgang, Biopsie, durch Inzision 1-522♦
Tränenkanal
– Durchtrennung 5-084.10♦
– Exzision, Gewebe 5-085.1♦
– Rekonstruktion, mit
–– Intubation, sonstige 5-086.31♦
–– Ringintubation 5-086.30♦
– Spaltung 5-084.10♦
– Spülung 8-170.1♦
Tränenpunkt
– Dilatation 5-086.1♦
– Erweiterung 5-086.1♦
– evertiert, Korrektur 5-086.0x♦
– Exzision 5-085.0♦
– Invertierung, durch
–– Rautenexzision 5-086.01♦
–– Spindelexzision 5-086.01♦
–– Thermokauterisation 5-086.00♦
– Inzision 5-084.10♦
–– mit Drainage 5-084.12♦
– Rekonstruktion 5-086.2♦
– Spaltung 5-084.10♦
– Verschluss
–– permanent 5-089.01♦
–– temporär 5-089.00♦
––– Entfernung 5-089.4♦
Tränensack
– Biopsie 1-529.8♦
– Exzision, Gewebe 5-085.2♦
– Fistulektomie 5-085.2♦
– Fremdkörperentfernung, durch Inzision 5-084.01♦
– Inzision
–– mit Drainage 5-084.02♦
–– ohne weitere Maßnahmen 5-084.00♦
– Stein, Entfernung 5-084.01♦
Tränenwege
– Biopsie, durch Inzision 1-529.8♦
– Drainage 5-084.12♦
– Endoskopie, diagnostisch 1-681♦
– Entfernung
–– Röhrchen 5-089.2♦
–– Stein, durch Inzision 5-084.11♦
– Fremdkörperentfernung, durch Inzision 5-084.11♦
– Implantation, Stent 5-088.4♦
– Intubation, Entfernung 5-089.3♦
– Inzision, ohne weitere Maßnahmen 5-084.10♦
– Lavage, therapeutisch 8-170.1♦
– Rekonstruktion, endoskopisch 5-088.3♦
– Repositionierung, Röhrchen 5-089.1♦
– Sondierung, therapeutisch 8-149.0♦
–– mit Intubation 8-149.3♦
– Spülung, therapeutisch 8-170.1♦
– Wechsel, Röhrchen 5-089.1♦
Traktotomie
– offen 5-039.0
– perkutan 5-039.1

T

TRAM-Flap [Transversaler Rectus-abdominis-Muskellappen]
– frei, zur Rekonstruktion, Mamma, plastisch 5-885.3♦
– gestielt, zur Rekonstruktion, Mamma, plastisch
–– mit Implantation, Prothese 5-885.7♦
–– ohne Implantation, Prothese 5-885.6♦
Trametinib, Applikation, oral 6-009.7
Transanal, Irrigation 8-126
Transantral, Reposition, offen, Fraktur, Orbitaboden 5-766.4♦
– kombiniert 5-766.6♦
Transapikal
– Entfernung, offen
–– Pumpe, extern, univentrikulär, herzunterstützend 5-376.24
–– Zentrifugalpumpe, univentrikulär, herzunterstützend 5-376.24
– Implantation
–– Ersatz
––– Aortenklappe
–––– mit Verwendung eines perkutanen apikalen Zugangs- und Verschlusssystems 5-35a.02
–––– ohne Verwendung eines perkutanen apikalen Zugangs- und Verschlusssystems 5-35a.01
––– Mitralklappe
–––– mit Verwendung eines perkutanen apikalen Zugangs- und Verschlusssystems 5-35a.32
–––– ohne Verwendung eines perkutanen apikalen Zugangs- und Verschlusssystems 5-35a.31
–– offen
––– Pumpe, extern, univentrikulär, herzunterstützend 5-376.23
––– Zentrifugalpumpe, univentrikulär, herzunterstützend 5-376.23
– Plastik, Segel, Mitralklappe 5-35a.42
–– mittels Implantation, Neochordae 5-35a.42
––– aus PTFE 5-35a.42
– Verschluss, Leckage, Herz, paravalvulär 5-35a.7
Transarteriell
– Anuloplastik, Mitralklappe 5-35a.43
– Biopsie
–– Endokard 1-497.0
–– Endomyokard 1-497.1
–– Leber 1-497.3
–– Myokard 1-497.2
– endovaskulär, Plastik, Segel, Mitralklappe 5-35a.40
– Implantation, Partitionierungsimplantat, ventrikulär, Herz 5-37a.0
– Linksherz-Katheteruntersuchung
–– Bypassgefäß 1-275.5
–– mit Darstellung, Koronarien, mit Druckmessung
––– Aorta, mit Aortenbogendarstellung 1-275.4 ►

Transarteriell *(Forts.)*
~ Linksherz-Katheteruntersuchung *(Forts.)*
~~ mit Darstellung, Koronarien, mit Druckmessung *(Forts.)*
––– und Ventrikulographie, Ventrikel, links 1-275.2
–––– Aorta, und Aortenbogendarstellung 1-275.3
––– Ventrikel, links 1-275.1
–– ohne Darstellung, Koronarien, ohne weitere Maßnahmen 1-275.0
– Rekonstruktion, Mitralklappe, ventrikulär 5-35a.40
– ventrikulär, Plastik, Segel, Mitralklappe 5-35a.40
Transaxillär, Resektion, 1. Rippe 5-343.5♦
Transbronchial, Endosonographie 3-05f
Transdental, Stabilisierung, Zahn 5-235.6
Transduodenal
– Nekrosenentfernung, Pankreas, endoskopisch
–– mit Einlegen eines
––– Kunststoffstents 5-529.s1
––– nicht-selbstexpandierenden Stents 5-529.s1
––– selbstexpandierenden Stents 5-529.s2
–– ohne Einlegen eines Stents 5-529.s0
– oder transgastral, Punktion, Gallengänge, endoskopisch 5-513.r
– Papillotomie, endoskopisch 5-513.1
– Radiofrequenzablation, Pankreas, lokal, endoskopisch 5-521.41
– Zystendrainage, Pankreas
–– endoskopisch
––– mit Einlegen eines
–––– Kunststoffstents 5-529.r2
–––– nicht-selbstexpandierenden Stents 5-529.r2
–––– selbstexpandierenden Stents 5-529.r3
––– ohne Einlegen eines Stents 5-529.r1
–– offen 5-529.r0
Transethmoidal, Zugang
– bei Orbitotomie 5-160.4♦
– durch Schädelbasis 5-011.1
Transfazial, Exzision, Gaumen, weich und hart, radikal 5-272.4
Transfer, Lappen, tarsokonjunktival, vom gegenüberliegenden Lid 5-096.31♦
Transfixation, Fraktur, Hüftgelenk, mit Fixateur externe 5-799.8♦
Transfixationsnagel
– Entfernung
–– Beckenknochen 5-787.cd
–– Femur
––– distal 5-787.ch♦
––– proximal 5-787.cf♦
––– Schaft 5-787.cg♦
–– Fibula
––– distal 5-787.cr♦
––– proximal 5-787.cp♦
––– Schaft 5-787.cq♦
–– Humerus
––– distal 5-787.c3♦ ►

Transfixationsnagel *(Forts.)*
~ Entfernung *(Forts.)*
~~ Humerus *(Forts.)*
––– proximal 5-787.c1♦
––– Schaft 5-787.c2♦
–– Kalkaneus 5-787.ct♦
–– Karpus 5-787.ca♦
–– Metakarpus 5-787.cb♦
–– Radius
––– distal 5-787.c6♦
––– proximal 5-787.c4♦
––– Schaft 5-787.c5♦
–– Schenkelhals 5-787.ce♦
–– Talus 5-787.cs♦
–– Tibia
––– distal 5-787.cn♦
––– proximal 5-787.ck♦
––– Schaft 5-787.cm♦
–– Ulna
––– distal 5-787.c9♦
––– proximal 5-787.c7♦
––– Schaft 5-787.c8♦
– Osteosynthese, Knochen *[nur Zusatzkode!]* 5-786.c
– Reosteosynthese, bei Revision, Osteosynthesematerial
–– Beckenknochen 5-78a.cd
–– Femur
––– distal 5-78a.ch♦
––– proximal 5-78a.cf♦
––– Schaft 5-78a.cg♦
–– Fibula
––– distal 5-78a.cr♦
––– proximal 5-78a.cp♦
––– Schaft 5-78a.cq♦
–– Humerus
––– distal 5-78a.c3♦
––– proximal 5-78a.c1♦
––– Schaft 5-78a.c2♦
–– Kalkaneus 5-78a.ct♦
–– Karpus 5-78a.ca♦
–– Metakarpus 5-78a.cb♦
–– Radius
––– distal 5-78a.c6♦
––– proximal 5-78a.c4♦
––– Schaft 5-78a.c5♦
–– Schenkelhals 5-78a.ce♦
–– Talus 5-78a.cs♦
–– Tibia
––– distal 5-78a.cn♦
––– proximal 5-78a.ck♦
––– Schaft 5-78a.cm♦
–– Ulna
––– distal 5-78a.c9♦
––– proximal 5-78a.c7♦
––– Schaft 5-78a.c8♦
– Reposition
–– geschlossen
––– Epiphysenlösung
–––– Beckenknochen 5-790.cd ►

Transfixationsnagel *(Forts.)*
~ Reposition *(Forts.)*
~~ geschlossen *(Forts.)*
~~~ Epiphysenlösung *(Forts.)*
–––– Femur
––––– distal 5-790.ch♦
––––– proximal 5-790.cf♦
–––– Kalkaneus 5-790.ct♦
–––– Metakarpus 5-790.cb♦
–––– Talus 5-790.cs♦
–––– Tibia
––––– distal 5-790.cn♦
––––– proximal 5-790.ck♦
––– Fraktur
–––– Beckenknochen 5-790.cd
–––– Femur
––––– distal 5-790.ch♦
––––– proximal 5-790.cf♦
––––– Schaft 5-790.cg♦
–––– Kalkaneus 5-790.ct♦
–––– Karpus 5-790.ca♦
–––– Metakarpus 5-790.cb♦
–––– Schenkelhals 5-790.ce♦
–––– Talus 5-790.cs♦
–––– Tibia
––––– distal 5-790.cn♦
––––– proximal 5-790.ck♦
––––– Schaft 5-790.cm♦
––– Luxation
–––– Kniegelenk 5-79a.ch♦
–––– Sprunggelenk
––––– oberes 5-79a.ck♦
––––– unteres 5-79a.cm♦
–– offen
––– Fraktur
–––– Femur
––––– distal 5-793.ch♦
––––– proximal 5-793.cf♦
––––– Schaft 5-791.cg♦
–––– Fibula
––––– distal 5-793.cr♦
––––– proximal 5-793.cp♦
––––– Schaft 5-791.cq♦
–––– Humerus
––––– distal 5-793.c3♦
––––– proximal 5-793.c1♦
––––– Schaft 5-791.c2♦
–––– Radius
––––– distal 5-793.c6♦
––––– proximal 5-793.c4♦
––––– Schaft 5-791.c5♦
–––– Schenkelhals 5-793.ce♦
–––– Tibia
––––– distal 5-793.cn♦
––––– proximal 5-793.ck♦
––––– Schaft 5-791.cm♦
–––– Ulna
––––– distal 5-793.c9♦
––––– proximal 5-793.c7♦
––––– Schaft 5-791.c8♦ ►

T
~~~

Transfixationsnagel *(Forts.)*
~ Reposition *(Forts.)*
~~ offen *(Forts.)*
––– Luxation
–––– Kniegelenk 5-79b.ch♦
–––– Sprunggelenk
––––– oberes 5-79b.ck♦
––––– unteres 5-79b.cm♦
–––– Tibiofibulargelenk, proximal 5-79b.cj♦
––– Mehrfragment-Fraktur
–––– Femur
––––– distal 5-794.ch♦
––––– proximal 5-794.cf♦
–––– Fibula
––––– distal 5-794.cr♦
––––– proximal 5-794.cp♦
–––– Humerus
––––– distal 5-794.c3♦
––––– proximal 5-794.c1♦
–––– Radius
––––– distal 5-794.c6♦
––––– proximal 5-794.c4♦
–––– Schenkelhals 5-794.ce♦
–––– Tibia
––––– distal 5-794.cn♦
––––– proximal 5-794.ck♦
–––– Ulna
––––– distal 5-794.c9♦
––––– proximal 5-794.c7♦
Transfixationsschraube
– Entfernung
–– Kalkaneus 5-787.pt♦
–– Metatarsus 5-787.pv♦
–– Talus 5-787.ps♦
–– Tarsus 5-787.pu♦
– Reosteosynthese, bei Revision, Osteosynthese-material
–– Kalkaneus 5-78a.pt♦
–– Metatarsus 5-78a.pv♦
–– Talus 5-78a.ps♦
–– Tarsus 5-78a.pu♦
– zur Osteosynthese, Knochen *[nur Zusatzkode!]* 5-786.p
Transformation, Geschlechtsorgan
– männlich zu weiblich 5-646.1
– weiblich zu männlich 5-646.0
Transfrontal, Zugang, bei Orbitotomie 5-160.1♦
Transfusion
– als Therapie, Fetus, intrauterin 5-754.0
– Antithrombin III
–– 2.000 IE bis unter 3.500 IE, bei Patienten unter 15 Jahren 8-810.g1
–– 3.500 IE bis unter 5.000 IE, bei Patienten unter 15 Jahren 8-810.g2
–– 5.000 IE bis unter 7.000 IE, bei Patienten unter 15 Jahren 8-810.g3
–– 150.000 IE oder mehr 8-810.gj
–– 7.000 IE bis unter 10.000 IE 8-810.g4
–– 10.000 IE bis unter 15.000 IE 8-810.g5
–– 15.000 IE bis unter 20.000 IE 8-810.g6
–– 20.000 IE bis unter 25.000 IE 8-810.g7 ►

Transfusion *(Forts.)*
~ Antithrombin III *(Forts.)*
–– 25.000 IE bis unter 30.000 IE 8-810.g8
–– 30.000 IE bis unter 40.000 IE 8-810.ga
–– 40.000 IE bis unter 50.000 IE 8-810.gb
–– 50.000 IE bis unter 60.000 IE 8-810.gc
–– 60.000 IE bis unter 70.000 IE 8-810.gd
–– 70.000 IE bis unter 90.000 IE 8-810.ge
–– 90.000 IE bis unter 110.000 IE 8-810.gf
–– 110.000 IE bis unter 130.000 IE 8-810.gg
–– 130.000 IE bis unter 150.000 IE 8-810.gh
– Apherese-Thrombozytenkonzentrat
–– 1 8-800.f0
–– 2 8-800.f1
–– 3 8-800.f2
–– 4 8-800.f3
–– 5 8-800.f4
–– 6 bis unter 8 8-800.f5
–– 8 bis unter 10 8-800.f6
–– 10 bis unter 12 8-800.f7
–– 12 bis unter 14 8-800.f8
–– 14 bis unter 16 8-800.f9
–– 16 bis unter 18 8-800.fa
–– 18 bis unter 20 8-800.fb
–– 20 bis unter 24 8-800.fc
–– 24 bis unter 28 8-800.fd
–– 28 bis unter 32 8-800.fe
–– 32 bis unter 36 8-800.ff
–– 36 bis unter 40 8-800.fg
–– 40 bis unter 46 8-800.fh
–– 46 bis unter 52 8-800.fj
–– 52 bis unter 58 8-800.fk
–– 58 bis unter 64 8-800.fm
–– 64 bis unter 70 8-800.fn
–– 70 bis unter 78 8-800.fp
–– 78 bis unter 86 8-800.fq
–– 86 bis unter 94 8-800.fr
–– 94 bis unter 102 8-800.fs
–– 102 bis unter 110 8-800.ft
–– 110 bis unter 118 8-800.fu
–– 118 bis unter 126 8-800.fv
–– 126 bis unter 134 8-800.fz
–– 134 bis unter 146 8-800.k0
–– 146 bis unter 158 8-800.k1
–– 158 bis unter 170 8-800.k2
–– 170 bis unter 182 8-800.k3
–– 182 bis unter 194 8-800.k4
–– 194 bis unter 210 8-800.k5
–– 210 bis unter 226 8-800.k6
–– 226 bis unter 242 8-800.k7
–– 242 bis unter 258 8-800.k8
–– 258 bis unter 274 8-800.k9
–– 274 bis unter 294 8-800.ka
–– 294 bis unter 314 8-800.kb
–– 314 bis unter 334 8-800.kc
–– 334 bis unter 354 8-800.kd
–– 354 bis unter 374 8-800.ke
–– 374 oder mehr 8-800.kf
–– pathogeninaktiviert
––– 1 8-800.d0
––– 2 8-800.d1 ►

Transfusion *(Forts.)*
~ Apherese-Thrombozytenkonzentrat *(Forts.)*
~~ pathogeninaktiviert *(Forts.)*
––– 3 8-800.d2
––– 4 8-800.d3
––– 5 8-800.d4
––– 6 bis unter 8 8-800.d5
––– 8 bis unter 10 8-800.d6
––– 10 bis unter 12 8-800.d7
––– 12 bis unter 14 8-800.d8
––– 14 bis unter 16 8-800.d9
––– 16 bis unter 18 8-800.da
––– 18 bis unter 20 8-800.db
––– 20 bis unter 24 8-800.dc
––– 24 bis unter 28 8-800.dd
––– 28 bis unter 32 8-800.de
––– 32 bis unter 36 8-800.df
––– 36 bis unter 40 8-800.dg
––– 40 bis unter 46 8-800.dh
––– 46 bis unter 52 8-800.dj
––– 52 bis unter 58 8-800.dk
––– 58 bis unter 64 8-800.dm
––– 64 bis unter 70 8-800.dn
––– 70 bis unter 78 8-800.dp
––– 78 bis unter 86 8-800.dq
––– 86 bis unter 94 8-800.dr
––– 94 bis unter 102 8-800.ds
––– 102 bis unter 110 8-800.dt
––– 110 bis unter 118 8-800.du
––– 118 bis unter 126 8-800.dv
––– 126 bis unter 134 8-800.dz
––– 134 bis unter 146 8-800.j0
––– 146 bis unter 158 8-800.j1
––– 158 bis unter 170 8-800.j2
––– 170 bis unter 182 8-800.j3
––– 182 bis unter 194 8-800.j4
––– 194 bis unter 210 8-800.j5
––– 210 bis unter 226 8-800.j6
––– 226 bis unter 242 8-800.j7
––– 242 bis unter 258 8-800.j8
––– 258 bis unter 274 8-800.j9
––– 274 bis unter 294 8-800.ja
––– 294 bis unter 314 8-800.jb
––– 314 bis unter 334 8-800.jc
––– 334 bis unter 354 8-800.jd
––– 354 bis unter 374 8-800.je
––– 374 oder mehr 8-800.jf
– Austausch- 8-801
– C1-Esteraseinhibitor
–– 500 bis unter 1.000 Einheiten 8-810.h3
–– 1.000 bis unter 1.500 Einheiten 8-810.h4
–– 1.500 bis unter 2.000 Einheiten 8-810.h5
–– 2.000 bis unter 2.500 Einheiten 8-810.h6
–– 2.500 bis unter 3.000 Einheiten 8-810.h7
–– 3.000 bis unter 4.000 Einheiten 8-810.h8
–– 4.000 bis unter 5.000 Einheiten 8-810.h9
–– 5.000 bis unter 6.000 Einheiten 8-810.ha
–– 6.000 bis unter 7.000 Einheiten 8-810.hb
–– 7.000 bis unter 9.000 Einheiten 8-810.hc
–– 9.000 bis unter 11.000 Einheiten 8-810.hd
–– 11.000 Einheiten oder mehr 8-810.he ►

Transfusion *(Forts.)*
– CAR-T-Zellen, mit tumorspezifischer In-vitro-Aufbereitung, mit gentechnischer In-vitro-Aufbereitung
–– 1–5 TE 8-802.24
–– mehr als 5 TE 8-802.34
– Eigenblut 8-803.0
– Erythrozytenkonzentrat
–– 1 TE bis unter 6 TE 8-800.c0
–– 6 TE bis unter 11 TE 8-800.c1
–– 11 TE bis unter 16 TE 8-800.c2
–– 16 TE bis unter 24 TE 8-800.c3
–– 24 TE bis unter 32 TE 8-800.c4
–– 32 TE bis unter 40 TE 8-800.c5
–– 40 TE bis unter 48 TE 8-800.c6
–– 48 TE bis unter 56 TE 8-800.c7
–– 56 TE bis unter 64 TE 8-800.c8
–– 64 TE bis unter 72 TE 8-800.c9
–– 72 TE bis unter 80 TE 8-800.ca
–– 80 TE bis unter 88 TE 8-800.cb
–– 88 TE bis unter 104 TE 8-800.cc
–– 104 TE bis unter 120 TE 8-800.cd
–– 120 TE bis unter 136 TE 8-800.ce
–– 136 TE bis unter 152 TE 8-800.cf
–– 152 TE bis unter 168 TE 8-800.cg
–– 168 TE bis unter 184 TE 8-800.ch
–– 184 TE bis unter 200 TE 8-800.cj
–– 200 TE bis unter 216 TE 8-800.ck
–– 216 TE bis unter 232 TE 8-800.cm
–– 232 TE bis unter 248 TE 8-800.cn
–– 248 TE bis unter 264 TE 8-800.cp
–– 264 TE bis unter 280 TE 8-800.cq
–– 280 TE oder mehr 8-800.cr
– Faktor VII
–– aktiviert, rekombinant
–– bis unter 25 kIE 8-810.63
–– 25 kIE bis unter 50 kIE 8-810.64
–– 50 kIE bis unter 100 kIE 8-810.65
–– 100 kIE bis unter 200 kIE 8-810.66
–– 200 kIE bis unter 300 kIE 8-810.67
–– 300 kIE bis unter 400 kIE 8-810.68
–– 400 kIE bis unter 500 kIE 8-810.69
–– 500 kIE bis unter 1.000 kIE 8-810.6a
–– 1.000 kIE bis unter 1.500 kIE 8-810.6b
–– 1.500 kIE bis unter 2.000 kIE 8-810.6c
–– 2.000 kIE bis unter 2.500 kIE 8-810.6d
–– 2.500 kIE bis unter 3.000 kIE 8-810.6e
–– 3.000 kIE bis unter 4.000 kIE 8-810.6f
–– 4.000 kIE bis unter 5.000 kIE 8-810.6g
–– 5.000 kIE bis unter 6.000 kIE 8-810.6h
–– 6.000 kIE bis unter 7.000 kIE 8-810.6j
–– 7.000 kIE bis unter 8.000 kIE 8-810.6k
–– 8.000 kIE bis unter 9.000 kIE 8-810.6m
–– 9.000 kIE bis unter 10.000 kIE 8-810.6n
–– 10.000 kIE bis unter 15.000 kIE 8-810.6p
–– 15.000 kIE bis unter 20.000 kIE 8-810.6q
–– 20.000 kIE bis unter 25.000 kIE 8-810.6r
–– 25.000 kIE bis unter 30.000 kIE 8-810.6s
–– 30.000 kIE bis unter 40.000 kIE 8-810.6u
–– 40.000 kIE bis unter 50.000 kIE 8-810.6v ►

T

Transfusion *(Forts.)*
~ Faktor VII *(Forts.)*
–– 50.000 kIE bis unter 70.000 kIE 8-810.6w
–– 70.000 kIE oder mehr 8-810.6z
–– plasmatisch
––– bis unter 500 Einheiten 8-810.73
––– 500 bis unter 1.000 Einheiten 8-810.74
––– 1.000 bis unter 1.500 Einheiten 8-810.75
––– 1.500 bis unter 2.000 Einheiten 8-810.76
––– 2.000 bis unter 2.500 Einheiten 8-810.77
––– 2.500 bis unter 3.000 Einheiten 8-810.78
––– 3.000 bis unter 4.000 Einheiten 8-810.79
––– 4.000 bis unter 5.000 Einheiten 8-810.7a
––– 5.000 bis unter 6.000 Einheiten 8-810.7b
––– 6.000 bis unter 7.000 Einheiten 8-810.7c
––– 7.000 bis unter 8.000 Einheiten 8-810.7d
––– 8.000 bis unter 9.000 Einheiten 8-810.7e
––– 9.000 bis unter 10.000 Einheiten 8-810.7f
––– 10.000 bis unter 15.000 Einheiten 8-810.7g
––– 15.000 bis unter 20.000 Einheiten 8-810.7h
––– 20.000 bis unter 25.000 Einheiten 8-810.7j
––– 25.000 bis unter 30.000 Einheiten 8-810.7k
––– 30.000 bis unter 40.000 Einheiten 8-810.7n
––– 40.000 bis unter 50.000 Einheiten 8-810.7p
––– 50.000 bis unter 70.000 Einheiten 8-810.7q
––– 70.000 Einheiten oder mehr 8-810.7r
– Faktor VIII
–– plasmatisch
––– bis unter 500 Einheiten 8-810.93
––– 500 bis unter 1.000 Einheiten 8-810.94
––– 1.000 bis unter 2.000 Einheiten 8-810.95
––– 2.000 bis unter 3.000 Einheiten 8-810.96
––– 3.000 bis unter 4.000 Einheiten 8-810.97
––– 4.000 bis unter 5.000 Einheiten 8-810.98
––– 5.000 bis unter 10.000 Einheiten 8-810.99
––– 10.000 bis unter 15.000 Einheiten 8-810.9a
––– 15.000 bis unter 20.000 Einheiten 8-810.9b
––– 20.000 bis unter 25.000 Einheiten 8-810.9c
––– 25.000 bis unter 30.000 Einheiten 8-810.9d
––– 30.000 bis unter 35.000 Einheiten 8-810.9e
––– 35.000 bis unter 40.000 Einheiten 8-810.9f
––– 40.000 bis unter 45.000 Einheiten 8-810.9g
––– 45.000 bis unter 50.000 Einheiten 8-810.9h
––– 50.000 bis unter 60.000 Einheiten 8-810.9j
––– 60.000 bis unter 70.000 Einheiten 8-810.9k
––– 70.000 bis unter 80.000 Einheiten 8-810.9m
––– 80.000 bis unter 90.000 Einheiten 8-810.9n
––– 90.000 bis unter 100.000 Einheiten 8-810.9p
––– 100.000 bis unter 120.000 Einheiten 8-810.9r
––– 120.000 bis unter 140.000 Einheiten 8-810.9s
––– 140.000 bis unter 160.000 Einheiten 8-810.9t
––– 160.000 bis unter 200.000 Einheiten 8-810.9u
––– 200.000 bis unter 240.000 Einheiten 8-810.9v
––– 240.000 bis unter 280.000 Einheiten 8-810.9w ►

Transfusion *(Forts.)*
~ Faktor VIII *(Forts.)*
~~ plasmatisch *(Forts.)*
––– 280.000 Einheiten oder mehr 8-810.9z
–– rekombinant
––– bis unter 500 Einheiten 8-810.83
––– 500 bis unter 1.000 Einheiten 8-810.84
––– 1.000 bis unter 2.000 Einheiten 8-810.85
––– 2.000 bis unter 3.000 Einheiten 8-810.86
––– 3.000 bis unter 4.000 Einheiten 8-810.87
––– 4.000 bis unter 5.000 Einheiten 8-810.88
––– 5.000 bis unter 10.000 Einheiten 8-810.89
––– 10.000 bis unter 15.000 Einheiten 8-810.8a
––– 15.000 bis unter 20.000 Einheiten 8-810.8b
––– 20.000 bis unter 25.000 Einheiten 8-810.8c
––– 25.000 bis unter 30.000 Einheiten 8-810.8d
––– 30.000 bis unter 35.000 Einheiten 8-810.8e
––– 35.000 bis unter 40.000 Einheiten 8-810.8f
––– 40.000 bis unter 45.000 Einheiten 8-810.8g
––– 45.000 bis unter 50.000 Einheiten 8-810.8h
––– 50.000 bis unter 60.000 Einheiten 8-810.8j
––– 60.000 bis unter 70.000 Einheiten 8-810.8k
––– 70.000 bis unter 80.000 Einheiten 8-810.8m
––– 80.000 bis unter 90.000 Einheiten 8-810.8n
––– 90.000 bis unter 100.000 Einheiten 8-810.8p
––– 100.000 bis unter 120.000 Einheiten 8-810.8r
––– 120.000 bis unter 140.000 Einheiten 8-810.8s
––– 140.000 bis unter 160.000 Einheiten 8-810.8t
––– 160.000 bis unter 200.000 Einheiten 8-810.8u
––– 200.000 bis unter 240.000 Einheiten 8-810.8v
––– 240.000 bis unter 280.000 Einheiten 8-810.8w
––– 280.000 Einheiten oder mehr 8-810.8z
– Faktor IX
–– plasmatisch
––– bis unter 500 Einheiten 8-810.b3
––– 500 bis unter 1.000 Einheiten 8-810.b4
––– 1.000 bis unter 2.000 Einheiten 8-810.b5
––– 2.000 bis unter 3.000 Einheiten 8-810.b6
––– 3.000 bis unter 4.000 Einheiten 8-810.b7
––– 4.000 bis unter 5.000 Einheiten 8-810.b8
––– 5.000 bis unter 10.000 Einheiten 8-810.b9
––– 10.000 bis unter 15.000 Einheiten 8-810.ba
––– 15.000 bis unter 20.000 Einheiten 8-810.bb
––– 20.000 bis unter 25.000 Einheiten 8-810.bc
––– 25.000 bis unter 30.000 Einheiten 8-810.bd
––– 30.000 bis unter 35.000 Einheiten 8-810.be
––– 35.000 bis unter 40.000 Einheiten 8-810.bf
––– 40.000 bis unter 45.000 Einheiten 8-810.bg
––– 45.000 bis unter 50.000 Einheiten 8-810.bh
––– 50.000 bis unter 60.000 Einheiten 8-810.bj
––– 60.000 bis unter 70.000 Einheiten 8-810.bk
––– 70.000 bis unter 80.000 Einheiten 8-810.bm ►

Transfusion *(Forts.)*
~ Faktor IX *(Forts.)*
~~ plasmatisch *(Forts.)*
––– 80.000 bis unter 90.000 Einheiten 8-810.bn
––– 90.000 bis unter 100.000 Einheiten 8-810.bp
––– 100.000 bis unter 120.000 Einheiten 8-810.br
––– 120.000 bis unter 140.000 Einheiten 8-810.bs
––– 140.000 bis unter 160.000 Einheiten 8-810.bt
––– 160.000 bis unter 200.000 Einheiten 8-810.bu
––– 200.000 bis unter 240.000 Einheiten 8-810.bv
––– 240.000 bis unter 280.000 Einheiten 8-810.bw
––– 280.000 Einheiten oder mehr 8-810.bz
–– rekombinant
––– bis unter 500 Einheiten 8-810.a3
––– 500 bis unter 1.000 Einheiten 8-810.a4
––– 1.000 bis unter 2.000 Einheiten 8-810.a5
––– 2.000 bis unter 3.000 Einheiten 8-810.a6
––– 3.000 bis unter 4.000 Einheiten 8-810.a7
––– 4.000 bis unter 5.000 Einheiten 8-810.a8
––– 5.000 bis unter 10.000 Einheiten 8-810.a9
––– 10.000 bis unter 15.000 Einheiten 8-810.aa
––– 15.000 bis unter 20.000 Einheiten 8-810.ab
––– 20.000 bis unter 25.000 Einheiten 8-810.ac
––– 25.000 bis unter 30.000 Einheiten 8-810.ad
––– 30.000 bis unter 35.000 Einheiten 8-810.ae
––– 35.000 bis unter 40.000 Einheiten 8-810.af
––– 40.000 bis unter 45.000 Einheiten 8-810.ag
––– 45.000 bis unter 50.000 Einheiten 8-810.ah
––– 50.000 bis unter 60.000 Einheiten 8-810.aj
––– 60.000 bis unter 70.000 Einheiten 8-810.ak
––– 70.000 bis unter 80.000 Einheiten 8-810.am
––– 80.000 bis unter 90.000 Einheiten 8-810.an
––– 90.000 bis unter 100.000 Einheiten 8-810.ap
––– 100.000 bis unter 120.000 Einheiten 8-810.ar
––– 120.000 bis unter 140.000 Einheiten 8-810.as
––– 140.000 bis unter 160.000 Einheiten 8-810.at
––– 160.000 bis unter 200.000 Einheiten 8-810.au
––– 200.000 bis unter 240.000 Einheiten 8-810.av
––– 240.000 bis unter 280.000 Einheiten 8-810.aw
––– 280.000 Einheiten oder mehr 8-810.az
– Faktor X, plasmatisch
–– bis unter 500 Einheiten 8-812.a0
–– 500 bis unter 1.000 Einheiten 8-812.a1
–– 1.000 bis unter 2.000 Einheiten 8-812.a2
–– 2.000 bis unter 3.000 Einheiten 8-812.a3
–– 3.000 bis unter 4.000 Einheiten 8-812.a4
–– 4.000 bis unter 5.000 Einheiten 8-812.a5 ►

Transfusion *(Forts.)*
~ Faktor X, plasmatisch *(Forts.)*
–– 5.000 bis unter 10.000 Einheiten 8-812.a6
–– 10.000 bis unter 15.000 Einheiten 8-812.a7
–– 15.000 bis unter 20.000 Einheiten 8-812.a8
–– 20.000 bis unter 25.000 Einheiten 8-812.a9
–– 25.000 bis unter 30.000 Einheiten 8-812.aa
–– 30.000 bis unter 35.000 Einheiten 8-812.ab
–– 35.000 bis unter 40.000 Einheiten 8-812.ac
–– 40.000 bis unter 45.000 Einheiten 8-812.ad
–– 45.000 bis unter 50.000 Einheiten 8-812.ae
–– 50.000 bis unter 60.000 Einheiten 8-812.af
–– 60.000 bis unter 70.000 Einheiten 8-812.ag
–– 70.000 bis unter 80.000 Einheiten 8-812.ah
–– 80.000 bis unter 90.000 Einheiten 8-812.aj
–– 90.000 bis unter 100.000 Einheiten 8-812.ak
–– 100.000 Einheiten oder mehr 8-812.am
– Faktor XI 8-812.b
– Faktor XIII
–– bis unter 250 Einheiten 8-810.e5
–– 250 bis unter 500 Einheiten 8-810.e6
–– 500 bis unter 1.000 Einheiten 8-810.e7
–– 1.000 bis unter 2.000 Einheiten 8-810.e8
–– 2.000 bis unter 3.000 Einheiten 8-810.e9
–– 3.000 bis unter 4.000 Einheiten 8-810.ea
–– 4.000 bis unter 5.000 Einheiten 8-810.eb
–– 5.000 bis unter 10.000 Einheiten 8-810.ec
–– 10.000 bis unter 15.000 Einheiten 8-810.ed
–– 15.000 bis unter 20.000 Einheiten 8-810.ee
–– 20.000 bis unter 25.000 Einheiten 8-810.ef
–– 25.000 bis unter 30.000 Einheiten 8-810.eg
–– 30.000 bis unter 35.000 Einheiten 8-810.eh
–– 35.000 bis unter 40.000 Einheiten 8-810.ej
–– 40.000 bis unter 45.000 Einheiten 8-810.ek
–– 45.000 bis unter 50.000 Einheiten 8-810.em
–– 50.000 bis unter 60.000 Einheiten 8-810.en
–– 60.000 bis unter 70.000 Einheiten 8-810.ep
–– 70.000 bis unter 80.000 Einheiten 8-810.eq
–– 80.000 bis unter 90.000 Einheiten 8-810.er
–– 90.000 bis unter 100.000 Einheiten 8-810.es
–– 100.000 bis unter 120.000 Einheiten 8-810.eu
–– 120.000 bis unter 140.000 Einheiten 8-810.ev
–– 140.000 bis unter 180.000 Einheiten 8-810.ew
–– 180.000 Einheiten oder mehr 8-810.ez
– FEIBA
–– bis unter 500 Einheiten 8-810.c3
–– 500 bis unter 1.000 Einheiten 8-810.c4
–– 1.000 bis unter 2.000 Einheiten 8-810.c5
–– 2.000 bis unter 3.000 Einheiten 8-810.c6
–– 3.000 bis unter 4.000 Einheiten 8-810.c7
–– 4.000 bis unter 5.000 Einheiten 8-810.c8
–– 5.000 bis unter 10.000 Einheiten 8-810.c9
–– 10.000 bis unter 15.000 Einheiten 8-810.ca
–– 15.000 bis unter 20.000 Einheiten 8-810.cb
–– 20.000 bis unter 25.000 Einheiten 8-810.cc
–– 25.000 bis unter 30.000 Einheiten 8-810.cd
–– 30.000 bis unter 35.000 Einheiten 8-810.ce
–– 35.000 bis unter 40.000 Einheiten 8-810.cf
–– 40.000 bis unter 45.000 Einheiten 8-810.cg ►

Transfusion *(Forts.)*
~ FEIBA *(Forts.)*
–– 45.000 bis unter 50.000 Einheiten 8-810.ch
–– 50.000 bis unter 60.000 Einheiten 8-810.cj
–– 60.000 bis unter 70.000 Einheiten 8-810.ck
–– 70.000 bis unter 80.000 Einheiten 8-810.cm
–– 80.000 bis unter 90.000 Einheiten 8-810.cn
–– 90.000 bis unter 100.000 Einheiten 8-810.cp
–– 100.000 bis unter 120.000 Einheiten 8-810.cr
–– 120.000 bis unter 140.000 Einheiten 8-810.cs
–– 140.000 bis unter 160.000 Einheiten 8-810.ct
–– 160.000 bis unter 200.000 Einheiten 8-810.cu
–– 200.000 bis unter 240.000 Einheiten 8-810.cv
–– 240.000 bis unter 280.000 Einheiten 8-810.cw
–– 280.000 Einheiten oder mehr 8-810.cz
– FFP
–– normal
––– 1 TE bis unter 6 TE 8-812.60
––– 6 TE bis unter 11 TE 8-812.61
––– 11 TE bis unter 21 TE 8-812.62
––– 21 TE bis unter 31 TE 8-812.63
––– 31 TE oder mehr 8-812.64
–– pathogeninaktiviert
––– 1 TE bis unter 6 TE 8-812.80
––– 6 TE bis unter 11 TE 8-812.81
––– 11 TE bis unter 21 TE 8-812.82
––– 21 TE bis unter 31 TE 8-812.83
––– 31 TE oder mehr 8-812.84
– Fibrinogenkonzentrat
–– bis unter 1,0 g 8-810.j3
–– 1,0 g bis unter 2,0 g 8-810.j4
–– 2,0 g bis unter 3,0 g 8-810.j5
–– 3,0 g bis unter 4,0 g 8-810.j6
–– 4,0 g bis unter 5,0 g 8-810.j7
–– 5,0 g bis unter 6,0 g 8-810.j8
–– 6,0 g bis unter 7,0 g 8-810.j9
–– 7,0 g bis unter 8,0 g 8-810.ja
–– 8,0 g bis unter 9,0 g 8-810.jb
–– 9,0 g bis unter 10,0 g 8-810.jc
–– 10,0 g bis unter 12,5 g 8-810.jd
–– 12,5 g bis unter 15,0 g 8-810.je
–– 15,0 g bis unter 17,5 g 8-810.jf
–– 17,5 g bis unter 20,0 g 8-810.jg
–– 20,0 g bis unter 25,0 g 8-810.jh
–– 25,0 g bis unter 30,0 g 8-810.jj
–– 30,0 g bis unter 35,0 g 8-810.jk
–– 35,0 g bis unter 40,0 g 8-810.jm
–– 40,0 g bis unter 50,0 g 8-810.jn
–– 50,0 g bis unter 60,0 g 8-810.jp
–– 60,0 g bis unter 70,0 g 8-810.jq
–– 70,0 g bis unter 80,0 g 8-810.jr
–– 80,0 g bis unter 90,0 g 8-810.js
–– 90,0 g bis unter 100,0 g 8-810.jt
–– 100,0 g bis unter 120,0 g 8-810.jv
–– 120,0 g bis unter 160,0 g 8-810.jw
–– 160,0 g oder mehr 8-810.jz
– Fresh Frozen Plasma
–– normal
––– 1 TE bis unter 6 TE 8-812.60
––– 6 TE bis unter 11 TE 8-812.61 ►

Transfusion *(Forts.)*
~ Fresh Frozen Plasma *(Forts.)*
~~ normal *(Forts.)*
––– 11 TE bis unter 21 TE 8-812.62
––– 21 TE bis unter 31 TE 8-812.63
––– 31 TE oder mehr 8-812.64
–– pathogeninaktiviert
––– 1 TE bis unter 6 TE 8-812.80
––– 6 TE bis unter 11 TE 8-812.81
––– 11 TE bis unter 21 TE 8-812.82
––– 21 TE bis unter 31 TE 8-812.83
––– 31 TE oder mehr 8-812.84
– Frischplasma, gefroren
–– normal
––– 1 TE bis unter 6 TE 8-812.60
––– 6 TE bis unter 11 TE 8-812.61
––– 11 TE bis unter 21 TE 8-812.62
––– 21 TE bis unter 31 TE 8-812.63
––– 31 TE oder mehr 8-812.64
–– pathogeninaktiviert
––– 1 TE bis unter 6 TE 8-812.80
––– 6 TE bis unter 11 TE 8-812.81
––– 11 TE bis unter 21 TE 8-812.82
––– 21 TE bis unter 31 TE 8-812.83
––– 31 TE oder mehr 8-812.84
– Granulozytenkonzentrat
–– 1 8-802.60
–– 2 8-802.61
–– 3 bis unter 5 8-802.62
–– 5 bis unter 7 8-802.63
–– 7 bis unter 9 8-802.64
–– 9 bis unter 11 8-802.65
–– 11 bis unter 13 8-802.66
–– 13 bis unter 15 8-802.67
–– 15 bis unter 17 8-802.68
–– 17 bis unter 19 8-802.69
–– 19 bis unter 21 8-802.6a
–– 21 oder mehr 8-802.6b
– Human-Immunglobulin
–– polyvalent
––– 2,5 g bis unter 5 g, bei Patienten unter 15 Jahren 8-810.w0
––– 5 g bis unter 10 g, bei Patienten unter 15 Jahren 8-810.w1
––– 10 g bis unter 15 g 8-810.w2
––– 15 g bis unter 25 g 8-810.w3
––– 25 g bis unter 35 g 8-810.w4
––– 35 g bis unter 45 g 8-810.w5
––– 45 g bis unter 55 g 8-810.w6
––– 55 g bis unter 65 g 8-810.w7
––– 65 g bis unter 75 g 8-810.w8
––– 75 g bis unter 85 g 8-810.w9
––– 85 g bis unter 105 g 8-810.wa
––– 105 g bis unter 125 g 8-810.wb
––– 125 g bis unter 145 g 8-810.wc
––– 145 g bis unter 165 g 8-810.wd
––– 165 g bis unter 185 g 8-810.we
––– 185 g bis unter 205 g 8-810.wf
––– 205 g bis unter 225 g 8-810.wg
––– 225 g bis unter 245 g 8-810.wh
––– 245 g bis unter 285 g 8-810.wj ►

Transfusion *(Forts.)*
~ Human-Immunglobulin *(Forts.)*
~~ polyvalent *(Forts.)*
––– 285 g bis unter 325 g 8-810.wk
––– 325 g bis unter 365 g 8-810.wm
––– 365 g bis unter 445 g 8-810.wn
––– 445 g bis unter 525 g 8-810.wp
––– 525 g bis unter 605 g 8-810.wq
––– 605 g bis unter 685 g 8-810.wr
––– 685 g bis unter 765 g 8-810.ws
––– 765 g bis unter 845 g 8-810.wt
––– 845 g oder mehr 8-810.wu
–– spezifisch gegen
––– Hepatitis-B-surface-Antigen
–––– 2.000 IE bis unter 4.000 IE 8-810.q0
–––– 4.000 IE bis unter 6.000 IE 8-810.q1
–––– 6.000 IE bis unter 8.000 IE 8-810.q2
–––– 8.000 IE bis unter 10.000 IE 8-810.q3
–––– 10.000 IE bis unter 12.000 IE 8-810.q4
–––– 12.000 IE bis unter 14.000 IE 8-810.q5
–––– 14.000 IE bis unter 16.000 IE 8-810.q6
–––– 16.000 IE bis unter 18.000 IE 8-810.q7
–––– 18.000 IE bis unter 20.000 IE 8-810.q8
–––– 20.000 IE bis unter 22.000 IE 8-810.q9
–––– 22.000 IE bis unter 24.000 IE 8-810.qa
–––– 24.000 IE bis unter 28.000 IE 8-810.qb
–––– 28.000 IE bis unter 32.000 IE 8-810.qc
–––– 32.000 IE bis unter 36.000 IE 8-810.qd
–––– 36.000 IE bis unter 40.000 IE 8-810.qe
–––– 40.000 IE bis unter 46.000 IE 8-810.qf
–––– 46.000 IE bis unter 52.000 IE 8-810.qg
–––– 52.000 IE bis unter 58.000 IE 8-810.qh
–––– 58.000 IE bis unter 64.000 IE 8-810.qj
–––– 64.000 IE bis unter 76.000 IE 8-810.qm
–––– 76.000 IE bis unter 88.000 IE 8-810.qn
–––– 88.000 IE bis unter 100.000 IE 8-810.qp
–––– 100.000 IE bis unter 112.000 IE 8-810.qq
–––– 112.000 IE oder mehr 8-810.qr
––– Varicella-Zoster-Virus
–––– 250 IE bis unter 500 IE, bei Patienten unter 15 Jahren 8-810.t0
–––– 500 IE bis unter 750 IE, bei Patienten unter 15 Jahren 8-810.t1
–––– 750 IE bis unter 1.000 IE, bei Patienten unter 15 Jahren 8-810.t2
–––– 1.000 IE bis unter 1.500 IE 8-810.t3
–––– 1.500 IE bis unter 2.000 IE 8-810.t4
–––– 2.000 IE bis unter 2.500 IE 8-810.t5
–––– 2.500 IE bis unter 3.000 IE 8-810.t6
–––– 3.000 IE bis unter 3.500 IE 8-810.t7
–––– 3.500 IE bis unter 4.000 IE 8-810.t8
–––– 4.000 IE bis unter 5.000 IE 8-810.t9
–––– 5.000 IE bis unter 6.000 IE 8-810.ta
–––– 6.000 IE bis unter 7.000 IE 8-810.tb
–––– 7.000 IE bis unter 8.000 IE 8-810.tc
–––– 8.000 IE oder mehr 8-810.td
––– Zytomegalievirus
–––– 1,0 g bis unter 2,0 g, bei Patienten unter 5 Jahren 8-810.s0
–––– 2,0 g bis unter 3,0 g, bei Patienten unter 5 Jahren 8-810.s1 ►

Transfusion *(Forts.)*
~ Human-Immunglobulin *(Forts.)*
~~ spezifisch gegen *(Forts.)*
~~~ Zytomegalievirus *(Forts.)*
–––– 3,0 g bis unter 5,0 g, bei Patienten unter 5 Jahren 8-810.s2
–––– 5,0 g bis unter 7,5 g 8-810.s3
–––– 7,5 g bis unter 10,0 g 8-810.s4
–––– 10,0 g bis unter 12,5 g 8-810.s5
–––– 12,5 g bis unter 15,0 g 8-810.s6
–––– 15,0 g bis unter 20,0 g 8-810.s7
–––– 20,0 g bis unter 25,0 g 8-810.s8
–––– 25,0 g bis unter 30,0 g 8-810.s9
–––– 30,0 g bis unter 35,0 g 8-810.sa
–––– 35,0 g bis unter 40,0 g 8-810.sb
–––– 40,0 g bis unter 45,0 g 8-810.sc
–––– 45,0 g bis unter 50,0 g 8-810.sd
–––– 50,0 g bis unter 60,0 g 8-810.sf
–––– 60,0 g bis unter 70,0 g 8-810.sg
–––– 70,0 g bis unter 80,0 g 8-810.sh
–––– 80,0 g bis unter 90,0 g 8-810.sj
–––– 90,0 g bis unter 100,0 g 8-810.sk
–––– 100,0 g bis unter 120,0 g 8-810.sm
–––– 120,0 g bis unter 140,0 g 8-810.sn
–––– 140,0 g bis unter 160,0 g 8-810.sp
–––– 160,0 g oder mehr 8-810.sq
– Lymphozyten
–– mit
––– pilzspezifischer In-vitro-Aufbereitung
–––– 1–5 TE 8-802.22
–––– mehr als 5 TE 8-802.32
––– tumorspezifischer In-vitro-Aufbereitung
–––– mit gentechnischer In-vitro-Aufbereitung
––––– 1–5 TE 8-802.24
––––– mehr als 5 TE 8-802.34
–––– ohne gentechnische In-vitro-Aufbereitung
––––– 1–5 TE 8-802.23
––––– mehr als 5 TE 8-802.33
––– virusspezifischer In-vitro-Aufbereitung
–––– 1–5 TE 8-802.21
–––– mehr als 5 TE 8-802.31
–– nach erneuter Gewinnung
––– vom gleichen Spender, nach Transplantation von hämatopoetischen Stammzellen
–––– mit
––––– depletierender In-vitro-Aufbereitung 8-802.75
––––– gentechnischer In-vitro-Aufbereitung 8-802.74
––––– pilzspezifischer In-vitro-Aufbereitung 8-802.72
––––– tumorspezifischer In-vitro-Aufbereitung 8-802.73
––––– virusspezifischer In-vitro-Aufbereitung 8-802.71
–––– ohne In-vitro-Aufbereitung 8-802.70
––– von einem anderen Spender, nach Transplantation von hämatopoetischen Stammzellen
–––– mit
––––– depletierender In-vitro-Aufbereitung 8-802.84 ►

T
~~~

Transfusion *(Forts.)*
~ Lymphozyten *(Forts.)*
~~ nach erneuter Gewinnung *(Forts.)*
~~~ von einem anderen Spender, nach Transplantation von hämatopoetischen Stammzellen *(Forts.)*
~~~~ mit *(Forts.)*
––––– pilzspezifischer In-vitro-Aufbereitung 8-802.82
––––– tumorspezifischer In-vitro-Aufbereitung 8-802.83
––––– virusspezifischer In-vitro-Aufbereitung 8-802.81
–––– ohne In-vitro-Aufbereitung 8-802.80
–– ohne
––– erneute Gewinnung vom gleichen Spender, nach Transplantation von hämatopoetischen Stammzellen
–––– mit
––––– depletierender In-vitro-Aufbereitung 8-802.46
––––– gentechnischer In-vitro-Aufbereitung 8-802.45
––––– pilzspezifischer In-vitro-Aufbereitung 8-802.43
––––– tumorspezifischer In-vitro-Aufbereitung 8-802.44
––––– virusspezifischer In-vitro-Aufbereitung 8-802.42
–––– ohne In-vitro-Aufbereitung 8-802.40
––– In-vitro-Aufbereitung
–––– 1–5 TE 8-802.20
–––– mehr als 5 TE 8-802.30
– Natural-Killer-Zellen, nach Ex-vivo-Kultur 8-802.51
– nicht-HLA-identisch, allogen, Stammzellen, hämatopoetisch, peripher gewonnen, bei verwandtem Spender, nach In-vitro-Aufbereitung, bei Differenz in
–– 1 Antigen 8-805.24
–– 2 bis 3 Antigenen 8-805.25
– Plasma
–– kryodepletiert
––– 1 TE bis unter 6 TE 8-812.70
––– 6 TE bis unter 11 TE 8-812.71
––– 11 TE bis unter 21 TE 8-812.72
––– 21 TE bis unter 31 TE 8-812.73
––– 31 TE oder mehr 8-812.74
–– normal
––– 1 TE bis unter 6 TE 8-812.60
––– 6 TE bis unter 11 TE 8-812.61
––– 11 TE bis unter 21 TE 8-812.62
––– 21 TE bis unter 31 TE 8-812.63
––– 31 TE oder mehr 8-812.64
–– pathogeninaktiviert
––– 1 TE bis unter 6 TE 8-812.80
––– 6 TE bis unter 11 TE 8-812.81
––– 11 TE bis unter 21 TE 8-812.82
––– 21 TE bis unter 31 TE 8-812.83
––– 31 TE oder mehr 8-812.84 ►

Transfusion *(Forts.)*
– Prothrombinkomplex
–– 500 IE bis unter 1.500 IE 8-812.50
–– 1.500 IE bis unter 2.500 IE 8-812.51
–– 2.500 IE bis unter 3.500 IE 8-812.52
–– 3.500 IE bis unter 4.500 IE 8-812.53
–– 4.500 IE bis unter 5.500 IE 8-812.54
–– 5.500 IE bis unter 6.500 IE 8-812.55
–– 6.500 IE bis unter 7.500 IE 8-812.56
–– 7.500 IE bis unter 8.500 IE 8-812.57
–– 8.500 IE bis unter 9.500 IE 8-812.58
–– 9.500 IE bis unter 10.500 IE 8-812.59
–– 10.500 IE bis unter 15.500 IE 8-812.5a
–– 15.500 IE bis unter 20.500 IE 8-812.5b
–– 20.500 IE bis unter 25.500 IE 8-812.5c
–– 25.500 IE bis unter 30.500 IE 8-812.5d
–– 30.500 IE bis unter 40.500 IE 8-812.5f
–– 40.500 IE bis unter 50.500 IE 8-812.5g
–– 50.500 IE bis unter 60.500 IE 8-812.5h
–– 60.500 IE bis unter 80.500 IE 8-812.5j
–– 80.500 IE bis unter 100.500 IE 8-812.5k
–– 100.500 IE bis unter 120.500 IE 8-812.5m
–– 120.500 IE bis unter 140.500 IE 8-812.5n
–– 140.500 IE bis unter 160.500 IE 8-812.5p
–– 160.500 IE bis unter 200.500 IE 8-812.5q
–– 200.500 IE oder mehr 8-812.5r
– Stammzellboost, nach Transplantation, Stammzellen, hämatopoetisch, peripher gewonnen
–– nach In-vitro-Aufbereitung 8-805.62
–– ohne In-vitro-Aufbereitung 8-805.60
– Stammzellen, hämatopoetisch
–– allogen, nicht-HLA-identisch, bei nicht-verwandtem Spender, ohne In-vitro-Aufbereitung 8-805.30
–– peripher gewonnen
––– allogen
–––– HLA-identisch, bei
––––– nicht-verwandtem Spender
–––––– nach In-vitro-Aufbereitung 8-805.52
–––––– ohne In-vitro-Aufbereitung 8-805.50
––––– verwandtem Spender
–––––– nach In-vitro-Aufbereitung 8-805.42
–––––– ohne In-vitro-Aufbereitung 8-805.40
–––– nicht-HLA-identisch, bei nicht-verwandtem Spender, nach In-vitro-Aufbereitung 8-805.32
––– autogen
–––– nach In-vitro-Aufbereitung 8-805.03
–––– ohne In-vitro-Aufbereitung 8-805.00
––– nicht-HLA-identisch, allogen, bei verwandtem Spender, ohne In-vitro-Aufbereitung, bei Differenz in
–––– 1 Antigen 8-805.26
–––– 2 bis 3 Antigenen 8-805.27
– T-Zellen
–– allogen, genetisch modifiziert, mit HSV-TK Mut2
––– nach erneuter Gewinnung vom gleichen Spender, nach Transplantation von hämatopoetischen Stammzellen 8-802.74 ►

Transfusion *(Forts.)*
~ T-Zellen *(Forts.)*
~~ allogen, genetisch modifiziert, mit HSV-TK Mut2 *(Forts.)*
--- ohne erneute Gewinnung vom gleichen Spender, nach Transplantation von hämatopoetischen Stammzellen 8-802.45
-- nach Ex-vivo-Kultur 8-802.50
– Thrombozytenkonzentrat
-- 1 8-800.g0
-- 2 8-800.g1
-- 3 8-800.g2
-- 4 8-800.g3
-- 5 8-800.g4
-- 6 bis unter 8 8-800.g5
-- 8 bis unter 10 8-800.g6
-- 10 bis unter 12 8-800.g7
-- 12 bis unter 14 8-800.g8
-- 14 bis unter 16 8-800.g9
-- 16 bis unter 18 8-800.ga
-- 18 bis unter 20 8-800.gb
-- 20 bis unter 24 8-800.gc
-- 24 bis unter 28 8-800.gd
-- 28 bis unter 32 8-800.ge
-- 32 bis unter 36 8-800.gf
-- 36 bis unter 40 8-800.gg
-- 40 bis unter 46 8-800.gh
-- 46 bis unter 52 8-800.gj
-- 52 bis unter 58 8-800.gk
-- 58 bis unter 64 8-800.gm
-- 64 bis unter 70 8-800.gn
-- 70 bis unter 78 8-800.gp
-- 78 bis unter 86 8-800.gq
-- 86 bis unter 94 8-800.gr
-- 94 bis unter 102 8-800.gs
-- 102 bis unter 110 8-800.gt
-- 110 bis unter 118 8-800.gu
-- 118 bis unter 126 8-800.gv
-- 126 bis unter 134 8-800.gz
-- 134 bis unter 146 8-800.m0
-- 146 bis unter 158 8-800.m1
-- 158 bis unter 170 8-800.m2
-- 170 bis unter 182 8-800.m3
-- 182 bis unter 194 8-800.m4
-- 194 bis unter 210 8-800.m5
-- 210 bis unter 226 8-800.m6
-- 226 bis unter 242 8-800.m7
-- 242 bis unter 258 8-800.m8
-- 258 bis unter 274 8-800.m9
-- 274 bis unter 294 8-800.ma
-- 294 bis unter 314 8-800.mb
-- 314 bis unter 334 8-800.mc
-- 334 bis unter 354 8-800.md
-- 354 bis unter 374 8-800.me
-- 374 oder mehr 8-800.mf
-- pathogeninaktiviert
--- 1 8-800.h0
--- 2 8-800.h1
--- 3 8-800.h2
--- 4 8-800.h3
--- 5 8-800.h4 ►

Transfusion *(Forts.)*
~ Thrombozytenkonzentrat *(Forts.)*
~~ pathogeninaktiviert *(Forts.)*
--- 6 bis unter 8 8-800.h5
--- 8 bis unter 10 8-800.h6
--- 10 bis unter 12 8-800.h7
--- 12 bis unter 14 8-800.h8
--- 14 bis unter 16 8-800.h9
--- 16 bis unter 18 8-800.ha
--- 18 bis unter 20 8-800.hb
--- 20 bis unter 24 8-800.hc
--- 24 bis unter 28 8-800.hd
--- 28 bis unter 32 8-800.he
--- 32 bis unter 36 8-800.hf
--- 36 bis unter 40 8-800.hg
--- 40 bis unter 46 8-800.hh
--- 46 bis unter 52 8-800.hj
--- 52 bis unter 58 8-800.hk
--- 58 bis unter 64 8-800.hm
--- 64 bis unter 70 8-800.hn
--- 70 bis unter 78 8-800.hp
--- 78 bis unter 86 8-800.hq
--- 86 bis unter 94 8-800.hr
--- 94 bis unter 102 8-800.hs
--- 102 bis unter 110 8-800.ht
--- 110 bis unter 118 8-800.hu
--- 118 bis unter 126 8-800.hv
--- 126 bis unter 134 8-800.hz
--- 134 bis unter 146 8-800.n0
--- 146 bis unter 158 8-800.n1
--- 158 bis unter 170 8-800.n2
--- 170 bis unter 182 8-800.n3
--- 182 bis unter 194 8-800.n4
--- 194 bis unter 210 8-800.n5
--- 210 bis unter 226 8-800.n6
--- 226 bis unter 242 8-800.n7
--- 242 bis unter 258 8-800.n8
--- 258 bis unter 274 8-800.n9
--- 274 bis unter 294 8-800.na
--- 294 bis unter 314 8-800.nb
--- 314 bis unter 334 8-800.nc
--- 334 bis unter 354 8-800.nd
--- 354 bis unter 374 8-800.ne
--- 374 oder mehr 8-800.nf
-- patientenbezogen
--- 1 8-800.60
--- 2 8-800.61
--- 3 bis unter 5 8-800.62
--- 5 bis unter 7 8-800.63
--- 7 bis unter 9 8-800.64
--- 9 bis unter 11 8-800.65
--- 11 bis unter 13 8-800.66
--- 13 bis unter 15 8-800.67
--- 15 bis unter 17 8-800.68
--- 17 bis unter 19 8-800.69
--- 19 bis unter 23 8-800.6a
--- 23 bis unter 27 8-800.6b
--- 27 bis unter 31 8-800.6c
--- 31 bis unter 35 8-800.6d
--- 35 bis unter 39 8-800.6e
--- 39 bis unter 43 8-800.6g ►

Transfusion *(Forts.)*
~ Thrombozytenkonzentrat *(Forts.)*
~~ patientenbezogen *(Forts.)*
––– 43 bis unter 47 8-800.6h
––– 47 bis unter 51 8-800.6j
––– 51 bis unter 55 8-800.6k
––– 55 bis unter 59 8-800.6m
––– 59 bis unter 63 8-800.6n
––– 63 bis unter 67 8-800.6p
––– 67 bis unter 71 8-800.6q
––– 71 bis unter 79 8-800.6s
––– 79 bis unter 87 8-800.6t
––– 87 bis unter 95 8-800.6u
––– 95 bis unter 103 8-800.6v
––– 103 bis unter 111 8-800.6w
––– 111 oder mehr 8-800.6z
– Vollblut
–– 1–5 TE 8-800.0
–– mehr als 5 TE 8-800.1
– Von-Willebrand-Faktor
–– bis unter 500 Einheiten 8-810.d3
–– 500 bis unter 1.000 Einheiten 8-810.d4
–– 1.000 bis unter 2.000 Einheiten 8-810.d5
–– 2.000 bis unter 3.000 Einheiten 8-810.d6
–– 3.000 bis unter 4.000 Einheiten 8-810.d7
–– 4.000 bis unter 5.000 Einheiten 8-810.d8
–– 5.000 bis unter 10.000 Einheiten 8-810.d9
–– 10.000 bis unter 15.000 Einheiten 8-810.da
–– 15.000 bis unter 20.000 Einheiten 8-810.db
–– 20.000 bis unter 25.000 Einheiten 8-810.dc
–– 25.000 bis unter 30.000 Einheiten 8-810.dd
–– 30.000 bis unter 35.000 Einheiten 8-810.de
–– 35.000 bis unter 40.000 Einheiten 8-810.df
–– 40.000 bis unter 45.000 Einheiten 8-810.dg
–– 45.000 bis unter 50.000 Einheiten 8-810.dh
–– 50.000 bis unter 60.000 Einheiten 8-810.dj
–– 60.000 bis unter 70.000 Einheiten 8-810.dk
–– 70.000 bis unter 80.000 Einheiten 8-810.dm
–– 80.000 bis unter 90.000 Einheiten 8-810.dn
–– 90.000 bis unter 100.000 Einheiten 8-810.dp
–– 100.000 bis unter 120.000 Einheiten 8-810.dr
–– 120.000 bis unter 140.000 Einheiten 8-810.ds
–– 140.000 bis unter 160.000 Einheiten 8-810.dt
–– 160.000 bis unter 200.000 Einheiten 8-810.du
–– 200.000 bis unter 240.000 Einheiten 8-810.dv
–– 240.000 bis unter 280.000 Einheiten 8-810.dw
–– 280.000 Einheiten oder mehr 8-810.dz
– Zellen, dendritisch, nach Ex-vivo-Kultur 8-802.52
Transgastral
– Nekrosenentfernung, Pankreas, endoskopisch
–– mit Implantation eines
––– Kunststoffstents 5-529.p1
––– nicht-selbstexpandierenden Stents 5-529.p1
––– selbstexpandierenden Stents 5-529.p2
–– ohne Einlegen eines Stents 5-529.p0
– oder transduodenal, Punktion, Gallengänge, endoskopisch 5-513.r
– Radiofrequenzablation, Pankreas, lokal, endoskopisch 5-521.41 ►
Transgastral *(Forts.)*
– Zugangsweg, zur Operation, endoskopisch *[nur Zusatzkode!]* 5-986.01
– Zystendrainage, Pankreas
–– endoskopisch
––– mit Implantation eines
–––– Kunststoffstents 5-529.n3
–––– nicht-selbstexpandierenden Stents 5-529.n3
–––– selbstexpandierenden Stents 5-529.n4
––– ohne
–––– Einlegen eines Stents 5-529.n2
–––– Implantation eines Stents 5-529.n2
–– offen 5-529.n0
Transhyoidal, Pharyngotomie, median 5-290.2
Transiliakal, Zugang, nach Judet 5-032.c
Transkolisch, Zugangsweg, zur Operation, endoskopisch *[nur Zusatzkode!]* 5-986.03
Transkondylär, Zugang, durch Schädelbasis 5-011.8
Transkonjunktival
– Reposition, offen, Orbitaboden, Fraktur 5-766.5♦
– Vitrektomie, nahtlos, mit Einmalinstrument *[nur Zusatzkode!]* 5-159.4
– Zugang, anterior, bei Orbitotomie 5-160.2♦
Transkraniell, Magnetstimulation
– navigiert [nTMS]
–– für
––– Motormapping 1-20c.0
––– Speechmapping 1-20c.1
–– zur Identifizierung, Hirnareal, für
––– Motorik 1-20c.0
––– Sprache 1-20c.1
– repetitiv [rTMS]
–– Grundleistung 8-632.0
–– Therapiesitzung 8-632.1
Transkutan
– anterior, Zugang, bei Orbitotomie 5-160.3♦
– Dakryozystorhinostomie
–– mit Intubation 5-087.01♦
–– ohne Intubation 5-087.00♦
– Unterbindung, Vv. perforantes 5-385.4♦
Translabyrinthär, Zugang, durch Schädelbasis 5-011.9
Translingual, Pharyngotomie, median 5-290.1
Translokations-Rotations-Elevations-Osteotomie, Spina scapulae 5-829.3♦
Transluminal – s. jeweiliger durchgeführter Eingriff, perkutan-transluminal
– Sprengung, Kardia 5-429.5
Transmandibulär
– Exzision, Gaumen, weich und hart, radikal 5-272.3
– Resektion, Pharynx
–– partiell
––– mit Rekonstruktion, mit
–––– Fernlappen, gestielt 5-295.35
–––– freiem mikrovaskulär-anastomosiertem Transplantat 5-295.34 ►

Transmandibulär *(Forts.)*
~ Resektion, Pharynx *(Forts.)*
~~ partiell *(Forts.)*
~~~ mit Rekonstruktion, mit *(Forts.)*
---- gestieltem regionalem Lappen 5-295.32
---- lokaler Schleimhaut 5-295.31
---- Transplantat, nicht-vaskularisiert 5-295.33
--- ohne Rekonstruktion 5-295.30
-- radikal
--- mit Rekonstruktion, mit
---- Fernlappen, gestielt 5-296.35
---- freiem
----- Darmtransplantat 5-296.36
----- mikrovaskulär-anastomosiertem Transplantat 5-296.34
---- gestieltem regionalem Lappen 5-296.32
---- lokaler Schleimhaut 5-296.31
---- Magenhochzug 5-296.37
---- Transplantat, nicht-vaskularisiert 5-296.33
--- ohne Rekonstruktion 5-296.30
Transmastoidal
– Destruktion, Labyrinth 5-208.5♦
– Labyrinthektomie 5-208.3♦
– Zugang, durch Schädelbasis 5-011.a
Transmaxillär, Ethmoidektomie
– mit Darstellung, Schädelbasis 5-222.31♦
– ohne Darstellung, Schädelbasis 5-222.30♦
Transmaxilloethmoidal
– Sanierung, Sinus maxillaris, ethmoidalis et sphenoidalis 5-224.2♦
– Sphenoidektomie
-- mit Darstellung, Schädelbasis 5-222.71♦
-- ohne Darstellung, Schädelbasis 5-222.70♦
Transmediastinal
– Fadeneinlage, zur Rekonstruktion, Ösophaguspassage
-- bei Atresie 5-428.4
-- und Fistelverschluss, bei Atresie 5-428.5
– Ösophagektomie
-- mit Dissektion, stumpf
--- mit
---- Magenhochzug, und Anastomose, kollar 5-426.02
---- Schlauchmagen, und Anastomose, intrathorakal 5-426.01
--- und Interposition
---- Dünndarm, frei 5-426.03
---- Kolon 5-426.04
-- ohne Wiederherstellung, Kontinuität, mit stumpfer Dissektion 5-425.0
Transmetakarpal, Amputation 5-863.a♦
Transmetatarsal, Amputation, Mittelfuß 5-865.6♦
Transmitter
– Entfernung, Stimulationssystem, kabellos, kardial 5-378.0j
– Implantation, Stimulationssystem, kabellos, kardial 5-377.m0
– Lagekorrektur, Stimulationssystem, kabellos, kardial 5-378.4j ►

Transmitter *(Forts.)*
– Wechsel, Stimulationssystem, kabellos, kardial 5-378.5j
Transmyokardial
– Laserrevaskularisation 5-363.6
– Laservaskularisation, perkutan 8-837.e
Transnasal
– Anlegen, Ernährungssonde
-- duodenal 8-125.0
-- jejunal 8-125.0
– endoskopisch
-- Anlegen, Ernährungssonde
--- duodenal 8-125.1
--- jejunal 8-125.1
-- Wechsel, Ernährungssonde
--- duodenal 8-125.1
--- jejunal 8-125.1
– Wechsel, Ernährungssonde
-- duodenal 8-125.0
-- jejunal 8-125.0
Transobturatorisch, Band, zur Suspensionsoperation, bei Harninkontinenz, beim Mann 5-598.0
Transösophageal, Echokardiographie 3-052
Transoral
– Destruktion, Zungengrundtonsille 5-284.0
– Exstirpation, Gaumen, weich und hart, total 5-272.2
– Exzision
-- Zungengrundschilddrüse 5-069.20
-- Zungengrundtonsille 5-284.0
– Glossektomie
-- mit Rekonstruktion, mit
--- Fernlappen, gestielt 5-252.03
--- Lappen, regional, gestielt 5-252.00
--- Transplantat
---- mikrovaskulär-anastomosiert, frei 5-252.02
---- nicht-vaskularisiert 5-252.01
-- partiell, mit Rekonstruktion, mit
--- Fernlappen, gestielt 5-251.03
--- Lappen, regional, gestielt 5-251.00
--- Transplantat
---- mikrovaskulär-anastomosiert, frei 5-251.02
---- nicht-vaskularisiert 5-251.01
– Inzision, mit Abszessdrainage
-- parapharyngeal 5-280.1
-- peritonsillar 5-280.0
-- retropharyngeal 5-280.2
-- Zungengrund 5-280.3
– Operation, Kieferhöhle, osteoplastisch 5-221.7♦
– Pharynx, Resektion, partiell, mit Rekonstruktion, mit gestieltem regionalem Lappen 5-295.02
– Reposition, offen
-- Fraktur
--- Processus articularis mandibulae, durch
---- Draht 5-765.61♦
---- externe Fixation 5-765.60♦ ►

T
~~~

Transoral *(Forts.)*
~ Reposition, offen *(Forts.)*
~~ Fraktur *(Forts.)*
~~~ Processus articularis mandibulae, durch *(Forts.)*
–––– Materialkombination 5-765.64♦
–––– Platte 5-765.63♦
–––– Schraube 5-765.62♦
––– R. mandibulae, durch
–––– Draht 5-765.11♦
–––– externe Fixation 5-765.10♦
–––– Materialkombination 5-765.14♦
–––– Platte 5-765.13♦
–––– Schraube 5-765.12♦
–– Mehrfragment-Fraktur, R. mandibulae, durch
––– Draht 5-765.21♦
––– externe Fixation 5-765.20♦
––– Materialkombination 5-765.24♦
––– Platte 5-765.23♦
––– Schraube 5-765.22♦
– Resektion
–– Mundboden, mit Rekonstruktion, mit
––– Fernlappen, gestielt 5-277.03
––– Lappen, regional, gestielt 5-277.00
––– Transplantat
–––– mikrovaskulär-anastomosiert, frei 5-277.02
–––– nicht-vaskularisiert 5-277.01
–– Pharynx
––– partiell
–––– mit Rekonstruktion, mit
––––– freiem mikrovaskulär-anastomosiertem Transplantat 5-295.04
––––– lokaler Schleimhaut 5-295.01
–––– ohne Rekonstruktion 5-295.00
––– radikal
–––– mit Rekonstruktion, mit
––––– Fernlappen, gestielt 5-296.05
––––– freiem
–––––– Darmtransplantat 5-296.06
–––––– mikrovaskulär-anastomosiertem Transplantat 5-296.04
––––– gestieltem regionalem Lappen 5-296.02
––––– lokaler Schleimhaut 5-296.01
––––– Magenhochzug 5-296.07
––––– Transplantat, nicht-vaskularisiert 5-296.03
–––– ohne Rekonstruktion 5-296.00
–– Wange, mit Rekonstruktion, mit
––– Fernlappen, gestielt 5-278.03♦
––– Lappen, gestielt
–––– regional 5-278.00♦
–––– und mikrovaskulär-anastomosiert 5-278.05♦
––– Transplantat
–––– mikrovaskulär-anastomosiert, frei 5-278.02♦
––––– 2 5-278.04♦
–––– nicht-vaskularisiert 5-278.01♦
– Thyreoidektomie, lingual 5-069.20 ►

Transoral *(Forts.)*
– Tonsillektomie
–– partiell 5-281.5
––– mit Adenotomie 5-282.1
–– radikal 5-281.2
– Tumortonsillektomie 5-281.2
– Zugang
–– durch Schädelbasis 5-011.3
––– mit Spaltung, Gaumen, weich 5-011.4
–––– und hart 5-011.5
–– zum Übergang, kraniozervikal 5-030.0
– Zugangsweg, zur Operation, endoskopisch *[nur Zusatzkode!]* 5-986.00
Transorbital, Zugang, durch Schädelbasis 5-011.0
Transossär, lateral, Zugang, bei Orbitotomie 5-160.0♦
Transpalatinal
– Korrektur, Choanalatresie 5-219.1♦
– Resektion, Choanalatresie 5-219.1♦
Transperineal
– Implantation, Ballon-Abstandshalter, als protektive Maßnahme, vor Prostatabestrahlung 5-609.91
– Injektion
–– PEG-Hydrogel, als protektive Maßnahme, vor Prostatabestrahlung 5-609.90
–– Polyethylenglykol-Hydrogel, als protektive Maßnahme, vor Prostatabestrahlung 5-609.90
Transplantat
– allogen
–– AB0-kompatibel *[nur Zusatzkode!]* 5-930.20
–– AB0-nichtkompatibel *[nur Zusatzkode!]* 5-930.21
–– dezellularisiert *[nur Zusatzkode!]* 5-930.22
–– ohne weitere Spezifikation *[nur Zusatzkode!]* 5-930.2w
– alloplastisch *[nur Zusatzkode!]* 5-930.4
– autogen
–– mit externer In-vitro-Aufbereitung *[nur Zusatzkode!]* 5-930.01
–– ohne externe In-vitro-Aufbereitung *[nur Zusatzkode!]* 5-930.00
– Entfernung
–– Band
––– Handwurzelgelenk 5-841.92♦
––– Interphalangealgelenk
–––– Daumen 5-841.97♦
–––– Langfinger 5-841.96♦
––– Metakarpophalangealgelenk
–––– Daumen 5-841.95♦
–––– Langfinger 5-841.94♦
––– Mittelhand 5-841.93♦
–– Dünndarm 5-454.8
–– Faszie
––– Axilla 5-856.81♦
––– Bauchregion 5-856.86♦
––– Brustwand 5-856.85♦
––– Ellenbogen 5-856.82♦
––– Fuß 5-856.8a♦
––– Genitalregion 5-856.87♦ ►
~~~

Transplantat *(Forts.)*
~ Entfernung *(Forts.)*
~~ Faszie *(Forts.)*
––– Gesäß 5-856.87♦
––– Hals 5-856.80♦
––– Knie 5-856.88♦
––– Kopf 5-856.80♦
––– Leistenregion 5-856.87♦
––– Oberarm 5-856.82♦
––– Oberschenkel 5-856.88♦
––– Rücken 5-856.85♦
––– Schulter 5-856.81♦
––– Unterarm 5-856.83♦
––– Unterschenkel 5-856.89♦
–– Muskel
––– Axilla 5-853.91♦
––– Bauchregion 5-853.96♦
––– Brustwand 5-853.95♦
––– Ellenbogen 5-853.92♦
––– Fuß 5-853.9a♦
––– Genitalregion 5-853.97♦
––– Gesäß 5-853.97♦
––– Hals 5-853.90♦
––– Knie 5-853.98♦
––– Kopf 5-853.90♦
––– Leistenregion 5-853.97♦
––– Oberarm 5-853.92♦
––– Oberschenkel 5-853.98♦
––– Rücken 5-853.95♦
––– Schulter 5-853.91♦
––– Unterarm 5-853.93♦
––– Unterschenkel 5-853.99♦
–– Pankreas, durch Pankreatektomie, total 5-525.3
–– Radiokarpalband 5-841.90♦
–– Retinaculum flexorum 5-841.91♦
–– Sehne
––– Axilla 5-854.91♦
––– Bauchregion 5-854.96♦
––– Brustwand 5-854.95♦
––– Ellenbogen 5-854.92♦
––– Fußwurzel 5-854.9b♦
––– Genitalregion 5-854.97♦
––– Gesäß 5-854.97♦
––– Hals 5-854.90♦
––– Knie 5-854.98♦
––– Kopf 5-854.90♦
––– Leistenregion 5-854.97♦
––– Mittelfuß 5-854.9c♦
––– Oberarm 5-854.92♦
––– Oberschenkel 5-854.98♦
––– Rücken 5-854.95♦
––– Rückfuß 5-854.9b♦
––– Schulter 5-854.91♦
––– Unterarm 5-854.93♦
––– Unterschenkel 5-854.99♦
––– Zehe 5-854.9c♦
– Entnahme
–– A. axillaris 5-386.11♦
–– A. brachialis 5-386.12♦
–– A. carotis 5-386.00♦ ►

Transplantat *(Forts.)*
~ Entnahme *(Forts.)*
–– A. carotis communis, und Sinus caroticus 5-386.01♦
–– A. carotis externa 5-386.03♦
–– A. carotis interna, extrakraniell 5-386.02♦
–– A. dorsalis pedis 5-386.82♦
–– A. femoralis 5-386.70♦
–– A. fibularis 5-386.84♦
–– A. gastrica 5-386.62
–– A. hepatica 5-386.61
–– A. iliaca 5-386.52♦
–– A. iliaca communis 5-386.53♦
–– A. iliaca externa 5-386.54♦
–– A. iliaca interna 5-386.55♦
–– A. lienalis 5-386.63
–– A. mesenterica inferior 5-386.66
–– A. mesenterica superior 5-386.65
–– A. plantaris lateralis 5-386.86♦
–– A. plantaris medialis 5-386.85♦
–– A. poplitea 5-386.72♦
–– A. princeps pollicis 5-386.27♦
–– A. profunda femoris 5-386.71♦
–– A. pulmonalis 5-386.42♦
–– A. radialis 5-386.24♦
–– A. renalis 5-386.64♦
–– A. subclavia 5-386.40♦
–– A. tibialis anterior 5-386.80♦
–– A. tibialis posterior 5-386.83♦
–– A. ulnaris 5-386.20♦
–– A. vertebralis, extrakraniell 5-386.04♦
–– Aa. digitales palmares communes 5-386.23♦
–– Aa. lumbales 5-386.51♦
–– Aa. recurrentes, Unterschenkel 5-386.81♦
–– Aorta abdominalis 5-386.33
–– Aorta ascendens 5-386.30
–– Aorta thoracica 5-386.32
–– Arcus aortae 5-386.31
–– Arcus palmaris profundus 5-386.21♦
–– Arcus palmaris superficialis 5-386.22♦
–– R. carpalis dorsalis 5-386.26♦
–– R. carpalis palmaris 5-386.25♦
–– Truncus brachiocephalicus 5-386.41♦
–– Truncus coeliacus 5-386.60
–– V. axillaris 5-386.94♦
–– V. brachiocephalica 5-386.95♦
–– V. cava inferior 5-386.97
–– V. cava superior 5-386.96
–– V. femoralis 5-386.9b♦
–– V. gastrica 5-386.9e♦
–– V. iliaca communis 5-386.98♦
–– V. iliaca externa 5-386.99♦
–– V. iliaca interna 5-386.9a♦
–– V. jugularis 5-386.91♦
–– V. lienalis 5-386.9f
–– V. mesenterica inferior 5-386.9h
–– V. mesenterica superior 5-386.9g
–– V. poplitea 5-386.9c♦
–– V. portae 5-386.9d
–– V. pulmonalis 5-386.92♦
–– V. renalis 5-386.9k♦ ►

T

Transplantat *(Forts.)*
~ Entnahme *(Forts.)*
-- V. subclavia 5-386.93♦
-- Vene
--- oberflächlich
---- abdominal 5-386.a4♦
---- extrakraniell, Kopf 5-386.a0♦
---- Fuß 5-386.a6♦
---- Hals 5-386.a0♦
---- Hand 5-386.a2♦
---- Oberarm 5-386.a1♦
---- Oberschenkel 5-386.a5♦
---- Schulter 5-386.a1♦
---- Unterarm 5-386.a2♦
---- Unterschenkel 5-386.a6♦
--- thorakal, oberflächlich 5-386.a3♦
-- Vv. hepaticae 5-386.9j
- frei, bei Exzision, bei Pterygium 5-122.4♦
- Haut, gestielt, bei Rekonstruktion, Mamma, plastisch 5-885.4♦
- Haut-Muskel-
-- frei, bei Rekonstruktion, Mamma, plastisch 5-885.3♦
-- gestielt, bei Rekonstruktion, Mamma, plastisch
--- mit Implantation, Prothese 5-885.7♦
--- ohne Implantation, Prothese 5-885.6♦
- Knorpel-Knochen-, Entnahme
-- Femur
--- distal 5-783.6h♦
--- proximal 5-783.6f♦
-- Fibula
--- distal 5-783.6r♦
--- proximal 5-783.6p♦
-- Humerus
--- distal 5-783.63♦
--- proximal 5-783.61♦
-- Kalkaneus 5-783.6t♦
-- Karpus 5-783.6a♦
-- Metakarpus 5-783.6b♦
-- Metatarsus 5-783.6v♦
-- Patella 5-783.6j♦
-- Radius
--- distal 5-783.66♦
--- proximal 5-783.64♦
-- Talus 5-783.6s♦
-- Tarsus 5-783.6u♦
-- Tibia
--- distal 5-783.6n♦
--- proximal 5-783.6k♦
-- Ulna, distal 5-783.69♦
- lipokutan, frei, bei Rekonstruktion, Mamma, plastisch, mit mikrovaskulärer Anastomosierung 5-885.9♦
- Resektion, Dünndarm 5-454.8
- Revision
-- Faszie
--- Axilla 5-856.61♦
--- Bauchregion 5-856.66♦
--- Brustwand 5-856.65♦
--- Ellenbogen 5-856.62♦ ▶

Transplantat *(Forts.)*
~ Revision *(Forts.)*
~~ Faszie *(Forts.)*
--- Fuß 5-856.6a♦
--- Genitalregion 5-856.67♦
--- Gesäß 5-856.67♦
--- Hals 5-856.60♦
--- Knie 5-856.68♦
--- Kopf 5-856.60♦
--- Leistenregion 5-856.67♦
--- Oberarm 5-856.62♦
--- Oberschenkel 5-856.68♦
--- Rücken 5-856.65♦
--- Schulter 5-856.61♦
--- Unterarm 5-856.63♦
--- Unterschenkel 5-856.69♦
-- Muskel
--- Axilla 5-853.71♦
--- Bauchregion 5-853.76♦
--- Brustwand 5-853.75♦
--- Ellenbogen 5-853.72♦
--- Fuß 5-853.7a♦
--- Genitalregion 5-853.77♦
--- Gesäß 5-853.77♦
--- Hals 5-853.70♦
--- Knie 5-853.78♦
--- Kopf 5-853.70♦
--- Leistenregion 5-853.77♦
--- Oberarm 5-853.72♦
--- Oberschenkel 5-853.78♦
--- Rücken 5-853.75♦
--- Schulter 5-853.71♦
--- Unterarm 5-853.73♦
--- Unterschenkel 5-853.79♦
-- vaskuläres Transplantat 5-394.8
- Sehne, M. rectus superior, bei Blepharoptosis 5-094.x♦
- syngen *[nur Zusatzkode!]* 5-930.1
- Wechsel
-- Faszie
--- Axilla 5-856.71♦
--- Bauchregion 5-856.76♦
--- Brustwand 5-856.75♦
--- Ellenbogen 5-856.72♦
--- Fuß 5-856.7a♦
--- Genitalregion 5-856.77♦
--- Gesäß 5-856.77♦
--- Hals 5-856.70♦
--- Knie 5-856.78♦
--- Kopf 5-856.70♦
--- Leistenregion 5-856.77♦
--- Oberarm 5-856.72♦
--- Oberschenkel 5-856.78♦
--- Rücken 5-856.75♦
--- Schulter 5-856.71♦
--- Unterarm 5-856.73♦
--- Unterschenkel 5-856.79♦
-- Muskel
--- Axilla 5-853.81♦
--- Bauchregion 5-853.86♦
--- Brustwand 5-853.85♦ ▶

Transplantat *(Forts.)*
~ Wechsel *(Forts.)*
~~ Muskel *(Forts.)*
––– Ellenbogen 5-853.82♦
––– Fuß 5-853.8a♦
––– Genitalregion 5-853.87♦
––– Gesäß 5-853.87♦
––– Hals 5-853.80♦
––– Knie 5-853.88♦
––– Kopf 5-853.80♦
––– Leistenregion 5-853.87♦
––– Oberarm 5-853.82♦
––– Oberschenkel 5-853.88♦
––– Rücken 5-853.85♦
––– Schulter 5-853.81♦
––– Unterarm 5-853.83♦
––– Unterschenkel 5-853.89♦
–– Sehne
––– Axilla 5-854.81♦
––– Bauchregion 5-854.86♦
––– Brustwand 5-854.85♦
––– Ellenbogen 5-854.82♦
––– Fußwurzel 5-854.8b♦
––– Genitalregion 5-854.87♦
––– Gesäß 5-854.87♦
––– Hals 5-854.80♦
––– Knie 5-854.88♦
––– Kopf 5-854.80♦
––– Leistenregion 5-854.87♦
––– Mittelfuß 5-854.8c♦
––– Oberarm 5-854.82♦
––– Oberschenkel 5-854.88♦
––– Rücken 5-854.85♦
––– Rückfuß 5-854.8b♦
––– Schulter 5-854.81♦
––– Unterarm 5-854.83♦
––– Unterschenkel 5-854.89♦
––– Zehe 5-854.8c♦
– xenogen *[nur Zusatzkode!]* 5-930.3
– zur Rekonstruktion, Rotatorenmanschette
–– arthroskopisch, mit
––– Dermistransplantat 5-814.61♦
––– Fascia-lata-Transplantat 5-814.62♦
––– Sehnentransplantat 5-814.60♦
Transplantation
– Aderhaut, und Pigmentepithel 5-157.3♦
– allogen
–– Konjunktiva, bei Plastik, Konjunktiva 5-113.02♦
–– Stammzellen, Limbus, bei Plastik, Konjunktiva 5-113.02♦
– als Korrekturoperation, bei
–– Ektropium 5-093.4♦
–– Entropium 5-093.4♦
– Amnionmembran, bei Plastik, Konjunktiva 5-113.4♦
– Auto-, Niere, nach Resektion, extrakorporal 5-555.4
– bei Rekonstruktion
–– Gesichtsschädel 5-020.60 ►
Transplantation *(Forts.)*
~ bei Rekonstruktion *(Forts.)*
–– Hirnschädel, und Gesichtsschädel 5-020.60
– Beugesehne
–– Daumen 5-840.e2♦
–– Handgelenk 5-840.e0♦
–– Langfinger 5-840.e1♦
– Brustwarze
–– frei, bei Reduktionsplastik, Mamma 5-884.1♦
–– gestielt, bei Reduktionsplastik, Mamma 5-884.2♦
– Chondrozyten-, matrixinduziert, autogen
–– Akromioklavikulargelenk
––– arthroskopisch 5-812.h1♦
––– offen 5-801.k1♦
–– Bandscheibe, über Segmente
––– 1 5-839.m0
––– 2 5-839.m1
––– 3 oder mehr 5-839.m2
–– Ellenbogengelenk
––– arthroskopisch 5-812.ht♦
––– offen 5-801.kt♦
–– Handgelenk
––– arthroskopisch 5-812.h7♦
––– offen 5-801.k7♦
–– Hüftgelenk
––– arthroskopisch 5-812.hg♦
––– offen 5-801.kg♦
–– Humeroglenoidalgelenk
––– arthroskopisch 5-812.h0♦
––– offen 5-801.k0♦
–– Humeroradialgelenk
––– arthroskopisch 5-812.hs♦
––– offen 5-801.ks♦
–– Humeroulnargelenk
––– arthroskopisch 5-812.h4♦
––– offen 5-801.k4♦
–– Iliosakralgelenk
––– arthroskopisch 5-812.he♦
––– offen 5-801.ke♦
–– Kniegelenk
––– arthroskopisch 5-812.hh♦
––– offen 5-801.kh♦
–– Metatarsophalangealgelenk
––– arthroskopisch 5-812.hq♦
––– offen 5-801.kq♦
–– Radiokarpalgelenk
––– arthroskopisch 5-812.h8♦
––– offen 5-801.k8♦
–– Radioulnargelenk
––– distal
–––– arthroskopisch 5-812.h6♦
–––– offen 5-801.k6♦
––– proximal
–––– arthroskopisch 5-812.h5♦
–––– offen 5-801.k5♦
–– Sprunggelenk
––– oberes
–––– arthroskopisch 5-812.hk♦
–––– offen 5-801.kk♦ ►

T

Transplantation *(Forts.)*
~ Chondrozyten-, matrixinduziert, autogen *(Forts.)*
~~ Sprunggelenk *(Forts.)*
––– unteres
–––– arthroskopisch 5-812.hm♦
–––– offen 5-801.km♦
–– Sternoklavikulargelenk
––– arthroskopisch 5-812.h3♦
––– offen 5-801.k3♦
–– Symphyse, arthroskopisch 5-812.hf
–– Tarsalgelenk
––– arthroskopisch 5-812.hn♦
––– offen 5-801.kn♦
–– Tarsometatarsalgelenk
––– arthroskopisch 5-812.hp♦
––– offen 5-801.kp♦
–– Tibiofibulargelenk, proximal
––– arthroskopisch 5-812.hj♦
––– offen 5-801.kj♦
–– Ulnokarpalgelenk
––– arthroskopisch 5-812.h9♦
––– offen 5-801.k9♦
–– Zehengelenk
––– arthroskopisch 5-812.hr♦
––– offen 5-801.kr♦
– Composite graft
–– Augenlid, bei Verbrennung und Verätzung 5-925.33♦
–– Axilla
––– bei Verbrennung und Verätzung 5-925.36♦
––– frei
–––– großflächig 5-902.76♦
–––– kleinflächig 5-902.36♦
–– Bauchregion
––– bei Verbrennung und Verätzung 5-925.3b
––– frei
–––– großflächig 5-902.7b
–––– kleinflächig 5-902.3b
–– Brustwand
––– bei Verbrennung und Verätzung 5-925.3a
––– frei
–––– großflächig 5-902.7a
–––– kleinflächig 5-902.3a
–– Dammregion, bei Verbrennung und Verätzung 5-925.3m
–– Ellenbogen
––– bei Verbrennung und Verätzung 5-925.37♦
––– frei
–––– großflächig 5-902.77♦
–––– kleinflächig 5-902.37♦
–– Fuß
––– bei Verbrennung und Verätzung 5-925.3g♦
––– frei
–––– großflächig 5-902.7g♦
–––– kleinflächig 5-902.3g♦
–– Genitalregion
––– bei Verbrennung und Verätzung 5-925.3c
––– frei
–––– großflächig 5-902.7c
–––– kleinflächig 5-902.3c ►

Transplantation *(Forts.)*
~ Composite graft *(Forts.)*
–– Gesäß
––– bei Verbrennung und Verätzung 5-925.3d
––– frei
–––– großflächig 5-902.7d
–––– kleinflächig 5-902.3d
–– Hals
––– bei Verbrennung und Verätzung 5-925.35
––– frei
–––– großflächig 5-902.75
–––– kleinflächig 5-902.35
–– Hand
––– bei Verbrennung und Verätzung 5-925.39♦
––– frei
–––– großflächig 5-902.79♦
–––– kleinflächig 5-902.39♦
–– Knie
––– bei Verbrennung und Verätzung 5-925.3e♦
––– frei
–––– großflächig 5-902.7e♦
–––– kleinflächig 5-902.3e♦
–– Kopf, frei
––– großflächig 5-902.74
––– kleinflächig 5-902.34
–– Kopfhaut, behaart, bei Verbrennung und Verätzung 5-925.3h
–– Leistenregion
––– bei Verbrennung und Verätzung 5-925.3c
––– frei
–––– großflächig 5-902.7c
–––– kleinflächig 5-902.3c
–– Lippe
––– bei Verbrennung und Verätzung 5-925.30
––– frei
–––– großflächig 5-902.70
–––– kleinflächig 5-902.30
–– Nase, bei Verbrennung und Verätzung 5-925.31
–– Oberarm
––– bei Verbrennung und Verätzung 5-925.37♦
––– frei
–––– großflächig 5-902.77♦
–––– kleinflächig 5-902.37♦
–– Oberschenkel
––– bei Verbrennung und Verätzung 5-925.3e♦
––– frei
–––– großflächig 5-902.7e♦
–––– kleinflächig 5-902.3e♦
–– Ohr, bei Verbrennung und Verätzung 5-925.32♦
–– Rücken
––– bei Verbrennung und Verätzung 5-925.3j
––– frei
–––– großflächig 5-902.7a
–––– kleinflächig 5-902.3a
–– Schulter
––– bei Verbrennung und Verätzung 5-925.36♦
––– frei
–––– großflächig 5-902.76♦
–––– kleinflächig 5-902.36♦ ►

Transplantation *(Forts.)*
~ Composite graft *(Forts.)*
–– Skrotum, bei Verbrennung und Verätzung 5-925.3k
–– Unterarm
––– bei Verbrennung und Verätzung 5-925.38♦
––– frei
–––– großflächig 5-902.78♦
–––– kleinflächig 5-902.38♦
–– Unterschenkel
––– bei Verbrennung und Verätzung 5-925.3f♦
––– frei
–––– großflächig 5-902.7f♦
–––– kleinflächig 5-902.3f♦
– Dünndarm
–– Evaluation
––– teilweise, ohne Aufnahme auf eine Warteliste 1-920.16
––– vollständig
–––– mit Aufnahme auf eine Warteliste 1-920.26
–––– ohne Aufnahme auf eine Warteliste 1-920.06
–– Re-Evaluation, mit
––– Aufnahme oder Verbleib auf einer Warteliste 1-920.36
––– Herausnahme aus einer Warteliste 1-920.46
–– zur Rekonstruktion
––– Duodenum 5-467.60
––– Ileum 5-467.62
––– Jejunum 5-467.61
– Faszie
–– Axilla
––– allogen 5-856.51♦
––– autogen 5-856.41♦
–– Bauchregion
––– allogen 5-856.56♦
––– autogen 5-856.46♦
–– Brustwand
––– allogen 5-856.55♦
––– autogen 5-856.45♦
–– Ellenbogen
––– allogen 5-856.52♦
––– autogen 5-856.42♦
–– Fuß
––– allogen 5-856.5a♦
––– autogen 5-856.4a♦
–– Genitalregion
––– allogen 5-856.57♦
––– autogen 5-856.47♦
–– Gesäß
––– allogen 5-856.57♦
––– autogen 5-856.47♦
–– Hals
––– allogen 5-856.50♦
––– autogen 5-856.40♦
–– Knie
––– allogen 5-856.58♦
––– autogen 5-856.48♦
–– Kopf
––– allogen 5-856.50♦ ►

Transplantation *(Forts.)*
~ Faszie *(Forts.)*
~~ Kopf *(Forts.)*
––– autogen 5-856.40♦
–– Leistenregion
––– allogen 5-856.57♦
––– autogen 5-856.47♦
–– Oberarm
––– allogen 5-856.52♦
––– autogen 5-856.42♦
–– Oberschenkel
––– allogen 5-856.58♦
––– autogen 5-856.48♦
–– Rücken
––– allogen 5-856.55♦
––– autogen 5-856.45♦
–– Schulter
––– allogen 5-856.51♦
––– autogen 5-856.41♦
–– Unterarm
––– allogen 5-856.53♦
––– autogen 5-856.43♦
–– Unterschenkel
––– allogen 5-856.59♦
––– autogen 5-856.49♦
– Fernlappen, gestielt
–– Augenlid, bei Verbrennung und Verätzung 5-925.63♦
–– Axilla, bei Verbrennung und Verätzung 5-925.66♦
–– Bauchregion, bei Verbrennung und Verätzung 5-925.6b
–– Brustwand, bei Verbrennung und Verätzung 5-925.6a
–– Dammregion, bei Verbrennung und Verätzung 5-925.6m
–– Ellenbogen, bei Verbrennung und Verätzung 5-925.67♦
–– Fuß, bei Verbrennung und Verätzung 5-925.6g♦
–– Genitalregion, bei Verbrennung und Verätzung 5-925.6c
–– Gesäß, bei Verbrennung und Verätzung 5-925.6d
–– Hals, bei Verbrennung und Verätzung 5-925.65
–– Hand, bei Verbrennung und Verätzung 5-925.69♦
–– Knie, bei Verbrennung und Verätzung 5-925.6e♦
–– Kopfhaut, behaart, bei Verbrennung und Verätzung 5-925.6h
–– Leistenregion, bei Verbrennung und Verätzung 5-925.6c
–– Lippe, mit mikrovaskulärer Anastomosierung, bei Verbrennung und Verätzung 5-925.60
–– Nase, bei Verbrennung und Verätzung 5-925.61
–– Oberarm, bei Verbrennung und Verätzung 5-925.67♦ ►

Transplantation *(Forts.)*
~ Fernlappen, gestielt *(Forts.)*
–– Oberschenkel, bei Verbrennung und Verätzung 5-925.6e♦
–– Ohr, bei Verbrennung und Verätzung 5-925.62♦
–– Rücken, bei Verbrennung und Verätzung 5-925.6j
–– Schulter, bei Verbrennung und Verätzung 5-925.66♦
–– Skrotum, bei Verbrennung und Verätzung 5-925.6k
–– Unterarm, bei Verbrennung und Verätzung 5-925.68♦
–– Unterschenkel, bei Verbrennung und Verätzung 5-925.6f♦
– Finger, frei 5-849.9♦
– Gesicht 5-779.8
– Gesichtsschädelknochen, gefäßgestielt, mit mikrovaskulärer Anastomose 5-77b.4
– Gesichtsweichteile, Nerven, Gesichtsschädelknochen, simultan
–– subtotal 5-779.8
–– total 5-779.8
– Gewebe
–– Pankreas, durch Injektion 5-528.0
–– Thymus 5-078.0
– Haar-Stanzbiopsie, frei 5-912.0
– Haarfollikel, Augenlid 5-093.4♦
– Haut
–– Augenlid, durch Epithelzellsuspension, nach
––– Aufbereitung mit Bedside-Kit, bei Verbrennung und Verätzung 5-925.b3♦
––– labortechnischer Aufbereitung im Schnellverfahren, bei Verbrennung und Verätzung 5-925.c3♦
–– Axilla, durch Epithelzellsuspension, nach
––– Aufbereitung mit Bedside-Kit 5-902.96♦
–––– bei Verbrennung und Verätzung 5-925.b6♦
––– labortechnischer Aufbereitung im Schnellverfahren 5-902.a6♦
–––– bei Verbrennung und Verätzung 5-925.c6♦
–– Bauchregion, durch Epithelzellsuspension, nach
––– Aufbereitung mit Bedside-Kit 5-902.9b
–––– bei Verbrennung und Verätzung 5-925.bb
––– labortechnischer Aufbereitung im Schnellverfahren 5-902.ab
–––– bei Verbrennung und Verätzung 5-925.cb
–– bei
––– Exenteration, Orbita
–––– mit Erhalt, Lidhaut 5-164.31♦
–––– ohne Erhalt, Lidhaut 5-164.41♦
––– Rekonstruktion, Mamma, plastisch 5-885.0♦
–– Brustwand, durch Epithelzellsuspension, nach
––– Aufbereitung mit Bedside-Kit 5-902.9a
–––– bei Verbrennung und Verätzung 5-925.ba ►

Transplantation *(Forts.)*
~ Haut *(Forts.)*
~~ Brustwand, durch Epithelzellsuspension, nach *(Forts.)*
––– labortechnischer Aufbereitung im Schnellverfahren 5-902.aa
–––– bei Verbrennung und Verätzung 5-925.ca
–– Dammregion, durch Epithelzellsuspension, nach
––– Aufbereitung mit Bedside-Kit, bei Verbrennung und Verätzung 5-925.bm
––– labortechnischer Aufbereitung im Schnellverfahren, bei Verbrennung und Verätzung 5-925.cm
–– Ellenbogen, durch Epithelzellsuspension, nach
––– Aufbereitung mit Bedside-Kit 5-902.97♦
–––– bei Verbrennung und Verätzung 5-925.b7♦
––– labortechnischer Aufbereitung im Schnellverfahren 5-902.a7♦
–––– bei Verbrennung und Verätzung 5-925.c7♦
–– Fuß, durch Epithelzellsuspension, nach
––– Aufbereitung mit Bedside-Kit 5-902.9g♦
–––– bei Verbrennung und Verätzung 5-925.bg♦
––– labortechnischer Aufbereitung im Schnellverfahren 5-902.ag♦
–––– bei Verbrennung und Verätzung 5-925.cg♦
–– Genitalregion, durch Epithelzellsuspension, nach
––– Aufbereitung mit Bedside-Kit 5-902.9c
–––– bei Verbrennung und Verätzung 5-925.bc
––– labortechnischer Aufbereitung im Schnellverfahren 5-902.ac
–––– bei Verbrennung und Verätzung 5-925.cc
–– Gesäß, durch Epithelzellsuspension, nach
––– Aufbereitung mit Bedside-Kit 5-902.9d
–––– bei Verbrennung und Verätzung 5-925.bd
––– labortechnischer Aufbereitung im Schnellverfahren 5-902.ad
–––– bei Verbrennung und Verätzung 5-925.cd
–– Hals, durch Epithelzellsuspension, nach
––– Aufbereitung mit Bedside-Kit 5-902.95
–––– bei Verbrennung und Verätzung 5-925.b5
––– labortechnischer Aufbereitung im Schnellverfahren 5-902.a5
–––– bei Verbrennung und Verätzung 5-925.c5
–– Hand, durch Epithelzellsuspension, nach
––– Aufbereitung mit Bedside-Kit 5-902.99♦
–––– bei Verbrennung und Verätzung 5-925.b9♦
––– labortechnischer Aufbereitung im Schnellverfahren 5-902.a9♦
–––– bei Verbrennung und Verätzung 5-925.c9♦
–– Knie, durch Epithelzellsuspension, nach
––– Aufbereitung mit Bedside-Kit 5-902.9e♦
–––– bei Verbrennung und Verätzung 5-925.be♦ ►

Transplantation *(Forts.)*
~ Haut *(Forts.)*
~~ Knie, durch Epithelzellsuspension, nach *(Forts.)*
––– labortechnischer Aufbereitung im Schnellverfahren 5-902.ae♦
–––– bei Verbrennung und Verätzung 5-925.ce♦
–– Kopf, sonstige Teile, durch Epithelzellsuspension, nach
––– Aufbereitung mit Bedside-Kit 5-902.94
–––– bei Verbrennung und Verätzung 5-925.b4
––– labortechnischer Aufbereitung im Schnellverfahren 5-902.a4
–––– bei Verbrennung und Verätzung 5-925.c4
–– Kopfhaut, behaart, durch Epithelzellsuspension, nach
––– Aufbereitung mit Bedside-Kit, bei Verbrennung und Verätzung 5-925.bh
––– labortechnischer Aufbereitung im Schnellverfahren, bei Verbrennung und Verätzung 5-925.ch
–– Leistenregion, durch Epithelzellsuspension, nach
––– Aufbereitung mit Bedside-Kit 5-902.9c
–––– bei Verbrennung und Verätzung 5-925.bc
––– labortechnischer Aufbereitung im Schnellverfahren 5-902.ac
–––– bei Verbrennung und Verätzung 5-925.cc
–– Lippe, durch Epithelzellsuspension, nach
––– Aufbereitung mit Bedside-Kit 5-902.90
–––– bei Verbrennung und Verätzung 5-925.b0
––– labortechnischer Aufbereitung im Schnellverfahren 5-902.a0
–––– bei Verbrennung und Verätzung 5-925.c0
–– Nase, durch Epithelzellsuspension, nach
––– Aufbereitung mit Bedside-Kit, bei Verbrennung und Verätzung 5-925.b1
––– labortechnischer Aufbereitung im Schnellverfahren, bei Verbrennung und Verätzung 5-925.c1
–– Oberarm, durch Epithelzellsuspension, nach
––– Aufbereitung mit Bedside-Kit 5-902.97♦
–––– bei Verbrennung und Verätzung 5-925.b7♦
––– labortechnischer Aufbereitung im Schnellverfahren 5-902.a7♦
–––– bei Verbrennung und Verätzung 5-925.c7♦
–– Oberschenkel, durch Epithelzellsuspension, nach
––– Aufbereitung mit Bedside-Kit 5-902.9e♦
–––– bei Verbrennung und Verätzung 5-925.be♦
––– labortechnischer Aufbereitung im Schnellverfahren 5-902.ae♦
–––– bei Verbrennung und Verätzung 5-925.ce♦
–– Ohr, durch Epithelzellsuspension, nach
––– Aufbereitung mit Bedside-Kit, bei Verbrennung und Verätzung 5-925.b2♦
––– labortechnischer Aufbereitung im Schnellverfahren, bei Verbrennung und Verätzung 5-925.c2♦ ►

Transplantation *(Forts.)*
~ Haut *(Forts.)*
–– Rücken, durch Epithelzellsuspension, nach
––– Aufbereitung mit Bedside-Kit 5-902.9a
–––– bei Verbrennung und Verätzung 5-925.bj
––– labortechnischer Aufbereitung im Schnellverfahren 5-902.aa
–––– bei Verbrennung und Verätzung 5-925.cj
–– Schulter, durch Epithelzellsuspension, nach
––– Aufbereitung mit Bedside-Kit 5-902.96♦
–––– bei Verbrennung und Verätzung 5-925.b6♦
––– labortechnischer Aufbereitung im Schnellverfahren 5-902.a6♦
–––– bei Verbrennung und Verätzung 5-925.c6♦
–– Skrotum, durch Epithelzellsuspension, nach
––– Aufbereitung mit Bedside-Kit, bei Verbrennung und Verätzung 5-925.bk
––– labortechnischer Aufbereitung im Schnellverfahren, bei Verbrennung und Verätzung 5-925.ck
–– Unterarm, durch Epithelzellsuspension, nach
––– Aufbereitung mit Bedside-Kit 5-902.98♦
–––– bei Verbrennung und Verätzung 5-925.b8♦
––– labortechnischer Aufbereitung im Schnellverfahren 5-902.a8♦
–––– bei Verbrennung und Verätzung 5-925.c8♦
–– Unterschenkel, durch Epithelzellsuspension, nach
––– Aufbereitung mit Bedside-Kit 5-902.9f♦
–––– bei Verbrennung und Verätzung 5-925.bf♦
––– labortechnischer Aufbereitung im Schnellverfahren 5-902.af♦
–––– bei Verbrennung und Verätzung 5-925.cf♦
–– zur Rekonstruktion, Brustwarze, plastisch 5-882.5♦
– Hepatozyten
–– allogen 8-862.0
–– matrixinduziert, autogen 8-862.1
– Herz
–– Entnahme, postmortal 5-379.2
–– Evaluation
––– teilweise, ohne Aufnahme auf eine Warteliste 1-920.11
––– vollständig
–––– mit Aufnahme auf eine Warteliste 1-920.21
–––– ohne Aufnahme auf eine Warteliste 1-920.01
–– heterotop 5-375.1
–– orthotop 5-375.0
–– Re-Evaluation, mit
––– Aufnahme oder Verbleib auf einer Warteliste 1-920.31
––– Herausnahme aus einer Warteliste 1-920.41
– Herz-Lunge 5-375.2
–– Evaluation
––– teilweise, ohne Aufnahme auf eine Warteliste 1-920.13 ►

T

Transplantation *(Forts.)*
~ Herz-Lunge 5-375.2 *(Forts.)*
~~ Evaluation *(Forts.)*
––– vollständig
–––– mit Aufnahme auf eine Warteliste 1-920.23
–––– ohne Aufnahme auf eine Warteliste 1-920.03
–– Re-Evaluation, mit
––– Aufnahme oder Verbleib auf einer Warteliste 1-920.33
––– Herausnahme aus einer Warteliste 1-920.43
– Hornhaut
–– anterior, lamellär 5-125.00♦
–– HLA-typisiert, perforierend 5-125.11♦
–– perforierend, nicht-HLA-typisiert 5-125.10♦
–– posterior, lamellär 5-125.01♦
– Knochen
–– Brustwand 5-346.7
–– gefäßgestielt
––– Beckenknochen, mit mikrovaskulärer Anastomose 5-784.4d
––– Femur
–––– distal, mit mikrovaskulärer Anastomose 5-784.4h♦
–––– proximal, mit mikrovaskulärer Anastomose 5-784.4f♦
–––– Schaft, mit mikrovaskulärer Anastomose 5-784.4g♦
––– Fibula
–––– distal, mit mikrovaskulärer Anastomose 5-784.4r♦
–––– proximal, mit mikrovaskulärer Anastomose 5-784.4p♦
–––– Schaft, mit mikrovaskulärer Anastomose 5-784.4q♦
––– Humerus
–––– distal, mit mikrovaskulärer Anastomose 5-784.43♦
–––– proximal, mit mikrovaskulärer Anastomose 5-784.41♦
–––– Schaft, mit mikrovaskulärer Anastomose 5-784.42♦
––– Kalkaneus, mit mikrovaskulärer Anastomose 5-784.4t♦
––– Karpus, mit mikrovaskulärer Anastomose 5-784.4a♦
––– Kieferknochen, mit mikrovaskulärer Anastomose 5-77b.4
––– Klavikula, mit mikrovaskulärer Anastomose 5-784.40♦
––– Metakarpus, mit mikrovaskulärer Anastomose 5-784.4b♦
––– Metatarsus, mit mikrovaskulärer Anastomose 5-784.4v♦
––– Patella, mit mikrovaskulärer Anastomose 5-784.4j♦
––– Phalangen
–––– Fuß, mit mikrovaskulärer Anastomose 5-784.4w♦ ►

Transplantation *(Forts.)*
~ Knochen *(Forts.)*
~~ gefäßgestielt *(Forts.)*
~~~ Phalangen *(Forts.)*
–––– Hand, mit mikrovaskulärer Anastomose 5-784.4c♦
––– Radius
–––– distal, mit mikrovaskulärer Anastomose 5-784.46♦
–––– proximal, mit mikrovaskulärer Anastomose 5-784.44♦
–––– Schaft, mit mikrovaskulärer Anastomose 5-784.45♦
––– Schenkelhals, mit mikrovaskulärer Anastomose 5-784.4e♦
––– Skapula, mit mikrovaskulärer Anastomose 5-784.4z♦
––– Talus, mit mikrovaskulärer Anastomose 5-784.4s♦
––– Tarsus, mit mikrovaskulärer Anastomose 5-784.4u♦
––– Tibia
–––– distal, mit mikrovaskulärer Anastomose 5-784.4n♦
–––– proximal, mit mikrovaskulärer Anastomose 5-784.4k♦
–––– Schaft, mit mikrovaskulärer Anastomose 5-784.4m♦
––– Ulna
–––– distal, mit mikrovaskulärer Anastomose 5-784.49♦
–––– proximal, mit mikrovaskulärer Anastomose 5-784.47♦
–––– Schaft, mit mikrovaskulärer Anastomose 5-784.48♦
–– nicht-gefäßgestielt
––– Beckenknochen 5-784.3d
––– Femur
–––– distal 5-784.3h♦
–––– proximal 5-784.3f♦
–––– Schaft 5-784.3g♦
––– Fibula
–––– distal 5-784.3r♦
–––– proximal 5-784.3p♦
–––– Schaft 5-784.3q♦
––– Gesichtsschädelknochen 5-77b.3
––– Humerus
–––– distal 5-784.33♦
–––– proximal 5-784.31♦
–––– Schaft 5-784.32♦
––– Kalkaneus 5-784.3t♦
––– Karpus 5-784.3a♦
––– Kieferknochen 5-77b.3
––– Klavikula 5-784.30♦
––– Metakarpus 5-784.3b♦
––– Metatarsus 5-784.3v♦
––– Patella 5-784.3j♦
––– Phalangen
–––– Fuß 5-784.3w♦
–––– Hand 5-784.3c♦ ►
~~~

Transplantation *(Forts.)*
~ Knochen *(Forts.)*
~~ nicht-gefäßgestielt *(Forts.)*
––– Radius
–––– distal 5-784.36♦
–––– proximal 5-784.34♦
–––– Schaft 5-784.35♦
––– Schenkelhals 5-784.3e♦
––– Skapula 5-784.3z♦
––– Talus 5-784.3s♦
––– Tarsus 5-784.3u♦
––– Tibia
–––– distal 5-784.3n♦
–––– proximal 5-784.3k♦
–––– Schaft 5-784.3m♦
––– Ulna
–––– distal 5-784.39♦
–––– proximal 5-784.37♦
–––– Schaft 5-784.38♦
– Knochenmatrix, demineralisiert, human
–– Beckenknochen 5-784.bd
–– Femur
––– distal 5-784.bh♦
––– proximal 5-784.bf♦
––– Schaft 5-784.bg♦
–– Fibula
––– distal 5-784.br♦
––– proximal 5-784.bp♦
––– Schaft 5-784.bq♦
–– Fuß, Phalangen 5-784.bw♦
–– Gesichtsschädelknochen 5-77b.9
–– Hand, Phalangen 5-784.bc♦
–– Humerus
––– distal 5-784.b3♦
––– proximal 5-784.b1♦
––– Schaft 5-784.b2♦
–– Kalkaneus 5-784.bt♦
–– Karpus 5-784.ba♦
–– Klavikula 5-784.b0♦
–– Kieferknochen 5-77b.9
–– Metakarpus 5-784.bb♦
–– Metatarsus 5-784.bv♦
–– Patella 5-784.bj♦
–– Radius
––– distal 5-784.b6♦
––– proximal 5-784.b4♦
––– Schaft 5-784.b5♦
–– Schenkelhals 5-784.be♦
–– Skapula 5-784.bz♦
–– Talus 5-784.bs♦
–– Tarsus 5-784.bu♦
–– Tibia
––– distal 5-784.bn♦
––– proximal 5-784.bk♦
––– Schaft 5-784.bm♦
–– Ulna
––– distal 5-784.b9♦
––– proximal 5-784.b7♦
––– Schaft 5-784.b8♦
– Knorpel, zur Rekonstruktion, Augenlid 5-096.22♦ ►

Transplantation *(Forts.)*
– Knorpel-Knochen-
–– Beckenknochen
––– allogen 5-784.6d
––– autogen 5-784.5d
–– Femur, distal
––– allogen 5-784.6h♦
––– autogen 5-784.5h♦
–– Fibula
––– distal
–––– allogen 5-784.6r♦
–––– autogen 5-784.5r♦
––– proximal
–––– allogen 5-784.6p♦
–––– autogen 5-784.5p♦
–– Gesichtsschädel, autogen 5-77b.5
–– Humerus
––– distal
–––– allogen 5-784.63♦
–––– autogen 5-784.53♦
––– proximal
–––– allogen 5-784.61♦
–––– autogen 5-784.51♦
–– Kalkaneus
––– allogen 5-784.6t♦
––– autogen 5-784.5t♦
–– Karpus
––– allogen 5-784.6a♦
––– autogen 5-784.5a♦
–– Kieferknochen, autogen 5-77b.5
–– Klavikula
––– allogen 5-784.60♦
––– autogen 5-784.50♦
–– Metakarpus
––– allogen 5-784.6b♦
––– autogen 5-784.5b♦
–– Metatarsus
––– allogen 5-784.6v♦
––– autogen 5-784.5v♦
–– Patella
––– allogen 5-784.6j♦
––– autogen 5-784.5j♦
–– Phalangen
––– Fuß
–––– allogen 5-784.6w♦
–––– autogen 5-784.5w♦
––– Hand
–––– allogen 5-784.6c♦
–––– autogen 5-784.5c♦
–– Radius
––– distal
–––– allogen 5-784.66♦
–––– autogen 5-784.56♦
––– proximal
–––– allogen 5-784.64♦
–––– autogen 5-784.54♦
–– Schenkelhals
––– allogen 5-784.6e♦
––– autogen 5-784.5e♦
–– Skapula
––– allogen 5-784.6z♦ ►

T

Transplantation *(Forts.)*
~ Knorpel-Knochen- *(Forts.)*
~~ Skapula *(Forts.)*
––– autogen 5-784.5z♦
–– Talus
––– allogen 5-784.6s♦
––– autogen 5-784.5s♦
–– Tarsus
––– allogen 5-784.6u♦
––– autogen 5-784.5u♦
–– Tibia
––– distal
–––– allogen 5-784.6n♦
–––– autogen 5-784.5n♦
––– proximal
–––– allogen 5-784.6k♦
–––– autogen 5-784.5k♦
–– Ulna
––– distal
–––– allogen 5-784.69♦
–––– autogen 5-784.59♦
––– proximal
–––– allogen 5-784.67♦
–––– autogen 5-784.57♦
– kombiniert, Schleimhaut, und Knorpel, zur Rekonstruktion, Augenlid 5-096.23♦
– Konditionierung, Gefäß, Entnahme
–– mit Verwendung von Chelatoren *[nur Zusatzkode!]* 5-93a.1
–– ohne Verwendung von Chelatoren *[nur Zusatzkode!]* 5-93a.0
– Konjunktiva, bei Plastik, Konjunktiva, Auge
–– ipsilateral 5-113.00♦
–– kontralateral 5-113.01♦
– Kornea, bei Exzision, Pterygium 5-122.4♦
– Langerhans-Zellen, durch Injektion 5-528.0
– Lappen
–– fasziokutan
––– Axilla, mit mikrovaskulärer Anastomosierung 5-858.51♦
––– Bauchregion, mit mikrovaskulärer Anastomosierung 5-858.56♦
––– Brustwand, mit mikrovaskulärer Anastomosierung 5-858.55♦
––– Ellenbogen, mit mikrovaskulärer Anastomosierung 5-858.52♦
––– Fuß, mit mikrovaskulärer Anastomosierung 5-858.5a♦
––– Genitalregion, mit mikrovaskulärer Anastomosierung 5-858.57♦
––– Gesäß, mit mikrovaskulärer Anastomosierung 5-858.57♦
––– Hals, mit mikrovaskulärer Anastomosierung 5-858.50♦
––– Hand, mit mikrovaskulärer Anastomosierung 5-858.54♦
––– Knie, mit mikrovaskulärer Anastomosierung 5-858.58♦
––– Kopf, mit mikrovaskulärer Anastomosierung 5-858.50♦ ►

Transplantation *(Forts.)*
~ Lappen *(Forts.)*
~~ fasziokutan *(Forts.)*
––– Leistenregion, mit mikrovaskulärer Anastomosierung 5-858.57♦
––– Oberarm, mit mikrovaskulärer Anastomosierung 5-858.52♦
––– Oberschenkel, mit mikrovaskulärer Anastomosierung 5-858.58♦
––– Rücken, mit mikrovaskulärer Anastomosierung 5-858.55♦
––– Schulter, mit mikrovaskulärer Anastomosierung 5-858.51♦
––– Unterarm, mit mikrovaskulärer Anastomosierung 5-858.53♦
––– Unterschenkel, mit mikrovaskulärer Anastomosierung 5-858.59♦
–– frei
––– Augenlid, mit mikrovaskulärer Anastomosierung, bei Verbrennung und Verätzung 5-925.43♦
––– Axilla, mit mikrovaskulärer Anastomosierung, bei Verbrennung und Verätzung 5-925.46♦
––– Bauchregion, mit mikrovaskulärer Anastomosierung, bei Verbrennung und Verätzung 5-925.4b
––– Brustwand, mit mikrovaskulärer Anastomosierung, bei Verbrennung und Verätzung 5-925.4a
––– Dammregion, bei Verbrennung und Verätzung 5-925.4m
––– Ellenbogen, mit mikrovaskulärer Anastomosierung, bei Verbrennung und Verätzung 5-925.47♦
––– Fuß, mit mikrovaskulärer Anastomosierung, bei Verbrennung und Verätzung 5-925.4g♦
––– Genitalregion, mit mikrovaskulärer Anastomosierung, bei Verbrennung und Verätzung 5-925.4c
––– Gesäß, mit mikrovaskulärer Anastomosierung, bei Verbrennung und Verätzung 5-925.4d
––– Hals, mit mikrovaskulärer Anastomosierung, bei Verbrennung und Verätzung 5-925.45
––– Hand, mit mikrovaskulärer Anastomosierung, bei Verbrennung und Verätzung 5-925.49♦
––– Knie, mit mikrovaskulärer Anastomosierung, bei Verbrennung und Verätzung 5-925.4e♦
––– Kopfhaut, behaart, bei Verbrennung und Verätzung 5-925.4h
––– Leistenregion, mit mikrovaskulärer Anastomosierung, bei Verbrennung und Verätzung 5-925.4c
––– Lippe, mit mikrovaskulärer Anastomosierung, bei Verbrennung und Verätzung 5-925.40 ►

Transplantation *(Forts.)*
~ Lappen *(Forts.)*
~~ frei *(Forts.)*
––– Nase, mit mikrovaskulärer Anastomosierung, bei Verbrennung und Verätzung 5-925.41
––– Oberarm, mit mikrovaskulärer Anastomosierung, bei Verbrennung und Verätzung 5-925.47♦
––– Oberschenkel, mit mikrovaskulärer Anastomosierung, bei Verbrennung und Verätzung 5-925.4e♦
––– Ohr, mit mikrovaskulärer Anastomosierung, bei Verbrennung und Verätzung 5-925.42♦
––– Rücken, mit mikrovaskulärer Anastomosierung, bei Verbrennung und Verätzung 5-925.4j
––– Schulter, mit mikrovaskulärer Anastomosierung, bei Verbrennung und Verätzung 5-925.46♦
––– Skrotum, bei Verbrennung und Verätzung 5-925.4k
––– Unterarm, mit mikrovaskulärer Anastomosierung, bei Verbrennung und Verätzung 5-925.48♦
––– Unterschenkel, mit mikrovaskulärer Anastomosierung, bei Verbrennung und Verätzung 5-925.4f♦
–– gestielt, regional, Lippe, mit mikrovaskulärer Anastomosierung, bei Verbrennung und Verätzung 5-925.50
–– myokutan
––– Axilla, mit mikrovaskulärer Anastomosierung 5-858.71♦
––– Bauchregion, mit mikrovaskulärer Anastomosierung 5-858.76♦
––– Brustwand, mit mikrovaskulärer Anastomosierung 5-858.75♦
––– Ellenbogen, mit mikrovaskulärer Anastomosierung 5-858.72♦
––– Fuß, mit mikrovaskulärer Anastomosierung 5-858.7a♦
––– Genitalregion, mit mikrovaskulärer Anastomosierung 5-858.77♦
––– Gesäß, mit mikrovaskulärer Anastomosierung 5-858.77♦
––– Hals, mit mikrovaskulärer Anastomosierung 5-858.70♦
––– Hand, mit mikrovaskulärer Anastomosierung 5-858.74♦
––– Knie, mit mikrovaskulärer Anastomosierung 5-858.78♦
––– Kopf, mit mikrovaskulärer Anastomosierung 5-858.70♦
––– Leistenregion, mit mikrovaskulärer Anastomosierung 5-858.77♦
––– Oberarm, mit mikrovaskulärer Anastomosierung 5-858.72♦
––– Oberschenkel, mit mikrovaskulärer Anastomosierung 5-858.78♦ ▶

Transplantation *(Forts.)*
~ Lappen *(Forts.)*
~~ myokutan *(Forts.)*
––– Rücken, mit mikrovaskulärer Anastomosierung 5-858.75♦
––– Schulter, mit mikrovaskulärer Anastomosierung 5-858.71♦
––– Unterarm, mit mikrovaskulärer Anastomosierung 5-858.73♦
––– Unterschenkel, mit mikrovaskulärer Anastomosierung 5-858.79♦
–– osteofasziokutan
––– Axilla, mit mikrovaskulärer Anastomosierung 5-858.81♦
––– Bauchregion, mit mikrovaskulärer Anastomosierung 5-858.86♦
––– Brustwand, mit mikrovaskulärer Anastomosierung 5-858.85♦
––– Ellenbogen, mit mikrovaskulärer Anastomosierung 5-858.82♦
––– Fuß, mit mikrovaskulärer Anastomosierung 5-858.8a♦
––– Genitalregion, mit mikrovaskulärer Anastomosierung 5-858.87♦
––– Gesäß, mit mikrovaskulärer Anastomosierung 5-858.87♦
––– Hals, mit mikrovaskulärer Anastomosierung 5-858.80♦
––– Hand, mit mikrovaskulärer Anastomosierung 5-858.84♦
––– Knie, mit mikrovaskulärer Anastomosierung 5-858.88♦
––– Kopf, mit mikrovaskulärer Anastomosierung 5-858.80♦
––– Leistenregion, mit mikrovaskulärer Anastomosierung 5-858.87♦
––– Oberarm, mit mikrovaskulärer Anastomosierung 5-858.82♦
––– Oberschenkel, mit mikrovaskulärer Anastomosierung 5-858.88♦
––– Rücken, mit mikrovaskulärer Anastomosierung 5-858.85♦
––– Schulter, mit mikrovaskulärer Anastomosierung 5-858.81♦
––– Unterarm, mit mikrovaskulärer Anastomosierung 5-858.83♦
––– Unterschenkel, mit mikrovaskulärer Anastomosierung 5-858.89♦
–– osteomyokutan
––– Axilla, mit mikrovaskulärer Anastomosierung 5-858.81♦
––– Bauchregion, mit mikrovaskulärer Anastomosierung 5-858.86♦
––– Brustwand, mit mikrovaskulärer Anastomosierung 5-858.85♦
––– Ellenbogen, mit mikrovaskulärer Anastomosierung 5-858.82♦
––– Fuß, mit mikrovaskulärer Anastomosierung 5-858.8a♦
––– Genitalregion, mit mikrovaskulärer Anastomosierung 5-858.87♦ ▶

Transplantation *(Forts.)*
~ Lappen *(Forts.)*
~~ osteomyokutan *(Forts.)*
––– Gesäß, mit mikrovaskulärer Anastomosierung 5-858.87♦
––– Hals, mit mikrovaskulärer Anastomosierung 5-858.80♦
––– Hand, mit mikrovaskulärer Anastomosierung 5-858.84♦
––– Knie, mit mikrovaskulärer Anastomosierung 5-858.88♦
––– Kopf, mit mikrovaskulärer Anastomosierung 5-858.80♦
––– Leistenregion, mit mikrovaskulärer Anastomosierung 5-858.87♦
––– Oberarm, mit mikrovaskulärer Anastomosierung 5-858.82♦
––– Oberschenkel, mit mikrovaskulärer Anastomosierung 5-858.88♦
––– Rücken, mit mikrovaskulärer Anastomosierung 5-858.85♦
––– Schulter, mit mikrovaskulärer Anastomosierung 5-858.81♦
––– Unterarm, mit mikrovaskulärer Anastomosierung 5-858.83♦
––– Unterschenkel, mit mikrovaskulärer Anastomosierung 5-858.89♦
–– regional, gestielt
––– Augenlid, bei Verbrennung und Verätzung 5-925.53♦
––– Axilla, bei Verbrennung und Verätzung 5-925.56♦
––– Bauchregion, bei Verbrennung und Verätzung 5-925.5b
––– Brustwand, bei Verbrennung und Verätzung 5-925.5a
––– Dammregion, bei Verbrennung und Verätzung 5-925.5m
––– Ellenbogen, bei Verbrennung und Verätzung 5-925.57♦
––– Fuß, bei Verbrennung und Verätzung 5-925.5g♦
––– Genitalregion, bei Verbrennung und Verätzung 5-925.5c
––– Gesäß, bei Verbrennung und Verätzung 5-925.5d
––– Hals, bei Verbrennung und Verätzung 5-925.55
––– Hand, bei Verbrennung und Verätzung 5-925.59♦
––– Knie, bei Verbrennung und Verätzung 5-925.5e♦
––– Kopf, bei Verbrennung und Verätzung 5-925.54
––– Kopfhaut, behaart, bei Verbrennung und Verätzung 5-925.5h
––– Leistenregion, bei Verbrennung und Verätzung 5-925.5c
––– Nase, bei Verbrennung und Verätzung 5-925.51 ►

Transplantation *(Forts.)*
~ Lappen *(Forts.)*
~~ regional, gestielt *(Forts.)*
––– Oberarm, bei Verbrennung und Verätzung 5-925.57♦
––– Oberschenkel, bei Verbrennung und Verätzung 5-925.5e♦
––– Ohr, bei Verbrennung und Verätzung 5-925.52♦
––– Rücken, bei Verbrennung und Verätzung 5-925.5j
––– Schulter, bei Verbrennung und Verätzung 5-925.56♦
––– Skrotum, bei Verbrennung und Verätzung 5-925.5k
––– Unterarm, bei Verbrennung und Verätzung 5-925.58♦
––– Unterschenkel, bei Verbrennung und Verätzung 5-925.5f♦
–– septokutan
––– Axilla, mit mikrovaskulärer Anastomosierung 5-858.61♦
––– Bauchregion, mit mikrovaskulärer Anastomosierung 5-858.66♦
––– Brustwand, mit mikrovaskulärer Anastomosierung 5-858.65♦
––– Ellenbogen, mit mikrovaskulärer Anastomosierung 5-858.62♦
––– Fuß, mit mikrovaskulärer Anastomosierung 5-858.6a♦
––– Genitalregion, mit mikrovaskulärer Anastomosierung 5-858.67♦
––– Gesäß, mit mikrovaskulärer Anastomosierung 5-858.67♦
––– Hals, mit mikrovaskulärer Anastomosierung 5-858.60♦
––– Hand, mit mikrovaskulärer Anastomosierung 5-858.64♦
––– Knie, mit mikrovaskulärer Anastomosierung 5-858.68♦
––– Kopf, mit mikrovaskulärer Anastomosierung 5-858.60♦
––– Leistenregion, mit mikrovaskulärer Anastomosierung 5-858.67♦
––– Oberarm, mit mikrovaskulärer Anastomosierung 5-858.62♦
––– Oberschenkel, mit mikrovaskulärer Anastomosierung 5-858.68♦
––– Rücken, mit mikrovaskulärer Anastomosierung 5-858.65♦
––– Schulter, mit mikrovaskulärer Anastomosierung 5-858.61♦
––– Unterarm, mit mikrovaskulärer Anastomosierung 5-858.63♦
––– Unterschenkel, mit mikrovaskulärer Anastomosierung 5-858.69♦
– Leber
–– auxiliär 5-504.2
–– Evaluation
––– teilweise, ohne Aufnahme auf eine Warteliste 1-920.14 ►

Transplantation *(Forts.)*
~ Leber *(Forts.)*
~~ Evaluation *(Forts.)*
––– vollständig
–––– mit Aufnahme auf eine Warteliste 1-920.24
–––– ohne Aufnahme auf eine Warteliste 1-920.04
–– komplett 5-504.0
–– partiell 5-504.1
–– Re-Evaluation, mit
––– Aufnahme oder Verbleib auf einer Warteliste 1-920.34
––– Herausnahme aus einer Warteliste 1-920.44
– Lunge
–– Evaluation
––– teilweise, ohne Aufnahme auf eine Warteliste 1-920.12
––– vollständig
–––– mit Aufnahme auf eine Warteliste 1-920.22
–––– ohne Aufnahme auf eine Warteliste 1-920.02
–– komplett 5-335.20♦
–– partiell 5-335.21♦
–– Re-Evaluation, mit
––– Aufnahme oder Verbleib auf einer Warteliste 1-920.32
––– Herausnahme aus einer Warteliste 1-920.42
– Lungenlappen 5-335.21♦
– Lymphgefäß
–– axillär 5-408.60♦
–– inguinal 5-408.61♦
– Material, alloplastisch, zur Rekonstruktion, Augenlid 5-096.24♦
– Meniskus
–– arthroskopisch 5-812.p♦
–– offen 5-801.9♦
– Mündung, Speichelgang 5-263.2♦
– Mundschleimhaut, bei Plastik, Konjunktiva 5-113.2♦
– Muskel
–– Axilla 5-853.61♦
–– Bauchregion 5-853.66♦
–– Brustwand 5-853.65♦
–– Ellenbogen 5-853.62♦
–– Fuß 5-853.6a♦
–– Genitalregion 5-853.67♦
–– Gesäß 5-853.67♦
–– Hals 5-853.60♦
–– Hand 5-843.9♦
–– Knie 5-853.68♦
–– Kopf 5-853.60♦
–– Leistenregion 5-853.67♦
–– Oberarm 5-853.62♦
–– Oberschenkel 5-853.68♦
–– Rücken 5-853.65♦
–– Schulter 5-853.61♦
–– Unterarm 5-853.63♦
–– Unterschenkel 5-853.69♦
– Nagelbett 5-898.7♦ ►

Transplantation *(Forts.)*
– Nasenschleimhaut, bei Plastik, Konjunktiva 5-113.1♦
– Niere
–– allogen
––– Lebendspender 5-555.0
––– Leichenniere 5-555.1
–– Evaluation
––– teilweise, ohne Aufnahme auf eine Warteliste 1-920.10
––– vollständig
–––– mit Aufnahme auf eine Warteliste 1-920.20
–––– ohne Aufnahme auf eine Warteliste 1-920.00
–– Re-Evaluation, mit
––– Aufnahme oder Verbleib auf einer Warteliste 1-920.30
––– Herausnahme aus einer Warteliste 1-920.40
–– syngen 5-555.2
– Pankreas 5-528.2
–– Evaluation
––– teilweise, ohne Aufnahme auf eine Warteliste 1-920.15
––– vollständig
–––– mit Aufnahme auf eine Warteliste 1-920.25
–––– ohne Aufnahme auf eine Warteliste 1-920.05
–– Re-Evaluation, mit
––– Aufnahme oder Verbleib auf einer Warteliste 1-920.35
––– Herausnahme aus einer Warteliste 1-920.45
– Pankreassegment 5-528.1
– Röhrenknochen
–– Becken, allogen 5-784.9d
–– Femur, Schaft, allogen 5-784.9g♦
–– Fibula, Schaft, allogen 5-784.9q♦
–– Humerus, Schaft, allogen 5-784.92♦
–– Kalkaneus, allogen 5-784.9t♦
–– Karpus, allogen 5-784.9a♦
–– Klavikula, allogen 5-784.90♦
–– Metakarpus, allogen 5-784.9b♦
–– Metatarsus, allogen 5-784.9v♦
–– Patella, allogen 5-784.9j♦
–– Phalangen
––– Fuß, allogen 5-784.9w♦
––– Hand, allogen 5-784.9c♦
–– Radius, Schaft, allogen 5-784.95♦
–– Skapula, allogen 5-784.9z♦
–– Talus, allogen 5-784.9s♦
–– Tarsus, allogen 5-784.9u♦
–– Tibia, Schaft, allogen 5-784.9m♦
–– Ulna, Schaft, allogen 5-784.98♦
– Schleimhaut, zur Rekonstruktion, Augenlid 5-096.21♦
– Sehne
–– Axilla 5-854.71♦
–– Bauchregion 5-854.76♦
–– Brustwand 5-854.75♦
–– Ellenbogen 5-854.72♦ ►

Transplantation *(Forts.)*
~ Sehne *(Forts.)*
–– frei, zur Stabilisierung, Akromioklavikulargelenk, arthroskopisch 5-814.b♦
–– Fußwurzel 5-854.7b♦
–– Genitalregion 5-854.77♦
–– Gesäß 5-854.77♦
–– Hals 5-854.70♦
–– Knie 5-854.78♦
–– Kopf 5-854.70♦
–– Leistenregion 5-854.77♦
–– Mittelfuß 5-854.7c♦
–– Oberarm 5-854.72♦
–– Oberschenkel 5-854.78♦
–– Rücken 5-854.75♦
–– Rückfuß 5-854.7b♦
–– Schulter 5-854.71♦
–– Unterarm 5-854.73♦
–– Unterschenkel 5-854.79♦
–– Zehe 5-854.7c♦
– Spalthaut
–– Augenlid, frei, bei Verbrennung und Verätzung 5-925.03♦
–– Axilla, frei
––– bei Verbrennung und Verätzung 5-925.06♦
––– großflächig 5-902.46♦
–––– auf Hautareal, granulierend 5-902.56♦
––– kleinflächig 5-902.06♦
–––– auf Hautareal, granulierend 5-902.16♦
–– Bauchregion, frei
––– bei Verbrennung und Verätzung 5-925.0b
––– großflächig 5-902.4b
–––– auf Hautareal, granulierend 5-902.5b
––– kleinflächig 5-902.0b
–––– auf Hautareal, granulierend 5-902.1b
–– bei Rekonstruktion, Mamma, plastisch 5-885.1♦
–– Brustwand, frei
––– bei Verbrennung und Verätzung 5-925.0a
––– großflächig 5-902.4a
–––– auf Hautareal, granulierend 5-902.5a
––– kleinflächig 5-902.0a
–––– auf Hautareal, granulierend 5-902.1a
–– Dammregion, frei, bei Verbrennung und Verätzung 5-925.0m
–– Ellenbogen, frei
––– bei Verbrennung und Verätzung 5-925.07♦
––– großflächig 5-902.47♦
–––– auf Hautareal, granulierend 5-902.57♦
––– kleinflächig 5-902.07♦
–––– auf Hautareal, granulierend 5-902.17♦
–– Fuß, frei
––– bei Verbrennung und Verätzung 5-925.0g♦
––– großflächig 5-902.4g♦
–––– auf Hautareal, granulierend 5-902.5g♦
––– kleinflächig 5-902.0g♦
–––– auf Hautareal, granulierend 5-902.1g♦
–– Genitalregion, frei
––– bei Verbrennung und Verätzung 5-925.0c
––– großflächig 5-902.4c
–––– auf Hautareal, granulierend 5-902.5c ►

Transplantation *(Forts.)*
~ Spalthaut *(Forts.)*
~~ Genitalregion, frei *(Forts.)*
––– kleinflächig 5-902.0c
–––– auf Hautareal, granulierend 5-902.1c
–– Gesäß, frei
––– bei Verbrennung und Verätzung 5-925.0d
––– großflächig 5-902.4d
–––– auf Hautareal, granulierend 5-902.5d
––– kleinflächig 5-902.0d
–––– auf Hautareal, granulierend 5-902.1d
–– Hals, frei
––– bei Verbrennung und Verätzung 5-925.05
––– großflächig 5-902.45
–––– auf Hautareal, granulierend 5-902.55
––– kleinflächig 5-902.05
–––– auf Hautareal, granulierend 5-902.15
–– Hand, frei
––– bei Verbrennung und Verätzung 5-925.09♦
––– großflächig 5-902.49♦
–––– auf Hautareal, granulierend 5-902.59♦
––– kleinflächig 5-902.09♦
–––– auf Hautareal, granulierend 5-902.19♦
–– Knie, frei
––– bei Verbrennung und Verätzung 5-925.0e♦
––– großflächig 5-902.4e♦
–––– auf Hautareal, granulierend 5-902.5e♦
––– kleinflächig 5-902.0e♦
–––– auf Hautareal, granulierend 5-902.1e♦
–– Kopf, frei
––– bei Verbrennung und Verätzung 5-925.04
––– großflächig 5-902.44
–––– auf Hautareal, granulierend 5-902.54
––– kleinflächig 5-902.04
–––– auf Hautareal, granulierend 5-902.14
–– Kopfhaut, behaart, frei, bei Verbrennung und Verätzung 5-925.0h
–– Leistenregion, frei
––– bei Verbrennung und Verätzung 5-925.0c
––– großflächig 5-902.4c
–––– auf Hautareal, granulierend 5-902.5c
––– kleinflächig 5-902.0c
–––– auf Hautareal, granulierend 5-902.1c
–– Lippe, frei
––– bei Verbrennung und Verätzung 5-925.00
––– großflächig 5-902.40
–––– auf Hautareal, granulierend 5-902.50
––– kleinflächig 5-902.00
–––– auf Hautareal, granulierend 5-902.10
–– Nase, frei, bei Verbrennung und Verätzung 5-925.01
–– Oberarm, frei
––– bei Verbrennung und Verätzung 5-925.07♦
––– großflächig 5-902.47♦
–––– auf Hautareal, granulierend 5-902.57♦
––– kleinflächig 5-902.07♦
–––– auf Hautareal, granulierend 5-902.17♦
–– Oberschenkel, frei
––– bei Verbrennung und Verätzung 5-925.0e♦
––– großflächig 5-902.4e♦
–––– auf Hautareal, granulierend 5-902.5e♦ ►

Transplantation *(Forts.)*
~ Spalthaut *(Forts.)*
~~ Oberschenkel, frei *(Forts.)*
––– kleinflächig 5-902.0e♦
–––– auf Hautareal, granulierend 5-902.1e♦
–– Ohr, frei, bei Verbrennung und Verätzung 5-925.02♦
–– Rücken, frei
––– bei Verbrennung und Verätzung 5-925.0j
––– großflächig 5-902.4a
–––– auf Hautareal, granulierend 5-902.5a
––– kleinflächig 5-902.0a
–––– auf Hautareal, granulierend 5-902.1a
–– Schulter, frei
––– bei Verbrennung und Verätzung 5-925.06♦
––– großflächig 5-902.46♦
–––– auf Hautareal, granulierend 5-902.56♦
––– kleinflächig 5-902.06♦
–––– auf Hautareal, granulierend 5-902.16♦
–– Skrotum, frei, bei Verbrennung und Verätzung 5-925.0k
–– Unterarm, frei
––– bei Verbrennung und Verätzung 5-925.08♦
––– großflächig 5-902.48♦
–––– auf Hautareal, granulierend 5-902.58♦
––– kleinflächig 5-902.08♦
–––– auf Hautareal, granulierend 5-902.18♦
–– Unterschenkel, frei
––– bei Verbrennung und Verätzung 5-925.0f♦
––– großflächig 5-902.4f♦
–––– auf Hautareal, granulierend 5-902.5f♦
––– kleinflächig 5-902.0f♦
–––– auf Hautareal, granulierend 5-902.1f♦
– Span, kortikospongiös
–– allogen
––– Beckenknochen
–––– endoskopisch 5-784.fd
–––– offen 5-784.8d
––– Femur
–––– distal
––––– endoskopisch 5-784.fh♦
––––– offen 5-784.8h♦
–––– proximal
––––– endoskopisch 5-784.ff♦
––––– offen 5-784.8f♦
–––– Schaft
––––– endoskopisch 5-784.fg♦
––––– offen 5-784.8g♦
––– Fibula
–––– distal
––––– endoskopisch 5-784.fr♦
––––– offen 5-784.8r♦
–––– proximal
––––– endoskopisch 5-784.fp♦
––––– offen 5-784.8p♦
–––– Schaft
––––– endoskopisch 5-784.fq♦
––––– offen 5-784.8q♦
––– Gesichtsschädelknochen 5-77b.8
–––– distal
––––– endoskopisch 5-784.f3♦ ►

Transplantation *(Forts.)*
~ Span, kortikospongiös *(Forts.)*
~~ allogen *(Forts.)*
~~~ Gesichtsschädelknochen 5-77b.8 *(Forts.)*
~~~~ distal *(Forts.)*
––––– offen 5-784.83♦
–––– proximal
––––– endoskopisch 5-784.f1♦
––––– offen 5-784.81♦
–––– Schaft
––––– endoskopisch 5-784.f2♦
––––– offen 5-784.82♦
––– Kalkaneus
–––– endoskopisch 5-784.ft♦
–––– offen 5-784.8t♦
––– Karpus
–––– endoskopisch 5-784.fa♦
–––– offen 5-784.8a♦
––– Kieferknochen 5-77b.8
––– Klavikula
–––– endoskopisch 5-784.f0♦
–––– offen 5-784.80♦
––– Metakarpus
–––– endoskopisch 5-784.fb♦
–––– offen 5-784.8b♦
––– Metatarsus
–––– endoskopisch 5-784.fv♦
–––– offen 5-784.8v♦
––– Patella
–––– endoskopisch 5-784.fj♦
–––– offen 5-784.8j♦
––– Phalangen
–––– Fuß
––––– endoskopisch 5-784.fw♦
––––– offen 5-784.8w♦
–––– Hand
––––– endoskopisch 5-784.fc♦
––––– offen 5-784.8c♦
––– Radius
–––– distal
––––– endoskopisch 5-784.f6♦
––––– offen 5-784.86♦
–––– proximal
––––– endoskopisch 5-784.f4♦
––––– offen 5-784.84♦
–––– Schaft
––––– endoskopisch 5-784.f5♦
––––– offen 5-784.85♦
––– Schenkelhals
–––– endoskopisch 5-784.fe♦
–––– offen 5-784.8e♦
––– Skapula
–––– endoskopisch 5-784.fz♦
–––– offen 5-784.8z♦
––– Talus
–––– endoskopisch 5-784.fs♦
–––– offen 5-784.8s♦
––– Tarsus
–––– endoskopisch 5-784.fu♦
–––– offen 5-784.8u♦ ►

T

Transplantation *(Forts.)*
~ Span, kortikospongiös *(Forts.)*
~~ allogen *(Forts.)*
––– Tibia
–––– distal
––––– endoskopisch 5-784.fn♦
––––– offen 5-784.8n♦
–––– proximal
––––– endoskopisch 5-784.fk♦
––––– offen 5-784.8k♦
–––– Schaft
––––– endoskopisch 5-784.fm♦
––––– offen 5-784.8m♦
––– Ulna
–––– distal
––––– endoskopisch 5-784.f9♦
––––– offen 5-784.89♦
–––– proximal
––––– endoskopisch 5-784.f7♦
––––– offen 5-784.87♦
–––– Schaft
––––– endoskopisch 5-784.f8♦
––––– offen 5-784.88♦
–– autogen
––– ausgedehnt
–––– Beckenknochen 5-784.2d
–––– Femur
––––– distal 5-784.2h♦
––––– proximal 5-784.2f♦
––––– Schaft 5-784.2g♦
–––– Fibula
––––– distal 5-784.2r♦
––––– proximal 5-784.2p♦
––––– Schaft 5-784.2q♦
–––– Gesichtsschädel 5-77b.2
–––– Humerus
––––– distal 5-784.23♦
––––– proximal 5-784.21♦
––––– Schaft 5-784.22♦
–––– Kalkaneus 5-784.2t♦
–––– Karpus 5-784.2a♦
–––– Kieferknochen 5-77b.2
–––– Klavikula 5-784.20♦
–––– Metakarpus 5-784.2b♦
–––– Metatarsus 5-784.2v♦
–––– Patella 5-784.2j♦
–––– Phalangen
––––– Fuß 5-784.2w♦
––––– Hand 5-784.2c♦
–––– Radius
––––– distal 5-784.26♦
––––– proximal 5-784.24♦
––––– Schaft 5-784.25♦
–––– Schenkelhals 5-784.2e♦
–––– Skapula 5-784.2z♦
–––– Talus 5-784.2s♦
–––– Tarsus 5-784.2u♦
–––– Tibia
––––– distal 5-784.2n♦
––––– proximal 5-784.2k♦
––––– Schaft 5-784.2m♦ ►

Transplantation *(Forts.)*
~ Span, kortikospongiös *(Forts.)*
~~ autogen *(Forts.)*
~~~ ausgedehnt *(Forts.)*
–––– Ulna
––––– distal 5-784.29♦
––––– proximal 5-784.27♦
––––– Schaft 5-784.28♦
––– Beckenknochen
–––– endoskopisch 5-784.dd
–––– offen 5-784.1d
––– Femur
–––– distal
––––– endoskopisch 5-784.dh♦
––––– offen 5-784.1h♦
–––– proximal
––––– endoskopisch 5-784.df♦
––––– offen 5-784.1f♦
–––– Schaft
––––– endoskopisch 5-784.dg♦
––––– offen 5-784.1g♦
––– Fibula
–––– distal
––––– endoskopisch 5-784.dr♦
––––– offen 5-784.1r♦
–––– proximal
––––– endoskopisch 5-784.dp♦
––––– offen 5-784.1p♦
–––– Schaft
––––– endoskopisch 5-784.dq♦
––––– offen 5-784.1q♦
––– Gesichtsschädel 5-77b.1
––– Humerus
–––– distal
––––– endoskopisch 5-784.d3♦
––––– offen 5-784.13♦
–––– proximal
––––– endoskopisch 5-784.d1♦
––––– offen 5-784.11♦
–––– Schaft
––––– endoskopisch 5-784.d2♦
––––– offen 5-784.12♦
––– Kalkaneus
–––– endoskopisch 5-784.dt♦
–––– offen 5-784.1t♦
––– Karpus, Hand
–––– endoskopisch 5-784.da♦
–––– offen 5-784.1a♦
––– Kieferknochen 5-77b.1
––– Klavikula
–––– endoskopisch 5-784.d0♦
–––– offen 5-784.10♦
––– Metakarpus
–––– endoskopisch 5-784.db♦
–––– offen 5-784.1b♦
––– Metatarsus
–––– endoskopisch 5-784.dv♦
–––– offen 5-784.1v♦
––– Patella
–––– endoskopisch 5-784.dj♦
–––– offen 5-784.1j♦ ►
~~~

Transplantation *(Forts.)*
~ Span, kortikospongiös *(Forts.)*
~~ autogen *(Forts.)*
––– Phalangen
–––– Fuß
––––– endoskopisch 5-784.dw♦
––––– offen 5-784.1w♦
–––– Hand
––––– endoskopisch 5-784.dc♦
––––– offen 5-784.1c♦
––– Radius
–––– distal
––––– endoskopisch 5-784.d6♦
––––– offen 5-784.16♦
–––– proximal
––––– endoskopisch 5-784.d4♦
––––– offen 5-784.14♦
–––– Schaft
––––– endoskopisch 5-784.d5♦
––––– offen 5-784.15♦
––– Schenkelhals
–––– endoskopisch 5-784.de♦
–––– offen 5-784.1e♦
––– Skapula
–––– endoskopisch 5-784.dz♦
–––– offen 5-784.1z♦
––– Talus
–––– endoskopisch 5-784.ds♦
–––– offen 5-784.1s♦
––– Tarsus
–––– endoskopisch 5-784.du♦
–––– offen 5-784.1u♦
––– Tibia
–––– distal
––––– endoskopisch 5-784.dn♦
––––– offen 5-784.1n♦
–––– proximal
––––– endoskopisch 5-784.dk♦
––––– offen 5-784.1k♦
–––– Schaft
––––– endoskopisch 5-784.dm♦
––––– offen 5-784.1m♦
––– Ulna
–––– distal
––––– endoskopisch 5-784.d9♦
––––– offen 5-784.19♦
–––– proximal
––––– endoskopisch 5-784.d7♦
––––– offen 5-784.17♦
–––– Schaft
––––– endoskopisch 5-784.d8♦
––––– offen 5-784.18♦
––– Wirbelsäule *[nur Zusatzkode!]* 5-835.9
– Speichelgangöffnung 5-263.2♦
– Split-Leber 5-504.1
– Spongiosa
–– allogen
––– Beckenknochen
–––– endoskopisch 5-784.ed
–––– offen 5-784.7d ►

Transplantation *(Forts.)*
~ Spongiosa *(Forts.)*
~~ allogen *(Forts.)*
––– Femur
–––– distal
––––– endoskopisch 5-784.eh♦
––––– offen 5-784.7h♦
–––– proximal
––––– endoskopisch 5-784.ef♦
––––– offen 5-784.7f♦
–––– Schaft
––––– endoskopisch 5-784.eg♦
––––– offen 5-784.7g♦
––– Fibula
–––– distal
––––– endoskopisch 5-784.er♦
––––– offen 5-784.7r♦
–––– proximal
––––– endoskopisch 5-784.ep♦
––––– offen 5-784.7p♦
–––– Schaft
––––– endoskopisch 5-784.eq♦
––––– offen 5-784.7q♦
––– Gesichtsschädelknochen 5-77b.7
––– Humerus
–––– distal
––––– endoskopisch 5-784.e3♦
––––– offen 5-784.73♦
–––– proximal
––––– endoskopisch 5-784.e1♦
––––– offen 5-784.71♦
–––– Schaft
––––– endoskopisch 5-784.e2♦
––––– offen 5-784.72♦
––– Kalkaneus
–––– endoskopisch 5-784.et♦
–––– offen 5-784.7t♦
––– Karpus
–––– endoskopisch 5-784.ea♦
–––– offen 5-784.7a♦
––– Kieferknochen 5-77b.7
––– Klavikula
–––– endoskopisch 5-784.e0♦
–––– offen 5-784.70♦
––– Metakarpus
–––– endoskopisch 5-784.eb♦
–––– offen 5-784.7b♦
––– Metatarsus
–––– endoskopisch 5-784.ev♦
–––– offen 5-784.7v♦
––– Patella
–––– endoskopisch 5-784.ej♦
–––– offen 5-784.7j♦
––– Phalangen
–––– Fuß
––––– endoskopisch 5-784.ew♦
––––– offen 5-784.7w♦
–––– Hand
––––– endoskopisch 5-784.ec♦
––––– offen 5-784.7c♦ ►

T

Transplantation *(Forts.)*
~ Spongiosa *(Forts.)*
~~ allogen *(Forts.)*
––– Radius
–––– distal
––––– endoskopisch 5-784.e6♦
––––– offen 5-784.76♦
–––– proximal
––––– endoskopisch 5-784.e4♦
––––– offen 5-784.74♦
–––– Schaft
––––– endoskopisch 5-784.e5♦
––––– offen 5-784.75♦
––– Schenkelhals
–––– endoskopisch 5-784.ee♦
–––– offen 5-784.7e♦
––– Skapula
–––– endoskopisch 5-784.ez♦
–––– offen 5-784.7z♦
––– Talus
–––– endoskopisch 5-784.es♦
–––– offen 5-784.7s♦
––– Tarsus
–––– endoskopisch 5-784.eu♦
–––– offen 5-784.7u♦
––– Tibia
–––– distal
––––– endoskopisch 5-784.en♦
––––– offen 5-784.7n♦
–––– proximal
––––– endoskopisch 5-784.ek♦
––––– offen 5-784.7k♦
–––– Schaft
––––– endoskopisch 5-784.em♦
––––– offen 5-784.7m♦
––– Ulna
–––– distal
––––– endoskopisch 5-784.e9♦
––––– offen 5-784.79♦
–––– proximal
––––– endoskopisch 5-784.e7♦
––––– offen 5-784.77♦
–––– Schaft
––––– endoskopisch 5-784.e8♦
––––– offen 5-784.78♦
–– autogen
––– Beckenknochen
–––– endoskopisch 5-784.cd
–––– offen 5-784.0d
––– Femur
–––– distal
––––– endoskopisch 5-784.ch♦
––––– offen 5-784.0h♦
–––– proximal
––––– endoskopisch 5-784.cf♦
––––– offen 5-784.0f♦
–––– Schaft
––––– endoskopisch 5-784.cg♦
––––– offen 5-784.0g♦ ►

Transplantation *(Forts.)*
~ Spongiosa *(Forts.)*
~~ autogen *(Forts.)*
––– Fibula
–––– distal
––––– endoskopisch 5-784.cr♦
––––– offen 5-784.0r♦
–––– proximal
––––– endoskopisch 5-784.cp♦
––––– offen 5-784.0p♦
–––– Schaft
––––– endoskopisch 5-784.cq♦
––––– offen 5-784.0q♦
––– Gesichtsschädel 5-77b.0
––– Humerus
–––– distal
––––– endoskopisch 5-784.c3♦
––––– offen 5-784.03♦
–––– proximal
––––– endoskopisch 5-784.c1♦
––––– offen 5-784.01♦
–––– Schaft
––––– endoskopisch 5-784.c2♦
––––– offen 5-784.02♦
––– Kalkaneus
–––– endoskopisch 5-784.ct♦
–––– offen 5-784.0t♦
––– Karpus
–––– endoskopisch 5-784.ca♦
–––– offen 5-784.0a♦
––– Kieferknochen 5-77b.0
––– Klavikula
–––– endoskopisch 5-784.c0♦
–––– offen 5-784.00♦
––– Metakarpus
–––– endoskopisch 5-784.cb♦
–––– offen 5-784.0b♦
––– Metatarsus
–––– endoskopisch 5-784.cv♦
–––– offen 5-784.0v♦
––– Patella
–––– endoskopisch 5-784.cj♦
–––– offen 5-784.0j♦
––– Phalangen
–––– Fuß
––––– endoskopisch 5-784.cw♦
––––– offen 5-784.0w♦
–––– Hand
––––– endoskopisch 5-784.cc♦
––––– offen 5-784.0c♦
––– Radius
–––– distal
––––– endoskopisch 5-784.c6♦
––––– offen 5-784.06♦
–––– proximal
––––– endoskopisch 5-784.c4♦
––––– offen 5-784.04♦
–––– Schaft
––––– endoskopisch 5-784.c5♦
––––– offen 5-784.05♦ ►

Transplantation *(Forts.)*
~ Spongiosa *(Forts.)*
~~ autogen *(Forts.)*
––– Schenkelhals
–––– endoskopisch 5-784.ce♦
–––– offen 5-784.0e♦
––– Skapula
–––– endoskopisch 5-784.cz♦
–––– offen 5-784.0z♦
––– Talus
–––– endoskopisch 5-784.cs♦
–––– offen 5-784.0s♦
––– Tarsus
–––– endoskopisch 5-784.cu♦
–––– offen 5-784.0u♦
––– Tibia
–––– distal
––––– endoskopisch 5-784.cn♦
––––– offen 5-784.0n♦
–––– proximal
––––– endoskopisch 5-784.ck♦
––––– offen 5-784.0k♦
–––– Schaft
––––– endoskopisch 5-784.cm♦
––––– offen 5-784.0m♦
––– Ulna
–––– distal
––––– endoskopisch 5-784.c9♦
––––– offen 5-784.09♦
–––– proximal
––––– endoskopisch 5-784.c7♦
––––– offen 5-784.07♦
–––– Schaft
––––– endoskopisch 5-784.c8♦
––––– offen 5-784.08♦
––– Wirbelsäule *[nur Zusatzkode!]* 5-835.9
– Stammzellen
–– hämatopoetisch
––– autogen, aus Knochenmark
–––– nach In-vitro-Aufbereitung 5-411.02
–––– ohne In-vitro-Aufbereitung 5-411.00
––– HLA-identisch, allogen, aus Knochenmark, bei
–––– nicht-verwandtem Spender
––––– nach In-vitro-Aufbereitung 5-411.52
––––– ohne In-vitro-Aufbereitung 5-411.50
–––– verwandtem Spender
––––– nach In-vitro-Aufbereitung 5-411.42
––––– ohne In-vitro-Aufbereitung 5-411.40
––– Knochenmark, nicht-HLA-identisch, allogen, bei verwandtem Spender, ohne In-vitro-Aufbereitung, bei Differenz in
–––– 1 Antigen 5-411.26
–––– 2 bis 3 Antigenen 5-411.27
––– nicht-HLA-identisch, allogen, aus Knochenmark, bei
–––– nicht-verwandtem Spender
––––– nach In-vitro-Aufbereitung 5-411.32
––––– ohne In-vitro-Aufbereitung 5-411.30 ►

Transplantation *(Forts.)*
~ Stammzellen *(Forts.)*
~~ hämatopoetisch *(Forts.)*
~~~ nicht-HLA-identisch, allogen, aus Knochenmark, bei *(Forts.)*
–––– verwandtem Spender, nach In-vitro-Aufbereitung bei Differenz in
––––– 1 Antigen 5-411.24
––––– 2 bis 3 Antigenen 5-411.25
–– Limbus, Auge
––– ipsilateral, bei Plastik, Konjunktiva 5-113.00♦
––– kontralateral, bei Plastik, Konjunktiva 5-113.01♦
– Strecksehne
–– Daumen 5-840.e5♦
–– Handgelenk 5-840.e3♦
–– Langfinger 5-840.e4♦
– Stuhl-, koloskopisch, bei Enterokolitis, schwer 8-129.0
– Trachea
–– intrathorakal 5-316.52
–– zervikal 5-316.50
––– mit Tracheostomie 5-316.51
– Uterus 5-699.0
– Vollhaut
–– Augenlid, bei Verbrennung und Verätzung 5-925.23♦
–– Axilla
––– bei Verbrennung und Verätzung 5-925.26♦
––– frei
–––– großflächig 5-902.66♦
–––– kleinflächig 5-902.26♦
–– Bauchregion
––– bei Verbrennung und Verätzung 5-925.2b
––– frei
–––– großflächig 5-902.6b
–––– kleinflächig 5-902.2b
–– bei Rekonstruktion, Mamma, plastisch 5-885.2♦
–– Brustwand
––– bei Verbrennung und Verätzung 5-925.2a
––– frei
–––– großflächig 5-902.6a
–––– kleinflächig 5-902.2a
–– Dammregion, bei Verbrennung und Verätzung 5-925.2m
–– Ellenbogen
––– bei Verbrennung und Verätzung 5-925.27♦
––– frei
–––– großflächig 5-902.67♦
–––– kleinflächig 5-902.27♦
–– Fuß
––– bei Verbrennung und Verätzung 5-925.2g♦
––– frei
–––– großflächig 5-902.6g♦
–––– kleinflächig 5-902.2g♦
–– Genitalregion
––– bei Verbrennung und Verätzung 5-925.2c
––– frei
–––– großflächig 5-902.6c ►

T
~~~

Transplantation *(Forts.)*
~ Vollhaut *(Forts.)*
~~ Genitalregion *(Forts.)*
~~~ frei *(Forts.)*
–––– kleinflächig 5-902.2c
–– Gesäß
––– bei Verbrennung und Verätzung 5-925.2d
––– frei
–––– großflächig 5-902.6d
–––– kleinflächig 5-902.2d
–– Hals
––– bei Verbrennung und Verätzung 5-925.25
––– frei
–––– großflächig 5-902.65
–––– kleinflächig 5-902.25
–– Hand
––– bei Verbrennung und Verätzung 5-925.29♦
––– frei
–––– großflächig 5-902.69♦
–––– kleinflächig 5-902.29♦
–– Knie
––– bei Verbrennung und Verätzung 5-925.2e♦
––– frei
–––– großflächig 5-902.6e♦
–––– kleinflächig 5-902.2e♦
–– Kopf
––– bei Verbrennung und Verätzung 5-925.24
––– frei
–––– großflächig 5-902.64
–––– kleinflächig 5-902.24
–– Kopfhaut, behaart, bei Verbrennung und Verätzung 5-925.2h
–– Leistenregion
––– bei Verbrennung und Verätzung 5-925.2c
––– frei
–––– großflächig 5-902.6c
–––– kleinflächig 5-902.2c
–– Lippe
––– bei Verbrennung und Verätzung 5-925.20
––– frei
–––– großflächig 5-902.60
–––– kleinflächig 5-902.20
–– Nase, bei Verbrennung und Verätzung 5-925.21
–– Oberarm
––– bei Verbrennung und Verätzung 5-925.27♦
––– frei
–––– großflächig 5-902.67♦
–––– kleinflächig 5-902.27♦
–– Oberschenkel
––– bei Verbrennung und Verätzung 5-925.2e♦
––– frei
–––– großflächig 5-902.6e♦
–––– kleinflächig 5-902.2e♦
–– Ohr, bei Verbrennung und Verätzung 5-925.22♦
–– Rücken
––– bei Verbrennung und Verätzung 5-925.2j
––– frei
–––– großflächig 5-902.6a
–––– kleinflächig 5-902.2a ►

Transplantation *(Forts.)*
~ Vollhaut *(Forts.)*
–– Schulter
––– bei Verbrennung und Verätzung 5-925.26♦
––– frei
–––– großflächig 5-902.66♦
–––– kleinflächig 5-902.26♦
–– Skrotum, bei Verbrennung und Verätzung 5-925.2k
–– Unterarm
––– bei Verbrennung und Verätzung 5-925.28♦
––– frei
–––– großflächig 5-902.68♦
–––– kleinflächig 5-902.28♦
–– Unterschenkel
––– bei Verbrennung und Verätzung 5-925.2f♦
––– frei
–––– großflächig 5-902.6f♦
–––– kleinflächig 5-902.2f♦
– Zahn 5-235.1
– Zehe, frei, als Fingerersatz 5-849.a♦
– Zellen, Retina 5-156.2♦
Transplantatlager, Schaffung
– Beugesehne
–– Daumen 5-840.d2♦
–– Handgelenk 5-840.d0♦
–– Langfinger 5-840.d1♦
– Sehne
–– Axilla 5-854.61♦
–– Bauchregion 5-854.66♦
–– Brustwand 5-854.65♦
–– Ellenbogen 5-854.62♦
–– Fußwurzel 5-854.6b♦
–– Genitalregion 5-854.67♦
–– Gesäß 5-854.67♦
–– Hals 5-854.60♦
–– Knie 5-854.68♦
–– Kopf 5-854.60♦
–– Leistenregion 5-854.67♦
–– Mittelfuß 5-854.6c♦
–– Oberarm 5-854.62♦
–– Oberschenkel 5-854.68♦
–– Rücken 5-854.65♦
–– Rückfuß 5-854.6b♦
–– Schulter 5-854.61♦
–– Unterarm 5-854.63♦
–– Unterschenkel 5-854.69♦
–– Zehe 5-854.6c♦
– Strecksehne
–– Daumen 5-840.d5♦
–– Handgelenk 5-840.d3♦
–– Langfinger 5-840.d4♦
Transplantatleber, Entfernung, als selbständiger Eingriff 5-503.1
Transpleural
– Inzision, Mediastinum 5-341.1
– Rekonstruktion, Ösophaguspassage, mit ösophago-ösophagealer Anastomose
–– bei Atresie 5-428.0
–– und Fistelverschluss, bei Atresie 5-428.1 ►
~~~

Transpleural *(Forts.)*
– retroperitoneal, Zugang, Brustwirbelsäule, kombiniert 5-031.8
– Zugang, Brustwirbelsäule 5-031.5
Transposition
– A. carotis communis 5-396.00♦
–– und Sinus caroticus 5-396.01♦
– A. carotis externa 5-396.03♦
– A. carotis interna, extrakraniell 5-396.02♦
– A. femoralis 5-396.70♦
– A. fibularis 5-396.84♦
– A. gastrica 5-396.62
– A. hepatica 5-396.61
– A. iliaca 5-396.52♦
– A. iliaca externa 5-396.54♦
– A. iliaca interna 5-396.55♦
– A. lienalis 5-396.63
– A. mesenterica inferior 5-396.66
– A. mesenterica superior 5-396.65
– A. profunda femoris 5-396.71♦
– A. pulmonalis 5-396.42♦
– A. radialis 5-396.24♦
– A. renalis 5-396.64♦
– A. subclavia 5-396.40♦
– A. tibialis anterior 5-396.80♦
– A. tibialis posterior 5-396.83♦
– A. ulnaris 5-396.20♦
– A. vertebralis, extrakraniell 5-396.04♦
– Augenmuskel
–– gerade 5-10d.0♦
–– schräg 5-10h.0♦
– Beugesehne
–– Daumen 5-840.c2♦
–– Handgelenk 5-840.c0♦
–– Langfinger 5-840.c1♦
– Brustwarze 5-882.3♦
– Eigenureter, offen, auf Transplantatniere 5-568.f
– Finger, zum
–– Daumen
––– mit Rekonstruktion, Metakarpale I 5-849.81♦
––– ohne Rekonstruktion, Metakarpale I 5-849.80♦
–– Finger 5-849.7♦
– Knochen
–– Beckenknochen, gefäßgestielt 5-784.ad
–– Femur
––– distal, gefäßgestielt 5-784.ah♦
––– proximal, gefäßgestielt 5-784.af♦
––– Schaft, gefäßgestielt 5-784.ag♦
–– Fibula
––– distal, gefäßgestielt 5-784.ar♦
––– proximal, gefäßgestielt 5-784.ap♦
––– Schaft, gefäßgestielt 5-784.aq♦
–– Gesichtsschädelknochen, gefäßgestielt 5-77b.6
–– Humerus
––– distal, gefäßgestielt 5-784.a3♦
––– proximal, gefäßgestielt 5-784.a1♦
––– Schaft, gefäßgestielt 5-784.a2♦ ▶

Transposition *(Forts.)*
~ Knochen *(Forts.)*
–– Kalkaneus, gefäßgestielt 5-784.at♦
–– Karpus, gefäßgestielt 5-784.aa♦
–– Kieferknochen, gefäßgestielt 5-77b.6
–– Klavikula, gefäßgestielt 5-784.a0♦
–– Metakarpus, gefäßgestielt 5-784.ab♦
–– Metatarsus, gefäßgestielt 5-784.av♦
–– Patella, gefäßgestielt 5-784.aj♦
–– Phalangen
––– Fuß, gefäßgestielt 5-784.aw♦
––– Hand, gefäßgestielt 5-784.ac♦
–– Radius
––– distal, gefäßgestielt 5-784.a6♦
––– proximal, gefäßgestielt 5-784.a4♦
––– Schaft, gefäßgestielt 5-784.a5♦
–– Schenkelhals, gefäßgestielt 5-784.ae♦
–– Skapula, gefäßgestielt 5-784.az♦
–– Talus, gefäßgestielt 5-784.as♦
–– Tarsus, gefäßgestielt 5-784.au♦
–– Tibia
––– distal, gefäßgestielt 5-784.an♦
––– proximal, gefäßgestielt 5-784.ak♦
––– Schaft, gefäßgestielt 5-784.am♦
–– Ulna
––– distal, gefäßgestielt 5-784.a9♦
––– proximal, gefäßgestielt 5-784.a7♦
––– Schaft, gefäßgestielt 5-784.a8♦
– Koronararterie 5-363.3
– Lymphgefäß
–– axillär 5-408.60♦
–– inguinal 5-408.61♦
– M. gracilis, bei Analinkontinenz 5-496.5
– Muskel
–– Axilla 5-853.51♦
–– Bauchregion 5-853.56♦
–– Brustwand 5-853.55♦
–– Ellenbogen 5-853.52♦
–– Fuß 5-853.5a♦
–– Genitalregion 5-853.57♦
–– Gesäß 5-853.57♦
–– Hals 5-853.50♦
–– Hand 5-843.8♦
–– Knie 5-853.58♦
–– Kopf 5-853.50♦
–– Leistenregion 5-853.57♦
–– Oberarm 5-853.52♦
–– Oberschenkel 5-853.58♦
–– Rücken 5-853.55♦
–– Schulter 5-853.51♦
–– Unterarm 5-853.53♦
–– Unterschenkel 5-853.59♦
–– zur Deckung, plastisch, bei Revision, Insuffizienz, Bronchusstumpf 5-321.41♦
– partiell
–– Beugesehne
––– Daumen 5-840.c2♦
––– Handgelenk 5-840.c0♦
––– Langfinger 5-840.c1♦
–– Sehne
––– Axilla 5-854.21♦ ▶

T

Transposition *(Forts.)*
~ partiell *(Forts.)*
~~ Sehne *(Forts.)*
––– Brustwand 5-854.25♦
––– Ellenbogen 5-854.22♦
––– Fußwurzel 5-854.2b♦
––– Genitalregion 5-854.27♦
––– Gesäß 5-854.27♦
––– Hals 5-854.20♦
––– Knie 5-854.28♦
––– Kopf 5-854.20♦
––– Leistenregion 5-854.27♦
––– Mittelfuß 5-854.2c♦
––– Oberarm 5-854.22♦
––– Oberschenkel 5-854.28♦
––– Rücken 5-854.25♦
––– Rückfuß 5-854.2b♦
––– Schulter 5-854.21♦
––– Unterarm 5-854.23♦
––– Unterschenkel 5-854.29♦
––– Zehe 5-854.2c♦
–– Strecksehne
––– Daumen 5-840.c5♦
––– Handgelenk 5-840.c3♦
––– Langfinger 5-840.c4♦
– penoskrotal, Korrektur, plastisch 5-643.3
– Pterygium 5-122.x♦
– Sehne
–– Axilla 5-854.21♦
–– Brustwand 5-854.25♦
–– Ellenbogen 5-854.22♦
–– Fußwurzel 5-854.2b♦
–– Genitalregion 5-854.27♦
–– Gesäß 5-854.27♦
–– Hals 5-854.20♦
–– Knie 5-854.28♦
–– Kopf 5-854.20♦
–– Leistenregion 5-854.27♦
–– Mittelfuß 5-854.2c♦
–– Oberarm 5-854.22♦
–– Oberschenkel 5-854.28♦
–– Rücken 5-854.25♦
–– Rückfuß 5-854.2b♦
–– Schulter 5-854.21♦
–– Unterarm 5-854.23♦
–– Unterschenkel 5-854.29♦
–– Zehe 5-854.2c♦
– Strecksehne
–– Daumen 5-840.c5♦
–– Handgelenk 5-840.c3♦
–– Langfinger 5-840.c4♦
– Teil, Augenmuskel
–– gerade 5-10d.1♦
–– schräg 5-10h.1♦
– Truncus brachiocephalicus 5-396.41♦
– Wimpern 5-093.4♦
– zum Anlegen, Bypass, extra-intrakraniell 5-027.0♦

Transpositionslappen, myokutan, zur
– Konstruktion, Vagina 5-705.2
– Rekonstruktion, Vagina 5-705.2

Transpositionsplastik
– lokal
–– Augenlid, bei Verbrennung und Verätzung 5-926.23♦
–– Axilla, bei Verbrennung und Verätzung 5-926.26♦
–– Bauchregion, bei Verbrennung und Verätzung 5-926.2b
–– Brustwand, bei Verbrennung und Verätzung 5-926.2a
–– Dammregion, bei Verbrennung und Verätzung 5-926.2m
–– Ellenbogen, bei Verbrennung und Verätzung 5-926.27♦
–– Fuß, bei Verbrennung und Verätzung 5-926.2g♦
–– Genitalregion, bei Verbrennung und Verätzung 5-926.2c
–– Gesäß, bei Verbrennung und Verätzung 5-926.2d
–– großflächig
––– Axilla 5-903.76♦
––– Bauchregion 5-903.7b
––– Brustwand 5-903.7a
––– Ellenbogen 5-903.77♦
––– Fuß 5-903.7g♦
––– Genitalregion 5-903.7c
––– Gesäß 5-903.7d
––– Hals 5-903.75
––– Hand 5-903.79♦
––– Knie 5-903.7e♦
––– Kopf 5-903.74
––– Leistenregion 5-903.7c
––– Lippe 5-903.70
––– Oberarm 5-903.77♦
––– Oberschenkel 5-903.7e♦
––– Rücken 5-903.7a
––– Schulter 5-903.76♦
––– Unterarm 5-903.78♦
––– Unterschenkel 5-903.7f♦
–– Hals, bei Verbrennung und Verätzung 5-926.25
–– Hand, bei Verbrennung und Verätzung 5-926.29♦
–– kleinflächig
––– Axilla 5-903.26♦
––– Bauchregion 5-903.2b
––– Brustwand 5-903.2a
––– Ellenbogen 5-903.27♦
––– Fuß 5-903.2g♦
––– Genitalregion 5-903.2c
––– Gesäß 5-903.2d
––– Hals 5-903.25
––– Hand 5-903.29♦
––– Haut, Kopf 5-903.24
––– Knie 5-903.2e♦
––– Leistenregion 5-903.2c
––– Lippe 5-903.20
––– Oberarm 5-903.27♦
––– Oberschenkel 5-903.2e♦
––– Rücken 5-903.2a ►

Transpositionsplastik *(Forts.)*
~ lokal *(Forts.)*
~~ kleinflächig *(Forts.)*
--- Schulter 5-903.26♦
--- Unterarm 5-903.28♦
--- Unterschenkel 5-903.2f♦
-- Knie, bei Verbrennung und Verätzung 5-926.2e♦
-- Kopf, bei Verbrennung und Verätzung 5-926.24
-- Kopfhaut, behaart, bei Verbrennung und Verätzung 5-926.2h
-- Leistenregion, bei Verbrennung und Verätzung 5-926.2c
-- Lippe, bei Verbrennung und Verätzung 5-926.20
-- Nase, bei Verbrennung und Verätzung 5-926.21
-- Oberarm, bei Verbrennung und Verätzung 5-926.27♦
-- Oberschenkel, bei Verbrennung und Verätzung 5-926.2e♦
-- Ohr, bei Verbrennung und Verätzung 5-926.22♦
-- Rücken, bei Verbrennung und Verätzung 5-926.2j
-- Schulter, bei Verbrennung und Verätzung 5-926.26♦
-- Skrotum, bei Verbrennung und Verätzung 5-926.2k
-- Unterarm, bei Verbrennung und Verätzung 5-926.28♦
-- Unterschenkel, bei Verbrennung und Verätzung 5-926.2f♦
- zur Rekonstruktion, Sinus pilonidalis, plastisch 5-897.11
Transpupillar
- Fremdkörperentfernung, Augenabschnitt, hinterer 5-150.2♦
- Thermotherapie
-- Chorioidea 5-155.5♦
-- Retina 5-155.5♦
Transpyramidal, Zugang, durch Schädelbasis 5-011.6
Transrektal
- Biopsie, Vesiculae seminales 1-464.2♦
-- mit Steuerung durch bildgebende Verfahren 1-466.1♦
- Destruktion, Gewebe, Prostata, durch
-- Elektroporation, irreversibel 5-602.6
-- Hitze 5-602.0
-- Nanopartikel, magnetisch 5-602.4
-- Strahlenträger 5-602.2
-- Ultraschall 5-602.1
- Endosonographie
-- Geschlechtsorgan, männlich 3-05c.0
-- Harnblase 3-05b.0
-- Urethra 3-05b.0
- Inzision, Prostata 5-600.2
- Saugbiopsie, Prostata 1-464.1 ▶

Transrektal *(Forts.)*
- Stanzbiopsie, Prostata
-- weniger als 20 Zylinder 1-464.00
--- mit Steuerung durch bildgebende Verfahren 1-466.00
-- 20 oder mehr Zylinder 1-464.01
--- mit Steuerung durch bildgebende Verfahren 1-466.01
Transsektion
- multilobulär, subpial, multipel 5-013.75
- unilobulär, subpial, multipel 5-013.74
Transseptal
- Biopsie
-- Corpus pineale, durch Inzision 1-514.1
-- Hypophyse, durch Inzision 1-514.0
- Linksherz-Katheteruntersuchung, mit
-- Druckmessung 1-274.0
-- Oxymetrie 1-274.1
-- Sondierung, Ventrikelseptum 1-274.4
- Sphenoidektomie 5-222.6♦
Transskleral
- Fremdkörperentfernung, Augenabschnitt, hinterer
-- durch Inzision 5-150.1♦
-- mit Magnet 5-150.0♦
- Photokoagulation, Corpus ciliare, zur Senkung, Augeninnendruck 5-132.22♦
- Zyklophotokoagulation, zur Senkung, Augeninnendruck 5-132.22♦
Transsphenoidal
- Biopsie
-- Corpus pineale, durch Inzision 1-514.1
-- Hypophyse, durch Inzision 1-514.0
- Zugang, durch Schädelbasis 5-011.2
Transsphinktär
- Exzision, Analfistel, mit Verschluss, durch Schleimhautlappen 5-491.4
- Fistelexzision, anal 5-491.12
Transsternal, Zugang
- bei
-- Lobektomie, Schilddrüse, vollständig, einseitig 5-064.2
-- Resektion, Schilddrüse, partiell 5-064.1♦
- zur Thyreoidektomie 5-064.3
Transtympanal
- Destruktion, Labyrinth 5-208.4♦
- Labyrinthektomie 5-208.2♦
Transureterokutaneostomie
- abdominal, offen, zur Harnableitung, kutan 5-564.31♦
- laparoskopisch, zur Harnableitung, kutan 5-564.32♦
- lumbal, offen, zur Harnableitung, kutan 5-564.30♦
Transureteropyelostomie
- abdominal, offen 5-557.81♦
- laparoskopisch 5-557.83♦
- lumbal, offen 5-557.80♦
- thorakoabdominal 5-557.82♦

Transureteroureterostomie
– laparoskopisch, zur Rekonstruktion, Ureter 5-568.a1♦
– offen, zur Rekonstruktion, Ureter 5-568.a0♦
Transurethral
– Ausräumung, Tamponade, Harnblase, operativ 5-570.4
– Ballondilatation
–– Ureter 5-560.1♦
–– Ureterostium 5-561.6♦
– Biopsie
–– Harnblase 1-460.2
–– Nierenbecken 1-460.0♦
–– Prostata 1-460.4
–– Ureter 1-460.1♦
–– Urethra 1-460.3
– Blutstillung
–– Harnblase, operativ 5-579.42
–– Prostata 5-609.0
– Bougierung, Ureter 5-560.2♦
–– zur Erweiterung, Ureterostium 5-561.7♦
– Dehnung, Harnblase, operativ 5-579.52
– Destruktion, Gewebe
–– Harnblase, durch
––– Elektrokoagulation 5-573.32
––– Mikrowellenablation 5-573.31
––– Radiofrequenzablation 5-573.30
–– Prostata, durch
––– Elektrolyse 5-601.e
––– Hyperthermie 5-601.34
––– Kälte 5-601.2
––– Laser, im Rahmen eines anderen Eingriffes *[nur Zusatzkode!]* 5-601.d
––– Mikrowellenablation 5-601.31
––– Radiofrequenzablation 5-601.30
––– Thermotherapie 5-601.33
––– Wasserdampfablation 5-601.32
–– Urethra 5-582.3
– Divertikulotomie, Harnblase 5-573.0
– Einlegen
–– Harnleiterkatheter 8-137.00♦
–– Harnleiterschiene 8-137.00♦
–– Ureterkatheter 8-137.00♦
–– Ureterschiene 8-137.00♦
– Elektroresektion, Gewebe, Prostata 5-601.0
–– im Rahmen eines anderen Eingriffes *[nur Zusatzkode!]* 5-601.b
–– mit Trokarzystostomie 5-601.1
– Endosonographie
–– Geschlechtsorgan, männlich 3-05c.1
–– Harnblase 3-05b.1
–– Urethra 3-05b.1
– Entfernung
–– Schleim, Ersatzharnblase 5-579.22
–– Stein
––– Ersatzharnblase 5-579.02
––– Harnblase, endoskopisch, mit
–––– Desintegration 5-570.0
–––– Lithotripsie 5-570.0
–– Stent, Ureter, zur Erweiterung 5-560.8♦ ►

Transurethral *(Forts.)*
– Extraktion, Stein, Harnblase, mit Dormia-Körbchen 5-562.8♦
– Exzision
–– Gewebe
––– Ersatzharnblase 5-579.32
––– Prostata, durch fokussierten Wasserstrahl 5-601.9
–– Harnblase
––– fluoreszenzgestützt, mit Hexaminolävulinsäure 5-573.21
––– nicht fluoreszenzgestützt 5-573.20
– Fremdkörperentfernung, Ersatzharnblase 5-579.12
– Holmium-Laser-Enukleation, Prostata 5-601.70
– Holmium-Laser-Resektion, Prostata 5-601.71
– Implantation
–– Metallstent, permanent, Ureter 5-560.30♦
–– Prostatagewebe-Retraktor
––– 1 5-609.80
––– 2 5-609.81
––– 3 5-609.82
––– 4 5-609.83
––– 5 5-609.84
––– 6 5-609.85
––– 7 5-609.86
––– 8 oder mehr 5-609.87
– Injektionsbehandlung, Harnblase 5-579.62
– Inzision
–– Harnblase 5-573.0
–– Harnblasenhals 5-573.1
–– Prostata 5-600.0
–– Sphincter urethrae externus 5-585.3
–– zur Erweiterung, Ureterostium 5-561.2♦
– Laservaporisation, Prostata 5-601.42
– Ligatur, Ureter 5-569.12♦
– Lithotripsie, Harnblase, endoskopisch 5-570.0
– Polypresektion, Urethra 5-582.1
– Resektion
–– Harnblase
––– fluoreszenzgestützt, mit Hexaminolävulinsäure 5-573.41
––– nicht-fluoreszenzgestützt 5-573.40
–– Prostata 5-601.1
–– Urethra 5-582.1
–– Urethraklappe 5-582.1
–– zur Erweiterung, Ureterostium 5-561.5♦
– Revision
–– Harnblase 5-579.72
–– Ureter 5-569.72♦
– Thulium-Laser-Enukleation, Prostata 5-601.72
– Thulium-Laser-Resektion, Prostata 5-601.73
– Ureterolyse
–– mit
––– Umscheidung, mit Omentum 5-569.52♦
––– Verlagerung, intraperitoneal 5-569.42♦
–– ohne intraperitoneale Verlagerung 5-569.32♦
– Vaporisation, Gewebe, Prostata, elektrisch 5-601.6
–– im Rahmen eines anderen Eingriffes *[nur Zusatzkode!]* 5-601.c ►

Transurethral *(Forts.)*
– Verschluss, Ureter 5-569.22♦
– Wechsel
–– Ureterkatheter 8-137.10♦
–– Ureterschiene 8-137.10♦
– Zystoskopie, mit Biopsie 1-460.2
Transvaginal
– Aspiration, Ovum 9-271.2♦
– Biopsie, Chorionzotten, ohne Inzision, mit Steuerung durch bildgebende Verfahren 1-473.1
– Okklusion, Gefäß, Uterusarterie, temporär, dopplersonographisch-gesteuert 5-681.7
– Suspensionsoperation
–– durch
––– Faszienzügelplastik 5-593.02
––– Plastik, Levator 5-593.00
––– Pubokokzygeusplastik 5-593.01
–– mit
––– Dura 5-593.10
––– Faszie 5-593.11
––– transobturatorischem Band 5-593.20
– Zügeloperation
–– durch Plastik, Levator 5-593.00
–– mit
––– Faszie 5-593.11
––– Tension free vaginal tape 5-593.20
––– transobturatorischem Band 5-593.20
– Zugangsweg, zur Operation, endoskopisch *[nur Zusatzkode!]* 5-986.02
Transvasal
– Implantation, Pumpe, axial
–– linksventrikulär, zur Unterstützung, Kreislauf 8-839.46
–– rechtsventrikulär, zur Unterstützung, Kreislauf 8-839.47
– platziert, Pumpe, axial, zur Unterstützung, Kreislauf, Dauer der Behandlung
–– bis unter 48 Stunden 8-83a.30
–– 48 bis unter 96 Stunden 8-83a.31
–– 96 bis unter 144 Stunden 8-83a.34
–– 144 bis unter 192 Stunden 8-83a.35
–– 192 bis unter 240 Stunden 8-83a.36
–– 240 bis unter 288 Stunden 8-83a.37
–– 288 bis unter 384 Stunden 8-83a.38
–– 384 bis unter 480 Stunden 8-83a.39
–– 480 bis unter 576 Stunden 8-83a.3a
–– 576 bis unter 720 Stunden 8-83a.3c
–– 720 oder mehr Stunden 8-83a.3d
Transvenös
– Anuloplastik, Mitralklappe 5-35a.44
– Biopsie
–– Endokard 1-497.0
–– Endomyokard 1-497.1
–– Leber 1-497.3
–– Myokard 1-497.2
– Clip-Rekonstruktion
–– Mitralklappe 5-35a.41
–– Trikuspidalklappe 5-35a.50
– endovaskulär, Plastik, Segel, Mitralklappe 5-35a.41
Transvers, Enteroplastie, seriell 5-467.a1
Transversostoma
– Anlegen, im Rahmen eines anderen Eingriffs *[nur Zusatzkode!]* 5-462.4
– doppelläufig, Anlegen, als selbständiger Eingriff
–– durch Umsteigen laparoskopisch – offen chirurgisch 5-460.32
–– laparoskopisch 5-460.31
–– offen 5-460.30
– endständig, Anlegen
–– durch Umsteigen laparoskopisch – offen chirurgisch, als selbständiger Eingriff 5-461.22
–– laparoskopisch, als selbständiger Eingriff 5-461.21
–– offen, als selbständiger Eingriff 5-461.20
Transversostomie, Anlegen
– durch Umsteigen laparoskopisch – offen chirurgisch 5-463.22
– laparoskopisch 5-463.21
– offen 5-463.20
Transversum
– mit rechter und linker Flexur, Resektion
–– durch Umsteigen laparoskopisch – offen chirurgisch 5-455.57
–– laparoskopisch, mit
––– Anastomose 5-455.55
––– Enterostoma 5-455.56
–– offen, mit
––– Anastomose 5-455.51
––– Anastomosen-Anus praeter 5-455.54
––– Enterostoma und Blindverschluss 5-455.52
––– zwei Enterostomata 5-455.53
– Resektion
–– durch Umsteigen laparoskopisch – offen chirurgisch 5-455.57
–– laparoskopisch, mit
––– Anastomose 5-455.55
––– Enterostoma 5-455.56
–– mit
––– Hemikolektomie
–––– links
––––– durch Umsteigen laparoskopisch – offen chirurgisch 5-455.a7
––––– laparoskopisch, mit
–––––– Anastomose 5-455.a5
–––––– Enterostoma 5-455.a6
––––– mit rechter Flexur
–––––– durch Umsteigen laparoskopisch – offen chirurgisch 5-455.a7
–––––– laparoskopisch, mit
––––––– Anastomose 5-455.a5
––––––– Enterostoma 5-455.a6
–––––– offen, mit
––––––– Anastomose 5-455.a1
––––––– Anastomosen-Anus praeter 5-455.a4
––––––– Enterostoma und Blindverschluss 5-455.a2
––––––– zwei Enterostomata 5-455.a3
––––– offen, mit
–––––– Anastomose 5-455.a1 ►

T

Transversum *(Forts.)*
~ Resektion *(Forts.)*
~~ mit *(Forts.)*
~~~ Hemikolektomie *(Forts.)*
~~~~ links *(Forts.)*
~~~~~ offen, mit *(Forts.)*
–––––– Anastomosen-Anus praeter 5-455.a4
–––––– Enterostoma und Blindverschluss 5-455.a2
–––––– zwei Enterostomata 5-455.a3
–––– rechts
––––– durch Umsteigen laparoskopisch – offen chirurgisch 5-455.97
––––– laparoskopisch, mit
–––––– Anastomose 5-455.95
–––––– Enterostoma 5-455.96
––––– mit linker Flexur
–––––– durch Umsteigen laparoskopisch – offen chirurgisch 5-455.97
–––––– laparoskopisch, mit
––––––– Anastomose 5-455.95
––––––– Enterostoma 5-455.96
–––––– offen, mit
––––––– Anastomose 5-455.91
––––––– Anastomosen-Anus praeter 5-455.94
––––––– Enterostoma und Blindverschluss 5-455.92
––––––– zwei Enterostomata 5-455.93
––––– offen, mit
–––––– Anastomose 5-455.91
–––––– Anastomosen-Anus praeter 5-455.94
–––––– Enterostoma und Blindverschluss 5-455.92
–––––– zwei Enterostomata 5-455.93
––––– und links
–––––– durch Umsteigen laparoskopisch – offen chirurgisch 5-455.c7
–––––– laparoskopisch, mit
––––––– Anastomose 5-455.c5
––––––– Enterostoma 5-455.c6
–––––– offen, mit
––––––– Anastomose 5-455.c1
––––––– Anastomosen-Anus praeter 5-455.c4
––––––– Enterostoma und Blindverschluss 5-455.c2
––––––– zwei Enterostomata 5-455.c3
––– Sigma, mit Hemikolektomie, links
–––– durch Umsteigen laparoskopisch – offen chirurgisch 5-455.d7
–––– laparoskopisch, mit
––––– Anastomose 5-455.d5
––––– Enterostoma 5-455.d6
–––– mit rechter Flexur
––––– durch Umsteigen laparoskopisch – offen chirurgisch 5-455.d7
––––– laparoskopisch, mit
–––––– Anastomose 5-455.d5
–––––– Enterostoma 5-455.d6
––––– offen, mit
–––––– Anastomose 5-455.d1 ►

Transversum *(Forts.)*
~ Resektion *(Forts.)*
~~ mit *(Forts.)*
~~~ Sigma, mit Hemikolektomie, links *(Forts.)*
~~~~ mit rechter Flexur *(Forts.)*
~~~~~ offen, mit *(Forts.)*
–––––– Anastomosen-Anus praeter 5-455.d4
–––––– Enterostoma und Blindverschluss 5-455.d2
–––––– zwei Enterostomata 5-455.d3
–––– offen, mit
––––– Anastomose 5-455.d1
––––– Anastomosen-Anus praeter 5-455.d4
––––– Enterostoma und Blindverschluss 5-455.d2
––––– zwei Enterostomata 5-455.d3
–– offen, mit
––– Anastomose 5-455.51
––– Anastomosen-Anus praeter 5-455.54
––– Enterostoma und Blindverschluss 5-455.52
––– zwei Enterostomata 5-455.53
Transvesikal
– Fistelverschluss, vesikovaginal 5-706.42
– Zugangsweg, zur Operation, endoskopisch *[nur Zusatzkode!]* 5-986.04
Transzervikal
– Exzision
–– Thyreoidea lingualis, mit Resektion, Zungenbein, medial 5-069.22
–– Zungengrundschilddrüse
––– mit Resektion, Zungenbein, medial 5-069.22
––– ohne Resektion, Zungenbein, medial 5-069.21
– Thyreoidektomie, lingual
–– mit Resektion, Zungenbein, medial 5-069.22
–– ohne Resektion, Zungenbein, medial 5-069.21
Trastuzumab, Applikation
– intravenös
–– 100 mg bis unter 150 mg 6-001.k0
–– 150 mg bis unter 200 mg 6-001.k1
–– 200 mg bis unter 250 mg 6-001.k2
–– 250 mg bis unter 300 mg 6-001.k3
–– 300 mg bis unter 350 mg 6-001.k4
–– 350 mg bis unter 400 mg 6-001.k5
–– 400 mg bis unter 450 mg 6-001.k6
–– 450 mg bis unter 500 mg 6-001.k7
–– 500 mg bis unter 600 mg 6-001.k8
–– 600 mg bis unter 700 mg 6-001.k9
–– 700 mg bis unter 800 mg 6-001.ka
–– 800 mg bis unter 900 mg 6-001.kb
–– 900 mg bis unter 1.000 mg 6-001.kc
–– 1.000 mg bis unter 1.200 mg 6-001.kd
–– 1.200 mg bis unter 1.400 mg 6-001.ke
–– 1.400 mg bis unter 1.600 mg 6-001.kf
–– 1.600 mg bis unter 1.800 mg 6-001.kg
–– 1.800 mg bis unter 2.000 mg 6-001.kh
–– 2.000 mg bis unter 2.200 mg 6-001.kj
–– 2.200 mg bis unter 2.400 mg 6-001.kk
–– 2.400 mg oder mehr 6-001.km ►

Trastuzumab, Applikation *(Forts.)*
– subkutan
–– 600 mg bis unter 1.200 mg 6-001.m0
–– 1.200 mg bis unter 1.800 mg 6-001.m1
–– 1.800 mg bis unter 2.400 mg 6-001.m2
–– 2.400 mg bis unter 3.000 mg 6-001.m3
–– 3.000 mg bis unter 3.600 mg 6-001.m4
–– 3.600 mg oder mehr 6-001.m5
Trastuzumab Emtansin, Applikation, parenteral 6-007.d
Traumatisch – s. jeweiliger durchgeführter Eingriff
Trennung
– Hufeisenniere
–– abdominal, offen 5-557.31
–– laparoskopisch 5-557.33
–– lumbal, offen 5-557.30
–– thorakoabdominal 5-557.32
– Syndaktylie
–– Finger
––– komplett, mit
–––– Kuppenplastik 5-917.20♦
–––– Rekonstruktion, Seitenband 5-917.21♦
––– partiell, mit Verschiebeplastik 5-917.10♦
–– Zehe
––– komplett 5-918.1♦
––– partiell 5-918.0♦
– Zwilling, siamesisch 5-868.0
Treosulfan, Applikation, parenteral zur Konditionierung der Stammzelltransplantation 6-00c.j
Trepanation
– Bohrloch-, über Kalotte, als Zugang 5-010.2
– Nagel 5-898.2♦
Treprostinil, Applikation, parenteral 6-004.b
Trichterbrust, Korrektur
– konventionell 5-346.a0
– mit Prothese, subkutan 5-346.a1
– nach D. Nuss 5-346.a6
Trientin, Applikation, oral 6-00b.n
Trifluridin-Tipiracil, Applikation, oral 6-009.n
Triiodophenol-(Lactid-Co-Glykolid-)Acrylat, zur Embolisation, selektiv *[nur Zusatzkode!]* 8-83b.24
Trikuspidalklappe
– Anuloplastik 5-353.4
–– endovaskulär transvenös 5-35a.51
– Anuloraphie, mit Band 5-35a.51
– Ballonvalvuloplastie, perkutan-transluminal 8-837.a3
– Ballonvalvulotomie, perkutan-transluminal 8-837.a3
– Clip-Rekonstruktion, transvenös 5-35a.50
– Entkalkung 5-354.34
– Ersatz, durch
–– Allotransplantat 5-351.41
––– bei Anomalie, kongenital 5-358.31
–– Autotransplantat, und
––– Allotransplantat, bei
–––– Anomalie, kongenital 5-358.36 ►

Trikuspidalklappe *(Forts.)*
~ Ersatz, durch *(Forts.)*
~~ Autotransplantat, und *(Forts.)*
~~~ Allotransplantat, bei *(Forts.)*
–––– Erweiterungsplastik, Ausflusstrakt, linksventrikulär, bei Anomalie, kongenital 5-358.37
––– Xenotransplantat, bei
–––– Anomalie, kongenital 5-358.36
–––– Erweiterungsplastik, Ausflusstrakt, linksventrikulär, bei Anomalie, kongenital 5-358.37
–– Bioprothese 5-351.42
––– bei Anomalie, kongenital 5-358.32
–– klappentragendes Conduit, bei Anomalie, kongenital 5-358.35
–– Kunstprothese, bei Anomalie, kongenital 5-358.34
–– Kunststoffklappe 5-351.44
–– Xenotransplantat 5-351.42
––– bei Anomalie, kongenital 5-358.32
––– stentless 5-351.43
–––– bei Anomalie, kongenital 5-358.33
– Exploration, mit Thrombektomie 5-354.31
– Kunstprothesen-, Wechsel, durch
–– Kunstprothese 5-352.32
–– Xenotransplantat 5-352.31
– Refixation, Prothese 5-354.33
– Rekonstruktion
–– bei Anomalie, kongenital 5-358.30
–– Chordae tendineae 5-354.32
–– mit Clip
––– 1, transvenös *[nur Zusatzkode!]* 5-35a.60
––– 2, transvenös *[nur Zusatzkode!]* 5-35a.61
––– 3, transvenös *[nur Zusatzkode!]* 5-35a.62
––– 4, transvenös *[nur Zusatzkode!]* 5-35a.63
––– 5 oder mehr, transvenös *[nur Zusatzkode!]* 5-35a.64
–– Papillarmuskel 5-354.32
–– Segel 5-353.5
– Segelplastik
–– endovaskulär transvenös 5-35a.50
–– mit Clip
––– 1, transvenös *[nur Zusatzkode!]* 5-35a.60
––– 2, transvenös *[nur Zusatzkode!]* 5-35a.61
––– 3, transvenös *[nur Zusatzkode!]* 5-35a.62
––– 4, transvenös *[nur Zusatzkode!]* 5-35a.63
––– 5 oder mehr, transvenös *[nur Zusatzkode!]* 5-35a.64
– Valvulotomie
–– geschlossen 5-350.6
–– offen 5-350.7
– Wechsel, Xenotransplantat, durch
–– Kunstprothese 5-352.30
–– Xenotransplantat 5-352.33
Trimming, Meniskus
– arthroskopisch 5-812.5♦
– offen 5-801.5♦
Tripelosteotomie, Beckenknochen, bei Arthroplastik, Hüftgelenk 5-829.01♦
~~~

Triple-Arthrodese, Sprunggelenk, unteres, offen 5-808.82♦
Trisegmentektomie
– Leber 5-502.3
– Leberlappen, rechts 5-502.3
Trisektorektomie, Leber 5-502.6
Trochanter
– Entfernung
–– DHS 5-787.5f♦
–– Hüftschraube, dynamisch 5-787.5f♦
– Revision, Osteosynthesematerial, mit Reosteosynthese, durch
–– DHS 5-78a.4f♦
–– Hüftschraube, dynamisch 5-78a.4f♦
Trokarzystostomie, bei Elektroresektion, transurethral, Gewebe, Prostata 5-601.1
Trommelfell
– Aufrichtung 5-194.2♦
– Durchtrennung 5-200.4♦
– Rekonstruktion, mit Knorpelpalisaden 5-194.0♦
– Schienung 5-194.2♦
Truncus arteriosus, Korrektur 5-359.5
Truncus brachiocephalicus
– Aneurysmaresektion 5-382.41♦
– Ballonangioplastie, offen 5-380.41♦ 8-836.08♦
– Embolektomie 5-380.41♦
– Endarteriektomie 5-381.41♦
– Entnahme, Transplantat 5-386.41♦
– Exzision 5-386.41♦
– Fremdkörperentfernung 5-380.41♦
– Inzision 5-380.41♦
– Ligatur 5-389.41♦
– Naht 5-388.41♦
– Patchplastik 5-395.41♦
– Rekonstruktion, plastisch 5-397.41♦
– Resektion, und
–– Ersatz 5-383.41♦
–– Reanastomosierung 5-382.41♦
– Thrombektomie 5-380.41♦
– Thrombendarteriektomie 5-381.41♦
– Transposition 5-396.41♦
– Verschluss, operativ 5-389.41♦
Truncus coeliacus
– Aneurysmaresektion 5-382.60
– Ballonangioplastie, offen 5-380.60 8-836.0a
– Embolektomie 5-380.60
– Endarteriektomie 5-381.60
– Entnahme, Transplantat 5-386.60
– Exzision 5-386.60
– Fremdkörperentfernung 5-380.60
– Inzision 5-380.60
– Ligatur 5-389.60
– Naht 5-388.60
– Patchplastik 5-395.60
– Rekonstruktion, plastisch 5-397.60
– Resektion, und
–– Ersatz 5-383.60
–– Reanastomosierung 5-382.60
– Thrombektomie 5-380.60
– Thrombendarteriektomie 5-381.60
– Verschluss, operativ 5-389.60
Truncus pulmonalis
– Gefäßersatz 5-383.44♦
– Resektion und Gefäßersatz 5-383.44♦
– Resektion und Interposition 5-383.44♦
Truncusklappe – s. Trunkusklappe
Trunkulär, Vagotomie 5-444.0
Trunkusklappe
– Ersatz, durch
–– Allotransplantat, bei Anomalie, kongenital 5-358.51
–– Autotransplantat, und
––– Allotransplantat
–––– bei Anomalie, kongenital 5-358.56
–––– mit Erweiterungsplastik, Ausflusstraktes, linksventrikulär, bei Anomalie, kongenital 5-358.57
––– Xenotransplantat
–––– bei Anomalie, kongenital 5-358.56
–––– mit Erweiterungsplastik, Ausflusstraktes, linksventrikulär, bei Anomalie, kongenital 5-358.57
–– Bioprothese, bei Anomalie, kongenital 5-358.52
–– klappentragendes Conduit, bei Anomalie, kongenital 5-358.55
–– Kunstprothese, bei Anomalie, kongenital 5-358.54
–– Xenotransplantat
––– bei Anomalie, kongenital 5-358.52
––– stentless, bei Anomalie, kongenital 5-358.53
– Rekonstruktion, bei Anomalie, kongenital 5-358.50
Tuba auditiva, Operation 5-209.1♦
Tuba uterina
– Adhäsiolyse
–– abdominal, offen, ohne mikrochirurgische Versorgung 5-657.80♦
–– durch Umsteigen
––– endoskopisch – offen chirurgisch, ohne mikrochirurgische Versorgung 5-657.83♦
––– vaginal – offen chirurgisch, ohne mikrochirurgische Versorgung 5-657.84♦
–– endoskopisch, ohne mikrochirurgische Versorgung 5-657.82♦
–– laparoskopisch, ohne mikrochirurgische Versorgung 5-657.82♦
–– mit mikrochirurgischer Versorgung 5-658.8♦
–– vaginal
––– laparoskopisch assistiert, ohne mikrochirurgische Versorgung 5-657.81♦
––– ohne mikrochirurgische Versorgung 5-657.85♦
– Anastomose
–– abdominal, offen 5-666.a0♦
–– durch Umsteigen
––– endoskopisch – offen chirurgisch 5-666.a3♦
––– vaginal – offen chirurgisch 5-666.a4♦
–– endoskopisch 5-666.a2♦
–– laparoskopisch 5-666.a2♦
–– vaginal 5-666.a5♦
––– laparoskopisch assistiert 5-666.a1♦ ►

Tuba uterina *(Forts.)*
– Aspirationsbiopsie, diagnostisch 1-470.1♦
–– durch Inzision 1-570.1♦
–– perkutan 1-470.1♦
– Biopsie 1-470.1♦
–– durch Inzision 1-570.1♦
–– mit Steuerung durch bildgebende Verfahren 1-474.1♦
–– perkutan 1-470.1♦
––– mit Steuerung durch bildgebende Verfahren 1-474.1♦
– Chromopertubation 5-667.1
– Destruktion, Gewebe
–– abdominal, offen 5-665.50♦
–– durch Umsteigen
––– endoskopisch – offen chirurgisch 5-665.53♦
––– vaginal – offen chirurgisch 5-665.54♦
–– endoskopisch 5-665.52♦
–– laparoskopisch 5-665.52♦
–– vaginal 5-665.55♦
––– laparoskopisch assistiert 5-665.51♦
– Elektrokoagulation
–– abdominal, offen, zur Sterilisation 5-663.00
–– durch Umsteigen
––– endoskopisch – offen chirurgisch, zur Sterilisation 5-663.03
––– vaginal – offen chirurgisch, zur Sterilisation 5-663.04
–– endoskopisch, zur Sterilisation 5-663.02
–– laparoskopisch, zur Sterilisation 5-663.02
–– vaginal
––– laparoskopisch assistiert, zur Sterilisation 5-663.01
––– zur Sterilisation 5-663.05
– Exzision, Gewebe
–– abdominal, offen 5-665.40♦
–– durch Umsteigen
––– endoskopisch – offen chirurgisch 5-665.43♦
––– vaginal – offen chirurgisch 5-665.44♦
–– laparoskopisch 5-665.42♦
–– vaginal 5-665.45♦
––– laparoskopisch assistiert 5-665.41♦
– Insufflation, durch
–– Hydropertubation 5-667.2
–– Pertubation 5-667.0
– Katheterisierung, durch Hysteroskopie 8-149.2♦
– Koagulation
–– laparoskopisch, beidseitig 5-663.02
–– offen, beidseitig 5-663.00
– mit Ovar, Adhäsiolyse
–– abdominal, kombiniert, offen, ohne mikrochirurgische Versorgung 5-657.90♦
–– kombiniert
––– durch Umsteigen
–––– endoskopisch – offen chirurgisch, ohne mikrochirurgische Versorgung 5-657.93♦
–––– vaginal – offen chirurgisch, ohne mikrochirurgische Versorgung 5-657.94♦
––– endoskopisch, ohne mikrochirurgische Versorgung 5-657.92♦ ►

Tuba uterina *(Forts.)*
~ mit Ovar, Adhäsiolyse *(Forts.)*
~~ kombiniert *(Forts.)*
––– laparoskopisch, ohne mikrochirurgische Versorgung 5-657.92♦
––– mit mikrochirurgischer Versorgung 5-658.9♦
–– vaginal, kombiniert
––– laparoskopisch assistiert, ohne mikrochirurgische Versorgung 5-657.91♦
––– ohne mikrochirurgische Versorgung 5-657.95♦
– Nadelbiopsie 1-470.1♦
–– perkutan 1-470.1♦
– Plastik, Fimbrien
–– abdominal, offen 5-666.90♦
–– durch Umsteigen
––– endoskopisch – offen chirurgisch 5-666.93♦
––– vaginal – offen chirurgisch 5-666.94♦
–– endoskopisch 5-666.92♦
–– laparoskopisch 5-666.92♦
–– vaginal 5-666.95♦
––– laparoskopisch assistiert 5-666.91♦
– Probeexzision 1-570.1♦
– Salpingouterostomie
–– abdominal, offen 5-666.b0♦
–– durch Umsteigen
––– endoskopisch – offen chirurgisch 5-666.b3♦
––– vaginal – offen chirurgisch 5-666.b4♦
–– endoskopisch 5-666.b2♦
–– laparoskopisch 5-666.b2♦
–– vaginal 5-666.b5♦
––– laparoskopisch assistiert 5-666.b1♦
– Unterbindung, mit
–– Destruktion
––– durch Umsteigen
–––– endoskopisch – offen chirurgisch, zur Sterilisation 5-663.53
–––– vaginal – offen chirurgisch, zur Sterilisation 5-663.54
––– laparoskopisch, zur Sterilisation 5-663.52
––– offen, zur Sterilisation 5-663.50
––– vaginal, laparoskopisch assistiert, zur Sterilisation 5-663.51
–– Durchtrennung
––– durch Umsteigen vaginal – offen chirurgisch, zur Sterilisation 5-663.54
––– vaginal, zur Sterilisation 5-663.55
– Verschluss
–– abdominal, offen, zur Sterilisation, durch
––– Clip 5-663.10
––– Fallopian ring 5-663 20
–– durch Umsteigen
––– endoskopisch – offen chirurgisch, zur Sterilisation, durch
–––– Clip 5-663.13
–––– Fallopian ring 5-663.23
––– vaginal – offen chirurgisch, zur Sterilisation, durch
–––– Clip 5-663.14
–––– Fallopian ring 5-663.24 ►

Tuba uterina *(Forts.)*
~ Verschluss *(Forts.)*
-- endoskopisch, zur Sterilisation, durch
--- Clip 5-663.12
--- Fallopian ring 5-663.22
-- laparoskopisch, zur Sterilisation, durch
--- Clip 5-663.12
--- Fallopian ring 5-663.22
-- vaginal
--- laparoskopisch assistiert, zur Sterilisation, durch
---- Clip 5-663.11
---- Fallopian ring 5-663.21
--- zur Sterilisation, durch
---- Clip 5-663.15
---- Fallopian ring 5-663.25
Tubargravidität, Behandlung, medikamentös, lokal
- abdominal, offen 5-744.50♦
- durch Umsteigen
-- endoskopisch – offen chirurgisch 5-744.53♦
-- vaginal – offen chirurgisch 5-744.54♦
- endoskopisch 5-744.52♦
- laparoskopisch 5-744.52♦
- vaginal 5-744.55♦
-- laparoskopisch assistiert 5-744.51♦
Tuberculum articulare, Kiefergelenk, Gewebe, Resektion 5-773.5♦
Tuberplastik
- mit
-- Hauttransplantat 5-244.41
-- Knochentransplantat 5-244.43
-- Schleimhauttransplantat 5-244.42
- ohne Transplantat 5-244.40
Tubostomie
- abdominal, offen 5-666.80♦
- durch Umsteigen
-- endoskopisch – offen chirurgisch 5-666.83♦
-- vaginal – offen chirurgisch 5-666.84♦
- endoskopisch 5-666.82♦
- laparoskopisch 5-666.82♦
- vaginal 5-666.85♦
-- laparoskopisch assistiert 5-666.81♦
Tubulär, Resektion
- Rektum, peranal, unter Belassen, Paraproktium 5-484.27
- unter Sphinktererhaltung, Rektum
-- durch Umsteigen laparoskopisch – offen chirurgisch, unter Belassen, Paraproktium, mit
--- Anastomose 5-484.28
--- Enterostoma und Blindverschluss 5-484.29
-- laparoskopisch, unter Belassen, Paraproktium, mit
--- Anastomose 5-484.25
--- Enterostoma und Blindverschluss 5-484.26
-- offen, unter Belassen, Paraproktium, mit
--- Anastomose 5-484.21
--- Enterostoma und Blindverschluss 5-484.22
Tubulovasostomie 5-637.4♦
Tubus, Ösophagus, Einlegen, bei Gastrotomie 5-430.1

Tumorausschälung, Ovar
- durch Umsteigen
-- endoskopisch – offen chirurgisch 5-651.93♦
-- vaginal – offen chirurgisch 5-651.94♦
- endoskopisch 5-651.92♦
- laparoskopisch 5-651.92♦
- offen 5-651.90♦
- vaginal 5-651.95♦
-- laparoskopisch assistiert 5-651.91♦
Tumordebulking
- Beckenwand 5-547.1
- intraperitoneal 5-547.0
Tumordestruktion
- epidural 5-035.2
- Ganglien, intraspinal 5-035.6
- Hirnhaut
-- mit Präparation von infiltriertem Nachbargewebe 5-015.4
-- ohne Infiltration von Nachbargewebe 5-015.3
- intrazerebral
-- hirneigenes Gewebe 5-015.0
-- nicht-hirneigenes Gewebe 5-015.1
- Kalotte 5-016.2
-- und Hirnhaut 5-016.6
- Nervenwurzel, intraspinal 5-035.6
- Rückenmark, intramedullär 5-035.0
- Rückenmarkhäute 5-035.2
-- und Knochen 5-035.4
- Schädelbasis
-- hintere Schädelgrube 5-016.02
-- mehrere Schädelgruben 5-016.03
-- mittlere Schädelgrube 5-016.01
-- vordere Schädelgrube 5-016.00
Tumorektomie, Mamma
- mit
-- Defektdeckung, durch Mobilisation und Adaptation, Brustgewebe, bis zu
--- 1 Quadrant 5-870.91♦
--- 25% 5-870.91♦
-- direkter Adaptation der benachbarten Wundflächen 5-870.90♦
- ohne Adaptation der benachbarten Wundflächen 5-870.90♦
Tumorendoprothese
- Implantation *[nur Zusatzkode!]* 5-829.c
- Wechsel *[nur Zusatzkode!]* 5-829.c
Tumorentfernung, Parametrium, offen 5-692.00♦
Tumorenukleation, Niere, offen 5-552.0♦
Tumorexstirpation
- Douglasraum 5-702.2
- Gaumenbogen 5-272.0
- Vagina 5-702.1
- Vulva 5-712.0
Tumorexzision
- epidural 5-035.2
- Ganglien, intraspinal 5-035.6
- Gaumen 5-272.0
- Hirnhaut
-- mit Präparation von infiltriertem Nachbargewebe 5-015.4 ►

Tumorexzision *(Forts.)*
~ Hirnhaut *(Forts.)*
–– ohne Infiltration von Nachbargewebe 5-015.3
– intrazerebral
–– hirneigenes Gewebe 5-015.0
–– nicht-hirneigenes Gewebe 5-015.1
– Kalotte 5-016.2
–– und Hirnhaut 5-016.6
– Mundboden 5-273.3
– Naseneingang 5-212.2
– Nervenwurzel, intraspinal 5-035.6
– Parotis 5-261.3♦
– Rückenmark, intramedullär 5-035.0
– Rückenmarkhäute 5-035.2
–– und Knochen 5-035.4
– Schädelbasis
–– hintere Schädelgrube 5-016.02
–– mehrere Schädelgruben 5-016.03
–– mittlere Schädelgrube 5-016.01
–– vordere Schädelgrube 5-016.00
– Zunge 5-250.2
Tumorgefäß, Hochfrequenzablation, intrauterin 5-754.6
Tumorprothese
– Entfernung, Hüftgelenk 5-821.e♦
– nicht-zementiert, Implantation
–– Hüftgelenk 5-820.20♦
–– Kniegelenk 5-822.90♦
– teilzementiert, Implantation
–– Hüftgelenk 5-820.22♦
–– Kniegelenk 5-822.92♦
– Wechsel, Hüftgelenk, in
–– Hybrid-Totalendoprothese 5-821.62♦
–– Langschaftprothese 5-821 63♦
–– Totalendoprothese
––– nicht-zementiert 5-821.60♦
––– teilzementiert 5-821.62♦
––– zementiert 5-821.61♦
–– Tumorprothese 5-821.63♦
– zementiert, Implantation
–– Hüftgelenk 5-820.21♦
–– Kniegelenk 5-822.91♦
Tumorresektion
– Ganglien, intrakraniell 5-017.1
– Gehörgang, Ohr, äußeres 5-181.7♦
– Glomus caroticum 5-398.1
– Hirnnerv, intrakraniell 5-017.1
– Larynx, durch Mikrolaryngoskopie 5-300.2
– Naseneingang 5-212.2
– Ohrmuschel 5-181.0♦
–– durch Keilexzision 5-182.0♦
– Stimmband, durch Mikrolaryngoskopie 5-300.5
– Taschenband, durch Mikrolaryngoskopie 5-300.2
– Uvula 5-272.0
Tumorszintigraphie, mit
– I-123-MIBG 3-70c.13
– Jod-123-MIBG 3-70c.13
– Tc-99m-Octreotid 3-70c.11
– Tc-99m-PSMA 3-70c.10
– Tc-In-111-Octreotid 3-70c.12 ►
Tumorszintigraphie, mit *(Forts.)*
– Technetium-99m-Octreotid 3-70c.11
– Technetium-99m-PSMA 3-70c.10
– Technetium-Indium-111-Octreotid 3-70c.12
Tumortonsillektomie, transoral 5-281.2
Tumorzellen, zirkulierend. Detektion, immunzytochemisch, bei Anreicherung, automatisiert 1-993
Tunica vaginalis testis
– Drainage 5-610.1
– Fremdkörperentfernung, durch Inzision 5-610.2
– Inzision 5-610.0
– Naht, nach Verletzung 5-613.0
– Rekonstruktion, plastisch 5-613.1
TUR – s. Resektion, transurethral
Turner-Warwick, Inzision, Harnblasenhals – s.a. Harnblasenhals, Inzision, transurethral 5-573.1
Tympanoplastik
– mit
–– Anlegen, Ohrradikalhöhle
––– mit Implantation
–––– Auto-Ossikel 5-195.c1♦
–––– Homoio-Ossikel 5-195.c3♦
–––– Prothese
––––– allogen 5-195.c3♦
––––– alloplastisch 5-195.c2♦
––––– autogen 5-195.c1♦
––––– xenogen 5-195.c3♦
––– ohne Implantation, Prothese 5-195.c0♦
–– Antrotomie
––– mit Implantation
–––– Auto-Ossikel 5-195.b1♦
–––– Homoio-Ossikel 5-195.b3♦
–––– Prothese
––––– allogen 5-195.b3♦
––––– alloplastisch 5-195.b2♦
––––– autogen 5-195.b1♦
––––– xenogen 5-195.b3♦
––– ohne Implantation, Prothese 5-195.b0♦
–– Attikoantrotomie
––– mit Implantation
–––– Auto-Ossikel 5-195.a1♦
–––– Homoio-Ossikel 5-195.a3♦
–––– Prothese
––––– allogen 5-195.a3♦
––––– alloplastisch 5-195.a2♦
––––– autogen 5-195.a1♦
––––– xenogen 5-195.a3♦
––– ohne Implantation, Prothese 5-195.a0♦
–– Attikotomie
––– mit Implantation
–––– Auto-Ossikel 5-195.a1♦
–––– Homoio-Ossikel 5-195.a3♦
–––– Prothese
––––– allogen 5-195.a3♦
––––– alloplastisch 5-195.a2♦
––––– autogen 5-195.a1♦
––––– xenogen 5-195.a3♦
––– ohne Implantation, Prothese 5-195.a0♦ ►

T

Tympanoplastik *(Forts.)*
~ mit *(Forts.)*
–– Mastoidektomie
––– mit Implantation
–––– Auto-Ossikel 5-195.b1♦
–––– Homoio-Ossikel 5-195.b3♦
–––– Prothese
––––– allogen 5-195.b3♦
––––– alloplastisch 5-195.b2♦
––––– autogen 5-195.b1♦
––––– xenogen 5-195.b3♦
––– ohne Implantation, Prothese 5-195.b0♦
– Typ
–– I
––– endaural 5-194.0♦
––– retroaurikulär 5-194.1♦
–– II bis V
––– mit Implantation
–––– Auto-Ossikel 5-195.91♦
–––– Homoio-Ossikel 5-195.93♦
–––– Prothese
––––– allogen 5-195.93♦
––––– alloplastisch 5-195.92♦
––––– autogen 5-195.91♦
––––– xenogen 5-195.93♦
––– ohne Implantation, Prothese 5-195.90♦
Tympanosympathektomie 5-209.0♦
Tympanotomie
– explorativ 5-202.2♦
– mit Abdichtung, Fenstermembran
–– oval 5-202.5♦
–– rund 5-202.5♦
Typ II bis V, Tympanoplastik, mit Implantation, Prothese, alloplastisch 5-195.92♦
Tyrosinkinase 1, FMS-ähnlich, löslich, Apherese 8-827

– U –

Überdruckbeatmung
– intermittierend
–– beim
––– Neugeborenen 8-711.10
––– Säugling 8-711.11
–– synchronisiert, beim
––– Neugeborenen 8-711.20
––– Säugling 8-711.21
– kontinuierlich
–– beim
––– Neugeborenen 8-711.10
––– Säugling 8-711.11
–– synchronisiert, beim
––– Neugeborenen 8-711.20
––– Säugling 8-711.21
Überdrucktherapie
– nasal
–– Ersteinstellung, bei schlafbezogenen Atemstörungen 8-717.0
–– früher eingeleitet, Kontrolle und Optimierung, bei schlafbezogenen Atemstörungen 8-717.1
– oronasal
–– Ersteinstellung, bei schlafbezogenen Atemstörungen 8-717.0
–– früher eingeleitet, Kontrolle und Optimierung, bei schlafbezogenen Atemstörungen 8-717.1
Übergang
– kardioösophageal, Biopsie, endoskopisch 1-440.a
– kraniozervikal
–– Plastik, Dura 5-021.3
–– Zugang
––– lateral 5-030.2
––– transoral 5-030.0
– urethrovesikal, Raffung 5-592
Überknüpfpolsterverband
– großflächig
–– mit Immobilisation, durch Gipsverband 8-191.41
–– ohne Immobilisation, durch Gipsverband 8-191.40
– kleinflächig
–– mit Immobilisation, durch Gipsverband 8-191.31
–– ohne Immobilisation, durch Gipsverband 8-191.30
Übernähung
– Duodenum, offen 5-469.70
– Ulcus duodeni, endoskopisch 5-469.73
– Ulcus ventriculi
–– durch Umsteigen laparoskopisch – offen chirurgisch 5-449.52
–– endoskopisch 5-449.53
–– laparoskopisch 5-449.51
–– peptisch, offen 5-449.50 ►
Übernähung *(Forts.)*
– Ulkus, Darm
–– durch Umsteigen laparoskopisch – offen chirurgisch 5-469.72
–– endoskopisch 5-469.73
–– laparoskopisch 5-469.71
–– offen 5-469.70
Überstimulation, fetoskopisch, bei Herzrhythmusstörungen 5-755.2
Überwachung
– Abstoßungsreaktion, nichtinvasiv, durch Implantation, System, nach Herztransplantation 5-377.b
– und Leitung
–– Geburt
––– normal 9-260
––– Plazenta, isoliert 9-263
–– Risikogeburt 9-261
Ulcus – s.a. Ulkus
Ulcus duodeni, Übernähung, endoskopisch 5-469.73
Ulcus ventriculi
– Übernähung
–– durch Umsteigen laparoskopisch – offen chirurgisch 5-449.52
–– endoskopisch 5-449.53
–– laparoskopisch 5-449.51
– Umstechung
–– durch Umsteigen laparoskopisch – offen chirurgisch 5-449.52
–– endoskopisch 5-449.53
–– laparoskopisch 5-449.51
–– offen 5-449.50
Ulkus – s.a. Ulcus
– Exzision, Magen 5-433.0
– Übernähung, Darm
–– durch Umsteigen laparoskopisch – offen chirurgisch 5-469.72
–– endoskopisch 5-469.73
–– laparoskopisch 5-469.71
–– offen 5-469.70
– Umstechung, Darm
–– durch Umsteigen laparoskopisch – offen chirurgisch 5-469.82
–– endoskopisch 5-469.83
–– laparoskopisch 5-469.81
–– offen 5-469.80
Ulna
– Biopsie
–– durch Inzision 1-503.2♦
–– ohne Inzision, mit Steuerung durch bildgebende Verfahren 1-481.2♦
–– perkutan 1-480.2♦
– distal
–– Bohrung 5-780.19♦
–– Débridement 5-780.69♦
–– Einlegen, Medikamententräger 5-780.49♦
–– Entfernung
––– Bewegungsfixateur 5-787.n9♦
––– Draht 5-787.09♦
–––– intramedullär 5-787.g9♦ ►

U

Ulna *(Forts.)*
~ distal *(Forts.)*
~~ Entfernung *(Forts.)*
––– ECMES 5-787.g9♦
––– Ender-Nagel 5-787.g9♦
––– ESIN 5-787.g9♦
––– Federnagel 5-787.g9♦
––– Fixateur externe 5-787.99♦
––– Marknagel 5-787.69♦
–––– mit Gelenkkomponente 5-787.79♦
––– Medikamententräger 5-780.59♦
––– Nancy-Nagel 5-787.g9♦
––– Platte 5-787.39♦
–––– winkelstabil 5-787.k9♦
––– Prevot-Nagel 5-787.g9♦
––– Ringfixateur 5-787.m9♦
––– Rush-Pin 5-787.g9♦
––– Schraube 5-787.19♦
––– TEN 5-787.g9♦
––– Transfixationsnagel 5-787.c9♦
––– Verriegelungsnagel 5-787.89♦
––– Zuggurtung/Cerclage 5-787.29♦
–– Entnahme
––– Knochentransplantat
–––– gefäßgestielt, nicht mikrovaskulär-anastomosiert 5-783.79♦
–––– mikrovaskulär-anastomosiert 5-783.59♦
–––– nicht-gefäßgestielt 5-783.49♦
––– Knorpel-Knochen-Transplantat 5-783.69♦
––– Span, kortikospongiös 5-783.29♦
––– Spongiosa 5-783.09♦
–– Epiphysenlösung, Reposition
––– geschlossen, durch
–––– Bewegungsfixateur 5-790.p9♦
–––– Draht 5-790.19♦
–––– ECMES 5-790.29♦
–––– Ender-Nagel 5-790.29♦
–––– ESIN 5-790.29♦
–––– Federnagel 5-790.29♦
–––– Fixateur externe 5-790.69♦
––––– mit interner Osteosynthese 5-790.d9♦
–––– intramedullären Draht 5-790.29♦
–––– Marknagel, mit
––––– Aufbohren, Markhöhle 5-790.39♦
––––– Gelenkkomponente 5-790.59♦
–––– Materialkombination 5-790.99♦
–––– Nancy-Nagel 5-790.29♦
–––– Platte 5-790.n9♦
–––– Prevot-Nagel 5-790.29♦
–––– Ringfixateur 5-790.m9♦
–––– Rush-Pin 5-790.29♦
–––– Schraube 5-790.09♦
–––– TEN 5-790.29♦
–––– winkelstabile Platte 5-790.k9♦
–––– Zuggurtung/Cerclage 5-790.19♦
––– offen, ohne Osteosynthese 5-793.09♦
–– Epiphyseodese
––– permanent 5-789.29♦
––– temporär 5-789.19♦
–– Epiphyseolyse, therapeutisch 5-789.49♦
–– Exploration, durch Inzision 5-780.09♦ ►

Ulna *(Forts.)*
~ distal *(Forts.)*
–– Exzision, partiell
––– endoskopisch 5-782.b9♦
––– mit Weichteilresektion 5-782.19♦
––– offen 5-782.a9♦
–– Fraktur, Reposition
––– geschlossen
–––– durch
––––– Bewegungsfixateur 5-790.p9♦
––––– Draht 5-790.19♦
––––– ECMES 5-790.29♦
––––– Ender-Nagel 5-790.29♦
––––– ESIN 5-790.29♦
––––– Federnagel 5-790.29♦
––––– Fixateur externe 5-790.69♦
–––––– mit interner Osteosynthese 5-790.d9♦
––––– intramedullären Draht 5-790.29♦
––––– Marknagel, mit
–––––– Aufbohren, Markhöhle 5-790.39♦
–––––– Gelenkkomponente 5-790.59♦
––––– Materialkombination 5-790.99♦
––––– Nancy-Nagel 5-790.29♦
––––– Platte 5-790.n9♦
––––– Prevot-Nagel 5-790.29♦
––––– Ringfixateur 5-790.m9♦
––––– Rush-Pin 5-790.29♦
––––– Schraube 5-790.09♦
––––– TEN 5-790.29♦
––––– Verriegelungsnagel 5-790.49♦
––––– winkelstabile Platte 5-790.k9♦
––––– Zuggurtung/Cerclage 5-790.19♦
–––– ohne Osteosynthese 8-200.9♦
––– offen
–––– durch
––––– Bewegungsfixateur 5-793.n9♦
––––– Draht 5-793.29♦
––––– ECMES 5-793.g9♦
––––– Ender-Nagel 5-793.g9♦
––––– ESIN 5-793.g9♦
––––– Federnagel 5-793.g9♦
––––– Fixateur externe 5-793.69♦
–––––– mit interner Osteosynthese 5-793.79♦
––––– intramedullären Draht 5-793.g9♦
––––– Marknagel 5-793.b9♦
–––––– mit Gelenkkomponente 5-793.a9♦
––––– Materialkombination 5-793.89♦
–––––– mit Rekonstruktion, Gelenkfläche 5-793.99♦
––––– Nancy-Nagel 5-793.g9♦
––––– Platte 5-793.39♦
––––– Prevot-Nagel 5-793.g9♦
––––– Ringfixateur 5-793.m9♦
––––– Rush-Pin 5-793.g9♦
––––– Schraube 5-793.19♦
––––– TEN 5-793.g9♦
––––– Transfixationsnagel 5-793.c9♦
––––– winkelstabile Platte 5-793.k9♦
––––– Zuggurtung/Cerclage 5-793.29♦
–––– ohne Osteosynthese 5-793.h9♦ ►

Ulna *(Forts.)*
~ distal *(Forts.)*
-- Fremdkörperentfernung, durch Inzision 5-780.39♦
-- Implantation
--- Glaskeramik, bioaktiv 5-785.29♦
--- Knochenersatz
---- alloplastisch, sonstiger
----- mit Medikamentenzusatz 5-785.79♦
----- ohne Medikamentenzusatz 5-785.69♦
---- keramisch 5-785.29♦
----- resorbierbar 5-785.39♦
------ mit Antibiotikumzusatz 5-785.59♦
---- metallisch 5-785.49♦
--- Zement
---- mit Antibiotikumzusatz 5-785.19♦
---- ohne Antibiotikumzusatz 5-785.09♦
-- Inzision, mit
--- Drainage 5-780.29♦
--- Einlegen, Medikamententräger 5-780.99♦
-- Knochen, frakturgefährdet, Stabilisierung 5-789.b9♦
-- Knorpel-Knochen-Transplantation
--- allogen 5-784.69♦
--- autogen 5-784.59♦
-- Kortikotomie, bei Segmenttransport 5-781.79♦
-- Mehrfragment-Fraktur, Reposition, offen
--- durch
---- Bewegungsfixateur 5-794.n9♦
---- Draht 5-794.19♦
---- ECMES 5-794.g9♦
---- Ender-Nagel 5-794.g9♦
---- ESIN 5-794.g9♦
---- Federnagel 5-794.g9♦
---- Fixateur externe 5-794.59♦
----- mit interner Osteosynthese 5-794.69♦
---- intramedullären Draht 5-794.g9♦
---- Marknagel 5-794.b9♦
----- mit Gelenkkomponente 5-794.a9♦
---- Materialkombination 5-794.79♦
----- mit Rekonstruktion, Gelenkfläche 5-794.89♦
---- Nancy-Nagel 5-794.g9♦
---- Platte 5-794.29♦
---- Prevot-Nagel 5-794.g9♦
---- Ringfixateur 5-794.m9♦
---- Rush-Pin 5-794.g9♦
---- Schraube 5-794.09♦
---- TEN 5-794.g9♦
---- Transfixationsnagel 5-794.c9♦
---- winkelstabile Platte 5-794.k9♦
---- Zuggurtung/Cerclage 5-794.19♦
--- ohne Osteosynthese 5-794.h9♦
-- Osteotomie
--- komplex, mehrdimensional 5-781.89♦
---- mit Achsenkorrektur 5-781.99♦
--- ohne Achsenkorrektur 5-781.a9♦
--- valgisierend 5-781.09♦
--- varisierend 5-781.19♦
-- Periost, Naht 5-789.09♦ ►

Ulna *(Forts.)*
~ distal *(Forts.)*
-- Pseudarthrose, Stabilisierung, ohne weitere Maßnahmen 5-789.c9♦
-- Resektion, partiell
--- endoskopisch 5-782.b9♦
--- mit
---- Kontinuitätsdurchtrennung 5-782.29♦
----- mit
------ Weichteilresektion 5-782.39♦
------ Wiederherstellung, Kontinuität 5-782.49♦
------- mit Weichteilresektion 5-782.59♦
---- Weichteilresektion 5-782.19♦
--- offen 5-782.a9♦
-- Revision, Osteosynthesematerial
--- mit Reosteosynthese, durch
---- Bewegungsfixateur 5-78a.n9♦
---- Draht 5-78a.19♦
----- intramedullär 5-78a.g9♦
---- ECMES 5-78a.g9♦
---- Ender-Nagel 5-78a.g9♦
---- ESIN 5-78a.g9♦
---- Federnagel 5-78a.g9♦
---- Fixateur externe 5-78a.89♦
---- Marknagel 5-78a.69♦
----- mit Gelenkkomponente 5-78a.59♦
---- Materialkombination 5-78a.99♦
---- Nancy-Nagel 5-78a.g9♦
---- Platte 5-78a.29♦
----- winkelstabil 5-78a.k9♦
---- Prevot-Nagel 5-78a.g9♦
---- Ringfixateur 5-78a.m9♦
---- Rush-Pin 5-78a.g9♦
---- Schraube 5-78a.09♦
---- TEN 5-78a.g9♦
---- Transfixationsnagel 5-78a.c9♦
---- Verbundosteosynthese 5-78a.99♦
---- Verriegelungsnagel 5-78a.79♦
---- Zuggurtung/Cerclage 5-78a.19♦
--- ohne Materialwechsel 5-789.39♦
-- Rotationsosteotomie 5-781.29♦
--- valgisierend 5-781.59♦
--- varisierend 5-781.69♦
-- Sequesterotomie 5-780.79♦
--- mit Einlegen, Medikamententräger 5-780.89♦
-- Transplantation
--- Knochen
---- gefäßgestielt, mit mikrovaskulärer Anastomose 5-784.49♦
---- nicht-gefäßgestielt 5-784.39♦
--- Knochenmatrix, demineralisiert, human 5-784.b9♦
--- Span, kortikospongiös
---- allogen
----- endoskopisch 5-784.f9♦
----- offen 5-784.89♦
---- autogen
----- ausgedehnt 5-784.29♦
----- endoskopisch 5-784.d9♦ ►

Ulna *(Forts.)*
~ distal *(Forts.)*
~~ Transplantation *(Forts.)*
~~~ Span, kortikospongiös *(Forts.)*
~~~~ autogen *(Forts.)*
----- offen 5-784.19♦
--- Spongiosa
---- allogen
----- endoskopisch 5-784.e9♦
----- offen 5-784.79♦
---- autogen
----- endoskopisch 5-784.c9♦
----- offen 5-784.09♦
-- Transposition, Knochen, gefäßgestielt 5-784.a9♦
-- Verkürzungsosteotomie 5-781.39♦
-- Verlängerungsosteotomie 5-781.49♦
-- Wechsel, Medikamententräger 5-780.49♦
- Nadelbiopsie, perkutan 1-480.2♦
- proximal
-- Bohrung 5-780.17♦
-- Débridement 5-780.67♦
-- Einlegen, Medikamententräger 5-780.47♦
-- Entfernung
--- Bewegungsfixateur 5-787.n7♦
--- Draht 5-787.07♦
---- intramedullär 5-787.g7♦
--- ECMES 5-787.g7♦
--- Ender-Nagel 5-787.g7♦
--- ESIN 5-787.g7♦
--- Federnagel 5-787.g7♦
--- Fixateur externe 5-787.97♦
--- Marknagel 5-787.67♦
---- mit Gelenkkomponente 5-787.77♦
--- Medikamententräger 5-780.57♦
--- Nancy-Nagel 5-787.g7♦
--- Platte 5-787.37♦
---- winkelstabil 5-787.k7♦
--- Prevot-Nagel 5-787.g7♦
--- Ringfixateur 5-787.m7♦
--- Rush-Pin 5-787.g7♦
--- Schraube 5-787.17♦
--- TEN 5-787.g7♦
--- Transfixationsnagel 5-787.c7♦
--- Verriegelungsnagel 5-787.87♦
--- Zuggurtung/Cerclage 5-787.27♦
-- Entnahme
--- Knochentransplantat
---- gefäßgestielt, nicht mikrovaskulär-anastomosiert 5-783.77♦
---- mikrovaskulär-anastomosiert 5-783.57♦
---- nicht-gefäßgestielt 5-783.47♦
--- Span, kortikospongiös 5-783.27♦
--- Spongiosa 5-783.07♦
-- Epiphysenlösung, Reposition
--- geschlossen, durch
---- Bewegungsfixateur 5-790.p7♦
---- Draht 5-790.17♦
---- ECMES 5-790.27♦
---- Ender-Nagel 5-790.27♦
---- ESIN 5-790.27♦ ►

Ulna *(Forts.)*
~ proximal *(Forts.)*
~~ Epiphysenlösung, Reposition *(Forts.)*
~~~ geschlossen, durch *(Forts.)*
---- Federnagel 5-790.27♦
---- Fixateur externe 5-790.67♦
----- mit interner Osteosynthese 5-790.d7♦
---- intramedullären Draht 5-790.27♦
---- Marknagel, mit
----- Aufbohren, Markhöhle 5-790.37♦
----- Gelenkkomponente 5-790.57♦
---- Materialkombination 5-790.97♦
---- Nancy-Nagel 5-790.27♦
---- Platte 5-790.n7♦
---- Prevot-Nagel 5-790.27♦
---- Ringfixateur 5-790.m7♦
---- Rush-Pin 5-790.27♦
---- Schraube 5-790.07♦
---- TEN 5-790.27♦
---- winkelstabile Platte 5-790.k7♦
---- Zuggurtung/Cerclage 5-790.17♦
--- offen, ohne Osteosynthese 5-793.07♦
-- Epiphyseodese
--- permanent 5-789.27♦
--- temporär 5-789.17♦
-- Epiphyseolyse, therapeutisch 5-789.47♦
-- Exploration, durch Inzision 5-780.07♦
-- Exzision, partiell
--- endoskopisch 5-782.b7♦
--- mit Weichteilresektion 5-782.17♦
--- offen 5-782.a7♦
-- Fraktur, Reposition
--- geschlossen
---- durch
----- Bewegungsfixateur 5-790.p7♦
----- Draht 5-790.17♦
----- ECMES 5-790.27♦
----- Ender-Nagel 5-790.27♦
----- ESIN 5-790.27♦
----- Federnagel 5-790.27♦
----- Fixateur externe 5-790.67♦
------ mit interner Osteosynthese 5-790.d7♦
----- intramedullären Draht 5-790.27♦
----- Marknagel, mit
------ Aufbohren, Markhöhle 5-790.37♦
------ Gelenkkomponente 5-790.57♦
----- Materialkombination 5-790.97♦
----- Nancy-Nagel 5-790.27♦
----- Platte 5-790.n7♦
----- Prevot-Nagel 5-790.27♦
----- Ringfixateur 5-790.m7♦
----- Rush-Pin 5-790.27♦
----- Schraube 5-790.07♦
----- TEN 5-790.27♦
----- Verriegelungsnagel 5-790.47♦
----- winkelstabile Platte 5-790.k7♦
----- Zuggurtung/Cerclage 5-790.17♦
---- ohne Osteosynthese 8-200.7♦
--- offen
---- durch
----- Bewegungsfixateur 5-793.n7♦ ►
~~~

Ulna *(Forts.)*
~ proximal *(Forts.)*
~~ Fraktur, Reposition *(Forts.)*
~~~ offen *(Forts.)*
~~~~ durch *(Forts.)*
----- Draht 5-793.27♦
----- ECMES 5-793.g7♦
----- Ender-Nagel 5-793.g7♦
----- ESIN 5-793.g7♦
----- Federnagel 5-793.g7♦
----- Fixateur externe 5-793.67♦
------ mit interner Osteosynthese 5-793.77♦
----- intramedullären Draht 5-793.g7♦
----- Marknagel 5-793.b7♦
------ mit Gelenkkomponente 5-793.a7♦
----- Materialkombination 5-793.87♦
------ mit Rekonstruktion, Gelenkfläche 5-793.97♦
----- Nancy-Nagel 5-793.g7♦
----- Platte 5-793.37♦
----- Prevot-Nagel 5-793.g7♦
----- Ringfixateur 5-793.m7♦
----- Rush-Pin 5-793.g7♦
----- Schraube 5-793.17♦
----- TEN 5-793.g7♦
----- Transfixationsnagel 5-793.c7♦
----- winkelstabile Platte 5-793.k7♦
----- Zuggurtung/Cerclage 5-793.27♦
---- ohne Osteosynthese 5-793.h7♦
-- Fremdkörperentfernung, durch Inzision 5-780.37♦
-- Implantation
--- Glaskeramik, bioaktiv 5-785.27♦
--- Knochenersatz
---- alloplastisch, sonstiger
----- mit Medikamentenzusatz 5-785.77♦
----- ohne Medikamentenzusatz 5-785.67♦
---- keramisch 5-785.27♦
----- resorbierbar 5-785.37♦
------ mit Antibiotikumzusatz 5-785.57♦
---- metallisch 5-785.47♦
--- Zement
---- mit Antibiotikumzusatz 5-785.17♦
---- ohne Antibiotikumzusatz 5-785.07♦
-- Inzision, mit
--- Drainage 5-780.27♦
--- Einlegen, Medikamententräger 5-780.97♦
-- Knochen, frakturgefährdet, Stabilisierung 5-789.b7♦
-- Knorpel-Knochen-Transplantation
--- allogen 5-784.67♦
--- autogen 5-784.57♦
-- Kortikotomie, bei Segmenttransport 5-781.77♦
-- Mehrfragment-Fraktur, Reposition, offen
--- durch
---- Bewegungsfixateur 5-794.n7♦
---- Draht 5-794.17♦
---- ECMES 5-794.g7♦
---- Ender-Nagel 5-794.g7♦
---- ESIN 5-794.g7♦ ►

Ulna *(Forts.)*
~ proximal *(Forts.)*
~~ Mehrfragment-Fraktur, Reposition, offen *(Forts.)*
~~~ durch *(Forts.)*
---- Federnagel 5-794.g7♦
---- Fixateur externe 5-794.57♦
----- mit interner Osteosynthese 5-794.67♦
---- intramedullären Draht 5-794.g7♦
---- Marknagel 5-794.b7♦
----- mit Gelenkkomponente 5-794.a7♦
---- Materialkombination 5-794.77♦
----- mit Rekonstruktion, Gelenkfläche 5-794.87♦
---- Nancy-Nagel 5-794.g7♦
---- Platte 5-794.27♦
---- Prevot-Nagel 5-794.g7♦
---- Ringfixateur 5-794.m7♦
---- Rush-Pin 5-794.g7♦
---- Schraube 5-794.07♦
---- TEN 5-794.g7♦
---- Transfixationsnagel 5-794.c7♦
---- winkelstabile Platte 5-794.k7♦
---- Zuggurtung/Cerclage 5-794.17♦
--- ohne Osteosynthese 5-794.h7♦
-- Osteotomie
--- komplex, mehrdimensional 5-781.87♦
---- mit Achsenkorrektur 5-781.97♦
--- ohne Achsenkorrektur 5-781.a7♦
--- valgisierend 5-781.07♦
--- varisierend 5-781.17♦
-- Periost, Naht 5-789.07♦
-- Pseudarthrose, Stabilisierung, ohne weitere Maßnahmen 5-789.c7♦
-- Resektion, partiell
--- endoskopisch 5-782.b7♦
--- mit
---- Kontinuitätsdurchtrennung 5-782.27♦
----- mit
------ Weichteilresektion 5-782.37♦
------ Wiederherstellung, Kontinuität 5-782.47♦
------- mit Weichteilresektion 5-782.57♦
---- Weichteilresektion 5-782.17♦
--- offen 5-782.a7♦
-- Revision, Osteosynthesematerial
--- mit Reosteosynthese, durch
---- Bewegungsfixateur 5-78a.n7♦
---- Draht 5-78a.17♦
----- intramedullär 5-78a.g7♦
---- ECMES 5-78a.g7♦
---- Ender-Nagel 5-78a.g7♦
---- ESIN 5-78a.g7♦
---- Federnagel 5-78a.g7♦
---- Fixateur externe 5-78a.87♦
---- Marknagel 5-78a.67♦
----- mit Gelenkkomponente 5-78a.57♦
---- Materialkombination 5-78a.97♦
---- Nancy-Nagel 5-78a.g7♦
---- Platte 5-78a.27♦
----- winkelstabil 5-78a.k7♦ ►

U
~~~

Ulna *(Forts.)*
~ proximal *(Forts.)*
~~ Revision, Osteosynthesematerial *(Forts.)*
~~~ mit Reosteosynthese, durch *(Forts.)*
---- Prevot-Nagel 5-78a.g7♦
---- Ringfixateur 5-78a.m7♦
---- Rush-Pin 5-78a.g7♦
---- Schraube 5-78a.07♦
---- TEN 5-78a.g7♦
---- Transfixationsnagel 5-78a.c7♦
---- Verbundosteosynthese 5-78a.97♦
---- Verriegelungsnagel 5-78a.77♦
---- Zuggurtung/Cerclage 5-78a.17♦
--- ohne Materialwechsel 5-789.37♦
-- Rotationsosteotomie 5-781.27♦
--- valgisierend 5-781.57♦
--- varisierend 5-781.67♦
-- Sequesterotomie 5-780.77♦
--- mit Einlegen, Medikamententräger 5-780.87♦
-- Transplantation
--- Knochen
---- gefäßgestielt, mit mikrovaskulärer Anastomose 5-784.47♦
---- nicht-gefäßgestielt 5-784.37♦
--- Knochenmatrix, demineralisiert, human 5-784.b7♦
--- Span, kortikospongiös
---- allogen
----- endoskopisch 5-784.f7♦
----- offen 5-784.87♦
---- autogen
----- ausgedehnt 5-784.27♦
----- endoskopisch 5-784.d7♦
----- offen 5-784.17♦
--- Spongiosa
---- allogen
----- endoskopisch 5-784.e7♦
----- offen 5-784.77♦
---- autogen
----- endoskopisch 5-784.c7♦
----- offen 5-784.07♦
-- Transposition, Knochen, gefäßgestielt 5-784.a7♦
-- Verkürzungsosteotomie 5-781.37♦
-- Verlängerungsosteotomie 5-781.47♦
-- Wechsel, Medikamententräger 5-780.47♦
- Schaft
-- Bohrung 5-780.18♦
-- Débridement 5-780.68♦
-- Einlegen, Medikamententräger 5-780.48♦
-- Entfernung
--- Bewegungsfixateur 5-787.n8♦
--- Draht 5-787.08♦
---- intramedullär 5-787.g8♦
--- ECMES 5-787.g8♦
--- Ender-Nagel 5-787.g8♦
--- ESIN 5-787.g8♦
--- Federnagel 5-787.g8♦
--- Fixateur externe 5-787.98♦ ►

Ulna *(Forts.)*
~ Schaft *(Forts.)*
~~ Entfernung *(Forts.)*
--- Marknagel 5-787.68♦
---- mit Gelenkkomponente 5-787.78♦
--- Medikamententräger 5-780.58♦
--- Nancy-Nagel 5-787.g8♦
--- Platte 5-787.38♦
---- winkelstabil 5-787.k8♦
--- Prevot-Nagel 5-787.g8♦
--- Ringfixateur 5-787.m8♦
--- Rush-Pin 5-787.g8♦
--- Schraube 5-787.18♦
--- TEN 5-787.g8♦
--- Transfixationsnagel 5-787.c8♦
--- Verriegelungsnagel 5-787.88♦
--- Zuggurtung/Cerclage 5-787.28♦
-- Entnahme
--- Knochentransplantat
---- gefäßgestielt, nicht mikrovaskulär-anastomosiert 5-783.78♦
---- mikrovaskulär-anastomosiert 5-783.58♦
---- nicht-gefäßgestielt 5-783.48♦
--- Span, kortikospongiös 5-783.28♦
--- Spongiosa 5-783.08♦
-- Exploration, durch Inzision 5-780.08♦
-- Exzision, partiell
--- endoskopisch 5-782.b8♦
--- mit Weichteilresektion 5-782.18♦
--- offen 5-782.a8♦
-- Fraktur, Reposition
--- geschlossen
---- durch
----- Bewegungsfixateur 5-790.p8♦
----- Draht 5-790.18♦
------ intramedullär 5-790.28♦
----- ECMES 5-790.28♦
----- Ender-Nagel 5-790.28♦
----- ESIN 5-790.28♦
----- Federnagel 5-790.28♦
----- Fixateur externe 5-790.68♦
------ mit interner Osteosynthese 5-790.d8♦
----- Marknagel, mit
------ Aufbohren, Markhöhle 5-790.38♦
------ Gelenkkomponente 5-790.58♦
----- Materialkombination 5-790.98♦
----- Nancy-Nagel 5-790.28♦
----- Platte 5-790.n8♦
----- Prevot-Nagel 5-790.28♦
----- Ringfixateur 5-790.m8♦
----- Rush-Pin 5-790.28♦
----- Schraube 5-790.08♦
----- TEN 5-790.28♦
----- Verriegelungsnagel 5-790.48♦
----- winkelstabile Platte 5-790.k8♦
----- Zuggurtung/Cerclage 5-790.18♦
---- ohne Osteosynthese 8-200.8♦
--- offen
---- durch
----- Bewegungsfixateur 5-791.n8♦
----- Draht 5-791.18♦ ►
~~~

Ulna *(Forts.)*
~ Schaft *(Forts.)*
~~ Fraktur, Reposition *(Forts.)*
~~~ offen *(Forts.)*
~~~~ durch *(Forts.)*
––––– ECMES 5-791.g8♦
––––– Ender-Nagel 5-791.g8♦
––––– ESIN 5-791.g8♦
––––– Federnagel 5-791.g8♦
––––– Fixateur externe 5-791.88♦
–––––– mit interner Osteosynthese 5-791.d8♦
––––– intramedullären Draht 5-791.g8♦
––––– Marknagel 5-791.68♦
–––––– mit Gelenkkomponente 5-791.58♦
––––– Materialkombination 5-791.98♦
––––– Nancy-Nagel 5-791.g8♦
––––– Platte 5-791.28♦
––––– Prevot-Nagel 5-791.g8♦
––––– Ringfixateur 5-791.m8♦
––––– Rush-Pin 5-791.g8♦
––––– Schraube 5-791.08♦
––––– TEN 5-791.g8♦
––––– Transfixationsnagel 5-791.c8♦
––––– Verriegelungsnagel 5-791.78♦
––––– winkelstabile Platte 5-791.k8♦
––––– Zuggurtung/Cerclage 5-791.18♦
–––– ohne Osteosynthese 5-791.h8♦
–– Fremdkörperentfernung, durch Inzision 5-780.38♦
–– Implantation
––– Glaskeramik, bioaktiv 5-785.28♦
––– Knochenersatz
–––– alloplastisch, sonstiger
––––– mit Medikamentenzusatz 5-785.78♦
––––– ohne Medikamentenzusatz 5-785.68♦
–––– keramisch 5-785.28♦
––––– resorbierbar 5-785.38♦
–––––– mit Antibiotikumzusatz 5-785.58♦
–––– metallisch 5-785.48♦
––– Zement
–––– mit Antibiotikumzusatz 5-785.18♦
–––– ohne Antibiotikumzusatz 5-785.08♦
–– Inzision, mit
––– Drainage 5-780.28♦
––– Einlegen, Medikamententräger 5-780.98♦
–– Knochen, frakturgefährdet, Stabilisierung 5-789.b8♦
–– Kortikotomie, bei Segmenttransport 5-781.78♦
–– Mehrfragment-Fraktur, Reposition, offen
––– durch
–––– Bewegungsfixateur 5-792.n8♦
–––– Draht 5-792.18♦
–––– ECMES 5-792.g8♦
–––– Ender-Nagel 5-792.g8♦
–––– ESIN 5-792.g8♦
–––– Federnagel 5-792.g8♦
–––– Fixateur externe 5-792.88♦
–––– intramedullären Draht 5-792.g8♦
–––– Marknagel 5-792.68♦
––––– mit Gelenkkomponente 5-792.58♦ ►

Ulna *(Forts.)*
~ Schaft *(Forts.)*
~~ Mehrfragment-Fraktur, Reposition, offen *(Forts.)*
~~~ durch *(Forts.)*
–––– Materialkombination 5-792.98♦
–––– Nancy-Nagel 5-792.g8♦
–––– Platte 5-792.28♦
–––– Prevot-Nagel 5-792.g8♦
–––– Ringfixateur 5-792.m8♦
–––– Rush-Pin 5-792.g8♦
–––– Schraube 5-792.08♦
–––– TEN 5-792.g8♦
–––– Verriegelungsnagel 5-792.78♦
–––– winkelstabile Platte 5-792.k8♦
–––– Zuggurtung/Cerclage 5-792.18♦
––– ohne Osteosynthese 5-792.h8♦
–– Osteotomie
––– komplex, mehrdimensional 5-781.88♦
–––– mit Achsenkorrektur 5-781.98♦
––– ohne Achsenkorrektur 5-781.a8♦
––– valgisierend 5-781.08♦
––– varisierend 5-781.18♦
–– Periost, Naht 5-789.08♦
–– Pseudarthrose, Stabilisierung, ohne weitere Maßnahmen 5-789.c8♦
–– Resektion
––– partiell
–––– endoskopisch 5-782.b8♦
–––– mit
––––– Kontinuitätsdurchtrennung 5-782.28♦
–––––– mit
––––––– Weichteilresektion 5-782.38♦
––––––– Wiederherstellung, Kontinuität 5-782.48♦
–––––––– mit Weichteilresektion 5-782.58♦
––––– Weichteilresektion 5-782.18♦
–––– offen 5-782.a8♦
––– total 5-782.68♦
–––– mit
––––– Ersatz 5-782.88♦
–––––– und Weichteilresektion 5-782.98♦
––––– Weichteilresektion 5-782.78♦
–– Revision, Osteosynthesematerial
––– mit Reosteosynthese, durch
–––– Bewegungsfixateur 5-78a.n8♦
–––– Draht 5-78a.18♦
––––– intramedullär 5-78a.g8♦
–––– ECMES 5-78a.g8♦
–––– Ender-Nagel 5-78a.g8♦
–––– ESIN 5-78a.g8♦
–––– Federnagel 5-78a.g8♦
–––– Fixateur externe 5-78a.88♦
–––– Marknagel 5-78a.68♦
––––– mit Gelenkkomponente 5-78a.58♦
–––– Materialkombination 5-78a.98♦
–––– Nancy-Nagel 5-78a.g8♦
–––– Platte 5-78a.28♦
––––– winkelstabil 5-78a.k8♦
–––– Prevot-Nagel 5-78a.g8♦
–––– Ringfixateur 5-78a.m8♦ ►

U
~~~

Ulna *(Forts.)*
~ Schaft *(Forts.)*
~~ Revision, Osteosynthesematerial *(Forts.)*
~~~ mit Reosteosynthese, durch *(Forts.)*
---- Rush-Pin 5-78a.g8♦
---- Schraube 5-78a.08♦
---- TEN 5-78a.g8♦
---- Transfixationsnagel 5-78a.c8♦
---- Verbundosteosynthese 5-78a.98♦
---- Verriegelungsnagel 5-78a.78♦
---- Zuggurtung/Cerclage 5-78a.18♦
--- ohne Materialwechsel 5-789.38♦
-- Rotationsosteotomie 5-781.28♦
--- valgisierend 5-781.58♦
--- varisierend 5-781.68♦
-- Sequesterotomie 5-780.78♦
--- mit Einlegen, Medikamententräger 5-780.88♦
-- Transplantation
--- Knochen
---- gefäßgestielt, mit mikrovaskulärer Anastomose 5-784.48♦
---- nicht-gefäßgestielt 5-784.38♦
--- Knochenmatrix, demineralisiert, human 5-784.b8♦
--- Röhrenknochen, allogen 5-784.98♦
--- Span, kortikospongiös
---- allogen
----- endoskopisch 5-784.f8♦
----- offen 5-784.88♦
---- autogen
----- ausgedehnt 5-784.28♦
----- endoskopisch 5-784.d8♦
----- offen 5-784.18♦
--- Spongiosa
---- allogen
----- endoskopisch 5-784.e8♦
----- offen 5-784.78♦
---- autogen
----- endoskopisch 5-784.c8♦
----- offen 5-784.08♦
-- Transposition, Knochen, gefäßgestielt 5-784.a8♦
-- Verkürzungsosteotomie 5-781.38♦
-- Verlängerungsosteotomie 5-781.48♦
-- Wechsel, Medikamententräger 5-780.48♦
Ulnakopfprothese
- Entfernung 5-825.q♦
- Implantation
-- mit Kopplung am Radius 5-824.71♦
-- ohne Kopplung am Radius 5-824.70♦
- Wechsel, in Ulnakopfprothese
-- mit Kopplung am Radius 5-825.p1♦
-- ohne Kopplung am Radius 5-825.p0♦
Ulnokarpalgelenk
- Abrasionsarthroplastik
-- arthroskopisch 5-812.f9♦
-- offen 5-801.h9♦
- Arthrolyse
-- arthroskopisch 5-810.29♦
-- offen 5-800.69♦ ►

Ulnokarpalgelenk *(Forts.)*
- Arthrorise, offen 5-809.19♦
- Arthrotomie, offen 5-800.09♦
- Band, Resektion
-- arthroskopisch 5-810.99♦
-- offen 5-800.c9♦
- Bandrest, Resektion, offen 5-800.c9♦
- Chondrogenese, matrixinduziert, autogen, arthroskopisch 5-812.g9♦
- Chondroplastik
-- arthroskopisch 5-812.e9♦
-- offen 5-801.g9♦
- Chondrozytentransplantation, matrixinduziert, autogen
-- arthroskopisch 5-812.h9♦
-- offen 5-801.k9♦
- Débridement, offen 5-800.39♦
- Denervierung, elektrothermisch, Synovialis, und Kapselgewebe, arthroskopisch 5-811.49♦
- Durchtrennung, Band
-- arthroskopisch 5-819.09♦
-- offen 5-809.09♦
- Einlegen, Medikamententräger
-- arthroskopisch 5-810.79♦
-- offen 5-800.a9♦
- Entfernung
-- Fragment, osteochondral
--- arthroskopisch 5-810.49♦
--- offen 5-800.89♦
-- Medikamententräger
--- arthroskopisch 5-810.89♦
--- offen 5-800.b9♦
-- Osteosynthesematerial, arthroskopisch 5-810.39♦
-- Verkalkung, periartikulär
--- arthroskopisch 5-810.59♦
--- offen 5-800.79♦
- Eröffnung, Knochen, subchondral
-- arthroskopisch 5-812.f9♦
--- mit Einbringen, Implantat, azellulär 5-812.g9♦
---- mit homologem Vollblut angereichert 5-812.m9♦
-- offen 5-801.h9♦
--- mit Einbringen, Implantat, azellulär 5-801.n9♦
---- mit homologem Vollblut angereichert 5-801.p9♦
- Exzision, Knorpel
-- arthroskopisch 5-812.09♦
-- offen 5-801.09♦
- Fixation
-- perkutan, temporär 5-809.49♦
-- temporär, offen 5-809.29♦
- Fragment, osteochondral, Refixation
-- arthroskopisch 5-812.39♦
-- offen 5-801.39♦
- Fremdkörperentfernung
-- arthroskopisch 5-810.49♦
-- offen 5-800.89♦ ►
~~~

Ulnokarpalgelenk *(Forts.)*
– Gelenkkörper, frei, Entfernung
–– arthroskopisch 5-810.49♦
–– offen 5-800.89♦
– Gelenkmobilisation
–– arthroskopisch 5-810.29♦
–– offen 5-800.69♦
– Gelenkspülung
–– arthroskopisch, mit Drainage
––– aseptisch 5-810.09♦
––– septisch 5-810.19♦
–– offen, mit Drainage
––– aseptisch 5-800.19♦
––– septisch 5-800.29♦
– Glättung, Knorpel
–– arthroskopisch 5-812.e9♦
–– mechanisch, offen 5-801.g9♦
– Implantation
–– Gewebekultur, in-vitro-hergestellt
––– arthroskopisch 5-812.a9♦
––– offen 5-801.c9♦
–– Knorpelersatz, metallisch, nicht-patientenindividuell, offen 5-801.m9♦
– Kapsulotomie, offen 5-800.09♦
– Knorpeltransplantation
–– arthroskopisch 5-812.99♦
–– offen 5-801.b9♦
– Luxation, Reposition
–– geschlossen
––– durch
–––– Draht 5-79a.19♦
–––– Federnagel 5-79a.g9♦
–––– Fixateur externe 5-79a.69♦
––––– mit interner Osteosynthese 5-79a.79♦
–––– intramedullären Draht 5-79a.g9♦
–––– Klammer 5-79a.e9♦
–––– Materialkombination 5-79a.89♦
–––– Schraube 5-79a.09♦
–––– Zuggurtung/Cerclage 5-79a.19♦
––– ohne Osteosynthese 8-201.9♦
–– offen
––– durch
–––– Draht 5-79b.19♦
–––– Federnagel 5-79b.g9♦
–––– Fixateur externe 5-79b.69♦
––––– mit interner Osteosynthese 5-79b.79♦
–––– intramedullären Draht 5-79b.g9♦
–––– Klammer 5-79b.e9♦
–––– Materialkombination 5-79b.89♦
–––– Platte 5-79b.29♦
–––– Schraube 5-79b.09♦
–––– Zuggurtung/Cerclage 5-79b.19♦
––– ohne Osteosynthese 5-79b.h9♦
– Mikrofrakturierung
–– arthroskopisch 5-812.f9♦
–– offen 5-801.h9♦
– Pridie-Bohrung
–– arthroskopisch 5-812.f9♦
–– offen 5-801.h9♦
– Punktion, perkutan, therapeutisch 8-158.9♦ ►

Ulnokarpalgelenk *(Forts.)*
– Resektion
–– Bandrest, arthroskopisch 5-810.99♦
–– Osteophyt 5-812.k9♦
– Spongiosaplastik, subchondral, offen, mit Fixation, Fragment 5-801.49♦
– Spülung, therapeutisch 8-178.9♦
– Synovialektomie
–– partiell
––– arthroskopisch 5-811.29♦
––– offen 5-800.49♦
–– total
––– arthroskopisch 5-811.39♦
––– offen 5-800.59♦
– Versorgung, Fraktur, arthroskopisch assistiert *[nur Zusatzkode!]* 5-810.69♦
– Wechsel, Medikamententräger
–– arthroskopisch 5-810.79♦
–– offen 5-800.a9♦
– Zystenexstirpation, offen 5-800.99♦
Ultraschall
– fokussiert, Magnetresonanz-gesteuert
–– bis unter 1 Stunde *[nur Zusatzkode!]* 8-660.0
–– 1 bis unter 2 Stunden *[nur Zusatzkode!]* 8-660.1
–– 2 bis unter 3 Stunden *[nur Zusatzkode!]* 8-660.2
–– 3 bis unter 4 Stunden *[nur Zusatzkode!]* 8-660.3
–– 4 bis unter 5 Stunden *[nur Zusatzkode!]* 8-660.4
–– 5 Stunden oder mehr *[nur Zusatzkode!]* 8-660.5
– Koronargefäß, intravaskulär 3-05g.0
– Magnetresonanz-gesteuert
–– fokussiert, zur Destruktion, Knochen, perkutan 5-789.7
–– zur Destruktion, Gewebe, Prostata 5-601.a
– zur Destruktion
–– Gewebe, Prostata
––– perkutan 5-602.1
––– transrektal 5-602.1
–– Kopfhaut, behaart, bei Verbrennung und Verätzung 5-921.5h
Ultraschallablation
– AV-Knoten, bei Herzrhythmusstörungen 8-835.41
– Hochfrequenz-
–– endokardial, bei Herzrhythmusstörungen 5-371.35
–– epikardial
––– endoskopisch, bei Herzrhythmusstörungen 5-371.55
––– offen, bei Herzrhythmusstörungen 5-371.45
– Pulmonalvene, bei Herzrhythmusstörungen 8-835.45
– Ventrikel
–– links, bei Herzrhythmusstörungen 8-835.44
–– rechts, bei Herzrhythmusstörungen 8-835.42 ►

Ultraschallablation *(Forts.)*
– Vorhof
–– links, bei Herzrhythmusstörungen 8-835.43
–– rechts, bei Herzrhythmusstörungen 8-835.40
– zur Destruktion, Gewebe, Niere
–– offen 5-552.41♦
–– perkutan-transrenal 5-552.53♦
Ultraschalldestruktion, Haut
– Augenlid, bei Verbrennung und Verätzung 5-921.53♦
– Axilla, bei Verbrennung und Verätzung 5-921.56♦
– Bauchregion, bei Verbrennung und Verätzung 5-921.5b
– Brustwand, bei Verbrennung und Verätzung 5-921.5a
– Dammregion, bei Verbrennung und Verätzung 5-921.5m
– Ellenbogen, bei Verbrennung und Verätzung 5-921.57♦
– Fuß, bei Verbrennung und Verätzung 5-921.5g♦
– Genitalregion, bei Verbrennung und Verätzung 5-921.5c
– Gesäß, bei Verbrennung und Verätzung 5-921.5d
– Hals, bei Verbrennung und Verätzung 5-921.55
– Hand, bei Verbrennung und Verätzung 5-921.59♦
– Knie, bei Verbrennung und Verätzung 5-921.5e♦
– Leistenregion, bei Verbrennung und Verätzung 5-921.5c
– Lippe, bei Verbrennung und Verätzung 5-921.50
– Nase, bei Verbrennung und Verätzung 5-921.51
– Oberarm, bei Verbrennung und Verätzung 5-921.57♦
– Oberschenkel, bei Verbrennung und Verätzung 5-921.5e♦
– Ohr, bei Verbrennung und Verätzung 5-921.52♦
– Rücken, bei Verbrennung und Verätzung 5-921.5j
– Schulter, bei Verbrennung und Verätzung 5-921.56♦
– Skrotum, bei Verbrennung und Verätzung 5-921.5k
– Unterarm, bei Verbrennung und Verätzung 5-921.58♦
– Unterschenkel, bei Verbrennung und Verätzung 5-921.5f♦
Ultraschallführung, intrauterin, bei Radiofrequenzablation
– Gewebe, Uterus 5-681.68
– zur Destruktion, Gewebe, Uterus 5-681.68
Ultraschallgesteuert, Biopsie
– Lunge, perkutan, durch
–– Feinnadelaspiration 1-432.00♦ ►

Ultraschallgesteuert, Biopsie *(Forts.)*
~ Lunge, perkutan, durch *(Forts.)*
–– Stanzbiopsie
––– mit Clip-Markierung, Biopsieregion 1-432.02♦
––– ohne Clip-Markierung, Biopsieregion 1-432.01♦
– perkutan
–– Leber 1-442.0
–– Mamma 1-494.30♦
–– Niere 1-465.0♦
–– Pleura 1-432.1♦
–– Zwerchfell 1-432.2
Ultraschallgestützt, Thrombolysesystem, Verwendung *[nur Zusatzkode!]* 8-83b.j
Ultraschallkoagulation, Uterus, fokussiert, Magnetresonanz-gesteuert 5-681.65
Ultraschalltherapie 8-650
Ultraviolettphototherapie, selektiv 8-560.0
Umfassend, Patientenschulung 9-500.2
Umformung, plastisch
– Gelenk, Metatarsophalangealgelenk, Digitus II bis V
–– 1 5-788.61♦
–– 2 5-788.62♦
–– 3 5-788.63♦
–– 4 5-788.64♦
– Interphalangealgelenk, Fuß
–– Digitus I 5-788.65♦
–– Digitus II bis V
––– 1 5-788.66♦
––– 2 5-788.67♦
––– 3 5-788.68♦
––– 4 5-788.69♦
––– 5 oder mehr 5-788.6a♦
– Metatarsophalangealgelenk, Digitus I 5-788.60♦
Umgehungsanastomose
– Dünndarm zum
–– Dickdarm 5-459.2
–– Dünndarm 5-459.0
– Seit-zu-Seit-, Dünndarm 5-459.0
Umscheidung
– Aneurysma-, intrakraniell, mit alloplastischem Material 5-026.2
– mit
–– alloplastischem Material, zur Rekonstruktion, Gefäß, intrakraniell 5-026.2
–– Omentum, bei Ureterolyse
––– laparoskopisch 5-569.51♦
––– offen 5-569.50♦
––– transurethral 5-569.52♦
– Muskel-, zur Rekonstruktion, Gefäß, intrakraniell 5-026.1
Umschneiden, Perianalgewebe 5-490.0
Umstechung
– Ulcus duodeni
–– durch Umsteigen laparoskopisch – offen chirurgisch 5-469.82
–– endoskopisch 5-469.83
–– laparoskopisch 5-469.81 ►

Umstechung *(Forts.)*
~ Ulcus duodeni *(Forts.)*
–– offen 5-469.80
– Ulcus ventriculi
–– durch Umsteigen laparoskopisch – offen chirurgisch 5-449.52
–– endoskopisch 5-449.53
–– laparoskopisch 5-449.51
–– offen 5-449.50
– Ulkus, Darm
–– durch Umsteigen laparoskopisch – offen chirurgisch 5-469.82
–– endoskopisch 5-469.83
–– laparoskopisch 5-469.81
–– offen 5-469.80
– Varizen 5-385.1♦
–– Fundus, Magen
––– durch Umsteigen laparoskopisch – offen chirurgisch 5-449.12
––– endoskopisch 5-449.13
––– laparoskopisch 5-449.11
––– offen 5-449.10
–– Ösophagus 5-429.2
– zur Blutstillung, Leber 5-505.0
Umstellung
– Femur, valgisierend, suprakondylär, in unilateraler Technik 5-781.0h♦
– Tibia, distal, valgisierend, diaphysär, mit Ringfixateur, nach Ilisarov 5-781.0n♦ 5-786.m
Umwandlung
– Anastomose, biliodigestiv, refluxiv in antirefluxiv 5-519.2
– Billroth II, Resektion, in
–– Roux-Y-Anastomose 5-447.5
–– Billroth I 5-447.4
– durch Interposition, Dünndarm, bei Revision, nach Resektion, Magen 5-447.6
– Enterostoma
–– Duodenum, in
––– Kock-Pouch 5-464.40
––– Stoma, kontinent 5-464.40
–– Ileum, in
––– Kock-Pouch 5-464.42
––– Stoma, kontinent 5-464.42
–– Jejunum, in
––– Kock-Pouch 5-464.41
––– Stoma, kontinent 5-464.41
–– Kolon, in
––– Kock-Pouch 5-464.43
––– Stoma, kontinent 5-464.43
– Geschlechtsorgan
–– männlich zu weiblich 5-646.1
–– weiblich zu männlich 5-646.0
– Harnableitung, supravesikal, andere, in
–– Ersatzharnblase
––– laparoskopisch 5-577.41
––– offen 5-577.40
–– Harnableitung mit
––– Darminterponat
–––– laparoskopisch 5-565.51♦
–––– offen 5-565.50♦ ►

Umwandlung *(Forts.)*
~ Harnableitung, supravesikal, andere, in *(Forts.)*
~~ Harnableitung mit *(Forts.)*
––– Darmreservoir
–––– laparoskopisch 5-566.91
–––– offen 5-566.90
–– interne Harnableitung über den Darm 5-567.7♦
–– Ureterokutaneostomie
––– abdominal, offen 5-564.61♦
––– laparoskopisch 5-564.62♦
––– lumbal, offen 5-564.60♦
– Liquorshunt, in Mehrfachableitung 5-024.5
– Resektion, Billroth I, in
–– Roux-Y-Anastomose 5-447.2
–– Billroth II 5-447.1
– Vagina duplex
–– in unpaariges Organ, laparoskopisch 5-495.32
–– offen, in Organ, unpaarig 5-495.30
–– perineal, in Organ, unpaarig 5-495.31
Unifokalisierung, Kollateralgefäß, Herz, Anomalie, kongenital, Korrektur 5-357.8
Unilateral, Epiphyseodese, Wirbelsäule, mit Wirbelfusion, dorsal 5-838.1
Unilobulär, Transsektion, subpial, multipel 5-013.74
Univentrikulär
– Herz, funktionell/morphologisch
–– kardial, Mapping 1-268.5
–– Katheteruntersuchung
––– mit duktusabhängigem Blutfluss
–––– Körperkreislauf 1-277.2
–––– Lungenkreislauf 1-277.1
––– ohne Duktusabhängigkeit 1-277.0
– Pumpe
–– extern, herzunterstützend
––– Entfernung
–––– offen, mit Sternotomie 5-376.21
–––– transapikal, offen 5-376.24
––– Implantation
–––– offen, mit Sternotomie 5-376.20
–––– transapikal, offen 5-376.23
––– Pumpenwechsel, isoliert, nicht offen 5-376.22
–– extrakorporal, Dauer der Behandlung
––– bis unter 48 Stunden 8-83a.10
––– 48 bis unter 96 Stunden 8-83a.11
––– 96 bis unter 144 Stunden 8-83a.13
––– 144 bis unter 192 Stunden 8-83a.14
––– 192 bis unter 240 Stunden 8-83a.15
––– 240 bis unter 288 Stunden 8-83a.16
––– 288 bis unter 384 Stunden 8-83a.17
––– 384 bis unter 480 Stunden 8-83a.18
––– 480 bis unter 576 Stunden 8-83a.19
––– 576 oder mehr Stunden 8-83a.1a
–– intern, herzunterstützend
––– Entfernung, offen 5-376.41
––– Implantation, offen 5-376.40
–– parakorporal, Pumpenwechsel, isoliert, nicht offen 5-376.72 ►

U

Univentrikulär *(Forts.)*
– Zentrifugalpumpe
–– extrakorporal
––– Entfernung 8-839.a3
––– Implantation, endovaskulär, Ventrikel
–––– links 8-839.a0
–––– rechts 8-839.a1
–– herzunterstützend
––– Entfernung
–––– offen, mit Sternotomie 5-376.21
–––– transapikal, offen 5-376.24
––– Implantation
–––– offen, mit Sternotomie 5-376.20
–––– transapikal, offen 5-376.23
––– Pumpenwechsel, isoliert, nicht offen 5-376.22
Unkoforaminektomie 5-832.6
Unterarm
– Abtragung, Hautblase, bei Verbrennung und Verätzung 5-921.08♦
– Amputation 5-862.4♦
– Arterie
–– Ballonangioplastie, Gefäßprothese, offen 5-380.28♦ 8-836.0e
–– Embolektomie, Gefäßprothese 5-380.28♦
–– Fremdkörperentfernung, Gefäßprothese 5-380.28♦
–– Inzision, Gefäßprothese 5-380.28♦
–– Thrombektomie, Gefäßprothese 5-380.28♦
– Butterfly-Plastik 5-906.08♦
–– bei Verbrennung und Verätzung 5-927.08♦
– Chemical Peeling
–– großflächig 5-913.98♦
–– kleinflächig 5-913.38♦
– Dehnungsplastik, lokal
–– bei Verbrennung und Verätzung 5-926.08♦
–– großflächig 5-903.58♦
–– kleinflächig 5-903.08♦
– Dermabrasion
–– bei Verbrennung und Verätzung 5-921.18♦
–– hochtourig, kleinflächig 5-913.08♦
– Desilikonisierung, Dermisersatzmaterial 5-91a.08♦
–– bei Verbrennung und Verätzung 5-929.18♦
– Desinsertion 5-851.d3♦
– Durchtrennung, Lappenstiel
–– bei Verbrennung und Verätzung 5-929.08♦
–– Muskel und Faszie 5-857.a3♦
– Einlegen, Medikamententräger, subfaszial 5-850.h3♦
– Entfernung, Medikamententräger, subfaszial 5-850.j3♦
– Entnahme
–– Composite graft 5-901.28♦
–– Fernlappen, gestielt 5-904.28♦
––– bei Verbrennung und Verätzung 5-924.58♦
–– Lappen
––– fasziokutan, mit mikrovaskulärer Anastomosierung 5-858.03♦ ►

Unterarm *(Forts.)*
~ Entnahme *(Forts.)*
~~ Lappen *(Forts.)*
––– frei, mit mikrovaskulärer Anastomosierung 5-904.08♦
–––– bei Verbrennung und Verätzung 5-924.38♦
––– myokutan, mit mikrovaskulärer Anastomosierung 5-858.23♦
––– osteofasziokutan, mit mikrovaskulärer Anastomosierung 5-858.33♦
––– osteomyokutan, mit mikrovaskulärer Anastomosierung 5-858.33♦
––– regional, gestielt 5-904.18♦
–––– bei Verbrennung und Verätzung 5-924.48♦
––– septokutan, mit mikrovaskulärer Anastomosierung 5-858.13♦
–– Spalthaut 5-901.08♦
––– bei Verbrennung und Verätzung 5-924.08♦
–– Vollhaut 5-901.18♦
––– bei Verbrennung und Verätzung 5-924.18♦
– Escharotomie 5-920.08♦
–– mit
––– Dekompression, Nerv, peripher 5-920.38♦
––– Fasziotomie 5-920.28♦
– Explantation, Hautexpander 5-909.18♦
– Exstirpation, Weichteiltumor
–– epifaszial 5-852.83♦
–– subfaszial 5-852.93♦
– Faszie
–– Débridement 5-850.d3♦
–– Defektdeckung, mit
––– allogenem Material 5-856.a3♦
––– autogenem Material 5-856.93♦
–– Doppelung 5-856.33♦
–– Entfernung, Transplantat 5-856.83♦
–– Entnahme, zur Transplantation 5-852.g3♦
–– Exploration 5-850.g3♦
–– Exzision 5-852.a3♦
–– Fremdkörperentfernung, durch Inzision 5-850.a3♦
–– Inzision
––– offen 5-850.63♦
––– perkutan 5-850.73♦
–– Naht 5-856.03♦
–– Revision, Transplantat 5-856.63♦
–– Transplantation
––– allogen 5-856.53♦
––– autogen 5-856.43♦
–– Verkürzung 5-856.23♦
–– Verlängerung 5-856.13♦
–– Wechsel, Transplantat 5-856.73♦
– Faszienlappenplastik 5-857.43♦
–– gefäßgestielt 5-857.53♦
– Fasziotomie
–– bei Verbrennung und Verätzung 5-920.18♦
–– längs
––– perkutan 5-851.a3♦ ►

Unterarm *(Forts.)*
~ Fasziotomie *(Forts.)*
~~ längs *(Forts.)*
––– Segment
–––– mehrere
––––– partiell, offen 5-851.b3♦
––––– total, offen 5-851.c3♦
–––– partiell, offen 5-851.83♦
–––– total, offen 5-851.93♦
–– quer
––– partiell, offen 5-851.53♦
––– perkutan 5-851.73♦
––– total, offen 5-851.63♦
– Fernlappenplastik, gestielt 5-905.28♦
– Fettgewebe
–– Absaugen 5-911.18♦
–– Abtragung 5-911.28♦
– Gefäß
–– Anlegen, AV-Fistel, endovaskulär, durch
––– Gleichstrom 8-83c.d3♦
––– magnetgeführte Hochfrequenzenergie 8-83c.c3♦
–– Atherektomie, perkutan-transluminal 8-836.33♦
–– Ballonangioplastie, perkutan-transluminal 8-836.03♦
–– Blade-Angioplastie, perkutan-transluminal 8-836.13♦
–– Embolisation, selektiv, perkutan-transluminal, mit
––– ablösbarem Ballon 8-836.b3♦
––– embolisierender Flüssigkeit 8-836.93♦
––– Metallspiralen 8-836.m3♦
––– Partikeln 8-836.k3♦
––– Schirm 8-836.c3♦
–– Endosonographie, intravaskulär 3-05e.1♦
–– Fräsatherektomie, perkutan-transluminal 8-836.33♦
–– Fremdkörperentfernung, perkutan-transluminal 8-836.63♦
–– Implantation
––– Flow-Diverter, perkutan-transluminal, zur Strömungslaminierung, bei Aneurysma
–––– 1 8-84b.03♦
–––– 2 8-84b.23♦
–––– 3 8-84b.33♦
–––– 4 8-84b.43♦
–––– 5 8-84b.53♦
–––– 6 oder mehr 8-84b.63♦
––– Mehrschicht-Flechtstent, perkutan-transluminal, zur Strömungslaminierung, bei Aneurysma
–––– 1 8-84b.03♦
–––– 2 8-84b.23♦
–––– 3 8-84b.33♦
–––– 4 8-84b.43♦
–––– 5 8-84b.53♦
–––– 6 oder mehr 8-84b.63♦
––– Multilayer-Stent, perkutan-transluminal, zur Strömungslaminierung, bei Aneurysma
–––– 1 8-84b.03♦ ►

Unterarm *(Forts.)*
~ Gefäß *(Forts.)*
~~ Implantation *(Forts.)*
~~~ Multilayer-Stent, perkutan-transluminal, zur Strömungslaminierung, bei Aneurysma *(Forts.)*
–––– 2 8-84b.23♦
–––– 3 8-84b.33♦
–––– 4 8-84b.43♦
–––– 5 8-84b.53♦
–––– 6 oder mehr 8-84b.63♦
––– perkutan-transluminal
–––– Cheatham-Platinum-Stent
––––– gecovert
–––––– 1 8-846.03♦
–––––– 2 oder mehr 8-846.13♦
––––– ungecovert
–––––– 1 8-845.03♦
–––––– 2 oder mehr 8-845.13♦
–––– Klammern, endovaskulär, selbstexpandierend 8-83c.93♦
–––– Stent
––––– bioresorbierbar
–––––– 1 8-843.03♦
–––––– 2 8-843.13♦
–––––– 3 8-843.23♦
–––––– 4 8-843.33♦
–––––– 5 8-843.43♦
–––––– 6 oder mehr 8-843.53♦
––––– gecovert
–––––– großlumig, andere
––––––– 1 8-84a.03♦
––––––– 2 oder mehr 8-84a.13♦
–––––– medikamentefreisetzend
––––––– 1 8-848.03♦
––––––– 2 8-848.13♦
––––––– 3 8-848.23♦
––––––– 4 8-848.33♦
––––––– 5 8-848.43♦
––––––– 6 oder mehr 8-848.53♦
–––––– nicht-medikamentefreisetzend
––––––– 1 8-842.03♦
––––––– 2 8-842.13♦
––––––– 3 8-842.23♦
––––––– 4 8-842.33♦
––––––– 5 8-842.43♦
––––––– 6 oder mehr 8-842.53♦
––––– medikamentefreisetzend
–––––– 1 8-841.03♦
–––––– 2 8-841.13♦
–––––– 3 8-841.23♦
–––––– 4 8-841.33♦
–––––– 5 8-841.43♦
–––––– 6 oder mehr 8-841.53♦
––––– nicht-medikamentefreisetzend
–––––– 1 8-840.03♦
–––––– 2 8-840.13♦
–––––– 3 8-840.23♦
–––––– 4 8-840.33♦
–––––– 5 8-840.43♦
–––––– 6 oder mehr 8-840.53♦ ►
~~~

Unterarm *(Forts.)*
~ Gefäß *(Forts.)*
~~ Implantation *(Forts.)*
~~~ perkutan-transluminal *(Forts.)*
~~~~ Stent *(Forts.)*
––––– ungecovert, großlumig, andere
–––––– 1 8-849.03♦
–––––– 2 oder mehr 8-849.13♦
––– Stent, perkutan-transluminal, zur Strömungslaminierung, bei Aneurysma
–––– 1 8-84b.03♦
–––– 2 8-84b.23♦
–––– 3 8-84b.33♦
–––– 4 8-84b.43♦
–––– 5 8-84b.53♦
–––– 6 oder mehr 8-84b.63♦
–– Kryoplastie, perkutan-transluminal 8-836.r3♦
–– Laser-Angioplastie, perkutan-transluminal 8-836.23♦
–– Lithoplastie, perkutan-transluminal 8-83c.b3♦
–– Rotationsatherektomie, perkutan-transluminal 8-83c.f3♦
–– Rotationsthrombektomie, perkutan-transluminal 8-836.p3♦
–– Scoring-balloon, perkutan-transluminal 8-836.13♦
–– Thrombektomie, perkutan-transluminal 8-836.83♦
–– Thrombolyse, selektiv, perkutan-transluminal 8-836.73♦
– Gefäßprothese, Arterie
–– Endarteriektomie 5-381.28♦
–– Thrombendarteriektomie 5-381.28♦
– Haut
–– Applikation
––– Ätzmittel, lokal 5-914.08♦
––– Zytostatika, lokal 5-914.18♦
–– Biopsie, ohne Inzision 1-490.3♦
–– Durchtrennung, Lappenstiel 5-909.28♦
–– Einbringen, Material
––– autogen 5-890.18♦
––– xenogen 5-890.28♦
–– Einlegen, Medikamententräger, durch Inzision 5-892.38♦
–– Elektrochemotherapie
––– großflächig 5-915.98♦
––– kleinflächig 5-915.88♦
–– Elektrokaustik
––– großflächig 5-915.48♦
––– kleinflächig 5-915.08♦
–– Entfernung, Medikamententräger, durch Inzision 5-892.48♦
–– Exploration 5-892.08♦
–– Exzision
––– lokal
–––– mit primärem Wundverschluss 5-894.18♦
–––– ohne primären Wundverschluss 5-894.08♦
––– radikal
–––– histographisch kontrolliert
––––– mit
–––––– lokaler Lappenplastik 5-895.58♦ ►

Unterarm *(Forts.)*
~ Haut *(Forts.)*
~~ Exzision *(Forts.)*
~~~ radikal *(Forts.)*
~~~~ histographisch kontrolliert *(Forts.)*
~~~~~ mit *(Forts.)*
–––––– primärem Wundverschluss 5-895.38♦
–––––– Transplantation 5-895.58♦
––––– ohne primären Wundverschluss 5-895.18♦
–––– mit
––––– lokaler Lappenplastik 5-895.48♦
––––– primärem Wundverschluss 5-895.28♦
––––– Transplantation 5-895.48♦
–––– ohne primären Wundverschluss 5-895.08♦
––– tangential, bei Verbrennung und Verätzung 5-921.38♦
–– Fliegenmaden, Anwendung 8-192.38♦
–– Fremdkörperentfernung
––– durch Inzision 5-892.28♦
––– ohne Inzision 8-102.6♦
–– Gewebsreduktionsplastik 5-911.08♦
–– Hochfrequenzchirurgie, bei Verbrennung und Verätzung 5-921.78♦
–– Infrarotkoagulation
––– großflächig 5-915.78♦
––– kleinflächig 5-915.38♦
–– Inzision 5-892.08♦
––– mit Drainage 5-892.18♦
–– Kryochirurgie
––– großflächig 5-915.68♦
––– kleinflächig 5-915.28♦
–– Laserbehandlung
––– großflächig 5-915.58♦
––– kleinflächig 5-915.18♦
–– Laserdestruktion, bei Verbrennung und Verätzung 5-921.48♦
–– Naht
––– primär 5-900.08♦
––– sekundär 5-900.18♦
–– Radiochirurgie, bei Verbrennung und Verätzung 5-921.68♦
–– Straffungsoperation 5-911.08♦
–– Tätowieren 5-890.08♦
–– Ultraschalldestruktion, bei Verbrennung und Verätzung 5-921.58♦
–– und Unterhaut
––– Entfernung
–––– großflächig, System, zur Vakuumtherapie, ohne Anästhesie 8-192.18♦
–––– kleinflächig, System, zur Vakuumtherapie, ohne Anästhesie 8-192.08♦
––– Wunde, Entfernung
–––– Fibrinbeläge
––––– großflächig, ohne Anästhesie 8-192.18♦
––––– kleinflächig, ohne Anästhesie 8-192.08♦
–––– großflächig, Gewebe, ohne Anästhesie 8-192.18♦
–––– kleinflächig, Gewebe, ohne Anästhesie 8-192.08♦ ►
~~~~~

Unterarm *(Forts.)*
~ Haut *(Forts.)*
-- Wiederherstellung, Oberflächenkontinuität
--- primär, durch
---- Gewebekleber 5-900.08♦
---- Metallklammern 5-900.08♦
--- sekundär, durch
---- Gewebekleber 5-900.18♦
---- Metallklammern 5-900.18♦
-- Wunddébridement, großflächig, mit Einlegen, Medikamententräger 5-896.28♦
-- Wundtoilette, chirurgisch, großflächig, mit Einlegen, Medikamententräger 5-896.28♦
- Hautersatz
-- großflächig, durch Keratinozyten, kultiviert 5-902.c8♦
-- kleinflächig, durch Keratinozyten, kultiviert 5-902.b8♦
-- permanent
--- großflächig, durch
---- allogene Amnionmembran 5-902.j8♦
----- bei Verbrennung und Verätzung 5-925.j8♦
---- allogenes Amnion 5-902.j8♦
----- bei Verbrennung und Verätzung 5-925.j8♦
---- allogenes Hautersatzmaterial 5-902.j8♦
----- bei Verbrennung und Verätzung 5-925.j8♦
---- allogenes Hauttransplantat 5-902.g8♦
----- bei Verbrennung und Verätzung 5-925.g8♦
---- Dermisersatzmaterial 5-902.e8♦
----- bei Verbrennung und Verätzung 5-925.e8♦
---- humane azelluläre dermale Matrix 5-902.g8♦
----- bei Verbrennung und Verätzung 5-925.g8♦
---- kultivierte Keratinozyten, bei Verbrennung und Verätzung 5-925.a8♦
--- kleinflächig, durch
---- allogene Amnionmembran 5-902.h8♦
----- bei Verbrennung und Verätzung 5-925.h8♦
---- allogenes Amnion 5-902.h8♦
----- bei Verbrennung und Verätzung 5-925.h8♦
---- allogenes Hautersatzmaterial 5-902.h8♦
----- bei Verbrennung und Verätzung 5-925.h8♦
---- allogenes Hauttransplantat 5-902.f8♦
----- bei Verbrennung und Verätzung 5-925.f8♦
---- Dermisersatzmaterial 5-902.d8♦
----- bei Verbrennung und Verätzung 5-925.d8♦
---- humane azelluläre dermale Matrix 5-902.f8♦
----- bei Verbrennung und Verätzung 5-925.f8♦ ►

Unterarm *(Forts.)*
~ Hautersatz *(Forts.)*
~~ permanent *(Forts.)*
~~~ kleinflächig, durch *(Forts.)*
---- kultivierte Keratinozyten, bei Verbrennung und Verätzung 5-925.98♦
- Hautschichten, oberflächlich
-- Ausbürsten
--- großflächig 5-913.78♦
--- kleinflächig 5-913.18♦
-- Chemochirurgie
--- großflächig 5-913.98♦
--- kleinflächig 5-913.38♦
-- Dermabrasion, hochtourig, großflächig 5-913.68♦
-- Entfernung, mit scharfem Löffel
--- großflächig 5-913.88♦
--- kleinflächig 5-913.28♦
-- Exkochleation
--- großflächig 5-913.88♦
--- kleinflächig 5-913.28♦
-- Laserbehandlung
--- großflächig 5-913.a8♦
--- kleinflächig 5-913.48♦
-- Shaving
--- großflächig 5-913.b8♦
--- kleinflächig 5-913.58♦
- Implantation, Hautexpander 5-909.08♦
- Insellappenplastik, lokal
-- bei Verbrennung und Verätzung 5-926.38♦
-- großflächig 5-903.88♦
-- kleinflächig 5-903.38♦
- Inzision, Verbrennungsschorf 5-920.08♦
-- mit
--- Dekompression, Nerv, peripher 5-920.38♦
--- Fasziotomie 5-920.28♦
- Jumping-man-Plastik 5-906.08♦
-- bei Verbrennung und Verätzung 5-927.08♦
- Kompartmentresektion 5-852.b3♦
-- mit
--- erweiterter Präparation 5-852.d3♦
--- spezieller Gefäß- und Nervenpräparation 5-852.c3♦
- Lappen
-- frei, Revision, mit mikrovaskulärer Anastomosierung, bei Verbrennung und Verätzung 5-928.88♦
-- regional, gestielt, Revision, bei Verbrennung und Verätzung 5-928.68♦
- Lappenplastik
-- adipofaszial 5-857.23♦
--- gefäßgestielt 5-857.33♦
-- fasziokutan 5-857.03♦
--- gefäßgestielt 5-857.13♦
-- frei, mit mikrovaskulärer Anastomosierung 5-905.08♦
-- kombiniert 5-906.08♦
--- bei Verbrennung und Verätzung 5-927.08♦
-- lokal, Revision, bei Verbrennung und Verätzung 5-928.58♦ ►

U
~~~

Unterarm *(Forts.)*
~ Lappenplastik *(Forts.)*
–– mit freiem Hauttransplantat 5-906.18♦
––– bei Verbrennung und Verätzung 5-927.18♦
–– myokutan 5-857.63♦
––– gefäßgestielt 5-857.73♦
–– regional, gestielt 5-905.18♦
––– mit Fernlappen 5-906.28♦
–––– bei Verbrennung und Verätzung 5-927.28♦
–––– mit freiem Hauttransplantat 5-906.38♦
––––– bei Verbrennung und Verätzung 5-927.38♦
–– Revision, lokal 5-907.28♦
– Liposuktion 5-911.18♦
– Mikrograft-Spalthautdeckung, bei Verbrennung und Verätzung 5-925.78♦
– Muskel
–– Débridement 5-850.b3♦
–– Durchtrennung 5-851.03♦
–– Entfernung, Transplantat 5-853.93♦
–– Entnahme, zur Transplantation 5-852.e3♦
–– Exploration 5-850.e3♦
–– Exzision
––– epifaszial
–––– partiell 5-852.43♦
–––– total 5-852.53♦
––– subfaszial
–––– partiell 5-852.63♦
–––– total 5-852.73♦
–– Fremdkörperentfernung, durch Inzision 5-850.83♦
–– Inzision
––– längs 5-850.03♦
––– quer 5-850.13♦
–– Naht 5-853.13♦
–– Plastik 5-853.43♦
–– Refixation 5-853.03♦
–– Revision, Transplantat 5-853.73♦
–– Spülung, Hohlraum 5-853.x3♦
–– Transplantation 5-853.63♦
–– Transposition 5-853.53♦
–– Verkürzung, und Naht 5-853.33♦
–– Verlängerung, und Naht 5-853.23♦
–– Wechsel, Transplantat 5-853.83♦
– Muskellappenplastik 5-857.83♦
–– gefäßgestielt 5-857.93♦
– Muskeln und Weichteile
–– Biopsie
––– durch Inzision 1-502.3♦
––– perkutan 1-491.3♦
–––– mit Steuerung durch bildgebende Verfahren 1-492.3♦
–– Nadelbiopsie, perkutan 1-491.3♦
– Narbenkorrektur 5-894.18♦
–– nach Hautplastik 5-907.08♦
– Nekrosektomie, epifaszial, bei Verbrennung und Verätzung 5-921.28♦
– Replantation 5-860.2♦
– Resektion
–– Ganglion 5-859.23♦ ►

Unterarm *(Forts.)*
~ Resektion *(Forts.)*
–– Gewebe, kompartmentübergreifend
––– mit spezieller Gefäß- und Nervenpräparation 5-852.j3♦
––– ohne spezielle Gefäß- und Nervenpräparation 5-852.h3♦
– Revision
–– Fernlappen, gestielt 5-907.48♦
––– bei Verbrennung und Verätzung 5-928.78♦
–– Hauttransplantat, frei 5-907.18♦
––– bei Verbrennung und Verätzung 5-928.48♦
–– Lappen
––– frei, mit mikrovaskulärer Anastomosierung 5-907.58♦
––– regional, gestielt 5-907.38♦
– Schleimbeutel
–– Inzision 5-859.03♦
–– Resektion, total 5-859.13♦
– Schweißdrüse
–– Exzision
––– lokal 5-894.28♦
––– radikal 5-895.68♦
–– Kürettage
––– lokal 5-894.28♦
––– radikal 5-895.68♦
– Sehne
–– Augmentation 5-854.33♦
–– Débridement 5-850.c3♦
–– Entfernung, Transplantat 5-854.93♦
–– Ersatzplastik 5-854.43♦
––– mit Interponat 5-854.53♦
–– Exploration 5-850.f3♦
–– Exzision
––– partiell 5-852.03♦
––– total 5-852.13♦
–– Fremdkörperentfernung, durch Inzision 5-850.93♦
–– Inzision
––– längs 5-850.23♦
––– quer 5-850.33♦
–– mehrere
––– Tenodese
–––– primär 5-855.93♦
–––– sekundär 5-855.a3♦
––– Tenolyse 5-855.63♦
–– Naht
––– primär 5-855.13♦
––– sekundär 5-855.23♦
–– Reinsertion 5-855.03♦
–– Rekonstruktion, mit Material, alloplastisch 5-854.a3♦
–– Schaffung, Transplantatlager 5-854.63♦
–– Tenodese
––– primär 5-855.73♦
––– sekundär 5-855.83♦
–– Tenolyse 5-855.53♦
–– Transplantation 5-854.73♦
–– Transposition 5-854.23♦
–– und Muskel, Exzision
––– epifaszial 5-852.83♦ ►

Unterarm *(Forts.)*
~ Sehne *(Forts.)*
~~ und Muskel, Exzision *(Forts.)*
––– subfaszial 5-852.93♦
–– Verkürzung 5-854.13♦
–– Verlängerung 5-854.03♦
–– Wechsel, Transplantat 5-854.83♦
– Sehnengewebe, Entnahme, zur Transplantation 5-852.f3♦
– Sehnenscheide
–– Durchtrennung
––– längs 5-851.33♦
––– quer 5-851.43♦
–– Exzision
––– partiell 5-852.23♦
––– total 5-852.33♦
–– isoliert, Inzision
––– längs 5-850.43♦
––– quer 5-850.53♦
–– Naht
––– primär 5-855.33♦
––– sekundär 5-855.43♦
–– Spülung 5-855.b3♦
– Tenotomie
–– offen 5-851.13♦
–– perkutan 5-851.23♦
– Thermoablation, Weichteile, perkutan 5-859.33♦
– Transplantation
–– Composite graft
––– bei Verbrennung und Verätzung 5-925.38♦
––– frei
–––– großflächig 5-902.78♦
–––– kleinflächig 5-902.38♦
–– Fernlappen, gestielt, bei Verbrennung und Verätzung 5-925.68♦
–– Haut, durch Epithelzellsuspension, nach
––– Aufbereitung mit Bedside-Kit 5-902.98♦
–––– bei Verbrennung und Verätzung 5-925.b8♦
––– labortechnischer Aufbereitung im Schnellverfahren 5-902.a8♦
–––– bei Verbrennung und Verätzung 5-925.c8♦
–– Lappen
––– fasziokutan, mit mikrovaskulärer Anastomosierung 5-858.53♦
––– frei, mit mikrovaskulärer Anastomosierung, bei Verbrennung und Verätzung 5-925.48♦
––– myokutan, mit mikrovaskulärer Anastomosierung 5-858.73♦
––– osteofasziokutan, mit mikrovaskulärer Anastomosierung 5-858.83♦
––– osteomyokutan, mit mikrovaskulärer Anastomosierung 5-858.83♦
––– regional, gestielt, bei Verbrennung und Verätzung 5-925.58♦
––– septokutan, mit mikrovaskulärer Anastomosierung 5-858.63♦
–– Spalthaut, frei
––– bei Verbrennung und Verätzung 5-925.08♦ ►

Unterarm *(Forts.)*
~ Transplantation *(Forts.)*
~~ Spalthaut, frei *(Forts.)*
––– großflächig 5-902.48♦
–––– auf Hautareal, granulierend 5-902.58♦
––– kleinflächig 5-902.08♦
–––– auf Hautareal, granulierend 5-902.18♦
–– Vollhaut
––– bei Verbrennung und Verätzung 5-925.28♦
––– frei
–––– großflächig 5-902.68♦
–––– kleinflächig 5-902.28♦
– Transposition, Sehne, partiell 5-854.23♦
– Transpositionsplastik, lokal
–– bei Verbrennung und Verätzung 5-926.28♦
–– großflächig 5-903.78♦
–– kleinflächig 5-903.28♦
– Vene, oberflächlich
–– Ballonangioplastie, offen 5-380.a2♦ 8-836.03♦
–– Embolektomie 5-380.a2♦
–– Entnahme, Transplantat 5-386.a2♦
–– Exzision 5-386.a2♦
–– Fremdkörperentfernung 5-380.a2♦
–– Inzision 5-380.a2♦
–– Ligatur 5-389.a2♦
–– Naht 5-388.a2♦
–– Patchplastik 5-395.a2♦
–– Rekonstruktion, plastisch 5-397.a2♦
–– Resektion, und
––– Ersatz 5-383.a2♦
––– Reanastomosierung 5-382.a2♦
–– Thrombektomie 5-380.a2♦
–– Verschluss, operativ 5-389.a2♦
– Verschiebe-Rotationsplastik, lokal
–– bei Verbrennung und Verätzung 5-926.18♦
–– großflächig 5-903.68♦
–– kleinflächig 5-903.18♦
– W-Plastik, lokal
–– bei Verbrennung und Verätzung 5-926.58♦
–– großflächig 5-903.b8♦
–– kleinflächig 5-903.a8♦
– Weichteildeckung, temporär
–– großflächig
––– durch
–––– allogene Amnionmembran 5-916.e8♦
––––– bei Verbrennung und Verätzung 5-923.d8♦
–––– allogene Hauttransplantation 5-916.58♦
––––– bei Verbrennung und Verätzung 5-923.58♦
–––– allogenes Amnion 5-916.e8♦
––––– bei Verbrennung und Verätzung 5-923.d8♦
–––– allogenes Hautersatzmaterial 5-916.e8♦
––––– bei Verbrennung und Verätzung 5-923.d8♦
–––– humane azelluläre dermale Matrix 5-916.58♦
––––– bei Verbrennung und Verätzung 5-923.58♦ ►

U

Unterarm *(Forts.)*
~ Weichteildeckung, temporär *(Forts.)*
~~ großflächig *(Forts.)*
~~~ durch *(Forts.)*
–––– Hautersatzmaterial, xenogen 5-916.68♦
–––– hydrolytisch resorbierbare Membran 5-916.c8♦
–––– Kombination mehrerer Verfahren 5-916.98♦
––––– bei Verbrennung und Verätzung 5-923.98♦
–––– kultivierte Keratinozyten 5-916.88♦
––––– bei Verbrennung und Verätzung 5-923.88♦
–––– xenogenes Hautersatzmaterial, bei Verbrennung und Verätzung 5-923.68♦
––– mit
–––– alloplastischem Material 5-916.78♦
––––– bei Verbrennung und Verätzung 5-923.78♦
–––– hydrolytisch resorbierbarer Membran, bei Verbrennung und Verätzung 5-923.b8♦
–– kleinflächig
––– durch
–––– allogene Amnionmembran 5-916.d8♦
––––– bei Verbrennung und Verätzung 5-923.c8♦
–––– allogene Hauttransplantation 5-916.08♦
––––– bei Verbrennung und Verätzung 5-923.08♦
–––– allogenes Amnion 5-916.d8♦
––––– bei Verbrennung und Verätzung 5-923.c8♦
–––– allogenes Hautersatzmaterial 5-916.d8♦
––––– bei Verbrennung und Verätzung 5-923.c8♦
–––– humane azelluläre dermale Matrix 5-916.08♦
––––– bei Verbrennung und Verätzung 5-923.08♦
–––– hydrolytisch resorbierbare Membran 5-916.b8♦
–––– Kombination mehrerer Verfahren 5-916.48♦
––––– bei Verbrennung und Verätzung 5-923.48♦
–––– kultivierte Keratinozyten 5-916.38♦
––––– bei Verbrennung und Verätzung 5-923.38♦
–––– xenogenes Hautersatzmaterial 5-916.18♦
––––– bei Verbrennung und Verätzung 5-923.18♦
––– mit
–––– alloplastischem Material 5-916.28♦
––––– bei Verbrennung und Verätzung 5-923.28♦
–––– hydrolytisch resorbierbarer Membran, bei Verbrennung und Verätzung 5-923.a8♦
– Wundverschluss, primär, durch
–– Klammer, bei Verbrennung und Verätzung 5-928.18♦ ►

Unterarm *(Forts.)*
~ Wundverschluss, primär, durch *(Forts.)*
–– Klebung, bei Verbrennung und Verätzung 5-928.28♦
–– Naht, bei Verbrennung und Verätzung 5-928.08♦
– Z-Plastik, lokal
–– bei Verbrennung und Verätzung 5-926.48♦
–– großflächig 5-903.98♦
–– kleinflächig 5-903.48♦
Unterarmregion, Amputation, Revision 5-866.1♦
Unterbauch, Laparotomie, mit Bridenlösung 5-469.10
Unterbindung
– Ductus parotideus 5-269.0♦
– mit
–– Destruktion, Tuba uterina
––– durch Umsteigen
–––– endoskopisch – offen chirurgisch, zur Sterilisation 5-663.53
–––– vaginal – offen chirurgisch, zur Sterilisation 5-663.54
––– laparoskopisch, zur Sterilisation 5-663.52
––– offen, zur Sterilisation 5-663.50
––– vaginal
–––– laparoskopisch assistiert, zur Sterilisation 5-663.51
–––– zur Sterilisation 5-663.55
–– Durchtrennung, Tuba uterina
––– durch Umsteigen vaginal – offen chirurgisch, zur Sterilisation 5-663.54
––– vaginal, zur Sterilisation 5-663.55
– Stenon-Gang 5-269.0♦
– transkutan, Vv. perforantes 5-385.4♦
Unterbrechung, stereotaktisch, Bahnsystem, Gehirn 5-014.4
Unterdruckflasche, zur Sogbehandlung, kontinuierlich, bei Vakuumtherapie
– bis zu 7 Tage 8-190.30
– 8 bis 14 Tage 8-190.31
– 15 bis 21 Tage 8-190.32
– mehr als 21 Tage 8-190.33
– bei offener Wunde
–– bis zu 7 Tage 8-190.30
–– 8 bis 14 Tage 8-190.31
–– 15 bis 21 Tage 8-190.32
–– mehr als 21 Tage 8-190.33
Untere – s. jeweiliger durchgeführter Eingriff
Unterfütterung, Nasenseptum 5-214.3
Untergesicht, Verlagerung, durch Osteotomie
– Alveolarkammbereich
–– frontal 5-776.0
–– seitlich 5-776.1♦
– mit Kontinuitätsdurchtrennung
–– Mandibula, frontal 5-776.2
–– Mandibulaast
––– aufsteigend 5-776.4♦
––– horizontal 5-776.3♦
Unterhaut – s. Haut
~~~

Unterkiefer
– Veränderung, odontogen, Exzision 5-243.3
–– mit Darstellung
––– N. alveolaris inferior 5-243.4
––– N. lingualis 5-243.5
– Verlagerung, durch Distraktion, mit Kontinuitätsdurchtrennung, Mandibulaast, aufsteigend 5-776.6♦
Unterlid
– Blepharoplastik 5-097.2♦
– Plastik, mit Ersatz, Oberlid 5-096.42♦
– Rhytidektomie 5-097.2♦
– Verlängerung 5-098.1♦
Unterlippe
– Rekonstruktion, plastisch 5-908.2
– Vermilionektomie 5-908.2
Unterschenkel
– Aa. recurrentes
–– Ballonangioplastie, offen 5-380.81♦ 8-836.0c♦
–– Embolektomie 5-380.81♦
–– Entnahme, Transplantat 5-386.81♦
–– Exzision 5-386.81♦
–– Fremdkörperentfernung 5-380.81♦
–– Inzision 5-380.81♦
–– Ligatur 5-389.81♦
–– Rekonstruktion, plastisch 5-397.81♦
–– Thrombektomie 5-380.81♦
–– Verschluss, operativ 5-389.81♦
– Abtragung, Hautblase, bei Verbrennung und Verätzung 5-921.0f♦
– Amputation 5-864.8♦
–– mittlerer 5-864.a♦
–– nach Burgess 5-864.9♦
–– proximal 5-864.9♦
–– tief, nach Syme 5-865.0♦
– Arterie
–– Anlegen
––– Bypass 5-393.7♦
––– Shunt 5-393.7♦
–– Ballonangioplastie, Gefäßprothese, offen 5-380.87♦ 8-836.0e
–– Embolektomie, Gefäßprothese 5-380.87♦
–– Fremdkörperentfernung, Gefäßprothese 5-380.87♦
–– Inzision, Gefäßprothese 5-380.87♦
–– Patchplastik, Gefäßprothese 5-395.87♦
–– Thrombektomie, Gefäßprothese 5-380.87♦
– Butterfly-Plastik 5-906.0f♦
–– bei Verbrennung und Verätzung 5-927.0f♦
– Chemical Peeling
–– großflächig 5-913.9f♦
–– kleinflächig 5-913.3f♦
– Débridement, mit Nekrosektomie 5-896.1f♦
– Dehnungsplastik, lokal
–– bei Verbrennung und Verätzung 5-926.0f♦
–– großflächig 5-903.5f♦
–– kleinflächig 5-903.0f♦
– Dermabrasion
–– bei Verbrennung und Verätzung 5-921.1f♦
–– hochtourig, kleinflächig 5-913.0f♦ ►

Unterschenkel *(Forts.)*
– Desilikonisierung, Dermisersatzmaterial 5-91a.0f♦
–– bei Verbrennung und Verätzung 5-929.1f♦
– Desinsertion 5-851.d9♦
– Durchtrennung, Lappenstiel
–– bei Verbrennung und Verätzung 5-929.0f♦
–– Muskel und Faszie 5-857.a9♦
– Einlegen, Medikamententräger, subfaszial 5-850.h9♦
– Entfernung, Medikamententräger, subfaszial 5-850.j9♦
– Entnahme
–– Composite graft 5-901.2f♦
–– Fernlappen, gestielt 5-904.2f♦
––– bei Verbrennung und Verätzung 5-924.5f♦
–– Lappen
––– fasziokutan, mit mikrovaskulärer Anastomosierung 5-858.09♦
––– frei, mit mikrovaskulärer Anastomosierung 5-904.0f♦
–––– bei Verbrennung und Verätzung 5-924.3f♦
––– myokutan, mit mikrovaskulärer Anastomosierung 5-858.29♦
––– osteofasziokutan, mit mikrovaskulärer Anastomosierung 5-858.39♦
––– osteomyokutan, mit mikrovaskulärer Anastomosierung 5-858.39♦
––– regional, gestielt 5-904.1f♦
–––– bei Verbrennung und Verätzung 5-924.4f♦
––– septokutan, mit mikrovaskulärer Anastomosierung 5-858.19♦
–– Spalthaut 5-901.0f♦
––– bei Verbrennung und Verätzung 5-924.0f♦
–– Vollhaut 5-901.1f♦
––– bei Verbrennung und Verätzung 5-924.1f♦
– Escharotomie 5-920.0f♦
–– mit
––– Dekompression, Nerv, peripher 5-920.3f♦
––– Fasziotomie 5-920.2f♦
– Explantation, Hautexpander 5-909.1f♦
– Exstirpation, Weichteiltumor
–– epifaszial 5-852.89♦
–– subfaszial 5-852.99♦
– Faszie
–– Débridement 5-850.d9♦
–– Defektdeckung, mit
––– allogenem Material 5-856.a9♦
––– autogenem Material 5-856.99♦
–– Doppelung 5-856.39♦
–– Entfernung, Transplantat 5-856.89♦
–– Entnahme, zur Transplantation 5-852.g9♦
–– Exploration 5-850.g9♦
–– Exzision 5-852.a9♦
–– Fremdkörperentfernung, durch Inzision 5-850.a9♦
–– Inzision, perkutan 5-850.79♦
–– Naht 5-856.09♦
–– Revision, Transplantat 5-856.69♦
–– Transplantation
––– allogen 5-856.59♦ ►

U

Unterschenkel *(Forts.)*
~ Faszie *(Forts.)*
~~ Transplantation *(Forts.)*
––– autogen 5-856.49♦
–– Verkürzung 5-856.29♦
–– Verlängerung 5-856.19♦
–– Wechsel, Transplantat 5-856.79♦
– Faszienlappenplastik 5-857.49♦
–– gefäßgestielt 5-857.59♦
– Fasziotomie
–– bei Verbrennung und Verätzung 5-920.1f♦
–– längs
––– perkutan 5-851.a9♦
––– Segment
–––– mehrere
––––– partiell, offen 5-851.b9♦
––––– total, offen 5-851.c9♦
–––– partiell, offen 5-851.89♦
–––– total, offen 5-851.99♦
–– quer
––– partiell, offen 5-851.59♦
––– perkutan 5-851.79♦
––– total, offen 5-851.69♦
– Fernlappenplastik, gestielt 5-905.2f♦
– Fettgewebe
–– Absaugen 5-911.1f♦
–– Abtragung 5-911.2f♦
– Gefäß
–– Anlegen, AV-Fistel, endovaskulär, durch
––– Einlage von Stent-Grafts zur Arterialisierung tiefer Venen 8-83c.gc♦
––– Gleichstrom 8-83c.dc♦
––– magnetgeführte Hochfrequenzenergie 8-83c.cc♦
–– Atherektomie, perkutan-transluminal 8-836.3c♦
–– Ballonangioplastie, perkutan-transluminal 8-836.0c♦
–– Biopsie, durch Inzision 1-587.6♦
–– Blade-Angioplastie, perkutan-transluminal 8-836.1c♦
–– Embolisation, selektiv, perkutan-transluminal, mit
––– ablösbarem Ballon 8-836.bc♦
––– embolisierender Flüssigkeit 8-836.9c♦
––– Metallspiralen 8-836.mc♦
––– Partikeln 8-836.kc♦
––– Schirm 8-836.cc♦
–– Endosonographie, intravaskulär 3-05e.7♦
–– Fräsatherektomie, perkutan-transluminal 8-836.3c♦
–– Fremdkörperentfernung, perkutan-transluminal 8-836.6c♦
–– Implantation
––– Flow-Diverter, perkutan-transluminal, zur Strömungslaminierung, bei Aneurysma
–––– 1 8-84b.0c♦
–––– 2 8-84b.2c♦
–––– 3 8-84b.3c♦
–––– 4 8-84b.4c♦
–––– 5 8-84b.5c♦ ►

Unterschenkel *(Forts.)*
~ Gefäß *(Forts.)*
~~ Implantation *(Forts.)*
~~~ Flow-Diverter, perkutan-transluminal, zur Strömungslaminierung, bei Aneurysma *(Forts.)*
–––– 6 oder mehr 8-84b.6c♦
––– Mehrschicht-Flechtstent, perkutan-transluminal, zur Strömungslaminierung, bei Aneurysma
–––– 1 8-84b.0c♦
–––– 2 8-84b.2c♦
–––– 3 8-84b.3c♦
–––– 4 8-84b.4c♦
–––– 5 8-84b.5c♦
–––– 6 oder mehr 8-84b.6c♦
––– Multilayer-Stent, perkutan-transluminal, zur Strömungslaminierung, bei Aneurysma
–––– 1 8-84b.0c♦
–––– 2 8-84b.2c♦
–––– 3 8-84b.3c♦
–––– 4 8-84b.4c♦
–––– 5 8-84b.5c♦
–––– 6 oder mehr 8-84b.6c♦
––– perkutan-transluminal
–––– Cheatham-Platinum-Stent
––––– gecovert
–––––– 1 8-846.0c♦
–––––– 2 oder mehr 8-846.1c♦
––––– ungecovert
–––––– 1 8-845.0c♦
–––––– 2 oder mehr 8-845.1c♦
–––– Klammern, endovaskulär, selbstexpandierend 8-83c.9c♦
–––– Nitinolstent, aus Einzeldrähten verwoben
––––– 1 8-84d.0c♦
––––– 2 8-84d.1c♦
––––– 3 8-84d.2c♦
––––– 4 8-84d.3c♦
––––– 5 8-84d.4c♦
––––– 6 oder mehr 8-84d.5c♦
–––– Stent
––––– bioresorbierbar
–––––– 1 8-843.0c♦
–––––– 2 8-843.1c♦
–––––– 3 8-843.2c♦
–––––– 4 8-843.3c♦
–––––– 5 8-843.4c♦
–––––– 6 oder mehr 8-843.5c♦
––––– gecovert
–––––– großlumig, andere
––––––– 1 8-84a.0c♦
––––––– 2 oder mehr 8-84a.1c♦
–––––– medikamentefreisetzend
––––––– 1 8-848.0c♦
––––––– 2 8-848.1c♦
––––––– 3 8-848.2c♦
––––––– 4 8-848.3c♦
––––––– 5 8-848.4c♦
––––––– 6 oder mehr 8-848.5c♦ ►
~~~

Unterschenkel *(Forts.)*
~ Gefäß *(Forts.)*
~~ Implantation *(Forts.)*
~~~ perkutan-transluminal *(Forts.)*
~~~~ Stent *(Forts.)*
~~~~~ gecovert *(Forts.)*
–––––– nicht-medikamentefreisetzend
––––––– 1 8-842.0c♦
––––––– 2 8-842.1c♦
––––––– 3 8-842.2c♦
––––––– 4 8-842.3c♦
––––––– 5 8-842.4c♦
––––––– 6 oder mehr 8-842.5c♦
––––– medikamentefreisetzend
–––––– 1 8-841.0c♦
–––––– 2 8-841.1c♦
–––––– 3 8-841.2c♦
–––––– 4 8-841.3c♦
–––––– 5 8-841.4c♦
–––––– 6 oder mehr 8-841.5c♦
––––– nicht-medikamentefreisetzend
–––––– 1 8-840.0c♦
–––––– 2 8-840.1c♦
–––––– 3 8-840.2c♦
–––––– 4 8-840.3c♦
–––––– 5 8-840.4c♦
–––––– 6 oder mehr 8-840.5c♦
––––– ungecovert, großlumig, andere
–––––– 1 8-849.0c♦
–––––– 2 oder mehr 8-849.1c♦
––– Stent, perkutan-transluminal, zur Strömungslaminierung, bei Aneurysma
–––– 1 8-84b.0c♦
–––– 2 8-84b.2c♦
–––– 3 8-84b.3c♦
–––– 4 8-84b.4c♦
–––– 5 8-84b.5c♦
–––– 6 oder mehr 8-84b.6c♦
––– transluminal, Nitinolstent, aus Einzeldrähten verwoben
–––– 1 8-84d.0c♦
–––– 2 8-84d.1c♦
–––– 3 8-84d.2c♦
–––– 4 8-84d.3c♦
–––– 5 8-84d.4c♦
–––– 6 oder mehr 8-84d.5c♦
–– Kryoplastie, perkutan-transluminal 8-836.rc♦
–– Laser-Angioplastie, perkutan-transluminal 8-836.2c♦
–– Lithoplastie, perkutan-transluminal 8-83c.bc♦
–– Rotationsatherektomie, perkutan-transluminal 8-83c.fc♦
–– Rotationsthrombektomie, perkutan-transluminal 8-836.pc♦
–– Scoring-balloon, perkutan-transluminal 8-836.1c♦
–– Thrombektomie, perkutan-transluminal 8-836.8c♦
–– Thrombolyse, selektiv, perkutan-transluminal 8-836.7c♦ ►

Unterschenkel *(Forts.)*
– Gefäßprothese, Arterie
–– Endarteriektomie 5-381.87♦
–– Thrombendarteriektomie 5-381.87♦
– Haut
–– Applikation
––– Ätzmittel, lokal 5-914.0f♦
––– Zytostatika, lokal 5-914.1f♦
–– Biopsie, ohne Inzision 1-490.6♦
–– Durchtrennung, Lappenstiel 5-909.2f♦
–– Einbringen, Material
––– autogen 5-890.1f♦
––– xenogen 5-890.2f♦
–– Einlegen, Medikamententräger, durch Inzision 5-892.3f♦
–– Elektrochemotherapie
––– großflächig 5-915.9f♦
––– kleinflächig 5-915.8f♦
–– Elektrokaustik
––– großflächig 5-915.4f♦
––– kleinflächig 5-915.0f♦
–– Entfernung, Medikamententräger, durch Inzision 5-892.4f♦
–– Exploration 5-892.0f♦
–– Exzision
––– lokal
–––– mit primärem Wundverschluss 5-894.1f♦
–––– ohne primären Wundverschluss 5-894.0f♦
––– radikal
–––– histographisch kontrolliert
––––– mit
–––––– lokaler Lappenplastik 5-895.5f♦
–––––– primärem Wundverschluss 5-895.3f♦
–––––– Transplantation 5-895.5f♦
––––– ohne primären Wundverschluss 5-895.1f♦
–––– mit
––––– lokaler Lappenplastik 5-895.4f♦
––––– primärem Wundverschluss 5-895.2f♦
––––– Transplantation 5-895.4f♦
–––– ohne primären Wundverschluss 5-895.0f♦
––– tangential, bei Verbrennung und Verätzung 5-921.3f♦
–– Fliegenmaden, Anwendung 8-192.3f♦
–– Fremdkörperentfernung
––– durch Inzision 5-892.2f♦
––– ohne Inzision 8-102.9♦
–– Gewebsreduktionsplastik 5-911.0f♦
–– Hochfrequenzchirurgie, bei Verbrennung und Verätzung 5-921.7f♦
–– Infrarotkoagulation
––– großflächig 5-915.7f♦
––– kleinflächig 5-915.3f♦
–– Inzision 5-892.0f♦
––– mit Drainage 5-892.1f♦
–– Kryochirurgie
––– großflächig 5-915.6f♦
––– kleinflächig 5-915.2f♦
–– Laserbehandlung
––– großflächig 5-915.5f♦
––– kleinflächig 5-915.1f♦ ►
~~~~~

Unterschenkel *(Forts.)*
~ Haut *(Forts.)*
-- Laserdestruktion, bei Verbrennung und Verätzung 5-921.4f♦
-- Naht
--- primär 5-900.0f♦
--- sekundär 5-900.1f♦
-- Radiochirurgie, bei Verbrennung und Verätzung 5-921.6f♦
-- Straffungsoperation 5-911.0f♦
-- Tätowieren 5-890.0f♦
-- Ultraschalldestruktion, bei Verbrennung und Verätzung 5-921.5f♦
-- und Unterhaut
--- Entfernung
---- großflächig, System, zur Vakuumtherapie, ohne Anästhesie 8-192.1f♦
---- kleinflächig, System, zur Vakuumtherapie, ohne Anästhesie 8-192.0f♦
--- Wunde, Entfernung
---- Fibrinbeläge
----- großflächig, ohne Anästhesie 8-192.1f♦
----- kleinflächig, ohne Anästhesie 8-192.0f♦
---- großflächig, Gewebe, ohne Anästhesie 8-192.1f♦
---- kleinflächig, Gewebe, ohne Anästhesie 8-192.0f♦
-- Wiederherstellung, Oberflächenkontinuität
--- primär, durch
---- Gewebekleber 5-900.0f♦
---- Metallklammern 5-900.0f♦
--- sekundär, durch
---- Gewebekleber 5-900.1f♦
---- Metallklammern 5-900.1f♦
-- Wunddébridement, großflächig, mit Einlegen, Medikamententräger 5-896.2f♦
-- Wundtoilette, chirurgisch, großflächig, mit Einlegen, Medikamententräger 5-896.2f♦
- Hautersatz
-- großflächig, durch Keratinozyten, kultiviert 5-902.cf♦
-- kleinflächig, durch Keratinozyten, kultiviert 5-902.bf♦
-- permanent
--- großflächig, durch
---- allogene Amnionmembran 5-902.jf♦
----- bei Verbrennung und Verätzung 5-925.jf♦
---- allogenes Amnion 5-902.jf♦
----- bei Verbrennung und Verätzung 5-925.jf♦
---- allogenes Hautersatzmaterial 5-902.jf♦
----- bei Verbrennung und Verätzung 5-925.jf♦
---- allogenes Hauttransplantat 5-902.gf♦
----- bei Verbrennung und Verätzung 5-925.gf♦
---- Dermisersatzmaterial 5-902.ef♦
----- bei Verbrennung und Verätzung 5-925.ef♦ ►

Unterschenkel *(Forts.)*
~ Hautersatz *(Forts.)*
~~ permanent *(Forts.)*
~~~ großflächig, durch *(Forts.)*
---- humane azelluläre dermale Matrix 5-902.gf♦
----- bei Verbrennung und Verätzung 5-925.gf♦
---- kultivierte Keratinozyten, bei Verbrennung und Verätzung 5-925.af♦
--- kleinflächig, durch
---- allogene Amnionmembran 5-902.hf♦
----- bei Verbrennung und Verätzung 5-925.hf♦
---- allogenes Amnion 5-902.hf♦
----- bei Verbrennung und Verätzung 5-925.hf♦
---- allogenes Hautersatzmaterial 5-902.hf♦
----- bei Verbrennung und Verätzung 5-925.hf♦
---- allogenes Hauttransplantat 5-902.ff♦
----- bei Verbrennung und Verätzung 5-925.ff♦
---- Dermisersatzmaterial 5-902.df♦
----- bei Verbrennung und Verätzung 5-925.df♦
---- humane azelluläre dermale Matrix 5-902.ff♦
----- bei Verbrennung und Verätzung 5-925.ff♦
---- kultivierte Keratinozyten, bei Verbrennung und Verätzung 5-925.9f♦
- Hautschichten, oberflächlich
-- Ausbürsten
--- großflächig 5-913.7f♦
--- kleinflächig 5-913.1f♦
-- Chemochirurgie
--- großflächig 5-913.9f♦
--- kleinflächig 5-913.3f♦
-- Dermabrasion, hochtourig, großflächig 5-913.6f♦
-- Entfernung, mit scharfem Löffel
--- großflächig 5-913.8f♦
--- kleinflächig 5-913.2f♦
-- Exkochleation
--- großflächig 5-913.8f♦
--- kleinflächig 5-913.2f♦
-- Laserbehandlung
--- großflächig 5-913.af♦
--- kleinflächig 5-913.4f♦
-- Shaving
--- großflächig 5-913.bf♦
--- kleinflächig 5-913.5f♦
- Implantation, Hautexpander 5-909.0f♦
- Insellappenplastik, lokal
-- bei Verbrennung und Verätzung 5-926.3f♦
-- großflächig 5-903.8f♦
-- kleinflächig 5-903.3f♦
- Inzision
-- Faszie, offen 5-850.69♦ ►
~~~

Unterschenkel *(Forts.)*
~ Inzision *(Forts.)*
–– Verbrennungsschorf 5-920.0f♦
––– mit
–––– Dekompression, Nerv, peripher 5-920.3f♦
–––– Fasziotomie 5-920.2f♦
– Jumping-man-Plastik 5-906.0f♦
–– bei Verbrennung und Verätzung 5-927.0f♦
– Kompartmentresektion 5-852.b9♦
–– mit
––– erweiterter Präparation 5-852.d9♦
––– spezieller Gefäß- und Nervenpräparation 5-852.c9♦
– Lappen
–– frei, Revision, mit mikrovaskulärer Anastomosierung, bei Verbrennung und Verätzung 5-928.8f♦
–– regional, gestielt, Revision 5-907.3f♦
––– bei Verbrennung und Verätzung 5-928.6f♦
– Lappenplastik
–– adipofaszial 5-857.29♦
––– gefäßgestielt 5-857.39♦
–– fasziokutan 5-857.09♦
––– gefäßgestielt 5-857.19♦
–– frei, mit mikrovaskulärer Anastomosierung 5-905.0f♦
–– kombiniert 5-906.0f♦
––– bei Verbrennung und Verätzung 5-927.0f♦
–– lokal, Revision, bei Verbrennung und Verätzung 5-928.5f♦
–– mit freiem Hauttransplantat 5-906.1f♦
––– bei Verbrennung und Verätzung 5-927.1f♦
–– myokutan 5-857.69♦
––– gefäßgestielt 5-857.79♦
–– regional, gestielt 5-905.1f♦
––– mit Fernlappen 5-906.2f♦
–––– bei Verbrennung und Verätzung 5-927.2f♦
–––– mit freiem Hauttransplantat 5-906.3f♦
––––– bei Verbrennung und Verätzung 5-927.3f♦
–– Revision, lokal 5-907.2f♦
– Liposuktion 5-911.1f♦
– Mikrograft-Spalthautdeckung, bei Verbrennung und Verätzung 5-925.7f♦
– Muskel
–– Débridement 5-850.b9♦
–– Durchtrennung 5-851.09♦
–– Entfernung, Transplantat 5-853.99♦
–– Entnahme, zur Transplantation 5-852.e9♦
–– Exploration 5-850.e9♦
–– Exzision
––– epifaszial
–––– partiell 5-852.49♦
–––– total 5-852.59♦
––– subfaszial
–––– partiell 5-852.69♦
–––– total 5-852.79♦
–– Fremdkörperentfernung, durch Inzision 5-850.89♦
–– Inzision
––– längs 5-850.09♦ ►

Unterschenkel *(Forts.)*
~ Muskel *(Forts.)*
~~ Inzision *(Forts.)*
––– quer 5-850.19♦
–– Naht 5-853.19♦
–– Plastik 5-853.49♦
–– Refixation 5-853.09♦
–– Revision, Transplantat 5-853.79♦
–– Spülung, Hohlraum 5-853.x9♦
–– Transplantation 5-853.69♦
–– Transposition 5-853.59♦
–– Verkürzung, und Naht 5-853.39♦
–– Verlängerung, und Naht 5-853.29♦
–– Wechsel, Transplantat 5-853.89♦
– Muskellappenplastik 5-857.89♦
–– gefäßgestielt 5-857.99♦
– Muskeln und Weichteile
–– Biopsie
––– durch Inzision 1-502.6♦
––– perkutan 1-491.6♦
–––– mit Steuerung durch bildgebende Verfahren 1-492.6♦
–– Nadelbiopsie, perkutan 1-491.6♦
– Narbenkorrektur 5-894.1f♦
–– nach Hautplastik 5-907.0f♦
– Nekrosektomie, epifaszial, bei Verbrennung und Verätzung 5-921.2f♦
– Rekonstruktion, plastisch, mit
–– Gastroknemius-Muskellappen, gefäßgestielt 5-857.99♦
–– Soleus-Muskellappen, gefäßgestielt 5-857.99♦
– Replantation 5-861.2♦
– Resektion
–– Ganglion 5-859.29♦
–– Gewebe, kompartmentübergreifend
––– mit spezieller Gefäß- und Nervenpräparation 5-852.j9♦
––– ohne spezielle Gefäß- und Nervenpräparation 5-852.h9♦
– Revision
–– Fernlappen, gestielt 5-907.4f♦
––– bei Verbrennung und Verätzung 5-928.7f♦
–– Hauttransplantat, frei 5-907.1f♦
––– bei Verbrennung und Verätzung 5-928.4f♦
–– Lappen, frei, mit mikrovaskulärer Anastomosierung 5-907.5f♦
– Schleimbeutel
–– Inzision 5-859.09♦
–– Resektion, total 5-859.19♦
– Schweißdrüse
–– Exzision
––– lokal 5-894.2f♦
––– radikal 5-895.6f♦
–– Kürettage
––– ausgedehnt 5-895.6f♦
––– lokal 5-894.2f♦
––– radikal 5-895.6f♦
– Sehne
–– Augmentation 5-854.39♦
–– Débridement 5-850.c9♦ ►

U

Unterschenkel *(Forts.)*
~ Sehne *(Forts.)*
-- Entfernung, Transplantat 5-854.99♦
-- Ersatzplastik 5-854.49♦
--- mit Interponat 5-854.59♦
-- Exploration 5-850.f9♦
-- Exzision
--- partiell 5-852.09♦
--- total 5-852.19♦
-- Fremdkörperentfernung, durch Inzision 5-850.99♦
-- Inzision
--- längs 5-850.29♦
--- quer 5-850.39♦
-- mehrere
--- Tenodese
---- primär 5-855.99♦
---- sekundär 5-855.a9♦
--- Tenolyse 5-855.69♦
-- Naht
--- primär 5-855.19♦
--- sekundär 5-855.29♦
-- Reinsertion 5-855.09♦
-- Rekonstruktion, mit Material, alloplastisch 5-854.a9♦
-- Schaffung, Transplantatlager 5-854.69♦
-- Tenodese
--- primär 5-855.79♦
--- sekundär 5-855.89♦
-- Tenolyse 5-855.59♦
-- Transplantation 5-854.79♦
-- Transposition 5-854.29♦
-- und Muskel, Exzision
--- epifaszial 5-852.89♦
--- subfaszial 5-852.99♦
-- Verkürzung 5-854.19♦
-- Verlängerung 5-854.09♦
-- Wechsel, Transplantat 5-854.89♦
- Sehnengewebe, Entnahme, zur Transplantation 5-852.f9♦
- Sehnenscheide
-- Durchtrennung
--- längs 5-851.39♦
--- quer 5-851.49♦
-- Exzision
--- partiell 5-852.29♦
--- total 5-852.39♦
-- isoliert, Inzision
--- längs 5-850.49♦
--- quer 5-850.59♦
-- Naht
--- primär 5-855.39♦
--- sekundär 5-855.49♦
-- Spülung 5-855.b9♦
- Tenotomie
-- offen 5-851.19♦
-- perkutan 5-851.29♦
- Thermoablation, Weichteile, perkutan 5-859.39♦ ►

Unterschenkel *(Forts.)*
- Transplantation
-- Composite graft
--- bei Verbrennung und Verätzung 5-925.3f♦
-- frei
---- großflächig 5-902.7f♦
---- kleinflächig 5-902.3f♦
-- Fernlappen, gestielt, bei Verbrennung und Verätzung 5-925.6f♦
-- Haut, durch Epithelzellsuspension, nach
--- Aufbereitung mit Bedside-Kit 5-902.9f♦
---- bei Verbrennung und Verätzung 5-925.bf♦
--- labortechnischer Aufbereitung im Schnellverfahren 5-902.af♦
---- bei Verbrennung und Verätzung 5-925.cf♦
-- Lappen
--- fasziokutan, mit mikrovaskulärer Anastomosierung 5-858.59♦
--- frei, mit mikrovaskulärer Anastomosierung, bei Verbrennung und Verätzung 5-925.4f♦
--- myokutan, mit mikrovaskulärer Anastomosierung 5-858.79♦
--- osteofasziokutan, mit mikrovaskulärer Anastomosierung 5-858.89♦
--- osteomyokutan, mit mikrovaskulärer Anastomosierung 5-858.89♦
--- regional, gestielt, bei Verbrennung und Verätzung 5-925.5f♦
--- septokutan, mit mikrovaskulärer Anastomosierung 5-858.69♦
-- Spalthaut, frei
--- bei Verbrennung und Verätzung 5-925.0f♦
--- großflächig 5-902.4f♦
---- auf Hautareal, granulierend 5-902.5f♦
--- kleinflächig 5-902.0f♦
---- auf Hautareal, granulierend 5-902.1f♦
-- Vollhaut
--- bei Verbrennung und Verätzung 5-925.2f♦
--- frei
---- großflächig 5-902.6f♦
---- kleinflächig 5-902.2f♦
- Transposition, Sehne, partiell 5-854.29♦
- Transpositionsplastik, lokal
-- bei Verbrennung und Verätzung 5-926.2f♦
-- großflächig 5-903.7f♦
-- kleinflächig 5-903.2f♦
- Vene, oberflächlich
-- Embolektomie 5-380.a6♦
-- Entnahme
--- endoskopisch, zur Transplantation 5-38b.a6♦
--- Transplantat 5-386.a6♦
-- Exzision 5-386.a6♦
-- Fremdkörperentfernung 5-380.a6♦
-- Inzision 5-380.a6♦
-- Ligatur 5-389.a6♦
-- Naht 5-388.a6♦
-- Rekonstruktion, plastisch 5-397.a6♦
-- Resektion, und
--- Ersatz 5-383.a6♦
--- Reanastomosierung 5-382.a6♦ ►

Unterschenkel *(Forts.)*
~ Vene, oberflächlich *(Forts.)*
-- Thrombektomie 5-380.a6♦
-- Valvuloplastie, extraluminal 5-397.a6♦
-- Verschluss, operativ 5-389.a6♦
– Verschiebe-Rotationsplastik, lokal
-- bei Verbrennung und Verätzung 5-926.1f♦
-- großflächig 5-903.6f♦
-- kleinflächig 5-903.1f♦
– W-Plastik, lokal
-- bei Verbrennung und Verätzung 5-926.5f♦
-- großflächig 5-903.bf♦
-- kleinflächig 5-903.af♦
– Weichteildeckung, temporär
-- großflächig
--- durch
---- allogene Amnionmembran 5-916.ef♦
----- bei Verbrennung und Verätzung 5-923.df♦
---- allogene Hauttransplantation 5-916.5f♦
----- bei Verbrennung und Verätzung 5-923.5f♦
---- allogenes Amnion 5-916.ef♦
----- bei Verbrennung und Verätzung 5-923.df♦
---- allogenes Hautersatzmaterial 5-916.ef♦
----- bei Verbrennung und Verätzung 5-923.df♦
---- humane azelluläre dermale Matrix 5-916.5f♦
----- bei Verbrennung und Verätzung 5-923.5f♦
---- hydrolytisch resorbierbare Membran 5-916.cf♦
---- Kombination mehrerer Verfahren 5-916.9f♦
----- bei Verbrennung und Verätzung 5-923.9f♦
---- kultivierte Keratinozyten 5-916.8f♦
----- bei Verbrennung und Verätzung 5-923.8f♦
---- xenogenes Hautersatzmaterial 5-916.6f♦
----- bei Verbrennung und Verätzung 5-923.6f♦
--- mit
---- alloplastischem Material 5-916.7f♦
----- bei Verbrennung und Verätzung 5-923.7f♦
---- hydrolytisch resorbierbarer Membran, bei Verbrennung und Verätzung 5-923.bf♦
-- kleinflächig
--- durch
---- allogene Amnionmembran 5-916.df♦
----- bei Verbrennung und Verätzung 5-923.cf♦
---- allogene Hauttransplantation 5-916.0f♦
----- bei Verbrennung und Verätzung 5-923.0f♦
---- allogenes Amnion 5-916.df♦
----- bei Verbrennung und Verätzung 5-923.cf♦ ►

Unterschenkel *(Forts.)*
~ Weichteildeckung, temporär *(Forts.)*
~~ kleinflächig *(Forts.)*
~~~ durch *(Forts.)*
---- allogenes Hautersatzmaterial 5-916.df♦
----- bei Verbrennung und Verätzung 5-923.cf♦
---- humane azelluläre dermale Matrix 5-916.0f♦
----- bei Verbrennung und Verätzung 5-923.0f♦
---- hydrolytisch resorbierbare Membran 5-916.bf♦
---- Kombination mehrerer Verfahren 5-916.4f♦
----- bei Verbrennung und Verätzung 5-923.4f♦
---- kultivierte Keratinozyten 5-916.3f♦
----- bei Verbrennung und Verätzung 5-923.3f♦
---- xenogenes Hautersatzmaterial 5-916.1f♦
----- bei Verbrennung und Verätzung 5-923.1f♦
--- mit
---- alloplastischem Material 5-916.2f♦
----- bei Verbrennung und Verätzung 5-923.2f♦
---- hydrolytisch resorbierbarer Membran, bei Verbrennung und Verätzung 5-923.af♦
– Wundverschluss, primär, durch
-- Klammer, bei Verbrennung und Verätzung 5-928.1f♦
-- Klebung, bei Verbrennung und Verätzung 5-928.2f♦
-- Naht, bei Verbrennung und Verätzung 5-928.0f♦
– Z-Plastik, lokal
-- bei Verbrennung und Verätzung 5-926.4f♦
-- großflächig 5-903.9f♦
-- kleinflächig 5-903.4f♦
Unterschenkelregion, Amputation, Revision 5-866.4♦
Unterspritzung, Darm
– durch Umsteigen laparoskopisch – offen chirurgisch 5-469.e2
– endoskopisch 5-469.e3
– laparoskopisch 5-469.e1
– offen 5-469.e0
Unterstützung
– Geburt, durch
-- Inzision, Cervix uteri 5-739.0
-- Rückverlagerung, Nabelschnur, prolabiert 5-739.2
-- Symphyseotomie 5-739.1
– Kreislauf
-- durch Implantation, Pumpe, axial
--- linksventrikulär, transvasal 8-839.46
--- rechtsventrikulär, transvasal 8-839.47
-- mit Pumpe, axial, transvasal platziert, Dauer der Behandlung
--- bis unter 48 Stunden 8-83a.30 ►

U
~~~

Unterstützung *(Forts.)*
~ Kreislauf *(Forts.)*
~~ mit Pumpe, axial, transvasal platziert, Dauer der Behandlung *(Forts.)*
––– 48 bis unter 96 Stunden 8-83a.31
––– 96 bis unter 144 Stunden 8-83a.34
––– 144 bis unter 192 Stunden 8-83a.35
––– 192 bis unter 240 Stunden 8-83a.36
––– 240 bis unter 288 Stunden 8-83a.37
––– 288 bis unter 384 Stunden 8-83a.38
––– 384 bis unter 480 Stunden 8-83a.39
––– 480 bis unter 576 Stunden 8-83a.3a
––– 576 bis unter 720 Stunden 8-83a.3c
––– 720 oder mehr Stunden 8-83a.3d
– Lunge, pumpenlos, extrakorporal
–– bis unter 6 Tage 8-852.20
–– 6 bis unter 12 Tage 8-852.21
–– 12 bis unter 18 Tage 8-852.22
–– 18 bis unter 30 Tage 8-852.23
–– 30 bis unter 42 Tage 8-852.24
–– 42 Tage oder mehr 8-852.25
Untersuchung
– Auge, teilstationär, bei Kindern und Jugendlichen, mit Notwendigkeit der Bewegungslosigkeit 1-221
– begleitend, Fertilitätsbehandlung 9-278.2
– Herz, elektrophysiologisch
–– kathetergestützt
––– bei
–––– atrialen Tachykardien 1-265.4
–––– Extrasystolen, ventrikulär 1-265.7
–––– faszikulären Blockierungen 1-265.3
–––– intraventrikulären Leitungsstörungen 1-265.3
–––– Kammertachykardien, nicht-anhaltend 1-265.7
–––– Störungen
––––– AV-Überleitung 1-265.1
––––– Sinusknotenfunktion 1-265.0
–––– Synkopen, Genese, unklar 1-265.8
–––– Tachykardien, mit
––––– breitem QRS-Komplex 1-265.6
––––– schmalem QRS-Komplex 1-265.4
–––– Vorhofflattern 1-265.f
–––– Vorhofflimmern 1-265.e
–––– WPW-Syndrom 1-265.5
–––– Zustand nach
––––– Herz-Kreislauf-Stillstand 1-265.9
––––– Herztransplantation 1-265.d
––– nach
–––– kurativer Therapie, bei Herzfehler, angeboren 1-265.a
–––– palliativer Therapie, bei angeborenem Herzfehler 1-265.b
–– nicht-kathetergestützt, bei
––– ICD 1-266.1
––– implantiertem
–––– Defibrillator 1-266.1
–––– Kardioverter [ICD] 1-266.1
––– Schrittmacher 1-266.0
– klinisch, in Allgemeinanästhesie 1-100 ►

Untersuchung *(Forts.)*
– Liquorsystem, durch
–– Infusionstest 1-204.6
–– Test, pharmakologisch 1-204.7
– Nebenniere, endosonographisch 3-05a
– neurologisch, Behandelbarkeit, operativ, Bewegungsstörungen 1-20a.21
– Pharmakosensitivität, neurologisch, mit quantitativer Testung, bei Bewegungsstörungen 1-20a.20
– teilstationäre Augenuntersuchung, bei Kindern und Jugendlichen, mit Notwendigkeit der Bewegungslosigkeit 1-221
– urodynamisch, mit gleichzeitiger Anwendung elektrophysiologischer Methoden 1-334.0
Uptake, und Exkretion, Bestimmung, bei Szintigraphie, Speicheldrüse 3-707.0
Urachus
– offen, Verschluss
–– laparoskopisch 5-578.81
–– offen 5-578.80
– Zystenexzision 5-591.1
Ureter
– Antirefluxplastik, isoliert
–– laparoskopisch 5-568.91♦
–– offen 5-568.90♦
– Ballondilatation
–– perkutan-transrenal 5-560.5♦
–– transurethral 5-560.1♦
– Biopsie
–– durch Inzision 1-562.0♦
–– perkutan-nephroskopisch 1-461.1♦
–– perkutan-zystoskopisch 1-462.1♦
–– transurethral 1-460.1♦
– Bougierung
–– perkutan-transrenal, zur Erweiterung 5-560.6♦
–– transurethral 5-560.2♦
––– zur Erweiterung, Ureterostium 5-561.7♦
– Darstellung, offen 5-569.30♦
– Destruktion, ureterorenoskopisch 5-563.4♦
– Einlegen, Verweilschlinge 5-562.3♦
– Entfernung, Stein, durch
–– Urethrostomie, offen 5-580.1
–– Urethrotomie, offen 5-580.0
– Ersatz
–– partiell
––– laparoskopisch 5-568.b1♦
–––– mit Verwendung, Darmsegment 5-568.g1♦
––– offen 5-568.b0♦
–––– mit Verwendung, Darmsegment 5-568.g0♦
–– total
––– laparoskopisch 5-568.c1♦
–––– mit Verwendung, Darmsegment 5-568.g1♦
––– offen 5-568.c0♦
–––– mit Verwendung, Darmsegment 5-568.g0♦
– Erweiterung, durch Inzision, perkutan-transrenal 5-560.4♦
– Exzision, ureterorenoskopisch 5-563.3♦ ►

Ureter *(Forts.)*
– Freilegung
–– laparoskopisch, zur Exploration 5-569.01♦
–– offen, zur Exploration 5-569.00♦
–– transurethral, zur Exploration 5-569.02♦
– Inzision, ureterorenoskopisch 5-560.0♦
– künstlich, renovesikal, Entfernung 5-568.j
– Ligatur
–– laparoskopisch 5-569.11♦
–– offen 5-569.10♦
–– transurethral 5-569.12♦
– Metallstent, permanent, Implantation
–– perkutan-transrenal 5-560.70♦
–– transurethral 5-560.30♦
– Naht
–– laparoskopisch 5-568.01♦
––– nach Verletzung 5-568.01♦
–– offen 5-568.00♦
––– nach Verletzung 5-568.00♦
– Ostium, Injektion
–– laparoskopisch, bei Insuffizienz 5-569.61♦
–– offen, bei Insuffizienz 5-569.60♦
–– transurethral, bei Insuffizienz 5-569.62♦
– Punktion, perkutan, diagnostisch 1-846.2♦
– Reanastomose
–– laparoskopisch 5-568.11♦
–– offen 5-568.10♦
– Rekonstruktion, durch
–– Reanastomose
––– laparoskopisch 5-568.11♦
––– offen 5-568.10♦
–– Transureteroureterostomie
––– laparoskopisch 5-568.a1♦
––– offen 5-568.a0♦
– renovesikal, künstlich
–– Implantation, subkutan 5-568.h
–– Wechsel, subkutan 5-568.h
– Resektion, partiell
–– abdominal, offen 5-563.01♦
–– laparoskopisch 5-563.02♦
–– lumbal, offen 5-563.00♦
– Revision
–– laparoskopisch 5-569.71♦
–– offen 5-569.70♦
–– transurethral 5-569.72♦
– Stein
–– Entfernung, perkutan-transrenal 5-562.6♦
––– mit
–––– Desintegration 5-562.7♦
–––– Lithotripsie 5-562.7♦
–– Reposition 5-562.9♦
–– Schlingenextraktion 5-562.2♦
–– Stoßwellenlithotripsie, extrakorporal 8-110.1♦
– Stent, Entfernung, transurethral, zur Erweiterung 5-560.8♦
– Stumpf, Resektion
–– abdominal, offen 5-563.21♦
–– laparoskopisch 5-563.22♦
–– lumbal, offen 5-563.20♦ ►

Ureter *(Forts.)*
– Verschluss
–– laparoskopisch 5-569.21♦
–– offen 5-569.20♦
–– transurethral 5-569.22♦
– Zystenpunktion, perkutan, diagnostisch 1-846.2♦

Ureter-Darm-Anastomose
– antirefluxiv, bei Ureterosigmoideostomie, ohne Reservoirbildung 5-567.06♦
– Revision
–– bei interner Harnableitung 5-567.8♦
–– laparoskopisch, bei
––– kontinenter kutaner Harnableitung 5-566.a1♦
––– nicht-kontinenter kutaner Harnableitung 5-565.31♦
–– offen, bei
––– kontinenter kutaner Harnableitung 5-566.a0♦
––– nicht-kontinenter kutaner Harnableitung 5-565.30♦

Ureter-Darm-Fistel, Verschluss
– laparoskopisch 5-568.31♦
– offen 5-568.30♦

Ureterektomie
– abdominal, offen 5-563.11♦
– bei
–– Nephrektomie
––– abdominal, offen 5-554.b1♦
––– laparoskopisch 5-554.b3♦
––– lumbal, offen 5-554.b0♦
––– radikal
–––– abdominal, offen 5-554.51♦
–––– laparoskopisch 5-554.53♦
–––– lumbal, offen 5-554.50♦
–––– thorakoabdominal 5-554.52♦
––– thorakoabdominal 5-554.b2♦
–– Teilresektion, Niere
––– abdominal, offen 5-553.11♦
––– laparoskopisch 5-553.13♦
––– lumbal, offen 5-553.10♦
––– thorakoabdominal 5-553.12♦
– laparoskopisch 5-563.12♦
– lumbal, offen 5-563.10♦

Ureterexhairese, endoskopisch, bei Nephrektomie, radikal
– abdominal, offen 5-554.61♦
– laparoskopisch 5-554.63♦
– lumbal, offen 5-554.60♦
– thorakoabdominal 5-554.62♦

Ureterkatheter
– Einlegen
–– intraoperativ 8-137.03♦
–– perkutan-transrenal 8-137.01♦
–– transurethral 8-137.00♦
–– über Stoma 8-137.02♦
– Entfernung 8-137.2♦
– Wechsel
–– intraoperativ 8-137.13♦
–– perkutan-transrenal 8-137.11♦ ►

U

Ureterkatheter *(Forts.)*
~ Wechsel *(Forts.)*
–– transurethral 8-137.10♦
–– über Stoma 8-137.12♦
Uretermodellage, bei Ureterozystoneostomie
– laparoskopisch 5-568.81♦
– offen 5-568.80♦
Ureterneoimplantation
– beidseitig, bei Teilresektion, Harnblase
–– laparoskopisch 5-575.31
–– offen 5-575.30
– einseitig, bei Teilresektion, Harnblase
–– laparoskopisch 5-575.21
–– offen 5-575.20
Ureteroileokutaneostomie
– laparoskopisch 5-565.01♦
– offen 5-565.00♦
Ureterokalikostomie
– abdominal, offen 5-557.51♦
– laparoskopisch 5-557.53♦
– lumbal, offen 5-557.50♦
– thorakoabdominal 5-557.52♦
Ureterokolokutaneostomie
– laparoskopisch 5-565.11♦
– offen 5-565.10♦
Ureterokutan, Fistelverschluss
– laparoskopisch 5-568.21♦
– offen 5-568.20♦
Ureterokutaneostomie
– abdominal, offen, zur Harnableitung, kutan 5-564.71♦
– laparoskopisch, zur Harnableitung, kutan 5-564.72♦
– lumbal, offen, zur Harnableitung, kutan 5-564.70♦
– nach Umwandlung, Harnableitung, supravesikal, andere
–– abdominal, offen 5-564.61♦
–– laparoskopisch 5-564.62♦
–– lumbal, offen 5-564.60♦
– Ring-, abdominal, offen, zur Harnableitung, kutan 5-564.21♦
– Trans-
–– abdominal, offen, zur Harnableitung, kutan 5-564.31♦
–– lumbal, offen, zur Harnableitung, kutan 5-564.30♦
– zur Harnableitung, kutan
–– Revision
––– abdominal, offen 5-564.41♦
––– laparoskopisch 5-564.42♦
––– lumbal, offen 5-564.40♦
–– Verschluss
––– abdominal, offen 5-564.51♦
––– laparoskopisch 5-564.52♦
––– lumbal, offen 5-564.50♦
Ureterolyse
– laparoskopisch
–– mit
––– Umscheidung, mit Omentum 5-569.51♦
––– Verlagerung, intraperitoneal 5-569.41♦ ►

Ureterolyse *(Forts.)*
~ laparoskopisch *(Forts.)*
–– ohne intraperitoneale Verlagerung 5-569.31♦
– offen
–– mit
––– Umscheidung, mit Omentum 5-569.50♦
––– Verlagerung, intraperitoneal 5-569.40♦
–– ohne intraperitoneale Verlagerung 5-569.30♦
– transurethral
–– mit
––– Umscheidung, mit Omentum 5-569.52♦
––– Verlagerung, intraperitoneal 5-569.42♦
–– ohne intraperitoneale Verlagerung 5-569.32♦
Ureteropyelostomie
– abdominal, offen 5-557.61♦
– laparoskopisch 5-557.63♦
– lumbal, offen 5-557.60♦
– thorakoabdominal 5-557.62♦
Ureterorenoskop
– Einmal-, flexibel, Anwendung, diagnostisch *[nur Zusatzkode!]* 1-999.20
– flexibel, Anwendung *[nur Zusatzkode!]* 5-98b.x
–– diagnostisch *[nur Zusatzkode!]* 1-999.2x
Ureterorenoskopie
– diagnostisch 1-665
–– durch Inzision 1-693.1♦
–– intraoperativ 1-693.1♦
–– über Stoma 1-668.2♦
– mit Lithotripsie 5-562.5♦
– zur Fremdkörperentfernung 8-100.c♦
Ureterorenoskopisch
– Destruktion
–– Gewebe, Niere 5-552.6♦
–– Ureter 5-563.4♦
– Entfernung, Stein 5-562.4♦
–– mit Desintegration 5-562.5♦
–– Niere 5-550.21♦
––– mit
–––– Desintegration 5-550.31♦
–––– Lithotripsie 5-550.31♦
– Exzision
–– Gewebe, Niere 5-552.2♦
–– Ureter 5-563.3♦
– Inzision, Ureter 5-560.0♦
– Nephrolitholapaxie 5-550.21♦
Ureterosigmoideostomie
– laparoskopisch, mit
–– Bildung, Reservoir, aus Dünndarm 5-567.4♦
–– Reservoirbildung, aus Dickdarm 5-567.2♦
– offen, mit
–– Bildung, Reservoir, aus Dünndarm 5-567.3♦
–– Reservoirbildung, aus Dickdarm 5-567.1♦
– ohne Reservoirbildung
–– mit antirefluxiver Ureter-Darm-Anastomose 5-567.06♦
–– ohne antirefluxive Ureter-Darm-Anastomose 5-567.05♦
Ureteroskopie, mit Biopsie 1-460.1♦
Ureterostium
– Ballondilatation, transurethral 5-561.6♦ ►

Ureterostium *(Forts.)*
– Erweiterung
–– durch
––– Bougierung, Ureter, transurethral 5-561.7♦
––– Inzision, transurethral 5-561.2♦
––– Resektion
–––– laparoskopisch 5-561.8♦
–––– offen 5-561.3♦
–––– perkutan-transvesikal 5-561.4♦
–––– transurethral 5-561.5♦
–– offen, durch Inzision 5-561.0♦
–– perkutan-transvesikal, durch Inzision 5-561.1♦
Ureterotomie
– laparoskopisch 5-562.1♦
– offen 5-562.0♦
Ureteroureterostomie, Trans-, offen, zur Rekonstruktion, Ureter 5-568.a0♦
Ureterovaginal, Fistelverschluss
– abdominal, offen 5-706.30
– durch Umsteigen vaginal – offen chirurgisch 5-706.32
– laparoskopisch 5-706.33
– vaginal 5-706.31
Ureterozystoneostomie
– laparoskopisch 5-568.d1♦
–– bei Doppelureter 5-568.e1♦
–– mit Uretermodellage 5-568.81♦
– offen 5-568.d0♦
–– bei Doppelureter 5-568.e0♦
–– mit Uretermodellage 5-568.80♦
Ureterschiene
– Einlegen
–– intraoperativ 8-137.03♦
–– perkutan-transrenal 8-137.01♦
–– transurethral 8-137.00♦
–– über Stoma 8-137.02♦
– Entfernung 8-137.2♦
– Wechsel
–– intraoperativ 8-137.13♦
–– perkutan-transrenal 8-137.11♦
–– transurethral 8-137.10♦
–– über Stoma 8-137.12♦
Urethra
– Adhäsiolyse 5-589.4
– Biopsie
–– durch Inzision 1-561.0
–– perkutan-zystoskopisch 1-462.3
–– transurethral 1-460.3
– Bougierung
–– ohne Durchleuchtung 8-139.00
–– unter Durchleuchtung 8-139.01
– Divertikelexzision, offen 5-582.0
– Divertikelinzision, bei Urethrotomia interna unter Sicht 5-585.1
– Endosonographie
–– transrektal 3-05b.0
–– transurethral 3-05b.1
– Entfernung, Stent 5-589.1
– Fremdkörperentfernung, ohne Inzision 8-101.9 ▶

Urethra *(Forts.)*
– Gewebe
–– Destruktion
––– perkutan-transvesikal 5-582.4
––– transurethral 5-582.3
–– Exzision, offen 5-582.0
–– Resektion, perkutan-transvesikal 5-582.2
– Implantation, Stent 5-589.0
– Konstruktion, plastisch
–– bei weiblicher Epispadie 5-584.9
–– mit
––– Harnblasenschleimhaut, bei männlicher
–––– Epispadie 5-644.23
–––– Hypospadie 5-645.23
––– Mundschleimhaut, bei männlicher
–––– Epispadie 5-644.22
–––– Hypospadie 5-645.22
––– Penishaut, bei männlicher
–––– Epispadie 5-644.21
–––– Hypospadie 5-645.21
––– Präputialhaut, bei männlicher
–––– Epispadie 5-644.20
–––– Hypospadie 5-645.20
– Meatotomie 5-581.0
– Meatus, Inzision 5-581.0
– Meatusplastik 5-581.1
– Pars membranacea, Rekonstruktion, nach Verletzung 5-584.0
– Pars prostatica, Rekonstruktion, nach Verletzung 5-584.0
– Polypresektion, transurethral 5-582.1
– Rekonstruktion
–– durch Anastomose, nach Verletzung 5-584.5
–– nach Ruptur, post partum 5-758.7
–– plastisch
––– bei weiblicher Hypospadie 5-584.a
––– einzeitig, mit
–––– Harnblasenschleimhaut 5-584.73
–––– Mundschleimhaut 5-584.72
–––– Penishaut 5-584.71
–––– Präputialhaut 5-584.70
––– mit in-vitro-hergestelltem Gewebe aus autogener Mundschleimhaut
–––– einzeitig 5-584.74
–––– zweizeitig, erste Sitzung 5-584.84
––– sekundär, bei männlicher Hypospadie 5-645.3
––– zweizeitig, mit
–––– Harnblasenschleimhaut, erste Sitzung 5-584.83
–––– Mundschleimhaut, erste Sitzung 5-584.82
–––– Penishaut, erste Sitzung 5-584.81
–––– Präputialhaut, erste Sitzung 5-584.80
– Resektion
–– Striktur, bei Reanastomose 5-584.6
–– transurethral 5-582.1
– Teil, distal, Rekonstruktion, nach Verletzung 5-584.1
– Verlagerung, nach ventral, mit Mobilisation, Corpus cavernosum, bei männlicher Epispadie 5-644.1

Urethradruckprofil, Messung 1-335
Urethraklappe, Resektion
– perkutan-transvesikal 5-582.2
– transurethral 5-582.1
Urethralpolypabtragung
– offen 5-582.0
– perkutan-transvesikal 5-582.2
– transurethral 5-582.1
Urethrektomie
– bei Zystektomie, radikal
–– laparoskopisch
––– bei der Frau 5-576.71
––– beim Mann 5-576.41
–– offen
––– beim Mann 5-576.40
––– potenzerhaltend, beim Mann 5-576.50
––– unter Schonung, Gefäß-Nerven-Bündel, beim Mann 5-576.50
– einfach, als selbständiger Eingriff
–– bei der Frau 5-583.1
–– beim Mann 5-583.0
– radikal, als selbständiger Eingriff
–– bei der Frau 5-583.3
–– beim Mann 5-583.2
Urethrographie 3-13g
Urethrokolposuspension
– abdominal, offen 5-595.10
– laparoskopisch 5-595.11
– offen 5-595.10
– paraurethral
–– abdominal, offen, mit Fixation, Scheide, lateral
––– mit alloplastischem Material 5-595.21
––– ohne alloplastisches Material 5-595.20
–– laparoskopisch, mit Fixation, Scheide, lateral
––– mit alloplastischem Material 5-595.23
––– ohne alloplastisches Material 5-595.22
–– offen, mit Fixation, Scheide, lateral
––– mit alloplastischem Material 5-595.21
––– ohne alloplastisches Material 5-595.20
–– vaginal, mit Fixation, Scheide, lateral
––– mit alloplastischem Material 5-595.25
––– ohne alloplastisches Material 5-595.24
– retropubisch
–– abdominal, offen, mit Fixation, Scheide, lateral
––– mit alloplastischem Material 5-595.21
––– ohne alloplastisches Material 5-595.20
–– laparoskopisch, mit Fixation, Scheide, lateral
––– mit alloplastischem Material 5-595.23
––– ohne alloplastisches Material 5-595.22
–– offen, mit Fixation, Scheide, lateral
––– mit alloplastischem Material 5-595.21
––– ohne alloplastisches Material 5-595.20
–– vaginal, mit Fixation, Scheide, lateral
––– mit alloplastischem Material 5-595.25
––– ohne alloplastisches Material 5-595.24
Urethrokutan, Fistelverschluss 5-584.3
Urethropexie 5-596.4
Urethropubopexie
– nach Marshall-Marchetti-Krantz 5-595.0 ►
Urethropubopexie *(Forts.)*
– paraurethral 5-595.0
– retropubisch, abdominal 5-595.0
Urethrorektal, Fistelverschluss 5-584.4
Urethroskopie, diagnostisch 1-660
– über Stoma 1-668.0
Urethrostomie
– offen 5-580.1
– Verschluss 5-584.2
Urethrotomia interna
– durch Laserbehandlung 5-585.2
– ohne Sicht 5-585.0
– unter Sicht 5-585.1
Urethrotomie, offen 5-580.0
Urethrovaginal, Fistelverschluss
– abdominal, offen 5-706.50
– durch Umsteigen vaginal – offen chirurgisch 5-706.52
– laparoskopisch 5-706.53
– vaginal 5-706.51
Urethrovesikal
– Übergang, Raffung 5-592
– Zügeloperation
–– adjustierbar, mit alloplastischem Material 5-594.31
–– nicht-adjustierbar, mit alloplastischem Material 5-594.30
–– suprapubisch, mit
––– Dura 5-594.2
––– Faszie 5-594.0
––– Muskulatur 5-594.1
Urethrozystolyse, bei Harninkontinenz, bei der Frau 5-596.6
Urethrozystoskopie
– diagnostisch 1-661
–– Harnblase, augmentiert
––– mit Sphinkter, künstlich 1-663.1
––– ohne Sphinkter, künstlich 1-663.0
–– über Stoma 1-668.1
– zur Fremdkörperentfernung 8-100.b
Urinom, Punktion, perkutan, therapeutisch 8-159.3♦
Urodynamik, Video- 1-334.2
Urodynamisch, Untersuchung, mit gleichzeitiger Anwendung elektrophysiologischer Methoden 1-334.0
Urographie
– intravenös 3-13d.0
– perkutan 3-13d.6♦
– Post-, bei Schwindelsyndromen 1-20a.33
– retrograd 3-13d.5♦
Urozele
– Biopsie
–– endosonographisch gesteuert 1-494.c♦
–– perkutan 1-493.c♦
––– mit Steuerung durch bildgebende Verfahren 1-494.c♦
– Nadelbiopsie, perkutan 1-493.c♦
Ustekinumab, Applikation, parenteral
– 10 mg bis unter 20 mg, bei Patienten unter 15 Jahren 6-005.j0 ►

Ustekinumab, Applikation, parenteral *(Forts.)*
– 20 mg bis unter 30 mg, bei Patienten unter 15 Jahren 6-005.j1
– 30 mg bis unter 45 mg, bei Patienten unter 15 Jahren 6-005.j2
– 45 mg bis unter 60 mg 6-005.j3
– 60 mg bis unter 75 mg 6-005.j4
– 75 mg bis unter 90 mg 6-005.j5
– 90 mg bis unter 110 mg 6-005.j6
– 110 mg bis unter 130 mg 6-005.j7
– 130 mg bis unter 150 mg 6-005.j8
– 150 mg bis unter 170 mg 6-005.j9
– 170 mg bis unter 200 mg 6-005.ja
– 200 mg bis unter 230 mg 6-005.jb
– 230 mg bis unter 260 mg 6-005.jc
– 260 mg bis unter 290 mg 6-005.jd
– 290 mg bis unter 340 mg 6-005.je
– 340 mg bis unter 390 mg 6-005.jf
– 390 mg bis unter 440 mg 6-005.jg
– 440 mg bis unter 520 mg 6-005.jh
– 520 mg bis unter 600 mg 6-005.jj
– 600 mg bis unter 680 mg 6-005.jk
– 680 mg bis unter 800 mg 6-005.jm
– 800 mg bis unter 920 mg 6-005.jn
– 920 mg bis unter 1.040 mg 6-005.jp
– 1.040 mg bis unter 1.160 mg 6-005.jq
– 1.160 mg oder mehr 6-005.jr
Uterostomie, Salpingo-, Tuba uterina
– abdominal, offen 5-666.b0♦
– durch Umsteigen
–– endoskopisch – offen chirurgisch 5-666.b3♦
–– vaginal – offen chirurgisch 5-666.b4♦
– endoskopisch 5-666.b2♦
– laparoskopisch 5-666.b2♦
– vaginal 5-666.b5♦
–– laparoskopisch assistiert 5-666.b1♦
Uterus
– Antefixationsoperation 5-693♦
– Aufrichtung 5-693♦
– Biopsie 1-470.2
–– mit Steuerung durch bildgebende Verfahren 1-474.2
–– perkutan 1-470.2
––– mit Steuerung durch bildgebende Verfahren 1-474.2
– Blutstillung, nichtgeburtshilflich, durch Tamponade 8-503
– Denervation, parazervikal 5-694
– Destruktion
–– durch
––– Elektrokoagulation 5-681.60
––– Kryokoagulation 5-681.63
––– Laserkoagulation 5-681.61
––– Magnetresonanz-gesteuerte fokussierte Ultraschallkoagulation 5-681.65
––– MRgFUS 5-681.65
––– Thermokoagulation 5-681.62
–– photodynamische Therapie 5-681.64
– Elektrokoagulation 5-681.60
– Entfernung, Myom, offen 5-681.80 ►

Uterus *(Forts.)*
– Exstirpation
–– abdominal
––– mit Salpingoovariektomie
–––– beidseitig 5-683.20
–––– einseitig 5-683.10
––– ohne Salpingoovariektomie 5-683.00
––– zur Transplantation, bei einer Lebendspenderin 5-683.40
–– durch Umsteigen
––– endoskopisch – offen chirurgisch, mit Salpingoovariektomie
–––– beidseitig 5-683.24
–––– einseitig 5-683.14
––– vaginal – offen chirurgisch, mit Salpingoovariektomie
–––– beidseitig 5-683.25
–––– einseitig 5-683.15
–– endoskopisch
––– mit Salpingoovariektomie
–––– beidseitig 5-683.23
–––– einseitig 5-683.13
––– zur Transplantation, bei einer Lebendspenderin 5-683.43
–– laparoskopisch, zur Transplantation, bei einer Lebendspenderin 5-683.43
–– mit Präparation, retroperitoneal
––– mit Salpingoovariektomie
–––– beidseitig 5-683.7
–––– einseitig 5-683.6
––– ohne Salpingoovariektomie 5-683.5
–– offen
––– mit Salpingoovariektomie
–––– beidseitig 5-683.20
–––– einseitig 5-683.10
––– ohne Salpingoovariektomie 5-683.00
––– zur Transplantation, bei einer Lebendspenderin 5-683.40
–– ohne Salpingoovariektomie, durch Umsteigen
––– endoskopisch – offen chirurgisch 5-683.04
––– vaginal – offen chirurgisch 5-683.05
–– postpartal 5-757
–– radikal
––– abdominal, offen, ohne Lymphadenektomie 5-685.00
––– durch Umsteigen vaginal – offen chirurgisch, ohne Lymphadenektomie 5-685.03
––– mit
–––– Lymphadenektomie, pelvin und paraaortal 5-685.3
–––– paraaortaler Lymphadenektomie 5-685.2
–––– pelviner Lymphadenektomie 5-685.1
––– vaginal
–––– laparoskopisch assistiert, ohne Lymphadenektomie 5-685.02
–––– ohne Lymphadenektomie 5-685.01
–– supravaginal, subtotal
––– abdominal, offen 5-682.10
––– durch Umsteigen
–––– endoskopisch – offen chirurgisch 5-682.13
–––– vaginal – offen chirurgisch 5-682.14 ►

Uterus *(Forts.)*
~ Exstirpation *(Forts.)*
~~ supravaginal, subtotal *(Forts.)*
––– endoskopisch 5-682.12
––– laparoskopisch 5-682.12
––– vaginal 5-682.15
–––– laparoskopisch assistiert 5-682.11
–– suprazervikal, subtotal
––– abdominal, offen 5-682.00
––– durch Umsteigen
–––– endoskopisch – offen chirurgisch 5-682.03
–––– vaginal – offen chirurgisch 5-682.04
––– endoskopisch 5-682.02
––– laparoskopisch 5-682.02
––– vaginal 5-682.05
–––– laparoskopisch assistiert 5-682.01
–– vaginal
––– laparoskopisch assistiert
–––– mit Salpingoovariektomie
––––– beidseitig 5-683.22
––––– einseitig 5-683.12
–––– zur Transplantation, bei einer Lebendspenderin 5-683.42
––– mit Salpingoovariektomie
–––– beidseitig 5-683.21
–––– einseitig 5-683.11
––– ohne Salpingoovariektomie 5-683.01
––– zur Transplantation, bei einer Lebendspenderin 5-683.41
–– zur Transplantation, bei einer Lebendspenderin, durch Umsteigen
––– endoskopisch – offen chirurgisch 5-683.44
––– vaginal – offen chirurgisch 5-683.45
– Fistelverschluss
–– abdominal, offen 5-695.20
–– durch Umsteigen
––– endoskopisch – offen chirurgisch 5-695.23
––– vaginal – offen chirurgisch 5-695.24
–– endoskopisch 5-695.22
–– laparoskopisch 5-695.22
–– vaginal 5-695.25
––– laparoskopisch assistiert 5-695.21
– Fixation
–– abdominal, offen
––– mit alloplastischem Material, mit
–––– beidseitiger Fixation am Lig. pectineale
––––– mit tiefer Netzeinlage 5-704.6j
––––– ohne tiefe Netzeinlage 5-704.6h
–––– lateraler Fixation am Lig. sacrouterinum 5-704.63
–––– medianer Fixation am
––––– Os sacrum 5-704.62
––––– Promontorium 5-704.62
––– ohne alloplastisches Material, mit
–––– lateraler Fixation am Lig. sacrouterinum 5-704.61
–––– medianer Fixation am
––––– Os sacrum 5-704.60
––––– Promontorium 5-704.60 ►

Uterus *(Forts.)*
~ Fixation *(Forts.)*
–– durch Umsteigen
––– laparoskopisch – offen chirurgisch
–––– mit alloplastischem Material 5-704.6e
––––– mit beidseitiger Fixation am Lig. pectineale
–––––– mit tiefer Netzeinlage 5-704.6p
–––––– ohne tiefe Netzeinlage 5-704.6n
–––– ohne alloplastisches Material 5-704.6b
––– vaginal – laparoskopisch
–––– mit alloplastischem Material 5-704.6g
–––– ohne alloplastisches Material 5-704.6d
––– vaginal – offen chirurgisch
–––– mit alloplastischem Material 5-704.6f
–––– ohne alloplastisches Material 5-704.6c
–– laparoskopisch
––– mit alloplastischem Material, mit
–––– beidseitiger Fixation am Lig. pectineale
––––– mit tiefer Netzeinlage 5-704.6m
––––– ohne tiefe Netzeinlage 5-704.6k
–––– lateraler Fixation am Lig. sacrouterinum 5-704.67
–––– medianer Fixation am
––––– Os sacrum 5-704.66
––––– Promontorium 5-704.66
––– ohne alloplastisches Material, mit
–––– lateraler Fixation am Lig. sacrouterinum 5-704.65
–––– medianer Fixation am
––––– Os sacrum 5-704.64
––––– Promontorium 5-704.64
–– offen
––– mit alloplastischem Material, mit
–––– beidseitiger Fixation am Lig. pectineale
––––– mit tiefer Netzeinlage 5-704.6j
––––– ohne tiefe Netzeinlage 5-704.6h
–––– lateraler Fixation am Lig. sacrouterinum 5-704.63
–––– medianer Fixation am
––––– Os sacrum 5-704.62
––––– Promontorium 5-704.62
––– ohne alloplastisches Material, mit
–––– lateraler Fixation am Lig. sacrouterinum 5-704.61
–––– medianer Fixation am
––––– Os sacrum 5-704.60
––––– Promontorium 5-704.60
–– vaginal
––– mit alloplastischem Material 5-704.6a
–––– mit Fixation am
––––– Lig. sacrospinale 5-704.6a
––––– Lig. sacrotuberale 5-704.6a
––––– Lig. sacrouterinum 5-704.6a
––– ohne alloplastisches Material, mit Fixation am
–––– Lig. sacrospinale 5-704.69
–––– Lig. sacrotuberale 5-704.69
–––– Lig. sacrouterinum 5-704.68 ►

Uterus *(Forts.)*
– Gewebe
–– Destruktion, durch Radiofrequenzablation
––– mit Ultraschallführung, intrauterin 5-681.68
––– ohne intrauterine Ultraschallführung 5-681.67
–– Radiofrequenzablation
––– mit Ultraschallführung, intrauterin 5-681.68
––– ohne intrauterine Ultraschallführung 5-681.67
– gravide
–– Biopsie 1-470.2
––– perkutan 1-470.2
–– Nadelbiopsie 1-470.2
––– perkutan 1-470.2
– Inzision 5-680
– Kryokoagulation 5-681.63
– Lagekorrektur 5-693♦
– Laserkoagulation 5-681.61
– Ligament
–– Biopsie 1-470.3♦
––– durch Inzision 1-570.2♦
––– mit Steuerung durch bildgebende Verfahren 1-474.3♦
––– perkutan 1-470.3♦
–––– mit Steuerung durch bildgebende Verfahren 1-474.3♦
–– Nadelbiopsie 1-470.3♦
––– perkutan 1-470.3♦
– Morcellieren, als Vorbereitung, zur Exstirpation, Uterus 5-681.4
– MRgFUS [Magnetresonanz-gesteuerter fokussierter Ultraschall] 5-681.65
– Myom, Entfernung
–– abdominal, offen 5-681.80
––– mit Naht, Myometrium, ausgedehnt 5-681.90
–– durch Umsteigen
––– endoskopisch – offen chirurgisch 5-681.84
–––– mit Naht, Myometrium, ausgedehnt 5-681.94
––– vaginal – offen chirurgisch 5-681.85
–––– mit Naht, Myometrium, ausgedehnt 5-681.95
–– endoskopisch 5-681.82
––– mit Naht, Myometrium, ausgedehnt 5-681.92
–– hysteroskopisch 5-681.83
––– mit Naht, Myometrium, ausgedehnt 5-681.93
–– laparoskopisch 5-681.82
––– mit Naht, Myometrium, ausgedehnt 5-681.92
–– offen, mit Naht, Myometrium, ausgedehnt 5-681.90
–– vaginal 5-681.86
––– laparoskopisch assistiert 5-681.81
–––– mit Naht, Myometrium, ausgedehnt 5-681.91
––– mit Naht, Myometrium, ausgedehnt 5-681.96 ►

Uterus *(Forts.)*
– Nadelbiopsie 1-470.2
–– perkutan 1-470.2
– Naht
–– durch Umsteigen
––– endoskopisch – offen chirurgisch, nach Verletzung 5-695.03
––– vaginal – offen chirurgisch, nach Verletzung 5-695.04
–– endoskopisch, nach Verletzung 5-695.02
–– laparoskopisch, nach Verletzung 5-695.02
–– offen 5-695.00
––– nach Verletzung 5-695.00
–– vaginal
––– laparoskopisch assistiert, nach Verletzung 5-695.01
––– nach Verletzung 5-695.05
– Pektopexie
–– durch Umsteigen laparoskopisch – offen chirurgisch, mit alloplastischem Material
––– mit tiefer Netzeinlage 5-704.6p
––– ohne tiefe Netzeinlage 5-704.6n
–– laparoskopisch, mit alloplastischem Material
––– mit tiefer Netzeinlage 5-704.6m
––– ohne tiefe Netzeinlage 5-704.6k
–– offen, mit alloplastischem Material
––– mit tiefer Netzeinlage 5-704.6j
––– ohne tiefe Netzeinlage 5-704.6h
– photodynamische Therapie 5-681.64
– Probeexzision 1-571.0
– Punktion, perkutan, therapeutisch 8-157.1
– Rekonstruktion
–– abdominal, offen, durch Metroplastik 5-695.30
–– durch Umsteigen
––– endoskopisch – offen chirurgisch, durch Metroplastik 5-695.33
––– vaginal – offen chirurgisch, durch Metroplastik 5-695.34
–– endoskopisch, durch Metroplastik 5-695.32
–– laparoskopisch, durch Metroplastik 5-695.32
–– nach Ruptur, post partum 5-758.1
–– plastisch
––– durch Umsteigen
–––– endoskopisch – offen chirurgisch 5-695.13
–––– vaginal – offen chirurgisch 5-695.14
––– endoskopisch 5-695.12
––– laparoskopisch 5-695.12
––– offen 5-695.10
––– vaginal 5-695.15
–––– laparoskopisch assistiert 5-695.11
–– vaginal
––– durch Metroplastik 5-695.35
––– laparoskopisch assistiert, durch Metroplastik 5-695.31
– Resektion, mesometrial, total
–– mit Lymphadenektomie
––– paraaortal 5-685.42
––– pelvin 5-685.41
–––– und paraaortal 5-685.43
–– ohne Lymphadenektomie 5-685.40 ►

U

Uterus *(Forts.)*
– Septum, kongenital, Exzision
–– hysteroskopisch 5-681.11
––– laparoskopisch assistiert 5-681.12
––– sonographisch assistiert 5-681.13
–– vaginal 5-681.10
– Synechie, Endometrium, Exzision, hysteroskopisch 5-681.01
– Thermokoagulation 5-681.62
– TMMR [Totale mesometriale Resektion]
–– mit Lymphadenektomie
––– paraaortal 5-685.42
––– pelvin 5-685.41
–––– und paraaortal 5-685.43
–– ohne Lymphadenektomie 5-685.40
– Transplantation 5-699.0
– Ultraschallkoagulation, fokussiert, Magnetresonanz-gesteuert 5-681.65
– und Vagina, Tamponade, postpartal
–– mit Einführung, Tamponade-Ballon 5-759.01
–– ohne Einführung, Tamponade-Ballon 5-759.00
Uterus bicornis, Hemihysterektomie
– abdominal, offen 5-682.20
– durch Umsteigen endoskopisch – offen chirurgisch 5-682.22
Uterusarterie, Okklusion, Gefäß, temporär, transvaginal, dopplersonographisch-gesteuert 5-681.7
UV-A1, Lichttherapie 8-560.3
Uvula
– Biopsie, ohne Inzision 1-422.00
– Teilresektion 5-272.1
– Tumorresektion 5-272.0
Uvulaplastik
– primär 5-275.9
– sekundär 5-275.a
Uvulaspitze, Clipping 5-272.1
Uvulektomie 5-272.5
Uvulopalatopharyngoplastik 5-294.4
Uvulotomie 5-271.2

– V –

V. axillaris
– Aneurysmaresektion 5-382.94♦
– Ballonangioplastie, offen 5-380.94♦ 8-836.02♦
– Embolektomie 5-380.94♦
– Entnahme, Transplantat 5-386.94♦
– Exzision 5-386.94♦
– Fremdkörperentfernung 5-380.94♦
– Inzision 5-380.94♦
– Ligatur 5-389.94♦
– Naht 5-388.94♦
– Patchplastik 5-395.94♦
– Rekonstruktion, plastisch 5-397.94♦
– Resektion, und
–– Ersatz 5-383.94♦
–– Reanastomosierung 5-382.94♦
– Thrombektomie 5-380.94♦
– Verschluss, operativ 5-389.94♦
V. azygos, zur Deckung
– Bronchusstumpf, plastisch *[nur Zusatzkode!]* 5-339.64♦
– plastisch
–– Anastomose
––– bronchial, an Lunge und Bronchien *[nur Zusatzkode!]* 5-339.64♦
––– vaskulär, an Lunge und Bronchien *[nur Zusatzkode!]* 5-339.64♦
–– bei Revision, Insuffizienz, Bronchusstumpf 5-321.44♦
–– Naht
––– bronchial, an Lunge und Bronchien *[nur Zusatzkode!]* 5-339.64♦
––– vaskulär, an Lunge und Bronchien *[nur Zusatzkode!]* 5-339.64♦
V. basilica, Vorverlagerung, als selbständiger Eingriff 5-392.70
V. brachiocephalica
– Aneurysmaresektion 5-382.95♦
– Ballonangioplastie, offen 5-380.95♦ 8-836.08♦
– Embolektomie 5-380.95♦
– Entnahme, Transplantat 5-386.95♦
– Exzision 5-386.95♦
– Fremdkörperentfernung 5-380.95♦
– Inzision 5-380.95♦
– Ligatur 5-389.95♦
– Naht 5-388.95♦
– Patchplastik 5-395.95♦
– Rekonstruktion, plastisch 5-397.95♦
– Resektion, und
–– Ersatz 5-383.95♦
–– Reanastomosierung 5-382.95♦
– Thrombektomie 5-380.95♦
– Verschluss, operativ 5-389.95♦
V. cava – s.a. Vena-cava-
– Anomalie, kongenital, Operation 5-357.4
– Atherektomie, perkutan-transluminal 8-836.37
– Ballonangioplastie, perkutan-transluminal 8-836.07 ►
V. cava – s.a. Vena-cava- *(Forts.)*
– Blade-Angioplastie, perkutan-transluminal 8-836.17
– Clippen 5-387.1
– Embolisation, selektiv, perkutan-transluminal, mit
–– ablösbarem Ballon 8-836.b7
–– embolisierender Flüssigkeit 8-836.97
–– Metallspiralen 8-836.m7
–– Partikeln 8-836.k7
–– Schirm 8-836.c7
– Endosonographie, intravaskulär 3-05e.3
– Fräsatherektomie, perkutan-transluminal 8-836.37
– Fremdkörperentfernung, perkutan-transluminal 8-836.67
– Implantation
–– Flow-Diverter, perkutan-transluminal, zur Strömungslaminierung, bei Aneurysma
––– 1 8-84b.07
––– 2 8-84b.27
––– 3 8-84b.37
––– 4 8-84b.47
––– 5 8-84b.57
––– 6 oder mehr 8-84b.67
–– Mehrschicht-Flechtstent, perkutan-transluminal, zur Strömungslaminierung, bei Aneurysma
––– 1 8-84b.07
––– 2 8-84b.27
––– 3 8-84b.37
––– 4 8-84b.47
––– 5 8-84b.57
––– 6 oder mehr 8-84b.67
–– Multilayer-Stent, perkutan-transluminal, zur Strömungslaminierung, bei Aneurysma
––– 1 8-84b.07
––– 2 8-84b.27
––– 3 8-84b.37
––– 4 8-84b.47
––– 5 8-84b.57
––– 6 oder mehr 8-84b.67
–– perkutan-transluminal
––– Cheatham-Platinum-Stent
–––– gecovert
––––– 1 8-846.07
––––– 2 oder mehr 8-846.17
–––– ungecovert
––––– 1 8-845.07
––––– 2 oder mehr 8-845.17
––– Klammern, endovaskulär, selbstexpandierend 8-83c.97
––– Stent
–––– bioresorbierbar
––––– 1 8-843.07
––––– 2 8-843.17
––––– 3 8-843.27
––––– 4 8-843.37
––––– 5 8-843.47
––––– 6 oder mehr 8-843.57 ►

V

V. cava – s.a. Vena-cava- *(Forts.)*
~ Implantation *(Forts.)*
~~ perkutan-transluminal *(Forts.)*
~~~ Stent *(Forts.)*
–––– gecovert
––––– großlumig, andere
–––––– 1 8-84a.07
–––––– 2 oder mehr 8-84a.17
––––– medikamentefreisetzend
–––––– 1 8-848.07
–––––– 2 8-848.17
–––––– 3 8-848.27
–––––– 4 8-848.37
–––––– 5 8-848.47
–––––– 6 oder mehr 8-848.57
––––– nicht-medikamentefreisetzend
–––––– 1 8-842.07
–––––– 2 8-842.17
–––––– 3 8-842.27
–––––– 4 8-842.37
–––––– 5 8-842.47
–––––– 6 oder mehr 8-842.57
–––– medikamentefreisetzend
––––– 1 8-841.07
––––– 2 8-841.17
––––– 3 8-841.27
––––– 4 8-841.37
––––– 5 8-841.47
––––– 6 oder mehr 8-841.57
–––– nicht-medikamentefreisetzend
––––– 1 8-840.07
––––– 2 8-840.17
––––– 3 8-840.27
––––– 4 8-840.37
––––– 5 8-840.47
––––– 6 oder mehr 8-840.57
–––– ungecovert, großlumig, andere
––––– 1 8-849.07
––––– 2 oder mehr 8-849.17
–– Stent, perkutan-transluminal, zur Strömungslaminierung, bei Aneurysma
––– 1 8-84b.07
––– 2 8-84b.27
––– 3 8-84b.37
––– 4 8-84b.47
––– 5 8-84b.57
––– 6 oder mehr 8-84b.67
–– Stent-Prothese, endovaskulär 5-38a.9
– Kryoplastie, perkutan-transluminal 8-836.r7
– Laser-Angioplastie, perkutan-transluminal 8-836.27
– Ligatur 5-387.0
– Rotationsatherektomie, perkutan-transluminal 8-83c.f7
– Rotationsthrombektomie, perkutan-transluminal 8-836.p7
– Scoring-balloon, perkutan-transluminal 8-836.17
– Thrombektomie, perkutan-transluminal 8-836.87 ►

V. cava – s.a. Vena-cava- *(Forts.)*
– Thrombolyse, selektiv, perkutan-transluminal 8-836.77
V. cava inferior
– Aneurysmaresektion 5-382.97
– Ballonangioplastie, offen 5-380.97 8-836.07
– Embolektomie 5-380.97
– Entnahme, Transplantat 5-386.97
– Exzision 5-386.97
– Fremdkörperentfernung 5-380.97
– Inzision 5-380.97
– Ligatur 5-389.97
– Naht 5-388.97
– Patchplastik 5-395.97
– Rekonstruktion, plastisch 5-397.97
– Resektion, und
–– Ersatz 5-383.97
–– Reanastomosierung 5-382.97
– Thrombektomie 5-380.97
– Verschluss, operativ 5-389.97
V. cava superior
– Aneurysmaresektion 5-382.96
– Ballonangioplastie, offen 5-380.96 8-836.07
– Embolektomie 5-380.96
– Entnahme, Transplantat 5-386.96
– Exzision 5-386.96
– Fremdkörperentfernung 5-380.96
– Inzision 5-380.96
– Ligatur 5-389.96
– Naht 5-388.96
– Patchplastik 5-395.96
– Rekonstruktion, plastisch 5-397.96
– Resektion, und
–– Ersatz 5-383.96
–– Reanastomosierung 5-382.96
– Thrombektomie 5-380.96
– Verschluss, operativ 5-389.96
V. cephalica, Vorverlagerung, als selbständiger Eingriff 5-392.71
V. femoralis
– Aneurysmaresektion 5-382.9b♦
– Ballonangioplastie, offen 5-380.9b♦ 8-836.0t♦
– Embolektomie 5-380.9b♦
– Entnahme, Transplantat 5-386.9b♦
– Exzision 5-386.9b♦
– Fremdkörperentfernung 5-380.9b♦
– Inzision 5-380.9b♦
– Ligatur 5-389.9b♦
– Naht 5-388.9b♦
– Patchplastik 5-395.9b♦
– Rekonstruktion, plastisch 5-397.9b♦
– Resektion, und
–– Ersatz 5-383.9b♦
–– Reanastomosierung 5-382.9b♦
– Thrombektomie 5-380.9b♦
– Valvuloplastie, extraluminal 5-397.9b♦
– Verschluss, operativ 5-389.9b♦
V. gastrica
– Ballonangioplastie, offen 5-380.9e♦ 8-836.0a
– Embolektomie 5-380.9e♦
– Entnahme, Transplantat 5-386.9e♦ ►
~~~

V. gastrica *(Forts.)*
– Exzision 5-386.9e♦
– Fremdkörperentfernung 5-380.9e♦
– Gefäßersatz 5-383.9e♦
– Inzision 5-380.9e♦
– Ligatur 5-389.9e♦
– Naht 5-388.9e♦
– Patchplastik 5-395.9e♦
– Rekonstruktion, plastisch 5-397.9e♦
– Resektion
–– mit Reanastomosierung 5-382.9e♦
–– und Ersatz 5-383.9e♦
– Thrombektomie 5-380.9e♦
– Verschluss, operativ 5-389.9e♦
V. iliaca communis
– Aneurysmaresektion 5-382.98♦
– Ballonangioplastie, offen 5-380.98♦ 8-836.0r♦
– Embolektomie 5-380.98♦
– Entnahme, Transplantat 5-386.98♦
– Exzision 5-386.98♦
– Fremdkörperentfernung 5-380.98♦
– Inzision 5-380.98♦
– Ligatur 5-389.98♦
– Naht 5-388.98♦
– Patchplastik 5-395.98♦
– Rekonstruktion, plastisch 5-397.98♦
– Resektion, und
–– Ersatz 5-383.98♦
–– Reanastomosierung 5-382.98♦
– Thrombektomie 5-380.98♦
– Verschluss, operativ 5-389.98♦
V. iliaca externa
– Aneurysmaresektion 5-382.99♦
– Ballonangioplastie, offen 5-380.99♦ 8-836.0r♦
– Embolektomie 5-380.99♦
– Entnahme, Transplantat 5-386.99♦
– Exzision 5-386.99♦
– Fremdkörperentfernung 5-380.99♦
– Inzision 5-380.99♦
– Ligatur 5-389.99♦
– Naht 5-388.99♦
– Patchplastik 5-395.99♦
– Rekonstruktion, plastisch 5-397.99♦
– Resektion, und
–– Ersatz 5-383.99♦
–– Reanastomosierung 5-382.99♦
– Thrombektomie 5-380.99♦
– Verschluss, operativ 5-389.99♦
V. iliaca interna
– Aneurysmaresektion 5-382.9a♦
– Ballonangioplastie, offen 5-380.9a♦ 8-836.0r♦
– Embolektomie 5-380.9a♦
– Entnahme, Transplantat 5-386.9a♦
– Exzision 5-386.9a♦
– Fremdkörperentfernung 5-380.9a♦
– Inzision 5-380.9a♦
– Ligatur 5-389.9a♦
– Naht 5-388.9a♦
– Patchplastik 5-395.9a♦
– Rekonstruktion, plastisch 5-397.9a♦ ►

V. iliaca interna *(Forts.)*
– Resektion, und
–– Ersatz 5-383.9a♦
–– Reanastomosierung 5-382.9a♦
– Thrombektomie 5-380.9a♦
– Verschluss, operativ 5-389.9a♦
V. jugularis
– Aneurysmaresektion 5-382.91♦
– Ballonangioplastie, offen 5-380.91♦ 8-836.0x♦
– Embolektomie 5-380.91♦
– Entnahme, Transplantat 5-386.91♦
– Exzision 5-386.91♦
– Fremdkörperentfernung 5-380.91♦
– Inzision 5-380.91♦
– Ligatur 5-389.91♦
– Naht 5-388.91♦
– Patchplastik 5-395.91♦
– Rekonstruktion, plastisch 5-397.91♦
– Resektion, und
–– Ersatz 5-383.91♦
–– Reanastomosierung 5-382.91♦
– Thrombektomie 5-380.91♦
– Verschluss, operativ 5-389.91♦
V. lienalis
– Ballonangioplastie, offen 5-380.9f 8-836.0a
– Embolektomie 5-380.9f
– Entnahme, Transplantat 5-386.9f
– Exzision 5-386.9f
– Fremdkörperentfernung 5-380.9f
– Gefäßersatz 5-383.9f
– Inzision 5-380.9f
– Ligatur 5-389.9f
– Naht 5-388.9f
– Patchplastik 5-395.9f
– Rekonstruktion, plastisch 5-397.9f
– Resektion
–– mit Reanastomosierung 5-382.9f
–– und Ersatz 5-383.9f
– Thrombektomie 5-380.9f
– Verschluss, operativ 5-389.9f
V. mesenterica inferior
– Ballonangioplastie, offen 5-380.9h 8-836.0a
– Embolektomie 5-380.9h
– Entnahme, Transplantat 5-386.9h
– Exzision 5-386.9h
– Fremdkörperentfernung 5-380.9h
– Gefäßersatz 5-383.9h
– Inzision 5-380.9h
– Ligatur 5-389.9h
– Naht 5-388.9h
– Patchplastik 5-395.9h
– Rekonstruktion, plastisch 5-397.9h
– Resektion
–– mit Reanastomosierung 5-382.9h
–– und Ersatz 5-383.9h
– Thrombektomie 5-380.9h
– Verschluss, operativ 5-389.9h
V. mesenterica superior
– Ballonangioplastie, offen 5-380.9g 8-836.0a
– Embolektomie 5-380.9g
– Entnahme, Transplantat 5-386.9g ►

V. mesenterica superior *(Forts.)*
– Exzision 5-386.9g
– Fremdkörperentfernung 5-380.9g
– Gefäßersatz 5-383.9g
– Inzision 5-380.9g
– Ligatur 5-389.9g
– Naht 5-388.9g
– Patchplastik 5-395.9g
– Rekonstruktion, plastisch 5-397.9g
– Resektion
–– mit Reanastomosierung 5-382.9g
–– und Ersatz 5-383.9g
– Thrombektomie 5-380.9g
– Verschluss, operativ 5-389.9g
V. poplitea
– Aneurysmaresektion 5-382.9c♦
– Ballonangioplastie, offen 5-380.9c♦ 8-836.0t♦
– Embolektomie 5-380.9c♦
– Entnahme, Transplantat 5-386.9c♦
– Exzision 5-386.9c♦
– Fremdkörperentfernung 5-380.9c♦
– Inzision 5-380.9c♦
– Ligatur 5-389.9c♦
– Naht 5-388.9c♦
– Patchplastik 5-395.9c♦
– Rekonstruktion, plastisch 5-397.9c♦
– Resektion, und
–– Ersatz 5-383.9c♦
–– Reanastomosierung 5-382.9c♦
– Thrombektomie 5-380.9c♦
– Valvuloplastie, extraluminal 5-397.9c♦
– Verschluss, operativ 5-389.9c♦
V. portae
– Atherektomie, perkutan-transluminal 8-836.3g
– Ballonangioplastie
–– offen 5-380.9d 8-836.0g
–– perkutan-transluminal 8-836.0g
– Blade-Angioplastie, perkutan-transluminal 8-836.1g
– Cutting-balloon, perkutan-transluminal 8-836.1g
– Embolektomie 5-380.9d
– Embolisation, selektiv, perkutan-transluminal, mit
–– ablösbarem Ballon 8-836.bg
–– embolisierender Flüssigkeit 8-836.9g
–– Metallspiralen 8-836.mg
–– Partikeln 8-836.kg
–– Schirm 8-836.cg
– Entnahme, Transplantat 5-386.9d
– Exzision 5-386.9d
– Fräsatherektomie, perkutan-transluminal 8-836.3g
– Fremdkörperentfernung 5-380.9d
–– perkutan-transluminal 8-836.6g
– Gefäßersatz 5-383.9d
– Implantation
–– Flow-Diverter, perkutan-transluminal, zur Strömungslaminierung, bei Aneurysma
––– 1 8-84b.0g
––– 2 8-84b.2g ▶

V. portae *(Forts.)*
~ Implantation *(Forts.)*
~~ Flow-Diverter, perkutan-transluminal, zur Strömungslaminierung, bei Aneurysma *(Forts.)*
––– 3 8-84b.3g
––– 4 8-84b.4g
––– 5 8-84b.5g
––– 6 oder mehr 8-84b.6g
–– Mehrschicht-Flechtstent, perkutan-transluminal, zur Strömungslaminierung, bei Aneurysma
––– 1 8-84b.0g
––– 2 8-84b.2g
––– 3 8-84b.3g
––– 4 8-84b.4g
––– 5 8-84b.5g
––– 6 oder mehr 8-84b.6g
–– Multilayer-Stent, perkutan-transluminal, zur Strömungslaminierung, bei Aneurysma
––– 1 8-84b.0g
––– 2 8-84b.2g
––– 3 8-84b.3g
––– 4 8-84b.4g
––– 5 8-84b.5g
––– 6 oder mehr 8-84b.6g
–– perkutan-transluminal
––– Cheatham-Platinum-Stent
–––– gecovert
––––– 1 8-846.0g
––––– 2 oder mehr 8-846.1g
–––– ungecovert
––––– 1 8-845.0g
––––– 2 oder mehr 8-845.1g
––– Klammern, endovaskulär, selbstexpandierend 8-83c.9g
––– Stent
–––– bioresorbierbar
––––– 1 8-843.0g
––––– 2 8-843.1g
––––– 3 8-843.2g
––––– 4 8-843.3g
––––– 5 8-843.4g
––––– 6 oder mehr 8-843.5g
–––– gecovert
––––– großlumig, andere
–––––– 1 8-84a.0g
–––––– 2 oder mehr 8-84a.1g
––––– medikamentefreisetzend
–––––– 1 8-848.0g
–––––– 2 8-848.1g
–––––– 3 8-848.2g
–––––– 4 8-848.3g
–––––– 5 8-848.4g
–––––– 6 oder mehr 8-848.5g
––––– nicht-medikamentefreisetzend
–––––– 1 8-842.0g
–––––– 2 8-842.1g
–––––– 3 8-842.2g
–––––– 4 8-842.3g
–––––– 5 8-842.4g ▶

V. portae *(Forts.)*
~ Implantation *(Forts.)*
~~ perkutan-transluminal *(Forts.)*
~~~ Stent *(Forts.)*
~~~~ gecovert *(Forts.)*
~~~~~ nicht-medikamentefreisetzend *(Forts.)*
–––––– 6 oder mehr 8-842.5g
–––– medikamentefreisetzend
––––– 1 8-841.0g
––––– 2 8-841.1g
––––– 3 8-841.2g
––––– 4 8-841.3g
––––– 5 8-841.4g
––––– 6 oder mehr 8-841.5g
–––– nicht-medikamentefreisetzend
––––– 1 8-840.0g
––––– 2 8-840.1g
––––– 3 8-840.2g
––––– 4 8-840.3g
––––– 5 8-840.4g
––––– 6 oder mehr 8-840.5g
–––– ungecovert, großlumig, andere
––––– 1 8-849.0g
––––– 2 oder mehr 8-849.1g
–– Stent, perkutan-transluminal, zur Strömungslaminierung, bei Aneurysma
––– 1 8-84b.0g
––– 2 8-84b.2g
––– 3 8-84b.3g
––– 4 8-84b.4g
––– 5 8-84b.5g
––– 6 oder mehr 8-84b.6g
– Inzision 5-380.9d
– Kryoplastie, perkutan-transluminal 8-836.rg
– Laser-Angioplastie, perkutan-transluminal 8-836.2g
– Ligatur 5-389.9d
– Naht 5-388.9d
– Patchplastik 5-395.9d
– Rekonstruktion, plastisch 5-397.9d
– Resektion
–– mit Reanastomosierung 5-382.9d
–– und Ersatz 5-383.9d
– Rotationsatherektomie, perkutan-transluminal 8-83c.fg
– Rotationsthrombektomie, perkutan-transluminal 8-836.pg
– Scoring-balloon, perkutan-transluminal 8-836.1g
– Thrombektomie 5-380.9d
–– perkutan-transluminal 8-836.8g
– Thrombolyse, selektiv, perkutan-transluminal 8-836.7g
– Verschluss, operativ 5-389.9d
V. pulmonalis
– Aneurysmaresektion 5-382.92♦
– Anomalie, kongenital, Operation 5-357.5
– Ballonangioplastie
–– offen 5-380.92♦ 8-836.08♦
–– perkutan-transluminal 8-838.01♦ ►
V. pulmonalis *(Forts.)*
– Blade-Angioplastie, perkutan-transluminal 8-838.11♦
– Cutting-balloon, perkutan-transluminal 8-838.11♦
– Embolektomie 5-380.92♦
– Embolisation, selektiv, perkutan-transluminal, mit
–– ablösbarem Ballon 8-838.a1♦
–– embolisierenden Flüssigkeiten 8-838.81♦
–– Partikeln oder Metallspiralen 8-838.91♦
–– Schirm 8-838.b1♦
– Entnahme, Transplantat 5-386.92♦
– Exzision 5-386.92♦
– Fragmentation, Thrombus, perkutan-transluminal 8-838.71♦
– Fremdkörperentfernung 5-380.92♦
–– perkutan-transluminal 8-838.51♦
– Implantation
–– perkutan-transluminal
––– Cheatham-Platinum-Stent
–––– gecovert, 1 8-838.m1♦
–––– ungecovert, 1 8-838.k1♦
––– Stent
–––– gecovert, großlumig
––––– 1 8-838.g1♦
––––– 2 oder mehr 8-838.h1♦
–––– ungecovert, großlumig
––––– 1 8-838.e1♦
––––– 2 oder mehr 8-838.f1♦
––– System, druckreduzierend, intraluminal 8-838.c1♦
––– Wachstumsstent
–––– gecovert 8-838.m1♦
–––– ungecovert 8-838.k1♦
–– Stent
––– mehrere, perkutan-transluminal 8-838.41♦
––– perkutan-transluminal 8-838.31♦
– Inzision 5-380.92♦
– Laser-Angioplastie, perkutan-transluminal 8-838.21♦
– Ligatur 5-389.92♦
– Naht 5-388.92♦
– Patchplastik 5-395.92♦
– Rekonstruktion, plastisch 5-397.92♦
– Resektion, und
–– Ersatz 5-383.92♦
–– Reanastomosierung 5-382.92♦
– Thrombektomie 5-380.92♦
– Thrombolyse, selektiv, perkutan-transluminal 8-838.61♦
– Verschluss, operativ 5-389.92♦
V. renalis
– Ballonangioplastie, offen 5-380.9k♦ 8-836.0a
– Embolektomie 5-380.9k♦
– Entnahme, Transplantat 5-386.9k♦
– Exzision 5-386.9k♦
– Fremdkörperentfernung 5-380.9k♦
– Gefäßersatz 5-383.9k♦
– Inzision 5-380.9k♦
– Ligatur 5-389.9k♦ ►
~~~~~

V. renalis *(Forts.)*
– Naht 5-388.9k♦
– Patchplastik 5-395.9k♦
– Rekonstruktion, plastisch 5-397.9k♦
– Resektion
–– mit Reanastomosierung 5-382.9k♦
–– und Ersatz 5-383.9k♦
– Thrombektomie 5-380.9k♦
– Verschluss, operativ 5-389.9k♦
V. saphena magna – s.a. Vv. saphenae magnae et parvae
– Crossektomie 5-385.80♦
– Exhairese 5-385.90♦
–– als selbständiger Eingriff 5-385.90♦
– Rezidivcrossektomie 5-385.d0♦
–– isoliert 5-385.d0♦
– Stripping, mit Crossektomie 5-385.70♦
V. saphena parva – s.a. Vv. saphenae magnae et parvae
– Crossektomie 5-385.82♦
– Exhairese, als selbständiger Eingriff 5-385.92♦
– Rezidivcrossektomie 5-385.d1♦
–– isoliert 5-385.d1♦
– Stripping, mit Crossektomie 5-385.72♦
V. spermatica
– Resektion, abdominal, laparoskopisch 5-630.4♦
– Sklerosierung, skrotal 5-630.0♦
– und A. spermatica, Resektion
–– abdominal
––– laparoskopisch 5-630.4♦
––– offen 5-630.3♦
–– inguinal 5-630.1♦
–– lumbal, bei Varikozele 5-630.2♦
V. subclavia
– Aneurysmaresektion 5-382.93♦
– Ballonangioplastie, offen 5-380.93♦ 8-836.08♦
– Embolektomie 5-380.93♦
– Entnahme, Transplantat 5-386.93♦
– Exzision 5-386.93♦
– Fremdkörperentfernung 5-380.93♦
– Inzision 5-380.93♦
– Ligatur 5-389.93♦
– Naht 5-388.93♦
– Patchplastik 5-395.93♦
– Rekonstruktion, plastisch 5-397.93♦
– Resektion, und
–– Ersatz 5-383.93♦
–– Reanastomosierung 5-382.93♦
– Thrombektomie 5-380.93♦
– Verschluss, operativ 5-389.93♦
Vagina
– Adhäsiolyse, durch Inzision 5-701.1
– Biopsie 1-470.4
–– durch Inzision 1-572
–– mit Steuerung durch bildgebende Verfahren 1-474.4
–– perkutan 1-470.4
––– mit Steuerung durch bildgebende Verfahren 1-474.4
– Elektrokoagulation 5-702.31 ►

Vagina *(Forts.)*
– Endometriosekoagulation, elektrisch 5-702.31
– Entleerung, Hämatom, postpartal 5-759.1
– Fistelverschluss
–– abdominal, offen 5-706.60
–– durch Umsteigen vaginal – offen chirurgisch 5-706.62
–– laparoskopisch 5-706.63
–– vaginal 5-706.61
– Fremdkörperentfernung, ohne Inzision 8-101.7
– Gewebe
–– Exzision 5-702.1
–– Kauterisation 5-702.30
– Hinterwand, Plastik
–– mit alloplastischem Material 5-704.11
–– ohne alloplastisches Material 5-704.10
– Konstruktion
–– mit
––– Darm 5-705.1
––– Dura 5-705.4
––– freiem Hauttransplantat 5-705.0
––– Haut, Penis, gestielt, zur Geschlechtsorganumwandlung 5-705.6
––– Peritoneum 5-705.3
––– Transpositionslappen, myokutan 5-705.2
–– nach Vecchetti 5-705.5
– Korrektur, Fehlbildung, mit ortsständigem Gewebe, mit
–– Anorektoplastik, sagittal, posterior, perineal, bei Analatresie 5-495.31
–– PSARP [Posteriore sagittale Anorektoplastik]
––– laparoskopisch, bei Analatresie 5-495.32
––– offen, bei Analatresie 5-495.30
––– perineal, bei Analatresie 5-495.31
– Kryokoagulation 5-702.33
– Laserkoagulation 5-702.32
– Nadelbiopsie 1-470.4
–– perkutan 1-470.4
– Naht 5-706.0
– Rekonstruktion
–– mit
––– Darm 5-705.1
––– Dura 5-705.4
––– freiem Hauttransplantat 5-705.0
––– Peritoneum 5-705.3
––– Transpositionslappen, myokutan 5-705.2
–– nach
––– Ruptur, post partum 5-758.2
––– Vecchetti 5-705.5
– Tumorexstirpation 5-702.1
– und Uterus, Tamponade, postpartal
–– mit Einführung, Tamponade-Ballon 5-759.01
–– ohne Einführung, Tamponade-Ballon 5-759.00
– Vorderwand, Plastik
–– mit alloplastischem Material 5-704.01
–– ohne alloplastisches Material 5-704.00
Vagina duplex, Umwandlung, in unpaariges Organ, laparoskopisch 5-495.32

Vaginal
– Exstirpation, Uterus
–– laparoskopisch assistiert, zur Transplantation, bei einer Lebendspenderin 5-683.42
–– zur Transplantation, bei einer Lebendspenderin 5-683.41
– Hysterektomie
–– laparoskopisch assistiert, zur Transplantation, bei einer Lebendspenderin 5-683.42
–– zur Transplantation, bei einer Lebendspenderin 5-683.41
Vaginoskopie, diagnostisch 1-670
Vaginotomie 5-701.2
Vagotomie
– gastrisch, selektiv
–– mit Pyloroplastik 5-444.12
–– ohne Pyloroplastik 5-444.11
– laparoskopisch 5-444.4
– Magenstumpf-, bei Rezidivoperation 5-444.3
– proximal, selektiv
–– mit Pyloroplastik 5-444.22
–– ohne Pyloroplastik 5-444.21
– thorakoskopisch 5-444.5
– trunkulär 5-444.0
Vagusnerv
– Stimulationssystem, kardial
–– Implantation 5-059.c4
–– Wechsel 5-059.c4
––– isoliert, Sensor, Herzkammer, rechts 5-059.e
––– ohne Wechsel, Vagusnervelektrode 5-059.d4
– Stimulator, Elektrode
–– Entfernung 5-059.a2
–– Implantation 5-059.84
–– kardial
––– Entfernung 5-059.a2
––– Implantation 5-059.84
––– Revision 5-059.92
––– Wechsel 5-059.84
–– Revision 5-059.92
–– Wechsel 5-059.84
Vagusnervstimulationssystem
– Implantation, mit Implantation, Neurostimulationselektrode 5-059.c8
– kardial, Verwendung, mit Positionierung eines Sensors in der rechten Herzkammer *[nur Zusatzkode!]* 5-059.h0
– Verwendung, mit
–– automatisierter täglicher Impedanzprüfung *[nur Zusatzkode!]* 5-059.h1
–– herzfrequenzgestützter Erkennung zerebraler Anfälle und automatischer Stimulation *[nur Zusatzkode!]* 5-059.h2
– Wechsel
–– mit Wechsel, Neurostimulationselektrode 5-059.c8
–– ohne Wechsel, Neurostimulationselektrode 5-059.d8
Vakuumbiopsie, Exzision, Mamma
– mit Clip-Markierung, Biopsieregion 5-870.71♦
– ohne Clip-Markierung, Biopsieregion 5-870.70♦
Vakuumentbindung, aus
– Beckenausgang 5-728.0
– Beckenmitte 5-728.1
Vakuumextraktion
– aus
–– Beckenausgang 5-728.0
–– Beckenmitte 5-728.1
– misslungen 5-733.1
Vakuumtherapie
– bei offener Wunde, Sogbehandlung, kontinuierlich, mit
–– Pumpensystem
––– bis zu 7 Tage 8-190.20
––– 8 bis 14 Tage 8-190.21
––– 15 bis 21 Tage 8-190.22
––– mehr als 21 Tage 8-190.23
–– sonstigen Systemen
––– bis zu 7 Tage 8-190.30
––– 8 bis 14 Tage 8-190.31
––– 15 bis 21 Tage 8-190.32
––– mehr als 21 Tage 8-190.33
–– Unterdruckflasche
––– bis zu 7 Tage 8-190.30
––– 8 bis 14 Tage 8-190.31
––– 15 bis 21 Tage 8-190.32
––– mehr als 21 Tage 8-190.33
– endorektal, zur Behandlung von Anastomoseninsuffizienzen, nach tiefer anteriorer Rektumresektion bei lokaler Peritonitis mit einspiegelbarer Wundhöhle 5-916.a4
– mit Instillationsbehandlung *[nur Zusatzkode!]* 8-179.3
–– intermittierend *[nur Zusatzkode!]* 8-179.3
– nach chirurgischem Wundverschluss
–– Sogbehandlung, kontinuierlich, mit Pumpensystem
––– bis zu 7 Tage 8-190.40
––– 8 bis 14 Tage 8-190.41
––– 15 bis 21 Tage 8-190.42
––– mehr als 21 Tage 8-190.43
–– zur Prophylaxe von Komplikationen, Sogbehandlung, kontinuierlich, mit Pumpensystem
––– bis zu 7 Tage 8-190.40
––– 8 bis 14 Tage 8-190.41
––– 15 bis 21 Tage 8-190.42
––– mehr als 21 Tage 8-190.43
– Sogbehandlung, kontinuierlich, mit Unterdruckflasche, 15 bis 21 Tage 8-190.32
– System
–– Anlegen
––– Abdomen, offen 5-916.a3
––– Bauchwand, tiefreichend, subfaszial 5-916.a5
––– Bereich von Nähten
–––– der Faszien 5-916.a5
–––– des Peritoneums 5-916.a5
––– endorektal 5-916.a4 ►

V

Vakuumtherapie *(Forts.)*
~ System *(Forts.)*
~~ Anlegen *(Forts.)*
--- Haut und Unterhaut 5-916.a0
--- tiefreichend
---- Gelenk, Extremität 5-916.a1♦
---- Knochen, Extremität 5-916.a1♦
---- Mediastinum 5-916.a2
---- Sternum 5-916.a2
---- subfaszial, Extremität 5-916.a1♦
---- Thorax 5-916.a2
-- Entfernung
--- großflächig, ohne Anästhesie, Haut und Unterhaut
---- Axilla 8-192.16♦
---- Bauchregion 8-192.1b
---- Brustwand 8-192.1a
---- Ellenbogen 8-192.17♦
---- Fuß 8-192.1g♦
---- Genitalregion 8-192.1c
---- Gesäß 8-192.1d
---- Hals 8-192.15
---- Hand 8-192.19♦
---- Knie 8-192.1e♦
---- Kopf 8-192.14
---- Leistenregion 8-192.1c
---- Lippe 8-192.10
---- Oberarm 8-192.17♦
---- Oberschenkel 8-192.1e♦
---- Rücken 8-192.1a
---- Schulter 8-192.16♦
---- Unterarm 8-192.18♦
---- Unterschenkel 8-192.1f♦
--- kleinflächig, ohne Anästhesie, Haut und Unterhaut
---- Axilla 8-192.06♦
---- Bauchregion 8-192.0b
---- Brustwand 8-192.0a
---- Ellenbogen 8-192.07♦
---- Fuß 8-192.0g♦
---- Genitalregion 8-192.0c
---- Gesäß 8-192.0d
---- Hals 8-192.05
---- Hand 8-192.09♦
---- Knie 8-192.0e♦
---- Kopf 8-192.04
---- Leistenregion 8-192.0c
---- Lippe 8-192.00
---- Oberarm 8-192.07♦
---- Oberschenkel 8-192.0e♦
---- Rücken 8-192.0a
---- Schulter 8-192.06♦
---- Unterarm 8-192.08♦
---- Unterschenkel 8-192.0f♦
-- Wechsel
--- Abdomen, offen 5-916.a3
--- Bauchwand, tiefreichend, subfaszial 5-916.a5
--- Bereich von Nähten
---- der Faszien 5-916.a5
---- des Peritoneums 5-916.a5 ►

Vakuumtherapie *(Forts.)*
~ System *(Forts.)*
~~ Wechsel *(Forts.)*
--- endoösophageal 5-916.a6
--- endorektal 5-916.a4
--- Haut und Unterhaut 5-916.a0
--- tiefreichend
---- Gelenk, Extremität 5-916.a1♦
---- Knochen, Extremität 5-916.a1♦
---- Mediastinum 5-916.a2
---- Sternum 5-916.a2
---- subfaszial, Extremität 5-916.a1♦
---- Thorax 5-916.a2
Valgisierend
- Osteotomie
-- Beckenknochen 5-781.0d
-- Femur
--- distal 5-781.0h♦
--- proximal 5-781.0f♦
--- Schaft 5-781.0g♦
-- Fibula
--- distal 5-781.0r♦
--- proximal 5-781.0p♦
--- Schaft 5-781.0q♦
-- Humerus
--- distal 5-781.03♦
--- proximal 5-781.01♦
--- Schaft 5-781.02♦
-- Kalkaneus 5-781.0t♦
-- Karpus 5-781.0a♦
-- Klavikula 5-781.00♦
-- Metakarpus 5-781.0b♦
-- Phalangen, Hand 5-781.0c♦
-- Radius
--- distal 5-781.06♦
--- proximal 5-781.04♦
--- Schaft 5-781.05♦
-- Schenkelhals 5-781.0e♦
-- Skapula 5-781.0z♦
-- Talus 5-781.0s♦
-- Tarsus 5-781.0u♦
-- Tibia
--- distal 5-781.0n♦
--- proximal 5-781.0k♦
--- Schaft 5-781.0m♦
-- Ulna
--- distal 5-781.09♦
--- proximal 5-781.07♦
--- Schaft 5-781.08♦
- Rotationsosteotomie
-- Becken 5-781.5d
-- Femur
--- distal 5-781.5h♦
--- proximal 5-781.5f♦
--- Schaft 5-781.5g♦
-- Fibula
--- distal 5-781.5r♦
--- proximal 5-781.5p♦
--- Schaft 5-781.5q♦
-- Humerus
--- distal 5-781.53♦ ►

Valgisierend *(Forts.)*
~ Rotationsosteotomie *(Forts.)*
~~ Humerus *(Forts.)*
––– proximal 5-781.51♦
––– Schaft 5-781.52♦
–– Kalkaneus 5-781.5t♦
–– Karpus 5-781.5a♦
–– Klavikula 5-781.50♦
–– Metakarpus 5-781.5b♦
–– Phalangen, Hand 5-781.5c♦
–– Radius
––– distal 5-781.56♦
––– proximal 5-781.54♦
––– Schaft 5-781.55♦
–– Schenkelhals 5-781.5e♦
–– Skapula 5-781.5z♦
–– Talus 5-781.5s♦
–– Tarsus 5-781.5u♦
–– Tibia
––– distal 5-781.5n♦
––– proximal 5-781.5k♦
––– Schaft 5-781.5m♦
–– Ulna
––– distal 5-781.59♦
––– proximal 5-781.57♦
––– Schaft 5-781.58♦
Valvuloplastie
– Ballon-, perkutan-transluminal, an
–– Aortenklappe 8-837.a0
–– Herzklappe, künstlich 8-837.a4
–– Mitralklappe 8-837.a1
–– Pulmonalklappe 8-837.a2
–– Trikuspidalklappe 8-837.a3
– V. femoralis, extraluminal 5-397.9b♦
– V. poplitea, extraluminal 5-397.9c♦
– Vene, oberflächlich
–– Fuß, extraluminal 5-397.a6♦
–– Oberschenkel, extraluminal 5-397.a5♦
–– Unterschenkel, extraluminal 5-397.a6♦
Valvulotomie
– Aortenklappe
–– geschlossen 5-350.0
–– offen 5-350.1
– Ballon-, perkutan-transluminal, an
–– Aortenklappe 8-837.a0
–– Herzklappe, künstlich 8-837.a4
–– Mitralklappe 8-837.a1
–– Pulmonalklappe 8-837.a2
–– Trikuspidalklappe 8-837.a3
– Mitralklappe
–– geschlossen 5-350.2
–– offen 5-350.3
– offen, bei Anomalie
–– Aortenklappe, kongenital 5-358.08
–– AV-Klappe, kongenital 5-358.48
–– Mitralklappe, kongenital 5-358.18
–– Pulmonalklappe, kongenital 5-358.28
–– Trikuspidalklappe, kongenital 5-358.38
–– Trunkusklappe, kongenital 5-358.58
– Pulmonalklappe
–– geschlossen 5-350.4 ▶

Valvulotomie *(Forts.)*
~ Pulmonalklappe *(Forts.)*
–– offen 5-350.5
– Trikuspidalklappe
–– geschlossen 5-350.6
–– offen 5-350.7
Vandetanib, Applikation, oral 6-009.8
Vaporisation, Gewebe, Prostata, elektrisch, transurethral 5-601.6
– im Rahmen eines anderen Eingriffes *[nur Zusatzkode!]* 5-601.c
Varikozelenoperation
– abdominal
–– laparoskopisch 5-630.4♦
–– offen 5-630.3♦
– durch Sklerosierung 5-630.0♦
– inguinal 5-630.1♦
– lumbal 5-630.2♦
Varisierend
– Osteotomie
–– Beckenknochen 5-781.1d
–– Femur
––– distal 5-781.1h♦
––– proximal 5-781.1f♦
––– Schaft 5-781.1g♦
–– Fibula
––– distal 5-781.1r♦
––– proximal 5-781.1p♦
––– Schaft 5-781.1q♦
–– Humerus
––– distal 5-781.13♦
––– proximal 5-781.11♦
––– Schaft 5-781.12♦
–– Kalkaneus 5-781.1t♦
–– Karpus 5-781.1a♦
–– Klavikula 5-781.10♦
–– Metakarpus 5-781.1b♦
–– Phalangen, Hand 5-781.1c♦
–– Radius
––– distal 5-781.16♦
––– proximal 5-781.14♦
––– Schaft 5-781.15♦
–– Schenkelhals 5-781.1e♦
–– Skapula 5-781.1z♦
–– Talus 5-781.1s♦
–– Tarsus 5-781.1u♦
–– Tibia
––– distal 5-781.1n♦
––– proximal 5-781.1k♦
––– Schaft 5-781.1m♦
–– Ulna
––– distal 5-781.19♦
––– proximal 5-781.17♦
––– Schaft 5-781.18♦
– Rotationsosteotomie
–– Becken 5-781.6d
–– Femur
––– distal 5-781.6h♦
––– proximal 5-781.6f♦
––– Schaft 5-781.6g♦ ▶

V

Varisierend *(Forts.)*
~ Rotationsosteotomie *(Forts.)*
–– Fibula
––– distal 5-781.6r♦
––– proximal 5-781.6p♦
––– Schaft 5-781.6q♦
–– Humerus
––– distal 5-781.63♦
––– proximal 5-781.61♦
––– Schaft 5-781.62♦
–– Kalkaneus 5-781.6t♦
–– Karpus 5-781.6a♦
–– Klavikula 5-781.60♦
–– Metakarpus 5-781.6b♦
–– Phalangen, Hand 5-781.6c♦
–– Radius
––– distal 5-781.66♦
––– proximal 5-781.64♦
––– Schaft 5-781.65♦
–– Schenkelhals 5-781.6e♦
–– Skapula 5-781.6z♦
–– Talus 5-781.6s♦
–– Tarsus 5-781.6u♦
–– Tibia
––– distal 5-781.6n♦
––– proximal 5-781.6k♦
––– Schaft 5-781.6m♦
–– Ulna
––– distal 5-781.69♦
––– proximal 5-781.67♦
––– Schaft 5-781.68♦
Varizen
– Exzision, lokal 5-385.2♦
– Fundus, Magen
–– Ligatur
––– durch Umsteigen laparoskopisch – offen chirurgisch 5-449.82
––– endoskopisch 5-449.83
––– laparoskopisch 5-449.81
––– offen 5-449.80
–– Sklerosierung
––– durch Umsteigen laparoskopisch – offen chirurgisch 5-449.02
––– endoskopisch 5-449.03
––– laparoskopisch 5-449.01
––– offen 5-449.00
–– Umstechung
––– durch Umsteigen laparoskopisch – offen chirurgisch 5-449.12
––– endoskopisch 5-449.13
––– laparoskopisch 5-449.11
––– offen 5-449.10
– Inzision, Knoten 5-385.3♦
– Lasertherapie
–– endovenös 5-385.a1♦
–– lokal 5-385.a0♦
– Ösophagus
–– Banding 5-429.a
–– Ligatur 5-429.a
––– endoskopisch 5-429.a ▶

Varizen *(Forts.)*
~ Ösophagus *(Forts.)*
–– Sklerosierung 5-429.1
––– endoskopisch 5-429.1
–– Umstechung 5-429.2
– Seitenast-, Exhairese 5-385.96♦
–– als selbständiger Eingriff 5-385.96♦
– Sklerotherapie, lokal, durch Injektion 5-385.0♦
– Umstechung 5-385.1♦
– Venenokklusion, durch
–– Enbucrilat 5-385.e♦
–– N-BCA 5-385.e♦
–– N-Butyl-2-Cyanoacrylat 5-385.e♦
–– Venenkleber 5-385.e♦
Vascular Plug, nicht-gecovert, zur selektiven Embolisation *[nur Zusatzkode!]* 8-83b.34
Vaskulär
– Anastomose, Deckung, plastisch, mit
–– Fett, perikardial, an Lunge und Bronchien *[nur Zusatzkode!]* 5-339.66♦
–– Muskeltransposition, an Lunge und Bronchien *[nur Zusatzkode!]* 5-339.61♦
–– Omentum majus, an Lunge und Bronchien *[nur Zusatzkode!]* 5-339.60♦
–– Perikard, an Lunge und Bronchien *[nur Zusatzkode!]* 5-339.62♦
–– Pleura, an Lunge und Bronchien *[nur Zusatzkode!]* 5-339.65♦
–– V. azygos, an Lunge und Bronchien *[nur Zusatzkode!]* 5-339.64♦
–– Zwerchfell, an Lunge und Bronchien *[nur Zusatzkode!]* 5-339.63♦
– Implantat
–– Entfernung 5-394.4
–– Revision 5-394.2
–– Wechsel in ein vaskuläres Transplantat 5-394.31
– Läsion, intrakraniell, Exzision 5-025.1
– Naht, Deckung, plastisch, mit
–– Fett, perikardial, an Lunge und Bronchien *[nur Zusatzkode!]* 5-339.66♦
–– Muskeltransposition, an Lunge und Bronchien *[nur Zusatzkode!]* 5-339.61♦
–– Omentum majus, an Lunge und Bronchien *[nur Zusatzkode!]* 5-339.60♦
–– Perikard, an Lunge und Bronchien *[nur Zusatzkode!]* 5-339.62♦
–– Pleura, an Lunge und Bronchien *[nur Zusatzkode!]* 5-339.65♦
–– V. azygos, an Lunge und Bronchien *[nur Zusatzkode!]* 5-339.64♦
–– Zwerchfell, an Lunge und Bronchien *[nur Zusatzkode!]* 5-339.63♦
– Transplantat 5-394.a
–– Wechsel in ein vaskuläres Implantat 5-394.91
–– Wechsel in ein vaskuläres Transplantat 5-394.90
Vasoresektion 5-636.2♦
Vasotomie, Ductus deferens 5-635♦
Vasovasostomie, zur Rekonstruktion, Ductus deferens 5-637.1♦

Vasovesikulographie 3-13j
Vecchetti
– Konstruktion, Vagina 5-705.5
– Rekonstruktion, Vagina 5-705.5
Vedolizumab, Applikation, parenteral
– 100 mg bis unter 200 mg, bei Patienten unter 15 Jahren 6-008.50
– 200 mg bis unter 300 mg 6-008.51
– 300 mg bis unter 600 mg 6-008.52
– 600 mg bis unter 900 mg 6-008.53
– 900 mg bis unter 1.200 mg 6-008.54
– 1.200 mg bis unter 1.500 mg 6-008.55
– 1.500 mg bis unter 1.800 mg 6-008.56
– 1.800 mg bis unter 2.100 mg 6-008.57
– 2.100 mg bis unter 2.400 mg 6-008.58
– 2.400 mg bis unter 2.700 mg 6-008.59
– 2.700 mg bis unter 3.000 mg 6-008.5a
– 3.000 mg bis unter 3.300 mg 6-008.5b
– 3.300 mg bis unter 3.900 mg 6-008.5c
– 3.900 mg bis unter 4.500 mg 6-008.5d
– 4.500 mg bis unter 5.100 mg 6-008.5e
– 5.100 mg bis unter 5.700 mg 6-008.5f
– 5.700 mg oder mehr 6-008.5g
Velopharyngolyse 5-275.7
Velopharyngoplastik 5-275.8
VEMP [Vestibulär evozierte myogene Potentiale], Registrierung 1-208.9
Vemurafenib, Applikation, oral 6-006.f
Vena-cava-Filter
– Entfernung, perkutan 8-839.7
– nicht in zentralen Venenkatheter integriert, Einführung, perkutan 8-839.10
Vena-cava-inferior-Filter, rückholbar, Einführung, perkutan 8-839.11
Venae sectio 5-399.4
Vene – s.a. V. oder s.a. Vv.
– abdominal
–– Atherektomie, perkutan-transluminal 8-836.3j♦
–– Ballonangioplastie, perkutan-transluminal 8-836.0r♦
–– Blade-Angioplastie, perkutan-transluminal 8-836.1j♦
–– Cutting-balloon, perkutan-transluminal 8-836.1j♦
–– Embolisation, selektiv, perkutan-transluminal, mit
––– ablösbarem Ballon 8-836.bj♦
––– embolisierender Flüssigkeit 8-836.9j♦
––– Metallspiralen 8-836.mj♦
––– Partikeln 8-836.kj♦
––– Schirm 8-836.cj♦
–– Fräsatherektomie, perkutan-transluminal 8-836.3j♦
–– Fremdkörperentfernung, perkutan-transluminal 8-836.6j♦
–– Implantation
––– Flow-Diverter, perkutan-transluminal, zur Strömungslaminierung, bei Aneurysma
–––– 1 8-84b.0r♦
–––– 2 8-84b.2r♦ ►

Vene – s.a. V. oder s.a. Vv. *(Forts.)*
~ abdominal *(Forts.)*
~~ Implantation *(Forts.)*
~~~ Flow-Diverter, perkutan-transluminal, zur Strömungslaminierung, bei Aneurysma *(Forts.)*
–––– 3 8-84b.3r♦
–––– 4 8-84b.4r♦
–––– 5 8-84b.5r♦
–––– 6 oder mehr 8-84b.6r♦
––– Mehrschicht-Flechtstent, perkutan-transluminal, zur Strömungslaminierung, bei Aneurysma
–––– 1 8-84b.0r♦
–––– 2 8-84b.2r♦
–––– 3 8-84b.3r♦
–––– 4 8-84b.4r♦
–––– 5 8-84b.5r♦
–––– 6 oder mehr 8-84b.6r♦
––– Multilayer-Stent, perkutan-transluminal, zur Strömungslaminierung, bei Aneurysma
–––– 1 8-84b.0r♦
–––– 2 8-84b.2r♦
–––– 3 8-84b.3r♦
–––– 4 8-84b.4r♦
–––– 5 8-84b.5r♦
–––– 6 oder mehr 8-84b.6r♦
––– perkutan-transluminal
–––– Cheatham-Platinum-Stent
––––– gecovert
–––––– 1 8-846.0r♦
–––––– 2 oder mehr 8-846.1r♦
––––– ungecovert
–––––– 1 8-845.0r♦
–––––– 2 oder mehr 8-845.1r♦
–––– Stent
––––– bioresorbierbar
–––––– 1 8-843.0r♦
–––––– 2 8-843.1r♦
–––––– 3 8-843.2r♦
–––––– 4 8-843.3r♦
–––––– 5 8-843.4r♦
–––––– 6 oder mehr 8-843.5r♦
––––– gecovert
–––––– großlumig, andere
––––––– 1 8-84a.0r♦
––––––– 2 oder mehr 8-84a.1r♦
–––––– medikamentefreisetzend
––––––– 1 8-848.0r♦
––––––– 2 8-848.1r♦
––––––– 3 8-848.2r♦
––––––– 4 8-848.3r♦
––––––– 5 8-848.4r♦
––––––– 6 oder mehr 8-848.5r♦
–––––– nicht-medikamentefreisetzend
––––––– 1 8-842.0r♦
––––––– 2 8-842.1r♦
––––––– 3 8-842.2r♦
––––––– 4 8-842.3r♦
––––––– 5 8-842.4r♦
––––––– 6 oder mehr 8-842.5r♦ ►

V
~~~

Vene – s.a. V. oder s.a. Vv. *(Forts.)*
~ abdominal *(Forts.)*
~~ Implantation *(Forts.)*
~~~ perkutan-transluminal *(Forts.)*
~~~~ Stent *(Forts.)*
––––– medikamentefreisetzend
–––––– 1 8-841.0r♦
–––––– 2 8-841.1r♦
–––––– 3 8-841.2r♦
–––––– 4 8-841.3r♦
–––––– 5 8-841.4r♦
–––––– 6 oder mehr 8-841.5r♦
––––– nicht-medikamentefreisetzend
–––––– 1 8-840.0r♦
–––––– 2 8-840.1r♦
–––––– 3 8-840.2r♦
–––––– 4 8-840.3r♦
–––––– 5 8-840.4r♦
–––––– 6 oder mehr 8-840.5r♦
––––– ungecovert, großlumig, andere
–––––– 1 8-849.0r♦
–––––– 2 oder mehr 8-849.1r♦
––– Stent, perkutan-transluminal, zur Strömungslaminierung, bei Aneurysma
–––– 1 8-84b.0r♦
–––– 2 8-84b.2r♦
–––– 3 8-84b.3r♦
–––– 4 8-84b.4r♦
–––– 5 8-84b.5r♦
–––– 6 oder mehr 8-84b.6r♦
–– Kryoplastie, perkutan-transluminal 8-836.rj♦
–– Laser-Angioplastie, perkutan-transluminal 8-836.2j♦
–– oberflächlich
––– Ballonangioplastie, offen 5-380.a4♦ 8-836.0r♦
––– Fremdkörperentfernung 5-380.a4♦
–– Rotationsthrombektomie, perkutan-transluminal 8-836.pj♦
–– Scoring-balloon, perkutan-transluminal 8-836.1j♦
–– Thrombektomie, perkutan-transluminal 8-836.8j♦
–– Thrombolyse, selektiv, perkutan-transluminal 8-836.7j♦
– extrakraniell, oberflächlich, Ligatur, Kopf 5-389.a0♦
– Extremität, Subtraktionsangiographie, digital 3-613♦
–– mit Darstellung des Abflussbereiches 3-614♦
– intrakraniell, Subtraktionsangiographie, digital 3-610
– Ligatur
–– Nebenniere 5-389.9x♦
–– Schilddrüse 5-389.9x♦
– oberflächlich
–– abdominal
––– Embolektomie 5-380.a4♦
––– Entnahme, Transplantat 5-386.a4♦
––– Exzision 5-386.a4♦
––– Inzision 5-380.a4♦ ►

Vene – s.a. V. oder s.a. Vv. *(Forts.)*
~ oberflächlich *(Forts.)*
~~ abdominal *(Forts.)*
––– Ligatur 5-389.a4♦
––– Naht 5-388.a4♦
––– Rekonstruktion, plastisch 5-397.a4♦
––– Thrombektomie 5-380.a4♦
––– Verschluss, operativ 5-389.a4♦
–– extrakraniell, Kopf
––– Embolektomie 5-380.a0♦
––– Entnahme, Transplantat 5-386.a0♦
––– Exzision 5-386.a0♦
––– Fremdkörperentfernung 5-380.a0♦
––– Inzision 5-380.a0♦
––– Naht 5-388.a0♦
––– Patchplastik 5-395.a0♦
––– Rekonstruktion, plastisch 5-397.a0♦
––– Resektion, und
–––– Ersatz 5-383.a0♦
–––– Reanastomosierung 5-382.a0♦
––– Thrombektomie 5-380.a0♦
––– Verschluss, operativ 5-389.a0♦
–– Fuß
––– Embolektomie 5-380.a6♦
––– Entnahme
–––– endoskopisch, zur Transplantation 5-38b.a6♦
–––– Transplantat 5-386.a6♦
––– Exzision 5-386.a6♦
––– Fremdkörperentfernung 5-380.a6♦
––– Inzision 5-380.a6♦
––– Ligatur 5-389.a6♦
––– Naht 5-388.a6♦
––– Rekonstruktion, plastisch 5-397.a6♦
––– Resektion, und
–––– Ersatz 5-383.a6♦
–––– Reanastomosierung 5-382.a6♦
––– Thrombektomie 5-380.a6♦
––– Valvuloplastie, extraluminal 5-397.a6♦
––– Verschluss, operativ 5-389.a6♦
–– Gefäßprothese
––– Inzision 5-380.a7♦
––– Thrombektomie 5-380.a7♦
–– Hals
––– Ballonangioplastie, offen 5-380.a0♦ 8-836.0x♦
––– Embolektomie 5-380.a0♦
––– Entnahme, Transplantat 5-386.a0♦
––– Exzision 5-386.a0♦
––– Fremdkörperentfernung 5-380.a0♦
––– Inzision 5-380.a0♦
––– Ligatur 5-389.a0♦
––– Naht 5-388.a0♦
––– Patchplastik 5-395.a0♦
––– Rekonstruktion, plastisch 5-397.a0♦
––– Resektion, und
–––– Ersatz 5-383.a0♦
–––– Reanastomosierung 5-382.a0♦
––– Thrombektomie 5-380.a0♦
––– Verschluss, operativ 5-389.a0♦ ►

Vene – s.a. V. oder s.a. Vv. *(Forts.)*
~ oberflächlich *(Forts.)*
–– Hand
––– Embolektomie 5-380.a2♦
––– Entnahme, Transplantat 5-386.a2♦
––– Exzision 5-386.a2♦
––– Fremdkörperentfernung 5-380.a2♦
––– Inzision 5-380.a2♦
––– Ligatur 5-389.a2♦
––– Naht 5-388.a2♦
––– Patchplastik 5-395.a2♦
––– Rekonstruktion, plastisch 5-397.a2♦
––– Resektion, und
–––– Ersatz 5-383.a2♦
–––– Reanastomosierung 5-382.a2♦
––– Thrombektomie 5-380.a2♦
––– Verschluss, operativ 5-389.a2♦
–– Oberarm
––– Embolektomie 5-380.a1♦
––– Entnahme, Transplantat 5-386.a1♦
––– Exzision 5-386.a1♦
––– Fremdkörperentfernung 5-380.a1♦
––– Inzision 5-380.a1♦
––– Ligatur 5-389.a1♦
––– Naht 5-388.a1♦
––– Patchplastik 5-395.a1♦
––– Rekonstruktion, plastisch 5-397.a1♦
––– Resektion, und
–––– Ersatz 5-383.a1♦
–––– Reanastomosierung 5-382.a1♦
––– Thrombektomie 5-380.a1♦
––– Verschluss, operativ 5-389.a1♦
–– Oberschenkel
––– Ballonangioplastie, offen 5-380.a5♦ 8-836.0t♦
––– Embolektomie 5-380.a5♦
––– Entnahme
–––– endoskopisch, zur Transplantation 5-38b.a5♦
–––– Transplantat 5-386.a5♦
––– Exzision 5-386.a5♦
––– Fremdkörperentfernung 5-380.a5♦
––– Inzision 5-380.a5♦
––– Ligatur 5-389.a5♦
––– Naht 5-388.a5♦
––– Patchplastik 5-395.a5♦
––– Rekonstruktion, plastisch 5-397.a5♦
––– Resektion, und
–––– Ersatz 5-383.a5♦
–––– Reanastomosierung 5-382.a5♦
––– Thrombektomie 5-380.a5♦
––– Valvuloplastie, extraluminal 5-397.a5♦
––– Verschluss, operativ 5-389.a5♦
–– Schulter
––– Ballonangioplastie, offen 5-380.a1♦ 8-836.02♦
––– Embolektomie 5-380.a1♦
––– Entnahme, Transplantat 5-386.a1♦
––– Exzision 5-386.a1♦
––– Fremdkörperentfernung 5-380.a1♦
––– Inzision 5-380.a1♦ ►

Vene – s.a. V. oder s.a. Vv. *(Forts.)*
~ oberflächlich *(Forts.)*
~~ Schulter *(Forts.)*
––– Ligatur 5-389.a1♦
––– Naht 5-388.a1♦
––– Patchplastik 5-395.a1♦
––– Rekonstruktion, plastisch 5-397.a1♦
––– Resektion, und
–––– Ersatz 5-383.a1♦
–––– Reanastomosierung 5-382.a1♦
––– Thrombektomie 5-380.a1♦
––– Verschluss, operativ 5-389.a1♦
–– thorakal
––– Entnahme, Transplantat 5-386.a3♦
––– Rekonstruktion, plastisch 5-397.a3♦
––– Thrombektomie 5-380.a3♦
–– Thorax
––– Ballonangioplastie, offen 5-380.a3♦ 8-836.08♦
––– Embolektomie 5-380.a3♦
––– Exzision 5-386.a3♦
––– Fremdkörperentfernung 5-380.a3♦
––– Inzision 5-380.a3♦
––– Ligatur 5-389.a3♦
––– Verschluss, operativ 5-389.a3♦
–– Unterarm
––– Ballonangioplastie, offen 5-380.a2♦ 8-836.03♦
––– Embolektomie 5-380.a2♦
––– Entnahme, Transplantat 5-386.a2♦
––– Exzision 5-386.a2♦
––– Fremdkörperentfernung 5-380.a2♦
––– Inzision 5-380.a2♦
––– Ligatur 5-389.a2♦
––– Naht 5-388.a2♦
––– Patchplastik 5-395.a2♦
––– Rekonstruktion, plastisch 5-397.a2♦
––– Resektion, und
–––– Ersatz 5-383.a2♦
–––– Reanastomosierung 5-382.a2♦
––– Thrombektomie 5-380.a2♦
––– Verschluss, operativ 5-389.a2♦
–– Unterschenkel
––– Embolektomie 5-380.a6♦
––– Entnahme
–––– endoskopisch, zur Transplantation 5-38b.a6♦
–––– Transplantat 5-386.a6♦
––– Exzision 5-386.a6♦
––– Fremdkörperentfernung 5-380.a6♦
––– Inzision 5-380.a6♦
––– Ligatur 5-389.a6♦
––– Naht 5-388.a6♦
––– Rekonstruktion, plastisch 5-397.a6♦
––– Resektion, und
–––– Ersatz 5-383.a6♦
–––– Reanastomosierung 5-382.a6♦
––– Thrombektomie 5-380.a6♦
––– Valvuloplastie, extraluminal 5-397.a6♦
––– Verschluss, operativ 5-389.a6♦ ►

Vene – s.a. V. oder s.a. Vv. *(Forts.)*
– Oberschenkel
–– Atherektomie, perkutan-transluminal 8-836.3m♦
–– Ballonangioplastie, perkutan-transluminal 8-836.0t♦
–– Blade-Angioplastie, perkutan-transluminal 8-836.1m♦
–– Cutting-balloon, perkutan-transluminal 8-836.1m♦
–– Embolisation, selektiv, perkutan-transluminal, mit
––– ablösbarem Ballon 8-836.bm♦
––– embolisierender Flüssigkeit 8-836.9m♦
––– Metallspiralen 8-836.mm♦
––– Partikeln 8-836.km♦
––– Schirm 8-836.cm♦
–– Fräsatherektomie, perkutan-transluminal 8-836.3m♦
–– Fremdkörperentfernung, perkutan-transluminal 8-836.6m♦
–– Implantation
––– Flow-Diverter, perkutan-transluminal, zur Strömungslaminierung, bei Aneurysma
–––– 1 8-84b.0t♦
–––– 2 8-84b.2t♦
–––– 3 8-84b.3t♦
–––– 4 8-84b.4t♦
–––– 5 8-84b.5t♦
–––– 6 oder mehr 8-84b.6t♦
––– Mehrschicht-Flechtstent, perkutan-transluminal, zur Strömungslaminierung, bei Aneurysma
–––– 1 8-84b.0t♦
–––– 2 8-84b.2t♦
–––– 3 8-84b.3t♦
–––– 4 8-84b.4t♦
–––– 5 8-84b.5t♦
–––– 6 oder mehr 8-84b.6t♦
––– Multilayer-Stent, perkutan-transluminal, zur Strömungslaminierung, bei Aneurysma
–––– 1 8-84b.0t♦
–––– 2 8-84b.2t♦
–––– 3 8-84b.3t♦
–––– 4 8-84b.4t♦
–––– 5 8-84b.5t♦
–––– 6 oder mehr 8-84b.6t♦
––– perkutan-transluminal
–––– Cheatham-Platinum-Stent
––––– gecovert
–––––– 1 8-846.0t♦
–––––– 2 oder mehr 8-846.1t♦
––––– ungecovert
–––––– 1 8-845.0t♦
–––––– 2 oder mehr 8-845.1t♦
–––– Stent
––––– bioresorbierbar
–––––– 1 8-843.0t♦
–––––– 2 8-843.1t♦
–––––– 3 8-843.2t♦
–––––– 4 8-843.3t♦ ►

Vene – s.a. V. oder s.a. Vv. *(Forts.)*
~ Oberschenkel *(Forts.)*
~~ Implantation *(Forts.)*
~~~ perkutan-transluminal *(Forts.)*
~~~~ Stent *(Forts.)*
~~~~~ bioresorbierbar *(Forts.)*
–––––– 5 8-843.4t♦
–––––– 6 oder mehr 8-843.5t♦
––––– gecovert
–––––– großlumig, andere
––––––– 1 8-84a.0t♦
––––––– 2 oder mehr 8-84a.1t♦
–––––– medikamentefreisetzend
––––––– 1 8-848.0t♦
––––––– 2 8-848.1t♦
––––––– 3 8-848.2t♦
––––––– 4 8-848.3t♦
––––––– 5 8-848.4t♦
––––––– 6 oder mehr 8-848.5t♦
–––––– nicht-medikamentefreisetzend
––––––– 1 8-842.0t♦
––––––– 2 8-842.1t♦
––––––– 3 8-842.2t♦
––––––– 4 8-842.3t♦
––––––– 5 8-842.4t♦
––––––– 6 oder mehr 8-842.5t♦
––––– medikamentefreisetzend
–––––– 1 8-841.0t♦
–––––– 2 8-841.1t♦
–––––– 3 8-841.2t♦
–––––– 4 8-841.3t♦
–––––– 5 8-841.4t♦
–––––– 6 oder mehr 8-841.5t♦
––––– nicht-medikamentefreisetzend
–––––– 1 8-840.0t♦
–––––– 2 8-840.1t♦
–––––– 3 8-840.2t♦
–––––– 4 8-840.3t♦
–––––– 5 8-840.4t♦
–––––– 6 oder mehr 8-840.5t♦
––––– ungecovert, großlumig, andere
–––––– 1 8-849.0t♦
–––––– 2 oder mehr 8-849.1t♦
––– Stent, perkutan-transluminal, zur Strömungslaminierung, bei Aneurysma
–––– 1 8-84b.0t♦
–––– 2 8-84b.2t♦
–––– 3 8-84b.3t♦
–––– 4 8-84b.4t♦
–––– 5 8-84b.5t♦
–––– 6 oder mehr 8-84b.6t♦
–– Kryoplastie, perkutan-transluminal 8-836.rm♦
–– Laser-Angioplastie, perkutan-transluminal 8-836.2m♦
–– Rotationsthrombektomie, perkutan-transluminal 8-836.pm♦
–– Scoring-balloon, perkutan-transluminal 8-836.1m♦
–– Thrombektomie, perkutan-transluminal 8-836.8m♦ ►
~~~~~

Vene – s.a. V. oder s.a. Vv. *(Forts.)*
~ Oberschenkel *(Forts.)*
–– Thrombolyse, selektiv, perkutan-transluminal 8-836.7m♦
– pelvin
–– Atherektomie, perkutan-transluminal 8-836.3j♦
–– Ballonangioplastie, perkutan-transluminal 8-836.0r♦
–– Blade-Angioplastie, perkutan-transluminal 8-836.1j♦
–– Cutting-balloon, perkutan-transluminal 8-836.1j♦
–– Embolisation, selektiv, perkutan-transluminal, mit
––– ablösbarem Ballon 8-836.bj♦
––– embolisierender Flüssigkeit 8-836.9j♦
––– Metallspiralen 8-836.mj♦
––– Partikeln 8-836.kj♦
––– Schirm 8-836.cj♦
–– Fräsatherektomie, perkutan-transluminal 8-836.3j♦
–– Fremdkörperentfernung, perkutan-transluminal 8-836.6j♦
–– Implantation
––– Flow-Diverter, perkutan-transluminal, zur Strömungslaminierung, bei Aneurysma
–––– 1 8-84b.0r♦
–––– 2 8-84b.2r♦
–––– 3 8-84b.3r♦
–––– 4 8-84b.4r♦
–––– 5 8-84b.5r♦
–––– 6 oder mehr 8-84b.6r♦
––– Mehrschicht-Flechtstent, perkutan-transluminal, zur Strömungslaminierung, bei Aneurysma
–––– 1 8-84b.0r♦
–––– 2 8-84b.2r♦
–––– 3 8-84b.3r♦
–––– 4 8-84b.4r♦
–––– 5 8-84b.5r♦
–––– 6 oder mehr 8-84b.6r♦
––– Multilayer-Stent, perkutan-transluminal, zur Strömungslaminierung, bei Aneurysma
–––– 1 8-84b.0r♦
–––– 2 8-84b.2r♦
–––– 3 8-84b.3r♦
–––– 4 8-84b.4r♦
–––– 5 8-84b.5r♦
–––– 6 oder mehr 8-84b.6r♦
––– perkutan-transluminal
–––– Cheatham-Platinum-Stent
––––– gecovert
–––––– 1 8-846.0r♦
–––––– 2 oder mehr 8-846.1r♦
––––– ungecovert
–––––– 1 8-845.0r♦
–––––– 2 oder mehr 8-845.1r♦
–––– Stent
––––– bioresorbierbar
–––––– 1 8-843.0r♦ ►

Vene – s.a. V. oder s.a. Vv. *(Forts.)*
~ pelvin *(Forts.)*
~~ Implantation *(Forts.)*
~~~ perkutan-transluminal *(Forts.)*
~~~~ Stent *(Forts.)*
~~~~~ bioresorbierbar *(Forts.)*
–––––– 2 8-843.1r♦
–––––– 3 8-843.2r♦
–––––– 4 8-843.3r♦
–––––– 5 8-843.4r♦
–––––– 6 oder mehr 8-843.5r♦
––––– gecovert
–––––– großlumig, andere
––––––– 1 8-84a.0r♦
––––––– 2 oder mehr 8-84a.1r♦
–––––– medikamentefreisetzend
––––––– 1 8-848.0r♦
––––––– 2 8-848.1r♦
––––––– 3 8-848.2r♦
––––––– 4 8-848.3r♦
––––––– 5 8-848.4r♦
––––––– 6 oder mehr 8-848.5r♦
–––––– nicht-medikamentefreisetzend
––––––– 1 8-842.0r♦
––––––– 2 8-842.1r♦
––––––– 3 8-842.2r♦
––––––– 4 8-842.3r♦
––––––– 5 8-842.4r♦
––––––– 6 oder mehr 8-842.5r♦
––––– medikamentefreisetzend
–––––– 1 8-841.0r♦
–––––– 2 8-841.1r♦
–––––– 3 8-841.2r♦
–––––– 4 8-841.3r♦
–––––– 5 8-841.4r♦
–––––– 6 oder mehr 8-841.5r♦
––––– nicht-medikamentefreisetzend
–––––– 1 8-840.0r♦
–––––– 2 8-840.1r♦
–––––– 3 8-840.2r♦
–––––– 4 8-840.3r♦
–––––– 5 8-840.4r♦
–––––– 6 oder mehr 8-840.5r♦
––––– ungecovert, großlumig, andere
–––––– 1 8-849.0r♦
–––––– 2 oder mehr 8-849.1r♦
––– Stent, perkutan-transluminal, zur Strömungslaminierung, bei Aneurysma
–––– 1 8-84b.0r♦
–––– 2 8-84b.2r♦
–––– 3 8-84b.3r♦
–––– 4 8-84b.4r♦
–––– 5 8-84b.5r♦
–––– 6 oder mehr 8-84b.6r♦
–– Kryoplastie, perkutan-transluminal 8-836.rj♦
–– Laser-Angioplastie, perkutan-transluminal 8-836.2j♦
–– Rotationsthrombektomie, perkutan-transluminal 8-836.pj♦
–– Scoring-balloon, perkutan-transluminal 8-836.1j♦ ►
~~~~~

Vene – s.a. V. oder s.a. Vv. *(Forts.)*
~ pelvin *(Forts.)*
–– Thrombektomie, perkutan-transluminal 8-836.8j♦
–– Thrombolyse, selektiv, perkutan-transluminal 8-836.7j♦
– tief
–– Gefäßprothese
––– Inzision 5-380.9m♦
––– Thrombektomie 5-380.9m♦
Venenbypass-Graft, Zusammenfügen, aus mindestens zwei Teilstücken *[nur Zusatzkode!]* 5-39a.3
Venendruck, zentral, Monitoring
– mit Messung, kontinuierlich, reflektionsspektrometrisch, Sauerstoffsättigung, zentralvenös 8-931.1
– ohne Messung, kontinuierlich, reflektionsspektrometrisch, Sauerstoffsättigung, zentralvenös 8-931.0
Venenklappe, Plastik 5-399.8
Venenkleber, zur Venenokklusion, Varizen 5-385.e♦
Venenokklusion, Varizen, durch
– Enbucrilat 5-385.e♦
– N-BCA 5-385.e♦
– N-Butyl-2-Cyanoacrylat 5-385.e♦
– Venenkleber 5-385.e♦
Venetoclax, Applikation, oral
– 250 mg bis unter 500 mg, bei Patienten unter 15 Jahren 6-00a.k0
– 500 mg bis unter 750 mg, bei Patienten unter 15 Jahren 6-00a.k1
– 750 mg bis unter 1.000 mg, bei Patienten unter 15 Jahren 6-00a.k2
– 1.000 mg bis unter 1.500 mg 6-00a.k3
– 1.500 mg bis unter 2.000 mg 6-00a.k4
– 2.000 mg bis unter 2.500 mg 6-00a.k5
– 2.500 mg bis unter 3.000 mg 6-00a.k6
– 3.000 mg bis unter 4.000 mg 6-00a.k7
– 4.000 mg bis unter 5.000 mg 6-00a.k8
– 5.000 mg bis unter 6.000 mg 6-00a.k9
– 6.000 mg bis unter 7.000 mg 6-00a.ka
– 7.000 mg bis unter 9.000 mg 6-00a.kb
– 9.000 mg bis unter 11.000 mg 6-00a.kc
– 11.000 mg bis unter 13.000 mg 6-00a.kd
– 13.000 mg bis unter 15.000 mg 6-00a.ke
– 15.000 mg bis unter 19.000 mg 6-00a.kf
– 19.000 mg bis unter 23.000 mg 6-00a.kg
– 23.000 mg bis unter 27.000 mg 6-00a.kh
– 27.000 mg bis unter 31.000 mg 6-00a.kj
– 31.000 mg und mehr 6-00a.kk
Veno-arteriell
– ECMO, mit Herzunterstützung
–– unter 48 Stunden 8-852.30
–– 48 bis unter 96 Stunden 8-852.31
–– 96 bis unter 144 Stunden 8-852.33
–– 144 bis unter 192 Stunden 8-852.34
–– 192 bis unter 240 Stunden 8-852.35
–– 240 bis unter 288 Stunden 8-852.36
–– 288 bis unter 384 Stunden 8-852.37 ▶
Veno-arteriell *(Forts.)*
~ ECMO, mit Herzunterstützung *(Forts.)*
–– 384 bis unter 480 Stunden 8-852.38
–– 480 bis unter 576 Stunden 8-852.39
–– 576 bis unter 768 Stunden 8-852.3b
–– 768 bis unter 960 Stunden 8-852.3c
–– 960 bis unter 1.152 Stunden 8-852.3d
–– 1.152 oder mehr Stunden 8-852.3e
– extrakorporale Membranoxygenation, mit Herzunterstützung
–– unter 48 Stunden 8-852.30
–– 48 bis unter 96 Stunden 8-852.31
–– 96 bis unter 144 Stunden 8-852.33
–– 144 bis unter 192 Stunden 8-852.34
–– 192 bis unter 240 Stunden 8-852.35
–– 240 bis unter 288 Stunden 8-852.36
–– 288 bis unter 384 Stunden 8-852.37
–– 384 bis unter 480 Stunden 8-852.38
–– 480 bis unter 576 Stunden 8-852.39
–– 576 bis unter 768 Stunden 8-852.3b
–– 768 bis unter 960 Stunden 8-852.3c
–– 960 bis unter 1.152 Stunden 8-852.3d
–– 1.152 oder mehr Stunden 8-852.3e
Veno-venös
– ECMO, ohne Herzunterstützung
–– unter 48 Stunden 8-852.00
–– 48 bis unter 96 Stunden 8-852.01
–– 96 bis unter 144 Stunden 8-852.03
–– 144 bis unter 192 Stunden 8-852.04
–– 192 bis unter 240 Stunden 8-852.05
–– 240 bis unter 288 Stunden 8-852.06
–– 288 bis unter 384 Stunden 8-852.07
–– 384 bis unter 480 Stunden 8-852.08
–– 480 bis unter 576 Stunden 8-852.09
–– 576 bis unter 768 Stunden 8-852.0b
–– 768 bis unter 960 Stunden 8-852.0c
–– 960 bis unter 1.152 Stunden 8-852.0d
–– 1.152 oder mehr Stunden 8-852.0e
– Elimination, CO_2, extrakorporal 8-852.5
– extrakorporale Membranoxygenation, ohne Herzunterstützung
–– unter 48 Stunden 8-852.00
–– 48 bis unter 96 Stunden 8-852.01
–– 96 bis unter 144 Stunden 8-852.03
–– 144 bis unter 192 Stunden 8-852.04
–– 192 bis unter 240 Stunden 8-852.05
–– 240 bis unter 288 Stunden 8-852.06
–– 288 bis unter 384 Stunden 8-852.07
–– 384 bis unter 480 Stunden 8-852.08
–– 480 bis unter 576 Stunden 8-852.09
–– 576 bis unter 768 Stunden 8-852.0b
–– 768 bis unter 960 Stunden 8-852.0c
–– 960 bis unter 1.152 Stunden 8-852.0d
–– 1.152 oder mehr Stunden 8-852.0e
Veno-venös-arteriell
– ECMO, mit Herzunterstützung
–– unter 48 Stunden 8-852.30
–– 48 bis unter 96 Stunden 8-852.31
–– 96 bis unter 144 Stunden 8-852.33
–– 144 bis unter 192 Stunden 8-852.34
–– 192 bis unter 240 Stunden 8-852.35 ▶

Veno-venös-arteriell *(Forts.)*
~ ECMO, mit Herzunterstützung *(Forts.)*
–– 240 bis unter 288 Stunden 8-852.36
–– 288 bis unter 384 Stunden 8-852.37
–– 384 bis unter 480 Stunden 8-852.38
–– 480 bis unter 576 Stunden 8-852.39
–– 576 bis unter 768 Stunden 8-852.3b
–– 768 bis unter 960 Stunden 8-852.3c
–– 960 bis unter 1.152 Stunden 8-852.3d
–– 1.152 oder mehr Stunden 8-852.3e
– extrakorporale Membranoxygenation, mit Herzunterstützung
–– unter 48 Stunden 8-852.30
–– 48 bis unter 96 Stunden 8-852.31
–– 96 bis unter 144 Stunden 8-852.33
–– 144 bis unter 192 Stunden 8-852.34
–– 192 bis unter 240 Stunden 8-852.35
–– 240 bis unter 288 Stunden 8-852.36
–– 288 bis unter 384 Stunden 8-852.37
–– 384 bis unter 480 Stunden 8-852.38
–– 480 bis unter 576 Stunden 8-852.39
–– 576 bis unter 768 Stunden 8-852.3b
–– 768 bis unter 960 Stunden 8-852.3c
–– 960 bis unter 1.152 Stunden 8-852.3d
–– 1.152 oder mehr Stunden 8-852.3e
Venös
– Blutabstrom, Sicherung, bei
–– Lappenplastik, durch Anwendung, Blutegel 8-85b
–– replantierten Gliedmaßenabschnitten, durch Anwendung, Blutegel 8-85b
– Bypass, Anlegen 5-393.8
– Katheterverweilsystem
–– Entfernung 5-399.7
–– Implantation 5-399.5
–– Revision 5-399.6
– Shunt, Anlegen 5-393.8
Ventil
– Implantation, Liquorableitung, weiteres 5-024.0
– Liquorableitung
–– Revision 5-024.0
–– Wechsel 5-024.0
Ventilations-Single-Photon-Emissionscomputertomographie, Lunge 3-722.1
– mit Perfusions-Single-Photon-Emissionscomputertomographie 3-722.2
Ventilations-SPECT, Lunge 3-722.1
– mit Perfusions-SPECT 3-722.2
Ventilationsszintigraphie, Lunge 3-703.1
– mit Perfusionsszintigraphie 3-703.2
Ventilsystems, Larynx, künstlich
– Einsetzen 5-315.c
– Entfernung 5-315.d
– Wechsel 5-315.c
Ventral
– Hemivulvektomie 5-714.41
– Korrekturspondylodese
–– über
––– 1 Segment 5-836.50
––– 2 Segmente 5-836.51 ►

Ventral *(Forts.)*
~ Korrekturspondylodese *(Forts.)*
~~ über *(Forts.)*
––– 3 Segmente 5-836.55
––– 4 Segmente 5-836.56
––– 5 Segmente 5-836.57
––– 6 Segmente 5-836.58
––– 7 bis 10 Segmente 5-836.59
––– 11 oder mehr Segmente 5-836.5a
–– und dorsal kombiniert, interkorporal, über
––– 1 Segment 5-836.40
––– 2 Segmente 5-836.41
––– 3 Segmente 5-836.44
––– 4 Segmente 5-836.45
––– 5 Segmente 5-836.46
––– 6 Segmente 5-836.47
––– 7 bis 10 Segmente 5-836.48
––– 11 oder mehr Segmente 5-836.49
– Spondylodese
–– über
––– 1 Segment 5-836.50
––– 2 Segmente 5-836.51
––– 3 Segmente 5-836.55
––– 4 Segmente 5-836.56
––– 5 Segmente 5-836.57
––– 6 Segmente 5-836.58
––– 7 bis 10 Segmente 5-836.59
––– 11 oder mehr Segmente 5-836.5a
–– und dorsal kombiniert, interkorporal, über
––– 1 Segment 5-836.40
––– 2 Segmente 5-836.41
––– 3 Segmente 5-836.44
––– 4 Segmente 5-836.45
––– 5 Segmente 5-836.46
––– 6 Segmente 5-836.47
––– 7 bis 10 Segmente 5-836.48
––– 11 oder mehr Segmente 5-836.49
– Zugang
–– Brustwirbelsäule, obere, mit Sternotomie 5-031.4
–– Os coccygis 5-032.9
–– Os sacrum 5-032.9
–– zur Halswirbelsäule, über
––– 1 Segment 5-030.70
––– 2 Segmente 5-030.71
––– 3 oder mehr Segmente 5-030.72
Ventralversetzung, M. glutaeus minimus und medius, nach Steel 5-853.67♦
Ventrikel
– Herz
–– Aneurysmaresektion 5-373.4
–– Aneurysmektomie 5-373.4
–– Densitometrie, kathetergestützt 1-279.2
–– Exzision, Gewebe 5-373.1
– links
–– Druckmessung, bei Linksherz-Katheteruntersuchung, transarteriell, mit Ventrikulographie, mit Darstellung, Aortenbogen 1-275.6
–– Implantation, endovaskulär
––– Membranpumpe, pulsatil, mit integrierter Gegenpulsation, parakorporal 8-839.b0 ►

V

Ventrikel *(Forts.)*
~ links *(Forts.)*
~~ Implantation, endovaskulär *(Forts.)*
––– Zentrifugalpumpe, extrakorporal, univentrikulär 8-839.a0
–– Koronarangiographie
––– Druckmessung, Ventrikulographie, und Druckmessung, Aorta, und Darstellung, Aortenbogen 1-275.3
––– und Druckmessung, und Ventrikulographie 1-275.2
–– Kryoablation, bei Herzrhythmusstörungen 8-835.a4
–– Laserablation, bei Herzrhythmusstörungen 8-835.44
–– Mapping, kardial 1-268.4
–– Mikrowellenablation, bei Herzrhythmusstörungen 8-835.44
–– Radiofrequenzablation
––– gekühlt, bei Herzrhythmusstörungen 8-835.34
––– konventionell, bei Herzrhythmusstörungen 8-835.24
––– phasenverschoben, bipolar, bei Herzrhythmusstörungen 8-835.b4
–– Ultraschallablation, bei Herzrhythmusstörungen 8-835.44
–– Ventrikulographie 1-276.21
–– Wechsel, endovaskulär, Membranpumpe, pulsatil, mit integrierter Gegenpulsation, parakorporal 8-839.b2
– rechts
–– Implantation, endovaskulär
––– Membranpumpe, pulsatil, mit integrierter Gegenpulsation, parakorporal 8-839.b1
––– Zentrifugalpumpe, extrakorporal, univentrikulär 8-839.a1
–– Kryoablation, bei Herzrhythmusstörungen 8-835.a2
–– Laserablation, bei Herzrhythmusstörungen 8-835.42
–– Mapping, kardial 1-268.3
–– Mikrowellenablation, bei Herzrhythmusstörungen 8-835.42
–– Radiofrequenzablation
––– gekühlt, bei Herzrhythmusstörungen 8-835.32
––– konventionell, bei Herzrhythmusstörungen 8-835.22
––– phasenverschoben, bipolar, bei Herzrhythmusstörungen 8-835.b2
–– Ultraschallablation, bei Herzrhythmusstörungen 8-835.42
–– und links, Ventrikulographie 1-276.22
–– Ventrikulographie 1-276.20
–– Wechsel, endovaskulär, Membranpumpe, pulsatil, mit integrierter Gegenpulsation, parakorporal 8-839.b3
– Reizleitungssystem
–– Destruktion, Gewebe 5-373.8
–– Exzision, Gewebe 5-373.6 ►

Ventrikel *(Forts.)*
– Zentralnervensystem, Punktion, perkutan, therapeutisch 8-151.1
Ventrikel-Unterstützungssystem, epikardial
– Entfernung 5-379.91
– Implantation 5-379.90
– Wechsel 5-379.90
Ventrikelaneurysmektomie 5-373.4
Ventrikelseptum, Sondierung, bei Linksherz-Katheteruntersuchung, transseptal 1-274.4
Ventrikelseptumdefekt
– angeboren, Verschluss 5-356.3
–– partiell 5-356.4
–– total 5-356.5
– erworben, Verschluss 5-374.6
– Herstellung, perkutan-transluminal 8-837.b1
– Vergrößerung, perkutan-transluminal 8-837.c1
– Verschluss, perkutan-transluminal 8-837.d1
Ventrikelshunt, Zentralnervensystem, Punktion, perkutan, therapeutisch 8-151.2
Ventrikulär
– Partitionierungsimplantat, Implantation, transarteriell, Herz 5-37a.0
– Rekonstruktion, Mitralklappe, transarteriell 5-35a.40
– transarteriell, Plastik, Segel, Mitralklappe 5-35a.40
Ventrikuloatrial, Ableitung, bei Anlegen, Liquorshunt 5-023.00
Ventrikulographie
– bei Linksherz-Katheteruntersuchung, transarteriell, mit Druckmessung, Ventrikel, links, mit Darstellung, Aortenbogen 1-275.6
– Druckmessung, Koronarangiographie, Ventrikel, links, und Druckmessung, Aorta, und Darstellung, Aortenbogen 1-275.3
– Magnetresonanz- 3-840
– mit Koronarangiographie, und Druckmessung, Ventrikel, links 1-275.2
– Ventrikel
–– links 1-276.21
–– rechts 1-276.20
––– und links 1-276.22
Ventrikulopleural, Ableitung, bei Anlegen, Liquorshunt 5-023.20
Ventrikulozisternostomie 5-022.20
VEP [Visuell evozierte Potentiale], Registrierung 1-208.6
VEPTR [Vertikale expandierbare prothetische Titanrippe]
– Implantation
–– 1 Implantat, Korrektur, Deformität, Wirbelsäule 5-838.d0
–– 2 Implantate, Korrektur, Deformität, Wirbelsäule 5-838.d1
–– 3 Implantate, Korrektur, Deformität, Wirbelsäule 5-838.d2
–– 4 oder mehr Implantate, Korrektur, Deformität, Wirbelsäule 5-838.d3
– Verlängerung, operativ, zur Korrektur, Deformität, Wirbelsäule 5-838.g

Verankerungssystem, myokardial, zur Rekonstruktion, Myokard, plastisch 5-374.8
– als Hybrideingriff 5-37a.1
Verband
– Fettgaze-
–– mit
––– antiseptischen Salben
–––– mit Débridement-Bad 8-191.21
–––– ohne Débridement-Bad 8-191.20
––– Débridement-Bad 8-191.11
–– ohne Débridement-Bad 8-191.10
– Feucht-, mit antiseptischer Lösung
–– mit Débridement-Bad 8-191.01
–– ohne Débridement-Bad 8-191.00
– Hydrokolloid- 8-191.5
– Okklusiv-, mit Sauerstofftherapie 8-191.6
– Überknüpfpolster-
–– großflächig
––– mit Immobilisation, durch Gipsverband 8-191.41
––– ohne Immobilisation, durch Gipsverband 8-191.40
–– kleinflächig
––– mit Immobilisation, durch Gipsverband 8-191.31
––– ohne Immobilisation, durch Gipsverband 8-191.30
Verbandplatte
– Entfernung, Gebiss, Zahnfleisch, Alveolen 5-249.5
– Fixation, Gebiss, Zahnfleisch, Alveolen, operativ 5-249.3
– herausnehmbar, Anpassung, Gebiss, Zahnfleisch, Alveolen 5-249.4
Verbindungsleitung
– und EKG-Elektrode, epikardial, Wechsel, isoliert, Herzunterstützungssystem, extraaortal, permanent 5-376.93
– Wechsel, isoliert, Herzunterstützungssystem, extraaortal, permanent 5-376.92
Verbindungspumpe, Wechsel, Analsphinkter, künstlich 5-496.a1
Verbrennungsschorf
– Inzision
–– Axilla 5-920.06♦
––– mit
–––– Dekompression, Nerv, peripher 5-920.36♦
–––– Fasziotomie 5-920.26♦
–– Bauchregion 5-920.0b
––– mit Fasziotomie 5-920.2b
–– Brustwand 5-920.0a
––– mit Fasziotomie 5-920.2a
–– Dammregion, mit
––– Dekompression, Nerv, peripher 5-920.3m
––– Fasziotomie 5-920.2m
–– Ellenbogen 5-920.07♦
––– mit
–––– Dekompression, Nerv, peripher 5-920.37♦
–––– Fasziotomie 5-920.27♦ ►

Verbrennungsschorf *(Forts.)*
~ Inzision *(Forts.)*
–– Fuß 5-920.0g♦
––– mit
–––– Dekompression, Nerv, peripher 5-920.3g♦
–––– Fasziotomie 5-920.2g♦
–– Genitalregion, mit
––– Dekompression, Nerv, peripher 5-920.3c
––– Fasziotomie 5-920.2c
–– Hals 5-920.05
––– mit Fasziotomie 5-920.25
–– Hand 5-920.09♦
––– mit
–––– Dekompression, Nerv, peripher 5-920.39♦
–––– Fasziotomie 5-920.29♦
–– Knie 5-920.0e♦
––– mit
–––– Dekompression, Nerv, peripher 5-920.3e♦
–––– Fasziotomie 5-920.2e♦
–– Leistenregion, mit
––– Dekompression, Nerv, peripher 5-920.3c
––– Fasziotomie 5-920.2c
–– Oberarm 5-920.07♦
––– mit
–––– Dekompression, Nerv, peripher 5-920.37♦
–––– Fasziotomie 5-920.27♦
–– Oberschenkel 5-920.0e♦
––– mit
–––– Dekompression, Nerv, peripher 5-920.3e♦
–––– Fasziotomie 5-920.2e♦
–– Rücken 5-920.0j
––– mit Fasziotomie 5-920.2j
–– Schulter 5-920.06♦
––– mit Fasziotomie 5-920.26♦
–– Skrotum, mit
––– Dekompression, Nerv, peripher 5-920.3k
––– Fasziotomie 5-920.2k
–– Unterarm 5-920.08♦
––– mit
–––– Dekompression, Nerv, peripher 5-920.38♦
–––– Fasziotomie 5-920.28♦
–– Unterschenkel 5-920.0f♦
––– mit
–––– Dekompression, Nerv, peripher 5-920.3f♦
–––– Fasziotomie 5-920.2f♦
– Schulter, Inzision, mit Dekompression, Nerv, peripher 5-920.36♦
Verbundosteosynthese *[nur Zusatzkode!]* 5-786.9
– mit Reposition, offen Luxation, Tarsalgelenk 5-79b.8n♦
– Reosteosynthese, bei Revision, Osteosynthesematerial
–– Beckenknochen 5-78a.9d
–– Femur
––– distal 5-78a.9h♦
––– proximal 5-78a.9f♦
––– Schaft 5-78a.9g♦
–– Fibula
––– distal 5-78a.9r♦
––– proximal 5-78a.9p♦ ►

V

Verbundosteosynthese *[nur Zusatzkode!]*
5-786.9 *(Forts.)*
~ Reosteosynthese, bei Revision, Osteosynthesematerial *(Forts.)*
~~ Fibula *(Forts.)*
––– Schaft 5-78a.9q♦
–– Humerus
––– distal 5-78a.93♦
––– proximal 5-78a.91♦
––– Schaft 5-78a.92♦
–– Kalkaneus 5-78a.9t♦
–– Karpus 5-78a.9a♦
–– Klavikula 5-78a.90♦
–– Metakarpus 5-78a.9b♦
–– Metatarsus 5-78a.9v♦
–– Patella 5-78a.9j♦
–– Phalangen
––– Fuß 5-78a.9w♦
––– Hand 5-78a.9c♦
–– Radius
––– distal 5-78a.96♦
––– proximal 5-78a.94♦
––– Schaft 5-78a.95♦
–– Schenkelhals 5-78a.9e♦
–– Skapula 5-78a.9z♦
–– Talus 5-78a.9s♦
–– Tarsus 5-78a.9u♦
–– Tibia
––– distal 5-78a.9n♦
––– proximal 5-78a.9k♦
––– Schaft 5-78a.9m♦
–– Ulna
––– distal 5-78a.99♦
––– proximal 5-78a.97♦
––– Schaft 5-78a.98♦
– Reposition
–– geschlossen
––– Epiphysenlösung
–––– Beckenknochen 5-790.9d
–––– Femur
––––– distal 5-790.9h♦
––––– proximal 5-790.9f♦
–––– Fibula
––––– distal 5-790.9r♦
––––– proximal 5-790.9p♦
–––– Humerus
––––– distal 5-790.93♦
––––– proximal 5-790.91♦
–––– Kalkaneus 5-790.9t♦
–––– Klavikula 5-790.90♦
–––– Metakarpus 5-790.9b♦
–––– Metatarsus 5-790.9v♦
–––– Phalangen
––––– Fuß 5-790.9w♦
––––– Hand 5-790.9c♦
–––– Radius
––––– distal 5-790.96♦
––––– proximal 5-790.94♦
–––– Skapula 5-790.9z♦
–––– Talus 5-790.9s♦
–––– Tarsus 5-790.9u♦ ►

Verbundosteosynthese *[nur Zusatzkode!]*
5-786.9 *(Forts.)*
~ Reposition *(Forts.)*
~~ geschlossen *(Forts.)*
~~~ Epiphysenlösung *(Forts.)*
–––– Tibia
––––– distal 5-790.9n♦
––––– proximal 5-790.9k♦
–––– Ulna
––––– distal 5-790.99♦
––––– proximal 5-790.97♦
––– Fraktur
–––– Beckenknochen 5-790.9d
–––– Femur
––––– distal 5-790.9h♦
––––– proximal 5-790.9f♦
––––– Schaft 5-790.9g♦
–––– Fibula
––––– distal 5-790.9r♦
––––– proximal 5-790.9p♦
––––– Schaft 5-790.9q♦
–––– Humerus
––––– distal 5-790.93♦
––––– proximal 5-790.91♦
––––– Schaft 5-790.92♦
–––– Kalkaneus 5-790.9t♦
–––– Karpus 5-790.9a♦
–––– Klavikula 5-790.90♦
–––– Metakarpus 5-790.9b♦
–––– Metatarsus 5-790.9v♦
–––– Patella 5-790.9j♦
–––– Phalangen
––––– Fuß 5-790.9w♦
––––– Hand 5-790.9c♦
–––– Radius
––––– distal 5-790.96♦
––––– proximal 5-790.94♦
––––– Schaft 5-790.95♦
–––– Schenkelhals 5-790.9e♦
–––– Skapula 5-790.9z♦
–––– Talus 5-790.9s♦
–––– Tarsus 5-790.9u♦
–––– Tibia
––––– distal 5-790.9n♦
––––– proximal 5-790.9k♦
––––– Schaft 5-790.9m♦
–––– Ulna
––––– distal 5-790.99♦
––––– proximal 5-790.97♦
––––– Schaft 5-790.98♦
––– Luxation
–––– Akromioklavikulargelenk 5-79a.81♦
–––– Ellenbogengelenk 5-79a.8t♦
–––– Handgelenk 5-79a.87♦
–––– Handwurzelgelenk 5-79a.8a♦
–––– Hüftgelenk 5-79a.8g♦
–––– Humeroglenoidalgelenk 5-79a.80♦
–––– Humeroulnargelenk 5-79a.84♦
–––– Iliosakralgelenk 5-79a.8e♦
–––– Interphalangealgelenk 5-79a.8d♦
–––– Karpometakarpalgelenk 5-79a.8b♦ ►
~~~

Verbundosteosynthese *[nur Zusatzkode!]*
5-786.9 *(Forts.)*
~ Reposition *(Forts.)*
~~ geschlossen *(Forts.)*
~~~ Luxation *(Forts.)*
---- Kniegelenk 5-79a.8h♦
---- Metakarpophalangealgelenk 5-79a.8c♦
---- Metatarsophalangealgelenk 5-79a.8q♦
---- Radiokarpalgelenk 5-79a.88♦
---- Radioulnargelenk
----- distal 5-79a.86♦
----- proximal 5-79a.85♦
---- Sprunggelenk
----- oberes 5-79a.8k♦
----- unteres 5-79a.8m♦
---- Sternoklavikulargelenk 5-79a.83♦
---- Symphyse 5-79a.8f
---- Tarsalgelenk 5-79a.8n♦
---- Tarsometatarsalgelenk 5-79a.8p♦
---- Thorakoskapulargelenk 5-79a.82♦
---- Tibiofibulargelenk, proximal 5-79a.8j♦
---- Ulnokarpalgelenk 5-79a.89♦
---- Zehengelenk 5-79a.8r♦
-- offen
--- Fraktur
---- Femur
----- distal 5-793.8h♦
----- proximal 5-793.8f♦
----- Schaft 5-791.9g♦
---- Fibula
----- distal 5-793.8r♦
----- proximal 5-793.8p♦
----- Schaft 5-791.9q♦
---- Humerus
----- distal 5-793.83♦
----- proximal 5-793.81♦
----- Schaft 5-791.92♦
---- Kalkaneus 5-797.6t♦
---- Karpus 5-795.6a♦
---- Klavikula 5-795.60♦
---- Metakarpus 5-795.6b♦
---- Metatarsus 5-795.6v♦
---- Phalangen
----- Fuß 5-795.6w♦
----- Hand 5-795.6c♦
---- Radius
----- distal 5-793.86♦
----- proximal 5-793.84♦
----- Schaft 5-791.95♦
---- Schenkelhals 5-793.8e♦
---- Skapula 5-795.6z♦
---- Talus 5-797.6s♦
---- Tarsus 5-795.6u♦
---- Tibia
----- distal 5-793.8n♦
----- proximal 5-793.8k♦
----- Schaft 5-791.9m♦
---- Ulna
----- distal 5-793.89♦
----- proximal 5-793.87♦
----- Schaft 5-791.98♦ ►

Verbundosteosynthese *[nur Zusatzkode!]*
5-786.9 *(Forts.)*
~ Reposition *(Forts.)*
~~ offen *(Forts.)*
--- Luxation
---- Akromioklavikulargelenk 5-79b.81♦
---- Ellenbogengelenk 5-79b.8t♦
---- Handgelenk 5-79b.87♦
---- Handwurzelgelenk 5-79b.8a♦
---- Hüftgelenk 5-79b.8g♦
---- Humeroglenoidalgelenk 5-79b.80♦
---- Humeroulnargelenk 5-79b.84♦
---- Iliosakralgelenk 5-79b.8e♦
---- Interphalangealgelenk 5-79b.8d♦
---- Karpometakarpalgelenk 5-79b.8b♦
---- Kniegelenk 5-79b.8h♦
---- Metakarpophalangealgelenk 5-79b.8c♦
---- Metatarsophalangealgelenk 5-79b.8q♦
---- Radiokarpalgelenk 5-79b.88♦
---- Radioulnargelenk
----- distal 5-79b.86♦
----- proximal 5-79b.85♦
---- Sprunggelenk
----- oberes 5-79b.8k♦
----- unteres 5-79b.8m♦
---- Sternoklavikulargelenk 5-79b.83♦
---- Symphyse 5-79b.8f
---- Tarsometatarsalgelenk 5-79b.8p♦
---- Thorakoskapulargelenk 5-79b.82♦
---- Tibiofibulargelenk, proximal 5-79b.8j♦
---- Ulnokarpalgelenk 5-79b.89♦
---- Zehengelenk 5-79b.8r♦
--- Mehrfragment-Fraktur
---- Femur
----- distal 5-794.7h♦
----- proximal 5-794.7f♦
----- Schaft 5-792.9g♦
---- Fibula
----- distal 5-794.7r♦
----- proximal 5-794.7p♦
----- Schaft 5-792.9q♦
---- Humerus
----- distal 5-794.73♦
----- proximal 5-794.71♦
----- Schaft 5-792.92♦
---- Karpus 5-796.5a♦
---- Klavikula 5-796.50♦
---- Metakarpus 5-796.5b♦
---- Metatarsus 5-796.5v♦
---- Patella 5-794.7j♦
---- Phalangen
----- Fuß 5-796.5w♦
----- Hand 5-796.5c♦
---- Radius
----- distal 5-794.76♦
----- proximal 5-794.74♦
----- Schaft 5-792.95♦
---- Schenkelhals 5-794.7e♦
---- Skapula 5-796.5z♦
---- Tarsus 5-796.5u♦ ►
~~~

Verbundosteosynthese *[nur Zusatzkode!]*
5-786.9 *(Forts.)*
~ Reposition *(Forts.)*
~~ offen *(Forts.)*
~~~ Mehrfragment-Fraktur *(Forts.)*
–––– Tibia
––––– distal 5-794.7n♦
––––– proximal 5-794.7k♦
––––– Schaft 5-792.9m♦
–––– Ulna
––––– distal 5-794.79♦
––––– proximal 5-794.77♦
––––– Schaft 5-792.98♦
Verdauungstrakt
– Mikroskopie, konfokal, endoskopisch 3-301.0
– oberer
–– Biopsie, endoskopisch, 1–5 Entnahmen 1-440.a
–– Chromoendoskopie *[nur Zusatzkode!]* 1-63b
–– Feinnadelpunktion, endosonographisch 1-445
–– Stufenbiopsie, endoskopisch 1-440.9
– unterer
–– Biopsie, endoskopisch, 1–5 Entnahmen 1-444.7
–– Chromoendoskopie *[nur Zusatzkode!]* 1-655
–– Feinnadelpunktion, endosonographisch 1-446
–– Stufenbiopsie, endoskopisch 1-444.6
Verfahren
– bildgebend, Anwendung, intraoperativ *[nur Zusatzkode!]* 3-992
– diagnostisch, fluoreszenzgestützt *[nur Zusatzkode!]* 1-999.1
– optisch, foto- und videogestützt, zur Form- und Oberflächendarstellung, metrisch 3-310
– redressierend, zur Korrektur, Deformität 8-211♦
Verflüssigung, Linsenkern
– mit Einführung, Intraokularlinse
–– monofokal, als
––– irisfixierte Hinterkammerlinse, über
–––– kornealen Zugang 5-144.5j♦
–––– sklero-kornealen Zugang 5-144.3j♦
––– kapselfixierte Hinterkammerlinse, über
–––– kornealen Zugang 5-144.5a♦
–––– sklero-kornealen Zugang 5-144.3a♦
––– sklerafixierte Hinterkammerlinse, über
–––– kornealen Zugang 5-144.5c♦
–––– sklero-kornealen Zugang 5-144.3c♦
––– sulkusfixierte Hinterkammerlinse, über
–––– kornealen Zugang 5-144.5b♦
–––– sklero-kornealen Zugang 5-144.3b♦
–– Sonderform, als
––– irisfixiert Hinterkammerlinse, über sklero-kornealen Zugang 5-144.3k♦
––– irisfixierte Hinterkammerlinse, über kornealen Zugang 5-144.5k♦
––– kapselfixierte Hinterkammerlinse, über
–––– kornealen Zugang 5-144.5e♦
–––– sklero-kornealen Zugang 5-144.3e♦
––– sklerafixierte Hinterkammerlinse, über
–––– kornealen Zugang 5-144.5g♦ ►

Verflüssigung, Linsenkern *(Forts.)*
~ mit Einführung, Intraokularlinse *(Forts.)*
~~ Sonderform, als *(Forts.)*
~~~ sklerafixierte Hinterkammerlinse, über *(Forts.)*
–––– sklero-kornealen Zugang 5-144.3g♦
––– sulkusfixierte Hinterkammerlinse, über
–––– kornealen Zugang 5-144.5f♦
–––– sklero-kornealen Zugang 5-144.3f♦
– über
–– kornealen Zugang
––– mit Einführung
–––– Linse, alloplastisch, mehrere 5-144.59♦
–––– Vorderkammerlinse
––––– irisfixiert 5-144.56♦
––––– kammerwinkelgestützt 5-144.55♦
––– ohne Implantation, Linse, alloplastisch 5-144.50♦
–– sklero-kornealen Zugang
––– mit Einführung
–––– Linse, alloplastisch, mehrere 5-144.39♦
–––– Vorderkammerlinse
––––– irisfixiert 5-144.36♦
––––– kammerwinkelgestützt 5-144.35♦
––– ohne Implantation, Linse, alloplastisch 5-144.30♦
Vergleich, seriell, von mehr als 2
– PET-Untersuchungen *[nur Zusatzkode!]* 3-998
– PET/CT-Untersuchungen *[nur Zusatzkode!]* 3-998
Vergrößerung
– Duodenostomie, plastisch 5-464.00
– Ileostomie, plastisch 5-464.02
– Jejunostomie, plastisch 5-464.01
– Kolostomie, plastisch 5-464.03
– Septumdefekt, Herz 5-355.0
– Ventrikelseptumdefekt, perkutan-transluminal 8-837.c1
– Vorhofseptumdefekt, perkutan-transluminal 8-837.c0
Verhaltenstherapie, kognitiv
– Einzeltherapie
–– 1 Tag 9-410.04
–– 2 bis 5 Tage 9-410.05
–– 6 bis 10 Tage 9-410.06
–– 11 oder mehr Tage 9-410.07
– Gruppentherapie
–– 1 Tag 9-411.04
–– 2 bis 5 Tage 9-411.05
–– 6 bis 10 Tage 9-411.06
–– 11 oder mehr Tage 9-411.07
Verkalkung, periartikulär, Entfernung
– Akromioklavikulargelenk
–– arthroskopisch 5-810.51♦
–– offen 5-800.71♦
– Ellenbogengelenk
–– arthroskopisch 5-810.5t♦
–– offen 5-800.7t♦
– Handgelenk
–– arthroskopisch 5-810.57♦
–– offen 5-800.77♦ ►

Verkalkung, periartikulär, Entfernung *(Forts.)*
– Hüftgelenk
–– arthroskopisch 5-810.5g♦
–– offen 5-800.7g♦
– Humeroglenoidalgelenk
–– arthroskopisch 5-810.50♦
–– offen 5-800.70♦
– Humeroradialgelenk
–– arthroskopisch 5-810.5s♦
–– offen 5-800.7s♦
– Humeroulnargelenk
–– arthroskopisch 5-810.54♦
–– offen 5-800.74♦
– Iliosakralgelenk
–– arthroskopisch 5-810.5e♦
–– offen 5-800.7e♦
– Kniegelenk
–– arthroskopisch 5-810.5h♦
–– offen 5-800.7h♦
– Metatarsophalangealgelenk
–– arthroskopisch 5-810.5q♦
–– offen 5-800.7q♦
– Radiokarpalgelenk
–– arthroskopisch 5-810.58♦
–– offen 5-800.78♦
– Radioulnargelenk
–– distal
––– arthroskopisch 5-810.56♦
––– offen 5-800.76♦
–– proximal
––– arthroskopisch 5-810.55♦
––– offen 5-800.75♦
– Sprunggelenk
–– oberes
––– arthroskopisch 5-810.5k♦
––– offen 5-800.7k♦
–– unteres
––– arthroskopisch 5-810.5m♦
––– offen 5-800.7m♦
– Sternoklavikulargelenk
–– arthroskopisch 5-810.53♦
–– offen 5-800.73♦
– Symphyse
–– arthroskopisch 5-810.5f
–– offen 5-800.7f
– Tarsalgelenk
–– arthroskopisch 5-810.5n♦
–– offen 5-800.7n♦
– Tarsometatarsalgelenk
–– arthroskopisch 5-810.5p♦
–– offen 5-800.7p♦
– Thorakoskapulargelenk
–– arthroskopisch 5-810.52♦
–– offen 5-800.72♦
– Tibiofibulargelenk, proximal
–– arthroskopisch 5-810.5j♦
–– offen 5-800.7j♦
– Ulnokarpalgelenk
–– arthroskopisch 5-810.59♦
–– offen 5-800.79♦ ►

Verkalkung, periartikulär, Entfernung *(Forts.)*
– Zehengelenk
–– arthroskopisch 5-810.5r♦
–– offen 5-800.7r♦
Verklebung, präputial, Lösung 5-640.5
Verkleinerung
– Radikalhöhle, Mittelohr 5-204.0♦
– Shunt, portosystemisch, perkutan 8-839.84
– TIPS, perkutan 8-839.84
Verkürzung
– Augenlid, horizontal, Korrekturoperation, bei
–– Ektropium 5-093.2♦
–– Entropium 5-093.2♦
– Beugesehne
–– Daumen 5-840.b2♦
–– Handgelenk 5-840.b0♦
–– Langfinger 5-840.b1♦
– Faszie
–– Axilla 5-856.21♦
–– Bauchregion 5-856.26♦
–– Brustwand 5-856.25♦
–– Ellenbogen 5-856.22♦
–– Fuß 5-856.2a♦
–– Genitalregion 5-856.27♦
–– Gesäß 5-856.27♦
–– Hals 5-856.20♦
–– Knie 5-856.28♦
–– Kopf 5-856.20♦
–– Leistenregion 5-856.27♦
–– Oberarm 5-856.22♦
–– Oberschenkel 5-856.28♦
–– Rücken 5-856.25♦
–– Schulter 5-856.21♦
–– Unterarm 5-856.23♦
–– Unterschenkel 5-856.29♦
– M. levator palpebrae 5-094.2♦
– Muskel, Hand 5-843.b♦
– Sehne
–– Axilla 5-854.11♦
–– Bauchregion 5-854.16♦
–– Brustwand 5-854.15♦
–– Ellenbogen 5-854.12♦
–– Fußwurzel 5-854.1b♦
–– Genitalregion 5-854.17♦
–– Gesäß 5-854.17♦
–– Hals 5-854.10♦
–– Knie 5-854.18♦
–– Kopf 5-854.10♦
–– Leistenregion 5-854.17♦
–– Mittelfuß 5-854.1c♦
–– Oberarm 5-854.12♦
–– Oberschenkel 5-854.18♦
–– Rücken 5-854.15♦
–– Rückfuß 5-854.1b♦
–– Schulter 5-854.11♦
–– Unterarm 5-854.13♦
–– Unterschenkel 5-854.19♦
–– Zehe 5-854.1c♦
– Strecksehne
–– Daumen 5-840.b5♦
–– Handgelenk 5-840.b3♦ ►

Verkürzung *(Forts.)*
~ Strecksehne *(Forts.)*
–– Langfinger 5-840.b4♦
– und Naht, Muskel
–– Axilla 5-853.31♦
–– Bauchregion 5-853.36♦
–– Brustwand 5-853.35♦
–– Ellenbogen 5-853.32♦
–– Fuß 5-853.3a♦
–– Genitalregion 5-853.37♦
–– Gesäß 5-853.37♦
–– Hals 5-853.30♦
–– Knie 5-853.38♦
–– Kopf 5-853.30♦
–– Leistenregion 5-853.37♦
–– Oberarm 5-853.32♦
–– Oberschenkel 5-853.38♦
–– Rücken 5-853.35♦
–– Schulter 5-853.31♦
–– Unterarm 5-853.33♦
–– Unterschenkel 5-853.39♦
Verkürzungsosteotomie
– Becken 5-781.3d
– Femur
–– distal 5-781.3h♦
–– proximal 5-781.3f♦
–– Schaft 5-781.3g♦
– Fibula
–– distal 5-781.3r♦
–– proximal 5-781.3p♦
–– Schaft 5-781.3q♦
– Humerus
–– distal 5-781.33♦
–– proximal 5-781.31♦
–– Schaft 5-781.32♦
– Kalkaneus 5-781.3t♦
– Karpus 5-781.3a♦
– Klavikula 5-781.30♦
– Metakarpus 5-781.3b♦
– Phalangen, Hand 5-781.3c♦
– Radius
–– distal 5-781.36♦
–– proximal 5-781.34♦
–– Schaft 5-781.35♦
– Schenkelhals 5-781.3e♦
– Skapula 5-781.3z♦
– Talus 5-781.3s♦
– Tarsus 5-781.3u♦
– Tibia
–– distal 5-781.3n♦
–– proximal 5-781.3k♦
–– Schaft 5-781.3m♦
– Ulna
–– distal 5-781.39♦
–– proximal 5-781.37♦
–– Schaft 5-781.38♦
Verlängerung
– Achillessehne 5-854.09♦
– Beugesehne
–– Daumen 5-840.a2♦
–– Handgelenk 5-840.a0♦ ►

Verlängerung *(Forts.)*
~ Beugesehne *(Forts.)*
–– Langfinger 5-840.a1♦
– Darm, longitudinal, nach Bianchi 5-467.a0
– Faszie
–– Axilla 5-856.11♦
–– Bauchregion 5-856.16♦
–– Brustwand 5-856.15♦
–– Ellenbogen 5-856.12♦
–– Fuß 5-856.1a♦
–– Genitalregion 5-856.17♦
–– Gesäß 5-856.17♦
–– Hals 5-856.10♦
–– Knie 5-856.18♦
–– Kopf 5-856.10♦
–– Leistenregion 5-856.17♦
–– Oberarm 5-856.12♦
–– Oberschenkel 5-856.18♦
–– Rücken 5-856.15♦
–– Schulter 5-856.11♦
–– Unterarm 5-856.13♦
–– Unterschenkel 5-856.19♦
– Muskel, Hand 5-843.a♦
– Oberlid
–– durch
––– Ektomie
–––– M. tarsalis superior 5-098.03♦
–––– Müller-Muskel 5-098.03♦
––– Rezession, Oberlidretraktor 5-098.02♦
–– mit
––– Transplantat 5-098.01♦
––– Z-Plastik 5-098.00♦
– Sehne
–– Axilla 5-854.01♦
–– Bauchregion 5-854.06♦
–– Brustwand 5-854.05♦
–– Ellenbogen 5-854.02♦
–– Fußwurzel 5-854.0b♦
–– Genitalregion 5-854.07♦
–– Gesäß 5-854.07♦
–– Hals 5-854.00♦
–– Knie 5-854.08♦
–– Kopf 5-854.00♦
–– Leistenregion 5-854.07♦
–– Mittelfuß 5-854.0c♦
–– Oberarm 5-854.02♦
–– Oberschenkel 5-854.08♦
–– Rücken 5-854.05♦
–– Rückfuß 5-854.0b♦
–– Schulter 5-854.01♦
–– Unterarm 5-854.03♦
–– Unterschenkel 5-854.09♦
–– Zehe 5-854.0c♦
– Strecksehne
–– Daumen 5-840.a5♦
–– Handgelenk 5-840.a3♦
–– Langfinger 5-840.a4♦
– Titanrippen, prothetisch, expandierbar, vertikal, operativ, zur Korrektur, Deformität, Wirbelsäule 5-838.g ►

Verlängerung *(Forts.)*
– und Naht, Muskel
–– Axilla 5-853.21♦
–– Bauchregion 5-853.26♦
–– Brustwand 5-853.25♦
–– Ellenbogen 5-853.22♦
–– Fuß 5-853.2a♦
–– Genitalregion 5-853.27♦
–– Gesäß 5-853.27♦
–– Hals 5-853.20♦
–– Knie 5-853.28♦
–– Kopf 5-853.20♦
–– Leistenregion 5-853.27♦
–– Oberarm 5-853.22♦
–– Oberschenkel 5-853.28♦
–– Rücken 5-853.25♦
–– Schulter 5-853.21♦
–– Unterarm 5-853.23♦
–– Unterschenkel 5-853.29♦
– Unterlid 5-098.1♦
– VEPTR [Vertikale expandierbare prothetische Titanrippe], operativ, zur Korrektur, Deformität, Wirbelsäule 5-838.g
Verlängerungsosteotomie
– Becken 5-781.4d
– Femur
–– distal 5-781.4h♦
–– proximal 5-781.4f♦
–– Schaft 5-781.4g♦
– Fibula
–– distal 5-781.4r♦
–– proximal 5-781.4p♦
–– Schaft 5-781.4q♦
– Humerus
–– distal 5-781.43♦
–– proximal 5-781.41♦
–– Schaft 5-781.42♦
– Kalkaneus 5-781.4t♦
– Karpus 5-781.4a♦
– Klavikula 5-781.40♦
– Metakarpus 5-781.4b♦
– Phalangen, Hand 5-781.4c♦
– Radius
–– distal 5-781.46♦
–– proximal 5-781.44♦
–– Schaft 5-781.45♦
– Schenkelhals 5-781.4e♦
– Skapula 5-781.4z♦
– Talus 5-781.4s♦
– Tarsus 5-781.4u♦
– Tibia
–– distal 5-781.4n♦
–– proximal 5-781.4k♦
–– Schaft 5-781.4m♦
– Ulna
–– distal 5-781.49♦
–– proximal 5-781.47♦
–– Schaft 5-781.48♦
Verlängerungssystem, intern
– motorisiert
–– Entfernung 5-787.j1 ►

Verlängerungssystem, intern *(Forts.)*
~ motorisiert *(Forts.)*
–– Osteosynthese, Knochen *[nur Zusatzkode!]* 5-786.j1
–– Reosteosynthese, bei Revision, Osteosynthesematerial 5-78a.j1
– nicht-motorisiert
–– Entfernung 5-787.j0
–– Osteosynthese, Knochen *[nur Zusatzkode!]* 5-786.j0
–– Reosteosynthese, bei Revision, Osteosynthesematerial 5-78a.j0
Verlagerung
– Abdominalhoden
–– laparoskopisch
––– mit mikrovaskulärer Anastomose 5-626.3♦
––– ohne mikrovaskuläre Anastomose 5-626.2♦
–– offen
––– mit mikrovaskulärer Anastomose 5-626.1♦
––– ohne mikrovaskuläre Anastomose 5-626.0♦
– Alveolarfortsatz, durch horizontale Distraktion, nach Osteotomie 5-776.9♦
– Glandula parotis, bei Entfernung, Gewebe, erkrankt, im
–– Infratemporalraum
––– mit Fazialismonitoring 5-269.41♦
––– ohne Fazialismonitoring 5-269.40♦
–– oberen Parapharyngealraum
––– ohne Fazialismonitoring 5-269.40♦
––– und Infratemporalraum
–––– mit Fazialismonitoring 5-269.41♦
–––– ohne Fazialismonitoring 5-269.40♦
– im oberen Parapharyngealraum, Glandula parotis, bei Entfernung, Gewebe, erkrankt, mit Fazialismonitoring 5-269.41♦
– intraperitoneal, bei Ureterolyse
–– laparoskopisch 5-569.41♦
–– offen 5-569.40♦
–– transurethral 5-569.42♦
– Kinn 5-776.5
– Mandibula, durch Distraktion, nach Osteotomie, Mandibulaast, horizontal 5-776.7♦
– Mittelgesicht, durch Osteotomie
–– Alveolarkammbereich
––– frontal
–––– mit Distraktion 5-777.01
–––– ohne Distraktion 5-777.00
–––– und seitlich, Segment, mehrere
––––– mit Distraktion 5-777.21
––––– ohne Distraktion 5-777.20
––– seitlich
–––– mit Distraktion 5-777.11♦
–––– ohne Distraktion 5-777.10♦
–– Le-Fort-I-Ebene, Stück
––– 1
–––– mit Distraktion 5-777.31
–––– ohne Distraktion 5-777.30
––– 2
–––– mit Distraktion 5-777.41
–––– ohne Distraktion 5-777.40 ►

V

Verlagerung *(Forts.)*
~ Mittelgesicht, durch Osteotomie *(Forts.)*
~~ Le-Fort-I-Ebene, Stück *(Forts.)*
––– 3 oder mehr
–––– mit Distraktion 5-777.51
–––– ohne Distraktion 5-777.50
–– Le-Fort-II-Ebene
––– kombiniert mit anderer Osteotomie
–––– mit Distraktion 5-777.71
–––– ohne Distraktion 5-777.70
––– mit Distraktion 5-777.61
––– ohne Distraktion 5-777.60
–– Le-Fort-III-Ebene
––– kombiniert mit Le-Fort-I-Ebene
–––– mit Distraktion 5-777.91
–––– ohne Distraktion 5-777.90
––– mit Distraktion 5-777.81
––– ohne Distraktion 5-777.80
– Patellarsehnenansatz, offen 5-804.2♦
–– mit Knochenspan 5-804.3♦
–– nach
––– Bandi 5-804.2♦
––– Elmslie 5-804.2♦
– Schädelknochen, durch Kranioplastik, frontoorbital 5-020.5
– Sehne, zur Rekonstruktion, Rotatorenmanschette, Schultergelenk, offen 5-805.8♦
– Speicheldrüsenausführungsgang 5-263.2♦
– Untergesicht, durch Osteotomie
–– Alveolarkammbereich
––– frontal 5-776.0
––– seitlich 5-776.1♦
–– mit Kontinuitätsdurchtrennung
––– Mandibula, frontal 5-776.2
––– Mandibulaast
–––– aufsteigend 5-776.4♦
–––– horizontal 5-776.3♦
– Unterkiefer, durch Distraktion, mit Kontinuitätsdurchtrennung, Mandibulaast, aufsteigend 5-776.6♦
– Urethra, nach ventral, mit Mobilisation, Corpus cavernosum, bei männlicher Epispadie 5-644.1
– Zungenaufhängung 5-259.0
Verlaufsbeurteilung, durch Bestimmung, HI-Viruslast 1-930.3
Vermilionektomie, Unterlippe 5-908.2
Vernähung, Zunge, mit Lippe, bei Mikrognathie 5-259.x
Vernetzung, Hornhaut, mit Riboflavin und UV-A-Bestrahlung 5-126.8♦
Verödung, Pleuraspalt
– durch Instillation 5-345.6♦
– offen
–– durch Poudrage 5-345.2♦
–– mit Dekortikation 5-345.1♦
–– ohne Dekortikation 5-345.0♦
– thorakoskopisch
–– durch Poudrage 5-345.5♦
–– mit Dekortikation 5-345.4♦
–– ohne Dekortikation 5-345.3♦
Verriegelungsnagel
– Entfernung
–– Femur
––– distal 5-787.8h♦
––– proximal 5-787.8f♦
––– Schaft 5-787.8g♦
–– Fibula
––– distal 5-787.8r♦
––– proximal 5-787.8p♦
––– Schaft 5-787.8q♦
–– Humerus
––– distal 5-787.83♦
––– proximal 5-787.81♦
––– Schaft 5-787.82♦
–– Kalkaneus 5-787.8t♦
–– Metakarpus 5-787.8b♦
–– Metatarsus 5-787.8v♦
–– Radius
––– distal 5-787.86♦
––– proximal 5-787.84♦
––– Schaft 5-787.85♦
–– Schenkelhals 5-787.8e♦
–– Tibia
––– distal 5-787.8n♦
––– proximal 5-787.8k♦
––– Schaft 5-787.8m♦
–– Ulna
––– distal 5-787.89♦
––– proximal 5-787.87♦
––– Schaft 5-787.88♦
– Osteosynthese, Knochen *[nur Zusatzkode!]* 5-786.7
– Reosteosynthese, bei Revision, Osteosynthesematerial
–– Femur
––– distal 5-78a.7h♦
––– proximal 5-78a.7f♦
––– Schaft 5-78a.7g♦
–– Fibula
––– distal 5-78a.7r♦
––– proximal 5-78a.7p♦
––– Schaft 5-78a.7q♦
–– Humerus
––– distal 5-78a.73♦
––– proximal 5-78a.71♦
––– Schaft 5-78a.72♦
–– Kalkaneus 5-78a.7t♦
–– Metakarpus 5-78a.7b♦
–– Metatarsus 5-78a.7v♦
–– Radius
––– distal 5-78a.76♦
––– proximal 5-78a.74♦
––– Schaft 5-78a.75♦
–– Schenkelhals 5-78a.7e♦
–– Tibia
––– distal 5-78a.7n♦
––– proximal 5-78a.7k♦
––– Schaft 5-78a.7m♦
–– Ulna
––– distal 5-78a.79♦
––– proximal 5-78a.77♦ ►

Verriegelungsnagel *(Forts.)*
~ Reosteosynthese, bei Revision, Osteosynthesematerial *(Forts.)*
~~ Ulna *(Forts.)*
--- Schaft 5-78a.78♦
– Reposition
-- geschlossen, Fraktur
--- Femur
---- distal 5-790.4h♦
---- proximal 5-790.4f♦
---- Schaft 5-790.4g♦
--- Fibula
---- distal 5-790.4r♦
---- proximal 5-790.4p♦
---- Schaft 5-790.4q♦
--- Humerus
---- distal 5-790.43♦
---- proximal 5-790.41♦
---- Schaft 5-790.42♦
--- Metakarpus 5-790.4b♦
--- Metatarsus 5-790.4v♦
--- Radius
---- distal 5-790.46♦
---- proximal 5-790.44♦
---- Schaft 5-790.45♦
--- Schenkelhals 5-790.4e♦
--- Tibia
---- distal 5-790.4n♦
---- proximal 5-790.4k♦
---- Schaft 5-790.4m♦
--- Ulna
---- distal 5-790.49♦
---- proximal 5-790.47♦
---- Schaft 5-790.48♦
-- offen
--- Fraktur
---- Femur, Schaft 5-791.7g♦
---- Fibula, Schaft 5-791.7c♦
---- Humerus, Schaft 5-791.72♦
---- Kalkaneus 5-797.pt♦
---- Metakarpus 5-795.pb♦
---- Metatarsus 5-795.pv♦
---- Radius, Schaft 5-791.75♦
---- Tibia, Schaft 5-791.7m♦
---- Ulna, Schaft 5-791.78♦
--- Mehrfragment-Fraktur
---- Femur, Schaft 5-792.7g♦
---- Fibula, Schaft 5-792.7q♦
---- Humerus, Schaft 5-792 72♦
---- Metakarpus 5-796.pb♦
---- Metatarsus 5-796.pv♦
---- Radius, Schaft 5-792.75♦
---- Tibia, Schaft 5-792.7m♦
---- Ulna, Schaft 5-792.78♦

Verschiebe-Rotationsplastik
– Kopf, lokal, bei Verbrennung und Verätzung 5-926.14
– lokal
-- Augenlid, bei Verbrennung und Verätzung 5-926.13♦ ►

Verschiebe-Rotationsplastik *(Forts.)*
~ lokal *(Forts.)*
-- Axilla, bei Verbrennung und Verätzung 5-926.16♦
-- Bauchregion, bei Verbrennung und Verätzung 5-926.1b
-- Brustwand, bei Verbrennung und Verätzung 5-926.1a
-- Dammregion, bei Verbrennung und Verätzung 5-926.1m
-- Ellenbogen, bei Verbrennung und Verätzung 5-926.17♦
-- Fuß, bei Verbrennung und Verätzung 5-926.1g♦
-- Genitalregion, bei Verbrennung und Verätzung 5-926.1c
-- Gesäß, bei Verbrennung und Verätzung 5-926.1d
-- großflächig
--- Axilla 5-903.66♦
--- Bauchregion 5-903.6b
--- Brustwand 5-903.6a
--- Ellenbogen 5-903.67♦
--- Fuß 5-903.6g♦
--- Genitalregion 5-903.6c
--- Gesäß 5-903.6d
--- Hals 5-903.65
--- Hand 5-903.69♦
--- Knie 5-903.6e♦
--- Kopf 5-903.64
--- Leistenregion 5-903.6c
--- Lippe 5-903.60
--- Oberarm 5-903.67♦
--- Oberschenkel 5-903.6e♦
--- Rücken 5-903.6a
--- Schulter 5-903.66♦
--- Unterarm 5-903.68♦
--- Unterschenkel 5-903.6f♦
-- Hals, bei Verbrennung und Verätzung 5-926.15
-- Hand, bei Verbrennung und Verätzung 5-926.19♦
-- kleinflächig
--- Axilla 5-903.16♦
--- Bauchregion 5-903.1b
--- Brustwand 5-903.1a
--- Ellenbogen 5-903.17♦
--- Fuß 5-903.1g♦
--- Genitalregion 5-903.1c
--- Gesäß 5-903.1d
--- Hals 5-903.15
--- Hand 5-903.19♦
--- Knie 5-903.1e♦
--- Kopf 5-903.14
--- Leistenregion 5-903.1c
--- Lippe 5-903.10
--- Oberarm 5-903.17♦
--- Oberschenkel 5-903.1e♦
--- Rücken 5-903.1a
--- Schulter 5-903.16♦
--- Unterarm 5-903.18♦ ►

Verschiebe-Rotationsplastik *(Forts.)*
~ lokal *(Forts.)*
~~ kleinflächig *(Forts.)*
––– Unterschenkel 5-903.1f♦
–– Knie, bei Verbrennung und Verätzung 5-926.1e♦
–– Kopfhaut, behaart, bei Verbrennung und Verätzung 5-926.1h
–– Leistenregion, bei Verbrennung und Verätzung 5-926.1c
–– Lippe, bei Verbrennung und Verätzung 5-926.10
–– Nase, bei Verbrennung und Verätzung 5-926.11
–– Oberarm, bei Verbrennung und Verätzung 5-926.17♦
–– Oberschenkel, bei Verbrennung und Verätzung 5-926.1e♦
–– Ohr, bei Verbrennung und Verätzung 5-926.12♦
–– Rücken, bei Verbrennung und Verätzung 5-926.1j
–– Schulter, bei Verbrennung und Verätzung 5-926.16♦
–– Skrotum, bei Verbrennung und Verätzung 5-926.1k
–– Unterarm, bei Verbrennung und Verätzung 5-926.18♦
–– Unterschenkel, bei Verbrennung und Verätzung 5-926.1f♦
– zur Rekonstruktion, Sinus pilonidalis, plastisch 5-897.12
Verschiebelappen, Schleimhaut-, zum Septumperforationsverschluss 5-214.4
Verschiebeplastik
– Korrekturoperation, bei
–– Ektropium 5-093.5♦
–– Entropium 5-093.5♦
– Lidkante, zur Rekonstruktion, Augenlid, mit
–– Bogenverschiebeplastik 5-096.11♦
–– Kanthotomie 5-096.10♦
– zur
–– Trennung, Syndaktylie, Finger, partiell 5-917.10♦
–– Vertiefung, Zwischenfingerspalte 5-917.00♦
Verschiebung, Haut, zur Rekonstruktion, Augenlid 5-096.00♦
Verschluss
– Analfistel
–– durch Plug-Technik 5-491.3
–– mit
––– Kollagenmatrix SIS, dreidimensional 5-491.3
––– Kollagenmatrix Small Intestinal Submucosa, dreidimensional 5-491.3
– Anulus-Defekt
–– durch Naht, über
––– 1 Segment 5-839.n0
––– 2 Segment 5-839.n1
––– 3 oder mehr Segmente 5-839.n2 ►

Verschluss *(Forts.)*
~ Anulus-Defekt *(Forts.)*
–– mit Implantat, über
––– 1 Segment 5-839.g0
––– 2 Segment 5-839.g1
––– 3 oder mehr Segmente 5-839.g2
– Appendikostoma 5-479.x
– Bandscheibendefekt
–– durch Naht, über
––– 1 Segment 5-839.n0
––– 2 Segmente 5-839.n1
––– 3 oder mehr Segmente 5-839.n2
–– mit Implantat, über
––– 1 Segment 5-839.g0
––– 2 Segment 5-839.g1
––– 3 oder mehr Segmente 5-839.g2
– Bauchdecke
–– bei Platzbauch 5-545.0
–– temporär, Anlegen 5-541.4
– Bauchwandfistel
–– mit Implantation von
––– allogenem Material, in
–––– Onlay-Technik 5-546.21
–––– Sublay-Technik 5-546.22
––– alloplastischem Material, in
–––– Onlay-Technik 5-546.21
–––– Sublay-Technik 5-546.22
––– xenogenem Material, in
–––– Onlay-Technik 5-546.21
–––– Sublay-Technik 5-546.22
–– ohne Implantation von alloplastischem, allogenem oder xenogenem Material 5-546.20
– Cholezystostomie 5-519.x
– Defekt-
–– Bauchwand, kongenital
––– mit
–––– allogenem Material 5-537.3
–––– alloplastischem Material 5-537.4
–––– autogenem Material 5-537.x
–––– plastischem Bruchpfortenverschluss 5-537.1
–––– xenogenem Material 5-537.3
––– ohne plastischen Bruchpfortenverschluss 5-537.0
––– primär, ohne plastischen Bruchpfortenverschluss 5-537.0
––– temporär 5-537.5
–– Kornea, mit Gewebekleber 5-129.3♦
–– Lid
––– oberflächlich
–––– mit Beteiligung, Lidkante 5-095.01♦
–––– ohne Beteiligung, Lidkante 5-095.00♦
––– tief
–––– mit Beteiligung, Lidkante 5-095.11♦
–––– ohne Beteiligung, Lidkante 5-095.10♦
–– Linse, mit Gewebekleber 5-149.1♦
– definitiv, nach Verschluss, Bauchdecke, temporär 5-545.1
– Diastema, alveolär 5-249.1
– Diastematomyelie 5-036.4 ►

Verschluss *(Forts.)*
– Duodenostomie
–– endoskopisch 5-467.20
–– offen 5-467.10
– Ekstrophie, Harnblase
–– laparoskopisch 5-578.71
–– offen 5-578.70
– Fistel-
–– alveoloantral 5-225.4♦
–– anorektal 5-486.2
–– Appendix 5-479.x
–– arteriovenös 5-399.1
–– bei
––– Livaditis-Muskelplastik 5-428.3
––– Rekonstruktion
–––– Magen
––––– abdominal, offen 5-448.10
––––– durch Umsteigen laparoskopisch – offen chirurgisch 5-448.13
––––– laparoskopisch 5-448.12
––––– thorakal, offen 5-448.11
–––– Ösophaguspassage
––––– durch Fadeneinlage, transmediastinal, bei Atresie 5-428.5
––––– mit Interposition, bei Atresie 5-428.3
–– Bronchus
––– offen 5-334.5♦
––– thorakoskopisch 5-334.6♦
–– Brustwand
––– offen 5-346.2
––– thorakoskopisch 5-346.3
–– Cervix uteri 5-675.1
–– Chylus
––– offen 5-405.0
––– thorakoskopisch 5-405.1
–– Ductus choledochus 5-519.4
–– Ductus thoracicus 5-405.2
–– Duodenum
––– endoskopisch 5-467.20
––– offen 5-467.10
–– gastrokolisch, offen 5-449.40
–– Ileum
––– endoskopisch 5-467.22
––– offen 5-467.12
–– Jejunum
––– endoskopisch 5-467.21
––– offen 5-467.11
–– Kolon
––– endoskopisch 5-467.23
––– offen 5-467.13
–– kolovaginal
––– abdominal, offen 5-706.20
––– durch Umsteigen vaginal – offen chirurgisch 5-706.22
––– laparoskopisch 5-706.23
––– vaginal 5-706.21
–– koronar
––– erworben 5-369.2
––– perkutan-transluminal 8-837.9
–– Labyrinth 5-209.4♦
–– Larynx 5-315.1 ►

Verschluss *(Forts.)*
~ Fistel- *(Forts.)*
–– Lungenparenchym
––– offen 5-334.7♦
––– thorakoskopisch 5-334.8♦
–– Mastoid 5-209.5♦
–– Mundboden 5-274.2
–– Nase 5-219.0
–– Nasennebenhöhle 5-225.x♦
–– Niere
––– abdominal, offen 5-557.21♦
––– laparoskopisch 5-557.23♦
––– lumbal, offen 5-557.20♦
––– thorakoabdominal 5-557.22♦
–– ösophagotracheal, chirurgisch angelegt 5-429.n
–– oroantral 5-225.5♦
–– perineorektal 5-486.2
–– perineosigmoidal, offen 5-467.13
–– Perineum 5-716.5
–– Pharynx 5-294.1
–– Rekonstruktion, Ösophaguspassage
––– retropleural, mit ösophago-ösophagealer Anastomose, bei Atresie 5-428.1
––– transpleural, mit ösophago-ösophagealer Anastomose, bei Atresie 5-428.1
–– rektokutan 5-486.2
–– rektolabial 5-486.2
–– rektovaginal
––– abdominal, offen 5-706.20
––– durch Umsteigen vaginal – offen chirurgisch 5-706.22
––– laparoskopisch 5-706.23
––– vaginal 5-706.21
–– rektovulvär 5-486.2
–– Rückenmark 5-036.5
–– Rückenmarkhäute 5-036.5
–– Speicheldrüse 5-263.10♦
–– Speicheldrüsenausführungsgang 5-263.11♦
–– Trachea 5-316.1
–– transvesikal, vesikovaginal 5-706.42
–– ureterokutan
––– laparoskopisch 5-568.21♦
––– offen 5-568.20♦
–– ureterovaginal
––– abdominal, offen 5-706.30
––– durch Umsteigen vaginal – offen chirurgisch 5-706.32
––– laparoskopisch 5-706.33
––– vaginal 5-706.31
–– urethrokutan 5-584.3
–– urethrorektal 5-584.4
–– urethrovaginal
––– abdominal, offen 5-706.50
––– durch Umsteigen vaginal – offen chirurgisch 5-706.52
––– laparoskopisch 5-706.53
––– vaginal 5-706.51
–– Uterus
––– abdominal, offen 5-695.20 ►

V

Verschluss *(Forts.)*
~ Fistel- *(Forts.)*
~~ Uterus *(Forts.)*
––– durch Umsteigen
–––– endoskopisch – offen chirurgisch 5-695.23
–––– vaginal – offen chirurgisch 5-695.24
––– endoskopisch 5-695.22
––– laparoskopisch 5-695.22
––– vaginal 5-695.25
–––– laparoskopisch assistiert 5-695.21
–– Vagina
––– abdominal, offen 5-706.60
––– durch Umsteigen vaginal – offen chirurgisch 5-706.62
––– laparoskopisch 5-706.63
––– vaginal 5-706.61
–– vesikokutan
––– laparoskopisch 5-578.21
––– offen 5-578.20
–– vesikovaginal
––– abdominal 5-706.40
––– durch Umsteigen
–––– vaginal – offen chirurgisch 5-706.44
–––– vesikal – offen chirurgisch 5-706.44
––– laparoskopisch 5-706.43
––– offen 5-706.40
––– vaginal 5-706.41
–– Vulva 5-716.5
–– zäkosigmoidal, offen 5-467.13
–– zum Urogenitaltrakt, mit
––– Anorektoplastik, sagittal
–––– laparoskopisch, posterior, bei Analatresie 5-495.22
–––– offen, posterior, bei Analatresie 5-495.20
–––– perineal, posterior, bei Analatresie 5-495.21
––– PSARP
–––– laparoskopisch, bei Analatresie 5-495.22
–––– offen, bei Analatresie 5-495.20
–––– perineal, bei Analatresie 5-495.21
– Gastroduodenostomie, laparoskopisch 5-448.12
– Gastrojejunostomie, laparoskopisch 5-448.12
– Gastrostomie
–– durch Umsteigen laparoskopisch – offen chirurgisch 5-448.13
–– zur Rekonstruktion, Magen
––– abdominal, offen 5-448.10
––– laparoskopisch 5-448.12
––– thorakal, offen 5-448.11
– Gefäß
–– Clipsystem, Verwendung *[nur Zusatzkode!]* 8-83b.c3
–– Nahtsystem, Verwendung *[nur Zusatzkode!]* 8-83b.c2
– Harnableitung, kutan
–– abdominal, offen, durch Ureterokutaneostomie 5-564.51♦
–– laparoskopisch, durch Ureterokutaneostomie 5-564.52♦
–– lumbal, offen, durch Ureterokutaneostomie 5-564.50♦ ►

Verschluss *(Forts.)*
– Harnblasen-Darm-Fistel-
–– laparoskopisch 5-578.31
–– offen 5-578.30
– Harnblasenscheidenfistel-
–– durch Umsteigen
––– vaginal – offen chirurgisch 5-706.44
––– vesikal – offen chirurgisch 5-706.44
–– laparoskopisch 5-706.43
–– offen 5-706.40
–– transvesikal 5-706.42
–– vaginal 5-706.41
– Hernia diaphragmatica
–– abdominal, offen, mit alloplastischem Material 5-538.40
––– bei Rezidiv 5-538.90
–– laparoskopisch
––– mit alloplastischem Material 5-538.41
––– ohne alloplastisches, allogenes oder xenogenes Material 5-538.a
–––– bei Rezidiv 5-538.b
–– mit
––– allogenem Material 5-538.3
–––– bei Rezidiv 5-538.8
––– alloplastischem Material, laparoskopisch, bei Rezidiv 5-538.91
––– autogenem Material 5-538.x
––– xenogenem Material 5-538.3
–––– bei Rezidiv 5-538.8
–– offen
––– mit plastischem Bruchpfortenverschluss 5-538.1
–––– bei Rezidiv 5-538.6
––– ohne plastischen Bruchpfortenverschluss 5-538.0
–––– bei Rezidiv 5-538.5
–– thorakoabdominal, offen, mit alloplastischem Material 5-538.44
––– bei Rezidiv 5-538.94
–– thorakoskopisch, mit alloplastischem Material 5-538.45
––– bei Rezidiv 5-538.95
–– transthorakal, offen, mit alloplastischem Material 5-538.43
––– bei Rezidiv 5-538.93
– Hernia epigastrica
–– durch
––– EMILOS-Technik 5-535.39
––– eTEP-Technik 5-535.39
––– MILOS-Technik 5-535.39
––– TES-Technik 5-535.39
–– mit autogenem Material 5-535.x
–– offen
––– durch
–––– Fasziendoppelung, nach Mayo 5-535.1
–––– Onlay-Technik 5-535.34
–––– Sublay-Technik 5-535.35
––– mit
–––– plastischem Bruchpfortenverschluss 5-535.1 ►

Verschluss *(Forts.)*
~ Hernia epigastrica *(Forts.)*
~~ offen *(Forts.)*
~~~ mit *(Forts.)*
---- Verwendung von
----- intraperitonealem Onlay-Mesh 5-535.33
----- IPOM 5-535.33
--- ohne plastischen Bruchpfortenverschluss 5-535.0
-- total extraperitoneal, endoskopisch
--- assistiert, durch
---- Onlay-Technik 5-535.38
---- Sublay-Technik 5-535.39
--- durch
---- Onlay-Technik 5-535.38
---- Sublay-Technik 5-535.39
-- transperitoneal, laparoskopisch
--- durch Sublay-Technik 5-535.37
--- mit Verwendung von
---- intraperitonealem Onlay-Mesh 5-535.36
---- IPOM 5-535.36
- Hernia femoralis
-- endoskopisch, durch TEP-Plastik
--- bei Rezidiv, mit
---- allogenem Material 5-531.72♦
---- alloplastischem Material 5-531.72♦
---- xenogenem Material 5-531.72♦
--- mit
---- allogenem Material 5-531.32♦
---- alloplastischem Material 5-531.32♦
---- xenogenem Material 5-531.32♦
-- epifaszial
--- anterior, offen, mit
---- allogenem Material 5-531.33♦
----- bei Rezidiv 5-531.73♦
---- alloplastischem Material 5-531.33♦
----- bei Rezidiv 5-531.73♦
---- xenogenem Material 5-531.33♦
----- bei Rezidiv 5-531.73♦
--- offen, mit
---- allogenem Material 5-531.33♦
----- bei Rezidiv 5-531.73♦
---- alloplastischem Material 5-531.33♦
----- bei Rezidiv 5-531.73♦
---- xenogenem Material 5-531.33♦
----- bei Rezidiv 5-531.73♦
-- laparoskopisch, durch TAPP-Plastik
--- bei Rezidiv, mit
---- allogenem Material 5-531.71♦
---- alloplastischem Material 5-531.71♦
---- xenogenem Material 5-531.71♦
--- mit
---- allogenem Material 5-531.31♦
---- alloplastischem Material 5-531.31♦
---- xenogenem Material 5-531.31♦
-- mit autogenem Material 5-531.x♦
--- bei Rezidiv 5-531.x♦
-- offen
--- durch
---- Onlay-Technik 5-531.33♦
----- bei Rezidiv 5-531.73♦ ▶

Verschluss *(Forts.)*
~ Hernia femoralis *(Forts.)*
~~ offen *(Forts.)*
~~~ durch *(Forts.)*
---- Plug-Verfahren 5-531.34♦
----- bei Rezidiv 5-531.74♦
---- Sublay-Technik 5-531.34♦
----- bei Rezidiv 5-531.74♦
---- TIPP-Plastik
----- bei Rezidiv, mit
------ allogenem Material 5-531.74♦
------ alloplastischem Material 5-531.74♦
------ xenogenem Material 5-531.74♦
----- mit
------ allogenem Material 5-531.34♦
------ alloplastischem Material 5-531.34♦
------ xenogenem Material 5-531.34♦
--- mit
---- Darmresektion, ohne zusätzliche Laparotomie 5-531.4♦
----- bei Rezidiv 5-531.8♦
---- plastischem Bruchpfortenverschluss 5-531.1♦
----- bei Rezidiv 5-531.5♦
--- nach
---- Gilbert 5-531.34♦
----- bei Rezidiv 5-531.74♦
---- Lichtenstein 5-531.33♦
----- bei Rezidiv 5-531.73♦
---- Lotheissen/McVay 5-531.1♦
----- bei Rezidiv 5-531.5♦
---- Pellissier 5-531.34♦
----- bei Rezidiv 5-531.74♦
---- Shouldice 5-531.1♦
--- ohne plastischen Bruchpfortenverschluss 5-531.0♦
-- präperitoneal, offen, mit
--- allogenem Material 5-531.34♦
---- bei Rezidiv 5-531.74♦
--- alloplastischem Material 5-531.34♦
---- bei Rezidiv 5-531.74♦
--- xenogenem Material 5-531.34♦
---- bei Rezidiv 5-531.74♦
-- retromuskulär
--- offen, mit
---- allogenem Material 5-531.34♦
----- bei Rezidiv 5-531.74♦
---- alloplastischem Material 5-531.34♦
----- bei Rezidiv 5-531.74♦
---- xenogenem Material 5-531.34♦
----- bei Rezidiv 5-531.74♦
--- posterior, offen, mit
---- allogenem Material 5-531.34♦
----- bei Rezidiv 5-531.74♦
---- alloplastischem Material 5-531.34♦
----- bei Rezidiv 5-531.74♦
---- xenogenem Material 5-531.34♦
----- bei Rezidiv 5-531.74♦
-- total extraperitoneal, endoskopisch, mit
--- allogenem Material 5-531.32♦
---- bei Rezidiv 5-531.72♦ ▶

Verschluss *(Forts.)*
~ Hernia femoralis *(Forts.)*
~~ total extraperitoneal, endoskopisch, mit *(Forts.)*
––– alloplastischem Material 5-531.32♦
–––– bei Rezidiv 5-531.72♦
––– xenogenem Material 5-531.32♦
–––– bei Rezidiv 5-531.72♦
–– transperitoneal, laparoskopisch, mit
––– allogenem Material 5-531.31♦
–––– bei Rezidiv 5-531.71♦
––– alloplastischem Material 5-531.31♦
–––– bei Rezidiv 5-531.71♦
––– xenogenem Material 5-531.31♦
–––– bei Rezidiv 5-531.71♦
– Hernia inguinalis
–– endoskopisch, durch TEP-Plastik
––– bei Rezidiv, mit
–––– allogenem Material 5-530.72♦
–––– alloplastischem Material 5-530.72♦
–––– xenogenem Material 5-530.72♦
––– mit
–––– allogenem Material 5-530.32♦
–––– alloplastischem Material 5-530.32♦
–––– xenogenem Material 5-530.32♦
–– epifaszial
––– anterior, offen, mit
–––– allogenem Material 5-530.33♦
––––– bei Rezidiv 5-530.73♦
–––– alloplastischem Material 5-530.33♦
––––– bei Rezidiv 5-530.73♦
–––– xenogenem Material 5-530.33♦
––––– bei Rezidiv 5-530.73♦
––– offen, mit
–––– allogenem Material 5-530.33♦
––––– bei Rezidiv 5-530.73♦
–––– alloplastischem Material 5-530.33♦
––––– bei Rezidiv 5-530.73♦
–––– xenogenem Material 5-530.33♦
––––– bei Rezidiv 5-530.73♦
–– laparoskopisch
––– durch TAPP-Plastik
–––– bei Rezidiv, mit
––––– allogenem Material 5-530.71♦
––––– alloplastischem Material 5-530.71♦
––––– xenogenem Material 5-530.71♦
–––– mit
––––– allogenem Material 5-530.31♦
––––– alloplastischem Material 5-530.31♦
––––– xenogenem Material 5-530.31♦
––– mit Unterbindung, Bruchsack, hoch, und Teilresektion, ohne plastischen Bruchpfortenverschluss 5-530.90♦
––– ohne plastischen Bruchpfortenverschluss 5-530.91♦
–– mit
––– allogenem Material, präperitoneal, transabdominal, laparoskopisch 5-530.31♦
––– alloplastischem Material, präperitoneal, transabdominal, laparoskopisch 5-530.31♦ ►

Verschluss *(Forts.)*
~ Hernia inguinalis *(Forts.)*
~~ mit *(Forts.)*
––– autogenem Material 5-530.x♦
–––– bei Rezidiv 5-530.x♦
––– xenogenem Material, präperitoneal, transabdominal, laparoskopisch 5-530.31♦
–– offen
––– durch
–––– Onlay-Technik 5-530.33♦
––––– bei Rezidiv 5-530.73♦
–––– Plug-Verfahren 5-530.34♦
––––– bei Rezidiv 5-530.74♦
–––– Sublay-Technik 5-530.34♦
––––– bei Rezidiv 5-530.74♦
–––– TIPP-Plastik
––––– bei Rezidiv, mit
–––––– allogenem Material 5-530.74♦
–––––– alloplastischem Material 5-530.74♦
–––––– xenogenem Material 5-530.74♦
––––– mit
–––––– allogenem Material 5-530.34♦
–––––– alloplastischem Material 5-530.34♦
–––––– xenogenem Material 5-530.34♦
––– mit
–––– Darmresektion, ohne zusätzliche Laparotomie 5-530.4♦
––––– bei Rezidiv 5-530.8♦
–––– plastischem Bruchpfortenverschluss 5-530.1♦
––––– bei Rezidiv 5-530.5♦
––– nach
–––– Bassini-Kirschner 5-530.1♦
–––– Desarda 5-530.1♦
––––– bei Rezidiv 5-530.5♦
–––– Fabricius 5-531.0♦
–––– Ferguson-Grob
––––– mit
–––––– Funikulolyse, und Hodenverlagerung 5-530.02♦
–––––– hoher Bruchsackunterbindung, und Teilresektion 5-530.00♦
–––––– Hydrozelenwandresektion 5-530.01♦
––––– ohne weitere Maßnahmen 5-530.03♦
–––– Gilbert 5-530.34♦
––––– bei Rezidiv 5-530.74♦
–––– Lichtenstein 5-530.33♦
––––– bei Rezidiv 5-530.73♦
–––– Lotheissen/McVay, bei Rezidiv 5-530.5♦
–––– Pellissier 5-530.34♦
––––– bei Rezidiv 5-530.74♦
–––– Shouldice 5-530.1♦
–––– Zimmermann 5-530.1♦
––– ohne plastischen Bruchpfortenverschluss
–––– mit
––––– Funikulolyse, und Hodenverlagerung 5-530.02♦
––––– hoher Bruchsackunterbindung, und Teilresektion 5-530.00♦
––––– Hydrozelenwandresektion 5-530.01♦
–––– ohne weitere Maßnahmen 5-530.03♦ ►

Verschluss *(Forts.)*
~ Hernia inguinalis *(Forts.)*
–– präperitoneal, offen, mit
––– allogenem Material 5-530.34♦
–––– bei Rezidiv 5-530.74♦
––– alloplastischem Material 5-530.34♦
–––– bei Rezidiv 5-530.74♦
––– xenogenem Material 5-530.34♦
–––– bei Rezidiv 5-530.74♦
–– retromuskulär
––– offen, mit
–––– allogenem Material 5-530.34♦
––––– bei Rezidiv 5-530.74♦
–––– alloplastischem Material 5-530.34♦
––––– bei Rezidiv 5-530.74♦
–––– xenogenem Material 5-530.34♦
––––– bei Rezidiv 5-530.74♦
––– posterior, offen, mit
–––– allogenem Material 5-530.34♦
––––– bei Rezidiv 5-530.74♦
–––– alloplastischem Material 5-530.34♦
––––– bei Rezidiv 5-530.74♦
–––– xenogenem Material 5-530.34♦
––––– bei Rezidiv 5-530.74♦
–– total extraperitoneal, endoskopisch, mit
––– allogenem Material 5-530.32♦
–––– bei Rezidiv 5-530.72♦
––– alloplastischem Material 5-530.32♦
–––– bei Rezidiv 5-530.72♦
––– xenogenem Material 5-530.32♦
–––– bei Rezidiv 5-530.72♦
–– transperitoneal, laparoskopisch, mit
––– allogenem Material 5-530.31♦
–––– bei Rezidiv 5-530.71♦
––– alloplastischem Material 5-530.31♦
–––– bei Rezidiv 5-530.71♦
––– xenogenem Material 5-530.31♦
–––– bei Rezidiv 5-530.71♦
– Hernia umbilicalis
–– durch
––– EMILOS-Technik 5-534.39
––– eTEP-Technik 5-534.39
––– MILOS-Technik 5-534.39
––– TES-Technik 5-534.39
–– mit autogenem Material 5-534.x
–– offen
––– durch
–––– Fasziendopplung, nach Mayo 5-534.1
–––– Onlay-Technik 5-534.34
–––– Sublay-Technik 5-534.35
––– mit
–––– plastischem Bruchpfortenverschluss 5-534.1
–––– Verwendung von
––––– intraperitonealem Onlay-Mesh 5-534.33
––––– IPOM 5-534.33
––– nach Spitzy
–––– mit
––––– Abtragen des Ductus omphaloentericus 5-534.02
––––– Abtragen des Urachus 5-534.02 ►

Verschluss *(Forts.)*
~ Hernia umbilicalis *(Forts.)*
~~ offen *(Forts.)*
~~~ nach Spitzy *(Forts.)*
~~~~ mit *(Forts.)*
––––– Exstirpation einer Nabelzyste 5-534.01
–––– ohne weitere Maßnahmen 5-534.03
––– ohne plastischen Bruchpfortenverschluss
–––– mit
––––– Abtragen des Ductus omphaloentericus 5-534.02
––––– Abtragen des Urachus 5-534.02
––––– Exstirpation, Nabelzyste 5-534.01
–––– ohne weitere Maßnahmen 5-534.03
–– total extraperitoneal, endoskopisch
––– assistiert, durch
–––– Onlay-Technik 5-534.38
–––– Sublay-Technik 5-534.39
––– durch
–––– Onlay-Technik 5-534.38
–––– Sublay-Technik 5-534.39
–– transperitoneal, laparoskopisch
––– durch Sublay-Technik 5-534.37
––– mit Verwendung von
–––– intraperitonealem Onlay-Mesh 5-534.36
–––– IPOM 5-534.36
– Hernie
–– abdominal, andere
––– endoskopisch, durch TEP-Plastik, mit
–––– allogenem Material 5-539.32
–––– alloplastischem Material 5-539.32
–––– xenogenem Material 5-539.32
––– laparoskopisch
–––– durch TAPP-Plastik, mit
––––– allogenem Material 5-539.31
––––– xenogenem Material 5-539.31
–––– ohne alloplastisches, allogenes oder xenogenes Material 5-539.4
––– mit autogenem Material 5-539.x
––– offen
–––– mit
––––– allogenem Material 5-539.30
––––– alloplastischem Material 5-539.30
––––– plastischem Bruchpfortenverschluss 5-539.1
––––– xenogenem Material 5-539.30
–––– ohne plastischen Bruchpfortenverschluss 5-539.0
––– total extraperitoneal, endoskopisch, mit
–––– allogenem Material 5-539.32
–––– alloplastischem Material 5-539.32
–––– xenogenem Material 5-539.32
––– transperitoneal, laparoskopisch, mit
–––– allogenem Material 5-539.31
–––– alloplastischem Material 5-539.31
–––– xenogenem Material 5-539.31
–– epigastrisch, offen, durch Fasziendoppelung, nach Mayo 5-535.1
– Herzohr, links, durch Schlinge, perkutan epikardial eingebracht, zur Embolieprotektion 8-837.s1 ►

V

Verschluss *(Forts.)*
– Ileostomie
–– endoskopisch 5-467.22
–– offen 5-467.12
– Jejunostomie
–– endoskopisch 5-467.21
–– offen 5-467.11
– Kollateralgefäß, an Koronargefäß 5-369.5
– Kolon-Magen-Fistel-
–– durch Umsteigen laparoskopisch – offen chirurgisch 5-449.42
–– endoskopisch 5-449.43
–– laparoskopisch 5-449.41
–– offen 5-449.40
– Kolostomie, endoskopisch 5-467.23
– Laparoschisis-
–– mit
––– allogenem Material 5-537.3
––– alloplastischem Material 5-537.4
––– autogenem Material 5-537.x
––– plastischem Bruchpfortenverschluss 5-537.1
––– xenogenem Material 5-537.3
–– ohne plastischen Bruchpfortenverschluss 5-537.0
–– temporär 5-537.5
– Laparostoma 5-545.1
– Liquorfistel, durch Lyoduraplastik 5-021.2
– Luftröhre, temporär, fetoskopisch, durch Latexballon 5-755.0
– Magenöffnung, künstlich, abdominal, offen 5-448.10
– Meningomyelozele, spinal 5-036.2
– Meningomyelozystozele, spinal 5-036.3
– Meningozele, spinal 5-036.0
– Meningozystozele, spinal 5-036.1
– Mund-Antrum-Verbindung, akut 5-225.5♦
– Muttermund
–– Gravidität 5-674.1
–– total 5-674.1
– Narbenhernie
–– durch
––– EMILOS-Technik
––– bei einer horizontalen Defektbreite von weniger als 10 cm 5-536.4c
––– bei einer horizontalen Defektbreite von 10 cm oder mehr 5-536.4n
––– eTEP-Technik
––– bei einer horizontalen Defektbreite von weniger als 10 cm 5-536.4c
––– bei einer horizontalen Defektbreite von 10 cm oder mehr 5-536.4n
––– MILOS-Technik
––– bei einer horizontalen Defektbreite von weniger als 10 cm 5-536.4c
––– bei einer horizontalen Defektbreite von 10 cm oder mehr 5-536.4n
––– TES-Technik
––– bei einer horizontalen Defektbreite von weniger als 10 cm 5-536.4c
––– bei einer horizontalen Defektbreite von 10 cm oder mehr 5-536.4n ▶

Verschluss *(Forts.)*
~ Narbenhernie *(Forts.)*
–– mit autogenem Material 5-536.x
–– offen
––– durch
–––– Fasziendoppelung, nach Mayo 5-536.10
–––– Komponentenseparation, mit
––––– allogenem Material 5-536.48
––––– xenogenem Material 5-536.48
––– mit
–––– allogenem Material, als Bauchwandersatz 5-536.44
–––– alloplastischem Material
––––– als
–––––– Bauchwandersatz 5-536.44
–––––– Bauchwandverstärkung, durch
––––––– Onlay-Technik 5-536.46
––––––– Sublay-Technik 5-536.47
––––– durch Komponentenseparation 5-536.48
–––– plastischem Bruchpfortenverschluss, ohne alloplastisches, allogenes oder xenogenes Material 5-536.10
––––– mit Komponentenseparation 5-536.11
–––– Verwendung von
––––– intraperitonealem Onlay-Mesh, als Bauchwandverstärkung 5-536.45
––––– IPOM, als Bauchwandverstärkung 5-536.45
–––– xenogenem Material, als Bauchwandersatz 5-536.44
––– nach Ramirez
–––– durch Komponentenseparation, mit
––––– allogenem Material 5-536.48
––––– alloplastischem Material 5-536.48
––––– xenogenem Material 5-536.48
–––– mit plastischem Bruchpfortenverschluss, ohne alloplastisches, allogenes oder xenogenes Material, durch Komponentenseparation 5-536.11
––– ohne plastischen Bruchpfortenverschluss 5-536.0
–– total extraperitoneal, endoskopisch
––– assistiert, durch
–––– Onlay-Technik
––––– bei einer horizontalen Defektbreite von 10 cm oder mehr 5-536.4m
––––– bei einer horizontalen Defektbreite von weniger als 10 cm 5-536.4b
–––– Sublay-Technik
––––– bei einer horizontalen Defektbreite von 10 cm oder mehr 5-536.4n
––––– bei einer horizontalen Defektbreite von weniger als 10 cm 5-536.4c
––– durch
–––– Onlay-Technik
––––– bei einer horizontalen Defektbreite von 10 cm oder mehr 5-536.4m
––––– bei einer horizontalen Defektbreite von weniger als 10 cm 5-536.4b ▶

Verschluss *(Forts.)*
~ Narbenhernie *(Forts.)*
~~ total extraperitoneal, endoskopisch *(Forts.)*
~~~ durch *(Forts.)*
–––– Sublay-Technik
––––– bei einer horizontalen Defektbreite von 10 cm oder mehr 5-536.4n
––––– bei einer horizontalen Defektbreite von weniger als 10 cm 5-536.4c
–– transperitoneal, laparoskopisch
––– durch Sublay-Technik 5-536.4a
––– mit Verwendung von
–––– intraperitonealem Onlay-Mesh 5-536.49
–––– IPOM 5-536.49
– Nephrostoma
–– abdominal, offen 5-557.91♦
–– laparoskopisch 5-557.93♦
–– lumbal, offen 5-557.90♦
–– thorakoabdominal 5-557.92♦
– Omphalozele
–– mit
––– allogenem Material 5-537.3
––– alloplastischem Material 5-537.4
––– autogenem Material 5-537.x
––– plastischem Bruchpfortenverschluss 5-537.1
––– xenogenem Material 5-537.3
–– ohne plastischen Bruchpfortenverschluss 5-537.0
–– temporär 5-537.5
– operativ
–– A. axillaris 5-389.11♦
–– A. brachialis 5-389.12♦
–– A. carotis 5-389.00♦
–– A. carotis communis, und Sinus caroticus 5-389.01♦
–– A. carotis externa 5-389.03♦
–– A. carotis interna, extrakraniell 5-389.02♦
–– A. dorsalis pedis 5-389.82♦
–– A. femoralis 5-389.70♦
–– A. fibularis 5-389.84♦
–– A. gastrica 5-389.62
–– A. hepatica 5-389.61
–– A. iliaca 5-389.52♦
–– A. iliaca communis 5-389.53♦
–– A. iliaca externa 5-389.54♦
–– A. iliaca interna 5-389.55♦
–– A. lienalis 5-389.63
–– A. mesenterica inferior 5-389.66
–– A. mesenterica superior 5-389.65
–– A. plantaris lateralis 5-389.86♦
–– A. plantaris medialis 5-389.85♦
–– A. poplitea 5-389.72♦
–– A. princeps pollicis 5-389.27♦
–– A. profunda femoris 5-389.71♦
–– A. pulmonalis 5-389.42♦
–– A. radialis 5-389.24♦
–– A. renalis 5-389.64♦
–– A. subclavia 5-389.40♦
–– A. tibialis anterior 5-389.80♦
–– A. tibialis posterior 5-389.83♦
–– A. ulnaris 5-389.20♦ ►

Verschluss *(Forts.)*
~ operativ *(Forts.)*
–– A. vertebralis, extrakraniell 5-389.04♦
–– Aa. digitales palmares communes 5-389.23♦
–– Aa. lumbales 5-389.51♦
–– Aa. recurrentes, Unterschenkel 5-389.81♦
–– Aorta abdominalis 5-389.33
–– Aorta ascendens 5-389.30
–– Aorta thoracica 5-389.32
–– Arcus aortae 5-389.31
–– Arcus palmaris profundus 5-389.21♦
–– Arcus palmaris superficialis 5-389.22♦
–– R. carpalis dorsalis 5-389.26♦
–– R. carpalis palmaris 5-389.25♦
–– Stent
––– A. carotis 5-389.05♦
––– Aorta 5-389.34
–– Truncus brachiocephalicus 5-389.41♦
–– Truncus coeliacus 5-389.60
–– V. axillaris 5-389.94♦
–– V. brachiocephalica 5-389.95♦
–– V. cava inferior 5-389.97
–– V. cava superior 5-389.96
–– V. femoralis 5-389.9b♦
–– V. gastrica 5-389.9e♦
–– V. iliaca communis 5-389.98♦
–– V. iliaca externa 5-389.99♦
–– V. iliaca interna 5-389.9a♦
–– V. jugularis 5-389.91♦
–– V. lienalis 5-389.9f
–– V. mesenterica inferior 5-389.9h
–– V. mesenterica superior 5-389.9g
–– V. poplitea 5-389.9c♦
–– V. portae 5-389.9d
–– V. pulmonalis 5-389.92♦
–– V. renalis 5-389.9k♦
–– V. subclavia 5-389.93♦
–– Vene
––– extrakraniell, oberflächlich, Kopf 5-389.a0♦
––– oberflächlich
–––– abdominal 5-389.a4♦
–––– Fuß 5-389.a6♦
–––– Hals 5-389.a0♦
–––– Hand 5-389.a2♦
–––– Oberarm 5-389.a1♦
–––– Oberschenkel 5-389.a5♦
–––– Schulter 5-389.a1♦
–––– Thorax 5-389.a3♦
–––– Unterarm 5-389.a2♦
–––– Unterschenkel 5-389.a6♦
–– Vv. hepaticae 5-389.9j
– partiell
–– Ventrikelseptumdefekt, angeboren 5-356.4
–– Vorhofseptumdefekt, angeboren 5-356.1
– Perforation, Hypopharynx 5-294.2
– perkutan-transluminal, Leckage, Herz, paravalvulär 8-83d.7
– Rektostomie 5-489.x
– Rektum-Haut-Fistel- 5-486.2
– Rücken, offen, intrauterin, operativ 5-755.7 ►

V
~~~

Verschluss *(Forts.)*
– sekundär
–– Bauchwand 5-545.0
––– bei Wunddehiszenz, postoperativ 5-545.0
–– Thorakotomie 5-346.4
– Septumperforations-, mit Schleimhaut-Verschiebelappen 5-214.4
– Shunt
–– arteriovenös 5-394.6
–– portosystemisch, perkutan 8-839.85
– Sigmoidostomie, endoskopisch 5-467.23
– Skleradeckel, sekundär 5-131.41♦
– Spina bifida aperta 5-036.0
– Stoma, Gallenblase 5-519.x
– TIPS, perkutan 8-839.85
– Tracheostoma 5-316.2
– Tracheotomie, plastisch 5-316.2
– Tränenpunkt
–– permanent 5-089.01♦
–– temporär 5-089.00♦
––– Entfernung 5-089.4♦
– transapikal, Leckage, Herz, paravalvulär 5-35a.7
– Tuba uterina
–– abdominal, offen, zur Sterilisation, durch
––– Clip 5-663.10
––– Fallopian ring 5-663.20
–– durch Umsteigen
––– endoskopisch – offen chirurgisch, zur Sterilisation, durch
–––– Clip 5-663.13
–––– Fallopian ring 5-663.23
––– vaginal – offen chirurgisch, zur Sterilisation, durch
–––– Clip 5-663.14
–––– Fallopian ring 5-663.24
–– endoskopisch, zur Sterilisation, durch
––– Clip 5-663.12
––– Fallopian ring 5-663.22
–– laparoskopisch, zur Sterilisation, durch
––– Clip 5-663.12
––– Fallopian ring 5-663.22
–– vaginal
––– laparoskopisch assistiert, zur Sterilisation, durch
–––– Clip 5-663.11
–––– Fallopian ring 5-663.21
––– zur Sterilisation, durch
–––– Clip 5-663.15
–––– Fallopian ring 5-663.25
– Ulcus ventriculi, peptisch, offen 5-449.50
– Urachus, offen
–– laparoskopisch 5-578.81
–– offen 5-578.80
– Ureter
–– laparoskopisch 5-569.21♦
–– offen 5-569.20♦
–– transurethral 5-569.22♦
– Ureter-Darm-Fistel
–– laparoskopisch 5-568.31♦
–– offen 5-568.30♦ ►

Verschluss *(Forts.)*
– Urethrostomie 5-584.2
– Ventrikelseptumdefekt
–– angeboren 5-356.3
––– total 5-356.5
–– erworben 5-374.6
–– perkutan-transluminal 8-837.d1
– Verbindung, oroantral 5-225.5♦
– Vorhofseptumdefekt
–– angeboren 5-356.0
––– total 5-356.2
–– erworben 5-374.7
–– perkutan-transluminal 8-837.d0
– Zystostomie
–– laparoskopisch 5-578.11
–– offen 5-578.10
Verschlussdruck, Lebervene, Messung, kathetergestützt 1-279.b
Verschlusskörper, intraaneurysmal, zur Embolisation, Aneurysma, intrakraniell, selektiv *[nur Zusatzkode!]* 8-83b.37
Verschmälerung
– Hand, durch Resektion, Strahl
–– 2 5-863.8♦
–– 3 5-863.9♦
–– 4 5-863.9♦
–– 5 5-863.7♦
– Tarsus, Ptoseoperation 5-094.0♦
Verschmälerungsplastik, zur Rekonstruktion
– Duodenum 5-467.40
– Ileum 5-467.42
– Jejunum 5-467.41
– Kolon 5-467.43
Versenkung, Enterozele, offen
– mit alloplastischem Material 5-707.30
– ohne alloplastisches Material 5-707.20
Versetzung, Ventral-, M. glutaeus minimus und medius, nach Steel 5-853.67♦
Versorgung
– Dammriss
–– I. Grades, post partum 5-758.3
–– II. Grades, post partum 5-758.4
–– III. Grades, post partum 5-758.5
– Fraktur
–– Akromioklavikulargelenk, arthroskopisch assistiert *[nur Zusatzkode!]* 5-810.61♦
–– Ellenbogengelenk, arthroskopisch assistiert *[nur Zusatzkode!]* 5-810.6t♦
–– Handgelenk, arthroskopisch assistiert *[nur Zusatzkode!]* 5-810.67♦
–– Hüftgelenk, arthroskopisch assistiert *[nur Zusatzkode!]* 5-810.6g♦
–– Humeroglenoidalgelenk, arthroskopisch assistiert *[nur Zusatzkode!]* 5-810.60♦
–– Humeroradialgelenk, arthroskopisch assistiert *[nur Zusatzkode!]* 5-810.6s♦
–– Humeroulnargelenk, arthroskopisch assistiert *[nur Zusatzkode!]* 5-810.64♦
–– Iliosakralgelenk, arthroskopisch assistiert *[nur Zusatzkode!]* 5-810.6e♦ ►

Versorgung *(Forts.)*
~ Fraktur *(Forts.)*
–– Kniegelenk, arthroskopisch assistiert *[nur Zusatzkode!]* 5-810.6h♦
–– Metatarsophalangealgelenk, arthroskopisch assistiert *[nur Zusatzkode!]* 5-810.6q♦
–– Radiokarpalgelenk, arthroskopisch assistiert *[nur Zusatzkode!]* 5-810.68♦
–– Radioulnargelenk
––– distal, arthroskopisch assistiert *[nur Zusatzkode!]* 5-810.66♦
––– proximal, arthroskopisch assistiert *[nur Zusatzkode!]* 5-810.65♦
–– Sprunggelenk
––– oberes, arthroskopisch assistiert *[nur Zusatzkode!]* 5-810.6k♦
––– unteres, arthroskopisch assistiert *[nur Zusatzkode!]* 5-810.6m♦
–– Sternoklavikulargelenk, arthroskopisch assistiert *[nur Zusatzkode!]* 5-810.63♦
–– Symphyse, arthroskopisch assistiert *[nur Zusatzkode!]* 5-810.6f
–– Tarsalgelenk, arthroskopisch assistiert *[nur Zusatzkode!]* 5-810.6n♦
–– Tarsometatarsalgelenk, arthroskopisch assistiert *[nur Zusatzkode!]* 5-810.6p♦
–– Thorakoskapulargelenk, arthroskopisch assistiert *[nur Zusatzkode!]* 5-810.62♦
–– Tibiofibulargelenk, proximal, arthroskopisch assistiert *[nur Zusatzkode!]* 5-810.6j♦
–– Ulnokarpalgelenk, arthroskopisch assistiert *[nur Zusatzkode!]* 5-810.69♦
–– Zehengelenk, arthroskopisch assistiert *[nur Zusatzkode!]* 5-810.6r♦
– Korneaverletzung, mit Konjunktiva-Lappen 5-129.1♦
– offen, Sprengung, Symphyse
–– durch
––– Beckenzwinge 5-798.6
––– Draht 5-798.0
––– Fixateur externe 5-798.6
––– Fixateur interne 5-798.7
––– Gewindestange 5-798.8
––– Materialkombination 5-798.9
––– Platte 5-798.4
––– Ringfixateur 5-798.m
––– Zuggurtung/Cerclage 5-798.1
–– ohne Osteosynthese 5-798.h
– operativ, Haut
–– 3–5 Tumoren an einer Lokalisation, in einer Sitzung *[nur Zusatzkode!]* 5-919.0
–– 6 oder mehr Tumoren an einer Lokalisation, in einer Sitzung *[nur Zusatzkode!]* 5-919.1
– Polytrauma, Operation, Bewegungsorgan *[nur Zusatzkode!]* 5-982.0
–– Bauchraum, Thorax
––– Gesichtsschädel *[nur Zusatzkode!]* 5-982.1
––– ZNS *[nur Zusatzkode!]* 5-982.2
– postnatal, beim Risiko-Neugeborenen 9-262.1
– Risswunde, Augenlid, mit Beteiligung, Lidrand 5-095.01♦ ►

Versorgung *(Forts.)*
– Ruptur, Bulbus, Auge 5-169.x♦
– Schädelbasis
–– bei Operation, Nasennebenhöhle, mehrere, endonasal 5-224.64♦
–– mit Operation, Nasennebenhöhle, mehrere, kombiniert endonasal und von außen 5-224.74♦
– Scheidenriss, post partum 5-758.2
– Verletzung, Augenmuskel, äußerer 5-10m
– Wunde, Orbita 5-169.x♦
Verstellbar, Doppelballonsystem *[nur Zusatzkode!]* 8-83b.h
Vertebral column resection 5-832.7
Vertebroplastie, über
– 1 Wirbelkörper 5-839.90
– 2 Wirbelkörper 5-839.91
– 3 Wirbelkörper 5-839.92
– 4 oder mehr Wirbelkörper 5-839.93
Vertiefung
– Sulcus buccolabialis
–– mit
––– Hauttransplantat 5-244.11
––– Knochentransplantat 5-244.13
––– Schleimhauttransplantat 5-244.12
–– ohne Transplantat 5-244.10
– Sulcus lingualis
–– mit
––– Hauttransplantat 5-244.11
––– Knochentransplantat 5-244.13
––– Schleimhauttransplantat 5-244.12
–– ohne Transplantat 5-244.10
– Zwischenfingerspalte, mit Verschiebeplastik 5-917.00♦
Vertikal
– Gastroplastik
–– abdominal, offen, nach Mason 5-448.a0
–– durch Umsteigen laparoskopisch – offen chirurgisch, nach Mason 5-448.a3
–– laparoskopisch, nach Mason 5-448.a2
–– thorakal, offen, nach Mason 5-448.a1
– Hemilaryngektomie
–– komplett, nach Gluck-Sörensen 5-301.3
–– modifiziert, nach Hautant 5-301.2
Vertikale, visuell, subjektiv, Bestimmung, bei Schwindelsyndrom 1-20a.32
Verweilschlinge, Einlegen, in Ureter 5-562.3♦
Verweilsonde, nasobiliär, Einlegen 5-513.5
Verweilsystem, zur Drainage der Pleurahöhle, Entfernung, operativ 5-349.7
Verwendung
– 1 Clip, bei einer transvenösen Mitralklappenrekonstruktion *[nur Zusatzkode!]* 5-35a.60
– 2 Clips, bei einer transvenösen Mitralklappenrekonstruktion *[nur Zusatzkode!]* 5-35a.61
– 3 Clips, bei einer transvenösen Mitralklappenrekonstruktion *[nur Zusatzkode!]* 5-35a.62
– 4 Clips, bei einer transvenösen Mitralklappenrekonstruktion *[nur Zusatzkode!]* 5-35a.63 ►

Verwendung *(Forts.)*
– 5 oder mehr Clips, bei einer transvenösen Mitralklappenrekonstruktion *[nur Zusatzkode!]* 5-35a.64
– Abstandshalter, beschichtet, mit
–– Antibiotikabeschichtung *[nur Zusatzkode!]* 5-829.j0
–– Hydroxylapatitbeschichtung *[nur Zusatzkode!]* 5-829.jx
–– Medikamentenbeschichtung *[nur Zusatzkode!]* 5-829.j0
–– Silberbeschichtung *[nur Zusatzkode!]* 5-829.jx
– Anastomosenstabilisator, extraluminal, adaptierbar, bei AV-Fistel *[nur Zusatzkode!]* 5-392.8
– Argon-YAG-Laser *[nur Zusatzkode!]* 5-985.0
– Arzneimittel, für neuartige Therapien, mit
–– Herstellungserlaubnis nach § 13 Abs. 4 Arzneimittelgesetz *[nur Zusatzkode!]* 5-936.2
–– internationaler Genehmigung *[nur Zusatzkode!]* 5-936.1
–– nationaler Genehmigung *[nur Zusatzkode!]* 5-936.0
– Chlorhexidindiacetat-Beschichtung – s. Verwendung, Material, nicht-resorbierbar, mit antimikrobieller Beschichtung
– Clipsystem, Verschluss, Gefäß *[nur Zusatzkode!]* 8-83b.c3
– CO_2-Laser *[nur Zusatzkode!]* 5-985.1
– Composite-Material
–– für Gewebeersatz, und Gewebeverstärkung
––– weniger als 10 cm² *[nur Zusatzkode!]* 5-932.20
––– 10 cm² bis unter 50 cm² *[nur Zusatzkode!]* 5-932.21
––– 50 cm² bis unter 100 cm² *[nur Zusatzkode!]* 5-932.22
––– 100 cm² bis unter 200 cm² *[nur Zusatzkode!]* 5-932.23
––– 200 cm² bis unter 300 cm² *[nur Zusatzkode!]* 5-932.24
––– 300 cm² bis unter 400 cm² *[nur Zusatzkode!]* 5-932.25
––– 400 cm² bis unter 500 cm² *[nur Zusatzkode!]* 5-932.26
––– 500 cm² bis unter 750 cm² *[nur Zusatzkode!]* 5-932.27
––– 750 cm² bis unter 1.000 cm² *[nur Zusatzkode!]* 5-932.28
––– 1.000 cm² oder mehr *[nur Zusatzkode!]* 5-932.29
–– Knochenersatzmaterial *[nur Zusatzkode!]* 5-931.1
–– Knorpelersatzmaterial *[nur Zusatzkode!]* 5-931.1
–– Osteosynthesematerial *[nur Zusatzkode!]* 5-931.1
– Copolymer – s. Verwendung, Material, resorbierbar, synthetisch ►

Verwendung *(Forts.)*
– Defibrillator, mit
–– Fernüberwachungssystem, automatisch *[nur Zusatzkode!]* 5-377.d
–– Funktion, Monitoring der ST-Strecke, zusätzlich *[nur Zusatzkode!]* 5-377.f3
–– Messfunktion, Lungenwasser, zusätzlich *[nur Zusatzkode!]* 5-377.f0
–– Stimulationsfunktion, quadripolar *[nur Zusatzkode!]* 5-377.f4
– Delivery-Assist-Katheter, bei neurovaskulären Eingriffen *[nur Zusatzkode!]* 8-83b.p
– Dioden-Laser *[nur Zusatzkode!]* 5-985.2
– Drahtgeflecht, temporär, remodellierend, bei neurovaskulären Eingriffen *[nur Zusatzkode!]* 8-83b.q
– Drahtgeflechtkatheter, bei Radiofrequenzablation, konventionell, bei Herzrhythmusstörungen *[nur Zusatzkode!]* 8-835.9
– Einmal-Duodenoskop, bei
–– diagnostischer retrograder Darstellung der
––– Gallenwege *[nur Zusatzkode!]* 1-647
––– Pankreaswege *[nur Zusatzkode!]* 1-647
–– endoskopischen Operationen
––– an den Gallengängen *[nur Zusatzkode!]* 5-513.s
––– am Pankreasgang *[nur Zusatzkode!]* 5-526.m
– Elektrode, Ganzkörper-MRT-fähig, permanent
–– 1, zur Neurostimulation *[nur Zusatzkode!]* 5-934.4
–– mehrere, zur Neurostimulation *[nur Zusatzkode!]* 5-934.4
– Endoprothese, beschichtet, mit
–– Antibiotikabeschichtung *[nur Zusatzkode!]* 5-829.j0
–– Hydroxylapatitbeschichtung *[nur Zusatzkode!]* 5-829.jx
–– Medikamentenbeschichtung *[nur Zusatzkode!]* 5-829.j0
–– Silberbeschichtung *[nur Zusatzkode!]* 5-829.jx
– ePTFE [expandiertes Polytetrafluoroethylen]
–– mit
––– Beschichtung, antimikrobiell – s. Verwendung, Material, nicht-resorbierbar, mit antimikrobieller Beschichtung
––– Titanbeschichtung – s. Verwendung, Material, nicht-resorbierbar, mit Titanbeschichtung
–– ohne Beschichtung – s. Verwendung, Material, nicht-resorbierbar, ohne Beschichtung
– Erbium-YAG-Laser *[nur Zusatzkode!]* 5-985.3
– Ereignis-Rekorder, mit Fernüberwachungssystem, automatisch *[nur Zusatzkode!]* 5-377.d
– Excimer-Laser *[nur Zusatzkode!]* 5-985.4
– Faserverbundwerkstoff
–– Knochenersatzmaterial *[nur Zusatzkode!]* 5-931.2
–– Knorpelersatzmaterial *[nur Zusatzkode!]* 5-931.2 ►

Verwendung *(Forts.)*
~ Faserverbundwerkstoff *(Forts.)*
–– Osteosynthesematerial *[nur Zusatzkode!]* 5-931.2
– Femtosekunden-Laser *[nur Zusatzkode!]* 5-985.5
– Formgedächtnislegierung, Osteosynthese *[nur Zusatzkode!]* 5-937
– Gefäßprothese, intraoperativ angefertigt *[nur Zusatzkode!]* 5-39a.4
– Glaskeramik, bioaktiv
–– mit Anreicherung, Knochenwachstumszellen *[nur Zusatzkode!]* 5-835.b1
–– ohne Anreicherung, Knochenwachstumszellen *[nur Zusatzkode!]* 5-835.b0
– Herzschrittmacher
–– mit
––– Fernüberwachungssystem, automatisch *[nur Zusatzkode!]* 5-377.d
––– zusätzlicher Messfunktion für Lungenwasser *[nur Zusatzkode!]* 5-377.h0
–– MRT-fähig *[nur Zusatzkode!]* 5-934.0
– Holmium-Laser *[nur Zusatzkode!]* 5-985.9
– Hypoglossusnerv-Stimulationssystem, mit Positionierung eines interkostalen Drucksensors zur Detektion des Atemsignals *[nur Zusatzkode!]* 5-059.h3
– Kalium-Titanyl-Phosphat-Laser *[nur Zusatzkode!]* 5-985.7
– Katheter-Einführhilfe, bei neurovaskulären Eingriffen *[nur Zusatzkode!]* 8-83b.p
– Knochenersatzmaterial
–– allogen, Verwendung *[nur Zusatzkode!]* 5-931.3
–– hypoallergen *[nur Zusatzkode!]* 5-931.0
––– bei Prothesen *[nur Zusatzkode!]* 5-829.e
–– keramisch
––– mit Anreicherung, Knochenwachstumszellen *[nur Zusatzkode!]* 5-835.b1
––– ohne Anreicherung, Knochenwachstumszellen *[nur Zusatzkode!]* 5-835.b0
–– Kollagenfasern
––– mit Anreicherung, Knochenwachstumszellen *[nur Zusatzkode!]* 5-835.a1
––– ohne Anreicherung, Knochenwachstumszellen *[nur Zusatzkode!]* 5-835.a0
–– resorbierbar *[nur Zusatzkode!]* 5-931.1
–– teilresorbierbar *[nur Zusatzkode!]* 5-931.1
– Knochenmatrix, demineralisiert, human
–– mit Anreicherung von Knochenwachstumszellen *[nur Zusatzkode!]* 5-835.c1
–– ohne Anreicherung von Knochenwachstumszellen *[nur Zusatzkode!]* 5-835.c0
– Knochentransplantat
–– allogen
––– mit Anreicherung von Knochenwachstumszellen *[nur Zusatzkode!]* 5-835.d1
––– ohne Anreicherung von Knochenwachstumszellen *[nur Zusatzkode!]* 5-835.d0 ►

Verwendung *(Forts.)*
~ Knochentransplantat *(Forts.)*
–– peptidverstärkt
––– mit Anreicherung von Knochenwachstumszellen *[nur Zusatzkode!]* 5-835.e1
––– ohne Anreicherung von Knochenwachstumszellen *[nur Zusatzkode!]* 5-835.e0
–– xenogen
––– mit Anreicherung von Knochenwachstumszellen *[nur Zusatzkode!]* 5-835.e1
––– ohne Anreicherung von Knochenwachstumszellen *[nur Zusatzkode!]* 5-835.e0
– Knorpelersatzmaterial
–– allogen, Verwendung *[nur Zusatzkode!]* 5-931.3
–– hypoallergen *[nur Zusatzkode!]* 5-931.0
–– resorbierbar *[nur Zusatzkode!]* 5-931.1
–– teilresorbierbar *[nur Zusatzkode!]* 5-931.1
– Kollagen – s. Verwendung, Material, biologisch
– KTP-Laser *[nur Zusatzkode!]* 5-985.7
– Laser im
–– Grünspektrum *[nur Zusatzkode!]* 5-985.7
–– Spektrum von 490 – 560 nm *[nur Zusatzkode!]* 5-985.7
– LBO-Laser *[nur Zusatzkode!]* 5-985.7
– Lithium-Triborat-Laser *[nur Zusatzkode!]* 5-985.7
– Magnesium
–– Knochenersatzmaterial *[nur Zusatzkode!]* 5-931.1
–– Knorpelersatzmaterial *[nur Zusatzkode!]* 5-931.1
–– Osteosynthesematerial *[nur Zusatzkode!]* 5-931.1
– Material
–– biologisch, für Gewebeersatz, und Gewebeverstärkung
––– allogen
–––– weniger als 10 cm² *[nur Zusatzkode!]* 5-932.80
–––– 10 cm² bis unter 50 cm² *[nur Zusatzkode!]* 5-932.81
–––– 50 cm² bis unter 100 cm² *[nur Zusatzkode!]* 5-932.82
–––– 100 cm² bis unter 200 cm² *[nur Zusatzkode!]* 5-932.83
–––– 200 cm² bis unter 300 cm² *[nur Zusatzkode!]* 5-932.84
–––– 300 cm² bis unter 400 cm² *[nur Zusatzkode!]* 5-932.85
–––– 400 cm² bis unter 500 cm² *[nur Zusatzkode!]* 5-932.86
–––– 500 cm² bis unter 750 cm² *[nur Zusatzkode!]* 5-932.87
–––– 750 cm² bis unter 1.000 cm² *[nur Zusatzkode!]* 5-932.88
–––– 1.000 cm² oder mehr *[nur Zusatzkode!]* 5-932.89
––– xenogen
–––– weniger als 10 cm² *[nur Zusatzkode!]* 5-932.90 ►

Verwendung *(Forts.)*
~ Material *(Forts.)*
~~ biologisch, für Gewebeersatz, und Gewebeverstärkung *(Forts.)*
~~~ xenogen *(Forts.)*
–––– 10 cm² bis unter 50 cm² *[nur Zusatzkode!]* 5-932.91
–––– 50 cm² bis unter 100 cm² *[nur Zusatzkode!]* 5-932.92
–––– 100 cm² bis unter 200 cm² *[nur Zusatzkode!]* 5-932.93
–––– 200 cm² bis unter 300 cm² *[nur Zusatzkode!]* 5-932.94
–––– 300 cm² bis unter 400 cm² *[nur Zusatzkode!]* 5-932.95
–––– 400 cm² bis unter 500 cm² *[nur Zusatzkode!]* 5-932.96
–––– 500 cm² bis unter 750 cm² *[nur Zusatzkode!]* 5-932.97
–––– 750 cm² bis unter 1.000 cm² *[nur Zusatzkode!]* 5-932.98
–––– 1.000 cm² oder mehr *[nur Zusatzkode!]* 5-932.99
–– carbonfaserverstärkt
––– Knochenersatzmaterial *[nur Zusatzkode!]* 5-931.2
––– Knorpelersatzmaterial *[nur Zusatzkode!]* 5-931.2
––– Osteosynthesematerial *[nur Zusatzkode!]* 5-931.2
–– nicht-resorbierbar
––– mit
–––– Beschichtung, antimikrobiell, für Gewebeersatz, und Gewebeverstärkung
––––– weniger als 10 cm² *[nur Zusatzkode!]* 5-932.50
––––– 10 cm² bis unter 50 cm² *[nur Zusatzkode!]* 5-932.51
––––– 50 cm² bis unter 100 cm² *[nur Zusatzkode!]* 5-932.52
––––– 100 cm² bis unter 200 cm² *[nur Zusatzkode!]* 5-932.53
––––– 200 cm² bis unter 300 cm² *[nur Zusatzkode!]* 5-932.54
––––– 300 cm² bis unter 400 cm² *[nur Zusatzkode!]* 5-932.55
––––– 400 cm² bis unter 500 cm² *[nur Zusatzkode!]* 5-932.56
––––– 500 cm² bis unter 750 cm² *[nur Zusatzkode!]* 5-932.57
––––– 750 cm² bis unter 1.000 cm² *[nur Zusatzkode!]* 5-932.58
––––– 1.000 cm² oder mehr *[nur Zusatzkode!]* 5-932.59
–––– Titanbeschichtung, für Gewebeersatz, und Gewebeverstärkung
––––– weniger als 10 cm² *[nur Zusatzkode!]* 5-932.60
––––– 10 cm² bis unter 50 cm² *[nur Zusatzkode!]* 5-932.61 ►

Verwendung *(Forts.)*
~ Material *(Forts.)*
~~ nicht-resorbierbar *(Forts.)*
~~~ mit *(Forts.)*
~~~~ Titanbeschichtung, für Gewebeersatz, und Gewebeverstärkung *(Forts.)*
––––– 50 cm² bis unter 100 cm² *[nur Zusatzkode!]* 5-932.62
––––– 100 cm² bis unter 200 cm² *[nur Zusatzkode!]* 5-932.63
––––– 200 cm² bis unter 300 cm² *[nur Zusatzkode!]* 5-932.64
––––– 300 cm² bis unter 400 cm² *[nur Zusatzkode!]* 5-932.65
––––– 400 cm² bis unter 500 cm² *[nur Zusatzkode!]* 5-932.66
––––– 500 cm² bis unter 750 cm² *[nur Zusatzkode!]* 5-932.67
––––– 750 cm² bis unter 1.000 cm² *[nur Zusatzkode!]* 5-932.68
––––– 1.000 cm² oder mehr *[nur Zusatzkode!]* 5-932.69
––– ohne Beschichtung, für Gewebeersatz, und Gewebeverstärkung
–––– weniger als 10 cm² *[nur Zusatzkode!]* 5-932.40
–––– 10 cm² bis unter 50 cm² *[nur Zusatzkode!]* 5-932.41
–––– 50 cm² bis unter 100 cm² *[nur Zusatzkode!]* 5-932.42
–––– 100 cm² bis unter 200 cm² *[nur Zusatzkode!]* 5-932.43
–––– 200 cm² bis unter 300 cm² *[nur Zusatzkode!]* 5-932.44
–––– 300 cm² bis unter 400 cm² *[nur Zusatzkode!]* 5-932.45
–––– 400 cm² bis unter 500 cm² *[nur Zusatzkode!]* 5-932.46
–––– 500 cm² bis unter 750 cm² *[nur Zusatzkode!]* 5-932.47
–––– 750 cm² bis unter 1.000 cm² *[nur Zusatzkode!]* 5-932.48
–––– 1.000 cm² oder mehr *[nur Zusatzkode!]* 5-932.49
–– synthetisch
––– resorbierbar, für Gewebeersatz, und Gewebeverstärkung
–––– weniger als 10 cm² *[nur Zusatzkode!]* 5-932.10
–––– 10 cm² bis unter 50 cm² *[nur Zusatzkode!]* 5-932.11
–––– 50 cm² bis unter 100 cm² *[nur Zusatzkode!]* 5-932.12
–––– 100 cm² bis unter 200 cm² *[nur Zusatzkode!]* 5-932.13
–––– 200 cm² bis unter 300 cm² *[nur Zusatzkode!]* 5-932.14
–––– 300 cm² bis unter 400 cm² *[nur Zusatzkode!]* 5-932.15
–––– 400 cm² bis unter 500 cm² *[nur Zusatzkode!]* 5-932.16 ►
~~~~

Verwendung *(Forts.)*
~ Material *(Forts.)*
~~ synthetisch *(Forts.)*
~~~ resorbierbar, für Gewebeersatz, und Gewebeverstärkung *(Forts.)*
---- 500 cm² bis unter 750 cm² *[nur Zusatzkode!]* 5-932.17
---- 750 cm² bis unter 1.000 cm² *[nur Zusatzkode!]* 5-932.18
---- 1.000 cm² oder mehr *[nur Zusatzkode!]* 5-932.19
--- teilresorbierbar, für Gewebeersatz, und Gewebeverstärkung
---- weniger als 10 cm² *[nur Zusatzkode!]* 5-932.10
---- 10 cm² bis unter 50 cm² *[nur Zusatzkode!]* 5-932.11
---- 50 cm² bis unter 100 cm² *[nur Zusatzkode!]* 5-932.12
---- 100 cm² bis unter 200 cm² *[nur Zusatzkode!]* 5-932.13
---- 200 cm² bis unter 300 cm² *[nur Zusatzkode!]* 5-932.14
---- 300 cm² bis unter 400 cm² *[nur Zusatzkode!]* 5-932.15
---- 400 cm² bis unter 500 cm² *[nur Zusatzkode!]* 5-932.16
---- 500 cm² bis unter 750 cm² *[nur Zusatzkode!]* 5-932.17
---- 750 cm² bis unter 1.000 cm² *[nur Zusatzkode!]* 5-932.18
---- 1.000 cm² oder mehr *[nur Zusatzkode!]* 5-932.19
-- xenogen – s. Verwendung, Material, biologisch
– Membran
-- nicht-resorbierbar, zur Prophylaxe, Adhäsionen *[nur Zusatzkode!]* 5-933.0
-- resorbierbar, zur Prophylaxe, Adhäsionen *[nur Zusatzkode!]* 5-933.1
-- teilresorbierbar, zur Prophylaxe, Adhäsionen *[nur Zusatzkode!]* 5-933.1
– Nahtsystem, Verschluss, Gefäß *[nur Zusatzkode!]* 8-83b.c2
– Neodym-YAG-Laser *[nur Zusatzkode!]* 5-985.6
– Neurostimulator, Ganzkörper-MRT-fähig *[nur Zusatzkode!]* 5-934.3
– Nitinol, Osteosynthese *[nur Zusatzkode!]* 5-937
– Okkluder
-- kardial
--- 1 *[nur Zusatzkode!]* 8-83b.r0
--- 2 *[nur Zusatzkode!]* 8-83b.r1
--- 3 oder mehr *[nur Zusatzkode!]* 8-83b.r2
-- kardial, valvulär
--- 1 *[nur Zusatzkode!]* 8-83b.r0
--- 2 *[nur Zusatzkode!]* 8-83b.r1
--- 3 oder mehr *[nur Zusatzkode!]* 8-83b.r2 ►

Verwendung *(Forts.)*
– Osteosynthesematerial
-- allogen, Verwendung *[nur Zusatzkode!]* 5-931.3
-- beschichtet, mit
--- Hydroxylapatitbeschichtung *[nur Zusatzkode!]* 5-935.x
--- Medikamentenbeschichtung *[nur Zusatzkode!]* 5-935.0
--- Silberbeschichtung *[nur Zusatzkode!]* 5-935.x
-- hypoallergen *[nur Zusatzkode!]* 5-931.0
--- bei Prothesen *[nur Zusatzkode!]* 5-829.e
-- resorbierbar *[nur Zusatzkode!]* 5-931.1
-- teilresorbierbar *[nur Zusatzkode!]* 5-931.1
-- thermomechanisch *[nur Zusatzkode!]* 5-937
– Plug
-- kardial
--- 1 *[nur Zusatzkode!]* 8-83b.r0
--- 2 *[nur Zusatzkode!]* 8-83b.r1
--- 3 oder mehr *[nur Zusatzkode!]* 8-83b.r2
-- kardial, valvulär
--- 1 *[nur Zusatzkode!]* 8-83b.r0
--- 2 *[nur Zusatzkode!]* 8-83b.r1
--- 3 oder mehr *[nur Zusatzkode!]* 8-83b.r2
– Polyester
-- mit
--- Beschichtung, antimikrobiell – s. Verwendung, Material, nicht-resorbierbar, mit antimikrobieller Beschichtung
--- Titanbeschichtung – s. Verwendung, Material, nicht-resorbierbar, mit Titanbeschichtung
-- ohne Beschichtung – s. Verwendung, Material, nicht-resorbierbar, ohne Beschichtung
– Polyglycolid – s. Verwendung, Material, resorbierbar, synthetisch
– Polypropylen
-- mit
--- Beschichtung, antimikrobiell – s. Verwendung, Material, nicht-resorbierbar, mit antimikrobieller Beschichtung
--- Titanbeschichtung – s. Verwendung, Material, nicht-resorbierbar, mit Titanbeschichtung
-- ohne Beschichtung – s. Verwendung, Material, nicht-resorbierbar, ohne Beschichtung
– Polytrimethylencarbonat – s. Verwendung, Material, resorbierbar, synthetisch
– Prothese, selbstexpandierend, auf ein Kauterisierungssystem vorgeladen *[nur Zusatzkode!]* 5-549.a
– PVDF [Polyvinylidenfluorid]
-- mit
--- Beschichtung, antimikrobiell – s. Verwendung, Material, nicht-resorbierbar, mit antimikrobieller Beschichtung
--- Titanbeschichtung – s. Verwendung, Material, nicht-resorbierbar, mit Titanbeschichtung ►

V
~~~

Verwendung *(Forts.)*
~ PVDF [Polyvinylidenfluorid] *(Forts.)*
–– ohne Beschichtung – s. Verwendung, Material, nicht-resorbierbar, ohne Beschichtung
– Silbercarbonat-Beschichtung – s. Verwendung, Material, nicht-resorbierbar, mit antimikrobieller Beschichtung
– Stent, selbstexpandierend, auf ein Kauterisierungssystem vorgeladen *[nur Zusatzkode!]* 5-549.a
– Stent-Prothese
–– aortal
––– 2 *[nur Zusatzkode!]* 5-38a.v0
––– 3 *[nur Zusatzkode!]* 5-38a.v1
––– 4 oder mehr *[nur Zusatzkode!]* 5-38a.v2
––– als unterste Stent-Prothese *[nur Zusatzkode!]* 5-38a.u0
––– großlumig
–––– 2 *[nur Zusatzkode!]* 5-38a.v0
–––– 3 *[nur Zusatzkode!]* 5-38a.v1
–––– 4 oder mehr *[nur Zusatzkode!]* 5-38a.v2
–– aortobiiliakal, als unterste Stent-Prothese *[nur Zusatzkode!]* 5-38a.u2
–– aortomonoiliakal, als unterste Stent-Prothese *[nur Zusatzkode!]* 5-38a.u1
–– patientenindividuell hergestellt *[nur Zusatzkode!]* 5-38a.w
– Thrombolysesystem, ultraschallgestützt *[nur Zusatzkode!]* 8-83b.j
– Thulium-Laser *[nur Zusatzkode!]* 5-985.8
– Titan
–– Knochenersatzmaterial *[nur Zusatzkode!]* 5-931.0
––– bei Prothesen *[nur Zusatzkode!]* 5-829.e
–– Knorpelersatzmaterial *[nur Zusatzkode!]* 5-931.0
–– Osteosynthesematerial *[nur Zusatzkode!]* 5-931.0
––– bei Prothesen *[nur Zusatzkode!]* 5-829.e
– Vagusnervstimulationssystem
–– kardial, mit Positionierung eines Sensors in der rechten Herzkammer *[nur Zusatzkode!]* 5-059.h0
–– mit
––– automatisierter täglicher Impedanzprüfung *[nur Zusatzkode!]* 5-059.h1
––– herzfrequenzgestützter Erkennung zerebraler Anfälle und automatischer Stimulation *[nur Zusatzkode!]* 5-059.h2
– YAG-Laser, frequenzgedoppelt *[nur Zusatzkode!]* 5-985.0
Vesiculae seminales
– Aspiration, perkutan, diagnostisch 1-847.5♦
– Biopsie
–– durch Inzision 1-569.2♦
–– perkutan 1-463.2♦
––– mit Steuerung durch bildgebende Verfahren 1-465.2♦
–– transrektal 1-464.2♦
––– mit Steuerung durch bildgebende Verfahren 1-466.1♦ ►

Vesiculae seminales *(Forts.)*
– Gewebe
–– Exstirpation 5-606.2♦
–– Exzision 5-606.1♦
– Inzision 5-606.0♦
– Nadelbiopsie, perkutan 1-463.2♦
– Punktion, perkutan
–– diagnostisch 1-847.5♦
–– therapeutisch 8-156.3♦
Vesikokutan, Fistelverschluss
– laparoskopisch 5-578.21
– offen 5-578.20
Vesikokutaneostomie, mit Stoma
– kontinent 5-572.3
– nicht-kontinent 5-572.2
Vesikovaginal, Fistelverschluss
– abdominal 5-706.40
– durch Umsteigen
–– vaginal – offen chirurgisch 5-706.44
–– vesikal – offen chirurgisch 5-706.44
– laparoskopisch 5-706.43
– offen 5-706.40
– transvesikal 5-706.42
– vaginal 5-706.41
Vestibulär
– evoziert, Potentiale, myogen
–– okulär, Registrierung 1-208.9
–– Registrierung 1-208.9
–– zervikal, Registrierung 1-208.9
– submukös, Inzision, mit Drainage, Mundhöhle 5-273.0
Vestibulum nasi, Dermatoplastik, zur Blutstillung, Nase 5-210.5
Vestibulumplastik
– bei Senkung, Mundboden
–– mit
––– Hauttransplantat 5-244.31
––– Knochentransplantat 5-244.33
––– Schleimhauttransplantat 5-244.32
–– ohne Transplantat 5-244.30
– mit
–– Hauttransplantat 5-244.21
–– Knochentransplantat 5-244.23
–– Schleimhauttransplantat 5-244.22
– ohne Transplantat 5-244.20
Vicrylnetz, Implantation, Milz 5-419.5
Video-EEG 1-207.2
Video-EEG-Intensivdiagnostik
– invasiv, bei Epilepsie zur Klärung einer epilepsiechirurgischen Operationsindikation 1-211
– nichtinvasiv, zur Evaluation einer Epilepsie oder eines Verdachts auf Epilepsie 1-210
Video-Kopfimpulstest, bei Schwindelsyndrom 1-20a.31
Video-Nystagmographie, bei Schwindelsyndrom 1-20a.30
Video-Urodynamik 1-334.2
Viellamellenkollimatoren, Konstruktion, und Anpassung, bei Strahlentherapie 8-527.8
Vinflunin, Applikation, parenteral
– 100 mg bis unter 200 mg 6-005.b0 ►

Vinflunin, Applikation, parenteral *(Forts.)*
– 200 mg bis unter 300 mg 6-005.b1
– 300 mg bis unter 400 mg 6-005.b2
– 400 mg bis unter 500 mg 6-005.b3
– 500 mg bis unter 600 mg 6-005.b4
– 600 mg bis unter 700 mg 6-005.b5
– 700 mg bis unter 800 mg 6-005.b6
– 800 mg bis unter 900 mg 6-005.b7
– 900 mg bis unter 1.000 mg 6-005.b8
– 1.000 mg bis unter 1.200 mg 6-005.b9
– 1.200 mg bis unter 1.400 mg 6-005.ba
– 1.400 mg bis unter 1.600 mg 6-005.bb
– 1.600 mg bis unter 1.800 mg 6-005.bc
– 1.800 mg bis unter 2.000 mg 6-005.bd
– 2.000 mg bis unter 2.200 mg 6-005.be
– 2.200 mg bis unter 2.400 mg 6-005.bf
– 2.400 mg bis unter 2.600 mg 6-005.bg
– 2.600 mg bis unter 2.800 mg 6-005.bh
– 2.800 mg oder mehr 6-005.bj
Virchow-Drüse
– Biopsie
–– durch Inzision 1-586.1♦
–– perkutan 1-425.1♦
––– mit Steuerung durch bildgebende Verfahren 1-426.1♦
– Nadelbiopsie, perkutan 1-425.1♦
Virtuell, 3D-Rekonstruktionstechnik *[nur Zusatzkode!]* 3-994
Virus-Nukleinsäurebestimmung, quantitativ 1-930.1
Viskokanaloplastik, mit Senkung, Augeninnendruck 5-134.2♦
Viskokanalostomie, zur Senkung, Augeninnendruck
– mit Einbringen von Medikamenten zur Fibrosehemmung 5-134.01♦
– ohne Einbringen von Medikamenten zur Fibrosehemmung 5-134.00♦
Vismodegib, Applikation, oral 6-00c.k
Visuell
– Potentiale, evoziert, Registrierung 1-208.6
– Vertikale, subjektiv, Bestimmung, bei Schwindelsyndrom 1-20a.32
Viszeral
– Arterie
–– Anlegen
––– Bypass 5-393.49♦
––– Shunt 5-393.49♦
–– Gefäßprothese
––– Ballonangioplastie, offen 5-380.67 8-836.0e
––– Embolektomie 5-380.67
––– Fremdkörperentfernung 5-380.67
––– Inzision 5-380.67
––– Thrombektomie 5-380.67
– Gefäß
–– Atherektomie, perkutan-transluminal 8-836.3a
–– Ballonangioplastie, perkutan-transluminal 8-836.0a
–– Biopsie, durch Inzision 1-587.4 ►
Viszeral *(Forts.)*
~ Gefäß *(Forts.)*
–– Blade-Angioplastie, perkutan-transluminal 8-836.1a
–– Embolisation, selektiv, perkutan-transluminal, mit
––– Metallspiralen 8-836.ma
––– Partikeln 8-836.ka
–– Endosonographie, intravaskulär 3-05e.5
–– Fräsatherektomie, perkutan-transluminal 8-836.3a
–– Fremdkörperentfernung, perkutan-transluminal 8-836.6a
–– Implantation
––– Flow-Diverter, perkutan-transluminal, zur Strömungslaminierung, bei Aneurysma
–––– 1 8-84b.0a
–––– 2 8-84b.2a
–––– 3 8-84b.3a
–––– 4 8-84b.4a
–––– 5 8-84b.5a
–––– 6 oder mehr 8-84b.6a
––– Mehrschicht-Flechtstent, perkutan-transluminal, zur Strömungslaminierung, bei Aneurysma
–––– 1 8-84b.0a
–––– 2 8-84b.2a
–––– 3 8-84b.3a
–––– 4 8-84b.4a
–––– 5 8-84b.5a
–––– 6 oder mehr 8-84b.6a
––– Multilayer-Stent, perkutan-transluminal, zur Strömungslaminierung, bei Aneurysma
–––– 1 8-84b.0a
–––– 2 8-84b.2a
–––– 3 8-84b.3a
–––– 4 8-84b.4a
–––– 5 8-84b.5a
–––– 6 oder mehr 8-84b.6a
––– perkutan-transluminal
–––– Cheatham-Platinum-Stent
––––– gecovert
–––––– 1 8-846.0a
–––––– 2 oder mehr 8-846.1a
––––– ungecovert
–––––– 1 8-845.0a
–––––– 2 oder mehr 8-845.1a
–––– Klammern, endovaskulär, selbstexpandierend 8-83c.9a
–––– Stent
––––– bioresorbierbar
–––––– 1 8-843.0a
–––––– 2 8-843.1a
–––––– 3 8-843.2a
–––––– 4 8-843.3a
–––––– 5 8-843.4a
–––––– 6 oder mehr 8-843.5a
––––– gecovert
–––––– großlumig, andere
––––––– 1 8-84a.0a
––––––– 2 oder mehr 8-84a.1a ►

V

Viszeral *(Forts.)*
~ Gefäß *(Forts.)*
~~ Implantation *(Forts.)*
~~~ perkutan-transluminal *(Forts.)*
~~~~ Stent *(Forts.)*
~~~~~ gecovert *(Forts.)*
–––––– medikamentefreisetzend
––––––– 1 8-848.0a
––––––– 2 8-848.1a
––––––– 3 8-848.2a
––––––– 4 8-848.3a
––––––– 5 8-848.4a
––––––– 6 oder mehr 8-848.5a
–––––– nicht-medikamentefreisetzend
––––––– 1 8-842.0a
––––––– 2 8-842.1a
––––––– 3 8-842.2a
––––––– 4 8-842.3a
––––––– 5 8-842.4a
––––––– 6 oder mehr 8-842.5a
––––– medikamentefreisetzend
–––––– 1 8-841.0a
–––––– 2 8-841.1a
–––––– 3 8-841.2a
–––––– 4 8-841.3a
–––––– 5 8-841.4a
–––––– 6 oder mehr 8-841.5a
––––– nicht-medikamentefreisetzend
–––––– 1 8-840.0a
–––––– 2 8-840.1a
–––––– 3 8-840.2a
–––––– 4 8-840.3a
–––––– 5 8-840.4a
–––––– 6 oder mehr 8-840.5a
––––– ungecovert, großlumig, andere
–––––– 1 8-849.0a
–––––– 2 oder mehr 8-849.1a
––– Stent, perkutan-transluminal, zur Strömungslaminierung, bei Aneurysma
–––– 1 8-84b.0a
–––– 2 8-84b.2a
–––– 3 8-84b.3a
–––– 4 8-84b.4a
–––– 5 8-84b.5a
–––– 6 oder mehr 8-84b.6a
–– Kryoplastie, perkutan-transluminal 8-836.ra
–– Laser-Angioplastie, perkutan-transluminal 8-836.2a
–– Lithoplastie, perkutan-transluminal 8-83c.ba
–– Rotationsatherektomie, perkutan-transluminal 8-83c.fa
–– Rotationsthrombektomie, perkutan-transluminal 8-836.pa
–– Scoring-balloon, perkutan-transluminal 8-836.1a
– Gefäßprothese, Arterie
–– Endarteriektomie 5-381.67
–– Thrombendarteriektomie 5-381.67
– Pleura, Resektion
–– offen 5-344.0♦
–– thorakoskopisch 5-344.3♦ ►

Viszeral *(Forts.)*
– Pleurektomie, subtotal, offen 5-344.11♦
– und parietal kombiniert, Pleurektomie, subtotal
–– offen 5-344.13♦
–– thorakoskopisch 5-344.43♦
Vitrektomie – s.a. Pars-plana-Vitrektomie
– transkonjunktival, nahtlos, mit Einmalinstrument *[nur Zusatzkode!]* 5-159.4
– vordere
–– mit
––– Glaskörperersatz, durch
–––– Elektrolytlösung 5-159.00♦
–––– Medikamente 5-159.06♦
––– Silikonölentfernung 5-159.05♦
–– über Pars plana, mit
––– Glaskörperersatz, durch
–––– Elektrolytlösung 5-158.00♦
–––– Gas 5-158.02♦
–––– Luft 5-158.01♦
–––– Silikonölimplantation 5-158.03♦
––– Silikonölentfernung 5-158.05♦
Volanesorsen, Applikation, parenteral 6-00c.m
Vollblut
– Massentransfusion 8-800.1
– Transfusion
–– 1–5 TE 8-800.0
–– mehr als 5 TE 8-800.1
Vollhaut
– Entnahme
–– Axilla 5-901.16♦
––– bei Verbrennung und Verätzung 5-924.16♦
–– Bauchregion 5-901.1b
––– bei Verbrennung und Verätzung 5-924.1b
–– Brustwand 5-901.1a
––– bei Verbrennung und Verätzung 5-924.1a
–– Dammregion, bei Verbrennung und Verätzung 5-924.1m
–– Ellenbogen, bei Verbrennung und Verätzung 5-924.17♦
–– Fuß 5-901.1g♦
–– Genitalregion 5-901.1c
––– bei Verbrennung und Verätzung 5-924.1c
–– Gesäß 5-901.1d
––– bei Verbrennung und Verätzung 5-924.1d
–– Hals 5-901.15
––– bei Verbrennung und Verätzung 5-924.15
–– Hand 5-901.19♦
–– Knie 5-901.1e♦
––– bei Verbrennung und Verätzung 5-924.1e♦
–– Kopf 5-901.14
–– Kopfhaut, behaart, bei Verbrennung und Verätzung 5-924.1h
–– Leistenregion 5-901.1c
––– bei Verbrennung und Verätzung 5-924.1c
–– Lippe 5-901.10
–– Oberarm 5-901.17♦
––– bei Verbrennung und Verätzung 5-924.17♦
–– Oberschenkel 5-901.1e♦
––– bei Verbrennung und Verätzung 5-924.1e♦
–– Ohrmuschelrückseite 5-901.14
–– retroaurikulär 5-901.14 ►
~~~~~

Vollhaut *(Forts.)*
~ Entnahme *(Forts.)*
-- Rücken 5-901.1a
--- bei Verbrennung und Verätzung 5-924.1j
-- Schulter 5-901.16♦
--- bei Verbrennung und Verätzung 5-924.16♦
-- Skrotum, bei Verbrennung und Verätzung 5-924.1k
-- Unterarm 5-901.18♦
--- bei Verbrennung und Verätzung 5-924.18♦
-- Unterschenkel 5-901.1f♦
--- bei Verbrennung und Verätzung 5-924.1f♦
– Transplantation
-- Augenlid, bei Verbrennung und Verätzung 5-925.23♦
-- Axilla
--- bei Verbrennung und Verätzung 5-925.26♦
--- frei
---- großflächig 5-902.66♦
---- kleinflächig 5-902.26♦
-- Bauchregion
--- bei Verbrennung und Verätzung 5-925.2b
--- frei
---- großflächig 5-902.6b
---- kleinflächig 5-902.2b
-- bei Rekonstruktion, Mamma, plastisch 5-885.2♦
-- Brustwand
--- bei Verbrennung und Verätzung 5-925.2a
--- frei
---- großflächig 5-902.6a
---- kleinflächig 5-902.2a
-- Dammregion, bei Verbrennung und Verätzung 5-925.2m
-- Ellenbogen
--- bei Verbrennung und Verätzung 5-925.27♦
--- frei
---- großflächig 5-902.67♦
---- kleinflächig 5-902.27♦
-- Fuß
--- bei Verbrennung und Verätzung 5-925.2g♦
--- frei
---- großflächig 5-902.6g♦
---- kleinflächig 5-902.2g♦
-- Genitalregion
--- bei Verbrennung und Verätzung 5-925.2c
--- frei
---- großflächig 5-902.6c
---- kleinflächig 5-902.2c
-- Gesäß
--- bei Verbrennung und Verätzung 5-925.2d
--- frei
---- großflächig 5-902.6d
---- kleinflächig 5-902.2d
-- Hals
--- bei Verbrennung und Verätzung 5-925.25
--- frei
---- großflächig 5-902.65
---- kleinflächig 5-902.25 ►

Vollhaut *(Forts.)*
~ Transplantation *(Forts.)*
-- Hand
--- bei Verbrennung und Verätzung 5-925.29♦
--- frei
---- großflächig 5-902.69♦
---- kleinflächig 5-902.29♦
-- Knie
--- bei Verbrennung und Verätzung 5-925.2e♦
--- frei
---- großflächig 5-902.6e♦
---- kleinflächig 5-902.2e♦
-- Kopf
--- bei Verbrennung und Verätzung 5-925.24
--- frei
---- großflächig 5-902.64
---- kleinflächig 5-902.24
-- Kopfhaut, behaart, bei Verbrennung und Verätzung 5-925.2h
-- Leistenregion
--- bei Verbrennung und Verätzung 5-925.2c
--- frei
---- großflächig 5-902.6c
---- kleinflächig 5-902.2c
-- Lippe
--- bei Verbrennung und Verätzung 5-925.20
--- frei
---- großflächig 5-902.60
---- kleinflächig 5-902.20
-- Nase, bei Verbrennung und Verätzung 5-925.21
-- Oberarm
--- bei Verbrennung und Verätzung 5-925.27♦
--- frei
---- großflächig 5-902.67♦
---- kleinflächig 5-902.27♦
-- Oberschenkel
--- bei Verbrennung und Verätzung 5-925.2e♦
--- frei
---- großflächig 5-902.6e♦
---- kleinflächig 5-902.2e♦
-- Ohr, bei Verbrennung und Verätzung 5-925.22♦
-- Rücken
--- bei Verbrennung und Verätzung 5-925.2j
--- frei
---- großflächig 5-902.6a
---- kleinflächig 5-902.2a
-- Schulter
--- bei Verbrennung und Verätzung 5-925.26♦
--- frei
---- großflächig 5-902.66♦
---- kleinflächig 5-902.26♦
-- Skrotum, bei Verbrennung und Verätzung 5-925.2k
-- Unterarm
--- bei Verbrennung und Verätzung 5-925.28♦
--- frei
---- großflächig 5-902.68♦
---- kleinflächig 5-902.28♦ ►

Vollhaut *(Forts.)*
~ Transplantation *(Forts.)*
–– Unterschenkel
––– bei Verbrennung und Verätzung 5-925.2f♦
––– frei
–––– großflächig 5-902.6f♦
–––– kleinflächig 5-902.2f♦
Vollkeramisch, Endoprothese *[nur Zusatzkode!]* 5-829.q
Vollständig – s. jeweiliger durchgeführter Eingriff
Vollwand, Exzision
– Dickdarm, endoskopisch 5-452.65
–– durch motorisierte Spiral-Endoskopie 5-452.b5
– Dünndarm, endoskopisch 5-451.75
–– durch motorisierte Spiral-Endoskopie 5-451.c4
– Magen, endoskopisch 5-433.25
– Rektum
–– lokal
––– endoskopisch 5-482.81
––– endoskopisch-mikrochirurgisch 5-482.82
––– peranal 5-482.80
–– Manschette, zirkulär
––– intraperitoneal, endoskopisch-mikrochirurgisch 5-482.a
––– peranal 5-482.90
–– Segment
––– endoskopisch 5-482.91
––– endoskopisch-mikrochirurgisch 5-482.92
––– intraperitoneal, endoskopisch-mikrochirurgisch 5-482.a
––– zirkulär
–––– intraperitoneal, endoskopisch-mikrochirurgisch 5-482.a
–––– peranal 5-482.90
–– semizirkulär, peranal, mit Stapler 5-482.b1
–– zirkulär
––– endoskopisch 5-482.91
––– endoskopisch-mikrochirurgisch 5-482.92
––– intraperitoneal, endoskopisch-mikrochirurgisch 5-482.a
––– peranal 5-482.90
–––– mit Stapler 5-482.b0
Volumen, Reduktion, Bandscheibe, perkutan 5-831.8
Volumencoil, zur selektiven Embolisation *[nur Zusatzkode!]* 8-83b.35
Volumenersatzmittel
– Einzelinfusion, beim Neugeborenen (1–5 Einheiten) 8-811.0
– Masseninfusion, beim Neugeborenen 8-811.1
Volumenimplantation, Strahler, entfernbar, in mehreren Ebenen, Brachytherapie, interstitiell, mit
– gepulster Dosisleistung 8-525.11
– hoher Dosisleistung 8-525.12
– niedriger Dosisleistung 8-525.10
Von-Willebrand-Faktor, Transfusion
– bis unter 500 Einheiten 8-810.d3 ►

Von-Willebrand-Faktor, Transfusion *(Forts.)*
– 500 bis unter 1.000 Einheiten 8-810.d4
– 1.000 bis unter 2.000 Einheiten 8-810.d5
– 2.000 bis unter 3.000 Einheiten 8-810.d6
– 3.000 bis unter 4.000 Einheiten 8-810.d7
– 4.000 bis unter 5.000 Einheiten 8-810.d8
– 5.000 bis unter 10.000 Einheiten 8-810.d9
– 10.000 bis unter 15.000 Einheiten 8-810.da
– 15.000 bis unter 20.000 Einheiten 8-810.db
– 20.000 bis unter 25.000 Einheiten 8-810.dc
– 25.000 bis unter 30.000 Einheiten 8-810.dd
– 30.000 bis unter 35.000 Einheiten 8-810.de
– 35.000 bis unter 40.000 Einheiten 8-810.df
– 40.000 bis unter 45.000 Einheiten 8-810.dg
– 45.000 bis unter 50.000 Einheiten 8-810.dh
– 50.000 bis unter 60.000 Einheiten 8-810.dj
– 60.000 bis unter 70.000 Einheiten 8-810.dk
– 70.000 bis unter 80.000 Einheiten 8-810.dm
– 80.000 bis unter 90.000 Einheiten 8-810.dn
– 90.000 bis unter 100.000 Einheiten 8-810.dp
– 100.000 bis unter 120.000 Einheiten 8-810.dr
– 120.000 bis unter 140.000 Einheiten 8-810.ds
– 140.000 bis unter 160.000 Einheiten 8-810.dt
– 160.000 bis unter 200.000 Einheiten 8-810.du
– 200.000 bis unter 240.000 Einheiten 8-810.dv
– 240.000 bis unter 280.000 Einheiten 8-810.dw
– 280.000 Einheiten oder mehr 8-810.dz
Vorbereitung
– Einführung, Stimulationselektrode, stereotaktisch, mit Implantation, Knochenanker, Schädel 5-029.f
– Ösophagusanastomose, sekundär, durch Elongation, Ösophagus 5-428.6
– zur Exstirpation, Uterus, durch Morcellieren, Uterus 5-681.4
Vordere – s. jeweiliger durchgeführter Eingriff
Vorderkammer, Entfernung, Pseudophakos 5-147.2♦
Vorderkammerlinse
– alloplastisch
–– Entfernung 5-147.2♦
–– Revision 5-147.0♦
– irisfixiert, Einführung
–– bei
––– Auge, phak 5-146.16♦
––– Entfernung, Linse, luxiert, aus Glaskörper 5-145.26♦
––– Extraktion
–––– intrakapsulär, Linse, über Zugang, sklerokorneal 5-143.06♦
–––– Linse, über Pars plana 5-145.06♦
––– Wechsel, Linse, alloplastisch 5-146.26♦
–– sekundär, bei Auge, aphak 5-146.06♦
– kammerwinkelgestützt, Einführung
–– bei
––– Auge, phak 5-146.15♦
––– Entfernung, Linse, luxiert, aus Glaskörper 5-145.25♦
––– Extraktion, Linse
–––– intrakapsulär, über Zugang
––––– korneal 5-143.15♦ ►

Vorderkammerlinse *(Forts.)*
~ kammerwinkelgestützt, Einführung *(Forts.)*
~~ bei *(Forts.)*
~~~ Extraktion, Linse *(Forts.)*
~~~~ intrakapsulär, über Zugang *(Forts.)*
----- sklero-korneal 5-143.05♦
---- über Pars plana 5-145.05♦
--- Wechsel, Linse, alloplastisch 5-146.25♦
-- sekundär, bei Auge, aphak 5-146.05♦
Vorderwand
- mit Hinterwand, Stirnhöhle, Fraktur, Reposition, offen 5-767.4
- Stirnhöhle
-- Impressionsfraktur, Hebung 5-767.2
-- Reposition, endoskopisch 5-767.1
- Vagina, Plastik
-- mit alloplastischem Material 5-704.01
-- ohne alloplastisches Material 5-704.00
Voretigen Neparvovec, Applikation, subretinal 6-00b.p
Vorfuß
- Amputation 5-865.4♦
-- nach Chopart 5-865.4♦
- Entfernung, Endoprothese 5-827.7♦
- Implantation, Endoprothese 5-826.2♦
- Wechsel, Endoprothese 5-827.3♦
Vorgeburtlich, Eröffnung
- Foramen ovale 5-755.4
- Herzklappe 5-755.3
Vorhof
- Aneurysmaresektion 5-373.3
- Exzision, Gewebe 5-373.0
- gemeinsam, Mapping, kardial 1-268.2
- links
-- Kryoablation, bei Herzrhythmusstörungen 8-835.a3
-- Laserablation, bei Herzrhythmusstörungen 8-835.43
-- Mapping, kardial 1-268.1
-- Mikrowellenablation, bei Herzrhythmusstörungen 8-835.43
-- Radiofrequenzablation
--- gekühlt, bei Herzrhythmusstörungen 8-835.33
--- konventionell, bei Herzrhythmusstörungen 8-835.23
--- phasenverschoben, bipolar, bei Herzrhythmusstörungen 8-835.b3
-- Ultraschallablation, bei Herzrhythmusstörungen 8-835.43
- Myxom, Entfernung 5-373.0
- rechts
-- Kryoablation, bei Herzrhythmusstörungen 8-835.a0
-- Laserablation, bei Herzrhythmusstörungen 8-835.40
-- Mapping, kardial 1-268.0
-- Mikrowellenablation, bei Herzrhythmusstörungen 8-835.40 ►

Vorhof *(Forts.)*
~ rechts *(Forts.)*
-- Radiofrequenzablation
--- gekühlt, bei Herzrhythmusstörungen 8-835.30
--- konventionell, bei Herzrhythmusstörungen 8-835.20
--- phasenverschoben, bipolar, bei Herzrhythmusstörungen 8-835.b0
-- Ultraschallablation, bei Herzrhythmusstörungen 8-835.40
- Reizleitungssystem, Destruktion, Gewebe 5-373.7
- Resektion, bei
-- Manschettenpleuropneumonektomie 5-328.43
-- Manschettenpneumonektomie 5-328.13
-- Pleuropneumonektomie 5-328.33
--- mit Resektion, Lunge, gegenseitig 5-328.53
-- Pneumonektomie 5-328.03
--- mit Resektion, Lunge, gegenseitig 5-328.23
Vorhofseptum, Sondierung, bei Linksherz-Katheteruntersuchung, transseptal 1-274.3
Vorhofseptumdefekt
- angeboren, Verschluss 5-356.0
-- partiell 5-356.1
-- total 5-356.2
- erworben, Verschluss 5-374.7
- Herstellung, perkutan-transluminal
-- mit Einlage eines Implantates 8-837.b3
-- ohne Einlage eines Implantates 8-837.b2
- Vergrößerung, perkutan-transluminal 8-837.c0
- Verschluss, perkutan-transluminal 8-837.d0
Voriconazol, Applikation
- oral
-- 1,00 g bis unter 1,75 g, bei Patienten unter 15 Jahren 6-002.50
-- 1,75 g bis unter 2,50 g, bei Patienten unter 15 Jahren 6-002.51
-- 2,50 g bis unter 3,50 g 6-002.52
-- 3,50 g bis unter 4,50 g 6-002.53
-- 4,50 g bis unter 6,50 g 6-002.54
-- 6,50 g bis unter 8,50 g 6-002.55
-- 8,50 g bis unter 10,50 g 6-002.56
-- 10,50 g bis unter 15,50 g 6-002.57
-- 15,50 g bis unter 20,50 g 6-002.58
-- 20,50 g bis unter 25,50 g 6-002.59
-- 25,50 g bis unter 30,50 g 6-002.5a
-- 30,50 g bis unter 35,50 g 6-002.5c
-- 35,50 g bis unter 40,50 g 6-002.5d
-- 40,50 g bis unter 45,50 g 6-002.5e
-- 45,50 g oder mehr 6-002.5f
- parenteral
-- 0,4 g bis unter 0,6 g, bei Patienten unter 10 Jahren 6-002.r0
-- 0,6 g bis unter 0,8 g, bei Patienten unter 10 Jahren 6-002.r1
-- 0,8 g bis unter 1,2 g 6-002.r2
-- 1,2 g bis unter 1,6 g 6-002.r3
-- 1,6 g bis unter 2,0 g 6-002.r4
-- 2,0 g bis unter 2,4 g 6-002.r5
-- 2,4 g bis unter 3,2 g 6-002.r6 ►

Voriconazol, Applikation *(Forts.)*
~ parenteral *(Forts.)*
-- 3,2 g bis unter 4,0 g 6-002.r7
-- 4,0 g bis unter 4,8 g 6-002.r8
-- 4,8 g bis unter 5,6 g 6-002.r9
-- 5,6 g bis unter 6,4 g 6-002.ra
-- 6,4 g bis unter 7,2 g 6-002.rb
-- 7,2 g bis unter 8,8 g 6-002.rc
-- 8,8 g bis unter 10,4 g 6-002.rd
-- 10,4 g bis unter 12,0 g 6-002.re
-- 12,0 g bis unter 13,6 g 6-002.rf
-- 13,6 g bis unter 16,8 g 6-002.rg
-- 16,8 g bis unter 20,0 g 6-002.rh
-- 20,0 g bis unter 23,2 g 6-002.rj
-- 23,2 g bis unter 26,4 g 6-002.rk
-- 26,4 g bis unter 32,8 g 6-002.rm
-- 32,8 g bis unter 39,2 g 6-002.rn
-- 39,2 g bis unter 45,6 g 6-002.rp
-- 45,6 g bis unter 52,0 g 6-002.rq
-- 52,0 g bis unter 64,8 g 6-002.rr
-- 64,8 g bis unter 77,6 g 6-002.rs
-- 77,6 g bis unter 90,4 g 6-002.rt
-- 90,4 g oder mehr 6-002.ru
Vorinostat, Applikation, oral 6-005.h
Vorlagerung, Augenmuskel
– gerade, verstärkend 5-10a.2♦
– schräg, verstärkend 5-10f.2♦
Vorpostenfalte, Abtragung 5-490.1
Vorverlagert, Teil, Abtragung, Enterostoma
– Ileum 5-464.32
– Kolon 5-464.33
Vorverlagerung
– V. basilica, als selbständiger Eingriff 5-392.70
– V. cephalica, als selbständiger Eingriff 5-392.71
Vorzeitig, Abbruch, Operation (Eingriff nicht komplett durchgeführt) *[nur Zusatzkode!]* 5-995
VSD – s. Ventrikelseptumdefekt
Vulva
– Biopsie 1-470.5
-- mit Steuerung durch bildgebende Verfahren 1-474.5
-- perkutan 1-470.5
--- mit Steuerung durch bildgebende Verfahren 1-474.5
– Elektrokoagulation 5-712.11
– Entfernung, komplett 5-714.5
– Entleerung, Hämatom, postpartal 5-759.1
– Exzision
-- weniger als 90° 5-712.0
-- unter Mitnahme der Haut des Perineums 5-712.0
-- weniger als ein Viertel 5-712.0
– Fistelverschluss 5-716.5
– Fremdkörperentfernung, ohne Inzision 8-101.8
– Gewebe
-- Exzision 5-712.0
-- Kauterisation 5-712.10
– Haut
-- erkrankt, Exzision 5-712.0 ►
Vulva *(Forts.)*
~ Haut *(Forts.)*
-- Inzision 5-710
– Inzision 5-710
– Kryokoagulation 5-712.13
– Labien, Adhäsiolyse 5-718.0
– Laserkoagulation 5-712.12
– Laservaporisation 5-712.12
– Nadelbiopsie 1-470.5
-- perkutan 1-470.5
– Naht
-- nach Verletzung 5-716.0
-- Perineum, Haut 5-758.3
--- und Muskulatur 5-758.4
---- Sphincter ani
----- nach Ruptur, post partum 5-758.5
----- Rektum, nach Ruptur, post partum 5-758.6
– Rekonstruktion, mikrochirurgisch, plastisch, bei kongenitalen Fehlbildung 5-716.2
– Tumorexstirpation 5-712.0
– und Perineum, Rekonstruktion, plastisch 5-716.1
Vulvektomie
– En-bloc-, mit inguinaler und femoraler Lymphadenektomie
-- mit Entfernung der Haut der Inguinalfalte 5-714.61
-- ohne Entfernung der Haut der Inguinalfalte 5-714.60
– partiell, mit Entfernung, Vulva
-- 90° bis weniger als 180° 5-714.40
-- 180° oder mehr 5-714.41
-- ein Viertel bis weniger als der Hälfte 5-714.40
-- mindestens die Hälfte 5-714.41
– total 5-714.5
-- mit Entfernung, Vulva, 360° 5-714.5
Vv. hepaticae
– Ballonangioplastie, offen 5-380.9j 8-836.0a
– Embolektomie 5-380.9j
– Entnahme, Transplantat 5-386.9j
– Exzision 5-386.9j
– Fremdkörperentfernung 5-380.9j
– Gefäßersatz 5-383.9j
– Inzision 5-380.9j
– Ligatur 5-389.9j
– Naht 5-388.9j
– Patchplastik 5-395.9j
– Rekonstruktion, plastisch 5-397.9j
– Resektion
-- mit Reanastomosierung 5-382.9j
-- und Ersatz 5-383.9j
– Thrombektomie 5-380.9j
– Verschluss, operativ 5-389.9j
Vv. perforantes
– Diszision, endoskopisch 5-385.5♦
-- mit Fasziotomie, als selbständiger Eingriff 5-385.6♦
– Unterbindung, transkutan 5-385.4♦

Vv. saphenae magnae et parvae
– Crossektomie 5-385.84♦
–– isoliert 5-385.84♦
– Exhairese, als selbständiger Eingriff 5-385.94♦
– Rezidivcrossektomie 5-385.d2♦
–– isoliert 5-385.d2♦
– Stripping, mit Crossektomie 5-385.74♦
VY-Plastik – s.a. Transpositionsplastik
– bei
–– Ektropium 5-093.5♦
–– Rekonstruktion, Epikanthusfalte, plastisch 5-092.40♦
– zur Rekonstruktion, Sinus pilonidalis, plastisch 5-897.11
VZV – s. Varicella-Zoster-Virus

– W –

W-Plastik, lokal
– Augenlid, bei Verbrennung und Verätzung 5-926.53♦
– Axilla, bei Verbrennung und Verätzung 5-926.56♦
– Bauchregion, bei Verbrennung und Verätzung 5-926.5b
– Brustwand, bei Verbrennung und Verätzung 5-926.5a
– Dammregion, bei Verbrennung und Verätzung 5-926.5m
– Ellenbogen, bei Verbrennung und Verätzung 5-926.57♦
– Fuß, bei Verbrennung und Verätzung 5-926.5g♦
– Genitalregion, bei Verbrennung und Verätzung 5-926.5c
– Gesäß, bei Verbrennung und Verätzung 5-926.5d
– großflächig
–– Axilla 5-903.b6♦
–– Bauchregion 5-903.bb
–– Brustwand 5-903.ba
–– Ellenbogen 5-903.b7♦
–– Fuß 5-903.bg♦
–– Genitalregion 5-903.bc
–– Gesäß 5-903.bd
–– Hals 5-903.b5
–– Hand 5-903.b9♦
–– Knie 5-903.be♦
–– Kopf 5-903.b4
–– Leistenregion 5-903.bc
–– Lippe 5-903.b0
–– Oberarm 5-903.b7♦
–– Oberschenkel 5-903.be♦
–– Rücken 5-903.ba
–– Schulter 5-903.b6♦
–– Unterarm 5-903.b8♦
–– Unterschenkel 5-903.bf♦
– Hals, bei Verbrennung und Verätzung 5-926.55
– Hand, bei Verbrennung und Verätzung 5-926.59♦
– kleinflächig
–– Axilla 5-903.a6♦
–– Bauchregion 5-903.ab
–– Brustwand 5-903.aa
–– Ellenbogen 5-903.a7♦
–– Fuß 5-903.ag♦
–– Genitalregion 5-903.ac
–– Gesäß 5-903.ad
–– Hals 5-903.a5
–– Hand 5-903.a9♦
–– Knie 5-903.ae♦
–– Kopf 5-903.a4
–– Leistenregion 5-903.ac
–– Lippe 5-903.a0
–– Oberarm 5-903.a7♦ ►

W-Plastik, lokal *(Forts.)*
~ kleinflächig *(Forts.)*
–– Oberschenkel 5-903.ae♦
–– Rücken 5-903.aa
–– Schulter 5-903.a6♦
–– Unterarm 5-903.a8♦
–– Unterschenkel 5-903.af♦
– Knie, bei Verbrennung und Verätzung 5-926.5e♦
– Kopf, bei Verbrennung und Verätzung 5-926.54
– Kopfhaut, behaart, bei Verbrennung und Verätzung 5-926.5h
– Leistenregion, bei Verbrennung und Verätzung 5-926.5c
– Lippe, bei Verbrennung und Verätzung 5-926.50
– Nase, bei Verbrennung und Verätzung 5-926.51
– Oberarm, bei Verbrennung und Verätzung 5-926.57♦
– Oberschenkel, bei Verbrennung und Verätzung 5-926.5e♦
– Ohr, bei Verbrennung und Verätzung 5-926.52♦
– Rücken, bei Verbrennung und Verätzung 5-926.5j
– Schulter, bei Verbrennung und Verätzung 5-926.56♦
– Skrotum, bei Verbrennung und Verätzung 5-926.5k
– Unterarm, bei Verbrennung und Verätzung 5-926.58♦
– Unterschenkel, bei Verbrennung und Verätzung 5-926.5f♦
Wachbleibetest, multipel 1-795
Wacheingriff
– bis 4 Stunden, mit Sprachmonitoring, mit Elektrode, kortikal, weniger als 8, und Potentiale, evoziert 8-925.03
– mehr als
–– 4 Stunden bis 8 Stunden, mit Sprachmonitoring, mit Elektrode, kortikal, weniger als 8, und Potentiale, evoziert 8-925.23
–– 8 Stunden bis 12 Stunden, mit Sprachmonitoring, mit Elektrode, kortikal, weniger als 8, und Potentiale, evoziert 8-925.33
–– 12 Stunden, mit Sprachmonitoring, mit Elektrode, kortikal, weniger als 8, und Potentiale, evoziert 8-925.43
– mit Sprachmonitoring
–– bis 4 Stunden, mit
––– Elektrode, kortikal
–––– weniger als 8 8-925.02
–––– 8 oder mehr 8-925.04
––– Potentiale, evoziert 8-925.01
––– Stimulationselektrode 8-925.00
–– mehr als
––– 4 Stunden bis 8 Stunden, mit
–––– Elektrode, kortikal
––––– weniger als 8 8-925.22 ►

Wacheingriff *(Forts.)*
~ mit Sprachmonitoring *(Forts.)*
~~ mehr als *(Forts.)*
~~~ 4 Stunden bis 8 Stunden mit *(Forts.)*
~~~~ Elektrode, kortikal *(Forts.)*
----- 8 oder mehr 8-925.24
---- Potentiale, evoziert 8-925.21
---- Stimulationselektrode 8-925.20
--- 8 Stunden bis 12 Stunden, mit
---- Elektrode, kortikal
----- weniger als 8 8-925.32
----- 8 oder mehr 8-925.34
---- Potentiale, evoziert 8-925.31
---- Stimulationselektrode 8-925.30
--- 12 Stunden, mit
---- Elektrode, kortikal
----- weniger als 8 8-925.42
----- 8 oder mehr 8-925.44
---- Potentiale, evoziert 8-925.41
---- Stimulationselektrode 8-925.40
Wachstumslenkend, Epiphyseodese, durch
- Klammer, Formgedächtnislegierung
-- 1 5-838.c0
-- 2 5-838.c1
-- 3 5-838.c2
-- 4 5-838.c3
-- 5 5-838.c4
-- 6 5-838.c5
-- 7 5-838.c6
-- 8 5-838.c7
-- 9 5-838.c8
-- 10 5-838.c9
-- 11 5-838.ca
-- 12 5-838.cb
-- 13 oder mehr 5-838.cc
- Shape Memory Alloy Staple
-- 1 5-838.c0
-- 2 5-838.c1
-- 3 5-838.c2
-- 4 5-838.c3
-- 5 5-838.c4
-- 6 5-838.c5
-- 7 5-838.c6
-- 8 5-838.c7
-- 9 5-838.c8
-- 10 5-838.c9
-- 11 5-838.ca
-- 12 5-838.cb
-- 13 oder mehr 5-838.cc
- SMA-Staple
-- 1 5-838.c0
-- 2 5-838.c1
-- 3 5-838.c2
-- 4 5-838.c3
-- 5 5-838.c4
-- 6 5-838.c5
-- 7 5-838.c6
-- 8 5-838.c7
-- 9 5-838.c8
-- 10 5-838.c9
-- 11 5-838.ca ►

Wachstumslenkend, Epiphyseodese, durch *(Forts.)*
~ SMA-Staple *(Forts.)*
-- 12 5-838.cb
-- 13 oder mehr 5-838.cc
Wachstumsstent
- gecovert, Implantation, perkutan-transluminal
-- A. pulmonalis 8-838.m0
-- Kollateralgefäß, aortopulmonal 8-838.m2
-- künstlich
--- Gefäß, Lungenkreislauf 8-838.m5
--- Shunt, aortopulmonal 8-838.m4
-- Malformation, Gefäß, Lungenkreislauf, 1 8-838.m3
-- V. pulmonalis 8-838.m1♦
- Implantation, perkutan-transluminal 8-847
- ungecovert, Implantation, perkutan-transluminal
-- A. pulmonalis 8-838.k0
-- Kollateralgefäß, aortopulmonal 8-838.k2
-- künstlich
--- Gefäß, Lungenkreislauf 8-838.k5
--- Shunt, aortopulmonal 8-838.k4
-- Malformation, Gefäß, Lungenkreislauf, 1 8-838.k3
-- V. pulmonalis 8-838.k1♦
Wange
- Elektrochemotherapie 5-273.95
- Elektrokoagulation 5-273.90
- Entnahme, Schleimhauttransplantat 5-242.6
- Epithese, Herstellung, und Anpassung, mit
-- Implantat-Fixation 8-221.x♦
-- Klebe- oder Brillen-Fixation 8-220.x♦
- Exzision
-- lokal 5-273.4♦
-- partiell 5-273.7♦
- Fremdkörperentfernung, von außen 5-270.3♦
- Kryokoagulation 5-273.93
- Laserkoagulation 5-273.91
- photodynamische Therapie 5-273.94
- Resektion
-- mit
--- Mandibulotomie, temporär, mit Rekonstruktion, mit
---- Fernlappen, gestielt 5-278.13♦
---- Lappen
----- gestielt, und mikrovaskulär-anastomosiert 5-278.15♦
----- regional, gestielt 5-278.10♦
---- Transplantat
----- mikrovaskulär-anastomosiert, frei 5-278.12♦
------ 2 5-278.14♦
----- nicht-vaskularisiert 5-278.11♦
--- Teilresektion
---- Mandibula, mit Kontinuitätsdurchtrennung, mit Rekonstruktion, mit
----- Fernlappen, gestielt 5-278.33♦
----- Lappen, gestielt
------ regional 5-278.30♦
------ und mikrovaskulär-anastomosiert 5-278.35♦ ►

W

Wange *(Forts.)*
~ Resektion *(Forts.)*
~~ mit *(Forts.)*
~~~ Teilresektion *(Forts.)*
~~~~ Mandibula, mit Kontinuitätsdurchtrennung, mit Rekonstruktion, mit *(Forts.)*
----- Transplantat
------ mikrovaskulär-anastomosiert, frei 5-278.32♦
------- 2 5-278.34♦
------ nicht-vaskularisiert 5-278.31♦
---- Maxilla, mit Rekonstruktion, mit
----- Fernlappen, gestielt 5-278.43♦
----- Lappen, gestielt
------ regional 5-278.40♦
------ und mikrovaskulär-anastomosiert 5-278.45♦
----- Transplantat
------ mikrovaskulär-anastomosiert, frei 5-278.42♦
------- 2 5-278.44♦
------ nicht-vaskularisiert 5-278.41♦
-- transoral, mit Rekonstruktion, mit
--- Fernlappen, gestielt 5-278.03♦
--- Lappen, gestielt
---- regional 5-278.00♦
---- und mikrovaskulär-anastomosiert 5-278.05♦
--- Transplantat
---- mikrovaskulär-anastomosiert, frei 5-278.02♦
----- 2 5-278.04♦
---- nicht-vaskularisiert 5-278.01♦
- Rotationsplastik, zur Rekonstruktion, Augenlid 5-096.40♦
- Thermokoagulation 5-273.92
- und Mandibula, partiell, Resektion, ohne Kontinuitätsdurchtrennung, mit Rekonstruktion, mit
-- Fernlappen, gestielt 5-278.23♦
-- Lappen, gestielt
--- regional 5-278.20♦
--- und mikrovaskulär-anastomosiert 5-278.25♦
-- Transplantat
--- mikrovaskulär-anastomosiert, frei 5-278.22♦
---- 2 5-278.24♦
--- nicht-vaskularisiert 5-278.21♦
- Zystenexzision 5-273.4♦

Wangenbereich
- Inzision, mit Drainage, äußere 5-270.3♦
- Logenabszessinzision 5-270.3♦

Wangenschleimhaut, Biopsie, ohne Inzision 1-420.5

Warzenhof, Rekonstruktion, Brustwarze, plastisch 5-882.8♦

Wasserdampfablation, zur Destruktion, Gewebe, Prostata, transurethral 5-601.32

Waterston-Cooley, Anastomose – s.a. Anastomose, Aorta, zur A. pulmonalis dextra, als Links-Rechts-Shunt 5-390.1

Weaning, bei maschineller Beatmung
- nicht auf Beatmungsentwöhnungs-Einheit über mindestens
-- 1 bis höchstens 2 Behandlungstage 8-718.70
-- 3 bis höchstens 5 Behandlungstage 8-718.71
-- 6 bis höchstens 10 Behandlungstage 8-718.72
-- 11 bis höchstens 20 Behandlungstage 8-718.73
-- 21 bis höchstens 40 Behandlungstage 8-718.74
-- 41 bis höchstens 75 Behandlungstage 8-718.75
-- 76 Behandlungstage 8-718.76

Weaning, prolongiert, bei maschineller Beatmung
- auf nicht-spezialisierter intensivmedizinischer Beatmungsentwöhnungs-Einheit über mindestens
-- 1 bis höchstens 2 Behandlungstage 8-718.90
-- 3 bis höchstens 5 Behandlungstage 8-718.91
-- 6 bis höchstens 10 Behandlungstage 8-718.92
-- 11 bis höchstens 20 Behandlungstage 8-718.93
-- 21 bis höchstens 40 Behandlungstage 8-718.94
-- 41 bis höchstens 75 Behandlungstage 8-718.95
-- 76 Behandlungstage 8-718.96
- auf spezialisierter intensivmedizinischer Beatmungsentwöhnungs-Einheit über mindestens
-- 1 bis höchstens 2 Behandlungstage 8-718.80
-- 3 bis höchstens 5 Behandlungstage 8-718.81
-- 6 bis höchstens 10 Behandlungstage 8-718.82
-- 11 bis höchstens 20 Behandlungstage 8-718.83
-- 21 bis höchstens 40 Behandlungstage 8-718.84
-- 41 bis höchstens 75 Behandlungstage 8-718.85
-- 76 Behandlungstage 8-718.86

Wechsel
- Abstandshalter 5-829.f
- Aggregat
-- Defibrillator, mit
--- Einkammer-Stimulation
---- mit atrialer Detektion 5-378.5d
---- ohne atriale Detektion 5-378.5c
--- Stimulation, biventrikulär
---- mit Vorhofelektrode 5-378.5f
---- ohne Vorhofelektrode 5-378.5e
--- subkutaner Elektrode 5-378.5g
--- Zweikammer-Stimulation 5-378.55
-- Ereignis-Rekorder 5-378.57
-- Herzschrittmacher 5-378.50
--- mit
---- Einkammersystem 5-378.51
---- Zweikammersystem 5-378.52
---- Dreikammersystem
----- mit Vorhofelektrode 5-378.5b
----- ohne Vorhofelektrode 5-378.5a
---- Stimulation, biventrikulär
----- mit Vorhofelektrode 5-378.5b ►

Wechsel *(Forts.)*
~ Aggregat *(Forts.)*
~~ Herzschrittmacher 5-378.50 *(Forts.)*
~~~ mit *(Forts.)*
~~~~ Stimulation, biventrikulär *(Forts.)*
––––– ohne Vorhofelektrode 5-378.5a
–– und Sonde
––– Defibrillator, mit
–––– Einkammer-Stimulation
––––– mit atrialer Detektion 5-378.6d
––––– ohne atriale Detektion 5-378.6c
–––– Ereignis-Rekorder 5-378.67
–––– Stimulation, biventrikulär
––––– mit Vorhofelektrode 5-378.6f
––––– ohne Vorhofelektrode 5-378.6e
–––– subkutaner Elektrode 5-378.6g
–––– Zweikammer-Stimulation 5-378.65
––– Herzschrittmacher 5-378.60
–––– mit
––––– Einkammersystem 5-378.61
––––– Zweikammersystem 5-378.62
––––– Dreikammersystem
–––––– mit Vorhofelektrode 5-378.6b
–––––– ohne Vorhofelektrode 5-378.6a
––––– Stimulation, biventrikulär
–––––– mit Vorhofelektrode 5-378.6b
–––––– ohne Vorhofelektrode 5-378.6a
– Antireflux-Stimulationssystem, Ösophagus
–– Aggregat 5-429.s2
–– komplett 5-429.s0
–– Sonde 5-429.s1
– Antirefluxsystem, magnetisch
–– durch Umsteigen laparoskopisch – offen chirurgisch 5-429.p2
–– laparoskopisch 5-429.p1
–– offen 5-429.p0
– Aortenklappe
–– Kunstprothese, durch Gefäßprothese
––– biologisch, klappentragend 5-352.05
––– mechanisch, klappentragend 5-352.04
–– Kunststoffklappe, durch Xenotransplantat 5-352.01
–– mit Xenotransplantat, in
––– "mitwachsende Herzklappe" 5-352.08
––– dezellularisiertes Allotransplantat 5-352.08
–– Xenotransplantat, durch
––– ballonexpandierendes Xenotransplantat mit Fixierungsnähten 5-352.07
––– Gefäßprothese
–––– biologisch, klappentragend 5-352.05
–––– mechanisch, klappentragend 5-352.04
––– Kunststoffklappe 5-352.00
––– nahtfreies selbstexpandierendes Xenotransplantat 5-352.06
––– Xenotransplantat 5-352.03
– Arthrodesemodul, Kniegelenk
–– mit Wiederherstellung, Gelenkfunktion 5-823.h1♦
–– ohne Wiederherstellung, Gelenkfunktion 5-823.h0♦ ►

Wechsel *(Forts.)*
– Aufsteckkopf, Femurkopfprothese 5-821.18♦
– Ballon
–– Analsphinkter, künstlich 5-496.a2
–– zur adjustierbaren Kontinenztherapie, bei Harninkontinenz 5-596.73♦
– Batterie, Stimulationssystem, kabellos, kardial 5-378.5j
– Bifurkationsstent, bei Dilatation, bronchoskopisch, an Bronchus und Trachea 5-339.06
– Bio-Aortenklappe, durch Bio-Aortenklappe 5-352.03
– Cerclage, Auge 5-153.1♦
– Cuff, Analsphinkter, künstlich 5-496.a0
– Drainage, Gallengänge
–– durch Umsteigen laparoskopisch – offen chirurgisch 5-514.p2
–– laparoskopisch 5-514.p1
–– offen 5-514.p0
–– perkutan-transhepatisch 5-514.p3
– Drucksensor, interkostal, zur Detektion des Atemsignals 5-059.86
– Duokopfprothese, Hüftgelenk, in
–– Duokopfprothese
––– nicht-zementiert 5-821.f0♦
––– zementiert 5-821.f1♦
–– Langschaftprothese 5-821.f4♦
–– Sonderprothese 5-821.f4♦
–– Totalendoprothese
––– nicht-zementiert 5-821.f2♦
––– zementiert 5-821.f3♦
–– Tumorprothese 5-821.f4♦
– Einkanalstimulator
–– Nervensystem, peripher, nicht-wiederaufladbar, vollimplantierbar
––– mit Wechsel, Neurostimulationselektrode 5-059.c0
––– ohne Wechsel, Neurostimulationselektrode 5-059.d0
–– Nervensystem, peripher, wiederaufladbarer Akkumulator, vollimplantierbar
––– mit Wechsel, Neurostimulationselektrode 5-059.ce
––– ohne Wechsel, Neurostimulationselektrode 5-059.de
–– zur
––– epiduralen Rückenmarkstimulation, nicht-wiederaufladbar, vollimplantierbar
–––– mit Wechsel, Neurostimulationselektrode 5-039.e0
–––– ohne Wechsel, Neurostimulationselektrode 5-039.f0
––– Hirnstimulation, nicht-wiederaufladbar, vollimplantierbar
–––– mit Wechsel, Neurostimulationselektrode 5-028.90
–––– ohne Wechsel, Neurostimulationselektrode 5-028.a0 ►

Wechsel *(Forts.)*
~ Einkanalstimulator *(Forts.)*
~~ zur *(Forts.)*
––– Stimulation von Spinalganglien, nicht-wiederaufladbar, vollimplantierbar
–––– mit Wechsel, Neurostimulationselektrode 5-039.k0
–––– ohne Wechsel, Neurostimulationselektrode 5-039.m0
– Elektrode
–– energieempfangend, endokardial, Stimulationssystem, kabellos 5-378.7j
–– für ein System zur
––– Hypoglossusnerv-Stimulation 5-059.86
––– Phrenikusnerv-Stimulation 5-059.87
–– mehrere
––– intrazerebral, permanent, zur Dauerstimulation 5-014.93
––– permanent
–––– offen, zur epiduralen Dauerstimulation 5-039.37
–––– perkutan, zur epiduralen Dauerstimulation 5-039.35
–– perkutan, Nervensystem, peripher, zur Stimulation, mit Neurostimulator, extrakorporal 5-059.88
–– permanent
––– intrazerebral, zur Dauerstimulation 5-014.92
––– Nervensystem, peripher 5-059.82
––– offen, zur epiduralen Dauerstimulation 5-039.36
––– perkutan, zur epiduralen Dauerstimulation 5-039.34
–––– mit einem extrakorporalen Neurostimulator 5-039.39
–– Stimulator, Vagusnerv 5-059.84
––– kardial 5-059.84
–– subdural
––– bei Wechsel, Neurostimulator, zur Vorderwurzelstimulation 5-039.g
––– zur Vorderwurzelstimulation 5-039.8
–– zur Stimulation, Spinalganglien 5-039.j0
– Elektroden, mehrere
–– permanent, Nervensystem, peripher 5-059.83
–– zur Stimulation von Spinalganglien 5-039.j1
– Endoprothese
–– Bandscheibe 5-839.3
–– Daumensattelgelenk 5-825.d♦
–– femoral und tibial schaftverankert, Kniegelenk, in
––– Endoprothese, femoral und tibial schaftverankert
–––– nicht-zementiert, andere 5-823.k1♦
–––– teilzementiert, andere 5-823.k2♦
–––– zementiert, andere 5-823.k2♦
––– Prothese, typgleich 5-823.k0♦
––– Sonderprothese
–––– nicht-zementiert 5-823.k3♦
–––– teilzementiert 5-823.k4♦
–––– zementiert 5-823.k4♦
–– Fingergelenk 5-825.6♦ ►

Wechsel *(Forts.)*
~ Endoprothese *(Forts.)*
–– Fußwurzel 5-827.2♦
–– Handgelenk 5-825.5♦
–– Kniegelenk, mit erweiterter Beugefähigkeit, in
––– nicht-zementierte Sonderprothese 5-823.b7♦
––– teilzementierte Sonderprothese 5-823.b8♦
––– zementierte Sonderprothese 5-823.b8♦
–– mit erweiterter Beugefähigkeit, Kniegelenk, in Endoprothese
––– femoral und tibial schaftverankert
–––– nicht-zementiert 5-823.ba♦
–––– teilzementiert 5-823.bb♦
–––– zementiert 5-823.bb♦
––– mit erweiterter Beugefähigkeit
–––– teilzementiert 5-823.b9♦
–––– zementiert 5-823.b9♦
–– Sprunggelenk, in
––– nicht-zementierte Sprunggelenkendoprothese 5-827.10♦
––– zementierte Sprunggelenkendoprothese 5-827.11♦
–– Vorfuß 5-827.3♦
–– Zehe 5-827.3♦
– endoskopisch
–– Stent, ungecovert, selbstexpandierend, Gallengänge
––– 1 5-513.m0
––– 2 5-513.m1
––– 3 oder mehr 5-513.m2
–– Stent-Prothese, gecovert, selbstexpandierend, Gallengänge
––– 1 5-513.n0
––– 2 5-513.n1
––– 3 oder mehr 5-513.n2
– endovaskulär, Membranpumpe, pulsatil, mit integrierter Gegenpulsation, parakorporal, Ventrikel
–– links 8-839.b2
–– rechts 8-839.b3
– Ernährungssonde
–– duodenal
––– endoskopisch, über eine liegende PEG-Sonde 8-125.2
––– transnasal, endoskopisch 8-125.1
–– jejunal
––– endoskopisch, über eine liegende PEG-Sonde 8-125.2
––– transnasal, endoskopisch 8-125.1
–– transnasal
––– duodenal 8-125.0
––– jejunal 8-125.0
– Femurkopfprothese
–– in
––– Duokopfprothese 5-821.16♦
––– Femurkopfprothese
–––– nicht-zementiert 5-821.10♦
–––– zementiert 5-821.11♦
––– Hybrid-Totalendoprothese 5-821.14♦
––– Langschaftprothese 5-821.15♦
––– Sonderprothese 5-821.15♦ ►

Wechsel *(Forts.)*
~ Femurkopfprothese *(Forts.)*
~~ in *(Forts.)*
––– Totalendoprothese
–––– nicht-zementiert 5-821.12♦
–––– teilzementiert 5-821.14♦
–––– zementiert 5-821.13♦
––– Tumorprothese 5-821.15♦
–– schenkelhalserhaltend, in
––– Hybrid-Totalendoprothese 5-821.j1♦
––– Sonderprothese 5-821.j2♦
––– Totalendoprothese
–––– nicht-zementiert 5-821.j0♦
–––– zementiert 5-821.j1♦
– Gastrostimulator, nahrungsaufnahmegetriggert
–– mit Wechsel, Sonde
––– durch Umsteigen laparoskopisch – offen chirurgisch 5-449.n2
––– laparoskopisch 5-449.n1
––– offen 5-449.n0
–– ohne Wechsel, Sonde 5-449.n3
– Gastrostomiekatheter 8-123.0
– Gelenkendoprothese, komplex *[nur Zusatzkode!]* 5-829.b
– Gelenkersatz, endoprothetisch, ohne Bewegungsfunktion Kniegelenk
–– mit Wiederherstellung, Gelenkfunktion 5-823.h1♦
–– ohne Wiederherstellung Gelenkfunktion 5-823.h0♦
– Gelenkpfannenprothese, Hüftgelenk, in
–– Gelenkpfannenprothese
––– nicht-zementiert 5-821.20♦
–––– mit Wechsel, Aufsteckkopf 5-821.24♦
––– zementiert 5-821.22♦
–––– mit Wechsel, Aufsteckkopf 5-821.25♦
–– Hybrid-Totalendoprothese 5-821.28♦
–– Langschaftprothese 5-821.29♦
–– Sonderprothese 5-821.29♦
–– Totalendoprothese
––– nicht-zementiert 5-821.26♦
––– teilzementiert 5-821.28♦
––– zementiert 5-821.27♦
–– Tumorprothese 5-821.29♦
– Gesamtsystem, Herzunterstützungssystem, permanent, extraaortal 5-376.91
– Glenoidprothese 5-825.h♦
– Glenoidteil, Totalendoprothese, Schultergelenk 5-825.k0♦
– Hodenprothese 5-628.2♦
– Hörimplantat, mechanisch, aktiv 5-209.b♦
– Humeruskopfprothese
–– in Humeruskopfprothese 5-825.10♦
–– Schultergelenk, in
––– inverse Totalendoprothese 5-825.12♦
––– konventionelle Totalendoprothese 5-825.11♦
– Humerusteil, Totalendoprothese, Schultergelenk 5-825.k1♦
– Hybrid-Totalendoprothese, Hüftgelenk, in
–– Hybrid-Sonderprothese 5-821.53♦ ►

Wechsel *(Forts.)*
~ Hybrid-Totalendoprothese, Hüftgelenk, in *(Forts.)*
–– Hybrid-Totalendoprothese 5-821.52♦
–– Totalendoprothese
––– nicht-zementiert 5-821.50♦
––– zementiert 5-821.51♦
– Implantat
–– Beugesehne
––– Daumen 5-840.g2♦
––– Handgelenk 5-840.g0♦
––– Langfinger 5-840.g1♦
–– Diaphyse, bei Neubildung, bösartig *[nur Zusatzkode!]* 5-829.c
–– Keilbeinhöhle
––– medikamentefreisetzend, selbstexpandierend, bioresorbierbar 5-222.9♦
––– Mometasonfuroat-freisetzend, selbstexpandierend, bioresorbierbar 5-222.9♦
–– Kochlea 5-209.7♦
–– nicht-verankert, interpositionell, Kniegelenk 5-823.c♦
–– selbstexpandierend, intersphinktärer Raum 5-496.c1
–– Siebbein
––– medikamentefreisetzend, selbstexpandierend, bioresorbierbar 5-222.9♦
––– Mometasonfuroat-freisetzend, selbstexpandierend, bioresorbierbar 5-222.9♦
–– Stirnhöhle
––– medikamentefreisetzend, selbstexpandierend, bioresorbierbar 5-223.8♦
––– Mometasonfuroat-freisetzend, selbstexpandierend, bioresorbierbar 5-223.8♦
–– Strecksehne
––– Daumen 5-840.g5♦
––– Handgelenk 5-840.g3♦
––– Langfinger 5-840.g4♦
–– vaskulär in ein vaskuläres Transplantat 5-394.31
–– zur
––– DACI 5-209.g♦
––– Stimulation, Kochlea, akustisch, direkt 5-209.g♦
– Impulsgenerator, intrakardial 5-378.6h
– in
–– CAD-CAM-Prothese
––– bei
–––– angeborener Deformität *[nur Zusatzkode!]* 5-829.m
–––– erworbener Deformität *[nur Zusatzkode!]* 5-829.m
–––– knöcherner Defektsituation *[nur Zusatzkode!]* 5-829.m
––– ohne knöcherne Defektsituation, oder angeborene oder erworbene Deformität *[nur Zusatzkode!]* 5-829.p ►

Wechsel *(Forts.)*
~ in *(Forts.)*
-- Endoprothese, mit
--- Pfannenkomponente, modular
---- bei knöcherner Defektsituation *[nur Zusatzkode!]* 5-829.k0
----- mit
------ Knochenersatz *[nur Zusatzkode!]* 5-829.k0
------ Knochenteilersatz *[nur Zusatzkode!]* 5-829.k0
---- und Schaftkomponente, modular
----- mit einer dem Knochendefekt entsprechenden Länge und Dicke *[nur Zusatzkode!]* 5-829.k4
------ mit
------- Knochenersatz *[nur Zusatzkode!]* 5-829.k4
------- Knochenteilersatz *[nur Zusatzkode!]* 5-829.k4
----- ohne eine dem Knochendefekt entsprechende Länge und Dicke *[nur Zusatzkode!]* 5-829.k3
------ mit
------- Knochenersatz *[nur Zusatzkode!]* 5-829.k3
------- Knochenteilersatz *[nur Zusatzkode!]* 5-829.k3
--- Schaftkomponente, modular
---- mit einer dem Knochendefekt entsprechenden Länge und Dicke *[nur Zusatzkode!]* 5-829.k2
----- mit
------ Knochenersatz *[nur Zusatzkode!]* 5-829.k2
------ Knochenteilersatz *[nur Zusatzkode!]* 5-829.k2
---- ohne eine dem Knochendefekt entsprechende Länge und Dicke *[nur Zusatzkode!]* 5-829.k1
----- mit
------ Knochenersatz *[nur Zusatzkode!]* 5-829.k1
------ Knochenteilersatz *[nur Zusatzkode!]* 5-829.k1
-- Mega-Endoprothese
--- bei knöcherner Defektsituation *[nur Zusatzkode!]* 5-829.k2
---- mit
----- Knochenersatz *[nur Zusatzkode!]* 5-829.k2
----- Knochenteilersatz *[nur Zusatzkode!]* 5-829.k2
--- mit Pfannenkomponente, modular, bei knöcherner Defektsituation *[nur Zusatzkode!]* 5-829.k4
---- mit
----- Knochenersatz *[nur Zusatzkode!]* 5-829.k4
----- Knochenteilersatz *[nur Zusatzkode!]* 5-829.k4 ▶

Wechsel *(Forts.)*
~ in *(Forts.)*
-- patientenindividuell angefertigtes Implantat
--- bei
---- angeborener Deformität *[nur Zusatzkode!]* 5-829.m
---- erworbener Deformität *[nur Zusatzkode!]* 5-829.m
---- knöcherner Defektsituation *[nur Zusatzkode!]* 5-829.m
--- ohne knöcherne Defektsituation, oder angeborene oder erworbene Deformität *[nur Zusatzkode!]* 5-829.p
– Inlay
-- Endoprothese, Kniegelenk, mit erweiterter Beugefähigkeit 5-823.b0♦
-- Hüftgelenk, isoliert 5-821.2a♦
-- Kniegelenk
--- Oberflächenersatzprothese, bikondylär 5-823.27♦
--- Schlittenprothese, unikondylär 5-823.19♦
-- Teilgelenkersatzprothese, bikompartimentell 5-823.f0♦
– Intubation 8-701
– isoliert
-- Ballon
--- Penisprothese, hydraulisch 5-649.b3
--- Sphinkter, Harnblase, artifiziell 5-597.36
-- Cuff, Sphinkter, Harnblase, artifiziell
--- 1 5-597.34
--- 2 5-597.35
-- Hüftgelenk, Inlay, mit Wechsel, Aufsteckkopf 5-821.2b♦
-- Pumpe
--- Penisprothese, hydraulisch 5-649.b2
--- Sphinkter, Harnblase, artifiziell 5-597.33
-- Reservoir
--- Penisprothese, hydraulisch 5-649.b3
--- Sphinkter, Harnblase, artifiziell 5-597.36
-- Schwellkörperimplantat, Penisprothese, hydraulisch 5-649.b4
-- Sensor, Herzkammer, rechts, Stimulationssystem, Vagusnerv, kardial 5-059.e
-- Verbindungsleitung
--- Herzunterstützungssystem, extraaortal, permanent 5-376.92
--- und EKG-Elektrode, epikardial, Herzunterstützungssystem, extraaortal, permanent 5-376.93
-- Zylinder, Penisprothese, hydraulisch 5-649.b4
– Jejunostomiekatheter 8-124.0
– Katheter
-- Gefäß, zentralvenös 8-831.2
-- in A. pulmonalis 8-832.2
-- intrazerebral, zur intraventrikulären Infusion 5-014.a
-- peripher, zur Liquorableitung 5-024.2
-- permanent, zur
--- epiduralen Dauerinfusion 5-038.21 ▶

Wechsel *(Forts.)*
~ Katheter *(Forts.)*
~~ permanent, zur *(Forts.)*
––– intrathekalen
–––– Dauerinfusion 5-038.21
–––– und epiduralen Dauerinfusion 5-038.21
–– suprapubisch 8-133.0
–– temporär, zur intrathekalen und/oder epiduralen Testinfusion 5-038.20
–– zentral, zur Liquorableitung 5-024.1
– Katheterverweilsystem
–– Bauchraum 5-549.3
–– Leberarterie
––– perkutan 8-839.5
––– und Pfortader, zur Chemotherapie 5-506.1
–– Pfortader, perkutan 8-839.5
–– venös 5-399.5
– Kiefergelenkendoprothese, in
–– Gelenkkopfprothese 5-779.22♦
–– Totalendoprothese, mit Komponenten
––– CAD-CAM-gefertigt 5-779.21♦
––– vorgefertigt 5-779.20♦
– Klappensystem, endobronchial, endoskopisch, mit
–– 1 Ventil 5-339.50
–– 2 Ventilen 5-339.51
–– 3 Ventilen 5-339.52
–– 4 Ventilen 5-339.53
–– 5 Ventilen 5-339.55
–– 6 Ventilen 5-339.56
–– 7 Ventilen 5-339.57
–– 8 oder mehr Ventilen 5-339.58
– Knochenteilersatz 5-828.3
– Knochentotalersatz
–– Femur 5-828.40♦
–– Humerus 5-828.41♦
– Komponente, Analsphinkter
–– hydraulisch, künstlich
––– 2 5-496.a3
––– alle 5-496.a4
–– magnetisch, künstlich 5-496.a5
– Kreuzband, hinteres, arthroskopisch, mit autogener Patellarsehne 5-815.30♦
– Kreuzbandtransplantat
–– hinteres, arthroskopisch, mit
––– allogener Sehne 5-815.33♦
––– alloplastischem Bandersatz 5-815.32♦
––– sonstiger autogener Sehne 5-815.31♦
–– vorderes, arthroskopisch, mit
––– allogener Sehne 5-815.23♦
––– alloplastischem Bandersatz 5-815.22♦
––– autogener Patellarsehne 5-815.20♦
––– sonstiger autogener Sehne 5-815.21♦
– Kunstprothesen-Aortenklappe
–– durch
––– ballonexpandierendes Xenotransplantat mit Fixierungsnähten 5-352.07
––– Kunstprothese 5-352.02
––– nahtfreies selbstexpandierendes Xenotransplantat 5-352.06 ►

Wechsel *(Forts.)*
~ Kunstprothesen-Aortenklappe *(Forts.)*
–– in
––– "mitwachsende Herzklappe" 5-352.08
––– dezellularisiertes Allotransplantat 5-352.08
– Kunstprothesen-Mitralklappe, durch Kunstprothese 5-352.12
– Kunstprothesen-Pulmonalklappe
–– durch
––– biologische klappentragende Gefäßprothese 5-352.25
––– Kunstprothese 5-352.22
––– Xenotransplantat 5-352.21
–– in
––– "mitwachsende Herzklappe" 5-352.28
––– dezellularisiertes Allotransplantat 5-352.28
– Kunstprothesen-Trikuspidalklappe, durch
–– Kunstprothese 5-352.32
–– Xenotransplantat 5-352.31
– Kunststoffconduit, endoskopisch, zur biliodigestiven Diversion 5-469.q3
– Kurzschaft-Femurkopfprothese, in
–– Hybrid-Totalendoprothese 5-821.j1♦
–– Sonderprothese 5-821.j2♦
–– Totalendoprothese
––– nicht-zementiert 5-821.j0♦
––– zementiert 5-821.j1♦
– Langschaftprothese, Hüftgelenk, in
–– Hybrid-Totalendoprothese 5-821.62♦
–– Langschaftprothese 5-821.63♦
–– Totalendoprothese
––– nicht-zementiert 5-821.60♦
––– teilzementiert 5-821.62♦
––– zementiert 5-821.61♦
–– Tumorprothese 5-821.63♦
– laparoskopisch
–– Stent, ungecovert, selbstexpandierend, Gallengänge
––– 1 5-517.01
––– 2 5-517.11
––– 3 5-517.21
––– 4 oder mehr 5-517.31
–– Stent-Prothese, gecovert, selbstexpandierend, Gallengänge
––– 1 5-517.41
––– 2 5-517.51
––– 3 5-517.61
––– 4 oder mehr 5-517.71
– Larynx, künstlich 5-315.a
– Linse, alloplastisch, mit Einführung
–– Intraokularlinse
––– monofokal, als
–––– irisfixierte Hinterkammerlinse 5-146.2j♦
–––– kapselfixierte Hinterkammerlinse 5-146.2a♦
–––– sklerafixierte Hinterkammerlinse 5-146.2c♦
–––– sulkusfixierte Hinterkammerlinse 5-146.2b♦ ►

W

Wechsel *(Forts.)*
~ Linse, alloplastisch, mit Einführung *(Forts.)*
~~ Intraokularlinse *(Forts.)*
––– Sonderform, als
–––– irisfixierte Hinterkammerlinse 5-146.2k♦
–––– kapselfixierte Hinterkammerlinse 5-146.2e♦
–––– sklerafixierte Hinterkammerlinse 5-146.2g♦
–––– sulkusfixierte Hinterkammerlinse 5-146.2f♦
–– Vorderkammerlinse
––– irisfixiert 5-146.26♦
––– kammerwinkelgestützt 5-146.25♦
– Liquorableitung, komplett 5-024.3
– Liquorshuntsensor, telemetrisch *[nur Zusatzkode!]* 5-023.3
– Magenband
–– anpassbar
––– abdominal, offen 5-448.c0
––– durch Umsteigen laparoskopisch – offen chirurgisch 5-448.c3
––– laparoskopisch 5-448.c2
––– thorakal, offen 5-448.c1
–– nicht-anpassbar
––– abdominal, offen 5-448.b0
––– durch Umsteigen laparoskopisch – offen chirurgisch 5-448.b3
––– laparoskopisch 5-448.b2
––– thorakal, offen 5-448.b1
– Magenschrittmacher
–– mit Wechsel, Sonde
––– durch Umsteigen laparoskopisch – offen chirurgisch 5-449.n2
––– laparoskopisch 5-449.n1
––– offen 5-449.n0
–– ohne Wechsel, Sonde 5-449.n3
– Medikamentenpumpe
–– implantierbar
––– mit
–––– konstanter Flussrate 5-399.b0
–––– Okklusionsüberwachung, integriert, elektronisch 5-399.b2
––– programmierbar, mit kontinuierlicher Abgabe, bei variablem Tagesprofil 5-399.b1
–– vollimplantierbar, mit
––– konstanter Flussrate zur
–––– epiduralen Infusion 5-038.40
–––– intrathekalen
––––– Infusion 5-038.40
––––– und epiduralen Infusion 5-038.40
–––– intraventrikulären Infusion 5-028.10
––– programmierbarem variablen Tagesprofil zur
–––– epiduralen Infusion 5-038.41
–––– intrathekalen
––––– Infusion 5-038.41
––––– und epiduralen Infusion 5-038.41
–––– intraventrikulären Infusion 5-028.11
– Medikamententräger
–– Akromioklavikulargelenk
––– arthroskopisch 5-810.71♦ ►

Wechsel *(Forts.)*
~ Medikamententräger *(Forts.)*
~~ Akromioklavikulargelenk *(Forts.)*
––– offen 5-800.a1♦
–– Beckenknochen 5-780.4d
–– durch Kraniotomie 5-012.8
–– Ellenbogengelenk
––– arthroskopisch 5-810.7t♦
––– offen 5-800.at♦
–– Femur
––– distal 5-780.4h♦
––– proximal 5-780.4f♦
––– Schaft 5-780.4g♦
–– Fibula
––– distal 5-780.4r♦
––– proximal 5-780.4p♦
––– Schaft 5-780.4q♦
–– Handgelenk
––– arthroskopisch 5-810.77♦
––– offen 5-800.a7♦
–– Hüftgelenk
––– arthroskopisch 5-810.7g♦
––– offen 5-800.ag♦
–– Humeroglenoidalgelenk
––– arthroskopisch 5-810.70♦
––– offen 5-800.a0♦
–– Humeroradialgelenk
––– arthroskopisch 5-810.7s♦
––– offen 5-800.as♦
–– Humeroulnargelenk
––– arthroskopisch 5-810.74♦
––– offen 5-800.a4♦
–– Humerus
––– distal 5-780.43♦
––– proximal 5-780.41♦
––– Schaft 5-780.42♦
–– Iliosakralgelenk
––– arthroskopisch 5-810.7e♦
––– offen 5-800.ae♦
–– Kalkaneus 5-780.4t♦
–– Karpus 5-780.4a♦
–– Klavikula 5-780.40♦
–– Kniegelenk
––– arthroskopisch 5-810.7h♦
––– offen 5-800.ah♦
–– Metakarpus 5-780.4b♦
–– Metatarsophalangealgelenk
––– arthroskopisch 5-810.7q♦
––– offen 5-800.aq♦
–– Metatarsus 5-780.4v♦
–– mit Kraniektomie 5-012.8
–– Patella 5-780.4j♦
–– Phalangen
––– Fuß 5-780.4w♦
––– Hand 5-780.4c♦
–– Radiokarpalgelenk
––– arthroskopisch 5-810.78♦
––– offen 5-800.a8♦
–– Radioulnargelenk
––– distal
–––– arthroskopisch 5-810.76♦ ►

Wechsel *(Forts.)*
~ Medikamententräger *(Forts.)*
~~ Radioulnargelenk *(Forts.)*
~~~ distal *(Forts.)*
–––– offen 5-800.a6♦
––– proximal
–––– arthroskopisch 5-810.75♦
–––– offen 5-800.a5♦
–– Radius
––– distal 5-780.46♦
––– proximal 5-780.44♦
––– Schaft 5-780.45♦
–– Schenkelhals 5-780.4e♦
–– Skapula 5-780.4z♦
–– Sprunggelenk
––– oberes
–––– arthroskopisch 5-810.7k♦
–––– offen 5-800.ak♦
––– unteres
–––– arthroskopisch 5-810.7m♦
–––– offen 5-800.am♦
–– Sternoklavikulargelenk
––– arthroskopisch 5-810.73♦
––– offen 5-800.a3♦
–– Symphyse
––– arthroskopisch 5-810.7f
––– offen 5-800.af
–– Talus 5-780.4s♦
–– Tarsalgelenk
––– arthroskopisch 5-810.7n♦
––– offen 5-800.an♦
–– Tarsometatarsalgelenk
––– arthroskopisch 5-810.7p♦
––– offen 5-800.ap♦
–– Tarsus 5-780.4u♦
–– Thorakoskapulargelenk
––– arthroskopisch 5-810.72♦
––– offen 5-800.a2♦
–– Tibia
––– distal 5-780.4n♦
––– proximal 5-780.4k♦
––– Schaft 5-780.4m♦
–– Tibiofibulargelenk, proximal
––– arthroskopisch 5-810.7j♦
––– offen 5-800.aj♦
–– Ulna
––– distal 5-780.49♦
––– proximal 5-780.47♦
––– Schaft 5-780.48♦
–– Ulnokarpalgelenk
––– arthroskopisch 5-810.79♦
––– offen 5-800.a9♦
–– Zehengelenk
––– arthroskopisch 5-810.7r♦
––– offen 5-800.ar♦
– Mehrkanalstimulator
–– Nervensystem, peripher, nicht-wiederaufladbar, vollimplantierbar
––– mit Wechsel, Neurostimulationselektrode 5-059.c1 ►

Wechsel *(Forts.)*
~ Mehrkanalstimulator *(Forts.)*
~~ Nervensystem, peripher, nicht-wiederaufladbar, vollimplantierbar *(Forts.)*
––– ohne Wechsel, Neurostimulationselektrode 5-059.d1
–– vollimplantierbar, mit
––– Akkumulator, wiederaufladbar
–––– Nervensystem, peripher
––––– mit Wechsel, Neurostimulationselektrode 5-059.cc
––––– ohne Wechsel einer Neurostimulationselektrode 5-059.cc
–––– zur
––––– epiduralen Rückenmarkstimulation
–––––– mit Wechsel, Neurostimulationselektrode 5-039.e2
–––––– ohne Wechsel einer Neurostimulationselektrode 5-039.f2
––––– Hirnstimulation
–––––– mit Wechsel, Neurostimulationselektrode 5-028.92
–––––– ohne Wechsel einer Neurostimulationselektrode 5-028.a2
––– Energieübertragung, elektromagnetisch durch Mikrowellen, am peripheren Nervensystem
–––– mit Wechsel, Neurostimulationselektrode 5-059.cf
––– Energieübertragung, elektromagnetisch durch Mikrowellen, zur epiduralen Rückenmarkstimulation
–––– mit Wechsel, Neurostimulationselektrode 5-039.e3
––– Energieübertragung, elektromagnetisch durch Mikrowellen, zur Spinalganglienstimulation
–––– mit Wechsel, Neurostimulationselektrode 5-039.k2
––– Energieübertragung, induktiv elektromagnetisch, Nervensystem, peripher
–––– mit Wechsel, Neurostimulationselektrode 5-059.cd
–––– ohne Wechsel, Neurostimulationselektrode 5-059.dd
–– zur
––– epiduralen Rückenmarkstimulation, nicht-wiederaufladbar, vollimplantierbar
–––– mit Wechsel, Neurostimulationselektrode 5-039.e1
–––– ohne Wechsel, Neurostimulationselektrode 5-039.f1
––– Hirnstimulation, nicht-wiederaufladbar, vollimplantierbar
–––– mit Wechsel, Neurostimulationselektrode 5-028.91
–––– ohne Wechsel, Neurostimulationselektrode 5-028.a1 ►

W
~~~

Wechsel *(Forts.)*
~ Mehrkanalstimulator *(Forts.)*
~~ zur *(Forts.)*
––– Stimulation von Spinalganglien, nicht-wiederaufladbar, vollimplantierbar
–––– mit Wechsel, Neurostimulationselektrode 5-039.k1
–––– ohne Wechsel, Neurostimulationselektrode 5-039.m1
– Messsonde, intrakraniell, zur
–– Druckmessung, intrakraniell 5-029.10
–– kombinierten Messung, Druck, intrakraniell, und Sauerstoffsättigung, Hirngewebe 5-029.11
–– Messung
––– Blutfluss, zerebral 5-029.13
––– Sauerstoffsättigung, Hirngewebe 5-029.10
––– Stoffwechsel, Gehirn, Gewebe 5-029.12
–– Mikrodialyse, zerebral 5-029.12
–– Thermodiffusions-Flussmessung 5-029.13
– Mitralklappe
–– Kunststoffklappe, durch Xenotransplantat 5-352.11
–– Xenotransplantat, durch
––– Kunststoffklappe 5-352.10
––– Xenotransplantat 5-352.13
– Muskelstimulator, bei Kardiomyoplastie, präkonditioniert und elektrostimuliert 5-379.c1
– Nephrostomiekatheter, ohne operative Dilatation 8-138.0♦
– Neuroprothese 5-029.4
– Neurostimulationselektrode
–– für System zur Barorezeptoraktivierung 5-059.85♦
–– mit Wechsel
––– Einkanalstimulator
–––– Nervensystem, peripher, nicht-wiederaufladbar, vollimplantierbar 5-059.c0
–––– zur
––––– epiduralen Rückenmarkstimulation, nicht-wiederaufladbar, vollimplantierbar 5-039.e0
––––– Hirnstimulation, nicht-wiederaufladbar, vollimplantierbar 5-028.90
––––– Stimulation von Spinalganglien, nicht-wiederaufladbar, vollimplantierbar 5-039.k0
––– Mehrkanalstimulator
–––– Nervensystem, peripher, nicht-wiederaufladbar, vollimplantierbar 5-059.c1
–––– vollimplantierbar, mit
––––– Akkumulator, wiederaufladbar
–––––– Nervensystem, peripher 5-059.cc
–––––– zur
––––––– epiduralen Rückenmarkstimulation 5-039.e2
––––––– Hirnstimulation 5-028.92
––––– Energieübertragung, induktiv elektromagnetisch, Nervensystem, peripher 5-059.cd ►

Wechsel *(Forts.)*
~ Neurostimulationselektrode *(Forts.)*
~~ mit Wechsel *(Forts.)*
~~~ Mehrkanalstimulator *(Forts.)*
–––– zur
––––– epiduralen Rückenmarkstimulation, nicht-wiederaufladbar, vollimplantierbar 5-039.e1
––––– Hirnstimulation, nicht-wiederaufladbar, vollimplantierbar 5-028.91
––––– Stimulation von Spinalganglien, nicht-wiederaufladbar, vollimplantierbar 5-039.k1
–– permanent, zur kortikalen Dauerstimulation 5-028.21
– Neurostimulator
–– extrakorporal, zur
––– Rückenmarkstimulation, epidural 8-631.5
––– Stimulation, Nervensystem, peripher 8-631.5
–– teilimplantierbar, zur
––– Rückenmarkstimulation, epidural 8-631.5
––– Stimulation, Nervensystem, peripher 8-631.5
–– zur Vorderwurzelstimulation
––– mit Wechsel, Elektrode, subdural 5-039.g
––– ohne Wechsel, Elektrode, subdural 5-039.h
– Oberflächenelektrodenträger
–– und Träger für penetrierende Elektroden, zur Stimulation, Hirnstamm oder Mittelhirn, auditorisch 5-028.24
–– zur Stimulation, Hirnstamm, auditorisch 5-028.23
– Oberflächenersatzprothese
–– bikondylär, Kniegelenk
––– in
–––– Endoprothese, femoral und tibial schaftverankert
––––– nicht-zementiert 5-823.2a♦
––––– teilzementiert 5-823.2b♦
––––– zementiert 5-823.2b♦
–––– Oberflächenersatzprothese
––––– nicht-zementiert, andere 5-823.21♦
––––– zementiert, andere 5-823.22♦
–––– Sonderprothese
––––– nicht-zementiert 5-823.25♦
––––– zementiert 5-823.26♦
––– typgleich 5-823.20♦
–– Hüftgelenk, in
––– Hybrid-Oberflächenersatzprothese 5-821.g2♦
––– Hybrid-Totalendoprothese 5-821.g4♦
––– nicht-zementierte
–––– Oberflächenersatzprothese 5-821.g0♦
–––– Totalendoprothese 5-821.g3♦
––– Sonderprothese 5-821.g5♦
––– teilzementierte Oberflächenersatzprothese 5-821.g2♦
––– zementierte
–––– Oberflächenersatzprothese 5-821.g1♦
–––– Totalendoprothese 5-821.g4♦ ►
~~~

Wechsel *(Forts.)*
~ Oberflächenersatzprothese *(Forts.)*
-- Humerus, proximal 5-825.f♦
– offen
-- Stent, ungecovert, selbstexpandierend, Gallengänge
--- 1 5-517.00
--- 2 5-517.10
--- 3 5-517.20
--- 4 oder mehr 5-517.30
-- Stent-Prothese, gecovert, selbstexpandierend, Gallengänge
--- 1 5-517.40
--- 2 5-517.50
--- 3 5-517.60
--- 4 oder mehr 5-517.70
– Orbitaimplantat
-- in Bulbusplatzhalter, aus nicht-resorbierbarem mikroporösem Material, mit fibrovaskulärer Integration
--- mit Titannetz 5-165.34♦
--- ohne Titannetz 5-165.33♦
-- mit Einführung
--- Haut-Fettgewebe-Transplantat 5-165.32♦
--- Implantat, alloplastisch 5-165.30♦
---- ummantelt 5-165.31♦
– Patellaersatz, Kniegelenk, in
-- nicht- zementierte Patellarückfläche 5-823.50♦
-- nicht-zementierten Ersatz der femoralen Gleitfläche 5-823.54♦
-- nicht-zementierten patellofemoralen Ersatz 5-823.52♦
-- teilzementierten patellofemoralen Ersatz 5-823.53♦
-- zementierte Patellarückfläche 5-823.51♦
-- zementierten
--- Ersatz der femoralen Gleitfläche 5-823.55♦
--- patellofemoralen Ersatz 5-823.53♦
– patellofemoraler Ersatz
-- Wechsel am Kniegelenk in
--- nicht-zementierte Patellarückfläche 5-823.50♦
--- nicht-zementierten Ersatz der femoralen Gleitfläche 5-823.54♦
--- nicht-zementierten patellofemoralen Ersatz 5-823.52♦
--- teilzementierten patellofemoralen Ersatz 5-823.53♦
--- zementierte Patellarückfläche 5-823.51♦
--- zementierten Ersatz der femoralen Gleitfläche 5-823.55♦
--- zementierten patellofemoralen Ersatz 5-823.53♦
– PEG 8-123.0
– PEJ 8-124.0
– Penisprothese, semirigide, in
-- hydraulische Prothese 5-649.a1
-- semirigide Prothese 5-649.a0 ►

Wechsel *(Forts.)*
– perkutan-transhepatisch
-- Stent, ungecovert, selbstexpandierend, Gallengänge
--- 1 5-517.03
--- 2 5-517.13
--- 3 5-517.23
--- 4 oder mehr 5-517.33
-- Stent-Prothese, gecovert, selbstexpandierend, Gallengänge
--- 1 5-517.43
--- 2 5-517.53
--- 3 5-517.63
--- 4 oder mehr 5-517.73
– PIC-Katheter 8-831.2
– Plombe, Auge 5-153.1♦
– Portsystem 5-399.5
– Prothese
-- Mamma
--- mit gewebeverstärkendem Material 5-889.41♦
--- ohne gewebeverstärkendes Material 5-889.40♦
-- nach Rekonstruktion, Larynx 5-319.3
-- nicht-selbstexpandierend
--- Darm
---- durch Umsteigen laparoskopisch – offen chirurgisch, 1 5-469.n2
---- endoskopisch, 1 5-469.n3
---- laparoskopisch, 1 5-469.n1
---- offen, 1 5-469.n0
--- Gallengänge
---- durch Umsteigen laparoskopisch – offen chirurgisch 5-514.k2
---- endoskopisch
----- 1 5-513.h0
----- 2 oder mehr 5-513.h1
---- laparoskopisch 5-514.k1
---- offen 5-514.k0
---- perkutan-transhepatisch 5-514.k3
--- Magen
---- durch Umsteigen laparoskopisch – offen chirurgisch, 1 5-449.k2
---- endoskopisch, 1 5-449.k3
---- laparoskopisch, 1 5-449.k1
---- offen, 1 5-449.k0
--- Ösophagus
---- endoskopisch, 1 5-429.k1
---- offen, 1 5-429.k0
--- Pankreasgang
---- durch Umsteigen laparoskopisch – offen chirurgisch, 1 5-529.k2
---- endoskopisch, 1 5-526.f1
---- laparoskopisch, 1 5-529.k1
---- offen, 1 5-529.k0
--- Rektum, endoskopisch, 1 5-489.g1
-- selbstexpandierend
--- Darm
---- durch Umsteigen laparoskopisch – offen chirurgisch 5-469.k2
---- endoskopisch 5-469.k3 ►

Wechsel *(Forts.)*
~ Prothese *(Forts.)*
~~ selbstexpandierend *(Forts.)*
~~~ Darm *(Forts.)*
–––– laparoskopisch 5-469.k1
–––– offen 5-469.k0
––– Magen
–––– durch Umsteigen laparoskopisch – offen chirurgisch 5-449.h2
–––– endoskopisch 5-449.h3
–––– laparoskopisch 5-449.h1
–––– offen 5-449.h0
––– mit Antirefluxventil, Ösophagus
–––– endoskopisch
––––– 1 5-429.jc
––––– 2 5-429.je
––––– 3 oder mehr 5-429.jg
–––– offen
––––– 1 5-429.jb
––––– 2 5-429.jd
––––– 3 oder mehr 5-429.jf
––– ohne Antirefluxventil, Ösophagus
–––– endoskopisch
––––– 1 5-429.j1
––––– 2 5-429.j4
––––– 3 oder mehr 5-429.ja
–––– offen
––––– 1 5-429.j0
––––– 2 5-429.j3
––––– 3 oder mehr 5-429.j9
––– Pankreasgang
–––– durch Umsteigen laparoskopisch – offen chirurgisch 5-529.j2
–––– endoskopisch 5-526.f0
–––– laparoskopisch 5-529.j1
–––– offen 5-529.j0
––– Rektum, endoskopisch 5-489.g0
– Pulmonalklappe
–– Kunstprothese, durch Gefäßprothese, mechanisch, klappentragend 5-352.24
–– mit Xenotransplantat, in
––– "mitwachsende Herzklappe" 5-352.28
––– dezellularisiertes Allotransplantat 5-352.28
–– Xenotransplantat, durch
––– Gefäßprothese
–––– biologisch, klappentragend 5-352.25
–––– mechanisch, klappentragend 5-352.24
––– Kunstprothese 5-352.20
––– Xenotransplantat 5-352.23
– Radiuskopfprothese 5-825.3♦
– Reservoir, subkutan, Liquorsystem, spinal 5-038.7
– Röhrchen, Tränenwege 5-089.1♦
– Schlauchendoprothese, endoskopisch, zur biliodigestiven Diversion 5-469.q3
– Schlittenprothese, unikondylär, Kniegelenk, in
–– Endoprothese, femoral und tibial schaftverankert
––– nicht-zementiert 5-823.1d♦
––– teilzementiert 5-823.1f♦
––– zementiert 5-823.1e♦ ►

Wechsel *(Forts.)*
~ Schlittenprothese, unikondylär, Kniegelenk, in *(Forts.)*
–– Hybrid-Endoprothese, femoral und tibial schaftverankert 5-823.1f♦
–– Hybrid-Oberflächenersatzprothese, bikondylär 5-823.1c♦
–– Oberflächenersatzprothese
––– bikondylär
–––– nicht-zementiert, ohne Patellaersatz 5-823.1a♦
–––– teilzementiert 5-823.1c♦
–––– zementiert, ohne Patellaersatz 5-823.1b♦
––– unikondylär
–––– nicht-zementiert 5-823.10♦
–––– zementiert 5-823.11♦
– Sehne, Transplantat, Bauchregion 5-854.86♦
– Shunt, Liquorsystem, spinal 5-038.5
– Sonde
–– Defibrillator, mit
––– Einkammer-Stimulation
–––– mit atrialer Detektion 5-378.7d
–––– ohne atriale Detektion 5-378.7c
––– Stimulation, biventrikulär
–––– mit Vorhofelektrode 5-378.7f
–––– ohne Vorhofelektrode 5-378.7e
––– subkutaner Elektrode 5-378.7g
––– Zweikammer-Stimulation 5-378.75
–– durch Umsteigen laparoskopisch – offen chirurgisch, ohne Wechsel
––– Gastrostimulator, nahrungsaufnahmegetriggert 5-449.n6
––– Magenschrittmacher 5-449.n6
–– Herzschrittmacher 5-378.70
––– mit
–––– Einkammersystem 5-378.71
–––– Zweikammersystem 5-378.72
–––– Dreikammersystem
––––– mit Vorhofelektrode 5-378.7b
––––– ohne Vorhofelektrode 5-378.7a
–––– Stimulation, biventrikulär
––––– mit Vorhofelektrode 5-378.7b
––––– ohne Vorhofelektrode 5-378.7a
–– laparoskopisch, ohne Wechsel
––– Gastrostimulator, nahrungsaufnahmegetriggert 5-449.n5
––– Magenschrittmacher 5-449.n5
–– offen, ohne Wechsel
––– Gastrostimulator, nahrungsaufnahmegetriggert 5-449.n4
––– Magenschrittmacher 5-449.n4
– Sonderprothese
–– Hüftgelenk, in
––– Hybrid-Totalendoprothese 5-821.62♦
––– Sonderprothese 5-821.63♦
––– Totalendoprothese
–––– nicht-zementiert 5-821.60♦
–––– teilzementiert 5-821.62♦
–––– zementiert 5-821.61♦
–– typgleich, Kniegelenk 5-823.40♦ ►
~~~

Wechsel *(Forts.)*
– Sphinkter, Harnblase, artifiziell, vollständig, am
–– Blasenhals 5-597.32
–– Bulbus, mit
––– 1 Cuff 5-597.30
––– 2 Cuffs 5-597.31
– Spreizer, interspinös, über
–– 1 Segment 5-839.c0
–– 2 Segmente 5-839.c2
–– 3 oder mehr Segmente 5-839.c3
– Stent
–– bronchial, in
––– Kunststoffstent 5-339.31♦
––– Metallstent 5-339.32♦
––– Stent, hybrid/dynamisch 5-339.30♦
–– Harnröhre, prostatisch 5-609.5
–– tracheal, mit Implantation
––– Schiene, Metall 5-319.62
––– Stent
–––– dynamisch 5-319.60
–––– Kunststoff 5-319.61
–– ungecovert, selbstexpandierend, Gallengänge, durch Umsteigen laparoskopisch – offen chirurgisch
––– 1 5-517.02
––– 2 5-517.12
––– 3 5-517.22
––– 4 oder mehr 5-517.32
– Stent-Prothese, gecovert, selbstexpandierend, Gallengänge, durch Umsteigen laparoskopisch – offen chirurgisch
–– 1 5-517.42
–– 2 5-517.52
–– 3 5-517.62
–– 4 oder mehr 5-517.72
– Stimmprothese 5-319.9
– Stimulationssystem, Vagusnerv, kardial 5-059.c4
–– ohne Wechsel, Vagusnervelektrode 5-059.d4
– System
–– Barorezeptoraktivierung, mit Wechsel, Neurostimulationselektrode 5-059.c6
–– Hypoglossusnerv-Stimulation, mit Wechsel, Neurostimulationselektrode 5-059.c7
–– myokardmodulierend
––– mit Vorhofelektrode 5-379.80
––– ohne Vorhofelektrode 5-379.82
–– Phrenikusnerv-Stimulation
––– mit Wechsel, Neurostimulationselektrode 5-059.cb
––– ohne Wechsel, Neurostimulationselektrode 5-059.db
–– zur
––– Barorezeptoraktivierung, ohne Wechsel, Karotis-Elektrode 5-059.d6
––– Hypoglossusnerv-Stimulation, ohne Wechsel einer Neurostimulationselektrode 5-059.d7
––– Vakuumtherapie
–––– Abdomen, offen 5-916.a3
–––– Bauchwand, tiefreichend, subfaszial 5-916.a5 ►

Wechsel *(Forts.)*
~ System *(Forts.)*
~~ zur *(Forts.)*
~~~ Vakuumtherapie *(Forts.)*
–––– Bereich von Nähten
––––– der Faszien 5-916.a5
––––– des Peritoneums 5-916.a5
–––– endoösophageal 5-916.a6
–––– endorektal 5-916.a4
–––– Haut und Unterhaut 5-916.a0
–––– tiefreichend
––––– Gelenk, Extremität 5-916.a1♦
––––– Knochen, Extremität 5-916.a1♦
––––– Mediastinum 5-916.a2
––––– Sternum 5-916.a2
––––– subfaszial, Extremität 5-916.a1♦
––––– Thorax 5-916.a2
– Tamponade, bei Blutung 8-506
– Teilgelenkersatzprothese, bikompartimentell, in
–– Endoprothese, femoral und tibial schaftverankert
––– nicht-zementiert 5-823.fg♦
––– teilzementiert 5-823.fh♦
––– zementiert 5-823.fh♦
–– Oberflächenersatzprothese, bikondylär
––– nicht-zementiert 5-823.fe♦
––– teilzementiert 5-823.ff♦
––– zementiert 5-823.ff♦
–– Teilgelenkersatzprothese, bikompartimentell 5-823.fd♦
– Teilprothese, Humerus, distal, in
–– gekoppelte Totalendoprothese am Humeroulnargelenk
––– mit Ersatz des Radiuskopfes 5-825.m3♦
––– ohne Ersatz des Radiuskopfes 5-825.m2♦
–– Oberflächenersatzprothese 5-825.m0♦
–– schaftverankerte Prothese 5-825.m1♦
–– Teilprothese zum Teilersatz der distalen Humerusgelenkfläche 5-825.m0♦
–– Totalendoprothese am Humeroradialgelenk 5-825.m6♦
–– ungekoppelte Totalendoprothese am Humeroulnargelenk
––– mit Ersatz des Radiuskopfes 5-825.m5♦
––– ohne Ersatz des Radiuskopfes 5-825.m4♦
– Tibiateil, Kniegelenk, Oberflächenersatzprothese, bikondylär 5-823.29♦
– Totalendoprothese
–– Ellenbogengelenk 5-825.4♦
–– Hüftgelenk
––– nicht-zementiert, in
–––– Hybrid-Totalendoprothese 5-821.42♦
–––– Langschaftprothese 5-821.43♦
–––– Sonderprothese 5-821.43♦
–––– Totalendoprothese
––––– nicht-zementiert 5-821.40♦
––––– teilzementiert 5-821.42♦
––––– zementiert 5-821.41♦
–––– Tumorprothese 5-821.43♦ ►
~~~

Wechsel *(Forts.)*
~ Totalendoprothese *(Forts.)*
~~ Hüftgelenk *(Forts.)*
––– teilzementiert, in
–––– Langschaftprothese, teilzementiert 5-821.53♦
–––– Sonderprothese, teilzementiert 5-821.53♦
–––– Totalendoprothese
––––– nicht-zementiert 5-821.50♦
––––– teilzementiert 5-821.52♦
––––– zementiert 5-821.51♦
–––– Tumorprothese, teilzementiert 5-821.53♦
––– zementiert, in
–––– Hybridendoprothese 5-821.32♦
–––– Langschaftprothese 5-821.33♦
–––– Sonderprothese 5-821.33♦
–––– Totalendoprothese
––––– nicht-zementiert 5-821.30♦
––––– zementiert 5-821.31♦
–––– Tumorprothese 5-821.33♦
–– Schultergelenk, in
––– eine inverse Totalendoprothese 5-825.21♦
––– konventionelle Totalendoprothese 5-825.20♦
– Transmitter, Stimulationssystem, kabellos, kardial 5-378.5j
– Transplantat
–– Faszie
––– Axilla 5-856.71♦
––– Bauchregion 5-856.76♦
––– Brustwand 5-856.75♦
––– Ellenbogen 5-856.72♦
––– Fuß 5-856.7a♦
––– Genitalregion 5-856.77♦
––– Gesäß 5-856.77♦
––– Hals 5-856.70♦
––– Knie 5-856.78♦
––– Kopf 5-856.70♦
––– Leistenregion 5-856.77♦
––– Oberarm 5-856.72♦
––– Oberschenkel 5-856.78♦
––– Rücken 5-856.75♦
––– Schulter 5-856.71♦
––– Unterarm 5-856.73♦
––– Unterschenkel 5-856.79♦
–– Muskel
––– Axilla 5-853.81♦
––– Bauchregion 5-853.86♦
––– Brustwand 5-853.85♦
––– Ellenbogen 5-853.82♦
––– Fuß 5-853.8a♦
––– Genitalregion 5-853.87♦
––– Gesäß 5-853.87♦
––– Hals 5-853.80♦
––– Knie 5-853.88♦
––– Kopf 5-853.80♦
––– Leistenregion 5-853.87♦
––– Oberarm 5-853.82♦
––– Oberschenkel 5-853.88♦
––– Rücken 5-853.85♦
––– Schulter 5-853.81♦ ►

Wechsel *(Forts.)*
~ Transplantat *(Forts.)*
~~ Muskel *(Forts.)*
––– Unterarm 5-853.83♦
––– Unterschenkel 5-853.89♦
–– Sehne
––– Axilla 5-854.81♦
––– Brustwand 5-854.85♦
––– Ellenbogen 5-854.82♦
––– Fußwurzel 5-854.8b♦
––– Genitalregion 5-854.87♦
––– Gesäß 5-854.87♦
––– Hals 5-854.80♦
––– Knie 5-854.88♦
––– Kopf 5-854.80♦
––– Leistenregion 5-854.87♦
––– Mittelfuß 5-854.8c♦
––– Oberarm 5-854.82♦
––– Oberschenkel 5-854.88♦
––– Rücken 5-854.85♦
––– Rückfuß 5-854.8b♦
––– Schulter 5-854.81♦
––– Unterarm 5-854.83♦
––– Unterschenkel 5-854.89♦
––– Zehe 5-854.8c♦
– Trikuspidalklappe, Xenotransplantat, durch
–– Kunstprothese 5-352.30
–– Xenotransplantat 5-352.33
– Tumorendoprothese *[nur Zusatzkode!]* 5-829.c
– Tumorprothese, Hüftgelenk, in
–– Hybrid-Totalendoprothese 5-821.62♦
–– Langschaftprothese 5-821.63♦
–– Totalendoprothese
––– nicht-zementiert 5-821.60♦
––– teilzementiert 5-821.62♦
––– zementiert 5-821.61♦
–– Tumorprothese 5-821.63♦
– Ulnakopfprothese, in Ulnakopfprothese
–– mit Kopplung am Radius 5-825.p1♦
–– ohne Kopplung am Radius 5-825.p0♦
– Ureter, renovesikal, künstlich, subkutan 5-568.h
– Ureterkatheter
–– intraoperativ 8-137.13♦
–– perkutan-transrenal 8-137.11♦
–– transurethral 8-137.10♦
–– über Stoma 8-137.12♦
– Ureterschiene
–– intraoperativ 8-137.13♦
–– perkutan-transrenal 8-137.11♦
–– transurethral 8-137.10♦
–– über Stoma 8-137.12♦
– Vagusnervstimulationssystem
–– mit Wechsel, Neurostimulationselektrode 5-059.c8
–– ohne Wechsel, Neurostimulationselektrode 5-059.d8
– Ventil, Liquorableitung 5-024.0
– Ventilsystem, Larynx, künstlich 5-315.c
– Ventrikel-Unterstützungssystem, epikardial 5-379.90 ►

Wechsel *(Forts.)*
– Verbindungspumpe, Analsphinkter, künstlich 5-496.a1
– vollständig, Penisprothese, hydraulisch, in
–– hydraulische Prothese 5-649.b1
–– semirigide Prothese 5-649 b0
– ZVK [zentraler Venenkatheter] 8-831.2
– Zwerchfellschrittmacher
–– permanent
––– mit Wechsel, Elektrode 5-347.62
––– ohne Wechsel, Elektrode 5-347.63
–– temporär
––– mit Wechsel, Elektrode 5-347.60
––– ohne Wechsel, Elektrode 5-347.61
Wedge resection, Lungenmittellappen, rechts 5-322.d1♦
Weiblich
– Becken, Peritoneum, Adhäsiolyse, mit mikrochirurgischer Versorgung 5-658.6
– Geschlechtsorgan, Injektion, therapeutisch 8-020.3
Weichlagerungsbett, Lagerung, mit Lagerungshilfe, automatisch, programmierbar 8-390.5
Weichteil- und Knochenabtragung
– mit Shavertechnik, bei Operationen an Nase, Nasennebenhöhlen und Gesichtsschädelknochen *[nur Zusatzkode!]* 5-98f
– pESS-Technik, bei Operationen an Nase, Nasennebenhöhlen und Gesichtsschädelknochen *[nur Zusatzkode!]* 5-98f
Weichteildeckung
– temporär
–– großflächig
––– Augenlid
–––– durch
––––– allogene Amnionmembran, bei Verbrennung und Verätzung 5-923.d3♦
––––– allogene Hauttransplantation, bei Verbrennung und Verätzung 5-923.53♦
––––– allogenes Amnion, bei Verbrennung und Verätzung 5-923.d3♦
––––– allogenes Hautersatzmaterial, bei Verbrennung und Verätzung 5-923.d3♦
––––– humane azelluläre dermale Matrix, bei Verbrennung und Verätzung 5-923.53♦
––––– Kombination mehrerer Verfahren, bei Verbrennung und Verätzung 5-923.93♦
––––– kultivierte Keratinozyten, bei Verbrennung und Verätzung 5-923.83♦
––––– xenogenes Hautersatzmaterial, bei Verbrennung und Verätzung 5-923.63♦
–––– mit
––––– alloplastischem Material, bei Verbrennung und Verätzung 5-923.73♦
––––– hydrolytisch resorbierbarer Membran, bei Verbrennung und Verätzung 5-923.b3♦
––– Axilla
–––– durch
––––– allogene Amnionmembran 5-916.e6♦
–––––– bei Verbrennung und Verätzung 5-923.d6♦ ►

Weichteildeckung *(Forts.)*
~ temporär *(Forts.)*
~~ großflächig *(Forts.)*
~~~ Axilla *(Forts.)*
~~~~ durch *(Forts.)*
––––– allogene Hauttransplantation 5-916.56♦
–––––– bei Verbrennung und Verätzung 5-923.56♦
––––– allogenes Amnion 5-916.e6♦
–––––– bei Verbrennung und Verätzung 5-923.d6♦
––––– allogenes Hautersatzmaterial 5-916.e6♦
–––––– bei Verbrennung und Verätzung 5-923.d6♦
––––– humane azelluläre dermale Matrix 5-916.56♦
–––––– bei Verbrennung und Verätzung 5-923.56♦
––––– hydrolytisch resorbierbare Membran 5-916.c6♦
––––– Kombination mehrerer Verfahren 5-916.96♦
–––––– bei Verbrennung und Verätzung 5-923.96♦
––––– kultivierte Keratinozyten 5-916.86♦
–––––– bei Verbrennung und Verätzung 5-923.86♦
––––– xenogenes Hautersatzmaterial 5-916.66♦
–––––– bei Verbrennung und Verätzung 5-923.66♦
–––– mit
––––– alloplastischem Material 5-916.76♦
–––––– bei Verbrennung und Verätzung 5-923.76♦
––––– hydrolytisch resorbierbarer Membran, bei Verbrennung und Verätzung 5-923.b6♦
––– Bauchregion
–––– durch
––––– allogene Amnionmembran 5-916.eb
–––––– bei Verbrennung und Verätzung 5-923.db
––––– allogene Hauttransplantation 5-916.5b
–––––– bei Verbrennung und Verätzung 5-923.5b
––––– allogenes Amnion 5-916.eb
–––––– bei Verbrennung und Verätzung 5-923.db
––––– allogenes Hautersatzmaterial 5-916.eb
–––––– bei Verbrennung und Verätzung 5-923.db
––––– humane azelluläre dermale Matrix 5-916.5b
–––––– bei Verbrennung und Verätzung 5-923.5b
––––– hydrolytisch resorbierbare Membran 5-916.cb
––––– Kombination mehrerer Verfahren 5-916.9b
–––––– bei Verbrennung und Verätzung 5-923.9b ►

Weichteildeckung *(Forts.)*
~ temporär *(Forts.)*
~~ großflächig *(Forts.)*
~~~ Bauchregion *(Forts.)*
~~~~ durch *(Forts.)*
––––– kultivierte Keratinozyten 5-916.8b
–––––– bei Verbrennung und Verätzung 5-923.8b
––––– xenogenes Hautersatzmaterial 5-916.6b
–––––– bei Verbrennung und Verätzung 5-923.6b
–––– mit
––––– alloplastischem Material 5-916.7b
–––––– bei Verbrennung und Verätzung 5-923.7b
––––– hydrolytisch resorbierbarer Membran, bei Verbrennung und Verätzung 5-923.bb
––– Brustwand
–––– durch
––––– allogene Amnionmembran 5-916.ea
–––––– bei Verbrennung und Verätzung 5-923.da
––––– allogene Hauttransplantation 5-916.5a
–––––– bei Verbrennung und Verätzung 5-923.5a
––––– allogenes Amnion 5-916.ea
–––––– bei Verbrennung und Verätzung 5-923.da
––––– allogenes Hautersatzmaterial 5-916.ea
–––––– bei Verbrennung und Verätzung 5-923.da
––––– humane azelluläre dermale Matrix 5-916.5a
–––––– bei Verbrennung und Verätzung 5-923.5a
––––– hydrolytisch resorbierbare Membran 5-916.ca
––––– Kombination mehrerer Verfahren 5-916.9a
–––––– bei Verbrennung und Verätzung 5-923.9a
––––– kultivierte Keratinozyten 5-916.8a
–––––– bei Verbrennung und Verätzung 5-923.8a
––––– xenogenes Hautersatzmaterial 5-916.6a
–––––– bei Verbrennung und Verätzung 5-923.6a
–––– mit
––––– alloplastischem Material 5-916.7a
–––––– bei Verbrennung und Verätzung 5-923.7a
––––– hydrolytisch resorbierbarer Membran, bei Verbrennung und Verätzung 5-923.ba
––– Dammregion
–––– durch
––––– allogene Amnionmembran, bei Verbrennung und Verätzung 5-923.dm
––––– allogene Hauttransplantation, bei Verbrennung und Verätzung 5-923.5m
––––– allogenes Amnion, bei Verbrennung und Verätzung 5-923.dm ►

Weichteildeckung *(Forts.)*
~ temporär *(Forts.)*
~~ großflächig *(Forts.)*
~~~ Dammregion *(Forts.)*
~~~~ durch *(Forts.)*
––––– allogenes Hautersatzmaterial bei Verbrennung und Verätzung 5-923.dm
––––– humane azelluläre dermale Matrix bei Verbrennung und Verätzung 5-923.5m
––––– Kombination mehrerer Verfahren, bei Verbrennung und Verätzung 5-923.9m
––––– kultivierte Keratinozyten, bei Verbrennung und Verätzung 5-923.8m
––––– xenogenes Hautersatzmaterial, bei Verbrennung und Verätzung 5-923.6m
–––– mit
––––– alloplastischem Material, bei Verbrennung und Verätzung 5-923.7m
––––– hydrolytisch resorbierbarer Membran, bei Verbrennung und Verätzung 5-923.bm
––– Ellenbogen
–––– durch
––––– allogene Amnionmembran 5-916.e7♦
–––––– bei Verbrennung und Verätzung 5-923.d7♦
––––– allogene Hauttransplantation 5-916.57♦
–––––– bei Verbrennung und Verätzung 5-923.57♦
––––– allogenes Amnion 5-916.e7♦
–––––– bei Verbrennung und Verätzung 5-923.d7♦
––––– allogenes Hautersatzmaterial 5-916.e7♦
–––––– bei Verbrennung und Verätzung 5-923.d7♦
––––– humane azelluläre dermale Matrix 5-916.57♦
–––––– bei Verbrennung und Verätzung 5-923.57♦
––––– hydrolytisch resorbierbare Membran 5-916.c7♦
––––– Kombination mehrerer Verfahren 5-916.97♦
–––––– bei Verbrennung und Verätzung 5-923.97♦
––––– kultivierte Keratinozyten 5-916.87♦
–––––– bei Verbrennung und Verätzung 5-923.87♦
––––– xenogenes Hautersatzmaterial 5-916.67♦
–––––– bei Verbrennung und Verätzung 5-923.67♦
–––– mit
––––– alloplastischem Material 5-916.77♦
–––––– bei Verbrennung und Verätzung 5-923.77♦
––––– hydrolytisch resorbierbarer Membran, bei Verbrennung und Verätzung 5-923.b7♦
––– Fuß
–––– durch
––––– allogene Amnionmembran 5-916.eg♦
–––––– bei Verbrennung und Verätzung 5-923.dg♦ ►

Weichteildeckung *(Forts.)*
~ temporär *(Forts.)*
~~ großflächig *(Forts.)*
~~~ Fuß *(Forts.)*
~~~~ durch *(Forts.)*
~~~~~ allogene Hauttransplantation 5-916.5g♦
~~~~~~ bei Verbrennung und Verätzung 5-923.5g♦
~~~~~ allogenes Amnion 5-916.eg♦
~~~~~~ bei Verbrennung und Verätzung 5-923.dg♦
~~~~~ allogenes Hautersatzmaterial 5-916.eg♦
~~~~~~ bei Verbrennung und Verätzung 5-923.dg♦
~~~~~ humane azelluläre dermale Matrix 5-916.5g♦
~~~~~~ bei Verbrennung und Verätzung 5-923.5g♦
~~~~~ Hautersatzmaterial, xenogen 5-916.6g♦
~~~~~ Hauttransplantation, allogen 5-916.5g♦
~~~~~ hydrolytisch resorbierbare Membran 5-916.cg♦
~~~~~ Kombination mehrerer Verfahren 5-916.9g♦
~~~~~~ bei Verbrennung und Verätzung 5-923.9g♦
~~~~~ kultivierte Keratinozyten 5-916.8g♦
~~~~~~ bei Verbrennung und Verätzung 5-923.8g♦
~~~~~ xenogenes Hautersatzmaterial, bei Verbrennung und Verätzung 5-923.6g♦
~~~~ mit
~~~~~ alloplastischem Material 5-916.7g♦
~~~~~~ bei Verbrennung und Verätzung 5-923.7g♦
~~~~~ hydrolytisch resorbierbarer Membran, bei Verbrennung und Verätzung 5-923.bg♦
~~~ Genitalregion
~~~~ durch
~~~~~ allogene Amnionmembran 5-916.ec
~~~~~~ bei Verbrennung und Verätzung 5-923.dc
~~~~~ allogene Hauttransplantation 5-916.5c
~~~~~~ bei Verbrennung und Verätzung 5-923.5c
~~~~~ allogenes Amnion 5-916.ec
~~~~~~ bei Verbrennung und Verätzung 5-923.dc
~~~~~ allogenes Hautersatzmaterial 5-916.ec
~~~~~~ bei Verbrennung und Verätzung 5-923.dc
~~~~~ humane azelluläre dermale Matrix 5-916.5c
~~~~~~ bei Verbrennung und Verätzung 5-923.5c
~~~~~ hydrolytisch resorbierbare Membran 5-916.cc
~~~~~ Kombination mehrerer Verfahren 5-916.9c
~~~~~~ bei Verbrennung und Verätzung 5-923.9c ▶

Weichteildeckung *(Forts.)*
~ temporär *(Forts.)*
~~ großflächig *(Forts.)*
~~~ Genitalregion *(Forts.)*
~~~~ durch *(Forts.)*
~~~~~ kultivierte Keratinozyten 5-916.8c
~~~~~~ bei Verbrennung und Verätzung 5-923.8c
~~~~~ xenogenes Hautersatzmaterial 5-916.6c
~~~~~~ bei Verbrennung und Verätzung 5-923.6c
~~~~ mit
~~~~~ alloplastischem Material 5-916.7c
~~~~~~ bei Verbrennung und Verätzung 5-923.7c
~~~~~ hydrolytisch resorbierbarer Membran, bei Verbrennung und Verätzung 5-923.bc
~~~ Gesäß
~~~~ durch
~~~~~ allogene Amnionmembran 5-916.ed
~~~~~~ bei Verbrennung und Verätzung 5-923.dd
~~~~~ allogene Hauttransplantation 5-916.5d
~~~~~~ bei Verbrennung und Verätzung 5-923.5d
~~~~~ allogenes Amnion 5-916.ed
~~~~~~ bei Verbrennung und Verätzung 5-923.dd
~~~~~ allogenes Hautersatzmaterial 5-916.ed
~~~~~~ bei Verbrennung und Verätzung 5-923.dd
~~~~~ humane azelluläre dermale Matrix 5-916.5d
~~~~~~ bei Verbrennung und Verätzung 5-923.5d
~~~~~ hydrolytisch resorbierbare Membran 5-916.cd
~~~~~ Kombination mehrerer Verfahren 5-916.9d
~~~~~~ bei Verbrennung und Verätzung 5-923.9d
~~~~~ kultivierte Keratinozyten 5-916.8d
~~~~~~ bei Verbrennung und Verätzung 5-923.8d
~~~~~ xenogenes Hautersatzmaterial 5-916.6d
~~~~~~ bei Verbrennung und Verätzung 5-923.6d
~~~~ mit
~~~~~ alloplastischem Material 5-916.7d
~~~~~~ bei Verbrennung und Verätzung 5-923.7d
~~~~~ hydrolytisch resorbierbarer Membran, bei Verbrennung und Verätzung 5-923.bd
~~~ Hals
~~~~ durch
~~~~~ allogene Amnionmembran 5-916.e5
~~~~~~ bei Verbrennung und Verätzung 5-923.d5
~~~~~ allogene Hauttransplantation 5-916.55
~~~~~~ bei Verbrennung und Verätzung 5-923.55 ▶

Weichteildeckung *(Forts.)*
~ temporär *(Forts.)*
~~ großflächig *(Forts.)*
~~~ Hals *(Forts.)*
~~~~ durch *(Forts.)*
––––– allogenes Amnion 5-916.e5
–––––– bei Verbrennung und Verätzung 5-923.d5
––––– allogenes Hautersatzmaterial 5-916.e5
–––––– bei Verbrennung und Verätzung 5-923.d5
––––– humane azelluläre dermale Matrix 5-916.55
–––––– bei Verbrennung und Verätzung 5-923.55
––––– hydrolytisch resorbierbare Membran 5-916.c5
––––– Kombination mehrerer Verfahren 5-916.95
–––––– bei Verbrennung und Verätzung 5-923.95
––––– kultivierte Keratinozyten 5-916.85
–––––– bei Verbrennung und Verätzung 5-923.85
––––– xenogenes Hautersatzmaterial 5-916.65
–––––– bei Verbrennung und Verätzung 5-923.65
–––– mit
––––– alloplastisches Material 5-916.75
–––––– bei Verbrennung und Verätzung 5-923.75
––––– hydrolytisch resorbierbarer Membran, bei Verbrennung und Verätzung 5-923.b5
––– Hand
–––– durch
––––– allogene Amnionmembran 5-916.e9♦
–––––– bei Verbrennung und Verätzung 5-923.d9♦
––––– allogene Hauttransplantation 5-916.59♦
–––––– bei Verbrennung und Verätzung 5-923.59♦
––––– allogenes Amnion 5-916.e9♦
–––––– bei Verbrennung und Verätzung 5-923.d9♦
––––– allogenes Hautersatzmaterial 5-916.e9♦
–––––– bei Verbrennung und Verätzung 5-923.d9♦
––––– humane azelluläre dermale Matrix 5-916.59♦
–––––– bei Verbrennung und Verätzung 5-923.59♦
––––– hydrolytisch resorbierbare Membran 5-916.c9♦
––––– Kombination mehrerer Verfahren 5-916.99♦
–––––– bei Verbrennung und Verätzung 5-923.99♦
––––– kultivierte Keratinozyten 5-916.89♦
–––––– bei Verbrennung und Verätzung 5-923.89♦ ►

Weichteildeckung *(Forts.)*
~ temporär *(Forts.)*
~~ großflächig *(Forts.)*
~~~ Hand *(Forts.)*
~~~~ durch *(Forts.)*
––––– xenogenes Hautersatzmaterial 5-916.69♦
–––––– bei Verbrennung und Verätzung 5-923.69♦
–––– mit
––––– alloplastischem Material 5-916.79♦
–––––– bei Verbrennung und Verätzung 5-923.79♦
––––– hydrolytisch resorbierbarer Membran, bei Verbrennung und Verätzung 5-923.b9♦
––– Knie
–––– durch
––––– allogene Amnionmembran 5-916.ee♦
–––––– bei Verbrennung und Verätzung 5-923.de♦
––––– allogene Hauttransplantation 5-916.5e♦
–––––– bei Verbrennung und Verätzung 5-923.5e♦
––––– allogenes Amnion 5-916.ee♦
–––––– bei Verbrennung und Verätzung 5-923.de♦
––––– allogenes Hautersatzmaterial 5-916.ee♦
–––––– bei Verbrennung und Verätzung 5-923.de♦
––––– humane azelluläre dermale Matrix 5-916.5e♦
–––––– bei Verbrennung und Verätzung 5-923.5e♦
––––– hydrolytisch resorbierbare Membran 5-916.ce♦
–––––– bei Verbrennung und Verätzung 5-923.be♦
––––– Kombination mehrerer Verfahren 5-916.9e♦
–––––– bei Verbrennung und Verätzung 5-923.9e♦
––––– kultivierte Keratinozyten 5-916.8e♦
–––––– bei Verbrennung und Verätzung 5-923.8e♦
––––– xenogenes Hautersatzmaterial 5-916.6e♦
–––––– bei Verbrennung und Verätzung 5-923.6e♦
–––– mit
––––– alloplastischem Material 5-916.7e♦
–––––– bei Verbrennung und Verätzung 5-923.7e♦
––– Kopf
–––– durch
––––– allogene Amnionmembran 5-916.e4
–––––– bei Verbrennung und Verätzung 5-923.d4
––––– allogene Hauttransplantation 5-916.54
–––––– bei Verbrennung und Verätzung 5-923.54
––––– allogenes Amnion 5-916.e4
–––––– bei Verbrennung und Verätzung 5-923.d4 ►

Weichteildeckung *(Forts.)*
~ temporär *(Forts.)*
~~ großflächig *(Forts.)*
~~~ Kopf *(Forts.)*
~~~~ durch *(Forts.)*
––––– allogenes Hautersatzmaterial 5-916.e4
–––––– bei Verbrennung und Verätzung 5-923.d4
––––– humane azelluläre dermale Matrix 5-916.54
––––– hydrolytisch resorbierbare Membran 5-916.c4
–––––– bei Verbrennung und Verätzung 5-923.b4
––––– xenogenes Hautersatzmaterial 5-916.64
–––– mit
––––– alloplastischem Material 5-916.74
–––––– bei Verbrennung und Verätzung 5-923.74
––– Kopfhaut, behaart
–––– durch
––––– allogene Amnionmembran, bei Verbrennung und Verätzung 5-923.dh
––––– allogene Hauttransplantation, bei Verbrennung und Verätzung 5-923.5h
––––– allogenes Amnion, bei Verbrennung und Verätzung 5-923.dh
––––– allogenes Hautersatzmaterial bei Verbrennung und Verätzung 5-923.dh
––––– alloplastisches Material, bei Verbrennung und Verätzung 5-923.7h
––––– humane azelluläre dermale Matrix, bei Verbrennung und Verätzung 5-923.5h
––––– Kombination mehrerer Verfahren, bei Verbrennung und Verätzung 5-923.9h
––––– kultivierte Keratinozyten, bei Verbrennung und Verätzung 5-923.8h
––––– xenogenes Hautersatzmaterial, bei Verbrennung und Verätzung 5-923.6h
–––– mit hydrolytisch resorbierbarer Membran, bei Verbrennung und Verätzung 5-923.bh
––– Leistenregion
–––– durch
––––– allogene Amnionmembran 5-916.ec
–––––– bei Verbrennung und Verätzung 5-923.dc
––––– allogene Hauttransplantation 5-916.5c
–––––– bei Verbrennung und Verätzung 5-923.5c
––––– allogenes Amnion 5-916.ec
–––––– bei Verbrennung und Verätzung 5-923.dc
––––– allogenes Hautersatzmaterial 5-916.ec
–––––– bei Verbrennung und Verätzung 5-923.dc
––––– humane azelluläre dermale Matrix 5-916.5c
–––––– bei Verbrennung und Verätzung 5-923.5c ►

Weichteildeckung *(Forts.)*
~ temporär *(Forts.)*
~~ großflächig *(Forts.)*
~~~ Leistenregion *(Forts.)*
~~~~ durch *(Forts.)*
––––– allogene Hauttransplantation 5-916.5c
–––––– bei Verbrennung und Verätzung 5-923.5c
––––– hydrolytisch resorbierbare Membran 5-916.cc
––––– Kombination mehrerer Verfahren 5-916.9c
–––––– bei Verbrennung und Verätzung 5-923.9c
––––– kultivierte Keratinozyten 5-916.8c
–––––– bei Verbrennung und Verätzung 5-923.8c
––––– xenogenes Hautersatzmaterial 5-916.6c
–––––– bei Verbrennung und Verätzung 5-923.6c
–––– mit
––––– alloplastischem Material 5-916.7c
–––––– bei Verbrennung und Verätzung 5-923.7c
––––– hydrolytisch resorbierbarer Membran, bei Verbrennung und Verätzung 5-923.bc
––– Lippe
–––– durch
––––– allogene Amnionmembran 5-916.e0
–––––– bei Verbrennung und Verätzung 5-923.d0
––––– allogene Hauttransplantation 5-916.50
–––––– bei Verbrennung und Verätzung 5-923.50
––––– allogenes Amnion 5-916.e0
–––––– bei Verbrennung und Verätzung 5-923.d0
––––– allogenes Hautersatzmaterial 5-916.e0
–––––– bei Verbrennung und Verätzung 5-923.d0
––––– humane azelluläre dermale Matrix 5-916.50
–––––– bei Verbrennung und Verätzung 5-923.50
––––– hydrolytisch resorbierbare Membran 5-916.c0
––––– Kombination mehrerer Verfahren 5-916.90
–––––– bei Verbrennung und Verätzung 5-923.90
––––– kultivierte Keratinozyten 5-916.80
–––––– bei Verbrennung und Verätzung 5-923.80
––––– xenogenes Hautersatzmaterial 5-916.60
–––––– bei Verbrennung und Verätzung 5-923.60
–––– mit
––––– alloplastischem Material 5-916.70
–––––– bei Verbrennung und Verätzung 5-923.70 ►

Weichteildeckung *(Forts.)*
~ temporär *(Forts.)*
~~ großflächig *(Forts.)*
~~~ Lippe *(Forts.)*
~~~~ mit *(Forts.)*
––––– hydrolytisch resorbierbarer Membran, bei Verbrennung und Verätzung 5-923.b0
––– Nase
–––– durch
––––– allogene Amnionmembran, bei Verbrennung und Verätzung 5-923.d1
––––– allogene Hauttransplantation, bei Verbrennung und Verätzung 5-923.51
––––– allogenes Amnion, bei Verbrennung und Verätzung 5-923.d1
––––– allogenes Hautersatzmaterial bei Verbrennung und Verätzung 5-923.d1
––––– humane azelluläre dermale Matrix bei Verbrennung und Verätzung 5-923.51
––––– Kombination mehrerer Verfahren, bei Verbrennung und Verätzung 5-923.91
––––– kultivierte Keratinozyten, bei Verbrennung und Verätzung 5-923.81
––––– xenogenes Hautersatzmaterial, bei Verbrennung und Verätzung 5-923.61
–––– mit
––––– alloplastischem Material, bei Verbrennung und Verätzung 5-923.71
––––– hydrolytisch resorbierbarer Membran, bei Verbrennung und Verätzung 5-923.b1
––– Oberarm
–––– durch
––––– allogene Amnionmembran 5-916.e7♦
–––––– bei Verbrennung und Verätzung 5-923.d7♦
––––– allogene Hauttransplantation 5-916.57♦
–––––– bei Verbrennung und Verätzung 5-923.57♦
––––– allogenes Amnion 5-916.e7♦
–––––– bei Verbrennung und Verätzung 5-923.d7♦
––––– allogenes Hautersatzmaterial 5-916.e7♦
–––––– bei Verbrennung und Verätzung 5-923.d7♦
––––– humane azelluläre dermale Matrix 5-916.57♦
–––––– bei Verbrennung und Verätzung 5-923.57♦
––––– hydrolytisch resorbierbare Membran 5-916.c7♦
––––– Kombination mehrerer Verfahren 5-916.97♦
–––––– bei Verbrennung und Verätzung 5-923.97♦
––––– kultivierte Keratinozyten 5-916.87♦
–––––– bei Verbrennung und Verätzung 5-923.87♦
––––– xenogenes Hautersatzmaterial 5-916.67♦
–––––– bei Verbrennung und Verätzung 5-923.67♦ ►

Weichteildeckung *(Forts.)*
~ temporär *(Forts.)*
~~ großflächig *(Forts.)*
~~~ Oberarm *(Forts.)*
–––– mit
––––– alloplastischem Material 5-916.77♦
–––––– bei Verbrennung und Verätzung 5-923.77♦
––––– hydrolytisch resorbierbarer Membran, bei Verbrennung und Verätzung 5-923.b7♦
––– Oberschenkel
–––– durch
––––– allogene Amnionmembran 5-916.ee♦
–––––– bei Verbrennung und Verätzung 5-923.de♦
––––– allogene Hauttransplantation 5-916.5e♦
–––––– bei Verbrennung und Verätzung 5-923.5e♦
––––– allogenes Amnion 5-916.ee♦
–––––– bei Verbrennung und Verätzung 5-923.de♦
––––– allogenes Hautersatzmaterial 5-916.ee♦
–––––– bei Verbrennung und Verätzung 5-923.de♦
––––– humane azelluläre dermale Matrix 5-916.5e♦
–––––– bei Verbrennung und Verätzung 5-923.5e♦
––––– hydrolytisch resorbierbare Membran 5-916.ce♦
––––– Kombination mehrerer Verfahren 5-916.9e♦
–––––– bei Verbrennung und Verätzung 5-923.9e♦
––––– kultivierte Keratinozyten 5-916.8e♦
–––––– bei Verbrennung und Verätzung 5-923.8e♦
––––– xenogenes Hautersatzmaterial 5-916.6e♦
–––––– bei Verbrennung und Verätzung 5-923.6e♦
–––– mit
––––– alloplastischem Material 5-916.7e♦
–––––– bei Verbrennung und Verätzung 5-923.7e♦
––––– hydrolytisch resorbierbarer Membran, bei Verbrennung und Verätzung 5-923.be♦
––– Ohr
–––– durch
––––– allogene Amnionmembran, bei Verbrennung und Verätzung 5-923.d2♦
––––– allogene Hauttransplantation, bei Verbrennung und Verätzung 5-923.52♦
––––– allogenes Amnion, bei Verbrennung und Verätzung 5-923.d2♦
––––– allogenes Hautersatzmaterial bei Verbrennung und Verätzung 5-923.d2♦
––––– humane azelluläre dermale Matrix bei Verbrennung und Verätzung 5-923.52♦ ►
~~~

Weichteildeckung *(Forts.)*
~ temporär *(Forts.)*
~~ großflächig *(Forts.)*
~~~ Ohr *(Forts.)*
~~~~ durch *(Forts.)*
––––– Kombination mehrerer Verfahren, bei Verbrennung und Verätzung 5-923.92♦
––––– kultivierte Keratinozyten, bei Verbrennung und Verätzung 5-923.82♦
––––– xenogenes Hautersatzmaterial, bei Verbrennung und Verätzung 5-923.62♦
–––– mit
––––– alloplastischem Material, bei Verbrennung und Verätzung 5-923.72♦
––––– hydrolytisch resorbierbarer Membran, bei Verbrennung und Verätzung 5-923.b2♦
––– Rücken
–––– durch
––––– allogene Amnionmembran 5-916.ea
–––––– bei Verbrennung und Verätzung 5-923.dj
––––– allogene Hauttransplantation 5-916.5a
–––––– bei Verbrennung und Verätzung 5-923.5j
––––– allogenes Amnion 5-916.ea
–––––– bei Verbrennung und Verätzung 5-923.dj
––––– allogenes Hautersatzmaterial 5-916.ea
–––––– bei Verbrennung und Verätzung 5-923.dj
––––– humane azelluläre dermale Matrix 5-916.5a
–––––– bei Verbrennung und Verätzung 5-923.5j
––––– hydrolytisch resorbierbare Membran 5-916.ca
––––– Kombination mehrerer Verfahren 5-916.9a
–––––– bei Verbrennung und Verätzung 5-923.9j
––––– kultivierte Keratinozyten 5-916.8a
–––––– bei Verbrennung und Verätzung 5-923.8j
––––– xenogenes Hautersatzmaterial 5-916.6a
–––––– bei Verbrennung und Verätzung 5-923.6j
–––– mit
––––– alloplastischem Material 5-916.7a
–––––– bei Verbrennung und Verätzung 5-923.7j
––––– hydrolytisch resorbierbarer Membran, bei Verbrennung und Verätzung 5-923.bj
––– Schulter
–––– durch
––––– allogene Amnionmembran 5-916.e6♦
–––––– bei Verbrennung und Verätzung 5-923.d6♦
––––– allogene Hauttransplantation 5-916.56♦
–––––– bei Verbrennung und Verätzung 5-923.56♦ ►

Weichteildeckung *(Forts.)*
~ temporär *(Forts.)*
~~ großflächig *(Forts.)*
~~~ Schulter *(Forts.)*
~~~~ durch *(Forts.)*
––––– allogenes Amnion 5-916.e6♦
–––––– bei Verbrennung und Verätzung 5-923.d6♦
––––– allogenes Hautersatzmaterial 5-916.e6♦
–––––– bei Verbrennung und Verätzung 5-923.d6♦
––––– humane azelluläre dermale Matrix 5-916.56♦
–––––– bei Verbrennung und Verätzung 5-923.56♦
––––– hydrolytisch resorbierbare Membran 5-916.c6♦
––––– Kombination mehrerer Verfahren 5-916.96♦
–––––– bei Verbrennung und Verätzung 5-923.96♦
––––– kultivierte Keratinozyten 5-916.86♦
–––––– bei Verbrennung und Verätzung 5-923.86♦
––––– xenogenes Hautersatzmaterial 5-916.66♦
–––––– bei Verbrennung und Verätzung 5-923.66♦
–––– mit
––––– alloplastischem Material 5-916.76♦
–––––– bei Verbrennung und Verätzung 5-923.76♦
––––– hydrolytisch resorbierbarer Membran, bei Verbrennung und Verätzung 5-923.b6♦
––– Skrotum
–––– durch
––––– allogene Amnionmembran, bei Verbrennung und Verätzung 5-923.dk
––––– allogene Hauttransplantation, bei Verbrennung und Verätzung 5-923.5k
––––– allogenes Amnion, bei Verbrennung und Verätzung 5-923.dk
––––– allogenes Hautersatzmaterial bei Verbrennung und Verätzung 5-923.dk
––––– humane azelluläre dermale Matrix bei Verbrennung und Verätzung 5-923.5k
––––– Kombination mehrerer Verfahren, bei Verbrennung und Verätzung 5-923.9k
––––– kultivierte Keratinozyten, bei Verbrennung und Verätzung 5-923.8k
––––– xenogenes Hautersatzmaterial, bei Verbrennung und Verätzung 5-923.6k
–––– mit
––––– alloplastischem Material, bei Verbrennung und Verätzung 5-923.7k
––––– hydrolytisch resorbierbarer Membran, bei Verbrennung und Verätzung 5-923.bk
––– Unterarm
–––– durch
––––– allogene Amnionmembran 5-916.e8♦
–––––– bei Verbrennung und Verätzung 5-923.d8♦ ►

Weichteildeckung *(Forts.)*
~ temporär *(Forts.)*
~~ großflächig *(Forts.)*
~~~ Unterarm *(Forts.)*
~~~~ durch *(Forts.)*
––––– allogene Hauttransplantation 5-916.58♦
–––––– bei Verbrennung und Verätzung 5-923.58♦
––––– allogenes Amnion 5-916.e8♦
–––––– bei Verbrennung und Verätzung 5-923.d8♦
––––– allogenes Hautersatzmaterial 5-916.e8♦
–––––– bei Verbrennung und Verätzung 5-923.d8♦
––––– humane azelluläre dermale Matrix 5-916.58♦
–––––– bei Verbrennung und Verätzung 5-923.58♦
––––– Hautersatzmaterial, xenogen 5-916.68♦
––––– hydrolytisch resorbierbare Membran 5-916.c8♦
––––– Kombination mehrerer Verfahren 5-916.98♦
–––––– bei Verbrennung und Verätzung 5-923.98♦
––––– kultivierte Keratinozyten 5-916.88♦
–––––– bei Verbrennung und Verätzung 5-923.88♦
––––– xenogenes Hautersatzmaterial, bei Verbrennung und Verätzung 5-923.68♦
–––– mit
––––– alloplastischem Material 5-916.78♦
–––––– bei Verbrennung und Verätzung 5-923.78♦
––––– hydrolytisch resorbierbarer Membran, bei Verbrennung und Verätzung 5-923.b8♦
––– Unterschenkel
–––– durch
––––– allogene Amnionmembran 5-916.ef♦
–––––– bei Verbrennung und Verätzung 5-923.df♦
––––– allogene Hauttransplantation 5-916.5f♦
–––––– bei Verbrennung und Verätzung 5-923.5f♦
––––– allogenes Amnion 5-916.ef♦
–––––– bei Verbrennung und Verätzung 5-923.df♦
––––– allogenes Hautersatzmaterial 5-916.ef♦
–––––– bei Verbrennung und Verätzung 5-923.df♦
––––– humane azelluläre dermale Matrix 5-916.5f♦
–––––– bei Verbrennung und Verätzung 5-923.5f♦
––––– hydrolytisch resorbierbare Membran 5-916.cf♦
––––– Kombination mehrerer Verfahren 5-916.9f♦
–––––– bei Verbrennung und Verätzung 5-923.9f♦ ►

Weichteildeckung *(Forts.)*
~ temporär *(Forts.)*
~~ großflächig *(Forts.)*
~~~ Unterschenkel *(Forts.)*
~~~~ durch *(Forts.)*
––––– kultivierte Keratinozyten 5-916.8f♦
–––––– bei Verbrennung und Verätzung 5-923.8f♦
––––– xenogenes Hautersatzmaterial 5-916.6f♦
–––––– bei Verbrennung und Verätzung 5-923.6f♦
–––– mit
––––– alloplastischem Material 5-916.7f♦
–––––– bei Verbrennung und Verätzung 5-923.7f♦
––––– hydrolytisch resorbierbarer Membran, bei Verbrennung und Verätzung 5-923.bf♦
–– kleinflächig
––– Augenlid
–––– durch
––––– allogene Amnionmembran, bei Verbrennung und Verätzung 5-923.c3♦
––––– allogene Hauttransplantation, bei Verbrennung und Verätzung 5-923.03♦
––––– allogenes Amnion, bei Verbrennung und Verätzung 5-923.c3♦
––––– allogenes Hautersatzmaterial, bei Verbrennung und Verätzung 5-923.c3♦
––––– humane azelluläre dermale Matrix, bei Verbrennung und Verätzung 5-923.03♦
––––– Kombination mehrerer Verfahren, bei Verbrennung und Verätzung 5-923.43♦
––––– kultivierte Keratinozyten, bei Verbrennung und Verätzung 5-923.33♦
––––– xenogenes Hautersatzmaterial, bei Verbrennung und Verätzung 5-923.13♦
–––– mit
––––– alloplastischem Material, bei Verbrennung und Verätzung 5-923.23♦
––––– hydrolytisch resorbierbarer Membran, bei Verbrennung und Verätzung 5-923.a3♦
––– Axilla
–––– durch
––––– allogene Amnionmembran 5-916.d6♦
–––––– bei Verbrennung und Verätzung 5-923.c6♦
––––– allogene Hauttransplantation 5-916.06♦
–––––– bei Verbrennung und Verätzung 5-923.06♦
––––– allogenes Amnion 5-916.d6♦
–––––– bei Verbrennung und Verätzung 5-923.c6♦
––––– allogenes Hautersatzmaterial 5-916.d6♦
–––––– bei Verbrennung und Verätzung 5-923.c6♦
––––– humane azelluläre dermale Matrix 5-916.06♦
–––––– bei Verbrennung und Verätzung 5-923.06♦
––––– hydrolytisch resorbierbare Membran 5-916.b6♦ ►

Weichteildeckung *(Forts.)*
~ temporär *(Forts.)*
~~ kleinflächig *(Forts.)*
~~~ Axilla *(Forts.)*
~~~~ durch *(Forts.)*
----- Kombination mehrerer Verfahren 5-916.46♦
------ bei Verbrennung und Verätzung 5-923.46♦
----- kultivierte Keratinozyten 5-916.36♦
------ bei Verbrennung und Verätzung 5-923.36♦
----- xenogenes Hautersatzmaterial 5-916.16♦
------ bei Verbrennung und Verätzung 5-923.16♦
---- mit
----- alloplastischem Material 5-916.26♦
------ bei Verbrennung und Verätzung 5-923.26♦
----- hydrolytisch resorbierbarer Membran, bei Verbrennung und Verätzung 5-923.a6♦
--- Bauchregion
---- durch
----- allogene Amnionmembran 5-916.db
------ bei Verbrennung und Verätzung 5-923.cb
----- allogene Hauttransplantation 5-916.0b
------ bei Verbrennung und Verätzung 5-923.0b
----- allogenes Amnion 5-916.db
------ bei Verbrennung und Verätzung 5-923.cb
----- allogenes Hautersatzmaterial 5-916.db
------ bei Verbrennung und Verätzung 5-923.cb
----- humane azelluläre dermale Matrix 5-916.0b
------ bei Verbrennung und Verätzung 5-923.0b
----- hydrolytisch resorbierbare Membran 5-916.bb
----- Kombination mehrerer Verfahren 5-916.4b
------ bei Verbrennung und Verätzung 5-923.4b
----- kultivierte Keratinozyten 5-916.3b
------ bei Verbrennung und Verätzung 5-923.3b
----- xenogenes Hautersatzmaterial 5-916.1b
------ bei Verbrennung und Verätzung 5-923.1b
---- mit
----- alloplastischem Material 5-916.2b
------ bei Verbrennung und Verätzung 5-923.2b
----- hydrolytisch resorbierbarer Membran, bei Verbrennung und Verätzung 5-923.ab ►

Weichteildeckung *(Forts.)*
~ temporär *(Forts.)*
~~ kleinflächig *(Forts.)*
--- Brustwand
---- durch
----- allogene Amnionmembran 5-916.da
------ bei Verbrennung und Verätzung 5-923.ca
----- allogene Hauttransplantation 5-916.0a
------ bei Verbrennung und Verätzung 5-923.0a
----- allogenes Amnion 5-916.da
------ bei Verbrennung und Verätzung 5-923.ca
----- allogenes Hautersatzmaterial 5-916.da
------ bei Verbrennung und Verätzung 5-923.ca
----- humane azelluläre dermale Matrix 5-916.0a
------ bei Verbrennung und Verätzung 5-923.0a
----- hydrolytisch resorbierbare Membran 5-916.ba
----- Kombination mehrerer Verfahren 5-916.4a
------ bei Verbrennung und Verätzung 5-923.4a
----- kultivierte Keratinozyten 5-916.3a
------ bei Verbrennung und Verätzung 5-923.3a
----- xenogenes Hautersatzmaterial 5-916.1a
------ bei Verbrennung und Verätzung 5-923.1a
---- mit
----- alloplastischem Material 5-916.2a
------ bei Verbrennung und Verätzung 5-923.2a
----- hydrolytisch resorbierbarer Membran, bei Verbrennung und Verätzung 5-923.aa
--- Dammregion
---- durch
----- allogene Amnionmembran, bei Verbrennung und Verätzung 5-923.cm
----- allogene Hauttransplantation, bei Verbrennung und Verätzung 5-923.0m
----- allogenes Amnion, bei Verbrennung und Verätzung 5-923.cm
----- allogenes Hautersatzmaterial bei Verbrennung und Verätzung 5-923.cm
----- humane azelluläre dermale Matrix bei Verbrennung und Verätzung 5-923.0m
----- Kombination mehrerer Verfahren, bei Verbrennung und Verätzung 5-923.4m
----- kultivierte Keratinozyten, bei Verbrennung und Verätzung 5-923.3m
----- xenogenes Hautersatzmaterial, bei Verbrennung und Verätzung 5-923.1m
---- mit
----- alloplastischem Material, bei Verbrennung und Verätzung 5-923.2m ►

W

Weichteildeckung *(Forts.)*
~ temporär *(Forts.)*
~~ kleinflächig *(Forts.)*
~~~ Dammregion *(Forts.)*
~~~~ mit *(Forts.)*
~~~~~ hydrolytisch resorbierbarer Membran, bei Verbrennung und Verätzung 5-923.am
~~~ Ellenbogen
~~~~ durch
~~~~~ allogene Amnionmembran 5-916.d7♦
~~~~~~ bei Verbrennung und Verätzung 5-923.c7♦
~~~~~ allogene Hauttransplantation 5-916.07♦
~~~~~~ bei Verbrennung und Verätzung 5-923.07♦
~~~~~ allogenes Amnion 5-916.d7♦
~~~~~~ bei Verbrennung und Verätzung 5-923.c7♦
~~~~~ allogenes Hautersatzmaterial 5-916.d7♦
~~~~~~ bei Verbrennung und Verätzung 5-923.c7♦
~~~~~ humane azelluläre dermale Matrix 5-916.07♦
~~~~~~ bei Verbrennung und Verätzung 5-923.07♦
~~~~~ hydrolytisch resorbierbare Membran 5-916.b7♦
~~~~~ Kombination mehrerer Verfahren 5-916.47♦
~~~~~~ bei Verbrennung und Verätzung 5-923.47♦
~~~~~ kultivierte Keratinozyten 5-916.37♦
~~~~~~ bei Verbrennung und Verätzung 5-923.37♦
~~~~~ xenogenes Hautersatzmaterial 5-916.17♦
~~~~~~ bei Verbrennung und Verätzung 5-923.17♦
~~~~ mit
~~~~~ alloplastischem Material 5-916.27♦
~~~~~~ bei Verbrennung und Verätzung 5-923.27♦
~~~~~ hydrolytisch resorbierbarer Membran, bei Verbrennung und Verätzung 5-923.a7♦
~~~ Fuß
~~~~ durch
~~~~~ allogene Amnionmembran 5-916.dg♦
~~~~~~ bei Verbrennung und Verätzung 5-923.cg♦
~~~~~ allogene Hauttransplantation 5-916.0g♦
~~~~~~ bei Verbrennung und Verätzung 5-923.0g♦
~~~~~ allogenes Amnion 5-916.dg♦
~~~~~~ bei Verbrennung und Verätzung 5-923.cg♦
~~~~~ allogenes Hautersatzmaterial 5-916.dg♦
~~~~~~ bei Verbrennung und Verätzung 5-923.cg♦
~~~~~ humane azelluläre dermale Matrix 5-916.5g♦
~~~~~~ bei Verbrennung und Verätzung 5-923.0g♦ ►

Weichteildeckung *(Forts.)*
~ temporär *(Forts.)*
~~ kleinflächig *(Forts.)*
~~~ Fuß *(Forts.)*
~~~~ durch *(Forts.)*
~~~~~ hydrolytisch resorbierbare Membran 5-916.bg♦
~~~~~ Kombination mehrerer Verfahren 5-916.4g♦
~~~~~~ bei Verbrennung und Verätzung 5-923.4g♦
~~~~~ kultivierte Keratinozyten 5-916.3g♦
~~~~~~ bei Verbrennung und Verätzung 5-923.3g♦
~~~~~ xenogenes Hautersatzmaterial 5-916.1g♦
~~~~~~ bei Verbrennung und Verätzung 5-923.1g♦
~~~~ mit
~~~~~ alloplastischem Material 5-916.2g♦
~~~~~~ bei Verbrennung und Verätzung 5-923.2g♦
~~~~~ hydrolytisch resorbierbarer Membran, bei Verbrennung und Verätzung 5-923.ag♦
~~~ Genitalregion
~~~~ durch
~~~~~ allogene Amnionmembran 5-916.dc
~~~~~~ bei Verbrennung und Verätzung 5-923.cc
~~~~~ allogene Hauttransplantation 5-916.0c
~~~~~~ bei Verbrennung und Verätzung 5-923.0c
~~~~~ allogenes Amnion 5-916.dc
~~~~~~ bei Verbrennung und Verätzung 5-923.cc
~~~~~ allogenes Hautersatzmaterial 5-916.dc
~~~~~~ bei Verbrennung und Verätzung 5-923.cc
~~~~~ humane azelluläre dermale Matrix 5-916.0c
~~~~~~ bei Verbrennung und Verätzung 5-923.0c
~~~~~ hydrolytisch resorbierbare Membran 5-916.bc
~~~~~ Kombination mehrerer Verfahren 5-916.4c
~~~~~~ bei Verbrennung und Verätzung 5-923.4c
~~~~~ kultivierte Keratinozyten 5-916.3c
~~~~~~ bei Verbrennung und Verätzung 5-923.3c
~~~~~ xenogenes Hautersatzmaterial 5-916.1c
~~~~~~ bei Verbrennung und Verätzung 5-923.1c
~~~~ mit
~~~~~ alloplastischem Material 5-916.2c
~~~~~~ bei Verbrennung und Verätzung 5-923.2c
~~~~~ hydrolytisch resorbierbarer Membran, bei Verbrennung und Verätzung 5-923.ac ►

Weichteildeckung *(Forts.)*
~ temporär *(Forts.)*
~~ kleinflächig *(Forts.)*
––– Gesäß
–––– durch
––––– allogene Amnionmembran 5-916.dd
–––––– bei Verbrennung und Verätzung 5-923.cd
––––– allogene Hauttransplantation 5-916.0d
–––––– bei Verbrennung und Verätzung 5-923.0d
––––– allogenes Amnion 5-916.dd
–––––– bei Verbrennung und Verätzung 5-923.cd
––––– allogenes Hautersatzmaterial 5-916.dd
–––––– bei Verbrennung und Verätzung 5-923.cd
––––– humane azelluläre dermale Matrix 5-916.0d
–––––– bei Verbrennung und Verätzung 5-923.0d
––––– hydrolytisch resorbierbare Membran 5-916.bd
––––– Kombination mehrerer Verfahren 5-916.4d
–––––– bei Verbrennung und Verätzung 5-923.4d
––––– kultivierte Keratinozyten 5-916.3d
–––––– bei Verbrennung und Verätzung 5-923.3d
––––– xenogenes Hautersatzmaterial 5-916.1d
–––––– bei Verbrennung und Verätzung 5-923.1d
–––– mit
––––– alloplastischem Material 5-916.2d
–––––– bei Verbrennung und Verätzung 5-923.2d
––––– hydrolytisch resorbierbarer Membran, bei Verbrennung und Verätzung 5-923.ad
––– Hals
–––– durch
––––– allogene Amnionmembran 5-916.d5
–––––– bei Verbrennung und Verätzung 5-923.c5
––––– allogene Hauttransplantation 5-916.05
–––––– bei Verbrennung und Verätzung 5-923.05
––––– allogenes Amnion 5-916.d5
–––––– bei Verbrennung und Verätzung 5-923.c5
––––– allogenes Hautersatzmaterial 5-916.d5
–––––– bei Verbrennung und Verätzung 5-923.c5
––––– humane azelluläre dermale Matrix 5-916.05
–––––– bei Verbrennung und Verätzung 5-923.05
––––– hydrolytisch resorbierbare Membran 5-916.b5 ▶

Weichteildeckung *(Forts.)*
~ temporär *(Forts.)*
~~ kleinflächig *(Forts.)*
~~~ Hals *(Forts.)*
~~~~ durch *(Forts.)*
––––– Kombination mehrerer Verfahren 5-916.45
–––––– bei Verbrennung und Verätzung 5-923.45
––––– kultivierte Keratinozyten 5-916.35
–––––– bei Verbrennung und Verätzung 5-923.35
––––– xenogenes Hautersatzmaterial 5-916.15
–––––– bei Verbrennung und Verätzung 5-923.15
–––– mit
––––– alloplastischem Material 5-916.25
–––––– bei Verbrennung und Verätzung 5-923.25
––––– hydrolytisch resorbierbarer Membran, bei Verbrennung und Verätzung 5-923.a5
––– Hand
–––– durch
––––– allogene Amnionmembran 5-916.d9♦
–––––– bei Verbrennung und Verätzung 5-923.c9♦
––––– allogene Hauttransplantation 5-916.09♦
–––––– bei Verbrennung und Verätzung 5-923.09♦
––––– allogenes Amnion 5-916.d9♦
–––––– bei Verbrennung und Verätzung 5-923.c9♦
––––– allogenes Hautersatzmaterial 5-916.d9♦
–––––– bei Verbrennung und Verätzung 5-923.c9♦
––––– humane azelluläre dermale Matrix 5-916.09♦
–––––– bei Verbrennung und Verätzung 5-923.09♦
––––– hydrolytisch resorbierbare Membran 5-916.b9♦
––––– Kombination mehrerer Verfahren 5-916.49♦
–––––– bei Verbrennung und Verätzung 5-923.49♦
––––– kultivierte Keratinozyten 5-916.39♦
–––––– bei Verbrennung und Verätzung 5-923.39♦
––––– xenogenes Hautersatzmaterial 5-916.19♦
–––––– bei Verbrennung und Verätzung 5-923.19♦
–––– mit
––––– alloplastischem Material 5-916.29♦
–––––– bei Verbrennung und Verätzung 5-923.29♦
––––– hydrolytisch resorbierbarer Membran, bei Verbrennung und Verätzung 5-923.a9♦ ▶

W

Weichteildeckung *(Forts.)*
~ temporär *(Forts.)*
~~ kleinflächig *(Forts.)*
~~~ Knie
~~~~ durch
~~~~~ allogene Amnionmembran 5-916.de♦
~~~~~~ bei Verbrennung und Verätzung 5-923.ce♦
~~~~~ allogene Hauttransplantation 5-916.0e♦
~~~~~~ bei Verbrennung und Verätzung 5-923.0e♦
~~~~~ allogenes Amnion 5-916.de♦
~~~~~~ bei Verbrennung und Verätzung 5-923.ce♦
~~~~~ allogenes Hautersatzmaterial 5-916.de♦
~~~~~~ bei Verbrennung und Verätzung 5-923.ce♦
~~~~~ humane azelluläre dermale Matrix 5-916.0e♦
~~~~~~ bei Verbrennung und Verätzung 5-923.0e♦
~~~~~ hydrolytisch resorbierbare Membran 5-916.be♦
~~~~~ Kombination mehrerer Verfahren 5-916.4e♦
~~~~~~ bei Verbrennung und Verätzung 5-923.4e♦
~~~~~ kultivierte Keratinozyten 5-916.3e♦
~~~~~~ bei Verbrennung und Verätzung 5-923.3e♦
~~~~~ xenogenes Hautersatzmaterial 5-916.1e♦
~~~~~~ bei Verbrennung und Verätzung 5-923.1e♦
~~~~ mit
~~~~~ alloplastischem Material 5-916.2e♦
~~~~~~ bei Verbrennung und Verätzung 5-923.2e♦
~~~~~ hydrolytisch resorbierbarer Membran, bei Verbrennung und Verätzung 5-923.ae♦
~~~ Kopf
~~~~ durch
~~~~~ allogene Amnionmembran 5-916.d4
~~~~~~ bei Verbrennung und Verätzung 5-923.c4
~~~~~ allogene Hauttransplantation 5-916.04
~~~~~~ bei Verbrennung und Verätzung 5-923.04
~~~~~ allogenes Amnion 5-916.d4
~~~~~~ bei Verbrennung und Verätzung 5-923.c4
~~~~~ allogenes Hautersatzmaterial 5-916.d4
~~~~~~ bei Verbrennung und Verätzung 5-923.c4
~~~~~ humane azelluläre dermale Matrix 5-916.04
~~~~~~ bei Verbrennung und Verätzung 5-923.04
~~~~~ hydrolytisch resorbierbare Membran 5-916.b4 ►

Weichteildeckung *(Forts.)*
~ temporär *(Forts.)*
~~ kleinflächig *(Forts.)*
~~~ Kopf *(Forts.)*
~~~~ durch *(Forts.)*
~~~~~ xenogenes Hautersatzmaterial 5-916.14
~~~~~~ bei Verbrennung und Verätzung 5-923.14
~~~~ mit
~~~~~ alloplastischem Material 5-916.24
~~~~~~ bei Verbrennung und Verätzung 5-923.24
~~~~~ hydrolytisch resorbierbarer Membran, bei Verbrennung und Verätzung 5-923.a4
~~~ Kopfhaut, behaart
~~~~ durch
~~~~~ allogene Amnionmembran, bei Verbrennung und Verätzung 5-923.ch
~~~~~ allogene Hauttransplantation, bei Verbrennung und Verätzung 5-923.0h
~~~~~ allogenes Amnion, bei Verbrennung und Verätzung 5-923.ch
~~~~~ allogenes Hautersatzmaterial bei Verbrennung und Verätzung 5-923.ch
~~~~~ alloplastisches Material, bei Verbrennung und Verätzung 5-923.2h
~~~~~ humane azelluläre dermale Matrix, bei Verbrennung und Verätzung 5-923.0h
~~~~~ Kombination mehrerer Verfahren, bei Verbrennung und Verätzung 5-923.4h
~~~~~ kultivierte Keratinozyten, bei Verbrennung und Verätzung 5-923.3h
~~~~~ xenogenes Hautersatzmaterial, bei Verbrennung und Verätzung 5-923.1h
~~~~ mit hydrolytisch resorbierbarer Membran, bei Verbrennung und Verätzung 5-923.ah
~~~ Leistenregion
~~~~ durch
~~~~~ allogene Amnionmembran 5-916.dc
~~~~~~ bei Verbrennung und Verätzung 5-923.cc
~~~~~ allogene Hauttransplantation 5-916.0c
~~~~~~ bei Verbrennung und Verätzung 5-923.0c
~~~~~ allogenes Amnion 5-916.dc
~~~~~~ bei Verbrennung und Verätzung 5-923.cc
~~~~~ allogenes Hautersatzmaterial 5-916.dc
~~~~~~ bei Verbrennung und Verätzung 5-923.cc
~~~~~ humane azelluläre dermale Matrix 5-916.0c
~~~~~~ bei Verbrennung und Verätzung 5-923.0c
~~~~~ hydrolytisch resorbierbare Membran 5-916.bc
~~~~~ Kombination mehrerer Verfahren 5-916.4c
~~~~~~ bei Verbrennung und Verätzung 5-923.4c ►
~~~~~~

Weichteildeckung *(Forts.)*
~ temporär *(Forts.)*
~~ kleinflächig *(Forts.)*
~~~ Leistenregion *(Forts.)*
~~~~ durch *(Forts.)*
––––– kultivierte Keratinozyten 5-916.3c
–––––– bei Verbrennung und Verätzung 5-923.3c
––––– xenogenes Hautersatzmaterial 5-916.1c
–––––– bei Verbrennung und Verätzung 5-923.1c
–––– mit
––––– alloplastischem Material 5-916.2c
–––––– bei Verbrennung und Verätzung 5-923.2c
––––– hydrolytisch resorbierbarer Membran, bei Verbrennung und Verätzung 5-923.ac
––– Lippe
–––– durch
––––– allogene Amnionmembran 5-916.d0
–––––– bei Verbrennung und Verätzung 5-923.c0
––––– allogene Hauttransplantation 5-916.00
–––––– bei Verbrennung und Verätzung 5-923.00
––––– allogenes Amnion 5-916.d0
–––––– bei Verbrennung und Verätzung 5-923.c0
––––– allogenes Hautersatzmaterial 5-916.d0
–––––– bei Verbrennung und Verätzung 5-923.c0
––––– humane azelluläre dermale Matrix 5-916.00
–––––– bei Verbrennung und Verätzung 5-923.00
––––– hydrolytisch resorbierbare Membran 5-916.b0
––––– Kombination mehrerer Verfahren 5-916.40
–––––– bei Verbrennung und Verätzung 5-923.40
––––– kultivierte Keratinozyten 5-916.30
–––––– bei Verbrennung und Verätzung 5-923.30
––––– xenogenes Hautersatzmaterial 5-916.10
–––––– bei Verbrennung und Verätzung 5-923.10
–––– mit
––––– alloplastischem Material 5-916.20
–––––– bei Verbrennung und Verätzung 5-923.20
––––– hydrolytisch resorbierbarer Membran, bei Verbrennung und Verätzung 5-923.a0
––– Nase
–––– durch
––––– allogene Amnionmembran, bei Verbrennung und Verätzung 5-923.c1
––––– allogene Hauttransplantation, bei Verbrennung und Verätzung 5-923.01
––––– allogenes Amnion, bei Verbrennung und Verätzung 5-923.c1 ▶

Weichteildeckung *(Forts.)*
~ temporär *(Forts.)*
~~ kleinflächig *(Forts.)*
~~~ Nase *(Forts.)*
~~~~ durch *(Forts.)*
––––– allogenes Hautersatzmaterial bei Verbrennung und Verätzung 5-923.c1
––––– humane azelluläre dermale Matrix bei Verbrennung und Verätzung 5-923.01
––––– Kombination mehrerer Verfahren, bei Verbrennung und Verätzung 5-923.41
––––– kultivierte Keratinozyten, bei Verbrennung und Verätzung 5-923.31
––––– xenogenes Hautersatzmaterial, bei Verbrennung und Verätzung 5-923.11
–––– mit
––––– alloplastischem Material, bei Verbrennung und Verätzung 5-923.21
––––– hydrolytisch resorbierbarer Membran, bei Verbrennung und Verätzung 5-923.a1
––– Oberarm
–––– durch
––––– allogene Amnionmembran 5-916.d7♦
–––––– bei Verbrennung und Verätzung 5-923.c7♦
––––– allogene Hauttransplantation 5-916.07♦
–––––– bei Verbrennung und Verätzung 5-923.07♦
––––– allogenes Amnion 5-916.d7♦
–––––– bei Verbrennung und Verätzung 5-923.c7♦
––––– allogenes Hautersatzmaterial 5-916.d7♦
–––––– bei Verbrennung und Verätzung 5-923.c7♦
––––– humane azelluläre dermale Matrix 5-916.07♦
–––––– bei Verbrennung und Verätzung 5-923.07♦
––––– hydrolytisch resorbierbare Membran 5-916.b7♦
––––– Kombination mehrerer Verfahren 5-916.47♦
–––––– bei Verbrennung und Verätzung 5-923.47♦
––––– kultivierte Keratinozyten 5-916.37♦
–––––– bei Verbrennung und Verätzung 5-923.37♦
––––– xenogenes Hautersatzmaterial 5-916.17♦
–––––– bei Verbrennung und Verätzung 5-923.17♦
–––– mit
––––– alloplastischem Material 5-916.27♦
–––––– bei Verbrennung und Verätzung 5-923.27♦
––––– hydrolytisch resorbierbarer Membran, bei Verbrennung und Verätzung 5-923.a7♦
––– Oberschenkel
–––– durch
––––– allogene Amnionmembran 5-916.de♦
–––––– bei Verbrennung und Verätzung 5-923.ce♦ ▶

Weichteildeckung *(Forts.)*
~ temporär *(Forts.)*
~~ kleinflächig *(Forts.)*
~~~ Oberschenkel *(Forts.)*
~~~~ durch *(Forts.)*
----- allogene Hauttransplantation 5-916.0e♦
------ bei Verbrennung und Verätzung 5-923.0e♦
----- allogenes Amnion 5-916.de♦
------ bei Verbrennung und Verätzung 5-923.ce♦
----- allogenes Hautersatzmaterial 5-916.de♦
------ bei Verbrennung und Verätzung 5-923.ce♦
----- humane azelluläre dermale Matrix 5-916.0e♦
------ bei Verbrennung und Verätzung 5-923.0e♦
----- hydrolytisch resorbierbare Membran 5-916.be♦
----- Kombination mehrerer Verfahren 5-916.4e♦
------ bei Verbrennung und Verätzung 5-923.4e♦
----- kultivierte Keratinozyten 5-916.3e♦
------ bei Verbrennung und Verätzung 5-923.3e♦
----- xenogenes Hautersatzmaterial 5-916.1e♦
------ bei Verbrennung und Verätzung 5-923.1e♦
---- mit
----- alloplastischem Material 5-916.2e♦
------ bei Verbrennung und Verätzung 5-923.2e♦
----- hydrolytisch resorbierbarer Membran, bei Verbrennung und Verätzung 5-923.ae♦
--- Ohr
---- durch
----- allogene Amnionmembran, bei Verbrennung und Verätzung 5-923.c2♦
----- allogene Hauttransplantation, bei Verbrennung und Verätzung 5-923.02♦
----- allogenes Amnion, bei Verbrennung und Verätzung 5-923.c2♦
----- allogenes Hautersatzmaterial bei Verbrennung und Verätzung 5-923.c2♦
----- humane azelluläre dermale Matrix bei Verbrennung und Verätzung 5-923.02♦
----- Kombination mehrerer Verfahren, bei Verbrennung und Verätzung 5-923.42♦
----- kultivierte Keratinozyten, bei Verbrennung und Verätzung 5-923.32♦
----- xenogenes Hautersatzmaterial, bei Verbrennung und Verätzung 5-923.12♦
---- mit
----- alloplastischem Material, bei Verbrennung und Verätzung 5-923.22♦
----- hydrolytisch resorbierbarer Membran, bei Verbrennung und Verätzung 5-923.a2♦ ►

Weichteildeckung *(Forts.)*
~ temporär *(Forts.)*
~~ kleinflächig *(Forts.)*
--- Rücken
---- durch
----- allogene Amnionmembran 5-916.da
------ bei Verbrennung und Verätzung 5-923.cj
----- allogene Hauttransplantation 5-916.0a
------ bei Verbrennung und Verätzung 5-923.0j
----- allogenes Amnion 5-916.da
------ bei Verbrennung und Verätzung 5-923.cj
----- allogenes Hautersatzmaterial 5-916.da
------ bei Verbrennung und Verätzung 5-923.cj
----- humane azelluläre dermale Matrix 5-916.0a
------ bei Verbrennung und Verätzung 5-923.0j
----- hydrolytisch resorbierbare Membran 5-916.ba
----- Kombination mehrerer Verfahren 5-916.4a
------ bei Verbrennung und Verätzung 5-923.4j
----- kultivierte Keratinozyten 5-916.3a
------ bei Verbrennung und Verätzung 5-923.3j
----- xenogenes Hautersatzmaterial 5-916.1a
------ bei Verbrennung und Verätzung 5-923.1j
---- mit
----- alloplastischem Material 5-916.2a
------ bei Verbrennung und Verätzung 5-923.2j
----- hydrolytisch resorbierbarer Membran, bei Verbrennung und Verätzung 5-923.aj
--- Schulter
---- durch
----- allogene Amnionmembran 5-916.d6♦
------ bei Verbrennung und Verätzung 5-923.c6♦
----- allogene Hauttransplantation 5-916.06♦
------ bei Verbrennung und Verätzung 5-923.06♦
----- allogenes Amnion 5-916.d6♦
------ bei Verbrennung und Verätzung 5-923.c6♦
----- allogenes Hautersatzmaterial 5-916.d6♦
------ bei Verbrennung und Verätzung 5-923.c6♦
----- humane azelluläre dermale Matrix 5-916.06♦
------ bei Verbrennung und Verätzung 5-923.06♦
----- hydrolytisch resorbierbare Membran 5-916.b6♦ ►

Weichteildeckung *(Forts.)*
~ temporär *(Forts.)*
~~ kleinflächig *(Forts.)*
~~~ Schulter *(Forts.)*
~~~~ durch *(Forts.)*
––––– Kombination mehrerer Verfahren 5-916.46♦
–––––– bei Verbrennung und Verätzung 5-923.46♦
––––– kultivierte Keratinozyten 5-916.36♦
–––––– bei Verbrennung und Verätzung 5-923.36♦
––––– xenogenes Hautersatzmaterial 5-916.16♦
–––––– bei Verbrennung und Verätzung 5-923.16♦
–––– mit
––––– alloplastischem Material 5-916.26♦
–––––– bei Verbrennung und Verätzung 5-923.26♦
––––– hydrolytisch resorbierbarer Membran, bei Verbrennung und Verätzung 5-923.a6♦
––– Skrotum
–––– durch
––––– allogene Amnionmembran, bei Verbrennung und Verätzung 5-923.ck
––––– allogene Hauttransplantation, bei Verbrennung und Verätzung 5-923.0k
––––– allogenes Amnion, bei Verbrennung und Verätzung 5-923.ck
––––– allogenes Hautersatzmaterial bei Verbrennung und Verätzung 5-923.ck
––––– humane azelluläre dermale Matrix bei Verbrennung und Verätzung 5-923.0k
––––– Kombination mehrerer Verfahren, bei Verbrennung und Verätzung 5-923.4k
––––– kultivierte Keratinozyten, bei Verbrennung und Verätzung 5-923.3k
––––– xenogenes Hautersatzmaterial, bei Verbrennung und Verätzung 5-923.1k
–––– mit
––––– alloplastischem Material, bei Verbrennung und Verätzung 5-923.2k
––––– hydrolytisch resorbierbarer Membran, bei Verbrennung und Verätzung 5-923.ak
––– Unterarm
–––– durch
––––– allogene Amnionmembran 5-916.d8♦
–––––– bei Verbrennung und Verätzung 5-923.c8♦
––––– allogene Hauttransplantation 5-916.08♦
–––––– bei Verbrennung und Verätzung 5-923.08♦
––––– allogenes Amnion 5-916.d8♦
–––––– bei Verbrennung und Verätzung 5-923.c8♦
––––– allogenes Hautersatzmaterial 5-916.d8♦
–––––– bei Verbrennung und Verätzung 5-923.c8♦ ►

Weichteildeckung *(Forts.)*
~ temporär *(Forts.)*
~~ kleinflächig *(Forts.)*
~~~ Unterarm *(Forts.)*
~~~~ durch *(Forts.)*
––––– humane azelluläre dermale Matrix 5-916.08♦
–––––– bei Verbrennung und Verätzung 5-923.08♦
––––– hydrolytisch resorbierbare Membran 5-916.b8♦
––––– Kombination mehrerer Verfahren 5-916.48♦
–––––– bei Verbrennung und Verätzung 5-923.48♦
––––– kultivierte Keratinozyten 5-916.38♦
–––––– bei Verbrennung und Verätzung 5-923.38♦
––––– xenogenes Hautersatzmaterial 5-916.18♦
–––––– bei Verbrennung und Verätzung 5-923.18♦
–––– mit
––––– alloplastischem Material 5-916.28♦
–––––– bei Verbrennung und Verätzung 5-923.28♦
––––– hydrolytisch resorbierbarer Membran, bei Verbrennung und Verätzung 5-923.a8♦
––– Unterschenkel
–––– durch
––––– allogene Amnionmembran 5-916.df♦
–––––– bei Verbrennung und Verätzung 5-923.cf♦
––––– allogene Hauttransplantation 5-916.0f♦
–––––– bei Verbrennung und Verätzung 5-923.0f♦
––––– allogenes Amnion 5-916.df♦
–––––– bei Verbrennung und Verätzung 5-923.cf♦
––––– allogenes Hautersatzmaterial 5-916.df♦
–––––– bei Verbrennung und Verätzung 5-923.cf♦
––––– humane azelluläre dermale Matrix 5-916.0f♦
–––––– bei Verbrennung und Verätzung 5-923.0f♦
––––– hydrolytisch resorbierbare Membran 5-916.bf♦
––––– Kombination mehrerer Verfahren 5-916.4f♦
–––––– bei Verbrennung und Verätzung 5-923.4f♦
––––– kultivierte Keratinozyten 5-916.3f♦
–––––– bei Verbrennung und Verätzung 5-923.3f♦
––––– xenogenes Hautersatzmaterial 5-916.1f♦
–––––– bei Verbrennung und Verätzung 5-923.1f♦
–––– mit
––––– alloplastischem Material 5-916.2f♦
–––––– bei Verbrennung und Verätzung 5-923.2f♦ ►

Weichteildeckung *(Forts.)*
~ temporär *(Forts.)*
~~ kleinflächig *(Forts.)*
~~~ Unterschenkel *(Forts.)*
~~~~ mit *(Forts.)*
––––– hydrolytisch resorbierbarer Membran, bei Verbrennung und Verätzung 5-923.af♦
Weichteildistraktion, Hand, gelenkübergreifend, bei kongenitaler Anomalie 5-848.0♦
Weichteile – s.a. Muskeln und Weichteile
– Brustwand, Exzision 5-343.0
– Débridement, schichtenübergreifend
–– bei Verbrennung und Verätzung 5-922.3
–– Bewegungsorgan 5-869.1
– Exzision, zur Korrektur, plastisch, bei abstehendem Ohr 5-184.1♦
– Gesicht
–– Naht
––– einschichtig, nach Verletzung 5-778.0
––– mehrschichtig, nach Verletzung 5-778.1
–– Sofortrekonstruktion, plastisch 5-778.2
– Tumor, Sonographie, differenzialdiagnostisch, komplex, mit quantitativer Vermessung 3-036
Weichteileingriff, Gelenk, bei Arthroplastik
– Interphalangealgelenk, Fuß
–– Digitus I 5-788.65♦
–– Digitus II bis V
––– 1 5-788.66♦
––– 2 5-788.67♦
––– 3 5-788.68♦
––– 4 5-788.69♦
––– 5 oder mehr 5-788.6a♦
– Metatarsophalangealgelenk
–– Digitus I 5-788.60♦
–– Digitus II bis V, Gelenk
––– 1 5-788.61♦
––– 2 5-788.62♦
––– 3 5-788.63♦
––– 4 5-788.64♦
Weichteilgewebe, Operation, mit Einbringen, Fixationsmaterial, Knochen 5-869.2
Weichteilkorrektur, mit
– Bandplastik, in Höhe
–– 1. Zehenstrahl 5-788.40♦
–– 2. bis 5. Zehenstrahl, Zehenstrahlen
––– 1 5-788.41♦
––– 2 5-788.42♦
––– 3 5-788.43♦
––– 4 5-788.44♦
– Kapsel- und Bandplastik, in Höhe
–– 1. Zehenstrahl 5-788.40♦
–– 2. bis 5. Zehenstrahl, Zehenstrahlen
––– 1 5-788.41♦
––– 2 5-788.42♦
––– 3 5-788.43♦
––– 4 5-788.44♦
– Kapselplastik, in Höhe
–– 1. Zehenstrahl 5-788.40♦
–– 2. bis 5. Zehenstrahl, Zehenstrahlen
––– 1 5-788.41♦
––– 2 5-788.42♦ ►

Weichteilkorrektur, mit *(Forts.)*
~ Kapselplastik, in Höhe *(Forts.)*
~~ 2. bis 5. Zehenstrahl, Zehenstrahlen *(Forts.)*
––– 3 5-788.43♦
––– 4 5-788.44♦
Weisheitszahn
– Extraktion 5-230.1
–– mehrere, aus verschiedenen Quadranten 5-230.3
– teilweise retiniert
–– Entfernung, durch Osteotomie 5-231.10
–– mehrere, Entfernung
––– aus einem Kiefer, durch Osteotomie 5-231.12
––– Kiefer, beide, durch Osteotomie 5-231.13
– tief zerstört
–– Entfernung, durch Osteotomie 5-231.00
–– mehrere, Entfernung
––– aus einem Kiefer, durch Osteotomie 5-231.02
––– Kiefer, beide, durch Osteotomie 5-231.03
– vollständig retiniert
–– Entfernung, durch Osteotomie 5-231.20
–– mehrere, Entfernung
––– aus einem Kiefer, durch Osteotomie 5-231.22
––– Kiefer, beide, durch Osteotomie 5-231.23
Wendung
– äußere, Fetus 8-510.0
–– misslungen 8-510.1
– innere
–– misslungen 5-733.2
–– mit Extraktion
––– bei Komplikation, sonstige 5-732.4
––– durch Zange, Becken 5-732.3
––– Kind 5-732.2
–– ohne Extraktion, Kind 5-732.0
–– Zwilling, zweiter 5-732.5
– kombiniert
–– misslungen 5-733.3
–– mit Extraktion
––– bei Komplikation, sonstige 5-732.4
––– durch Zange, Becken 5-732.3
––– Kind 5-732.2
–– ohne Extraktion, Kind 5-732.1
–– Zwilling, zweiter 5-732.5
Wertheim, Operation, radikal, offen, ohne Lymphadenektomie 5-685.00
Wespengift, Immuntherapie, allergologisch, spezifisch 8-030.0
Wharton-Gang
– Dilatation 5-269.x♦
– Marsupialisation 5-261.1♦
Whipple, Operation 5-524.1
Wiederanheftung, Retina, durch Elektrokoagulation 5-154.x♦
Wiederbefüllung
– Medikamentenpumpe
–– intrathekal, implantiert, mit konstanter Flussrate 8-011.1 ►

Wiederbefüllung *(Forts.)*
~ Medikamentenpumpe *(Forts.)*
–– intraventrikulär, implantiert, mit konstanter Flussrate 8-011.1
– und Programmierung, Medikamentenpumpe, implantiert, programmierbar
–– intrathekal, mit kontinuierlicher Abgabe, bei variablem Tagesprofil 8-011.2
–– intraventrikulär, mit kontinuierlicher Abgabe, bei variablem Tagesprofil 8-011.2
Wiedereröffnung
– Blepharorrhaphie 5-092.5♦
– Kanthorrhaphie 5-092.5♦
– Wunde, Schilddrüse 5-060.3
Wiederherstellung
– Gelenkfunktion, durch
–– Teilwechsel
––– Arthrodesemodul, Kniegelenk 5-823.h1♦
––– Gelenkersatz, endoprothetisch, ohne Bewegungsfunktion Kniegelenk 5-823.h1♦
–– Wechsel
––– Arthrodesemodul, Kniegelenk 5-823.h1♦
––– Gelenkersatz, endoprothetisch, ohne Bewegungsfunktion Kniegelenk 5-823.h1♦
– Kontinuität, bei
–– endständigem
––– Ileostoma 5-466.1
––– Jejunostoma 5-466.0
––– Kolostoma 5-466.2
– Oberflächenkontinuität
–– primär, Haut
––– Axilla, durch
–––– Gewebekleber 5-900.06♦
–––– Metallklammern 5-900.06♦
––– Bauchregion, durch
–––– Gewebekleber 5-900.0b
–––– Metallklammern 5-900.0b
––– Brustwand, durch
–––– Gewebekleber 5-900.0a
–––– Metallklammern 5-900.0a
––– Ellenbogen, durch
–––– Gewebekleber 5-900.07♦
–––– Metallklammern 5-900.07♦
––– Fuß, durch
–––– Gewebekleber 5-900.0g♦
–––– Metallklammern 5-900.0g♦
––– Genitalregion, durch
–––– Gewebekleber 5-900.0c
–––– Metallklammern 5-900.0c
––– Gesäß, durch
–––– Gewebekleber 5-900.0d
–––– Metallklammern 5-900.0d
––– Hals, durch
–––– Gewebekleber 5-900.05
–––– Metallklammern 5-900.05
––– Hand, durch
–––– Gewebekleber 5-900.09♦
–––– Metallklammern 5-900.09♦
––– Knie, durch
–––– Gewebekleber 5-900.0e♦
–––– Metallklammern 5-900.0e♦ ►

Wiederherstellung *(Forts.)*
~ Oberflächenkontinuität *(Forts.)*
~~ primär, Haut *(Forts.)*
––– Kopf, durch
–––– Gewebekleber 5-900.04
–––– Metallklammern 5-900.04
––– Leistenregion, durch
–––– Gewebekleber 5-900.0c
–––– Metallklammern 5-900.0c
––– Lippe, durch
–––– Gewebekleber 5-900.00
–––– Metallklammern 5-900.00
––– Oberarm, durch
–––– Gewebekleber 5-900.07♦
–––– Metallklammern 5-900.07♦
––– Oberschenkel, durch
–––– Gewebekleber 5-900.0e♦
–––– Metallklammern 5-900.0e♦
––– Rücken, durch
–––– Gewebekleber 5-900.0a
–––– Metallklammern 5-900.0a
––– Schulter, durch
–––– Gewebekleber 5-900.06♦
–––– Metallklammern 5-900.06♦
––– Unterarm, durch
–––– Gewebekleber 5-900.08♦
–––– Metallklammern 5-900.08♦
––– Unterschenkel, durch
–––– Gewebekleber 5-900.0f♦
–––– Metallklammern 5-900.0f♦
–– sekundär, Haut
––– Axilla, durch
–––– Gewebekleber 5-900.16♦
–––– Metallklammern 5-900.16♦
––– Bauchregion, durch
–––– Gewebekleber 5-900.1b
–––– Metallklammern 5-900.1b
––– Brustwand, durch
–––– Gewebekleber 5-900.1a
–––– Metallklammern 5-900.1a
––– Ellenbogen, durch
–––– Gewebekleber 5-900.17♦
–––– Metallklammern 5-900.17♦
––– Fuß, durch
–––– Gewebekleber 5-900.1g♦
–––– Metallklammern 5-900.1g♦
––– Genitalregion, durch
–––– Gewebekleber 5-900.1c
–––– Metallklammern 5-900.1c
––– Gesäß, durch
–––– Gewebekleber 5-900.1d
–––– Metallklammern 5-900.1d
––– Hals, durch
–––– Gewebekleber 5-900.15
–––– Metallklammern 5-900.15
––– Hand, durch
–––– Gewebekleber 5-900.19♦
–––– Metallklammern 5-900.19♦
––– Knie, durch
–––– Gewebekleber 5-900.1e♦
–––– Metallklammern 5-900.1e♦ ►

Wiederherstellung *(Forts.)*
~ Oberflächenkontinuität *(Forts.)*
~~ sekundär, Haut *(Forts.)*
––– Kopf, durch
–––– Gewebekleber 5-900.14
–––– Metallklammern 5-900.14
––– Leistenregion, durch
–––– Gewebekleber 5-900.1c
–––– Metallklammern 5-900.1c
––– Lippe, durch
–––– Gewebekleber 5-900.10
–––– Metallklammern 5-900.10
––– Oberarm, durch
–––– Gewebekleber 5-900.17♦
–––– Metallklammern 5-900.17♦
––– Oberschenkel, durch
–––– Gewebekleber 5-900.1e♦
–––– Metallklammern 5-900.1e♦
––– Rücken, durch
–––– Gewebekleber 5-900.1a
–––– Metallklammern 5-900.1a
––– Schulter, durch
–––– Gewebekleber 5-900.16♦
–––– Metallklammern 5-900.16♦
––– Unterarm, durch
–––– Gewebekleber 5-900.18♦
–––– Metallklammern 5-900.18♦
––– Unterschenkel, durch
–––– Gewebekleber 5-900.1f♦
–––– Metallklammern 5-900.1f♦
– Winkel, kardioösophageal, abdominal, offen 5-448.40
– Zahn, durch Einsetzen, Brücke
–– abnehmbar 5-233.1
–– fixiert 5-233.1
Wimpern, Transposition 5-093.4♦
Winkelmann, Operation 5-611♦
Winkelplatte
– Entfernung
–– Femur
––– distal 5-787.4h♦
––– proximal 5-787.4f♦
––– Schaft 5-787.4g♦
–– Humerus
––– distal 5-787.43♦
––– proximal 5-787.41♦
––– Schaft 5-787.42♦
–– Schenkelhals 5-787.4e♦
–– Tibia
––– distal 5-787.4n♦
––– proximal 5-787.4k♦
––– Schaft 5-787.4m♦
– Osteosynthese, Knochen *[nur Zusatzkode!]* 5-786.3
– Reosteosynthese, bei Revision, Osteosynthesematerial
–– Femur
––– distal 5-78a.3h♦
––– proximal 5-78a.3f♦
––– Schaft 5-78a.3g♦ ►

Winkelplatte *(Forts.)*
~ Reosteosynthese, bei Revision, Osteosynthesematerial *(Forts.)*
–– Humerus
––– distal 5-78a.33♦
––– proximal 5-78a.31♦
––– Schaft 5-78a.32♦
–– Schenkelhals 5-78a.3e♦
–– Tibia
––– distal 5-78a.3n♦
––– proximal 5-78a.3k♦
––– Schaft 5-78a.3m♦
– Reposition
–– geschlossen, Fraktur
––– Femur
–––– distal 5-790.7h♦
–––– proximal 5-790.7f♦
–––– Schaft 5-790.7g♦
––– Humerus
–––– distal 5-790.73♦
–––– proximal 5-790.71♦
–––– Schaft 5-790.72♦
––– Schenkelhals 5-790.7e♦
––– Tibia
–––– distal 5-790.7n♦
–––– proximal 5-790.7k♦
–––– Schaft 5-790.7m♦
–– offen
––– Fraktur
–––– Femur
––––– distal 5-793.4h♦
––––– proximal 5-793.4f♦
––––– Schaft 5-791.3g♦
–––– Humerus
––––– distal 5-793.43♦
––––– proximal 5-793.41♦
––––– Schaft 5-791.32♦
–––– Schenkelhals 5-793.4e♦
–––– Tibia
––––– distal 5-793.4n♦
––––– proximal 5-793.4k♦
––––– Schaft 5-791.3m♦
––– Mehrfragment-Fraktur
–––– Femur
––––– distal 5-794.3h♦
––––– proximal 5-794.3f♦
––––– Schaft 5-792.3g♦
–––– Humerus
––––– distal 5-794.33♦
––––– proximal 5-794.31♦
––––– Schaft 5-792.32♦
–––– Schenkelhals 5-794.3e♦
–––– Tibia
––––– distal 5-794.3n♦
––––– proximal 5-794.3k♦
––––– Schaft 5-792.3m♦
Wirbelbogen, Exzision 5-832.8
– Gewebe, und angrenzende Strukturen 5-832.9
Wirbelkörper
– Ausbohrung 5-832.1 ►

Wirbelkörper *(Forts.)*
– Destruktion, perkutan, Gewebe, knöchern, durch Radiofrequenzablation
–– 1 5-839.h0
–– 2 5-839.h1
–– 3 5-839.h2
–– 4 oder mehr 5-839.h3
– Ersatz
–– distrahierbar
––– mit osteosynthetischer Fixierung, durch Implantat
–––– 1 5-837.00
–––– 2 5-837.01
–––– 3 5-837.02
–––– 4 5-837.04
–––– 5 oder mehr 5-837.05
––– stufenlos, mit osteosynthetischer Fixierung, durch Implantat
–––– 1 5-837.00
–––– 2 5-837.01
–––– 3 5-837.02
–––– 4 5-837.04
–––– 5 oder mehr 5-837.05
–– durch
––– Implantat
–––– 1 5-837.00
–––– 2 5-837.01
–––– 3 5-837.02
–––– 4 5-837.04
–––– 5 oder mehr 5-837.05
––– Knochenzement
–––– 1 5-837.a0
–––– 2 5-837.a1
–––– 3 5-837.a2
–––– 4 5-837.a3
–––– 5 oder mehr 5-837.a4
––– sonstige Materialien
–––– 1 5-837.a0
–––– 2 5-837.a1
–––– 3 5-837.a2
–––– 4 5-837.a3
–––– 5 oder mehr 5-837.a4
–– mit Titankorb
––– mit System zur intravertebralen instrumentellen Wirbelkörperaufrichtung 5-839.a0
––– ohne System zur intravertebralen instrumentellen Wirbelkörperaufrichtung 5-839.90
– Exzision
–– partiell 5-832.1
–– total 5-832.2
– Implantation, Material
–– mit System zur intravertebralen instrumentellen Aufrichtung, über
––– 1 Wirbelkörper 5-839.a0
––– 2 Wirbelkörper 5-839.a1
––– 3 Wirbelkörper 5-839.a2
––– 4 oder mehr Wirbelkörper 5-839.a3
–– ohne System zur intravertebralen instrumentellen Aufrichtung, über
––– 1 Wirbelkörper 5-839.90
––– 2 Wirbelkörper 5-839.91 ►

Wirbelkörper *(Forts.)*
~ Implantation, Material *(Forts.)*
~~ ohne System zur intravertebralen instrumentellen Aufrichtung, über *(Forts.)*
––– 3 Wirbelkörper 5-839.92
––– 4 oder mehr Wirbelkörper 5-839.93
Wirbelsäule
– 3D-Funktionsanalyse, instrumentell, mit
–– Kurzzeitmessung 1-799.0
–– Langzeitmessung 1-799.1
– Arthrektomie
–– partiell 5-832.4
–– total 5-832.5
– Augmentation, Schraubenlager *[nur Zusatzkode!]* 5-83w.0
– Biopsie
–– durch Inzision 1-503.4
–– ohne Inzision, mit Steuerung durch bildgebende Verfahren 1-481.4
–– perkutan 1-480.4
– Computertomographie, nativ 3-203
– Débridement, Knochen- und Gelenkgewebe 5-830.0
– Deformität, Korrektur, durch
–– Implantation
––– Stange, expandierbar, extrakorporal
–––– 1 Implantat 5-838.e0
–––– 2 Implantate 5-838.e1
–––– 3 Implantate 5-838.e2
–––– 4 oder mehr Implantate 5-838.e3
––– Titanrippe, prothetisch, vertikal expandierbar
–––– 1 Implantat 5-838.d0
–––– 2 Implantate 5-838.d1
–––– 3 Implantate 5-838.d2
–––– 4 oder mehr Implantate 5-838.d3
––– VEPTR [Vertikale expandierbare prothetische Titanrippe]
–––– 1 Implantat 5-838.d0
–––– 2 Implantate 5-838.d1
–––– 3 Implantate 5-838.d2
–––– 4 oder mehr Implantate 5-838.d3
–– Release, ventral 5-839.7
–– Verlängerung
––– Titanrippen, prothetisch, expandierbar, vertikal, operativ 5-838.g
––– VEPTR [Vertikale expandierbare prothetische Titanrippe], operativ 5-838.g
– Einbringen, Medikamententräger, durch Inzision 5-830.7
– Entfernung, Osteosynthesematerial 5-839.0
– Epiphyseodese
–– beidseitig, mit Wirbelfusion, dorsal 5-838.2
–– dorsoventral 5-838.0
–– unilateral, mit Wirbelfusion, dorsal 5-838.1
– Extension, durch Halopelvikdistraktion 8-419.0
– Facetten-Kryodenervation
–– 1 Segment, zur Schmerztherapie 5-83a.00
–– 2 Segmente, zur Schmerztherapie 5-83a.01
–– 3 oder mehr Segmente, zur Schmerztherapie 5-83a.02 ►

Wirbelsäule *(Forts.)*
– Facetten-Thermokoagulation
–– 1 Segment, zur Schmerztherapie 5-83a.00
–– 2 Segmente, zur Schmerztherapie 5-83a.01
–– 3 oder mehr Segmente, zur Schmerztherapie 5-83a.02
– Facettendenervation 5-830.2
– Fistelrevision
–– durch Inzision 5-830.5
–– mit Sequesterotomie, durch Inzision 5-830.6
– Fraktur, Reposition, geschlossen
–– mit Immobilisation
––– bei Beteiligung, Rückenmark, ohne Osteosynthese 8-202.2
––– ohne Osteosynthese 8-202.1
–– ohne Osteosynthese 8-202.0
– Fremdkörperentfernung, durch Inzision 5-830.3
– Gelenk
–– Arthroskopie, diagnostisch 1-697.5♦
–– Biopsie
––– durch Inzision 1-504.5♦
––– perkutan 1-483.5♦
–––– mit Steuerung durch bildgebende Verfahren 1-484.5♦
–– Nadelbiopsie, perkutan 1-483.5♦
–– Punktion, perkutan
––– diagnostisch 1-854.5♦
––– therapeutisch 8-158.t♦
–– Spülung, therapeutisch 8-178.t♦
– Gewebe, Resektion, bei
–– Manschettenpleuropneumonektomie 5-328.47
–– Manschettenpneumonektomie 5-328.17
–– Pleuropneumonektomie 5-328.37
–– Pneumonektomie 5-328.07
– Harrington-Instrumentation, subkutan 5-838.3
– Knochen- und Gelenkgewebe, Drainage 5-830.4
– Korrektur, Deformität, durch Implantation
–– Schrauben-Band-System, wachstumslenkend, und Instrumentierung, mit Schrauben
––– bis zu 9 Wirbelkörper 5-838.f2
––– mehr als 9 Wirbelkörper 5-838.f3
–– Schrauben-Stab-System
––– mitwachsend, und Instrumentierung, mit Schrauben
–––– bis zu 7 Wirbelkörper 5-838.f0
–––– mehr als 7 Wirbelkörper 5-838.f1
––– wachstumslenkend, und Instrumentierung, mit Schrauben
–––– bis zu 7 Wirbelkörper 5-838.f0
–––– mehr als 7 Wirbelkörper 5-838.f1
– Luxation, Reposition, geschlossen
–– mit Immobilisation
––– bei Beteiligung, Rückenmark, ohne Osteosynthese 8-202.2
––– ohne Osteosynthese 8-202.1
–– ohne Osteosynthese 8-202.0
– Magnetresonanztomographie
–– mit Kontrastmittel 3-823
–– nativ 3-802
– Nadelbiopsie, perkutan 1-480.4 ►

Wirbelsäule *(Forts.)*
– Operation, Revision 5-839.5
– Osteosynthese, durch
–– Cage, intervertebral
––– 1 Segment 5-83b.70
––– 2 Segmente 5-83b.71
––– 3 Segmente 5-83b.72
––– 4 Segmente 5-83b.74
––– 5 Segmente 5-83b.75
––– 6 Segmente 5-83b.76
––– 7 bis 10 Segmente 5-83b.77
––– 11 oder mehr Segmente 5-83b.78
––– distrahierbar
–––– 1 Segment 5-83b.70
–––– 2 Segmente 5-83b.71
–––– 3 Segmente 5-83b.72
–––– 4 Segmente 5-83b.74
–––– 5 Segmente 5-83b.75
–––– 6 Segmente 5-83b.76
–––– 7 bis 10 Segmente 5-83b.77
–––– 11 oder mehr Segmente 5-83b.78
––– mit osteosynthetischer Fixierung
–––– 1 Segment 5-83b.70
–––– 2 Segmente 5-83b.71
–––– 3 Segmente 5-83b.72
–––– 4 Segmente 5-83b.74
–––– 5 Segmente 5-83b.75
–––– 6 Segmente 5-83b.76
–––– 7 bis 10 Segmente 5-83b.77
–––– 11 oder mehr Segmente 5-83b.78
––– stufenlos distrahierbar
–––– 1 Segment 5-83b.70
–––– 2 Segmente 5-83b.71
–––– 3 Segmente 5-83b.72
–––– 4 Segmente 5-83b.74
–––– 5 Segmente 5-83b.75
–––– 6 Segmente 5-83b.76
–––– 7 bis 10 Segmente 5-83b.77
–––– 11 oder mehr Segmente 5-83b.78
–– Drahtcerclage
––– 1 Segment 5-83b.00
––– 2 Segmente 5-83b.01
––– 3 Segmente 5-83b.02
––– 4 Segmente 5-83b.04
––– 5 Segmente 5-83b.05
––– 6 Segmente 5-83b.06
––– 7 bis 10 Segmente 5-83b.07
––– 11 oder mehr Segmente 5-83b.08
–– Fixateur externe
––– 1 Segment 5-83b.80
––– 2 Segmente 5-83b.81
––– 3 Segmente 5-83b.82
––– 4 Segmente 5-83b.84
––– 5 Segmente 5-83b.85
––– 6 Segmente 5-83b.86
––– 7 bis 10 Segmente 5-83b.87
––– 11 oder mehr Segmente 5-83b.88
–– Hakenplatte
––– 1 Segment 5-83b.60
––– 2 Segmente 5-83b.61
––– 3 Segmente 5-83b.62 ►

Wirbelsäule *(Forts.)*
~ Osteosynthese, durch *(Forts.)*
~~ Hakenplatte *(Forts.)*
––– 4 Segmente 5-83b.64
––– 5 Segmente 5-83b.65
––– 6 Segmente 5-83b.66
––– 7 bis 10 Segmente 5-83b.67
––– 11 oder mehr Segmente 5-83b.68
–– Klammersystem
––– 1 Segment 5-83b.10
––– 2 Segmente 5-83b.11
––– 3 Segmente 5-83b.12
––– 4 Segmente 5-83b.14
––– 5 Segmente 5-83b.15
––– 6 Segmente 5-83b.16
––– 7 bis 10 Segmente 5-83b.17
––– 11 oder mehr Segmente 5-83b.18
–– Schraube
––– 1 Segment 5-83b.20
––– 2 Segmente 5-83b.21
––– 3 Segmente 5-83b.22
––– 4 Segmente 5-83b.24
––– 5 Segmente 5-83b.25
––– 6 Segmente 5-83b.26
––– 7 bis 10 Segmente 5-83b.27
––– 11 oder mehr Segmente 5-83b.28
–– Schrauben-Platten-System
––– dorsal
–––– 1 Segment 5-83b.40
–––– 2 Segmente 5-83b.41
–––– 3 Segmente 5-83b.42
–––– 4 Segmente 5-83b.44
–––– 5 Segmente 5-83b.45
–––– 6 Segmente 5-83b.46
–––– 7 bis 10 Segmente 5-83b.47
–––– 11 oder mehr Segmente 5-83b.48
––– ventral
–––– 1 Segment 5-83b.30
–––– 2 Segmente 5-83b.31
–––– 3 Segmente 5-83b.32
–––– 4 Segmente 5-83b.34
–––– 5 Segmente 5-83b.35
–––– 6 Segmente 5-83b.36
–––– 7 bis 10 Segmente 5-83b.37
–––– 11 oder mehr Segmente 5-83b.38
–– Schrauben-Stab-System
––– 1 Segment 5-83b.50
––– 2 Segmente 5-83b.51
––– 3 Segmente 5-83b.52
––– 4 Segmente 5-83b.54
––– 5 Segmente 5-83b.55
––– 6 Segmente 5-83b.56
––– 7 bis 10 Segmente 5-83b.57
––– 11 oder mehr Segmente 5-83b.58
– Osteotomie nach Schwab, Grad
–– 1 5-832.4
–– 2 5-832.5
–– 3 5-832.1
–– 4 5-832.1
–– 5 5-832.2
–– 6 5-832.7 ►

Wirbelsäule *(Forts.)*
– Pedikelsubstraktionsosteotomie 5-832.1
– Ponte-Osteosynthese 5-832.5
– Sequesterotomie 5-830.1
– Smith-Petersen-Osteotomie 5-832.4
– Stabilisierung, dynamisch *[nur Zusatzkode!]* 5-83w.1
– Transplantation
–– Span, kortikospongiös, autogen *[nur Zusatzkode!]* 5-835.9
–– Spongiosa, autogen *[nur Zusatzkode!]* 5-835.9
– und Rückenmark, Computertomographie, mit Kontrastmittel 3-223
– Vertebral column resection 5-832.7
Wirbelsäulenoperation, Planung, computergestützt
– mit Verwendung von patientenindividuell
–– angepasstem Zielinstrumentarium *[nur Zusatzkode!]* 5-83w.22
–– angepassten Implantaten *[nur Zusatzkode!]* 5-83w.21
––– und Zielinstrumentarium *[nur Zusatzkode!]* 5-83w.23
– ohne Verwendung von patientenindividuell angepassten Implantaten oder Zielinstrumentarium *[nur Zusatzkode!]* 5-83w.20
Wirbelsegment, mehrere, Exzision, Gewebe, und angrenzende Strukturen 5-832.7
Wirsungojejunostomie 5-527.1
Witzel-Fistel, Anlegen, offen, durch Gastrostomie 5-431.0
Wundbett, Säuberung, Kornea, als Revision nach Fremdkörperentfernung 5-120.2♦
Wunddébridement
– enzymatisch, mit Okklusivverband, bei Verbrennungen, Körperoberfläche
–– bis unter 500 cm² 8-191.70
–– 500 cm² bis unter 1.000 cm² 8-191.71
–– 1.000 cm² bis unter 1.500 cm² 8-191.72
–– 1.500 cm² bis unter 2.000 cm² 8-191.73
–– 2.000 cm² bis unter 2.500 cm² 8-191.74
–– 2.500 cm² bis unter 3.000 cm² 8-191.75
–– 3.000 cm² bis unter 3.500 cm² 8-191.76
–– 3.500 cm² bis unter 4.000 cm² 8-191.77
–– 4.000 cm² bis unter 4.500 cm² 8-191.78
–– 4.500 cm² oder mehr 8-191.79
– großflächig, Haut
–– Axilla 5-896.16♦
––– mit Einlegen, Medikamententräger 5-896.26♦
–– Bauchregion 5-896.1b
––– mit Einlegen, Medikamententräger 5-896.2b
–– Brustwand 5-896.1a
––– mit Einlegen, Medikamententräger 5-896.2a
–– Ellenbogen 5-896.17♦
––– mit Einlegen, Medikamententräger 5-896.27♦
–– Fuß 5-896.1g♦
––– mit Einlegen, Medikamententräger 5-896.2g♦ ►

W

Wunddébridement *(Forts.)*
~ großflächig, Haut *(Forts.)*
–– Genitalregion 5-896.1c
––– mit Einlegen, Medikamententräger 5-896.2c
–– Gesäß 5-896.1d
––– mit Einlegen, Medikamententräger 5-896.2d
–– Hals 5-896.15
––– mit Einlegen, Medikamententräger 5-896.25
–– Hand 5-896.19♦
––– mit Einlegen, Medikamententräger 5-896.29♦
–– Knie 5-896.1e♦
––– mit Einlegen, Medikamententräger 5-896.2e♦
–– Kopf 5-896.14
––– mit Einlegen, Medikamententräger 5-896.24
–– Leistenregion 5-896.1c
––– mit Einlegen, Medikamententräger 5-896.2c
–– Lippe 5-896.10
––– mit Einlegen, Medikamententräger 5-896.20
–– Oberarm 5-896.17♦
––– mit Einlegen, Medikamententräger 5-896.27♦
–– Oberschenkel 5-896.1e♦
––– mit Einlegen, Medikamententräger 5-896.2e♦
–– Rücken 5-896.1a
––– mit Einlegen, Medikamententräger 5-896.2a
–– Schulter 5-896.16♦
––– mit Einlegen, Medikamententräger 5-896.26♦
–– Unterarm 5-896.18♦
––– mit Einlegen, Medikamententräger 5-896.28♦
–– Unterschenkel 5-896.1f♦
––– mit Einlegen, Medikamententräger 5-896.2f♦
– kleinflächig, Haut
–– Axilla 5-896.06♦
–– Bauchregion 5-896.0b
–– Brustwand 5-896.0a
–– Ellenbogen 5-896.07♦
–– Fuß 5-896.0g♦
–– Genitalregion 5-896.0c
–– Gesäß 5-896.0d
–– Hals 5-896.05
–– Hand 5-896.09♦
–– Knie 5-896.0e♦
–– Kopf 5-896.04
–– Leistenregion 5-896.0c
–– Lippe 5-896.00
–– Oberarm 5-896.07♦
–– Oberschenkel 5-896.0e♦
–– Rücken 5-896.0a
–– Schulter 5-896.06♦
–– Unterarm 5-896.08♦
–– Unterschenkel 5-896.0f♦
Wunddehiszenz, postoperativ, Verschluss, sekundär, Bauchwand 5-545.0
Wundtoilette, chirurgisch
– großflächig, Haut
–– Axilla 5-896.16♦
––– mit Einlegen, Medikamententräger 5-896.26♦
–– Bauchregion 5-896.1b
––– mit Einlegen, Medikamententräger 5-896.2b
–– Brustwand 5-896.1a
––– mit Einlegen, Medikamententräger 5-896.2a
–– Ellenbogen 5-896.17♦
––– mit Einlegen, Medikamententräger 5-896.27♦
–– Fuß 5-896.1g♦
––– mit Einlegen, Medikamententräger 5-896.2g♦
–– Genitalregion 5-896.1c
––– mit Einlegen, Medikamententräger 5-896.2c
–– Gesäß 5-896.1d
––– mit Einlegen, Medikamententräger 5-896.2d
–– Hals 5-896.15
––– mit Einlegen, Medikamententräger 5-896.25
–– Hand 5-896.19♦
––– mit Einlegen, Medikamententräger 5-896.29♦
–– Knie 5-896.1e♦
––– mit Einlegen, Medikamententräger 5-896.2e♦
–– Kopf 5-896.14
––– mit Einlegen, Medikamententräger 5-896.24
–– Leistenregion 5-896.1c
––– mit Einlegen, Medikamententräger 5-896.2c
–– Lippe 5-896.10
––– mit Einlegen, Medikamententräger 5-896.20
–– Oberarm 5-896.17♦
––– mit Einlegen, Medikamententräger 5-896.27♦
–– Oberschenkel 5-896.1e♦
––– mit Einlegen, Medikamententräger 5-896.2e♦
–– Rücken 5-896.1a
––– mit Einlegen, Medikamententräger 5-896.2a
–– Schulter 5-896.16♦
––– mit Einlegen, Medikamententräger 5-896.26♦
–– Unterarm 5-896.18♦
––– mit Einlegen, Medikamententräger 5-896.28♦
–– Unterschenkel 5-896.1f♦
––– mit Einlegen, Medikamententräger 5-896.2f♦
– kleinflächig, Haut
–– Axilla 5-896.06♦
–– Bauchregion 5-896.0b
–– Brustwand 5-896.0a
–– Ellenbogen 5-896.07♦
–– Fuß 5-896.0g♦
–– Genitalregion 5-896.0c
–– Gesäß 5-896.0d
–– Hals 5-896.05
–– Hand 5-896.09♦
–– Knie 5-896.0e♦ ►

Wundtoilette, chirurgisch *(Forts.)*
~ kleinflächig, Haut *(Forts.)*
–– Kopf 5-896.04
–– Leistenregion 5-896.0c
–– Lippe 5-896.00
–– Oberarm 5-896.07♦
–– Oberschenkel 5-896.0e♦
–– Rücken 5-896.0a
–– Schulter 5-896.06♦
–– Unterschenkel 5-896.0f♦
Wundverband – s. Verband
Wundverschluss, primär
– Augenlid, durch
–– Klammer, bei Verbrennung und Verätzung 5-928.13♦
–– Klebung, bei Verbrennung und Verätzung 5-928.23♦
–– Naht, bei Verbrennung und Verätzung 5-928.03♦
– Axilla, durch
–– Klammer, bei Verbrennung und Verätzung 5-928.16♦
–– Klebung, bei Verbrennung und Verätzung 5-928.26♦
–– Naht, bei Verbrennung und Verätzung 5-928.06♦
– Bauchregion, durch
–– Klammer, bei Verbrennung und Verätzung 5-928.1b
–– Klebung, bei Verbrennung und Verätzung 5-928.2b
–– Naht, bei Verbrennung und Verätzung 5-928.0b
– Brustwand, durch
–– Klammer, bei Verbrennung und Verätzung 5-928.1a
–– Klebung, bei Verbrennung und Verätzung 5-928.2a
–– Naht, bei Verbrennung und Verätzung 5-928.0a
– Dammregion, durch
–– Klammer, bei Verbrennung und Verätzung 5-928.1m
–– Klebung, bei Verbrennung und Verätzung 5-928.2m
–– Naht, bei Verbrennung und Verätzung 5-928.0m
– Ellenbogen, durch
–– Klammer, bei Verbrennung und Verätzung 5-928.17♦
–– Klebung, bei Verbrennung und Verätzung 5-928.27♦
–– Naht, bei Verbrennung und Verätzung 5-928.07♦
– Fuß, durch
–– Klammer, bei Verbrennung und Verätzung 5-928.1g♦
–– Klebung, bei Verbrennung und Verätzung 5-928.2g♦
–– Naht, bei Verbrennung und Verätzung 5-928.0g♦ ►

Wundverschluss, primär *(Forts.)*
– Genitalregion, durch
–– Klammer, bei Verbrennung und Verätzung 5-928.1c
–– Klebung, bei Verbrennung und Verätzung 5-928.2c
–– Naht, bei Verbrennung und Verätzung 5-928.0c
– Gesäß, durch
–– Klammer, bei Verbrennung und Verätzung 5-928.1d
–– Klebung, bei Verbrennung und Verätzung 5-928.2d
–– Naht, bei Verbrennung und Verätzung 5-928.0d
– Hals, durch
–– Klammer, bei Verbrennung und Verätzung 5-928.15
–– Klebung, bei Verbrennung und Verätzung 5-928.25
–– Naht, bei Verbrennung und Verätzung 5-928.05
– Hand, durch
–– Klammer, bei Verbrennung und Verätzung 5-928.19♦
–– Klebung, bei Verbrennung und Verätzung 5-928.29♦
–– Naht, bei Verbrennung und Verätzung 5-928.09♦
– Knie, durch
–– Klammer, bei Verbrennung und Verätzung 5-928.1e♦
–– Klebung, bei Verbrennung und Verätzung 5-928.2e♦
–– Naht, bei Verbrennung und Verätzung 5-928.0e♦
– Kopf, durch
–– Klammer, bei Verbrennung und Verätzung 5-928.14
–– Naht, bei Verbrennung und Verätzung 5-928.04
– Kopfhaut, behaart, durch
–– Klammer, bei Verbrennung und Verätzung 5-928.1h
–– Klebung, bei Verbrennung und Verätzung 5-928.2h
–– Naht, bei Verbrennung und Verätzung 5-928.0h
– Leistenregion, durch
–– Klammer, bei Verbrennung und Verätzung 5-928.1c
–– Klebung, bei Verbrennung und Verätzung 5-928.2c
–– Naht, bei Verbrennung und Verätzung 5-928.0c
– Lippe, durch
–– Klammer, bei Verbrennung und Verätzung 5-928.10
–– Klebung, bei Verbrennung und Verätzung 5-928.20 ►

W

Wundverschluss, primär *(Forts.)*
~ Lippe, durch *(Forts.)*
–– Naht, bei Verbrennung und Verätzung 5-928.00
– Nase, durch
–– Klammer, bei Verbrennung und Verätzung 5-928.11
–– Klebung, bei Verbrennung und Verätzung 5-928.21
–– Naht, bei Verbrennung und Verätzung 5-928.01
– Oberarm, durch
–– Klammer, bei Verbrennung und Verätzung 5-928.17♦
–– Klebung, bei Verbrennung und Verätzung 5-928.27♦
–– Naht, bei Verbrennung und Verätzung 5-928.07♦
– Oberschenkel, durch
–– Klammer, bei Verbrennung und Verätzung 5-928.1e♦
–– Klebung, bei Verbrennung und Verätzung 5-928.2e♦
–– Naht, bei Verbrennung und Verätzung 5-928.0e♦
– Ohr, durch
–– Klammer, bei Verbrennung und Verätzung 5-928.12♦
–– Klebung, bei Verbrennung und Verätzung 5-928.22♦
–– Naht, bei Verbrennung und Verätzung 5-928.02♦
– Rücken, durch
–– Klammer, bei Verbrennung und Verätzung 5-928.1j
–– Klebung, bei Verbrennung und Verätzung 5-928.2j
–– Naht, bei Verbrennung und Verätzung 5-928.0j
– Schulter, durch
–– Klammer, bei Verbrennung und Verätzung 5-928.16♦
–– Klebung, bei Verbrennung und Verätzung 5-928.26♦
–– Naht, bei Verbrennung und Verätzung 5-928.06♦
– Skrotum, durch
–– Klammer, bei Verbrennung und Verätzung 5-928.1k
–– Klebung, bei Verbrennung und Verätzung 5-928.2k
–– Naht, bei Verbrennung und Verätzung 5-928.0k
– Unterarm, durch
–– Klammer, bei Verbrennung und Verätzung 5-928.18♦
–– Klebung, bei Verbrennung und Verätzung 5-928.28♦
–– Naht, bei Verbrennung und Verätzung 5-928.08♦ ►

Wundverschluss, primär *(Forts.)*
– Unterschenkel, durch
–– Klammer, bei Verbrennung und Verätzung 5-928.1f♦
–– Klebung, bei Verbrennung und Verätzung 5-928.2f♦
–– Naht, bei Verbrennung und Verätzung 5-928.0f♦
Wundversorgung
– Gesicht 5-900.04
– Hals 5-900.05
– intraoral, durch Verschiebelappen 5-241.0
– Ohrmuschel 5-183.0♦
Wurzelbehandlung, bei Zystenexzision, Zahn, apikal 5-237.x
Wurzelkanalbehandlung 5-237.0
– orthograd, bei Resektion, Wurzelspitze
–– Frontzahnbereich 5-237.11
–– Seitenzahnbereich 5-237.21
– retrograd, bei Resektion, Wurzelspitze
–– Frontzahnbereich 5-237.12
–– Seitenzahnbereich 5-237.22
Wurzelspitze, Resektion
– Frontzahnbereich
–– mit Wurzelkanalbehandlung
––– orthograd 5-237.11
––– retrograd 5-237.12
–– ohne Wurzelkanalbehandlung 5-237.10
– Seitenzahnbereich
–– mit Wurzelkanalbehandlung
––– orthograd 5-237.21
––– retrograd 5-237.22
–– ohne Wurzelkanalbehandlung 5-237.20

– X –

Xenogen
– Implantat *[nur Zusatzkode!]* 5-930.3
– Knochentransplantat, Verwendung
–– mit Anreicherung von Knochenwachstumszellen *[nur Zusatzkode!]* 5-835.e1
–– ohne Anreicherung von Knochenwachstumszellen *[nur Zusatzkode!]* 5-835.e0
– Material, Verwendung – s. Verwendung, Material, biologisch
– Transplantat *[nur Zusatzkode!]* 5-930.3
Xenon-Bogen-Photokoagulation, zur Destruktion, Läsion, chorioretinal 5-155.2♦
Xenotransplantat
– nahtfrei, selbstexpandierend, zum Ersatz, Aortenklappe 5-351.05
– stentless, zum Ersatz
–– Aortenklappe 5-351.03
–– Mitralklappe
––– offen 5-351.13
–––– mit Mini-Thorakotomie 5-351.13
––– thorakoskopisch 5-351.23
–– Pulmonalklappe 5-351.33
–– Trikuspidalklappe 5-351.43
– zum Ersatz
–– Aortenklappe 5-351.02
–– Mitralklappe
––– offen 5-351.12
–––– mit Mini-Thorakotomie 5-351.12
––– thorakoskopisch 5-351.22
–– Pulmonalklappe 5-351.32
–– Trikuspidalklappe 5-351.42

X

– Y –

Y-Roux, Rekonstruktion, nach Resektion, Magen, subtotal, ohne Lymphadenektomie 5-436.11
Yacoub, Implantation, Gefäßprothese, mit Rekonstruktion, Aortenwurzel 5-354.0b
YAG-Laser, frequenzgedoppelt, Verwendung *[nur Zusatzkode!]* 5-985.0
Yttrium-90-markiert, Mikrosphäre, zur Radionuklidtherapie, intravaskulär, selektiv [SIRT] 8-530.a5

– Z –

Z-Plastik
– lokal
–– Augenlid, bei Verbrennung und Verätzung 5-926.43♦
–– Axilla, bei Verbrennung und Verätzung 5-926.46♦
–– Bauchregion, bei Verbrennung und Verätzung 5-926.4b
–– Brustwand, bei Verbrennung und Verätzung 5-926.4a
–– Dammregion, bei Verbrennung und Verätzung 5-926.4m
–– Ellenbogen, bei Verbrennung und Verätzung 5-926.47♦
–– Fuß, bei Verbrennung und Verätzung 5-926.4g♦
–– Genitalregion, bei Verbrennung und Verätzung 5-926.4c
–– Gesäß, bei Verbrennung und Verätzung 5-926.4d
–– großflächig
––– Axilla 5-903.96♦
––– Bauchregion 5-903.9b
––– Brustwand 5-903.9a
––– Ellenbogen 5-903.97♦
––– Fuß 5-903.9g♦
––– Genitalregion 5-903.9c
––– Gesäß 5-903.9d
––– Hals 5-903.95
––– Hand 5-903.99♦
––– Knie 5-903.9e♦
––– Kopf 5-903.94
––– Leistenregion 5-903.9c
––– Lippe 5-903.90
––– Oberarm 5-903.97♦
––– Oberschenkel 5-903.9e♦
––– Rücken 5-903.9a
––– Schulter 5-903.96♦
––– Unterarm 5-903.98♦
––– Unterschenkel 5-903.9f♦
–– Hals, bei Verbrennung und Verätzung 5-926.45
–– Hand, bei Verbrennung und Verätzung 5-926.49♦
–– kleinflächig
––– Axilla 5-903.46♦
––– Bauchregion 5-903.4b
––– Brustwand 5-903.4a
––– Ellenbogen 5-903.47♦
––– Fuß 5-903.4g♦
––– Genitalregion 5-903.4c
––– Gesäß 5-903.4d
––– Hals 5-903.45
––– Hand 5-903.49♦
––– Knie 5-903.4e♦
––– Kopf 5-903.44
––– Leistenregion 5-903.4c ►

Z-Plastik *(Forts.)*
~ lokal *(Forts.)*
~~ kleinflächig *(Forts.)*
––– Lippe 5-903.40
––– Oberarm 5-903.47♦
––– Oberschenkel 5-903.4e♦
––– Rücken 5-903.4a
––– Schulter 5-903.46♦
––– Unterarm 5-903.48♦
––– Unterschenkel 5-903.4f♦
–– Knie, bei Verbrennung und Verätzung 5-926.4e♦
–– Kopf, bei Verbrennung und Verätzung 5-926.44
–– Kopfhaut, behaart, bei Verbrennung und Verätzung 5-926.4h
–– Leistenregion, bei Verbrennung und Verätzung 5-926.4c
–– Lippe, bei Verbrennung und Verätzung 5-926.40
–– Nase, bei Verbrennung und Verätzung 5-926.41
–– Oberarm, bei Verbrennung und Verätzung 5-926.47♦
–– Oberschenkel, bei Verbrennung und Verätzung 5-926.4e♦
–– Ohr, bei Verbrennung und Verätzung 5-926.42♦
–– Rücken, bei Verbrennung und Verätzung 5-926.4j
–– Schulter, bei Verbrennung und Verätzung 5-926.46♦
–– Skrotum, bei Verbrennung und Verätzung 5-926.4k
–– Unterarm, bei Verbrennung und Verätzung 5-926.48♦
–– Unterschenkel, bei Verbrennung und Verätzung 5-926.4f♦
– zur Verlängerung, Oberlid 5-098.00♦
Zanamivir, Applikation, intravenös 6-00c.n
Zäkal, Lippenfistel, Anlegen, im Rahmen eines anderen Eingriffs *[nur Zusatzkode!]* 5-462.2
Zäkoileostomie 5-459.2
Zäkokolostomie 5-459.3
Zäkorrhaphie 5-467.03
Zäkosigmoidal, Fistelverschluss, offen 5-467.13
Zäkosigmoidostomie 5-459.3
Zäkostoma
– Anlegen, im Rahmen eines anderen Eingriffs *[nur Zusatzkode!]* 5-462.2
– endständig, Anlegen
–– durch Umsteigen laparoskopisch – offen chirurgisch, als selbständiger Eingriff 5-461.02
–– laparoskopisch, als selbständiger Eingriff 5-461.01
–– offen, als selbständiger Eingriff 5-461.00
Zäkostomie, Anlegen
– durch Umsteigen laparoskopisch – offen chirurgisch 5-463.22
– laparoskopisch 5-463.21
– offen 5-463.20

Zäkotomie 5-450.2
Zäkum – s.a. Coecum
– Anlegen, Enterostoma
–– durch Umsteigen laparoskopisch – offen chirurgisch 5-463.22
–– laparoskopisch 5-463.21
– Biopsie, endoskopisch 1-444.7
– Resektion
–– durch Umsteigen laparoskopisch – offen chirurgisch 5-455.37
–– laparoskopisch, mit Anastomose 5-455.35
–– offen, mit Anastomose 5-455.31
Zahn
– Apikoektomie
–– mit
––– orthograder Wurzelbehandlung
–––– Frontzahnbereich 5-237.11
–––– Seitenzahnbereich 5-237.21
––– retrograder Wurzelbehandlung
–––– Frontzahnbereich 5-237.12
–––– Seitenzahnbereich 5-237.22
–– ohne Wurzelbehandlung
––– Frontzahnbereich 5-237.10
––– Seitenzahnbereich 5-237.20
– Autotransplantation 5-235.1
– Entfernung, Implantat
–– enossal 5-235.7
–– subperiostal 5-235.8
– Entnahme, zur Transplantation, durch Osteotomie 5-231.40
– Extraktion
–– einwurzelig 5-230.0
–– mehrere
––– aus verschiedenen Quadranten 5-230.3
––– eines Quadranten 5-230.2
–– mehrwurzelig 5-230.1
–– sämtliche 5-230.5
––– Kieferhälfte 5-230.4
– Fragment
–– Entfernung, aus Weichgewebe, durch Osteotomie 5-231.60
–– mehrere, Entfernung, aus Weichgewebe
––– beider Kiefer, durch Osteotomie 5-231.63
––– eines
–––– Kiefers, durch Osteotomie 5-231.62
–––– Quadranten, durch Osteotomie 5-231.61
– Freilegung
–– Implantat, enossal, mit Aufsetzen, Distanzhülse 5-235.4
–– mit Osteotomie 5-245.1
–– ohne Osteotomie 5-245.0
– Hemisektion, durch Osteotomie 5-231.30
– Implantation
–– enossal 5-235.2
–– subperiostal 5-235.3
– mehrere
–– Entnahme
––– aus einem
–––– Kiefer, zur Transplantation, durch Osteotomie 5-231.42 ►

Zahn *(Forts.)*
~ mehrere *(Forts.)*
~~ Entnahme *(Forts.)*
~~~ aus einem *(Forts.)*
–––– Quadranten, zur Transplantation, durch Osteotomie 5-231.41
––– Kiefer, beide, zur Transplantation, durch Osteotomie 5-231.43
–– Hemisektion
––– aus einem
–––– Kiefer, durch Osteotomie 5-231.32
–––– Quadranten, durch Osteotomie 5-231.31
––– Kiefer, beide, durch Osteotomie 5-231.33
–– Sanierung
––– aus einem
–––– Kiefer, durch
––––– adhäsive Füllungstechnik 5-232.02
––––– Aufbaufüllung 5-232.32
––––– compositeadhäsive Füllungstechnik 5-232.12
––––– Inlay 5-232.22
–––– Quadranten, durch
––––– adhäsive Füllungstechnik 5-232.01
––––– Aufbaufüllung 5-232.31
––––– compositeadhäsive Füllungstechnik 5-232.11
––––– Inlay 5-232.21
––– Kiefer, beide, durch
–––– adhäsive Füllungstechnik 5-232.03
–––– Aufbaufüllung 5-232.33
–––– compositeadhäsive Füllungstechnik 5-232.13
–––– Inlay 5-232.23
– mehrwurzelig, Extraktion, mit Elevation, Lappen, mukoperiostal 5-230.1 5-241.1
– Radix relicta
–– Entfernung, durch Osteotomie 5-231.50
–– mehrere, Entfernung
––– aus einem
–––– Kiefer, durch Osteotomie 5-231.52
–––– Quadranten, durch Osteotomie 5-231.51
––– Kiefer, beide, durch Osteotomie 5-231.53
– Replantation 5-235.0
– Sanierung, durch
–– adhäsive Füllungstechnik 5-232.00
–– Aufbaufüllung 5-232.30
–– compositeadhäsive Füllungstechnik 5-232.10
–– Inlay 5-232.20
– Stabilisierung
–– endodontisch 5-235.5
–– transdental 5-235.6
– teilweise
–– retiniert
––– Entfernung, durch Osteotomie 5-231.10
––– mehrere, Entfernung
–––– aus einem
––––– Kiefer, durch Osteotomie 5-231.12
––––– Quadranten, durch Osteotomie 5-231.11
–––– Kiefer, beide, durch Osteotomie 5-231.13
–– verlagert
––– Entfernung, durch Osteotomie 5-231.10 ►
~~~

Zahn *(Forts.)*
~ teilweise *(Forts.)*
~~ verlagert *(Forts.)*
––– mehrere, Entfernung
–––– aus einem
––––– Kiefer, durch Osteotomie 5-231.12
––––– Quadranten, durch Osteotomie 5-231.11
–––– Kiefer, beide, durch Osteotomie 5-231.13
– tief zerstört
–– Entfernung, durch Osteotomie 5-231.00
–– mehrere, Entfernung
––– aus einem
–––– Kiefer, durch Osteotomie 5-231.02
–––– Quadranten, durch Osteotomie 5-231.01
––– Kiefer, beide, durch Osteotomie 5-231.03
– Transplantation 5-235.1
– transplantiert, Entfernung 5-236
– vollständig
–– retiniert
––– Entfernung, durch Osteotomie 5-231.20
––– mehrere, Entfernung
–––– aus einem
––––– Kiefer, durch Osteotomie 5-231.22
––––– Quadranten, durch Osteotomie 5-231.21
–––– Kiefer, beide, durch Osteotomie 5-231.23
–– verlagert
––– Entfernung, durch Osteotomie 5-231.20
––– mehrere, Entfernung
–––– aus einem
––––– Kiefer, durch Osteotomie 5-231.22
––––– Quadranten, durch Osteotomie 5-231.21
–––– Kiefer, beide, durch Osteotomie 5-231.23
– Wiederherstellung, durch Einsetzen, Brücke
–– abnehmbar 5-233.1
–– fixiert 5-233.1
– Zystenexzision, apikal 5-242.2
–– mit Wurzelbehandlung 5-237.x
Zahnalveole, Biopsie
– durch Inzision 1-545.x
– ohne Inzision 1-420.4
Zahnapex, Resektion
– residual 5-231.50
– teilweise retiniert 5-231.10
– vollständig retiniert 5-231.20
Zahnersatz, prothetisch, durch
– Brücke 5-233.1
– Krone 5-233.0
– Zahnersatz, herausnehmbar 5-233.2
Zahnfleisch
– Alveolen, Gebiss
–– Anpassung, Verbandplatte, herausnehmbar 5-249.4
–– Blutstillung, operativ 5-249.0
–– Entfernung, Verbandplatte 5-249.5
–– Fixation, Verbandplatte, operativ 5-249.3
– Biopsie, ohne Inzision 1-420.3
– Gewebe, Exzision 5-242.2
– Inzision 5-240.0
– Kürettage, Tasche 5-242.0
– Naht 5-242.4
Zahnschiene, Konstruktion, und Anpassung, bei Strahlentherapie 8-527.6
Zahnspange
– Anbringen 5-249.2
– Anpassung 5-249.2
– Einsetzen 5-249.2
Zahnverdrahtung
– Anbringen 5-249.2
– Anpassung 5-249.2
– Einsetzen 5-249.2
Zahnwurzel
– Amputation
–– mit
––– orthograder Wurzelbehandlung
–––– Frontzahnbereich 5-237.11
–––– Seitenzahnbereich 5-237.21
––– retrograder Wurzelbehandlung
–––– Frontzahnbereich 5-237.12
–––– Seitenzahnbereich 5-237.22
–– ohne Wurzelbehandlung
––– Frontzahnbereich 5-237.10
––– Seitenzahnbereich 5-237.20
– frakturiert
–– Entfernung, durch Osteotomie 5-231.50
–– mehrere, Entfernung
––– aus einem
–––– Kiefer, durch Osteotomie 5-231.52
–––– Quadranten, durch Osteotomie 5-231.51
––– Kiefer, beide, durch Osteotomie 5-231.53
– Resektion
–– residual 5-231.50
–– teilweise retiniert 5-231.10
–– vollständig retiniert 5-231.20
Zahnwurzelrest, Extraktion 5-231.50
Zange
– Becken, zur Extraktion, bei Wendung
–– innere 5-732.3
–– kombiniert 5-732.3
– zur Fremdkörperentfernung, durch
–– Bronchoskopie, mit
––– flexiblem Instrument 8-100.40
––– starrem Instrument 8-100.50
–– Tracheoskopie 8-100.30
Zangenbiopsie
– Bronchus, endoskopisch 1-430.10♦
– Lunge, endoskopisch 1-430.20♦
–– transbronchial 1-430.20♦
–– transösophageal 1-430.20♦
– Trachea, endoskopisch 1-430.00
– zur Stufenbiopsie, Trachea, Bronchus, Lunge, endoskopisch 1-430.30
Zangenentbindung
– aus
–– Beckenausgang 5-720.0
–– Beckenmitte 5-720.1
– misslungen 5-733.0
Zehe
– Amputation 5-865.7♦
–– Endglied 5-865.7♦
– Entfernung, Endoprothese 5-827.7♦
– Implantation, Endoprothese 5-826.2♦ ►

Zehe *(Forts.)*
– Replantation 5-861.5♦
– Sehne
–– Augmentation 5-854.3c♦
–– Entfernung, Transplantat 5-854.9c♦
–– Ersatzplastik 5-854.4c♦
––– mit Interponat 5-854.5c♦
–– Rekonstruktion, mit Material, alloplastisch 5-854.ac♦
–– Schaffung, Transplantatlager 5-854.6c♦
–– Transplantation 5-854.7c♦
–– Transposition 5-854.2c♦
–– Verkürzung 5-854.1c♦
–– Verlängerung 5-854.0c♦
–– Wechsel, Transplantat 5-854.8c♦
– Syndaktylie
–– Resektion, Anteile, gedoppelt 5-918.3♦
–– Teilresektion, Anteile, gedoppelt 5-918.2♦
– Transplantation, frei, als Fingerersatz 5-849.a♦
– Transposition, Sehne, partiell 5-854.2c♦
– Trennung, Syndaktylie
–– komplett 5-918.1♦
–– partiell 5-918.0♦
– Wechsel, Endoprothese 5-827.3♦
Zehengelenk
– Abrasionsarthroplastik
–– arthroskopisch 5-812.fr♦
–– offen 5-801.hr♦
– Arthrolyse
–– arthroskopisch 5-810.2r♦
–– offen 5-800.6r♦
– Arthrorise, offen 5-809.1r♦
– Arthrotomie, offen 5-800.0r♦
– Band, Resektion
–– arthroskopisch 5-810.9r♦
–– offen 5-800.cr♦
– Chondrogenese, matrixinduziert, autogen, arthroskopisch 5-812.gr♦
– Chondroplastik
–– arthroskopisch 5-812.er♦
–– offen 5-801.gr♦
– Chondrozytentransplantation, matrixinduziert, autogen
–– arthroskopisch 5-812.hr♦
–– offen 5-801.kr♦
– Débridement, offen 5-800.3r♦
– Denervierung, elektrothermisch, Synovialis, und Kapselgewebe, arthroskopisch 5-811.4r♦
– Durchtrennung, Band
–– arthroskopisch 5-819.0r♦
–– offen 5-809.0r♦
– Einlegen, Medikamententräger
–– arthroskopisch 5-810.7r♦
–– offen 5-800.ar♦
– Entfernung
–– Fragment, osteochondral
––– arthroskopisch 5-810.4r♦
––– offen 5-800.8r♦
–– Medikamententräger
––– arthroskopisch 5-810.8r♦
––– offen 5-800.br♦ ►

Zehengelenk *(Forts.)*
~ Entfernung *(Forts.)*
–– Osteosynthesematerial, arthroskopisch 5-810.3r♦
–– Verkalkung, periartikulär
––– arthroskopisch 5-810.5r♦
––– offen 5-800.7r♦
– Eröffnung, Knochen, subchondral
–– arthroskopisch 5-812.fr♦
––– mit Einbringen, Implantat, azellulär 5-812.gr♦
–––– mit homologem Vollblut angereichert 5-812.mr♦
–– offen 5-801.hr♦
––– mit Einbringen, Implantat, azellulär 5-801.nr♦
–––– mit homologem Vollblut angereichert 5-801.pr♦
– Exzision, Knorpel
–– arthroskopisch 5-812.0r♦
–– offen 5-801.0r♦
– Fixation
–– perkutan, temporär 5-809.4r♦
–– temporär, offen 5-809.2r♦
– Fragment, osteochondral, Refixation
–– arthroskopisch 5-812.3r♦
–– offen 5-801.3r♦
– Fremdkörperentfernung
–– arthroskopisch 5-810.4r♦
–– offen 5-800.8r♦
– Gelenkkörper, frei, Entfernung
–– arthroskopisch 5-810.4r♦
–– offen 5-800.8r♦
– Gelenkmobilisation, arthroskopisch 5-810.2r♦
– Gelenkspülung
–– arthroskopisch, mit Drainage
––– aseptisch 5-810.0r♦
––– septisch 5-810.1r♦
–– offen, mit Drainage
––– aseptisch 5-800.1r♦
––– septisch 5-800.2r♦
– Glättung, Knorpel
–– arthroskopisch 5-812.er♦
–– mechanisch, offen 5-801.gr♦
– Implantation
–– Gewebekultur, in-vitro-hergestellt
––– arthroskopisch 5-812.ar♦
––– offen 5-801.cr♦
–– Knorpelersatz, metallisch, nicht-patientenindividuell, offen 5-801.mr♦
– Kapsulotomie, offen 5-800.0r♦
– Knorpeltransplantation
–– arthroskopisch 5-812.9r♦
–– offen 5-801.br♦
– Luxation, Reposition
–– geschlossen
––– durch
–––– Draht 5-79a.1r♦
–––– Federnagel 5-79a.gr♦
–––– Fixateur externe 5-79a.6r♦
––––– mit interner Osteosynthese 5-79a.7r♦ ►

Zehengelenk *(Forts.)*
~ Luxation, Reposition *(Forts.)*
~~ geschlossen *(Forts.)*
~~~ durch *(Forts.)*
---- intramedullären Draht 5-79a.gr♦
---- Materialkombination 5-79a.8r♦
---- Schraube 5-79a.0r♦
---- Zuggurtung/Cerclage 5-79a.1r♦
--- ohne Osteosynthese 8-201.r♦
-- offen
--- durch
---- Draht 5-79b.1r♦
---- Federnagel 5-79b.gr♦
---- Fixateur externe 5-79b.6r♦
---- intramedullären Draht 5-79b.gr♦
---- Klammer 5-79b.er♦
---- Materialkombination 5-79b.8r♦
---- Platte 5-79b.2r♦
---- Schraube 5-79b.0r♦
---- Zuggurtung/Cerclage 5-79b.1r♦
--- ohne Osteosynthese 5-79b.hr♦
- Mikrofrakturierung
-- arthroskopisch 5-812.fr♦
-- offen 5-801.hr♦
- Pridie-Bohrung
-- arthroskopisch 5-812.fr♦
-- offen 5-801.hr♦
- Punktion, perkutan, therapeutisch 8-158.r♦
- Reposition, Luxation, offen, mit interner Osteosynthese 5-79b.7r♦
- Resektion
-- Bandrest
--- arthroskopisch 5-810.9r♦
--- offen 5-800.cr♦
-- Osteophyt 5-812.kr♦
- Spongiosaplastik, subchondral, offen, mit Fixation, Fragment 5-801.4r♦
- Spülung, therapeutisch 8-178.r♦
- Synovialektomie
-- partiell
--- arthroskopisch 5-811.2r♦
--- offen 5-800.4r♦
-- total
--- arthroskopisch 5-811.3r♦
--- offen 5-800.5r♦
- Versorgung, Fraktur, arthroskopisch assistiert *[nur Zusatzkode!]* 5-810.6r♦
- Wechsel, Medikamententräger
-- arthroskopisch 5-810.7r♦
-- offen 5-800.ar♦
- Zystenexstirpation, offen 5-800.9r♦
Zehenstrahl
- mit Mittelfußstrahl
-- 2, Mehrfacheingriff, einzeitig *[nur Zusatzkode!]* 5-86a.10
-- 3, Mehrfacheingriff, einzeitig *[nur Zusatzkode!]* 5-86a.11
-- 4, Mehrfacheingriff, einzeitig *[nur Zusatzkode!]* 5-86a.12
-- 5, Mehrfacheingriff, einzeitig *[nur Zusatzkode!]* 5-86a.13 ►

Zehenstrahl *(Forts.)*
~ mit Mittelfußstrahl *(Forts.)*
-- 6 oder mehr, Mehrfacheingriff, einzeitig *[nur Zusatzkode!]* 5-86a.14
- Resektion 5-865.8♦
Zellapherese 8-823
- mit Adsorption, Granulozyten
-- Monozyten und Lymphozyten, in einem Polypropylen-Adsorptionsfilter 8-825.1
-- und Monozyten, an Zellulose-Perlen 8-825.0
Zellen
- dendritisch
-- Applikation, lokal 8-861.1
-- Transfusion, nach Ex-vivo-Kultur 8-802.52
- Retina, Transplantation 5-156.2♦
Zellfrei, Poolplasma, pathogenreduziert, zur Plasmapherese, therapeutisch
- 1 8-820.20
- 2 8-820.21
- 3 8-820.22
- 4 8-820.23
- 5 8-820.24
- 6 8-820.25
- 7 8-820.26
- 8 8-820.27
- 9 8-820.28
- 10 8-820.29
- 11 8-820.2a
- 12 8-820.2b
- 13 8-820.2c
- 14 8-820.2d
- 15 8-820.2e
- 16 bis 17 8-820.2f
- 18 bis 19 8-820.2g
- 20 bis 21 8-820.2h
- 22 bis 23 8-820.2j
- 24 bis 25 8-820.2k
- 26 bis 28 8-820.2m
- 29 bis 31 8-820.2n
- 32 bis 34 8-820.2p
- 35 bis 39 8-820.2q
- 40 bis 44 8-820.2r
- 45 bis 49 8-820.2s
- 50 oder mehr 8-820.2t
Zement, Implantation
- Beckenknochen
-- mit Antibiotikumzusatz 5-785.1d
-- ohne Antibiotikumzusatz 5-785.0d
- Femur
-- distal
--- mit Antibiotikumzusatz 5-785.1h♦
--- ohne Antibiotikumzusatz 5-785.0h♦
-- proximal
--- mit Antibiotikumzusatz 5-785.1f♦
--- ohne Antibiotikumzusatz 5-785.0f♦
-- Schaft
--- mit Antibiotikumzusatz 5-785.1g♦
--- ohne Antibiotikumzusatz 5-785.0g♦
- Fibula
-- distal
--- mit Antibiotikumzusatz 5-785.1r♦ ►

Z
~~~

Zement, Implantation *(Forts.)*
~ Fibula *(Forts.)*
~~ distal *(Forts.)*
––– ohne Antibiotikumzusatz 5-785.0r♦
–– proximal
––– mit Antibiotikumzusatz 5-785.1p♦
––– ohne Antibiotikumzusatz 5-785.0p♦
–– Schaft
––– mit Antibiotikumzusatz 5-785.1q♦
––– ohne Antibiotikumzusatz 5-785.0q♦
– Humerus
–– distal
––– mit Antibiotikumzusatz 5-785.13♦
––– ohne Antibiotikumzusatz 5-785.03♦
–– proximal
––– mit Antibiotikumzusatz 5-785.11♦
––– ohne Antibiotikumzusatz 5-785.01♦
–– Schaft
––– mit Antibiotikumzusatz 5-785.12♦
––– ohne Antibiotikumzusatz 5-785.02♦
– Kalkaneus
–– mit Antibiotikumzusatz 5-785.1t♦
–– ohne Antibiotikumzusatz 5-785.0t♦
– Karpus
–– mit Antibiotikumzusatz 5-785.1a♦
–– ohne Antibiotikumzusatz 5-785.0a♦
– Klavikula
–– mit Antibiotikumzusatz 5-785.10♦
–– ohne Antibiotikumzusatz 5-785.00♦
– Metakarpus
–– mit Antibiotikumzusatz 5-785.1b♦
–– ohne Antibiotikumzusatz 5-785.0b♦
– Metatarsus
–– mit Antibiotikumzusatz 5-785.1v♦
–– ohne Antibiotikumzusatz 5-785.0v♦
– Patella
–– mit Antibiotikumzusatz 5-785.1j♦
–– ohne Antibiotikumzusatz 5-785.0j♦
– Phalangen
–– Fuß
––– mit Antibiotikumzusatz 5-785.1w♦
––– ohne Antibiotikumzusatz 5-785.0w♦
–– Hand
––– mit Antibiotikumzusatz 5-785.1c♦
––– ohne Antibiotikumzusatz 5-785.0c♦
– Radius
–– distal
––– mit Antibiotikumzusatz 5-785.16♦
––– ohne Antibiotikumzusatz 5-785.06♦
–– proximal
––– mit Antibiotikumzusatz 5-785.14♦
––– ohne Antibiotikumzusatz 5-785.04♦
–– Schaft
––– mit Antibiotikumzusatz 5-785.15♦
––– ohne Antibiotikumzusatz 5-785.05♦
– Schenkelhals
–– mit Antibiotikumzusatz 5-785.1e♦
–– ohne Antibiotikumzusatz 5-785.0e♦
– Skapula
–– mit Antibiotikumzusatz 5-785.1z♦
–– ohne Antibiotikumzusatz 5-785.0z♦ ►

Zement, Implantation *(Forts.)*
– Talus
–– mit Antibiotikumzusatz 5-785.1s♦
–– ohne Antibiotikumzusatz 5-785.0s♦
– Tarsus
–– mit Antibiotikumzusatz 5-785.1u♦
–– ohne Antibiotikumzusatz 5-785.0u♦
– Tibia
–– distal
––– mit Antibiotikumzusatz 5-785.1n♦
––– ohne Antibiotikumzusatz 5-785.0n♦
–– proximal
––– mit Antibiotikumzusatz 5-785.1k♦
––– ohne Antibiotikumzusatz 5-785.0k♦
–– Schaft
––– mit Antibiotikumzusatz 5-785.1m♦
––– ohne Antibiotikumzusatz 5-785.0m♦
– Ulna
–– distal
––– mit Antibiotikumzusatz 5-785.19♦
––– ohne Antibiotikumzusatz 5-785.09♦
–– proximal
––– mit Antibiotikumzusatz 5-785.17♦
––– ohne Antibiotikumzusatz 5-785.07♦
–– Schaft
––– mit Antibiotikumzusatz 5-785.18♦
––– ohne Antibiotikumzusatz 5-785.08♦
Zementiert, Oberflächenersatzprothese, Implantation, Hüftgelenk 5-820.81♦
Zementkanalprothese, Implantation, Hüftgelenk 5-820.01♦
Zenker-Divertikel
– Ausstopfen, endoskopisch 5-299.1
– Schwellendurchtrennung, endoskopisch 5-299.2
Zentral
– Fraktur, Mittelgesicht, disloziert verheilt, Reosteotomie 5-768.1
– zentrolateral, Mehrfragment-Fraktur, Mittelgesicht, Reposition, geschlossen 5-763.4
Zentralnervensystem
– Ventrikel, Punktion, perkutan, therapeutisch 8-151.1
– Ventrikelshunt, Punktion, perkutan, therapeutisch 8-151.2
– Zisterne, Punktion, perkutan, therapeutisch 8-151.0
Zentralvenös, Katheter, Implantation, zu Dialysezwecken 5-399.5
Zentrifugalpumpe
– biventrikulär
–– extrakorporal, Entfernung 8-839.a4
–– herzunterstützend
––– Entfernung, offen 5-376.31
––– Implantation, offen 5-376.30
––– Pumpenwechsel
–––– beide Pumpen, isoliert, nicht offen 5-376.34
–––– isoliert, nicht offen 5-376.33 ►

Zentrifugalpumpe *(Forts.)*
– extrakorporal
–– biventrikulär, Implantation, endovaskulär 8-839.a2
–– univentrikulär, Implantation, endovaskulär, Ventrikel
––– links 8-839.a0
––– rechts 8-839.a1
– univentrikulär
–– extrakorporal, Entfernung 8-839.a3
–– herzunterstützend
––– Entfernung
–––– offen, mit Sternotomie 5-376.21
–––– transapikal, offen 5-376.24
––– Implantation
–––– offen, mit Sternotomie 5-376.20
–––– transapikal, offen 5-376.23
––– Pumpenwechsel, isoliert, nicht offen 5-376.22
Zentrolateral
– Fraktur, Mittelgesicht
–– disloziert verheilt, Reosteotomie 5-768.2
–– Reposition
––– geschlossen 5-762.0
––– offen, durch
–––– externe Fixation 5-762.10
–––– Platte 5-762.13
–––– Schraube 5-762.12
– Mehrfragment-Fraktur, Mittelgesicht, Reposition
–– geschlossen 5-763.0
–– offen, durch
––– Draht 5-763.11
––– externe Fixation 5-763.10
––– Materialkombination 5-763.14
––– Platte 5-763.13
––– Schraube 5-763.12
– und andere, Mehrfragment-Fraktur, Mittelgesicht, Reposition, geschlossen 5-763.6
– zentral, Mehrfragment-Fraktur, Mittelgesicht, Reposition, geschlossen 5-763.4
Zerebral
– Blutfluss, Messung, durch
–– Implantation, Messsonde, intrakraniell 5-029.13
–– Wechsel, Messsonde, intrakraniell 5-029.13
– Mikrodialyse, durch
–– Implantation, Messsonde, intrakraniell 5-029.12
–– Wechsel, Messsonde, intrakraniell 5-029.12
– Stimulationselektrode, bei Funktionsdiagnostik, invasiv Nervensystem 1-203.0
Zerumenentfernung, durch Spülung, Gehörgang, äußerer 8-171.0♦
Zervikal
– Ausräumung, Lymphknoten, mehrere, Region, 1, im Rahmen einer anderen Operation *[nur Zusatzkode!]* 5-406.0♦
– Lymphadenektomie
–– erweitert, radikal, Regionen
––– 4 5-403.30♦ ►
Zervikal *(Forts.)*
~ Lymphadenektomie *(Forts.)*
~~ erweitert, radikal, Regionen *(Forts.)*
––– 5 5-403.31♦
––– 6 5-403.32♦
–– radikal
––– modifiziert, Regionen
–––– 4 5-403.20♦
–––– 5 5-403.21♦
–––– 6 5-403.22♦
––– Regionen
–––– 4 5-403.10♦
–––– 5 5-403.11♦
–––– 6 5-403.12♦
–– regional
––– als selbständiger Eingriff 5-402.0♦
––– im Rahmen einer anderen Operation *[nur Zusatzkode!]* 5-406.0♦
–– selektiv, Regionen
––– 1 5-403.00♦
––– 2 5-403.01♦
––– 3 5-403.02♦
––– 4 5-403.03♦
––– 5 5-403.04♦
––– 6 5-403.05♦
– Lymphknoten
–– Biopsie
––– durch Inzision 1-586.0♦
––– perkutan 1-425.0♦
–––– mit Steuerung durch bildgebende Verfahren 1-426.0♦
–– einzeln, Exzision, mit Radionuklidmarkierung 5-401.01♦
–– Exzision 5-401.00♦
––– einzeln, mit kombinierter Radionuklid- und Farbmarkierung 5-401.03♦
–– Nadelbiopsie, perkutan 1-425.0♦
– myogen, Potentiale, evoziert, vestibulär, Registrierung 1-208.9
– Ösophagostomie, bei Speichelfistel 5-421.0
– Ösophagus, Resektion, partiell, ohne Wiederherstellung, Kontinuität 5-423.0
– Rekonstruktion, Trachea, plastisch 5-316.50
–– mit Tracheostomie 5-316.51
– Sentinel-Lymphonodektomie, mit
–– Farbmarkierung 5-401.02♦
–– kombinierter Radionuklid- und Farbmarkierung 5-401.03♦
–– Radionuklidmarkierung 5-401.01♦
– Sympathektomie 5-043.0
– Sympathikolyse, perkutan, mit Steuerung durch bildgebende Verfahren 5-04a.0
– Transplantation, Trachea 5-316.50
–– mit Tracheostomie 5-316.51
Zervikalkanal, Dilatation 5-670
Zervix
– Abrasio 1-472.0
– große Teile, und Parametrien, anhängend, Entfernung
–– abdominal, offen 5-689.00 ►

Zervix *(Forts.)*
~ große Teile, und Parametrien, anhängend, Entfernung *(Forts.)*
-- durch Umsteigen
--- endoskopisch – offen chirurgisch 5-689.04
--- vaginal – offen chirurgisch 5-689.05
-- endoskopisch 5-689.03
-- laparoskopisch 5-689.03
-- offen 5-689.00
-- vaginal 5-689.01
--- laparoskopisch assistiert 5-689.02
– Naht, postpartal 5-758.0
– Riss, Naht 5-675.0
Zervixkanal, Dilatation 5-670
Zervixstumpf
– Exstirpation
-- abdominal 5-684.0
-- durch Umsteigen
--- endoskopisch – offen chirurgisch 5-684.5
--- vaginal – offen chirurgisch 5-684.2
-- endoskopisch 5-684.4
-- laparoskopisch 5-684.4
-- offen 5-684.0
-- radikal
--- durch Umsteigen vaginal – offen chirurgisch, ohne Lymphadenektomie 5-686.03
--- mit
---- paraaortaler Lymphadenektomie 5-686.2
---- pelvin und paraaortaler Lymphadenektomie 5-686.3
---- pelviner Lymphadenektomie 5-686.1
--- offen, ohne Lymphadenektomie 5-686.00
--- vaginal
---- laparoskopisch assistiert, ohne Lymphadenektomie 5-686.02
---- ohne Lymphadenektomie 5-686.01
-- vaginal 5-684.1
--- laparoskopisch assistiert 5-684.3
– Fixation
-- abdominal, offen
--- mit alloplastischem Material, mit
---- beidseitiger Fixation am Lig. pectineale
----- mit tiefer Netzeinlage 5-704.5r
----- ohne tiefe Netzeinlage 5-704.5q
---- lateraler Fixation am Lig. sacrouterinum 5-704.59
---- medianer Fixation am
----- Os sacrum 5-704.58
----- Promontorium 5-704.58
--- ohne alloplastisches Material, mit
---- lateraler Fixation am Lig. sacrouterinum 5-704.57
---- medianer Fixation am
----- Os sacrum 5-704.56
----- Promontorium 5-704.56
-- durch Umsteigen
--- laparoskopisch – offen chirurgisch
---- mit alloplastischem Material 5-704.5m
----- mit beidseitiger Fixation am Lig. pectineale
------ mit tiefer Netzeinlage 5-704.5v ►

Zervixstumpf *(Forts.)*
~ Fixation *(Forts.)*
~~ durch Umsteigen *(Forts.)*
~~~ laparoskopisch – offen chirurgisch *(Forts.)*
~~~~ mit alloplastischem Material 5-704.5m *(Forts.)*
~~~~~ mit beidseitiger Fixation am Lig. pectineale *(Forts.)*
------ ohne tiefe Netzeinlage 5-704.5u
---- ohne alloplastisches Material 5-704.5h
--- vaginal – laparoskopisch
---- mit alloplastischem Material 5-704.5p
---- ohne alloplastisches Material 5-704.5k
--- vaginal – offen chirurgisch
---- mit alloplastischem Material 5-704.5n
---- ohne alloplastisches Material 5-704.5j
-- laparoskopisch
--- mit alloplastischem Material, mit
---- beidseitiger Fixation am Lig. pectineale
----- mit tiefer Netzeinlage 5-704.5t
----- ohne tiefe Netzeinlage 5-704.5s
---- lateraler Fixation am Lig. sacrouterinum 5-704.5d
---- medianer Fixation am
----- Os sacrum 5-704.5c
----- Promontorium 5-704.5c
--- ohne alloplastisches Material, mit
---- lateraler Fixation am Lig. sacrouterinum 5-704.5b
---- medianer Fixation am
----- Os sacrum 5-704.5a
----- Promontorium 5-704.5a
-- offen
--- mit alloplastischem Material, mit
---- beidseitiger Fixation am Lig. pectineale
----- mit tiefer Netzeinlage 5-704.5r
----- ohne tiefe Netzeinlage 5-704.5q
---- lateraler Fixation am Lig. sacrouterinum 5-704.59
---- medianer Fixation am
----- Os sacrum 5-704.58
----- Promontorium 5-704.58
--- ohne alloplastisches Material, mit
---- lateraler Fixation am Lig. sacrouterinum 5-704.57
---- medianer Fixation am
----- Os sacrum 5-704.56
----- Promontorium 5-704.56
-- vaginal
--- mit alloplastischem Material 5-704.5g
---- mit Fixation am
----- Lig. sacrospinale 5-704.5g
----- Lig. sacrotuberale 5-704.5g
----- Lig. sacrouterinum 5-704.5g
--- ohne alloplastisches Material, mit Fixation am
---- Lig. sacrospinale 5-704.5f
---- Lig. sacrotuberale 5-704.5f
---- Lig. sacrouterinum 5-704.5e ►
~~~~~

Zervixstumpf *(Forts.)*
– Pektopexie
–– durch Umsteigen laparoskopisch – offen chirurgisch, mit alloplastischem Material
––– mit tiefer Netzeinlage 5-704.5v
––– ohne tiefe Netzeinlage 5-704.5u
–– laparoskopisch, mit alloplastischem Material
––– mit tiefer Netzeinlage 5-704.5t
––– ohne tiefe Netzeinlage 5-704.5s
–– offen, mit alloplastischem Material
––– mit tiefer Netzeinlage 5-704.5r
––– ohne tiefe Netzeinlage 5-704.5q
ZIFT, bei IVF – s.a. In-vitro-Fertilisation, mit Zygotentransfer, intratubär 9-272.1♦
Ziliarkörper, Fixation 5-139.4♦
Ziliektomie
– Augenlidrand 5-091.01♦
– Corpus ciliare 5-135.1♦
Zimmermann, Verschluss, Hernia inguinalis, offen 5-530.1♦
Zirkulär
– Exzision, Vollwand, Rektum
–– endoskopisch 5-482.91
–– endoskopisch-mikrochirurgisch 5-482.92
–– Manschette, peranal 5-482.90
–– peranal 5-482.90
––– mit Stapler 5-482.b0
–– Segment, peranal 5-482.90
– Klammernahtgerät, für
–– Anwendung am Gastrointestinaltrakt *[nur Zusatzkode!]* 5-98c.2
–– Anwendung am Respirationstrakt *[nur Zusatzkode!]* 5-98c.2
–– Anwendung bei Gefäßanastomosen *[nur Zusatzkode!]* 5-98c.3
– Resektion, Manschette, Rektum
–– endoskopisch 5-482.91
–– endoskopisch-mikrochirurgisch 5-482.92
–– peranal 5-482.90
Zirkulierend, Tumorzellen, Detektion, immunzytochemisch, bei Anreicherung, automatisiert 1-993
Zirkumzision 5-640.2
Zisterne
– Aspiration, diagnostisch 1-841
– Zentralnervensystem, Punktion, perkutan, therapeutisch 8-151.0
Zisternoatrial, Ableitung, bei Anlegen, Liquorshunt 5-023.01
Zisternoperitoneal, Ableitung, bei Anlegen, Liquorshunt 5-023.11
Zisternopleural, Ableitung, bei Anlegen, Liquorshunt 5-023.21
Zügeloperation
– mit Material, alloplastisch, bei Harninkontinenz, beim Mann 5-598.0
– suprapubisch
–– adjustierbar, mit alloplastischem Material 5-594.31
–– nicht-adjustierbar, mit alloplastischem Material 5-594.30 ►

Zügeloperation *(Forts.)*
– transvaginal
–– durch
––– Faszienzügelplastik 5-593.02
––– Plastik, Levator 5-593.00
––– Pubokokzygeusplastik 5-593.01
–– mit
––– Dura 5-593.10
––– Faszie 5-593.11
––– Tension free vaginal tape 5-593.20
––– transobturatorischem Band 5-593.20
– urethrovesikal
–– adjustierbar, mit alloplastischem Material 5-594.31
–– nicht-adjustierbar, mit alloplastischem Material 5-594.30
–– suprapubisch, mit
––– Dura 5-594.2
––– Faszie 5-594.0
––– Muskulatur 5-594.1
Zügelungsoperation, Patella, bei Spaltung, Retinakulum, lateral, offen 5-804.1♦
Zugang *(Die hier aufgeführten Zugänge sind zusätzlich zur durchgeführten Prozedur zu verschlüsseln!)*
– Bohrlochtrepanation, über Kalotte 5-010.2
– Brustwirbelsäule
–– dorsal, über
––– 1 Segment 5-031.00
––– 2 Segmente 5-031.01
––– 3 oder mehr Segmente 5-031.02
–– dorsolateral 5-031.7
–– extrapleural, retroperitoneal, kombiniert 5-031.9
–– obere, ventral, mit Sternotomie 5-031.4
–– retropleural 5-031.6
–– transpleural 5-031.5
––– retroperitoneal, kombiniert 5-031.8
– dorsal, zum kraniozervikalen Übergang 5-030.1
– durch Schädelbasis, durch Osteotomie, Le-Fort-I-Ebene 5-011.7
– Halswirbelsäule
–– dorsal, über
––– 1 Segment 5-030.30
––– 2 Segmente 5-030.31
––– 3 oder mehr Segmente 5-030.32
–– lateral 5-030.8
– Kraniektomie
–– bifrontal 5-010.12
–– Kalotte 5-010.10
––– über Mittellinie 5-010.11
–– subokzipital 5-010.14
–– temporal 5-010.13
– Kraniotomie
–– bifrontal 5-010.02
–– Kalotte 5-010.00
––– über Mittellinie 5-010.01
–– subokzipital 5-010.04
–– temporal 5-010.03
– lateral, zum Übergang, kraniozervikal 5-030.2 ►

Z

Zugang *(Die hier aufgeführten Zugänge sind zusätzlich zur durchgeführten Prozedur zu verschlüsseln!) (Forts.)*
– Lendenwirbelsäule
–– dorsal, über
––– 1 Segment 5-032.00
––– 2 Segmente 5-032.01
––– 3 oder mehr Segmente 5-032.02
–– dorsolateral 5-032.7
–– pararektal, retroperitoneal, kombiniert 5-032.a
–– retroperitoneal 5-032.6
–– thorakoretroperitoneal, kombiniert 5-032.b
–– transperitoneal 5-032.5
– Os coccygis
–– dorsal 5-032.8
–– pararektal, retroperitoneal, kombiniert 5-032.a
–– thorakoretroperitoneal, kombiniert 5-032.b
–– ventral 5-032.9
– Os sacrum
–– dorsal 5-032.8
–– pararektal, retroperitoneal, kombiniert 5-032.a
–– thorakoretroperitoneal, kombiniert 5-032.b
–– ventral 5-032.9
– perkutan, epikardial, zur Ablation, bei Herzrhythmusstörungen *[nur Zusatzkode!]* 8-835.f
– transethmoidal, durch Schädelbasis 5-011.1
– transiliakal, nach Judet 5-032.c
– transkondylär, durch Schädelbasis 5-011.8
– translabyrinthär, durch Schädelbasis 5-011.9
– transmastoidal, durch Schädelbasis 5-011.a
– transoral
–– durch Schädelbasis 5-011.3
––– mit Spaltung, Gaumen, weich 5-011.4
–––– und hart 5-011.5
–– zum Übergang, kraniozervikal 5-030.0
– transorbital, durch Schädelbasis 5-011.0
– transpyramidal, durch Schädelbasis 5-011.6
– transsphenoidal, durch Schädelbasis 5-011.2
– ventral, zur Halswirbelsäule, über
–– 1 Segment 5-030.70
–– 2 Segmente 5-030.71
–– 3 oder mehr Segmente 5-030.72
Zugangsweg
– transgastral, zur Operation, endoskopisch *[nur Zusatzkode!]* 5-986.01
– transkolisch, zur Operation, endoskopisch *[nur Zusatzkode!]* 5-986.03
– transoral, zur Operation, endoskopisch *[nur Zusatzkode!]* 5-986.00
– transvaginal, zur Operation, endoskopisch *[nur Zusatzkode!]* 5-986.02
– transvesikal, zur Operation, endoskopisch *[nur Zusatzkode!]* 5-986.04
Zuggurtung/Cerclage
– Entfernung
–– Beckenknochen 5-787.2d
–– Femur
––– distal 5-787.2h♦ ►

Zuggurtung/Cerclage *(Forts.)*
~ Entfernung *(Forts.)*
~~ Femur *(Forts.)*
––– proximal 5-787.2f♦
––– Schaft 5-787.2g♦
–– Fibula
––– distal 5-787.2r♦
––– proximal 5-787.2p♦
––– Schaft 5-787.2q♦
–– Humerus
––– distal 5-787.23♦
––– proximal 5-787.21♦
––– Schaft 5-787.22♦
–– Kalkaneus 5-787.2t♦
–– Karpus 5-787.2a♦
–– Klavikula 5-787.20♦
–– Metakarpus 5-787.2b♦
–– Metatarsus 5-787.2v♦
–– Patella 5-787.2j♦
–– Phalangen
––– Fuß 5-787.2w♦
––– Hand 5-787.2c♦
–– Radius
––– distal 5-787.26♦
––– proximal 5-787.24♦
––– Schaft 5-787.25♦
–– Schenkelhals 5-787.2e♦
–– Skapula 5-787.2z♦
–– Talus 5-787.2s♦
–– Tarsus 5-787.2u♦
–– Tibia
––– distal 5-787.2n♦
––– proximal 5-787.2k♦
––– Schaft 5-787.2m♦
–– Ulna
––– distal 5-787.29♦
––– proximal 5-787.27♦
––– Schaft 5-787.28♦
– Osteosynthese, Knochen *[nur Zusatzkode!]* 5-786.1
– Reosteosynthese, bei Revision, Osteosynthesematerial
–– Beckenknochen 5-78a.1d
–– Femur
––– distal 5-78a.1h♦
––– proximal 5-78a.1f♦
––– Schaft 5-78a.1g♦
–– Fibula
––– distal 5-78a.1r♦
––– proximal 5-78a.1p♦
––– Schaft 5-78a.1q♦
–– Humerus
––– distal 5-78a.13♦
––– proximal 5-78a.11♦
––– Schaft 5-78a.12♦
–– Kalkaneus 5-78a.1t♦
–– Karpus 5-78a.1a♦
–– Klavikula 5-78a.10♦
–– Metakarpus 5-78a.1b♦
–– Metatarsus 5-78a.1v♦
–– Patella 5-78a.1j♦ ►

Zuggurtung/Cerclage *(Forts.)*
~ Reosteosynthese, bei Revision, Osteosynthesematerial *(Forts.)*
-- Phalangen
--- Fuß 5-78a.1w♦
--- Hand 5-78a.1c♦
-- Radius
--- distal 5-78a.16♦
--- proximal 5-78a.14♦
--- Schaft 5-78a.15♦
-- Schenkelhals 5-78a.1e♦
-- Skapula 5-78a.1z♦
-- Talus 5-78a.1s♦
-- Tarsus 5-78a.1u♦
-- Tibia
--- distal 5-78a.1n♦
--- proximal 5-78a.1k♦
--- Schaft 5-78a.1m♦
-- Ulna
--- distal 5-78a.19♦
--- proximal 5-78a.17♦
--- Schaft 5-78a.18♦
- Reposition
-- geschlossen
--- Epiphysenlösung
---- Beckenknochen 5-790.1d
---- Femur
----- distal 5-790.1h♦
----- proximal 5-790.1f♦
---- Fibula
----- distal 5-790.1r♦
----- proximal 5-790.1p♦
---- Humerus
----- distal 5-790.13♦
----- proximal 5-790.11♦
---- Kalkaneus 5-790.1t♦
---- Klavikula 5-790.10♦
---- Metakarpus 5-790.1b♦
---- Metatarsus 5-790.1v♦
---- Phalangen
----- Fuß 5-790.1w♦
----- Hand 5-790.1c♦
---- Radius
----- distal 5-790.16♦
----- proximal 5-790.14♦
---- Talus 5-790.1s♦
---- Tarsus 5-790.1u♦
---- Tibia
----- distal 5-790.1n♦
----- proximal 5-790.1k♦
---- Ulna
----- distal 5-790.19♦
----- proximal 5-790.17♦
--- Fraktur
---- Beckenknochen 5-790.1d
---- Femur
----- distal 5-790.1h♦
----- proximal 5-790.1f♦
----- Schaft 5-790.1g♦
---- Fibula
----- distal 5-790.1r♦ ►

Zuggurtung/Cerclage *(Forts.)*
~ Reposition *(Forts.)*
~~ geschlossen *(Forts.)*
~~~ Fraktur *(Forts.)*
~~~~ Fibula *(Forts.)*
----- proximal 5-790.1p♦
----- Schaft 5-790.1q♦
---- Humerus
----- distal 5-790.13♦
----- proximal 5-790.11♦
----- Schaft 5-790.12♦
---- Kalkaneus 5-790.1t♦
---- Karpus 5-790.1a♦
---- Klavikula 5-790.10♦
---- Metakarpus 5-790.1b♦
---- Metatarsus 5-790.1v♦
---- Patella 5-790.1j♦
---- Phalangen
----- Fuß 5-790.1w♦
----- Hand 5-790.1c♦
---- Radius
----- distal 5-790.16♦
----- proximal 5-790.14♦
----- Schaft 5-790.15♦
---- Schenkelhals 5-790.1e♦
---- Skapula 5-790.1z♦
---- Talus 5-790.1s♦
---- Tarsus 5-790.1u♦
---- Tibia
----- distal 5-790.1n♦
----- proximal 5-790.1k♦
----- Schaft 5-790.1m♦
---- Ulna
----- distal 5-790.19♦
----- proximal 5-790.17♦
----- Schaft 5-790.18♦
--- Luxation
---- Akromioklavikulargelenk 5-79a.11♦
---- Ellenbogengelenk 5-79a.1t♦
---- Handgelenk 5-79a.17♦
---- Handwurzelgelenk 5-79a.1a♦
---- Hüftgelenk 5-79a.1g♦
---- Humeroglenoidalgelenk 5-79a.10♦
---- Humeroulnargelenk 5-79a.14♦
---- Iliosakralgelenk 5-79a.1e♦
---- Interphalangealgelenk 5-79a.1d♦
---- Karpometakarpalgelenk 5-79a.1b♦
---- Kniegelenk 5-79a.1h♦
---- Metakarpophalangealgelenk 5-79a.1c♦
---- Metatarsophalangealgelenk 5-79a.1q♦
---- Radiokarpalgelenk 5-79a.18♦
---- Radioulnargelenk
----- distal 5-79a.16♦
----- proximal 5-79a.15♦
---- Sprunggelenk
----- oberes 5-79a.1k♦
----- unteres 5-79a.1m♦
---- Sternoklavikulargelenk 5-79a.13♦
---- Symphyse 5-79a.1f
---- Tarsalgelenk 5-79a.1n♦
---- Tarsometatarsalgelenk 5-79a.1p♦ ►

Zuggurtung/Cerclage *(Forts.)*
~ Reposition *(Forts.)*
~~ geschlossen *(Forts.)*
~~~ Luxation *(Forts.)*
–––– Thorakoskapulargelenk 5-79a.12♦
–––– Tibiofibulargelenk, proximal 5-79a.1j♦
–––– Ulnokarpalgelenk 5-79a.19♦
–––– Zehengelenk 5-79a.1r♦
–– offen
––– Fraktur
–––– Beckenrand 5-798.1
–––– Beckenring 5-798.1
–––– Femur
––––– distal 5-793.2h♦
––––– proximal 5-793.2f♦
––––– Schaft 5-791.1g♦
–––– Fibula
––––– distal 5-793.2r♦
––––– proximal 5-793.2p♦
––––– Schaft 5-791.1q♦
–––– Humerus
––––– distal 5-793.23♦
––––– proximal 5-793.21♦
––––– Schaft 5-791.12♦
–––– Kalkaneus 5-797.2t♦
–––– Karpus 5-795.2a♦
–––– Klavikula 5-795.20♦
–––– Metakarpus 5-795.2b♦
–––– Metatarsus 5-795.2v♦
–––– Patella 5-793.2j♦
–––– Phalangen
––––– Fuß 5-795.2w♦
––––– Hand 5-795.2c♦
–––– Radius
––––– distal 5-793.26♦
––––– proximal 5-793.24♦
––––– Schaft 5-791.15♦
–––– Schenkelhals 5-793.2e♦
–––– Skapula 5-795.2z♦
–––– Talus 5-797.2s♦
–––– Tarsus 5-795.2u♦
–––– Tibia
––––– distal 5-793.2n♦
––––– proximal 5-793.2k♦
––––– Schaft 5-791.1m♦
–––– Ulna
––––– distal 5-793.29♦
––––– proximal 5-793.27♦
––––– Schaft 5-791.18♦
––– Luxation
–––– Akromioklavikulargelenk 5-79b.11♦
–––– Ellenbogengelenk 5-79b.1t♦
–––– Handgelenk 5-79b.17♦
–––– Handwurzelgelenk 5-79b.1a♦
–––– Hüftgelenk 5-79b.1g♦
–––– Humeroglenoidalgelenk 5-79b.10♦
–––– Humeroulnargelenk 5-79b.14♦
–––– Iliosakralgelenk 5-79b.1e♦
–––– Interphalangealgelenk 5-79b.1d♦
–––– Karpometakarpalgelenk 5-79b.1b♦
–––– Kniegelenk 5-79b.1h♦ ►

Zuggurtung/Cerclage *(Forts.)*
~ Reposition *(Forts.)*
~~ offen *(Forts.)*
~~~ Luxation *(Forts.)*
–––– Metakarpophalangealgelenk 5-79b.1c♦
–––– Metatarsophalangealgelenk 5-79b.1q♦
–––– Radiokarpalgelenk 5-79b.18♦
–––– Radioulnargelenk
––––– distal 5-79b.16♦
––––– proximal 5-79b.15♦
–––– Sprunggelenk
––––– oberes 5-79b.1k♦
––––– unteres 5-79b.1m♦
–––– Sternoklavikulargelenk 5-79b.13♦
–––– Symphyse 5-79b.1f
–––– Tarsalgelenk 5-79b.1n♦
–––– Tarsometatarsalgelenk 5-79b.1p♦
–––– Thorakoskapulargelenk 5-79b.12♦
–––– Tibiofibulargelenk, proximal 5-79b.1j♦
–––– Ulnokarpalgelenk 5-79b.19♦
–––– Zehengelenk 5-79b.1r♦
––– Mehrfragment-Fraktur
–––– Femur
––––– distal 5-794.1h♦
––––– proximal 5-794.1f♦
––––– Schaft 5-792.1g♦
–––– Fibula
––––– distal 5-794.1r♦
––––– proximal 5-794.1p♦
––––– Schaft 5-792.1q♦
–––– Humerus
––––– distal 5-794.13♦
––––– proximal 5-794.11♦
––––– Schaft 5-792.12♦
–––– Karpus 5-796.1a♦
–––– Klavikula 5-796.10♦
–––– Metakarpus 5-796.1b♦
–––– Metatarsus 5-796.1v♦
–––– Patella 5-794.1j♦
–––– Phalangen
––––– Fuß 5-796.1w♦
––––– Hand 5-796.1c♦
–––– Radius
––––– distal 5-794.16♦
––––– proximal 5-794.14♦
––––– Schaft 5-792.15♦
–––– Schenkelhals 5-794.1e♦
–––– Skapula 5-796.1z♦
–––– Tarsus 5-796.1u♦
–––– Tibia
––––– distal 5-794.1n♦
––––– proximal 5-794.1k♦
––––– Schaft 5-792.1m♦
–––– Ulna
––––– distal 5-794.19♦
––––– proximal 5-794.17♦
––––– Schaft 5-792.18♦
– Versorgung, offen, Sprengung, Symphyse 5-798.1

Zunge
– Amputation, partiell
–– durch
––– Pharyngotomie, mit Rekonstruktion, mit
–––– Fernlappen, gestielt 5-251.23
–––– Lappen, regional, gestielt 5-251.20
–––– Transplantat
––––– mikrovaskulär-anastomosiert, frei 5-251.22
––––– nicht-vaskularisiert 5-251.21
––– temporäre Mandibulotomie, mit Rekonstruktion, mit
–––– Fernlappen, gestielt 5-251.13
–––– Lappen, regional, gestielt 5-251.10
–––– Transplantat
––––– mikrovaskulär-anastomosiert, frei 5-251.12
––––– nicht-vaskularisiert 5-251.11
–– transoral, mit Rekonstruktion, mit
––– Fernlappen, gestielt 5-251.03
––– Lappen, regional, gestielt 5-251.00
––– Transplantat
–––– mikrovaskulär-anastomosiert, frei 5-251.02
–––– nicht-vaskularisiert 5-251.01
– Biopsie, ohne Inzision 1-420.1
– Elektrochemotherapie 5-250.35
– Elektrokoagulation 5-250.30
– Exzision, Gewebe 5-250.2
– Fixierung 5-259.x
– Keilexzision 5-250.2
– Keilresektion 5-250.2
– Kryokoagulation 5-250.33
– Laserkoagulation 5-250.31
– Lösung, Adhäsion 5-259.x
– mit Lippe
–– Fusion 5-259.x
–– Vernähung, bei Mikrognathie 5-259.x
– Naht, nach Verletzung 5-253.0
– photodynamische Therapie 5-250.34
– Reduktionsplastik 5-253.2
– Rekonstruktion, plastisch 5-253.1
– Resektion, partiell
–– durch
––– Pharyngotomie, mit Rekonstruktion, mit
–––– Fernlappen, gestielt 5-251.23
–––– Lappen, regional, gestielt 5-251.20
–––– Transplantat
––––– mikrovaskulär-anastomosiert, frei 5-251.22
––––– nicht-vaskularisiert 5-251.21
––– temporäre Mandibulotomie, mit Rekonstruktion, mit
–––– Fernlappen, gestielt 5-251.13
–––– Lappen, regional, gestielt 5-251.10
–––– Transplantat
––––– mikrovaskulär-anastomosiert, frei 5-251.12
––––– nicht-vaskularisiert 5-251.11
–– transoral, mit Rekonstruktion, mit
––– Fernlappen, gestielt 5-251.03 ▶

Zunge *(Forts.)*
~ Resektion, partiell *(Forts.)*
~~ transoral, mit Rekonstruktion, mit *(Forts.)*
––– Lappen, regional, gestielt 5-251.00
––– Transplantat
–––– mikrovaskulär-anastomosiert, frei 5-251.02
–––– nicht-vaskularisiert 5-251.01
– Thermokoagulation 5-250.32
– Tumorexzision 5-250.2
Zungenaufhängung, Verlagerung 5-259.0
Zungenbändchen
– Glossotomie 5-259.1
– Inzision 5-259.1
Zungenbein, medial, Resektion, bei
– Exzision
–– Ductus thyreoglossus, als sekundärer Eingriff 5-065.5
–– Thyreoidea lingualis, transzervikal 5-069.22
–– Zungengrundschilddrüse, transzervikal 5-069.22
– Fistelexzision, Hals, median 5-065.3
– Thyreoidektomie, lingual, transzervikal 5-069.22
– Zystenexzision, Hals, median 5-065.1
Zungenfrenulum, Plastik 5-259.2
Zungengrund
– Abszessdrainage, durch Inzision, transoral 5-280.3
– Fremdkörperentfernung, von außen 5-270.8
– Inzision, mit Drainage, äußere 5-270.8
– Logenabszessinzision 5-270.8
– Resektion, bei Hemilaryngektomie, supraglottisch, horizontal 5-301.1
Zungengrundschilddrüse, Exzision
– transoral 5-069.20
– transzervikal
–– mit Resektion, Zungenbein, medial 5-069.22
–– ohne Resektion, Zungenbein, medial 5-069.21
Zungengrundtonsille
– Destruktion
–– durch Pharyngotomie 5-284.1
–– transoral 5-284.0
– Exzision
–– durch Pharyngotomie 5-284.1
–– transoral 5-284.0
Zungenkörper, Inzision 5-250.1
Zungenrand, Inzision 5-250.0
Zusammenfügen, Venenbypass-Graft, aus mindestens zwei Teilstücken *[nur Zusatzkode!]* 5-39a.3
ZVK [zentraler Venenkatheter]
– Anlegen 8-831.0
– Wechsel 8-831.2
Zwerchfell
– Biopsie
–– durch Inzision 1-550
–– perkutan 1-431.2
––– mit Steuerung durch bildgebende Verfahren 1-432.2 ▶

Z

Zwerchfell *(Forts.)*
~ Biopsie *(Forts.)*
~~ perkutan 1-431.2 *(Forts.)*
––– radiologisch gesteuert 1-432.2
––– ultraschallgesteuert 1-432.2
– Exzision
–– mit Verschluss, durch alloplastisches Material 5-347.31
–– ohne Verschluss, durch alloplastisches Material 5-347.30
– Inzision 5-347.0
– Nadelbiopsie, perkutan 1-431.2
– Naht
–– offen, nach Verletzung 5-347.1
–– thorakoskopisch, nach Verletzung 5-347.2
– Plastik
–– komplett
––– mit alloplastischem Material 5-347.51
––– ohne alloplastisches Material 5-347.50
–– partiell
––– mit alloplastischem Material 5-347.41
––– ohne alloplastisches Material 5-347.40
– Raffung
–– mit alloplastischem Material 5-347.41
–– ohne alloplastisches Material 5-347.40
– Reoperation *[nur Zusatzkode!]* 5-349.6
– Resektion, bei
–– Manschettenpleuropneumonektomie 5-328.45
–– Manschettenpneumonektomie 5-328.15
–– Pleuropneumonektomie 5-328.35
–– Pneumonektomie 5-328.05
– Spaltung 5-347.0
– zur Deckung
–– Bronchusstumpf, plastisch *[nur Zusatzkode!]* 5-339.63♦
–– plastisch
––– Anastomose
–––– bronchial, an Lunge und Bronchien *[nur Zusatzkode!]* 5-339.63♦
–––– vaskulär, an Lunge und Bronchien *[nur Zusatzkode!]* 5-339.63♦
––– bei Revision, Insuffizienz, Bronchusstumpf 5-321.43♦
––– Naht
–––– bronchial, an Lunge und Bronchien *[nur Zusatzkode!]* 5-339.63♦
–––– vaskulär, an Lunge und Bronchien *[nur Zusatzkode!]* 5-339.63♦
Zwerchfellhernie, Reparation
– abdominal, offen, mit alloplastischem Material 5-538.40
–– bei Rezidiv 5-538.90
– laparoskopisch, mit alloplastischem Material 5-538.41
– mit
–– allogenem Material 5-538.3
––– bei Rezidiv 5-538.8
–– alloplastischem Material, laparoskopisch, bei Rezidiv 5-538.91
–– autogenem Material 5-538.x
––– bei Rezidiv 5-538.x ►
Zwerchfellhernie, Reparation *(Forts.)*
~ mit *(Forts.)*
–– xenogenem Material 5-538.3
––– bei Rezidiv 5-538.8
– offen
–– mit plastischem Bruchpfortenverschluss 5-538.1
––– bei Rezidiv 5-538.6
–– ohne plastischen Bruchpfortenverschluss 5-538.0
––– bei Rezidiv 5-538.5
– thorakoabdominal, offen, mit alloplastischem Material 5-538.44
–– bei Rezidiv 5-538.94
– thorakoskopisch, mit alloplastischem Material 5-538.45
–– bei Rezidiv 5-538.95
– transthorakal, offen, mit alloplastischem Material 5-538.43
–– bei Rezidiv 5-538.93
Zwerchfellschrittmacher
– Entfernung 5-347.7
– permanent
–– Implantation
––– mit Implantation, Elektrode 5-347.62
––– ohne Implantation, Elektrode 5-347.63
–– Wechsel
––– mit Wechsel, Elektrode 5-347.62
––– ohne Wechsel, Elektrode 5-347.63
– temporär
–– Implantation, mit Implantation, Elektrode 5-347.60
–– Wechsel
––– mit Wechsel, Elektrode 5-347.60
––– ohne Wechsel, Elektrode 5-347.61
Zwilling
– siamesisch, Trennung 5-868.0
– zweiter, Wendung
–– innere 5-732.5
–– kombiniert 5-732.5
Zwischenfingerspalte, Vertiefung, mit Verschiebeplastik 5-917.00♦
Zygotentransfer, intratubär, bei In-vitro-Fertilisation 9-272.1♦
Zyklektomie
– Augenlidrand 5-091.01♦
– Corpus ciliare 5-135.1♦
Zyklodialyse, zur Senkung, Augeninnendruck 5-133.5♦
Zykloelektrolyse, Corpus ciliare 5-132.x♦
Zyklokryotherapie 5-132.1♦
Zyklophotokoagulation
– transskleral, zur Senkung, Augeninnendruck 5-132.22♦
– zur Senkung, Augeninnendruck
–– endoskopisch 5-132.21♦
–– offen 5-132.20♦
Zyklotomie, Corpus ciliare 5-132.x♦
Zylinder, Wechsel, isoliert, Penisprothese, hydraulisch 5-649.b4
Zyste – s. jeweiliger durchgeführter Eingriff

Zystektomie
– bei Eviszeration, Becken, klein, beim Mann
–– laparoskopisch 5-576.81
–– offen 5-576.80
– Chole-
–– durch Umsteigen laparoskopisch – offen chirurgisch
––– mit Revision, Gallengänge 5-511.22
––– ohne Revision, Gallengänge 5-511.21
–– erweitert 5-511.3
–– konventionell 5-511.01
–– laparoskopisch
––– mit Revision, Gallengänge 5-511.12
––– ohne Revision, Gallengänge 5-511.11
–– offen
––– mit Revision, Gallengänge, operativ 5-511.02
––– ohne Revision, Gallengänge, operativ 5-511.01
–– simultan
––– mit Revision, Gallengänge, während einer
–––– Laparoskopie aus anderen Gründen 5-511.52
–––– Laparotomie aus anderen Gründen 5-511.42
––– ohne Revision, Gallengänge, während einer
–––– Laparoskopie aus anderen Gründen 5-511.51
–––– Laparotomie aus anderen Gründen 5-511.41
– Dakryo-, partiell 5-081.0♦
– einfach
–– laparoskopisch
––– bei der Frau 5-576.11
––– beim Mann 5-576.01
–– offen
––– bei der Frau 5-576.10
––– beim Mann 5-576.00
– Peri-
–– durch Umsteigen laparoskopisch – offen chirurgisch 5-501.02
–– laparoskopisch 5-501.01
–– offen 5-501.00
–– perkutan 5-501.03
– radikal
–– laparoskopisch
––– mit Urethrektomie
–––– bei der Frau 5-576.71
–––– beim Mann 5-576.41
–––– unter Schonung, Gefäß-Nerven-Bündel, beim Mann 5-576.51
––– ohne Urethrektomie
–––– bei der Frau 5-576.61
–––– beim Mann 5-576.21
–––– unter Schonung, Gefäß-Nerven-Bündel, beim Mann 5-576.31
––– potenzerhaltend
–––– mit Urethrektomie, beim Mann 5-576.51
–––– ohne Urethrektomie, beim Mann 5-576.31 ►

Zystektomie *(Forts.)*
~ radikal *(Forts.)*
–– offen
––– mit Urethrektomie
–––– bei der Frau 5-576.70
–––– beim Mann 5-576.40
–––– unter Schonung, Gefäß-Nerven-Bündel, beim Mann 5-576.50
––– ohne Urethrektomie
–––– bei der Frau 5-576.60
–––– beim Mann 5-576.20
–––– unter Schonung, Gefäß-Nerven-Bündel, beim Mann 5-576.30
––– potenzerhaltend
–––– mit Urethrektomie, beim Mann 5-576.50
–––– ohne Urethrektomie, beim Mann 5-576.30
Zystenaspiration, perkutan, diagnostisch 1-850
Zystendrainage
– endoskopisch
–– infektiös, stereotaktisch
––– mit geräteassoziierter mechanischer Fragmentation 5-014.22
––– ohne geräteassoziierte mechanische Fragmentation 5-014.21
–– intrazerebral, infektiös
––– mit geräteassoziierter mechanischer Fragmentation 5-013.52
––– ohne geräteassoziierte mechanische Fragmentation 5-013.51
– offen, infektiös, stereotaktisch 5-014.20
– Pankreas
–– durch Katheter 5-520.1
–– transduodenal
––– endoskopisch
–––– mit Einlegen eines
––––– Kunststoffstents 5-529.r2
––––– nicht-selbstexpandierenden Stents 5-529.r2
––––– selbstexpandierenden Stents 5-529.r3
–––– ohne Einlegen eines Stents 5-529.r1
––– offen 5-529.r0
–– transgastral
––– endoskopisch
–––– mit Implantation eines
––––– Kunststoffstents 5-529.n3
––––– nicht-selbstexpandierenden Stents 5-529.n3
––––– selbstexpandierenden Stents 5-529.n4
–––– ohne
––––– Einlegen eines Stents 5-529.n2
––––– Implantation eines Stents 5-529.n2
––– offen 5-529.n0
Zystenentfernung, dental 5-242.2
Zystenenukleation, dental 5-242.2
Zystenexstirpation
– Akromioklavikulargelenk, offen 5-800.91♦
– Ellenbogengelenk, offen 5-800.9t♦
– Handgelenk, offen 5-800.97♦
– Hüftgelenk, offen 5-800.9g♦
– Humeroglenoidalgelenk, offen 5-800.90♦
– Humeroradialgelenk, offen 5-800.9s♦ ►

Z

Zystenexstirpation *(Forts.)*
– Humeroulnargelenk, offen 5-800.94♦
– Iliosakralgelenk, offen 5-800.9e♦
– Kniegelenk, offen 5-800.9h♦
– Metatarsophalangealgelenk, offen 5-800.9q♦
– Mundboden 5-273.3
– Ovar, offen 5-651.90♦
– Radiokarpalgelenk, offen 5-800.98♦
– Radioulnargelenk
–– distal, offen 5-800.96♦
–– proximal, offen 5-800.95♦
– Sprunggelenk
–– oberes, offen 5-800.9k♦
–– unteres, offen 5-800.9m♦
– Sternoklavikulargelenk, offen 5-800.93♦
– Symphyse, offen 5-800.9f
– Tarsalgelenk, offen 5-800.9n♦
– Tarsometatarsalgelenk, offen 5-800.9p♦
– Thorakoskapulargelenk, offen 5-800.92♦
– Tibiofibulargelenk, proximal, offen 5-800.9j♦
– Ulnokarpalgelenk, offen 5-800.99♦
– Zehengelenk, offen 5-800.9r♦
Zystenexzision
– Bartholin-Drüse 5-711.2♦
– Epididymis 5-631.0♦
– Hals
–– lateral 5-291.1
–– median
––– mit Resektion, Zungenbein, medial 5-065.1
––– ohne Resektion, Zungenbein, medial 5-065.0
– Lippe 5-273.5
– Milz
–– durch Umsteigen laparoskopisch – offen chirurgisch 5-413.02
–– laparoskopisch 5-413.01
–– offen 5-413.00
– nasolabial 5-273.5
– Ovar
–– abdominal, offen 5-651.90♦
–– durch Umsteigen
––– endoskopisch – offen chirurgisch 5-651.93♦
––– vaginal – offen chirurgisch 5-651.94♦
–– endoskopisch 5-651.92♦
–– laparoskopisch 5-651.92♦
–– vaginal 5-651.95♦
––– laparoskopisch assistiert 5-651.91♦
– Parovarial-
–– abdominal, offen 5-659.20♦
–– durch Umsteigen
––– endoskopisch – offen chirurgisch 5-659.23♦
––– vaginal – offen chirurgisch 5-659.24♦
–– endoskopisch 5-659.22♦
–– laparoskopisch 5-659.22♦
–– vaginal 5-659.25♦
––– laparoskopisch assistiert 5-659.21♦
– Urachus 5-591.1
– Wange 5-273.4♦
– Zahn, apikal 5-242.2
–– mit Wurzelbehandlung 5-237.x
Zysteninzision, Bartholin-Drüse 5-711.0♦
Zystenmarsupialisation
– Bartholin-Drüse 5-711.1♦
– Milz 5-412
– Pankreas 5-522
– Speicheldrüse 5-261.2♦
Zystenpunktion
– bei Pyeloplastik, perkutan-transrenal 5-550.5♦
– Harnblase, perkutan, diagnostisch 1-846.3
– Leber, perkutan, diagnostisch 1-845
– Niere
–– offen 5-551.6♦
–– perkutan, diagnostisch 1-846.0♦
– Nierenbecken, perkutan, diagnostisch 1-846.1♦
– Ovar
–– abdominal, offen, mit Zystenwandexzision 5-651.80♦
–– endoskopisch, mit Zystenwandexzision 5-651.82♦
–– laparoskopisch, mit Zystenwandexzision 5-651.82♦
–– mit Zystenwandexzision, durch Umsteigen
––– endoskopisch – offen chirurgisch 5-651.83♦
––– vaginal – offen chirurgisch 5-651.84♦
–– perkutan, diagnostisch 1-851♦
–– vaginal
––– laparoskopisch assistiert, mit Zystenwandexzision 5-651.81♦
––– mit Zystenwandexzision 5-651.85♦
– Pankreas, diagnostisch, perkutan 1-859.1
– Rückenmark, perkutan, therapeutisch 8-151.3
– Ureter, perkutan, diagnostisch 1-846.2♦
Zystikusstumpf, Inzision, zur Endoskopie, diagnostisch, Gallengänge 1-695.42
Zystofix-Blasenkatheter, Anlegen 5-572.1
Zystographie 3-13f
Zystoskopie
– diagnostisch
–– durch Inzision 1-693.2
–– intraoperativ 1-693.2
– transurethral, mit Biopsie 1-460.2
– Urethro-
–– diagnostisch
––– Harnblase, augmentiert
–––– mit Sphinkter, künstlich 1-663.1
–––– ohne Sphinkter, künstlich 1-663.0
––– über Stoma 1-668.1
–– zur Fremdkörperentfernung 8-100.b
Zystostomie
– offen 5-572.0
– perkutan 5-572.1
– Revision 5-572.4
– Verschluss
–– laparoskopisch 5-578.11
–– offen 5-578.10
Zystostomiekanal, Dilatation, operativ, mit Anlegen, Katheter, suprapubisch, dicklumig 5-572.5
Zystotomie
– ohne weitere Maßnahmen 5-571.0
– zur
–– Ausräumung, Tamponade, Harnblase 5-571.3
–– Entfernung, Stein, Harnblase 5-571.1 ►

Zystotomie *(Forts.)*
~ zur *(Forts.)*
–– Fremdkörperentfernung 5-571.2
Zystoventrikulostomie 5-022.23
Zystozisternostomie 5-022.21
Zytokine, Adsorption 8-821.2
Zytostatika, Applikation, Haut
– Axilla, lokal 5-914.16♦
– Bauchregion, lokal 5-914.1b
– Brustwand, lokal 5-914.1a
– Ellenbogen, lokal 5-914.17♦
– Fuß, lokal 5-914.1g♦
– Genitalregion, lokal 5-914.1c
– Gesäß, lokal 5-914.1d
– Hals, lokal 5-914.15
– Hand, lokal 5-914.19♦
– Knie, lokal 5-914.1e♦
– Kopf, lokal 5-914.14
– Leistenregion, lokal 5-914.1c
– Lippe, lokal 5-914.10
– Oberarm, lokal 5-914.17♦
– Oberschenkel, lokal 5-914.1e♦
– Rücken, lokal 5-914.1a ►

Zytostatika, Applikation, Haut *(Forts.)*
– Schulter, lokal 5-914.16♦
– Unterarm, lokal 5-914.18♦
– Unterschenkel, lokal 5-914.1f♦
Zytotoxisch, Material
– Harnblase, Therapie, lokoregional 8-541.4
– Instillation
–– arteriell 8-541.6
–– in
––– Harnblase 8-541.4
––– Pleurahöhle 8-541.2♦
–– intraperitoneal 8-541.3
–– intrathekal 8-541.0
–– intrazerebral 8-541.1
–– Nierenbecken 8-541.5♦
– Nierenbecken, Therapie, lokoregional 8-541.5♦
– Pleurahöhle, Therapie, lokoregional 8-541.2♦
– Therapie, lokoregional
–– arteriell 8-541.6
–– intraperitoneal 8-541.3
–– intrathekal 8-541.0
–– intrazerebral 8-541.1